INFECTOLOGIA

BASES CLÍNICAS E TRATAMENTO

INFECTOLOGIA

BASES CLÍNICAS E TRATAMENTO

Autor-organizador

Reinaldo Salomão

Professor titular da disciplina de Infectologia do Departamento de Medicina da Escola Paulista de Medicina da Universidade Federal de São Paulo (EPM/Unifesp).

Médico pela EPM/Unifesp.

Residência Médica, Mestrado e Doutorado em Infectologia pela EPM/Unifesp.

Pesquisador visitante no Instituto Max-Planck de Imunobiologia, em Freiburg, Alemanha (1988-1990).

Atuou como chefe da disciplina de Infectologia e como coordenador do Programa de Pós-graduação da EPM/Unifesp.

Chefe do Departamento de Medicina da EPM/Unifesp (2011-2012).

Pró-reitor de Pós-graduação e Pesquisa da Unifesp (2012-2013).

Presidente da Coordenadoria de Ensino, Pesquisa e Extensão do Hospital São Paulo da EPM/Unifesp (2011-2016 e 2020-atual).

Pesquisador do Conselho Nacional de Desenvolvimento Científico e Tecnológico (CNPq).

Supervisor do Serviço de Infectologia do Hospital Santa Marcelina (até 2017).

Sócio-fundador e Presidente do Instituto Latino-americano de Sepse (ILAS) (2013-2016).

Coordenador adjunto da área de Ciência da Vida, Diretoria Científica da FAPESP.

2ª edição

gen | GUANABARA KOOGAN

- Data do fechamento do livro: 30/03/2023.

- **Atendimento ao cliente: (11) 5080-0751 | faleconosco@grupogen.com.br**

  Editora Guanabara Koogan Ltda.
  Uma editora integrante do GEN | Grupo Editorial Nacional S/A
  Travessa do Ouvidor, 11
  Rio de Janeiro – RJ – CEP 20040-040
  www.grupogen.com.br

- Capa: Bruno Sales
- Imagem da capa: ©iStock (BlackJack3D – ID: 1218271661)
- Editoração eletrônica: Edel e Eramos Serviços Editoriais
- Ficha catalográfica

CIP-BRASIL. CATALOGAÇÃO NA PUBLICAÇÃO
SINDICATO NACIONAL DOS EDITORES DE LIVROS, RJ

I36
2. ed.

Infectologia bases clínicas e tratamento / Reinaldo Salomão ... [et al.]. - 2. ed. - Rio de Janeiro : Guanabara Koogan, 2023.
28 cm.

Inclui bibliografia e índice
Material Suplementar
ISBN 978-85-277-3806-4

1. Infectologia. I. Salomão, Reinaldo.

23-82289 CDD: 616.91
CDU: 616.9

Meri Gleice Rodrigues de Souza – Bibliotecária – CRB-7/6439

Coautores

Arnaldo Lopes Colombo

Médico Infectologista, professor titular e livre-docente da disciplina de Infectologia da Escola Paulista de Medicina da Universidade Federal de São Paulo (EPM/Unifesp). Pesquisador IA do Conselho Nacional de Desenvolvimento Científico e Tecnológico (CNPq). Membro titular da Academia Brasileira de Ciências. Presidente Eleito da International Society of Human and Animal Mycology. Consultor Internacional do Global Action Fund for Fungal Infection (GAFFI).

Antonio Carlos Campos Pignatari

Médico Infectologista pela Escola Paulista de Medicina (EPM/Unifesp). Doutor em Infectologia pela Unifesp. Professor titular emérito da disciplina de Infectologia do Departamento de Medicina da Unifesp.

Celso Francisco Hernandes Granato

Médico pela Universidade de São Paulo (USP) com Residência Médica em Infectologia no Hospital das Clínicas da Faculdade de Medicina da Universidade de São Paulo (HC-FMUSP). Especialista em Infectologia pela Sociedade Brasileira de Infectologia e Patologia Clínica pela Sociedade Brasileira de Patologia Clínica e Medicina Laboratorial. Mestre em Infectologia pela FMUSP e Doutor em Infectologia pela Universidade Federal de São Paulo (Unifesp). Professor associado e livre-docente da Escola Paulista de Medicina da Universidade Federal de São Paulo (EPM/Unifesp) (aposentado). Responsável pelo laboratório de Virologia Clínica da EPM/Unifesp.

Marcelo Simão Ferreira

Professor titular de Infectologia e Hepatologia da Universidade Federal de Uberlândia (UFU). Livre-docente em doenças infecciosas pela Universidade do Rio de Janeiro (UERJ). Ex-presidente da Sociedade Brasileira de Infectologia (SBI) de 2010 a 2014. Ex-presidente da Sociedade Brasileira de Medicina Tropical. Participante da lista dos maiores cientistas do Brasil (800 membros) pela Universidade de Stanford, Califórnia (EUA).

Ricardo Sobhie Diaz

Professor associado e livre-docente da disciplina de Infectologia da Escola Paulista de Medicina da Universidade Federal de São Paulo (EPM/Unifesp). Residência Médica em Clínica Médica com área de concentração em Infectologia. Mestre e Doutor em Infectologia pela EPM/Unifesp. Pós-doutorado em Biologia Molecular no Irwin Memorial Blood Centers (atual Vitaliant, San Francisco, CA) pela University of Berkeley, Berkeley, Califórnia, EUA.

Colaboradores

Adauto Castelo Filho

Médico pela Universidade Federal de São Paulo (Unifesp) com Residência Médica em Clínica Médica e em Infectologia pela Unifesp. Mestre em Epidemiologia Clínica pela Universidade McMaster, Ontário, Canadá. Doutor em Infectologia pela Unifesp. Pós-doutorado na Universidade da Pensilvânia, EUA. Professor associado da Unifesp.

Adriana Macêdo Dell'Aquila

Médica pela Universidade Federal da Bahia (UFBA) com Residência Médica em Infectologia pelo Instituto de Infectologia Emílio Ribas (IIER), São Paulo. Mestra e Doutora em Ciências pela Universidade Federal de São Paulo (Unifesp). Médica Infectologista da Unifesp. Membro da Sociedade Brasileira de Infectologia (SBI) e da European Bone and Joint Infection Society.

Aércio Sebastião Borges

Médico pela Universidade Federal de Uberlândia (UFU) com Residência Médica em Clínica Médica pela UFU e em Infectologia pela Faculdade de Medicina de Ribeirão Preto da Universidade de São Paulo (FMRP/USP). Mestre em Doenças Infecciosas pela FMRP/USP. Professor do Departamento de Clínica Médica da disciplina de Infectologia da UFU.

Agda do Carmo P. Vinagre Braga

Farmacêutica e Bioquímica pela Universidade Camilo Castelo Branco (Unicastelo). Supervisora do Setor de Microbiologia do Laboratório Central do Hospital São Paulo da Escola Paulista de Medicina da Universidade Federal de São Paulo (EPM/Unifesp).

Alexandre Leite de Souza

Médico pela Universidade de Santo Amaro (Unisa). Especialista em Doenças Infecciosas e Parasitárias pelo Instituto de Infectologia Emílio Ribas (IIER). Mestre pela Faculdade de Medicina da Universidade de São Paulo (FMUSP).

Aluisio Cotrim Segurado

Médico. Especialista em Infectologia pela Faculdade de Medicina da Universidade de São Paulo (FMUSP). Mestre e Doutor em Doenças Infecciosas e Parasitárias. Professor titular da FMUSP. Diretor Técnico da Divisão Clínica de Moléstias Infecciosas e Parasitárias do Hospital das Clínicas da FMUSP.

Ana Cristina Gales

Professora adjunta da disciplina de Infectologia do Departamento de Medicina da Escola Paulista de Medicina da Universidade Federal de São Paulo (EPM/Unifesp). Coordenadora-geral do Comitê Brasileiro de Teste de Sensibilidade a Antimicrobianos (BrCAST). Coordenadora do Comitê de Resistência Bacteriana da Sociedade Brasileira de Infectologia. Pesquisadora IA do Conselho Nacional de Desenvolvimento Científico e Tecnológico (CNPq). Residência Médica, Mestrado e Doutorado em Infectologia pelo Departamento de Medicina da EPM/Unifesp.

Ana Maria Passos-Castilho

Farmacêutica e Bioquímica pela Universidade Federal de Santa Catarina (UFSC) com Habilitação em Análises Clínicas e Especialização em Hematologia pela UFSC. Mestra em Farmácia e Análises Clínicas pela UFSC. Doutora em Ciências (Infectologia e Virologia Clínica) pela Universidade Federal de São Paulo (Unifesp). Pós-doutorado pela Université du Québec à Montréal (UQAM).

André Mario Doi

Médico pela Faculdade de Medicina de Sorocaba da Pontifícia Universidade Católica de São Paulo (PUCSP) com Residência Médica em Patologia Clínica pela Universidade Federal de São Paulo (Unifesp). Médico do Setor de Microbiologia do Hospital Israelita Albert Einstein. Médico assistente da Seção de Biologia Molecular da Divisão do Laboratório Central do Hospital das Clínicas da Faculdade de Medicina da Universidade de São Paulo (HC-FMUSP). Doutorando da disciplina de Medicina Translacional na Unifesp.

Angel Arturo Escobedo Carbonell

Médico pela Universidad de Ciencias Médicas de La Habana com Especialização em Microbiologia e Parasitologia. Mestre em Epidemiologia pelo Instituto de Medicina Tropical Pedro Kouri e em Jornalismo pela Universidad de La Habana. Professor adjunto do Departamento de Meios Diagnósticos da Facultad de Ciencias Médicas Comandante Manuel Fajardo, Havana, Cuba.

Anna Sara Levin

Professora associada do Departamento de Doenças Infecciosas e Parasitárias da Faculdade de Medicina da Universidade de São Paulo (FMUSP).

Antonia M. O. Machado

Médica pela Faculdade Regional de Medicina de São José do Rio Preto. Mestra e Doutora em Medicina pela disciplina de Infectologia da Universidade Federal de São Paulo (Unifesp). Coordenadora Técnica do Laboratório Central do Hospital São Paulo da Escola Paulista de Medicina da Universidade Federal de São Paulo (EPM/Unifesp). Professora afiliada da EPM/Unifesp.

Antonio Eduardo Benedito Silva

Médico pela Escola Paulista de Medicina da Universidade Federal de São Paulo (EPM/Unifesp) com Residência Médica em Clínica Médica e Gastrenterologia pela EPM/Unifesp. Mestre em Gastrenterologia e Doutor em Medicina pela EPM/Unifesp. Professor associado de Gastrenterologia da EPM/Unifesp. Membro titular da Sociedade Brasileira de Hepatologia.

Beatriz Tavares Costa Carvalho (*in memorian*)

Médica pela Universidade Federal de Pernambuco (UFPE) com Residência Médica em Pediatria pela UFPE. Mestra e Doutora em Pediatria e Ciências Aplicadas à Pediatria pela Universidade Federal de São Paulo (Unifesp). Professora livre-docente da disciplina de Alergia, Imunologia Clínica e Reumatologia do Departamento de Pediatria da Escola Paulista de Medicina (EPM) da Unifesp.

Benedito Antonio Lopes da Fonseca

Médico pela Faculdade de Medicina da Universidade de São Paulo (FMUSP) com Residência Médica em Infectologia (Moléstias Infecciosas e Parasitárias) pelo Hospital das Clínicas da FMUSP. Mestre em Saúde Pública pela Faculdade de Medicina da Yale University. Doutor em Medicina (Virologia Molecular) pela Faculdade de Medicina da Yale University. Professor associado da Faculdade de Medicina de Ribeirão Preto da USP (FMRP/USP). Membro da Comissão Assessora de Saúde da Reitoria da USP.

Carlos Alberto Pires Pereira

Médico pela Escola Paulista de Medicina da Universidade Federal de São Paulo (EPM/Unifesp) com Residência Médica em Clínica Médica e Doenças Infecciosas e Parasitárias pela EPM/Unifesp. Mestre e Doutor em Medicina pela EPM/Unifesp. Médico da disciplina de Infectologia da EPM/Unifesp.

Carlos Roberto Veiga Kiffer

Médico Infectologista. Especialista em Infectologia pelo Instituto de Infectologia Emílio Ribas (IIER). Doutor em Medicina pela Faculdade de Medicina da Universidade de São Paulo (FMUSP). Pós-doutorado em Ciências pela disciplina de Infectologia da Escola Paulista de Medicina da Universidade Federal de São Paulo (EPM/Unifesp). Professor adjunto da disciplina de Infectologia da EPM/Unifesp. Membro da Sociedade Brasileira de Infectologia (SBI) e da European Society of Clinical Microbiolgy and Infectious Diseases.

Carolina Devite Bittante

Médica pela Faculdade de Medicina de Valença. Especialista em Infectologia pelo Hospital Santa Marcelina. Médica do Grupo de Infecção em Transplante de Órgãos Sólidos do Hospital Israelita Albert Einstein. Médica da Unidade de Terapia Intensiva do Hospital Santa Marcelina.

Cecilia Helena Vieira Franco de Godoy Carvalhaes

Médica Patologista Clínica. Doutora em Infectologia pela Universidade Federal de São Paulo (Unifesp). Coordenadora Médica do Setor de Microbiologia na disciplina de Medicina Laboratorial da Unifesp.

Claudio Cirenza

Médico pela Universidade Federal de São Paulo (Unifesp) com Residência Médica pela Unifesp. Mestre e Doutor em Cardiologia pela Unifesp. Médico assistente da disciplina de Cardiologia da Unifesp.

Daisy Maria Machado

Médica com Residência Médica em Pediatria pela Universidade Federal de São Paulo (Unifesp). Especialista em Infectologia Pediátrica pela Unifesp. Fogarty Fellowship na Universidade da Califórnia, San Francisco (UCSF), EUA. Doutora em Medicina pela disciplina de Infectologia Pediátrica do Departamento de Pediatria da Unifesp. Doutora em Pediatria e Ciências Aplicadas à Pediatria pela Unifesp. Pós-doutorado pela Faculdade de Ciências Médicas da Universidade de Campinas (Unicamp). Professora adjunta da disciplina de Infectologia Pediátrica do Departamento de Pediatria da Unifesp. Membro do Comitê Assessor para Terapia Antirretroviral em Crianças e Adolescentes do Ministério da Saúde.

Daniel Abensur Athanazio

Médico Patologista. Especialista em Patologia pelo Hospital Universitário Professor Edgard Santos da Universidade Federal da Bahia (UPES/UFBA). Mestre e Doutor em Patologia Humana pela UFBA/Fundação Oswaldo Cruz (Fiocruz). Professor associado da Faculdade de Medicina da UFBA. Membro titular da Sociedade Brasileira de Patologia (SBP).

Daniel Wagner de Castro Lima Santos

Médico pela Universidade Federal do Maranhão (UFMA) com Residência Médica em Infectologia pelo Instituto de Infectologia Emílio Ribas (IIER) de São Paulo. Especialista em Infectologia pelo IIER. Mestre e Doutor em Infectologia pela Universidade Federal de São Paulo (Unifesp). Médico Infectologista do Laboratório Especial de Micologia e do Hospital do Rim da Unifesp. Médico da Comissão de Controle de Infecção Hospitalar (CCIH) do Hospital Universitário Presidente Dutra da UFMA e do Instituto D'Or de Pesquisa e Ensino (IDOR, Rede D'Or). Integrante do Grupo de Micologia Clínica da Unifesp e do Laboratório Especial de Micologia (LEMI). Membro do Hospital Universitário da UFMA, da Sociedade Brasileira de Infectologia (SBI) e da Sociedade Internacional de Micologia Médica e Animal (ISHAM).

Daniela Santoro Rosa

Biomédica Professora adjunta do Departamento de Microbiologia, Imunologia e Parasitologia da disciplina de Imunologia da Escola Paulista de Medicina da Universidade Federal de São Paulo (EPM/Unifesp). Doutora em Ciências (Imunologia) pela EPM/Unifesp. Professora associada da EPM/Unifesp. Membro da Sociedade Brasileira de Imunologia (SBI).

Danielle Ioshimoto Shitara do Nascimento

Médica. Especialista em Dermatologia pela Universidade Federal de São Paulo (Unifesp). Doutora em Medicina pela Unifesp. Membro da Sociedade Brasileira de Dermatologia.

David Salomão Lewi

Médico pela Universidade Federal de São Paulo (Unifesp). Mestre e Doutor em Doenças Infecciosas e Parasitárias. Professor associado de Infectologia da Unifesp.

Diogo Boldim Ferreira

Médico com Residência Médica em Infectologia pela Escola Paulista de Medicina da Universidade Federal de São Paulo (EPM/Unifesp). Mestrando em Infectologia pela EPM/Unifesp.

Eduardo Alexandrino Servolo de Medeiros

Médico Infectologista. Especialista em Infectologia pela Sociedade Brasileira de Infectologia (SBI) com Residência Médica em Infectologia. Mestre em Doenças Infecciosas e Parasitárias pela Escola Paulista de Medicina da Universidade Federal de São Paulo (EPM/ Unifesp). Doutor em Doenças Infecciosas e Parasitárias pela EPM/ Unifesp. Professor livre-docente da disciplina de Doenças Infecciosas e Parasitárias na EPM/Unifesp. Presidente da Comissão de Controle de Infecção Hospitalar do Hospital São Paulo da EPM/Unifesp. Pesquisador e Líder do Grupo de Pesquisa de Epidemiologia Hospitalar do Conselho Nacional de Desenvolvimento Científico e Tecnológico (CNPq). Presidente da Sociedade Paulista de Infectologia (SPI), gestão 2017-2018. Membro da Sociedade Brasileira de Infectologia (SBI). Diretor Científico da Sociedade Paulista de Infectologia. Presidente da Comissão de Controle de Infecção Hospitalar do Hospital São Paulo da Unifesp.

Erika Ferrari Rafael da Silva

Médica pela Universidade de Santo Amaro (Unisa) com Residência Médica em Doenças Infecciosas e Parasitárias pelo Instituto de Infectologia Emílio Ribas (IIER). Especialista pela Sociedade Brasileira de Infectologia. Mestra em Ciências pela Universidade Federal de São Paulo (Unifesp). Doutora em Medicina pela Unifesp. Pós-doutorado pelo Hospital Saint-Louis, Paris, França. Membro titular da Sociedade Brasileira de Infectologia (SBI).

Eurico Arruda

Professor titular de Virologia do Departamento de Biologia Celular e Molecular, do Centro de Pesquisa em Virologia da Faculdade de Medicina de Ribeirão Preto da Universidade de São Paulo.

Fernando Gatti de Menezes

Médico pela Pontifícia Universidade Católica de São Paulo (PUCSP), campus Sorocaba, com Residência Médica em Infectologia pela Universidade Federal de São Paulo (Unifesp). Especialista em Clínica Médica e área de atuação em Urgência pela Sociedade Brasileira de Clínica Médica (SBCM). Especialista em Infectologia pela Unifesp. Pós-graduação *lato sensu* em Gestão de Saúde (Certificate in Healthcare Management) pelo Instituto de Ensino Superior em Negócios, Direito e Engenharia (Insper). Mestre em Ciências na disciplina de Infectologia pela Unifesp. Mestre em Ciências pela Unifesp. Doutor em Ciências pela Unifesp. Coordenador médico do Departamento de Práticas Médicas do Hospital Israelita Albert Einstein. Membro da Sociedade Brasileira de Infectologia (SBI) e da Associação Paulista de Epidemiologia e Controle de Infecção Hospitalar (APECIH). Revisor da revista científica *Antimicrobial Stewardship & Healthcare Epidemiologyi*, Cambridge University Press.

Flávia Juvenal Martins

Médica. Infectologista pela Escola Paulista de Medicina/Universidade Federal de São Paulo (EPM/Unifesp).

Flavio de Queiroz Telles Filho

Médico Infectologista. Mestre em Doenças Tropicais pela Universidade Federal de Goiás (UFG). Doutor em Doenças Infecciosas pela Universidade de São Paulo (USP). Professor associado do Departamento de Saúde Comunitária do Hospital das Clínicas da Universidade Federal do Paraná (UFPR). Membro titular da Sociedade Brasileira de Infectologia (SBI) e da Sociedade Internacional de Micologia Humana e Animal (ISHAM).

Flávio Geraldo Rezende de Freitas

Doutor pelo Programa de Pós-graduação em Medicina Translacional da Universidade Federal de São Paulo (Unifesp). Professor adjunto da disciplina de Anestesiologia, Dor e Medicina Intensiva da Unifesp.

Francelise Bridi Cavassin

Farmacêutica e Bioquímica. Especialista em Farmacologia pela Universidade Federal do Paraná (UFPR) e em Administração Hospitalar pela FAE Business School. Mestra em Microbiologia, Parasitologia e Patologia pela UFPR. Doutora em Medicina Interna e Ciências da Saúde pela UFPR. Professora adjunta da Faculdade Pequeno Príncipe (FPP). Membro da Sociedade Internacional de Micologia Humana e Animal (ISHAM).

Gabriela Vasconde dos Santos

Biomédica. Mestranda em Infectologia pelo Departamento de Medicina da Universidade Federal de São Paulo (Unifesp). Membro da Unifesp.

Gilberto Turcato Júnior

Médico com Residência Médica em Infectologia pela Universidade Federal de São Paulo (Unifesp). Mestre e Doutor em Medicina pela disciplina de Doenças Infecciosas e Parasitárias do Departamento de Clínica da Unifesp. Médico da disciplina de Infectologia da Unifesp. Infectologista do Hospital Alemão Oswaldo Cruz.

Gisele Cristina Gosuen

Mestra em Ciências pela Universidade Federal de São Paulo (Unifesp). Infectologista da disciplina de Infectologia da Unifesp e do Centro de Referência e Treinamento em ISTs, AIDS e Hepatites Virais de São Paulo. Membro do Comitê de Comorbidades da Sociedade Brasileira de Infectologia (SBI). Presidente do Workshop de Comorbidades e Eventos Adversos em HIV/AIDS.

Guilherme de Sousa Ribeiro

Médico pela Universidade Federal da Bahia (UFBA) com Residência Médica em Infectologia pela Universidade Federal de São Paulo (Unifesp). Mestre em Epidemiologia pela Harvard School of Public Health. Doutor em Biotecnologia em Saúde e Medicina Investigativa pelo Instituto Gonçalo Moniz da Fundação Oswaldo Cruz (IGM/ Fiocruz). Professor associado do Instituto de Saúde Coletiva (ISC) da UFBA. Pesquisador em Saúde Pública do IGM/Fiocruz. Pesquisador nível II do Conselho Nacional de Desenvolvimento Científico e Tecnológico (CNPq) nível 1C. Membro da Academia de Ciências da Bahia.

Guilherme Henrique Campos Furtado

Médico com Residência Médica em Clínica Médica pela Universidade Federal do Ceará (UFC) e em Infectologia pelo Hospital São José da Escola de Saúde Pública, Fortaleza, Ceará. Mestre e Doutor em Infectologia pela Escola Paulista de Medicina da Universidade Federal de São Paulo (EPM/Unifesp). Pós-doutorado pelo Center for Anti-Infective Research and Development, Hartford Hospital, Hartford,

CT, EUA. Médico assistente e Professor do Curso de Pós-graduação da disciplina de Infectologia da EPM/Unifesp. Infectologista do Hospital do Coração (HCor).

Gustavo Henrique Johanson

Médico pela Escola Paulista de Medicina da Universidade Federal de São Paulo (EPM/Unifesp) com Residência Médica em Doenças Infecciosas e Parasitárias pela EPM/Unifesp. Mestre em Medicina Tropical e Saúde Internacional pela London School of Hygiene and Tropical Medicine da Universidade de Londres. Especialista em Clínica Médica e Medicina de Urgência pela Sociedade Brasileira de Clínica Médica. Especialista em Medicina Tropical e Higiene pelo Royal College of Physicians of London. Especialista em Medicina de Viagem pela Sociedade Internacional de Medicina de Viagem. Membro da Sociedade Brasileira de Infectologia (SBI).

Hélio Rodrigues Gomes

Médico. Especialista em Neurologia pela Associação Médica Brasileira (AMB). Mestre em Neurologia pela Université de Paris, Pitiê-Salpêtrière. Doutor em Neurologia pela Faculdade de Medicina da Universidade de São Paulo (FMUSP). Coordenador do Serviço de Doenças Infecciosas do Sistema Nervoso do Hospital das Clínicas da FMUSP (HC-FMUSP). Diretor Técnico do Laboratório de Líquido Cefalorraquidiano da Divisão do Laboratório Central do HC-FMUSP. Médico do Centro de Investigações em Neurologia (LIM-15) da FMUSP.

Henrique Pott Junior

Médico pela Pontifícia Universidade Católica de Campinas (PUC Campinas). Especialista em Infectologia pela Escola Paulista de Medicina da Universidade Federal de São Paulo (EPM/Unifesp). Doutor em Infectologia pela EPM/Unifesp. Professor adjunto da Universidade Federal de São Carlos (UFScar).

Ieda Maria Longo Maugéri (*in memorian*)

Professora associada da disciplina de Imunologia do Departamento de Microbiologia, Imunologia e Parasitologia da Escola Paulista de Medicina da Universidade Federal de São Paulo (EPM/Unifesp).

James Venturini

Biólogo pela Faculdade de Ciências da Universidade Estadual Paulista (Unesp), campus Bauru. Mestre e Doutor em Doenças Tropicais pela Faculdade de Medicina de Botucatu da Universidade Estadual Paulista (FMB/Unesp). Pós-doutorado pela Rheinisch-Westfälische Technische Hochschule (RWTH-Aachen), Alemanha. Professor permanente do Programa de Pós-graduação em Doenças Tropicais da FMB/Unesp.

Jaquelina Sonoe Ota-Arakaki

Médica e professora. Especialista em Pneumologia pela Sociedade Brasileira de Pneumologia e Tisiologia. Doutora em Ciências pelo Programa de Pós-graduação da disciplina de Pneumologia da Escola Paulista de Medicina da Universidade Federal de São Paulo (EPM/Unifesp). Professora adjunta, livre-docente e chefe da disciplina de Pneumologia da (EPM/Unifesp).

Jorge Figueiredo Senise

Médico Infectologista. Doutor em Medicina Interna pela Escola Paulista de Medicina da Universidade Federal de São Paulo (Unifesp).

José Eduardo Levi

Biólogo. Mestre em Bioquímica e Biologia Molecular pelo Departamento de Bioquímica, Instituto de Química da Universidade de São Paulo (USP). Doutor em Microbiologia pelo Departamento de Microbiologia, Instituto de Ciências Biomédicas da USP. Orientador Pleno do Programa de Pós-graduação em Saúde Internacional e Doenças Tropicais do Instituto de Medicina Tropical da USP e do Programa de Pós-graduação em Moléstias Infecciosas da disciplina de Moléstias Infecciosas da FMUSP. Coordenador de Pesquisa e Desenvolvimento da DASA.

José Roberto Mineo

Biomédico. Mestre em Microbiologia e Imunologia pela Universidade Federal de São Paulo (Unifesp). Doutor em Ciências, área de Microbiologia e Imunologia, pela Universidade de São Paulo (USP). Professor visitante de Microbiologia, Escola Médica de Dartmouth, New Hampshire, EUA. Professor visitante da Faculdade de Medicina de Ribeirão Preto (FMRP) da USP. Professor titular de Imunologia da Universidade Federal de Uberlândia (UFU). Coordenador da área de Microbiologia, Imunologia e Parasitologia da Coordenação de Aperfeiçoamento de Pessoal de Nível Superior do Ministério da Educação (Capes/MEC).

José Salvador Rodrigues de Oliveira

Médico pela Universidade Federal de Goiás (UFG) com Residência Médica em Hematologia e Hemoterapia pela Escola Paulista de Medicina Universidade Federal de São Paulo (EPM/Unifesp). Mestre e Doutor em Hematologia e Hemoterapia pela EPM/Unifesp. Pós-doutorado em Transplante de Células-tronco Hematopoéticas pelo Fred Hutchinson Cancer Research Center, Universidade de Washington, Seattle, WA, EUA. Professor associado de Hematologia e Hemoterapia do Departamento de Oncologia Clínica e Experimental da Unifesp.

Julia Maria Costa-Cruz

Biomédica pela Universidade de Mogi das Cruzes (UMC), São Paulo. Mestra em Imunologia pela Escola Paulista de Medicina da Universidade Federal de São Paulo (EPM/Unifesp). Doutora em Microbiologia e Imunologia pela Universidade de São Paulo (USP). Professora titular da disciplina de Parasitologia da Universidade Federal de Uberlândia (UFU). Representante da Sociedade Brasileira de Parasitologia (SBP), Regional Triângulo Mineiro.

Juliana Oliveira da Silva

Médica com Residência Médica em Infectologia pela Universidade Federal de Uberlândia (UFU) e em Infectologia Hospitalar pela Escola Paulista de Medicina da Universidade Federal de São Paulo (EPM/Unifesp). Doutoranda em Infectologia pela Unifesp. Médica do Hospital Universitário da Unifesp e do Hospital Alemão Oswaldo Cruz.

Klinger Soares Faíco-Filho

Médico pela Universidade Federal de Ouro Preto (UFOP). Residência em Infectologia pela Universidade Federal de São Paulo (Unifesp). Doutorando em Infectologia pela Unifesp. Professor adjunto do Centro Universitário de Caratinga.

Lauro F. S. Pinto Neto

Médico com Residência Médica em Clínica Médica. Especialista em Infectologia pela Sociedade Brasileira de Infectologia (SBI). Mestre em Doenças Infecciosas pela Universidade Federal do Espírito Santo (UFES). Doutor em Doenças Infecciosas pela UFES. Professor adjunto da Escola Superior de Ciências da Santa Casa de Misericórdia de Vitória (EMESCAM). Membro titular da SBI.

Lily Yin Weckx

Médica. Especialista em Pediatria pela Sociedade Brasileira de Pediatria (SBP). Mestra em Pediatria pela Escola Paulista de Medicina da Universidade Federal de São Paulo (EPM/Unifesp). Doutora em Pediatria pela EPM/Unifesp. Professora associada livre-docente da disciplina de Infectologia do Departamento de Pediatria da EPM/Unifesp. Membro da Comissão Permanente de Imunizações da Secretaria de Estado da Saúde de São Paulo. Membro da Câmara Técnica de Assessoramento em Imunização (CTAI) do Ministério da Saúde.

Luci Corrêa

Médica pela Faculdade de Ciências Médicas da Santa Casa de São Paulo (FCMSCSP) com Residência Médica em Clínica Médica pela Escola Paulista de Medicina da Universidade Federal de São Paulo (EPM/Unifesp). Mestra e Doutora em Doenças Infecciosas pela EPM/Unifesp. Especialista em Infectologia pela Sociedade Brasileira de Infectologia (SBI). Professora da disciplina de Infectologia da EPM/Unifesp.

Luís Felipe Bachur

Médico Infectologista pela Universidade de Campinas (Unicamp). Especialista em Terapia Intensiva pela Associação de Medicina Intensiva Brasileira (AMIB). Doutor em Clínica Médica pela Unicamp. Coordenador da Comissão de Controle de Infecção Hospitalar do Hospital de Clínicas da Unicamp.

Luis Fernando Aranha Camargo

Médico. Especialista em Doenças Infecciosas e Parasitárias pela Escola Paulista de Medicina da Universidade Federal de São Paulo (EPM/Unifesp). Mestre em Doenças Infecciosas e Parasitárias pela EPM/Unifesp. Doutor em Doenças Infecciosas e Parasitárias pela Faculdade de Medicina da Universidade de São Paulo (FMUSP). Professor adjunto da disciplina de Infectologia da EPM/Unifesp. Professor assistente da Faculdade Israelita de Ciências da Saúde Albert Einstein. Membro da Unifesp e do Hospital Israelita Albert Einstein.

Luiz Mario Ramos Janini

Professor associado livre-docente na disciplina de Microbiologia do Departamento de Microbiologia, Imunologia e Parasitologia da Escola Paulista de Medicina da Universidade Federal de São Paulo (EPM/Unifesp).

Marcelo Nascimento Burattini

Médico. Especialista em Infectologia pela Comissão Nacional de Residência Médica (CNRM) e Associação Médica Brasileira (AMB). Mestre em Infectologia pela Escola Paulista de Medicina da Universidade Federal de São Paulo (EPM/Unifesp). Doutor em Infectologia pela EPM/Unifesp. Livre-docente em Infectologia pela EPM/Unifesp. Professor adjunto livre-docente de Infectologia na EPM/Unifesp. Professor associado de Informática Médica da Faculdade de Medicina da Universidade de São Paulo (FMUSP).

Marcos César Florian

Médico. Especialista em Dermatologia e Hansenologia pela Escola Paulista de Medicina da Universidade Federal de São Paulo (EPM/Unifesp). Mestre em Dermatologia pela EPM/Unifesp. Doutor em Ciências pela EPM/ Unifesp. Professor afiliado do Departamento de Dermatologia da EPM/Unifesp. Professor do curso de Medicina da Universidade Nove de Julho, *campus* São Paulo.

Maria Aparecida Shikanai Yasuda

Médica pela Universidade de São Paulo (USP) com Residência Médica em Pediatria pela Faculdade de Medicina de Ribeirão Preto (FMRP) da USP. Especialista em Pediatria pela FMRP/USP e em Medicina Tropical pelo Instituto de Medicina Tropical de São Paulo da USP. Mestra e Doutora em Doenças Infecciosas e Parasitárias pela FMUSP. Professora associada e titular de Doenças Infecciosas pela FMUSP. Professora do Departamento de Moléstias Infecciosas e Parasitárias da Faculdade de Medicina da FMUSP. Membro titular da Sociedade Brasileira de Medicina Tropical (SBMT), da Sociedade Brasileira de Infectologia (SBI) e da Sociedade Paulista de Infectologia (SPI). Membro do Departamento de Moléstias Infecciosas e Parasitárias da FMUSP e do Laboratório de Investigação Médica em Imunologia do Hospital das Clínicas da FMUSP.

Maria Cristina Carvalho do Espírito Santo

Médica pela Escola de Ciências Médicas do Centro Universitário de Volta Redonda, da Fundação Oswaldo Aranha (UniFOA), Rio de Janeiro, com Residência Médica em Clínica Pediátrica pelo Hospital da Companhia Siderúrgica Nacional, Volta Redonda, Rio de Janeiro. Mestra e Doutora em Doenças Infecciosas e Parasitárias pela Faculdade de Medicina da Universidade de São Paulo (FMUSP). Professora da disciplina de Moléstias Infecciosas e Parasitárias da Faculdade de Medicina do Centro Universitário da UniFOA. Membro da Sociedade Brasileira de Infectologia (SBI).

Maria Daniela Bergamasco

Médica Infectologista pela Escola Paulista de Medicina da Universidade Federal de São Paulo (EPM/Unifesp). Mestra em Infectologia pela EPM/Unifesp.

Maria da Conceição Milanez

Médica. Mestra em Ciências Fisiológicas pela Universidade Federal do Espírito Santo (UFES). Professora aposentada de Patologia da UFES e da Escola Superior de Ciências da Santa Casa de Misericórdia de Vitória (EMESCAM).

Maria Isabel de Moraes Pinto

Médica com Residência Médica em Pediatria pela Faculdade de Medicina da Universidade de São Paulo (FMUSP). Especialista em Infectologia Pediátrica pela Escola Paulista de Medicina da Universidade Federal de São Paulo (EPM/Unifesp). Livre-docente pela EPM/Unifesp. Professora do Departamento de Pediatria da EPM/Unifesp. Membro titular da Sociedade Brasileira de Pediatria (SBP) e da Sociedade Europeia de Infectologia Pediátrica (ESPID).

Maria Lucia Gomes Ferraz

Médica. Especialista em Gastroenterologia pela Escola Paulista de Medicina da Universidade Federal de São Paulo (EPM/Unifesp). Mestra em Gastroenterologia pela EPM/Unifesp. Doutora em Gastroenterologia pela EPM/Unifesp. Professora associada da disciplina de Gastrenterologia da EPM/Unifesp. Coordenadora do Setor de Hepatites da EPM/Unifesp. Membro da Sociedade Brasileira de Hepatologia e da Federação Brasileira de Gastroenterologia.

Maria Luiza Moretti

Médica. Especialista em Infectologia pela Faculdade de Ciências Médicas da Universidade de Campinas (FCM/Unicamp). Mestra em Clínica Médica pela Unicamp. Doutora em Clínica Médica pela Unicamp. Professora titular de Infectologia do Departamento de Clínica Médica da Faculdade de Ciências Médicas da FCM/Unicamp. Chefe do Laboratório de Epidemiologia Molecular e Doenças Infecciosas da FCM/Unicamp. Membro da Sociedade Brasileira de Infectologia (SBI).

Matias Chiarastelli Salomão

Médico pela Faculdade de Medicina da Universidade de São Paulo (FMUSP), com Residência Médica em Infectologia. Doutor em Infectologia pela FMUSP. Médico da Subcomissão de Controle de Infecção Hospitalar do Instituto Central do Hospital das Clínicas.

Maura Salaroli de Oliveira
Médica pela Faculdade de Medicina da Universidade de São Paulo (FMUSP). Mestra em Infectologia pela FMUSP. Médica do Grupo de Controle de Infecção Hospitalar da USP. Gerente Médica da Comissão de Controle de Infecção Hospitalar (CCIH) do Hospital Sírio-Libanês.

Mauricio Mendonça do Nascimento
Médico pela Universidade de São Paulo (USP). Dermatologista pela Sociedade Brasileira de Dermatologia. Mestre em Dermatologia pela Universidade Federal de São Paulo (Unifesp). Doutorando em Oncologia pelo AC Camargo Cancer Center. Dermatologista do Ambulatório de Doenças Sexualmente Transmissíveis da Escola Paulista de Medicina da Unifesp.

Mauro José Costa Salles
Médico. Especialista em Infectologia pelo Instituto de Infectologia Emílio Ribas (IIER). Mestre em Applied Molecular Biology to Infectious Diseases pela London School of Hygiene & Tropical Medicine da University of London. Doutor em Ciências da Saúde pela Faculdade de Ciências Médicas da Santa Casa de São Paulo (FCMSCSP). Professor adjunto da disciplina de Infectologia da Escola Paulista de Medicina da Universidade Federal de São Paulo (EPM/Unifesp) e da FCMSCSP. Membro da Sociedade Brasileira de Infectologia (SBI), do European Study Group on Implant Associated Infection da European Society of Clinical Microbiology and Infectious Diseases (ESCMID) e da European Bone and Joint Infection Society.

Nancy Bellei
Médica pela Escola Paulista de Medicina da Universidade Federal de São Paulo (EPM/Unifesp) com Residência Médica em Infectologia pela EPM/Unifesp. Mestra e Doutora em Virologia Clínica. Pós-doutorado em Influenza pela EPM/Unifesp. Professora afiliada de Infectologia na EPM/Unifesp. Membro da International Society of Influenza.

Paola Cappellano
Médica pela Escola Paulista de Medicina da Universidade Federal de São Paulo (EPM/Unifesp) com Residência Médica em Infectologia pela EPM/Unifesp. Doutora em Medicina pela EPM/Unifesp. Doutorado Sanduíche na Università degli Studi di Genova, Itália. Médica da disciplina de Infectologia na EPM/Unifesp.

Paula Massaroni Peçanha Pietrobom
Médica. Especialista em Infectologia pela Escola Paulista de Medicina da Universidade Federal de São Paulo (EPM/Unifesp).

Paulo José Martins Bispo
Biomédico pela Universidade de Araraquara (Uniara). Mestre e Doutor em Ciências Básicas pela disciplina Doenças Infecciosas pela Escola Paulista de Medicina da Universidade Federal de São Paulo (EPM/Unifesp). Pesquisador associado nos Departamentos de Oftalmologia, Microbiologia e Imunologia do Massachusetts Eye and Ear, Harvard Medical School, Boston, EUA.

Paulo Roberto Abrão Ferreira
Médico. Especialista em Infectologia pela Escola Paulista de Medicina da Universidade Federal de São Paulo (EPM/Unifesp). Mestre em Infectologia EPM/Unifesp. Doutor em Infectologia pela EPM/Unifesp. Professor adjunto da disciplina de Infectologia da EPM/Unifesp. Professor afiliado da disciplina de Infectologia da EPM/Unifesp. Responsável pelo Ambulatório de HIV e Hepatites Virais. Médico do Centro de Referência e Treinamento em ISTs, AIDS e Hepatites Virais de São Paulo. Membro da Sociedade Brasileira de Infectologia (SBI).

Pedro Paulo Chieffi
Médico pela Faculdade de Medicina da Universidade de São Paulo (FMUSP). Mestre em Saúde Pública pela Faculdade de Saúde Pública da USP. Doutor em Ciências pelo Instituto de Ciências Biomédicas da USP. Professor titular de Parasitologia na Faculdade de Ciências Médicas da Santa Casa de São Paulo (FCMSCSP). Professor emérito da FCMSCSP.

Raquel Girardello
Bióloga pela Universidade de Passo Fundo. Mestra em Microbiologia pela Universidade Estadual de Londrina. Doutora em Ciências Básicas em Infectologia pela Escola Paulista de Medicina da Universidade Federal de São Paulo (EPM/Unifesp). Doutora e pós-doutora em Infectologia pela EPM/Unifesp. Professora adjunta da Universidade São Francisco.

Regielly Caroline Raimundo Cognialli
Farmacêutica e Bioquímica. Especialista em Análises Clínicas pela Universidade Federal do Paraná (UFPR). Mestra em Microbiologia Patologia e Imunologia pela UFPR. Mestra em Microbiologia, Parasitologia e Patologia pela UFPR. Doutoranda em Medicina Interna e Ciências da Saúde pela UFPR. Chefe do: Laboratório de Micologia do Hospital de Clínicas da UFPR.

Regina Célia de Menezes Succi
Médica. Especialista em Pediatria e Infectologia Pediátrica pela Escola Paulista de Medicina da Universidade Federal de São Paulo (EPM/Unifesp). Mestra em Microbiologia e Imunologia pela EPM/Unifesp. Doutora em Pediatria pela EPM/Unifesp. Professora associada livre-docente do Departamento de Pediatria da disciplina de Infectologia Pediátrica da EPM/Unifesp. Professora associada de Pediatria da EPM/Unifesp.

Renato de Ávila Kfouri
Médico. Especialista em Infectologia Pediátrica pela Sociedade Brasileira de Pediatria (SBP). Mestre em Pediatria pela Escola Paulista de Medicina da Universidade Federal de São Paulo (EPM/Unifesp). Presidente do Departamento de Imunizações da SBP. Diretor da Sociedade Brasileira de Imunizações (SBIm). Membro da Câmara Técnica Assessora do Programa Nacional de Imunizações (PNI).

Reynaldo Dietze
Professor Catedrático Convidado do Global Health & Tropical Medicine. Instituto de Higiene e Medicina Tropical da Universidade Nova de Lisboa. Professor adjunto da Duke University NC, EUA. Professor titular aposentado da Universidade Federal do Espírito Santo (UFES).

Ricardo de Souza Cavalcante
Médico infectologista pela Faculdade de Medicina de Botucatu da Universidade Estadual Paulista (FMB/Unesp) com Residência Médica em Infectologia. Especialista em Infectologia pela FMB/Unesp. Doutor em Doenças Tropicais pela FMB/Unesp. Docente do Programa de Pós-graduação em Doenças Tropicais da FMB/Unesp. Membro da Comissão de Controle de Infecção Relacionada à Assistência à Saúde e do Serviço de Controle e Prevenção de Infecção em Pacientes Imunossuprumidos do Hospital das Clínicas da FMB/Unesp.

Rinaldo Poncio Mendes

Médico pela Faculdade de Medicina de Botucatu da Universidade Estadual Paulista (FMB/Unesp). Especialista em Doenças Tropicais pelo Instituto de Medicina Tropical da Faculdade de Medicina da Universidade de São Paulo (FMUSP). Doutor pela FMB/Unesp. Livre-docente pela FMB/Unesp. Professor titular da disciplina de Moléstias Infecciosas e Parasitárias da FMB/Unesp. Pesquisador Visitante da Faculdade de Medicina da Universidade Federal de Mato Grosso do Sul (UFMS). Membro do corpo docente permanente do Programa de Pós-graduação em Doenças Tropicais da FMB/Unesp e do Programa de Pós-graduação em Doenças Infecciosas e Parasitárias da Faculdade de Medicina da UFMS. Líder do Grupo de Pesquisa em Micoses Sistêmicas da FMB/Unesp, credenciado pelo Conselho Nacional de Desenvolvimento Científico e Tecnológico (CNPq).

Robert Rosas

Médico pela Universidade Mayor de San Simón, Bolívia, com título revalidado pela Universidade de São Paulo (USP), com Residência Médica em Doenças Infecciosas e Parasitárias pelo Hospital Heliópolis. Mestre em Doenças Infecciosas e Parasitárias pela Escola Paulista de Medicina da Universidade Federal de São Paulo (EPM/Unifesp). Doutor em Ciências pela EPM/Unifesp. Professor do Centro Universitário São Camilo.

Roberto Martinez

Médico pela Universidade de São Paulo (USP). Especialista em Clínica Médica e Infectologia. Especialista em Doenças Infecciosas e Parasitárias pelo Hospital das Clínicas de Ribeirão Preto. Mestre em Clínica Médica pela FMRP/USP. Doutor em Clínica Médica, com ênfase em Infectologia, pela FMRP/USP. Livre-docente e Professor associado da FMRP/USP. Professor da Divisão de Moléstias Infecciosas e Tropicais do Departamento de Clínica Médica da FMRP/USP. Membro da Sociedade Brasileira de Medicina Tropical e da Sociedade Brasileira de Infectologia (SBI).

Rodrigo Cayô da Silva

Biólogo pela Universidade Estadual de Montes Claros (Unimontes). Mestre e Doutor em Ciências (Infectologia) pela Escola Paulista de Medicina da Universidade Federal de São Paulo (EPM/Unifesp), Pós-doutorado em Ciências Básicas pela disciplina de Infectologia da EPM/Unifesp. Professor adjunto da Unifesp, Campus Diadema. Supervisor e Pesquisador associado do Laboratório ALERTA/Unifesp. Membro da American Society for Microbiology (ASM) e da European Society of Clinical Microbiology and Infectious Diseases (ESCMID).

Ronaldo Cesar Borges Gryschek

Professor associado do Departamento de Moléstias Infecciosas e Parasitárias da Faculdade de Medicina da Universidade de São Paulo (FMUSP). Responsável pelo Laboratório de Investigação Médica (LIM-06) em Imunopatologia da Esquistossomose do Hospital das Clínicas da FMUSP. Responsável pela Seção de Helmintologia do Instituto de Medicina Tropical de São Paulo. Membro da Sociedade Brasileira de Infectologia (SBI), da Sociedade Brasileira de Medicina Tropical (SBMT) e da American Society of Tropical Medicine and Hygiene.

Ronaldo Martins

Professor universitário. Especialista em Virologia pela Faculdade de Medicina de Ribeirão Preto (FMRP/USP). Mestre em Doenças Infecciosas pela Universidade Federal do Espírito Santo (UFES). Doutor em Ciências pela FMRP/USP. Professor temporário da Faculdade de Ciências Farmacêuticas de Ribeirão Preto (FCFRP/USP). Membro do Departamento de Análises Clínicas, Toxicológicas e Bromatológicas.

Rosana Richtmann

Médica pela Faculdade de Ciências Médicas de Santos (Fundação Lusíadas) com Residência Médica em Infectologia pelo Hospital do Servidor Público Estadual Francisco Morato de Oliveira (HSPE-FMO) de São Paulo. Doutora em Medicina pela Universidade de Freiburg, Alemanha. Membro do Comitê de Imunização da Sociedade Brasileira de Infectologia (SBI). Membro do Comitê Técnico-assessor em Imunização (CTAI) do Programa Nacional de Imunização (PNI) do Ministério da Saúde. Médica infectologista da Comissão de Controle de Infecção Hospitalar (CCIH) do Instituto de Infectologia Emílio Ribas (IIER). Presidente da CCIH do Hospital e Maternidade Santa Joana e da Maternidade Pro Matre Paulista.

Sandro Luiz de Andrade Matas

Médico. Especialista em Neurologia pela Escola Paulista de Medicina da Universidade Federal de São Paulo (EPM/Unifesp) e pela Academia Brasileira de Neurologia. Mestre em Neurociências pelo Programa de Pós-graduação em Neurociências da disciplina de Neurologia da EPM/Unifesp. Doutor em Neurociências pelo Programa de Pós-graduação em Neurociências da disciplina de Neurologia da EPM/Unifesp. Professor afiliado da disciplina de Medicina Laboratorial do Departamento de Medicina da EPM/Unifesp. Chefe do setor de Moléstias Infecciosas da disciplina de Neurologia Clínica da EPM/Unifesp. Coordenador do Serviço de Líquido Cefalorraquiano da disciplina de Neurologia e do Setor de LCR do Laboratório Central do Hospital São Paulo – Departamento de Medicina da EPM/Unifesp. Coordenador do Serviço de Neuroinfectologia da disciplina de Neurologia do Departamento de Neurologia e Neurocirurgia da EPM/Unifesp. Coordenador do Serviço de Neurologia do Hospital São Camilo Pompeia. Membro titular da Academia Brasileira de Neurologia. Membro Titular da Sociedade Brasileira de Cefaleia.

Sender Jankiel Miszputen

Médico com Residência Médica em Clínica Médica e Gastroenterologia. Especialista em Gastroenterologista pela Federação Brasileira de Gastroenterologia (FBG) e pela Associação Médica Brasileira (AMB). Doutor em Gastrenterologia pela Escola Paulista de Medicina da Universidade Federal de São Paulo (EPM/Unifesp). Professor associado da EPM/Unifesp. Membro titular da FBG e do Grupo de Estudos das Doenças Inflamatórias Intestinais do Brasil. Membro Honorário Nacional da Academia Nacional de Medicina (ANM), da FBG, da Associação Médica Brasileira (AMB), da Associação Paulista de Medicina e da Associação dos Docentes da Escola Paulista de Medicina. Fundador do Grupo de Estudos da Doença Inflamatória Intestinal do Brasil (GEDIIB).

Sergio Barsanti Wey

Médico com Residência Médica em Doenças Infecciosas e Parasitárias pela Escola Paulista de Medicina da Universidade Federal de São Paulo (EPM/Unifesp). Mestrado, Doutorado e Livre-docência pela EPM/Unifesp. Professor livre-docente da Unifesp.

Sergio Cimerman

Médico. Especialista em Infectologia pelo Instituto de Infectologia Emilio Ribas e Sociedade Brasileira de Infectologia. Mestre em Infectologia pela Escola Paulista de Medicina da Universidade Federal de São Paulo (EPM/Unifesp). Doutor em Infectologia pela EPM/Unifesp. Médico do Instituto de Infectologia Emílio Ribas (IIER). Presidente da Sociedade Brasileira de Infectologia (SBI), gestão 2017-2018. Coordenador Científico da SBI.

Shirley Shizue Nagata Pignatari

Médica Otorrinolaringologista pela Escola Paulista de Medicina da Universidade Federal de São Paulo (EPM/Unifesp) com Residência Médica pela EPM/Unifesp. Especialista em Otorrinolaringologia pelo Departamento de Otorrinolaringologia e Cirurgia de Cabeça e Pescoço da EPM/Unifesp. *Fellowship* em Otorrinolaringologia na University of Iowa, EUA. Mestra e Doutora em Otorrinolaringologia pelo Departamento de Otorrinolaringologia e Cirurgia de Cabeça e Pescoço da EPM/Unifesp. Pós-doutorado pela EPM/Unifesp. Professora adjunta da disciplina de Otorrinolaringologia Pediátrica do Departamento de Otorrinolaringologia e Cirurgia de Cabeça e Pescoço da EPM/Unifesp P. Membro da Associação Brasileira de Otorrinolaringologia e Cirurgia Cérvico Facial.

Silvia Maria Di Santi

Bióloga pelo Instituto de Biologia Médica da Faculdade de Medicina de Botucatu Universidade Estadual Paulista (FMB/Unesp). Especialista em Moléstias Infecciosas e Parasitárias e Parasitologia Médica pela FMB/Unesp. Mestra em Parasitologia pelo Instituto de Ciências Biomédicas da Universidade de São Paulo (ICB-USP). Doutora em Ciências pela Faculdade de Medicina (FM) da USP. Professora do Programa de Pós-graduação em Doenças Infecciosas e Parasitárias da FMUSP. Membro da American Society of Tropical Medicine and Hygiene, do International Membership Committee of the American Society of Tropical Medicine and Hygiene e do Scientific Committee of the American Society of Tropical Medicine and Hygiene.

Silvia Nunes Szente Fonseca

Médica pela Faculdade de Medicina da Universidade de São Paulo (FMUSP). Residência Médica em Pediatria pelo Instituto da Criança da Faculdade de Medicina da FMUSP. Mestra em Epidemiologia e Saúde Pública pela Universidade de Yale (EUA), *fellowship* em Doenças Infecciosas Pediátricas pela Universidade de Yale (EUA).

Silvio Alencar Marques

Médico com Residência Médica em Dermatologia pela Faculdade de Ciências Médicas e Biológicas de Botucatu (FCMBB). Especialista em *Dermatologia* pela *Sociedade Brasileira de Dermatologia*. Mestre em Dermatologia pela Faculdade de Medicina da Universidade de São Paulo (FMUSP). Doutor em Dermatologia pela Escola Paulista de Medicina da Universidade Federal de São Paulo (EPM/Unifesp). Livre-docente em Dermatologia. Professor titular do Departamento de Infectologia, Dermatologia, Diagnóstico por Imagem e Radioterapia da Faculdade de Medicina de Botucatu da Universidade Estadual Paulista (FMB/Unesp). Membro titular da Sociedade Brasileira de Dermatologia (SBD).

Simone Tenore

Médica pela Universidade Federal do Espírito Santo (UFES) com Residência Médica em Clínica Médica e em Infectologia pela Escola Paulista de Medicina da Universidade Federal de São Paulo (EPM/Unifesp). Especialista em Infectologia pela EPM/Unifesp. Mestra em Ciências da Saúde pela EPM/Unifesp. Doutora em Ciências da Saúde pela Faculdade de Medicina da Universidade de São Paulo (FMUSP). Membro titular da Sociedade Brasileira de Infectologia (SBI).

Sylvia Cardoso Leão

Médica pela Faculdade de Medicina da Universidade de São Paulo (FMUSP) com Residência Médica em Clínica Médica pela Faculdade de Ciências Médicas da Santa Casa de São Paulo (FCMSCSP). Mestra em Gastroenterologia Clínica pela FMUSP. Doutora em Ciências (Microbiologia e Imunologia) pela Escola Paulista de Medicina da Universidade Federal de São Paulo (EPM/Unifesp). Professora titular do Departamento de Microbiologia, Imunologia e Parasitologia da EPM/Unifesp.

Thaís Guimarães

Médica pela Faculdade de Ciências Médicas de Santos com Residência Médica em Infectologia pelo Hospital do Servidor Público Estadual Francisco Morato de Oliveira (HSPE-FMO) de São Paulo. Mestra e Doutora em Infectologia pela Escola Paulista de Medicina da Universidade Federal de São Paulo (EPM/Unifesp). Especialista em Infectologia pela Sociedade Brasileira de Infectologia (SBI). Presidente da Comissão de Controle de Infecção Hospitalar (CCIH) do HSPE-FMO e do Instituto Central do Hospital das Clínicas da Faculdade de Medicina da Universidade de São Paulo (HC-FMUSP).

Thiago Zinsly Sampaio Camargo

Médico pela Faculdade de Ciências Médicas da Santa Casa de São Paulo (FCMSCSP) com Residência Médica em Infectologia pelo Instituto de Infectologia Emilio Ribas (IIER). Mestre em Ciências pela Escola Paulista de Medicina da Universidade Federal de São Paulo (EPM/Unifesp). Doutorando no Instituto Israelita de Ensino e Pesquisa Albert Einstein. Professor convidado da disciplina de Microbiologia da FCMSCSP. Médico do Grupo de Suporte em Infecção do CTI-A do Hospital Israelita Albert Einstein.

Thor Oliveira Dantas

Médico pela Universidade Federal do Rio de Janeiro (UFRJ). Infectologista com área de atuação em Hepatologia. Mestre e Doutor em Doenças Infecciosas pela Universidade de Brasília (UnB). Professor da Universidade Federal do Acre (UFAC). Membro titular da Sociedade Brasileira de Infectologia (SBI), da Sociedade Brasileira de Hepatologia (SBH) e da Sociedade Brasileira de Medicina Tropical (SBMT).

Vinicius Ponzio

Médico Infectologista do Grupo de Micologia Clínica e Infecção em Transplante da Escola Paulista de Medicina da Universidade Federal de São Paulo (EPM/Unifesp). Especialista em Infectologia pela EPM/Unifesp. Mestre em Infectologia pela EPM/Unifesp. Doutor em Ciência pela EPM/Unifesp.

Para o Roni e para o Jarbas.

Este livro é dedicado a todos os pacientes que padecem de doenças infecciosas e aos médicos e profissionais de saúde que os assistem, amparando-os na dor de uma doença muitas vezes evitável e que ainda traz a carga da desigualdade e do estigma.

Aos mestres que nos antecederam e mostraram o caminho de ensino, assistência e pesquisa que hoje trilhamos.

À minha família, de onde tudo vem e para onde tudo volta.

Agradecimentos

Aos coautores, fundamentais no delineamento, no planejamento e na realização do livro.

Aos colaboradores de cada capítulo, essência do livro, por sua disponibilidade em colaborar e transmitir seu conhecimento às novas gerações de profissionais, com competência e generosidade.

Ao sr. Ramilson Almeida, incentivador incansável.

A toda a equipe do Grupo Editorial Nacional (selo Guanabara Koogan) que participou das diferentes fases, entre eles Thiago Gregolin, Barbara Blanco Pozatto, Dirce Laplaca Viana e Erika Alonso, pelo profissionalismo e comprometimento envolvidos na realização desta obra.

Prefácio à segunda edição

Houve um tempo em que se acreditava que as doenças infecciosas transmissíveis estavam controladas e que a batalha contra os microrganismos patogênicos estava ganha. Os mais prudentes pesquisavam e alertavam quanto à emergência e à reemergência de doenças infecciosas. A resposta viria no fim do século XX, assustadora, na forma de uma doença infecciosa causada por um vírus até então desconhecido, o vírus da imunodeficiência humana, com a consequente síndrome da imunodeficiência adquirida, que teria uma legião de pacientes em busca de assistência e carinho.

Ao mesmo tempo, relatos de microrganismos multirresistentes a antimicrobianos eram motivos de preocupação, tiravam nosso sono. Quem eram, onde estavam, como detectá-los e enfrentá-los? Percebemos a importância da epidemiologia hospitalar com as recomendações para a diminuição do risco de infecções adquiridas por pacientes e profissionais de saúde no ambiente hospitalar. Contudo, não estaríamos preparados se não pudéssemos entender a patogênese dessas infecções, isolar os agentes etiológicos e estudá-los em seus aspectos de virulência, interação hospedeiro-parasita e de terapêutica antimicrobiana.

Apesar do grande avanço científico e tecnológico, na era da biologia molecular fomos novamente surpreendidos, agora por uma doença infecciosa de transmissão respiratória com disseminação rápida, pandêmica e com elevada letalidade, a COVID-19, exigindo de todos os profissionais de saúde um enorme esforço para o atendimento dos pacientes e seu controle.

Vivemos uma época da rapidez das informações, inclusive científicas, pelas mídias digitais, com publicações, muitas vezes, sem a necessária revisão por pares de referência das respectivas áreas. Dessa maneira, o conhecimento integrado com bases sólidas das doenças infecciosas nos seus aspectos microbiológicos, epidemiológicos, clínicos, de tratamento e de prevenção se faz necessário. Assim, a obra *Infectologia – Bases Clínicas e Tratamento*, organizada pelo Prof. Dr. Reinaldo Salomão, com a dedicação dos coautores e a colaboração de diversos autores dos capítulos, contempla essa integração de grande utilidade na consulta e na disseminação do conhecimento em infectologia para alunos, residentes, pós-graduandos, médicos de diferentes especialidades e profissionais de saúde.

Apresento, com grande satisfação, a segunda edição do livro com capítulos atualizados e mantendo a orientação segura do Prof. Dr. Reinaldo Salomão na clareza e na objetividade dos textos com a densidade necessária. Destaco os capítulos de diagnósticos sindrômicos e os voltados para terapêutica antimicrobiana, de grande utilidade prática tanto em nível de atendimento ambulatorial como hospitalar.

Que a leitura dos textos contribua para o conhecimento e a prevenção das doenças infecciosas, no atendimento aos pacientes e no preparo de profissionais para os embates futuros.

Prof. Dr. Antonio Carlos Campos Pignatari

Prefácio à primeira edição

As doenças ou moléstias infecciosas constituem um dos mais fascinantes campos da Medicina. Resultado da interação de seres vivos, o patógeno e o hospedeiro, tais doenças têm fisiopatologia complexa, na qual mecanismos de virulência e evasão dos microrganismos se contrapõem ao excepcionalmente desenvolvido sistema de defesa do hospedeiro. Curiosamente, nosso convívio com microrganismos é fundamental para a vida e a saúde, como ilustram informações recentes de que somos dez vezes mais microrganismos do que células: somos um microbioma.

Desde tempos remotos, as doenças infecciosas, endêmica e epidemicamente, fizeram parte da nossa história, muitas vezes sendo os eventos centrais dela. Hanseníase (lepra nos tempos históricos), cólera, peste e, mais recentemente, a gripe espanhola deixaram suas marcas. Em muitos casos, essas doenças são demarcadas geograficamente, como é o caso da malária; em outros, socialmente, como a tuberculose.

Esses exemplos de doenças milenares ainda respondem por um número de mortes inaceitavelmente alto no mundo. Novas epidemias, como a da AIDS, revelam o preparo e o despreparo da nossa sociedade para lidar com o novo: nunca se viu tamanho acúmulo de conhecimento científico em tão pouco tempo; por outro lado, as mesmas reações de isolamento e preconceito afloraram imediatamente. Novos patógenos emergem a todo momento, e o impacto de cada nova doença passa a ser respondido em tempo real. Outros patógenos, outrora causadores de grandes epidemias, rondam nossas lacunas de desenvolvimento científico e social, apresentando recrudescências; doenças emergentes e reemergentes estão sempre no horizonte.

Dois aspectos da vida moderna, entre muitos outros, mudaram o campo das doenças infecciosas: a mobilidade e as novas técnicas para tratamento de doenças graves. A mobilidade coloca sociedades separadas geograficamente, em áreas distantes do planeta, a um voo de distância, permitindo a rápida propagação de doenças e expondo cidadãos de determinadas regiões a patógenos tipicamente causadores de doenças em outras localidades. As modernas técnicas de tratamento médico, como transplantes de órgãos sólidos e medula óssea, bem como a maior sobrevida de pacientes com doenças autoimunes e degenerativas expõem os pacientes a infecções por microrganismos pouco patogênicos, mas que, nesses casos, causam infecções devastadoras.

Neste livro, buscamos trazer esse universo da Infectologia para o leitor. Pode um livro almejar ser lido tanto por estudantes quanto por professores, por médicos generalistas e especialistas, por outros profissionais de saúde, fundamentais na assistência multiprofissional ao paciente, e pesquisadores básicos, que tantos avanços de conhecimentos nos oferecem? Nosso objetivo é que esta obra seja útil a todos eles. Para isso, foram convidados autores-colaboradores com vivência clínica, além de experiência de ensino e pesquisa, para escreverem os capítulos, os quais apresentam de modo claro e direto, mas com a densidade necessária, as informações para as diferentes expectativas de leitura. Os coeditores foram fundamentais nesse processo.

Para o constante aprimoramento do livro, é fundamental recebermos críticas e sugestões dos leitores.

Contamos com sua colaboração para isso.

Desejamos a todos uma boa leitura e que os conhecimentos adquiridos sejam importantes para sua atividade prática, beneficiando, em última instância, o paciente.

Reinaldo Salomão
São Paulo, 2017.

Material Suplementar

Este livro conta com o seguinte material suplementar:

- Ilustrações da obra em formato de apresentação (restrito a docentes cadastrados).

O acesso ao material suplementar é gratuito. Basta que o docente se cadastre, faça seu *login* em nosso *site* (www.grupogen.com.br) e, após, clique em Ambiente de aprendizagem.

O acesso ao material suplementar online fica disponível até seis meses após a edição do livro ser retirada do mercado.

Caso haja alguma mudança no sistema ou dificuldade de acesso, entre em contato conosco (gendigital@grupogen.com.br).

Sumário

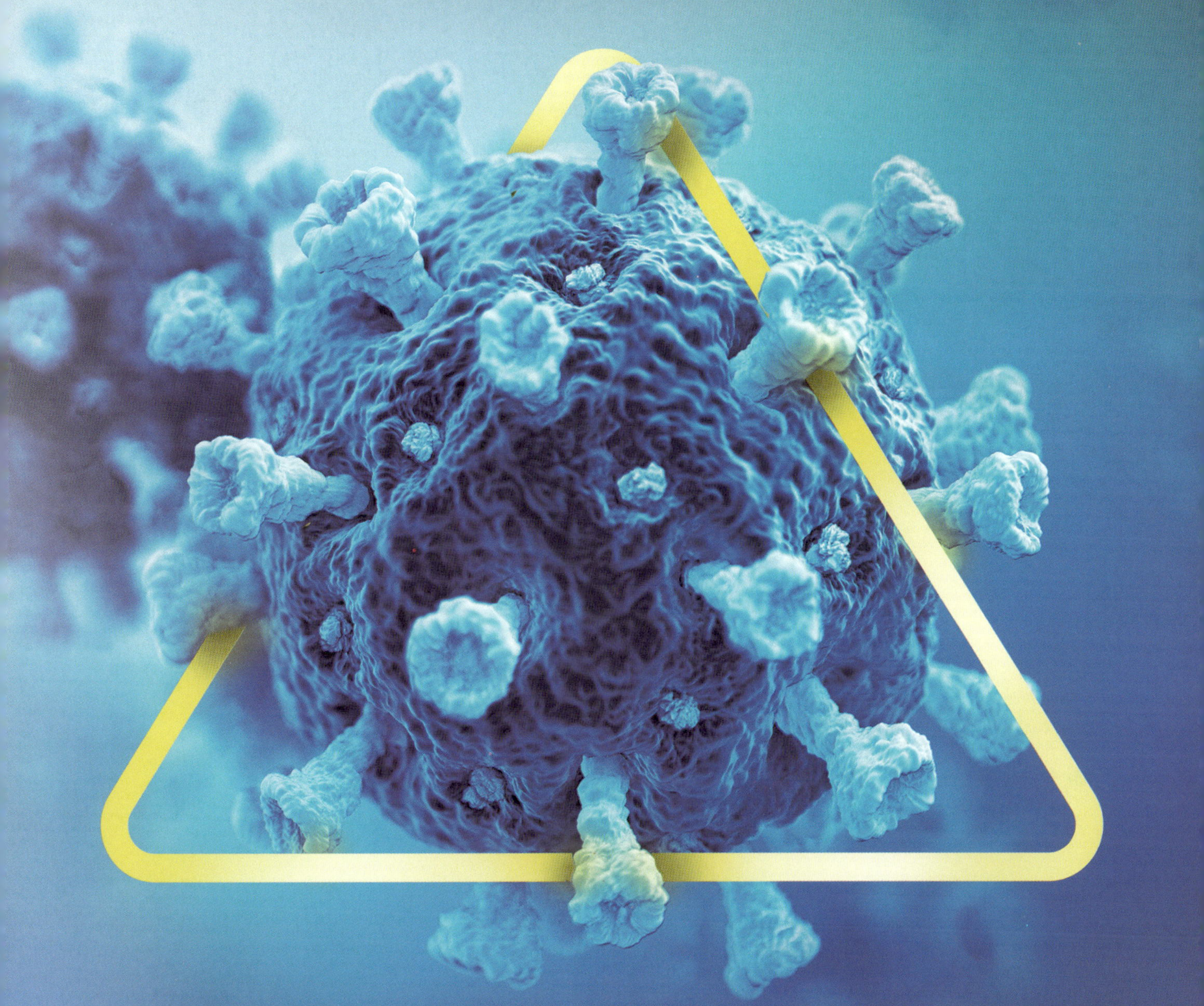

Encarte

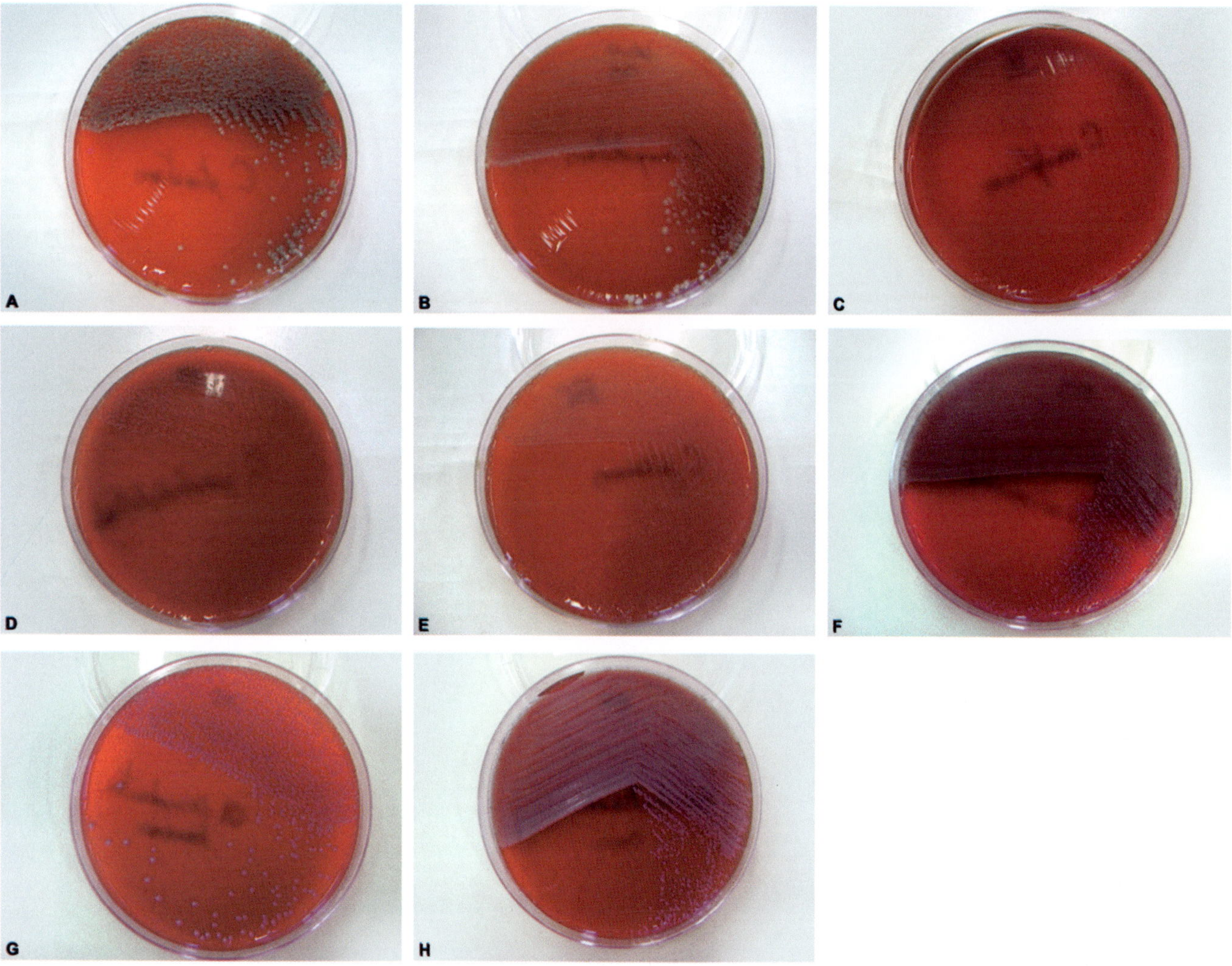

FIGURA 8.1 Exemplos de bacilos gram-positivos corineformes. **A.** *Corynebacterium striatum*. **B.** *Corynebacterium amycolatum*. **C.** *Corynebacterium urealyticum*. **D.** *Corynebacterium pseudodiphthericum*. **E.** *Corynebacterium jeikeium*. **F.** *Corynebacterium minutissimum*. **G.** *Dermabacter hominis*. **H.** *Brevibacterium casei*.

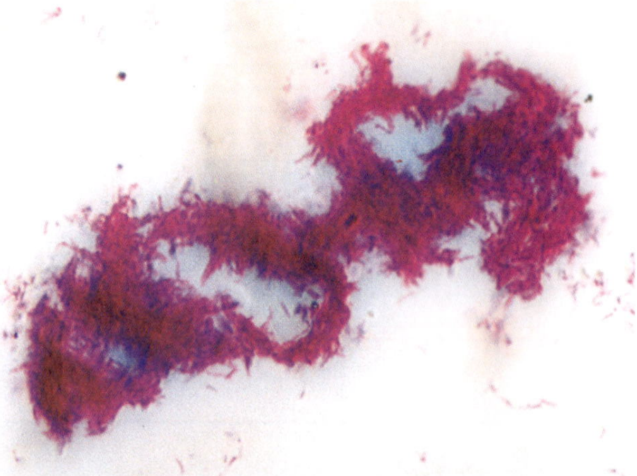

FIGURA 12.1 Coloração de Ziehl-Neelsen. *Mycobacterium tuberculosis* crescido em cultivo líquido em meio 7 H9 suplementado com OADC (ácido oleico, albumina, dextrose e catalase – Difco do Brasil). Nota-se a formação de cordas, característica dessa micobactéria.

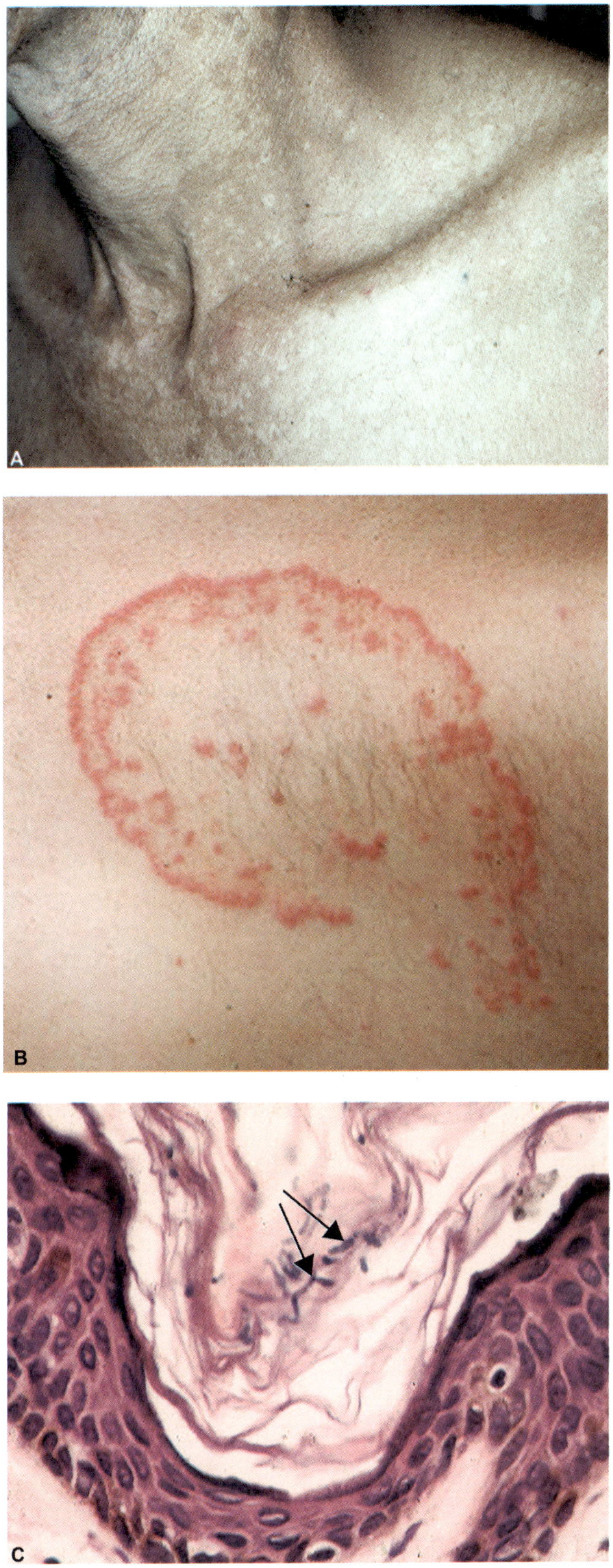

FIGURA 13.2 Micoses de interesse dermatológico. Nas micoses superficiais as manifestações clínicas são predominantemente estéticas, com ausência de reação imune e pouca sintomatologia clínica. **A.** Pitiríase versicolor. Nas micoses cutâneas, há parasitismo da camada queratinizada da epiderme com reação imune e sintomatologia clínica. **B.** *Tinea corporis*. **C.** As setas indicam hifas de dermatófitos no interior da camada córnea em lesão de paciente com dermatofitose.

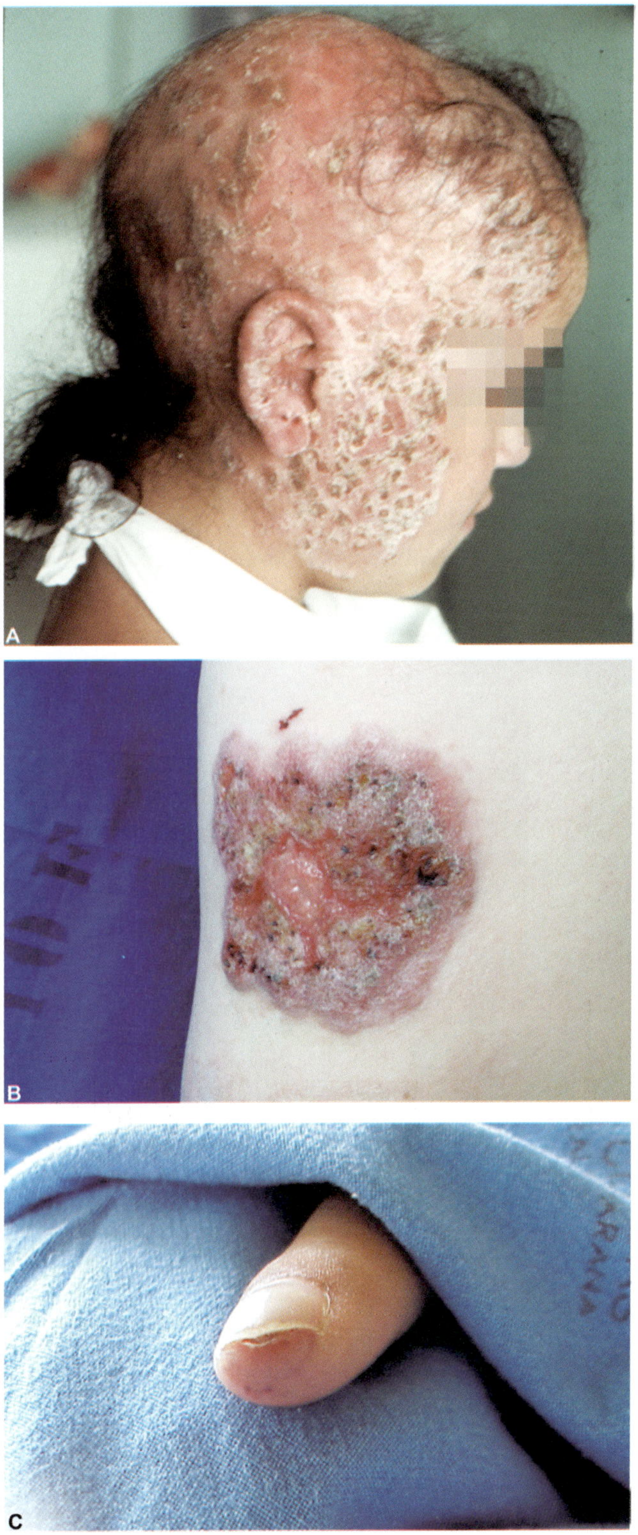

FIGURA 13.3 Micoses cutâneas podem apresentar diversas manifestações clínicas em pacientes imunodeprimidos. **A.** A candidíase mucocutânea crônica pode fazer parte de várias síndromes de imunodeficiência e ocorrer por imunodeficiência específica a antígenos de *Candida* spp. A tricofitose granulomatosa crônica pode ocorrer como deficiência específica, de causas genéticas, a espécies de dermatófitos. **B.** Lesão vegetante por *T. mentagrophytes* em paciente com tricofitose granulomatosa crônica. **C.** Em pacientes com neoplasias hematológicas em fase de neutropenia ou com doença do enxerto contra o hospedeiro, a onicomicose e a celulite por *Fusarium* spp. podem ser a porta de entrada para fusariose disseminada.

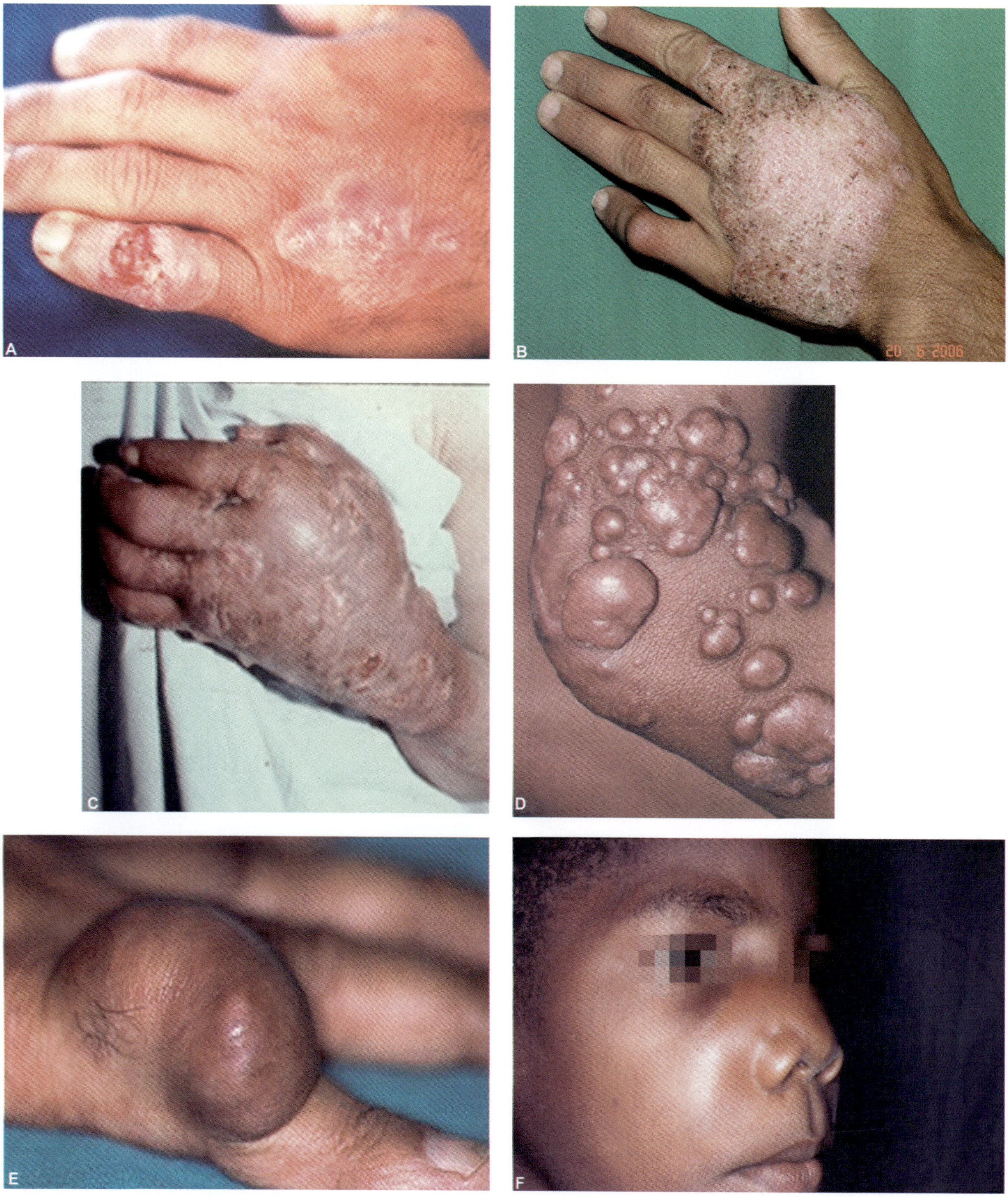

FIGURA 13.4 As micoses de implantação são caracterizadas pelo surgimento de lesões clinicamente polimórficas, no local de inoculação dos agentes etiológicos por meio de um trauma transcutâneo. **A.** Esporotricose linfocutânea. **B.** Cromoblastomicose. **C.** Micetoma. **D.** Lacaziose (lobomicose). **E.** Feo-hifomicose. **F.** Entomoftoromicose (zigomicose de implantação). (D, cortesia do Prof. Sinesio Talhares; E, cortesia do Dr. Daniel Wagner de Castro Lima Santos; F, cortesia da Profa. Angela Restrepo.)

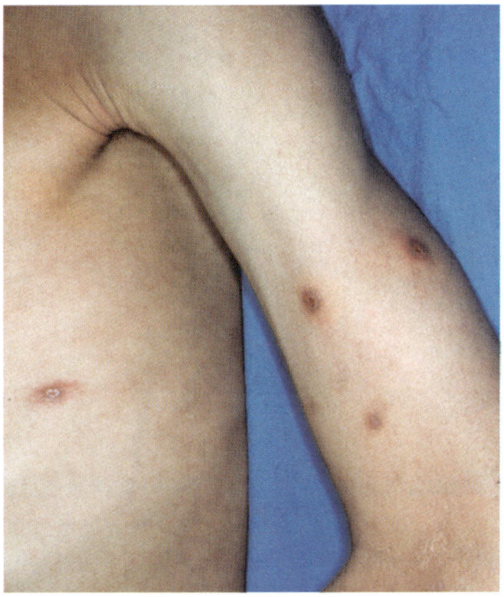

FIGURA 15.5 Histoplasmose disseminada aguda em paciente com AIDS: lesões cutâneas papulonodulares com ulceração central. (Foto do arquivo pessoal do autor.)

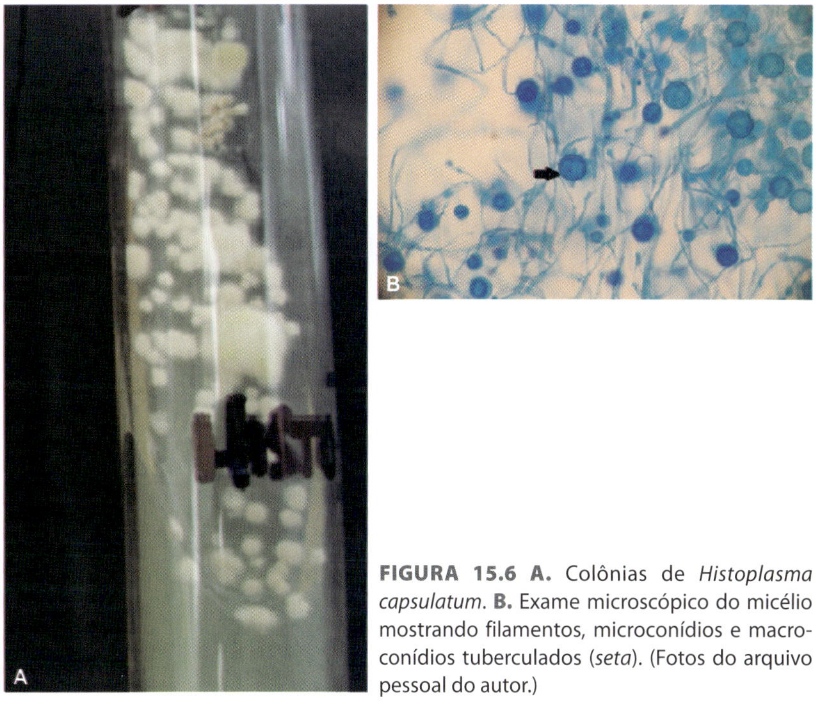

FIGURA 15.6 A. Colônias de *Histoplasma capsulatum*. **B.** Exame microscópico do micélio mostrando filamentos, microconídios e macroconídios tuberculados (*seta*). (Fotos do arquivo pessoal do autor.)

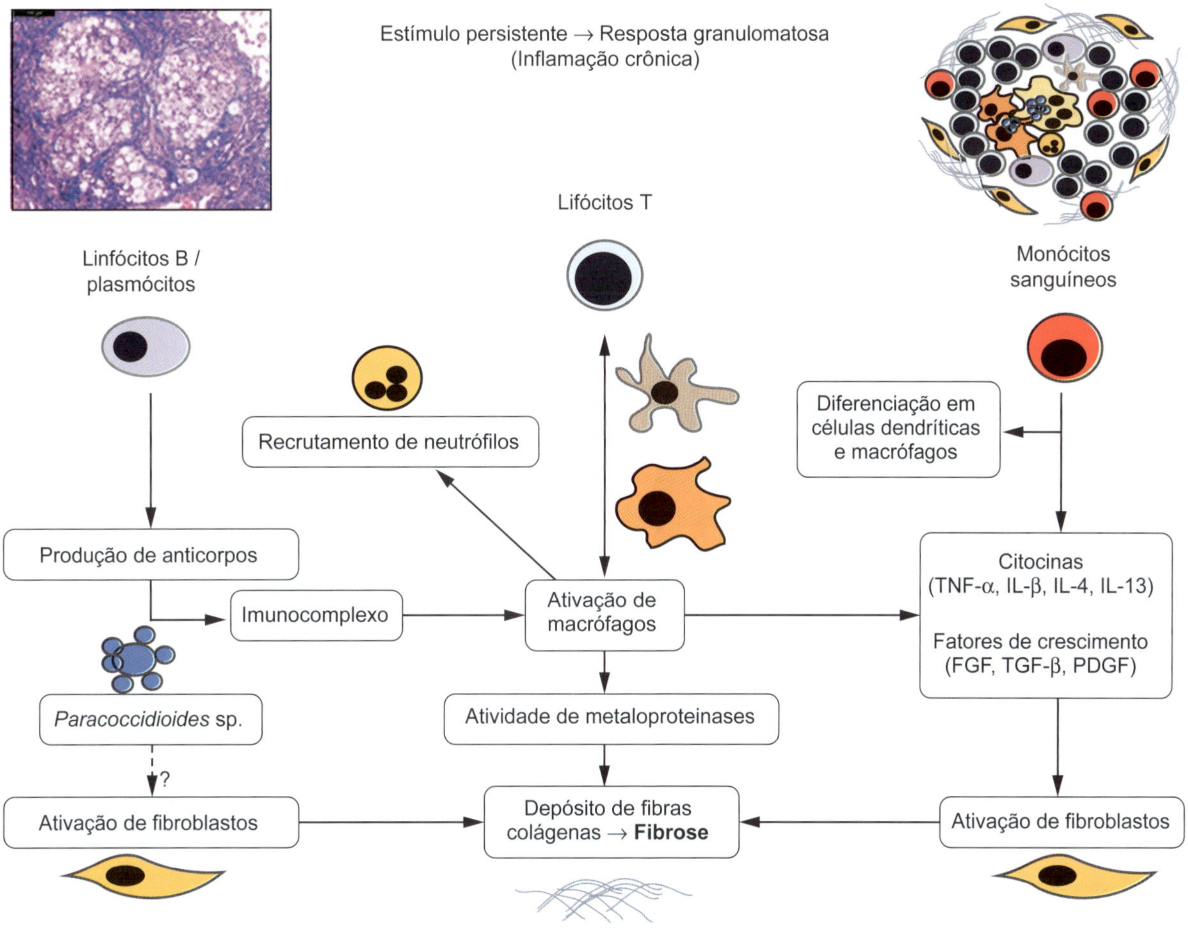

FIGURA 17.2 Representação esquemática da fibrogênese na paracoccidioidomicose. A fibrose resulta da estimulação persistente do sistema imune por *Paracoccidioides* spp., com resposta inflamatória crônica granulomatosa, caracterizada por intensa ativação macrofágica e recrutamento de linfócitos, monócitos e neutrófilos. A produção constante de citocinas pró-inflamatórias e de fatores de crescimento pelos macrófagos ativados e monócitos recém-recrutados induz proliferação e ativação de fibroblastos, que resulta na produção de fibras colágenas, concentradas na periferia do granuloma. Além da ativação constante de fibroblastos e da intensificação da fibrogênese pela inibição de metaloproteinases, não se descarta a ação de moléculas do próprio fungo.

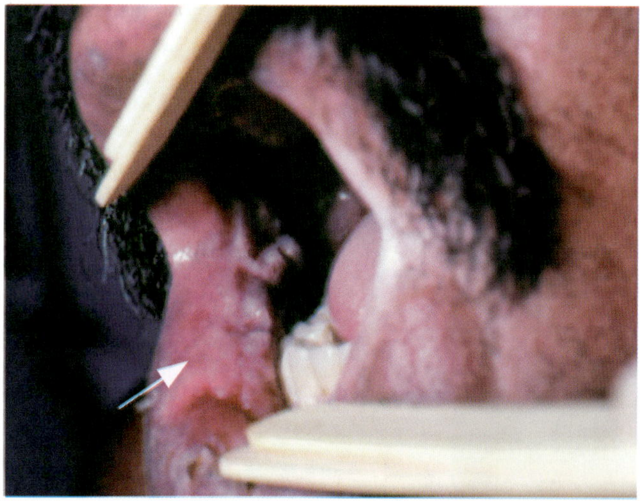

FIGURA 17.6 Paciente com a forma crônica de paracoccidioidamicose e dor ao se alimentar. Lesão de mucosa oral ulcerada (*seta*).

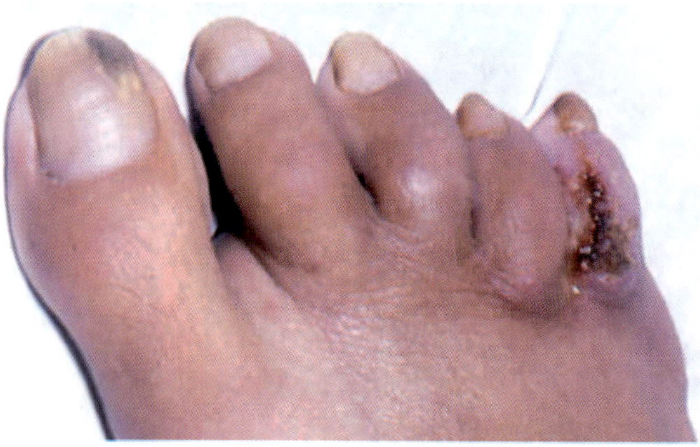

FIGURA 17.7 Paciente com história de lesão crônica do quinto artelho, não responsiva a diversos tratamentos. Forma crônica da paracoccidioidomicose e lesão crostosa do quinto artelho.

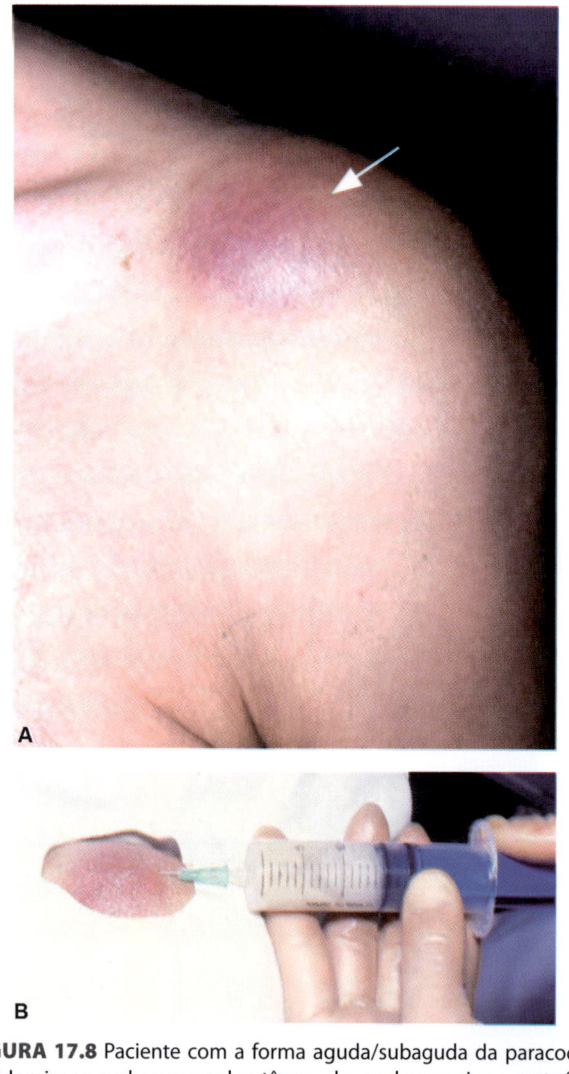

FIGURA 17.8 Paciente com a forma aguda/subaguda da paracoccidioidomicose e abscesso subcutâneo, do qual se aspirou conteúdo purulento, rico em *Paracoccidioides brasiliensis*.

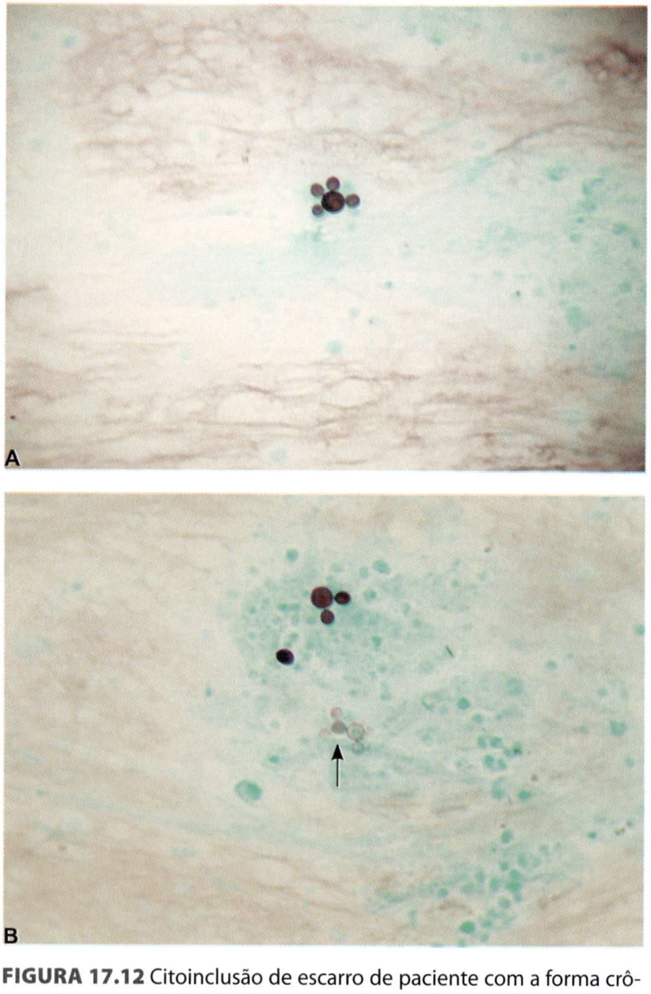

FIGURA 17.12 Citoinclusão de escarro de paciente com a forma crônica da paracoccidioidomicose, corado por Gomori-Grocott (seta). **A.** Célula-mãe com múltiplas exoesporulações, sugestivas da "roda de leme". **B.** Célula-mãe com duas exoesporulações, sugestivas do "*Mickey-Mouse*". (Cortesia do Departamento de Patologia da Faculdade de Medicina de Botucatu – UNESP.)

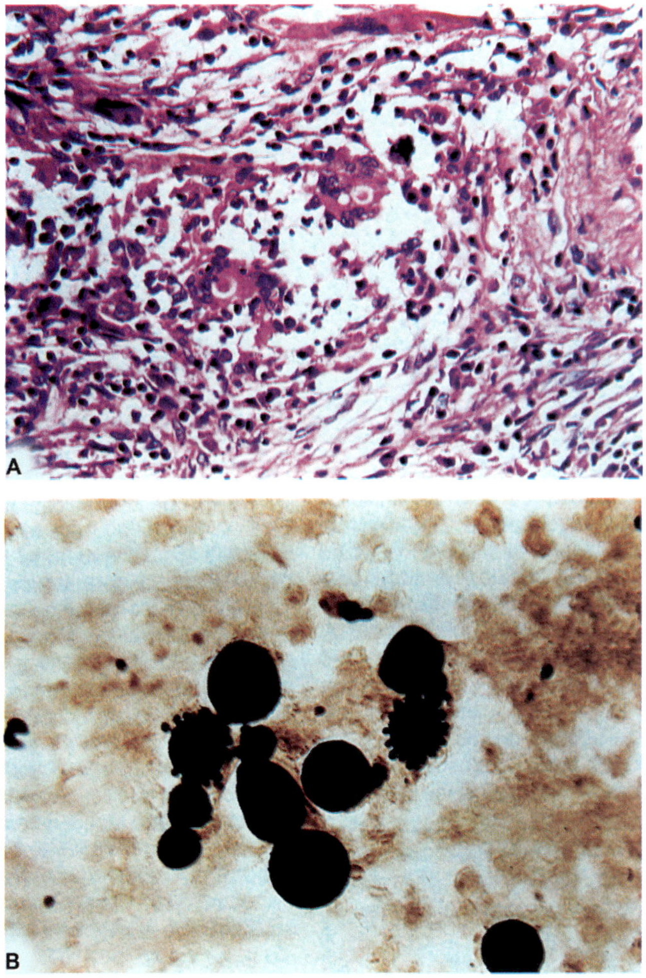

FIGURA 17.13 Exame histopatológico de paciente com a forma crônica da paracoccidioidomicose. **A.** Coloração por hematoxilina-eosina (HE, 160×). Reação granulomatosa causada por *Paracoccidioides brasiliensis*. Observar o granuloma com células gigantes multinucleadas e fungos em seu interior. **B.** Coloração de Gomori-Grocott (coloração composta de prata). Observar as formas típicas da fase leveduriforme, em "roda de leme". (Cortesia do Departamento de Patologia da Faculdade de Medicina de Botucatu – UNESP.)

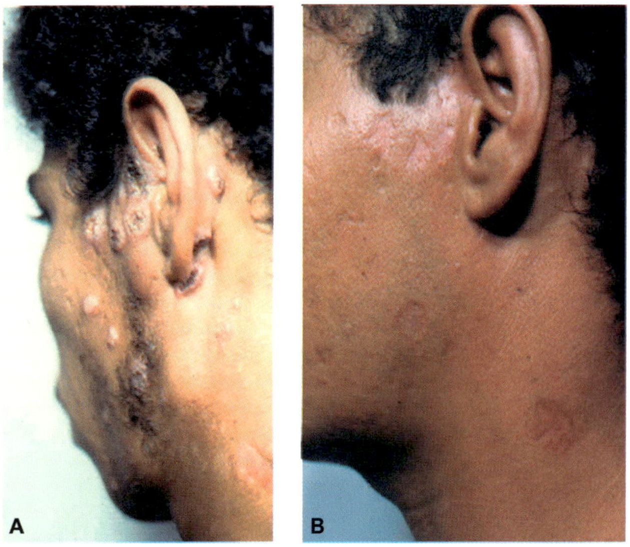

FIGURA 17.15 A. Paciente com a forma aguda/subaguda e intensas lesões cutâneas. **B.** Desaparecimento das lesões após tratamento com itraconazol, na dose diária de 200 mg, administrados em tomada única após o desjejum.

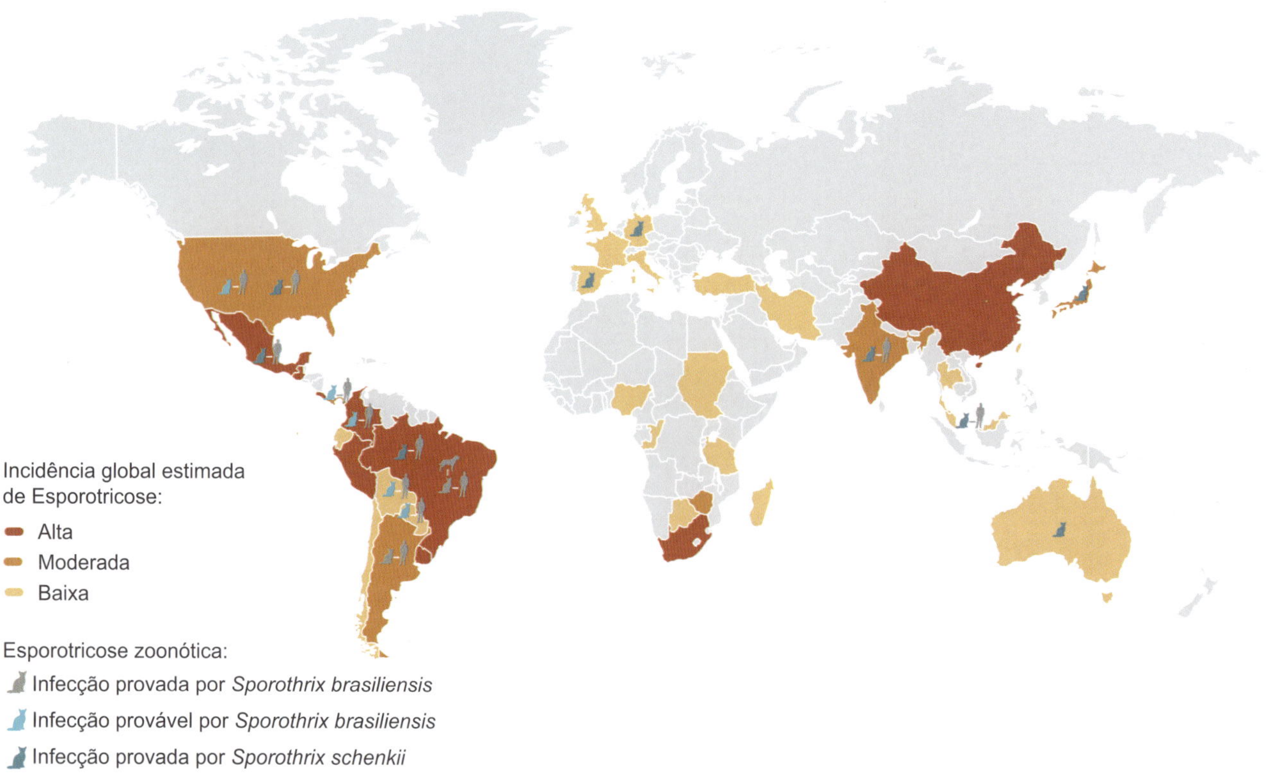

FIGURA 19.1 *Global burden* da esporotricose. As cores dos países indicam a incidência estimada de esporotricose causada por todas as espécies patogênicas de *Sporothrix*. As miniaturas representando humanos, felinos e caninos, representam a transmissão zoonótica da doença em diferentes países, segundo o nível de evidência do diagnóstico, segundo dados clínicos, epidemiológicos e microbiológicos. As diferentes dimensões das figuras felinas, representam o número de casos descritos na literatura.

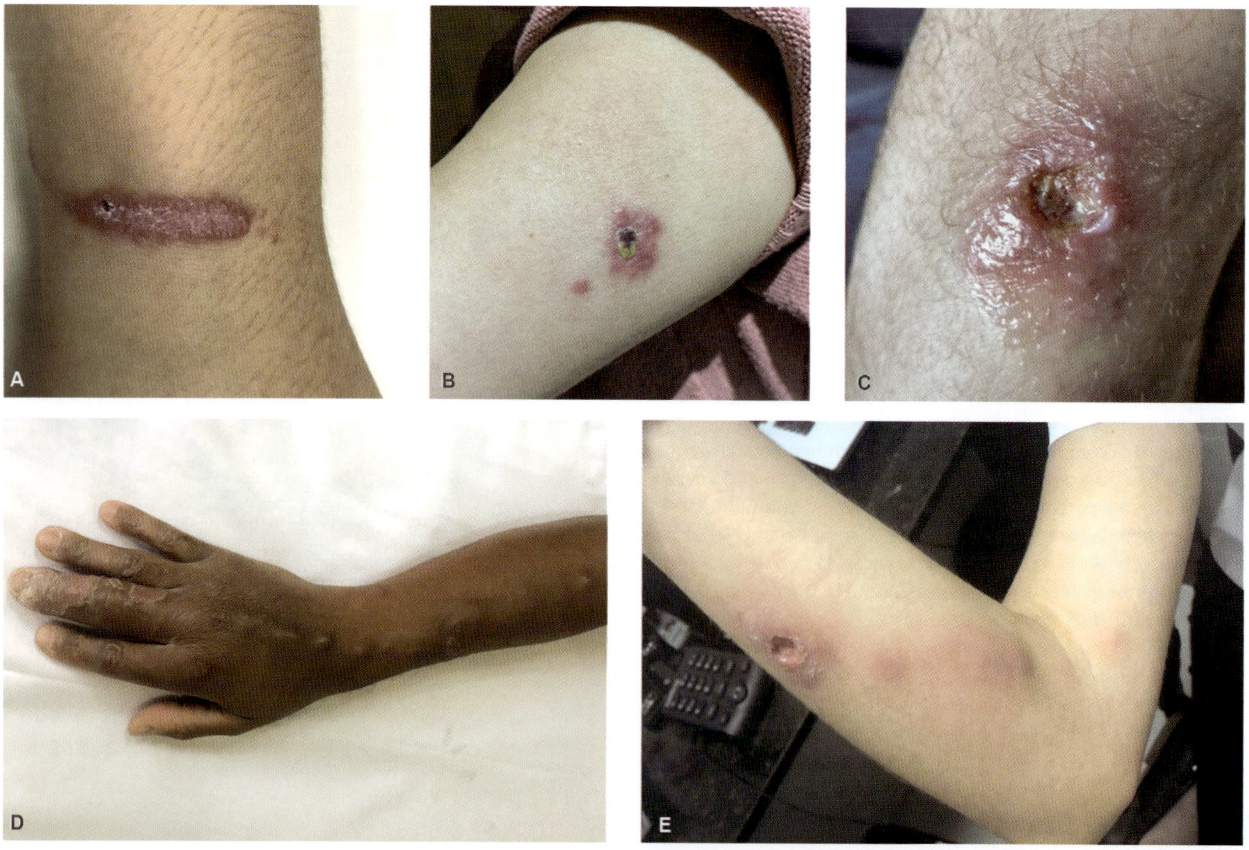

FIGURA 19.2 Aspectos clínicos diversos de pacientes com a forma cutânea fixa de esporotricose, resultantes de esporotricose de transmissão felina (ETF), por *S. brasiliensis*. (**A**, **B** e **C**). A imagem **C** simula a lesão cutânea de leishmaniose. Forma linfocutânea de infeção por *S. schenckii*, em um floricultor. Nota-se o cancro de inoculação no dedo indicador, seguido da linfadenite ascendente, assumindo aspecto de "cordão de pérolas" (**D**). Esporotricose linfocutânea por *S. brasiliensis* (**E**).

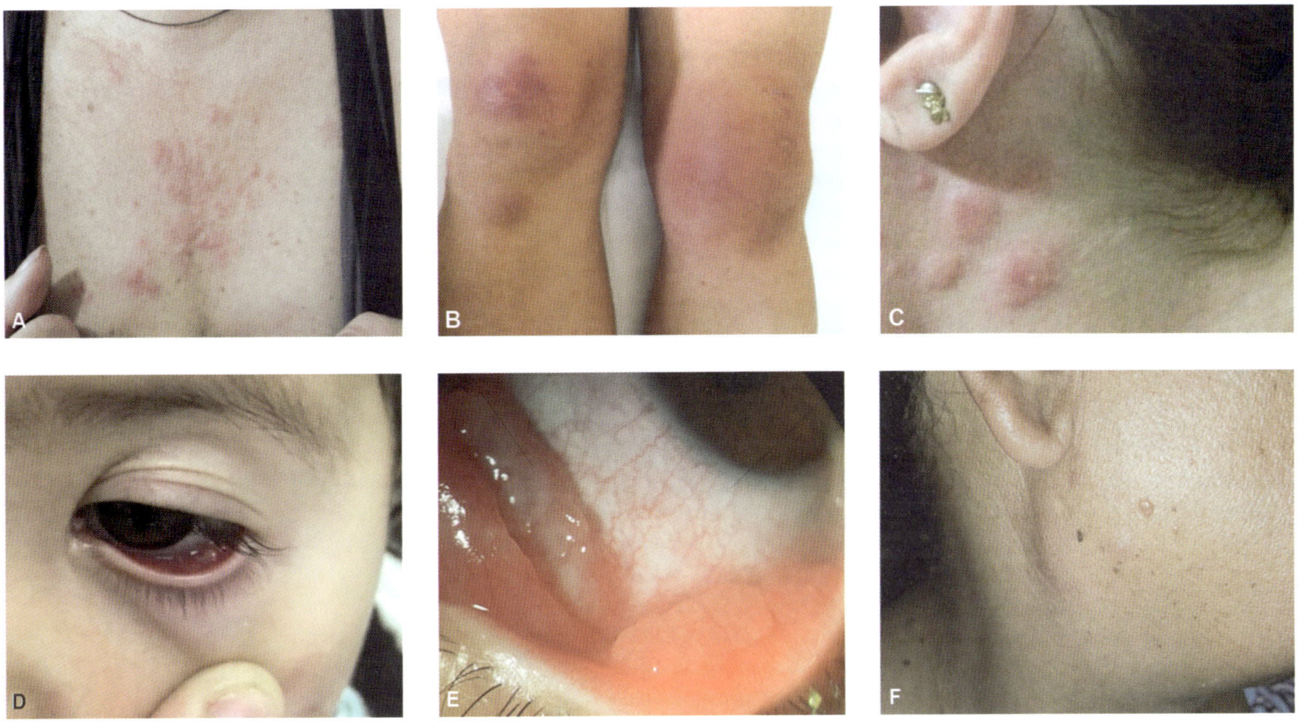

FIGURA 19.3 Formas imunorreativas em pacientes com esporotricose de transmissão felina (ETF), por *S. brasiliensis* (**A**, **B** e **C**). Lesões eritematopapulares em tórax (**A**). Eritema e edema dos joelhos (**B**). Lesões eritematopapulares retroauriculares (**C**). Envolvimento ocular e síndrome de Parinaud em pacientes com ETF: conjuntivite granulomatosa em criança com 1,3 ano (**D**), conjuntivite granulomatosa exudativas (**E**), adenopatia cervical resultante da síndrome oculomotora de Parinaud (**F**).

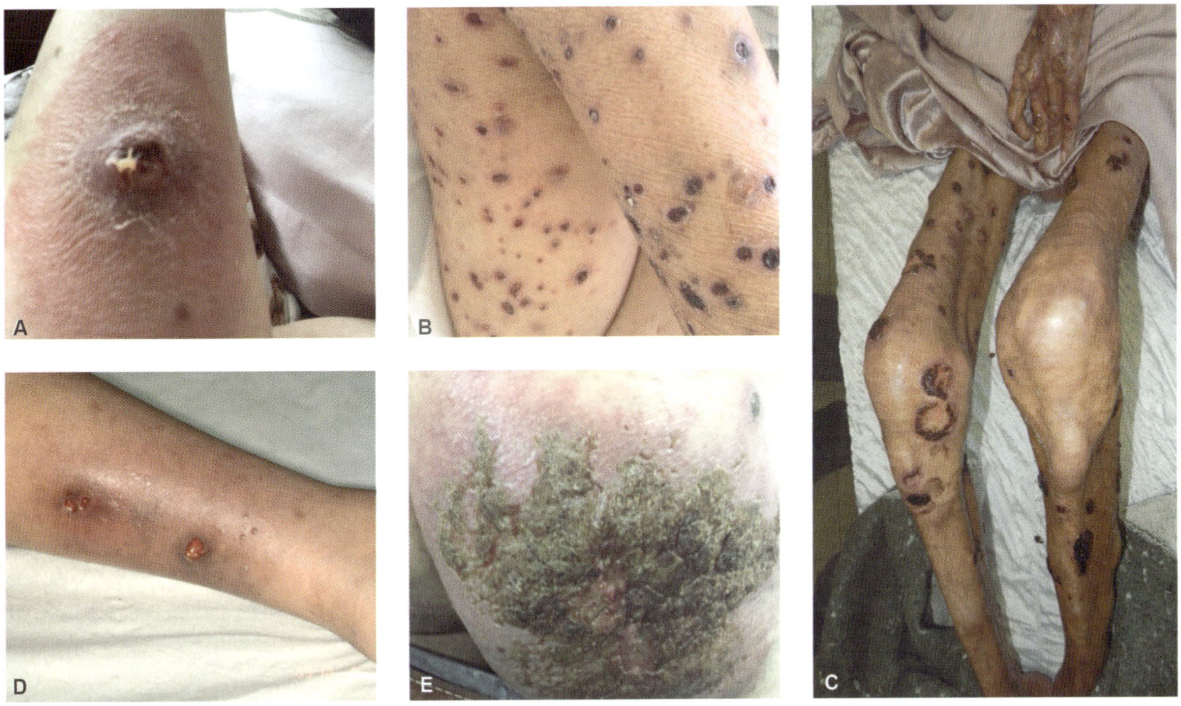

FIGURA 19.4 Esporotricose em pacientes imunodeprimidos. **A.** Lesão ulcerocrostosa elevada, circundada por halo eritematoso em usuário de imunobiológicos para tratamento de doença de Crohn. **B.** Forma cutânea disseminada em paciente diabético. **C.** Forma cutânea disseminada resultante de síndrome de reconstituição imune em paciente com AIDS. **D.** Lesões cutâneas ulceradas "a pique" em transplantado renal. **E.** Placa ulcerocrostosa em região glútea de paciente alcoolista crônico.

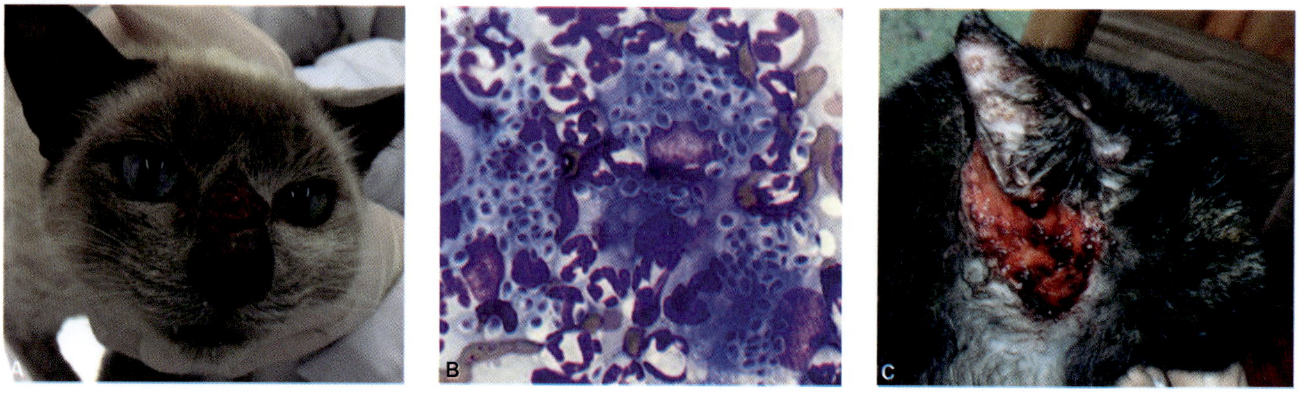

FIGURA 19.5 Esporotricose felina por *S. brasiliensis*. **A.** Lesão ulcerativa e edema da pirâmide nasal. **B.** Esfregaço de lesão cutânea exsudativa de paciente felino com esporotricose, mostrando a alta carga fúngica de leveduras de *S. brasiliensis* Giemsa (×400). **C.** Lesão ulcerada, exsudativa em região retroauricular da face e lesões papuloulcerativas em pavilhão auricular do mesmo animal.

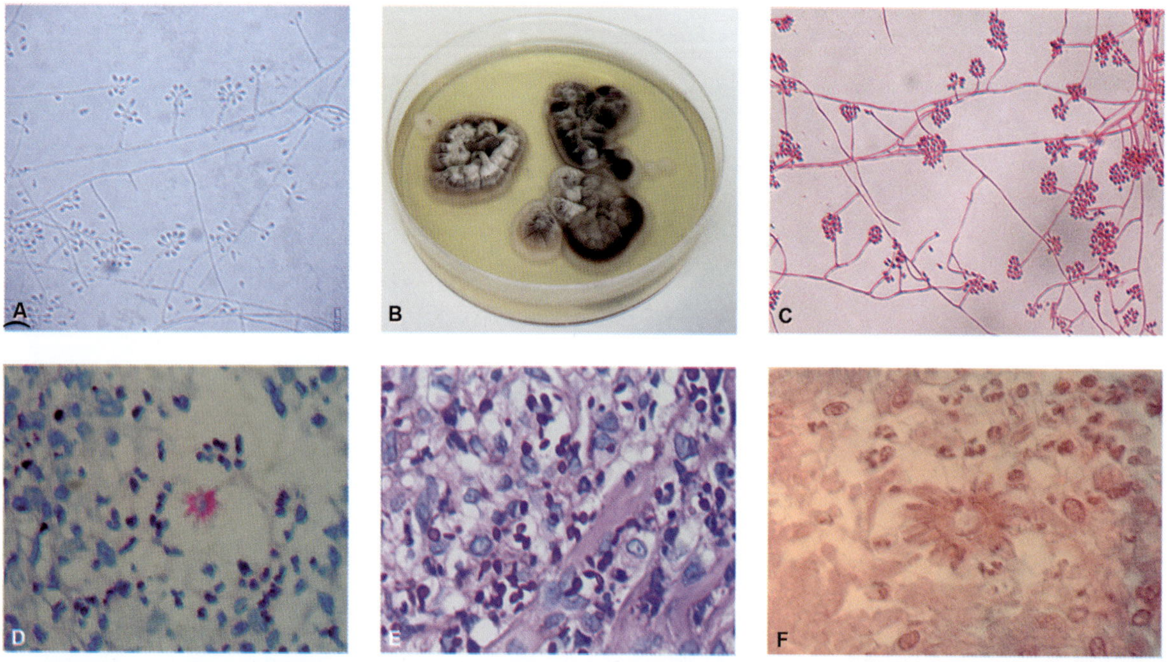

FIGURA 19.6 Diagnóstico laboratorial da esporotricose humana. **A.** Micromorfologia da fase filamentosa de *Sporothrix* spp. mostrando conidiogênese em forma de "margarida" Lactofenol azul de algodão ×400. **B.** Cultura melanizada da fase filamentosa de *Sporothrix brasiliensis*. em ágar Sabouraud, a temperatura ambiente. **C.** Cultivo em lâmina da fase filamentosa mostrando hifas hialinas septadas com conidióforos simpodiais formando ângulo reto com o micélio. O arranjo conidial tem aspecto de "vaso de flores ou *bouquet*". Eritosina ×400. **D.** Esfregaço de lesão cutânea mostrando, ao centro, um corpo asteroide envolto por neutrófilos. PAS ×400. **E.** Biopsia de pele de paciente HIV+, mostrando grande quantidade de leveduras de *Sporothrix* spp., com formato arredondado, ovalado e "em charuto". Coloração PAS ×400. **F.** Corte histológico de pele, mostrando ao centro, um corpo asteroide rodeado de espículas formadas por imunocomplexos de antígenos do fungo e anticorpos do paciente (fenômeno de Splendore-Hoeppli"). Hematoxilina eosina ×600.

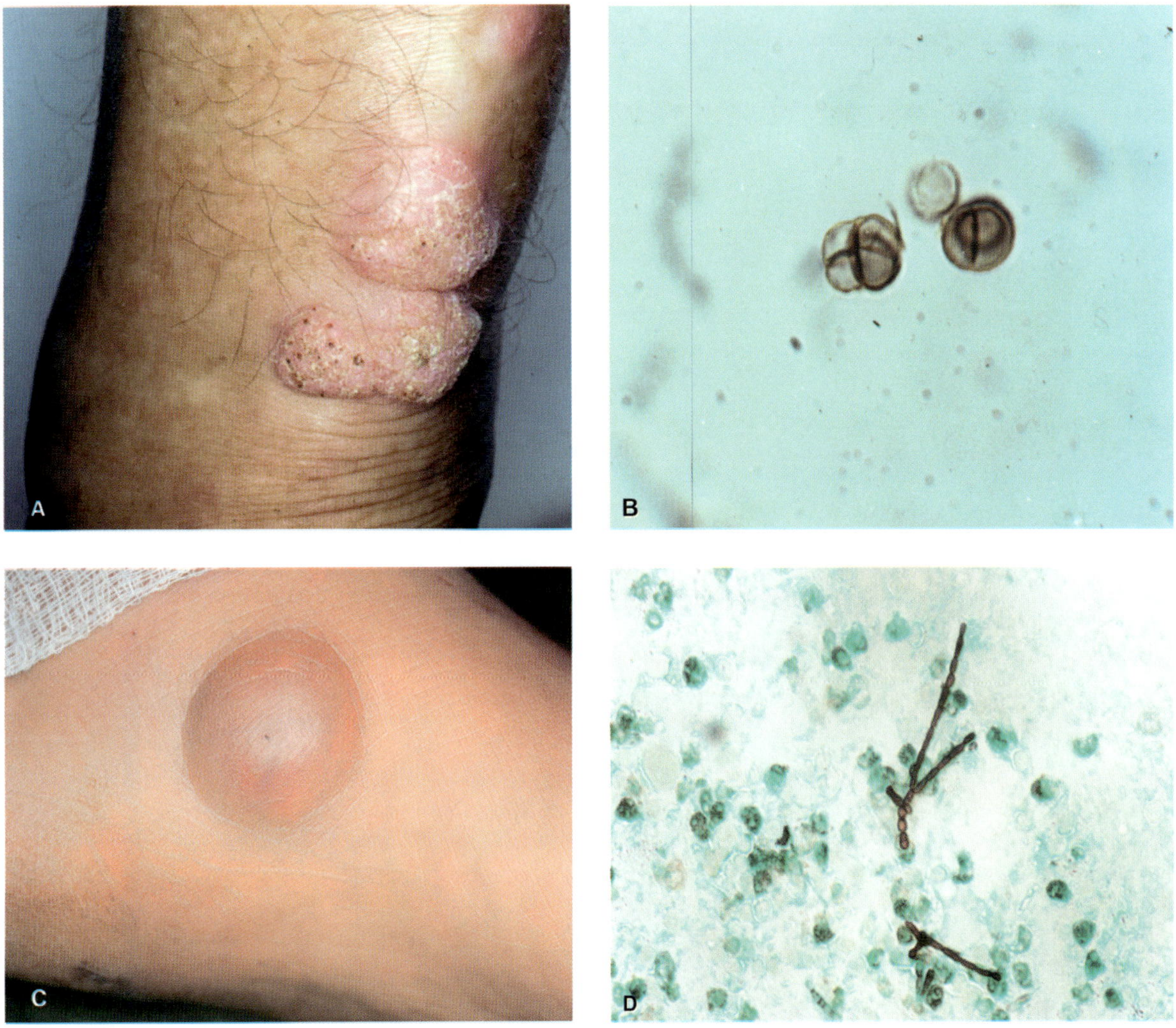

FIGURA 20.2 Aspectos clínicos e microbiológicos de doenças por fungos melanizados: cromoblastomicose e feo-hifomicose. **A.** Lesões nodulares de superfície descamativa com "pontos negros", resultantes de eliminação transepitelial em paciente com cromoblastomicose. **B.** Exame micológico direto, mostrando células muriformes (escleróticas), patognomônicas da doença. **C.** Lesão cística no pé de paciente transplantado renal, resultante de feo-hifomicose de implantação. **D.** À direita, observam-se hifas catenulares pigmentadas em secreção coletada do cisto.

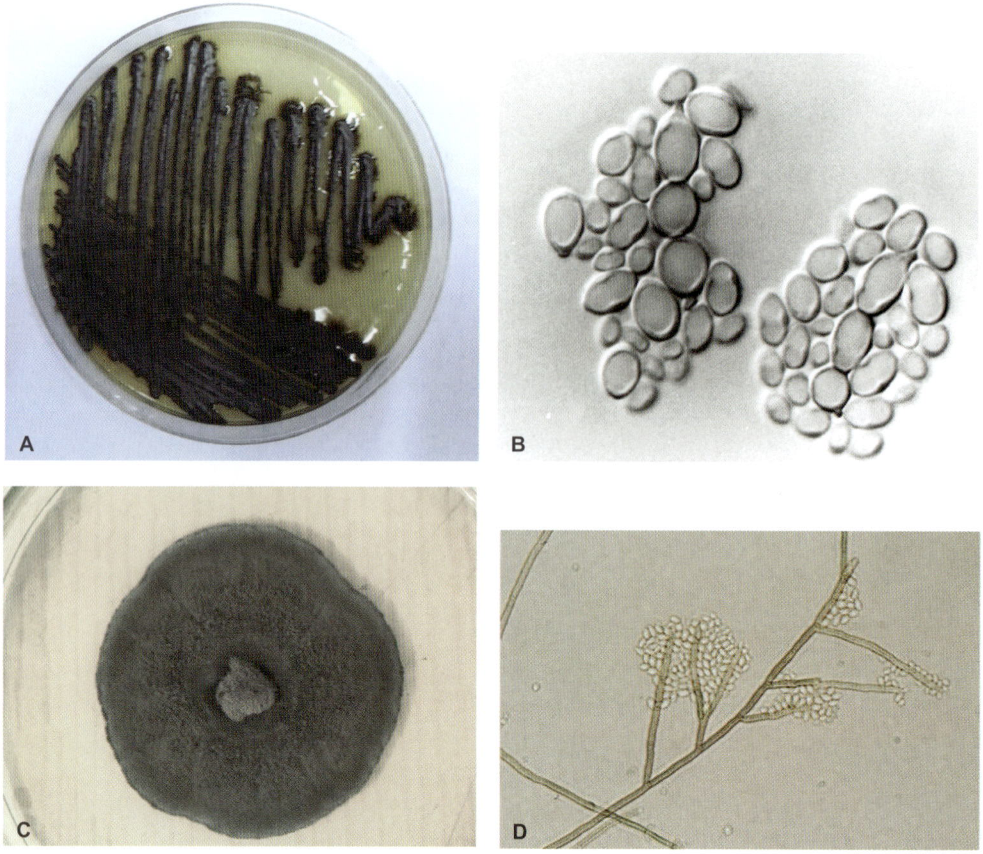

FIGURA 20.3 Aspectos micológicos de *Exophiala* spp. Alguns demácios são dimórficos, apresentando-se logo após o isolamento como colônias de leveduras negras (**A** e **B**). Com o tempo e à temperatura ambiente, colônias de *Exophiala* spp., tornam-se filamentosas, de aspecto aveludado e escuras. Sua fase micelial apresenta conidiogenese a partir de anelídeos do micélio reprodutivo (**C** e **D**). A diferenciação de espécies é feita por métodos de biologia molecular.

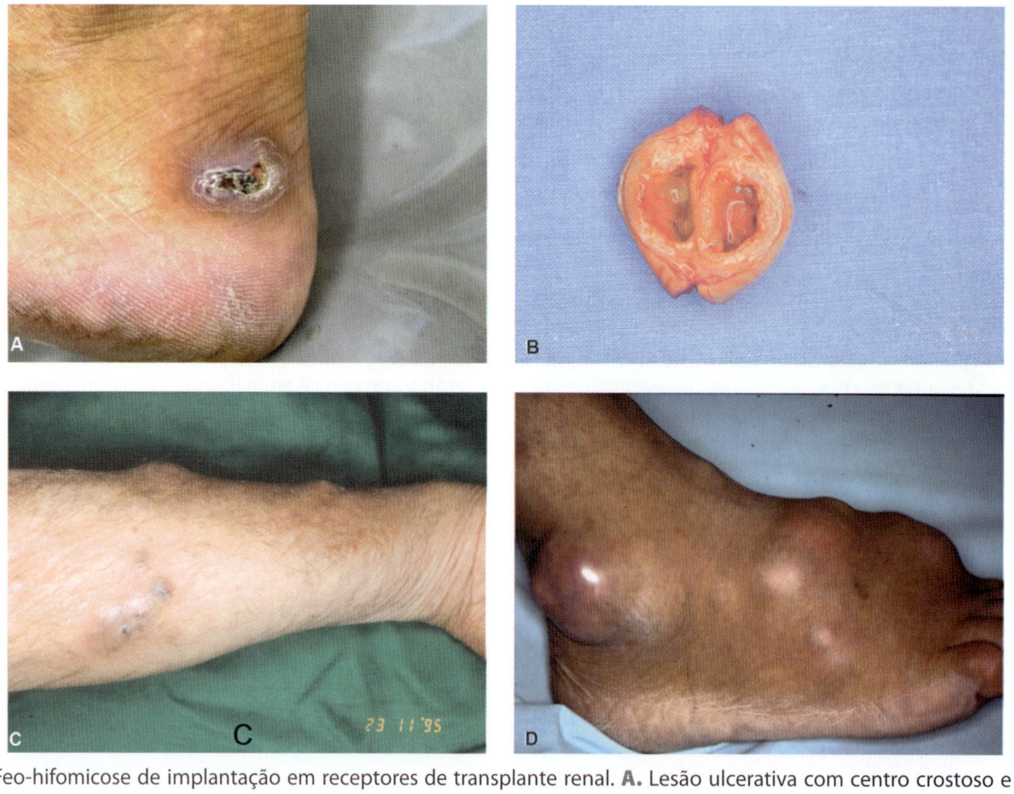

FIGURA 20.4 Feo-hifomicose de implantação em receptores de transplante renal. **A.** Lesão ulcerativa com centro crostoso e hiperceratísico. **B.** Cisto feomicótico, encapsulado, mostrando lojas no interior, de onde foi aspirada secreção de aspecto achocolatado, contendo hifas de *Exophiala jeanselmei*. **C.** Paciente com várias úlceras cutâneas e nódulos linfáticos. **D.** Múltiplas lesões nodulocísticas no pé.

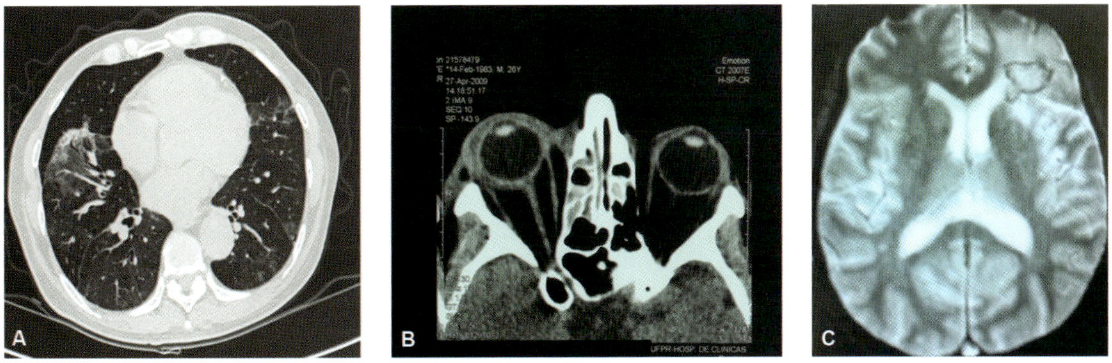

FIGURA 20.5 Imagens radiológicas de feo-hifomicose sistêmica. **A.** Feo-hifomicose pulmonar causada por *Exophiala* spp. Observa-se infiltrado pulmonar em lobo médio do pulmão direito com áreas de enchimento alveolar, vidro fosco adjacente e fibrose. **B.** Rinossinusite invasiva por *Alternaria* spp. em receptor de transplante de medulla alogênico. Observam-se velamento dos seios maxilar e etmoidal, além de protrusão do globo ocular direito. **C.** Abscesso cerebral de aproximadamente 4 cm no maior diâmetro em lobo frontal esquerdo, adjacente ao corno anterior do ventrículo lateral de paciente com feo-hifomicose cerebral.

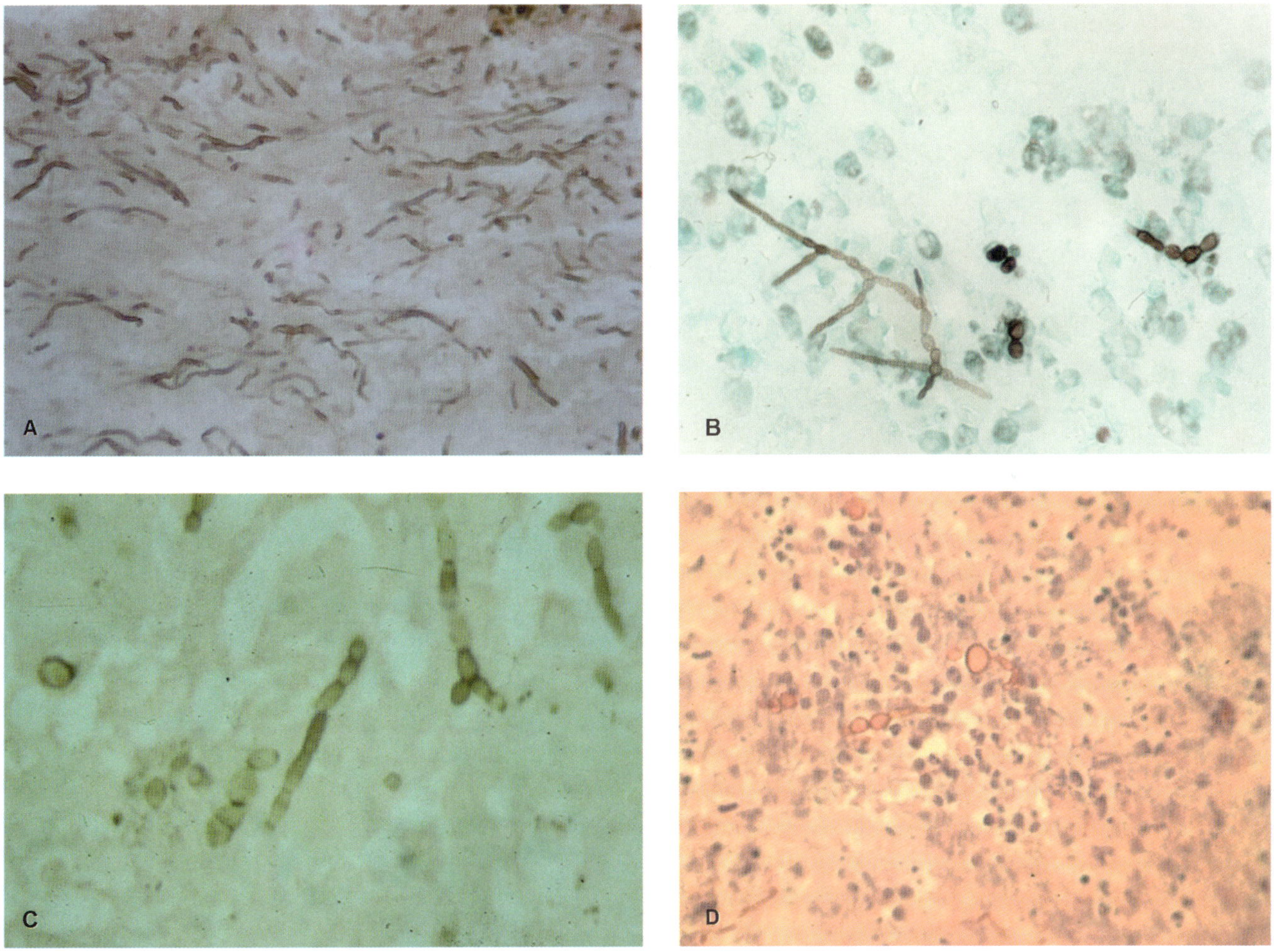

FIGURA 20.6 Agentes de feo-hifomicoses podem ser observados em material clínico com morfologia variada. Os elementos fúngicos podem apresentar-se com formato único ou como várias formas associadas. **A.** Biopsia de seio etmoidal de paciente com rinossinusite invasiva causada por *Alternaria* spp. A coloração por Fontana-Masson realça o pigmento melânico das hifas septadas presentes no material. **B.** Associação de elementos catenulares e leveduriformes em esfregaço de secreção de cisto feomicótico de paciente transplantado renal. **C.** Leveduras, hifas septadas e catenulares de fungo melanizado causador de abscesso cerebral em paciente imunocompetente. Material observado em biopsia de congelação. **D.** Corte histológico do tecido cerebral do mesmo paciente, corado por PAS.

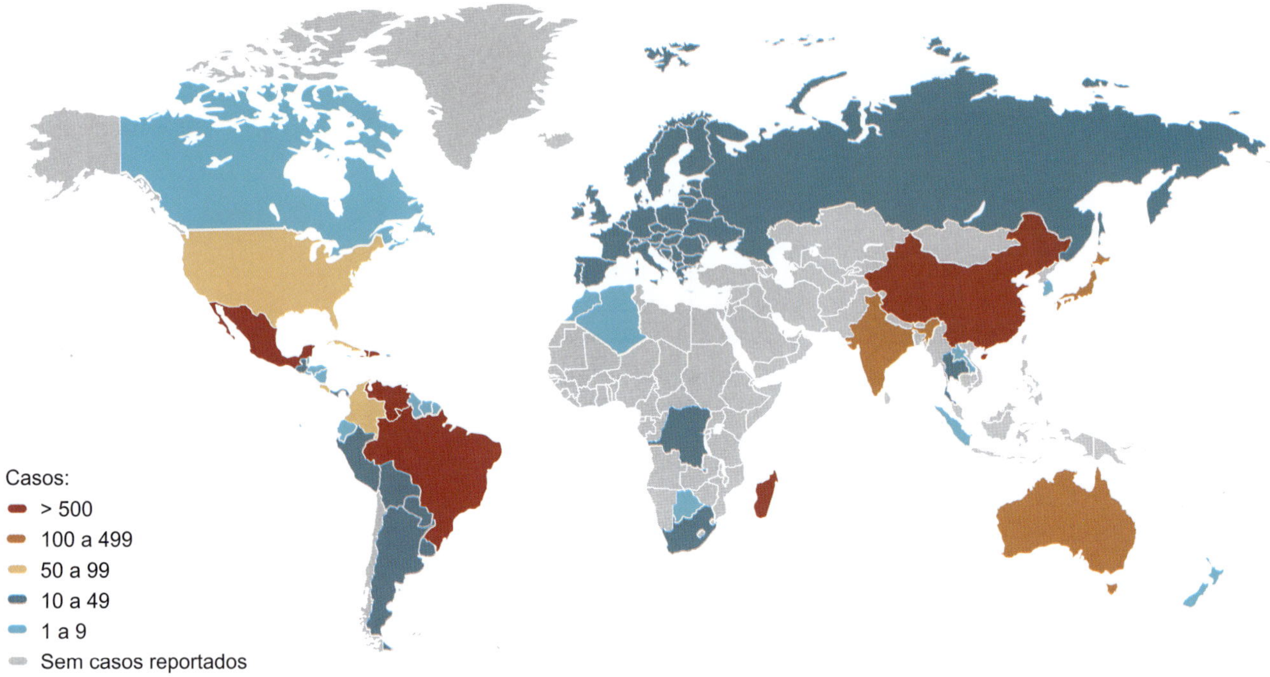

FIGURA 21.1 Distribuição global de casuísticas publicadas de cromoblastomicose.

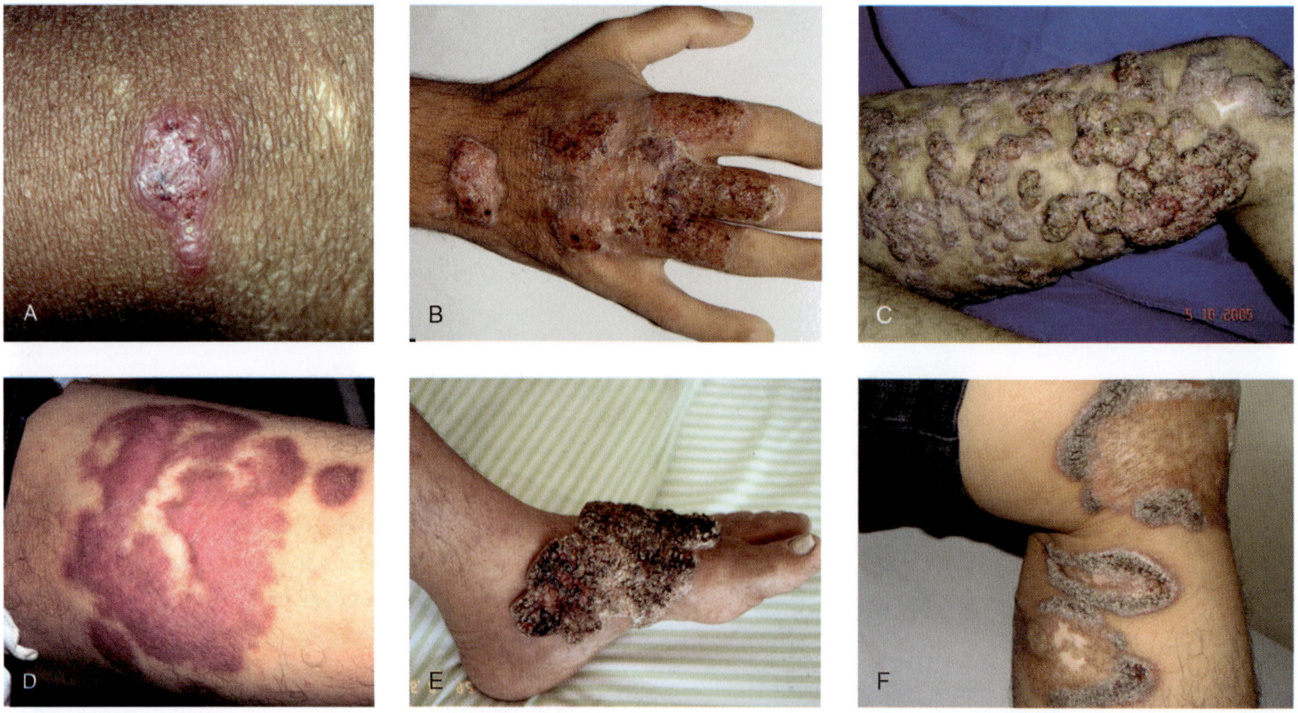

FIGURA 21.2 Classificação dos tipos de lesões mais observados em pacientes com cromoblastomicose. **A.** Lesão inicial, com menos de 2 meses de evolução. **B.** Lesão dos tipos nodular e ulcerativa. **C.** Lesão vegetante ou em "couve-flor", caracterizando a forma tumoral. **D.** Lesão em placa eritematosa localizada na raiz da coxa. **E.** Lesão verruciforme com exuberante hiperqueratose em região dorsal do pé. **F.** Lesão do tipo cicatricial, de margens serpiginosas e irregulares, com superfície hiperceratósica e pontos negros, circunscrevendo áreas de cicatrização atrófica centrais.

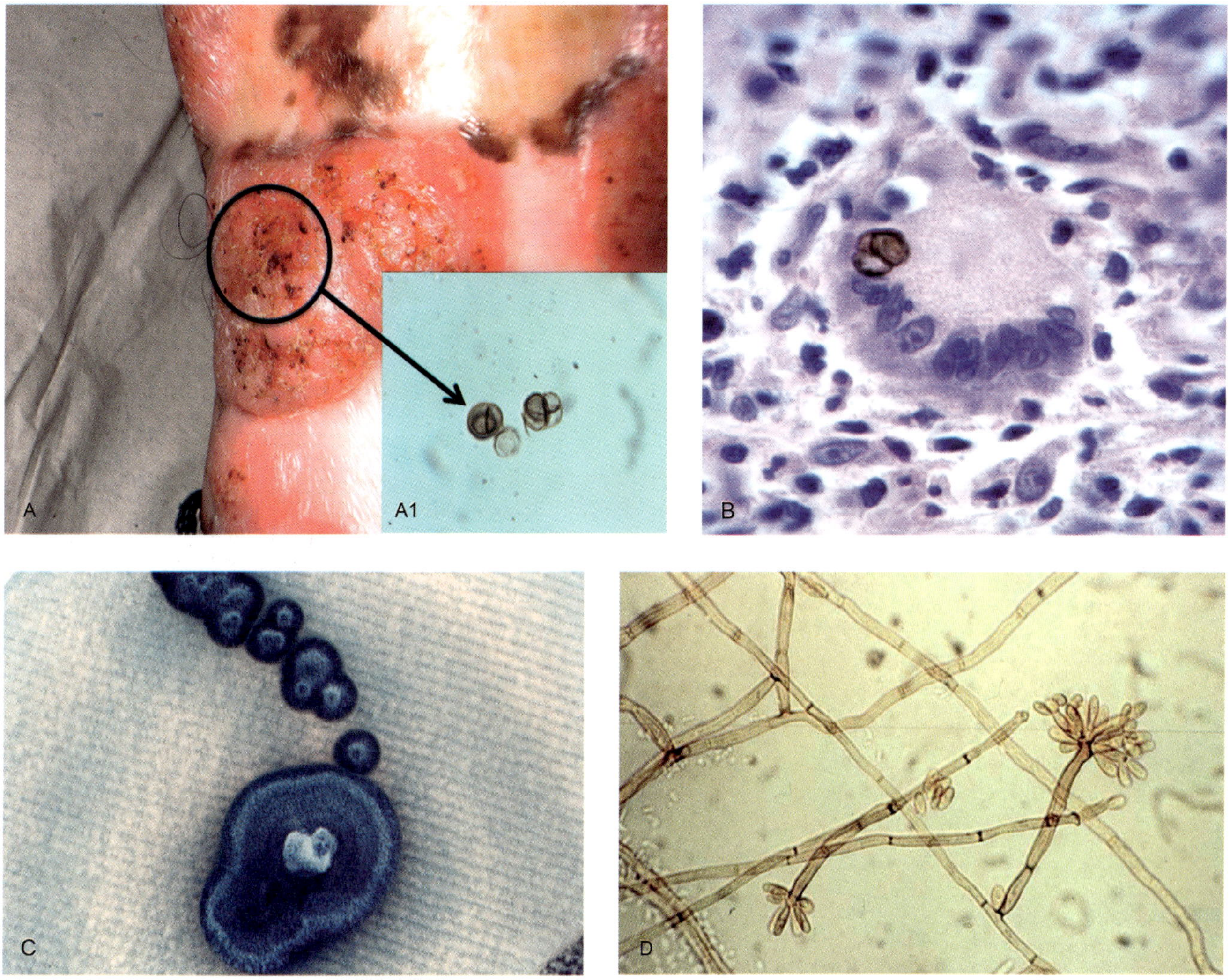

FIGURA 21.3 Aspectos diagnósticos da cromoblastomicose. **A.** Lesão em placa com pequenas crostas sero-hemáticas (pontos negros), em que deve se coletar o material para diagnóstico microbiológico e histopatológico. **A1.** Exame a fresco digerido por KOH, mostrando células muriformes. **B.** Corte histológico mostrando célula gigante multinucleada com célula muriforme no citoplasma. H&E ×600. **C.** Colônia de *F. pedrosoi* a temperatura ambiente. **D.** Micromorfologia de *F. pedrosoi*.

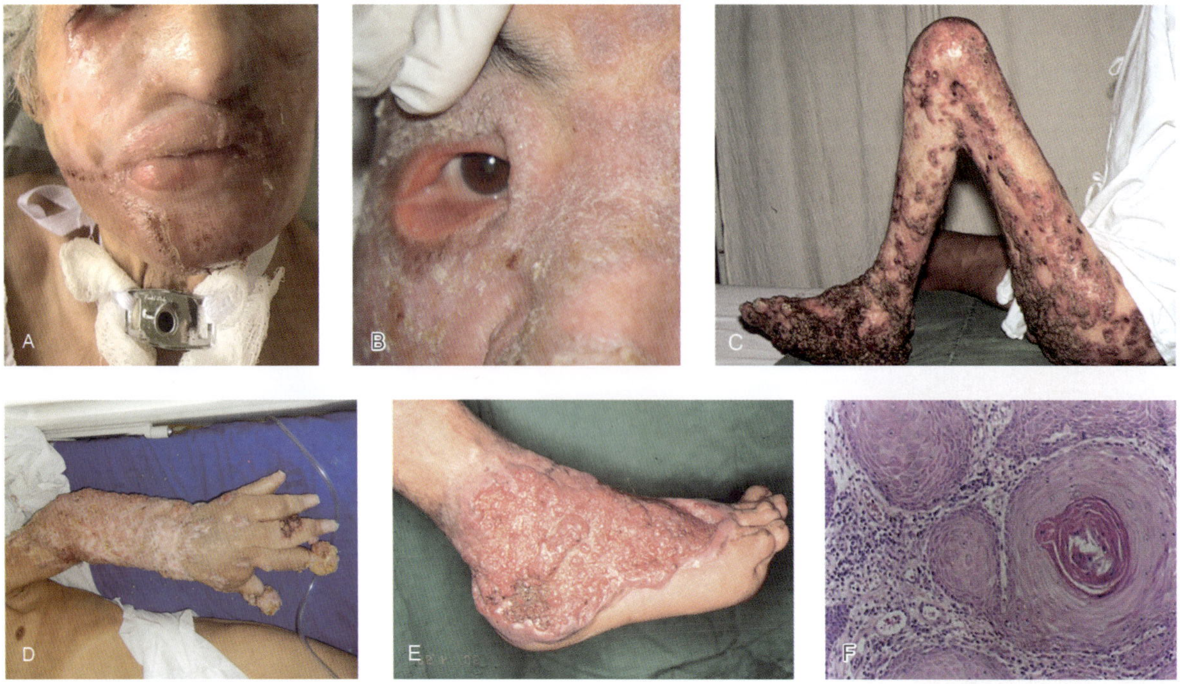

FIGURA 21.4 Complicações e sequelas da cromoblastomicose. **A.** Microstomia e estenose traqueal, em virtude de retração cicatricial. **B.** Ectrópio. **C.** Anquilose do joelho. **D.** Linfedema crônico do membro superior esquerdo. **E.** Lesões vegetantes e papilomatosas resultantes de associação de cromoblastomicose e neoplasia. **F.** Biopsia de pele do mesmo paciente (E), revelando carcinoma epidermoide com atipias nucleares e "pérolas córneas" em meio de bocós de células neoplásicas.

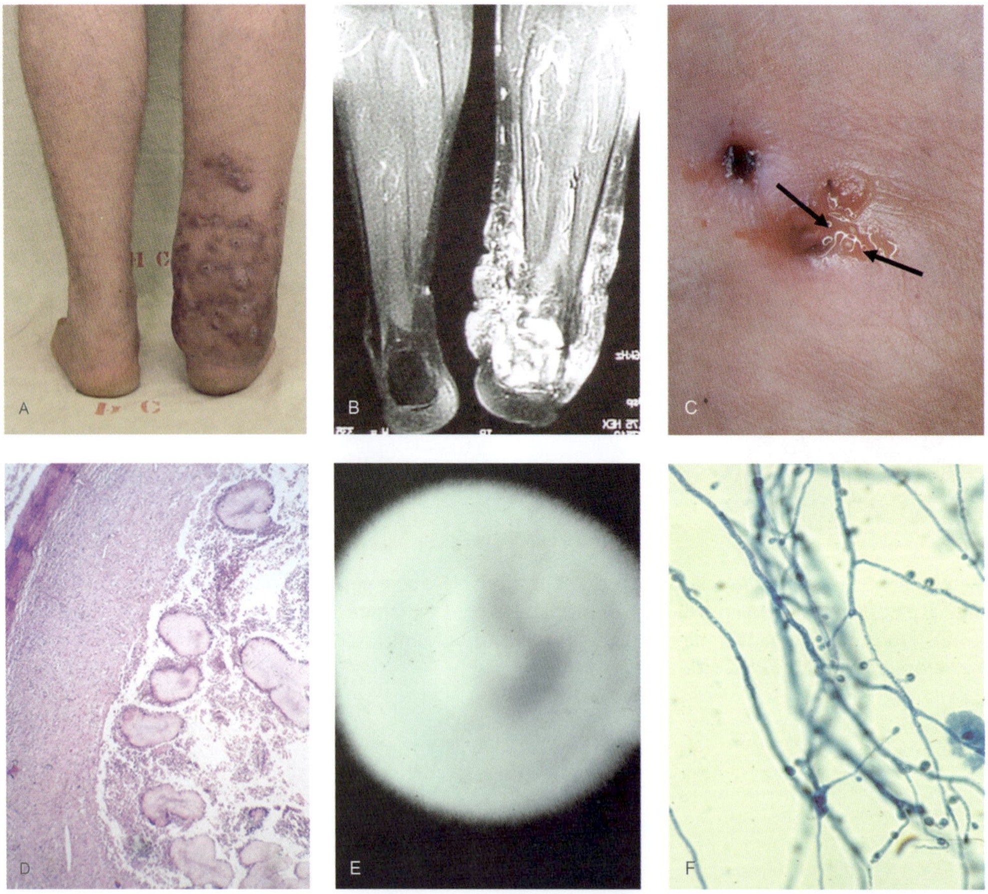

FIGURA 21.5 A. Lesões multifistulosas em membro inferior direito de paciente com eumicetoma por *Scedosporium apiospermum* (*Pseudallescheria boydii*), de longa duração. **B.** Imagem de ressonância magnética mostrando aumento de partes moles e lesões osteoarticulares do mesmo paciente. **C.** Grãos amarelados de *S. apiospermum* (*setas*), com aspecto de "sementes de figo", eliminados por lesões fistulosas. **D.** Grãos hialinos lobulados e riniformes, na luz de trajeto fistuloso de paciente com eumicetoma causado por *S. apiosmermum*. **E.** Colônia de cotonosa de *S. apiospermum*. **F.** Microcultivo de *S. apiospermum*, mostrando conídios piriformes.

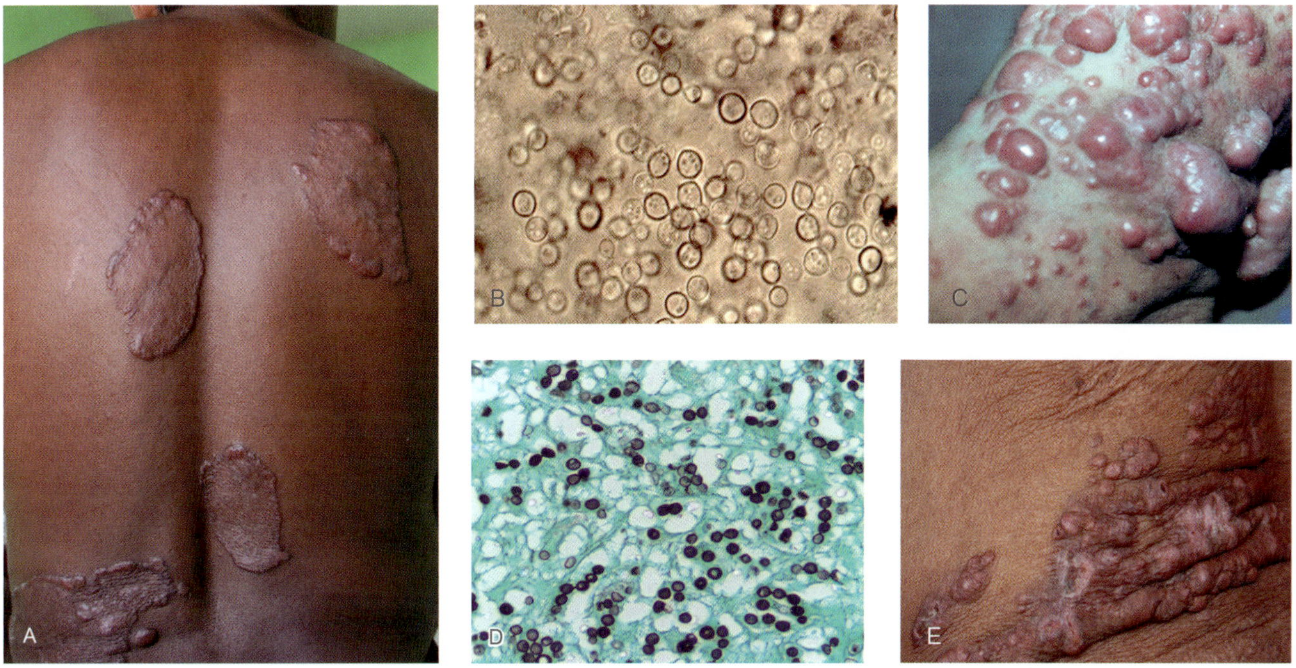

FIGURA 21.6 A. Lesões multicêntricas de aspecto queloidiano em um indivíduo Kaiabi com lobomicose. **B.** Exame micológico a fresco, mostrando grande quantidade de células leveduriformes de *Lacazia loboi* KOH ×400. **C.** Lesões eritematosas, papulonodulares e queloidiformes. **D.** Corte histológico de biopsia cutânea mostrando células leveduriformes isoladas ou com brotamentos unipolares, além de elementos catenulares de *L. loboi*. Grocott-Gomori, ×200. **E.** Lesões nodulares, ulcerosas e escleróticas.

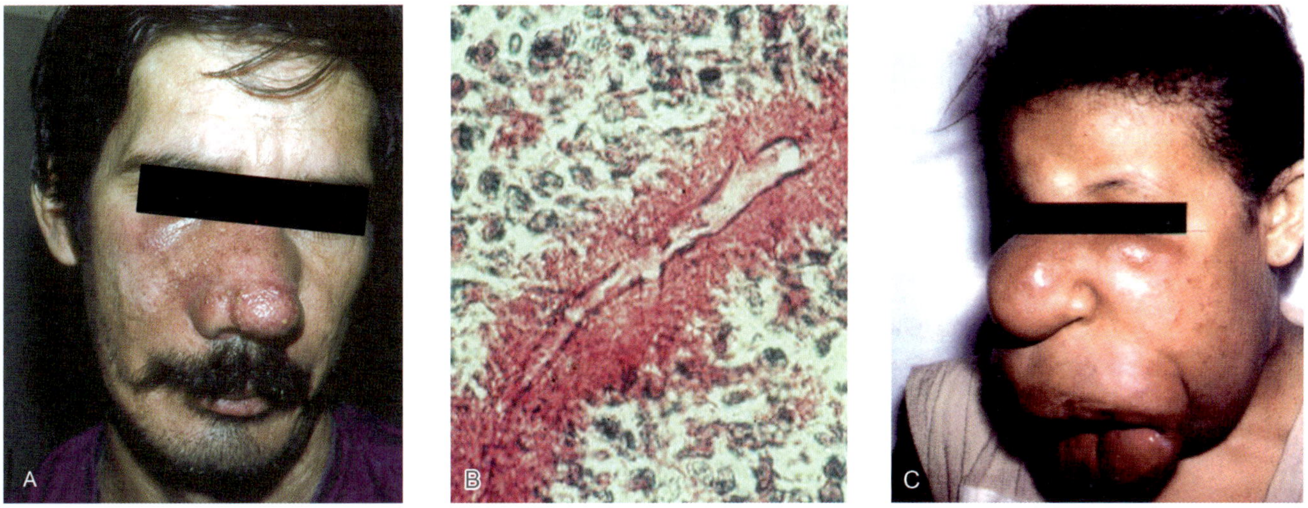

FIGURA 21.7 Aspectos clínicos e histopatológicos da entomoftoromicose. **A.** Lesão eritematopapupular e edema da pirâmide nasal. **B.** Corte histológico evidenciando hifa de paredes delgadas, asseptada e envolvida por substância eosinofílica, resultante do depósito de reação antígeno-anticorpos (imunocomplexos). Fenômeno de Splendore-Hoeppli. H&E, ×400. **C.** Lesão infiltrativa ocasionando aspecto elefantiásico da face. (C, cortesia do Prof. Carlos da Silva Lacaz.).

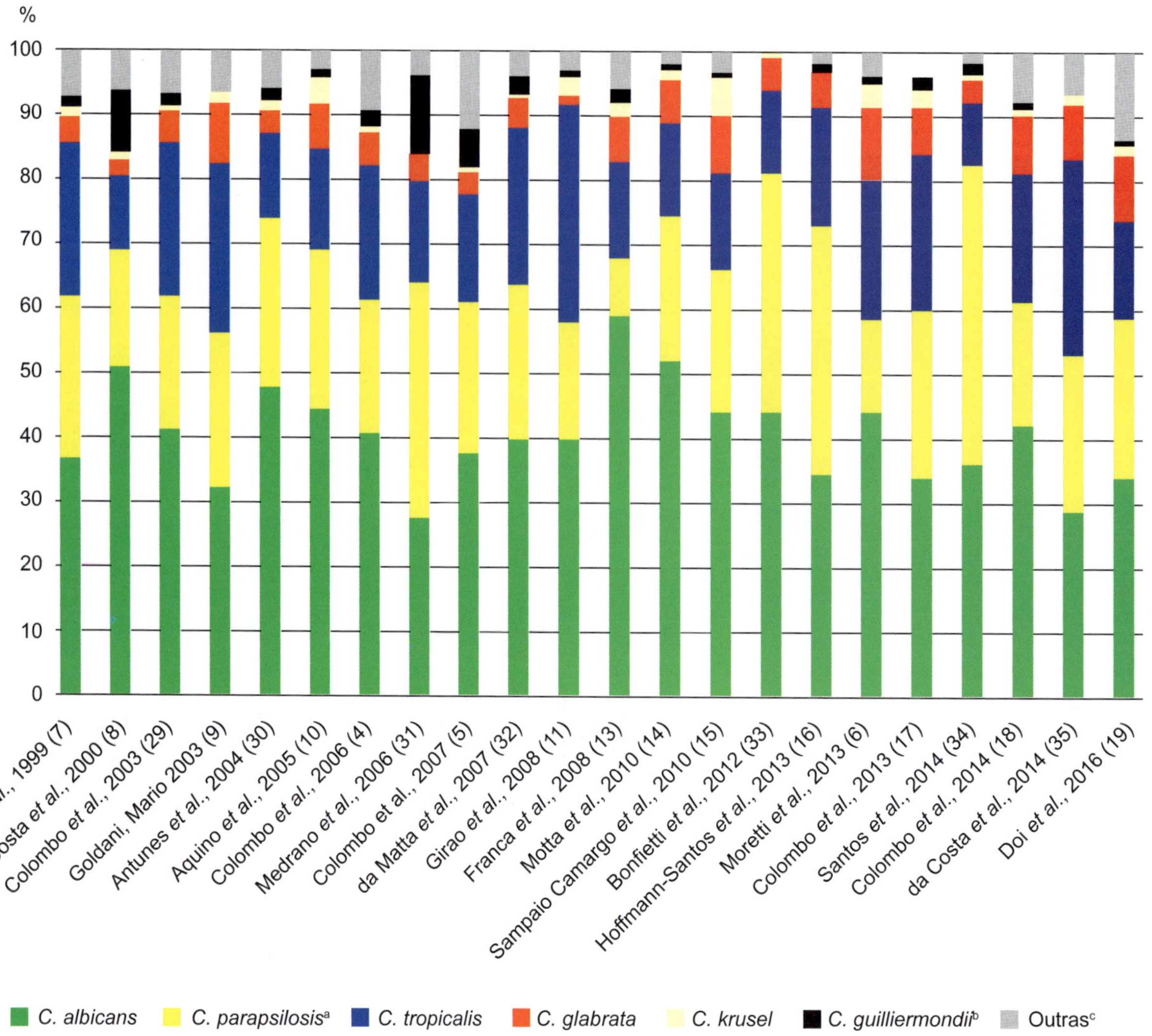

FIGURA 22.1 Distribuição das principais espécies de *Candida* isoladas de pacientes com episódios de candidemia documentados em diferentes centros médicos brasileiros (publicações de 1999 a 2016).[a] *C. parapsilosis (sensu lato)*.[b] *C. guilliermondii (sensu lato)*.[c] Outras espécies de *Candida*. Adaptada do estudo de Matta, Souza e Colombo, 2017.

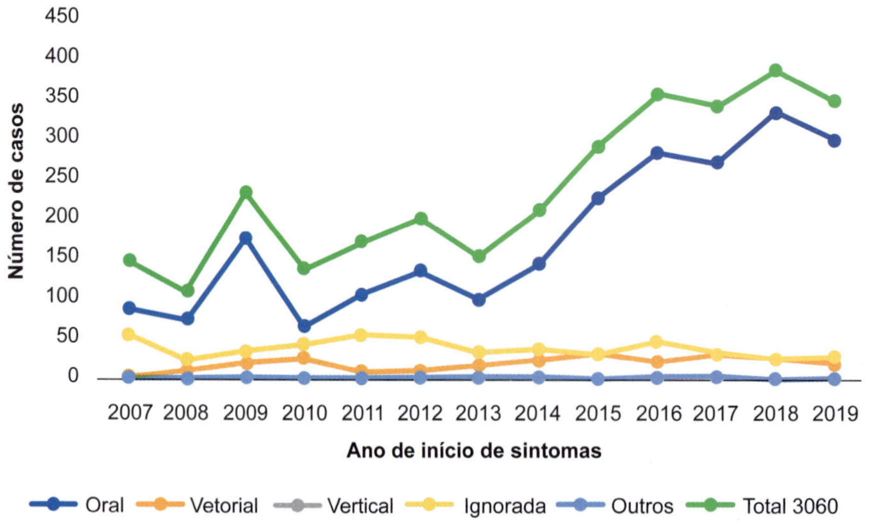

FIGURA 24.1 Distribuição de casos de doença de Chagas aguda, segundo provável forma de transmissão e ano de início de sintomas. Brasil, 2007 a 2019. Adaptada do Sistema de Informação de Agravos de Notificação (SINAN)/MS, mar. 2020. Dados preliminares: 2007 a 2019, sujeito a alterações.

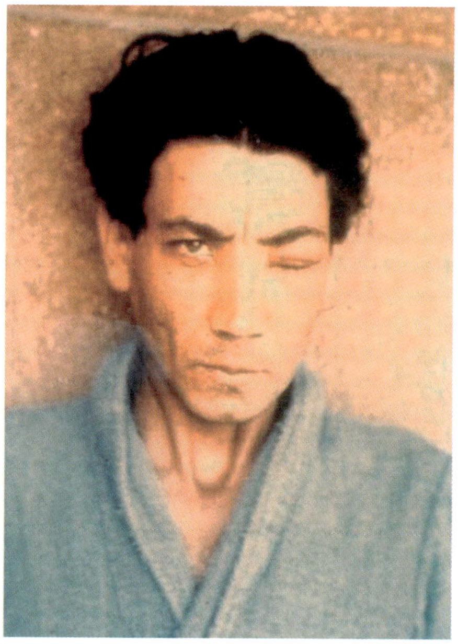

FIGURA 24.3 Sinal de Romaña. Fotografia de paciente com sinal de Romaña com doença de Chagas aguda adquirida por via vetorial. Olho D normal, edema na pálpebra superior e inferior do lado E não inflamatório, representando o sinal Romaña. (Cedida pelo Prof. Dr. Mário Shiroma do Depto. de Moléstias Infecciosas e Parasitárias da FMUSP.)

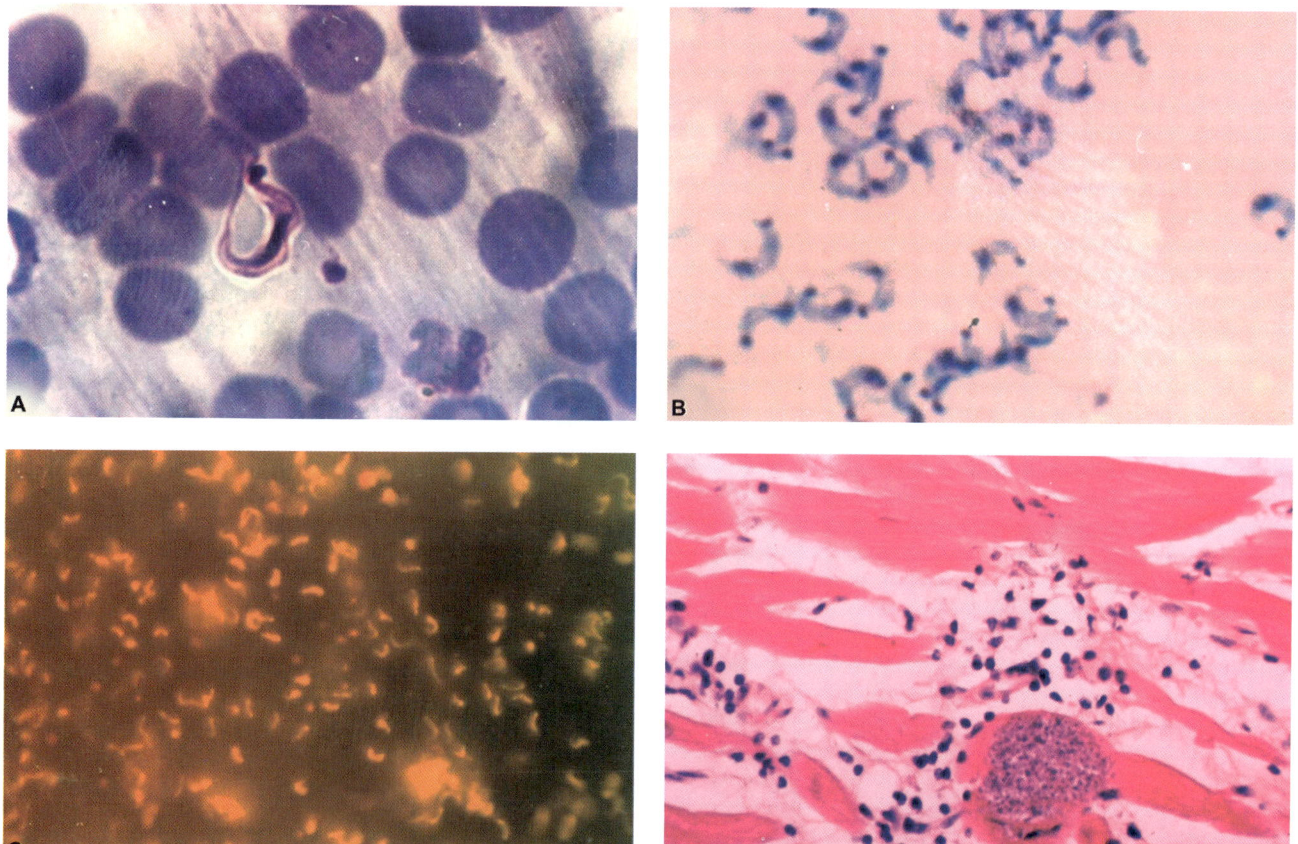

FIGURA 24.4 Fase aguda ou reativação da doença de Chagas diagnosticada por microscopia direta no sangue periférico, liquor ou biopsia de miocárdio. **A.** Esfregaço do sangue periférico com tripomastigotas, corado com Giemsa. **B.** Liquor de paciente com AIDS e meningoencefalite chagásica. Fotografia cedida por Medeiros EAS. **C.** Análise de sangue periférico de paciente com doença aguda por QBC (do inglês *quantitative buffy coat*) como utilizado na malária com acridina *Orange*. (Fotografia cedida pelo LIM 46 de Parasitologia do HCFMUSP.) **D.** Hstopatologia de lesão do miocárdio com ninhos de amastigota em meio a infiltrado inflamatório agudo. (Fotografia cedida pelo Depto. de Patologia da Faculdade de Medicina da USP.)

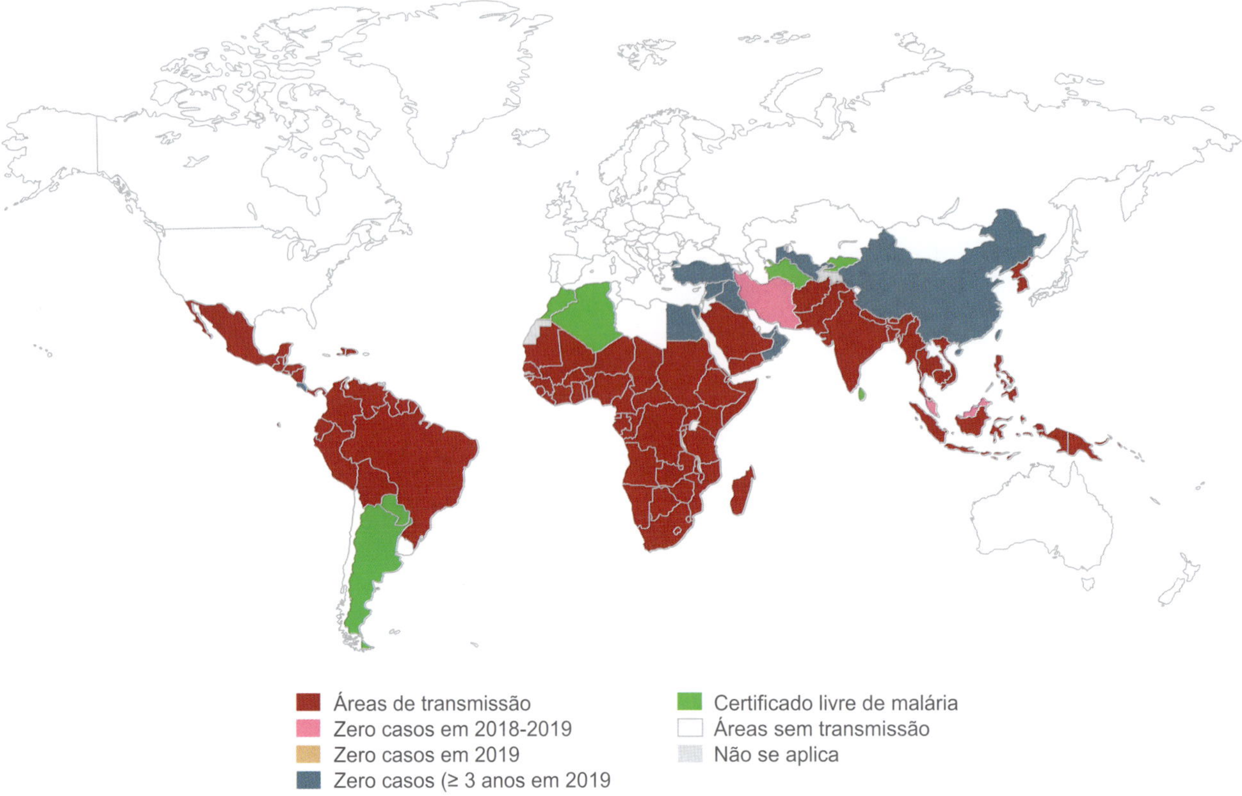

FIGURA 25.1 Mapa de risco para malária, 2019. Países com zero caso autóctone nos últimos 3 anos consecutivos são considerados tendo eliminado a malária. Adaptada de WHO, 2020.

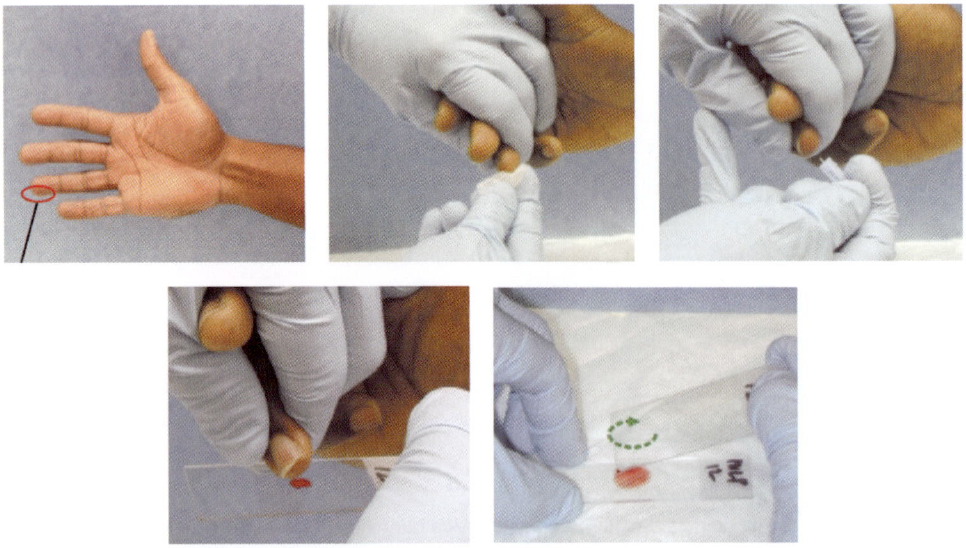

FIGURA 25.7 Técnica de coleta de sangue por punção digital e preparo de lâminas para realização do teste de gota espessa para diagnóstico da malária. Adaptada de Manual de diagnóstico da malária. Ministério da Saúde, 2010.

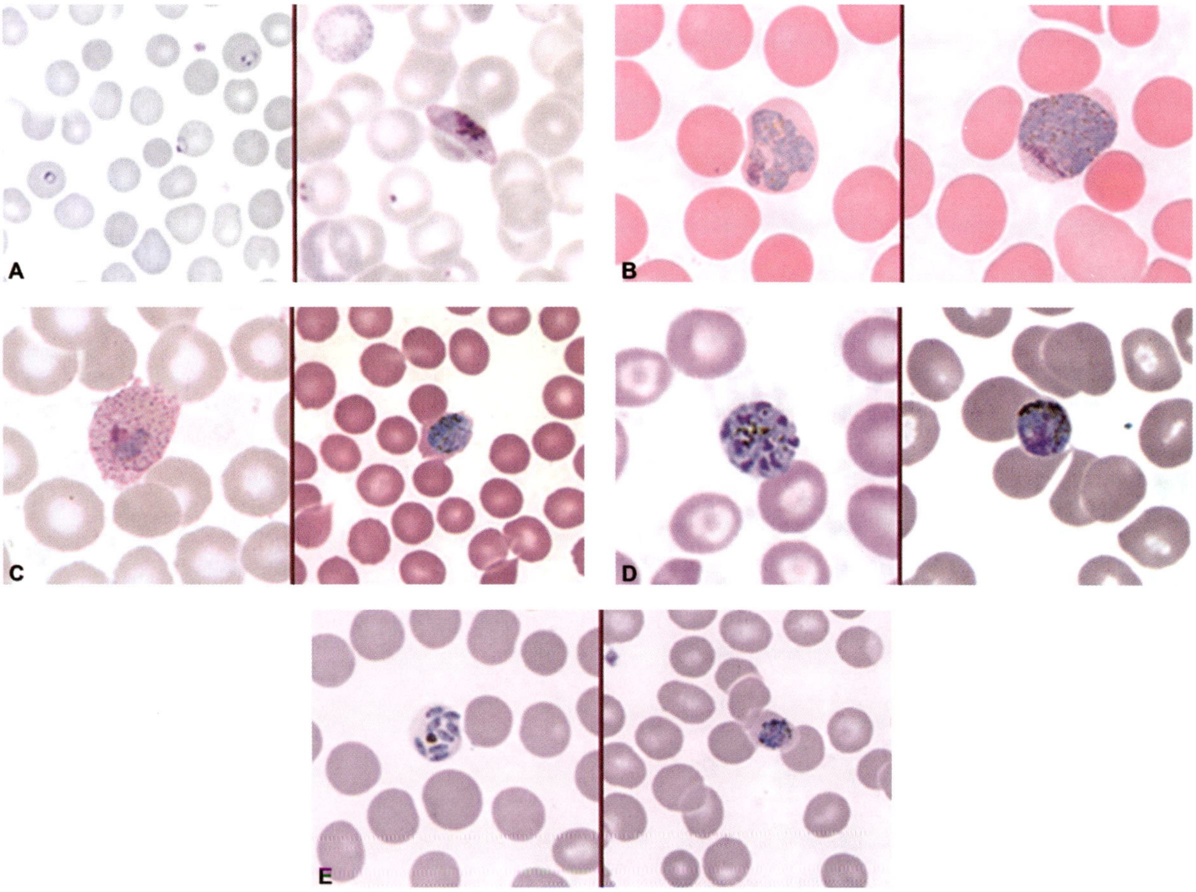

FIGURA 25.8 Diagnóstico parasitológico da malária com base na morfologia das espécies de *Plasmodium*. **A.** *P. vivax*; **B.** *P. falciparum*; **C.** *P. malariae;* **D.** *P ovale;* **E.** *P. knowlesi*.

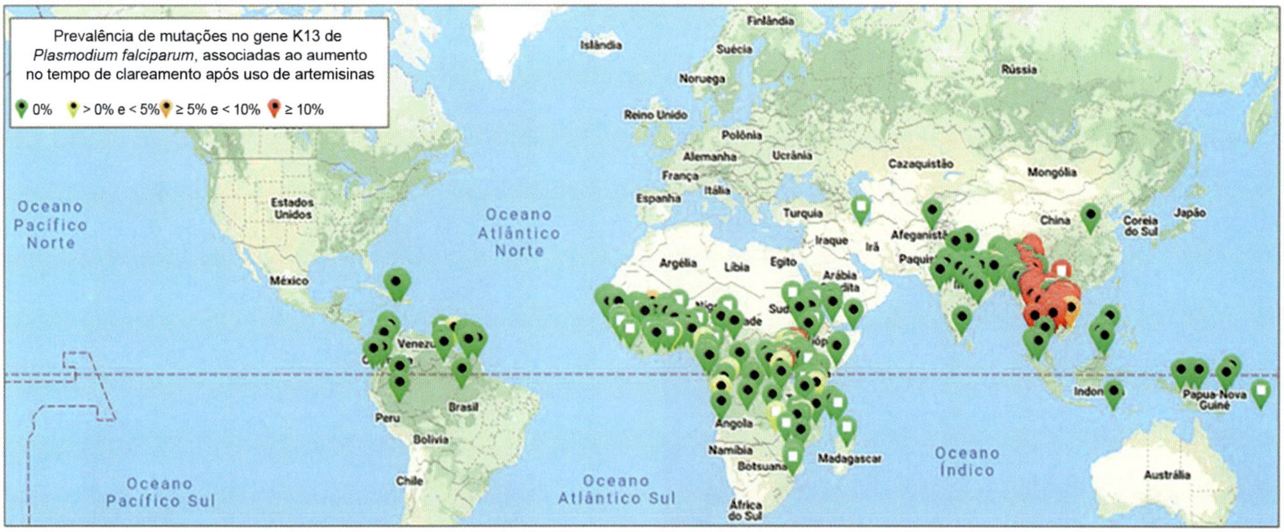

FIGURA 25.10 Prevalência de isolados de *P. falciparum* apresentando mutações no gene K13, associadas ao aumento do clearence parasitário após tratamento com artemisininas. Adaptada de Infectious Diseases Data Observatory, 2015.

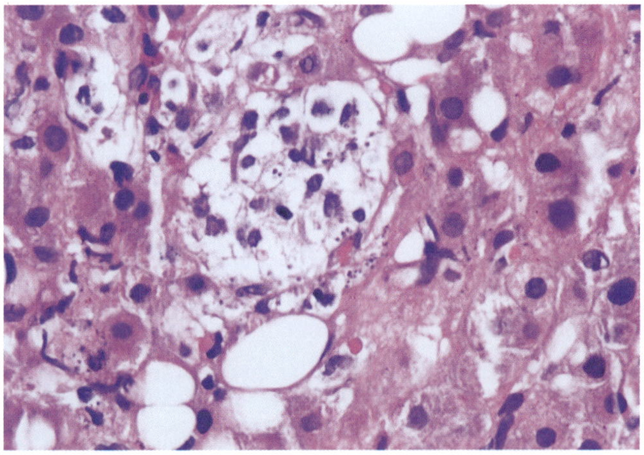

FIGURA 26.1 Biopsia hepática obtida de paciente com leishmaniose visceral; observar nódulos histiocitários contendo amastigotas (HE – 400×).

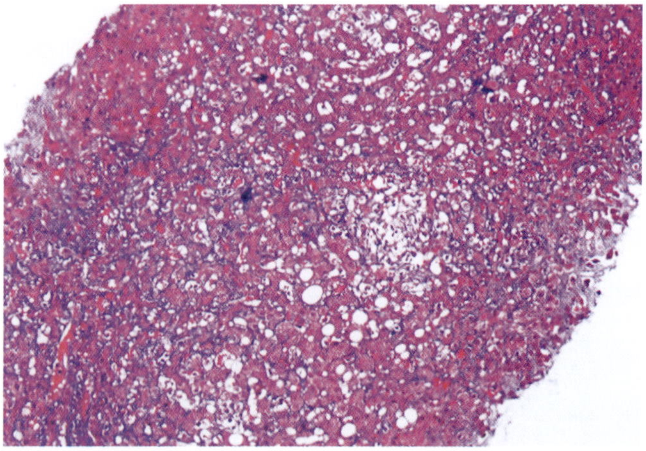

FIGURA 26.2 Biopsia hepática obtida de paciente com leishmaniose visceral; observar fibrose intralobular difusa (fibrose de Rogers) (Masson, 400×).

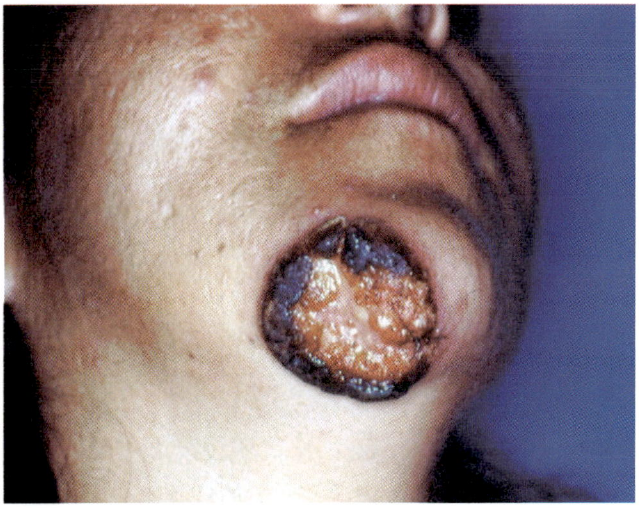

FIGURA 26.3 Leishmaniose cutânea, forma ulcerovegetante.

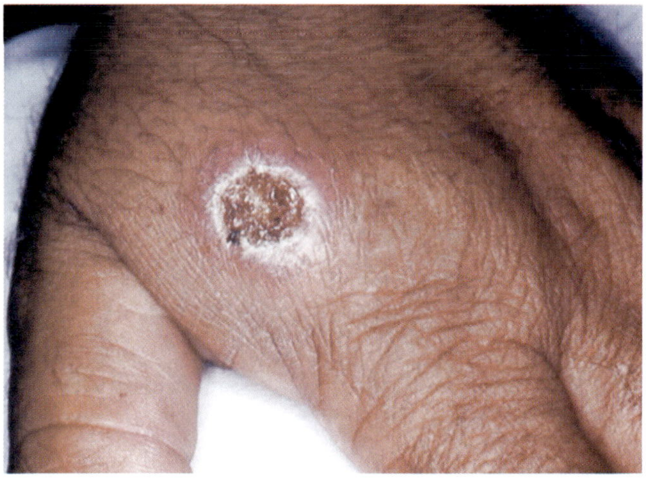

FIGURA 26.4 Leishmaniose cutânea, forma ulcerada franca.

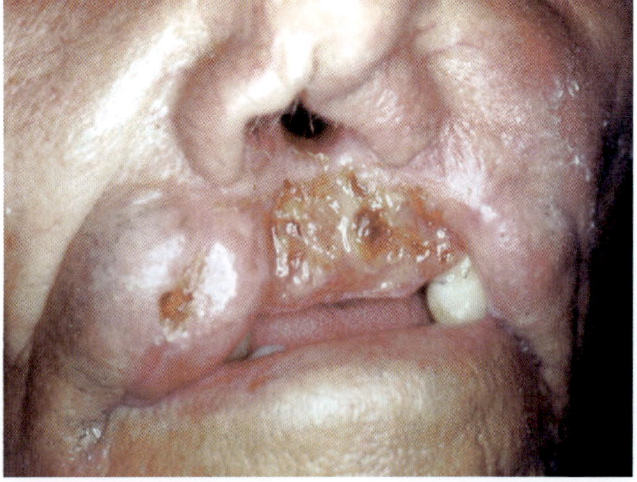

FIGURA 26.5 Leishmaniose mucosa com extensa destruição do septo nasal e do lábio superior.

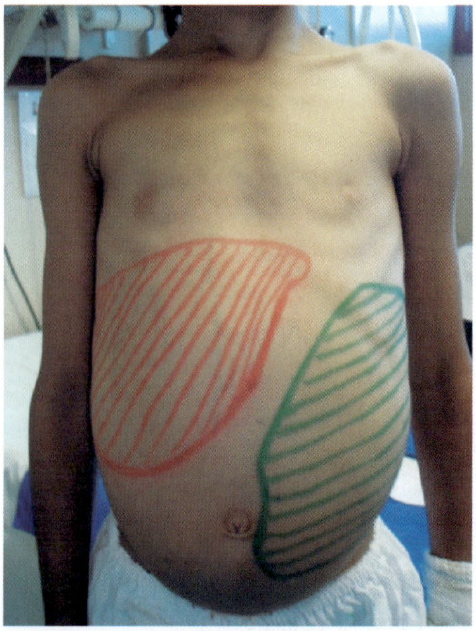

FIGURA 26.6 Leishmaniose visceral. Observar a volumosa hepatoesplenomegalia.

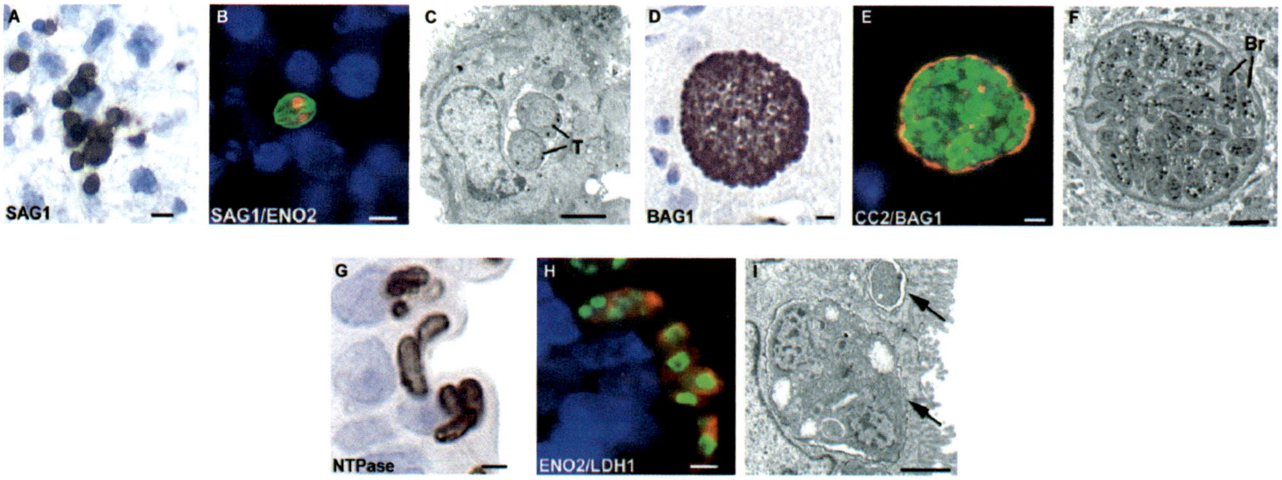

FIGURA 27.1 Formas infectantes de *Toxoplasma gondii*, demonstradas por imunocitoquímica e microscopia eletrônica. **A**, **B** e **C**. Taquizoítos encontrados em tecido pulmonar após ciclo de multiplicação intracelular por endodiogenia e aptos para o egresso e a infecção de células circunvizinhas. **D**, **E** e **F**. Bradizoítos encontrados em cisto de tecido cerebral, uma forma predominante em estágio de latência, a qual tem multiplicação lenta por apresentar um baixo metabolismo. **G**, **H** e **I**. Oocistos encontrados no intestino delgado de felídeos infectados que são liberados nas fezes destes hospedeiros definitivos, evidenciando a presença de esporozoítos. A reação de imunocitoquímica destaca a presença de marcadores moleculares para taquizoítos (SAG1/ENO2), bradizoítos (BAG1/CC2) e esporozoítos (ENO2/LDH1). Adaptada de Ferguson, 2004.

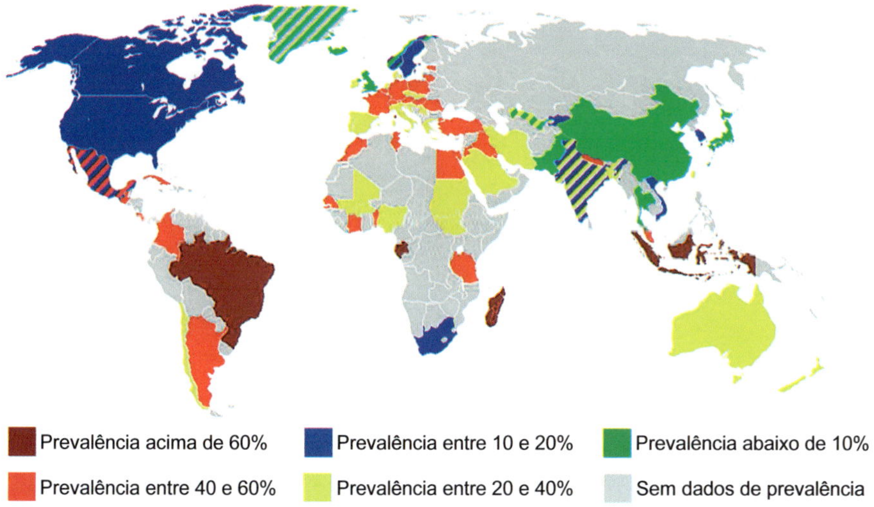

FIGURA 27.5 Epidemiologia da infecção por *Toxoplasma gondii* na espécie humana. Distribuição da infecção por *T. gondii* na espécie humana nos diferentes continentes, segundo dados obtidos a partir de estimativas das taxas de soroprevalência. Países marcados com áreas estriadas apresentam significantes variações regionais. Adaptada de Robert-Gangneux, 2014; Carvalho, 2014.

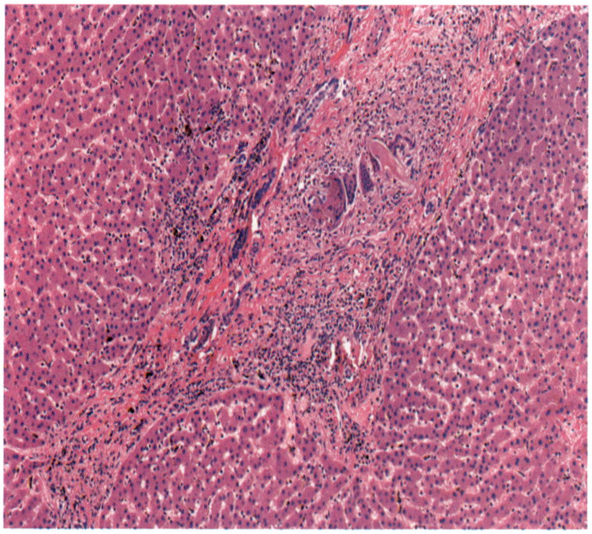

FIGURA 29.2 Fígado: granuloma ao redor de ovo, fibrose com obliteração do ramo venoso portal e pigmento esquistossomótico. (Cedida pelo Professor Evandro Sobroza de Mello.)

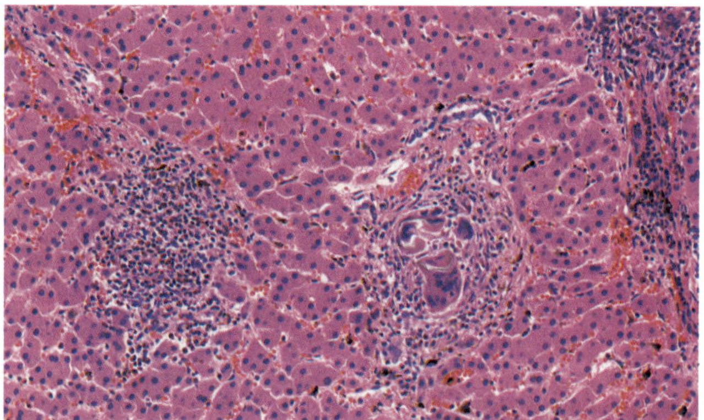

FIGURA 29.3 Fígado: granuloma ao redor de vaso portal. Note presença de eosinófilos. (Cedida pelo Professor Evandro Sobroza de Mello.)

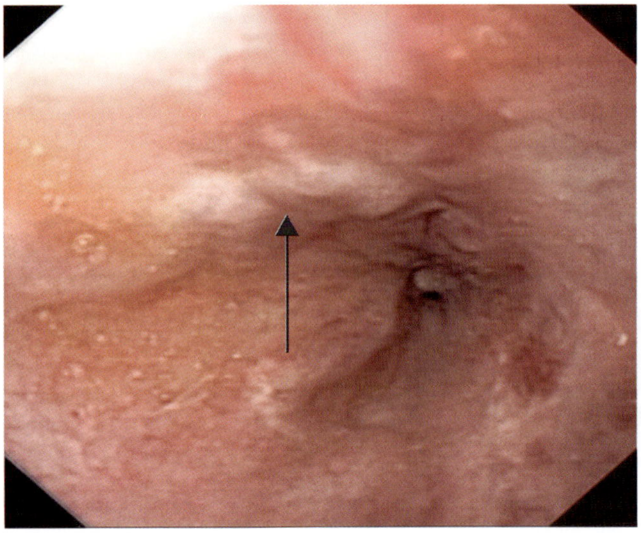

FIGURA 29.7 Forma hepatoesplênica com hipertensão portal: varizes no terço distal do esôfago.

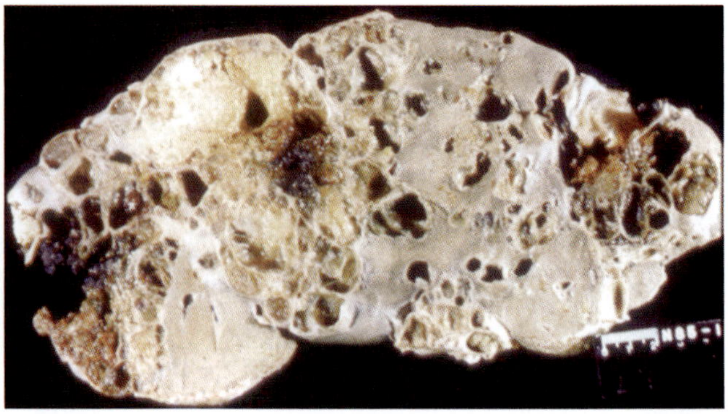

FIGURA 30.1 Hidatidose policística hepática causada por *E. vogeli*. (Cortesia de Marcelo Simão Ferreira.)

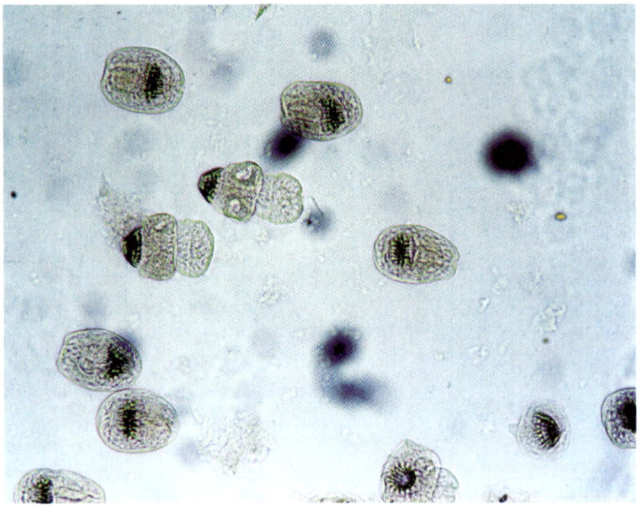

FIGURA 30.2 Numerosos escóleces de *E. vogeli* coletados do interior de um cisto hepático. (Cortesia de Marcelo Simão Ferreira.)

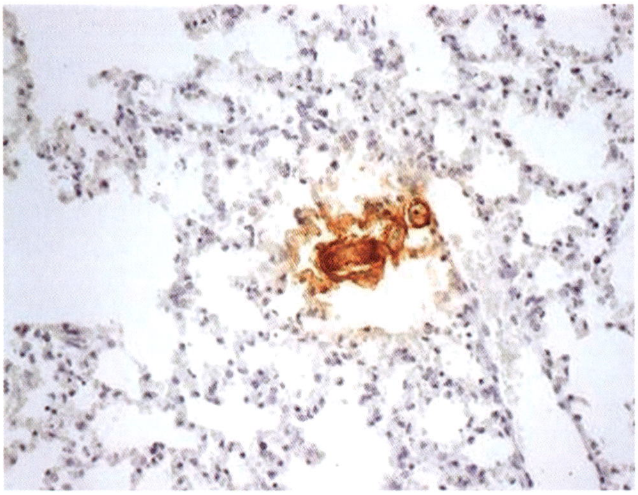

FIGURA 31.1 Larva de *T. canis* no pulmão de camundongo experimentalmente infectado no 6º dia após infecção. (Cedida pela Dra. Ana Maria Gonçalves da Silva do Instituto de Medicina Tropical de São Paulo.)

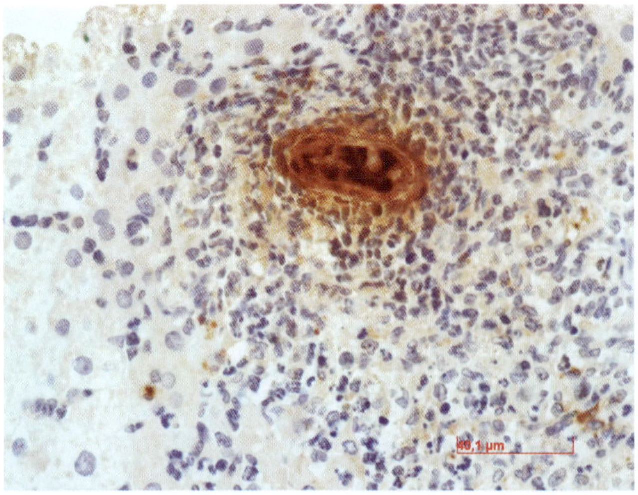

FIGURA 31.2 Larva de *T. canis* no fígado de camundongo experimentalmente infectado no 15º dia após infecção. (Cedida pela Dra. Ana Maria Gonçalves da Silva do Instituto de Medicina Tropical de São Paulo.)

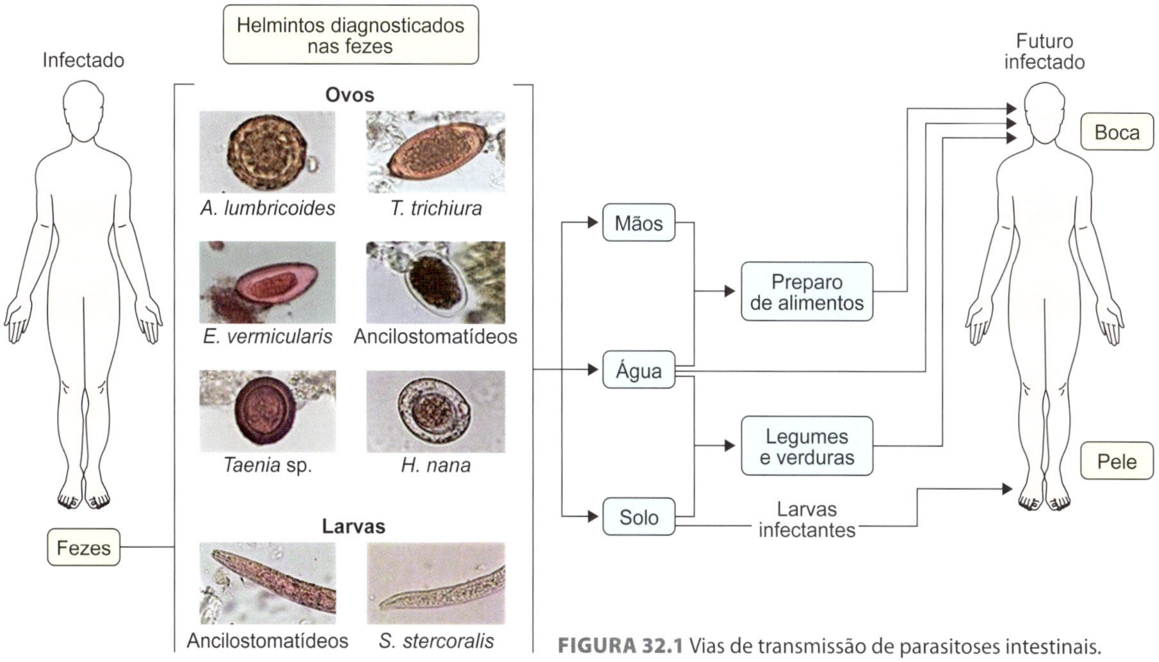

FIGURA 32.1 Vias de transmissão de parasitoses intestinais.

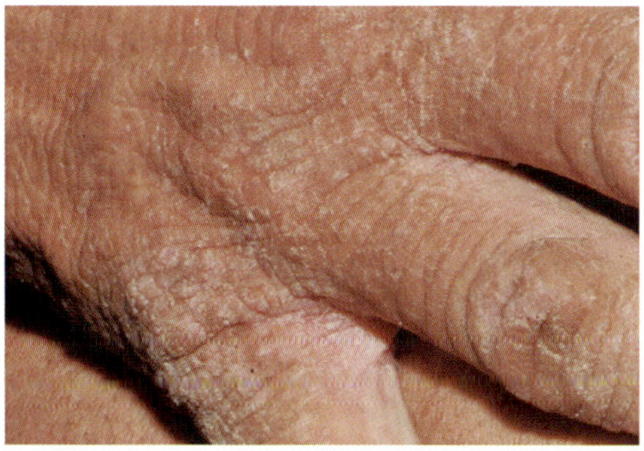

FIGURA 34.1 Sarna crostosa. Lesões escamocrostosas no dorso da mão e interdígitos.

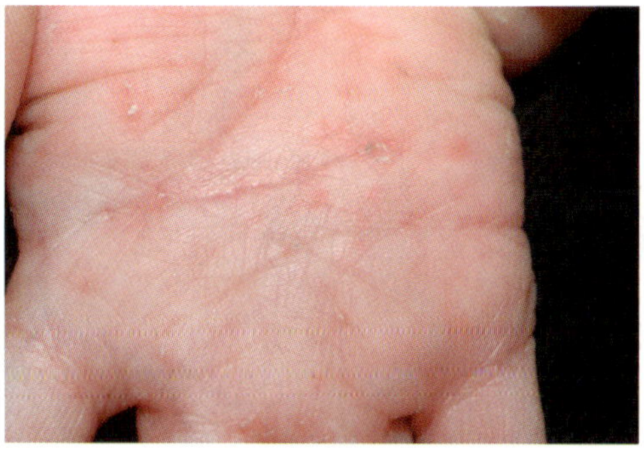

FIGURA 34.2 Escabiose na região palmar.

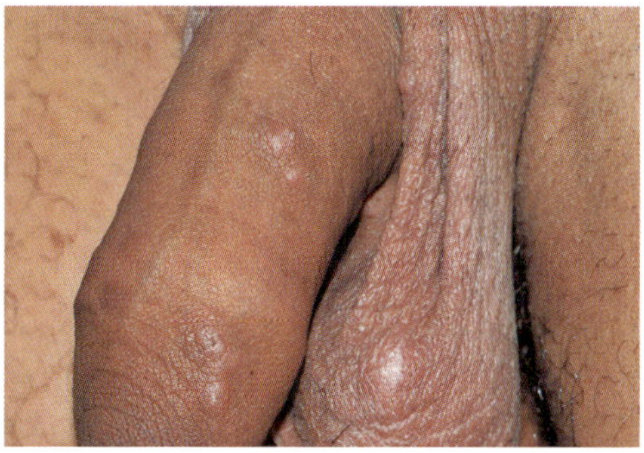

FIGURA 34.3 Nódulos pós-escabióticos.

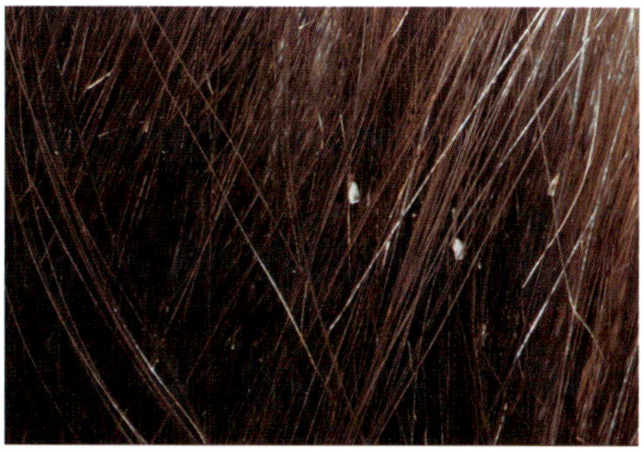

FIGURA 34.4 Pediculose do couro cabeludo. Lêndeas.

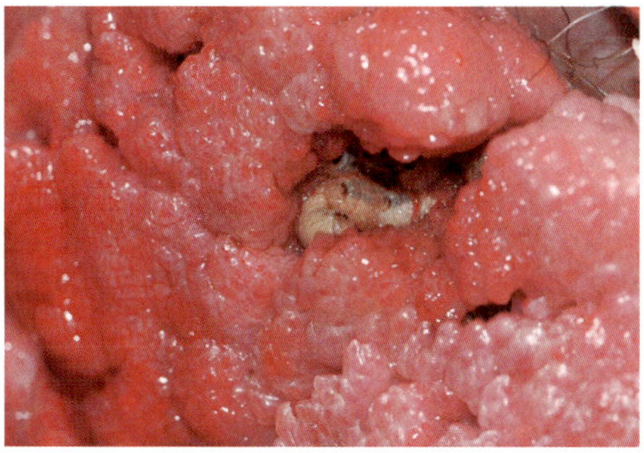

FIGURA 34.5 Miíse cavitária.

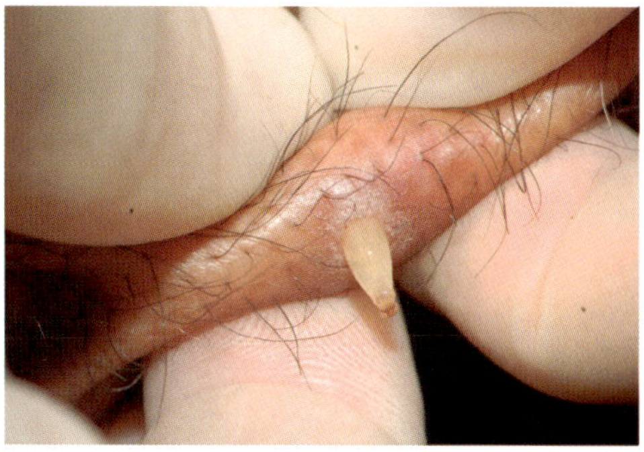

FIGURA 34.6 Miíse furunculoide. Extração manual.

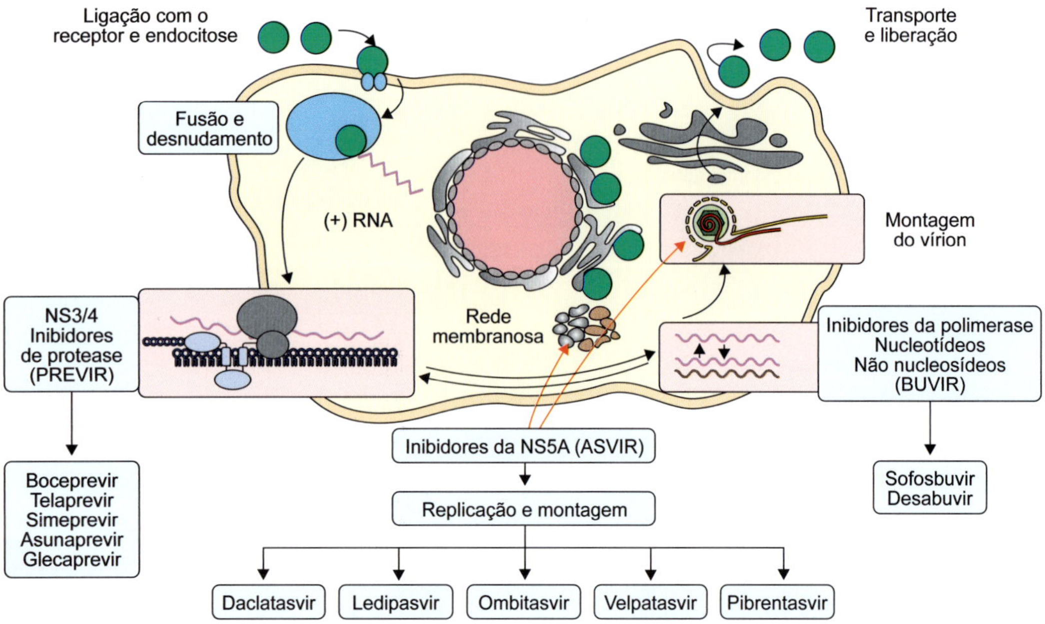

FIGURA 45.1 Mecanismo de ação dos fármacos antivirais de ação direta.

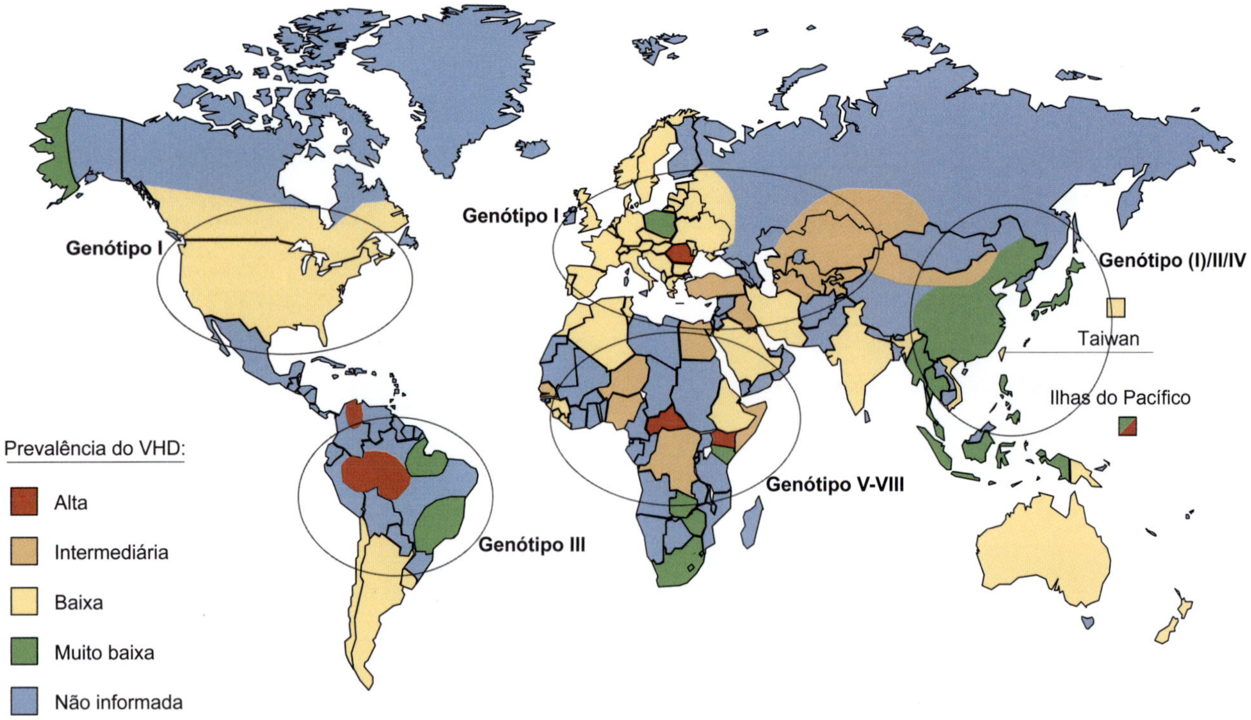

FIGURA 46.1 Níveis de endemicidade e distribuição genotípica nas diferentes regiões do mundo.

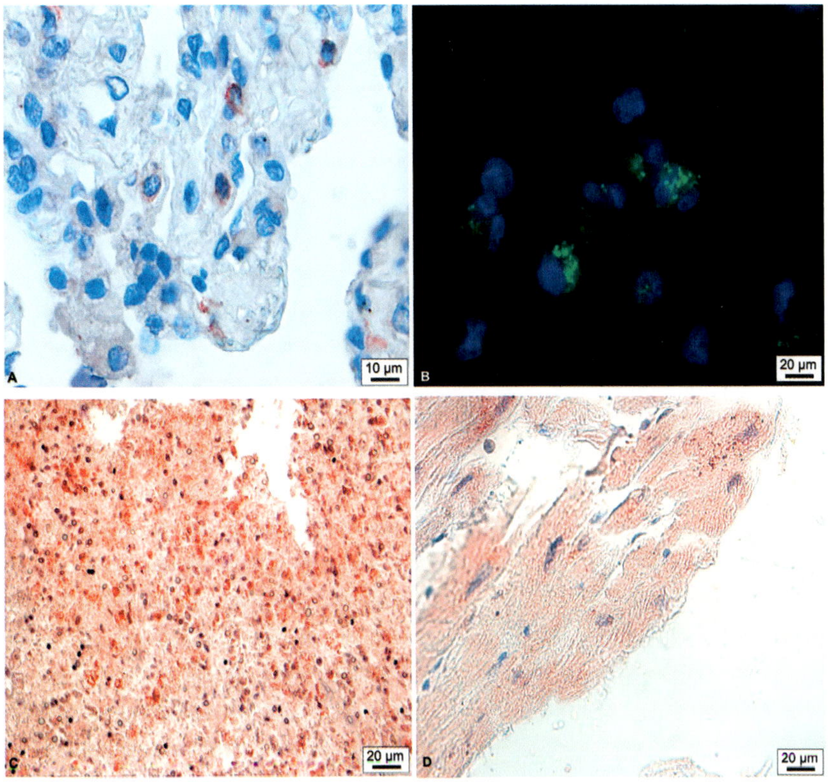

FIGURA 52.23 Micrografias representativas de tecidos e células infectadas pelo vírus SARS-CoV-2. **A.** Células positivas para SARS-CoV-2 por imuno-histoquímica com desenvolvimento em cor vermelho-amarronzada no pulmão. **B.** Células linfomononucleares do sangue periférico de paciente com COVID-19 com marcação positiva por imunofluorescência para antinucleoproteína de SARS-CoV-2. **C.** Marcações positivas por imuno-histoquímica para SARS-CoV-2 em células no baço. **D.** Marcação positiva por imuno-histoquímica para SARS-CoV-2 em tecido cardíaco. (Fotos do arquivo pessoal dos autores.)

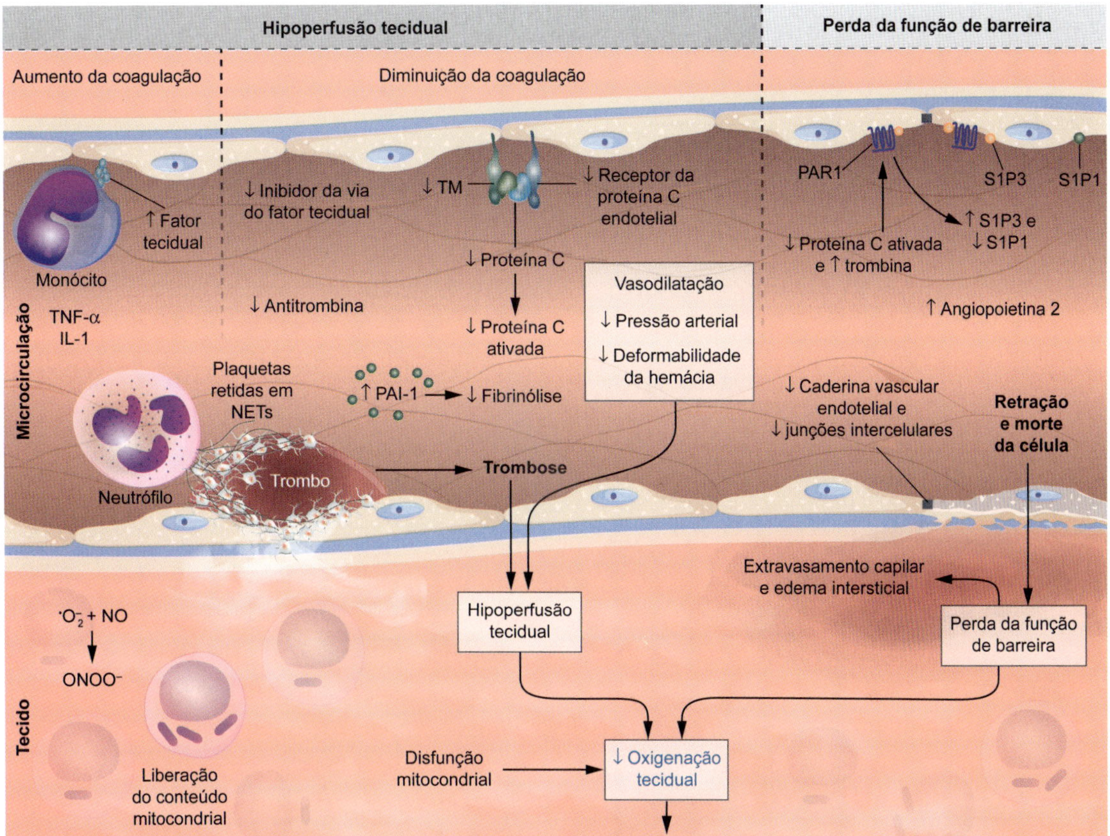

FIGURA 57.2 Alterações endoteliais, celulares e subcelulares na sepse. A resposta inflamatória desencadeia alterações endoteliais, com liberação de quimiocinas e outros mediadores, como óxido nítrico, que, somados aos sistêmicos, acarretam alterações de permeabilidade, estado pró-coagulante (expressão de fatores pró-coagulantes e inibição de anticoagulantes) e microtrombos. O comprometimento da oxigenação celular é agravado pelo efeito tóxico mitocondrial. NET: *neutrophils extracellular traps*; PAI-1: *plasminogen activator inhibitor type 1*; PAR-1: *protease-activated receptor 1*; S1P: *sphingosine-1-phosphate receptor*; TM: trombomodulina. Adaptada de Angus & van der Poll, 2013.

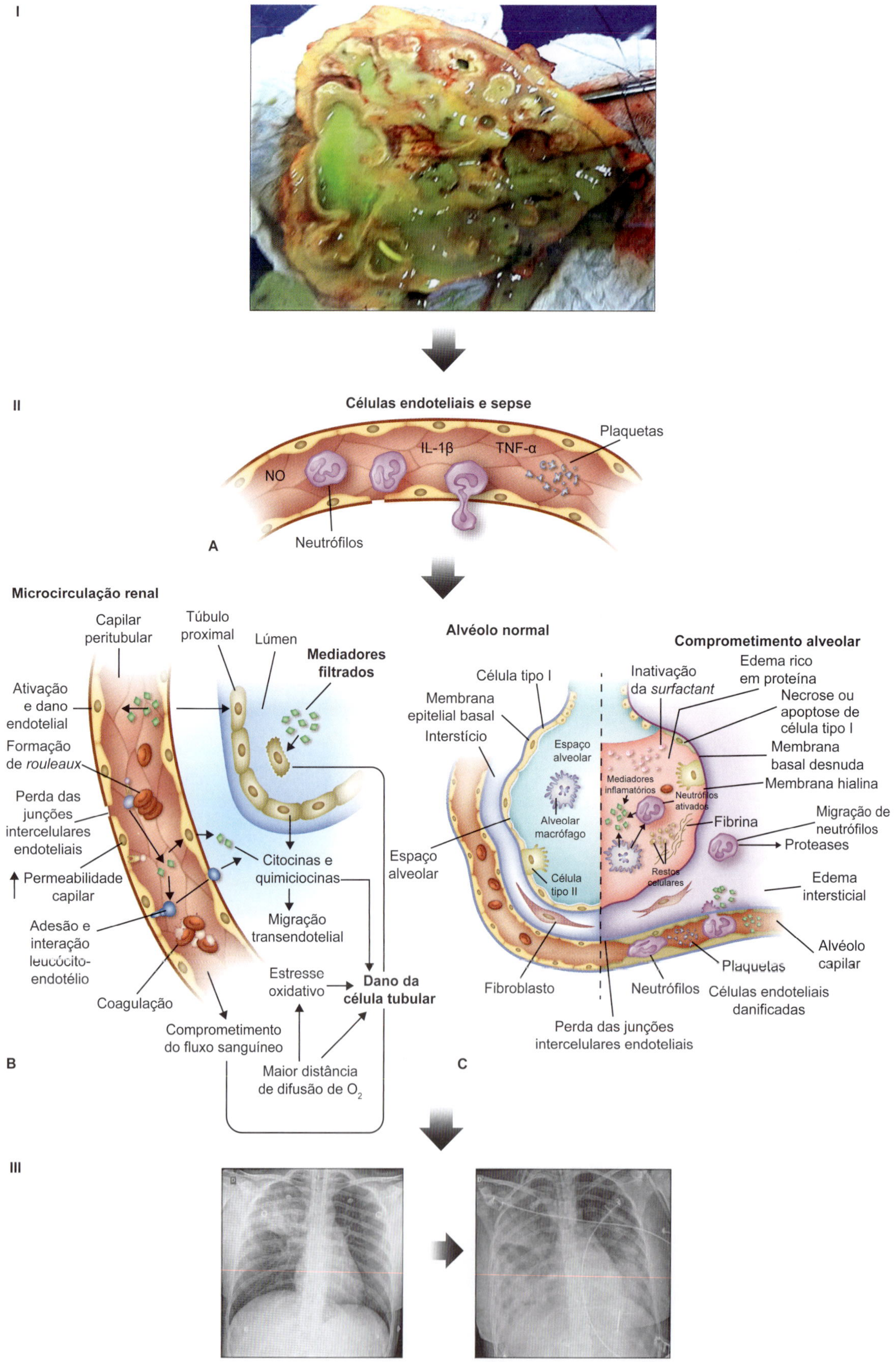

FIGURA 57.3 Etapas sequenciais da patogênese da sepse e disfunção orgânica. I: Infecção: pielonefrite em paciente com choque séptico. II: Alterações endoteliais induzidas por sepse levando à disfunção orgânica. II-A: Alterações endoteliais esquemáticas. II-B. Microcirculação renal: lesão induzida por sepse no endotélio, microcirculação e células tubulares. II-C: Alterações alveolocapilares durante a fase aguda de lesão pulmonar aguda e síndrome do desconforto respiratório agudo. III: Disfunção de órgão: achados radiográficos em um paciente séptico com lesão pulmonar progressiva e síndrome do desconforto respiratório agudo. Adaptadas de Salomão *et al.*, 2019.

Sooty mangabey

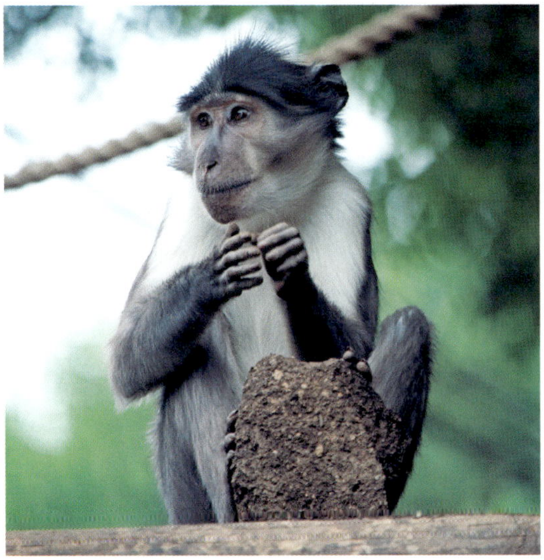

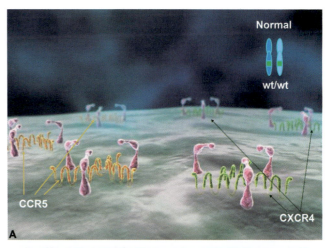

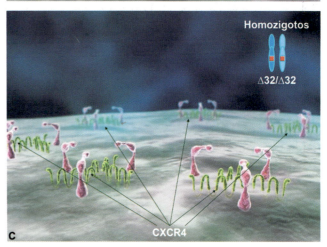

Hospedeiro natural do SIV
SIV infecta e destrói linfócito T CD4+ em altos níveis
Altos níveis de viremia
Sem aumento de ativação celular
Perda de CD4 mínima

Macaco *rhesus*

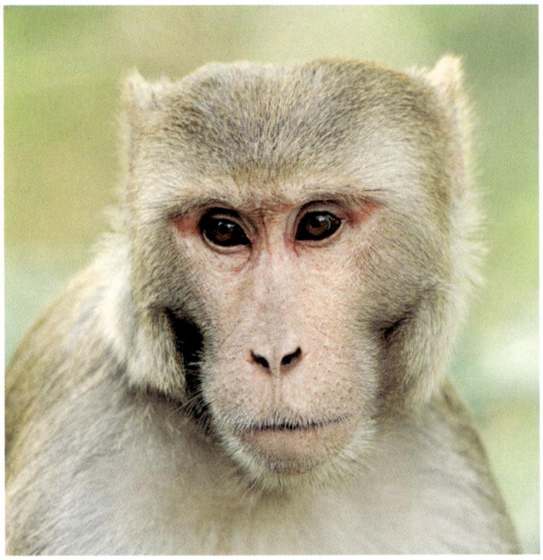

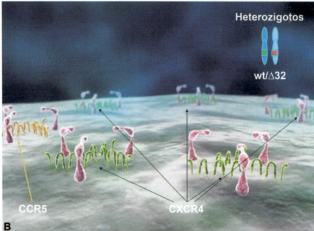

Não é o hospedeiro natural do SIV
SIV infecta e destrói linfócito T CD4+ em altos níveis
Altos níveis de viremia
Grande aumento na ativação dos linfócitos T
Enorme perda de CD4

FIGURA 51.1 Marcadores imunológicos e virológicos na interação entre vírus-hospedeiro, determinando a evolução da doença.

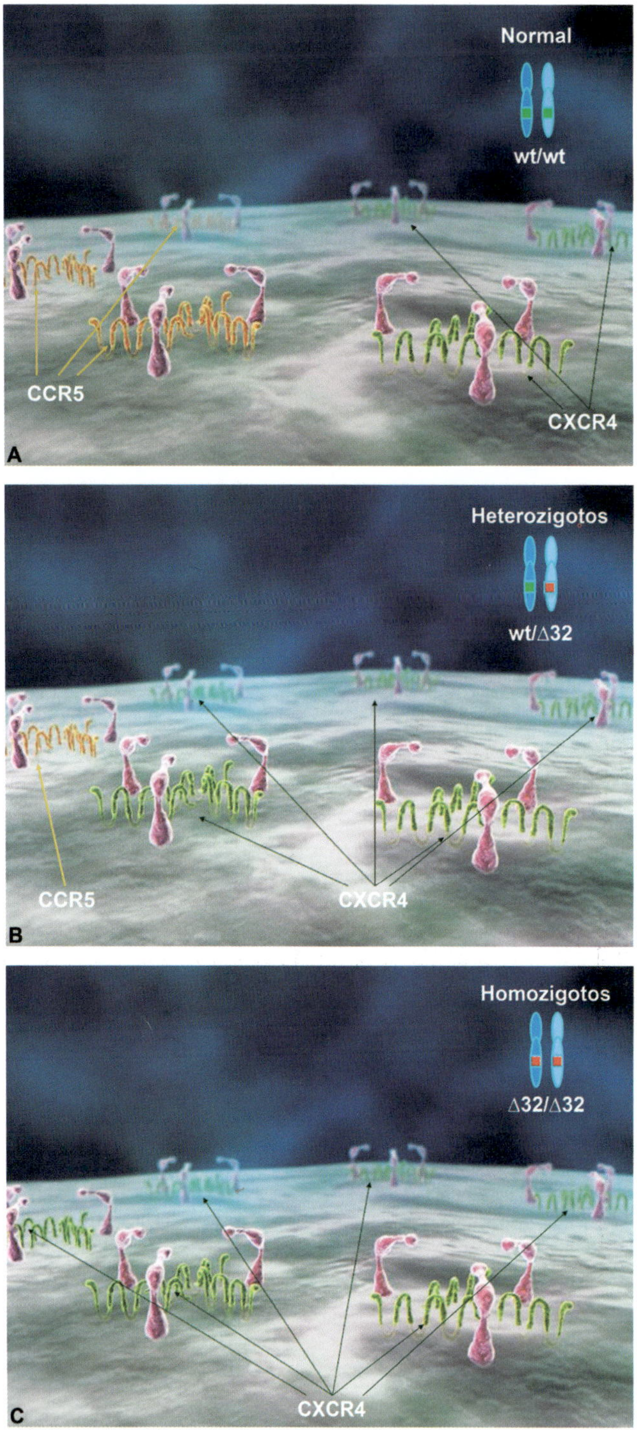

FIGURA 51.6 Desenho esquemático da proporção de receptores CCR5 e CXCR4 na superfície celular (linfócitos T CD4+) de acordo com o polimorfismo do alelo que codifica o CCR5. **A.** Presença dos dois alelos normais (WT) que codificam o CCR5. **B.** Um alelo normal e um alelo delta32 (Δ32). **C.** Dois alelos delta32 (Δ32).

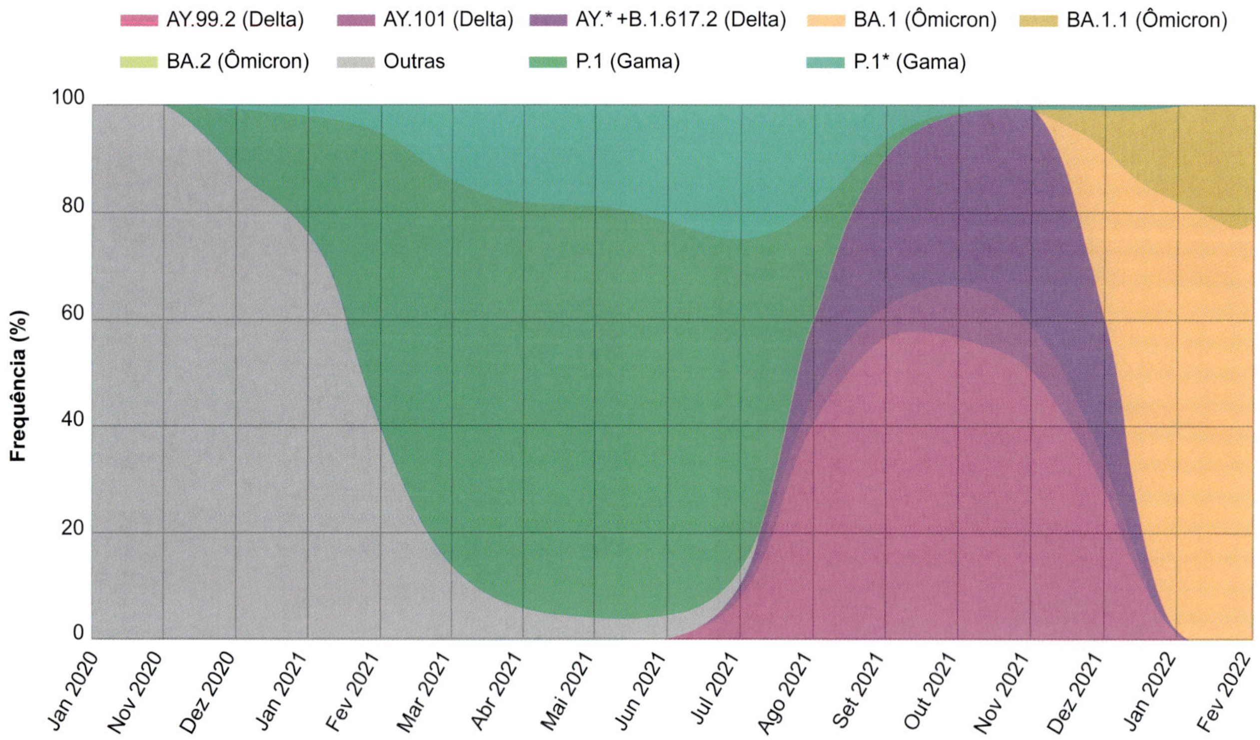

FIGURA 52.6 Linha do tempo das variantes do SARS-CoV-2 dominantes no Brasil, entre janeiro de 2020 e fevereiro de 2022. Fonte: Rede Genômica Fiocruz, 06/03/2022.

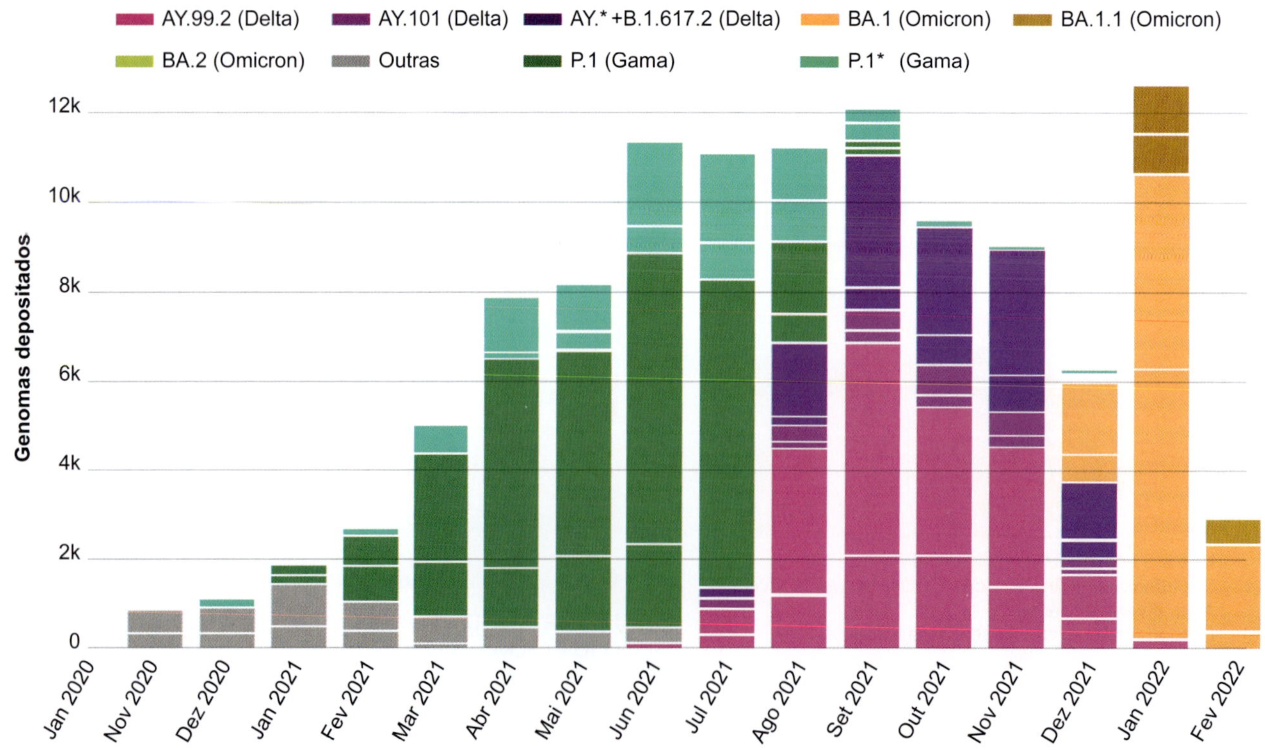

FIGURA 52.7 Número de sequenciamentos e variantes detectadas do SARS-CoV-2 no Brasil, entre janeiro de 2020 e fevereiro de 2022. Fonte: Rede Genômica Fiocruz, 06/03/2022.

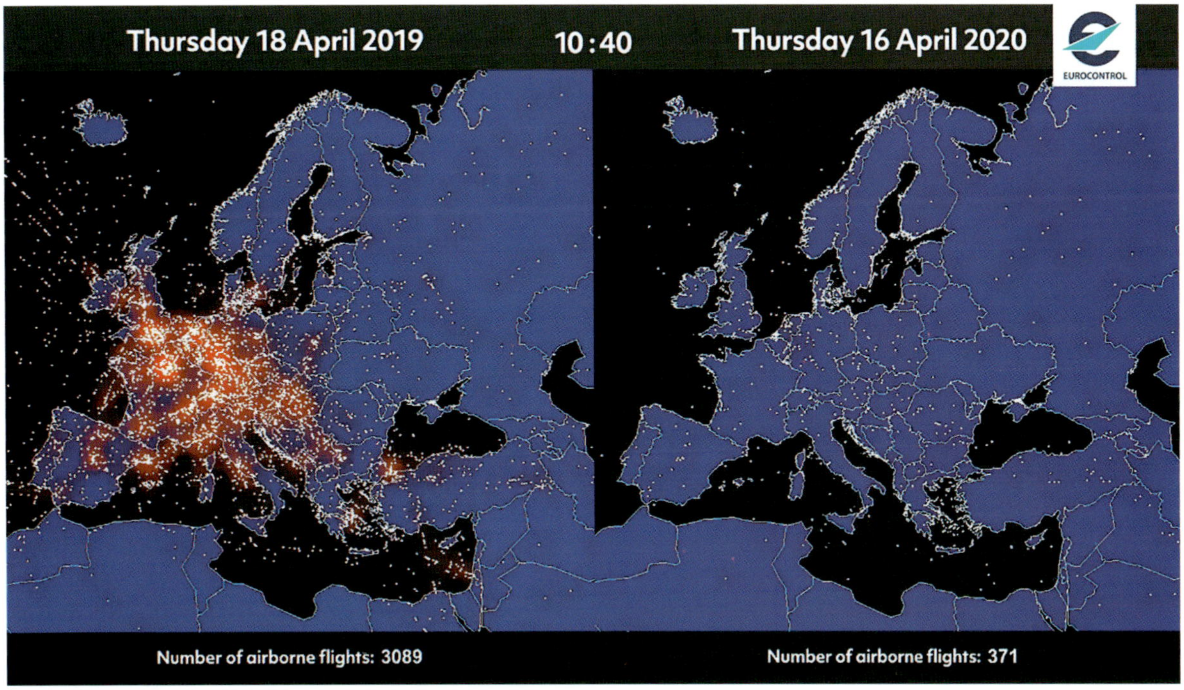

FIGURA 52.11 Diferença no número de voos na Europa entre meados de abril de 2019 e 2020. Fonte: Eurocontrol, 06/03/2022.

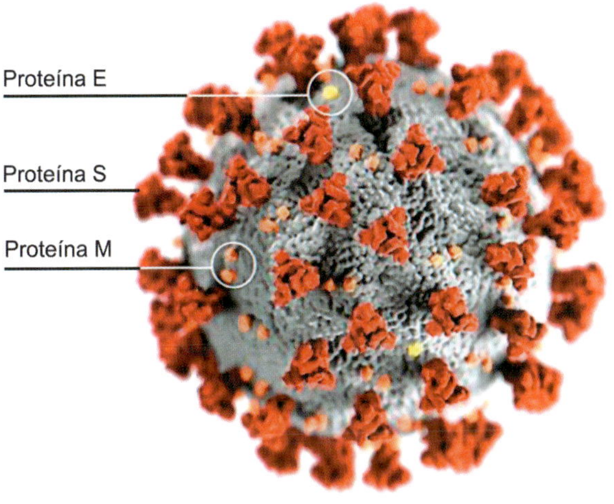

FIGURA 52.16 Representação tridimensional do SARS-CoV-2, com enfoque para as proteínas *Spike* (S) de matriz (M) e envelope (E). Adaptada do Centro de Controle e Prevenção de Doenças (CDC)/Alissa Eckert, MS; Dan Higgins, MAMS.

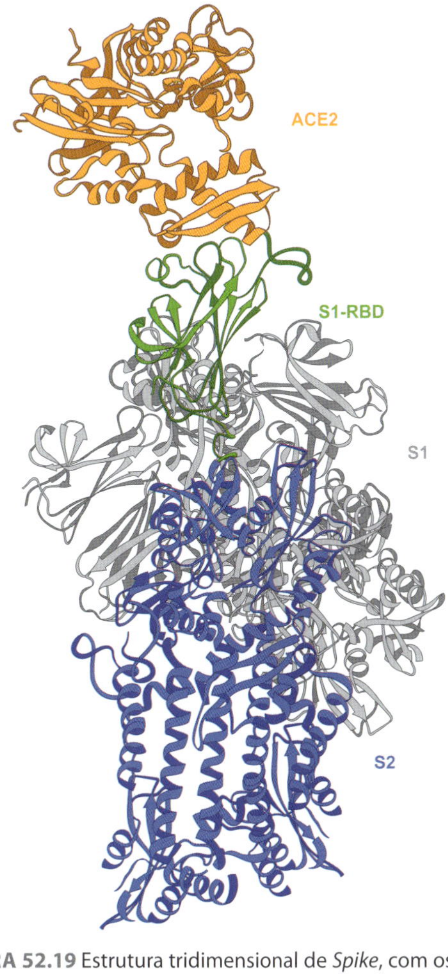

FIGURA 52.19 Estrutura tridimensional de *Spike*, com os domínios S1 e S2 representados em cinza e azul, respectivamente. RBD é representado em verde e é possível visualizar a associação entre essa estrutura na proteína S e ACE2. Adaptada de Renn, Fu, Hu *et al.*, 2020.

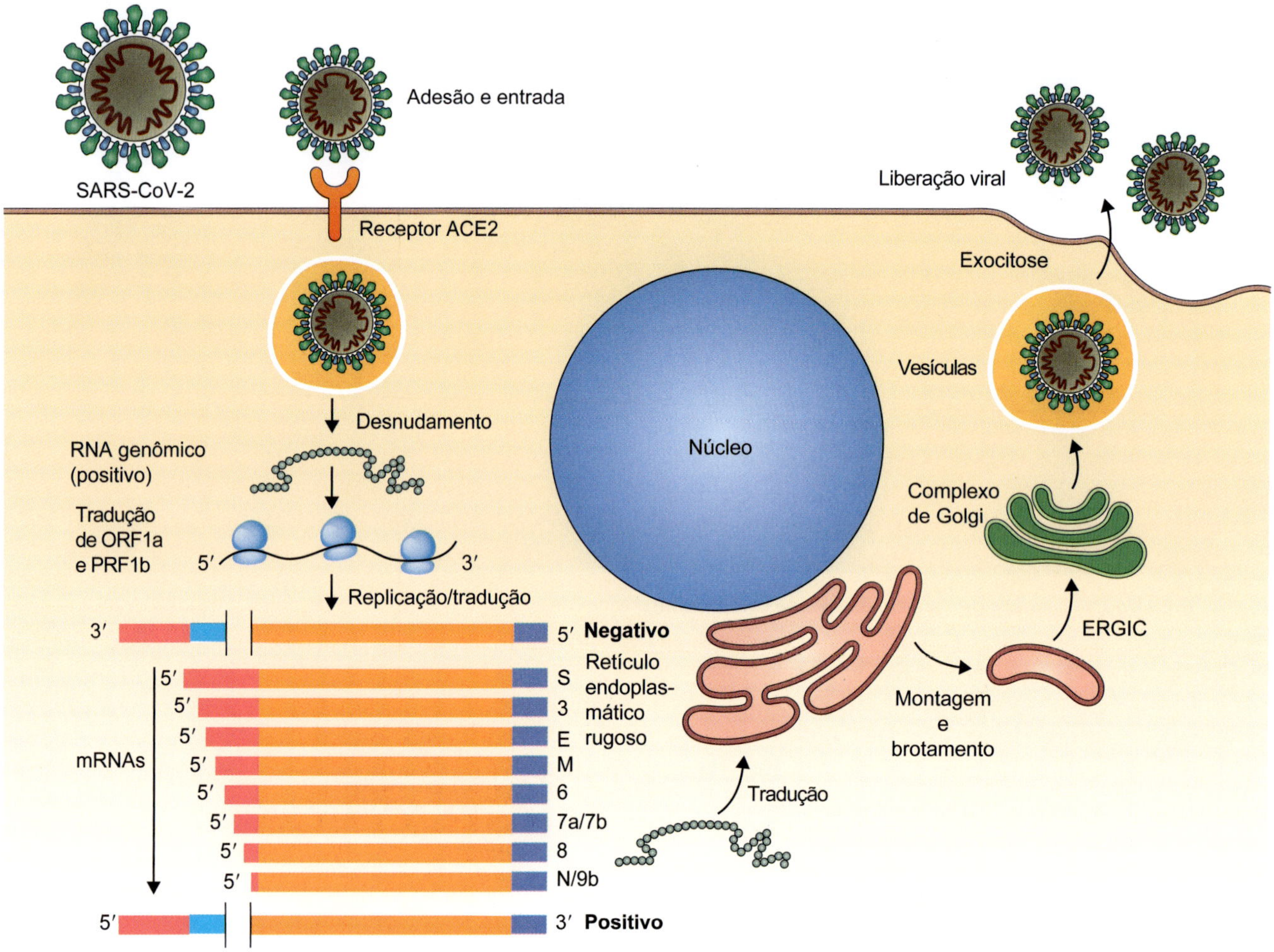

FIGURA 52.20 Ciclo de replicação viral de SARS-CoV-2. A internalização viral ocorre mediante interação entre a proteína S viral e o receptor ACE2 presente nas células do hospedeiro. Com isso, o vírus é encaminhado para a maquinaria de transcrição e tradução celular, na qual o mesmo replica seu genoma. Após esse processo, novas cópias do genoma viral são encaminhadas para o ret ículo endoplasmático e para o complexo de Golgi, onde a montagem da partícula viral será realizada e, por fim, ocorre o brotamento de novas progênies virais por exocitose. ERGIC: compartimento intermediário de Golgi do retículo endoplasmático. Adaptada de Kumar, Nyodu, Maurya *et al.*, 2020.

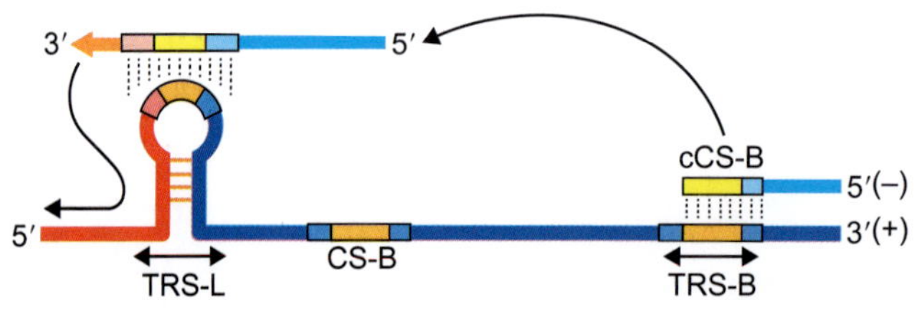

FIGURA 52.22 Etapa da transcrição descontínua dos coronavírus. Fenômeno da troca de molde do corpo para o líder após a síntese da sequência TRS-B do RNA nascente. Adaptada de Sola, Almazán, Zúñiga *et al.*, 2015.

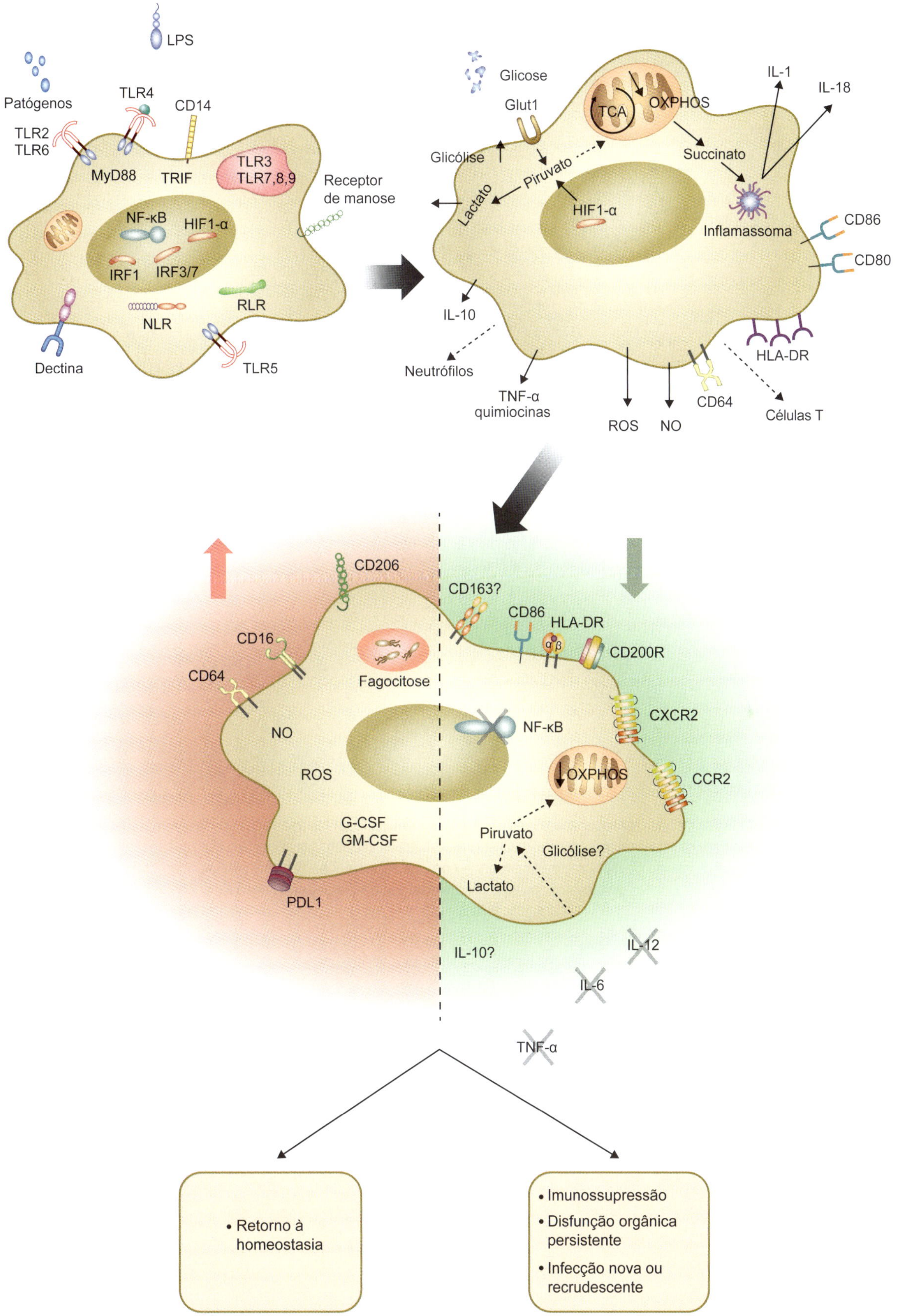

FIGURA 57.4 Resposta inflamatória na sepse. LPS: lipolissacarídeo; TLR: *toll-like receptor*; MyD-88: *myeloid differentiation primary response 88*; TRIF: *TIR domain-containing adapter-inducing interferon*; NF-κB: *nuclear factor*-κB; TNF: *tumor necrosis factor*; IRF: *interferon regulatory factors*; IL: interleucina; NLR: *Nod-like receptor*; RLR: *retinoic acid-inducible gene-I-like receptors*; HIF-1α: *hypoxia inducible factor 1 subunit alpha*; ROS: *reactive oxygen species*; NO: *nitric oxide*; CD: *cluster of differentiation*; G-CSF: *Granulocyte colony-stimulating factor*; GM-CSF: *granulocyte macrophage colony stimulating factor*; PDL-1: *Programmed death-ligand 1*. Adaptadas de Salomão *et al*., 2019.

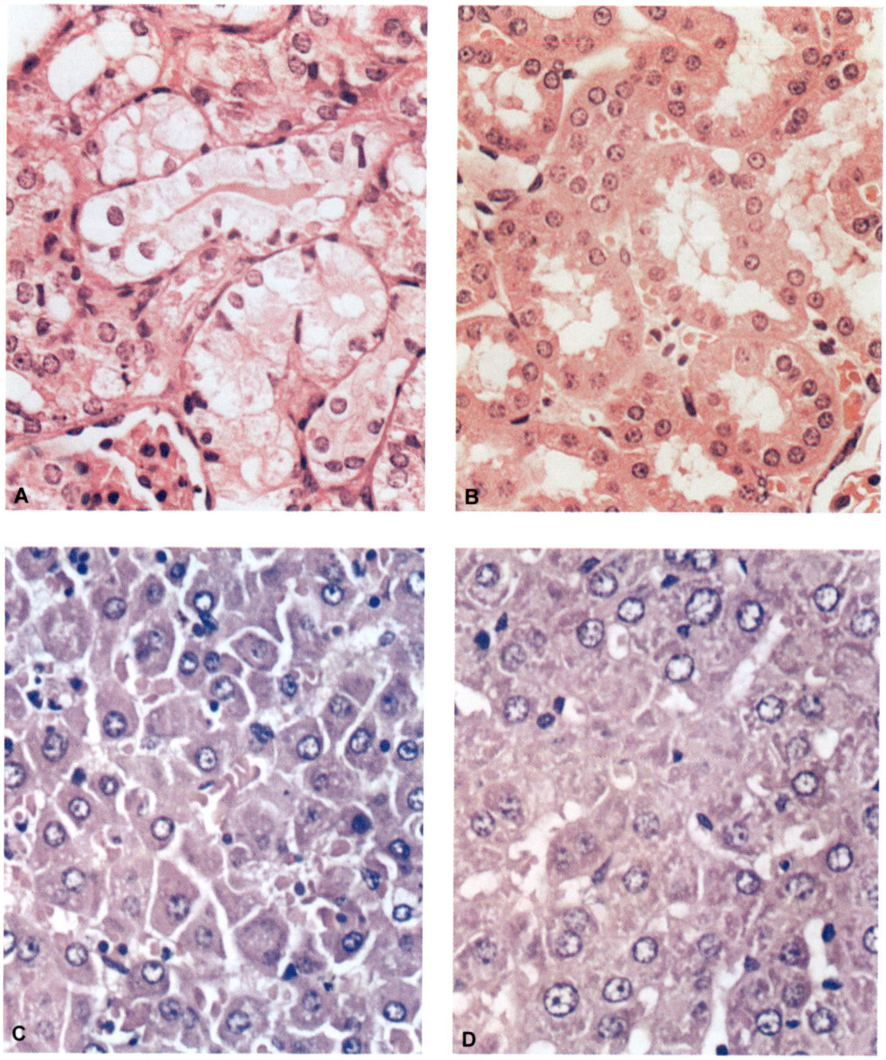

FIGURA 58.2 Histopatologia típica da leptospirose. Imagens da doença aguda letal em hamsters que simulam a doença humana. Lesão aguda tubular caracterizada por proeminente tumefação de células do epitélio tubular (**A**); em comparação com túbulos proximais normais em um animal não infectado (**B**). Difusa perda de coesão entre hepatócitos com detrabeculação (**C**); em comparação com traves hepáticas normais em animais não infectados (**D**). Todas as fotos de lâminas coradas com hematoxilina-eosina (aumento de 400×).

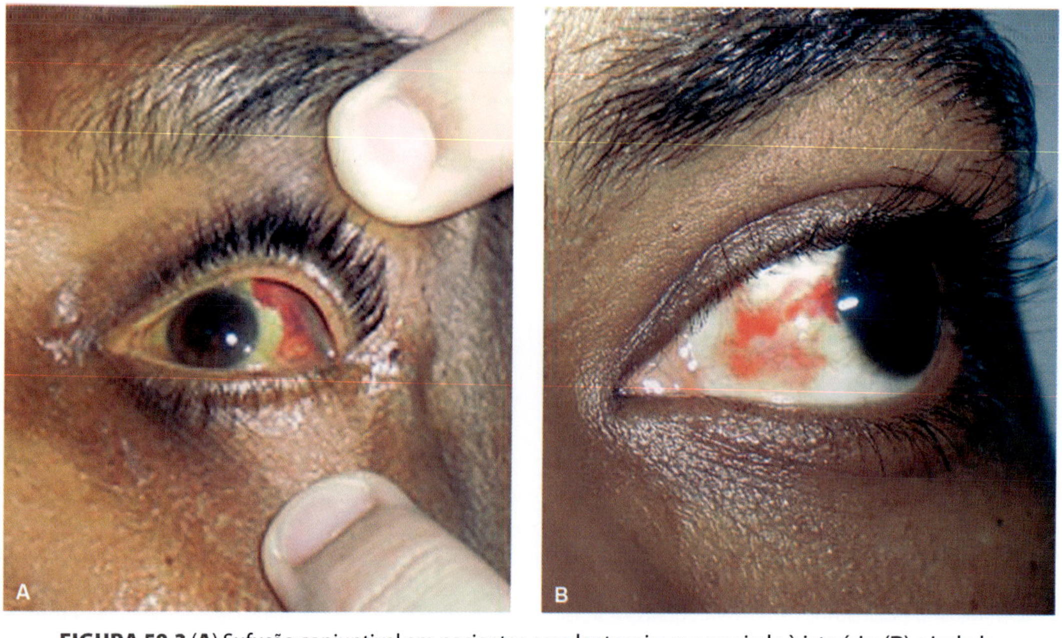

FIGURA 58.3 (**A**) Sufusão conjuntival em pacientes com leptospirose associada à icterícia; (**B**) e isolada.

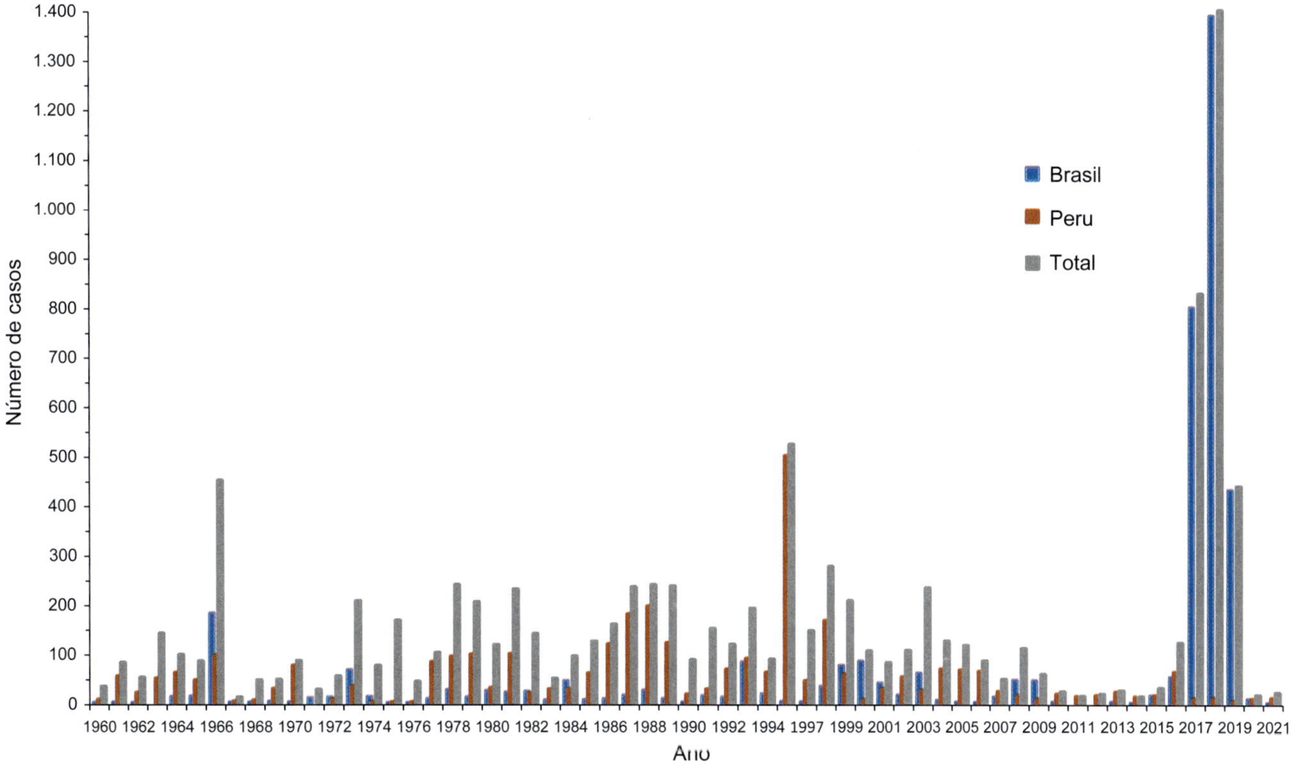

FIGURA 61.4 Ocorrência de casos de febre amarela nas Américas a partir de 1960. Fonte: PAHO/WHO. Epidemiological Update: Yellow Fever. 28 December 2021.

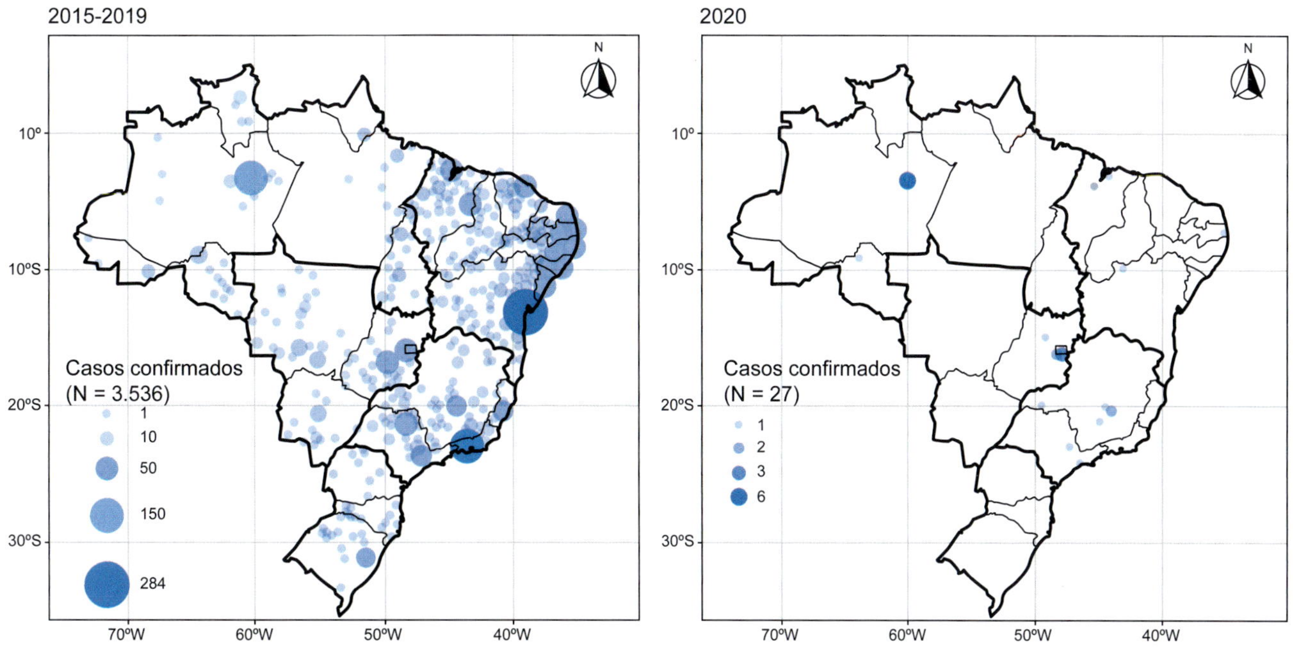

FIGURA 61.14 Distribuição espacial dos casos de síndrome congênita associada à infecção pelo vírus Zika no território nacional. Dados atualizados até 09/11/2020. Fonte: Brasil. Ministério da Saúde. Secretaria de Vigilância em Saúde. Boletim Epidemiológico 51(47), nov. 2020.

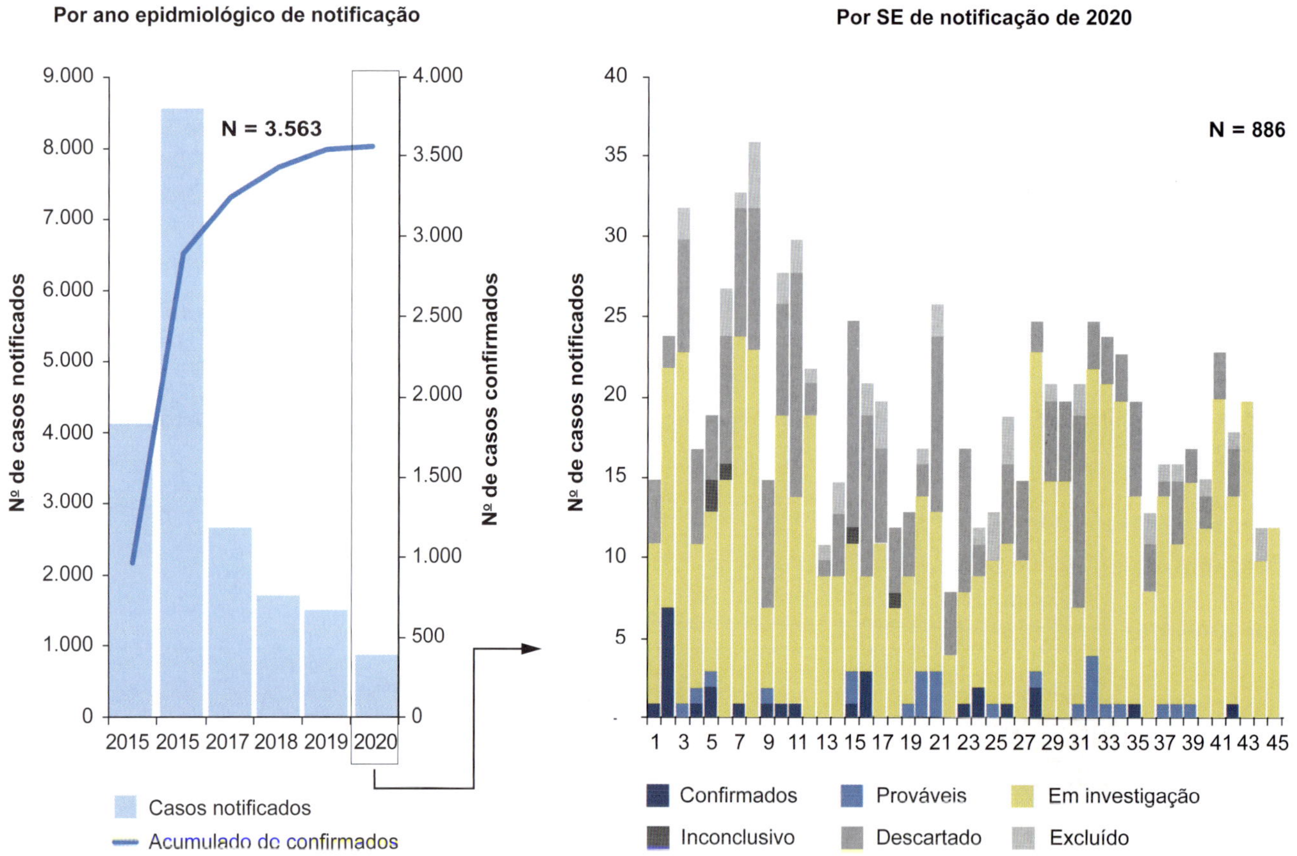

FIGURA 61.15 Distribuição temporal dos casos de síndrome congênita associada à infecção pelo vírus Zika no território nacional. SE: semana epidemiológica. Dados atualizados até 09/11/2020. Fonte: Brasil. Ministério da Saúde. Secretaria de Vigilância em Saúde. Boletim Epidemiológico 51(47), nov. 2020.

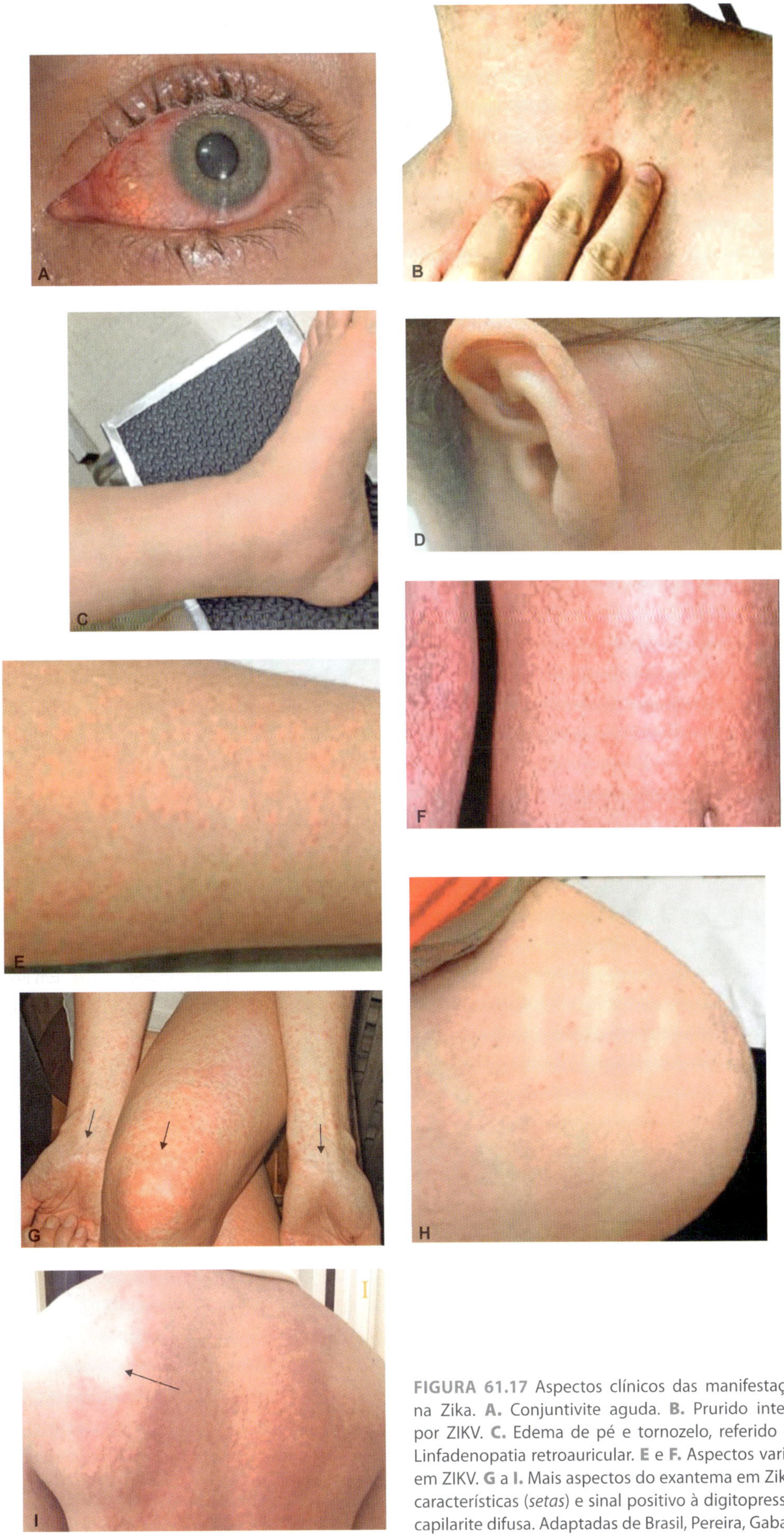

FIGURA 61.17 Aspectos clínicos das manifestações exantemáticas na Zika. **A.** Conjuntivite aguda. **B.** Prurido intenso em exantema por ZIKV. **C.** Edema de pé e tornozelo, referido como doloroso. **D.** Linfadenopatia retroauricular. **E** e **F.** Aspectos variáveis do exantema em ZIKV. **G** a **I.** Mais aspectos do exantema em Zika com leucoplasias características (*setas*) e sinal positivo à digitopressão, evidenciando a capilarite difusa. Adaptadas de Brasil, Pereira, Gabaglia *et al.*, 2016.

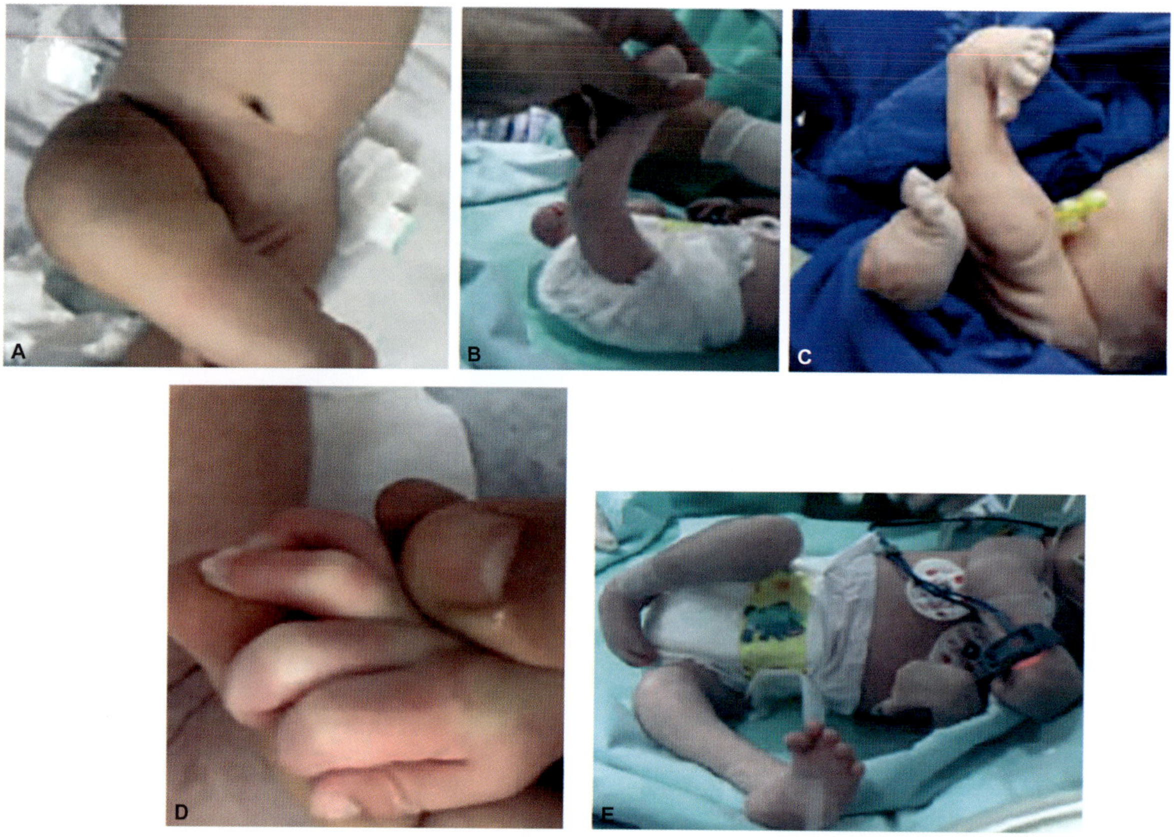

FIGURA 61.19 Manifestações clínicas da SCZ. **A.** Contratura em flexão de joelho. **B.** Hiperextensão de joelho. **C.** Pé torto congênito. **D.** Deformidades em dedos das mãos. **E.** Contraturas articulares nas pernas e braços, sem comprometimento do tronco. SCZ: síndrome congênita associada à infecção pelo vírus Zika. Fonte: Brasil. Ministério da Saúde. Secretaria de Vigilância em Saúde. Boletim Epidemiológico Especial, nov. 2019.

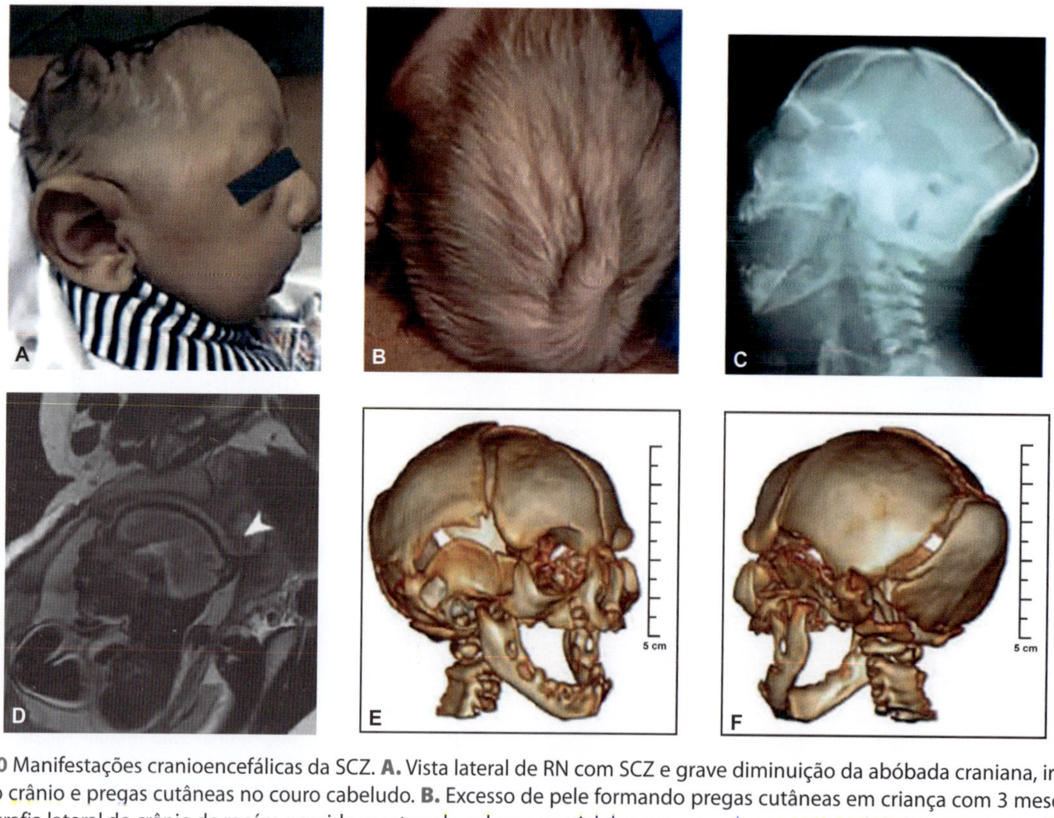

FIGURA 61.20 Manifestações cranioencefálicas da SCZ. **A.** Vista lateral de RN com SCZ e grave diminuição da abóbada craniana, irregularidade no formato do crânio e pregas cutâneas no couro cabeludo. **B.** Excesso de pele formando pregas cutâneas em criança com 3 meses e provável SCZ. **C.** Radiografia lateral do crânio de recém-nascido mostrando colapso parcial dos ossos cranianos com occipital proeminente. **D.** Imagem de RNM fetal em feto de 29 semanas, mostrando alteração correspondente a C. **E** e **F.** Reconstrução tridimensional do crânio de criança de 3 meses mostrando deslocamento descendente dos ossos frontal e parietais, enquanto o occipital permanece estável. SCZ: síndrome congênita associada à infecção pelo vírus Zika. Fonte: Brasil. Ministério da Saúde. Secretaria de Vigilância em Saúde. Boletim Epidemiológico Especial, nov. 2019.

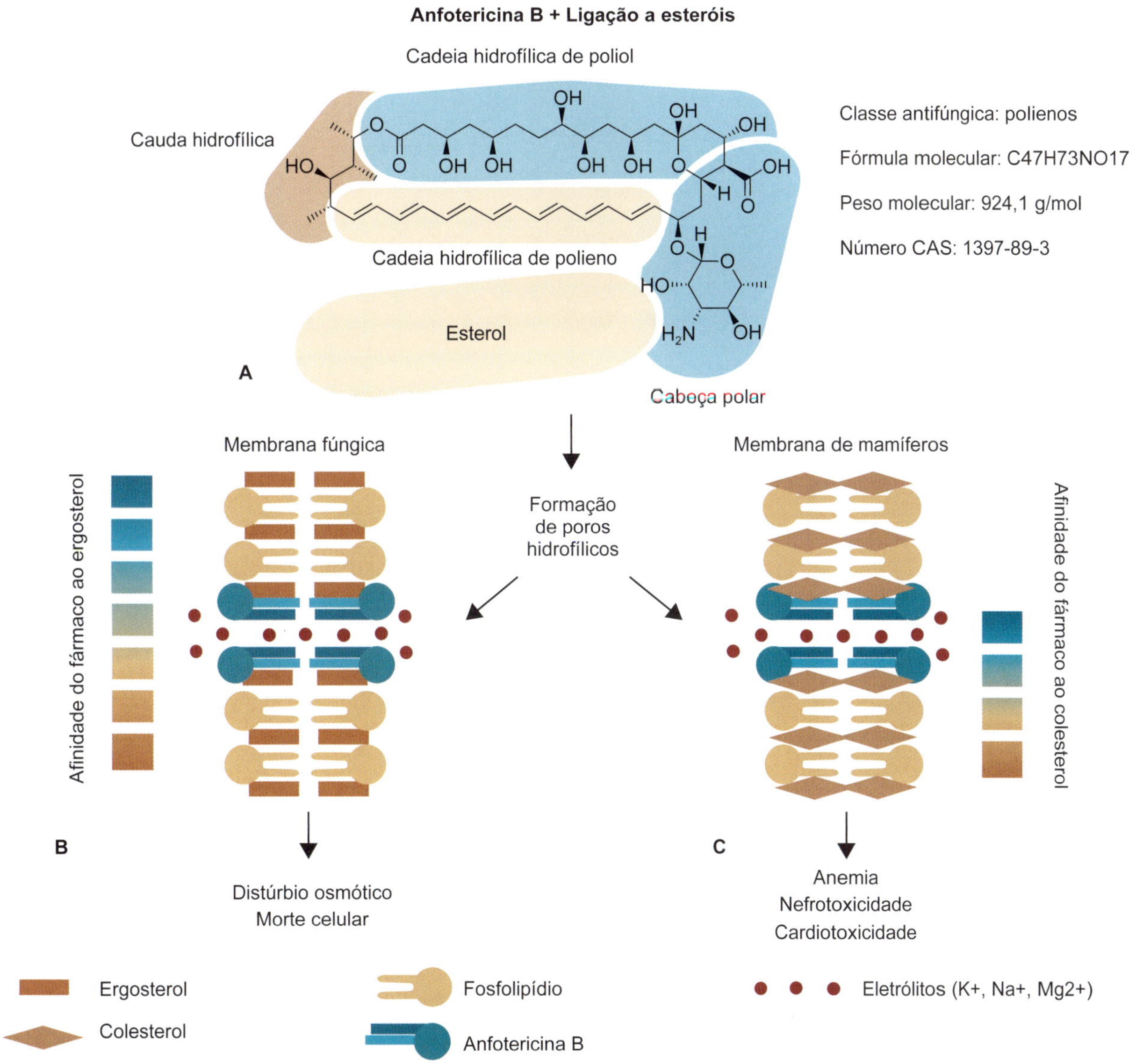

FIGURA 68.2 Mecanismo de ação e de toxicidade celular da anfotericina B. **A.** Principais informações, estrutura química 2D da AMB e sua ligação ao componente esterol da célula. **B.** Mecanismo de ação da AMB em uma célula fúngica. **C.** Mecanismo de toxicidade da AMB em uma célula de mamífero. Adaptada de Cavassin *et al.*, 2021.

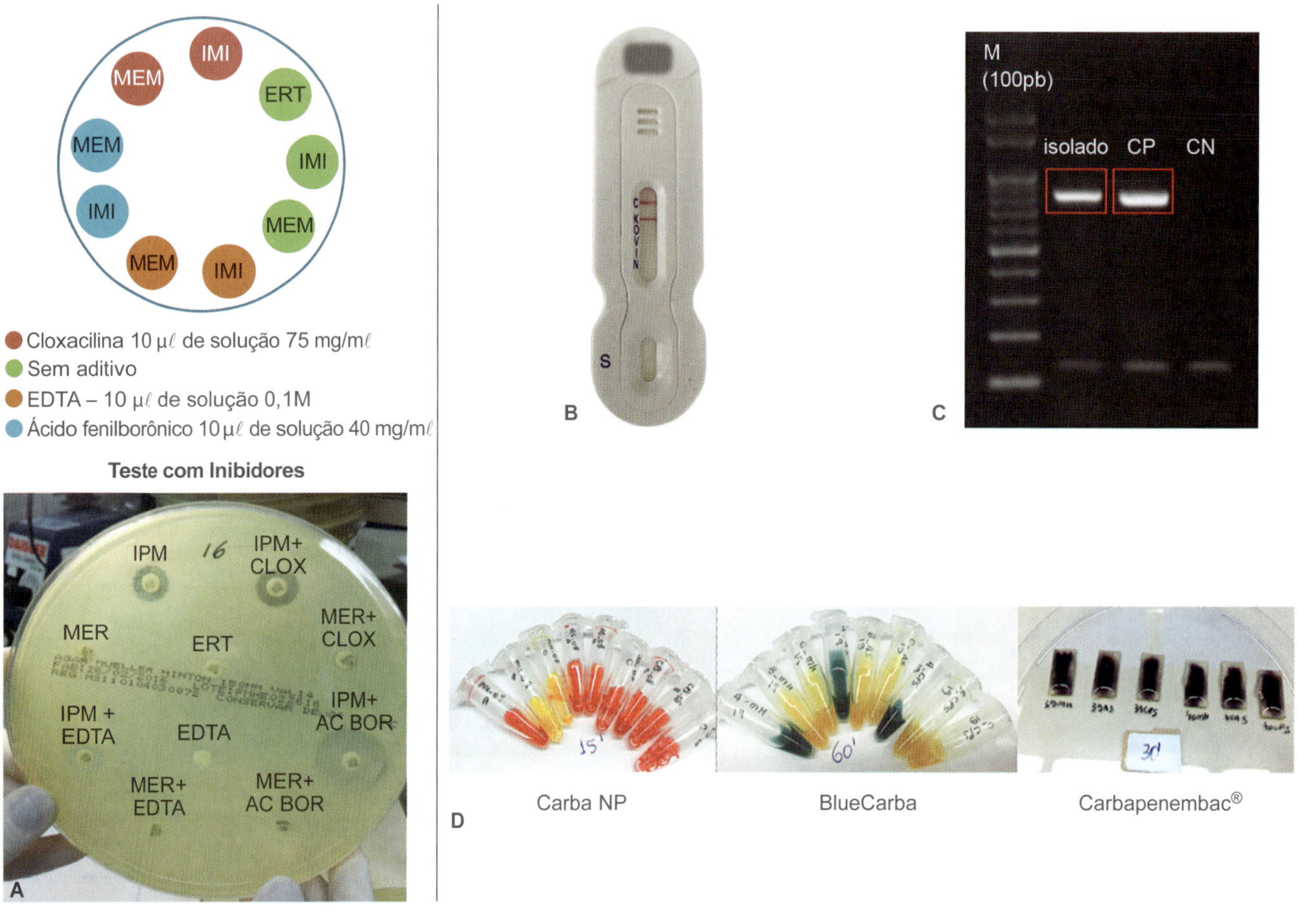

FIGURA 71.5 Testes fenotípicos rotineiramente empregados para detecção da produção de carbapenemases nos laboratórios de rotina. Aqui é exemplificada uma amostra de *K. pneumoniae* produtora de KPC-2. **A.** Teste com Inibidores de betalactamases. Notar o aumento do halo de inibição maior que 5 mm ao redor do disco de imipeném e de meropeném associados a ácido fenilborônico (ÁC BOR) em comparação ao halo de inibição dos discos de imipeném e meropeném. **B.** Teste imunocromatográfico mostrando uma banda na área do controle positivo (C) e da proteína KPC (K). **C.** Teste de PCR para detecção do gene bla_{KPC}. M, marcador de peso molecular; CP e CN, controles positivos e negativos da PCR. **D.** Testes colorimétricos para detecção de carbapenemases: CarbaNP, BlueCarba e Carbapenembac®. A quebra do anel betalactâmico da molécula do carbapenêmico pela carbapenemase leva à redução do pH e à mudança da coloração da amostra de acordo com o indicador de pH. No CarbaNP, o indicador de pH é o vermelho-fenol e a produção de carbapenemase é sugerida quando há mudança do vermelho para o amarelo. Já no BlueCarba, o indicador de pH é o azul de bromotimol e há mudança da cor do verde/azulado-escuro para o amarelo quando a amostra é produtora de carbapenemase. O teste Carbapenembac® se baseia na redução do iodo impregnado na fita. A ruptura do anel betalactâmico pela carbapenemase, reduz o pH e o iodo da mistura iodo-amido, desaparecendo o roxo intenso, quase negro, desse complexo da fita. Na ausência de carbapenemase, não há a descoloração da fita impregnada com o complexo amido-iodo. Para diferenciar entre as enzimas de classe A e metalo-betalactamase (classe B), também pode se utilizar as fitas Carbapenembac Metalo®, na qual a suspensão bacteriana é feita em uma solução seletiva contendo EDTA. Essa substância bloqueia os íons Zinco das carbapenemases, fazendo com que a prova com as fitas não seja mais positiva (nesse caso, se a fita permanecer roxa a prova é positiva para este tipo de enzima). (Fotos gentilmente cedidas pelo Laboratório Especial de Microbiologia Clínica/Alerta – Unifesp/EPM.)

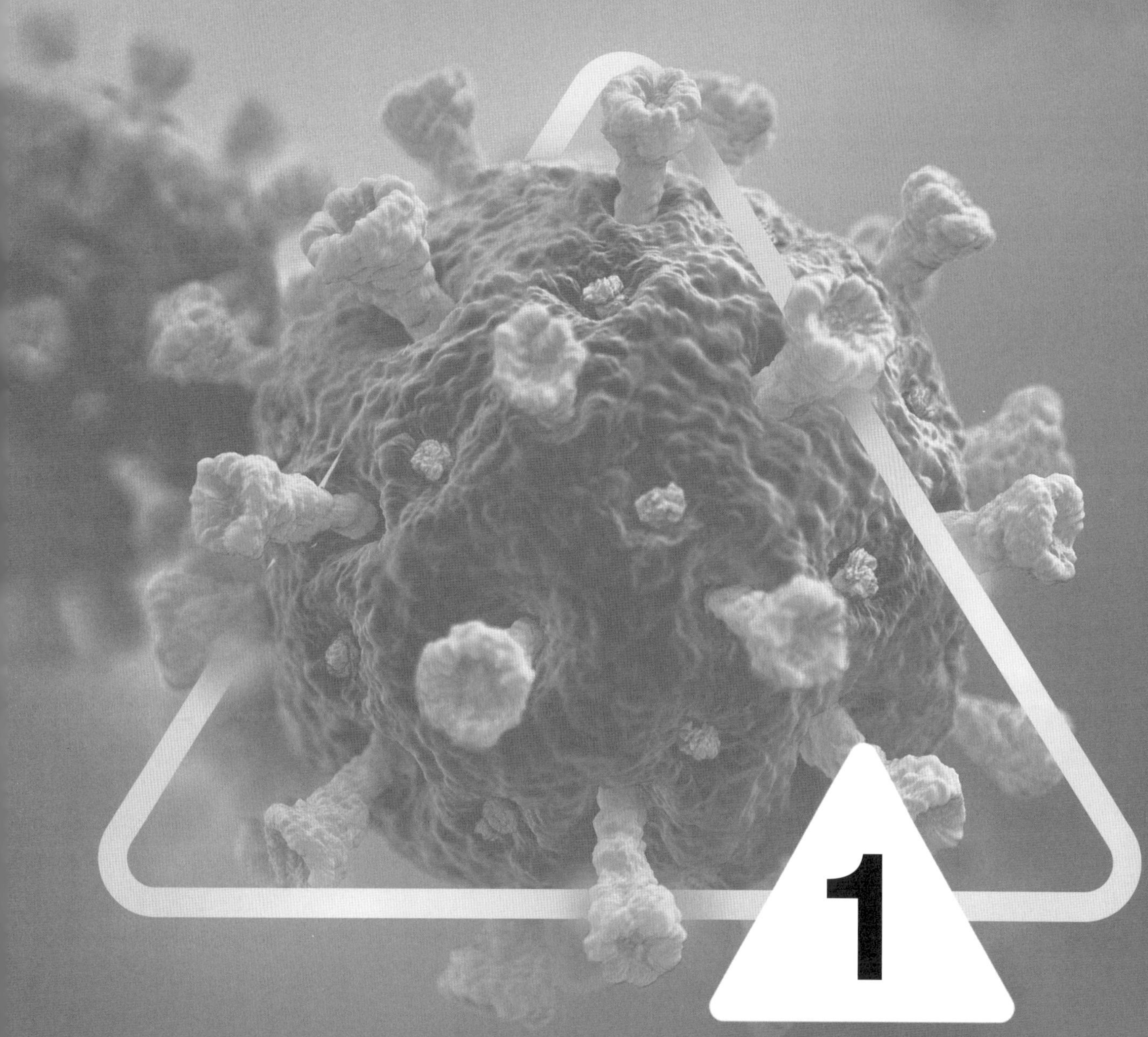

1

Bases da Infectologia

1 Mecanismos Imunológicos na Relação Parasito-Hospedeiro e Evasão da Resposta Imune

Ieda Maria Longo Maugéri (*in memorian*) • Daniela Santoro Rosa

INTRODUÇÃO

Um dos aspectos mais estudados e que tem suscitado importantes avanços na saúde da população mundial são os mecanismos relacionados com a interação parasito-hospedeiro, tornando possível o desenvolvimento de novas vacinas ou medicamentos.

Há muitas descrições sobre os patógenos que acometem os seres humanos e suas diferentes maneiras de provocar infecções e doenças, muitas vezes coexistem por longos períodos no hospedeiro, tornando-se latentes ou crônicos. Por outro lado, o hospedeiro sempre responde no sentido de eliminar o patógeno ou regular sua infectividade, evitando maior dano aos tecidos ou órgãos. Essa resposta, que confere resistência e proteção ao hospedeiro, é uma das mais fascinantes propriedades do sistema imune e depende da indução de mecanismos inespecíficos e específicos de defesa, que compreendem, respectivamente, a resposta imune inata e a adaptativa.

O conhecimento a respeito desses mecanismos e suas interações celulares e moleculares tem sido, em grande parte, demonstrado em experimentos com animais cujas linhagens podem ser naturalmente suscetíveis ou resistentes a determinados patógenos. Além disso, com todos os avanços das técnicas de biologia molecular, é possível estabelecer linhagens resistentes e suscetíveis a determinados patógenos, por manipulação gênica, como transfecção (animais transgênicos), deleção ou silenciamento dos genes (animais *knockout*).

Os patógenos que acometem o ser humano podem ser classificados em cinco tipos:

- Bactérias extracelulares
- Bactérias intracelulares
- Vírus
- Fungos
- Protozoários e parasitos pluricelulares.

Apesar das diferenças entre os tipos de patógenos, o que determina o estabelecimento de uma infecção e que mecanismos do hospedeiro serão efetores para erradicá-la depende de uma série de fatores, como: número de partículas infectantes, via de entrada, colonização dos tecidos, disseminação e escape dos mecanismos imunes pelo patógeno. Tais características determinam o seu grau de patogenicidade. Assim, os microrganismos podem se multiplicar em diferentes locais de nosso organismo como nos espaços extracelulares, nos fluidos corpóreos ou dentro de células e, portanto, podem provocar doença por mecanismos distintos (Tabela 1.1).

A lesão tecidual pode ocorrer por efeito direto do patógeno tal como: a liberação de exotoxinas, sendo exemplos as toxinas tetânica, diftérica, botulínica entre outras, por endotoxinas como o lipopolissacarídeo (LPS) presente na superfície da maioria das bactérias gram-negativas, que atua como potente indutor da síntese de citocinas pelas células do hospedeiro, que, se não forem controladas, podem levar ao choque endotóxico, ou pelo efeito citopático direto induzido pela maioria das infecções virais.

Os mecanismos de lesão tecidual que também podem ser provocados indiretamente pela resposta imune do hospedeiro ao patógeno são: (a) resposta inflamatória induzida no local da multiplicação do patógeno, que pode afetar tecidos normais adjacentes, como nas infecções por bactérias piogênicas; (b) formação de imunocomplexos (interação antígeno-anticorpo), que podem se depositar no endotélio vascular, ou no glomérulo renal, por exemplo, as glomerulonefrites pós-estreptocócicas; (c) anticorpos com reatividade cruzada devido à homologia entre estruturas do microrganismo e do hospedeiro, como a miocardite pós-estreptocócica; (d) por destruição celular mediada por linfócitos T citotóxicos ou células *natural killer* (NK), como ocorre na maioria das viroses, por exemplo, na hepatite viral comprometendo a função hepática por destruição de hepatócitos.

Os patógenos que acometem o ser humano precisam ultrapassar diversas barreiras para estabelecer a infecção.

IMPORTÂNCIA DOS EPITÉLIOS E DAS SECREÇÕES SEROMUCOSAS

A principal porta de entrada da maioria dos microrganismos é representada pelas superfícies epiteliais. Portanto, a pele e os epitélios de revestimento dos tratos respiratório, digestório e geniturinário são importantes barreiras mecânicas, assim como o movimento das pálpebras na proteção do globo ocular e o epitélio ciliar que reveste as vias respiratórias superiores, impedindo que a massa de partículas inaladas, geralmente com inúmeros microrganismos, alcance os alvéolos pulmonares. A função protetora da pele fica claramente demonstrada com a ocorrência de proliferação bacteriana em ferimentos não cuidados devidamente, ou mesmo a alta incidência de morte por infecções em indivíduos que sofreram queimaduras graves.

TABELA 1.1 Mecanismos imunológicos envolvidos na relação parasito-hospedeiro e evasão da resposta imune.

Patógeno	Exemplo	Mecanismo efetor		Mecanismo de evasão
		Imunidade inata	Imunidade adaptativa	
Bactérias extracelulares	*Staphylococcus aureus* *Neisseria gonorrhoeae* *Escherichia coli* *Salmonella typhimurium* *Pneumococcus* *Streptococcus pneumoniae*	Fagocitose Ativação do complemento	Anticorpos neutralizantes IgM e IgG ativadoras do complemento Fagocitose mediada por Fc de imunoglobulina	Inibição da ativação do complemento Variação antigênica Resistência à fagocitose
Fungos	*Candida albicans* *Aspergillus fumigatus* *Cryptococcus neoformans*	Ativação do complemento Fagocitose	T CD4+ perfil Th1 T CD8+ citotóxico	Inibição da fagocitose pelo tamanho, da atividade do sistema complemento e da produção de óxido nítrico Alteração do tráfego intracelular
Helmintos	*Schistosoma mansoni* *Fasciola hepatica* *Wuchereria bancrofti* *Ancylostoma duodenale*	Degranulação de eosinófilos	Anticorpos IgE ADCC	Troca e substituição do tegumento Inibição da atividade do fagócito Produção de proteases capazes de clivar imunoglobulinas
Bactérias intracelulares	*Mycobacterium leprae* *Lysteria monocytogenes*	–	T CD8+ citotóxico	Inativação das espécies reativas do oxigênio (ROS) Rompimento da membrana do fagossomo/escape para o citoplasma
Vírus	Influenza Vírus da imunodeficiência humana Herpes simples Citomegalovírus Epstein-Barr Poxvírus, Vaccínia	Interferona tipo 1 Atividade de células *natural killer*	Anticorpos neutralizantes T CD4+ perfil Th1 T CD8+ citotóxico	Variação antigênica Variação antigênica e infecção de células imunocompetentes Inibição do processamento antigênico Bloqueio do transportador (TAP) Remoção das moléculas de classe I Produção de citocinas imunossupressoras (IL-10) Produção de homólogos do receptor de citocinas
Protozoários	*Trypanosoma cruzi* *Plasmodium falciparum* *Leishmania amazonensis*	Atividade de células *natural killer* Fagocitose	Anticorpo T CD4+ perfil Th1 T CD8+ citotóxico	Variação antigênica Produção de citocinas imunossupressoras (IL-10)

ADCC: citotoxicidade celular dependente de anticorpos; IgM: imunoglobulina M; IgG: Imunoglobulina G; IL: interleucina.

As secreções seromucosas apresentam diversos fatores solúveis que contribuem para evitar a invasão por um patógeno, como os ácidos graxos e láctico presentes nas secreções sudoríparas e sebáceas deixando o pH do local ácido, o que impede a sobrevida de um microrganismo por muito tempo.

A enzima lisozima presente abundantemente na saliva, na lágrima e nos grânulos de fagócitos tem potente efeito bactericida, e seu mecanismo de ação ocorre por ruptura de peptideoglicanos (PS-PG) presentes, principalmente, na superfície de bactérias gram-positivas.

O suco gástrico que confere pH ácido no estômago, a pepsina e os peptídeos antibacterianos presentes no intestino, como as criptidinas, são barreiras químicas importantes.

Além disso, a própria flora associada aos epitélios, representada principalmente por bactérias e fungos comensais, age como barreira física eficaz que impede, por competição, a fixação de outro microrganismo no mesmo local ou como barreira química por inibir a multiplicação do patógeno liberando substâncias como ácido láctico, que altera o pH local, ou a colicina liberada por *Escherichia coli* não patogênica que atua como potente inibidor da colonização de patógenos no intestino.

Recentemente, tem sido descrita em estudos experimentais e clínicos a importância da flora no direcionamento da resposta imune local e sistêmica, incluindo os conceitos de resistência e suscetibilidade.

Uma vez ultrapassadas essas barreiras, os microrganismos podem colonizar tecidos ou invadir células. Nesse momento, vários fatores solúveis e células serão ativados e iniciarão os mecanismos envolvidos na resposta imune inata e adquirida.

Neste capítulo, serão abordados os mecanismos imunológicos protetores e efetores desencadeados de acordo com o tipo de patógeno e sua localização e os mecanismos pelos quais o microrganismo evade dessa resposta.

MECANISMOS IMUNOLÓGICOS ENVOLVIDOS NA RESISTÊNCIA A BACTÉRIAS EXTRACELULARES

A maioria dessas bactérias se multiplica na superfície dos epitélios, nos espaços intersticiais, nos fluidos corpóreos como sangue e linfa e podem induzir doença por produção de toxinas ou pela resposta inflamatória local.

Mecanismos de imunidade inata

Os mecanismos efetores da imunidade natural, responsáveis pela eliminação de bactérias extracelulares e que são desencadeados nas primeiras horas após o estabelecimento de uma infecção, são a ativação das proteínas do sistema complemento e a fagocitose que desenvolve o processo inflamatório.

Ativação do sistema complemento pela via alternativa ou pela via das lectinas

Assim que o microrganismo se fixa nos tecidos, várias proteínas plasmáticas presentes no líquido intersticial começam a ser ativadas como as do sistema complemento. Esse sistema é composto por um conjunto de proteínas, muitas com atividade enzimática, que se encontram na forma inativada no líquido intersticial e em circulação.

A via alternativa do complemento é ativada a partir do componente C3 desse sistema, que está em níveis elevados na circulação e sofre hidrólise espontânea, formando o complexo C3bBb, e se liga a peptideoglicanos presentes na superfície de bactérias gram-positivas ou ao LPS em bactérias gram-negativas. A ligação desses complexos à bactéria faz com que atuem como C3 convertase e clivem moléculas de C3 em C3b e C3a. As moléculas C3b ficam ligadas à superfície da bactéria formando o complexo C3b2Bb convertase para outra proteína desse sistema, o componente C5. Ao se ligar, C5 é clivado em C5b e C5a. O C5b ligado à superfície do patógeno inicia a ativação de outras proteínas do sistema que constituem a via lítica C5b, C6, C7, C8, C9 chamado complexo de ataque à membrana (MAC). O componente C9, quando se liga à superfície do microrganismo, polimeriza e forma um canal na membrana, promovendo lise osmótica, e consequentemente sua eliminação. Tem sido demonstrado que a deficiência em determinados componentes facilita o estabelecimento de algumas infecções, como por exemplo, as por bactérias do gênero *Neisseria* quando animais são deficientes para os componentes C5, C6, C7, C8.

A ativação do complemento, pela via alternativa, tem importância também pela atividade biológica dos seus subprodutos de ativação C3a e C5a que participam na indução do processo inflamatório. Esses subprodutos têm propriedade quimiotática, que atraem leucócitos para o local da infecção, e propriedade de anafilatoxina ligando-se a mastócitos teciduais que liberam aminas vasoativas como histamina, prostaglandinas e leucotrienos induzindo o aumento da expressão de moléculas no endotélio vascular que alteram sua permeabilidade e facilitam a migração de leucócitos para o tecido infectado.

Outra via de ativação do complemento é a via da lectina, proteínas plasmáticas que aumentam seus níveis em decorrência de uma infecção e fazem parte das chamadas proteínas de fase aguda. Essas proteínas ligam-se a resíduos de manose na superfície dos patógenos e tornam-se sítios de ligação do componente C1 do complemento (um complexo molecular) que, ao se ligar, expõem o componente C1q, possibilitando a ligação do substrato C4 a outro componente que cliva em C4b ligado ao patógeno e C4a, que semelhante a C3a e C5a tem atividade de anafilatoxina e se liga em mastócitos. Após a ligação de C4b é formado o local de ligação para o substrato C2 que é clivado em C2b e C2a. Nesse momento, na superfície do patógeno existe um complexo molecular C4bC2a que tem atividade de convertase para C3 e semelhante ao descrito para via alternativa a ativação se completa até a ligação de C9 levando à lise do patógeno.

Fagocitose e resposta inflamatória

Macrófagos são os fagócitos mononucleares mais abundantes encontrados nos tecidos e recebem diferentes nomes, como células de Kupffer no fígado, macrófagos alveolares nos pulmões, histiócitos no tecido conjuntivo, células mesangiais no rim, osteoclastos nos ossos e células microgliais no sistema nervoso central. O processo de diferenciação dessas células se inicia a partir da linhagem mieloide na medula óssea (encontradas no sangue como monócitos) e termina nos tecidos; também são conhecidas como macrófagos residentes.

Apresentam atividade fagocítica e são capazes de exercê-la logo no início de uma infecção, por expressarem receptores de superfície e internalizados, que podem se ligar ao patógeno ou a seus componentes, ser ativados e eliminar o microrganismo pelo mecanismo de fagocitose.

Os macrófagos expressam em sua membrana os receptores semelhantes a Toll, ou TLR que reconhecem padrões moleculares comuns aos patógenos (PAMPS), como lipopeptídeos bacterianos (TLR1 e TLR2 ligados ou TLR2 TLR6), peptideoglicano bacteriano (TLR2), lipopolissacarídeo (TLR4) e flagelina bacteriana (TLR5). Esses receptores podem estar localizados no interior das células (TLR3, 7, 8 e 9) expressos no retículo endoplasmático ou no endossomo e reconhecem ácidos nucleicos como DNA não metilado (CpG) (TLR9), ou RNA fita dupla sintetizado nas infecções virais (TLR3) e RNA fita simples (TLR7 e TLR8).

Outros receptores citoplasmáticos também encontrados nessa célula, que possibilitam sua ativação e destruição do patógeno ou indução da inflamação, são os receptores semelhantes a NOD (NLR). Esses receptores reconhecem estruturas comuns a bactérias gram-positivas e gram-negativas como o dipeptídeo muramil (NOD2). Existe uma subfamília desses receptores que, quando ativada em conjunto com outras proteínas citoplasmáticas, forma o complexo inflamossoma o qual ativa a via da caspase 1 e, diferentemente de outras caspases que levam à morte celular por apoptose, induz a síntese e liberação de interleucina (IL)-1β e IL-18, citocinas importantes no processo inflamatório.

Além dos NLR, os receptores RIG, importantes em infecções virais, são encontrados no citoplasma. Eles reconhecem RNA de fita simples ou transcritos de RNA e DNA que induzem a síntese das chamadas interferonas (IFN) do tipo 1. Na superfície dos macrófagos encontramos os receptores do tipo *scavenger* e várias moléculas. Um receptor de grande importância também expresso por essas células e que torna o mecanismo de fagocitose mais eficiente é o receptor CD11b/CD18 que se liga à molécula C3b do complemento que está ancorada na superfície do patógeno quando esse sistema é ativado, facilitando o processo fagocítico.

Uma vez fagocitado, o microrganismo fica confinado a uma vesícula chamada fagossomo, que se funde ao lisossomo e começa o seu processo de digestão por enzimas proteolíticas com intensa atividade bactericida como o lisozima e hidrolases lácticas. Nesse processo, também são formados metabólitos extremamente tóxicos ao microrganismo como derivados do oxigênio: peróxido de hidrogênio (H_2O_2), superóxido (O_2) e do nitrogênio: óxido nítrico (NO).

Além desse processo, a simples adesão do microrganismo à superfície da célula pelos diferentes receptores é capaz de deflagrar uma cascata de ativação que culmina com a síntese de citocinas pró-inflamatórias como fator de necrose tumoral (TNF)-αα, IL1β, IL-6, IL-8, IL-12 que têm efeitos locais e sistêmicos.

A indução do processo inflamatório, tanto pela fagocitose como por ativação do complemento, ocorre por alteração nas células do endotélio vascular, que irriga o tecido infectado, por síntese de moléculas que auxiliam no aumento do diâmetro do vaso e possibilitam o extravasamento de líquidos e células para o tecido.

A síntese de moléculas é induzida pelas citocinas que se ligam a células do endotélio ou por mediadores liberados pelos macrófagos ou subprodutos do complemento e mediadores liberados pelos mastócitos que também se encontram no tecido infectado. A molécula de P-selectina é sintetizada pelas células do endotélio logo após a exposição aos leucotrienos, prostaglandinas e C5a. A selectina-E é sintetizada após algumas horas da interação com o LPS ou TNF-α, que se ligam, principalmente, a glicoproteínas de neutrófilos e iniciam o processo de adesão celular. O TNF-α e a IL-1β são responsáveis por ativar a síntese de outras moléculas que completam a transmigração celular e assim tornam possível que leucócitos alcancem o tecido infectado.

Dessa maneira, ocorre a migração dos polimorfonucleares e mononucleares para o local da infecção, permanecendo retidos no tecido pela ação de quimiocinas liberadas por macrófagos como IL-8, MCP-1 (proteína quimiotática para monócitos, linfócitos T e eosinófilos) e RANTES.

Os neutrófilos migram precocemente devido à síntese de selectinas e da IL-8. Essas células exercem função fagocítica semelhante à descrita para macrófagos e também têm os mesmos receptores de superfície. O papel protetor de neutrófilos fica bem demonstrado nas imunodeficiências primárias, como na síndrome de Chédiak-Higashi. Pacientes com essa patologia apresentam, por defeitos genéticos, a função dos neutrófilos comprometida, caracterizada por diminuição na quimiotaxia, fagocitose e ausência de enzimas lisossomais. O quadro clínico configura infecções recorrentes e muitas vezes graves, a maioria por bactérias piogênicas.

Os monócitos chegam ao local da infecção e terminam seu processo de maturação por ação de citocinas locais liberadas por macrófagos ativados, fibroblatos e células endoteliais diferenciando-se em macrófagos e aumentando o número dessas células no tecido.

Outra importante população celular envolvida no processo fagocítico e que também está presente em pequeno número em todos os tecidos e órgãos de nosso organismo, aumentando com o processo inflamatório, são as células dendríticas que também recebem denominações diferentes e se encontram em estágios menos diferenciados quando chegam aos tecidos ou em circulação. Os patógenos que invadem tecidos cutâneos também são capturados por essas células conhecidas por células de Langerhans que têm os mesmos receptores descritos para macrófagos, e após capturarem o microrganismo migram para órgãos linfoides secundários, terminando o seu processo de maturação diferenciando-se em células dendríticas maduras.

As células dendríticas nos tecidos têm alta capacidade fagocítica, porém, quando migram para órgãos linfoides adjacentes e terminam o processo de maturação, perdem essa capacidade e tornam-se células apresentadoras de antígeno, expressando uma série de moléculas de superfície que tornam possível seu contato com os linfócitos T. Essas células são as principais apresentadoras de antígenos bacterianos de natureza proteica para linfócitos T em uma infecção primária, sendo um dos mais importantes componentes de ligação entre a resposta imune inata e adaptativa.

Os mecanismos efetores da resposta imune inata a bactérias extracelulares (fagocitose e ativação do complemento), que desencadeiam o processo inflamatório, conseguem eliminar o patógeno ou, na maioria das vezes, controlar sua proliferação, tornando possível que mecanismos da imunidade adaptativa sejam ativados, processo que ocorre somente entre 72 e 96 horas após o estabelecimento de uma infecção.

Devemos ressaltar que todo o processo ocorrido na resposta imune inata age rapidamente iniciando-se na primeira hora do estabelecimento da infecção, porém não confere ao indivíduo imunidade duradoura.

Por outro lado, esse mecanismo de controle do processo infeccioso com contenção do patógeno no local da invasão é fundamental, pois se essa invasão for disseminada (sepse), atingir órgãos e tecidos com ativação expressiva de macrófagos, principalmente por LPS de bactérias gram-negativas com aumento nos níveis de TNF-α, IL-1β, pode levar o indivíduo a um quadro grave chamado choque endotóxico. Essas citocinas atuam sistemicamente em diferentes locais, como no fígado, aumentando a síntese de proteínas de fase aguda, proteínas do complemento; no hipotálamo induzindo a síntese de prostaglandinas e leucotrienos, alterando os centros reguladores da temperatura e assim junto com a IL-6 são conhecidas como pirogênios naturais ou endógenos. O TNF-α também altera a cascata de coagulação, o que explica a participação dessa citocina no choque endotóxico. Animais tratados com LPS em doses elevadas apresentam sinais clínicos semelhantes aos observados no choque endotóxico e morrem por coagulação intravascular disseminada. O tratamento desses animais com anticorpos para TNF (anti-TNF) previne a síndrome. A participação do TNF também foi demonstrada em animais *knockout* para o gene que codifica essa citocina, por serem resistentes ao choque quando tratados com LPS.

Como citado anteriormente, os mecanismos envolvidos na imunidade inata controlam o processo infeccioso e muitas vezes eliminam o patógeno, porém é a resposta imune adaptativa que conferirá ao indivíduo a resposta protetora e duradoura.

Mecanismos de imunidade adaptativa

Entre os mecanismos imunológicos envolvidos na resposta imune específica a patógenos extracelulares, o mais eficaz é desempenhado pela imunidade humoral, caracterizada pela síntese de imunoglobulinas específicas para os antígenos bacterianos. Ao contrário da resposta imune inata, esse tipo de resposta depende do reconhecimento e da expansão de clones celulares antígeno-específicos, que ocorre somente após 3 a 5 dias ao estabelecimento de uma infecção.

Os linfócitos B são as células responsáveis pela imunidade humoral e têm a propriedade de diferenciarem em plasmócitos que liberam as imunoglobulinas específicas ou anticorpos. Essas células sofrem o processo de maturação na medula óssea e migram pela circulação para órgãos linfoides secundários como linfonodos, baço, tecidos linfoides associados a mucosas como placas de Peyer, tonsilas, apêndice cecal, entre outros. Nos linfonodos, os linfócitos B se concentram na região cortical e centros germinativos. No baço, aparecem na região folicular e centro germinativo. Essa especificidade de localização nos órgãos depende da expressão de moléculas de adesão conhecidas como *homing*. Quando os linfócitos B são ativados, proliferam e diferenciam-se em plasmócitos, deixam de expressar algumas moléculas e são capazes de migrar para outras regiões do órgão linfoide ou atingem novamente a medula óssea, liberando o anticorpo específico desse local.

O contato do linfócito B com a bactéria vai depender da sua entrada nos órgãos linfoides secundários, pois em uma infecção primária somente um pequeno número de linfócitos B chega ao local da infecção pelo processo inflamatório, e a resposta primária específica só ocorre dentro dos órgãos linfoides secundários.

Os antígenos solúveis liberados pela bactéria (exo ou endotoxinas), ou o próprio patógeno, durante o processo de bacteriemia, atingem os órgãos linfoides via corrente sanguínea ou linfa. Os antígenos bacterianos também podem ser transportados para esses órgãos pelas células dendríticas imaturas que, como mencionado anteriormente, terminam seu processo de maturação nesse local.

A ativação de linfócitos B vai depender da natureza dos antígenos. Para antígenos não proteicos, o linfócito B é capaz de reconhecer, proliferar, transformar-se em plasmócito e liberar anticorpo, por exemplo, as respostas ao LPS de bactérias gram-negativas ou peptideoglicanos presentes na superfície de gram-positivas, lipídios e ácidos nucleicos. O LPS é capaz de promover os dois sinais necessários para a célula entrar em mitose; por outro lado, ácidos nucleicos ou peptideoglicanos precisam da presença de citocinas liberadas por macrófagos, células dendríticas, para o 2º sinal ser deflagrado.

No entanto, se o antígeno for de natureza proteica, para entrar em proliferação, o linfócito B precisa da interação com linfócitos T CD4+, os linfócitos T *helper* promoverão o segundo sinal para o linfócito B entrar em mitose. Nessa resposta, são produzidos os clones específicos de células de memória.

Além de auxiliarem a resposta de células B a antígenos proteicos, os linfócitos T CD4+, quando apresentados a antígenos proteicos pelas APCs (células apresentadoras de antígenos), podem ser polarizados em 3 subtipos: (a) Th1 responsável pela síntese principalmente de IFN-γ, citocina responsável por ativar e incrementar diversas funções dos macrófagos e, consequentemente, promover inflamação, e ainda responsável pelo *switch* de classe para IgG; (b) Th2 sintetizam principalmente IL-4 que é importante no início da proliferação de linfócitos B e promove *switch* de classe para IgE. A IL-5 ativa eosinófilos, e a IL-13 age na reposta de mucosas, induz células epiteliais a produzir muco e também está envolvida no *switch* de classe para IgE; (c) mais recentemente foi descrito um terceiro subtipo de linfócitos T CD4+ denominado Th17. Esse subtipo se caracteriza pela produção de IL-17 e IL-22. Em uma infecção bacteriana por patógenos extracelulares esse tipo de resposta aumenta o recrutamento de neutrófilos e monócitos para o local da infecção, promovendo a inflamação. Os efeitos dessas células têm sido intensamente estudados nos diferentes modelos de resposta imune.

Em uma infecção primária, a primeira imunoglobulina a ser detectada é a IgM, que atinge altos níveis, seguida de níveis moderados de IgG. Em uma segunda ou seguintes exposições ao mesmo antígeno, os níveis elevados e predominantes serão de IgG. A detecção de IgM específica em um indivíduo significa infecção aguda e, muitas vezes, determina o diagnóstico; o achado de IgM em recém-nascido para *Treponema pallidum,* por exemplo, atesta diagnóstico de sífilis neonatal.

Uma característica da resposta imune humoral específica é o aumento de afinidade dos anticorpos com o antígeno de natureza proteica todas as vezes que se repetir o contato do indivíduo com esse antígeno.

Quando a resposta imune ocorre nos tecidos linfoides ligados à mucosa, em que muitas bactérias invadem via células, como as células M da mucosa intestinal, os plasmócitos serão distribuídos por via sanguínea para a lâmina própria no intestino, glândulas salivares, sudoríparas, lacrimais, mamárias, e sintetizam principalmente IgA. Essa imunoglobulina é a mais abundante nas secreções, bloqueando a invasão de muitos patógenos.

A interação das imunoglobulinas com os seus antígenos específicos ocorrerá no local da infecção com ligação direta ao microrganismo ou em outros locais com patógenos ou antígenos circulantes.

Dessas interações (antígeno-anticorpo), os seguintes mecanismos são desencadeados:

- Neutralização: toxinas bacterianas são neutralizadas pela ligação com o seu anticorpo específico, impedindo sua ligação com a célula-alvo, sendo esse o princípio dos anticorpos induzidos na vacina contra tétano e difteria. Os anticorpos também neutralizam o efeito patogênico de uma bactéria por inibir seu metabolismo e impedir sua proliferação
- Ativação das proteínas do sistema complemento pela via clássica: imunoglobulinas da clase IgM ou IgG, ao se ligarem no patógeno, modificam a conformação de sua cadeia pesada expondo um local na porção Fc que torna possível a ligação de moléculas C1q do complemento. A partir dessa ligação, toda a cascata é ativada, culminando com a formação do complexo de ataque à membrana, conforme descrito anteriormente (via lectina) para resposta imune inata. Assim, além de promover a lise do patógeno também irá potencializar a resposta inflamatória local por todos os subprodutos do complemento citados anteriormente como C3a, C4a e C5a, que têm atividade quimiotática e de anafilatoxina
- Opsonização e potencialização da fagocitose: as imunoglobulinas da classe IgG são capazes de se ligar ao patógeno via porção Fab, revestindo-o, processo conhecido como opsonização. Essa ligação do anticorpo ao patógeno expõe a região Fc do anticorpo. Células como neutrófilos, monócitos, macrófagos e células dendríticas, além dos receptores já descritos neste capítulo, apresentam receptor para a porção Fc e, portanto, também aderem ao patógeno por esse mecanismo, iniciando o processo de fagocitose.

Assim, as reações descritas anteriormente e representadas na Figura 1.1 são as principais formas de eliminar bactérias extracelulares, conferindo resposta efetora.

MECANISMOS IMUNOLÓGICOS ENVOLVIDOS NA RESISTÊNCIA A BACTÉRIAS INTRACELULARES

Esses microrganismos têm a propriedade de invadir células multiplicando-se ou no citoplasma, como a *Listeria monocytogenes,* ou em vesículas celulares, como o *Mycobacterium tuberculosis* ou *leprae* e *Salmonella* sp.

A característica desses microrganismos é a sobrevivência em fagócitos, principalmente no interior de macrófagos, por impedirem a ativação dos mecanismos para sua eliminação. As micobactérias, por exemplo, impedem a fusão do fagossomo com o lisossomo inibindo sua acidificação, produzindo um ambiente propício para seu crescimento. O *Mycobacterium leprae* inibe os metabólitos do oxigênio que são tóxicos para sua destruição. A *Listeria monocytogenes* produz uma hemolisina responsável por sua sobrevida no citoplasma e inibe a ligação de seus peptídeos a moléculas de complexo de histocompatibilidade principal (MHC). Dessa maneira, essas infecções geralmente são crônicas e podem coexistir com o indivíduo, sem manifestações clínicas por longos períodos.

Mecanismos de imunidade inata

A maioria dos mecanismos de imunidade inata descritos para bactérias extracelulares são ineficazes para as intracelulares facultativas. Pelo contrário, a ativação do complemento por via alternativa por constituintes bacterianos facilita a invasão em fagócitos via receptor para a molécula C3b.

Componentes bacterianos ou citocinas liberadas por macrófagos infectados como a IL-12 induzem a síntese de IFN por células NK. Essa citocina se liga ao macrófago e ativa os mecanismos de destruição do patógeno. Camundongos que não são capazes de induzir resposta específica ou adquirida por ausência de linfócitos T e B – imunodeficiência combinada grave (IDCG/SCID) – controlam a infecção de *Listeria monocytogenes* pela atividade de células NK, porém, quando depletados dessa população, tornam-se suscetíveis.

Foi demonstrada no líquido surfactante no pulmão a existência de proteína D que impede a invasão do *Mycobacterium tuberculosis* via receptor de manose presente no macrófago alveolar.

Apesar desses mecanismos ou fatores da imunidade inata, as infecções por bactérias intracelulares tendem a se tornar crônicas, sendo necessária a ativação dos mecanismos da resposta imune adaptativa.

Mecanismos de imunidade adaptativa

Os mecanismos efetores da resposta imune a bactérias intracelulares facultativas são mediados por linfócitos T. Tanto a resposta de T CD4+ como a mediada por linfócitos T CD8+ citotóxicos são essenciais na resistência do hospedeiro a esses microrganismos.

Algumas APCs, principalmente células dendríticas, apresentam peptídeos bacterianos ligados a moléculas de MHC-II para linfócitos T CD4+. Em geral, tais bactérias induzem a célula apresentadora a liberar IL-12 que polarizará a resposta T CD4+ específica em Th1. Estas, por sua vez, liberam e aumentam os níveis de IFN-r que potencializa as funções microbicidas dos macrófagos que promovem a morte intracelular do patógeno. Além do IFN-γ, as células liberam TNF-α e linfotoxinas que ativarão a inflamação local. Infecções por *Listeria monocytogenes* ou *Mycobacterium tuberculosis* não são controladas em animais *knockout* para IFN-γ ou para o receptor de TNF-α, demonstrando, claramente, a importância dessas citocinas na resistência do hospedeiro. A resposta Th1 pode ser detectada em indivíduos nas fases iniciais de tuberculose ou em indivíduos que receberam a vacina BCG. O infiltrado dessa reação é predominantemente de células mononucleares e a maioria dos linfócitos presentes são T CD4+.

Por outro lado, linfócitos T CD8+ (citotóxicos) também são ativados e participam na defesa desses microrganismos. Peptídeos bacterianos escapam do fagolisossoma, como observado em infecção por *M. tuberculosis* ou *M. leprae,* ou por replicação da bactéria livre no citoplasma como na infecção por *L. monocytogenes*. Esses peptídeos são processados e se ligam a moléculas de MHC-I, assim apresentados aos linfócitos T CD8+. Essas células são ativadas, tornam-se linfócitos T citotóxicos, migram para o local da infecção e participam da eliminação do patógeno por sintetizar IFN-γ e ativar os mecanismos microbicidas de macrófagos infectados ou por se ligarem aos macrófagos infectados e induzir apoptose, eliminando-os.

As respostas específicas por linfócitos T CD4+ e CD8+ para essas bactérias também geram clones de células de memória, como a observada na reação de hipersensibilidade do tipo tardia ao derivado proteico purificado (PPD).

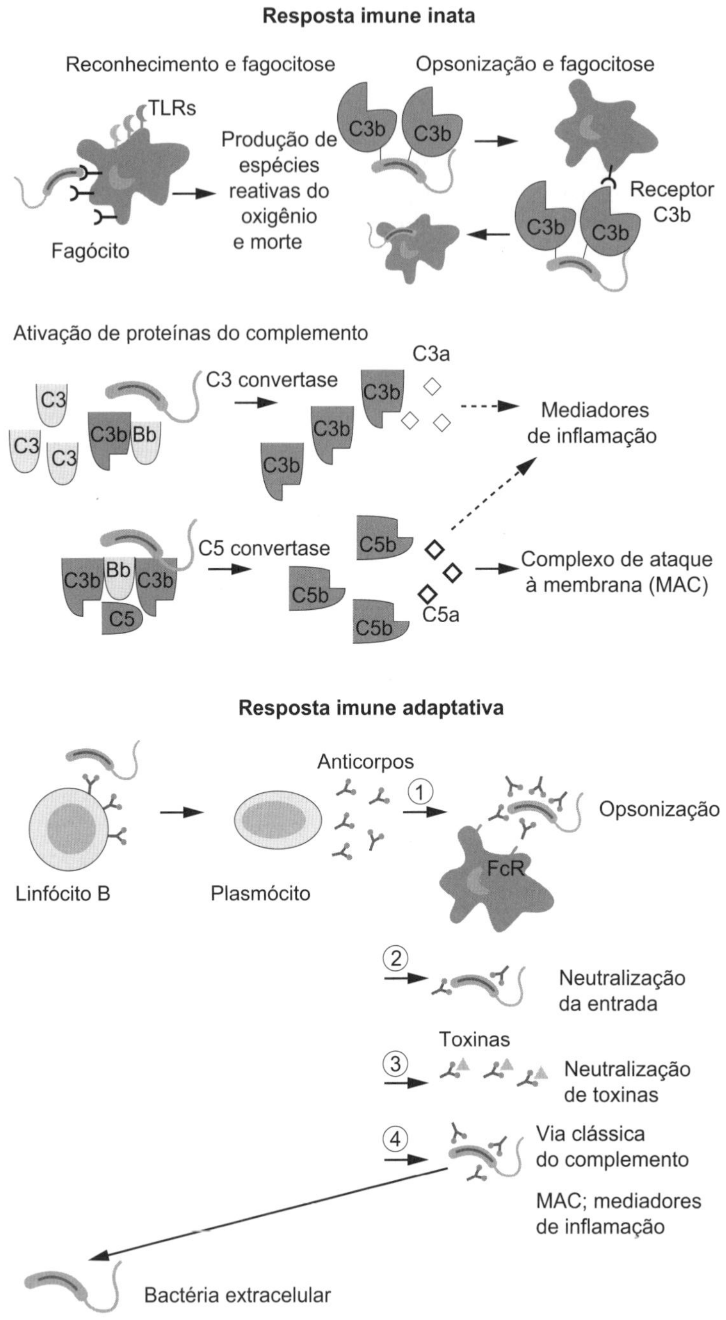

FIGURA 1.1 Mecanismos imunológicos envolvidos na resistência a bactérias extracelulares (*Vibrio cholerae, Escherichia coli, Streptococcus pneumoniae*).

As infecções por bactérias intracelulares facultativas são geralmente crônicas, ocorrendo estimulação antigênica constante, ativação de macrófagos, expansão de clones de linfócitos T antígeno-específicos com intensa liberação de citocinas inflamatórias como IFN-γ e TNF-α e migração frequente ao local da infecção. Esse conjunto de reações promove a formação de granulomas. Histologicamente, os granulomas são caracterizados por formações concêntricas, com a presença de linfócitos T que circundam macrófagos ativados que se fundem e formam células gigantes multinucleadas e se caracterizam, ainda, pela presença de células epitelioides. Essa formação induz lesão tecidual que se caracteriza por necrose como a observada no pulmão na primoinfecção por *M. tuberculosis* (necrose caseosa). A principal função do granuloma, do ponto de vista do hospedeiro, é reter as poucas bactérias viáveis encontradas no seu interior, impedindo sua disseminação. Por outro lado, o patógeno fica protegido do ataque da resposta imune estabelecendo-se uma relação de equilíbrio entre parasito e hospedeiro. Os patógenos podem ser mantidos dessa maneira por longos períodos e qualquer falha na resistência do hospedeiro pode reativar a infecção. Está demonstrado que a formação de granulomas depende de IFN-γ e TNF-α, pois camundongos *knockout* para citocina ou receptor da citocina, respectivamente, não formam granulomas e a infecção por *M. tuberculosis* é disseminada.

Outra forma de resposta como a de anticorpos é ineficaz na proteção a esses patógenos como demonstrado nas infecções por *Mycobacterium leprae*. Existem duas apresentações da doença, sendo uma menos grave, a tuberculoide, em que os indivíduos têm resposta específica de linfócitos T CD4+ e CD8+ (citotóxicos), e a forma mais grave, a lepromatosa, em que o indivíduo apresenta altos títulos de anticorpos para antígenos do patógeno. Tal fato também é observado na tuberculose nos estágios mais avançados da doença, nos quais o indivíduo se torna anérgico ao PPD e a outros antígenos e apresenta títulos elevados de anticorpos para antígenos bacterianos.

Em resumo, o mecanismo efetor que controla eliminando ou impedindo a disseminação de bactérias intracelulares facultativas é mediado por linfócitos Th1 ou T citotóxicos.

A Figura 1.2 demonstra as principais formas de eliminarmos bactérias intracelulares conferindo resposta efetora.

MECANISMOS IMUNOLÓGICOS ENVOLVIDOS NA RESISTÊNCIA A VÍRUS

Os vírus são microrganismos essencialmente intracelulares que necessitam da célula do hospedeiro para se replicar. A maioria desses microrganismos resiste por curto período de tempo fora da célula do hospedeiro.

As infecções virais geralmente são adquiridas via mucosas como as causadas por vírus da influenza, parainfluenza, pólio, sarampo, caxumba, rubéola, entre outras, ou podem ser adquiridas por vetores como na picada de inseto que transmite a dengue, a febre Chikungunya ou a febre amarela. Outros vírus podem ser transmitidos via secreções e líquidos corpóreos, como a infecção pelo vírus da imunodeficiência humana (HIV) e as hepatites B e C.

Os vírus se ligam a receptores celulares específicos para invadirem as células. Podemos citar como exemplos as moléculas CD4 e CCR5 para o HIV ou a molécula CD21 em linfócitos B para o vírus Epstein-Barr (mononucleose e linfoma de Burkitt). Ao se replicar, esses microrganismos podem lisar as células do hospedeiro chamados de vírus citopáticos, outros podem permanecer por longos períodos no interior das células como o HIV em macrófagos, ou ainda por inserção do seu ácido nucleico no genoma do hospedeiro e permanecer em estado de latência como o vírus que causa herpes.

Mecanismos de imunidade inata

Ao penetrar nas células, os vírus as induzem a sintetizarem interferona do tipo 1 (IFN-α e IFN-β). Essa síntese é induzida por RNA de dupla fita que se forma na replicação viral.

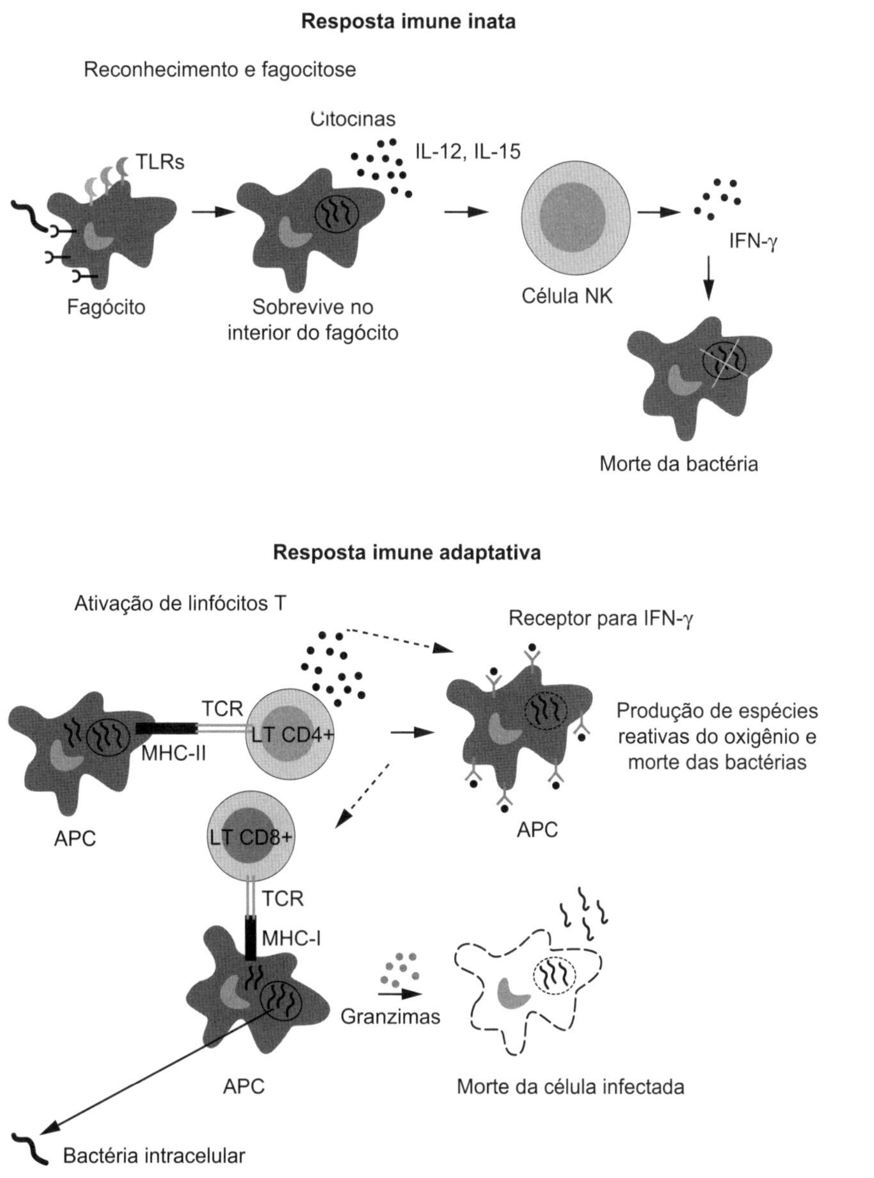

FIGURA 1.2 Mecanismos imunológicos envolvidos na resistência a bactérias intracelulares (*Mycobacterium tuberculosis, Listeria monocytogenes*).

As interferonas de tipo 1 são inibidores diretos da replicação viral e por ação parácrina impedem a infecção de células adjacentes. Essas citocinas também induzem o aumento da expressão de moléculas do MHC-I necessárias para apresentação de peptídeos virais aos linfócitos T citotóxicos.

Outro mecanismo importante da imunidade inata é desencadeado por células NK que têm função citotóxica reconhecendo as células infectadas independente de especificidade antigênica, em geral pela baixa expressão de MHC induzida pelo patógeno. Esses mecanismos, se não eliminam totalmente, são eficientes em controlar a infecção.

Mecanismos de imunidade adaptativa

Os vírus podem alcançar os linfonodos regionais ou o baço como partículas livres, principalmente os vírus citopáticos, que lisam a célula infectada e circulam por via sanguínea (fenômeno de viremia), ou podem atingir a circulação diretamente quando invadem o hospedeiro via vetores, como os transmitidos por picada de inseto. Também podem atingir órgãos linfoides via células fagocíticas como macrófagos e células dendríticas. Entre 24 e 72 horas após a entrada do vírus, ocorre o aumento desses órgãos, produzindo sinais clínicos importantes como linfadenopatia e esplenomegalia.

Para essas infecções, em que as partículas virais podem ser encontradas livres ou no interior de células, tanto os mecanismos mediados por anticorpos como os mediados por linfócitos T efetores são importantes para eliminar o patógeno.

Os linfócitos B presentes nos órgãos linfoides periféricos reconhecem proteínas da superfície do envelope viral como as neuraminidases e hemaglutininas. A síntese de imunoglobulinas ocorrerá com o auxílio de linfócitos T CD4+. Nesse processo, como já citado anteriormente, também são produzidos os clones de memória. A maioria das células B antígeno-específicas permanecem nos linfonodos ou migram para a medula óssea como plasmócitos, sendo poucos encontrados no local da infecção. As imunoglobulinas produzidas no início são da classe IgM, mas após um período podem ser detectadas IgG e IgA específicas.

Os anticorpos, em geral, são neutralizantes e impedem que a partícula viral atinja o seu alvo celular. Além disso, os vírus revestidos por IgG são mais facilmente fagocitados via receptor de Fc e destruídos pelo mecanismo de fagocitose. Alguns vírus apresentam um envelope rico em lipídios estimulando a produção de IgM, que ao se ligarem à partícula viral ativam o complemento lisando-a ou facilitando a fagocitose via receptor para a molécula C3b. O papel protetor dos anticorpos é importante antes da entrada do vírus na célula, porém é eficiente e rege o princípio de várias vacinas em induzir anticorpos neutralizantes.

Como os vírus sofrem várias mutações pelo próprio ciclo de replicação, o papel protetor de anticorpos muitas vezes é específico para o tipo sorológico. Assim, algumas vacinas são constituídas pela mistura de tipos sorológicos como a da influenza, pois mesmo sendo capaz de gerar memória imunológica e com certa reação cruzada, precisa ser constantemente alterada e acrescida do tipo sorológico mutado. Essas vacinas são recomendadas anualmente para crianças até 2 anos, idosos e pessoas da área da saúde, porém mesmo indivíduos hígidos capazes de montarem uma resposta imune protetora ao vírus devem ser vacinados em caso de epidemias ou pandemias. Enquanto os anticorpos são eficazes para eliminar partículas livres, somente os mecanismos mediados por linfócitos T eliminam células infectadas.

Todas as células de nosso organismo, exceto hemácias, expressam moléculas de MHC-I, portanto, uma vez infectadas podem apresentar peptídeos formados no processo de replicação viral. Os linfócitos T efetores citotóxicos peptídeo-específicos, que já foram apresentados a antígenos virais em órgãos linfoides secundários, chegam ao local da infecção, reconhecem via seu receptor de antígeno TCR o complexo MHC-I + peptídeo viral e liberam seus grânulos de perforina e granzimas na célula infectada que será eliminada por apoptose. Vale ressaltar que o dano tecidual muitas vezes é causado por essa resposta, como nas hepatites virais.

Os linfócitos T CD4+ antígeno-específicos liberam citocinas como IFN-γ que induzem um estado antiviral nas células adjacentes não infectadas, ativam células NK e potencializam as funções microbicidas dos macrófagos.

Os mecanismos de expansão clonal de linfócitos T específicos para antígenos virais proteicos induzem células de memória persistentes e importantes nas reinfecções.

A Figura 1.3 demonstra os principais mecanismos de eliminação de vírus conferindo resposta efetora.

MECANISMOS IMUNOLÓGICOS ENVOLVIDOS NA RESISTÊNCIA A FUNGOS

Os fungos são agentes encontrados na natureza, seu hábitat é o solo, o ar e os hospedeiros naturais, vivendo no ser humano e outros hospedeiros, na maioria das vezes em comensalismo como parte da flora. As infecções fúngicas ocorrem quando a relação parasito-hospedeiro é comprometida, facilitando sua invasão e multiplicação. Essas infecções geralmente são endêmicas ou oportunistas.

Alguns fatores influenciam o estabelecimento da infecção fúngica em um indivíduo: (a) idade, sendo a maior incidência em idosos; (b) distúrbios do metabolismo, por exemplo maior suscetibilidade de infecção por *Candida* em diabéticos; (c) uso de quimioterápicos e imunossupressores; ou (d) doenças que comprometem diretamente as funções efetoras da resposta imune como em imunodeficiências primárias (candidíase mucocutânea) ou adquiridas (síndrome da imunodeficiência adquirida [AIDS]), em que os pacientes têm maior prevalência de candidíase oral e esofágica, entre outras.

Os fungos podem penetrar no organismo por inalação de modo natural ou como esporos (paracoccidioidomicoses, histoplasmose e coccidiodomicose) ou via mucosas (dermatofitose e candidíase). A invasão pode ocorrer por ligação direta do patógeno à célula, como a glicoproteína (gp43) de superfície do *Paracoccidioides brasiliensis*, que se liga à laminina, ou a Candida, ligando-se à fibronectina. Esses agentes podem proliferar nos espaços intra e extracelular e induzir infecção local ou sistêmica.

Mecanismos de imunidade inata

Todas as barreiras naturais dos indivíduos discutidas no início do capítulo são importantes para bloquear a invasão fúngica.

A fagocitose é um dos mecanismos da imunidade inata mais importantes para conter esse tipo de infecção. Em sua superfície, os fungos apresentam diferentes estruturas como lipídios, polissacarídeos e glicoproteínas que podem se ligar aos fagócitos (via TLR, por exemplo) e serem internalizados e destruídos pelo processo de fagocitose. Em animais experimentais, a infecção de *Candida albicans* induzida por inalação produz um infiltrado rico em neutrófilos nos pulmões acompanhado rapidamente da eliminação do patógeno. Em pacientes que apresentam função comprometida de neutrófilos como nas imunodeficiências primárias (p. ex., deficiência de adesão leucocitária [LAD] ou síndrome de Chédiak-Higashi), as infecções fúngicas são recorrentes.

As proteínas do complemento também atuam de modo importante na eliminação do patógeno. Moléculas de manana presentes na superfície dos fungos são substratos importantes para a ligação de C3, ativando o complemento pela via alternativa, podendo levar a lise do patógeno ou facilitando a fagocitose via receptor de C3b.

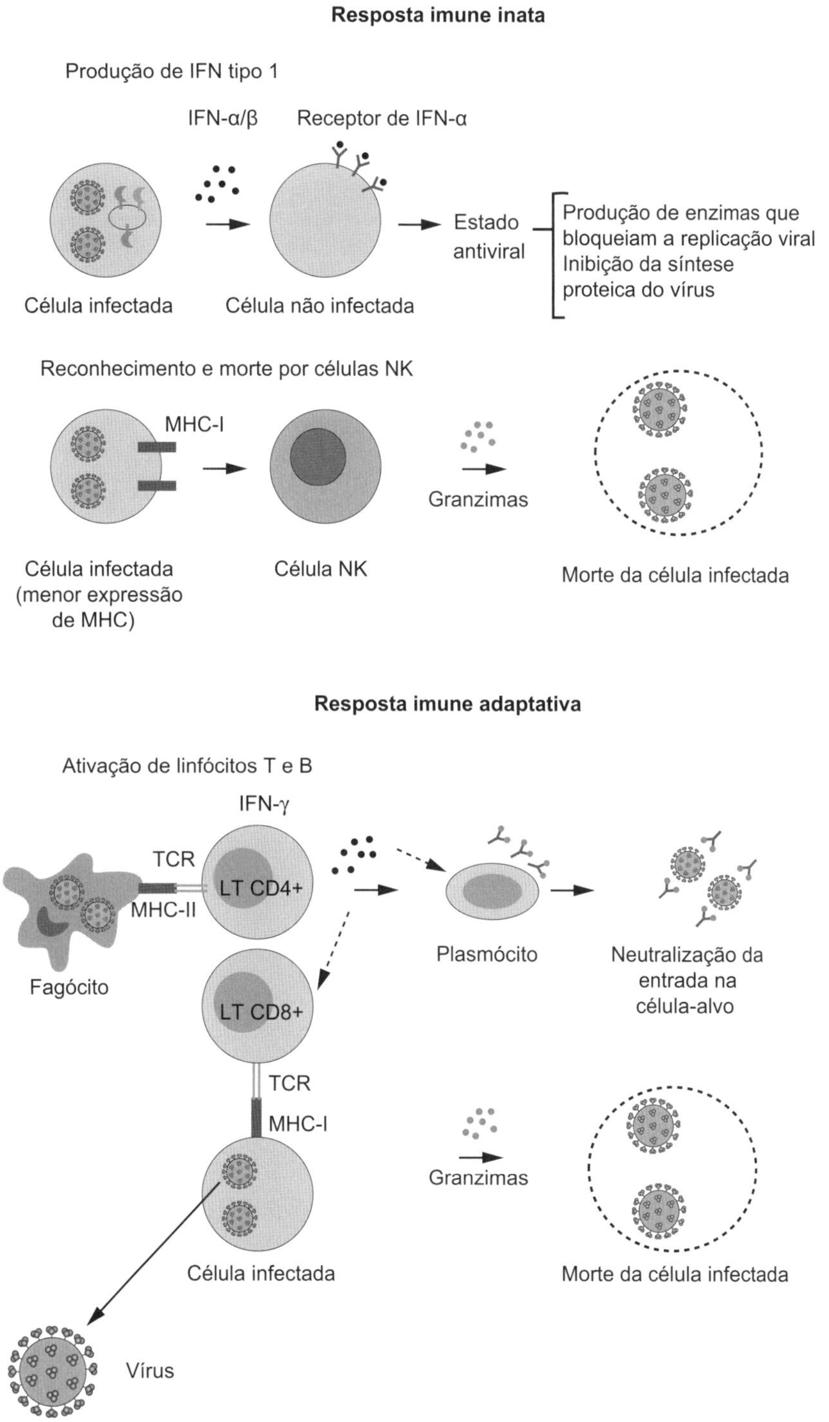

FIGURA 1.3 Mecanismos imunológicos envolvidos na resistência a vírus (influenza, hepatite, HIV).

Em estudos experimentais, camundongos deficientes para as moléculas C4 e C5 do complemento são mais suscetíveis e apresentam infecções extremamente graves por *Candida albicans*.

Mecanismos de imunidade adaptativa

Estudos clínicos e experimentais têm demonstrado a função das respostas mediadas por linfócitos T CD4+ de perfil Th1 na resistência à infecção por fungos. Esse tipo de resposta específica a antígenos do fungo induz à síntese e aumenta os níveis de IFN-γ, potencializando funções de macrófagos e eliminando tanto as infecções por fungos extracelulares (*C. albicans*) como os intracelulares (*H. capsulatum*). O predomínio dessas respostas em várias infecções fúngicas, por serem crônicas, causa dano tecidual, ocorrendo formação de granulomas, semelhantemente ao observado com micobactérias. Animais suscetíveis a determinadas infecções por fungos não formam granulomas e a infecção é disseminada. Esses animais apresentam resposta de linfócitos T CD4+ com perfil Th2, na qual predomina a síntese de IL-4.

A resposta a antígenos fúngicos do tipo Th1 pode ser detectada em indivíduos em testes intradérmicos utilizando extratos antigênicos brutos ou proteínas purificadas do fungo, como candidina, histoplasmina, paracoccidioidina. Os indivíduos apresentam uma reação local de hipersensibilidade tardia (DTH) com infiltrado celular predominantemente de macrófagos e linfócitos. Essas reações avaliam a memória de linfócitos T CD4+ e podem ser utilizadas com finalidade diagnóstica nos inquéritos epidemiológicos.

As respostas de linfócitos T CD8+ citotóxicos parecem também participar na resistência às infecções por fungos, uma vez que os fungos fagocitados podem ter peptídeos que escapam do fagolisossoma e são apresentados em moléculas de MHC-I. Esses linfócitos podem eliminar as células infectadas ou liberar IFN-γ que potencializa as funções microbicidas dos fagócitos.

Com relação ao papel da imunidade humoral na infecção fúngica, este ainda precisa ser mais bem esclarecido. Na maioria das infecções detectamos anticorpos específicos no paciente, porém sem atividade efetora, e cuja função, muitas vezes, é destinada a uma conclusão de diagnóstico. Nas candidíases temos níveis aumentados de IgA específica, porém a resposta, que é eficaz e protetora na eliminação dos patógenos, é Th1. Por outro lado, a presença de anticorpos específicos para polissacarídeos da cápsula do patógeno, como nas criptococoses, parece fundamental para o controle da infecção, uma vez que a presença da cápsula impede a fagocitose e o mecanismo de eliminação do fungo será por lise mediada por anticorpo e consequente ativação das proteínas do complemento.

A Figura 1.4 demonstra um esquema representativo com as principais respostas imunes efetoras contra fungos.

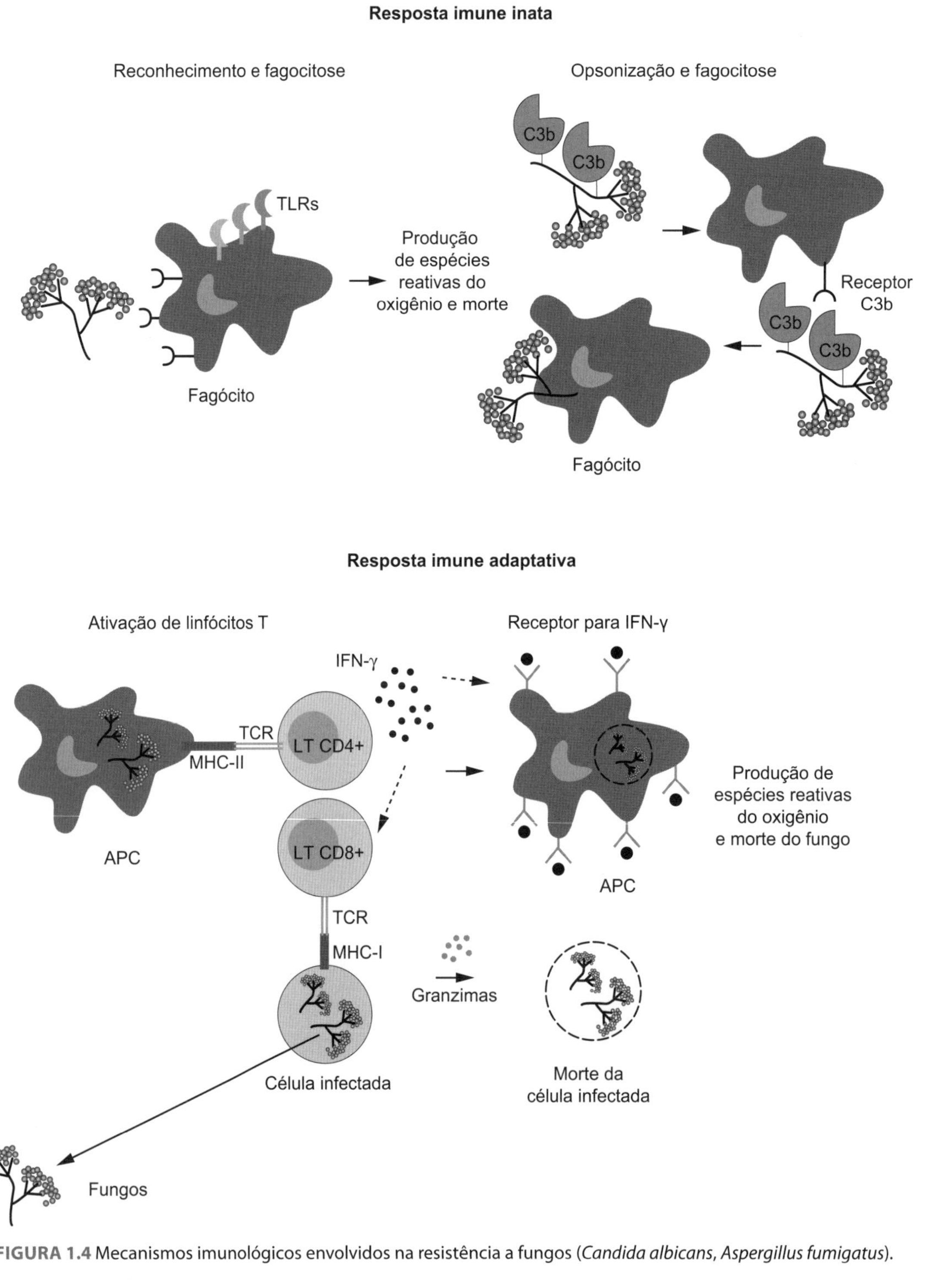

FIGURA 1.4 Mecanismos imunológicos envolvidos na resistência a fungos (*Candida albicans*, *Aspergillus fumigatus*).

MECANISMOS IMUNOLÓGICOS ENVOLVIDOS NA RESISTÊNCIA A INFECÇÕES POR PROTOZOÁRIOS E PARASITOS MULTICELULARES

Parasitos são organismos unicelulares e pluricelulares que compreendem os protozoários, helmintos e ectoparasitos. Muitos desses organismos têm o ser humano como hospedeiro principal e constituem um dos problemas sérios de saúde pública, principalmente nos países em desenvolvimento.

Tanto protozoários como helmintos têm um ciclo de vida complexo com diferentes estágios até chegarem à forma adulta. Reproduzem-se em hospedeiros intermediários ou passam pelo solo ou água e invadem o hospedeiro principal.

O predomínio de algumas parasitoses em determinadas regiões, tornando-as endêmicas, depende das próprias características geográficas que na maioria das vezes favorecem a sobrevida do hospedeiro intermediário (vetores) como nas regiões tropicais de clima quente e úmido. Dentre os protozoários que acometem o ser humano podemos citar o *Plasmodium* sp., *Trypanosomas* sp., *Leishmania, Toxoplasma, Entamoeba, Giardia, Trichomonas*, entre outros. No grupo de helmintos podemos citar os nematodas como *Ascaris, Strongyloides, Trichinella, Wuchereria, Onchocerea* e os trematodas do gênero *Schistosoma*.

De acordo com o ciclo de vida, os parasitos podem infectar o ser humano por via sanguínea, através da picada de inseto ou pela mucosa, e podem viver livremente nos tecidos ou parasitar diferentes células. Em seus diferentes estágios, um mesmo parasito pode ter tropismo por tipos celulares distintos, como ocorre na malária. Nos estágios iniciais os esporozoítas apresentam tropismo para hepatócitos, e, em fases mais tardias, os merozoítas penetram em hemácias. Dessa maneira, em seus diferentes estágios evolutivos o parasito apresenta estruturas antigênicas com alto grau de diversidade, o que tem desafiado muito os pesquisadores na obtenção de vacinas eficazes.

De maneira similar a bactérias intracelulares facultativas e fungos, os parasitos induzem infecções crônicas por: falha dos mecanismos imunes, exposição permanente em regiões endêmicas ou mecanismo de escape do sistema imune do hospedeiro.

Mecanismos de imunidade inata

A resposta imune inata aos parasitos é pouco eficiente, o que é explicado pelo próprio ciclo complexo de vida do parasito. Poucos são os parasitos que são eliminados ou controlados por esse tipo de imunidade. Alguns parasitos carregam em sua superfície moléculas do hospedeiro intermediário que são capazes de ativar a via alternativa do complemento, levando à lise do patógeno. Muitos dos parasitos, principalmente protozoários, mesmo resistindo aos mecanismos desencadeados no processo de fagocitose por macrófagos, induzem a célula a secretar citocinas como TNF-α, IL-1β e IL-12 que participam ativamente da resposta inflamatória local.

Nas infecções por helmintos, principalmente nematodas, por serem organismos mais complexos pluricelulares, a ativação do complemento e a fagocitose são ineficazes. Dessa maneira, as infecções por parasitos são facilmente estabelecidas.

Mecanismos de imunidade adaptativa

As diferenças entre esses organismos, bem como os diferentes estágios de seu ciclo evolutivo requerem a participação de vários mecanismos da resposta imune adaptativa.

Para protozoários que parasitam macrófagos a resposta efetora é mediada por linfócitos T CD4+ de perfil Th1. A dicotomia entre resposta Th1 e Th2 foi descrita nos anos 1980 no modelo murino de leishmaniose, em que se verificou a relação entre resistência e suscetibilidade com as respostas Th1 e Th2, respectivamente. Em linhagens de camundongos resistentes à infecção por *Leishmania*, a resposta específica detectada é predominantemente Th1 com níveis elevados de IFN-γ, e nas suscetíveis a resposta detectada é Th2 com níveis elevados de IL-4 e IL-10. A importância dessas citocinas provocou uma série de pesquisas mostrando o papel antagônico entre elas, ou seja, o predomínio de IL-4 e IL-10 regula negativamente a síntese de IFN-γ. Nesses estudos, também ficou claro que, além das citocinas, as células apresentadoras de antígenos, principalmente as células dendríticas e os componentes do patógeno, definem a polarização das respostas T CD4+. De maneira similar ao que ocorre no modelo murino, na leishmaniose humana, os indivíduos que desenvolvem a forma cutânea mais branda da doença têm indução ou predomínio de resposta Th1, enquanto na forma mais grave, a visceral (calazar) ou sistêmica, o predomínio é de resposta Th2.

Protozoários que se multiplicam no interior de células não fagocíticas e que têm características líticas semelhantes aos vírus citopáticos são eliminados por mecanismos efetores mediados por linfócitos T CD8+ citotóxicos. Na malária, por exemplo, em estágios iniciais quando os hepatócitos são invadidos, esse mecanismo pode ser eficaz, porém, nas formas mais tardias, quando os parasitos invadem os eritrócitos, essa resposta é ineficiente devido à ausência de moléculas de MHC-I nas hemácias.

A resposta imune humoral ocorre na maioria das infecções por parasitos e a detecção de anticorpos específicos tem sido amplamente utilizada com finalidade diagnóstica, porém sua função protetora dependerá do estágio evolutivo do parasito. Para parasitos intracelulares como os causadores das tripanossomíases e malária, os anticorpos atuam bloqueando os efeitos patogênicos das formas circulantes, impedindo a invasão celular. Anticorpos do isótipo IgG específicos para antígenos dos esporozoítos e merozoítos conferem imunidade temporária quando administrados passivamente em indivíduos normais de regiões endêmicas da malária. Na doença de Chagas, anticorpos específicos para as formas tripomastigotas de *T. cruzi* são eficientes na eliminação ou na diminuição de patógenos circulantes. Esses anticorpos medeiam tanto a lise por ativação do complemento como facilitam a fagocitose via receptor de Fc.

A função efetora de determinadas classes de imunoglobulinas também é demonstrada nas infecções por helmintos. Níveis elevados de IgE para antígenos proteicos do parasito têm sido detectados no soro de pacientes com filariose, ascaridíase e esquistossomose. Esse aumento é devido à intensa produção de IL-4 por células de perfil Th2, sendo essa citocina responsável pelo *switch* de classe para IgE. Além dessa citocina, os linfócitos Th2 também liberam IL-5 que atraem e ativam eosinófilos. Nessas infecções, é comum a presença de eosinofilia nos pacientes.

Os mecanismos produzidos para eliminação do parasito por IgE têm intensa participação de eosinófilos e induzem um tipo de resposta conhecida como citotoxicidade celular dependente de anticorpo (ADCC). Os eosinófilos têm receptor para Fc de IgE e a ligação desse anticorpo aos antígenos do parasito e ao eosinófilo promove a alteração na membrana da célula, alterando sua permeabilidade, promovendo a liberação de aminas vasoativas como histamina, prostaglandinas e leucotrienos, que são extremamente tóxicos para o parasito. O processo desencadeado por IgE e eosinófilo é semelhante ao que ocorre nas reações alérgicas de hipersensibilidade tipo I. Muitas vezes, em infecções não controladas com intensa proliferação dos patógenos e ativação constante da resposta imune, como nas ascaridíases, os pacientes apresentam reações urticariformes.

Em resumo, os mecanismos da resposta imune humoral e celular estão presentes na maioria das infecções parasitárias e desempenham papel efetor concomitante ou em diferentes tempos ao longo da infecção.

Por outro lado, a resposta imune induzida pelo parasito muitas vezes pode acarretar dano aos tecidos e órgãos. Na esquistossomose, ocorre a formação de granulomas para conter os ovos do *Schistosoma mansoni* alojados em ramos da veia porta. A intensa resposta de linfócitos Th1 com intensa produção de IFN-γ e ativação de macrófagos induz a formação do granuloma, causando obstrução do vaso, hipertensão portal e consequente fibrose hepática. Na filariose observa-se a formação de linfedema também em decorrência da resposta Th1 nos vasos linfáticos, local de proliferação das filárias.

Doenças causadas por imunocomplexos como glomerulonefrites e vasculites são observadas na malária e esquistossomose. Reações autoimunes, como miocardites e neuropatias observadas na doença de Chagas e na malária, podem ocorrer devido à ativação policlonal por antígenos do parasito ou por homologia entre estruturas do parasito com constituintes do hospedeiro. A Figura 1.5 mostra as principais respostas imunes efetoras contra helmintos.

MECANISMOS DE EVASÃO DO SISTEMA IMUNE POR PATÓGENOS

O sucesso do estabelecimento de uma infecção depende principalmente da sobrevivência do patógeno no hospedeiro. Muitos patógenos desenvolveram, ao longo da evolução, mecanismos de escape da resposta imune, garantindo sua sobrevivência e, portanto, o estabelecimento da infecção. É exatamente a coexistência e a coevolução entre patógenos e seus hospedeiros que levam ao desenvolvimento desses múltiplos mecanismos de evasão. O conhecimento sobre os mecanismos de evasão utilizados torna possível o desenvolvimento de estratégias eficazes para o controle das infecções.

À medida que a complexidade do patógeno aumenta, aumenta também sua capacidade de sobrevivência no ambiente hostil que por vezes o organismo do hospedeiro pode se revelar. Portanto, os patógenos mais virulentos são mais bem adaptados e podem exibir melhor estratégia de evasão da resposta imune, enquanto microrganismos avirulentos podem se mostrar mais suscetíveis à ação do sistema imune.

O mecanismo primário de evasão dos patógenos é a capacidade de infectar um tecido/órgão imunoprivilegiado, por exemplo, sistema nervoso central, articulações, testículos e placenta. Nesses locais, a circulação de linfócitos é menos intensa, o acesso dos anticorpos é mais restrito, assim como a atuação do sistema complemento. O sistema complemento é um dos alvos preferenciais por ser uma das primeiras linhas de defesa do hospedeiro. Existem diversos tipos de mecanismos de escape sofisticados e alguns serão discutidos nesse capítulo.

Bactérias extracelulares

Algumas bactérias desenvolveram mecanismos específicos e têm um conjunto de genes que contribuem para o estabelecimento de uma infecção crônica. A persistência da bactéria normalmente é estabelecida após um período de infecção aguda que acarreta ativação tanto do sistema imune inato quanto adaptativo. Infecções bacterianas persistentes podem envolver a invasão de um tecido ou órgão em particular, ou modificação do microambiente das células eucarióticas. Como exemplos de bactérias extracelulares que causam patologia podemos citar: *Streptococcus pneumoniae, Staphylococcus aureus, Vibrio cholerae, Clostridium tetani, Neisseria gonorrhoeae, Escherichia coli* e *Salmonella typhimurium.*

A presença de cápsulas em bactérias extracelulares é capaz de inibir a ação de vários mecanismos do sistema imune inato, como a fagocitose. O *Staphylococcus aureus* é uma bactéria extracelular gram-positiva que pode ser encontrada como comensal da pele/mucosas ou em vários tecidos e no sangue e causar várias infecções localizadas ou sistêmicas. Devido ao uso indiscriminado de antibióticos, diversas cepas de *S. aureus* desenvolveram resistência aos antimicrobianos mais utilizados na clínica. Essas observações, juntamente com

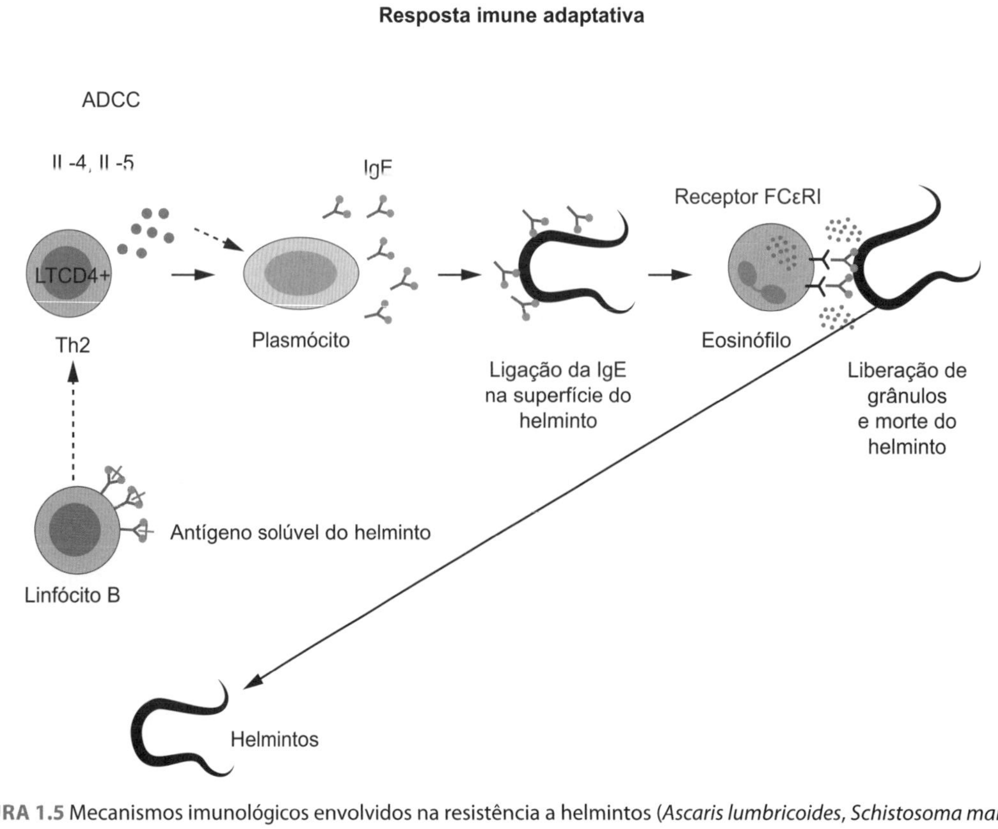

FIGURA 1.5 Mecanismos imunológicos envolvidos na resistência a helmintos (*Ascaris lumbricoides, Schistosoma mansoni*).

evidências produzidas a partir de experimentos em animais, demonstram que esse patógeno não é capaz de gerar uma imunidade protetora duradoura e infecções recorrentes acontecem com frequência.

A ampla distribuição de infecções causadas pelo *S. aureus* sugere que este desenvolveu diversos atributos que auxiliam na evasão da resposta imune desencadeada no hospedeiro. O *S. aureus* produz numerosas moléculas de superfície que têm potencial para: (a) inibir a ativação ou deposição de proteínas do complemento; (b) inibir a quimiotaxia dos neutrófilos; (c) produzir substâncias que lisam os neutrófilos e que (d) neutralizam peptídeos antimicrobianos produzidos pelo hospedeiro (p. ex., defensinas). Além disso, esse patógeno tem a capacidade de sobreviver nos fagossomos, expressar polissacarídeos que inibem a opsonização por anticorpos e complemento e é importante notar que sua parede celular é resistente à lisozima. Uma vez que a fagocitose por neutrófilos é um mecanismo importante da imunidade protetora contra infecção por *S. aureus*, a sobrevivência após a fagocitose pode estar ligada à capacidade de produzir polipeptídeos com atividade lítica para os neutrófilos. Assim, a lise de neutrófilos após a fagocitose é um processo potencialmente importante na patogênese da infecção por *S. aureus* multirresistentes a antibióticos.

Do ponto de vista de saúde pública, infecções causadas por bactérias extracelulares são bastante relevantes. O choque séptico, por exemplo, decorrente da infecção por bactérias gram-positivas, como o *Staphylococcus aureus*, ou gram-negativas, como *Escherichia coli* enteropatogênica, que atuam por liberação de entero e exotoxinas, respectivamente, leva à produção de TNF-α, a principal citocina envolvida nesse processo. Assim, a grande produção de TNF-α, em vez de controlar a infecção, colabora na indução do quadro de choque. Além disso, algumas outras toxinas bacterianas denominadas superantígenos (enterotoxina de *S. aureus* e proteína A estafilocóccica) são capazes de induzir uma ativação policlonal de linfócitos T ou B, desencadeando a produção de diferentes citocinas pró-inflamatórias que resulta em um quadro patológico semelhante ao choque séptico.

A variação antigênica é um fenômeno no qual os patógenos são capazes de alterar rapidamente as suas características antigênicas e estruturais de determinados componentes em um curto período de tempo, não alterando a estabilidade de outros componentes. A troca de antígenos de superfície tem como única imposição a pressão seletiva exercida pela resposta imune do hospedeiro. A bactéria gram-positiva *Streptococcus pneumoniae*, por exemplo, apresenta polissacarídeos capsulares antigenicamente distintos. Já foram identificados 84 sorotipos que previnem a deposição de anticorpo e complemento na superfície bacteriana.

Fungos

O principal mecanismo de resposta imune contra os fungos é por meio de fagócitos que utilizam a enzima óxido nítrico sintase (NOS) e outros mediadores. Por esse motivo, os fungos são capazes de evitar a detecção pelo sistema imune inato mascarando padrões moleculares associados a patógenos (PAMPs), como carboidratos presentes na superfície celular, e, uma vez detectados, várias espécies interferem com fagócitos e tráfego intracelular reprimindo produtos antimicrobianos como o NO. Na maioria dos casos, o mecanismo molecular envolvido em tais processos não é conhecido.

A inibição da fagocitose pode ocorrer devido ao tamanho de determinados fungos. Por exemplo, as hifas multinucleadas de *C. albicans* e *Cryptococcus neoformans* não são eficientemente internalizadas pelos fagócitos. Outras estratégias de escape utilizadas pelos fungos são a resistência à ação das espécies reativas do oxigênio (ROS)/nitrogênio (RNS) e inibição da atividade do sistema complemento. Ambas espécies são capazes de se ligar a reguladores do complemento e inibir a produção de C3b. Além disso, alguns fungos como a *C. albicans* e o *Aspergillus fumigatus* são capazes de degradar diretamente proteínas do complemento e da matriz extracelular. Vários fungos patogênicos como *C. albicans*, *C. neoformans*, *Blastomyces dermatitidis* são capazes de inibir a produção do NO pelos macrófagos e esse fenômeno acontece devido à diminuição do mRNA. Alguns fungos intracelulares, como *H. capsulatum* e *C. neoformans*, têm capacidade de manipular o tráfego intracelular ou o microambiente do fagolisossomo.

Helmintos

A capacidade dos helmintos em modular o sistema imune alicerça a sua longevidade no hospedeiro vertebrado. Na grande maioria dos casos, as infecções por helmintos permanecem mesmo com uma resposta imune induzida pelo hospedeiro mostrando que eles desenvolveram estratégias para subvertê-la.

De maneira geral, a infecção por helmintos está associada à baixa responsividade a alergênios e autoantígenos, e esse fenômeno é observado em humanos e em modelos murinos. Além disso, linfócitos T de pacientes infectados com *Schistosoma mansoni* ou *Brugia malayi* apresentam baixa responsividade a antígenos específicos do patógeno.

Geralmente os helmintos apresentam superfícies espessas e são muito grandes para serem fagocitados. Assim, a ação dos macrófagos fica limitada à liberação de substâncias tóxicas que visam lesar a membrana dos helmintos. Além disso, alguns helmintos têm a capacidade de trocar de tegumento quando está recoberto por moléculas do complemento ou imunoglobulinas. A modulação do sistema imune pelos helmintos é feita, principalmente, por meio da liberação de mediadores solúveis que se ligam, degradam ou interagem com células e moléculas do sistema imune.

O *Schistosoma mansoni*, agente etiológico da esquistosomose, desenvolveu diversas estratégias de escape ao longo do tempo, por exemplo: (a) produção de proteases capazes de clivar imunoglobulinas; (b) inibição do sistema complemento; (c) troca e substituição do tegumento; (d) utilização de antígenos do hospedeiro para recobrir sua membrana plasmática e evitar o reconhecimento como não próprio; (e) desencadeamento de respostas do tipo Th2 com produção de IL-4, inibindo a atividade de fagócitos.

Evidências recentes mostram que genes altamente conservados que codificam citocinas estão presentes em helmintos e seus produtos podem ser reconhecidos por receptores nas células imunes do hospedeiro. Por exemplo, *B. malayi* e *A. ceylanicum* expressam homólogos do fator inibitório de migração de macrófagos (MIF), que é uma citocina pró-inflamatória e desempenha importante função no choque séptico.

Bactérias intracelulares

Doenças infecciosas causadas por bactérias intracelulares são bastante comuns e variam quanto a sua gravidade e significância. Bactérias intracelulares desenvolveram a capacidade de sobreviver ao processo de fagocitose pelas células do sistema imune e causam doenças de caráter crônico e de difícil tratamento, visto que se encontram protegidas da ação do sistema imune humoral e da ação de muitos antibióticos. Podemos citar como exemplos: *Mycobacterium tuberculosis*, *Mycobacterium leprae* e *Listeria monocytogenes*.

Mycobacterium tuberculosis infecta macrófagos e o sucesso dessa infecção é atribuído diretamente à capacidade de manipular o fagossomo no qual reside e impedir a maturação dessa organela. Ao longo do tempo, a *M. tuberculosis* desenvolveu mecanismos de escape perante a resposta imune do hospedeiro, como: (a) modulação da maturação do fagossomo; (b) inibição da fusão do fagossomo com lisossomo; (c) escape perante a ação de radicais livres dentro dos fagócitos; (d) secreção de ESAT-6 e CFP-10, que são antígenos necessários para a virulência e patogenicidade da bactéria; e (e) participação da lipoproteína de 19 kDa na inibição da expressão de MHC-II.

Além disso, a ativação via receptor semelhante a Toll 2 (*Toll-like receptor* – TLR2) pode induzir a síntese de IL-10, levando à hiporresponsividade do macrófago ao IFN-γ. A resposta imune e a consequente formação do granuloma induzida pelo *M. tuberculosis* são benéficas para o hospedeiro, pois impedem a disseminação da infecção. Todavia, considera-se a formação do granuloma como um mecanismo de escape, uma vez que os linfócitos capazes de liberar citocinas que ativam os macrófagos ficam restritos à superfície desse granuloma.

A bactéria intracelular gram-negativa *Salmonella typhimurium* é capaz de utilizar células dendríticas como veículo para disseminar a infecção no hospedeiro e evadir o reconhecimento pelos linfócitos T. Trabalhos recentes têm mostrado que células dendríticas infectadas com *Salmonella* são incapazes de apresentar peptídeos bacterianos no contexto de moléculas de MHC classe I ou II para linfócitos T *naïve* e esse fenômeno pode ser uma consequência da redução na produção das espécies reativas de oxigênio.

Vírus

Os vírus são parasitos intracelulares obrigatórios e dependentes das células hospedeiras para replicação viral. Portanto, a evolução dos vírus ocorreu concomitantemente com a de seus hospedeiros, e por isso os vírus desenvolveram diversas estratégias para escaparem do sistema imune.

A infecção de células que não são alvo do sistema imune (p. ex., os neurônios) é um mecanismo de evasão utilizado pelo vírus da raiva. Alguns vírus têm a habilidade de infectar e destruir células do sistema imune; um dos mais conhecidos é o HIV.

Os vírus têm glicoproteínas de superfície que são reconhecidas pelos anticorpos e a variação desses antígenos é uma das principais estratégias virais para evadir a resposta imune do hospedeiro. A variação antigênica foi uma das primeiras estratégias de evasão descritas. Devido à baixa fidelidade da RNA polimerase, os genomas virais de RNA compreendem um conjunto de quais espécies com mutações aleatórias que podem evadir o reconhecimento por anticorpos neutralizantes. Os principais mecanismos de variação antigênica são as mutações pontuais e os rearranjos dos genomas de RNA levando, respectivamente, à deriva antigênica (*antigenic drift*) e ao desvio antigênico (*antigenic shift*). No caso do vírus influenza, os dois tipos de variação antigênica podem ocorrer. No caso da deriva antigênica (*antigenic drift*) os principais antígenos-alvo são a hemaglutinina e a neuraminidase. O desvio antigênico (*antigenic shift*) ocorre quando os vírus influenza que normalmente habitam diferentes espécies recombinam-se nas células do hospedeiro gerando um vírus distinto, tal como o vírus da gripe aviária ou vírus da gripe suína. A principal consequência da variação antigênica é a resistência dos vírus à imunidade gerada na população por infecções prévias. As pandemias de influenza que ocorreram no século 20 são um exemplo de deriva antigênica, e a pandemia de H1N1 ocorrida em 2009 foi causada por uma cepa na qual as fitas do RNA do genoma foram rearranjadas entre as cepas de suínos, aves e humanos (desvio antigênico). Outros vírus, como o HIV também têm uma grande capacidade de sofrer variações antigênicas. A variabilidade genética tem a possibilidade de produzir sequências peptídicas que podem ser novos antígenos ou antígenos que não são mais capazes de se ligar a moléculas do complexo principal de histocompatibilidade (MHC).

Outros mecanismos de evasão utilizados pelos vírus são a produção de proteínas homólogas às proteínas regulatórias do complemento que bloqueiam sua ativação. O vírus *cowpox*, por exemplo, produz uma proteína reguladora de inflamação (*inflammation modulatory protein* – IMP) que impede o dano tecidual no local da infecção presumidamente por meio da inibição da produção dos fatores quimioatraentes de macrófagos como C3a e C5a.

Os vírus desenvolveram mecanismos específicos que possibilitam inibir a ativação das células NK. A inibição das células NK pode ocorrer pela modificação da expressão dos ligantes na superfície das células infectadas por meio do aumento da expressão de ligantes inibitórios ou diminuição de ligantes ativadores (p. ex., HIV e citomegalovírus), assim como inibição da produção de citocinas como IFN-γ e IL-18 (p. ex., papilomavírus humano – HPV) e da liberação de moléculas efetoras como a perforina e granzimas.

Alguns vírus produzem moléculas imunossupressoras como o vírus Epstein-Barr que produz uma proteína homóloga à citocina IL-10, inibindo a ativação de macrófagos e de células dendríticas. Os poxvírus (p. ex., vírus vaccínia) codificam moléculas que, quando secretadas pelas células infectadas, se ligam a várias citocinas como IFN-γ, TNF, IL-1 e IL-18, podendo atuar como antagonistas das citocinas. Os poxvírus, adenovírus, vírus influenza, vírus da hepatite C e HPV também codificam moléculas que bloqueiam a ação das interferonas do tipo 1 (α, β) e 2 (γ), uma vez que esses são os principais mecanismos antivirais utilizados pelo sistema imune. Outros vírus bloqueiam a síntese de citocinas que são necessárias para a produção de IFN-γ, como IL-12 e IL-18.

Como visto anteriormente, a resposta efetora citotóxica dos linfócitos T CD8+ desempenha um importante papel na detecção e eliminação de células infectadas por vírus. Por esse motivo, muitos vírus desenvolveram estratégias capazes de alterar desde o processamento dos antígenos virais até a montagem e expressão na membrana desses peptídeos ancorados à molécula de MHC classe I. O citomegalovírus produz uma proteína que impede o processamento de suas proteínas pelo proteassomos e, consequentemente, a apresentação de peptídeos virais pelas moléculas de MHC classe I. Já o herpes-vírus produz uma proteína (ICP47) que bloqueia a entrada dos peptídeos virais no retículo endoplasmático (RE). O bloqueio do transporte das moléculas de MHC maduras contendo peptídeos antigênicos do RE para o complexo de Golgi é uma estratégia também utilizada pelo citomegalovírus (p. ex., proteínas US2 e US11). O HIV codifica proteínas que levam à endocitose das moléculas de MHC-I (Nef), repressão do promotor do gene de MHC-I (Tat) e inibição de TAP (transportador associado ao processamento de antígenos).

Estudos de infecção crônica em camundongos com o vírus da coriomeningite linfocítica (LCMV) mostraram que esse vírus pode levar à ativação das vias inibitórias de linfócitos T, inclusive a via PD-1. As respostas reduzidas dos linfócitos T resultantes da infecção pelo HIV também podem dever-se, em parte, à falta de responsividade dos linfócitos T mediadas por PD-1. Portanto, os vírus podem ter evoluído para explorar os mecanismos normais da regulação imunológica e para ativar essas vias em linfócitos T. Esse fenômeno é chamado exaustão, o que implica que as respostas imunológicas contra vírus são iniciadas, mas interrompidas prematuramente.

Protozoários

Os protozoários são uma das principais causas de doenças infecciosas no mundo. Esses patógenos evoluíram com o sistema imunológico dos vertebrados e normalmente produzem infecções crônicas e de longa duração. São patógenos que apresentam ciclo biológico complexo, muitas vezes envolvendo mais de um hospedeiro e com variabilidade de formas/estágios com capacidade para infectar diferentes tecidos e células do hospedeiro. Do ponto de vista da resposta imune, a complexidade do ciclo de vida desses patógenos dificulta o desenvolvimento de uma resposta protetora eficaz, e é por isso que até hoje não existe vacina contra doenças parasitárias humanas. Assim, alguns protozoários (*Leishmania* sp., *Plasmodium* sp., *Trypanosoma cruzi* e *Toxoplasma gondii*) conseguem estabelecer infecções crônicas e repetidas com replicação mínima. O protozoário *Toxoplasma gondii* também pode infectar locais imunoprivilegiados como o cérebro e a retina, evitando o reconhecimento e a eliminação pelas células do sistema imune do hospedeiro.

Um passo crítico na interação parasito/hospedeiro é a evasão de resposta imune inata. A capacidade de evitar a ação das enzimas lissossomais e metabólitos tóxicos e os mecanismos efetores humorais, como lise pelo complemento, é de particular importância para a fase extracelular do ciclo de vida dos protozoários, enquanto na fase intracelular devem resistir à morte por enzimas lisossomais e metabólitos tóxicos. Os protozoários fazem isso remodelando o fagossomo e interferindo com as vias de sinalização que levam à ativação celular. Além disso, há evidências de que os protozoários modificam a apresentação de antígenos e funções das células dendríticas, um processo que facilita a evasão tanto da imunidade inata quanto da adaptativa. A *Leishmania* consegue se manter no interior dos macrófagos sem sofrer danos; o *T. cruzi* também consegue sobreviver pois escapa dos fagossomos e *o T. gondii*, ao invadir as células ativamente, forma o vacúolo parasitófago se protegendo.

Existem várias estratégias de evasão e alguns protozoários se utilizam da localização anatômica privilegiada para favorecer seu crescimento. O *T. cruzi*, por exemplo, persiste no músculo cardíaco formando ninho de amastigotas. Alguns protozoários conseguem se alojar em locais em que o sistema imune não é capaz de detectar, como os causadores da malária (*Plasmodium* sp.). Esse patógeno tem uma fase assexuada no interior de eritrócitos, que não são capazes de produzir e expressar MHC de classe I em sua superfície, garantindo que a presença desse microrganismo não seja anunciada ao sistema imune na forma de complexos peptídeo-MHC.

A variação antigênica também é uma estratégia utilizada por protozoários, por exemplo, espécies de *Trypanosoma* que apresentam genes que codificam para glicoproteínas de superfície (VSG) e podem variar a sua expressão durante o curso da infecção. Dessa maneira, quando ocorre a produção de anticorpos específicos para determinado antígeno, o parasito deixa de expressá-lo, garantindo sua sobrevivência. Diferentes espécies de *Plasmodium* possuem no genoma os antígenos variantes de superfície (VSAs), entre os quais, a mais amplamente estudada e clinicamente relevante é a família *var*, que codifica aproximadamente 60 proteínas expressas na superfície dos eritrócitos conhecidas como proteína 1 da membrana de eritrócito de *P. falciparum* (PfEMP1). Durante a infecção, a expressão dos genes *var* é alterada, possibilitando que o patógeno escape da resposta imune induzida e estabeleça uma infecção crônica.

Protozoários como *T. gondii*, *P. falciparum* e *Leishmania* induzem a secreção de citocinas reguladoras como a IL-10, que atua diminuindo os efeitos produzidos por IL-12, TNF e óxido nítrico. Dessa maneira, o processo inflamatório é contido, tornando possível a permanência do parasito no hospedeiro.

BIBLIOGRAFIA

Abbas KA, Lichtman AH, Pillai S. Imunologia celular e molecular. 8. ed. Rio de Janeiro: Elsevier; 2015.

Alcami A, Koszinowski UH. Viral mechanisms of immune evasion. Immunol Today. 2000;21:447-55.

Allred DR. Antigenic variation in babesiosis: is there more than one 'why'? Microbes Infect. 2001;3:481-91.

Allred DR. Molecular technology and antigenic variation among intraerythrocytic hemoparasites: do we see reality? Vet Parasitol. 2001;101:261-74.

Babu S, Blauvelt CP, Kumaraswami V, Nutman TB. Cutting edge: diminished T cell TLR expression and function modulates the immune response in human filarial infection. J Immunol. 2006;176:3885-9.

Boros DL, Whitfield JR. Enhanced Th1 and dampened Th2 responses synergize to inhibit acute granulomatous and fibrotic responses in murine schistosomiasis mansoni. Infect Immun. 1999;67:1187-93.

Bueno SM, Riedel CA, Carreno LJ, Kalergis AM.Virulence mechanisms displayed by Salmonella to impair dendritic cell function. Curr Med Chem. 2010;17:1156-66.

Bueno SM, Wozniak A, Leiva ED, Riquelme SA, Carreno LJ *et al.* Salmonella pathogenicity island 1 differentially modulates bacterial entry to dendritic and non-phagocytic cells. Immunology. 2010;130:273-87.

Chinen T, Qureshi MH, Koguchi Y, Kawakami K. Candida albicans suppresses nitric oxide (NO) production by interferon-gamma (IFN-gamma) and lipopolysaccharide (LPS)-stimulated murine peritoneal macrophages. Clin Exp Immunol. 1999;115:491-7.

Collette JR, Lorenz MC. Mechanisms of immune evasion in fungal pathogens. Curr Opin Microbiol. 2011;14:668-75.

Cookson BT, Brennan MA. Pro-inflammatory programmed cell death. Trends Microbiol. 2001;9:113-4.

Correale J, Farez M. Association between parasite infection and immune responses in multiple sclerosis. Ann Neurol. 2007;61:97-108.

Dell'Oste V, Gatti D, Giorgio AG, Gariglio M, Landolfo S, De Andrea M. The interferona-inducible DNA-sensor protein IFI16: a key player in the antiviral response. New Microbiol. 2015;38(1):5-20.

Denkers EY, Schneider AG, Cohen SB, Butcher BA. Phagocyte responses to protozoan infection and how *Toxoplasma* gondii meets the challenge. PLoS Pathog. 2012;8:e1002794.

Dhariwala MO, Anderson DM. Bacterial programming of host responses: coordination between type I interferon and cell death. Front Microbiol. 2014;28(5):545.

Eldridge MJ, Shenoy AR. Antimicrobial inflammasomes: unified signalling against diverse bacterial pathogens. Curr Opin Microbiol. 2015;23C:32-41.

Elliott DE, Summers RW, Weinstock JV. Helminths as governors of immune-mediated inflammation. Int J Parasitol. 2007;37:457-64.

Flynn JL, Chan J. Immune evasion by Mycobacterium tuberculosis: living with the enemy. Curr Opin Immunol. 2003;15:450-5.

Foster TJ. Immune evasion by staphylococci. Nat Rev Microbiol. 2005;3: 948-58.

Fraenkel S, Bergman Y. Variability and exclusion in host and parasite: epigenetic regulation of Ig and var expression. J Immunol. 2006;177:5767-74.

Frech C, Chen N. Variant surface antigens of malaria parasites: functional and evolutionary insights from comparative gene family classification and analysis. BMC Genomics. 2013;14:427.

Gantt KR, Schultz-Cherry S, Rodriguez N, Jeronimo SM, Nascimento ET *et al.* Activation of TGF-beta by Leishmania chagasi: importance for parasite survival in macrophages. J Immunol. 2003;170:2613-20.

Geisbrecht BV. Staphylococcal complement inhibitors: biological functions, recognition of complement components, and potential therapeutic implications. Adv Exp Med Biol. 2008;632:221-36.

Graves SF, Kobayashi SD, DeLeo FR. Community-associated methicillin-resistant Staphylococcus aureus immune evasion and virulence. J Mol Med (Berl). 2010;88:109-14.

Hansen-Wester I, Hensel M. Salmonella pathogenicity islands encoding type III secretion systems. Microbes Infect. 2001;3:549-59.

Hussaarts L, Yazdanbakhsh M, Guigas B. Priming dendritic cells for Th2 polarization: lessons learned from helminths and implications for metabolic disorders. Front Immunol. 2014;20(5):499.

Kawakami K, Zhang T, Qureshi MH, Saito A. Cryptococcus neoformans inhibits nitric oxide production by murine peritoneal macrophages stimulated with interferona-gamma and lipopolysaccharide. Cell Immunol. 1997;180:47-54.

Kenneth M. In: Neumann S, Maadidi SE, Faletti L, Haun F, Labib S, Schejtman A *et al.* Imunobiologia de Janeway. 8. ed. 2014.

Kim HK, Cheng AG, Kim HY, Missiakas DM, Schneewind O. Nontoxigenic protein A vaccine for methicillin-resistant Staphylococcus aureus infections in mice. J Exp Med. 2010;207:1863-70.

Kobayashi SD, Musser JM, DeLeo FR. Genomic analysis of the emergence of vancomycin-resistant Staphylococcus aureus. MBio. 2012;3.

Kotwal GJ. Poxviral mimicry of complement and chemokine system components: what's the end game? Immunol Today. 2000;21:242-8.

Li C, Sanni LA, Omer F, Riley E, Langhorne J. Pathology of Plasmodium chabaudi chabaudi infection and mortality in interleukin-10-deficient mice are ameliorated by antitumor necrosis factor alpha and exacerbated by antitransforming growth factor beta antibodies. Infect Immun. 2003;71:4850-46.

Lightowlers MW, Rickard MD. Excretory-secretory products of helminth parasites: effects on host immune responses. Parasitology. 1988;96 (Suppl): S123-66.

Luo S, Blom AM, Rupp S, Hipler UC, Hube B *et al.* The pH-regulated antigen 1 of Candida albicans binds the human complement inhibitor C4b-binding protein and mediates fungal complement evasion. J Biol Chem. 2011;286:8021-9.

Maizels RM, Yazdanbakhsh M. Immune regulation by helminth parasites: cellular and molecular mechanisms. Nat Rev Immunol. 2003;3:733-44.

McCormick JK, Yarwood JM, Schlievert PM. Toxic shock syndrome and bacterial superantigens: an update. Annu Rev Microbiol. 2001;55:77-104.

Motta V, Soares F, Sun T, Philpott DJ. NOD-like receptors: versatile cytosolic sentinels. Physiol Rev. 2015 Jan; 95(1):149-78.

Muraille E, Leo O, Moser M. TH1/TH2 paradigm extended: macrophage polarization as an unappreciated pathogen-driven escape mechanism? Front Immunol. 2014; 26(5):603.

Murphy K, Trovers P, Walpor M. Imunobiologia de Janeway. 7. ed. Porto Alegre: ArtMed, 2010.

Neumann S, Maadidi SE, Faletti L, Haun F, Labib S, Schejtman A *et al.* How do viruses control mitochondria-mediated apoptosis? Virus Res. 2015 Feb 28; S0168-1702(15):00116-1.

Orange JS, Fassett MS, Koopman LA, Boyson JE, Strominger JL. Viral evasion of natural killer cells. Nat Immunol. 2002;3:1006-12.

Oviedo-Boyso J, Bravo-Patiño A, Baizabal-Aguirre VM. Collaborative action of Toll-like and NOD-like receptors as modulators of the inflammatory response to pathogenic bacteria. Mediators Inflamm. 2014;2(014):432-785.

Perez-Mazliah D, Langhorne J. CD4 T-cell subsets in malaria: TH1/TH2 revisited. Front Immunol. 2015;12(5):671.

Peterson RA. Regulatory T-cells: diverse phenotypes integral to immune homeostasis and suppression. Toxicol Pathol. 2012;40(2):186-204.

Rocco NM, Carmen JC, Klein BS. Blastomyces dermatitidis yeast cells inhibit nitric oxide production by alveolar macrophage inducible nitric oxide synthase. Infect Immun. 2011;79:2385-95.

Rooijakkers SH, Ruyken M, Roos A, Daha MR, Presanis JS *et al.* Immune evasion by a staphylococcal complement inhibitor that acts on C3 convertases. Nat Immunol. 2005;6:920-7.

Rooijakkers SH, Van Kessel KP, Van Strijp JA. Staphylococcal innate immune evasion. Trends Microbiol. 2005;13:596-601.

Russell DG. Mycobacterium tuberculosis and the intimate discourse of a chronic infection. Immunol Rev. 2011;240:252-68.

Sacks D, Sher A. Evasion of innate immunity by parasitic protozoa. Nat Immunol. 2002;3:1041-47.

Salgame P. Host innate and Th1 responses and the bacterial factors that control Mycobacterium tuberculosis infection. Curr Opin Immunol. 2005;17:374-80.

Schorey JS, Cheng Y, Singh PP, Smith VL. Exosomes and other extracellular vesicles in host-pathogen interactions. EMBO Rep. 2015;16(1):24-43.

Silverman GJ, Goodyear CS. Confounding B-cell defences: lessons from a staphylococcal superantigen. Nat Rev Immunol. 2006;6:465-75.

Vermeire JJ, Cho Y, Lolis E, Bucala R, Cappello M. Orthologs of macrophage migration inhibitory factor from parasitic nematodes. Trends Parasitol. 2008;24:355-63.

Wilson MS, Taylor MD, Balic A, Finney CA, Lamb JR *et al.* Suppression of allergic airway inflammation by helminth-induced regulatory T cells. J Exp Med. 2005;202:1199-212.

Yewdell JW, Hill AB. Viral interference with antigen presentation. Nat Immunol. 2002;3:1019-25.

2 Diagnóstico Laboratorial em Infectologia

Celso Francisco Hernandes Granato

Levando em conta que as etapas iniciais do processo diagnóstico já tenham sido cumpridas (história clínica, dados epidemiológicos e o cuidadoso exame físico), estabelecem-se as hipóteses diagnósticas iniciais e parte-se para os exames laboratoriais e de imagem do diagnóstico.

Didaticamente, divide-se essa fase em duas etapas. Na primeira delas, costuma-se realizar exames laboratoriais de caráter mais geral, com o objetivo de estabelecer índices de saúde geral, na maior parte das vezes, não característicos ou típicos para uma ou outra doença, mas que podem nos ajudar a definir as etapas subsequentes de investigação laboratorial ou de imagem.

Nessa fase do processo costuma-se incluir o hemograma e dosagens de proteínas de fase aguda ou de avaliação de processo inflamatório geral, pois, embora relativamente inespecíficos, habitualmente trazem informações úteis a respeito da natureza do processo nosológico (presença ou não de infecção, que tipo de agente infeccioso envolvido, entre outros).

O quadro hematológico nas doenças infecciosas de caráter agudo pode se comportar de maneiras muito variadas, podendo, inclusive, ser até mesmo aparentemente normal. Regra geral, a série vermelha não costuma apresentar grandes alterações, exceto em algumas situações como a málaria, a infecção por eritrovírus, por exemplo. Pode-se, eventualmente, encontrar pequeno grau de anemia e microcitose, mais como um caráter reacional do que de outra natureza. As alterações no leucograma costumam ser bem mais comuns. O comportamento da série branca pode dar indicações de acometimento por agentes bacterianos ou virais, de maneira mais sugestiva.

Desde a fase inicial das doenças bacterianas, são frequentemente observadas elevações na contagem de leucócitos (leucocitoses), mais comumente à custa de neutrofilia, tanto relativa como absoluta, muitas vezes acompanhadas de aumento do número e do percentual de formas mais jovens de granulócitos (mieloblastos, promielócitos, mielócitos, metamielócitos) a que se denomina desvio à esquerda. Podem ainda ser observados quadros de leucopenia absoluta, com neutropenia, especialmente em infecções por bactérias gram-negativas, mas também em tuberculose, brucelose e nas fases iniciais de algumas infecções virais (HIV, hepatites, citomegalovírus [CMV], vírus Epstein-Barr [EBV], sarampo, rubéola e varicela); nesses casos, podem ou não ser acompanhadas de desvio à esquerda. É possível, ainda, ser descritas granulações tóxicas nos neutrófilos, em graus variados.

Nas infecções causadas por vírus, a leucocitose ocorre frequentemente à custa de linfocitose relativa e absoluta. Nesse momento é frequente a descrição de graus variados de atipia linfocitária. Esses linfócitos atípicos, que representam formas ativadas de linfócitos T, podem ser distinguidos pelo bom hematologista de linfócitos atípicos encontrados em outras condições nosológicas, como as leucoses. Habitualmente o grau de atipia linfocitária fornece alguns indícios com relação à etiologia, uma vez que níveis de 10 a 20% são bastante inespecíficos, enquanto níveis de 50 a 80% sugerem infecção pelo EBV e, mais raramente, CMV, dengue e hepatite A.

Por outro lado, deve-se ter em mente que existem outros processos/situações associados a neutrofilias, como queimaduras, período pós-operatório (12 a 36 horas), infarto agudo do miocárdio, crise de gota, glomerulonefrite aguda, vacinação, entre outras. Com relação a causas não infecciosas de neutropenia, são citados o uso de medicamentos (medicamentos anticonvulsivantes, antitireoidianos, antibióticos, antipsicóticos) e fenômenos autoimunes.

Um índice que tem sido empregado, particularmente nos processos infecciosos neonatais, simples e disponível assim que o resultado do hemograma estiver em mãos é o índice I/T. Trata-se do produto da divisão do número de formas imaturas de neutrófilos pelo número total de neutrófilos. A determinação seriada desse índice teria um elevado valor preditivo negativo, ainda que o valor preditivo positivo não seja útil na mesma medida.

A partir desse momento e, frequentemente paralelo a ele, faz-se a dosagem das chamadas proteínas de fase aguda (PFA). Recebem essa denominação proteínas cuja síntese aumenta de modo exponencial e rapidamente bem no início do processo infeccioso. Regra geral, os índices observados tendem a ser inespecíficos, embora, em situações mais particulares, possa ser identificado predomínio de uma ou outra PFA. Essas oscilações de produção das PFA refletem processo inflamatório, não obrigatoriamente infeccioso, mas ajudam no estabelecimento de um raciocínio etiológico mais definido.

A proteína C reativa (PCR) já é usada há várias décadas com finalidade prognóstica em diversas situações clínicas. A síntese de PCR ocorre no fígado e refere-se um aumento de 1.000 até 10.000 vezes poucas horas após o início do processo inflamatório. Atualmente considera-se que, mais importante do que o valor isolado da dosagem da PCR, seria a curva de variação desse índice, com a dosagem seriada trazendo valor preditivo muito melhor do que a isolada.

Outro marcador sorológico bastante empregado nos últimos anos foi a procalcitonina (PCT). Há uma infinidade de trabalhos na literatura, incluindo metanálises, que tentam demonstrar a importância dessa determinação quantitativa. O conceito mais atual parece indicar que o valor dessa determinação está mais relacionado ao valor preditivo negativo, isto é, valores pouco alterados de PCT têm mais serventia para a exclusão de um processo infeccioso do que valores mais alterados sugiram infecção.

Referem-se, ainda, como marcadores de fase aguda a ferritina e o fibrinogênio, este como agente pró-inflamatório, mas, novamente, ressalte-se a superposição que se identifica entre valores alterados e normais, e entre processos inflamatórios e infecciosos, razão pela qual, nesse momento, esses marcadores devam ser usados muito criteriosamente.

Novamente, todos esses exames iniciais não têm a pretensão de fazer o diagnóstico isoladamente. Entretanto, por serem de rápida obtenção, amplamente disponíveis e de baixo custo, habitualmente, podem guiar as etapas subsequentes do diagnóstico, particularmente a sorologia, as culturas e as técnicas moleculares, visando ganhar tempo e reduzir custos dos procedimentos diagnósticos mais específicos.

DIAGNÓSTICO LABORATORIAL ESPECÍFICO

Nesse tema, cabe lembrar que o diagnóstico laboratorial específico pode ser feito pelo emprego de duas abordagens:

- Diagnóstico direto: emprega-se esse termo toda vez que a pesquisa do agente etiológico se faz com o uso de técnica que detecta o próprio agente infeccioso, seja qual for a técnica, seja qual for o agente, seja qual for o material clínico investigado. Assim, exemplos de técnicas diretas são hemocultura para bactérias, fungos, isolamento viral em culturas de células, pesquisa de antígenos bacterianos, fúngicos ou virais, técnicas moleculares para identificação do DNA ou do RNA bacteriano, fúngico ou viral. Enfim, qualquer técnica cujo produto seja algum componente do agente infeccioso, total ou parcial, enquadra-se na definição de diagnóstico direto
- Diagnóstico indireto: emprega-se esse termo quando se faz a pesquisa de uma reatividade do organismo infectado diante da presença do agente infectante. Regra geral, isso é praticamente sinônimo de pesquisa de anticorpos, independentemente do material biológico em que se faz essa pesquisa, do tipo de imunoglobulina pesquisada e da técnica utilizada. Assim, exemplos de técnicas indiretas são pesquisa de IgM para toxoplasmose no soro pela quimioluminescência; pesquisa de IgG para herpes simples no liquor (embora a rigor não se trate de "sorologia", esse termo é rotineiramente usado), pela técnica imunoenzimática ou outras.

No campo do diagnóstico direto, é importante ter em mente alguns detalhes que podem ter impacto na efetividade do procedimento diagnóstico. Assim, podem-se citar a escolha do material biológico (sangue total, liquor, secreção, líquido cavitário); o momento da coleta perante uma medicação já instituída (pico da concentração sérica de um antibiótico, por exemplo); o tempo transcorrido depois do início das manifestações clínicas; o meio de cultura apropriado; o tipo de célula para possibilitar isolamento viral; a estabilidade da amostra (temperatura ambiente, refrigerada a 4°C ou congelada); o tempo de transporte, dentre inúmeros outros. Ao conjunto desses fatores que antecedem a realização dos exames propriamente ditos costuma-se denominar fatores pré-analíticos.

No diagnóstico indireto também são muito importantes o material biológico, o tipo de imunoglobulina pesquisada em função do tempo de início dos sintomas, a estabilidade do analito, dentre inúmeros outros detalhes.

Assim, no momento em que se listarem os exames específicos a serem solicitados, é importante lembrar sempre das condições particulares de cada caso, o tipo de exame que pode esclarecer melhor esse diagnóstico, a disponibilidade desse exame no local onde se trabalha e, se for o caso, se é possível encaminhá-lo a outro local (estabilidade).

Para questões mais específicas e detalhadas sobre as técnicas empregadas nas diversas situações clínicas abordadas neste livro, por favor, refira-se a cada doença nos capítulos correspondentes.

BIBLIOGRAFIA

Ferraz MLG, Lemes C (org.). Medicina diagnóstica. 1. ed. Barueri, SP: Manole; 2011.

Nisalak A. Laboratory diagnosis of dengue virus infections. Southeast Asian J Trop Med Public Health. 2015;46Suppl1:55-76. Review.

Villard O, Cimon B, L'Ollivier C, Fricker-Hidalgo H, Godineau N, Houze S *et al.* Serological diagnosis of *Toxoplasma* gondii infection: Recommendations from the French National Reference Center for Toxoplasmosis. Diagn Microbiol Infect Dis. 2016 Jan; 84(1):22-33.

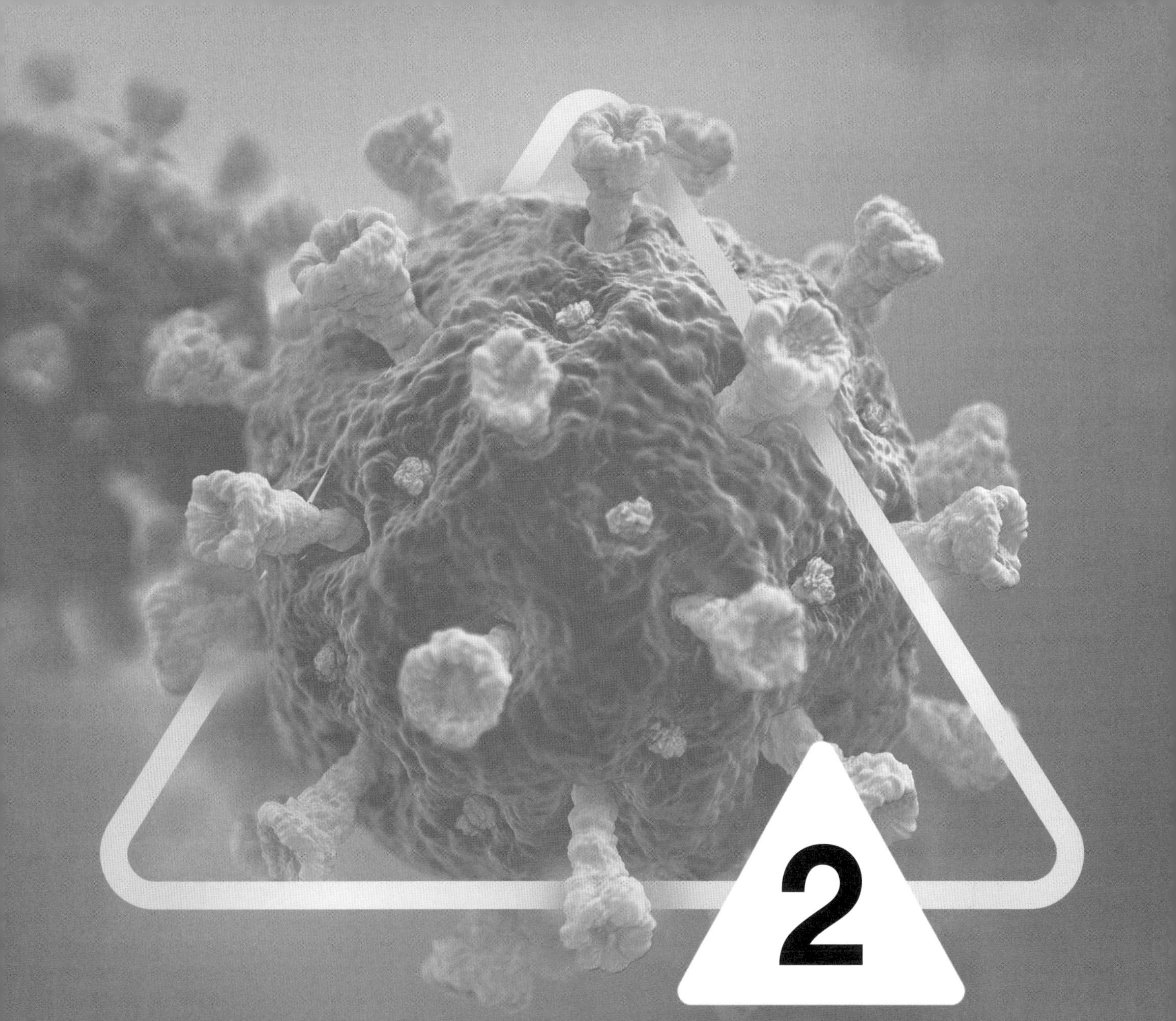

2

Agentes Etiológicos e Doenças Infecciosas

SEÇÃO 2.1

Infecções Causadas por Vírus

3 Aspectos Gerais

Celso Francisco Hernandes Granato

Embora muitos de nós não tenhamos muita simpatia por taxonomia, e isso vem desde os tempos iniciais dos estudos de microbiologia, no caso das doenças causadas por vírus, saber, ainda que de forma superficial, a maneira como se faz a divisão entre os mais de 200 agentes virais capazes de causar doenças nos seres humanos pode nos ajudar a entender a evolução de algumas dessas viroses, o tratamento antiviral, a possibilidade de reatividade cruzada nos testes diagnósticos e até mesmo a história natural de muitas infecções. Isso sem falar na desinfecção com produtos químicos ou meios físicos.

Algumas das características fundamentais dos vírus estão na base dessa classificação. Por exemplo, enquanto os microrganismos, de forma geral, apresentam em sua composição bioquímica tanto moléculas de DNA como de RNA, os vírus, salvo exceções muitíssimo raras e ainda objeto de estudos, contêm exclusivamente DNA ou RNA.

Assim, uma primeira forma de olharmos a classificação viral é saber se em sua forma madura (a que denominamos vírion) o ácido nucleico presente é o DNA ou o RNA; importante notar que se deve observar a forma madura do vírus, uma vez que determinadas famílias virais podem albergar os dois tipos de ácidos nucleicos, dependendo do momento considerado no ciclo biológico na replicação viral.

Assim, temos dois grandes grupos de vírus: famílias com DNA e famílias com RNA. E por que isso é tão relevante na prática? Em primeiro lugar, as enzimas envolvidas na replicação viral são distintas, dependendo do tipo de ácido nucleico envolvido. Em segundo lugar, saber se o material genético de um determinado vírus é constituído por DNA ou RNA pode nos fornecer indícios de quais mecanismos de replicação ele usa, quais enzimas estão envolvidas e como se poderia inibir esse processo.

Outra consequência importante dessa informação está relacionada com a evolução e a história natural das infecções. Grande parte dos vírus que acometem o ser humano, e que têm como material genético o DNA, podem se integrar ao genoma da célula hospedeira ou pelo menos ficar permanentemente no núcleo celular de uma forma epissomal e, eventualmente, provocar surtos de reativação periodicamente. Exemplos disso são as infecções pelo Herpevirus hominis dos tipos 1 e 2, causadores do herpes simples labial, nasal, nasolabial ou genital. Com frequência, após a primoinfecção, esses agentes voltam a se expressar clinicamente, causando grande desconforto para os pacientes. Outro exemplo frequente na prática clínica são as reativações pelo citomegalovírus, particularmente importantes nos indivíduos imunossuprimidos e bastante preocupantes nas gestantes. O que falar, então, dos papilomavírus humanos, conhecidos como HPV, que tantos problemas causam aos seus portadores crônicos, podendo até gerar a possibilidade de carcinoma de colo uterino ou peniano? Todos esses vírus contêm DNA.

Por outro lado, pode-se observar que os vírus que contêm RNA muito raramente causam esse tipo de situação: sarampo, rubéola, caxumba, influenza e tantos outros. Nesses casos, muitas vezes a doença tem uma evolução aguda e raramente os vírus podem causar reinfecções, se considerarmos o mesmo sorotipo.

Há exceções importantíssimas, como o HIV-1, muito embora ele seja colocado em uma família à parte (Retroviridae), uma vez que esses vírus se multiplicam por ação de uma transcriptase reversa e, portanto, ao longo do processo de replicação tenha tanto DNA como RNA, a forma madura é constituída por RNA, porém a cronificação está ligada à integração do DNA complementar ao genoma da célula hospedeira.

Outra exceção notável é o vírus da hepatite C que, embora seja formado por RNA e não seja um retrovírus, pode causar infecções crônicas graças à sua extraordinária capacidade de se evadir da reposta imune. São, apesar disso, exceções à regra.

De qualquer modo, sempre se pode pensar que as doenças virais crônicas em sua grande parte são causadas por vírus que contêm DNA, enquanto as doenças agudas que se resolvem após a fase aguda (ainda que possam ser muito graves) tendem a ter como agentes vírus que contêm RNA, salvo honrosas exceções.

Dessa forma, a informação de que um vírus contém DNA já nos permite pressupor, por exemplo, algumas características de resposta terapêutica e evolução para cronicidade. Por outro lado, a informação de que um vírus contém RNA nos permite pensar em mecanismos de replicação um pouco mais conhecidos, evolução clínica aguda, entre outras caraterísticas. Vírus DNA da mesma família tendem a ter reatividade cruzada na sorologia com maior frequência em relação aos outros vírus com RNA. Exemplo disso são as reações cruzadas na sorologia entre o vírus Epstein-Barr e o citomegalovírus, ou entre o Herpesvirus hominis tipo 1, 2 com o vírus varicela-zóster. Convém sempre lembrar que há exceções, de todo tipo, mas ainda assim o raciocínio geral é valido. Será que um fármaco que inibe enzimas envolvidas na replicação de um virus da família Herpesviridae (DNA) poderia atuar como inibidor da replicação de outro vírus da mesma família? Ou um fármaco quimicamente semelhante?

Como poderia ser a divisão dentro de cada subgrupo viral, digamos entre os vírus DNA? Os vírus DNA podem ser formados por apenas uma fita de DNA (Parvoviridae), enquanto outros apresentam duas fitas de DNA (Herpesviridae, Papillomaviridae).

Eles podem ser ou não envelopados, isto é, ter uma camada lipoproteica que envolve a partícula viral, o que também é outra característica para diferenciação.

Por outro lado, os vírus RNA podem ter, da mesma forma, apenas uma (picornavírus) ou duas moléculas de RNA (rotavírus). Quando o RNA pode ser usado diretamente no citoplasma para a expressão proteica (como mRNA), eles são chamados de positivamente orientados, ou vírus com polaridade positiva, (picornavírus); quando há necessidade de uma transcrição desse RNA em mRNA, eles são chamados de negativamente orientados (ou de polaridade negativa), pois para a expressão das proteínas há necessidade da produção desse mRNA (hantavírus, vírus influenza). Naturalmente há necessidade de diferentes enzimas para que todo esse processo de produção proteica seja completado, daí, a possibilidade de se usar diferentes inibidores.

Para completar, em virtude da estabilidade química, vírus com RNA são muito mais facilmente inativados (SARS-CoV-2) com o uso de processos químicos ou físicos, de uma forma geral, do que os vírus DNA (vírus da hepatite B), que são muito mais resistentes.

Como tudo na área biológica, existem exceções. Assim, existem os vírus ambissenso, que ora atuam como positivamente orientados, ora como negativamente orientados (arenavírus). Existem vírus com fita dupla de DNA parcial e fita simples parcial (vírus da hepatite B). Há até mesmo o citomegalovírus, identificado há alguns anos como vírus tanto DNA como RNA, embora na prática (e na taxonomia) seja considerado um vírus com DNA.

O material genético pode ainda ser linear ou circular, segmentado ou não. De qualquer forma, usando essas características, bem como morfologia à microscopia eletrônica e detalhes da replicação dos ácidos nucleicos, essa taxonomia, que está em constante atualização, permite entendermos os vírus como entidades vivas e de grande impacto na medicina, tanto veterinária como humana, e mesmo na biologia vegetal.

Pode-se, ainda, observar o impacto da biologia molecular na taxonomia viral. À medida que se conhecem detalhes dos ácidos nucleicos virais e sua replicação, essas famílias virais vão sendo mais claramente definidas em gêneros e, também, espécies, de modo a tornar essas classificações mais objetivas.

Existe outra característica dos agentes virais e das doenças a eles associadas que nos parece bastante relevante. De forma mais ampla na microbiologia, pode-se estabelecer algumas relações causais entre um microrganismo e a doença por ele causada. Por exemplo, no caso de uma pneumonia bacteriana ou de um quadro meningítico, é possível limitar os patógenos bacterianos mais frequentes em determinada faixa etária. No caso dos vírus, não apenas o mesmo agente pode se associar a diferentes quadros clínicos, como o mesmo quadro clínico pode ser associado a diferentes agentes virais. Exemplo disso é a hepatite causada por vírus, uma vez que mesmo quadro sindrômico pode ser associado ao picornavírus (vírus da hepatite tipo A), ao hepadnavírus (vírus da hepatite tipo B) ou ao flavivírus (vírus da hepatite tipo C). Por outro lado, um enterovírus (vírus Coxsackie A) pode estar associado a um quadro febril exantemático, como a encefalite, ou à herpangina. A hepatite viral e o quadro encefalítico também pode ser associados a outros agentes.

Por fim, uma característica importante, e até mesmo preocupante, é o fato de os vírus estarem na natureza infectando animais de diferentes espécies com os quais os seres humanos convivem; existe, com frequência, a possibilidade de um salto interespécies desses agentes. Vários exemplos fazem parte do nosso dia a dia, como o HIV, o vírus influenza, os arbovírus, os hantavírus, os coronavírus etc.

O convívio próximo entre essas várias espécies e os seres humanos, associado a mudanças ambientais cada vez maiores e variadas, e a facilidade com que a maior parte dos agentes virais sofre mutações, em parte por necessidade de se adaptar a novas circunstâncias, trazem a necessidade de acompanharmos esses movimentos de perto, estabelecer laboratórios de referência capacitados para monitorar a evolução desses agentes virais para evitarmos as surpresas observadas nas últimas décadas, como a recente expansão do coronavírus SARS-CoV-2.

BIBLIOGRAFIA

Comitê Internacional de Taxonomia dos Vírus. ICVT. Disponível em: https://ictv.global/taxonomy. Acesso em: 27 set. 2022.

International Committee on Taxonomy of Viruses Executive Committee. The new scope of virus taxonomy: partitioning the virosphere into 15 hierarchical ranks. Nature Microbiology. 2020;5(5):668-74.

Peter S, Pakorn A. Virus Classification: where do we draw the line? Archives Virilogy. 2018;163(8):2037-46.

SEÇÃO **2.2**

Infecções Causadas por Bactérias

4 Infecções Causadas por Vírus que Contêm RNA

Celso Francisco Hernandes Granato

Assim como o reino bacteriano, a virologia evoluiu a partir de um conceito negativo desses seres, pois sempre foram associados a doenças humanas ou de animais de importância econômica, para a constatação de que essa é a forma não só de vida, mas de organização genética, mais abundante na Terra, portanto impacta a abundância, a diversidade e a evolução dos seus hospedeiros. Essa mudança se deve principalmente à evolução tecnológica das metodologias de sequenciamento de nova geração (NGS), particularmente do ramo denominado "metagenômica". Esses métodos metagenômicos permitem caracterizar toda população de microrganismos presentes em uma amostra, seja esta solo, água do mar, sangue ou mesmo o ar. Dessa forma, nos últimos 10 anos houve uma enorme aceleração na descrição de novos vírus. Daí deriva também o conceito de virosfera, e o reconhecimento de que esses agentes participam intensamente dos ciclos da biosfera. Uma consequência prática é o uso recente de alguns tipos de adenovírus como indicadores de qualidade da água e alimentos. Os vírus são seres extremamente simples do ponto de vista de constituição bioquímica, pois as partículas virais contêm apenas um tipo de ácido nucleico e um grupo pequeno de proteínas que formam seu envoltório externo e preenchem o espaço entre o material genético e esse envoltório externo. Além disso, contêm apenas algumas proteínas com atividade enzimática, necessárias para o processo de multiplicação.

Dessa forma, os vírus podem ser inicialmente divididos em dois grandes grupos: aqueles que têm material genético constituído por DNA e aqueles cujo material é constituído por RNA.

Os chamados vírus RNA apresentam uma série de características decorrentes da presença dessa molécula e, em vista disso, seu processo de replicação é tão peculiar: parte desses vírus se replica por ação de uma RNA polimerase RNA-dependente (RpRd), enquanto outros podem usar enzimas produzidas pelas células que infectam. Essa RpRd, de uma forma geral, não contém leitura de prova, isto é, caso exista um erro na incorporação de uma base nitrogenada (A, U, C, G) na replicação da molécula de RNA, não será possível reparar esse erro, e isso dará origem a um mutante que poderá se "perpetuar", a depender das vantagens ou desvantagens que essa mutação poderá conferir ao vírus assim gerado.

Excepcionalmente, existem famílias de vírus RNA, como os coronavírus, que têm uma enzima capaz de fazer leitura de prova, de forma que a ocorrência de mutantes nessa família de vírus seja menos frequente, muito embora isso possa ocorrer.

De qualquer forma, para a maioria das famílias de vírus RNA, essa leitura de prova não existe e, em decorrência disso, a taxa de mutação desses vírus é muito maior do que aquela observada entre os vírus DNA (10^{-4} a 10^{-6} × 10^{-7} a 10^{-11}, substituições por nucleotídio, por célula infectada).

Provavelmente em função dessa característica básica e, considerando que os vírus devem constituir uma das espécies mais antigas de seres viventes entre nós, a diversidade de vírus RNA é enorme, muito maior do que aquela descrita para os vírus DNA. Basta citar que existem cerca de 47 famílias de vírus RNA, das quais 19 infectam seres humanos, e apenas oito famílias de vírus DNA que nos acometem.

Da mesma forma, a diversidade de estratégias de replicação entre esses vírus é muito grande e a disseminação entre as demais espécies, animais ou vegetais, é igualmente impressionante. Não existem espécies que não sejam infectadas por vírus ao longo do transcurso de suas vidas.

Além disso, essa baixa fidelidade na replicação gera um sem-número de *quasispecies* que apresentam pequenas diferenças entre si, mas que circulam simultaneamente no organismo infectado, gerando potencialmente variantes que podem apresentar características fenotípicas distintas, tais como resistência a fármacos, escape da resposta imune anteriormente presente ou mesmo maior potencial de disseminação e maior gravidade clínica.

FAMÍLIAS RELEVANTES DE VÍRUS QUE CONTÊM RNA E SUAS CARACTERÍSTICAS MAIS IMPORTANTES

Picornaviridae

Picornaviridae são vírus pequenos ("pico") que contêm hélice simples de RNA, positivamente orientado, isto é, o próprio RNA já serve de RNA mensageiro. Não são envelopados. Essa família engloba vários gêneros e muitas espécies distintas.

Os gêneros mais relevantes para a Medicina humana são os *Enterovírus, Parechovírus* e *Aphthovírus.* No gênero *Enterovírus* destacamos os vírus da poliomielite, com três sorotipos (o sorotipo 2 é considerado extinto) que tem sido capaz de escapar de várias tentativas de extinção total por parte da Organização Mundial da Saúde. Essas espécies estão associadas a várias manifestações clínicas relevantes como paralisia flácida, encefalite, exantema, além de grande número de infecções subclínicas. Outro grupo importantíssimo de agentes desse gênero são os rhinovírus, mais frequentemente associados a quadros de resfriados. Se não pela gravidade do quadro clínico, que não costuma (embora possa) complicar, a frequência dessa infecção é enorme, uma vez que mais de 160 espécies desse vírus já foram descritas, como também pelo fato de a imunidade de mucosa que é gerada na infecção não ser duradoura.

Outro vírus relevante nesse gênero é o enterovírus 71, mais recentemente descrito com relação aos demais, mas que pode causar quadros muito graves, como encefalite, paralisia flácida, conjuntivite hemorrágica, meningite asséptica e doença de mão, pé e boca.

Ainda na família Picornaviridae temos o gênero *Hepatovirus*, que tem como representante humano o vírus da hepatite tipo A. Esse vírus costuma infectar pessoas com menos idade nos países em desenvolvimento e pessoas de mais idade nos países desenvolvidos. Pode ser demonstrado também que, embora raramente, pacientes podem evoluir para formas graves de infecção, exigindo até mesmo transplante de fígado, como será detalhado no capítulo clínico correspondente.

Os Parechovírus descritos atualmente abrangem seis espécies e são associados a quadros de miocardite, encefalite, além de quadros de gastrenterites e infecções respiratórias. Os Aphthovírus também são associados à doença de mão, pé e boca.

Como fica nítido nesse grupo, os mesmos vírus podem ser associados a diferentes manifestações clínicas, assim como o mesmo quadro clínico pode ser ligado a agentes virais distintos. Chama a atenção também a diversidade de apresentações clínicas nesse grupo.

Flaviviridae

O nome dessa família vem do latim (*flavi* = amarelo), porque o primeiro vírus a ser descrito foi o vírus da febre amarela (FA). São vírus com hélice simples de RNA, positivamente orientada e envelopados. Abrangem cerca de 89 vírus animais, sendo a maior parte arbovírus. Do ponto de vista patológico é frequente terem predileção pelo fígado e pelo encéfalo, mas podem também acometer outros órgãos. Além do vírus da FA, essa família contém o gênero do mesmo nome e outros vírus de enorme importância epidemiológica e clínica, como os vírus dengue (quatro sorotipos, 5º pendente), vírus Zika, o vírus do Nilo Ocidental e o vírus da encefalite japonesa.

Na mesma família Flaviviridae, porém no gênero *Hepacivirus*, temos o vírus da hepatite tipo C, descrito no final dos anos 1980 e que teve grande disseminação nas últimas décadas. Atualmente, graças a descobertas muito relevantes na área da farmacologia, os pacientes cronicamente infectados têm tido grande sucesso na cura dessa infecção.

Togaviridae

Essa família de vírus envelopados, com RNA de hélice simples positivamente orientado, contém dois gêneros de importância para a medicina humana, os gêneros *Alphavírus* e *Rubivírus*. Parte dos *Alphavírus* são arbovírus, e o agente mais relevante atualmente para a medicina humana é o vírus chikungunya, que recentemente se disseminou a partir de um surto na Ilha Reunião no oceano Índico e vem causando doença grave em todo o Brasil. A febre chikungunya causa artropatia aguda, clinicamente importante, com evolução muitas vezes prolongada e com potencial para deixar sequelas nos pacientes por longo tempo, por vezes anos.

No gênero *Rubivirus* o destaque é para o vírus que causa rubéola. Embora a doença já esteja razoavelmente sob controle desde a introdução da vacina nos anos 1970, ainda é fonte de preocupação, particularmente para ginecologistas e médicos da medicina fetal pois ainda há regiões do mundo em que a cobertura vacinal deixa a desejar e, ainda que teoricamente, existe a possibilidade de a doença voltar entre nós, com quadros de acometimento fetal bastante graves.

Filoviridae

Família de vírus envelopados, com RNA de hélice simples negativamente orientados, isto é, o RNA viral precisa ser convertido em RNA mensageiro, o que implica mais etapas de replicação, envolvendo outras enzimas. O formato dos vírus dessa família, observados à microscopia eletrônica, é muito característico, e isso dá nome ao grupo (*filo* = fio). Nessa família há cinco gêneros, dos quais dois têm importância para nós: os gêneros *Marburg* e o *Ebola*. Embora o(s) hospedeiro(s) natural(ais) desses vírus ainda não seja(m) completamente conhecido(s), certamente os morcegos representam um importante papel na epidemiologia dessa infecção, geralmente muito grave, levando à morte entre 50 e 90% dos infectados. De maneira pouco clara, essa infecção evolui com surtos periódicos, em geral no Oeste ou na região central da África, e, a partir de poucos casos inicialmente, o vírus tende a ter transmissão inter-humana, graças a características culturais de determinadas populações africanas, como nos cuidados com os mortos. Além disso, os vírus Ebola apresentam elevada taxa de mutação, gerando grande transmissibilidade. Mais recentemente estão sendo usadas vacinas para conter essa disseminação, com sucesso bastante relevante no caso dos vírus Ebola.

Coronaviridae

São vírus envelopados, constituídos de RNA de hélice simples, positivamente orientados. São considerados vírus grandes (120 a 160 nm), em parte devido ao tamanho do seu genoma (cerca de 30 Kba). Eles são agrupados em duas subfamílias e quatro gêneros na subfamília Orthocoronavirinae.

Embora sejam vírus conhecidos desde os anos 1950, eram considerados vírus com baixo potencial patogênico e associados mais frequentemente a infecções das vias respiratórias altas ou a quadros diarreicos (OC 43; 229 E, NL 63, HKU 1). Entretanto, em 2002 e em 2012, respectivamente, foram descritos dois novos agentes nessa família, dentro do gênero *Betacoronavírus*, o SARS-CoV e o MERS-CoV, com potencial de gravidade clínica enorme, causando grandes preocupações em vista dessas implicações clínicas e pelo potencial de disseminação, particularmente para o SARS-CoV. Foram tomadas desde então uma série de medidas de contenção da disseminação a partir dos pacientes, e, atualmente, as infecções, particularmente pelo MERS-CoV, são restritas à região do Oriente Médio.

No fim de 2019 foram descritos casos na província de Wuhan, na região central da China, de uma pneumonia grave, de etiologia até então desconhecida. Após um grande esforço por parte dos pesquisadores chineses, foi descrito um novo Betacoronavírus, chamado de SARS-CoV-2, que tem causado verdadeiro temor na população em geral e na comunidade médica. Na data da redação deste texto, já foram descritas mais de 4,8 milhões de mortes atribuídas a esse vírus e o número de infectados já ultrapassa 234 milhões de pessoas no mundo.

Embora, como já citado anteriormente, os Coronavírus tenham uma enzima com correção de prova, têm sido descritas muitas mutações em várias áreas do genoma viral, sendo que aquelas ocorridas na proteína da espícula viral externa (*spike*) são particularmente relevantes porque é contra a extremidade dessa proteína (RBD – *receptor binding domain*) que se dirige a resposta imune anticórpica neutralizante.

Mais detalhes serão descritos na secção correspondente à área clínica da doença.

Paramyxoviridae

Família de vírus envelopados com RNA de hélice simples negativamente orientados. Ela inclui vírus de grande relevância epidemiológica e clínica.

Entre os vírus incluem-se os paramixovírus respiratórios (parainfluenza 1 a 4) que estão entre os mais comuns a causar essas manifestações clínicas. Nessa família também estão incluídos o vírus do sarampo (gênero *Morbillivirus*) e o da caxumba (gênero *Orthorubulavirus*).

Embora haja vacinas altamente efetivas contra sarampo e caxumba, os níveis de transmissibilidade (R0) particularmente para o sarampo, estão entre os mais altos observados na virologia e, em vista da gravidade potencial dessa doença, especialmente em crianças desnutridas ou imunocomprometidas, as preocupações relativas ao controle da disseminação desse vírus são muito significativas.

Mais detalhes sobre esses dois agentes serão abordados na secção clínica correspondente.

Pneumovirinae

Inclui fundamentalmente como agentes relevantes para a medicina humana, o vírus respiratório sincicial (RSV) e o metapneumovírus (MPV). Até 2016 eram considerados uma subfamília da família Paramyxoviridae, quando foi criada uma família para albergar esses dois importantes vírus. Assim como a família anteriormente apresentada, são constituídos de RNA de hélice simples, negativamente orientados.

Ambos acometem crianças nos dois primeiros anos de vida e também idosos. No caso de crianças, o quadro mais comum e, muitas vezes dramático, é o de bronquiolite, que pode levar lactentes a quadros de insuficiência respiratória grave. Embora grandemente almejadas, ainda não existem vacinas contra esses dois agentes virais.

Orthomyxovirinae

São vírus RNA envelopados, com hélice simples e negativamente orientados. São divididos em gêneros que correspondem, grosso modo, às diferentes espécies de vírus influenza. Assim, temos o vírus influenza A, o vírus influenza B e assim por diante. Característica importante desse grupo de vírus é o fato de ter o seu RNA segmentado, em geral oito segmentos (influenza A e B), o que permite um rearranjo dessas regiões, fenômeno denominado de *shift* antigênico. Além desse tipo de alteração, podem ocorrer mutações dentro de cada segmento, chamando-se então de *drift* antigênico. Em função desses tipos de mutações, a variabilidade de vírus influenza é enorme, pois a resposta imune é dirigida especificamente a cada variante. Assim, temos apenas na proteína hemaglutinina (HA) cerca de 18 variedades e na proteína neuraminidase (N) nove variedades. Portanto, denominam-se tais variantes H1N1, H1N2, H2N1 e assim por diante. Os seres humanos são mais frequentemente acometidos pelas variantes H1N1 e H3N2, muito embora, em função dos *drifts* antigênicos, a diversidade seja bastante grande entre cada uma dessas variantes.

A nomenclatura desses vírus, particularmente a dos vírus influenza A, é complexa, uma vez que além de se referir ao gênero (A ou B), ainda se indica o local em que foi identificada aquela espécie, em que ano isso ocorreu, qual é a ordem em que essa espécie foi identificada em relação a outras semelhantes e ainda ao tipo de H e de N. Assim, tem-se, por exemplo: influenza A/Sydney/05/97(H3N2) – essa espécie é de um vírus influenza do gênero A isolado em Sydney, sendo a 5ª isolada no ano de 1997 e é do tipo H3N2.

Isso gera a necessidade da imunização anual da população de acordo com o vírus que mais provavelmente vai circular naquele hemisfério, naquele inverno e, além disso, caso haja alguma variação entre o esperado e o que realmente ocorre (*mismatch*), a vacina pode ter a sua eficácia reduzida.

Retroviridae

Até o final dos anos 1970 os retrovírus eram considerados vírus importantes para animais, porém de nenhuma relevância para a patologia humana. Entretanto, nessa época foram descritos inicialmente o HTLV-1 e, em seguida, o HTLV-2 (vírus humano linfotrópico de células T do tipo 1 e do tipo 2); no início dos anos 1980, o HIV-1 e o HIV-2 (vírus da imunodeficiência humana do tipo 1 e do tipo 2). Particularmente o HIV-1 se expandiu enormemente pelo mundo a partir de sua localização original no interior de África. Os retrovírus apresentam uma característica única e que inclusive gerou a denominação da família. O material genético dessa família de vírus é um RNA de hélice simples, positivamente orientado; são envelopados. Após a infecção de células suscetíveis, esse RNA é retrotranscrito por ação de uma enzima viral chamada transcriptase reversa, isto é, o fluxo da informação genética é contrário ao originalmente conhecido (DNA → RNA). A hélice dupla de DNA que se forma é levada ao núcleo celular e se integra ao genoma da célula hospedeira. A partir desse momento, o vírus pode ficar latente por longos anos, o que gera a denominação do gênero *Lentivírus*, dentro da subfamília dos Orthoretrovirinae, da qual fazem parte o HIV-1 e HIV-2. A doença AIDS (síndrome da imune deficiência adquirida) costuma se manifestar após 2 a 10 anos a partir da infecção.

O HTLV-1 e HTLV-2 fazem parte de outro gênero da subfamília dos Orthoretrovirinae denominada Deltaretrovírus. O primeiro é associado à leucemia de células T, à paraparesia espástica tropical e à mielopatia. O HTLV-2 ainda não tem confirmado seu papel patogênico de forma definitiva.

Hepeviridae

Essa família foi mais recentemente constituída a partir da descrição do anteriormente denominado vírus da hepatite não A, não B de transmissão entérica. Atualmente é denominado vírus da hepatite do tipo E, VHE ou, ainda mais corretamente, vírus do gênero *Orthohepevirus* do tipo A dessa família; porém, deve-se ter atenção para não o confundir com o vírus da hepatite tipo A.

Ele tem RNA de hélice simples positivamente orientado e é de tamanho pequeno.

Reoviridae

Trata-se de vírus RNA com dupla hélice, não envelopados. Entre os vírus desse grupo que acometem os seres humanos, os mais relevantes ainda são os rotavírus, muito embora sua importância dentro da patogenia tenha sido reduzida graças ao impacto da vacinação. Há inúmeras variedades de rotavírus que acometem várias espécies animais. Eles são classificados com base na proteína VP7 (sorotipos G - 32 sorotipos) e com base na proteína VP4 (sorotipos P - 47 sorotipos). Entretanto, seres humanos mais frequentemente são infectados por cerca de seis sorotipos distintos. Os rotavírus são causadores da gastrenterite aguda, que pode ser muito grave em crianças não adequadamente vacinadas ou em crianças desnutridas.

Embora essas famílias de vírus RNA sejam as mais relevantes, há outras que merecem ser citadas, como os astrovírus, os arenavírus, os bunyavírus (hantavírus), os calicivírus, os picobirnavírus e os rhabdovírus (vírus rábico).

BIBLIOGRAFIA

Borderia AV, Stapleford KA, Vignuzzi M. RNA virus population diversity: implications for interspecies transmission. Curr Opin Virology. 2011;1(6): 643-48.

Dolan PT, Whitfield ZJ, Andino R. Mechanisms and concepts in RNA virus. population dynamics and evolution. Ann Rev Virology. 2018;5(1):69-92.

Greninger AL. A decade of RNA vírus metagenomics is (not) enough. Virus Research. 2018;244:218-229.

5 Infecções Causadas por Vírus que Contêm DNA

José Eduardo Levi

Uma visita ao *site* do International Committee on Taxonomy of Viruses (ICTV, https://talk.ictvonline.org) revela em sua última versão de 2020 a classificação dos vírus de DNA em 37 famílias. A maior parte dessas famílias virais infecta plantas e microrganismos como bactérias. Naturalmente, houve e há um maior foco sobre o viroma humano. Estudos demonstraram a existência de algumas espécies virais comensais humanas, sendo a família Anelloviridae a mais prevalente em humanos sadios, encontrada em diferentes fluidos biológicos, incluindo o sangue (plasma). A carga viral do torque teno vírus (TTV), um membro dessa família, tem relação direta com o estado imune, e sua mensuração é usada para acompanhamento da imunossupressão em pacientes transplantados.

Não há origem comum a todos os vírus de DNA, tema deste capítulo. Existe uma grande variedade desses agentes: aqueles que diferem pelo tipo de genoma, que pode ser DNA de fita dupla (dsDNA) ou simples (ssDNA), ou pelo tamanho dos genomas, desde os muito pequenos de apenas 2 kb da família Circoviridae até os chamados vírus gigantes das famílias Mimiviridae e Pandoraviridae, cujos genomas de dsDNA têm mais que 1 Mb, aproximando-os dos genomas bacterianos. Os vírus também diferem nas características das partículas virais: aqueles que contêm o envelope, derivado da célula hospedeira, e também os vírus não envelopados.

Os vírus de DNA que infectam células eucarióticas sempre replicam no núcleo da célula, tendo desenvolvido diferentes mecanismos para atravessar a membrana nuclear. Assemelham-se também quanto à sua replicação, tendo o genoma dividido entre os genes precoces e tardios, em geral separados por uma região não codificante de propriedades regulatórias. Os genes precoces são expressos imediatamente após a invasão nuclear e levam à produção das proteínas envolvidas com a replicação viral como polimerases, helicases e outras acessórias, enquanto os genes tardios produzem as proteínas estruturais que levam à formação da partícula viral e o DNA viral recém-sintetizado.

A seguir, abordamos as principais famílias de vírus de DNA de importância médica.

FAMÍLIAS RELEVANTES DE VÍRUS DE DNA E SUAS CARACTERÍSTICAS MAIS IMPORTANTES

Papillomaviridae

A família Papillomaviridae engloba todos os Papilomavírus. Estes são pequenos vírus circulares de DNA dupla-fita não envelopados, com genomas de cerca de 8 kb. São encontrados em répteis, aves e mamíferos, maioria na forma espécie-específica. Com exceção dos primatas, nas demais espécies estão associados a hiperproliferações epiteliais cutâneas, os papilomas ou verrugas, mas em primatas incluindo o *Homo sapiens*, são encontrados também nas mucosas genitais, orais e do trato respiratório superior. Na espécie humana foram descritos mais de 450 tipos de HPVs (do inglês *Human Papillomavirus*) cada um recebendo um número, por exemplo HPV 1, HPV 2 etc.

Os HPVs são divididos clinicamente em três grupos: cutâneos, mucosais e associados à epidermodisplasia verruciforme, uma doença genética rara. Os HPVs cutâneos são os agentes etiológicos das verrugas comuns, planares e plantares, enquanto os HPVs associados à IV são encontrados nas lesões cutâneas desses pacientes, que frequentemente progridem para carcinomas. A maior atenção recai sobre os HPVs das mucosas genitais, pois alguns desses vírus, principalmente o HPV 16, são carcinógenos reconhecidos. A comprovação da associação causal entre o HPV 16 e outros HPVs chamados de "alto risco" com o câncer de colo de útero premiou o Professor Harald zur Hausen com o Nobel de Medicina em 2008 e abriu caminho para o desenvolvimento da primeira vacina preventiva para câncer, hoje em uso rotineiro em todo o mundo. Essa vacina empregou uma metodologia anteriormente usada nas vacinas de 2ª geração contra o vírus da hepatite B, as chamadas *virus-like particles* (VLPs) que são partículas virais desprovidas de ácido nucleico, constituídas apenas pela proteína de capsídio L1 produzida *in vitro* e formando espontaneamente partículas virais vazias.

Estudos epidemiológicos e moleculares comprovaram que HPVs de alto risco estão presentes em virtualmente 100% dos casos de câncer de colo de útero e lesões precursoras, as neoplasias intraepiteliais cervicais de alto grau (2 e 3). Esse fato, combinado ao desenvolvimento de plataformas de testagem molecular automatizadas e de alto volume de processamento, culminou em uma mudança da metodologia de rastreio do câncer cervical em muitos países, rotineiramente na Holanda e Austrália, que é a substituição da citologia cervicovaginal por testes de HPV-DNA.

Em menor grau, os HPVs de alto risco também são causadores de tumores malignos de pênis, vagina, vulva, ânus e orofaringe; portanto, a vacinação levará a reduções importantes na incidência dessas neoplasias em algumas décadas.

A transmissão dos HPVs ocorre por contato entre a pele/mucosa, sendo a transmissão sexual epidemiologicamente a de maior importância. Embora a incidência de câncer HPV-induzido seja muito maior em mulheres do que em homens, a prevalência de HPV na mucosa genital masculina é maior do que na feminina em indivíduos sexualmente ativos.

Polyomaviridae

Os poliomavírus são pequenos vírus circulares não envelopados de DNA dupla-fita com genomas de cerca de 5.5 kb. Como o nome sugere (*poly*, múltiplos; *oma*, tumor), esses agentes causam múltiplos tumores em camundongos de laboratório imunossuprimidos. Essa família possui uma proteína precoce, denominada de antígeno T, que conduz o processo de carcinogênese, interagindo com proteínas celulares controladoras do ciclo de divisão.

Acredita-se que as infecções pelos HPyV (do inglês *human polyomaviruses*) ocorram na infância, possivelmente pela via fecal-oral por água ou alimentos contaminados. Os HPyV permanecem latentes em diferentes tecidos, como a tonsila e outros tecidos linfoides, além do rim; estudos sorológicos mostram uma prevalência acima de 80% na população adulta, quase sempre de forma totalmente assintomática. No entanto, em pacientes imunocomprometidos os HPyV estão associados a quadros clínicos muito variados.

São reconhecidos 14 poliomavírus humanos, sendo quatro comprovadamente associados a alguma doença: JCPyV, leucoencefalopatia multifocal progressiva (LEMP); BKPyV, nefropatias; MCPyV, carcinoma de células de Merkel; e TSPyV, tricodisplasia espinulosa.

Os dois primeiros HPyVs foram identificados em 1971. BKPyV ou BKV, foi isolado da urina de um transplantado renal cujas iniciais eram BK. A virúria por BKyV, muito frequente no contexto do transplante renal, em que pode desencadear nefropatia e cistite hemorrágica, é também uma complicação frequente do transplante alogênico de células hematopoéticas. O poliomavírus John Cunningham (JCPyV) foi cultivado a partir de amostras cerebrais de um paciente que apresentava LEMP. Essa doença, causada pelo JCPyV, acomete principalmente pacientes imunossuprimidos pelo vírus HIV, mas também aqueles que usam fármacos imunomoduladores para o tratamento de doenças autoimunes como esclerose múltipla e neoplasias hematológicas. Mais recentemente, em 2008, foi isolado o poliomavírus de células de Merkeolyoma (MCPyV) indutor do carcinoma de células de Merkel, um tumor de origem neuroendócrina; em 2010 o poliomavírus associado à tricodisplasia espinulosa (TSPyV) foi caracterizado a partir de lesões displásicas do folículo piloso.

É notável a variedade de tecidos e tipos de patologias provocados pelos HPyVs: quadros agudos de nefropatia, doença neurodegenerativa e neoplasias da pele.

Mais recentemente, métodos moleculares demonstraram abundância de HPyVs na pele humana, e há intensa investigação quanto a um potencial envolvimento etiológico desses vírus com tumores de pele, tanto melanoma quanto não melanoma.

Hepadnaviridae

A família Hepadnaviridae é composta por pequenos vírus envelopados cujo genoma de cerca de 3.2 kb é composto por DNA dupla-fita parcial. Infectam peixes, aves, anfíbios e mamíferos, tendo em comum, além da proximidade filogenética, o hepatotropismo e um mecanismo de replicação que envolve uma etapa citoplasmática de transcriptase reversa. No núcleo da célula infectada, o DNA viral assume uma conformação distinta daquela dos vírions, chamada de *covalently closed circular* DNA (cccDNA), que é transcrito no núcleo produzindo os mRNAs virais traduzidos no citoplasma; porém, não ocorre integração ao genoma do hospedeiro. Em virtude do tamanho diminuto do genoma, proteínas distintas são codificadas por regiões sobrepostas do genoma, usando diferentes códons de iniciação e fases de leitura.

Na espécie humana, conhece-se apenas o vírus da hepatite B (HBV), que foi identificado primeiro em aborígenes australianos, carregando no soro o então denominado antígeno Austrália. Posteriormente verificou-se que essa era a proteína de superfície (S) do envelope viral, atualmente descrita pela sigla HBsAg. Outra proteína, o HBcAg, forma o capsídio, havendo ainda o antígeno "e" HBeAg, um produto truncado da transcrição do HBcAg, cuja presença denota ativa replicação viral. Em 1976, Baruch Blumberg recebeu o prêmio Nobel de Medicina por ter descoberto esse vírus.

Existem evidências de que o HBV convive com a humanidade há milhares de anos, e são descritos hoje 10 genótipos (A-J) cuja presença tem relação com a origem geográfica da população investigada. No Brasil, temos uma absoluta predominância dos genótipos A (africano) e D (mediterrâneo) com alguma presença do genótipo F (América Central e do Sul), embora não se verifiquem diferenças importantes com relação à patogenicidade dos diferentes genótipos.

A Organização Mundial da Saúde estima que em 2019 havia 296 milhões de infectados e 1,5 milhão de novas infecções ao ano. Calcula, ainda, que ocorreram 820.000 mortes em decorrência dessa infecção, principalmente por cirrose e carcinoma hepatocelular, ambos observados em indivíduos cronicamente infectados.

O HBV é transmitido por via sexual, sangue, objetos perfurocortantes e, importante, via perinatal. Os números elevados de pessoas infectadas ocorrem em virtude da endemicidade desse agente em países muito populosos como Índia e, principalmente, China. No Brasil existem bolsões de endemicidade, como áreas de colonização italiana no oeste do Paraná e Santa Catarina, porém, felizmente, a incidência vem caindo bastante, principalmente pela inclusão da vacina no programa nacional de imunizações desde a década de 1990. Aplicada inicialmente em recém-nascidos, atualmente é indicada para todas as idades, principalmente profissionais de saúde, doadores de sangue e outros grupos nascidos antes do início do programa. A transmissão por transfusão de sangue e hemoderivados já era muito rara com a triagem sorológica baseada em anti-HBc+HBsAg; a partir de 2015, com a adição do teste molecular (NAT), a transmissão por essa via praticamente desapareceu no país.

A maior parte das pessoas infectadas elimina o vírus naturalmente, restando uma cicatriz sorológica representada pela presença dos anticorpos anti-HBc e anti-HBs. Em adolescentes e adultos, apenas cerca de 10% dos infectados tornam-se portadores crônicos, definidos pela permanência do HBsAg por período superior a 6 meses; porém, em recém-nascidos e crianças pequenas, a taxa de cronicidade é inversa, pois cerca de 90% tornam-se portadores crônicos; por isso, é necessária a urgência da vacinação, em que a primeira das três doses é administrada logo após o nascimento.

Herpesviridae

A família Herpesviridae é composta por vírus envelopados com grandes genomas lineares de 125 a 241 kb contidos em vírions esféricos e codificando 70 a 170 genes. Em geral, os herpesvírus coevoluíram com as espécies hospedeiras, sendo encontrados na maioria dos mamíferos, aves e répteis. A família é dividida em três subfamílias; Alpha, Beta e Gammaherpesvirinae e os oito herpesvírus humanos conhecidos, presentes nas três subfamílias estão listados a seguir, assim como as doenças a eles associadas

- Alfa-herpesvírus
  - Herpes-vírus simples 1 e 2 (HSV-1/HHV-1 e HSV-2/HHV-2) Causadores da doença vulgarmente conhecida por herpes genital e labial
  - Vírus da varicela-zóster (HHV-3). Causador da catapora e do herpes-zóster
- Beta-herpesvírus
  - Citomegalovírus (CMV/HHV-5). Causa uma doença semelhante à mononucleose infecciosa, malformações congênitas na infeção/reativação durante a gravidez e pneumonia, gastrenterite, retinite entre outras manifestações em pacientes imunossuprimidos

- Herpesvírus 6 e 7 (HHV-6 e HHV-7, herpesvirus humano 6 e 7). Causam a doença infecciosa infantil denominada roséola, assim como febres e convulsões em crianças. Em imunossuprimidos podem causar encefalite
- Gama-herpesvírus
  - Vírus Epstein-Barr (HHV-4). Causa a doença do beijo ou mononucleose infecciosa, assim como a maioria dos linfomas de Burkitt e o carcinoma nasofaríngeo, além de alguns linfomas de Hodgkin e outras doenças linfoproliferativas
  - Herpesvírus-8 (HHV-8 ou KSHV, herpesvírus associado ao sarcoma de Kaposi). Causador do sarcoma de Kaposi (hemangiossarcoma, ou seja, tumor maligno de vasos sanguíneos) e da doença de Castleman, doença linfoproliferativa que provoca o aumento dos linfonodos.

Com exceção do VZV, todos os herpesvírus humanos se disseminam por intermédio da saliva, lesões mucosas e cutâneas ou secreções genitais. Infectam células epiteliais da mucosa genital e da pele. O VZV é o único de transmissão respiratória, mas também pode haver contágio pelo contato com as vesículas que se formam na pele.

Uma característica marcante da família é a capacidade de estabelecer infecções latentes por toda a vida do hospedeiro, durante as quais a expressão gênica viral é muito reduzida, porém eventualmente ingressam em ciclos líticos, que estão mais associados a manifestações clínicas. Praticamente todo ser humano tem ao longo da vida infecção por um ou mais herpesvírus, sendo a soroprevalência de qualquer um dos anteriormente listados acima de 80% em adultos. No entanto, os sítios nos quais se instalam de forma latente são distintos; os alfa-herpersvírus (HSV1/HSV2 e VZV) se estabelecem nos neurônios sensoriais e quando reativados migram para a pele e mucosas resultando nas erupções características. Por outro lado, os beta-herpesvírus (CMV, HHV-6 e HHV7) têm como sítio preferencial de latência as células mononucleares e podem causar doença visceral na reativação. Finalmente, os gamaherpesvírus (EBV e KSHV) hibernam principalmente nos linfócitos B.

Nota-se assim, a dualidade dos herpesvírus, pois causam doenças infecciosas agudas, em geral sem maiores complicações (roséola, mononucleose, catapora etc.), porém, por outro lado, provocam quadros gravíssimos em imunocomprometidos, além da associação com diferentes neoplasias, mais frequentes nesses pacientes. CMV é o agente infeccioso de maior preocupação nos pacientes HIV-positivos, nos transplantados alogênicos de células hematopoéticas e órgãos sólidos, pela necessária imunossupressão e em pacientes tratados com fármacos imunomoduladores, cada vez mais frequentes em diferentes patologias autoimunes.

Entre os herpesvírus, apenas o VZV tem uma vacina disponível e já incorporada ao calendário infantil e, mais recentemente, para maiores de 50 anos, visando evitar ou atenuar a reativação tardia do VZV, o herpes-zóster. Paralelamente, antivirais específicos já existem no arsenal terapêutico, seja imunoglobulina anti-CMV ou fármacos que atuam como substrato da timidina-quinase dos herpesvírus, como o aciclovir e derivados, inibindo a ação da DNA polimerase viral.

Adenoviridae

A família dos adenovírus completa, com os poliomavírus e os papilomavírus, o grupo dos pequenos vírus de DNA não envelopados. No passado, os três eram classificados na família Papovaviridae, que foi desmembrada na taxonomia moderna. Como visto anteriormente, o que os unia, além do genoma pequeno e da ausência de envelope na partícula viral, era o fato de causarem tumores em animais de laboratório. No entanto, nunca se verificou um tumor humano de etiologia adenoviral.

O primeiro adenovírus foi isolado em 1953 das adenoides e tonsilas de um indivíduo saudável e, posteriormente, também de indivíduos com doença respiratória aguda. Desde então, 103 tipos de adenovírus foram descritos em humanos (HAdVs), sendo os primeiros 52 caraterizados por sorologia (sorotipos) e os seguintes por sequenciamento genômico e análise filogenética. Estão divididos em sete espécies (A-G) com genomas variando entre 26 e 45 kb.

Os adenovírus são capazes de infectar linfócitos T no trato gastrintestinal, respiratório e nos tecidos linfoides, além do epitélio respiratório e tecido cerebral e ocular. A primoinfecção está bem documentada na infância, quando é comum encontrar esse agente nas fezes. Podem causar quadros de pneumonia, diarreia, miocardite entre outros, porém essas ocorrências são bastante raras, com exceção dos pacientes imunocomprometidos. Assemelham-se aos herpesvírus nesse sentido, por serem extremamente onipresentes e relativamente inócuos, exceto em quadros de imunossupressão, quando, em geral, os quadros clínicos são atribuíveis à reativação viral. Particularmente nos transplantados de células hematopoéticas, recomenda-se o monitoramento desse agente por meio de testes moleculares nas fezes e no sangue (crianças) e no sangue/plasma em adultos. Existem diretrizes para o tratamento preemptivo e sintomático das manifestações do adenovírus, principalmente com o fármaco cidofovir, um análogo de nucleosídio (citidina) que também age pela inibição seletiva da DNA polimerase viral, também empregado para a retinite por CMV.

Trata-se de um grupo de vírus muito estudado e de fácil manipulação *in vitro*, que, somado a outras características, torna os adenovírus muito valorizados como vetores de terapia gênica e vacinais. Pela remoção dos genes associados à replicação viral obtém-se um vetor incapaz de replicar, garantindo a segurança do vetor. O Ad5 é o protótipo dos vetores de adenovírus, pois é bastante estável, aceita largas inserções de genes heterólogos, infecta múltiplos tipos celulares e desencadeia uma resposta imune inata de pouca intensidade. De fato, hoje existem pelo menos quatro vacinas aprovadas e em uso contra o SARS-CoV-2 baseadas em adenovírus.

CONCLUSÕES

Este capítulo cobre os principais grupos de vírus de DNA causadores de doenças em humanos. Ausências importantes são os grupos dos parvovírus e poxvírus. Em todas as famílias contempladas percebe-se algum grau de associação com neoplasias. Algumas vezes, o papel etiológico viral é evidente (HPV, câncer cervical; KHSV, sarcoma de Kaposi), enquanto em outras os vírus parecem agir como indutores de inflamação crônica, que, por sua vez, aumenta a probabilidade de eventos de transformação maligna (HBV, carcinoma hepatocelular). A inter-relação entre esses agentes infecciosos e o câncer é um dos aspectos mais fascinantes da virologia. De fato, a oncologia se beneficiou muito dos modelos virais, tanto nos aspectos etiológicos quanto no uso comum de fármacos inibidores da síntese de DNA e, mais recentemente, no explosivo campo da terapia gênica e do uso de vírus oncolíticos.

BIBLIOGRAFIA

Cohen JI. Herpesvirus latency. J Clin Invest. 2020 Jul;130(7):3361-9.

Ferraz ML, Strauss E, Perez RM, Schiavon L, Kioko Ono S, Pessoa Guimarães M *et al.* Brazilian Society of Hepatology and Brazilian Society of Infectious Diseases Guidelines for the diagnosis and treatment of hepatitis B. Braz J Infect Dis. 2020 Sep-Oct;24(5):434-51.

Howley PM, Knipe DM, Cohen JL, Damania BA. Fields Virology: DNA Viruses. Ed. Wolters Kluwer.

Klufah F, Mobaraki G, Liu D, Alharbi RA, Kurz AK, Speel EJM, Winnepenninckx V, zur Hausen A. Emerging role of human polyomaviruses 6 and 7 in human cancers. Infectious. Agents and Cancer. 2021;16(1):35.

Lion T. Adenovirus persistence, reactivation, and clinical management. FEBS Lett. 2019;593(24):3571-82.

McBride AA. Human papillomaviruses: diversity, infection and host interactions. Nat Rev Microbiol. 2022 Feb;20(2):95-108.

Moens U, Krumbholz A, Ehlers B, Zell R, Johne R, Calvignac-Spencer S *et al.* Biology, evolution, and medical importance of polyomaviruses: an update Infection, Genetics and Evolution. 2017;54:18-38.

Moore PS, Chang Y. Why do viruses cause cancer? Highlights of the first century of human tumour virology. Nat Rev Cancer. 2010;10(12):878-89.

Pattyn J, Hendrickx G, Vorsters A, Van Damme P. Hepatitis B vaccines. J Infect Dis. 2021 Sep 30;224(12 Suppl 2):S343-51.

Teixeira JC, Vale DB, Campos CS, Bragança JF, Discacciati MG, Zeferino LC. Organization of cervical cancer screening with DNA-HPV testing impact on early stage cancer detection: a population-based demonstration study in a Brazilian city. Lancet Reg Health Am. 2022;5:100084.

Tessier TM, Dodge MJ, MacNeil KM, Evans AM, Prusinkiewicz MA, Mymryk JS. Almost famous: human adenoviruses (and what they have taught us about cancer). Tumour Virus Res. 2021 Dec;12:200225.

SEÇÃO 2.2

Infecções Causadas por Bactérias

6 Aspectos Gerais

Antonio Carlos Campos Pignatari • Ana Cristina Gales

As bactérias foram provavelmente os primeiros microrganismos a habitarem a Terra, há mais de 3,5 bilhões de anos, e desempenham uma função inigualável na manutenção da vida no nosso planeta que envolve desde a fixação do nitrogênio por plantas até o estabelecimento do equilíbrio no nosso organismo. Tem sido estimado que um ser humano de 70 kg apresenta, em média, 100 trilhões de micróbios no intestino, valor 10 vezes superior ao número de células nucleadas do corpo humano. Caso essa estimativa levasse em consideração a contagem das células sanguíneas não nucleadas, a proporção entre células humanas e bacteriana seria de 1:1,3. Independentemente do número de células ou da sua biomassa correspondente; as bactérias comensais e os fungos que habitam vastamente nosso corpo superam nossas células humanas e, por meio de uma relação simbiótica, auxiliam importantemente no estabelecimento do equilíbrio do organismo humano.

Embora a grande maioria das bactérias não cause qualquer dano à saúde humana, aproximadamente 1% destas são patogênicas aos seres humanos e animais. As próprias bactérias que constituem a microbiota humana podem se tornar patogênicas, quando ocorre a ruptura das barreiras anatômicas, ou quando há comprometimento da resposta imune do hospedeiro. Por outro lado, o ser humano também pode entrar em contato com bactérias do ar, solo e água, que carregam fatores de virulência capazes de causar doenças graves, como o *Clostridium botulinum*, produtor da toxina botulínica. Recentemente, com o aumento da população de pacientes imunocomprometidos, da realização de procedimentos diagnósticos e terapêuticos invasivos, aliados ao desenvolvimento de novas técnicas de biologia molecular, é cada vez maior o número de espécies bacterianas reconhecidas como patogênicas.

Nesta seção, abordaremos as principais infecções causadas por bactérias. Para fins didáticos, a presente seção foi dividida em: infecções causadas por cocos e bacilos gram-negativos, cocos e bacilos gram-positivos, anaeróbios, micobactérias e outras bactérias de relevância clínica. Destacaremos a relevância clínica desses agentes nas infecções bem como classificação morfológica, métodos diagnósticos, perfil de sensibilidade aos antimicrobianos e mecanismos de resistência dos principais patógenos.

▶ **Cocos e bacilos gram-positivos (CGP e BGP)**. Entre o grupo dos CGP de maior relevância clínica destacaremos: *Staphylococcus* spp. (*Staphylococcus aureus* e *Staphylococcus* coagulase-negativo), *Streptococcus* spp. principalmente *Streptococcus pneumoniae*, *Streptococcus* grupo *viridans* e *Streptococcus* grupo A, e *Enterococcus* spp. Em relação aos bacilos gram-positivos destacaremos a crescente incidência de infecção por esse grupo que muitas vezes já foram considerados contaminantes, entre eles o gênero *Bacillus* e *Corynebacterium*.

▶ **Cocos e bacilos gram-negativos (CGN e BGN)**. Em relação aos cocos gram-negativos abordaremos os gêneros *Moraxella* e *Neisseria* e suas implicações em infecções em humanos. Devido à importância clínica dos bacilos e cocobacilos gram-negativos, reservamos abordagem e destaque especiais para esses agentes que estão entre os principais agentes infecciosos tanto em ambiente de assistência à saúde como na comunidade. Descreveremos importância clínica, incidência e principais mecanismos de resistência aos antimicrobianos presentes nesse grupo de bactérias, um problema mundial que interfere diretamente no tratamento das infecções causadas por esses patógenos.

▶ **Bactérias anaeróbias**. As bactérias anaeróbias fazem parte da microbiota usual e, devido à melhoria dos métodos diagnósticos das infecções bacterianas, têm se destacado como importantes patógenos de infecções de corrente sanguínea, infecções intra-abdominais e infecções de próteses osteoarticulares. Abordaremos as principais bactérias anaeróbias de interesse clínico, bem como métodos diagnósticos e sensibilidade aos antimicrobianos.

▶ **Micobactérias.** O aumento da incidência de infecções por micobactérias nos últimos anos, principalmente em pacientes imunodeprimidos, tem colocado esses patógenos em destaque. Neste capítulo, abordaremos as micobactérias de crescimento rápido, principalmente em infecções de pele e partes moles, bem como as micobactérias de crescimento lento, especialmente o complexo *Mycobacterium tuberculosis*. Nesse grupo também estudaremos os principais mecanismos de resistência associados à falência terapêutica.

▶ **Outras bactérias de relevância clínica.** Reservamos um capítulo especial para um grupo de bactérias que, apesar de apresentarem menor incidência de infecções, tem relevância clínica e cujo diagnóstico constitui um desafio, uma vez que muitas delas são bactérias não cultiváveis, necessitando de métodos diagnósticos alternativos para sua detecção e identificação. Abordaremos, neste capítulo, os espiroquetas, as riquétsias e os gêneros *Legionella*, *Mycoplasma*, *Chlamydia* e *Ureaplasma*. Destacaremos importância clínica, métodos diagnósticos e tratamento.

BIBLIOGRAFIA

Cho I, Blaser MJ. The human microbiome: at the interface of health and disease. Nat Rev Genet. 2012 Mar 13;13(4):260-70.

Grice EA, Segre JA. The human microbiome: our second genome. Annu Rev Genomics Hum Genet. 2012;13:151-70.

NIH HMP Working Group, Peterson J, Garges S, Giovanni M, McInnes P, Wang L, Schloss JA *et al.* The NIH Human Microbiome Project. Genome Res. 2009 Dec;19(12):2317-23.

Sender R, Fuchs S, Milo R. Revised estimates for the number of human and bacteria cells in the body. PLoS Biol. 2016 Aug 19;14(8):e1002533.

Stevens DL, Bryant AE, Berger A, von Eichel-Streiber C. Clostridium. *In*: Versalovic J, Carroll KC, Funke G *et al.* (eds). Manual of clinical microbiology, 10th ed. Washington, DC: American Society for Microbiology (ASM), 2011; p. 834-57.

Verduin CM, Hol C, Fleer A, van Dijk H, van Belkum A. Moraxella catarrhalis: from emerging to established pathogen. Clin Microbiol Rev. 2002 Jan;15(1):125-44.

7 Cocos Gram-Positivos

Paulo José Martins Bispo • Antonio Carlos Campos Pignatari

INTRODUÇÃO

Os cocos gram-positivos incluem um grupo de bactérias amplamente distribuídas na natureza e na microbiota animal e humana, incluindo pele, mucosas, trato gastrintestinal e outros locais do corpo. Apresentam como características em comum o formato esférico e a capacidade em se corar positivamente pela coloração de Gram, devido à espessa parede de peptideoglicano que compõe a parede bacteriana, e ausência de membrana externa constituída por lipopolissacarídeos (LPS) encontrada em microrganismos gram-negativos. Por serem amplamente encontrados no ambiente e na microbiota humana, o isolamento de cocos gram-positivos a partir de amostras biológicas coletadas de pacientes com suspeita clínica de algum processo infeccioso deve ser interpretado criteriosamente juntamente com os sinais e sintomas específicos para cada infecção. Dessa maneira, para que o diagnóstico de tais infecções seja cuidadosamente feito, é importante não apenas o conhecimento da patogenia dos processos infecciosos bacterianos que acometem os seres humanos, mas também todos os aspectos microbiológicos relacionados a esse grupo heterogêneo de microrganismos.

Embora os bacilos gram-negativos sejam, coletivamente, as bactérias mais frequentemente isoladas a partir de amostras clínicas humanas, os cocos gram-positivos ocupam o segundo lugar em frequência de isolamento. Isso se deve à capacidade de produzirem uma grande variedade de infecções que podem ser adquiridas tanto na comunidade como em ambiente hospitalar. Além da capacidade de se multiplicarem local ou sistemicamente causando infecções, alguns cocos gram-positivos apresentam a capacidade de produção de exotoxinas que podem atuar em locais distantes a um processo infeccioso localizado.

A produção da enzima catalase é o ponto central para a subdivisão dos cocos gram-positivos. A catalase é uma enzima que catalisa a conversão do peróxido de hidrogênio (H_2O_2) em água e oxigênio gasoso. O teste da catalase é simples e feito rapidamente nos laboratórios de microbiologia clínica, por meio da aplicação de uma gota de solução de peróxido de hidrogênio em uma colônia isolada de um microrganismo gram-positivo, que apresentará a formação de bolhas (oxigênio sendo formado pela reação) em microrganismos catalase-positivos. Esse teste possibilita a separação dos principais gêneros de cocos gram-positivos reconhecidos como agentes etiológicos de infecções humanas que são catalase-positivos (*Staphylococcus* e *Micrococcus*) dos gêneros catalase-negativos (*Streptococcus* e *Enterococcus*) que serão discutidos neste capítulo.

GÊNERO *STAPHYLOCOCCUS*

O gênero *Staphylococcus* (nome originado do grego *Staphyle* – cacho de uva), parte da família Staphylococacceae, é composto por cocos gram-positivos com padrão de crescimento que se assemelha a cachos de uva, com tamanho que varia entre 0,5 e 1,5 μm de diâmetro, imóveis, anaeróbios facultativos, catalase-positivos e capazes de crescer em meio contendo alta concentração de sal e em temperaturas variando entre 18° e 40°C. O gênero atualmente é constituído por 49 espécies, sendo a maioria negativa para a produção da enzima coagulase, principal modo de diferenciação entre os *Staphylococcus* coagulase-negativos (SCN) e *S. aureus* (coagulase-positivo). Grande parte das espécies de *Staphylococcus* é encontrada colonizando a pele e as membranas mucosas dos animais e seres humanos. Algumas espécies preferem locais específicos do corpo para colonização, como *S. aureus* nas narinas, *S. haemolyticus* e *S. hominis* em regiões próximas às glândulas apócrinas (axila, região inguinal e perineal), *S. capitis* nas glândulas sebáceas da fronte, *S. auricularis* no canal auditivo e *S. saprophyticus* na região urogenital. *S. epidermidis* é a espécie de SCN mais comumente encontrada colonizando a pele humana, narinas, axila, fronte e conjuntiva.

Estafilococos são patógenos importantes para os seres humanos e podem causar diversas infecções que variam em gravidade de acordo com o sítio infeccioso e a espécie causadora. A Tabela 7.1 resume as principais espécies de estafilococos de importância clínica, seus fatores de virulência e doenças causadas por esses organismos.

As espécies mais comumente associadas a infecções humanas incluem *S. aureus*, *S. epidermidis*, *S. hominis*, *S. haemolyticus*, *S. lugdunensis* e *S. saprophyticus*. Em geral, a identificação das espécies de estafilococos é feita rotineiramente, com base na produção da enzima coagulase, produzida por *S. aureus*, sendo as outras espécies incapazes de produzir essa enzima classificadas em conjunto como *Staphylococcus* coagulase-negativo (SCN). *S. epidermidis* é a espécie de SCN mais frequentemente associada a infecções humanas. Características individuais das espécies de maior relevância clínica serão apresentadas a seguir.

Staphylococcus aureus

Uma característica notável do *S. aureus* é sua capacidade de causar várias infecções que variam desde aquelas de pele com baixa gravidade a infecções graves e fatais. Sua habilidade adaptativa a diferentes

TABELA 7.1 Principais espécies de *Staphylococcus*, hábitat no ser humano e síndromes clínicas mais comuns.

Espécies	Localização preferencial para colonização	Doenças	Principais fatores de virulência	
			Fator de virulência	**Função**
S. aureus	Narina anterior	Intoxicações alimentares Infecções de pele e partes moles: carbúnculo, furúnculo, síndrome da pele escaldada, impetigo bolhoso e feridas Pneumonia Bacteriemia Síndrome do choque tóxico Endocardite Artrite	*Estruturais*	
			Cápsula	Proteção contra fagocitose
			Proteína A	Liga-se à porção Fc da IgG
			Peptideoglicano	Piogênico e quimioatraente
			Ácido teicoico	Liga-se à fibronectina e liberado se liga a proteínas do complemento
			Camada limosa	Adesão a corpos estranhos
			Adesinas de superfície	Conjunto de adesinas que medeiam adesão a superfícies abióticas e componentes da matriz extracelular
			Enzimas	
			Coagulase	Converte fibrinogênio em fibrina
			Fibrinolisina	Solubiliza os coágulos de fibrina
			Hialuronidase	Hidrólise do ácido hialurônico do tecido conjuntivo
			Lipases	Hidrólise de lipídios
			Nucleases	Degrada DNA
			Toxinas	
			Citotoxinas (alfa, beta, delta, gama e leucocidina de Panton-Valentine)	Danificam a membrana de diversas células
			Enterotoxinas	Superantígenos que estimulam a proliferação de linfócitos T e liberação de citocinas
			Toxina esfoliativa	Cliva as pontes de ligação das células do estrato granuloso da epiderme
			Toxina da síndrome do choque tóxico	Superantígeno que estimula liberação de citocinas e proliferação de linfócitos T. Causa danos às células endoteliais
S. epidermidis	Distribuídos pela pele e mucosas	Infecções associadas à inserção de cateteres e outros dispositivos médicos, bacteriemia	Adesinas	Diversas moléculas que medeiam a adesão a superfícies abióticas e bióticas (proteínas da matriz extracelular)
			*ica*ADBC *locus*	Polissacarídeo extracelular que forma a matriz do biofilme
			Bhp, Aap e Embp	Proteínas envolvidas na formação matriz extracelular do biofilme
			Proteases	Algumas relacionadas à resistência a peptídeos antimicrobianos e outras de função desconhecida
			Modulinas solúveis em fenol	Citolisinas com ação pró-inflamatória
S. hominis	Áreas da pele próximas a glândulas apócrinas (axila, regiões inguinal e perineal) e regiões mais secas e irritadas da pele	Bacteriemia em pacientes com imunossupressão e neonatos e outras infecções oportunistas	Possivelmente produção de biofilme	—
S. haemolyticus	Áreas da pele próximas a glândulas apócrinas (axila, regiões inguinal e perineal)	Endocardite, infecções osteoarticulares, geniturinárias e de feridas, bacteriemia	Protease	Hidrólise de proteínas
			Lipase	Hidrólise de lipídios
			Liase	Clivagem do ácido siálico

(continua)

TABELA 7.1 Principais espécies de *Staphylococcus*, hábitat no ser humano e síndromes clínicas mais comuns. (*continuação*)

Espécies	Localização preferencial para colonização	Doenças	Principais fatores de virulência	
			Fator de virulência	Função
S. lugdunensis	Distribuídos pela pele e mucosas	Endocardite, artrite, osteomielite crônica, infecções urinárias e de feridas cirúrgicas, bacteriemia	DNase	Degrada DNA
			Fator de agregação	Promove adesão intercelular
			Glicocálice extracelular	Produz uma camada extracelular que interfere na fagocitose e auxilia na colonização tecidual
			Hemolisina	Semelhante a delta-hemolisina de *S. aureus*
			Lipase	Hidrólise de lipídios
			Protease	Hidrólise de proteínas
S. saprophyticus	Regiões perineal e urogenital	Infecção do trato urinário	Adesina (UafA)	Aderências às células epiteliais da uretra
			Proteínas de transporte	Adaptação a mudanças osmóticas e de pH
			Urease	Permite o crescimento na urina

nichos e ecologias promove a persistência de determinadas cepas em ambientes hospitalares, mas também garante sua permanência na comunidade. O *S. aureus* pode ser encontrado colonizando a narina anterior de aproximadamente 30% da população saudável. Infecções adquiridas na comunidade em geral envolvem a pele e os tecidos subcutâneos (carbúnculo, furúnculo, síndrome da pele escaldada e impetigo bolhoso, foliculite) e, em menor frequência, o trato respiratório inferior, incluindo pneumonia necrosante grave. Infecções adquiridas em ambiente hospitalar geralmente são causadas por isolados resistentes a múltiplos antimicrobianos e geralmente se desenvolvem como uma bacteriemia que pode evoluir para síndrome do choque tóxico e/ou resultar em infecções metastáticas como pneumonia (hematogênica), endocardite, artrite e osteomielite. Pneumonia causada por *S. aureus* também pode ocorrer após aspiração de secreções orais (pneumonia aspirativa). Artrite e osteomielite possivelmente resultem de origens não hematogênicas como em indivíduos que recebem injeções intra-articulares ou que sofreram trauma. No Brasil, *S. aureus* é o agente mais prevalente em infecções de corrente sanguínea adquiridas no hospital e uma alta porcentagem desses isolados são de *S. aureus* resistentes à meticilina (oxacilina) (MRSA).

A habilidade em causar diversas infecções está associada ao fato de que *S. aureus* apresenta um vasto repertório de fatores de virulência, relacionados com sua capacidade de colonização tecidual, evasão da resposta imunológica, invasão e dano tecidual direto (ver Tabela 7.1). Muitos desses fatores de virulência são codificados por genes presentes em elementos genéticos móveis e podem ser transferidos entre diferentes cepas. Alguns desses fatores de virulência são classificados como toxinas, moléculas secretadas pelo patógeno e que atuam diretamente no tecido hospedeiro causando danos. Determinadas doenças causadas por *S. aureus* são, primariamente, o resultado da produção de algumas toxinas. A síndrome da pele escaldada é causada pela ação esfoliativa das toxinas ETA e ETB (toxinas esfoliativas), que clivam as pontes intercelulares da camada granulosa da epiderme. A síndrome do choque tóxico resulta da produção de uma exotoxina termoestável conhecida pela sigla TSST-1. É uma doença grave e potencialmente fatal, conhecida pelos surtos associados ao uso de tampões hiperabsorventes em mulheres, na década de 1980. *S. aureus* pode produzir um grupo de enterotoxinas que provocam intoxicação alimentar. Essas toxinas são resistentes ao aquecimento e à hidrólise por enzimas gástricas e do jejuno. Assim, o aquecimento brando de alimentos contaminados por essas toxinas não surtirá efeito protetor.

Staphylococcus aureus pode produzir um grupo de citotoxinas, incluindo cinco toxinas que danificam a membrana de diversas células (p. ex., eritrócitos, leucócitos, fibroblastos, macrófagos) nomeadas toxinas alfa, beta, delta, gama e leucocidina de Panton-Valentine (PVL). Além de toxinas, a *S. aureus* produz diversos outros fatores de virulência que estão associados à sua patogenicidade e virulência (ver Tabela 7.1).

A disseminação do *S. aureus* é facilitada pelo fato de poder colonizar a pele e a nasofaringe de indivíduos saudáveis, por um mecanismo mediado por diversas adesinas de superfície bacteriana. A colonização é ainda maior em indivíduos hospitalizados, com doença de pele, usuários de drogas ilícitas, e aqueles que utilizam agulhas regularmente por motivos médicos, incluindo diabéticos dependentes de insulina e pacientes em hemodiálise. Apesar de ser sensível ao tratamento com agentes desinfetantes e antissépticos, o *S. aureus* pode sobreviver por longos períodos em superfícies secas e ser transferidos facilmente por fômites. A capacidade de formação de biofilme possibilita sua permanência em diversos dispositivos utilizados na prática clínica (p. ex., cateteres), que podem ser contaminados pelo manuseio da equipe médica ou por linhagens residentes na microbiota do próprio paciente.

O *S. aureus* cresce rapidamente em meio não seletivo em atmosfera aeróbia ou anaeróbia. Após 24 horas de incubação, as colônias se apresentam grandes, de coloração branco-amarelada, e podem apresentar zona de hemólise quando cultivadas em ágar-sangue de carneiro. O cultivo em ágar-manitol salgado pode ser vantajoso para espécimes clínicos sabidamente contaminados com outras espécies e também para culturas de vigilância, por ser um meio seletivo e diferencial para *S. aureus,* já que o manitol é fermentado somente por *S. aureus* e não pela maioria dos SCN, e a suplementação com 7,5% de cloreto de sódio inibe o crescimento de vários microrganismos. A identificação laboratorial de *S. aureus* é relativamente simples e normalmente baseada na produção da coagulase ou de nuclease termoestável (DNase). O teste para detecção da proteína A, que recobre toda a superfície do *S. aureus* mas não de SCN, e de fermentação do manitol pode ser utilizado. Testes moleculares para detecção e identificação de *S. aureus* diretamente de amostras clínicas estão comercialmente disponíveis e são utilizados principalmente para triagem de pacientes colonizados por MRSA.

No passado, a penicilina G era altamente eficaz para o tratamento de infecções estafilocócicas. No início da década de 1940, o uso clínico da penicilina era exclusivamente militar, e entre 1942 e

1944 passou a ser amplamente utilizada clinicamente. Devido ao uso generalizado, os primeiros isolados de *S. aureus* resistentes à penicilina foram relatados em 1945. A frequência de isolados resistentes aumentou drasticamente nos anos seguintes e, ao final da década de 1950 e início de 1960, isolados resistentes à penicilina estavam amplamente disseminados principalmente no ambiente hospitalar. Os isolados resistentes codificam uma enzima conhecida como betalactamase, capaz de hidrolisar o anel betalactâmico da penicilina G e outras penicilinas de estrutura similar. O gene responsável pela produção dessa enzima (gene *bla*Z) é carreado por um plasmídeo, o que facilita sua transferência e disseminação entre diferentes cepas de *S. aureus*. Para controlar esse problema, a meticilina, um protótipo das penicilinas semissintéticas resistentes à ação da betalactamase, foi introduzida no mercado em 1959 para o tratamento de infecções causadas por isolados resistentes à penicilina. Entretanto, em 1961 os primeiros casos de infecções causadas por isolados de *S. aureus* resistentesà meticilina (oxacilina) (MRSA) foram relatados. Durante as décadas de 1960 até meados de 1990, o MRSA foi se tornando gradativamente mais frequente e endêmico no ambiente hospitalar. Entretanto, no final da década de 1990 os primeiros relatos de casos de infecções adquiridas na comunidade causadas por MRSA foram publicados na Austrália. Atualmente, infecções comunitárias causadas por MRSA são comuns em todo o mundo. É importante ressaltar que as cepas de MRSA tipicamente hospitalares (resistentes a múltiplos antimicrobianos) continuam sendo prevalentes nesse ambiente, ao passo que clones específicos (diferentes dos hospitalares) emergiram e se disseminaram pela comunidade. Os clones comunitários em geral reservam alguma sensibilidade a outras classes de antimicrobianos (p. ex., clindamicina, trimetoprima/sulfametoxazol e tetraciclinas), geralmente não ativas em clones hospitalares, mas podem apresentam maior virulência e causar infecções agudas agressivas. Além da meticilina, outras penicilinas semissintéticas também resistentes à ação da enzima hidrolítica da betalactamase incluem a nafcilina e oxacilina, disponíveis atualmente para o uso clínico (meticilina não é utilizada clinicamente).

O termo MRSA continua sendo utilizado para descrever isolados resistentes a todas as penicilinas semissintéticas (meticilina, nafcilina e oxacilina) e outros betalactâmicos, incluindo cefalosporinas (com exceções) e carbapenêmicos. A resistência à oxacilina em *Staphylococcus* spp. (*S. aureus* e SCN) é mediada pela produção de uma proteína ligadora de penicilina alterada (PBP2a) que apresenta baixa afinidade aos antimicrobianos da classe dos betalactâmicos. A produção da PBP2a é mediada pelo gene *mec*A, carreado pelo elemento genético móvel SCC*mec* (do inglês *Staphylococcal Cassete Chromosome mec*). Atualmente são reconhecidos 14 tipos de SCC*mec* identificados em *S. aureus*. Cada tipo de SCC*mec* é relacionado epidemiologicamente com diferentes ambientes. Os clones hospitalares, resistentes a múltiplos antimicrobianos, são geralmente MRSA que carregam SCC*mec* dos tipos II e III, sendo esse último o mais comum em hospitais brasileiros. Isolados de MRSA associados a infecções comunitárias pertencem principalmente ao tipo IV e com menor frequência ao tipo V. Os MRSA do tipo IV comunitários podem expressar a leucocidina de Panton-Valentine (PVL) que agrava drasticamente a gravidade dos casos de infecções de pele e partes moles e pneumonias comunitárias. Apesar de terem sido descritos inicialmente em infecções comunitárias, MRSA dos tipos IV e V também podem ser isolados em infecções associados ao ambiente hospitalar.

A resistência à meticilina em *S. aureus* confere resistência aos antibióticos betalactâmicos com exceção das novas cefalosporinas, ceftarolina e ceftobiprol, que mantêm atividade anti-MRSA por apresentar maior afinidade de ligação à PBP2a. Além da resistência aos betalactâmicos, *S. aureus* pode desenvolver resistência a diversas outras classes de antimicrobianos por meio da aquisição de genes de resistência ou mutações gênicas que são selecionadas pela exposição ao antibiótico. MRSA hospitalares (dos tipos II e III) são, em geral, resistentes aos macrolídeos, clindamicina, aminoglicosídeos, tetraciclinas e fluoroquinolonas. Diferentes mecanismos moleculares são responsáveis pelo desenvolvimento de resistência a essas classes de antimicrobianos.

Macrolídeos, lincosaminas e estreptogramina B (MLSb) são antimicrobianos com estrutura química diferente, mas com mecanismo de ação semelhante. Essas substâncias se ligam à subunidade maior do ribossomo bacteriano (50S) bloqueando a síntese de proteínas. Entre os antimicrobianos de uso clínico incluídos na classe dos macrolídeos estão eritromicina, claritromicina e azitromicina. A clindamicina é a única lincosamina de uso clínico. Quinupristina é um exemplo de estreptogramina B utilizada clinicamente em associação com a estreptogramina A, dalfopristina. A aquisição de genes que codificam uma metilase ribossômica (genes *erm*A, *erm*B e *erm*C) que altera o local de ação desses antimicrobianos é o principal mecanismo de resistência em *S. aureus*. O mecanismo de resistência pode ser constitutivamente expresso ou induzido pela presença do antimicrobiano. Isolados com resistência induzida podem ser classificados como resistentes aos macrolídeos, mas sensíveis a clindamicina e estreptogramina B. Entretanto, isolados com resistência induzida também podem apresentar resistência a clindamicina e estreptogramina B e ser detectados pelo teste D de disco-difusão. Além disso, *S. aureus* pode apresentar mecanismos específicos de resistência para cada classe desses antimicrobianos por meio da expressão de bombas de efluxo que ejetam da célula bacteriana os macrolídeos e estreptogramina B (gene *msr*A) e a clindamicina (gene *lin*A).

A resistência aos aminoglicosídeos é primariamente mediada pela modificação e inativação do antimicrobiano por enzimas que resultam em acetilação, fosforilação ou adenilação da molécula do antimicrobiano. Resistência às tetraciclinas é mediada pela produção de uma proteína (gene *tet*M) que protege o alvo de ligação do antimicrobiano (subunidade menor do ribossomo – 30S). A expressão do gene *tet*M confere resistência a todas as tetraciclinas utilizadas clinicamente. Expressão de bombas de efluxo codificadas pelos genes *tet*K e *tet*L também é um mecanismo reconhecido em *Staphylococcus* spp. A expressão de bomba de efluxo sem associação com outro mecanismo de resistência (*tet*M, por exemplo) torna o isolado resistente à tetraciclina, mas ainda sensível à minociclina.

As fluoroquinolonas, representadas pelos fármacos ciprofloxacino, norfloxacino, levofloxacino, moxifloxacino, entre outros, são amplamente utilizadas na prática clínica e a resistência a esses antimicrobianos é comum e crescente. As 8-metoxifluoroquinolonas (gatifloxacino e moxifloxacino) apresentam melhor atividade contra patógenos gram-positivos, incluindo *Staphylococcus* spp., e menores taxas de resistência quando comparadas às fluoroquinolonas de gerações anteriores (p. ex., ciprofloxacino). Moxifloxacino e gatifloxacino (não mais disponível para uso clínico) inativam simultaneamente duas enzimas necessárias para replicação do DNA, as topoisomerases II (DNA girase) e IV, enquanto as fluoroquinolonas anteriores atuam preferencialmente em uma ou outra dessas topoisomerases. Em *S. aureus*, as fluoroquinolonas de gerações anteriores às 8-metoxifluoroquinolonas atuam primariamente na topoisomerase IV. A resistência a esses antimicrobianos ocorre por meio de mutações nas topoisomerases que levam à diminuição da afinidade com a molécula da fluoroquinolona. Mutação pontual única é capaz de conferir resistência às fluoroquinolonas mais antigas, enquanto o acúmulo de múltiplas mutações é necessário para o desenvolvimento de resistência às fluoroquinolonas mais novas como gatifloxacino e moxifloxacino. A expressão da bomba de efluxo NorA é associada à resistência de baixo nível, especialmente a norfloxacino e ciprofloxacino. Como as fluoroquinolonas são utilizadas profilaticamente em algumas situações, as taxas de resistência dependem do tipo de infecção, grupo de pacientes e geração da fluoroquinolona. De maneira geral, a taxa de resistência a fluoroquinolonas em *S. aureus* é significantemente maior em isolados também resistentes à meticilina.

Os glicopeptídeos, teicoplanina e vancomicina são antimicrobianos que inibem a síntese da parede celular e são utilizados na prática clínica para o tratamento de infecções estafilocócicas causadas por isolados com resistência múltipla aos antimicrobianos. A resistência aos glicopeptídeos em *Staphylococcus* spp. é rara mesmo após mais de 50 anos de uso desses antimicrobianos. No entanto, isolados com sensibilidade reduzida à vancomicina (*S. aureus* com resistência intermediária à vancomicina – VISA) foram identificados na década 1990, no Japão. Cepas de *S. aureus* com esse fenótipo são esporadicamente isoladas em todo o mundo, mas continuam incomuns. A resistência intermediária é conferida por um mecanismo de alterações múltiplas em vias metabólicas relacionadas à síntese de parede de peptideoglicano que levam ao aumento da espessura da parede celular. Com a parede celular mais espessa, as porções externas se ligam às moléculas do glicopeptídeo e não possibilitam a atuação dessa substância em camadas mais internas, próximas à membrana citoplasmática, onde o antimicrobiano atuaria inibindo a síntese da parede.

Ainda na década de 1990, os primeiros isolados de *S. aureus* com resistência intermediária heterogênea à vancomicina (hVISA) foram descritos também no Japão. Esses isolados apresentam sensibilidade à vancomicina no teste padrão utilizado rotineiramente nos laboratórios, mas contêm subpopulações que apresentam concentrações inibitórias mínimas (CIM) mais elevadas, no intervalo classificado como resistência intermediária à vancomicina. Essas subpopulações são dificilmente identificadas nos testes de rotina e métodos específicos para detecção de hVISA são trabalhosos e não padronizados para aplicação em laboratórios clínicos. O desenvolvimento de resistência de alto nível à vancomicina por meio da aquisição do gene *van*A de *Enterococcus* spp. foi descrito em 2002 em poucos isolados de *S. aureus* recuperados de pacientes do norte dos EUA e, até o momento, detectado em apenas um isolado de hemocultura no Brasil.

A daptomicina é um lipopeptídeo com atividade contra *Staphylococcus* spp. utilizada também para o tratamento de infecções causadas por MRSA. A daptomicina atua na membrana citoplasmática rompendo o potencial de ação. A resistência a esse antimicrobiano é rara, mas já foi descrita em *S. aureus*. Algumas alterações de síntese da parede celular encontradas em hVISA e VISA são relacionadas com a resistência à daptomicina, portanto, cepas com sensibilidade reduzida à vancomicina podem apresentar CIM maiores para daptomicina. A linezolida, que se liga ao ribossomo bacteriano (subunidade 50S) bloqueando a síntese proteica, é outra opção para o tratamento de infecções causadas por MRSA. Esse antimicrobiano foi o primeiro membro da classe das oxazolidinonas a ser disponibilizado para o uso clínico. A resistência em *S. aureus* continua incomum, mas pode ocorrer por meio de mutações no ribossomo que diminuem a afinidade de ligação com a substância, ou pela metilação do ribossomo conferida pelo produto do gene *cfr*.

Staphylococcus epidermidis

Previamente reconhecido apenas como um microrganismo comensal, presente de maneira permanente e ubiquitária na microbiota da pele humana, o *S. epidermidis* é atualmente visto como um importante patógeno oportunista, principalmente em infecções relacionadas à inserção de dispositivos invasivos. Embora a mortalidade atribuída às infecções causadas por *S. epidermidis* seja inferior quando comparada a outros microrganismos gram-positivos mais virulentos ou bacilos gram-negativos, a alta frequência de infecções por *S. epidermidis* associada a seu caráter de persistência e de desenvolvimento de infecções de curso crônico, mais difíceis de serem tratadas, representa um importante impacto clínico e econômico para os hospitais e sistemas públicos de saúde. Diferente do *S. aureus*, que produz diversas toxinas agressivas aos tecidos, a produção de toxinas em *S. epidermidis* é limitada. Esse organismo expressa diversos fatores que determinam sua persistência tanto como colonizante da pele, como causador de infecções oportunistas, incluindo desde moléculas que possibilitam evasão do sistema imunológico, adesinas a fatores de agregação celular que contribuem para formação de biofilmes.

A formação de biofilme é o principal fator de virulência em *S. epidermidis* que contribui para o seu sucesso como um patógeno oportunista, e é o principal fator relacionado a sua patogenicidade; ainda torna possível a colonização e a proliferação do *S. epidermidis* em próteses e outros dispositivos médicos invasivos, como cateteres central e periférico. Dessa maneira, o *S. epidermidis* é o principal agente associado a infecções relacionadas ao uso de cateter intravascular, próteses ortopédicas, desvio artificial do líquido cefalorraquidiano, dispositivos cardíacos (válvulas e marca-passos), e outros componentes invasivos como lente intraocular, implantes de mama e próteses geniturinárias. O curso dessas infecções é indolente, a terapia antimicrobiana geralmente não é efetiva e frequentemente resulta em necessidade de remoção do dispositivo relacionado à infecção. Além disso, *S. epidermidis* pode causar infecções não relacionadas a dispositivos invasivos como infecção de enxerto vascular, endocardite de válvula nativa e infecções de sítio cirúrgico.

Staphylococcus epidermidis pode apresentar resistência a diversas classes de antimicrobianos e, com frequência, isolados com perfil de multirresistência são recuperados de infecções humanas, principalmente em infecções adquiridas no ambiente hospitalar. A resistência à oxacilina (meticilina) é um dos mecanismos centrais de resistência em *Staphylococcus* spp. que resulta em resistência a quase todos os antibióticos betalactâmicos (com exceção das novas cefalosporinas anti-MRSA) e está também associada à maior probabilidade de desenvolvimento de corresistência a antimicrobianos não betalactâmicos. No Brasil, a resistência à oxacilina em SCN (uma grande parcela de *S. epidermidis*) recuperados de episódios de infecção da corrente sanguínea pelo projeto SCOPE é duas vezes mais frequente (86,4%) em relação à taxa de resistência à oxacilina em *S. aureus* (43,7%). Além disso, *S. epidermidis* pode apresentar resistência a vários outros antimicrobianos não betalactâmicos incluindo fluoroquinolonas, rifampicina, macrolídeos, aminoglicosídeos, tetraciclina, cloranfenicol, clindamicina e sulfonamida. Resistência à linezolida, embora rara, quando encontrada ocorre geralmente em *S. epidermidis*. Glicopeptídeos são agentes ativos contra isolados de *S. epidermidis*, embora resistência intermediária heterogênea também possa ocorrer, como descrito anteriormente para *S. aureus*.

Outros *Staphylococcus* coagulase-negativos de relevância clínica

Staphylococcus lugdunensis é uma espécie de SCN que causa infecções similares em gravidade àquelas causadas por *S. aureus*. É a principal espécie de SCN isolada de endocardite de válvula nativa, uma infecção agressiva e com alta taxa de mortalidade. *S. lugdunensis* pode também ser agente etiológico de outras infecções como artrite, osteomielite crônica, infecções de ferida cirúrgica, infecções urinárias e bacteriemia. É a espécie de SCN que produz o maior número de fatores de virulência incluindo DNase termoestável, fator de agregação celular, hemolisina, lipase, protease e uma enzima modificadora de ácidos graxos. É capaz de se ligar ao colágeno humano, fibronectina, fibrinogênio, vitronectina, laminina, plasminogênio, trombospondina e IgG humana. Um fator importante na patogênese da endocardite de válvula nativa é a produção de uma proteína que se liga ao fator de von Willebrand, o que torna possível a adesão dos microrganismos em áreas de microlesão endotelial. A identificação de *S. lugdunensis* pode ser problemática na rotina laboratorial e esse microrganismo pode ser facilmente confundido com *S. aureus* se a identificação for baseada em teste de aglutinação fundamentado no fator de agregação, que é produzido por ambas as espécies. A identificação por métodos automatizados tem alta especificidade. A resistência aos antimicrobianos utilizados para o tratamento de infecções estafilocócicas é incomum entre *S. lugdunensis*. Cerca de 25% dos isolados clínicos podem ser resistentes à penicilina e somente 5% são resistentes à meticilina.

Staphylococcus haemolyticus é um importante patógeno humano que pode causar bacteriemia, endocardite, infecções osteoarticulares, geniturinárias e feridas. Produz alguns fatores de virulência de função não completamente conhecida na patogênese das infecções que incluem proteases, lipase e liase que degrada o ácido siálico e resulta em produtos utilizados para o metabolismo energético. Isolados clínicos são frequentemente resistentes a múltiplos antimicrobianos. Historicamente, *S. haemolyticus* foi o primeiro SCN a exibir sensibilidade reduzida aos glicopeptídeos, principalmente à teicoplanina.

Staphylococcus hominis coloniza a pele dos seres humanos e é encontrado preferencialmente em regiões mais secas ou irritadas da pele. É uma das espécies mais frequentes de SCN isoladas de hemocultura de pacientes com imunossupressão e neonatos. *S. hominis* ssp. *novobiosepticus* é de interesse especial, pois tem sido associada a diversos surtos de infecção de corrente sanguínea adquirida no ambiente hospitalar e geralmente apresenta resistência a múltiplos antimicrobianos utilizados clinicamente. Resistência a antimicrobianos relativamente novos para o tratamento de infecções estafilocócicas como linezolida e quinupristina/dalfopristina já foi relatada em *S. hominis*.

Staphylococcus saprophyticus é a segunda causa mais frequente (após *E. coli*) de infecção do trato urinário, principalmente em mulheres jovens sexualmente ativas. Os principais fatores relacionados à sua capacidade de causar infecção do trato urinário são a produção de adesinas responsáveis pela ligação do microrganismo ao epitélio uretral, produção de proteínas de transporte que possibilitam rápida adaptação a mudanças osmóticas e de pH, e produção de urease, tornando possível sua proliferação na urina. Os laboratórios, em geral, utilizam a prova de resistência à novobiocina para identificação dessa espécie de SCN. O tratamento dessas infecções com antimicrobianos é geralmente bem-sucedido, infecções recorrentes não são comuns e raramente são relatadas sequelas da infecção.

GÊNERO *STREPTOCOCCUS*

O nome do gênero tem origem do grego *Strepto* (retorcido, entrelaçado), e inclui diversos cocos gram-positivos medindo de 0,5 a 2 μm de diâmetro, que se arranjam aos pares ou em longas cadeias de cocos que se assemelham a um cordão de contas. Ao contrário dos estafilococos, todas as espécies de estreptococos são catalase-negativas. A maioria das espécies necessita da presença de dióxido de carbono e requer meios nutricionalmente ricos para o crescimento adequado. São anaeróbios facultativos e fermentam carboidratos produzindo ácido lático como resultado.

A classificação inicial dos estreptococos no laboratório de microbiologia clínica é feita de acordo com o padrão de hemólise em ágar suplementado com 5% de sangue de carneiro e inclui três padrões: beta-hemólise (completa), alfa-hemólise (incompleta) e gama-hemólise (ausência de hemólise). A hemólise é utilizada como guia para identificação e também para o tratamento. A classificação sorológica baseada em diferenças grupo-específicas de carboidratos da parede celular (classificação de Lancefield) foi originalmente desenvolvida para diferenciação de estreptococos beta-hemolíticos (A a W). O teste sorológico de Lancefield pode ser utilizado para identificação rápida de *S. pyogenes* (grupo A) em amostras clínicas coletadas da orofaringe de pacientes com faringoamigdalite.

Estreptococos beta-hemolíticos

Entre as espécies de estreptococos beta-hemolíticos, *S. pyogenes* (grupo A) e *S. agalactiae* (grupo B) são as duas espécies de maior importância clínica.

S. pyogenes é a causa mais comum de faringite bacteriana e pode causar outras doenças supurativas não invasivas como escarlatina, impetigo, erisipela, celulite e uma forma grave de infecção de pele e partes moles conhecida como fasciite necrosante, que envolve a necrose de tecidos moles profundos incluindo músculos e tecido adiposo. A síndrome do choque tóxico estreptocócico pode ser uma consequência da fasciite necrosante e também de outras infeções de partes moles ou infecções sistêmicas e se assemelha à síndrome do choque tóxico estafilocócico. Além disso, *S. pyogenes* pode estar relacionado com outras doenças invasivas, incluindo sepse e pneumonia. Complicações não supurativas da infecção por *S. pyogenes* de importância médica e com potencial para o desenvolvimento de sequelas graves incluem a febre reumática (envolve alterações nas articulações, cardíacas, vasos sanguíneos, pele e tecidos subcutâneos) e a glomerulonefrite aguda.

O *S. pyogenes* expressa vários fatores de virulência que estão relacionados com sua capacidade de colonizar transitoriamente a pele e orofaringe de crianças e adultos jovens saudáveis e principalmente relacionados com a capacidade de provocar uma grande variedade de infecções teciduais localizadas e infecções sistêmicas graves (ver Tabela 7.2).

As infecções geralmente são causadas por cepas adquiridas pouco tempo antes do desenvolvimento da infecção, antes que ocorra a produção de anticorpos específicos. A transmissão ocorre de pessoa a pessoa por meio da disseminação em gotículas aéreas e por isso pode ser aumentada em situações de aglomerações.

O teste para pesquisa do antígeno A na superfície bacteriana é recomendado para identificação de *S. pyogenes*. No entanto, rotineiramente a identificação presuntiva é realizada por meio da prova de sensibilidade à bacitracina (teste de disco-difusão em ágar-sangue) e reação positiva para presença da enzima PYR (L-pirrolidonil arilamidase), um teste colorimétrico rápido para determinação do resultado (menos de 1 minuto). Algumas outras espécies de *Streptococcus* podem ser positivas para um desses testes, mas não para os dois testes ao mesmo tempo. O teste da antiestreptolisina O (ASO) é utilizado para o diagnóstico de pacientes com febre reumática e glomerulonefrite aguda após infecção recente por *S. pyogenes*.

Streptococcus agalactiae é outra espécie de estreptococos beta-hemolíticos de importância clínica principalmente durante a gravidez, que pode causar infecções em neonatos, incluindo meningite, pneumonia e bacteriemia, e infecções em gestantes como endometrite e infecções do trato urinário. O principal fator de virulência reconhecido é a produção de cápsula polissacarídica, que protege o microrganismo contra a fagocitose (ver Tabela 7.2). São componentes transitórios da microbiota do trato gastrintestinal e geniturinário. Mulheres que apresentam colonização vaginal têm maior risco de desenvolver infecções pós-parto e de transmitir as cepas para o recém-nascido, que se torna colonizado, podendo progredir para infecções de início precoce, até 7 dias após o nascimento, ou infecções de início tardio, que podem ocorrer até o terceiro mês de idade. A transmissão de *S. agalactiae* da mãe para o neonato pode ocorrer durante o parto ou no curso da gravidez, especialmente em mulheres com ruptura prolongada de membranas. Por esse motivo, a triagem para detecção do estado de portador assintomático em mulheres grávidas geralmente é realizada no terceiro mês de gestação por meio de cultura vaginal e anorretal. Além da cultura, existem testes moleculares comercialmente disponíveis utilizados como uma alternativa mais rápida para detecção da colonização vaginal por *Streptococcus agalactiae*.

TABELA 7.2 Principais fatores de virulência e doenças associadas com *S. pyogenes*, *S. agalactiae* e *S. pneumoniae*.

		Principais fatores de virulência	
Espécies	**Doenças**	**Fator de virulência**	**Função**
S. pyogenes	Supurativas Faringite Escarlatina Impetigo Erisipela Fasciite necrosante Síndrome do choque tóxico Sepse Pneumonia Sequelas não supurativas Febre reumática Glomerulonefrite aguda	Proteína M	Inibição da fagocitose, aderência tecidual e invasão celular
		Cápsula de ácido hialurônico e C5A peptidase	Inibição da fagocitose
		Exotoxinas pirogênicas	Superantígenos que estimulam a proliferação de linfócitos T e liberação de citocinas
		Estreptolisinas S e O	Lise de eritrócitos, leucócitos e plaquetas
		Estreptoquinases A e B	Dissolução de coágulos
S. agalactiae	Neonatos • Sepse • Meningite • Pneumonia Mulheres grávidas • Endometrite • Infecção de ferida • Infecções do trato urinário Outros adultos • Bacteriemia • Pneumonia • Infecções articulares • Osteomielite • Infecções de pele e partes moles	Cápsula polissacarídica	Proteção contra a fagocitose
S. pneumoniae	Não invasivas • Conjuntivite • Otite • Sinusite Invasivas • Pneumonia • Bacteriemia • Meningite	Cápsula polissacarídica	Proteção contra a fagocitose
		Pneumolisina	Citotoxina formadora de poros na membrana celular. Aumenta a resposta inflamatória local
		Protease IgA	Degrada IgA humana
		Autolisina	Leva à autólise da célula bacteriana e eliminação de pneumonilisina e componentes da parede bacteriana que induzem inflamação
		Hialuronidase	Hidrólise do ácido hialurônico do tecido conjuntivo
		Neuraminidases	Cliva os resíduos terminais de açúcares de glicoproteínas, podendo expor o tecido e receptores para adesão do patógeno. Algumas dessas enzimas estão envolvidas com a formação de biofilme
		Fatores anticomplemento	Inibem a ligação de fatores com complemento à superfície bacteriana
		Adesinas de superfície	Auxiliam na adesão principalmente ao tecido do trato respiratório inferior, permitindo a colonização

O *S. agalactiae* é a única espécie de estreptococos que expressa o antígeno do grupo B na parede celular. No entanto, os testes comerciais de aglutinação podem apresentar reação cruzada do antígeno do tipo B com outros estreptococos. A identificação dos estreptococos do grupo B é presuntivamente realizada pelo teste de CAMP e hidrólise do hipurato. Esses dois testes, associados às características da colônia em ágar-sangue (colônias maiores em relação a *S. pyogenes* e com pequena área de hemólise), são acurados para identificação presuntiva de *S. agalactiae*. A identificação definitiva é feita pelo teste de antígeno da parede celular ou uso de biologia molecular.

Tanto *S. pyogenes* como *S. agalactiae* são sensíveis à penicilina e cefalosporinas. A penicilina é o antimicrobiano de escolha para tratamento de infecções causadas por esses dois microrganismos. No entanto, para *S. agalactiae* a concentração inibitória mínima (CIM) que inibe o crescimento bacteriano é maior quando comparada à CIM de penicilina para *S. pyogenes*. Por esse motivo, associação de aminoglicosídeos e penicilina é comum para o tratamento de infecções graves causadas por *S. agalactiae*. As cefalosporinas são opções para o uso em pacientes com alergia à penicilina para o tratamento de infecções causadas por *S. pyogenes*. A resistência aos macrolídeos é observada para ambas as espécies e pode ser mediada por três diferentes mecanismos, incluindo: 1) metilação do ribossomo bacteriano que previne a ligação do antibiótico com o alvo (subunidade 50S do ribossomo bacteriano), determinada pelos produtos dos genes *erm* (metilase); 2) presença de bombas de efluxo codificadas pelos genes *mef*A e *mef*E, que ejetam os antimicrobianos macrolídeos do interior da célula bacteriana logo após seu transporte através do envoltório celular; e 3) por um mecanismo mais raro de mutações pontuais em proteínas ribossômicas ou na porção 23S do RNA ribossômico (rRNA). É importante salientar que o mecanismo de resistência aos macrolídeos conferido pelos genes *erm* produz resistência cruzada às lincosaminas e à estreptogramina B (fenótipo MLSb) e pode ser expresso constitutivamente ou induzido após exposição aos macrolídeos e clindamicina. Na América Latina, as taxas de resistência à eritromicina e clindamicina entre estreptococos beta-hemolíticos são de aproximadamente 14 e 8%, respectivamente. A resistência à tetraciclina é comum, sendo que cerca de 57% das amostras isoladas em países latino-americanos são resistentes. O mecanismo de resistência à tetraciclina é mediado pela produção de proteínas codificadas pelos genes *tet*M e *tet*O que protegem o ribossomo e impedem a ligação da molécula do antimicrobiano. Estreptococos beta-hemolíticos são sensíveis à vancomicina, que pode ser utilizada em paciente com alergia à penicilina, e também a daptomicina e linezolida.

Streptococcus do grupo *viridans*

O grupo *viridans* (do latim *viridis* – verde) é formado por um grupo heterogêneo de espécies de estreptococos alfa-hemolíticos e algumas espécies não hemolíticas. São componentes da microbiota oral e do trato respiratório superior de seres humanos e animais, e podem também ser encontrados colonizando outros ambientes como o trato gastrintestinal, o trato geniturinário feminino e, ocasionalmente, a pele. Algumas espécies são encontradas em produtos lácteos. Existem cerca de 30 espécies de *Streptococcus* incluídas nesse grupo, que pode ser subdividido em cinco subgrupos de acordo com características bioquímicas comuns para cada subgrupo de espécies chamados de *mitis, mutans, anginosus, salivarius* e *bovis*. O *Streptococcus pneumoniae* é um membro do subgrupo *mitis* e será discutido separadamente neste capítulo.

Embora sejam comensais do trato respiratório superior e especialmente da cavidade oral, *Streptococcus* do grupo *viridans* (SGV) podem provocar doenças invasivas graves, associadas a altas morbidade e mortalidade, quando disseminados para compartimentos orgânicos estéreis. As principais infecções invasivas incluem endocardite, infecções intra-abdominais e abscesso cerebral e são mais comuns em pacientes imunocomprometidos ou com anormalidades cardíacas (endocardite). Pacientes neutropênicos podem desenvolver síndrome do choque tóxico, que geralmente é causada por *S. mitis*. Os SGV têm a capacidade de produção de muitos fatores de virulência encontrados em *Streptococcus pneumoniae* como citolisinas, autolisina, hialuronidase e proteases, que provavelmente contribuem de maneira importante para o dano tecidual durante o curso da infecção. A distribuição de tais fatores de virulência depende de cada espécie incluída nesse grupo.

A próxima relação filogenética entre as espécies torna difícil a identificação de espécies tanto por métodos bioquímicos como por biologia molecular. A identificação bioquímica de SGV utilizando métodos de rotina é difícil e geralmente errônea. Os sistemas automatizados não separam alguns grupos de espécies que são intimamente relacionadas.

Todas as espécies incluídas nesse grupo que produzem leucina aminopeptidase são PYR-negativas e não crescem em NaCl 6,5%. A hidrólise da esculina na presença de bile é variável, e um teste positivo é indicativo de espécie pertencente ao grupo *bovis*, enquanto as outras espécies são apenas ocasionalmente positivas ou apresentam reações positivas fracas que são de difícil interpretação. A separação clássica de *Streptococcus* alfa-hemolíticos incluídos no grupo *viridans* e *S. pneumoniae* é feita rotineiramente utilizando o teste de sensibilidade à optoquina e teste de bile-solubilidade, e o resultado da identificação geralmente liberado somente como *Streptococcus* do grupo *viridans*, sem identificação final da espécie.

A resistência aos antimicrobianos tem crescido entre SGV-principalmente para betalactâmicos, tetraciclina e macrolídeos, mas com frequências diferentes entre as espécies. Resistência à penicilina tem sido documentada principalmente entre isolados de *S. mitis*, enquanto espécies dos grupos *anginosus, salivarius* e *bovis* são mais sensíveis à penicilina. A resistência à penicilina é mediada pela aquisição de mutações ou recombinação homóloga que cria estruturas mosaicas nos genes produtores das proteínas ligadoras de penicilina (PBP), que são alvos de ação dos agentes betalactâmicos e fundamentais para a construção da parede celular bacteriana. A afinidade com a molécula de antimicrobiano diminui à medida que as PBP se alteram, e quanto maior o grau de alteração (acumulação de mutações e áreas de recombinação), maior o nível de resistência. As fluoroquinolonas apresentam atividade variada de acordo com a espécie e a molécula dentro dessa classe. Ciprofloxacino e ofloxacino apresentam baixa atividade e potência contra SGV e *S. pneumoniae*, embora apresentem maiores taxas de sensibilidade para essa última espécie quando comparada com SGV. Levofloxacino e moxifloxacino apresentam melhor atividade *in vitro* contra ambos SGV e *S. pneumoniae*, e são raros os relatos sobre resistência a esses fármacos. A resistência às fluoroquinolonas em estreptococos é conferida pela presença de mutações pontuais nas topoisomerases, alvos dessa classe de microrganismo. Além disso, a expressão de bombas de efluxo associada às mutações nos genes produtores das topoisomerases pode aumentar o nível de resistência. Devido ao estado de competência natural para aquisição de DNA do ambiente, a transferência horizontal de genes mutados que codificam topoisomerases com menor afinidade às fluoroquinolonas pode ocorrer entre SGV e *S. pneumoniae*. A resistência aos macrolídeos é comum entre os SGV, especialmente para eritromicina. Os mecanismos de resistência são similares aos discutidos para *Streptococcus* beta-hemolíticos, incluindo a expressão de bomba de efluxo (genes *mef*) que é a forma mais frequente, e a metilação do ribossomo (genes *erm*). Da mesma maneira que para outros organismos gram-positivos, a metilação ribossômica produz resistência cruzada às lincosaminas e estreptogramina B. A resistência à clindamicina é menor em relação à eritromicina, pois o mecanismo de efluxo mediado pelos genes *mef* não confere resistência à clindamicina. Os SGV são sensíveis a vancomicina e linezolida.

Streptococcus pneumoniae

Streptococcus pneumoniae são cocos gram-positivos arranjados frequentemente aos pares (diplococos) ou também em cadeias, com formato lanceolar, não móveis e em geral envoltos por uma cápsula de polissacarídeo. Além da produção de cápsula, um dos seus principais fatores de virulência, *S. pneumoniae* pode produzir outros fatores relacionados com a sua capacidade de causar infecções invasivas (ver Tabela 7.2). Semelhante a outras espécies de estreptococos alfa-hemolíticos, *S. pneumoniae* é componente natural da microbiota humana do trato respiratório superior (nasofaringe) em crianças e adultos saudáveis. A aquisição de pneumococos como parte da microbiota da nasofaringe se inicia nos primeiros 6 meses de vida. A colonização é influenciada por vários fatores, incluindo idade, etnia, localização geográfica, tabagismo e contato próximo de crianças em creches e berçários.

As duas principais diferenças que separam *S. pneumoniae* de outros estreptococos alfa-hemolíticos (*Streptococcus* do grupo *viridans*) são a sensibilidade à optoquina e solubilidade em bile, provas utilizadas em geral para identificação inicial desses agentes em laboratórios de microbiologia clínica. Outros testes bioquímicos, sistemas automatizados e testes moleculares podem ser utilizados para identificação final.

Apesar da existência de programas de vacinação e do amplo uso de agentes antimicrobianos para o tratamento de doenças pneumócicas, essas infecções ainda representam uma significante causa de mortes em indivíduos com menos de 5 anos de idade e idosos com idade maior ou igual a 65 anos em todo o mundo. As infecções causadas por pneumococos podem variar de infecções moderadas não invasivas, como otite média, sinusite e conjuntivite, a infecções invasivas graves como pneumonia, meningite e septicemia (ver Tabela 7.2). É estimada uma taxa de mortalidade de 5% para os casos de pneumonia pneumocócica, 20% para septicemia e 30% para meningite. As taxas de mortalidade associadas à doença pneumocócica são ainda maiores em crianças que vivem em países de baixa renda, principalmente na África e Ásia. Adultos com doenças de base também apresentam maior risco de desenvolvimento de infecções pneumocócicas, especialmente indivíduos com idade igual ou maior a 65 anos. Além disso, nos últimos anos, as taxas de mortalidade associadas a infecções pneumocócicas em adultos com idade entre 50 e 64 anos e 65 anos ou mais, têm sido maiores do que em crianças.

Entre os mais de 90 sorotipos capsulares identificados, aqueles mais prevalentes na causa de doença invasiva pneumocócica (DIP) em crianças com menos de 5 anos de idade globalmente incluem os sorotipos 1, 5, 6A, 6B, 14, 19F, 23F. Entre eles, o sorotipo mais comum é o 14, seguido pelos sorotipos 6B e 1. Nos EUA e na América Latina, a distribuição de sorotipos é similar, sendo os sorotipos 1, 3, 4, 5, 6A, 6B, 7F, 9V, 14, 18C, 19A, 19F e 23F os mais comumente isolados, envolvidos em mais de 86% das DIP em crianças. Entretanto, a proporção de cada um desses sorotipos é diferente nas Américas Latina e do Norte. Os sorotipos 14, 6B e 23F são respectivamente o primeiro, segundo e quinto sorotipos mais frequentes em ambas as regiões. Os sorotipos 19F e 18C são o terceiro e quarto mais frequentes na América do Norte, respectivamente, enquanto os sorotipos 5 e 1 ocupam a mesma posição em frequência na América Latina. Na Europa, a distribuição de sorotipos causando DIP é similar à da América do Norte, sendo os sorotipos 14, 6B, 19F e 23F os mais prevalentes. O uso extensivo da vacina pneumocócica conjugada heptavalente (PCV7) diminuiu substancialmente os casos de DIP em crianças, entretanto, resultaram na emergência de sorotipos não cobertos pela PCV7, particularmente o sorotipo 19A. Sorotipos não cobertos pela PCV7, incluindo o sorotipo 19A, têm emergido entre pacientes com idade menor que 5 anos e também em pacientes com idade igual ou maior que 65 anos. Acredita-se que a emergência do sorotipo 19A, que apresenta maior taxa de resistência a penicilina, ceftriaxona e macrolídeos, seja um efeito da associação entre a falta de cobertura desse sorotipo pela PCV7 e o perfil de utilização de antimicrobianos.

Desde sua descoberta na década de 1940, a penicilina foi utilizada como antimicrobiano de escolha para o tratamento de diversas doenças pneumocócicas. Entretanto, isolados resistentes à penicilina foram identificados na década de 1960, e alguns clones resistentes se disseminaram logo após. Atualmente, cerca de 50% das cepas de *S. pneumoniae* isoladas de infecções invasivas nos EUA e América Latina são classificadas como não sensíveis à penicilina, utilizando valores de concentração inibitória mínima séricos (não aplicáveis para meningite). Essas taxas podem ser ainda maiores de acordo com o país, podendo ultrapassar 80% na Venezuela e no México. O desenvolvimento de resistência à penicilina é determinado por alterações nas proteínas ligadoras de penicilina (PBP), como descrito anteriormente para *Streptococcus* do grupo *viridans*. Essas alterações são relacionadas com o desenvolvimento de resistência em diferentes níveis para todos os agentes betalactâmicos, incluindo cefalosporinas orais. Existem 6 PBP identificadas em *S. pneumoniae*, incluindo as PBP 1ª, 1b, 2ª, 2b, 2x e 3, sendo a PBP 2x, 2b e 1ª as mais importantes no desenvolvimento de resistência aos betalactâmicos. Alterações na PBP 2x são relacionadas com o desenvolvimento de resistência de baixo nível à penicilina e suficiente para tornar o isolado não sensível às cefalosporinas orais, enquanto alterações na PBP 2b resultam em aumento do nível de resistência à penicilina. Alterações na PBP 1ª resultam em resistência de alto nível à penicilina e resistência às cefalosporinas de espectro ampliado.

Resistência aos macrolídeos, tetraciclinas e associação trimetoprima/sulfametoxazol também está se tornando comum em isolados clínicos de *S. pneumoniae*, com taxas de resistência particularmente altas para isolados não sensíveis à penilicina. Macrolídeos têm sido utilizados extensivamente para o tratamento de infecções respiratórias comunitárias em todo mundo, e a resistência a eritromicina e azitromicina tem aumentado substancialmente. Isolados resistentes à penicilina também são frequentemente resistentes aos macrolídeos. A taxa de resistência à eritromicina em *S. pneumoniae* intermediários e resistentes à penicilina é significantemente mais elevada quando comparada com isolados sensíveis à penicilina. Os principais mecanismos associados à resistência aos macrolídeos em *S. pneumoniae* são efluxo ativo da substância mediado pela expressão de bombas de efluxo codificadas pelos genes *mef* (comumente *mef*E), e metilação da subunidade maior do ribossomo bacteriano (50S) mediada pela metilase codificada pelo gene *erm*B, e em menor frequência pelo gene *erm*A. A presença desses genes em *S. pneumoniae* também resulta no fenótipo MLSb (resistência aos macrolídeos, lincosaminas e estreptogramina B), como descrito anteriormente. A resistência à tetraciclina continua sendo frequente em muitos países, principalmente em isolados não sensíveis à penicilina, e é mediada pela produção de proteínas (TetM e TetO) que protegem a subunidade menor do ribossomo bacteriano (30S) impedindo a interação da molécula com o local de ação. O gene *tet*M, mais frequente entre isolados de *S. pneumoniae*, está em geral associado a elementos genéticos móveis (nesse caso transpósons) que frequentemente também carregam o gene *erm*B, auxiliando na persistência da resistência à tetraciclina pela pressão seletiva imposta pela exposição frequente aos macrolídeos. A resistência às fluoroquinolonas continua relativamente baixa em todo o mundo. Antimicrobianos com maior cobertura contra *S. pneumoniae* isolados em centros médicos da América Latina incluem levofloxacino, linezolida, tigeciclina e vancomicina.

GÊNERO *ENTEROCOCCUS*

Classificados anteriormente como *Streptococcus* do grupo D, pois apresentam o antígeno de parede celular do grupo D de Lancefield, os microrganismos atualmente incluídos no gênero *Enterococcus* foram considerados por muito tempo uma divisão do gênero *Streptococcus*, até o reconhecimento do gênero na década de 1980. Atualmente, 57 espécies são incluídas no gênero *Enterococcus*, sendo poucas espécies patogênicas para os seres humanos. *Enterococcus faecalis* e *E. faecium* são as espécies mais frequentemente isoladas pelos laboratórios de microbiologia clínica e associadas a infecções humanas. Embora sejam menos frequentes, as espécies *E. gallinarum* e *E. casseliflavus* são importantes clinicamente por serem intrinsicamente resistentes à vancomicina (Tabela 7.3).

O gênero *Enterococcus* é formado por cocos gram-positivos, catalase-negativos, anaeróbios facultativos, dispostos tipicamente aos pares ou em pequenas cadeias, que apresentam capacidade de crescimento em uma faixa ampla de temperatura (10° a 45°C) e na presença de concentrações elevadas de NaCl e sais biliares. Apresentam necessidades nutricionais complexas para melhor crescimento, incluindo a necessidade de alguns aminoácidos (valina, leucina, isoleucina, serina, metionina, ácido glutâmico, arginina, histidina e triptofano) e vitaminas do complexo B (biotina, niacina, pantotenato, piridoxina, riboflavina e algumas vezes ácido fólico). Apesar dessas necessidades especiais, as espécies do gênero *Enterococcus* podem crescer em ágar-sangue de carneiro (5%). Após incubação por 24 horas, são observadas colônias que variam de 1 a 2 mm (ou menores), em geral não

TABELA 7.3 Resistência aos glicopeptídeos em *Enterococcus* spp.

	*van*A	*van*B	*van*C
Tipo deresistência	Adquirida	Adquirida	Intrínseca
Espécies mais frequentes	*E. faecalis*, *E. faecium*	*E. faecalis*, *E. faecium*	*E. gallinarum* *E. casseliflavus*
Resistência à vancomicina	Sim	Sim	Sim
Resistência à teicoplanina	Sim	–	–

hemolíticas ou alfa-hemolíticas e raramente beta-hemolíticas. Algumas espécies apresentam pigmentação, incluindo *E. casseliflavus*, *E. gilvus*, *E. mundtii*, *E. pallens* e *E. sulfureus*.

São microrganismos amplamente distribuídos na natureza, sendo habitantes naturais do trato gastrintestinal dos seres humanos e outros mamíferos, pássaros, répteis e insetos. Podem também, em menor frequência, colonizar o trato geniturinário e a cavidade oral dos seres humanos. Não expressam um grande número de fatores de virulência, o que os caracteriza como microrganismos oportunistas com potencial limitado para causar doença. Os principais fatores de virulência incluem a produção de cápsula, adesina de superfície, substância agregativa, citolisina e gelatinase. No entanto, isolados que apresentam resistência múltipla aos antimicrobianos começaram a emergir a partir das décadas de 1970 e 1980 como importantes patógenos causando infecções relacionadas à assistência à saúde, incluindo infecções de corrente sanguínea, trato urinário e de feridas. Além disso, a capacidade de algumas cepas em causar surtos de infecções hospitalares, especialmente em unidades de terapia intensiva, pode ser facilitada pela habilidade dos enterococos em sobreviver por longos períodos em objetos inanimados (fômites). Os primeiros surtos hospitalares de infecções causadas por *Enterococcus* ocorreram na década de 1980 na Europa e EUA. No Brasil, o primeiro relato de um surto causado por cepas de *E. faecalis* e *E. faecium* foi documentado em 1998. Todos os isolados apresentaram resistência à vancomicina mediada pelo gene *van*A. É interessante observar que o primeiro relato de infecção causada por *Enterococcus* resistente à vancomicina (VRE) foi documentado pelo mesmo hospital um ano antes do surto, em uma cepa de *E. faecium*, *van*A-positiva, isolada de um caso de meningite.

Embora seja mais raro, *Enterococcus* spp. também podem causar infecções adquiridas na comunidade. Tanto em infecções relacionadas à assistência à saúde quanto adquiridas na comunidade, as infecções do trato urinário são as mais frequentes, principalmente em pacientes com anormalidades anatômicas do trato urinário e pacientes hospitalizados em uso de cateter. A espécie *E. faecalis* é mais frequente, seguida de *E. faecium*. Entretanto, a incidência de *E. faecium* causando infecções do trato urinário em ambiente hospitalar vem aumentando, principalmente em pacientes internados em unidade de terapia intensiva (UTI). Esses isolados são frequentemente resistentes a vancomina e ampicilina.

A endocardite é a infecção enterocócica mais grave, em geral decorrente de bacteriemia, e apresenta alta taxa de mortalidade. A espécie *E. faecalis* é a mais prevalente nesse tipo de infeção, embora outras espécies, incluindo *E. faecium*, possam causar essa doença. Dados coletados em 16 hospitais brasileiros pelo programa nacional de vigilância de infecções de corrente sanguínea hospitalares (SCOPE Brasil) colocam *Enterococcus* spp. como o 8º organismo mais frequentemente isolado em hemocultura de pacientes com infecções adquiridas no ambiente hospitalar. Outros tipos de infecções enterocócicas incluem infecções intra-abdominais (salpingite, abscesso pélvico, infecções *peripartum* e do trato biliar) e de feridas (em queimados ou úlceras). No entanto, para essas infecções, os enterococcos não são os únicos organismos isolados na maioria dos casos, o que dificulta estimar o seu papel na patogênese dessas infecções. Contudo, o tratamento dessas infecções pode falhar se não for incluída cobertura para enterococcos no regime terapêutico.

Como os enterococcos apresentam resistência intrínseca a diversos antimicrobianos utilizados na prática clínica, incluindo cefalosporinas e oxacilina, e capacidade de desenvolvimento de resistência por mutação ou aquisição de genes de resistência, como por exemplo para aminoglicosídeos, estreptograminas, glicopeptídeos, linezolida, daptomicina, cloranfenicol, eritromicina e tetraciclinas, o tratamento das infecções se torna complicado.

Habitualmente, a combinação sinérgica de um aminoglicosídeo com um agente inibidor da síntese de parede celular, como ampicilina ou vancomicina, é o tratamento mais utilizado. No entanto, a capacidade de aquisição de elementos genéticos móveis contendo genes que conferem resistência aos aminoglicosídeos, incluindo altos níveis de gentamicina e estreptomicina, e também resistência aos glicopeptídeos, pode limitar a utilização combinada desses agentes para o tratamento de infecções enterocócicas. A resistência adquirida aos glicopeptídeos em enterococos é a mais preocupante, já que esses antimicrobianos são utilizados para o tratamento de infecções graves causadas por microrganismos gram-positivos. Além disso, o principal mecanismo de resistência é por meio da aquisição de genes que promovem a resistência a esses antimicrobianos, principalmente os genes *van*A e *van*B, que são mobilizados em elementos genéticos móveis (plasmídeos e transpósons), facilitando a disseminação desses genes entre diferentes cepas de enterococos. O gene *van*C é encontrado intrinsecamente nas espécies *E. casseliflavus* e *E. gallinarum* e promove resistência de baixo nível à vancomicina, mas não à teicoplanina (ver Tabela 7.3).

Segundo dados do programa de vigilância SENTRY, *E. faecalis* isolados de diversas infecções em hospitais brasileiros apresentam entre 25% e 29% de resistência a altos níveis de aminoglicosídeos. As taxas de resistência à ampicilina (1%) e vancomicina (7,7%) são baixas. No entanto, para *E. faecium*, as taxas de resistência à ampicilina (84,3%) e vancomicina (65,7%) são mais altas e quase proibitivas para o uso desses agentes na prática clínica. Outra opção para tratamento de infecções causadas por enterococcos resistentes aos glicopeptídeos e ampicilina incluem linezolida, daptomicina, quinupristina/dalfopristina e algumas fluoroquinolonas. É importante ressaltar que os relatos de resistência à linezolida vêm aumentando e que a quinupristina/dalfopristina pode ser utilizada para o tratamento de infecções causadas por *E. faecium*, mas não possui atividade contra *E. faecalis*, a espécie mais frequente de enterococcos que causa infecções humanas.

BIBLIOGRAFIA

Becker K, Skov RL, von Eiff C. *Staphylococcus, Micrococcus*, and other catalase-positive cocci. *In*: Carroll KC *et al*. Manual of clinical microbiology, 12th Edition. Washington, DC: ASM Press; 2019.

Chambers HF, Deleo FR. Waves of resistance: *Staphylococcus aureus* in the antibiotic era. Nat Rev Microbiol. 2009 Sep;7(9):629-41.

Facklam R. What happened to the *streptococci*: overview of taxonomic and nomenclature changes. Clin Microbiol Rev. 2002 Oct;15(4):613-30.

Gales AC, Sader HS, Ribeiro J, Zoccoli C, Barth A, Pignatari AC. Antimicrobial susceptibility of gram-positive bacteria isolated in Brazilian hospitals participating in the SENTRY Program (2005-2008). Braz J Infect Dis. 2009 Apr;13(2):90-8.

Gilmore MS, Lebreton F, Van Schaik W. Genomic transition of *enterococci* from gut commensals to leading causes of multidrug-resistant hospital infection in the antibiotic era. Curr Opin Microbiol. 2013 Feb;16(1):10-6.

Jones RN, Guzman-Blanco M, Gales AC, Gallegos B, Castro AL, Martino MD *et al*. Susceptibility rates in Latin American nations: report from a regional resistance surveillance program (2011). Braz J Infect Dis. 2013 Nov-Dec;17(6):672-81.

Marra AR, Camargo LF, Pignatari AC, Sukiennik T, Behar PR, Medeiros EA *et al*. Nosocomial bloodstream infections in Brazilian hospitals: analysis of 2,563 cases from a prospective nationwide surveillance study. J Clin Microbiol. 2011 May;49(5):1866-71.

Mayers DL. Antimicrobial drug resistance. New York: Humana Press; 2009.

Murray PR, Rosenthal KS, Pfaller MA. Microbiologia médica. 6. ed. Rio de Janeiro: Elsevier; 2009.

O'Brien KL, Wolfson LJ, Watt JP, Henkle E, Deloria-Knoll M, McCall N *et al*. Burden of disease caused by *Streptococcus pneumoniae* in children younger than 5 years: global estimates. Lancet. 2009 Sep 12;374(9693):893-902.

Otto M. *Staphylococcus epidermidis* – the 'accidental' pathogen. Nat Rev Microbiol. 2009 Aug;7(8):555-67.

Rogers KL, Fey PD, Rupp ME. Coagulase-negative staphylococcal infections. Infect Dis Clin North Am. 2009 Mar;23(1):73-98.

Tan TQ. Pediatric invasive pneumococcal disease in the United States in the era of pneumococcal conjugate vaccines. Clin Microbiol Rev. 2012 Jul;25(3):409-19.

8 Bacilos Gram-Positivos

Rodrigo Cayô da Silva • Antonio Carlos Campos Pignatari •
Ana Cristina Gales

INTRODUÇÃO

Os bacilos gram-positivos compreendem uma vasta gama de microrganismos e, embora menos frequentemente isolados na rotina laboratorial quando comparados aos cocos gram-positivos, podem ser importantes causadores de processos infecciosos. Tais microrganismos estão mais associados a infecções comunitárias, muitas dessas de importância histórica, como o tétano e a difteria. Os bacilos gram-positivos necessitam de uma triagem inicial eficiente, principalmente no que concerne à coleta do material clínico com antissepsia rigorosa para evitar possíveis contaminações, lembrando que muitos deles também fazem parte da microbiota humana. Sempre que identificados na rotina laboratorial, atenção especial deve ser dada às amostras isoladas de locais nobres, como sangue e liquor, valorizando o achado em pacientes imunocomprometidos, já que estes são o principal grupo de pacientes a adquirir infecções por tais microrganismos. Consequentemente, é recomendado sempre ter a bacterioscopia do material clínico e verificar se existe o predomínio do bacilo gram-positivo em questão. Os bacilos gram-positivos são divididos entre aqueles que são formadores de esporos e os que não são. Tal divisão será utilizada neste capítulo como recurso didático. Os principais gêneros e espécies de bacilos gram-positivos de importância clínica estão incluídos na Tabela 8.1.

IDENTIFICAÇÃO

O crescimento de bacilos gram-positivos em amostras clínicas deve ser avaliado criticamente, e o microbiologista deve estar apto para considerar a importância da identificação desses microrganismos na rotina laboratorial, levando sempre em consideração o quadro clínico do paciente, antes de liberar o laudo. Inicialmente, a análise do Gram é essencial para a identificação do bacilo gram-positivo como o verdadeiro agente causador do processo infeccioso e não apenas uma contaminação ocorrida durante a coleta ou o processamento da amostra clínica. Além disso, como muitos bacilos gram-positivos fazem parte da microbiota da pele e de mucosas em humanos, podem ocorrer infecções mistas. Nesses casos, deve ser levada em consideração a predominância do bacilo gram-positivo em detrimento do outro microrganismo isolado. Assim, poucos são os laboratórios que realizam a identificação desses microrganismos, liberando muitas vezes apenas como bacilo gram-positivo, incluindo uma nota no laudo sobre a possibilidade de o microrganismo em questão ser apenas um contaminante.

Embora a grande maioria dos bacilos gram-positivos core bem pela metodologia de Gram, é importante realizar também a coloração de Ziehl-Neelsen (a mesma utilizada para micobactérias) ou de Kinyoun, sempre que a suspeita de isolados de *Nocardia* spp. e *Rhodococcus* spp. forem sugeridas, uma vez que tais microrganismos podem apresentar graus variados de álcool-ácido-resistência (Tabela 8.2).

Entre os bacilos gram-positivos, existe um grupo que incluei pelos menos 13 gêneros, cujo arranjo característico visualizado pelo Gram se assemelha a "letras chinesas", conhecidos como bacilos corineformes. Entre esses, somente é recomendada a realização de provas bioquímicas para identificação dos gêneros *Corynebacterium*, *Gardnerella*, *Arcanobacterium* e *Rothia*. Além disso, devem ser utilizados meios ricos em nutrientes para o crescimento adequado dos bacilos, como ágar-sangue, tendo o cuidado com o período de incubação, já que algumas espécies necessitam de um tempo de crescimento superior a 48 horas. Quando repicados em ágar-sangue, alguns gêneros podem apresentar hemólise, sendo que para isolados de *G. vaginalis* é recomendado semear o material clínico em meio de cultura acrescido de sangue de coelho ou sangue humano a 3% para a verificação da β-hemólise, ao contrário do sangue de carneiro utilizado para os demais bacilos gram-positivos. Além disso, como alguns bacilos gram-positivos são anaeróbios estritos (*Clostridium* spp., *Actinomyces* spp. e *Propionibacterium* spp.), a incubação desses microrganismos deve ser obrigatoriamente na presença de CO_2 (estufa de anaerobiose).

Para visualizar a produção de esporos (*Bacillus* spp. e *Clostridium* spp.) e de hifas aéreas nos bacilos ramificados (*Nocardia* spp. e *Rhodococcus* spp.) – características importantes na identificação e diferenciação desses patógenos –, algumas vezes é necessário cultivar o isolado em meio pobre em nutrientes para a indução de tais estruturas ou deixar a colônia envelhecer. Para os laboratórios de rotina, a diferenciação entre os gêneros *Rhodococcus* e *Nocardia* muitas vezes é difícil. Entretanto, como os isolados de *R. equi* são sensíveis a vancomicina, gentamicina e eritromicina, esse perfil de sensibilidade pode ser utilizado como uma diferenciação preliminar desses microrganismos do gênero *Nocardia*.

TABELA 8.1 Principais famílias, gêneros e espécies de bacilos gram-positivos de importância clínica.[1]

Morfologia	Formação de esporos	Família	Principais gêneros	Principais espécies
Bacilos	Esporulados	Bacillaceae	*Bacillus*	*B. anthracis, B. cereus, B. subtilis*
		Clostridiaceae	*Clostridium*	*C. botulinum, C. perfringens, C. sordellii, C. tetani,*
			Clostridioides	*C. difficile, C. mangenotii*
	Não esporulados	Corynebacteriaceae	*Corynebacterium*	*C. aurimucosum, C. diphtheriae, C. jeikeium, C. striatum, C. urealyticum*
		Dermabacteraceae	*Dermabacter*	*D. hominis, D. hominus, D. jinjuensis, D. vaginalis*
		Bifidobacteriaceae	*Gardnerella*	*G. vaginalis*
		Nocardiaceae	*Nocardia*	*N. asteroides, N. braziliensis, N. farcinica*
			Rhodococcus	*R. equi*
		Listeriaceae	*Listeria*	*L. monocytogenes, L. ivanovii*
		Actinomycetaceae	*Actinomyces*	*A. cardiffensis, A. gerencseriae, A. israelii, A. naeslundii, A. neuii, A. odontolyticus, A. radingae, A. turicensis, A. urogenitalis*
			Arcanobacterium	*A. bernardiae, A. haemolyticum, A. pyogenes*
		Erysipelotrichaceae	*Erysipelothrix*	*E. rhusiopathiae*
		Propionibacteriaceae	*Propionibacterium*	*P. acidifaciens, P. australiense, P. cyclohexanicum, P. damnosum, P. freudenreichii, P. innocuum, P. lymphophilum, P. ruminifibrarum*
			Acidipropionibacterium	*A. acidipropionici, A. damnosum, A. jensenii, A. microaerophilum, A. olivae, A. thoenii, A. virtanenii*
			Pseudopropionibacterium	*P. propionicum, P. rubrum*
			Cutibacterium	*C. acnes* (*C. acnes* subsp. *acnes*, *C. acnes* subsp. *defendens* e *C. acnes* subsp. *elongatum*), *C. avidum, C. granulosum, C. modestum, C. namnetense, C. porci*

[1]A classificação foi baseada nas informações obtidas do volume 1 do Manual of Clinical Microbiology (ASM, 2011).

TABELA 8.2 Principais provas fenotípicas utilizadas na diferenciação e identificação de bacilos gram-positivos.

Microrganismo	Esporos	Ramificação[1]	Álcool-ácido-resistência	Motilidade	Anaerobiose	Hemólise	Catalase	Nitrato	Ureia	Esculina	CAMP reverso
Bacillus spp.	(+)	(–)	(–)	Variável	(–)	Variável	(+)	ND	ND	ND	ND
Clostridium spp.	(+)	(–)	(–)	ND	(+)	Variável	(–)	Variável	ND	Variável	ND
Corynebacterium spp.	(–)	(–)	(–)	(–)	(–)	(–)	Variável	Variável	Variável	Variável	Variável
Gardnerella vaginalis	(–)	(–)	(–)	(–)	(–)	(+) beta	(–)	(–)	(–)	(–)	ND
Nocardia spp.	(–)	(+)	(+)	ND	(–)	(–)	(+)	Variável	Variável	Variável	ND
Rhodococcus spp.	(–)	Variável	(+)	(–)	(–)	(–)	(+)	Variável	Variável	(–)	(+)
Listeria spp.	(–)	(–)	(–)	(+)	(–)	(+) beta	(+)	(–)	(–)	(+)	Variável
Actinomyces spp.	(–)	(–)	(–)	ND	(+)	(–)	Variável	Variável	Variável	Variável	Variável
Arcanobacterium spp.	(–)	(–)	(–)	(–)	(–)	(+) beta	(–)	(–)	(–)	Variável	(+)
Erysipelothrix rhusiopathiae	(–)	(–)	(–)	(–)	(–)	(+) alfa	(–)	(–)	(–)	(–)	(–)
Propionibacterium spp.	(–)	(+)	(–)	ND	(+)	(–)	Variável	Variável	ND	Variável	ND

[1] Produção de hifas presente nos bacilos gram-positivos conhecidos como ramificados. ND: não disponível. Variável: pode estar presente ou ausente.

EPIDEMIOLOGIA, SIGNIFICADO CLÍNICO E RESISTÊNCIA AOS ANTIMICROBIANOS

Bacilos gram-positivos formadores de esporos

Entre os bacilos gram-positivos com capacidade de formar esporos, dois gêneros bacterianos se destacam: o gênero *Bacillus* e o gênero *Clostridium*. O gênero *Bacillus* é o maior gênero, que atualmente contempla 102 espécies válidas, das quais apenas poucas espécies apresentam interesse clínico, sendo as mais importantes *B. anthracis*, *B. cereus* e *B. subtilis*. Algumas espécies anteriormente classificadas dentro do gênero *Bacillus* foram acomodadas em outros gêneros, merecendo destaque o *Geobacillus stearothermophilus*, usado principalmente nos testes de qualidade em autoclaves, e o *Paenibacillus polymyxa*, microrganismo produtor dos antimicrobianos da classe das polimixinas. Em 2020, o gênero *Bacillus* passou por uma nova revisão taxonômica, na qual 109 espécies foram transferidas para 17 novos gêneros propostos, sendo estes: *Alteribacter* gene. nov., *Ectobacillus* gene. nov., *Evansella* gene. nov., *Ferdinandcohnia* gene. nov., *Gottfriedia* gene. nov., *Heyndrickxia* gene. nov., *Lederbergia* gene. nov., *Litchfieldia* gene. nov., *Margalitia* gene. nov., *Niallia* gene. nov., *Priestia* gene. nov., *Robertmurraya* gene. nov., *Rossellomorea* gene. nov., *Schinkia* gene. nov., *Siminovitchia* gene. nov., *Sutcliffiella* gene. nov. e *Weizmannia* gene. nov. Permaneceram no gênero *Bacillus*, as espécies pertencentes aos clados Subtilis (que inclui a espécie tipo *B. subtilis*) e Cereus (que incluem as espécies *B. anthracis* e *B. cereus*). As espécies pertencentes ao gênero *Bacillus* apresentam forma bacilar e, geralmente, se coram positivamente pela coloração de Gram. A maioria é formadora de esporos, sendo catalase-positiva, motilidade-positiva (presença de flagelos peritríquios) e, majoritariamente, aeróbias ou anaeróbias facultativas.

A maioria das espécies aeróbias formadoras de esporos são microrganismos saprófitos, amplamente encontrados no meio ambiente, principalmente no solo, sendo raramente associadas a processos infecciosos. A formação de esporos é um fator importante na eventual capacidade desses microrganismos em contaminar diferentes ambientes, desde salas cirúrgicas, produtos farmacológicos e alimentos. O *B. anthracis* é um patógeno obrigatório tanto em animais como em humanos, e causa a doença denominada antraz ou carbúnculo. É considerada uma das principais causas de morte em animais domésticos e silvestres, e, devido a sua capacidade em causar infecções em humanos, esse microrganismo é tido como um agente de bioterrorismo. A infecção em humanos acontece, primordialmente, pelo contato direto ou indireto com animais doentes. A patogênese do antraz está intimamente associada à produção das toxinas letal (LeTx) e de edema (ETx) pelo bacilo. Devido a uma ampla campanha de vacinação humana e animal, as taxas de carbúnculo diminuíram consideravelmente em todo o mundo, com exceção das regiões cujas políticas de vacinação não são eficientes e que, portanto, ainda são endêmicas, como em muitos países da África Subsaariana, China Ocidental e alguns países mediterrâneos. Dependendo da forma de contágio, existem três manifestações clínicas da doença: cutânea (99% dos casos de carbúnculo no mundo), inalatória e por ingestão. Embora não seja considerada uma doença contagiosa, sendo sua transmissão restrita ao contato com animais infectados ou produtos provenientes deles, existem relatos de transmissão cutânea entre humanos. O período de incubação dura, em média, de 2 a 6 dias, com o aparecimento de pequenas pápulas que progridem nas próximas 24 horas para um anel de vesículas, com subsequente ulceração e formação de uma escara enegrecida muito característica da infecção por *B. anthracis*. Atualmente, com a disponibilidade de terapia antimicrobiana adequada, os casos de morte por carbúnculo caíram de 10 a 20% para menos de 1%. Embora haja relatos de casos de resistência, a maioria dos isolados de *B. anthracis* é sensível à penicilina. Para os casos de alergia à penicilina, as tetraciclinas, as fluoroquinolonas e o cloranfenicol são opções para o tratamento de tais infecções. Cautela no uso de eritromicina deve ser considerada, devido às baixas taxas de sensibilidade para esse antimicrobiano verificadas na literatura. Recentemente, o Food and Drug Administration (FDA) dos EUA aprovou três agentes antitoxina (anticorpos monoclonais neutralizantes) para o tratamento associado à terapia antimicrobiana e ao suporte hemodinâmico titulado dos casos de sepse e choque séptico por antraz: ABthrax®/Raxibacumab (Emergent BioSolutions Inc.), Anthrasil®/AIGI – *Anthrax Immune Globulin Intravenous* (Cangene Corporation) e Anthim®/Obiltoxaximab (Elusys Therapeutics Inc.).

Outra espécie de importância clínica é o *B. cereus*, considerado um patógeno oportunista humano e importante causa de intoxicação alimentar, dividida em dois tipos: a diarreica e a emética. A diarreica é caracterizada por um quadro de dor abdominal e diarreia, com um período de incubação de 8 a 16 horas após a ingestão de alimentos contaminados. A emética é caracterizada por náuseas e vômitos, com um período de incubação de 1 a 5 horas após a ingestão, principalmente, de arroz contaminado. Para a aquisição de ambas as infecções, os alimentos precisam ser estocados de maneira inadequada após o preparo, de modo que os esporos de *B. cereus* existentes comecem a germinar. Esse microrganismo produz, pelo menos, três enterotoxinas (dois complexos proteína-toxina Nhe e Hbl e uma toxina CytK) que estão relacionadas com os danos causados no epitélio do íleo. Recentemente, várias exotoxinas com atividades enzimáticas de proteases e fosfolipases foram descritas como possíveis fatores de virulência relacionados com o quadro de diarreia causada por esse patógeno. Enquanto os genes codificadores das toxinas e fatores de virulência associados ao tipo de intoxicação diarreica são de localização cromossômica, o gene codificador da toxina associada ao tipo emético é de localização plasmidial (megaplasmídeo de 270 kb). Embora infrequente, *B. cereus* também é importante causa de infecção ocular, levando a um quadro progressivo de endoftalmite refratária ao tratamento. Geralmente, esses casos ocorrem após trauma do olho e, ocasionalmente, após cirurgia ocular, evoluindo rapidamente (24 a 48 horas) para a perda da visão e, frequentemente, para a perda do globo ocular. Isolados de *B. cereus* tendem a ser sensíveis à clindamicina, à eritromicina, ao cloranfenicol, à vancomicina e aos aminoglicosídeos, e resistentes às aminopenicilinas e às cefalosporinas, em virtude da produção de uma betalactamase de amplo espectro, e à trimetoprima. Além das duas espécies mencionadas anteriormente, o grupo *B. cereus* compreende ainda ao menos seis outras espécies intimamente relacionadas (*B. thuringiensis*, *B. mycoides*, *B. pseudomycoides*, *B. weihenstephanensis*, *B. cytotoxicus* e *B. toyonensis*). O mais correto é se referir aos oito microrganismos que compõem o grupo como subespécies (p. ex., *B. cereus* subespécie *cytotoxicus*), ainda que na literatura essa terminologia seja pouco utilizada. Todas as oito subespécies carreiam um amplo arsenal de genes codificadores de fatores extracelulares compostos por proteínas de superfície celular, proteínas com atividade citotóxica (enterotoxinas, citotoxinas e hemolisinas) e enzimas hidrolíticas (quitinases, proteases e fosfolipases), indicando uma alta capacidade patogênica diante de seus eventuais hospedeiros. O gênero *Clostridium* compreende 153 espécies válidas, das quais apenas poucas apresentam importância clínica. Devido à habilidade em formar esporos, tais espécies anaeróbicas estão amplamente distribuídas na natureza, e, durante muitos séculos, as infecções causadas pelas espécies de *Clostridium*, como o tétano, o botulismo e a gangrena gasosa, foram temidas em razão das altas taxas de mortalidade. *C. perfringens* é uma causa importante de intoxicação alimentar, cujo principal meio de transmissão é a ingestão de carne malcozida e seus derivados, com o desenvolvimento de quadro diarreico dentro de 7 a 30 horas após a ingestão de alimentos contaminados. *C. perfringens* também tem sido associada à diarreia não transmitida por alimentos, quadro este caracterizado, principalmente, por sintomas mais graves e de maior duração e, na maioria das vezes, de ocorrência pós-administração de antimicrobianos de amplo espectro. Embora o quadro de gastrenterite seja autolimitado, nos pacientes jovens, idosos e imunocomprometidos, os sintomas são mais graves e podem, inclusive, levar a óbito. Existe a possibilidade de *C. perfringens* também estar associado a síndrome do choque séptico e abortos, além de causar o quadro de gangrena gasosa (mionecrose clostrídica) e fasciite necrosante. Sabe-se que *C. perfringens* é capaz de secretar mais de 20 toxinas ou enzimas hidrolíticas envolvidas em sua fisiopatologia. Embora pouco frequente, o botulismo, causado pelo *C. botulinum*, é uma infecção neuromuscular grave que apresenta alta taxa de mortalidade. Ao todo já foram descritos sete subtipos distintos denominados de A a G, que variam de acordo com a neurotoxina (TxB) produzida. Apenas os subtipos A, B, E e F causam doenças em humanos, sendo que os subtipos A e B são as principais causas de infecção em crianças. A TxB se liga irreversivelmente aos receptores colinérgicos de membrana pré-sináptica bloqueando a liberação de acetilcolina nas junções neuromusculares. O quadro clínico é caracterizado por uma paralisia flácida súbita dos músculos involuntários, com comprometimento respiratório, podendo ocorrer quatro formas clínicas: (a) botulismo clássico ou alimentar, adquirido pela ingestão de alimentos com a toxina pré-formada; (b) botulismo causado por ferimentos infectados por *C. botulinum*; (c) botulismo infantil que ocorre em crianças colonizadas por *C. botulinum*; (d) botulismo intestinal, que pode ocorrer tanto em crianças quanto em adultos, sendo nesses últimos associado à terapia antimicrobiana prévia e a processos cirúrgicos. Por último, entre as espécies patogênicas de *Clostridium*, temos o *C. tetani*, agente causador do tétano, uma síndrome causada pela toxina tetânica, a tetanospasmina, que provoca paralisia e espasmos característicos após ferimentos por objetos perfurocortantes contaminados pelo bacilo. A gravidade do quadro de tétano é dependente da quantidade de toxina que chega ao sistema nervoso central, sendo comumente classificado em quatro categorias de infecção: localizada, generalizada, neonatal e cefálica. Apesar de a ampla vacinação ter reduzido drasticamente o número de casos, com o tétano deixando de ser uma ameaça à saúde pública, essa ainda é uma condição potencialmente fatal. *Paeniclostridium sordellii* (anteriormente *C. sordellii*) é uma espécie patogênica pouco frequente, sendo raramente encontrada na microbiota gastrintestinal e vaginal humana. Essa espécie *de* bacilo gram-positivo está associada a infecções fatais tanto em humanos (70%) como em animais. A principal infecção em humanos é a de pele e tecidos moles associada a procedimentos cirúrgicos ou trauma. Infecções intrauterinas pós-parto ou pós-aborto também têm sido relatadas. A espécie *Clostridium difficile* foi transferida para o novo gênero *Clostridiodes* que, além de *C. difficile*, alberga ainda a espécie *C. mangenotii*. As infecções causadas por *Clostridiodes difficile* (CDI) estão associadas a produção de quatro toxinas [A (enterotoxina), B (citotoxina), NAP/O27 e CDT (*C. difficile* transferase)], podendo variar desde colonização assintomática (20% dos pacientes hospitalizados), diarreia leve e autolimitada, até colite pseudomembranosa fulminante caracterizada por hipotensão, choque e megacólon, estando esse quadro infeccioso associado ao uso prévio de antimicrobianos, especialmente clindamicina, cefalosporinas de amplo espectro (3ª e 4ª gerações), carbapenêmicos e fluoroquinolonas, que alteram a microbiota intestinal permitindo a proliferação de *C. difficile*. A administração desses antimicrobianos por via endovenosa tem sido apontada como maiores chances de desenvolvimento de CDI quando comparado com os antimicrobianos administrados por via oral. *C. difficile* é considerado o principal patógeno associado à diarreia adquirida no hospital, e o surgimento da cepa hipervirulenta NAP1 (*North American Pulsed-Field Gel Electrophoresis Type 1*) tem sido associada ao aumento dos casos graves causados por esse patógeno na última década nos EUA. Estima-se que mais de 220.000 infecções e 10.000 mortes por *C. difficile* ocorram anualmente somente nos EUA. A Infectious Diseases Society of America (IDSA) recomenda a pesquisa (cultura toxigênica) de *C. difficile* em pacientes hospitalizados com três quadros de diarreia intensa e aquosa em 24 horas sem causa aparente. Várias espécies de *Clostridium/Clostridiodes* apresentam resistência a sulfametoxazol/trimetoprima, à ampicilina e à clindamicina. Resistência às cefalosporinas e às tetraciclinas varia de acordo com a espécie, além de todas serem resistentes aos aminoglicosídeos. Entretanto, a maioria das espécies do gênero *Clostridium* mantém sensibilidade ao cloranfenicol, ao metronidazol, à vancomicina, ao imipeném e às associações com inibidores de betalactamases. Fluoroquinolonas com atividade perante bactérias anaeróbias (moxifloxacino e garenofloxacino) podem ser utilizadas, ainda que casos de resistência tenham sido relatados.

BACILOS GRAM-POSITIVOS NÃO FORMADORES DE ESPOROS

Entre os bacilos chamados de corineformes, o gênero *Corynebacterium* é o mais importante e com maior importância médica (Figura 8.1).

O achado clínico desses microrganismos deve ser interpretado com cautela, uma vez que muitas das espécies que pertencem a esse gênero fazem parte da microbiota humana e, portanto, podem facilmente ser considerados contaminantes de amostras clínicas. Entre as 133 espécies que compõem o gênero *Corynebacterium*, a espécie *C. diphtheriae* (biovares *belfanti*, *intermedius*, *gravis* e *mitis*) é a mais importante, pois é o principal agente etiológico da difteria, infecção que compromete o trato respiratório superior caracterizada por uma inflamação pseudomembranosa das amígdalas, orofaringe e faringe, causando um quadro de tosse, linfadenite, febre e dor de cabeça. Quadros mais graves, como comprometimento renal e neurológico, já foram descritos relacionados com a produção da exotoxina "tox". Além do *C. diphtheriae*, outras duas espécies – *C. ulcerans* e *C. pseudotuberculosis* – também podem produzir a toxina diftérica E, geralmente, causam infecções zoonóticas em humanos. Embora erradicada em muitos países desenvolvidos, a difteria ainda continua sendo um problema de saúde pública considerável em regiões tropicais e subtropicais (Colômbia, Nigéria, Índia, Sudoeste Asiático) ou entre grupos étnicos específicos, como indígenas americanos e australianos. Além disso, infecções invasivas (endocardite, osteomielite e artrite séptica) causadas por cepas não toxigênicas de *C. diphtheriae* (ausência do gene *tox*), bem como casos de difteria cutânea em pacientes com variados níveis de vacinação, principalmente associadas a viagens para áreas ainda endêmicas da doença, têm surgido em várias partes do mundo. Por fim, sabe-se que cepas de *C. diphtheriae* apresentando mutações na subunidade A do gene *tox* podem levar à não expressão da toxina. Entretanto, tais cepas apresentam o potencial de reverter a mutação, tornando-se toxigênicas. Ainda que a relevância clínica de cepas não toxigênicas de *C. diphtheriae* como parte da microbiota normal do trato respiratório superior de indivíduos saudáveis seja desconhecida, estes podem exercer o papel de reservatórios do bacilo que, eventualmente, pode adquirir o gene *tox* por transdução (corinefago ω^{tox+}). As penicilinas e os macrolídeos compõem o tratamento de escolha Para as infecções causadas por *C. diphtheriae*. Outras espécies de *Corynebacterium* estão relacionadas com as infecções associadas à assistência à saúde, merecendo destaque o *C. jeikeium*, em virtude do seu perfil de resistência intrínseca a vários antimicrobianos (incluindo betalactâmicos e gentamicina). Na maioria dos casos, esse patógeno é sensível apenas à vancomicina. Outras espécies como *C. urealyticum*, relacionado principalmente a infecções do trato urinário – ITU (cistite incrustada, pieloureterite, pielonefrite e cálculo renal), além de *C. striatum* e *C. amycolatum* relacionados a quadros graves de peritonite, sepse e endocardite, também apresentam perfil de multirresistência aos antimicrobianos. *C. kroppenstedtii* tem sido isolado de amostras clínicas quase exclusivamente em mulheres, principalmente, de abscessos mamários e mastite granulomatosa.

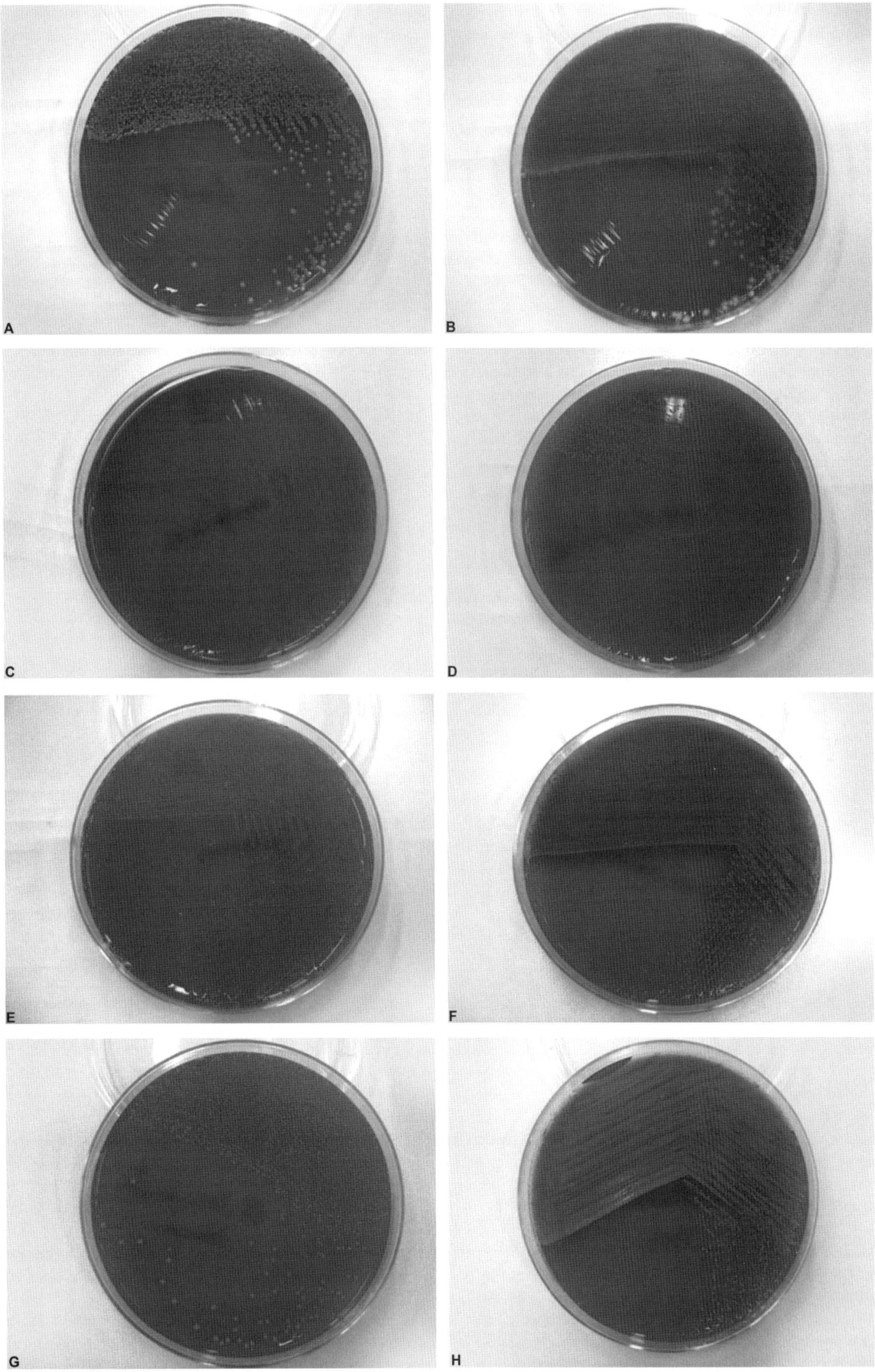

FIGURA 8.1 Exemplos de bacilos gram-positivos corineformes. **A.** *Corynebacterium striatum*. **B.** *Corynebacterium amycolatum*. **C.** *Corynebacterium urealyticum*. **D.** *Corynebacterium pseudodiphthericum*. **E.** *Corynebacterium jeikeium*. **F.** *Corynebacterium minutissimum*. **G.** *Dermabacter hominis*. **H.** *Brevibacterium casei*. (Esta figura encontra-se reproduzida em cores no Encarte.)

Embora *G. vaginalis*, uma das quatro espécies descritas do gênero *Gardnerella* (*G. leopoldii*, *G. piotii* e *G. swidsinskii*), apresente uma parede celular semelhante às demais bactérias gram-positivas, sua espessura é um pouco mais fina. Na visualização do Gram, esses microrganismos podem se apresentar tanto como bacilos, como cocobacilos. Estão associados, principalmente, a quadros de vaginose bacteriana, podendo ainda ocasionar endometriose e sepse pós-parto e, somente nos homens, é considerada uma infecção sexualmente transmissível (IST), cuja prevalência pode variar de 0,5 a 27%, dependendo do grupo de pacientes avaliado. Ainda que pacientes imunocompetentes possam desenvolver infecção por esse bacilo, a maioria dos pacientes do sexo masculino que apresentam ITU por *G. vaginalis* tem como fatores de risco parceiras com vaginose bacteriana causada por cepas aderentes de *G. vaginalis* e comorbidades, como: transplantes, tumores, urolitíase e diabetes. Apesar disso, o isolamento de *G. vaginalis* na uretra de homens é, muitas vezes, questionável quanto a sua importância clínica. Entretanto, em homens com fatores de risco e sinais clínicos de ITU com urocultura anaeróbia negativa, devem ser solicitados pesquisa de *G. vaginalis* e antibiograma. A vaginose bacteriana causada por *G. vaginalis* pode favorecer a ocorrência de parto prematuro em grávidas, além de aumentar as chances de aquisição de HIV e outras ISTs em mulheres. Metronidazol é fármaco de escolha para o tratamento de vaginose bacteriana, e nos raros casos de infecções sistêmicas por *G. vaginalis* recomenda-se o uso de ampicilina ou amoxicilina, já que os casos de cepas produtoras de betalactamases são pouco frequentes.

Infecções causadas por *Nocardia* spp., bacilos gram-positivos filamentosos distribuídos em 119 espécies descritas e validadas, geralmente são ocasionadas pela introdução do patógeno após trauma (infecções cutâneas e subcutâneas) ou, principalmente, por sua inalação. As principais espécies de interesse clínico são *N. asteroides*, *N. brasiliensis* e a multirresistente *N. farcinica*. Em pacientes imunocomprometidos, esses microrganismos podem causar infecções do trato respiratório disseminadas que podem evoluir para quadros de pneumonia necrosante e cavitação pulmonar. Além disso, é possível que cause infecções de pele como micetoma, abscessos e celulites, associadas principalmente a *N. brasiliensis*. Em indivíduos imunocompetentes, quadros de abscessos pulmonares e cerebrais, além de endocardite, já foram relatados. Entretanto, uma vez que a imunidade mediada por células T e macrófagos pulmonares exercem um papel fundamental no controle da disseminação de *Nocardia* spp., quadros de nocardiose invasiva são quase exclusivamente relatadas em pacientes imunocomprometidos (transplantados e pacientes em uso de corticosteroides). A maioria dos isolados de *Nocardia* spp. (> 95%) apresenta sensibilidade à linezolida, à amicacina e a sulfametoxazol/trimetoprima, ainda que a última opção não seja recomendada nos casos de infecção disseminada e infecções do sistema nervoso central. Embora monoterapia com linezolida ou sulfametoxazol/trimetoprima possa ser utilizada nos casos de nocardiose cutânea, é altamente indicado esquema terapêutico composto por dois ou três antimicrobianos para o tratamento de nocardiose pulmonar e de infecções com acometimento do sistema nervoso central. Entretanto, terapia combinada entre linezolida e amicacina deve ser evitada em virtude do antagonismo *in vitro* já demonstrado.

Entre as 50 espécies de *Rhodococcus*, somente a *R. equi* merece destaque, sendo um dos principais patógenos causadores de pneumonias em equinos. *R. equi* também já foi relatado causando infecções em animais de corte e domésticos e, em humanos, está relacionado, principalmente, a infecções respiratórias oportunistas, como abscessos pulmonares, pneumonia piogranulomatosa e cavitação de aspecto semelhante à tuberculose, em indivíduos imunocomprometidos. Recomenda-se a terapia combinada para o tratamento de infecções causadas por *R. equi*, podendo ser usados aminoglicosídeos, eritromicina, imipeném, quinolonas e vancomicina. Quase todos os isolados de *R. equi* são sensíveis à vancomicina, enquanto > 90% são sensíveis aos macrolídeos, aos carbapenêmicos e à ciprofloxacino. Entretanto, deve-se ter cautela no uso de rifampicina, já que relatos de cepas resistentes de *R. equi* a este antimicrobiano já foram descritas. Além disso, é recomendado que seja incluído no esquema terapêutico um antimicrobiano com atividade intracelular, uma vez que *R. equi* é um patógeno intracelular com potencial de sobrevida prolongada nessas condições.

O gênero *Listeria* compreende 27 espécies, em sua grande maioria, saprófitas. A espécie de maior importância clínica é a *L. monocytogenes*, encontrada em uma vasta gama de animais que incluem mamíferos, aves e crustáceos, podendo ser muitas vezes assintomática. Embora muitas espécies não patogênicas de *Listeria* colonizem o trato gastrintestinal humano, a *L. monocytogenes* é encontrada em uma baixa frequência, entre 1 e 5%. A principal forma de infecção por esse microrganismo é a ingestão de alimentos contaminados (frios e laticínios não pasteurizados), devido, principalmente, a sua capacidade em multiplicar-se a 4°C, o que torna difícil o controle pelas indústrias alimentícias causando quadros de gastrenterite. Em grávidas, a *L. monocytogenes* frequentemente causa um quadro autolimitado similar ao da influenza. Entretanto, as infecções por *L. monocytogenes* em grávidas podem evoluir para quadros mais graves, como infecção fetal seguida de aborto ou parto prematuro, além de sepse e meningite neonatal. Ainda que pouco frequentes, surtos causados por *L. monocytogenes* em unidades neonatais também já foram descritos. Outros grupos de maior risco de infecção por *L. monocytogenes* incluem indivíduos imunocomprometidos, crianças e idosos. A taxa de mortalidade em adultos é de 50% nos casos de sepse, meningite e encefalite, e o tratamento de escolha tem como base o uso de aminopenicilinas (ampicilina ou amoxicilina), podendo ser associado à gentamicina dependendo da gravidade do paciente, devido ao seu efeito sinérgico. Nos casos de alergia à penicilina, recomenda-se o uso de sulfametoxazol/trimetoprima, e o moxifloxacino como alternativa. Isolados de *L. monocytogenes* são intrinsecamente resistentes a cefalosporinas, fosfomicina e ácido fusídico.

Entre as nove espécies de *Arcanobacterium* de importância clínica, *A. haemolyticum* está associado a infecções da orofaringe (faringotonsilite) em adolescentes e adultos jovens (incidência de 2,5%), além de infecções de pele e tecidos moles, que podem causar raros quadros de sepse, endocardite e osteomielite em indivíduos imunocomprometidos. O quadro clássico de infecção faríngea por *A. haemolyticum* pode ser confundido com infecções estreptocócicas, uma vez que os pacientes apresentam dor de garganta, eritema faríngeo, aumento dos gânglios linfáticos (linfadenopatia cervical), exantema e febre. Entretanto, infecções causadas por *Streptococcus* do grupo B costumam afetar crianças (5 a 15 anos) com uma incidência nessa faixa etária entre 15 e 30%. O transcurso natural da doença pode ser autolimitado ou necessitar de tratamento com antimicrobianos. As espécies que pertencem ao gênero *Arcanobacterium* geralmente são sensíveis aos betalactâmicos (terapia de escolha), principalmente penicilina, rifampicina, tetraciclinas e macrolídeos (eritromicina – atividade intracelular), sendo resistentes aos aminoglicosídeos e às quinolonas. Já a espécie *Erysipelothrix rhusiopathiae* é um bacilo gram-positivo presente no meio ambiente e em uma vasta gama de animais, colonizando o trato digestivo e as tonsilas, podendo causar erisipela em suínos. Das cinco espécies incluídas no gênero *Erysipelothrix*, a *E. rhusiopathiae* é a única que causa infecções em humanos (erisipelotricose), principalmente os sorovares 1 e 2. Em humanos, esse patógeno está associado a lesões de pele (celulite) dolorosas de progressão lenta com linfangite regional, exantema maculopapular elevado e artrite adjacente em veterinários e demais profissionais que trabalham diretamente com carne e animais de criação, sendo considerada uma zoonose. Infecções por *E. rhusiopathiae* também podem ser adquiridas pela mordida de cães e gatos. Em indivíduos imunocomprometidos, a infecção pode se disseminar, causando endocardite ou artrite séptica. Isolados de *E. rhusiopathiae* são intrinsecamente resistentes à vancomicina, aos aminoglicosídeos e às sulfonamidas, mantendo sensibilidade à clindamicina, à eritromicina, à daptomicina, ao imipeném e à tetraciclina. O tratamento de escolha para infecções cutâneas localizadas é a penicilina V ou ampicilina e, como alternativas, ciprofloxacino ou clindamicina. Já para os casos de infecções sistêmicas ou cutânea difusa grave, são recomendadas a penicilina G, ceftriaxona ou fluoroquinolonas (ciprofloxacino ou levofloxacino).

Entre os bacilos gram-positivos anaeróbios não formadores de esporos, destacam-se os gêneros *Actinomyces* (32 espécies), *Propionibacterium* (oito espécies), *Acidipropionibacterium* spp. (sete espécies), *Cutibacterium* spp. (seis espécies) e *Pseudopropionibacterium* spp. (duas espécies). Várias espécies que pertencem ao gênero *Actinomyces* são patogênicas no ser humano, e muitas delas fazem parte da microbiota bucal. Esses microrganismos estão associados à formação da placa bacteriana, e podem causar cáries e infecções mais profundas como abscessos dentários e infecções associadas a implante dentário. Devido a sua presença na cavidade oral, traumas causados nessa região possibilitam que esses microrganismos causem infecções em outros tecidos. As espécies patogênicas mais frequentes são *A. turicensis*, *A. radingae* e *A. neuii*, principalmente causando infecções de pele e tecidos moles. Além disso, *A. turicensis*, *A. israelii* e *A. urogenitalis* estão associados a infecções urinárias relacionadas com dispositivos intrauterinos (DIU) em mulheres. Actinomicose é uma infecção granulomatosa que se apresenta nas formas abdominal/pélvica (mais comum em mulheres que usam DIU), torácica – causada pela aspiração da saliva contendo a bactéria que afeta os pulmões e cervicofacial – causada por trauma ou extração dentária. Essas infecções são causadas principalmente pelas espécies *A. israelii*, *A. gerencseriae* e *A. graevenitzii*. Recentemente, o gênero *Propionibacterium* passou por uma grande reclassificação taxonômica. Enquanto no gênero *Propionibacterium* foram mantidas quatro espécies (*P. freudenreichii, P. cyclohexanicum, P. acidifaciens e P. australiense*), as demais espécies do gênero foram realocadas em três novos gêneros dentro da família *Propionibacteriaceae*: *Acidipropionibacterium* spp., *Cutibacterium* spp. e *Pseudopropionibacterium* spp. O gênero *Acidipropionibacterium* passou a albergar as espécies *A. jensenii*, *A. thoenii*, *A. acidipropionici*, *A. microaerophilum*, *A. damnosum* e *A. olivae*, enquanto no gênero *Pseudopropionibacterium* foi alocada a espécie *P. propionicum*. Por último, as espécies *C. acnes*, *C. avidum*, *C. granulosum* e *C. humerusii* foram incluídas no gênero *Cutibacterium* spp. Posteriormente, novas espécies foram incluídas nesses gêneros como indicado na Tabela 8.1. Bactérias pertencentes a esses quatro gêneros são passíveis de causar infecções sistêmicas oportunistas graves, como infecções do sistema nervoso central e osteomielite. A espécie *Cutibacterium acnes* (anteriormente *Propionibacterium acnes*), que faz parte da microbiota comensal da pele, é o principal agente causador de acne e, atualmente, engloba três subespécies: *C. acnes* subsp. *acnes*, *C. acnes* subsp. *defendens* e *C. acnes* subsp. *elongatum*. É importante ter atenção ao isolar esse microrganismo em hemoculturas de pacientes com fatores de risco para infecções por bactérias anaeróbias, como imunocomprometidos, diabéticos, que sofreram trauma ou fizeram cirurgia recentemente, antes de considerá-lo como contaminante. Além disso, *C. acnes* pode ainda causar endocardite e abscessos intracardíacos nesse grupo de pacientes. Outro gênero de bacilo gram-positivo não esporulado é *Dermabacter* spp. que compreende quatro espécies válidas. *D. hominis* é a principal espécie do gênero, sendo um bacilo curto anaeróbio facultativo, considerado um colonizante da pele. Embora seja considerado um patógeno oportunista raro, afetando, principalmente, pacientes imunocomprometidos ou com comorbidades graves, tem sido isolado de cultura de abscessos, infecções ósseas, de pele, oculares e, menos frequentemente, de hemoculturas. Bacilos gram-positivos anaeróbios não formadores de esporos são intrinsecamente resistentes ao metronidazol e apresentam altas taxas de resistência à clindamicina. Em geral, os carbapenêmicos apresentam boa atividade diante desses microrganismos, juntamente com os glicopeptídeos (à exceção do gênero *Lactobacillus*), tigeciclina e linezolida. Outras opções seriam a telitromicina, quinopristina/dalfopristina, além das fluoroquinolonas com atividade em face de anaeróbios (moxifloxacino e garenofloxacino). *D. hominis* é intrinsecamente resistente a sulfametoxazol/trimetoprima e apresenta altas taxas de resistência aos macrolídeos, às lincosamidas e às estreptograminas (presença do gene *erm*). Além disso, a grande maioria dos isolados de *D. hominis* é resistente à daptomicina (CIMs variando de 8 a 64 μg/mℓ), mas mantém sensibilidade à vancomicina.

BIBLIOGRAFIA

Brooke CJ, Riley TV. *Erysipelothrix rhusiopathiae*: bacteriology, epidemiology and clinical manifestations of an occupational pathogen. J Med Microbiol. 1999 Sep;48(9):789-99.

Brown-Elliott BA, Brown JM, Conville PS, Wallace RJ Jr. Clinical and laboratory features of the *Nocardia* spp. based on current molecular taxonomy. Clin Microbiol Rev. 2006 Apr;19(2):259-82.

Boyanova L, Marteva-Proevska Y, Gergova R, Markovska R. *Gardnerella vaginalis* in urinary tract infections, are men spared? Anaerobe. 2021 Sep;72:102438.

Catlin BW. *Gardnerella vaginalis*: characteristics, clinical considerations, and controversies. Clin Microbiol Rev. 1992 Jul;5(3):213-37.

Conville PS, Witebsky F. *Nocardia*, *Rhodococcus*, *Gordonia*, *Actinomadura*, *Streptomyces*, and other aerobic actinomycetes. In: Versalovic J, Carroll KC, Funke G, Jorgensen JH, Landry ML, Warnock DW. Manual of clinical microbiology. v. 1, 10th ed. Washington, DC: American Society for Microbiology – ASM; 2011. p. 443-71.

Couse Z, Cui X, Li Y, Moayeri M, Leppla S, Eichacker PQ. A Review of the efficacy of FDA-approved *B. anthracis* anti-toxin agents when combined with antibiotic or hemodynamic support in infection- or toxin-challenged preclinical models. Toxins (Basel). 2021 Jan;13(1):53.

Dekio I, Culak R, Misra R, Gaulton T, Fang M, Sakamoto M, Ohkuma M, Oshima K, Hattori M, Klenk HP, Rajendram D, Gharbia SE, Shah HN. Dissecting the taxonomic heterogeneity within *Propionibacterium acnes*: proposal for *Propionibacterium acnes* subsp. *acnes* subsp. nov. and *Propionibacterium acnes* subsp. *Elongatum* subsp. nov. Int J Syst Evol Microbiol. 2015 Dec;65(12):4776-4787.

Drobniewski FA. *Bacillus cereus* and related species. Clin Microbiol Rev. 1993 Oct;6(4):324-38.

Ehling-Schulz M, Lereclus D, Koehler TM. The *Bacillus cereus* group: *Bacillus* Species with pathogenic potential. microbiol spectr. 2019;7(3):10.1128/microbiolspec.GPP3-0032-2018.

Funke G, Bernard KA. Coryneform and gram-positive rods. In: Versalovic J, Carroll KC, Funke G, Jorgensen JH, Landry ML, Warnock DW. Manual of clinical microbiology. v. 1, 10th ed. Washington, DC: American Society for Microbiology – ASM; 2011. p. 413-42.

Funke G, Von Graevenitz A, Clarridge JE, Bernard KA. Clinical microbiology of coryneform bacteria. 3rd. Clin Microbiol Rev. 1997 Jan;10(1):125-59.

Guaraldi ALM, Levy CE. Capítulo 6: Bacilos gram-positivos. In: Manual de microbiologia clínica para o controle de infecção relacionada à assistência à saúde – Módulo 6: Detecção e identificação e bactérias de importância médica. Brasília-DF: Agência Nacional de Vigilância Sanitária – Anvisa; 2012. p. 83-109.

Hall V. Actinomyces--gathering evidence of human colonization and infection. Anaerobe. 2008 Feb;14(1):1-7.

Hatheway CL. Toxigenic clostridia. Clin Microbiol Rev. 1990 Jan;3(1):66-98.

Kiu R, Hall LJ. An update on the human and animal enteric pathogen *Clostridium perfringens*. Emerg Microbes Infect. 2018 Aug;7(1):141.

Lafont E, Conan PL, Rodriguez-Nava V, Lebeaux D. Invasive Nocardiosis: Disease Presentation, Diagnosis and Treatment – Old Questions, New Answers? Infect Drug Resist. 2020 Dec;13:4601-13.

Lawson PA, Citron DM, Tyrrell KL, Finegold SM. Reclassification of *Clostridium difficile* as *Clostridioides difficile* (Hall and O'Toole 1935) Prévot 1938. Anaerobe. 2016 Aug;40:95-9.

Lee HS, Plechot K, Gohil S, Le J. *Clostridium difficile*: Diagnosis and the Consequence of Over Diagnosis. Infect Dis Ther. 2021 Jun;10(2):687-697.

Linder R. *Rhodococcus equi* and *Arcanobacterium haemolyticum*: two "coryneform" bacteria increasingly recognized as agents of human infection. Emerg Infect Dis. 1997 Apr-Jun;3(2):145-53.

Lin WV, Kruse RL, Yang K, Musher DM. Diagnosis and management of pulmonary infection due to *Rhodococcus equi*. Clin Microbiol Infect. 2019 Mar;25(3):310-315.

Logan NA, Hoffmaster AR, Shadomy SV, Stauffer KE. *Bacillus* and other aerobic endospore-forming bacteria. In: Versalovic J, Carroll KC, Funke G, Jorgensen JH, Landry ML, Warnock DW. Manual of clinical microbiology. v. 1. 10th ed. Washington, DC: American Society for Microbiology – ASM; 2011. p. 381-402.

McDowell A, Barnard E, Liu J, Li H, Patrick S. Emendation of *Propionibacterium acnes* subsp. *acnes* (Deiko *et al.* 2015) and proposal of *Propionibacterium acnes* type II as *Propionibacterium acnes* subsp. *Defendens* subsp. nov. Int J Syst Evol Microbiol. 2016 Dec;66:5358-5365. Epub 2016 Sep 25. Erratum in: Int J Syst Evol Microbiol. 2017 Nov;67:4880.

Perry A, Lambert P. Propionibacterium acnes: infection beyond the skin. Expert Rev Anti Infect Ther. 2011 Dec;9(12):1149-56.

Radoshevich L, Cossart P. *Listeria monocytogenes*: towards a complete picture of its physiology and pathogenesis. Nat Rev Microbiol. 2018 Jan;16(1): 32-46.

Sangal V, Hoskisson PA. Evolution, epidemiology and diversity of *Corynebacterium diphtheriae*: New perspectives on an old foe. Infect Genet Evol. 2016 Sep;43:364-70.

Sayad E, Zeid CA, Hajjar RE, Cabrera NL, Radi Abou Jaoudeh RA, Malek AE. The burden of *Arcanobacterium haemolyticum* pharyngitis: A systematic review and management algorithm. Int J Pediatr Otorhinolaryngol. 2021 Jul;146:110759.

Schaub C, Dräger S, Hinic V, Bassetti S, Frei R, Osthoff M. Relevance of *Dermabacter hominis* isolated from clinical samples, 2012-2016: a retrospective case series. Diagn Microbiol Infect Dis. 2020 Oct;98:115118.

Scholz CFP, Kilian M. The natural history of cutaneous propionibacteria, and reclassification of selected species within the genus *Propionibacterium* to the proposed novel genera *Acidipropionibacterium* gen. nov., *Cutibacterium* gene. nov. and *Pseudopropionibacterium* gen. nov. Int J Syst Evol Microbiol. 2016 Nov;66:4422-4432.

Stevens DL, Bryant AE, Berger A, Von Eichel-Streiber C. Clostridium. In: Versalovic J, Carroll KC, Funke G, Jorgensen JH, Landry ML, Warnock DW. Manual of clinical microbiology. v. 1, 10th ed. Washington, DC: American Society for Microbiology – ASM; 2011. p. 834-57.

Tauch A, Fernández-Natal I, Soriano F. A microbiological and clinical review on *Corynebacterium kroppenstedtii*. Int J Infect Dis. 2016 Jul;48:33-9.

Vázquez-Boland JA, Kuhn M, Berche P, Chakraborty T, Domínguez-Bernal G, Goebel W *et al.* Listeria pathogenesis and molecular virulence determinants. Clin Microbiol Rev. 2001 Jul;14(3):584-640.

Wade WG, Könönen E. *Propionibacterium*, *Lactobacillus*, *Actinomyces*, and other non-spore forming anaerobic gram-positive rods. In: Versalovic J, Carroll KC, Funke G, Jorgensen JH, Landry ML, Warnock DW. Manual of clinical microbiology. v. 1, 10th ed. Washington, DC: American Society for Microbiology – ASM; 2011. p. 817-33.

Wellinghausen N. *Listeria* and *Erysipelothrix*. In: Versalovic J, Carroll KC, Funke G, Jorgensen JH, Landry ML, Warnock DW. Manual of clinical microbiology. v. 1, 10th ed. Washington, DC: American Society for Microbiology – ASM; 2011. p. 403-12.

9 Cocos e Bacilos Gram-Negativos

Cecilia Helena Vieira Franco de Godoy Carvalhaes • Rodrigo Cayô da Silva • Antonio Carlos Campos Pignatari • Ana Cristina Gales

INTRODUÇÃO

Em decorrência de sua grande distribuição no ambiente e capacidade de habitar animais e humanos de maneira simbiótica ou parasitária, as bactérias gram-negativas apresentam íntima interação com o ser humano. Algumas espécies são potencialmente virulentas ou capazes de causar diversas síndromes clínicas, tanto em instituições de saúde, como na comunidade. Existem inúmeros microrganismos representantes desse grupo de bactérias, cujas características morfológicas na coloração de Gram possibilitam classificá-las em dois grandes grupos: os cocos e os bacilos gram-negativos (BGN). A capacidade de utilização da molécula de glicose como fonte de carbono torna possível classificá-las em fermentadores e não fermentadores desse açúcar. Neste capítulo, serão abordados os principais gêneros de BGNs fermentadores, pertencentes à família das enterobactérias, e não fermentadores, *Pseudomonas* spp., *Burkholderia* spp. e *Stenotrophomonas* spp., assim como os principais gêneros de cocos gram-negativos fermentadores, *Neisseria* spp., *Haemophilus* spp. e cocobacilos não fermentadores, *Acinetobacter* spp., como descrito na Tabela 9.1.

BACILOS GRAM-NEGATIVOS FERMENTADORES DE GLICOSE

Identificação

As enterobactérias, agora classificadas sob a ordem *Enterobacterales*, compreendem sete famílias, entre elas: *Enterobacteriaceae, Erwiniaceae, Pectobacteriaceae, Yersiniaceae, Hafniaceae, Morganellaceae* e *Budviciaceae*. Essa modificação é importante uma vez que a ordem *Enterobacterales,* e não somente a família *Enterobacteriaceae,* contém os principais gêneros de bactérias fermentadoras de glicose patogênicas ao ser humano (ver Tabela 9.1). Com essa nova classificação, gêneros de importância médica que pertenciam à família *Enterobacteriaceae*, agora foram realocados para outras famílias sob a ordem *Enterobacterales*, como, por exemplo, *Yersinia* spp., *Morganella* spp., *Providencia* spp., *Proteus mirabilis* e *Serratia marcescens*. A nova classificação desse grupo de bactérias foi publicada no *Bergey's Manual of Systematic Bacteriology* e está disponível no *site* da National Library of Medicine na internet (http://www.ncbi.nlm.nih.gov/taxonomy). Adicionalmente à nova ordem *Enterobacterales*, outra importante e recente modificação taxonômica nesse grupo de bactérias foi a nomenclatura de *Enterobacter aerogenes,* que retornou para o gênero *Klebsiella* e, atualmente, é denominado *Klebsiella aerogenes*. A maioria dos gêneros da Ordem *Enterobacterales* tem em comum, além da morfologia, características como motilidade peritríquia, com exceção de alguns representantes que são imóveis (*Shigella* spp., *Klebsiella* spp., *Yersinia* spp., por exemplo); não formam esporos, crescem bem em ágar MacConkey, tanto em ambiente aeróbio como anaeróbio; são catalase-positivos e oxidase-negativos, e também reduzem nitrito a nitrato. Essa última reação é utilizada nas fitas reagentes do exame simples de urina e indica a presença de bactérias. Na sua maioria, são facilmente diferenciadas nos principais gêneros e espécies por meio de testes fenotípicos manuais ou sistemas automatizados. Entretanto, algumas bactérias apresentam alto grau de similaridade fenotípica que dificulta sua distinção, como ocorre, por exemplo, com *K. pneumoniae* e espécies de *Enterobacter*, cuja principal prova diferencial é a motilidade. Uma inovadora metodologia ganhou espaço nos últimos anos para a identificação de bactérias de importância clínica pela sua rapidez e poder discriminatório: a espectrometria de massa. Essa metodologia baseia-se no perfil de proteínas ribossômicas apresentado por cada gênero e espécie bacterianos. Porém, uma importante limitação em relação ao grupo de enterobactérias está na incapacidade de discriminação entre *Escherichia coli* e *Shigella* spp.

Epidemiologia e significado clínico

As enterobactérias podem causar síndromes específicas no ambiente comunitário como disenteria (*Shigella* spp.), colite hemorrágica (*E. coli* O157:H7), febre tifoide (*Salmonella* sorotipo *Typhi*), salmonelose (*Salmonella* spp.), peste negra (*Yersinia pestis*), infecções do trato urinário (ITU) baixo (*E. coli* uropatogênica; UPEC) e pneumonia aspirativa associada ao alcoolismo (*K. pneumoniae*). Além dessas síndromes, o acometimento do trato gastrintestinal é uma característica peculiar de alguns representantes desse grupo. Segundo dados americanos, as síndromes entéricas levam a mais de 3 milhões de óbitos por ano e, geralmente, acometem mais os países em desenvolvimento.

TABELA 9.1 Principais famílias, gêneros e espécies de bactérias gram-negativas de importância clínica.

Morfologia	Fermentação da glicose	Ordem	Família	Principais gêneros	Principais espécies
Bacilos	Fermentadores de glicose	*Enterobacterales*	*Enterobacteriaceae*	*Citrobacter*	*C. freundii, C. koseri*
				Enterobacter	*E. cloacae, E. agglomerans, E. sakazakii*
				Escherichia	*E. coli*
				Klebsiella	*K. pneumoniae, K. oxytoca, K. aerogenes*
				Salmonella	*S. enterica* sorotipo *Typhi, S. enterica* sorotipo *Paratyphi*
				Shigella	*S. flexneri, S. sonnei, S. dysesteriae*
			Morganellaceae	*Morganella*	*M. morganii*
				Proteus	*P. mirabilis, P. vulgaris*
				Providencia	*P. rettgeri, P. stuartii, P. alcalifaciens*
			Yersiniaceae	*Yersinia*	*Y. pestis, Y. enterocolitica, Y. intermedia*
				Rahnella	*R. aquatilis*
				Serratia	*S. marcescens*
			Erwiniaceae	*Erwinia*	*E. billingiae*
				Pantoea	*P. ananatis*
			Hafniaceae	*Edwardsiella*	*E. tarda*
				Hafnia	*H. alvei*
	Não fermentadores de glicose	*Pseudomonadales*	*Pseudomonadaceae*	*Pseudomonas*	*P. aeruginosa*
		Burkholderiales	*Burkholderiaceae*	*Burkholderia*	Complexo *B. cepacia, B. gladioli, B. mallei, B. pseudomallei*
		Xanthomonadales	*Xanthomonadaceae*	*Stenotrophomonas*	*S. maltophilia*
Cocos	Fermentadores de glicose	*Neisseriales*	*Neisseriaceae*	*Neisseria*	*N. gonorrhoeae* e *N. meningitidis*
Cocobacilos	Fermentadores de glicose	*Pasteurellales*	*Pasteurellaceae*	*Haemophylus*	*H. influenzae, H. parainfluenzae* e *H. ducreyi*
	Não fermentadores de glicose	*Moraxellales*	*Moraxellaceae*	*Acinetobacter*	*A. baumannii, A. pittii, A. nosocomialis, A. seifertii, A. colistiniresistens, A. lwoffii, A. jhonsonii, A. junnii* e *A. haemolyticus*
				Moraxella	*M. catarrhalis, M. lacunata, M. canis*

Embora *E. coli* seja capaz de habitar o trato gastrintestinal de mamíferos sem causar-lhes danos, existem isolados patogênicos que apresentam fatores de virulência específicos. A *E. coli* enteropatogênica (EPEC) destaca-se pela gravidade da doença e pela complexidade de sua patogenicidade. Esse patógeno foi inicialmente identificado como causador de surtos devastadores de gastrenterites em neonatos e ainda permanece como principal agente causador de diarreia em crianças nos países em desenvolvimento. Outras categorias menos frequentes, porém também patogênicas, de *E. coli* são conhecidas: *E. coli* enteroinvasora (EIEC), *E. coli* enterotoxigênica (ETEC), *E. coli* enteroagregativa (EAEC), *E. coli* êntero-hemorrágica (EHEC) e *E. coli* de adesão difusa (DAEC). Em 2011, um surto de *E. coli* produtora de shiga-toxina sorotipo O104-H4 acometeu a Alemanha e outros países da Europa e EUA. Essa cepa combinou propriedades de virulência encontradas em duas diferentes cepas, a típica EAEC e a *E. coli* produtora de shiga-toxina. As principais manifestações clínicas foram síndrome hemolítico-urêmica e gastrenterite de alta gravidade. Outros importantes gêneros de enteropatógenos são *Shigella, Yersinia* e *Salmonella*. A *Shigella* spp. é responsável por infecções caracterizadas pela presença de muco e sangue nas fezes acompanhada de dor e febre. As espécies de *Yersinia* capazes de causar síndromes diarreicas com acometimento sistêmico em humanos são *Y. enterocolitica, Y. pseudotuberculosis* e *Y. pestis*, agente causador da peste. Os casos de peste são raros na atualidade, porém, há preocupação em utilização deste em bioterrorismo. Da mesma maneira, *S. enterica* compreende um conjunto de sorovares, que podem causar desde quadros limitados de gastrenterites até bacteriemia e febre tifoide, especificamente relacionado ao sorovar *Typhi*. Atualmente, as vacinas contra sorotipo *Typhi*, apesar de moderadamente efetivas por curtos períodos de tempo, não podem ser administradas em todos os grupos etários.

Além de infecções gastrintestinais, variantes de *E. coli* uropatogênicas podem colonizar a uretra e ganhar acesso à bexiga, causando infecções do trato urinário, em sua maioria não complicadas. Entretanto, no ambiente hospitalar, além da UPEC, outras enterobactérias como *K. pneumoniae* e *Enterobacter* spp. podem causar infecções urinárias baixas ou complicadas, ou infecções potencialmente graves como bacteriemia e pneumonia. Segundo dados do estudo de monitoramento nacional de infecção primária de corrente sanguínea associada a cateter venoso central em pacientes internados em Unidade de Terapia Intensiva (UTI) da Agência Nacional de Vigilância Sanitária (Anvisa) em 2019, publicado em 2021, entre os 13 agentes bacterianos mais frequentemente encontrados estão as enterobactérias *K. pneumoniae, E. coli, Enterobacter* spp., *Serratia* spp. e *Proteus* spp. Portanto, as enterobactérias constituem um grupo de bactérias bastante expressivo no âmbito hospitalar brasileiro, que pode, inclusive, apresentar resistência a múltiplas classes de antimicrobianos (fenótipo MDR), como descrito a seguir.

Perfil de sensibilidade e resistência aos antimicrobianos

As enterobactérias apresentam diferentes mecanismos de resistência aos antimicrobianos. Uma das classes mais utilizadas para o tratamento de infecções causadas por essas bactérias na comunidade são as quinolonas e fluoroquinolonas. A aquisição de resistência a essa classe está relacionada à mutação nos genes cromossômicos que codificam a DNA girase e a topoisomerase IV, alvos da ação desses antimicrobianos. Dados recentes de vigilância mostram elevadas taxas de resistência a ciprofloxacino (30 a 40%) em isolados de *E. coli* e *K. pneumoniae* de centros médicos do Brasil. Outra importante classe de antimicrobianos utilizada na prática clínica para o tratamento de infecções causadas por enterobactérias são os betalactâmicos. Cepas selvagens de enterobactérias podem ser sensíveis às ureidopenicilinas e carboxipenicilinas. Porém, um grupo de enterobactérias, conhecido como CESP (sigla para os gêneros *Citrobacter, Enterobacter, Serratia, Proteus* e *Providencia*), e que foi modificado para MYSPACE (*Morganella* spp., *Yersinia* spp., *Serratia* spp., *Providencia* spp., *Proteus* spp., *Aeromonas* spp., *Citrobacter* spp. e *Enterobacter* spp.) de modo a acomodar mais espécies com a mesma característica, apresentam em seu cromossomo o gene que codifica uma betalactamase induzível, chamada AmpC. Esse grupo pode apresentar falha terapêutica com o uso de penicilinas de amplo espectro e cefalosporinas de terceira geração devido à hiperprodução de AmpC induzida pela presença do antimicrobiano.

As betalactamases de espectro estendido (ESβL) constituem outro grande grupo de enzimas frequentemente encontradas em diversas espécies de enterobactérias, no Brasil e no mundo. A importância desse mecanismo de resistência está na capacidade de inativar as penicilinas, as cefalosporinas de amplo espectro, como ceftriaxona, ceftazidima e cefepima, e os monobactâmicos; e na sua facilidade de disseminação para diferentes espécies de bactérias, uma vez que os genes correspondentes estão localizados em elementos genéticos móveis. Em decorrência da inativação e da capacidade de disseminação, elevadas taxas de resistência à ceftazidima e à cefepima são verificadas nos centros médicos do Brasil, alcançando 20 a 40% dos isolados de *K. pneumoniae* e *Enterobacter* spp. Dentre as inúmeras enzimas que compõem esse grupo, as enzimas do subgrupo CTX-M, também chamadas cefotaximases, são as mais frequentemente encontradas no Brasil, principalmente as variantes CTX-M-2 e CTX-M-15. A principal opção terapêutica para o tratamento de infecções graves causadas por bactérias produtoras de ESβL são os carbapenêmicos. Entretanto, em nosso meio, a rápida disseminação da enzima *Klebsiella pneumoniae Carbapenemase* (KPC), principalmente, em UTIs, restringiu o uso dessa classe de antimicrobianos. No Brasil, KPC-2 já foi descrita em isolados clínicos de enterobactérias como *K. pneumoniae*, *E. coli* e *Enterobacter* spp., além de outros BGN como *P. aeruginosa* e *P. putida*. Outras carbapenemases, como a *New-Delhi metallo*-betalact*amase* (NDM), e a OXA-48 (pertencente à classe das OXA-carbapenemases ou CHDLs), assim como a coprodução de diferentes classes de carbapenemases tem se tornado frequente na América Latina. Essa ocorrência é de grande importância, uma vez que limita o uso de todos os betalactâmicos disponíveis, inclusive as novas combinações de betalactâmicos e inibidores de betalactamase, como ceftazidima-avibactam, meropeném-vaborbactam, e imipeném-relebactam. As polimixinas, seguidas dos carbapenêmicos e aminoglicosídeos, são consideradas as substâncias com melhor atividade frente isolados de *K. pneumoniae*, apesar da tendência ao aumento da resistência às polimixinas nessa espécie. Adicionalmente, as polimixinas não têm atividade para o tratamento de infecções causadas por espécies de *Proteus* spp., *Providencia* spp. e *Serratia* spp. Algumas espécies de enterobactérias de relevância clínica apresentam resistência intrínseca a antimicrobianos comumente utilizados na prática clínica. A Tabela 9.2 lista o perfil de resistência intrínseca entre os microrganismos gram-negativos de maior importância clínica. Exemplos de situações clínicas abordando os mecanismos de resistência e suas implicações na terapia antimicrobiana são detalhados no Capítulo 65 (reclassificar com a numeração atual).

BACILOS GRAM-NEGATIVOS NÃO FERMENTADORES DE GLICOSE

Os BGN não fermentadores (BG-NFs) de glicose estão incluídos em um grande grupo de bactérias de interesse clínico, porém, neste capítulo, serão abordados apenas os gêneros *Pseudomonas*, *Stenotrophomonas* e *Burkholderia,* compostos por patógenos oportunistas que têm grande capacidade de adaptação ao meio ambiente, além de apresentarem resistência intrínseca a diversos antimicrobianos.

Identificação

Dentre as espécies da família *Pseudomonadaceae* isoladas de amostras clínicas, a mais importante é a *P. aeruginosa*, porém, outras espécies podem causar infecções em humanos, como *P. stutzeri*, *P. fluorescens*, *P. putida*, *P. veronii*, *P. monteilii*, *P. mosseilii*, *P. mendocina*, *P. alcaligenes*, *P. pseudoalcaligenes*, *P. luteola* e *P. oryzihabitans*. Essas espécies apresentam características em comum como aeróbias estritas, não formadoras de esporos, bacilos levemente curvos e geralmente móveis por flagelo polar. As espécies de importância clínica são oxidase-positivas, o que as diferem da *Stenotrophomonas maltophilia* e das *P. luteola* e *P. oryzihabitans*, essas, raramente isoladas de amostras clínicas.

Dentro do gênero *Burkholderia*, destacam-se o complexo *B. cepacia* e as espécies *B. gladioli*, *B. mallei* e *B. pseudomallei*. As espécies do complexo *B. cepacia,* também conhecidas como genomovares e descritas na Tabela 9.3, são de difícil distinção, e para o laboratório de microbiologia diferenciá-las de outros gêneros próximos é um desafio.

Consequentemente, quando espécies de *Burkholderia*, *Ralstonia*, *Cupriavidus* ou *Pandoraea* são identificadas por sistemas comerciais, a confirmação por testes bioquímicos convencionais, ou mesmo por técnicas moleculares, pode ser necessária. A utilização de meios seletivos auxilia na recuperação desses agentes, principalmente quando provenientes de amostras do trato respiratório de pacientes com fibrose cística, em que outros frequentes agentes colonizadores, como *P. aeruginosa* e *S. aureus*, prejudicam seu crescimento. Assim como a *P. aeruginosa* e a *B. pseudomallei,* as espécies do complexo *B. cepacia* são oxidase-positivas e, em sua maioria, capazes de crescer a 42°C. A espectrometria de massa constitui uma excelente ferramenta para identificação de BGNFs de glicose, porém com limitação para a identificação de espécies dentro do complexo *B. cepacia*.

Epidemiologia e significado clínico

P. aeruginosa é um dos mais importantes patógenos de infecções oportunistas, principalmente em UTIs. Pacientes neutropênicos, grandes queimados ou submetidos à ventilação mecânica são frequentemente acometidos. *S. maltophilia* comporta-se da mesma maneira; como agente oportunista afeta pacientes imunocomprometidos ou submetidos à ventilação mecânica. São isolados com maior frequência de infecções de corrente sanguínea relacionadas ou não a cateteres, principalmente em pacientes com doença neoplásica hematológica. Na comunidade, são comumente associados a infecções de pele por feridas secundárias a acidentes com materiais agrícolas. Nos hospitais da América Latina, *P. aeruginosa* é o primeiro patógeno isolado de pneumonia, terceiro de infecções de pele e partes moles e o quinto de infecções de corrente sanguínea, com taxa de mortalidade atribuída a cerca de 50% dos pacientes. Da mesma maneira, infecções invasivas por *S. maltophilia* apresentam-se com altas taxas de mortalidade atribuída (30 a 35%). Por serem capazes de permanecer em ambientes úmidos, podem causar surtos em unidades de hemodiálise

TABELA 9.2 Resistência intrínseca aos antimicrobianos apresentada por espécies de enterobactérias de relevância clínica.

Microrganismo/Antimicrobiano	Ampicilina/Amoxacilina	Amoxacilina-clavulanato	Ampicilina-sulbactam	Piperacilina	Ticarcilina	Cefalosporinas de 1ª geração[2]: cefazolina, cefalotina	Cefamicinas: cefoxitina, cefotetana	Cefalosporinas de 2ª geração[2]: cefuroxima	Imipeném[1]	Tetraciclina	Tigeciclina	Nitrofurantoína	Polimixina B/colistina
Citrobacter freundii, Citrobacter braakii, Citrobacter murliniae, Citrobacter werkmanii, Citrobacter youngae	R	R	R			R	R	R					
Citrobacter koseri, Citrobacter amalonaticus, Citrobacter sedlakii, Citrobacter farmeri, Citrobacter rodentium	R			R	R								
Complexo *Enterobacter cloacae*	R	R	R			R	R	R					
Escherichia coli	Não apresenta resistência intrínseca aos betalactâmicos												
Escherichia hermannii	R				R								
Hafnia alvei	R	R	R			R	R						R
Complexo *Klebsiella pneumoniae*	R				R								
Klebsiella oxytoca	R				R								
Klebsiella aerogenes	R	R	R			R	R	R					
Leclercia ascorbata													R
Morganella morganii	R	R	R			R		R	[1]	R	R	R	R
Plesiomonas shigelloides	R	R	R										
Proteus mirabilis	Não apresenta resistência intrínseca às penicilinas e às cefalosporinas								[1]	R	R	R	R
Proteus penneri	R					R		R	[1]	R	R	R	R
Proteus vulgaris	R					R		R	[1]	R	R	R	R
Providencia rettgeri	R	R	R			R			[1]	R	R	R	R
Providencia stuartii	R	R	R			R			[1]	R	R	R	R
Raoultella spp.	R				R								
Salmonella spp. e *Shigella* spp.	Não apresenta resistência intrínseca aos betalactâmicos[2]												
Serratia marcescens	R	R	R			R	R	R		R[2]		R	R
Yersinia enterocolitica	R	R	R		R	R	R						
Yersinia pseudotuberculosis													R
Espécies de enterobactérias não apresentam resistência intrínseca à cefepima, ao aztreonam, à ticarcilina-clavulanato, à piperacilina-tazobactam e outros carbapenêmicos não listados													
Espécies de enterobactérias são intrinsecamente resistentes à clindamicina, à daptomicina, ao ácido fusídico, aos glicopeptídeos, à linezolida, aos macrolídeos e à rifampicina													

[1]Isolados de *Proteus* spp., *Providencia* spp. e *Morganella* spp. podem apresentar valores elevados de concentração inibitória mínima para imipeném por outros mecanismos que não a produção de carbapenemase. [2]Cefalosporinas de primeira e segunda gerações podem não ser efetivas clinicamente para tratamento de infecções por *Salmonella* spp. e *Shigella* spp. Adaptada dos documentos CLSI M100-S31 e *Intrinsic Resistance and Unsuak Phenotypes Version 3.3.* (Disponível em: https://www.eucast.org/fileadmin/src/media/PDFs/EUCAST_files/Expert_Rules/2021/Intrinsic_Resistance_and_Unusual_Phenotypes_Tables_v3.3_20211018.pdf. Acesso em: 25 nov. 2021.) [2]*Serratia marcescens* é intrinsecamente resistente à tetraciclina e à doxiciclina, mas não à minociclina ou à tigeciclina.

e não é infrequente a ocorrência de pseudossurtos pela contaminação de desinfetantes e sistemas de hemocultura, tanto por *Pseudomonas* spp. e *S. maltophilia* quanto por *Burkholderia* spp.

O complexo *B. cepacia*, apesar de isolado esporadicamente de episódios de bacteriemia, pneumonia e infecção urinária, emergiu como patógeno de grande relevância clínica quando associado a pacientes com fibrose cística (FC). A colonização desses pacientes por *P. aeruginosa*, *S. maltophilia* ou por espécies do complexo *B. cepacia*, sendo a *B. cenocepacia* a mais virulenta delas, leva a frequentes episódios de exacerbação das manifestações pulmonares a uma importante deterioração da função pulmonar com elevada mortalidade atribuída nesses indivíduos. Em decorrência da inerente resistência aos antimicrobianos disponíveis, a descolonização do trato respiratório por essas bactérias é um grande desafio para médicos e pacientes. Muitos centros médicos contraindicam o transplante pulmonar em pacientes com FC colonizados pelo complexo *B. cepacia*, devido ao limitado prognóstico pós-operatório associado à infecção por esses patógenos.

B. pseudomallei é o agente responsável pela mieloidose. Por essa doença ser endêmica no Sudeste Asiático e no norte da Austrália, viajantes provenientes dessas localidades, principalmente nas épocas

TABELA 9.3 Espécies que compõem o complexo *Burkholderia cepacia*.

B. aenigmatica	*B. metallica*
B. ambifaria	*B. multivorans*
B. arboris	*B. paludis*
B. anthina	*B. pseudomultivorans*
B. catarinensis	*B. puraquase*
B. cepacia	*B. pyrrocinia*
B. cenocepacia	*B. seminalis*
B. contaminans	*B. stabilis*
B. diffusa	*B. stagnalis*
B. dolosa	*B. territorii*
B. lata	*B. ubonensis*
B. latens	*B. vietnamiensis*

Adaptada de https://www.ncbi.nlm.nih.gov/Taxonomy/Browser.

de monções, apresentam risco de aquisição da doença. A inoculação percutânea do agente parece ser a maneira mais comum de aquisição, principalmente em trabalhadores agrícolas e pessoas em contato estreito com o solo, apesar de não se descartar outras vias como inalação e ingestão. Em sua maioria, a manifestação da doença pode ser leve ou mesmo assintomática. Porém, pacientes que apresentam febre de origem indeterminada e sintomas de pneumonia e que estiveram recentemente em regiões endêmicas são suspeitos de terem contraído a doença. Infecções crônicas e reativação podem ocorrer nos pacientes infectados pela *B. pseudomallei*. A espécie *B. mallei* é o agente etiológico do mormo, doença que acomete animais de criação, principalmente equinos e macacos, em localidades da África, Ásia, Oriente Médio e América do Sul. Pode ser transmitida aos humanos pelo contato direto com o animal, mas sua importância encontra-se no fato de ser um agente de bioterrorismo.

Perfil de sensibilidade e resistência aos antimicrobianos

Por se tratar de um patógeno extremamente bem adaptado ao ambiente hospitalar, *P. aeruginosa* requer especial atenção dos médicos assistentes e controladores de infecção. As infecções causadas por esse agente apresentam altas taxas de morbimortalidade, especialmente, quando associadas ao fenótipo MDR. A ampla resistência se deve não apenas a características intrínsecas dessa espécie, mas também a sua ampla capacidade de adquirir e expressar determinantes de resistência. Os principais mecanismos associados ao fenótipo de MDR incluem a produção de enzimas, como as betalactamases, e enzimas modificadoras de aminoglicosídeos (AMEs), impermeabilidade de membrana externa, que tanto dificulta a penetração dos agentes antimicrobianos como expulsa esses da célula bacteriana. Esses dois mecanismos estão associados tanto à diminuição da expressão de porinas, canais pelos quais os antimicrobianos penetram na célula bacteriana, como aos sistemas de efluxo. Além desses, modificações nos locais de ligação dos antimicrobianos e a combinação dos diversos mecanismos descritos anteriormente contribuem para o fenótipo de MDR apresentado por muitos isolados de *P. aeruginosa*. Dentre os compostos betalactâmicos ativos contra *P. aeruginosa* temos: meropeném, imipeném, cefepime, ceftazidima e ceftolozane-tazobactam. Ceftolozane-tazobactam não sofre hidrólise por enzimas do grupo das cefalosporinases (AmpC) ou betalactamases de espectro estendido (ESBL), mas são inativadas por betalactamases do grupo carbapenemases. Dados do programa de monitoramento da resistência bacteriana da Anvisa mostram que as taxas de resistência aos carbapenêmicos entre os isolados coletados de pacientes adultos hospitalizados em UTI são altas, variando entre 35,6 e 39,7% entre os anos 2012 e 2019. Atualmente, os antimicrobianos com melhor atividade contra esse patógeno são as polimixinas, cujas taxas de resistência relatadas pela Anvisa em 2019 foram de 2,4 e 5,4% para isolados recuperados de pacientes com infecções primárias de corrente sanguínea confirmadas laboratorialmente associadas a cateter venoso central, e urinárias associadas a cateter vesical de demora, respectivamente, em pacientes adultos hospitalizados em UTI.

O tratamento de infecções invasivas por *S. maltophilia* é bastante restrito, devido à inerente resistência desse patógeno aos antimicrobianos. A resistência aos betalactâmicos é mediada nessa espécie pela expressão induzível de duas betalactamases: L1, uma metalo-betalactamase (MβL), e L2, uma cefalosporinase de amplo espectro. Sulfametoxazol/trimetoprima é considerado a primeira escolha para o tratamento de infecções causadas tanto por *S. maltophilia* quanto por espécies de *Burkholderia*. Porém, há relatos de resistência a esse composto devido à aquisição do gene *sul* ou mesmo pela hiperexpressão de sistemas de efluxo. Em isolados *de Burkholderia*, estudos mostram que as taxas de resistência a sulfametoxazol/trimetoprima parecem variar bastante, dependendo da espécie estudada, podendo chegar a 80 a 90% em isolados de *B. multivorans*, *B. cenocepacia* e *B. stabilis* de pacientes com FC. Dentre os betalactâmicos, ceftazidima apresenta melhor atividade contra isolados de *Burkholderia*, inclusive para o tratamento de mieloidose, porém, um aumento da expressão ou mutações no gene que codifica a betalactamase PenA ou mesmo na PBP3 podem causar resistência tanto à ceftazidima quanto à associação de amoxicilina com ácido clavulânico. A Tabela 9.4 lista as principais combinações de microrganismo/antimicrobianos que apresentam resistência intrínseca, entre os BGN-NFs (incluindo *Acinetobacter baumannii*, referido a seguir por ser cocobacilo gram-negativo).

COCOS E COCOBACILOS GRAM-NEGATIVOS FERMENTADORES DE GLICOSE

Identificação

A maioria das espécies de *Neisseria*, incluindo as espécies patogênicas, apresenta-se na coloração de Gram como cocos gram-negativos (2 mm de diâmetro), podendo ser encontrados sozinhos ou aos pares (diplococos). Já as espécies *N. bacilliformis*, *N. elongata* e *N. weaveri*, descritas em humanos como microbiota comensal, são bacilos gram-negativos, que podem ser visualizados pelo Gram como pequenos diplobacilos ou em cadeia. Dentre as várias espécies que pertencem a esse gênero encontradas em humanos, apenas a *N. meningitidis* (meningococo) e a *N. gonorrhoeae* (gonococo) são patogênicas e, portanto, devem ser identificadas e diferenciadas pela rotina laboratorial. Enquanto isolados de *N. meningitidis*, geralmente, são encapsulados, isolados de *N. gonorrhoeae* podem produzir *pili*. As espécies de *Neisseria* crescem bem em aerobiose, ainda que as duas espécies patogênicas apresentem habilidade de crescer em anaerobiose, com temperaturas entre 35 e 37°C, são fastidiosas, imóveis, não esporuladas, oxidase-positivas, sendo a maioria catalase e nitrato-positivas (ver Tabela 9.1). Como *N. gonorrhoeae* não cresce em ágar-sangue, recomenda-se usar ágar chocolate enriquecido com suplemento de l-cisteína, NAD e vitaminas, ou o meio seletivo Thayer-Martin modificado (TMM), incubando as placas em estufa de CO_2 a 5%. O meio TMM é muito utilizado por inibir o crescimento de enterobactérias, bactérias gram-positivas, sendo demais espécies saprófitas de *Neisseria*. Pelo fato de esses microrganismos serem muito suscetíveis a variações de temperatura, o material clínico coletado não deve ser refrigerado, sendo levado imediatamente ao laboratório de microbiologia. Ainda que isolados de *N. meningitidis* cresçam bem em ágar-sangue, recomenda-se que esse microrganismo também seja repicado nos mesmos meios indicados para *N. gonorrhoeae*. A bacterioscopia é importante no diagnóstico presuntivo dessas espécies, uma vez que a visualização de diplococos gram-negativos no liquor ou secreção uretral é um indício de infecção pelo gênero *Neisseria*, seguido pelo teste de oxidase. Atenção especial deve ser dada, quando verificada

TABELA 9.4 Resistência intrínseca aos antimicrobianos apresentada pelos principais BGN-NF e espécies de *Acinetobacter* spp. de relevância clínica.

Microrganismo/Antimicrobiano	Piperacilina	Ticarcilina	Ampicilina-sulbactam	Amoxicilina-clavulanato	Piperacilina-tazobactam	Ticarcilina-clavulanato	Cefotaxima	Ceftriaxona	Ceftazidima	Cefepima	Aztreonam	Imipeném	Meropeném	Ertapeném	Polimixina B/colistina	Aminoglicosídeos	Tetraciclina	Ciprofloxacino	Trimetoprima	Sulfametoxazol/trimetoprima	Cloranfenicol	Fosfomicina
Acinetobacter baumannii, Acinetobacter nosocomialis, Acinetobacter pittii			[1]	R				R			R			R			R[2]		R		R	R
Complexo *Burkholderia cepacia*[4,5]	R	R	R	R	R		R	R						R			R		R	R	R	R
Pseudomonas aeruginosa[6]			R	R			R	R						R			R		R	R	R	R
Stenotrophomonas maltophilia[5,7]	R	R	R	R	R		R	R			R	R	R	R		R	[3]		R			R
BGN-NF são intrinsecamente resistentes às cefalosporinas de primeira (cefalotina e cefazolina) e segunda gerações cefalosporinas (cefuroxima), cefamicinas (cefoxitina e cefotetana), clindamicina, daptomicina, ácido fusídico, glicopeptídeos, linezolida, macrolídeos, penicilina (benzilpenicilina) e rifampicina																						

[1]*A. baumannii* pode apresentar sensibilidade *in vitro* frente à ampicilina/sulbactam devido à atividade do sulbactam frente a esse microrganismo. [2]*Acinetobacter* spp. é intrinsicamente resistente à tetraciclina e à doxiciclina, mas não à minociclina e à tigeciclina. [3]*Stenotrophomonas maltophilia* é intrinsecamente resistente à tetraciclina, mas não à doxiciclina ou à minociclina. BGN-NF: bacilos gram-negativos não fermentadores. Adaptada do *Intrinsic Resistance and Unsuak Phenotypes Version 3.3.* Disponível em: https://www.eucast.org/fileadmin/src/media/PDFs/EUCAST_files/Expert_Rules/2021/Intrinsic_Resistance_and_Unusual_Phenotypes_Tables_v3.3_20211018.pdf. Acesso em: 25 nov. 2021. [4]O Complexo *Burkholderia cepacia* compreende um grupo heterogêneo de espécies. Alguns isolados podem apresentar sensibilidade *in vitro* a alguns betalactâmicos, mas devem ser considerados clinicamente resistentes. [5]*Burkholderia cepacia* e *Stenotrophomonas maltophilia* são intrinsecamente resistentes a todos os aminoglicosídeos. [6]*Pseudomonas aeruginosa* é intrinsecamente resistente à canamicina e à neomicina. [7]*Stenotrophomonas maltophilia* é intrinsicamente resistente à tetraciclina, mas não à doxiciclina, à minociclina e à tigeciclina.

a presença de *N. gonorrhoeae* em amostras clínicas de crianças, pois como é uma doença sexualmente transmissível, o diagnóstico é um indício de provável abuso sexual.

As espécies de *Haemophilus* são bacilos gram-negativos pleomórficos, anaeróbios facultativos, não móveis, não esporulados, sendo recomendada a semeadura em ágar chocolate acrescido dos fatores de crescimento X e V. A necessidade desses fatores pode variar de acordo com cada espécie de *Haemophilus*. Enquanto *H. influenzae* cresce na presença de ambos os fatores, *H. parainfluenzae* cresce na presença do fator V e o *H. ducreyi* na presença do fator X. As placas devem ser incubadas em estufa com alto teor de umidade com 5 a 7% de CO_2 a uma temperatura entre 35 e 37°C. Geralmente, isolados de *H. influenzae* e *H. parainfluenzae* crescem no período de 24 a 48 horas, e as espécies mais fastidiosas como *H. ducreyi* e *H. aegyptius* necessitam de uma incubação maior de até 5 dias. Como a recuperação de *H. ducreyi* em amostras clínicas muitas vezes é difícil, recomenda-se incubar as amostras clínicas, quando houver suspeita do microrganismo em questão, a uma temperatura menor, entre 30 e 33°C. Devido ao pleomorfismo observado entre as espécies de *Haemophilus*, atenção especial deve ser tomada pelos laboratórios de microbiologia na análise do Gram, uma vez que esses microrganismos podem ser confundidos com outras bactérias gram-negativas.

Epidemiologia e significado clínico

O hábitat natural das espécies de *Neisseria* são as mucosas de mamíferos e humanos. Ao todo já foram descritas 29 espécies pertencentes ao gênero *Neisseria*. Entretanto, apenas as espécies *N. meningitidis* e *N. gonorrhoeae* merecem destaque, devido a sua importância clínica. Análises filogenéticas demonstram que ambas as espécies tiveram um ancestral comum, mas foram se distanciando ao longo do tempo e, atualmente, representam duas linhagens diferentes ocupando nichos distintos: a mucosa genital (gonococo) e mucosa nasofaríngea (meningococo). Diferentemente de *N. meningitidis*, *N. gonorrhoeae* não sobrevive fora do hospedeiro. Raros casos de infecções de pele por espécies de *Neisseria* após mordida de animais foram relatados, uma vez que ao menos oito espécies podem colonizar a orofaringe de vários mamíferos e outros animais, como aves e insetos, e não serão abordados neste capítulo. O único hospedeiro natural da espécie *N. gonorrhoeae* é o ser humano, sendo o agente etiológico causador da gonorreia, uma infecção sexualmente transmissível (IST), que pode afetar boca, uretra, olho e ânus. Embora o uso de preservativo diminua o risco de infecção pelo gonococo, ainda assim existe a possibilidade de transmissão. Embora em homens, na maioria dos casos, a infecção seja sintomática, em mulheres, a infecção pode ser assintomática durante anos, o que facilita a sua transmissão. Estima-se que a incidência mundial de *N. gonorrhoeae* seja de 78 milhões ao ano, associada, principalmente, à ausência de políticas eficazes no combate a transmissão e opções de tratamento ineficazes verificadas em países em desenvolvimento. De qualquer maneira, *N. gonorrhoeae* é considerado um patógeno obrigatório e, portanto, mesmo nos casos de infecção assintomática, o paciente deve ser tratado. O período de incubação dura de 1 a 7 dias e no homem causa um quadro de uretrite apresentando corrimento purulento característico, que pode evoluir para quadros mais graves como epididimite, prostatite e estenose uretral. Em mulheres, esse patógeno causa corrimento vaginal, endocervicite, uretrite e doença inflamatória pélvica, podendo ainda causar infertilidade e gravidez ectópica. Geralmente, pode estar acompanhado de infecções secundárias, devido à mudança de pH vaginal que acarreta a proliferação de outros microrganismos. Um quadro de conjuntivite conhecido como oftalmia *neonatorum* pode ocorrer em recém-nascidos de mulheres com *N. gonorrhoeae*, podendo evoluir para cegueira neonatal. É comum a ocorrência de conjuntivite por gonococo em adultos devido ao contato da mucosa ocular com secreções genitais e saliva contaminada. Ainda que raras, infecções sistêmicas causadas por *N. gonorrhoeae* podem ocorrer, e é provável que o paciente apresente um quadro de febre, tremores, lesões cutâneas do tipo maculopustulares ou hemorrágicas e artrite de extremidades.

Embora possa causar bacteriemia, o principal processo infeccioso causado por *N. meningitidis* é a meningite meningocócica, que afeta o sistema nervoso central. O quadro de meningite é composto pela rigidez da nuca, dor de cabeça, confusão mental e fotofobia. Além disso, esse patógeno pode causar artrite séptica, pericardite purulenta, sinusite, otite, conjuntivite, pneumonia e coagulação intravascular disseminada (CIVD). Diferente da *N. gonorrhoeae*, a forma de transmissão de *N. meningitidis* ocorre por via respiratória ou pelo contato com secreções respiratórias contaminadas. A produção de cápsula em isolados de *N. meningitidis* torna possível a evasão do sistema imunológico, sendo um importante fator de virulência, e a classificação desse patógeno em 13 sorogrupos diferentes. Entretanto, somente os sorogrupos A, B, C, W135 e Y são mais virulentos, estando mais relacionados a processos infecciosos invasivos. A colonização de oro e nasofaringe da população em geral por *N. meningitidis* é de 10%, e varia de acordo com a idade, sendo maior em adultos comparado a crianças. Embora as estratégias de vacinação (vacinas quadrivalente glicoconjugada e a pentavalente meningocócica para os sorogrupos A, C, W, Y e X) tenha alterado a incidência de meningite meningocócica, têm sido observadas ondas epidêmicas sucessivas causadas por sublinhagens do complexo clonal CC11 em diferentes regiões geográficas. Diferentes espécies de *Haemophilus* podem fazer parte da microbiota da oro e nasofaringe em até 50% da população. Dentre as 14 espécies conhecidas capazes de causar infecções em humanos destacam-se *H. influenzae*, *H. parainfluenzae* e *H. ducreyi*. A espécie *H. influenzae* é a mais importante e frequente, responsável por uma grande variedade de infecções em humanos (cepas encapsuladas sorotipos de A a F), principalmente o tipo capsular B (biotipos I e II), considerado o mais virulento. O principal grupo de indivíduos acometidos por esses microrganismos são crianças menores de 5 anos, que podem ter celulite e epiglotite e apresentar quadros mais graves como meningite, pneumonia e pericardite. Entretanto, essas infecções diminuíram consideravelmente devido às amplas campanhas de vacinação contra *H. influenzae* do tipo capsular B (vacina conjugada Hib). Em indivíduos adultos, principalmente imunocomprometidos e alcoólatras, e crianças maiores de 9 anos, podem ser acometidos por cepas de *H. influenzae* do tipo capsular não B (não tipáveis), causando, principalmente, infecções do trato respiratório alto (sinusite) e baixo (pneumonia e traqueobronquite) e conjuntivites e otites. Inclusive, a maior parte das infecções por *H. influenzae*, atualmente, é causada por cepas não tipáveis.

Dentre as espécies de *Haemophilus*, *H. parainfluenzae* é a mais predominantemente encontrada colonizando a cavidade oral e a faríngea humanas, embora seja raramente encontrada na cavidade nasal. Esse microrganismo está relacionado a processos infecciosos do trato respiratório superior como otite aguda média e sinusite aguda. *H. ducreyi* é o agente etiológico causador do "cancro mole", uma IST, geralmente caracterizada por uma única lesão genital dolorosa, associada à linfadenopatia inguinal. O período de incubação pode durar de 2 a 7 dias. O cancro mole é uma infecção bacteriana mais frequentemente relatada em países em desenvolvimento da América Latina, África e Ásia.

Perfil de sensibilidade e resistência aos antimicrobianos

Embora a penicilina tenha sido utilizada durante muito tempo como fármaco de escolha para o tratamento de gonorreia, o aumento de cepas de *N. gonorrhoeae* produtoras de penicilinases fez com que o uso desses antimicrobianos caísse em desuso. Posteriormente, o mesmo aconteceu com o uso das tetraciclinas para essa finalidade, sendo substituídas pelas fluoroquinolonas. Ainda que as taxas de resistência às fluoroquinolonas sejam baixas em alguns países, o surgimento e a disseminação de cepas de *N. gonorrhoeae* resistentes a esses antimicrobianos, principalmente no Sudeste Asiático, Europa e nos EUA, têm preocupado os órgãos de saúde pública, o que fez que a Organização Mundial da Saúde (OMS) incluísse o gonococo na lista de patógenos prioritários MDR. Atualmente, mediante a identificação de cepas de *N. gonorrhoeae* resistentes às fluoroquinolonas, recomenda-se o uso de cefalosporinas de segunda ou terceira geração para o tratamento. A cefalosporina que apresenta melhor atividade frente a isolados de *N. gonorrhoeae* é a ceftriaxona, que é o antimicrobiano atualmente recomendado pelo Ministério da Saúde como tratamento de escolha para pacientes com gonorreia. De modo contrário, a maioria das cepas de *N. meningitidis* mantém sensibilidade à penicilina. Apesar disso, um aumento de cepas resistentes a esse antimicrobiano devido à mutação na PBP2 tem sido relatado e, embora raro, altas CIMs para ceftriaxona têm sido observadas nesses isolados. Recomenda-se o uso de rifampicina e ciprofloxacino como profilaxia para o contatante de pacientes infectados, e a azitromicina na descolonização de mucosas em pacientes colonizados em áreas em que as taxas de resistência às fluoroquinolonas sejam altas.

Isolados de *H. influenzae* podem produzir betalactamases do tipo TEM-1 (90 a 95%) ou ROB-1 (5 a 10%), sendo, portanto, resistentes a ampicilina e amoxicilina (altas CIMs). Isolados produtores de betalactamases mantêm sensibilidade às cefalosporinas orais e parenterais, às combinações com inibidores de betalactamases e aos carbapenêmicos. Embora as taxas mundiais de produção de betalactamases entre isolados de *H. influenzae* sejam estimadas em 15%, estas podem variar consideravelmente entre os países, de < 5% em alguns países a 67,9% em Taiwan. Isolados apresentando alteração de PBPs também podem apresentar resistência à ampicilina e à amoxacilina. Nesses casos não se recomenda o uso de cefalosporinas, devido à diminuição da atividade desses antimicrobianos nesses isolados. As opções terapêuticas para o tratamento de infecções causadas por cepas de *Haemophilus* spp. produtoras de betalactamases, além das cefalosporinas, são os macrolídeos, as fluoroquinolonas e as tetraciclinas. O uso de sulfametoxazol/trimetoprima para o tratamento dessas infecções deve ser visto com cautela, devido à possibilidade de resistência.

COCOBACILOS GRAM-NEGATIVOS NÃO FERMENTADORES DE GLICOSE

Identificação

Até o momento, foram descritas 73 espécies dentro do gênero *Acinetobacter*, sendo todas cocobacilos gram-negativos, não fermentadores da glicose, estritamente aeróbios, não fastidiosos, motilidade-negativos, catalase-positivos e oxidase-negativos. No teste de Gram, frequentemente esses microrganismos podem apresentar dificuldade na etapa de descoloração, podendo, portanto, ser identificados erroneamente como gram-positivos e, na maioria das vezes, se comportam como cocos gram-lábeis. Pelo menos quatro espécies podem apresentar hemólise em ágar-sangue, sendo elas *A. beijerinckii*, *A. gyllenbergii*, *A. junii* e *A. haemolyticus*. Dentre as espécies do gênero *Acinetobacter*, *A. calcoaceticus*, *A. baumannii*, *A. pittii* e *A. nosocomialis* apresentam características fenotípicas muito similares, sendo difícil a sua diferenciação por métodos fenotípicos, incluindo os automatizados identificados pela rotina laboratorial apenas como "Complexo *A. calcoaceticus-baumannii*". Entretanto, a metodologia de espectrometria de massa MALDI-TOF MS tem obtido excelentes resultados na identificação e diferenciação das espécies de *Acinetobacter*, mesmo para as quatro principais espécies de importância médica incluídas no complexo *A. calcoaceticus-baumannii*. Porém, o sequenciamento do gene *rpoB* ainda é considerada a metodologia "padrão-ouro" para a identificação das diferentes espécies do gênero *Acinetobacter*.

As espécies de *Moraxella* são cocos ou cocobacilos gram-negativos aos pares ou em cadeias pequenas, não são fermentadores de glicose, aeróbios restritos, oxidase-positivos, indol-negativos e tripsina-negativos. O gênero *Moraxella* pertence à família *Moraxellaceae*, do qual também faz parte do gênero *Acinetobacter*, cujas espécies são oxidase-negativas, sendo essa uma prova-chave para a diferenciação de ambos os gêneros de importância clínica. O gênero *Moraxella* compreende 18 espécies descritas, que fazem parte da microbiota humana e demais mamíferos. As espécies *M. catarrhalis*, *M. lincolnii*, *M. nonliquefaciens* e *M. osloensis* fazem parte da microbiota do trato respiratório humano. As espécies *M. catarrhalis* e *M. canis* são diplococos gram-negativos e podem ser diferenciadas das espécies comensais de *Neisseria*, também isoladas em amostras do trato respiratório, pela positividade da prova de DNase. *M. catarrhalis* e *M. nonliquefaciens* são espécies com perfis bioquímicos muito semelhantes, se diferindo pelas provas de DNase e nitrito redutase, que são positivas para os isolados de *M. catarrhalis*. *M. lacunata* é a única espécie de *Moraxella* positiva para a prova da gelatinase e *M. lincolnii* é negativa para todos os testes bioquímicos utilizados na identificação e diferenciação do gênero.

Epidemiologia e significado clínico

Até novembro de 2021, 73 espécies de *Acinetobacter* já foram descritas como causadoras de infecções em humanos. Entre essas, aquelas pertencentes ao complexo *A. calcoaceticus-baumannii* (*A. calcoaceticus*, *A. baumannii*, *A. nosocomialis*, *A. pittii*, *A. seifertii*, *A. dijkshoorniae*, *A. espécie genômica "Between 1 and 3"*), com exceção da espécie *A. calcoaceticus*, que é um microrganismo majoritariamente ambiental, são de longe as espécies mais frequentemente isoladas em infecções em humanos, sendo, muitas vezes, responsáveis por mais de 75% dos isolados de *Acinetobacter* spp. em amostras clínicas, e as que apresentam as maiores taxas de resistência aos antimicrobianos. A maioria das espécies do gênero *Acinetobacter* é considerada ubíqua, uma vez que esses microrganismos podem ser recuperados, usando meios de culturas enriquecidos, a partir de quase todas as amostras provenientes de solo ou de água. Entretanto, *A. baumannii*, a espécie de maior importância clínica, e seus parentes próximos (*A. pittii* e *A. nosocomialis*) não são onipresentes, pois raramente são isolados de amostras ambientais, sendo encontrados quase exclusivamente no ambiente hospitalar. Isolados de *Acinetobacter* spp. apresentam capacidade de sobreviver durante longos períodos em superfícies abióticas e persistem como contaminantes da pele humana. Assim, esses microrganismos têm demonstrado ser uma das bactérias gram-negativas mais frequentemente envolvidas na contaminação das mãos dos profissionais de saúde. Diferentes espécies de *Acinetobacter* spp. já foram encontradas na pele de pelo menos um quarto dos indivíduos saudáveis do sexo masculino, como *A. lwoffii*, *A. johnsonii* e *A. radioresistens*, em particular em regiões úmidas, como axilas, virilha e espaços interdígitos. Entretanto, sua presença na orofaringe e no reto é rara. Embora *A. baumannii* seja a espécie mais prevalente e importante, os resultados obtidos a partir de estudos epidemiológicos que fizeram uma identificação correta das espécies que pertencem ao complexo *A. calcoaceticus-baumannii* demonstraram que, dependendo do hospital ou da região geográfica, a frequência de isolamento de *A. pittii* e *A. nosocomialis* pode ser igual ou até mesmo superior à de *A. baumannii*, porém esses microrganismos não apresentam a mesma propensão em se disseminar clonalmente e causar surtos como verificado em isolados de *A. baumannii*.

A. baumannii é um dos mais importantes patógenos oportunistas causadores de infecções nosocomiais, e frequentemente está associado a surtos de difícil controle, ocorrendo principalmente em UTIs e em unidades de queimados. Esse microrganismo está relacionado a uma variedade de complicações clínicas, como pneumonia, sepse, infecções de pele e meningite, especialmente em pacientes imunocomprometidos ou com doença de base grave, geralmente elevando as taxas de morbidade e mortalidade. A erradicação de cepas de *A. baumannii* é extremamente difícil, principalmente quando se tornam endêmicas em uma unidade hospitalar, devido, em parte, ao fato de que as medidas habituais de controle de infecção hospitalar são, muitas vezes, insuficientes para deter a sua transmissão. Entretanto, medidas eficazes, concentradas no controle da contaminação ambiental podem ser bem-sucedidas na erradicação de surtos como o uso de um sistema de aspiração traqueal fechado para todos os pacientes que receberam ventilação mecânica, descontaminação das mãos usando álcool gel, estratégias bem definidas para a limpeza dos equipamentos e do ambiente, e o uso de polimixina B inalatória para pacientes com evidência de pneumonia, leve a moderada, associada à ventilação mecânica.

Dados do SENTRY na América Latina apontam *Acinetobacter* spp. como o sexto patógeno mais frequente em infecção de corrente sanguínea (ICS; 7,2%), o terceiro em infecções do trato respiratório baixo (17,7%) e o sexto em infecções de pele e partes moles (9,9%). Além disso, *Acinetobacter* spp. foi o quarto patógeno gram-negativo mais frequente nos centros médicos avaliados pelo programa na América Latina (n = 845, 14,8%), ficando atrás somente de *E. coli*, *P. aeruginosa* e *K. pneumoniae*. De acordo com o último boletim da Anvisa, o complexo *A. calcoaceticus-baumannii* foi o segundo patógeno gram-negativo mais frequentemente isolado de ICS em UTIs adulto nos hospitais brasileiros, e o quarto no *ranking* geral no ano 2019, sendo menos frequente que *Staphylococcus* coagulase negativa (SCoN), *K. pneumoniae* e *S. aureus*. Além disso, os resultados obtidos pelo projeto *Brazilian* SCOPE relataram altas taxas de mortalidade associada à ICS por *Acinetobacter* spp. em pacientes internados em UTIs brasileiras (65,2%), principalmente quando comparada com as demais unidades hospitalares (39,6%).

As espécies do gênero *Moraxella* raramente causam infecções em humanos, estando mais relacionadas a infecções oculares e do trato respiratório superior. *M. catarrhalis* pode causar otite média e sinusite. Como *M. catarrhalis* frequentemente coloniza o trato respiratório superior de crianças, seu isolamento em amostras de gargantas de indivíduos com histórico de sinusite e otite deve ser considerado com cautela sobre a sua real importância como agente causador do processo infeccioso em questão. Em adultos, *M. catarrhalis* raramente é encontrada colonizando o trato respiratório superior. Entretanto, esse microrganismo tem sido relatado causando quadros de pneumonia e bronquite, principalmente em pacientes imunocomprometidos, e mais raramente, como outras espécies de *Moraxella*, causando endocardite. *M. lacunata* está mais relacionada a infecções oculares, principalmente conjuntivites, e *M. canis* está relacionada a infecções de pele após mordida de cães.

Perfil de sensibilidade e resistência aos antimicrobianos

Devido ao fenótipo MDR apresentado pelos isolados de *A. baumannii*, a terapia para as infecções causadas por esses microrganismos tornou-se um desafio para os clínicos em todo o mundo. Embora os carbapenêmicos tenham sido os antimicrobianos de escolha utilizados no tratamento dessas infecções, as taxas de resistência a esses antimicrobianos aumentaram drasticamente nos últimos 20 anos, principalmente, associado à disseminação clonal de cepas MDR. Dessa maneira, as opções terapêuticas são limitadas e as polimixinas B e E (colistina) são os únicos antimicrobianos que ainda apresentam excelente atividade frente a esse patógeno. Dados do programa de vigilância SENTRY que avaliou 13.752 isolados clínicos pertencentes ao complexo *A. calcoaceticus-baumannii* no período de 1997 a 2016 em todo o mundo, relataram taxa de sensibilidade às polimixinas de 93,9% na Europa e 98,1% na América Latina. Entretanto, é importante ressaltar a emergência de isolados de *A. baumannii* carreadores dos genes codificadores de CHDL bla_{OXA-23} ou bla_{OXA-72} resistentes à polimixina B e à colistina nos últimos anos em hospitais brasileiros. A minociclina, agente da classe das tetraciclinas, tem apresentado excelentes resultados *in vitro*, muitas vezes similares aos observados para as polimixinas. O Programa SENTRY relatou taxas de sensibilidade mundiais em isolados pertencentes ao complexo *A. calcoaceticus-baumannii* que variaram de 70,1% na Europa a 91,1% na América Latina. Contudo, sua formulação intravenosa não está disponível para o mercado brasileiro. A tigeciclina e a ampicilina/sulbactam são outras duas opções no limitado arsenal terapêutico. Entretanto, a tigeciclina somente é aprovada para o uso em infecções de pele e partes moles, pneumonia comunitária e infecções intra-abdominais, restringindo o seu uso. Além disso, estudos clínicos têm demonstrado cautela quanto ao uso de tigeciclina para o tratamento de infecções causadas por *A. baumannii*, já que o surgimento de resistência durante o tratamento tem sido observado. O sulbactam, que no Brasil é comercializado na formulação ampicilina/sulbactam, apresenta resultados discrepantes quanto à sua real eficácia terapêutica. Em geral, os isolados brasileiros apresentam altas taxas de resistência a ampicilina/sulbactam, e estudos prévios têm relacionado esse fenótipo de resistência à produção da betalactamase de espectro restrito TEM-1.

A produção de carbapenemases de classe D ou CHDLs, também chamadas oxacilinases, é o principal mecanismo de resistência aos carbapenêmicos em isolados clínicos de *Acinetobacter* spp. Embora essas enzimas sejam mais frequentes em isolados clínicos de *A. baumannii*, a localização plasmidial da maioria dos genes que codificam esses determinantes de resistência possibilita a transferência para as demais espécies de *Acinetobacter*, principalmente as incluídas no complexo *A. calcoaceticus-baumannii.* As principais oxacilinases descritas em isolados brasileiros de *A. baumannii* são a OXA-23, a OXA-72 e, em menor frequência, a OXA-143 e suas variantes OXA-231 e OXA-253, sendo que clones epidêmicos (ST1, ST15 e, principalmente, ST79) carreando OXA-23 já foram descritos em todo o país. Recentemente, temos observado uma mudança na epidemiologia da resistência aos carbapenêmicos no Brasil entre os isolados de *A. baumannii* ST79, com o aumento da frequência do gene bla_{OXA-72}. Embora as oxacilinases não hidrolisem bem os carbapenêmicos, a presença de sequências de inserção (IS), principalmente a IS*Aba1*, adiante dos genes codificadores dessas betalactamases, aumenta a sua expressão, elevando as CIMs para os carbapenêmicos. Além disso, as carbapenemases do tipo OXA não hidrolisam cefalosporinas de amplo espectro e, por essa razão, eventualmente pode ser observada a resistência aos carbapenêmicos e CIMs baixas para as cefalosporinas em antibiogramas de *Acinetobacter* spp. Entretanto, as taxas de resistência às cefalosporinas de amplo espectro em isolados brasileiros são altas, devido à hiperexpressão de AmpC associada a IS*Aba1*, e da hiperexpressão de sistemas de efluxo. É comum a corresistência entre betalactâmicos com antimicrobianos das classes das quinolonas e aminoglicosídeos em isolados clínicos de *A. baumannii.* Enquanto a produção de CHDLs é muito comum nos isolados de *A. baumannii*, as demais espécies de *Acinetobacter*, principalmente *A. pittii e A. nosocomialis*, quando resistentes a esses antimicrobianos isoladas no Brasil, são produtores de MβLs, principalmente IMP-1 e NDM-1. Além disso, recentemente foi relatado um pequeno surto na região Norte do país, causado por isolados de *A. colistiniresistens*, espécie intrinsecamente resistente à colistina, carreando o gene bla_{IMP-1}. Outra espécie de *Acinetobacter* descrita carreando o gene raramente descrito em nosso país, bla_{OXA-58}, foi o patógeno emergente *A. seifertii*. As demais espécies de *Acinetobacter* tendem a ser multissensíveis à maioria dos antimicrobianos.

As espécies de *Moraxella* são sensíveis às penicilinas, às tetraciclinas, às quinolonas e aos aminoglicosídeos. Embora isolados de *M. catarrhalis* geralmente produzam uma betalactamase induzível, as demais espécies raramente apresentam esse determinante de resistência. Os isolados de *M. catarrhalis* mantêm sensibilidade à amoxicilina/ácido clavulânico, cefalosporinas de amplo espectro, macrolídeos, tetraciclinas, rifampicina e fluoroquinolonas.

BIBLIOGRAFIA

Abbott SL. *Klesiella*, *Enterobacter*, *Citrobacter*, *Serratia*, *Plesiomonas*, and Other *Enterobacteriaceae*. In: Versalovic J, Carroll KC, Funke G, Jorgensen JH, Landry ML, Warnock DW. Manual of clinical microbiology. v. 1, 10th ed. Washington, DC: American Society for Microbiology – ASM; 2011. p. 639-57.

Adeolu M, Alnajar S, Naushad S, Gupta RS. Genome-based phylogeny and taxonomy of the '*Enterobacteriales*': proposal for *Enterobacterales* ord. nov. divided into the families *Enterobacteriaceae*, *Erwiniaceae* fam. nov., *Pectobacteriaceae* fam. nov., *Yersiniaceae* fam. nov., *Hafniaceae* fam. nov., *Morganellaceae* fam. nov., and *Budviciaceae* fam. nov. Int J Syst Evol Microbiol. 2016;66(12):5575-5599.

Bergogne-Bérézin E, Towner KJ. *Acinetobacter* spp. as nosocomial pathogens: microbiological, clinical, and epidemiological features. Clin Microbiol Rev. 1996 Apr;9(2):148-65.

Boletim Segurança do Paciente e Qualidade em Serviços de Saúde nº 22: Avaliação dos indicadores nacionais das infecções relacionadas à assistência à saúde (IRAS) e resistência microbiana (RM), Ano e 2019. Publicado em abril de 2021.

Chen CY, Genco CA, Rock JP, Morse SA. Physiology and metabolism of *Neisseria gonorrhoeae* and *Neisseria meningitidis*: implications for pathogenesis. Clin Microbiol Rev. 1989 Apr;2(Suppl):S35-40.

Church D, Lloyd T, Peirano G, Pitout J. Antimicrobial susceptibility and combination testing of invasive *Stenotrophomonas maltophilia* isolates. Scand J Infect Dis. 2013 Apr;45(4):265-70.

CLSI. M100Ed31. Performance standards for antimicrobial susceptibility testing: 31 st informational supplement. Wayne, PA: Clinical and Laboratory Standards Institute; 2021.

Donnenberg MS. Pathogenic strategies of enteric bacteria. Nature. 2000 Aug 17;406(6797):768-74.

Elias J, Frosch M, Vogel U. *Neisseria*. In: Versalovic J, Carroll KC, Funke G, Jorgensen JH, Landry ML, Warnock DW. Manual of clinical microbiology. v. 1, 10th ed. Washington, DC: American Society for Microbiology – ASM; 2011. p. 559-73.

Fehlberg LC, Xavier DE, Peraro PP, Marra AR, Edmond MB, Gales AC. Betalactam resistance mechanisms in *Pseudomonas aeruginosa* strains causing bloodstream infections: comparative results between Brazilian and American isolates. Microb Drug Resist. 2012 Aug;18(4):402-7.

Frank C, Werber D, Cramer JP, Askar M, Faber M, An der Heiden M *et al.* Epidemic profile of Shiga-toxin-producing *Escherichia coli* O104:H4 outbreak in Germany. N Engl J Med. 2011 Nov;365(19):1771-80.

Gales AC, Castanheira M, Jones RN, Sader HS. Antimicrobial resistance among gram-negative bacilli isolated from Latin America: results from SENTRY Antimicrobial Surveillance Program (Latin America, 2008-2010). Diagn Microbiol Infect Dis. 2012 Aug;73(4):354-60.

Gales AC, Jones RN, Forward KR, Liñares J, Sader HS, Verhoef J. Emerging importance of multidrug-resistant *Acinetobacter* species and Stenotrophomonas maltophilia as pathogens in seriously ill patients: geographic patterns, epidemiological features, and trends in the SENTRY Antimicrobial Surveillance Program (1997-1999). Clin Infect Dis. 2001 May 15;32(Suppl 2):S104-13.

García-Betancur JC, Appel TM, Esparza G, Gales AC, Levy-Hara G, Cornistein W *et al.* Update on the epidemiology of carbapenemases in Latin America and the Caribbean. Expert Rev Anti Infect Ther. 2021 Feb;19(2):197-213.

Giamarellou H, Antoniadou A, Kanellakopoulou K. *Acinetobacter baumannii*: a universal threat to public health? Int J Antimicrob Agents. 2008 Aug; 32(2):106-19.

Henry DA, Speert DP. *Pseudomonas*. In: Versalovic J, Carroll KC, Funke G, Jorgensen JH, Landry ML, Warnock DW. Manual of clinical microbiology. v. 1, 10th ed. Washington, DC: American Society for Microbiology – ASM; 2011. p. 677-91.

Higgins PG, Dammhayn C, Hackel M, Seifert H. Global spread of carbapenem-resistant *Acinetobacter baumannii*. J Antimicrob Chemother. 2010 Feb; 65(2):233-8.

La Scola B, Gundi VA, Khamis A, Raoult D. Sequencing of the *rpoB* gene and flanking spacers for molecular identification of *Acinetobacter* species. J Clin Microbiol. 2006 Mar;44(3):827-32.

Ledeboer NA, Doern GV. *Haemophilus*. In: Versalovic J, Carroll KC, Funke G, Jorgensen JH, Landry ML, Warnock DW. Manual of clinical microbiology. v. 1, 10th ed. Washington, DC: American Society for Microbiology – ASM; 2011. p. 588-602.

Levy CE, McCulloch JA, Martinez MB. Capítulo 7: Fastidiosos. In: Manual de microbiologia clínica para o controle de infecção relacionada à assistência à saúde – Módulo 6: Detecção e identificação e bactérias de importância médica. Brasília-DF: Agência Nacional de Vigilância Sanitária – Anvisa; 2012. p. 122-125.

Levy CE, Moreno ACR, Martinez MB. Capítulo 2: Neisserias. In: Manual de microbiologia clínica para o controle de infecção relacionada à assistência à saúde – Módulo 6: Detecção e identificação e bactérias de importância médica. Brasília-DF: Agência Nacional de Vigilância Sanitária – Anvisa; 2012. p. 23-34.

LiPuma JJ, Currie BJ, Peacock SJ, Vandamme PAR. *Burkholderia, Stenotrophomonas, Ralstonia, Cupriavidus, Pandoraea, Brevundimonas, Comamonas, Delftia*, and *Acidovorax*. In: Versalovic J, Carroll KC, Funke G, Jorgensen JH, Landry ML, Warnock DW. Manual of clinical microbiology. v. 1, 10th ed. Washington, DC: American Society for Microbiology – ASM; 2011. p. 692-713.

Marra AR, Camargo LF, Pignatari AC, Sukiennik T, Behar PR, Medeiros EA *et al*. Nosocomial bloodstream infections in Brazilian hospitals: analysis of 2,563 cases from a prospective nationwide surveillance study. J Clin Microbiol. 2011 May;49(5):1866-71.

Martin LB. Vaccines for typhoid fever and other salmonelloses. Curr Opin Infect Dis. 2012 Oct;25(5):489-99.

Medina-Pascual MJ, Valdezate S, Villalón P, Garrido N, Rubio V, Saéz-Nieto JA. Identification, molecular characterisation and antimicrobial susceptibility of genomovars of the *Burkholderia cepacia* complex in Spain. Eur J Clin Microbiol Infect Dis. 2012 Dec;31(12):3385-96.

Mercuri PS, Ishii Y, Ma L, Rossolini GM, Luzzaro F, Amicosante G *et al*. Clonal diversity and metallo-betalactamase production in clinical isolates of *Stenotrophomonas maltophilia*. Microb Drug Resist. 2002 Fall;8(3):193-200.

Nemec A, Krizova L, Maixnerova M, Van Der Reijden TJ, Deschaght P, Passet V *et al*. Genotypic and phenotypic characterization of the *Acinetobacter calcoaceticus-Acinetobacter baumannii* complex with the proposal of *Acinetobacter pittii* sp. nov. (formerly *Acinetobacter* genomic species 3) and *Acinetobacter nosocomialis* sp. nov. (formerly *Acinetobacter* genomic species 13TU). Res Microbiol. 2011 May;162(4):393-404.

Peleg AY, Seifert H, Paterson DL. *Acinetobacter baumannii*: emergence of a successful pathogen. Clin Microbiol Rev. 2008 Jul;21(3):538-82.

Poirel L, Naas T, Nordmann P. Diversity, epidemiology, and genetics of class D betalactamases. Antimicrob Agents Chemother. 2010 Jan;54(1):24-38.

Poirel L, Nordmann P. Carbapenem resistance in *Acinetobacter baumannii*: mechanisms and epidemiology. Clin Microbiol Infect. 2006 Sep;12(9): 826-36.

Quillin SJ, Seifert HS. *Neisseria gonorrhoeae* host adaptation and pathogenesis. Nat Rev Microbiol. 2018 Apr;16(4):226-240.

Read RC. *Neisseria meningitidis* and meningococcal disease: recent discoveries and innovations. Curr Opin Infect Dis. 2019 Dec;32(6):601-608.

Sader HS, Castanheira M, Arends SJR, Goossens H, Flamm RK. Geographical and temporal variation in the frequency and antimicrobial susceptibility of bacteria isolated from patients hospitalized with bacterial pneumonia: results from 20 years of the SENTRY Antimicrobial Surveillance Program (1997-2016). J Antimicrob Chemother. 2019 Jun 1;74(6):1595-1606.

Sader HS, Castanheira M, Duncan LR, Mendes RE. Antimicrobial activities of ceftazidime/avibactam, ceftolozane/tazobactam, imipenem/relebactam, meropenem/vaborbactam, and comparators against Pseudomonas aeruginosa from patients with skin and soft tissue infections. Int J Infect Dis. 2021 Dec;113:279-281.

Samonis G, Karageorgopoulos DE, Maraki S, Levis P, Dimopoulou D, Spernovasilis NA *et al*. *Stenotrophomonas maltophilia* infections in a general hospital: patient characteristics, antimicrobial susceptibility, and treatment outcome. PLoS One. 2012;7(5):e37375.

Schoch CL *et al*. NCBI Taxonomy: a comprehensive update on curation, resources and tools. Database (Oxford). 2020

Seifert H, Dijkshoorn L, Gerner-Smidt P, Pelzer N, Tjernberg I, Vaneechoutte M. Distribution of *Acinetobacter* species on human skin: comparison of phenotypic and genotypic identification methods. J Clin Microbiol. 1997 Nov;35(11):2819-25.

Towner KJ. *Acinetobacter*: an old friend, but a new enemy. J Hosp Infect. 2009 Dec;73(4):355-63.

Trees DL, Morse SA. Chancroid and *Haemophilus ducreyi*: an update. Clin Microbiol Rev. 1995 Jul;8(3):357-75.

Tristram S, Jacobs MR, Appelbaum PC. Antimicrobial resistance in *Haemophilus influenzae*. Clin Microbiol Rev. 2007 Apr;20(2):368-89.

Vaneechoutte M, Dijkshoorn L, Nemec A, Kämpfer P, Wauters G. *Acinetobacter, Chrysiobacterium, Moraxella*, and other nonfermentative gram-negative rods. In: Versalovic J, Carroll KC, Funke G, Jorgensen JH, Landry ML, Warnock DW. Manual of clinical microbiology. v. 1, 10th ed. Washington, DC: American Society for Microbiology – ASM; 2011. p. 714-38.

Verduin CM, Hol C, Fleer A, Van Dijk H, van Belkum A. *Moraxella catarrhalis*: from emerging to established pathogen. Clin Microbiol Rev. 2002 jan;15(1):125-44.

Wen S, Feng D, Chen D, Yang L, Xu Z. Molecular epidemiology and evolution of *Haemophilus influenzae*. Infect Genet Evol. 2020 Jun;80:104205.

Werneck JS, Picão RC, Girardello R, Cayô R, Marguti V, Dalla-Costa L *et al*. Low prevalence of $bla_{OXA-143}$ in private hospitals in Brazil. Antimicrob Agents Chemother. 2011 Sep;55(9):4494-5 (author reply 4495).

Zavascki AP, Carvalhaes CG, Picão RC, Gales AC. Multidrug-resistant *Pseudomonas aeruginosa* and *Acinetobacter baumannii*: resistance mechanisms and implications for therapy. Expert Rev Anti Infect Ther. 2010 Jan;8(1):71-93.

Zhang L, Li XZ, Poole K. SmeDEF multidrug efflux pump contributes to intrinsic multidrug resistance in *Stenotrophomonas maltophilia*. Antimicrob Agents Chemother. 2001 Dec;45(12):3497-503.

10 Anaeróbios

Antonia M. O. Machado • André Mario Doi • Agda do Carmo P. Vinagre Braga

INTRODUÇÃO

As bactérias anaeróbias são importantes patógenos oportunistas que colonizam o corpo humano, principalmente o trato gastrintestinal, e que também estão amplamente distribuídas no meio ambiente. Ao contrário das bactérias aeróbias, têm como característica diferencial o fato de não crescerem na presença de oxigênio.

O oxigênio é tóxico para esse grupo diverso de bactérias, sendo que, diferentemente das bactérias aeróbias, dependem de outros compostos que não o oxigênio como aceptores de elétrons terminais na fase final do metabolismo. Geralmente o metabolismo é fermentativo e reduz compostos orgânicos disponíveis no meio em ácidos orgânicos e alcoóis.

Muitas bactérias que compõem a flora bacteriana do corpo humano são anaeróbias, incluindo cocos e bacilos gram-negativos, cocos e bacilos gram-positivos e espiroquetas (Tabela 10.1).

TABELA 10.1 Anaeróbios de maior relevância clínica de acordo com a classificação morfológica. Adaptada de http://www.globalrph.com/bacterial-strains-anaerobic.htm.

Classificação morfológica	Bactérias anaeróbias de relevância clínica
Bacilos gram-negativos	Grupo *Bacteroides fragilis* *Prevotella* spp. *Porphyromonas* spp. *Fusobacterium* spp.
Bacilos gram-positivos (não formadores de esporos)	Grupo *Eubacterium* *Actinomyces* spp. *Propionibacterium* spp. *Bifidobacterium* spp. *Lactobacillus* spp.
Bacilos gram-positivos (formadores de esporos)	*Clostridium* spp. – incluindo *Clostridium perfringens* e *Clostridium difficile*
Cocos gram-positivos	*Peptococcus* spp. (*Peptococcus niger*), *Peptostreptococcus* spp., *Anaerococcus* spp., *Finegoldia* spp., *Micromonas* spp., *Peptoniphilus* spp.
Cocos gram-negativos	*Veillonela* spp. (*Veillonella parvula*)
Espiroquetas	*Borrelia* spp. (*Borrelia burgdorferi*)

Essas bactérias colonizam, principalmente, regiões em que a oferta de oxigênio é baixa, como cólon, fendas gengivais, criptas tonsilares, fossas nasais, folículos pilosos, uretra, região vaginal e dentes.

São consideradas potencialmente patogênicas quando ocorre quebra de barreira tecidual ou alteração do microambiente, principalmente quando há baixa demanda de oxigênio no tecido devido à má perfusão sanguínea, como em traumas, obstruções ou manipulações cirúrgicas. Nesses casos, pode ocorrer proliferação bacteriana que leva a um quadro infeccioso. No entanto, algumas bactérias presentes no meio ambiente possivelmente levem a um quadro infeccioso importante, como algumas espécies de *Clostridium* spp.

Infecções causadas por anaeróbios podem ocorrer em diversas partes do corpo humano. As mais frequentes são: infecções intra-abdominais, pulmonares, pélvicas, abscessos cerebrais, infecções de pele e partes moles, infecções orais e odontológicas (Figura 10.1).

A relevância clínica do isolamento de um anaeróbio em uma cultura dependerá do local onde há suspeita de infecção, história clínica do paciente, sintomas e sinais clínicos, uma vez que esses patógenos geralmente fazem parte da flora microbiana.

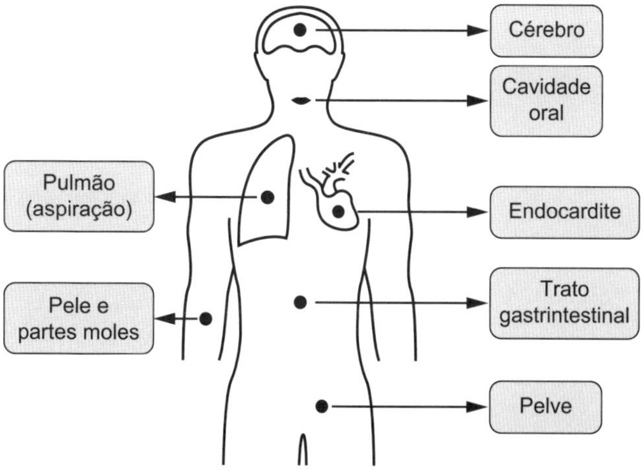

FIGURA 10.1 Principais locais de infecção por bactérias anaeróbias.

A cultura para bactérias anaeróbias é fundamental sempre que houver suspeita de infecção por esse agente. No entanto, esse tipo de cultura requer cuidados especiais em relação a coleta, transporte e processamento dos materiais biológicos, uma vez que se deve evitar exposição desses materiais ao oxigênio do ar ambiente.

COLETA

A coleta recomendada utiliza dispositivos fechados que evitam contato do material clínico com o oxigênio, por exemplo, coleta por aspiração com uso de agulha e seringa, após antissepsia rigorosa do local de punção com álcool 70%, enviando a amostra imediatamente para o laboratório na própria seringa, sem a agulha. Nos casos em que não houver possibilidade de aspirar o material por punção ou tratar-se de materiais sólidos como biopsias, recomenda-se utilização de meios de transporte estéreis e específicos, que retirem o oxigênio do meio. Esses meios também podem ser utilizados em aspirados, uma vez que garantem maior estabilidade da amostra.

Com a finalidade de aumentar a sensibilidade para líquidos geralmente estéreis como sangue, líquidos cavitários e liquor, alguns laboratórios também recomendam a coleta desses materiais em frascos para hemocultura para anaeróbios.

A coleta em *swabs* aeróbios não é recomendada, mas se for impossível realizá-la por punção ou aspirado, deve ser feita com *swab* específico para anaeróbios.

Nas Tabelas 10.2 e 10.3 encontram-se listados os espécimes clínicos aceitáveis para coleta e cultura de bactérias anaeróbias.

TRANSPORTE

O tempo de transporte deve ser de até 30 minutos se coletado em seringa, e em até 2 horas se colocado em meio de transporte específico. As amostras devem ser transportadas em temperatura ambiente para evitar os extremos de temperatura.

PROCESSAMENTO DA AMOSTRA CLÍNICA

Procedimentos laboratoriais para cultura de anaeróbios requerem cuidados e meios de cultura especiais, capazes de manter a atmosfera livre de oxigênio para permitir o isolamento bacteriano. Além da exclusão do oxigênio, os anaeróbios exigem um ambiente com potencial de oxidorredução baixo, que é variável de acordo com o pH estabelecido.

O grupo dos anaeróbios é formado por espécies que variam de aerotolerantes a muito exigentes quanto à ausência de oxigênio. As espécies mais exigentes requerem atmosfera com cerca de 0,5% de oxigênio, a maioria cresce em atmosfera ao redor de 3% e alguns podem crescer em concentrações de até 6% de oxigênio. A labilidade dos anaeróbios estritos ao oxigênio e, por conseguinte, as dificuldades de processamento nos laboratórios fizeram com que durante anos o agente mais isolado fosse o gênero *Clostridium*. Com a melhoria dos processos, atualmente outros gêneros de anaeróbios têm sido frequentemente isolados.

No processamento da amostra deve-se realizar sempre:

- Análise macroscópica da amostra clínica, observando ocorrência de pus, odor fétido, presença de grânulos e necrose

TABELA 10.2 Espécimes clínicos aceitáveis e não aceitáveis para realização de cultura para bactérias anaeróbias.

Local de infecção	Materiais clínicos aceitáveis	Materiais clínicos não aceitáveis
Cabeça e pescoço	Aspirado de abscesso por punção Biopsia cirúrgica de tecido	*Swab* de orofaringe, *swab* de nasofaringe, *swab* de gengiva e material superficial coletado em *swab*
Pulmão	Aspirado transtraqueal Material obtido por punção percutânea Biopsia cirúrgica Material obtido por broncoscopia (escovado protegido)	Escarro, escarro induzido, aspirado traqueal
Sistema nervoso central	Aspirado de abscesso Biopsia cirúrgica	*Swabs* aeróbios
Abdome	Aspirado de fluido abdominal por punção Aspirado de abscesso por punção Bile Biopsia cirúrgica	*Swabs* aeróbios
Trato urinário	Aspirado de punção suprapúbica	Urina de primeiro jato e jato médio e urina coletada por cateter
Trato genital feminino	Material obtido por colposcopia Biopsia cirúrgica Aspirado endometrial obtido por sucção ou coletor protegido Aspirado de abscesso por punção Dispositivos intrauterinos	*Swab* vaginal ou cervical
Ossos e articulações	Aspirado de fluido articular por punção Aspirado de abscesso por punção Próteses	Material coletado em *swab*
Partes moles	Aspirado de fluido articular por punção Aspirado de abscesso por punção Aspirado profundo de feridas abertas após descontaminação da pele Aspirado profundo de úlceras de pressão após descontaminação da pele	Materiais superficiais da pele e bordas de feridas
Amostras intestinais	Apenas para cultura ou pesquisa de toxinas de agentes específicos como *Clostridium difficile* ou *Clostridium botulinum*	–

TABELA 10.3 Agentes mais prevalentes de bactérias anaeróbias de acordo com local de infecção, materiais clínicos recomendados e meios de transporte necessários para a realização de cultura.

Infecções	Locais	Agentes	Material clínico	Meios de transporte
Sistema circulatório	Infecções de corrente sanguínea	*Bacteroides fragilis* (grupo), *Peptostreptococcus* spp., *Clostridium* spp.	Sangue	Frasco de hemocultura anaeróbio
Sistema nervoso central	Infecções do parênquima cerebral Empiema subdural Abscesso epidural Tromboflebite intracraniana supurativa	*Bacteroides, Fusobacterium, Prevotella, Actinomyces, Clostridium, Propionibacterium* spp.	Aspirado de abscesso e biopsias	Frasco estéril em solução de tioglicolato Aspirado em seringa (sem ar)
Oculares	Infecções perioculares Celulites periorbitárias Infecção do canal lacrimal	*Propionibacterium acnes* *Actnomyces* spp.	Raspado de córnea, biopsia e humor vítreo	Frasco estéril com solução de tioglicolato Frasco de hemocultura anaeróbio
Vias respiratórias superiores	Amigdalites	*Fusobacterium* spp. (angina de Vincent)	Aspirado de abscessos e biopsias	Frasco estéril em solução de tioglicolato
	Síndrome de Lemierre	*Fusobacterium necrophorum* Flora anaeróbia mista da cavidade oral, incluindo *Prevotella* spp. e cocos gram-positivos anaeróbios	Biopsia, aspirado da lesão ou irrigação da lesão	Frasco estéril com solução de tioglicolato Aspirado em seringa (sem ar)
	Infecções inframandibulares e retrofaríngeas	Floras aeróbia e anaeróbia da cavidade oral	Biopsia, aspirado ou irrigação da lesão	Frasco estéril com solução de tioglicolato Aspirado em seringa (sem ar)
	Mastoidites	Floras aeróbia e anaeróbia da cavidade oral	Biopsia ou aspirado	Frasco estéril com solução de tioglicolato Aspirado em seringa (sem ar)
	Sinusites complicadas	Floras aeróbia e anaeróbia da cavidade oral	Biopsia ou aspirado de seio	Frasco estéril com solução de tioglicolato Aspirado em seringa (sem ar) Frasco de hemocultura anaeróbio
Vias respiratórias inferiores	Pneumonia aspirativa	Flora anaeróbia mista	Lavado broncoalveolar ou líquido pleural em solução de tioglicolato	Frasco estéril com solução de tioglicolato Aspirado em seringa (sem ar) Frasco de hemocultura anaeróbio
	Infecções no espaço pleural	*Bacteroides fragilis* (grupo) *Prevotella* spp. *Fusobacterium nucleatum* *Peptostreptococcus* *Actinomyces* spp.	Líquido pleural	Frasco estéril com solução de tioglicolato Aspirado em seringa (sem ar) Frasco de hemocultura anaeróbio
Trato gastrintestinal	Diarreias	*Clostridium difficile, Clostridium perfringens* e *Clostridium botulinum*	Fezes frescas	Frasco estéril seco
Osteoarticulares	Infecções intra-abdominais	Flora anaeróbia mista	Aspirado ou biopsias	Frasco estéril com solução de tioglicolato Aspirado em seringa (sem ar) Frasco de hemocultura anaeróbio
	Osteomielites	Flora anaeróbia mista da cavidade oral, incluindo *Actinomyces* spp.	Biopsias ou irrigação da lesão	Frasco estéril com solução de tioglicolato Aspirado em seringa (sem ar) Frasco de hemocultura anaeróbio
	Infecção de próteses	*Propionibacterium acnes*	Líquido sonicado de prótese	Frasco estéril com solução de tioglicolato Frasco de hemocultura anaeróbio
Trato urinário e genital	Endometrites e doença inflamatória pélvica	Flora anaeróbia mista	Aspirado ou biopsia	Frasco estéril com solução de tioglicolato Frasco de hemocultura anaeróbio
Pele e partes moles	Mordedura	*Clostridium perfringens, Clostridium tetani* Flora anaeróbia mista	Aspirado ou biopsia	Frasco estéril com solução de tioglicolato Aspirado em seringa (sem ar)

- Uma lâmina corada pelo método de Gram, pois a bacterioscopia pode auxiliar o clínico quanto ao diagnóstico mais precoce. Por exemplo, a presença de bacilos gram-positivos esporulados nos casos de gangrena gasosa pode indicar uma infecção por *Clostridium*, o que facilita um tratamento adequado, precocemente. A coloração de Gram também auxilia o microbiologista quanto à necessidade de enriquecer o isolamento com meios específicos
- Inoculação da amostra em meios específicos, sendo necessária para a sua incubação uma atmosfera livre de oxigênio e temperatura de 35 ± 2°C.

Atmosfera com anaerobiose

O sistema mais utilizado nos laboratórios de microbiologia são as jarras de anaerobiose com geradores químicos que produzem a atmosfera ideal para o desenvolvimento bacteriano. Existem vários tipos de geradores; os mais utilizados são os que provocam o consumo de O_2 por meio da reação deste com o H_2, produzido pela presença de um haleto, formando água e transformando a atmosfera em CO_2, com a presença de bicarbonato. A indicação de que a atmosfera de CO_2 foi atingida ocorre pela presença de uma fita impregnada de azul de metileno que inicialmente é azul, torna-se branca no prazo de aproximadamente 5 horas, apesar de a atmosfera de CO_2 ser atingida em torno de 1 hora quando utilizadas jarras de 2,5 ℓ.

Cultura

Para isolamento de bactérias anaeróbias a partir de amostras biológicas, deve-se incluir tipos de meios seletivos e não seletivos. Ágar Brucella ou ágar Columbia podem ser utilizadas como base e adicionam-se vitamina K e hemina bovina. Esses meios não seletivos são utilizados para isolamento primário de essencialmente todos os tipos de anaeróbios encontrados em amostras biológicas.

Quando a necessidade é de isolamento e favorecimento de crescimento de um tipo de bactéria anaeróbia específica deve-se recorrer a meios seletivos de acordo com a necessidade. Ágar KV (ágar-sangue canamicina-vancomicina) é útil para ao isolamento seletivo da maioria dos *Bacteroides* spp., *Fusobacterium* spp. e *Veillonella* spp. a partir de amostras que apresentem mistura de bactérias aeróbias e anaeróbias. Ágar feniletílico, suplementado com sangue de carneiro, hemina e vitamina K, inibe o crescimento de bactérias facultativas gram-positivas e gram-negativas.

As placas com semeadura inicial devem ser incubadas dentro de jarra de anaerobiose a 35 ± 2°C por 48 horas. Quando pelo quadro clínico ou pela coloração de Gram a suspeita for infecção por *Clostridium*, que tem o crescimento mais rápido, as jarras podem ser abertas após 18 a 24 horas de incubação. Porém, algumas bactérias anaeróbias de crescimento mais lento podem requerer, aproximadamente, 7 ou mais dias para obtenção de um crescimento visível, como o *Actinomyces*.

Confirmação de anaerobiose com prova de aerotolerância

Após incubação por 48 horas, as placas devem ser examinadas com lupa ou microscópio estereoscópico para visualização de todos os tipos de colônias da placa. Se não houver crescimento nas primeiras 48 horas, incubar novamente nas mesmas condições atmosféricas, até 7 dias. Se houver crescimento, descrever e repicar todas as colônias com morfologia diferentes que cresceram no ágar, confeccionar um esfregaço corado pelo Gram e o teste de aerotolerância.

Teste de aerotolerância

Repicar as colônias do ágar primário em outra placa de ágar para anaeróbio e em uma placa de ágar-sangue de carneiro a 5%. Incubam-se as placas de ágar para anaeróbio em estufa 35 ± 2°C, em jarra de anaerobiose durante 48 horas e o ágar-sangue em aerobiose, estufa 35 ± 2°C durante 24 horas.

Avaliação do crescimento após período de incubação

Proceder à identificação para as colônias que não crescerem em aerobiose no teste de aerotolerância. Para uma identificação correta das bactérias anaeróbias, os testes devem ser feitos a partir de colônias puras e com quantidade suficiente de crescimento.

Inicialmente, faz-se a identificação presuntiva do isolado, por meio da avaliação do resultado da bacterioscopia do esfregaço corado pelo Gram, associado à prova de aerotolerância e características peculiares do patógeno isolado, que tornam possível a liberação de um resultado presuntivo importante, que deve ser informado ao médico o mais rápido possível. Este resultado presuntivo possibilita a identificação a um determinado grupo morfológico.

A identificação do patógeno é feita utilizando-se provas bioquímicas que geralmente envolvem trabalho intensivo e consomem muito tempo, sendo de difícil manutenção em uma rotina de laboratório. Existem considerações práticas e úteis, já validadas em laboratórios de microbiologia, que auxiliam na liberação de um resultado adequado, sem a necessidade de aparelhos ou metodologias muito dispendiosas.

Alguns sistemas comerciais e microssistemas rápidos tornam possível realizar diagnóstico utilizando provas bioquímicas, os mais frequentes são: Vitek® e API®. A espectrometria de massa por ionização e dessorção a *laser* assistida por matriz (MALDI-TOF MS) é uma técnica precisa e rápida com resultados promissores para a identificação de anaeróbios.

Em alguns casos de infecção por *C. difficile* é importante determinar a presença de toxinas realizada por meio de prova de ELISA ou teste imunoenzimático em amostra de fezes. A identificação por PCR-RT que detecta os genes que codificam as toxinas A e B é um método com alta sensibilidade e especificidade; existem *kits* disponíveis comercialmente.

PRINCIPAIS ANAERÓBIOS DE IMPORTÂNCIA CLÍNICA

Existe uma diversidade de bactérias anaeróbias que colonizam o trato gastrintestinal, no entanto, apenas um pequeno grupo é potencialmente patogênico.

Bacilos gram-positivos esporulados

Clostridium

O gênero *Clostridium* compreende cerca de 200 espécies, sendo pelo menos 30 associadas a doenças em humanos. São morfologicamente caracterizados como bacilos anaeróbios ou aerotolerantes, dispostos aos pares ou cadeias curtas, em geral gram-positivos em culturas frescas. No entanto, alguns isolados podem apresentar-se gram-lábeis ou gram-negativos, principalmente em culturas incubadas por períodos prolongados.

Podem produzir esporos, possibilitando sua permanência e disseminação no ambiente. Esses microrganismos são ubiquitários em solo, água e esgotos e fazem parte da microbiota do trato gastrintestinal de humanos e animais.

Algumas espécies são classicamente descritas como patógenos humanos, que causam doenças classicamente documentadas como tétano (*C. tetani*), botulismo (*C. botulinum, C. baratii, C. butyricum*), mionecrose ou gangrena caseosa (*C. perfringens, C. novyi, C. septicum, C. hystolyticum*) e diarreias e colites associadas ao uso de antibióticos (*C. difficile*).

Clostridium botulinum

O botulismo é uma doença causada por neurotoxinas que são produzidas em grande quantidade pelo *C. botulinum*, bacilo gram-positivo anaeróbio formador de esporos. De acordo com a toxina produzida são classificados de A a G. Genotipicamente e fenotipicamente são caracterizados de I a IV: tipos I e II causam infecções em humanos, tipo III em animais e tipo IV geralmente não é associado a doença.

Encontram-se distribuídos em todo o meio ambiente e os esporos conseguem penetrar em alimentos conservados ou enlatados com baixos níveis de oxigênio e nutrientes suficientes para garantir seu crescimento.

Tipicamente, o botulismo causa uma paralisia flácida descendente que, se não tratada, pode levar à morte por paralisia da musculatura respiratória.

As neurotoxinas botulínicas podem penetrar no organismo a partir do trato gastrintestinal ou através de membranas mucosas como olhos e trato respiratório. São as mais potentes toxinas conhecidas, mas podem ser neutralizadas por anticorpos específicos. As toxinas são termolábeis, de modo que o alimento adequadamente aquecido não provoca o botulismo.

O diagnóstico laboratorial do botulismo pode ser realizado por meio da detecção das neurotoxinas no soro ou fezes (método padrão) utilizando técnicas de imunoensaio ou estudo em modelo animal (ratos).

A cultura com o isolamento do *C. botulinum* pode ser realizada; no entanto, trata-se de um método trabalhoso, não disponível em todos os laboratórios clínicos e que apresenta baixa sensibilidade. As técnicas moleculares para a detecção dos genes responsáveis pela produção das neurotoxinas têm sensibilidade maior que a cultura, mas a presença do gene não garante a produção da toxina. Desse modo, cultura e/ou teste molecular positivos não são patognomônicos de botulismo.

O tratamento da doença é realizado por meio do uso de antitoxinas botulínicas específicas para neutralizar as toxinas circulantes na corrente sanguínea.

Clostridium tetani

O *Clostridium tetani* é um bacilo anaeróbio ubiquitário. Pode ser encontrado no solo e colonizar temporariamente o trato gastrintestinal de muitos animais, inclusive humanos. São formadores de esporos que podem sobreviver no meio ambiente por longos períodos. Pode produzir dois tipos de toxinas: uma hemolisina sensível ao oxigênio (tetanolisina) e uma toxina termolábil codificada por um plasmídeo (tetanoplasmina). Esta última é responsável pelas manifestações clínicas do tétano.

A incidência da doença é baixa, no entanto, apresenta elevada letalidade. A doença pode ser evitável por meio da vacinação ativa com toxoide tetânico.

O período de incubação da doença varia de alguns dias até semanas, e pode causar formas generalizadas (tétano generalizado), que são mais comuns, tétano localizado quando a doença é restrita à musculatura no local da infecção primária e tétano cefálico.

O diagnóstico laboratorial por meio da cultura é falho, com baixa sensibilidade devido à extrema vulnerabilidade do *C. tetani* à exposição ao oxigênio. A toxina tetânica e os anticorpos correspondentes não são detectáveis.

O tratamento específico do tétano requer desbridamento da ferida primária, uso de metronidazol, imunização passiva com imunoglobulina tetânica humana e vacinação com toxoide tetânico.

Clostridium perfringens

Clostridium perfringens é um bacilo gram-positivo anaeróbio, sendo um dos poucos clostrídios imóveis, e pode causar várias doenças, desde gastrenterite autolimitante até necrose tecidual (mionecrose).

Podem ser divididos em tipos (de A a E) e produzir uma grande diversidade de toxinas. O tipo A pode colonizar o trato gastrintestinal de humanos e animais e está amplamente distribuído na natureza, principalmente, no solo e na água contaminada. É o tipo responsável pela maioria das infecções em humanos.

As infecções por *Clostridium perfringens* podem ter diversas apresentações clínicas: infecções de pele e partes moles (celulite, miosite supurativa e gangrena gasosa), enterites necrosantes e sepse.

O diagnóstico laboratorial pode ser realizado por meio de bacterioscopia e cultura e o tratamento feito mediante o desbridamento cirúrgico da lesão, oxigenoterapia hiperbárica, antibioticoterapia específica ou uso de antissoro contra toxinas.

Clostridioides difficile

O *Clostridioides difficile* é um bacilo gram-positivo anaeróbio, formador de esporos, presente no solo e no trato gastrintestinal de humanos e animais. É um patógeno oportunista causador de gastroenterocolites que variam desde quadros autolimitados de diarreia até megacólon tóxico e colite fulminante.

O microrganismo e seu potencial patogênico foram descritos pela primeira vez por Hall e O'Toole, em 1935. Nessa época não era associado à doença em humanos e sua presença não era valorizada. No entanto, com o aumento do uso de antimicrobianos ao longo dos anos, diversos estudos evidenciaram o verdadeiro potencial patogênico desse agente e elevadas taxas de incidência de doença grave ocasionada por ele. Em 2013, os CDC (Centers for Disease Control) incluiram o *C. difficile* na lista dos principais patógenos que representam uma ameaça à saúde. Este relatório dos CDC estima que nos EUA cerca de 14 mil mortes por esse agente tenham ocorrido no período de 1 ano.

O principal fator de risco para aquisição de infecção pelo *C. difficile* é o uso de antibióticos. A alteração da microbiota gastrintestinal torna possíveis a replicação e a invasão do patógeno. Duas principais toxinas são produzidas por cepas patogênicas: toxinas A e B. Os genes responsáveis pela produção dessas toxinas estão localizados em um *locus* de patogenicidade denominado *PaLoc,* encontrado apenas em cepas toxigênicas.

Nessa região (*PaLoc*) estão localizados cinco genes principais responsáveis tanto pela produção como pela regulação da liberação dessas toxinas: genes *tcdA, tcdB, tcdC, tcdE* e *tcdR*. Os genes *tcdA* e *tcdB* são separados pelo gene *tcdE* e são responsáveis pela produção das toxinas A e B, respectivamente. O gene *tcdE* é responsável pela liberação das toxinas A e B da célula bacteriana. Na região logo acima do gene *tcdB* está localizado o gene *tcdR*, que é responsável pela regulação positiva da expressão do gene *tcdB*. Abaixo do gene *tcdA* encontra-se o gene *tcdC*, que é responsável pela regulação negativa da expressão da toxina durante a fase exponencial de crescimento (Figura 10.2).

A detecção laboratorial do *C. difficile* pode ser realizada por meio de métodos que ao longo dos anos vêm sendo aperfeiçoados com o objetivo de aumentar a sensibilidade diagnóstica e a liberação do resultado final em menor tempo possível.

Neutralização citotóxica em cultura celular

Técnica realizada por meio de filtragem das fezes aplicada em cultura celular seguida de incubação por 24 a 48 horas, em que observa-se o efeito citopático produzido pela enzima do *C. difficile*. Se esse efeito citopático for observado é realizado o teste de neutralização da toxina para assegurar que essa citotoxidade seja atribuída às toxinas desse agente.

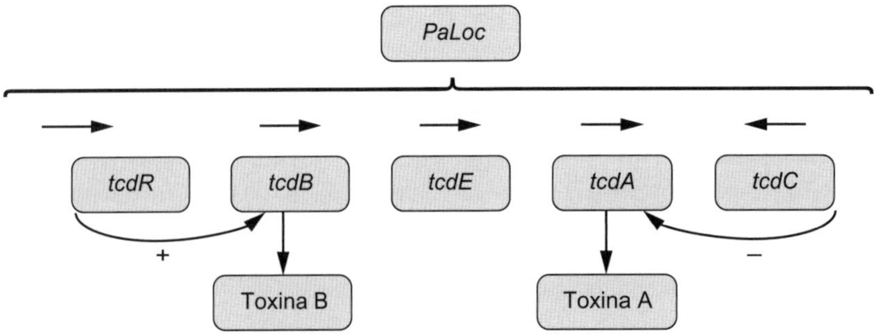

FIGURA 10.2 *Locus* de patogenicidade do *C. difficile*. Genes *tcdA* e *tcdB* responsáveis pela produção das toxinas A e B, respectivamente. Genes regulatórios: *TcdB* (regulação positiva), *tcdE* e *tcdC* (regulação negativa).

A neutralização é realizada utilizando antissoros. Historicamente, é considerada uma técnica "padrão-ouro", porém, pouco utilizada no laboratório clínico de rotina por ser trabalhosa e demorada. Apresenta sensibilidade que varia de 65 a 90%. Alguns interferentes, como degradação da amostra devido a tempo de transporte prolongado, podem fornecer resultados falso-negativos.

Cultura toxigênica

É realizado o isolamento do agente em cultura, seguido de teste para determinar se o agente é produtor de toxina. Para isso, deve ser utilizado meio de cultura específico que seja seletivo para *C. difficile*, inibindo o crescimento de outros microrganismos da flora intestinal. Após o isolamento do agente deve ser realizado um teste para determinar se ele é produtor de toxina. Pode ser realizado ensaio de neutralização citotóxica em cultura celular ou ensaio imunoenzimático para detecção da produção da toxina. Também é um teste considerado como "padrão-ouro", no entanto, pouco utilizado na rotina laboratorial por apresentar sensibilidade variável, ser trabalhoso e demorado.

Glutamato desidrogenase

A glutamato desidrogenase (GDH) é uma enzima codificada pelo gene *glu*D, produzido por todos os isolados de *C. difficile*, tanto em produtores como em não produtores de toxina. A detecção dessa enzima pode ser realizada diretamente das fezes por meio de métodos imunoenzimáticos. Entretanto, por ser um teste positivo em isolados produtores e não produtores de toxinas deve ser realizado apenas como triagem. Frente a resultados positivos, devem ser realizados outros testes confirmatórios. A sensibilidade do teste varia entre 90 e 96% e apresenta um elevado valor preditivo negativo.

Detecção das toxinas A e B por ensaio imunoenzimático

Os ensaios imunoenzimáticos (EIA) utilizam anticorpos monoclonais ou policlonais direcionados contra as toxinas produzidas pelo *C. difficile*. Trata-se de um teste muito utilizado no laboratório de rotina por ser rápido e pouco trabalhoso. Há várias marcas disponíveis no mercado, incluindo testes rápidos imunocromatográficos que podem ser realizados à beira do leito do paciente. No entanto, a baixa sensibilidade do teste pode fornecer tanto resultados falso-positivos como falso-negativos.

Testes moleculares para detecção de C. difficile

Técnicas de amplificação de ácido nucleico para detecção de *C. difficile* começaram a ser discutidos em literatura a partir da década de 1990. Os ensaios iniciais utilizavam reação em cadeia da polimerase (PCR) convencional para detecção dos genes *tcdA*, *tcdB* e 16S na amostra. No entanto, eram testes demorados e trabalhosos, pois exigiam técnicas manuais de purificação, extração e amplificação do DNA da amostra. Com o passar dos anos essas técnicas foram aperfeiçoadas e, atualmente, existem plataformas totalmente automatizadas que possibilitam a liberação do resultado final a partir de uma hora após o início do processamento do material; são fáceis e práticas de serem utilizadas. Os testes moleculares têm elevada sensibilidade diagnóstica (90 a 100%), são rápidos, pouco trabalhosos e, por isso, têm sido implementados em muitos laboratórios clínicos de rotina. No entanto, estudos têm evidenciado que apesar do aumento da sensibilidade houve diminuição da especificidade do exame, podendo ocorrer resultados falso-positivos, uma vez que a presença dos genes codificadores das toxinas não necessariamente garante sua expressão e subsequente produção de toxinas.

O tratamento das infecções por *C. difficile* pode ser realizado com antibioticoterapia específica, dependendo da gravidade do caso (metronidazol ou vancomicina), porém, novos antimicrobianos estão surgindo para o tratamento dessas infecções, como a fidaxomicina.

Outras alternativas para tratamento de infecções por *C. difficile* também podem ser viáveis, como o uso de imunoglobulinas e anticorpos monoclonais intravenosos. Estudo recente, publicado em 2013, e diversos estudos posteriores têm avaliado o transplante de fezes como alternativa promissora para tratamento de infecções por *C. difficile* recorrentes, evidenciando resultados favoráveis no desfecho clínico.

Bacilos gram-positivos não esporulados

Propionibacterium spp.

Propionibactérias são pequenos bastonetes gram-negativos arranjados em cadeias curtas ou aglomerados. São comumente encontradas em pele, conjuntivas, orofaringe e trato genital feminino. As duas espécies mais isoladas são *Propionibacterium acnes* e *Propionibacterium propionicus*. *P. acnes* é responsável por infecções de pele, no caso, foliculites, e também em pacientes que fazem uso de equipamentos protéticos como válvulas cardíacas, próteses ortopédicas e cateteres. Estudos recentes têm ressaltado o importante papel desses patógenos em pacientes que utilizam próteses ortopédicas.

Actinomyces spp.

Actinomyces são bacilos gram-positivos anaeróbios facultativos ou anaeróbios estritos. Crescem lentamente em cultura, formando filamentos ou hifas (assemelhando-se a fungos), e podem causar infecções crônicas. Colonizam trato gastrintestinal, trato respiratório superior e trato genital feminino. São causadoras das actinomicoses, caracterizadas por lesões granulomatosas crônicas que se tornam supurativas e formam abscessos. No tecido observa-se a presença de grânulos de enxofre que são massas do microrganismo com filamentos ligados por fosfato de cálcio. Podem causar actinomicose torácica, abdominal, pélvica e no sistema nervoso central.

O diagnóstico laboratorial é difícil, uma vez que são bactérias fastidiosas, crescem lentamente em anaerobiose, necessitando de meios e cuidados específicos para a cultura. O tratamento deve ser realizado com desbridamento cirúrgico da lesão seguido de antibioticoterapia prolongada com penicilina, eritromicina e clindamicina. A maioria é resistente ao metronidazol.

Bactérias gram-negativas anaeróbias

Existe uma grande diversidade de espécies de bactérias gram-negativas anaeróbias, sendo os microrganismos mais comuns na cavidade oral, principalmente na gengiva, e nos tratos genital feminino e gastrintestinal inferior. Constituem a maioria dos organismos associados a abscessos anaeróbios. Agrupam-se, principalmente, em três gêneros principais: *Bacteroides, Prevotella, Fusobacterium.*

Bacteroides

Este gênero consiste em mais de 50 espécies que fazem parte da microbiota normal. As espécies de maior relevância clínica são *Bacteroides* grupo *fragilis* e *Bacteroides thetaiotaomicron*, que apresenta mais fatores de virulência que outras espécies, estando associado a infecções pleuropulmonares, intra-abdominais e genitais. É comum entre as espécies desse gênero a resistência a substâncias, principalmente por produção de betalactamases que leva à resistência a penicilinas e betalactâmicos. Os agentes antimicrobianos mais eficazes contra esse gênero são metronidazol, carbapenêmicos e betalactâmicos associados a inibidores de betalactamases.

Prevotella

Este gênero engloba diversas espécies patogênicas e constitui microbiota normal do trato gastrintestinal e do trato respiratório superior. As infecções por *Prevotella* spp. geralmente estão associadas ao trato respiratório superior, causando infecções dentárias e periodontais, infecções dos seios nasais e paranasais, infecções e abscessos pulmonares, abscessos cerebrais e infecções causadas por mordida humana ou animal.

Fusobacterium

Dentre as espécies de *Fusobacterium*, *F. nucleatum* é o mais comum em infecções. São bacilos anaeróbios gram-negativos em formato de fuso, com extremidades afiladas, encontrados como parte da biota normal da boca, trato respiratório superior, trato gastrintestinal e trato genital feminino. Apresentam virulência limitada; contudo, estão envolvidos em uma grande variedade de apresentações clínicas. *Fusobacterium necrophorum* é um anaeróbio muito virulento que pode causar infecção grave em crianças e adultos jovens, provocando faringotonsilites, às vezes, em associação com a mononucleose.

TESTE DE SENSIBILIDADE AOS ANTIMICROBIANOS

O teste de sensibilidade aos antimicrobianos para os anaeróbios é padronizado apenas pelas técnicas de microdiluição em caldo (apenas para o grupo *georgina*) ou diluição em ágar utilizando meios de cultura específicos, como ágar Brucela, suplementado com hemina, vitamina K1 e sangue de carneiro.

Além disso, também exige incubação em atmosfera anaeróbia para possibilitar o crescimento desse grupo de bactérias.

Devido à complexidade para realização dos testes de sensibilidade aos antimicrobianos, muitos laboratórios não disponibilizam o antibiograma para anaeróbios.

Desse modo, o perfil de resistência e sensibilidade dos anaeróbios na prática clínica é fundamentado em estudos clínicos internacionais e multicêntricos que analisam, ou já analisaram, o perfil epidemiológico e a distribuição de sensibilidade ou resistência frente aos principais grupos de anaeróbios de importância clínica.

A Tabela 10.4 apresenta um relato cumulativo de resistência aos antimicrobianos em estudos multicêntricos nos EUA de 2010 a 2012 para os principais anaeróbios de importância clínica.

TABELA 10.4 Sensibilidade e resistência de microrganismos anaeróbios com base em estudo multicêntrico nos EUA de 2010 a 2012.

% de sensibilidade e resistência	Ampicilina + sulbactam		Piperacilina + tazobactam		Ertapeném		Imipeném		Meropeném		Clindamicina		Moxifloxacino		Metronidazol	
	%S	%R	%S	%R	%S	%R	%S	%R	%S	%R	%S	%R	%S	%R	%S	%R
Pontos de corte CLSI (μg/mℓ)	≤ 8/4	≥ 32/16	≤ 32/4	≥ 128/4	≤ 4	≥ 16	≤ 4	≥ 16	≤ 4	≥ 16	≤ 2	≥ 8	≤ 2	≥ 8	≤ 8	≥ 32
Bacteroides fragilis	90	3	98	1	97	2	98	1	96	1	72	23	65	26	96	2
B. thetaiotaomicron	80	4	79	8	98	1	99	1	98	1	32	55	47	34	100	0
B. ovatus	88	1	95	4	95	1	100	0	98	0	43	46	32	40	99	0
B. vulgatus	70	5	97	2	99	1	100	0	98	1	47	52	20	76	100	0
B. uniformis	88	4	95	2	100	0	100	0	99	0	44	40	27	53	99	0
B. eggerthii	93	0	89	11	100	0	–	–	100	0	29	63	25	38	100	0
Parabacteroides distasonis	66	20	56	30	97	2	97	0	97	2	25	57	69	27	100	0
Prevotella spp.	99	0	100	0	100	0	–	–	100	0	72	26	73	24	97	0
Fusobacterium nucleatum-necrophurum	100	0	100	0	100	0	–	–	100	0	100	0	100	0	100	0
Cocos gram-positivos anaeróbios	88	9	99	0	83	9	–	–	98	1	79	16	63	20	96	3
Veionella spp.	90	6	84	16	85	8	–	–	97	0	66	34	81	12	97	0
Propionibacterium acnes	100	0	100	0	100	0	–	–	100	0	91	9	93	3	9	91
Clostridium perfringens	100	0	100	0	100	0	–	–	100	0	86	7	100	0	100	0
Outros *Clostridium* spp.	100	0	98	2	100	0	–	–	99	0	66	21	74	20	98	1

Observações: categoria intermediária não demonstrada na tabela. *Clostridium* spp. não inclui *Clostridium difficile*. Adaptada de Hastey *et al.*, 2016.

BIBLIOGRAFIA

Baron EJ, Muller JM, Winstein MP, Gilligan PH *et al.* A guide to utilization of the microbiology laboratory for diagnosis of infectious diseases: 2013 recommendations by the Infectious Diseases Society of America (IDSA) and the American Society for Microbiology (ASM). Sunnyvale. Clinical Infectious Diseases; 2013.

Betriu C, Picazo JJ. The role of anaerobes in infectious diseases.Enferm Infecc Microbiol Clin. 2010;28(3):141-3.

Boyanova L, Kolarov R, Mitov I. Recent evolution of antibiotic resistance in the anaerobes as compared to previous decades.Anaerobe. 2014;30:1-7.

Burnham CAD, Carroll KC. Diagnosis of clostridium difficile infection: an ongoing conundrum for clinicians and for clinical laboratories. Clinical Microbiology Reviews. 2013;26(3):604-30.

Clinical and Laboratory Standards Institute (CLSI). M11-A8: methods for antimicrobial susceptibility testing of anaerobic bacteria. 8th ed. Wayne; 2012.

Garcia LS.Clinical microbiology procedures handbook.3rd ed. Anaerobic Bacteriology. Washington, DC: Asm Press. 2010.

Hastey CJ, Boyd H, Schetz AN, Anderson K, Citron DM *et al.* Changes in the antibiotic susceptibility of anaerobic bacteria from 2007-2009 to 2010-2010 based on CLSI methodology. Anaerobe. 2016. 42:27-30.

Hecht DW. Anaerobes: antibiotic resistance, clinical significance, and the role of susceptibility testing. Anaerobe. 2006;12:115-21.

Lindstrom M, Korkeala H. Laboratory diagnostics of botulism. Clin Microbiol Rev. 2006;19(2):298.

Lorber B. What's hot in the anaerobe literature? Bacteroides and other nonclostridial anaerobes. Anaerobe. 2013;24:87-9.

Murdoch DA. gram-positive anaerobic cocci.Clin Microbiol Rev. 1998; 11(1):81.

Murray PR, Baron EJ, Jorgensen JH, Landry ML, Pfaller MA. Manual of clinical microbiology. v. 1, 10th ed. Washington, DC: Asm Press. 2011. p. 862-911.

Murray PR, Rosenthal KS, Pfaller MA. Medical microbiology. 7th ed. Washington, DC: Asm Press 2013. p. 327-49.

Paul A. Lawson,Diane M. Citron, Kerin L. Tyrrell, Sydney M. Finegold. Reclassification of *Clostridium difficile* as *Clostridioides difficile* (Hall and O´ Toole 1935) Prévot 1938.

11 Outras Bactérias de Relevância Clínica

André Mario Doi • Raquel Girardello • Antonio Carlos Campos Pignatari

LEGIONELLA SPP.

O gênero *Legionella* constitui cerca de 50 espécies bacterianas subdivididas em mais de 70 sorogrupos que podem estar relacionados a doenças em humanos ou não. São bactérias gram-negativas que possivelmente se apresentem em formato de bastonetes ou cocos. As primeiras cepas desse gênero foram isoladas em 1943 e 1947 por Tatlock e Jackson, respectivamente. No entanto, apenas em 1979 o gênero *Legionella* foi estabelecido após um surto que causou pneumonia em um grupo de "legionários americanos". Posteriormente, o agente causador desse surto foi caracterizado como *Legionella pneumophila*.

As *Legionellae* são parasitas intracelulares de protozoários que vivem em água e podem causar doença pulmonar por meio de inalação de água ou partículas aerossolizadas que contenham o patógeno. A água é o principal reservatório para *Legionella*, sendo a *L. pneumophila* a principal espécie causadora de doença em humanos. *L. pneumophila* multiplica-se em temperaturas entre 24 e 42°C, com crescimento ótimo a 35°C. Alterações de temperaturas em ambientes aquáticos podem levar a um desequilíbrio entre bactérias e protozoários no meio, ocasionando rápida proliferação de *Legionella* spp. e causando a doença em humanos.

É provável que o gênero *Legionella* cause duas formas clássicas de apresentação clínica: *Pontiac fever* e doença dos legionários. A *Pontiac fever* é caracterizada por um quadro agudo e autolimitado, apresentando sintomas semelhantes a uma infecção por influenza, sem acometimento pulmonar, com um tempo de incubação de 24 a 48 horas. Raramente acontecem complicações clínicas e o tratamento geralmente consiste em suporte clínico e controle dos sintomas. A doença dos legionários, também causada pelo gênero *Legionella*, causa um quadro pulmonar com febre, tosse não produtiva (metade dos pacientes desenvolverá tosse com secreção mucopurulenta e um terço pode apresentar hemoptise), cefaleia e mialgia. Seu período de incubação varia de 2 a 10 dias, com duração de semanas. Sintomas gastrintestinais como diarreia são proeminentes em 50% dos pacientes. É possível que ocorra acometimento neurológico com sintomas como *delirium*, depressão, confusão mental e alucinações. Na radiografia, identifica-se infiltrado alveolar, que é indistinguível de outras pneumonias. Em pacientes imunossuprimidos pode haver formação de abscessos, efusão pleural e formação de abscessos. Nem todos os indivíduos expostos ao agente desenvolverão a doença. Casos não tratados podem ser fatais.

Diagnóstico

Cultura

A cultura ainda é o padrão-ouro para o diagnóstico das infecções por *Legionella*. No entanto, poucos laboratórios a disponibilizam para esse agente. Deve-se realizar a cultura em meios específicos e seletivos suplementados para favorecer seu crescimento. O ágar com carvão vegetal e extrato de leveduras é o meio que serve como base para todos os meios de cultura para *Legionella*. Diversas modificações foram realizadas para melhorar a recuperação desse agente, sendo o ágar com carvão vegetal e extrato de leveduras com adição de α-cetoglutarato (BCYE) o mais utilizado.

Diversos fatores podem interferir na sensibilidade da cultura e devem ser considerados:

- As amostras respiratórias devem ser imediatamente processadas, uma vez que a *Legionella* não sobrevive muito bem nesses espécimes clínicos após a coleta
- Muitos laboratórios rejeitam amostras de trato respiratório com muitas células epiteliais e poucos leucócitos polimorfonucleares. No entanto, a legionelose produz pouca expectoração ou expectoração não purulenta e essas amostras muitas vezes são descartadas. Por isso, é fundamental informar ao laboratório a suspeita clínica da doença
- Mesmo em meios específicos para o crescimento do agente é necessário suplementação do meio com albumina bovina.

As secreções respiratórias são consideradas amostras de escolha para cultura. No entanto, outros espécimes clínicos podem ser processados, como sangue, biopsias e fezes.

Detecção direta por imunofluorescência

A detecção do agente diretamente do tecido ou secreções respiratórias pode ser realizada com a utilização de anticorpos específicos fluorescentes. Esta técnica também é útil para a determinação de sorogrupos de espécies de *Legionella*. A positividade do teste pode ser observada dias após o início da terapia e reações cruzadas com outras bactérias também já foram relatadas. A sensibilidade do teste pode variar de 25 a 75%, com especificidade de 95%. A pesquisa de *Legionella* demanda expertise técnica e geralmente é trabalhosa, por isso, não é rotineiramente realizada na maioria dos laboratórios de microbiologia. Para melhor sensibilidade do teste, o uso de anticorpos policlonais é preferível à utilização de anticorpos monoclonais.

Testes sorológicos

Os testes sorológicos para detecção de anticorpos anti-*Legionella* no soro podem ser realizados por meio de diversas técnicas, como ensaios de imunofluorescência indireta, ensaios imunoenzimáticos e ensaios de aglutinação (hemaglutinação e microaglutinação). Técnicas que utilizam anti-imunoglobulinas humanas que reconhecem imunoglobulinas IgA, IgM e IgG também podem ser utilizadas. É importante ressaltar que reações cruzadas com outros patógenos podem ocorrer, levando a resultados falso-positivos.

Detecção de antígenos urinários

O antígeno urinário para *Legionella* tem sido utilizado para detecção de surtos por *Legionella*. Os anticorpos utilizados na maioria dos ensaios são específicos para *Legionella pneumophila* sorogrupo I. Apesar de a maioria dos casos de legionelose em humanos ser causada por *Legionella pneumophila* sorotipo I, 40% dos casos podem ser causados por outras espécies ou outros sorogrupos, levando a resultados falso-negativos. Já resultados falso-positivos são raros. A pesquisa de antígeno de *Legionella* na urina é um exame prático e rápido, entretanto, os antígenos podem se degradar ao longo do tempo, por isso devem ser processados o mais rápido possível. Os testes disponíveis para detecção de antígenos urinários podem ser realizados por ELISA, que apresenta sensibilidade variável, entre 60 e 88%, e mais recentemente por imunocromatografia (IC). Os testes imunocromatográficos comercializados atualmente são rápidos e práticos, não necessitam de equipamentos especializados para execução e leitura e fornecem resultados dentro de 15 minutos. A utilização de urina concentrada após centrifugação aumenta a sua sensibilidade. Estudos reportam sensibilidade em torno de 80% e especificidade de 97%.

Testes moleculares

A reação em cadeia da polimerase (PCR) é uma das poucas técnicas potencialmente capazes de detectar infecções por todas as espécies conhecidas de *Legionella*. Diversos ensaios de PCR têm sido desenvolvidos utilizando alvos genéticos específicos. Atualmente, painéis sindrômicos têm sido desenvolvidos com detecção de alvos múltiplos, tendo como um dos alvos a *Legionella pneumoniae*, nos painéis de infecção do trato respiratório inferior.

Tratamento

Em locais onde a incidência de *Legionella* spp. é alta ou em pacientes imunossuprimidos, a terapia empírica de pneumonias comunitárias em pacientes hospitalizados deve ter cobertura para *Legionella*. Estudos *in vitro* sugerem boa atividade de azitromicina e levofloxacino, que são substâncias recomendadas pela Food and Drug Administration (FDA) para o tratamento de pneumonia por *Legionella* spp.

RIQUÉTSIAS

Bactérias da ordem das *Rickettsiales* foram incialmente descritas como bacilos curtos gram-negativos. Historicamente, a ordem *Rickettsiales* foi dividida em famílias *Rickettsiaceae, Orientieae, Bartonellaceae, Erlichieae* e *Anaplasmataceae*. Estes esquemas de classificação têm sofrido constantes mudanças com o recente advento da biologia molecular, especialmente a análise da região do 16S rRNA. *Rickettsiae* são parasitos intracelulares e estão associados a artrópodes que geralmente funcionam como vetores para transmissão em vertebrados pela saliva, secreções ou fezes. Muitas *Rickettsiae* são patogênicas para humanos, embora, com exceção da *R. prowazekii*, a função dos humanos no ciclo natural das *Rickettsiae* seja secundária.

O gênero *Rickettsia* é dividido em grupo do tifo (TG), cujos membros são *R. typhi*, *R. prowazekii* e *R. canada*, e grupo da febre maculosa (SFG), que engloba mais de 20 tipos de espécies (Tabela 11.1). *R. prowazekii* é o agente etiológico do tifo epidêmico, *R. typhi* é o agente do tifo murino, *R. ricketsii* é o agente etiológico da febre das Montanhas Rochosas e *R. conorii* causa a febre do Mediterrâneo. Diversas outras espécies de riquétsias também estão associadas a doenças de regiões geográficas específicas e a maioria é transmitida pelo carrapato.

Os principais sintomas de infecções causadas por *Rickettsiae* consistem em febre, cefaleia e erupção cutânea. O alvo dessas bactérias é a célula endotelial, e a sua proliferação no endotélio vascular resulta em vasculite. No Brasil, a maioria dos casos de febre maculosa se concentra na região Sudeste, com casos esparsos em outros estados brasileiros, em especial no sul do Brasil. Essa maior incidência coincide com a presença do principal vetor e reservatório – o carrapato-estrela – *Amblyomma cajennense*.

Diagnóstico

O advento de novas tecnologias, como técnicas moleculares, melhorou o diagnóstico das riquetsioses e a identificação de novas espécies. No entanto, outros métodos como sorologia ainda são muito utilizados na prática clínica.

Sorologia

O primeiro ensaio utilizado para o diagnóstico de infecções por riquétsias baseava-se em três antígenos bacterianos do gênero *Proteus*: *P. vulgaris* OX2, *P. vulgaris* OX19 e *P. mirabilis* OXK. Este teste, chamado "Weil-Felix", era utilizado no diagnóstico das riquetsioses, fundamentado em reações sorológicas cruzadas. No entanto, atualmente, o teste sorológico mais utilizado é a microimunofluorescência

TABELA 11.1 Espécies de *Rickettsia* associadas a doenças de regiões geográficas específicas.

Microrganismo	Doenças humanas	Distribuição
Grupo de febre maculosa		
R. rickettsii	Febre maculosa das Montanhas Rochosas	Hemisfério ocidental
R. africae	Febre africana por picada de carrapato	África oriental e meridional
R. akari	Riquetsiose pustulosa	Universal
R. australis	Febre de Queensland	Austrália
R. conorii	Febre botonosa	Países do Mediterrâneo, Mar Negro, África, Índia, Geórgia, Rússia e Sudeste Asiático
R. japonica	Febre maculosa japonesa	Japão
R. sibirica	Riquetsiose do norte da Ásia	Sibéria, Mongólia e norte da China
Grupo do tifo		
R. prowazeki	Tifo epidêmico Tifo recrudescente Tifo esporádico	Universal Universal EUA
R. typhi	Tifo epidêmico (murino)	Ásia e Oceania

indireta, que, apesar de confiável, não possibilita a identificação do grupo causador da febre maculosa. As técnicas de imunoensaio posteriormente desenvolvidas são altamente sensíveis e reprodutíveis, tornando possível a diferenciação de anticorpos IgG e IgM. Outra técnica disponível é o imunoensaio por *Western blot* que faz a diferenciação entre o grupo causador da febre maculosa e detecta dois tipos de antígenos, lipopolissacarídeos e duas proteínas de alto peso molecular que são espécie-específicas (rOmpA e rOmpB). Infelizmente, apesar de acurada é uma técnica trabalhosa e cara. Os testes sorológicos são alternativas interessantes para a investigação inicial das riquetsioses, entretanto, evidência direta da identificação desse patógeno é necessária por meio da combinação da cultura, que é trabalhosa e, muitas vezes, não disponível nos laboratórios de rotina, com microscopia ou técnicas moleculares.

As riquétsias são caracterizadas pela coloração de Gimenez, embora algumas outras bactérias também retenham a carbofucsina básica. O isolamento de riquétsias pode ser realizado por diferentes técnicas como inoculação em animais, inoculação em ovos embrionados e, mais comumente, cultura celular.

Detecção imunológica

O uso de métodos que incorporam anticorpos policlonais específicos possibilita a detecção de riquétsias no sangue ou em outros tecidos. O diagnóstico torna possível a confirmação da infecção em pacientes antes de a soroconversão ocorrer. O método também possibilita o diagnóstico da infecção diretamente de tecidos fixados.

Métodos moleculares

A detecção de riquétsias pode ser realizada por meio de técnicas moleculares como a PCR para alvos genéticos específicos como gene 16S rRNA, genes que codificam uma proteína de 17 kDa, citrato sintase e proteínas de membrana externa (rOmpA e rOmpB). No entanto, apesar de ser uma técnica sensível, não é espécie-específica e não possibilita o cultivo do agente. A coleta do exame deve ser realizada antes do início da antibioticoterapia e antes que os anticorpos se tornem detectáveis. Amostras de sangue coletadas em EDTA, biopsia de tecido e tecido de artrópodes podem ser utilizadas para análise.

Tratamento

As riquétsias são sensíveis as tetraciclinas (p. ex., doxiciclina) e fluorquinolonas. O rápido diagnóstico e a instituição de terapia adequada são fundamentais para um bom prognóstico da doença que, se não tratada, apresenta elevadas morbidade e mortalidade.

CHLAMYDIACEAE

A família *Chlamydiaceae* consistia, anteriormente, em um único gênero denominado *Chlamydia,* que tinha três espécies capazes de infectar os seres humanos (*C. trachomatis*, *C. pneumoniae* e *C. psittaci*). Atualmente, a família foi dividida em dois gêneros: *Chlamydia* spp., ao qual pertence *Chlamydia trachomatis*; e *Chlamydophila* spp., ao qual pertencem as espécies *Chlamydophila pneumoniae* e *Chlamydophila psittaci.*

As clamídias apresentam uma parece celular externa rica em lipídeos, assemelhando-se à membrana externa dos gram-negativos, mas não apresentam uma camada de peptideoglicano. As três espécies apresentam grande diferença quanto à presença de corpos de inclusões na célula. Outra característica que as diferenciam é que as espécies *C. trachomatis* e *C. pneumoniae* têm o ser humano como seu hospedeiro, enquanto *C. psittaci* é comumente patógeno de aves. As clamídias são gram-variáveis e se coram pelo método de Giemsa.

Chlamydia trachomatis

Trata-se de um patógeno essencialmente humano que pode causar acometimento de região urogenital em homens e mulheres, ceratoconjuntivite crônica, faringite, bronquite e pneumonia. Nas mulheres, as infecções do trato genital tendem a ser assintomáticas. As manifestações clínicas incluem bartolinite, cervicite, endometrite, salpingite e uretrite. Aproximadamente, 35 a 50% dos casos de uretrite não gonocócicas são causados por *C. trachomatis*, sendo comuns infecções concomitantes por *C. trachomatis* e *N. gonorrhoeae*. Após um período de incubação de 1 a 4 semanas pode surgir uma lesão primária no local da infecção, em geral, pequena e indolor e que se regenera facilmente. Um segundo estágio da infecção é o acometimento de linfonodos e sinais sistêmicos, como febre, anorexia, mialgia e cefaleia. Em relação ao acometimento ocular podemos observar o desenvolvimento de tracoma, que é uma doença crônica causada por alguns sorovares, mais comumente A, B, Ba e C. A manifestação clínica é uma inflamação difusa da conjuntiva com formação de cicatrizes à medida que a doença progride. Isso ocasiona eversão palpebral interna, fazendo com que os cílios voltados para dentro ocasionem ulceração corneana, podendo levar à perda da visão.

O recém-nascido por adquirir infecção por *C. trachomatis* ao cruzar o canal do parto pode apresentar sintomas oculares ou respiratórios. Essa espécie é importante causa de pneumonias em neonatos.

Chlamydophila pneumoniae

Apenas em 1983 *C. pneumoniae* foi reconhecido como patógeno humano quando o primeiro isolado respiratório foi obtido de um estudante universitário com faringite em Seattle, Washington (Grayston *et al.*, 1986). Pneumonia e bronquite são as infecções mais comuns causadas por essa espécie, embora infecções do trato superior como sinusite, faringite e laringite também possam ocorrer isoladamente ou em conjunto com uma infecção do trato respiratório inferior. Além disso, tem sido relatado como possível causa de arteriosclerose e distúrbio do sistema nervoso central. O modo de transmissão é incerto, mas é provável que seja via secreção respiratória, pois *C. pneumoniae* pode sobreviver em pequenas gotículas de aerossóis.

Diagnóstico

O diagnóstico laboratorial de clamídias pode ser realizado por meio de cultura, testes sorológicos, detecção direta de antígenos em amostras e técnicas moleculares como a PCR. A cultura é o método mais específico, no entanto, com sensibilidade comprometida, uma vez que é muito dependente da viabilidade do agente durante o transporte da amostra. É trabalhosa, uma vez que depende de cultura de células, e muitas vezes não está disponível no laboratório clínico. Os testes sorológicos têm utilidade limitada no diagnóstico de infecções urogenitais, pois as titulações de anticorpos podem permanecer elevadas por um período prolongado. A detecção de antígenos por imunofluorescência direta com anticorpos monoclonais conjugados à fluoresceína tem sensibilidade e especificidade limitadas, uma vez que os anticorpos se ligam a antígenos de LPS que podem estar presentes em outras bactérias.

Já as técnicas moleculares que detectam sequência específica da região do 16S rRNA são fundamentais na detecção da *C. trachomatis*, principalmente porque esse agente não cresce em meios de culturas convencionais. Diversas técnicas de amplificação de ácidos nucleicos são comercializadas, dentre elas: PCR, reação de ligase em cadeia, amplificação mediada por transcrição e amplificação por transferência em fita (SDA). Esses testes são altamente sensíveis (90 a 98%). Recomenda-se tratamento de infecções urogenitais com tetraciclinas ou com macrolídeos.

MYCOPLASMA E *UREAPLASMA*

A classe de microrganismos *Mollicutes* é subdividida em cinco famílias com quase 200 espécies. A espécie mais importante é *Mycoplasma pneumoniae*, fundamental agente de doenças do trato respiratório. Outros patógenos comumente isolados incluem *Mycoplasma hominis*, *Mycoplasma urealyticum* e *Ureaplasma urealyticum*. *M. pneumoniae* foi isolado pela primeira vez em uma amostra de escarro de um paciente com pneumonia atípica primária por Eaton *et al.* em 1944 e, posteriormente, ficou conhecido como agente Eaton (Eaton *et al.*, 1944). São organismos pequenos, medindo de 0,2 a 0,3 μm, pleomórficos e aeróbios facultativos, ou seja, apresentam um ótimo crescimento em ambiente aeróbio ou em uma atmosfera contendo CO_2.

Diagnóstico das infecções respiratórias por *M. pneumoniae* e *C. pneumoniae*

As metodologias disponíveis para detectar a infecção por *M. pneumoniae* e *C. pneumoniae* incluem cultura, sorologia e detecção de DNA e RNA. Apesar das diversas técnicas para a detecção desses patógenos, não existe uma que seja considerada padrão-ouro para o diagnóstico desses agentes atípicos, ou seja, um teste que seja rápido e acurado. Este fato tem impedido a compreensão da epidemiologia, assim como tem contribuído para a falta de informações a respeito da sua função na patogênese das infecções respiratórias agudas e crônicas. As amostras do trato respiratório úteis para a detecção de *M. pneumoniae* e *C. pneumoniae* incluem escarro, lavado broncoalveolar, *swabs* de garganta, *swabs* ou aspirado da nasofaringe e aspirado traqueal.

A cultura de *M. pneumoniae* é laboriosa, tem alto custo, requer meio de cultura especializado e um período de incubação de várias semanas; devido à sensibilidade do organismo, a coleta adequada da amostra, o armazenamento e o transporte são essenciais para a manutenção da viabilidade do microrganismo. A cultura de *C. pneumoniae* tem sido limitada a laboratórios especializados e o principal problema é a facilidade de inativação durante o transporte e o baixo rendimento, necessitando de repetidas passagens. Por ser um organismo intracelular obrigatório, é cultivado em um sistema de cultura celular. Uma cultura positiva para esses patógenos atípicos representa a vantagem de ser 100% específica, possibilitando que procedimentos adicionais sejam realizados para identificar o organismo isolado em nível de espécie. Uma possível explicação para a ausência de resultados microbiológicos confiáveis está na difícil recuperação dos microrganismos, que se deve principalmente à coleta inadequada da amostra, à administração prévia de antibióticos, ao atraso no processamento das amostras e à dificuldade de interpretação devido à contaminação pela flora bacteriana normal (Bartlett *et al.*, 2000).

A maioria dos estudos epidemiológicos para *C. pneumoniae* e *M. pneumoniae* baseia-se, principalmente, em testes sorológicos com amostras de fase aguda e de convalescença. No entanto, não são úteis na avaliação inicial do paciente com pneumonia adquirida na comunidade (PAC) e não devem ser realizados rotineiramente, pois os anticorpos geralmente desenvolvem-se em 7 a 10 dias após o início dos sintomas, mas podem ser úteis para a confirmação retrospectiva de uma suspeita e para os estudos epidemiológicos relacionados a esses patógenos. Os testes sorológicos mais comuns para *C. pneumoniae* incluem fixação de complemento (FC), microimunofluorêscencia (IF) e ensaio imunoenzimático (ELISA). O teste de microimunofluorescência é considerado o método de escolha para diagnóstico de infecções agudas por *C. pneumoniae*, de acordo com as recomendações dos Centers for Disease Control and Prevention (CDC). O teste de microimunofluorescência é um teste sensível e específico para o diagnóstico de infecções por *C. pneumoniae*. É um método extremamente útil para os estudos soroepidemiológicos, no entanto, é tecnicamente exigente e demanda tempo; além disso, a leitura subjetiva pode contribuir para a variação intra e interlaboratorial dos resultados. É um teste útil, pois torna possível indicar, por meio da determinação de IgM e IgG, se a infecção é atual ou pregressa, e, além disso, se a atual infecção é uma infecção primária ou uma reinfecção. Portanto, a evidência de infecção aguda é observada quando há anticorpos IgM ou aumento de quatro vezes no título de IgG, sendo isso observado por meio da coleta das amostras pareadas (Blasi *et al.*, 2009). Tanto o ELISA como a fixação de complemento que detecta anticorpos contra lipopolissacarídeos são amplamente disponíveis, mas incapazes de distinguir entre as três espécies de *Chlamydia* spp. Por esse motivo, não é considerada uma técnica adequada para determinar a presença de infecção por *C. pneumoniae* em pacientes com PAC.

A detecção de *M. pneumoniae* pode ser realizada por imunofluorescência indireta (IFA), aglutinação de partículas (PA) e ensaio imunoenzimático (ELISA). A fixação de complemento foi o primeiro método desenvolvido para os testes sorológicos para *M. pneumoniae*; mede, principalmente, a resposta recente de IgM e não diferencia entre as classes de anticorpos, o que é desejável para diferenciar infecção aguda da passada. Além disso, apresenta baixa sensibilidade e especificidade, pois os antígenos glicolipídicos usados podem ser encontrados em outros microrganismos, assim como nos humanos, nos tecidos e até mesmo em plantas. O uso de testes adicionais, como *Western Blot*, pode auxiliar na interpretação, no entanto, adiciona mais tempo e custo, por essa razão essa técnica tem sido substituída por outros métodos que sejam mais rápidos e simples.

ELISA é considerado mais sensível para detectar a infecção aguda por *M. pneumoniae* do que a cultura e pode ser comparado à sensibilidade da PCR desde que a coleta seja realizada no período correto do desenvolvimento da infecção. Além disso, esse teste apresenta um formato qualitativo ou quantitativo, pode ou não exigir equipamentos especializados para a realização do ensaio e leitura dos resultados e ser realizado com quantidades muito pequenas de soro. A principal desvantagem é a necessidade de amostras pareadas coletadas em um intervalo de 2 a 3 semanas que serão testadas simultaneamente para IgG e IgM, confirmando a soroconversão (Atkinson *et al.*, 2008). Atualmente, o estudo sorológico de IgM e IgG e os resultados obtidos pela PCR têm demonstrado ser uma opção mais indicada para o diagnóstico de infecção por *M. pneumoniae* e *C. pneumoniae* (Waites e Talkington, 2004). Segundo Murdoch (2003), as técnicas moleculares oferecem muitas vantagens em agilidade, sensibilidade e especificidade em relação aos métodos convencionais como a cultura e a sorologia. Outra vantagem que essa metodologia oferece é a possibilidade de detectar os microrganismos em tecidos anteriormente processados no exame histológico ou em culturas contaminadas, ou seja, não requer organismos viáveis e uma amostra estéril (Waites e Talkington, 2004; Atkinson *et al.*, 2008). Diversos genes-alvo têm sido empregados para detectar infecção por *M. pneumoniae*, como o gene 16S rRNA, P1 adesina, gene óperon ATPase, o gene tuf e os elementos repetitivos repMp1 (Waites e Talkington, 2004). A detecção de *C. pneumoniae* tem sido realizada por meio da amplificação de sequências-alvo do gene 16S rRNA, o gene MOMP e o fragmento Pst-1. O principal problema das técnicas de biologia molecular em diagnóstico são os resultados falso-positivos e falso-negativos (Ieven e Goossens, 1997). Resultados falso-positivos são consequências da extrema sensibilidade da PCR e podem resultar de contaminações por materiais exógenos, pela presença de sequências do genoma similares às do organismo-alvo. Esses problemas podem ser evitados pelo uso apropriado de controles, pela escolha adequada dos oligonucleotídeos e pelas boas práticas laboratoriais (Murdoch, 2003). A sensibilidade da PCR pode ser afetada pela presença de inibidores de PCR que muitas vezes encontram-se presentes nas amostras clínicas, ocasionando resultados falso-negativos (Wilson, 1997). Essa inibição pode ser detectada adicionando um controle interno à amostra (Murdoch, 2003).

Outro aspecto que pode afetar a sensibilidade da metodologia é a escolha da amostra clínica. Räty *et al.* (2005) avaliaram três tipos de amostras respiratórias (aspirado de nasofaringe, *swabs* de orofaringe e escarro) para detecção de *M. pneumoniae* utilizando a metodologia da PCR. Aspirado de nasofaringe e *swabs* de orofaringe apresentaram positividade de 16 (50%) e 12 (37,5%) casos, respectivamente. As técnicas de hibridização de DNA para o diagnóstico de infecção por *M. pneumoniae* foram desenvolvidas no início dos anos 1980 e apresentam baixa sensibilidade. O gene do 16S rRNA foi amplamente utilizado como alvo para a construção de sondas. É difícil comparar os resultados obtidos nos estudos que utilizaram a PCR como metodologia de detecção, pois existem muitas variáveis, como por exemplo: método de coleta e armazenamento da amostra, método de extração de DNA, procedimentos de amplificação, técnica de detecção, seleção dos primers e sondas, e teste padrão-ouro utilizado para a comparação (Waites e Talkington, 2004; Bartlett *et al.*, 2000).

ESPIROQUETAS

Espiroquetas são bactérias com formato em espiral, que se diferenciam de outras formas bacterianas espirais pela presença de feixes de filamentos axiais envoltos por uma bainha externa que se originam nas extremidades da bactéria e seguem envolvendo a célula bacteriana de forma helicoidal. Devido à sua disposição e à flexibilidade apresentada, tanto pela célula bacteriana quanto pela bainha que envolve os filamentos axiais, esses possibilitam a movimentação bacteriana por meio de impulsão, em formato de espiral, como o movimento de um saca-rolhas. Entre as principais espiroquetas conhecidas como agentes causadores de doenças estão *Leptospira interrogans*, agente causador da leptospirose, e *Treponema pallidum*, agente causador da sífilis.

Na Tabela 11.2 estão descritas as principais espécies de espiroquetas causadoras de infecções em humanos.

Leptospira interrogans

L. interrogans, pertencente à família *Leptospiraceae* que é o agente causador da leptospirose. Receberam essa denominação de espécie devido à sua extremidade em formato de gancho ou interrogação. Microrganismos dessa espécie têm, aproximadamente, 0,1 μm de espessura e 6 a 20 μm de comprimento e coram-se fracamente por coloração de Gram; dessa forma, são de difícil visualização em microscopia óptica comum. Para isso, é necessário utilização de microscopia de campo escuro ou microscopia de fluorescência após cultivo em meio apropriado. *L. interrogans* tem metabolismo aeróbio obrigatório e é cultivada em meios de cultura semissólidos suplementados com soro de coelho, como EMJH (Ellinghausen-McCullough-Johnson-Harris) ou meio de Fletcher, a partir de amostras de sangue, urina, dialisado peritoneal e liquor. O soro de coelho disponibiliza a hemoglobina necessária para o crescimento de Leptospira. A cultura é incubada de 28 a 30°C por até 13 semanas e analisada semanalmente por microscopia de campo escuro.

Microscopia diretamente de amostras clínicas tem baixa especificidade e sensibilidade, pois são necessárias ao menos 104 unidades formadoras de colônia (UFC)/mℓ de inóculo para ser possível sua visualização. Diretamente de tecidos, a identificação pode ser realizada por coloração com tinta de prata ou coloração de Warthin-Starry, ou ainda, testes imuno-histoquímicos.

Microrganismos pertencentes à família *Leptospiraceae* são produtores de catalase e de oxidase. Por métodos tradicionais de identificação, como crescimento a 13/30°C ou crescimento na presença de 8-azaguanina, é possível identificar, além da espécie patogênica *L. interrogans*, a espécie *L. biflexa*, que compreende microrganismos saprofíticos isolados de ambiente. No entanto, métodos moleculares mais recentes diferenciaram o gênero *Leptospira* em 17 diferentes espécies, descritas na Tabela 11.3.

Devido às dificuldades encontradas no cultivo de *Leptospira* spp., o diagnóstico laboratorial de leptospirose é realizado, tradicionalmente, por testes sorológicos, entre eles, ELISA-IgM e microaglutinação (MAT), realizados por laboratórios de referência. A identificação molecular de isolados de *Leptospira* spp. pode ser realizada utilizando sequências de oligonucleotídeos específicas para a região codificadora do 16S rRNA, por PCR convencional ou PCR em tempo real. No entanto, algumas espécies de Leptospira apresentam uma significativa homologia entre suas regiões codificadoras de 16S. Assim, outros genes podem ser utilizados para identificação dessas espécies como rpoB, gyrB ou ainda secY.

Epidemiologia

L. interrogans é disseminado pelo contato com urina de animais infectados, como ratos, cachorros e porcos, que contaminam a água ou o solo. O contato humano com água ou solo contaminado, por meio de rupturas na pele ou membranas mucosas, leva ao acometimento da infecção. Um modo menos frequente de infecção por microrganismos dessa espécie é por meio de ingestão, que, posteriormente, penetra pelas mucosas do sistema digestivo. Essa espécie pode permanecer viável na água ou no solo por semana, servindo de fonte contaminação.

A incidência de leptospirose é sazonal, e os picos ocorrem durante o verão. Pelo fato de a temperatura ser um fator limitante para a sobrevivência do agente, regiões com clima quente apresentam maior incidência da doença. Em regiões com condições inadequadas de saneamento, a leptospirose pode se tornar epidêmica em períodos

TABELA 11.2 Principais agentes espiroquetas causadores de doenças em humanos.

Agente	Família	Respiração	Doença	Transmissão	Principais sintomas	Identificação do agente	Tratamento
Leptospira interrogans	*Leptospiraceae*	Aeróbios	Leptospirose	Contato com urina de animais infectados	Febre, dores de cabeça e no corpo, calafrios	Sorologia ou biologia molecular	Doxiciclina Penicilina
Treponema pallidum	*Spirochaetaceae*	Microaeróﬁlos	Síﬁlis	Sexualmente transmissível	–	–	–
Borrelia burgdorferi	*Spirochaetaceae*	Microaeróﬁlos	Doença de Lyme	Vetor carrapato *Ixodes ricinus*	Eritema migrante, artralgia, febre e dor no corpo	Sorologia ou biologia molecular	Penicilinas Cefalosporinas Tetraciclinas
Borrelia recurrentis	*Spirochaetaceae*	Microaeróﬁlos	Febre recorrente	–	–	–	–

TABELA 11.3 Classificação de espécies do gênero *Leptospira* com base na hibridização DNA-DNA.

Patogênicas	Patogênicas oportunistas	Não patogênicas
L. interrogans	*L. broomi*	*L. biflexa*
L. kirscheneri	*L. fainei*	*L. meyeri*
L. santarosai	*L. inadai*	*L. wolbachii*
L. weilli		*L. genomospecies* 3
L. alexanderi		*L. genomospecies* 4
L. borgpetersenii		*L. genomospecies* 5
L. genomospecies 1		
L. noguchii		

de chuvas e enchentes, devido à disseminação de *L. interrogans* pela água contaminada por urina de roedores infectados. Geralmente, a doença acomete indivíduos que têm maior probabilidade de entrar em contato com a fonte, como trabalhadores que realizam limpeza e manutenção em esgoto, fazendeiros de regiões quentes e chuvosas, mineiros, entre outras possibilidades. A maioria das infecções por *L. interrogans* são subclínicas ou pouco graves.

Devido às características da infecção, a apresentação clínica da leptospirose pode ser dividida em duas fases, a fase precoce ou leptospirêmica, que dura em torno de 1 semana e é caracterizada pelo aparecimento abrupto de sintomas como dores de cabeça, dores musculares, calafrios e febre, após 1 ou 2 semanas de incubação. E a fase chamada tardia ou imune, caracterizada pela produção de anticorpos e excreção de leptospiras pela urina. Dessa maneira, na fase precoce, o diagnóstico microbiológico pode ser realizado somente a partir de amostras de sangue. A partir da fase tardia, também é possível diagnosticar a doença em amostras de urina. As complicações da leptospirose estão relacionadas com a fase tardia da doença, em que as leptospiras se depositam em órgãos como fígado e rins, podendo progredir para infecções graves, com necrose tecidual e hemorragias, levando à icterícia, à insuficiência renal, além de hemorragia pulmonar.

Diagnóstico

O diagnóstico da leptospirose pode ser realizado por meio da detecção direta do microrganismo ou seus componentes em fluidos corporais ou tecidos, ou por detecção de anticorpos específicos.

Cultura

O isolamento do agente a partir da hemocultura tradicional pode ser realizado utilizando meios de cultura especiais e geralmente ocorre na fase aguda da doença. Desse modo, as hemoculturas devem ser coletadas assim que possível após os primeiros sintomas do paciente. Isolados podem ser posteriormente identificados por meio de testes sorológicos e, mais recentemente, por biologia molecular.

Testes sorológicos

Testes sorológicos para diagnóstico de leptospirose são muito utilizados. O teste de microaglutinação em placa utiliza soro do paciente com antígenos de leptospira, e geralmente deve ser lido em microscopia de campo escuro. A interpretação do teste é complexa e podem ocorrer reações cruzadas entre diferentes sorotipos na fase aguda da doença. Para confirmação diagnóstica devem ser coletadas amostras pareadas. Esse teste possibilita realizar titulação para acompanhamento e evolução da doença. A sorologia para detecção de anticorpos IgM pode ser realizada a partir da primeira semana da doença e é mais sensível que a microaglutinação em placa quando coletada na fase aguda da doença. A técnica de ELISA tem sido utilizada amplamente para essa finalidade e diversos *kits* comerciais estão disponíveis no mercado. A repetição com uma segunda amostra é fortemente recomendada.

Testes moleculares

A amplificação do DNA leptospiral em amostras como sangue, urina e outros fluidos corporais pode ser realizada por PCR convencional ou em tempo real para a detecção de inúmeros alvos genéticos de regiões conservadas (gyrB ou secY) ou regiões patógeno-específicas como gene lipL32, lig ou lfb1. A PCR em geral apresenta maior sensibilidade que a cultura, apesar de não conseguir identificar sorovares, uma vez que essa identificação só pode ser conseguida por meio do isolamento do agente em cultura.

Tratamento

Microrganismos pertencentes ao gênero *Leptospira* apresentam sensibilidade a diversos antimicrobianos, entre eles betalactâmicos, macrolídeos, tetraciclinas, quinolonas e estreptomicinas. Doxiciclina e penicilinas são os fármacos de escolha para o tratamento de leptospirose, por apresentarem melhor atividade contra esse agente.

Treponema pallidum

T. pallidum, agente causador da sífilis, apresenta morfologia delgada e altamente retorcida, com 0,2 μm de diâmetro e 6 a 20 μm de comprimento e extremidades afuniladas. Espiroquetas dessa espécie apresentam espirais delgadas, que proporcionam seu movimento por rotação.

Como dificilmente é corado por colorações comuns, não é possível sua observação em microscopia óptica comum. Para sua visualização é necessário microscopia de campo escuro, microscopia de contraste de fase, coloração de prata ou imunofluorescência. Espiroquetas dessa espécie são incapazes de produzir moléculas complexas, necessárias para seu metabolismo, por isso necessitam dos componentes da célula do hospedeiro para sua sobrevivência. Assim, seu cultivo só é possível se realizado em culturas celulares. Com metabolismo microaerófilo (3 a 5% de oxigênio), a incubação da cultura precisa ser realizada em baixas concentrações de oxigênio. Isolados de *T. pallidum* não sobrevivem bem em altas temperaturas e dessecação.

Epidemiologia

A epidemiologia da sífilis se caracteriza pela natureza oscilativa, entre picos endêmicos à erradicação da doença, dependendo da época e da região. As taxas de infecção por sífilis ao longo dos anos são maiores entre países subdesenvolvidos, principalmente África e sul da Ásia. A sífilis é caracterizada pelo aparecimento de lesões mucocutâneas dias ou semanas após o contato, sendo dividida em dois estágios: a sífilis primária é caracterizada pela presença de um ou mais cancros; 4 a 10 semanas após a manifestação dos cancros surge o estágio da doença conhecido como sífilis secundária, devido à disseminação da espiroqueta. Embora incomum, a sífilis secundária pode afetar algum órgão. Em geral, sob tratamento, as lesões mucocutâneas do estágio secundário desaparecem dentro de semanas. Surge, então, o estágio de latência da doença, que é assintomático. Geralmente, os cancros da sífilis primária não são visíveis em mulheres; dessa maneira, quando a doença é identificada, frequentemente se apresenta no estágio secundário.

A sífilis é uma infecção sexualmente transmissível e sua transmissão ocorre após o contato com lesões no primeiro ou no segundo estágio da doença. Geralmente, os treponemas se multiplicam nas mucosas das lesões primárias e, então, migram para os linfonodos, de onde podem disseminar pela corrente sanguínea.

Transmissão vertical também pode ocorrer com a exposição do neonato com as lesões ou pelo sangue infectado da mãe através da placenta, o que caracteriza a sífilis congênita. A sífilis congênita se assemelha à sífilis secundária, podendo levar a lesões em órgãos do feto, como pulmão, pâncreas, fígado, coração, cérebro ou ossos, ou ao aborto.

Sífilis congênita

É resultado da disseminação do *T. pallidum* da mãe infectada para o feto em decorrência da passagem pela placenta. Quanto mais recente for a infecção durante o período gestacional, mais graves o quadro clínico e as lesões no feto. A taxa de infecção da transmissão vertical do *T. pallidum* em mulheres não tratadas é de 70 a 100%, nas fases primária e secundária da doença, reduzindo para aproximadamente 30% nas fases tardias da infecção materna (latente tardia e terciária).

Na gestação, a sífilis congênita manifesta-se com abortamento, nascimentos prematuros ou seguidos de morte. Ao nascer, a criança com sífilis congênita pode apresentar lesões bolhosas, ricas em treponemas, na palma das mãos, planta dos pés e ao redor da boca e do ânus. Mesmo quando não se manifesta com essas características, a infecção congênita pode permanecer latente, manifestando-se durante a infância ou mesmo na vida adulta. A definição da sífilis congênita deve ser feita pelo médico, levando em consideração a comparação dos resultados dos testes não treponêmicos da mãe e da criança, os resultados dos exames de imagem e dos sinais clínicos presentes na criança.

Diagnóstico

O diagnóstico de sífilis é fundamentado em exames laboratoriais que foram desenvolvidos e aperfeiçoados ao longo do tempo. O primeiro método para o diagnóstico laboratorial foi a reação de fixação de complemento por Wassermann, Neisser e Bruck descrita em 1907. Posteriormente, em 1941, Pangborn isolou o componente ativo de natureza fosfolipídica (cardiolipina) que, quando combinada com a lecitina e o colesterol, forma o antígeno sorologicamente ativo para a detecção de anticorpos não treponêmicos nas amostras de pacientes com sífilis. Já em 1946, com a padronização de novos antígenos purificados, foi desenvolvida a técnica de diagnóstico Venereal Disease Research Laboratory (VDRL), utilizada até hoje. A reação do anticorpo treponêmico fluorescente (FTA) foi descrita em 1957 com base no princípio de imunofluorescência e modificada em 1964, tornando-se mais específica com o teste de FTA-abs (anticorpo treponêmico fluorescente - adsorvido) descrito por Hunter *et al.* Já a técnica de hemaglutinação indireta ou passiva foi desenvolvida inicialmente por Rathley e, posteriormente, modificada por Tomizawa *et al.* Os testes imunoenzimáticos - ELISA - foram feitos na década de 1970 e os com quimioluminescência com antígenos recombinantes de *T. pallidum*, em 2000. De maneira geral, os testes laboratoriais para sífilis são divididos em testes treponêmicos e não treponêmicos. A interpretação desses testes é realizada de acordo com a apresentação clínica da doença.

Testes não treponêmicos

São testes que detectam anticorpos não treponêmicos, anteriormente chamados anticardiolipínicos, reagínicos ou lipoídicos. Esses anticorpos não são específicos para *T. pallidum*, porém estão presentes na sífilis. Esses anticorpos apresentam quantidades conhecidas do complexo cardiolipina-colesterol-lecitina, que sofrem reação pelos anticorpos denominados reaginas, que são uma mistura de IgM e IgG específicos de sífilis. Os testes não treponêmicos podem ser qualitativos, geralmente utilizados como exame de triagem e para saber se uma amostra é reagente ou não reagente apenas. Já os testes quantitativos possibilitam a realização de titulação dos anticorpos presentes na amostra e utilizados no monitoramento de resposta ao tratamento.

Os testes não treponêmicos tendem a apresentar maiores taxas de resultados falso-positivos, podendo ocorrer em diversas situações clínicas, como portadores de lúpus eritematoso sistêmico (LES), síndrome antifosfolipídica e outras colagenoses, hepatite crônica, hanseníase, malária, após transfusão de hemoderivados, gestação, idosos e após vacinações ou alguns quadros infecciosos.

Testes treponêmicos

São testes qualitativos que utilizam o antígeno *T. palidum* para detectar anticorpos antitreponêmicos. Sua reatividade indica que o usuário teve contato com *T. pallidum* em alguma época de sua vida e desenvolveu anticorpos específicos. São indicados para confirmação do diagnóstico, após triagem feita com um teste não treponêmico. Cerca de 1% da população apresenta positividade nos testes treponêmicos sem ter a doença. Diversos são os métodos considerados como testes treponêmicos:

- FTA-abs (fluorescent treponemal antibody – absorption): trata-se de uma técnica de imunofluorescência indireta, na qual utiliza-se um antígeno de *T. pallidum* fixado em uma lâmina. Amostras com anticorpos ligam-se ao antígeno, sendo aplicada uma reação de fluorescência quando ocorre a ligação, esta pode ser observada em microscopia de fluorescência. No exame FTA-abs, as reações falso-positivas podem ocorrer (padrão de fluorescência em forma de contas) na doença de Lyme. Nesse caso, o FTA-abs é reagente e o VDRL, geralmente, é não reagente
- Testes MHA-TP (micro-hemaglutinação para *T. pallidum*) e de aglutinação indireta: baseia-se na ligação dos anticorpos treponêmicos presentes no soro com hemácias que contêm, na sua superfície, antígenos de *T. pallidum.* Os anticorpos presentes no soro ligam-se aos antígenos que estão na superfície das hemácias, resultando na hemaglutinação. Na reação de aglutinação indireta, os antígenos de *T. pallidum* são adsorvidos à superfície de partículas de gelatina. Os anticorpos presentes no soro ligam-se aos antígenos de várias partículas de gelatina, resultando na aglutinação
- Teste imunoenzimático ELISA ou por quimioluminescência: são testes treponêmicos baseados na reação antígeno-anticorpo utilizando antígenos recombinantes de *T. pallidum*
- Reação em cadeia da polimerase (PCR): são testes treponêmicos que detectam presença de material genético do *T. pallidum* na amostra clínica. Podem ser realizados em diversas amostras clínicas como sangue, raspado de lesões, exsudatos de ferida, líquido cefalorraquidiano e urina. A sensibilidade desse teste depende do tipo de material a ser analisado, bem como apresentação clínica e atividade da doença. Para doença tardia, a positividade do teste tende a ser menor. No entanto, para sífilis, recentes estudos evidenciam bons resultados, principalmente nos casos em que a resposta sorológica ocorreu tardiamente. Apesar de ser muito útil no diagnóstico, não permite diferenciar doença previamente tratada de sífilis latente. Pode ser considerado um teste treponêmico.

A Tabela 11.4 resume os principais testes laboratoriais para o diagnóstico da sífilis.

O VDRL é um dos testes não treponêmicos mais utilizados no Brasil. Trata-se de um teste de floculação que se baseia em uma suspensão antigênica que contém cardiolipina, colesterol e lecitina. Os anticorpos não treponêmicos presentes na amostra ligam-se às cardiolipinas das micelas. A ligação de anticorpos em várias micelas resulta na floculação, que pode ser observada ao microscópio (Figura 11.1).

Geralmente é realizado por técnica quantitativa na qual obtém-se uma titulação dos níveis de anticorpos presentes nas amostras. Parte-se da reação em amostra pura, seguindo por diluições seriadas 1:2; 1:4; 1:8, e assim por diante, para avaliar qual a maior diluição da amostra na qual a reação de floculação encontra-se visível.

TABELA 11.4 Principais testes laboratoriais para o diagnóstico da sífilis.

Método	Exames
Testes não treponêmicos	
Floculação	VDRL (*venereal disease research laboratory*), RPR (*Rapid Test Reagin*), USR (*unheated serum reagin*), TRUST (*toluidine red unheated serum test*)
Aglutinação	Testes rápidos
Imunoenzimáticos	ELISA (*enzyme-linked immunosorbent assay*)
Imunocromatográficos	Testes rápidos
Testes treponêmicos	
Imunofluorescência indireta	FTA-abs (*fluorescent treponemal antibody - absorption*)
Hemaglutinação	MHA-TP (micro-hemaglutinação para *Treponema pallidum*)
Aglutinação de partículas	TPPA (*treponema pallidum particle agglutination assay*)
Imunoenzemáticos e suas variações	ELISA, CMIA (ensaio imunológico quimioluminescente magnético)
Imunocromatografia	Testes rápidos
Testes moleculares	PCR (reação em cadeia da polimerase)

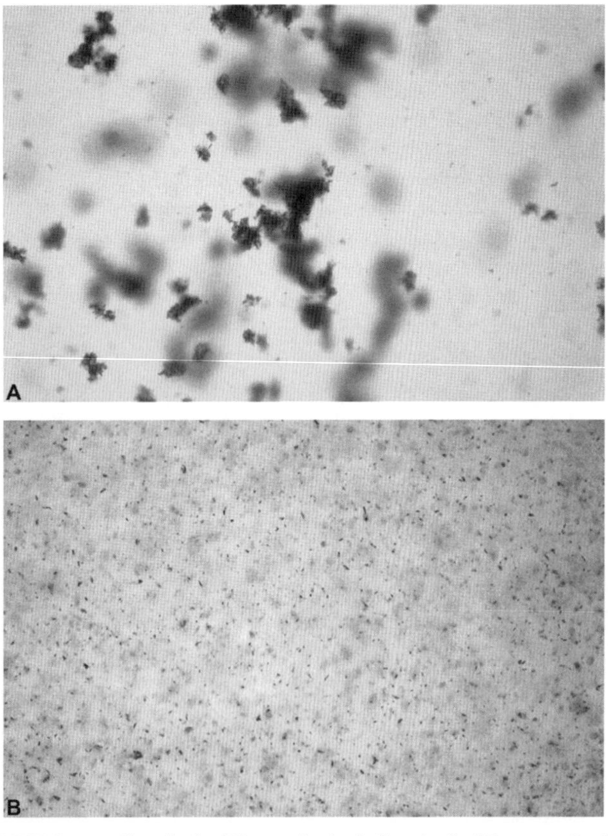

FIGURA 11.1 Floculação (**A**) e ausência de floculação (**B**) na reação de VDRL. Adaptada de Ministério da Saúde, 2010.

No laboratório deve-se ficar atento ao efeito prozona, que é a ausência de reatividade em uma amostra que, embora contenha anticorpos não treponêmicos, quando testada sem diluir, ou mesmo em baixas diluições, apresenta resultado não reagente. Esse fenômeno decorre da relação desproporcional entre quantidade dos antígenos e dos anticorpos presentes na reação não treponêmica, gerando resultados falso-negativos. Ocorre nas amostras de pacientes com sífilis, em virtude da elevada quantidade de anticorpos presentes. Esse fenômeno não é observado nos testes treponêmicos. É observado principalmente na sífilis secundária, fase em que há produção de grande quantidade de anticorpos.

Esse teste pode ser realizado no soro e no liquor no diagnóstico da neurossífilis. A interpretação dos testes laboratoriais para diagnóstico da sífilis está apresentada na Tabela 11.5.

Os testes laboratoriais para sífilis devem ser realizados sempre em duas etapas, uma de triagem e outra confirmatória. Todo teste de triagem positivo deve ser submetido a um teste não treponêmico quantitativo e a um teste treponêmico. É importante salientar que o diagnóstico laboratorial da sífilis depende de história clínica do paciente e exames clínicos em conjunto com os testes laboratoriais. De acordo com o estágio clínico e o tempo de evolução da doença, os resultados dos testes podem variar. Na Tabela 11.6 apresentamos resultados esperados de acordo com o estágio clínico da doença.

Com relação ao diagnóstico da sífilis congênita, a reação de VDRL é útil na triagem de recém-nascidos possivelmente infectados, filhos de mãe com teste não treponêmico reagente na gravidez, acompanhamento da titulação para evolução da doença, comparação com os títulos maternos e seguimento terapêutico. Já os testes treponêmicos TPHA, FTA-abs e ELISA têm limitada indicação no diagnóstico da sífilis congênita pelo fato de apresentarem 10% de resultados falso-positivos e de 20 a 40% de resultados falso-negativos.

Tratamento | Perfil de sensibilidade e resistência aos antimicrobianos

Pacientes com sífilis são, normalmente, tratados com penicilina G, para a qual esse microrganismo apresenta altas taxas de sensibilidade. Tetraciclina ou doxiciclina são substâncias de segunda linha e recomendados para pacientes que apresentam alergia à penicilina. Ceftriaxona é descrito como uso alternativo para a sífilis, apresentando boa resposta clínica quando utilizadas doses corretas. No entanto, poucos estudos ainda foram realizados para determinar a eficácia desse antimicrobiano contra *T. pallidum*. Estudos realizados *in vitro* têm demonstrado baixa atividade de antimicrobianos da classe das quinolonas contra *T. pallidum*. Alguns isolados de *T. pallidum* têm apresentado resistência à eritromicina e à azitromicina.

TABELA 11.5 Interpretação dos testes laboratoriais para diagnóstico da sífilis.

Teste	Interpretação
Teste não treponêmico reagente e teste treponêmico reagente	Sífilis ativa, sífilis tratada ou sífilis latente
Teste não treponêmico reagente (títulos baixos) e teste treponêmico não reagente	Improvável que seja sífilis (doenças autoimunes, doenças agudas e outras situações fisiológicas)
Teste não treponêmico não reagente e teste treponêmico reagente	Sífilis primária ou tratada
Testes não treponêmicos e treponêmicos negativos	Improvável sífilis ou doença recente

TABELA 11.6 Resultados esperados de acordo com o estágio clínico da doença.

Estágio clínico	Evolução	Apresentação clínica	Testes laboratoriais
Sífilis primária	Incubação entre 10 e 90 dias	Lesão única na entrada da bactéria – cancro duro	FTA-abs positivo após 10 dias de evolução do cancro duro
Sífilis secundária	Evolução da fase primária não tratada	Invasão de órgãos e líquidos corporais – exantema cutâneo	Testes sorológicos reagentes e testes quantitativos com títulos altos. Após tratamento, testes treponêmicos permanecem reagentes por toda a vida e testes não treponêmicos são variáveis
Sífilis terciária	Manifestação em anos	Inflamação e destruição de tecidos e ossos. Formações de gomas sifilíticas, tumorações em pele e mucosas, acometimento ósseo e sistema nervoso central (neurossífilis)	Testes sorológicos reagentes com títulos dos testes não treponêmicos baixos ou até negativos Na neurossífilis recomenda-se combinação de testes sorológicos com análise da celularidade e bioquímica do liquor. VDRL no liquor tem baixa sensibilidade
Sífilis latente	Após desaparecimento dos sintomas da sífilis secundária. Recente no primeiro ano e tardia após esse período	Após desaparecimento dos sintomas	Testes sorológicos reagentes e testes qualitativos com títulos baixos

Borrelia spp.

Borrelia spp. são microrganismos intracelulares facultativos, que não têm lipopolissacarídeo na composição de sua membrana plasmática. Apresentam de 7 a 14 flagelos periplasmáticos bipolares que são responsáveis pela motilidade observada nesses microrganismos. Seu formato helicoidal, com número menor de espiras, as diferencia de outras espiroquetas. Apresentam respiração microaerófila e são de difícil cultivo *in vitro*. Para isso, é necessária a utilização de um meio de cultura enriquecido, chamado BSK (Barbour-Stoenner-Kelly). A temperatura ideal de crescimento é de 33 a 35°C. Culturas a fresco de *Borrelia* spp. podem ser visualizadas por microscopia óptica em campo escuro ou de contraste de fase. Cortes histológicos impregnados com corantes de prata também são utilizados para visualização desses microrganismos.

O complexo *B. burgdorferi* é formado por aproximadamente 14 espécies de *Borrelia* spp. e é o agente causador da doença de Lyme. Sua transmissão é feita pela picada do carrapato vetor pertencente às espécies de *Ixodes* spp., um parasito hematófago obrigatório. Outra doença causada por espécies de *Borrelia* spp. é a febre recorrente, causada pela espécie *B. recurrentis,* transmitida por carrapatos do gênero *Ornithodoros* spp.

Diagnóstico

O diagnóstico de *Borrelia* spp. é realizado, tradicionalmente, por testes sorológicos por ELISA ou imunofluorescência. Utilização de PCR, a partir de amostras de sangue, líquido sinovial, biopsia ou liquor, para o gene rrs da região do 16S rRNA também é importante ferramenta diagnóstica e permite diferenciar *Borrelia* spp. de outros gêneros de espiroquetas como *Leptospira* spp. ou *Treponema* spp.

Epidemiologia

A doença de Lyme pode ser causada por diferentes espécies do Complexo *Borrelia burgdorferi,* transmitido por carrapatos do gênero *Ixodes* spp. e, dependendo do estágio de desenvolvimento do carrapato, ele pode utilizar diferentes hospedeiros. Larvas e ninfas desse vetor utilizam pequenos roedores, enquanto carrapatos na fase adulta de desenvolvimento podem utilizar animais como aves, lagartos e veados. O período de alimentação do carrapato no hospedeiro vertebrado pode ser bastante longo. Esse fato contribui para a disseminação de *Borrelia* spp. pelo movimento dos hospedeiros por diferentes regiões geográficas, em especial pássaros, que migram por grandes distâncias.

A doença de Lyme é limitada a regiões temperadas do hemisfério norte e pode ser dividida em três estágios, de acordo com o surgimento dos sintomas. O primeiro estágio é caracterizado por infecção localizada, correspondente à fase aguda da doença. Os principais sintomas desse estágio da doença são eritema migratório no local da picada, com uma área de rubor que pode se expandir por até 15 centímetros, além de febre, dores de cabeça e no corpo e artralgias migratórias. Esses sintomas podem durar até 3 semanas, quando, na ausência de tratamento adequado por antibióticos, começam a surgir os sintomas do segundo estágio de desenvolvimento da doença. Esse estágio pode surgir de 1 a 9 meses após a infecção inicial e é caracterizado por uma infecção disseminada, com miocardite e comprometimentos neurológicos como paralisia facial, meningite asséptica e encefalites. O terceiro estágio da doença pode se manifestar meses ou anos mais tarde, com o desenvolvimento de artrite e doenças no sistema nervoso central, caracterizando, assim, a fase crônica da doença.

Já a febre recorrente é causada, principalmente, pela espécie *B. recurrentis*; no entanto, dependendo do vetor que ela utiliza, pode também ser transmitida por outras espécies de *Borrelia* spp. Em geral, a forma mais comum disseminada é transmitida pelo carrapato do gênero *Ornithodoros* spp., que utiliza vetores como roedores. A febre recorrente inicia com febre abrupta por 3 a 5 dias, seguido de um período afebril, de aproximadamente 4 a 10 dias, quando ocorre a recorrência do período febril.

Na Tabela 11.7 observamos os principais métodos diagnósticos de doenças causadas por espiroquetas.

Tratamento

O tratamento da doença de Lyme é indicado de acordo com a fase da doença. Manifestações iniciais são tratadas com doxiciclina, amoxicilina, ou cefuroxima por via oral; o tratamento nessa fase diminui a

TABELA 11.7 Principais métodos diagnósticos de doenças causadas por espiroquetas.

Agente	Doença	Identificação do agente
Leptospira interrogans	Leptospirose	Sorologia ou biologia molecular
Treponema pallidum	Sífilis	–
Borrelia burgdorferi	Doença de Lyme	Sorologia ou biologia molecular
Borrelia recurrentis	Febre recorrente	–

ocorrência e a gravidade das complicações tardias. O mesmo tratamento pode ser utilizado em pacientes com manifestações articulares. Pacientes com artrite recorrente ou com doença do sistema nervoso central ou periférico devem receber medicação parenteral, podendo ser utilizadas ceftriaxona, cefotaxima ou mesmo penicilina G. Sintomas crônicos de pacientes previamente tratados (síndrome pós-Lyme) devem ser abordados com terapêutica sintomática; não há evidência de melhora com tratamentos antimicrobianos múltiplos.

Já para a febre recorrente, o tratamento costuma ser realizado com tetraciclinas, eritromicina e penicilinas. No entanto, em virtude da remissão frequente da doença, a eficácia da terapia não pode ser afirmada com segurança.

BIBLIOGRAFIA

Atkinson TP, Balish MF, Waites KB. Epidemiology, clinical manifestations, pathogenesis and laboratory detection of Mycoplasma pneumoniae infections. FEMS Microbiol Rev. 2008;32:956-73.

Barbour AG, Hayes SF. Biology of Borrelia species. Microbiol Rev. 1986 Dec;50(4):381-400. Review.

Bartlett JG, Dowell SF, Mandell LA, File Jr TM, Musher DM, Fine MJ. Practice guidelines for the management of community-acquired pneumonia in adults. Infectious Diseases Society of America. Clin Infect Dis. 2000;31: 347-82.

Blasi F, Tarsia P, Aliberti S. Chlamydophila pneumoniae. Clin Microbiol Infect. 2009;15:29-35.

Brasil. Ministério da Saúde. Diretrizes para o controle da Sífilis congênita, Secretaria de Vigilância em Saúde. Programa Nacional de DST e AIDS. 2006.

Brasil. Ministério da Saúde. Secretaria de Vigilância em Saúde. Caderno 8: leptospirose (CID 10: A27). In: Guia de vigilância epidemiológica. Brasília: Ministério da Saúde. p. 15-32.

Brasil. Ministério da Saúde. Sífilis: estratégias para diagnóstico no Brasil. Brasília: Ministério da Saúde, Coordenação de doenças sexualmente transmissíveis e AIDS. 2010. 100 p. (Série TELELAB.)

Brenner DJ, Kaufmann AF, Sulzer KR, Steigerwalt AG, Rogers FC, Weyant RS. Further determination of DNA relatedness between serogroups and serovars in the family Leptospiraceae with a proposal for Leptospira alexanderi sp. nov. and four new Leptospira genomospecies. Int J Syst Bacteriol. 1999 Apr;49(Pt 2):839-58.

Eaton MD, Meikejohn G, Van Herick W. Studies on the etiology of primary atypical pneumonia: a filterable agent transmissible to cotton rats, hamsters, and chick embryos. J Exp Med. 1944;79:649-67.

Grayston JT, Kuo CC, Wang SP, Altman J. A new Chlamydia psittaci strain, TWAR, isolated in acute respiratory infections. N Engl J Med. 1986;315: 161-8.

Hunter EF. The fluorescent treponemal antibody-absorption (FTA-ABS) test for syphilis. CRC Crit Rev Clin Lab Sci. 1975;5(3):315-30.

Ieven M. Currently used nucleic acid amplification tests for the detection of viruses and atypicals in acute respiratory infections. J Clin Virol. 2007;40(4):259-76.

Ieven M, Goossens H. Relevance of nucleic acid amplification techniques for diagnosis of respiratory tract infections in the clinical laboratory. Clin Microbiol Rev. 1997 Apr;10(2):242-56.

La Scola B, Bui LT, Baranton G, Khamis A, Raoult D. Partial rpoB gene sequencing for identification of Leptospira species. FEMS Microbiol Lett. 2006 Oct;263(2):142-7.

Morey RE, Galloway RL, Bragg SL, Steigerwalt AG, Mayer LW, Levett PN. Species-specific identification of Leptospiraceae by 16S rRNA gene sequencing. J Clin Microbiol. 2006 Oct;44(10):3510-6.

Murdoch DR. Nucleic acid amplification tests for the diagnosis of pneumonia. Clin Infect Dis. 2003;36:1162-70.

Räty R, Rönkkö E, Kleemola M. Sample type is crucial to the diagnosis of Mycoplasma pneumoniae pneumonia by PCR. J Med Microbiol. 2005;54 (Pt 3):287-91.

Slack AT, Symonds ML, Dohnt MF, Smythe LD. Identification of pathogenic Leptospira species by conventional or real-time PCR and sequencing of the DNA gyrase subunit B encoding gene. BMC Microbiol. 2006 Oct;27(6):95.

Tomizawa T, Kasamatsu S, Yamaya SI. Usefulness of the hemagglutination test using Treponema pallidum antigen (TPHA) for the serodiagnosis of syphilis. Jpn J Med Sci Biol. 1969;22(6):341-50.

Tortora GJ, Funke BR, Case CL. Microbiologia. 10. ed. Porto Alegre: Artmed; 2012.

Versalovic J, Carroll KC, Funke G, Jorgensen JH, Landry ML, Warnock DW. Manual of clinical microbiology. v. 1. 10nd ed. Washington, DC: American Society for Microbiology – ASM; 2011. p. 381-402.

Victoria B, Ahmed A, Zuerner RL, Ahmed N, Bulach DM, Quinteiro J *et al.* Conservation of the S10-spc-alpha *locus* within otherwise highly plastic genomes provides phylogenetic insight into the genus Leptospira. PLoS One. 2008 Jul 16;3(7):e2752.

Waites KB, Katz B, Schelonka RL. Mycoplasmas and ureaplasmas as neonatal pathogens. Clin Microbiol Rev. 2005;18:757-89.

Waites KB, Talkington DF. Mycoplasma pneumoniae and its role as a human pathogen. Clin Microbiol Rev. 2004;17(4):697-728.

Wilson IG. Inhibition and facilitation of nucleic acid amplification. Appl Environ Microbiol. 1997;63:3741-51.

12 Micobactérias

Sylvia Cardoso Leão

INTRODUÇÃO

Em 1882, Robert Koch demonstrou, por meio de uma série de experimentos que ficaram conhecidos como os postulados de Koch, que *Mycobacterium tuberculosis* era o agente causador da tuberculose. Seus postulados especificavam que era necessário isolar os bacilos do organismo do paciente, fazê-los crescer em cultura pura e reproduzir a doença mediante a inoculação em animais de experimentação. Para isto, desenvolveu técnicas de coloração e meios sólidos de cultivo. Pela primeira vez era confirmada experimentalmente a participação de uma bactéria como agente causal de uma doença humana. Sua apresentação na Sociedade de Fisiologia de Berlim marcou a mudança do pensamento sobre a tuberculose e outras doenças infecciosas e colaborou com a criação da ciência da Microbiologia. Outra espécie foi identificada na mesma época como agente causal da hanseníase, e foi denominada *Mycobacterium leprae*. Nos anos subsequentes, novas espécies de micobactérias foram identificadas, muitas delas causadoras de doenças em humanos, as micobacterioses.

CLASSIFICAÇÃO

As micobactérias pertencem ao gênero *Mycobacterium*, família Mycobacteriaceae, ordem *Mycobacteriales*. O gênero compreende mais de 190 espécies, incluindo saprófitas de vida livre, patógenos oportunistas e patógenos estritos. A definição do gênero se baseia em três critérios:

- Álcool-ácido-resistência: quando coradas a quente com fucsina fenicada de Ziehl ou a frio com auramina, as bactérias retêm os corantes após lavagens com soluções de álcool e ácido (propriedade utilizada para visualização das micobactérias por microscopia direta – baciloscopia)
- Conteúdo de guaninas e citosinas do DNA (G+C): micobactérias têm uma concentração de G+C em seu genoma que varia de 61 a 71%, à exceção de *Mycobacterium leprae* (G+C entre 54 e 57%)
- Composição dos ácidos micólicos: os constituintes majoritários da parede das micobactérias são ácidos graxos de cadeia longa e alto peso molecular (entre 60 e 90 átomos de carbono). Formam uma barreira hidrofóbica que confere resistência à dessecação, à descoloração por álcool e ácido e a diversos agentes químicos.

Em 2018, foi proposta uma nova classificação do gênero *Mycobacterium*, com a separação das espécies conhecidas em cinco gêneros:

- *Mycobacterium* – espécies do clado *Tuberculosis-Simiae*, que inclui quase todas as espécies de crescimento lento e os principais patógenos humanos, como os Complexos *tuberculosis* e *avium* e as espécies *leprae* e *ulcerans*
- *Mycolicibacterium* gene. nov. – espécies do clado *Fortuitum-Vaccae*, que inclui a maioria das espécies de crescimento rápido
- *Mycolicibacter* gene. nov. – espécies do clado *Terrae*, que inclui as espécies do Complexo *terrae*
- *Mycolicibacillus* gene. nov. – espécies do clado *Triviale*, que inclui as espécies *trivialis*, *koreensis* e *parakoreensis*
- *Mycobacteroides* gene. nov. – espécies do clado *Abscessus-Chelonae*, que inclui as espécies do Complexo *chelonae-abscessus*.

No entanto, a nomenclatura tradicional continua sendo usada e é considerada válida.

CARACTERÍSTICAS

As micobactérias são bacilos retos ou ligeiramente curvos, medindo 0,2 a 0,6 mm de diâmetro e 1 a 10 mm de comprimento. São bactérias imóveis, não esporuladas, não capsuladas e são aeróbios estritos. Dificilmente podem ser coradas pelo método de Gram, mas são consideradas gram-positivas pelas características da sua parede celular.

Seu tempo de geração pode variar de 2 horas até mais de 200 horas. Em função da variabilidade no tempo de crescimento, as micobactérias foram divididas em:

- Micobactérias de crescimento lento, que não formam colônias antes de 5 dias de cultura, são incapazes de crescer em meios bacteriológicos convencionais e apresentam apenas uma cópia dos genes que codificam para o RNA ribossômico
- Micobactérias de crescimento rápido, que formam colônias em menos de 5 dias e podem ser cultivadas em ágar nutritivo ou meio peptonado. A maioria das espécies apresenta duas cópias de genes que codificam para o RNA ribossômico, mas há exceções.

Colônias micobacterianas podem ser pigmentadas ou não. De acordo com essa característica, podem ser classificadas em:

- Fotocromógenas: produzem pigmento apenas quando cultivadas na presença de luz
- Escotocromógenas: produzem pigmento quando cultivadas na presença de luz e no escuro
- Acromógenas: não produzem pigmento.

As bactérias do complexo *M. tuberculosis* são acromógenas e de crescimento lento. Além dessas características, uma peculiaridade importante é o agrupamento dos bacilos que formam ramos alongados e tortuosos, conhecidos como cordas. A observação de cordas à baciloscopia é uma indicação de que se trata de bactéria do complexo *M. tuberculosis* (Figura 12.1).

PAREDE MICOBACTERIANA

No plano estrutural, a parede das micobactérias caracteriza-se por um alto conteúdo em lipídios (60% do peso seco), responsável, ao menos parcialmente, pelas propriedades tintoriais, a patogenicidade e resistência a diversos antimicrobianos.

A parede pode ser dividida em 3 camadas. A mais interna é constituída pela membrana plasmática e por moléculas de peptideoglicano ligado covalentemente a arabinogalactano. Os ácidos micólicos formam ligações éster com o arabinogalactano, constituindo a camada intermediária da parede, que aparece como um halo transparente à microscopia eletrônica. A camada externa é constituída por matriz de fosfolipídios, glicolipídios, sulfolipídios, fenolglicolipídios (PGL), dimicolato de trealose (DMT) e proteínas.

A parede é atravessada por moléculas de lipoarabinomanana (LAM), ancoradas via fosfatidilinositol à membrana plasmática. Essas moléculas têm um papel considerável na coesão da parede e são antígenos importantes. Acredita-se que possam desempenhar uma função na patogenicidade micobacteriana, inibindo a ativação dos mecanismos microbicidas dos macrófagos e participando da fagocitose por meio de receptores de manose.

FILOGENIA

Os estudos filogenéticos de micobactérias, inicialmente fundamentados em características fenotípicas, tiveram um grande avanço a partir da década de 1980, com o aumento do conhecimento sobre

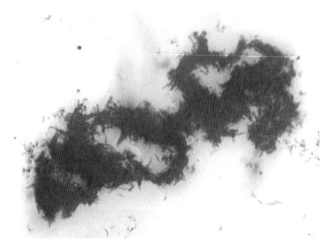

FIGURA 12.1 Coloração de Ziehl-Neelsen. *Mycobacterium tuberculosis* crescido em cultivo líquido em meio 7H9 suplementado com OADC (ácido oleico, albumina, dextrose e catalase – Difco do Brasil). Nota-se a formação de cordas, característica dessa micobactéria. (Esta figura encontra-se reproduzida em cores no Encarte.)

características moleculares, o desenvolvimento de plataformas de sequenciamento de DNA e a disponibilidade da internet. O sequenciamento de diferentes alvos genéticos, como os genes 16S rDNA, *hsp65*, *rpoB* e a sequência transcrita entre os genes 16S e 23S rDNA (ITS) tornou possível a identificação de novas espécies e a reclassificação daquelas conhecidas, por comparação com sequências disponíveis em bancos de dados.

Estudos mais recentes têm demonstrado que as espécies atualmente existentes se originaram de uma micobactéria de crescimento rápido ancestral. Espera-se que, em um futuro próximo, a disseminação do sequenciamento de genomas completos possa produzir mais conhecimento sobre a filogenia das micobactérias.

Várias espécies de micobactérias são agrupadas em complexos, por serem muito semelhantes fenotípica e geneticamente.

O complexo *M. tuberculosis* reúne os agentes responsáveis pela tuberculose humana e animal: *Mycobacterium tuberculosis, Mycobacterium africanum, Mycobacterium bovis* e *Mycobacterium microti*. Pesquisadores do Instituto Pasteur cultivaram uma cepa de *M. bovis* por 20 anos, gerando uma bactéria atenuada usada como vacina contra tuberculose – o *bacille Calmette et Guérin* ou BCG, também considerada um membro do complexo *M. tuberculosis*. Pesquisas recentes levaram à descrição de novos membros desse complexo, causadores de doença em animais selvagens e domesticados, como *Mycobacterium caprae, Mycobacterium pinnipedii, Mycobacterium mungi, Mycobacterium orygis* e o *Dassie bacillus*. *Mycobacterium canettii*, uma espécie ainda não oficialmente aceita, isolada de humanos na África, pode ser o ancestral do complexo *M. tuberculosis*. Estudos fenotípicos e moleculares têm mostrado que todas essas espécies constituem de fato uma única espécie genômica.

Outros complexos de micobactérias estão descritos na Tabela 12.1.

IMPORTÂNCIA CLÍNICA

A tuberculose é a segunda causa de morte por doenças infecciosas em todo o mundo, perdendo apenas para a AIDS. A tuberculose afeta principalmente os pulmões, e é transmitida de uma pessoa para outra pela inalação de bacilos expelidos por pessoas com tuberculose quando tossem, espirram ou falam. Um pequeno número de bacilos é suficiente para estabelecer a infecção. A Organização Mundial da Saúde (OMS) considera que um terço da população mundial possa estar infectada com o bacilo da tuberculose, e que cerca de 1,4 milhões de mortes foram relacionadas com a doença em 2019. Todavia, graças a um esforço global coordenado pela OMS, entre 2015 e 2019, antes da pandemia de COVID-19, houve redução de 9% na incidência, e queda de 14% nas mortes por tuberculose. Admite-se que 5 a 10% desenvolverão tuberculose ao longo da vida. Essa proporção aumenta para 5 a 10% por ano em pessoas infectadas pelo vírus da imunodeficiência humana (HIV). *M. tuberculosis* pode entrar em um estado de dormência, no qual sobrevive aparentemente sem se dividir. Essa propriedade tem um importante significado clínico, já que a doença frequentemente representa a reativação de uma infecção antiga, subclínica, ocorrida vários anos antes. A dormência torna possível que as bactérias permaneçam em pequenos grupos populacionais, dificultando, de maneira geral, a erradicação da doença.

A hanseníase é a segunda doença micobacteriana em importância médica. É causada pela bactéria *Mycobacterium leprae*, que não pode ser cultivada em laboratório, considerada um patógeno intracelular obrigatório. Como consequência, é virtualmente impossível determinar a época da exposição e o início da infecção e da doença, e a cadeia de infecção é pouco conhecida. Afeta a pele e as terminações nervosas periféricas, as mucosas do trato respiratório superior e os olhos. Causa uma doença debilitante e estigmatizante, que acompanha a humanidade desde tempos imemoriais. A meta da OMS é eliminar a doença como um problema de saúde pública, o que significa atingir uma prevalência de menos que 1 caso por 10 mil habitantes.

TABELA 12.1 Complexos de importância clínica formados por espécies filogeneticamente relacionadas.

Complexo	Espécies	Características fenotípicas
MAC	*M. avium* *M. intracellulare* *M. colombiense* *M. chimaera* *M. marseillense* *M. vulneris* *M. arosiense* *M. bouchedurhonense* *M. timonense* *M. yongonense,* *M. paraintracellulare* *M. lepraemurium*	CLA
M. fortuitum	*M. fortuitum* *M. peregrinum* *M. setense* *M. septicum* *M. porcinum* *M. senegalense* *M. neworleansense* *M. boenickei* *M. houstonense* *M. brisbanense*	CRA
M. chelonae *M. abscessus*	*M. chelonae* subsp. *chelonae* *M. chelonae* subsp. *bovis* *M. chelonae* subsp. *gwanakae* *M. abscessus* subsp. *abscessus* *M. abscessus* subsp. *massiliense* *M. abscessus* subsp. *bolletii* *M. immunogenum* *M. salmoniphilum* *M. franklinii* *M. saopaulense*	CRA

MAC: Complexo *M. avium;* M.: *Mycobacterium;* CLA: crescimento lento acromógena; CRA: crescimento rápido acromógena.

Mycobacterium ulcerans é a terceira espécie de micobactéria de maior importância médica. Causa a úlcera de Buruli, doença desfigurante caracterizada por extensa necrose de pele e tecido subcutâneo, além de acometimento ósseo ocasional. Ocorre principalmente em regiões tropicais, em especial na África Subsaariana.

Micobacterioses são todas as doenças causadas por outras espécies de micobactérias que não as descritas nos parágrafos anteriores. Não há evidências conclusivas de transmissão entre pessoas e, por isso, admite-se que essas infecções sejam adquiridas de fontes ambientais. Com o início da pandemia da AIDS, houve um aumento considerável na incidência das micobacterioses, especialmente as causadas por micobactérias de crescimento lento. Micobacterioses disseminadas estão entre as principais causas de morte em pacientes com imunossupressão grave. Com a implementação dos coquetéis para controle do HIV, a incidência de infecções por micobactérias diminuiu, pelo menos nessa população. Entretanto, publicações recentes sugerem que, na era pós-coquetéis, falhas no controle do HIV serão responsáveis pelo reaparecimento de infecções por micobactérias na mesma população. Além disso, o aumento dos transplantes de órgãos, a maior sobrevida de pacientes com câncer e o uso de imunobiológicos produz uma população de pessoas com diferentes graus de imunossupressão que são propensas a adquirir infecções por micobactérias.

As micobactérias de crescimento rápido eram consideradas pouco importantes clinicamente, mas infecções por essas micobactérias têm sido relatadas com frequência crescente em todo o mundo. Infecções pulmonares ocorrem frequentemente em pessoas com lesões anatômicas pulmonares e, em especial, em pacientes com fibrose cística. Infecções de pele e tecido subcutâneo afetam principalmente pacientes submetidos a procedimentos invasivos médicos e cosméticos. Essas bactérias são amplamente distribuídas no meio ambiente, principalmente em água tratada e não tratada e podem contaminar soluções e equipamentos médicos. Vários surtos de infecções por micobactérias após cirurgias oftalmológicas, plásticas, cardíacas, artroscópicas e laparoscópicas e procedimentos de estética foram descritos nos últimos anos.

DIAGNÓSTICO

O Programa Nacional de Controle da Tuberculose (PNCT) do Brasil preconiza assegurar a realização de baciloscopias de escarro para todos os sintomáticos respiratórios e pacientes com imagem radiológica anormal nas unidades básicas de saúde com PNCT. A baciloscopia é realizada em esfregaços de escarro ou outro material clínico que é corado com fucsina ácida aquecida, pelo método de Ziehl-Neelsen (ver Figura 12.1). Alternativamente, os bacilos podem ser detectados por fluorescência usando o fluorocromo auramina, que se liga aos ácidos micólicos. Em ambos os casos, as micobactérias resistem à descoloração com uma solução de álcool-ácido, permanecendo coradas enquanto as outras estruturas perdem os corantes. Essa propriedade justifica a denominação de bacilos álcool-acidorresistentes, ou BAAR. A baciloscopia é um teste simples, rápido, mas de sensibilidade limitada, pois requer a presença de 5 a 10 mil bacilos por mℓ para obtenção de um resultado positivo.

O PNCT prevê a realização de cultura de escarro com teste de sensibilidade aos fármacos para casos de retratamento, pacientes infectados pelo HIV, sintomáticos respiratórios e negativos à baciloscopia e pacientes suspeitos de tuberculose e negativos à baciloscopia. A cultura que utiliza meios de cultivo específicos para micobactérias, como Löwenstein-Jensen, Ogawa-Kudoh, Stonebrink e Middlebrook 7H10 (Becton, Dickinson and Co, Sparks, MD, EUA) é mais sensível que a baciloscopia, detectando até 100 bacilos por mℓ de amostra. Mas é um teste demorado, já que a bactéria requer 4 a 6 semanas de incubação para produzir colônias visíveis em meio sólido. Métodos automatizados de cultivo que utilizam meio líquido, como MGIT™ 960 mycobacteria detection system (Becton Dickinson Instrument Systems, Sparks, MD, EUA), BacT/Alert™ 3D system (BioMerieux, Durham, NC, EUA) e VersaTREK® Mycobacteria detection and susceptibility testing (TREK Diagnostic Systems, West Laki, OH, EUA) permitem a detecção de crescimento bacteriano em tempo reduzido para 10 a 14 dias e a detecção de resistência a substâncias antituberculosas.

Testes moleculares comerciais para o diagnóstico da tuberculose e detecção de resistência já foram desenvolvidos e atualmente incluem BD ProbeTec™ ET (energy transfer) System (BDProbeTec; Becton Dickinson Bioscience, Sparks, MD, EUA), GenoType® Mycobacteria Direct e GenoType® MTBDRplus (Hain Lifescience GmbH, Nehren, Alemanha). Um teste imunocromatográfico, da Bioeasy Diagnóstica Ltda., usa o anticorpo monoclonal anti-MPT64 e torna possível o diagnóstico rápido da tuberculose a partir de cultivos. Em dezembro de 2010, a OMS recomendou o uso do teste GenXpert MTB/RIF (Cepheid, Sunnyvale, EUA) em países com tuberculose endêmica. O teste tem como base a reação em cadeia da polimerase em tempo real (RT-PCR) e torna possível o diagnóstico de tuberculose e a detecção de resistência à rifampicina simultaneamente, a partir de amostras clínicas, em algumas horas.

O diagnóstico da hanseníase se baseia em dados clínicos, visto que a bactéria não pode ser cultivada em laboratório. Deve ser feita uma anamnese cuidadosa, em busca de possíveis vínculos epidemiológicos, avaliação dermatológica em busca de lesões com alteração da sensibilidade térmica, tátil e dolorosa e avaliação neurológica para detecção de neurite, que pode ser silenciosa ou acompanhada de dor intensa, hipersensibilidade, edema, perda de sensibilidade e paralisia dos músculos. A pesquisa de *M. leprae* pode ser feita por baciloscopia com esfregaços de raspados intradérmicos das lesões hansênicas ou de outros locais de coleta, como lóbulos auriculares e/ou cotovelos. Esta pesquisa é um apoio para o diagnóstico, que é principalmente clínico.

Quando existem sinais e sintomas característicos, o diagnóstico da úlcera de Buruli pode ser confirmado por baciloscopia e cultura e esta última pode demorar mais de 8 semanas. Ambas as técnicas são realizadas com material coletado por biopsia e têm baixa sensibilidade (60%). A análise histopatológica tem alta sensibilidade (90%) e também é útil para o diagnóstico diferencial.

O diagnóstico das outras micobacterioses deve basear-se em critérios clínicos e laboratoriais, que incluem a realização de baciloscopia, cultura e identificação da espécie de micobactéria presente na amostra. Deve-se levar em conta os seguintes aspectos:

- Fazer uma solicitação específica de pesquisa de micobactérias, já que essas bactérias não são detectadas ao exame microscópico direto pela coloração de Gram
- Solicitar ao laboratório a realização de cultura e identificação da espécie de micobactéria, porque a conduta terapêutica pode variar dependendo da espécie isolada
- Micobactérias necessitam de maior tempo de incubação em cultura (7 dias para as espécies de crescimento rápido e várias semanas para as de crescimento lento)
- De acordo com critérios estabelecidos pela Sociedade Americana de Pneumologia, amostras de locais não estéreis como escarro e material de lesões cutâneas ulceradas devem ser analisadas mais de uma vez, com materiais coletados em datas distintas. A detecção de micobactérias em materiais de locais estéreis não necessita de confirmação.

Devido à ampla disseminação de micobactérias no ambiente, é importante sempre usar critérios rígidos para determinar o significado clínico de uma micobactéria isolada de espécime clínico e excluir a possibilidade de contaminação da amostra.

A identificação de micobactérias é importante para orientar a conduta terapêutica e deve ser feita a partir de bactérias isoladas em cultivos. Após uma avaliação inicial de características fenotípicas, como tempo de crescimento (rápido ou lento) e produção de pigmentos (foto-, escoto-, ou acromógena), a micobactéria é submetida a vários testes bioquímicos, entre eles hidrólise do Tween 80, redução do telurito de potássio, redução do nitrato, de produção de beta-galactosidase, pirazinamidase, niacina, urease e arilsulfatase e de inibição de crescimento por ácido pícrico, NaCl 5%, ácido p-nitrobenzoico (PNB) e hidrazida do ácido tiofeno 2-carboxílico (TCH). Esses testes foram desenvolvidos há mais de 50 anos e tornam possível a identificação de um número limitado de espécies, as que eram conhecidas na época, além de serem trabalhosos e demorados. A análise de ácidos micólicos por cromatografia líquida de alta *performance* (HPLC) foi proposta como padrão-ouro de identificação de micobactérias na década de 1990. É um método trabalhoso, caro, necessita de grande quantidade de massa bacteriana e pessoal altamente treinado.

Atualmente, a identificação de micobactérias é obtida na maioria dos laboratórios usando métodos moleculares que podem ser comerciais ou *in house*. Os métodos comerciais atualmente em uso incluem testes de hibridação reversa, como Inno LiPA® Mycobacteria v2 (Innogenetics, Ghent, Bélgica), GenoType® Mycobacterium (Hain) e Speed-Oligo® Mycobacteria (Vircell S. L., Granada, Espanha). Entre os métodos *in house*, a preferência atual é pelo sequenciamento de genes conservados em micobactérias, como 16S rDNA, *hsp65*, *rpoB* e o fragmento ITS e pelo método denominado PRA (*PCR-restriction enzyme analysis*) que se baseia na amplificação de um alvo genético, o gene *hsp65*, e posterior digestão do produto amplificado com duas enzimas de restrição, BstEII e HaeIII. A identificação é obtida pela comparação do perfil de bandas obtido com cada enzima. Outros métodos têm sido propostos, já que nenhum dos mencionados anteriormente possibilita a identificação de todas as espécies conhecidas de micobactérias. Entre eles destacam-se testes com base em MALDI-TOFF, RT-PCR e o sequenciamento de genoma total, que estão sendo avaliados em diversos laboratórios no mundo.

TESTE DE SENSIBILIDADE A ANTIMICROBIANOS

As micobactérias são naturalmente resistentes à maioria dos fármacos usados para tratamento de infecções bacterianas. Esquemas de tratamento específicos para as diferentes espécies de micobactérias têm sido propostos e se baseiam no uso de combinações de fármacos bacteriostáticos e/ou bactericidas durante períodos prolongados.

O tratamento da tuberculose consiste na administração combinada de isoniazida, rifampicina, piranzinamida e etambutol (Capítulo 53). A resistência a esses fármacos é causada por mutações em genes cromossômicos. Ela pode ser detectada por testes fenotípicos, nos quais a micobactéria é crescida, em meios sólidos ou líquidos, na presença de concentrações específicas para cada fármaco em comparação com um controle de crescimento na ausência do fármaco.

Mais recentemente, testes moleculares têm sido propostos, em substituição aos testes fenotípicos. Além do teste GenXpert MTB/RIF, já mencionado, outros testes comerciais estão disponíveis como GenoType MTBDRPlus e MTBDRsl (Hain) e também testes baseados no sequenciamento do genoma total.

Testes de sensibilidade baseados na determinação da concentração inibitória mínima, do inglês, *minimal inhibitory concentration* (MIC), foram padronizados pelo *Clinical and Laboratory Standards Institute* (CLSI) para as espécies do Complexo *M. avium, M. kansasii* e outras espécies de crescimento lento e rápido que tenham significado clínico. O documento do CLSI define critérios para considerar um isolado como sensível, resistente ou intermediário, estabelecendo pontos de corte para cada fármaco e para cada espécie de micobactéria.

BIBLIOGRAFIA

Clinical and Laboratory Standards Institute (CLSI). Susceptibility Testing of Mycobacteria, Nocardiae, and Other Aerobic Actinomycetes; Approved Standard – Third Edition. NCCLS document M24 (ISBN 978-1-68440-025 a 6). Wayne, PA: Clinical and Laboratory Standards Institute; 2018.

Daley CL, Iaccarino JM, Lange C, Cambau E, Wallace RJ, Jr., Andrejak C *et al.* Treatment of nontuberculous mycobacterial pulmonary disease: an official ATS/ERS/ESCMID/IDSA clinical practice guideline. Eur Respir J. 2020;56(1).

Griffith DE, Aksamit T, Brown-Elliott BA, Catanzaro A, Daley C, Gordin F *et al.* An official ATS/IDSA statement: diagnosis, treatment, and prevention of nontuberculous mycobacterial diseases. Am J Respir Crit Care Med. 2007 Feb 15;175(4):367-416.

Leão SC, Martin A, Mejia GI, Palomino JC, Robledo J, Telles MAS *et al.* Practical handbook for the phenotypic and genotypic identification of mycobacteria. Brugges: Vanden BROELLE; 2004.

Tortoli E. Phylogeny of the genus *Mycobacterium*: many doubts, few certainties. Infect Genet Evol. 2012 Jun;12(4):827-31.

Van Ingen J, Rahim Z, Mulder A, Boeree MJ, Simeone R, Brosch R *et al.* Characterization of Mycobacterium orygis as M. tuberculosis complex subspecies. Emerg Infect Dis. [Research Support, Non-U.S. Gov't]. 2012 Apr;18(4):653-5.

World Health Organization. Buruli ulcer. 2020 [acesso em dezembro de 2020].

World Health Organization. Leprosy. 2020 [acesso em dezembro de 2020].

World Health Organization. Tuberculosis. 2020 [acesso em dezembro de 2020].

SEÇÃO 2.3

Infecções Causadas por Fungos

13 Aspectos Gerais

Flavio de Queiroz Telles Filho • Arnaldo Lopes Colombo

INTRODUÇÃO

Fungos ou cogumelos constituem um reino à parte na natureza, o Eumycota (reino Fungi) e relacionam-se a cultura, tradição e religiosidade humana desde tempos imemoriais. Ao produzirem substâncias que alteram a percepção sensorial, diversos cogumelos alucinógenos foram utilizados em importantes solenidades religiosas, políticas e militares por várias culturas e civilizações no passado da humanidade.

Existem evidências de que, desde os tempos primitivos, o uso de cogumelos alucinógenos é bastante disseminado, tanto em cerimônias religiosas como fonte inspiradora na tomada de decisões administrativas por civilizações antigas. Cogumelos alucinógenos eram utilizados pela cultura Maia, civilização da era pré-colombiana, que dominou a península de Yucatán, no México, como uma ponte direta entre governantes e sacerdotes: o cosmo. Sob efeito do *Psylocibium*, os sacerdotes ditavam muitas das decisões que influenciavam diretamente a vida da população, como plantio das culturas, coletas, batalhas e sacrifícios humanos.

Atualmente, os fungos têm grande importância na economia humana, sendo estudados pela indústria alimentícia como agentes fermentadores; em agricultura como importantes fitopatógenos; em Medicina Veterinária; pela indústria farmacêutica como produtores de antibióticos e em Medicina Humana como agentes de doenças.

Estima-se que existam entre 1 e 5 milhões de espécies de fungos no planeta Terra, das quais apenas 150 mil (5%) foram descritas. Entre as espécies conhecidas, 400 a 600 podem adaptar-se ao parasitismo humano causando micoses, termo utilizado pela primeira vez por Virchow, em 1856.

De modo geral, o organismo dos mamíferos é naturalmente resistente à infecção e ao parasitismo pela maioria das espécies fúngicas, sendo que a maioria das espécies fúngicas não apresenta mecanismos de adaptação aos organismos dos mamíferos. A temperatura interna, próxima a 37°C, é um eficiente mecanismo de defesa que nos protege da infecção por fungos não termotolerantes. Entretanto, grupos de agentes como, por exemplo, dermatófitos e fungos dimórficos evoluíram adaptativamente e desenvolveram fatores de virulência, tornando possível sua sobrevivência no ambiente hostil do organismo hospedeiro.

Mas foi nas últimas décadas que um grupo de fungos considerados de baixa patogenicidade destacou-se por causar micoses graves com elevada morbidade e mortalidade: as micoses oportunísticas ou invasivas. Seus agentes, em geral, são fungos onipresentes na natureza, como espécies dos gêneros *Aspergillus* e *Fusarium* e da ordem Mucorales, entre outros, assim como leveduras do gênero *Candida*, que é parte de nossa microbiota endógena e exógena (Figura 13.1).

Micoses desenvolvidas por esses agentes são frequentemente denominadas "doenças fúngicas invasivas", que ocorrem, em geral, em hospedeiros com fatores de risco predisponentes, tanto de causa natural como de origem iatrogênica. Nos próximos capítulos serão abordadas as principais micoses humanas de interesse à infectologia em geral. Para os leitores que desejam maior aprofundamento em outras doenças micóticas, recomenda-se a leitura de livros e textos citados na bibliografia, ao fim deste capítulo.

Atualmente, várias classificações são utilizadas para o estudo das doenças causadas por fungos. Dividir as micoses em "superficiais" e "profundas" é uma maneira simples, mas pouco específica de classificar as micoses. Pode-se também separar as doenças segundo o tipo de agente etiológico, como "micoses por fungos filamentosos", "micoses por leveduras" e por "fungos dimórficos". Utilizaremos a classificação de micoses mais utilizada entre os infectologistas que considera a topografia da infecção e sua patogênese. Como toda classificação biológica, é sujeita a exceções, mas, de modo geral, tem se mostrado útil na prática clínica.

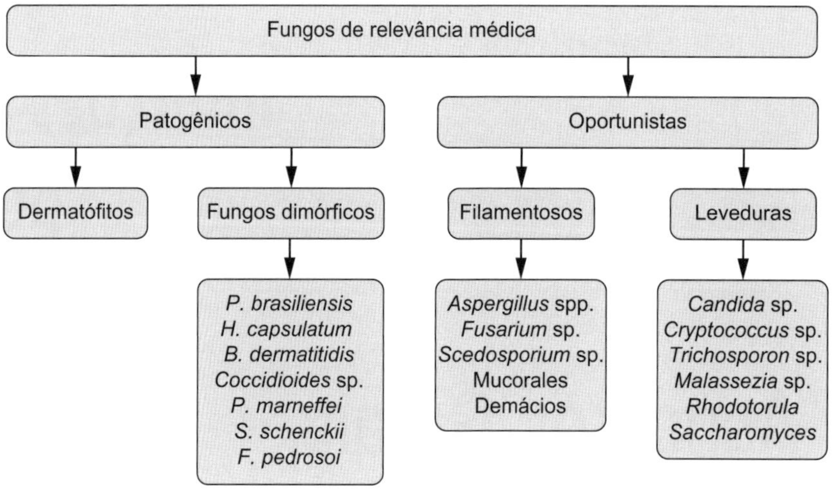

FIGURA 13.1 Principais fungos de relevância médica.

MICOSES SUPERFICIAIS

Constituem um grupo de doenças de interesse dermatológico em que a localização do agente etiológico e suas manifestações clínicas restringem-se às camadas superficiais da epiderme, pelos e córnea. Nas micoses superficiais em geral não há resposta imune do hospedeiro devido à distância do fungo aos tecidos vitalizados. O agente infeccioso vive à custa de produtos de excreção do epitélio parasitado. Pela escassez de reação inflamatória, as manifestações clínicas são essencialmente de natureza cosmética e oligossintomáticas. A principal micose superficial, a pitiríase versicolor causada por leveduras lipofílicas do gênero *Malassezia*, é muito frequente e prevalente em todo o mundo (Figura 13.2 A). Com menor frequência, agentes de micoses superficiais como *Malassezia* spp. e *Trichosporon* spp., respectivamente causadores de pitíriase versicolor e *piedra* branca, podem causar doenças sistêmicas invasivas em pacientes imunodeprimidos. O *Fusarium* spp., agente comum de ceratite, também pode invadir estruturas profundas como, por exemplo, a do globo ocular, causando pan-oftalmite.

MICOSES CUTÂNEAS

Incluem uma variedade de infecções, também de interesse dermatológico, limitadas à pele e aos anexos epidérmicos. A maioria das micoses cutâneas é causada por um grupo de fungos que se nutre da queratina, proteína sulfurada impermeabilizante presente no estrato córneo da epiderme, pelos e unhas. Este grupo de fungos queratinofílicos é denominado dermatófitos, fungos filamentosos hialinos primariamente patogênicos. Os dermatófitos são classificados em três gêneros: *Trichophyton*, *Microsporum* e *Epidermophyton*, causadores das tinhas ou dermatofitoses, micoses também muito comuns em todo o planeta. Além dos dermatófitos, leveduras do gênero *Candida* também causam infecções cutâneas como intertrigo e onicomicose. Mais raramente, outros fungos filamentosos como *Aspergillus* spp., *Scytalidium* spp., *Scopulariopsis* spp., *Fusarium* spp. e outros, também causam micoses cutâneas. Ao contrário das micoses superficiais, nas micoses cutâneas há reações inflamatórias resultantes das interações de produtos metabólicos liberados pelos agentes nos tecidos parasitados com o sistema imune. Assim, podemos ter reações inflamatórias com eritema, prurido, descamação etc. (ver Figura 13.2 B e C).

Agentes de micoses cutâneas também podem ser agentes invasores de infecções graves em pacientes imunocomprometidos ou portadores de imunodeficiências. Exemplos clínicos dessas manifestações são formas de candidíase e tricofitose granulomatosas e a onicomicose por *Fusarium* spp. como porta de entrada para fusariose disseminada (Figura 13.3).

MICOSES DE IMPLANTAÇÃO

Micoses de implantação, também conhecidas como subcutâneas, compreendem um grupo heterogênico de doenças fúngicas, caracterizadas por lesões iniciadas no local de um traumatismo prévio. Nas micoses de implantação, o modo de infecção é por meio de traumatismo transcutâneo, em que os propágulos dos agentes etiológicos são transportados do meio ambiente para o tegumento do hospedeiro por meio de variados tipos de ferimentos. O termo "micoses subcutâneas" tende a ser substituído por "micoses de implantação", pois algumas dessas enfermidades, como esporotricose, eumicetomas e feo-hifomicose subcutânea, podem envolver outras estruturas além da pele e tecido celular subcutâneo, como vasos linfáticos, músculos, fáscia, cartilagem, articulações e ossos. Embora com pouco poder de disseminação e raramente tornando-se invasivas, as micoses de implantação são um problema frequente de saúde pública nas áreas tropicais e subtropicais do planeta, especialmente na América Latina. Por não serem doenças de notificação compulsória, sua real prevalência e incidência permanecem obscuras. Seu diagnóstico precoce e terapêutica apropriada são muito importantes, pois sua cronicidade leva a um aumento de morbidade, podendo ser refratárias aos tratamentos antifúngicos habituais.

As micoses de implantação ocorrem em geral em indivíduos aparentemente hígidos, embora sejam menos frequentes em imunodeprimidos. Os agentes etiológicos geralmente são fungos sapróbios e vivem no solo, vegetação e matéria orgânica em decomposição. O grupo de maior risco para as micoses de implantação são os habitantes de zonas rurais envolvidos em diversas atividades relacionadas ao manejo do solo ou de seus subprodutos. Entretanto, há exceções, como, por exemplo, a esporotricose transmitida por felinos.

Após a implantação traumática, a infecção evolui lentamente e progride à medida que o agente etiológico sobrevive e se adapta às condições adversas do tecido hospedeiro. As micoses de implantação apresentam evolução crônica e insidiosa, caracterizando-se por lesões cutâneas com intenso polimorfismo clínico, com lesões nodulares, verruciformes, ulceradas, vegetantes, em placa, fistulizadas, formando abscessos etc.

As principais micoses de implantação são a esporotricose, a cromoblastomicose, os micetomas, a lacaziose (lobomicose) e a entomoftoromicose (conidiobolomicose e basidiobolomicose) (Figura 13.4).

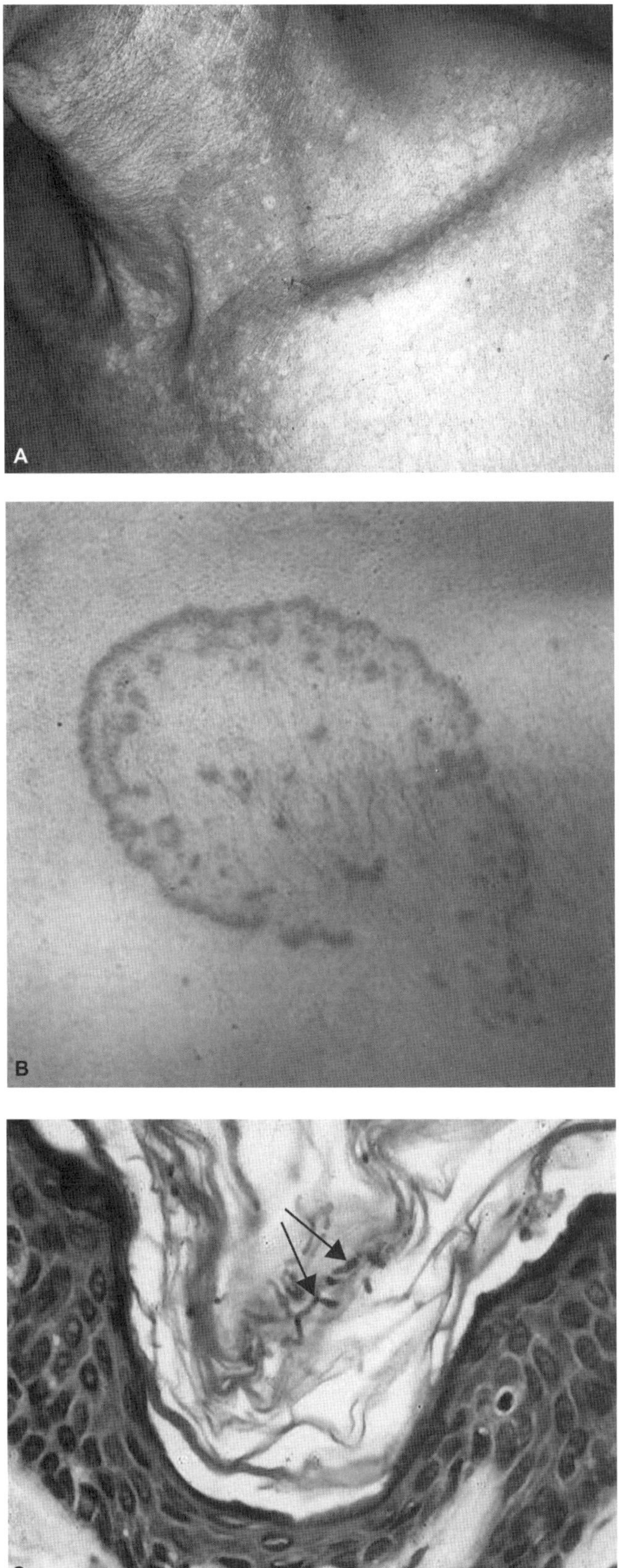

FIGURA 13.2 Micoses de interesse dermatológico. Nas micoses superficiais as manifestações clínicas são predominantemente estéticas, com ausência de reação imune e pouca sintomatologia clínica. **A.** Pitiríase versicolor. Nas micoses cutâneas, há parasitismo da camada queratinizada da epiderme com reação imune e sintomatologia clínica. **B.** *Tinea corporis*. **C.** As setas indicam hifas de dermatófitos no interior da camada córnea em lesão de paciente com dermatofitose. (Esta figura encontra-se reproduzida em cores no Encarte.)

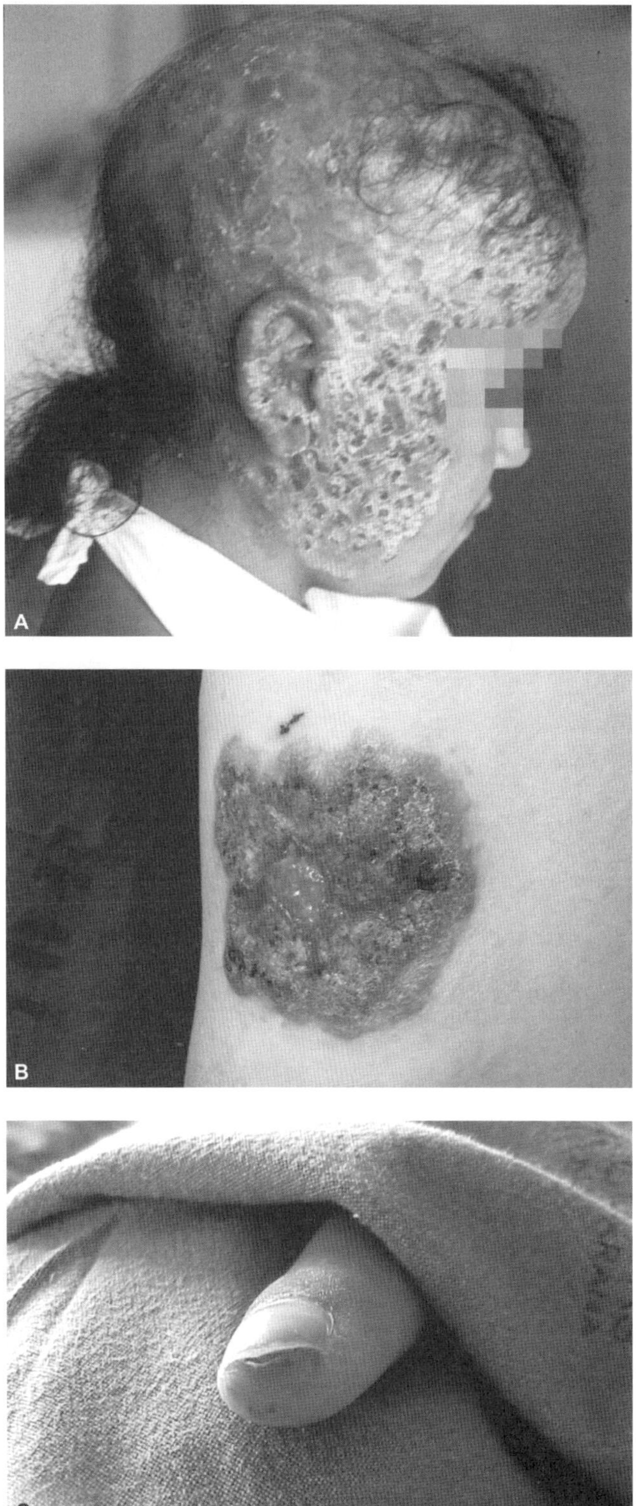

FIGURA 13.3 Micoses cutâneas podem apresentar diversas manifestações clínicas em pacientes imunodeprimidos. **A.** A candidíase mucocutânea crônica pode fazer parte de várias síndromes de imunodeficiência e ocorrer por imunodeficiência específica a antígenos de *Candida* spp. A tricofitose granulomatosa crônica pode ocorrer como deficiência específica, de causas genéticas, a espécies de dermatófitos. **B.** Lesão vegetante por *T. mentagrophytes* em paciente com tricofitose granulomatosa crônica. **C.** Em pacientes com neoplasias hematológicas em fase de neutropenia ou com doença do enxerto contra o hospedeiro, a onicomicose e a celulite por *Fusarium* spp. podem ser a porta de entrada para fusariose disseminada. (Esta figura encontra-se reproduzida em cores no Encarte.)

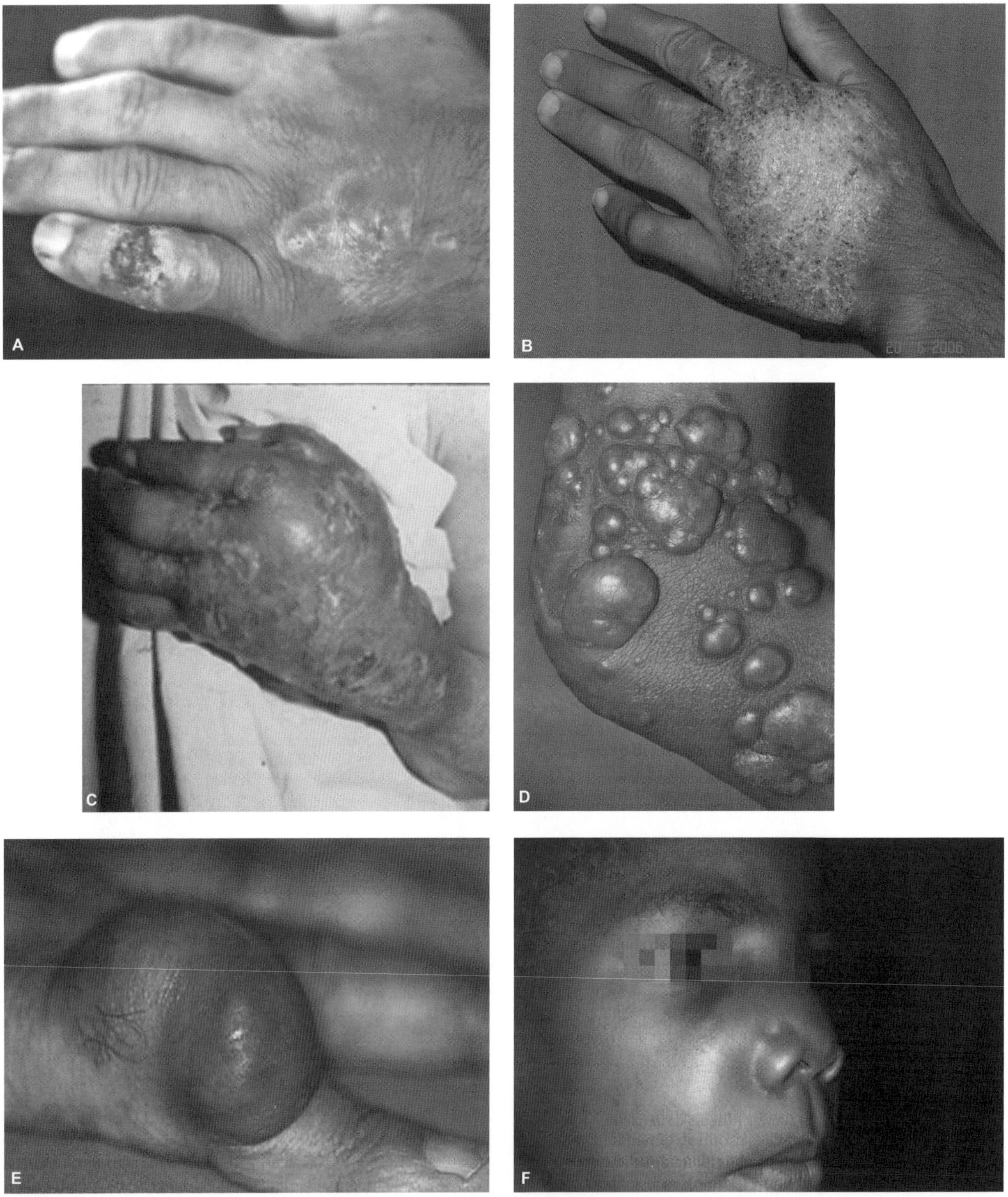

FIGURA 13.4 As micoses de implantação são caracterizadas pelo surgimento de lesões clinicamente polimórficas, no local de inoculação dos agentes etiológicos por meio de um trauma transcutâneo. **A.** Esporotricose linfocutânea. **B.** Cromoblastomicose. **C.** Micetoma. **D.** Lacaziose (lobomicose). **E.** Feo-hifomicose. **F.** Entomoftoromicose (zigomicose de implantação). (D, cortesia do Prof. Sinesio Talhares; E, cortesia do Dr. Daniel Wagner de Castro Lima Santos; F, cortesia da Profª Angela Restrepo.) (Esta figura encontra-se reproduzida em cores no Encarte.)

MICOSES SISTÊMICAS ENDÊMICAS

As micoses sistêmicas constituem um grupo distinto de infecções causadas por diferentes agentes etiológicos, que têm em comum o modo de infecção pela via inalatória. Na maioria das vezes, essas infecções são causadas por fungos termodimórficos, que em condições ambientais favoráveis produzem propágulos reprodutivos (esporos, conídios, fragmentos de micélio etc.). Essas estruturas microscópicas, quando inaladas, podem atingir o alvéolo pulmonar, iniciando a infecção primária nas micoses sistêmicas. Na maioria das vezes, a primoinfecção é subclínica ou oligossintomática, que resulta em quadro clínico respiratório inespecífico. Entretanto, em alguns indivíduos a infecção pode ser progressiva e, a partir do foco primário respiratório (complexo primário pulmonar), pode ocorrer disseminação por via linfática, hematogênica ou por continuidade, podendo acometer qualquer local orgânico. A evolução pode ser aguda ou crônica e com a progressão chegar até o óbito na ausência de tratamento adequado. As principais micoses sistêmicas prevalentes na América Latina são histoplasmose, paracoccidioidomicose, coccidioidomicose, todas causadas por fungos termodimórficos. A criptococose, embora também seja uma micose sistêmica, não é endêmica, sendo causada por leveduras encapsuladas; *Cryptococcus neoformans* e *C. gattii*. A criptococose *neoformans* tem distribuição cosmopolita e acomete preferencialmente pacientes imunodeprimidos, enquanto a criptococose *gattii* é uma doença em expansão geográfica. A criptococose *gattii* atualmente pode ser considerada uma micose cosmopolita, pois sua distribuição ampliou-se de zonas tropicais e subtropicais, acometendo, principalmente, hospedeiros imunocompetentes.

Das micoses sistêmicas de caráter endêmico duas não ocorrem no Brasil e são consideradas doença de viajantes ou micoses de importação: a blastomicose (blastomicose norte-americana) e a peniciliose que ocorrem endemicamente na América do Norte e Sudeste Asiático, respectivamente (Tabela 13.1).

Em pacientes imunodeprimidos, as micoses sistêmicas endêmicas apresentam um comportamento francamente oportunista e de maior gravidade e mortalidade, devido a maior disseminação e grande carga parasitária. O surgimento da AIDS na década de 1980 teve grande impacto na emergência de infecções oportunísticas, entre elas as micoses sistêmicas. Atualmente, novos cenários epidemiológicos, como transplantes de órgãos sólidos e terapias com antiTNF-a, destacam-se como fatores de risco relevantes para micoses sistêmicas. Em geral, os pacientes imunodeprimidos, com micoses sistêmicas endêmicas, apresentam pouca resposta inflamatória e reações sorológicas falso-negativas pelo baixo título de anticorpos. Seu tratamento requer antifúngicos de ação fungicida, por períodos mais prolongados e, como seria esperado, a mortalidade é mais elevada.

TABELA 13.1 Distribuição geográfica das micoses sistêmicas endêmicas.

Doença	Agentes	Distribuição geográfica
Paracoccidioidomicose	*P. brasiliensis/P. lutzii*	América Latina
Histoplasmose capsulata Histoplasmose africana	*H. capsulatum* *H. duboisii*	Américas, Ásia África
Coccidioidomicose	*C. immitis* *C. posadasii*	América do Norte América Latina
Blastomicose	*B. dermatitidis*	América do Norte
Peniciliose	*P. marneffei*	Ásia
Criptococose[1]	*C. neoformans* *C. gattii*	Cosmopolita Em expansão/cosmopolita

[1]A criptococose não é considerada micose endêmica.

MICOSES SISTÊMICAS OPORTUNÍSTICAS

As doenças fúngicas oportunísticas emergiram durante as últimas décadas, principalmente entre pacientes imunocomprometidos, com doenças degenerativas ou neoplásicas, assim como pacientes críticos que são submetidos a procedimentos médicos invasivos, antibioticoterapia, cirurgias de grande porte, diálise e transplante de órgãos.

Essas micoses apresentam distribuição geográfica universal, grande diversidade de portas de entrada e alta mortalidade. As micoses oportunísticas são causadas por fungos onipresentes no ambiente, como fungos filamentosos (*Aspergillus* spp., *Fusarium* spp., Mucorales etc.), ou leveduras integrantes de nossa microbiota fúngica endógena ou exógena, a exemplo de *Candida* spp. Ainda neste grupo de doenças encontra-se a criptococose por *C. neoformans*, levedura encapsulada que causa infecção predominantemente em pacientes com doenças associadas à imunodepressão celular.

Em relação às micoses causadas por fungos filamentosos, uma denominação bastante utilizada entre os micologistas é aquela baseada na caracterização morfológica das estruturas fúngicas em vida parasitária, conforme observação em cortes histopatológicos ou em exame micológico direto do espécime clínico. Neste contexto, as hialo-hifomicoses representam micoses causadas por agentes que apresentam hifas hialinas, septadas, bifurcando-se em ângulo agudo. Existem dezenas de gêneros com estas características, incluindo *Aspergillus* sp., *Fusarium* sp., *Acremonium* sp., *Paecilomyces* sp., *Penicillium* sp. etc. De maneira geral, as hialo-hifomicoses mais comuns são predominantemente denominadas com base no gênero do fungo causador, a exemplo de aspergilose e fusariose.

Feo-hifomicose é um termo amplo que designa as infecções causadas por fungos demácios ou feoides. Estes agentes apresentam pigmentação escura por possuírem melanina como componente da parede celular. Em parasitismo, apresentam-se como estruturas pigmentadas, que incluem hifas septadas, catenulares, células leveduriformes, elementos vesiculares etc.

Finalizando, encontramos os agentes de zigomicose ou mucormicose, cuja principal característica em parasitismo são hifas largas e de paredes delgadas, escassamente septadas, hialinas, de aspecto tortuoso, bifurcando-se em ângulo reto.

IMPACTO DAS MICOSES HUMANAS NA SAÚDE

A maioria das agências governamentais de saúde não considera as doenças fúngicas como de notificação compulsória. Com exceção dos Centers of Disease Control and Prevention (CDC) dos EUA, nenhuma agência realiza estudos epidemiológicos sistematicamente para avaliar o impacto das micoses humanas em termos de morbidade e mortalidade. Consequentemente, dados de incidência, prevalência, morbidade e mortalidade são imprecisos, pois são embasados em casuísticas publicadas ou por registro de casos internados em hospitais. A despeito dessas dificuldades, um grupo de pesquisadores coordenado pelo Prof. David Denning, da Universidade de Manchester, tem feito esforços para avaliar dados sobre incidência mundial de infecções fúngicas por diferentes patógenos. Nesse contexto, esses pesquisadores têm extrapolado para a população mundial dados de incidência de infecções fúngicas tendo como base as taxas de incidência encontradas em grupos específicos de risco para essas infecções. A Tabela 13.2 resume a incidência mundial das principais micoses invasivas, tendo por base as taxas de ataque dessas micoses documentadas em populações de risco avaliadas em estudos multicêntricos realizados em diferentes países. Naturalmente, é esperado que essas taxas apresentem algum erro, mas elas representam informações baseadas na melhor simulação disponível no momento.

TABELA 13.2 Impacto global das micoses.

Micose	Incidência anual	Impacto global	Comentários
Superficial			
Pele, cabelos, unhas	–	~ 1.000.000.000	–
Ceratite fúngica	–	~ 1.000.000	–
Mucosas			
Candidíase oral	~ 2.000.000	–	Apenas HIV, 90% dos que não fazem uso de ARVs com contagem de CD4 < 200 células/μℓ
Candidíase esofágica	~ 1.300.000	–	Somente HIV, 20% daqueles com contagem de CD4 < 200 e 5% daqueles em uso de ARVs
Episódio de candidíase vulvovaginal	–	–	70% são afetadas ao longo da vida
Candidíase vulvovaginal recorrente	–	~ 134.000.000	Prevalência anual. Quase 500 milhões durante a vida
Alérgica			
Aspergilose broncopulmonar alérgica na asma	–	~ 4.800.000	Apenas adultos; rara em crianças
Aspergilose broncopulmonar alérgica na fibrose cística	–	~ 6.675	Adultos e crianças a partir dos 4 anos
Asma grave com sensibilização fúngica	–	~ 6.500.000	Apenas adultos; provavelmente incomum em crianças
Rinossinusite fúngica	–	~ 12.000.000	–
Crônica grave			
Aspergilose pulmonar crônica	–	~ 3.000.000	–
Micetoma	–	~ 9.000	1.950 a 2.013 relatos de casos, DTN
Cromoblastomicose	–	> 10.000	Dados limitados e incomuns, DTN
Coccidioidomicose	–	~ 25.000	–
Paracoccidioidomicose	–	~ 4.000	–
Blastomicose	–	~ 3.000	–
Infecção por *Histoplasma*	~ 500.000	~ 25.000	A maioria das novas infecções é assintomática em testes cutâneos
Esporotricose	> 40.000	–	Dados globais limitados. Muito comum em regiões hiperendêmicas do Peru, Brasil e México
Invasiva aguda			
Candidíase invasiva	~ 750.000	–	Inclui 60 a 100 mil casos de candidíase intra-abdominal
Aspergilose invasiva	> 300.000	–	Cerca de 10 milhões em risco anualmente
Pneumonia por *Pneumocystis jirovecii* na AIDS ou não	~ 500.000	–	–
Criptococose na AIDS	~ 223.000	–	Relacionada com a infecção pelo HIV; até 10% não relacionados com HIV
Mucormicose	> 10.000	–	Com base em dados franceses = 4.200 Com base em dados indianos = 910.000.
Histoplasmose disseminada	~ 100.000	–	Sem estimativas fidedignas
Talaromicose*	~ 8.000	–	Apenas no Sudeste Asiático

*Infecção por *Talaromyces* (anteriormente *Penicillium*) *marneffei*. ARVs: antirretrovirais; CD4: linfócitos T; HIV: vírus da imunodeficiência humana; DTN: doença tropical negligenciada aceita pela OMS. Adaptada de J. Fungi, 2017.

BIBLIOGRAFIA

Bonifaz A. Micologia médica básica. 3. ed. México: McGraw-Hill; 2012.

Dhrowhet E. Historical introduction. Evolution of knowledge of the fungi and mycoses from Hipocrates to the twenty-first century. In: Ajello L, Hat HJ, Collier L, Balows A, Sussman M. Medical mycology. Vol 4: Microbiology and microbial infections. 9ed. London: Arnold; 1998. p. 3-42.

Global action fund for fungal infections. [acesso em 11/07/16].

Kwon-Chung KJ, Bennett JE. Medical mycology. Malvern: Lea & Febiger; 1992.

Lacaz CS, Porto E, Martins JEC *et al.* Tratado de micologia médica Lacaz. 9 ed. São Paulo: Sarvier; 2002.

Leading International Fungal Education – Life. [acesso em 11/07/16].

Reiss E, Shadomy HJ, Lyon GM III. Fundamental mycology. New Jersey: Wiley-Blackwell; 2012.

Reiss E, Shadomy HJ, Lyon GM III. Introduction to fundamental mycology in fundamental mycology. Wiley-BlackWell, United States; 2012. p. 3-30.

Rippon JW. Medical mycology. The Pathogenic fungi and the pathogenic actinomycetes. 3rd ed. Philadelphia: WB Saunders; 1988.

Sidrim JJC, Gadelha MF. Micologia médica à luz de autores contemporâneos. Rio de Janeiro: Guanabara Koogan; 2004.

Sutton DA. Basic Mycology in Hospenthal D, Rinaldi MG (ed). Diagnosis and treatment of fungal infections. 2nd ed., Springer International Publishing, Switzerland; 2015. p. 11-23.

14 Criptococose

Maria Luiza Moretti

INTRODUÇÃO

Criptococose é micose sistêmica de porta de entrada inalatória causada por fungos do gênero *Cryptococcus*, um basidiomiceto encapsulado, que compreende mais de 70 espécies.

Os fungos causadores de criptococose são membros dos complexos *Cryptococcus neoformans* e *Cryptococcus gattii*, principais responsáveis por doença em seres humanos. Esses dois complexos foram reconhecidos como pertencentes a sete espécies. A micose abrange duas entidades distintas do ponto de vista clínico e epidemiológico, a criptococose oportunista, cosmopolita, associada a condições de imunodepressão celular e causada, predominantemente, por espécies do complexo *C. neoformans*, e a criptococose primária de hospedeiro aparentemente imunocompetente, muitas vezes endêmica em áreas tropicais e subtropicais, causada, predominantemente, por espécies do complexo *C. gattii*. Ambas causam, prioritariamente, a doença pulmonar e a meningoencefalite, sendo esta última de evolução grave e fatal, acompanhada ou não de lesão pulmonar evidente, fungemia e focos secundários para outros órgãos, como pele, ossos, rins, suprarrenal, entre outros. É doença definidora de AIDS em pacientes infectados pelo HIV. O maior número de casos encontra-se na África, onde a mortalidade atinge 50 a 70% dos casos. Nos países desenvolvidos a mortalidade é menor, próxima de 12%. O número de casos de criptococose tem diminuído após a introdução da terapêutica antirretroviral nos países desenvolvidos. No Brasil, ainda é uma doença oportunista frequente nos pacientes com AIDS e outras doenças imunodepressoras, cuja mortalidade varia de 25 a 50% dos casos, dependendo do hospedeiro e da espécie de *Cryptococcus*.

As leveduras do gênero *Cryptococcus* apresentam-se globosas ou ovaladas, medindo cerca de 3 a 8 mícrons de diâmetro, com brotamento único ou múltiplo, de colo estreito, e envolvidas por cápsula mucopolissacáride. As colônias cultivadas em ágar-sabouraud glicose 2% e ágar extrato de malte e levedura, após 3 dias à temperatura de 25 a 37°C, apresentam-se de cor branca a creme, brilhante, de textura mucoide, margem lisa e inteira. O componente capsular predominante é glucuronoxilomanana, determinante dos sorotipos A, B, C, D e AD. A capacidade de produção de melanina com formação de colônias marrons em meios com extrato de sementes de níger é característica das espécies dos complexos *C. neoformans* e *C. gattii*, não ocorrendo em outras espécies do gênero *Cryptococcus*, nem outras leveduras de interesse médico, com raras exceções. A nova classificação das espécies foi baseada em características genotípicas e fenotípicas, bem como na epidemiologia e virulência, e inclui a espécie *C. neoformans sensu stricto* (s.s.) genótipos VNI, VNII e VNB, híbrido entre *C. neoformans* e *C. deneoformans* genótipo VNIII, e *C. deneoformans* genótipo VNIV. Já o complexo *C. gattii* é formado por *C. gattii sensu stricto* genótipo VGI e *C. deuterogattii* genótipo VGII, *C. bacillosporus* VGIII, *C. tetragatti* VGIV e *C. decagattii* VGIIIc e VGIV. Para a facilidade de leitura deste texto, todas as espécies contidas no complexo *C. neoformans* serão mencionadas como *C. neoformans* e as espécies contidas no complexo *C. gattii* serão mencionadas como *C. gattii*.

EPIDEMIOLOGIA

Cryptococcus é cosmopolita, ocorre em diversos substratos orgânicos, frequentemente associa-se a hábitat de aves, excretas secas, ricas em fontes de nitrogênio, como ureia e creatinina. Condições favoráveis ao crescimento abundante desta levedura formam microfocos, notadamente em centros urbanos e relacionados a pombos. O hábitat de diferentes espécies de aves foi encontrado positivo, sobretudo aves gregárias em cativeiro. Foram identificadas fontes ambientais de *C. neoformans* em árvores em diferentes partes do Brasil: Rio de Janeiro (RJ), Teresina (PI), Boa Vista e Ilha de Maracá (RR), no interior do Amazonas e na cidade de São Paulo.

C. gattii tem sido isolado do ambiente principalmente em regiões tropicais e subtropicais, mas áreas de clima temperado e frio também podem ser incluídas em sua distribuição. Seu hábitat natural foi descrito inicialmente na Austrália, associado a restos vegetais de *Eucalyptus camaldulensis*. Já foi isolado de eucalipto no Parque Ibirapuera (SP) e em plantação da Embrapa em Teresina (PI). *C. gattii* também causa doença em vários animais, incluindo gatos, cachorros, cavalos, coalas, golfinhos, esquilos, marsupiais, aves, entre outros. Na cidade de Vancouver, no Canadá, e na Costa Noroeste do Pacífico dos EUA foram descritos surtos de infecção em animais marinhos (p. ex., golfinhos e botos). Como *C. gattii* pode sobreviver na água do mar por mais de 1 ano, a via inalatória tem sido sugerida como um dos mecanismos de transmissão da criptococose nesses animais. Nessa mesma região também tem sido descrito um número grande de casos de criptococose *gattii* em humanos, cuja principal apresentação clínica foi o acometimento pulmonar. Desde 1999, uma linhagem de *C. gattii* tem infectado humanos e animais no Canadá e na costa noroeste dos EUA. É o maior surto de infecção fúngica em população de humanos sadios da história e tem sido responsabilizada por uma linhagem de alta virulência das cepas do genótipo VGII.

A criptococose por *C. gattii* ocorre na América Latina, Peru, Colômbia, Argentina, Venezuela, Brasil, Austrália, Nova Guiné, países da África Central, Sudeste Asiático, México e algumas regiões dos EUA. No Brasil, estudos clinicoepidemiológicos mostram a importância da criptococose *gattii* de sistema nervoso central em crianças e adultos jovens de ambos os sexos e crianças nas regiões norte e nordeste, com letalidade de 35 a 40%.

A criptococose ocorre como primeira manifestação oportunista em cerca de 4,4% dos casos de AIDS no Brasil como um todo e, de 8 a 12% na região Sudeste (Ministério da Saúde 2000). De acordo com dados do Datasus, a criptococose foi a micose sistêmica com o maior número de internações no Brasil de 2000 a 2007. Em estudo mais recente, de 2000 a 2012, a criptococose foi responsável por 0,47 óbito por milhão de habitantes como causa básica e por 2,41 óbitos por milhão de habitantes como causa associada ao óbito. A criptococose *neoformans* associada à AIDS predomina nas regiões Sul, Sudeste e Centro-Oeste do Brasil. Observamos que a infecção por *C. gattii* humana e de animais é de ocorrência geográfica mais ampla do que o habitualmente descrito e tem aspectos clinicoepidemiológicos pouco conhecidos, necessitando de uma abordagem distinta da criptococose oportunista causada por *C. neoformans*. Em áreas de grande pressão endêmica por *C. gattii* observa-se significativa associação deste agente com AIDS. Por outro lado, *C. neoformans* é capaz de causar infecção fatal em indivíduos aparentemente normais. Entre os casos de criptococose humana, *C. neoformans* é a espécie mais comumente isolada em amostras clínicas por todo o mundo. Esse complexo de espécies totaliza mais de 95% dos casos de criptococose. *C. neoformans* comumente causa doença em alguns países europeus e nos EUA.

Antes da epidemia do HIV, a infecção criptocócica era uma infecção sistêmica incomum que acometia pacientes com outras causas de imunodepressão, geralmente associada ao uso de corticosteroides ou a outro tratamento imunodepressor, diabetes melito, doença de Hodgkin e lúpus eritematoso sistêmico. Após a epidemia da infecção pelo HIV, o número de casos de criptococose aumentou significativamente, sendo que aproximadamente 80% de casos de criptococose em todo o mundo estão associados à AIDS. Na era pré-terapia antirretroviral de alta potência (TARV), a infecção criptocócica tornou-se a principal infecção oportunística causadora de morte em pacientes infectados pelo HIV e com CD4 < 100 células/mm^3. Após a TARV, a incidência da criptococose diminuiu significativamente nos pacientes com AIDS, mas a incidência da infecção criptocócica em pacientes não infectados pelo HIV não mudou durante esse período. Embora o aumento do uso de TARV esteja associado à diminuição da incidência de casos de criptococose em países desenvolvidos, a incidência e a mortalidade por essa doença ainda são extremamente altas em países com epidemia de HIV incontrolada e acesso limitado aos medicamentos e aos cuidados de saúde. Outros pacientes de grupos de risco continuam a se ampliar, devido ao desenvolvimento na medicina de transplantes e à criação de novas terapias imunossupressoras. No Brasil, a criptococose é ainda um problema de saúde pública nos pacientes com AIDS. A incidência de casos de AIDS, no Brasil, vem decrescendo comparativamente, entre os dados de 2009, com 41.272 casos novos, para 29.917 casos novos em 2020. No estado de São Paulo, dados da Secretaria de Estado da Saúde mostraram queda de 44,8% na taxa de mortalidade por AIDS e de 42% na incidência de casos da doença nos últimos 10 anos. Embora não tenhamos dados sobre a incidência atual da criptococose, no Brasil, é esperado que também esteja em número decrescente tendo em vista a queda significativa do número de casos de AIDS.

Com a recente epidemia mundial de COVID-19 foram observados a ocorrência de criptococose em pacientes com COVID-19. Tem sido descrita a associação de COVID-19 com outros patógenos como bactérias, vírus e fungos. Neste último, principalmente coinfecção com espécies de *Candida*, *Aspergillus* e mucormicose. COVID-19 está associada ao aumento de citocinas pró-inflamatórias, interleucina-1, interleucina-6 e fator de necrose tumoral alfa, redução de células CD4 e CD8, fatores que aumentam a suscetibilidade para infecções fúngicas. Além desses fatores, o uso de corticosteroides e de tocilizumabe como tratamento de formas graves de COVID-19 poderiam propiciar a ocorrência de doença criptocócica nesses pacientes. Embora sejam ainda poucos os casos de criptococose associados à COVID-19, os clínicos devem ficar atentos para a ocorrência dessa micose em pacientes hospitalizados por COVID-19.

PATOGÊNESE

A infecção natural ocorre por inalação de basidiósporos ou leveduras desidratadas, sendo os primeiros resistentes às condições ambientais e apontados como prováveis propágulos infectantes. O diâmetro dos propágulos fúngicos de 1,2 a 1,8 mícron depositam-se nos alvéolos e, na temperatura corporal de 37°C, transformam-se em leveduras capsuladas. O hospedeiro desenvolve um complexo linfonodal pulmonar primário. Na maioria dos casos, a inalação de *Cryptococcus* spp. produz infecção pulmonar assintomática, autolimitada e, dentro desse complexo, as leveduras permanecem latentes, morrem ou, com um posterior evento de imunossupressão, são reativadas e causam doença.

Essa infecção primária também pode causar sintomas pulmonares no hospedeiro, em caso de imunossupressão ou de um grande inóculo da levedura. A disseminação pulmonar para outros órgãos pode ocorrer como resultado da infecção primária ou secundária.

No estágio de disseminação da localização pulmonar, o cérebro torna-se o órgão com maior propensão a ser o alvo da doença clínica. Por isso, a maioria dos casos é de doença no pulmão ou no sistema nervoso central (SNC). Esse tropismo pelo SNC é atribuído à concentração ótima de nutrientes assimiláveis pelo fungo (tiamina, ácido glutâmico, glutamina, dopamina, carboidratos e minerais) existentes no liquor, à falta de atividade do sistema complemento no liquor e à fraca ou ausente atividade de resposta inflamatória do tecido cerebral. Após o evento pulmonar inicial, a infecção evolui como quadro regressivo, ocorrendo a formação de eventuais focos extrapulmonares, de estrutura tecidual granulomatosa nos hospedeiros normais, que raramente calcificam. Focos residuais, de infecções latentes, podem reativar anos após. Não há estimativas populacionais amplas de prevalência da infecção, mas já existem evidências iniciais, por meio de estudo sorológico de anticorpos, de que a infecção possa ocorrer desde a infância. *Cryptococcus* spp. apresentam-se nos tecidos do hospedeiro como leveduras encapsuladas (forma assexual), fato que o torna único entre os fungos patogênicos. É observado com ou sem brotamento, mas pode ser visto multibrotante, pobremente encapsulado, sem cápsula ou como pseudo-hifa.

Dentre os principais fatores de virulência do *Cryptococcus* destacam-se a termotolerância, os componentes da parede celular e da cápsula, a capacidade de adesão, os receptores de hormônios e a produção de enzimas. Entre os mecanismos imunossupressores induzidos pela presença da cápsula estão: inibição da fagocitose e da ligação de IgG, bloqueio da fixação de C3 e da via da ativação de complemento pela via clássica, supressão da proliferação da expressão das moléculas de adesão. Tanto a parede celular como a cápsula sintetizada pelos fungos são estruturas que protegem os microrganismos dos ataques do hospedeiro. A produção de melanina, que se deposita na parede do fungo, é proveniente de substratos que contêm dopamina e da ação de enzimas catalisadoras, como a fenoloxidase. O cérebro é rico em substratos para a fenoloxidase (p. ex., dopamina) e poderia ser responsável pela propensão desses organismos em infectar o sistema nervoso. Após ter entrado no organismo do hospedeiro, os fungos encontram uma série de mecanismos, inespecíficos (da imunidade inata) e específicos (da imunidade adquirida) que tentam eliminá-los a qualquer custo, atuando por meio de um padrão de resposta Th1 e com liberação de citocinas por estímulos de macrófagos. Embora muitos autores relatem comprometimento da imunidade celular, em pacientes com criptococose seria importante levar em consideração não apenas o comprometimento sistêmico do indivíduo, mas também a eficácia dessa resposta em diferentes órgãos. Existem evidências em estudos experimentais de que o linfócito T tem eficácia reduzida no tecido cerebral em comparação ao que se observa em outros órgãos (p. ex., pulmão) e há um atraso no desenvolvimento da resposta inflamatória no tecido cerebral, em comparação com outros órgãos.

DIAGNÓSTICO

A alta mortalidade da doença criptocócica está diretamente relacionada ao retardo do diagnóstico e, consequentemente, da demora na instituição da terapia antifúngica, portanto o diagnóstico laboratorial é fundamental para a pronta terapêutica. O diagnóstico está fundamentado em: cultura e microscopia direta de materiais clínicos, anatomopatologia de tecidos e a detecção do antígeno criptocócico.

A avaliação do líquido cefalorraquidiano ou liquor (LCR) é fundamental para o diagnóstico da doença no SNC. Ao realizar a punção liquórica deve-se sempre medir a pressão de abertura. Pressão de abertura maior que 25 cmH_2O requer punções repetidas até que a pressão de abertura diminua para valores menores que 20 cmH_2O. Sempre que possível deve-se realizar tomografia computadorizada de crânio antes da primeira punção liquórica para excluir massas intracerebrais que poderiam resultar em herniação. O exame do LCR pode revelar redução dos valores de glicose e aumento de proteínas. A contagem de leucócitos está elevada e varia entre 150 e 500 células com predomínio de linfócitos (80 a 90%). Nos pacientes com AIDS e com resposta inflamatória inadequada, a contagem de leucócitos pode ser próxima do normal, podendo apresentar uma enorme carga fúngica e títulos altos de antígeno criptocócico (> 1:512).

Microscopia

A microscopia se apresenta como um excelente recurso no diagnóstico, uma vez que criptococose apresenta abundância de elementos fúngicos em materiais clínicos (p. ex., escarro, lavado bronquioalveolar, tecidos, medula óssea). No LCR, as células fúngicas, quando coradas com tinta da China, são visualizadas à microscopia óptica comum quando há 10^3 ou 10^4 UFC/mℓ de liquor, de elementos fúngicos, com sensibilidade em torno de 80%, não sendo preditora de evolução. A centrifugação do LCR por 10 minutos aumenta a sensibilidade.

A cultura é o exame comprobatório da doença. *Cryptococcus* spp. crescem bem em vários meios de cultivos, que não contenham ciclo-heximida: ágar-sangue, ágar-sabouraud e ágar infusão de cérebro-coração. Pode crescer em temperaturas entre 25 e 37°C, mas cresce melhor a 30°C; a termotolerância máxima é de 40°C. A cultura de LCR é positiva em 89% dos pacientes sem infecção pelo HIV e em 95 a 100% dos pacientes com AIDS. A hemocultura pode revelar a presença do fungo no sangue (fungemia) na doença disseminada.

Testes diagnósticos imunológicos

A detecção de antígeno capsular polissacarídeo de *Cryptococcus* pela aglutinação do látex pode ser realizada no sangue, na urina, no lavado bronquioalveolar e no LCR. Na prática, a detecção de antígeno é feita no LCR e no soro. LCR e soro são positivos em mais de 90% nos pacientes com meningite criptocócica; em infecções fora do SNC, estes espécimes fornecem menor positividade do teste. A sensibilidade é de 95%, e especificidade, de 98%. Títulos de 1:4 sugerem fortemente a infecção por *Cryptococcus* e títulos maiores que 1:8 sugerem doença em atividade. A presença de aglutinação de partículas de látex em títulos > 1:1.024 indica alta carga fúngica, déficit imunitário e, quando persistente após 2 semanas do tratamento, pode sugerir dificuldade na resposta terapêutica. A maioria dos falso-positivos ocorre em reação cruzada com fator reumatoide, e mais raramente pode ocorrer reação cruzada com *Trichosporon* ou por contaminação.

Testes de ELISA foram desenvolvidos para detecção tanto de antígenos como de anticorpos. O teste de ELISA detecta antígenos em títulos mais baixos e mais precocemente na infecção criptocócica. No entanto, ele é mais demorado e laborioso. Em geral, os anticorpos não estão presentes durante a infecção ativa e podem aparecer durante o tratamento e com a recuperação do paciente.

Mais recentemente foi desenvolvido o ensaio imunocromatográfico de fluxo lateral (CRAG LFA) para a detecção de antígeno criptocócico. O teste pode ser realizado à beira do leito, não requer eletricidade, equipamentos laboratoriais nem preparo prévio do espécime clínico, podendo ser testado em LCR, soro, plasma e urina. O resultado é obtido em menos de 10 minutos. Apresenta custo mais barato que a aglutinação em látex, alta sensibilidade e especificidade (98 a 100%), possibilitando o diagnóstico rápido e preciso de meningite criptocócica. Os resultados podem ser expressos qualitativamente ou semiquantitativamente, podendo os títulos estarem diretamente relacionados com a carga fúngica e a mortalidade.

Testes de sensibilidade aos antifúngicos

Cryptococcus sp. são sensíveis a anfotericina B, flucitosina e azólicos, não havendo necessidade de realização rotineira de testes de sensibilidade aos antifúngicos. A ocorrência de casos de criptococose por *C. gattii* na costa oeste dos EUA e no Canadá causa preocupação, pois esta espécie de *Cryptococcus* vem acometendo pessoas saudáveis. Embora a recomendação da Sociedade Americana de Doenças Infecciosas seja para que esses casos sejam tratados de modo semelhante a *C. neoformans*, estudos têm mostrado que isolados de *C. gattii* apresentam menor suscetibilidade aos azólicos do que os isolados de *C. neoformans*. *C. gattii* do tipo VGII apresenta CIMs para fluconazol, itraconazol e voriconazol significativamente mais elevadas do que os tipos VGI, VGIII e VGIV. Daí, surge a pergunta: a criptococose por *C. gattii* deve ser tratada da mesma maneira que *C. neoformans*? Tem sido sugerido que o tratamento de indução, anfotericina B + flucitosina, seja estendido para 6 semanas nos casos de doença neurológica e 2 semanas nos casos de doença pulmonar e a terapia de consolidação seja de, no mínimo, 12 meses.

QUADRO CLÍNICO

As apresentações clínicas são diretamente relacionadas ao estado imunológico do hospedeiro, que varia desde manifestações localizadas autolimitadas até doença disseminada. Sinais e sintomas da criptococose dependerão da localização da doença (pulmonar, SNC ou disseminada). A criptococose em SNC é a manifestação clínica mais frequente da doença seguida do envolvimento pulmonar. O complexo primário pulmonar-linfonodo, semelhante à tuberculose e à histoplasmose, pode ser assintomático e com potencial risco de disseminação em presença de imunodepressão. Infecção subpleural assintomática ocorre frequentemente, devido ao tamanho dos propágulos fúngicos, os basidiósporos (1 a 5 mícrons) que se depositam nos alvéolos periféricos.

Fatores associados à presença de condições clínicas de imunodepressão, como uso de esteroides, malignidades, transplantes ou infecção pelo HIV, estão frequentemente associados a criptococose, que é uma micose importante em pacientes receptores de transplante de órgão sólido, sendo uma das mais frequentes doenças fúngicas invasivas no período pós-transplante, ocorrendo nos primeiros 2 anos após o transplante. Entretanto, existem descrições da doença dentro dos primeiros 30 dias pós-transplante.

Criptococose pulmonar

A criptococose pulmonar manifesta-se de forma diversa no paciente adulto imunocompetente e no imunodeprimido.

Na criptococose pulmonar no paciente adulto imunocompetente, a inalação do *Cryptococcus* causa pneumonite focal que pode ser ou não assintomática. O curso da doença vai depender, prioritariamente, do *status* imunológico do hospedeiro, ou seja, se a pneumonite se resolve espontaneamente ou se evolui para doença sintomática e disseminada. Muitas pessoas se expõem durante a vida ao *Cryptococcus* e a maioria não desenvolve doença; no entanto, se o hospedeiro apresentar imunodepressão poderá haver reativação de focos latentes pulmonares com subsequente atividade de doença. A criptococose pulmonar pode ser um achado radiológico em paciente assintomático. É comum a doença manifestar-se como pneumonia, frequentemente multifocal, segmentar ou lobar, com broncograma aéreo. Massas focais, sobretudo em lobos superiores, são semelhantes a neoplasias pulmonares, como a síndrome de Pancoast e/ou com invasão dos arcos costais e parede torácica. A Tabela 14.1 descreve os principais sintomas nos pacientes imunocompetentes e imunodeprimidos.

A maioria dos casos de criptococose pulmonar no paciente adulto imunodeprimido é causado por reativação de foco pulmonar latente. No entanto, cogita-se a ocorrência de uma nova infecção. Os casos de acometimento pulmonar, no imunodeprimido, em geral são mais sintomáticos que o imunocompetente, bem como apresentam mais frequentemente formas extrapulmonares.

As principais causas de imunodepressão associadas às formas pulmonares de criptococose incluem: infecção pelo HIV, transplante de órgãos sólidos e de medula óssea, cirrose hepática, insuficiência renal, pneumopatia crônica, uso de corticoides e uso de antagonistas de fator de necrose tumoral.

Os sintomas clínicos vão desde formas assintomáticas até casos graves de falência respiratória aguda grave, principalmente em pacientes HIV-positivos e em pacientes transplantados. Essa forma de pneumonia aguda grave está associada à alta mortalidade e à disseminação da doença e os pacientes devem ser tratados como a forma meningoencefalítica da criptococose. A disseminação para o SNC é muito frequente e ocorre em mais de 90% dos casos. Esta apresentação clínica mostra-se semelhante, clínica e radiologicamente, à pneumonia por *Pneumocystis jiroveci.*

No paciente HIV-positivo a criptococose pulmonar tem apresentação clínica mais grave que os demais pacientes imunodeprimidos, sendo mais grave quanto maior for o grau de imunodepressão.

A maioria dos pacientes não infectados pelo HIV e imunodeprimidos que apresentam acometimento pulmonar pertence à categoria

TABELA 14.1 Sinais e sintomas da criptococose pulmonar nos pacientes imunocompetentes e imunodeprimidos.

Imunocompetente	HIV/AIDS
Tosse, > 50% Tosse com escarro mucoide, 30% Dor pleurítica ventilatória-dependente, 10% Febre baixa, dispneia, perda de peso, fraqueza menos frequentemente	Febre, > 80% Tosse, 60% Dispneia, 50% Cefaleia, 40% Perda de peso, > 45% Síndrome respiratória aguda grave
Hemoptise, escarro hemoptoico, atrito pleural	

de pacientes transplantados de órgãos, sendo a criptococose pulmonar a segunda causa de nódulo pulmonar em pacientes transplantados de fígado, após a aspergilose. Apresentações clínicas como pneumotórax, pneumomediastino e pneumonia criptocócica alérgica foram relatadas como formas clínicas inusitadas.

Diagnóstico

O diagnóstico da forma pulmonar geralmente é feito por exame micológico direto do escarro e do lavado bronquioalveolar, pela cultura do escarro e do lavado bronquioalveolar, pela pesquisa de antígeno criptocócico no sangue e exames de imagem. Nos casos com apresentação nodular, o diagnóstico geralmente é feito por biopsia ou retirada cirúrgica do nódulo e exame histopatológico. O encontro ou isolamento em cultura de *Cryptococcus* spp. nos espécimes respiratórios deve ser sempre considerado, uma vez que este fungo não faz parte da microbiota humana.

O paciente com criptococose pulmonar deve ser avaliado quanto à presença de meningite, por meio de punção liquórica, mesmo na ausência de sinais e sintomas neurológicos. O antígeno criptocócico positivo com títulos maiores do que 1:8 no soro em pacientes assintomáticos e com doença pulmonar é sugestivo de doença pulmonar e/ou disseminada.

Exames de imagem

A criptococose pulmonar pode apresentar-se à radiografia de tórax de diferentes formas e combinações, e é necessário ressaltar que as imagens pulmonares (massas e nódulos) predominam no paciente imunocompetente, enquanto no imunodeprimido há o predomínio de infiltrado intersticial e de opacidade intersticial difusa. As alterações radiológicas mais comuns são:

- Nódulos unilaterais ou bilaterais: são o achado radiológico mais comum; são bem definidos e não calcificados, raramente com cavitação. Os nódulos tipicamente têm localização subpleural e podem ser solitários ou múltiplos, variando em diâmetro de 0,5 a 4,0 cm, com maior frequência no hospedeiro imunocompetente
- Infiltrados intersticiais uni ou bilaterais: descritos em pacientes imunocomprometidos, incluindo pacientes com AIDS, e, nesses casos, faz-se necessário o diagnóstico diferencial com pneumocistose
- Padrão miliar semelhante à tuberculose
- Derrame pleural: descrito tanto no imunocompetente como no imunocomprometido, com frequência inferior a 10% dos casos de criptococose pulmonar
- Adenopatia hilar e mediastinal: complexo primário similar ao descrito na tuberculose. Quando ocorre o acometimento do lobo superior com envolvimento dos linfonodos supraclaviculares a criptococose mimetiza tumor de Pancoast.

Os achados mais comuns na tomografia computadorizada de tórax são as imagens nodulares múltiplas e agrupadas com predominância periférica (mais frequente), padrão nodular disperso, cavitações, nódulo/massa pulmonar solitário e broncopneumonia.

O encontro de outras infecções oportunistas associadas à criptococose pulmonar é comum, uma vez que esta micose tende a ocorrer em fases avançadas da AIDS, quando o número de linfócitos T CD4 é inferior a 100 células/mm^3; outras doenças, como candidíase oroesofágica, micobacteriose disseminada, toxoplasmose, pneumocistose, histoplasmose e citomegalovirose, podem estar presentes concomitantemente à criptococose; é necessário, portanto, adicionar exames laboratoriais específicos para diagnosticar essas infecções. É importante destacar que esta micose tem sido observada em pacientes com a síndrome inflamatória de reconstituição imune (SRI) seguida à introdução da TARV.

Tratamento

Antes de a terapêutica para as formas pulmonares de criptococose ser instituída deve-se sempre afastar doença em SNC, mesmo em pacientes assintomáticos, realizar a punção liquórica, determinar a pressão de abertura, fazer a microscopia direta com pesquisa de *Cryptococcus* no LCR com coloração pela tinta da China, coletar o LCR e determinar os títulos de antígeno criptocócico pelo látex ou CRAG LFA.

O tratamento das formas pulmonares deve ser sempre recomendado nos pacientes sintomáticos e/ou com doença disseminada e/ou com antígeno criptocócico positivo e/ou com imunossupressão. Pacientes com formas pulmonares localizadas, assintomáticos, oligossintomáticos ou com nódulo pulmonar ressecado podem ser observados, em um primeiro momento, sem o uso de antifúngicos; entretanto, o monitoramento clínico e laboratorial deve ser cuidadoso. Nestas situações é necessária avaliação criteriosa do risco de disseminação para outros locais, além de possível imunossupressão. Outra possibilidade de manejo dos casos supracitados seria a introdução da terapêutica específica em todos os casos de criptococose pulmonar, independente da presença ou ausência de sintomatologia.

O roteiro para tratamento das formas pulmonares está na Tabela 14.2.

Criptococose em sistema nervoso central

Embora a infecção causada pelo *Cryptococcus* ocorra por via inalatória, nos pulmões, o SNC é o mais acometido pela doença, tanto no imunocompetente como no imunodeprimido. *Cryptococcus* spp. se disseminam pelo organismo e podem acometer qualquer órgão, principalmente SNC, ossos, pele e próstata. A resposta inflamatória da infecção do parênquima cerebral é menor que nas meningites bacterianas, com predomínio de linfócitos; ocasionalmente na inflamação podem predominar os neutrófilos. O envolvimento do SNC pode ocorrer em paciente imunocompetente ou sem imunodeficiência aparente, mas predomina no paciente imunodeprimido e, dentre os grupos de pacientes imunodeprimidos, aqueles com infecção pelo HIV representam a maioria dos casos. A meningoencefalite é uma doença fatal quando não tratada ou não tratada adequadamente. Relatos prévios à terapia antifúngica relataram mortalidade de 80% em 2 anos após o diagnóstico. No mundo ocorrem aproximadamente 960 mil casos por ano que resultam em 625 mil mortes após 3 meses do diagnóstico da infecção. A meningoencefalite por *Cryptococcus* é a terceira causa mais frequente de complicação neurológica em pacientes com AIDS, sendo responsável por 13 a 44% das mortes em países pobres. Na África Subsaariana a meningite criptocócica é responsável por mais de 500 mil mortes por ano, excedendo a mortalidade por tuberculose.

Sinais e sintomas

Os sintomas podem ser agudos ou crônicos, e sua gravidade varia de acordo com as condições clínicas do paciente (uso de corticosteroides, diabetes, infecção pelo HIV, uso de substâncias imunossupressoras, pós-transplante, entre outras).

Sinais e sintomas mais comuns são dor de cabeça intensa e contínua, sem fatores de melhora e pouco responsiva aos analgésicos, alteração do *status* mental que variam de alterações leves da personalidade até confusão mental, letargia e coma. A presença de náuseas e vômitos é comum e está associada com o aumento da pressão intracraniana. Febre e sinais meníngeos estão associados com a resposta inflamatória e alguns pacientes HIV-positivos podem apresentar quadro pouco específico com febre baixa, cefaleia persistente e ausência de sinais meníngeos. Dependendo do grau de acometimento da aracnoide o paciente pode apresentar visão borrada, diminuição da acuidade visual até cegueira, diplopia e fotofobia, papiledema, neurite óptica e coriorretinite. Outros achados menos frequentes incluem convulsão, ataxia, afasia, diminuição da acuidade auditiva e movimentos coreoatetoicos. Hidrocefalia é uma complicação tardia que pode complicar-se com demência.

A infecção em SNC envolve o tecido cerebral e as meninges. No imunocompetente, a apresentação clínica da doença pode ser tanto meningite como lesões focais ou massas denominadas criptococomas. Por ser difusa, a meningite geralmente não apresenta sinais neurológicos focais, contrariamente ao criptococoma, que pode ter sinais e sintomas compatíveis com massa expansiva cerebral.

O diagnóstico de meningite criptocócica pode ser difícil devido às características dos sintomas serem subagudos e, às vezes, pouco específicos. No entanto, deve-se suspeitar da doença em paciente imunodeprimido com queixa de febre, cefaleia e outros sinais de envolvimento do SNC.

TABELA 14.2 Tratamento das formas pulmonares de criptococose em paciente com antígeno criptocócico e cultura em LCR negativos.[1]

Apresentação	Forma clínica	Tratamento	Duração (dose total)
Imunocompetente ou imunodeprimido não HIV	Leve/moderada	Fluconazol (400 mg/dia), VO, (BIII) ou Itraconazol (200 mg 2 vezes/dia), VO, ou	6 a 12 meses
		Anfotericina BIV (0,5 a 1 mg/kg/dia) por 2 a 4 semanas como terapêutica inicial e continuar com fluconazol (400 mg/dia), VO	Duração total do tratamento de 6 a 12 meses
	Grave	Tratar como meningoencefalite (BIII)[3]	12 meses
Se paciente HIV (positivo)	–	Manutenção após tratamento das formas leve, moderada e grave com fluconazol (200 mg/dia), VO, (BIII) ou Itraconazol (200 mg/dia), VO	12 meses Considerar a suspensão após 1 ano de manutenção e CD4 > 100 células/mm^3 e título de antígeno criptocócico ≤ 1:512
Criptococoma pulmonar	Pequeno e único	Fluconazol (400 mg/dia), VO	12 meses
	Grandes e múltiplos Considerar cirurgia[2]	Anfotericina B (0,7 mg/kg/dia) + flucitosina, se disponível, (100 mg/kg/dia), VO, dividido em 4 doses e continuar com	4 a 6 semanas
		Fluconazol (400 mg/dia), VO	6 a 18 meses

[1]Em todos os casos, deve-se excluir a infecção por *Cryptococcus* em SNC: se a cultura ou a pesquisa direta de *Cryptococcus* e/ou antígeno criptocócico for positiva no exame do liquor: tratar como infecção em SNC. [2]Considerar cirurgia se compressão de estruturas vitais ou falha terapêutica após 4 semanas de tratamento (BIII). [3]Considerar o uso de corticoide nos casos de síndrome respiratória aguda grave quando no contexto da síndrome de reconstituição imune (BIII).

Tratamento

Terapia antifúngica

Nas formas graves, principalmente de SNC, seja o paciente infectado ou não pelo HIV, a fase de indução tem por objetivo negativação ou redução efetiva da carga fúngica, sendo o período mínimo de tratamento de 2 semanas. A fase de consolidação deve ser mantida por pelo menos 8 semanas e compreende negatividade micológica e normalização de parâmetros clínicos e laboratoriais. Segue-se a fase de manutenção por um mínimo de 1 ano com tempo adicional que varia de acordo com a condição do estado imune do hospedeiro.

A terapia de manutenção tem sido preconizada pelo alto risco de recaída nos pacientes com acentuada imunossupressão e em pacientes com AIDS enquanto os linfócitos T CD4+ estiverem em níveis inferiores a 100 células/mm^3. Pode-se considerar a suspensão da terapia antifúngica de manutenção em pacientes aderentes à TARV, após a estabilização dos linfócitos T CD4+ em níveis superiores a 100 células/mm^3, por mais de 6 meses. As substâncias disponíveis são: anfotericina B, anfotericina B formulações lipídicas (complexo lipídico e lipossomal), itraconazol e flucitosina. Os novos triazólicos como voriconazol e posaconazol também foram utilizados na criptococose, mas o fluconazol permanece como o azólico de escolha no tratamento da criptococose. Comparativamente, no uso de anfotericina B deoxicolato com anfotericina lipossomal, ambas apresentaram a mesma eficácia terapêutica e sobrevida, porém a anfotericina lipossomal apresentou significativa menor toxicidade. Estudos com a combinação anfotericina nas doses de 0,7 ou 1 mg/kg/dia + flucitosina 100 mg/kg/dia, foram associados à esterilização mais rápida dos fungos no LCR em 2 semanas, em comparação à anfotericina B isoladamente (AI). A esterilização mais precoce do liquor está diretamente associada à redução da mortalidade e, assim, são desejados esquemas terapêuticos que esterilizem mais rapidamente o LCR.

A flucitosina é uma substância com potencial mielotóxico e hepatotóxico, e seu uso deve ser acompanhado com controles laboratoriais por hemograma, hepatograma e função renal. Na dosagem de 100 mg/kg/dia, via oral, ou IV, a flucitosina tem sido usada sem efeitos tóxicos significativos, sem necessidade de dosagens séricas.

A formulação lipídica de anfotericina B pode ser utilizada como substituição da sua formulação desoxicolato, em decorrência de sua maior toxicidade. Existem estudos mostrando eficácia da formulação lipídica em associação com a flucitosina comparável à eficácia da formulação desoxicolato + flucitosina.

Após 2 semanas da terapia de indução, com sucesso, recomenda-se seguir o curso terapêutico com fluconazol (400 mg/dia ou 800 mg/dia via oral; ver Tabela 14.3), por mínimo de 8 semanas ou até que as culturas de LCR se tornem negativas (AI). Fluconazol deverá ser iniciado na fase de consolidação, quando o paciente apresentar melhora clínica definida por: melhora do *status* mental, febre, cefaleia, sinais meníngeos e/ou negativação da cultura do LCR na segunda semana. Um risco adicional do uso de fluconazol é a indução de resistência, embora rara; por ser fungistático e não induzir à esterilização precoce do LCR, não é recomendável para terapêutica de ataque, e sim para a manutenção. Trombocitopenia (4%) e granulocitopenia (18%) podem surgir na associação com flucitosina, e a melhora pode ser alcançada com redução de 50% da dose de flucitosina. O itraconazol, embora menos eficaz, pode ser uma alternativa ao fluconazol nos casos de intolerância.

Mais recentemente foram acrescentados outros esquemas terapêuticos na terapia de indução, como a associação de anfotericina B + fluconazol, e que poderia substituir a combinação de anfotericina B + flucitosina, uma vez que não dispomos de flucitosina no Brasil. Existem resultados controversos acerca deste esquema, pois um estudo recente, randomizado e controlado que incluiu um número maior de pacientes não mostrou diferença significativa na redução da mortalidade comparativamente ao uso da anfotericina B em monoterapia. A combinação de fluconazol (400 a 800 mg/dia) + flucitosina (150 mg/kg/dia) também foi efetiva no tratamento da meningite criptocócica nos pacientes com AIDS (CIII) e pode ser uma alternativa em locais em que a disponibilidade de uso intravenoso anfotericina B seja limitada ou por toxicidade grave da anfotericina B.

Com base nas evidências da literatura atual, tanto a Sociedade Americana de Doenças Infecciosas (IDSA) como a Organização Mundial da Saúde (OMS) recomendam a inclusão da flucitosina nos esquemas terapêuticos tanto na meningoencefalite como em outras formas graves de criptococose, como o tratamento de escolha na fase de indução, seja associada à anfotericina B ou a altas doses

TABELA 14.3 Tratamento da criptococose em sistema nervoso central ou doença disseminada para pacientes HIV-positivos.

Indução	Consolidação
Esquema 1 (flucitosina disponível) (World Health Organization; 2018)	
Anfotericina B (1 mg/kg/dia) + flucitosina (100 mg/kg/dia), VO, dividido em 4 doses, por 1 semana. A seguir, 1 semana de fluconazol (1.200 mg/dia para adultos ou 12 mg/kg/dia para adolescentes e crianças até, no máximo, 800 mg/dia)	Fluconazol (800 mg/dia para adultos e 6 a 12 mg/kg/dia para crianças e adolescentes), VO, por, no mínimo, 8 semanas
Esquema 2 (na ausência ou intolerância à flucitosina)	
Anfotericina B (0,7 a 1 mg/kg/dia) ou anfotericina B lipossomal (3 a 4 mg/kg/dia) ou ABLC (5 mg/kg/dia), por 4 a 6 semanas	Fluconazol (800 mg/dia para adultos e 6 a 12 mg/kg/dia para crianças e adolescentes), VO, por, no mínimo, 8 semanas
Esquema 3 (na ausência ou intolerância à flucitosina)	
Anfotericina B (1 mg/kg/dia) + fluconazol (1.200 mg/dia), VO, por 2 semanas (BII)	Fluconazol (800 mg/dia para adultos e 6 a 12 mg/kg/dia para crianças e adolescentes), VO, por, no mínimo, 8 semanas
Em casos de intolerância ou impossibilidade de uso de anfotericina B e/ou suas formulações lipídicas	
• Fluconazol (1.600 a 2.000 mg/dia) dividido em 4 doses, por 10 a 12 semanas ou • Itraconazol (200 mg 2 vezes/dia) por 10 a 12 semanas ou • Fluconazol 1.200 mg/dia para adultos e 12 mg/kg/dia para crianças e adolescentes + flucitosina na dose de 100 mg/kg/dia dividada em 4 doses diárias, por 2 semanas (World Health Organization; 2018)	
Manutenção	
• Fluconazol 200 mg/dia para adultos e 6 mg/kg/dia para crianças e adolescentes por 12 a 24 meses a depender da melhora dos níveis de linfócitos T CD4 (World Health Organization; 2018) ou	
• Itraconazol (200 mg 2 vezes/dia), VO, ou	
• Anfotericina B desoxicolato (1 mg/kg 1 vez/semana)	

*Alternativa terapêutica de indução: Anfotericina B lipossomal, 10 mg/kg/dia em dose única + flucitosina (100 mg/kg/dia), e fluconazol 1.200 mg/dia durante 14 dias (ver texto em tratamento de meningite criptocócica em pacientes com HIV/AIDS).

*Não está indicado o uso de corticosteroides como tratamento adjuntivo na meningite criptocócica, sendo o mesmo associado a piora do quadro clínico e complicações.

*Embora não disponhamos de flucitosina no Brasil, optamos por manter este esquema de tratamento na tabela uma vez que é comprovadamente o melhor esquema terapêutico para a fase de indução da meningoencefalite criptocócica.

*Iniciar TARV somente após 4 a 6 semanas do início do tratamento antifúngico.

*Pacientes com CD4+ com mais de 100 células/mm^3 por mais de 6 meses e aderentes à TARV e carga viral indetectável por pelo menos 3 meses, pode-se suspender a terapêutica antifúngica de manutenção após 1 ano de terapia antifúngica; reiniciar a terapêutica de manutenção se CD4 cair para menos de 100 células/mm^3 (CIII).

VO: via oral.

de fluconazol. Somente na gravidez é que se deve ter muita cautela na indicação de flucitosina, analisando-se criteriosamente o custo-benefício do uso deste medicamento.

A Tabela 14.4 apresenta o roteiro para tratamento da criptococose em SNC em pacientes não HIV e não transplantados.

HIV-positivo

A meningoencefalite por *Cryptococcus*, no paciente HIV-positivo, tem sido a condição clínica da criptococose mais estudada desde o início da epidemia do HIV. Estima-se que 80% dos casos de meningoencefalite ocorram em pacientes com AIDS. A terapia atual tem se fundamentado em estudos clínicos controlados e randomizados e se divide em 3 fases de tratamento: indução, consolidação e manutenção. A terapia de indução e/ou consolidação muitas vezes precisa ser ajustada a cada quadro individualmente. Nos casos em que o paciente permanece grave, com persistência do quadro comatoso, piora do quadro neurológico, persistência de elevada pressão intracraniana e cultura do LCR positiva após 2 semanas de terapêutica, esses pacientes precisarão de maior tempo de terapia de indução com acréscimo de 1 a 6 semanas.

Cabe aqui ressaltar, estudo recente, na terapia de indução, o uso de dose única de 10 mg/kg, de anfotericina B na formulação lipossomal, associado a 14 dias de flucitosina na dose de 100 mg/kg/dia e fluconazol na dose de 1.200 mg/dia. Esse esquema foi comparado com o esquema recomendado pela Organização Mundial da Saúde (OMS) e os resultados não se mostraram inferiores ao esquema tradicional e com menos efeitos colaterais.

A OMS, na sua última publicação em 2018 sobre meningite criptocócica em pacientes com HIV/AIDS, recomenda o seguinte esquema como o principal para tratamento de meningite criptocócica em pacientes HIV/AIDS: indução para adultos, adolescentes e crianças, o esquema curto de 1 semana de anfotericina B desoxicolato (1 mg/kg/dia) + flucitosina (100 mg/kg/dia), dividida em 4 doses no dia. A seguir, 1 semana de fluconazol (1.200 mg/dia para adultos; 12 mg/kg/dia para crianças e adolescentes, até no máximo 800 mg/dia). Esquemas alternativos são propostos a depender da disponibilidade de fármacos como, por exemplo, 2 semanas de fluconazol 1.200 mg/dia para adultos; 12 mg/kg/dia para adolescentes e crianças + flucitosina na dose de 100 mg/kg/dia dividida em 4 doses diárias. Outro esquema alternativo para indução é o uso de anfotericina B desoxicolato (1 mg/kg/dia) + fluconazol (1.200 mg/dia para adultos e 12 mg/kg/dia para crianças e adolescentes até o máximo de 800 mg/dia). Para o esquema de consolidação: fluconazol 800 mg/dia para adultos e 6 a 12 mg/kg/dia para crianças e adolescentes, por 8 semanas, e para esquema de manutenção ou profilaxia secundária, fluconazol 200 mg/dia para adultos e 6 mg/kg/dia para adolescentes e crianças.

Não está indicado o uso de corticosteroides no tratamento da meningite criptocócica, pois seu uso esteve associado a piora importante do quadro clínico da doença.

A Tabela 14.3 apresenta o tratamento de criptococose em SNC em pacientes HIV-positivos.

TABELA 14.4 Tratamento para criptococose em sistema nervoso central em paciente não HIV e não transplantado.

Indução
Anfotericina B (0,7 a 1 mg/kg/dia) + flucitosina (100 mg/kg/dia), VO, dividido em 4 doses, por 4 semanas ou mais (BII) Anfotericina B (0,7 a 1 mg/kg/dia), por 6 semanas (BIII)
Indução em casos refratários ou intolerância à anfotericina B
Anfotericina B lipossomal (3 a 6 mg/kg/dia) ou anfotericina B complexo lipídico (5 mg/kg/dia) + flucitosina (100 mg/kg/dia), VO, dividido em 4 doses, por 4 semanas ou mais
Consolidação
Fluconazol (400 a 800 mg/dia), VO, por 6 a 10 semanas (BIII)
Manutenção
Fluconazol (200 mg/dia), VO, por 6 a 12 meses Fluconazol (800 mg/dia), VO, pode ser recomendado se o regime de indução foi de 2 semanas e se função renal normal

Embora flucitosina não esteja disponível no Brasil, optamos por manter este esquema de tratamento na tabela, uma vez que é comprovadamente o melhor esquema terapêutico para a fase de indução da meningoencefalite criptocócica. Considerar estender o regime de indução para 6 semanas nos casos de complicações neurológicas. Recomenda-se, nesses casos, que a anfotericina B seja utilizada por 2 semanas e que seja substituída por uma anfotericina na formulação lipídica nas últimas 4 semanas.

Complicações

As complicações neurológicas mais frequentes incluem hipertensão intracraniana, edema cerebral, diminuição da acuidade auditiva e visual, convulsões, redução da capacidade cognitiva, hidrocefalia e paralisia de nervos cranianos.

Nos pacientes com AIDS e outras doenças imunodepressoras, a criptococose pode ser incurável e requer terapia supressiva durante toda a vida do paciente.

Nos pacientes sem imunodepressão demonstrada, a terapia antifúngica é efetiva em controlar e curar a doença em 70 a 75% dos pacientes.

Manejo da hipertensão intracraniana

A pressão liquórica deve ser medida sempre por ocasião da primeira punção. A hipertensão intracraniana (HIC) é definida como a pressão liquórica inicial medida por raquimanometria maior ou igual a 20 cmH_2O com o paciente em decúbito lateral. Ocorre em aproximadamente 50% dos pacientes com neurocriptococose, contribuindo para significativo aumento da morbimortalidade da doença. A principal intervenção recomendada para a redução da HIC é a punção lombar intermitente, e a maioria das mortes ocorridas nas primeiras semanas da doença têm sido associadas à pressão liquórica elevada. Não está definido qual o volume de LCR que deve ser retirado na punção liquórica para a redução da pressão intracraniana. A pressão intracraniana deve ser aferida a cada 10 mℓ drenados e, em geral, 20 a 25 mℓ são suficientes para reduzir a pressão de abertura. A punção repetida de LCR deve ser considerada enquanto houver persistência ou recorrência dos sinais e sintomas de hipertensão intracraniana, e sempre deve ser acompanhada da aferição da pressão. A drenagem de LCR é recomendada até que os sintomas de hipertensão intracraniana desapareçam e a pressão se normalize por pelo menos 2 dias.

A derivação liquórica deve ser considerada em pacientes que não toleram a punção diária e persistem com sinais e sintomas de edema cerebral. Quando as punções repetidas falham em controlar os níveis pressóricos, com persistência ou progressão de sinais, sintomas ou déficits neurológicos, está indicada a derivação lomboperitoneal. A exceção são os pacientes que se apresentam com HIC e hidrocefalia, para os quais está indicada derivação ventriculoperitoneal precocemente. Para os casos que não apresentam condições clínicas para a realização de derivação permanente, a utilização de derivação ventricular externa é permitida até que seja possível realizar o procedimento definitivo.

Criptococoma e outras lesões do sistema nervoso central

As lesões intracranianas relacionadas à neurocriptococose consistem em: cistos mucinosos, dilatação dos espaços de Virchow-Robin, meningite circunscrita, criptococoma, forma granulomatosa miliar, realce meníngeo, ependimite, ventriculite e hidrocefalia.

Em pacientes com grave imunodepressão, incluindo a infecção pelo HIV naqueles sem uso de TARV, a infecção das meninges se difunde para o parênquima cerebral através da superfície ependimária e dos espaços subaracnóideos, levando ao acúmulo de exsudatos mucinosos, ricos em fungos, expressos por uma dilatação dos espaços de Virchow-Robin, podendo evoluir para a formação de cistos mucinosos, com predileção pelos núcleos da base e regiões periventriculares. Estes se fazem mais expressivos na infecção por *C. gattii*, e mais frequentemente em pacientes sem infecção pelo HIV.

Durante o tratamento pode haver aumento das lesões, não significando piora ou falência terapêutica nos pacientes com ou sem infecção pelo HIV. Nesta circunstância, a pesquisa de fungos no liquor pode ser negativa.

A literatura é controversa quanto à conduta na persistência de lesões inflamatórias do SNC. A resolução dessas lesões é lenta e persiste mesmo após longo curso de tratamento por período convencional. Não há dados disponíveis que definam a conduta. O exame do liquor tem valor limitado no que se refere à presença do fungo no parênquima cerebral, e o monitoramento dos títulos do antígeno criptocócico no liquor e no sangue ajuda no acompanhamento do curso da doença.

Para os pacientes que após o tratamento por tempo adequado tornam-se assintomáticos, sem hipertensão intracraniana, culturas liquóricas negativas, imagens em regressão, queda acentuada dos títulos de antígeno criptocócico no LCR e sangue e imunossupressão leve ou em regressão, pode ser considerada a suspensão do tratamento, mesmo com a persistência de lesões inflamatórias, com rigoroso acompanhamento clínico e de imagem.

O tratamento do criptococoma cerebral deve ser feito com a terapia de indução com anfotericina B (0,7 a 1 mg/kg/dia), anfotericina lipossomal (3 a 4 mg/kg/dia) ou anfotericina complexo lipídico (5 mg/kg/dia) + flucitosina (100 mg/kg/dia, via oral, dividido em 4 doses) por pelo menos 6 semanas (BIII). Consolidação e manutenção devem ser feitas com fluconazol (400 a 800 mg/dia, via oral,) por 6 a 18 meses (BIII).

Quando o quadro clínico do paciente se apresentar como efeito de massa pode-se utilizar corticoides. Recomenda-se cirurgia para lesões acessíveis cirurgicamente e maiores que 3 centímetros.

Criptococose em outros sítios

Depois do pulmão e do SNC, os sítios mais comumente acometidos são pele, próstata, ossos e medula óssea. As manifestações cutâneas ocorrem em 10 a 15% dos casos e caracterizam-se por pápulas, pústulas, nódulos e úlceras. No paciente com AIDS, as lesões cutâneas lembram molusco contagioso. As lesões ósseas aparecem em 5 a 10% dos casos com lesões osteolíticas e podem ser confundidas com outras doenças infecciosas ou neoplasia.

Outras formas mais raras incluem miocardite, hepatite, abscessos renais, suprarrenais e prostatite. A próstata pode persistir como reservatório do fungo mesmo após o término da terapia antifúngica, facilitando a recaída.

Criptococose em pacientes transplantados de órgãos

Criptococose é a terceira causa de infecção fúngica invasiva em pacientes receptores de órgãos sólidos. A incidência varia de 0,2 a 5% e ocorre mais tardiamente, em geral 16 a 21 meses pós-transplante, sendo mais precoce no transplante de fígado e pulmão (< 12 meses) comparado com transplante renal.

Na maioria dos casos, a criptococose representa a reativação de infecção quiescente, no entanto, a doença também pode ocorrer por infecção primária adquirida da natureza. Foram relatados casos de transmissão da doença a partir de doador infectado.

O uso de inibidores de calcineurina parece não influenciar a incidência da doença, mas os pacientes em uso desta substância têm menor probabilidade de desenvolver doença disseminada, e sim criptococose pulmonar. Corticoides estão associados a um aumento do risco de desenvolver criptococose. O uso de alentuzumabe causa profunda depleção de linfócitos T CD4+, aumentando o risco de criptococose.

A mortalidade por criptococose nos recipientes de órgão sólido é em torno de 14%. A doença manifesta-se, principalmente, no SNC ou nos pulmões e pode acometer vários órgãos, como pele e partes moles, próstata, fígado, rim, ossos e articulações. A doença pulmonar isolada pode ocorrer em 33% dos casos, enquanto 50 a 75% têm doença em SNC ou extrapulmonar. Fungemia pode ocorrer em 33% dos casos, principalmente nos pacientes com doença em SNC.

Não existem estudos clínicos randomizados para avaliação da melhor terapêutica da criptococose em pacientes recipientes de órgão sólido. As propostas terapêuticas são baseadas nos estudos clínicos de pacientes com AIDS e em estudos retrospectivos sobre criptococose em transplantados de órgãos sólidos. A escolha da terapêutica depende de localização, extensão da doença, gravidade e estado de imunodepressão do paciente. Pacientes com detecção positiva de antígeno criptocócico em espécime clínico, mesmo assintomático, devem ser tratados com antifúngico, requerendo sempre a punção lombar para excluir doença em sistema nervoso central. A terapêutica inicial deve sempre incluir anfotericina B, preferencialmente na formulação lipídica, associada à flucitosina (quando disponível), visto que os pacientes transplantados renais sempre têm algum grau de disfunção renal. Devido à toxicidade deve-se monitorar a concentração sérica da flucitosina nesses pacientes. A Tabela 14.5 apresenta um roteiro para o tratamento da criptococose em paciente transplantado de órgão sólido.

Criptococose em crianças

Criptococose é uma infecção incomum na população pediátrica. A prevalência da infecção em crianças infectadas pelo HIV encontra-se em torno de 1 a 1,4%, diferente da população adulta, em que a prevalência varia de 4 a 8%.

A realização de inquéritos sorológicos em crianças tem como fator de interferência a reatividade aos testes sorológicos, em especial em crianças menores de 2 anos. Estudos sorológicos em adultos imunocompetentes sugerem que a infecção criptocócica subclínica é comum. A característica ubíqua do *Cryptococcus* no ambiente leva a crer que as crianças provavelmente sejam infectadas de maneira assintomática ou oligossintomática precocemente. Este fato ficou evidenciado em estudo epidemiológico sorológico (*immunoblotting*) realizado com crianças imunocompetentes maiores de 2 anos residentes em Nova York (EUA). A reatividade sorológica foi de 56% em crianças de 2 a 5 anos e 70% em crianças maiores de 5 anos. Este estudo sugeriu que quadros oligossintomáticos pulmonares nas crianças podem ser confundidos com quadros gripais ou outras infecções.

No Brasil, a maior casuística de criptococose em crianças imunocompetentes foi relatada na região Norte, no estado do Pará, em crianças entre 2 e 13 anos e todas com envolvimento de SNC. Lesões em SNC foram frequentemente detectadas por exames de imagem, como: nódulo, atrofia difusa e hidrocefalia. *C. gattii* foi responsável por metade dos casos e o óbito ocorreu em 30% das crianças.

Os sintomas clínicos assemelham-se aos dos adultos, sendo a febre e a cefaleia os mais frequentes; sinais de irritação meníngea ocorrem em aproximadamente 50% dos casos. Não existem citações na literatura em relação à melhor escolha terapêutica e os estudos relatam o uso de anfotericina B (1 mg/kg/dia) associada ou não a 5FC (100 mg/kg/dia dividido em 4 doses) como tratamento inicial, por 15 dias. Fluconazol é utilizado no tratamento inicial, na consolidação e na manutenção. Consolidação com fluconazol (10 a 12 mg/kg/dia, via oral) por 8 semanas, manutenção com fluconazol (6 mg/kg/dia, via

TABELA 14.5 Tratamento da criptococose em paciente transplantado de órgão sólido.

Formas	Indução	Duração
Meningoencefalite ou doença disseminada	Anfotericina B lipossomal (3 a 4 mg/kg/dia) ou Anfotericina B complexo lipídico (5 mg/kg/dia) (BIII) + Flucitosina 100 mg/kg/dia dividido em 4 doses, VO	> 2 semanas (mínimo)
	Anfotericina B lipossomal (3 a 4 mg/kg/dia) ou Anfotericina B complexo lipídico (5 mg/kg/dia)	4 a 6 semanas (mínimo)
	Consolidação	
	Fluconazol (400 a 800 mg/dia), VO	8 semanas
	Manutenção	
	Fluconazol (200 a 400 mg/dia), VO	6 a 12 meses
Pulmonar leve ou moderada	Fluconazol (400 mg/kg/dia), VO	6 a 12 meses
Pulmonar grave	Tratar como meningoencefalite	
Pré-hidratação e suplementação de eletrólitos		
Adultos e adolescentes	Soro fisiológico 1 ℓ + 1 ampola de KCL 19,1%, IV, e infundir em duas horas, antes de cada infusão de anfotericina B, e um ou dois tabletes de KCL (8 mEq), 2 vezes/dia Após cessar o uso de anfotericina B manter suplementação com KCL oral por mais 1 semana. Pode ser feita também suplementação com cloreto de magnésio 4 mEq, VO, 2 vezes/dia	
Monitoramento		
Potássio sérico	Antes do início do tratamento e 2 a 3 vezes/semana, especialmente na segunda semana de administração de anfotericina B	
Creatinina sérica	Antes do início do tratamento e 2 a 3 vezes/semana, especialmente na segunda semana de administração de anfotericina B	
Hemoglobina	Antes do início do tratamento e 1 vez/semana	
Manejo		
Hipopotassemia sérica	Se hipopotassemia é significante (K menor que 3,3 mol/ℓ), aumentar a suplementação de potássio para 40 mEq KCL, IV, e 8 mEq de KCL oral 3 vezes/dia. Monitorar potássio diariamente.	
Creatinina sérica	Se a creatinina aumentar mais que duas vezes do valor inicial, aumentar a pré-hidratação para 1 ℓ cada 8 h e considerar omitir temporariamente uma dose de anfotericina B. Com a melhora da creatinina, reiniciar a anfotericina B na dose de 0,7 mg/kg/dia ou em dias alternados Se a creatinina continuar a subir, considerar descontinuar a anfotericina B e seguir com fluconazol na dose de 1.200 mg/dia, especialmente se já foram administradas 7 doses de anfotericina B. Considerar o ajuste de dose de fluconazol se insuficiência renal grave Monitorar diariamente a creatinina	
Hemoglobina	Considerar transfusão se ocorrer anemia grave. A anemia pode ser uma causa de interrupção de anfotericina B prematuramente. Considerar plano terapêutico de indução de 2 semanas com anfotericina B + fluconazol	

As doses de anfotericina B e flucitosina estão citadas para pacientes com função renal normal e devem ser corrigidas de acordo com o grau de falência renal. Manejo e monitoramento da toxicidade pelo uso de anfotericina B baseada na recomendação de World Health Organization; 2018. Licence: CC BY-NC-SA 3.0 IGO. Observações:

- Reposição de potássio não deve ser dada em pacientes com doença renal preexistente ou hiperpotassemia
- Cuidados especiais devem ser tomados com relação à reposição de fluidos, em especial em crianças. Controlar peso diariamente
- Com relação à flucitosina, considerar o monitoramento regular do hemograma, uma vez que causa supressão da medula óssea
- A incidência de disfunção renal e distúrbios hidreletrolíticos é mais frequente com o uso de anfotericina B desoxicolato do que com as preparações lapídeas, porém a função renal e eletrólitos devem ser monitorados igualmente.

oral) e, nas crianças não HIV e não transplantadas, seguir o mesmo calendário de tratamento para adultos. A duração da terapêutica varia de 2 a 7 meses e, dependendo da gravidade do caso e da resposta do paciente, pode ser mais prolongada. Nos casos de pneumonia recomenda-se o uso de fluconazol (6 a 12 mg/kg/dia, via oral) por 6 a 12 meses. Em crianças HIV-positivas, o tempo para a descontinuidade do tratamento é desconhecido.

SÍNDROME DE RECONSTITUIÇÃO IMUNE E CRIPTOCOCOSE EM PACIENTES COM AIDS

A SRI na meningite criptocócica ocorre de duas maneiras: (a) paradoxal em pacientes com doença criptocócica diagnosticada antes do início da TARV que, inicialmente, melhoram com a terapia antifúngica e depois desenvolvem novas manifestações clínicas, resultado da restauração rápida da imunidade; (b) em pacientes que apresentam o primeiro episódio de doença criptocócica após o início da TARV.

A SRI é representada por piora ou surgimento de manifestações de um processo infeccioso/inflamatório, apesar de terapêutica adequada, na qual os sintomas e sinais não são explicados por aquisição recente de infecção, evolução clínica de infecção já conhecida ou eventos adversos.

Ocorre em 6 a 45% dos pacientes com HIV e meningite criptocócica que sobrevivem e recebem TARV. A síndrome ocorre entre 1 e 2 meses após o início da TARV, embora muitos casos ocorreram 8 a 9 meses após a TARV.

Fatores de risco para SRI são: baixa resposta inflamatória, baixa contagem de linfócitos T CD4, rápida restauração imune e alta carga fúngica no início da terapia TARV. É importante a introdução da terapia de antifúngica de indução prontamente e aguardar em torno de 4 a 6 semanas para início da TARV, quando se espera uma redução da carga fúngica no LCR. A mortalidade variou entre 0 e 30% em diferentes estudos.

Prevenção e testagem de antígeno criptocócico como ação profilática de doença invasiva

Pacientes HIV/AIDS em estádios avançados da doença, nos quais a contagem de linfócitos T CD4 é menor que 100 células/mm^3 devem ser testados para a presença de doença criptocócica. O teste para detecção de antígeno criptocócico e o tratamento antifúngico preemptivo podem prevenir a ocorrência de doença criptocócica invasiva. Nesses pacientes, esse procedimento deve ser feito sempre antes de iniciar ou reiniciar a terapia antirretroviral. Pacientes com resultados de antígeno criptocócico positivo devem ser submetidos a punção liquórica para exame do LCR para excluir a presença de doença criptocócica instalada. Em cenários em que a pesquisa de antígeno não está disponível, é indicada a profilaxia primária com fluconazol nos pacientes com CD4 menor que 100 células/mm^3. A profilaxia primária deve ser feita com fluconazol (800 mg/dia para adultos e 12 mg/kg/dia para crianças e adolescentes) por 2 semanas e seguir o esquema de manutenção e consolidação do mesmo modo que é feito nos esquemas terapêuticos.

BIBLIOGRAFIA

Baddleya JW, Forrest GN, AST Infectious Diseases Community of Practice. Cryptococcosis in solid organ transplantation. American Journal of Transplantation. 2013;13:242-9.

Basile K, Halliday C, Kok J, Chen SC. Fungal Infections Other Than Invasive Aspergillosis in COVID-19 Patients. J Fungi (Basel). 2022 Jan 6;8(1):58.

Beale MA, Sabiiti W, Robertson EJ *et al.* Genotypic diversity is associated with clinical outcome and phenotype in cryptococcal meningitis across southern Africa. *In*: Vinetz JM, ed. PLOS Negl Trop Dis. 2015;9(6):e0003847.

Bicanic T, Wood R, Meintjes G, Rebe K, Brower A, Loyse A *et al.* High-dose amphotericin B with flucytosine for the treatment of cryptococcal meningitis in HIV-infected patients: a randomized trial. Clinical of Infectious Diseases. 2008;47:123-30.

Bisson GP, Molefi M, Bellamy S, Thakur R, Steenhoff A, Tamuhla N *et al.* Early *versus* delayed antiretroviral therapy and cerebrospinal fluid fungal clearance in adults with HIV and cryptococcal meningitis. Clinical Infectious Diseases. 2013;56:1165-73.

Calvo BM, Colombo AL, Fischman O, Santiago A, Thompson L, Lazera M *et al.* Antifungal susceptibilities, varieties, and electrophoretic karyotypes of clinical isolates of Cryptococcus neoformans from Brazil, Chile, and Venezuela. Journal of Clinical Microbiology. 2001;39:2348-50.

Chastain DB, Henao-Martínez AF, Dykes AC, Steele GM, Stoudenmire LL, Thomas GM *et al.* Missed opportunities to identify cryptococcosis in COVID-19 patients: a case report and literature review. Ther Adv Infect Dis. 2022 Jan 15;9:20499361211066363.

Chen SC, Korman TM, Slavin MA, Marriott D, Byth K *et al.* Antifungal therapy and management of complications of cryptococosis due to Cryptococcus gattii. Clinical Infectious Diseases. 2013;57:543-51.

Cogliati M. Global molecular epidemiology of *Cryptococcus neoformans* and *Cryptococcus gattii*: an atlas of the molecular types. Scientifica; 2013. (Article ID: 675213).

Cogliati M. Global molecular epidemiology of *Cryptococcus neoformans* and *Cryptococcus gattii*: an atlas of the molecular types. Scientifca. 2013; 2013:1-23.

Correa MPSC, Grave LC, Oliveira FM, Irion K, Londero AT. The spectrum of computerized tomography (CT) findings in central nervous system (CNS) infection due to Cryptococcus neoformans var. gattii in immunocompetent children. Revista do Instituto de Medicina Tropical de São Paulo. 2002;44:283-7.

Datta K, Bartlett KH, Baer R, Byrnes E, Galanis E *et al.* Spread of Cryptococcus gattii into Pacific Northwest region of the United States. Emerging Infectious Diseases. 2009;15:1185-91.

Day JN, Chau TH, Wolbers M *et al.* Combination antifungal therapy for cryptococcal meningitis. New England Journal of Medicine. 2013;368:1291-302.

de Oliveira L, Melhem MSC, Buccheri R, Chagas OJ, Vidal JE, Diaz-Quijano FA. Early clinical and microbiological predictors of outcome in hospitalized patients with cryptococcal meningitis. BMC Infect Dis. 2022 Feb 9;22(1):138.

Espinel-Ingroff A, Aller AI, Conton E, Castanon-Olivares LR, Chowdhary A *et al.* Cryptococcus neoformans-Cryptococcus gattii species complex: an international study of wild-type susceptibility endpoint distributions and epidemiological cutoff values for fluconazol, itraconazol, posaconazol and voriconazol. Antimicrobial Agents and Chemotherapy. 2012;56: 5898-906.

Firacative C, Lizarazo J, Illnait-Zaragozí MT, Castañeda E. The status of cryptococcosis in Latin America. Memórias do Instituto Oswaldo Cruz. 2018.

Galanis E, Hoang L, Kibsey P, Morshed M, Philips P. Clinical presentation, diagnosis and management of Cryptococcus gattii cases: lessons learned from British Columbia. Canadian Journal of Infectious Diseases Medical Microbiology. 2009;20:23-5.

Galanis E, Macdougall L, Kidd S, Morshed M. Epidemiology of Cryptococcus gattii, British Columbia, Canada, 1999-2007. Emerging Infectious Diseases. 2010;16:251-7.

Graybill JR, Sobel J, Saag M, van der Horst C, Powderly W, Cloud G *et al.* Diagnosis and management of increased intracranial pressure in patients with AIDS and cryptococcal meningitis. The NIAID Mycoses Study Group and AIDS Cooperative Treatment Groups. Clinical of Infectious Diseases. 2000;30:47-54.

Hagen F, Khayhan K, Theelen B *et al.* Recognition of seven species in the *Cryptococcus gattii/Cryptococcus neoformans* species complex. de Oliveira *et al.* BMC Infectious Diseases (2022) 22:138 Page 12 of 14 Fungal Genet Biol. 2015;78:16-48.

Hagen F, Lumbsch HT, Arsic Arsenijevic V *et al.* Importance of resolving fungal nomenclature: the case of multiple pathogenic species in the *Cryptococcus* genus. In: Lorenz M, editor. mSphere. 2017;2(4).

Hamill RJ, Sobel JD, El-Sadr W, Johnson PC, Graybill JR, Javaly K *et al.* Comparison of 2 doses of liposomal amphotericin B and conventional amphotericin B deoxycholate for treatment of AIDS-associated acute cryptococcal meningitis: a randomized, double-blind clinical trial of efficacy and safety. Clinical Infectious Diseases. 2010;51:225-32.

Igreja RP, Lazéra MS, Wanke B, Galhardo MC, Kidd SE, Meyer W. Molecular epidemiology of Cryptococcus neoformans isolates from AIDS patients of the Brazilian city, Rio de Janeiro. Medical Mycology. 2004;42:229-38.

Jarvis JN, Lawrence DS, Meya DB, Kagimu E, Kasibante J, Mpoza E *et al.* Single-dose liposomal amphotericin B treatment for cryptococcal meningitis. N Engl J Med. 2022 Mar 24;386(12):1109-1120.

Kabanda T, Siedner MK, Klausner JD, Muzoora C, Boulware DR. Point-of-care diagnosis and prognostication of cryptococcal meningitis with the cryptococcal antigem lateral flow assay on cerebrospinal fluid. Clinical Infectious Diseases. 2014;58:113-6.

Krockenberger MB, Canfield PJ, Malik R. Cryptococcus neoformans var. gattii in the koala (Phascolarctos cinereus): a review of 43 cases of cryptococcosis. Medical Mycology. 2003;41:225-34.

Lazéra MS, Cavalcanti MA, Trilles L, Nishikawa MM, Wanke B. Cryptococcus neoformans var. gattii evidence for a natural hábitat related to decaying wood in a pottery tree hollow. Medical Mycology. 1998;36:119-22.

Leenders AC, Reiss P, Portegies P, Clezy K, Hop WC, Hoy J *et al.* Lipossomal amphotericin B (AmBisome) compared with amphotericin B both followed by oral fluconazol in the treatment of AIDS-associated cryptococcal meningitis. AIDS. 1997;11:1463-71.

Longley N, Harrison T S, Jarvis JN. Cryptococcal immune reconstitution inflammatory syndrome. Current Opinion Infectious Diseases. 2013;26: 26-34.

Loyse A, Dromer F, Day J, Lortholary O, Harrison TS. Flucytosine and cryptococcosis: time to urgently address the worldwide accessibility of a 50-year-old antifungal. Journal of Antimicrobial Chemotherapy. 2013;68: 2435-44.

Loyse A, Wilson D, Meintjes G, Jarvis JN, Bicanic T, Bishop L *et al.* Comparison of the early fungicidal activity of high-dose fluconazol, voriconazol, and flucytosine as second-line drugs given in combination with amphotericin B for the treatment of HIV-associated cryptococcal meningitis. Clinical Infectious Diseases. 2012;54:121-8.

McMullan BJ, Sorrell TC, Chen SCA. Cryptococcus gattii infections: contemporary aspects of epidemiology, clinical manifestations and management of infection. Future Microbiol. 2013;8:1613-31.

Milefchik E, Leal MA, Haubrich R, Bozzette SA, Tilles JG, Leedom JM *et al.* Fluconazol alone or combined with flucytosine for the treatment of AIDS-associated cryptococcal meningitis. Medical Mycology. 2008;46:393-95.

Miller C, Daugherty R, McCulloch M, Stephens I, Williamson PR. Immune reconstitution inflammatory syndrome complicating cryptococcal meningitis in a pediatric heart transplant patient. Pediatr Infect Dis J. 2022 Feb 1;41(2):145-147.

Ministério da Saúde, Secretaria de Vigilância em Saúde, Departamento de Vigilância Epidemiológica, Coordenação Geral de Doenças Transmissíveis, Unidade de Vigilância das Doenças de Transmissão Respiratórias e Imunopreveníveis. Brasília: Abr 2012.

Moretti ML, Resende MR, Lazéra MS, Colombo AL, Shikanai-Yasuda MA. Guidelines in cryptococcosis. Revista da Sociedade Brasileira de Medicina Tropical. 2008;41:524-44.

Park BJ, Wannemuehler KA, Marston BJ, Govender N, Pappas PG, Chiller TM. Estimation of the current global burden of cryptococcal meningitis among persons living with HIV/AIDS. AIDS. 2009;23:525-30.

Patrick S, Turabelidze G, Yates K, Myers A, Nasci R *et al.* Emergence of Cryptococcus gattii – Pacific Northwest, 2004-2010. MMWR Morb Mortal Wkly Rep. 2010;59:865-8.

Perfect JR, Dismukes WE, Dromer F, Goldman D, Graybill JR, Hamill RJ *et al.* Clinical practice guidelines for the management of cryptococcal disease: 2010 update by the Infectious Diseases Society of America. Clinical Infectious Diseases. 2010;50:291-322.

Rajasingham R, Nalintya E, Israelski DM, Meya DB, Larson BA, Boulware DR. Cost-effectiveness of single-dose AmBisome pre-emptive treatment for the prevention of cryptococcal meningitis in African low and middle-income countries. Med Mycol. 2022 Feb 1;60(2):myab078.

Regalla D, VanNatta M, Alam M, Malek AE. COVID-19-associated *Cryptococcus* infection (CACI): a review of literature and clinical pearls. Infection. 2022 Mar 24:1-6.

Silva DC, Martins MA, Szeszs W, Bonfietti LX, Matos D, Melhem M. Susceptibility to antifungal agents and genotypes of Brazilian clinical and environmental Cryptococcus gattii strains. Diagnostic Microbiology and Infectious Diseases. 2012;72:332-9.

Singh N, Alexander BD, Lortholary O, Dromer F, Gupta KL, John GT *et al.* Pulmonary cryptococcosis in solid organ transplant recipients: clinical relevance of serum cryptococcal antigen. Clinical of Infectious Diseases. 2008;46:12-8.

Soares, EA. Mortalidade por criptococose no Brasil 2000 a 2012. Dissertação de Mestrado apresentada na Escola de Saúde Pública Sérgio Arouca, Rio de Janeiro, 2015.

Traver EC, Malavé Sánchez M. Pulmonary aspergillosis and cryptococcosis as a complication of COVID-19. Med Mycol Case Rep. 2022 Mar;35: 22-25.

Trilles L, Meyer W, Wanke B, Guarro J, Lazéra M. Correlation of anti-fungal susceptibility and molecular type within the *Cryptococcus neoformans/C. gattii* species complex. Med Mycol. 2012;50:328. 11.

WHO. Guidelines on the diagnosis, prevention and management of cryptococcal disease in HIV-infected adults, adolescents and children: supplement to the 2016 consolidated guidelines on the use of antiretroviral drugs for treating and preventing HIV infection. Geneva: World Health Organization; 2018. Licence: CC BY-NC-SA 3.0 IGO.

WHO. Rapid advise. Diagnosis, prevention and management of cryptococcal disease in HIV-infected adults, adolescents and children. 2011.

15 Histoplasmose

Roberto Martinez

INTRODUÇÃO

Histoplasmose é uma doença endêmica ou oportunista, causada pelo fungo *Histoplasma capsulatum*. Três tipos de enfermidade relacionam-se com variedades deste agente; duas delas acometem a espécie humana. A histoplasmose clássica, com maior prevalência, causa lesão pulmonar ou disseminada e tem como agente etiológico *H. capsulatum* variedade *capsulatum*. A histoplasmose africana é causada por *H. capsulatum* variedade *duboisii*. Esta doença restringe-se às regiões tropicais da África Subsaariana e à ilha de Madagascar, atingindo homens e macacos. As lesões envolvem, principalmente, pele, subcutâneo, linfonodos e ossos. Uma terceira variedade de *H. capsulatum* – *farciminosum* – é agente da linfangite epizoótica, em equinos.

Neste capítulo, será abordada somente a histoplasmose clássica, cujo primeiro caso foi descrito em 1906 por Samuel Darling. Esse patologista observou o microrganismo nas vísceras de um indivíduo da América Central que morreu em razão de suposta tuberculose miliar, acreditando se tratar de um protozoário. Alguns anos mais tarde, Henrique da Rocha Lima reviu o material histopatológico e sugeriu a natureza fúngica do microrganismo. O isolamento de *H. capsulatum* de pacientes ocorreu em 1934, nos EUA, e em 1939, no Brasil. O fungo também foi isolado do solo e de animais de diversos países. O diagnóstico de histoplasmose era incomum até meados do século 20. A partir de então houve grande aumento na incidência dessa doença fúngica motivado pelo aumento do número de pacientes imunossuprimidos, principalmente aqueles com síndrome de imunodeficiência adquirida (AIDS).

H. capsulatum variedade *capsulatum* é um fungo dimórfico da família *Ajellomycetaceae*, classe *Ascomycetes*. Apresenta-se nos tecidos parasitados como levedura ovalada com 2 a 5 μm de diâmetro, com um único brotamento na extremidade. Em vida saprofítica ou cultivado à temperatura ambiente desenvolve-se como micélio esbranquiçado composto de filamentos finos e septados. Na parede lateral e na extremidade do filamento formam-se os conídios que propagam o fungo: macroconídios tuberculados (8 a 15 μm) e microconídios (2 a 5 μm), estes últimos mais infectantes para a espécie humana. Existem ao menos 11 espécies filogenéticas dentro do complexo *H. capsulatum*, cujos isolados brasileiros apresentam grande diversidade de linhagens.

EPIDEMIOLOGIA

A histoplasmose clássica tem sido observada em todos os continentes habitados pelo homem, com prevalência maior nas Américas do Norte e Sul. A área mais endêmica é a região geográfica dos rios Mississippi, Ohio e Missouri, na América do Norte. No Brasil, casos dessa doença fúngica foram descritos em todas as grandes regiões. Dados do Ministério da Saúde mostram que em 2011 existiam 2,19 casos de histoplasmose em cada 1.000 hospitalizações. Outra evidência da presença de *H. capsulatum* no território brasileiro é o alto percentual de reatores à histoplasmina aplicada por via intradérmica, em numerosos inquéritos realizados na população saudável do norte ao sul do país.

A infecção fúngica acontece pela aspiração de conídios de *H. capsulatum*, que tem vida saprofítica abaixo da superfície do solo. O crescimento do fungo é favorecido quando há umidade e alto conteúdo de nitrogênio proporcionado principalmente pela decomposição de dejetos de aves e de morcego. Revolver e escavar a terra é uma atividade de risco para aquisição de histoplasmose, principalmente se for realizada em grutas e cavernas, assim como varredura e limpeza de galinheiros. Áreas arborizadas e habitadas por pássaros, construções abandonadas e a limpeza de sótãos e forros também trazem risco de infecção pelo fungo. Agricultores que manipulam fertilizantes orgânicos, bombeiros, espeleólogos e arqueólogos são categorias profissionais mais expostas a *H. capsulatum*.

Pessoas que participam em grupos de atividades profissionais de lazer e ecoturismo podem ser infectadas simultaneamente, originando microepidemias de histoplasmose pulmonar aguda. Somente no Brasil foram registradas cerca de 40 microepidemias, nos estados do Rio de Janeiro, São Paulo, Rio Grande do Sul e em outras regiões. Os microconídios do fungo são facilmente destacados do micélio e podem ser transportados a longas distâncias, infectando pessoas em áreas urbanas por ocasião de fortes ventos. Da mesma maneira, existe risco de infecção na manipulação de *H. capsulatum* em laboratório. Não há transmissão inter-humana da histoplasmose.

Homens e mulheres são igualmente infectados por *H. capsulatum*, mas a doença tem maior prevalência no gênero masculino. Pessoas imunocompetentes podem ter histoplasmose-doença que se relaciona com pesada ou repetida aspiração de microconídios, tabagismo, doença pulmonar prévia ou etilismo. Pacientes imunossuprimidos ou com defeito na imunidade celular são mais propensos a ser acometidos por *H. capsulatum*, incluindo aqueles com AIDS, doenças autoimunes, linfomas e outras neoplasias e os que recebem transplante de órgãos.

PATOGÊNESE E PATOLOGIA

Após aspiração dos microconídios de *H. capsulatum*, eles são fagocitados por macrófagos e neutrófilos. Novas células são recrutadas, formando-se um ou mais focos inflamatórios inespecíficos no pulmão. Os conídios transformam-se em leveduras que, protegidas pela alfaglucana da parede, sobrevivem à fagocitose e multiplicam-se no interior das células fagocitárias. Por via linfática e hematogênica estas células transportam o fungo para os linfonodos mediastinais e para outras cadeias linfáticas e, eventualmente, para o baço, fígado e tecidos distantes. Nesse ínterim, a imunidade específica é ativada, desenvolvendo-se anticorpos anti-*H. capsulatum* e a resposta mediada por linfócitos T. Esta última é a mais importante para conter o microrganismo e depende da liberação de citocinas (interleucina 12 [IL-12], fator de necrose tumoral alfa [TNF-α] e interferon-gama [IFN-γ]). Esses mediadores ativam os macrófagos, que se tornam habilitados a matar as leveduras intracelulares. A inflamação deixa de ser inespecífica e formam-se granulomas, tendo no centro os macrófagos que contêm o microrganismo. Os focos inflamatórios no pulmão e nos linfonodos hilares constituem o complexo primário fúngico (Figura 15.1). Os granulomas podem apresentar necrose caseosa ou não, evoluindo para fibrose e calcificação. A hipersensibilidade retardada, que sinaliza o surgimento da resposta imune celular adequada, tipo Th1, é percebida depois de 3 a 6 semanas pela positividade do teste intradérmico com antígeno de *H. capsulatum*. A maioria das pessoas infectadas desenvolve uma resposta imunológica eficiente e não progride para a doença.

A infecção primária por *H. capsulatum* pode ter evolução desfavorável em pessoas que aspiram grande quantidade de microconídios, pois o processo inflamatório é mais intenso, surgindo doença pulmonar ou disseminada (ver Figura 15.1). Em crianças e imunodeprimidos existe dificuldade em organizar uma resposta celular do tipo Th1 e há tendência a uma progressão para doença disseminada. Nesses pacientes os granulomas são formados incompletamente e há grande quantidade de macrófagos e de leveduras nas lesões teciduais. As células macrofágicas parasitadas acumulam-se em baço, fígado, linfonodos e medula óssea, tendo como consequência visceromegalias e prejuízo na formação de hemácias, leucócitos e plaquetas. Em outro tipo de hospedeiro, tabagistas e pneumopatas crônicos expostos a *H. capsulatum*, pode desenvolver-se doença pulmonar crônica progressiva, com destruição do parênquima, cavitação e fibrose. Aparentemente, a alteração prévia da estrutura do tecido pulmonar dificulta o controle da infecção local, persistindo as leveduras de *H. capsulatum* que estimulam a continuidade do processo inflamatório granulomatoso. A inflamação crônica nas suprarrenais também pode levar a destruição e fibrose da glândula, comprometendo a produção de hormônios. Em casos raros, o excesso de inflamação e fibrose mediastinal é uma complicação grave da histoplasmose.

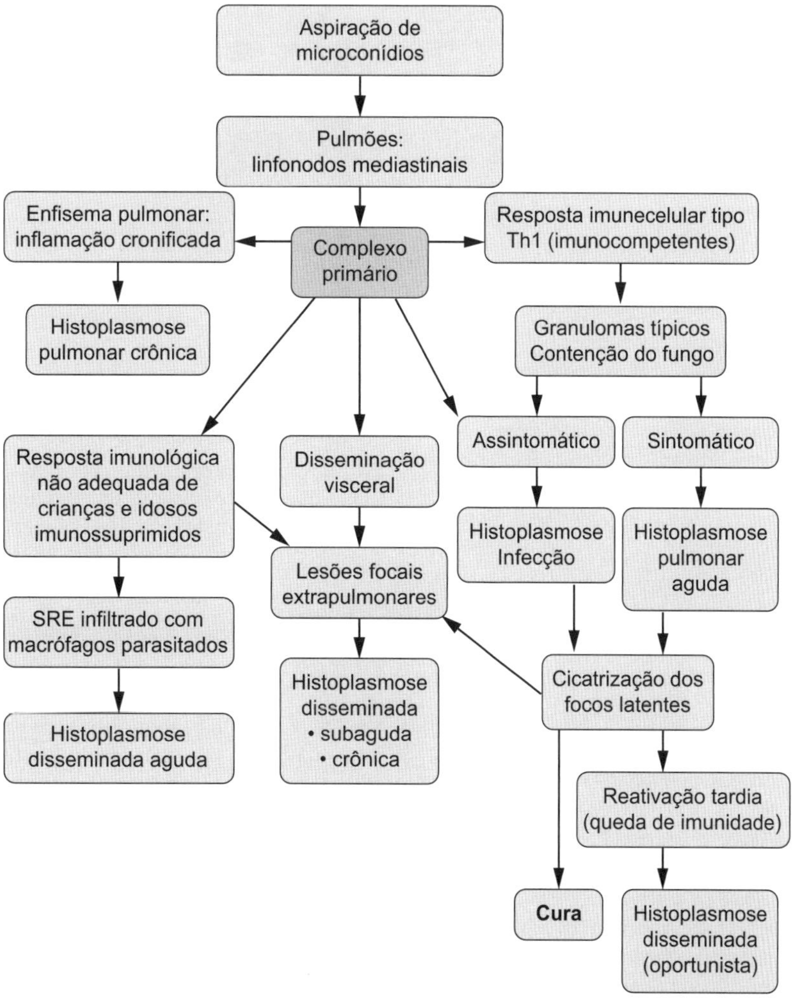

FIGURA 15.1 Patogenia da infecção primária e da doença causada por *Histoplasma capsulatum*. SRE: sistema reticuloendotelial.

As manifestações clínicas da histoplasmose podem surgir muito tempo após a infecção primária assintomática. Isto é possível pelo fato de persistirem leveduras no interior de lesões cicatriciais nos pulmões e em outros tecidos. Se a imunidade celular é reduzida por doença ou por terapia imunossupressora, o foco infeccioso é reativado, podendo ocorrer histoplasmose focal ou disseminada. A reativação tardia de lesões cicatriciais deixadas pela infecção primária é aceita como principal mecanismo patogênico da histoplasmose em pacientes com AIDS, neoplasias e os submetidos à imunossupressão medicamentosa, incluindo corticosteroides, substâncias citotóxicas ou terapia anti-TNF-α.

QUADRO CLÍNICO

Menos de 1% das pessoas infectadas por *H. capsulatum* evoluem para doença sintomática. A histoplasmose é tradicionalmente classificada em forma pulmonar (aguda ou crônica) e disseminada (aguda, subaguda ou crônica), além de algumas apresentações clínicas menos comuns (ver Figura 15.1). Nessa classificação, qualquer lesão extratorácica é considerada forma disseminada, que varia desde uma lesão focal a lesões generalizadas.

Histoplasmose pulmonar aguda

Cerca de 2 semanas depois da exposição ao microambiente com *H. capsulatum* surgem sintomas respiratórios – tosse seca, dor torácica, taquipneia ou dispneia – conjuntamente com febre, calafrios, astenia, cefaleia e mal-estar. A ausculta pulmonar pode detectar poucos estertores. A radiografia de tórax geralmente mostra infiltrado focal associado com linfadenomegalia hilar e/ou mediastinal. Indivíduos mais intensamente expostos a *H. capsulatum* podem evoluir para dispneia progressiva e hipoxemia. Nesses casos, a radiografia de tórax mostra infiltrado pulmonar difuso e bilateral, micronodular ou reticulonodular, além de linfadenomegalia mediastinal. O diagnóstico diferencial deve ser feito com outras causas de pneumonia atípica, sendo sugestivos de histoplasmose o contato prévio com microambiente propício à transmissão do fungo, a existência de outras pessoas com sintomas respiratórios e expostas ao mesmo local e a presença de linfadenomegalia hilar na radiografia de tórax. A cicatrização das lesões pulmonares deixa pequenos nódulos calcificados nos campos pulmonares (Figura 15.2).

Cerca de 5 a 10% dos pacientes apresentam lesões e alterações extrapulmonares, quer pela disseminação de *H. capsulatum*, quer pela reação imunológica a seus antígenos. Podem ser encontrados linfadenomegalia cervical ou generalizada, discreta hepatoesplenomegalia, artrite e artralgia, eritema nodoso e eritema multiforme. Comumente, as manifestações da histoplasmose pulmonar aguda regridem em 2 a 3 semanas, mas em certos casos a doença prolonga-se por mais de 10 semanas. Nesta condição, é denominada histosplasmose pulmonar subaguda.

Pericardite aguda ocorre em 5 a 10% dos casos sintomáticos e supõe-se que seja consequência do processo inflamatório nas estruturas mediastinais vizinhas.

Histoplasmose pulmonar crônica

H. capsulatum pode causar doença pulmonar progressiva durante meses a anos, principalmente em pessoas com enfisema prévio, tipicamente homens tabagistas com idade superior a 50 anos. Manifesta-se por tosse seca ou produtiva, eventual hemoptise, dispneia crescente, febre moderada, inapetência, astenia e emagrecimento. A radiografia de tórax mostra lesão intersticial densa localizada no terço superior de um dos pulmões, em muitos casos associada com lesões menos pronunciadas em outras regiões pulmonares. Traves fibrosas e cavitação no lobo superior são observadas na maioria dos pacientes (Figura 15.3).

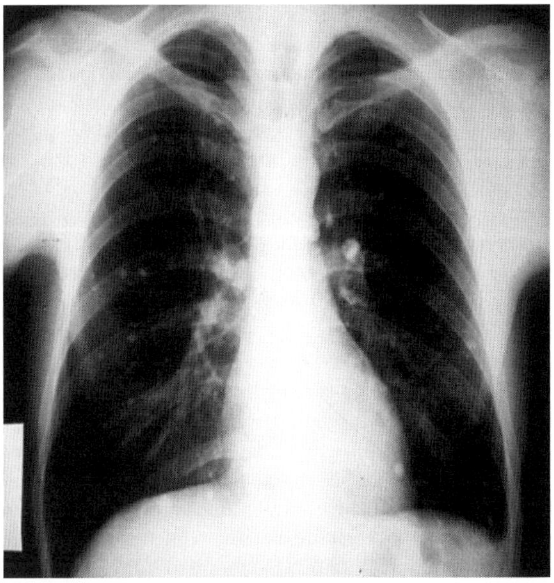

FIGURA 15.2 Histoplasmose pulmonar aguda cicatrizada: pequenos nódulos calcificados dispersos no parênquima pulmonar e em linfonodos hilares. (Foto do arquivo pessoal do autor.)

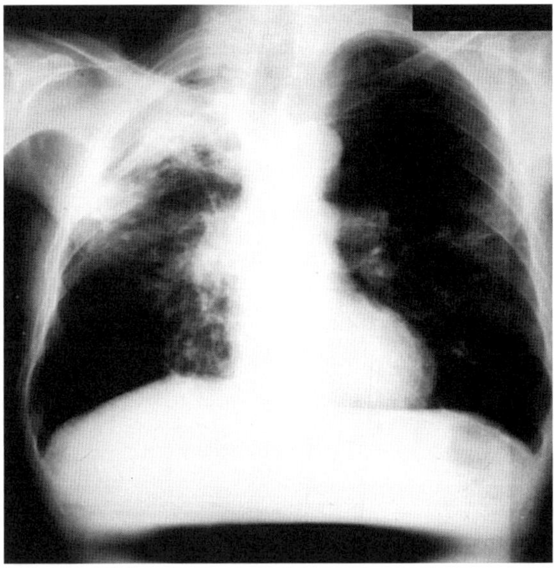

FIGURA 15.3 Histoplasmose pulmonar crônica: infiltrado intersticial, traves fibróticas e retração da metade superior do pulmão direito, além de comprometimento mais discreto no terço médio à esquerda. (Foto do arquivo pessoal do autor.)

A lesão pulmonar aumenta com o tempo, pode se tornar bilateral e o paciente evoluir para óbito por insuficiência respiratória e complicações como pneumotórax e infecções bacterianas. A clínica e o aspecto radiográfico são sugestivos de tuberculose pulmonar, que é o principal diagnóstico diferencial e que também pode estar associada a histoplasmose. Micobacterioses e outras infecções fúngicas, assim como as neoplasias, são outras enfermidades incluídas no diagnóstico diferencial.

Histoplasmose disseminada aguda

É a forma mais grave da doença, que ocorre mais em crianças pequenas e em imunossuprimidos, evoluindo para óbito do paciente não tratado em poucas semanas ou meses. Manifesta-se com febre elevada, adinamia, perda de peso, linfadenomegalia generalizada, hepatoesplenomegalia, anemia, leucopenia e plaquetopenia. Comumente, os pulmões apresentam infiltrado difuso, micronodular ou reticulonodular (Figura 15.4).

Em adultos imunossuprimidos, especialmente aqueles com HIV/AIDS, as lesões cutâneas são comuns e múltiplas, iniciando como pápulas e progredindo para nódulos com umbilicação central e para úlceras (Figura 15.5).

Tosse e dispneia são frequentes e refletem o acometimento pulmonar intersticial. Lesões na mucosa oral, tubo digestivo e em outros órgãos são relativamente comuns. Complicações como vasculite, coagulação intravascular disseminada, disfunção hepática e renal e septicemia bacteriana podem levar o paciente a óbito. A histoplasmose disseminada aguda em imunossuprimidos deve ser diferenciada de outras infecções fúngicas, micobacterioses, citomegalovirose e doenças linfoproliferativas.

Histoplasmose disseminada subaguda

As lesões e o processo inflamatório são menos exuberantes na forma disseminada subaguda e a evolução é mais lenta do que na fase aguda, porém, febre e hepatoesplenomegalia estão presentes em parte dos pacientes. A concomitância de lesões focais em outros órgãos é característica desta forma de doença. As lesões intestinais, principalmente úlceras na região ileocecal, são frequentes, causando dor abdominal e diarreia e complicações como perfuração ou suboclusão intestinal e sangramento digestivo. Comprometimento das suprarrenais foi observado em 80% de casos necropsiados; doença de Addison é uma sequela funcional em parte dos pacientes. A lesão do sistema nervoso central é pouco comum e manifesta-se como meningite linfocitária crônica, mielite ou como lesão expansiva cerebral. Endocardite, particularmente nos pacientes com lesão valvular prévia, e infecção do endotélio de vasos, associada com aneurisma e prótese vascular, são raramente observadas. Úlceras na mucosa orofaringiana podem estar associadas com lesões viscerais da histoplasmose disseminada subaguda.

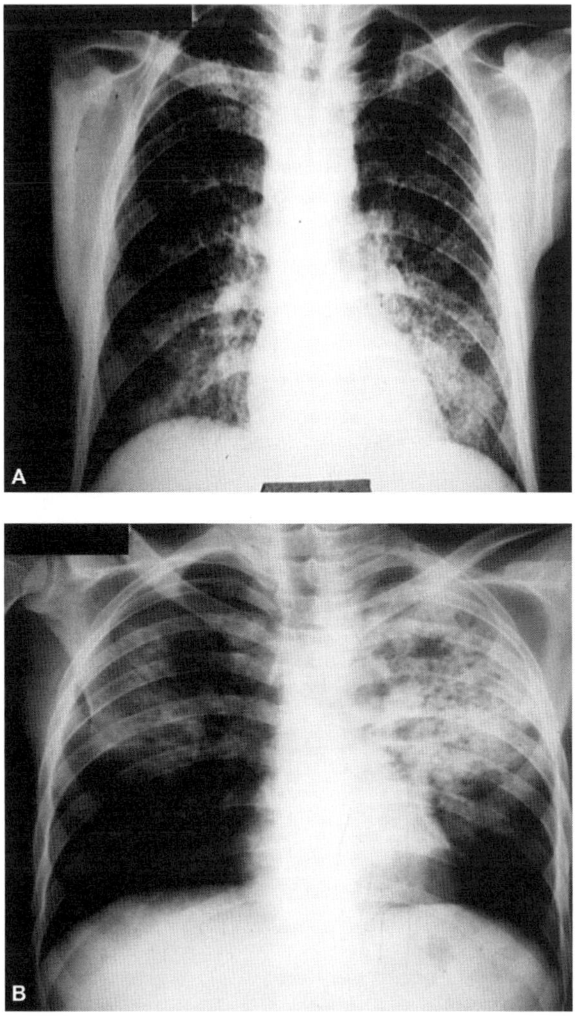

FIGURA 15.4 Histoplasmose pulmonar oportunista em dois pacientes com AIDS. **A.** Infiltrado reticulonodular difuso bilateral. **B.** Infiltrado intersticial com alveolização e cavitação na metade superior de ambos os pulmões. (Fotos do arquivo pessoal do autor.)

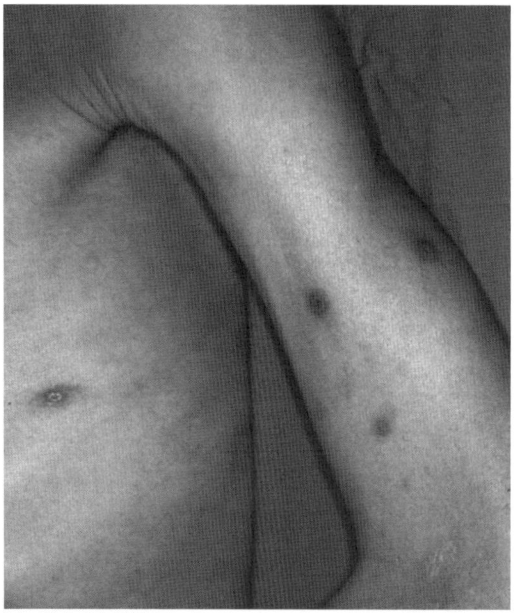

FIGURA 15.5 Histoplasmose disseminada aguda em paciente com AIDS: lesões cutâneas papulonodulares com ulceração central. (Foto do arquivo pessoal do autor.) (Esta figura encontra-se reproduzida em cores no Encarte.)

Histoplasmose disseminada crônica

Caracteriza-se por lesões geralmente restritas a mucosa da boca, lábios e laringe. Ocasionalmente, lesões viscerais compõem o quadro clínico ou manifestam-se isoladamente, como, por exemplo, meningite, lesões de suprarrenais, osso, articulações, fígado e endocárdio. Os pacientes são adultos não imunossuprimidos, não há comprometimento do estado geral e o curso da doença pode se estender por vários meses a anos.

Manifestações associadas com hiper-reatividade do hospedeiro

Os linfonodos mediastinais em pacientes hiper-reativos são sede de grande processo inflamatório necrosante provocado por *H. capsulatum*. Sofrem grande aumento de tamanho e passam a comprimir traqueia, esôfago e grandes vasos, desencadeando a grave condição de *granulomatose mediastinal*. Em processo mais crônico e raro, a inflamação no mediastino evolui para a igualmente grave *mediastinite fibrosante*, que acomete vias respiratórias e digestivas e vasos pulmonares com aderências e retrações. O *histoplasmoma* corresponde a um nódulo pulmonar benigno que aumenta lentamente de tamanho em torno de sucessivas camadas de fibrose ao redor de um antigo granuloma com fungo. A síndrome de *histoplasmose ocular* consiste em uveíte ou coroidite posterior de evolução crônica, e é também atribuída a uma reação imunecelular desproporcionalmente intensa contra antígenos de *H. capsulatum*.

DIAGNÓSTICO

Alterações laboratoriais inespecíficas ocorrem particularmente na histoplasmose disseminada aguda, destacando-se anemia, leucopenia e/ou plaquetopenia. São frequentes as elevações discretas de enzimas hepatocitárias e canaliculares e da desidrogenase láctica. O diagnóstico laboratorial específico da histoplasmose é feito com exames micológico, histológico e sorológico, dependendo do caso e da disponibilidade dos testes.

O exame microscópico convencional de fluidos, secreções e raspados de úlceras é pouco sensível, em razão do pequeno tamanho e do reduzido número de leveduras nesses materiais. A positividade aumenta quando se efetua um esfregaço do material e as lâminas são coradas com Giemsa ou pelo método de Gomori/Grocott. A cultura micológica da expectoração e de amostras biológicas em geral é feita em ágar-sabouraud, contendo ou não cloranfenicol e ciclo-heximida para inibir o crescimento de outros microrganismos. *H. capsulatum* leva 2 a 6 semanas em temperatura ambiente para crescer como micélio, sendo identificado pelos macroconídios tuberculados e pela transformação em levedura a 37°C, em meios de cultura enriquecidos com sangue ou cisteína (Figura 15.6).

Hemoculturas são realizadas em pacientes com histoplasmose disseminada aguda e subaguda, particularmente em imunossuprimidos. *H. capsulatum* pode ser isolado em frascos de hemocultura para bactérias desde que incubados por 4 semanas, mas a sensibilidade da hemocultura aumenta se for adotado o procedimento de lise-centrifugação antes da cultura. Medula óssea aspirada também pode ser cultivada nos frascos de hemocultura. O exame histopatológico tem boa resolutividade diagnóstica para histoplasmose e é interessante solicitá-lo quando for possível biopsiar tecido lesado, como a pele e os linfonodos. É possível identificar *H. capsulatum* pelo formato ovalado, brotamento único na extremidade e localização no interior de fagócitos, com a coloração hematoxilina-eosina ou, mais facilmente, com Gomori/Grocott.

Testes sorológicos para pesquisa de anticorpos anti-*H. capsulatum* são de grande valia na triagem de casos com impressão clínica de histoplasmose. É mais empregada a imunodifusão dupla em gel, na qual podem ser detectadas a banda de precipitina M, que sinaliza infecção passada ou doença atual, e a banda H, que indica doença ativa pelo fungo. São também sugestivos de histoplasmose-doença títulos iguais ou superiores a 1:32 na reação de fixação de complemento, 1:8 na contraimunoeletroforese e títulos elevados de anticorpos IgG e eventual presença de IgM anti-*H. capsulatum* nos testes de ELISA e *Western blot*. A presença de anticorpos só se torna aparente depois de 4 ou 6 semanas da exposição ao fungo, prejudicando o diagnóstico sorológico da histoplasmose pulmonar aguda. Outra limitação é que anticorpos anti-*H. capsulatum* não são detectados em até 40% dos pacientes coinfectados com HIV e AIDS, verificando-se testes falso-negativos também em outros tipos de imunossuprimidos. Antígenos do fungo podem ser detectados na urina desses casos, sugerindo doença ativa. A positividade da antigenúria, assim como dos exames micológicos e histopatológicos, é maior nos casos de forma disseminada aguda da histoplasmose, alcançando valores superiores a 90% em pacientes com AIDS. Amostras de soro, lavado broncoalveolar e líquido cefalorraquidiano também podem ser testadas para a presença de antígeno *H. capsulatum*.

TRATAMENTO

Os antifúngicos mais utilizados no tratamento de pacientes com histoplasmose são anfotericina B e medicamentos azólicos. A dosagem da formulação desoxicolato da anfotericina B é 0,7 a 1 mg/kg de peso/dia, enquanto para as formulações lipídicas é de 3 a 5 mg/kg de peso/dia. Apesar do maior custo, a anfotericina lipossomal tem menos efeitos adversos e pode ser mais eficaz na histoplasmose disseminada aguda. Itraconazol é o medicamento de escolha dentre os triazólicos, usado em adultos na dose de 600 mg/dia nos três primeiros dias, seguida de 200 a 400 mg/dia ao longo do tratamento (usar doses de 400

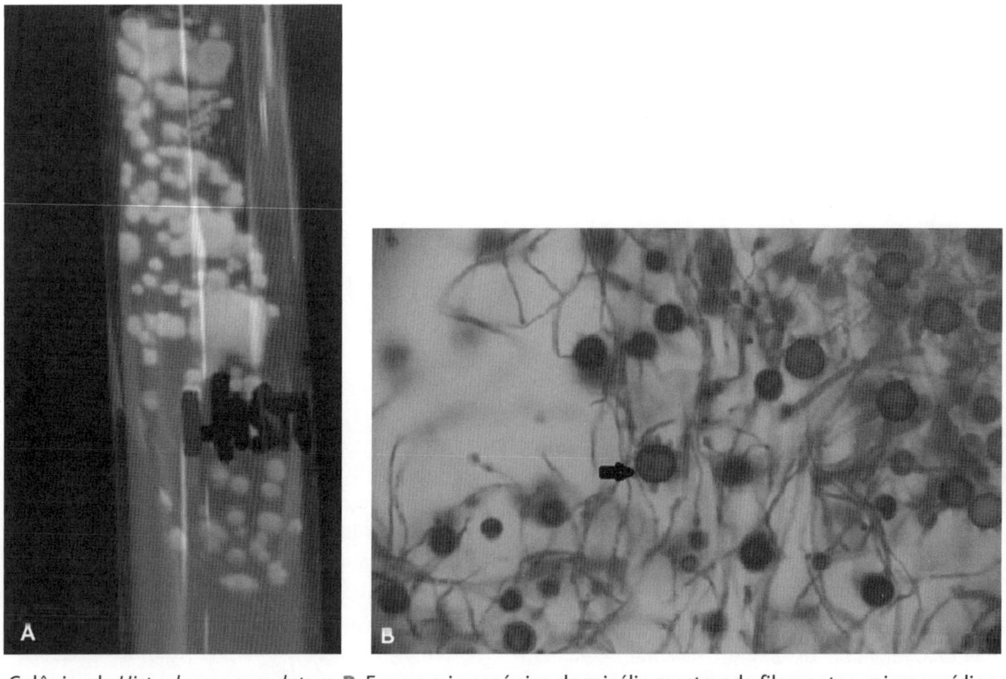

FIGURA 15.6 A. Colônias de *Histoplasma capsulatum*. **B.** Exame microscópico do micélio mostrando filamentos, microconídios e macroconídios tuberculados (*seta*). (Fotos do arquivo pessoal do autor.) (Esta figura encontra-se reproduzida em cores no Encarte.)

a 600 mg/dia durante 2 a 3 meses iniciais em imunossuprimidos), sempre ingerido logo após as refeições. Fluconazol é uma opção secundária, sendo útil por sua formulação para uso intravenoso e pela atuação no sistema nervoso central. Experiência clínica com voriconazol, isavuconazol e posaconazol na histoplasmose é limitada, mas o uso em alguns casos complicados e refratários a outros tratamentos sugere sua eficácia. Sulfametoxazol-trimetoprima foi utilizado com resultados satisfatórios em pacientes brasileiros e pode ser indicado, excepcionalmente, em determinados casos. O esquema terapêutico varia com a forma de histoplasmose e pode incluir corticosteroides quando o processo inflamatório for mais intenso e prejudicial ao paciente (Tabela 15.1).

TABELA 15.1 Esquema de tratamento das principais formas e manifestações clínicas da histoplasmose.

Forma ou lesão visceral	Esquema terapêutico[1]
Pulmonar aguda (não grave)	Antifúngico, em geral, desnecessário. Se os sintomas persistirem por mais de 1 mês, utilizar itraconazol por 6 a 12 semanas. Se houver sintomas reumatológicos associados, acrescentar anti-inflamatórios não hormonais ou corticosteroide por 2 semanas
Pulmonar aguda (grave)	Administrar anfotericina B por 2 semanas seguida de itraconazol por 3 meses. Associar metilprednisolona nas 2 semanas iniciais
Pulmonar crônica	Administrar itraconazol por 1 a 2 anos. Anfotericina B (1 a 3 g – dose total) pode ser usada em casos graves e recidivas, completando-se o tratamento com itraconazol
Disseminada aguda/subaguda (grave)	Administrar anfotericina B lipossomal ou complexo lipídico de anfotericina B por 2 semanas (ou a formulação desoxicolato – 2 a 3 g de dose total), seguindo-se itraconazol por, no mínimo, 1 ano. Manter profilaxia secundária em pacientes com AIDS e linfócitos CD4 < 150/mℓ e, conforme o caso, em outros imunossuprimidos: itraconazol (200 mg/dia), fluconazol (300 mg/dia) ou sulfametoxazol-trimetoprima (1 a 2 comp. 12/12 h)
Disseminada subaguda (não grave) ou crônica	Administrar itraconazol no mínimo por 1 ano. Manter profilaxia secundária em casos de AIDS: itraconazol, fluconazol ou sulfametoxazol-trimetoprima
Meningite/ granuloma cerebral	Anfotericina B lipossomal (5 mg/kg/dia) durante 4 a 6 semanas; ou anfotericina B desoxicolato de 2.000 a 3.000 mg ou fluconazol 800 mg/dia, via IV. Completar tratamento, VO, com fluconazol ou sulfametoxazol-trimetoprima (2 comp. 8/8 h) ou itraconazol
Pericardite/ linfadenite mediastinal	Casos não graves: anti-inflamatório não hormonal Casos graves: itraconazol por 6 a 12 semanas; associar prednisona (0,5 a 1 mg/kg/dia inicialmente) por 1 a 2 semanas. Avaliar retirada de líquido pericárdico
Granulomatose mediastinal	Administrar itraconazol por 6 a 12 semanas, somente para casos sintomáticos

[1]Doses usuais de antifúngicos: anfotericina B desoxicolato: 1 mg/kg de peso/dia; lipossomal: 3 mg/kg/dia; complexo lipídico: 5 mg/kg/dia; itraconazol: iniciar com 400 a 600 mg/dia (crianças 5 a 10 mg/kg/dia, dividir em 2 doses), manutenção com 200 a 400 mg/dia. Fluconazol (iniciar com 600 mg/dia, manutenção com 300 a 450 mg/dia e profilaxia com 300 mg/dia). Fluconazol é considerado menos eficaz do que itraconazol. Comp.: comprimido.

Na forma pulmonar aguda os sintomas regridem espontaneamente, sem necessidade de antifúngicos. Porém, pacientes com febre além de 4 semanas e quadro respiratório mais exuberante devem receber itraconazol por via oral durante 6 a 12 semanas. O uso inicial de anfotericina B intravenosa e de corticoterapia é recomendado em casos graves e com insuficiência respiratória. Pericardite grave associada à forma pulmonar aguda é também controlada com o uso de antifúngico mais anti-inflamatórios ou corticoterapia. Na forma pulmonar crônica os pacientes são tratados preferencialmente com itraconazol durante 1 a 2 anos. A anfotericina B é reservada para pacientes que requerem hospitalização e para casos que não melhoram com o triazólico. Pacientes com histoplasmose disseminada aguda recebem terapia de indução preferentemente com anfotericina B lipossomal durante 2 semanas, após as quais a manutenção é feita com itraconazol (ou fluconazol) por 1 a 2 anos. Pacientes com AIDS devem continuar com profilaxia secundária enquanto a contagem de linfócitos CD4 estiver abaixo de 150/μℓ, o que pode ser feito com itraconazol – 200 mg/dia, fluconazol – 300 mg/dia ou com sulfametoxazol-trimetoprima, 800/160 mg, de 12 a 12 horas. Para pacientes com as formas disseminada subaguda e crônica que apresentam doença menos grave recomenda-se o tratamento com o itraconazol, desde 6 meses para a lesão isolada em mucosa oral e vias respiratórias altas até 12 ou mais meses para lesões viscerais. Casos como meningite são medicados preferentemente com anfotericina B lipossomal, 5 mg/kg de peso/dia, durante 4 a 6 semanas. A manutenção é feita com fluconazol, 450 a 600 mg/dia ou com itraconazol, 400 mg/dia durante período superior a 1 ano. Voriconazol foi eficaz em alguns pacientes com meningite. Na mediastinite granulomatosa utiliza-se anfotericina B ou itraconazol, além de prednisona nas semanas iniciais do período de tratamento que se estende por 6 meses, no mínimo. O histoplasmoma e a fibrose mediastinal, em geral, não requerem terapia antifúngica.

A suspensão da terapia antifúngica deve ser precedida da reavaliação do caso para constatar a cura. O paciente não deve ter mais lesões ativas, os testes sorológicos são negativos ou mostram títulos residuais de anticorpo anti-*H. capsulatum* e, quando aplicáveis, os exames de imagem revelam apenas lesões cicatriciais. Quanto ao prognóstico, em sua maioria os pacientes com histoplasmose conseguem a cura, dependendo do diagnóstico precoce e de tratamento adequado em relação às doses e ao tempo de uso de antifúngicos e da aderência e capacidade de resposta imunológica dos pacientes. A letalidade associa-se com casos graves e complicados, chegando a 20% na meningite. Recidivas da histoplasmose são observadas aproximadamente em 15% dos casos, meses ou anos após o fim do tratamento antifúngico. Alguns pacientes têm sequelas ou incapacidade funcional, como problemas neurológicos após meningite e mielite, insuficiência respiratória e doença de Addison.

BIBLIOGRAFIA

Azar MM, Hage CA. Laboratory diagnosis for histoplasmosis. J Clin Microbiol. 2017; 55:1612-20.

Azar MM, Loyd JL, Relich RF *et al.* Current concepts in the epidemiology, diagnosis, and management of histoplasmosis syndromes. Semin Respir Crit Care Med. 2020;41:13-30.

Baker J, Kosmidis C, Rosaliyani A *et al.* Chronic pulmonary histoplasmosis – a scoping literature review. Open Forum Infect Dis. 2020;7:ofaa119.

Damasceno-Escura AH, Mora DJ, Cardeal AC *et al.* Histoplasmosis in HIV-infected patients: epidemiological, clinical and necropsy data from a Brazilian teaching hospital. Mycopathologia. 2020;185:339-46.

Damasceno LS, Teixeira MM, Barker BM *et al.* Novel clinical and dual infection by Histoplasma capsulatum genotypes in HIV patients from Northeastern, Brazil. Sci Rep. 2019;9:11789.

Faiolla RCL, Coelho MC, Santana R de C, Martinez R. Histoplasmosis in immunocompetent individuals living in a endemic area in the Brazilian Southeast. Rev Soc Bras Med Trop. 2013;46:461-5.

Ferreira MS, Borges AS. Histoplasmose. Rev Soc Bras Med Trop. 2009; 42(2):192-8.

Gajurel K, Dhakal R, Deresinski S. Histoplasmosis in transplant recipients. Clin Transpl. 2017; 31.

Giacomazzi J, Baethgen L, Carneiro LC *et al.* The burden of serious human fungal infections in Brazil. Mycoses. 2016;59:145-150.

Guerra BT, Almeida-Silva F, Almeida Paes R *et al.* Histoplasmosis outbreaks in Brazil: lessons to learn about preventing exposure. Mycopathologia. 2020;185:881-92.

Mittal J, Ponce MG, Gendlina I, Nosanchuck JD. Histoplasma capsulatum: mechanisms for pathogenesis. Curr Top Microbiol Immunol. 2019;422: 157-91.

Semionov A, Rossi A, Perillo M, Sayeghk K, Pressacco J, Kosinsk J. Many faces of thoracic histoplasmosis – pictorial assay. Can Assoc Radiol J. 2019;70: 273-81.

Taborda CP, Buccheri R, Benard G, Duarte-Neto AN, Nosanchuck JD, Travassos LR. Paracoccidioides spp. and Histoplasma capsulatum: current and new perspectives for diagnosis and treatment. Curr Top Med Chem. 2018;18:1333-48.

Vergidis P, Avery RK, Wheat LJ *et al.* Histoplasmosis complicating tumor necrosis factor – alpha blocker therapy: a retrospective analysis of 98 cases. Clin Infect Dis. 2015;61:409-17.

Wheat LJ, Azar MM, Bahr NC, Spec A, Relich RF, Hage C. Histoplamosis. Infect Dis Clin North Am. 2016;30:207-27.

16 Aspergilose

Thaís Guimarães • Arnaldo Lopes Colombo

INTRODUÇÃO

Aspergilose é o termo empregado para designar um grupo de doenças causadas por espécies de *Aspergillus*, fungo filamentoso ubiquitário na natureza, cujas espécies com maior relevância clínica são: *A. fumigatus, A. flavus, A. niger, A. nidulans* e *A. terreus*. É importante observar que a taxonomia desse gênero se encontra em transição, uma vez que a aplicação de ferramentas moleculares na análise filogenética de isolados de mesma espécie de *Aspergillus* mostra uma grande heterogeneidade do táxon. Nesse sentido, há um consenso de que o *A. fumigatus* não constitui espécie única, mas sim um complexo reunindo grande variabilidade de espécies, com algumas peculiaridades biológicas, incluindo a diversidade de patogenicidade e de suscetibilidade a antifúngicos. Esse fenômeno também tem sido descrito com isolados de *A. flavus* e *A. niger*.

Existe um grande espectro clínico de doenças relacionadas às diferentes espécies de *Aspergillus*, incluindo quadros de micotoxicoses, doenças respiratórias por hipersensibilidade (sinusite alérgica e aspergilose broncopulmonar alérgica), infecções de superfícies epiteliais (ceratite e otomicose), colonização intracavitária (bola fúngica pulmonar) e formas invasivas (aspergilose pulmonar invasiva e crônica necrosante, sinusite e formas disseminadas). De modo geral, a apresentação clínica de aspergilose é fortemente influenciada pela condição imunológica do hospedeiro e pela intensidade de exposição a propágulos infectantes. Assim, pacientes alérgicos e asmáticos, quando colonizados por *Aspergillus*, podem evoluir para quadros de sinusite alérgica ou aspergilose broncopulmonar alérgica (ABPA). Pacientes não portadores de doenças associadas à imunodepressão, mas que tiveram doença pulmonar prévia e evoluíram com lesões cavitárias sequelares, podem ser colonizados por *Aspergillus* e evoluir com bola fúngica pulmonar. Finalmente, pacientes com depressão acentuada do sistema imunológico podem evoluir com aspergilose pulmonar invasiva (AI) com rápida progressão do processo para insuficiência respiratória e óbito.

Este capítulo focará na abordagem clínica de pacientes com aspergilose pulmonar invasiva, deixando para outra oportunidade a discussão de formas pulmonares cavitárias crônicas e formas alérgicas dessa micose.

EPIDEMIOLOGIA

Trata-se de doença com distribuição geográfica universal, havendo polêmicas sobre alterações sazonais em suas taxas de incidência. Alguns grupos observam maior ocorrência no período de inverno, com alguma relação com o aumento de viroses respiratórias.

Acredita-se que um adulto possa inalar cerca de 200 a 2 mil conídios de *Aspergillus* por dia, sem maior impacto em pacientes com sistema imunológico normal. Nesse contexto, hospedeiros com mecanismos de defesa íntegros raramente desenvolvem a doença, mesmo mediante a exposição rotineira ao fungo pelo ar e pelos alimentos. Em contraste, pacientes com imunidade alterada têm dificuldades em conter a replicação e germinação do fungo em seu local de infecção primária, particularmente aqueles em uso prolongado de corticosteroides, cuja atividade fagocítica de macrófagos alveolares fica comprometida, ou mesmo pacientes com neutropenia prolongada.

Pacientes com leucemias agudas e aqueles submetidos a transplantes de células-tronco hematopoéticas (TCTH) são os principais pacientes em risco para a ocorrência de AI, que se tornou a infecção fúngica sistêmica mais prevalente nessa população. Nesse grupo de risco, a infecção invasiva por *Aspergillus* associa-se a taxas de mortalidade entre 40 e 100%.

Embora pacientes submetidos a TCTH e pacientes com leucemias agudas respondam pela maior casuística dos pacientes que desenvolvem AI, pacientes submetidos a transplantes de órgãos sólidos, particularmente os receptores de transplante de pulmão, também apresentam maior predisposição a essa infecção. O risco aumentado de AI em transplante de pulmão parece correlacionar-se com as altas taxas de colonização por *Aspergillus* no órgão transplantado, assim como alteração dos mecanismos de defesa do hospedeiro, sejam eles locais ou sistêmicos, particularmente pelo uso de imunossupressores.

Outros pacientes imunocomprometidos considerados de risco para a aquisição de AI incluem os pacientes com doenças pulmonares crônicas, da síndrome da imunodeficiência adquirida, de doença granulomatosa crônica e de outras imunodeficiências primárias.

Dados sobre a incidência de AI na América Latina são escassos. Recentemente, estudo multicêntrico que contou com a colaboração de oito centros médicos universitários documentou taxas de incidência cumulativa de infecções fúngicas invasivas em pacientes com doenças hematológicas malignas no Brasil. Segundo esse trabalho, infecções fúngicas invasivas foram documentadas em até 18% dos pacientes com leucemia mieloide aguda e 11% em receptores de TCTH alogênico, sendo *Aspergillus* spp. o principal agente causador de micose sistêmica nesta casuística.

Após a epidemia de H1N1 em 2009 pelo vírus pandêmico houve um aumento do número de casos de aspergilose invasiva associada ao vírus Influenza. Assim, atualmente, pacientes diagnosticados com Influenza grave que necessitem de suporte de terapia intensiva também são considerados de risco para o desenvolvimento de aspergilose invasiva.

Recentemente, diferentes autores relataram série de casos de aspergilose invasiva em pacientes imunocompetentes graves em unidades de terapia intensiva com diagnóstico de Covid-19. A presença de múltiplas comorbidades que aumentam o risco para formas graves de Covid-19, a alteração de microbiota do hospedeiro induzida pela terapêutica antibiótica de amplo espectro, em geral utilizada nesses pacientes, o longo tempo de admissão em terapia intensiva e o uso de terapias com imunodepressores para conter a resposta inflamatória exacerbada que acompanha a fase de complicações desses pacientes (corticoides e inibidores de interleucinas) são todos fatores que contribuem para que esses pacientes apresentem maior risco de evoluir com aspergilose invasiva.

PATOGÊNESE

Aspergillus spp. são fungos filamentosos ubiquitários na natureza que podem ser encontrados no ar, no solo, em plantas, na água, em superfícies inanimadas e em alimentos. Sua ubiquidade é demonstrada experimentalmente com o isolamento do fungo em condições ambientais extremas, como as encontradas em regiões desérticas (50°C), polares (–40°C) ou a mais de 20 km de altitude na atmosfera.

Até recentemente, a maioria das infecções invasivas era causada por agentes do complexo *Fumigati*. Atualmente, há evidências de aumento substancial de ocorrência de infecções por isolados pertencentes a outros complexos, além do complexo *Fumigati*. Nesse contexto, as espécies mais frequentemente associadas à AI nos casos de infecções fúngicas documentadas em pacientes submetidos a transplantes de órgãos sólidos ao longo do estudo TRANSNET nos EUA revelaram a seguinte ordem de prevalência: 181 isolados identificados como *Aspergillus fumigatus*; 28, *Aspergillus niger*; 27, *Aspergillus flavus*; 22, *Aspergillus terreus*; 7, *Aspergillus versicolor*; 5, *Aspergillus calidoustus*; 2, *Aspergillus nidulans*; e 2 isolados identificados como *Aspergillus* spp.

A principal porta de entrada de infecções invasivas por *Aspergillus* é o trato respiratório. Após a inalação de propágulos infectantes que apresentam pequena dimensão de conídios, especialmente *A. fumigatus* (< 3 μm), essas estruturas podem permanecer colonizando os seios da face de pacientes suscetíveis e, em um segundo momento, evoluir para bronquíolos distais e sacos alveolares.

Uma vez nos alvéolos, os mecanismos de defesa locais (macrófagos alveolares) são capazes de remover os conídios eficientemente. Sabe-se que macrófagos desempenham papel fundamental na fagocitose de conídios de *Aspergillus* sp., mas os neutrófilos são fundamentais para o controle de crescimento e destruição das hifas. Os neutrófilos migram para o foco de infecção e levam a formação de NETs (armadilhas extracelulares dos neutrófilos, do inglês *neutrophil extracellular traps*) estruturas que degradam as hifas formadas no tecido de pacientes de risco. Na presença de neutropenia, não há como haver formação das NETs e há multiplicação do agente patogênico pela falta de resposta do hospedeiro. Nesse cenário de crescimento do patógeno em tecido do hospedeiro neutropênico, um aspecto marcante da AI pulmonar é a capacidade de as hifas desse fungo invadir vasos sanguíneos e provocar áreas extensas de infarto e necrose de tecidos.

Além da via inalatória, menos frequentemente, propágulos de *Aspergillus* podem contaminar próteses biológicas ou colonizar cateteres intravasculares e atingir diretamente a corrente circulatória quando esses dispositivos médicos são introduzidos nos pacientes de risco.

QUADRO CLÍNICO

As manifestações clínicas mais comuns de AI, no contexto dos pacientes neutropênicos e/ou portadores de depressão de imunidade celular, são ligadas ao envolvimento do trato respiratório superior e inferior, sendo menos frequente o acometimento de outros órgãos como sistema nervoso central (SNC), coração, fígado, entre outros.

Importante observar que, como a maioria dos pacientes com aspergilose pulmonar invasiva encontra-se gravemente imunocomprometida, a ocorrência de sinais e sintomas clínicos é muito pobre, inespecífica e presente, na maioria dos casos, apenas nas fases avançadas da doença. Nesse contexto, pacientes de risco devem ser monitorados com exames laboratoriais e de imagem sistematicamente, visto que a espera pela presença de manifestações clínicas é estratégia que leva ao reconhecimento muito tardio dessa micose, em que as chances de sucesso terapêutico são muito limitadas.

Pacientes com rinossinusite por *Aspergillus* spp. podem apresentar febre, epistaxe, secreção nasal, cefaleia, dor de dente ou dor em seio facial. Se não for reconhecida precocemente, pode evoluir para sinusite fúngica com comprometimento de estruturas adjacentes, levando à necrose de palato mole e duro, celulite periorbitária ou abscesso cerebral.

O envolvimento pulmonar na aspergilose é o sintoma mais comum e pode apresentar evolução rapidamente fatal ou de maneira mais insidiosa. A manifestação mais precoce é febre em pacientes que cursam com neutropenia intensa e prolongada e que não responde a antibióticos. Em pacientes neutropênicos, manifestações clínicas de tosse, dispneia e a posterior presença de infiltrados pulmonares costumam ser achados tardios. Além da tosse seca e eventual dispneia, alguns pacientes podem apresentar dor torácica de tipo pleurítico, pela complicação de infarto pulmonar secundário ao tropismo vascular do fungo. O exame clínico é bastante pobre e a presença de sinais de consolidação ao exame clínico é rara, sendo observada apenas em fase muito avançada da doença, quando o paciente desenvolve falência respiratória.

Vale mencionar que em pacientes submetidos a transplante de pulmão têm sido descritos casos de traqueobronquite por *Aspergillus*, cujo substrato patológico inclui a formação de pseudomembranas e/ou úlceras na mucosa do trato respiratório, podendo levar ao aparecimento de tosse, febre e dispneia, com ou sem hemoptise. Nos casos mais graves, pode ocorrer obstrução da luz brônquica, levando ao aparecimento de estridores e sibilos unilaterais.

Pacientes intensamente imunocomprometidos podem evoluir com formas disseminadas, e um dos órgãos mais acometidos é o SNC. Nessa população de risco, o seu acometimento manifesta-se, geralmente, pelas complicações de lesões expansivas (abscesso) ou decorrentes de invasão de vasos sanguíneos pelo fungo, com consequentes áreas de trombose, infarto e sangramento em parênquima cerebral. A ocorrência de meningite é rara nessa micose. Nesse contexto, pacientes podem evoluir com febre, cefaleia, alteração do nível de consciência, convulsões e, eventualmente, déficit motor.

Em pacientes de terapia intensiva (não neutropênicos, não submetidos a transplantes de órgãos) pertencentes a grupos de risco emergentes, a exemplo de DPOC, formas graves de influenza e COVID-19 com insuficiência respiratória, entre outros, a aspergilose pulmonar geralmente não apresenta elementos característicos em sua apresentação clínica e radiológica. Na verdade, na maior parte desses casos, a suspeita existe em função da presença de doença pulmonar progressiva, a despeito de tratamento com antibióticos e outras medidas de suporte clínico, em pacientes de risco para AI que apresentam uma cultura positiva de *Aspergillus* spp. em secreção respiratória (geralmente, aspirado traqueal). Nesse contexto clínico e laboratorial, novos exames diagnósticos são solicitados pelo intensivista para avaliar se a cultura de *Aspergillus* naquele paciente em questão está associada a apenas colonização do trato respiratório alto ou doença em progressão.

Importante observar que a letalidade associada à AI é extremamente elevada, varia de 40 a 100% dos pacientes, dependendo das formas de apresentação clínica da micose, assim como da gravidade das alterações imunológicas e das doenças de base do hospedeiro.

DIAGNÓSTICO

De maneira geral, o diagnóstico das micoses invasivas em pacientes imunocomprometidos é obtido a partir da somatória de evidências epidemiológicas (exposição a fatores de risco), clínicas (manifestações compatíveis e dados de exames por imagem) e informações laboratoriais sugerindo o achado de elementos fúngicos em material biológico suspeito. É importante lembrar que espécies de *Aspergillus* colonizam o trato respiratório de parcela substancial de pacientes saudáveis, e a obtenção de espécime biológico para exame anatomopatológico confirmando invasão tecidual é necessária para o diagnóstico de certeza de AI. Entretanto, muitas vezes, a biopsia pulmonar é de difícil realização pela contraindicação de procedimentos médicos invasivos em pacientes graves e/ou plaquetopênicos e neutropênicos.

Em pacientes com doenças hematológicas malignas (sobretudo as leucemias agudas), durante a fase de neutropenia, o exame radiológico convencional poder apresentar-se inalterado a despeito de doença fúngica instalada, o que torna a tomografia computadorizada de tórax exame de eleição para avaliação inicial de um paciente suspeito. As alterações mais frequentes são a presença de nódulos pulmonares, com ou sem o sinal do halo, podendo evoluir para escavação de parênquima. Mais recentemente, têm sido descritas consolidações pulmonares focais como compatíveis com o diagnóstico de aspergilose. Havendo disponibilidade de exames seriados de imagem, pacientes de risco podem apresentar formas iniciais de envolvimento traqueobrônquico, com imagens de árvore em brotamento, assim como nódulos com o sinal do halo, que é bastante característico de AI pulmonar. Trata-se de lesão nodular, com mais de 1 cm, circunscrita por halo em vidro fosco, que corresponde a edema e hemorragia em torno da lesão principal. À medida que a doença evolui, o nódulo e sinal do halo são substituídos por infiltrado pulmonar inespecífico. Em uma terceira etapa (mais de 7 a 10 dias após o surgimento do sinal do halo), surge a imagem de crescente de ar, secundária à instalação de necrose tecidual, sendo formada cavidade. Portanto, a realização de tomografia computadorizada precoce, rotineira e seriada, aumenta a chance de fazer o diagnóstico dessa infecção fúngica em tempo hábil para terapêutica.

Pacientes críticos de terapia intensiva considerados de risco para aspergilose, a exemplo de influenza grave, COVID-19 e pacientes com DPOC, não apresentam as formas caracteristicamente documentadas em pacientes hematológicos com neutropenia, a exemplo de nódulos com sinal do halo. Em pacientes críticos não neutropênicos os achados de imagem são de pouca valia para caracterizar o agente etiológico, mas sinalizam ao clínico que há uma pneumonia em progressão que não está respondendo ao tratamento escolhido com antimicrobianos. Nesse cenário de presença simultânea de fatores de risco para aspergilose e evolução insatisfatória do quadro de pneumonia frente a antibióticos, cabe ao clínico avaliar o momento em que métodos laboratoriais para diagnóstico de aspergilose serão solicitados.

A pesquisa direta de elementos fúngicos e cultura para *Aspergillus* spp. deve ser sempre solicitada em material biológico suspeito de infecção, em pacientes de risco, mas sabemos que esses exames apresentam sensibilidade de 50 a 60%, podendo ainda estar presentes em pacientes apenas colonizados, mas ainda não doentes. A biopsia pulmonar e a cultura do agente etiológico são necessárias para a obtenção do diagnóstico de certeza dessa micose, mas há necessidade de realização de procedimento médico invasivo que, muitas vezes, é contraindicado por risco de sangramento ou infecção. Nesse contexto, métodos não dependentes de cultivo têm sido desenvolvidos para auxiliar no diagnóstico de AI, em especial a pesquisa de antígenos liberados pelo fungo em pacientes com doença ativa.

A pesquisa de biomarcador fúngico, no caso a galactomanana, tem grande utilidade no diagnóstico de aspergilose. Trata-se de açúcar presente na parede das hifas de *Aspergillus* spp. que pode ser dosado por método ELISA, aprovado pela Anvisa no Brasil, e que apresenta sensibilidade e especificidade superiores a 60 a 80%, com melhores resultados obtidos em pacientes hematológicos e neutropênicos, particularmente se realizadas coletas sequenciais ao longo do período de maior risco para essa micose. A sensibilidade do exame é maior em pacientes hematológicos que cursam com neutropenia prolongada, condição esta predisponente para a invasão tecidual e de vasos sanguíneos pelas hifas de *Aspergillus* spp. Esse fenômeno de angioinvasão pulmonar faz com que a sensibilidade da detecção de galactomanana em amostras de soro de pacientes suspeitos seja entre 80 e 90%, com valores preditivos negativos > 90%. Em pacientes hematológicos de alto risco para aspergilose invasiva, que não fazem uso de profilaxia contra esse agente (com posaconazol ou voriconazol), é possível fazer o monitoramento sequencial com coletas de soro para dosagem de galactomanana ao menos 2 vezes/semana, ao longo do período de risco. Havendo curvas ascendentes de detecção do antígeno, deve-se solicitar avaliação sistemática com exames de imagem de seios da face e tórax, na procura de lesões compatíveis com o diagnóstico de aspergilose invasiva. O uso de profilaxias com fármacos anti-*Aspergillus* reduz a sensibilidade do teste, não devendo ser solicitados em pacientes sem sintomas e alterações de imagem, pelo risco de resultado falso-positivo.

Resultados falso-positivos podem ser vistos com pacientes portadores de outras micoses invasivas, em especial histoplasmose e fusariose, sendo mais raro em pacientes expostos a antibióticos betalactâmicos (p. ex., piperacilina-tazobactam).

Em pacientes não neutropênicos, a exemplo de pacientes submetidos a transplante de órgão sólido, pacientes críticos de terapia intensiva com DPOC ou Covid-19, a sensibilidade do teste em amostras de soro é menor, geralmente inferior a 50%. Neste cenário de pacientes de risco para aspergilose pulmonar que não se encontram neutropênicos, recomenda-se a detecção de galactomanana em amostras de lavado broncoalveolar, em que a sensibilidade do teste passa a ser superior a 80%.

Outro teste comercial de potencial utilidade na triagem de pacientes de risco para infecções fúngicas é a pesquisa de beta-1,3-glucana, antígeno presente em vários gêneros de fungos, incluindo diferentes espécies de *Aspergillus, Candida, Fusarium, Trichosporon* e agentes de micoses endêmicas. Esse teste comercial foi aprovado pela Anvisa para uso no Brasil, mas está disponível em poucos centros médicos. Sua dinâmica de utilização em pacientes de risco para AI ainda é motivo de debate. Pode haver resultados falso-negativos em pacientes sob profilaxia antifúngica e resultados falso-positivos já foram relatados com episódios de mucosite intensa, bacteriemia, pacientes em hemodiálise, expostos a antibióticos betalactâmicos e a grandes cirurgias.

Métodos de reação em cadeia da polimerase (PCR) em fluidos biológicos estão sendo investigados, porém a presença ubíqua do fungo na natureza facilita a possibilidade de contaminações e resultados falso-positivos, assim como pode haver resultados de PCR positivos em pacientes colonizados, mas não infectados por *Aspergillus* spp. Apesar da alta sensibilidade, a especificidade de PCR para o diagnóstico de aspergilose em diferentes séries é muito variável (60 a 100%), não havendo, no Brasil, disponibilidade de sistemas comerciais cuja validação clínica seja aceita pela comunidade internacional. Nesse contexto, esse exame não tem sido utilizado na prática médica, mas apenas em centros de pesquisa.

Dentro do conceito de que o diagnóstico de AI depende da análise de diferentes níveis de evidências obtidas a partir de dados epidemiológicos, clínicos e laboratoriais, a European Organization for Research and Treatment of Cancer (EORTC) criou um grupo de trabalho para propor definições das infecções fúngicas invasivas padronizando critérios diagnósticos a serem utilizados em estudos de terapêutica antifúngica. Esses critérios aplicam-se mais a estudos clínicos que para o direcionamento de tratamento antifúngico à beira do leito, mas oferecem parâmetros muito objetivos para o diagnóstico de doença fúngica provada, provável e possível em pacientes com doenças hematológicas malignas e aqueles submetidos a transplantes de órgãos. As Tabelas 16.1 e 16.2 ilustram os critérios diagnósticos de doença fúngica invasiva provada e provável como sugerido pelos critérios recentemente atualizados pelo EORTC.

Vale dizer que, com a recente descrição de AI em grupos de risco emergentes não associados às condições clássicas de imunodepressão discutidas no parágrafo anterior, em especial pacientes críticos de terapia intensiva que demandam uso de corticoide por diferentes indicações, ou mesmo pacientes cirróticos, DPOC, portadores de influenza grave ou Covid-19 que evoluem com insuficiência respiratória, houve a necessidade de adaptação de critérios diagnósticos que sejam aplicáveis a essa nova população de risco. Nesse contexto, dada a ausência de neutropenia, é esperado que a dosagem sérica de galactomanana tenha menor sensibilidade, sendo necessária para a investigação de AI a realização de broncoscopia com busca de elementos fúngicos, cultura e dosagem de galactomanana em material

TABELA 16.1 Critérios para diagnóstico de doença fúngica invasiva provada.

Fungo	Análise microscópica: material estéril	Cultura: material estéril	Sangue	Sorologia	Diagnóstico tecidual com PCR
Fungos filamentosos	Exame histopatológico, citopatológico ou microscópico direto[b] de uma amostra obtida a partir de aspiração por agulha ou biopsia na qual são observadas hifas ou formas leveduriformes melanizadas acompanhadas de evidência de dano tecidual associado	Recuperação de um fungo hialino ou pigmentado por cultura de uma amostra obtida por procedimento estéril de um sítio normalmente estéril e clínica ou radiologicamente alterado compatível com um processo de doença infecciosa, excluindo-se LBA, uma amostra da cavidade paranasal ou da cavidade mastóidea e urina	Hemocultura em que cresce um fungo filamentoso (p. ex., *Fusarium* sp.) no contexto de um processo compatível com doença infecciosa	Não aplicável	Amplificação de DNA fúngico por PCR combinada com sequenciamento de DNA quando são observados fungos filamentosos em tecido embebido em parafina e fixado em formalina
Leveduras[a]	Exame histopatológico, citopatológico ou microscópico direto[b] de uma amostra obtida a partir de aspiração por agulha ou biopsia de um local normalmente estéril (exceto membranas mucosas) mostrando células de levedura, como, por exemplo, *Cryptococcus* sp. indicando leveduras encapsuladas em desenvolvimento ou *Candida* sp. mostrando pseudo-hifas ou hifas verdadeiras[c]	Reconstituição de uma levedura por cultura de uma amostra obtida por um procedimento estéril (incluindo um dreno recém-instalado [< 24 h antes]) de um local normalmente estéril mostrando uma anormalidade clínica ou radiológica compatível com um processo de doença infecciosa	Hemocultura em que crescem leveduras (p. ex., *Cryptococcus* sp. ou *Candida* sp.) ou fungos semelhantes a leveduras (p. ex., *Trichosporon* sp.)	Antígeno criptocócico no líquido cefalorraquidiano ou no sangue confirma a criptococose	Amplificação de DNA fúngico por PCR combinada com sequenciamento de DNA quando são observadas leveduras em tecido embebido em parafina e fixado em formalina
Pneumocystis	Detecção microscópica do organismo em tecido, líquido de LBA, escarro expectorado utilizando-se coloração convencional ou imunofluorescência	Não aplicável	Não aplicável	Não aplicável	Não aplicável
Micoses endêmicas	Histopatologia ou microscopia direta de espécimes obtidos de um local afetado mostrando o formato distinto do fungo	Recuperação por cultura do fungo de espécimes de um local afetado	Hemocultura com crescimento de fungo	Não aplicável	Não aplicável

LBA: lavado broncoalveolar; PCR: reação em cadeia da polimerase. [a]Se a cultura estiver disponível, anexe a identificação em nível de gênero ou espécie dos resultados da cultura. [b]Tecidos e células submetidos a exames histopatológicos ou citopatológicos devem ser corados usando-se coloração com prata de metenamina de Grocott-Gomori ou coloração de Schiff com ácido periódico a fim de facilitar a inspeção das estruturas fúngicas. Sempre que possível, as montagens úmidas de espécimes de focos relacionados com doenças fúngicas invasivas devem ser coradas com um corante fluorescente (p. ex., Calcofluor ou Blankophor). [c]*Trichosporon* sp., *Geotrichum* semelhante a levedura e *Blastoschizomyces capitatus* também podem formar pseudo-hifas ou hifas verdadeiras. A recuperação de espécies de Aspergillus de hemoculturas raramente indica doença endovascular e quase sempre representa contaminação. Adaptada de Donelly, Chen, Kauffman *et al.*, 2020.

TABELA 16.2 Critérios diagnósticos para doença fúngica provável.

Fatores do hospedeiro
História recente de neutropenia (< 0,5 × 10^9 neutrófilos/ℓ [< 500 neutrófilos/mm^3] por > 10 dias) temporalmente relacionada com o início de doença fúngica invasiva
Malignidade hematológica[a]
Recepção de um transplante alogênico de células-tronco
Recepção de um transplante de órgão sólido
Uso prolongado de corticosteroides (exceto entre pacientes com aspergilose broncopulmonar alérgica) em dose terapêutica ≥ 0,3 mg/kg por ≥ 3 semanas nos últimos 60 dias
Tratamento com outros imunossupressores de células T reconhecidos, como inibidores de calcineurina, bloqueadores do fator de necrose tumoral alfa, anticorpos monoclonais específicos para linfócitos, análogos de nucleosídios imunossupressores durante os últimos 90 dias
Tratamento com imunossupressores de células B reconhecidos, como inibidores da tirosinoquinase de Bruton (p. ex., ibrutinibe)
Imunodeficiência grave hereditária (como doença granulomatosa crônica, deficiência de STAT 3 ou imunodeficiência combinada grave)
Doença do enxerto contra o hospedeiro aguda grau III ou IV envolvendo intestino, pulmões ou fígado refratária ao tratamento de primeira linha com esteroides
Características clínicas
Aspergilose pulmonar
Presença de 1 dos 4 padrões a seguir na TC: • Lesões densas e bem circunscritas com ou sem sinal de halo • Sinal de ar crescente • Cavidade • Consolidação cuneiforme e segmentar ou lobar
Outras doenças fúngicas pulmonares
Como na aspergilose pulmonar, porém incluindo um sinal do halo reverso
Traqueobronquite
Ulceração traqueobrônquica, nódulo, pseudomembrana, placa ou escara observada na análise broncoscópica
Doenças sinonasais
Dor aguda localizada (incluindo irradiando para o olho)
Úlcera nasal com escara negra
Alterações do seio paranasal, envolvimento das barreiras ósseas, inclusive na órbita
Características clínicas
Infecção do sistema nervoso central
1 dos 2 dos seguintes sinais: • Lesões focais na imagem • Realce meníngeo em RM ou TC
Evidência micológica
Qualquer fungo, como, por exemplo, *Aspergillus*, *Fusarium*, *Scedosporium* sp. ou *Mucorales* recuperados por cultura de escarro, LBA, escovado brônquico ou aspirado
Detecção microscópica de elementos fúngicos em escarro, LBA, escovado brônquico ou aspirado
Traqueobronquite
Aspergillus recuperado por cultura de LBA ou escovado brônquico
Detecção microscópica de elementos fúngicos em LBA ou escovado brônquico indicando
Doenças sinonasais
Fungo recuperado por cultura de amostras de aspirado sinusal
Detecção microscópica de elementos fúngicos em amostras de aspirado sinusal
Na suspeita de aspergilose: *Antígeno de galactomanana em plasma, soro, LBA ou LCR*
Qualquer 1 dos seguintes: Soro ou plasma único: ≥ 1,0 Líquido do LBA: ≥ 1,0 Soro ou plasma único: ≥ 0,7 e líquido de LBA ≥ 0,8 LCR: ≥ 1,0
PCR de *Aspergillus* Qualquer 1 dos seguintes: 2 ou mais testes de PCR consecutivos positivos em plasma, soro ou sangue total 2 ou mais testes de PCR duplicados positivos em líquido do LBA Pelo menos 1 teste de PCR positivo em plasma, soro ou sangue total e 1 teste de PCR positivo no LBA
Aspergillus sp. recuperados por cultura de escarro, LBA, escovado brônquico ou aspirado

As doenças fúngicas invasivas (DFIs) prováveis exigem a presença de pelo menos 1 fator do hospedeiro, uma característica clínica e evidência micológica e são sugeridas apenas para pacientes imunocomprometidos, enquanto as DFIs comprovadas aplicam-se a qualquer paciente, independentemente de imunocomprometimento. A DFI provável requer a presença de um fator do hospedeiro, uma característica clínica e evidência micológica. Os casos que atendem aos critérios para fator do hospedeiro e característica clínica, mas não apresentam evidências micológicas, são considerados DFIs possíveis. O (1,3)-beta-D glucano não foi considerado para fornecer evidência micológica de qualquer doença fúngica invasiva. STAT 3: do inglês *signal transducer and activator of transcription*; LBA: lavado broncoalveolar; LCR: líquido cefalorraquidiano; RM: ressonância magnética; TC: tomografia computadorizada; PCR: reação em cadeia da polimerase. [a]A malignidade hematológica refere-se à malignidade ativa, em tratamento para essa malignidade, e àquelas em recém-remissão. Esses pacientes compreenderiam portadores de leucemias e linfomas em grande parte agudos, bem como mieloma múltiplo, enquanto os pacientes com anemia aplásica representam um grupo mais heterogêneo de indivíduos e não estão incluídos. Adaptada de Donelly, Chen, Kauffman *et al.*, 2020.

de lavado broncoalveolar. Da mesma forma, achados radiológicos como nódulos pulmonares com sinal do halo que frequentemente são documentados em pacientes hematológicos que cursam com neutropenia, constituem achados que não apresentam utilidade neste cenário de grupos de risco emergente que acabamos de relatar. Assim, vários autores têm investigado estratégias diagnósticas de AI com maior rendimento para pacientes críticos de terapia intensiva, sem doenças hematológicas e não relacionados com transplantes de órgãos. A Tabela 16.3 resume algumas das estratégias diagnósticas que têm sido utilizadas para a investigação de AI em pacientes de UTI com condições de risco não clássicas.

TRATAMENTO

É importante lembrar que, independentemente da estratégia terapêutica escolhida, a recuperação da resposta imunológica do paciente é fundamental para o prognóstico da AI. Nesse contexto, o controle da doença de base e remoção de imunossupressores são medidas importantes para oferecer melhor chance de sucesso terapêutico aos nossos pacientes.

Em relação à terapêutica antifúngica específica, há disponibilidade de três classes de fármacos para o tratamento da AI: diferentes formulações de anfotericina B, triazólicos e equinocandinas.

TABELA 16.3 Algoritmo para o diagnóstico de aspergilose invasiva (AI) em pacientes não neutropênicos na UTI.

Categoria	Fator do hospedeiro	Apresentação clínica	Evidência micológica
AI comprovada	• Não requerido	• Não requerida	• Exame anatomopatológico exibindo hifas compatíveis e invasão tecidual *e* • Cultura exibindo *Aspergillus* em amostra obtida por procedimento estéril de um sítio normalmente estéril
AI provável	Pelo menos um dos seguintes: • Tratamento com glicocorticosteroides[a] • Neutropenia[b] • Doença crônica das vias aéreas[c] • Cirrose descompensada • Tratamento com imunossupressor de células T[d] • Neoplasias hematológicas/TCTH • Transplante de órgão sólido • HIV • Influenza grave	• Alterações clínicas ou radiológicas consistentes com doença infecciosa pulmonar	Pelo menos um dos seguintes exames não definitivos: • Citologia, microscopia direta e/ou cultura mostrando *Aspergillus* sp. em uma amostra do trato respiratório inferior • GM no soro $\geq$ 0,5 e/ou no LBA $\geq$ 0,8

[a]Terapia com glicocorticosteroides com prednisona equivalente a $\geq$ 20 mg/dia. [b]Contagem absoluta de neutrófilos $\leq$ 500 células/mm^3. [c]Doença pulmonar obstrutiva crônica, bronquiectasia. [d]Inibidores da calcineurina ou mTOR, bloqueadores do fator de necrose tumoral (TNF) e vias de imunidade antifúngica semelhantes, alemtuzumabe e análogos de nucleosídeos durante os últimos 90 dias. GM: galactomanana; TCTH: transplante de células-tronco hematopoiéticas; IA: aspergilose invasiva. Adaptada de Basseti e Bouza, 2017.

Importante mencionar que não é possível estabelecer normas rígidas para a duração do tratamento antifúngico em diferentes formas de AI. Entretanto, sugere-se que esse período seja no mínimo entre 6 e 12 semanas, recomendando-se não interromper seu uso se ocorrerem lesões radiológicas persistentes, e em pacientes sob regime de imunodepressão. A seguir apresentamos os fármacos utilizados no tratamento dessa micose.

Formulações de anfotericina B

Há muitos anos a anfotericina B desoxicolato foi muito utilizada como fármaco de escolha para a terapêutica de AI apesar de altos níveis de toxicidade renal e dos resultados limitados no tratamento desta micose em pacientes imunocomprometidos. Tendo em vista sua toxicidade e menor eficácia comparada ao voriconazol, a anfotericina B em desoxicolato foi removida dos documentos de consensos das sociedades médicas da Europa e dos EUA como medicamento de escolha na terapia primária dessa micose. Havendo indicação de um poliênico no tratamento de aspergilose, diretrizes de sociedades de infectologia e hematologia dos EUA e da Europa recomendam a utilização de uma formulação lipídica de anfotericina B.

Há dados de estudo randomizado em pacientes hematológicos que o uso de anfotericina B lipossomal, 3 mg por kg/dia, tem sucesso terapêutico semelhante aos pacientes tratados com 10 mg por kg/dia, com menor toxicidade e menor custo. Portanto, a anfotericina B lipossomal em dose de 3 mg por kg/dia é um regime alternativo ao tratamento com triazólicos, geralmente utilizado quando: episódio de escape de AI em paciente de alto risco recebendo profilaxia com posaconazol ou voriconazol; pacientes com doença refratária ou intolerante a voriconazol e isavuconazol; pacientes que recebem fármacos para tratamento do câncer que apresentam forte interação medicamentosa com os triazólicos, em que a anfotericina B seria alternativa pela ausência da interação e maior segurança no tratamento.

A experiência com outras formulações lipídicas de anfotericina B em AI é restrita a estudos abertos, não randomizados ou comparativos, em que anfotericina B em complexo lipídico mostrou taxas de resposta em torno de 50%, com taxas de toxicidade aparentemente menores que anfotericina B convencional, mas maiores que anfotericina B lipossomal. Importante observar ainda que a anfotericina B em complexo lipídico, segundo a maioria dos autores, deve ser utilizada na dose mínima de 5 mg/kg/dia no tratamento de casos de infecções por fungos filamentosos, e não 3 mg por Kg/dia, como preconizado para formulação lipossomal de anfotericina B.

Triazólicos

O voriconazol é considerado um dos medicamentos de escolha para o tratamento de AI, tendo em vista os excelentes resultados obtidos com este fármaco em estudo comparativo com anfotericina B desoxicolato. Segundo dados desse estudo multicêntrico, o voriconazol mostrou maior taxa de sucesso terapêutico (53% *vs.* 32%) e de sobrevida ao fim de 12 semanas (71% *vs.* 58%) pós-tratamento, quando comparado ao tratamento com a formulação de anfotericina B em desoxicolato. O voriconazol está disponível para uso por vias oral e venosa, sendo recomendada dose inicial de ataque de 6 mg/kg, a cada 12 horas, seguida por dose de manutenção de 4 mg/kg a cada 12 horas.

Apesar de excelente biodisponibilidade da formulação oral, sabe-se que existe grande variabilidade no nível plasmático de voriconazol entre pacientes adultos tratados com a mesma dose do antifúngico, em virtude de polimorfismos associados a genes responsáveis pela síntese de enzimas que metabolizam esse fármaco. Nesse contexto, todos os documentos de diretrizes de sociedades médicas e científicas preconizam que níveis plasmáticos desse fármaco devam ser monitorados para reduzir risco de toxicidade e melhorar resultados terapêuticos.

Outros triazólicos que apresentam atuação em aspergilose são: itraconazol, posaconazol e isavuconazol. No Brasil, há disponibilidade de apenas de itraconazol em cápsulas, não sendo disponível sua formulação para uso intravenoso. Neste contexto, tendo em vista a baixa absorção de itraconazol, particularmente em pacientes com diarreia, mucosite ou em jejum, esse medicamento tem pouca ou nenhuma utilidade na terapêutica de AI em pacientes imunocomprometidos. Recentemente, o posaconazol mostrou semelhante eficácia e padrão de segurança ao ser comparado com o voriconazol no tratamento de pacientes com aspergilose invasiva em estudo randomizado, bem controlado, em que a taxa de sobrevida após 6 e 12 semanas foi semelhante com os dois fármacos. Entretanto, o posaconazol não está disponível em formulação intravenosa ou tabletes no Brasil, o que dificulta seu uso em esquemas de tratamento de primeira linha, tendo em vista os potenciais problemas de má absorção da solução oral de posaconazol (a única disponível no Brasil).

O isavuconazol é o novo triazólico de amplo espectro aprovado pela Anvisa para tratamento inicial de AI. Em estudo randomizado e comparativo com voriconazol, o isavuconazol mostrou a mesma taxa de sucesso (sobrevida de 80% após 12 semanas de seguimento) com menor toxicidade, sobretudo menor impacto sobre função hepática. Além de menor toxicidade que voriconazol, isavuconazol apresentou níveis plasmáticos mais estáveis e com menor variabilidade entre pacientes tratados com o mesmo regime terapêutico, mostrando que não há necessidade de monitorar níveis plasmáticos de isavuconazol para garantir melhor eficácia e segurança do tratamento.

Equinocandinas e terapia combinada

As equinocandinas têm um papel secundário no tratamento inicial de AI, visto que os resultados de sobrevida são melhores quando o tratamento é iniciado com voriconazol, isavuconazol ou anfotericina B lipossomal.

Em estudo randomizado comparativo, a terapêutica combinada de AI com voriconazol associado à anidulafungina não reduziu mortalidade quando os resultados dessa estratégia foram comparados ao grupo tratado apenas com voriconazol. Apesar do desfecho primário de redução de mortalidade não ter sido atingido nesse estudo, houve maior taxa de sucesso em subgrupo de pacientes cujo diagnóstico de AI foi feito com base na dosagem de galactomanana, em vez de pautado em resultados de métodos microbiológicos convencionais. Diante desses resultados, entendemos que a terapêutica combinada não deva ser indicada na rotina de tratamento de pacientes com AI. Entretanto, alguns autores consideram o uso de terapia combinada em condições especiais de AI, em que o prognóstico dessa micose é geralmente reservado, a exemplo de AI em pacientes com doença hematológica refratária ou em recidiva, pacientes submetidos a transplante de células-tronco hematopoéticas e que apresentem AI disseminada, entre outros exemplos.

INDICAÇÕES CIRÚRGICAS EM ASPERGILOSE INVASIVA

Há muita controvérsia sobre este tema, e poucas evidências estão disponíveis para tornar possíveis recomendações universais. Apesar dessas limitações, a remoção cirúrgica de nódulos pulmonares deve sempre ser considerada em lesões de localização próxima ao mediastino e grandes vasos, por causa do alto risco de hemorragia fatal. Da mesma maneira, em pacientes com leucemia aguda em que a AI evolui com nódulo pulmonar solitário e cavitado, que persiste a despeito da terapia antifúngica, havendo programação de novo ciclo de quimioterapia ou transplante, a cirurgia pode ser conveniente para abreviar a duração do tratamento e evitar recidivas.

Na sinusite, a exploração cirúrgica é fundamental não só para obter material para diagnóstico, mas também para remover o tecido necrótico. A demora na intervenção cirúrgica pode comprometer os resultados do tratamento da aspergilose.

MEDIDAS PREVENTIVAS

A aquisição de aspergilose nosocomial está associada a três mecanismos: inalação de bioaerossóis secundários a sistemas de ventilação contaminados; contato direto por meio de objetos contaminados (campos cirúrgicos) ou ambos, como ocorre nos casos de osteomielite de esterno por *Aspergillus* spp. pós-cirurgias cardíacas.

Não existem níveis seguros reconhecidos para a quantidade de bioaerossóis ou padronização de amostragem ou frequência do controle do ar em hospitais. Sabe-se que a concentração de fungos no ar externo é alta, podendo atingir níveis de 10 mil UFC/m^3, e não causar infecções pulmonares na população geral, não suscetível a AI. Entretanto, apesar de ser difícil estabelecer um nível seguro da concentração de fungos dentro do ambiente hospitalar, alguns estudos têm demonstrado correlação positiva entre o aumento da contagem de conídios no ar e a incidência de AI. A contagem de concentração de fungos no ar não é uma prática rotineiramente recomendada em hospitais, porém pode ser considerada em algumas situações específicas, como, por exemplo, diante da ocorrência de surtos de AI em unidades hospitalares (principalmente nos casos de construções e reformas) e monitoramento da qualidade do ar em unidades de transplante de células-tronco hematopoéticas com ambiente protegido por filtros HEPA.

É importante considerar que vários surtos de AI em ambiente hospitalar já foram descritos na literatura, demonstrando que a incidência dessa infecção fúngica pode ser maior em decorrência de construções, reformas ou manutenção imprópria de sistemas de ventilação, condições associadas a maior circulação de propágulos infectantes de *Aspergillus* spp. Construções e reformas nos hospitais estão frequentemente associadas a aumento do número de casos de aspergilose, principalmente em demolições, onde grande quantidade de bioaerossóis é dispersada no meio ambiente. É possível verificar o tipo de atividade construtiva (pequenos reparos até grandes demolições) a ser realizada dentro de um hospital e, a depender da unidade onde será realizada (áreas sem pacientes até áreas críticas), estabelecer quais as medidas protetivas deverão ser adotadas pela engenharia hospitalar. Quando construções ou reformas forem realizadas nas proximidades das áreas de pacientes imunocomprometidos, devem ser implementadas algumas práticas, como a adoção de barreiras de contenção e limpeza constante da poeira acumulada. Quando as construções forem externas, o sistema de ventilação pode tornar-se sobrecarregado de poeira, portanto, manutenção e limpeza dos filtros são necessárias para impedir a contaminação do ar interno.

As unidades de TCTH devem ser especialmente desenhadas com fluxo de ar laminar, filtros de alta eficiência (*high efficiency particulate air* – HEPA) e pressão positiva. A filtração HEPA com mínimo de 10 trocas de ar/hora remove 99,97% das partículas maiores de 0,3 µm e deve ser instalada no sistema de ventilação em unidades de risco. Opção a sistemas centrais de ventilação são a instalação de unidades portáteis, mas há poucas publicações documentando a eficiência dessa alternativa. Havendo opção por filtros HEPA, os quartos dos pacientes devem ter as janelas seladas e lacradas para prevenir a contaminação do ar exterior e as portas devem permanecer fechadas para manter a pressão positiva. A combinação filtro HEPA e fluxo laminar parece ser mais eficiente na redução de propágulos fúngicos e, consequentemente, AI em pacientes de alto risco. A legislação vigente é bastante carente sobre orientações e definições de contagens seguras de colônias de *Aspergillus* spp. em ambientes de internação de pacientes de alto risco

Mais recentemente, sistemas de água têm sido reconhecidos como via potencial de transmissão de *Aspergillus* spp., uma vez que esses agentes têm sido encontrados na análise microbiológica de reservatórios de água em hospitais e na comunidade. Os reservatórios de água podem aumentar a presença de propágulos de *Aspergillus* no ar por meio da aerossolização de propágulos existentes no sistema hidráulico após abertura de chuveiros e torneiras, merecendo especial atenção na prevenção da exposição. Também não existe legislação específica para o controle da água em ambiente hospitalar em relação a infecções fúngicas. A única legislação vigente prevê potabilidade da água, em que somente é analisada a presença de bactérias coliformes. Para minimizar a aquisição de fungos patogênicos pela água, é possível instalar filtros nos pontos de saída (torneiras e chuveiros) em unidades de TCTH.

Há evidências demonstrando que as medidas de controle ambiental, que visam reduzir a exposição à água ou a melhoria da qualidade do ar por meio da instalação de filtros, trazem alguns benefícios para pacientes de alto risco. Por outro lado, a permanência hospitalar tem sido drasticamente reduzida, com o paciente transplantado recebendo alta cada vez mais precoce e mudanças na epidemiologia da AI têm tornado o seu aparecimento mais frequente no período tardio, colocando em discussão essa estratégia única.

Dados gerados por estudo clínico randomizado em diversos centros de hematologia no mundo sugerem que o uso de posaconazol em pacientes com leucemia mieloide aguda, ao longo dos períodos de uso de quimioterapia de indução de remissão, reduza a ocorrência de AI e, eventualmente, a mortalidade por essa micose. Estudos de uso de posaconazol em vida real tem confirmado que profilaxia com posaconazol é capaz de reduzir a ocorrência de casos de AI, mas não da mortalidade global. Diante desses resultados, vários centros preconizam o uso de posaconazol como estratégia de prevenção de AI em pacientes com LMA em fase de indução de remissão, havendo polêmica se esse uso deva ser universal ou apenas para pacientes com LMA que apresentem comorbidades que aumentem o risco de AI ou doença maligna refratária. Nos EUA e Europa, há disponibilidade de posaconazol em tabletes e formulação intravenosa, o que possibilita maior segurança e estabilidade de níveis plasmáticos dos pacientes tratados com esse fármaco. No Brasil, infelizmente, temos disponível apenas posaconazol em solução oral, apresentação que apresenta problemas na absorção, em especial em pacientes com limitado consumo de alimentos pela mucosite induzida por quimioterapia, ou com diarreia, seja pela mucosite intestinal ou mesmo por atividade intestinal de GVHD documentada em pacientes submetidos a TCTH.

No caso de pacientes expostos a TCTH alogênico, a profilaxia para AI no período **pré-enxertia** pode ser considerada caso a caso, e realizada com voriconazol, focando o uso desse medicamento em pacientes de maior risco, a exemplo de TCTH haploidêntico, pacientes com TCTH e realizado em indivíduos com doença maligna residual. Pacientes receptores de TCTH alogênico que evoluem com formas graves de GVHD e necessidade de uso de imunomoduladores para controle dessa condição também são candidatos ao uso de posaconazol para profilaxia de AI.

PROFILAXIA SECUNDÁRIA DE ASPERGILOSE INVASIVA EM HEMATOLOGIA

Todo paciente com diagnóstico prévio de AI e que necessite de novo ciclo de quimioterapia ou mesmo TCTH, ou seja, paciente com aspergilose que passará por novo período de neutropenia ou impacto em sua imunidade celular em função de tratamento da doença de base, deve ser submetido à profilaxia com antifúngico ativo contra *Aspergillus*. O medicamento a ser utilizado no regime de profilaxia secundária é o mesmo que foi utilizado no tratamento do episódio inicial de AI.

BIBLIOGRAFIA

Anaisse EJ, Stratton SL, Dignani MC, Lee CK *et al.* Pathogenic molds (including Aspergillus species) in hospital in distribution systems: a 3-years prospective study and clinical implications for patients with hematologic malignancies. Blood. 2003;101(7):2542-6.

Beirão F, Araujo R. State of the art diagnostic of mold diseases: a practical guide for clinicians. European Journal of Clinical Microbiology Infectious Diseases. 2013;32:3-9.

Bassetti M, Bouza E. Invasive mould infections in the ICU setting: complexities and solutions. J Antimicrob Chemother. 2017 Mar 1;72(suppl_1): i39-i47.

Colombo AL, de Almeida Júnior JN, Slavin MA, Chen SC, Sorrell TC. Candida and invasive mould diseases in non-neutropenic critically ill patients and patients with haematological cancer. Lancet Infect Dis. 2017 Nov;17(11):e344-e356.

Donnelly JP, Chen SC, Kauffman CA, Steinbach WJ, Baddley JW, Verweij PE *et al.* Revision and update of the consensus definitions of invasive fungal disease from the European Organization for Research and Treatment of Cancer and the Mycoses Study Group Education and Research Consortium. Clin Infect Dis. 2020;71(6):1367-76.

Fekkar A, Lampros A, Mayaux J *et al.* Occurrence of invasive pulmonary fungal infections in patients with severe Covid-19 admitted to the ICU. Am J Respir Crit Care Med. 2021;203(3):307-317.

Fortún J, Meije Y, Fresco G, Moreno S. Aspergilosis: formas clínicas y tratamento. Enferm Infecc Microbiol Clin. 2012;30(4):201-8.

Koehler P, Bassetti M, Chakrabarti A, Chen SCA, Colombo AL, Hoenigl M *et al.*; European Confederation of Medical Mycology; International Society for Human Animal Mycology; Asia Fungal Working Group; INFOCUS LATAM/ISHAM Working Group; ISHAM Pan Africa Mycology Working Group; European Society for Clinical Microbiology; Infectious Diseases Fungal Infection Study Group; ESCMID Study Group for Infections in Critically Ill Patients; Interregional Association of Clinical Microbiology and Antimicrobial Chemotherapy; Medical Mycology Society of Nigeria; Medical Mycology Society of China Medicine Education Association; Infectious Diseases Working Party of the German Society for Haematology and Medical Oncology; Association of Medical Microbiology; Infectious Disease Canada. Defining and managing Covid-19-associated pulmonary aspergillosis: the 2020 ECMM/ISHAM consensus criteria for research and clinical guidance. Lancet Infect Dis. 2020 Dec 14:S1473-3099(20)30847-1.

Lore Vanderbeke, Isabel Sprietc, Christine Breynaerte, Bart J.A. Rijnders, Paul E. *et al.* Invasive pulmonary aspergillosis complicating severe influenza: epidemiology, diagnosis and treatment. Curr Opin Infect Dis. 2018 Dec;31(6): 471-80.

Maertens J, Theunissen K, Verhoef G *et al.* Galactomannan and computed tomography–based preemptive antifungal therapy in neutropenic patients at high risk for invasive fungal infection: a prospective feasibility study. Clin Infect Dis. 2005;41:1242-50.

Maertens JA, Raad II, Marr KA *et al.* Isavuconazole *versus* voriconazol for primary treatment of invasive mould disease caused by aspergillus and other filamentous fungi (SECURE): a phase 3, randomised-controlled, non-inferiority trial. Lancet 2016;387:760-69.

Nucci M, Garnica M, Gloria AB *et al.* Invasive fungal diseases in hematopoietic cell transplant recipients and in patients with acute myeloid leukemia or myelodysplasia in Brazil. *Clin Microbiol Infect.* 2013;19(8):745-51.

Patterson TF, Thompson GR 3rd, Denning DW *et al.* Practice guidelines for the diagnosis and management of Aspergillosis: 2016 Update by the Infectious Diseases Society of America. Clin Infect Dis. 2016;63(4):e1-e60. doi:10.1093/cid/ciw326.

Rogers, T *et al.* National guidelines for the prevention of nosocomial aspergillosis: a report of the Aspergillosis Subcommittee of the Health Protection Surveillance Centre Scientific Advisory Committee. January 2018 ISBN: 978-0-9565622-6 a 5.

Wingard JR. Have novel serum markers supplanted tissue diagnosis for invasive fungal infections in acute leukemia and transplantation? Best Pract Res Clin Haematol. 2012;25(4):487-91.

Zaragoza R, Pemán J. Antifungal treatment options in the critically ill patient. Rev Iberoam Micol. 2012;29(2):108-13.

17 Paracoccidioidomicose

Rinaldo Poncio Mendes • Ricardo de Souza Cavalcante • James Venturini

INTRODUÇÃO

Paracoccidioidomicose (PCM) é uma doença granulomatosa sistêmica que, com maior frequência, compromete pulmões, órgãos ricos em células do sistema fagocítico mononuclear, mucosa das vias aerodigestivas superiores, pele e adrenais. Os pacientes com PCM apresentam imunossupressão antígeno-dependente, recuperável após tratamento eficaz. Os agentes etiológicos são fungos termodimórficos do gênero *Paracoccidioides* – complexo *Paracoccidioides brasiliensis*, *Paracoccidioides lutzii* (Pb01) e fungos Pb01-símiles. Doença endêmica, encontra-se restrita à América Latina, do México à Argentina, em cujo solo a fase saprofítica do fungo foi identificada, comprometendo em geral trabalhadores rurais do sexo masculino.

Histórico

Os dois primeiros casos de PCM foram descritos em 1908 por Lutz, que relatou as manifestações clínicas e os achados anatomopatológicos, isolou o agente etiológico em cultura pura, infectou cobaias, observou o termodimorfismo (fase leveduriforme, em tecidos, fase filamentosa, em meios de cultura, e sua reprodução por múltiplos brotamentos). A essa doença deu o nome de hyphoblastomycose pseudococcídica, para diferenciá-la da coccidioidomicose, causada por *Coccidioides immitis*, e da doença de Gilchrist, hoje denominada blastomicose, causada por *Blastomyces dermatitidis*.

Apesar de sua grande contribuição ao conhecimento da PCM, Adolpho Lutz não propôs uma denominação ao agente etiológico. Em 1912, Splendore classificou o organismo como levedura do gênero *Zymonema*. Em 1928, Almeida e Lacaz sugeriram o nome *Paracoccidioides* e, em 1930, Almeida o denominou *Paracoccidioides brasiliensis*.

Embora tenha recebido inúmeras denominações, blastomicose sul-americana foi a mais utilizada para identificar a micose de Lutz. No entanto, o relato de casos autóctones da América Central e do México (demonstrando que a micose não era apenas sul-americana) e a tendência de se integrar o nome da doença ao de seu agente etiológico (*Paracoccidioides brasiliensis*) levaram à adoção da denominação paracoccidioidomicose, proposta por Jordan em 1946 e consagrada no Simpósio de Medellín (Colômbia).

Em 1927, Fonseca Filho e Arêa Leão revelaram a existência de muitos indivíduos com infecção paracoccidióidica, por meio de reações intradérmicas utilizando filtrado de cultura de *P. brasiliensis* como antígeno (preparação que recebeu a denominação de paracoccidioidina).

O relato de muitos casos com lesões das mucosas das vias respiratórias e digestivas superiores levou a que se considerasse essas estruturas porta de entrada de *P. brasiliensis* no organismo. No entanto, em 1956 Gonzales-Ochoa sugeriu os pulmões como porta de entrada, hipótese reforçada por achados de Mackinon (1959) em modelo experimental. Considerando os pulmões como porta de entrada do *P. brasiliensis* no organismo, o fungo deveria ser isolado da natureza em vida saprofítica e poderia viver em um animal heterotérmico, nativo de áreas endêmicas. O isolamento do solo foi feito por Albornoz (1971) e o de tatus por Naiff *et al.* (1986).

Grave *et al.* confirmaram a existência do complexo primário paracoccidióidico em 1979.

Achados histopatológicos da PCM foram bem estudados por Cunha Motta (1935), em pacientes com comprometimento de órgãos ricos no sistema fagocítico-mononuclear. Coube a Fialho (1946) demonstrar que o envolvimento pulmonar era muito frequente, além de caracterizá-lo muito bem. A correlação entre os achados histopatológicos e a avaliação da imunidade celular e humoral foi bem estudada por Iabuki e Montenegro (1979).

P. brasiliensis apresenta complexa estrutura antigênica, que contém glicoproteínas, glicopeptídeos, lipídios e polissacarídeos. A correlação entre a virulência e a existência de α-1,3-glucana em sua parede celular foi o ponto de partida para vários estudos sobre a bioquímica desse fungo e seu dimorfismo (San-Blas e San-Blas, 1977).

O arco E, revelado por Yazarbal (1971) em reação de imunoeletroforese, identificava a existência de anticorpos séricos específicos, em reação com a glicoproteína de 43 kDa, que se constituía no antígeno dominante de *P. brasiliensis*, posteriormente caracterizada por Puccia *et al.* (1986).

A avaliação sorológica de pacientes com PCM foi feita inicialmente por Moses (1916), que utilizou a reação de fixação de complemento e o teste de precipitação, posteriormente padronizados por Fava Netto (1955), utilizando antígeno polissacarídico. A seguir, Restrepo introduziu o teste de imunodifusão dupla (IDD) em gel de ágar, que se demonstrou de execução simples e elevada especificidade, e útil no seguimento de pacientes em tratamento. A seguir, Biagione *et al.* (1984) demonstraram a correlação entre níveis séricos à IDD e a gravidade da PCM.

A conversão da fase micelial para a leveduriforme, confirmando observação original de Lutz (fase micelial *in vitro* e leveduriforme na cobaia), foi demonstrada por Pablo Negroni (1931) e passou a ser utilizada na rotina laboratorial para identificação do *P. brasiliensis*. Conjugados de imunoglobulinas ligadas à fluoresceína também foram introduzidos na identificação de *P. brasiliensis* em materiais clínicos (Silva, Kaplan, 1965).

Mendes e Rafael (1971) e Musatti *et al.* (1976) demonstraram a depressão da resposta imune celular (RIC) em pacientes com PCM, ao que se seguiram observações acerca da correlação entre a depressão da imunidade celular e a gravidade dos pacientes, e de que essa imunossupressão é antígeno-dependente.

Os diferentes resultados da interação parasito-hospedeiro na PCM (apenas infecção, forma clínica leve, moderada ou grave) e a influência hormonal são fatores que sugerem a relevância do *background* genético no desenvolvimento da doença. Calich *et al.* (1985) desenvolveram importante linha de investigação utilizando camundongos isogênicos suscetíveis e resistentes à infecção paracoccidióidica, com grande contribuição ao conhecimento da imunopatologia da PCM.

Somente em 1940, com o uso da sulfapiridina por Oliveira Ribeiro, pôde-se dispor de medicação eficaz no tratamento da PCM. A segunda opção medicamentosa em seu tratamento (utilizando antifúngico pertencente a outro grupamento químico) só foi introduzida 18 anos depois, por Lacaz e Sampaio. Ambos os medicamentos revolucionaram o prognóstico dos pacientes com PCM.

Estudos envolvendo filogenia e genômica de fungos causadores da PCM permitiram demonstrar a existência de mais de uma espécie do gênero *Paracoccidioides*, com variação em sua distribuição geográfica.

Etiologia

Micologia

P. brasiliensis é fungo termodimórfico, que pode ser cultivado como micélio ou células leveduriformes. Após 15 a 30 dias de cultivo a 25°C, revela colônia branca que passa a aveludada e de cor acastanhada. Utilizando-se o ágar Sabouraud dextrose, observam-se hifas septadas hialinas com ramos; nesse meio, é rara a produção de conídios. Artroconídios, aleuroconídios e artroaleuroconídios medem de 2 a 5 μm de diâmetro, tendo sido cultivados em meio livre de carboidratos contendo substratos naturais. A 37°C e em tecidos humano e animal, *P. brasiliensis* se apresenta como células leveduriformes. O crescimento é lento e, 7 a 20 dias depois, observam-se colônias rugosas e pregueadas. Sob microscopia direta, células leveduriformes podem ser ovais, esféricas ou elípticas, com parede birrefringente. As células-mãe apresentam 20 a 30 μm de diâmetro e podem produzir 10 a 12 células-filhas com 2 a 10 m de diâmetro, uniforme ou variável, formando a característica "roda de leme".

Filogenia

Estudos recentes demonstraram que o gênero *Paracoccidioides* é constituído pelo complexo *Paracoccidioides brasiliensis*, pelo *Paracoccidioides lutzii*, inicialmente identificado como Pb01 e por vários outros isolados Pb01-símiles. Com base em sequenciamento genético do núcleo e análise filogenética, foram identificadas quatro espécies filogenéticas entre amostras de *P. brasiliensis* – S1, PS2, PS3 e PS4, atualmente denominadas *P. brasiliensis s. str.*, *P. americana*, *P. restrepiensis* e *P. venezuelensis*, respectivamente, que passaram a constituir o complexo *Paracoccidioides brasiliensis*. Além da diferenciação genética, *P. brasiliensis* e *P. lutzii* apresentam diferenças antigênicas significativas, com implicações no diagnóstico sorológico. Esses trabalhos também demonstraram que a distribuição desses isolados varia em função da região geográfica estudada.

EPIDEMIOLOGIA E ECOLOGIA

Epidemiologia

PCM é a micose endêmica mais importante da América Latina (com casos relatados do México à Argentina), com maior número de pacientes em cinco países (Brasil, Venezuela, Colombia, Equador e Argentina). O Chile é o único país da América do Sul que não relatou nenhum caso autóctone. Sudeste, Centro-Oeste e Sul são as regiões brasileiras com maior número de casos.

A PCM compromete indivíduos que são ou foram trabalhadores rurais, com intenso e continuado contato com o solo. Predomina no sexo masculino devido à proteção conferida pelo estrogênio, que inibe ou dificulta a transformação de conídios e fragmentos de micélio para a fase leveduriforme, que é patogênica. A razão homem:mulher é 22:1 em pacientes com a forma crônica (FC) e 1,7:1 nos que apresentam a forma aguda (FA). A doença predomina em pacientes dos 30 aos 59 anos de idade, em especial na faixa etária dos 40 aos 59 anos, em que a prevalência é maior que a dos outros pacientes de um hospital universitário. O mesmo estudo revelou que em indivíduos de cor parda a prevalência de PCM era maior que a de outras causas de internação. O Serviço de Infectologia da Faculdade de Medicina de Botucatu (FMB) recebe, em média, 15 casos novos de PCM por ano.

Testes cutâneos demonstraram elevadas taxas de infecção em várias regiões do Brasil, que a região de Botucatu é hiperendêmica e que a prevalência de infecção paracoccidióidica não varia segundo o sexo. A infecção se dá em idade precoce, que inclui indivíduos com 5 anos de idade.

Estudos que avaliaram certidões de óbito revelaram maior número de óbitos por PCM nas regiões Sudeste, Centro-Oeste e Sul, mas maior taxa de mortalidade na região Centro-Oeste e no estado de Santa Catarina. A maioria dos óbitos ocorreu após os 60 anos de idade, em todas as regiões. Os mesmos estudos indicaram também que a PCM é a oitava causa de mortalidade entre as doenças infecciosas predominantemente crônicas ou que apresentam recaídas. O estado do Paraná registrou taxa de mortalidade de 3,48 casos/1.000.000 de habitantes, enquanto o mesmo coeficiente foi igual a 2,66 no estado de São Paulo (1,58 como causa básica e 1,08 como causa associada). No entanto, na região de Botucatu, localizada no centro-oeste do estado de São Paulo, essas taxas foram iguais a 8,73, 4,89 e 3,84, respectivamente, confirmando essa área como hiperendêmica.

A PCM tem sido por vezes relatada em pacientes com doenças de base, como *oat cell carcinoma*, doença de Hodgkin, linfoma não Hodgkin, transplante renal, lúpus eritematoso sistêmico (LES) e malária. No entanto, a AIDS tem sido a principal doença imunossupressora entre pacientes com PCM. O quadro clínico da coinfecção AIDS-PCM pode variar de fungemia (sem evidência clínica de comprometimento orgânico) a apresentações similares às formas agudas/subagudas e crônicas observadas em hospedeiros sem antecedente de imunossupressão. Vários pacientes, no entanto, revelam quadro clínico com características de ambas as formas – aguda/subaguda e crônica –, constituindo a forma mista. Além disso, há pacientes com coinfecção AIDS-PCM que apresentam doença muito disseminada e participação de órgãos raramente comprometidos por essa micose.

A menor prevalência de certos grupos sanguíneos em pacientes com PCM, em relação a indivíduos saudáveis, e/ou a menor prevalência desses grupos sanguíneos em pacientes com as formas clínicas mais graves sugerem que os antígenos eritrocitários Jka, Jkb, Fyb e Leb poderiam desempenhar papel na imunopatologia dessa micose, possivelmente como fator de resistência.

Há estudos que sugerem relação entre algumas imunodeficiências primárias, como a síndrome de hiper-IgM ligada ao cromossomo X, e alterações funcionais de células dendríticas, o que levaria ao aumento da suscetibilidade a infecções fúngicas, inclusive à PCM.

O tabagismo, tão comum entre pacientes com PCM, aumenta 10 vezes o risco para PCM pulmonar e antecipa em 8 anos as primeiras manifestações clínicas.

Ecologia

As regiões geográficas com maior prevalência da PCM costumam ser úmidas, com muita água, solo geralmente ácido e temperatura variando de 15 a 30°C. A interação de latitude e altitude frequentemente oferece condições adequadas para o desenvolvimento de *Paracoccidioides* spp., como se observa em países como Equador e Venezuela, muito próximos da linha do Equador, mas com elevadas altitudes.

A importância epidemiológica do clima foi avaliada na região de Botucatu, São Paulo, onde, por volta de 1984, demonstrou-se a existência de um *cluster* de pacientes com a forma aguda/subaguda que coincidia com um período chuvoso prévio, o que aumentaria o estoque de água no solo e a umidade absoluta do ar, seguido por maior crescimento de *P. brasiliensis* e liberação de esporos que, por fim, seriam inalados e causariam maior emergência de pacientes com a forma aguda/subaguda.

Estudos que utilizaram métodos moleculares demonstraram diferenças entre *P. brasiliensis* isolados em diferentes áreas geográficas, sugerindo que esse fungo na realidade representa um complexo de espécies. Além disso, demonstrou-se a existência de *Paracoccidioides lutzii*, inicialmente identificado como Pb01, e de vários isolados Pb01-símiles.

P. brasiliensis foi poucas vezes isolado de seu hábitat natural (o solo), e por esse motivo seu nicho ecológico continua desconhecido.

O isolamento de *P. brasiliensis* de animais silvestres e/ou de suas secreções tem sido tentado repetidas vezes. Estudos micológicos, imunoquímicos, moleculares e de virulência em vísceras de grande número de tatus da espécie *Dasypus novemcinctus*, capturados em diferentes regiões do Brasil, confirmaram que os isolados apresentavam as mesmas características dos obtidos de materiais clínicos de pacientes. Esses achados confirmam os tatus como reservatórios de *P. brasiliensis*. Os vários relatos de isolamento desse fungo de outros animais constituem achados ocasionais, que não lhes conferem a mesma importância epidemiológica.

FISIOPATOLOGIA

História natural

Os pulmões são a porta de entrada habitual de *Paracoccidioides* spp. no organismo humano, cujos esporos alcançam bronquíolos terminais e alvéolos pulmonares, causando focos de pneumonite. A partir desses focos, o fungo se dissemina por via linfática para os linfonodos paratraqueais e parabrônquicos, onde causa reação granulomatosa (Figura 17.1). Os focos de pneumonite constituem o polo parenquimatoso, e os dos linfonodos regionais, o polo ganglionar da infecção paracoccidióidica. O conjunto formado pelo polo parenquimatoso, a linfangite ascendente e o polo ganglionar satélite é denominado complexo primário paracoccidióidico.

A resposta imune do indivíduo à infecção por *Paracoccidioides* spp. determinará a evolução da interação parasito-hospedeiro. Assim, caso a resposta imune seja satisfatória, o organismo bloqueará a infecção em nível de complexo primário e de seus eventuais focos metastáticos, acarretando involução da reação inflamatória e formação de cicatrizes, que podem ser estéreis ou conter fungos viáveis, porém latentes. Nesses casos, ocorrerá apenas infecção paracoccidióidica, detectável pela positividade da reação intradérmica à paracoccidioidina. Como dependem do equilíbrio entre hospedeiro, parasito e ambiente, os fungos podem permanecer em latência por muitos anos, inclusive por toda a vida. No entanto, após tempo variável (e em geral prolongado), o desequilíbrio entre esses fatores pode determinar a reativação de focos latentes, denominada reinfecção endógena, que será responsável pela doença.

Tendo em vista que grande parte dos pacientes continua em contato com o solo após a primeira exposição ao fungo, é difícil avaliar a contribuição de nova infecção, denominada reinfecção exógena, no desencadeamento da doença. No entanto, o desenvolvimento de doença em pacientes que há muitos anos deixaram a zona endêmica confirma a importância da reinfecção endógena.

Ao contrário, se a resposta imune não for satisfatória por ocasião da formação do complexo primário paracoccidióidico, os fungos se multiplicarão e se disseminarão para diferentes órgãos, aparelhos e sistemas por via linfática e, em seguida, hematogênica. Nesses casos, a doença se manifesta logo após a infecção, isto é, segue-se ao primeiro contato com o fungo.

A PCM (doença) pode evoluir para óbito ou cura. Em caso de cura, observam-se cicatrizes nos órgãos comprometidos, que podem causar sequelas, entre as quais se destaca a fibrose pulmonar, com comprometimento de sua função. As cicatrizes podem ser estéreis ou conter fungos viáveis, que podem ser responsáveis pela recaída da doença.

Embora excepcional, a inoculação cutânea pode ser a via de entrada de *Paracoccidioides* spp. No entanto, para que uma lesão cutânea tenha sido causada por inoculação direta, deve-se confirmar se houve traumatismo prévio na região lesada de 2 a 3 semanas antes, se há linfadenopatia regional e se não há comprometimento pulmonar. Além desses critérios, outros achados são importantes, como bom estado geral do paciente, ausência de outras manifestações clínicas atribuíveis à PCM, granulomas compactos (detectados no exame histopatológico da lesão) e reação intradérmica fortemente positiva.

Virulência e mecanismos de escape

Isolados de *Paracoccidioides* spp., que vivem no solo, em temperatura ambiente, adaptam seu metabolismo à temperatura interna do corpo humano (37°C) e desenvolvem mecanismos de evasão. Os fagócitos produzem β-glucanase, que digere a parede celular de conídios e micélios, mas não α-glucanase. Assim, a transformação de conídios e fragmentos de micélio em células leveduriformes constitui um dos mecanismos de escape de *P. brasiliensis*. Além disso, elevadas concentrações de α-1,3-glucana e baixas de galactomanana na parede celular da fase leveduriforme de *P. brasiliensis* estão relacionadas à virulência.

Paracoccidioides spp. são seres eucariontes não móveis que dependem de suas propriedades adesivas para interação seletiva com células do hospedeiro. Adesão, colonização, internalização em células epiteliais e endoteliais e, por fim, a disseminação são estágios fundamentais no desenvolvimento da PCM. Após adesão às células epiteliais, as células leveduriformes de *P. brasiliensis* são internalizadas, localizando-se em seu citoplasma, próximo ao núcleo. A internalização em células endoteliais, requisito para a disseminação sistêmica, parece ser muito rápida e intensa. Após ela, as células leveduriformes de *P. brasiliensis* atravessam o endotélio e invadem tecidos subjacentes. Assim, as células epiteliais e endoteliais funcionariam como reservatório desses fungos, protegendo-os de macrófagos, processo que constitui mecanismo de evasão do fungo. A interação de *P. brasiliensis* com estruturas do hospedeiro se dá por meio de moléculas de adesão, utilizando secreções celulares, a superfície celular ou proteínas da matriz extracelular (ECM) do hospedeiro – colágenos tipos I e IV, fibronectina, fibrinogênio e laminina. Vários componentes antigênicos de *P. brasiliensis* – gp43, adesina de 30 kDa, proteínas de superfície com 54, 32 e 19 kDa, 3-gliceraldeído fosfato desidrogenase (GAPDH) – revelaram ter capacidade ligante a estruturas do hospedeiro. Estudos com cepas de *Paracoccidioides* spp. com genes modificados para essas adesinas permitirão avaliar melhor seu papel na patogenia da PCM.

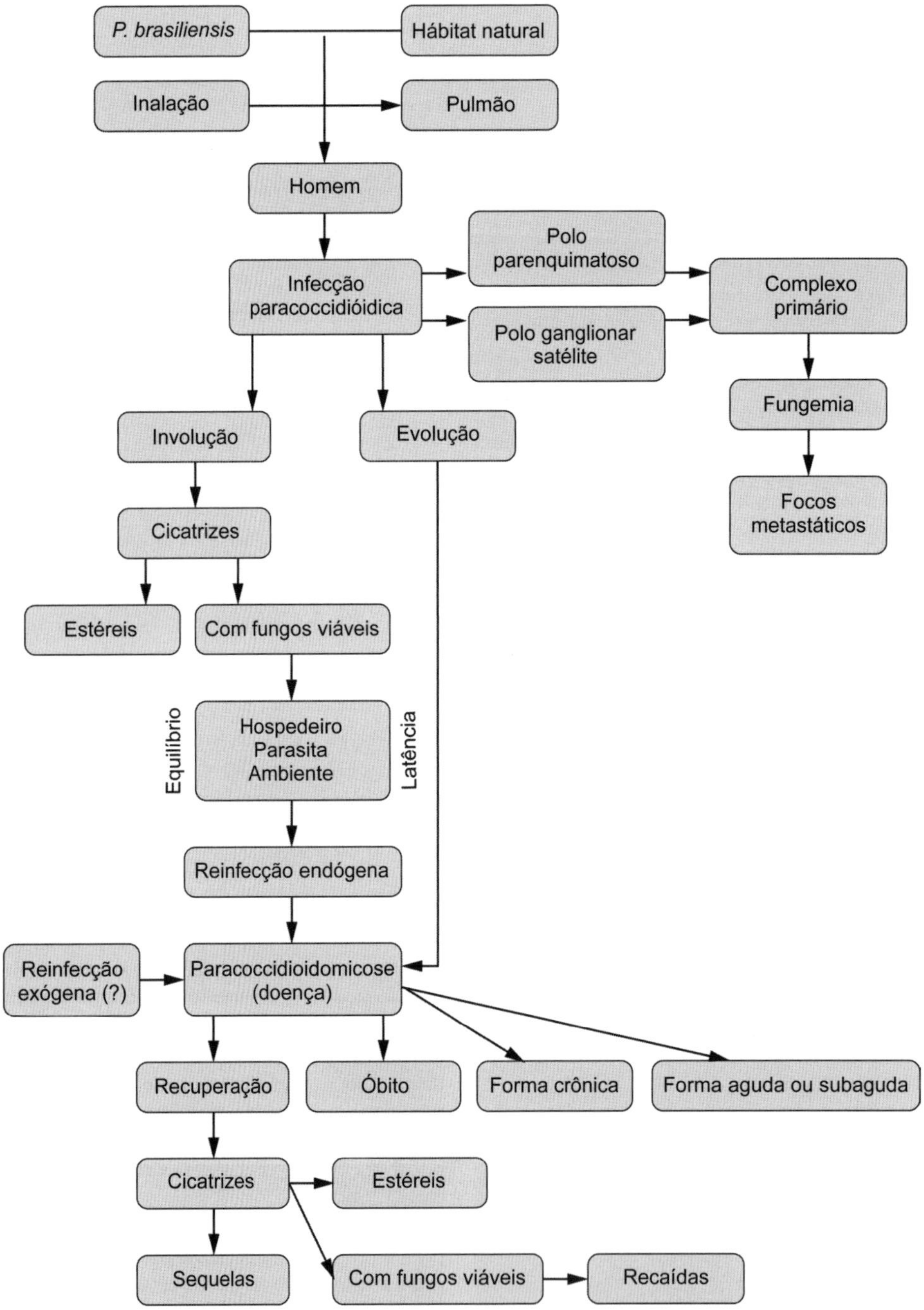

FIGURA 17.1 História natural da paracoccidioidomicose. Adaptada de Franco *et al.*, 1987.

Em modelo murino, a antigenemia pela gp43 induz depressão da RIC. A antigenemia pela gp43 foi bem demonstrada em pacientes e pode ser muito duradoura, chegando a 2 anos em pacientes com a forma aguda/subaguda. Esses achados sugerem que a gp43 pode exercer importante efeito imunomodulador, mantendo a depressão da RIC e os elevados níveis séricos de anticorpos do paciente.

A conversão de conídios e fragmentos de micélio em células leveduriformes é retardada ou inibida pelo estradiol, permitindo a ação de β-glucanases de fagócitos sobre os propágulos do *P. brasiliensis*. Esse achado explica a maior prevalência de PCM no sexo masculino, com razão de masculinidade de 22:1 em pacientes com FC e mais de 30 anos de idade, e razão de 1:1 quando se avaliam pacientes com menos de 13 anos, idade em que as meninas ainda não tiveram a menarca. Ao contrário dos outros fatores, trata-se de mecanismo de proteção de indivíduos do sexo feminino, no momento da infecção.

Imunogenicidade e patogenicidade de amostras de *P. brasiliensis* recém-isoladas de pacientes com PCM foram avaliadas e comparadas com a gravidade da doença, estabelecendo correlação direta entre esta e a virulência, em especial para os extremos de gravidade dos casos. Ao contrário, a resposta imune se revelou característica do hospedeiro, cabendo ao fungo infectante papel secundário.

Granuloma paracoccidióidico

Estudo realizado em infecção experimental revelou que o contato de *P. brasiliensis* com tecidos do hospedeiro desencadeia resposta inicial inflamatória inespecífica, caracterizada por congestão vascular, edema e acúmulo predominante de polimorfonucleares (PMN). Poucas horas depois, observa-se alteração do padrão inflamatório, com menor número de PMN e predomínio de mononucleares. Com 2 dias de infecção, a maioria das células mononucleares são macrófagos, com 3 dias se observam as primeiras células gigantes e com 5 dias as células epitelioides.

O centro do granuloma em geral apresenta uma ou mais células fúngicas leveduriformes, células gigantes e células epitelioides típicas, por vezes com alguns PMN próximos aos fungos, que podem estar viáveis ou não. Também costuma apresentar, além da supuração, necrose de coagulação. Essa região central é envolvida por halo de células mononucleares. As reações granulomatosas revelam tendência a formar agregados.

O granuloma paracoccidióidico apresenta relação com a RIC do hospedeiro, na tentativa de destruir ou bloquear e circunscrever o fungo, a fim de evitar sua multiplicação. Estudo longitudinal revelou que, logo após a inoculação do fungo, observam-se doença localizada, RIC preservada e granulomas compactos contendo poucas células fúngicas. Com a evolução da doença, observam-se disseminação para outros órgãos, depressão da RIC e granulomas frouxos, ricos em células fúngicas em esporulação.

Entre as células mononucleares que envolvem a área central do granuloma predominam os linfócitos T *helper*, sendo pequeno o número de linfócitos T supressores. Os histiócitos observados no granuloma são predominantemente fagocíticos, padrão observado em outros granulomas imunogênicos.

Assim, o granuloma paracoccidióidico é reação de hipersensibilidade do tipo granulomatoso, e a PCM apresenta duas formas polares: (a) polo hiperérgico, benigno, caracterizado por doença localizada com reação imune celular preservada e exame histopatológico revelando granulomas epitelioides compactos com poucos fungos; (b) polo anérgico, maligno, caracterizado por doença disseminada com RIC deprimida e exame histopatológico mostrando inflamação granulomatosa mista – supurativa e frouxa, com extensas áreas de necrose e grande número de células fúngicas. Entre esses dois polos, vários padrões intermediários são apresentados pelos pacientes.

RESPOSTA IMUNE

O desenvolvimento e a progressão da PCM apresentam forte dependência da relação entre hospedeiro, parasita e meio ambiente. Em sua configuração mais ampla, a imunidade do hospedeiro frente a *Paracoccidioides* spp. está relacionada com três aspectos fundamentais: a PCM é doença endêmica e acomete indivíduos saudáveis, isto é, que não apresentam condição imunossupressora prévia, como neoplasia ou uso de fármacos que afetam a resposta imune; o comprometimento da resposta imune está associado à deficiência específica a antígenos do fungo, ou seja, o paciente possui imunidade preservada para outros antígenos; a resposta do indivíduo ao desafio fúngico depende ainda de outros fatores, como carga genética, gênero, estado nutricional e tamanho do inóculo inalado.

A morte de *Paracoccidioides* spp. ocorre pela ação do peróxido de hidrogênio (H_2O_2) produzido pelos macrófagos, que é potencializada pela resposta imune adaptativa do tipo Th_1, caracterizada pela produção de IFN-γ pelos linfócitos ativados, atraídos para o sítio da lesão. Assim, a deficiência dessa atuação coordenada desencadeia o estabelecimento da doença e sua progressão. Além disso, com a deficiência da resposta Th_1, que em geral inibe a produção de anticorpos, os pacientes passam a apresentar títulos elevados de anticorpos específicos circulantes.

O comportamento imunológico é distinto nas formas aguda/subaguda (FA) e crônica (FC). Na FA, que se caracteriza por comprometer pacientes com pouca idade e por um pequeno tempo de instalação da doença – de algumas semanas a poucos meses, observa-se predomínio da produção de citocinas do perfil Th_2/Th_9 (IL-4, IL-5 e IL-9) (Tabela 17.1). A produção elevada dessas citocinas acentua a deficiência da resposta imune celular, levando à ausência de reatividade perante antígenos de *Paracoccidioides* spp. nos testes intradérmicos realizados nesses pacientes. Além disso, as citocinas de perfil Th_2/Th_9 induzem produção muito elevada de anticorpos do isótipo IgG4, que apresenta reduzida capacidade de fixação de complemento e pequena afinidade pelos receptores FcR, presentes nos fagócitos e responsáveis pela internalização do fungo, o que compromete a fagocitose, mecanismo crítico para auxiliar na eliminação do fungo. Assim, tanto a deficiência acentuada da imunidade celular como a produção de anticorpos pouco eficazes permitem a multiplicação e a disseminação fúngica.

Na FC, que em geral apresenta instalação lenta e progressiva e que se deve à reativação de focos latentes (reinfecção endógena), o hospedeiro já havia organizado uma resposta imune adaptativa contra o *Paracoccidioides* spp., que foi eficiente durante algum tempo. A resposta Th_1 se encontra mais preservada (ver Tabela 17.1) e esses pacientes, exceto os que apresentam a forma grave, são reatores ao teste intradérmico com paracoccidioidina. Assim, esses pacientes apresentam intensa produção de citocinas pró-inflamatórias como TNF-α, IL-1β, IL-17 e, ainda, de peróxido de hidrogênio (ver Tabela 17.1) e maior ativação do inflamassoma, principalmente entre pacientes com hipoxemia. Embora sejam importantes para a eliminação do fungo, refletem a incapacidade do hospedeiro em fazê-lo, pois a capacidade de lise microbiana não acompanha a multiplicação do fungo. A produção de anticorpos também pode ser elevada, mas se caracteriza por imunoglobulinas dos isótipos IgG1 e IgG2, que apresentam maior capacidade de fixação de complemento e maior afinidade pelos receptores FcR (IgG1 > IgG2 > IgG4). Por se tratar de processo inflamatório crônico, esses pacientes em geral apresentam fibrose no primeiro atendimento, quando já se observa produção mais acentuada de TGF-β_1 e do fator de crescimento de fibroblasto básico (FGFb), como revela a Tabela 17.1.

A resposta imune regulatória, caracterizada pela produção elevada de IL-10 e TGF-β_1, está presente nas duas formas clínicas (ver Tabela 17.1). É possível que essa característica esteja mais relacionada com a tentativa de o organismo evitar uma resposta inflamatória exacerbada do que com a maior suscetibilidade à doença.

Além das formas clínicas, a resposta imune do hospedeiro influencia a gravidade da doença. Nos pacientes graves, independentemente da forma clínica, o comprometimento da imunidade celular é mais acentuado. Assim, a lesão tecidual é caracterizada pela presença de granulomas extensos e tipicamente macrofágicos, grande quantidade de fungos, poucos linfócitos na periferia e intensa imunomarcação de citocinas Th_2. Além disso, os títulos de anticorpos específicos estão mais elevados e observa-se anergia à paracoccidioidina no teste de hipersensibilidade do tipo tardio.

Por outro lado, nas formas moderadas e leves, em que a resposta imune celular é mais preservada, o substrato histopatológico dessa resposta é o granuloma tipicamente tuberculoide, caracterizado pela presença de células epitelioides bem diferenciadas, poucas leveduras ou arcabouços de fungos já mortos e, na periferia, espesso halo linfocitário. Além disso, os títulos de anticorpos específicos estão menos elevados e observa-se reação positiva no teste intradérmico à paracoccidioidina.

Embora pouco estudada, a resposta imune é modificada durante o tratamento antifúngico. Os títulos de anticorpos circulantes diminuem ao longo do tratamento à medida que a imunidade celular é recuperada. É um processo lento, que depende, entre outros fatores, da diminuição da carga antigênica causada pelo tratamento antifúngico eficaz. A recuperação da imunidade celular é essencial para que, após a retirada do antifúngico, não ocorra a proliferação de fungos latentes e recaída.

Sequelas em diferentes órgãos têm sido observadas pela avaliação clínica e radiológica, mesmo após tratamento antifúngico eficaz. Elas se caracterizam por fibrose nos diferentes órgãos comprometidos e, nos pulmões, também pelo enfisema. Essas sequelas levam a comprometimento funcional e incapacitação do paciente. Os achados

TABELA 17.1 Comparação entre diferentes perfis imunológicos de pacientes com as formas aguda/subaguda (FA) e crônica (FC) da paracoccidioidomicose e de indivíduos saudáveis (controle) de acordo com a produção de citocinas por diferentes subpopulações de leucócitos na presença, ou ausência, de estímulo com antígenos do P. brasiliensis (AgPb).

	Sem estímulo			Com estímulo (AgPb)		
Subpopulações/perfil (citocinas)	Controle	FA	FC	Controle	FA	FC
PBMC						
Th1 (IFN-γ, IL-2, IL-12)	+	+	+	+++	+	++
Th2/Th9 (IL-4, IL-5, IL-9)	+	+	+	+	+++	+
Treg (TGF-β1, IL-10)	+	+++	++	++	+++	+++
Th17/Th22 (IL-17, IL-22)	0	0	++	NR	NR	NR
Pró-inflamatório (TNF-α, IL-6)	++	+	++	NR	NR	NR
CD4						
Th1 (IFN-γ, IL-2, TNF-α)	+++	+	++	NR	NR	NR
CD8						
Th1 (IFN-γ, IL-2, TNF-α)	++	+	+	NR	NR	NR
Monócitos						
Pró-inflamatório (TNF-α, IL-6, IL1-β, IL-12, MIP-1α, H_2O_2)	+	+	++	++	NR	+++
Anti-inflamatório (IL-10, TGFβ1)	+	++	++	++	NR	+++
Pró-fibrótico (FGFb, TGFβ1)	++	NR	++	+	NR	++
Macrófagos alveolares						
Pró-inflamatório (H_2O_2)	+	NR	+++	NR	NR	NR

PBMC: células mononucleares do sangue periférico (linfócitos+monócitos); NR: não realizado.

necroscópicos de pacientes com PCM revelam que a fibrose pulmonar é caracterizada por extensas áreas de depósito de colágeno próximas à região hilar e envolve outras estruturas como linfonodos, brônquios e artérias. As fibras colágenas se encontram na periferia dos granulomas e se estendem a brônquios e vasos sanguíneos próximos. A proliferação de fibras reticulares (colágeno III) também ocorre no septo alveolar, inclusive em áreas distantes do processo granulomatoso. A fibrose é resultado da estimulação antigênica persistente e constante ativação da resposta imune, distúrbios do processo de reparo e excessiva deposição de proteínas da matriz extracelular (Figura 17.1). O processo crônico induz dano tecidual e morte, por necrose ou apoptose, de células do parênquima (pneumócitos) e células endoteliais, que induzem a produção de citocinas e quimiocinas que ativam células vizinhas a produzir citocinas pró-inflamatórias, como TNF-α e IL-1β e fatores de crescimento pró-fibrogênicos, como TGF-β_1 e FGFb, além de recrutarem mais leucócitos para o tecido. Metabólitos liberados pelo fungo também atuam na modulação de fibroblastos pulmonares, resultando na produção de mediadores pró-fibróticos. Esses mediadores estimulam a produção de colágeno e a maturação de fibroblatos em miofibroblastos, estabelecendo-se a fibrose. Embora a fibrogênese na PCM seja pouco conhecida, estudos experimentais demonstram que esse processo é precoce. Além disso, avaliações clínicas revelam que a produção de citocinas pró-fibrogênicas já se encontra elevada no momento do diagnóstico (ver Tabela 17.1) e estudos necroscópicos já demonstram a presença de fibrose em pacientes que não receberam tratamento antifúngico.

Aspectos imunogenéticos

Entre os fatores que poderiam explicar a deficiência antígeno-específica observada na PCM, sugere-se a influência da carga genética sobre elementos do sistema imune. Os primeiros estudos demonstraram a maior frequência dos alelos HLA-A9 e HLA-B13 em pacientes colombianos. Os estudos brasileiros encontraram resultados diversos, descrevendo aumento na frequência dos alelos B40, Cw1, A2, B7, B2, DR-B1*11 e haplótipos. Além disso, estudos recentes investigaram o papel de marcadores do tipo *single nucleotides polymorphisms* (SNPs) nas regiões promotoras dos genes das citocinas IL-10, TNF-α, IFN-γ e IL-4 e da molécula coestimuladora CTLA-4 e demonstraram aumento da frequência do genótipo –1082 GG do gene IL10 e do alelo –590T do gene IL4 entre os afetados. O genótipo AA do gene IL12RB1 foi encontrado em maior frequência em pacientes com a forma crônica disseminada. O estudo de SNPs no gene IL18-607 revelou que o alelo A e o alelo C estão associados a maior gravidade da doença e papel protetor, respectivamente. No entanto,

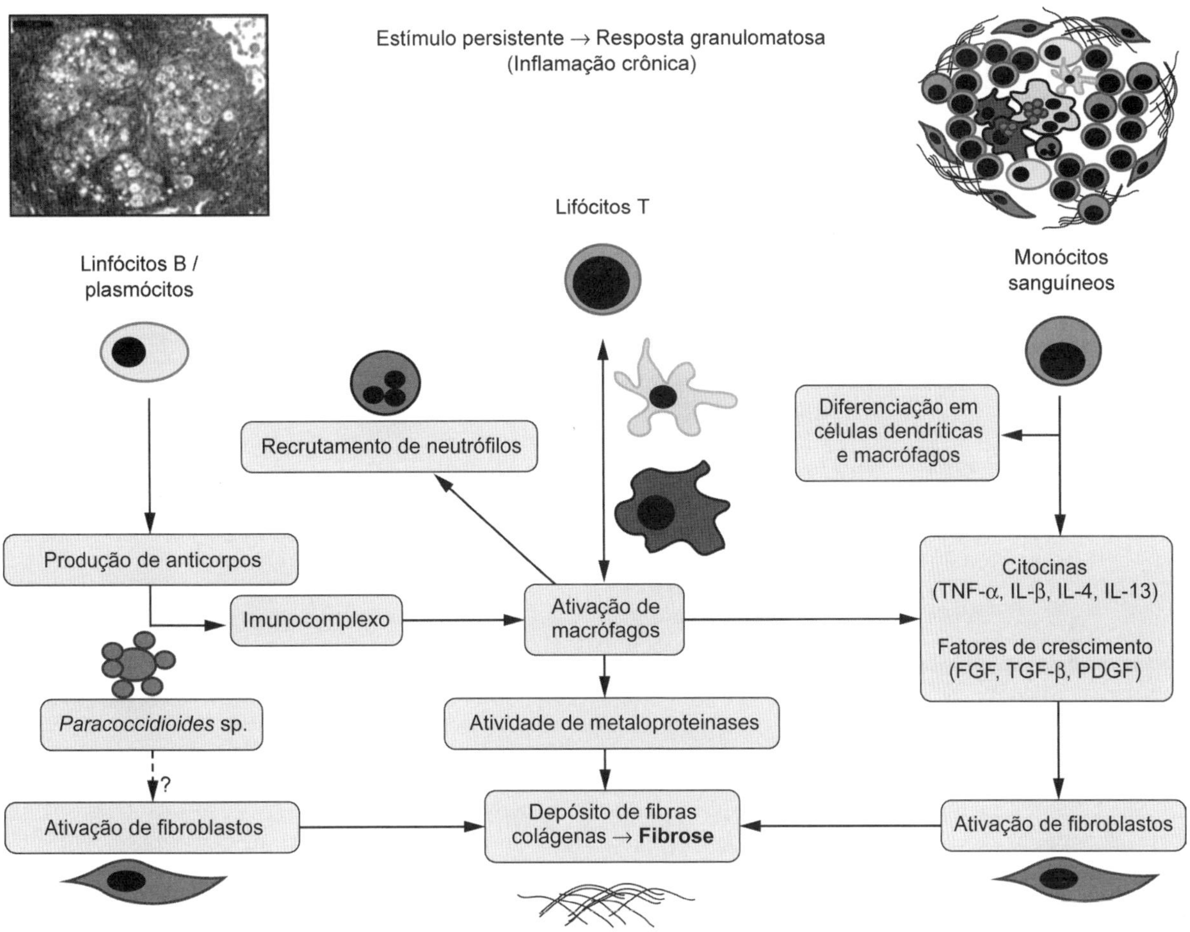

FIGURA 17.2 Representação esquemática da fibrogênese na paracoccidioidomicose. A fibrose resulta da estimulação persistente do sistema imune por *Paracoccidioides* spp., com resposta inflamatória crônica granulomatosa, caracterizada por intensa ativação macrofágica e recrutamento de linfócitos, monócitos e neutrófilos. A produção constante de citocinas pró-inflamatórias e de fatores de crescimento pelos macrófagos ativados e monócitos recém-recrutados induz proliferação e ativação de fibroblastos, que resulta na produção de fibras colágenas, concentradas na periferia do granuloma. Além da ativação constante de fibroblastos e da intensificação da fibrogênese pela inibição de metaloproteinases, não se descarta a ação de moléculas do próprio fungo. (Esta figura encontra-se reproduzida em cores no Encarte.)

esses estudos apresentam limitações – casuística reduzida, grupos controles constituídos sem consideração de indicador de exposição ao fungo, ausência de análises estratificadas quanto às formas clínicas e, até o momento, poucos genes e marcadores estudados. Assim, esse campo continua aberto na investigação.

Achados de necropsia

A Tabela 17.2 apresenta a prevalência de comprometimento de diferentes órgãos, observada em estudos necroscópicos, e revela predominância de pulmões, linfonodos, mucosa das VADS e suprarrenais.

QUADRO CLÍNICO

Por se tratar de micose sistêmica com grande tendência à disseminação, com comprometimento de qualquer órgão ou sistema, o quadro clínico da PCM é polimorfo, motivo pelo qual muitas vezes é confundida com outras doenças, principalmente em pacientes do sexo feminino e pacientes mais jovens.

Os pacientes em geral apresentam mal-estar, anorexia e emagrecimento, por vezes tão intenso que pode levar à caquexia. Algumas vezes ocorre febre, que deve ser considerada sinal de gravidade. A seguir, serão apresentadas as manifestações clínicas devidas ao comprometimento de diferentes órgãos e, por fim, a classificação das formas clínicas.

Estudo do comprometimento de órgãos, aparelhos e sistemas

Pulmões

A importância do comprometimento pulmonar se deve à sua frequência, à fibrose residual causada pela doença e ao fato de os pulmões serem a porta de entrada de *P. brasiliensis* em quase todos os pacientes.

O primeiro caso de acometimento pulmonar devido à PCM foi relatado em 1911, e o primeiro caso de paciente com comprometimento pulmonar exclusivo foi publicado 8 anos depois, mas a importância desse quadro foi reconhecida apenas em 1946, ao ser detectado por Fialho, em 84% dos 25 casos necropsiados.

A avaliação de pacientes com PCM pulmonar que não eram tabagistas nem apresentavam outras doenças respiratórias revelou tosse em apenas 57% dos casos e expectoração (quase sempre mucoide, mas hemóptica em 11% dos casos) na metade dos pacientes. Em geral, os pacientes não se queixavam de dor torácica, e a dispneia, manifestação mais frequente, ocorria inicialmente a grandes esforços, apresentando caráter progressivo, podendo se manifestar mesmo com o paciente em repouso. O comprometimento pulmonar pode, no entanto, ser assintomático. O exame físico dos pulmões costuma ser muito pobre, mesmo em pacientes com intensas queixas

TABELA 17.2 Prevalência, em porcentagem, de órgãos comprometidos em necropsias de pacientes com paracoccidioidomicose.

	Benaim-Pinto *et al.*, 1961	Del Negro, 1961	Brass *et al.*, 1969	Dillon, 1972	Salfelder *et al.*, 1969	Defaveri e Joaquim, 2002	
Órgãos	N = 50	N = 56	N = 36	N = 14	N = 11	N = 13 Aguda	N = 40 Crônica
Pulmões	69,6	67,8	75	42	100	100	97,5
Linfonodos	67,7	64,3	33	28	72,7	-	50
Mucosa oral, faringe e laringe	55,6	41,1	40	-	18,2	-	70
Suprarrenais	56,7	48,2	80	57	36,3	74	63
Sistema nervoso central (SNC)	2,2	12,5	-	21	-	-	-
Fígado	29	37,5	27	21	45,5	100,0	-
Baço	17,6	39,3	2,7	21,0	54,5	-	-
Pele	31,3	39,3	2,7	64	-	-	-
Rins	6,2	19,6	8,3	14	9,1	-	-
Intestino	23,4	28,4	2,7	-	-	-	-
Medula óssea	-	-	-	-	-	75,0	-
Coração	2	-	2,7	7	9,1	-	-

respiratórias, caracterizando dissociação clínico-semiológica. A semiologia respiratória pode ser normal em até 43% dos pacientes com lesões pulmonares por PCM.

A radiografia simples de tórax revela predomínio de lesões intersticiais ou mistas, predominando alterações intersticiais, em geral bilaterais, para-hilares e simétricas, localizadas mais frequentemente nos terços médios dos pulmões. Os terços superiores se encontram acometidos em cerca de 1/3 dos casos, e os ápices, na metade dos pacientes, bilateralmente. Entre as lesões intersticiais, predominam as reticulonodulares.

Lesões alveolares ou mistas com predomínio de lesões alveolares também são bilaterais, para-hilares e simétricas, em geral preservando ápices e bases pulmonares, oferecendo imagem semelhante à das asas de uma borboleta, muito sugestiva da etiologia paracoccidióidica. Embora sugestiva de PCM, a lesão radiológica em "asa de borboleta" é pouco prevalente.

Além desses padrões de lesão, as alterações radiológicas podem ser do tipo tumoral, pneumônico ou de massas cavitadas. Vale ressaltar que, por vezes, achados radiológicos de pacientes com comprometimento pulmonar por PCM podem simular tuberculose (TB).

Cavitações pulmonares foram inicialmente descritas por Fialho e caracterizadas como escavações irregulares, medindo até 2 cm de diâmetro e contendo exsudato viscoso. A pressão dos tecidos vizinhos reduz essas cavitações a fendas tortuosas, fato que, associado ao intenso comprometimento parenquimatoso, dificulta a sua visualização à radiografia simples de tórax. No entanto, essas alterações podem ser bem identificadas por meio da tomografia convencional (planigrafia) de tórax, na qual aparecem como lesões múltiplas arredondadas, em geral com menos de 2 cm no maior diâmetro e paredes espessas. Algumas dessas lesões cavitadas podem ser confluentes.

O acometimento dos linfonodos hilares e mediastinais também foi observado em necropsia, achados raramente confirmados pela radiografia simples de tórax, pois o intenso comprometimento do parênquima pulmonar, mais evidente próximo aos hilos, também mascara a observação das estruturas hilares. Todavia, em 50% dos casos, a planigrafia de tórax é capaz de revelar linfonodos hipertrofiados.

A participação pleural é observada por meio de radiografia simples de tórax em apenas 2% dos casos e se caracteriza por pequeno derrame e espessamento.

A tomografia computadorizada (TC) de tórax trouxe grande contribuição ao conhecimento das lesões pulmonares paracoccidióidicas. Em pacientes não tratados predominavam nódulos, principalmente os pequenos, espessamento septal, linhas espessadas, opacidades alveolares, blocos de fibrose, espessamento da parede brônquica, bronquiectasia, cavidades sem conteúdo líquido e espessamento pleural. Com pouco tempo de tratamento, observa-se tendência de aumentar a frequência de bronquiectasias, bolhas e enfisema difuso.

A tomografia computadorizada de alta resolução (TCAR) revela que o espessamento de septos interlobulares é o achado mais frequente (92% dos casos), porém se mostra esparso e pouco intenso; seguem-se áreas de enfisema (69%), áreas de atenuação em vidro fosco (62%), espessamento de paredes brônquicas (54%), dilatação da traqueia (46%), nódulos (39%), cavitações, distorção arquitetural, espessamento pleural espiculado e bandas parenquimatosas (31%), áreas de consolidação, reticulado intralobular e espessamento do interstício axial com distorção broncovascular (23%).

O comprometimento pulmonar é raro em pacientes jovens, embora possa ocorrer em 5 a 11% dos casos e, por isso, por vezes o diagnóstico seja confirmado apenas à necropsia. Assim, em zonas endêmicas, essa hipótese deve ser levantada sempre que o paciente apresentar antecedente epidemiológico para PCM ou quando sua evolução não for satisfatória após introdução de antimicrobianos para tratamento das pneumopatias habituais.

A função pulmonar em geral se encontra alterada e o padrão obstrutivo é observado com maior frequência, seguido pelo misto, sendo poucos os pacientes que revelam o padrão restritivo. Observa-se hipoxemia em quase todos os pacientes, e a diferença alveoloarterial de oxigênio se encontra aumentada em praticamente todos os casos, refletindo predominância da perfusão sobre a ventilação. Há dados que sugerem que poderia ter ocorrido alteração na distribuição de ar e de sangue e na difusão nos pulmões, em fase muito precoce da doença. Pacientes com padrão obstrutivo revelam envolvimento precoce das vias respiratórias e alterações na relação ventilação/perfusão, na difusão e na ventilação alveolar, alterações também observadas em pacientes com o padrão misto, demonstrando que na PCM predominam as alterações de função pulmonar do tipo obstrutivo. Achados espirométricos sugerem que na PCM predominam as lesões da árvore brônquica, em especial em nível de bronquíolos ou do tecido conectivo peribronquiolar, tanto na fase precoce quanto na tardia da doença, não dependendo dos efeitos do cigarro. Essas sugestões se baseiam em cuidadoso estudo necroscópico que revelou granulomas e fibrose em volta dos brônquios, com septos fibrosos fixando essas estruturas a outros brônquios e, também, à parede dos vasos sanguíneos.

A regressão das lesões radiológicas, observada após o tratamento, não é acompanhada pela recuperação da função pulmonar. Como a proliferação de fibras de colágeno e de reticulina nem sempre se correlaciona ao aparecimento de reação granulomatosa, mas com *P. brasiliensis*, pode-se sugerir que o fungo *per se* pode induzir a proliferação reticulínica.

Após o tratamento, observa-se diminuição e/ou desaparecimento das queixas respiratórias iniciais, geralmente persistindo tosse matutina, acompanhada ou não de expectoração hialina. Muitos pacientes passam a apresentar dispneia aos grandes esforços, que pode evoluir, manifestando-se a moderados e mesmo pequenos esforços. A radiografia simples de tórax revela sequelas pulmonares, caracterizadas por fibrose e enfisema difuso ou bolhoso e, por vezes, hipertensão pulmonar. Nesses pacientes, a tomografia computadorizada (TC) de tórax demonstra opacidades alveolares (24% dos casos), nódulos (38%, principalmente pequenos), espessamento septal (100%) e da parede brônquica (89%, em geral leve), bronquiectasias (41%, em geral leves), bolhas (59%), enfisema difuso (70%) e espessamento pleural (65%); cavidades e lesões "em favo de mel" são pouco frequentes. Em geral, os pacientes não revelam adenomegalia hilar ou mediastinal. A função pulmonar poucas vezes é normal, revelando padrão obstrutivo em 85% dos casos, com frequências iguais de obstrução leve, moderada e intensa. Observa-se hipoxemia (nessa fase sequelar) em cerca de 1/3 dos casos.

As Figuras 17.3 e 17.4 representam imagens encontradas no comprometimento pulmonar por PCM.

Linfonodos

O comprometimento de linfonodos submandibulares foi inicialmente relatado por Lutz, o linfotropismo de *P. brasiliensis* foi sugerido por Haberfeld (1919) e a relação direta entre precocidade e intensidade do comprometimento de linfonodos e mau prognóstico foi sugerida por Niño (1939).

A importância do acometimento de linfonodos pode ser avaliada pela frequência observada em estudos clínicos e necroscópicos, pela identificação de seu comprometimento subclínico, pelo envolvimento linfático demonstrado por exames radiológicos com contraste e cintilografia e, em especial, pela depressão da RIC, resultante da lesão do tecido linfoide.

Paracoccidioides spp. podem alcançar os linfonodos pelas vias hematogênica e linfática. O fungo é drenado das lesões orgânicas a linfonodos regionais, com posterior difusão pelo sistema linfático a outros linfonodos. A disseminação hematogênica permite o alcance de linfonodos (inclusive distantes) pelas artérias que o irrigam.

Tem-se observado comprometimento subclínico de linfonodos – caracterizado pela detecção de lesões paracoccidióidicas em gânglios linfáticos considerados normais ao exame clínico –, tanto nos que recebem a drenagem linfática de áreas lesadas quanto nos muito distantes das lesões fúngicas (nos quais se admite que tenha havido disseminação hematogênica do fungo).

Adenomegalia pode significar a queixa principal do paciente, o que em geral ocorre em crianças, adolescentes e adultos jovens, que exibem a forma aguda/subaguda da PCM, também chamada "forma juvenil".

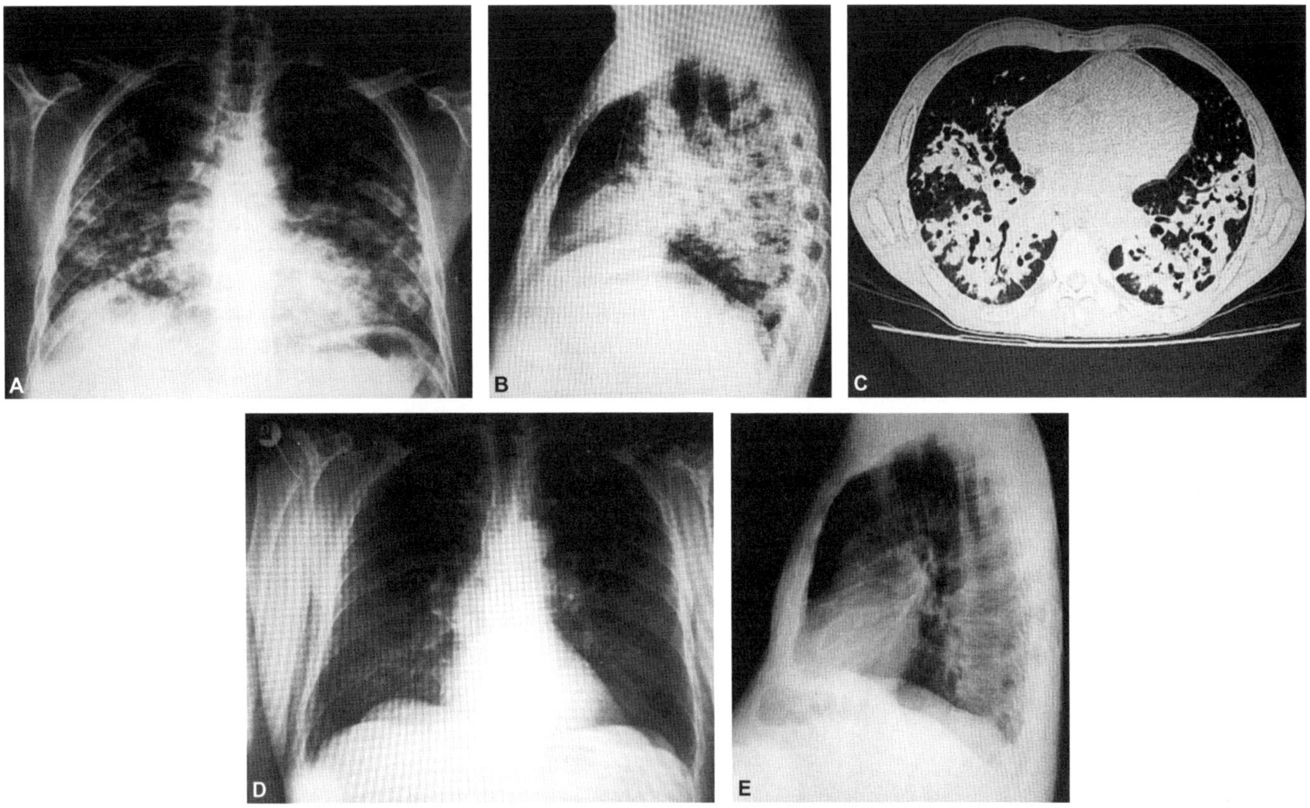

FIGURA 17.3 A e **B.** Radiografia simples de tórax de paciente com a forma crônica, em anteroposterior e perfil D. Opacidade em "asa de borboleta", com acometimento de alvéolos e de interstícios axial e periférico, e apagamento das estruturas hilares e vasculares. **C.** Tomografia computadorizada de alta resolução com contraste – múltiplos focos de consolidação confluentes, dispersos principalmente nos terços médios e inferiores de ambos os pulmões, alguns cavitados, e bronquiectasias de tração de permeio. Acometimento do interstício axial, caracterizado por brônquios de paredes espessadas e nódulos centrolobulares de dimensões variadas, alguns ramificados, por vezes envolvidos por opacidades em vidro fosco. **D** e **E.** Radiografia simples de tórax de paciente com a forma crônica, em anteroposterior e perfil D, após tratamento com cotrimoxazol. Observar a completa regressão das lesões parenquimatosas, fibrose e enfisema residuais.

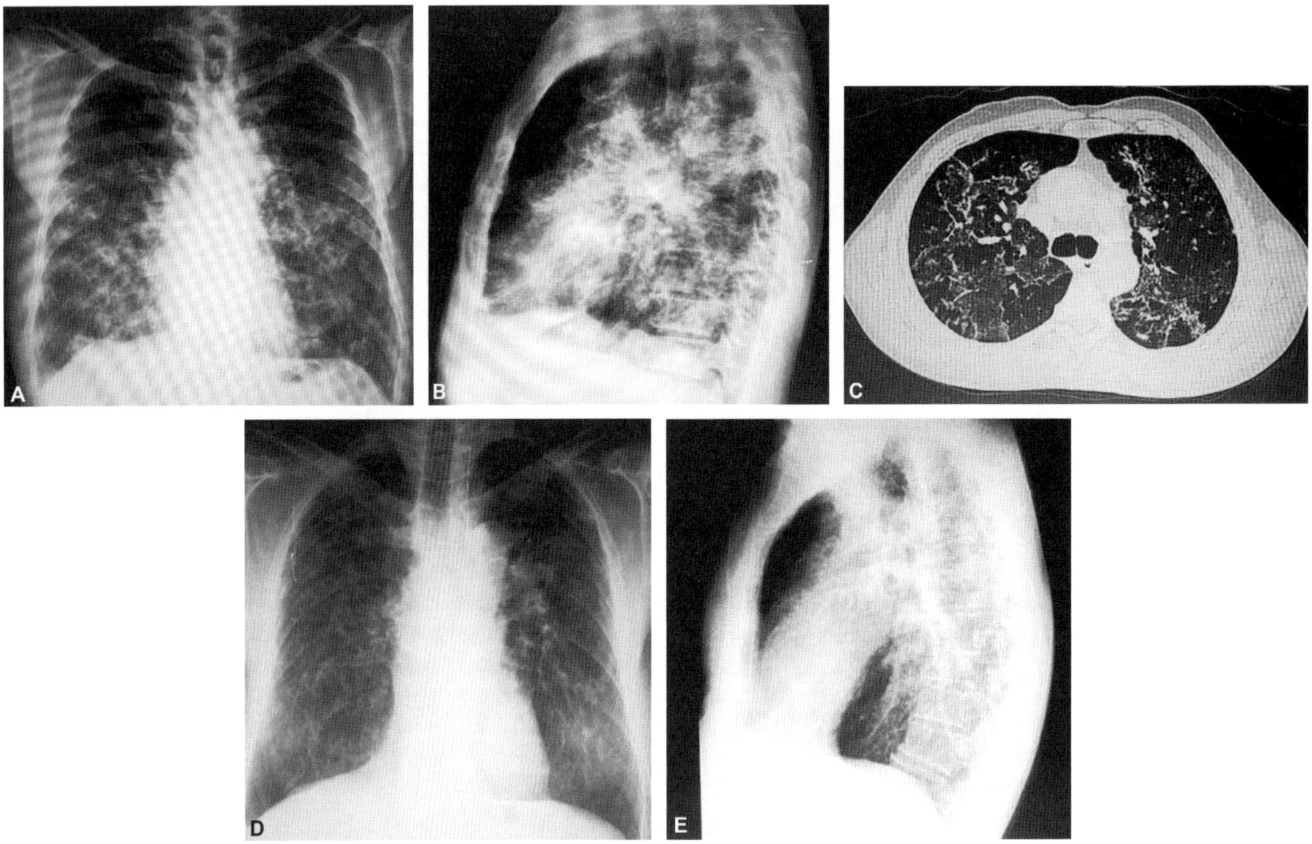

FIGURA 17.4 A e **B.** Radiografia simples de tórax de paciente com a forma crônica, em anteroposterior e perfil D. Lesões predominantemente intersticiais reticulonodulares. **C.** Opacidades intersticiais reticulonodulares grosseiras, com fibrose de distribuição difusa e mediana, com sinequias, adenomegalia mediastinal e áreas poupadas hiperinsufladas, com aprisionamento de ar. **D** e **E.** Radiografia simples de tórax de paciente com a forma crônica, em anteroposterior e perfil D, após tratamento com itraconazol. Observa-se completa regressão das lesões exsudativas parenquimatosas, fibrose e enfisema residuais.

As cadeias linfáticas mais comprometidas são as do segmento cefálico, seguida pelas supraclaviculares e axilares. No segmento cefálico, são mais acometidos os linfonodos submandibulares e cervicais, anteriores e posteriores. Os gânglios linfáticos submentonianos, subângulo-mandibulares, pré e retroauriculares, e mesmo o suboccipital também se encontram comprometidos, em diferentes frequências. Embora raro, o comprometimento de linfonodos intercostais, epitrocleanos e poplíteos tem sido descrito, em geral em pacientes graves.

O acometimento linfático abdominal, inicialmente descrito em 1915, tem sido relatado com frequência na região Centro-Oeste do Brasil e na região de Botucatu, e pode dar origem a quadros clínicos que podem simular abdome agudo. A palpação de grandes massas tumorais sugere doença linfoproliferativa. Adenomegalia abdominal pode causar compressão extrínseca. É comum pacientes com comprometimento de linfonodos do hilo hepático e compressão das vias biliares extra-hepáticas apresentarem icterícia obstrutiva. Além disso, a síndrome da veia cava inferior (SVCI) já foi descrita em paciente com PCM e adenomegalia abdominal.

O acometimento linfático mesentérico pode levar à síndrome de má absorção, por vezes acompanhada de ascite quilosa. O comprometimento do sistema linfático profundo, cuja localização dificulta a adequada caracterização pelo exame físico, pode ser avaliado por meio de ultrassonografia, TC, linfografia ou linfocintilografia.

Pacientes com a FC de PCM podem apresentar adenomegalia cervical e submandibular, relacionadas à drenagem de lesões da mucosa das VADS. No entanto, é importante registrar que pacientes com a FC, sem adenomegalia ao exame físico, revelavam intenso comprometimento do sistema linfático profundo, quando submetidos à linfografia bipodal.

A caracterização clínica do comprometimento linfático como um todo é difícil, pois em um mesmo paciente vários linfonodos de diversas cadeias linfáticas podem estar acometidos e apresentar diferentes características. Assim, do ponto de vista clínico o comprometimento linfático pode ser classificado em três tipos, com base no maior diâmetro do linfonodo e na existência ou não de supuração: (a) tipo inflamatório não supurativo: quando o maior diâmetro de todos os linfonodos for menor que 2 cm e nenhum deles apresentar supuração; (b) tipo tumoral: quando nenhum linfonodo apresentar supuração e pelo menos um deles apresentar diâmetro igual ou superior a 2 cm; (c) tipo supurativo: quando pelo menos um linfonodo apresentar flutuação ou fístula, independentemente de seu diâmetro. Linfonodos de pacientes que apresentam adenomegalia do tipo inflamatório não supurativo costumam ser indolores, não coalescentes, livres dos planos superficiais e profundos, e sem calor ou rubor; por outro lado, gânglios linfáticos de pacientes com adenomegalia do tipo tumoral geralmente são doloridos à palpação, fixos aos planos profundos ou superficiais, coalescentes, com calor e/ou rubor. Por fim, vale ressaltar que, ao se classificar o tipo de adenomegalia, estabelece-se uma avaliação para aquele momento; caso o paciente não receba o tratamento adequado (e por vezes apesar de sua instituição), observa-se evolução do processo infeccioso, com aumento e/ou supuração dos linfonodos.

A linfografia bipodal permite excelente avaliação morfológica do sistema linfático. A fase linfangiográfica revela dilatação, segmentação, retardo no esvaziamento e, com frequência bem menor, obstrução. A fase linfográfica revela alterações no enchimento, nos contornos, no tamanho, na forma de apresentação e no número de linfonodos opacificados. Pacientes com a FC apresentam alterações simétricas.

A linfocintilografia oferece excelente avaliação fisiológica do sistema linfático, permitindo que se estude o fluxo linfático, por meio de variáveis semiquantitativas e quantitativas, e a captação do radiotraçador pelos linfonodos. Pacientes com a forma aguda/subaguda revelam padrão incrementado de fluxo linfático em membros inferiores, antes da instituição do tratamento antifúngico. Os baixos níveis séricos de albumina observados nesses pacientes podem ajudar a explicar esse achado. A avaliação do tratamento poucos meses após a sua introdução não demonstra alteração no padrão do fluxo linfático desses pacientes, mas aumento do fluxo linfático, em pacientes com a FC. A Figura 17.5 demonstra a adenomegalia paracoccidióidica.

Mucosa das vias aerodigestivas superiores (VADS)

O comprometimento das VADS (fossas nasais, cavidade oral, orofaringe, hipofaringe e laringe) é muito importante devido à sua frequência e à facilidade de coleta de material para identificação do agente etiológico.

Aguiar Pupo (1936) realizou o primeiro estudo sistemático das lesões mucosas causadas pelo *P. brasiliensis* e descreveu a estomatite ulcerosa moriforme, que posteriormente recebeu seu nome.

Rouquidão, odinofagia, disfagia, ardor na garganta, sensação de saliência ou referência a ferida na boca e dispneia são as manifestações clínicas mais frequentes. As lesões mucosas podem ser muito doloridas, principalmente quando alimentos quentes ou muito salgados são ingeridos. Em geral, mais de uma região é acometida, com predomínio das lesões de laringe, sucedidas em frequência por orofaringe, hipofaringe e cavidade oral, com prevalências semelhantes. O comprometimento é quase sempre bilateral em todas as localizações, mas a morfologia das lesões é muito variável, já tendo sido descritos hiperemia, lesão moriforme, edema, lesão infiltrativa granulosa, ulceração, lesão granulosa, lesão infiltrativa e lesão vegetante. A estomatite ulcerosa moriforme de Aguiar Pupo apresenta evolução lenta e aspecto exulcerado, cujo fundo revela granulação fina, muito semelhante à da amora, e é sugestiva de PCM. É a morfologia de lesão que predomina na cavidade oral, juntamente com hiperemia. Lesões de orofaringe são mais frequentes no palato mole e nos pilares anterior e posterior, sucedidas em frequência por lesões nas paredes lateral e posterior, na úvula, língua e loja amigdaliana. As lesões de hipofaringe se distribuem de maneira bastante uniforme nas paredes laterais, anterior, posterior e no seio piriforme. Hiperemia e lesão moriforme constituem os tipos predominantes de lesão na hipofaringe. A laringe também apresenta lesões em todas as suas áreas, com predomínio de banda ventricular, região aritenóidea, corda vocal e porção livre da epiglote, sucedidas em frequência por lesões na face laríngea da epiglote, prega aritenoepiglótica, região subglótica e no espaço ventrículo-laríngeo. Edema, lesão granulosa, hiperemia e lesão moriforme são os tipos mais frequentes de lesão, com prevalências muito semelhantes. Lesão vegetante e úlcera poucas vezes foram observadas, e também se registrou acometimento de mucosa nasal, columela e septo nasal.

É frequente o comprometimento das gengivas, acompanhado de amolecimento dos dentes, achados sugestivos de PCM que comprometem a alimentação e o estado nutricional do paciente.

Por fim, vale ressaltar que a perfuração de palato duro pode ser observada, ainda que raramente. A Figura 17.6 revela lesão mucosa causada por *P. brasiliensis*.

Pele

A importância do comprometimento cutâneo na PCM está relacionada à sua frequência, à facilidade de obtenção de material para identificação do agente etiológico, à exuberância das lesões reveladas por alguns pacientes e às sequelas que pode originar. *P. brasiliensis* alcança a pele após disseminação hematogênica, a partir de focos distantes ou por contiguidade, originando-se de lesões mucosas ou de linfonodo. A pele constitui a porta de entrada do fungo apenas em situações excepcionais.

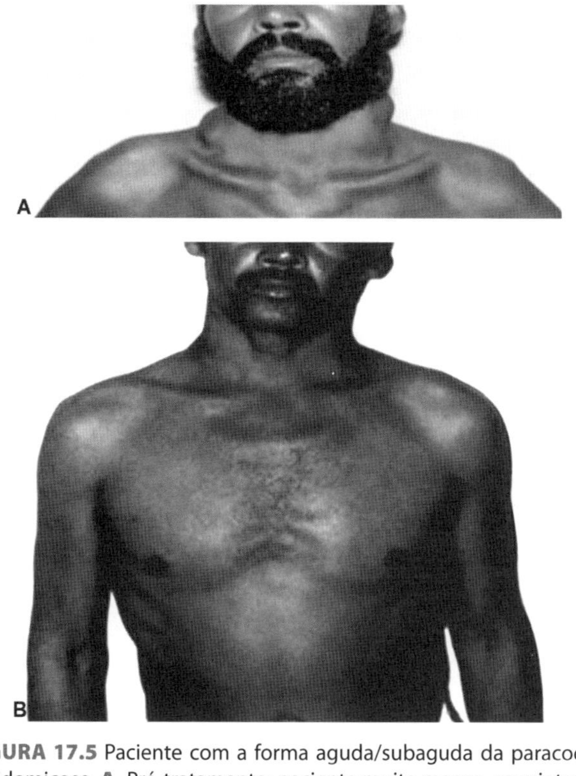

FIGURA 17.5 Paciente com a forma aguda/subaguda da paracoccidioidomicose. **A.** Pré-tratamento: paciente muito magro, com intensa adenomegalia cervical e supraclavicular, com adenopatia do tipo tumoral e icterícia conjuntival. **B.** Pós-tratamento com cotrimoxazol: desaparecimento da adenomegalia e da icterícia conjuntival, e recuperação do estado nutricional.

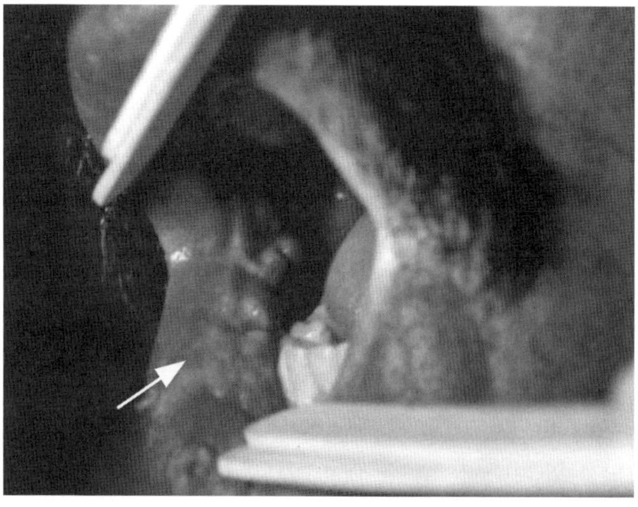

FIGURA 17.6 Paciente com a forma crônica de paracoccidioidamicose e dor ao se alimentar. Lesão de mucosa oral ulcerada (*seta*). (Esta figura encontra-se reproduzida em cores no Encarte.)

Lesões cutâneas podem ser únicas ou múltiplas, esparsas ou agrupadas, podendo se localizar em qualquer parte do organismo, embora sejam mais frequentes na face (48% dos casos), no tronco (15%) e nos membros superiores (15%) e inferiores (22%); são raras nos genitais (0,7%), nas palmas das mãos e plantas dos pés. Caracterizam-se por seu polimorfismo, variando em cor, tamanho e aspecto. Lesões ulceradas (43%) e de padrão infiltrativo (27%) são as apresentações mais frequentes, podendo ainda se apresentar como pápulas ou nódulos, que por vezes se ulceram e se tornam crostosos, ou como abscessos, vegetações ou lesões verruciformes. Placas eritematosas e lesões numulares são pouco frequentes, e às vezes também se pode observar aspectos incomuns, como a apresentação variceliforme. A prevalência de lesões não se altera em função da forma clínica ou da gravidade dos pacientes. As Figuras 17.7 e 17.8 revelam lesões cutâneas paracoccidióidicas.

Suprarrenais

O comprometimento das suprarrenais por *P. brasiliensis* foi inicialmente relatado por Viana (1913; 1914), em necropsia de paciente com doença disseminada, sendo descrito em seguida em paciente que apresentava apenas focos de fibrose pulmonar.

Foi somente em 1952 que sinais e sintomas exibidos por pacientes com PCM foram correlacionados com as manifestações clínicas de insuficiência suprarrenal crônica (ISC). O teste de Thorn, para avaliação da função suprarrenal, só foi utilizado na PCM 9 anos depois, demonstrando elevada incidência de comprometimento em víscera que passou a ser considerada a terceira mais acometida na PCM e que 48% dos pacientes estudados apresentavam reserva suprarrenal diminuída.

A preferência de *P. brasiliensis* pelas suprarrenais talvez possa ser explicada pela diminuição local da imunidade celular, que seria causada pelo elevado conteúdo de glicocorticoides observado nessas glândulas.

Os principais sinais e sintomas de ISC em pacientes com PCM são indisposição, fadiga, anorexia, emagrecimento, hipotensão arterial, hipotensão postural, hiperpigmentação de pele e mucosas, náuseas, vômitos e redução da potência sexual e da libido. A hiperpigmentação geralmente é referida ou confirmada pelo paciente e melhor observada em mucosa oral, mamilos, pênis, áreas de atrito (p. ex., cotovelos) e lesões cicatriciais. Em geral, os níveis séricos de potássio, cálcio e ureia se encontram elevados, e os de sódio e cloro, diminuídos.

O diagnóstico de insuficiência suprarrenal é feito por meio da avaliação dos níveis urinários de 17-hidroxiesteroides e plasmáticos de cortisol, antes e depois da estimulação suprarrenal com hormônio adrenocorticotrófico (ACTH) semissintético. Os níveis basais, pré-estímulo, encontram-se baixos, e a resposta à estimulação se revela insuficiente ou mesmo ausente.

Os níveis séricos de aldosterona foram estudados antes e após estimulação suprarrenal com ACTH semissintético, demonstrando a existência de pacientes com baixos níveis séricos de aldosterona antes da estimulação suprarrenal e ausência de resposta à estimulação pelo ACTH, em alguns casos.

Os níveis plasmáticos de ACTH se encontram elevados em pacientes com PCM e quadro clínico compatível com doença de Addison, o que sugere a dosagem desse hormônio para o diagnóstico precoce de insuficiência suprarrenal crônica.

Os métodos de diagnóstico por imagem trouxeram importante contribuição ao diagnóstico do comprometimento suprarrenal por PCM. A TC revela contornos irregulares das suprarrenais e alterações de volume e densidade. A ultrassonografia permite avaliar formato, contornos, densidade e tamanho das suprarrenais.

A comparação de métodos de imagem, TC e ultrassonografia, com as dosagens plasmáticas de cortisol e de aldosterona, antes e após estimulação com ACTH, revelou reserva suprarrenal limitada em 53% dos pacientes, alterações da TC em 43% dos casos e da ultrassonografia em 17% dos pacientes. A combinação dos dois métodos de imagem permitiu o diagnóstico de 85% dos casos.

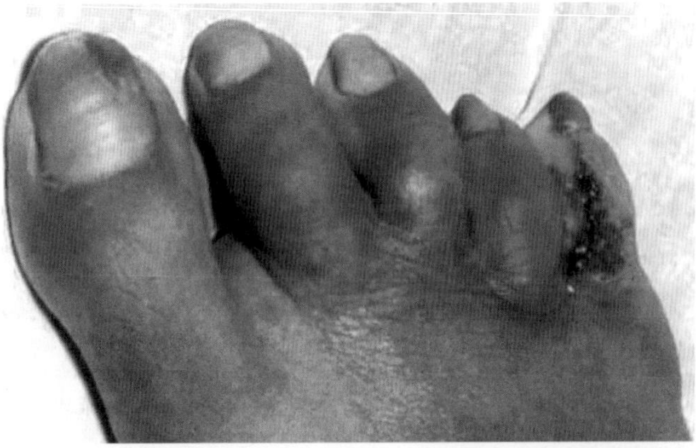

FIGURA 17.7 Paciente com história de lesão crônica do quinto artelho, não responsiva a diversos tratamentos. Forma crônica da paracoccidioidomicose e lesão crostosa do quinto artelho. (Esta figura encontra-se reproduzida em cores no Encarte.)

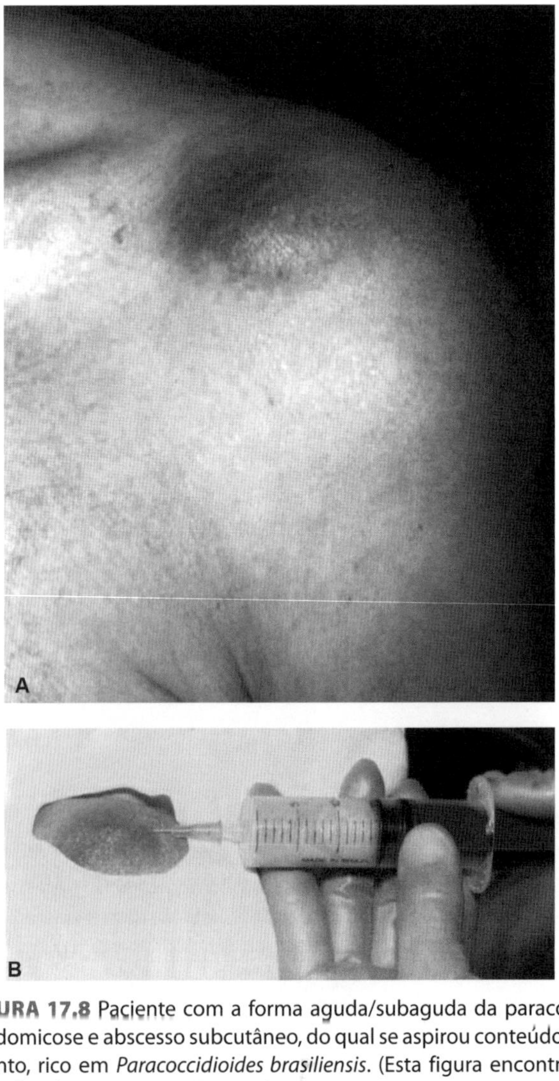

FIGURA 17.8 Paciente com a forma aguda/subaguda da paracoccidioidomicose e abscesso subcutâneo, do qual se aspirou conteúdo purulento, rico em *Paracoccidioides brasiliensis*. (Esta figura encontra-se reproduzida em cores no Encarte.)

A função suprarrenal poucas vezes se recupera após tratamento antifúngico da PCM, sendo muito mais frequente a permanência do quadro residual de insuficiência suprarrenal.

Aparelho digestório

O comprometimento do tubo digestório foi relatado desde os primeiros estudos de pacientes com PCM. Um dos casos relatados por Lutz apresentava diarreia crônica de etiologia indeterminada. Viana relatou um caso de PCM disseminada, cuja necropsia revelou ulcerações micóticas em íleo, apêndice e cólons. A introdução de novas técnicas para abordagem do tubo digestório favoreceu o relato de novos casos, embora continuem sendo pouco numerosos os trabalhos com casuísticas maiores e ainda mais raros os estudos que avaliam todo o tubo digestório.

Mais de 50% dos pacientes interrogados sobre o aparelho digestório relatam queixas quanto ao seu funcionamento. Nesses casos, é frequente haver sialorreia, disfagia, halitose, dor abdominal, sensação de empachamento, pirose e alterações da motilidade intestinal, seguidas de regurgitação, vômitos, soluços e do achado de massa abdominal.

Em outro estudo, dor abdominal, alterações do ritmo intestinal, náuseas e vômitos foram as manifestações clínicas mais frequentes. A dor abdominal é geralmente em cólica ou alternada com o tipo contínuo, e a diarreia apresenta duração superior a 15 dias, em geral com duas a seis evacuações nas 24 horas e fezes líquidas ou pastosas. Alguns pacientes referem estrias de sangue e/ou muco nas fezes. A obstipação é tão frequente quanto a diarreia, pode durar até 10 dias e geralmente decorre de compressões extrínsecas ou lesões intestinais isoladas, mas pode estar associada a quadros obstrutivos graves, motivo pelo qual se deve fazer cuidadoso seguimento desses pacientes. Alguns pacientes referem alternância de períodos de obstipação e diarreia, seguidos em frequência por distensão abdominal, icterícia, ascite e pirose. Vale ressaltar que as manifestações digestivas são mais frequentes em pacientes que apresentam a forma aguda/subaguda, com evidência clínica de comprometimento do sistema linfático abdominal, caracterizado pela existência de massas palpáveis. Nesses pacientes, as manifestações digestivas podem constituir a queixa inicial.

O estudo radiológico do tubo digestório revela que 89% dos pacientes apresentam alterações orgânicas e/ou funcionais. A maioria dos pacientes revela alterações de mais de um segmento, sendo mais frequentes em íleo, estômago, duodeno, jejuno e cólons ascendente e descendente. O comprometimento de esôfago e reto é raro, e o de apêndice é excepcional.

As alterações funcionais (as mais encontradas são hipersecreção, hipotonia, diminuição do peristaltismo e floculação da coluna de bário) são mais frequentes do que as orgânicas (maior incidência de espessamento de pregas mucosas, dilatação, compressão extrínseca por fígado, baço ou linfonodos, estenose e rigidez). Alguns pacientes evoluem para oclusão ou suboclusão intestinal e, consequentemente, abdome agudo cirúrgico.

Alguns pacientes apresentam perda entérica de proteínas e deficiência na função absortiva de glicose e principalmente gorduras. Embora a causa básica seja a obstrução de vasos linfáticos, as manifestações clínicas relacionadas ao tubo digestório justificam sua inclusão nesse tópico. Esses achados são mais frequentes em pacientes que apresentam grande comprometimento do sistema linfático abdominal.

Diarreia, ascite quilosa, hipoalbuminemia e linfopenia caracterizam a síndrome de perda excessiva de proteínas pelo tubo digestório. Estase linfática, decorrente do comprometimento de linfonodos abdominais, determinaria hipertensão do sistema linfático e extravasamento de linfa, rica em proteínas e linfócitos, para o tubo digestório. Ulcerações de mucosa, causadas por *P. brasiliensis*, poderiam contribuir para a perda proteica. Não é necessário que ocorra diarreia para provocar perda proteica, hipótese que deve ser considerada sempre que se observar redução acentuada de albumina sérica, na ausência de perda renal ou síntese deficiente. As avaliações clínica e radiológica não permitem comprovar a perda intestinal de proteínas. Para isso, deve-se avaliar a excreção fecal de albumina marcada com Cr^{51}.

Alguns pacientes apresentam fezes extremamente malcheirosas, diarreia, esteatorreia, ascite quilosa e anormalidades na prova de sobrecarga de gorduras, com curvas achatadas de turvação plasmática e aumento da gordura fecal, e frequentemente lesões radiológicas intestinais, sobretudo na região ileocecal.

A absorção de carboidratos, que independe do sistema linfático e se processa em regiões mais proximais do intestino delgado, é comprometida com menor frequência e intensidade que a de gorduras ou a perda intestinal de proteínas. O estudo da absorção da D-xilose permite diagnosticar a má absorção de carboidratos.

Poucos são os estudos que focalizam o comprometimento hepático de pacientes com PCM. Hepatomegalia, que se reduz com o tratamento antifúngico, sugere a etiologia paracoccidióidica, principalmente quando se considera o tropismo de *P. brasiliensis* pelo sistema fagocítico-mononuclear. Em geral, não se observam queixas relacionadas à lesão hepática, embora tenha sido relatado caso com intensa icterícia, sinais e sintomas de grave insuficiência hepática e coma terminal. No entanto, a icterícia apresentada por alguns pacientes se deve à compressão extrínseca de ductos biliares, em decorrência da hipertrofia de linfonodos do hilo hepático.

Biopsia hepática pode revelar lesões de intensidade muito variável, desde leves e não específicas até intensas, caracterizadas por granulomas portais e intrassinusoidais. Nesse estudo, nenhum paciente apresentou sinais de hipertensão portal.

Estudo recente avaliou o fígado e os ductos biliares com radiofármacos, que demonstraram a existência de colestase intra-hepática (mais frequente em pacientes com a forma aguda/subaguda da PCM), obstrução de ductos biliares, defeitos focais únicos ou múltiplos e captação hepática heterogênea.

A PCM do pâncreas, que pode simular neoplasia da cabeça desse órgão ou tumor abdominal, também já foi relatada, apesar de sua raridade. Um dos pacientes apresentava história de intenso emagrecimento, fraqueza, tonturas, mal-estar generalizado, empachamento e intenso prurido, acompanhados de icterícia, colúria e acolia fecal. O material obtido por punção aspirativa da cabeça do pâncreas, guiada por TC, revelou células epiteliais pancreáticas e várias células leveduriformes de *P. brasiliensis*.

Ossos e articulações

O conhecimento do comprometimento ósseo e articular na PCM tem se desenvolvido por intermédio do estudo de relatos de casos ou de pequenas casuísticas, pois são poucos os estudos prospectivos e sistemáticos, que revelaram frequências de 16 e 20%. Também foi publicada revisão das publicações sobre envolvimento ósseo até 1964.

Em geral, *P. brasiliensis* alcança os ossos por via hematogênica, justificando sua detecção em pacientes com doença disseminada. O isolamento do fungo em hemocultura, em pacientes com lesões ósseas, apoia essa interpretação. A avaliação de alguns pacientes sugere que o comprometimento ósseo poderia ter ocorrido a partir da lesão de tecidos adjacentes.

Pode ocorrer comprometimento articular a partir de lesão preexistente em um ou mais dos ossos que compõem a articulação. No entanto, a observação pessoal de um paciente com envolvimento articular, mas sem evidência radiológica de participação óssea, permite sugerir a possibilidade de disseminação hematogênica ou linfática.

As lesões ósseas se iniciam na camada medular, alcançam a cortical e, por fim, o periósteo. O comprometimento ósseo geralmente é assintomático. Quando ossos superficiais são comprometidos, a lesão pode ser visível e/ou palpável, sendo necessários métodos de imagem para sua detecção em todos os outros casos. Por sua vez, as manifestações clínicas de comprometimento articular são exuberantes (dor, impotência funcional e articulações com volume e temperatura elevados, o que pode ser verificado por meio de exame físico).

Embora qualquer osso possa ser comprometido, as lesões predominam no tórax (arcos costais, esterno), na cintura escapular (clavículas, escápulas) e nos membros superiores. Esses sítios de lesão, visíveis na radiografia de tórax, auxiliam muito no estabelecimento do diagnóstico diferencial do comprometimento pulmonar por TB ou PCM. A detecção de lesões ósseas no tórax, na cintura escapular e nos membros superiores reforça a hipótese de PCM.

O exame radiológico costuma revelar lesões líticas, sem reação perifocal, com reação periosteal leve ou ausente e bordas nítidas. A camada cortical se encontra destruída em pouco menos da metade dos casos, e ocorre comprometimento articular em 1/3 dos casos com envolvimento ósseo (Figura 17.9).

A avaliação cintilográfica do esqueleto com metilenodifosfonato marcado com tecnécio-99m (MDP-99mTc) é valioso auxílio na detecção de lesões paracoccidioidicas, devido à sua elevada sensibilidade e à precocidade com que se altera, por avaliar todo o esqueleto em um só estudo, apresentar raras contraindicações, não ser invasivo e se normalizar após o tratamento.

O tratamento da PCM evolui lenta e gradativamente para fibrose e neoformação óssea, resultando em alterações das características das lesões.

Medula óssea

Geralmente se observa comprometimento da medula óssea em pacientes com a forma aguda/subaguda da PCM, sendo raro em pacientes com a FC. Biopsias de medula são o melhor material para demonstrar a interação de *P. brasiliensis* com o hospedeiro. As lesões medulares variam de focais e compactas a difusas e frouxas. Nas mais localizadas, predomina a fibrose reticulínica, enquanto nas mais extensas e frouxas predomina a necrose de coagulação, com fibrose reticulínica discreta. A hematopoese residual se encontra comprometida nos casos que apresentam lesões medulares mais extensas. O comprometimento medular talvez possa contribuir para a ocorrência de anemia, leucopenia, plaquetopenia, e para a ausência de linfocitose e de monocitose no sangue periférico. Por fim, vale ressaltar que o achado hematológico que melhor sugere comprometimento medular por *P. brasiliensis* é a existência de reação leucoeritroblástica no sangue periférico.

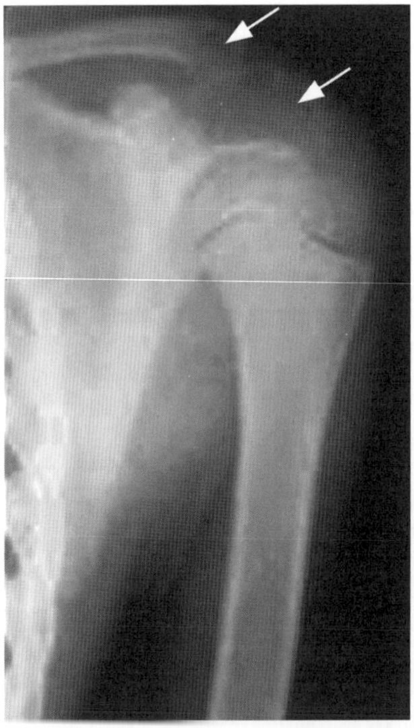

FIGURA 17.9 Paciente com a forma aguda/subaguda da paracoccidioidomicose e lesões ósseas líticas, com contornos regulares e escleróticas de clavícula e omoplata (*setas*).

Sistema nervoso central

A observação de convulsões em paciente com lesões cutâneas paracoccidioidicas disseminadas foi a primeira sugestão de que *P. brasiliensis* poderia comprometer o sistema nervoso central (SNC), seguida pela publicação de vários relatos de caso, que demonstraram ser esse comprometimento mais comum do que se imaginava.

A frequência de comprometimento do SNC varia muito em função do tipo de estudo realizado. Necropsias nem sempre são completas, principalmente no que diz respeito à medula espinal, e em geral correspondem à avaliação de casos terminais, com grande disseminação da doença. Estudos clínicos nem sempre envolvem a avaliação neurológica, principalmente no que se refere a exames complementares, pois há pacientes com comprometimento de SNC e que são assintomáticos ou apresentam sintomatologia muito discreta – estudo prospectivo dirigido ao SNC revelou sintomatologia sugestiva em 25% dos casos.

As manifestações de comprometimento do SNC em geral ocorrem em pacientes que apresentam ou já revelaram a participação de órgãos comprometidos com maior frequência na PCM, mas há relatos de acometimento isolado do SNC.

As lesões do SNC podem se localizar no parênquima ou nas meninges, originando formas clínicas consideradas polares: a parenquimatosa ou pseudotumoral (mais frequente) e a meníngea. O quadro clínico pode ser classificado em pseudotumoral (observado em 24 dos 34 casos estudados, 11 dos quais com múltiplos granulomas), meningoencefalítico (7/34) ou meningítico (3/34). As lesões foram observadas em cérebro (13 dos 24 pacientes), cerebelo (6/24) e em ambos (5/24).

As formas meníngeas podem ser difusas ou localizadas e comprometem com maior frequência a base do cérebro. A instalação da doença geralmente é arrastada e pode ser confundida com meningoencefalite tuberculosa. O processo inflamatório pode causar hipertensão intracraniana grave. Alterações liquóricas não são características, podendo-se observar pleocitose leve, moderada ou intensa, geralmente com predomínio de linfócitos e elevação dos níveis de proteínas (predominantemente gamaglobulina), acompanhados de hipoglicorraquia. O isolamento de *P. brasiliensis* do liquor é excepcional.

A forma parenquimatosa ou pseudotumoral apresenta grande variabilidade de manifestações clínicas devido à existência de uma ou mais lesões granulomatosas de diferentes tamanhos e localizações. Predomina a sintomatologia de hipertensão intracraniana, de instalação progressiva, com sinais de localização caracterizados por déficits motores ou sensitivos, alterações da linguagem e ataxia cerebelar. Crises convulsivas focais ou generalizadas e edema de papila também têm sido relatados.

Os achados de TC e de ressonância magnética (RM) não são patognomônicos. A TC revela lesões de aspecto arredondado, de localização variável, sem sinais de neoformação ou destruição óssea, com pequena quantidade de edema perifocal, efeito compressivo discreto e acúmulo do contraste "em anel". A RM proporciona melhor avaliação que a TC, principalmente para lesões da fossa posterior, em especial quando se utiliza o meio de contraste paramagnético. As lesões se caracterizam por iso ou hipossinal em T1 e hipossinal em T2, com edema periférico e realce nodular ou "em anel", após administração do contraste. Os autores relacionaram o hipossinal em T2 ao processo granulomatoso crônico. Exames realizados após tratamento revelaram desaparecimento do edema perilesional, com persistência de lesões de hipossinal nas imagens pesadas em T2.

São poucos os relatos de comprometimento da medula espinal, talvez por essa área não ser submetida à avaliação necroscópica rotineira. Os pacientes podem apresentar quadro progressivo, caracterizado por parestesia, anestesia e fraqueza dos membros inferiores, incontinência fecal e urinária, e bexiga neurogênica, com episódios de retenção urinária.

O diagnóstico precoce de neuro-PCM depende da identificação de comprometimento de órgãos envolvidos com maior frequência e/ou da valorização dos antecedentes epidemiológicos do paciente que revela queixas neurológicas, que indicam risco potencial de infecção paracoccidióidica.

Aparelho urogenital

Há poucos relatos de comprometimento urogenital, sendo ainda menor o número de publicações com séries de casos. Viana (1914), em necropsia de paciente com doença disseminada, encontrou lesões renais. Lesões desse tipo costumam ocorrer em pacientes com outros órgãos acometidos e são quase exclusivas do sexo masculino. Raramente são a queixa principal, sendo achados frequentes de necropsia. Epidídimo, testículo e próstata são os órgãos mais acometidos, isolada ou associadamente. Testículo e epidídimo doloridos, aumentados de volume e consistência, dificuldade à micção, polaciúria e aumento de consistência e volume da próstata são encontrados na PCM urogenital.

O acometimento urogenital é raro em pacientes do sexo feminino, responsáveis por apenas 10% dos casos de PCM. Apesar de raros, já foram relatados casos de comprometimento de ovário e anexos, placenta e de mama.

Tireoide

São poucos os relatos de comprometimento da tireoide por *P. brasiliensis* como achado de necropsia, tendo sido descrito apenas um paciente com comprometimento sintomático da tireoide, apresentando quadro crônico caracterizado por emagrecimento, nervosismo e dor no pescoço, ao qual se seguiram inquietação, irritabilidade, ansiedade, insônia e sudorese excessiva. O paciente também referia dor no pescoço, com irradiação para o ouvido. O exame físico revelou hipertrofia da tireoide, que era coberta por pele eritematosa, e o material obtido por punção aspirativa revelava as células foliculares típicas e formas características da fase leveduriforme de *P. brasiliensis*. O exame radiológico de tórax também revelava comprometimento pulmonar.

No primeiro estudo sobre a função tireoidiana em pacientes com PCM, avaliaram-se os níveis séricos de tiroxina (T4) e de triiodotironina (T3), e a resposta ao hormônio liberador de tirotropina (TRH), revelando elevada frequência de pacientes com níveis séricos reduzidos de T3, todos apresentando formas graves de PCM. Esses resultados sugerem redução da conversão periférica de T4 a T3, mas não indicam a existência de hipotireoidismo em qualquer de suas formas) tireoidiana, hipofisária ou hipotalâmica).

Olhos e anexos

O primeiro relato de comprometimento ocular por *P. brasiliensis* data de 1923. Até 1988, cerca de 50 casos tinham sido relatados em pacientes que também apresentavam lesões em outros órgãos. O acometimento ocular é unilateral, sem que se observe predominância de um dos olhos. As lesões palpebrais e conjuntivais são muito frequentes, havendo poucos relatos de uveíte anterior ou coroidite. A lesão palpebral se inicia como pápula, em geral próximo à borda, que cresce e se ulcera no centro. A úlcera revela base com finos pontos hemorrágicos e bordas espessadas e endurecidas, fazendo lembrar as lesões moriformes descritas por Aguiar Pupo. As lesões oculares iniciais podem simular hordéolo ou mesmo blefarite bacteriana.

Outros órgãos

P. brasiliensis pode comprometer qualquer órgão, causando lesões sintomáticas ou não. Lesões assintomáticas são identificadas como achados casuais ou de necropsia. A raridade com que alguns órgãos são comprometidos faz com que a etiologia paracoccidióidica sequer seja suspeitada, a não ser que ocorram lesões em locais mais comuns. É assim que se tem detectado o acometimento de coração, vasos, hipófise, timo, baço e músculos estriados. Vale ressaltar que os métodos modernos de diagnóstico por imagem e a realização de procedimentos diagnósticos mais invasivos têm aumentado a frequência de confirmação de lesões nesses órgãos.

Classificação das formas clínicas

A interação de *P. brasiliensis* com o homem pode ser caracterizada apenas como infecção ou por doença em suas diferentes formas clínicas (Tabela 17.3).

Essa classificação se baseia em critérios estabelecidos por um grupo de especialistas reunidos no III Congreso Internacional sobre Paracoccidioidomicosis, realizado em Medellín (Colômbia), com algumas modificações com base no estudo das formas agudas/subagudas e na introdução das formas regressiva (bem estabelecida em outras micoses sistêmicas, pela caracterização de gravidade), mista e orgânica isolada.

A infecção paracoccidióidica é apresentada por indivíduos saudáveis que fizeram contato com o fungo e organizaram RIC eficaz, que por sua vez evitou a progressão para doença. A infecção paracoccidióidica é confirmada pela positividade de reações intradérmicas com antígeno específico e pelo encontro de focos latentes em indivíduos necropsiados que faleceram por outras causas.

A forma regressiva de PCM representa o tipo mais benigno da doença, no qual o paciente apresenta apenas manifestações clínicas leves, em geral envolvendo os pulmões, reação cutânea positiva à paracoccidioidina e regressão clínica, mesmo sem tratamento. Tem sido pouco diagnosticada, pois o desconhecimento do nicho ecológico de *P. brasiliensis* impede que se correlacione um contato suspeito com manifestações clínicas autolimitadas, em geral imputada a outra causa.

TABELA 17.3 Interação de *Paracoccidioides brasiliensis* com o homem. Formas clínicas da paracoccidioidomicose.

Infecção paracoccidióidica
Paracacoccidioidomicose (doença) 1) Forma regressiva 2) Formas progressivas • Forma aguda/subaguda (forma juvenil) ° Com adenomegalia superficial (formas moderadas e graves) ° Com comprometimento abdominal ou digestivo (formas graves) ° Com comprometimento ósseo (formas graves) ° Com outras manifestações clínicas (formas moderadas ou graves) • Forma crônica (tipo adulto) ° Formas leves ° Formas moderadas ° Formas graves • Forma mista • Forma orgânica isolada • Formas residuais

As FA, FC, formas mistas e orgânicas isoladas constituem doença progressiva e se caracterizam por sinais e sintomas relacionados ao comprometimento de um ou mais órgãos. A caracterização dessas formas clínicas é feita em função da idade do paciente, da duração da sintomatologia, das manifestações clínicas, da existência de doenças associadas e fatores agravantes, da avaliação do estado geral e nutritivo, de radiografia simples de tórax, da resposta ao teste cutâneo com paracoccidioidina e dos níveis séricos de anticorpos anti-*P. brasiliensis* (determinados pela reação de IDD em gel de ágar).

Em geral, a forma aguda/subaguda da PCM compromete crianças, adolescentes e adultos jovens, motivo pelo qual é também denominada forma juvenil. Apresenta história clínica de curta duração (em média 2 meses) e exibe manifestações clínicas compatíveis com o comprometimento do sistema fagocítico-mononuclear (hipertrofia de linfonodos, hepato e/ou esplenomegalia e, com menor frequência, acometimento de medula óssea). Geralmente se observa adenomegalia em várias cadeias ganglionares superficiais e/ou profundas, manifestação clínica dominante da doença. Na FA, o acometimento mucoso é pouco frequente (17 a 20% dos casos), e o pulmonar é ainda menor (5 a 10% dos pacientes). No entanto, *P. brasiliensis* pode ser isolado do lavado broncoalveolar de pacientes com a FA que não apresentem comprometimento pulmonar demonstrável por manifestações clínicas ou radiológicas. Nesses casos, os pulmões se comportam apenas como porta de entrada.

De acordo com as manifestações predominantes, a FA pode ser subdividida em quatro formas clínicas: (a) com adenomegalia superficial; (b) com comprometimento abdominal ou digestivo; (c) com comprometimento ósseo; e (d) com outras manifestações clínicas (ver Tabela 17.3). Por outro lado, tem sido relativamente comum encontrar pacientes em idade adulta com PCM, com expressão clínica semelhante à da FA. A forma clínica desses pacientes deverá ser caracterizada como aguda/subaguda (também denominada tipo juvenil, nesses casos).

Estudo recente demonstrou que pacientes com menos de 30 anos de idade e com a FA da PCM apresentam maior incidência de lesões cutâneas, maior frequência e intensidade de eosinofilia e níveis séricos mais elevados de anticorpos precipitantes, determinados pela reação de IDD em gel de ágar, se comparados a pacientes com mais de 29 anos. Essas diferenças permitem caracterizar a existência de um padrão clinicolaboratorial de FA que se manifesta em crianças, adolescentes e adultos jovens, e outro que se verifica em adultos.

Com a finalidade de se estabelecer a conduta terapêutica e avaliar o prognóstico, as FA podem ser classificadas em moderadas e graves. Nesses pacientes, a possibilidade de comprometimento leve nunca é considerada, pois a instalação rápida e precoce da doença e o intenso comprometimento do sistema fagocítico-mononuclear sugerem grande depressão da RIC.

A Tabela 17.4 apresenta achados clínicos e laboratoriais frequentemente observados nas apresentações moderadas e graves das FA. Todos os achados nela relacionados devem ser encontrados para que determinada apresentação clínica possa ser caracterizada como moderada; para definir a forma grave, porém, três das características listadas são suficientes.

Em geral, a FC da PCM compromete adultos com mais de 30 anos de idade que apresentem sintomatologia de longa duração, com frequência acima de 6 meses. O acometimento pulmonar é regra, embora possa faltar em alguns casos, e o da mucosa das VADS é muito frequente. Também se observa adenomegalia, mas esta em geral acomete cadeias localizadas no pescoço e não constitui achado dominante.

As FC são classificadas, segundo a gravidade, em leves, moderadas e graves.

Pacientes com a FC leve apresentam bom estado geral e nutricional, com emagrecimento que não excede 5% de seu peso corpóreo normal. O acometimento pulmonar, muito frequente nas FC, é leve ou pode mesmo não ocorrer, e o comprometimento pulmonar (principalmente das mucosas das VADS) é discreto, podendo também não ocorrer. Quando ocorre, a adenomegalia se limita às cadeias do segmento cefálico e são do tipo inflamatório não supurativo. Esses pacientes não exibem manifestações clínicas de comprometimento de outros órgãos, aparelhos e sistemas, apresentam níveis séricos de anticorpos anti-*P. brasiliensis* baixos e reação intradérmica à paracoccidioidina de forte reator. Por fim, vale ressaltar que todos os critérios propostos têm de ser observados para que se caracterize a FC como leve.

TABELA 17.4 Classificação das formas agudas/subagudas da paracoccidioidomicose, em função da gravidade.

Achado	Moderada (todos os achados)	Grave (três ou mais achados)
Tipo de adenomegalia	Inflamatório não supurativo	Tumoral ou supurativo
Hepato e/ou esplenomegalia	Ausente ou presente (leve)	Presente (intensa)
Comprometimento do estado geral e nutricional	Ausente ou presente (leve)	Presente (intenso)
Acometimento de outros órgãos	Ausente	Presente
Reação intradérmica à paracoccidioidina	Positiva (> 5 mm)	Negativa (< 5 mm)
Níveis séricos de anticorpos, por imunodifusão	Baixos a moderados	Elevados

No outro extremo, encontram-se pacientes com FC grave, com intenso comprometimento de seu estado geral e nutricional, e emagrecimento acima de 10% de seu peso corpóreo habitual. As manifestações respiratórias são intensas e a radiografia de tórax revela extenso comprometimento pulmonar. Quando ocorre adenomegalia, esta não se limita às cadeias cervicais e pode ser do tipo tumoral ou supurativo. Em geral ocorrem lesões tegumentares graves, e com frequência se observa comprometimento de outros órgãos, como suprarrenais e SNC. Esses pacientes costumam apresentar níveis séricos elevados de anticorpos anti-*P. brasiliensis* e teste cutâneo negativo à paracoccidioidina. Vale ressaltar que o encontro de três dos critérios assinalados é suficiente para caracterizar a FC grave de PCM.

As FC moderadas de PCM ocupam posição intermediária entre esses dois polos. Os pacientes costumam apresentar comprometimento moderado de seu estado geral e nutricional, com perda de 5 a 10% de seu peso corpóreo normal. Geralmente não apresentam manifestações clínicas de comprometimento de outros órgãos, aparelhos ou sistemas, como suprarrenais, SNC, tubo digestório e ossos, apresentam níveis séricos moderados de anticorpos específicos e resposta também moderada ao teste intradérmico com paracoccidioidina.

É muito heterogêneo o grupo de pacientes que apresentam essa forma clínica de PCM. Há pacientes que revelam quase todos (mas não todos) os critérios para inclusão na forma leve. São pacientes com a forma moderada, porém muito próximos da leve e, por isso, podem ser classificados como apresentando a *forma leve para moderada* da doença. Por outro lado, há pacientes que revelam apenas um ou dois dos critérios necessários para se caracterizar a forma grave. Esses pacientes apresentam a forma moderada, mas se encontram muito próximos da forma grave, motivo pelo qual podem ser classificados como tendo a forma *moderada para grave* da doença. Por fim, existe um grupo de pacientes cujos critérios de gravidade estão igualmente distantes das formas leves e graves, motivo pelo qual sua forma clínica deve ser caracterizada simplesmente como moderada.

A Tabela 17.5 apresenta os critérios clínicos e laboratoriais que caracterizam as formas leves e graves da PCM crônica.

TABELA 17.5 Classificação das formas crônicas da paracoccidioidomicose, em função da gravidade.

Achado	Leve (todos os achados)	Grave (três ou mais achados)
Comprometimento pulmonar e/ou tegumentar	Ausente ou presente	Presente (intenso)
Tipo de adenomegalia	Inflamatório não supurativo	Tumoral ou supurativo
Comprometimento do estado geral e nutricional	Ausente ou presente (leve)	Presente (intenso)
Acometimento de outros órgãos	Ausente	Presente (suprarrenais, SNC, trato digestório e ossos, entre outros)
Reação intradérmica à paracoccidioidina	Forte (> 10 mm)	Negativa (< 5 mm)
Níveis séricos de anticorpos, por imunodifusão	Baixos	Elevados

▶ **Formas mistas**. Há pacientes que apresentam algumas manifestações clínicas habituais na FA e outras comuns à FC, dificultando sua classificação. Essas apresentações clínicas devem ser classificadas como formas mistas e têm sido observadas em pacientes com intensa depressão da RIC, com grande disseminação da doença, condição em que essa denominação foi sugerida.

▶ **Forma orgânica isolada**. Alguns casos raros de PCM com manifestações clínicas relacionadas ao comprometimento de um único órgão não se enquadram na FA ou na FC, sendo geralmente diagnosticados após procedimento invasivo e avaliação anatomopatológica que, por vezes, revela comprometimento de estruturas contíguas (em geral linfonodos). Esses casos devem ser classificados como forma orgânica isolada, denominação já utilizada por patologistas.

▶ **Formas residuais**. São muito comuns na PCM, pois parte significativa dos pacientes apresentará sequelas. As sequelas pulmonares se destacam por sua frequência, gravidade e pela limitação que impõem à vida dos pacientes, e se caracterizam pelo predomínio de fibrose e enfisema (Figura 17.10).

Apesar do tratamento adequado, é comum que pacientes com síndrome de Addison necessitem de reposição hormonal por toda vida. As sequelas neurológicas variam muito em função da localização das lesões, mas em geral causam limitação significativa às atividades dos pacientes. Lesões de traqueia levam a sequelas de difícil tratamento e, por vezes, exigem intervenção cirúrgica. Lesões intestinais podem levar a quadros de suboclusão ou oclusão, exigindo tratamento cirúrgico, em geral em dois tempos. Lesões cutâneas e mucosas são muitas vezes mutilantes, principalmente as laríngeas, que determinam intenso comprometimento da voz, muitas vezes irreversível. Também se podem observar sequelas em outros órgãos.

DIAGNÓSTICO LABORATORIAL

Diagnóstico micológico

O diagnóstico da PCM é feito pela demonstração de *P. brasiliensis* no material analisado. O microscópio óptico comum possibilita visualizar sua morfologia e a reprodução em exogemulação múltipla, característica da forma parasitária do fungo, permitindo sua identificação (Figura 17.11). No entanto, suas formas pequenas podem ser confundidas com *Histoplasma capsulatum* var. *capsulatum* ou com cepas não capsuladas de *Cryptococcus neoformans*, em especial em exames anatomopatológicos. Nesses casos, impõe-se o cultivo do material examinado, a inoculação em animais suscetíveis ou a reação de imunofluorescência, com soros hiperimunes marcados com fluoresceína.

A identificação de *P. brasiliensis* no escarro é mais difícil do que em raspado de lesões tegumentares e secreções ganglionares, nas quais é grande a quantidade de fungos. Essa pesquisa foi inicialmente feita por simples exame direto e a fresco, entre lâmina e lamínula. A seguir, sugeriu-se clarificar o escarro com soda ou potassa e, por fim, sua homogeneização. A taxa de positividade do exame em escarro homogeneizado é muito maior que a observada no escarro apenas clarificado.

Na grande maioria dos casos essas técnicas permitem identificar o fungo no escarro. Preconiza-se a realização de exame micológico de escarro em 3 dias consecutivos, voltando-se a colher nova amostra somente quando a pesquisa resultar negativa.

Pode-se utilizar também a técnica da citoinclusão do escarro em parafina, corando-se os cortes por hematoxilina-eosina (HE) e Gomori-Grocott (prata), método que permite conservar a lâmina por vários anos, preservar os blocos de parafina com o escarro incluído e

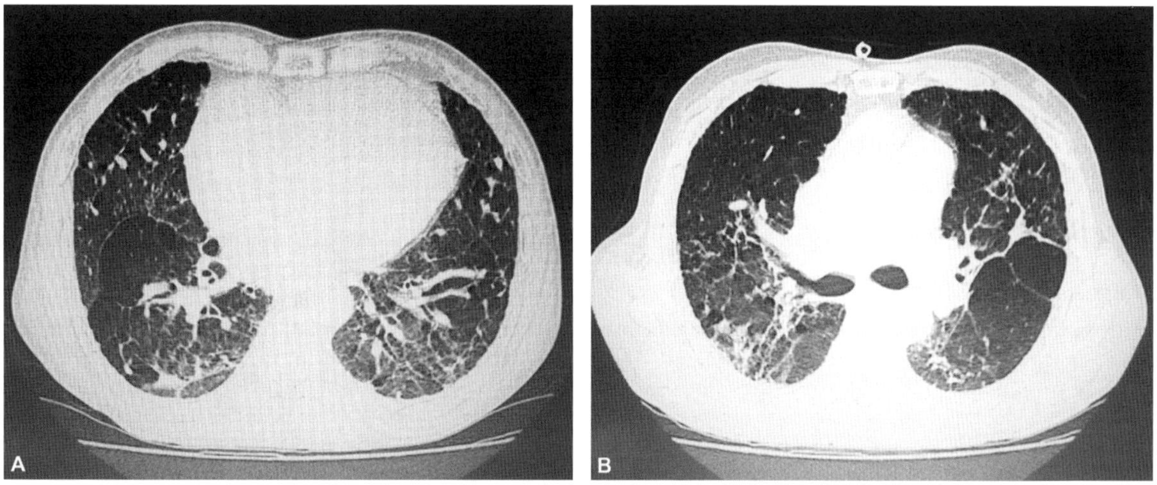

FIGURA 17.10 Paciente com a forma residual da paracoccidioidomicose, com sequelas pulmonares. **A** e **B.** Tomografia computadorizada de alta resolução. Acometimento do interstício axial caracterizado por brônquios de paredes espessadas e nódulos centrolobulares, associado a acometimento do interstício periférico, caracterizado por espessamento irregular de septos inter e intralobulares, com sinais de distorção arquitetural, acometendo principalmente terços médios e superiores de ambos os pulmões. Opacidades em vidro fosco, em especial no segmento posterior do lobo superior. Observar bolhas de enfisema intraparenquimatosa e subpleurais.

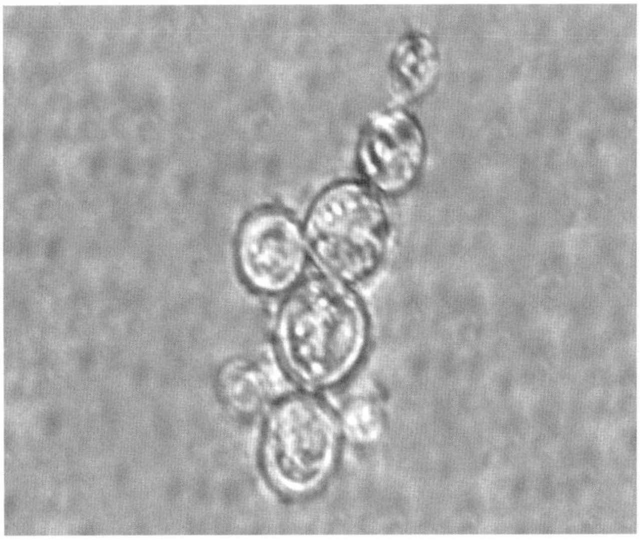

FIGURA 17.11 Exame micológico direto de escarro clarificado com potassa (400×), de paciente com a forma crônica da paracoccidioidomicose. Observar as formas típicas da fase leveduriforme de *Paracoccidioides brasiliensis*, com paredes birrefringentes, a célula-mãe e as exoesporulações. (Cortesia do Laboratório de Micologia da Área de Doenças Tropicais – Faculdade de Medicina de Botucatu – UNESP.)

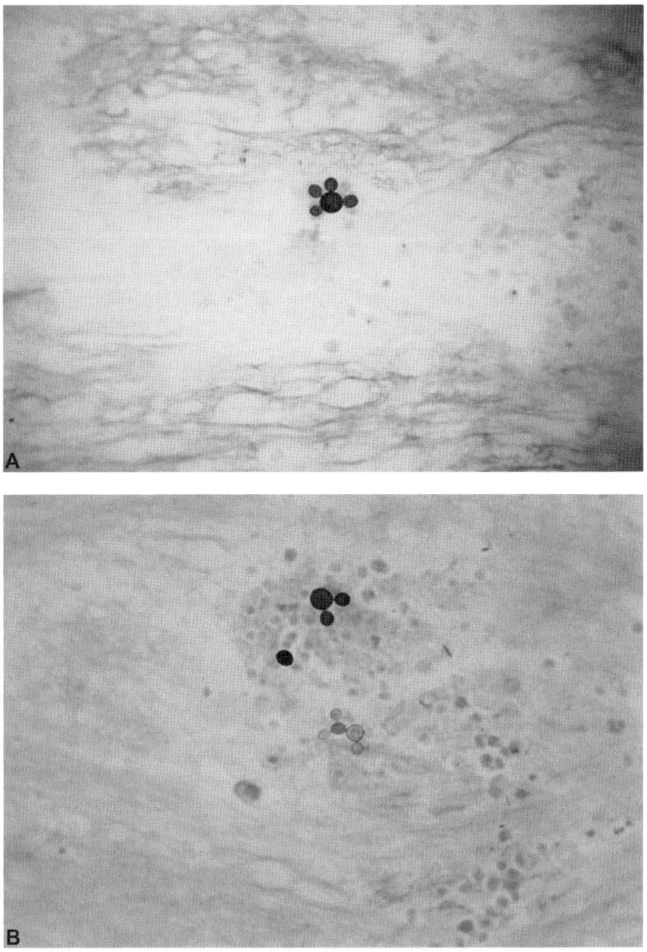

FIGURA 17.12 Citoinclusão de escarro de paciente com a forma crônica da paracoccidioidomicose, corado por Gomori-Grocott (seta). **A.** Célula-mãe com múltiplas exoesporulações, sugestivas da "roda de leme". **B.** Célula-mãe com duas exoesporulações, sugestivas do "*Mickey-Mouse*". (Cortesia do Departamento de Patologia da Faculdade de Medicina de Botucatu – UNESP.) (Esta figura encontra-se reproduzida em cores no Encarte.)

o preparo de novos cortes, que poderão ser corados para a pesquisa de bacilos álcool-acidorresistentes ou de células neoplásicas. Trata-se de técnica dispendiosa e mais demorada, indicada quando o exame micológico direto for negativo. Vale ressaltar que a coloração pela prata facilita a visualização do fungo, o que constitui auxílio valioso (Figura 17.12). A sensibilidade dos métodos de pesquisa de *P. brasiliensis* no escarro tende a ser um pouco menor em pacientes com lesão radiológica pulmonar do tipo intersticial puro, nos quais se deve ampliar o número de amostras pesquisadas.

A avaliação dos serviços de rotina de um hospital universitário durante 34 anos revelou que a sensibilidade do exame micológico direto de diferentes espécimes clínicos era de 75%, do escarro era igual a 63% e da citoinclusão de escarro era igual a 55%.

O cultivo de *P. brasiliensis* deve ser feito em um dos seguintes meios: Mycosel (BBL) ou Mycobiotic Ágar (Difco), SAHBHI (Difco), ágar Sabouroud e ágar extrato de levedura. O escarro deve ser digerido com pancreatina ou N-acetil-L-cisteína e, em seguida, semeado em meios apropriados e temperatura ambiente. A transformação da fase filamentosa para a leveduriforme, que caracteriza a espécie, deve ser feita semeando o fungo em meio de Kelley com hemoglobina (35 a 36°C).

A pesquisa micológica do fungo também pode ser feita em fragmentos de tecido, triturado em gral estéril para exame entre lâmina e lamínula ou cortado com gilete e inoculado em meio de cultura.

Diagnóstico histopatológico

O diagnóstico histopatológico é feito em fragmentos de tecidos biopsiados, corados por HE e prata, que cora a parede de fungos. A coloração pela HE permite que se avaliem a resposta inflamatória, a organização do granuloma e a existência das formas típicas da fase leveduriforme de *Paracoccidioides* spp. A coloração pela prata evidencia a existência de fungos, com a característica exoesporulação, que dá origem à forma em "*Mickey-Mouse*", fortemente sugestiva de *P. brasiliensis*, ou em "roda de leme", que é patognomônico desse fungo (Figura 17.13). A coloração pela prata não permite a avaliação da resposta inflamatória tecidual. A sensibilidade do exame histopatológico no diagnóstico da PCM é de 97%.

A avaliação histopatológica permite o diagnóstico de PCM e determinar a gravidade do quadro, em função do tipo de granuloma observado (compacto em pacientes com imunidade celular preservada e frouxo nos que apresentam intenso comprometimento imune celular).

Diagnóstico sorológico

O encontro de anticorpos séricos específicos tem valor apenas preditivo, pois vários antígenos são comuns a *P. brasiliensis* e a outros fungos, e já foram detectadas reações cruzadas com outras micoses sistêmicas, em especial a histoplasmose clássica. Deve-se buscar, portanto, a reação com maior especificidade.

Vários testes sorológicos foram desenvolvidos para detecção de anticorpos anti-*P. brasiliensis*, como a reação de fixação do complemento, a reação de precipitação em tubos, a reação de IDD em gel de ágar, a contraimunoeletroforese (CIE), a reação de imunofluorescência indireta e os métodos imunoenzimáticos.

A natureza do antígeno utilizado é muito importante na demonstração dos anticorpos séricos e no aumento da especificidade do método utilizado. Assim, a utilização da gp-43 proporciona grande especificidade à reação sorológica, por se tratar do antígeno dominante de *P. brasiliensis*, ainda que a dificuldade de obtê-lo não permita que seja utilizado na rotina clínica.

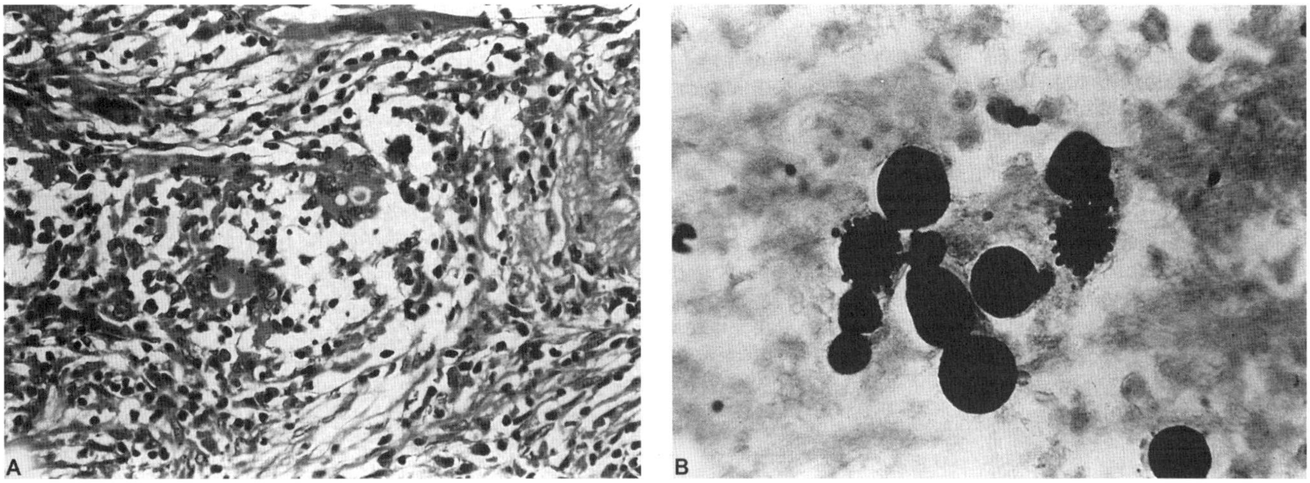

FIGURA 17.13 Exame histopatológico de paciente com a forma crônica da paracoccidioidomicose. **A.** Coloração por hematoxilina-eosina (HE, 160×). Reação granulomatosa causada por *Paracoccidioides brasiliensis*. Observar o granuloma com células gigantes multinucleadas e fungos em seu interior. **B.** Coloração de Gomori-Grocott (coloração composta de prata). Observar as formas típicas da fase leveduriforme, em "roda de leme". (Cortesia do Departamento de Patologia da Faculdade de Medicina de Botucatu – UNESP.) (Esta figura encontra-se reproduzida em cores no Encarte.)

Uma comissão de especialistas padronizou um teste sorológico e um antígeno, para utilização em todos os serviços. A reação padronizada foi a de IDD em gel de ágar, com a utilização de exoantígeno rico em gp-43, obtido de amostra de *P. brasiliensis* com 7 dias de cultivo, que apresenta grandes especificidade e sensibilidade.

As técnicas de difusão em gel, em especial a IDD em gel de ágar, têm sido escolhidas na rotina sorológica por causa da sua simplicidade de execução e por sua especificidade. Estudo em serviço de rotina por tempo prolongado revelou que a IDD apresenta sensibilidade de 90%, especificidade e valor preditivo positivo de 100%, valor preditivo negativo de 85% e acurácia de 94%.

Além de permitir o diagnóstico presuntivo, a determinação dos níveis séricos de anticorpos é um dos parâmetros utilizados na avaliação da gravidade da doença, devido à relação direta que guardam entre si. No entanto, em alguns casos graves a pesquisa de anticorpos anti-*P. brasiliensis* resulta negativa. Admite-se, nesses casos, que o excesso de antígenos fúngicos consumiria os anticorpos produzidos pelo organismo e formaria imunocomplexos, fator que determina intensa imunossupressão.

A curva sorológica também é importante referencial na avaliação da resposta ao tratamento instituído. Os níveis séricos de anticorpos diminuem à medida que o paciente apresenta melhora clínica, podendo se negativar (como na IDD) ou se manter positivos, com valores baixos, chamados cicatriciais (como na reação de fixação de complemento, atualmente pouco utilizada).

Dificuldade diagnóstica

O diagnóstico de comprometimento do sistema nervoso central continua sendo um desafio. No LCR, a identificação do *Paracoccidioides*, seu isolamento em cultivo e a demonstração de anticorpos por IDD são excepcionais. Nesses casos deve-se pesquisar anticorpos anti-*Paracoccidioides* ou antígenos desse fungo por meio de técnicas imunoenzimáticas. O diagnóstico micológico de espécimes clínicos provenientes de outros órgãos ou o diagnóstico sorológico constituem indicação relevante de PCM, em especial em pacientes sem fatores de imunossupressão, nos quais as coinfecções são mais frequentes.

Definição de caso

Os casos de PCM podem ser definidos como: (a) casos confirmados, caracterizados por manifestações clínicas compatíveis e identificação de formas típicas da fase leveduriforme de *P. brasiliensis* em materiais clínicos; (b) casos prováveis, caracterizados por manifestações clínicas compatíveis e detecção de anticorpos séricos específicos pela reação de IDD em gel de ágar, mas nos quais *P. brasiliensis* não foi identificado.

Exames complementares

O exame citológico de escarro revela macrófagos alveolares e neutrófilos em todos os casos, simulando processo bacteriano não tuberculoso. No entanto, os neutrófilos comparecem em quantidade muito maior que os macrófagos. Linfócitos são encontrados em 1/3 das amostras, geralmente em pequena quantidade; eosinófilos (apenas 18% das amostras), células epitelioides (39% das amostras) e células gigantes (78% das amostras) são encontrados sempre em pequena quantidade. O escarro também revela pequena quantidade de hemácias, em apenas 1/3 das amostras. Entre as células do epitélio respiratório, a metaplasia escamosa é a mais frequente (33%), mas também em pequena quantidade.

O exame citológico do lavado brônquico revela predomínio de macrófagos, embora também se acompanhe de exsudato neutrofílico; linfócitos, células epitelioides e células gigantes são raros.

Geralmente o hemograma revela anemia normocítica e normocrômica, sendo raro o achado de hemoglobina inferior a 8 g/dℓ ou de hematócrito abaixo de 30%. Pacientes com a FC, entre os quais se encontram quase todos os casos de envolvimento pulmonar, geralmente apresentam leucometria normal. Pacientes com a FC grave apresentam leucocitose discreta, com neutrofilia e desvio à esquerda. A eosinofilia é talvez a alteração hematológica mais característica da PCM, sendo mais intensa na forma juvenil que na crônica, e parece não depender da existência de parasitos intestinais. Em pacientes com a FC o número de linfócitos se encontra no limite inferior ou diminuído.

A velocidade de hemossedimentação (VHS) está aumentada na quase totalidade dos casos, com predomínio de valores bastante elevados, acima de 40 mm na primeira hora. Esse parâmetro se normaliza gradativamente, acompanhando a melhora clínica, pelo que pode ser utilizado no controle do tratamento. Essa correlação só não é observada em pacientes que recebem anfotericina B (AMB), uma vez que esse antibiótico mantém a hemossedimentação elevada.

Os níveis séricos de mucoproteínas, α_1-glicoproteína ácida e proteína C reativa se encontram elevados e se normalizam com o tratamento, em geral antes mesmo que a VHS.

A eletroforese de proteínas séricas revela diminuição dos níveis de albumina e elevação, muitas vezes intensa, dos níveis da gamaglobulina. Pode-se observar aumento dos níveis de α_2-globulina com menor frequência e intensidade. Essas alterações são revertidas com o tratamento.

TRATAMENTO

O tratamento da PCM deve compreender medidas gerais e combate à tríade desnutrição-imunodepressão-infecção. A desnutrição, por si só, deprime a resposta imune, comprometendo a recuperação do paciente com doenças infecciosas, inclusive as causadas por fungos.

Entre as medidas gerais, encontram-se repouso, tratamento de doenças associadas (entre as quais a verminose é a mais frequente) e controle das condições agravantes. A supressão da ingestão alcoólica e o controle do tabagismo, tão comuns entre os pacientes com PCM, contribuem muito para a recuperação.

O comprometimento do estado nutricional dos pacientes com PCM apresenta várias causas: alimentação deficiente (devido à baixa renda da população acometida), anorexia (determinada pelo estado infeccioso), impossibilidade de ingestão de alimentos (devido à lesão da mucosa das vias digestivas superiores, em especial da cavidade oral, orofaringe e hipofaringe) e o comprometimento da absorção (que, em alguns casos, apresenta-se com quadro clínico que caracteriza a síndrome de má absorção, em especial de gorduras e de proteínas). O tratamento da desnutrição é feito por meio de dieta adequada, em geral hiperproteica e hipercalórica, suplementação vitamínica e, quando indicado, nutrição parenteral.

O combate a *Paracoccidioides* spp., feito com fármacos antifúngicos, envolve o tratamento inicial ou de ataque e o complementar ou de manutenção, para os quais se dispõe de derivados sulfamídicos, associação de sulfamida com trimetoprima, AMB e derivados azólicos.

Tratamento inicial ou de ataque

Derivados sulfamídicos

A utilização da sulfapiridina, em 1940, constituiu o primeiro tratamento eficaz da PCM. A seguir, vários derivados sulfamídicos de excreção rápida, lenta e ultralenta foram utilizados.

A sulfadiazina, único derivado sulfamídico comercializado atualmente no Brasil, apresenta excreção rápida e deve ser administrada por via oral, na dose diária de 100 mg/kg de peso corporal, dividida em quatro tomadas iguais, tanto para crianças quanto para adultos. A dose diária máxima, no entanto, deve ser igual a 4 g. Os níveis séricos dos derivados sulfamídicos devem ser controlados, mantendo-se as concentrações de sulfa livre entre 70 e 100 µg/mℓ.

Bem tolerados, os efeitos colaterais, quando ocorrem, em geral estão relacionados à hipersensibilidade ao fármaco e à cristalúria. No entanto, o grau de adesão do paciente ao tratamento nem sempre é satisfatório, provavelmente devido à necessidade de administração da medicação a cada 6 horas. A utilização de sulfamídicos no tratamento da PCM proporciona melhora ou cura clínica em apenas 69% dos casos. Assim, os sulfamídicos podem ser indicados nos casos leves e em pacientes que apresentem intolerância à AMB e que não possam receber derivados azólicos.

Associação de sulfamídico com trimetoprima

A associação de um derivado sulfamídico com trimetoprima se revelou muito eficaz no tratamento inicial da PCM. As preparações mais utilizadas são as associações de sulfametoxazol e trimetoprima (400 mg + 80 mg) – cotrimoxazol (CMX) 480 mg, disponível para uso oral, intravenoso (IV) e intramuscular (IM) – e de sulfadiazina e trimetoprima (410 mg + 90 mg) – cotrimazina (CMZ) 500 mg, disponível apenas para uso oral.

O CMX é utilizado na dose de 960 ou 1.440 mg a cada 12 horas VO ou IV, e a CMZ na dose de 500 mg a 1 g 2 vezes/dia. Quando necessário, pode-se indicar doses mais elevadas. Crianças devem receber a metade das doses indicadas para adultos.

Ao se utilizar a via venosa, cada 5 mℓ de CMX devem ser diluídos em 125 mℓ de soro glicosado a 5% e administrados, gota a gota, durante 60 a 90 min, devendo-se evitar infusões rápidas ou em *bolus*. Por outro lado, depois que o CMX é diluído em soro glicosado, a solução não deve ser colocada em refrigerador e precisa ser utilizada em até 6 horas. Em pacientes sob restrição hídrica, cada 5 mℓ do fármaco devem ser diluídos em 75 mℓ de solução glicosada a 5%, devendo a solução ser preparada imediatamente antes de sua administração, que deve ser feita em tempo não superior a 2 horas.

Em pacientes com função renal comprometida, a dose de CMX deve ser ajustada em função da depuração de creatinina endógena (DCE). Assim, a dose deve ser mantida quando o *clearance* estiver acima de 30 mℓ/minutos e reduzida à metade quando estiver entre 15 e 30 mℓ/minutos. CMX é contraindicado quando o *clearance* estiver abaixo de 15 mℓ/minutos.

A dosagem dos níveis séricos de sulfa livre também deve ser feita nesses pacientes, ajustando-se as doses diárias de CMX ou de CMZ para mantê-los entre 70 e 100 µg/mℓ.

No tratamento inicial ou de ataque, o CMX apresenta eficácia e efetividade de 98% e 94%, respectivamente, valores reduzidos no tratamento complementar ou de manutenção para 90% e 78%, respectivamente, em grande parte devido ao abandono decorrente do longo período de terapia.

Após administração por via oral, 14% dos pacientes apresentam intolerância gástrica que, em alguns casos, exige a substituição da medicação. A hepatotoxicidade se caracteriza pela elevação de aspartato aminotransferase (AST) em 11% dos casos, alanina aminotransferase (ALT) em 15%, bilirrubina total (BT) em 5%, bilirrubina conjugada (BC) em 10%, fosfatase alcalina (FA) em 26% e γ-glutamil-transferase (γ-GT) em 33% dos casos. As elevações foram de pequena intensidade, aqui apresentadas como o número de vezes maior que o limite superior da normalidade – AST (1,32 vezes), ALT (1,61), BT (1,30), BC (2,58), FA (1,42) e γ-GT (1,41). A hepatotoxicidade induzida pelo CMX é predominantemente do tipo hepatocelular e reversível durante o tratamento.

Além disso, observou-se elevação discreta dos níveis séricos de ureia (13% dos casos) e creatinina (14%), sem qualquer manifestação clínica associada. A elevação dos níveis séricos de creatinina se deve à inibição competitiva entre creatinina e trimetoprima pela excreção tubular renal. Por esse motivo, o *clearance* de creatinina endógena não deve ser feito na vigência da administração do CMX, devendo ser substituído pelo de inulina.

Durante o uso do CMX, os pacientes devem manter ingestão hídrica adequada, para evitar cristalúria e litíase renal. Por outro lado, 7,5% dos pacientes apresentam leucopenia discreta, e há relatos de plaquetopenia e anemia. As alterações hematológicas estão relacionadas à ação antagônica ao ácido fólico, demonstrada tanto pelo sulfametoxazol quanto pela trimetoprima. Assim, nos casos de depressão medular, caracterizada por trombocitopenia, leucopenia e anemia megaloblástica, deve-se administrar ácido folínico (Leucovorin®), na dose diária de 3 a 6 mg IM, durante 3 dias ou até que se restaure a hematopoese.

O CMX é contraindicado durante a gravidez de termo e o período de amamentação, e os sulfamídicos não podem ser utilizados no último mês de gestação, pois ultrapassam a barreira placentária e alcançam elevados níveis plasmáticos fetais, competindo com a bilirrubina por seus sítios de conjugação. Assim, o recém-nascido poderá apresentar elevados níveis de bilirrubina não conjugada, que é insolúvel em água, mas que apresenta afinidade por lipídios, aos quais se liga no cérebro, devido à barreira hematencefálica ainda pouco desenvolvida, levando a grave encefalopatia denominada *kernicterus*. Além disso, os derivados sulfamídicos são excretados pelo leite materno, alcançando níveis séricos suficientes para o desencadeamento de *kernicterus*.

As vantagens do CMX são a distribuição gratuita pelos serviços oficiais de saúde, no Brasil, e a disponibilidade VO, IV e IM.

Anfotericina B

A AMB é antibiótico poliênico de ação fungistática e fungicida, isolado de *Streptomyces* spp., que se liga à molécula do ergosterol da membrana citoplasmática dos fungos, formando o complexo esterol-polieno, que altera a permeabilidade da membrana citoplasmática do fungo, determinando aumento do influxo de prótons, acompanhado do efluxo de potássio. A alteração da permeabilidade a potássio, fosfatos e glicose pode inibir a síntese intracelular de macromoléculas.

A utilização de AMB na PCM teve início em 1958, com o tratamento de quatro pacientes que apresentavam resistência a derivados sulfamídicos. Um ano depois, dois trabalhos com casuísticas maiores e acompanhamento dos pacientes por tempo mais prolongado somaram-se ao primeiro estudo, constituindo a experiência inicial no tratamento da PCM com a AMB.

Amostras de *P. brasilensis* têm conservado a sensibilidade à AMB ao longo dos anos. A obtenção de níveis fungicidas é lenta, pois a AMB deve ser administrada em doses crescentes. Sua eliminação ocorre principalmente por conversão metabólica e pela bile, e sua vida média é de alguns dias. Não é dialisável, apresenta concentração liquórica muito baixa após administração intravenosa e sua farmacocinética não se altera em pacientes anúricos ou nefrectomizados.

Trata-se de antibiótico muito pouco solúvel, que se precipita quando em contato com soro fisiológico. Assim, a AMB deve ser administrada por intravenosa, suspensa em 500 mℓ de soro glicosado a 5% e protegida da luz, que a decompõe após 6 horas de exposição.

O tratamento deve ser iniciado com doses crescentes a partir de 5 mg, aumentando-se 10 mg a cada nova administração, até se chegar a 1 mg/kg de peso corporal, tomando-se o cuidado de não ultrapassar 50 mg para adultos e 25 mg para crianças, em cada administração.

Deve ser administrado em dias alternados, pois os níveis séricos obtidos 48 horas após a infusão de 1,2 mg/kg de peso corporal são bastante superiores à concentração inibitória mínima da AMB sobre o *P. brasiliensis*. O tempo de infusão não deve ser inferior a 6 horas, pois a AMB deve ser administrada lentamente.

Os efeitos colaterais imediatos da AMB se caracterizam por febre, mal-estar generalizado, calafrios de grande intensidade e duração, taquicardia, taquipneia e hipertensão arterial, causados pela liberação da prostaglandina E_2. Pode-se evitar ou minimizar esses efeitos colaterais por meio da administração de 5 mℓ de dipirona IV, ligada em "Y" ao equipo que infunde a AMB. Quando esses efeitos se manifestam na vigência da administração de dipirona, diminui-se ou mesmo suprime-se temporariamente o gotejamento do antibiótico, aumentando-se o da dipirona. Cessada a reação, retomam-se as velocidades iniciais de infusão. Com o transcorrer do tratamento, os efeitos indesejáveis descritos tendem a desaparecer.

A administração de 500 mg de ácido acetilsalicílico por via oral (2 horas e, em seguida, 30 minutos antes de se iniciar a infusão de AMB) também ajuda a combater os efeitos colaterais imediatos do antibiótico, inibindo a síntese de prostaglandina E_2.

A flebite é bastante frequente e deve ser tratada com a colocação de bolsa de água quente e o uso tópico de anti-inflamatórios. Por vezes é tão intensa que se torna difícil puncionar a veia para novas infusões do antibiótico ou coleta de sangue destinado à realização de exames complementares.

Deve-se tomar cuidados especiais com a função renal, pois a AMB é muito nefrotóxica. Esse efeito colateral determina a diminuição do ritmo de filtração glomerular, hipopotassemia, hipomagnesemia, acidose tubular renal e nefrocalcidose. Há sugestões de que a AMB interfira na retroalimentação tubuloglomerular. Esse seria o mecanismo pelo qual o aumento da demanda de íons cloro à mácula densa do túbulo distal determinaria rápido declínio no ritmo de filtração glomerular, provavelmente devido a aumento da resistência vascular da arteríola aferente. A retroalimentação tubuloglomerular é potencializada pela privação de sódio e suprimida pela sobrecarga sódica prévia, observações confirmadas pela recuperação ou preservação da função renal de pacientes que recebiam AMB, após administração de sobrecarga sódica.

Em pacientes que recebem AMB, o nível sérico de creatinina e a DCE devem ser determinados 1 vez/semana. Embora as doses propostas, administradas em dias alternados, sejam bem menos nefrotóxicas que esquemas de administração diária, o comprometimento da função renal é praticamente regra. Nesses casos, a dose de AMB deve ser diminuída, em função da DCE, pois esse procedimento preserva a função renal, mantendo a eficácia do tratamento. Para facilitar o cálculo da dose corrigida, deve-se utilizar a Tabela 17.6, proposta por Mendes (1991), que relaciona o fator de correção (f) que deve multiplicar a dose com que se observou nefrotoxicidade (D), em função da DCE. Assim, se um paciente que recebia 50 mg de AMB tem sua depuração de creatinina reduzida para 76 mℓ/minutos, a dose do antibiótico deve ser corrigida (Dc) para 40 mg, que corresponde à dose de 50 mg multiplicada por 0,8 (fator de correção para valores de depuração de creatinina entre 75 e 79 mℓ/minutos). Assim, a fórmula $D_c = f \cdot D$ permite a correção da dose de AMB a ser administrada, em função dos valores de DCE.

Acreditava-se que, na maioria dos casos, a função renal retornasse praticamente ao normal algumas semanas ou meses após a interrupção do tratamento. Estudo posterior demonstrou, entre pacientes tratados com AMB, incidência de hipertensão arterial três vezes

TABELA 17.6 Valores do fator de correção da dose de anfotericina B em função da depuração da creatinina endógena.

Depuração da creatinina endógena (mℓ/min)	Fator de correção (f)
20 a 24	0,3
25 a 29	0,35
30 a 35	0,4
36 a 40	0,45
41 a 46	0,5
47 a 52	0,55
53 a 57	0,6
58 a 63	0,65
64 a 68	0,7
69 a 74	0,75
75 a 79	0,8
80 a 85	0,85
86 a 90	0,9
91 a 96	0,95
> 97	1

superior à da população da mesma região. A avaliação da função renal desses pacientes foi feita pela dosagem do nível sérico de creatinina endógena, pela DCE e pela avaliação da vida média do ácido etilenodiamino tetra-acético (EDTA) Cr^{50} e do ritmo de filtração glomerular por ele determinado. Os resultados revelaram que, entre os pacientes tratados com AMB com os cuidados antes referidos, mas sem a correção da dose pela DCE, era muito elevada a frequência de comprometimento da função renal. Por outro lado, entre os pacientes que receberam AMB com os cuidados já citados e correção da dose pela depuração de creatinina, a frequência de hipertensão arterial não diferia da observada na população da mesma região.

AMB pode causar hipopotassemia devido à nefrotoxicidade que determina e como consequência de seu mecanismo de ação, isto é, o efluxo de potássio das células do hospedeiro, a que se segue sua excreção. Os cuidados com a hipopotassemia se iniciam com a administração profilática diária de 500 mℓ de suco de laranja com duas ampolas de cloreto de potássio a 19,1%. Se mesmo assim persistir a hipopotassemia, deve-se proceder à reposição do potássio por meio de comprimidos de cloreto de potássio ou por sua administração por via intravenosa.

As alterações eletrocardiográficas observadas em pacientes com PCM, durante a administração de AMB, revelam estimulação do nó sinusal, aumentando a frequência cardíaca, diminuição da velocidade de condução atrioventricular e incremento do automatismo auricular e ventricular, que acarreta o aparecimento de extrassístoles, principalmente em pacientes com idade superior a 45 anos. No entanto, o efeito mais importante se relaciona à repolarização ventricular. A onda T pode se tornar simétrica, de baixa voltagem, isoelétrica ou mesmo negativa. Observa-se aparecimento ou aumento da amplitude da onda U, que pode chegar a se fundir com a onda T. Essas alterações se assemelham às observadas em distúrbios metabólicos ou eletrolíticos (p. ex., hipopotassemia), embora os níveis séricos de cálcio, sódio, potássio e fosfatase alcalina, avaliados em muitos casos, estejam normais. Considerando-se que muitos pacientes também apresentam hipopotassemia induzida pela AMB, esses efeitos podem se somar. Vale ressaltar que essas alterações são transitórias, desaparecendo com a suspensão da medicação.

Além das alterações eletrocardiográficas, observou-se aumento de área cardíaca em alguns pacientes que recebiam AMB e corticosteroides. O hematócrito pode diminuir devido à queda na produção de eritrócitos, induzida pela AMB, o que exige o controle periódico desse parâmetro.

Outros efeitos colaterais da AMB podem ser observados, com frequência muito baixa, entre os quais hipomagnesemia, disfunção hepática, trombocitopenia e arterioloconstrição periférica, que é muito grave, exigindo cuidadosa avaliação na indicação desse antibiótico para pacientes muito idosos ou com comprometimento arterial periférico.

A AMB pode ser administrada em grávidas, pois, apesar de atravessar a barreira placentária, não é teratogênica. A concentração sérica do cordão umbilical corresponde a cerca de 1/3 do nível sérico materno. Observa-se intensificação da anemia habitual da gravidez, o que por vezes leva à indicação de transfusão sanguínea. Apesar de ser pequeno o número de grávidas que receberam AMB até o presente momento, a indicação desse antibiótico não é motivo para interrupção da gravidez. Ao contrário, a AMB está indicada no tratamento de grávidas com PCM.

A dose total de uma série de AMB não deve ultrapassar 30 mg/kg de peso corporal. Com a atual disponibilidade de antifúngicos administráveis por via oral, a AMB deve ser mantida até que as condições do paciente permitam substituí-la por um desses compostos.

Corticosteroides devem ser administrados apenas em casos selecionados, na tentativa de evitar as complicações que a cicatrização pode causar (p. ex., em paciente com comprometimento articular, que pode apresentar restrição de movimentos em função de sequelas fibróticas). Nesses casos, utiliza-se a prednisona na dose diária de 20 mg, administrados por via oral, em tomada única.

A AMB não alcança níveis liquóricos adequados quando administrada por via intravenosa. Assim, no tratamento de alguns pacientes com neuro-PCM, deve-se considerar a associação da administração intravenosa com a intratecal (IT), dando-se preferência à via intrarraquidiana (IR) lombar. Também por essa via as doses administradas devem ser crescentes, iniciando-se com 0,1 mg, aumentando progressivamente em 0,1 mg a cada administração, até a dose máxima de 1,0 mg por aplicação. A administração IT de AMB deve ser feita inicialmente 3 vezes/semana. Observada a melhora do quadro, deve-se reduzir para duas administrações e, por fim, apenas uma aplicação semanal. A AMB deve ser administrada juntamente com 25 a 30 mg de hidrocortisona ou doses equivalentes de dexametasona para evitar, ou pelo menos reduzir, os efeitos irritativos locais e a aracnoidite. Radiculite transitória, cefaleia, náuseas, vômitos, dor abdominal, parestesias, paralisias, meningite química e bacteriana, dificuldade de micção, enfraquecimento da visão, mielopatia transversa, delírio e alterações eletroencefalográficas já foram relatados após uso IT de AMB.

Esses efeitos colaterais são dependentes da dose e desaparecem com a interrupção do tratamento. A reintrodução da medicação, em doses menores e com aumento progressivo mais lento, pode ser bem tolerada pelo paciente.

A AMB é o fármaco mais eficaz de que se dispõe para o tratamento da PCM (Figura 17.14). A avaliação de pacientes tratados apenas com AMB (muitos seguidos por até 14 anos) revelou resultados plenamente satisfatórios em 54% dos casos. Devido à sua toxicidade, a AMB só deve ser indicada no tratamento de casos muito graves e naqueles em que CMX e derivados azólicos são contraindicados (p. ex., gestantes de termo), devendo ser utilizada com cautela, acompanhada de cuidadosa avaliação clínica e laboratorial. Os níveis séricos de sódio, potássio, creatinina e a DCE devem ser avaliados 1 vez/semana, enquanto hemograma e eletrocardiograma podem ser feitos a intervalos maiores.

A incorporação da AMB a lipossomas (vesículas de fosfolipídios) aumenta em cerca de 15 vezes a ligação desse antibiótico ao ergosterol e reduz sua ligação ao colesterol, o que diminui sua toxicidade. Formulações lipídicas da AMB têm sido poucas vezes utilizadas no tratamento da PCM.

Derivados azólicos

Derivados azólicos apresentam atividade antifúgica de amplo espectro, que inclui *Paracoccidioides* spp. O miconazol, administrado por via intravenosa, foi um dos primeiros a ser utilizado no tratamento de micoses sistêmicas, incluindo a PCM, mas nunca foi comercializado no Brasil.

Outros derivados azólicos mostraram atividade antiparacoccidióidica. Entre os imidazólicos, além do miconazol, o cetoconazol (CTC) mostrou boa atividade tanto *in vitro* como no uso clínico. Entre os triazólicos, tem-se utilizado o itraconazol (ITC), sendo pequena a experiência com fluconazol (FLC) e voriconazol (VRC).

Os derivados azólicos inibem o citocromo P-450, do qual depende a 14-α-demetilase, enzima fundamental na conversão do lanosterol a ergosterol. Os esteróis têm a função de modular a permeabilidade da membrana celular do fungo e a atividade de enzimas ligadas à membrana celular. Nas leveduras, níveis elevados de ergosterol estão associados a enzimas mitocondriais.

Portanto, ao inibirem a síntese do ergosterol, os azólicos não alteram apenas a permeabilidade da membrana celular do fungo, mas também a ação de várias enzimas dependentes do citocromo P-450 e a síntese de quitina, que se torna incoordenada. Por outro lado, a

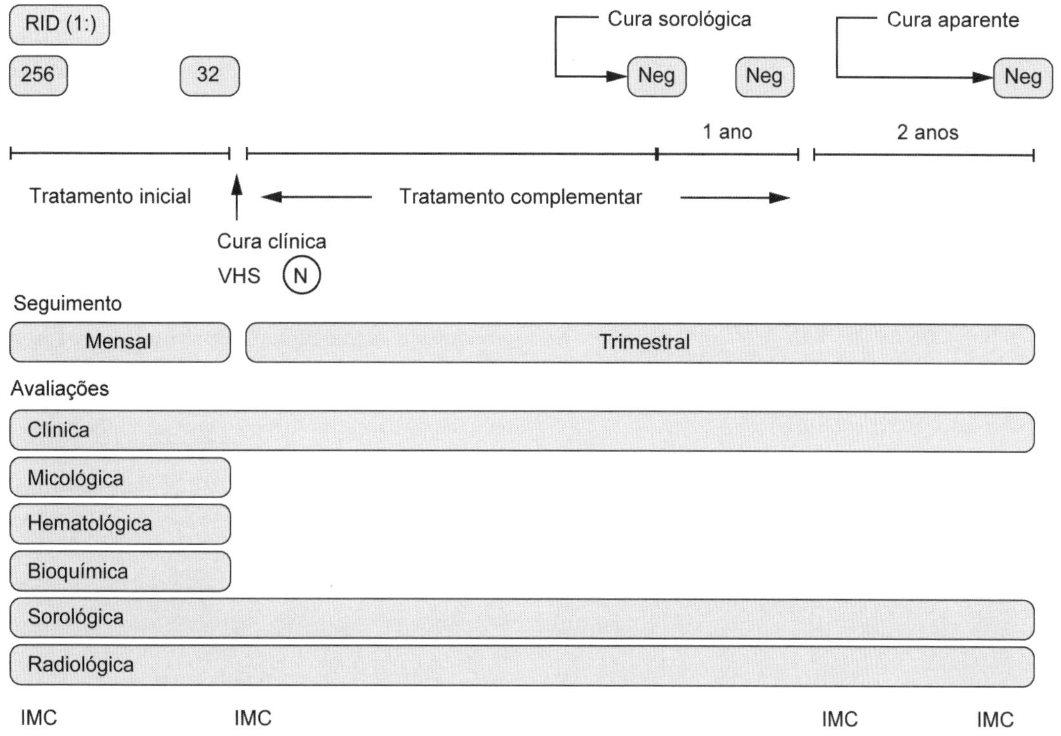

FIGURA 17.14 Seguimento de pacientes com paracoccidioidomicose sob tratamento antifúngico. Esquema terapêutico e critérios de cura.

inibição da enzima 14-α-demetilase proporciona acúmulo de 14-α-metilesteróis, que também interferem com as funções da membrana celular.

Além da ação na membrana celular de fungos os derivados azólicos, ao inibirem o citocromo P-450, interferem com as membranas microssômicas e mitocondriais de células do hospedeiro, devido ao papel fundamental da 14-α-demetilase, dependente do citocromo P-450, na conversão de lanosterol a colesterol, principal esterol da célula de mamíferos. Esse é o mecanismo de ação que explica eventuais efeitos dos derivados azólicos sobre a síntese de ácidos biliares e tromboxano, sobre o metabolismo de ácidos graxos, prostaglandinas e leucotrienos, e sobre a síntese e o metabolismo de hormônios (p. ex., testosterona). Entre os derivados azólicos, o ITC apresenta maior afinidade pelo citocromo P-450 do fungo e menor pelo citocromo P-450 de membranas celulares de mamíferos.

O CTC é bem absorvido pelo tubo digestório em pH ácido. Assim, antiácidos administrados por via oral, bloqueadores de receptores H_2 (cimetidina e ranitidina) e a acloridria diminuem sua absorção e, consequentemente, seus níveis séricos. Após administração de 200 mg por via oral, os níveis séricos máximos são obtidos de 2 a 3 horas depois e se encontram entre 2 e 4 μg/mℓ. O CTC se difunde muito pouco para o líquido cefalorraquidiano, é metabolizado pelo fígado e excretado pelas vias biliares, em forma inativa. A excreção urinária é mínima, de maneira que sua dose não precisa ser modificada na vigência de insuficiência renal.

A administração simultânea de rifampicina e CTC acelera o metabolismo do derivado azólico pela estimulação de enzimas microssômicas hepáticas, induzida pela rifampicina, processo importante no tratamento de pacientes com PCM e TB associadas, no qual a rifampicina faz parte do esquema tríplice específico. A substituição da rifampicina por outro fármaco antituberculoso ou a elevação da dose diária de CTC em 200 mg resolve esse problema.

O CTC foi utilizado inicialmente na dose diária de 400 mg, em tomada única, 2 horas antes do desjejum, durante 30 dias, reduzindo-se a dose à metade, durante tempo bastante prolongado. Estudo posterior demonstrou a eficácia do tratamento inicial de curta duração, administrando-se 400 mg/dia em dose única, durante 3 meses e, na sequência, a dose diária de 200 mg em tomada única, pelo mesmo período. A Figura 17.14 mostra a evolução de um paciente com a FC, tratado com CTC. Crianças devem receber a dose diária de 5 a 8 mg/kg de peso corporal em tomada única, durante 6 meses.

O CTC geralmente é bem tolerado, sendo pouco frequentes e transitórios os efeitos colaterais (p. ex., intolerância gástrica e discretas alterações dos níveis séricos de aminotransferases, bilirrubinas, fosfatase alcalina [FA] e γ-GT). As alterações hepáticas induzidas pelo CTC desaparecem com a interrupção do tratamento. No entanto, embora muito pouco frequentes, já foram relatados casos mais graves, inclusive fulminantes, de hepatite por CTC. Embora raros, há casos de prurido intenso e generalizado, induzido pelo CTC.

Na dose diária de 400 ou 600 mg, o CTC bloqueia a síntese de cortisol durante 8 a 16 horas. Embora não se tenha observado repercussão clínica relacionada a esse efeito, os pacientes devem ser seguidos com muita atenção, em especial os que apresentam lesão suprarrenal paracoccidióidica.

A síntese de testosterona também pode ser bloqueada pelo CTC. Embora os níveis séricos de testosterona diminuam em pacientes que recebem até 400 mg de CTC por dia, eles em geral se mantêm dentro da faixa de normalidade, e os pacientes, sem as manifestações clínicas correspondentes.

São necessárias doses muito elevadas de CTC (de 800 a 1.200 mg/dia) para que se observem o bloqueio nítido da síntese de cortisol, baixos níveis séricos de colesterol e manifestações clínicas compatíveis com baixos níveis de testosterona (ginecomastia, impotência sexual, oligospermia e até azospermia).

Pacientes com PCM em tratamento com CTC podem apresentar redução da atividade da glicose-6-fosfato-desidrogenase e da glutationa-redutase. Um desses pacientes revelou episódio de hemólise de pequena intensidade, que não exigiu a interrupção do tratamento. Assim, pacientes com defeitos de enzimas eritrocitárias e que recebem CTC devem fazer cuidadoso seguimento hematológico.

O CTC é bastante eficaz no tratamento da PCM, inclusive em pacientes com recaída. No entanto, há relatos de casos resistentes ao tratamento com CTC.

Apesar de permitir o tratamento ambulatorial, da tolerância e da eficácia, o CTC tem sua indicação limitada pelo baixo poder aquisitivo dos pacientes com PCM.

O ITC foi introduzido no arsenal antifúngico, e no tratamento da PCM em passado relativamente recente. A ação antiparacoccidióidica do ITC é 10 a 50 vezes maior que a do CTC. Apesar de melhor absorvido quando administrado por via oral após o desjejum, a formulação em cápsulas proporciona absorção irregular e biodisponibilidade variável.

Bons resultados foram observados no tratamento da PCM, com doses diárias de 100 ou de 200 mg, administrados em uma única tomada, durante 2 a 6 meses, como revela a Figura 17.15.

O ITC revela eficácia de 100% nos tratamentos inicial e complementar. Além disso, leva à rápida cura clínica, principalmente em pacientes com a FC (em média em 3,5 meses). As taxas de efetividade são menores (96% no tratamento inicial e 74% no complementar), porque alguns pacientes abandonam o tratamento após os bons resultados iniciais. O ITC é muito bem tolerado, apresentando poucas queixas clínicas – cefaleia (2% dos casos), tonturas (2%) e intolerância gástrica (2%).

A hepatotoxicidade se caracteriza pela elevação dos níveis séricos – AST (19% dos casos), ALT (20%), BT (13%), BC (23%), FA (26%) e γ-GT (36%). As elevações foram de pequena intensidade, aqui apresentadas como o número de vezes maior que o limite superior da normalidade – AST (1,37 vez), ALT (2,11), BT (1,60), BC (2,35), FA (1,14) e γ-GT (2,22). A hepatotoxicidade induzida pelo ITC é predominantemente do tipo misto leve e irreversível durante o tratamento, mas não exigiu a suspensão da medicação.

Outros trabalhos revelaram achados semelhantes. No entanto, alguns casos de hepatite mais grave já foram observados, com icterícia e outras manifestações clínicas, acompanhadas de intensa elevação dos níveis séricos das enzimas e das bilirrubinas, o que exigiu a suspensão da medicação. Erupções cutâneas, tonturas, intolerância gástrica e hipopotassemia, apesar de incomum, podem ocorrer.

Por fim, casos de insuficiência cardíaca congestiva (ICC) foram observados em pacientes que recebiam ITC. Assim, considerando estudos farmacológicos prévios, que indicavam efeito inotrópico negativo do ITC, foi sugerida associação entre esse antifúngico e a ICC observada. Por esse motivo, o ITC deve ser contraindicado em pacientes com evidência de disfunção ventricular e sua utilização em pacientes com idade mais avançada deve ser acompanhada de cuidadoso monitoramento cardíaco.

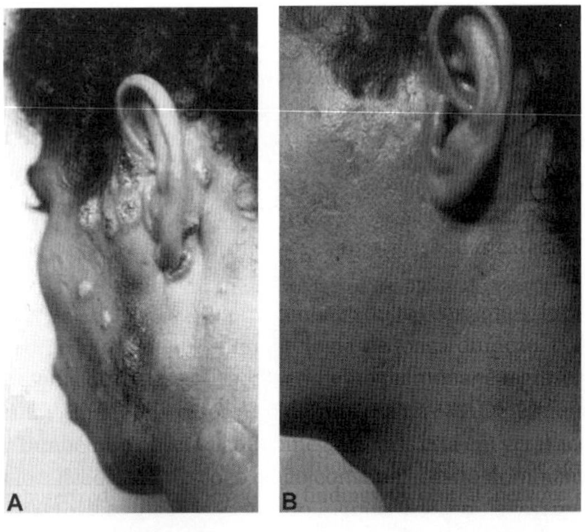

FIGURA 17.15 A. Paciente com a forma aguda/subaguda e intensas lesões cutâneas. **B.** Desaparecimento das lesões após tratamento com itraconazol, na dose diária de 200 mg, administrados em tomada única após o desjejum. (Esta figura encontra-se reproduzida em cores no Encarte.)

O FLC é derivado triazólico hidrossolúvel que se difunde para o líquido cefalorraquidiano, onde alcança níveis elevados, e é excretado pelos rins, sob forma ativa. O FLC parece possuir menor atividade contra o *P. brasiliensis* que CTC e ITC, sendo pequena a experiência no tratamento da PCM. Utilizado na dose diária de 400 mg durante 3 meses, com redução da dose em seguida para 200 mg, apresentou como grandes vantagens sua excelente tolerância e hepatotoxicidade praticamente ausente. Trata-se de alternativa para pacientes que revelam intolerância e/ou hepatotoxicidade ao CMX e ao ITC. No Brasil, esse triazólico está licenciado apenas para tratamento de candidíases e criptococose, motivo pelo qual se impõe prévia autorização do paciente para seu uso na PCM. Novas formulações do ITC, ainda indisponíveis em nosso país, foram submetidas a ensaio clínico, utilizando ciclodextrinas como veículo, para administração por via oral, sob forma de suspensão (maior biodisponibilidade), e para uso IV.

Entre os novos derivados triazólicos, em fase de ensaio clínico, encontram-se posaconazol, ravuconazol e VRC.

O VRC foi avaliado em ensaio clínico aberto no tratamento da PCM, em comparação com o ITC. Os dois azólicos apresentaram eficácia de 100% e não diferiram quanto à efetividade (VRC = 89%; ITC = 94%). No entanto, os efeitos colaterais foram mais frequentes com o VRC (83% dos casos) que com o ITC (56%), observando-se alterações visuais, cefaleia, erupções cutâneas, dor abdominal e elevação dos níveis séricos das enzimas hepáticas com VRC. Devido à sua boa difusão para o SNC, infecções desse sítio seriam as principais indicações para o tratamento de PCM com VRC.

Escolha do fármaco a ser utilizado no tratamento inicial

Na escolha do fármaco para o tratamento de ataque, deve-se considerar a gravidade, a história de possível resistência a antifúngico previamente utilizado, a possibilidade de absorção pelo tubo digestório, a existência de condições associadas e a adesão do paciente ao esquema proposto.

Casos graves devem ser tratados com o fármaco mais eficaz, preferencialmente IV, pelo menos no início do tratamento, para se garantir a biodisponibilidade da medicação. Deve-se evitar administrar fármacos por via oral em pacientes que apresentem comprometimento linfático abdominal, mesmo que não se evidencie síndrome de má absorção.

Deve-se observar se há doenças associadas, a fim de se evitar o agravamento dos efeitos colaterais (p. ex., AMB deve ser evitada em pacientes que tenham função renal comprometida e pacientes idosos com arteriopatia periférica). Derivados azólicos, em especial o CTC e o CMX, são fármacos hepatotóxicos e devem ser utilizados com cuidado em pacientes com hepatopatia. A elevada incidência de etilistas entre pacientes com PCM exige o monitoramento da bioquímica hepática durante o tratamento com esses fármacos.

Por outro lado, pacientes com doenças associadas também recebem outros fármacos e, como consequência, deve-se analisar a possibilidade de interação medicamentosa. É o caso, por exemplo, de um paciente com TB sob tratamento tríplice específico e com PCM, recebendo CTC. A rifampicina estimulará a metabolização do CTC, diminuindo seu nível sérico, que poderá estar abaixo do considerado necessário para atividade antifúngica que, por esse motivo, estará comprometida. Nesse caso, deve-se aumentar a dose de CTC ou substituí-lo por CMX ou AMB.

Além disso, é intuitivo que fármacos que já se mostraram ineficazes para o tratamento da PCM não devem ser utilizados no mesmo paciente. No entanto, é importante considerar que o paciente em questão costuma ter feito tratamento irregular ou abandonado o tratamento, não se tratando de resistência ao fármaco utilizado.

A sulfadiazina exige a administração de doses a cada 6 horas, o que dificulta a adesão do paciente ao tratamento correto, levando com frequência à obtenção de níveis séricos inferiores aos necessários e, consequentemente, à falência do tratamento.

Embora raramente, a PCM pode acometer mulheres grávidas ou em período de amamentação. Nesses casos, derivados azólicos são contraindicados e os sulfamídicos não podem ser utilizados a partir do último mês de gestação, pois podem levar ao *kernicterus*. Por esse motivo, o fármaco de escolha para o tratamento de grávidas com PCM é a AMB que, apesar de ultrapassar a barreira placentária, não é teratogênica.

Estudo recente demonstrou que: (a) CMX e ITC não diferiram quanto à eficácia e efetividade do tratamento inicial; (b) a cura clínica de pacientes com a FC tratados com ITC foi mais rápida que a daqueles tratados com CMX; (c) a tolerância dos pacientes ao ITC é melhor que ao CMX. Assim, levando-se em consideração esses dados e a facilidade da administração por via oral em dose única diária, o ITC deve ser o fármaco de escolha para o tratamento da grande maioria dos casos de PCM. No entanto, como no Brasil o ITC não é distribuído pelos serviços oficiais de saúde e seu custo ainda se encontra acima do poder aquisitivo da quase totalidade dos pacientes com PCM, essa indicação fica prejudicada.

Assim, a distribuição gratuita do CMX e sua disponibilidade para uso oral e IV podem ser decisivas para a sua indicação no tratamento da PCM. Sulfadiazina, AMB e derivados azólicos devem ser reservados para casos selecionados.

Tratamento de manutenção

Após tratamento inicial ou de ataque, realizado com sulfamídicos, associação sulfamídico + trimetoprima, AMB ou derivados azólicos, deve-se instituir o tratamento complementar ou de manutenção.

O tratamento de manutenção pode ser feito com o CMX ou o ITC utilizado no tratamento inicial, ou utilizando o CMX, independentemente do tratamento inicial. A eficácia e a efetividade do tratamento complementar foram as mesmas em pacientes tratados com ITC, CMX ou ITC seguido de CMX. No entanto, pacientes que realizaram tratamento inicial e complementar com CMX ou com ITC apresentaram cura sorológica mais rápida que os que receberam ITC no tratamento inicial e CMX no complementar.

O CMX pode ser utilizado na dose de 480 ou 960 mg, administrados por via oral a cada 12 horas, desde que se mantenham os níveis séricos de sulfametoxazol livre acima de 50 μg/mℓ. Quando não puder ser utilizado, deve-se indicar o CTC, em dose única diária de 200 mg, administrados por via oral, 2 horas antes do desjejum.

Estimulantes imunológicos

Inicialmente, o uso de imunoestimulantes na PCM se deu em modelo animal, revelando resultados muito satisfatórios. No entanto, existe apenas um trabalho que avalia a evolução de pacientes com PCM que, além do antifúngico, também receberam β-glucana como imunoestimulante. A β-glucana é a β-1,3-poliglicose, extraída de *Saccharomyces cerevisae*, utilizada na dose de 10 mg IV ou IM, 1 vez/semana no primeiro mês, passando a 1 vez/mês, durante 1 ano. Os pacientes tratados com β-glucana associada a antifúngico revelaram melhor evolução que aqueles que não receberam imunoestimulação, quando avaliadas as manifestações clínicas, a normalização da VHS e a imunidade humoral e celular.

A β-glucana se revelou potente indutor da produção do fator de necrose tumoral alfa (TNF-α) e do IFN-α em camundongos BALB-c, achados que podem explicar seu efeito adjuvante no tratamento da PCM. Assim, a β-glucana deve ser indicada no tratamento das formas graves de PCM, desde que seja possível monitorar os níveis séricos de TNF-α do paciente, pois seu excesso é deletério para o paciente.

Duração do tratamento

A duração do tratamento varia em função de vários fatores (grau de imunossupressão, se há desnutrição e qual a sua intensidade, virulência e inóculo de *P. brasiliensis*, fármaco e esquema terapêutico utilizados) que dificilmente podem ser avaliados adequadamente e que variam de um paciente para o outro. Por esse motivo, estabeleceram-se critérios que são aplicáveis a todos os pacientes e, ao mesmo tempo, individualizam a duração do tratamento.

Assim, independentemente do esquema terapêutico escolhido, o tratamento inicial deve ser mantido até que se obtenha cura clínica e normalização da VHS (ver Figura 17.14). A duração do tratamento inicial, portanto, certamente será diferente de um paciente para o outro, mas obedecerá aos mesmos critérios, que individualizarão a conduta tomada.

Encerrado o tratamento inicial, deve-se introduzir o tratamento de manutenção, que deverá ser mantido até 1 ano após se negativar a pesquisa de anticorpos séricos específicos, feita pela reação de IDD em gel de ágar. A persistência do tratamento de manutenção por 1 ano após a cura sorológica tem por objetivo garantir margem de segurança para o paciente, pois a reação de imunodifusão em gel de ágar só se positiva quando a concentração de anticorpos alcança pelo menos 3 μg/mℓ. Por outro lado, trabalho recente observou que a pesquisa de anticorpos por método imunoenzimático (ELISA), que é muito mais sensível, sendo capaz de detectar até 0,05 μg/mℓ de anticorpos, corroborou a conduta tomada em relação ao tratamento de manutenção, na quase totalidade dos pacientes.

Portanto, o tratamento de manutenção deve ser feito até 1 ano depois de se tornar negativa a reação de IDD em gel de ágar, desde que o paciente continue sem doença clinicamente manifesta e apresente lesões pulmonares cicatriciais à radiografia de tórax.

Para os pacientes que não apresentam positividade da reação de IDD em gel de ágar, antes da introdução do tratamento, perde-se esse parâmetro para avaliação da duração do tratamento de manutenção. Nesses casos, deve-se utilizar como referencial a regressão da VHS a valores normais, considerando-se que ela geralmente ocorre de 4 a 11 meses antes de se negativar a reação de IDD em gel de ágar.

Assim, esses critérios de definição da duração do tratamento permitem monitorá-lo com base em variáveis biológicas do próprio paciente, que refletem sua interação com *P. brasiliensis* que o infectou.

Controle do tratamento

Os pacientes que estão recebendo o tratamento inicial devem ser colocados sob controle mais intensivo. Pacientes tratados com AMB ou com CMX IV devem permanecer hospitalizados até que se complete essa fase do tratamento. Os pacientes que recebem fármacos administrados por via oral devem permanecer internados apenas o tempo suficiente para a recuperação do estado nutricional e a avaliação da resposta inicial ao tratamento instituído. A seguir, são reavaliados no ambulatório a cada mês, até que se complete o tratamento de ataque.

A partir do momento em que passam a receber o tratamento complementar, os pacientes devem ser reavaliados a cada 3 meses. Além da observação clínica completa, devem ser realizadas a radiografia simples de tórax e a pesquisa de anticorpos séricos contra *P. brasiliensis* (ver Figura 17.14).

Na eventualidade de reativação da doença, com manifestações clínicas evidentes, identificação do fungo e elevação dos níveis séricos de anticorpos, deve-se realizar nova série de tratamento de ataque.

Nos casos em que se verificar apenas a elevação dos níveis séricos de anticorpos, sem manifestações clínicas, identificando-se *P. brasiliensis* ou lesões radiológicas de pulmão (sugestivas de atividade), deve-se aumentar a dose do fármaco de manutenção e reavaliar o paciente em 30 dias. A piora do quadro, caracterizada por qualquer sinal de atividade da doença, é indicativa de nova série de tratamento de ataque.

Na eventualidade de não se contar com avaliação sorológica, o acompanhamento do paciente pode ser feito com exames mais simples, como a VHS e a verificação dos níveis de gamaglobulina, determinados pela eletroforese de proteínas séricas. A recuperação do paciente se acompanha de diminuição da VHS, aumento dos níveis séricos de albumina e diminuição dos de gamaglobulina.

A reação intradérmica à paracoccidioidina deve ser avaliada antes da instituição do tratamento inicial, após cura clínica e normalização da VHS, ao se concluir o tratamento de manutenção e quando o paciente completa 2 anos sem tratamento de manutenção, durante os quais nenhum sinal ou sintoma indicativo de doença em atividade tenha se manifestado e a sorologia tenha se mantido negativa, conforme revela a Figura 17.14.

Critérios de cura

Os critérios de cura da PCM são quatro: clínico, micológico, radiológico e imunológico.

▶ **Cura clínica**. Um paciente apresenta cura clínica quando desaparecem os sinais e sintomas da doença. Em geral, a cura clínica é observada em tempo relativamente curto, o que dá ao paciente a impressão de que já se encontra completamente curado. Assim, deve-se conscientizá-lo sobre o risco de recaída e, portanto, da necessidade de tratamento prolongado e reavaliações periódicas.

▶ **Cura micológica**. Pesquisa negativa do fungo em exame micológico, que se observa após tratamento eficaz. A cura micológica se refere, portanto, ao desaparecimento de *P. brasiliensis* apenas das secreções onde foi anteriormente identificado. Para que se afirme com segurança que houve cura micológica, métodos adequados devem ser utilizados por micologistas experientes.

▶ **Cura radiológica**. Refere-se à avaliação radiológica dos pulmões, pois cerca de 80% dos pacientes apresentam a FC, na qual o comprometimento pulmonar é quase constante. Diz-se que houve cura radiológica quando se observa estabilização do padrão radiológico com o tratamento, que pode ser definida como a manutenção das mesmas lesões cicatriciais em cinco radiografias realizadas a cada 3 meses, ao longo de 1 ano.

▶ **Cura imunológica**. A avaliação imunológica inclui a da imunidade humoral, feita pela determinação dos níveis séricos de anticorpos contra *P. brasiliensis*, e a da imunidade celular. Os níveis séricos de anticorpos específicos diminuem com o tratamento, tornando-se negativos, como na reação de IDD em gel de ágar, ou se estabilizando em valores muito baixos, considerados cicatriciais, como na reação de fixação do complemento. A imunidade celular poucas vezes foi estudada após instituição do tratamento, motivo pelo qual não se padronizou um teste para sua avaliação que possa ser feito de forma rotineira. O teste que vier a ser indicado para essa avaliação deverá dar ideia global da capacidade de resposta imune específica, ser de execução viável em laboratórios clínicos de rotina e não exigir leitura no paciente em dias subsequentes, como ocorre com a reação intradérmica à paracoccidioidina, pois implicaria internação ou retorno precoce do paciente, o que inviabilizaria sua execução rotineira. A resposta linfoproliferativa, a reação intradérmica à paracoccidioidina e o equilíbrio entre as citocinas dos braços Th1 e Th2 se restabelecem após tratamento realizado com sucesso.

▶ **Cura aparente**. Refere-se aos pacientes que apresentam cura clínica, micológica, radiológica e imunológica durante 2 anos, sem receber tratamento de manutenção. A expressão *cura aparente* deve ser preferida em relação ao termo *cura*, para que não seja inferido que houve cura radical (erradicação do fungo do organismo), fato que não pode ser confirmado, pois focos com fungos latentes certamente persistem no organismo, após tratamento eficaz. Estudo realizado em pacientes com a FC de PCM revelou que a recuperação da imunidade celular, avaliada pela quantificação das subpopulações de células mononucleares e por testes funcionais, só ocorreu quando os pacientes apresentavam cura aparente. Assim, essa correlação permite que se utilize a cura aparente como critério de recuperação da imunidade celular específica, que será responsável pela manutenção da latência dos fungos sobreviventes.

Evolução do paciente com o tratamento

A evolução do paciente com o tratamento depende da gravidade do quadro clínico e da conduta terapêutica instituída.

A melhora clínica acentuada ocorre com cerca de 2 meses e meio de tratamento, enquanto a cura clínica em geral é observada 2 meses depois. A cura micológica é ainda mais precoce, tornando-se progressivamente menor a quantidade de fungos observados no exame direto, até que deixam de ser encontrados. A cicatrização das lesões mucosas e cutâneas, e a diminuição da expectoração contribuem para que se torne negativa a pesquisa de *P. brasiliensis* em material orgânico. A cura radiológica se relaciona ao estudo dos pulmões. Observa-se que as lesões alveolares desaparecem mais rapidamente que as intersticiais, que regridem lentamente.

Lesões intersticiais se comportam de maneira diversa. Enquanto os pequenos nódulos desaparecem com o tratamento, os grandes em geral persistem, mesmo quando já não existem manifestações respiratórias e anticorpos séricos contra *P. brasiliensis*. As lesões residuais mais frequentes são fibrose e enfisema pulmonares, observando-se estrias e nódulos fibróticos, e enfisema difuso ou bolhoso.

A caracterização radiológica de reativação é fácil quando as lesões são alveolares, mas se torna difícil quando são intersticiais e ocorrem em pulmões com nódulos e estrias fibróticos residuais. A normalização da radiografia simples de tórax só é observada em raros casos, nos quais as lesões iniciais eram muito discretas.

A cura sorológica, caracterizada por se tornar negativa a reação de IDD em gel de ágar, ocorre tardiamente (média de 161 dias em pacientes tratados com ITC e 495 dias quando o CMX foi utilizado). Após a instituição do tratamento, os pacientes começam a apresentar recuperação da imunidade celular específica, que começa a ser observada após a cura sorológica e se completa quando o paciente apresenta cura aparente. A correlação inversa entre regressão dos níveis sérios de anticorpos específicos, determinados por CIE, e a elevação das concentrações de IL-2 e de IFN-g, permite inferir que a cura sorológica se acompanha de recuperação imune celular, que será responsável pela manutenção da cura do paciente após a suspensão do tratamento.

PROGNÓSTICO

O prognóstico do paciente com PCM depende da gravidade do quadro, do tempo necessário para a confirmação diagnóstica, da conduta terapêutica instituída e da adesão do paciente ao tratamento.

A gravidade da doença depende de fatores do hospedeiro e, provavelmente, da virulência de *P. brasiliensis*. Fatores genéticos de predisposição, grau de comprometimento imunológico, doenças associadas, estado nutricional e condições agravantes são os fatores ligados ao hospedeiro que contribuem para a determinação da gravidade do quadro clínico. Por outro lado, a virulência do fungo parece exercer papel importante na determinação da gravidade do paciente, pois se observou correlação direta entre essas variáveis, para as formas clínicas de gravidade polar.

O diagnóstico precoce permitirá a instituição imediata de terapêutica adequada, que objetive a recuperação do estado geral, nutricional e imunológico do paciente, e o combate ao fungo.

Pelo exposto, pode-se concluir que o conhecimento da história natural da PCM, o diagnóstico precoce e a instituição de tratamento adequado favorecerão o prognóstico do paciente.

No entanto, apesar de todos esses cuidados, parte significativa dos pacientes evoluirá com sequelas. Entre elas, deve-se destacar as sequelas pulmonares, com predomínio de fibrose e enfisema, a síndrome de Addison, que exige reposição hormonal por toda a vida, as sequelas neurológicas, que variam em função da localização das lesões, as lesões cutâneas e mucosas, muitas vezes mutilantes, e as digestivas, pela grande interferência no estado nutricional dos pacientes e, consequentemente, em sua imunidade celular.

Além disso, muitos pacientes se tornam incapacitados para o trabalho que exerciam e sentem dispneia, inclusive a pequenos esforços. Por esse motivo, muitos deles solicitam aposentadoria, comprometendo muito a sua situação econômica.

A adesão do paciente ao esquema terapêutico é fundamental para o sucesso do tratamento. A análise de múltiplos parâmetros, alguns baseados em informação dos pacientes e outros em dados laboratoriais objetivos (p. ex., níveis séricos de antifúngicos e evolução da curva sorológica), revelaram adesão acima de 80% dos pacientes estudados, que certamente contribuiu muito para a boa evolução dos casos.

A persistência de fungos viáveis, em estado latente, mesmo após tratamento eficaz, possibilita a recaída do paciente. A prevalência de recaídas, em pacientes tratados conforme o proposto neste capítulo, foi baixa (5,2%), não diferiu em função da forma clínica e foi tardia, ocorrendo 5 anos após a suspensão da medicação. A sensibilidade do teste de IDD em gel de ágar revelou baixa sensibilidade (45%) no diagnóstico de recaída; o teste ELISA apresentou sensibilidade maior (65%), porém ainda insatisfatória. O mesmo estudo permitiu concluir que o diagnóstico de recaída depende dos exames micológico, citopatológico e histopatológico. No seguimento do tratamento instituído após recaída, o teste ELISA não revelou boa correlação com a evolução clínica, como ocorreu por ocasião do primeiro tratamento instituído.

PROFILAXIA

O desconhecimento do nicho ecológico de *Paracoccidioides* spp. impede que sejam propostas medidas profiláticas que evitem a infecção da população mais exposta ao fungo.

A recomendação de que não sejam utilizadas folhas de vegetais para a realização de toalete anal talvez seja a única medida que tenha algum valor prático para a população mais acometida pela PCM. Essa medida não se relaciona à inoculação do *P. brasiliensis*, que é possibilidade muito remota, mas tem por objetivo evitar a fixação de fungos que eventualmente estejam na corrente sanguínea, pois as sequelas de lesões nessas localizações podem ser muito graves, em especial se o reto for acometido.

Os técnicos de laboratório que trabalham com *Paracoccidioides* spp. devem tomar cuidado ao manipular meios de cultura. Caso ocorra acidente que possa levar à infecção do paciente, a área exposta deve ser muito bem lavada com água e sabão. Além disso, o paciente deverá ser submetido à pesquisa de anticorpos séricos específicos e receber a dose diária de 200 mg de ITC, em tomada única após o café da manhã, durante 1 mês. Caso não tenham sido observadas manifestações clínicas caracterizadas por lesões no local da provável inoculação e adenopatia regional e/ou viragem sorológica pela reação de IDD em gel de ágar, deve-se suspender a medicação, mas proceder à avaliação clínica e sorológica do paciente por mais 2 meses. Se as manifestações clínicas já referidas não tiverem se ocorrido e a sorologia persistir negativa, deve-se encerrar o caso. Por outro lado, na vigência de lesões paracoccidióidicas ou de viragem sorológica pela reação de IDD em gel de ágar, o tratamento antifúngico deve ser mantido e conduzido de acordo com o esquema já apresentado.

BIBLIOGRAFIA

Afonso JE, Nery LE, Romaldini H, Bogossian M, Ratto OR. Função pulmonar na paracoccidioidomicose (blastomicose sul-americana). Rev Inst Med Trop São Paulo. 1979;21:269-80.

Ajello L. Paracoccidioidomycosis: a historical review. Procedings of the First International Symposium on Paracoccidioidomycosis. Pan Am Health Organ. Sci Publ. 1972;254:3-10.

Barbosa W, Vasconcelos WMP. Ação da sulfametoxazol associada ao trimetropim na terapêutica da blastomicose sul-americana. Rev Pat Trop. 1973; 2:329-39.

Benaim-Pinto H. Mycopathologia. La paracoccidioidomicosis brasiliensis como enfermedad sistemica. 1961;15:90-114.

Benard G, Hong MA, Del Negro GMB, Batista L, Shikanai-Yasuda MA, Duarte AJS. Antigen-specific immunosupression in paracoccidioidomycosis. Am J Trop Med Hyg. 1996;54:7-12.

Benard G, Romano CC, Cacere CR, Juvenale M, Mendes-Giannini MJ, Duarte AJ. Imbalance of IL-2, IFN-gamma and IL-10 secretion in the immunosuppression associated with human paracoccidioidomycosis. Cytokine. 2001; 13:248-52.

Brass K. Observaciones sobre la anatomía patológica, patogénesis y evolución de la paracoccidioidomicosis. Mycopathologia et Mycologia Applicata. 1969;37:119-38.

Calvi SA, Soares AMVC, Peraçoli MTS, Franco M, Ruiz Jr RL, Marcondes-Machado J *et al.* Study of bronchoalveolar lavage fluid in paracoccidioiomycosis: cytoplathology and alveolar macrophage function in response to gamma interferona; comparasion with blood monocytes. Microb Infect. 2003;5:1373-9.

Camargo ZP, Guesdon JL, Drouhet E, Improvisi L. Enzyme-linked immunosorbent assay (ELISA) in the paracoccidioidomycosis. Comparison with counter immunoelectrophoresis and erythro-immunoassay. Mycopathologia. 1984;88:31-7.

Castro LF, Ferreira MC, da Silva RM, Blotta MH, Longhi LN, Mamoni RL. Characterization of the immune response in human paracoccidioidomycosis. J Infect. 2013 Nov; 67(5):470-85.

Castro RM, Del Negro G. Particularidades clínicas da paracoccidioidomicose na criança. Rev Hosp Clin Fac Med São Paulo. 1976;31:194-8.

Cavalcante RS. Comparação do cotrimoxazol com o itraconazol no tratamento da paracoccidioidomicose [tese]. Faculdade de Medicina de Botucatu – UNESP, 2013.

Coutinho ZF, Silva D, Lazéra M, Petri V, Oliveira RM, Sabroza PC, Wanke B. Paracoccidioidomycosis mortality in Brazil (1980 – 1995). Cad Saúde Pública. 2002;18:1441-54.

Defaveri J, Joaquim A. Acute form of paracoccidioidomycosis: analysis of thirteen autopsies with emphasis on the pulmonary involvement. Ann Rev Biomed Sci. 2002;(special issue):111.

Defaveri J, Joaquim A. Chronic form of paracoccidioidomycosis: analysis of forty autopsies with emphasis on the pulmonary pathogeny. Ann Rev Biomed Sci. 2002;(special issue):111.

Del Negro G. Localização suprarrenal da paracoccidioidomicose (Blastomicose Sul Americana) [tese] Faculdade de Medicina da Universidade de São Paulo, São Paulo (SP); 1961.

Del Negro G, Wajchenberg BL, Pereira VG *et al.* Addison's disease associated with South American blastomycosis. Ann Intern Med. 1961;54:189-97.

Desjardins CA, Champion MD, Holder JW *et al.* Comparative genomic analysis of human fungal pathogens causing paracoccidioidomycosis. PLoS Genet. 2011;7:e1002345.

Dillon NL. Tratamento da paracoccidioidomicose pela anfotericina B. Avaliação de 119 pacientes num período de 14 anos [tese]. Faculdade de Medicina da Universidade de São Paulo, São Paulo, 1972.

Fava Netto C. Estudos quantitativos sobre a fixação do complemento na blastomicose sul-americana, com antígeno polissacarídico. Arq Cir Clin Exp. 1955;18:197-254.

Fava Netto C. Contribuição para o estudo imunológico da blastomicose de Lutz. Rev Inst Adolfo Lutz. 1961;21:99-194.

Ferreira MS. Contribuição para o estudo clínico-laboratorial e terapêutico da forma juvenil da paracoccidioidomicose [livre-docência]. Universidade Estadual do Rio de Janeiro, Rio de Janeiro, 1988.

Franco M, Montenegro MR, Mendes RP, Marques SA, Dillon NL, Mota NGS. Paracoccidioidomycosis: a recently proposed classification of its clinical forms. Revista da Sociedade Brasileira de Medicina Tropical, 1987;20(2):129-132.

Franco M, Peracoli MT, Soares A *et al.* Host-parasite relationship in paracoccidioidomycosis. Curr Top Med Mycol. 1993;5:115-49.

Franco MF, Fava Netto C, Chamma LG. Reação de imunofluorescência indireta para o diagnóstico sorológico da blastomicose sul-americana. Padronização da reação e comparação dos resultados com fixação do complemento. Rev Inst Med Trop São Paulo. 1973;15:393-8.

Gigliotti F, Shenep JL, Lott L, Thornton D. Induction of prostaglandin synthesis as the mechanism responsible for the chills and fever produced by infusing amphotericin B. J Infect Dis. 1987;156:784-9.

Iwama de Mattos MCF, Mendes RP, Marcondes-Machado J, Meira DA, Morceli J, Pereira PCM, Barraviera B. Sputum cytology in the diagnosis of pulmonary paracoccidioidomycosis. Mycopathologia. 1991; 114:187-91.

Kiy Y, Marcondes-Machado J, Mendes RP, Barraviera B, Pereira PCM, Cury PR. Paracoccidioidomycosis in Region of Botucatu (State of São Paulo, Brazil). Evaluation of serum thyroxina (T_4) and triiodothyronine (T_3) levels and of the response to thyrotropin releasing hormone (TRH). Mycopathologia. 1988;103:3-9.

Lacaz CS. Historical evolution of the knowledge on paracoccidioidomycosis and its etiologic agent, Paracoccidioides brasiliensis. *In*: Franco MF, Lacaz CS, Restrepo-Moreno A, Del Negro G (eds.). Paracoccidioidomycosis. CRC Press: Boca Raton, FL; 1994, p. 1-7.

Lacaz CS, Sampaio SAP. Tratamento da blastomicose sul-americana com anfotericina B. Resultados preliminares. Rev Paul Med. 1958;52:443-50.

Levorato AD. Avaliação da bioquímica sanguínea de pacientes com paracoccidioidomicose, tratados com cotrimoxazol ou itraconazol [dissertação]. Faculdade de Medicina de Botucatu - UNESP, 2014.

Londero AT, Rios-Gonçalves AJ, Terra GMF, Nogueira SA. Paracoccidioidomycosis in Brazilian children. A critical review (1911-1994). Arq Bras Med. 1996;70:197-203.

Lopes OSS. Descrição de uma técnica de concentração para pesquisa do Paracoccidioides brasiliensis no escarro. Hospital (RJ). 1955; 5:69-79.

Mamoni RL, Blotta MH. Kinetics of cytokines and chemokines gene expression distinguishes Paracoccidioides brasiliensis infection from disease.Cytokine. 2005;32:20-9.

Mamoni RL, Blotta MH. Flow-cytometric analysis of cytokine production in human paracoccidioidomycosis. Cytokine. 2006;35:207-16.

Marcondes J, Barraviera B, Meira DA, Mendes RP. Emprego da anfotericina B corrigida pelo clearance de creatinina em pacientes com paracoccidioidomicose. *In*: Anais do Congresso da Sociedade Brasileira de Medicina Tropical. Ribeirão Preto (SP). 1982; F19.

Marcondes J, Meira DA, Mendes RP, Pereira PC, Barraviera B, Mota NGS, Morceli J. Avaliação do tratamento da paracoccidioidomicose com o ketoconazole. Rev Inst Med Trop São Paulo. 1984; 26:113-21.

Marques SA, Cortez DB, Lastória JC, Camargo RMP, Marques MEA. Paracoccidioidomicose: frequência, morfologia e patogênese das lesões tegumentares. An Br Dermatol. 2007;82:411-17.

Matute DR, McEwen JG, Puccia R, Montes BA, San-Blas G, Bagagli E, Rauscher JT, Restrepo A, Morais F, Niño-Vega G, Taylor JW. Cryptic speciation and recombination in the fungus Paracoccidioides brasiliensis as revealed by gene genealogies. Mol Biol Evol. 2006;23:65-73.

Meira DA, Pereira PCM, Marcondes-Machado J *et al.* The use of β-glucan as immunostimulant in the treatment of paracoccidioidomycosis. Am J Trop Med Hyg. 1996;55:496-503.

Mendes RP. Estudo linfográfico de pacientes adultos com a forma crônica de paracoccidioidomicose e sem alterações importantes do sistema linfático [livre-docência]. Faculdade de Medicina da Universidade Estadual Paulista, Botucatu, 1984.

Mendes RP. Paracoccidioidomicose. *In*: Meira DA. Clínica de doenças tropicais e infecciosas. Rio de Janeiro: Interlivros; 1991, p. 259 a 97.

Mendes RP, Oliveira BGV, Kiy Y, Marcondes-Machado J, Pereira PCM. Cintilografia hepato-biliar e hepato-esplênica em pacientes com paracoccidioidomicose. *In*: Anais do Congresso da Sociedade Brasileira de Medicina Tropical. Natal (RN). 1990; 284.

Mendes RP, Pereira PCM, Ueda AK, Franco M. Breast involvement in paracoccidioidomycosis (PBM). Rev Soc Bras Med Trop. 1994;27(supl. 1).20.

Mendes RP, Reis VLL, Cavalcante RS. Paracoccidioidomicose. *In*: Tavares W, Marinho LAC. Rotinas de diagnóstico e tratamento das doenças infecciosas e parasitárias. 4. ed. Sao Paulo: Atheneu; 2015, p. 867-82.

Mendes RP, Souza LR, Marcondes-Machado J, Meira DA, Pereira PCM, Barraviera B, Morceli J. Evaluation of fluconazole in the initial treatment of paracoccidioidomycosis (PBM). Preliminary results. Rev Arg Micologia. 1992;15:84.

Mendes-Giannini MJS, Bueno JP, Shikanai-Yasuda MA, Ferreira AW, Masuda A. Detection of the 43,000 molecular-weight glycoprotein in sera of patients with paracoccidioidomycosis. J Clin Microbiol. 1989;27:2842-5.

Minguetti G. Tomografia computadorizada dos granulomas blastomicóticos encefálicos. Rev Inst Med Trop São Paulo. 1983;25:99-107.

Moreto TC, Marques ME, de Oliveira ML, Moris DV, de Carvalho LR, Mendes RP. Accuracy of routine diagnostic tests used in paracoccidioidomycosis patients at a university hospital. Trans R Soc Trop Med Hyg. 2011;105(8):473-8.

Mota NGS, Rezkallah-Iwasso MT, Peraçoli MTS, Audi RC, Mendes RP, Marcondes J, Marques SA, Dillon NL, Franco MF. Correlation between cell-mediated immunity and clinical forms of paracoccidioidomycosis. Trans R Soc Trop Med Hyg. 1985;79:765-72.

Nanni L, Pereira ICMR. Aspectos radiográficos da paracoccidioidomicose óssea. Radiol Bras. 1988;21:101-6.

Negroni R, Robles AM, Arechevala A, Tuculet MA, Galimberti R. Ketoconazole in the treatment of paracoccidioidomycosis and histoplasmosis. Rev Infect Dis. 1980;4:643-9.

Oliveira SJ, Mamoni RL, Musatti CC, Papaiordanou PM, Blotta MH. Microbes Infect. 2002;4:139-44.

Parise-Fortes MR, Marques SA, Soares AM, Kurokawa CS, Marques ME, Peracoli MT. Br J Dermatol. 2006;154:643-50.

Peraçoli MTS, Soares AMVC, Mendes RP, Marques SA, Guastale H, Meira DA, Iwasso MT. Cell-mediated immunity in patients with the chronic form of paracoccidioidomycosis. Early and late evaluation after treatment. Rev Iber Micol. 1988;5(suppl.):69.

Pont A, Graybill JR, Graven PC, Galgiani JN, Dismukes WE, Raitz RE, Stevens DA. High-dose ketoconazole therapy and adrenal and testicular function in humans. Arch Intern Med. 1984;144:2150-3.

Queiroz-Telles F, Goldani LZ, Schlamm HT, Goodrich JM, Espinol-Ingroff A, Shikanai-Yasuda MA. An open-label comparative pilot study of oral voriconazole and itraconazole for long-term treatment of paracoccidioidomycosis. Clin Infect Dis. 2007;45:1462-9.

Resende LSR, Mendes RP, Bacchi MM, Barraviera B, Souza LR, Meira DA, Niéro-Melo L. Infiltrative myelopathy by paracoccidioidomycosis. A review and report of nine cases with emphasis on bone marrow morphology. Histopathology. 2006;48:377-86.

Restrepo A. La prueba de inmunodifusión en el diagnóstico de la paracoccidioidomicosis. Sabouraudia. 1966;4:223-30.

Salfelder K, Doehnert G, Doehnert H-R. Virchows Arch Abt A Path Anat. 1969;348:51-76.

Severo LC, Kauer CL, Oliveira FM, Rigatti RA, Hartmann AA, Londero AT. Paracoccidioidomycosis of the male genital tract. Report of eleven cases and a review of Brazilian literature. Rev Inst Med Trop São Paulo. 2000;42:37-40.

Silva MRBM, Mendes RP, Lastória JC, Barraviera B, Marques AS, Kamegasawa A. Paracoccidioidomycosis: study of six cases with ocular involvement. Mycopathologia. Paracoccidioidomycosis. Anatomic study with complete autopsies. 1988;102:87-96.

Singer-Vermes LM, Burger E, Calich VLG, Modesto-Xavier LH, Sakamoto TN, Sugizaki MF, Meira DA, Mendes RP. Pathogenicity and immunogenicity of Paracoccidioides brasiliensis isolates in the human disease and in a experimental murine model. Clin Exp Immunol. 1994;97:113-9.

Sylvestre TF, Silva LRF, Cavalcante RdS *et al.* Prevalence and serological diagnosis of relapse in paracoccidioidomycosis patients. PLoS Negl Trop Dis. 2014;8(5):e2834.

Tani EM, Franco M. Pulmonary cytology in paracoccidioidomycosis. Acta Cytol. 1984;28:571-5.

Tranchesi J, Campana CL, Sampaio SAP. Alterações eletrocardiográficas observadas durante o tratamento da blastomicose pela anfotericina B. Rev Hosp Clín Fac Med São Paulo. 1960;15:126-39.

Troncon LEA, Martinez R, Meneghelli UG, Oliveira RB, Iazigi N. Perda intestinal de proteínas na paracoccidioidomicose. Rev Hosp Clín Fac Med São Paulo. 1981;36:172-8.

Venturini J, Cavalcante RS, Golim MA, Marchetti CM, Zacarias PA, Amorim BC, Arruda MS, Mendes RP Phenotypic and functional aspects of the peripheral blood monocytes in paracoccidioidomycosis patients before and after treatment [submetido]. BMC Infect Dis. 2014 Oct 16;14:552.

18 Mucormicose e Entomoftoromicose

Daniel Wagner de Castro Lima Santos • Robert Rosas • Arnaldo Lopes Colombo

INTRODUÇÃO

Os agentes que causam mucormicose, entomoftoromicose e outros agentes que produzem hifas sem septos e esporos sexuais chamados "Zigósporos" ou "oósporos" eram classificados como Phycomycetes da subdivisão Thallophyta no reino vegetal. Nesse período, a taxonomia dos fungos tinha como base apenas as características macro e micromorfológicas das estruturas sexuais reprodutivas desses microrganismos permitindo classifica-los em Phycomycetes, Ascomycetes e Basidiomycetes. Aquelas espécies cujo ciclo sexual não era conhecido foram classificadas como Deuteromycetes (fungos imperfeitos).

O maior conhecimento do ciclo de vida desses agentes, a caracterização de formas de reprodução sexuada de diferentes taxas, a caracterização mais detalhada de aspectos de sua ecologia, ultraestrutura e dados de sequenciamento de alvos genéticos específicos são todos elementos que pautaram uma mudança substancial na taxonomia de fungos patogênicos e, consequentemente, levaram ao reconhecimento de novas espécies. Nesse contexto, os taxonomistas tentaram agrupar os microrganismos em táxons que mais se aproximavam de suas relações evolutivas. Como Phycomycetes compreendia um conjunto amplo de organismos evolutivamente não relacionados, essa classe foi abolida, ocorrendo a distribuição dos seus membros em outras classes: Zygomycetes, Chytridiomycetes, Hypochytridiomycetes, Tricomicetos e Oomycetes. Posteriormente houve uma reclassificação que delimitou o reino Fungi apenas entre Chytridiomycota, Zygomycota, Ascomycota e Basidiomycota. Essa classificação foi universalmente aceita até décadas atrás, sofrendo novo rearranjo com os estudos recentes de sequenciamento genético e melhor compreensão da filogenia.

Mucormicose e entomoftoromicose compreendiam entidades clínicas englobadas no termo zigomicose. A biologia molecular com as análises filogenéticas promoveu a substituição da classe Zygomycota para a classe Glomeromycota. Nessa nova classificação, todos os agentes da mucormicose foram colocados sob o subfilo Mucormycotina e os agentes da entomoftoromicose foram agrupados no subfilo Entomophthoramycotina. Desse modo, o filo Zygomycota passou a não existir, e esse termo se tornou obsoleto. A eliminação do termo "zigomicose" deve ser tratada com cautela, tendo em vista não desfazer a importante distinção entre subfilos de fungos com potencial patogênico muito diverso. Embora o termo zigomicose tenha sido incorretamente utilizado para nominar as infecções causadas por fungos da ordem Mucorales, é aconselhável manter o conceito original do termo zigomicose para nomear as infecções causadas por ambos os grupos de patógenos com hifas cenocíticas: subfilo Mucormycotina e subfilo Entomophthoramycotina. É importante observar que os fungos da ordem Mucorales podem causar doenças fúngicas sistêmicas (mucormicose) em pacientes imunocomprometidos, sendo que os fungos Entomophthorales causam doenças mais localizadas, acometendo pacientes imunocompetentes. Embora ambas as doenças sejam consideradas pouco comuns, os casos de mucormicose são mais frequentes que os relatos de entomoftoromicose.

De modo geral, os agentes de mucormicose têm distribuição geográfica universal e apresentam tropismo por vasos sanguíneos, causando doenças de partes moles ou trato respiratório, com curso rápido e intensa destruição tecidual. O curso clínico e a progressão da doença são caracteristicamente fulminantes, se não tratadas precocemente, devido ao rápido crescimento fúngico e à destruição tissular concomitante. As micoses causadas por Entomophthorales têm ocorrência mais limitada a áreas tropicais e subtropicais, levando a infecções crônicas dos tecidos subcutâneo, nasal e sinusal de hospedeiros imunocompetentes.

Na apresentação deste capítulo, serão revisadas as características microbiológicas, epidemiológicas e clínicas, os procedimentos diagnósticos e as opções de tratamento, inicialmente, das infecções causadas por fungos Mucorales e, em seguida, aquelas associadas aos Entomophthorales.

MUCORMICOSE

Agente etiológico

Aproximadamente 11 gêneros e mais de 27 espécies pertencentes à ordem Mucorales são descritos como agentes potencialmente patogênicos para o ser humano. Embora a morfologia microscópica ajude na identificação presuntiva, técnicas moleculares auxiliam na identificação final ao nível de espécie. Espécies pertencentes aos gêneros *Rhizopus, Rhizomucor, Lichtheimia, Mucor, Apophysomyces, Saksenaea*, e *Syncephalastrum* são os agentes causadores mais comuns, havendo uma grande variação geográfica na prevalência desses gêneros. Por outro lado, alguns autores sugerem haver algum tropismo por tais agentes em relação a alguns órgãos, sendo *Rhizopus* mais frequentemente associado à forma rino-órbito-cerebral, o gênero *Cunninghamella* mais associado a doenças disseminadas e *Apophysomyces* e *Saksenaea* mais comumente isoladas de mucormicose cutânea.

Os Mucorales são termotolerantes, encontram-se amplamente distribuídos na natureza, crescem rapidamente (em 2 a 5 dias) e produzem abundantes esporos, que são facilmente aerossolizados e constituem seu mecanismo de disseminação no ambiente, podendo causar infecções nas cavidades sinusais e nos pulmões. Embora os esporos constituam os propágulos infectantes na maioria dos casos, as hifas com seu comportamento angioinvasivo são responsáveis pelos processos de invasão e disseminação fúngica em diferentes tecidos.

Epidemiologia e modo de transmissão

Agentes do gênero *Mucor* são encontrados em material orgânico em decomposição no solo, em regiões geográficas do mundo todo. Esses fungos crescem rapidamente em diferentes substratos e produzem grande número de hifas e esporangiosporos (propágulos infectantes assexuados), os quais permitem ao organismo se propagar no ambiente. Muitos dos Mucorales são capazes de crescer a temperaturas acima de 37°C. Sua ampla distribuição na natureza, seu rápido crescimento e sua termotolerância são propriedades de particular importância no desenvolvimento de doença em humanos.

O mecanismo principal de aquisição da infecção parece ser a inalação de esporos de ambientes contaminados. Em menor frequência, pode ocorrer infecção por meio da implantação traumática de esporos diretamente no hospedeiro, associados a traumas de partes moles na comunidade, injeção de drogas ilícitas e tatuagens. No ambiente hospitalar, o desenvolvimento de mucormicose tem sido descrito como complicação de procedimentos invasivos com material contaminado, desde grandes cirurgias a simples procedimentos para acesso vascular, assim como contaminação de feridas cirúrgicas devido ao uso de curativos ou adesivos contaminados, ou mesmo abaixadores de língua estocados de maneira inapropriada. Mais raramente, há relatos de possível infecção por via gastrintestinal associada à ingestão de leite ou bebidas fermentadas de milho.

A apresentação clínica dos agentes causadores da mucormicose é influenciada basicamente por dois fatores: porta de entrada do agente etiológico e doença de base do hospedeiro. A apresentação clínica correlacionada com a condição predisponente do hospedeiro está detalhadamente descrita na Tabela 18.1.

TABELA 18.1 Principais condições predisponentes para mucormicose e relação com o sítio de infecção.

Condição predisponente (em ordem de frequência)	Sítio predominante da infecção
Cetoacidose diabética	Rinocerebral, pulmonar, sino-orbital, cutâneo
Neoplasias hematológicas (neutropenia)	Pulmonar, sinusal, cutânea, sino-orbital
Transplante de medula óssea	Pulmonar, disseminada, rinocerebral
Transplante de órgão sólido	Sinusal, cutâneo, pulmonar, rinocerebral, disseminado
Usuários de substâncias intravenosas	Cerebral, endocardite, cutâneo, disseminado
Corticosteroides	Pulmonar, disseminado, rinocerebral
Deferoxamina	Disseminada, pulmonar, rinocerebral, cerebral, cutâneo, gastrintestinal
Desnutrição	Gastrintestinal, disseminado
Trauma, sítio de cateter/injeção, pele macerada	Cutâneo/subcutâneo
COVID-19	Rino-orbitária Rino-orbito-cerebral
Sem condição predisponente	Cutâneo, pulmonar, sino-orbital, rinocerebral, gastrintestinal

Em países do hemisfério norte, a maior parte dos casos de mucormicose é documentada em pacientes imunocomprometidos, particularmente pacientes hematológicos e aqueles submetidos a transplantes de órgãos. A mucormicose é a segunda ou terceira causa mais comum de infecção fúngica invasiva em pacientes portadores de doenças hematojogicas malignas, sendo responsável por 8,3 a 13% de todas as infecções fúngicas encontradas em estudos de necropsia de pacientes com canceres hematologicos. A incidência é provavelmente subestimada devido à dificuldade em estabelecer o diagnóstico *ante mortem* da infecção.

A mucormicose responde por pequena proporção das infecções fúngicas invasivas documentadas em pacientes submetidos a transplante de órgãos sólidos. A incidência de mucormicose em transplantes de órgãos sólidos varia nas seguintes proporções: 0,2 a 1,2% dos casos de transplante de rim; 0-1,6% dos casos de transplante de fígado; 0-0,6% dos casos de transplante de coração e 0 a 1,5% dos casos de transplantes de pulmão.

No contexto de países de baixa e média renda, em especial Índia e países da América do Sul, a maior parte dos casos de mucormicose é documentada em pacientes portadores de diabetes, sendo a forma rino-orbito-cerebral a mais documentada nesse contexto. Mucormicose cutânea tem sido relatada como complicação de desastres naturais, a exemplo de regiões onde são relatados tsunamis, onde as vítimas em geral sofrem múltiplos traumas com madeiras e outros objetos contaminados, assim como em zonas de guerras em que soldados mutilados por acidentes em batalhas constituem condição de risco para essa micose.

Por fim, em decorrência de características culturais e sociais muito especificas da Índia, ao longo da pandemia de COVID-19, quando grande número de pacientes com COVID-19 grave portadores de diabetes e requerendo uso de corticosteroides foram internados em condições de poucos recursos, foram documentados mais de 30 mil casos de mucormicose naquele país em um período de 2 anos. Outros países também documentaram casos de mucormicose em pacientes com COVID-19 grave, mas em proporções muito inferiores à da Índia.

Patogênese e fatores de risco

A suscetibilidade de pacientes ao desenvolvimento de mucormicose envolve basicamente dois mecanismos fisiopatológicos: falha do hospedeiro em organizar resposta para clareamento e supressão da germinação dos esporos e falência de mecanismos inflamatórios envolvidos na destruição das hifas. No hospedeiro normal, os macrófagos e células endoteliais previnem o início da infecção por fagocitose e morte oxidativa dos esporos. Se a função do macrófago está comprometida, essas células falham no clareamento dos propágulos infectantes (esporos), permitindo sua germinação e formação de hifas no organismo infectado. Neutrófilos desempenham um papel fundamental no combate a hifas de Mucorales, em especial pela formação de NETs (*neutrophil extracelular traps*) que degradam essas estruturas filamentosas. Havendo limitação da atuação fagocítica dos neutrófilos, as hifas causam invasão local e destruição tecidual. A inibição da germinação dos esporos mediada por células fagocíticas está comprometida em usuários de corticosteroides e diabéticos. Portanto, diminuição do número de neutrófilos circulantes (p. ex., neutropenia) e função fagocítica comprometida (como ocorre em diabéticos e usuários de corticosteroides) são fatores de risco para essa infecção.

As neoplasias hematológicas constituem relevante condição de risco para ocorrência de mucormicose, sendo as leucemias agudas, aplasias de medula e os pacientes submetidos a transplantes de célula tronco hematopoética as condições de risco mais comuns nessa população.

Pacientes submetidos a transplante de órgão sólido são populações de risco para o desenvolvimento de mucormicose, particularmente se forem tratados para rejeição aguda do enxerto com altas doses de corticosteroides e outros imunosupressores. Em pacientes submetidos a transplante de fígado, o uso de grandes volumes de hemoderivados no intraoperatório, infecções bacterianas e retransplante devido à falha no enxerto são fatores de risco que aumentam a ocorrência de mucormicoses.

A sobrecarga de ferro e o tratamento com deferoxamina, particularmente em pacientes em hemodiálise, estão associados com maior risco de mucormicose. Em uma série, cerca de 75% dos casos relatados de pacientes em diálise que evoluíram com mucormicose tinham recebido deferoxamina no momento do diagnóstico. Nessa população, *Rhizopus* spp. tem sido o organismo predominantemente recuperado em cultura, com 44% dos pacientes apresentando a forma disseminada e 31%, a forma rinocerebral. A taxa de mortalidade nessa população foi de aproximadamente 80%.

Pacientes diabéticos, em especial aqueles com cetoacidose diabética, são predispostos a mucormicoses rino-orbitocerebrais. Por outro lado, pacientes com acidose sistêmica têm níveis elevados de ferro sérico, provavelmente por causa da liberação de ferro ligado às proteínas devido à acidose. Havendo níveis elevados de ferro sérico e pH ácido, observou-se aumento do crescimento de *Rhizopus oryzae*, o que não acontece quando há pH alcalino. Portanto, é provável que o aumento da suscetibilidade de pacientes com cetoacidose diabética à mucormicose se deva, ao menos em parte, à elevação do ferro sérico durante a cetoacidose.

Trauma local ou queimaduras que resultam em ruptura da integridade da pele ou tecido celular subcutâneo, com inoculação acidental de esporos fúngicos, podem determinar quadros de mucormicose cutânea em pacientes imunocompetentes e imunossuprimidos. O uso de antibióticos de largo espectro e preparações antibacterianas tópicas em pacientes queimados parece aumentar o risco de infecção cutânea por Mucorales.

Mais recentemente, a mucormicose associada ao COVID-19 (CAM) foi relatada em muitos países, como Áustria, Brasil, Egito, França, Índia, Irã, Itália e EUA. A mucormicose não é considerada doença rara na Índia, sendo que a ocorrência de casos dessa micose naquele país antes da pandemia já era descrita como quase 70 vezes maior do que nos países desenvolvidos. Por causa da pandemia, a Índia registrou a ocorrência de mais de 30 mil casos em 2 anos, a grande maioria documentada em pacientes diabéticos e portadores de formas graves de COVID-19. A mucormicose rino-orbital-cerebral associada ao COVID-19 (CAROCM) foi a apresentação clinica mais comum observado durante a epidemia de COVID-19, seguida pela forma pulmonar. Uma metanálise recente mostrou que no cenário da COVID-19 o diabetes não controlado, cetoacidose e uso de corticosteroide sistêmico estavam presentes em grande proporção dos casos de mucormicose associada ao COVID-19. Embora o diabetes tenha sido frequentemente observado como uma doença subjacente, o controle glicêmico deficiente pode ser um preditor específico de mucormicose rino-orbital-cerebral associada à COVID-19.

Por fim, a carga de inóculo e mecanismos de virulência do agente etiológico desempenham um papel relevante no desenvolvimento da doença. Nos casos de micoses de implantação documentadas na comunidade e ambiente hospitalar, propágulos infectantes são introduzidos diretamente em tecidos e vísceras, na dependência do local do trauma. De forma geral, pacientes que evoluem com mucormicose adquiridas em decorrência da hospitalização e procedimentos invasivos apresentam condições de risco como diabetes melito, transplante de órgãos sólidos, usuários crônicos de esteroides e doenças hematologicas malignidades. Nessa população, a maior casuística de mucormicose envolve manifestações cutâneas, seguido pelo trato gastrintestinal, pulmões, seios da face e cérebro.

QUADRO CLÍNICO

Na dependência do sitio anatômico comprometido, costuma-se classificar as apresentações clinicas de mucormicose em formas rino-orbito-cerebral, pulmonar, cutânea, gastrintestinal, disseminada e miscelâneas.

Mucormicose rino-orbito-cerebral

Trata-se da forma de apresentação clinica mais comum da doença, respondendo por mais de 80% dos casos que ocorrem em pacientes com diabetes, com ou sem cetoacidose diabética. Não há predileção por sexo ou raça. Essa forma clinica também tem sido associada com diferentes causas de imunossupressão, como no caso de pacientes com leucemias agudas e aqueles submetidos a transplantes de célula troco hematopoética, sobretudo no período pré-enxertia ou nos casos de reação intensa do enxerto contra o hospede, requerendo uso de altas doses de corticoterapia.

Rinossinusite, pansinusite e formas rino-orbital e rinocerebral são manifestações características da mucormicose com significativas sobreposições clínicas.

A mucormicose rino-orbitocerebral se instala no hospedeiro infectado em vários estágios. Na primeira fase, o fungo é inalado e os esporos se localizam nos seios paranasais. A partir dessa localização, estende-se ao tecido adjacente, podendo progredir para a órbita, região de palato e/ou SNC. Havendo comprometimento do SNC, ocorre formação de abscessos únicos ou múltiplos.

As manifestações clínicas da doença refletem o envolvimento sequencial de nariz, seios paranasais, olhos e cérebro. Na primeira fase da doença, os sintomas incluem congestão nasal, rinorreia escura sanguinolenta ou epistaxe, cefaleia retro-orbitária, febre e mal-estar. Na segunda fase, os sintomas do comprometimento da órbita incluem edemas facial e periorbitário, escurecimento visual, lacrimejamento, quemose, dormência periorbitária, diplopia, proptose e perda da visão do olho afetado. Ainda nessa fase da doença, ocorre disseminação para a cavidade oral, provocando úlcera necrótica escura e dolorosa no palato duro. No exame da cavidade nasal, podem ser evidenciadas ulceração e placa enegrecida em regiões do septo ou cornetos (conchas). Na terceira fase da doença, a deterioração do *status* mental é sinal ominoso que denuncia o envolvimento cerebral, cujas manifestações usuais são letargia, convulsões e coma. Nesses casos, a morte é comum e rápida, ocorrendo nos primeiros 10 dias em casos refratários ou não tratados.

A disseminação da doença para o SNC ocorre através do nervo óptico ou pelas veias de drenagem dos seios paranasais para o seio cavernoso, levando à ocorrência de complicações representadas por sinais e sintomas de trombose. As manifestações de trombose do seio cavernoso incluem perda da visão, oftalmoplegia interna e externa, anestesia corneal e anidrose facial. Pode ocorrer trombose da artéria carótida interna, causando hemiplegia contralateral.

A mucormicose cerebral isolada é frequentemente observada em pacientes usuários de drogas intravenosas; em mais de 90% dos casos, caracteriza-se por abscessos cerebrais localizados na região dos gânglios da base.

Mucormicose pulmonar

A mucormicose pulmonar é mais comum em pacientes com leucemias agudas que estão recebendo quimioterapia e pacientes submetidos a transplante de células-tronco hematopoéticas, sobretudo nos períodos de pré-enxertia ou naqueles que evoluem com doença do enxerto *versus* hospedeiro, demandando altas doses de corticoterapia. É o segundo sítio de localização mais comum nas infecções por Mucorales. A mucormicose pulmonar pode se desenvolver por inalação dos esporos e disseminação hematogênica ou linfática. Há predomínio de casos em homens, com relação de 3:1. Pacientes com tumores sólidos raramente desenvolvem mucormicose pulmonar.

Em pacientes hematológicos, as manifestações clínicas da mucormicose pulmonar são similares àquelas da aspergilose pulmonar invasiva. O diagnóstico oportuno da mucormicose pulmonar é um desafio, pois os sintomas são sutis e inespecíficos até estágios tardios da infecção, sobretudo em pacientes usuários de anti-inflamatórios que mascaram a resposta imune (p. ex., corticoterapia sistêmica, infliximabe). Pacientes com mucormicose pulmonar apresentam febre refratária à antibioticoterapia de largo espectro, tosse caracteristicamente não produtiva, dor torácica leve ou grave e dispneia rapidamente progressiva.

Os Mucorales também podem causar celulite da parede torácica e comprometimento pleural. A angioinvasão do parênquima pulmonar resulta em necrose, a qual pode levar, em última instância, a cavitação ou hemoptise. Ocasionalmente, tem-se relatado hemoptise fatal resultante de invasão fúngica de grandes vasos sanguíneos.

Em pacientes com neoplasias hematológicas, algumas pistas para distinguir a mucormicose pulmonar da aspergilose pulmonar invasiva são presença de pansinusite concomitante, história de profilaxia antifúngica contra *Aspergillus* spp. com voriconazol ou equinocandinas e resultados negativos na dosagem de galactomanana sérica ou no lavado broncoalveolar.

Quando a infecção não é tratada rapidamente, a mucormicose pulmonar pode disseminar-se ao pulmão contralateral e outros órgãos. A taxa de mortalidade global na mucormicose pulmonar varia de 50 a 70%, mas é maior que 95% quando relacionada à infecção disseminada.

Mucormicose cutânea

Pacientes com lesões da barreira cutânea normal apresentam maior risco de desenvolver mucormicose cutânea, visto que os agentes causadores das mucormicoses são incapazes de penetrar na pele intacta. A doença cutânea pode decorrer de inoculação primária do fungo após trauma ou da disseminação por via hematogênica.

Doença cutânea primária pode ser muito invasiva localmente, envolvendo não somente a pele e o tecido subcutâneo, como também os tecidos gordurosos e muscular, a fáscia e o osso. Lesões cutâneas decorrentes da disseminação hematogênica tendem a ser nodulares, com centro equimótico e uma área pálida circundante.

A mucormicose cutânea primária pode se desenvolver após ruptura da integridade da pele, decorrente de procedimento cirúrgico, queimadura, trauma, acidentes com veículos motorizados, fraturas ósseas, cateteres intravenosos, trauma com espinho de *cactus*, abrasões, lacerações, biopsias, curativos adesivos contaminados e injeções intramusculares. Historicamente, curativos contaminados têm causado surtos de mucormicose cutânea dentro dos hospitais. Recentes eventos cataclísmicos, como a tragédia do tsunami no Sudeste Asiático, também têm sido associados com o aumento das infecções necrosantes de tecidos moles causadas pelos Mucorales.

De modo geral, essa forma clínica é a mais frequente em pacientes sem doença de base. Entretanto, leucemia e diabetes melito facilitam a ocorrência da doença, havendo exposição. Clinicamente, as características da mucormicose cutânea variam desde o comprometimento de estruturas cutâneas superficiais (p. ex., placas, edema de pele, pústulas, celulites, nódulos, ulcerações e lesões semelhantes a ectima gangrenoso), até infecções de tecidos profundos (p. ex., fasciite necrosante, osteomielite e infecção disseminada).

Em virtude de as lesões cutâneas necróticas em pacientes imunossuprimidos terem amplo diagnóstico diferencial, é necessária a biopsia de pele para confirmar a etiologia. A amostra de biopsia pode ser coletada da parte central da lesão, incluindo o tecido celular subcutâneo, porque as hifas frequentemente invadem os vasos sanguíneos da derme e da epiderme, resultando em um cone isquêmico até a superfície da pele.

De forma geral, a distribuição topográfica das lesões primárias cutâneas de mucormicose envolve membros inferiores (31%), membros superiores (24%), cabeça e pescoço (14%), tórax anterior (14%) e tórax posterior (9%).

Mucormicose gastrintestinal

A mucormicose do trato gastrintestinal é rara, mas todos os segmentos do trato gastrintestinal podem ser afetados. Somente 1/4 dos casos é diagnosticado *ante mortem*. Essa doença ocorre principalmente em pacientes com desnutrição grave, podendo também acontecer em indivíduos que ingerem persistentemente amostras de solo ou terra (síndrome de pica ou alotriofagia), pacientes com doenças sistêmicas graves, extremos de idade e pacientes imunossuprimidos graves. Em casos de abscesso hepático causado pelos Mucorales, tem sido descrita a ingestão de ervas medicinais contaminadas com *Mucor indicus*.

Populações de neonatos prematuros também podem ser afetadas e apresentam enterocolites necrosantes como manifestação clínica comumente associada a essa forma de mucormicose, enquanto em pacientes neutropênicos é mais frequente pseudotumor apendicular ou lesão ileal.

Um terço dos casos de mucormicose gastrintestinal ocorre em crianças. Nas com menos de 1 ano de idade, os sítios mais comumente envolvidos são estômago (59%), colón (53%) e intestino delgado (24%). Em crianças com idades entre 2 e 18 anos, os sítios frequentemente envolvidos são: estômago (85%), esôfago (38%), intestino delgado (31%) e colón (31%). Já em adultos, o estômago é o sítio mais frequentemente comprometido, sob a forma clínica de úlcera péptica, sendo indicada, portanto, biopsia endoscópica precoce.

Os sinais e sintomas da mucormicose gastrintestinal são inespecíficos e dependem da extensão e da localização da infecção, podendo incluir dor abdominal, distensão abdominal, náuseas, vômito, diarreia, febre, hematêmese, melena e hematoquezia. É possível que órgãos adjacentes sejam envolvidos, e os resultados dependem da extensão da lesão vascular. A morte é comum, em geral devido à hemorragia massiva ou à perfuração de víscera oca. A taxa de mortalidade está em torno de 85% dos casos.

Mucormicose disseminada

A mucormicose disseminada é definida como o envolvimento de dois ou mais órgãos não contíguos. A mucormicose hematogênica pode se originar de qualquer sítio primário de infecção. O órgão mais associado com disseminação é o pulmão, e o sítio mais comum de disseminação é o cérebro. Menos comumente, a disseminação pode se originar do trato gastrintestinal, das cavidades sinusais ou de lesões cutâneas – estas, principalmente em pacientes queimados. Outros sítios de disseminação também podem ser encontrados no baço, no coração, na pele e em outros órgãos.

A infecção cerebral, seguindo a disseminação hematogênica, é diferente da mucormicose rinocerebral, e resulta na formação de abscessos e infartos. Os pacientes apresentam quadro súbito de déficit neurológico ou coma, com mortalidade associada que atinge 100%.

O risco para o desenvolvimento da mucormicose disseminada a partir de qualquer sítio anatômico varia em função das características do hospedeiro. Análise multivariada dos fatores de risco para a ocorrência de disseminação identificou como fatores de risco independentes: populações de queimados, recém-nascidos prematuros, usuários de deferoxamina e diabéticos. A disseminação ocorre em 23 a 62% dos pacientes com neoplasias hematológicas. Séries recentes de casos têm relatado disseminação da doença em pacientes transplantados de células tronco hematopoéticas (TCTH) em uso de profilaxia com voriconazol.

As manifestações clínicas são variadas, refletindo invasão vascular e infarto de tecido em vários órgãos. Os sintomas são inespecíficos, mas apontam envolvimento neurológico, pulmonar ou gastrintestinal. Entre os sinais associados a essas formas clínicas, foram relatados febre (61%), estertores crepitantes ou roncos (45%), hepatoesplenomegalia, coma ou confusão mental, lesões cutâneas e sinais neurológicos em menos de 20% dos casos. A taxa de mortalidade para a forma disseminada é próxima de 100%.

Miscelâneas

Formas clínicas mais raras, com eventual envolvimento de diferentes tecidos, podem acontecer por contiguidade ou disseminação hematogênica. Vale ressaltar infecções renais, casos de osteomielites, infecções cutâneo-articulares e envolvimento cardíaco.

Peritonite tem sido raramente descrita em pacientes em diálise peritoneal ambulatorial contínua (CAPD), mas pode ocorrer em decorrência da contaminação do cateter de diálise ou a infusão de soluções dialíticas contaminadas. O uso de drogas intravenosas é fator de risco para endocardite por Mucorales de válvula nativa ou prostética e abscesso cerebral, na ausência de pneumonia concomitante. As infecções de válvulas prostéticas se apresentam com vegetações grandes e frequentes embolizações para artérias maiores. Por final, osteomielite pode ser associada a infecções de tecidos contíguos e também por disseminação hematogênica.

DIAGNÓSTICO

Diagnóstico laboratorial

O diagnóstico de mucormicose demanda a avaliação conjunta de evidências de ordem epidemiológica (presença de condições de risco), clinica, imagens e correlação com exames micológicos e histopatológicos. Como se trata de micose potencialmente fulminante, o diagnóstico rápido é de extrema importância para que o tratamento tenha melhores resultados.

Por causa das semelhanças clínicas entre a mucormicose e outras doenças causadas por fungos filamentosos, sobretudo no contexto de pacientes com doenças hematológicas, assim como pela dificuldade em fazer um diagnóstico específico, muitos casos da doença não são suspeitados na sua apresentação inicial.

As imagens radiológicas desempenham papel fundamental para a busca de lesões em trato respiratório e sistema nervoso central na investigação diagnostica de pacientes de risco. Uma vez identificados os órgãos supostamente acometidos, é fundamental obter material biológico para processamento laboratorial, sendo o diagnóstico definitivo estabelecido com base no encontro de formas filamentosas características de agentes Mucorales no tecido ou fluido biológico estéril, assim como a recuperação do agente em cultura.

Como os fungos responsáveis por essas infecções podem ser contaminantes de laboratório, resultados isolados de culturas positivas sem a demonstração concomitante de hifas largas em tecido ou fluido biológico não permitem o diagnóstico definitivo dessa micose.

Exame direto

Deve-se obter material biológico dos sítios infectados em diferentes órgãos. Nas formas rinocerebrais, deve-se coletar raspado da mucosa nasal e aspirados dos seios paranasais, e enviá-los para processamento laboratorial. Para as infecções envolvendo os pulmões, amostras de escarro e lavado broncoalveolar (LBA) centrifugado são úteis para o diagnóstico.

As amostras de fluidos biológicos devem ser clareadas com auxílio de KOH, coradas pela coloração de Gram e submetidas a exame microscópico para pesquisa de elementos fúngicos característicos dos Mucorales, constituídos por hifas hialinas largas, não septadas, com ramificações em ângulo de 90°.

Cultura

Os Mucorales apresentam crescimento rápido, demorando cerca de 12 a 18 horas para iniciar crescimento em meios de cultura para fungos e a maturação da colônia ocorre em 4 dias, formando colônias cotonosas de cor cinza ao marrom. O material biológico pode ser inoculado em ágar-malte, ágar-batata ou ágar-sabouraud, e incubado a 25 ou 30°C. Deve-se adicionar antibióticos aos meios de cultivo sempre que se desejar isolar o fungo de amostras contaminadas, como secreção nasal, escarro e lavado broncoalveolar. A sensibilidade da cultura no diagnóstico da mucormicose é limitada, e costuma-se obter resultados falso-negativos em até 50% dos casos. Para otimizar o resultado da cultura, deve-se tomar cuidados especiais no processamento das amostras. Recomenda-se não macerar o material a ser cultivado, o que reduz significativamente a recuperação do agente em cultura. Hemoculturas são geralmente negativas em todas as formas de mucormicose.

Importante mencionar que as hifas de Mucorales são muitos sensiveis a manipulação durante o processamento de biopsias, e também a maiores concentrações de oxigênio encontradas no ambiente, quando comparadas aos sítios de infecção no hospedeiro. Esses fatores, ao lado da contaminação bacteriana em geral presente em diferentes tecidos e fluidos biológicos colhidos para cultura em pacientes suspeitos, acabam fazendo com que grande número de cultivos sejam negativos. Coletas repetidas de material biológico para cultura, sempre que houver procedimento cirúrgico, são úteis em casos de cultura negativa com exame histológico positivo.

A interpretação de resultados de cultura deve ser feita em conjunto a outros achados, tendo em vista que pode haver a contaminação de amostras clínicas por esses fungos em ambientes de coleta não adequada. Da mesma forma, cultura positiva de sítios não estéreis pode estar associada a episódios de colonização, e não doença em progressao considerado significativo em pacientes de alto risco para o desenvolvimento da mucormicose; culturas de amostras não estéreis devem ser interpretadas com precaução e podem requerer correlação entre os achados e a situação clínica.

Exame anatomopatológico

A importância do exame histopatológico é indiscutível, já que os Mucorales podem ser encontrados como contaminantes em amostras clínicas ou mesmo em pacientes colonizados. Diferentes métodos de coloração, como a hematoxilina e eosina (HE), podem ser usados em amostras de tecido, embora o método de Grocott (prata metanamina) ou PAS ofereçam vantagens no sentido de facilitar a visualização de hifas no tecido.

Nas infecções agudas pelos Mucorales, os tecidos infectados apresentam invasão dos vasos sanguíneos pelos fungos, levando a trombose, infarto e necrose. Hifas largas, sem septos e ramificadas em ângulo de 90° constituem achados relevantes para o diagnóstico.

A definição de gênero e espécie dos fungos envolvidos só é possível mediante a recuperação do agente em cultura ou realização de técnicas de PCR.

Outros métodos diagnósticos

A identificação precisa dos agentes da mucormicose ao nível de gênero requer considerável experiência do profissional de laboratório. Nos últimos anos, novas ferramentas foram desenvolvidas para oferecer melhores resultados na identificação de agentes da ordem Mucorales. a exemplo da identificação por plataformas comerciais de espectrometria de massa (MALDI-TOF MS) ou através do sequenciamento genético de alguns alvos genéticos informativos (alvos ribossômicos 18S, 28S e região ITS). A identificação molecular de espécies da ordem Mucorales a partir de culturas é uma ferramenta interessante para diagnóstico desses pacientes, mas devemos lembrar que muitas vezes as culturas são negativas. Nesse contexto, técnicas moleculares também têm sido validadas para identificar diretamente o fungo em amostras de tecidos, quando o exame direto é positivo. Por fim, na Europa, está disponível um sistema comercial baseado em PCR para o diagnóstico de mucormicose a partir de amostras do soro, com sensibilidade superior a 80%, segundo dados publicados pelo fabricante. Infelizmente, métodos de PCR não são utilizados na rotina da maior parte dos Hospitais do Brasil.

Diagnóstico por imagem

Técnicas radiológicas convencionais são pouco úteis no diagnóstico de mucormicose; por sua vez, tomografia computadorizada (TC) e ressonância magnética (RM) são muito úteis no diagnóstico da mucormicose pulmonar e disseminada.

Múltiplos padrões radiológicos podem ser encontrados em pacientes com mucormicose pulmonar, incluindo, em ordem decrescente de frequência: consolidação lobar ou infiltrados inespecíficos, cavitações, massas e nódulos. Além disso, estudos prévios mostraram que as lesões pulmonares em pacientes com mucormicose têm predileção por lobos pulmonares superiores em 55 a 84% dos casos relatados.

A TC de tórax pode identificar infiltrados que não foram detectados nas radiografias comuns. Na mucormicose pulmonar, as lesões ocorrem frequentemente nos segmentos superiores dos lobos superiores pulmonares, e os achados tomográficos podem ser infiltrados periféricos ou consolidações e massas pulmonares. Ocorrem consolidações em aproximadamente 60% dos casos, enquanto cavitações ocorrem somente em 40% dos casos.

A TC de tórax é o melhor método para determinar a extensão da mucormicose pulmonar e demonstrar evidências de infecção antes de esta aparecer em radiografias pulmonares *standard*. Sinal do halo e o sinal do halo invertido têm sido descritos nas infecções pulmonares pelos Mucorales. Estudos realizados em pacientes oncológicos relataram sinal do halo invertido em oito de 189 (4%) pacientes com diagnóstico de infecção fúngica pulmonar, dos quais sete tinham diagnóstico confirmado de mucormicose pulmonar e um de aspergilose pulmonar invasiva. Derrame pleural e múltiplos nódulos pulmonares (mais de 10) também são considerados preditores independentes da mucormicose.

Nas formas disseminadas da mucormicose, os achados radiológicos vão depender do órgão comprometido. No cérebro, a região infartada apresenta imagem hipodensa, com áreas de hemorragia e aspecto de massa. Embora a TC seja essencial, em alguns casos, quando o tratamento cirúrgico é necessário, deve-se completar a investigação com RM, para determinar a exata localização da área afetada, principalmente nos casos de abscesso cerebral.

Diagnóstico diferencial

O diagnóstico diferencial da mucormicose deve ser realizado por meio de aspergilose pulmonar invasiva e fusariose pulmonar e disseminada.

Visto que as populações de risco envolvidas são semelhantes, o diagnóstico diferencial entre elas se fundamenta nas formas clínicas de apresentação, nos exames laboratoriais específicos e nas características radiológicas de cada patologia.

Tratamento e prevenção

O tratamento da mucormicose requer eficiência em quatro abordagens complementares: diagnóstico precoce, controle da doença de base que torna o paciente vulnerável a essa micose, apropriado desbridamento cirúrgico do tecido infectado e necrosado, e início imediato da terapia antifúngica sistêmica.

Nesse cenário, corrigir ou controlar os fatores predisponentes é também essencial para melhorar os resultados do tratamento. Em pacientes diabéticos cetoacidóticos, deve-se corrigir a hiperglicemia e a acidose. Em pacientes com neoplasias hematológicas, o controle da doença de base e a recuperação da neutropenia são metas fundamentais para o sucesso terapêutico. Em pacientes submetidos a tratamento com corticoides, deve-se considerar a redução da dose do medicamento ou sua suspensão.

Em relação ao tratamento com antifúngicos, quando iniciado o uso de anfotericina B (preferencialmente formulação lipídica) nos primeiros 5 dias do diagnóstico da mucormicose, há incremento substantivo na taxa de sobrevida (83% *versus* 49% de sobrevida, respectivamente) em relação ao grupo tratado apenas após 6 dias do dessa condição.

Segundo os documentos de diretrizes terapêuticas de diferentes sociedades, anfotericina B liposomal seria a melhor escolha para início de tratamento (doses de 3 a 5 mg por kg/dia), sendo alternativas a anfotericina B em complexo lipídico (mínimo de 5 mg por kg/dia) e isavuconazol. Esse triazólico foi recentemente aprovado para o tratamento de mucormiucose, podendo ser utilizado como tratamento inicial em pacientes que tenham dificuldades em receber anfotericina em formulação lipídica por toxicidade renal, ou ser utilizado na terapêutica sequencial, concluindo período médio de 3 a 6 meses de tratamento dessa micose. O posaconazol também tem sido utilizado na terapia sequencial, após o controle da doença com semanas de uso de anfotericina B em formulação lipídica, mas há a limitação de que no Brasil dispomos apenas da solução oral desse fármaco, que pode ser mal absorvido. Em caso de opção pelo posaconazol, o paciente deve ser monitorado em relação aos níveis plasmáticos desse medicamento.

A Anfotericina B convencional pode ser usada em doses diárias de 1 a 1,5 mg/kg/dia, mas está associada a muita toxicidade renal e também efeitos adversos ao longo de sua infusão. Na vida real, particularmente em pacientes diabéticos, leucemias agudas e aqueles submetidos a TCTH, população que responde pela maior parte dos pacientes com mucormicose, é quase impossível manter-se o tratamento com anfotericina B convencional nas doses recomendadas, sendo o fármaco interrompido em grande número dos pacientes por conta da toxicidade. Naturalmente, diante de uma doença com tamanha gravidade, a interrupção de tratamento com poliênico ou redução da dose para regimes menores que o recomendado pode levar a incremento da mortalidade.

Papel da cirurgia

A trombose de vasos sanguíneos e a consequente necrose tecidual durante a mucormicose podem resultar em pobre penetração dos antifúngicos no local da infecção e necrose tecidual, com aumento de carga fúngica. Portanto, o tratamento cirúrgico deve incluir ressecção completa do tecido necrosado, desbridamento extenso e drenagem adequada dos sítios acometidos.

Em modelos de regressão logística, o desbridamento cirúrgico foi identificado como variável independente para resultados favoráveis entre pacientes com mucormicoses. Estudos comparativos em pacientes submetidos a desbridamento cirúrgico mostram que houve melhora de sobrevida nesses pacientes. Finalmente, a mucormicose cutânea localizada, tratada com desbridamento cirúrgico agressivo e terapia antifúngica específica, tem mortalidade menor que 10%.

Terapias adjuvantes e profilaxia secundária

A utilização de fator estimulador de colônias de granulócitos e macrófagos (GM-CSF), fator estimulador de colônias de granulócitos (G-CSF), transfusões de leucócitos e câmara hiperbárica são tratamentos coadjuvantes já utilizados e preconizados por alguns autores, mas sua real eficácia não foi demonstrada em estudos clínicos randomizados. A maioria dos relatos envolve a descrição de poucos casos em que essas medidas foram testadas, com níveis diversos de sucesso.

Pacientes com mucormicose que estão recebendo imunossupressores devem manter profilaxia antifúngica secundária durante todo o tempo da imunossupressão, particularmente aqueles pacientes portadores de doenças hematológicas bem como pacientes submetidos a transplante de órgãos.

Na Figura 18.1 estão descritas as estratégias terapêuticas da mucormicose, considerando a relevância do controle das doenças de base, controle do foco e escolha adequada do antifúngico.

Prevenção

É extremamente difícil indicar medidas para reduzir a incidência da mucormicose em pacientes de risco, pois não há medidas consensuais estabelecidas para a prevenção da mucormicose em diferentes populações de risco. Assim, a redução de propágulos infectantes em sistemas de ar de unidades hospitalares ocupadas por pacientes de risco é medida que pode auxiliar na prevenção dessa micose, particularmente em pacientes neutropênicos.

Salas de pré-transplante e quimioterapia são isoladas com filtros de alta eficiência para tratar o ar, mantendo pressão positiva e prevenindo o acúmulo de pó. Em adição, flores e plantas poderiam ser excluídas dos ambientes hospitalares, devido ao fato de poderem conter uma variedade de propágulos fúngicos.

O controle metabólico adequado é uma medida de utilidade em pacientes diabéticos. A utilização racional de corticosteroides e deferoxamina também contribui para a redução de casos. Finalmente, o adequado treinamento de clínicos e microbiologistas é fundamental para a diagnóstico precoce dessa micose.

ENTOMOPHTHORALES

Os Entomophthorales compreendem dois gêneros patogênicos para o homem, *Conidiobolus* (causador da conidiobolomicose) e *Basidiobolus* (causador da basidiobolomicose), patógenos que provocam infecções subcutâneas crônicas não angioinvasivas em indivíduos imunocompetentes.

Casos de conidiobolomicose têm sido relatados na África tropical, América do Sul, América Central e Ásia. Relatos de basidiobolomicose reportam principalmente à região tropical da África, ao Sudeste Asiático e às regiões tropicais e subtropicais da Ásia, Austrália e América do Sul.

Conidiobolomicose é incomum em crianças, enquanto 88% das basidiobolomicoses foram relatados em pacientes com menos de 20 anos de idade.

Quadro clínico

Conidiobolomicose

Infecções por *Conidiobolus* spp. causam tipicamente infecção crônica e indolente de face. Há relatos de casos no oeste da África, América do Sul, Índia, Arábia Saudita, Oman e Taiwan.

A infecção tem início na mucosa nasal e se estende progressivamente a áreas adjacentes bilateralmente, incluindo nariz, bochecha, lábio superior, seios paranasais e faringe. O edema, afetando toda a área infectada, leva a significativa deformidade da face. Os sintomas mais comuns incluem obstrução nasal, rinorreia e epistaxe. A invasão da faringe pode causar disfagia. Em geral, não há febre ou outros sinais de infecção sistêmica. A infecção invasiva é rara, e a evolução é lenta durante anos. Doenças causadas por *Conidiobolus incongruus* são extremamente raras, mas muito agressivas.

Basidiobolomicose

Infecção crônica, predominantemente de tecido subcutâneo, causada por *Basidiobolus ranarum*, organismo que reside em material orgânico em decomposição, solo, folhas de árvores e intestinos de peixes, rãs, sapos, insetos, répteis e morcegos insetívoros. Muitos casos de basidiobolomicoses vêm da África (Uganda e Nigéria), Índia e Sudeste Asiático.

Em geral, *B. ranarum* infecta crianças com menos de 10 anos (76%). A basidiobolomicose envolve principalmente a coxa, a nádega e o tronco, distribuição essa que pode ser explicada pelo uso de folhas para o asseio anal após a defecação.

Do ponto de vista clínico, as lesões se manifestam como massa subcutânea única, dolorosa, unilateral, bem circunscrita. Lesões extensas podem ser dolorosas, sobretudo quando comprometem a região perineal ou perirretal. A lesão tumoral geralmente não adere a planos profundos, preserva a integridade da pele, sendo rara a ocorrência de sinais inflamatórios ou mesmo ulceração. O envolvimento de músculo ou tecido ósseo é raro, sendo eventualmente observada adenomegalia local.

O envolvimento gastrintestinal por *B. ranarum* é extremamente incomum, com poucos casos descritos na literatura médica até 2010. Esses casos foram descritos no Arizona, na Flórida e em Utah (nos EUA), na Nigéria, no Brasil, no Kuwait, na Arábia Saudita, no Irã e no Egito. A doença geralmente se manifesta por tumoração abdominal, acompanhada por dor abdominal, obstipação, diarreia, náuseas, vômitos, evacuação mucossanguinolenta, febre e perda de peso. O envolvimento gastrintestinal pode comprometer estômago, intestino delgado, colón e reto. Em hospedeiros imunocompetentes, além das infecções subcutânea e gastrintestinal também tem sido relatada basidiobolomicose disseminada.

Diagnóstico

O exame histopatológico geralmente apresenta infiltrado eosinofílico granular denso ao redor dos elementos filamentosos, conhecidos como fenômeno de Splendore-Hoeppli. O infiltrado inflamatório é misto com eosinófilos, histiócitos, neutrófilos, linfócitos, plasmócitos e células gigantes. As culturas para fungos podem ser negativas.

Testes sorológicos não são amplamente disponíveis e têm relevância clínica não definida. Alguns autores relataram alta sensibilidade e especificidade com teste de imunodifusão para detecção de anticorpos contra *Conidiobolus* e *Basidiobolus*.

Tratamento

Não há estudos comparativos e randomizados que tenham validado estratégias terapêuticas para pacientes com Entomophthoramicoses. As infecções por *Conidiobolus* spp. são mais resistentes a todos os antifúngicos testados que as causadas por *Basidiobolus* spp. Os antifúngicos utilizados para tratar entomoftoramicoses, com resultados variáveis, incluem: iodeto de potássio, miconazol, cetoconazol, itraconazol, fluconazol, terbinafina e anfotericina B.

Não há dados disponíveis para os novos triazólicos, como voriconazol, posaconazol ou equinocandinas.

Apesar das limitações apontadas em relação à escolha de tratamento, a maior experiência de centros médicos de referência é com o uso de itraconazol, na dose de 400 mg/dia, por períodos que variam de 3 a 19 meses.

Também são úteis tratamento cirúrgico, em combinação com a terapia antifúngica, para remoção dos nódulos, e cirurgia reconstrutiva.

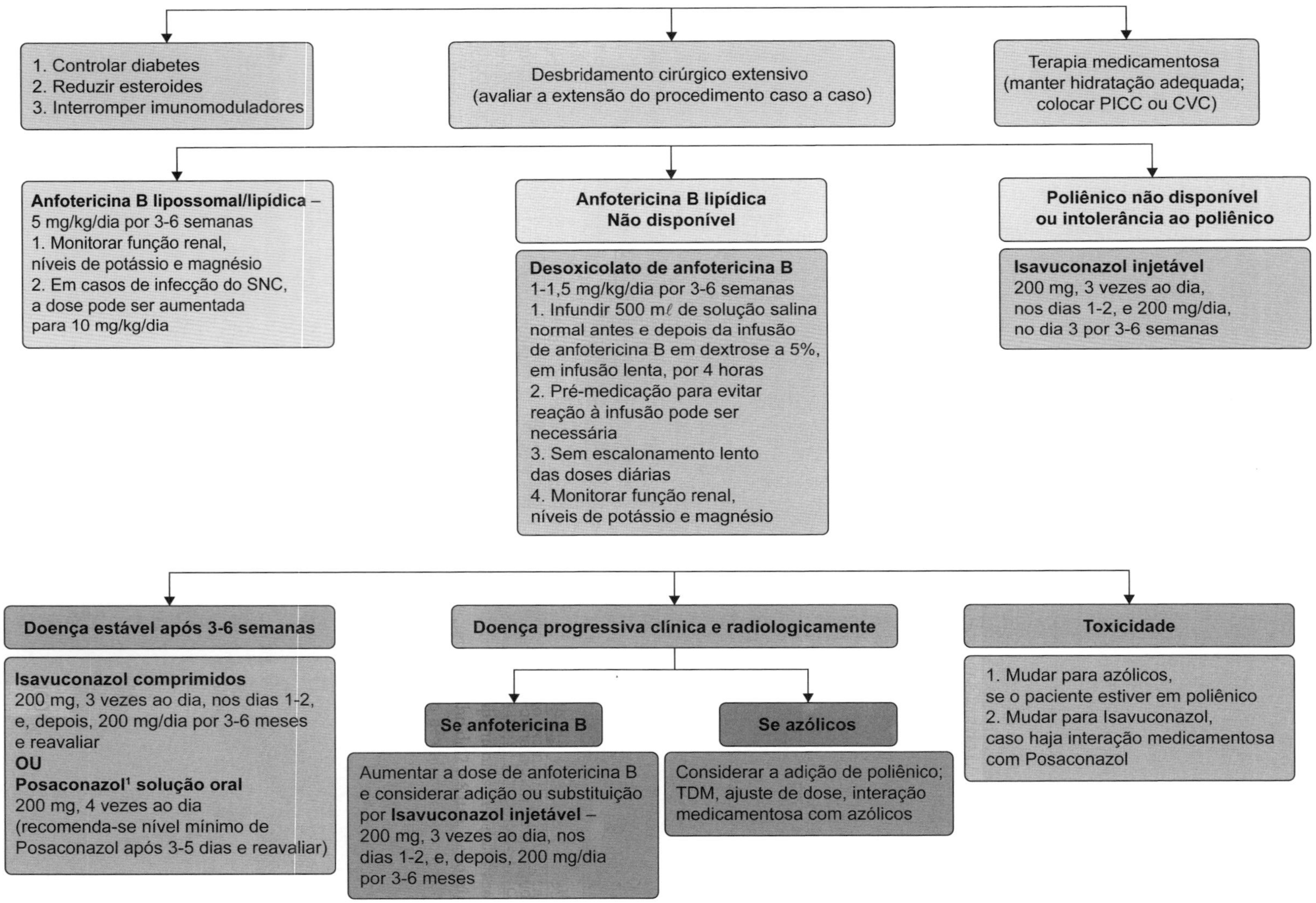

FIGURA 18.1 Algoritmo para abordagem terapêutica do paciente com mucormicose. [1]Posaconazol, tanto comprimido como injetável, não está disponível no Brasil. PICC: cateter central de inserção periférica; CVC: cateter venoso central; SNC: sistema nervoso central; SUBA: superbiodisponível (do inglês SUper BioAvailable); TDM: monitoramento terapêutico de medicamentos. Adaptada de Shivaprakash *et al.*, 2021.

BIBLIOGRAFIA

Cornely OA, Alastruey-Izquierdo A, Arenz D, Chen SCA, Dannaoui E, Hochhegger E *et al.* Global guideline for the diagnosis and management of mucormycosis: an initiative of the European Confederation of Medical Mycology in cooperation with the Mycoses Study Group Education and Research Consortium. Lancet Infect Dis. 2019 Dec;19(12):e405-e421.

Chayakulkeeree M, Ghannoum MA, Perfect JR. Zygomycosis: the re-emerging fungal infection. European Journal of Clinical Microbiology & Infectious. 2006;25:215-29.

Global guideline for the diagnosis and management of mucormycosis: an initiative of the European Confederation of Medical Mycology in cooperation with the Mycoses Study Group Education and Research Consortium.

Gonzáles CE, Rinaldi MG, Sugar AM. Zygomicosis. Infectious Disease Clinics of North America. 2002;16:895-914.

Kontoyiannis DP, Lewis RE. Invasive zygomycosis: update on pathogenesis, clinical manifestations,and management. Infectious Disease Clinics of North America. 2006;20:581-607.

Ribes JA, Vanover-Sams CL, Baker DJ. Zygomycetes in human disease. Clinical Microbiology Reviews. 2000;13:236-301.

Spellberg B, Walsh TJ, Kontoyiannis DP *et al.* Recent advances in the management of mucormycosis: from bench to bedside. Clinical Infectious Diseases. 2009;48:1743-51.

Binder U, Maurer E, Lass-Flörl C. Mucormycosis – from the pathogens to the disease. Clin Microbiol Infect. 2014 Jun;20 Suppl 6:60-6.

Cornely OA, Arikan-Akdagli S, Dannaoui E. ESCMID and ECMM joint clinical guidelines for the diagnosis and management of mucormycosis2013. Clin Microbiol Infect. 2014 Apr;20 Suppl 3:5-26.

Danion F, Aguilar C, Catherinot E *et al.* Mucormycosis: New Developments into a Persistently Devastating Infection. Semin Respir Crit Care Med. 2015 Oct;36(5):692-705.

Jenks JD, Mehta SR, Hoenigl M. Broad spectrum triazoles for invasive mould infections in adults: Which drug and when? Med Mycol. 2019 Apr 1;57(Supplement_2):S168-S178.

Jenks JD, Mehta SR, Hoenigl M. Broad spectrum triazoles for invasive mould infections in adults: Which drug and when? Med Mycol. 2019 Apr 1;57(Supplement_2):S168-S178.

Kwon-Chung KJ. Taxonomy of fungi causing mucormycosis and entomophthoramycosis (zygomycosis) and nomenclature of the disease: molecular mycologic perspectives. Clin Infect Dis. 2012 Feb;54 Suppl 1:S8-S15.

Kyung J. Kwon-Chung. Taxonomy of Fungi Causing Mucormycosis and Entomophthoramycosis (Zygomycosis) and Nomenclature of the Disease: Molecular Mycologic Perspectives. Clin Infect Dis. 2012;54(S1):S8-15.

Marty FM, Cosimi LA, Baden LR. Breakthrough zygomycosis after voriconazole treatment in recipients of hematopoietic stem-cell transplants. N Engl J Med. 2004;350(9):950-952.

Millon L, Scherer E, Rocchi S, Bellanger AP. Molecular Strategies to Diagnose Mucormycosis. J Fungi (Basel). 2019 Mar 20;5(1)pii: E24.

Mohamed I, Hassan A, Voig K. Pathogenicity patterns of mucormycosis: epidemiology, interaction with immune cells and virulence factors. Medical Mycology. 2019;57:S245-S256.

Nucci M, Engelhardt M, Hamed K. Mucormycosis in South America: A review of 143 reported cases. Mycoses. 2019 Sep;62(9):730-738.

Oliver AC, Alastruey-Izquierdo A, Arenz D, Sharon CA, Chen *et al.*

Prabhu RM, Patel R. Mucormycosis and entomophthoramycosis: a review of the clinical manifestations, diagnosis and treatment. Clin Microbiol Infect. 2004;(10 Suppl 1):31-47.

Prakash H, Chakrabarti A. Global Epidemiology of Mucormycosis. J Fungi (Basel). 2019 Mar 21;5(1)pii: E26.

Shivaprakash M Rudramurthy *et al.*, Mycoses. ECMM/ISHAM recommendations for clinical management of COVID-19 associated mucormycosis in low- and middle-income countries. 2021;64:1028-1037.

19 Esporotricose

Flavio de Queiroz Telles Filho • Regielly Caroline Raimundo Cognialli • Daniel Wagner de Castro Lima Santos

ESPOROTRICOSE

A esporotricose é a mais prevalente das micoses de implantação em todo o mundo, ocorrendo endemicamente em zonas tropicais e subtropicais de vários países da América Latina, África e, menos frequentemente, em países na América do Norte e Europa. Entretanto, a esporotricose pode causar formas extracutâneas, tanto em imunocompetentes como em imunodeprimidos. É causada por várias espécies do fungo termo dimórfico do gênero *Sporothrix,* capaz de infectar humanos e outros animais. As manifestações clínicas geralmente surgem após a inoculação transcutânea de matéria orgânica contaminada pelo fungo (transmissão sapronótica) ou por transmissão zoonótica, podendo ser veiculada por vários animais, principalmente o gato doméstico, o principal transmissor da esporotricose de transmissão felina (ETF) por S. *brasiliensis* no Brasil e na Argentina.

A doença foi descrita pela primeira vez por Benjamin R. Schenck, em 1898, EUA. O fungo foi isolado de lesões cutâneas no membro superior direito de um paciente tratado por Schenck, que na época, era aluno de graduação da Escola de Medicina Johns Hopkins, em Baltimore. Posteriormente, o agente foi avaliado pelo patologista Erwin F. Smith, que o classificou no gênero *Sporotrichum*. Em 1900, Hektoen e Perkins relataram o segundo caso da doença em Chicago e usaram pela primeira vez a denominação *Sporothrix schenckii*, embora o termo *Sporotrichum schenckii* tenha sido usado por décadas. No Brasil, em 1907, Adolpho Lutz e Alfonso Splendore observaram pela primeira vez, em São Paulo, a transmissão zoonótica da esporotricose em humanos, após a mordedura de ratos. Os autores também descreveram a presença de "corpos asteroides" em tecidos, elementos úteis para o diagnóstico histopatológico dessa micose de implantação. A esporotricose transmitida por plantas, era relativamente frequente na França, sendo conhecida também como "doença dos jardineiros ou "Rose Gardner's disease", sendo relacionada com traumas por espinhos da roseira e fragmentos de outros vegetais. A transmissão zoonótica da esporotricose foi menos frequente que a sapronótica, durante quase todo o século passado, até a emergência das infeções por *S. brasiliensis*, no final da década de 1990.

MICROBIOLOGIA

A esporotricose foi inicialmente descrita como causada por uma única espécie, *Sporothrix schenckii*. Entretanto, em 2006, estudos moleculares reconheceram ao menos seis espécies agrupadas no complexo *Sporothrix*. Todavia, a classificação taxonômica atual considera que as diferentes espécies, com diversidade genética, epidemiológica e ecológica, pertençam todas ao gênero *Sporothrix*, classificado na família *Ophiostomataceaea*. Das 53 espécies classificadas no gênero *Sporothrix*, têm importância médica e veterinária *S. schenckii, S. brasiliensis, S. globosa e S. luriei*. Eventualmente, algumas espécies sapronóticas, como *S. mexicana, S. chilensis, S. pallida e S. humicola*, podem causar infecções em mamíferos; entretanto, sem relevância epidemiológica. As espécies patogênicas podem ser isoladas ambientalmente do solo, madeira em decomposição, feno, palha e de outros subprodutos vegetais. *S. schenckii* é a espécie de maior distribuição geográfica, tendo sido relatada nos cinco continentes e no Brasil, é veiculado quase sempre por traumas com subprodutos vegetais. *Sporothrix globosa* também apresenta distribuição global, sendo identificado em EUA, Inglaterra, Espanha, Itália, China, Índia, Japão, México, Colômbia. Na China, é a espécie mais prevalente, causando formas cutâneas e linfocutâneas de transmissão sapronótica, ao contrário do Brasil, onde *S. globosa* é infrequente.

Sporothrix brasiliensis foi identificado como agente da esporotricose de transmissão de casos em milhares de pacientes humanos e felinos, além de centenas de casos caninos no Brasil. A epizootia por esse agente também se expandiu para Argentina, principalmente para a região de Buenos Aires, mas também, ao sul, em regiões da Patagônia. Há relatos de casos importados do Brasil no Paraguai e também prováveis casos na Bolívia. *S. brasiliensis* é a espécie com maior potencial de virulência, e muitos isolados são fortemente melanizados e também são produtores de biofilmes *in vitro*. O agente da ETF é o único entre os fungos termo dimórficos com capacidade de transmissão diretamente na fase leveduriforme, a mamíferos, sem a transformação dimórfica para a fase filamentosa, como ocorre na infecção por outras espécies de *Sporothrix* e com outros fungos endêmicos. Apesar de sua virulência e aparente menor sensibilidade a antifúngicos, demonstrada em alguns trabalhos, *S. brasiliensis* responde bem aos antifúngicos usados para tratar a esporotricose por outras espécies, incluindo em pacientes felinos. As características fenotípicas macro e microscópicas das espécies de *Sporothrix* não permitem a identificação a nível de espécie, sendo necessario o emprego de métodos moleculares para sua correta identificação.

EPIDEMIOLOGIA

A esporotricose, é uma doença cosmopolita, ocorrendo preferencialmente em regiões tropicais e subtropicais, e apresenta distribuição geográfica mundial, com zonas de hipendemicidade localizadas em México, Peru, Brasil, África do Sul, Índia, Colômbia, Uruguai, Japão e China. Atualmente, há poucos casos descritos na Europa, vários deles descritos em pacientes que viajaram para áreas endêmicas da doença. Sua incidência e prevalência são difíceis de determinar por inexistência de notificação compulsória; entretanto, sua prevalência estimada situa-se entre 0,1 a 0,5%. Em áreas hiperendêmicas como Albacay no Peru e em Jalisco e Puebla, no México, a incidência varia de 48 a 98 casos por 100.000. A doença pode atingir população de qualquer gênero ou idade, porém é sabido que exposições ocupacionais e hábitos de lazer aumentam o risco de infecção.

Embora a maioria dos casos de esporotricose descritos na literatura sejam isolados, vários surtos ou agrupamento de casos da doença têm sido relatados em várias regiões do globo, ao longo do tempo. Há surtos da doença relatados em pescadores da Guatemala, em oleiros e floricultores nos EUA, e em caçadores de tatus (*Dasypus novemcinctus*), no Uruguai. Entretanto, o maior surto de esporotricose sapronótica relatado no século passado foi registrado entre 3.300 mineiros, extraindo ouro, em uma mina, em Witwastersand, África do Sul. Os trabalhadores, adquiriram a enfermidade por traumas ocasionados pelas vigas de madeira contaminadas por *S. schenckii*, usadas para a sustentação das galerias dos túneis da mina. Atualmente o maior surto de esporotricose em curso iniciou-se em municípios do estado do Rio de Janeiro, no final de 1990 com casos de ETF por *S. brasiliensis*. Esse surto epizoótico, expandiu se para outras regiões do Brasil, tendo sido relatado em 25 estados, já atingindo alguns países limítrofes. Uma atualização recente da ETF no Rio de Janeiro reportou cerca de 5.000 casos humanos, 8.000 felinos e 300 caninos. Na Argentina foram descritos recentemente, agrupamento de casos na região de Buenos Aires e na cidade austral de El Calafate, localizada na Patagônia. Entretanto esses dados são subestimados, e refletem apenas as notificações de uma única instituição local. A ETF encontra-se em expansão, frente às dificuldades de tratamento de animais doentes e consequentemente do controle da transmissão felina da doença. Casos esporádicos de ETF por *S. schenckii* têm sido relatados nos EUA, no México, no Brasil, na Índia, na Malásia e no Japão (Figura 19.1). Os modos de transmissão, as principais manifestações clínicas e os testes diagnósticos da esporotricose estão representados na Tabela 19.1.

IMUNOPATOGENIA

A sobrevivência de microrganismos ao ambiente hostil encontrado no organismo do hospedeiro, depende de vários mecanismos desenvolvidos pelos parasitas ao longo da sua evolução biológica. Os agentes etiológicos da esporotricose humana também desenvolveram mecanismos de escape e fatores de virulência semelhantes aos dos outros fungos termo dimórficos. Entretanto, *S. brasiliensis* difere dos outros membros do gênero *Sporothrix* por ser capaz de infectar o hospedeiro diretamente a partir da fase leveduriforme, como as demais espécies, que são infectantes a partir da fase filamentosa.

Os principais fatores de virulência observados em *Sporothrix* spp. incluem a termotolerância, composição e espessura da parede celular, assim como a produção de adesinas na parede celular da fase leveduriforme do fungo. Essas substâncias permitem a adesão do fungo às células epiteliais e endoteliais do hospedeiro, possibilitando a invasão dos tecidos, ocasionando as manifestações clínicas da esporotricose.

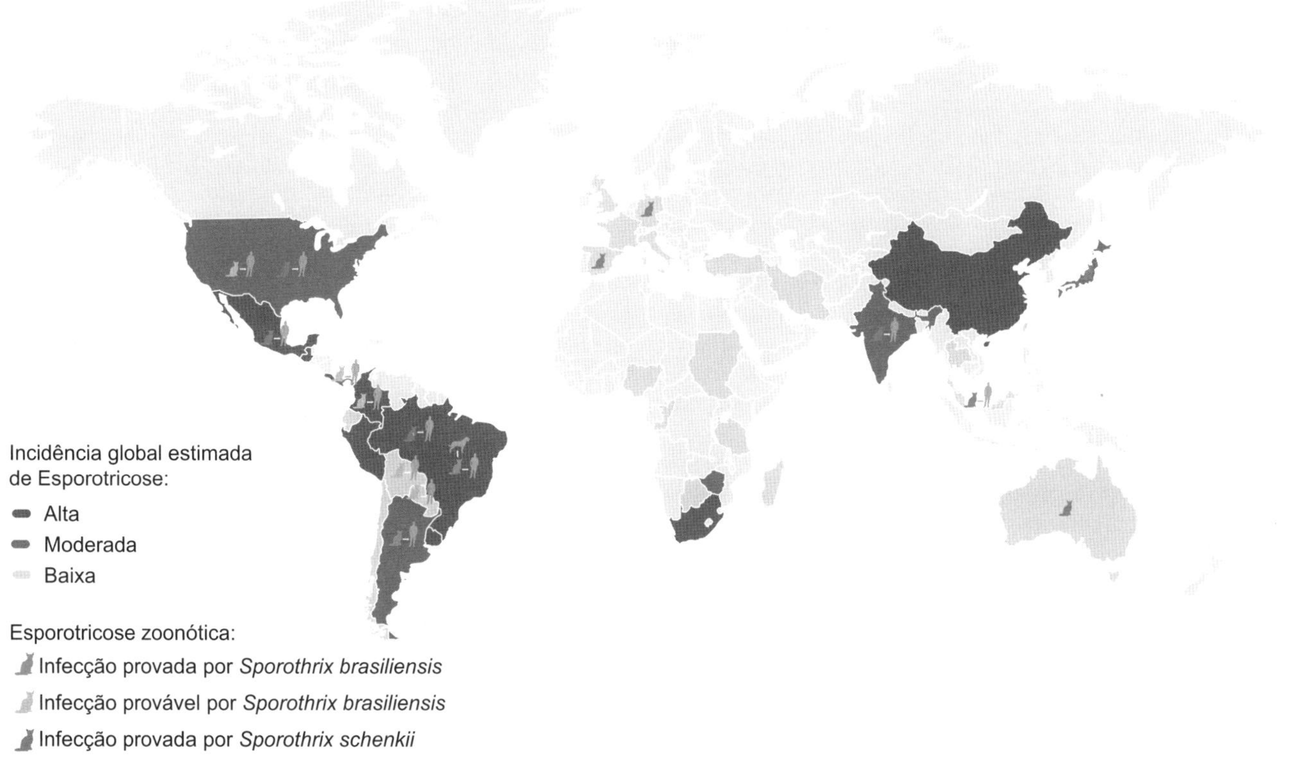

FIGURA 19.1 *Global burden* da esporotricose. As cores dos países indicam a incidência estimada de esporotricose causada por todas as espécies patogênicas de *Sporothrix*. As miniaturas representando humanos, felinos e caninos, representam a transmissão zoonótica da doença em diferentes países, segundo o nível de evidência do diagnóstico, segundo dados clínicos, epidemiológicos e microbiológicos. As diferentes dimensões das figuras felinas, representam o número de casos descritos na literatura. (Esta figura encontra-se reproduzida em cores no Encarte.)

TABELA 19.1 Principais características clínicas, epidemiológicas e de diagnóstico da esporotricose humana.

Sinonímia	Epidemiologia e distribuição geográfica	Manifestações clínicas	Diagnóstico
Doença dos jardineiros Doença da roseira Micose do gato	**Transmissão sapronótica** Cosmopolita, maior prevalência em regiões tropicais e subtropicais, Áreas hiperendêmicas de transmissão no Brasil, Peru, México, Uruguai, Colômbia, Índia, África do Sul, Japão e China	**Transmissão sapronótica** **Formas cutâneas**: linfocutânea (50 a 70%), cutânea (20 a 25%) e cutânea disseminada (5%)	**Material** Biopsias, aspirado de abscessos, *swab* conjuntival, lavado broco alveolar, LCR etc.
		Formas extracutâneas: ocular, pulmonar, osteoarticular, neurológica, imunorreativa disseminada em imunodeprimidos	**Micologia** Exame direto presença de células leveduriformes (sensibilidade 2 a 4% em humanos; > 90%, em felinos) cultura método padrão-ouro, identificação do agente etiológico
	ETF Surto epizoonótico em vários estados do Brasil, e casos relatados em países limítrofes da América do Sul	**ETF** Além de formas cutâneas e extracutâneas, acometimento ocular, meningite crônica e formas imunorreativas são frequentemente descritas	**Histopatologia** Presença de células leveduriformes (baixa sensibilidade em humanos 20 a 30% em humanos); infiltrado misto: granulomatosa e supurativo; eventualmente presença de corpos asteroides (fenômeno Splendore-Hoeppli)
			Imunológico Hemaglutinação de partículas de látex (comercialmente disponível) sensibilidade varia de acordo com forma clínica; Elisa, PCR etc., são validados, mas não disponíveis comercialmente

ETF: esporotricose de transmissão felina, por *S. brasiliensis*.

Outro fator de virulência importante é a produção de melanina na parede celular. Esse pigmento é um importante fator de virulência para vários fungos, incluindo fungos melanizados (demácios), agentes de cromoblastomicose e de feo-hifomicoses, *Cryptococcus* spp., *Aspergillus* spp., *Scedosporium apiospermum*, *Lomentospora prolificans* etc. A melanina, na maioria das vezes é a di-hidroxinafatleno-melanina, que protege o fungo na natureza da radiação ultravioleta de maneira análoga aos melanócitos epidérmicos de mamíferos. A melanina pode dificultar a lise da parede celular do fungo quando fagocitado por neutrófilos, possibilitando sua sobrevivência nos tecidos. Há também estudos em modelos experimentais sugerindo que *S. brasiliensis* seria mais virulento que outras espécies de *Sporothrix*, por ter parede celular mais espessa e com maior quantidade de melanina. Outro fator de virulência importante na patogenicidade de *Sporothrix* spp. é a formação de biofilmes, conforme demonstrado por estudos *in vitro* e *in vivo*. Em humanos, a formação de lesões gomosas em pacientes com a forma cutaneolinfática e de lesões pseudocísticas, observadas em formas neurológicas da esporotricose, podem estar associadas a biofilmes, produzidos pelo fungo.

A resposta do hospedeiro é principalmente relacionada com neutrófilos, monócitos e macrófagos, capazes de ingerir e lizar as leveduras do fungo. Como em outras micoses, a resposta humoral e os anticorpos não parecem ter efetividade, enquanto a imunidade mediada por células é crucial para controlar a doença. Pacientes imunodeprimidos, principalmente por coinfecção pelo HIV, em geral apresentam formas graves e disseminadas de esporotricose.

TRANSMISSÃO

O hábitat natural de *Sporothrix* spp. e suas prováveis fontes de infecção são o solo e diversos subprodutos vegetais, como madeira, celulose, vegetais em decomposição e outras partes ou fragmentos de plantas, que são fontes de nutrientes para o fungo. Nos EUA, *S. schenckii* já foi isolado de fontes ambientais, como plantações de pinheiro e de musgos utilizados em jardinagem. Na China, *Sporothrix* spp. foi isolado plantações de milho. O fato de a esporotricose ter sido denominada como "doença do jardineiro", deve-se à forma de transmissão a partir da implantação traumática de propágulos (micélio e conídios) na pele, principalmente a partir do contato com solo, plantas, material de jardinagem, fibras usadas em cestaria e outros subprodutos de origem vegetal. Ao longo do tempo, foram descritos casos esporádicos de transmissão por animais, incluindo acidentes com cobras, aves, morcegos, ratos, cavalos e peixes. Entretanto o gato doméstico (*Felis catus*), é atualmente o principal transmissor da esporotricose humana, felina e canina no Brasil.

S. brasiliensis pode ser transmitido pela arranhadura, mordedura e secreções de lesões ulceradas mucocutâneas de gatos doentes, porém essas secreções, por conterem alta carga de leveduras, podem mesmo infectar a pele íntegra ou a mucosa ocular pelo simples contato. Quando há acometimento das vias respiratórias por *S. brasiliensis*, os animais enfermos apresentam episódios de tosse e espirros frequentes ou em salva. Há estudos em andamento visando demonstrar que as secreções respiratórias de animais enfermos também possam ser infectantes para o homem.

Um estudo veterinário realizado no Rio Grande do Sul demonstrou que gatos saudáveis convivendo com doentes, podem apresentar cultura de impressão das patas, positivas para o fungo. Portanto há possibilidade de transmissão zoonótica da esporotricose por animais que ainda estejam no período de incubação da doença.

Fatores de risco

Estão em risco para esporotricose sapronótica ou de transmissão vegetal, lavradores, floricultores, jardineiros, marceneiros, manipuladores de fibras vegetais, mineiros e tratadores de aves e outros animais. Por outro lado, para ETF, estão em risco tutores de gatos domésticos, em geral não castrados, principalmente os que têm acesso à rua e que podem infectar-se com outros indivíduos de sua espécie. Estudantes e profissionais de medicina veterinária, funcionários de Centros de Controle de Zoonoses e funcionários de *pet houses* também apresentam risco maior para a doença, que também tem sido observada em indivíduos acumuladores de gatos. As transmissões inter-humana ou canina da esporotricose são excepcionais. A esporotricose em pacientes imunossuprimidos, como pelo HIV, diabetes, alcoolismo crônico e usuários de imunobiológicos tende a ser mais grave, disseminada, requerendo maiores períodos de tratamento.

MANIFESTAÇÕES CLÍNICAS

Esporotricose cutânea

As apresentações clínicas da esporotricose podem ser divididas em duas categorias principais: cutânea e extracutânea. Entretanto, pacientes com ETF podem apresentar um espectro clínico mais diverso de sinais e sintomas, se comparado a manifestações clínicas apresentadas por pacientes com esporotricose de transmissão vegetal.

A lesão inicial ou "cancro de inoculação" ocorre dias ou semanas após a inoculação transdérmica do patógeno, com a formação de um nódulo ou úlcera no local do trauma. Evolutivamente, a lesão inicial poderá disseminar-se pelos linfáticos regionais, formando um cordão linfático de direção centrifuga em relação à lesão inicial. Frequentemente, formam-se nódulos ao longo do vaso linfático da região acometida que inicialmente apresentam consistência ferroelástica, assumindo um aspecto de "colar de pérolas". Evolutivamente, os nódulos fistulizam-se e abscedam, formando uma linfonodite abscedante ascendente, caracterizando assim, a forma mais frequentemente observada na esporotricose humana, que é denominada linfocutânea ou cutaneolinfática, observada em 50 a 70% dos pacientes. A esporotricose linfocutânea pode ocorrer nos membros superiores e inferiores, mas também na face (Figura 19.2).

A forma fixa cutânea fixa ocorre em 20 a 30% dos pacientes. Nessa forma, não se observa a disseminação linfática que caracteriza a forma anterior. A lesão pode ser única ou múltipla, com ulcerações cutâneas de bordos bem delineados, eritematosos e infiltrativos. Embora a forma linfocutânea tenha sido descrita com maior frequência, tem-se notado aumento progressivo de diagnóstico da forma cutânea fixa, principalmente em áreas onde a transmissão zoonótica é comum (ver Figura 19.2).

O diagnóstico diferencial das formas linfocutânea e cutânea fixa deve ser feito com diversas doenças infecciosas como cromoblastomicose, feo-hifomicose, paracoccidioidomicose, blastomicose, coccidioidomicose, tricofitose granulomatosa, tuberculose verrucosa, sífilis, nocardiose, micobacterioses (*M. marinum* e *M. fortuitum*), linfangite estafilocócica, doença da arranhadura do gato (bartolenose) e com as leishmanioses. Doenças neoplásicas como carcinoma basocelular e outras de natureza autoimune (sarcoidose) também são diagnósticos diferenciais importantes.

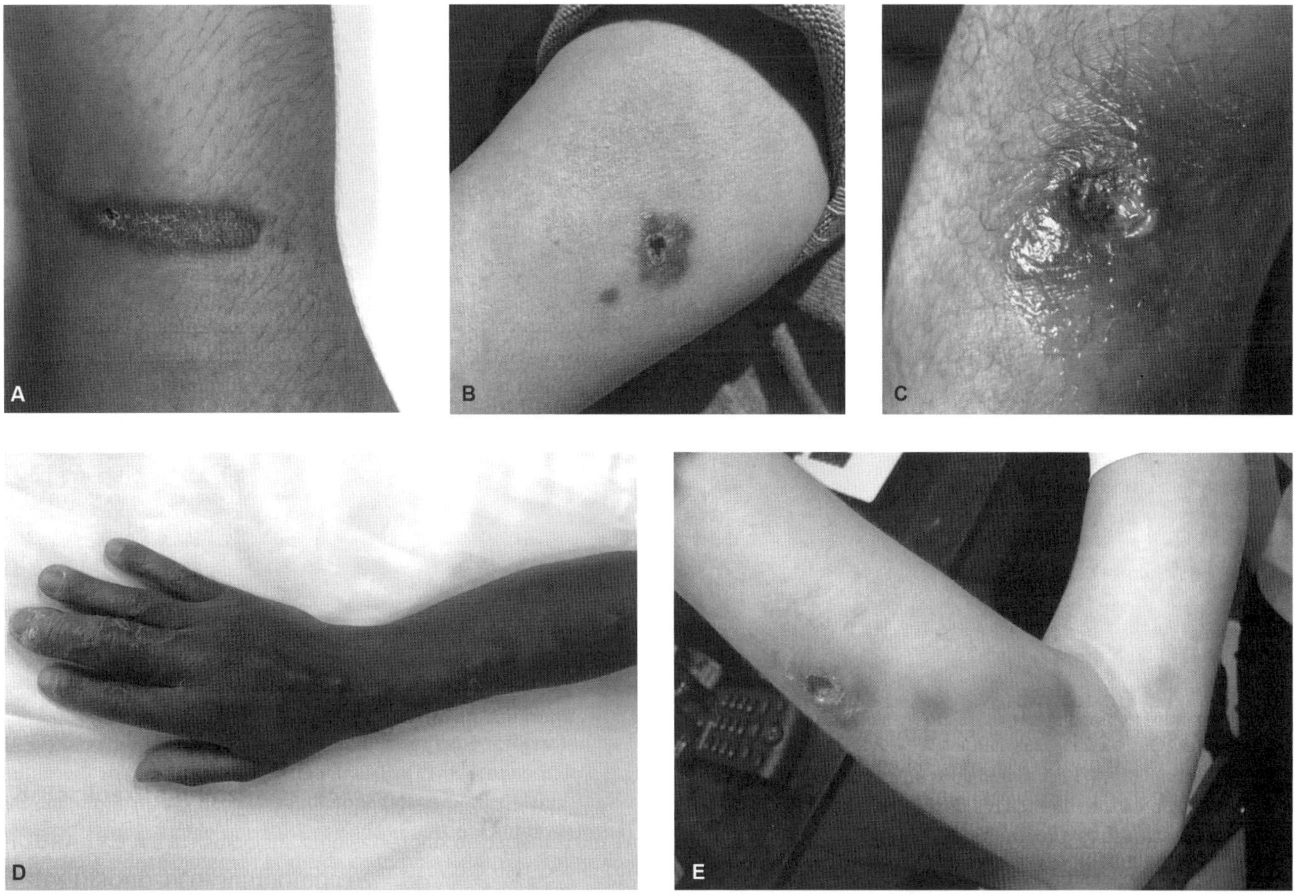

FIGURA 19.2 Aspectos clínicos diversos de pacientes com a forma cutânea fixa de esporotricose, resultantes de esporotricose de transmissão felina (ETF), por *S. brasiliensis*. (**A**, **B** e **C**). A imagem **C** simula a lesão cutânea de leishmaniose. Forma linfocutânea de infeção por *S. schenckii*, em um floricultor. Nota-se o cancro de inoculação no dedo indicador, seguido da linfadenite ascendente, assumindo aspecto de "cordão de pérolas" (**D**). Esporotricose linfocutânea por *S. brasiliensis* (**E**). (Esta figura encontra-se reproduzida em cores no Encarte.)

Em 1 a 5% dos pacientes com esporotricose, podem ocorrer formas cutâneas disseminadas. Em geral associada a imunodepressão, principalmente a coinfecção pelo HIV, alcoolismo crônico, diabetes etc. O aspecto clínico é semelhante à das formas cutânea fixa e linfocutânea, porém com extensa disseminação das lesões. Pode haver predominância de lesões noduloulcerativas, placas verrucosas, entre outras. Embora infrequente, a forma cutânea disseminada também ocorre em indivíduos aparentemente imunocompetentes.

Esporotricose extracutânea

Acometimento ocular

Embora o envolvimento do olho e anexos oculares tenha sido descrito na esporotricose de transmissão sapronótica, o número de casos relacionados a ETF vem crescendo significativamente no Brasil, após o início do surto causado por *S. brasiliensis*. A infecção ocular nesses pacientes ocorre geralmente após a implantação de leveduras nos anexos oculares externos como conjuntiva, córnea e pálpebras, e raramente após disseminação endógena da doença.

Nessa forma, pode haver acometimento da mucosa ocular (conjuntivite, uveíte, lesões retrobulbares); sistema nervoso central, apresentando-se em geral como meningite; sistema osteoarticular, por emio da inoculação direta, por contiguidade de lesão cutânea ou via hematogênica, e pulmonar, afetando principalmente lobos superiores, com apresentação clínica de tosse e dispneia e com imagens radiológicas variadas (cavitação, infiltrado reticulonodular, fibrose). A transmissão, pode se dar por arranhadura, mordedura de gatos doentes, mas ocorre principalmente por contato direto ou a distância, com secreções exsudativas das lesões cutâneas felinas, que são ricas em leveduras. A forma clínica mais frequente é a conjuntivite granulomatosa, que em geral acompanha a síndrome oculomotora de Parinaud, que consiste em aumento de linfonodos retroauriculares ou submentonianos. Outros tipos de acometimento ocular são descritos na esporotricose de transmissão felina ou sapronótica, incluindo dacriociste, ceratite, uveíte granulomatosa, coroidite, esclerite e endoftalmite. Menos frequentemente, podem ocorrer cegueira e enucleação ocular (Figura 19.3).

Envolvimento osteoarticular

O envolvimento de ossos e articulações pode ocorrer após a implantação do agente no local acometido ou resultar de disseminação hematogênica de um foco a distância. O comprometimento monoarticular associado ao derrame articular é a principal forma dessa manifestação clínica. A manifestação mais comum é a ostemielite pelo fungo acompanhada ou não de artrite. As lesões osteoarticulares da esporotricose têm sido mais relatadas nos joelhos, nos pés e nas mãos e menos frequentes na tíbia, no rádio, na ulna etc. As lesões são dolorosas com sinais flogísticos localizados na região acometida. As imagens radiológicas são semelhantes às da ostemielite bacteriana, na qual se observam lesões líticas, erosões ósseas, osteopenia e reação periosteal.

Envolvimento pulmonar

A esporotricose pulmonar é rara; entretanto, seu diagnóstico é subestimado, suspeitando-se que o número de casos possa ser maior do que os diagnosticados, principalmente pelo quadro clínico e radiológico confundir-se com o da tuberculose pulmonar. São reconhecidos dois tipos de acometimento pulmonar nessa doença: a forma crônica, que é mais comum e associada a doença pulmonar obstrutiva crônica e alcoolismos, e a forma aguda. A esporotricose pulmonar crônica, é muito semelhante à tuberculose pulmonar crônica, sendo acompanhada de febre prolongada, tosse persistente, suores noturnos e emagrecimento. Os aspectos radiológicos incluem nódulos, cavidades. Ainda há quadros semelhantes à pneumonia com pouca tosse

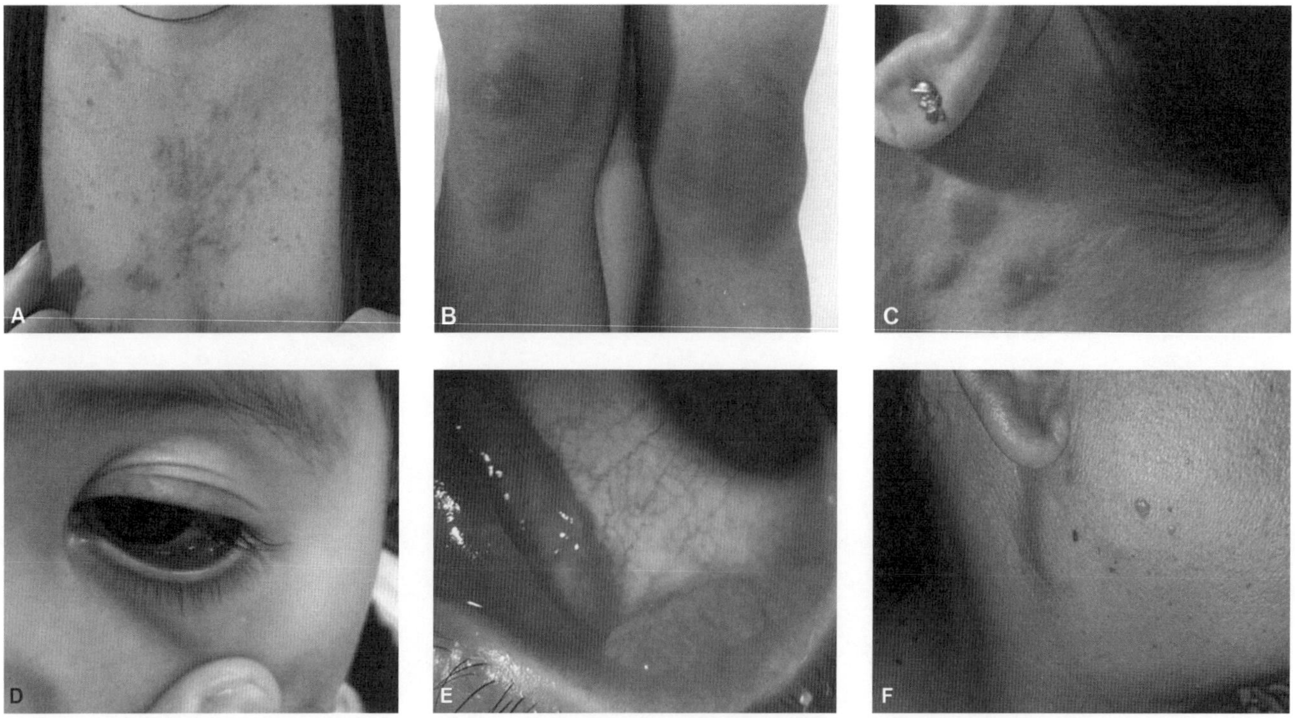

FIGURA 19.3 Formas imunorreativas em pacientes com esporotricose de transmissão felina (ETF), por *S. brasiliensis*. (**A**, **B** e **C**). Lesões eritematopapulares em tórax (**A**). Eritema e edema dos joelhos (**B**). Lesões eritematopapulares retroauriculares (**C**). Envolvimento ocular e síndrome de Parinaud em pacientes com ETF: conjuntivite granulomatosa em criança com 1,3 ano (**D**), conjuntivite granulomatosa exudativas (**E**), adenopatia cervical resultante da síndrome oculomotora de Parinaud (**F**). (Esta figura encontra-se reproduzida em cores no Encarte.)

e expectoração e áreas de condensação e opacidades miliares. A segunda forma mais descrita é a esporotricose pulmonar aguda, que é progressiva e associada a imunodepressão. Geralmente acompanha adenopatias, que podem ocasionar compressão brônquica e alargamento do mediastino. Os sintomas são mais exuberantes, sendo constituídos por tosse intensa e abundante expectoração, hemoptise, fadiga, dispneia e perda de peso.

Envolvimento neurológico

Como nas formas osteoarticulares, o sistema nervoso central (SNC), pode ser primariamente acometido na esporotricose ou ser atingido após disseminação hematogênica a partir de outros focos da doença. O acometimento primário ocorre em geral em imunocompetentes, enquanto a disseminação é observada mais em imunodeprimidos, principalmente pelo HIV. O número de pacientes com formas neurológicas de esporotricose aumentou significativamente no Brasil, em consequência do surto de ETF. A meningite crônica, é a forma mais frequente e muito semelhante à meningite crônica por tuberculose. As manifestações neurológicas mais descritas são cefaleia insidiosa e refratária, sinais neurológicos focais, convulsões, ataxia e confusão mental. O quadro liquórico é inespecífico, podendo haver discreta pleocitose. Eventualmente, *Sporothrix* spp. podem ser isoladas. O retardo diagnóstico da meningite por *Sporothrix* spp, traz mais morbidade ao paciente, com surgimento de hidrocefalia e necessidade de derivações liquóricas, além do tratamento antifúngico específico (ver Figura 19.3).

Formas Imunorreativas

Alguns pacientes com acometimento cutâneo decorrente da ETF podem apresentar manifestações dermatológicas e/ou reumatológica, de natureza imunoalérgica ou hiper-reativa, decorrente de hipersensibilidade a antígenos circulantes do fungo. Essas reações de hipersensibilidade são semelhantes às do tipo IV (hipersensibilidade tardia). Aproximadamente 10 a 15% dos pacientes podem apresentar hipertermia e queixarem se de mal-estar, cefaleia, *rash* cutâneo, erupções papulares, eritema nodoso ou multiforme, artrite reacional etc. (ver Figura 19.3).

Esporotricose em imunodeprimidos

As apresentações de micoses endêmicas em pacientes com imunodepressão são geralmente graves, disseminadas em virtude da baixa eficácia da resposta inflamatória e da resposta imune. Esses fatores geralmente determinam altas cargas fúngicas nas infecções, maior disseminação e gravidade e, consequentemente, maior índice de mortalidade. Também os pacientes imunossuprimidos requerem longos períodos de tratamento antifúngico. Esses achados também ocorrem em pacientes imunodeprimidos infectados por espécies patogênicas de *Sporothrix*, inclusive *S. brasiliensis*. As formas clínicas cutânea disseminada e extracutânea são mais frequentemente diagnosticadas em pacientes imunocomprometidos e/ou associadas a fatores predisponentes como alcoolismo, desnutrição, uso crônico de drogas ilícitas, uso de medicações imunossupressoras, como corticoides imunobiológicos, pesticidas agrícolas, ou secundário a imunodeficiências adquiridas, como a AIDS, diabetes melito, neoplasias hematológicas, transplantes etc. (Figura 19.4).

No Brasil, mais de 100 casos de ETF foram relatados em pacientes com AIDS. A maioria dos pacientes apresentava baixos níveis de CD4+ e alta carga viral, sendo que 33,3% apresentavam a forma disseminada (envolvendo pele, mucosas, ossos e SNC), 33,3% a forma linfocutânea e 23,8% a forma cutânea fixa. Também foram registrados casos de fungemia, meningite, endoftalmite e meningite. A mortalidade associada a esporotricose associada a AIDS foi de 30%.

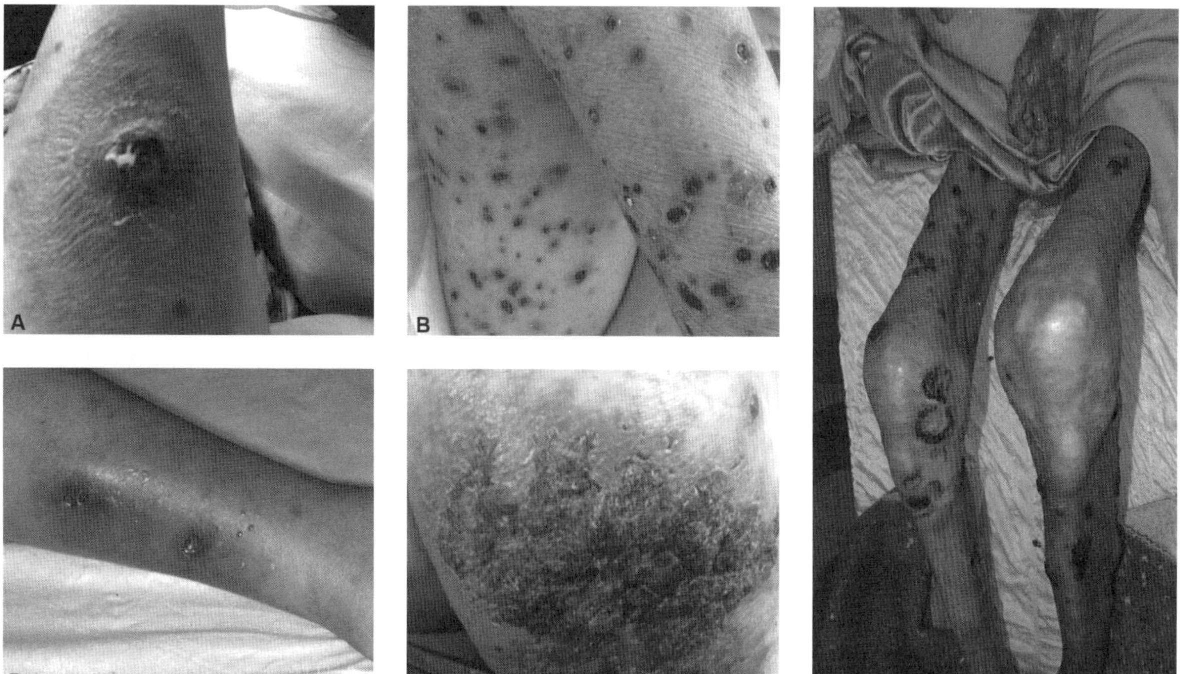

FIGURA 19.4 Esporotricose em pacientes imunodeprimidos. **A.** Lesão ulcerocrostosa elevada, circundada por halo eritematoso em usuário de imunobiológicos para tratamento de doença de Crohn. **B.** Forma cutânea disseminada em paciente diabético. **C.** Forma cutânea disseminada resultante de síndrome de reconstituição imune em paciente com AIDS. **D.** Lesões cutâneas ulceradas "a pique" em transplantado renal. **E.** Placa ulcerocrostosa em região glútea de paciente alcoolista crônico. (Esta figura encontra-se reproduzida em cores no Encarte.)

Esporotricose felina

Embora a esporotricose tenha sido relatada em uma ampla variedade de espécies animais, a mais significante epidemiologicamente ocorre em gatos domésticos, tutoreados, errantes ou ferais. Embora a esporotricose felina por *S. schenckii* tenha sido registrada em outros continentes, apenas casos isolados ou em pequenos grupos envolvendo humanos e felinos são esporadicamente observados. Entretanto, a emergência da epizootia por *S. brasiliensis* no Rio de Janeiro continua em expansão no Brasil e atinge países limítrofes na América do Sul, e já com casos humanos e felinos exportados para o Paraguai e para os EUA. A detecção precoce de casos felinos por médicos veterinários frequentemente serve como alerta para a ocorrência de casos humanos. A transmissão entre felinos é comum, ocorrendo frequentemente pelos seus hábitos biológicos, representados por disputas relacionadas com demarcação de território, acasalamento e por alimentação. As lesões ocasionadas pela esporotricose felina são fáceis de ser diagnosticadas, em virtude da alta carga de formas leveduriformes que podem ser reveladas ao exame micológico direto, cultura e/ou histopatologia (Figura 19.5).

DIAGNÓSTICO DIFERENCIAL

A esporotricose deve ser diferenciada de outras doenças de etiologia infecciosa e não infecciosa. Pacientes com formas cutâneas e extracutâneas devem ser questionados sobre contato histórico ocupacional, assim como contato prévio com plantas, e história detalhada sobre contato com gatos doentes ou saudáveis deve ser coletada. De acordo com a forma clínica ou o sítio orgânico acometido, a esporotricose deve ser diferenciada das seguintes condições:

▶ **Esporotricose linfocutânea**. Leishmaniose cutaneolinfática (Pian-bois), feo-hifomicose, tuberculose ganglionar, sífilis, infecções piogênicas, hanseníase tuberculoide, outras micobacterioses (*M. marinum*), doença da arranhadura do gato (DAG), filariose etc. A esporotricose é frequentemente confundida com a DAG (doença da arranhadura do gato, *cat scratch disease*) ou doença de Teeny. Essa infecção, também transmitida pela arranhadura do gato, é causada por uma bactéria gram-negativa, *Bartonella henselae*. É de evolução aguda, pode cursar com febre, pápula no local do trauma e linfadenite regional. Eventualmente, quando ocorre na face, pode causar a síndrome oculomotora de Parinaud, semelhante à ETF. Seu diagnóstico é clínico e epidemiológico, sendo confirmado por biopsia e testes sorológicos.

▶ **Esporotricose cutânea fixa**. Tuberculose verrucosa, cromoblastomicose, micetomas, dermatofitose granulomatosa, candidíase granulomatosa, leishmaniose cutânea, papilomas e outras verrugas virais, botriomicose, podoconioses, impetigo, micobacterioses (*M. fortuitum* e *M. marinum*), sarcoidose, psoríase, lúpus eritematoso sistêmico, pé musgoso, carcinoma de células escamosas, doença de Bowen, micose fungoide etc.

▶ **Esporotricose cutânea disseminada**. Disseminação hematogênica ou linfática de micoses sistêmicas, como paracoccidioidomicose, coccidioidomicose, histoplasmose, criptococose, talaromicose e emergomicose, tuberculose e outras micobacterioses, gomas sifilíticas etc.

▶ **Esporotricose pulmonar**. Micoses sistêmicas endêmicas, aspergilose crônica pulmonar, tuberculose, micobacterioses, pneumonias virais e bacterianas, neoplasias etc.

▶ **Esporotricose ocular**. Várias infecções virais, fúngicas e bacterianas podem imitar a espotricose ocular. Entre as micoses do globo ocular e anexos, destacam-se as ceratites por *Aspergillus* e *Fusarium* e a endoftalmite por *Candida*.

▶ **Esporotricose do SNC**. Todas as causas de meningite crônica, especialmente tuberculose e neuromicoses.

DIAGNÓSTICO MICOLÓGICO

Existem diferentes métodos laboratoriais para o diagnóstico da doença, entretanto o método padrão-ouro consiste no isolamento do agente etiológico em cultura. O exame micológico direto realizado a fresco, em espécimes clínicos, clareados e digeridos com KOH (hidróxido de potássio, 10 a 40%), apresenta baixa sensibilidade em humanos, com positividade em apenas 1 a 2% dos casos, em virtude da escassez de leveduras nas lesões humanas. A carga fúngica é bem maior, sendo o teste mais sensível em pacientes imunodeprimidos, principalmente em quando a esporotricose é associada à AIDS. Ao contrário dos humanos, felinos com esporotricose apresentam uma positividade muito superior, pela grande quantidade de leveduras nas lesões, o que confere ao exame direto, uma sensibilidade de 78 a 87%. As leveduras apresentam-se geralmente únicas, mas podem aparecer em pequenos agrupamentos de células arredondadas, ovoides ou alongadas com tamanho de 2 a 8 μm, denominadas "formas em charuto ou navete". O uso de colorações como como Giemsa, Gram ou o método de imunofluorescência com calcoflúor, podem aumentar a sensibilidade do exame direto.

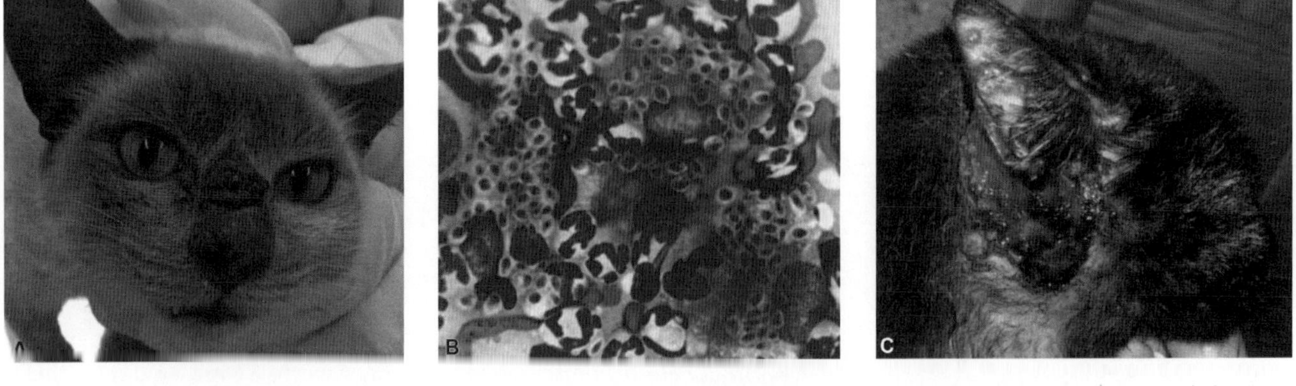

FIGURA 19.5 Esporotricose felina por *S. brasiliensis*. **A.** Lesão ulcerativa e edema da pirâmide nasal. **B.** Esfregaço de lesão cutânea exsudativa de paciente felino com esporotricose, mostrando a alta carga fúngica de leveduras de *S. brasiliensis* Giemsa (×400). **C.** Lesão ulcerada, exsudativa em região retroauricular da face e lesões papuloulcerativas em pavilhão auricular do mesmo animal. (Esta figura encontra-se reproduzida em cores no Encarte.)

O isolamento em cultivo pode ser obtido de materiais clínicos diversos, como biopsia de lesão, aspirado de exsudatos, *swabs* ou raspados oculares, escarro, lavado broncoalveolar, sangue, liquor e líquido sinovial. O material clínico deve ser semeado em ágar Sabouraud, Mycosel e BHI (*brain heart inffusion*) e incubado entre 25 e 30°C. O tempo de médio crescimento do fungo em cultura é de 4 a 8 dias, variando de acordo com o tipo de material, carga fúngica e espécie do fungo. A colônia inicialmente é branca com aspecto leveduriforme e se torna bege, assumindo aspecto membranoso. Muitos isolados, especialmente os de *S. brasiliensis*, apresentam colônias escuras em razão da produção de melanina. Na análise micromorfológica são observadas hifas delgadas, septadas, com conídios piriformes ou ovalados dispostos simpodialmente. Diversos autores já associaram o arranjo conidiano de *Sporothrix* à morfologia de uma "margarida, vaso de flores ou ainda, à forma da copa da Araucária". A conidiogênese pode ser observada no ápice de conidióforos eretos e delgados, ou diretamente a partir do micélio. Para comprovação do termo dimorfismo, pode ser realizada cultura em meios ricos em nutrientes a 37°C, como ágar BHI, ágar-sangue, ágar chocolate para reversão da fase filamentosa para leveduriforme (Figura 19.6).

A identificação da espécie de *Sporothrix* é feita por métodos moleculares, nem sempre disponíveis na maioria dos laboratórios de microbiologia. Diversas técnicas moleculares de PCR (reação em cadeia da polimerase) já foram descritas, como o sequenciamento de DNA da região ITS (*internal transcript space*), β-tubulina, calmodulina (marcador padrão-ouro) e fator de elongação 1α, além de outras técnicas como PCR-RFPL (*amplified fragment length polymorphisms*), PCR espécie-específico, PCR em tempo real e Nested PCR.

Mais recentemente, o método de MALDI-TOF MS (*matrix-assisted laser desorption ionization time-of-flight mass spectrometry*), vem sendo mundialmente empregado na identificação de microrganismos, incluindo os fungos. Na esporotricose, a análise de proteínas ribossômicos por MALDI-TOF MS é promissora. Alguns estudos mostraram que MALDI-TOF pode identificar isolados clínicos e ambientais do fungo. Entretanto, mais estudos são necessários para a construção do banco de dados para melhorar o espectro de identificação das espécies do gênero *Sporothrix*.

DIAGNÓSTICO IMUNOLÓGICO

Diversos métodos sorológicos para a pesquisa de anticorpos específicos já foram descritos na esporotricose, entretanto técnicas mais sensíveis como os testes imunoenzimáticos por ELISA (*enzyme linked immunonosorbent assay*) e *Western blot* utilizando antígenos caracterizados e padronizados, por exemplo, SsCBF (*Sporothrix schenckii con A-binding fraction*), permanecem experimentais. O único método comercial, com disponibilidade restrita no Brasil, baseia-se na aglutinação por partículas de látex, com a sensibilidade variando de 56 a 100%, de acordo com a forma clínica da doença. A reação intradérmica com esporotriquina não é mais utilizada na atualidade. Como em outras micoses, espera-se o desenvolvimento e a padronização de teste imunocromatográfico (teste rápido) para esporotricose, que muito facilitará o diagnóstico precoce dessa doença.

DIAGNÓSTICO HISTOPATOLÓGICO

O exame histopatológico também tem baixa sensibilidade nas formas cutâneas da doença, em pacientes imunocompetentes. Podem ser utilizadas as colorações H&E, ácido periódico de Schiff (PAS) e Grocott-Gomori que facilitam a visualização do fungo. A sensibilidade do exame histopatológico varia de 20 a 30%%. Aos principais

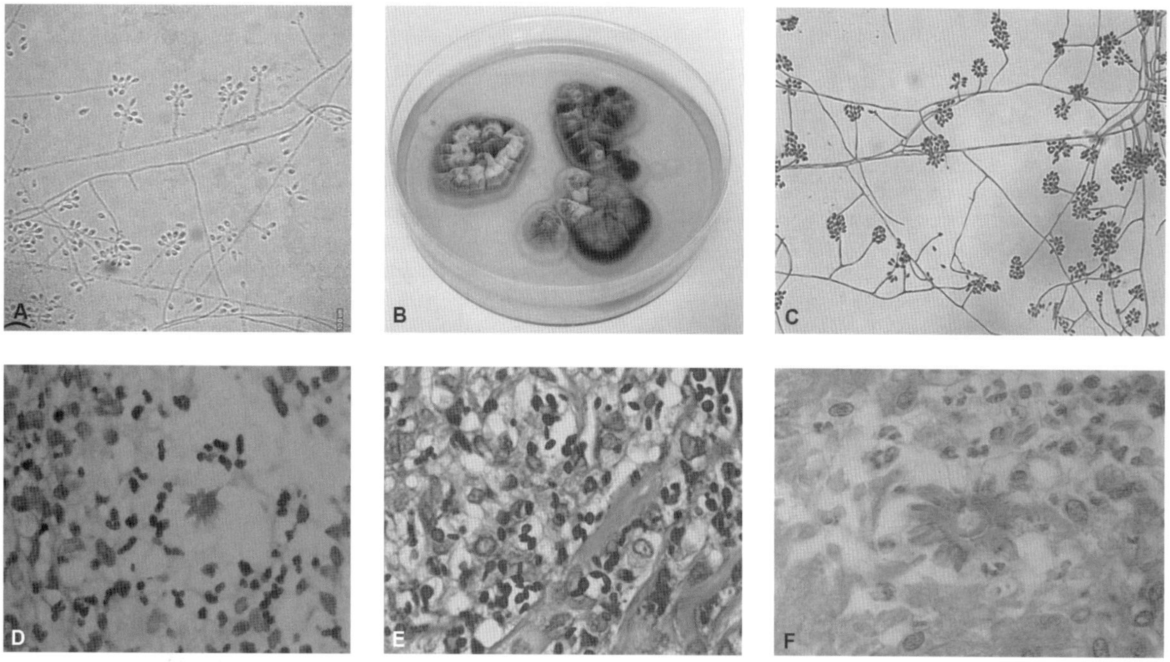

FIGURA 19.6 Diagnóstico laboratorial da esporotricose humana. A. Micromorfologia da fase filamentosa de *Sporothrix* spp. mostrando conidiogênese em forma de "margarida" Lactofenol azul de algodão ×400. B. Cultura melanizada da fase filamentosa de *Sporothrix brasiliensis*. em ágar Sabouraud, a temperatura ambiente. C. Cultivo em lâmina da fase filamentosa mostrando hifas hialinas septadas com conidióforos simpodiais formando ângulo reto com o micélio. O arranjo conidial tem aspecto de "vaso de flores ou *bouquet*". Eritosina ×400. D. Esfregaço de lesão cutânea mostrando, ao centro, um corpo asteroide envolto por neutrófilos. PAS ×400. E. Biopsia de pele de paciente HIV+, mostrando grande quantidade de leveduras de *Sporothrix* spp., com formato arredondado, ovalado e "em charuto". Coloração PAS ×400. F. Corte histológico de pele, mostrando ao centro, um corpo asteroide rodeado de espículas formadas por imunocomplexos de antígenos do fungo e anticorpos do paciente (fenômeno de Splendore-Hoeppli"). Hematoxilina eosina ×600. (Esta figura encontra-se reproduzida em cores no Encarte.)

achados são representados por ulceração central na epiderme, com hiperqueratose periférica, acantose e hiperplasia epitelial. Também se observam, da derme e epiderme, abscessos neutrofílicos, com denso infiltrado inflamatório. A reação tissular é granulomatosa, supurativa e piogênica, consistindo em microabscessos, de células polimorfonucleares e, às vezes, em granulomas tuberculoides contendo histiócitos, linfócitos e células gigantes, multinucleadas de Langhans. Além das células leveduriformes, às vezes observa-se a presença de "corpos asteroides". Estes são estruturas eosinofílicas, espiculadas, que envolvem as leveduras em tecido. São imunocomplexos e restos celulares, depositados em torno da parede celular. Originam-se de uma reação imunológica denominada "fenômeno de Splendore-Hoeppli", não sendo específico da esporotricose, podendo ser observado em outras doenças granulomatosas (ver Figura 19.5).

DIAGNÓSTICO DA ESPOROTRICOSE DE TRANSMISSÃO FELINA

O número de casos humanos, felinos e caninos vem aumentando significativamente em várias regiões do Brasil. Entretanto, muitas vezes a ETF é reconhecida tardiamente, fazendo com que pacientes recebam tratamentos inadequados e, em consequência, apresentem formas da doença com maior morbidade. A baixa sensibilidade do exame micológico direto e do histopatológico faz que haja demora no diagnóstico da doença. Apesar de o isolamento do agente em cultivo ser o melhor método diagnóstico, muitas vezes faltam laboratórios de microbiologia com capacitação para realizar a cultura do fungo, principalmente fora dos centros de referências no Brasil.

Para evitar-se o agravamento de formas clínicas na ETF, e quando o diagnóstico microbiológico é tardio ou indisponível, sugere-se iniciar tratamento precoce, baseado em fortes evidências clínicas e epidemiológicas de casos suspeitos que incluem o diagnóstico veterinário da esporotricose no animal suspeito da transmissão humana, conforme a Tabela 19.2.

TABELA 19.2 Evidências para o diagnóstico da esporotricose de transmissão felina por *Sporothrix brasiliensis* em humanos.

Níveis de evidência	Epidemiologia	Manifestações clínicas sugestivas de esporotricose	Laboratório
Provável	Traumas relacionados com gatos doentes ou contato com suas secreções	Lesões cutâneas ou linfocutânea ou acometimento ocular ou de anexos oculares etc.	Diagnóstico microbiológico veterinário, incluindo citologia, histopatologia e/ou cultura, comprovando a esporotricose no gato relacionado com a transmissão para o paciente
Provada	Traumas relacionados com gatos doentes ou contato com suas secreções	Lesões cutâneas ou linfocutânea ou acometimento ocular ou de anexos oculares etc.	Isolamento de *Sporothrix* spp. de pacientes humanos, suspeitos de esporotricose

TRATAMENTO

Embora a identificação das espécies que causam esporotricose seja importante para o conhecimento epidemiológico da esporotricose, ela não é necessária para iniciar-se o tratamento das diversas formas clínicas da doença. Apesar de estudos terem sugerido que algumas espécies do gênero *Sporothrix* possam apresentar diferentes sensibilidade aos antifúngicos *in vitro*, esses achados não foram confirmados em modelos experimentais ou em humanos. O tratamento da esporotricose com antifúngicos sistêmicos é o mesmo, independentemente da espécie causadora da doença. O fármaco de escolha para tratamento da maioria das formas da esporotricose é o itraconazol, 200 mg/dia, em uma tomada, após o almoço, de preferência com sucos cítricos, para maior absorção do medicamento. Casos mais graves ou em pacientes com fatores predisponentes, como AIDS, diabetes, usuários de imunobiológicos etc., a dose pode ser aumentada para 300 a 400 mg/dia em duas tomadas. Crianças devem ser tratadas na dose de 0 a 10 mg/kg/dia. A resposta clínica ao tratamento com itraconazol é em torno de 80 a 100%, e a duração do tratamento é de 3 a 6 meses em média, dependendo da resposta clínica. A melhor alternativa ao itraconazol é a terbinafina VO, 250 mg 2 vezes/dia. A terbinafina também pode ser combinada ao itraconazol em casos refratários. Apesar de muito utilizada no passado, a solução saturada de iodeto de potássio tem sido pouco utilizada na atualidade, em virtude da menor eficácia que o itraconazol e por seus eventos adversos. O posaconazol em solução oral, embora eficaz na esporotricose humana, tem custo bastante elevado. Esse triazólico pode ser empregado na dose de 800 mg/dia. Gestantes podem ser tratadas com terbinafina ou, se portadoras de formas graves, com anfotericina B, preferencialmente em solução lipídica. As formas graves e disseminadas, como pulmonar, cerebral, osteoarticular, podem ser inicialmente tratadas com as diferentes formulações de anfotericina B, fazendo-se um descalonamento para itraconazol ou terbinafina.

Termoterapia com calor local pode ser utilizada como terapêutica coadjuvante para diminuir a duração do uso de antifúngico sistêmico em pacientes com a forma cutânea fixa. Eventualmente, formas leves de esporotricose cutânea fixa podem ser autorresolutivas.

MEDIDAS PREVENTIVAS

Como em outras micoses, não há vacina para se prevenir esporotricose. Para pacientes com risco ocupacional para esporotricose sapronótica, deve-se recomendar o uso de equipamentos de proteção individual (EPIs) para profissionais de risco como jardineiros, floristas, manipuladores de fibras vegetais, lenhadores e trabalhadores rurais, em geral. Para a esporotricose de transmissão zoonótica, deve se alertar indivíduos em risco, principalmente profissionais envolvidos com saúde veterinária, funcionários de *pet houses*, tutores de gatos entre outros. Médicos e estudantes de medicina veterinária devem ser alertados para o uso de EPIs, como luvas, máscaras aventais e óculos de proteção. A desinfecção de fômites e do ambiente pode ser realizada com hipoclorito de sódio 1% e álcool 70°. A esporotricose em gatos, e sua possível transmissão ao ser humano, pode ser evitada com o tratamento adequado dos felinos infectados, restrição do livre acesso à rua e esterilização cirúrgica de gatos machos e fêmeas, especialmente dos machos para evitar brigas por território e fêmeas, quando podem se infectar. Animais gravemente enfermos devem ser submetidos à eutanásia após avaliação por médico veterinário e assinatura de termo de consentimento pelo tutor. Cadáveres de felinos falecidos por esporotricose devem ser cremados ou submetidos a desinfeção com hidróxido de sódio (cal virgem) pelas autoridades sanitárias do município. A educação em saúde da população e dos profissionais de saúde também é indispensável para a sensibilização da comunidade a respeito dessa zoonose.

BIBLIOGRAFIA

Almeida-Paes R, de Oliveira MM, Freitas DF, do Valle AC, Zancope-Oliveira RM, Gutierrez-Galhardo MC. Sporotrichosis in Rio de Janeiro, Brazil: *Sporothrix brasiliensis* is associated with atypical clinical presentations. PLoS Neglected Tropical Diseases. 2014;8:1-8.

Alves SH, Boettcher CS, Oliveira DC, Tronco-Alves GR, Sgaria MA, Thadeu P *et al. Sporothrix schenckii* associated with armadillo hunting in Southern Brazil: epidemiological and antifungal susceptibility profiles. Revista da Sociedade Brasileira de Medicina Tropical. 2010;43(5):523-5.

Arenas R, Sánchez-Cadena CD, Ramirez-Hobak L, Arriaga LFR and Memije MEV. Sporotrichosis: from KOH to molecular biology. J Fungi. 2018;4:62.

Aung AK, Teh BM, McGrath C, Thompson PJ. Pulmonary sporotrichosis: case series and systematic analysis of literature on clinico-radiological patterns and management outcomes. Medical Mycology. 2013;51(5):534-44.

Barros MBL, de Almeida Paes R, Schubach AO. Sporothrix schenckii and sporotrichosis. Clinical Microbiology Reviews. 2011;24(4):633-54.

Bongomin F, Gago S, Oladele, RO, Denning DW. Global and multi-national prevalence of fungal diseases–estimate precision. Journal of Fungi. 2017;3(4):57.

Bonifaz A, Tirado-Sanchez A. Cutaneous disseminated and extracutaneous sporotrichosis: current status of a complex disease. Journal of Fungi. 2017;3(1):10.

Borba-Santos LP, Rodrigues AM, Gagini TB, Fernandes GF, Castro R., de Camargo ZP, Nucci M et al. Susceptibility of *Sporothrix brasiliensis* isolates to amphotericin B, azoles, and terbinafine. Medical Mycology. 2015;53(2): 178-88.

Brilhante RSN, de Aguiar FRM, da Silva MLQ, de Oliveira JS, de Camargo ZP, Rodrigues AM *et al.* Antifungal susceptibility of Sporothrix schenckii complex biofilms. Medical Mycology. 2018;56(3):297-306.

Brown R, Weintroub D, Simpson MW. Sporotrichosis infection on mines of the Witwatersrand. Transvaal Chambers of Mines: Johannesburg, ZA.

Chakrabarti A, Bonifaz A, Gutierrez-Galhardo MC, Mochizuki T, Li S. Global epidemiology of sporotrichosis. Medical Mycology. 2015;53(1):3-14.

Etchecopaz A, Toscanini MA, Gisbert A *et al. Sporothrix brasiliensis*: a review of an Emerging South American fungal pathogen, its related disease, presentation and spread in Argentina J. Fungi. 2021;7:170.

Francesconi G, Valle AC, Passos S, Reis R, Galhardo MC. Terbinafine (250 mg/day): an effective and safe treatment of cutaneous sporotrichosis. Journal of the European Academy of Dermatology and Venereology. 2009;23(11):1273-6.

Freitas DFS, Hoagland BS, do Valle ACF, Fraga BB, de Barros MB, Schubach AO *et al.* Sporotrichosis in HIV-infected patients: report of 21 cases of endemic sporotrichosis in Rio de Janeiro, Brazil. Medical Mycology. 2012; 50(2):170-8.

García-Duarte JM, Wattiez-Acosta VR, Fornerón-Viera PML, AldamaCaballero A, Gorostiaga-Matiauda GA, Rivelli de Oddone VB *et al.* Esporotricosis trasmitida por gato doméstico. Reporte de un caso familiar. Revista del Nacional (Itauguá). 2019;9:67-76.

Gremião ID, Miranda LH, Reis EG, Rodrigues AM, Pereira SA. Zoonotic epidemic of sporotrichosis: cat to human transmission. PLoS Pathogens. 2017;13(1).

Hay RJ, Morris-Jones R. Outbreaks of sporotrichosis. Current Opinion in Infectious Diseases. 2008;21(2):119-21.

Kauffman CA. Central nervous system infection with other endemic mycoses: rare manifestation of blastomycosis, paracoccidioidomycosis, talaromycosis, and sporotrichosis. Journal of Fungi. 2019;5(3):64.

Kauffman CA, Bustamante B., Chapman SW, Pappas PGClinical Practice Guidelines for the Management of Sporotrichosis: 2007 Update by the Infectious Diseases Society of America. Clinical Infectious Diseases. 2007;45(10):1255-65.

Lopes-Bezerra LM, Mora-Montes HM, Zhang Y, Nino-Vega G, Rodrigues AM, de Camargo ZP *et al.* Sporotrichosis between 1898 and 2017: the evolution of knowledge on a changeable disease and on emerging etiological agents. Medical Mycology. 2018;56(suppl 1):S126-43.

Lutz A, Splendore A. On a mycosis observed in men and mice: contribution to the knowledge of the so-called sporotrichosis. Revista Medica de Sao Paolo. 1907;21:443-50.

Madrid IM, Xavier MO, Mattei AS, Fernandes CG, Guim TN, Santin R *et al.* Role of melanin in the pathogenesis of cutaneous sporotrichosis. Microbes and Infection. 2010;12(2):162-5.

Mialski R, de Oliveira JN, da Silva LH, Kono A, Pinheiro RL, Teixeira MJ *et al.* Chronic meningitis and hydrocephalus due to Sporothrix brasiliensis in immunocompetent adults: a challenging entity. Open Forum Infectious Diseases. 2018;5(5):81.

Moreira JA, Freitas DF, Lamas CC. The impact of sporotrichosis in HIV-infected patients: a systematic review. Infection. 2015;43(3):267-76.

Oliveira MM, Santos C, Sampaio P, Romeo O, Almeida-Paes R, Pais C *et al.* Development and optimization of a new MALDI-TOF protocol for identification of the Sporothrix species complex. Research in Microbiology. 2015;166(2):102-10.

Orofino-Costa R, Macedo PM, Rodrigues AM, Bernardes-Engemann AR. Sporotrichosis: an update on epidemiology, etiopathogenesis, laboratory and clinical therapeutics. Anais Brasileiros de Dermatologia. 2017;92(5):606-20.

Rossow JA, Queiroz-Telles F, Caceres DH, Beer KD, Jackson BR, Pereira JG *et al.* A one health approach to combatting *Sporothrix brasiliensis*: narrative review of na emerging zoonotic fungal pathogen in South America. Journal of Fungi, 2020;6:1-26.

Queiroz-Telles F, Buccheri R, Benard G. Sporotrichosis in immunocompromised hosts. Journal of Fungi. 2019;5(1):11.

Queiroz-Telles F, Fahal AH, Falci DR, Caceres DH, Chiller T, Pasqualotto AC. Neglected endemic mycoses. Lancet Infectious Diseases. 2017;17(1): e367-77.

Queiroz-Telles F, Nucci M, Colombo AL, Tobón A, Restrepo A. Mycoses of implantation in Latin America: an overview of epidemiology, clinical manifestations, diagnosis and treatment. Medical Mycology. 2011;49(3):225-36.

Quintella LP, Passos SR, do Vale AC, Galhardo MC, Barros MB, Cuzzi T *et al.* Histopathology of cutaneous sporotrichosis in Rio de Janeiro: a series of 119 consecutive cases. Journal of Cutaneous Pathology. 2011;38(1):25-32.

Ramirez-Soto M, Lizarraga-Trujillo J, Ticona-Sanchez E, Carrion-Leon O, Borda-Lopez S. Clinical and epidemiological profile of sporotrichosis in a reference clinic at Abancay, Peru: 2004-2011. Revista Peruana de Epidemiologia. 2012;16(2):121-26.

Rodrigues AM, Hoog GS, Camargo ZP. Sporothrix species causing outbreaks in animals and humans driven by animal-animal transmission. PLoS Pathogens. 2016;12(7).

Rudramurthy SM, Chakrabarti A. Sporotrichosis: update on diagnostic techniques. Current Fungal Infection Reports. 2017;11(3):134-40.

Schenck B. On refractory subcutaneous abscesses caused by a fungus possibly related to the Sporotricha. John Hopkins Hosp. 1898;9:286-90.

Schubach TMP, Schubach A, Okamoto T, Barros MBL, Figueiredo FB, Cuzzi T *et al.* Evaluation of an epidemic of sporotrichosis in cats: 347 cases (1998–2001). Journal of the American Veterinary Medical Association. 2004;224(10):1623-9.

Souza LL, Nascente PS, Nobre MO, Menierz RM, Meireles MCA. Isolation of Sporothrix schenkii from the nails of healthy cats. Brazilian Journal of Microbiology. 2006;37:372-4.

Thompson GR, Wiederhold NP. Isavuconazole: a comprehensive review of spectrum of activity of a new triazole. Mycopathologia. 2020;170(5): 291-313.

Tirado-Sánchez A, Bonifaz A. Nodular lymphangitis (sporotrichoid lymphocutaneous infections). clues to differential diagnosis. Journal of Fungi. 2018;4(2).

Zhang YQ, Xu XG, Zhang M, Jiang P, Zhou XY, Li Z et al. Sporotrichosis: clinical and histopathological manifestations. The American Journal of Dermatopathology. 2011;33(5):296-302.

20 Feo-hifomicoses

Flavio de Queiroz Telles Filho • Regielly Caroline Raimundo Cognialli • Daniel Wagner de Castro Lima Santos

FUNGOS MELANIZADOS

Os fungos melanizados também são conhecidos como fungos negros, demácios, dematiácios ou feoides, termos relacionados com a coloração escura ou acastanhada de sua parede celular em virtude da presença de melanina, um de seus principais fatores de virulência e semelhante ao pigmento melânico produzido por queratinócitos de mamíferos. Os fungos melanizados são responsáveis por um amplo espectro de infecções fúngicas, podendo acometer hospedeiros imunocompetentes ou não, causando um amplo espectro de manifestações que pode acometer desde a pele até órgãos internos, como os pulmões e o sistema nervoso central, de interesse humano e veterinário, com manifestações clínicas leves, moderadas e graves, conforme a intensidade do envolvimento de diferentes sítios orgânicos. Entre as doenças causadas por fungos melanizados, destacam-se as feo-hifomicoses, cromoblastomicose e os micetomas de grãos negros (Figura 20.1).

FEO-HIFOMICOSES

As feo-hifomicoses ou "micoses por hifas escuras ou pigmentadas" compreende um grupo de doenças causadas por fungos melanizados e que se apresentam em parasitismo, uma ampla plasticidade morfológica. O termo feo-hifomicose (micose por hifas escuras) foi criado por Ajello em 1974 para designar as doenças causadas por fungos que contêm a melanina em sua parede celular e que apresentam ampla variedade morfológica nos sítios orgânicos parasitados. Ele é bastante útil para diferenciar uma série de micoses denominadas "feo-hifomicoses" com envolvimento superficial, cutâneo, subcutâneo ou sistêmico, da cromoblastomicose, que é classificada entre as micoses de implantação ou subcutâneas. Feo-hifomicoses e cromoblastomicose representam polos distintos de um espectro de doenças causadas por fungos melanizados. Em ambas as enfermidades, o modo de infecção pode ser por inoculação ou implantação, mas na feo-hifomicose, a porta de entrada pode ser também sinusal, pulmonar, ou ainda via cateter ou soluções venosas contaminadas, causando fungemia.

Ao contrário da cromoblastomicose, na feo-hifomicose os agentes etiológicos apresentam-se em vida parasitária, com ampla plasticidade morfológica, incluindo células leveduriformes, elementos vesiculares, pseudo-hifas, hifas septadas, catenulares ou toruloides, mas não células muriformes, exclusivas da cromoblastomicose (Figura 20.2). Geralmente, em pacientes com feo-hifomicose várias formas dos elementos fúngicos podem ser observadas simultaneamente nos diferentes materiais clínicos examinados. Outro aspecto da doença é que a quantidade de pigmento melânico na parede celular dos agentes pode variar em concentração, conforme o agente etiológico e também com o estado imunológico do hospedeiro. Em consequência, sua coloração pode ir desde tons pálidos até bastante escuros, um de seus principais fatores de virulência. Os fungos melanizados são responsáveis por um amplo espectro de infecções fúngicas, podendo acometer hospedeiros imunocompetentes ou não, causando doenças superficiais, cutânea, subcutânea, além de formas sistêmicas e disseminadas (Tabela 20.1).

MICROBIOLOGIA

A taxonomia dos fungos melanizados é dinâmica e traz frequentes mudanças na nomenclatura de gêneros e espécies de agentes de feo-hifomicose. Assim como em outras áreas da micologia médica, as ferramentas de biologia molecular vêm alterando significativamente a classificação dos fungos de relevância médica e veterinária. Entretanto, de um modo geral, não existem evidências se constantes reclassificações dos fungos melanizados têm alguma repercussão clínica ou

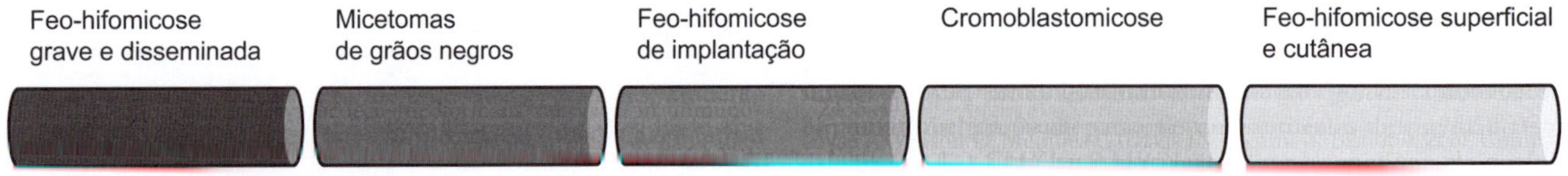

FIGURA 20.1 Espectro das infeções causadas por fungos melanizados (*Cladophialophora, Bipolaris, Madurella, Exophiala, Alternaria, Phialophora, Fonsecaea, Scytalidium, Piedraia, Hortaea* etc.). Frequentemente, o mesmo agente pode causar mais de um tipo de doença, dependendo do estado imune do hospedeiro, da carga fúngica e do modo de infeção.

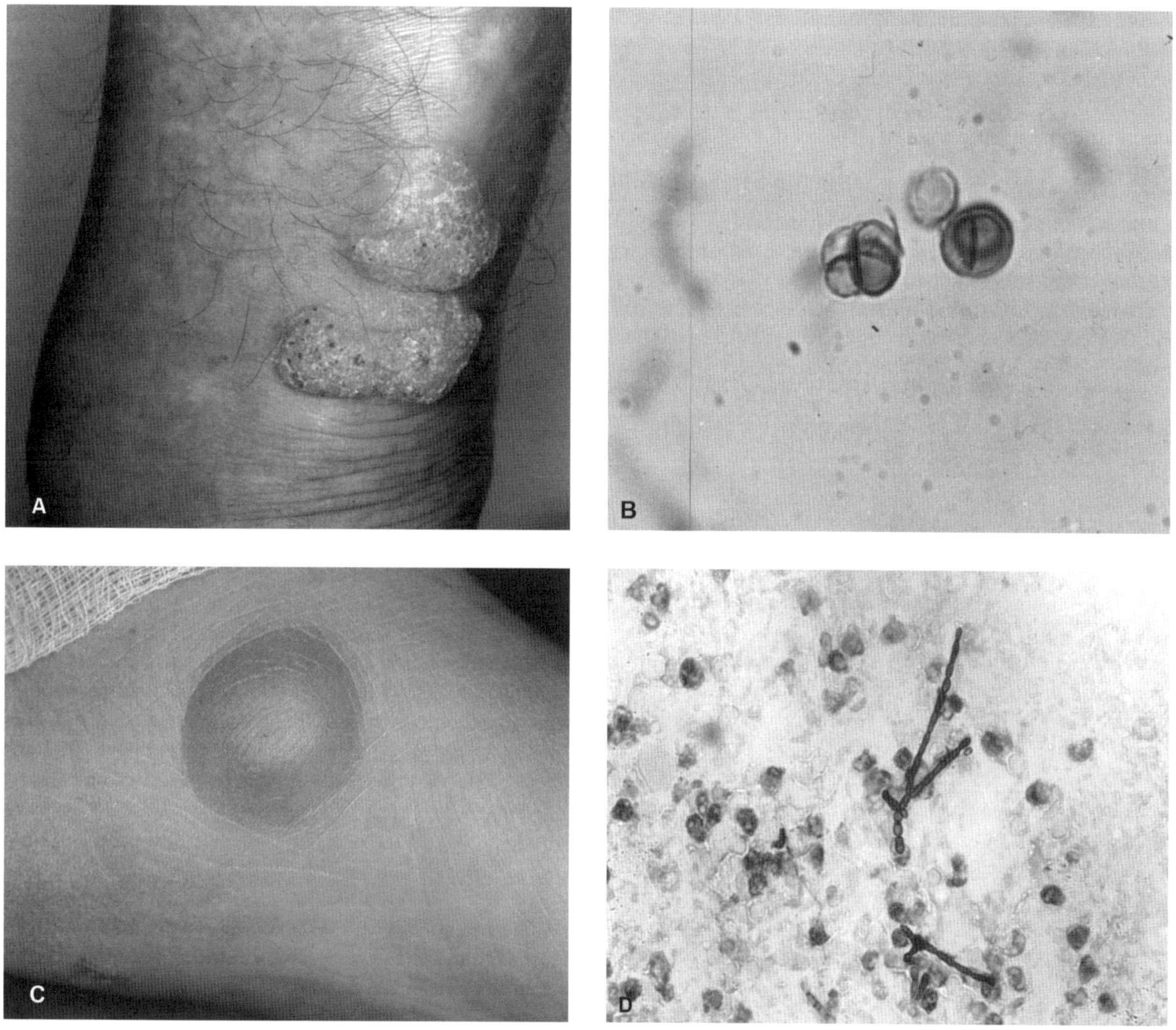

FIGURA 20.2 Aspectos clínicos e microbiológicos de doenças por fungos melanizados: cromoblastomicose e feo-hifomicose. **A.** Lesões nodulares de superfície descamativa com "pontos negros", resultantes de eliminação transepitelial em paciente com cromoblastomicose. **B.** Exame micológico direto, mostrando células muriformes (escleróticas), patognomônicas da doença. **C.** Lesão cística no pé de paciente transplantado renal, resultante de feo-hifomicose de implantação. **D.** À direita, observam-se hifas catenulares pigmentadas em secreção coletada do cisto. (Esta figura encontra-se reproduzida em cores no Encarte.)

terapêutica. Mais de 150 espécies de fungos melanizados, classificados em aproximadamente 70 gêneros já foram descritos como relacionados com a etiologia de diferentes formas clinicas de feo-hifomicose, tanto em humanos como em animais. Esse número torna-se crescente à medida que os avanços da medicina aumentem o grau e a intensidade de imunodepressão dos pacientes. (Figura 20.3). Embora a identificação das espécies seja tradicionalmente baseada nos métodos micológicos rotineiros tradicionais, que inclui o estudo das características macro e microscópicas dos agentes, cada vez mais as técnicas de biologia molecular são importantes para uma identificação mais precisa e acurada. Os fungos melanizados são onipresentes na natureza. Seus propágulos podem ser com frequência implantados ou inalados por humanos em várias oportunidades, entretanto a incidência de feo-hifomicose e de outras doenças por fungos melanizados não é elevada, o que sugere uma forte e eficiente resistência natural às doenças por esses agentes. De um modo geral, pouco se sabe a respeito dos mecanismos patogênicos de fungos pigmentados, especialmente em indivíduos imunocompetentes. Melanina, lipídios intracelulares e termotolerância são considerados fatores de virulência e, portanto, relacionam-se com virulência e a patogenicidade dos fungos melanizados. A melanina (di-hidroxinafatleno-melanina) é considerada um dos principais elementos relacionados com a sobrevivência dos fungos melanizados, tanto na natureza como no hábitat hostil representado pelo organismo do hospedeiro humano. Melanina é extremamente resistente a uma ampla variedade de agentes físico-químicos, como metais tóxicos, compostos com radicais livres, hipoclorito, dessecação e radiação ionizante. No meio ambiente externo, a melanina protege os fungos melanizados contra fatores ambientais como a radiação ultravioleta, permitindo sua vida saprobiótica mesmo sob a ação direta da luz do sol. Esse pigmento também protege os agentes do mecanismo oxidativo de células fagocitárias e inativa enzimas hidrolíticas, impedindo sua lise intracelular tanto por macrófagos como neutrófilos, o que poderia em parte explicar sua patogenicidade para indivíduos imunodeprimidos. Estudos experimentais demonstraram que a ruptura da melanina determina restrição de crescimento em hifas de *E. dermatitidis*, reduzindo sua virulência e aumentando a sobrevivência de modelos animais. Estudos *in vitro*, com vários fungos melanizados também sugerem que a melanina seja um fator relacionado com resistência aos fármacos antifúngicos; entretanto, em modelos animais ou em humanos, esse achado não pode ser comprovado. Embora as manifestações alérgicas por fungos demácios não sejam classificadas entre as formas clínicas de feo-hifomicose, sabe-se que demácios relacionados com manifestações alérgicas pulmonares ou sinusais, como *Alternaria* spp., *Curvularia* spp. e *Bipolaris* spp., são capazes de estimular a degranulação de eosinófilos possivelmente através de protease aspártica.

TABELA 20.1 Principais formas clínicas de feo-hifomicose e sua relação com diversos fungos melanizados.

Forma clínica	Patógeno
Feo-hifomicoses superficiais	
Tinea nigra	*Hortaea werneckii; Stenella araguata*
Piedra negra	*Piedraia hortae*
Ceratite	*Curvularia* spp. *Bipolaris* spp. *Exserohilum rostratum* *Lasiodiplodia* spp.
Feo-hifomicoses cutâneas	
Dermatomicoses	*Alternaria* spp. *Hendersonula toruloidea* *Taenionella stilbospora*
Onicomicose	*Scytalidium* spp. *Onychocola* spp. *Alternaria* spp.
Feo-hifomicoses de implantação (subcutâneas)	
Nodular, cística, em placa etc.	*Exophiala* spp. *Phialophora* spp. *Alternaria* spp. *Bipolaris* spp. *Cladophialophora* spp.
Feo-hifomicoses sistêmicas	
Sinusite invasiva Pulmonar Cerebral Disseminada	*Curvularia* spp., *Alternaria* spp., *Bipolaris* spp. *Exophiala* spp. *Cladophialophora bantiana, Ramichloridium mackenzei* *Ochroconis* spp. *Aureobasidium* spp. *Fonsecaea monophora* *Chaetomium* spp. *Phialophora* spp. *Curvularia* spp. *Verruconis* spp. *Phaeoacremonium* spp.

Embora os agentes mais comuns de feohifomicoses sejam classificados entre os gêneros *Exophiala (E. jeanselmei, E. moniliae,* E. *spinifera), Alternaria (A. alternata. A. tenuiissima), Phialophora (P. richardisiae, P. verrucosa), Bipolaris, Curvularia, Phaeoacremonium* spp., mais de 150 espécies já foram relacionadas com diferentes formas clínicas de feo-hifomicose. Os agentes de feo-hifomicose apresentam diferentes quantidades de melanina como componente da parede celular, pigmento esse responsável pela virulência e patogenicidade de seus agentes e de outras doenças causadas pelos fungos demácios. A melanina é um composto onipresente na natureza, podendo ser encontrada em vários microrganismos e animais. No Reino Fungi, vários patógenos possuem diferentes quantidades de melanina em sua composição, como *C. neoformans, S. apiospermum, S. prolificans, A. niger, P. brasiliensis Sporothrix schenckii, S. brasiliensis* etc. Entretanto, são considerados agentes de feo-hifomicose os fungos melanizados que apresentam ampla variação morfológica em diferentes materiais clínicos. Alguns autores classificam *Scedosporium apiospermum* e *Lomentospora* (*Scedosporium*) *prolificans* entre os agentes de feo-hifomicose por serem fungos melanizados; entretanto, as espécies patogênicas do gênero *Scedosporium* não se apresentam em material clínico com as estruturas típicas dos demais fungos demácios patogênicos. O espectro clínico envolvendo fungos melanizados engloba desde infecções superficiais, como a feo-hifomicoses superficial (*tinea nigra* e ceratite micótica), até doenças sistêmicas, como feo-hifomicose disseminada e fungemia. Há também um grupo distinto de

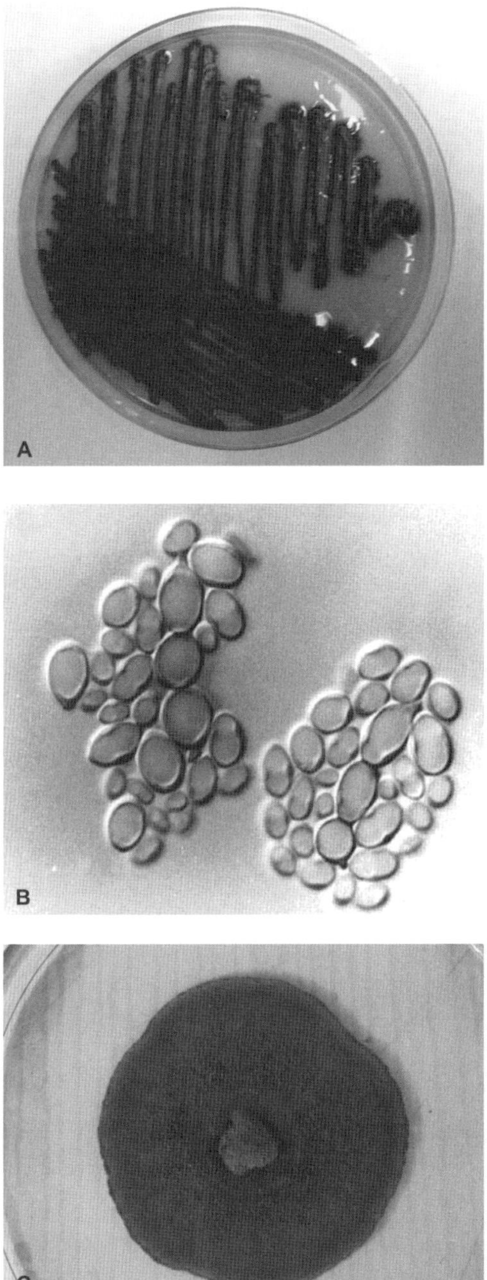

FIGURA 20.3 Aspectos micológicos de *Exophiala* spp. Alguns demácios são dimórficos, apresentando-se logo após o isolamento como colônias de leveduras negras (**A** e **B**). Com o tempo e à temperatura ambiente, colônias de *Exophiala* spp., tornam-se filamentosas, de aspecto aveludado e escuras. Sua fase micelial apresenta conidiogenese a partir de anelídeos do micélio reprodutivo (**C** e **D**). A diferenciação de espécies é feita por métodos de biologia molecular. (Esta figura encontra-se reproduzida em cores no Encarte.)

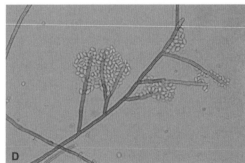

infecções por esses agentes, as micoses de implantação (subcutâneas), que incluem cromoblastomicose, eumicetomas e feo-hifomicoses que não sejam classificadas como formas superficiais ou sistêmicas. Seguindo regras de classificação das micoses em geral, as feo-hifomicoses são classificadas em superficiais, cutâneas, subcutâneas e sistêmicas. As manifestações alérgicas (sinusite, pneumonia etc.), não são formas clínicas de feo-hifomicose, mas outras enfermidades relacionadas com fungos melanizados.

FORMAS CLÍNICAS

Feo-hifomicose superficial e cutânea

As formas superficiais e cutâneas de feo-hifomicose constituem as manifestações clínicas mais frequentes, observadas em todo mundo e em geral em imunocompetentes. Geralmente estão associadas a microtraumas ou a uma exposição ambiental, como ocorre na *tinea nigra* palmar ou plantar. Essa entidade dermatológica é causada por *H. werneckii* e *S. araguata*, e tem importância principalmente cosmética, sendo assintomática e caracterizando-se por lesões maculares de margens bem definidas, acometendo geralmente a palma das mãos e menos frequentemente a região plantar, ou outras áreas. A *tinea nigra* dever ser diferenciada de outras lesões maculares hiperpigmentadas da pele como melanoses, melanomas, pinta e sífilis. Após o diagnóstico provado, o tratamento pode ser feito com antifúngicos tópicos (derivados azólicos) e/ou exfoliantes epidérmicos (ácido salicílico ou retinoico) aplicados topicamente. A *piedra* negra, outra forma de feo-hifomicose superficial, causada por ascos de *P. hortae*, caracteriza-se pelo envolvimento de pequenos nódulos duros e escuros, que envolvem a bainha de pelos do couro cabeludo, barba, bigode ou pelos pubianos. A infecção é localizada, ocorre geralmente em adultos jovens da América Latina e Sudeste Asiático, podendo ser transmitida por uso comum de pentes ou escovas contaminados. Também é assintomática e de efeito cosmético, devendo ser diferenciada de outras tricopatias nodulares, como tricorrexe nodosa e triconodose. O tratamento geralmente é feito pelo corte dos pelos acometidos pelos nódulos do fungo ou pelo uso tópico de terbinafina. Após os dermatófitos, *Candida* spp., *Fusarium* e *Aspergillus*, os fungos pigmentados também são envolvidos na etiologia de dermatomicoses e principalmente de onicomicoses. Em geral, a onicomicose por demácios é pós-traumática, envolve um ou dois pododáctilos e é pouco responsiva à terapêutica com antifúngicos tópicos ou sistêmicos, como terbinafina e itraconazol. Há vários demácios envolvidos na etiologia de onicomicoses, incluindo *Scytalidium* spp., *Onychocola* spp. e *Alternaria* spp.

Ceratites

O outro cenário de feo-hifomicose superficial se refere à ceratite. Mais de 70 espécies de fungos podem causar ceratite micótica. Seus principais agentes são espécies de *Fusarium, Aspergillus, Candida* e fungos melanizadoss. Entre as espécies mais isoladas de fungos melanizados na ceratite destacam se *Curvularia* spp., *Bipolaris* spp., *E. rostratum* e *Lasiodiplodia* spp. A doença pode ser superficial e tornar-se invasora da córnea e de outras estruturas do globo ocular como a câmara anterior do olho, sendo sua patogenicidade agravada pela produção de enzimas proteolíticas e micotoxinas. A doença inicia-se após um trauma local, que pode ser com objetos variados, fragmentos de vegetais, cirurgias oculares, imunodepressão ou mesmo o uso de lentes de contato. A ceratite por fungos melanizados pode acompanhar-se de reações inflamatórias e necrose de diferente grau e intensidade. Seu quadro clínico é bastante amplo e pode variar desde a sensação de corpo estranho ocular até a perda da visão e do globo ocular. O diagnóstico e o tratamento devem sempre ser acompanhados por um oftalmologista.

Feo-hifomicose de implantação ou subcutânea

As formas nodulares ou císticas de feo-hifomicose estão entre as mais frequentes doenças por fungos melanizados, relatadas pela literatura. É classificada entre as micoses de implantação, resultando do implante transcutâneo dos agentes, geralmente veiculados por trauma ocasionado por fragmento. A doença ocorre igualmente em pacientes imunocompetentes ou imunodeprimidos, e entre esse grupo, o transplante de órgãos sólidos é o principal fator de risco associado. A intensidade do trauma pode ser variável e, muitas vezes, esse não é mencionado pelo paciente. Diversas espécies dos gêneros *Exophiala, Alternaria, Phialophora e Bipolaris*, entre outros, são as mais relacionadas com a etiologia das lesões de feo-hifomicoses subcutânea. As lesões podem ser isoladas ou múltiplas, sendo que a lesão inicial é de aspecto eritematopapular ou nodular, localizada em áreas de maior exposição ao trauma, indolor e geralmente confinada à pele e ao tecido celular subcutâneo. Sua evolução é lenta e com o tempo, pode evoluir para lesões de aspecto clínico polimórfico. A forma mais relatada por diversos autores é a lesão cística, que consiste geralmente em uma lesão solitária, medindo de 1 a 5 cm de diâmetro, com área de flutuação central. Ao corte, as lesões císticas de feo-hifomicose são bem delimitadas por cápsula espessa, fibrótica, contendo uma secreção serossanguinolenta, às vezes de cor achocolatada e com quantidade abundante de elementos fúngicos melanizados. (Figura 20.4). Em alguns casos, fragmentos de vegetais, como espinhos ou acúleos são encontrados no interior do cisto, indicando ser a origem da infecção. O rompimento de um cisto feomicótico pode originar o surgimento de lesões cutâneas satélites de aspecto verruciforme. Em outros casos, a lesão inicial pode evoluir para lesão nodular, ulcerativa, em placa ou verruciforme, constituindo diagnóstico diferencial com vários processos infecciosos ou não. Em alguns pacientes, os agentes de lesões subcutâneas podem tornar-se invasores, disseminar-se para o tecido osteoarticular ou mesmo invadir outros órgãos como o sistema nervoso central. Os métodos terapêuticos mais indicados nessa forma clínica da doença incluem: para lesões iniciais e cistos bem delimitados, a remoção cirúrgica acompanhada de antifúngicos sistêmicos. O tratamento com antifúngicos sistêmicos é apresentado em conjunto com a terapêutica das formas sistêmicas de feo-hifomicose.

Feo-hifomicose sistêmica ou disseminada

Além do envolvimento superficial, cutâneo, subcutâneo e osteoarticular, os fungos demácios podem acometer órgãos internos, principalmente os pulmões e o cérebro, sob a forma de abscesso cerebral. Diferentemente das micoses sistêmicas endêmicas, em que geralmente há a disseminação a partir de um foco pulmonar primário, na feo-hifomicose o envolvimento de órgãos internos pode se dar a partir de um foco pulmonar ou a partir de lesões subcutâneas preexistentes. Metade dos pacientes não apresenta evidências de imunodepressão ou doença de base, como em outras micoses invasivas. Entretanto, as neoplasias hematológicas, quimioterapia com fármacos citotóxicos e transplante de órgãos sólidos e de células-tronco hematopoéticas são referidos como fator predisponente da doença. Pacientes imunodeprimidos, em especial os transplantados de órgãos sólidos que utilizam inibidores de calcineurina e corticoterapia, apresentam risco de disseminação hematogênica com comprometimento de cérebro, pulmão e trato digestivo. Embora a disseminação seja raramente relatada em imunocompetentes, alguns fungos, como *Cladophialophora bantiana, Rhinocladiella mackenziei, Ochroconis gallopava, Bipolaris spicifera, Exophiala dermatitidis e Chaetomium strumarium*, podem causá-la. O sítio orgânico mais acometido é o SNC, em geral como abscesso cerebral. Na revisão da maior casuística de feo-hifomicose cerebral, os autores encontraram *C. bantiana* como principal agente. Recentemente, *F. monophora e R. mackenziei* também emergiram

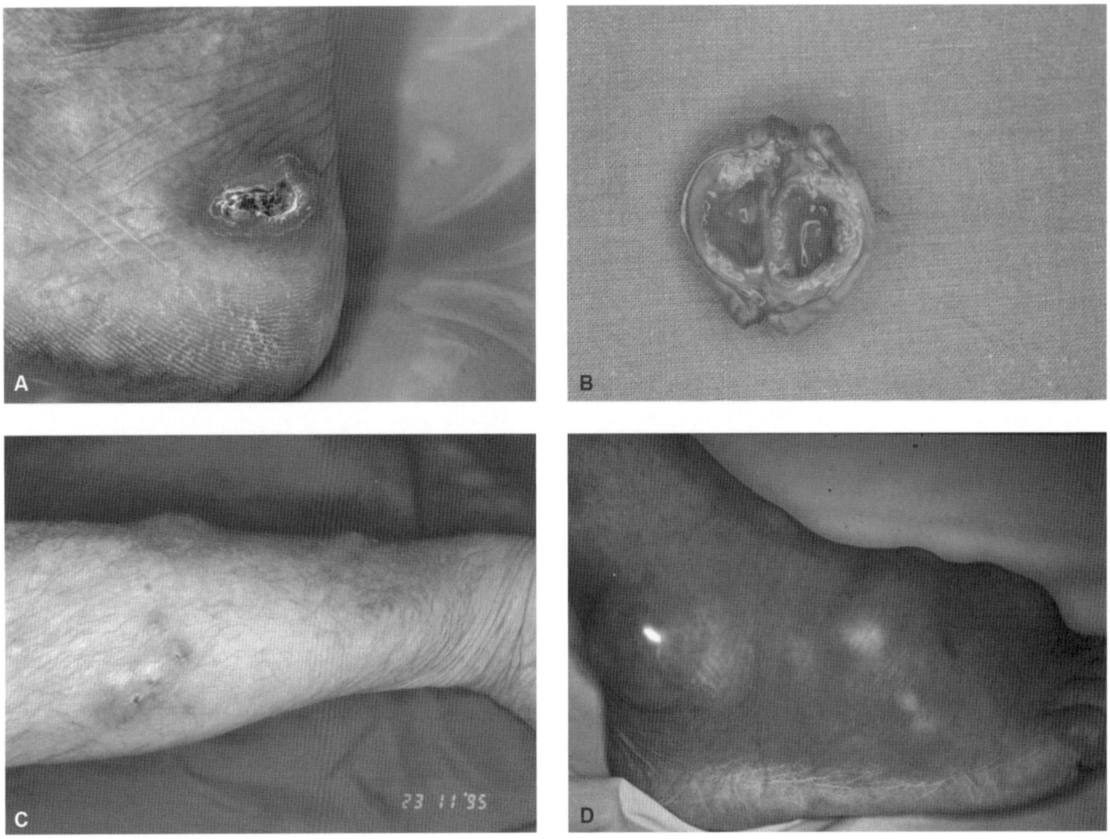

FIGURA 20.4 Feo-hifomicose de implantação em receptores de transplante renal. **A.** Lesão ulcerativa com centro crostoso e hiperceratísico. **B.** Cisto feomicótico, encapsulado, mostrando lojas no interior, de onde foi aspirada secreção de aspecto achocolatado, contendo hifas de *Exophiala jeanselmei*. **C.** Paciente com várias úlceras cutâneas e nódulos linfáticos. **D.** Múltiplas lesões nodulocísticas no pé. (Esta figura encontra-se reproduzida em cores no Encarte.)

como fungos neurotrópicos e causadores desse tipo de infecção. O quadro clínico é compatível com o dos abscessos cerebrais, podendo acompanhar-se de cefaleia, sinais neurológicos focais e convulsões. (Figura 20.5). As formas meningíticas ou meningoencefalíticas de feo-hifomicose já foram descritas, porém não são comuns. A mortalidade observada nesses pacientes varia de 70 a 100%. A infecção pulmonar por fungos melanizados ocorre geralmente em pacientes imunodeprimidos ou com alguma doença de base, ao contrário da feo-hifomicose cerebral. Recentemente, formas refratárias e de evolução crônica de feo-hifomicose, têm sido relacionadas com a deficiência de CARD 9. Clinicamente, a doença se manifesta como pneumonia, nódulos pulmonares ou, menos frequentemente, com lesões endobrônquicas, que podem causar episódios de hemoptise. Entre as formas de sinusite por fungos demácios, há uma forma alérgica, decorrente de fenômenos de hipersensibilidade e uma forma considerada invasora. Nessa forma, os elementos fúngicos invadem a mucosa dos seios da face e podem acometer o tecido ósseo adjacente. Outras formas sistêmicas incluem o acometimento hepático, endocárdico, peritoneal e disseminado. Episódios de fungemia decorrente de *E. jeanselmei* foram relatados em 23 pacientes com fatores predisponentes internados em um hospital terciário no Brasil. A água utilizada para preparação de soluções venosas foi o provável veículo da infecção.

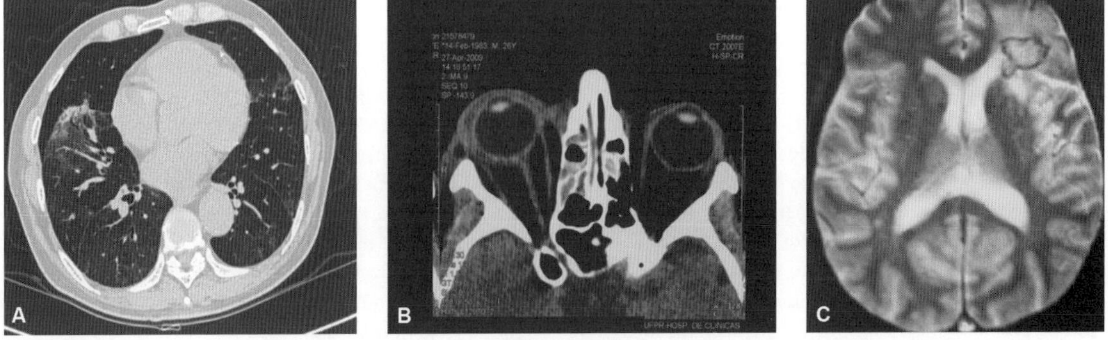

FIGURA 20.5 Imagens radiológicas de feo-hifomicose sistêmica. **A.** Feo-hifomicose pulmonar causada por *Exophiala* spp. Observa-se infiltrado pulmonar em lobo médio do pulmão direito com áreas de enchimento alveolar, vidro fosco adjacente e fibrose. **B.** Rinossinusite invasiva por *Alternaria* spp. em receptor de transplante de medulla alogênico. Observam-se velamento dos seios maxilar e etmoidal, além de protrusão do globo ocular direito. **C.** Abscesso cerebral de aproximadamente 4 cm no maior diâmetro em lobo frontal esquerdo, adjacente ao corno anterior do ventrículo lateral de paciente com feo-hifomicose cerebral. (Esta figura encontra-se reproduzida em cores no Encarte.)

DIAGNÓSTICO

As diversas formas clínicas de feo-hifomicose devem ser diferenciadas de doenças de natureza infecciosa e não infecciosa. (Tabela 20.2). O diagnóstico laboratorial rápido é fundamental para o prognóstico e é baseado na observação de estruturas fúngicas melanizadas no material clínico obtido por punção ou aspiração, lavado broncoalveolar, biopsias etc. Os agentes de feo-hifomicose apresentam grande plasticidade em vida parasitária, podendo ser observadas diferentes estruturas pigmentadas no material clínico, como células leveduriformes, estruturas císticas, pseudo-hifas, hifas septadas, ramificadas e catenulares. Os elementos fúngicos podem ocorrer sob morfologia única ou combinada. (Figura 20.6). Ao exame histopatológico, as estruturas fúngicas são observadas em > 80% dos casos e a visualização do agente se faz em coloração habitual (hematoxilina-eosina). Entretanto, algumas vezes isso é difícil, principalmente em indivíduos imunodeprimidos, em que os agentes podem ser pouco melanizados, sendo necessária a realização coloração de Fontana-Masson, específica para melanina. Além disso, podem ser observados infiltrado inflamatório, necrose tecidual ou inflamação granulomatosa.

Para identificação do agente é necessário isolamento do fungo em cultura. O material clínico pode ser semeado em meios básicos, como ágar Sabouraud e batata, incubado a 30°C. O tempo de crescimento do fungo em cultura é variável, de acordo com o agente envolvido e se o paciente está em uso terapia antifúngica. Em geral, é observado início de crescimento entre 7 e 21 dias. Os fungos após o isolamento são normalmente identificados por métodos convencionais, ou seja, por meio de suas características macro e micromorfológicas. Entretanto, a identificação morfológica do gênero necessita de experiência do micologista e a identificação final requer métodos de biologia molecular, como o sequenciamento de DNA da região ITS (*Internal Transcript Space*). A utilização da técnica de espectrometria de massa por MALDI-TOF (*matrix-assisted laser desorption ionization–time of flight)* tem se tornado amplamente utilizada nos laboratórios de microbiologia; todavia, são necessários mais estudos para identificação de fungos filamentosos melanizados.

TRATAMENTO

Os métodos terapêuticos mais indicados nessa forma clínica da doença incluem: para lesões iniciais e cistos bem delimitados, a remoção cirúrgica, que pode ser complementada com antifúngicos sistêmicos. Ao indicar o tratamento de formas subcutâneas e sistêmicas de feo-hifomicose, o médico deve sempre considerar os antifúngicos sistêmicos e o tratamento cirúrgico. Em geral, lesões iniciais e bem delimitadas, assim como cistos e outras lesões, devem sempre ser

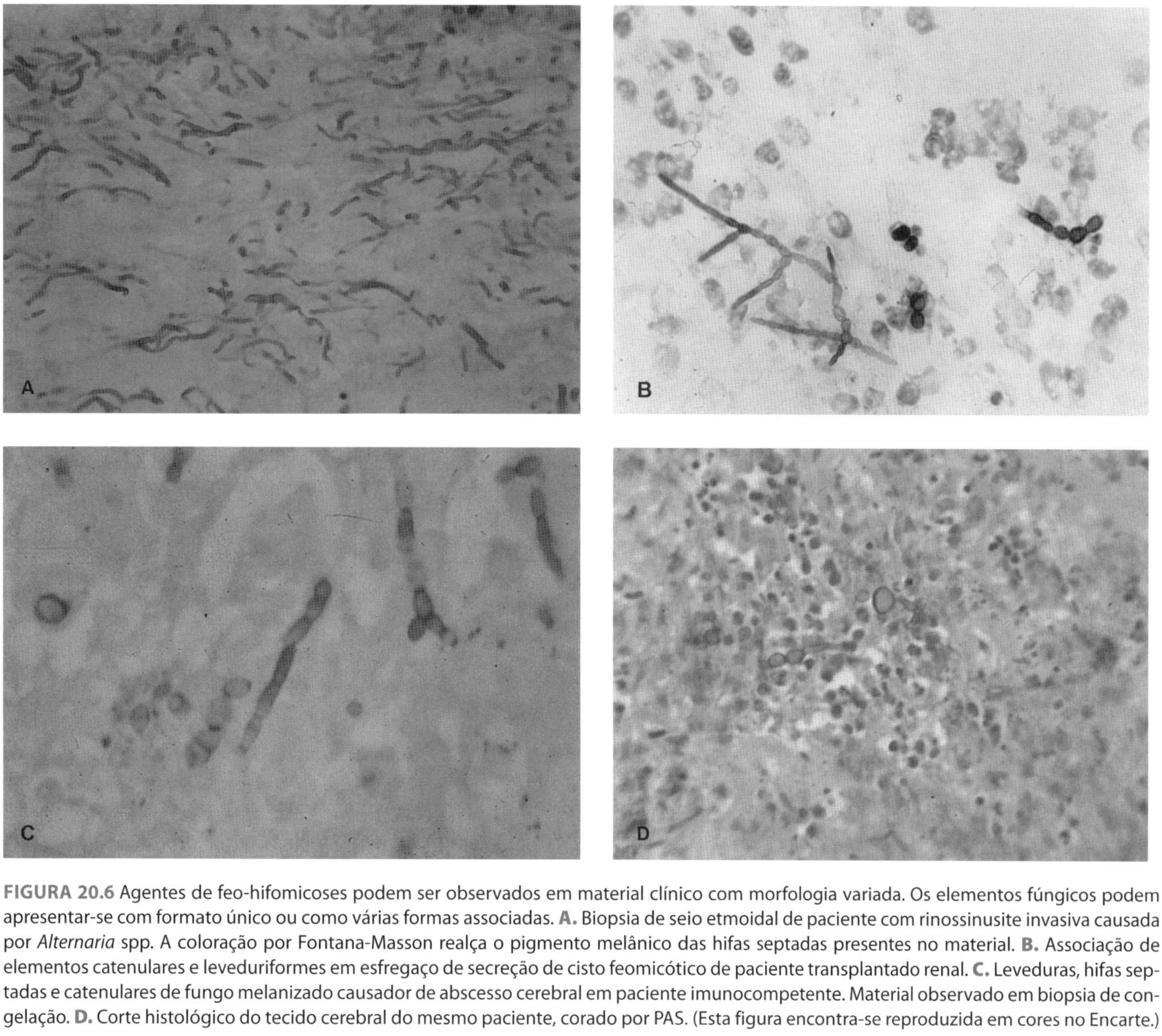

FIGURA 20.6 Agentes de feo-hifomicoses podem ser observados em material clínico com morfologia variada. Os elementos fúngicos podem apresentar-se com formato único ou como várias formas associadas. **A.** Biopsia de seio etmoidal de paciente com rinossinusite invasiva causada por *Alternaria* spp. A coloração por Fontana-Masson realça o pigmento melânico das hifas septadas presentes no material. **B.** Associação de elementos catenulares e leveduriformes em esfregaço de secreção de cisto feomicótico de paciente transplantado renal. **C.** Leveduras, hifas septadas e catenulares de fungo melanizado causador de abscesso cerebral em paciente imunocompetente. Material observado em biopsia de congelação. **D.** Corte histológico do tecido cerebral do mesmo paciente, corado por PAS. (Esta figura encontra-se reproduzida em cores no Encarte.)

TABELA 20.2 Diagnóstico diferencial da feo-hifomicose de implantação (subcutânea).

Doenças infecciosas	Fungos	Cromoblastomicose Esporotricose Formas granulomatosas de candidíase e tricofitose Paracoccidioidomicose, Blastomicose Coccidioidomicose Sinusites fúngicas
	Bactérias	Tuberculose cutânea Hanseníase Sífilis terciária Nocardiose, Ectima Micobacterioses (*M. marinum, M. fortuitum*)
	Protozoários	Leishmaniose tegumentar Rinosporidiose
Doenças não infecciosas		Neoplasias Psoríase Sarcoidose Lúpus eritematoso etc.

ressecadas cirurgicamente. Do mesmo modo, lesões osteoarticulares e sinusite invasiva devem ser desbridadas ou curetadas para a remoção de tecidos infectados. Abscessos cerebrais e pulmonares devem ser amplamente drenados ou ressecados. O tratamento antifúngico sistêmico deve ser sempre associado à remoção cirúrgica.

Em geral, fungos demácios apresentam maior sensibilidade *in vitro* aos derivados triazólicos de segunda geração que à anfotericina B. Ainda não há estudos comparativos publicados de eficácia do tratamento em feo-hifomicose. Desse modo, a escolha do melhor tratamento tem por base a experiência acumulada em casuística publicada e estudos retrospectivos seriados. A experiência de tratamento em cromoblastomicose também é considerada ao se indicar o tratamento atual das formas subcutâneas e sistêmicas de feo-hifomicose. Itraconazol, na dose de 200 a 400 mg/dia, é o tratamento mais utilizado, podendo ser associado a terbinafina, 250 mg 2 vezes/dia, ou ainda a 5-fluorcitosina, na dose de 100 mg/kg/dia. Os novos triazólicos (voriconazol, posaconazol e isavuconazol) têm espectro de ação expandido e atuam *in vitro* e *in vivo* contra fungos melanizados. Com relação ao voriconazol, não há experiência acumulada suficiente de sua utilização em feo-hifomicose. Esse composto tem indicação potencial em feo-hifomicose cerebral, em virtude dos bons níveis obtidos no SNC. O posaconazol é indicado para formas refratárias de cromoblastomicose e tem uso potencial em pacientes com feo-hifomicose e eumicetoma por fungos melanizados. Atualmente, o posaconazol é comercializado no Brasil apenas em solução oral, 40 mg/mg. Espera-se que futuramente as apresentações em cápsulas de liberação estendida e a solução de uso intravenoso também estejam disponíveis. O isavuconazol, assim como o voriconazol e o posaconazol, têm amplo espectro, atuando *in vivo* contra fungos melanizados. Entretanto, apresenta perfil de segurança melhor que o voriconazol.

Para infecções refratárias, o posaconazol, na dose de 800 mg/dia, pode ser eficaz. Isavuconazol pode ser empregado em pacientes refratários ou intolerantes aos demais triazólicos, com dose de ataque de 200 mg de 8 em 8 horas, por 48 horas, seguidos de 200 mg/dia, como manutenção. Com relação ao tratamento das formas cerebrais de feo-hifomicose, voriconazol e isavuconazol têm melhor penetração no sistema nervoso central que itraconazol e posaconazol. Entretanto, a experiência de tratamento de formas neurológicas de infecções com novos triazólicos é limitada.

As anfotericina B é outra opção terapêutica para pacientes com formas graves de feo-hifomicose, devendo ser utilizada preferencialmente sob formulação lipídica, (lipossomal ou em complexo lipídico); entretanto, não há evidências de que sua eficácia seja superior à dos derivados triazólicos. A dose sugerida para anfotericina B desoxicolato é de 1 mg/kg/dia, até um total de 2 g acumulados, ao passo que as doses recomendadas das formulações lipídicas, variam de 3 a 5 mg/kg/dia.

BIBLIOGRAFIA

Ajello L, Georg LK, Steigbigel RT, Wang CJ. A case of phaeohyphomycosis caused by a new species of Phialophora. Mycologia. 1974;66:490-8.

Ben-Ami R, Lewis RE, Raad II, Kontoyiannis DP. Phaeohyphomycosis in a tertiary care cancer center. Clin Infect Dis. 2009;48:1033-41.

Casadevall A, Rosas AL, Nosanchuk JD. Melanin and virulence in Cryptococcus neoformans. Curr Opin Microbiol. 2000;3:354-8.

Garcia-Diaz JB, Baumgarten K. Phaeohyphomycotic infections in solid organ transplant patients. Semin Respir Infect. 2002;17(4):303-9.

Góralska K, Blaszkowska J, Dzikowiec M. Neuroinfections caused by fungi. Infection. 2018;46:443-459.

Gupta AK, Ryder JE, Baran R, Summerbell RC. Non-dermatophyte onychomycosis. Dermatol Clin. 2003;21:257-68.

Hamilton AJ, Gomez BL. Melanins in fungal pathogens. J Med Microbiol. 2002;51:189-91.

Jurkunas U, Behlau I, Colby K. Fungal keratitis: changing pathogens and risk factors. Cornea. 2009;28:638-43.

Kantarcioglu AS, de Hoog GS. Infections of the central nervous system by melanized fungi: a review of cases presented between 1999 and 2004. Mycoses. 2004 Feb;47(1-2):4-13.

Langfelder K, Streibel M, Jahn B, Haase G, Brakhage AA. Biosynthesis of fungal melanins and their importance for human pathogenic fungi. Fungal Genet Biol. 2003;38:143-58.

McGinnis MR. Chromoblastomycosis and phaeohyphomycosis: new concepts, diagnosis, and mycology. J Am Acad Dermatol. 1983;8(1):1-16.

Ogawa MM, Galante NZ, Godoy P, Fischman-Gompertz O, Martelli F, Colombo AL *et al.* Treatment of subcutaneous phaeohyphomycosis and prospective follow-up of 17 kidney transplant recipients. J Am Acad Dermatol. 2009;61(6):977-85.

Perez L, Messina F, Negroni R, Arechavala A, Bustamante J, Oleastro M *et. al.* Inherited CARD9 deficiency in a patient with both: Exophiala spinifera and Aspergillus nomius severe infections. J Clin Immunol. 2020 Feb; 40(2): 359-366.

Queiroz-Telles F, Nucci M, Colombo AL, Tobon A, Restrepo A. Mycoses of implantation in Latin America: an overview of epidemiology, clinical manifestations, diagnosis and treatment. Med Mycol 2011;49:225-36.

Queiroz-Telles F, de Hoog S, Santos DW, Salgado CG, Vicente VA, Bonifaz A *et al.* Chromoblastomycosis. Clin Microbiol Rev. 2017;30(1):233-76.

Rippon JW. Chromoblastomycosis and related dermal infections caused by dematiaceous fungi. In: Medical Mycology. The pathogenic Fungi and the pathogenic Actinomycetes. 2nd ed. JW Rippon, Philadelphia: WB Saunders; 1982:249-76.

Revankar SG, Sutton DA. Melanized fungi in human disease. Clin Microbiol Rev. 2010;23:884-928.

Revankar SG, Sutton DA, Rinaldi MG. Primary central nervous system phaeohyphomycosis: a review of 101 cases. Clin Infect Dis. 2004;38:206-16.

Santos DW, Padovan AC, Melo AS, Gonçalves SS, Azevedo VR, Ogawa MM *et al.* Molecular identification of melanised non-sporulating moulds: a useful tool for studying the epidemiology of phaeohyphomycosis. Mycopathologia. 2013;175(5-6):445-54.

Sundaramoorthy V, Duarte V, Mohan Raj P, Michael JS, Rupali P. Phaeohyphomycosis: A 10-Year Review (2006-2016). Open Forum Infect Dis. 2017 Fall;4(Suppl 1):S86.

Taj-Aldeen SJ, Almaslamani M, Alkhalf A *et al.* Cerebral phaeohyphomycosis due to Rhinocladiella mackenziei (formerly Ramichloridium mackenziei): a taxonomic update and review of the literature. Med Mycol. 2010;48: 546-56.

21 Micoses de Implantação

Flavio de Queiroz Telles Filho • Regielly Caroline Raimundo Cognialli • Daniel Wagner de Castro Lima Santos • Marcos César Florian

INTRODUÇÃO

Os fungos podem infectar mamíferos por caminhos distintos, incluindo a via respiratória e por inoculação cutânea ou transcutânea. A infecção fúngica pela via pulmonar pode resultar em manifestações alérgicas e/ou também em micoses sistêmicas, que são abordadas em capítulos específicos neste livro. As infeções fúngicas que ocorrem por inoculação ou por implantação através da pele, podem causar um grupo heterogêneo de micoses denominadas "micoses de implantação", também conhecidas como "micoses subcutâneas". O termo "micoses subcutâneas" é inadequado, uma vez que na maioria dessas doenças, outras estruturas, além da pele e do tecido celular subcutâneo, também podem ser acometidas, como vasos linfáticos, fáscia, músculos, cartilagem, articulações e ossos. A maioria das micoses de implantação é de caráter endêmico, mas algumas são cosmopolitas, podendo ter caráter oportunista, como a feo-hifomicose e a mucormicose de implantação.

Após a implantação traumática, propágulos dos fungos infectantes podem evoluir lentamente, e se o agente etiológico se adaptar e sobreviver às condições adversas impostas pelos diferentes mecanismos de defesa do tecido hospedeiro, podem determinar manifestações clínicas diversas e peculiares a cada uma das micoses de implantação. Embora sejam em geral de evolução crônica e raramente tornam-se disseminadas ou invasivas, as micoses de implantação têm importante morbidade por sua refratariedade ao tratamento, geralmente decorrente do diagnóstico tardio. Menos frequentes em imunodeprimidos, as micoses de implantação ocorrem em geral em indivíduos aparentemente hígidos. Os agentes etiológicos são fungos sapróbios do solo, ou fazem parte da microbiota de plantas e da matéria orgânica em decomposição. Assim, o grupo de maior risco para essas enfermidades são os habitantes de zonas rurais envolvidos em diversas atividades relacionadas com o manejo do solo ou de seus subprodutos. Por suas características epidemiológicas, as micoses de implantação podem, muitas vezes, ter caráter ocupacional.

As micoses de implantação são um problema frequente de saúde pública nas áreas tropicais e subtropicais do planeta, especialmente na América Latina, onde mais de 1 bilhão de indivíduos estão envolvidos com diversas práticas agropastoris. Por não serem doenças de notificação obrigatória, sua verdadeira incidência e prevalência são desconhecidas. Quando diagnosticadas e tratadas precocemente, o prognóstico dos pacientes acometidos é bem mais favorável, uma vez que o diagnóstico tardio leva à cronicidade, à refratariedade aos tratamentos clínicos e à incapacitação laboral em virtude de sequelas ou formas residuais incapacitantes. A Organização Mundial da Saúde (OMS), recentemente, reconheceu e adotou os micetomas e a cromoblastomicose como "doenças tropicais negligenciadas" (NTDs), dando mais visibilidade a essas doenças, com a possibilidade de novos métodos diagnósticos e terapêuticos.

Neste capítulo, abordaremos a cromoblastomicose, os eumicetomas, a lobomicose e a entomoftoromicose (Tabela 21.1). A esporotricose por ser a mais prevalente das micoses endêmicas no Brasil, na atualidade, e será abordada em capítulo separado.

CROMOBLASTOMICOSE

A cromoblastomicose (CBM), ou cromomicose, é uma doença fúngica de natureza granulomatosa e supurativa, de evolução crônica e indolente, localizada na pele e no tecido subcutâneo, causada por inoculação transcutânea de propágulos de várias espécies de fungos melanizados (demácios, dematiáceos, fungos negros ou pigmentados), que se apresentam em vida parasitária como células muriformes (escleróticas), elementos fundamentais para o diagnóstico da doença. Os fungos melanizados causam um amplo espectro de micoses humanas, incluindo CBM, micetomas, feo-hifomicose, fungemia e doenças alérgicas, sendo a CBM a mais frequente doença fúngica causada por esse grupo em todo o mundo. Após a esporotricose, CBM é a mais prevalente micose de implantação observada em indivíduos de zonas tropicais e subtropicais de todo o mundo, incluindo o Brasil.

Estima-se que sua incidência global seja de aproximadamente 10 mil novos casos por ano, sendo comparável ou pouco superior à dos eumicetomas. A CBM é hoje classificada como NTD pelos motivos a seguir: (a) afeta principalmente as populações que vivem na pobreza, causando morbidade significativa – incluindo estigma e discriminação; (b) é encontrada principalmente em áreas tropicais e subtropicais; (c) pode ser controlada ou erradicada pela aplicação de uma ou mais das cinco estratégias de saúde pública para controle de NTDs; (d) tem sido negligenciada pela pesquisa quando se trata do desenvolvimento de novas metodologias diagnósticas, medicamentos e outras ferramentas de controle. O processo de reconhecimento da CBM como NTD teve início no encontro realizado em São Luís, no estado do Maranhão, Brasil, em 2011, quando foi comemorado o centenário da doença. Após um pedido do Fundo

TABELA 21.1 Micoses endêmicas de implantação.

Doença	Epidemiologia e distribuição geográfica	Manifestações clínicas	Diagnóstico	Tratamento
Cromoblastomicose (sinonímia cromomicose, dermatite verrucosa, figueira)	Cosmopolita, com maior prevalência em regiões tropicais e subtropicais; principalmente homens com idades entre 30 e 50 anos; trabalhadores rurais, agricultores, lenhadores; fator de risco em não utilização de equipamentos de proteção individual ao manusear solo e plantas; risco ocupacional em indivíduos que trabalham com palmeiras, chá-preto, entre outros; suscetibilidade genética?	Progressão lenta e geralmente limitada a pele e tecido subcutâneo; lesões iniciais papulares eritematosas que evoluem gradualmente com aspecto clínico polimórfico, como nodulares, tumorais (tipo couve-flor), placas, verrucosas, lesões cicatriciais, e formas mistas; acomete, principalmente, membros inferiores; pode causar linfedema crônico e evoluir para carcinoma de células escamosas	**Material** Biopsia, raspado, exsudato, aspirado ou fita adesiva **Micologia** Exame direto presença de corpos muriformes (células escleróticas); cultura para identificação do agente etiológico **Histopatologia** Hiperplasia pseudoepiteliomatosa, reação granulomatosa e abscesso epidérmico associado a corpos muriformes são comuns	Remoção cirúrgica é eficaz em estágios iniciais; itraconazol (200 a 400 mg/dia), terbinafina (250 a 500 mg/dia), terbinafina (500 mg/dia) mais itraconazol 50 a 100 mg/dia); terapia combinada (itraconazol com terbinafina ou 5-flucitosina) para casos graves; posaconazol (400 mg 12/12 h), em pacientes com doença refratária ou intolerantes ao itraconazol; crioterapia
Eumicetoma (sinonímia micetoma, maduromicose, pé de madura)	Maior prevalência na África e Índia; principalmente homens com idades entre 20 e 40 anos; trabalhadores rurais, pastores; viagens a áreas tropicais endêmicas	Local crônica, progressiva, multifistular, supurativa, lesões tumorais com drenagem espontânea de grãos; infecção acomete tecido cutâneo e subcutâneo, fáscia e, eventualmente, músculos e ossos; localização primordialmente podal	**Material** Biopsia, raspado, secreção contendo grão **Micologia** Exame direto macro e microscópio dos grãos evidenciam coloração, textura e a presença de hifas; cultura para identificação do agente etiológico **Histopatologia** Grãos no centro do abscesso cercado de inflamação; hiperplasia pseudoepiteliomatosa; granulação abundante; tecido fibroso **Exames complementares** Sorologia por ELISA para pesquisa de anticorpos; biologia molecular (PCR, sequenciamento de DNA); RMI ou TC para determinar envolvimento ósseo	Infecções por *S. apiospermum* e fungos melanizados que causam "grãos negros" cirurgia e terapia antifúngica com itraconazol (400 mg/po), frequentemente, por 7 a 12 meses; posaconazol (400 mg por 2 vezes/dia) em pacientes refratários ou intolerantes ao itraconazol. Infecções por *Fusarium* spp., indicado voriconazol e posaconazol. Fosravuconazol para infecções por *M. mycetomatis* (experimental)
Lobomicose (sinonímia lacaziose, doença de Jorge Lobo, paracoccidioidomicose loboi)	Maior prevalência na região amazônica, América Central e América do Norte; principalmente homens com idades entre 21 e 40 anos que vivem em regiões de florestas tropicais; trabalhadores rurais, mineradores, caçadores, pescadores, seringueiros, militares; indivíduos em contato com golfinhos doentes	Período de incubação variável; evolução lenta; pequenas pápulas ou pústulas que evoluem para lesões com aspecto queloidiano que gradualmente aumentam de tamanho; pavilhão auricular é a região mais comumente afetada; lesão inicial é seguida de envolvimento de outras áreas em virtude de abrasão/autoinoculação; distribuição nodular segue sistema linfático	**Material** Biopsia, raspado; secreção de lesão, fita adesiva **Micologia** Exame direto presença de células leveduriformes globosas e catenuladas; o agente etiológico nunca foi isolado em cultura **Histopatologia** Denso infiltrado histiocítico com múltiplas células epidelioides e células gigantes multinucleadas fagocitando as células leveduriformes **Exames complementares** Sorologia apresenta alta sensibilidade, porém baixa especificidade em virtude de reação cruzada com *Paracoccidioides* spp.	Remoção cirúrgica, eletrofulguração em estágios iniciais; criocirurgia; clofazimina (300 mg/dia até melhora clínica, depois 100 mg/dia durante > 2 anos; posaconazol 800 mg/dia)

(*continua*)

TABELA 21.1 Micoses endêmicas de implantação. (*continuação*)

Doença	Epidemiologia e distribuição geográfica	Manifestações clínicas	Diagnóstico	Tratamento
Entomoftoromicose (sinonímia zigomicose subcutânea, ficomicose, basidiobolomicose, conidiobolomicose)	Regiões tropicais e subtropicais, principalmente Caribe, Índia, África, América do Sul, Tailândia, México, EUA; normalmente acomete indivíduos imunocompetentes; basidiobolomicose, em geral, afeta crianças, enquanto conidiobolomicose afeta adultos.	Geralmente limitada a pele e tecido subcutâneo **Basidiobolomicose:** geralmente crônico e progressivo; presença de nódulos duros os quais se espalham; eventualmente podem ulcerar; principalmente em coxas e nádegas; outras regiões afetadas incluem palato, seio maxilar, trato gastrintestinal, tórax, retroperitoneal e pulmões **Conidiobolomicose:** lesão inicial com inchaço em conchas nasais inferiores e se estende aos tecidos faciais, subcutâneos e seios paranasais; eventualmente, os nódulos subcutâneos se ligam aos tecidos subjacentes, causando desfiguração facial	**Material** Biopsia **Micologia** Exame direto presença de hifas largas, com poucas septações, parede fina e ângulo reto; cultura para identificação do agente etiológico **Histopatologia** Infiltrado inflamatório agudo e crônico; hifas largas; fenômeno Splendore-Hoeppli na basidiobolomicose (às vezes, observado na conidiobolomicose) **Exames complementares** TC	Terapia mais utilizada é itraconazol 100 a 200 mg/dia; iodeto de potássio; terbinafina pode ser segunda opção; anfotericina B para casos graves e disseminados

ELISA: do inglês *enzyme-linked immunosorbent assay*; PCR: reação em cadeia da polimerase; RMI: ressonância magnética por imagem; TC: tomografia computadorizada.

de Ação Global para Infecções Fúngicas (GAFFI) com o apoio dos governos do Brasil e Madagascar, a OMS incorporou CBM ao portfólio de NTDsN na categoria B em 2017, juntamente com os micetomas.

Os primeiros casos publicados de CBM foram relatados na literatura por Max Rudolph em 1914, que estudou pacientes em Estrela do Sul, Minas Gerais. Entretanto, há evidências de que Olimpio da Fonseca e Alexandrino Pedroso haviam observado pacientes com CBM em São Paulo, em 1911, porém, seu trabalho foi publicado somente em 1920 após o término da Primeira Guerra Mundial.

Conforme revisto por Queiroz-Telles *et al.* (2017), o termo cromoblastomicose foi criado por Terra, em 1922, sendo gradualmente substituído por cromomicose. Entretanto, outras infecções causadas por fungos pigmentados também foram erroneamente denominadas como "cromomicose". Para solucionar as dificuldades reinantes na classificação de fungos melanizados, Ajello, em 1974, também revisto por Queiroz-Telles *et al.* (2017), criou o termo "feo-hifomicose" (micose por hifas escuras), para designar as doenças causadas por fungos que contêm a melanina em sua parede celular e que apresentam ampla variedade morfológica em vida parasitária, mas não as células muriformes, típicas da CBM. A denominação "feo-hifomicose" é bastante útil para diferenciar uma série de micoses por fungos melanizados, que envolvem a epiderme e anexos, o subcutâneo e sítios orgânicos profundos ou sistêmicos. Ajello também revalidou o termo "cromoblastomicose", instituído por Terra. Portanto, atualmente, o termo "cromomicose" é considerado impróprio para a designação dessa micose de implantação.

As lesões de CBM iniciam-se no sítio de implantação e, com o tempo, podem evoluir e assumir aspectos clínicos bastante polimórficos, de gravidade e morbidade diversas, que podem imitar vários processos patológicos de natureza infecciosa ou não infecciosa. O elemento patognomônico para a comprovação diagnóstica é a visualização das células muriformes nos tecidos parasitados. Se diagnosticada precocemente, as lesões de CBM podem ser tratadas por exérese cirúrgica, mas com a evolução e sem tratamento podem disseminar tornando-se mais graves e refratárias à terapia antifúngica. As formas graves da enfermidade frequentemente levam a sequelas fibróticas e incapacidade para o trabalho.

Agentes etiológicos

A doença é causada por várias espécies de fungos melanizados, quase todos membros da ordem *Chaetothyriales* e da família *Herpotrichiellaceae*. Segundo dados de taxonomia molecular recentes, a maioria dos agentes de CBM pertencem à família *Herpotrichellacea* e, na maioria das vezes, a doença é causada por agentes pertencentes a três gêneros: *Fonsecaea* spp. (*F. pedrosoi, F. monophora, F. nubica, F. pugnacius*), *Cladophialophora* spp. (*C. carrionii* e *C. salmoensis*). Esporadicamente, *Exophiala* spp. (*E. dermatitidis, E. jeanselmei, E. spinifera*), *Phialophora* spp. (*P. verrucosa, P. richardsiae*) e *Rhinocladiella aquaspersa, R. similis e R. tropicalis*, e *Cyphellophora* spp., têm sido isolados de pacientes em diferentes países.

Macroscopicamente, em meios de cultivo de rotina, todos os agentes de CBM apresentam crescimento lento, e as colônias recobrem-se de micélio aéreo de aspecto velutino ou lanoso, com pigmentos negros, verde-oliváceo cinza ou marrom. *Exophiala* spp. constitui uma exceção, pois nos estágios iniciais apresenta-se como levedura negra para depois cobrir-se de micélio aéreo como os demais agentes. A identificação micromorfológica permite o diagnóstico de gênero do fungo, para a classificação de espécie com acurácia, a identificação molecular e mandatória, com sequenciamento de genes específicos. Embora a CBM seja causada por um amplo e diverso espectro de fungos melanizados, todos apresentam-se como células muriformes em sua forma parasitária no material clínico. Também não há fortes evidências de correlações entre o agente etiológico, a forma clínica e a resposta ao tratamento. Apenas um estudo demostrou que *C. carrionii* é mais sensível *in vitro* a tratamento com itraconazol que *F. pedrosoi.*

Ecoepidemiologia

A CBM apresenta distribuição mundial, mas, na maioria dos casos, ocorre em regiões tropicais e subtropicais, especialmente onde o clima é quente e úmido. A maioria dos casos é relatada na América Latina, Caribe, África e Ásia. Países como Brasil, México, Venezuela, República Democrática do Congo, Congo, África do Sul, Índia, China, Japão e Austrália relatam a maioria das séries publicadas. A maior prevalência da doença está dentro de uma zona entre 30° latitude Norte e 30° latitude Sul, coincidindo com a maioria dos climas tropicais e subtropicais. Sua incidência global permanece obscura porque, como outras micoses de implantação, não é de notificação obrigatória, e a maior parte da literatura consiste em relatos de casos ou pequenas séries caracterizadas de forma incompleta. Os dados disponíveis atualmente mostram uma variação na incidência entre 1 caso para 6.800 habitantes (Ilha de Madagascar) a 1 caso para 8.625.000 habitantes (EUA). Embora vários autores sugiram que a carga global de CBM pode ser comparável ao micetoma, sua distribuição geográfica e taxas de incidência em diferentes áreas endêmicas nunca foram amplamente caracterizadas na literatura médica (Figura 21.1).

O Brasil ocupa lugar de destaque na casuística mundial, pois a doença se comporta como endemia nos estados da Região Amazônica, Rio Grande do Sul, Santa Catarina, Paraná, Minas Gerais, São Paulo e Maranhão. As incidências médias anuais de casos de CBM notificados no Brasil foram de 6,4/ano (71 casos/11 anos) para o estado do Paraná (Região Sul), 5,9/ano (325 casos/55 anos) para o Pará (Região Norte), 6,36/ano (191 casos/30 anos) para o Maranhão (Região Nordeste) e 2,6/ano (73 casos/28 anos) para o Rio Grande do Sul (Região Sul).

Os agentes etiológicos mais frequentes da enfermidade, *F. pedrosoi* e *C. carrionii*, ocorrem geralmente em zonas tropicais e subtropicais de clima úmido ou semiárido, respectivamente. Por serem vários fungos melanizados, semelhantes aos agentes de CBM, terem sido encontrados no solo, fragmentos de plantas e subprodutos vegetais, a doença tem sido associada a diversos macro e microtraumas decorrentes de atividades ambientais e ocupacionais, como agropastorismo, corte de lenha, carpintaria, construção civil, ecoturismo etc. Além da implantação por fragmentos de plantas, há relatos de CBM após traumas relacionados com diversos animais, instrumentos agrícolas e mesmo após desastres naturais. A CBM é considerada uma doença ocupacional. A literatura registra casos da doença em indivíduos que trabalham em lavouras de coco-babaçu (*Orbignya phalerata*), cultivo do chá na Índia e de baunilha em Madagascar.

A prevalência é superior em adultos, masculinos, em uma proporção de 17:1. Diferentemente da FHM, também causada por fungos melanizados, a CBM é menos frequente em imunodeprimidos, conforme os poucos casos relatados em diabéticos, transplantados e usuários de corticosteroides.

Patogenia

Os fungos melanizados são onipresentes na natureza e frequentemente isolados de nichos orgânicos e inorgânicos. Entretanto, apenas algumas espécies conseguem sobreviver no organismo humano após a penetração cutânea e causar manifestações clínicas. Como em outros fungos patogênicos, desenvolvimento seletivo de mecanismos de virulência e patogenicidade são elementos cruciais para o desenvolvimento da CBM. Entre vários fatores como arquitetura da célula muriforme e adesão celular, a presença de melanina é considerada um dos principais fatores de virulência dos agentes de CBM. A melanina (di-hidroxinaftaleno-melanina) é um composto onipresente na natureza, podendo ser encontrada em vários microrganismos e animais. No meio ambiente externo, a melanina protege os fungos contra a radiação ultravioleta, permitindo sua vida sapróbia mesmo sob a ação direta da luz do sol. Estudos realizados com vários fungos melanizados também sugerem que a melanina seja um fator responsável pelo aumento da resistência a fármacos antifúngicos, como anfotericina B e derivados azólicos. Após implante transcutâneo, os propágulos infectantes dos agentes de CBM passam por transformação dimórfica

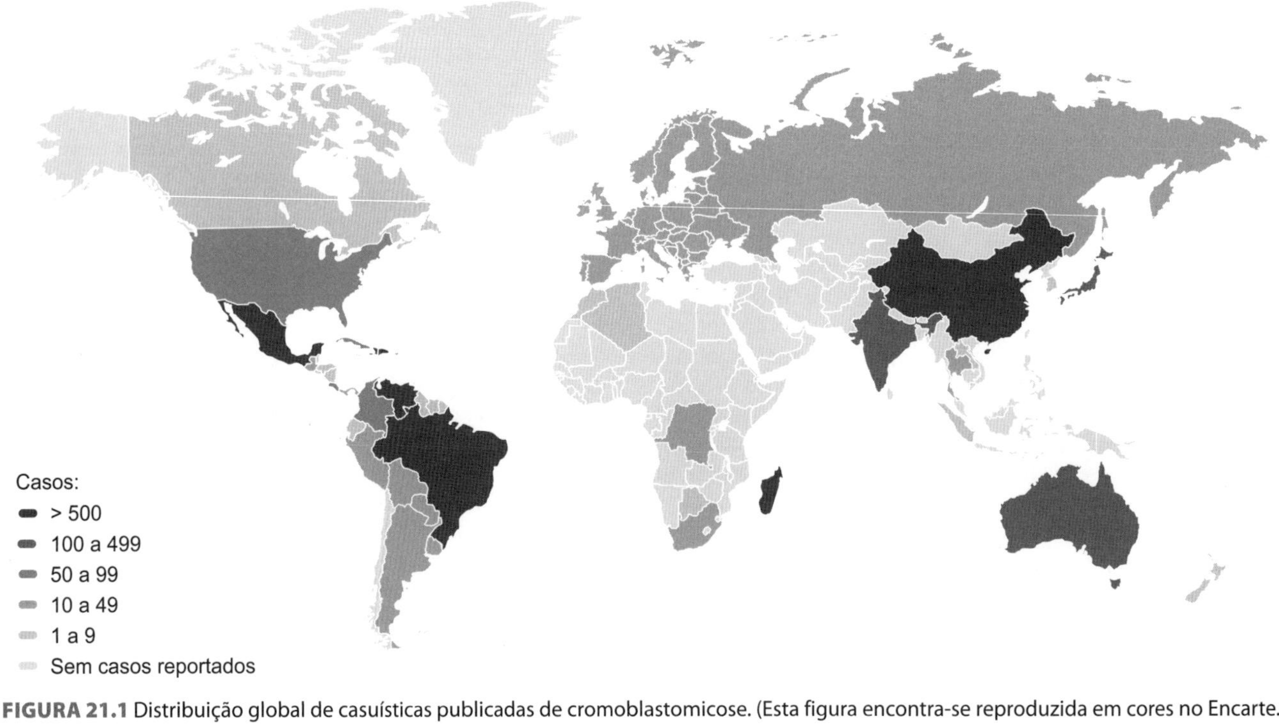

FIGURA 21.1 Distribuição global de casuísticas publicadas de cromoblastomicose. (Esta figura encontra-se reproduzida em cores no Encarte.)

que resultam na célula muriforme, também denominada célula esclerótica", fumagoides, meristemática, corpos de Medlar, *copper pennies* etc. As células muriformes são estruturas acastanhadas, medindo de 6 a 12 µ de diâmetro, de formato esferoide ou poliédrico, de paredes espessas e melanizadas e septados em dois planos distintos. As células muriformes constituem-se em eficiente mecanismo de escape do parasita às defesas do hospedeiro.

Manifestações clínicas

A lesão inicial é única e surge no sítio de implantação, semanas ou meses após um trauma cutâneo, que pode não ser referido pelo paciente. As extremidades dos membros inferiores, seguidos dos superiores, são os mais frequentemente acometidos, seguidos da região glútea, do tronco e da face. Menos frequentemente, observam-se lesões na nuca, no pavilhão auricular, na pirâmide nasal e nas pálpebras. No princípio, a lesão é maculopapular, lisa e eritematosa, que gradualmente aumenta em tamanho, apresentando superfície descamativa por hiperqueratose. A lesão inicial, quando não removida cirurgicamente, pode originar lesões satélites e transformar-se em nódulos de superfície verruciforme que, por sua vez, podem expandir-se lateralmente formando placas. Nódulos e placas podem coalescer originando lesões tumorais papilomatosas de aspecto semelhante a couve-flor. Com o tempo, as lesões tornam-se clinicamente polimórficas, sendo frequente a disseminação por contiguidade ou por autoinoculação a distância, já que são bastante pruriginosas. Há cinco tipos distintos de lesões de CBM, nodular, tumoral, verruciforme, cicatricial e em forma de placas (Figura 21.2, Tabela 21.2).

Frequentemente, os pacientes apresentam lesões em diferentes estádios de evolução, às vezes, entremeadas por áreas cicatriciais. Além de variar em forma, a lesão pode apresentar modificações da superfície, em que a epiderme pode ser: lisa, descamativa, quebradiça, verruciforme ou ulcerada. Outra característica marcante é a presença de pequenos pontos negros, em todos os tipos de lesão. Os autores de língua inglesa referem esses pontos como *black dots*, cujo aspecto é semelhante ao da "pimenta-do-reino" quando aspergida. Os pontos negros nas lesões de CBM são pequenas crostas sero-hemáticas que resultam da eliminação transepitelial dos agentes de CBM através de microfístulas até a superfície epidérmica (Figuras 21.3 A, A1 e B).

Em sua fase inicial, a lesão cromoblastomicótica é oligossintomática, não interferindo no estado geral do paciente e, geralmente, não exige a procura por assistência médica. A cronicidade e as complicações decorrentes de alguns anos de evolução é que conduzem o paciente ao médico. Nessa fase, o sintoma predominante é o prurido localizado, que pode ser discreto ou intenso, sendo comparado, pelos pacientes, a agulhadas, formigamento e queimação. Dor local pode ser a queixa de alguns pacientes, principalmente quando se associa infecção bacteriana secundária, complicação responsável pelo odor forte, perceptível a distância, exalado pelas lesões, comparado ao odor de "ninho de ratos". Os tecidos infectados, quando pressionados, eliminam, por vários pontos, uma secreção purulenta pouco viscosa. Em lesões extensas e de longa duração, há fibrose do tecido celular subcutâneo, determinando um bloqueio dos linfáticos regionais e linfedema crônico, com aspecto elefantiásico do membro acometido, fator de incapacitação permanente ao trabalho físico.

Evolutiva e individualmente, a morbidade do quadro clínico é variável com importantes consequências sobre o resultado da terapêutica. Essa característica faz com que as lesões de CBM devam também ser classificadas quanto à sua gravidade, para se melhor conhecer a duração e o prognóstico do tratamento (ver Tabela 21.2).

O principal meio de disseminação dos agentes de CBM no organismo é o acometimento de áreas cutâneas adjacentes, por contiguidade. Também pode ocorrer a autoinoculação durante o ato da coçadura em lesões pruriginosas. Em menor frequência, ocorre disseminação por via linfática e, raramente, por via hematogênica, dando origem a novas lesões em áreas cutâneas distantes do foco inicial.

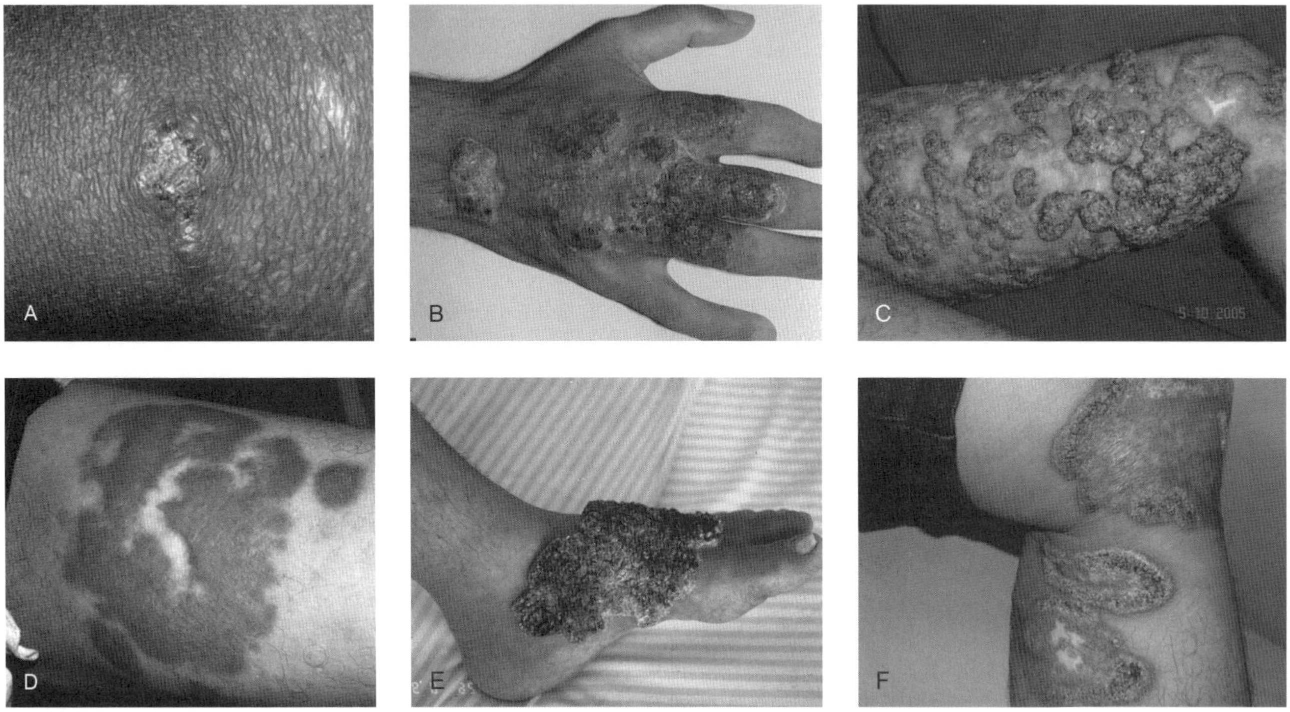

FIGURA 21.2 Classificação dos tipos de lesões mais observados em pacientes com cromoblastomicose. **A.** Lesão inicial, com menos de 2 meses de evolução. **B.** Lesão dos tipos nodular e ulcerativa. **C.** Lesão vegetante ou em "couve-flor", caracterizando a forma tumoral. **D.** Lesão em placa eritematosa localizada na raiz da coxa. **E.** Lesão verruciforme com exuberante hiperqueratose em região dorsal do pé. **F.** Lesão do tipo cicatricial, de margens serpiginosas e irregulares, com superfície hiperceratósica e pontos negros, circunscrevendo áreas de cicatrização atrófica centrais. (Esta figura encontra-se reproduzida em cores no Encarte.)

TABELA 21.2 Classificação clínica, critérios de gravidade e interrupção do tratamento antifúngico em pacientes com cromoblastomicose.

Tipos de lesão*	Gravidade da doença	Critérios para interrupção do tratamento
Nodular Elevadas, consistência fibroelástica, coloração avermelhada ou violácea, superfície lisa, descamativa ou verruciforme. Evolutivamente, podem coalescer, originando lesões tumorais, tipo couve-flor **Verruciforme** Lesões secas e hiperceratósicas, frequentemente localizadas nas bordas dos pés	**Leve** Nódulo ou placa solitária, com menos de 5 cm de diâmetro	**Clínico** Cura das lesões com cicatrização atrófica. Desaparecimento de sintomas como prurido e dor. Acompanhamento por 2 anos sem recidivas
Tumoral Massas tumorais, nodulovegetantes, papilomatosas, às vezes lobuladas, com aspecto em "couve-flor". A superfície é recoberta por debris celulares, sangram facilmente, e geralmente localizam-se nas extremidades de membros inferiores **Cicatricial** Lesões pouco elevadas de crescimento centrífugo. Apresenta o centro com pele cicatricial atrófica, ao passo que os bordos são verruciformes, sugerindo atividade da lesão. Tem contorno anular, arciforme ou serpiginoso, e tende a cobrir extensas áreas do corpo	**Moderada** Qualquer um dos tipos de lesão, solitária ou múltipla, cobrindo uma ou duas regiões cutâneas adjacentes, medindo entre 5 e 15 cm de diâmetro	**Micológico** Ausência de elementos fúngicos ao exame. Falha em se isolar o agente em tecido biopsiado, persistência desses achados em três biopsias consecutivas tomadas em 3 meses
Placa O tipo menos frequente de lesão. Pouco elevada, variando em tamanho e de contornos irregulares. É infiltrativa, avermelhada ou violácea, pode apresentar superfície descamativa, às vezes, com linhas de clivagem distintas. Geralmente, encontram-se nas raízes dos membros inferiores, ombros ou nádegas **Formas mistas** Uma associação dos tipos de lesões anteriormente. São geralmente observadas em pacientes com formas avançadas, disseminadas e refratárias da doença	**Grave** Qualquer tipo de lesão, isolada ou múltipla, cobrindo extensas áreas da superfície corpórea, adjacentes ou não	**Histológico** Ausência de células muriformes e microabscessos. Substituição do infiltrado granulomatoso dérmico por inflamação crônica e fibrose densa. Atrofia da epiderme. Persistência desses achados em três biopsias consecutivas tomadas em 3 meses

*Ver Figura 21.2.

Não existem casos de CBM com envolvimento visceral. Os relatos prévios da literatura que mostravam o envolvimento cerebral e pulmonar são considerados formas de FHM sistêmicas, uma vez que não foram observadas células muriformes, características de CBM, nos diferentes materiais clínicos examinados.

Complicações e sequelas

Diferentemente da esporotricose e dos micetomas, que podem acometer músculos, ossos e articulações, a CBM, excepcionalmente, envolve outros sítios além da pele e subcutâneo. Porém, a CBM progride lentamente e, por contiguidade, produz alterações fibróticas e estase linfática, levando ao linfedema, que, em alguns casos, se assemelha à elefantíase. A infecção bacteriana recorrente secundária é outra complicação frequentemente observada, exacerbando o comprometimento dos vasos linfáticos. As ulcerações com infecções secundárias, que exalam odor por vezes fétido, são frequentes. Prurido, descamação, dor, edema e linfadenopatias regionais também são sintomas encontrados em casos com complicações, levando à limitação ou incapacidade para o trabalho.

Durante a terapia, as lesões de CBM podem apresentar intensa reação fibrótica, resultando em cicatrizes. Lesões faciais podem produzir retração palpebral, levando a vários graus de ectrópio, xeroftalmia e ceratite. Associações de CBM com várias doenças infecciosas foram relatadas, incluindo osteomielite bacteriana, paracoccidioidomicose, leishmaniose e hanseníase. Essas coinfecções podem aumentar a progressão de ambas as doenças, resultando em terapia antifúngica prolongada e aumento da toxicidade relacionada com as respectivas terapias.

Em casos avançados, linfedema crônico, anquilose e transformação maligna são observados. Esta última é a complicação mais agressiva e incapacitante, levando principalmente ao carcinoma de células escamosas. Estudos mostram que é difícil estabelecer se a associação de CBM, inflamação crônica e infecção bacteriana pode desempenhar um papel como fator carcinogênico ou cocarcinogênico (ver Figura 21.3).

Diagnóstico

O diagnóstico presuntivo é feito com bases nas características clínicas e epidemiológicas do paciente, porém deve ser comprovado pela presença dos elementos muriformes demonstrados pelo exame micológico direto e/ou histopatológico. O diagnóstico deve ser lembrado em pacientes com lesões cutâneas crônicas, com fatores de risco e que tenham vivido ou tido contato com áreas endêmicas da doença. Essa micose deve ser clinicamente diferenciada de doenças infecciosas, como vírus, bactéria, protozoários e de outros fungos, assim como de doenças de etiologia não infecciosa.

Para a confirmação por diagnóstico laboratorial, deve-se procurar na superfície da lesão os "pontos negros" característicos, que são visíveis ao exame clínico ou dermoscópico (Figura 21.4). O material clínico das áreas suspeitas resulta de eliminação transepitelial do agente, podendo ser coletado por raspagem, curetagem, fita adesiva ou biopsia e processado para exame micológico direto, cultura e histopatologia, conforme a natureza do espécime. As células muriformes são facilmente observadas, mesmo sem colorações. Ao exame direto com KOH (hidróxido de potássio) 10 a 40%, as células muriformes são facilmente observadas, apresentando sensibilidade de 90 a 100%.

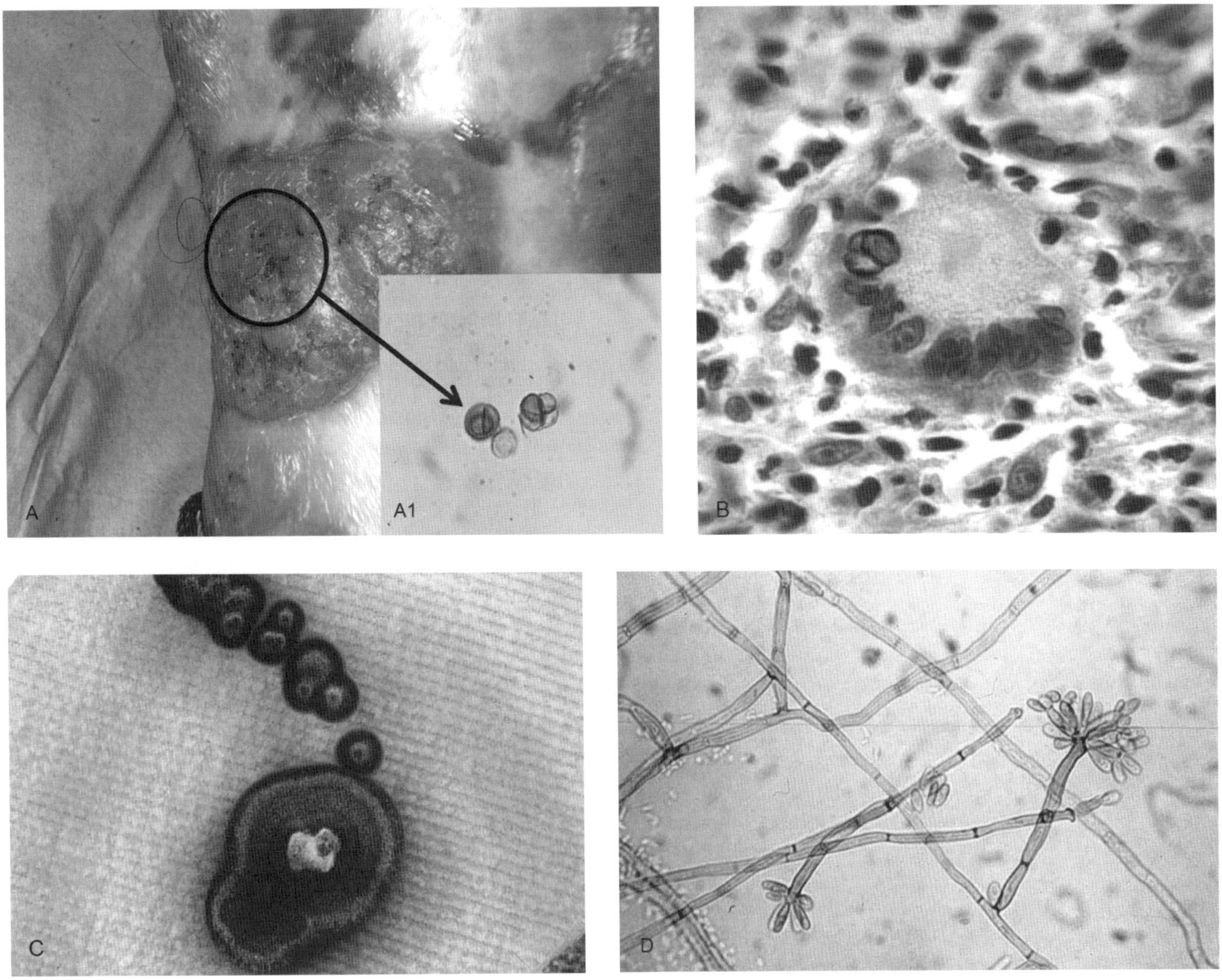

FIGURA 21.3 Aspectos diagnósticos da cromoblastomicose. **A.** Lesão em placa com pequenas crostas sero-hemáticas (pontos negros), em que deve se coletar o material para diagnóstico microbiológico e histopatológico. **A1.** Exame a fresco digerido por KOH, mostrando células muriformes. **B.** Corte histológico mostrando célula gigante multinucleada com célula muriforme no citoplasma. H&E ×600. **C.** Colônia de *F. pedrosoi* a temperatura ambiente. **D.** Micromorfologia de *F. pedrosoi*. (Esta figura encontra-se reproduzida em cores no Encarte.)

Estas são estruturas poliédricas, pigmentadas, que têm 5 a 12 μm de diâmetro, com parede grossa e septação longitudinal e transversal, podendo ser encontradas isoladas ou agrupadas, ou ainda associadas a hifas demácias. O calcoflúor pode ser empregado se os elementos fúngicos forem escassos.

Para isolamento em cultivo, preferem-se os materiais obtidos por biopsia, uma vez que raspados de lesões são mais sujeitos a contaminação bacteriana. A amostra é semeada em ágar Sabouraud e em outros meios, como BHI e Mycosel, uma vez que meios que contêm antibióticos e ciclo-heximida podem ser empregados, já que não interferem no crescimento de fungos melanizados. A cultura é mantida de 25 a 30°C e o tempo de crescimento é variável, podendo levar até 6 semanas. A característica macromorfológica é muito semelhante entre os principais agentes de CBM, apresentando, em geral, crescimento lento, aspecto aveludado e coloração verde-oliva, marrom ou preta (ver Figura 21.4). A análise micromorfológica da colônia permite a identificação do gênero do agente pelo tipo de conidiogênese, podendo ser do tipo *Cladosporium, Phialophora* ou *Rhinocladiella*. Para a identificação da espécie, é recomendada a utilização de métodos moleculares, como o sequenciamento de DNA da região ITS (*internal transcribed spacer*), além de outros genes como β-tubulina e fator de elongação 1α para estudos taxonômicos.

O exame anatomopatológico é importante em locais onde o isolamento de agentes em meios de cultura não é rotineiro. Nos tecidos parasitados, os agentes de cromoblastomicose provocam uma resposta inflamatória de padrão misto, de natureza supurativa e granulomatosa, porém não é específica e pode ser semelhante às reações do tecido observadas para a maioria das micoses de implantação. O exame histopatológico do tecido mostra células muriformes que podem estar no interior ou fora de células gigantes multinucleadas do tipo Langerhans, identificadas por coloração de rotina com hematoxilina-eosina (ver Figura 21.4). As colorações de Gomori-Grocott e Fontana-Masson são sensíveis para a detecção de células fúngicas nas quais os elementos fúngicos são escassos. Na superfície epidérmica por vezes observam-se células muriformes em transformação para fase filamentosa, semelhantemente às hifas visualizadas em casos de FHM. Hiperqueratose, hiperplasia pseudoepiteliomatosa da epiderme, reações piogranulomatosas e acantose irregular alternando com áreas de atrofia são as características histológicas mais importantes da CBM. A derme normalmente contém um infiltrado inflamatório granulomatoso denso, com diferentes graus de fibrose, associado a células mononucleares (histiócitos, linfócitos e células plasmáticas), células epitelioides, células gigantes e células polimorfonucleares. Dois tipos diferentes de respostas inflamatórias foram sugeridos:

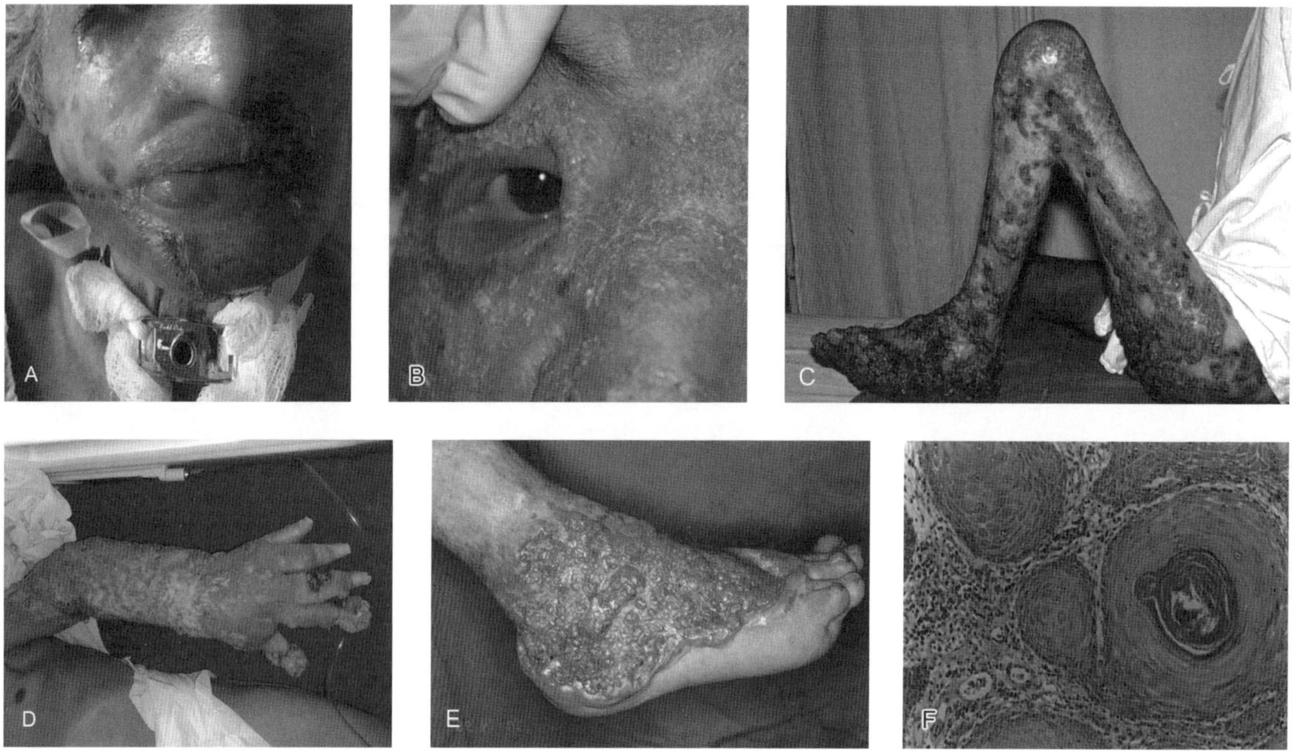

FIGURA 21.4 Complicações e sequelas da cromoblastomicose. **A.** Microstomia e estenose traqueal, em virtude de retração cicatricial. **B.** Ectrópio. **C.** Anquilose do joelho. **D.** Linfedema crônico do membro superior esquerdo. **E.** Lesões vegetantes e papilomatosas resultantes de associação de cromoblastomicose e neoplasia. **F.** Biopsia de pele do mesmo paciente (**E**), revelando carcinoma epidermoide com atipias nucleares e "pérolas córneas" em meio de bocós de células neoplásicas. (Esta figura encontra-se reproduzida em cores no Encarte.)

granulomas supurativos amorfos e verdadeiros granulomas tuberculoides. Os granulomas supurativos demonstraram hiperplasia pseudoepiteliomatosa, microabscessos com grande número de fungos, maior número de vasos capilares dérmicos e fibrose. Os granulomas tuberculoides verdadeiros demonstraram atrofia da epiderme ou acantose leve, granulomas bem formados com células gigantes de Langerhans e linfócitos, abscessos e microabscessos. Elementos fúngicos fragmentados podem ser observados no citoplasma de células gigantes multinucleadas (ver Figura 21.4).

As provas imunológicas não são empregadas rotineiramente como método diagnóstico ou como acompanhamento terapêutico de pacientes com cromoblastomicose, uma vez que a detecção do fungo por exames micológico direto, histopatológico e isolamento em cultivo, são notavelmente mais vantajosos. Outro problema é a complexidade antigênica dos fungos melanizados, muitos deles compartilhando antígenos comuns e, consequentemente, influenciando na especificidade das provas imunológicas. Embora estudos investigacionais que utilizam métodos de ELISA, reação de imunodifusão e de intradermorreação tenham sido publicados, esses médotos não são comercialmente disponíveis e não estão padronizados para diagnóstico de CBM.

Tratamento

Como em outras doenças negligenciadas, não há ensaios clínicos comparativos randomizados em CBM. Portanto, as opções terapêuticas são baseadas em poucos ensaios clínicos abertos e na opinião de especialistas. Entre as modalidades de tratamento disponíveis, há métodos físicos e os que utilizam antifúngicos. A exérese cirúrgica de lesões iniciais ou classificadas como de leve gravidade deve ser realizada sempre que possível. Para a ressecção cirúrgica ser bem-sucedida, a lesão deve ter suas margens e plano de clivagem bem definidos. Pacientes com formas clínicas moderadas ou graves não devem ser submetidos a métodos cirúrgicos, como curetagem, remoção cirúrgica, eletrocauterização, *shaving*, entre outros.

Outros métodos físicos incluem a termoterapia com calor local ou crioterapia com nitrogênio líquido tópico, terapias com *laser* ou fotodinâmica. É importante enfatizar que os métodos devem sempre ser associados ao tratamento com antifúngicos sistêmicos, mas nunca isoladamente.

O antifúngico mais experimentado em CBM na atualidade e que oferece maior eficácia terapêutica é o itraconazol, na dose de 200 mg a 400 mg/dia, durante 8 a 36 meses, dependendo da gravidade da doença e da resposta evolutiva do paciente. Alternativamente, a terbinafina pode ser usada em esquemas de 250 mg, 2 vezes/dia, com a mesma duração do itraconazol (ver Tabela 21.1). A combinação de itraconazol, 200 a 400 mg, com a terbinafina, 500 mg, em duas tomadas diárias, ou com a 5-fluorocitosina, 150 a 200 mg/kg/diários, foi satisfatória em pacientes resistentes à monoterapia. O posaconazol na dose de 800 mg em esquema de duas doses diárias por longos períodos também está indicado em CBM refratária ou como terapia primária. Não há experiência consolidada com voriconazol ou isavuconazol. Outros regimes utilizados no passado, como anfotericina B, tiabendazol, cetoconazol, foram abandonados por sua ineficácia. Finalmente, algumas substâncias adjuvantes como imiquimode ou imunoestimulação com glucana intradérmica já foram utilizados em poucos pacientes com CBM refratária.

Critérios de cura

Pacientes com as diversas formas da doença só podem ser considerados após longo acompanhamento clínico, micológico e histopatológico. O melhor resultado é quando o paciente apresenta cicatrizes atróficas das lesões, ausência de prurido e três biopsias consecutivas, tomadas com 3 meses de intervalo, sem evidências do agente etiológico e de infiltrado granulomatoso, além de exame micológico direto e cultivo negativo (ver Tabela 21.2).

Prevenção

Como em outras micoses, não existem vacinas disponíveis, e o único modo de prevenir a CBM consiste em evitar ou proteger-se de traumas nas áreas endêmicas, principalmente indivíduos sob risco ocupacional. Estes, devem usar equipamento de proteção adequado, como roupas, luvas e calçados.

EUMICETOMAS

O termo micetoma deriva de termos radicais gregos e literalmente significa "tumor de filamentos". Os micetomas compreendem um grupo de enfermidades de natureza inflamatória e de evolução crônica e progressiva. Os micetomas geralmente caracterizam-se por uma síndrome clínica cujos achados são: aumento de volume da região acometida, presença de lesões fistulosas de cujos trajetos ocorre a drenagem de grânulos, agregados de formas parasitárias dos agentes etiológicos. Embora em alguns pacientes o aumento de volume pode não ser evidente, devido a fase evolutiva do processo ou localização da infecção, classicamente, os micetomas são definidos pela tríade: **tumoração**, **fístulas** e **grãos**. Os micetomas resultam da inoculação transcutânea dos agentes causais, decorrentes de traumas diversos. Segundo a etiologia, os micetomas são classificados em *eumicetomas* e *actinomicetomas*, respectivamente causados por vários gêneros de fungos e bactérias aeróbias filamentosas, geralmente das famílias *Actinomycetaceae* e *Nocardiaceae*. Em nosso meio, os actinomicetomas são mais frequentes, causados principalmente por *Nocardia* spp. A diferenciação entre actinomicetomas e eumicetomas é fundamental, uma vez que os primeiros têm melhor prognóstico e são sensíveis a antimicrobianos antibacterianos. Embora de evolução crônica, a doença é inexoravelmente invasiva, podendo acometer pele, tecido celular subcutâneo, tecido muscular, articulações e ossos com lesões compostas por abscessos supurativos, granulomas, trajetos fistulosos e grânulos. São frequentemente de localização podal, mas podem ocorrer em outras regiões, como os membros superiores, o tronco e o crânio. Os actinomicetomas serão tratados no capítulo de actinomicetoses, neste *Tratado*.

Com relação à etiologia, são descritas mais de 30 espécies diferentes de fungos causadores da doença; entretanto, mais de 90% dos casos de eumicetomas relatados em todo o mundo, são causados por somente quatro agentes: *Madurella mycetomatis, M. grisea, Leptosphaeria senegalensis,* esses considerados fungos melanizados, produzem grãos negros nos tecidos; *Scedosporium apiospermum*, o agente mais relatado no Brasil, é um fungo hialino, portanto, produz grãos brancos ou amarelados nos tecidos. A distribuição dos agentes varia de acordo com a região. *M. mycetomatis* e *L. senegalensis* são os patógenos mais comuns na África; na América do Sul, *S. apiospermum Acremonium recifei, A. kiliensis* e *M. grisea* são mais relatados. Na Argentina, *M. grisea* foi o agente mais comum, porém a prevalência de *S. apiospermum* e espécies de *Acremonium* também são importantes. Na Índia, *M. grisea* é frequente, seguida por *M. mycetomatis, Acremonium* spp. e *Medicocopsis (Pyrenochaeta) romeroi, Biatriospora (Pyrenochaeta) mackinnonii.* De modo geral, *M. mycetomatis* tem a maior distribuição global, predominantemente na África Oriental, particularmente no Sudão. Também é o agente principal de eumicetoma em Iêmen, Marrocos, Tunísia, Arábia Saudita e Senegal. Na África Ocidental, merece destaque *L. senegalensis.* Os fungos hialinos são menos relatados nas séries, porém, na América do Norte e no Irã, *S. apiospermum* tem sido o agente mais comum. Outro agente de grão hialino, esporadicamente relatado, é *Fusarium solani.* Alguns fungos melanizados, como o *E. jeanselmei*, já foram relatados como sendo capazes de causar CBM, FHM e eumicetomas.

Os agentes causadores são dependentes de fatores como temperatura, pluviosidade, tipo de solo e vegetação, assim como variáveis demográficas da população suscetível. Os agentes etiológicos são classificados conforme o tipo de grão: pretos, amarelos ou hialinos. Os grãos também são chamados esclerócio, consistindo em um agregado de hifas embebidas em material duro cimento-símile. A Tabela 21.3 resume os principais agentes etiológicos dos eumicetomas.

Quanto à distribuição geográfica, os eumicetomas são mais prevalentes no "cinturão do micetoma", o qual se estende entre as latitudes 15° Sul e 30° Norte e inclui Sudão, Mauritânia, Somália, Senegal, Egito, Nigéria, Níger, Quênia, Etiópia, Chade, Camarões, República do Djibuti, Índia e Iêmen. Além destes, ocorrem em México, Venezuela, Colômbia e Argentina. Os eumicetomas ocorrem também em países de clima temperado, como aqueles localizados no Mediterrâneo, incluindo África do Norte, Grécia e Itália. Casos em viajantes que visitaram áreas endêmicas também são relatados com certa frequência. As áreas em que o micetoma é prevalente são razoavelmente áridas com uma estação chuvosa curta de 4 a 6 meses, com uma pluviosidade de 50 a 1.000 mm por ano, umidade relativa de 60 a 80% e temperaturas constantes de 30 a 37°C durante o dia e a noite. A estação de chuva é seguida por uma estação seca de 6 a 8 meses com uma umidade relativa de 12 a 18% e temperaturas diurnas de 45 a 60°C. Temperaturas podem cair para 15 a 18°C durante a noite. Essa alteração extrema nas condições climáticas pode ser um pré-requisito para a sobrevivência dos agentes etiológicos em seus nichos naturais. Entre os países do cinturão, o Sudão é responsável pelo maior número de casos no mundo, onde a micose é especialmente endêmica e severamente incapacitante como Abbott relatou em uma revisão de 1.231 casos ambulatoriais. Estudos mostram uma estimativa de 300 a 400 casos novos por ano no Sudão.

O México ocupa posição de destaque com elevada endemicidade, apresentando uma média de 70 casos por ano, sendo a maior parte causada por bactérias. Um possível deslocamento da ecologia dos diferentes agentes pode estar ocorrendo nas Américas, já que no Brasil apresenta uma proporção de 1:1 entre actinomicetomas e eumicetomas. Na Argentina, os eumicetomas são mais relatados. Com certeza, fatores ecológicos determinam a geografia dos agentes, porém, o grande deslocamento de populações e a facilidade com que as pessoas se movem atualmente de um lugar para outro contribuem para as mudanças nesses padrões.

A doença é mais comum em indivíduos com contato frequente e direto com o solo, principalmente em ambiente rural, como pastores e agricultores. Todavia, não é exclusivo desta condição, uma vez que no México e em países europeus existem relatos de doença em trabalhadores urbanos, donas de casa, viajantes, agentes humanitários e arqueologistas.

É descrita em maiores proporções nos homens, provavelmente por seu maior envolvimento em atividades rurais. Quando as mulheres são afetadas, estas geralmente também trabalham em atividades rurais. Contrapondo-se a essa observação, um estudo sugere que os níveis de progesterona em mulheres podem inibir o crescimento de certos agentes etiológicos como *Madurella mycetomatis*, de forma semelhante ao que já ocorre em paracoccidioidomicose. A principal faixa etária acometida situa-se entre 20 e 40 anos, porém, em regiões endêmicas a doença pode acometer crianças e idosos.

Os fatores envolvidos no surgimento da doença são o tamanho do inóculo, a resposta imune do hospedeiro e um provável envolvimento hormonal. A doença comumente começa com a introdução traumática do agente através da pele, veiculado por folhas espinhosas, espinhos de acácias ou cactos, lascas de madeira, pedras afiadas, implementos agrícolas, facas, escamas de peixes e outros objetos contaminados.

TABELA 21.3 Principais achados dos grãos de micetomas eumicóticos e actinomicóticos.

Eumicetoma	Microscopia	Histologia (H&E)*
Scedosporium apiospermum	< 2 mm, branco ou amarelado, mole, oval a lobulado, aspecto de "semente de figo"	Compacto, sem cimento, hifas hialinas entrelaçadas < 5 mm células vesiculares < 20 mm, bordo eosinofílico (FSR)**
Acremonium kiliense	< 1,5 mm, branco, mole, forma irregular	Compacto, sem cimento, hifas hialinas < 4 mm, células vesiculares < 12 mm
Aspergillus nidulan e, *Fusarium moniliforme*	< 2 mm, branco, mole, oval a lobulado	Compacto, sem cimento, hifas hialinas entrelaçadas < 5 mm, bordo eosinofílico (FSR)**
Neotestudina rosati	Branco a amarronzado, mole, < 1 mm	Formado de hifas e células vesiculares, em meio a cimento no centro e na periferia
Madurella mycetomatis	< 2 mm, negro, firme consistência semelhante à do carvão, fragmentado, oval a lobulado	**Tipo compacto** – Hifas septadas não são indentificadas porque estão embebidas em uma matriz de cemento pigmentado por melanina **Tipo vesicular** – Formado por células dilatadas, semelhantes a vesículas, com cimento hialino no centro e pigmentado de marrom na periferia
Madurella grisea	< 1 mm, negro, de consistência mole a firme, oval a lobulado	Cimento pouco pigmentado de marrom, células poligonais na periferia e com hifas hialinas no centro
Exophiala jeanselmei	< 0,5 mm, negro, mole, formato irregular ou vermicular	Sem cimento, centro oco, com algumas células vesiculares melanizadas, com < 10 mm associadas a hifas curtas, com < 4 mm de comprimento
Leptosphaeria senegalensis	1 mm, negro, mole, forma irregular	Zona de cimento na periferia, que é pigmentada e escura com área central hialina e vesicular
Medicocopsis romeroi	< 2 mm, negro, firme a pétreo, oval a lobulado	Cimento melanizado na periferia, sem vesículas
Actinomicetoma		
Nocardia brasiliensis	< 0,5 mm, branco, mole, irregular	Circundado por pequena franja, basofílica, disposta em camadas, formado por pequenos agrupamentos de delicados filamentos bacterianos, e poucas células em forma de clava colorações Gram e Kinyoum positivas
Actinomadura madurae	5 mm, amarelado a rosado, oval lobulado	Centro anamorfo, com periferia densa e basofílica ou levemente rosada associada a franja ou clavas dispersas. gram-positivo
Actinomadura pelletieri	< 1 mm, vermelho, duro, oval a lobulado	Aspecto homogêneo, coloração escura com periferia clara e sem clavas. Fratura-se facilmente, gram-positivo
Streptomyces somaliensis	< 2 mm, amarelado, duro, redondo a ovalado	Centro anamorfo com camadas basofílicas e pontos rosados na periferia. Sem clavas, gram-positivo

*Hematoxilina-Eosina. **Fenômeno de Splendore-Hoeppli. Outros agentes de eumicetomas incluem: *Acremonium falciforme, A. recifei, Aspergillus flavus, Leptosphaeria tompkinsii, Pyrenochaeta mackinnonii, Curvularia geniculata, C. lunata, Fusarium solani, F. oxysporum, Psedudochaetosphaeronema larense* e *Exserohilum rostrata*. Outros agentes de actinomicetoma incluem: *Nocardia asteroides, N. caviae, N. farcinica* e *N. dassonvillei*.

Apesar de a inoculação traumática ser a teoria atualmente aceita, em alguns casos a área da lesão pode passar despercebida. O período de incubação é variável, não sendo bem definido, podendo variar de semanas a anos, a depender do agente causal e da resposta imune do hospedeiro. Após a sua introdução, o fungo pode se disseminar localmente do sítio de inoculação para músculos e ossos, especialmente para ossos esponjosos, como aqueles localizados em tornozelo, punho e vértebras, para os quais há um tropismo especial. Esses organismos, normalmente pouco patogênicos, crescem e sobrevivem por meio da produção de grãos, cujas estruturas são compostas de massas de micélio fúngico e componente matricial. O material da matriz tem demonstrado ser derivado do hospedeiro. As hifas frequentemente têm paredes celulares espessas e a periferia com material matricial, conferindo proteção contra o sistema imune do hospedeiro. Os grãos são vistos na histopatologia dentro de abscessos repletos de células polimorfonucleares. Quimiotaxia dependente do sistema complemento, ativado por esses leucócitos, tem demonstrado ser induzida pelos antígenos fúngicos (*M. mycetomatis* e *S. apiospermum*) *in vitro*. Aparentemente, células da imunidade inata tentam fagocitar e inativar esses organismos, mas falham ao cumprir esta tarefa. Isto pode ser atribuído à provável falha na função neutrofílica em pacientes que desenvolvem a doença.

O papel do sistema imune na patogênese do micetoma não é bem claro. Diversos estudos mostram que muitos indivíduos em áreas endêmicas têm anticorpos contra *Madurella mycetomatis*, mas a porcentagem dos afetados é baixa. Por esse motivo, o papel da imunidade inata na resistência do hospedeiro aos fungos produtores de micetoma tem sido frequentemente estudado *in vitro* e em modelos animais, porém com poucos estudos realizados em humanos. A resposta local do hospedeiro, caracterizada pela quimiotaxia dos neutrófilos e pela congestão de pequenos vasos, é inespecífica. Posteriormente, macrófagos e monócitos com poder microbicida apresentam-se no sítio de infecção, ativados por citocinas, interferona-γ e fator de necrose tumoral-α. Três tipos de resposta imune têm sido descritos em resposta aos agentes infecciosos dos micetomas. A resposta do tipo I é vista como neutrófilos degranulados e aderidos à superfície do grão, levando à gradual desintegração do mesmo. A resposta do tipo II é caracterizada pelo desaparecimento dos neutrófilos e surgimento de macrófagos, a fim de clarear os grãos e debris neutrofílicos. Por último, a resposta tipo III é marcada pela formação do granuloma epitelioide, a fim de conter o agente. Essas respostas do hospedeiro não parecem ser capazes de controlar a infecção, mas, provavelmente, são responsáveis pela cura espontânea e parcial que é vista na doença.

De forma geral, a doença pode ter etiologia multifatorial, já que há uma heterogeneidade entre os fatores determinantes para sua suscetibilidade em animais e humanos. Somente poucas pessoas desenvolvem a doença em áreas endêmicas, apesar de todas dividirem os mesmos fatores de risco como andar descalço e arranhar-se com espinhos. É possível que o fungo viva no solo saprobioticamente e repetidas inoculações de pequenas quantidades de fungos leve à sensibilização e maior suscetibilidade à infecção.

Manifestações clínicas

A doença começa na maioria dos casos como um nódulo subcutâneo único, pequeno e indolor, que cresce lentamente em tamanho, geralmente com formato circular e firme, podendo também ser mole, lobulado ou raramente cístico. O nódulo aumenta em tamanho, e nódulos secundários são formados. Estes se tornam fixos ao tecido subjacente e, por último, desenvolvem trajetos fistulosos estéreis profundos abaixo da lesão. Esses trajetos se abrem para a superfície e drenam material purulento, seroso ou serossanguinolento com grãos. Os grãos têm vários milímetros em diâmetro, variando na coloração e consistência a depender do agente etiológico. Eles estão presentes no pus drenado e nos tecidos em torno das fístulas. Esses grãos podem ser observados a olho nu ou microscopicamente. As características morfológicas e a coloração dos grãos podem ser negras, acastanhadas, brancas, amarelas, vermelhas ou uma mistura de cores que contribuem para sua identificação. A progressão para fístulas pode levar semanas, meses e até anos. De forma geral, o diagnóstico da doença é feito pela tríade clínica de tumefação, fístulas e grãos (Figura 21.5).

A doença pode afetar pele, tecido subcutâneo e, eventualmente, os ossos subjacentes, disseminando-se através dos planos e fáscias. A pele parece macia e brilhosa, estando comumente fixa ao tecido subjacente, podendo estar hipo ou hiperpigmentada, com hiperidrose local. Pode ainda haver ulceração com crostas melicéricas e cicatrizes. O edema é comumente firme e não doloroso e a pele suprajacente não é eritematosa. Músculos, tendões e nervos geralmente são poupados da infecção direta, mas o dano local extenso pode levar a consumo muscular, destruição óssea e deformidades dos membros, em virtude da invasão óssea, causando osteomielite. Mais tardia e raramente, as lesões podem afetar nervos e tendões, ou até mesmo vísceras como pulmão e peritônio, como nos casos de micetoma em tronco através de disseminação contígua. Também são relatados na literatura infecção de corpos vertebrais por contiguidade, levando à síndrome da compressão

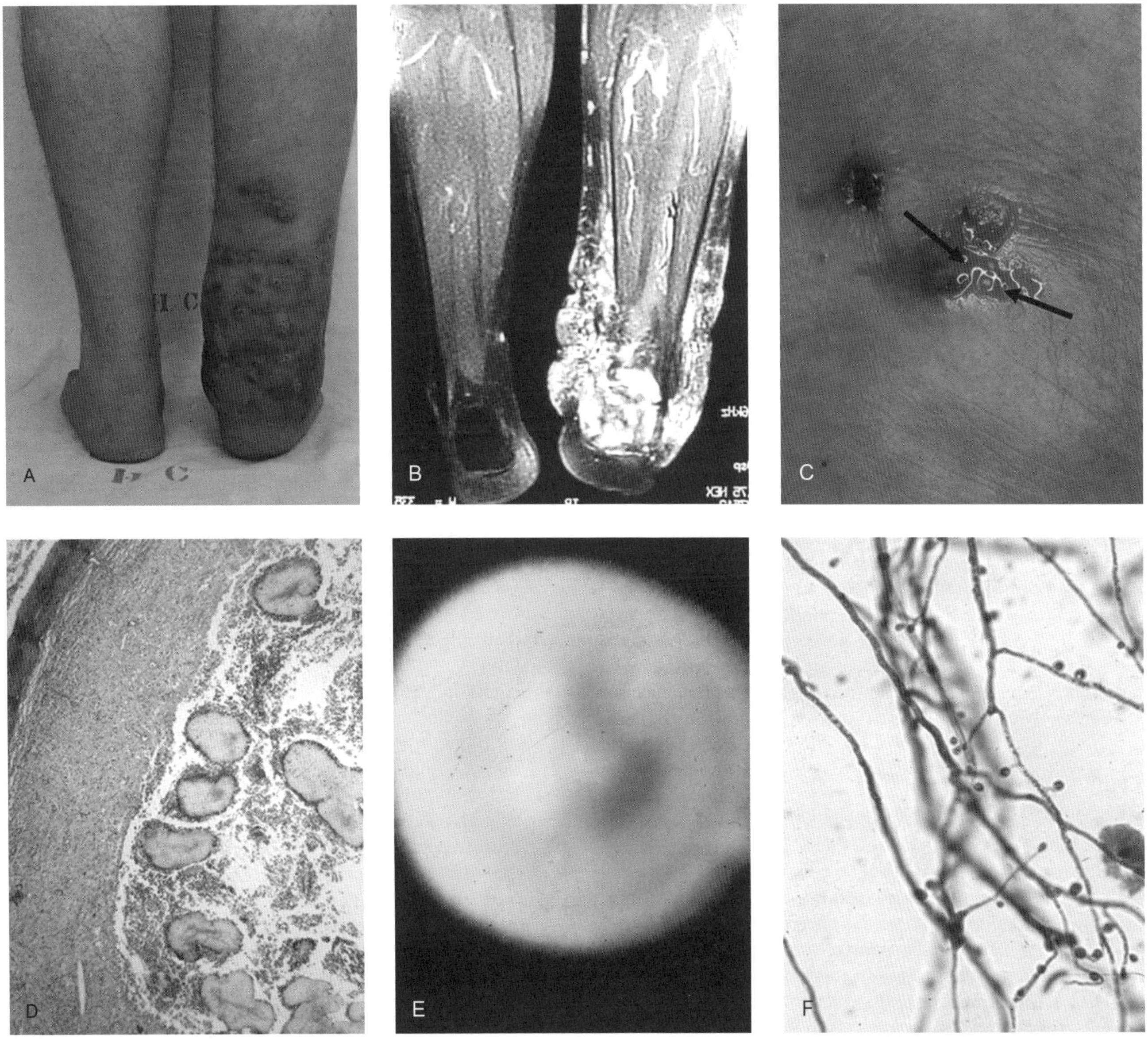

FIGURA 21.5 A. Lesões multifistulosas em membro inferior direito de paciente com eumicetoma por *Scedosporium apiospermum* (*Pseudallescheria boydii*), de longa duração. **B.** Imagem de ressonância magnética mostrando aumento de partes moles e lesões osteoarticulares do mesmo paciente. **C.** Grãos amarelados de *S. apiospermum* (*setas*), com aspecto de "sementes de figo", eliminados por lesões fistulosas. **D.** Grãos hialinos lobulados e riniformes, na luz de trajeto fistuloso de paciente com eumicetoma causado por *S. apiosmermum*. **E.** Colônia de cotonosa de *S. apiospermum*. **F.** Microcultivo de *S. apiospermum*, mostrando conídios piriformes. (Esta figura encontra-se reproduzida em cores no Encarte.)

medular. Geralmente, os pacientes não se queixam de dor, apesar de poderem referir pruridos ou queimação. Apesar disso, quase 20% das queixas dos pacientes quando procuram o serviço médico é a dor. Tem sido sugerido que as lesões produzem substâncias com efeito anestésico. No entanto, na doença avançada, o quadro doloroso pode acontecer comumente pelo dano aos nervos em razão de intensa reação fibrótica, endarterite obliterante ou hipoperfusão nevrálgica. Pode ser ainda decorrente de invasão óssea, ruptura dos abscessos que formam as fístulas ou infecção bacteriana associada.

Ocasionalmente, a doença pode seguir um curso clínico diferente, como o minimicetoma e o padrão esporotricoide. O minimicetoma é caracterizado pela ausência de tumefação e somente poucas fístulas. Tem sido relatado em crianças e adultos mais jovens, porém, é mais comum nos quadros de actinomicetomas.

Linfadenopatia local é comum e pode resultar da infecção bacteriana secundária, disseminação do micetoma ou deposição de imunocomplexos como parte da resposta imune local. Linfedema pode ocorrer por obstrução linfática e fibrose. A propagação contígua linfática é rara, ocorrendo em torno de 1 a 3% dos casos, tendo a possibilidade de acontecer após manipulação cirúrgica. Disseminação hematogênica nunca foi documentada. A doença e seus efeitos geralmente são localizados e, por isso, não há sinais ou sintomas de doença sistêmica, a não ser que haja infecção secundária. Quando não tratada, a doença continua a progredir e superinfecção bacteriana pode levar a um aumento da morbidade por meio de formação de abscessos locais, celulite e osteomielite bacteriana.

Topograficamente, os fungos afetam as regiões do corpo que entram em contato com o solo e plantas, predominantemente nos pés (70 a 80% dos casos), seguidos de pernas e mãos. No México, o dorso é acometido em 20% dos casos, decorrendo do carregamento de toras e de feno nas costas de trabalhadores rurais. Outros sítios podem ser afetados como joelho, braço, pescoço, coxa e períneo. Há alguns poucos relatos de infecção em pálpebra, escroto, seios paranasais, órbita, vulva, conduto auditivo externo, feridas operatórias antigas, crânio, abdome e tórax, os quais podem ou não estar associados a imunossupressão.

O diagnóstico diferencial deve ser feito com granulomas de corpo estranho, diversas neoplasias benignas e malignas de tecidos e partes moles como carcinoma espinocelular, lipoma, fibroma, fibrolipoma, sarcoma, melanoma e lesões císticas. O minimicetoma pode ser confundido com foliculite ou outras micoses. Quando o micetoma tem um padrão de proliferação ulcerativo pode ainda parecer um epitelioma ou melanoma. Já lesões não fistulizantes podem simular feo-hifomicoses e hialo-hifomicoses, esporotricose, cromoblastomicose e basidiobolomicoses. Outros diagnósticos a serem considerados são leishmaniose, tuberculose cutânea e óssea, botriomicose e osteomielite bacteriana crônica.

Diagnóstico

O diagnóstico dos micetomas deve ser composto por elementos epidemiológicos, clínicos, radiológicos, micológicos e histopatológicos. A análise macro e a micromorfológica pelo exame micológico direto e anatomopatológico são imprescindíveis para o diagnóstico e a terapia, diferenciando actinomicetomas de eumicetomas. O estudo de imagens, por meio de radiologia e ressonância magnética, auxilia a avaliação do envolvimento de estruturas osseoarticulares e contribuem para o planejamento terapêutico (ver Figura 21.5).

Preferencialmente, a amostra deve ser coletada por aspirado com agulha, procedimento rápido e de fácil de realização, oferecendo material para estudo micológico direto, cultura, histopatologia e técnicas moleculares para a identificação do agente. A análise de grãos que drenam espontaneamente não é recomendada, uma vez que pode estar associada à contaminação bacteriana.

Inicialmente, deve ser analisada a morfologia dos grãos com relação a tamanho, cor e consistência. Em geral, a coloração dos grãos pode variar do negro (*Madurella mycetomatis, M. grisea, Pyrenochaeta romeroi* e outros) ao amarelo-esbranquiçado (*S. apiospermum, Acremonium kiliense, Fusarium solani*), e raramente amarelos. No exame micológico direto, um ou dois grãos devem ser analisados usando KOH (hidróxido de potássio) a 10%, coloração de Gram, coloração modificada de Kenyon e azul de lactofenol, permitindo a identificação de estruturas fúngicas e de bactérias filamentosas. Os grãos eumicóticos são constituídos por hifas entrelaçadas ou fragmentadas, podendo apresentar elementos vesiculares (clamidoconídios) associados. Na coloração de Gram, os agentes causadores de actinomicetomas se coram como gram-positivos e são observados filamentos finos de 1 μm, enquanto os agentes de eumicetoma como gram-negativos são compostos de hifas septadas com 4 a 5 μm (ver Tabela 21.3).

Para o isolamento em cultura, caso não seja identificado a origem do micetoma (actinomicetoma ou eumicetoma) o laboratório deve ser comunicado, visto que o processamento dos grãos é realizado de forma diferente. Para cultura de eumicetomas, os grãos devem ser lavados em salina estéril com antibióticos, triturados e semeados em ágar Sabouraud e ágar BHI (*Brain Heart Infusion*). Meios contendo ciclo-heximida e antibióticos como gentamicina e cloranfenicol podem ser utilizados, porém podem particularmente inibir o desenvolvimento de alguns fungos, como *P. boydii*. O crescimento em cultura é lento, podendo levar de 3 a 12 semanas e requer microbiologista experiente para identificar o microrganismo (ver Figura 21.5). Dependendo do agente, como *Madurella*, é possível realizar identificação por morfologia e provas fenotípicas; porém, geralmente é necessária a realização de técnicas moleculares mais complexas para identificação, as quais nem sempre estão disponíveis, como sequenciamento de DNA da região ITS (*internal transcribed spacer*), RFLP (*PCR-restriction fragment length polymorphism*) PCR primer-específico, RAPD (*random amplified polymorphic DNA*) e REA (*restriction endonuclease analyses*).

A análise histopatológica revela reação granulomatosa crônica, com abscessos envoltos por reação inflamatória, hiperplasia pseudoepiteliomatosa, granulação abundante e tecido fibrótico. Os grãos podem ser vistos no centro dos abscessos como uma massa de hifas embebidas em cimento intercelular com filamentos maiores que 1 μm. Colorações especiais como Grocott, PAS (ácido periódico de Schiff) e HE (hematoxilina e eosina) ajudam a diferenciar uma variedade de grãos. A coloração de Fontana-Masson é específica para detecção de melanina, podendo ser usada no caso de grãos negros. Com HE, os grãos do eumicetoma em geral aparecem com micélio claro e rosa na periferia do grão cercado por uma banda basofílica. O centro dos grãos são habitualmente fortemente basofílicos, desorganizados e contendo hifas (ver Figura 21.5).

Diversos métodos sorológicos como imunodifusão, contraimunoeletroforese, ELISA (*enzyme-linked immunosorbent assay*) e immunoblot foram testados, porém há várias limitações, como a falta de padronização, antígenos utilizados e reações cruzadas entre diferentes agentes causadores de micetomas. Esses exames permanecem experimentais, não há nenhum comercialmente disponível.

Exames de imagem avaliam a extensão das lesões. A radiografia simples pode revelar alterações iniciais semelhantes a um granuloma de tecido mole. Com a progressão da doença, pode-se observar reação periosteal variável, curvatura óssea, osteoporose e múltiplas cavidades. A ultrassonografia é útil em eumicetomas com cavidades de paredes finas sem ressonância acústica, além de avaliar a extensão do micetoma. A imagem conhecida como "ponto em círculo" é considerada um sinal radiográfico sugestivo de micetoma e pode ser identificado por ultrassonografia ou ressonância magnética. Outra utilidade desse método é o diagnóstico de lesões que não apresentam fístulas.

A tomografia computadorizada tem provado ser mais sensível para detectar mudanças ósseas precoces quando comparada com imagem da ressonância magnética. A maior sensibilidade da RNM reside na capacidade de visualização de pequenas lesões de sinal de baixa intensidade em imagens ponderadas de T1 e T2 correspondendo aos produtos do metabolismo dos grãos. A habilidade de visualizar os grãos na RNM depende de múltiplos fatores, incluindo o tamanho do grão, a qualidade da imagem e os parâmetros do aparelho.

Tratamento

No passado, o único tratamento disponível para o micetoma era amputação da parte afetada ou a realização de múltiplas excisões mutilantes. O prognóstico dos micetomas é diretamente relacionado com o diagnóstico precoce e a intensidade do comprometimento osteoarticular. Pacientes com acometimento cutâneo e subcutâneo, tendem a responder melhor à terapia antifúngica sistêmica. Os triazólicos são os medicamentos mais empregados, independentemente do agente etiológico, principalmente o itraconazol, o voriconazol e o posaconazol. O itraconazol é utilizado na dose de 200 a 400 mg/dia, e o voriconazol, na dose de 400 mg por duas vezes no primeiro dia, seguidos de 200 mg a cada 12 horas. Já o posaconazol é administrado na dose de 600 mg, duas vezes no primeiro dia, seguido de 300 mg/dia. A terapêutica de eumicetomas é de longa duração e as recaídas são frequentes.

LOBOMICOSE

Introdução

A lobomicose, também denominada doença de Jorge Lobo, lacaziose ou blastomicose queloidiana, foi descrita em Recife (PE), em 1931, por Jorge Oliveira Lobo em um paciente seringueiro proveniente do Amazonas. A lobomicose é uma micose de implantação negligenciada, limitada à pele e ao subcutâneo, cujo agente etiológico ainda não foi cultivado e nem teve suas fontes ambientais identificadas na natureza. É endêmica em várias regiões tropicais da América Latina, principalmente no bioma Amazônico. A maior parte dos 580 casos descritos na literatura médica, até o momento, ocorre no Brasil, principalmente entre índios do povo Kaiabi.

Além de acometer humanos, a lobomicose também é descrita em mamíferos aquáticos da família *Cetacea* (*Tursiops truncatus*, *Sotalia guianensis* e *Sotalia fluviatilis*), sendo que a primeira descrição nesses animais ocorreu em 1971 na costa oeste da Flórida, EUA.

Etiologia

A lobomicose é causada por um agente nunca isolado em cultivo, *Lacazia loboi*, já classificado anteriormente como *Paracoccidioides loboi* e *Loboa loboi*. Sua denominação homenageia os eminentes médicos Carlos da Silva Lacaz e Jorge Oliveira Lobo. *L. loboi* pertence à ordem *Onygenales*, família *Ajellomycetacea*. Apresenta uma sequência de DNA similar à do *Paracoccidioides brasiliensis*, *Blastomyces dermatitidis*, *Histoplasma capsulatum* var. *capsulatum*, *Histoplasma capsulatum* var. *duboisii* e *Chrysosporium parvum*. Apresenta reação cruzada em sorologia com a paracoccidioidomicose. Sugere-se que seja um fungo dimórfico, embora até o momento não tenha sido obtido o seu crescimento em meios de cultura. Apesar de ter melanina em sua parede celular, *L. loboi* não é considerado um fungo melanizado (demáceo), como os agentes de cromoblastomicose e de feo-hifomicose. Mesmo com todos os avanços da biologia molecular, ainda não foi documentada a sua presença na natureza, sendo que seu nicho ecológico, possivelmente, se relacione com biomas aquáticos, do solo e/ou vegetação de áreas florestais da região amazônica, sendo considerado um patógeno hidrofílico.

Em tecidos, deve ser diferenciado de *P. brasiliensis*, podendo ser identificado por exame direto ou em fragmentos de pele obtidos por biopsias. A reprodução se dá por gemulação simples, apresentando-se como células leveduriformes, com diâmetro uniforme entre 5 e 14 μm, isoladas ou em cadeias de blastoconídios, com 4 a 6 estruturas fúngicas. Sua parede celular é espessa e nitidamente birrefringente.

Epidemiologia

Embora a maioria dos casos da doença tenha sido relatada na Amazônia brasileira, a doença também tem sido descrita em outros países da América Latina e raramente em outras regiões como patologia de importação. Há um relato de lobomicose em turista norte-americano que apresentou lesões após exposição à pressão hídrica do Salto do Anjo, na Venezuela.

As características principais das regiões endêmicas são: floresta tropical, vegetação densa, geralmente com altitude entre 200 e 250 metros acima do nível do mar, clima equatorial quente e úmido (umidade maior que 75%), temperatura entre 19 e 34°C (média de 24°C), opulência hidrográfica (rios, baías, igarapés) e pluviosidade entre 1.000 e 2.500 mm/ano.

Entre os índios Kaiabi, foram descritos 63 casos nos últimos 55 anos, todos provenientes de áreas indígenas em que habitavam anteriormente à sua migração ao Parque Indígena do Xingu (PIX), situado 400 Km a leste, com latitude semelhante (norte do Estado do Mato Grosso). Novos casos considerados autóctones não foram descritos no PIX ao longo de 50 anos.

Agricultores, mineradores, garimpeiros, mateiros, operadores em desmatamento, seringueiros, caçadores, pescadores, madeireiros, castanheiros, militares e outros trabalhadores em contato com a floresta, em áreas endêmicas, são suscetíveis à doença, que acomete qualquer raça ou grupo populacional humano. É mais comum em homens (10 homens:1 mulher), na faixa etária dos 20 aos 40 anos.

As principais localizações anatômicas da doença são as áreas expostas do tegumento, incluindo as orelhas, sugerindo que o traumatismo seja um importante fator para a aquisição da infecção. Na região amazônica brasileira existe o hábito de as pessoas transportarem palha e madeira nos ombros ou cargas em paneiros e cestos. No povo indígena Kaiabi, o acometimento nas orelhas é incomum. Supõe-se que seja porque eles têm o hábito de carregar madeiras e outros materiais sobre a cabeça e não nos ombros, produzindo menos traumas nas orelhas. Transmissão zoonótica (cetáceos) é descrita, mas considerada rara.

A distribuição geográfica da doença em cetáceos é diferente da que ocorre na lobomicose em humanos.

Manifestações clínicas

Em humanos, a lobomicose apresenta um longo período de incubação, que pode variar de meses a anos. As lesões cutâneas ou subcutâneas da lobomicose são polimórficas, podendo ser únicas ou múltiplas, com diversos tamanhos. A apresentação clínica mais clássica e comum é a de nódulos de aspecto queloidiano. A coloração é acastanhada ou vinhosa, também semelhante à de queloides. Outras apresentações clínicas possíveis são: manchas, pápulas, placas, tumores, gomas (raras), lesões verrucosas (principalmente nos membros inferiores), lesões esclerodermiformes, lesões infiltradas e lesões atróficas cicatriciais. Há também a perspectiva da ocorrência de diferentes tipos de lesões em um mesmo paciente, representando estágios distintos na evolução crônica da doença (Figura 21.6). As lesões são assintomáticas, mas em alguns casos há sintomas como ardor, queimação ou dor local. Podem ocorrer períodos de ulceração, o que compromete muito a qualidade de vida do paciente.

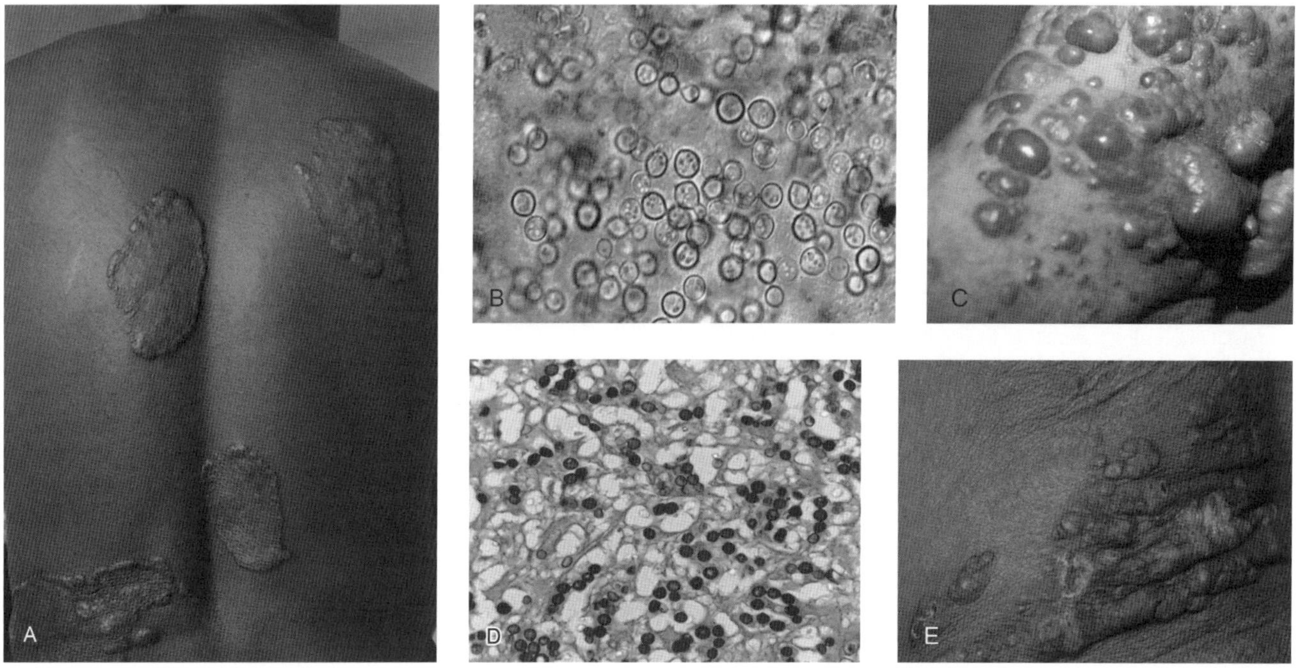

FIGURA 21.6 A. Lesões multicêntricas de aspecto queloidiano em um indivíduo Kaiabi com lobomicose. **B.** Exame micológico a fresco, mostrando grande quantidade de células leveduriformes de *Lacazia loboi* KOH ×400. **C.** Lesões eritematosas, papulonodulares e queloidiformes. **D.** Corte histológico de biopsia cutânea mostrando células leveduriformes isoladas ou com brotamentos unipolares, além de elementos catenulares de *L. loboi*. Grocott-Gomori, ×200. **E.** Lesões nodulares, ulcerosas e escleróticas. (Esta figura encontra-se reproduzida em cores no Encarte.)

As áreas do tegumento mais acometidas são as orelhas (em geral, acometimento unilateral), os membros inferiores e os membros superiores. Não acomete as mucosas, porém há ocorrência no sulco balanoprepucial. Acometimento sistêmico não é relatado, no entanto há raros casos com envolvimento de linfonodos e testículo.

A evolução é lenta, podendo progredir por períodos de 40 a 50 anos, e o estado geral do paciente se mantém preservado. Não há relato de cura espontânea. Há a possibilidade de disseminação linfática e hematogênica, levando a um quadro de múltiplas lesões. Existe grande variabilidade da resposta do hospedeiro à infecção pelo *Lacazia loboi*. Alguns desenvolvem precocemente a forma disseminada e outros apresentam lesão localizada, e assim se mantêm por longos períodos.

As lesões podem ser classificadas em:

- Formas localizadas
- Formas multicêntricas.

Há ampla variação de comportamento na evolução da doença, e as formas multicêntricas são observadas em menor frequência.

Diagnósticos diferenciais com outras doenças infecciosas e não infecciosas devem ser feitos: queloides, hanseníase, leishmaniose tegumentar americana, tuberculose cutânea, paracoccidioidomicose, histoplasmose, cromoblastomicose, esporotricose, micetoma, feo-hifomicose, piodema blastomicose-*like*, sarcoma de Kaposi, sarcoidose, esclerodermia, xantomas, neoplasias cutâneas benignas de apresentação nodular, histiocitoses não Langerhans, doenças neoplásicas cutâneas (melanomas, carcinomas baso e espinocelular, linfomas, dermatofibrossarcoma, metástases cutâneas).

Além do quadro clínico, procedência, profissão e exposição a áreas florestais endêmicas são importantes na suspeição diagnóstica. A confirmação laboratorial é fundamental.

Em geral, as lesões causam prejuízos estéticos e, algumas vezes, funcionais. A doença é incapacitante em um número significante de pacientes. Algumas complicações podem advir na evolução, especialmente nas formas ulceradas, como infecções bacterianas secundárias de repetição e degeneração maligna para carcinoma espinocelular.

Diagnóstico laboratorial

Para confirmação diagnóstica é fundamental a demonstração do agente infeccioso com as características peculiares, em regra abundante nas lesões. O material clínico pode ser coletado por escarificação, raspagem, curetagem, fita gomada, biopsia ou punção aspirativa e realizados exame direto e histopatologia, conforme o tipo de material coletado.

O exame direto pode ser realizado com a adição de solução salina ou KOH (hidróxido de potássio) de 10 a 40%, visualizam-se estruturas fúngicas leveduriformes globoides ou ovaladas de tamanho uniforme ("forma de limão"), com 6 a 12 μm de diâmetro, hialinas, com paredes de contorno duplo e refringentes, apresentando-se isoladas ou encadeadas em aspecto "em rosário" com 2 a 10 células (catenuladas). Múltiplos brotamentos menores que a célula-mãe, como os encontrados no *Paracoccidioides brasiliensis*, são incomuns em *L. loboi*. O fungo não cresce em cultura, independentemente do meio utilizado. A amplificação da subunidade 18S do DNA ribossômico pode ser realizada para a identificação por biologia molecular.

No exame anatomopatológico de fragmento da lesão cutânea (coloração pela hematoxilina-eosina), encontra-se um infiltrado granulomatoso difuso na derme composto por macrófagos e células gigantes multinucleadas, sem a presença de necrose. Com as colorações PAS (ácido periódico de Schiff) e prata-metenamina (Gomori-Grocott) visualizam-se as estruturas fúngicas como descritas no exame direto (ver Figura 21.6).

Tratamento

O tratamento por exérese cirúrgica, com margens amplas, é o mais indicado para lesões únicas, localizadas e iniciais, sendo que a criocirurgia com nitrogênio líquido e eletrocoagulação são alternativas. Há casos tratados dessa forma que não recidivaram e outros que apresentaram novas lesões ao longo dos anos.

A lobomicose é em geral refratária aos tratamentos clínicos, que incluem sulfadimetoxina, sulfametoxipiridazina, cotrimoxazol, iodetos, cetoconazol, clofazimina, itraconazol isolado ou associado a clofazimina, anfotericina-B (infiltração e uso sistêmico), 5-fluorocitosina, dapsona, terbinafina e poliquimioterapia para hanseníase multibacilar (rifampicina, dapsona e clofazimina). Entre os novos triazólicos, há um relato com resposta favorável, ao posaconazol, 800 mg/dia.

A combinação do tratamento cirúrgico com o uso de medicações por longos períodos é uma opção que deve ser avaliada nos casos de lobomicose.

ENTOMOFTOROMICOSE (ZIGOMICOSE SUBCUTÂNEA)

Fungos do filo Glomeromycota, anteriormente classificados como Zygomycota, são divididos em duas ordens, ambas com agentes patogênicos para o ser humano, *Mucorales* e *Entomophthorales*. Há profundas diferenças entre as doenças causadas por essas distintas ordens de patógenos. Os *Mucorales* causam infecções graves, sistêmicas, rapidamente progressivas, com destruição tecidual e angioinvasão e possuem distribuição geográfica mundial. A doença causada pelos *Mucorales* é atualmente denominada mucormicose acometendo pacientes, geralmente diabéticos, transplantados de órgãos e de células-tronco, neutropênicos, usuários de drogas intravenosas etc. As infecções causadas pelos *Entomophthorales* são classificadas entre as micoses de implantação, são restritas aos países de clima tropical e subtropical, apresentam quadro clínico de evolução crônica, envolvendo a pele e o subcutâneo, geralmente ocorre em indivíduos imunocompetentes e é denominada entomoftoromicose.

Entomoftoromicose é a menos frequente das micoses de implantação, ocorrendo em pacientes em geral imunocompetentes e habitantes de zonas tropicais e subtropicais. Pode ainda ser subdividida em duas enfermidades, a conidiobolomicose, causada por *Conidiobolus coronatus* e *C. incongruus*, e a basidiobolomicose, cujo agente é *Basidiobolus ranarum*. São fungos integrantes da microbiota do solo, enquanto *B. ranarum* também pode ser encontrado em répteis, anfíbios e insetos. Nos últimos anos, a distribuição geográfica e as características histopatológicas das infecções causadas pelos *Entomophthorales* têm se ampliado. A maioria de casos de basidiobolomicose é relatada nas zonas tropicais da América Latina, África e Ásia, mas há, também, um número crescente de relatos autóctones dos EUA. A conidiobolomicose ocorre geralmente na África, América do Sul, Arábia Saudita, Índia e Taiwan. As duas entidades têm características epidemiológicas e anatomopatológicas semelhantes, porém diferindo em suas manifestações clínicas.

Conidiobolomicose geralmente ocorre nos homens envolvidos na agricultura e outros tipos de trabalho ao ar livre, com uma razão de gêneros (8:1) entre homens infectados e mulheres. A doença é lentamente progressiva e envolve tecidos faciais do nariz, bochechas, lábios superiores e mucosa dos seios paranasais e faringe. Com sua progressão leva a um edema difuso com desfiguração e sequelas das regiões acometidas. Já a basidiobolomicose geralmente ocorre em crianças menores de 10 anos e é mais comum em meninos. A maior parte dos casos relatados na América Latina é do Brasil. *Basidiobolus ranarum* e *Conidiobolus coronatus* são os mais frequentes. As manifestações cutâneas iniciam-se como lesões eritematonodulares, principalmente no tronco e nos membros que podem evolutivamente coalescer causando extensas áreas de necrose e celulite. A infecção pode atingir planos profundos, envolvendo músculos, ossos e linfonodos regionais. São tumorações sem invasão vascular ou de órgãos profundos, embora as proporções de seu comprometimento local possam ser exageradas como na elefantíase por filária.

O diagnóstico da entomoftoromicose baseia-se na manifestação clínica e é confirmado laboratorialmente pela visualização de elementos fúngicos e cultura, realizados preferencialmente em biopsia da lesão. No exame direto com KOH (hidróxido de potássio) 10% observam-se hifas hialinas largas, com ramificação em ângulo reto e septos esparsos ou ausentes (hifas cenocíticas). O material clínico deve ser encaminhado imediatamente após a coleta para realização de cultura, visto que o fungo se torna inviável quando refrigerado (4°C). A amostra pode ser semeada em meios básicos como ágar Sabouraud acrescido de antibióticos e ágar batata, e incubados a 37°C. Observam-se crescimento rápido, colônias densas com coloração creme a verde-acinzentada e aspecto ceroso, glabroso e cerebriforme. A análise de diversas características micromorfológicas caracteriza o gênero do agente envolvido.

No exame histopatológico observam-se fibrose e reação inflamatória com predominância de linfócitos, células plasmáticas, histiócitos, células gigantes multinucleadas e células epitelioides. Presença de hifas asseptadas ou com poucos septos com diâmetro 5 a 15 μm. Os achados de necrose e angioinvasão são sugestivos de infecção por *Mucorales*, enquanto a ausência dessa destruição, bem como da presença de grande infiltrado eosinofílico (reação de Splendore-Hoeppli), são mais sugestivas de infecção por *Entomophthorales* (Figura 21.7).

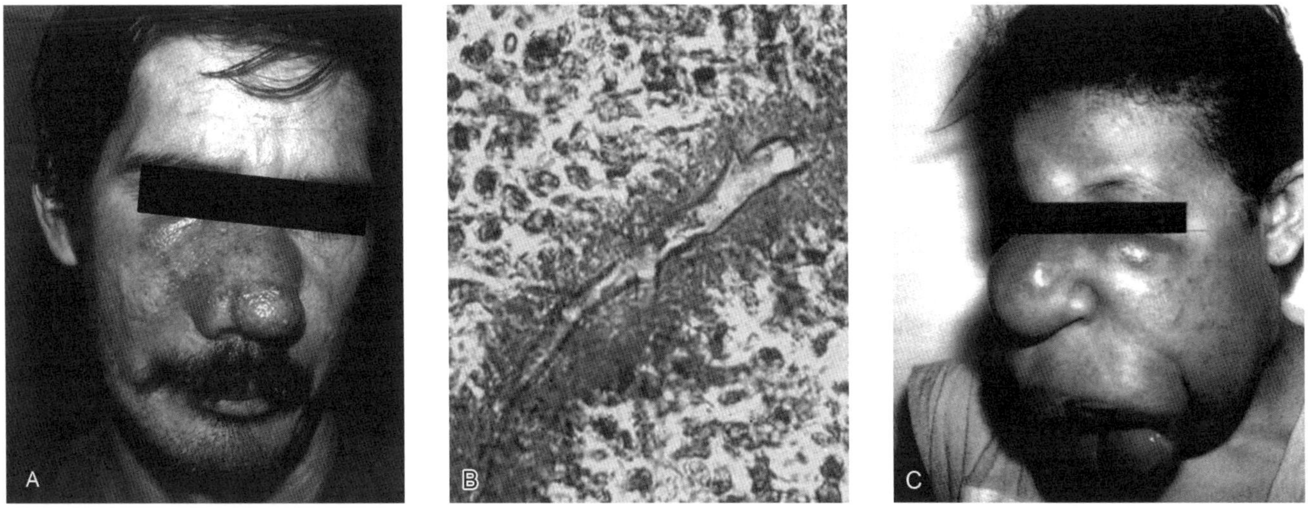

FIGURA 21.7 Aspectos clínicos e histopatológicos da entomoftoromicose. **A.** Lesão eritematopapupular e edema da pirâmide nasal. **B.** Corte histológico evidenciando hifa de paredes delgadas, asseptada e envolvida por substância eosinofílica, resultante do depósito de reação antígeno-anticorpos (imunocomplexos). Fenômeno de Splendore-Hoeppli. H&E, ×400. **C.** Lesão infiltrativa ocasionando aspecto elefantiásico da face. (C, cortesia do Prof. Carlos da Silva Lacaz.) (Esta figura encontra-se reproduzida em cores no Encarte.)

Esses agentes são de fácil isolamento quando o material biológico é coletado adequadamente e processado no laboratório. No entanto, são sensíveis às baixas temperaturas e ao elevado teor de oxigênio no ambiente. Sua identificação em gênero é fundamental na diferenciação das infecções dessas duas ordens. Definição de espécie requer, em geral, técnicas moleculares.

Exames moleculares como sequenciamento de DNA, *seminested* PCR (reação em cadeia da polimerase) e PCR em tempo real têm sido estudados para identificação acurada do gênero e espécie a partir da cultura ou, até mesmo, para diagnóstico diretamente do material clínico. Embora não exista um teste sorológico padronizado, métodos como imunodifusão e ELISA (do inglês *enzyme-linked immunosorbent assay*) foram descritos e se mostraram promissores.

Tratamento

A solução saturada de iodeto de potássio (KI), na dose de 30 mg/kg, 2 vezes/dia, por 6 a 12 meses, tem sido recomendado para entomoftoromicose, especialmente nas infecções por *B. ranarum*. Entretanto, trabalhos mais recentes sugerem que itraconazol, na dose de 200 a 400 mg/dia, em terapia de longa duração, possa ter melhor eficácia e menor toxidade que KI. Eventualmente, a combinação dos dois medicamentos pode ser utilizada. Triazólicos recentes como voriconazol, posaconazol e isavuconazol, não foram ainda avaliados nessa micose de implantação, mas tem potencial de uso terapêutico. Cirurgias plásticas de reconstituição podem estar indicadas para a correção de sequelas pós-terapêuticas.

BIBLIOGRAFIA

Ahmed AA, van de Sande W, Fahal AH. Mycetoma laboratory diagnosis: Review article. PLoS Negl Trop Dis. 2017 Aug 24;11(8).

Ahmed AA, van de Sande WW, Fahal A, Bakker-Woudenberg I, Verbrugh H, van Belkum A. Management of mycetoma: major challenge in tropical mycoses with limited international recognition. Curr Opin Infect Dis. 2007;20(2):146-51.

Ahmed AO, van Leeuwen W, Fahal A, van de Sande W, Verbrugh H, van Belkum A. Mycetoma caused by Madurella mycetomatis: a neglected infectious burden. Lancet Infect Dis. 2004;4(9):566-74.

Al Jarie A, Al-Mohsen I, Al Jumaah S, Al Hazmi M, Al Zamil F, Al Zahrani M *et al.* Pediatric gastrointestinal basidiobolomycosis. Pediatr Infect Dis J. 2003;22(11):1007-14.

Baruzzi RG, Lacaz CS, de Souza FA. Natural history of Jorge Lobo's disease. Occurrence among the Caiabi Indians (Central Brazil). Rev Inst Med Trop Sao Paulo. 1979;21(6):303-38.

Baruzzi RG, Marcopito LF, Michalany NS, Livianu J, Pinto NRS. Early diagnosis and prompt treatment by surgery in Jorge Lobo`s disease (keloidal blastomycosis). Mycopathologia. 1981;74:51-4.

Baruzzi RG, Rodrigues DA, Michalany NS, Salomão R. Squamous-cell carcinoma and lobomycosis (Jorge Lobo's disease). Int J Dermatol. 1989;28(3):183-5.

Bayles M. Chromomycosis. Baillière's clinical tropical medicine and comunicable diseases tropical fungal infections. London: WB Saunders. 1986:45-70.

Bermudez L, Van Bressem MF, Reyes-Jaimes O, Sayegh AJ, Paniz-Mondolfi AE. Lobomycosis in man and lobomycosis-like disease in bottlenose dolphin, Venezuela. Emerg Infect Dis. 2009;15(8):1301-3.

Bolzinger T, Pradinaud R, Sainte-Marie D, Dupont B, Chwetzoff E. Traitement de quatre cas de chromomycose à Fonsecaea pedrosoi par l'association 5-fluorocytosine-itraconazole. Nouv Dermatol. 1991.

Bongomin F, Gago S, Oladele RO, Denning DW. Global and multinational prevalence of fungal diseases-estimate precision. J Fungi (Basel). 2017;3(4).

Bonifaz A, Carrasco-Gerard E, Saúl A. Chromoblastomycosis: clinical and mycologic experience of 51 cases. Mycoses. 2001;44(1-2):1-7.

Bonifaz A, Saúl A, Paredes-Solis V, Araiza J, Fierro-Arias L. Treatment of chromoblastomycosis with terbinafine: experience with four cases. J Dermatolog Treat. 2005;16(1):47-51.

Bustamante B, Seas C, Salomon M, Bravo F. Case report: lobomycosis successfully treated with posaconazole. Am J Trop Med Hyg. 2013;88:1207–8.

Carrion AL. Chromoblastomycosis. Ann N Y Acad Sci. 1950;50(10):1255-82.

Carter HV. On mycetoma or the fungus disease of India including notes of recent cases and new observations of the structure etc. of the entophytic growth. Trans Med Physiol Soc Bombay. 1861:206-11.

Castro RM, Castro LG. On the priority of description of chromomycosis. Mykosen. 1987;30(9):397-403.

Cordeiro F, Bruno C, Reis C. Mycetoma. Am J Trop Med Hyg. 2011;85(5):791.

Cortez KJ, Roilides E, Queiroz-Telles F, Meletiadis J, Antachopoulos C, Knudsen T *et al.* Infections caused by Scedosporium spp. Clin Microbiol Rev. 2008;21(1):157-97.

Cowan DF. Lobo's disease in a bottlenose dolphin (Tursiops truncatus) from Matagorda Bay, Texas. J Wildl Dis. 1993;29(3):488-9.

Criado PR, Careta MF, Valente NY, Martins JE, Rivitti EA, Spina R *et al.* Extensive long-standing chromomycosis due to Fonsecaea pedrosoi: three cases with relevant improvement under voriconazole therapy. J Dermatolog Treat. 2011;22(3).

De Hoog GS, Attili-Angelis D, Vicente VA, Van Den Ende AH, Queiroz-Telles F. Molecular ecology and pathogenic potential of Fonsecaea species. Med Mycol. 2004;42(5):405-16.

Department WHO, Diseases oCoNT. Sustaining the drive to overcome the global impact of neglected tropical diseases: second WHO report on neglected tropical diseases. Geneva; 2013.

Desnos-Ollivier M, Bretagne S, Dromer F, Lortholary O, Dannaoui E. Molecular identification of black-grain mycetoma agents. J Clin Microbiol. 2006;44(10):3517-23.

El-Shabrawi MH, Arnaout H, Madkour L, Kamal NM. Entomophthoromycosis: a challenging emerging disease. Mycoses. 2014 Dec;57 Suppl 3:132-7.

Emmanuel P, Dumre SP, John S, Karbwang J, Hirayama K. Mycetoma: a clinical dilemma in resource limited settings. Ann Clin Microbiol Antimicrob. 2018;17(1):35.

Esterre P, Andriantsimahavandy A, Ramarcel ER, Pecarrere JL. Forty years of chromoblastomycosis in Madagascar: a review. Am J Trop Med Hyg. 1996 Jul;55(1):45-7.

Esterre P, Queiroz-Telles F. Management of chromoblastomycosis: novel perspectives. Curr Opin Infect Dis. 2006;19(2):148-52.

Estrada R, Chávez-López G, Estrada-Chávez G, López-Martínez R, Welsh O. Eumycetoma. Clin Dermatol. 2012;30(4):389-96.

Fahal AH, Rahman IA, El-Hassan AM, Rahman ME, Zijlstra EE. The safety and efficacy of itraconazole for the treatment of patients with eumycetoma due to Madurella mycetomatis. Trans R Soc Trop Med Hyg. 2011;105(3):127-32.

Fahal AH, Sheik HE, Homeida MM, Arabi YE, Mahgoub ES. Ultrasonographic imaging of mycetoma. Br J Surg. 1997;84(8):1120-2.

Florian MC, Rodrigues DA, de Mendonça S, Colombo AL and Tomimori J. Epidemiologic and Clinical Progression of Lobomycosis among Kaiabi Indians, Brazil, 1965–2019. Emerg Infect Dis. 2020;26(5):930-6.

Gezuele E, Mackinnon JE, Conti-Díaz IA. The frequent isolation of Phialophora verrucosa and Phialophora pedrosoi from natural sources. Sabouraudia. 1972;10(3):266-73.

Gill J. Indian Naval Medical Reports–quoted by Ghosh, L. M. *et al.*, 1950. Madura foot (mycetoma). Indian Med Gazette. 1842.

Gonçalves FG, Rosa PS, de Farias Fernandes Belone A, Carneiro LB, Queiroz de Barros VL, Bispo RF *et al.* Multidrug therapy for leprosy can cure patients with lobomycosis in Acre State, Brazil: a proof of therapy study. Am J Trop Med Hyg. 2020;104(2):634-9

Gugnani HC. A review of zygomycosis due to Basidiobolus ranarum. Eur J Epidemiol. 1999;15(10):923-9.

Gugnani HC. Entomophthoromycosis due to Conidiobolus. Eur J Epidemiol. 1992;8(3):391-6.

Hiruma M, Kawada A, Yoshida M, Kouya M. Hyperthermic treatment of chromomycosis with disposable chemical pocket warmers. Report of a successfully treated case, with a review of the literature. Mycopathologia. 1993;122(2):107-14.

J K-CK, E. BJ. Medical mycology. Philadelphia: 1992.

Jamil A, Lee YY, Thevarajah S. Invasive squamous cell carcinoma arising from chromoblastomycosis. Med Mycol. 2012;50(1):99-102.

Kamalam A, Thambiah AS. Entomophthoromycosis basidiobolae--successfully treated with KI. Mykosen. 1979;22(3):82-4.

Hospenthal DR, Rinaldi MG, Walsh TJ. Diagnosis and treatment of fungal infections. 2015.

Kwon-Chung KJ. Taxonomy of fungi causing mucormycosis and entomophthoramycosis (zygomycosis) and nomenclature of the disease: molecular mycologic perspectives. Clin Infect Dis. 2012;54 Suppl 1(Suppl 1):S8-s15.

Lichon V, Khachemoune A. Mycetoma: a review. Am J Clin Dermatol. 2006;7(5):315-21.

Lobo J. Um caso de blastomicose produzido por uma espécie nova, encontrada em Recife. Rev Med Pernambuco. 1931:763-5.

Lupi O, Tyring SK, McGinnis MR. Tropical dermatology: fungal tropical diseases. J Am Acad Dermatol. 2005;53(6):931-51, quiz 52-4.

Lyon JP, Pedroso e Silva Azevedo Cde M, Moreira LM, de Lima CJ, de Resende MA. Photodynamic antifungal therapy against chromoblastomycosis. Mycopathologia. 2011;172(4):293-7.

McGinnis MR. Chromoblastomycosis and phaeohyphomycosis: new concepts, diagnosis, and mycology. J Am Acad Dermatol. 1983;8(1):1-16.

Minotto R, Bernardi CD, Mallmann LF, Edelweiss MI, Scroferneker ML. Chromoblastomycosis: a review of 100 cases in the state of Rio Grande do Sul, Brazil. J Am Acad Dermatol. 2001;44(4):585-92.

Negroni R, Tobón A, Bustamante B, Shikanai-Yasuda MA, Patino H, Restrepo A. Posaconazole treatment of refractory eumycetoma and chromoblastomycosis. Rev Inst Med Trop Sao Paulo. 2005;47(6):339-46.

Organization WHO. Mycetoma fact sheet. 2017.

Paltauf AP. Mycosis mucorina. Virchow's Archiv fur Pathologische Anatomie und Physiologie und fur klinische Medicin Berlin. 1885;102:543-64.

Pérez-Blanco M, Hernández Valles R, García-Humbría L, Yegres F. Chromoblastomycosis in children and adolescents in the endemic area of the Falcón State, Venezuela. Med Mycol. 2006;44(5):467-71.

Proof-of-Concept Superiority Trial of Fosravuconazole Versus Itraconazole for Eumycetoma in Sudan.

Queiroz-Telles F, de Hoog S, Santos DW, Salgado CG, Vicente VA, Bonifaz A *et al.* Chromoblastomycosis. Clin Microbiol Rev. 2017;30(1):233-76.

Queiroz-Telles F, Esterre P, Perez-Blanco M, Vitale RG, Salgado CG, Bonifaz A. Chromoblastomycosis: an overview of clinical manifestations, diagnosis and treatment. Med Mycol. 2009;47(1):3-15.

Queiroz-Telles F, Fahal AH, Falci DR, Caceres DH, Chiller T, Pasqualotto AC. Neglected endemic mycoses. Lancet Infect Dis. 2017;17(11):e367-e77.

Queiroz-Telles F, McGinnis MR, Salkin I, Graybill JR. Subcutaneous mycoses. Infect Dis Clin North Am. 2003;17(1):59-85

Queiroz-Telles F, Nucci M, Colombo AL, Tobón A, Restrepo A. Mycoses of implantation in Latin America: an overview of epidemiology, clinical manifestations, diagnosis and treatment. Med Mycol. 2011;49(3):225-36.

Queiroz-Telles F, Purim KS, Fillus JN, Bordignon GF, Lameira RP, Van Cutsem J *et al.* Itraconazole *et al* in the treatment of chromoblastomycosis due to Fonsecaea pedrosoi. Int J Dermatol. 1992;31(11):805-12.

Queiroz-Telles F, Santos D. Chromoblastomycosis in the Clinical Practice. Curr Fungal Infect Rep. 2012.

Queiroz-Telles F, Santos DW. Challenges in the therapy of chromoblastomycosis. Mycopathologia. 2013;175(5-6):477-88.

Reif JS, Schaefer AM, Bossart GD. Lobomycosis: risk of zoonotic transmission from dolphins to humans. Vector Borne Zoonotic Dis. 2013; 13(10):689-93.

Restrepo A, Gonzalez A, Gomez I, Arango M, de Bedout C. Treatment of chromoblastomycosis with itraconazole. Ann N Y Acad Sci. 1988;544: 504-16.

Ribes JA, Vanover-Sams CL, Baker DJ. Zygomycetes in human disease. Clin Microbiol Rev. 2000;13(2):236-301.

Roden MM, Zaoutis TE, Buchanan WL, Knudsen TA, Sarkisova TA, Schaufele RL *et al.* Epidemiology and outcome of zygomycosis: a review of 929 reported cases. Clin Infect Dis. 2005;41(5):634-53.

Rotstein DS, Burdett LG, McLellan W, Schwacke L, Rowles T, Terio KA *et al.* Lobomycosis in offshore bottlenose dolphins (Tursiops truncatus), North Carolina. Emerg Infect Dis. 2009;15(4):588-90.

Rudolph M. Über die brasilianische "Figueira" (Vorläufige Mitteilung". Archiev Schiffs. Tropen-Hyg. 1914:498-9.

Santos D, Vicente VA, Weiss VA, de Hoog GS, Gomes RR, Batista EMM *et al.* Chromoblastomycosis in an Endemic Area of Brazil: A Clinical-Epidemiological Analysis and a Worldwide Haplotype Network. J Fungi (Basel). 2020;6(4).

Sharif HS, Clark DC, Aabed MY, Aideyan OA, Mattsson TA, Haddad MC *et al.* Mycetoma: comparison of MR imaging with CT. Radiology. 1991;178(3):865-70.

Silva JP, de Souza W, Rozental S. Chromoblastomycosis: a retrospective study of 325 cases on Amazonic Region (Brazil). Mycopathologia. 1998;143(3):171-5.

Symmers WS. A possible case of Lôbo's disease acquired in Europe from a bottle-nosed dolphin (Tursiops truncatus). Bull Soc Pathol Exot Filiales. 1983;76(5 Pt 2):777-84.

Taborda PR, Taborda VA, McGinnis MR. Lacazia loboi gen. nov., comb. nov., the etiologic agent of lobomycosis. J Clin Microbiol. 1999;37(6):2031-3.

Talhari S, Talhari C. Lobomycosis. Clin Dermatol. 2012;30(4):420-4.

Tschen JA, Knox JM, McGavran MH, Duncan WC. Chromomycosis. The association of fungal elements and wood splinters. Arch Dermatol. 1984;120(1):107-8.

Tsuneto LT, Arce-Gomez B, Petzl-Erler ML, Queiroz-Telles F. HLA-A29 and genetic susceptibility to chromoblastomycosis. J Med Vet Mycol. 1989;27(3):181-5.

van de Sande WW. Global burden of human mycetoma: a systematic review and meta-analysis. PLoS Negl Trop Dis. 2013;7(11):e2550.

Vicente A, Attili D, Queiroz-Telles F, al e. Isolation of Herpotrichiellacious fungi from the environment. Braz J Microbiol. 2001:47-51.

Vidal MS, Castro LG, Cavalcante SC, Lacaz CS. Highly specific and sensitive, immunoblot-detected 54 kDa antigen from Fonsecaea pedrosoi. Med Mycol. 2004;42(6):511-5.

Vilela R, Bossart GD, St Leger JA, Dalton LM, Reif JS, Schaefer AM *et al.* Cutaneous granulomas in dolphins caused by novel uncultivated Paracoccidioides brasiliensis. Emerg Infect Dis. 2016;22(12):2063-9.

Vuillecard E, Testa J, Ravisse P, al e. Treatment of three cases of entomophthoramycosis with itraconazole. Bull Soc Fr Mycol Medical. 1987.

Welsh O, Vera-Cabrera L, Salinas-Carmona MC. Mycetoma. Clin Dermatol. 2007;25(2):195-202.

Woods WJ, Belone AFF, Carneiro LB, Rosa PS. Ten years experience with Jorge Lobo's disease in the State of Acre, Amazon Region, Brazil. Rev. Inst. Med. Trop. 2010;52(5):273-8.

22 Candidíase Invasiva

Paula Massaroni Peçanha Pietrobom • Thaís Guimarães • Arnaldo Lopes Colombo

INTRODUÇÃO

A candidíase invasiva (CI) é a doença fúngica invasiva mais comum em pacientes hospitalizados e engloba um amplo espectro de situações clínicas, entre as quais as principais são candidemia, em 65 a 70% dos casos, com ou sem infecção de sítio profundo, e a candidíase intra-abdominal.

A candidemia é reconhecidamente uma das principais causas de sepse tardia em pacientes admitidos em ambiente hospitalar por longos períodos, apresentando mortalidade geral de 25 a 70%, na dependência do país considerado, populações de risco e unidade de internação no momento do diagnóstico. A dificuldade diagnóstica relacionada com a baixa sensibilidade das culturas (cerca de 50%, em hemoculturas) é um dos principais desafios no manejo da IC que vem sendo parcialmente superado, com o avanço no desenvolvimento de novos biomarcadores fúngicos e técnicas diagnósticas baseadas em PCR. Nas últimas décadas, houve um aumento significativo no número de populações suscetíveis à candidíase invasiva, com particular preocupação com idosos e neonatos prematuros, pacientes submetidos a procedimentos médicos invasivos e pacientes que requerem cuidados intensivos por tempo prolongado. Em paralelo, tem havido uma crescente preocupação com o aumento da prevalência de infecções invasivas causadas por espécies não *albicans* de *Candida* e surgimento de resistência desses patógenos a antifúngicos.

Nesse contexto, é fundamental que os clínicos que trabalham com pacientes de risco conheçam as condições de risco e síndromes clínicas associadas à candidíase invasiva para que possam diagnosticá-la precocemente e iniciar o tratamento adequado.

EPIDEMIOLOGIA

Infecções de corrente sanguínea (ICS) constituem hoje um grande desafio em hospitais terciários do mundo todo, seja por sua alta prevalência, seja pela mortalidade a elas associada. Em São Paulo, em 2019, espécies de *Candida* foram responsáveis por 10% das infecções de corrente sanguínea em UTI, sendo um dos cinco patógenos mais prevalentes neste contexto. Nos EUA, *Candida* spp. foram descritas como causadoras de 10 a 22% das infecções de corrente sanguínea associadas a assistência à saúde. Por fim, estudo de ponto-prevalência global das infecções em UTI conduzido em 2009 encontrou 18% de ICS relacionadas com *Candida* spp.

Estudo com base populacional realizado na França, ao longo do período de 2001 a 2010, documentou um aumento de 92% na incidência de fungemia por *Candida* naquele país passando de 1,9 caso/100.000 habitantes no início do estudo, para 3,6 casos/100.000 habitantes no ano de 2010. Nos EUA, estudo recente, também com base populacional, documentou que as taxas de incidência na população adulta de 2012 a 2016 chegaram a 8,7 casos/100.000. Há grande variabilidade nas taxas de incidência de candidemia em diferentes países, e mesmo entre centros médicos de uma mesma região. Nesse contexto, é fundamental que cada hospital terciário estabeleça estratégias para conhecer seu perfil de pacientes mais suscetíveis a esta complicação fúngica, bem como o perfil etiológico e de sensibilidade a antifúngicos.

No Brasil, infelizmente, não há estudos com base populacional avaliando a incidência de candidemia em hospitais terciários. Por outro lado, conforme ilustrado na Tabela 22.1, estudos realizados em hospitais terciários sentinelas, baseados na vigilância de resultados de hemoculturas, tem mostrado taxas de incidência da ordem de 0,74 a 6 casos por 1.000 admissões hospitalares. Tais dados evidenciam que a ocorrência de candidemia em nosso meio também pode ser considerada um problema relevante entre as infecções associadas à assistência em saúde.

Apesar do grande número de espécies de *Candida* já descritos, as principais espécies de interesse clínico são *Candida albicans,* complexo *Candida parapsilosis, Candida tropicalis, Candida glabrata, Candida krusei,* complexo *Candida guilliermondii* e *Candida lusitaniae.* Entretanto, tem-se descrito vários casos de doenças superficiais e invasivas relacionadas e espécies emergentes de *Candida,* envolvendo isolamentos de *Candida dubliniensis, Candida kefyr,* complexo *Candida rugosa, Candida famata, Candida utilis, Candida lipolytica, Candida norvegensis, Candida inconspicua*, entre outras. Recentemente, ferramentas moleculares têm sido utilizadas na revisão da taxonomia desse gênero, tendo fundamental importância na caracterização de algumas espécies emergentes como agentes de infecções no hospedeiro humano, assim como *C. dubliniensis, Candida pseudorugosa, Candida metapsilosis* e *Candida orthopsilosis* – essas duas últimas associadas ao "complexo *parapsilosis*", antigamente caracterizado como *C. parapsilosis* genótipos I, II e III. Mais recentemente, agências de saúde do mundo todo alertaram a comunidade médica sobre a emergência de *Candida auris,* uma nova espécie descrita em 2009 no

Japão, e que já assume importância mundial pelo seu potencial de causar surtos e de desenvolver resistência a todas as classes de antifúngicos disponíveis. A Tabela 22.1 traz um resumo das peculiaridades das principais espécies de *Candida*.

A epidemiologia das infecções invasivas por *Candida* varia com a geografia, instituição, risco do hospedeiro e prática clínica. Isolados de *C. albicans*, *C. parapsilosis* e *C. tropicalis* respondem pela maioria dos episódios de candidemia documentados em hospitais brasileiros (Figura 22.1). Um achado importante a ser realçado é o aumento progressivo da ocorrência de infecções por *C. glabrata* documentado em diferentes centros médicos do Brasil, em período mais recente. As razões para esta mudança no padrão de distribuição de espécies de *Candida* associados a infecções invasivas ainda não foram completamente elucidadas, mas podem estar relacionadas com mudanças no perfil de pacientes admitidos em hospitais terciários (a exemplo de idade, exposição a procedimentos invasivos), regimes e intensidade do uso de quimioterápicos, bem como com a seleção de espécies menos sensíveis pela pressão de antifúngicos como o fluconazol. *C. glabrata* é geralmente mais comum em idosos, transplantados de órgão sólido e pacientes oncológicos, e o aumento da sua prevalência causa grande preocupação, uma vez que apresentam perfil de sensibilidade desfavorável ao uso de fluconazol e risco aumentado de desenvolvimento de resistência também a equinocandina.

TABELA 22.1 Peculiaridades das diferentes espécies de *Candida*.

Espécie	Peculiaridades epidemiológicas suscetibilidade a fármacos
C. albicans	Espécie mais frequentemente isolada de infecções superficiais e invasivas em diferentes sítios anatômicos e em casuísticas de todo o mundo Grande potencial de formação de biofilme e demais fatores de virulência Boa suscetibilidade a diferentes antifúngicos
Complexo *C. parapsilosis* (*C. parapsilosis*, *C. orthopsilosis* e *C. metapsilosis*)	Espécie mais relacionada com a aquisição exógena, a partir de cateteres vasculares centrais ou soluções de uso intravenoso contaminadas Grande potencial de formação de biofilme Envolvida em diversas descrições de surtos de infecções hospitalares Pode ser encontrada como agente de "escape" à terapêutica com equinocandinas
C. tropicalis	Nos países do Hemisfério Norte, essa espécie tem maior ocorrência em pacientes neutropênicos e sob quimioterapia, especialmente portadores de leucemia No Brasil, esses agentes causam fungemia em parcela maior de grupos de risco, incluindo crianças e adultos em unidades de terapia intensiva, sem doenças hematológicas Virulência semelhante a *C. albicans* Tem boa resposta a diferentes antifúngicos
C. glabrata	Maior ocorrência em pacientes expostos previamente a azólicos, idosos (> 65 anos), submetidos à cirurgia abdominal e transplantados órgãos Sensibilidade reduzida a triazólicos (incluindo voriconazol). Potencial de desenvolvimento de resistência a equinocandinas (particularmente se exposição prévia a equinocandinas em pacientes hematológicos e pacientes com candidíase abdominal)
C. krusei	Maior ocorrência em pacientes em ambiente hospitalar, expostos previamente ao fluconazol, como pacientes neutropênicos e aqueles submetidos a transplante de células-tronco hematopoéticas Resistência natural a fluconazol, mas muitas dessas cepas preservam suscetibilidade a voriconazol
C. auris	Patógeno com grande capacidade de sobreviver em superfícies de ambiente hospitalar, sendo relacionado com surtos em unidades de assistência à saúde Primeira vez isolado em 2009 no Japão, com expansão atual para todos os continentes. Primeiro registro de isolamento no Brasil em 2020 Potencial para desenvolvimento de multirresistência (incluindo equinocandinas e anfotericina)

PATOGÊNESE

Acredita-se que a maioria dos casos de candidemia tenha origem endógena, pela translocação do patógeno através do trato gastrintestinal, local ricamente colonizado por *Candida* spp., mas dados recentes sugerem que a contaminação de vias de acesso vascular central possa responder por até 20 a 40% dos episódios de fungemia. Em pacientes de alto risco, a maior parte das candidemias é precedida por colonização pela mesma espécie de levedura, considerada fator de risco independente para o seu desenvolvimento. Métodos de genotipagem mostram a similaridade entre cepas colonizantes e infectantes, comprovando a potencial origem endógena da maioria das infecções por tais patógenos. Fatores que aumentem a colonização local por *Candida* através do desequilíbrio da microbiota intestinal (uso de antibióticos, íleo, oclusão intestinal) ou determinem atrofia/lesão de mucosa intestinal (jejum prolongado, nutrição parenteral total, hipotensão, procedimento cirúrgico, mucosite secundária a quimioterapia ou radioterapia) podem potencializar o fenômeno de translocação de *Candida* spp. até os capilares mesentéricos.

Infecções hematogênicas por *Candida* spp. também podem ser adquiridas por via exógena, seja pela contaminação de procedimentos médicos invasivos, implante de próteses ou infusão de soluções contaminadas, seja pela colonização de cateteres vasculares em posição central. De fato, estudos de caso-controle conduzidos durante os anos 1980 e 1990 identificaram inúmeros fatores de risco associados à ocorrência de candidemia em pacientes hospitalizados, incluindo: uso prévio de antibióticos, colonização por *Candida* spp. em diferentes sítios, hemodiálise, cirurgias de grande porte, uso de cateter venoso em posição central, quimioterapia, neutropenia, uso de esteroides, nutrição parenteral, pancreatite. Esses fatores de riscos foram posteriormente validados em trabalhos que geraram escores de propensão à candidíase invasiva. Atualmente, tais escores são utilizados para predizer o risco de desenvolvimento desta micose invasiva em pacientes hospitalizados com quadro infeccioso a esclarecer e avaliar a indicação de terapia antifúngica empírica. A Tabela 22.2 traz um resumo dos principais fatores de risco e da patogênese relacionada a cada deles.

Candidemia

A candidemia é definida pelo isolamento de espécies de *Candida* na corrente sanguínea, o que ocorre mais frequentemente após longo período de internação e exposição aos fatores de risco anteriormente mencionados, particularmente a antibioticoterapia de amplo espectro, procedimentos médicos invasivos, tratamento com imunodepressores e nutrição parenteral. Dados brasileiros sugerem que 40 a 50% desses pacientes encontram-se em ambiente de terapia intensiva no momento do diagnóstico, sendo que um número substancial de casos tem como antecedente grandes cirurgias, particularmente com manipulação do trato gastrintestinal.

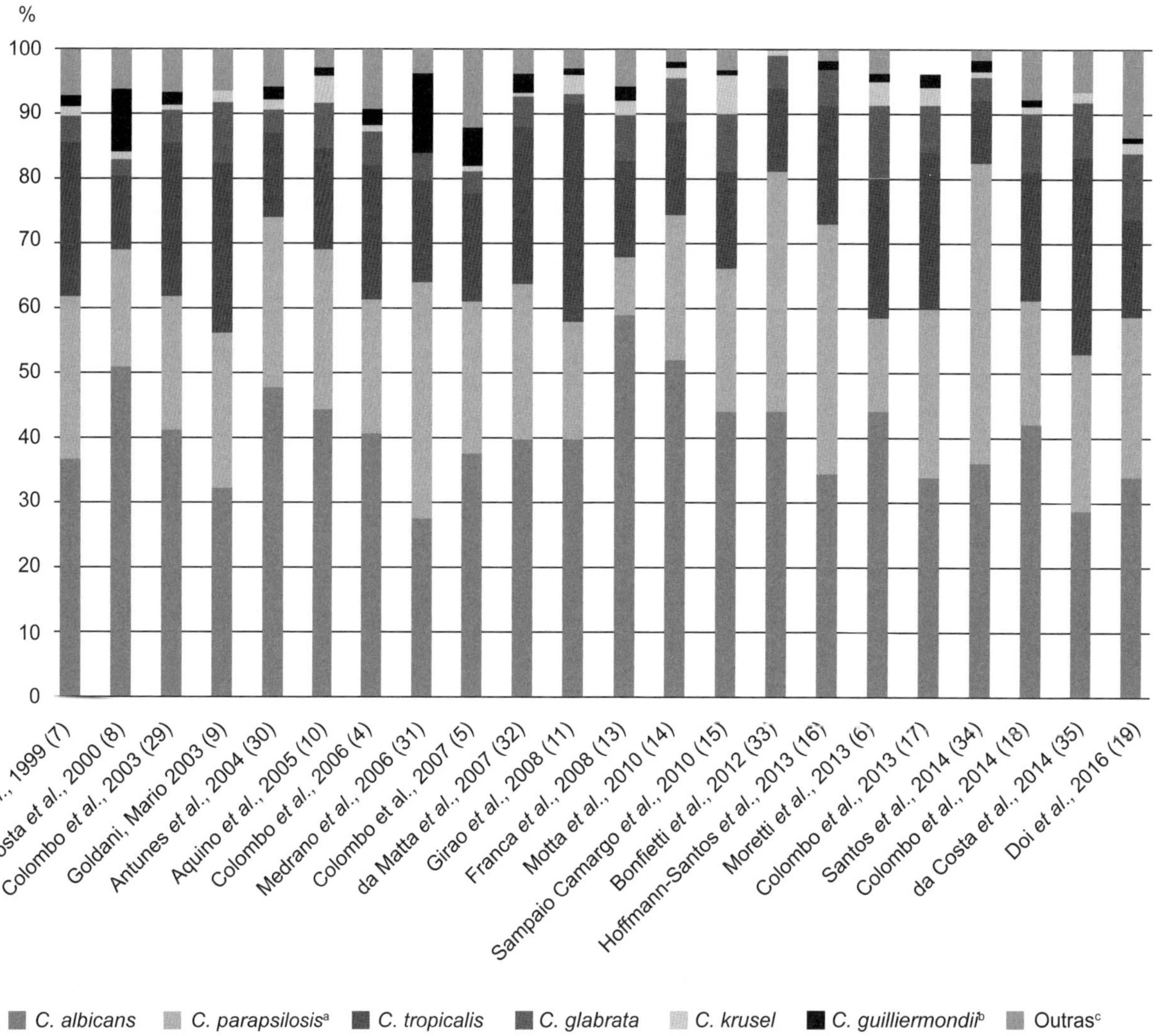

FIGURA 22.1 Distribuição das principais espécies de *Candida* isoladas de pacientes com episódios de candidemia documentados em diferentes centros médicos brasileiros (publicações de 1999 a 2016).[a] *C. parapsilosis* (*sensu lato*).[b] *C. guilliermondii* (*sensu lato*).[c] Outras espécies de *Candida*. Adaptada do estudo de Da Matta, Souza e Colombo, 2017. (Esta figura encontra-se reproduzida em cores no Encarte.)

TABELA 22.2 Principais fatores de risco relacionados ao desenvolvimento de candidíase invasiva.

Fatores de Risco	Possível papel na patogênese de infecções hematogênicas por *Candida* spp.
Antibioticoterapia	Alteração da microbiota autóctone bacteriana, favorecendo colonização fúngica e maior expressão de fatores de virulência por *Candida* spp.
Colonização prévia em superfícies tegumentares	Aumento de carga fúngica com possibilidade de invasão após procedimento médico invasivo ou translocação através do trato gastrintestinal
Cateter venoso em posição central CVC	Colonização do dispositivo por *Candida* e progressão do agente pelo cateter até a corrente sanguínea
Nutrição parenteral total	Necessidade de acesso vascular central e atrofia de enterócitos da mucosa do tubo gastrintestinal após período de jejum prolongado
Hemodiálise	Necessidade de acesso vascular central e procedimento com potencial contaminação de corrente sanguínea
Cirurgia de grande porte	Procedimentos médicos invasivos, manipulação de tecidos ou vísceras colonizadas por *Candida* com decorrente invasão tecidual pelo agente
Quimioterapia contra câncer	Mucosite secundária ao uso de quimioterápicos, facilitando translocação e redução de número/função de fagócitos
Neutropenia	Redução de fagócitos que constituem primeira linha de defesa contra *Candida* spp.
Prematuridade	Imaturidade de barreiras cutaneomucosas e redução de resposta de fagócitos

O estudo da história natural de pacientes com candidemia mostra que parte dos episódios de fungemia tem caráter transitório e autolimitado, particularmente em hospedeiros não neutropênicos. Entretanto, não há dados clínicos ou laboratoriais que permitam ao clínico identificar com segurança, no momento em que há o diagnóstico de fungemia, quais episódios serão apenas transitórios e quais acarretarão quadros de candidíase hematogênica disseminada com invasão tecidual em vísceras e sepse grave. Outro aspecto relevante a ser considerado é que, em alguns pacientes, as complicações infecciosas documentadas em vísceras aparecem semanas ou meses após o episódio de candidemia, como acontece em alguns casos de retinite, meningite ou osteomielite por *Candida* spp.

O padrão clínico mais frequente de apresentação da candidemia em adultos consiste apenas em febre não responsiva aos antibióticos em pacientes de risco. A febre pode ter início insidioso, sem envolvimento importante do estado geral, ou apresentar-se subitamente, acompanhada de calafrios, mialgia, taquicardia e hipotensão. Eventualmente, alguns pacientes evoluem com outras evidências de sepse.

A candidemia quando não diagnosticada e tratada precocemente pode evoluir com infecções metastáticas em sítios profundos como endocardite, endoftalmite, osteomielite, abscessos viscerais, pielonefrite e acometimento de sistema nervoso central. Em pacientes neutropênicos pode haver ainda o aparecimento de lesões cutâneas, que são marcadores de disseminação da doença. As lesões de pele podem acometer cerca de 10% dos casos, apresentando-se caracteristicamente como pápulas ou pequenos nódulos com base eritematosa ou purpúrica.

Infecções de sítio profundo

Em razão da gravidade das infecções de sítio profundo por *Candida* spp. existem debates sobre a melhor estratégia de rastreio dessas complicações. A realização de fundoscopia em todos os pacientes com candidemia tem sido endossada nos diretrizes das sociedades internacionais de infectologia, uma vez que a candidíase ocular pode estar presente 1 a 15% dos pacientes com fungemia, e que o diagnóstico tardio e a terapêutica inadequada podem levar a sequelas graves, como a amaurose. As anormalidades oftalmológicas são caracterizadas por lesões algodonosas na retina e no vítreo, múltiplas hemorragias retinianas, manchas de Roth e uveíte. Todas as estruturas oculares podem ser afetadas, porém, quando ocorre endoftalmite, o tratamento é difícil e a incidência de sequelas é alta. Contudo, já se sabe que a necessidade de tratamento mais agressiva está diretamente ligada à presença ou não de acometimento do vítreo (quando classificamos a infecção como endoftalmite), e que esta se dá na minoria dos casos (1 a 2%) de fungemia por *Candida*. Além disso, casos de coriorretinite são de difícil diagnóstico, pois se confundem com outras lesões degenerativas da retina, prevalentes nas populações de risco e costumam responder bem ao tratamento clínico, sem necessidade de abordagem cirúrgica.

A controvérsia quanto à indicação do rastreio de endocardite é ainda maior. A prevalência do acometimento valvar em pacientes com candidemia varia enormemente a depender da população avaliada, com taxas que chegam a 0,5% na população em geral, ou até 15 a 25% em pacientes com valvopatia prévia, usuários de drogas ilícitas IV ou pacientes que tenham uso de cateter venoso central de longa data. Neste contexto, com exceção da Sociedade Europeia de Infectologia, que preconiza rastreio universal com ecocardiograma em todos os pacientes com candidemia, baseado em estudo que encontrou prevalência de 5% dessa complicação, tem havido uma convergência de recomendações à realização de rastreio obrigatoriamente **somente** em populações de alto risco: pacientes com hemoculturas persistentemente positivas após 5 dias de tratamento antifúngico adequado e controle do foco, usuários de drogas ilícitas intravenosas, paciente em hemodiálise, antecedente de prótese valvar ou dispositivo intracardíaco permanente, episódio anterior de endocardite, febre persistente, início recente de sopro, insuficiência cardíaca ou bloqueio cardíaco e sinais de embolização (AVCs, pneumonias, abscessos intracavitários).

Em adultos, a meningite por *Candida* geralmente decorre de contaminação de procedimento neurocirúrgico, sendo poucas vezes documentada como complicação de candidemia. Entretanto, segundo dados obtidos em séries de necropsia (podem não representar população geral), pacientes com sepse por *Candida* que evoluem a óbito apresentam lesões fúngicas no SNC em até 20% dos casos. O envolvimento osteoarticular como consequência de candidemia é bastante raro, mas pode surgir como complicação tardia (mais de 1 ano depois do suposto episódio de fungemia). O envolvimento ósseo é reconhecido por dor local, febre e alterações radiológicas compatíveis com osteomielite e também pode ocorrer por complicação de procedimentos cirúrgicos.

Candidíase disseminada crônica

Trata-se de complicação documentada em pacientes com neutropenia, em que os pacientes desenvolvem lesões supurativas predominantemente localizadas no baço e no fígado (mas podem ocorrer em outros órgãos, particularmente os rins), reveladas após a recuperação dos neutrófilos e da capacidade de resposta inflamatória do hospedeiro. Febre alta é o sintoma mais importante e acontece em quase todos os pacientes, associada a anorexia, perda de peso, dor no hipocôndrio direito, náuseas e vômitos. Hepatoesplenomegalia é identificada na metade dos casos. A importante elevação nos níveis séricos de fosfatase alcalina, a qual pode se elevar até 10 vezes do valor basal, é o achado laboratorial mais importante para a suspeita diagnóstica de candidíase disseminada crônica em pacientes com febre alta persistente após recuperação de neutrófilos. O diagnóstico pode ser confirmado pela realização de ultrassonografia, tomografia computadorizada (TC), ressonância magnética (RM) ou tomografia por emissão de pósitrons (PET-TC) de abdome, comprovando aumento de volume dos órgãos acometidos e múltiplos abscessos no fígado, baço e/ou rins. Em geral, as hemoculturas são negativas e, caso seja realizada biopsia dirigida, pode-se encontrar elementos celulares necróticos e ausência de elementos fúngicos. Nesse contexto, raramente se obtém confirmação microbiológica do processo. Na maioria das vezes, o paciente é tratado tendo em vista os achados epidemiológicos e clínicos, somados às evidências laboratoriais de candidíase crônica disseminada, representada por abscessos em exames de imagem abdominal e altos níveis de fosfatase alcalina.

Candidíase intra-abdominal

A candidíase intra-abdominal (CIA) envolve ampla gama de síndromes clínicas, sendo mais frequente o achado de isolamento de *Candida* spp. em amostras de abscessos intracavitários, líquido peritoneal, coleções pancreáticas em pacientes com pancreatite necrosante ou líquido de via biliar. CIA tem especial importância em infecções polimicrobianas em pacientes em pós-operatório de procedimentos cirúrgicos do trato digestivo, pacientes com fístulas/deiscências anastomóticas, em casos de infecções espontâneas da cavidade abdominal secundárias a diverticulite ou perfurações colônicas e secundário à pancreatite necrosante. Também é agente importante de casos de peritonite espontânea em pacientes cirróticos e peritonites secundárias em pacientes em diálise peritoneal. O conhecimento dessa entidade é primordial, uma vez que seu diagnóstico microbiológico muitas vezes depende de procedimentos invasivos, a positividade de hemoculturas é de menos de 20% e a abordagem terapêutica adequada inclui drenagem do foco associado a uso de antifúngico com boa penetração na cavidade intra-abdominal.

DIAGNÓSTICO

A investigação diagnóstica da candidíase invasiva inicia-se pelo correto e acurado monitoramento clínico e laboratorial dos pacientes de risco, em que qualquer ocorrência de febre ou sepse refratária a antibióticos após prolongada (> 7 dias) internação e exposição a fatores de risco anteriormente mencionados requer pronta investigação. Os pacientes de risco requerem exame clínico cuidadoso para a identificação de potenciais focos de infecção, presença de lesões de pele, além da coleta de pelo menos dois pares de hemoculturas com volume adequado (20 mℓ por amostra em adulto), procedimento obrigatório em qualquer paciente com suspeita clínica de infecção sistêmica por *Candida*. É fundamental que as hemoculturas sejam processadas por sistemas automatizados que apresentam melhor sensibilidade e isolamento mais rápido do agente.

A mortalidade tem relação direta com o tempo que se leva para iniciar o tratamento da candidemia. Escores de propensão para candidíase invasiva, como o "*Candida score*" proposto por Leon *et al.*, assim como o escore de Ostrosky-Zeichner, geralmente apresentam alta sensibilidade, mas especificidade e valor preditivo positivo muito baixos. De fato, o uso dessas regras para orientar a decisão clínica tem resultado em administração de terapia antifúngica empírica em até 7% dos pacientes em unidades de terapia intensiva. Paradoxalmente, nem a profilaxia antifúngica nem a terapia empírica reduziram a mortalidade relacionada com candidíase invasiva em ambientes de cuidados intensivos. Assim, todo o esforço deve ser feito para reconhecimento precoce de pacientes com candidíase invasiva.

Para o diagnóstico da candidíase invasiva, mesmo com hemoculturas processadas por sistemas automatizados, o tempo para identificação de espécies leva em geral 2 a 5 dias, e o rendimento das culturas ainda é de apenas 40 a 50%. Quando se trata de infecção de sítio profundo sem fungemia, a sensibilidade das culturas do sangue é ainda menor (até 20% em algumas casuísticas) e a cultura do foco muitas vezes requer procedimento invasivo, ao qual não é possível submeter o paciente, pelas suas condições clínicas. Visando preencher essa lacuna, foram desenvolvidos métodos não dependentes de cultivo, como detecção de antígenos circulantes (manana, antimanana e betad-glucana), o painel nanodiagnóstico T2Candida e reações em cadeia de polimerase (PCR). Entre estes, merece destaque o *kit* comercial para dosagem de beta-1,3-d-glucana (BDG), componente da parede celular de fungos patogênicos. A BDG é um antígeno encontrado na parede celular de diferentes gêneros de fungos, incluindo *Candida* spp., *Trichosporon* spp., *Aspergillus* spp., *Fusarium* spp., sendo, portanto, exame que informa se há elementos fúngicos em determinado fluido biológico. Não é um exame específico para o diagnóstico de infecções por *Candida*, mas um biomarcador que sinaliza se há fungos em material biológico suspeito. Na prática clínica, o exame deve ser solicitado em ao menos duas amostras de sangue, em pacientes com suspeita diagnóstica de candidíase invasiva. A BDG apresenta sensibilidade de 60 a 80%, especificidade de 60 a 90%, observando-se resultados falso-positivos em cerca de 10 a 20% dos casos, majoritariamente relacionados com a colonização por leveduras e fungos filamentosos, bacteriemia por gram-positivos, uso de hemodiálise com membranas de celulose, hemotransfusão, uso de alguns betalactâmicos, pacientes em pós-operatório com manipulação de vísceras com gases e compressas, bem como alguns casos de indivíduos expostos a imunoglobulinas, e nutrição parenteral. Seu valor preditivo negativo, contudo, está bem estabelecido, e estudos recentes já sinalizam que resultados de betad-glucana consecutivamente negativos podem fazer parte de uma estratégia segura para retirada de antifúngicos introduzidos empiricamente.

Métodos moleculares baseados em PCR, apesar da alta sensibilidade (podem chegar a > 95%) e dos bons níveis de especificidade (90%), ainda se encontram em fase de investigação e padronização. Já o novo teste T2 MR, um método de nanodiagnóstico que usa a aplicação manual de ressonância magnética T2 para detectar espécies de *Candida*, tem a vantagem da rapidez (3 a 5 horas para obter resultados) e da praticidade de não necessitar de purificação ou extração de moléculas-alvo de amostras clínicas, com especificidade geral maior que 98% e sensibilidade maior que 90%. A limitação dessa plataforma é que ela foi desenvolvida para diagnosticar apenas espécies mais frequentes de *Candida*: *C albicans*, *C tropicalis*, complexo *C parapsilosis*, *C glabrata*, *C krusei* e *C auris*. Outro aspecto a ser considerado é o custo de aquisição do sistema, e os consumíveis que chegam a cerca de US$ 200 por exame. Diante dessa realidade de custos, a plataforma T2 MR-Candida não está disponível no Brasil, sendo oferecida em alguns centros médicos de referência nos EUA e poucos países da Europa.

A biopsia com pesquisa de elementos fúngicos em exame anatomopatológico e cultura é estratégia diagnóstica fundamental para comprovar o envolvimento de pele, ossos ou outras vísceras por esse agente, em pacientes que evoluem com fungemia. O diagnóstico de endoftalmite é feito majoritariamente por critérios clínicos e de alteração em exame de fundo de olho, realizado por oftalmologista.

TRATAMENTO

Atualmente, temos disponíveis para o tratamento de episódios de candidíase invasiva os seguintes fármacos: anfotericina B e suas formulações, azólicos (fluconazol, voriconazol, isavuconazol) e equinocandinas.

Ensaios clínicos randomizados realizados para avaliar a melhor terapêutica antifúngica para candidíase invasiva incluíram basicamente pacientes com candidemia (e não infecção de sítio profundo), uma vez que a fungemia é de mais fácil comprovação microbiológica. Ainda assim, diretrizes de diferentes sociedades de infectologia internacionais recomendam as equinocandinas como primeira escolha no tratamento de todas as formas de candidíase invasiva. O embasamento teórico para essa recomendação encontra-se em seu amplo espectro de ação, atividade rapidamente fungicida contra as principais espécies de *Candida*, boa penetração em biofilme e perfil de segurança do fármaco. É importante ressaltar, contudo, que os ensaios clínicos randomizados disponíveis foram delineados para detectar apenas não inferioridade na investigação de eficácia e segurança das equinocandinas *versus* formulações de anfotericina B, assim como equinocandinas *versus* triazólicos (fluconazol e isavuconazol). A recomendação pelo uso dessa classe de fármacos se consolida após revisão sistemática de dados individuais de todos os pacientes analisados em sete ensaios clínicos randomizados, conduzida por Andes *et al.* em 2012. Nessa análise, que teve como desfecho mortalidade por todas as causas em 30 dias, o uso de equinocandina e a remoção precoce do cateter venoso central foram fatores associados de forma independente à redução da mortalidade. Por outro lado, temos hoje dois estudos randomizados comparativos entre uma equinocandina e um triazólico (anidulafungina *versus* fluconazol e caspofingina *versus* isavuconazol) nos quais os autores demostraram que os resultados clínicos e microbiológicos utilizados em análise de desfecho composto foram superiores nos braços tratados com equinocandinas, mas sem impacto em mortalidade.

Vale lembrar que valores de concentração inibitória mínima (CIM) mais elevados têm sido observados com equinocandinas, quando testadas contra *C. parapsilosis*, mas os resultados do tratamento são satisfatórios nos ensaios clínicos, sem diferença estatística em relação à taxa de sucesso, quando comparadas a infecções por outras espécies de *Candida*. Entretanto, persistindo as hemoculturas positivas em casos de candidemia por *C. parapsilosis* tratados com equinocandinas, o clínico deverá substituir o fármaco utilizado por antifúngico de outra classe terapêutica.

O uso de azólicos no tratamento da candidíase invasiva, prioritariamente o fluconazol, tem as vantagens do baixo custo, segurança e disponibilidade para uso parenteral e oral. Entretanto, nos últimos anos, mudanças importantes ocorreram na epidemiologia de candidemia. Preocupa o fato de vários centros médicos relatarem aumento nas taxas de fungemia por espécies resistentes a fluconazol, em particular *C. glabrata* e *C. krusei*, que em muitos deles é superior a 10% dos casos. Ao mesmo tempo, é sabido que as taxas de candidemia persistente em pacientes tratados com fluconazol, fármaco fungistático para *Candida*, são muito superiores àquelas de pacientes tratados desde o início com medicamentos fungicidas, sejam eles equinocandinas ou formulações de anfotericina B.

Diante desses dados, a melhor utilização de fluconazol passou a ser considerada o tratamento sequencial de pacientes que apresentam boa resposta ao tratamento inicial com equinocandina, mediante a identificação do agente etiológico envolvido. Outra possibilidade para uso de fluconazol é no tratamento de pacientes clinicamente estáveis, considerados de menor gravidade, que não foram expostos a esquemas de profilaxia com triazólicos, e que se encontram internados em serviços médicos de baixa incidência de infecções por *C. glabrata* e *C. krusei*. Centros médicos com taxas de incidência superiores a 10% de espécies resistentes a fluconazol não devem utilizar fluconazol em qualquer paciente antes que tenham disponibilidade da identificação do agente. Além disso, existem cenários clínicos nos quais as equinocandinas têm dificuldade de acesso ao sítio infectado, com menor chance de sucesso terapêutico, em que triazólicos podem ser lembrados como alternativa, a exemplo de meningite, endoftalmite e candidíase do trato urinário.

O voriconazol é antifúngico triazólico de segunda geração, com excelente atividade e eficácia clínica em pacientes infectados por fungos filamentosos, em especial aspergilose. Na candidemia, apresenta eficácia semelhante ao fluconazol, com espectro de ação ampliado em relação à maioria das cepas de *C. krusei*, mas apresentando maior custo e toxicidade. Nesse contexto, seu uso em pacientes com candidemia é muito restrito, sendo eventualmente indicado no tratamento sequencial oral de pacientes infectados por cepas resistentes a fluconazol e sensíveis a voriconazol, assim como na abordagem terapêutica de pacientes com envolvimento de sistema nervoso central/endoftalmites. Esse medicamento é contraindicado em infecções de escape a fluconazol e/ou infecções invasivas por *C. glabrata*, tendo em vista possibilidade de resistência cruzada e limitada disponibilidade de estudos de eficácia nesse cenário.

A anfotericina B convencional, antifúngico de amplo espectro, com atividade fungicida contra a maioria das espécies de *Candida*, tem sido utilizada por muitos anos no tratamento de micoses invasivas. Entretanto, tendo em vista a alta frequência de lesão renal (redução de filtração glomerular e doença tubular), além das inúmeras reações adversas observadas durante sua infusão intravenosa (febre, calafrios, eventualmente broncospasmo, vômitos e flebite), deve-se evitar seu uso clínico em pacientes críticos de UTI, ou cenários de pacientes com outros fatores de risco para lesão renal aguda. Formulações lipídicas de anfotericina B constituem alternativa de tratamento para candidemia por apresentarem a mesma atividade antifúngica que a anfotericina B convencional, mas com menor toxicidade, sobretudo renal. Entretanto, ainda assim apresentam maior toxicidade renal que as equinocandinas e maior custo. A única formulação lipídica avaliada no tratamento de candidemia em estudo randomizado e comparativo com equinocandina é a formulação lipossomal de anfotericina B, sendo indicada na dose de 3 mg/kg/dia no tratamento de adultos com candidemia. Formulações de anfotericina B em complexo lipídico (ABLC) podem ser alternativa na indisponibilidade de formulação liposomal, esta última considerada menos tóxica e necessitando menor dose em seu regime terapêutico quando comparada a ABLC. Formulações lipídicas de anfotericina B podem ser indicadas em pacientes intolerantes ou com doença refratária a equinocandinas, e constituem fármacos de eleição no tratamento de endocardite e meningite por *Candida*. A Tabela 22.3 traz um resumo das três classes terapêuticas disponíveis e vantagens e desvantagens de cada uma delas.

Com relação ao tempo de tratamento, em todos os ensaios clínicos com antifúngicos realizados na última década, a duração do tratamento foi de pelo menos 14 dias após a negativação das culturas e o desaparecimento dos sinais e sintomas relacionados à candidíase hematogênica. Nesse sentido, deve-se coletar hemoculturas seriadas até a negativação do sítio de infecção, sendo recomendado no mínimo repetir coletas no terceiro e quinto dias após o início do tratamento, para checagem do sucesso microbiológico.

Casos de endocardite, osteomielite, meningite ou candidíase disseminada crônica exigem tratamento mais prolongado, sendo muito importante a disponibilidade de medicamentos antifúngicos de uso oral, com boa biodisponibilidade.

Cuidados com o cateter venoso central em pacientes com candidemia

A maioria dos pacientes com candidemia tem pelo menos um cateter venoso central (CVC) no momento do diagnóstico da sepse. O apelo para a remoção de CVC em pacientes com candidemia reside no fato de que *Candida* pode colonizar o CVC, produzindo biofilmes, e sua não remoção pode resultar na persistência de um foco de infecção. Vários estudos retrospectivos analisaram o impacto da remoção de CVC em desfechos como duração da candidemia e mortalidade, e a maioria mostrou melhores resultados da abordagem terapêutica quando o CVC foi removido. Esses estudos formam a base para as recomendações de remoção de CVC de guias de manejo de candidemia publicados na última década. Entretanto, tais estudos têm várias limitações, incluindo a ausência na definição do tempo de retirada do CVC após o diagnóstico da fungemia, bem como da inclusão de escore de gravidade na análise multivariada sobre fatores associados ao desfecho clínico desfavorável. Em análise *post-hoc* de 842 episódios de candidemia em adultos tratados com equinocandinas (caspofungina ou micafungina) ou anfotericina B lipossomal, pesquisadores avaliaram o efeito da remoção precoce (até 24 ou 48 horas após o início do tratamento da candidemia) do CVC em relação a seis desfechos: sucesso terapêutico, duração da candidemia, taxa de candidemia persistente, taxa de candidemia recorrente e mortalidade em 28 e em 42 dias. Os autores observaram que nenhum dos seis desfechos foi influenciado pela remoção precoce de CVC (tanto em 24 horas como em 48 horas).

Diante dessa controvérsia, e tendo em vista os custos e riscos associados a troca e/ou remoção de CVC, salientamos que a remoção precoce (24 a 48 horas do início do tratamento) desse cateter pode não ser recomendada quando não há suspeita de que o CVC seja a fonte de infecção, a exemplo de pacientes hematológicos com intensa mucosite do trato gastrintestinal, em que a translocação do trato gastrintestinal é a principal via para candidemia. Em pacientes não hematológicos de UTI, em que o acesso venoso apresenta risco aproximado de 20 a 40% de ser a fonte da infecção, entendemos que a pronta remoção do CVC seja recomendada. Em cenários nos quais o CVC não seja prontamente removido no momento do diagnóstico da candidemia, recomenda-se que o mesmo seja retirado caso haja persistência (> 72 horas) de isolamento de *Candida* em hemoculturas sequenciais, ou, antes disso, a qualquer piora ou instabilidade clínica. Em paralelo, reiteramos a necessidade de remoção precoce em pacientes críticos não neutropênicos que apresentem sepse grave, assim como nos casos de candidemia de escape em pacientes recebendo mais de 3 dias de antifúngico sistêmico com atividade sobre o agente isolado.

TABELA 22.3 Antifúngicos disponíveis com ação contra espécies de *Candida* e suas principais vantagens e desvantagens.

Classe terapêutica	Vantagens	Desvantagens
Azólicos	Disponibilidade de formulação oral e intravenosa Baixo custo (fluconazol) Opção para tratamento sequencial de pacientes que apresentam boa resposta ao tratamento inicial com equinocandina	Metabolização hepática Interação medicamentosa importante com outros fármacos (principalmente voriconazol, menor com fluconazol e isavuconazol) Ação fungistática Não recomendado uso empírico em cenários com prevalência maior de 10% de *C. glabrata* e *C. krusei* (resistência intrínseca a fluconazol) *C auris* geralmente apresenta resistência a triazólicos, ou se sensível pode tornar-se resistente em pouco tempo de exposição
Equinocandinas	Ação fungicida para maioria das espécies de *Candida*, incluindo *C auris* Poucas interações com outros fármacos Menor toxicidade Sem necessidade de ajuste para função renal Anidulafungina e micafungina têm liberação para uso em pacientes com insuficiência hepática grave Ação adequada contra biofilme	Apenas formulações intravenosas estão disponíveis Maior custo que fluconazol genérico, mas recentemente há formulações genéricas de anidulafungina Penetração ruim em sistema nervoso central e trato urinário baixo
Anfotericina	Amplo espectro de ação Ação fungicida para todas as espécies de *Candida* Ação adequada contra biofilme	Nefrotoxicidade (redução da taxa de filtração glomerular, lesão tubular, distúrbios hidreletrolíticos). Formulações lipídicas reduzem substancialmente o risco de toxicidade (em especial a anfolipossomal), mas não eliminam o problema Reações infusionais (febre, tremores, arritmias) muito comuns com formulação convencional, mas menos frequentes com formulações lipídicas Apenas formulações intravenosas estão disponíveis Alto custo das formulações lipídicas

BIBLIOGRAFIA

Almirante B, Cuenca-Estrella M. Candidemia: impact of epidemiological studies on the treatment and prognosis of a serious infection. Enferm Infecc Microbiol Clin. 2011;29(5): 325-7.

Andes DR, Safdar N, Baddley JW et al. Impact of treatment strategy on outcomes in patients with candidemia and other forms of invasive candidiasis: a patient-level quantitative review of randomized trials. Clin Infect Dis. 2012;54:1110-22.

Bitar D, Lortholary O, Le Strat Y, Nicolau J, Coignard B, Tattevin P *et al.* Population-based analysis of invasive fungal infections, France, 2001-2010. Emerg Infect Dis. 2014 Jul;20(7):1149-55.

Breazzano MP, Day HR, Bloch KC *et al.* Utility of ophthalmologic screening for patients with Candida bloodstream infections: a systematic review. JAMA Ophthalmol. 2019;137(6):698-710.

Clancy CJ, Nguyen MH. Diagnosing invasive candidiasis. J Clin Microbiol. 2018;56:e1909.

Cole GT, Halawa AA, Anaisse EJ. The role of the gastrintestinal tract in hematogenous candidiasis: from the laboratory to the bedside. Clin Infect Dis. 1996;22(suppl 2):73-88.

Colombo Al, de Almeida Junior JN, Slavin MA, Chen Sharon CA, Sorrell TC. Candida and invasive mould diseases in non-neutropenic critically ill patients and patients with haematological cancer. Lancet Infect Dis. 2017 Nov 17:11:e344-e356.

Colombo AL, Guimarães T, Sukienik T, Pasqualotto AC, Andreotti R, Queiroz-Telles F *et al.* Prognostic factors and historical trends in the epidemiology of candidemia in critically ill patients: an analysis of five multicenter studies sequentially conducted over a 9-year period. Intensive Care Med. 2014;40(10):1489-98.

Colombo AL, Guimarães T, Camargo LFA *et al.* Brazilian guidelines for the management of candidiasis: a joint meeting report of three medical societies. Braz J Infect Dis. 2013;16(Suppl.1):S1-S34.

Colombo AL, Guimarães T. Epidemiology of hematogenous infections due to Candida spp. Rev Soc Bras Med Trop. 2003;36(5):599-607.

Colombo AL, Nucci M, Park BJ, Nouer SA, Arthington-Skaggs B, da Matta DA *et al.* Epidemiology of candidemia in Brazil: a nationwide sentinel surveillance of candidemia in eleven medical centers. J Clin Microbiol. 2006;44(8):2816-23.

Da Matta DA, Souza ACR, Colombo AL. Revisiting species distribution and antifungal susceptibility of candida bloodstream Isolates from Latin American Medical Centers. J Fungi. 2017 Jun;3(2):24.

Debusk CH, Daoud R, Thirumoorthi MC, Wilson FM, Khatib R. Candidemia: current epidemiologic characteristics and a longterm follow-up of the survivors. Scand J Infect Dis. 1994;26:697-703.

Diekema DJ, Messer SA, Brueggemann AB, Coffman SL, Doern GV, Herwaldt LA *et al.* Epidemiology of candidemia: 3-year results from the emerging infections and the epidemiology of Iowa organisms study. J Clin Microbiol. 2002;40(4):1298-302.

Du H, Bing J, Hu T, Ennis CL, Nobile CJ, Huang G. Candida auris: Epidemiology, biology, antifungal resistance, and virulence. PLoS Pathog. 2020;16(10):e1008921.

Governo do Estado de São Paulo. Sistema de Vigilância das Infecções Hospitalares do Estado de São Paulo, 2019.

Kriengkauykiat J, Ito JI, Dadwal SS. Epidemiology and treatment approaches in management of invasive fungal infections. Clin Epidemiol. 2011;3:175-91.

Kullberg BJ, Arendrup MC. Invasive Candidiasis. N Engl J Med. 2015 Oct 8;373(15):1445-56.

León C, Ruiz-Santana S, Saavedra P, Almirante B, Nolla-Salas J, Alvarez-Lerma F *et al.* A bedside scoring system ("Candida score") for early antifungal treatment in nonneutropenic critically ill patients with Candida colonization. Crit Care Med. 2006 Mar;34(3):730-7.

Magill SS, Edwards JR, Bamberg W, Beldavs ZG, Dumyati G, Kainer MA *et al.* Multistate Point-Prevalence Survey of Health Care–Associated Infections. N Engl J Med. 2014 Mar 27;370(13):1198-208.

Nucci M, Queiroz-Telles F, Tobón AM, Restrepo A, Colombo AL. Epidemiology of opportunistic fungal infections in Latin America. Clin Infect Dis. 2010;51(5):561-70.

Nucci M, Anaissie E, Betts RF, Dupont BF, Wu C, Buell DN *et al.* Early removal of central venous catheter in patients with candidemia does not improve outcome: analysis of 842 patients from 2 randomized clinical trials. Clin Infect Dis. 2010;51(3):295-303.

Nucci M, Nouér SA, Esteves P *et al.* Discontinuation of empirical antifungal therapy in ICU patients using 1,3-b-d-glucan. J Antimicrob Chemother 2016;71:2628-2633.

Ostrosky-Zeichner L, Pappas PG, Shoham S, Reboli A, Barron MA, Sims C *et al.* Improvement of a clinical prediction rule for clinical trials on prophylaxis for invasive candidiasis in the intensive care unit. Mycoses. 2011 Jan;54(1):46-51.

Ostrosky-Zeichner L, Sable C, Sobel J, Alexander BD, Donowitz G, Kan V *et al.* Multicenter retrospective development and validation of a clinical prediction rule for nosocomial invasive candidiasis in the intensive care setting. Eur J Clin Microbiol Infect Dis Off Publ Eur Soc Clin Microbiol. 2007 Apr;26(4):271-6.

Oude Lashof AM, Rothova A, Sobel JD, Ruhnke M, Pappas PG, Viscoli C *et al.* Ocular manifestations of candidemia. Clin Infect Dis. 2011;53(3):262-8.

Paiva J-A, Pereira JM, Tabah A *et al.* Characteristics and risk factors for 28-day mortality of hospital acquired fungemias in ICUs: data from the EUROBACT study. Crit Care 2016;20:53.

Pappas PG, Kauffman CA, Andes D, Benjamin DK Jr, Calandra TF, Edwards JE Jr *et al.* Clinical practice guidelines for the management of candidiasis: 2009 update by the Infectious Diseases Society of America. Clin Infect Dis. 2009;48.

Pappas PG, Lionakis MS, Arendrup MC et al. Invasive candidiasis. Nat Rev Dis Primer 2018;4:18026.

Peçanha-Pietrobom PM, Colombo AL. Mind the gaps: challenges in the clinical management of invasive candidiasis in critically ill patients. Curr Opin Infect Dis. 2020;33(6):441-448.

Pfaller MA. Nosocomial candidiasis: emerging species, reservoirs and modes of transmission. Clin Infect Dis. 1996;22(suppl 2):S89-S94.

Pfaller MA, Diekema DJ, Turnidge JD et al. Twenty years of the SENTRY Antifungal Surveillance Program: results for Candida species from 1997-2016. Open Forum Infect Dis 2019;6(Suppl 1):S79.

Pfaller, M.A.; Andes, D.R.; Diekema, D.J.; Horn, D.L.; Reboli, A.C.; Rotstein, C.; Franks, B.; Azie, N.E. Epidemiology and outcomes of invasive candidiasis due to non-albicans species of Candida in 2,496 patients: Data from the Prospective Antifungal Therapy (PATH) registry 2004-2008. PLoS ONE 2014, 9, e101510.

Toda M, Williams SR, Berkow EL, Farley MM, Harrison LH, Bonner L *et al.* Population-Based Active Surveillance for Culture-Confirmed Candidemia – Four Sites, United States, 2012-2016. Morb Mortal Wkly Rep Surveill Summ Wash DC 2002. 2019 Sep 27;68(8):1-15.

Vincent J-L, Rello J, Marshall J, Silva E, Anzueto A, Martin CD *et al.* International study of the prevalence and outcomes of infection in intensive care units. JAMA. 2009 Dec 2;302(21):2323-9.

Wisplinghoff H, Bischoff T, Tallent SM, Seifert H, Wenzel RP, Edmond MB. Nosocomial bloodstream infections in US hospitals: analysis of 24,179 cases from a prospective nationwide surveillance study. Clin Infect Dis Off Publ Infect Dis Soc Am. 2004 Aug 1;39(3):309-17.

Colombo Al, de Almeida Junior JN, Slavin MA, Chen Sharon CA, Sorrell TC; Candida and invasive mould diseases in non-neutropenic critically ill patients and patients with haematological cancer. Lancet Infect Dis. 2017 Nov 17:11:e344-e356.

SEÇÃO 2.4

Infecções e Doenças Causadas por Parasitos

23 Aspectos Gerais

Marcelo Simão Ferreira

As doenças parasitárias são responsáveis por relevantes morbidade e mortalidade em todo o mundo e frequentemente apresentam sinais e sintomas inespecíficos.

A Organização Mundial da Saúde (OMS) estima que pelo menos 1 bilhão de pessoas no planeta (cerca de 1/7 da população mundial) sofra de alguma doença parasitária, hoje consideradas entre as chamadas doenças negligenciadas – estima-se que esse número seja maior do que o relatado, particularmente em certas áreas do globo, como a África Subsaariana, a Índia e países do Sudeste Asiático. Algumas dessas enfermidades afetam indivíduos por toda a vida (esquistossomose, cisticercose), causando alto grau de morbidade e, havendo complicações, mortalidade. Outras são doenças agudas (p. ex., malária) que podem ter desfechos fatais, particularmente em áreas de alta endemicidade e poucos recursos médicos.

A malária permanece como a doença parasitária mais importante do ser humano, afetando, ainda, cerca de 240 milhões de pessoas em todo o mundo, e causando a morte de mais de 600 mil indivíduos, particularmente na África Subsaariana. As perdas decorrentes dessa protozoose são consideráveis em áreas endêmicas e constitui o maior problema de Saúde Pública, em muitos países, demandando imensuráveis recursos médicos e financeiros. No Brasil, após décadas, conseguimos o controle progressivo da doença na nossa maior área endêmica, a Amazônia brasileira. Cerca de 158 mil casos da doença foram notificados em 2019, o menor índice nas últimas três décadas. Predomina a doença pelo *P. vivax*, (85%) mais benigna em relação ao *P. falciparum* (15%).

Em contrapartida, houve importante incremento nos casos de leishmanioses em nosso país, particularmente no que se refere à leishmaniose visceral, que hoje acomete indivíduos em quase todo o território nacional, de Roraima até o Rio Grande do Sul. A urbanização da doença fez com que cidades de vários estados brasileiros (p. ex., Terezina, no Piauí; Campo Grande, no Mato Grosso do Sul; Belo Horizonte, em Minas Gerais; Palmas, no Tocantins) sofressem epidemias anuais da doença, acometendo principalmente crianças. A mortalidade em pessoas idosas tem sido elevada, devido à dificuldade de diagnóstico precoce nesses pacientes.

A esquistossomose mansônica é outra parasitose endêmica de grande importância no nosso meio e em várias regiões do mundo, particularmente na África Equatorial. Nos anos 1970, cerca de 12% da população brasileira era afetada pela doença, com pelo menos 10% de formas graves (hepatoesplênicas). O advento dos fármacos esquistossomicidas de alta eficácia (oxaminiquina, praziquantel) levou ao controle progressivo da doença e quase ao desaparecimento das formas graves dessa moléstia. Tratamentos repetidos periodicamente levaram à diminuição considerável de casos em vários países endêmicos, na África e no Oriente Médio.

Também se obteve controle considerável da transmissão da doença de Chagas, que chegou a afetar de 10 a 12 milhões de pessoas na América Latina – estima-se, em países latino-americanos, cerca de 8 milhões de portadores da forma crônica da moléstia. São cada vez mais raros os casos agudos transmitidos por vetores. No Brasil, a transmissão oral pela ingestão de caldo de cana ou açaí contaminados tem levado ao surgimento de epidemias com elevada morbidade e mortalidade, em particular na região Amazônica. Infelizmente, o único fármaco para o tratamento dessa enfermidade (que ainda acomete cronicamente pelo menos 1,5 milhão de brasileiros) disponível no país é o benzonidazol, extremamente tóxico.

Parasitos costumam ser oportunistas, acometendo pacientes com várias modalidades de imunodepressão, como: transplantados de órgãos sólidos, pacientes em uso de corticosteroides e outros imunossupressores e principalmente pacientes HIV-positivos. Esses indivíduos são acometidos por várias infecções por protozoários (*Cryptosporidium*, *Isospora*, *Toxoplasma gondii*, *Giardia* etc.) e helmintos (*S. stercoralis*), algumas delas com consideráveis morbidade e mortalidade. É preciso conhecer profundamente a biologia desses patógenos para o manuseio correto dos pacientes.

Finalmente, vale ressaltar a importância das helmintíases intestinais, ainda tão frequentes em nosso meio e nos países em desenvolvimento. A disponibilidade de fármacos para uso em dose única (albendazol, ivermectina, mebendazol) tem facilitado a instalação de campanhas de tratamento em massa da população infectada, levando à diminuição considerável dessas enfermidades em muitas áreas do nosso país e do mundo. A filariose linfática praticamente desapareceu do Brasil e da América Latina, apenas com o uso de fármacos microfilaricidas oferecidos em campanhas de tratamento em massa da população. Infelizmente, esse não é o caso da neurocisticercose, que permanece como importante parasitose do sistema nervoso central (SNC), com consideráveis morbidade e mortalidade. Medidas de controle para essa doença têm sido escassas, e ela permanece endêmica em muitas áreas de nosso país e de outros países latino-americanos (Peru, Equador, Colômbia).

Nos capítulos que se seguem, são detalhados os vários aspectos das enfermidades causadas por protozoários, helmintos e ectoparasitos, objetivando divulgar os últimos conhecimentos científicos ligados a elas, ainda tão frequentes em nossa população, particularmente na parcela com baixas condições socioeconômicas.

BIBLIOGRAFIA

Brasil. Ministério da Saúde. Boletim epidemiológico. Número especial. Nov. 2020 – Malária 2020.

Murray HW, Berman JD, Davres CR, Sarawa NG. Advances in leishmaniasis. Lancet. 2005;366(4):1561-77.

Peterson E, Chen LH, Schlagenhauf P (ed.). Infectious diseases: a geographic guide. Oxford, UK: Wiley-Blackwell, 2011.

WHO. World Malaria report 2014. Geneva. Disponível em: https://www.who.int/teams/global-malaria-programme/reports/world-malaria-report-2021.

24 Doença de Chagas

Maria Aparecida Shikanai Yasuda

CONCEITO, AGENTE ETIOLÓGICO, VETORES E RESERVATÓRIOS

A doença de Chagas (DC) ou tripanossomíase americana foi descrita em 1909 pelo pesquisador brasileiro Carlos Chagas. É uma antropozoonose, causada pelo protozoário, *Trypanosoma cruzi* (*T. cruzi*). Manifesta-se como doença aguda, potencialmente fatal mas sua apresentação mais comum é a forma crônica, responsável por absenteísmo e importante morbimortalidade, com custo elevado para o tratamento de formas cardíacas e digestivas graves. Pode se manifestar tardiamente sob forma de reativação em paciente com a doença crônica submetido a condições de imunossupressão.

AGENTE ETIOLÓGICO

T. cruzi é um protozoário hemoflagelado que parasita indivíduos ou animais infectados na forma de tripomastigota no sangue periférico ou líquidos biológicos (liquor, líquido pericárdico), na forma de amastigota nos tecidos e utiliza a hematina obtida da hemoglobina sanguínea para respiração aeróbica.

Ciclo do parasito

T. cruzi é transmitido por insetos hematófilos do gênero *Triatoma* (vetores) para um hospedeiro vertebrado.

São conhecidos dois ciclos envolvendo animais domésticos e silvestres. O triatomíneo injeta o parasita quando se alimenta do sangue do vertebrado. O protozoário se mantém no intestino do inseto nos 6 a 15 dias seguintes sob a forma de epimastigotas, que se multiplicam e migram para o intestino grosso ou reto, onde evoluem para a forma de tripomastigotas metacíclicos. Essas formas são eliminadas pelas fezes do inseto enquanto ele se alimenta de sangue na pele do hospedeiro vertebrado e penetram na pele com erosão ou com mucosas intactas. Apesar disso, a transmissão não ocorre necessariamente em qualquer refeição de sangue do inseto.

Dentro do hospedeiro vertebrado, os protozoários passam por uma multiplicação intracelular nos fagócitos mononucleares na forma de amastigotas, sendo então eliminados no sangue periférico como formas tripomastigotas, havendo parasitemia elevada na fase aguda, e baixa e persistente na fase crônica da doença.

Vetores

T. cruzi infecta insetos hematófagos exclusivos da subfamília Triatominae (Hemiptera, Reduviidae), que constituem os vetores da doença. Conhecido como "barbeiro" ou "chupança", chupão, protocó ou bicudo ("vinchuca", nos países de língua espanhola) é o vetor transmissor da doença, alimentando-se de animais, mamíferos e aves principalmente.

Após a interrupção da transmissão vetorial pelo vetor mais importante no país, *Triatoma infestans* (*T. infestans*), outras espécies de triatomíneos podem invadir o peridomíclio e assumir importância na transmissão da doença ao homem: *Triatoma brasiliensis, Panstrongylus megistus, Triatoma pseudomaculata* e *Triatoma sordida.*Outras espécies do gênero *Triatoma, Panstrongilus e Rhodnius* têm importância nas diferentes regiões do país, sendo as espécies do último gênero associadas a palmeiras, com importância na transmissão oral por alimentos derivados dos frutos das palmeiras.

Reservatórios

Na natureza, o parasito mantém-se através de reservatórios silvestres que podem variar de uma região para outra, ocupando os nichos e hábitats nas florestas. Infecta mais de 100 espécies de mamíferos, entre os quais animais silvestres e domésticos (roedores, marsupiais (principalmente gambás), tatus, raposas, primatas, morcegos, coelhos, cães e outros. Aves e particularmente as galinhas no peridomicílio são imunes a *T. cruzi,* que parasita preferencialmente pequenos mamíferos, entre os quais o gambá, que atua como intermediário entre os ciclos silvestre e domiciliar pela alta taxa de infecção e elevada parasitemia quando infectado. Alguns desses animais vivem em galinheiros, currais e depósitos no peridomicílio em zonas rural e periurbanas) e entram no ciclo como fonte de infecção aos insetos vetores que ocupam os mesmos hábitats dos humanos. Tem-se registrado baixa parasitemia em alguns animais que vivem no peridomicílio. Apesar de essa parasitemia ser insuficiente para que sirvam como reservatório, permite que funcionem como sentinelas, indicando a presença, nas proximidades, de um ciclo de transmissão de *T. cruzi.*

EPIDEMIOLOGIA

Acomete cerca de 6 a 7 milhões de infectados, principalmente na América Latina. Apenas a doença aguda e a reativação da doença de Chagas são de notificação compulsória. Pelo elevado número de pacientes na forma crônica cardíaca, gera importante absenteísmo, e morbidade e mortalidade consideráveis, devendo-se ainda considerar o custo do tratamento das formas graves de arritmias, da implantação de marca-passo ou das intervenções cirúrgicas nas formas digestiva e cardíaca.

A urbanização e a globalização da doença de Chagas atingiram não só os países endêmicos como vários países não endêmicos para cujas metrópoles migraram contingentes de pessoas infectadas em zonas rurais. Nos centros urbanos, deve-se atentar para o risco de reintrodução de mecanismos de transmissão como transfusão de sangue e derivados, transplante de órgãos ou congênita, e a reativação da tripanossomíase perante a presença de coinfecção com o vírus de imunodeficiência humana.

Distribuição

A doença de Chagas ocorre endemicamente na América – do México, ao norte, até a Argentina e o Chile, ao sul. Afeta aproximadamente 7 milhões de indivíduos, principalmente em Brasil, Argentina, Venezuela, Chile, Bolívia, Paraguai e Uruguai, onde de 1 a 10% da população rural suburbana é infectada. O inquérito nacional sorológico realizado entre 1975 e 1980 mostrou prevalência de 4,2% em áreas rurais no Brasil, excetuando o estado de São Paulo, corrigida para 2,7% à população geral do Brasil e elevando-se para 3,1% com a inclusão de São Paulo, acometendo cerca de 3.472.000 pessoas. Em 1995, estimava-se que a soroprevalência no Brasil era de 1,3% com 1.961.000 infectados. No último inquérito nacional realizado em crianças menores de 5 anos (2001-2008), a prevalência de infecção registrada foi de 0,03%, correspondendo possivelmente em 0,02% à transmissão congênita pela concomitância de positividade nas mães e 0,01% com positividade apenas na criança, sugerindo infecção por via vetorial.

A transmissão vetorial pelo principal vetor no país, *T. infestans* foi considerada estar sob controle em todo o território nacional desde junho de 2006 pela Organização Pan-Americana de Saúde. O sucesso do controle vetorial é comprovado pelo baixo índice de triatomíneos intradomiciliares, além da redução drástica da taxa de crianças infectadas no período. Uma análise da efetividade do Programa Nacional de Controle da Doença de Chagas no Brasil estimou que foram prevenidas 5% das transmissões potenciais de infecção, 41% de mortes e 50% de incapacitação por doença de Chagas. A efetividade estimada para o controle da transmissão por sangue e hemoderivados foi de 81%, considerando-se a triagem sorológica em bancos de sangue. Quanto aos gastos médico-hospitalares, estimou-se uma redução de 64% bem como de 19% de gastos previdenciários.

Ao lado da elevada morbimortalidade associada à doença transmitida pelo vetor, a doença transmitida VO tem emergido sob forma de surtos como a principal forma de transmissão em que ocorreu o controle intradomiciliar e peridoméstico do vetor. Sete a 8 surtos envolvendo 112 casos agudos ocorreram entre 1965 e 2009 fora da Amazônia, onde o vetor estava sob controle. De 2000 a 2010, 138 surtos foram registrados envolvendo mais de 1.000 casos agudos, principalmente na Amazônia Brasileira, sendo 71% associados à ingestão de bebidas e alimentos contaminados e 7% à transmissão vetorial.

Dados recentes demonstram que a doença de Chagas constitui-se em problema de saúde pública em 19 países endêmicos, nas regiões rurais e nas grandes cidades em vista dos grandes movimentos migratórios, atingindo também os países antes não endêmicos da Europa (Espanha, França, Itália, Inglaterra), Ásia (Japão), Austrália, América do Norte (EUA, Canadá), em que milhares de migrantes passam a se constituir em fonte de infecção para transmissão por sangue e hemoderivados e por transplante de órgãos e transmissão vertical, além da ocorrência da reativação em pacientes imunodeprimidos com a forma crônica da doença. Na América Latina, 300 mil casos novos por ano, com dois a três milhões de pacientes com complicações crônicas da moléstia, atingindo 21.000 óbitos ano. É considerada a quarta causa de morte no Brasil entre as doenças infectoparasitárias nas faixas etárias acima de 45 anos. Calcula-se que entre 10 e 40% entre os infectados têm ou terão cardiopatia crônica, pelo menos 10% do total apresentarão formas graves que representarão, provavelmente, a causa principal de óbito.

Vias de transmissão

Transmissão vetorial

Os vetores mais importantes são os triatomíneos do gênero *Triatoma, Rhodnius e Panstrongilus*, ocorrendo a contaminação depois da picada, com deposição de formas infectantes seguida do repasto sanguíneo e inoculação dessas formas após o ato de coçar a pele lesada no local da picada ou pelo contato com mucosas sãs. Considerada a via mais comum de transmissão no país antes do controle de *T infestans* no estado de São Paulo desde a década de 1970 e no país desde junho de 2006 (Figura 24.1).

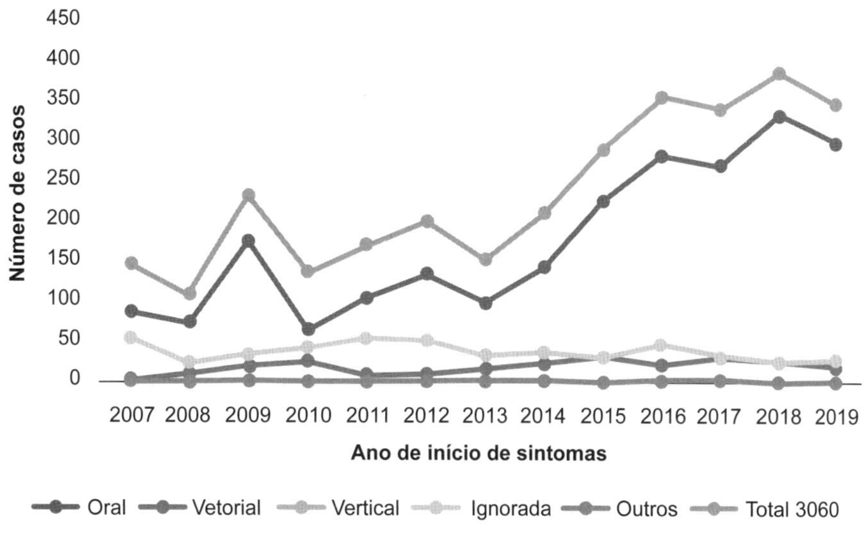

FIGURA 24.1 Distribuição de casos de doença de Chagas aguda, segundo provável forma de transmissão e ano de início de sintomas. Brasil, 2007 a 2019. Adaptada do Sistema de Informação de Agravos de Notificação (SINAN)/MS, mar. 2020. Dados preliminares: 2007 a 2019, sujeito a alterações. (Esta figura encontra-se reproduzida em cores no Encarte.)

Transmissão oral

Esse é o mecanismo de manutenção do ciclo do parasito na natureza, onde ocorre a ingestão de vetores e reservatórios infectados. Tem sido registrada na Amazônia sob a forma de surtos epidêmicos pelo consumo de alimentos acidentalmente contaminados (caldo de cana, açaí, bacaba, sucos) por triatomíneos infectados ou secreção de marsupiais contaminados. Ingestão acidental de triatomíneos por crianças já foi registrada.

Essa infecção VO com bebidas contaminadas artificialmente já havia sido registrada em animais de laboratório. A transmissão do parasito durante a amamentação por ingestão de leite materno contendo formas infectantes ou de sangue de mãe infectada por meio de fissura mamilar é incomumente descrita.

Transmissão por transfusão de sangue e hemoderivados

Constitui uma das mais importantes vias de transmissão após o controle vetorial da doença. No Brasil. Sua importância aumentou em países endêmicos em decorrência da migração para centros urbanos, e também em áreas não endêmicas nas quais imigrantes infectados podem se tornar doadores de sangue. A prevalência média de doadores com provas sorológicas positivas em bancos de sangue no Brasil decresceu para menos de 0,4%, no entanto índices mais elevados têm sido registrados em outros países, como a Bolívia.

A transmissão por via transfusional ocorre na ausência de triagem sorológica adequada dos doadores, preconizando-se atualmente no país apenas uma técnica de alto desempenho para triagem em bancos de sangue.

Transmissão vertical

Ocorre principalmente por via transplacentária em qualquer fase da doença: aguda, indeterminada ou crônica. No Brasil, o risco de transmissão é de cerca de 1%, sendo variável de 0,5 a 4%, principalmente após o terceiro mês de gestação mas pode ocorrer em qualquer período gestacional. Em países como a Bolívia e o Chile, essa forma de transmissão tem mais importância. Dados preliminares em pacientes infectadas pelo vírus da imunodeficiência humana (HIV) sugerem que essa taxa seja muito mais elevada em mães coinfectadas pelo HIV e *T. cruzi*.

Há possibilidade de transmissão pelo leite, tanto durante a fase aguda como na fase crônica, em que a presença de fissura mamilar foi associada à transmissão pelo leite.

Transmissão por transplante de órgãos

Essa transmissão tem relevância quando a tiragem dos doadores não é realizada adequadamente por meio de, pelo menos, duas provas sorológicas de alta sensibilidade e especificidade. Deve-se ressaltar que, por ser o receptor imunodeprimido, quando presente, a doença aguda primária pode ter apresentação grave e disseminada.

Transmissão por acidentes perfurocortantes

Transmissão por picada com agulha contaminada com sangue de paciente com elevada parasitemia ou acidentes laboratoriais foram registrados por inoculação em pele sã ou contato de mucosas com formas infectantes do parasito (sangue de animais infectados, contato com culturas de formas tripomastigotas ou amastigotas, exposição acidental a excretas de triatomíneos contaminados). Em ambientes hospitalares ou laboratoriais, pode também ocorrer a transmissão por acidente com material biológico contaminado de paciente com elevado número de parasitos, havendo necessidade de práticas seguras e vigilância para monitorar possível infecção oligossintomática.

PATOGÊNESE/PATOLOGIA

A patogênese e as formas clínicas da doença estão representadas na Figura 24.2. Conforme a via de transmissão, ocorre um período de incubação variável entre a entrada de formas infectantes no hospedeiro vertebrado e o início do quadro clínico. O protozoário é fagocitado por macrófagos e multiplica-se sob forma de amastigotas no interior dessa célula até sua ruptura com liberação de formas íntegras ou degeneradas de epi, tripo e amastigotas, que se disseminam para o sangue e os tecidos, parasitando quaisquer células do organismo exceto as hemácias.

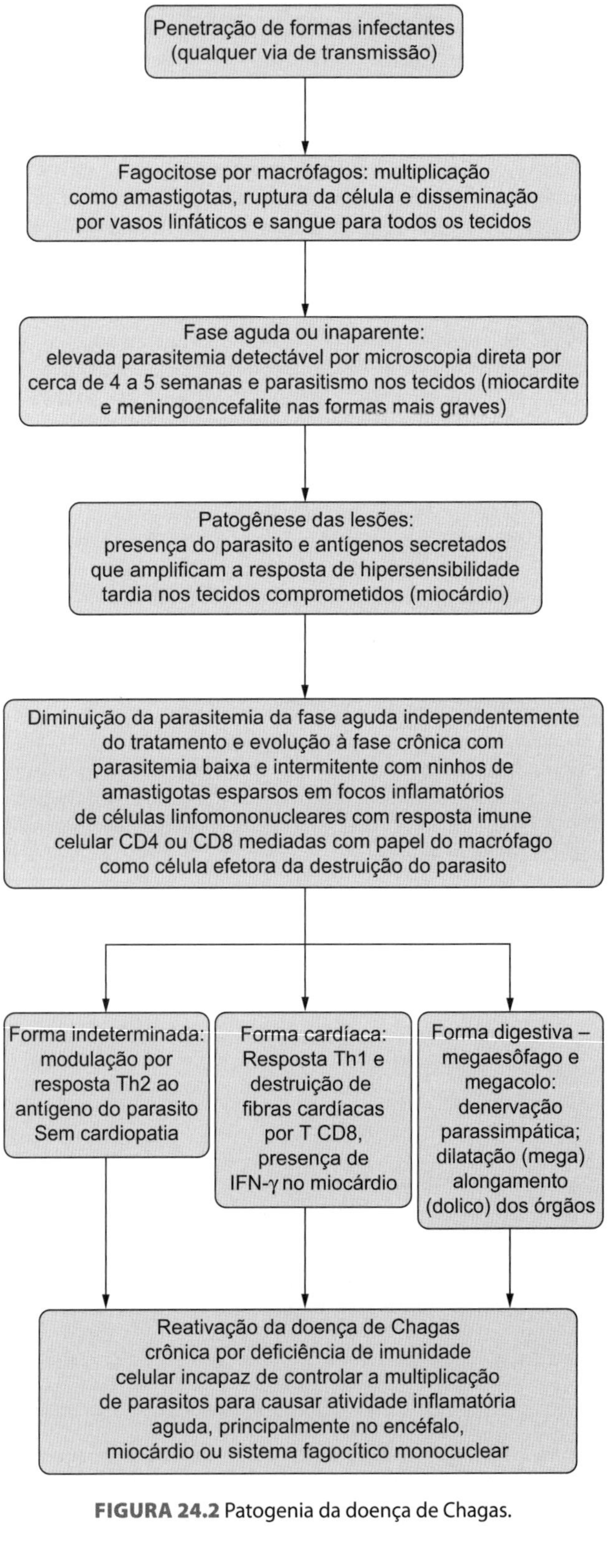

FIGURA 24.2 Patogenia da doença de Chagas.

Forma aguda

Ação direta do parasito e resposta inflamatória aos seus antígenos são responsáveis pelas alterações que se observam na fase aguda. Ocorre disseminação a partir do local da entrada para os gânglios linfáticos regionais disseminando via vasos linfáticos e sanguínea para todos os órgãos do organismo. A parasitemia por tripomastigotas é elevada, com resposta anticórpica em sangue periférico, migrando os parasitos para os tecidos, particularmente miocárdio e plexos mioentéricos, observando-se infiltrado mononuclear ao redor dos parasitos no miocárdio e nos plexos mioentéricos, assim como circundando fibras não parasitadas. Além dos gânglios linfáticos regionais e generalizados e miocárdio, a doença pode se disseminar para o tubo digestivo e para o sistema nervoso central e periférico, com presença de ninhos de amastigota em todos os tecidos. Desnervação intensa também pode ocorrer. Na fase aguda por via vetorial, estima-se um caso agudo aparente para 29 inaparentes. A resposta inflamatória ocorre em virtude da presença do parasito, sugerindo-se que, após a primeira semana, a amplificação da resposta de hipersensibilidade tardia aos antígenos do parasito contribua para a manutenção do infiltrado inflamatório na altura do miocárdio.

Forma crônica

Nesta fase, a parasitemia é baixa e intermitente, estando os parasitos sob forma de amastigotas em infiltrados linfomononucleares focais no miocárdio e nos plexos mioentéricos. A presença de epítopos comuns entre o parasito e a fibra cardíaca ou nervosa e a escassez de parasitos sugerem que a inflamação, na forma crônica, também ocorra em virtude da reatividade cruzada entre esses epítopos, além da resposta ao parasito. Tem-se demonstrado a presença do parasito, e mesmo do DNA do parasito, nos focos inflamatórios no miocárdio, embora a relação quantitativa entre a sua presença ou do DNA e intensidade do foco inflamatório e evolução da cardiopatia não tenha sido estabelecida na doença humana.

A parasitemia é baixa, e a multiplicação de amastigotas na fibra cardíaca deve facilitar a liberação de antígenos, que se incorporarão novamente às células cardíacas, servindo de alvo às células citotóxicas. Em função disso, o tratamento mais eficiente na forma crônica, seria o que eliminasse as formas amastigotas nos tecidos, não sendo suficiente a supressão temporária da parasitemia.

Propõe-se que na forma crônica haja predomínio de diferentes perfis conforme a forma clínica. Na forma indeterminada, predomina a secreção de citocinas do tipo Th2 e na forma cardíaca, as do tipo Th1. Na miocardiopatia chagásica crônica, a presença de células CD8 citotóxicas, com poucos macrófagos, expressão de fator de necrose tumoral e moléculas de classe 1 do complexo principal de histocompatibilidade sugerem a participação de mecanismos citotóxicos destruindo a fibra cardíaca.

Ocorre fibrose no miocárdio e intensa desnervação neuronal no plexo mioentérico. Cardiomegalia, dilatação e hipertrofia das câmaras, aneurismas e tromboses apicais, insuficiência mitral e tricúspide podem também estar presentes. Na forma digestiva, em consequência da destruição neuronal, ocorre dilatação do esôfago (megaesôfago) e/ou dilatação (megacolo) e alongamento (dolicolo) do colo.

QUADRO CLÍNICO

Período de incubação

O período de incubação desde a infecção até os primeiros sinais e sintomas é variável de acordo com a via de transmissão:

- Transmissão vetorial: 5 a 22 dias, mais comumente 6 a 10 dias
- Transmissão transfusional: de 20 a 30 dias, podendo chegar a 117 dias
- Transmissão vertical: transmitida em qualquer período da gestação, durante o parto ou no pós-parto (amamentação em casos específicos)
- Transmissão oral: de 3 a 22 dias
- Transmissão acidental: até 20 dias após exposição.

Período de transmissibilidade

Os indivíduos com infecção por *T. cruzi* podem apresentar o parasito no sangue, nos tecidos e órgãos por toda a vida mas a parasitemia é mais elevada na fase aguda ou em fase de reativação da doença.

Fase aguda

Também conhecida como forma aguda quando clinicamente aparente (Tabela 24.1). A parasitemia dura de 1 a 3 meses e diminui espontaneamente com aparecimento de anticorpos, independentemente de terapêutica antiparasitária. A fase aguda pode ser oligossintomática na maior parte dos pacientes, com desaparecimento dos sintomas após 4 a 12 semanas, mas podem apresentar-se como grave função do comprometimento miocárdico, meningoencefálico ou sistêmico (hepatoesplenomegalia, comprometimento do tubo digestivo) em neonatos, lactentes e em pacientes idosos ou imunodeprimidos. A letalidade é de 5 a 10% em indivíduos sem imunodepressão conhecida mas em imunodeprimidos, a letalidade pode atingir 100% na ausência de tratamento precoce.

Os chagomas de inoculação constituem a porta de entrada do parasito, e são observados em cerca de 50% dos pacientes que adquiriam a infecção por vetor. O mais conhecido é o sinal de Romaña (Figura 24.3 – edema unilateral nas pálpebras superior e inferior indolor, de cor róseo-violáceo, acompanhado de hiperemia e congestão conjuntival) e/ou por lesão infiltrativa em rosto, tronco ou membros superiores e inferiores, acompanhada de aumento de linfonodos satélites. Esse edema tem sido atribuído a reações de hipersensibilidade à saliva do triatomíneo. Na transmissão por via transfusional não são conhecidos sinais de porta de entrada e na transmissão VO, hemorragias digestivas têm sido registradas como lesões de porta de entrada dos parasitos.

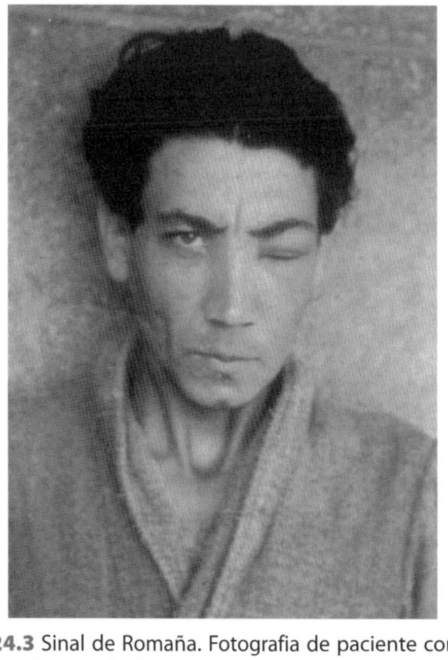

FIGURA 24.3 Sinal de Romaña. Fotografia de paciente com sinal de Romaña com doença de Chagas aguda adquirida por via vetorial. Olho D normal, edema na pálpebra superior e inferior do lado E não inflamatório, representando o sinal Romaña. (Cedida pelo Prof. Dr. Mário Shiroma do Depto. de Moléstias Infecciosas e Parasitárias da FMUSP.) (Esta figura encontra-se reproduzida em cores no Encarte.)

▸**Síndrome febril com adenomegalia, hepatoesplenomegalia, exantema cutâneo e edema não inflamatório.** O quadro clínico comumente descrito é de uma síndrome similar à mononucleose infecciosa sem faringite, com adenomegalia regional e cervical, e generalizada. O exantema pode ser variável, com máculas, pápulas, vesículas, petequial, purpúrico ou características de outros exantemas. Um edema não inflamatório inicialmente em face, bipalpebral e bilateral, que ocorre após o sinal de Romaña, pode acometer os membros superiores e inferiores, e é registrado comumente na fase aguda da doença de Chagas, não tendo causa conhecida.

▸**Miocardite.** Ocorre sob forma de taquicardia sinusal, arritmias, com ou sem sopro sistólico mitral, com ou sem cardiomegalia. O exame mais sensível, porém, é o eletrocardiograma de repouso, com alterações primárias na repolarização ventricular, complexos QRS de baixa voltagem, bloqueio atrioventricular de primeiro grau e arritmias atriais ou ventriculares.

▸**Meningoencefalite.** Ocorre nas formas graves, com presença de parasitos no liquor, além de hipercelularidade, com predomínio de células linfomononucleares e hiperproteinorraquia.

Transmissão oral

Quadro clínico com algumas manifestações similares às da forma vetorial, com adenomegalia e hepatoesplenomegalia, miocardite com pericardite, insuficiência cardíaca, quadros disseminados com meningoencefalite. Exantema cutâneo e hemorragia digestiva (hematêmese, hematoquezia ou melena) têm sido mais registrados na forma aguda transmitida VO. Têm-se também descrito quadros de hepatite focal, com icterícia e aumento das aminotransferases, enterites e abdome agudo. A morbimortalidade é mais elevada do que na transmissão vetorial.

Transmissão vertical

Como resultante da transmissão materna podem ocorrer aborto, prematuridade, baixo peso, e quando a transmissão ocorre no último trimestre ou no canal de parto, pode ocorrer quadro disseminado similar à sepse com miocardite, pericardite, pneumonite, meningoencefalite, hepatite, púrpura, icterícia e aumento do sistema fagocitário mononuclear (gânglios, fígado e baço).

Definições para fins epidemiológicos

Definição de caso suspeito de doença de Chagas aguda (Grupo Técnico de D. Chagas, Secretaria de Vigilância em Saúde, MS)

- Pessoa com febre persistente (> 7 dias) com uma ou mais das seguintes manifestações clínicas: edema de face ou de membros, exantema, adenomegalia, hepatomegalia, esplenomegalia, cardiopatia aguda (taquicardia, sinais de insuficiência cardíaca), manifestações hemorrágicas, icterícia, sinal de Romaña, chagoma de inoculação ou que:
  a) tenha tido contato direto com triatomíneo ou suas excretas; b) tenha recebido sangue/hemocomponentes ou transplante de células/tecidos/órgãos contaminado por *T.cruzi;* c) tenha ingerido alimento suspeito contaminado pelo *T. cruzi;* ou d) seja recém-nascido, proveniente de mãe infectada.

Caso confirmado de doença de Chagas aguda

Critério laboratorial

- **Parasitológico:** *T. cruzi* circulante no sangue periférico identificado por meio de exame microscópico direto (exame a fresco, creme leucocitário, Strout, QBC, microhematócrito, gota espessa ou esfregaço do material suspeito) ou estudo histopatológico com encontro do parasito (**Figura 24.4 A** a **D**)

TABELA 24.1 Manifestações da doença de Chagas aguda e reativação da doença de Chagas.

Doença de Chagas aguda
Período de incubação variável conforme a via de transmissão (ver texto)
Sinal de porta de entrada: • Sinal de Romaña ou chagoma de inoculação em 50% dos casos na transmissão vetorial • Hemorragia como manifestação de lesão em mucosas digestivas na transmissão oral
Adenomegalia/hepatoesplenomegalia: síndrome mononucleose infecciosa-símile sem faringite
Presença de exantema mais frequentemente na transmissão VO
Edema não inflamatório bilateral bipalpebral, membros superiores e inferiores não cardíaco
Miocardite e meningoencefalite nos quadros mais graves, podendo ser disseminada com enterite e simular quadros de sepse
Pericardite e hepatite mais comumente registradas na transmissão VO
Na transmissão vertical: aborto, prematuridade, baixo peso ao nascer ou quadros disseminados (transmissão no 3º trimestre ou canal do parto): miocardite, pericardite, hepatite, pneumonite, meningoencefalite, exantema, hepatosplenomegalia.
Reativação da doença de Chagas
Quadros oligossintomáticos e mononucleose infecciosa-símile em transplante renal
Quadros graves de miocardite, pericardite, encefalites em transplante de coração e de órgãos sólidos (incluindo rim)
Pacientes com AIDS: meningoencefalite (mais frequente), miocardite, meningoencefalite + miocardite, quadros de mononucleose infecciosa-símile, comprometimento digestivo, pericardite, pleurite, cervicites (+ raros)

- **Sorológico:** caso suspeito com sorologia reagente com anticorpos da classe IgM anti-*T. cruzi* por Reação de Imunofluorescência Indireta (RIFI); ou sorologia reagente com anticorpos da classe IgG anti- *T. cruzi* por RIFI, com alteração na concentração de IgG de pelo menos, dois títulos em um intervalo mínimo de 21 dias em amostras preferencialmente pareadas; ou soroconversão por qualquer um dos métodos (ELISA, Hemaglutinação indireta – RHAI ou RIFI).

Caso descartado de doença de Chagas aguda

Caso suspeito notificado, cujo resultado dos exames laboratoriais foi negativo ou tiverem como diagnóstico outra doença.

Critério clínico-epidemiológico

Os casos de doença de Chagas devem ser confirmados sempre por meio de diagnóstico laboratorial. Ver situação especial de transmissão oral.

Definição de caso agudo por transmissão oral (segundo a Organização Pan-Americana de Saúde, 2009)

- **Caso confirmado de doença de Chagas por transmissão oral:** Caso confirmado parasitologicamente com provas diretas como doença de Chagas aguda, sem sinal de porta de entrada externo, em que se excluíram outras vias de transmissão e com evidência epidemiológica de mais de um caso e de um alimento como fonte comum de transmissão
- **Caso provável de doença de Chagas por transmissão oral:** Caso confirmado parasitologicamente (exame direto) de doença de Chagas aguda, com provável ausência de outras formas de transmissão e ocorrência simultânea de mais de um caso com vinculação epidemiológica (procedência, hábitos, elementos culturais)

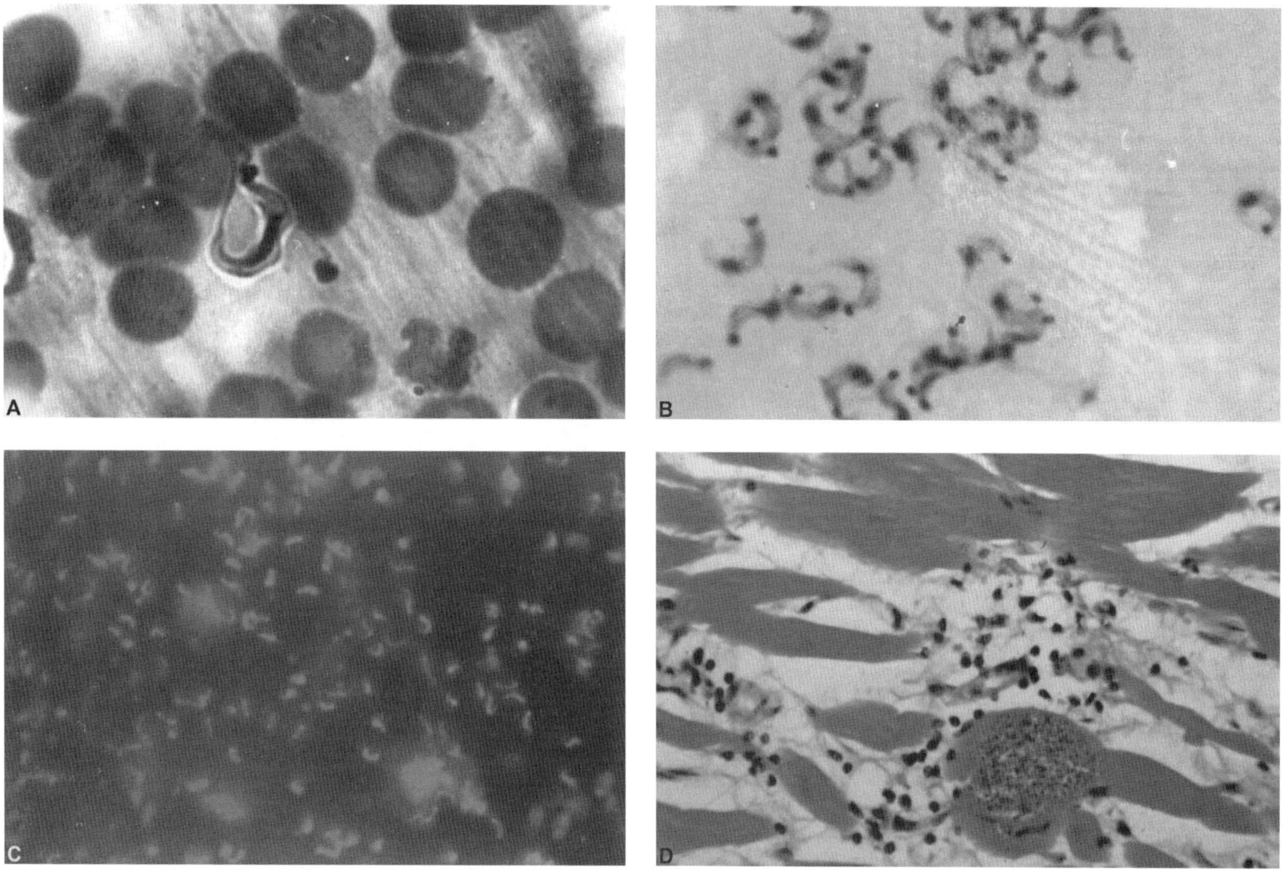

FIGURA 24.4 Fase aguda ou reativação da doença de Chagas diagnosticada por microscopia direta no sangue periférico, liquor ou biopsia de miocárdio. A. Esfregaço do sangue periférico com tripomastigotas, corado com Giemsa. B. Liquor de paciente com AIDS e meningoencefalite chagásica. Fotografia cedida por Medeiros EAS. C. Análise de sangue periférico de paciente com doença aguda por QBC (do inglês *quantitative buffy coat*) como utilizado na malária com acridina *Orange*. (Fotografia cedida pelo LIM 46 de Parasitologia do HCFMUSP.) D. Hstopatologia de lesão do miocárdio com ninhos de amastigota em meio a infiltrado inflamatório agudo. (Fotografia cedida pelo Depto. de Patologia da Faculdade de Medicina da USP.) (Esta figura encontra-se reproduzida em cores no Encarte.)

- **Caso suspeito de transmissão oral:** Mais de um caso de doença de Chagas aguda com quadro clínico e critério imunológico compatível e ausência de outras formas prováveis de transmissão
- **Caso confirmado de doença de Chagas por transmissão vertical:** Filho de de mãe com doença de Chagas (confirmada por exame parasitológico positivo ou sorológico reagente para *T. cruzi*), com exame parasitológico positivo a partir do nascimento ou presença de anticorpos antiparasito a partir do 9º mês de gravidez e sem evidência de infecção por outras formas de exposição ao *T. cruzi*. Anticorpos presentes até o 8º mês podem representar anticorpos maternos de aquisição por via transplacentária.

Fase crônica

A parasitemia é baixa e intermitente nesta fase. Inicialmente, assintomática e sem sinais de comprometimento cardíaco e/ou digestivo, e pode apresentar-se com as formas a seguir.

Forma indeterminada

Esta forma representa o início da fase crônica da doença, mas pode permanecer pelo resto da vida, afetando cerca de 40 a 60% dos indivíduos infectados no Brasil e 20% na Argentina eno Chile, 20 a 30 anos após a contaminação.

O paciente é assintomático, normal ao exame físico, tem um ECG de repouso sem alterações e radiografias de coração e esôfago e colo normais. A aplicação de técnicas mais sensíveis, como eletrocardiografia dinâmica, ecocardiograma e vetocardiograma, estudos com radioisótopos e histopatológicos detectam alterações em 30 a 60% dos pacientes, porém geralmente sem alterações importantes do aparelho cardiocirculatório. Esse quadro poderá perdurar por toda a vida do indivíduo infectado ou pode evoluir para a forma cardíaca, digestiva ou associada (cardiodigestiva), observada em 1% dos pacientes da forma indeterminada ao ano.

Forma cardíaca

Ocorre em 30 a 40% dos pacientes nas áreas endêmicas do Brasil, sendo mais comum em adultos jovens, geralmente homens com idade superior aos 25 anos. As seguintes síndromes são mais comumente observadas: insuficiência cardíaca congestiva (ICC), com dispneia e tosse; arritmias simples ou complexas, acompanhadas de palpitações; distúrbios de condução com bloqueios atrioventriculares, a síndrome de Stokes-Adams, com síncope por baixo débito, com indicação de marca-passo, bradiarritmias e taquiarritimias associadas a tonturas; acidentes tromboembólicos. Pacientes oligossintomáticos são observados em frequência variável, mais comumente são encontrados entre candidatos a doadores de sangue, tendo o diagnóstico confirmado pelos exames eletrocardiográfico e provas sorológicas.

O ecocardiograma sugere a presença de miocardiopatia com disfunção ventricular (fração de ejeção (FE) < 55%, estando associado à insuficiência cardíaca com ou sem sinais de congestão. A classificação de classes funcionais da insuficiência cardíaca pela New York

Heart Association (NYHA) considera como Classe funcional I (indivíduo assintomático a limitação para esforços, similarmente aos indivíduos normais); Classe funcional II (sintomas ao exercer atividades cotidianas como tomar banho, lavar louça); Classe funcional III (sintomas causados por atividades menos intensas que as cotidianas ou aos pequenos esforços); e Classe funcional IV (sintomas presentes inclusive ao repouso).

Fatores associados a arritmias graves são pequenas áreas de fibrose, que também podem ser responsavéis por distúrbios de condução, além disso o acometimento do sistema nervoso autônomo com deficiência de atividade parassimpática, facilitando o desencadeamento de potenciais arritmogênicos. Outro fator é a presença de áreas discinéticas/acinéticas com a formação de aneurismas na região apical dos ventrículos, que funcionam como focos de arritmia e embolias.

O ECG mostra alterações na condução no ritmo, na morfologia, variando de alterações pouco significativas, e as relacionadas a um pior prognóstico (arritmias ventriculares polifocais frequentes, taquicardia ventricular paroxística, padrões de fibrose, entre outras).

Em regiões endêmicas, a comparação entre grupos de indivíduos com provas sorológicas positivas e negativas para doença de Chagas possibilitou descrever como sugestivas da doença de Chagas as descritas na Tabela 24.2, mais comuns em pacientes com provas sorológicas positivas.

O exame de eletrocardiografia dinâmica é indicado na avaliação de arritmias, sendo mais sensível que o eletrocardiograma de repouso.

Insuficiência cardíaca ocorre, em geral, com miocardiopatia dilatada com falência do miocárdio, podendo ocorrer pericardite; geralmente evolui insidiosa ou rapidamente para a morte. O estudo radiológico de área cardíaca pode mostrar o seu aumento (Figura 24.5), o ecocardiograma mostra uma hipomotilidade de todo o coração ou da região apical, e os trombos podem ser vistos na superfície do endocárdio, podendo originar êmbolos no coração e em outros órgãos.

Forma digestiva

Megaesôfago

O paciente com megaesôfago apresenta dificuldade de deglutição ou disfagia progressiva a sólidos e depois a líquidos, dor retroesternal causada pela esofagite de refluxo, regurgitação, hipersalivação e hipertrofia da glândula parótida. Desnutrição e caquexia com broncoaspiração são registradas nas formas mais graves, e, como complicação, a broncopneumonia pode levar ao óbito.

O megaesôfago pode ser classificado conforme o grau de dilatação, coordenação motora e tempo de trânsito em 4 grupos:

- Grupo I: ausência de estase, com tempo de trânsito aumentado da boca ao estômago, embora o diâmetro do esôfago esteja dentro dos limites normais
- Grupo II: dilatação moderada do esôfago e incoordenação motora
- Grupo III: dilatação e tempo de trânsito mais pronunciados e atividade motora diminuída
- Grupo IV: formas avançadas com grande dilatação e alongamento do esôfago (dolicomegaesôfago).

Em geral, grande parte dos casos de megaesôfago encontra-se nos grupos II e III. Alongamento de vísceras conhecido, por dolico, e dilatação do órgão são descritos principalmente no esôfago e colo.

Megacolo

Nos pacientes com megacolo, há obstipação de grau variável desde 6 dias a 6 meses com presença de fecaloma. Como complicação da presença de um colo alongado (dolicocolo), pode ocorrer torção do colo sobre a sua própria raiz, bloqueando a circulação e causando um quadro grave conhecido por vólvulo e associado a abdome agudo, que pode causar o óbito do paciente.

Doença de Chagas em imunodeprimidos

Em pacientes imunodeprimidos com doença de Chagas crônica e infecção por vírus da imunodeficiência humana (HIV), doenças linfoproliferativas sob uso de terapêutica imunossupressora, pacientes com doença de Chagas crônica submetidos a transplante de órgãos, há o risco de reativação da parasitose (20 a 30% em transplantes e 10% em coinfecção HIV/*T. cruzi*) pela deficiência dos mecanismos de controle de parasitemia, em geral associados à deficiência de resposta T mediada com deficiência de macrófagos. Deve-se considerar que, sendo o paciente crônico já portador de anticorpos IgG anti-*T. cruzi* e de exames parasitológicos e moleculares positivos sem reativação, anticorpos antiparasito da classe IgM nem sempre estarão presentes, e a simples presença de PCR ou exame parasitológico indireto não são indicativos de reativação. A doença pode se manifestar em transplantes como paniculite, com presença de amastigotas nas lesões e parasitemia negativa por microscopia direta mas positiva nos tecidos lesados (miocardite, paniculite, encefalite) sob formas menos graves (quadro similar à mononucleose infecciosa em transplante renal, mas com formas graves como miocardite agudas, particularmente em transplante de coração e outros órgãos sólidos e encefalite e miocardite na AIDS (Figura 24.5), na qual a reativação está geralmente associada a níveis de CD4 < 200/mm^3 (70%) ou 300/mm^3 (80%). O diagnóstico precoce e a terapêutica antiparasitária, quando administrada por pelo menos 30 dias e precocemente introduzida, é seguida de sucesso terapêutico em mais de dois terços dos pacientes com reativação. Outros sítios de reativação foram registrados na AIDS (tubo digestivo, cérvice uterina, pericárdio, peritônio e quadros similares à mononucleose infecciosa, além de quadros oligossintomáticos em mães de recém-nascidos com doença de Chagas congênita, com índice de transmissão observado em mais de 50% das mães coinfectadas). Em parte dos pacientes com coinfecção HIV/*T. cruzi*, tem-se mostrado a ocorrência de parasitemia mais elevada do que em pacientes não imunodeprimidos, recomendando-se o seu monitoramento para possível indicação de terapêutica premptiva.

A reativação é diagnosticada por: detecção do parasito no sangue ou líquido cefalorraquidiano (LCR), por exame direto ou por meio de tratamento com acridina orange; achados histopatológicos similares

TABELA 24.2 Alterações de ritmo, condução e morfológicas ao eletrocardiograma de repouso (ECG) mais comuns em pacientes com provas sorológicas positivas para doença de Chagas em regiões endêmicas em comparação a indivíduos com provas sorológicas negativas.

• Bradicardia sinusal (menor de 50 bpm)
• Taquicardia sinusal
• Extrassístoles ventriculares polifocais
• Fibrilação e *flutter* atrial
• Alteração de condução
• Bloqueio completo de ramo direito
• Bloqueio da divisão anterossuperior
• BAV 2º grau
• BAV total
• Alterações morfológicas
• Alterações da onda T e do QRS sem hipertrofia ventricular por outras causas
• Padrões de fibrose

Alterações encontradas ao eletrocardiograma de repouso.

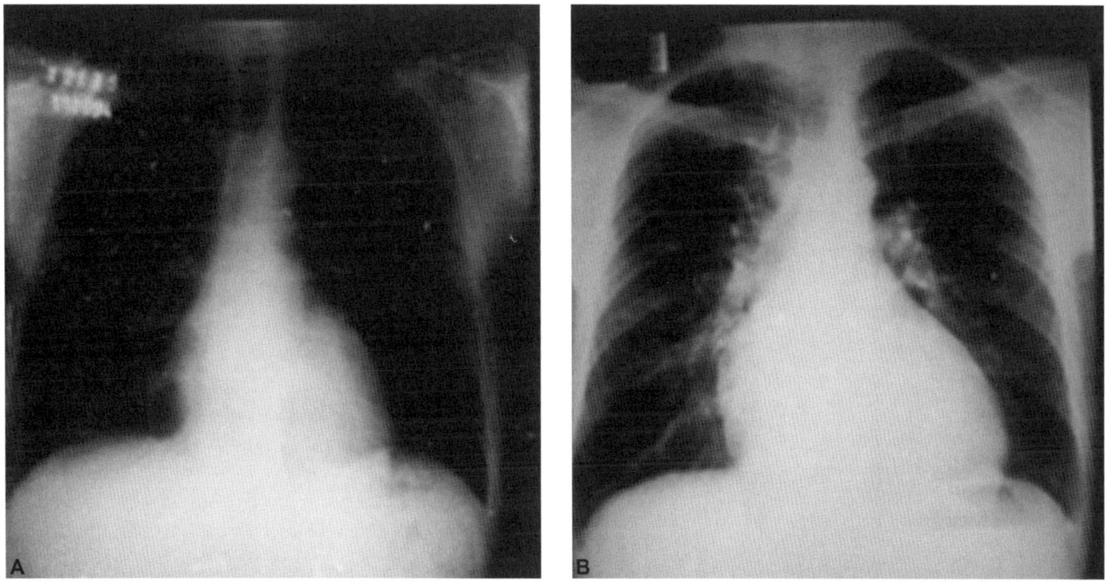

FIGURA 24.5 Reativação da doença de Chagas em paciente com miocardiopatia chagásica crônica sob forma de miocardite: **A.** Antes da reativação. **B.** Após a reativação. Fotografias (cedidas pela Divisão de Clínica de Moléstias Infecciosas e Parasitárias do Hospital das Clínicas da Faculdade de Medicina da USP.)

aos encontrados na doença de Chagas aguda, devendo a biopsia ser recomendada quando persistir a dúvida diagnóstica especialmente em casos de paniculite, encefalite e miocardite.

A negatividade dos testes parasitológicos no sangue não exclui a possibilidade de reativação da doença de Chagas, por ser esse exame menos sensível do que aqueles nos tecidos-alvos da reativação, dependendo também da fase da doença. As provas sorológicas não são fidedignas para o diagnóstico de reativação, em função do comprometimento da resposta imune e por se tratar de pacientes crônicos já com presença de anticorpos IgG antiparasito.

Ressalta-se que, a partir de janeiro de 2004, em todo o território nacional, a reativação da doença de Chagas (meningoencefalite e/ou miocardite) passou a ser reconhecida oficialmente na lista de doenças indicativas de AIDS para o Sistema Único de Saúde. (https://bvsms.saude.gov.br/bvs/publicacoes/criterios_definicao_AIDS_adultos_criancas.pdf.)

Diagnóstico

Diagnóstico diferencial

Para a fase aguda, devem ser considerados no diagnóstico diferencial: o sinal de Romaña, que deve ser diferenciado das picadas do inseto; as doenças que evoluem como síndrome similar à mononucleose infecciosa (toxoplasmose, mononucleose infecciosas por vírus EB e por CMV), as doenças que evoluem com hepatoesplenomegalia (leishmaniose visceral, malária, febre tifoide, sepse e doenças autoimunes), doenças febris com exantema e/ou icterícia, hemorragia (leptospirose, dengue, febre amarela e outras arboviroses, meningococcemia, sepse, hepatites virais, febre purpúrica brasileira, hantaviroses e riquetsioses), e outras causas de miocardite (vírus Coxsackie) e meningoencefalite devem ser excluídas na ausência de porta de entrada. Em pacientes com AIDS, devem ser consideradas outras causas de encefalite (neurotoxoplasmose, linfoma, tuberculose e micoses do sistema nervoso central).

O diagnóstico diferencial de cardiomiopatia crônica deve incluir doenças isquêmicas e hipertensivas, outras cardiomiopatias e derrame pericárdico.

Na forma digestiva, também se deve considerar, no diagnóstico diferencial, outras formas de megas (congênito) e presença de carcinoma associado aos megacolo causando quadros obstrutivos. Também já foi registrada associação de carcinoma com o megaesôfago, mas não há estudos controlados conclusivos sobre essa associação; no entanto, o diagnóstico diferencial com neoplasias deve ser realizado em pacientes com perda de peso e dificuldade à deglutição.

Diagnóstico clínico-epidemiológico e complementar

O leucograma apresenta linfocitose e atipia na forma aguda, e na meningoencefalite há presença de formas tripomastigotas, além de pleocitose e hiperproteinorraquia no liquor. Quando ocorre icterícia ou hemorragia digestiva, as avaliações funcionais hepáticas (enzimas hepatocelulares e hepatocanaliculares, tempo de protrombina, hemoglobina, hematócrito) e os exames laboratoriais são necessários para o manejo do paciente que apresentar hipotensão, choque etc.

Para avaliação da função cardíaca, o eletrocardiograma de repouso mostra alterações de ritmo, condução e morfologia e a eletrocardiografia dinâmica detecta melhor as alterações de ritmo. Embora o estudo radiológico de tórax possa evidenciar cardiomegalia e congestão pulmonar, o ecocardiograma é mais fidedigno para avaliação dos aspectos funcionais das aurículas e ventrículos, e de áreas de hipomotilidade. Para avaliação dos megas, o estudo radiológico contrastado do esôfago e colo orienta sobre a morfologia e a função dos diversos órgãos, e a endoscopia digestiva alta e colonoscopia/retossigmoidoscopia complementam informações sobre a mucosa digestiva e outras alterações funcionais ou anatômicas.

Diagnóstico etiológico (parasitológico/sorológico/histopatológico/molecular)

Fase aguda

Microscopia direta no sangue periférico ou líquidos biológicos

A pesquisa do parasito por exame microscópico direto do sangue periférico ou liquor, ou material biológico do sítio acometido é o método de escolha para firmar o diagnóstico de fase aguda ou reativação. A pesquisa é inicialmente realizada no sangue a fresco, devendo a amostra de sangue ser simultaneamente coletada em tubo com anticoagulante (creme leucocitário) ou sem anticoagulante (Strout) ou micro-hematócrito para pesquisar o parasito por um desses métodos de concentração (Strout, microematócrito e creme leucocitário), quando o exame a fresco for negativo. Esses exames podem ser repetidos mediante suspeita clínica ou epidemiológica de doença de Chagas aguda principalmente nas primeiras 3 a 4 semanas, a partir das quais a positividade diminui. Esfregaço de sangue corado é alternativa de menor sensibilidade, a gota espessa tem sido útil na região amazônica onde 10% dos casos febris sem presença de *Plasmodium* foram positivos para *T. cruzi*. Na ausência do parasito em exame direto do sangue periférico, o exame histopatológico da lesão suspeita pode também confirmar o diagnóstico pela presença de ninhos de amastigota em meio a infiltrado inflamatório nos tecidos (Tabela 24.3).

Histopatologia

O achado de ninhos de amastigotas em meio a infiltrado inflamatório agudo nos tecidos é sugestivo de fase aguda, sendo mais sensível nos casos de reativação nos tecidos em que ocorreu a reativação do que no sangue periférico (miocárdio, encefalites).

Provas sorológicas

A partir do final da terceira semana, as provas sorológicas podem ser utilizadas: ensaio imunoenzimático, reação de imunofluorescência indireta e de hemaglutinação indireta. A quimioluminescência, disponível comercialmente, não foi validada em nosso meio até o momento (2013). O antígeno mais utilizado é derivado de formas epimastigotas, sendo responsável por reatividade cruzada e resultados falso-positivos na leishmaniose, malária, hanseníase, doenças autoimunes entre outras doenças. Antígenos derivados de tripomastigotas são mais fidedignos mas não se encontram disponibilizados a preço accessível por método de fácil execução para uso rotineiro. A presença de anticorpos da classe IgM pode ser sugestiva de fase aguda, mas pela falta de padrão positivo e pela presença de reatividade cruzada em várias infecções só pode ser realizada com confiabilidade em poucos laboratórios no Brasil. Para fins de confirmação pela vigilância epidemiológica, o laboratório de referência é a FUNED, de Minas Gerais. Para se confirmar um caso agudo por IgG são necessárias duas coletas, com intervalo de 21 dias entre elas, com demonstração de soroconversão.

O diagnóstico por meio da reação em cadeia de polimerase qualitativa (PCR) é de uso restrito, na fase aguda, sendo útil nos pacientes previamente não imunes (sorologicamente negativos) pela sua elevada sensibilidade. Esta prova é positiva na fase crônica como descrito a seguir, não diferenciando pacientes na fase crônica de aguda exceto se previamente não infectados. Adicionalmente, não está comercializada e não foi validada em nosso meio, sendo confiável em poucos laboratórios reconhecidos por especialistas. Em geral, os pacientes apresentam quadros clínicos ou clínico-epidemiológicos compatíveis com a fase aguda da doença de Chagas.

Diagnóstico da doença congênita

Realizar a pesquisa do parasito no recém-nascido nos primeiros 10 dias de vida. Quando as alterações clinicas são sugestivas da doença, mesmo com parasitológico negativo, deve-se procurar orientação médica para tratamento específico. Quando não houver exame parasitológico positivo nem sinais e sintomas de doença congênita, recomenda-se repetir as provas sorológicas em 9 meses, para pesquisa de anticorpos *anti-T. cruzi* da classe IgG. Os anticorpos presentes antes desse período podem ter sido transferidos pela mãe. Diante da ausência de anticorpos, fica excluída a transmissão vertical.

Em casos de alta parasitemia na mãe, decorrentes da presença de doença de Chagas aguda ou coinfecção *T. cruzi*+HIV, recomenda-se a pesquisa do parasito até 2 meses após o nascimento (exames parasitológicos diretos, xenodiagnóstico e hemocultura), e, caso negativas, as provas sorológicas após 9 meses devem ser realizadas.

Fase crônica

Provas sorológicas ELISA, reação e imunofluorescência indireta e reação de hemaglutinação indireta

O padrão-ouro para o diagnóstico é representado pela presença de anticorpos IgG anti-T. *cruzi* detectados por imunoensaio (ELISA), imunofluorescência indireta ou hemaglutinação indireta, com elevada sensibilidade (embora sem a especificidade ideal), ocorrendo reatividade cruzada com outras doenças, conforme referido.

Recomenda-se a utilização de duas técnicas distintas ou o imunoensaio com antígenos diferentes. Considera-se presença de infecção mediante exame positivo por duas técnicas ou pela mesma técnica em duas amostras diferentes. Não há obrigatoriedade de notificação compulsória dos pacientes na fase crônica da doença de Chagas. Diante de pacientes que apresentam provas sorológicas inconclusivas (uma positiva e uma negativa ou duvidosa, ou duas duvidosas,

TABELA 24.3 Diagnóstico de laboratório da doença de Chagas, segundo a positividade dos exames.

Exames	Fase aguda	Fase crônica	Reativação
Parasitológicos diretos (microscopia)	↑↑↑↑*	↓↓*	↑↑ se reativação for sistêmica, pode ser negativa no sangue e positiva no tecido comprometido
Histopatologia	↑↑↑	↓ ninhos esparsos	↑↑↑ no tecido atingido
Anticorpos IgG anti- *T. cruzi*	A partir da 3ª a 4ª semana da infecção	↑↑↑↑	Não tem papel no diagnóstico da reativação: Ac presentes na doença crônica
Anticorpos IgM	+ após 3 semanas, presença de falso-positivo deve ser afastada com absorção de fator reumatoide	Ausente	< valor diagnóstico por se tratar de paciente com anticorpos IgG
Métodos parasitológicos indiretos retos de enriquecimento	↑↑↑↑ porém com leitura demorada de pelo menos 2 a 3 semanas	↓↓	↑↑↑↑ porém com leitura demorada de pelo menos 2 a 3 semanas
PCR	↑↑↑↑	↑↑ sensibilidade de 50% na fase crônica	↑↑↑↑ Exame sensível, mas por positivo em 50% de pacientes crônicos sem reativação, tem valor limitado na reativação, sendo necessário ter um limiar (PCR quantantiva) capaz de ≠ a reativação da doença crônica

*Gradação em quatro níveis, variando de 0 a 100% (↓ ou ↑ – cerca de 25% e ↑↑↑↑ cerca de 100%).

ou resultados contraditórios em diferentes amostras (uma positiva e outra negativa ou duvidosa), pode-se recorrer a provas de elevada sensibilidade e especificidade, porém não disponíveis na rotina (immunoblot com antígenos de tripomastigotas) e/ou PCR e/ou hemocultura.

Provas parasitológicas indiretas de enriquecimento

A parasitemia é baixa e intermitente na fase crônica, sendo a sensibilidade da hemocultura e/ou xenodiagnóstico variáveis de 30 a 50%, com pouco valor no diagnóstico, embora a elevada especificidade torne o seu valor indiscutível diante de quaisquer dúvidas.

Métodos parasitológicos indiretos

Pesquisa indireta do parasito no sangue periférico

Xenodiagnóstico *in vivo* e *in vitro*: o xenodiagnóstico *in vivo* é realizado com 20 a 40 ninfas de terceiro estágio de *T. infestans* ou de primeiro estágio de *Dipetalogaster maximus*, criadas em laboratório e deixadas em jejum antes de serem aplicadas, dentro de caixas, sobre a pele dos pacientes durante 30 minutos. Um exame positivo, resultante da multiplicação do parasito no tubo digestivo do inseto será observado por leitura microscópica aos 30, 60 e 90 dias.

Xenodiagnóstico *in vitro* ou artificial: preferentemente utilizado, por meio da coleta de 10 mℓ de sangue do paciente em seringa heparinizada, que são oferecidos como fonte de alimento aos insetos através de uma membrana (Magipack®) ao mesmo número de ninfas do xenodiagnóstico *in vivo*. Em nossos estudos, a sensibilidade alcançada com o exame artificial é levemente inferior ao natural, porém registros por outros autores encontram resultados similares no exame artificial. A principal vantagem desse exame é evitar a exposição do paciente à picada e aos antígenos inoculados pelo inseto, não havendo riscos de reações adversas aos antígenos do vetores após exames sucessivos, além de soluções de continuidade facilitadoras de infecções em pacientes imunodeprimidos. Muito sensível na fase aguda (100%), tem baixa sensibilidade na fase crônica (30 a 50%), não permite excluir um caso agudo de um caso crônico ou reativação de caso crônico.

Hemocultura: realizada com 10 a 30 mℓ de sangue em meio de LIT, no qual os parasitos crescem durante 30, 60, 90 e 120 dias, sendo a leitura realizada por microscopia em amostras do sangue nesses períodos. Resultados de elevada sensibilidade na fase aguda e de 30 a 60% de positividade na forma crônica.

Diagnóstico molecular

Reação em cadeia da polimerase (PCR)

Técnica qualitativa com iniciadores a partir de sequências do DNA do cinetoplasto ou DNA genômico, que se apresentam com cerca de 80 000 cópias por parasito. Utilizada no país em laboratórios de pesquisa ainda sem protocolos bem definidos. É mais sensível que os métodos parasitológicos indiretos na fase crônica e tem-se proposto maior sensibilidade também na fase aguda, mas seu valor não está completamente elucidado nessa fase em comparação com os métodos clássicos em estudo cinético adequado.

A PCR qualitativa é positiva em cerca de 45 a 95% dos pacientes na forma crônica, sendo variável conforme a região estudada no Brasil, podendo ter influência o tempo de afastamento de regiões endêmicas.

A técnica quantitativa presta-se ao monitoramento de pacientes imunodeprimidos com doença de Chagas crônica, que podem evoluir com alta parasitemia, mas também é de uso restrito e em poucos centros de pesquisa, sem protocolos definidos e procedimentos operacionais padronizados e comercialmente accessíveis.

TRATAMENTO

Tratamento antiparasitário

O medicamento disponível no país é um benzimidazólico, benznidazol, que se constitui no medicamento de escolha para os isolados presentes no país, seguido de melhor resposta terapêutica do que o nifurtimox. O benznidazol é dispensado pelo Ministério de Saúde, e o nifurtimox, quando houver indicação, deve ser solicitado diretamente ao Grupo Técnico de Doença de Chagas da Secretaria de Vigilância em Saúde do Ministério da Saúde.

Na fase aguda e nas formas de reativação, o tratamento deve ser indicado em todos os casos e o mais rápido possível após a confirmação diagnóstica. O tratamento antiparasitário é seguido de resposta terapêutica sugestiva de cura (soroconversão negativa) na maioria dos casos agudos (> 60 %) e congênitos (> 95%), apresentando ainda boa eficácia em 50 a 60% em casos crônicos recentes (com até 5 anos de infecção). Trabalhos realizados em diferentes regiões da América Latina por um mesmo grupo demonstraram que em crianças existe uma grande variabilidade regional na resposta terapêutica (0 a 92,7%), com base na soroconversão negativa.

O tratamento etiológico tem como objetivos: curar a infecção, prevenir lesões orgânicas ou sua evolução e diminuir a possibilidade de transmissão de *T. cruzi*. Tem sido recomendado, também com base em estudos controlados, para pacientes na fase crônica, na forma indeterminada, especialmente em crianças e adultos jovens. Em virtude da toxicidade dos fármacos disponíveis, não é recomendado o tratamento durante a gestação, a menos que se trate de caso agudo e grave. Em função de estudos de seguimento de pacientes com forma indeterminada e cardiopatia não grave por longo período e observação de controle da evolução de alterações cardíacas, tem-se proposto o tratamento de todas as formas crônicas, exceto as graves e descompensadas e em pacientes idosos com mais de 50 anos. Encontra-se em fase final um grande estudo randomizado (Benefit) para a avaliação dos efeitos do benznidazol na evolução das alterações eletrocardiográficas de pacientes com cardiopatia chagásica crônica não descompensada. A utilização tanto de benznidazol, assim como de nifurtimox, deve ser realizada sob controle médico, em função de eventos adversos descritos a seguir, que podem ocorrer em cerca de 30% ou mais dos casos, sendo mais raros os eventos graves. Considerado o papel do parasito na gênese das lesões da fase aguda e crônica e sua presença nos tecidos na forma crônica, é importante sua eliminação; possivelmente a falta de maior ação tecidual explique a menor eficácia dos fármacos utilizados na forma crônica. É, pois, fundamental o avanço no encontro de fármacos menos tóxicos, que possam atuar com eficácia nos tecidos. É bem conhecida a ação supressiva dos medicamentos utilizados sobre o parasito circulante, com negativação temporária dos exames parasitológicos e da PCR, necessitando de seguimento de pelo menos 24 meses após a terapêutica (preferencialmente pelo menos 5 anos) para monitorar recidiva parasitológica.

Os esquemas terapêuticos propostos são os seguintes:

- *Benznidazol*: na dose de 5 a 7 mg/kg/dia em adultos e de 5 a 10 mg/kg/dia para crianças, ministrado em duas doses durante 60 dias, é a medicação mais utilizada no Brasil, com resultados superiores ao nifurtimox. Pode causar como eventos adversos: náuseas, vômitos, exantema maculopapular, purpúrico ou eritema polimorfo, polineuropatia, agranulocitose, polineuropatia periférica. Na reativação da doença de Chagas, propõe-se a dose de 7 a 10 mg/kg/dia durante mais de 60 dias. Após o tratamento, profilaxia secundária pode ser realizada com benznidazol se CD4 for menor que 300/mm^3 em pacientes portadores de AIDS com encefalite ou miocardite aguda chagásica, depois do tratamento inicial por 60 dias. Pelo efeito antabuse por interação do álcool com benznidazol, o uso de bebidas alcoólicas é proibido durante o tratamento

- *Nifurtimox:* indicado na dose de 8 a 10 mg/kg de peso/dia para adultos e 15 mg/kg de peso/dia para crianças. Sua eficácia foi confirmada na Argentina, no Chile e no sul do Brasil, mas menor eficácia que o benznidazol foi registrada no restante do Brasil. Tem sido indicado como alternativa ao benznidazol, em casos de intolerância ou de insucesso terapêutico. Eventos adversos, como náuseas, anorexia, vômitos, perda de peso, insônia, psicose, polineuropatia periférica, alergia cutânea e leucopenia, são registrados.

Tratamento de suporte

A internação hospitalar é indicada em casos de maior comprometimento geral, cardiopatia de moderada a grave, quadros hemorrágicos e formas agudas graves e reativação da doença de Chagas.

Orientação sobre atividades profissionais, escolares ou desportivas seguem recomendação do profissional médico, com especial atenção para atividades que tenham repercussão coletiva, como motoristas de ônibus, caminhões etc.

O tratamento sintomático da insuficiência cardíaca deve ser realizado com dieta com restrição hídrica e sódica, e sintomáticos, diuréticos, sendo por vezes indicados os cardiotônicos em doses baixas. Amiodarona e outros antiarrítmicos podem ser utilizados, porém nas formas graves de arritmia a resposta não é satisfatória.

Refluxo esofágico deve ser tratado com orientação sobre postura e dieta. Educação intestinal, dieta e supositórios podem ajudar o paciente com obstipação, estando indicado esvaziamento de fecaloma mediante orientação específica com esvaziamento mecânico quando localizado no reto, ou clister ou lavagem intestinal em outras localizações.

Tratamento cirúrgico

Técnicas não invasivas (dilatação do segmento inferior) ou ressecção cirúrgica são indicadas para correção do megaesôfago, particularmente em graus avançados. O tratamento cirúrgico do megacolo é indicado para as formas mais graves (casos avançados) e presença de vólvulo.

Seguimento clínico pós-tratamento e critérios de cura

Não existem critérios clínicos que possibilitem definir com exatidão a cura de pacientes com doença de Chagas aguda. A soroconversão negativa de provas sorológicas após o tratamento da fase crônica ocorre em cerca de apenas 20% dos casos, recomendando-se a pesquisa de anticorpos IgG anti *T. cruzi* por 5 anos, esperando-se sua negativação, que é considerada mediante dois exames sorológicos sucessivos. As provas parasitológicas apresentam baixa sensibilidade e têm valor se positivas, indicando fracasso terapêutico.

A PCR tem sensibilidade de apenas 50% na fase crônica pré-tratamento, podendo ser uma opção no controle pós-terapêutico com essa limitação da sensibilidade e por não estar padronizada para o uso na rotina. O controle de eventos adversos durante o tratamento deve ser feito a cada 2 semanas por hemogramas completos e provas de função hepática e renal. Se houver agranulocitose, é importante a descontinuidade imediata do fármaco em virtude da possibilidade de reversão com a suspensão do medicamento. O controle clínico evolutivo de alterações cardíacas e digestivas é recomendado, para orientação ao paciente sobre a evolução de sua doença.

Prognóstico

O prognóstico de um paciente com a forma aguda da doença depende da idade, do estado imune e da gravidade da doença. A letalidade é alta na doença congênita, em pacientes imunodeprimidos, lactentes e idosos.

Quanto à doença, cardiopatia crônica, cardiomegalia, insuficiência cardíaca e arritmias ventriculares e atriais graves indicam mau prognóstico. Têm sido associados a mau prognóstico os seguintes indicadores sob forma de escore: classe funcional mais avançada de III a IV (NYHA), presença de cardiomegalia ao RX de tórax, anormalidade segmentar ou global da parede dos ventrículos, presença de taquicardia ventricular não sustentada ao Holter, baixa voltagem do QRS ao ECG e sexo masculino. Também já foram registrados como indicadores de pior prognóstico: extrassistolia ventricular polifocal, bloqueio atrioventicular total, padrões de fibrose, taquicardia ventricular paroxística. Na forma cardíaca, o óbito pode advir da insuficiência cardíaca ou de acidentes tromboembólicos ou por morte súbita por taquiarritmia cardíaca, taquicardia ventricular paroxística com fibrilação ventricular ou por causa ainda não definida.

Nos pacientes com megaesôfago, a morte pode decorrer de desnutrição grave ou broncoaspiração, pneumonia e outras complicações, ou em pacientes com megacolo, em decorrência de obstrução intestinal aguda ou outras complicações.

PREVENÇÃO

▶ **Transmissão vetorial.** O controle do principal vetor, *T. infestans*, foi alcançado no país pela dedetização periódica do interior das casas com inseticidas residuais, como hexacloreto de benzeno (BHC) ou com o piretroide sintético menos tóxico (deltametrina ou cipermetrina). Tem importância o controle de recolonização por *T. infestans* ou infestação peridomiciliar por outros triatomíneos, com participação comunitária para a notificação dos insetos suspeitos e o envolvimento dos municípios visando à educação para as condições de limpeza e higiene nas casas e peridomícilio, uso de telas, mosquiteiros, proteção com repelentes ao pernoitar na mata.

▶ **Transmissão oral.** Proteção e equilíbrio do meio ambiente, evitando distúrbios ao ciclo silvestre pela invasão do homem, hábitos higiênicos em todas as fases de produção de alimento para consumo; orientação da população sobre a manipulação inadequada dos alimentos e riscos de contaminação de alimentos e bebidas, manter alimentos armazenados em recipientes fechados, com fonte de iluminação distante dos recipientes e de equipamentos de extração de suco, protegendo-os de insetos, tratamento térmico, preferentemente a pasteurização para o açaí e o branqueamento para preparo artesanal (cocção acima de 45°C), a pasteurização e a liofilização previnem a transmissão VO.

▶ **Transmissão vertical.** Proceder à triagem sorológica das grávidas que residiram em regiões endêmicas ou com antecedentes de infecção chagásica, e monitorar a mãe e o recém-nascido, com especial atenção às mães com coinfecção HIV/*T. cruzi* e com suspeita de doença aguda, com elevado índice de transmissão da doença. Para as mães com doença aguda recomenda-se não oferecer amamentação materna devido à elevada parasitemia. No caso de coinfecção HIV-*T. cruzi*, o risco de parasitemia elevada deve também ser considerado e monitorado. Na doença crônica, não se recomenda a suspensão da amamentação, exceto quando houver sangramento por fissura mamilar.

▶ **Transmissão transfusional.** Tem sido efetiva a cobertura de triagem em bancos de sangue, inicialmente com dois ensaios, ELISA e IFI, sendo atualmente preconizado um ensaio em vista da baixa prevalência, devendo-se ter em mente os fluxos migratórios de pessoas infectadas de regiões endêmicas da América Latina para os grandes centros urbanos. O tratamento do sangue para transfusão com violeta genciana (0,25 g/1.000 mℓ de sangue a 4°C por 24 horas) é efetivo, mas não tem sido utilizado no país, em vista da excelente cobertura por triagem sorológica. Na transmissão por transplantes de órgãos, nem sempre a prática sorológica tem sido segura, devendo-se realizar duas provas sorológicas.

▶**Em caso de acidentes perfurocortantes com material biológico de pacientes com parasitemia elevada.** Recomenda-se o uso de benznidazol 5 a 7 mg/kg/dia durante dez dias, divididos de 8/8 ou 12/12 horas. O tratamento por 30 dias também é indicado por ocasião de acidentes de laboratório com elevadas quantidades do parasito, após descrição de falha de profilaxia com o emprego de medicamento específico por dez dias. Tem-se demonstrado que o tratamento de mulheres em idade reprodutiva é capaz de prevenir a incidência de doença congênita, sendo crucial a vigilância ativa para diagnóstico e tratamento dessa população, tanto da área endêmica como de população imigrante de áreas endêmicas para regiões não endêmicas.

Fluxos de notificação

A ocorrência de casos suspeitos de doença de Chagas aguda e de reativação requer imediata notificação (até 24 horas após a suspeição). A partir de fevereiro de 2020, notificação de casos crônicos deve ser realizada no Sistema de Informação de Agravos de Notificação (Sinan).

TÓPICOS RELEVANTES

▶**Importância da doença no mundo.** Globalização da doença de Chagas para todos os continentes e urbanização em centros urbanos dos países endêmicos e não endêmicos, em vista dos fluxos migratórios da América Latina para os diversos continentes, trazendo novos desafios para o controle das diferentes formas ativas de transmissão principalmente por transfusão de sangue e derivados, transplante de órgãos e congênita.

▶**Situação epidemiológica atual no Brasil.** Controle vetorial do principal vetor *T. infestans* no país, sendo necessária a vigilância para evitar sua recolonização e/ou invasão do peridomicílio por outros triatomíneos. Controle da transmissão por sangue e derivados com atenção para migrantes de países endêmicos, relevância da transmissão congênita e por transplante de órgãos. Surtos de transmissão oral, principalmente na Amazônia, constituem desafios para o controle da doença no país.

▶**Papel do parasito na patogenia.** Na forma aguda, papel central do parasito na gênese das lesões, e na forma crônica, imunomodulação à resposta ao parasito e seus antígenos na forma indeterminada (resposta Th2) com resposta Th1 na forma cardíaca.

▶**Orientação diagnóstica nas formas aguda e de reativação.** É fundamental lembrar os antecedentes epidemiológicos e os parâmetros clínicos para proceder ao diagnóstico da doença aguda e da reativação. Variabilidade do quadro clínico conforme a via de transmissão e quadros clínicos diversos na reativação. O sucesso do tratamento depende do diagnóstico precoce com melhor resposta terapêutica, sendo elevada a sensibilidade da pesquisa do parasito por microscopia direta no sangue, materiais biológicos dos sítios lesados ou biopsia.

▶**Importância das formas crônicas.** Predominância da forma indeterminada com maior morbimortalidade das formas crônicas cardíacas e digestivas, com prognóstico reservado para as formas cardíacas graves.

▶**Qual o padrão-ouro para o diagnóstico nas formas crônicas?** Provas sorológicas de maior sensibilidade e especificidade (ELISA), mas existe reatividade com várias doenças com o uso de antígenos de formas epimastigotas.

▶**A quem se recomenda o tratamento?** Tratamento com sucesso terapêutico representado por soroconversão negativa com benznidazol por 60 dias: formas aguda, reativação, e em crianças ou na forma crônica precoce (influência regional na eficácia terapêutica em crianças). Tratamento indicado na forma indeterminada por estudos controlados com avaliação da parasitemia, e nas outras formas (exceto as crônicas descompensadas), com base em estudos evolutivos sugerindo o controle da evolução de alterações cardíacas.

▶**Controle e prevenção da doença – como se realiza?** Controle químico de vetores, manutenção do controle ambiental, na triagem sorológica de doadores de sangue e tecidos, de casos agudos e crônicos, com notificação compulsória dos casos agudos e de reativação da doença. Almeja-se, segundo a Organização Mundial da Saúde, a eliminação da doença congênita até 2030, com a vigilância ativa de recém-nascidos de mães infectadas e o tratamento antiparasitário das crianças infectadas o mais precocemente possível, bem como o tratamento de mulheres em idade reprodutiva.

BIBLIOGRAFIA

Akhavan D. Análise de custo-efetividade do programa de controle da doença de Chagas no Brasil. PNUD/FNS. 1996.

Borges-Pereira J, Junqueira AC, Santos LC, de Castro JA, Araújo IB & Coura JC. Xenodiagnóstico na doença de Chagas crônica: sensibilidade de *Panstrongylus megistus* e *Triatoma infestans*. Rev Soc Bras Med Trop. 1996; 29:341-47.

Britto C, Cardoso MA, Vanni CM, Hasslocher-Moreno A, Xavier SS, Oeleman W *et al.* Polymerase chain reaction detection of *Trypanosoma cruzi* in human blood samples as a tool for diagnosis and treatment evaluation. Parasitology. 1995;110:241-47.

Camargo ME, Takeda GKF. Diagnóstico de laboratório. In: Brener Z. Andrade Z. *Trypanosoma cruzi* e doença de Chagas. Rio de Janeiro: Guanabara Koogan; 1979. p. 165-98.

Chiari E, Dias JCP, Lana M, Chiari CA. Hemocultures for the parasitological diagnosis of human chronic Chagas' disease. Rev Soc Bras Med Trop. 1989;22:19-23.

Freitas VL, Silva SC, Sartori AM, Bezerra RC, Westphalen IV, Molina TD *et al.* Real-time PCR in HIV/*Trypanosoma cruzi* coinfection with and without Chagas disease reactivation: association with HIV viral load and CD4 level. PLoS Negl Trop Dis. 2011 Aug; 5(8):e1277.

Dias JCP, Ramos Jr NA, Gontijo ED, Luquetti A, Shikanai-Yasuda MA, Coura JR *et al.* Brazilian Consensus on Chagas Disease. Rev Soc Bras Med Trop. 201549:Supplement I.

Furuchó CR, Umezawa ES, Almeida I, Freitas VL, Bezerra R, Nunes IV *et al.* Inconclusive results in conventional serological screening for Chagas' disease in blood banks: evaluation of cellular and humoral response. Trop Med Int Health. 2008;13(12):1527-33.

Luz MP, Coutinho MG, Cançado JR, Krettli AU. Hemocultura: técnica sensível na detecção de *Trypanosoma cruzi* em pacientes chagásicos na fase crônica da doença de Chagas. Rev Soc Bras Med Trop. 1994;27:134-8.

Ministério da Saúde (BR). Secretaria de Vigilância em Saúde. Doença de Chagas: 14 de abril – Dia Mundial. Bol Epidemiol. 2020 abr; 51(n.esp.):1-43. Disponível em: http://chagas.fiocruz.br/wp-content/uploads/2021/11/Boletim-epidemiologico-2020.pdf.

Moncayo A, Silveira AC. Current epidemiological trend for Chagas disease in Latin America and future challenges in epidemiology, surveillance and health policy. Mem Inst Ows Cruz. Rio de Janeiro: 2009; 204(suppl 1): 17-30.

Murcia L, Simón M, Carrilero B, Roig M, Segovia M. Treatment of infected women of childbearing age prevents congenital *Trypanosoma cruzi* infection by eliminating the parasitemia detected by PCR. J Infect Dis. 2017; 215: 1452-1458.

Pinto AY, Valente AS, Valente VC, Ferreira Junior AG, Coura JR. Acute phase of Chagas disease in the Brazilian Amazon region. Study of 233 cases from Pará, Amapá and Maranhão observed between 1988 and 2005. Rev Soc Bras Med Trop. 2008;41:602-14.

Pinto Dias JC. Epidemiologia in *Trypanosoma cruzi* e doença de Chagas. Brener Z, Andrade ZA, Barral-Neto M. 2. ed. Rio de Janeiro: Guanabara Koogan; 2000. p. 48-74.

Portela-Lindoso AA, Shikanai-Yasuda MA. Chronic Chagas disease: from xenodiagnosis and hemoculture to polymerase chain reaction. Rev Saúde Pública. 2002;37:107-15.

Ramos Jr AN, Luquetti A, Guaraldo AM, e Grupo Técnico Consultor para elaboração. Guia para vigilância, prevenção, controle e manejo clínico da doença de Chagas aguda transmitida por alimentos. Rio de Janeiro: Panaftosa – VP/OPAS/OMS, 2009:92. p.:iI. (Série de Manuais Técnicos, 12 PAHO/HSD/CD/539.09).

Rassi Jr A, Rassi A, Rassi SG. Predictors of mortality in chronic Chagas disease: a systematic review of observational studies. Circulation. 2007 Mar 6;115(9):1101-8.

Sartori AM, Ibrahim KY, Nunes Westphalen IV, Braz LM, Oliveira OC Jr, Gakiya E *et al.* Manifestations of Chagas disease (American trypanosomiasis) in patients with HIV/AIDS. Ann Trop Med Parasitol. 2007;101:31-50.

Schmunis GA, Yadon ZE. Chagas disease: a Latin American health problem becoming a world health problem. Acta Tropica. 2010;115:14-21.

Shikanai Yasuda MA, Carvalho NB. Oral transmission of Chagas disease. Clin Infect Dis. 2012;54(6):845-52.

Silva RA, Eleutério MRJ, Tonietti, VLB. Guia de triatomíneos no estado de São Paulo, São Paulo, 2020. SUCEN.

Yun O, Lima MA, Ellman T, Chambi W, Castillo S, Flevaud L et al. Feasibility, drug safety, and effectiveness of etiological treatment programs for Chagas disease in Honduras, Guatemala and Bolivia: 10-year experience of Médecins Sans Frontières PLoS Negl Trop Dis. 2009 Jul 7;3(7):e488.

Who, how, what and where? Outlook: Chagas disease. Nature. 2010;465(suppl):S8-9.

25 Malária

Aluisio Cotrim Segurado • Silvia Maria Di Santi

INTRODUÇÃO

A malária é um dos problemas de saúde pública mais graves em todo o mundo, causando índices inaceitáveis de doença e morte. Acredita-se que tenha se originado em primatas não humanos na África Ocidental e Central, com posterior transposição para o hospedeiro humano. A disseminação da doença ocorreu por meio das migrações humanas para a Mesopotâmia, Península Indiana, Sudeste Asiático, China, Mediterrâneo, Europa e Américas. Os conhecimentos mais acurados acerca da etiologia e do modo de transmissão da malária datam do final do século 19, com a descrição do parasito por Laveran (1880) e da transmissão por anofelinos por Manson (1894) e Ross (1897). A malária é causada por parasitos do gênero *Plasmodium*, inoculados no hospedeiro humano pela picada de fêmeas de *Anopheles* infectadas. São cinco as espécies de *Plasmodium* incriminadas na transmissão da malária humana: *P. falciparum*, *P. vivax*, *P. malariae*, *P. ovale* e *P. knowlesi*, reconhecido mais recentemente no Sudeste Asiático. As infecções por *P. falciparum* e *P. knowlesi*, quando não reconhecidas ou tratadas tardia ou inadequadamente, podem evoluir com manifestações clínicas de doença grave, potencialmente letal. O agravamento pode ocorrer em dias ou mesmo horas, evoluindo para anemia grave, hipoglicemia, acidose metabólica, insuficiência renal, edema pulmonar e coma. Em áreas endêmicas onde a infecção por *P. falciparum* é mais frequente, a malária constitui importante causa de mortalidade em crianças, adultos não imunes e gestantes. Cabe ressaltar, contudo, que também há relatos de casos graves em infecções causadas por *P. vivax*.

EPIDEMIOLOGIA

Segundo a Organização Mundial de Saúde (OMS), em 2019 quase metade da população mundial vivia em áreas de risco para malária. A maioria dos casos e dos óbitos por malária se concentra na África Subsaariana; porém, as regiões da OMS do Sudeste Asiático, do Mediterrâneo Oriental, do Pacífico Ocidental e das Américas também estão em risco (Figura 25.1). Em 2019 foram notificados 229 milhões de casos de malária, com número estimado de mortes de 409 mil. Na região africana da OMS ocorreram 94% de todos os casos e óbitos por malária, e seis países responderam por metade de todas as mortes por malária no mundo: Nigéria (23%), República Democrática do Congo (11%), República Unida da Tanzânia (5%), Burkina Faso (4%), Moçambique (4%) e Níger (4%). Crianças menores de 5 anos constituem o grupo mais vulnerável, com 274 mil óbitos em 2019, 67% de todas as mortes por malária no mundo.

Segundo dados do Ministério da Saúde, foram notificados 140.974 casos de malária no Brasil em 2020; e 99,7% desses casos ocorreram nos nove estados que compõem a Amazônia Legal: Acre, Amapá, Amazonas, Maranhão, Mato Grosso, Pará, Rondônia, Roraima e Tocantins. Do total nacional, 296 casos foram notificados na região extra-Amazônica. Comparando-se o número de casos na Região Amazônica e na extra-Amazônica nos anos de 2019 e 2020, observa-se uma redução de 10% e 45%, respectivamente, sendo provável que essa diferença nos percentuais tenha como causa a pandemia de COVID-19, que limitou os deslocamentos entre as duas regiões (Figura 25.2). Deve-se salientar que 89,2% dos casos diagnosticados no Brasil em 2019 foram decorrentes de infecções por *P. vivax*, e 10% causados por *P. falciparum*, 0,01% por *P. malariae* e 0,82% por infecções mistas, com 27 óbitos. A série temporal do número de casos de malária notificados ao Ministério da Saúde, das duas principais espécies de *Plasmodium* transmitidas no Brasil, é apresentada na Figura 25.3.

A distribuição dos casos de malária em nosso país é heterogênea, mesmo na Região Amazônica, havendo concentração de notificações em alguns municípios considerados de alto risco para a transmissão, com base no Índice Parasitário Anual – IPA – (Figura 25.4).

A transmissão vetorial se dá pela picada da fêmea do mosquito do gênero *Anopheles*. Para tanto, as condições ambientais devem ser favoráveis, com temperatura ambiente entre 20 e 30°C e alta umidade do ar. Não ocorre transmissão em temperaturas inferiores a 16 ou superiores a 33°C, ou em altitudes acima de dois mil metros. Embora as chuvas favoreçam a formação de criadouros do vetor, quando muito fortes podem levar a perda de larvas e pupas.

A capacidade vetorial dos anofelinos (ordem *Diptera*, família *Culicidae*, gênero *Anopheles*) de transmitir a doença é bastante variável. No Brasil, têm importância epidemiológica algumas espécies com características distintas em relação a seu hábitat e comportamento. Na Região Amazônica, destaca-se o *An. darlingi*, cujos criadouros se estabelecem em grandes coleções hídricas, como rios, lagos e igarapés. Na faixa litorânea brasileira, predomina o *An. aquasalis*, em coleções de água salobra, enquanto na faixa remanescente de Mata Atlântica da região Sudeste são encontrados o *An. bellator* e o *An. cruzi*, que se reproduzem em pequenos volumes de água acumulados nas folhagens de bromélias. A maior atividade dos vetores se concentra nos períodos crepuscular e noturno, com autonomia de deslocamento variável de até sete mil metros.

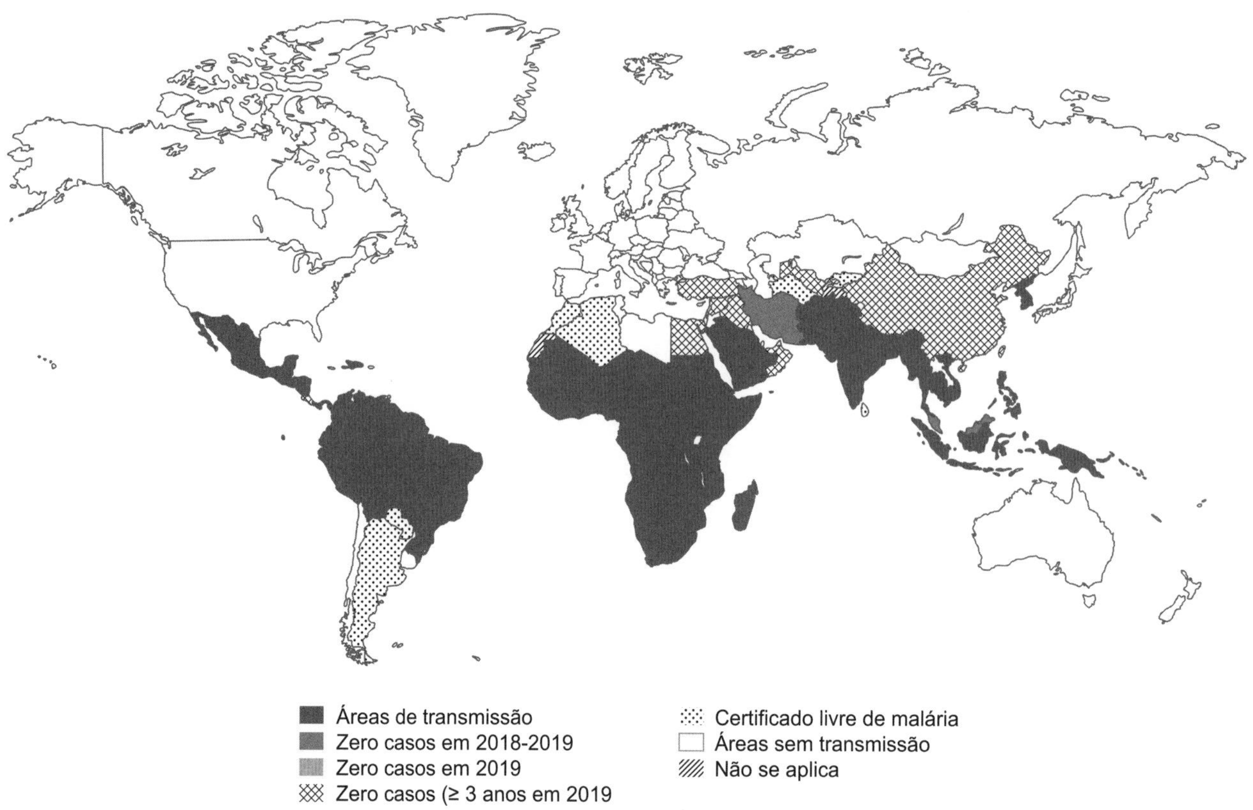

FIGURA 25.1 Mapa de risco para malária, 2019. Países com zero caso autóctone nos últimos 3 anos consecutivos são considerados tendo eliminado a malária. Adaptada de WHO, 2020. (Esta figura encontra-se reproduzida em cores no Encarte.)

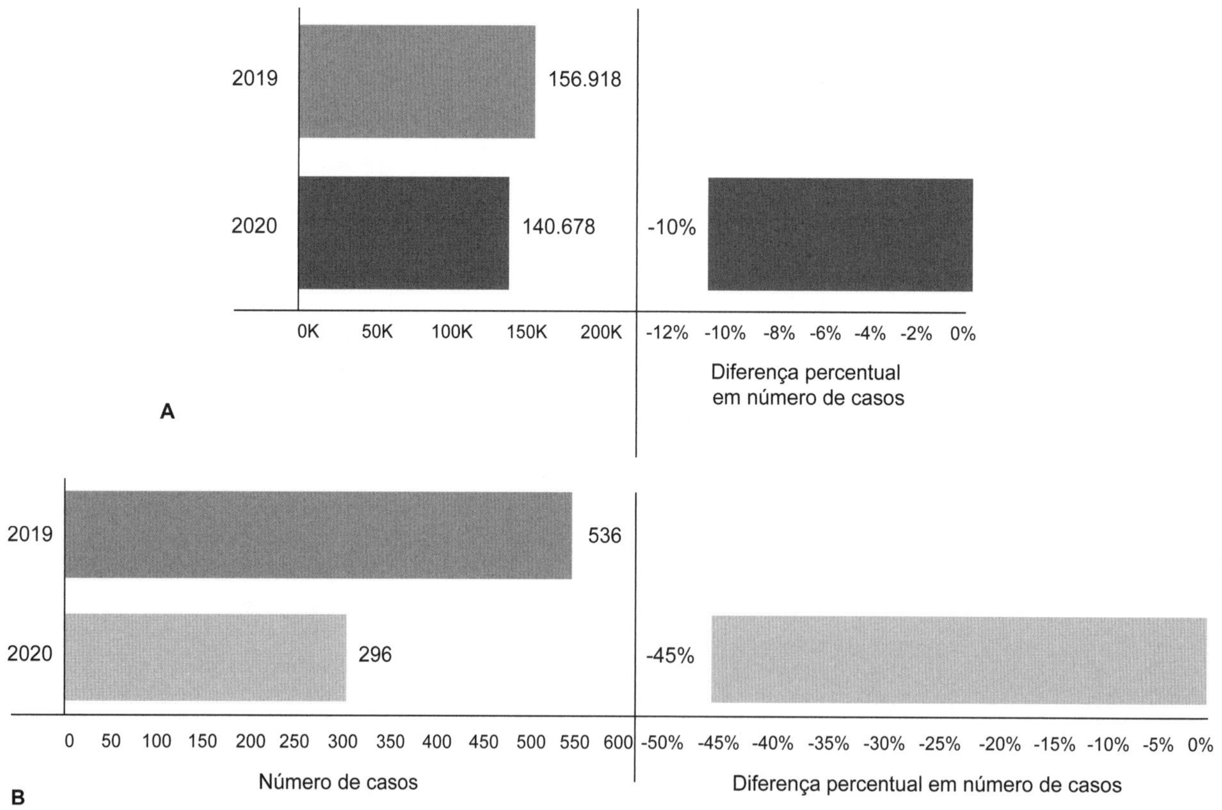

FIGURA 25.2 Número de casos de malária notificados na Região Amazônica (**A**) e extra-Amazônica (**B**) e diferença percentual entre 2019 e 2020. Adaptada de Sinan/SVS/Ministério da Saúde e Sivep-Malária/SVS/Ministério da Saúde, 2021.

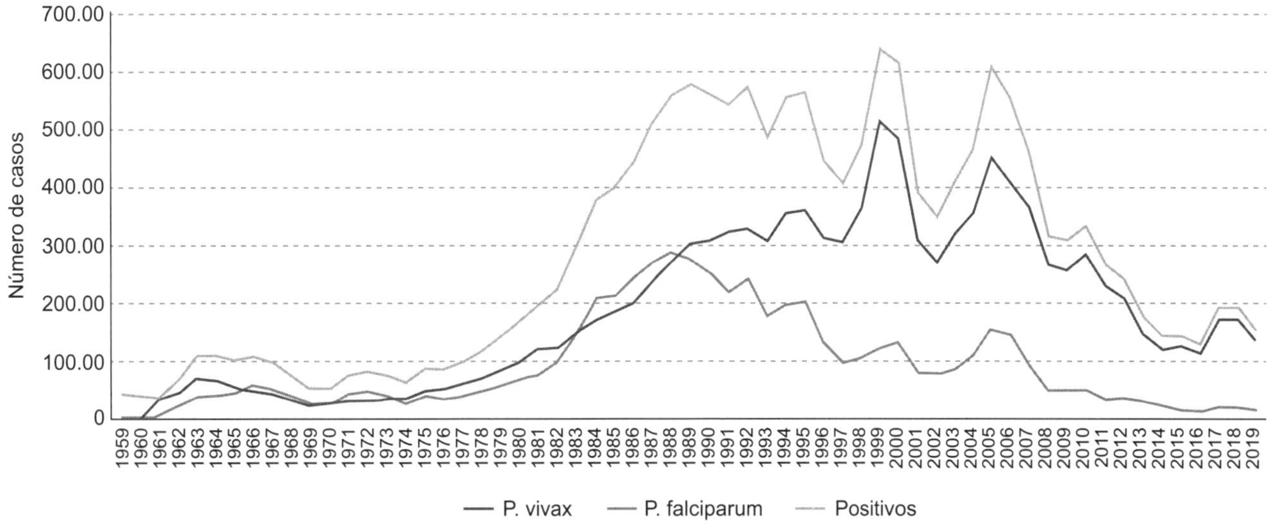

FIGURA 25.3 Número de casos notificados de malária no Brasil de 1959 a 2019, segundo a espécie do parasito. Adaptada de Sinan/SVS/Ministério da Saúde e Sivep-Malária/SVS/Ministério da Saúde, 2020.

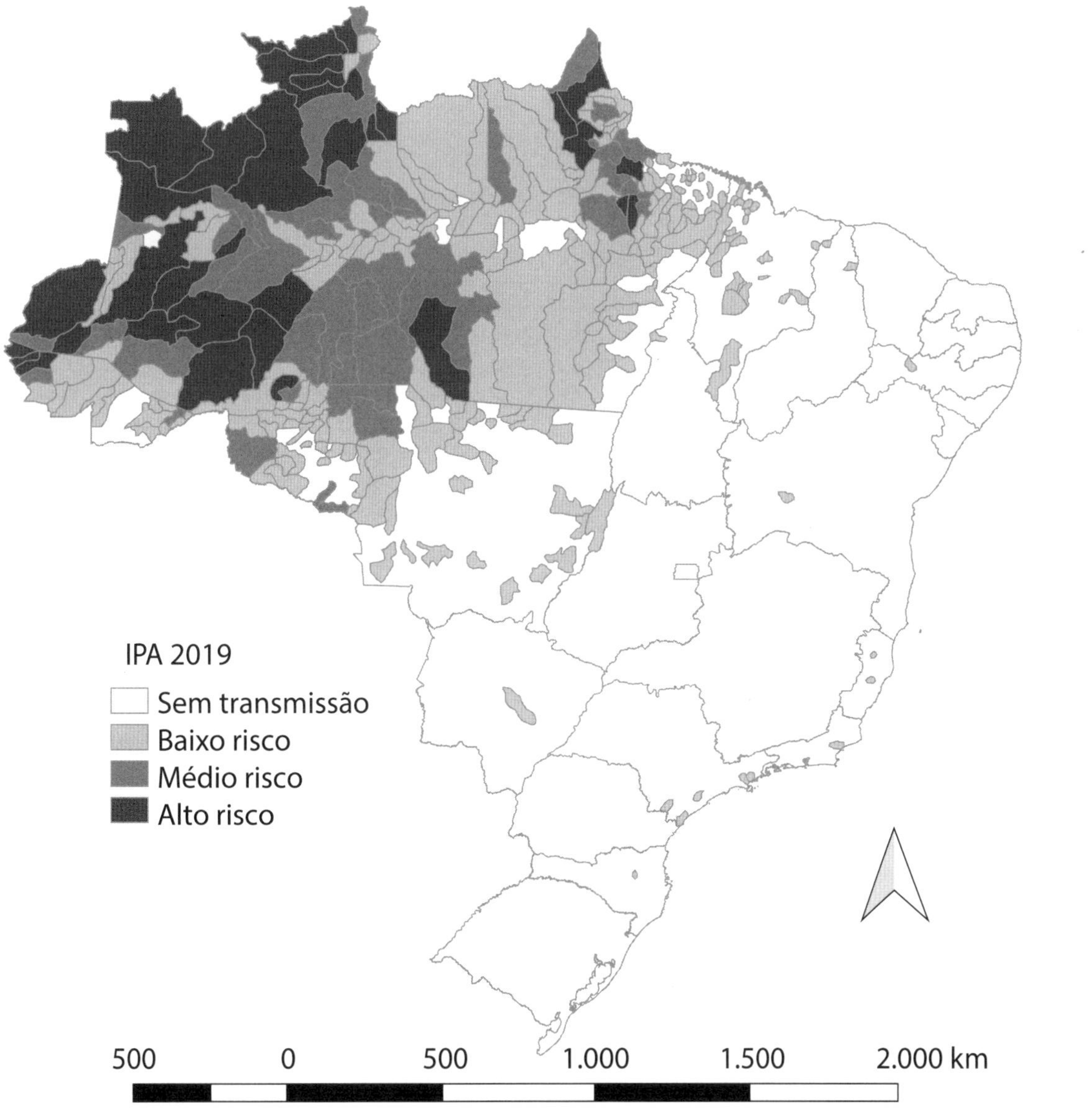

FIGURA 25.4 Mapa de risco de malária por município de infecção, Brasil, 2019. Adaptada de Sinan/SVS/Ministério da Saúde e Sivep-Malária/SVS/Ministério da Saúde, 2020.

A intensidade de transmissão da malária influencia a imunidade protetora adquirida e o perfil clínico da doença. Em áreas com transmissão estável, com indivíduos frequentemente expostos e taxa de inoculação pelo vetor superior a 10 picadas/ano, a imunidade adquirida na infância leva à diminuição do risco de malária grave em adultos semi-imunes, que podem albergar parasitos de modo assintomático. Nesse cenário, crianças com idades inferiores a 5 anos podem desenvolver altas parasitemias sanguíneas, com evolução para casos graves e morte. Gestantes e indivíduos que migram para áreas sem transmissão perdem essa imunidade adquirida. Em áreas de transmissão instável, como em algumas regiões da Ásia e na América Latina, a transmissão varia de acordo com a época do ano, e a taxa de inoculação pelo vetor é inferior a cinco casos ao ano. Nessas regiões, *P. vivax* costuma ser mais prevalente, e infecções por *P. falciparum* podem apresentar quadros graves, devido à falta de imunidade. Um grande desafio para os programas de controle em tais regiões é a possibilidade de ocorrência de epidemias, devido ao aumento da capacidade vetorial. Independentemente da endemicidade, o controle da malária se pauta em ações integradas que envolvem controle vetorial, diagnóstico precoce e tratamento eficaz.

Na investigação epidemiológica da malária, empregam-se alguns conceitos básicos:

- Caso autóctone: quando a transmissão ocorre no local, sem que o indivíduo tenha realizado deslocamentos para outras regiões. Supõe a existência de casos anteriores e continuidade da transmissão
- Caso importado: quando a transmissão ocorre em local distinto ao de origem do indivíduo, em deslocamento realizado para área malarígena, e é detectado fora da área onde houve a infecção
- Caso introduzido: quando a transmissão é local, porém não continuada, e o caso detectado se origina de outro, importado
- Caso induzido: quando a transmissão ocorre sem a participação do vetor, ou seja, por transfusão sanguínea, uso compartilhado de seringas contaminadas ou por via congênita no momento do parto, em consequência de lesões nos vasos sanguíneos de mãe e filho
- Recaída: quando a parasitemia sanguínea reaparece sem que o indivíduo tenha realizado novos deslocamentos para áreas com possibilidade de transmissão; o novo episódio de malária decorre de ataque primário anteriormente diagnosticado e tratado.

PATOGÊNESE

A interação parasito-hospedeiro é responsável pelas manifestações clínicas observadas na malária, e compreendê-la requer conhecimento acerca do ciclo biológico do agente e dos mecanismos que se estabelecem a partir da resposta imune do indivíduo infectado. Para tanto, deve-se partir da integração dos seguintes conhecimentos:

- Aspectos parasitológicos – ciclo biológico do *Plasmodium*
- Mecanismos de interação parasito-hospedeiro
- Compreensão dos achados clínicos da malária.

O ciclo biológico da malária tem início quando a fêmea de *Anopheles* realiza o repasto sanguíneo, para viabilizar a maturação dos ovos (Figura 25.5). No momento da picada, há inoculação de saliva do mosquito, ocasionando a entrada de cerca de 10 a 100 esporozoítos na derme do hospedeiro humano. Estes permanecem até 6 horas na derme, depois atravessam o endotélio capilar, alcançam a circulação sanguínea, migram em direção ao fígado, atravessam as células de Kupffer e penetram em pequeno número de hepatócitos. Duas proteínas localizadas na superfície dos esporozoítos participam do processo de invasão dos hepatócitos: a *circumsporozoite protein* (CSP) e a *thrombospondin-related adhesive protein* (TRAP). No interior dessas células ocorre a diferenciação dos esporozoítos, por meio de mecanismo de reprodução assexuada, denominado esquizogonia, que resulta na formação de esquizontes hepáticos. A esquizogonia consiste na divisão nuclear do parasito sem divisão citoplasmática, o que leva à formação de células parasitárias multinucleadas, denominadas esquizontes. Essa etapa do ciclo biológico do parasito é denominada fase pré-eritrocítica. Cabe ressaltar, contudo, que a maioria dos esporozoítos inoculados pela picada do vetor não resulta em infecção produtiva, com formação de esquizontes no fígado. Ao final desse período, os esquizontes hepáticos concluem sua reprodução assexuada tecidual, ao liberarem milhares de formas parasitárias unicelulares, os merozoítos, que são transportados aos sinusoides hepáticos no interior de vesículas denominadas merossomos, e desses à corrente sanguínea, iniciando-se, assim, o ciclo eritrocítico ou ciclo sanguíneo. É importante ressaltar que, diferentemente do que se observa nas infecções pelas demais espécies de *Plasmodium*, nas infecções causadas por *P. vivax* e *P. ovale* nem todos os parasitos que invadem os hepatócitos iniciam simultaneamente o processo de esquizogonia. Nesses casos, estágios latentes do parasito, denominados hipnozoítos, podem ser encontrados em estado de dormência nos hepatócitos, por período variável, após o qual (habitualmente alguns meses após a infecção) prosseguem em seu desenvolvimento, iniciando a esquizogonia hepática, que se segue em ciclos de esquizogonia sanguínea, responsáveis pelo aparecimento de sintomas nas recaídas da infecção.

Na fase sanguínea, também conhecida como fase eritrocítica, os merozoítos liberados se ligam a eritrócitos (hemácias), invadem essas células e nelas iniciam nova reprodução assexuada esquizogônica, então denominada esquizogonia sanguínea. As formas parasitárias em desenvolvimento no interior de hemácias são denominadas trofozoítos. Ao cabo da esquizogonia sanguínea, os trofozoítos dão origem a esquizontes. Esses se rompem, liberando merozoítos que invadem outros eritrócitos. Cabe apontar que a fase de esquizogonia sanguínea coincide com o período de ocorrência das manifestações clínicas da malária. Após alguns ciclos assexuados sanguíneos, observa-se diferenciação de alguns trofozoítos em gametócitos masculinos e femininos, que são as formas que darão sequência ao ciclo sexuado do parasito no vetor anofelino. Na infecção por *P. falciparum* a gametocitogênese é um processo que leva cerca de 10 dias, com sequestro dos parasitos em tecidos do hospedeiro. Os parasitos passam por transformações importantes, com diferentes estágios até a formação de gametócitos masculinos e femininos maduros. Esse processo é regulado pela proteína AP2-G, que pertence à família ApiAP2 de proteínas que se ligam ao DNA. Enquanto na malária *falciparum* não tratada são encontrados gametócitos na circulação 7 a 15 dias após a invasão das hemácias, nas infecções por *P. vivax* as formas sexuadas podem ser vistas no sangue periférico mesmo antes do aparecimento dos sintomas. Ao realizar o repasto sanguíneo em indivíduo infectado, a fêmea de *Anopheles* ingere eritrócitos contendo gametócitos. Os eritrócitos se rompem no intestino do mosquito e nele liberam os gametócitos. Então, ocorre a exflagelação, com liberação de gametas masculinos que fecundam o gameta feminino, formando sequencialmente as formas parasitárias conhecidas como zigoto e oocineto. Este é capaz de atravessar o epitélio intestinal do mosquito e se transformar em oocisto, estrutura em que se verifica a formação de esporozoítos. Os esporozoítos, então, migram para a glândula salivar do mosquito via hemolinfa, tornando o vetor apto a transmitir a doença no próximo repasto sanguíneo.

Algumas diferenças observadas no ciclo biológico das diferentes espécies de *Plasmodium* têm repercussão fisiopatológica e clínica. Como apontado na Tabela 25.1, a duração da esquizogonia hepática determina variação no período de incubação da malária (mais elevado na malária por *P. malariae*). A maior produtividade da esquizogonia hepática das infecções por *P. falciparum*, ou seja, o maior número de merozoítos produzidos a partir da infecção da célula hepática por um único esporozoíto, aliada ao fato de a infecção nessa espécie se dar em eritrócitos em qualquer fase de maturação, permite antecipar

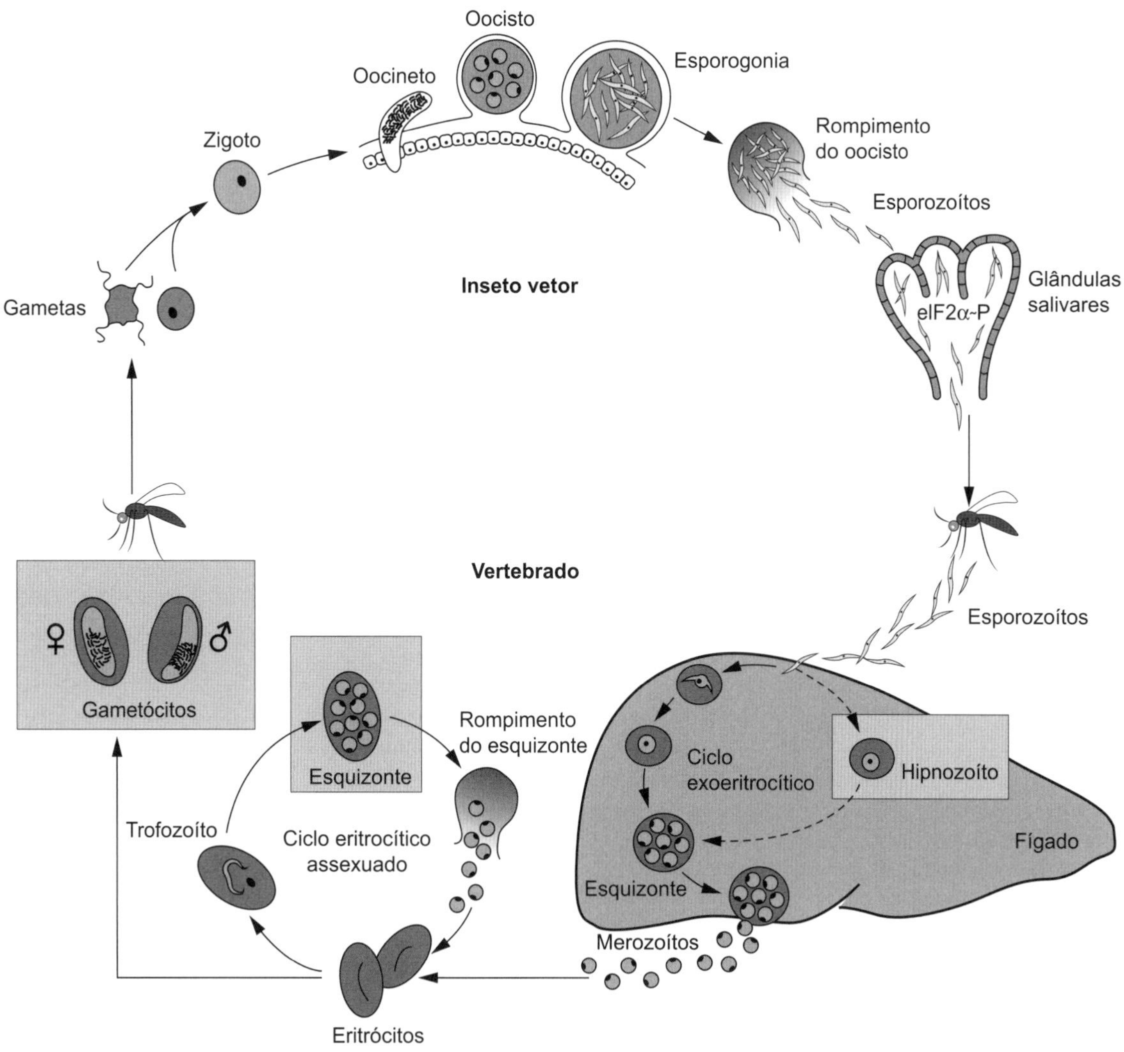

FIGURA 25.5 Ciclo biológico do parasito na malária humana.

TABELA 25.1 Diferenças observadas no ciclo biológico dos plasmódios humanos transmitidos no Brasil.

Espécie de *Plasmodium*	Fase pré-eritrocítica (dias)	Esquizogonia hepática (nº de merozoítos liberados)	Tipo de hemácia parasitada
P. vivax[1]	6 a 8	10.000	Jovens
P. falciparum	5 a 7	40.000	Todas
P. malariae	13 a 16	2.000	Senescentes

[1]Apresenta hipnozoítas (formas parasitárias latentes em hepatócitos).

que a malária *falciparum* cause enfermidade potencialmente mais grave. Por fim, a existência de hipnozoítos no ciclo biológico da malária causada por *P. vivax* e *P. ovale* justifica a ocorrência de recaídas nessa infecção, caso os pacientes não recebam tratamento com medicamentos capazes de interromper tanto a esquizogonia hepática como a esquizogonia sanguínea.

Do ponto de vista patogenético, é importante destacar as alterações que se desenvolvem na superfície dos eritrócitos infectados, decorrentes do acúmulo de antígenos parasitários no local. A proteína de membrana PfEMP-1, codificada por genes *var* do parasito e particularmente importante na malária *falciparum*, adere a uma variedade de ligantes das células endoteliais da microcirculação, induzindo o fenômeno de citoaderência, responsável pelo aparecimento das diversas complicações associadas à malária *falciparum*.

IMUNIDADE CONTRA A MALÁRIA

Embora a malária não induza proteção contra reinfecções, o sistema imunológico do hospedeiro interage com o parasito, produzindo resposta capaz de reduzir a morbidade e a mortalidade das infecções subsequentes. Entretanto, tal processo se desenvolve lentamente em habitantes de regiões endêmicas expostos a múltiplas infecções. Sabe-se que nessas áreas as crianças deixam de desenvolver formas graves da infecção por *P. falciparum* por volta dos 5 anos de idade, mas seguem apresentando quadros mais leves da doença, quando reinfectadas, até o início da adolescência. A partir de então, são frequentes os adultos com infecção assintomática.

Reconhece-se que tanto a imunidade inata como a adaptativa, em seus braços efetores humoral e celular, participam da resposta na interação parasito-hospedeiro. No entanto, particularidades do ciclo biológico do parasito e da resposta imunológica em si justificam a incapacidade do ser humano em desenvolver resposta imunológica protetora contra novas infecções por plasmódio. Descrevem-se a seguir os principais aspectos da resposta imunológica na malária, elucidados em estudos em modelos animais e em coortes de indivíduos expostos à infecção.

Quando da inoculação de esporozoítos, após a picada do mosquito vetor, pode haver ativação da imunidade inata na derme, envolvendo mastócitos, neutrófilos, células *natural killer* (NK), células NKT e células gamadelta. Entretanto, não se observa resposta inflamatória local de importância, o que justifica o silêncio clínico desse período e a impossibilidade de conter a infecção nessa fase. O mesmo ocorre no fígado: após a invasão e o desenvolvimento parasitário, a liberação de merozoítos não apresenta qualquer importância clínica (embora possa haver morte celular de hepatócitos infectados) e não provoca aparecimento de qualquer sintoma na fase pré-eritrocítica. A falta de uma resposta robusta da imunidade inata ou adaptativa no período pré-eritrocítico parece estar relacionada ao tempo fugaz de permanência do parasito na pele e ao pequeno número de hepatócitos infectados, embora isso se dê por mecanismo ainda não completamente elucidado.

Na etapa de desenvolvimento parasitário nos ciclos sanguíneos, ao contrário, ocorre intensa ativação celular, com fenômeno inflamatório sistêmico considerável, dependente da acentuada liberação de citocinas, à semelhança do que se observa na sepse bacteriana. A ruptura de hemácias infectadas na circulação sistêmica leva à liberação de citocinas proinflamatórias e quimiocinas, como interleucina (IL)-1β, IL-6, IL-8, IL-12, fator de necrose tumoral alfa (TNF-α) e IFN-γ, responsáveis pelo aparecimento da síndrome febril, característica da malária. A ativação dessa resposta parece depender da interação (PAMP/PRP) de diversos padrões moleculares associados ao patógeno (PAMP) e seus respectivos receptores de reconhecimento de padrões (PRR) (p. ex., âncoras de glicofosfatidilinositol/receptores *toll-like*-1 e *toll-like*-2, hemozoína/sensores intracitoplasmáticos do inflamassoma (NLRP3 e AIM2), DNA parasitário ligado a hemozoína/receptores *toll-like*-9, RNA parasitário/receptores *toll-like*-7.

Desencadeia-se então a resposta imune adaptativa aos parasitos no ciclo sanguíneo, com participação das imunidades humoral e celular. Embora o papel protetor dos anticorpos nessa fase tenha sido demonstrado há mais de 50 anos por Cohen, ao verificar que a transferência passiva de anticorpos IgG obtidos de adultos com história prévia de malária é capaz de induzir remissão rápida da febre e redução da parasitemia em crianças com infecção aguda, até o momento não se sabe exatamente quais antígenos parasitários induzem à produção desses anticorpos, de que maneira os anticorpos induzem proteção e, tampouco, por que razão tal proteção demora muitos anos para se estabelecer. Acredita-se que a diversidade genética parasitária e o polimorfismo antigênico das proteínas expressas na superfície das hemácias infectadas sejam responsáveis pela incapacidade de o hospedeiro estabelecer imunidade esterilizante, ou mesmo duradoura.

Além disso, a resposta humoral participa da patogênese da doença, ao provocar ativação policlonal de células B e, consequentemente, a produção de autoanticorpos, capazes de contribuir para o desenvolvimento de anemia, de plaquetopenia na infecção, causada pelas diferentes espécies, e de glomerulonefrite por deposição de imunocomplexos na membrana basal glomerular, em alguns casos de infecção por *P. malariae*.

Mecanismos efetores relacionados à imunidade celular são importantes também na defesa do hospedeiro contra o ciclo sanguíneo dos plasmódios. A resposta imunológica nesse aspecto depende do reconhecimento de antígenos parasitários por linfócitos T CD4+ e do desencadeamento de resposta específica com acentuada produção de IFN-γ, que ativa macrófagos e induz intensa fagocitose de hemácias parasitadas e, até mesmo, de hemácias não infectadas, particularmente no baço. A produção de IFN-γ e de TNF-α, por outro lado, induz a produção de óxido nítrico e de outros radicais tóxicos para o parasito em seu desenvolvimento no ciclo sanguíneo.

Há diversos mecanismos de evasão da resposta imunológica por parte do parasito, entre os quais o intenso polimorfismo antigênico da proteína PfEMP-1, principal proteína plasmodial encontrada na superfície das hemácias parasitadas por *P. falciparum*. Sabe-se que o genoma parasitário contém cerca de 60 genes *var*, capazes de codificar proteínas antigenicamente distintas, e que sua expressão clonal, variável durante a infecção, permite ao parasito escapar da resposta imune do hospedeiro. Além disso, o próprio sequestro de hemácias parasitadas na microcirculação, decorrente do fenômeno de citoaderência descrito na malária *falciparum*, contribui para a evasão imune, uma vez que tais células, se aderidas ao endotélio capilar, deixam de trafegar pelo baço, sede mais importante do clareamento parasitário pelo mecanismo de fagocitose por macrófagos ativados.

QUADRO CLÍNICO

Na Tabela 25.2 e na Figura 25.6 estão resumidos os fatores patogenéticos mais relevantes que justificam o quadro clínico da malária.

As manifestações clínicas da malária têm início na fase eritrocítica, quando hemácias infectadas se rompem, liberando merozoítos e pirógenos endógenos na circulação sistêmica. Inicia-se, assim, o sintoma mais sugestivo da doença, o acesso malárico ou acesso palúdico. Esse quadro paroxístico de febre tem início com tremores e intensa sensação de frio, em período de 15 a 60 min, que coincide com a rápida elevação da temperatura corporal, até que se atinjam valores máximos bastante elevados (acima de 40°C). Considerando-se que a quase totalidade dos casos de malária no Brasil ocorre na Região Amazônica, onde prevalecem temperaturas ambientais elevadas e alto grau de umidade do ar, a sensação de frio e os tremores chamam a atenção do paciente. A febre costuma ser acompanhada de intensa cefaleia, podendo também ocorrer mal-estar, mialgias, artralgias, náuseas e vômitos. Atingido esse patamar de temperatura elevada, o quadro clínico se modifica, passando o paciente a relatar sensação de muito calor. Os sintomas gerais podem persistir nessa fase, que dura cerca de 2 a 6 horas. Finalmente, o acesso malárico costuma encerrar-se na terceira fase (que pode durar de 2 a 4 horas), na qual se observa sudorese profusa acompanhando a remissão da febre. De modo didático, pode-se resumir o acesso malárico como composto de três fases sucessivas: a de tremor, a de calor e a de suor. Após o paroxismo febril, são frequentes os relatos de cansaço acentuado e sonolência.

Os acessos palúdicos se sucedem periodicamente, visto que decorrem da ruptura de hemácias a cada ciclo de esquizogonia sanguínea. Assim, sua periodicidade depende da duração da esquizogonia eritrocitária, sendo conhecida como febre terçã (em intervalos de 48 horas) nas infecções por *P. vivax*, *P. falciparum* e *P. ovale*, e febre quartã (intervalos de 72 horas) nas infecções causadas por *P. malariae*. Em *P. knowlesi*, a esquizogonia sanguínea tem duração de 24 horas. É importante ressaltar que na primeira semana de doença a febre pode ser contínua, até que se instale sincronismo no desenvolvimento parasitário intraeritrocítico. Particularmente na malária

TABELA 25.2 Associação entre mecanismos patogenéticos e os achados clínicos da malária.

Mecanismos patogenéticos	Manifestações clínicas e alterações laboratoriais
Lesão mecânica dos eritrócitos + liberação de citocinas proinflamatórias	Síndrome febril periódica, anemia, hiperbilirrubinema indireta
Alteração na superfície das hemácias + liberação de IFN-γ + expressão de moléculas de adesão + citoaderência de hemácias parasitadas e não parasitadas na microcirculação	Hipoxia tecidual – malária cerebral, pulmonar, hepática, renal
Outras alterações imunopatológicas	Anemia, plaquetopenia, glomerulonefrite

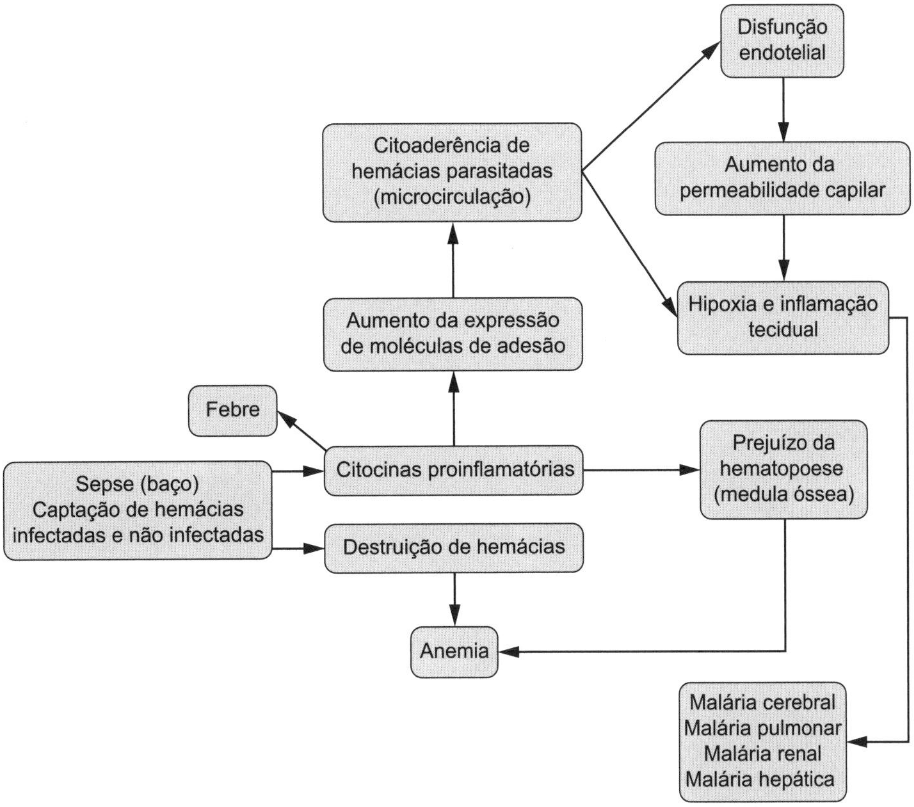

FIGURA 25.6 Patogênese da malária. Adaptada de Gazzinelli *et al.*, 2014.

falciparum, a febre pode não ter periodicidade nítida. Isso significa que, embora a febre periódica seja altamente sugestiva da doença, a falta de periodicidade clara no quadro febril não pode induzir o clínico a afastar a hipótese diagnóstica de malária em pacientes expostos a áreas de possível transmissão. Entre os acessos febris, o paciente geralmente se sente bem.

Os achados mais frequentes ao exame físico incluem, além da febre, anemia e hepatoesplenomegalia de pequenas dimensões. O aumento do tamanho do fígado e do baço, por corresponder à hipertrofia e à hiperplasia do sistema fagocítico mononuclear, traduz-se semiologicamente pelo fato de se mostrarem de consistência normal ou amolecida, podendo ser discretamente dolorosos à palpação. Nos casos benignos, a hiperbilirrubinemia indireta – dependente da elevação da concentração plasmática de bilirrubina não conjugada, em consequência de hemólise intravascular – geralmente não se traduz em icterícia. Após uma série de acessos paroxísticos de febre, com o reconhecimento diagnóstico e o correto tratamento da malária, em geral se observam remissão dos sintomas e recuperação do paciente. Embora a grande maioria dos casos de malária *vivax* apresente evolução benigna, há relatos recentes de quadros mais graves, com insuficiência respiratória e anemia intensa, que podem ser confundidos com malária *falciparum* complicada.

Na infecção por *P. vivax*, podem ocorrer recaídas, situações em que os acessos palúdicos voltam a se manifestar após tratamento com fármacos esquizonticidas sanguíneos, capazes de interromper o desenvolvimento parasitário intraeritrocítico, associados a esquizonticidas teciduais e, assim, induzir a remissão dos sintomas (cura clínica). Vale ressaltar que as manifestações clínicas nas recaídas costumam ser mais brandas, em comparação às da infecção inicial.

A malária *falciparum*, ao contrário, pode ser potencialmente fatal em pacientes com maior vulnerabilidade, quando não tratada rápida e adequadamente. Sabe-se que os pacientes primoinfectados (aqueles que apresentam sua primeira infecção por *Plasmodium*), gestantes e esplenectomizados têm risco acrescido de desenvolver malária *falciparum* grave. Nessas situações, a interação parasito-hospedeiro facilitará a progressão da doença para formas complicadas e graves, em decorrência da inexistência de imunidade prévia, de estado de imunodepressão transitória ou da perda do órgão em que ocorre maior clareamento de parasitos devido à resposta imune do hospedeiro.

As manifestações clínicas graves da malária *falciparum* em indivíduos vulneráveis decorrem, fundamentalmente, do fenômeno de citoaderência das hemácias parasitadas e não parasitadas (formação de rosetas) junto ao endotélio capilar (microcirculação). Aliadas a esse fenômeno, observam-se alterações decorrentes da intensa resposta inflamatória que se estabelece na interação do parasito com o sistema imunológico do hospedeiro infectado. Os achados clínicos resultantes dependem do órgão em que ocorrem as alterações mencionadas, mas podem ocasionar uma somatória de complicações que incluem anemia grave e quadros relacionados a malária cerebral, malária pulmonar, malária hepática e malária renal. A Tabela 25.3 resume os achados clínicos e laboratoriais que permitem supor se tratar de um caso de malária grave.

Malária cerebral

Exteriorização clínica da hipoxia tecidual no sistema nervoso central (SNC), associada a inflamação e consequente estresse oxidativo, essa grave complicação geralmente se manifesta com distúrbio do sensório, com rebaixamento do nível de consciência de intensidade variável, que pode evoluir da confusão mental, passando pela obnubilação e o torpor, chegando até mesmo ao coma. Frequentemente, o quadro é acompanhando de convulsões, podendo ainda haver sinais localizatórios ao exame neurológico mais minucioso, dependendo da sede das lesões mais pronunciadas. O exame de fundo de olho pode revelar ao clínico se há hemorragias retinianas, o que sugere o fenômeno de hipoxia do SNC.

TABELA 25.3 Achados clínicos e laboratoriais da malária grave.

Achados clínicos
Rebaixamento do nível de consciência e/ou convulsões
Síndrome da angústia respiratória do adulto
Icterícia com sinal de outra disfunção orgânica
Hemoglobinúria
Choque
Hemorragia
Achados laboratoriais
Hiperparasitemia (5% das hemácias)
Anemia intensa (Hb < 5 g/dℓ)
Acidose metabólica
Hipoglicemia
Hiperlactatemia (> 5 mmol/ℓ)
Falência renal (elevação da creatinina sérica)

Malária pulmonar

Caracteriza-se pelo quadro clínico de síndrome do desconforto respiratório do adulto (SARA), consequente ao aumento da permeabilidade capilar no interstício pulmonar, que resulta em edema alveolar e disfunção respiratória. Clinicamente, observa-se dispneia e, eventualmente, tiragem intercostal, batimento das asas do nariz (em crianças) e cianose. A ausculta pulmonar pode demonstrar sinais semiológicos de condensação, pelo preenchimento dos espaços alveolares por fluido, caracterizando-se pelos estertores crepitantes bilateriais, predominantemente nas bases pulmonares.

Malária hepática

A necrose hepática focal, decorrente da hipoxia no parênquima hepático em consequência à citoaderência na microcirculação, costuma determinar redução da capacidade de excreção das bilirrubinas pelos hepatócitos, com resultante elevação plasmática das concentrações de bilirrubina conjugada e icterícia. Em função de o acometimento ser focal, não são esperados sinais de insuficiência hepática aguda, como se verifica em casos de hepatites virais de evolução fulminante ou mesmo em casos graves de febre amarela.

Malária renal

Resultante de nefrite intersticial e necrose tubular aguda, manifesta-se clinicamente como insuficiência renal de evolução autolimitada. É comum verificar oligúria e retenção dos metabólitos nitrogenados. Deve-se ressaltar que pacientes com malária *falciparum* grave apresentam condições propícias para a instalação de quadros de desidratação aguda (febre elevada, intensa sudorese e, por vezes, ocorrência de vômitos). Desse modo, é muito importante que o clínico, ao constatar oligúria em seu paciente com malária grave, saiba distinguir a insuficiência renal resultante de necrose tubular aguda de condições pré-renais que também podem justificar a redução do volume urinário. Tal distinção é importante na tomada de decisão sobre a reidratação do paciente, frente ao risco de extravasamento de fluidos para o terceiro espaço, com potencial piora da função respiratória.

DIAGNÓSTICO

A suspeição diagnóstica de malária deve ser feita para todos os pacientes com síndrome febril que relatem ter sido expostos a uma região em que se dá transmissão da doença. Deve-se, assim, enfatizar que qualquer paciente febril no Brasil que venha a ser atendido fora da Região Amazônica deve ser interrogado quanto a seu passado recente de viagens àquela região do país ou a outras regiões do mundo onde exista transmissão da doença. Em caso de resposta afirmativa, não se deve cogitar outra hipótese diagnóstica antes de a malária ter sido descartada por exames laboratoriais específicos. A suspeita de malária é reforçada por quadro de anemia ou de hepatoesplenomegalia aguda.

Diagnóstico diferencial

Inclui outras doenças capazes de se manifestarem clinicamente como síndrome de hepatoesplenomegalia febril aguda. Sabe-se que diversas doenças podem ser confundidas com malária na Região Amazônica, entre as quais podem ser citadas a febre amarela, a febre tifoide, a leptospirose, as hepatites virais etc. Particularidades epidemiológicas, clínicas e alterações laboratoriais podem ser úteis no diagnóstico diferencial.

Diagnóstico laboratorial

Diagnóstico laboratorial inespecífico

Consiste na detecção de alterações laboratoriais que, embora insuficientes para confirmar o diagnóstico, são úteis para reforçar a hipótese de malária ou para avaliar a gravidade da doença, em casos de malária por *P. falciparum*. Assim, podem ser citados os achados de anemia ao hemograma, sem alterações significativas da série branca (exceto leucocitose em alguns casos, se o exame for coletado na vigência de acesso malárico). No estadiamento de maior gravidade, devem-se valorizar achados como: plaquetopenia; elevação das concentrações séricas de ureia e creatinina; hiperbilirrubinemia mista (conjugada e não conjugada); elevação leve das concentrações séricas de aminotransferases (AST e ALT), assim como das enzimas hepáticas canaliculares (fosfatase alcalina e gamaglutamiltransferase), em função do fenômeno de colestase; hipoxemia e hipocapnia ao exame de gasometria arterial, com consequente alcalose respiratória; sinais de edema pulmonar ao estudo radiológico do tórax.

Diagnóstico laboratorial específico

Consiste na demonstração do parasito no sangue periférico, com consequente confirmação diagnóstica. O diagnóstico laboratorial da malária é essencial para a escolha do tratamento, visto que os esquemas terapêuticos diferem nas infecções causadas pelas várias espécies. Além disso, a terapêutica depende da quantificação da parasitemia, o que exige realização de exame para detecção dos parasitos ou de seus antígenos no sangue periférico. Os métodos sorológicos não são adequados ao diagnóstico da doença, pois anticorpos podem ser detectados mesmo após a cura, podendo permanecer em títulos elevados por anos, particularmente em pacientes repetidamente expostos a reinfecções.

A gota espessa, técnica diagnóstica de fácil execução (Figura 25.7), continua sendo o método de referência para detecção de *Plasmodium*, pautada na visualização dos parasitos pela microscopia óptica, após coloração com azul de metileno e Giemsa. Se realizada por profissionais capacitados, permite a diferenciação entre as espécies, com base nas características morfológicas dos diferentes tipos de *Plasmodium* (Figura 25.8). O esfregaço sanguíneo não deve ser utilizado isoladamente para a detecção da doença, visto que sua sensibilidade é muito inferior à da gota espessa.

▶ ***P. vivax.*** Infecta preferencialmente reticulócitos, hemácias jovens recém-lançadas na circulação periférica. O exame microscópico de gota espessa, corada com Giemsa, revela todas as formas assexuadas e sexuadas do ciclo sanguíneo do parasito: merozoítos, trofozoítos, pré-esquizontes, esquizontes e gametócitos, nem sempre encontrados simultaneamente. Em algumas infecções, quando a parasitemia sanguínea é recente, os gametócitos podem estar ausentes, pois são formados após alguns ciclos eritrocíticos do plasmódio. O merozoíto penetra na hemácia, sendo então denominado trofozoíto. Inicia a esquizogonia sanguínea emitindo pseudópodes citoplasmáticos, exibindo forma ameboide que varia de um parasito para o outro. *P. vivax* promove a formação de grânulos na membrana dos eritrócitos, denominados grânulos de Schuffner, com formato, tamanho e distribuição uniformes. A coloração com Giemsa confere cor rósea aos grânulos, que formam um halo em volta dos parasitos, pela pigmentação das hemácias, auxiliando no diagnóstico da espécie, visto que aparecem mesmo nas formas jovens do ciclo sanguíneo. Com a evolução da esquizogonia, o trofozoíto se transforma em pré-esquizonte, para dar origem ao esquizonte, no qual já se pode visualizar a cromatina dividida e o citoplasma aumentado, tendendo a se agrupar em torno de cada núcleo originado na mitose. O pigmento malárico aumenta à medida que o parasito se desenvolve, produzindo grânulos grosseiros, de coloração castanho-amarelada. O número de merozoítos por esquizonte sanguíneo varia de 14 a 24. Os gametócitos femininos (macrogametócitos) apresentam citoplasma denso, núcleo único e grande quantidade de pigmento malárico. Os masculinos (microgametócitos) têm o citoplasma corado menos intensamente e núcleo maior. Gametócitos de *P. vivax* têm formato arredondado e são formados na circulação periférica, motivo pelo qual podem ser encontradas formas imaturas no exame hemoscópico (ver Figura 25.8).

▶ ***P. falciparum.*** Invade indistintamente hemácias jovens e maduras. Normalmente, são encontrados apenas trofozoítos em formato de anel na circulação periférica, visto que, ao se desenvolver em sua fase sanguínea, o *P. falciparum* permanece sequestrado em órgãos internos (citoaderência à microcirculação), nos quais encontra concentração de CO_2 ideal para seu crescimento. Os trofozoítos apresentam núcleo proeminente e citoplasma delicado. Os grânulos nessa espécie são denominados granulações de Maurer, sendo delicados e de difícil visualização ao microscópio óptico. Os esquizontes somente são encontrados na corrente circulatória periférica em infecções graves, situação em que o acúmulo de formas maduras dos parasitos nos capilares profundos faz com que alguns sejam liberados para o sangue periférico. A cada ciclo esquizogônico sanguíneo podem ser produzidos até 36 merozoítos. Os gametócitos são formados na fase em que o parasito está aderido ao endotélio dos vasos. Apresentam formato em crescente, característica que auxilia em muito na diferenciação da espécie. Os macrogametócitos apresentam citoplasma escuro e núcleo pequeno; os microgametócitos têm citoplasma pálido, núcleo grande e pigmento malárico disseminado (ver Figura 25.8).

▶ ***P. malariae.*** Os merozoítos dessa espécie invadem hemácias senescentes. O desenvolvimento ocorre sem a formação de pseudópodes, e os parasitos apresentam formato denso, uniforme e regular. Todas as formas evolutivas podem ser visualizadas no sangue periférico. As formas sanguíneas assexuadas e sexuadas dessa espécie são menores que *P. vivax*, e a cada esquizogonia sanguínea podem ser formadas de 6 a 12 células-filhas, em esquizontes cujos merozoítos se apresentam com formação em círculo. Trofozoítos em formato de banda, que atravessam a hemácia, são característicos de *P. malariae*, embora nem sempre tais formas possam ser visualizadas no sangue periférico. Os gametócitos são pequenos e arredondados, com grande quantidade de pigmento malárico. Essa espécie apresenta granulações de Ziemann, que são menos exuberantes que as de Schuffner (ver Figura 25.8).

▶ ***P. ovale.*** Os trofozoítos contêm cromatina simples, raramente duplas, semelhantes aos de *P. vivax*. Quando maduros os trofozoítos são menos ameboides que os de *P. vivax* e a hemácia parasitada pode apresentar-se ovalada e fimbriada (ver Figura 25.8).

▶ ***P. knowlesi.*** As características morfológicas dessa espécie são similares às de *P. malariae* e *P. falciparum*. Os trofozoítos mais maduros apresentam pigmento malárico disperso e as formas em banda, como em *P. malariae*. Como ocorre em *P. falciparum*, podem apresentar multiparasitismo de hemácias, tornando o diagnóstico hemoscópico difícil de ser estabelecido, sendo mais adequado o diagnóstico molecular para a conclusão diagnóstica (ver Figura 25.8).

Apesar de ser utilizada devido à sua rapidez, facilidade de realização e ao baixo custo, a técnica da gota espessa é pouco sensível, detectando de 50 a 500 parasitos por μL. Além disso, em áreas remotas onde a malária é endêmica, a falta de infraestrutura laboratorial e de recursos humanos capacitados dificulta sua realização. Nessas condições, torna-se necessário lançar mão de métodos diagnósticos que dispensem pessoal altamente capacitado e o uso de equipamentos, como é o caso dos testes de diagnóstico rápido (TDR). Por meio de uma reação imunocromatográfica, esses testes detectam proteínas do parasito, como a *histidine rich protein* II (HRP-II) de *P. falciparum* ou enzimas, como a lactatodesidrogenase, que apresenta isoformas para diferenciação de espécies e a aldolase, que participa da via glicolítica do parasito. Em casos positivos, o antígeno encontrado no sangue se liga a um anticorpo específico, marcado com ouro coloidal ou rodamina, formando um complexo antígeno-anticorpo marcado na fita de nitrocelulose que dá suporte ao teste. Os resultados são revelados em 15 min. Apresentam algumas desvantagens: seu custo é elevado, não são quantitativos e são pouco sensíveis em baixas parasitemias. Além disso, podem ocorrer resultados falso-positivos devido à persistência de antígenos circulantes, mesmo após a cura parasitológica, e falso-negativos devido à deleção no gene *HRP II* em alguns isolados de *P. falciparum*. Portanto, o uso de TDR deve se basear em rígidos critérios, para que não haja comprometimento do diagnóstico da malária. A reação em cadeia da polimerase (PCR) se pauta na amplificação de determinada sequência do DNA molde do parasito, pela atividade da enzima *Taq* polimerase. Essa técnica possibilita o diagnóstico de baixas parasitemias, não detectáveis pelo exame da gota espessa. Os protocolos mais utilizados são aqueles com base na amplificação de genes ribossômicos, cuja sensibilidade e especificidade permitem diferenciar as cinco espécies de *Plasmodium*. A técnica de PCR em tempo real permite detectar várias espécies de *Plasmodium* simultaneamente, além de ser rápida, automatizada, acurada e adequada para aplicação em grande quantidade de amostras. O processamento em sistemas fechados diminui a possibilidade de contaminação. Atualmente estão disponíveis testes *point of care* da técnica de *loop-mediated isothermal amplification* (LAMP) com alta sensibilidade, fácil execução, resultados em curto período e que dispensam a extração de DNA. Os protocolos moleculares estão disponíveis em centros de referência e são indicados para situações específicas, como triagem de candidatos a doador de sangue e na vigilância da segurança em transplantes.

TRATAMENTO

O tratamento da malária inclui medidas de suporte geral, como a hidratação adequada e o uso de medicação sintomática antipirética e antiemética, quando necessário. O tratamento específico, por sua vez, visa:

- Interromper a esquizogonia sanguínea e, consequentemente, levar à remissão dos sintomas (cura clínica)
- Eliminar as formas latentes do parasito (hipnozoítos) do parênquima hepático, evitando recaídas da doença nas infecções por espécies de plasmódio que apresentem tais formas (*P. vivax* e *P. ovale*)
- Interromper a transmissão, ao impedir o desenvolvimento das formas sexuadas dos parasitos (gametócitos).

Em casos leves e de evolução benigna, o tratamento é em geral conduzido em regime ambulatorial, empregando-se esquemas simplificados de tratamento com medicamentos antimaláricos administrados pela via oral. As internações hospitalares ficam reservadas às formas graves da doença, mais frequentemente associadas ao *P. falciparum* e a indivíduos de maior vulnerabilidade. Nessas situações, frequentemente há necessidade de abordagem que envolva cuidados intensivos para manejo das diversas complicações da doença, que incluem disfunção respiratória, insuficiência renal e comprometimento do SNC.

Os antimaláricos são classificados como esquizonticidas sanguíneos, esquizonticidas teciduais, hipnozoiticidas, gametocitocidas e esporonticidas. Os esquizonticidas sanguíneos são empregados para interromper o ciclo eritrocítico do parasito. Fármacos pertencentes a diferentes grupos farmacológicos, cada um com seu mecanismo específico de ação e potencial de toxicidade, podem ser empregados

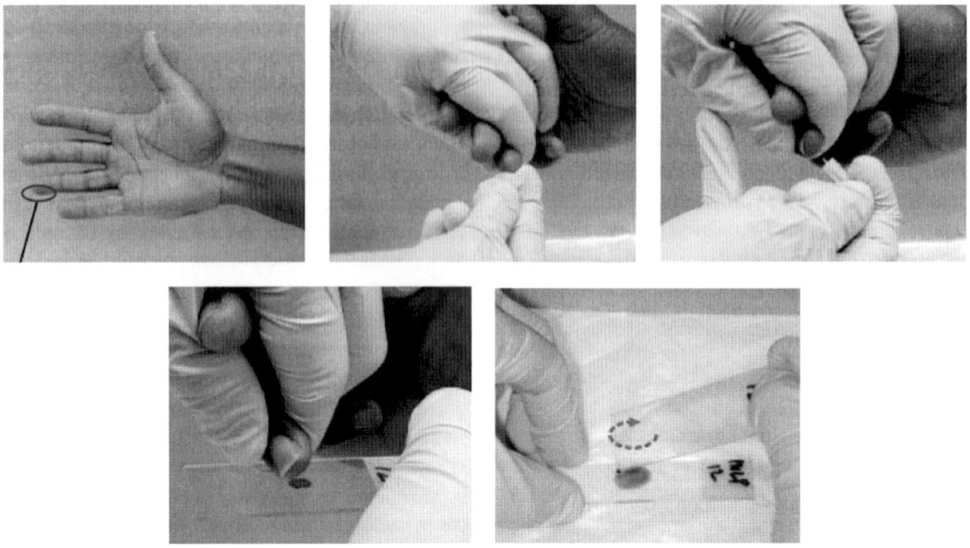

FIGURA 25.7 Técnica de coleta de sangue por punção digital e preparo de lâminas para realização do teste de gota espessa para diagnóstico da malária. Adaptada de Manual de diagnóstico da malária. Ministério da Saúde, 2010. (Esta figura encontra-se reproduzida em cores no Encarte.)

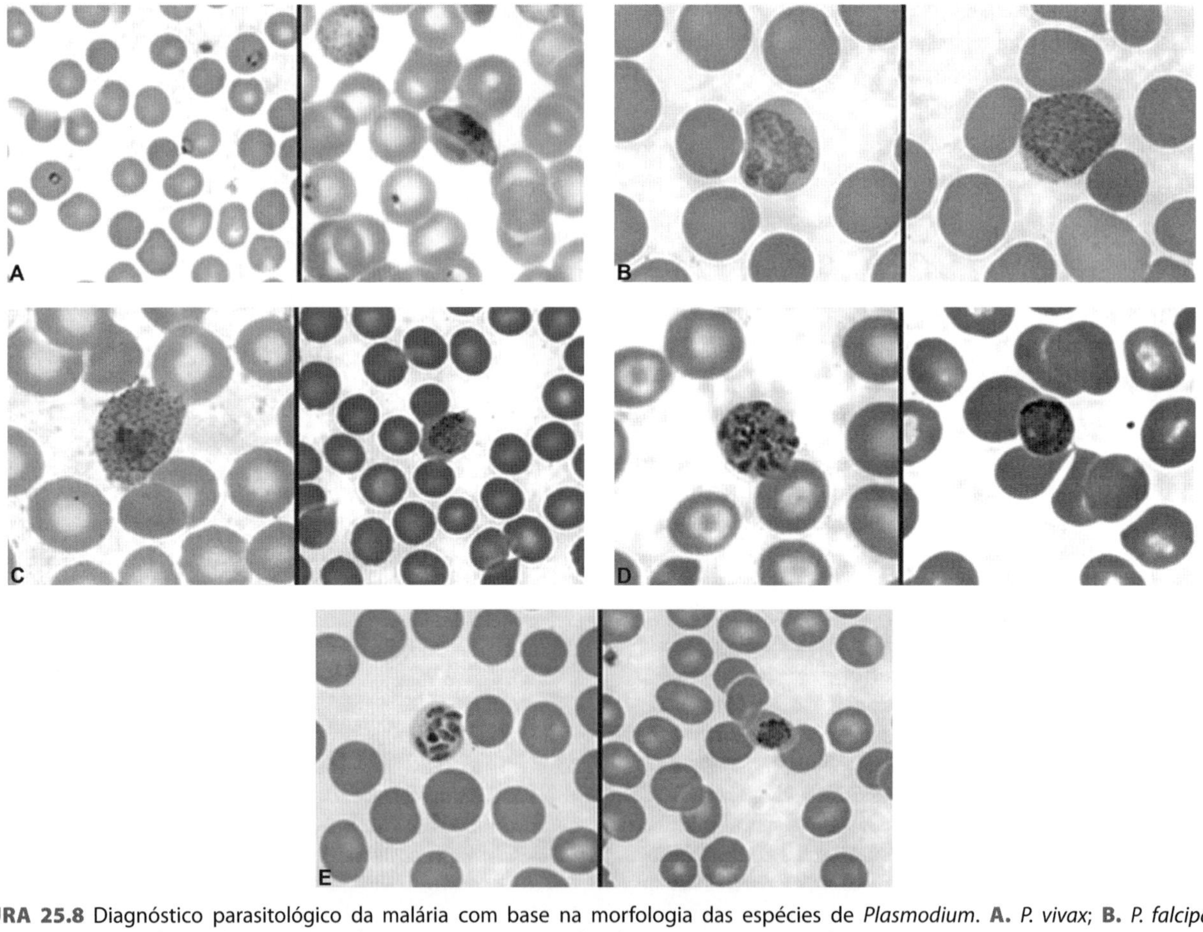

FIGURA 25.8 Diagnóstico parasitológico da malária com base na morfologia das espécies de *Plasmodium*. **A.** *P. vivax*; **B.** *P. falciparum*; **C.** *P. malariae*; **D.** *P ovale*; **E.** *P. knowlesi*. (Esta figura encontra-se reproduzida em cores no Encarte.)

com essa finalidade. São classificados segundo a sua estrutura química em: aminoalcoóis (quinino e mefloquina); 4-aminoquinoleínas (cloroquina e amodiaquina); lactonas sesquiterpênicas (derivados da artemisinina); naftoquinonas (atovaquona); e antibióticos (tetraciclina, doxiciclina e clindamicina). Os esquizonticidas teciduais possibilitam a cura radical da infecção, os esquizonticidas sanguíneos promovem a cura clínica, os gametocitocidas bloqueiam a transmissão e os esporonticidas impedem a infecção pelos esporozoítos. Os esquizonticidas teciduais (primaquina e tafenoquina) pertencem às 8-aminoquinolinas. Atualmente, o fármaco com ação esquizonticida tecidual disponível é a primaquina, porém a tafenoquina encontra-se em fase de implementação gradual no Brasil. Medicamentos antimaláricos são dispensados em território nacional para os usuários do Sistema Único de Saúde (SUS) exclusivamente pelo Ministério da Saúde, após confirmação diagnóstica da doença. A Figura 25.9 resume as diretrizes nacionais para o tratamento da malária *vivax*, que inclui uma combinação de fármacos com ação esquizonticida sanguínea e tecidual. Deve-se lembrar que o uso de primaquina é contraindicado em indivíduos geneticamente deficientes da enzima glicose-6-fosfatodesidrogenase (G6 PD) – em função do risco que apresentam de desenvolver hemolítica aguda, por vezes grave –, gestantes – devido ao seu potencial teratogênico –, e crianças menores de 6 meses. Recentemente, a OMS determinou que testes rápidos para detecção dessa deficiência enzimática antecedam o uso de primaquina para o tratamento radical da malária *vivax*.

O tratamento da malária por *P. malariae* se restringe ao emprego de medicamentos que atuem nas formas eritrocíticas, já que não existem hipnozoítos nas infecções causadas por essa espécie. O medicamento por excelência para *P. malariae* é a cloroquina, nas mesmas doses preconizadas para malária por *P. vivax*.

Deve-se dar atenção especial à resistência do parasito, principalmente *P. falciparum*, aos compostos antimaláricos. Entre as cinco espécies de *Plasmodium* que infectam humanos, *P. falciparum* representa o maior desafio para os programas de controle, devido à sua habilidade para desenvolver resistência aos antimaláricos, definida como a capacidade que os parasitos têm de sobreviver ou se multiplicar em doses iguais ou superiores àquelas toleradas pelo hospedeiro, considerando condições de administração e absorção adequadas. Sabe-se que a resistência aos fármacos antimaláricos depende da interação de diversos fatores, como o uso indiscriminado de medicamentos, esquemas inadequados, quimioprofilaxia, baixa qualidade no processo de fabricação, dosagem incorreta, baixa aderência do paciente ao tratamento e interações medicamentosas. A eficácia do tratamento deve ser acompanhada por testes *ex vivo*, moleculares e avaliação da concentração plasmática, sempre que tais técnicas estiverem disponíveis.

A resistência aos antimaláricos tem como base genética mutações *de novo* que conferem falha terapêutica, com subsequente seleção de mutantes que dão origem à população resistente a dado antimalárico. As mutações genômicas são caracterizadas como *single nucleotide polymorphisms* (SNPs), capazes de conferir resistência aos medicamentos. Diversos fatores modulam a resistência, como a frequência intrínseca de mutações, o custo de adaptação do mecanismo de resistência, o grau da pressão seletiva na população parasitária exposta aos antimaláricos (p. ex., dosagem e aderência ao tratamento), o emprego simultâneo de outros antimaláricos, a farmacocinética e a farmacodinâmica dos antimaláricos.

A resistência à cloroquina foi relatada no final da década de 1950, na Ásia, em região de fronteira entre Tailândia e Camboja, disseminando-se pela Malásia e Vietnã no início da década de 1960 e, nos anos seguintes, para todo o Sudeste Asiático. Na mesma época, foi detectada na Colômbia e Venezuela. No Brasil, o primeiro relato foi do início da década de 1960, em Rondônia, disseminando-se em seguida para toda a área de transmissão de malária em nosso país. Assim, hoje a cloroquina só pode ser utilizada para tratamento de *P. vivax* e *P. malariae*. A resistência a esse fármaco surgiu no final da década de

Idade/peso	Dia 1 ☀	Dia 1 ☾	Dia 2 ☀	Dia 2 ☾	Dia 3 ☀	Dia 3 ☾	Dia 4	Dia 5	Dia 6	Dia 7
< 6 meses < 5 kg	AL	AL	AL	AL	AL	AL				
6 a 11 meses 5 a 9 kg	AL	AL 5	AL	AL 5	AL	AL 5	5	5	5	5
1 a 3 anos 10 a 14 kg	CQ	5 5	CQ	5 5	CQ	5 5	5 5	5 5	5 5	5 5
4 a 8 anos 15 a 24 kg	CQ CQ	15	CQ	15	CQ	15	15	15	15	15
9 a 11 anos 25 a 34 kg	CQ CQ	15	CQ CQ	15	CQ CQ	15	15	15	15	15
12 a 14 anos 35 a 49 kg	CQ CQ CQ	15 15	CQ CQ CQ	15 15	CQ CQ CQ	15 15	15 15	15 15	15 15	15 15
> 15 anos 50 a 69 kg	CQ CQ CQ CQ	15 15	CQ CQ CQ	15 15	CQ CQ CQ	15 15	15 15	15 15	15 15	15 15
70 a 89 kg	CQ CQ CQ CQ	15 15 15	CQ CQ CQ	15 15 15	CQ CQ CQ	15 15 15	15 15 15	15 15 15	15 15 15	15 15 15
90 a 120 kg	CQ CQ CQ CQ	15 15 15 15	CQ CQ CQ	15 15 15 15	CQ CQ CQ	15 15 15 15	15 15 15 15	15 15 15 15	15 15 15 15	15 15 15 15

CQ Cloroquina 150 mg   AL Artemeter 20 mg + Lumefantrina 120 mg   5 Primaquina 5 mg   15 Primaquina 15 mg

FIGURA 25.9 Esquema terapêutico indicado para tratamento da malária *vivax*. Adaptada de Guia prático de tratamento da malária – Ministério da Saúde, 2020.

1970, no Quênia e na Tanzânia, disseminando-se para todo o continente africano. Alguns estudos relatam reversão da resistência após interrupção do uso do medicamento, porém esse fenômeno não foi observado no Brasil. Acredita-se que a prevalência de infecção por *P. vivax* na região amazônica tenha levado à fixação da mutação K76T no gene *pfcrt* na população de *P. falciparum*, visto que o fármaco continua a circular entre os hospedeiros. Isolados de *P. falciparum* resistentes ao quinino foram descritos no Sudeste Asiático, na Tailândia e na fronteira entre a Tailândia e o Camboja, no Brasil e na Guiana Francesa, em Papua-Nova Guiné e na África. Logo após a introdução da pirimetamina, em 1952, foi detectada resistência de *P. falciparum* a esse antimalárico na África, disseminando-se rapidamente em áreas de *P. falciparum* e *P. vivax*. A resistência do *P. falciparum* a esse fármaco, mesmo quando usado em combinação com a sulfadoxina, foi descrita no Brasil, atingindo 100% de falha, associada à mutação A108N no gene *pfdhfr*. Detectou-se resistência à mefloquina na fronteira da Tailândia com o Camboja, depois na Tanzânia e no Brasil. Hoje, está disseminada no Sudeste Asiático, sendo descrita também em países africanos e na Índia.

Logo após a introdução do tratamento combinado com artemisinina, foi relatada resistência do *P. falciparum* à combinação de artesunato com mefloquina, na fronteira do Camboja com a Tailândia. De acordo com a OMS, a resistência à artemisinina pressupõe persistência de parasitos após 7 dias de tratamento ou recrudescência dentro de 28 dias a contar do início do tratamento com artemisinina em monoterapia, em concentração plasmática adequada do metabólito ativo di-hidroartemisinina, demora no clareamento parasitário e reduzida sensibilidade *in vitro* à di-hidroartemisinina. Mutações como a C580Y no gene Kelch13 de *P. falciparum* foram associadas à resistência às artemisininas, como artesunato, artemeter e di-hidroartemisinina, antimaláricos de primeira linha associados a um fármaco parceiro, para tratamento dessa espécie de *Plasmodium*. A prevalência dessa mutação em áreas endêmicas para malária é apresentada na Figura 25.10. A cloroquina continua sendo utilizada para tratar a fase eritrocítica do *P. vivax* e do *P. ovale*, mas foi descrita resistência a esse composto em Papua-Nova Guiné, na Indonésia, na Índia, na Colômbia e no Brasil. Quanto à primaquina, é preciso considerar a possibilidade de falha terapêutica, causando recaídas, com percentual que varia de 7,5 a 24,5% no Brasil.

Independentemente do antimalárico, a associação entre as respostas *in vivo* e *in vitro* com mutações genéticas associadas à falha terapêutica representa a melhor alternativa para a compreensão do fenômeno da resistência.

Diante do exposto, o Ministério da Saúde contraindica o uso de monoterapia para o manejo da malária *falciparum*, recomendando sempre a combinação de fármacos eficazes. Atualmente, o esquema considerado de primeira linha para o tratamento das infecções por *P. falciparum* não graves combina um derivado de artemisinina com lumefantrina ou mefloquina (ACT, do inglês – *artemisinina-based combination therapy*). Os esquemas posológicos indicados para pacientes adultos com malária *falciparum* encontram-se sintetizados na Figura 25.11.

Casos graves devem ser tratados em regime de internação hospitalar, utilizando-se esquizonticidas de ação rápida IV. Dá-se preferência ao emprego de esquemas que combinem derivados da artemisinina (p. ex., artesunato ou arteméter) associados a clindamicina. Tão logo o paciente tenha seu quadro clínico estabilizado, deve-se substituir a medicação intravenosa por esquemas administrados por via oral, até completar o tratamento.

PROFILAXIA E CONTROLE

As medidas de controle incluem estratégias de proteção individual e ações em Saúde Pública. Do ponto de vista individual, recomenda-se evitar contato com coleções hídricas ou matas nos horários de maior atividade vetorial (períodos crepuscular e noturno), utilizar vestimentas com calças e mangas compridas, além de repelentes para reduzir o risco de contato com o mosquito transmissor. Por sua vez, as estratégias de controle vetorial em Saúde Pública dependem do uso de inseticidas de ação residual no intradomicílio e o emprego de mosquiteiros impregnados com inseticidas – estratégia atualmente em expansão nas áreas hiperendêmicas do continente africano e nas áreas de maior risco de transmissão da Amazônia. Vale ressaltar que o diagnóstico precoce e o tratamento adequado dos indivíduos infectados contribuem para a redução da transmissão, dado que tais pacientes constituem reservatórios do parasito na comunidade.

Com relação às vacinas, muitos estudos vêm sendo conduzidos valendo-se de estratégias de indução de resposta contra diversas formas parasitárias: esporozoítos, merozoítos, trofozoítos, ou mesmo gametas, cujo fundamento teórico é a produção de anticorpos

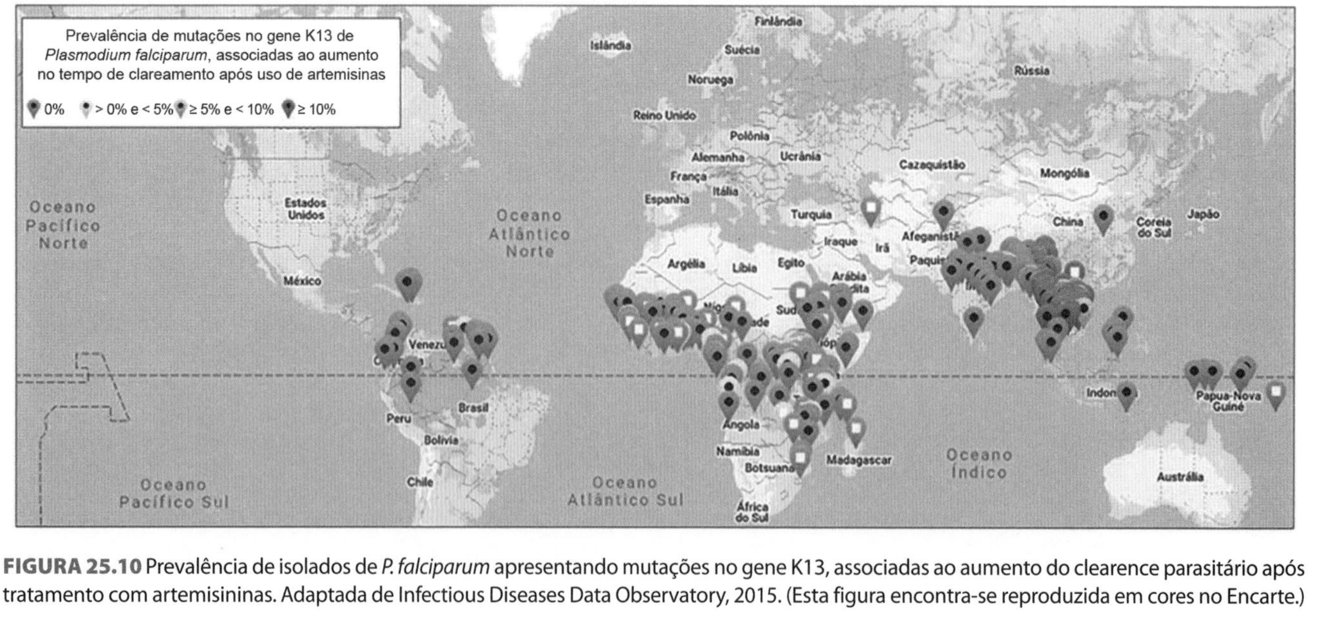

FIGURA 25.10 Prevalência de isolados de *P. falciparum* apresentando mutações no gene K13, associadas ao aumento do clearence parasitário após tratamento com artemisininas. Adaptada de Infectious Diseases Data Observatory, 2015. (Esta figura encontra-se reproduzida em cores no Encarte.)

Idade/peso	Dia 1 ☀	Dia 1 ☾	Dia 2 ☀	Dia 2 ☾	Dia 3 ☀	Dia 3 ☾
< 6 meses < 5 kg	AL	AL	AL	AL	AL	AL
6 a 11 meses 5 a 9 kg 1 a 3 anos 10 a 14 kg	AL	AL 5	AL	AL	AL	AL
4 a 8 anos 15 a 24 kg	AL AL	AL AL 15	AL AL	AL AL	AL AL	AL AL
9 a 11 anos 25 a 34 kg	AL AL AL	AL AL AL 15	AL AL AL	AL AL AL	AL AL AL	AL AL AL
12 a 14 anos 35 a 49 kg	AL AL AL AL	AL AL AL AL 15 15	AL AL AL AL	AL AL AL AL	AL AL AL AL	AL AL AL AL
> 15 anos 50 a 69 kg	AL AL AL AL	AL AL AL AL 15 15	AL AL AL AL	AL AL AL AL	AL AL AL AL	AL AL AL AL
70 a 89 kg	AL AL AL AL	AL AL AL AL 15 15 15	AL AL AL AL	AL AL AL AL	AL AL AL AL	AL AL AL AL
90 a 120 kg	AL AL AL AL	AL AL AL AL 15 15 15	AL AL AL AL	AL AL AL AL	AL AL AL AL	AL AL AL AL

(AL) Artemeter 20 mg + Lumefantrina 120 mg (5) Primaquina 5 mg (15) Primaquina 15 mg

FIGURA 25.11 Esquema terapêutico indicado para tratamento das formas não graves de malária *falciparum*. Adaptada de Guia prático de tratamento da malária – Ministério da Saúde, 2020.

capazes de inibir o desenvolvimento parasitário no vetor, bloqueando a transmissão da doença. Com relação a *P. falciparum*, a vacina pré-eritrocítica RTS,S/AS01E se mostrou segura e eficaz na redução de sintomas clínicos em crianças africanas. Outras vacinas, como a R21/Matrix M e PfSPZ buscam melhorar sua eficácia.

Embora previsto em diretrizes divulgadas em outros países, o uso de antimálaricos como quimioprofilaxia para viajantes suscetíveis que se deslocam para áreas onde há risco de transmissão da doença, não é recomendado pelo Ministério da Saúde do Brasil, tendo em vista o forte predomínio de infecção por *P. vivax* na Amazônia, aliado ao receio de seleção de cepas resistentes de *P. falciparum*. Nesse contexto, o diagnóstico precoce e o pronto tratamento dos casos febris parecem ser a estratégica mais vantajosa.

A OMS avalia que marcos importantes foram obtidos no cenário global de controle da malária nas últimas 2 décadas, com 1,5 bilhão de casos evitados e 7,6 milhões de vidas salvas. A África reduziu o número de mortes por malária de 680.000 em 2000 para 384.000 em 2019. No Sudeste Asiático houve redução de casos e mortes de 73% e na Índia houve queda de casos de 20 milhões para 6 milhões. A doença foi eliminada em 21 países nas últimas duas décadas, dez deles certificados pela OMS como livres de malária. Na região do Grande Mekong houve redução de 97% nos casos de *P. falciparum*, a espécie mais importante pela letalidade e resistência aos antimaláricos. Porém, nos últimos 3 anos houve estabilização nos números da casos, levando a OMS a propor um novo direcionamento das intervenções e recursos para combater a malária, integrados com esforços para uma cobertura universal de saúde.

BIBLIOGRAFIA

Abul Faiz M, Rashid R, Palit R *et al.* ParaSight-F test results in cerebral malaria patients before and after treatment in Chittagong Medical College Hospital, Bangladesh. Trans R Soc Trop Med Hyg. 2000;94:56-7.

Aly AS, Vaughan AM, Kappe SH. Malaria parasite development in the mosquito and infection of the mammalian host. Annu Rev Microbiol. 2009;63:195-221.

Boulos M, Amato Neto V, Dutra AP, Di Santi SM, Shiroma M. Frequency of malaria relapse due to Plasmodium vivax in a non-endemic region (São Paulo, Brazil). Rev Inst Med Trop. 1991;33:143-6.

Boulos M, Di Santi SM, Barata LCB, Segurado AAC, Dutra AP, Camargo Neves VLF. Some aspects of treatment, prophylaxis and chemoresistance of Plasmodium falciparum malaria. Mem Inst Oswaldo Cruz. 1986;81:255-7.

Brasil. MS/SVS. Boletim Epidemiológico da Secretaria de Vigilância em Saúde/Ministério da Saúde. 2020;51(17):47.

Brasil. MS/SVS. Malária – Brasil. Ministério da Saúde – CGPNCM/DEVIT/SVS/MS, Brasília, Distrito Federal, Brazil.

Brasil. Ministério da Saúde. Secretaria de Vigilância em Saúde. Departamento de Imunização e Doenças Transmissíveis. Guia de tratamento da malária no Brasil. Ministério da Saúde, Secretaria de Vigilância em Saúde, Departamento de Imunização e Doenças Transmissíveis. Brasília: Ministério da Saúde; 2020.

Carter R, Mendis KN. Evolutionary and Historical Aspects of the Burden of Malaria. Clinical Microbiology Reviews. 2002;15(4):564-94.

Cox-Singh J, Davis TME, Lee KS *et al.* Plasmodium knowlesi malaria in human is widely distributed and potentially life threatening. Clin Infect Dis. 2008;46:165-71.

Crompton PD, Moebius J, Portugal S *et al.* Malaria immunity in man and mosquito: insights into unsolved mysteries of a deadly infectious disease. Annu Rev Immunol. 2014;32:157-87.

Deane LM, Caussey Or, Deane MP. Notas sobre a distribuição e a biologia dos anofelinos das regiões nordestina e amazônica do Brasil. Rev Serv Esp Saúde Pública. 1948;1:826-965.

Doolan DL, Dobano C, Baird JK. Acquired immunity to malaria. Clin Microbiol Rev. 2009;22:13-36.

Duffy PE, Patrick Gorres J. Malaria vaccines since 2000: progress, priorities, products. NPJ Vaccines. 2020;5(1):48.

Forattini OP. Culicidologia Médica. São Paulo: Editora Universidade de São Paulo; 2002.

Gamboa D, Ho MF, Bendezu J *et al.* A large proportion of P. falciparum isolates in the Amazon region of Peru lack pfhrp2 and pfhrp3: implications for malaria rapid diagnostic tests. PLoS One. 2010;25(5):e8091.

Gazzinelli RT, Kalantari P, Fitzgerald Ka, Golenbeck DT. Innate sensing of malaria parasites. Nature Rev Immunol. 2014;14:744-57.

Hadley TJ, Klotz FW, Miller LH. Invasion of erythrocytes by malaria parasites: a cellular and molecular overview. Annu Rev Microbiol. 1986;40:451-77.

Harinasuta T, Suntharasamai P, Viravan C. Chloroquine-resistant falciparum malaria in Thailand. Lancet. 1965;2:657-60.

Infectious Diseases Data Observatory (IDDO, 2015): Artemisinin Molecular Surveyor. Infectious Diseases Data Observatory. (InteractiveResource.) Disponível em: http://www.wwarn.org/molecular/surveyor/k13/index.html?t=201608031200#0.

Inoue J, Machado CM, Lima GF, Nascimento MJ, Colturato VR, Di Santi SM. The monitoring of hematopoietic stem cell transplant donors and recipients from endemic areas for malaria. Rev Inst Med Trop. 2010;52:281-4.

Josling GA, Russell TJ, Venezia J *et al.* Dissecting the role of PfAP2-G in malaria gametocytogenesis. Nat Commun. 2020;11,1503.

Krotoski WA. The hypnozoite and malarial relapse. Prog Clin Parasitol. 1989;1:1-19.

Lima GFMC, Levi JE, Geraldi MP *et al.* Malaria diagnosis from pooled blood samples: comparative analysis of real-time PCR, nested PCR and immunoassay as a platform for the molecular and serological diagnosis of malaria on a large -scale. MIOC. 2011;106:691-700.

Miller LH, Baruch DI, Marsh K, Doumbo OK. The pathogenic basis of malaria. Nature. 2002;415:673-9.

Moody A. Rapid Diagnostic tests for malaria parasites. Clin Microbiol Rev. 2002;15:66-78.

Moore DV, Lanier JE. Observations on two Plasmodium falciparum infections with an abnormal response to chloroquine. Am J Trop Med Hyg. 1961;10:5-9.

Peterson DS, Di Santi SM, Povoa M, Calvosa VS, Do Rosario VE, Wellems TE. Prevalence of the dihydrofolate reductase Asn-108 mutation as the basis for pyrimethamine-resistant falciparum malaria in the Brazilian Amazon. Am J Trop Med Hyg. 1991;45:492-7.

Plowe, CV. The evolution of drug-resistant malaria. Trans R Soc Trop Med Hyg. 2009;103:11-4.

Price L, Planche T, Rayner C, Krishna S. Acute respiratory distress syndrome in Plasmodium vivax malaria: case report and review of the literature. Trans R Soc Trop Med Hyg. 2007;101:655-9.

Ross R. An improved method for microscopical diagnosis of intermittent fevers. Lancet. 1903;1:86-7.

Segurado AA, Di Santi SM, Shiroma M. *In vivo* and *in vitro* Plasmodium falciparum resistance to chloroquine, amodiaquine and quinine in the Brazilian Amazon. Rev Inst Med Trop. 1997;39:85-90.

Snounou G, Viriyakosol S, Zhu XP, Jarra W, Pinheiro L, do Rosário VE, Thaithong S, Brown KN. High sensitivity of detection of human malaria parasites by the use of nested polymerase chain reaction. Mol Biochem Parasitol. 1993;61:315-20.

Sturm A, Amino R, van de Sand C, Regen T *et al.* Manipulation of host hepatocytes by the malaria parasite for delivery into liver sinusoids. Science. 2006;313:1287-90.

Vaughan AM, Aly ASI, Kappe SHI. Malaria parasite pre-erythrocytic stage infection: Gliding and hiding. Cell Host Microbe. 2008;4:209-18.

WHO. Malaria Policy Advisory Committee and Secretariat. Malaria Policy Advisory Committee to the WHO: conclusions and recommendations of seventh biannual meeting. Malar J. 2015; Aug 5;14:295.

WHO. Guidelines for the Treatment of Malaria. 3. ed. Geneva: WHO Press; 2015.

WHO. World malaria report 2020: 20 years of global progress and challenges. Geneva:World Health Organization; 2020. Licence: CC BY-NC-SA 3.0 IGO.

WHO. Malaria. Key facts.

26 Leishmanioses

Marcelo Simão Ferreira • Reynaldo Dietze

INTRODUÇÃO

As leishmanioses são infecções parasitárias causadas por protozoários do gênero *Leishmania* e transmitidas ao ser humano por dípteros da subfamília Phlebotominae. Clinicamente, apresentam-se sob duas formas: tegumentar e visceral. São infecções frequentes no Brasil e em várias partes do mundo – há registros de ocorrências em cinco continentes. Casos dessas parasitoses têm sido observados nas Américas desde o seu descobrimento, com a descrição de lesões cutâneas e mucosas em índios e em indivíduos que penetravam na região da Cordilheira dos Andes. No início do século 20, ocorreram epidemias de leishmaniose cutaneomucosa em vários estados, coincidindo com a derrubada de matas e a colonização do interior dos estados. Em 1912, Gaspar Viana mudou a evolução desses pacientes ao descobrir que o tártaro emético curava a doença.

A primeira descrição de leishmaniose visceral na América do Sul se deu no Paraguai, quando um caso dessa forma clínica foi necropsiado, sendo o paciente em questão proveniente do Mato Grosso, Brasil. Casos também foram confirmados em nosso meio, através da análise histopatológica de fígados obtidos por viscerotomia, prática rotineira para diagnóstico *post mortem* da febre amarela. Em 1936, Evandro Chagas descreveu os primeiros pacientes vivos com a doença, e no início dos anos 1950 mais de 300 casos de leishmaniose visceral (calazar) já haviam sido diagnosticados no país.

Focos classicamente descritos dessa protozoose em nosso meio (p. ex., Sobral, no Ceará e Jacobina, na Bahia) permanecem como importantes áreas endêmicas, ao lado de outras mais recentes, em particular grandes capitais de vários estados, onde a infecção rapidamente se urbanizou (p. ex., Teresina, no Piauí, Campo Grande, no Mato Grosso do Sul e Belo Horizonte, em Minas Gerais).

TAXONOMIA E CICLO EVOLUTIVO

Os protozoários do gênero *Leishmania* pertencem à ordem Kinetoplastida, família Trypanosomatidade, e apresentam dois subgêneros: *Viannia* e *Leishmania*. Hoje, são conhecidas 14 espécies:

- *Leishmania* (*Leishmania*) *major*
- *Leishmania* (*Leishmania*) *tropica*
- *Leishmania* (*Leishmania*) *aethiopica*
- *Leishmania* (*Leishmania*) *infantum*
- *Leishmania* (*Viannia*) *braziliensis*
- *Leishmania* (*Viannia*) *amazonensis*
- *Leishmania* (*Viannia*) *guyanensis*
- *Leishmania* (*Viannia*) *panamensis*
- *Leishmania* (*Leishmania*) *mexicana*
- *Leishmania* (*Leishmania*) *pijanoi*
- *Leishmania* (*Leishmania*) *venezuelensis*
- *Leishmania* (*Viannia*) *peruviana*
- *Leishmania* (*Viannia*) *shawi*
- *Leishmania* (*Viannia*) *lansoni.*

L. major, *Leishmania tropica*, *Leishmania aethiopica* e *Leishmania infantum* são espécies próprias do Velho Mundo, com ampla distribuição na Europa, no Oriente Médio e no Norte da África. A *L. infantun* é responsável pela forma visceral da doença. *L. major*, *Leishmania tropica*, *Leishmania aethiopica* causam as formas cutâneas, embora esporadicamente possam causar também doença sistêmica (*L. tropica*).

Todas as demais espécies causam doença cutânea, mucosa ou raramente visceral na América latina, com maior prevalência no Brasil, onde predominam *L. braziliensis*, *L. amazonensis* e *L. guyanensis*, esta restrita à região Amazônica. O agente da leishmaniose visceral nas Américas é *L. infantum* e a espécie *chagasi*; anteriormente imputada como agente etiológico neste continente, é considerada hoje idêntica à primeira, devendo ser desconsiderada. Na Índia, a leshmaniose visceral, tão frequente no norte do país, é causada por outra espécie, *L.* (*ℓ*). *donovani*, que parece causar doença também em algumas regiões da África, do Nepal e de Bangladesh.

O parasito se apresenta na natureza sob duas formas: (a) promastigota, forma flagelada que se multiplica por divisão binária no intestino médio do vetor (mosquito); e (b) amastigota, aflagelada, encontrada no interior dos macrófagos humanos e dos mamíferos reservatórios na natureza. Ambas possuem organela considerada característica da espécie, o cinetoplasto, grande mitocôndria que alberga um filamento de DNA, denominado K-DNA.

Na natureza, o ciclo vital do parasito apresenta dois momentos: o mosquito-fêmea infectado com os promastigotas inocula na pele dos hospedeiros vertebrados (incluindo ser humano) esses microrganismos, que rapidamente penetram em macrófagos locais, e posteriormente, em viscerais (no caso do calazar), transformando-se em amastigotas dentro do fagossomo. Os amastigotas se multiplicam por divisão binária, ocupando quase todo o citoplasma da célula, que se rompe, liberando os parasitos que infectarão novos macrófagos. O vetor, ao picar o hospedeiro vertebrado com a doença, ingere sangue com macrófagos infectados; no tubo digestivo do vetor, os amastigotas se transformam em promastigotas, que aderem ao epitélio intestinal do inseto, multiplicam-se e diferenciam-se em promastigotas metacíclicos, completando o ciclo. As amastigotas conseguem sobreviver íntegras dentro dos macrófagos por meio de vários mecanismos de evasão, como modificação dos componentes da sua membrana plasmática, alteração do pH do fagossomo e inibição da fusão do fagossomo ao lisossomo.

As leishmanioses são zoonoses, e a manutenção do seu ciclo depende de reservatórios na natureza, embora haja exceções, como *L. tropica* e *L. donovani*, que causam doença exclusivamente no ser humano, podendo, portanto, ser consideradas como antroponóticas. No Brasil, há inúmeros reservatórios dos parasitos responsáveis pela forma tegumentar, incluindo cães domésticos, cavalos, muares, além de diversos animais silvestres (roedores, edentados, marsupiais etc.). Na forma visceral, os reservatórios mais importantes são o cão doméstico, as raposas silvestres e, eventualmente, alguns marsupiais.

Os insetos vetores das leishmanioses no Novo Mundo incluem espécies dos gêneros *Lutzomyia* e *Psychodopygus* (Diptera, Phebotominae), sendo conhecidos popularmente como flebotomíneos, mosquito-palha ou birigui. São pequenos (2 a 3 mm), de coloração amarelada, têm hábitos vespertinos, pousam com asas abertas e têm voos muito curtos (50 a 300 metros). Somente as fêmeas são hematófagas, portanto, apenas elas transmitem a doença. Os vetores mais importantes das leishmanioses tegumentares são *Lutzomya intermedia* e *Lutzomya whitmani*, ambos vetores da *L.* (*V.*) *braziliensis*. Na leishmaniose visceral, o principal vetor é *Lutzomya longipalpis*, inseto amplamente distribuído por todo o Brasil, o que contribuiu para a rápida disseminação dessa entidade mórbida no país. Recentemente, outro vetor, *Lutzomya cruzi*, foi encontrado infectado e transmitindo a doença no Mato Grosso do Sul. Ambas as espécies são encontradas no peridomicílio e também se alimentam em cães e outros animais domésticos (p. ex., aves domésticas).

EPIDEMIOLOGIA

Ambas as formas clínicas da leishmaniose humana estão amplamente distribuídas por toda a América Latina, onde o Brasil lidera as estatísticas com o maior número de casos notificados. Calcula-se que cerca de 65 mil novos casos da forma tegumentar e cerca de 5 mil da forma visceral ocorram anualmente nos países latino-americanos, desde o Sul dos EUA (Texas) até o norte da Argentina. Não há relatos de casos no Chile e em muitas ilhas do Caribe.

No Brasil, houve diminuição do número de notificações de leishmaniose tegumentar nos últimos anos, (de 22,94/100 mil habitantes nos anos 1990 para 16,4/100 mil em 2010). Há predomínio de casos na região Amazônica (36,4%) e no Nordeste, sendo a Bahia o estado com mais notificações. Os estados do Maranhão e Mato Grosso também notificam grande número de casos. Ao todo, cerca de 16 mil novos casos, são notificados anualmente ao Ministério da Saúde do Brasil (15.500 casos em 2019).

Com relação à leishmaniose visceral, houve expansão geográfica da doença com aumento expressivo da incidência anual de casos na maioria dos estados brasileiros. Nos últimos anos, a doença antes predominante no Nordeste, foi responsável pela notificação de centenas de casos nos estados de São Paulo, Mato Grosso do Sul, Tocantins e Pará. Focos recentes também foram detectados em São Borja, Rio Grande do Sul, na fronteira com a Argentina e também na capital Porto Alegre. Nos últimos anos, o Brasil tem registrado um número constante de casos, variando entre 3.500 e 4 mil casos anuais (3.526 casos em 2010); o número de óbitos anuais devido à doença tem variado de 170 a 280 (5 a 8%) nos últimos 5 anos (3.466 em 2018), com predomínio nas faixas etárias extremas (primeiros 4 anos e após os 50 anos). Outro aspecto peculiar da doença em nosso país é a rápida urbanização da doença. Como já referido, várias capitais brasileiras e outras cidades do interior dos estados (Bauru e Araçatuba, em São Paulo, e Uberlândia, em Minas Gerais) apresentam altos índices de transmissão da doença, com ampla distribuição dos vetores e de cães infectados em vários bairros das referidas cidades. Ainda assim, no Brasil, a leishmaniose visceral continua ligada a vários fatores ambientais considerados clássicos para a doença, como a pobreza, as secas (no Nordeste), a desnutrição infantil, o êxodo rural-urbano (responsável pela urbanização da doença) e a deterioração das condições de vida e de moradia em muitas áreas endêmicas do Brasil.

Outros países latino-americanos têm notificado casos da doença, como Argentina (predomínio no norte do país), Venezuela (50 casos por ano), Colômbia (70 casos por ano), México, Paraguai, Bolívia e Equador. Nesses locais, a epidemiologia do calazar tem sido semelhante à no Brasil, com o cão doméstico sendo o reservatório mais importante.

O calazar é endêmico em várias regiões do mundo, em que se estima que 500 mil novos casos da doença são diagnosticados a cada ano. Focos da doença também foram descritos nos países mediterrâneos europeus, na África (norte da África, Oriente Médio, Sudão e Quênia) e na Ásia (Índia e China). Nesses locais, a doença pode ser explosiva, epidêmica e causar centenas de milhares de casos com elevada letalidade (Índia, Sudão). Na Europa, houve incremento acentuado do número de casos em pacientes HIV-positivos, particularmente na Espanha, Itália, França e Grécia, tendo a maioria dos diagnósticos ocorrido na era pré-terapia antirretroviral altamente ativa (HAART), nos anos 1990. Após a introdução da terapia antirretroviral, em 1996, houve queda acentuada do número de pacientes com essa coinfecção. Surtos recentes da doença têm sido detectados no norte da Itália e nas cercanias de Madri, capital da Espanha, onde as lebres funcionaram como reservatórios da doença.

PATOGENIA E PATOLOGIA

As leishmanias são parasitos intracelulares. O curso da infecção depende da resposta mediada por células. Após a sua penetração – pela pele, através da picada do inseto vetor –, as células dendríticas e os macrófagos locais infectados migram aos gânglios linfáticos satélites, processam os antígenos parasitários e os apresentam aos linfócitos T. A produção de IFN-γ por essas células ativadas estimula os macrófagos a produzir radicais livres de oxigênio e óxido nítrico, que destroem os parasitos. Na leishmaniose visceral e na forma cutânea difusa da doença, há baixa produção de IFN-γ, e a infecção se torna disseminada, com abundantes amastigotas nos macrófagos. Nas formas cutâneas primárias, que tendem à cura espontânea, e na leishmaniose visceral assintomática, a resposta celular é vigorosa, com produção significativa dessa citocina e do fator de necrose tumoral alfa (TNF-α), ambos fundamentais na destruição dos parasitos (resposta imune celular do tipo Th1). A resposta imune do tipo Th2 também é ativada com a produção de interleucina-10 (IL-10), que modula a resposta imunoinflamatória. O mecanismo pelo qual se dá a úlcera ainda é obscuro, e há evidências de que fenômenos vasculíticos participem do processo.

No calazar, a polarização da resposta imune celular é mais nítida do que na forma tegumentar da doença. Os indivíduos que desenvolvem a forma sintomática da doença mostram resposta imunitária nitidamente do tipo Th2, com produção exacerbada de IL-4, IL-5, IL-10 e fator transformador do crescimento beta (TGF-β) e baixa produção de IFN-γ e IL-2; essa resposta também está associada à estimulação de linfócitos B e à produção de anticorpos específicos contra os parasitos. Há grande número de indivíduos que, apesar de viverem em zonas endêmicas e mesmo se infectarem, não desenvolvem doença clínica, por produzirem vigorosa resposta do tipo Th1, com grande produção de IL-2 e IFN-γ. Importante destacar que a imunidade humoral não é protetora, e os anticorpos não são neutralizantes. Em regra, os parasitos parecem persistir após a "cura" dessas protozooses, havendo possibilidade de recidivas da doença, após a instalação de condições imunodepressoras da imunidade celular.

Os aspectos histopatológicos das leishmanioses variam de acordo com a fase da infecção e o perfil imunológico do hospedeiro. Nas fases iniciais do processo na pele, antes do aparecimento da úlcera, a derme superficial mostra infiltrado inflamatório denso, com células inflamatórias (macrófagos que podem conter parasitos, neutrófilos, eosinófilos, linfócitos e plasmócitos). Com o decorrer do processo, os parasitos tendem a desaparecer, o que coincide com a formação de granulomas. A imuno-histoquímica pode ser ferramenta muito útil na detecção dos protozoários em tecido, possibilitando a sua visualização em até 70% dos casos. Ocorre inflamação granulomatosa em até 80% dos casos, com células gigantes e epitelioides. Ocasionalmente, pode ocorrer necrose caseosa ou fibrinoide. Vasculite é achado frequente nas formas cutâneas e mucosas da doença, e, como já referido, parece contribuir substancialmente para a ulceração da lesão. Nas fases tardias, pode-se observar fibrose cicatricial.

Na leishmaniose cutânea difusa, o infiltrado é monótono e constituído de macrófagos com citoplasma vacuolizado, contendo grande quantidade de amastigotas. Não há formação de granulomas, e as lesões não se ulceram. A infiltração inflamatória por linfócitos e plasmócitos é escassa, e não há vasculite ou necrose caseosa ou fibrinoide.

Na leishmaniose visceral, o quadro morfológico parece ser semelhante nas várias áreas endêmicas estudadas. O quadro geral mostra, nos diversos órgãos acometidos, hipertrofia e hiperplasia do sistema fagocítico-mononuclear, com amastigotas no interior das células. Os órgãos mais acometidos pela enfermidade são o fígado, o baço, a medula óssea, os linfonodos, rins, pulmões e o tecido linfoide intestinal. Em todos esses órgãos, observa-se infiltração de plasmócitos e importante reatividade do interstício, com alterações fibrilares, celulares e da matriz extracelular. No fígado, descrevem-se três padrões de alterações morfológicas:

- Padrão típico: observa-se hepatomegalia acentuada, mas o órgão se mostra liso, sem sinais de cirrotização, mesmo nos casos avançados da doença. Microscopicamente, observam-se hiperplasia e hipertrofia das células de Kupffer (frequentemente com parasitos no seu interior), infiltração inflamatória lobular e portal (por linfócitos, plasmócitos e macrófagos) e esteatose hepatocitária macro e microvesicular. Ocasionalmente, podem ocorrer áreas focais de necrose e apoptose. A imuno-histoquímica pode confirmar se há parasitos em macrófagos e nos espaços de Disse
- Padrão nodular: formam-se agregados de células mononucleares (plasmócitos, linfócitos T CD4 e macrófagos) com escassos parasitos de permeio. Granulomas verdadeiros raramente são encontrados nas amostras de tecido, mas alterações do padrão típico se superpõem a estes achados. A imuno-histoquímica pode aqui também ser arma valiosa na confirmação do diagnóstico (Figura 26.1)
- Padrão fibrogênico: ocorre nas formas crônicas de longa duração da doença, em que se observa **fibrose intralobular**, difusa, que atrofia as lâminas de hepatócitos, comprime os sinusoides e pode produzir sinais de hipertensão portal. A coloração para reticulina revela fibras colágenas nos espaços de Disse, onde também se pode encontrar imunoglobulinas (IgM, IgG e IgA) e material antigênico dos parasitos (por imuno-histoquímica). Essa fibrose é conhecida por fibrose de Rogers e é semelhante àquela vista na sífilis congênita. Como já referido, não há cirrose, pois não ocorre regeneração nodular dos hepatócitos (Figura 26.2).

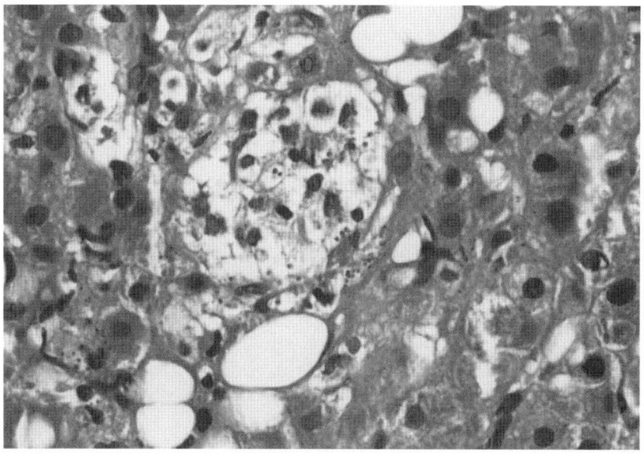

FIGURA 26.1 Biopsia hepática obtida de paciente com leishmaniose visceral; observar nódulos histiocitários contendo amastigotas (HE – 400×). (Esta figura encontra-se reproduzida em cores no Encarte.)

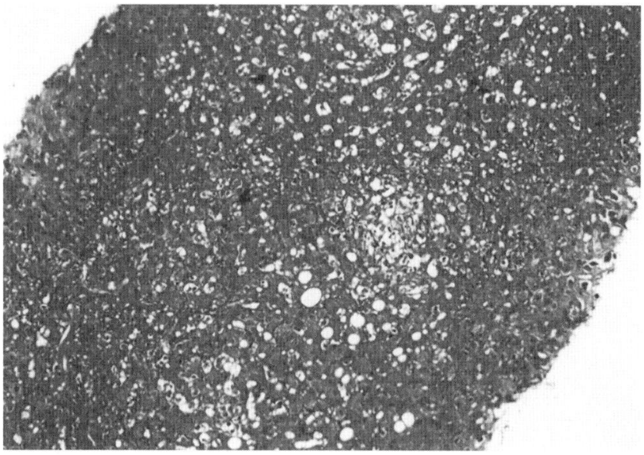

FIGURA 26.2 Biopsia hepática obtida de paciente com leishmaniose visceral; observar fibrose intralobular difusa (fibrose de Rogers) (Masson, 400×). (Esta figura encontra-se reproduzida em cores no Encarte.)

A esplenomegalia volumosa vista nessa doença resulta da reatividade intensa do sistema fagocítico-mononuclear e da intensa congestão do órgão. A plasmocitose é abundante nos sinusoides e nos cordões de Billroth. O calazar produz a maior esplenomegalia da infância, e o baço é sem dúvida o órgão com maior concentração de parasitos. Na medula óssea, observa-se hipocelularidade da série granulocítica, com parada da maturação, que resulta em neutropenia periférica. Há comprometimento também das maturações eritropoética e megacariocítica. Parasitos são frequentes no interior dos macrófagos. Nos pulmões, observa-se pneumonia intersticial em até 77% dos casos e espessamento dos septos alveolares, com macrófagos, linfócitos e plasmócitos nesse local. O comprometimento septal é multifocal, e pode-se encontrar parasitos no interior dos macrófagos em até 30% dos casos necropsiados. Infecções bacterianas secundárias são frequentes nos pulmões desses pacientes, em particular nos que evoluem para o óbito. Os rins também se mostram comprometidos nessa infecção, onde se observa nefrite intersticial que pode evoluir para insuficiência renal. O comprometimento glomerular é moderado e pode levar a alterações no sedimento urinário (proteinúria, hematúria). Pode se desenvolver amiloidose renal nos casos avançados da doença. Ocorrem alterações nos gânglios linfáticos e no tecido linfoide intestinal, com hipertrofia e hiperplasia macrofágica, plasmocitose e, às vezes, amastigotas do parasito.

QUADRO CLÍNICO

Neste tópico, será analisado o quadro clínico das formas cutâneas, mucosas e visceral, separadamente, e formas mistas.

Leishmaniose tegumentar

Formas cutâneas

A lesão inicial ocorre no local da picada do inseto vetor, surgindo 2 semanas a 3 meses após a inoculação do parasito. A lesão começa com uma pápula eritematosa, que evolui para nódulo, muitas vezes envolvendo os linfonodos satélites. Essa fase inicial pode se resolver espontaneamente ou o nódulo pode evoluir progressivamente para úlcera, característica da doença. Esta, em sua forma típica, mostra-se com aspecto circular ou ovalado, com bordas elevadas, fundo granuloso, avermelhado, com escassa secreção serossanguinolenta e nítido halo eritematovioláceo circundando a lesão. Em geral, a lesão é única (em 2/3 dos casos), podendo haver duas, três ou mais lesões em outros locais do tegumento cutâneo. Outras formas de apresentação da doença incluem vários tipos de lesões dermatológicas, como: vegetantes, verrucosas, noduloulceradas, ulcerovegetantes, sarcoídicas e linfangíticas nodulares (semelhantes à esporotricose). É necessário realizar diagnóstico diferencial com várias outras dermatoses com quadro clínico similar, como: esporotricose (formas linfangítica e verrucosa), cromoblastomicose (verrucosa), paracoccidioidomicose (forma ulcerada), tuberculose (verrucosa), histoplasmose (ulcerada) e carcinoma epidermoide (ulcerada, ulcerovegetante) (Figuras 26.3 e 26.4). Raramente, pode haver disseminação dos parasitos por via hematogênica (2% dos casos), a partir da lesão cutânea primária, ocasionando múltiplas lesões cutâneas (papulares ou ulceradas) e, mesmo, mucosas – estas encontradas em até 70% dos casos (principalmente na mucosa nasal). Em geral, esse fenômeno ocorre nos três primeiros meses após o surgimento do quadro inicial. Pode-se observar quadro clínico semelhante em pacientes imunodeprimidos, particularmente em portadores de HIV, em fase avançada da doença.

Formas mucosas

Em geral, a doença leishmaniótica mucosa ocorre vários meses ou anos após o quadro cutâneo primário, resultando, portanto, de recidiva da enfermidade, principalmente quando esta for causada por *L. brasiliensis*, e raramente por *L. amazonensis*. Essas formas ocorrem, de preferência, nas vias respiratórias superiores, acometendo as estruturas mais resfriadas pela passagem do ar inspirado. Na fase inicial, ocorrem hiperemia e infiltração inflamatória local, particularmente no septo nasal, com aumento de volume da parte afetada, levando o paciente a se queixar de desconforto, ardência, obstrução nasal, aumento de secreção e, às vezes, de pequenos sangramentos. Com a evolução da doença, as lesões assumem carácter ulcerativo, mutilante, levando à destruição do septo nasal e ao desabamento da pirâmide nasal (nariz de tapir) (Figura 26.5). Alguns pacientes mostram rápida evolução da doença, mas muitos permanecem com lesões mais discretas (perfuração do septo nasal) por meses ou anos, sem comprometer o aspecto externo do rosto. Além do nariz, também ocorrem lesões do aspecto ulcerado, fagedênico e infiltrativo nos lábios, boca, orofaringe e laringe. O comprometimento nesses locais pode ser intenso, levando a lesões desfigurantes na face, destruição da úvula e dos pilares amigdalianos, infiltração e ulceração das cordas vocais, podendo causar distúrbios da deglutição, dificuldade respiratória, rouquidão e disfonia. A frequência da ocorrência de lesões mucosas após a lesão cutânea primária é baixa (da ordem de 3 a 5%), sendo mais frequente naqueles pacientes cuja doença cutânea primária evoluiu para a cura espontaneamente.

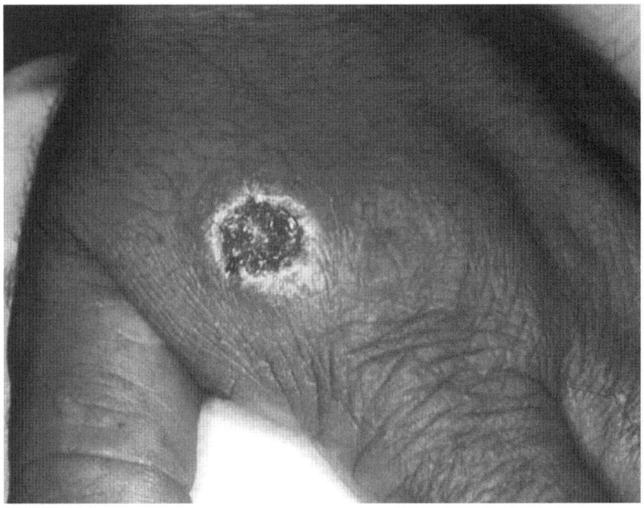

FIGURA 26.4 Leishmaniose cutânea, forma ulcerada franca. (Esta figura encontra-se reproduzida em cores no Encarte.)

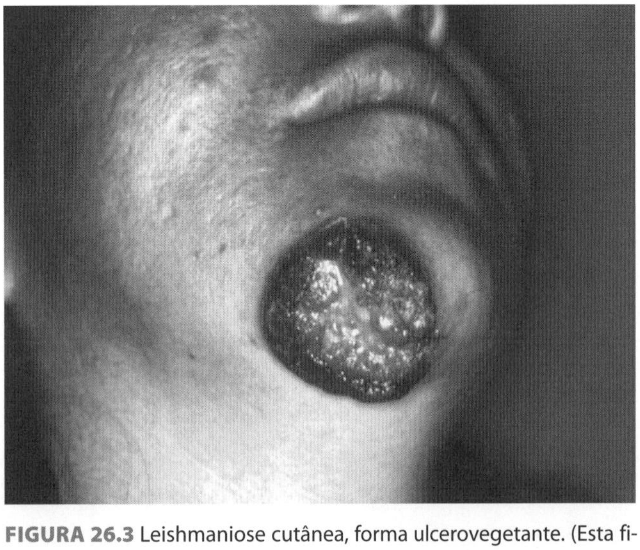

FIGURA 26.3 Leishmaniose cutânea, forma ulcerovegetante. (Esta figura encontra-se reproduzida em cores no Encarte.)

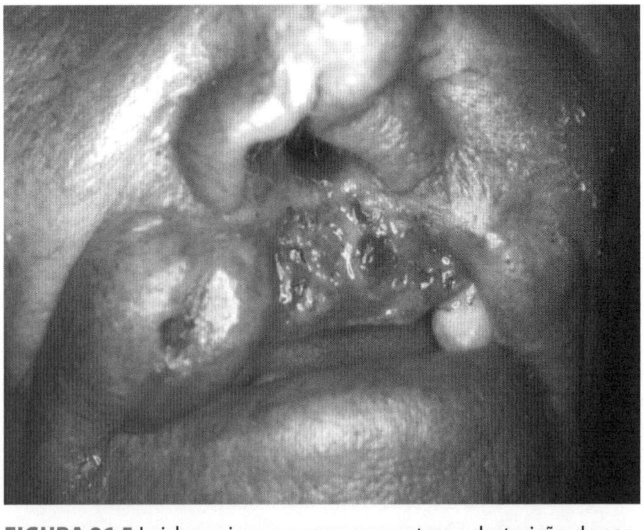

FIGURA 26.5 Leishmaniose mucosa com extensa destruição do septo nasal e do lábio superior. (Esta figura encontra-se reproduzida em cores no Encarte.)

A leishmaniose mucosa deve ser diferenciada de outras patologias granulomatosas e neoplásicas que afetam essa região, entre as quais destacam-se: paracoccidioidomicose, histoplasmose, hanseníase, sífilis terciária, granuloma necrosante da linha média e carcinomas epidermoides invasivos.

Formas mistas

Concomitância entre lesões cutâneas e mucosas é pouco frequente, mas pode ocorrer e, em geral, resulta da disseminação hematogênica do parasito a partir de lesões cutâneas. Costuma ser causada por *L. braziliensis*.

A leishmaniose dérmica pós-calazar é erupção crônica da pele que aparece após tratamento aparentemente eficaz da forma visceral da doença. Na Índia, é mais comum após as infecções por *L. donovani*. É considerada uma forma de reconstituição imune contra o parasito, com a recuperação da imunidade celular após o tratamento. Ocorre excepcionalmente nos casos brasileiros de leishmaniose visceral. Às vezes, pode surgir meses ou anos após a infecção, que pode inclusive ser assintomática. Inicia-se como máculas eritematosas e pápulas em áreas perinasais na face, que progridem para placas infiltradas e nódulos que se espalham pelo tronco e membros. Parasitos são detectados nas lesões à histopatologia, e tais pacientes podem ser fontes de infecção para flebotomíneos em áreas endêmicas.

Forma cutânea difusa

Representa o polo anérgico da doença. É condição rara, associada, no Brasil, à infecção por *L. amazonensis*. Ocorre nas Américas do Sul e Central, e na Etiópia, na África, onde o agente etiológico é *L. aethiopica*. Caracteriza-se clinicamente por apresentar, na pele, múltiplos nódulos, pápulas e placas infiltradas, sem ulceração. Não há envolvimento mucoso, e as lesões se concentram em áreas expostas do corpo. Histologicamente, como já referido, as lesões apresentam grandes quantidades de parasitos no interior de macrófagos, sem formação de granulomas. Esses pacientes mostram, portanto, imunodepressão celular seletiva contra protozoários do gênero *Leishmania*. O diagnóstico diferencial deve ser feito principalmente com a hanseníase e com neoplasias linfoides da pele (linfomas cutâneos).

Leishmaniose tegumentar em pacientes HIV-positivos

A leishmaniose tegumentar pode ocorrer em pacientes infectados pelo vírus da imunodeficiência humana (HIV); há dezenas de casos descritos na literatura, inclusive no Brasil. Nesses pacientes, as lesões cutâneas são polimorfas, atípicas e de difícil diagnóstico diferencial. Costumam ser disseminadas, podem simular a forma difusa da moléstia e frequentemente são recidivantes. Espécies dermotrópicas (p. ex., *L. braziliensis*) podem causar doença visceral, e *L. infantum* pode causar doença cutânea exclusiva. Em geral, a histopatologia dessas lesões mostra grande quantidade de parasitos com pobre infiltrado leucocitário. Com o tratamento, a cicatrização das lesões é lenta e frequentemente incompleta. Leishmaniose dérmica pós-calazar pode ocorrer em coinfectados. Nestes pacientes, pode ocorrer síndrome da reconstituição imune, com exacerbação das lesões cutâneas ou surgimento de novas lesões, após a introdução do tratamento antirretroviral de alta potência.

Leishmaniose visceral | Calazar

É importante destacar que, na leishmaniose visceral (LV), apenas 5% das pessoas infectadas pela *L. infantum* desenvolverão doença clinicamente manifesta. Formas assintomáticas, portanto, são bastante comuns em áreas endêmicas, reflexo de resposta imune celular Th1 adequada no controle da doença.

A variação típica do período de incubação é de 2 a 5 meses, mas pode abranger de poucas semanas a vários anos. O início do quadro clínico é insidioso, com o surgimento de febre (por vezes, elevada), perda de peso, anorexia e aumento progressivo do volume abdominal. Algumas crianças desenvolvem quadros mais agudos, com anemia, icterícia e evolução rápida para o óbito. A maioria, entretanto, tem evolução mais arrastada, às vezes, por vários meses. A hepatoesplenomegalia é volumosa, e o crescimento esplênico, em geral, é desproporcional ao do fígado, podendo o baço ser palpado na fossa ilíaca esquerda ou direita. O calazar produz a maior esplenomegalia da infância e uma das maiores entre os adultos. O fígado também pode ser palpado a vários centímetros do rebordo costal direito, muitas vezes ultrapassando a cicatriz umbilical (Figura 26.6). Linfadenopatia não é feição clínica proeminente no Brasil, e apenas aumentos discretos dos linfonodos podem ser observados. Outros sintomas, como dor abdominal (por infarto esplênico), diarreia, palidez cutaneomucosa, tosse e icterícia (em 10% dos casos) também ocorrem com frequência variável nas várias casuísticas estudadas. Escurecimento da pele (*kala-azar*, que significa "febre negra"), muito descrito nos casos indianos da doença, não é comum no Brasil. Infecções bacterianas secundárias são muito frequentes nos casos avançados da doença e contribuem para a elevada letalidade da enfermidade não tratada; pneumonias, broncopneumonias, septicemias e infecções cutâneas graves podem ocorrer em crianças e adultos com a doença. Fenômenos hemorrágicos (epistaxes, gengivorragias, hemorragia digestiva) são frequentes e refletem plaquetopenia, muito comum nessa parasitose, ou coagulação intravascular disseminada, vista eventualmente nos casos avançados da parasitose. Exames laboratoriais mostram tipicamente, ao hemograma, pancitopenia com anemia intensa, leucopenia (com neutropenia) e plaquetopenia. A eletroforese de proteínas demonstra inversão da relação albumina/globulinas, com hipoalbuminemia e acentuada hipergamaglobulinemia. A maioria dos pacientes apresenta aumento de leve a moderado das aminotransferases, e 10% dos casos apresentam hiperbilirrubinemia, com predomínio da fração conjugada das bilirrubinas.

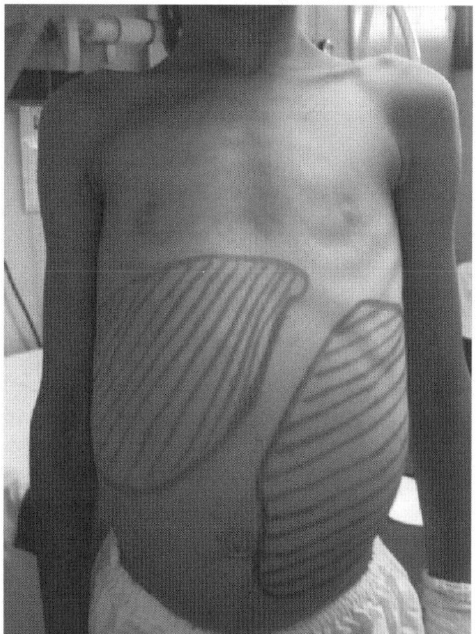

FIGURA 26.6 Leishmaniose visceral. Observar a volumosa hepatoesplenomegalia. (Esta figura encontra-se reproduzida em cores no Encarte.)

Alguns fatores determinantes de mau prognóstico têm sido identificados em áreas endêmicas de leishmaniose visceral, como:

- Extremos de idade (crianças pequenas e idosos)
- Estado nutricional
- Presença de comorbidades (HIV, transplantes, neoplasias)
- Retardo no diagnóstico
- Precocidade do tratamento
- Icterícia ou edema generalizado
- Anemia grave, diarreia crônica e febre > 60 dias
- Infecção bacteriana concomitante.

A identificação de qualquer um (ou mais) dos fatores determinantes de mau prognóstico em um paciente deve alertar o médico para o aumento da letalidade da doença. A literatura tem descrito complicações decorrentes do envolvimento hepático na doença. Casos com insuficiência hepática aguda, hipertensão portal com varizes esofágicas, ascite e hepatite granulomatosa já foram descritos em áreas hiperendêmicas da protozoose. Mais raramente, observou-se concomitância com outras hepatopatias crônicas, como: hepatite autoimune, cirrose hepática, doença de Wilson e hepatite C.

A ocorrência dessa infecção na vigência de imunodepressão tem sido cada vez mais observada nas áreas endêmicas. Imunodeprimidos com disfunção de linfócitos T podem reativar infecções latentes, como tem sido observado em pacientes HIV-positivos. Reativações têm sido observadas em pacientes com neoplasias, transplantados renais ou hepáticos e, como já referido, em pacientes com AIDS. A coinfecção *Leishmania*/HIV é encontrada na maioria dos países onde as duas doenças são endêmicas. Sem dúvida, a infecção pelo HIV modifica a história natural das leishmanioses (tegumentar e visceral), e o risco de desenvolver a forma visceral em pacientes HIV-positivos aumenta em mais de 100 vezes em áreas de transmissão ativa dessa protozoose. Ambas as doenças parecem ter efeito sinérgico sobre o sistema imune. Na Europa, nos anos 1980 e 1990, ocorreram centenas de casos de coinfecção *Leishmania infantum*/HIV, principalmente na Espanha (1.100 casos), Itália (335 casos), França (318 casos) e em Portugal (159 casos), tendo ocorrido também casos em outros países, como Grécia, Suíça, Alemanha e Reino Unido. A maioria dos pacientes era usuária de drogas injetáveis (76%) e mais de 90% deles tinham contagens de linfócitos T CD4 < 200 células/mm^3. Além do ciclo zoonótico habitual que ocorre na Europa, envolvendo ser humano, os cães como reservatórios da infecção e os flebotomíneos vetores, demonstrou-se, principalmente na Espanha, a existência de um ciclo antroponótico, em viciados em drogas injetáveis, sem envolvimento do inseto vetor, em que o parasito seria transmitido de pessoa para pessoa, por meio de seringas e agulhas contaminadas com resíduos de sangue de indivíduos sabidamente infectados pelo protozoário. Sabe-se que a parasitemia por *L. infantum* é extremamente frequente em coinfectados, fato que corrobora a existência desse ciclo autroponótico nessa população. Por meio da técnica de reação em cadeia da polimerase (PCR), demonstrou-se, em áreas endêmicas da Europa e do Brasil, a existência de infecções assintomáticas em pacientes HIV-positivos. Nestes pacientes, a técnica pode ainda comprovar a existência de parasitemia com quantificações de até 1.500 parasitos/mℓ de sangue. Em coinfectados, ambos os microrganismos infectam macrófagos e células dendríticas, induzindo ativação crônica dessas células, que produzirão citocinas (TNF-α, IL-1ª) que afetam a replicação viral em linfócitos T CD4. Nesses pacientes, a resposta imune é predominantemente Th2, com elevações de IL-4 e IL-10, e baixos níveis de IFN-γ e IL-15. Até 80% dos pacientes coinfectados já têm critérios de AIDS quando se iniciam as manifestações clínicas. Na maioria dos casos ocorrem febre, hepatoesplenomegalia e pancitopenia, mas infecções sintomáticas sem esplenomegalia e com amastigotas em sítios pouco observados em monoinfectados são comuns nessa população. Pode-se encontrar parasitos nos pulmões, no tubo digestivo (esôfago, intestinos), na pele, no sangue periférico, e até mesmo no sistema nervoso central (SNC) – neste caso, com amastigotas no líquido cefalorraquidiano. A maioria dos indivíduos apresenta, obviamente, parasitos na medula óssea e no baço. Técnicas de PCR têm sido muito úteis em detectar *Leishmania* no sangue ou na medula óssea nesses pacientes.

Coinfecções também têm sido descritas no Brasil. Entre 6.532 casos de calazar diagnosticados em nosso país no período de 2007-2008, 228 (4%) eram coinfectados com HIV, a maioria destes registrada nas regiões Nordeste (40%) e Sudeste (35%) do Brasil. Os maiores registros de casos ocorreram nas cidades de Campo Grande, Belo Horizonte, Fortaleza e Araçatuba; 84% dos pacientes residiam em área urbana. Quanto ao quadro clínico, observaram-se febre (90%), fraqueza (85%), perda de peso (84%) e hepatoesplenomegalia (75%); a maioria foi diagnosticada pelo mielograma (65%), e a letalidade dessa casuística foi 11% (26 casos). Clinicamente, a leishmaniose visceral deve ser diferenciada de outras patologias que ocorrem em nosso país, como: malária, esquistossomose, histoplasmose disseminada, febre tifoide e tuberculose miliar, além de outras patologias não infecciosas, que incluem leucemias agudas e crônicas, linfomas, hepatopatias crônicas com hipertensão portal e doenças de depósito.

DIAGNÓSTICO

O diagnóstico da leishmaniose cutânea é confirmado ao se encontrar o parasito diretamente na lesão. O fragmento tecidual deve ser retirado do bordo da lesão com um *punch* ou bisturi e utilizado para pesquisa direta do parasito e avaliação anatomopatológica. Nas lesões mucosas, os fragmentos devem ser retirados de áreas infiltradas. Deve-se fazer uma impressão por aposição, realizada por leve compressão da face lateral da biopsia em lâmina limpa, e posterior coloração com Giemsa ou Leishman. Parte da biopsia cutânea ou mucosa também pode ser utilizada para cultura em meio bifásico (NNN) ou acondicionada em tubo especial, para detecção do RNA do parasito por PCR.

A visualização dos parasitos em esfregaços ou *imprints* em lâmina ou na histopatologia ocorre apenas em cerca de 40 a 75% dos casos, sendo mais abundantes nas lesões recentes (até 3 meses) e raramente encontrados nas lesões mucosas. A cultura em meios específicos pode demonstrar os protozoários após cerca de 10 dias, mas uma cultura deve ser considerada negativa após 30 dias de observação do cultivo. Técnicas de PCR, marcação com anticorpos monoclonais espécie – específicos ou eletroforese de isoenzimas podem ser utilizadas para identificação adequada das espécies de *Leishmania*, mas só são encontradas em laboratórios especializados. O diagnóstico sorológico pode ser realizado por meio de técnicas de imunofluorescência indireta ou enzimaimunoensaio, que, quando positivas (50 a 70% de sensibilidade), podem auxiliar no diagnóstico, particularmente nos casos de lesão mucosas. Pode haver reação cruzada em pacientes com doença de Chagas crônica. Resultados negativos não excluem o diagnóstico da infecção. Em geral, os títulos de IgG são baixos, exceto nas formas mucosas e difusas da enfermidade. Após a cura, os anticorpos em geral diminuem ou desaparecem após o tratamento, podendo ser utilizados como controle de cura.

A demonstração de amastigotas em esfregaços de medula óssea, aspirado esplênico ou de linfonodos constitui o modo mais comum de se diagnosticar a leishmaniose visceral. A sensibilidade do aspirado esplênico para encontrar o parasito é elevada (> 95%), sendo menor nos aspirados de medula óssea (60 a 85%) e linfonodos (50%). A cultura em meios apropriados (NNN ou Schneider) aumenta a sensibilidade. O aspirador esplênico deve ser realizado por profissionais treinados, devido ao risco de hemorragias, em especial nos pacientes com plaquetopenia abaixo de 40.000/mm^3.

Várias técnicas sorológicas têm sido utilizadas no calazar para detectar anticorpos anti-*Leishmania*. Ensaio imunoenzimático (ELISA) e técnicas de imunofluorescência têm sido os mais utilizados, e ambos apresentam boa sensibilidade e especificidade. Hoje, está disponível um teste imunocromatográfico com base na detecção de anticorpos contra o antígeno recombinante rK39. Esse teste tem sensibilidade e especificidade acima de 90%, e o resultado pode ser obtido em cerca de 15 min. A detecção qualitativa do ácido nucleico da *Leishmania infantum* pela reação em cadeia da polimerase (PCR) e a detecção quantitativa dos parasitos no sangue em tempo real também estão disponíveis em vários laboratórios do Brasil e do mundo, e têm sido utilizadas em algumas áreas endêmicas no diagnóstico rotineiro da leishmaniose visceral. As técnicas de PCR, como anteriormente referido, podem distinguir as espécies de *Leishmania* que parasitam o ser humano.

TRATAMENTO

Os fármacos com eficácia terapêutica nas leishmanioses incluem: antimoniais pentavalentes, desoxicolato de anfotericina B e suas formulações lipídidas, paromomicina, isotionato de pentamidina e miltefosina, o único fármaco oral disponível. A abordagem terapêutica e sua posologia geralmente levam em conta os medicamentos disponíveis em cada país, a gravidade e extensão da doença, e a presença de comorbidades, por exemplo, coinfecção pelo HIV, etilismo, diabetes, insuficiência renal, uso fármacos imunossupressores, entre outros. Descreveremos, separadamente, o que se conhece até o momento, sobre a farmacocinética/farmacodinâmica, mecanismos de ação e efeitos adversos dos medicamentos usados no tratamento das leishmanioses (visceral e tegumentar). Ao final, detalharemos a conduta terapêutica para cada uma das Leishmanioses.

Antimoniais pentavalentes

Os compostos antimoniais foram os primeiros medicamentos com eficácia clínica usados no tratamento das leishmanioses. Os derivados pentavalentes (Sb^{+5}) foram introduzidos na década de 1940 e ainda são utilizados como fármacos de primeira escolha no tratamento da doença, em várias regiões endêmicas do mundo. Existem duas formulações disponíveis comercialmente: o estibogliconato de sódio (Pentostan™) e o antimoniato de N-metil-glucamina (Glucantime™). Aceita-se que ambas tenham eficácia terapêutica semelhante. A formulação disponível no Brasil é o Glucantime™, produzido de Sanofi Aventis e distribuído pelo Ministério da Saúde em ampolas de 5 mℓ, contendo 405 mg de Sb^{+5} (1 mℓ = 81 mg de Sb^{+5}). Um dos mecanismos de ação do fármaco deve-se à inibição de enzimas da via glicolítica e da oxidação de ácidos graxos do parasita. Relatos de resistência tanto *in vitro* quanto *in vivo* aos antimoniais também já foram descritos. Os mecanismos intrínsecos desta "resistência" também não estão totalmente esclarecidos, mas sabe-se que a resistência pode ser induzida *in vitro* por meio da exposição a doses crescentes de estibogliconato de sódio. Estudos *in vitro* sugerem ainda que essa resistência estaria na dependência da presença de uma P-glicoproteína nas *Leishmanias* mutantes.

Os efeitos colaterais dos antimoniais são bem conhecidos e estão relacionados com a sua toxicidade cardíaca, hepática, pancreática, renal e sobre o sistema musculoesquelético.

Os antimoniais são eliminados principalmente por via renal. Após administração parenteral (IV ou IM) 80% do fármaco é excretado nas primeiras seis horas. Após 16 horas da administração, os níveis plasmáticos caem a 1% dos valores de pico. Portanto, um *clearance* renal diminuído promove um acúmulo progressivo dos níveis séricos do fármaco, potencializando seus efeitos tóxicos. A insuficiência renal secundária ao uso do Sb^{+5}, nas doses habituais, é um evento raro. O principal efeito nefrotóxico dos antimoniais, quando utilizados nas doses habituais, é uma diminuição na capacidade de concentração urinária. Esse paraefeito, reversível após tratamento, seria secundário à competição do fármaco com o hormônio antidiurético nos tubos coletores renais. Os antimoniais não são dializáveis e inexistem tabelas de ajuste de doses na insuficiência renal. **Portanto, eles são contraindicados em pacientes com qualquer grau de insuficiência renal**. Nesses casos, por mais paradoxal que pareça, o fármaco de escolha para o tratamento seria o desoxicolato de anfotericina B ou sua formulação liposomal (Ambisome®). Apesar de potencialmente nefrotóxica, essa indicação deve-se à eliminação extrarrenal da anfotericina B e ao fato de seus níveis séricos não serem afetados na insuficiência renal. Em virtude da ausência de estudos conclusivos sobre a teratogenicidade dos antimoniais no período gestacional, a anfotericina B também seria o fármaco de escolha para tratamento da doença durante a gravidez.

A cardiotoxicidade traduz-se principalmente por distúrbios da repolarização ventricular que incluem alterações de onda T (achatamento ou inversão) e aumento do intervalo QTc. Essas alterações estão presentes em percentuais que variam de 10% a 50% dos casos e são dose e tempo dependentes (Bryceson ADM, 1985). Os mecanismos envolvidos na cardiotoxicidade ainda são desconhecidos, mas sabe-se que lotes do medicamento com osmolaridade elevada (acima de 1.000 mOsm/ℓ) apresentam risco aumentado desse paraefeito). Os antimoniais aumentam o intervalo QTc e estão contraindicados em pacientes com intervalo QTc superior a 400 ms (homens) e 450 ms (mulheres). O uso concomitante de fármacos que também induzem o aumento do intervalo QTc pode potencializar esse efeito levando a arritmias, parada cardíaca e morte súbita. A lista desses medicamentos é extensa. Nomearemos alguns (risco moderado a elevado), cujo uso concomitante pode ocorrer em pacientes com leishmaniose, mas com outras comorbidades. São eles: betabloqueadores (principalmente sotalol e propranolol); antiarrítmicos (amiodarona e quinidina); anti-ifecciosos – malária (quinino e cloroquina), tuberculose (bedaquilina); antifúngicos (fluconazol, voriconazol); fluorquinolonas (levofloxacino, moxifloxacino); macrolídeos (azitromicina, eritromicina, claritromicina). Níveis baixos de Mg^+, Ca^+ e K^+ também potencializam o aumento do intervalo QTc. Atenção especial deve ser dada aos pacientes alcoolistas crônicos, uma vez que o álcool por ação direta e indireta (hipomagnesemia) aumenta o intervalo QTc. Recomenda-se, sempre antes do início do tratamento, a realização de um ECG e a dosagem sérica de Mg^+, Ca^+ e K^+. Estudos sugerem também que a adição de 5 a 10 mg de enalapril VO, em dose única ou fracionada, durante o tratamento, teria um efeito protetor sobre as alterações da repolarização ventricular provocados pelos antimoniais.

Os efeitos adversos relacionados com o aparelho gastrintestinal são os mais frequentes e incluem náuseas, anorexia e dor abdominal, em percentuais que variam de 12 a 28%. A hepatotoxicidade também é frequente, ocorrendo em até 50% dos pacientes tratados. As manifestações gastrintestinais são decorrentes em parte de uma pancreatite química presente na quase totalidade dos pacientes. A pancreatite, assintomática na maioria dos pacientes, raramente contraindica a continuidade do tratamento. Entretanto, o tratamento deve ser interrompido se os níveis séricos de amilase e lipase forem superiores, respectivamente, a 4 e 15 vezes os valores normais de referência. Outros efeitos adversos incluem: artralgia/mialgias, surgimento de herpes-zóster, farmacodermia e leucopenia.

Desoxicolato de anfotericina B e suas formulações lipídidas

De todas os fármacos utilizados no tratamento das leishmanioses, a anfotericina B é a que apresenta ação leishmanicida mais potente, tanto *in vitro* quanto *in vivo*. A anfotericina B é um fármaco anfotérico, insolúvel em solução aquosa em pH neutro. As preparações comerciais adicionaram à molécula da anfotericina B o desoxicolato de sódio, um sal biliar que atua como agente "dispersante", facilitando sua solubilidade. A anfotericina B age por meio de sua ligação preferencial com esteróis (ergosterol ou episterol) presentes na membrana plasmática do parasita, alterando, dessa forma, sua permeabilidade, promovendo perda de nutrientes e consequente lise celular. Após a infusão de uma dose terapêutica (0,65 mg/kg), níveis séricos máximos de 1,8 a 3,5 $\mu\ell$ são atingidos na primeira hora de infusão. Esses níveis perduram por 6 a 8 horas para só então baixarem gradualmente. A anfotericina B não sofre acumulação plasmática com a utilização de doses diárias. Ao final de uma infusão de 4 horas, ela é eliminada do sangue com meia-vida inicial de 24 a 48 horas. Ao final do sexto dia de administração ocorre equilíbrio do compartimento periférico extravascular de órgãos com capilares não contínuos como fígado, baço e intestino, aumentando a meia-vida do fármaco, que passa a ser de aproximadamente 15 dias. Essa meia-vida final longa é a responsável pela sua detecção no soro e urina dos pacientes por até 7 semanas após o término do tratamento. Nenhum metabólito da anfotericina B foi identificado até o momento e sua via de eliminação é desconhecida. A eliminação urinária e biliar do fármaco contribui com menos de 5% do total da dose infundida. Os níveis séricos da anfotericina B não são afetados por disfunção hepática ou renal nem por hemodiálise ou diálise peritoneal.

Os efeitos adversos da anfotericina B são frequentes e devem-se em parte (aproximadamente 40%) pela adição do desoxicolato sódico à sua molécula. São eles: febre, calafrio, cefaleia, astenia, dores musculares e articulares, vômitos e hipotensão, que geralmente ocorrem durante a infusão do fármaco. A flebite também é um paraefeito comum. Nas doses comumente utilizadas no tratamento das infecções fúngicas, a anfotericina B produz anemia em 75% dos pacientes tratados e alterações renais temporárias e reversíveis em praticamente todos os pacientes. Durante o tratamento, a filtração glomerular medida pelo *clareance* de creatinina diminui em aproximadamente 40%. Essas alterações seriam secundárias à vasoconstrição renal com consequente isquemia cortical e diminuição da filtração glomerular. Nos tratamentos prolongados pode ocorrer hipopotassemia em razão da perda aumentada deste íon no túbulo contornado distal. Hipocalcemia, hipomagnesemia, neurotoxicidade e cardiotoxicidade também podem ocorrer. Parada cardíaca já foi descrita em casos de infusão rápida (menos de uma hora) assim como desconforto respiratório, dispneia e cianose. Essas alterações seriam secundárias à ação direta do fármaco sobre células mononucleares e células do endotélio vascular com liberação de ácido araquidônico, cujos metabólitos (prostaciclinas e tromboxano A2) causariam vasoconstrição e hipertensão pulmonar. Esses efeitos podem ser parcialmente antagonizados por anti-inflamatórios inibidores da Cox-2 (ciclo-oxigenase-2).

As formulações lipídicas da anfotericina B surgiram há mais de duas décadas e tornaram-se os fármacos preferenciais para o tratamento das leishmanioses, demonstrando boa eficácia clínica (Sampaio RN, 1997, 1997; Amato VS *et al.* 2000). Essas novas formulações utilizam somente a molécula de anfotericia B encapsulada em lipossomos contendo colesterol e fosfolipídios. O desoxicolato Na^+ foi retirado da molécula, o que reduziu muito a sua toxicidade, tornando possível a administração de doses muito acima das preconizadas com a anfotericina B convencional. Existem atualmente três formulações lipídicas da anfotericina B: AmBisome® (formulação liposomal), Amphocil® e Abelcet® (ambas dispersões coloidais). Das três, o AmBisome® é a molécula de menor tamanho, com menos efeitos adversos e maior eficácia terapêutica. Os efeitos adversos dessas formulações são semelhantes, porém de menor monta se comparados à anfotericina B convencional e incluem: febre, calafrios, taquipneia, flebite, cefaleia, náuseas e vômitos. Após 20 anos da sua utilização, pouco se avançou no conhecimento da farmacocinética e farmacodinâmica da anfotericina B. As concentrações plasmáticas totais do AmBisome® são maiores se comparadas às do desoxicolato de anfotericina B. Entretando, a maioria do fármaco circulante é biologicamente inativo. O lipossoma atua como reservatório da anfotericina B cuja eliminação urinária e fecal é significativamente menor que a do desoxicolato de anfotericina B (lipossomas intactos não são excretados). A absorção pelo sistema reticuloendotelial parece também não ser linear. Paradoxalmente, doses $\geq$ 7,5 mg/kg produzem níveis plasmáticos inferiores com relação a doses mais baixas, em virtude da possível ativação de uma via metabólica alternativa que acelera a depuração do fármaco. O significado clínico desse achado é desconhecido.

Paramomicina

A paramomicina (ou aminosidina) é antibiótico aminoglicosídeo com atividade anti-*Leishmania*. Atualmente fabricado na Índia (sulfato de paramomicina), não está disponível para uso no Brasil. A suceptibilidade *in vitro* varia conforme as espécies de *Leishmania* testadas, sendo maior nos parasitas do Velho Mundo *L. (L.) major*, *L. (L.) tropica*, *L. (L.) donovani* com relação aos do Novo Mundo *L. (V.) braziliensis* e *L. (L.) mexicana*. O provável mecanismo de ação seria sua interferência da síntese proteica ribossômico e inibição da respiração celular do parasita. Os efeitos adversos mais comuns são dor no local da aplicação, ototoxicidade e nefrotoxicidade.

Isotionato de pentamidina

A pentamidina (Pentacarinate®, Pentan®) é uma diamidina aromática cujo mecanismo de ação ainda não é totalmente conhecido, mas parece estar relacionado com a inibição da RNA polimerase, função ribossômico e síntese de proteínas e fosfolipídios. Seu efeito leishmanicida deve-se à sua ligação seletiva ao DNA do cinetoplasto da *Leishmania*, causando edema e perda da sua função. A pentamidina não apresenta ação sinégica com os Sb^{+5} e nenhuma combinação lógica foi testada até o momento com outros fármaccos. Nos vários estudos publicados, os índices de cura são semelhantes àqueles obtidos com os antimoniais. Os efeitos adversos mais comumente observados são anorexia, astenia, náuseas, dor abdominal, dor no local da aplicação da injeção, abscesso subcutâneo estéril, mialgias, cefaleia, pirose, hepatite, gosto metálico, taquicardia, insuficiência renal reversível em 25% dos pacientes, hipotensão, hiper e hipoglicemia reversível e hipocalcemia em 10% dos pacientes. A pancreatite pode levar ao aparecimento de diabetes melito irreversível em 5 a 15% dos casos tratados.

Miltefosina

A miltefosina (hexadecylphosphocholine) (Impavido™) pertence à classe de moléculas (alkylphosphocholines) que se ligam a membranas de células tumorais, apresentando propriedades imunomoduladoras e cistostáticas, tendo sido desenvolvida inicialmente para o tratamento de metástases cutâneas do câncer da mama. Posteriormente descobriu-se ter ação *in vitro* sobre *Leishmania*, provavelmente pela interação com fosfolipídios e esteroides da membrana plasmática do parasita, inibição da Citocromo C oxidase (função mitocondrial) e morte parasitária por indução de apoptose. A miltefosina é o único fármao oral disponível para o tratamento das leishmanioses. Sua absorção é lenta, atingindo níveis séricos máximos 4 a 7 horas após ingestão, apresentando ligação proteica elevada (98%). Apresenta primeira meia-vida de 7 dias e meia-vida terminal de 31 dias. Sua biodisponibilidade total ainda é desconhecida. A miltefosina é metabolizada no fígado e somente 0,2% do medicamento é excretado inalterada pelos rins. Os principais efeitos adversos incluem: distúrbios gastrintestinais – náuseas, vômitos, diarreia (20 a 40%); SNC – cefaleia e tonturas (13 a 28%); aumento das aminotransferases (10%); aumento de creatinina (10%); e, mais raramente, farmacodermia, plaquetopenia, fraqueza muscular, perda do apetite, dor e edema testicular. No continente indiano a miltefosina tem sido usada como fármaco de escolha no tratamento da LV causada pela *L. (L.) donovani*, com índices de cura acima de 90%. No Brasil, um ensaio clínico para o tratamento da LV, causada pela *L. Infantum*, utilizando a mesma posologia preconizada na Índia, resultou em uma eficácia clínica inferior, ao redor de 60%. Estudos posteriores monstraram que a baixa eficácia terapêutica estaria associada a um marcador genético de resistência natural do parasita ao medicamento. Essa resistência correlaciona-se com a deleção de um *locus* (MSL – *miltefosine sensitive locus*) do cromossomo 31 da *L. Infantum.*

Os efeitos adversos relacionados com o seu uso incluem distúrbios gastrintestinais em mais de 50% dos pacientes (náuseas, vômitos e diarreia), insuficiência renal, elevação dos níveis séricos da creatinina e das aminotransferases. Pelo seu potencial efeito teratogênico, o uso da miltefosina é contraindicado durante a gravidez.

Leishmaniose visceral

A letalidade da leishmaniose visceral (LV) não tratada é de aproximadamente 95%. No Brasil o fármaco de escolha para o seu tratamento ainda é o Glucantime™, fornecido de forma gratuita pelo Ministério da Saúde, em caixas com 25 ampolas de 5 mℓ, contendo 405 mg de Sb^{+5} (1 mℓ = 81 mg de Sb^{+5}). A dose recomendada é de 20 mg/Sb^{+5}/kg de peso, por via IM ou IV (dose máxima de 3 ampolas/15 mℓ) em dose única diária, por 28 dias. Esse esquema terapêutico fornece índices de cura por volta de 90%. A dor no local da aplicação é proporcional ao volume injetado e, por esse motivo, recomenda-se aplicação nos glúteos. No caso de aplicação intravenosa, a mesma deve ser feita de forma lenta, ao longo de aproximadamente 5 minutos. O primeiro parâmetro de resposta terapêutica é o desaparecimento da febre que ocorre geralmente nos quatro primeiros dias do tratamento, e o retorno do apetite. Os parâmetros hematológicos retornam aos valores normais de referência entre a primeira e segunda semana do tratamento, tempo em que se observa a diminuição da hepatoesplenomegalia. A LV produz uma ativação policlonal de linfócitos B, responsável pelo aumento da gamaglobulina presente na grande maioria dos pacientes. A queda progressiva nos níveis da gamaglobulina, que geralmente ocorre a partir do final do tratamento, pode ser utilizada como parâmetro de cura clínica. Recomenda-se, sempre que disponível, uma eletroforese de globulinas antes ou durante o tratamento, como parâmetro de base inicial para acompanhamento futuro, cujo controle pode ser feito a cada 3 meses. A subida ou estagnação dos valores da gamaglobulina é indicativo de recidiva da doença. As recidivas geralmente ocorrem entre 6 e 12 meses após o término do tratamento. Solicitar sempre antes do tratamento um ECG (adultos) para medida do intervalo QTc e a dosagem sérica de Mg^+, Ca^+ e K, principalmente em pacientes alcoolistas atuais ou que interromperam o uso do álcool nos últimos 6 meses. Nos pacientes com risco de arritmias adicionar 5 a 10 mg de enalapril VO, em dose única ou fracionada, durante o tratamento com antimoniais.

Em casos de recidiva clinica ou LV grave em crianças ou pacientes idosos, deve-se usar a anfotericina B e, se disponível, suas formulações lipídicas, preferencialmente (AmBisome® ou Abelcet®).

O desoxicolato de anfotericina B deve ser usado na dose de 0,75 a 1,0 mg/kg dia, com dose máxima diária de 50 mg, em um total de 15 a 20 doses (dose total de 750 a 1.000 mg). A infusão do fármaco deve ser ao longo de 4 horas. Em caso de efeitos adversos, ou por conveniência, as doses podem ser administradas em dias alternados. Os índices de cura com essa posologia são próximos de 100%. Caso haja disponibilidade de utilização do AmBisone® ou Abelcet®, a dose recomendada para tratamento é de 3 mg/kg/dia durante 7 dias (total de 21 mg/kg). Na coinfecção HIV-VL utilizar 4 mg/kg/dia nos primeiros 5 dias, e nos dias 10, 17, 24, 31 e 38 (dose total de 40 mg/kg). A anfotericina B nas formulações lipídicas, em virtude da meia-vida longa que apresentam, estão utilizadas na profilaxia secundária da doença nos pacientes coinfectados HIV-VL, na dose de 4 mg/kg IV a cada 14 ou 28 dias até que os níveis CD4+ sejam superiores a 200 cel/microL.

Os índices de cura dos fármacos utilizados no tratamento da leishmaniose tegumentar podem variar dependendo da espécie infectante.

Leishmaniose tegumentar

O Glucantime™ também é o fármaco de escolha para o tratamento da leishmaniose tegumentar no Brasil.

Nas formas cutâneas simples, a dose recomendada é de 15 a20 mg/Sb^{+5}/kg de peso, por via IM ou IV (dose máxima de três ampolas/15 mℓ) em dose única diária, por 20 dias (uma ampola/5 mℓ = 405 mg de Sb^{+5} – 1 mℓ = 81 mg de Sb^{+5}). Nas formas mucosas, com ou sem tratamento prévio, a dose preconizada é de 20 mg/Sb^{+5}/kg de peso por 30 dias associado a pentoxifilina 400 mg VO 8/8 horas pelo mesmo tempo de tratamento. Com essa associação, as taxas de cura são elevadas (90%) e as recidivas são raras. A pentoxifilina é um inibidor de TNF-alfa, uma citocina pró-inflamatória e indutora de apoptose, envolvida na patogênese das lesões mucosas leishmanióticas. Por se tratar de um fármaco que aumenta o intervalo QTc, recomenda-se adicionar enalapril5-10 mg VO, em dose única ou fracionada, durante todo o tratamento. Dois ensaios clínicos randomizados, realizados no Brasil compararam a eficácia terapêutica da miltefosina com o Glucantime™ em pacientes com Leishmaniose tegumentar causada por L (V.) *guyanensis* (Manaus) e L (V.) *braziliensis* (Corte de Pedra – Bahia). A eficácia terapêutica da miltefosina comparada ao Glucantime™ foi superior (70% *versus* 53,3 %) com 6 meses de seguimento em pacientes com LT causada por *L (V.) guyanensis.* Na Bahia, onde o agente era a L (V.) *braziliensis* a eficácia terapêutica da miltefosina em adultos (62%) foi superior à do antimonial (50%). A miltefosina já foi utilizada na Bolívia, Guatemala e Colômbia, em pacientes com formas cutâneas e mucosas da doença. O tempo de tratamento foi, em geral, de 28 dias, e as taxas de cura variaram de 50 a 100%.

A utilização da anfotericina B no tratamento da LT é mais rara e está indicada nas formas resistentes ao antimonial ou em casos de contraindicação do uso destes. A dose total utilizada varia de 1,5 g (formas cutâneas) a 2,5 g (formas mucosas). A anfotericina B lipossomal, apesar do custo elevado, também é eficaz, menos tóxica e mais bem tolerada que a formulação com desoxicolato. As doses empregadas são as mesmas utilizadas na LV: 3 mg/kg/dia durante 7 dias (total de 21 mg/kg). Os índices de cura são elevados, entre 80 e 90% nas formas cutâneas e mucosas. Avaliações laboratoriais e eletrocardiográficas são necessárias durante o tratamento. Em pacientes imunodeprimidos (p. ex., HIV-positivos) a anfotericina B, preferencialmente a forma lipossomal, deve ser a escolhida para tratamento, devendo-se utilizar doses totais de 2,5 a 3 g.

Outros tratamentos

Vários outros fármacos já foram utilizados no tratamento da leishmaniose cutaneomucosa, a exemplo de formulações tópicas de imiquimode, paramomicina e gentamicina com bons resultados em casos de lesões únicas e pequenas causadas por parasitas que não causam lesões mucosas. Os derivados azólicos, principalmente o fluconazol, mostraram-se eficazes no tratamento de *L. (V.) braziliensis* no estado do Ceará.

As formas cutâneas difusas da doença são ocorrência rara e não dispõem de tratamento efetivo. Todos os medicamentos disponíveis já foram utilizados sem sucesso. As lesões parecem responder inicialmente à terapia, mas a recidiva é uma constante após a suspensão do tratamento.

PROGNÓSTICO

A recuperação dos pacientes com calazar tratados é rápida. Após 1 semana de tratamento ocorre defervescência da febre, regressão parcial das visceromegalias e melhora nos parâmetros hematológicos. Em geral, no final do tratamento não há mais parasitos visíveis na medula óssea. Entretanto, no Brasil a letalidade da doença ainda pode chegar a 10% ou mais, particularmente nos extremos de idade. A maioria das recidivas, como já mencionado, ocorre dentro de um período de 6 meses, sendo maiores em pacientes imunodeprimidos, em particular nos HIV-positivos. Nas formas cutaneomucosas da doença, a cura parasitológica é difícil de ser comprovada, por não existirem critérios estabelecidos. O parâmetro de cura mais utilizado é o clínico, definido como reepitelização das lesões cutâneas e cicatrização completa das mucosas, com regressão do edema e da infiltração, em geral, nos primeiros 3 a 6 meses pós-tratamento. O seguimento deve continuar por pelo menos 12 meses. Na dependência do caráter destrutivo das lesões mucosas, podem ocorrer sequelas graves em muitos pacientes, como estenose laríngea, microstomia, destruição do septo nasal, entre outras.

PROFILAXIA

A Organização Mundial da Saúde (OMS) preconiza algumas medidas para controlar a leishmaniose visceral:

- Detecção ativa e passiva de casos suspeitos da doença, com tratamento adequado dos casos confirmados laboratorialmente
- Estabelecimento de programas de vigilância epidemiológica em áreas endêmicas
- Detecção e controle de reservatórios infectados, no caso o cão doméstico, principal reservatório da leishmaniose visceral no Brasil. Inquéritos sorológicos caninos devem ser realizados periodicamente em áreas endêmicas. A eliminação de cães sorologicamente positivos ou doentes tem sido questionada nos últimos anos por vários trabalhos da literatura
- Controle de vetores com inseticidas de ação residual, aplicados nas paredes externas e internas das casas e anexos em áreas hiperendêmicas da doença.

Na leishmaniose tegumentar, a profilaxia consiste em: uso de inseticidas domiciliares e peridomiciliares, nas áreas endêmicas; detecção precoce com tratamento adequado dos casos humanos e animais; uso de repelentes em ambientes florestais; colocação de mosquiteiros de malha fina, bem como telagem de portas e janelas. A limpeza periódica dos abrigos dos animais domésticos, procurando mantê-los distante do intradomicílio à noite, auxilia a reduzir a atração dos flebotomíneos para o ambiente domiciliar. Não são conhecidas recomendações objetivando o controle dos animais silvestres ou domésticos, reservatórios da doença na natureza. Algumas vacinas contra a forma tegumentar dessa enfermidade já foram utilizadas em humanos, mas ainda são necessários maiores estudos que comprovem a sua real eficácia na profilaxia dessa protozoose.

BIBLIOGRAFIA

Amato VS, Tuon FF, Camargo RA *et al.* Can we use a lower dose of liposomal amphotericin B for the treatment of mucosal American Leishmaniasis? Am J Trop Med Hyg. 2011;85(5):818-19.

Amato VS, Tuon FF, Siqueira AM *et al.* Treatment of mucosal leishmaniais in Latin America: systematic review. Am J Trop Med Hyg. 2007;77(2): 266-74.

Burza S, Croft SL, Boelaert M. Leishmaniasis. The Lancet. 2018;392(10151): 951-70.

Carnielli JBT, Monti-Rocha R, Costa DL, Molina Sesana A, Pansini LNN, Segatto M *et al.* Natural resistance of leishmania infantum to miltefosine contributes to the low efficacy in the treatment of visceral leishmaniasis in Brazil. Am J Trop Med Hyg. 2019;101(4):789-794.

De Alvarenga DG, Escalda PMF, da Costa ASV, Monreal MTFD. Visceral leishmaniasis: retrospective study on factors associated with lethality. Revista da Sociedade Brasileira de Medicina Tropical. 2010;43(2):194-7.

Guerin PJ, Olliaro P, Sundar S *et al.* Visceral leishmaniasis: Current status of control, diagnosis, and treatment, and a proposed research and development agenda. Lancet Infectious Diseases. 2002;2(8):494-501.

Matlashewski G, Arana B, Kroeger A *et al.* Visceral leishmaniasis: elimination with existing interventions. Lancet Infect Dis. 2011;11(4):322-5.

Musa AM, Khalil EA, Mahgoub FA *et al.* Efficacy of liposomal amphotericin B (AmBisome) in the treatment of persistent post-kala-azar dermal leishmaniasis (PKDL) Ann Trop Med Parasitol. 2005;99(6):563-9.

Sampaio RN, Marsden PD. Tratment of the mucosal form of leishmaniasis without response to glucantime, with liposomal amphotericin B. Rev Soc Bras Med Trop. 1997;30(2):125-8.

Seminar. September 15 2018;392(10151):951-970.

Sundar S, Jha TK, Thakur CP *et al.* Single-dose liposomal amphotericin B in the treatment of visceral leishmaniasis in India: a multicenter study. Clin Infect Dis. 2003;37(6):800-4.

Syriopoulou V, Daikos GL, Theodoridou M *et al.* Two doses of a lipid formulation of amphotericin B for the treatment of Mediterranean visceral leishmaniasis. Clin Infect Dis. 2003;36(5):560-6.

Torres-Guerrero E, Quintanilla-Cedillo MR, Ruiz-Esmenjaud J, Arenasa R. Leishmaniasis: a review. Published online 2017 May 26.

Werneck GL, Batista MAS, Gomes JRB, Costa DL, Costa CHN. Prognostic factors for death from visceral leishmaniasis in Teresina, Brazil. Infection. 2003;31(3):174-7.

27 Toxoplasmose

Aércio Sebastião Borges • José Roberto Mineo

INTRODUÇÃO

A infecção pelo *Toxoplasma gondii* é uma das infecções mais prevalentes no mundo e, embora mais frequentemente encontrada em regiões quentes e úmidas, sua distribuição não depende de clima ou de raça, uma vez que essa antropozoonose já foi detectada em todas as populações pesquisadas. *T. gondii* foi encontrado em mais de 300 espécies de mamíferos e em 30 de aves, silvestres e domésticas, inclusive em alguns animais de sangue frio. A toxoplasmose repercute em saúde pública, uma vez que ocorre de 0,25 a 5 casos de infecções congênitas por 1.000 nascidos vivos; aproximadamente 10 a 20% dos casos de uveítes são atribuídos à toxoplasmose; e a encefalite por *T.gondii*, em pacientes com síndrome da imunodeficiência adquirida (AIDS), tem prevalência de até 40%. Assume grande importância clínica para o ser humano, portanto, em duas situações principais: como causa de infecção congênita, quando 5 a 24% das crianças tornam-se doentes e morrem no período neonatal, além da elevada proporção de crianças com graves sequelas neurológicas e visuais; e como infecção oportunista, de alta morbimortalidade em indivíduos imunocomprometidos.

ETIOLOGIA

O protozoário *Toxoplasma gondii*, agente etiológico da toxoplasmose, é um parasito intracelular obrigatório que tem a capacidade de invadir e se replicar em toda célula nucleada até hoje investigada. Esse parasito é capaz de infectar uma ampla gama de hospedeiros, incluindo seres humanos, animais domésticos e aves, sendo essa infecção uma das causas mais frequentes de zoonoses parasitárias (Montoya e Liesenfeld, 2004). Os felídeos são os hospedeiros definitivos e únicos animais onde ocorre o estágio sexual do parasito.

Em relação à classificação taxonômica, temos: reino Protozoa; filo Apicomplexa; ordem Eucoccidiida; família Sarcocystidae; gênero *Toxoplasma*; espécie *Toxoplasma gondii*.

A Figura 27.1 apresenta as três formas infectantes desse parasito: (a) taquizoítos, formas de multiplicação rápida, as quais predominam durante a fase aguda de infecção; (b) bradizoítos, formas de multiplicação lenta por apresentar um baixo metabolismo e encontradas no interior de cistos teciduais, as quais predominam na fase crônica da infecção; e (c) esporozoítos, formas encontradas nos oocistos excretados nas fezes de felídeos infectados. Devido à ação do sistema imunológico do hospedeiro, os taquizoítos diferenciam-se em bradizoítos, que formam os cistos teciduais.

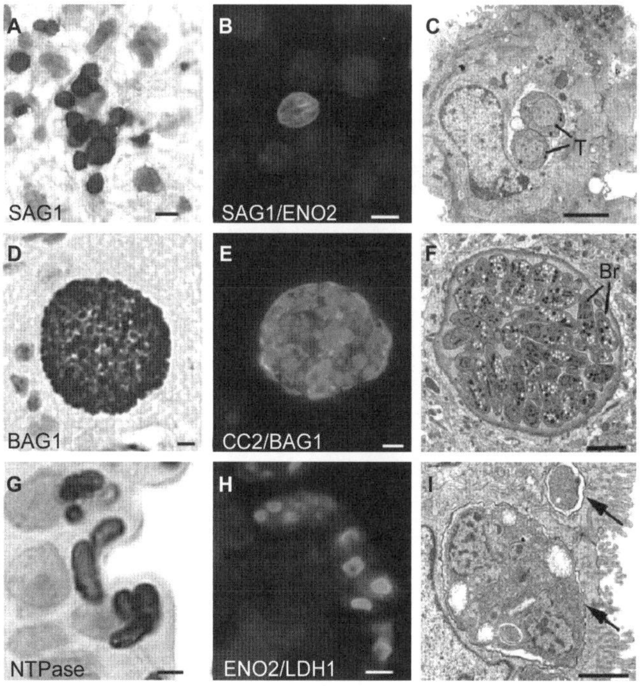

FIGURA 27.1 Formas infectantes de *Toxoplasma gondii*, demonstradas por imunocitoquímica e microscopia eletrônica. **A**, **B** e **C**. Taquizoítos encontrados em tecido pulmonar após ciclo de multiplicação intracelular por endodiogenia e aptos para o egresso e a infecção de células circunvizinhas. **D**, **E** e **F**. Bradizoítos encontrados em cisto de tecido cerebral, uma forma predominante em estágio de latência, a qual tem multiplicação lenta por apresentar um baixo metabolismo. **G**, **H** e **I**. Oocistos encontrados no intestino delgado de felídeos infectados que são liberados nas fezes destes hospedeiros definitivos, evidenciando a presença de esporozoítos. A reação de imunocitoquímica destaca a presença de marcadores moleculares para taquizoítos (SAG1/ENO2), bradizoítos (BAG1/CC2) e esporozoítos (ENO2/LDH1). Adaptada de Ferguson, 2004. (Esta figura encontra-se reproduzida em cores no Encarte.)

Por pertencer ao filo Apicomplexa, este parasito é caracterizado por um complexo apical composto por duas organelas secretórias especializadas chamadas micronemas e roptrias (Figura 27.2), as quais permitem reconhecimento, adesão inicial do parasito à célula hospedeira e consequente invasão, respectivamente, processo que ocorre muito rápido, já que dura apenas de 7 a 10 segundos.

O ciclo biológico deste protozoário consiste em uma fase sexuada nos hospedeiros definitivos, os felídeos, e uma assexuada nos hospedeiros intermediários, que são a maioria dos animais, inclusive o ser humano (Figura 27.3).

TRANSMISSÃO

Basicamente, como mostrado na Figura 27.4, as principais vias de transmissão para o ser humano compreendem: (a) a ingestão de oocistos (eliminados nas fezes de gatos) por meio da ingestão de água ou alimentos contaminados, ou por vetores mecânicos (cães, moscas, baratas, ratos); (b) a ingestão de cistos teciduais contidos em carnes cruas ou malcozidas; e (c) a transferência de taquizoítos através da placenta ou secreções, como saliva, urina, esperma e leite, ou ainda por órgãos transplantados, transfusão sanguínea e acidentes laboratoriais.

A fase sexuada do ciclo tem início com a ingestão de cistos teciduais por causa do carnivorismo dos felídeos. Após a ingestão, vários ciclos complexos sucedem-se até a geração de micro e macrogamontes, de cuja fusão resultam oocistos que são eliminados com as fezes dos hospedeiros definitivos e disseminados no ambiente. A fase assexuada tem início com a ingestão de oocistos pelos hospedeiros intermediários por meio de água ou alimentos contaminados, de modo que os esporozoítos são liberados no aparelho digestivo do hospedeiro que, então, infectam células epiteliais do intestino, dando origem aos taquizoítos da fase aguda da infecção. O desenvolvimento de cistos teciduais em vários locais do organismo infectado define a fase crônica do ciclo assexuado. Uma vez que o parasito seja capaz de atravessar a barreira epitelial do intestino, ele se dissemina por todo o organismo e se encista no cérebro, nos músculos, na placenta ou no olho, onde pode permanecer pelo resto da vida do hospedeiro sem causar resposta inflamatória.

Desse modo, hospedeiros intermediários também podem ser infectados após a ingestão de carne crua ou malcozida contendo cistos de bradizoítos. Além disso, *T. gondii* também pode ser transmitido verticalmente da mãe para o feto via placenta, resultando em aborto, anomalias fetais ou sequelas significativas em bebês.

EPIDEMIOLOGIA

Estima-se que a infecção por *T. gondii* acometa cerca de um terço da população mundial. As taxas de prevalência são estimadas principalmente por meio de inquéritos sorológicos que indicam que aproximadamente 25 a 30% da população humana mundial esteja infectada por *T. gondii*. Embora a maioria das infecções seja assintomática em indivíduos adultos imunocompetentes, o acometimento pode ser fatal ao concepto quando a infecção ocorre durante a gestação, assim como em indivíduos imunocomprometidos.

Como apresentado na Figura 27.5, a prevalência varia significativamente entre os diferentes países (de 10 a 80%), entre diferentes regiões de um mesmo país e até mesmo entre diferentes comunidades vivendo na mesma região. Em geral, taxas de soroprevalência entre 10 e 30% têm sido observadas na América do Norte, no Sudeste Asiático, no norte da Europa e nos países africanos da região do Deserto

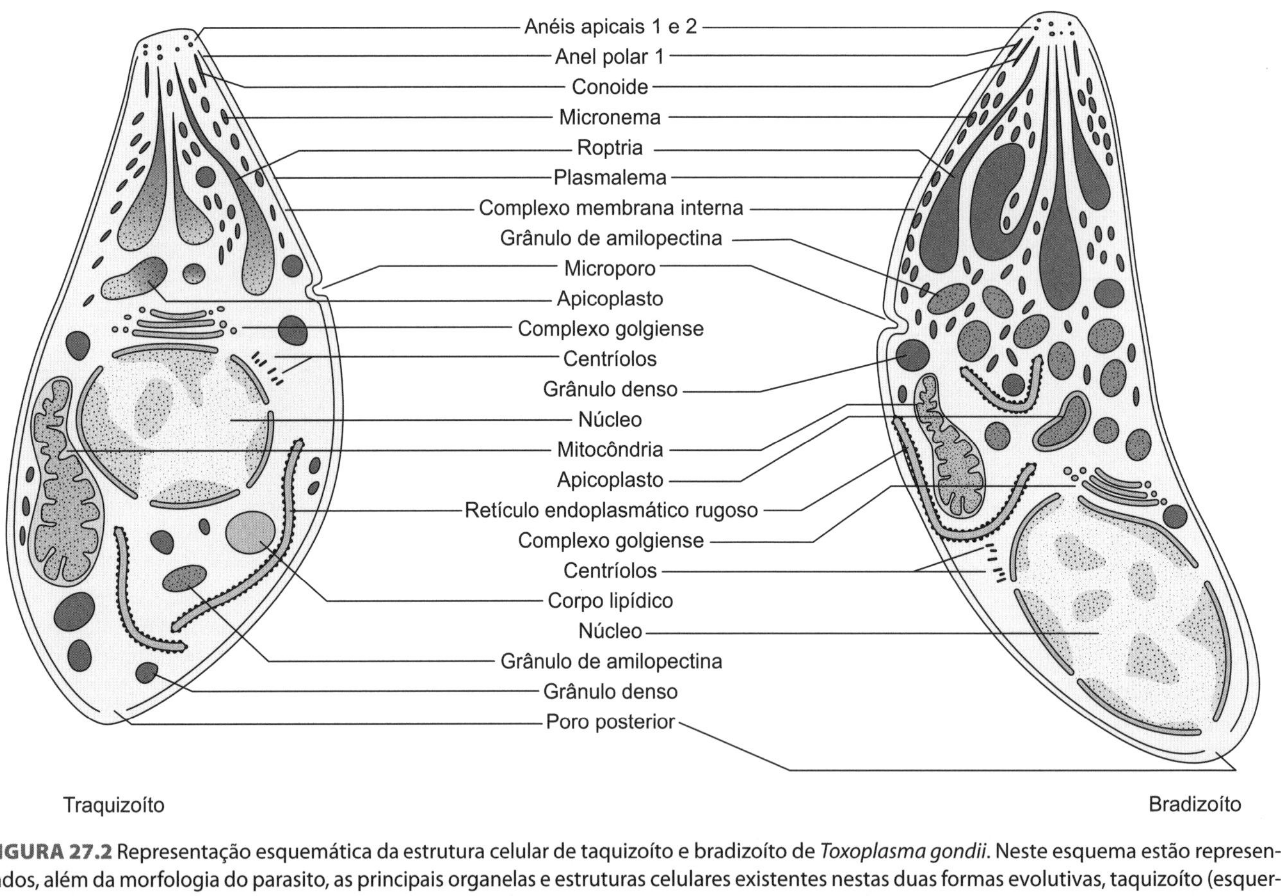

FIGURA 27.2 Representação esquemática da estrutura celular de taquizoíto e bradizoíto de *Toxoplasma gondii*. Neste esquema estão representados, além da morfologia do parasito, as principais organelas e estruturas celulares existentes nestas duas formas evolutivas, taquizoíto (esquerda) e bradizoíto (direita) de *T. gondii*, conforme observado em microscopia eletrônica de transmissão, evidenciando as diferenças morfológicas e ultraestruturais entre estas duas formas. Adaptada de Dubey *et al*., 1998.

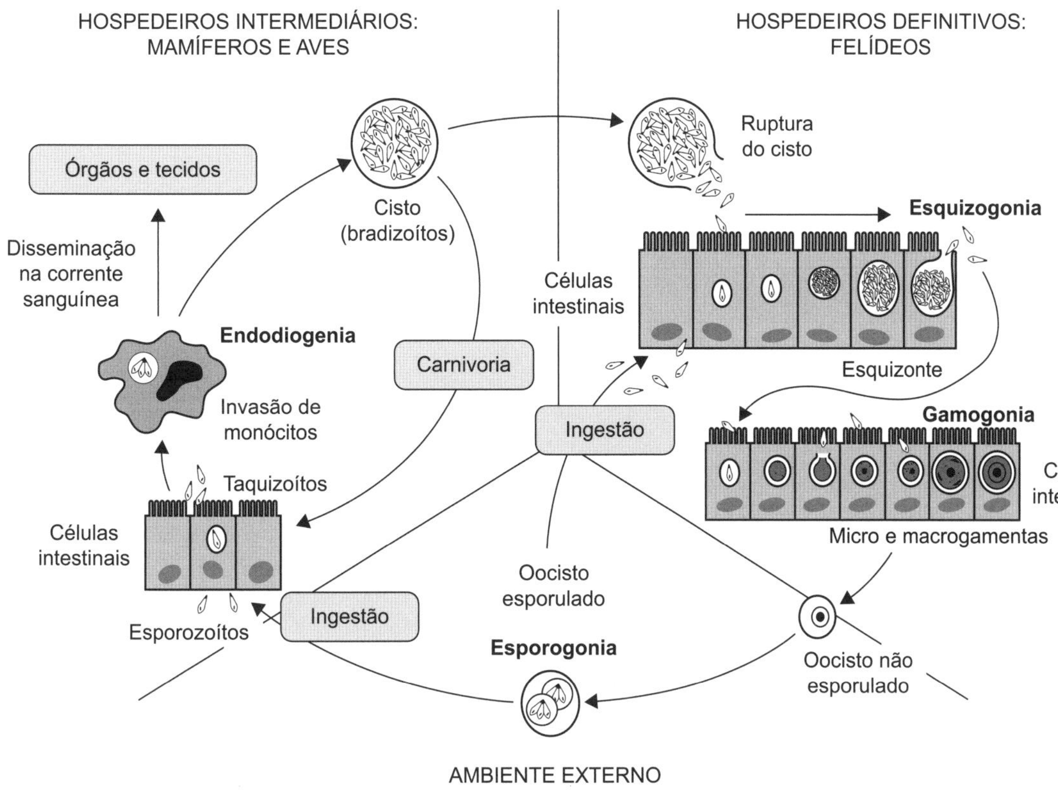

FIGURA 27.3 Ciclo biológico de *Toxoplasma gondii*. Esquema representativo do ciclo biológico deste parasito, evidenciando os principais eventos e etapas de replicação em hospedeiros intermediários e definitivos quando infectados. Adaptada de Robert-Gangneux e Dardé, 2012; Carvalho, 2014.

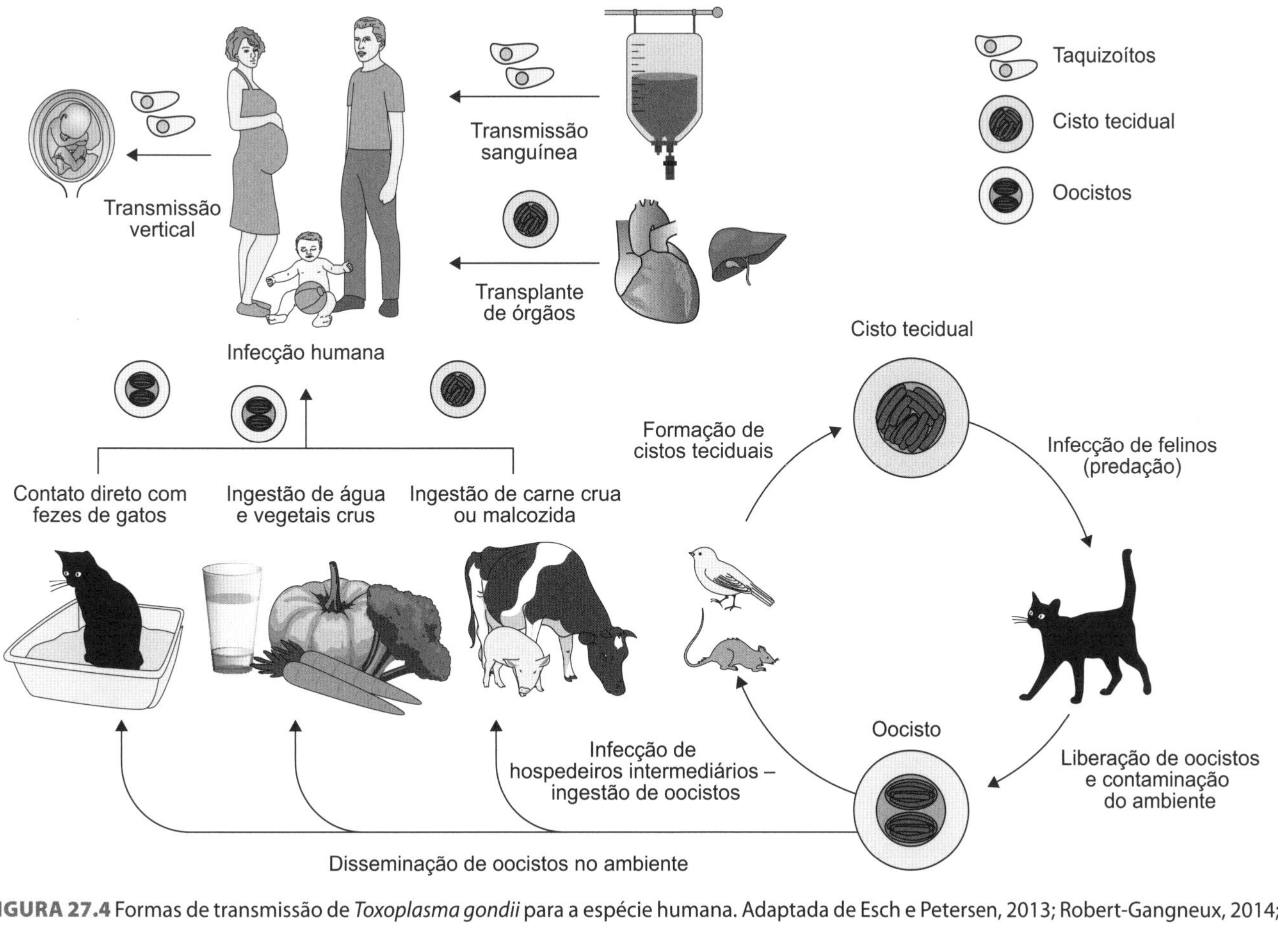

FIGURA 27.4 Formas de transmissão de *Toxoplasma gondii* para a espécie humana. Adaptada de Esch e Petersen, 2013; Robert-Gangneux, 2014; Carvalho, 2014.

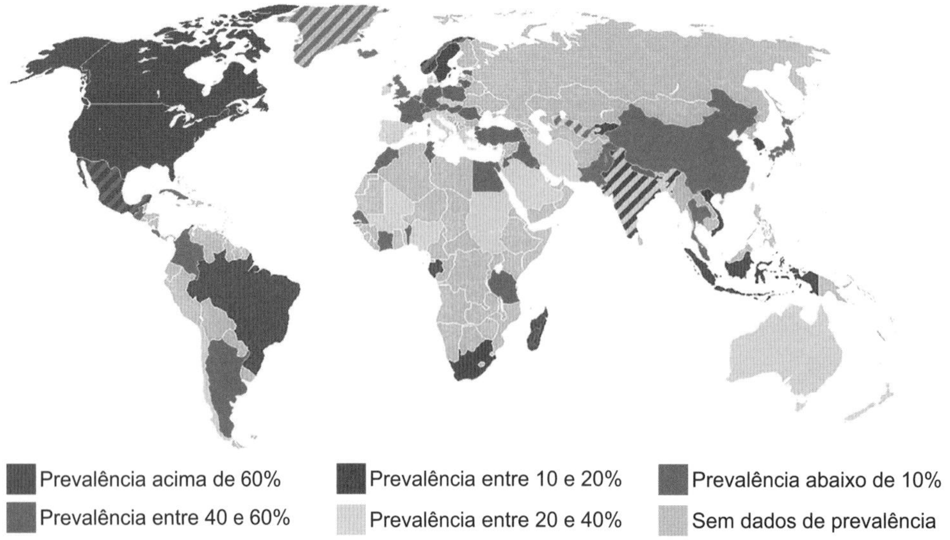

FIGURA 27.5 Epidemiologia da infecção por *Toxoplasma gondii* na espécie humana. Distribuição da infecção por *T. gondii* na espécie humana nos diferentes continentes, segundo dados obtidos a partir de estimativas das taxas de soroprevalência. Países marcados com áreas estriadas apresentam significantes variações regionais. Adaptada de Robert-Gangneux, 2014; Carvalho, 2014. (Esta figura encontra-se reproduzida em cores no Encarte.)

do Saara. Prevalência moderada, entre 30 e 40%, tem sido relatada em países do sul e da região central da Europa. Por outro lado, altas taxas de prevalência têm sido observadas na América do Sul e nos países tropicais da África.

IMUNIDADE | PATOGENICIDADE

A resposta imune contra *T. gondii* tem sido o foco de vários estudos realizados nas últimas décadas, de modo que a participação de diversas células e moléculas imunes tem sido descrita no controle da infecção por este parasito. Como mostrado na Figura 27.6, a resposta imune induzida em virtude da infecção por *T. gondii* envolve principalmente os mecanismos de imunidade inata e os mediados por células, os quais contribuem para controlar o processo infeccioso.

Em relação à imunidade inata, múltiplos receptores do tipo Toll (TLR, do inglês *Toll-like receptors*) estão envolvidos no reconhecimento de *T. gondii*, como TLR7 e TLR9. O receptor endossomal TLR11 parece ser o principal sensor inato deste parasito em roedores, reconhecendo uma proteína ligante de actina chamada profilina, a qual é liberada pelo parasito e parece ser essencial na regulação de sua motilidade e na invasão da célula hospedeira. No entanto, seres humanos não expressam TLR11 e TLR12 em suas células, pois apresentam apenas um pseudogene que não codifica a expressão de TLR11 funcional e não abrigam o gene que codifica TLR12, de modo que os principais sensores responsáveis pela detecção de *T. gondii* pelas células imunes inatas humanas ainda necessitam ser identificados.

Como *T. gondii* é um parasito intracelular obrigatório, a imunidade mediada por células é o mais importante mecanismo do hospedeiro no controle da infecção por este parasito. Durante a fase aguda da infecção, após a apresentação de antígenos de *T. gondii* associados a moléculas de complexo de histocompatibilidade principal (MHC) de classe II por células dendríticas produtoras de interleucina 12 (IL-12), ocorre a diferenciação de linfócitos T CD4+ *naïve* em células da subpopulação Th1, que migram para os tecidos infectados, onde atuam na resposta imune adaptativa ao parasito, potencializando os mecanismos da imunidade inata a partir da secreção de altos níveis de IFN-γ.

Quanto aos mecanismos mediados por anticorpos, os anticorpos da classe IgM específicos são gerados dentro de 1 semana após a infecção, alcançando níveis elevados para então, em geral, irem diminuindo rapidamente, podendo na maioria dos casos se tornarem indetectáveis por muitos ensaios sorológicos. Anticorpos IgG específicos aparecem entre uma e 2 semanas após a infecção e persistem por toda a vida dos pacientes, chegando a títulos máximos em aproximadamente 6 semanas de infecção. Esses anticorpos têm importante papel inibitório da invasão de taquizoítos na célula hospedeira e na sua disseminação sistêmica. Em virtude da pressão do sistema imunológico do hospedeiro, os taquizoítos que conseguem escapar dos mecanismos de eliminação invadem as células, transformam-se em bradizoítos, permanecendo no interior de vacúolo, denominado vacúolo parasitóforo, que, posteriormente, transformam-se em cistos. Desse modo, observa-se que a imunidade humoral não determina a completa resolução do processo infeccioso, mas impede a multiplicação de taquizoítos e a destruição da célula hospedeira. Assim, os anticorpos, embora não apresentem uma relevância crítica para estabelecer a imunidade, são importantes no sentido de prevenir a disseminação indiscriminada dos parasitos durante a infecção crônica. Além disso, a detecção dos níveis de síntese de anticorpos é imprescindível com finalidade de confirmar hipóteses diagnósticas, particularmente no que se refere à determinação da fase de infecção. Nesse sentido, a toxoplasmose aguda pode ser caracterizada sorologicamente pela ocorrência de anticorpos IgM e/ou IgA específicos. Por outro lado, altos títulos de anticorpos séricos IgG indicam apenas que o indivíduo foi uma vez infectado com *T. gondii*, mas não pode diferenciar entre infecção recente e distante. Em infecções recentes, há anticorpos IgG, mas apresentam baixa avidez para os antígenos correspondentes. Com o transcorrer da infecção e a maturação da resposta imune, anticorpos IgG vão apresentando índices de avidez crescentes, de modo que nas infecções de longa duração encontra-se um predomínio marcante de anticorpos IgG de alta avidez. Como mostrado na Figura 27.7, a utilização de ensaios que determinam a cinética da síntese de diferentes classes de anticorpos anti-*Toxoplasma gondii* constitui uma das ferramentas mais utilizadas no diagnóstico e identificação das diferentes fases da toxoplasmose.

Recentemente têm emergido fortes evidências demonstrando que, além dos fatores de resistência gerados pela indução da resposta imune inata e adaptativa anti-*T. gondii*, há diferentes fatores de virulência que podem ser expressos em diferentes cepas, os quais

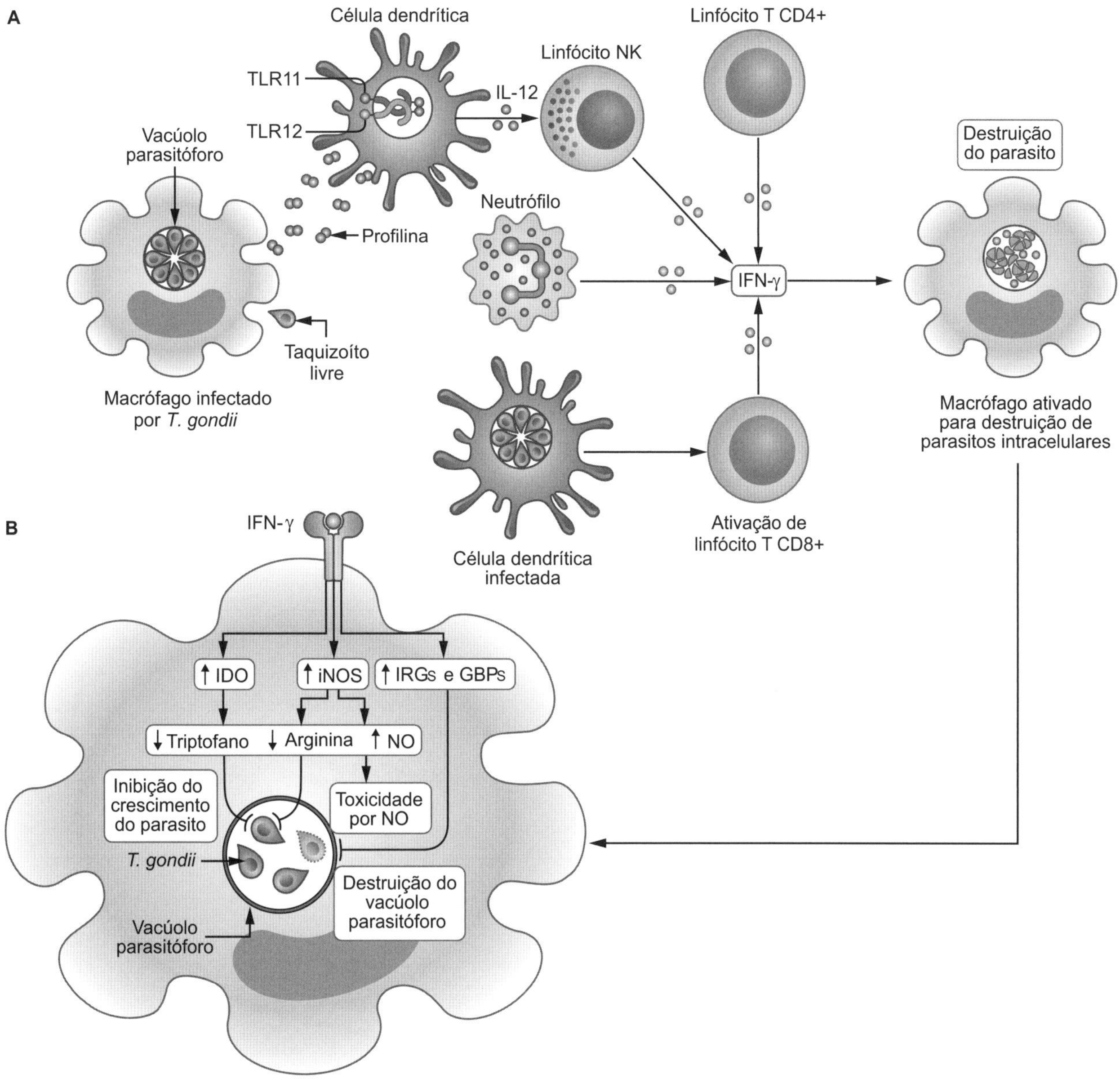

FIGURA 27.6 Resposta imune induzida pela infecção ao *Toxoplasma gondii*. Esquema representativo da resposta imune desencadeada pela infecção por esse parasito, com destaque para produção de IFN-γ por diferentes tipos de células imunes estimuladas pela citocina IL-12 (**A**); mecanismos efetores de IFN-γ em macrófago infectado, levando à destruição do vacúolo parasitóforo e à morte do parasito em seu interior (**B**). GBP: *guanylate binding protein*; IFN: interferona; IL: iterleucina; IRG: *immunity-related GTPases*; IDO: indoleamina 2,3 dioxigenase; NK: *natural killer*; NO: óxido nítrico; iNOS: óxido nítrico sintase induzível; TLR: *toll-like receptor*. Adaptada de Yarovinsky, 2014; Carvalho, 2014.

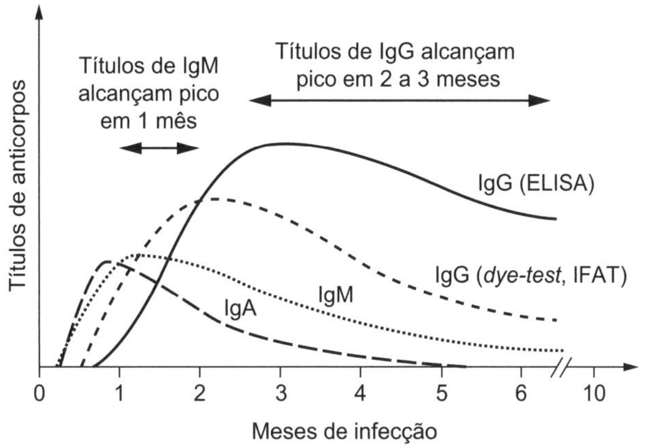

FIGURA 27.7 Cinética da resposta imune humoral representada pela síntese de anticorpos na infecção por *Toxoplasma gondii*. Representação gráfica dos níveis de anticorpos das classes IgG, IgM e IgA em função do tempo de infecção, os quais podem apresentar variações significativas individuais entre pacientes e de acordo com a técnica de detecção utilizada. Adaptada de Robert-Gangneux e Dardé, 2012; Carvalho, 2014.

representam diferentes genótipos deste parasito. Estes marcadores de virulência são responsáveis pelos diferentes tipos de toxoplasmose na espécie humana e sua associação com a gravidade das doenças (p. ex., a toxoplasmose congênita e a toxoplasmose ocular). Por esse motivo, tem sido muito importante a identificação de diferentes *loci* gênicos do *T. gondii* por meio de métodos que permitam distinguir os genótipos das cepas que causam infecções graves na espécie humana, entre estes as variantes técnicas de reação em cadeia da polimerase (PCR), como o polimorfismo no comprimento dos fragmentos de restrição (RFLP). O emprego desses métodos de genotipagem de isolados de *T. gondii* tem viabilizado a tipificação das cepas clonais (tipos I, II e III) e das cepas atípicas, o que tem possibilitado as associações destes genótipos com o tipo e a gravidade das doenças na espécie humana, como mostrado na Figura 27.8. A importância dos resultados que poderão advir desses estudos recentes reside no fato de que será possível a identificação dos fatores de virulência de maior relevância que são expressos pelos diferentes genótipos. Em consequência, os resultados desses estudos visam à proposição de futuras medidas de prevenção e controle da toxoplasmose, por exemplo, novas abordagens terapêuticas, bem como estratégias vacinais.

QUADRO CLÍNICO

Toxoplasmose em imunocompetentes

Em hospedeiros imunocompetentes, a infeção frequentemente é benigna, com parasitemia autolimitada, resultando em forma clínica inaparente na maioria das vezes, porém sintomas inespecíficos, *flu-like*, linfadenopatia e, raramente, formas graves podem ocorrer, na dependência de fatores relacionados ao hospedeiro e ao parasito. A gravidade da apresentação clínica varia, também, de região para região, possivelmente associada à virulência da cepa predominante. Formas mais benignas têm sido descritas com maior frequência em países europeus e nos EUA, onde apenas 20% das infecções agudas cursam com manifestações clínicas, sendo linfadenopatia febril, astenia e linfomonocitose os achados mais comuns e onde o *T. gondii* é responsável por 3 a 7% das causas de adenomegalias clinicamente expressivas. Em outros países, inclusive no Brasil, a proporção de casos sintomáticos é mais elevada, onde se observa maior envolvimento ocular, inclusive com formas clínicas graves e fatais, como recentemente descritas no Suriname. Linfoadenomegalia cervical, em geral indolor, menor que 3 cm de diâmetro e sem sinais flogísticos é a apresentação clínica mais comum. Sintomas gerais e inespecíficos podem acompanhar, como

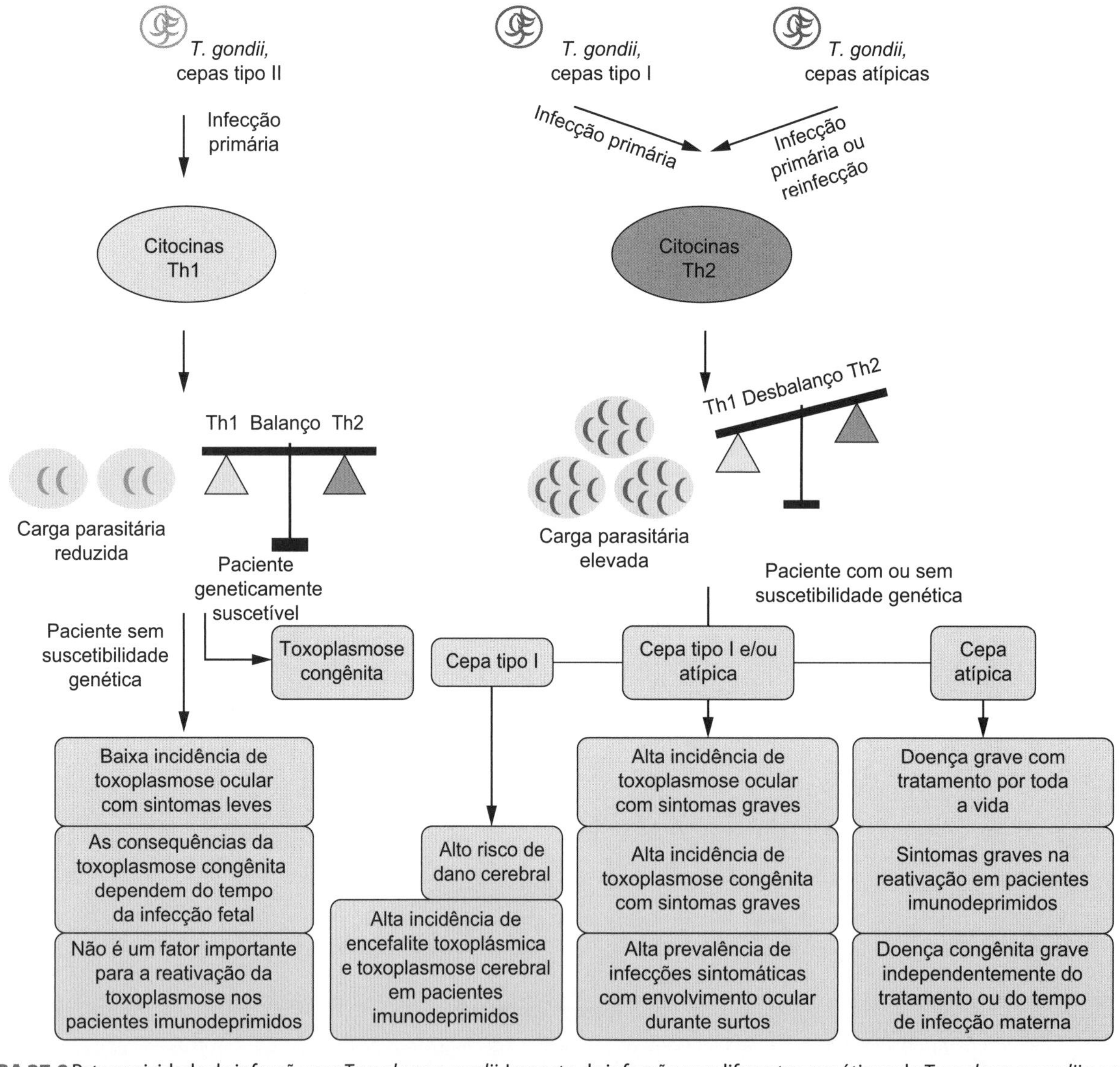

FIGURA 27.8 Patogenicidade da infecção por *Toxoplasma gondii*. Impacto da infecção por diferentes genótipos de *Toxoplasma gondii* e a relação com a gravidade das doenças humanas. Adaptada de Xiao e Yolken, 2015.

febre, mialgia, artralgia, erupção cutânea e hepatoesplenomegalia, fazendo diagnóstico diferencial com a síndrome da mononucleose infecciosa, principalmente quando há linfocitose com linfócitos atípicos no sangue periférico. Dor abdominal associada a adenopatia mesentérica e retroperitoneal pode ocorrer. Tais manifestações são, em geral, autolimitadas, raramente ultrapassando 30 dias de evolução, embora os gânglios possam permanecer palpáveis por mais de 6 meses. Nos casos cuja única manifestação é adenomegalia, não raro o linfoma é considerado no diagnóstico diferencial e os pacientes submetidos a biopsia ganglionar, ocasião em que o diagnóstico é firmado.

O envolvimento ocular na infecção aguda tem incidência variável nas diferentes casuísticas, chegando a 17% no Brasil. A retina é a estrutura mais frequentemente envolvida, podendo haver recorrências ao longo do tempo, acarretando lesões permanentes. Em crianças e adultos jovens mais frequentemente resulta de infecção congênita, manifestando-se com borramento visual, dor, fotofobia, escotomas e até queda da acuidade visual. O diagnóstico baseia-se fundamentalmente no exame oftalmológico.

Adenomegalia cervical, febre e adinamia foram os sintomas mais comuns entre 128 casos avaliados em nosso serviço, no Hospital de Clínicas da Universidade Federal de Uberlândia (HC-UFU), MG. Hepatomegalia foi observada em 18% dos pacientes e esplenomegalia em 15% (Tabela 27.1).

Raramente em imunocompetentes, como mencionado antes, formas mais graves podem ocorrer, manifestando-se com miocardite, pneumonite, polimiosite, hepatite e encefalite. Formas atípicas de apresentação são descritas, bem como febre de origem indeterminada. Nas duas últimas décadas, também tem sido relatada a associação entre toxoplasmose crônica e manifestações psiquiátricas, embora a relação causa e efeito não esteja totalmente estabelecida. Nesse contexto, há diversos relatos na literatura demonstrando que a infecção por *T. gondii* pode desencadear, por exemplo, o desenvolvimento de esquizofrenia e transtorno bipolar. De fato, há resultados demonstrando que distúrbios significativos na produção de neurotransmissores de determinados circuitos neuronais associados ao movimento, à cognição e ao comportamento podem ser detectados, tanto em pacientes infectados cronicamente por esse parasito, como em modelos utilizando animais experimentalmente infectados.

Após a fase aguda, *T. gondii* permanece viável, sob a forma de cistos teciduais, reproduzindo-se lentamente durante toda a vida do hospedeiro, caracterizando, assim, a fase crônica da infecção. A multiplicação do parasito é, portanto, mais ativa e permanece por mais tempo em tecidos com menor atividade imunológica, como no sistema nervoso central (SNC). Recrudescência da infecção crônica, com doença disseminada grave, poderá ocorrer em hospedeiros imunocomprometidos, principalmente com déficit da imunidade celular.

TABELA 27.1 Manifestações clínicas da toxoplasmose aguda em adultos imunocompetentes.[1]

Manifestação	Percentual
Linfadenopatia	81
Febre	40
Adinamia	26
Mialgia	23
Cefaleia	22
Hepatomegalia	18
Esplenomegalia	15
Artralgia	6
Diarreia	5
Exantema	3

[1]Avaliação clínica e laboratorial de 128 casos de toxoplasmose adquirida em hospedeiros imunocompetentes. Idade média: 25 anos. Sexo masculino: 55% dos casos. Fonte: Borges AS, HC-UFU (autor).

Toxoplasmose em imunossuprimidos

A predileção de *T. gondii* para reativar no SNC tem sido bem demonstrada, clínica e experimentalmente. Este fato se deve, provavelmente, à baixa imunidade local, bem como à presença da barreira hematoliquórica, dificultando o afluxo de substâncias como anticorpos específicos e IFN-γ, os quais inibem a multiplicação do parasito. Em seguida, o coração e os pulmões são os órgãos mais frequentemente acometidos.

A imunidade celular é o principal mecanismo de defesa no controle da toxoplasmose. O papel dos linfócitos T foi enfatizado pela primeira vez por Frenkel, em 1957, e, desde então, diversos estudos têm demonstrado a importância dos linfócitos T CD4+ e T CD8+, sinergisticamente, no controle da doença e na prevenção de sua reativação.

Após o surgimento da AIDS, a toxoplasmose tornou-se a causa mais comum de encefalite nos EUA. Até então, ocorria esporadicamente em pacientes com neoplasias, doenças do colágeno ou transplantados, recebendo terapia imunossupressora. A doença resulta, em geral, de reativação da infecção crônica, porém infecção aguda disseminada pode ocorrer, como em receptores de órgãos previamente soronegativos cujos doadores foram infectados no passado. Triagem sorológica com pesquisa de anticorpos IgG anti-*T. gondii* está indicada para todo candidato a transplante de órgão sólido, receptor e doador, identificando os receptores com risco de desenvolver infecção aguda ou reativação de infecção crônica. Febre é uma das primeiras manifestações da doença, seguida de encefalite, pneumonite e miocardite. Em casos de receptor IgG anti-*T. gondii* negativo e doador positivo, os transplantes de coração, coração-pulmão, rim e fígado estão mais comumente envolvidos no desenvolvimento de doença aguda disseminada. Para receptores IgG positivos e doadores positivos ou negativos, o transplante de medula óssea (MO), células hematopoéticas e fígado são os mais associados à reativação. As manifestações clínicas da toxoplasmose, em geral, ocorrem nos primeiros 3 meses que se seguem aos transplantes hepático e renal.

Profilaxia primária, com sulfametoxazol-trimetoprima (SMX-TMP) ou pirimetamina, para receptores soropositivos de transplante cardíaco ou soronegativos com doadores positivos, tem se mostrado efetiva em reduzir reativação ou infecção aguda, respectivamente.

Em pacientes com AIDS, o risco estimado de reativação, naqueles com anticorpos IgG anti-*Toxoplasma gondii*, varia de 12 a 50%, sendo encefalite a apresentação clínica mais comum, manifestando-se como encefalite difusa, meningoencefalite ou, mais comumente, como lesão tumoral, com efeito de massa e evolução subaguda. Em cerca de 20% dos casos, entretanto, o curso pode ser abrupto. Síndrome motora, distúrbios da consciência, convulsões e sinais focais são manifestações comuns, sendo, portanto, clinicamente indistinguível de outras complicações do SNC, também frequentes nesses pacientes, como a reativação da doença de Chagas, o linfoma primário do SNC, as encefalites virais ou fúngicas, a neurotuberculose e outras. Envolvimento pulmonar com pneumonite, tal como ocorre na pneumocistose, e coriorretinite, associadas ou não à encefalite, também ocorrem. Manifestações de acometimento medular, motoras e sensitivas, com alterações esfincterianas, como nos tumores medulares, podem, mais raramente, surgir (Tabela 27.2).

A variedade de defeitos do sistema imune encontrada nesses pacientes, como a deficiência de linfócitos T CD4+, reduzida atividade de linfócitos T-citotóxicos, dos linfócitos *natural killer* (NK) e a baixa produção de linfocinas imunorreguladoras, como a IFN-γ, poderia explicar a alta frequência de reativação desta infecção.

TABELA 27.2 Manifestações clínicas da neurotoxoplasmose em pacientes com AIDS. Adaptada de Luft e Remington, 1992.

Manifestação	Percentual
Cefaleia	49 a 55
Febre	41 a 47
Hemiparesia	39 a 49
Alterações psicomotoras	37 a 38
Convulsões	24 a 29
Confusão mental	15 a 51
Letargia	12 a 43
Ataxia	30
Par craniano	17 a 28
Encefalite difusa/focal	10

Toxoplasmose na gestação e toxoplasmose congênita

Outro grupo de grande interesse clínico é o das gestantes, cuja incidência está diretamente ligada à infecção primária em mulheres grávidas. A infecção aguda durante a gestação, como em outros hospedeiros imunocompetentes, é assintomática em 80 a 90% dos casos, porém, durante a parasitemia, o *T. gondii* pode atravessar a placenta e atingir os tecidos fetais. Cerca de 85% dos recém-nascidos (RN) com toxoplasmose congênita nascerão assintomáticos; contudo, a infecção fetal pode causar sérios danos e lesões irreversíveis. Reinfecção com cepas diferentes, mais virulentas, também tem sido apontada como causa de transmissão vertical. Raramente a coriorretinite é a única manifestação da toxoplasmose aguda materna e, nesse caso, poderá ocorrer transmissão vertical. Em casos de coriorretinite materna por reativação de infecção latente, o risco de transmissão fetal é, classicamente, considerado nulo, porém Silveira *et al.* e Andrade *et al.* relataram um caso, cada autor, de infecção congênita resultante de reativação de toxoplasmose ocular em mães imunocompetentes.

A gravidade da infecção fetal está na dependência do *status* imunológico materno, da carga parasitária, da virulência da cepa e do período gestacional no qual ocorreu a exposição materna, sendo inversamente proporcional à idade gestacional e não há correlação entre infecção materna sintomática e toxoplasmose congênita. Casos raros de transmissão vertical, cuja infecção materna ocorreu antes da concepção, até 3 meses antes, são descritos, assim como durante reativação de infecção crônica, em vigência de imunossupressão, como na AIDS, além de casos de reinfecção materna com cepas mais virulentas.

Diagnóstico laboratorial adequado durante a gravidez e ao nascimento se faz necessário para detectar precocemente o binômio mãe-filho com risco de toxoplasmose congênita ou com infecção. Transmissão vertical ocorre em 10 a 25% dos casos cujas mães se infectaram durante o primeiro trimestre, contudo com graves repercussões fetais. Durante o segundo trimestre, a transmissão se dá em 30% a 40% das vezes, causando microcefalia, hidrocefalia, prematuridade, óbito, hepatoesplenomegalia, icterícia, anemia, retardo mental, miocardite e pneumonia. Durante o terceiro trimestre, 60 a 65% dos RN estarão infectados, porém assintomáticos ao nascimento ou com sintomatologia leve, podendo o diagnóstico ser realizado tardiamente, caso a infecção materna não tenha sido diagnosticada e tratada durante a gestação. Deficiência de aprendizado, coriorretinite e calcificações do SNC são achados frequentes nesses casos. Um exame clínico detalhado é necessário para que sejam detectadas alterações discretas ao nascimento, evitando, assim, sequelas futuras. Entre os que nascem com doença clinicamente aparente, retinite, calcificações intracranianas e hidrocefalia representam a tríade clássica de manifestações clínicas, sendo que 85% apresentarão algum tipo de retardo mental, 75% convulsões e 50% déficit visual. A mortalidade ocorre em 12% dos casos.

Mesmo entre os que recebem tratamento durante o primeiro ano de vida, manifestações oculares podem ocorrer tardiamente, como mostram Phan L *et al.* (2008), quando acompanharam 108 crianças com toxoplasmose congênita, devidamente tratadas. Novas lesões de coriorretinite se desenvolveram em 34%, sendo que em 41% desses as lesões foram observadas após 10 anos de vida, indicando a necessidade de acompanhamento por longos períodos. O reconhecimento imediato da infecção materna e seu tratamento podem prevenir a transmissão vertical em 60% (Tabela 27.3).

Em suma, toxoplasmose congênita pode se apresentar como uma das seguintes formas: a) doença clinicamente aparente ao nascimento ou nos primeiros meses de vida; b) reativação de infecção não diagnosticada ao nascimento ou durante infância; c) sequela de toxoplasmose não diagnosticada previamente; e d) infecção subclínica ou assintomática.

DIAGNÓSTICO

Em virtude da falta de especificidade dos sinais e sintomas da toxoplasmose, seu diagnóstico não pode ser realizado apenas pelo quadro clínico. A confirmação diagnóstica poderá ser estabelecida diretamente pela pesquisa do parasito nos tecidos, por meio da histopatologia, ou pela demonstração do seu material genético – DNA – pela PCR nos tecidos ou fluidos corporais. Também, de maneira indireta, utilizando a sorologia, por meio da pesquisa de anticorpos séricos. Os métodos parasitológicos, como a demonstração do parasito pelo exame direto, a inoculação em animais de laboratórios suscetíveis ou, ainda, por meio de cultura em linhagens de células estabelecem o diagnóstico de infecção aguda, porém apresentam várias limitações para seu uso na prática clínica.

A escolha e a interpretação do método a ser utilizado variam de acordo com a situação clínica e o hospedeiro avaliado. Deparamonos, na prática, com quatro grupos de pacientes para os quais o diagnóstico correto é crítico e urgente: nas gestantes com infecção aguda, fetos e RN com infecção congênita, imunocomprometidos e na toxoplasmose ocular. Para esses grupos, o diagnóstico de certeza muitas vezes não é facilmente estabelecido por uma série de razões que serão

TABELA 27.3 Manifestações clínicas da toxoplasmose congênita.[1]

Manifestação	Percentual
Esplenomegalia	87
Hepatomegalia	80
Icterícia	67
SNC	53
Prematuridade	47
Sintomas oculares	40
Retardo do crescimento fetal	27
Anorexia perinatal	27
Anemia	27
Febre	20
Trombocitopenia	20
Hepatite	13

[1]Avaliação clínica e laboratorial de 128 casos de toxoplasmose adquirida em hospedeiros imunocompetentes. Toxoplasmose congênita: 15 casos. SNC: sistema nervoso central. Fonte: Borges AS, HC-UFU (autor).

comentadas à parte. Entre elas, a falha no controle de qualidade dos diferentes *kits* e laboratórios disponíveis tem tornado difícil a interpretação dos resultados.

Vários testes sorológicos são utilizados para detecção de imunoglobulinas IgA, IgE, IgG e IgM específicas anti-*T. gondii*, principalmente no soro. Os anticorpos das classes IgA, IgE e IgM são marcadores de infecção recente ou aguda, enquanto os IgG, de infecção passada, crônica ou latente. Inicialmente, no curso da infecção, surgem os anticorpos IgM, cerca de 1 semana após o contato, podendo ser detectados por até 1 ano ou mais após infecção, não sendo, por si sós, suficientes para estabelecer o diagnóstico de toxoplasmose aguda. Anticorpos IgA e IgE surgem, também, precocemente, apresentando uma cinética mais rápida, porém os IgA, assim como IgM, poderão ser detectados por meses após o contato, apresentando maior sensibilidade e especificidade no diagnóstico de toxoplasmose congênita. Os IgE, com meia-vida mais curta do que os anteriores, são, em geral, utilizados para auxiliar ou confirmar o diagnóstico de toxoplasmose aguda. Em algumas situações, uma combinação de testes faz-se necessária para estabelecer o diagnóstico de infecção recente, como em gestantes, cuja definição mais precisa da época do contato é de fundamental importância. A escolha do teste e sua interpretação deverão ser, portando, associadas à apresentação clínica e ao hospedeiro investigado.

A PCR tem sido particularmente útil para o diagnóstico da infecção fetal, utilizando líquido amniótico, possibilitando a confirmação precoce da transmissão vertical, evitando procedimentos mais invasivos para o feto, além de orientar a escolha do tratamento. A técnica poderá ser realizada também em amostras de sangue, liquor, urina, placenta e tecidos fetais, com sensibilidade e especificidade variáveis, uma vez que não há padronização do método. Depende, pois, do laboratório, do *primer* e gene utilizados, bem como da preparação das amostras.

A demonstração do material genético do *T. gondii* no liquor também tem sido utilizada para o diagnóstico da neurotoxoplasmose em pacientes com AIDS, com sensibilidade de 11% a 77% e especificidade em torno de 95%.

Diagnóstico sorológico

Rotineiramente o diagnóstico de toxoplasmose é feito com base na resposta imune humoral, por meio da pesquisa de anticorpos específicos por métodos sorológicos. A escolha do teste, entretanto, e a sua interpretação variam de acordo com o hospedeiro avaliado.

Testes sorológicos

Sabin-Feldman dye test | *Teste do corante*

Primeiro teste desenvolvido para diagnóstico de toxoplasmose, em 1948, com alta sensibilidade, especificidade e quantitativo, sendo considerado até os dias de hoje como padrão de referência na detecção de anticorpos IgM e IgG. Deixou de ser usado na prática laboratorial principalmente pela necessidade de manipulação do parasito vivo e o risco de infecção acidental.

Imunofluorescência indireta

Pode detectar os mesmos anticorpos que o anterior, cujos títulos são comparáveis, sendo mais econômico e seguro. Utiliza placas sensibilizadas com taquizoítos intactos e diluições seriadas de soro humano. O complexo é detectado por anticorpos anti-IgG e anti-IgM humanos ligados a isotiocianato de fluoresceína. As dificuldades com o teste são a dependência da interpretação humana, o tempo necessário para resultado, a baixa sensibilidade comparada ao anterior, embora seja um teste com alta especificidade. Falso-positivos são encontrados quando há fator reumatoide ou FAN; resultados falso-negativos, ao se pesquisarem anticorpos IgM, podem ocorrer quando os títulos de IgG são muito elevados. Em conjunto com outros testes, poderá ser útil na definição de infecção aguda, principalmente durante a gestação, uma vez que os anticorpos IgM, que geralmente aparecem na primeira semana da infecção, deixam de ser detectados mais precocemente quando comparados aos testes imunoenzimáticos, mais utilizados na prática, como ELISA (*enzyme-linked immunosorbent assay*), cuja positividade pode permanecer por mais de 1 ano.

Aglutinação

Baseada na ligação antígeno/anticorpo, a qual pode ser visualizada sem ampliação, a reação é utilizada para determinar a concentração de anticorpos específicos. Diferentes testes de aglutinação estão disponíveis para o diagnóstico da toxoplasmose: a aglutinação direta (AD), que é um método simples, de baixo custo, empregado como *screening* para detecção apenas de anticorpos IgG uma vez que apresenta alta sensibilidade para IgM, com resultados falso-positivos, inclusive na presença de anticorpos IgM naturais; a aglutinação indireta, que se baseia na aglutinação passiva de hemácias sensibilizadas com extratos do parasito na presença de anticorpos antitoxoplasma; o teste de aglutinação modificado, que é uma adaptação do teste de AD, com alguns ajustes na preparação dos antígenos e no tempo de incubação na placa; e, por último, o teste de aglutinação em partículas de látex sensibilizadas com antígenos do protozoário, também utilizado, em geral, em inquéritos epidemiológicos para detecção de IgG.

Testes imunoenzimáticos | *ELISA e ELFA*

São os testes mais utilizados para o diagnóstico da toxoplasmose, com alta sensibilidade e especificidade. São rápidos, de baixo custo, com *kits* comercialmente disponíveis, que têm sido aperfeiçoados nos últimos anos. Classicamente, consiste em uma fase sólida com antígenos ou anticorpos aderidos a uma microplaca de poliestireno, na qual se adiciona o soro de interesse e um antissoro que contém um segundo anticorpo ligado a uma enzima, direcionado contra a imunoglobulina pesquisada (anti-IgM ou anti-IgG) e, por fim, um substrato para essa enzima, cuja ligação gera uma cor. A positividade do teste é definida pela intensidade da cor gerada, resultando na densidade ótica da reação. Diferentes testes estão disponíveis, entre eles: ELISA indireto que envolve a sensibilização da placa com antígeno e é um dos mais usados para detecção de anticorpos IgM e IgG; ELISA sanduíche, cuja placa é sensibilizada com anticorpo, denominado anticorpo de captura, em que é adicionado o soro para pesquisa do antígeno que, quando presente, liga-se ao anticorpo de captura, em que essa reação é, por sua vez, detectada pela adição de um segundo anticorpo específico, anticorpo secundário ou de detecção, conjugado à enzima e apresenta maior sensibilidade e especificidade; o DOT-ELISA, que é mais simples, não requer nenhum equipamento especial, cuja reação antígeno/anticorpo é realizada em papel de nitrocelulose, sendo sensível para detectar antígenos e anticorpos.; ainda, o ELISA de competição, que utiliza outro antígeno marcado para competir com o antígeno a ser pesquisado. Quanto mais antígeno presente na amostra pesquisada, menos antígeno marcado se liga e, portanto, menos cor é gerada.

Mais recentemente a metodologia de quimioluminescência, cujo substrato adicionado para detectar o anticorpo conjugado à enzima emite luz, tem sido utilizada para quantificação de anticorpos IgM e IgG com elevada sensibilidade e especificidade.

Imunoglobulinas da classe IgE desaparecem mais precocemente do que as IgA e IgM. Avaliando a sensibilidade (S) e especificidade (E) do teste ELISA para detecção de IgE em 792 indivíduos, observou-se que em 85,7% das soroconversões assintomáticas o teste foi positivo, enquanto nos casos sintomáticos, IgE estava presente em 100%. Para diagnóstico neonatal a detecção das três imunoglobulinas aumenta a acurácia diagnóstica.

A falta de padronização da qualidade dos antígenos utilizados nos diferentes testes pode comprometer os resultados ou a interpretação e, ainda, as etapas de produção e purificação de antígenos naturais podem levar a contaminação com outros materiais, além do risco de acidentes laboratoriais e exposição humana. Diante dessas limitações e da necessidade de melhorar a acurácia dos diferentes testes diagnósticos, o emprego de antígenos recombinantes está substituindo os antígenos naturais e sua utilização melhora a reprodutividade dos testes e, com isso, a especificidade, porém a sensibilidade desses ensaios não tem se mostrado maior. Outro ponto relevante que vem sendo demonstrado é que com aplicação de tais antígenos, assim como de determinados marcadores moleculares específicos de taquizoítos ou bradizoítos, pode-se melhorar a capacidade dos testes de discriminar infecção aguda de crônica, condição de extrema importância quando se trata do diagnóstico da toxoplasmose aguda em gestantes.

Teste de avidez de IgG

Como discutido anteriormente, anticorpos IgM são indicadores de infecção recente sendo, portanto, utilizados para tal diagnóstico. Entretanto, podem continuar detectados por meses a 2 anos e a sua positividade não prova, necessariamente, infecção aguda, requerendo em algumas situações a confirmação por meio de outros testes como o teste de avidez de IgG, que se baseia na afinidade ou na intensidade da ligação do anticorpo IgG ao antígeno. Anticorpos de fase aguda geralmente apresentam baixa afinidade, ou baixa avidez, aos antígenos do *T. gondii*, enquanto anticorpos de infecção latente ou crônica apresentam alta avidez. Em geral, o teste utiliza ureia para desestabilizar o complexo antígeno-anticorpo, rompendo a ligação. Alta avidez significa infecção crônica, ocorrida há mais de 3 a 5 meses, dependendo do *kit* utilizado. Baixa avidez, entretanto, não exclui necessariamente infecção crônica uma vez que em raros casos pode persistir por até 1 ano, dependendo do teste utilizado.

Estudos recentes indicam uma melhor *performance* dos testes de avidez de IgG em diferenciar infecção aguda de latente por meio do emprego de antígenos recombinantes ou marcadores moleculares, como demonstrado nos ELISAs.

Diagnóstico nas diferentes situações clínicas

Hospedeiros imunocompetentes

Na prática clínica, o diagnóstico de toxoplasmose aguda em pacientes imunocompetentes é estabelecido por meio de pesquisa de IgM e IgG, utilizando testes imunoenzimáticos ou imunofluorescência indireta. Anticorpos IgM e IgG, associados à suspeita clínica, fortemente indicam o diagnóstico de doença aguda, lembrando que anticorpos IgM permanecem até meses após o contato e que, em fases muito precoces da infecção, podem ser detectados isoladamente, com posterior soroconversão de IgG, confirmando o diagnóstico. Anticorpos IgA e o teste de avidez de IgG poderão ser utilizados para os casos não definidos pela pesquisa de IgM e IgG.

Hospedeiros imunocomprometidos

O diagnóstico da neurotoxoplasmose em pacientes imunocomprometidos, particularmente naqueles com AIDS, apresenta peculiaridades. Como a doença resulta, na maioria das vezes, de reativação de infecção crônica, a pesquisa de anticorpos, rotineiramente empregada para diagnóstico da doença aguda em imunocompetentes, apresenta valor limitado pela má resposta imune que apresenta. O perfil sorológico é semelhante ao da população geral com infecção crônica ou inativa, ou seja, anticorpos IgM não são habitualmente detectados na reativação e os da classe IgG, existentes na maioria absoluta (aproximadamente 95% dos casos) não discriminam infecção latente de infecção ativa. Nesses casos, a falta de métodos propedêuticos não invasivos de maior sensibilidade e especificidade limita o diagnóstico precoce. Os exames de imagem, como a tomografia computadorizada (TC) e, principalmente, pela maior sensibilidade, a ressonância magnética (RM), são de grande valor diagnóstico, demonstrando lesões hipodensas ou hipointensas, em geral múltiplas, podendo ser únicas, com efeito de massa e captação de contraste periférico, anelar, ou nodular em cerca de 90% dos casos. Tais achados são bastante sugestivos do granuloma de reativação da toxoplasmose, porém não patognomônicos, como mostram as Figuras 27.9 e 27.10. Os principais diagnósticos diferenciais para tais lesões são a reativação da doença de Chagas no SNC, o linfoma primário do SNC e abscessos. A PET-TC, tomografia por emissão de pósitrons, utilizando [F18]-fluorodesoxiglicose para mapeamento das lesões, e a SPECT-TC, tomografia por emissão de fóton único, que utiliza o tálio-201, são úteis para diagnóstico diferencial principalmente entre a neurotoxoplasmose e o linfoma primário do SNC.

Os achados liquóricos são inespecíficos e a detecção de anticorpos anti-*Toxoplasma gondii* deve ser interpretada com cautela, uma vez que sua presença pode significar apenas transferência passiva do soro para o liquor (LCR). Entretanto, a demonstração da produção local de anticorpos específicos, cujos títulos aumentam independentemente do aumento no soro, tem se mostrado de valor diagnóstico. Em uma série de casos, 62,2% tinham anticorpos detectados no LCR e 70% apresentaram evidências de produção local. Borges e Figueiredo encontraram 100% de especificidade da reação de IFI no LCR para pesquisa de anticorpos IgG com títulos > 1/64 e especificidade apenas de 70,8% para demonstração de síntese local dessa imunoglobulina em pacientes com AIDS e reativação da toxoplasmose no SNC. Rotineiramente, o diagnóstico da neurotoxoplasmose em pacientes imunocomprometidos baseia-se fundamentalmente no quadro clínico, nos achados da TC ou RM e na resposta terapêutica específica, que geralmente ocorre entre 10 e 14 dias após seu início.

Gestação e toxoplasmose congênita

O diagnóstico da toxoplasmose nas gestantes segue, inicialmente, a mesma metodologia utilizada em pacientes imunocompetentes, ou seja, por meio da sorologia, com pesquisa de anticorpos IgM, para infecção aguda, e IgG. Como dito anteriormente, a maioria das infecções agudas é assintomática e a ocorrência de IgM muitas vezes pode não significar contato agudo. Na gestante, em particular, é de fundamental importância definirmos o momento no qual ocorreu a infecção e, para tal, em países com elevada prevalência, como no Brasil, indica-se *screening* sorológico, iniciado o mais precocemente possível, com pesquisa de anticorpos das classes IgM e IgG trimestralmente para as mães soronegativas. A soroconversão ou o aumento seriado dos títulos de anticorpos praticamente confirma a infecção aguda. Para aquelas IgM positivas no primeiro momento, busca-se com o máximo de precisão se a infecção se deu antes ou após a concepção. Nesses casos, uma combinação de testes pode ser necessária, como a avidez de IgG, especialmente nos primeiros 4 meses de gestação, a pesquisa de IgA e até a utilização de metodologias diferentes, como IFI e ELISA, na tentativa de estabelecer o momento da infecção (Figura 27.11 e Tabela 27.4). Mães suscetíveis à infecção, ou seja, IgM e IgG negativas, devem ser sistematicamente orientadas quanto à prevenção do contato com o protozoário.

O diagnóstico da infecção fetal deve ser investigado sempre que houver confirmação ou possível infecção materna durante a gestação. Com o advento da PCR, pouco se utilizam as técnicas mais antigas e mais invasivas, como coleta de sangue fetal ou do cordão umbilical, além de frequentes resultados falso-negativos. A pesquisa do DNA do *T. gondii* no líquido amniótico por meio da PCR tornou o diagnóstico mais preciso, rápido e seguro, apresentando especificidade de

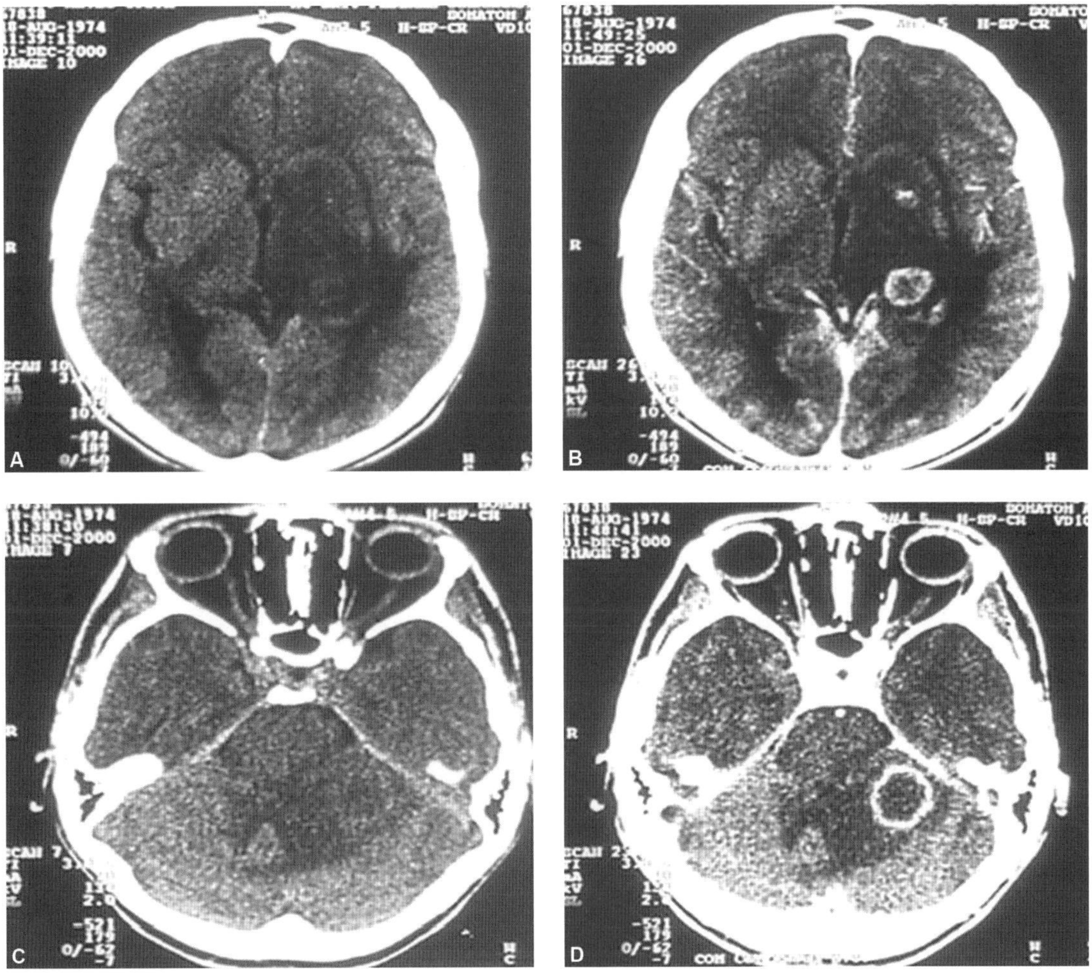

FIGURA 27.9 Tomografia computadorizada de crânio mostrando múltiplas lesões hipodensas, com efeito de massa e realce anelar pelo contraste, de paciente com AIDS e neurotoxoplasmose.

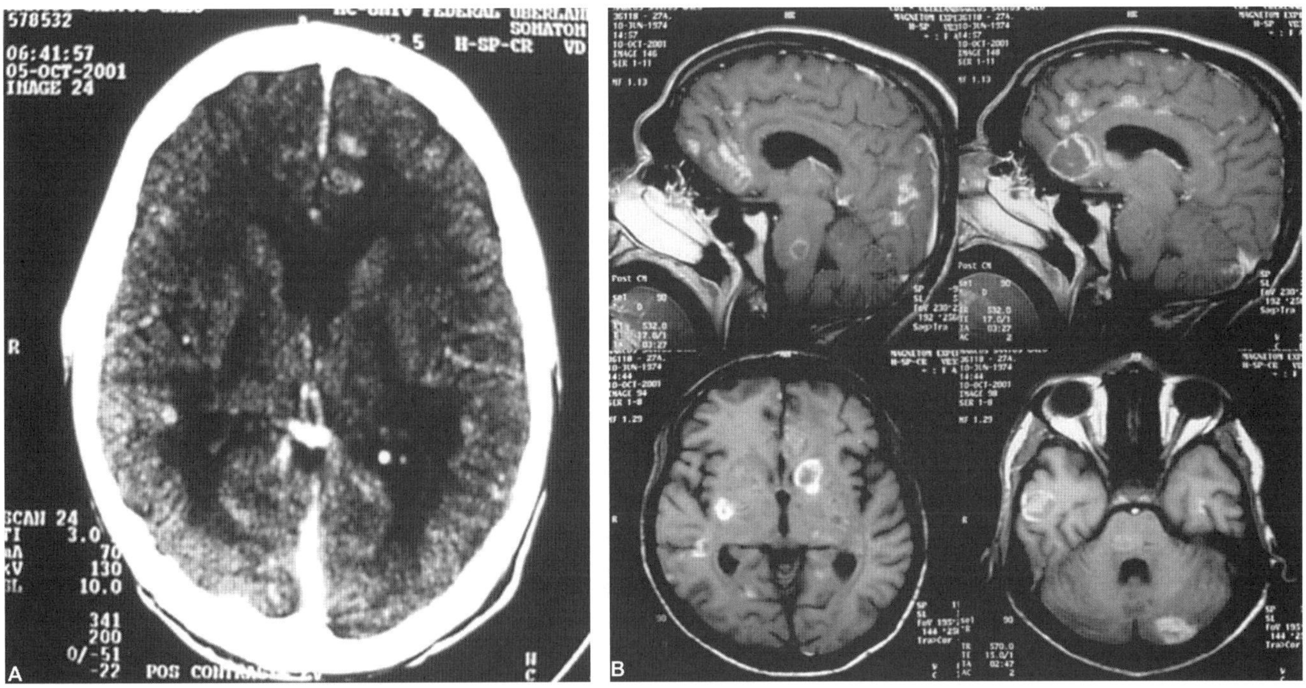

FIGURA 27.10 A. Tomografia computadorizada com contraste de crânio de paciente com AIDS evidenciando múltiplas lesões com reforço nodular pelo contraste. **B.** Ressonância magnética T1 com contraste. Na RM as lesões sofrem realce anelar, corroborando o diagnóstico de neurotoxoplasmose, mostrando maior sensibilidade da técnica.

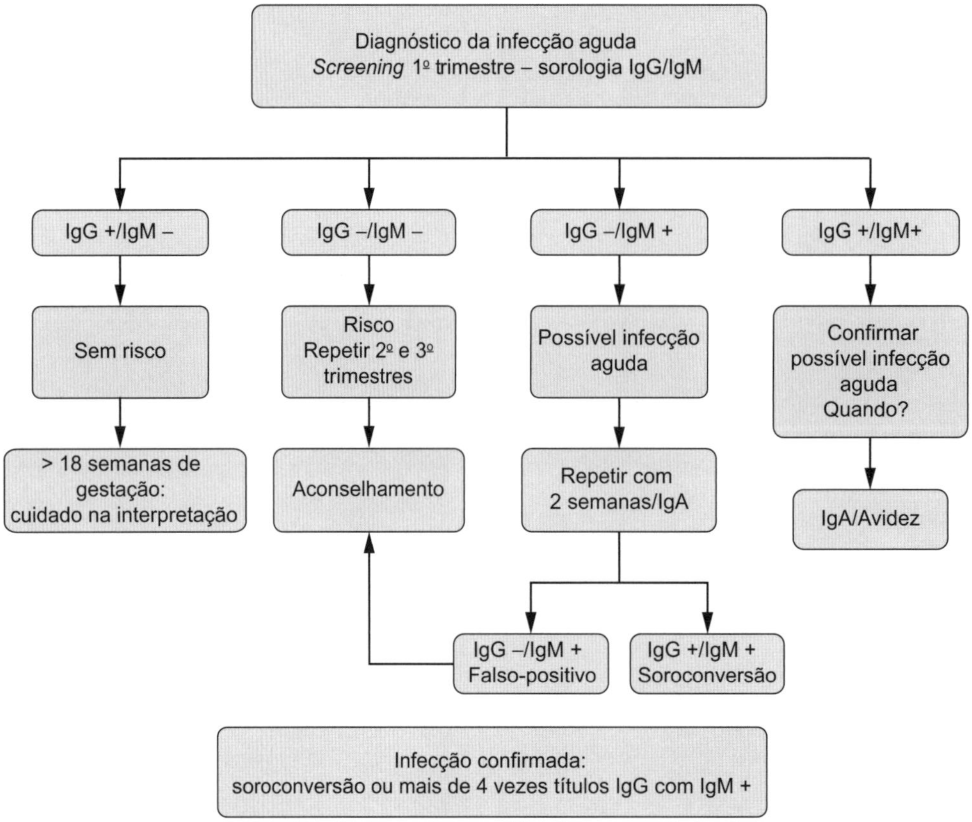

FIGURA 27.11 *Screening* sorológico para diagnóstico da toxoplasmose em gestantes.

TABELA 27.4 Teste de avidez de IgG para diagnóstico da toxoplasmose na gestante.

Avidez IgG	Infecção	IG < 3 meses	IG > 3 meses
> 50% Alta avidez	Há mais de 4 meses (3 a 5)	Considerar tratamento e PCR na 18ª semana	Tratamento
< 50% Baixa avidez	Há menos de 4 meses	Tratamento	Tratamento

IG: idade gestacional; PCR: reação em cadeia da polimerase.

100% quando realizado entre a 17ª e a 21ª semana, preferencialmente na 18ª semana. A sensibilidade do teste é maior quando a infecção materna ocorre entre a 17ª e a 21ª semana de gravidez, de acordo com alguns estudos conduzidos na França. Além da amniocentese, o controle com ultrassonografia para detecção de anomalias fetais, como micro ou macrocefalias, hidrocefalia, calcificações cerebrais ou outras, deve ser realizado.

O diagnóstico de toxoplasmose pós-natal pode ser estabelecido pela existência de anticorpos IgM e IgA, sendo a detecção de IgA mais sensível. Já os da classe IgG, detectados logo após o nascimento, geralmente resultam de transferência passiva dos anticorpos maternos, que podem permanecer por 6 a 18 meses após nascimento. Estudos mais recentes, utilizando *Western blot*, têm mostrado bons resultados para o diagnóstico pós-natal, uma vez que anticorpos maternos e do RN reconhecem antígenos diferentes, afastando a possibilidade de transferência de anticorpos maternos ou contaminação com sangue materno. Na gestante a combinação de testes, como *Western blot*, detecção de IgM e IgA, tem se mostrado mais sensível para o diagnóstico nos três primeiros meses de vida quando comparada com o emprego isolado de cada um. Outra consideração relevante para casos de infecção materna no final da gestação, nos quais RN são sorologicamente negativos ao nascimento: o acompanhamento sorológico se faz necessário, uma vez que a soroconversão poderá ser mais tardia.

TRATAMENTO

A escolha do esquema terapêutico, fármacos e duração, também varia de acordo com o hospedeiro e a gravidade da doença. Em indivíduos imunocompetentes, com doença benigna, com linfadenopatia oligossintomática, a indicação é discutida por alguns autores. Devemos considerar, entretanto, outros fatores além da forma clínica, simplesmente. Mulheres em idade fértil, por exemplo, com chances de gravidez nos próximos meses, bem como o risco de envolvimento ocular assintomático com manifestações tardias são questões relevantes a serem observadas.

Pacientes com envolvimento ocular ativo, durante infecção aguda ou por reativação de infecção latente, como resultado de transmissão vertical ou imunossupressão, deverão ser sistematicamente tratados.

Imunocomprometidos, gestantes que adquirem a infecção durante a gravidez, bem como crianças com infecção congênita também deverão receber terapêutica específica, independentemente da sintomatologia ou da forma clínica. Pacientes com imunossupressão, por qualquer etiologia, apresentando evidência sorológica de infecção aguda, com ou sem sintomatologia ou a demonstração tecidual de taquizoítos, independente de evidência sorológica, também devem receber tratamento.

Vários antibióticos e quimioterápicos apresentam ação efetiva contra *T. gondii*. As substâncias utilizadas rotineiramente atuam sobre os taquizoítos, na forma aguda ou de reativação da infecção, não atuando sobre os cistos teciduais.

Classicamente, a associação de sulfadiazina e pirimetamina, com efeito sinérgico, compõe o esquema a ser utilizado no tratamento de todas as formas de toxoplasmose. A sulfadiazina, com ação bacteriostática, apresenta boa absorção oral, alcança elevada concentração em vários tecidos, incluindo SNC, ocular, placentário e fetal. O efeito colateral mais frequente é erupção cutânea, na maioria das vezes não necessitando interrupção do tratamento. Cristalúria, alterações hematológicas (como anemia, hepatite, pancreatite) e, mais raramente, transtornos neuropsiquiátricos também devem ser monitorados. Quando necessário interromper seu uso, a clindamicina é a opção, inclusive para encefalites e formas oculares, associada à pirimetamina. A pirimetamina, uma diaminopirimidina, é uma das mais potentes substâncias anti-*Toxoplasma*, bloqueando a síntese de ácidos nucleicos por inibição da di-hidrofolato redutase, enzima que converte ácido fólico em folínico. É uma substância de depósito pela sua ligação a proteínas circulantes, com meia-vida prolongada (35 a 175 horas). O principal efeito colateral é a supressão medular, que pode ser evitada pela associação de ácido folínico ao esquema terapêutico. Deve ser evitada no primeiro trimestre, embora não se conheça ação teratogênica em humanos.

Outra opção, tão efetiva quanto o esquema anterior, sulfadiazina com pirimetamina, é a associação sulfametoxazol-trimetoprima (SMX–TMP), como demonstrado mais recentemente, com vantagem posológica além da apresentação parenteral.

A espiramicina, um macrolídeo bem tolerado, tem boa absorção oral e ação sobre o *T. gondii*. Alcança a concentração placentária, porém não atravessa adequadamente essa barreira, não atingindo níveis terapêuticos nos tecidos fetais. Também não está recomendada para tratamento da toxoplasmose ocular ou do SNC, dada sua baixa penetração local. Sua indicação se limita ao tratamento da toxoplasmose aguda do imunocompetente e como profilaxia da transmissão vertical, não devendo ser usada nos casos de infecção fetal comprovada ou suspeita. Macrolídeos mais novos, azitromicina ou claritromicina, além de atuarem sobre as formas infectantes do parasito, apresentam ação também sobre os cistos teciduais, porém o uso rotineiro não está estabelecido. Quando associados à pirimetamina os resultados são melhores, inclusive na neurotoxoplasmose. Outras opções, como a atovaquona, uma hidroxinaftoquinona utilizada no tratamento da pneumocistose, e a dapsona podem ser indicadas também como alternativas aos esquemas anteriores. A seguir, apresentamos os esquemas recomendados para o tratamento da toxoplasmose.

Toxoplasmose no imunocompetente

- Sulfadiazina (4 a 6 g/dia) + pirimetamina (50 mg/dia ou em dias alternados) + ácido folínico (10 a 20 mg/dia) por 4 a 6 semanas
- Sulfametoxazol + trimetoprima (800 mg sulfa + 160 mg trimetoprima) por 4 a 6 semanas
- Clindamicina (600 a 900 mg) + pirimetamina (50 mg/dia ou em dias alternados) + ácido folínico (10 a 20 mg/dia) por 4 a 6 semanas
- Espiramicina (3 g/dia) como substância única ou associada a pirimetamina ou sulfadiazina.

Para o tratamento da toxoplasmose ocular nos indivíduos imunocompetentes, os três primeiros esquemas são recomendados, havendo restrição ao uso da espiramicina pela baixa concentração local. Para pequenas lesões periféricas, a indicação terapêutica é questionada devido ao caráter autolimitado e ausência de comprometimento funcional. A associação de corticosteroides sistêmicos está indicada, principalmente, quando há envolvimento macular, peripapilar e neural. O tratamento das lesões ativas está associado à redução das recaídas, não raro observadas em alguns indivíduos. Nesses casos, a profilaxia com a associação de SMX–TMP, 800/160 mg, 3 vezes/semana reduz tais eventos de 24% para 7%.

Toxoplasmose no imunocomprometido

- Sulfadiazina 4 a 6 g/dia + pirimetamina 50 mg/dia, podendo utilizar 200 mg no primeiro dia como dose de ataque, por 4 a 6 semanas, associando ácido folínico 15 a 20 mg/dia
- Sulfametoxazol + trimetoprima, 2,4 mg/480 mg/dia, por 4 a 6 semanas
- Clindamicina 2,4 a 3,6 g/dia + pirimetamina 50 mg/dia, por 4 a 6 semanas
- Dapsona 100 mg/dia + pirimetamina 50 mg/dia
- Claritromicina 2 g/dia + pirimetamina 75 mg seria uma possível alternativa na impossibilidade de um dos esquemas anteriores, porém sem dados suficientes para corroborar seu uso na prática clínica.

O uso de corticoides como adjuvante no tratamento da neurotoxoplasmose, com objetivo de reduzir mais rapidamente o edema cerebral e, com isso, a hipertensão intracraniana, tem sua indicação limitada aos casos mais graves. Não está demonstrada melhora na sobrevida, além de mascarar os parâmetros de resposta clínica ao tratamento específico, empiricamente instituído.

Após o tratamento, a profilaxia secundária deve ser instituída para evitar recaídas ou recidivas até que haja recuperação da imunidade. No caso de AIDS, até que a contagem de linfócitos T CD4 alcance valores acima de 200 células/mm^3, em duas medidas consecutivas. Sulfadiazina, 2 g/dia, associada à pirimetamina, 25 mg/dia, ou a combinação SMX+TMP, 800/160 mg/dia são os esquemas mais indicados.

Toxoplasmose congênita

- Sulfadiazina 100 mg/kg/dia + pirimetamina 2 mg/kg/dia durante 3 dias; 1 mg/kg/dia durante 6 meses e, a seguir, 1 mg/kg dias alternados + ácido folínico, por 1 ano.

Em casos de intolerância, pode-se alternar, a cada 4 semanas, com espiramicina 100 mg/kg/dia, por 1 ano.

Toxoplasmose na gestação

Como profilaxia da transmissão materno-fetal (TMF), espiramicina 3 g/dia durante 4 a 6 semanas. A seguir, pode-se alternar 3 semanas de tratamento com 2 a 3 semanas de descanso, até o final da gestação, o que reduz a transmissão vertical em 60%. Para casos de infecção fetal confirmada ou suspeita, até a confirmação, sulfadiazina 4 g/dia + pirimetamina 25 mg/dia + ácido folínco 10 a 20 mg/dia devem ser indicados. Alternar os dois esquemas a cada 4 semanas, em casos de intolerância, e evitar o uso de pirimetamina durante o primeiro trimestre, quando a sulfadiazina poderá ser usada isoladamente.

A associação de SMZ–TMP não está indicada na gestação por falta de dados demonstrando sua segurança para gestante e feto, sendo seu uso na gestação aprovado para mulheres infectadas pelo HIV como profilaxia de algumas doenças oportunistas, incluindo toxoplasmose.

PREVENÇÃO

Uma vez conhecendo os fatores de risco para aquisição da toxoplasmose, algumas medidas devem ser adotadas principalmente para pacientes imunocomprometidos e gestantes que não tiveram contato prévio com o parasito. O contato direto com os gatos no domicílio ou qualquer outro material que possa estar contaminado com fezes do animal, como solo durante jardinagem e hortaliças, deve ser evitado; alimentá-los com enlatados e alimentos secos; não ingerir carnes malcozidas ou cruas, bem como evitar seu manuseio sem luvas e lavar bem as mãos após, evitando contato com mucosas. Água não tratada, para ingestão ou lavagem de alimentos, bem como ovos crus e leite não pasteurizado também são fontes de infecção.

Como mencionado, triagem sorológica deve ser rotineiramente realizada em pacientes com AIDS e candidatos a transplante de órgãos sólidos, medula óssea e células hematopoéticas, tanto no doador quanto no receptor, para que a profilaxia primária seja instituída, evitando, assim, infecções agudas ou reativação. A associação de SMX–TMP está indicada para profilaxia em pacientes com AIDS, cuja contagem de linfócitos T CD4 esteja abaixo de 200 células/mm^3 e em receptores de órgãos sólidos. No transplante cardíaco, receptor negativo/doador positivo, a pirimetamina, 25 mg/dia, por até 6 semanas após transplante, tem sido utilizada com sucesso.

BIBLIOGRAFIA

Andrade GM,Vasconcelos-Santos DV, Carellos IV et al. Congenital toxoplasmosis from a chronically infected woman with reactivation of retinochoroiditis during pregnancy. J Pediatr (Rio J). 2010;86(1):85-88.

Boothroyd JC. *Toxoplasma* gondii: 25 years and 25 major advances for the field. International Journal for Parasitology. 2009;39:935-46.

Borges AS, Figueiredo JF. Detecção de imunoglobulinas IgG, IgM e IgA anti-*Toxoplasma* gondii no soro, liquor e saliva de pacientes com síndrome da imunodeficiência adquirida e neurotoxoplasmose. Arq de Neuropsiquiatria. 2004a;62(4):1033-7.

Borges AS, Figueiredo JF. Evaluation of intrathecal synthesis of specific IgG antibodies against *Toxoplasma* gondii in the diagnosis assessment of presumptive *Toxoplasma Toxoplasma* encephalitis in AIDS patients. Rev Soc Bras Med Trop. 2004b Nov-Dec;37(6):480.

Camargo ME, Ferreira AW, Mineo JR, Takiguti CK, Nakahara OS. Immunoglobulin G and immunoglobulin M enzyme-linked immunosorbent assays and defined toxoplasmosis serological patterns.Infection and Immunity. 1978;21:55-8.

Camargo ME, Silva SM, Leser PG, Granato CH. Avidez de anticorpos IgG específicos como marcadores de infecção primária recente pelo *Toxoplasma* gondii. Revista do Instituto de Medicina Tropical de São Paulo. 1991;33:213-8.

Carvalho FR. Novas abordagens antigênicas no sorodiagnóstico da toxoplasmose humana, com ênfase nas infecções primária e congênita. Tese de Doutorado. Programa de Pós-Graduação em Imunologia e Parasitologia Aplicadas. Universidade Federal de Uberlândia. 2014.

Demar M, Ajzenberg D, Maubon D, Djossou F, Panchoe D, Punwasi W, Valery N, Peneau C, Daigre JL, Aznar C, Cottrelle B, Terzan L, Dardé ML, Carme B. Fatal outbreak of human toxoplasmois along the Maroni River: epidemiological, clinical and parasitological aspects. Clin Infect Dis. 2007 Oct1;45(7): 88-95.

Dollfus H, Dureau P, Hennequin C *et al.* Congenital *Toxoplasma* chorioretinitis transmitted by preconceptionally immune women. Br J Ophthalmol. 1998;82:1444-1

Dubey JP. Advances in the life cycle of *Toxoplasma* gondii. International Journal for Parasitology. 1998;28:1019-24.

Dubey JP, Lindsay DS, Speer CA. Structures of *Toxoplasma* gondii tachyzoites, bradyzoites, and sporozoites and biology and development of tissue cysts. Clin Microbiol Rev. 1998 Apr;11(2):267-99.

Esch KJ, Petersen CA. Transmission and epidemiology of zoonotic protozoal diseases of companion animals. Clin Microbiol Rev. 2013 Jan;26(1):58-85.

Ferguson, FJP. Use of molecular and ultrastructural markers to evaluate stage conversion of *Toxoplasma* gondii in both the intermediate and definitive host. International Journal for Parasitology. 2004 March; 34(3):347-60.

Franco PS, Silva NM da, Freitas Barbosa B de, Oliveira Gomes A de; Ietta F, Shwab EK, Su C, Mineo JR, Ferro EA. Calomys callosus chronically infected by *Toxoplasma* gondii clonal type II strain and reinfected by Brazilian strains is not able to prevent vertical transmission. Frontiers in Microbiology. 2015;6:181.

Holec-Gasior L. *Toxoplasma* gondii recombinant antigens as tools for serodiagnosis of human toxoplasmosis-the current status of studies. Clin. Vaccine Immunol. 2013;20:1343-1351.

Liu Q, Wang ZD, Huang SY, Zhu XQ. Diagnosis of toxoplasmosis and typing of *Toxoplasma* gondii. Parasit. Vectors 2015;8:292.

Li Y, Severance EG, Viscidi RP, Yolken RH, Jianchun Xiao. Persistent *Toxoplasma* infection of the brain induced neurodegeneration associated with activation of complement and micróglia. Infect Immun. 2019 Jul 23;87(8): e00139-19.

Luft BJ, Remington JS. Toxoplasmosis encephalitis in AIDS. Clinical Infectious Diseases. 1992;15:211-22.

Márquez-Contreras, M. E. Diagnosis serological of toxoplasmosis using recombinants antigens. Arch. Parasitol. 2018;2:116.

Mattos CCB, Spegiorin LCJF, Meira CS, Silva TC, Ferreira AIC, Nakashima F, Pereira-Chioccola VL, Mattos LC. Anti-*Toxoplasma* gondii antibodies in pregnant women and their newborn infants in the region of São José do Rio Preto, São Paulo, Brazil. São Paulo Medical Journal 2011;129:261-6.

Montoya JG, Liesenfeld O. Toxoplasmosis. Lancet. 2004 Jun;363(9425): 1965-76.

Munoz M, Liesenfeld O, Heimesaat MM. Immunology of *Toxoplasma* gondii. Immunology Reviews. 2011;240: 269-85.

Oliveira ACM. Isótipos de anticorpos específicos a *Toxoplasma* gondii presentes em amostras de leite humano: uma ferramenta para o diagnóstico de toxoplasmose congênita. Programa de Pós-Graduação em Imunologia e Parasitologia Aplicadas. Universidade Federal de Uberlândia. 2013.

Phan L, Kasza K, Jalbrzikowski J et al. Toxoplasmosis Study Group. Ophthalmology. 2008 Mar; 115(3):553-9.

Potasman I, Resnick L, Luft BJ, Remington JS. Intrathecal production of antibodies against *Toxoplasma* gondii in patients with toxoplasmic encephalitis and the acquired immunodeficiency syndrome (AIDS). Ann Intern Med. 1988 Jan;108(1):49-51.

Robert-Gangneux F. It is not only the cat that did it: How to prevent and treat congenital toxoplasmosis. Journal of Infection. 2014;68:S125-33.

Robert-Gangneux F, Dardé ML. Epidemiology of and diagnostic strategies for toxoplasmosis. Clinical Microbiology Reviews. 2012;25:264-96.

Silveira C, Ferreira R, Muccioli C *et al.* Toxoplasmosis transmitted to a newborn from the mother infected 20 years earlier. Am J Ophthalmol. 2003;136:370-71.

Souza W, Martins-Duarte ES, Lemgruber L, Attias M, Vommaro RC. Organização estrutural do taquizoíto de *Toxoplasma* gondii. Scientia Medica. 2010;20:131-43.

Vogel N, Kirisits M, Michael E, Bach H, Hostetter M, Boyer K, Simpson R, Holfels E, Hopkins J, Mack D, Mets MB, Swisher CN, Patel D, Roizen N, Stein L, Stein M, Withers S, Mui E, Egwuagu C, Remington J, Dorfman R, McLeod R. Congenital toxoplasmosis transmitted from an immunologically competent mother infected before conception. Clin Infect Dis. 1996 Nov; 23(5):1055-60.

Xiao J, Yolken RH. Strain hypothesis of *Toxoplasma* gondii infection on the outcome of human diseases. Acta Physiol (Oxf). 2015 Apr;213(4):828-45.

Xiao J, Prandovszky E, Kannan G, Pletnikov MV, Dickerson F, Severance EG, Yolken RH. *Toxoplasma* gondii: biological parameters of the connection to schizophrenia. Schizophr Bull. 2018 Aug 20;44(5):983-992.

Yarovinsky F. Innate immunity to *Toxoplasma* gondii infection. Nature Reviews Immunology. 2014;14:109-21.

28 Protozooses Intestinais

Sergio Cimerman • Alexandre Leite de Souza •
Angel Arturo Escobedo Carbonell

INTRODUÇÃO

Aproximadamente, 1 bilhão de seres humanos não têm acesso à água potável no planeta e 2,6 bilhões de pessoas vivem em ambientes desprovidos de saneamento básico adequado, segundo a Organização Mundial da Saúde (OMS). Como reflexo deste dramático cenário, há bilhões de seres humanos parasitados por múltiplos helmintos e protozoários intestinais. No Brasil, onde existem consideráveis espaços geográficos carentes de saneamento básico e acesso à água potável (comunidades), as enfermidades parasitárias do sistema digestório significam um constante e crítico desafio para o campo da saúde pública. Ilustrativamente, um amplo estudo sobre parasitos intestinais no Brasil documentou 55% de parasitismo intestinal em crianças. Notavelmente, o estudo também apontou que um significativo percentual de indivíduos estava concomitantemente infestado por diversos helmintos ou protozoários. As mais frequentes enfermidades parasitárias apontadas por esse estudo são as seguintes: 56,5% de ascaridíase, 51% de triquiuríase e 11% de ancilostomíase. Enfatizamos que inúmeros estudos clínicos correlacionam as enfermidades parasitárias a um drástico efeito deletério tanto no desenvolvimento cognitivo quanto físico na população infantil. Contudo, observa-se anêmica força política em equacionar efetivamente esse dramático cenário da saúde pública brasileira.

O conhecimento atual sobre as moléstias parasitárias intestinais revela que tais parasitos estão envolvidos em uma série de fenômenos fisiopatológicos, como: encefalite, epilepsia, demência, mielopatia, doença da reconstituição imunológica, asma, insuficiência respiratória aguda, vasculites, câncer no trato biliar, hematêmese, artrite, anemia ferropriva, eosinofilia, síndrome de Reiter, melena, dermatite atópica, enteropatia perdedora de proteína, assim como meningite e sepse por gram-negativos. Igualmente alarmante, é o fato de esses agentes parasitários invadirem múltiplos compartimentos anatômicos de nosso organismo, incluindo o sistema nervoso central (SNC), a árvore respiratória e o sistema cardiovascular. Desse modo, as parasitoses intestinais devem ser entendidas como doenças pleomórficas. Verifique na Tabela 28.1 as características epidemiológicas e os recursos diagnósticos das principais protozooses intestinais que acometem o ser humano.

Os organismos parasitários englobam dois grupos fundamentais: os protozoários (seres unicelulares) e os helmintos (seres pluricelulares). Ressaltamos que *Endolimax nana* e *Entamoeba coli* são dois protozoários frequentemente encontrados em fezes humanas, mas não são patogênicos para o ser humano, não havendo necessidade de tratamento específico. Abordaremos as seguintes protozooses intestinais: giardíase, amebíase, coccídeos intestinais, com destaque para criptosporidiose, isosporíase, microsporidiose, ciclosporíase, blastocistose e balantidíase.

TABELA 28.1 Principais características epidemiológicas dos protozoários e atuais métodos diagnósticos.

Características			Métodos diagnósticos		
Enfermidade	Distribuição geográfica	Vias de transmissão	Material biológico ou tecido avaliado	Testes imunológicos e/ou moleculares	Exames complementares
Amebíase	Mundial	Fecal-oral	Fezes, fígado (abscesso)	Detecção de antígeno (Ag) pela técnica ELISA; PCR	Retossigmoidoscopia com biopsia; tomografia computadorizada de abdome, se houver suspeita de abscesso hepático
Giardíase	Mundial	Fecal-oral	Fezes	Pesquisa de Ag nas fezes pela técnica ELISA	–
Isosporíase	Mundial	Fecal-oral	Fezes	–	–
Criptosporidíase	Mundial	Fecal-oral	Fezes	Pesquisa de Ag (ELISA)	Biopsia ou PCR
Ciclosporíase	Mundial	Fecal-oral	Fezes	–	–

ELISA: ensaio imunoenzimático; PCR: reação em cadeia da polimerase.

Amebíase

A amebíase é uma doença ligada ao complexo *Entamoeba histolytica/dispar*. Atualmente, utilizando-se poderosas ferramentas de biologia molecular, tais como a reação em cadeia da polimerase (PCR), é possível diferenciar essas duas espécies. Acredita-se que o protozoário *E. histolytica* tenha natureza patogênica, enquanto o *E. dispar* seja habitualmente um agente comensal, habitando o ser humano sem causar doença. Por exemplo, um caso intrigante de encefalite causada por *E. histolytica* foi recentemente elucidado por meio da tecnologia molecular da PCR.

As taxas de prevalência das afecções amebianas variam entre 5 e 80% em função da área geográfica pesquisada, sendo mais frequentes nos trópicos. Globalmente, existem 50 milhões de pacientes com esta enfermidade, suscitando mortalidade anual entre 40.000 e 100.000 casos. De fato, a amebíase é a segunda enfermidade mais letal no mundo causada por protozoários. Universalmente, a ingestão de alimentos ou produtos hídricos poluídos com os cistos de *E. histolytica*, assim como a via fecal-oral direta por intercurso sexual são as cruciais rotas de aquisição desta doença. A enfermidade incide tanto nos adultos quanto nas crianças, porém há preponderância na faixa etária entre 1 e 5 anos. No Brasil, há maiores taxas de ocorrência na região norte do Pará, onde as condições de saneamento básico são precárias. Nos países industrializados os potenciais grupos de risco são imunocomprometidos, institucionalizados, homens que fazem sexo com homens, emigrantes e seguimentos carentes da população.

Fisiopatologia

Após a ingestão dos cistos por via oral (VO), há eclosão destes e liberação dos trofozoítos de *E. histolytica* dentro do trato digestivo. Os trofozoítos então se conectam às células do epitélio intestinal, colonizando-as. Em condições favoráveis, os trofozoítos penetram na mucosa intestinal, deflagrando um grave processo de destruição tecidual. Desse modo, desenvolvem-se as típicas lesões ulceradas. Esse evento é caracterizado por uma tênue resposta inflamatória do hospedeiro, pois a ação patogênica da *E. histolytica* tem natureza citolítica. Os peculiares achados histopatológicos de colite amebiana são mucosa intestinal inflamada com sítios necróticos acompanhados por zonas ulceradas, as quais têm o potencial de evoluir para perfuração intestinal. As ulcerações localizam-se normalmente no cólon transverso, sigmoide e reto. Posteriormente, após invadirem a mucosa intestinal, esses trofozoítos podem alcançar os vasos sanguíneos e migrar para múltiplos compartimentos anatômicos, incluindo o SNC. Quando esses patógenos migram pela circulação porta através da veia mesentérica, podem gerar abscessos hepáticos.

Quadro clínico

Comumente, a maioria dos hospedeiros de *E. histolytica* não apresenta quadro clínico expressivo, embora sejam observados cistos nas amostras de fezes. Nos indivíduos sintomáticos, há dor abdominal (cólica) e aumento do número de evacuações. Pode haver disenteria nos casos mais graves, a qual é caracterizada por tenesmo e por leucócitos, hemácias e muco nas fezes. As capitais complicações são ameboma (diagnóstico diferencial com carcinoma de cólon), abscesso hepático, megacólon tóxico, perfuração intestinal e peritonite. Habitualmente, pacientes com abscesso hepático apresentam queda do estado geral, toxemia, febre exacerbada, ausência de icterícia, dor à palpação de hipocôndrio direito e hepatomegalia. As radiografias de tórax podem revelar elevação da cúpula diafragmática à direita.

Diagnóstico

É imprescindível explorar os potenciais elos epidemiológicos do paciente, tais como atividades recreacionais, práticas sexuais, ocupação do indivíduo, contato com enchentes, animais domésticos, condições de moradia e saneamento básico, uso ou não de calçados, assim como as viagens atuais. Laboratorialmente, o diagnóstico é realizado pela pesquisa de cistos ou trofozoítos de *E. histolytica* nas fezes do paciente (exame protoparasitológico de fezes – PPF). Em dias alternados, deve-se coletar três amostras de fezes.

Tratamento

As cruciais estratégias terapêuticas para os quadros intestinais são compostas por nitazoxanida e nitroimidazólicos, conforme podemos observar na Tabela 28.2.

TABELA 28.2 Resumo das estratégias terapêuticas para protozoários.

Enfermidade	Terapêutica
Amebíase	Nitazoxanida 500 mg 12/12 h, por 3 dias; crianças: 7,5 mg/kg 12/12 h, por 3 dias Secnidazol 2 g dose/1 dia; crianças: 30 mg/kg/1 dia Metronidazol 750 mg, IV/VO, 8/8 h, por 10 dias; crianças: 30 mg/kg/dia, divididos em 3 doses, por 10 dias Tinidazol 2 g, VO, 1 vez/dia, por 3 dias
Balantidíase	Metronidazol 750 mg, IV/VO, 8/8 h, por 5 dias; crianças: 35 a 50 mg/kg/dia, divididos em 3 doses, por 5 dias; Tetraciclina 500 mg de 6/6 h por 10 dias; Nitazoxanida 500 mg 12/12 h, por 3 dias; crianças: 7,5 mg/kg 12/12 h, por 3 dias
Criptosporidíase	Nitazoxanida 500 mg 12/12 h, por 3 dias em imunocompetentes Pacientes HIV-positivos cujo CD4 é > 50 células/mm³, usar 500 a 1.000 mg 12/12 h, por 14 dias Pacientes HIV-positivos cujo CD4 é < 50 células/mm³ preconiza-se inicialmente a terapia HAART, a qual promove reconstituição imunológica (CD4 > 50), permitindo a terapia específica com nitazoxanida na dose de 1.000 a 1.500 mg 12/12 h, por 8 semanas
Giardíase	Nitazoxanida 500 mg ou 7,5 mg/kg 12/12 h, por 3 dias Tinidazol 2 g, VO, dose única ou 50 mg/kg em dose única Metronidazol 250 mg 12/12 h, por 5 dias Albendazol 400 mg/dia, por 5 dias
Isosporíase	Sulfametoxazol-trimetoprima 160 mg TMP + 800 mg SMX (= 1 comp. de Bactrim® F) 6/6 h/10 dias; seguido por 1 comp. de Bactrim® F (dose dupla) a cada 12 h, por 3 semanas Ciprofloxacino 500 mg, VO, 12/12 h/7 dias
Ciclosporíase	Sulfametoxazol-trimetoprima 160 mg TMP + 800 mg SMX (= 1 comp. de Bactrim® F) 12/12 h, por 7 dias Pacientes HIV-positivos: 1 comp. de Bactrim® F 6/6 h/10 dias, seguido de terapia de manutenção (1 comp. 3 vezes/semana) Ciprofloxacino 500 mg, VO, 12/12 h, por 7 dias Nitazoxanida 500 mg ou 7,5 mg/kg, VO, 12/12 h, por 7 dias
Blastocistose	Metronidazol 750 mg, VO, 8/8 h, por 10 dias Sulfametoxazol-trimetoprima 320 mg TMP + 1.600 mg SMX (= 2 comp. de Bactrim® F) a cada 24 h, por 7 dias Nitazoxanida 500 mg ou 7,5 mg/kg 12/12 h, por 3 dias

VO: via oral; IV: via intravenosa; HAART: terapia antirretroviral altamente ativa.

Em pacientes com abscesso hepático, optar pelo seguinte esquema: metronidazol 750 mg, IV/VO, 8/8 h por 10 dias; Crianças: 30 mg/kg/dia divididos em 3 doses por 10 dias. Outra possibilidade que ainda necessita de estudos adicionais é a nitazoxanida (500 mg, VO, 12/12 h por 3 dias).

GIARDÍASE

Giardia lamblia ou Giardia intestinalis ostenta ampla distribuição mundial. Embora parasite adultos e crianças, observa-se predomínio em crianças menores de 10 anos. Classicamente, *Giardia lamblia* é um dos primeiros patógenos entéricos a contagiar lactentes. Além disso, a giardíase é uma causa frequente de diarreia crônica em crianças com alterações imunológicas. As taxas mundiais de prevalência revelam profundas variações, as quais oscilam entre 0,5 e 50%. Um estudo clínico realizado pelo pesquisador Cimerman envolvendo 200 pacientes com AIDS apontou uma taxa de prevalência de 16% de giardíase.

A giardíase é uma enfermidade que está ligada ao universo das zoonoses. Este protozoário apresenta o potencial de parasitar castores, gatos e cães, os quais, por sua vez, excretam cistos pelas fezes, que poluem reservas hídricas e alimentos utilizados pelo ser humano. Universalmente, *Giardia lamblia* é um protozoário causador de surtos diarreicos que estão ligados à contaminação da água. As capitais via de transmissão são a água ou alimentos poluídos com cistos. Há também relatos de transmissão por via fecal-oral direta, tanto por autoinfecção como por determinadas práticas sexuais.

Quadro clínico

O protozoário *G. lamblia* produz um amplo espectro de manifestações clínicas, variando de quadros assintomáticos até diarreia crônica acompanhada de síndrome de má absorção. Peculiarmente, o período de incubação oscila entre 7 e 14 dias. Classicamente, os pacientes sintomáticos apresentam diarreia, dor abdominal em cólica e perda ponderal. Ocasionalmente, há fenômenos de esteatorreia, assim como manifestações sistêmicas, tais como hipertermia, eosinofilia, artrite, exantema ou urticária. Há relatos de artralgia correlacionados a giardíase, os quais foram subsequentemente resolvidos após o tratamento do patógeno. Na infância, a giardíase crônica pode debilitar tanto o desenvolvimento físico quanto cognitivo. Assim, um diagnóstico precoce é imprescindível.

Diagnóstico

Estudo laboratorial de trofozoítos ou cistos de *G. lamblia* no material fecal. Três amostras de fezes são coletadas em dias alternados. Atualmente, dispõe-se de ferramentas diagnósticas que permitem a detecção de antígenos nas fezes, apresentando considerável sensibilidade e especificidade.

Tratamento

Não há consenso sobre a terapêutica dos indivíduos assintomáticos. Entretanto, esses indivíduos são potenciais fontes dispersoras dos cistos para o meio ambiente, podendo contaminar fontes hídricas e alimentos. Assim, em função do entendimento ecológico da doença, há uma tendência de se tratar tanto a forma sintomática quanto a assintomática. Nós encorajamos tal conduta. Atualmente, embora haja numerosos fármacos disponíveis, devemos optar por aqueles que evidenciam melhores resultados clínicos e parasitológicos, assim como menor número de efeitos adversos (ver Tabela 28.2).

BLASTOCISTOSE

Blastocystis hominis é um parasito descrito no início do século 20, por Alexeieff e, posteriormente, por Brumpt. Tomou posição de destaque apenas nas décadas de 1970 e 1980, merecendo atenção de biólogos e clínicos graças aos estudos numerosos de Charles Zierdt. *B. hominis* apresenta três formas distintas, a saber: vacuolar, granular e ameboide. Sua patogenicidade ainda permanece bastante controversa, levando, assim, a diversas interpretações clínicas de se proceder ou não ao tratamento desta protozoose intestinal.

Quadro clínico

Os sintomas comumente atribuídos a essa infecção incluem diarreia líquida e profusa, bem como dor e desconforto abdominal, cólicas e náuseas. Diversas outras manifestações clínicas como fadiga, anorexia, flatulência e febre podem ser verificadas nos pacientes. Há ainda a possibilidade de eosinofilia periférica, hepatoesplenomegalia e erupção cutânea. A literatura revela ainda uma associação da patologia com leucemias e diabetes. Sabe-se atualmente que em pacientes imunossuprimidos, especialmente os com AIDS, existe a possibilidade de carrear mais *B. hominis* do que naqueles indivíduos com infecções iniciais do HIV.

Diagnóstico

Em geral, é identificado microscopicamente pela forma vacuolar. Existem casos em que a forma cística pode ser predominante, devendo existir pessoal técnico treinado para o encontro dessa parasitose. Tricrômio é a técnica de rotina para evidenciar *B. hominis* nos espécimes fecais. Existem ainda outras possibilidades como: hematoxilina férrica, Giemsa, Gram e Wright.

Métodos de concentração e culturas têm sido mostrados para aumentar a sensibilidade da detecção da blastocistose. Não temos ainda anticorpos específicos para aumentar a possibilidade de diagnóstico. Às vezes é possível evidenciar o parasito em técnicas invasivas, como endoscopia e sigmoidoscopia.

Tratamento

A terapia permanece controversa na literatura médica. Em nossa experiência, optamos sempre por tratar os pacientes, principalmente aqueles com infecção pelo HIV, independentemente de manifestação diarreica.

Entre os fármacos antiparasitários, a preferência da literatura recai sobre a administração do metronidazol por 10 dias ou iodoquinol. Temos preconizado a nitazoxanida na dose clássica por 3 dias de terapia com resultados bastante expressivos, inclusive em pacientes refratários a outros fármacos.

Outros fármacos com sucesso terapêutico incluem sulfametoxazol-trimetoprima com 7 dias de tratamento. Furazolidona, quinacrina, ornidazol e cetoconazol foram usados com e sem eficácia no desaparecimento da blastocistose (ver Tabela 28.2).

BALANTIDÍASE

Essa doença apresenta o porco como principal hospedeiro, tendo como causador *Balantidium coli*. É uma infecção cosmopolita cuja transmissão inter-humana ainda é questionável. O seu quadro clínico é geralmente pouco significativo, podendo, em poucas situações, levar a quadros de enterorragia e prolapso do reto. Normalmente cursa com diarreia diária acompanhada de dores abdominais, astenia, tenesmo, meteorismo e cefaleia.

Confunde-se com a maioria das parasitoses intestinais e quadros entéricos bacterianos, sendo necessário demonstrar o parasito nas fezes. Além dessa metodologia, existe a possibilidade de cultura em meios apropriados.

A terapêutica de escolha em seres humanos é representada pelo metronidazol e tetraciclinas. Habitualmente, a dose empregada de metronidazol para adultos é 750 mg, 3 vezes/dia durante 5 dias, ao passo que a dosagem pediátrica é 35 a 50 mg por kg de peso por dia dividida em três doses (dose máxima igual a 2 gramas). A dose de tetraciclinas para adultos é igual a 500 mg de 6/6 horas durante 10 dias. Existe alguma evidência de que a nitazoxanida (Annita®), um antiparasitário de amplo espectro, possa desempenhar um papel no tratamento da balantidíase em seres humanos. Verifique na Tabela 28.3 os fármacos utilizados no tratamento da balantidíase.

PARASITOSES INTESTINAIS OPORTUNÍSTICAS | COCCÍDEOS INTESTINAIS E *MICROSPORIDIUM*

O trato gastrintestinal desempenha um papel crítico na patogenia da AIDS, e as enfermidades diarreicas assumem lugar de destaque, chegando a 50% dos casos nos países desenvolvidos, enquanto nos em desenvolvimento ocorrem relatos de incidência até de 95%, como no Haiti e no continente africano. Nas fases tardias, os distúrbios nas defesas inespecíficas na produção de IgA e a diminuição das respostas celulares imunes locais também progridem, aumentando assim a suscetibilidade a vários patógenos oportunistas intestinais, entre os quais se destacam *Cryptosporidium parvum*, *Isospora belli* e microsporídeos.

Com o aparecimento da AIDS, esses parasitos, até então conhecidos apenas em medicina veterinária, deixaram de ser comensais a fim de se tornarem patogênicos e comuns a esses pacientes, constituindo importante agravo secundário. São muitas vezes responsáveis pela piora do estado geral, em decorrência de quadros diarreicos de difícil controle, levando alguns indivíduos ao óbito.

CRIPTOSPORIDIOSE

O acometimento da criptosporidiose foi verificado em humanos apenas em 1976. Em 1907, Tyzzer isolou, em glândulas gástricas de ratos, o parasito *Cryptospodium* sp. É um parasito intracelular pertencente ao filo Apicomplexa, com nove espécies aceitas até o momento. O mais comum em seres humanos é o *C. parvum*, sendo também possível isolar outros, como *C. felis*, *C. muris*, *C. meleagridis*, *C. hominis* e *C. canis*. Para fins acadêmicos, adota-se a designação *Cryptosporidium* spp. Para termos a espécie envolvida devem ser realizados exames de biologia molecular.

É uma infecção que ocorre com mais frequência em indivíduos imunocomprometidos, em especial pacientes com AIDS. Apresenta maior prevalência em países em desenvolvimento do que desenvolvidos. No Brasil, antes da era da terapia antirretroviral altamente efetiva e potente (HAART), Cimerman *et al.* verificaram que casos com diarreia apresentavam uma taxa de acometimento de 24,44%. Avaliando após a introdução dos inibidores da protease e não análogos nucleosídios da transcriptase reversa, essa cifra caiu sensivelmente para 6,8%, evidenciando que a melhora da imunidade nos pacientes com AIDS faz diminuir as infecções oportunistas.

TABELA 28.3 Fármacos comumente usados em balantidíase.

Fármaco	Posologia
Tetraciclina	500 mg, 6/6 h, ou 40 mg/kg/dia, por 10 dias
Metronidazol	750 mg, 8/8 h, por 10 dias
Paramomicina	50 a 100 mg/dia, por 10 dias

A transmissão tem sido veiculada pelo contato com todos os tipos de água, ou seja, de piscina, filtrada, não potável e até mesmo em água engarrafada (mineral). O maior surto da doença ocorreu na cidade de Milwaukee, com estimativa de 403 mil pessoas, em 1993. Outros modos de transmissão são a prática sexual homossexual, por fômites e escarro, além de ser considerada uma zoonose cujos reservatórios são gado e ovelhas.

Quadro clínico

O *Cryptosporidium* pode causar de infecções assintomáticas (raras) a quadros leves de diarreia, ou até mesmo enterites graves de difícil controle. Após um período de incubação de sete a dez dias, mais de 90% dos pacientes apresentam diarreia liquída, podendo chegar a 20 episódios ao longo do dia. Acompanhando o quadro, outros sintomas podem ser constatados, como cólica abdominal, febre, vômitos, perda de peso e caquexia. Frequentemente, os pacientes imunodeprimidos apresentam uma deterioração imunológica inferior a 100 células/mm^3. Manifestações extraintestinais ocorrem com menor incidência, podendo ter envolvimento do trato respiratório, pancreatites, hepatites, colangites, colecistites, orelha média. Esses sítios representam a extensão da infecção intestinal primária. A criptosporidiose biliar apresenta manifestação extraintestinal mais comum, afetando de 10 a 30% dos pacientes com um quadro clínico bastante característico: dor no quadrante superior direito, náuseas, vômitos, febre, acompanhado de elevação de fosfatase alcalina sérica. Os quadros biliares aumentam a morbidade nos pacientes com AIDS, porém não afetam a sobrevivência.

Em indivíduos imunocompetentes, o quadro diarreico é autolimitado, podendo manter-se por várias semanas, com média de 10 a 14 dias.

Diagnóstico

Os métodos parasitológicos convencionais aliados a técnicas de coloração fazem com que aumente e melhore a visualização dos oocistos de *C. parvum*. O Kynioun modificado ou Ziehl-Neelsen é a técnica mais utilizada nos vários centros de pesquisa. Vale lembrar que outras colorações têm apresentado uso corrente, como a safranina, auramina-rodamina e fucsina carbólica para o encontro dessa coccidiose.

Com a finalidade de aumentar a sensibilidade e a especificidade do encontro do *C. parvum*, existem disponíveis antígenos de captura por ELISA e pesquisa de anticorpos monoclonais. Esses testes imunológicos têm as vantagens também do uso fácil e de não serem afetados por substâncias conservantes, porém apresentam uma desvantagem de suma importância que é o custo, principalmente quando falamos em países em desenvolvimento.

Detecção sorológica utilizando imunofluorescência ou ELISA tem valor apenas epidemiológico devido ao anticorpo permanecer persistente mesmo em pessoas saudáveis.

A reação em cadeia da polimerase (PCR) tem sua aplicabilidade apenas em estudos de pesquisa, devendo sofrer um aprimoramento nos *primers* do DNA. Sabe-se que esta metodologia é importante em investigações epidemiológicas e, em adição, provê informação valiosa sobre o genótipo do *Cryptosporidium*. Com a casuísta de aumento de casos relacionados à água, indústrias ligadas a esta atividade têm desenvolvido técnicas de quantificação da contaminação de oocistos que são patogênicos ao ser humano.

Tratamento

Uma infinidade de substâncias anticriptosporídeas já foi testada sem eficácia na erradicação do organismo. Sabe-se hoje que a terapia HAART, usada para os pacientes com AIDS, promove reconstituição imune, melhorando sobremaneira os quadros diarreicos. Advoga-se a ideia de associar ao esquema HAART antimicrobianos específicos além de um suporte de agentes antidiarreicos, cuja opinião corroboramos.

Atualmente temos usado com frequência a nitazoxanida com sucesso clínico e parasitológico de acordo com os níveis descritos por autores internacionais, com base no tempo de tratamento e na contagem de células linfocíticas CD4. Nossa experiência aponta que em pacientes com CD4 superior a 50 células/mm^3 a dose pode variar de 500 mg a 1 g, VO, de 12 em 12 horas por 14 dias. Em contrapartida, quando o paciente apresenta um nível de imunodeficiência avançado inferior a 50 células/mm^3, a dose é aumentada de 1 g a 1,5 g de 12 em 12 horas, estendendo a terapia por 8 semanas. Outra possibilidade de fármaco poderia recair para a azitromicina, com resultados expressivos do ponto de vista de melhoria clínica, e não tanto do ponto de vista parasitológico (ver Tabela 28.2).

Outros fármacos antiparasitários utilizados e com menor eficácia foram metronidazol, letrazurila e diclazurila (fármacos em medicina veterinária), espiramicina, colostro hiperimune bovino, atovaquona e até o octreotídio.

Uma questão ainda bastante controversa é nos pacientes imunocompetentes a indicação de tratamento pela autolimitação. Particularmente optamos pelo tratamento clássico por 3 dias apenas com nitazoxanida.

ISOSPORÍASE

O *Isospora belli* é um coccídeo descrito pela primeira vez em 1915 por Woodcock e, posteriormente, por Wenyon em 1923. Abrange áreas tropicais e subtropicais, sendo endêmico na América do Sul, África e sudoeste asiático, apresentando ocorrência de 15% no Haiti, 0,2% nos EUA e 6,67% no Brasil.

A baixa prevalência de isosporíase em nosso meio pode ser justificada em razão da profilaxia secundária com sulfametoxazol-trimetoprima para a pneumocistose apresentada nos pacientes com AIDS durante o curso da doença, visto ser o *Isospora belli* sensível a sulfametoxazol-trimetoprima.

O *Isospora belli* difere morfologicamente do *Cryptosporidium* sp. não só pela morfologia (oocisto elíptico de 22 × 15 mm de diâmetro, contendo em seu interior dois esporocistos com quatro esporozoitos), mas também pela localização intracelular absortiva, enquanto o *Cryptosporidium* é restrito às bordas em escova, imediatamente abaixo da membrana apical das células absortivas.

Quadro clínico

O período de incubação varia de 3 a 14 dias, com manifestações principalmente em indivíduos imunossuprimidos.

O quadro diarreico é profuso, líquido, não sanguinolento e pode, às vezes, conter muco acompanhado de febre, cólicas intestinais, anorexia, dores abdominais, emagrecimento, mal-estar geral, cefaleia, vômitos, desidratação e eosinofilia periférica.

A isosporíase pode apresentar quadros de disseminação extraintestinal, acometendo linfonodos mesentéricos, periaórticos, mediastinais e traqueobrônquicos. Também está relacionada à doença biliar, originando quadros de colecistite acalculosa.

Diagnóstico

O encontro dos oocistos de *I. belli* se faz nos mesmos moldes do *C. parvum* por meio das técnicas de coloração específicas. Vale como comentário adicional que, até o momento, não existem evidências de testes imunológicos para diagnosticar esse coccídeo.

Tratamento

A recomendação terapêutica é o emprego de sulfametoxazol-trimetoprima por um período de 10 dias, seguido de esquema profilático por mais de 3 semanas, levando à diminuição no número de evacuações e recuperação do peso corporal (ver Tabela 28.2). Nos quadros recidivantes, ou em pacientes que não respondem ao tratamento, faz-se necessária a instituição de outros fármacos, como a pirimetamina isolada ou associada a sulfadiazina, roxitromicina e metronidazol como outras opções. O ciprofloxacino seria o melhor fármaco como segunda opção, de acordo com estudos científicos. Fármacos como tetraciclina, ampicilina, nitrofurantoína, quinacrina e furazolidona já foram utilizados, porém sem sucesso terapêutico. Recentemente, averiguou-se a nitazoxanida como um recurso a mais no tratamento em estudos com pouca casuística. Em uso em nossa enfermaria, não constatamos melhora do quadro clínico e parasitológico dos pacientes, mesmo quando utilizada por períodos maiores. Acreditamos na necessidade de estudos adicionais para poder incluir este fármaco no rol de opções terapêuticas (Tabela 28.4).

CICLOSPORÍASE

Os primeiros relatos de ciclosporíase ocorreram em Papua-Nova Guiné, por Ashford, seguindo diversos achados ao longo de países em desenvolvimento em áreas tropicais. A partir de 1983, no Haiti, o organismo foi encontrado nas fezes de pacientes com AIDS e diarreia crônica. Foi classificado em 1993 pelos estudos da Dra. Inês Ortega, com base na microscopia eletrônica, na esporulação *in vitro* e no estudo da excistação do *Cyclospora cayetanensis*. Assim como *C. parvum* e *I. belli*, é um coccídeo que vem merecendo destaque na literatura.

Encontramos na literatura diversos surtos veiculados, em sua grande maioria, por alimentos contaminados. O de maior destaque incluso na mídia leiga foi nos EUA, correlacionado às framboesas importadas provenientes da Guatemala. Outros foram relatados como infecção dos oocistos em manjericão, salada verdes, cenouras, dentre outros legumes.

Apresenta baixa prevalência pelo fato de os pacientes com AIDS fazerem uso rotineiro de sulfametoxazol-trimetoprima como profilaxia em casos de pneumocistose.

Quadro clínico

Adquire-se a doença pela ingestão de oocistos de *C. cayetanensis* com um período de incubação médio de 7 dias.

Em indivíduos imunocompetentes, a diarreia é autolimitada, podendo se prolongar por até 42 dias.

Nos pacientes com infecção pelo HIV/AIDS, a sintomatologia é expressiva com diarreia líquida, dor abdominal, fadiga generalizada, além de febre, vômitos, desidratação e perda de peso.

Quadros extraintestinais também ocorrem com menor intensidade, como o acometimento em árvore biliar, mimetizando clínica de colangites acalculosas e colecistites.

TABELA 28.4 Fármacos utilizados em casos de isosporíase humana.

Fármaco	Posologia
SMX-TMP	160 mg TMP + 800 mg SMX, 6/6 h, por 10 dias e 12/12 h por 3 semanas
Pirimetamina	50 a 75 mg/dia, por 10 dias, seguido de 25 mg como manutenção
Ciprofloxacino	500 mg, 12/12 h, de 7 a 10 dias

SMX-TMP: sulfametoxazol-trimetoprima.

Diagnóstico

Procede-se ao achado dos oocistos do *Cyclopora* nos espécimes fecais pelas mesmas técnicas especiais de coloração que a criptosporidiose e a isosporíase.

Deve-se atentar que a similaridade com o *C. parvum* dificulta em muito seu encontro e visualização. Diferencia-se pelo tamanho dos oocistos (8 a 10 μm) em comparação ao *C. parvum* (4 a 6 μm), graças ao uso de uma ocular micrométrica. Aqui vale nova ressalva, pois poucos centros dispõem de tal recurso, fazendo com que exista uma subnotificação dos casos da doença. Outros recursos que podem auxiliar na evidenciação do parasito são a técnica de esporulação pelo bicromato de potássio e as biopsias jejunais diagnosticadas por microscopia eletrônica, como ocorre em procedimentos mais invasivos. Até o momento não existem testes sorológicos comerciais.

Tratamento

Todos os pacientes devem receber terapia de reidratação oral quando necessário. O tratamento farmacológico de eleição é sulfametoxazol-trimetoprima (SMX-TMP), seguido de segunda escolha pelo grupo das quinolonas, com ciprofloxacino. As doses e o tempo de terapia são idênticos ao esquema de pacientes com isosporíase (ver Tabela 28.2).

MICROSPORIDIOSE

Os microsporídeos apresentam mais de 140 gêneros e 1.200 espécies que parasitam todos os grupos animais. Em relação às infecções em humanos, tem-se apenas sete gêneros, com *Enterocytozoon bieneusi* e *Encephalitozoon intestinalis*. São parasitos intracelulares obrigatórios com uma prevalência mundial que varia de 7 a 50% dos casos. A transmissão é ainda desconhecida, porém existem relatos de transmissão congênita e inalação de esporos no ar.

A primeira descrição de microsporidiose intestinal em paciente HIV-positivo ocorreu na França. Sua descrição no Brasil data de 1993, com casos provenientes de Rio de Janeiro, São Paulo e Ceará.

Devemos verificar que esse encontro de esporos de microsporídeos é uma realidade difícil em nossos laboratórios, melhorando apenas quando do uso de técnicas de microscopia óptica. No Brasil, dispomos de poucos centros que conseguem realizar o diagnóstico com segurança, levando a pensar que muitos casos passam por diarreias crônicas inespecíficas nos pacientes com AIDS.

Quadro clínico

As manifestações clínicas variam desde o acometimento intestinal, mais prevalente, até quadros oculares (ceratoconjuntivites), hepatites, peritonites, manifestações hepatobiliares, vias respiratórias superiores (rinossinusite e polipose nasal) e inferiores (pneumonites e bronquiolite) e urinárias (nefrite, cistite e uretrite).

Entre os sintomas gastrintestinais, a diarreia é progressiva, não sanguinolenta e intermitente, com frequência de até quatro episódios ao dia. Também acompanham o quadro náuseas, vômitos, dor abdominal e perda de peso, sendo que a febre é rara nos pacientes. A maioria dos pacientes apresenta evidências de má absorção de carboidratos e gorduras. Apresenta-se ainda uma anormalidade eletrolítica, particularmente com hipopotassemia e hipomagnesemia, além de uma deterioração da contagem de linfócitos CD4 inferior a 100/mm^3.

Em relação às manifestações hepatobiliares, vale destacar a ocorrência de dor em quadrante superior direito ou dor epigástrica em aproximadamente 90% dos pacientes, além de náuseas, vômitos e febre. Casos de prurido são raros e há icterícia em apenas 10% dos pacientes. Anormalidades laboratoriais de elevação de fosfatase alcalina e alteração do nível de transaminases não ultrapassam duas vezes o patamar da normalidade, com bilirrubina sérica não chegando a valores acima de 2 mg/dû. A ultrassonografia auxilia em muito, revelando sinais de colangiopatia em até 75% dos casos.

Diagnóstico

Com o avanço das técnicas diagnósticas, principalmente com a melhoria na microscopia óptica, o achado dos esporos de microsporídeos tem se tornado mais viável. Está claro que com a terapia HAART praticamente não se observam casos de microsporidiose, sendo, portanto, uma raridade em nosso meio atualmente. Essa afirmação fica bem evidente quando se analisaram amostras de fezes de 200 pacientes com AIDS em uso de terapia antirretroviral, com relato de apenas um caso de positividade na amostra estudada com o uso da técnica baseada em microscopia óptica, desenvolvida por Weber, que é a do Chromotrope.

Tratamento

As opções terapêuticas são limitadas. Como eleição, temos preconizado a terapia HAART, que promoverá reconstituição imunológica, seguida de terapia específica com albendazol. O albendazol é administrado em 400 mg, 2 vezes/dia, por um período de 3 a 4 semanas. Outros fármacos podem compor o arsenal de tratamento da microsporidiose como talidomida, nitazoxanida, atovaquona, azitromicina, doxiciclina, octreotídio, itraconazol, metronidazol, furazolidona, paramomicina. Essas substâncias necessitam de estudos adicionais para uma consistência maior de que possam erradicar a infecção.

Nas manifestações oculares, mostra-se com sucesso a fumagilina tópica associada ao albendazol sistêmico. Alguns evoluem para a necessidade de procedimento cirúrgico que incluem desbridamento epitelial da córnea e ceratoplastia nos casos de acometimento no estroma corneal.

CONCLUSÃO

Devido às peculiaridades do ciclo evolutivo, o controle de cura de todas as parasitoses intestinais abordadas nessa revisão foi recentemente rediscutido por vários pesquisadores especialistas no assunto, estabelecendo a realização do exame de fezes a partir do sétimo dia do término da medicação, em dias alternados, preferencialmente em três coletas. Devemos reiterar a necessidade de proceder ao tratamento de todos pacientes, independentemente de estarem assintomáticos ou sintomáticos e, sempre dentro do possível, fazer um diagnóstico de certeza para melhor resposta da terapia proposta.

BIBLIOGRAFIA

Campos R, Briques W, Belda Neto M et al. Levantamento multicêntrico de parasitoses intestinais no Brasil. Rhodia – Grupo Rhône-Poulen, 1988.

Chen XM, Keithly JS, Paya CV, LaRusso NF. Cryptosporidiosis. New Engl J Med. 2002;346:1723-30.

Cimerman B, Camilo-Coura L, Salles JMC *et al.* Evaluation of secnidazole gel and tinidazolesecnidazol gel and tinidazol suspension in the treatment of giardiasis in children. Braz J Infect. Dis 1997;1(5):241-7.

Cimerman B, Cimerman S. Atualização em giardíase: diagnóstico e tratamento. Pediatr Mod. 1996;32:239-42.

Cimerman B, Cimerman S. Giardíase: visão crítica. Gastroclínica Atual. 1998;6(5):15-9.

Cimerman B, Cimerman S, Katz N *et al.* Eficácia e tolerabilidade do secnidazol suspensão *versus* tinidazol suspensão no tratamento da giardíase em crianças. Pediatr Mod. 1999;35:313-8.

Cimerman B, Cury FM, Moreno CT, Fonseca CRTP, Arosa SM, Cimerman S. Avaliação terapêutica do secnidazol dose única no tratamento da giardíase em crianças. Pediatr Mod. 1994;6:1008-12.

Cimerman S, Castañeda CG, Iuliano WA, Palacios R. Perfil das enteroparasitoses diagnosticadas em pacientes com infecção pelo vírus HIV na era da terapia antirretroviralantirretroviral potente em um centro de referência em São Paulo, Brasil. Parasitol Latino-Americana. 2002.

Cimerman S, Cimerman B, Lewi DS. Avaliação da relação entre parasitoses intestinais e fatores de risco para o HIV em pacientes com AIDS. Rev Soc Bras Med Trop. 1999;32(2):181-5.

Cimerman S, Cimerman B, Lewi DS. Enteric parasites and AIDS. São Paulo Med J. 1999;117(6):266-73.

Cimerman S, Cimerman B, Lewi DS. Prevalence of intestinal parasitic infections in patientes with acquired immunodeficiency syndrome in Brazil. Int J Infect Dis. 1999;3:203-6.

Cimerman S, Ladeira MC, Iuliano WA. Blastocystosis: nitazoxanide as a new therapeutic option. Rev Soc Bras Med Trop. 2003;36(3):415-7.

Eberhard ML, Arrowood MJ. Cyclospora spp. Curr Opin Infect Dis. 2002; 15: 519-22.

Escobedo AA, Almirall P, Alfonso M, Cimerman S, Rey S, Terry SL. Treatment of intestinal protozoan infections in children. Arch Dis Child. 2009; 94(6):478-82.

Escobedo AA, Almirall P, Robertson LJ, Franco RM, Hanevik K, Mørch K, Cimerman S. Giardiasis: the ever-present threat of a neglected disease. Infect Disord Drug Targets. 2010; 10(5):329-48.

Escobedo AA, Alvarez G, González ME, Almirall P, Cañete R, Cimerman S, Ruiz A, Pérez R. The treatment of giardiasis in children: single-dose tinidazole compared with 3 days of nitazoxanide. Ann Trop Med Parasitol. 2008;102(3):199-207.

Escobedo AA, Cimerman S. Giardiasis: a pharmacotherapy review. Expert Opin Pharmacother. 2007;8(12):1885-902.

Escobedo AA, Cimerman S, Almirall P. An old drug against giardiasis: mebendazole as a treatment option. Infect Disord Drug Targets. 2011 Feb;11(1): 94-5.

Esteban JG, Aguirre C, Angles R et al. Balantidiasis in Aymara children from the northern Bolivian Altiplano. Am J Trop Med Hyg. 1998;59:922.

Feng Y, Xiao L. Zoonotic potential and molecular epidemiology of *Giardia* species and giardiasis. Clin Microbiol Rev. 2011;24:110.

FLAP. Miembros del Comite de Expertos de la Federacion Latino-Americana de Parasitologos. Normas para evaluar medicamentos en parasitosis del tubo digestivo y anexos del hombre. Parasitol al Día. 2000;24:3-4.

Garcia LS. Laboratory identification of the microsporidia. J Clin Microbiol. 2002;40:1892-901.

Haque R, Huston CD, Hughes M *et al.* Amebiasis. N Engl J Med. 2003;348:1565.

Muhsen K, Levine MM. A systematic review and meta-analysis of the association between *Giardia* lamblia and endemic pediatric diarrhea in developing countries. Clin Infect Dis. 2012;55 Suppl 4:S271.

Ochoa TJ, White C. Nitazoxide for treatment of intestinal parasites in children. Pediatr. Infect. Dis. 2005;24:641-2.

Ravdin JI. Entamoeba histolytica. In: Mandell, Douglas and Bennett's Priciples and Practice of Infectious Diseases. Fifth Edition, Churchill-Livingstone, Philadelphia, 2000;2798-809.

Rossignol JF, Ayoub, A, Ayers, MS. Treatment of diarrhea caused by Cryptosporidium parvum: a prospective randomized, double-blind,placebo-controlled study of nitazoxanide. J Infect Dis. 2001;184:103-6.

Rossignol JF, Ayoub A, Ayers MS. Treatment of diarrhea caused by *Giardia* intestinalis and Entamoeba histolytica or E. dispar: a randomized, double-blind, placebo-controlled study of nitazoxanide. J Infect Dis. 2001;184:381-4.

Rossignol JF, Hidalgo H, Feregrino M *et al.* A double-blind placebo controlled study of nitazoxanide in the treatment of cryptosporidial diarrhea in AIDS patients in Mexico. Trans R Soc Trop Med Hyg. 1998;92:663-6.

Sharma S, Harding G. Necrotizing lung infection caused by the protozoan Balantidium coli. Can J Infect Dis. 2003;14:163-6.

Shirley DT, Watanabe K, Moonah S. Significance of amebiasis: 10 reasons why neglecting amebiasis might come back to bite us in the gut. PLoS Negl Trop Dis. 2019 Nov 14;13(11):e0007744.

Shirley DT, Farr L, Watanabe K, Moonah S. A Review of the Global Burden, New Diagnostics, and Current Therapeutics for Amebiasis. Open Forum Infect Dis. 2018;5:ofy161.

Schuster FL, Ramirez-Avila L. Current world status of Balantidium coli. Clin Microbiol Rev. 2008;21:626.

Souza AL, Lomar AV, Cimerman S. Saccharomyces bourlardii: an emerging science for treatment of acute diarrhea. Rev Panam Infectol. 2009;11(4): 41-46.

Souza AL, ESCOBEDO A, Cimerman S. Parasitoses intestinais. *In*: Sylvia Lemos Hinrichsen. (Org.). Causas de... Diagnóstico diferencial. Rio de Janeiro: Medbook Editora Cientifica; 2014. 459-70.

Souza AL, Cimerman S. Parasitoses intestinais. In: Lopes AC. (Org.). Programa de Atualização em Clínica Médica (PROCLIM). Porto Alegre: Artmed; 2007. p. 57-99.

Stanley Jr SL. Amoebiasis. Lancet. 2003;361(9362):1025-34.

Stenzel DJ, Boreham PFL. Blastocystis hominis revisited. Clin Microbiol Rev. 1996;9:563-84.

Tan KSW, Singh M, Yap EH. Recent advances in Blastocystis hominis research: hot spots in terra incognita. Int J Parasitol. 2002;32:789-804.

Weiss LM, Keohane EM. The uncommon gastrintestinal Protozoa: Microsporidia, Blastocystis, Isospora, Dientamoeba, and Balantidium. Curr Clin Top Infect Dis. 1997;17:147.

WHO – World Health Organization. Prevention and control of intestinal parasitic infections. Geneva, World Health Organization, 1987. (Technical Report Series, nº 749.)

29 Esquistossomose

Ronaldo Cesar Borges Gryschek • Maria Cristina Carvalho do Espírito Santo

INTRODUÇÃO

Esquistossomoses são infecções causadas por trematódeos do gênero *Schistosoma*, sendo que seis espécies podem causar infecção humana: *S. mansoni*, *S. japonicum*, *S. mekongi*, *S. malayensis*, *S. haematobium* e *S. intercalatum*. Nas quatro primeiras, os vermes adultos parasitam vasos do sistema porta e seus ovos são eliminados nas fezes; já *S. haematobium* é parasito dos vasos do plexo vesical, sendo seus ovos eliminados na urina. Adultos de *S. intercalatum* mais frequentemente vivem no sistema porta, mas eventualmente podem ser encontrados em vasos do plexo vesical. Eventualmente, sobretudo nos casos de parasitismo muito intenso, bem como nas infecções mistas, ovos de *Schistosoma* spp., parasitos do sistema porta, podem ser encontrados na urina e, da mesma maneira, ovos de *S. haematobium* podem ser encontrados nas fezes. No Brasil, a única espécie de importância epidemiológica é *Schistosoma mansoni*.

O gênero *Schistosoma* tem claro dimorfismo sexual, com vermes adultos de sexos separados. O macho de *S. mansoni* mede entre 10 e 12 mm de comprimento. Seu corpo apresenta dobramento no sentido longitudinal, após a ventosa ventral, que delimita o canal ginecóforo, onde a fêmea se aloja. Esta é mais longa do que o macho (15 mm de comprimento), e seu corpo é mais delgado.

O acasalamento dos vermes adultos de *S. mansoni* se dá nos vasos de pequeno calibre que irrigam a submucosa intestinal, onde a fêmea libera cerca de 300 ovos por dia, dos quais aproximadamente um terço logram alcançar o lúmen intestinal, atravessando o endotélio do vaso, a submucosa e a mucosa colônica, sendo eliminados com as fezes; contêm em seu interior o miracídio.

Ao alcançarem coleções de água doce, ocorre a liberação dos miracídios que têm período de tempo limitado (algumas horas) para penetrar, através das partes moles, em planorbídeos do gênero *Biomphalaria*. Neste local, sofrem intensas transformações e multiplicação que, após um período de 30 a 40 dias, resultarão na formação de dezenas de milhares de cercárias, que se constituem nas formas infectantes.

Três espécies de *Biomphalaria* – *B. glabrata*, *B. tenagophila* e *B. straminea* – são reconhecidamente suscetíveis à infecção por *S. mansoni* no Brasil e responsáveis pela manutenção de focos naturais do trematódeo. A primeira delas é considerada a mais eficiente em manter formas intermediárias do parasito, pois são mais resistentes à infecção. Em resposta a estímulos ambientais, tais como luminosidade intensa, temperatura entre 20°C e 35°C e baixo teor salino da água, as cercárias são liberadas pelos planorbídeos infectados, devendo encontrar os hospedeiros vertebrados suscetíveis em poucas horas, nos quais penetram ativamente pelo tegumento.

Após sua liberação pelos moluscos, as cercárias permanecem viáveis por um período de 8 a 12 horas, durante o qual mantêm elevada capacidade de penetração ativa no organismo dos hospedeiros vertebrados. Moléculas de lipídios presentes no tegumento dos hospedeiros vertebrados atraem as cercárias; além disso, elas nadam contra o movimento ondular que se estabelece quando da entrada e movimentação do hospedeiro nas coleções hídricas, dirigindo-se à pele desse hospedeiro.

Embora sem importância relevante na cadeia de transmissão, espécies de roedores podem ser infectadas naturalmente por *S. mansoni*, fato que revela o caráter zoonótico dessa infecção. Provavelmente os roedores possam desempenhar papel de importância na manutenção da parasitose em certas áreas geográficas.

EPIDEMIOLOGIA

No Brasil é reconhecida até o momento a transmissão de *S. mansoni* por moluscos do gênero *Biomphalaria* spp. Sua introdução em nosso país relaciona-se com o tráfico de escravos a partir do continente africano, durante os séculos 18 e 19, e sua expansão dentro do nosso território é relacionada com os deslocamentos humanos em função dos sucessivos ciclos econômicos. As áreas consideradas endêmicas estão no nordeste brasileiro, sobretudo nos estados de Pernambuco, Alagoas, Rio Grande do Norte, Paraíba, Bahia e Maranhão, bem como no norte de Minas Gerais. Há, no entanto, focos de transmissão nos estados do Rio de Janeiro, São Paulo, Paraná, Santa Catarina e Rio Grande do Sul, onde a introdução da parasitose é relativamente recente.

A esquistossomose mansoni é considerada uma das grandes endemias brasileiras, a despeito da considerável redução tanto do número de indivíduos infectados como de formas graves da doença a partir de meados da década de 1970, quando ocorreu a implementação do Programa Especial para o Controle da Esquistossomose (PECE). Estima-se que hoje, no Brasil, existam cerca de 2,5 a 3 milhões de infectados, com 25 a 30 milhões expostos ao risco de contrair essa helmintíase. A prevalência da esquistossomose é ainda importante em áreas de estados nordestinos, desde a Bahia até o Piauí, havendo ainda focos de transmissão em estados do sul e do sudeste.

CICLO BIOLÓGICO

Logo após a penetração pela pele, as cercárias alcançam a circulação linfática e venosa, transformando-se em esquistossômulos que chegam aos pulmões, de onde passam à circulação arterial e, então, ao sistema porta, local em que completam sua maturação. Concluída a maturação dos vermes, o acasalamento e a postura dos ovos ocorrem, na maioria das vezes, nos ramos proximais da veia mesentérica inferior (plexo hemorroidário). Um percentual dos ovos atravessa o endotélio dos vasos, a submucosa e a mucosa do reto, chegando ao lúmen intestinal e, em seguida, ao meio ambiente (Figura 29.1).

PATOGÊNESE

O evento histopatológico mais marcante na forma aguda da esquistossomose é constituído por reação granulomatosa que ocorre ao redor dos ovos. Esse processo – uma vasculite granulomatosa obliterante – pode ser observado na parede intestinal e no fígado. No primeiro caso, ocorrem edema, hiperemia, bem como lesões hemorrágicas puntiformes; no fígado, focos de reação inflamatória com histiócitos, linfócitos e eosinófilos, bem como hiperplasia das células de Kupffer, são acompanhados por áreas em que se observa necrose de hepatócitos. No baço, pode-se observar congestão acompanhada por hipertrofia dos cordões de Billroth, além de eosinófilos. Essas alterações no fígado e no baço são responsáveis pela hepatoesplenomegalia observada nos pacientes, que é reversível ao final da fase aguda.

Na fase crônica da infecção, ovos que ficam retidos na submucosa do intestino incitam resposta inflamatória granulomatosa que representa o substrato anatomopatológico da retite esquistossomótica: edema, áreas hemorrágicas e ulcerações da mucosa colônica. A migração de ovos para o fígado através das veias mesentéricas e porta faz com que eles cheguem ao órgão e fiquem retidos em situação pré-sinusoidal, suscitando a formação de granulomas periovulares. Esse fenômeno é responsável por processos obstrutivos do fluxo portal intra-hepático, levando progressivamente à hipertensão portal. As alterações anatomopatológicas concentram-se nos espaços porta, ao redor dos ramos intra-hepáticos da veia porta, nos quais os vasos, acometidos por flebite e peripileflebite, progressivamente perdem a elasticidade. A fibrose que se segue ocupa os espaços periportais e não ocorrem alterações na estrutura arquitetural do fígado. Este quadro representa a fibrose de Symmers; sua observação pela ultrassonografia tem importância diagnóstica, bem como de estadiamento do dano hepático na esquistossomose. A bainha fibrosa ao

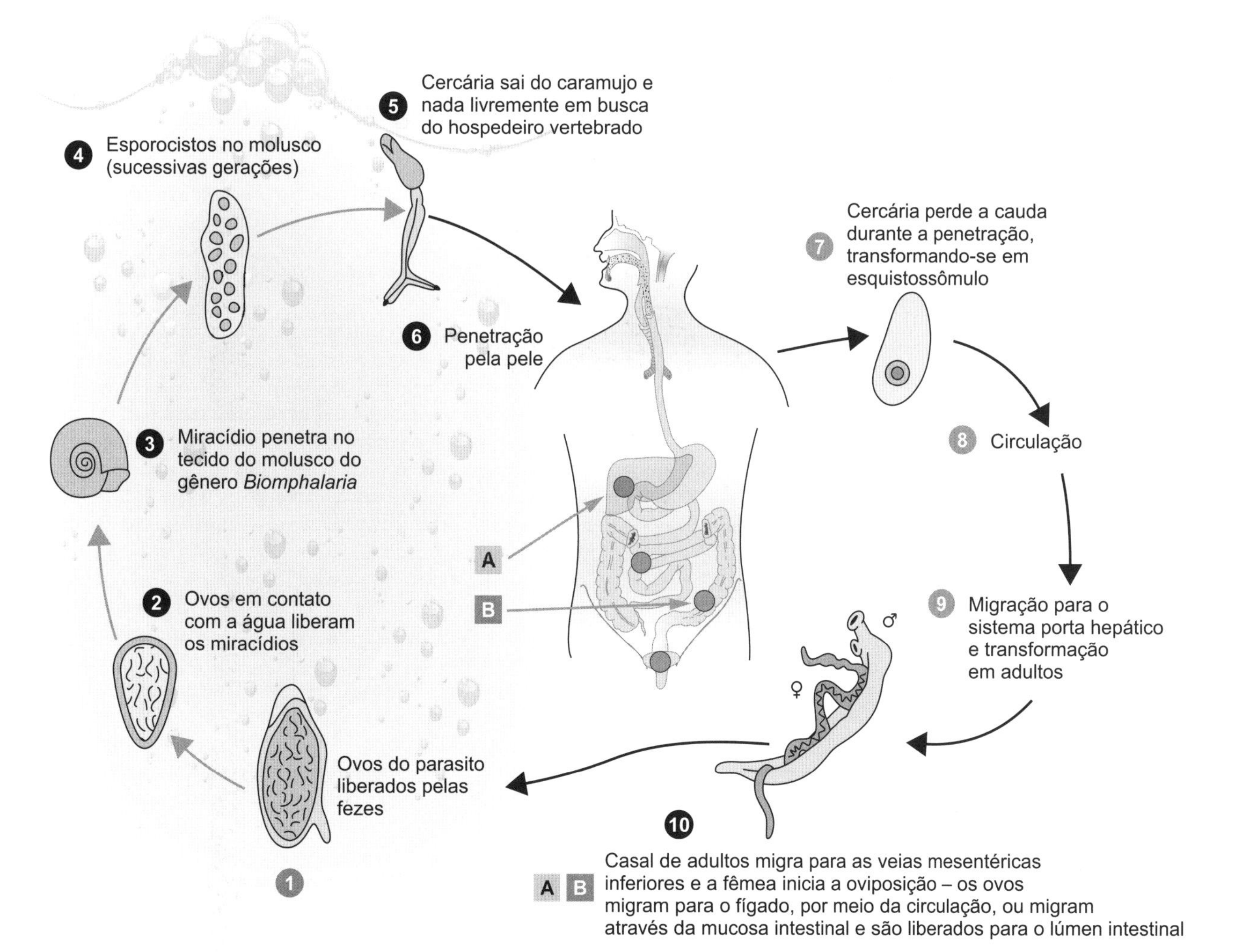

FIGURA 29.1 Ciclo de vida de *S. mansoni*. 1. Ovos viáveis nas coleções hídricas; 2. Liberação dos miracídios; 3. Miracídio penetra no molusco; 4. Esporocistos desenvolvem-se no molusco; 5. Cercária é eliminada e nada livremente; 6. Penetração das cercárias pela pele; 7. Cercária transforma-se em esquistossômulo; 8. Esquistossômulo passa pelos pulmões via circulação venosa; 9. Migração dos esquistossômulos para o sistema porta; 10. Vermes adultos, acasalamento e postura dos ovos que migram através da mucosa para o lúmen intestinal (B) ou para o fígado (A). Adaptada de Centers for Disease Control and Prevention (CDC). Parasites – Schistosomiasis. Disponível em: http://www.cdc.gov/parasites/schistosomiasis/biology.html.

redor dos vasos, muitas vezes densa, leva à retração da cápsula de Glisson, tornando a superfície externa do órgão irregular. Paralelamente à instalação desse processo obstrutivo do fluxo portal, instala-se neovascularização por meio dos processos inflamatório e fibroso. Surgem, assim, vasos tortuosos e de pequeno calibre, o que justifica a manutenção do regime de hipertensão no território portal (Figuras 29.2 e 29.3). À medida que esse processo avança, estabelece-se, globalmente no fígado, a proliferação de ramos da artéria hepática (arterialização da circulação hepática). Há, assim, uma inversão gradual na participação relativa da veia porta e artéria hepática no acesso de sangue ao fígado.

O baço passa a adquirir aspecto congestivo secundariamente à instalação da hipertensão portal; apresenta hiperplasia de elementos do sistema fagocítico-mononuclear e fibrose que se instala de maneira gradativa. Destarte, a esplenomegalia observada nas apresentações crônicas hepatoesplênicas da esquistossomose tem característica esclerocongestiva.

Os ovos têm acesso aos pulmões sobretudo por meio de *shunts* que se estabelecem entre a circulação portal e a circulação sistêmica.

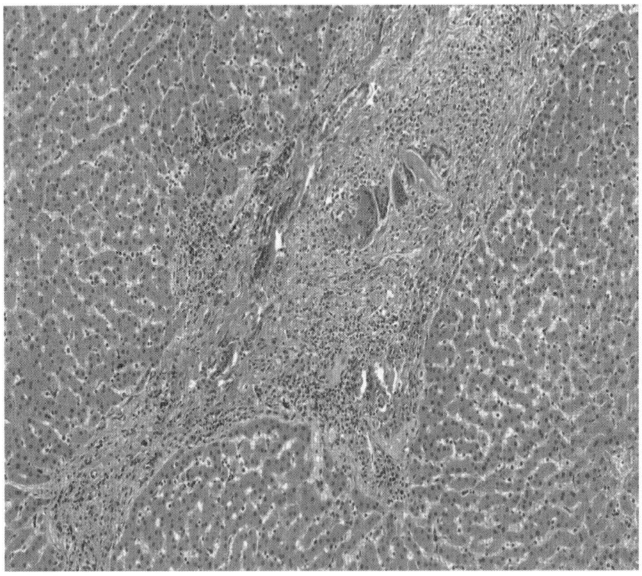

FIGURA 29.2 Fígado: granuloma ao redor de ovo, fibrose com obliteração do ramo venoso portal e pigmento esquistossomótico. (Cedida pelo Professor Evandro Sobroza de Mello.) (Esta figura encontra-se reproduzida em cores no Encarte.)

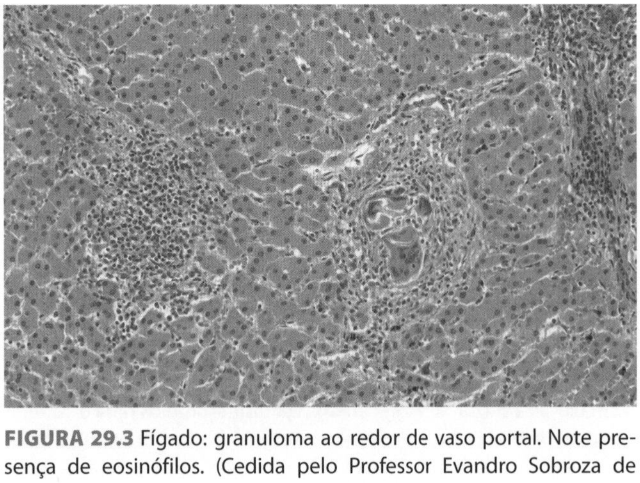

FIGURA 29.3 Fígado: granuloma ao redor de vaso portal. Note presença de eosinófilos. (Cedida pelo Professor Evandro Sobroza de Mello.) (Esta figura encontra-se reproduzida em cores no Encarte.)

Ao alcançarem os ramos distais da artéria pulmonar, esses elementos induzem uma arteriolite necrosante, com progressiva obliteração do leito vascular. Esse fenômeno pode resultar no estabelecimento de hipertensão pulmonar, com dilatação das câmaras cardíacas direitas e, nas situações mais graves, em *cor pulmonale*. Alguns pacientes, sobretudo após esplenectomia, podem desenvolver cianose. O acesso de vermes à circulação arterial pulmonar, via colaterais portossistêmicas, com sua subsequente morte, resulta em focos de condensação alveolar, caracterizando a "pneumonia por verme morto".

Comprometimento renal ocorre com relativa frequência na esquistossomose, mais comumente nos pacientes hepatoesplênicos, mas também nos casos mais leves; a chegada contínua de antígenos do verme ou de antígenos dos ovos aos glomérulos, observada de maneira mais evidente nas formas hepatoesplênicas, explica esse comprometimento. O acesso de antígenos ou de imunocomplexos aos glomérulos renais, nos quais são retidos junto à membrana basal, pode ocasionar o desenvolvimento de glomerulopatias, sendo as mais comuns a glomerulonefrite mesangioproliferativa, a membranoproliferativa de tipos I (mais frequente) e III e a glomerulosclerose segmentar e focal, além de amiloidose, havendo a possibilidade de evolução entre esses padrões de glomerulopatia, particularmente entre os dois primeiros.

Estudos realizados nas três últimas décadas revelaram que a fibrose de Symmers pode ser reversível dentro de certos limites, com a eliminação da parasitose por meio do tratamento específico. Esse processo ocorrerá com maior intensidade quanto mais recente for o processo fibrótico, levando-se em conta que na fibrose recente predomina o colágeno do tipo III, de molécula instável e mais sujeita à ação das colagenases. Já nos processos mais antigos, predomina o colágeno de tipo I, de molécula estável e resistente à ação das colagenases. Isso justifica a adoção do tratamento medicamentoso da parasitose, sempre que houver evidências de atividade parasitária (encontro de ovos nas fezes), pois poderá ocorrer regressão, ainda que parcial, do processo fibrótico, com consequente melhora funcional dos órgãos acometidos.

Os eventos patológicos relacionados às manifestações clínicas da esquistossomose, embora ocorram desde o momento da penetração das cercárias pela pele, parecem ser mais relevantes a partir da existência dos ovos, já durante a fase aguda da infecção.

Durante essa fase, um perfil Th1 de resposta imune celular, caracterizado pela produção de quantidades expressivas de fator de necrose tumoral alfa (TNF-α), e interleucina (IL-1 e IL-6) pelas células mononucleares do sangue periférico é o primeiro evento imunopatológico identificado. Na medida em que a infecção evolui, antígenos do ovo passam a induzir resposta Th2 e esse processo coincide com uma diminuição na intensidade da resposta Th1. Experimentalmente, observa-se que animais que não sejam capazes de desenvolver a resposta Th2 (p. ex., camundongos C57BL/6 IL4$^{-/-}$) desenvolvem um quadro de caquexia, com necrose tecidual e elevada mortalidade, como consequência da ação do óxido nítrico. Acrescente-se que as manifestações da forma aguda são observadas em indivíduos que nunca tiveram contato anterior com a infecção; assim, crianças de baixa idade na áreas endêmicas, filhas de mães infectadas, respondem, do ponto de vista imunopatológico, como indivíduos já experimentados em relação à infecção, fato explicado pela aquisição de anticorpos maternos durante a gestação e o aleitamento.

Nas formas crônicas da esquistossomose, a ocorrência de fibrose nos granulomas formados ao redor dos ovos, sobretudo no fígado e nos pulmões, é responsável por grande parte da patologia observada nas apresentações graves da doença. A resposta de padrão Th1 passa a ser gradualmente substituída por uma resposta Th2, envolvendo IL-4, IL-5, IL-13, bem como eosinófilos. O papel fibrinogênico de IL-13, ao lado de IL-4, parece estar relacionado à capacidade dessas interleucinas de induzir a expressão de arginase nos macrófagos.

Esse aminoácido utiliza L-arginina como substrato para produzir L-ornitina, que é convertida a prolina, um aminoácido essencial para a produção de colágeno. Quando, de outro modo, a estimulação de macrófagos se dá por IL-12 e IFN-γ, em vez de IL-4, os efetores finais são óxido nítrico e citrulina, não havendo fibrose, mas sim necrose tecidual (Figura 29.4). Investigações recentes conduzidas no Brasil e também em países africanos resultaram na observação de que o processo fibrótico predomina em famílias nas quais foi identificado um gene codominante maior, conhecido como SM2. O conhecimento da região 6q22-q23, que contém o gene responsável pela codificação do receptor de IFN-γ nessas famílias, sugere que mutações aí presentes possam resultar em uma do receptor de IFN-g, com consequente falta de efetividade dessa citocina em prevenir fibrose, em contraponto à ação das citocinas Th2.

Desse modo, é desejável um equilíbrio entre as respostas Th1 e Th2, tendo-se em conta que a predominância ampla de uma delas é lesiva ao hospedeiro, seja pela indução de necrose tecidual ou pela indução de fibrose.

QUADRO CLÍNICO

Com base nos dados do exame físico, pode-se classificar clinicamente a esquistossomose em formas diversas. À penetração das cercárias pela pele, segue-se quadro de prurido, caracterizando a dermatite cercariana. Essa manifestação, que tende a ser mais acentuada nas reexposições, é autolimitada, o que fundamenta a denominação popular de "lagoa de coceira" às coleções hídricas que contêm cercárias (Figura 29.5).

Forma aguda

A forma aguda da esquistossomose é aquela que se segue, em um período de 6 a 8 semanas, ao primeiro contato com coleções hídricas que contenham cercárias, podendo ser identificada em indivíduos que não habitam áreas endêmicas, expondo-se casualmente a elas, ou ainda, em algumas situações, em crianças de pouca idade nas áreas endêmicas. Atualmente, admite-se que manifestações de ordem imunoalérgica, desencadeadas pela existência dos ovos, resultem na maior parte das manifestações clínicas dessa forma da doença. Trata-se de doença com febre irregular e toxemia de instalação abrupta. São comuns exantema maculopapular, que pode ser urticariforme, diarreia, por vezes com característica disenteriforme, dor e distensão abdominal, além de broncospasmo. O ciclo pulmonar pode ocasionar manifestações clínicas caracterizadas como pneumonite eosinofílica. Hepatoesplenomegalia dolorosa de pequenas dimensões, além de micropoliadenopatia generalizada são achados comuns no exame físico. O dado laboratorial mais característico é a intensa leucocitose com eosinofilia. O diagnóstico deve levar em conta dados epidemiológicos, clínicos e laboratoriais; o exame parasitológico de fezes somente se torna positivo para ovos de *S. mansoni* cerca de 35 a 40 dias após a infecção, sendo útil para o diagnóstico apenas ao final do período febril. De modo geral, esse período é autolimitado a não mais de 30 a 40 dias, havendo remissão dos sinais e sintomas. Caso o paciente não seja diagnosticado e tratado, evoluirá para as apresentações crônicas da doença.

Formas crônicas

Hepatointestinal

Essa é forma clínica mais frequente dentro da fase crônica da esquistossomose, sendo observada em mais de 90% dos casos. É caracterizada pelas manifestações clínicas da retite esquistossomótica: diarreia ou disenteria intermitentes acompanhadas ou não por dor em hipogástrio. Além disso, o aporte de ovos para o fígado, onde ficam retidos em ramos pré-sinusoidais da veia porta, seguindo-se de reação granulomatosa, faz com que o órgão aumente em volume e possa ser detectado à palpação, de maneira mais evidente sob o apêndice xifoide. Eventualmente, a consistência pode estar aumentada em função de maior ou menor grau de fibrose que se estabelece. Ao exame ultrassonográfico, pode-se observar a ocorrência de fibrose portal e/ou periporta. Nesta forma clínica não há esplenomegalia nem hipertensão no sistema porta.

Hepatoesplênica

Nesta apresentação da doença podem ser identificados casos com ou sem hipertensão portal. Nessa última situação há hepatomegalia, como descrito no item anterior, acompanhada de esplenomegalia de pequenas dimensões, em que o baço tem consistência amolecida. Trata-se de esplenomegalia reacional, proliferativa. Esta é totalmente reversível com o tratamento específico da esquistossomose.

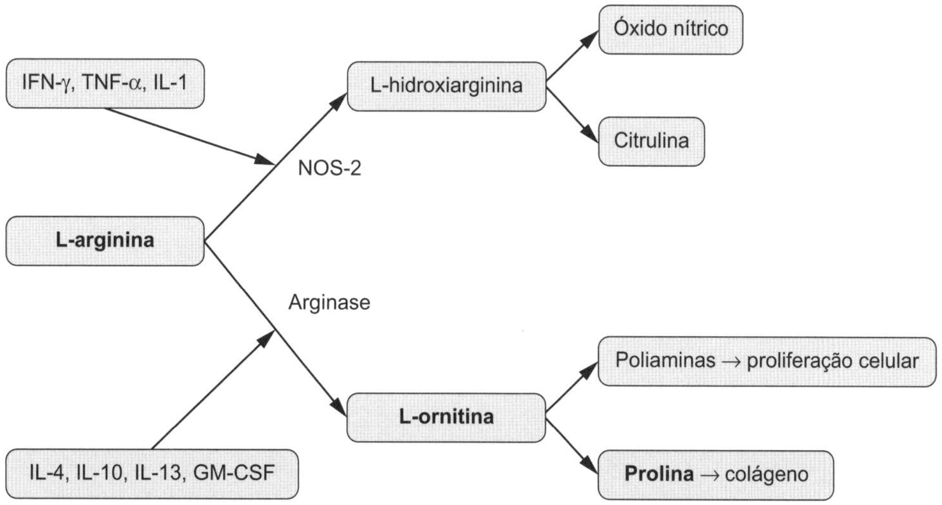

FIGURA 29.4 Estimulação dos macrófagos e gênese da fibrose. Quando o macrófago é estimulado pela via clássica (IFN-γ, TNFα, IL-1), a L-arginina, sob a ação de NOS-2 (óxido nítrico sintase, induzível), dá origem a óxido nítrico e citrulina. O óxido nítrico induz necrose tecidual. Quando o macrófago é estimulado pela via alternativa (IL-4, IL-10, IL-13, fator estimulante de colônias de granulócitos – macrófagos [GM-CSF]), o mesmo substrato (L-arginina), sob a ação da arginase, resulta em prolina, que, por sua vez, é precursora do colágeno e fibrose. Adaptada de Pearce e MacDonald, 2002.

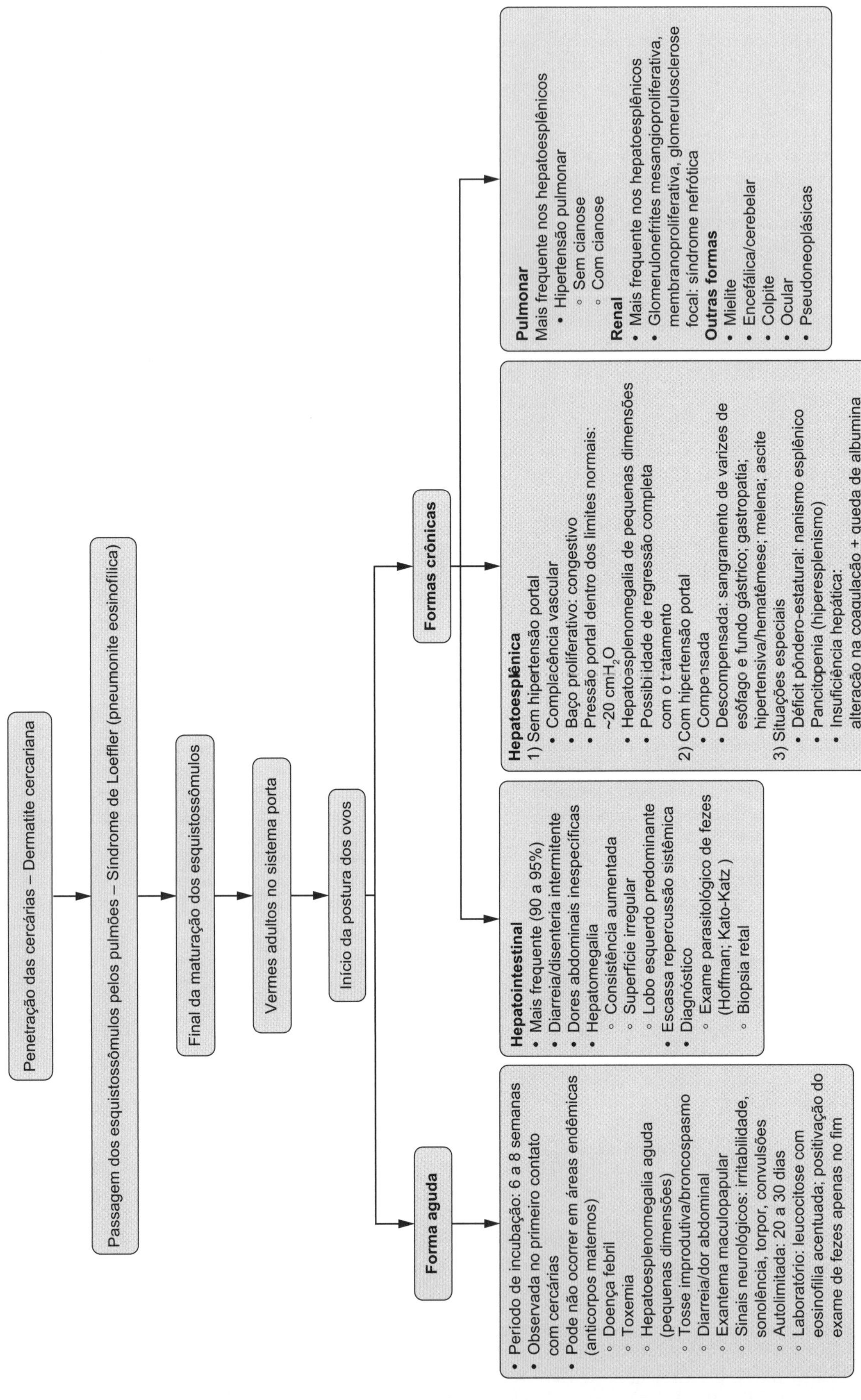

FIGURA 29.5 Sinopse das formas clínicas da esquistossomose.

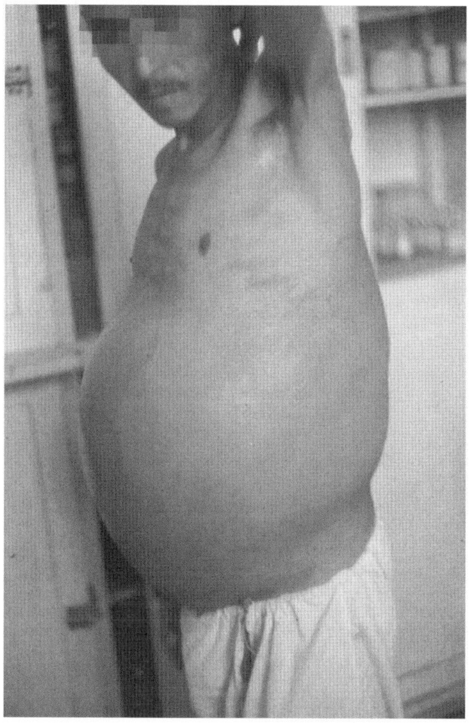

FIGURA 29.6 Forma hepatoesplênica, com hipertensão portal, descompensada. Note ascite e circulação colateral na parede abdominal. (Imagem cedida pelo Professor Mário Shiroma.)

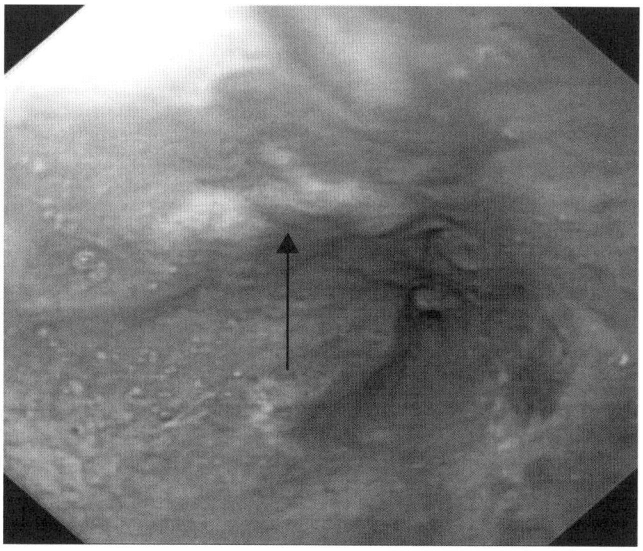

FIGURA 29.7 Forma hepatoesplênica com hipertensão portal: varizes no terço distal do esôfago. (Esta figura encontra-se reproduzida em cores no Encarte.)

Por outro lado, casos com hipertensão portal ocorrem em consequência de elevada carga parasitária e, portanto, de ovos. Além disso, características genéticas já mencionadas, que determinam a intensidade da resposta inflamatória granulomatosa e a dinâmica da deposição e tipo de colágeno no interior dos granulomas, levarão à obstrução do fluxo sanguíneo portal através dos ramos intra-hepáticos da veia porta, os quais se traduzirão, inicialmente, em um aumento do calibre da veia porta e subsidiárias na tentativa de manter a pressão hidrostática no sistema porta, dentro dos limites normais. Esse processo é limitado pela complacência do sistema venoso portal. Sendo alcançado o limite da capacidade de dilatação do continente vascular, instala-se gradualmente o regime de hipertensão portal.

A partir disso, a pressão no sistema porta eleva-se de maneira progressiva, chegando a valores até dez vezes maiores que o normal (convém lembrar que a pressão na veia porta, avaliada por meio da aferição da pressão esplênica por via transparietal, é de até 20 cmH_2O); a esplenomegalia assume caráter congestivo e se estabelecem colaterais entre as circulações portal e sistêmica. Esses leitos venosos recanalizados podem ser visíveis na superfície da parede abdominal, observando-se fluxo ascendente (Figura 29.6). A recanalização da veia umbilical gera sopro audível no nível da cicatriz umbilical. De maneira similar, a inversão do fluxo sanguíneo em tributárias da veia porta leva ao aparecimento das varizes de esôfago (Figura 29.7) ou fundo gástrico ou, ainda, retais. O estabelecimento de ascite ocorre quando a redução da pressão coloidosmótica associa-se ao aumento da pressão hidrostática no sistema porta. Isto se deve a hipoalbuminemia resultante de desnutrição, cirrose alcoólica, infecção crônica pelos vírus das hepatites B e C ou cirrose pós-necrótica, que se estabelece após episódios de hemorragia digestiva alta, decorrente da ruptura de varizes esofágicas ou de fundo gástrico. Cabe assinalar que, diferentemente do que ocorre nas cirroses em geral, não há insuficiência hepática profunda na esquistossomose não complicada ou que não esteja associada a patologias que ocasionem cirrose. A forma hepatoesplênica é definida como descompensada quando há sangramento das varizes de esôfago ou ascite. Hiperesplenismo, verificado pela ocorrência de citopenias sanguíneas, ocorre com frequência acompanhando as formas hepatoesplênicas. Outra manifestação clínica, hoje rara, observada em pacientes hepatoeslênicos é o hipodesenvolvimento pôndero-estatural, também conhecido como nanismo esplênico. Trata-se se síndrome clínica caracterizada por ausência do desenvolvimento dos caracteres sexuais secundários, déficit de crescimento e ocorrência de fácies infantil.

Pulmonar

O acesso de ovos à artéria pulmonar, mais frequentemente observado quando há circulação colateral, acarreta a formação de granulomas com fibrose e obstrução gradativa do fluxo sanguíneo com o estabelecimento de hipertensão pulmonar e sobrecarga das câmaras cardíacas direitas – *cor pulmonale* esquistossomótico. Em algumas situações, pode-se associar cianose.

Renal

A aposição de imunocomplexos na membrana basal dos glomérulos pode ocasionar o desenvolvimento de glomerulopatias, sendo as mais comuns a glomerulonefrite mesangioproliferativa, membranoproliferativa de tipos I (mais frequente) e III e glomerulosclerose segmentar e focal. A primeira delas é mais frequentemente encontrada em pacientes assintomáticos, ao passo que a segunda é observada com maior frequência nos sintomáticos. Nessas situações, os antígenos esquistossomóticos podem ser demonstrados nos glomérulos, por meio de técnicas diversas. As manifestações clínicas decorrentes desses eventos podem variar desde proteinúria assintomática até síndrome nefrótica. As glomerulopatias são mais frequentes em pacientes hepatoesplênicos, mas podem também ser observadas nas apresentações mais leves da doença.

Outras formas

A chegada e a impactação de ovos com a formação de granulomas podem ocorrer em qualquer órgão, ocasionando disfunções de graus variados: por exemplo, em ramos venosos do plexo vertebral, pode causar mielite. É relativamente comum encontrar lesão hiperplásica em colo uterino. Formas cerebrais e cerebelares podem ser confundidas com neoplasias do sistema nervoso central. As formas pseudoneoplásicas, nas quais se observa intensa proliferação de tecido conjuntivo, formando massas dirigidas à cavidade peritoneal, hoje são bastante raras.

▶ **A associação de esquistossomose com outras doenças Bacteriemia prolongada por enterobactérias trata-se da coexistência de infecção esquistossomótica com infecção por enterobactérias, principalmente do gênero *Salmonella* spp.** O verme comporta-se como reservatório para as enterobactérias que se multiplicam sobre sua cutícula ou tubo digestivo. A partir disso, há bacteriemia intermitente e prolongada, com infecção das células do sistema reticuloendotelial. Do ponto de vista clínico, há febre irregular, prolongada, com o desenvolvimento de hepatoesplenomegalia, diarreia e fenômenos hemorrágicos. O diagnóstico dessa condição é feito pela descoberta de ovos de S. mansoni nas fezes e o isolamento da enterobactéria em hemoculturas ou mielocultura. O principal diagnóstico diferencial é feito com a leishmaniose visceral.

▶ **Na associação entre esquistossomose hepatoesplênica e hepatites B ou C podem ser observados sinais clínicos de insuficiência hepática.** No caso da hepatite B, os pacientes esquistossomóticos hepatoesplênicos têm maior tendência a permanecer com HBsAg positivo, comportando-se como portadores crônicos da infecção viral.

DIAGNÓSTICO

O diagnóstico laboratorial da esquistossomose mansoni baseia-se no encontro de ovos do parasito pelo exame de fezes ou em cortes de tecidos obtidos por biopsia. As técnicas parasitológicas mais adequadas são as de sedimentação espontânea, como a de Hoffman, Pons & Janer, e a de Kato-Katz. Esta última, semiquantitativa, permite a contagem de ovos de *S.mansoni* nas amostras de fezes e a avaliação estimada da carga parasitária. A realização de pesquisa de ovos nas fezes, em cinco amostras, parece ser superior em termos de eficácia diagnóstica, à biopsia retal, devendo esta última ser reservada para situações especiais. A positividade do exame de fezes se dá a partir de 30 a 35 dias a partir da infecção. Por isso as técnicas parasitológicas não são eficazes para o diagnóstico das formas agudas de esquistossomose, sobretudo nas fases iniciais.

Métodos indiretos de imunodiagnóstico estão disponíveis para o diagnóstico da esquistossomose mansoni, destacando-se as técnicas de imunofluorescência indireta, as de ELISA (*Enzyme-Linked Immunosorbent Assay*) e a reação periovular, para detecção de anticorpos. Esta última parece ter sua positividade correlacionada com oviposição, indicando, assim, infecção ativa; no entanto, sua aplicação em larga escala é limitada por se tratar de procedimento trabalhoso e demorado. Técnicas para a detecção de antígenos do parasito em soro ou urina, em seus diversos estágios, também podem ser empregadas, apresentando boas sensibilidade e especificidade.

O desenvolvimento das técnicas de biologia molecular para pesquisa de DNA do trematódeo em fezes, soro, urina e outras amostras de pacientes infectados tem permitido aprimoramento no diagnóstico da esquistossomose, sobretudo em áreas de baixa endemicidade onde a sensibilidade das técnicas parasitológicas clássicas não é elevada.

As formas crônicas da doença têm pouca repercussão nos exames laboratoriais inespecíficos, constituindo-se uma exceção às formas hepatoesplênicas com hiperesplenismo, quando poderá ser observado, no exame hematológico, comprometimento de uma ou mais séries. As enzimas hepáticas (transaminases, gamaglutamil-transferase e fosfatase alcalina), não apresentam, de modo geral, alterações significativas, exceto quando houver dano hepático por outras infecções associadas ou após sangramentos volumosos, decorrentes da ruptura de varizes esofágicas. Proteinúria de intensidade variável pode ser identificada em casos com glomerulopatia.

A ultrassonografia com a utilização de Doppler e a endoscopia digestiva alta são procedimentos essenciais na avaliação da hipertensão portal e estadiamento da hipertensão portal. Nas formas pulmonares, com hipertensão pulmonar, os exames radiológicos básicos, como a radiografia de tórax, podem indicar o diagnóstico pela observação de retificação ou abaulamento do arco médio; do mesmo modo, os exames ecocardiográfico e eletrocardiográfico podem revelar, respectivamente, hipertrofia das câmaras cardíacas direitas e do tronco da artéria pulmonar e sobrecarga de câmaras direitas.

Procedimentos de maior complexidade, como esplenoportografia e arteriografias, são reservados a avaliações pré-operatórias para planejamento de derivações da circulação portal.

O diagnóstico diferencial da esquistossomose aguda se dá com doenças que evoluam com hepatoesplenomegalia febril, entre as quais febre tifoide, brucelose, tuberculose miliar, formas anictéricas de leptospirose, forma aguda da doença de Chagas e infecções mononucleose-símiles. A intensa eosinofilia verificada no leucograma sugere fortemente o diagnóstico de esquistossomose aguda.

A forma hepatointestinal pode ter sinais e sintomas que provoquem confusão com outras enteroparasitoses; as formas hepatoesplênicas merecem diagnóstico diferencial com as cirroses hepáticas em geral, bem como da síndrome de Budd-Chiari (trombose da veia supra-hepática). Pelo fato de haver superposição de áreas endêmicas, deve-se atentar à possibilidade de associação de esquistossomose crônica com a leishmaniose visceral. Hepatomegalia com predomínio do lobo esquerdo em paciente com leishmaniose visceral pode indicar a coexistência de ambas as doenças.

TRATAMENTO E PROFILAXIA

O tratamento da esquistossomose se baseia na quimioterapia, que tem por objetivo a erradicação dos vermes adultos. Está indicada em todos os casos parasitologicamente ativos, inclusive nas formas mais graves da doença, visto que pode haver involução, ainda que parcial, das alterações fibróticas no fígado e, consequentemente, da hipertensão portal.

A única substância disponível para a quimioterapia da esquistossomose é o praziquantel, que deve ser administrado por via oral em dose única, de 50 a 60 mg/kg de peso. Os efeitos adversos não costumam ser importantes e, em geral resumem-se a intolerência gastrintestinal.

O controle de cura deve ser realizado pela realização de seis exames de fezes, em intervalos mensais, sendo o primeiro deles feito de 45 a 60 dias após o tratamento.

Procedimentos cirúrgicos mais conservadores têm sido adotados em casos selecionados, tais como a esplenectomia com desconexão ázigo-portal. Os procedimentos terapêuticos pela endoscopia digestiva alta, como escleroterapia, ligadura elástica das varizes esofágicas e aplicação de plasma de argônio em ectasias venosas gástricas, são métodos bem menos invasivos e menos complexos, embora com efeitos benéficos apenas temporários; ainda assim, tais procedimentos podem ser repetidos tantas vezes quanto necessário para obter controle das varizes esofágicas. Esses procedimentos, associados ao uso de betabloqueadores (como o propranolol) e inibidores da bomba de prótons como antiácidos, mudou de forma bastante favorável o prognóstico dos pacientes hepatoesplênicos com hipertensão portal. Recentemente têm sido adotadas condutas por radiologia intervencionista com a colocação de TIPS (*Transjugular Intrahepatic Portosystemic shunt*) em casos de hipertensão portal esquistossomótica com sangramento de varizes esofágicas de difícil controle ou ascite refratária.

A implantação da rede de saneamento básico, constituída por sistemas de tratamento e fornecimento domiciliar de água e recolhimento e tratamento de dejetos domiciliares, tem papel indiscutível no controle da esquistossomose. Ações específicas para o controle da esquistossomose são voltadas principalmente para o combate aos planorbídeos hospedeiros intermediários e à redução ou interrupção da eliminação de ovos no meio ambiente por indivíduos infectados.

O combate aos planorbídeos pode ser realizado com a aplicação de substâncias moluscicidas em seus criadouros ou por meio da introdução, nesses ambientes, de espécies animais que apresentem comportamento competitivo ou que sejam predadores de planorbídeos. Essas ações, porém, somente resultam em resultados positivos quando aplicadas a ecossistemas restritos. A utilização de moluscicidas, tais como a niclosamida e a N-tritilmorfolina, tem sido rejeitada por ambientalistas por produzir alterações importantes nos ecossistemas em que são aplicados.

A disponibilização de fármacos relativamente seguros e eficazes, como a oxamniquina e o praziquantel, tornou viável a adoção do tratamento em massa da parasitose em áreas de elevada endemicidade. Avaliações sobre a prevalência e a transmissão da esquistossomose e, sobretudo, sobre a prevalência de formas graves têm demonstrado efeito positivo do tratamento em massa, independentemente da implementação de medidas sanitárias adequadas.

BIBLIOGRAFIA

Andrade Z. Evolution and involution of hepatosplenic schistosomiasis. Mem Inst Oswaldo Cruz. 1989; 84(suppl 1):58-75.

Andrade Z, Andrade SG. Patologia da esquistossomose hepatoesplênica. In: CEDRE – Aspectos peculiares da infecção por Schistosoma mansoni. CED da UFBa, 1984.

Brito T de, Nussenzveig I, Carneiro CRW, Silva AMG. Schistosoma mansoni associated glomerulopathy. Rev Inst Med Trop S Paulo. 1999;41:269-72.

Colley DG, Bustinduy AL, Secor WE, King CH. Human schistosomiasis. Lancet. 2014;383:2253-64.

Cunha AS. Esquistossomose mansoni. São Paulo: Sarvier-EDUSP, 1970; p. 435.

El-Garem AA. Schistosomiasis. Digestion. 1998;59:589-605.

Espírito-Santo MCC, Magalhães MR, Mortari N, de Siqueira França FO, de Albuquerque Luna EJ, Gryschek RCB. Clinical-epidemiological and laboratory profiles of severe Schistosomiasis mansoni infections at a university hospital. Clinics (São Paulo). 2018;73: e340.

Hamilton JV, Klinkert M, Doenhoff MJ. Diagnosis of schistosomiasis: antibody detection, with notes on parasitological and antigen detection methods. Parasitology. 1998;117:S41-57.

Lambertucci JR. Revisiting the concept of hepatosplenic schistosomiasis and its challenges using traditional and new tools. Rev Soc Bras Med Trop. 2014;47:130-6.

Lambertucci JR, Rayes AAM, Serufo JC, Gerspacher-Lara R, Brasileiro Filho G, Teixeira R *et al.* Schistosomiasis and associated infections. M Inst Oswaldo Cruz. 1998;93(suppl 1):135-9.

Lyra LGC. Esquistossomose e vírus B da hepatite. *In*: CEDRE – Aspectos peculiares da infecção por Schistosoma mansoni. CED da UFBa, 1984.

Pearce EJ, MacDonald AS. The immunobiology of schistosomiasis. Nat Rev Immunol. 2002;2:499-511.

Pedroso ERP. Alterações pulmonares associadas à esquistossomose mansoni. Mem Inst Oswaldo Cruz. 1989;84(suppl 1):46-72.

Rabello A, Pontes LA, Dias-Neto E. Recent advances in the diagnosis of Schistosoma infection: the detection of oarasite DNA. Mem Inst Oswaldo Cruz. 2002;97(Suppl I):171-2.

Rey L. Non-human vertebrate hosts of Schistosoma mansoni and schistosomiasis transmission in Brazil. Res Rev Parasitol. 1993;52:523-30.

Richter J, Bode JG, Blondin D *et al.* Severe liver fibrosis caused by Schistosoma mansoni: management and treatment with a transjugular intrahepatic portosystemic *shunt*. Lancet Infect Dis. 2015;15:731-37.

Wilson MS, Mentink-Kane MM, Pesce JT, Ramalingam TR, Thompson R, Winn TA. Immunopathology of Schistosomiasis. Immunol Cell Biol. 2007; 85:148-54.

Zhang Y, Koukounari A, Kabatereine N, Fleming F, Kazibwe F, Tukahebwa E *et al.* Parasitological impact of 2-year preventive chemotherapy on schistosomiasis and soil-transmitted helminthiasis in Uganda. BMC Med. 2007; 5:27.

30 Hidatidose Unilocular e Policística

Marcelo Simão Ferreira

INTRODUÇÃO

A hidatidose, também conhecida como equinococose, é uma zoonose parasitária do ser humano e de vários mamíferos causada pelo estágio larvário de cestódios ciclofilídeos pertencentes ao gênero *Echinococcus*. Os parasitos adultos são encontrados no interior dos intestinos de vários carnívoros domésticos e silvestres, que constituem os hospedeiros definitivos deste helminto. Sua distribuição geográfica, como veremos, é extensa, e áreas endêmicas dessa parasitose são encontradas em todos os continentes.

ETIOLOGIA

Até o momento, quatro espécies de *Echinococcus* são reconhecidas, cujas larvas podem infectar o ser humano e vários animais: *E. granulosus* (Eg), a espécie mais importante, que causa a hidatidose unilocular e distribui-se amplamente em todo o mundo; *E. multilocularis* (Em), causadora da hidatidose alveolar, encontrada nas regiões árticas e em algumas áreas da Europa – tem pouca importância para nós, no Brasil, e não será abordada neste capítulo; *E. vogeli* (Ev), espécie recentemente descrita nas Américas Central e do Sul, causadora da hidatidose policística; *E. oligarthrus* (Eo), que produz uma forma unicística de doença, mas que só excepcionalmente tem sido descrita no ser humano.

Morfologicamente, o gênero *Echinococcus* apresenta três estágios de desenvolvimento: os ovos, que medem cerca de 30 a 36 μ, que contêm a verdadeira larva ou oncosfera e são produzidos a partir da proglote grávida do parasito adulto; o estágio larvário, o cisto hidático, único ou múltiplo, que se desenvolve nos tecidos de vários mamíferos, incluindo o ser humano; o parasito adulto, encontrado no intestino de canídeos e felídeos domésticos e selvagens.

Abordaremos cada espécie separadamente, iniciando, por ordem de importância, pelo *Echinococcus granulosus*.

HIDATIDOSE PELO ECHINOCOCCUS GRANULOSUS

Ciclo evolutivo

O *E. granulosus* adulto é um helminto pequeno que mede 3 a 6 mm de comprimento e que, como todo tenídeo, apresenta o corpo dividido em três partes: escólece, de forma piriforme, provido de quatro ventosas e um rostro que contém 28 a 50 ganchos; colo curto; estróbilo ou corpo constituído por apenas três proglotes: uma imatura, uma madura e uma grávida, que é maior e mais larga porque contém o útero carregado de ovos.

Esses parasitos adultos vivem no intestino delgado de cães, onde podem permanecer por tempo prolongado; em alguns casos, as infecções são intensas, e os intestinos, nessas situações, podem estar densamente parasitados. Outros canídeos (cerca de 12 espécies diferentes) podem albergar o *E. granulosus* adulto, incluindo lobos, raposas, coiotes e chacais.

Os ovos são indistinguíveis dos de *Taenia* sp., eliminados nas fezes do cão e, quando ingeridos por um hospedeiro intermediário adequado, como bovinos, ovinos ou o próprio ser humano, eclodem no duodeno, liberando as oncosferas, que migram através da mucosa do intestino, entram nos vasos mesentéricos e são levadas ao fígado, aos pulmões e, mais raramente, a outros órgãos. As larvas crescem em ritmo muito lento e, após cerca de 5 a 6 meses de desenvolvimento, a hidátide alcança 1 cm e as camadas laminada (externa) e germinativa (interna), produzidas pelo parasito, já podem ser perfeitamente diferenciadas. Desta originam-se, por gemulação, no interior da cavidade cística, cápsulas prolígeras pedunculadas, em cujas paredes internas surgem os protoescóleces, que se invaginam à medida que alcançam seu completo desenvolvimento. Cápsulas prolígeras podem também encontrar-se livres no líquido existente no interior do cisto, o líquido hidático. Os cistos uniloculares, característicos desta espécie, em geral apresentam diâmetros não maiores que 5 cm, podendo chegar raramente a 20 cm ou mais de diâmetro. Nas hidátides que evoluem por longos períodos, em geral surgem cistos filhos, no interior da cavidade. Muitas delas, entretanto, são estéreis e não produzem sequer cápsulas prolígeras ou, muitas vezes, são produzidas, contudo, sem protoescóleces.

Os hospedeiros definitivos, canídeos selvagens e domésticos, adquirem a equinococose intestinal, por meio da ingestão de vísceras de animais contendo hidátides férteis, sendo os protoescóleces liberados no lúmen do intestino delgado, onde, estimulados pela bile e outros fatores, desenvaginam e se fixam entre as vilosidades intestinais. Cerca de 20 a 80 dias depois, os helmintos adultos, já sexualmente maduros, iniciam a eliminação das proglotes grávidas e de ovos nas fezes.

Epidemiologia

A hidatidose unilocular ocorre praticamente em todos os continentes, mas é mais prevalente onde cães são utilizados para guardar rebanhos de animais domésticos, principalmente ovinos e caprinos. Nas Américas, a infecção ocorre em sul do Brasil, Argentina, Uruguai, Chile e Peru. Na Europa e na Ásia, a doença é mais comum nos países onde a criação de ovinos é extensiva, como Espanha, Inglaterra, Itália, Bulgária, Sérvia, Croácia, Chipre, Sardenha, Grécia, Turquia, Líbano, Rússia, Mongólia, Tibete, Índia e China. Na África, ocorre em todo o norte do continente (Líbia, Tunísia, Argélia), Quênia (região de Turkana), Sudão e Etiópia. Na Oceania, a hidatidose ocorre principalmente no sul do continente, na região da Tasmânia. Na Nova Zelândia houve redução drástica da doença nos últimos anos, e casos desta enfermidade tornaram-se, agora, raros naquele país.

No Brasil, a parasitose ocorre apenas no estado do Rio Grande do Sul. De acordo com um estudo sorológico (técnica ELISA) realizado no ano de 1999 em mais de 7.000 pessoas, habitantes da zona rural de 18 municípios do sul do estado do Rio Grande do Sul, revelou-se uma prevalência da infecção variável de 8,82 a 89,44 por 100.000 habitantes e nesta região cerca de 14 a 50% dos cães encontrados em fazendas da região albergavam o parasito adulto em seu tubo digestivo. A prevalência nesta região, calculada sobre os dados disponíveis nos serviços de radiologia e ultrassonografia, mostrou índices de 0,8 caso por 1.000 exames para a hidatidose pulmonar e 5,5 casos por 1.000 para os cistos intra-abdominais; o estudo conclui, em comparação a dados anteriores, que esta doença parece estar em declínio no Rio Grande do Sul.

Nos países do Cone Sul, os índices de incidência hospitalar da hidatidose são bastante elevados, podendo-se citar as taxas de 143 por 100.000 habitantes na Argentina, de 18,2 a 23,5 por 100.000 para o Uruguai e de 47 por 100.000 para o Chile. Nesses países, a taxa de infecção do gado ovino e bovino e a prevalência da equinococose em cães continuam bastante elevadas. Os cães domésticos podem consumir vísceras infectadas com cistos de muitos destes animais, e passam a portar os helmintos adultos no intestino, tornando-se, portanto, potenciais fontes de infecção para o ser humano.

É possível que um grande número de cistos hidáticos humanos seja adquirido na infância, ocasião em que, sem dúvida. ocorre um contato mais íntimo das crianças com cães domésticos infectados; como a hidátide cresce muito lentamente no decorrer dos anos, é provável que a maioria dos cistos adquiridos precocemente só seja diagnosticada 10 a 20 anos depois, quando, devido ao tamanho, passam a produzir sintomas. Fundamental também é ressaltar que a hidatidose é bastante comum em membros da mesma família, fato que reflete a aquisição da parasitose a partir de uma fonte de infecção domiciliar comum.

Nos últimos anos, vários estudos taxonômicos têm demonstrado diferenças morfológicas, bioquímicas e fisiológicas entre cepas de *Echinococcus granulosus* coletados em diferentes regiões geográficas. Um fragmento específico do DNA deste helminto, clonado em plasmídeos, tem sido usado como sondas de DNA para avaliar a variabilidade genética deste cestódio e identificar cepas distintas em áreas endêmicas. Essas variantes subespecíficas hoje estão classificadas em 10 genótipos distintos do parasito (G1 a G10), estão associados a diferentes animais, como ovelhas, porcos, cavalos, camelos, bovinos, cabras etc. Atualmente utiliza-se a técnica de reação em cadeia da polimerase (PCR) para distinguir os genótipos desse parasito de forma adequada. Algumas espécies distintas têm sido identificadas (*E. equinus*; *E. ortheppi* etc.) e a maioria dos isolados humanos de *E. granulosus* pertencem ao genótipo 1 (G1).

Anatomia patológica

Quando o ovo de *E. granulosus* é deglutido pelo hospedeiro intermediário, o embrióforo sofre digestão pelo suco gástrico e o embrião hexacanto (oncosfera) é liberado, perfurando a mucosa intestinal no nível do jejuno ou íleo. Penetra, então, em ramo terminal da veia mesentérica superior, chegando à veia porta e, daí, ao fígado e outros órgãos, nos quais pode formar o cisto hidático. No fígado, o acometimento é mais comum no lobo direito desse órgão.

Morfologia macroscópica

Em geral, o cisto hidático por *E. granulosus* é único, unilocular, brancacento, esferoidal e contém líquido límpido e incolor. Em meio ao líquido, flutuam cistos derivados da sua parede interna (vesículas filhas).

O tamanho do cisto varia com sua sede e idade, aumentando no ritmo de 1 cm/ano. No fígado, pode chegar a 30 cm de diâmetro; no pulmão, 20 cm; no encéfalo, 6 cm ou mais. Os cistos renais chegam a ocupar um polo ou até o órgão inteiro. Os cistos intraósseos, contrariamente aos de outras sedes, são múltiplos e pequenos, têm parede fina e crescem exofiticamente, podendo propagar-se a uma articulação ou a outro osso.

Morfologia microscópica

No cisto hidático totalmente desenvolvido distinguem-se, de fora para dentro:

- Camada (ou membrana) laminada (também dita quitinosa): tem até 5 mm de espessura e é hialina, avascular e acelular. Cora-se intensamente pelo PAS, pela prata-metenamina e pelo carmim de Best. É revestida internamente pela camada germinativa
- Camada germinativa: tem 10 a 25 μ de espessura e é representada por uma camada única de epitélio. Origina as cápsulas prolígeras
- Cápsulas prolígeras: trata-se de acúmulos ou brotos celulares ligados à camada germinativa por curto pedículo. Projetam-se no lúmen do cisto hidático. Quando se desgarram da camada germinativa são chamadas vesículas filhas ou cistos secundários. Se uma parte da parede do cisto hidático sofre solução de continuidade, vesículas filhas podem formar-se nos tecidos adjacentes ao cisto – são as vesículas filhas exógenas
- Escóleces (ou protoescóleces): desenvolvem-se no interior das cápsulas prolíferas. São ovoides e medem cerca de 100 μ de diâmetro transversal. Cada um contém quatro ventosas e uma dupla coroa de acúleos que medem entre 22 e 40 μ de comprimento. Cápsulas prolígeras com escóleces têm até 500 μ de diâmetro. Escóleces livres constituem a "areia hidática". A ausência de cápsulas prolígeras e escóleces no cisto o identifica como estéril; assim são, em geral, os cistos hidáticos ósseos.

Quadro clínico

A maioria dos cistos hidáticos humanos é assintomática, e as manifestações clínicas ocorrem na dependência do tamanho do cisto, de sua localização no organismo e do número de hidátides existentes em um ou mais órgãos. Muitos cistos são descobertos acidentalmente durante exames sonográficos ou tomográficos ou, então, durante necropsia. Como referido anteriormente, a maioria dos casos de hidatidose ocorre muitos anos depois da infecção, em geral em pacientes entre 10 e 50 anos de idade, e pessoas de ambos os sexos parecem ser igualmente suscetíveis.

Aproximadamente 80% dos indivíduos portadores de hidatidose apresentam um único cisto, com a seguinte frequência de acometimento nos diversos órgãos: 50 a 70% no fígado; 20-30% no pulmão; 5% nos músculos; 3% nos ossos; 2% nos rins; 1-2% no cérebro; 1% no baço; 1% em outros órgãos. Os sinais e sintomas, na maioria das vezes, resultam da pressão exercida pelo crescimento progressivo do cisto dentro do órgão, simulando um tumor de lenta evolução.

Os cistos localizados no sistema nervoso central (encéfalo e medula espinal) e no globo ocular tendem a produzir sintomas mais precocemente.

A doença hidática do fígado leva à hepatomegalia e, ocasionalmente, podem surgir sinais de icterícia obstrutiva; pode ocorrer ruptura espontânea do cisto nas vias biliares, e, nessa condição, surgem sinais e sintomas, como dor na parte superior do abdome, icterícia, náuseas, vômitos e febre acompanhada de calafrios; o quadro é de uma verdadeira colangite aguda pós-obstrutiva, às vezes acompanhada de pancreatite. Achados laboratoriais incluem leucocitose com desvio à esquerda, hiperbilirrubinemia, com predomínio da fração conjugada, aumento das enzimas hepáticas (fosfatase alcalina e gamaglutamiltranspeptidase) e hiperamilasemia. Os achados ultrassonográficos e da tomografia computadorizada (TC) serão discutidos posteriormente. Infecção bacteriana secundária dos cistos hepáticos transformam essas estruturas em verdadeiros abscessos; essa eventualidade pode ocorrer em cerca de 9% dos casos. Como o fígado é um órgão de grande proporção, os cistos hidáticos dessa localização podem alcançar grande tamanho e ocasionalmente se tornam até palpáveis na superfície do abdome; excepcionalmente, pode haver evolução para a cirrose biliar secundária. Vinte e cinco por cento dos portadores de hidatidose hepática também apresentam cistos pulmonares.

A localização pulmonar da hidatidose pode não causar sintomas, e a doença neste órgão pode ser descoberta acidentalmente no exame radiológico do tórax realizado rotineiramente. A ruptura do cisto no pulmão pode causar tosse intensa, dispneia, hemoptise, febre e, mais raramente, abscesso pulmonar, pneumotórax e empiema. Cerca de 40% dos casos de hidatidose pulmonar apresentam envolvimento hepático concomitante.

No sistema nervoso central, o comportamento da hidatidose é similar ao de um tumor cerebral de crescimento lento e progressivo; aumento da pressão intracraniana, epilepsia, sinais neurológicos focais e amaurose são algumas das manifestações dessa parasitose nesta localização. Cistos vertebrais podem levar à compressão medular, com consequente paraplegia. Doença hidática deve ser considerada causa de acidente vascular cerebral em pessoas jovens.

Cistos renais podem levar a dor lombar, hematúria e proteinúria, e aqueles localizados nos ossos resultam, em geral, em fraturas patológicas espontâneas.

Algumas vezes, de maneira abrupta ou intermitente, pacientes com hidatidose apresentam manifestações alérgicas, como urticária, prurido, edema angioneurótico, crises asmáticas com dispneia, choque anafilático e morte; tais sinais e sintomas estão associados com a ruptura espontânea ou traumática das hidátides. A ruptura dos cistos na cavidade abdominal pode levar à implantação secundária da parasitose no peritônio.

O prognóstico desta doença não tem sido estudado de modo controlado. Em um estudo chinês, compreendendo 27 pacientes com hidatidose pulmonar que não realizaram cirurgia, seis (22%) morreram devido à doença durante um período médio de 3 anos, nove (33%) curaram espontaneamente, sem evidências de recorrência após 4 anos de acompanhamento, cinco (19%) retornaram para tratamento cirúrgico e os sete (26%) restantes permaneceram, sem complicações, com a doença durante um período de 8 anos de *follow-up*. Autores iranianos relataram mortalidade de 60% em 15 pacientes sintomáticos que não realizaram tratamento cirúrgico.

Diagnóstico

Vários métodos têm sido utilizados no diagnóstico do cisto hidático. Os radiológicos são os mais empregados, permitindo identificar lesões do tipo massa em diferentes órgãos. Discutiremos suas utilidades separadamente.

Diagnóstico radiológico

Hidatidose hepática

O fígado constitui o órgão mais frequentemente acometido em hidatidose, e o reconhecimento de lesão hepática se tornou muito mais acessível após o advento da ultrassonografia, da TC e da RM. Vale relembrar que muitos cistos hidáticos são assintomáticos e diagnosticados acidentalmente durante um exame radiológico ou ecográfico.

Quando submetidos a exames radiográficos convencionais, ou seja, radiografias panorâmicas do abdome, pacientes com cistos hidáticos no fígado apresentam evidências de hepatomegalia difusa e, por vezes, elevação da hemicúpula diafragmática direita com eventual reação pleural. Cistos antigos podem se calcificar no interior do fígado, e exames radiográficos do abdome demonstram esta calcificação, estando presente em cerca de 20% dos pacientes com acometimento hepático. Entretanto, é útil lembrar que a existência desta calcificação não indica necessariamente morte do parasito.

A cintigrafia utilizando a curva da radiação gama de um isótopo fixado no parênquima hepático, em especial o tecnécio, demonstra indiretamente a imagem do cisto hidático, caracterizado por lacunas ou áreas hiporradioativas, possibilitando o acerto diagnóstico em 80% dos casos de hidatidose hepática, Entretanto, o emprego rotineiro da ultrassonografia abdominal, método inócuo, econômico e de fácil realização, além de detectar a existência da lesão, também tem permitido determinar sua natureza. A exemplo de outras lesões de conteúdo líquido, o cisto hidático apresenta-se como imagem anecoica ou translúcida, podendo ser múltipla em cerca de 60% dos casos, uni ou multiloculada, com paredes finas ou ligeiramente espessadas. Vesículas ou cistos filhos podem ser identificados no interior do cisto maior, resultando em aspecto ecográfico bastante característico desta entidade. A ocorrência de vários cistos comprometendo todo o fígado simula doença policística hepática, dificultando a diferenciação etiológica entre estas duas entidades. Um grupo de estudos da hidatidose da Organização Mundial da Saúde desenvolveu uma classificação ultrassonográfica hoje utilizada largamente nessa parasitose. Cistos são classificados em seis estágios em três grupos clínicos. Unilocular (CE1) ou multivesicular com cistos filhos (CE2) são classificados como ativos e, em geral, são variáveis. Classe CE3 contém estruturas que estão em degeneração (grupo de transição). Classes CE4 e CE5 são consideradas inativas; pela ultrassonografia eles são pseudossólidos (ecogênicos) com graus crescentes de calcificação e são quase sempre inviáveis.

Com sensibilidade similar à ecografia, a TC e a RM também detectam com precisão a existência de cistos hidáticos no fígado. A exemplo da ecografia, este método permite identificar septações internas, vesículas filhas e calcificação da parede do cisto, que pode não ser vista em radiografias do abdome. Após a introdução de contraste intravenoso, esses métodos podem identificar discreto realce da parede do cisto. Níveis líquidos de densidades diferentes são reconhecidos, com frequência, em cistos hidáticos intactos, e a ruptura da membrana do pericisto produz separações na parede ou fragmentos flutuantes no interior do cisto, de aspecto peculiar nessa enfermidade.

Eventualmente, cistos hidáticos no fígado podem comprimir as vias biliares, produzindo dilatação dos ductos biliares, identificado tanto pela ecografia quanto pela TC ou a RM, e a esse fato soma-se que esses métodos também são de grande importância no acompanhamento evolutivo das lesões hepáticas submetidas a drenagens cirúrgicas.

Hidatidose pulmonar

O pulmão constitui o segundo sítio mais frequente de hidatidose no adulto, sendo o local mais comum em crianças. Muitos cistos intactos são assintomáticos e encontrados casualmente em radiografias do tórax, e, quando chegam a grandes dimensões, causam sintomas devido à compressão de estruturas adjacentes.

Cistos hidáticos pulmonares são múltiplos em 30% dos pacientes acometidos, bilaterais em 20%, e comprometem os lobos inferiores em 60% dos casos. Existe predileção pelo pulmão direito e por segmentos posteriores, podendo alcançar grandes dimensões e, com isso, deslocar mediastino e diafragma. Cistos intactos são repletos de líquido e apresentam imagem de massa homogênea arredondada ou ovoide, de contornos nítidos e regulares. Quando localizados em fissuras interlobares simulam derrame pleural encistado. Ao alcançar grandes dimensões, um cisto hidático poderá produzir reação pleural e/ou atelectasia pulmonar, resultando em perda de definição de seus contornos. Calcificação em cisto hidático pulmonar é extremamente rara.

A ruptura do cisto e sua comunicação com brônquios ou bronquíolos produz diferentes padrões radiográficos. A penetração de ar entre a adventícia e a membrana quitinosa mostra a separação dessas lâminas na parte superior do cisto, caracterizando o sinal do menisco ou do crescente. Maior quantidade de ar progressivamente dissecando essas camadas produz separação completa das membranas. Outra via de obtenção deste afastamento resulta da ruptura do endocisto pelo próprio parasito, e a membrana vesicular rota poderá flutuar livremente na base da cavidade do pericisto, resultando em uma falha de enchimento móvel, reconhecida classicamente como sinal do *iceberg* ou sinal do camalote. Eventualmente, há vesículas filhas que formam várias falhas de enchimento arredondadas e depositadas na parte inferior da cavidade cística.

Ocorrendo expulsão completa do material contido em uma cavidade, a imagem radiográfica resultante será de um cisto translúcido, de paredes finas, semelhante a uma bolha, e em criança este cisto simulará uma pneumatocele estafilocócica. Um cisto de paredes finas pode espontaneamente desaparecer ou persistir por vários anos devido ao mecanismo de tensão valvular no seu ponto de contato com um bronquíolo. Raramente um cisto hidático pulmonar rompe para o espaço pleural, causando hidropneumotórax e, por consequência, hidatidose pleural. A cavidade do pericisto após seu esvaziamento poderá ser infectada secundariamente por bactérias, e o aspecto radiográfico resultante será de um abscesso pulmonar envolto por processo pneumônico ao seu redor.

Hidatidose óssea

Hidatidose óssea ocorre preferencialmente em áreas mais vascularizadas, destacando-se, em ordem decrescente de frequência: comprometimento da coluna vertebral, das epífises dos ossos longos (com destaque para o fêmur), ossos da bacia, crânio e costelas. A primeira manifestação pode ser secundária a uma fratura patológica ou devida à compressão medular nos casos de envolvimento da coluna vertebral, com lesões de corpo vertebral, estendendo-se para pedículos, lâminas e tecidos paravertebrais. Na coluna vertebral, a ressonância magnética e a TC têm sido amplamente utilizadas, pois permitem demonstrar as lesões ósseas existentes, o preenchimento do canal medular e o envolvimento das regiões paraespinais pela hidatidose vertebral. As lesões ósseas em geral são líticas, multiloculadas, bem-definidas, com expansão óssea, afilamento e ruptura da cortical, e frequente extensão para tecidos moles adjacentes.

Hidatidose cerebral

Cisto hidático pode ocorrer em qualquer região do cérebro, predominando no compartimento supratentorial, com destaque para o território irrigado pela artéria cerebral média, especialmente o lobo parietal. Há calcificações em menos de 1% desses cistos que podem ser demonstradas com TC e em radiografias simples do crânio.

Tanto a RM quanto a TC mostram lesão cística redonda ou ovalada, de contornos regulares e bem-definidos, com densidade semelhante ao liquor, dificultando sua diferenciação com cistos intracranianos de outras etiologias. Septações e vesículas filhas são infrequentes nessa localidade. Não há evidências de edema ao seu redor, fato comum em tumores císticos e em abscessos cerebrais, mas as dimensões de um cisto hidático intracraniano, quando muito exacerbadas, resultam em compressão e dilatação do sistema ventricular, com consequente hidrocefalia. A ressonância magnética tem como característica o reconhecimento de baixa intensidade de sinal da parede do cisto hidático em imagens ponderadas em T2 e o especial destaque de demonstrar, além do plano axial, a lesão em planos coronal e sagital.

Diagnóstico imunológico

Os testes sorológicos podem ser úteis no diagnóstico da hidatidose, embora anticorpos específicos não estejam presentes em todos os pacientes. Várias técnicas laboratoriais têm sido empregadas, destacando-se a hemaglutinação indireta e a aglutinação com partículas de látex, que são procedimentos relativamente simples, com boa sensibilidade, mas com baixa especificidade. Outras técnicas, como dupla difusão em gel de ágar, imunoeletroforese e contraimunoeletroforese, têm sido utilizadas para detectar anticorpos contra o "arco 5" – um antígeno específico extraído do líquido hidático, conferindo maior acuracidade ao diagnóstico da parasitose; reações falso-positivas têm sido demonstradas em pacientes com neurocisticercose, que podem também demonstrar anticorpos contra o "arco 5". Mais recentemente, reações imunoenzimáticas (ELISA, DIG-ELISA, ABC-ELISA, DOT-ELISA) estão sendo empregadas, demonstrando serem altamente sensíveis e específicas em detectar anticorpos no soro de pacientes com hidatidose; quando se utiliza antígeno do fluido hidático nessas reações, a sensibilidade em diagnosticar os casos de envolvimento hepático é alta (85 a 98%); para os cistos pulmonares, entretanto, a sensibilidade é menor (50 a 60%) e para as localizações em múltiplos órgãos, volta a ser bastante elevada (90 a 100%). Em geral, esses testes são utilizados para uma avaliação sorológica inicial, embora recomende-se, dada a dificuldade diagnóstica, uma combinação de duas ou três reações sorológicas para diagnosticar esta condição, uma vez que um único teste pode não detectar todos os casos. Nos últimos anos, alguns autores têm incorporado ao arsenal diagnóstico a detecção sérica de complexos imunes e antígenos circulantes [antígeno 5 (Ag5) e antígeno B (AgB)]; os últimos têm sido detectados por meio de técnicas imunoenzimáticas (ELISA) e outros ensaios, e os imunocomplexos por *Western-blot*. A detecção de antígenos circulantes tem sido proposta como ideal para detectar precocemente a infecção hidática, sendo também útil como método de seguimento pós-cirúrgico dos pacientes e para monitorar a dinâmica de crescimento e/ou a atividade dos cistos. Novos métodos diagnósticos nesta parasitose incluem sondas de DNA para testes de hibridização e reações em cadeia da polimerase (PCR) para amplificação de fragmentos de DNA específicos do *Echinococcus granulosus*. Esses novos testes apresentam altos índices de especificidade e sensibilidade, e poderão solucionar dúvidas diagnósticas frequentes nesta doença, em particular na diferenciação de nódulos pulmonares ou hepáticos vistos por métodos de imagem, de neoplasias primárias ou metastáticas destes órgãos; além disso, técnicas moleculares têm sido muito utilizadas para identificar antígenos parasitários em espécimes biológicos biopsados de pacientes.

Tratamento

A ressecção cirúrgica permanece como tratamento de escolha para os pacientes com um único cisto hepático ou pulmonar, sendo possível sua extirpação completa em 50 a 85% dos casos. A técnica ideal é a enucleação de todo o cisto, tomando-se excessivo cuidado para que não haja ruptura e liberação do líquido hidático, o que poderia causar anafilaxia e disseminação dos protoescóleces para os tecidos vizinhos. O conteúdo do cisto deve ser sempre aspirado, e a cavidade cística será, então, preenchida com um escolecida antes que se processe a sua ressecção; o escolecida aqui utilizado poderá ser salina hipertônica ou nitrato de prata a 0,5%. Formalina não deve ser utilizada como escolecida porque pode causar choque e fixação dos tecidos do hospedeiro em torno do cisto. O uso de cetrimida a 0,1% para lavar a cavidade pleural ou peritoneal após a cirurgia tem sido muito efetivo em evitar recidivas, mas a substância pode ocasionalmente provocar a formação de aderências no peritônio e meta-hemoglobinemia. Outros escolecidas, como clorexidina, H_2O_2 e álcool a 80% também podem ser utilizados para esterilizar os cistos.

Nos cistos hidáticos hepáticos, a técnica utilizada é a cistectomia ou a hepatectomia parcial com omentoplastia (preenchimento da cavidade com um pedículo de omento); nos casos com supuração, a inserção de um tubo de drenagem ou marsupialização são preferíveis às técnicas anteriormente citadas. Desde os anos 1980, um tratamento denominado PAIR (punção-aspiração – injeção-reaspiração) tem sido utilizado como alternativa à cirurgia no manuseio da hidatidose. Após a punção percutânea do cisto guiada pela ultrassonografia, a aspiração do conteúdo é realizada; a cavidade residual é então preenchida com um agente escolecida, em geral, o etanol, o qual é reaspirado 10 minutos depois. Uma metanálise recente confirmou a eficácia, a segurança e a utilidade desta técnica no tratamento dos cistos hepáticos. A recorrência na maioria dos trabalhos publicados é pequena e só há contraindicação ao uso dessa modalidade terapêutica quando existe comunicação do cisto com a árvore biliar. Na hidatidose pulmonar, em geral, processa-se a ressecção simples do cisto, com fechamento da cavidade por sutura. Recentemente a pericistectomia laparoscópica tem sido demonstrada ser tão segura e efetiva quanto a laparotomia em casos selecionados de envolvimento hepático e esplênico. A cirurgia tem sido também a terapia de escolha para cistos pulmonares, renais e cerebrais.

Em muitos casos, entretanto, devido ao estado geral às vezes precário do paciente e à existência de múltiplos cistos, em várias localizações, o tratamento cirúrgico é impossível de ser realizado e o tratamento quimioterápico está indicado. O mebendazol foi introduzido na terapia da hidatidose em 1977, com bons resultados e aparentemente sem efeitos colaterais. Entretanto, estudos posteriores mostraram resultados conflitantes. O tratamento de vários pacientes com hidatidose com mebendazol ou flubendazol (seu derivado fluorado) demonstrou melhora em grande número de casos, embora em um quarto deles a doença tenha mostrado progressão ou melhora inicial com recidiva posterior; poucos pacientes alcançam a cura completa. É pouco utilizado hoje no tratamento dessa parasitose. Nos últimos anos, o albendazol passou a ser empregado no tratamento da doença hidática, na dose de 10 a 15 mg/kg/dia durante 3 meses consecutivos, sem intervalos. Durante o tratamento, todos os pacientes devem ser submetidos a cuidadosos controles bioquímicos, em particular da função hepática, para a detecção precoce de toxicidade. Um estudo recente avaliou a ação dessa substância em 105 cistos hidáticos diagnosticados em 50 pacientes em diferentes localizações. Os efeitos colaterais não foram graves; quatro pacientes foram considerados curados, 31 melhoraram, e em 11 não se observaram alterações na evolução. Três pacientes considerados curados, ao final da terapia, recidivaram e foram tratados novamente com a mesma medicação, com bom resultado. A maioria dos pacientes não necessitou de cirurgia. Uma metanálise envolvendo cinco estudos analisou os resultados do albendazol no tratamento da hidatidose; foram tratados 157 pacientes com doses orais habituais (10 a 15 mg/kg/dia), por períodos variáveis de 3 a 7 meses e seguimento pós-tratamento de até 7 anos. O percentual de sucesso, definido como desaparecimento ou redução acentuada do tamanho dos cistos pela ultrassonografia, variou de 50 a 100%, tendo sido melhor nos cistos pequenos e nos cistos extraósseos. O índice de recidiva médio após o tratamento clínico é de cerca de 25% após 6 meses de seguimento.

A cura ou a melhora do quadro após o tratamento, como já referido, com derivados benzimidazólicos, pode ser definida, portanto, por meio do desaparecimento completo dos cistos, redução no seu tamanho ou aparecimento de um halo em torno deles à TC. Achados sorológicos não se correlacionam bem com a melhora clínica e tomográfica.

Alguns cirurgiões experientes com essa parasitose têm recomendado o uso de albendazol no período pré-operatório, durante 4 semanas, com o objetivo de matar os protoescóleces no interior dos cistos e com isso prevenir a recorrência posterior, que se dá em até 10% dos pacientes submetidos à cirurgia. Em um estudo, no qual se avaliou a viabilidade dos protoescóleces em hidátides retiradas cirurgicamente, após um curso mensal de albendazol, demonstrou-se que de 14 pacientes avaliados, somente um tinha protoescóleces viáveis no interior do cisto. A punção percutânea dos cistos guiada pela ultrassonografia, com drenagem do conteúdo, tem sido hoje utilizada em casos selecionados da doença. Após a drenagem, pode-se injetar na cavidade um escolecida (salina a 20% ou nitrato de prata a 0,5%) e administrar albendazol VO por tempo prolongado. As indicações atuais para a drenagem percutânea são: contraindicação formal à cirurgia, cistos infectados não comunicantes com a árvore biliar, pacientes grávidas, múltiplos cistos em vários segmentos hepáticos, lesão anecoica $\geq$ 5 cm de diâmetro, cistos com mais de cinco septações no seu interior, recidiva pós-cirúrgica e falha ao tratamento quimioterápico. Complicações podem surgir, como ruptura do cisto, felizmente pouco frequente ($<$ 3%). Os resultados desse procedimento têm sido promissores em estudos preliminares utilizando essa técnica, com decréscimo do tamanho dos cistos, calcificação das suas paredes e conteúdo e até desaparecimento em mais de 90% dos casos.

Algumas complicações graves da hidatidose hepática, como síndrome de Budd-Chiari aguda, colangite esclerosante secundária, cirrose biliar secundária e disseminação hepática maciça, podem ser curadas com transplante hepático. Os procedimentos dessa cirurgia nestes pacientes mostram maiores dificuldades do que as habitualmente vistas em transplantes hepáticos de outra natureza. As complicações operatórias são frequentes, mas a maioria dos pacientes alcança longa sobrevida e boa qualidade de vida após o transplante.

Profilaxia

O controle da hidatidose baseia-se, principalmente, na quimioterapia em massa de cães, utilizando-se praziquantel, e nos programas de educação sanitária. Como o período pré-patente de *E. granulosus* é de 45 a 50 dias, a administração do fármaco deve ser feita mensalmente, e o sucesso do programa vai depender da extensão do tratamento canino em uma determinada área e da ocorrência concomitante de transmissão da parasitose de canídeos silvestres para os animais domésticos e para o ser humano nessa mesma localidade. É importante impedir que os cães comam as vísceras infectadas dos animais abatidos em áreas endêmicas, uma vez que este é o mecanismo que favorece a persistência do ciclo evolutivo desse helminto nessas áreas. Essas medidas de controle erradicaram, com sucesso, a infecção em muitas partes do mundo, principalmente em Islândia, Chipre, Tasmânia e Nova Zelândia, países onde não há o ciclo selvagem e onde os programas de educação sanitária e o tratamento em massa dos cães alcançaram elevados índices de sucesso.

HIDATIDOSE POR *E. VOGELI* E *E. OLIGARTHRUS*

Etiologia

Echinococcus vogeli

Os estróbilos são distintos em cada uma das quatro espécies. O maior é o do Eg, seguido em tamanho pelo Ev (3,9 a 5,6 mm), sendo o menor o do Em. O Ev tem três segmentos, o segundo sendo maduro. O poro genital é posterior à metade de ambos os segmentos. No meio, os ganchos rostelares são mais longos do que os do Eo. O número de testículos varia entre 50 e 67, nesse sentido assemelhando-se ao Eg. Os órgãos genitais são morfologicamente distintos quando comparados aos das outras três espécies, estas se mostrando semelhantes entre si.

Echinococcus oligarthrus

Algumas das características diferenciais entre o Eo e o Ev foram mencionadas anteriormente. A variação de tamanho dos estróbilos é de 2,2 a 2,9 mm, sendo o número de segmentos idêntico (três), assim como o segundo segmento também é o maduro. Em contraste, o poro genital é anterior à metade do segmento. Os ganchos rostelares são mais curtos do que os do Ev e o número de testículos é intermediário entre o Eg e o Em (cerca de 25 a 30).

Epidemiologia

Os vermes adultos de Ev foram encontrados somente duas vezes em animais infectados naturalmente: em um cão selvagem e em um doméstico. Por outro lado, o Eo já foi detectado em seis espécies de felinos selvagens: puma, ocelote, jaguar, jaguarundi, gato de Geoffroy (gato-do-mato-grande) e gato-dos-pampas. As informações obtidas de diversas zonas tropicais colombianas e de outros países indicam que se o ser humano não exterminasse animais como paca, cutia, ratos espinhosos, cães e felinos selvagens, dever-se-iam encontrar outras áreas enzoóticas de hidatidose policística que até mesmo poderiam originar transmissão ao ser humano, como já ocorreu no estado brasileiro do Acre.

As duas espécies de *Echinococcus*, Ev e Eo, são encontradas em uma extensa região do Novo Mundo, onde estão presentes seus hospedeiros. A paca é o hospedeiro intermediário mais importante do Ev. É um grande roedor, estritamente herbívoro, terrestre, com hábitos noturnos que se refugia na água quando assustada, geralmente sendo encontrada nas proximidades de ambientes aquáticos. Já a cutia, hospedeiro intermediário mais frequente do Eo, é um roedor terrestre de tamanho mediano e de hábitos essencialmente diurnos. A distribuição das pacas e cutias se estende desde o sul do México (San Luis Potosí e Veracruz) até o Equador e leste dos Andes, Bolívia, Paraguai, nordeste argentino e Santa Catarina, no sul do Brasil.

Speothos venaticus é o único hospedeiro natural conhecido do Ev. Apresenta uma distribuição geográfica que inclui o Panamá e todos os países do Sul, exceto Uruguai, Chile e Argentina, no entanto há informações de uma captura em Misiones (uma das províncias do norte da Argentina). É um animal arisco, observado com muito pouca frequência. É visto em savanas, só ou em grupos, alimentando-se de pacas e perseguindo-as tanto nas matas quanto na água. Provavelmente é um animal mais abundante do que aparenta, reconhecendo-se sua presença em diversos locais e países, onde recebe nomes regionais. No Brasil recebe o nome de cachorro-do-mato-vinagre.

Em resumo, o ser humano se infecta pelo Ev, assim como pelo Eg e o Em, ingerindo ovos produzidos pelos parasitos adultos eliminados com as fezes de cães domésticos infectados. A infecção dos cães se dá por serem alimentados com vísceras de pacas também infectadas. Já a infecção humana por Eo ocorre ao serem ingeridos ovos eliminados pelos gatos domésticos alimentados com vísceras de cutias, ratos espinhosos e até mesmo pacas, por sua vez, infectados. Essas afirmações estão no âmbito da possibilidade, já que não existem observações comprobatórias publicadas. O Eo chega ao estado gravídico no cão, porém não chegando à maturidade. A outra possibilidade, apesar de mais remota, seria por meio da infecção do ser humano por gatos selvagens mantidos como domésticos.

Quadro clínico da infecção humana

Com relação à infecção humana, de 172 casos de infecções humanas publicados, obtiveram-se informações sobre a sua distribuição em 10 países de 103 casos: um caso na Nicarágua; um na Costa Rica; um no Panamá; um no Peru; 28 na Colômbia; 12 no Equador; três na Venezuela; 41 no Brasil; dois no Uruguai; cinco na Argentina.

A distribuição por espécie de 103 casos é a seguinte: 45 Ev; três Eo e 55 hidatidoses policísticas. O último grupo é formado pelas hidatidoses policísticas publicadas antes da descrição do Ev ou quando não foram encontrados e descritos acúleos nos metacestódios obtidos em biopsia ou materiais cirúrgicos de hidátides policísticas ou mesmo quando o diagnóstico foi apenas radiológico. No Brasil, casos de hidatidose pelo Ev têm sido diagnosticados, particularmente, na região da Amazônia, embora casos esporádicos tenham sido descritos na região central do país (Minas Gerais). Um estudo retrospectivo realizado pelo Instituto Evandro Chagas, em Belém/PA, mostrou em 40 casos da parasitose diagnosticados nesta instituição que os pacientes encontravam-se na faixa etária de 10 a 72 anos e 47,5% pertenciam ao sexo masculino. O fígado foi o órgão mais envolvido pelo parasito (82,5% dos casos) e na maioria dos casos o Ev pode ser comprovado em amostras teciduais. Recentemente um inquérito sorológico foi realizado em área endêmica da doença, em Sena-Madureira, no Acre, envolvendo um total de 1.064 amostras de soro coletados de habitantes das zonas urbana e rural da região; a reação sorológica utilizada foi a contraimunoeletroforese e a prevalência global de anticorpos na população estudada foi de 4%, com maior prevalência na área rural (6%). Nessa região foi possível estabelecer a existência de outro provável hospedeiro intermediário no ciclo do Ev, os porcos domésticos, criados extensivamente nessa área endêmica, e com elevados índices de parasitismo visceral (29,2 a 45,5%).

As manifestações abdominais são as mais frequentes nesta doença: massas arredondadas palpáveis, endurecidas, geralmente em topografia hepática. Ocorre um aumento progressivo, tanto das massas quanto do perímetro abdominal, frequentemente havendo dor nessa região e acentuada perda do peso. Menos comumente pode-se observar hepatoesplenomegalia, icterícia e sinais de hipertensão portal, como circulação colateral, hematêmese por ruptura de varizes esofágicas, além de outros achados clinicolaboratoriais de cirrose.

Hoje é possível, com base em histórias clínicas, gravidade da doença, complicações e mortalidade na hidatidose policística, classificá-la em cinco modalidades:

- Tipo 1: cistos no fígado e na cavidade abdominal
- Tipo 2: cistos no fígado e na cavidade abdominal com insuficiência hepática
- Tipo 3: cistos no fígado e pulmões/tórax
- Tipo 4: cistos somente no mesentério dos intestinos ou do estômago
- Tipo 5: cistos calcificados no fígado e/ou pulmões.

Em 42 casos de hidatidose por Ev, com informações clínicas completas, pode-se classificá-los da seguinte maneira: tipo 1 (19 casos); tipo 2 (9 casos); tipo 3 (4 casos); tipo 4 (9 casos); tipo 5 (1 caso). A maioria deles, portanto, são enquadrados no tipo 1.

Macroscopicamente, as características morfológicas da hidátide do Ev no ser humano são de uma estrutura policística múltipla, geralmente visível na superfície hepática, porém invadindo o parênquima do órgão e, eventualmente, os ductos biliares. Também já foi observada no mesentério, omento, pericárdio, pulmões, pleura, veia cava inferior e átrio direito. O tamanho dos cistos varia entre 10 mm de diâmetro até massas que ocupam quase todo o fígado. As vesículas individuais medem de 5 a 80 mm de diâmetro. A coloração típica é branco-acinzentada, contendo em seu interior um fluido ou substância gelatinosa de coloração amarelada. Alguns encontram-se parcialmente necrosados, podendo conter eventualmente calcificações. As hidátides apresentam proliferação de vesículas endógenas e exógenas (Figura 30.1).

As características microscópicas da hidátide são semelhantes em todos os casos. Os cistos ocupam cavidades múltiplas de tamanhos diferentes, desde alguns poucos micrômetros até vários centímetros. Os cistos são subdivididos pela proliferação das membranas. A espessura da membrana laminada varia dentro da mesma vesícula (8 μm a 65 μm), porém sendo geralmente grossa. Em contraste, a membrana germinativa interna é mais uniforme e muito delgada (3 a 13 μm). Essa membrana produz cápsulas prolígeras dentro das quais se desenvolvem desde poucos até numerosos protoescóleces (Figura 30.2). A membrana germinativa viável contém poucos e inconspícuos corpúsculos calcários (cc). A comparação das hidátides dos dois parasitos obtida experimentalmente tornou possível a diferenciação morfológica, dispensando as inoculações em cães e gatos. Os acúleos rostelares típicos dos protoescóleces do Ev, tanto na coroa externa

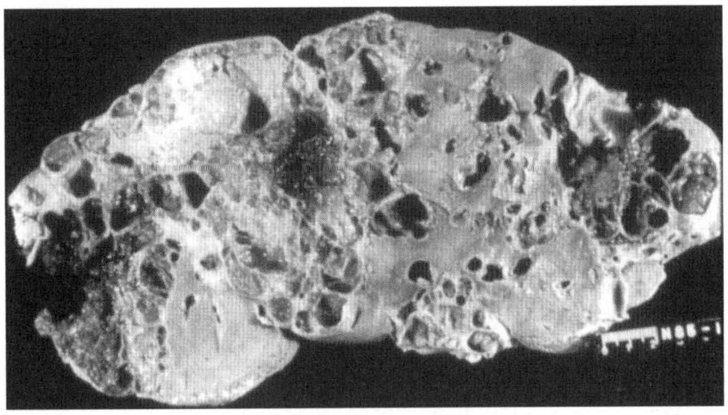

FIGURA 30.1 Hidatidose policística hepática causada por *E. vogeli*. (Cortesia de Marcelo Simão Ferreira.) (Esta figura encontra-se reproduzida em cores no Encarte.)

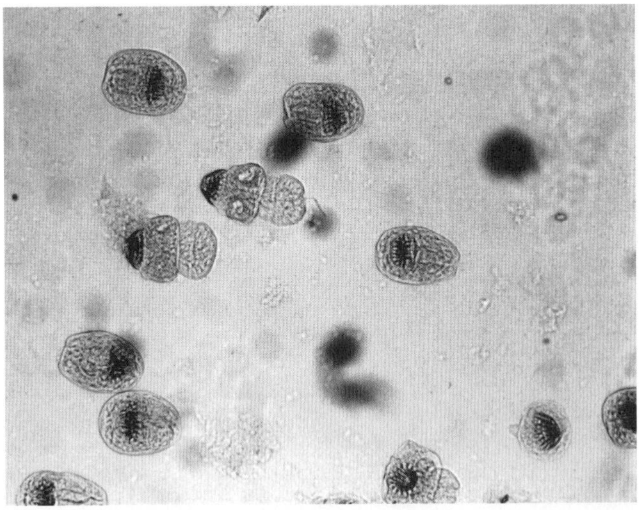

FIGURA 30.2 Numerosos escóleces de *E. vogeli* coletados do interior de um cisto hepático. (Cortesia de Marcelo Simão Ferreira.) (Esta figura encontra-se reproduzida em cores no Encarte.)

como na interna, são mais extensos do que os do Eo: 41 μ e 33 μ *versus* 32 μ e 26 μ. A relação de comprimento entre cabo/lâmina e cabo/talo dos acúleos é de 33/65 e 43/57, respectivamente. Significa dizer que o cabo constitui um terço do comprimento total do acúleo do Ev, enquanto no Eo constitui quase a metade. A forma dos acúleos é diferente e característica: no Ev apresentam uma lâmina delgada, encurvada e em garra, portanto, apresentando sua parte dorsal também em curva. Em contraste, os acúleos do Eo apresentam uma lâmina larga com a parte dorsal quase reta. Por outro lado, os acúleos do Eg e do Em são menores e sua morfologia não pode ser usada como critério de diferenciação. A forma e as proporções das partes são semelhantes às dos acúleos do Ev.

Diagnóstico e tratamento

O diagnóstico da hidatidose policística (HPC) humana inclui os seguintes parâmetros:

- Demonstração de massa policística:
  - Por exame físico
  - Por métodos de imagem
    - Radiografia simples: mostra massas arredondadas, eventualmente com calcificações irregulares de 2 a 3 cm de diâmetro ou em formato de anéis, de localização hepática ou nas massas tumorais. Este achado em 15 infectados tornou possível suspeitar do diagnóstico de HPC algumas vezes, mesmo antes da laparotomia exploradora
    - TC, US, RM: mostram as massas policísticas em diversos órgãos, geralmente com alguma área calcificada
- Paciente natural de uma região neotropical com vida selvagem abundante
- Hemaglutinação indireta (HAI) positiva em 90% dos casos, e a imunoeletroforese/arco 5 (IEF/arco 5) em 60% dos casos. Mais recentemente, Gottstein obteve um antígeno de Ev purificado (Ev2) que permite a diferenciação entre infecções por Ev, Eg e outros agentes não *Echinococcus*. Na atualidade, o melhor diagnóstico sorológico disponível tem sido obtido usando uma combinação de dois testes sorológicos; um teste ELISA (imunoenzimático) e a hemaglutinação indireta que podem ser usados para discriminar todas as espécies; uma reação positiva deve ser confirmada por um ensaio *immunoblot* que demonstre a existência do arco 5. A quimioterapia não tem sido seguida de declínio consistente dos níveis de anticorpos; portanto provas sorológicas não servem para monitorar o curso da doença durante o tratamento
- Características parasitológicas da larva obtida por biopsia, amostra cirúrgica ou necropsia:
  - A forma e a proporção entre a lâmina e o cabo dos acúleos (observados melhor em preparações por compressão dos protoescóleces entre lâmina e lamínula)
  - Morfologia do corpo e das paredes da hidátide em cortes teciduais corados por HE e PAS.

A HPC é uma doença crônica, permitindo ao paciente, em muitas instâncias, levar uma vida bastante próxima do normal. De 78 pessoas com a doença, 23 (29%) morreram durante lobectomias hepáticas ou por complicações de obstrução biliar ou, ainda, devido à hipertensão portal por cirrose causada pela infiltração parasitária hepática. Seis pacientes evoluíram bem durante muitos anos após realizada a exérese ou biopsia do tecido parasitado, valendo dizer que aparentemente o parasito havia sido eliminado ou encontrava-se inativo. Dois indivíduos toleraram bem a exérese de hidátides retro-oculares, e, finalmente, cinco pessoas não apresentaram manifestações clínicas (cistos calcificados ou achados acidentais em necropsias).

Há informação de que o tratamento em 13 casos com albendazol na dose de 10 mg/kg/dia durante 30 dias com intervalos de 2 semanas entre os ciclos foi eficaz, considerando-se haver alguns casos de cura (pelo menos cinco casos). Entretanto, não se observou resposta nos casos com obstrução biliar e hipertensão portal. Apenas o uso e a observação prolongados poderão indicar a eficácia dessa substância, pelo que acreditamos que se deve manter seu uso.

Com base nessas informações, achamos que a cirurgia está indicada em casos de falência de tratamento clínico, especialmente quando as lesões são pequenas ou nos casos com necessidade de drenagem biliar (até o momento, estes últimos casos submetidos à cirurgia morreram devido a complicações). A hepatectomia, com o intuito de realizar uma cura radical de lesões extensas do fígado, também obteve evolução fatal, não devendo ser aconselhada. A cirurgia paliativa, eliminando sobretudo massas e cistos mesentéricos, foi de utilidade, devendo ser realizada nos casos em que o albendazol não for eficaz, quando o paciente não tolera seu uso e, principalmente, quando o paciente solicita a cirurgia. A profilaxia, no caso da infecção pelo Ev, é semelhante à do Eg.

BIBLIOGRAFIA

Brunetti E, Garcia HH, Junghanss T. Cystic echinococcosis: chronic, complex, and still neglected. PLos Negl Trop Dis. 2011;5(7):e1146.

Brunetti E, Junghanss T. Update on cystic hydatid disease. Curr Opin Infect Dis. 2009;22(5):497-502.

Brunetti E, Kern P, Vuitton DA. Expert consensus for the diagnosis and treatment of cystic and alveolar echinococcosis in humans. Acta Trop. 2010; 114(1):1-16.

Choji K, Fujita N, Chen M et al. Hydatid diseases of the liver: computed tomography and transabdominal ultrasound with histopathological correlation. Clin Radiology. 1992;46:97-103.

D'Alessandro A, Rausch RL. New aspects of neotropical polycystic (Echinococcus vogeli) and Unicystic (Echinococcus oligarthus) echinococcosis. Clin Microbiol Rev. 2008;21:380-401.

D'Alessandro RL, Rausch RL, Cuello C et al. Echinococcus vogeli in man, with a review of polycystic hydatid disease in Colombia and neighboring countries. Am J Trop Med Hyg. 1979;28:303-17.

Dziri C, Haouet K, Fingerhut A et al. Management of cystic echinococcosis complications and dissemination: where is the evidence? World J Surg. 2009;33(6):1266-73.

Ferreira MS, Nishioka SA, Rocha A, D'Alessandro A. Echinococcus vogeli polycystic hydatid disease: report of two Brazilian cases outside the Amazon region. Trans R Soc Trop Med Hyg. 1995;89:286-87.

Ferreira MS, Rocha A, Gonçalves EG et al. Um caso de hidatidose policística autóctone de Minas Gerais, Brasil. Rev Soc Bras Med Trop. 1987;20:181-6.

Golemanov B, Grigorov N, Mitova R et al. Efficacy and safety of PAIR for cystic echinococcosis: experience on a large series of patients from Bulgaria. Am J Trop Med Hyg. 2011;84(1):48-51.

Gottstein B, D'Alessandro A, Rausch RL. Immunodiagnosis of polycystic hidatid disease/polycystic echinococcosis due Echinococcus vogeli. Am J Trop Med Hyg. 1995;53:558-63.

Kabaalioglu A, Cekem K, Alimoglu E et al. Percutanous imaging-guided treatment of hydatid liver cysts: do long-term results make it a first choice? Eur J Radiol. 2006;59(1):65-73.

Kloetzel K, Pereira JAA. A hidatidose humana no Rio Grande do Sul (Brasil): estimativa de sua importância para a saúde pública do país. Rev Inst Med Trop. São Paulo. 1992;34(6):549-55.

Macpherson CN, Bartholomot B, Frider B. Application of ultrasound in diagnosis, treatment, epidemiology, public health and control of Echinococcus granulosus and E. multilocularis. Parasiyology. 2003;127(Suppl):S21-35.

Meneghelli UG, Martinelli ALC, Bellucci AD et al. Polycystic hydatid disease (Echinococcus vogeli). Treatment with albendazole. Ann Trop Med Parasitol. 1992;86:151-6.

Meneghelli UG, Martinelli ALC, Llorach Velludo MAS et al. Polycystic hydatid disease (Echinococcus vogeli). Clinical, laboratory and morphological findings in nine Brazilian patients. J Hepatol. 1992;14:203-10.

Soares MC, Moreira-Silva CA, Alves MM et al. Polycystic echinococcosis in the Eastern Brasilian Amazon: na update. Rev Soc Bras Med Trop. 2004; 37(Suppl 2):75-83.

Stojkovic M, Zwahlen M, Teggi A et al. Treatment response of cystic echinococcosis to benzimidazoles: a systematic review. PLoS Negl Trop Dis. 2009; 3(9):e524.

Thompson RC. The taxonomy, phylogeny and transmission of Echinococcus. Exp Parasitol. 2008;119(4):439-46.

WHO, IWGE. International classification of ultrasound images in cystic echinococcosis for application in clinical and field epidemiological settings. Acta Trop. 203;85(2):253-61.

31 Síndrome de *Larva Migrans* Cutânea e Visceral

Pedro Paulo Chieffi

SÍNDROME DE *LARVA MIGRANS* CUTÂNEA

O quadro clínico determinado pela migração errática e prolongada de algumas espécies de larvas de nematódeos através da pele de hospedeiros não habituais denomina-se síndrome de *larva migrans* cutânea (LMC). Embora as larvas tenham capacidade infectante, penetrando ativamente pela pele, não conseguem completar sua evolução e alcançar o estádio adulto nesses hospedeiros. Essa síndrome também pode ser denominada dermatite serpiginosa; é conhecida popularmente como "bicho geográfico".

Etiologia

Várias espécies de nematódeos parasitos intestinais habituais de animais têm sido apontadas como agentes de LMC: *Ancylostoma braziliense, Ancylostoma caninum, Uncinaria stenocephala* e *Bunostomum phlebotomum* são as principais. Destas, *A. braziliense*, parasito habitual de cães e gatos, é considerada a mais frequente.

A. caninum, outro parasito habitual de cães, pode estar envolvido na etiologia de LMC. No entanto, em algumas circunstâncias, as larvas desse helminto podem chegar a tecidos profundos quando ingeridas por seres humanos, determinando migrações viscerais conhecidas como enterite eosinofílica e, raramente, desenvolvem-se como vermes adultos.

Mais raramente larvas de diversas espécies de *Strongyloides* parasitos de animais e, eventualmente, de *S. stercoralis*, ao penetrarem ativamente a pele humana, podem ocasionar uma apresentação peculiar de LMC, conhecida como *larva currens*, em razão da velocidade de deslocamento das larvas em túneis subepidérmicos, percorrendo vários centímetros em poucas horas, enquanto na LMC típica as lesões cutâneas avançam milímetros a cada dia.

Quadro clínico

A lesão inicial, resultante da penetração cutânea de larvas de terceiro estádio (L3) de *A. braziliense* ou de outras espécies envolvidas na etiologia da LMC, equivale a uma pápula eritematosa. Com a progressão subcutânea das larvas, que não conseguem alcançar outros estádios evolutivos nos hospedeiros não habituais, surgem lesões pruriginosas na pele com aparência de túnel, as quais progridem alguns milímetros a cada dia. Essa progressão, consequência da movimentação e dos antígenos que são liberados por essas larvas, causa o prurido típico que costuma acompanhar o quadro. Com frequência surgem no trajeto das larvas lesões crostosas, decorrentes do ato de coçar e de eventual infecção bacteriana secundária.

Geralmente, o percurso das larvas L3 entre epiderme e derme é sinuoso, justificando a denominação dermatite serpiginosa; no entanto, por vezes pode ser retilíneo. As lesões perduram por algumas semanas e, decorrido esse prazo, ocorre morte natural das larvas, com desaparecimento paulatino das lesões. O tratamento adequado dos pacientes, entretanto, antecipa significativamente a resolução das lesões, interrompendo a manifestação de sintomas.

O diagnóstico da LMC é fundamentalmente clínico. O contato com solo contaminado com fezes de animais constitui importante antecedente epidemiológico para orientar o diagnóstico.

Tratamento

Pode-se tentar tratamento tópico com pomada de tiabendazol, aplicada 3 a 4 vezes/dia sobre as lesões. Se, após 2 dias, não ocorrer parada da progressão das lesões e cessação do prurido, deve-se optar pelo tratamento sistêmico, para o qual há diversas opções disponíveis:

- Tiabendazol: 25 mg/kg/2 vezes/dia, por 3 dias
- Ivermectina: 200 µg/kg, em dose única
- Albendazol: 400 mg em dose única.

SÍNDROME DE *LARVA MIGRANS* VISCERAL

Ao examinarem crianças com sintomas respiratórios, acompanhados de hepatomegalia e intensa eosinofilia, Beaver *et al.*, em 1952, identificaram em biopsias hepáticas a existência de larvas de *Toxocara canis.* Considerando o quadro mórbido apresentado pelas crianças como decorrente da migração visceral de larvas de helmintos, denominaram-no síndrome de *larva migrans* visceral (LMV), em analogia com a então já descrita LMC.

Esses autores também desenvolveram o conceito de hospedeiro paratênico, sendo aquele em que um parasito pode ser mantido nos tecidos, por tempo prolongado e sem sofrer modificações, permanecendo apto a ser transferido para outro hospedeiro por meio de relação do tipo presa-predador, onde poderá completar sua evolução.

No conceito criado por esses autores, deve-se limitar a denominação LMV aos casos de parasitismo por larvas de certas espécies de nematódeos para os quais seres humanos comportam-se como hospedeiros paratênicos, permitindo sua migração e permanência por longo tempo em seus tecidos, sem que ocorra evolução para outros estágios. Assim, excluem-se do conceito de LMV as migrações cutâneo-pulmonar-traqueais realizadas por nematódeos que, após tais migrações, completam sua evolução no organismo humano chegando ao estádio adulto, como é o caso de *Ancylostoma duodenale, Necator americanus, Ascaris lumbricoides, Strongyloides stercoralis* e outras espécies de menor prevalência.

Etiologia

Embora outras espécies de helmintos tenham sido, posteriormente, apontadas como possíveis agentes dessa síndrome, larvas de *T. canis* constituíram o achado na maioria dos casos em que foi possível realizar a identificação do helminto envolvido. Assim, esse ascarídeo foi considerado o principal agente etiológico da LMV e, de modo não totalmente correto, passou-se a empregar o termo toxocaríase humana como sinônimo de LMV na literatura médica. Outras espécies do gênero *Toxocara*, como *T. cati* e, mais raramente, *T. pteropodis* também já foram identificadas como agentes de LMV em seres humanos.

O *T. canis* é um ascarídeo cujos hospedeiros naturais são canídeos; o cão doméstico, pela proximidade com seres humanos, tem maior importância epidemiológica. Os exemplares adultos de *T. canis* localizam-se no lúmen do intestino delgado de canídeos e as fêmeas, como a maioria dos ascarídeos, produzem e liberam cerca de 200.000 ovos por dia. Ao chegarem no solo, encontrando condições favoráveis de temperatura e umidade, os ovos tornam-se embrionados, com formação de larva de primeiro estádio em seu interior. Após permanecerem de 2 a 3 semanas no solo em condições adequadas, a larva de terceiro estádio (L3) forma-se no interior dos ovos, tornando-os infectantes para novos hospedeiros.

Diversos mecanismos são responsáveis pela transmissão de *T. canis* entre cães: ingestão de ovos embrionados existentes no solo ou de larvas (L3) encistadas em tecidos de hospedeiros paratênicos, migração transplacentária e lactação. Cadelas também podem reinfectar-se em razão do hábito atávico de efetuar higienização dos filhotes enquanto amamentam, quando ingerem larvas de quinto estádio (L5), eventualmente presentes nas dejeções de crias que se infectaram congenitamente.

Ao infectarem cães, as larvas L3 podem seguir dois tipos de evolução. Na primoinfecção, ou em cães que ainda não desenvolveram resistência a exemplares adultos de *T. canis* em seu lúmen intestinal, as larvas L3 realizam migração traqueal, efetuando passagem pulmonar antes de alcançarem o lúmen intestinal e transformarem-se em adultos. Após alguns meses de infecção, cães desenvolvem resistência ao parasitismo intestinal e eliminam espontaneamente os vermes adultos. Caso venham a reinfectar-se, o mais provável é que as larvas passem a apresentar migração somática, sem evoluir para outros estádios, encistando-se nos tecidos do animal. Quando se trata de cadelas com larvas L3 encistadas durante prenhez por mecanismos hormonais, as larvas voltam a efetuar migrações tissulares; uma parcela, ao mudar para o útero e atravessar a placenta, infecta a ninhada. Assim, cerca de 2 a 3 semanas após o nascimento, a maioria dos filhotes já apresenta exemplares adultos de *T. canis* em seu lúmen intestinal, passando a eliminar grande quantidade de ovos pelas fezes, transformando-se na principal fonte de contaminação do solo.

Epidemiologia

A infecção de seres humanos por larvas de *Toxocara* ocorre por ingestão de ovos embrionados do ascarídeo em solo contaminado ou de larvas encistadas na musculatura ou vísceras de hospedeiros paratênicos que, porventura, tenham sido consumidos crus ou malcozidos. Certos hábitos, como onicofagia e geofagia, mais comuns em crianças, estão associados a maior frequência de infecção por *Toxocara*. Há controvérsias quanto ao contato direto com cães como fator de risco para a infecção humana; todavia, não há qualquer dúvida sobre a importância desses animais como fonte de contaminação do solo com ovos de *Toxocara*, especialmente no caso de animais jovens, principais eliminadores fecais de ovos do parasito.

Inquéritos soroepidemiológicos destacaram o caráter cosmopolita da infecção humana por *Toxocara*, revelando, contudo, frequências variáveis de infecção, com taxas mais elevadas em áreas de maior densidade demográfica e menor nível socioeconômico. Em nosso país, levantamento realizado em cinco municípios do estado de São Paulo, envolvendo 2.025 indivíduos, revelou anticorpos anti-*Toxocara* em 3,7% dos soros examinados. Inquéritos efetuados em outras regiões do país, entretanto, evidenciaram frequências mais elevadas de infecção humana. Pouco se sabe sobre a incidência dessa zoonose na população humana. Anaruma Filho *et al.* (2002) encontraram taxa de 17,9% entre moradores da periferia de Campinas (SP), examinados em janeiro de 1999 e novamente em janeiro de 2000.

Fisiopatologia

O tempo de permanência de larvas de *T. canis* vivas em tecidos de seres humanos não é conhecido. Entretanto, acredita-se que seja prolongado, em analogia com o que sucede em primatas inferiores.

Larvas de *Toxocara* em tecido humano despertam resposta que envolve mecanismos de imunidade humoral e celular. A formação de granuloma em torno de larvas de *Toxocara* não provoca sua eliminação, mas seu enclausuramento, constituindo nicho onde persistem metabolicamente ativas, produzindo e liberando continuamente antígenos de natureza glicoproteica. Conhecidos como antígenos de excreção-secreção (TES), são produzidos pela glândula esofágica das larvas e descamação da camada superficial de sua cutícula. Esses antígenos desencadeiam resposta caracterizada pela elevação dos níveis de IgE e da quantidade de eosinófilos. Nas Figuras 31.1 e 31.2 pode-se notar as larvas de *T. canis,* recuperadas em pulmão e fígado de camundongos experimentalmente infectados, revelando-se por meio de técnica imuno-histoquímica os antígenos parasitários.

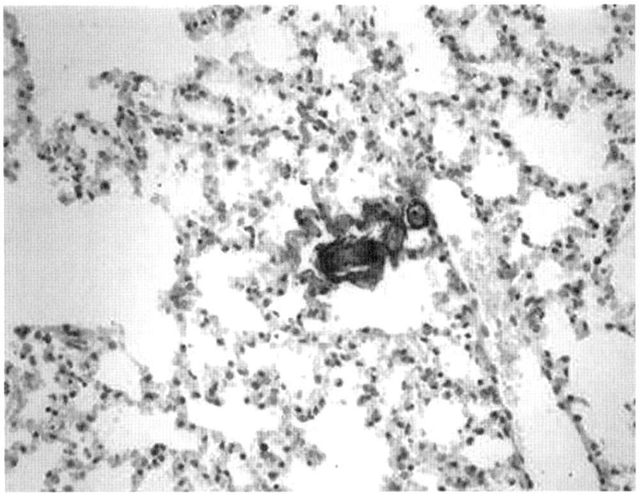

FIGURA 31.1 Larva de *T. canis* no pulmão de camundongo experimentalmente infectado no 6º dia após infecção. (Cedida pela Dra. Ana Maria Gonçalves da Silva do Instituto de Medicina Tropical de São Paulo.) (Esta figura encontra-se reproduzida em cores no Encarte.)

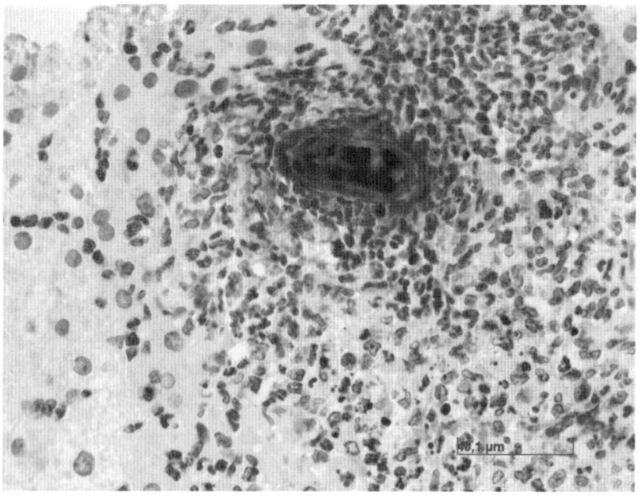

FIGURA 31.2 Larva de *T. canis* no fígado de camundongo experimentalmente infectado no 15º dia após infecção. (Cedida pela Dra. Ana Maria Gonçalves da Silva do Instituto de Medicina Tropical de São Paulo.) (Esta figura encontra-se reproduzida em cores no Encarte.)

Quadro clínico

O quadro clínico da LMV é bastante variável. Todavia, é importante destacar que a maioria dos indivíduos que apresenta infecção por larvas de *Toxocara*, detectada por meio de testes sorológicos, é assintomática. Entre os que desenvolvem sintomatologia, quadros clínicos de gravidade variável são encontrados, na dependência da quantidade e da localização das larvas e da resposta imunitária desenvolvida pelos pacientes.

A tendência atual de classificação das manifestações clínicas da LMV leva em conta a existência de formas generalizadas e localizadas da doença.

Formas generalizadas

A forma clássica da LMV, com comprometimento hepático e pulmonar, ocorre principalmente em crianças, embora cerca de 15% dos casos acometam adultos. Considera-se que essa forma clínica seja consequência da ingestão de grandes quantidades de ovos embrionados de *T. canis,* ou eventualmente de *T. cati,* situação mais comum entre crianças de baixo nível socioeconômico. Jacob *et al.* (1994), estudando 40 crianças com LMV em nosso meio, assinalaram as seguintes manifestações clínicas: palidez (70%), alterações da ausculta pulmonar (60%), hepatomegalia (50%), esplenomegalia (20%), febre (15%) e adenomegalia (15%).

Em meados da década de 1980 foram descritos casos atípicos de LMV, acometendo principalmente adultos, em cujas manifestações clínicas predominavam dores abdominais e musculares difusas, fraqueza e cansaço intenso, perturbação do sono e diversos sinais de reação alérgica, como prurido e edema angioneurótico. Essa forma particular de acometimento generalizado foi denominada toxocaríase oculta (*covert toxocariasis*) por autores de língua inglesa ou toxocaríase comum (*common toxocariasis*) na França.

Formas localizadas

Consideram-se as principais formas localizadas a *larva migrans* ocular (LMO) e a neurotoxocaríase (NT).

A LMO também é encontrada predominantemente em crianças, mas alcança faixa etária um pouco superior à da LMV e, às vezes, acomete adultos. Essa forma ocorreria em indivíduos infectados por pequena quantidade de ovos de *Toxocara*, que não desencadeariam eosinofilia importante nem elevação significativa do nível de anticorpos anti-*Toxocara*, responsáveis pela retenção da maior parte das larvas no fígado e pulmões, dificultando sua chegada ao globo ocular. Em pacientes infectados com cargas mais elevadas de larvas de *Toxocara*, tais barreiras permitiriam a manifestação da LMV clássica. O acometimento ocular costuma ser unilateral e as queixas mais comuns são dor, hiperemia ocular e diminuição da acuidade visual, além de leucocoria e estrabismo.

Embora a NT seja forma rara da doença, deve ser aventada no diagnóstico diferencial de diversas afecções neurológicas. Com relação ao sistema nervoso central, as manifestações mais comuns da doença são demência, meningoencefalite, mielite, vasculite cerebral, convulsões e neurite óptica. Quando há envolvimento do sistema nervoso periférico, predominam alterações dos nervos cranianos e do sistema musculoesquelético.

DIAGNÓSTICO

Na avaliação laboratorial da infecção humana por larvas de *Toxocara*, a técnica considerada "padrão-ouro" seria a demonstração de larvas nos tecidos do paciente após biopsia do órgão acometido, geralmente o fígado. Trata-se, todavia, de técnica de baixa sensibilidade pela dificuldade de encontrar e identificar corretamente fragmentos das larvas, além de constituir exame invasivo, não destituído de riscos para o paciente, sendo, por esses motivos, raramente utilizado. Entretanto, técnicas de imuno-histoquímica, empregando anticorpos poli ou monoclonais, podem aumentar a sensibilidade da biopsia na localização e identificação de larvas de *Toxocara*, sendo indicadas quando se torna necessário efetuar diagnóstico diferencial com outros agravos, principalmente de ordem neoplásica.

Diversos parâmetros laboratoriais inespecíficos costumam apresentar-se alterados em pacientes com LMV: ocorrência de leucocitose com intensa eosinofilia, aumento da velocidade de hemossedimentação e hipergamaglobulinemia são alterações habitualmente encontradas nesses pacientes. É, ainda, frequente o encontro de títulos elevados de iso-hemaglutininas e anemia. Em pacientes com formas atípicas de toxocaríase ou com LMO, esses parâmetros podem apresentar-se normais ou pouco alterados.

Com o desenvolvimento de técnicas imunoenzimáticas para diagnóstico sorológico (ELISA) e com a obtenção de antígenos de excreção-secreção de larvas de *T. canis* cultivadas *in vitro*, obteve-se método com boas sensibilidade e especificidade para a pesquisa de anticorpos anti-*Toxocara* em soro (TES-ELISA), possibilitando a realização de inquéritos soroepidemiológicos e melhor elucidação de casos com suspeita clínica. Os testes imunoenzimáticos constituem a técnica imunodiagnóstica mais empregada nas suspeitas de infecção humana por *Toxocara*. Todavia, em regiões onde é frequente a infecção humana por helmintos enteroparasitas, em face da possível ocorrência de reações cruzadas, especialmente nas infecções por *Ascaris lumbricoides*, convém realizar previamente absorção dos soros suspeitos com extratos desses helmintos.

Mais recentemente, a obtenção de antígenos de excreção-secreção recombinantes tornou mais confiáveis os resultados dos testes imunoenzimáticos. Entretanto, em pacientes que apresentam o teste TES-ELISA positivo, recomenda-se a realização de teste de *Western blotting* para confirmação diagnóstica.

Pacientes com LMV ou com formas atípicas de toxocaríase costumam desenvolver resposta humoral significativa, produzindo, já nas primeiras semanas de infecção, anticorpos facilmente detectáveis com o emprego de testes imunoenzimáticos. Por sua vez, pacientes com LMO não produzem níveis elevados de anticorpos anti-*Toxocara*, dificultando a interpretação dos resultados de testes sorológicos que, muitas vezes, encontram-se no limiar da reatividade. Nesses pacientes, pode-se obter melhor resultado se a pesquisa de anticorpos for efetuada no humor aquoso. Entretanto, por se tratar de técnica com elevado risco para o paciente, muitos oftalmologistas optam pelo exame de fundo de olho, o qual, na LMO, permite a visualização de larvas com frequência.

TRATAMENTO

Não há consenso na literatura quanto a submeter a tratamento específico pacientes que apresentam testes sorológicos positivos para anticorpos anti-*Toxocara* e contagem elevada de eosinófilos sanguíneos, sem outras alterações ou queixas, situação que é relativamente frequente. Alguns autores questionam a validade de tratar tais pacientes, enquanto outros defendem o tratamento de pacientes assintomáticos, porém com evidência sorológica de infecção por *Toxocara* em razão do risco de poderem desenvolver lesões oculares que, eventualmente, decorrem de reativação de infecções prévias sem sintomas.

Vários anti-helmínticos já foram utilizados no tratamento da LMV. Tiabendazol (30 a 50 mg/kg/dia, durante 10 dias) ou dietilcarbamazina (2 a 6 mg/kg/dia, durante 21 dias) têm sido as substâncias mais utilizadas. Magnaval (1995), entretanto, comparando dietilcarbamazina com mebendazol (20 a 25 mg/kg/dia, durante 21 dias) recomenda a utilização desta última substância, por apresentar menos efeitos colaterais do que a dietilcarbamazina e se mostrar ligeiramente mais eficaz.

Levamisol, albendazol e ivermectina também foram testados no tratamento da LMV, revelando eficácia menor do que a observada com dietilcarbamazina, mebendazol ou tiabendazol.

Nenhum dos anti-helmínticos testados conseguiu cura parasitológica completa em camundongos experimentalmente infectados com larvas de *T. canis*. Todavia, o emprego dessas substâncias – especialmente tiabendazol, dietilcarbamazina ou mebendazol – em pacientes com formas sintomáticas de LMV geralmente produz controle da sintomatologia.

Experimentalmente, obtiveram-se resultados promissores com uso de probióticos. Pesquisadores da Universidade Federal de Rio Grande, no Rio Grande do Sul (Avila *et al.*, 2016; Walcher *et al.*, 2018) verificaram redução da quantidade de larvas de *T. canis* em camundongos aos quais administraram *Lactobacillus rhamnosus* ou *Saccharomyces boulardii* e atribuem tal resultado à modulação da expressão de citocinas, principalmente IL-12.

No tratamento de pacientes com LMO, aconselha-se acrescentar corticoide, além de medicamento anti-helmíntico, para diminuir lesões inflamatórias intraoculares, decorrentes da liberação de antígenos após a morte das larvas de *Toxocara*.

Profilaxia e controle

A prevenção da infecção humana por larvas de *Toxocara* depende principalmente do controle da infecção canina por *T. canis,* com a consequente diminuição da contaminação do solo por ovos desse ascarídeo, além de mudanças de hábitos e medidas de higiene pessoal da população humana. Visando a esses objetivos, recomenda-se:

- Tratamento dos cães infectados por *T. canis*: o tratamento específico com qualquer anti-helmíntico derivado imidazólico é bastante eficiente na eliminação de exemplares adultos do ascarídeo que parasitam cães. Não se obtém, entretanto, a eliminação de todas as larvas encistadas nos tecidos de cadelas que, persistindo viáveis, permitem a transmissão por via transplacentária das larvas para a ninhada, mecanismo responsável pela elevada taxa de parasitismo em cães recém-nascidos. Alguns veterinários recomendam o tratamento diário de cadelas prenhes a partir do 40º dia de gestação até o 16º dia após o nascimento dos filhotes para diminuir o risco de transmissão intrauterina e pela amamentação de larvas de *T. canis*. Trata-se, todavia, de medida pouco eficiente e de difícil operacionalização
- Redução da contaminação ambiental com fezes de cães: a captura de cães sem dono e a implantação de legislação que penaliza proprietários de animais cujas fezes são lançadas em espaço público, além de medidas adequadas de vigilância epidemiológica, são fundamentais para diminuir a quantidade de ovos de *Toxocara* no ambiente
- Educação sanitária: coibir a ocorrência de geofagia e onicofagia, hábitos associados ao risco de ingestão de ovos de *Toxocara* presentes no solo, além de medidas de higiene pessoal e de controle sanitário que tornem menos frequente o contato com o solo contaminado diminuem a probabilidade de infecção humana. Por outro lado, deve-se evitar o consumo de carnes cruas ou malcozidas de animais hospedeiros paratênicos de *Toxocara*, pois podem conter larvas viáveis.

BIBLIOGRAFIA

Anaruma Filho F, Chieffi PP, Correa CR *et al.* Human toxocariasis: a seroepidemiological survey in the municipality of Campinas (SP), Brazil. Rev Inst Med Trop S Paulo. 2002;44:303-7.

Avila LFDC, Leon PMM, Moura MQ, Berne MEA, Scaini CJ, Leite FPL. Modulation of IL-12 and IFN_{γ} by probiotic supplementation promotes protection against Toxocara canis infection in mice. Paras Immunol. 2016; 38:326-30.

Beaver PC, Snyder H, Carrera G, Dent J, Laffery J. Chronic eosinophilia due to visceral larva migrans: report of three cases. Pediatrics. 1952;9:7-19.

Brumpt LC, Sang HT. Larva currens seul signe pathognomique de la strongyloidose. Ann Parasitol. 1973;48:319-28.

Chieffi PP, Santos SV, Queiroz ML, Lescano SAZ. Human toxocariasis: contribution by Brazilian researchers. Rev Inst Med Trop S Paulo. 2009;51:301-8.

De Brito T, Chieffi PP, Peres BA *et al.* Immunohistochemical detection of toxocaral antigens in human liver biopsies. Int J Surg Pathol. 1994;2:117-24.

Fillaux J, Magnaval JF. Laboratory diagnosis of human toxocariasis. Vet Parasitol. 2013;193:327-36.

Finsterer J, Auer H. Neurotoxocariasis. Rev Inst Med Trop S Paulo. 2007; 49:279-87.

Glickman LT, Magnaval JF, Domanski LM, Shofer FS, Lauria SS, Gottstei B, Brochier B. Visceral larva migrans in French adults: a new disease syndrome? Am J Epidemiol. 1987;125:1019-34.

Glickman LT, Schantz PM, Dombroske R, Cypess R. Evaluation of serodiagnosis tests for visceral larva migrans. Am J Trop Med Hyg. 1978;27:492-8.

Jacob CMA, Pastorino AC, Peres BA, Mello EO, Okay Y, Oselka GW. Clinical and laboratorial features of visceral toxocariasis in infancy. Rev Inst Med Trop São Paulo. 1994;36:19-26.

Magnaval JF. Comparative efficacy of diethylcarbamazine and mebendazol for the treatment of human toxocariasis. Parasitology. 1995;110:529-33.

Prociv P, Croese J. Human enteric infection with Ancylostoma caninum: hookworms reappraised in the light of a "new" zoonosis. Acta Trop. 1996; 62:23-44.

Smith HV, Holland C, Taylor M, Magnaval JF, Schantz PM, Maizels R. How common is human toxocariasis? Towards standardizing our knowledge. Trends Parasitol. 2009;25:182-8.

Stone OJ, Newell GB, Mullins JF. Cutaneous strongyloidiasis: larva currens. Arch Dermatol. 1972;106:734-6.

Taylor MR, Keane CT, O'Connor P, Mulvihill E, Holland C. The expanded spectrum of toxocaral disease. Lancet. 1988;1:692-5.

Walcher DL, Cruz LAX, Telmo PL *et al.* Lactobacillus rhamnosus reduces parasite load on Toxocara canis experimental infection in mice, but has no effect on the parasite *in vitro*. Paras Res. 2018;117:597-602.

32 Helmintíases Intestinais

Marcelo Simão Ferreira • Julia Maria Costa-Cruz

INTRODUÇÃO

As helmintíases intestinais continuarão a ser um problema de saúde pública enquanto persistirem as limitadas condições educacionais e socioeconômicas nos países tropicais e subtropicais. Destacamos aqui os helmintos das classes Nematoda e Cestoda. A primeira classe inclui vermes com corpo cilíndrico, sistema digestório completo e simetria bilateral com sexos separados [*Ascaris lumbricoides, Trichuris trichiura, Enterobius vermicularis*; ancilostomatídeos (*Ancylostoma duodenale* e *Necator americanus*); e *Angiostrongylus costaricensis*] ou espécie partenogênica (*Strongyloides stercoralis*). Apresentam formas adultas, ovos e cinco estádios larvários de forma alongada (L1 e L2, denominadas larvas rabditoides, e L3 a L5, larvas filarioides), sendo L3 a larva infectante para os ancilostomatídeos *S. stercoralis* e *A. costaricensis*. Na classe Cestoda, os parasitos são achatados, contêm um órgão de fixação denominado escólece e o corpo alongado em forma de fita, no qual se visualizam as proglotes. São hermafroditas e têm o ser humano como único hospedeiro definitivo (*Taenia solium, Taenia saginata* e *Hymenolepis nana*), apresentando vermes adultos, ovos e um único estádio larvário de forma arredondada.

A infecção pode ocorrer após a ingestão de ovos viáveis provenientes do solo, água ou alimentos contaminados (*A. lumbricoides, T. trichiura, E. vermicularis* e *H. nana*) ou pela penetração ativa de larvas L3 existentes também no solo (ancilostomatídeos e *S. stercoralis*) (Figura 32.1). Para o ser humano adquirir teníase ele precisa ingerir carne suína ou bovina, crua ou malcozida, contendo, respectivamente, cisticercos de *T. solium* ou *T. saginata*. No entanto, se ingerir ovos de *T. solium*, torna-se hospedeiro intermediário acidental, portanto, com cisticercose. A transmissão direta de pessoa a pessoa

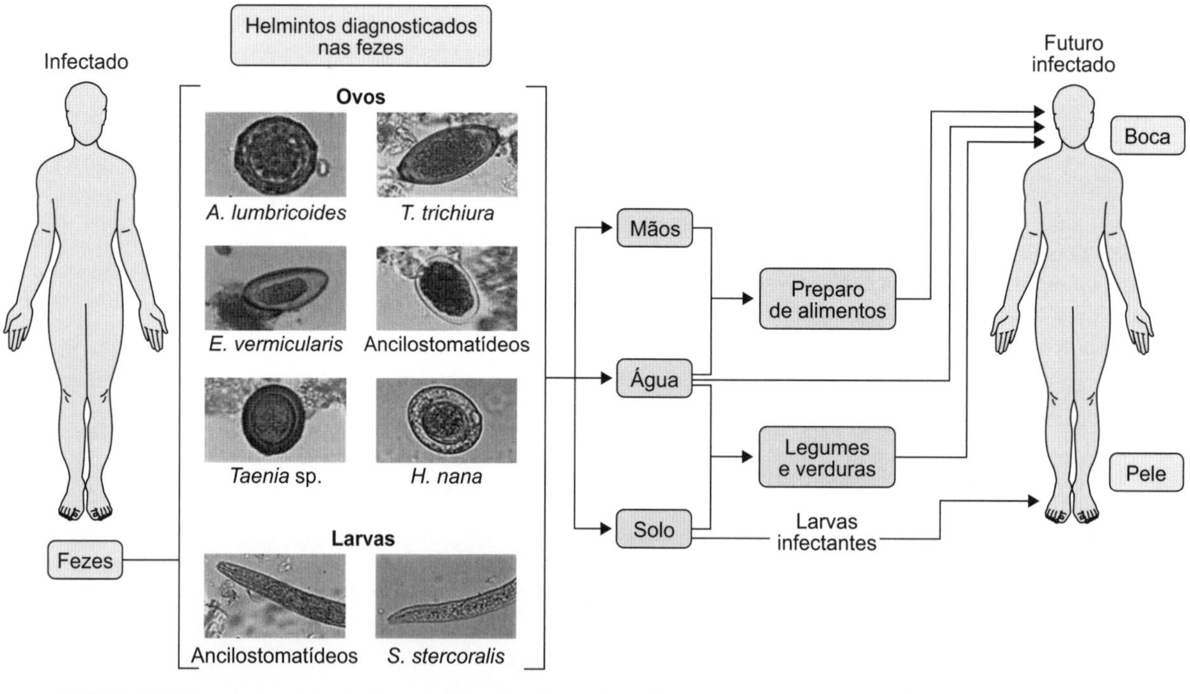

FIGURA 32.1 Vias de transmissão de parasitoses intestinais. (Esta figura encontra-se reproduzida em cores no Encarte.)

é característica de *E. vermicularis* e *H. nana*. Destacamos também a importância das infecções por *S. stercoralis*, devido à possibilidade de autoinfecção interna nos indivíduos com diferentes situações de imunodepressão. O nematódeo *A. costaricensis*, de localização intra-arterial, é o causador da angiostrongilíase abdominal, zoonose que tem roedores silvestres como hospedeiros definitivos e moluscos gastrópodes como hospedeiros intermediários, sendo a infecção humana considerada acidental. Nesse caso, o ser humano pode se infectar após ingestão de água, frutas, verduras ou alimentos contaminados por larvas infectantes eliminadas no muco dos moluscos transmissores.

EPIDEMIOLOGIA

A elevada prevalência em regiões tropicais e subtropicais, a facilidade de transmissão, o caráter de cronicidade, a recorrência das infecções, a associação com desnutrição e o acometimento da faixa etária infantil fazem com que as helmintíases intestinais se destaquem como doenças negligenciadas. Mais de um bilhão e meio de pessoas estão atualmente infectadas com uma ou mais espécies de helmintos transmitidos pelo solo, e a metade da população mundial está sob o risco de infecção, com alta prevalência observada na África, na Ásia e na América Latina. Sabe-se que *A. lumbricoides* é o helminto intestinal de maior prevalência mundial.

A enterobíase e a himenolepíase apresentam transmissão predominante em ambientes domésticos ou coletivos (creches, enfermarias, asilos, favelas, quartéis etc.). A primeira tem distribuição mundial com elevada prevalência nos EUA, na Rússia, na Venezuela e no Brasil, porém acredita-se que seja subestimada, uma vez que os inquéritos epidemiológicos não utilizam a metodologia específica para seu diagnóstico. A infecção por *H. nana*, mais comum em crianças, é cosmopolita com predominância em regiões temperadas e subtropicais. No Brasil, as regiões Sul e Sudeste apresentam maior prevalência.

Strongyloides stercoralis é um geo-helminto que infecta aproximadamente de 30 a 100 milhões de pessoas no mundo, podendo também infectar cães, gatos e macacos. O parasito do cão é morfobiologicamente indistinguível do humano. No Brasil, a ocorrência de *S. stercoralis*, utilizando-se métodos parasitológicos, é de 5,5%, sem diferença entre área rural ou urbana, caracterizando o país como hiperendêmico. A ocorrência aumenta com a idade, sendo que 12,1% dos indivíduos parasitados têm mais de 60 anos. Estudos soroepidemiológicos da população em geral apresentam positividade de 25,5% e a ocorrência em indivíduos imunodeprimidos de 11,8% e 19,5% utilizando-se, respectivamente, os métodos parasitológicos e imunológicos.

A angiostrongilíase abdominal humana tem sido diagnosticada nas Américas Central e do Sul, com casos isolados descritos na Europa e EUA, mas continua sendo uma helmintíase pouco estudada na maioria dos países da América Latina, com exceção do Brasil e Costa Rica. Na região Sul do Brasil, a prevalência varia de 2,8 a 28%, com maior predominância no Rio Grande do Sul, mas também já foram notificados casos em São Paulo, Minas Gerais, Espírito Santo e Distrito Federal.

A Organização Mundial da Saúde (OMS) considera a teníase como endêmica quando a prevalência é maior que 1%. Ásia, África e América Latina apresentam os maiores índices de ocorrência e, no Brasil, não há relatos sistemáticos da prevalência em humanos.

A Tabela 32.1 sintetiza os fatores que influenciam instalação, manutenção e disseminação das helmintíases intestinais.

No Brasil, o Ministério da Saúde lançou, em 2005, o Plano Nacional de Vigilância e Controle das Enteroparasitoses, que a partir da avaliação epidemiológica dos dados de prevalência, morbidade e mortalidade das parasitoses intestinais, visa à definição de estratégias para o controle. O Plano tem competência federal, estadual e municipal, com equipe multissetorial de investigação epidemiológica, abrangendo profissionais pertencentes às áreas de vigilância epidemiológica, sanitária e ambiental, saneamento, educação em saúde, diagnóstico laboratorial e assistência à saúde.

PATOGENIA E PATOLOGIA

As helmintíases causadas por nematódeos e cestódios intestinais, em geral, exercem seu efeito patogênico no intestino delgado, embora algumas delas, como a tricuríase e a oxiuríase, ocorram com maior frequência também no intestino grosso. Nos parasitoses com ciclo pulmonar, lesões desencadeadas pelas larvas em migração podem ocorrer no fígado e, obviamente, nos pulmões. Na estrongiloidíase, larvas rabditoides e filarioides do helminto podem ser encontradas em múltiplos órgãos e sistemas, em particular, nas formas disseminadas agudas vistas em imunodeprimidos.

Na *ascaridíase*, inicialmente, antes da chegada dos helmintos ao intestino delgado, as larvas, ao passarem pelos pulmões, causam quadros inflamatórios intensos com eosinófilos, que radiologicamente simulam uma broncopneumonia. Vermes adultos, quando em grande número no intestino delgado (íleo terminal) de crianças, causam obstrução intestinal, necrose da parede e perfuração em peritônio livre. Eventualmente, alguns helmintos podem migrar para os orifícios naturais, como o ducto pancreático, causando pancreatite aguda, ou para as vias biliares, causando colestase extra-hepática e múltiplos abscessos hepáticos. A obstrução do apêndice cecal pode causar apendicite aguda. Na *tricocefalose*, as lesões são encontradas em ceco, apêndice e cólon direito, locais em que os parasitos se fixam à mucosa por sua extremidade cefálica. Em geral, as lesões são discretas, mas nas infecções maciças pode ocorrer necrose celular, infiltrado inflamatório, hiperplasia linfoide e pequenos focos de hemorragia. Nas formas com colite intensa pode haver hemorragia e prolapso retal. Na *oxiuríase*, pode-se encontrar no intestino grosso (ceco) uma enterocolite catarral, com pequenas úlceras nos locais de fixação dos helmintos na mucosa. Granulomas podem surgir em torno de ovos ou restos dos parasitos no cólon, intestino delgado e omento maior. Apendicite com larvas do helminto na parede e no lúmen do apêndice pode ocorrer, principalmente em crianças densamente parasitadas. Na *ancilostomíase*, os helmintos se fixam à mucosa do intestino delgado, onde sugam sangue e levam à anemia ferropriva. Em geral, as lesões intestinais são inespecíficas.

Na *estrongiloidíase*, as larvas e fêmeas causam lesões inflamatórias crônicas no intestino delgado, embora nas formas maciças e graves, o envolvimento do intestino grosso, estômago e de numerosos órgãos extraintestinais seja bastante comum. O helminto causa duodenojejunite gravíssima, com edema e pequenas ulcerações, que nesses casos pode levar à diarreia crônica e à má absorção intestinal. Do ponto de vista histológico, observa-se infiltrado inflamatório mononuclear na submucosa com edema e achatamento das vilosidades. Larvas do parasito podem ser vistas no lúmen das glândulas intestinais. Eosinófilos são encontrados com frequência no infiltrado inflamatório na parede do intestino delgado. Nas formas crônicas, observa-se rigidez das paredes do intestino delgado por fibrose e a mucosa mostra-se atrofiada com erosões e ulcerações. Costuma-se dividir a patologia intestinal da estrongiloidíase em três padrões distintos: (a) enterite catarral, vista nas formas leves da doença; (b) enterite edematosa, na qual se encontram atrofia vilosa e grande número de parasitos na parede intestinal; (c) e enterite ulcerativa, vista nas formas mais graves com intenso parasitismo tecidual e grave processo inflamatório com neutrófilos e eosinófilos.

Normalmente existe um equilíbrio entre o parasito e o hospedeiro na maioria dos infectados pelo *S. stercoralis* e, desde os primórdios da infecção, há a ativação da resposta imune tipo Th2, com anticorpos IgE, de citocinas IL-4, IL-5 e IL-13, e de eosinofilia periférica e

TABELA 32.1 Fatores responsáveis pela instalação, manutenção e disseminação das helmintíases humanas.

Fatores	*A. lumbricoides*	*T. trichiura*	*E. vermicularis*	*Ancilostomatídeos*	*S. stercoralis*	*A. costaricensis*	*Taenia sp.*	*H. nana*
Contato com alimentos contaminados	x	x	x	x	x	x	x	x
Condições ambientais de umidade e temperaturas elevadas	x	x	x	x	x	x	x	x
Hábitos higiênicos inadequados	x	x	x	x	x	x	x	x
Alta prevalência em crianças	x	x	x	x		x	x	x
Dispersão dos ovos pela chuva, ventos e insetos	x	x	x				x	x
Baixas condições socioeconômicas e educacionais	x	x		x	x		x	x
Condições precárias de saneamento básico	x	x		x	x		x	x
Manuseio do solo contaminado (horta, meio rural, jardinagem)	x	x		x	x	x	x	
Elevada viabilidade dos ovos no meio ambiente (até 1 ano)	x	x					x	
Elevada produção de ovos pela fêmea	x		x					
Transmissão em ambientes domésticos e coletivos			x					x
Ovos se tornam infectantes em poucas horas			x					x
Solo arenoso ou arenoargiloso com ausência de luz direta				x	x			
Não utilização de calçados ou luvas para manusear o solo				x	x			
Presença de moluscos transmissores						x		

tecidual que provavelmente exercem um efeito de contenção do processo infeccioso e inflamatório. Larvas podem ser destruídas por anticorpos da classe IgG com auxílio de neutrófilos e do sistema de complemento. O uso de corticosteroides em altas doses e a infecção pelo HIV e pelo HTLV-1 podem alterar esse equilíbrio parasito-hospedeiro e propiciar a disseminação sistêmica das larvas. Estas podem ser encontradas no fígado, nos pulmões, onde provocam hemorragias alveolares, no coração, nos rins e no sistema nervoso central. Translocação bacteriana a partir do cólon ocorre com frequência nas formas disseminadas da parasitose, ocasionando quadros bacterianos a distância, como broncopneumonias e meningite purulenta por enterobactérias. Na *angiostrongilíase* abdominal, os helmintos habitam os vasos arteriais que irrigam o ceco e o íleo terminal, onde provocam arterite com trombose vascular e necrose tecidual. A histopatologia mostra a existência de ovos, embriões e larvas em meio a um denso processo inflamatório, com números eosinófilos, predominantemente na mucosa e na submucosa. Perfuração da parede intestinal e peritonite podem ocorrer mais raramente. Lesões hepáticas, causadas por migrações erráticas dos parasitos não são infrequentes e neste órgão podem ser vistas áreas de necrose, forte reação inflamatória eosinofílica e granulomas em torno de ovos e larvas. Finalmente, nas infecções intestinais por cestódios, em geral ocorre pequena reação inflamatória restrita ao local de fixação do helminto. Casos raros de apendicite aguda, obstrução intestinal e gastrite granulomatosa já foram descritos associados à infecção por *Taenia* sp.

QUADRO CLÍNICO

A maioria das infecções helmínticas intestinais é assintomática. A morbidade causada por essas infecções depende da intensidade do parasitismo, em função, portanto, do número de vermes albergados pelo hospedeiro humano. Todas as helmintíases são causas importantes de retardo de crescimento físico e intelectual e muitos pacientes queixam-se de fraqueza, mal-estar e desconforto ou dor abdominal relacionados a parasitos no trato gastrintestinal.

As infecções maciças por *A. lumbricoides* causam deficiências nutricionais, intolerância à lactose e má absorção de vitamina A e outros nutrientes, levando a retardo no crescimento físico e déficit na intelectualidade. Por apresentarem maiores dimensões, quando numerosos no intestino delgado de crianças, poderá ocorrer obstrução intestinal, com necrose da parede do íleo terminal e peritonite generalizada. Em adultos, parasitos podem penetrar nos ductos biliares e pancreáticos causando colangite aguda, colestase e pancreatite aguda. Eventualmente, pode haver saída de helmintos pela boca ou ânus, principalmente depois de jejum prolongado ou períodos de febre alta. Apendicite aguda por obstrução do lúmen do apêndice por vermes adultos é comumente diagnosticada em áreas endêmicas da helmintíase. No período inicial de migração larvária do *A. lumbricoides* pelos pulmões, pode haver quadro de pneumonite com sintomas asmatiformes.

Infecções crônicas causadas pelo *T. trichiura*, com grande número de vermes, levam à colite grave com diarreia, anemia e mais raramente, prolapso retal. O quadro pode simular a retocolite ulcerativa, inclusive com sangue nas fezes.

A enterobíase é helmintíase hoje pouco comum e observada mais frequentemente em crianças de baixa condição socioeconômica, institucionalizadas e vivendo em áreas com inadequadas condições sanitárias. A manifestação mais comum desta parasitose é o prurido anal, principalmente noturno, mas outros sintomas, como dor abdominal, diarreia e irritabilidade, são muito frequentes. Vermes podem, eventualmente, penetrar a vagina e o aparelho genital de crianças, provocando vulvovaginites e endometrites. Quando chegam ao peritônio, pela da tuba uterina, geram processos granulomatosos pseudotumorais. Quadros esporádicos de apendicite aguda, podem também ser provocados pelo *E. vermicularis*.

As infecções por ancilostomatídeos, ainda muito frequentes no Brasil, são assintomáticas em sua maioria, principalmente quando causadas por pequeno número de vermes. Em infecções maciças, ocorre anemia intensa, microcítica, hipocrômica ocasionada pela perda crônica de sangue oriunda da fixação dos helmintos na mucosa do intestino delgado para exercer o hematofagismo. A doença pelo *A. duodenale* leva à anemia de maior intensidade, quando comparada com o *N. americanus*, uma vez que a quantidade diária de sangue ingerido pelo primeiro é dez vezes maior que o segundo. Essas infecções são adquiridas pelo ser humano por meio da penetração das larvas pela pele, onde podem ocasionar erupção maculopapular pruriginosa. A passagem das larvas pelos pulmões também pode originar uma pneumonite leve, semelhante àquela vista na ascaridíase.

A infecção pelo *S. stercoralis* é, sem dúvida, a helmintíase intestinal de maior gravidade que acomete o ser humano. Cerca de metade dos indivíduos em zonas endêmicas são assintomáticos, entretanto, quando o número de parasitos, por diversas razões, aumenta no intestino delgado, sintomas podem ser desenvolvidos. A infecção primária por este nematódeo manifesta-se sob a forma de erupção cutânea papulopruritica, que ocorre no sítio de penetração das larvas e é raramente vista em áreas endêmicas. A passagem das larvas filarioides pelos pulmões pode ocasionar um quadro de pneumonite, menos sintomática do que aquela vista nas infecções por *Ascaris*.

Nas formas crônicas em imunocompetentes, é comum observar-se dor abdominal, epigástrica, em geral associada a náuseas, mal-estar, perda de peso e diarreia; esta, nas infecções maciças, mostra-se persistente, com vários episódios diários, e com evolução crônica, às vezes por vários meses ou anos. Esteatorreia, anemia e perda entérica de proteínas são frequentes nestes casos com diarreia prolongada. Um quadro cutâneo peculiar pode ocorrer na evolução desta parasitose, caracterizada por uma erupção linear, na qual larvas migram sob a pele na velocidade de 2 a 10 cm por hora, sendo frequentemente observada nas nádegas, ao redor do ânus, mas também em outros locais, como o tronco e o dorso, podendo desaparecer em horas. Costuma ser denominada de "*larva currens*" e raramente é observada no Brasil. Em imunodeprimidos, por várias causas, mas principalmente naqueles que utilizam altas doses de corticosteroides (> 30 mg/dia), pode ocorrer quadros de hiperinfecção com disseminação das larvas do helminto por vários órgãos, principalmente fígado, pulmões, miocárdio e sistema nervoso central. Bacteriemia está, como já referido, invariavelmente acompanhando essas infecções disseminadas, geralmente causadas por enterobactérias translocadas a partir do lúmen intestinal; quadros secundários de broncopneumonia, meningite purulenta ou abscessos hepáticos, em geral causados por *Escherichia coli*, acabam por se desenvolver na evolução da doença sistêmica pelo *S. stercoralis*. Como esse helminto pode se reproduzir no organismo, grande número de parasitos pode ocorrer em vários órgãos e sistemas, ocasionando uma constelação de sinais e sintomas, como dor abdominal intensa, vômitos, diarreia, íleo paralítico com distensão abdominal, tosse, dispneia (devido ao quadro de pneumonite) e sintomas neurológicos, como cefaleia, convulsões, confusão mental, estupor e sinais de irritação meníngea, denotando a existência do parasito e bactérias no sistema nervoso central. Os exames laboratoriais, nesta situação, mostram a ocorrência de leucocitose com desvio à esquerda, elevações da proteína C reativa e das aminotransferases, sendo rara a ocorrência de eosinofilia. Larvas rabditoides e filarioides deste nematoide podem, nesses casos graves, ser detectadas em grande quantidade nas fezes, no escarro e mais raramente no líquido cefalorraquidiano (LCR). A mortalidade associada a estas formas graves é extremamente elevada. É oportuno comentar que, ao contrário do que se pensava com relação à associação de estrongiloidíase pelo HIV, quando se dizia que formas disseminadas não ocorriam nesses pacientes, em nossa experiência pessoal temos observado quadros de hiperinfecção por este helminto, com aceleração do ciclo normal do parasito e um grande número de larvas no fígado e pulmões, quase sempre acompanhadas de bacteriemia, meningite e broncopneumonia por enterobactérias. Todos os pacientes HIV-positivos devem realizar exames parasitológicos de fezes seriados, utilizando técnicas adequadas, para a eventual detecção e tratamento dessa helmintíase.

Na *angiostrongilíase abdominal*, muitas infecções são assintomáticas e se curam espontaneamente. Naqueles casos com manifestações clínicas, observa-se dor abdominal, localizada no quadrante inferior direito, que pode regredir espontaneamente e recidivar várias vezes por várias semanas. Às vezes, observa-se, à palpação, massa inflamatória na fossa ilíaca direita, que pode eventualmente evoluir para a obstrução intestinal ou perfuração com peritonite generalizada e sepse concomitante. Outras manifestações observadas nessa parasitose são febre, anorexia, náuseas, vômitos e diarreia em geral, acompanhada de eosinofilia periférica. Migração larvária no fígado, à semelhança da toxocaríase, tem sido observada, em geral, gerada a partir da disseminação arterial sistêmica das larvas de *A. costaricensis*; hepatomegalia, febre e eosinofilia no leucograma ocorrem nessa situação. Manifestações testiculares com dor aguda e edema do órgão podem existir quando o helminto se localiza e obstrui a artéria espermática.

Finalmente, as infecções intestinais por cestódios, principalmente por *T. solium* ou *T. saginata* são, em sua maioria, assintomáticas, embora possam ocorrer perturbações digestivas ligadas a essa parasitose em crianças (anorexia ou bulimia, dor abdominal, diarreia). Na himenolepíase, as manifestações clínicas, quando ocorrem, são mais comuns em crianças e em geral são produzidas em infecções maciças (> 15.000 ovos por grama de fezes); normalmente ocorrem sintomas digestivos (náuseas, vômitos, diarreia, anorexia) e neurológicos (irritabilidade, cefaleia) que desaparecem com a expulsão dos helmintos.

DIAGNÓSTICO

O estabelecimento de etiologia de uma infecção consiste em uma série de dados clínicos, epidemiológicos, laboratoriais e de imagem (radiografia, ultrassonografia, tomografia computadorizada e ressonância magnética), ainda que nem sempre estejam disponíveis para a maior parte da população.

O diagnóstico laboratorial das helmintíases intestinais está fundamentado na detecção de ovos ou larvas em amostras de fezes frescas ou preservadas, embora outros materiais, como escarro, secreções urogenitais, aspirados, teciduais, conteúdo duodenal, líquido cefalorraquidiano e espécimes obtidos por biopsia, possam ser utilizados para a identificação de certas espécies. Algumas vezes são encontrados vermes adultos de *A. lumbricoides*, *E. vermicularis* ou proglotes de *Taenia* sp. nas fezes, destacando-se a importância da visualização macroscópica do material. A fêmea de *Enterobius* pode ser vista na região perianal, principalmente antes da higiene matinal. Ultrassonografia e endoscopia são úteis para diagnóstico de imagem das complicações da ascaridíase, incluindo obstrução intestinal e envolvimento hepatobiliar e pancreático. A colonoscopia tem permitido a visualização de vermes adultos de *T. trichiura* e a laparoscopia tem auxiliado no diagnóstico dos casos de apendicite por *E. vermicularis*. As reações em cadeia da polimerase (PCR), utilizadas para identificação de marcadores moleculares nas fezes e acompanhamento terapêutico, são muito sensíveis e específicas, mas não são rotineiramente aplicadas no manejo individual do paciente ou em pesquisas epidemiológicas, devido à necessidade de equipamentos especiais e ao alto custo.

Vários métodos têm sido utilizados para o diagnóstico parasitológico microscópico dos helmintos em amostras fecais, basicamente os de flutuação (Willis e Faust *et al.*) e os de concentração pela sedimentação espontânea (método de Lutz ou Hoffman, Pons e Janer) ou sedimentação por centrifugação (método de Ritchie ou de Blagg, também conhecido como MIFC). Para os ovos leves de ancilostomatídeos e de *H. nana*, o método de Willis é o escolhido. A técnica de Kato-Katz tem sido o método recomendado pela OMS devido a sua simplicidade, possibilidade de execução na área de estudo e de relativo baixo custo. Preconizada para o diagnóstico da esquistossomose, tem hoje larga aplicabilidade em pesquisas epidemiológicas para o diagnóstico de enteroparasitos. Também tem a vantagem de ser um método quantitativo, cuja contagem do número de ovos por grama de fezes permite determinar a intensidade da infecção e avaliar a eficácia dos anti-helmínticos utilizados. Os parasitos humanos para os quais é possível correlacionar a produção de ovos com a carga parasitária são *A. lumbricoides*, *T. trichiura* e ancilostomatídeos. A OMS considera infecção leve por *A. lumbricoides* quando a carga parasitária contiver até 5.000 ovos por grama de fezes; moderada, quando estiver entre 5.000 e 50.000; e pesada, se ultrapassar 50.000 ovos/grama. Para os ancilostomatídeos a infecção leve ocorre quando há menos de 2.000 ovos/grama, moderada entre 2.000 e 3.999 e alta quando há detecção de mais de 4.000 ovos por grama de fezes. Para *T. trichiura*, considera-se leve um parasitismo que corresponda à eliminação de menos de 5.000 ovos por grama de fezes, moderado entre 5.000 e 10.000 e pesado acima de 10.000 ovos/grama.

Para o encontro de ovos de *E. vermicularis* ou de *Taenia* sp. na região perianal, o método de fita adesiva (método de Graham), é recomendado. Para o diagnóstico específico de teníase é necessário fazer a tamização ou passagem de todo o material fecal por peneiras de finos poros, para recolhimento de escóleces ou de proglotes grávidas, cuja diferenciação morfológica define o diagnóstico. Na teníase, a detecção de coproantígenos pelo teste ELISA e a PCR tem elevada sensibilidade.

Na estrongiloidíase, a confirmação parasitológica da infecção pode ser dificultada pelo pequeno número de parasitos, além de a liberação de larvas nas fezes ser mínima e irregular na infecção moderada (cerca de 25 larvas/g de fezes). Nessas circunstâncias, os métodos de rotina anteriormente citados não são adequados. Há necessidade de execução de métodos específicos para pesquisa de larvas (métodos de Baermann-Moraes e de Rugai) em fezes sem conservantes. Mesmo que sejam analisadas repetidas amostras, elas apresentam baixa sensibilidade. Por esse motivo, preconiza-se o ideal de sete amostras de fezes para 100% de sensibilidade. Resultados parasitológicos negativos podem não indicar ausência de infecção. As larvas rabditoides de *S. stercoralis* são, em geral, as únicas encontradas nas fezes. Ocasionalmente, podem ser visualizadas larvas filarioides em fezes envelhecidas ou em casos com ritmo intestinal lento; ou em fezes frescas de indivíduos hiperinfectados. A identificação morfológica correta das larvas é fundamental devido à semelhança com as de ancilostomatídeos, uma vez que, quando houver demora na realização do exame parasitológico das fezes, poderão também ser visualizados ovos embrionados e larvas de ancilostomatídeos no material fecal. As larvas rabditoides de ancilostomatídeos apresentam vestíbulo bucal longo e primórdio genital pouco nítido, e as de *S. stercoralis*, vestíbulo bucal curto e primórdio genital nítido. As larvas filarioides infectantes (L3) de ancilostomatídeos apresentam cauda afilada contendo bainha e as de *S. stercoralis*, apresentam cauda bifurcada, sem bainha. As técnicas de cultura de fezes para isolamento de larvas de helmintos método de Loos (carvão vegetal), método de Brumpt (papel de filtro em placa de Petri), método de Harada & Mori (papel de filtro em tubos) e método de cultura em placa de ágar (fezes semeadas em ágar), são úteis principalmente para estabelecer se a infecção é devida a *S. stercoralis* ou aos ancilostomatídeos. As técnicas de cultura são baseadas no desenvolvimento do ciclo indireto do parasito, com possibilidade de visualização de diversas formas evolutivas, principalmente a caracterização da larva filarioide. Infelizmente a coprocultura ainda é um método limitado pela demora na obtenção dos resultados (5 a 7 dias) e pelo risco de infecção durante a manipulação de larvas infectantes.

Na estrongiloidíase, os métodos indiretos de diagnóstico vêm contribuindo para esclarecimento em casos de suspeita clínica. Na fase aguda, a taxa de eosinófilos pode ser elevada até 82%; entretanto diminui na fase crônica (8 a 15%), desaparecendo nos casos de evolução grave ou fatal. A eosinopenia está associada a um mau prognóstico, uma vez que os eosinófilos desempenham papel importante na proteção à estrongiloidíase fulminante. Após 6 meses do tratamento específico, a contagem de eosinófilos volta a níveis normais (1 a 3%). O diagnóstico por imagem (radiografia de tórax e de trato digestivo, ultrassonografia e tomografia computadorizada) também pode ser requisitado. Os métodos imunológicos são úteis na avaliação da resposta imune do hospedeiro nos casos de formas assintomáticas e no esclarecimento do diagnóstico clínico, além da possibilidade de emprego em inquéritos soroepidemiológicos por apresentarem elevada sensibilidade com relação aos métodos parasitológicos. A maior limitação encontrada na padronização dos testes é a dificuldade de se obterem quantidades suficientes de larvas filarioides de *S. stercoralis*, situação vencida com sucesso pelo emprego de *Strongyloides ratti, Strongyloides venezuelensis* ou *Strongyloides cebus* como fontes alternativas de antígenos heterólogos. Outra limitação é o fenômeno de "reação cruzada" com outras parasitoses, principalmente esquistossomose e filariose e, dependendo da técnica, com ancilostomatídeos. A resposta imune humoral é avaliada pela detecção de anticorpos IgG e subclasses (principalmente IgG4), IgA, IgM e IgE no soro, saliva, leite ou ocasionalmente em LCR. Várias técnicas têm sido descritas, destacando-se a reação de imunofluorescência direta (em biopsias, imuno-histoquímica) e indireta (IFI) em amostras de fluidos biológicos. A saliva tem sido recomendada como fluido alternativo para detecção de anticorpos IgA, pela técnica de IFI, devido a sua fácil aquisição e coleta não invasiva. Nos testes imunoenzimáticos ELISA, utilizam-se extratos totais ou purificados dos parasitos (homólogos ou heterólogos) como antígenos e detecção de várias classes de imunoglobulinas. Nos testes de *Western blotting* (WB) para detecção de IgG específica, pode-se utilizar extrato salino de *S. stercoralis*, visualizando principalmente as frações proteicas de 97, 66, 41, 31 e 28 kDa. Pode-se também empregar extrato salino ou alcalino de *S. ratti* ou de *S. venezuelensis*, total ou purificado, sendo útil como teste confirmatório na estrongiloidíase humana, nos casos de sorologia discordante. Sabe-se que os testes sorológicos não podem distinguir entre infecções passadas e presentes. Embora títulos de IgG tendam a diminuir com a erradicação do parasito, muitos indivíduos permanecem soropositivos por um longo período, após a cura da infecção. Apesar destas limitações, os testes sorológicos têm sido propostos como *screening* para estrongiloidíase, em populações de risco, uma vez que os exames de fezes apresentam sensibilidade muito baixa. Um inovador método ELISA, de detecção de imunocomplexo circulante no soro, o qual possibilita a indicação de doença em atividade, foi padronizado em 2012. A detecção de coproantígenos pelo teste ELISA possibilita a identificação de casos de infecção ativa. A detecção específica de DNA de *Strongyloides* em amostras de fezes humanas pela PCR em tempo real pode ser uma alternativa para o diagnóstico, devido às altas sensibilidade e especificidade do método.

O diagnóstico da angiostrongilíase abdominal, que continua sendo um grande desafio, é confirmado quando há vermes adultos, ovos ou, ocasionalmente, larvas do parasito no lúmen das artérias, arteríolas ou capilares do mesentério ou da parede intestinal de material cirúrgico ou de biopsia. Uma vez que os ovos permanecem retidos nos tecidos devido à intensa inflamação eosinofílica, o diagnóstico parasitológico pelo exame de fezes fica inviabilizado. O diagnóstico imunológico utilizando diferentes preparações antigênicas do parasito é um auxílio importante, embora apresente limitações em relação a sensibilidade e especificidade. Além disso, observa-se diversidade da resposta imune humoral no decurso da infecção. Para triagem soroepidemiológica, recomenda-se a utilização da reação de imunofluorescência indireta para pesquisa de anticorpos IgG, empregando-se antígeno obtido de ovos do parasito, que apresenta 93,7% de sensibilidade e 84,6% de especificidade. O teste ELISA descrito com diferentes preparações antigênicas ainda sinaliza reações cruzadas. Um exemplo é o IgG-ELISA utilizando antígeno heterólogo de vermes adultos, que apresenta 88,4% de sensibilidade e 78,7% de especificidade. Sabe-se que a fase aguda pode ser bem evidenciada, mas após este período a resposta humoral decresce, sugerindo que o parasito não sobrevive por muito tempo. A reação de PCR para detectar o DNA específico já foi descrita em soros de pacientes e pode ser uma alternativa no auxílio diagnóstico.

Há dificuldades de realização de estudos sobre helmintos em ambientes rurais com pouca infraestrutura, principalmente em relação a coleta e transporte das amostras fecais. Sabe-se, por exemplo, que a sensibilidade de detecção de ovos de ancilostomatídeos diminui em aproximadamente 50% quando as fezes são preservadas por mais de três horas somente por refrigeração, ou quando, mesmo conservadas em formalina, o laboratório as processa com mais de 1 dia após a coleta. O desenvolvimento de métodos de diagnósticos mais acurados, aplicáveis em larga escala na triagem da população, é essencial para vigilância e monitoramento adequados da incidência e prevalência das hemintíases intestinais em áreas endêmicas. O aumento do número de viajantes a países tropicais e a migração de indivíduos de áreas endêmicas para países desenvolvidos requerem atenção especial ao diagnóstico de helmintíases intestinais.

TRATAMENTO

Na atualidade, dispomos de vários fármacos para tratamento das helmintíases intestinais por nematódeos e cestódios. Certas medicações, outrora utilizadas no tratamento de muitas parasitoses, são hoje pouco utilizadas ou não são mais comercializadas, como pamoato de pirantel, pamoato de pírvinio, sais de piperazina, entre outros. A seguir discutiremos cada substância hoje utilizada no tratamento das parasitoses intestinais:

- Mebendazol: é um derivado benzoimidazólico com ação parasiticida sobre muitos helmintos. Ele inibe a captação da glicose, provocando a depleção do glicogênio do parasito e diminuindo a produção de trifosfato de adenosina (ATP), essencial para a vida do helminto. É pouco absorvido VO, mas quando administrado em doses elevadas, níveis séricos satisfatórios da substância podem ser alcançados. É apresentado em comprimidos de 100 mg ou em solução para uso pediátrico. A dose preconizada é de 100 mg VO, 2 vezes/dia, durante 3 dias em adultos e crianças, embora em estudos recentes, dose única de 600 mg/dia ofereça índices de cura satisfatórios. O fármaco é ativo na ascaridíase (95% de cura), oxiuríase (100% de cura em dose única de 100 mg), ancilostomíase (60 a 90% de cura), tricuríase (60 a 70%) e teníases (90% de cura com doses dobradas da substância por 4 dias). Não há atividade do mebendazol sobre a estrongiloidíase na dose preconizada. Também é ativo na giardíase na dose de 200 mg, 3 vezes/dia em dose única. Nas doses preconizadas, efeitos adversos são muito raros, sendo ocasionalmente relatados dor abdominal, náuseas e tonturas. Não deve ser empregado durante a gestação

- Tiabendazol: foi a primeira substância utilizada no tratamento da estrongiloidíase nos anos 1960. É rapidamente absorvido VO, metabolizado no fígado e seus metabólitos eliminados na urina. Produz alterações nos microtúbulos do citoesqueleto do parasito que levam a inibição e morte do parasito. É apresentado sob forma oral, em comprimidos de 500 mg e suspensão pediátrica. Sua indicação maior recai sobre *S. stercoralis*, sendo utilizada na dose de 50 mg/kg/dia durante 2 a 3 dias, não devendo ultrapassar a dose diária de 3 g. O índice de cura varia de 90 a 95%. Nas formas disseminadas, pode ser empregada na mesma dose por tempo maior, cerca de 5 a 7 dias. O medicamento pode apresentar efeitos adversos, como náuseas, vômitos, cefaleia, anorexia, prurido cutâneo e toxicidade hepática em pequeno número de casos. Pode ser ativo sobre outros helmintos, mas com índices de cura mais baixos quando comparados ao mebendazol
- Cambendazol: outro derivado imidazólico com atividade maior sobre a estrongiloidíase. Bem absorvido VO e eliminado principalmente pela urina. É apresentado em comprimidos de 180 mg e em suspensão pediátrica. A dose utilizada nessa parasitose é de 5 mg/kg em dose única, com taxas de cura acima de 95%. A tolerância é excelente com mínimos efeitos colaterais
- Albendazol: essa substância é hoje a mais comumente utilizada no tratamento das parasitoses intestinais. É absorvido parcialmente VO (cerca de 50% da dose) sendo metabolizado no fígado em sulfóxido de albendazol, que mantém a mesma atividade anti-helmíntica do fármaco original. É apresentado comercialmente sob a forma de comprimidos de 200 mg e em suspensão pediátrica. É empregado na terapêutica de ascaridíase, oxiuríase e ancilostomíase na dose única de 400 mg para adultos e crianças acima de 2 anos de idade com índices de cura de 90% dos casos. Para a tricocefalíase, a dose única de 600 a 800 mg oferece melhores resultados (60%). Na estrongiloidíase e na teníase, a substância é recomendada na dose de 400 mg/dia durante 3 dias consecutivos, mesmo assim com baixas taxas de cura (30 a 60%). Bons resultados podem ser conseguidos também na terapêutica da *larva migrans* visceral (400 mg/dia durante 5 dias), da hidatidose hepática (800 mg/dia durante 3 meses para adultos) e da neurocisticercose (15 mg/kg/dia durante 8 a 10 dias). O albendazol também é ativo sobre microsporídeos (*Encephalitozoon* sp.) causadores de infecções disseminadas e graves em pacientes com AIDS. Efeitos adversos são raros e a tolerância ao fármaco é excelente nas doses habituais. Doses maiores e por tempo prolongado podem causar toxicidade hepática e hematológica (leucopenia). A substância é embriotóxica e teratogênica para animais de experimentação e, portanto, contraindicada na gestação
- Ivermectina: trata-se de uma lactona macrocíclica da classe das avermectinas que se mostra eficaz no tratamento de nematoides e de alguns artrópodes. Inibe a atividade do ácido gama-amino-butírico (GABA) como mediador da neurotransmissão; sua inibição nesses parasitos conduz a paralisia e morte desses organismos. É administrada por via oral com apresentação em comprimidos de 6 mg. Sua principal indicação recai sobre a estrongiloidíase, em que os melhores resultados são obtidos com a dose de 200 μg/kg/dia durante 1 ou 2 dias (índices de cura acima de 90%). Em pacientes com AIDS, a infecção por este helminto deve ser tratada por 2 dias, nessa mesma dosagem, devendo ser repetido o esquema também durante 2 dias, 2 semanas após. Esse esquema leva a menos recidivas e maior índice de cura. Também é ativa em ascaridíase, enterobíase, ancilostomíase e tricuríase na dose única de 100 a 200 μg/kg. Também é ativa nas filarioses e na lagochilascaríase. Habitualmente é bem tolerada, mas podem ser observados efeitos adversos em pequeno número de pacientes, como prurido, mialgias e cefaleia. Sua atividade sobre artrópodes pode ser comprovada na escabiose pelo *Sarcoptes scabiei,* quando apresenta índices de cura entre 80 e 100% e na pediculose, utilizada em regime de duas doses VO, com intervalo de 10 dias
- Nitazoxanida: essa substância é um nitrotiazol benzamida com atividade sobre um grande número de agentes infecciosos, como vírus (norovírus), bactérias anaeróbias, protozoários e helmintos. Apresenta um metabólico ativo, a tizoxanida, e é apresentada sob a forma de comprimidos de 500 mg e em suspensão pediátrica. Entre os protozoários, sua maior ação recai sobre *Isospora, Cryptosporidium*, microsporídeos, *E. histolytica* e *Giardia lamblia*; é também ativo sobre vários helmintos, como *T. solium* e *T. saginata, H. nana, Ascaris, E. vermicularis, T. trichiura.* Não é ativo na estrongiloidíase. Nas infecções por cestódios, a dose empregada VO é de 25 a 50 mg/kg em dose única. Nas outras helmintíases, a dose utilizada é de 500 mg 12/12 horas por 3 dias consecutivos com elevados índices de cura. A substância é bem tolerada, mas já foram documentados raros casos de toxicidade hepática.

Além do tratamento medicamentoso, outras medidas são fundamentais para controle e eliminação das helmintíases. A melhoria das condições sanitárias, em particular nos países pobres, a educação em saúde e a participação da comunidade são pontos essenciais a serem alcançados no combate a estas infecções. Tratamentos em massa com anti-helmínticos em dose única (albendazol) têm se mostrado eficazes em reduzir a prevalência e a intensidade de muitas helmintíases, notadamente da ascaridíase e da tricuríase entre crianças de 2 a 15 anos. Monitoramento e avaliação periódica são essenciais para revisão dos programas de controle, objetivando principalmente a prevenção dessas doenças.

AGRADECIMENTOS

Agradecemos a Lilian Cruz e Marcelo Arantes Levenhagen pelo auxílio na preparação da Figura 32.1 e Tabela 32.1.

BIBLIOGRAFIA

Ben R, Graeff-Teixeira C. Use of heterologous antigens for the immunodiagnosis of abdominal angiostrongyliasis by an enzyme-linked immunosorbent assay. Mem Inst Oswaldo Cruz. 2010 Nov;105(7):914-7.

Bethony J, Brooker S, Albonico M et al. Soil-transmitted helminth infections: ascariasis, trichuriasis, and hookworm. Lancet 2006;367:1521-32.

De Carli, G A. Parasitologia clínica. Seleção de métodos e técnicas de laboratório para o diagnóstico das parasitoses intestinais. 2. ed. São Paulo: Atheneu; 2007.

Deckers N, Dorny P. Immunodiagnosis of Taenia solium taeniosis/cysticercosis. Trends Parasitol. 2010 Mar;26(3):137-44.

Feliciano ND, Gonzaga HT, Gonçalves-Pires M do R, Gonçalves AL et al. Hydrophobic fractions from Strongyloides venezuelensis for use in the human immunodiagnosis of strongyloidiasis. Diagn Microbiol Infect Dis. 2010 Jun; 67(2):153-61.

Ferreira MS. A síndrome da imunodeficiência adquirida e as doenças endêmicas no Brasil. Rev Soc Bras Med Trop. 1996;29:531-5.

Gonçalves AL, Nunes DS, Gonçalves-Pires MR, Ueta MT *et al.* Use of larval, parasitic female and egg antigens from Strongyloides venezuelensis to detect parasite-specific IgG and immune complexes in immunodiagnosis of human strongyloidiasis. Parasitology. 2012 Jun;139(7):956-61.

Gonzaga HT, Vila-Verde C, Nunes DS, Ribeiro VS, Cunha-Júnior JP, Costa-Cruz JM. Ion-exchange protocol to obtain antigenic fractions with potential for serodiagnosis of strongyloidiasis. Parasitology. 2013 Jan;140(1):69-75.

Horton J. Global antihelmintic chemotherapy programs: learning from history. Trends Parasitol. 2003;19:405-9.

Hotez PJ, Brooker S, Bethony J *et al.* Hookworm infection. N Engl J Med. 2004;351:799-807.

Hotez PJ, Brindley PJ, Bethony JM *et al.* Helminth infections: the great neglected tropical diseases. L Clin Invest. 2008;118:1311-21.
Keiser J, Utzinger J. Efficacy of current drugs against soil-transmitted helminth infections: systematic review and meta-analysis. JAMA. 2008;299:1937-48.
Keiser PB, Nutman TB. Strongyloides stercoralis in the immunocompromised population. Clin Microbiol Rev. 2004;17:208-17.
Marti H, Haji HJ, Savioli L *et al.* A comparative trial of a single-dose ivermectin *versus* three days of albendazol for treatment of Strongyloides stercoralis and other soil-transmitted helminth infections in children. Am J Trop Med Hyg. 1996;55:477-81.
Olsen A, van Lieshout L, Marti H *et al.* Strongyloidiasis – the most neglected of the neglected tropical diseases? Trans R Soc Med Hyg. 2009;103:967-72.
Paula FM, Costa-Cruz JM. Epidemiological aspects of strongyloidiasis in Brazil. Parasitology. 2011 Sep;138(11):1331-40.
Silva CV, Costa-Cruz JM. A glance at Taenia saginata infection, diagnosis, vaccine, biological control and treatment. Infect Disord Drug Targets. 2010 Oct;10(5):313-21.
Steinmann P, Utzinger J, Du ZW et al. Efficacy of single-dose and triple-dose albendazol and mebendazol against soil-transmitted helminthes and Taenia spp: a randomized controlled trial. PLoS One. 2011;6:e25003.
WHO. Preventive chemotherapy in human helminthiasis: coordinated use of antihelminthic drugs in control interventions: a manual for health professionals and programme managers. Geneva (Switzerland): World Health Organization; 2006. p. 1-62.

33 Neurocisticercose

Hélio Rodrigues Gomes • Julia Maria Costa-Cruz

INTRODUÇÃO

A neurocisticercose (NC) é a doença parasitária que mais comumente acomete o sistema nervoso, sendo endêmica em países em desenvolvimento, e a causa mais frequente de epilepsia não idiopática nessas regiões. A NC é causada pela ingestão dos ovos de *Taenia solium*. No intestino delgado humano os ovos liberam as oncosferas que penetram a parede intestinal, se disseminam e se instalam por via circulatória, preferencialmente no sistema musculoesquelético, olhos e no sistema nervoso, formando os cisticercos ou cistos que são as formas larvárias, também chamadas de forma metacestódea de *T. solium*. O ser humano se torna, nesse caso, o hospedeiro intermediário desse helminto.

A grande variabilidade da resposta imunológica do hospedeiro, associada aos mais diversos tipos de lesão e estágios evolutivos, torna a NC uma doença bastante intrigante. Sua classificação pode ser feita de acordo com a localização do cisto, com o seu estágio evolutivo ou com a manifestação clínica preponderante. A Tabela 33.1 apresenta as classificações utilizadas na NC.

EPIDEMIOLOGIA

A cisticercose é uma doença endêmica na América Latina, África Subsaariana e partes da Ásia. No México foram encontradas prevalências de NC humana entre 9 e 9,5%, utilizando como critério diagnóstico os resultados de tomografia computadorizada (TC). Devido ao processo de globalização e maior fluxo migratório de pessoas essa parasitose tem se tornado um foco crescente de preocupação na Europa e nos EUA. Em torno de 90% dos casos registrados no EUA e na Europa ocorrem em indivíduos provenientes da América Latina. No Brasil, embora o Ministério da Saúde recomende a implementação da notificação compulsória do complexo teníase-cisticercose, somente os estados de Santa Catarina, Paraná, Minas Gerais e Mato Grosso do Sul e a cidade de Ribeirão Preto (SP) implantaram programas de controle. Existem relatos de NC em indivíduos que nunca estiveram em zona endêmica, mas que mantêm contato com pessoas infectadas pela *T. solium*. A NC ocorre com maior frequência em adultos jovens, em idade produtiva, com consequente impacto socioeconômico.

TABELA 33.1 Classificação de neurocisticercose.

Localização	Parenquimatosa Extraparenquimatosa Ventricular Cisternal Subaracnóidea (espinal e craniana) Medular
Estágios evolutivos	Cisto íntegro Cisto em degeneração (coloidal e granular) Calcificação Racemosa
Formas clínicas	Convulsiva Hipertensiva Meningítica Medular

Alguns relatos mostram que formas extraparenquimatosas de NC são mais frequentes na América Latina que na Índia. Essas variações podem estar relacionadas às complexas interações de hospedeiro, parasito e fatores ambientais.

A NC é, portanto, uma doença relacionada à higienização deficiente das mãos e alimentos e depende de fatores ligados ao parasito e ao indivíduo infectado.

PATOGÊNESE E PATOLOGIA

O suíno é naturalmente o hospedeiro intermediário da teníase, uma vez que ingere os ovos de *T. solium*, desenvolvendo a forma larvária da doença. No caso da cisticercose, o ser humano assume o papel de hospedeiro intermediário, quando acidentalmente ingere os ovos do helminto, por infecção orofecal, desenvolvendo o ciclo larvário. Ao atravessar a mucosa intestinal, a oncosfera tem tropismo pelo sistema musculoesquelético, olhos e pelo sistema nervoso (SN), aos quais chegam por via hematogênica. A Figura 33.1 esquematiza as formas de transmissão da teníase e da cisticercose.

O cisticerco consiste em duas partes principais – a parede do cisto e o escólece – e tem quatro estágios evolutivos. Primeiramente, o cisticerco apresenta uma forma vesicular (viável) em que a membrana é transparente, o escólece é invaginado e o líquido intracístico (ou vesicular) é claro e pode permanecer desta forma por alguns anos. À medida que o parasito perde a capacidade de controlar a resposta imune, reações inflamatórias se iniciam e o cisto em forma vesicular vai se degenerando. Primeiro, o fluido intravesicular se torna mais

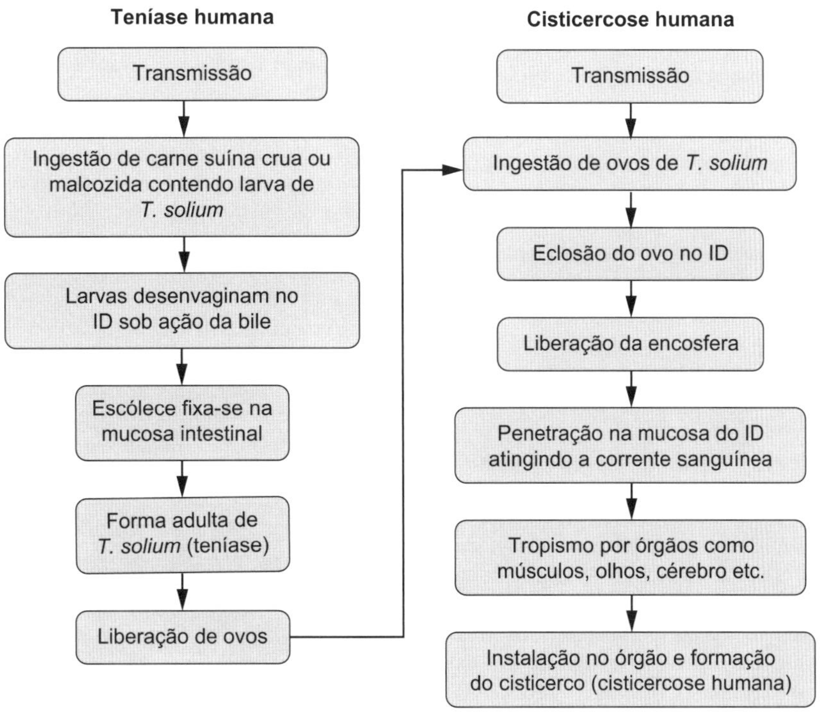

FIGURA 33.1 Esquema de transmissão da teníase e cisticercose humanas. ID: intestino delgado.

turvo, e o escólece começa a sofrer um processo de hialinização, caracterizando a forma coloidal. Posteriormente, o fluido sofre um processo de granulação, que caracteriza a forma granular, e então evolui para a forma calcificada.

Um mesmo indivíduo pode apresentar uma ou centenas de lesões; o seu tamanho pode variar de poucos milímetros a alguns centímetros, podendo haver lesões em diferentes estágios. Essa grande variabilidade está relacionada às condições imunológicas do indivíduo parasitado e esses aspectos imunológicos do hospedeiro podem ser modulados pelo próprio parasito.

Os sintomas que serão apresentados mais adiante costumam aparecer alguns anos após a invasão inicial do SN e se devem ao processo inflamatório ao redor do parasito, ao efeito de massa decorrente ou em função da gliose residual. Existe uma clara associação entre a existência de inflamação pericística e a intensidade dos sintomas clínicos, sobretudo as crises convulsivas. Alguns antígenos do cisticerco estimulam a produção de anticorpos específicos que são a base do diagnóstico imunológico da doença, enquanto outros, particularmente o antígeno B, participam dos fenômenos de fuga dos processos imunológicos de defesa. Há elevação dos níveis de imunoglobulinas IgG, IgM, IgE e IgA, respectivamente em ordem decrescente quanto aos níveis detectáveis. Existem relatos afirmando que na NC ocorrem alterações na resposta imune celular com aumento da subpopulação de linfócitos CD8, diminuição na proliferação de outros linfócitos e alterações na concentração de citocinas.

Os cistos vesiculares desencadeiam pouca reação inflamatória, diferentemente dos cistos na fase coloidal, que são frequentemente envolvidos por uma cápsula de colágeno e por reação inflamatória mononuclear. O parênquima cerebral adjacente apresenta proliferação microglial, gliose astrocitária, edema, degeneração neuronal e infiltração linfocitária perivascular. Quando a lesão evolui para a fase de calcificação, o edema pode se manter, mas células epitelioides se coalescem, formando um infiltrado de células gigantes multinucleadas. As formas extraparenquimatosas desencadeiam grave resposta inflamatória no espaço subaracnóideo com a formação de exsudato composto por colágeno, linfócitos, eosinófilos e membranas hialinizadas do parasito e consequente espessamento das leptomeninges. Esse processo inflamatório pode se estender, levando ao comprometimento do quiasma óptico, de nervos cranianos e artérias perfurantes, com consequente infarto das regiões relacionadas a elas. As alterações leptomeníngeas podem levar à obstrução do aqueduto cerebral e dos forames de drenagem liquórica, com consequente hidrocefalia.

A variedade denominada racemosa caracteriza-se por um crescimento anormal da membrana cística com degeneração do escólece. Pode se desenvolver no parênquima cerebral, mas ocorre com mais frequência nos ventrículos e nas cisternas. O seu manuseio é muito difícil, pois a simples manipulação cirúrgica pode levar a sua multiplicação.

QUADRO CLÍNICO

As manifestações clínicas da NC podem ser bastante variáveis e inespecíficas. Os indivíduos podem ser desde assintomáticos até apresentar graves e complexos sintomas neurológicos. Esse pleomorfismo está relacionado a alguns fatores, como a topografia da lesão, o seu estágio evolutivo e a interação do agente infeccioso com o hospedeiro. A NC pode se apresentar clinicamente diversa se os cistos forem intra ou extraparenquimatosos. Dessa maneira, cistos parenquimatosos mais comumente causam crises convulsivas e/ou hipertensão intracraniana (HIC) por efeito de massa; cistos nos ventrículos e cisternas causam hidrocefalia com HIC por obstrução ao fluxo liquórico; e cistos no espaço liquórico medular causam sintomas neurológicos relacionados a compressão medular ou bloqueio liquórico, bem como meningite. Existem relatos sugerindo que a intensidade dos sintomas e a atividade da doença possam ter determinantes genéticos associados ao sistema HLA. Com relação às variações genotípicas de *T. solium*, existem relatos mostrando que diferentes genes podem levar a diferentes apresentações clínicas e a diferentes detecções de anticorpos em pacientes com NC.

Crises convulsivas são as manifestações clínicas mais frequentes, sobretudo nas formas parenquimatosas, podendo ser a manifestação única ou primária em quase 70 a 90% dos casos. Elas podem ser focais, com ou sem generalização secundária, ou, menos frequentemente, generalizadas. Como afirmado anteriormente, a NC é a causa mais comum de epilepsia em regiões em que ela é endêmica.

No caso dos cistos parenquimatosos ativos, ao sofrer rupturas ou microrrupturas, liberam volumes variáveis de líquido vesicular com alto poder inflamatório, o que pode desencadear as crises convulsivas das mais diferentes formas, de acordo com a sua localização e número. Os cistos calcificados ou erroneamente chamados inativos também podem causar crises convulsivas recorrentes, uma vez que o antígeno do cisticerco pode permanecer na matriz calcificada e ser exposto sempre que essa matriz sofre alguma alteração. Além disso, pacientes na fase inativa da NC podem ter se tornado epilépticos durante a fase ativa da doença e permanecerem assim depois. Alguns indivíduos com cisticercos ativos podem ser assintomáticos.

Sinais neurológicos focais, sobretudo os referentes ao comprometimento dos tratos piramidais, têm sido descritos em mais de 20% dos casos de NC e estão relacionados ao tamanho, número e localização do cisto. Podem ser encontrados ainda alterações da sensibilidade, distúrbios de linguagem, distúrbios extrapiramidais e sinais de comprometimento de tronco cerebral, com envolvimento de núcleos de nervos cranianos. Como exemplo, há a hidrocefalia com compressão do teto do mesencéfalo, que leva à síndrome vertiginosa por compressão do núcleo do VIII nervo craniano. Os sinais focais estão mais relacionados à compressão do parênquima cerebral devido aos cistos nos espaços subaracnóideos ou à hidrocefalia.

A HIC ocorre em aproximadamente 30% dos casos, estando associada ou não a crises convulsivas ou a sinais focais. A causa mais comum é a hidrocefalia, quer pela ocorrência de cistos nos espaços ventriculares ou cisternas, quer pela existência de aracnoidites e ependimite. Nessas circunstâncias, o fluxo liquórico fica prejudicado ou interrompido. HIC também pode ocorrer sempre que se deflagra resposta imune grave, sendo tanto mais grave quanto mais intensa for a resposta do hospedeiro ou o número de cistos desencadeadores da resposta inflamatória. Nesses casos, além dos sinais clássicos de HIC, como cefaleia, náuseas e vômitos, podem ser encontradas alterações do nível de consciência, alterações de comportamento e diminuição da acuidade visual.

Nas formas parenquimatosas, podem ocorrer transtornos neuropsicológicos que podem variar de alterações cognitivas mínimas até quadros demenciais graves. Cerca de 3% dos pacientes com NC podem apresentar acidentes vasculares cerebrais, que são secundários a vasculites.

Sinais de comprometimento medular, como dores radiculares e fraqueza de membros inferiores ou superiores, podem acontecer, entre 1 e 5% dos casos, quando há cistos no interior da medula espinal ou comprimindo-a extrinsecamente.

Distúrbios visuais e endócrinos podem ser encontrados quando há cistos na região selar e cisticercos intraoculares levam à diminuição da acuidade visual ou alterações no campo visual.

DIAGNÓSTICO

O diagnóstico da NC pode ser realizado por pesquisa direta da forma metacestódea de *T. solium*, por meio de exames anatomopatológicos após intervenção cirúrgica, biopsia ou necropsia. No entanto, o diagnóstico mudou drasticamente com o aprimoramento das técnicas de neuroimagem. Por meio da tomografia computadorizada de crânio (TC) e da ressonância magnética (RM), é possível estabelecer de maneira precisa o número e a localização dos cistos, bem como os seus estágios evolutivos. Os exames imunológicos, tanto no soro quanto no liquor, pelo baixo custo, são úteis como *screening*, mas devem ser interpretados à luz dos achados clínicos e de neuroimagem.

Diagnóstico por imagem

A RM é mais sensível que a TC na visualização do escólece e na graduação do processo inflamatório e no diagnóstico das formas extraparenquimatosas, enquanto a TC é mais útil na detecção de calcificações, sobretudo nas de menor tamanho (Figuras 33.2 e 33.3). Os exames de neuroimagem são menos sensíveis para lesões que estejam localizadas na fossa posterior.

Os estágios vesiculares intraparenquimatosos aparecem tanto na TC quanto na RM como cistos bem-delimitados e sem sinais de edema ao redor ou captação de contraste. A membrana vesicular é pouco visualizada e o líquido intracístico apresenta o mesmo sinal do liquor. No interior desses cistos, pode ser encontrada uma estrutura excêntrica nodular e hiperdensa representando o escólece do parasito, caracterizando o sinal patognomônico da NC (Figura 33.4). As aquisições em FLAIR (*fluid attenuated inversion recovery*) e a difusão da RM permitem melhor visualização do escólece.

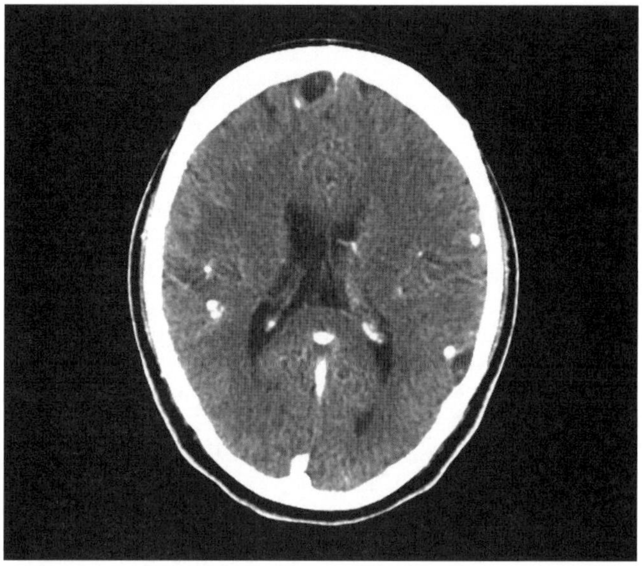

FIGURA 33.2 TC de crânio com contraste mostrando múltiplas calcificações esparsas em ambos os hemisférios cerebrais com algumas vesículas em edema perilesional. Algumas lesões calcificadas apresentam realce após a administração de contraste.

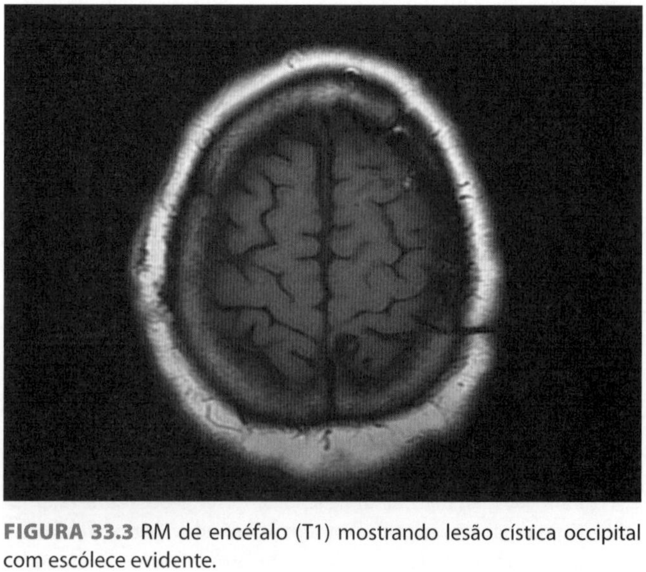

FIGURA 33.3 RM de encéfalo (T1) mostrando lesão cística occipital com escólece evidente.

À medida que o cisticerco evolui e se transforma em coloidal e granular, surge um edema parenquimatoso perilesional, o fluido intracístico torna-se mais evidente e a injeção de contraste evidencia um halo de captação ao redor da lesão (Figura 33.5). A reação inflamatória e o edema parenquimatoso podem levar a sinais de HIC com desvio da linha média, apagamento de sulcos e de ventrículos. Finalmente, os cistos parenquimatosos desaparecem ou se calcificam, sendo, nesse caso, mais bem detectados à TC. Os cistos calcificados podem variar de tamanho, desde pequenos pontos a grandes massas calcificadas habitualmente sem edema (Figura 33.6). Existem relatos sobre a presença de edema perilesional em calcificações em até 30% dos casos em que há crises convulsivas. As Figuras 33.7 A e B e 33.8 A a C mostram imagens em diferentes aquisições de RM.

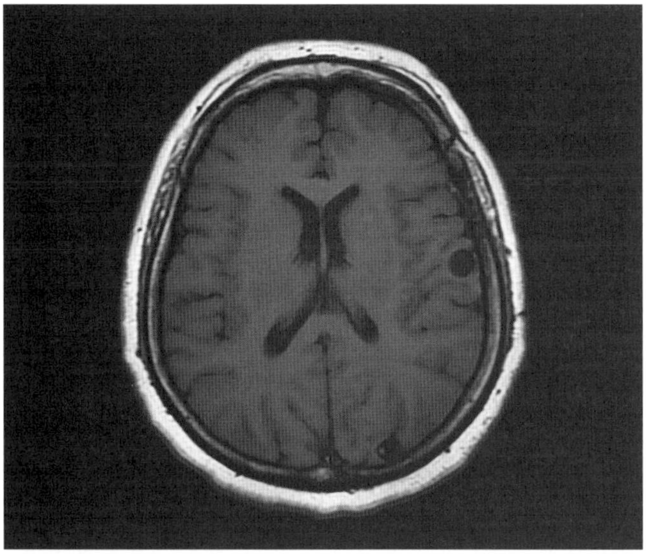

FIGURA 33.4 RM de encéfalo (T1) mostrando múltiplas lesões císticas intraparenquimatosas supratentoriais com escólece. Destaca-se uma lesão occipital lateral esquerda, com conteúdo espesso e intenso realce anelar.

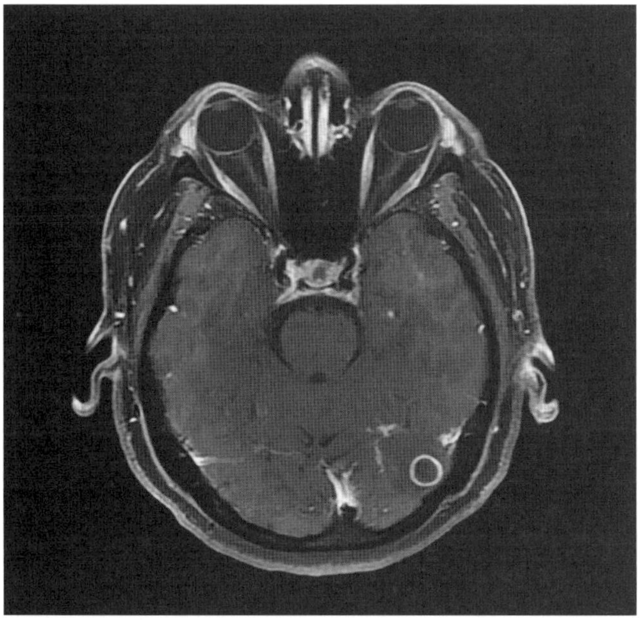

FIGURA 33.5 RM de encéfalo (T1) mostrando lesão cística occipital com realce após a administração de contraste.

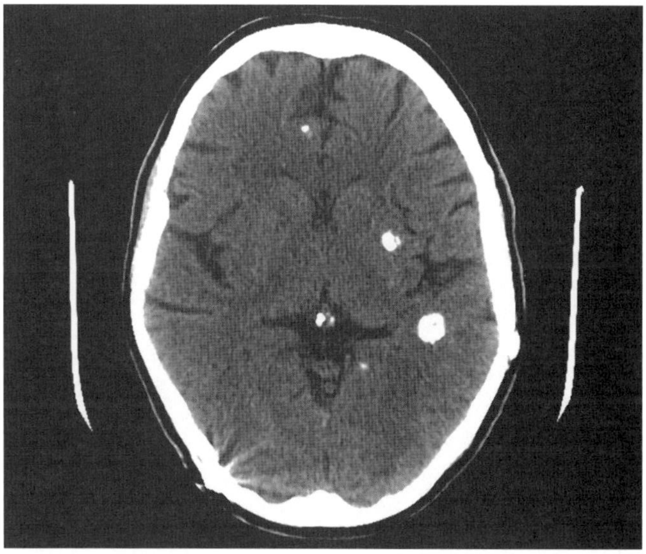

FIGURA 33.6 TC de crânio apresentando múltiplas lesões com calcificações grosseiras difusamente distribuídas pela substância branca e cinzenta bilateralmente.

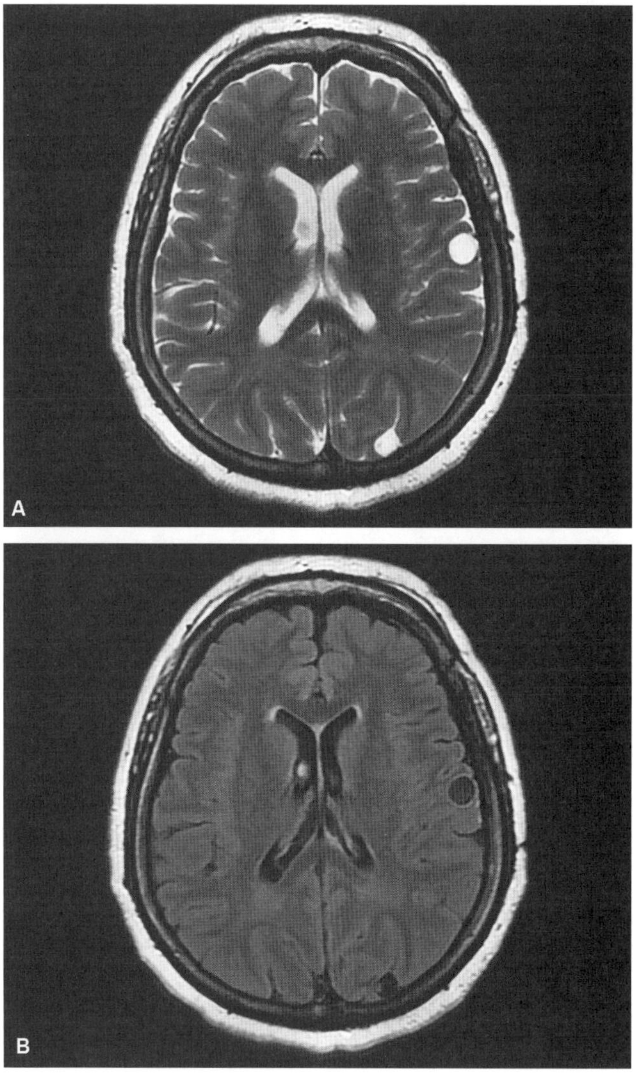

FIGURA 33.7 RM de encéfalo aquisição T2 (**A**) e T1 (**B**) monstrando lesão cística (fase coloidal) na transição parietotemporal e a lesão vesicular com escólece na região occipital.

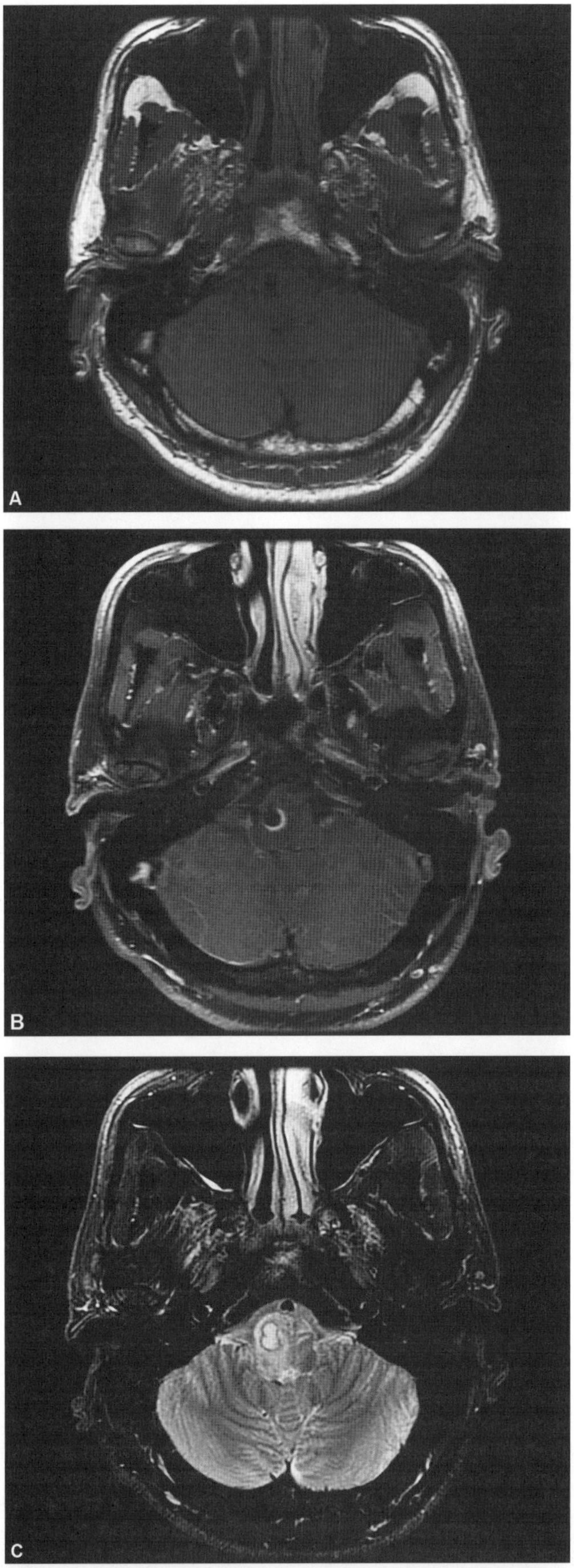

FIGURA 33.8 A. RM de encéfalo (T1) mostrando formação cística com pequena nodulação mural na transição entre a ponte e o bulbo à direita. B. Realce perilesional após administração de contraste. C. Mostra a mesma lesão em aquisição T2/FLAIR.

As formas extraparenquimatosas da NC incluem cisticercos nos ventrículos e cisternas da base. Uma vez que a membrana do cisto é muito fina e o líquido vesicular isodenso com relação ao liquor, sua visualização por meio da TC é quase impossível e, à RM, na maioria das vezes, somente são percebidas alterações secundárias, como a hidrocefalia ou a alteração da conformação das cisternas. Eles também podem aparecer como lesões multilobuladas que deslocam as estruturas cerebrais (Figuras 33.9 e 33.10).

Diagnóstico laboratorial

Mesmo com o desenvolvimento de diversos testes imunológicos utilizando diferentes antígenos parasitários, não se consegue estabelecer um exame laboratorial 100% sensível e específico, sobretudo nos casos de lesões únicas. No caso de lesões múltiplas, existem relatos de 100% de especificidade e até 98% de sensibilidade do EITB (*enzyme-linked immunoelectrotransfer blot*) utilizando antígeno glicoproteico de *T. solium*, que podem ser aplicados tanto no soro quanto no liquor. Estudos comparativos entre EITB e ELISA (*enzyme-linked immunosorbent assay*) mostram que o primeiro ensaio apresenta melhores resultados, porém é mais complexo e de custo mais elevado do ponto de vista financeiro.

Entre os testes imunológicos, utiliza-se também a imunofluorescência indireta, e *immunoblotting* ou *Western blot* com antígenos distintos do EITB. O teste ELISA com antígenos do líquido vesícular, produtos de excreção e secreção, antígenos de homogenatos totais ou fracionados de cisticerco de *T. solium* ou outras espécies relacionadas, como *Taenia saginata* e *Taenia crassiceps,* tem sido o mais utilizado no diagnóstico da NC por apresentar significativa sensibilidade e especificidade, ser de fácil e simples execução, com baixo custo. Em inquéritos epidemiológicos, esse teste pode ser utilizado em amostras de soro, saliva e de sangue em papel de filtro. A reação de *immunoblotting* e o teste ELISA apresentam diferenças quanto a sensibilidade e especificidade, porém a importância dos dois testes é salientada, principalmente nos casos em que os métodos diagnósticos de neuroimagens não são acessíveis. O teste ELISA-avidez específico para detecção de IgG foi descrito, possibilitando a distinção de NC ativa da

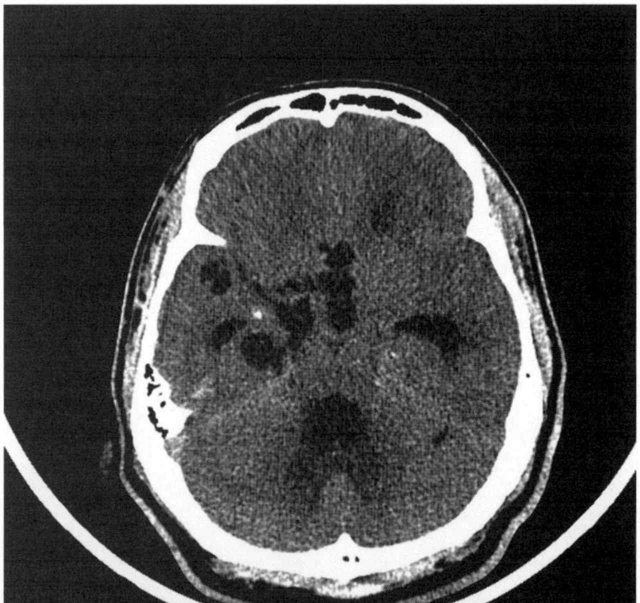

FIGURA 33.9 TC de crânio. Hidrocefalia; evidencia-se um cisto no interior do ventrículo lateral direito.

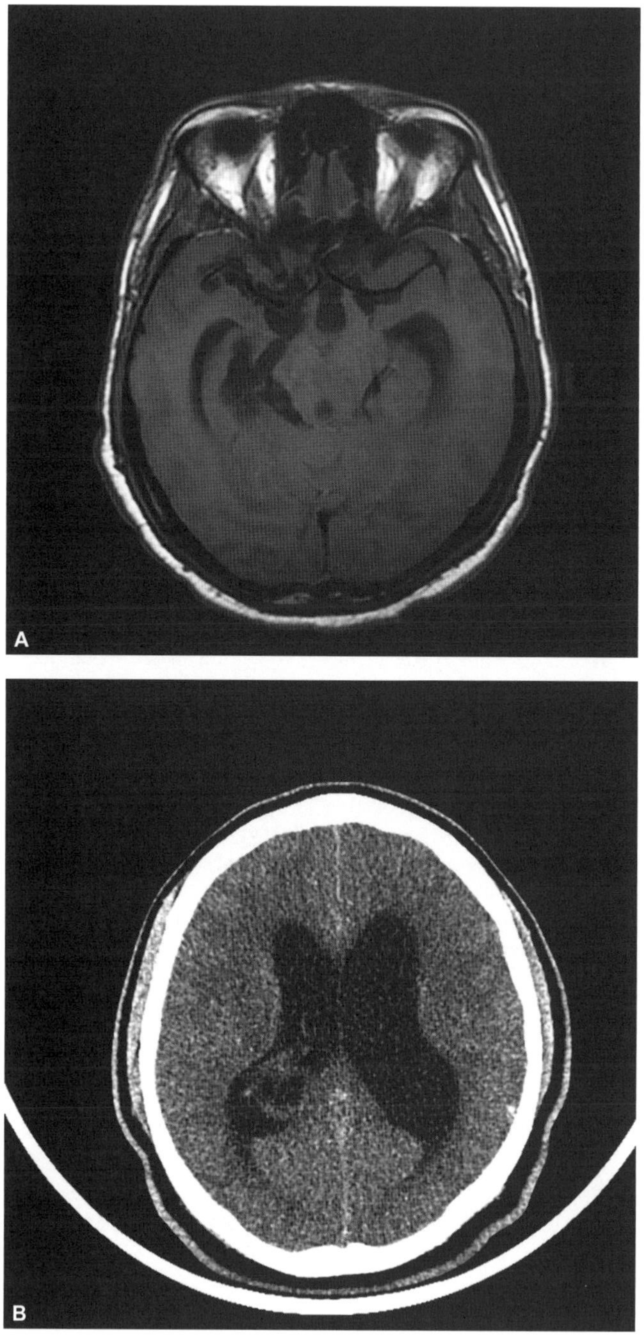

FIGURA 33.10 A. TC de crânio. **B.** RM de encéfalo (T1) apresentando múltiplas formações císticas, de dimensões variadas, ocupando e distendendo os espaços liquóricos subaracnóideos na base do crânio. O aspecto de imagem é compatível com neurocisticercose, forma racemosa.

inativa. A realização de testes imunológicos para NC deve ser sempre utilizada. A sua positividade permite o diagnóstico da NC, mas os testes negativos não afastam a doença. Além disso, em áreas endêmicas, os indivíduos podem ter exames imunológicos positivos sem que tenham NC.

A detecção de antígenos circulantes utilizando anticorpos monoclonais tem baixa sensibilidade no diagnóstico da NC, mas pode ser útil no controle terapêutico.

A positividade dos testes imunológicos realizados no liquor depende da localização dos cistos. Os cistos parenquimatosos só sinalizam imunologicamente para o liquor se estes estiverem próximos às vias de circulação liquórica. Nesse caso, além dos testes imunológicos positivos, podem ser encontrados outros sinais de inflamação, como pleocitose, com eosinofilorraquia, e aumento dos teores proteicos. A meningite cisticercótica ou a ocorrência de cistos no espaço subaracnóideo pode apresentar liquor com pleocitose à custa de neutrófilos e eosinófilos e baixos teores de glicose.

A pesquisa de parasitos e ovos nas fezes ou coproantígenos, que diagnostica a teníase humana, não tem significado diagnóstico na NC, podendo funcionar apenas como *screening* nas áreas endêmicas devido à possibilidade de autoinfecção interna decorrente de vômitos. Nesse caso, as proglotes grávidas podem chegar ao estômago, ocasionando a liberação dos ovos, os quais atuam como se tivessem sido ingeridos.

Baseando-se nos aspectos clínicos, epidemiológicos, imunológicos e de neuroimagem, Del Brutto propôs critérios diagnósticos definitivos ou prováveis para a NC (Tabela 33.2). Esses critérios incluem quatro categorias – absolutos, maiores, menores e epidemiológicos – de acordo com a ocorrência de um ou mais itens por eles estabelecidos. Os critérios absolutos permitem o diagnóstico inequívoco de NC. Os critérios maiores sugerem fortemente o diagnóstico, mas sozinhos não confirmam a doença, enquanto os menores são inespecíficos. Os critérios epidemiológicos são circunstanciais e indicam a possibilidade de o indivíduo ter NC. A proposta considera diagnóstico definitivo a existência de um critério absoluto ou dois maiores associados a um critério menor e um critério epidemiológico. Como diagnóstico provável, devem ser considerados um critério maior e dois menores ou então um maior, um menor e um epidemiológico, ou por fim, três menores associados a um epidemiológico.

Diagnóstico diferencial

Devido a sua apresentação pleomórfica, a NC deve ser considerada diagnóstico diferencial de algumas patologias que cursam com convulsões, HIC, sinais focais e nas meningites crônicas, sobretudo nas áreas em que é endêmica e quando os exames de neuroimagem não evidenciam lesões com escólece. Devem ser considerados os tuberculomas, os microabscessos, a toxoplasmose e as metástases císticas.

TABELA 33.2 Critérios diagnósticos para a neurocisticercose (NC).

Critérios	Características
Absolutos	Demonstração histológica do parasito por meio de biopsia Cistos com escólece visualizados por meio de exames de neuroimagem Visualização de vesícula cisticercótica retiniana no exame de fundo olho Resolução espontânea de lesão única pequena captante de contraste
Maiores	Evidência de lesões altamente sugestivas de NC nos exames de neuroimagem Pesquisa positiva de anticorpos anticisticercose por meio de EITB Resolução de lesão cística intracraniana com albendazol ou praziquantel
Menores	Evidência de lesões altamente sugestivas de NC nos exames de neuroimagem Manifestações clínicas sugestivas de NC ELISA positivo no liquor para anticorpos ou antígenos positivos no liquor Evidência de cisticercose fora do SN
Epidemiológicos	Procedência de zona endêmica Viagens frequentes às áreas endêmicas Evidência de contato doméstico com indivíduos com teníase

Adaptada de Del Brutto, 2012.

TRATAMENTO

A terapêutica a ser instituída na NC depende do quadro clínico do paciente, que por sua vez depende, como apresentado, de localização e números das lesões, estágio em que elas se encontram e resposta inflamatória presente. Um paciente que chega a um serviço de emergência com quadro agudo de crises convulsivas e/ou com sinais de HIC deve ser abordado terapeuticamente de maneira diferente de um paciente que apresenta um cisto parenquimatoso assintomático. No primeiro caso, deve ser introduzida terapia com corticosteroides e anticonvulsivantes, e no segundo caso, o paciente deve ser observado e eventualmente receber tratamento com cisticida. A corticoidoterapia sempre precede a introdução de terapêutica específica. O tratamento neurocirúrgico está indicado em algumas situações específicas. A Tabela 33.3 apresenta o consenso para o esquema terapêutico da NC cerebral.

Cisticidas

Devido à natureza benigna da maior parte das formas da NC, o uso de cisticidas é questionado. Alguns estudos mostram que o uso de cisticidas promove a destruição do cisto, mas não altera o curso natural da doença. Outros relatam melhora clínica e prognóstico mais favorável com o uso dessas substâncias, independentemente do estágio evolutivo da lesão.

As substâncias antiparasitárias mais utilizadas são o praziquantel (isoquinolona) ou o albendazol (derivado imidazólico). Alguns relatos apontam maior eficácia para o albendazol, apoiado pelo fato de atuar melhor sobre as formas extraparenquimatosas, além de apresentar preço inferior ao do praziquantel.

Os cisticidas podem, ao levar à degeneração dos cistos, desencadear uma grande reação inflamatória, tanto no parênquima encefálico, no caso dos cistos parenquimatosos, quanto nas meninges, forames e epêndima, no caso de cistos extraparenquimatosos. Por essa razão, sua utilização deve ser bastante ponderada e a corticoidoterapia deve ser instituída previamente. A utilização de cisticidas nas formas calcificadas da NC é desnecessária. Dados de revisão mostram que as evidências são insuficientes para determinar os efeitos benéficos das substâncias cisticidas no tratamento da NC. Os argumentos contrários à utilização de cisticidas na NC levam em consideração o fato de: (a) desencadear ou potencializar as reações inflamatórias; (b) piorar o prognóstico a longo prazo das crises convulsivas devido às reações inflamatórias; e (c) ser desnecessário, uma vez que o parasito morre naturalmente.

Com relação às doses de praziquantel, sugere-se, no caso de vários cistos parenquimatosos, a dose de 50 mg/kg/dia fracionados em três vezes por 15 dias, e 75 a 90 mg/kg em um dia, fracionados em três vezes com intervalo de duas horas. No caso do albendazol, a dose sugerida é de 15 mg/kg/dia durante 3 dias a 1 semana, podendo ser aumentada até 30 mg/kg/dia no caso de cistos intraventriculares.

TABELA 33.3 Consenso terapêutico para a neurocisticercose.

Formas		Tratamento
Parenquimatosas	Cistos viáveis	Cisticida + corticoide
	Cistos calcificados	Sem tratamento
	Lesões com realce à TC/RM	Anticonvulsivante + cisticida + corticoide
	Encefalite	Altas doses de corticoide + diurético osmótico ou imunossupressor + cisticida
Extraparenquimatosas	Cisto intraventricular	Remoção neuroendoscópica
	Cisto subaracnoide	Cisticida + corticoide; DVP, se necessário
	Hidrocefalia sem cisto viável	DVP apenas
	Hidrocefalia + cisto viável	DVP + cisticida
	Ocular	Remoção cirúrgica
	Espinal	Tratamento cirúrgico

DVP: derivação ventriculoperitoneal. Adaptada de García *et al.*, 2002.

Corticoides

Os corticoides devem ser sempre utilizados como tratamento anti-inflamatório, quer na fase aguda inicial da doença, quer nas recrudescências que porventura possam ocorrer durante a evolução da doença. Na fase aguda, deve-se optar pela dexametasona, que apresenta ação mais rápida e de mais fácil biodisponibilidade. Devido aos seus efeitos mineralocorticoides, a dexametasona não deve ser mantida por longo período e pode ser substituída pela prednisona. A duração do tratamento com corticoides depende da quantidade de cistos e da intensidade da reação inflamatória, mas não deve ultrapassar de 10 a 15 dias. A dose preconizada é de até 20 mg/dia de dexametasona ou de até 90 mg/dia de prednisona.

Antiepilépticos

O controle das crises convulsivas é fundamental no prognóstico da doença. Os esquemas terapêuticos dependem dos tipos de crises e das suas capacidades de resposta à substância anticonvulsivante. Habitualmente, os pacientes com as formas calcificadas da NC não apresentam crises convulsivas, uma vez que não desencadeiam qualquer resposta inflamatória. Exceções acontecem quando ainda existem, na massa calcificada, fragmentos do parasito ou então quando o indivíduo acabou por ter alterações persistentes da atividade elétrica cerebral durante a doença ativa. Os fármacos mais comumente utilizados são a fenitoína e a carbamazepina. Nos casos de maior dificuldade no controle das crises, deve-se pensar na associação de substâncias ou na utilização de anticonvulsivantes de última geração, como a lamotrigina, ou de benzodiazepínicos. É importante ter em mente que o surgimento de crises convulsivas em pacientes controlados pode significar exacerbamento do processo inflamatório.

CIRURGIA

A abordagem neurocirúrgica deve ser considerada quando há hidrocefalia, NC intraventricular, HIC, pseudotumor refratário, cistos parenquimatosos comprimindo estruturas cerebrais ou nervos cranianos, nas formas espinais com compressão medular ou de raízes e na cisticercose ocular. As técnicas a serem utilizadas dependem da localização do cisto e da sua repercussão clínica. Assim, cistos simples, únicos e parenquimatosos, próximos à corticalidade, podem ser retirados por meio de cirurgia estereotáxica. Cistos extraparenquimatosos (ventriculares e cisternais), podem ser abordados e removidos por cirurgia neuroendoscópica. Pacientes com hidrocefalia, ventriculites, aracnoidites e ependimites, que alteram a produção/absorção do liquor, devem ser submetidos à colocação de sistema de derivação ventriculoperitoneal.

BIBLIOGRAFIA

Barcelos IS, Moura LP, Costa VP, Ferreira MS, Costa-Cruz JM. *Taenia solium* metacestode immunodominant peptides recognized by IgG antibodies in cerebrospinal fluid and serum paired samples from patients with active and inactive neurocysticercosis. Mem Inst Oswaldo Cruz. 2007 Sep;102(6):713-7.

Barcelos IS, Souza MA, Pena JD, Machado GA, Moura LG, Costa-Cruz JM. Saline extract of Taenia saginata metacestodes as an alternative antigen for the immunodiagnosis of neurocysticercosis in human cerebrospinal fluid. Parasitol Res. 2009 Jul;105(1):169-74.

Barcelos IS, Souza MA, Pena JD, Machado GA, Moura LG *et al.* Genetic polymorphism in *Taenia solium* metacestodes from different Brazilian geographic areas. Mem Inst Oswaldo Cruz. 2012 Feb;107(1):24-30.

Bruno E, Bartoloni A, Zammarchi L, Strohmeyer M *et al.* COHEMI Project Study Group. Epilepsy and neurocysticercosis in Latin America: a systematic review and meta-analysis. PLoS Negl Trop Dis. 2013 Oct 31;7(10):e2480.

Carpio A, Kelvin EA, Bagiella E, Leslie D *et al.* Ecuadorian Neurocysticercosis Group. Effects of albendazol treatment on neurocysticercosis: a randomised controlled trial. J Neurol Neurosurg Psychiatry. 2008 Sep;79(9):1050-5.

Del Brutto OH. Neurocysticercosis: a review. The Scientific World Journal. 2012;1-8.

Fleury A, Moreno García J, Valdez Aguerrebere P, de Sayve Durán M *et al.* Neurocysticercosis, a persisting health problem in Mexico. PLoS Negl Trop Dis. 2010 Aug 24;4(8):e805.

García HH, Evans CA, Nash TE, Takayanagui OM *et al.* Current consensus guidelines for treatment of neurocysticercosis. Clin Microbiol Rev. 2002 Oct;15(4):747-56.

Garcia HH, Rodriguez S, Friedland JS. Cysticercosis Working Group in Peru. Immunology of *Taenia solium* taeniasis and human cysticercosis. Parasite Immunol. 2014 Aug;36(8):388-96.

Manhani MN, da Silva Ribeiro V, Oliveira Silva DA, Costa-Cruz JM. Specific IgG avidity in active and inactive human neurocysticercosis. Diagn Microbiol Infect Dis. 2009 Oct;65(2):211-3.

Manhani MN, Ribeiro VS, Cardoso R, Ueira-Vieira C *et al.* Specific phage-displayed peptides discriminate different forms of neurocysticercosis by antibody detection in the serum samples. Parasite Immunol. 2011 Jun;33(6): 322-9.

Ribeiro VS, Nunes DS, Gonzaga HT, da Cunha-Junior JP, Costa-Cruz JM. Diethylaminoethyl (DEAE) binding fraction from *Taenia solium* metacestode improves the neurocysticercosis serodiagnosis. Parasitol Res. 2014 Jul;113(7):2569-75.

Singhi P. Neurocysticercosis. Ther Adv Neurol Disord 2011; Mar;4(2): 67-81.

Sinha S, Sharma BS. Neurocysticercosis: a review of current status and management. J Clin Neurosci. 2009 Jul;16(7):867-76.

Takayanagui OM, Jardim E. Therapy for neurocysticercosis. Comparison between albendazol and praziquantel. Arch Neurol. 1992 Mar;49(3): 290-4.

34 Ectoparasitoses

Silvio Alencar Marques

ESCABIOSE

Conceito

Escabiose, também conhecida como sarna, sarna norueguesa ou sarna crostosa, é causada pelo *Sarcoptes scabiei* var. *hominis*, ácaro exclusivo da pele humana, portanto, de contágio inter-humano ou por fômites, e que causa dermatose intensamente pruriginosa. É conhecida desde o período do império romano, e a palavra sarna era utilizada para designar todas as doenças pruriginosas então existentes.

Patogênese e epidemiologia

É enfermidade de distribuição universal, com maior incidência em países em desenvolvimento. Todas as classes sociais são acometidas, mas a infestação é mais comum quando associada às más condições de higiene, educação sanitária e de moradia. Guerras e desastres naturais que provoquem aglomerados de pessoas facilitam a propagação da infestação. Presídios, asilos e orfanatos também reúnem condições para instalação e manutenção da infestação.

O contágio se dá por contato íntimo e direto pessoa a pessoa ou por via indireta, por meio de roupas contaminadas de uso pessoal ou de cama de uso comum. O *S. scabiei* sobrevive até 3 dias fora da pele humana e mantém seu potencial de contágio.

O ciclo completo do *S. scabiei* dura 30 dias. Após a cópula, apenas a fêmea sobrevive e inicia seu trajeto na epiderme, secretando proteases, o que lhe permite abrir caminhos (túneis), onde deposita entre 60 e 90 ovos durante todo o seu ciclo de vida. Em geral, a pele dos indivíduos imunocompetentes está contaminada por poucos elementos parasitários (10 a 15 ácaros em média); pacientes com algum tipo de imunossupressão, no entanto, podem apresentar infestação maciça, com milhares de ácaros, configurando o que se denomina sarna crostosa ou sarna norueguesa, com quadro clínico peculiar (Figura 34.1).

As manifestações clínicas dependem do desenvolvimento de reação de hipersensibilidade tipo IV ao ácaro e seus produtos (Figura 34.2). A sarna do cão pode contaminar o ser humano, mas um único banho é suficiente para eliminar a infestação, pois a variedade canina não é capaz de invadir e colonizar a pele humana.

Quadro clínico

As manifestações clínicas demoram de 4 a 6 semanas após o contágio para se iniciarem, período este necessário para que se manifeste a hipersensibilidade ao ácaro e suas excretas. Nas reinfestações, esse tempo pode ser reduzido para poucas horas após o contágio.

A manifestação principal é prurido intenso, pior no período noturno, ao se deitar, com pouca ou nenhuma resposta aos anti-histamínicos. As crianças são infectadas com facilidade, apresentando, então, lesões generalizadas que incluem o segmento cefálico e caracteristicamente as regiões palmares e plantares. Nos adultos, as lesões ocorrem particularmente nas dobras axilares anteriores e posteriores, na face medial dos punhos, espaços interdigitais das mãos, região periumbilical, hipogastro e região glútea. No homem, são locais preferenciais o escroto e o pênis, tanto o prepúcio quanto a glande; na mulher, caracteristicamente a aréola mamária.

As lesões são do tipo pápula ou vesícula, papulovesícula ou pequenos trajetos vesiculares quase planos (túneis), associadas a pápulas escoriadas ou sinais de escoriação. No adulto, a infecção secundária não é tão comum. No paciente com boa higiene ou com tratamentos parciais e insuficientes, os sinais dermatológicos são mais escassos, podendo haver apenas sinais de escoriação. Atentar para a possibilidade da permanência dos nódulos pós-escabióticos, que são lesões papulonodulares localizadas na bolsa escrotal ou pênis, não habitadas e consequentes à hipersensibilidade ao agente (Figura 34.3). Na sarna crostosa, as lesões são generalizadas, caracterizadas por pápulas agrupadas formando placas recobertas por escamas e crostas. Podem comprometer a face e o couro cabeludo, e são mais exuberantes nas áreas de dobras (particularmente nos interdígitos). Na sarna crostosa, o prurido é, paradoxalmente, menos intenso.

Diagnóstico

A história e o exame clínico são sugestivos: distribuição das lesões; prurido persistente, mais intenso à noite; e quadro ou história semelhante no cônjuge ou em familiares. Nos casos de sarna crostosa, a primeira queixa clínica é, quase sempre, daqueles que cuidam ou se relacionam com proximidade com o caso índice.

O diagnóstico de certeza depende da visualização do *Sarcoptes* ou de seus produtos (ovos e fezes) no exame direto de raspado de lesão ou no exame histopatológico.

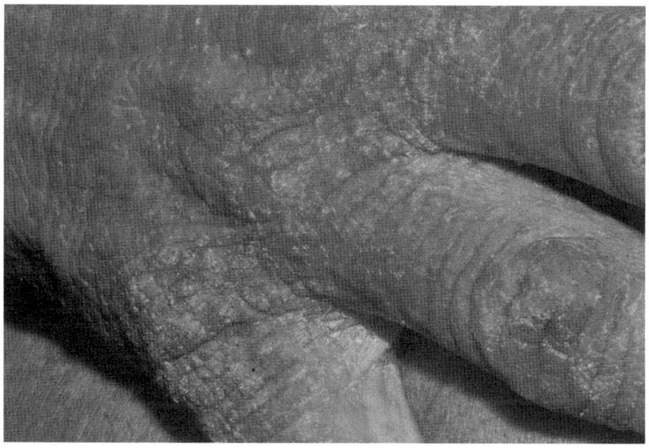

FIGURA 34.1 Sarna crostosa. Lesões escamocrostosas no dorso da mão e interdígitos. (Esta figura encontra-se reproduzida em cores no Encarte.)

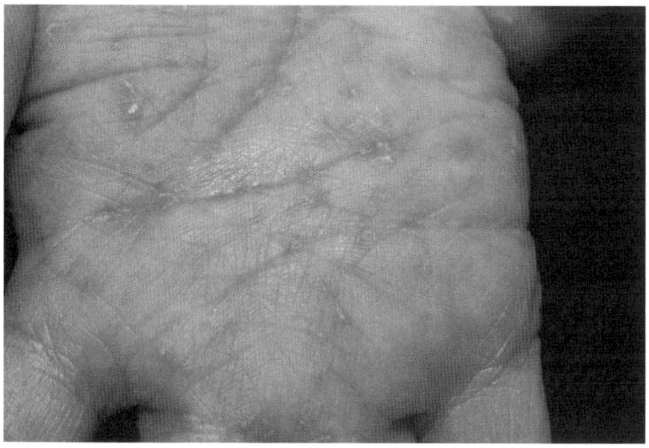

FIGURA 34.2 Escabiose na região palmar. (Esta figura encontra-se reproduzida em cores no Encarte.)

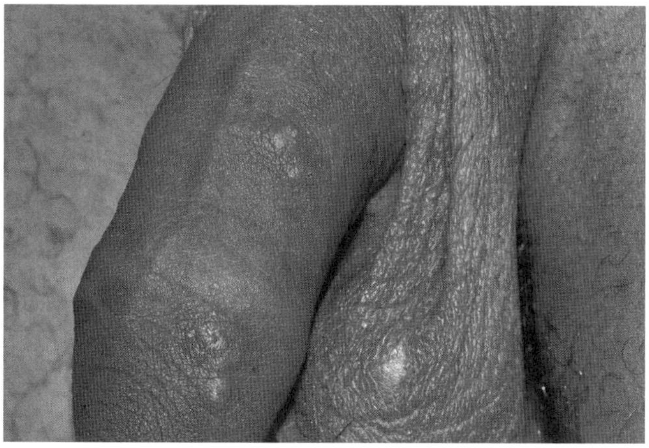

FIGURA 34.3 Nódulos pós-escabióticos. (Esta figura encontra-se reproduzida em cores no Encarte.)

Exame direto é de fácil execução e, na prática, deve-se colocar uma gota de óleo mineral em uma lâmina de hemograma e, com lâmina de bisturi nº 15 (sem corte) ou pequena cureta, tocar na gota de óleo; em seguida, deve-se raspar a lesão suspeita (túnel, pápula ou vesícula) e colocar o material obtido na gota de óleo depositada previamente na lâmina, cobrir com lamínula e examinar ao microscópio com objetiva de aumento de 40×. Atentar para o fato de que, quando de suspeita de sarna crostosa, a coleta deve ser realizada com cuidados redobrados de prevenção ao contágio. Se for optar pela biopsia, esta deve ser realizada na extremidade distal do túnel, pois aí aumenta-se a chance de detecção do ácaro. Em mãos treinadas, o uso do dermatoscópio (instrumento que permite o aumento de 10 vezes e com luz polarizada que concentra a iluminação) facilita a identificação do túnel e mesmo de sinais do ácaro.

Tratamento

O tratamento deve associar: (a) medicamento escabicida + anti-histamínicos + antibióticos (se houver infecção associada); (b) no primeiro dia após o término do tratamento (repetir 1 semana após), ferver a roupa de cama + roupa de uso diário + toalha, utilizados na última semana; (c) carpetes e tapetes devem ser aspirados, e o saco coletor do aspirador deve ser descartado; (d) todos os comunicantes da casa devem ser tratados concomitantemente, mesmo que não tenham sinais ou sintomas (animais domésticos não precisam ser tratados). Essas orientações devem ser entregues ao paciente, preferencialmente impressas.

Escabicidas de uso tópico

▸ **Permetrina 5% (creme)**. Adultos: aplicar do pescoço aos pés e sob as unhas. Lavar após 12 horas. Reaplicar após 7 dias. Crianças entre 2 meses e 5 anos de idade: aplicar em todo o corpo, incluindo a cabeça. Lavar após 10 horas. Reaplicar após 7 dias.

▸ **Lindano 1% (loção ou creme)**. Adultos: aplicar do pescoço aos pés e sob as unhas. Lavar após 10 horas. Reaplicar após 7 dias. Crianças apenas acima de 5 anos: aplicar em todo o corpo, incluindo a cabeça. Lavar após 6 horas. Reaplicar após 7 dias.

▸ **Monossulfiram (solução)**. Adultos: diluir em água potável (uma medida da medicação para três medidas de água). Empapar algodão ou gaze e passar após o banho, com o corpo semiúmido, da cabeça aos pés. Nas regiões mucosas e próximo dos olhos, a diluição deve ser de 1/6. Após aplicar a medicação, esperar secar antes de se vestir. Repetir por 3 dias consecutivos. Após 1 semana, repetir por mais 3 dias. Crianças: mesmo esquema, mas diluir na proporção de 1/6 e observar irritação em locais muito escoriados.

▸ **Enxofre precipitado de 10 a 20% (pasta d'água)**. Adultos: aplicar do pescoço aos pés e sob as unhas. Lavar após 12 horas. Aplicar por três noites consecutivas. Repetir após 7 dias. Crianças (enxofre precipitado a 6%): aplicar em todo o corpo, incluindo a cabeça. Lavar após 12 horas. Aplicar por três noites. Repetir após 7 dias. Observação: o uso sob as unhas é imperioso, pois o ato de coçar pode acumular ácaros nessa região.

▸ **Ivermectina (uso sistêmico)**. Adultos: 250 μg/kg (dose única). Disponível em comprimido de 6 mg. Repetir após 7 dias. Na sarna crostosa, repetir após 7 e 14 dias, utilizando associado a adjuvante tópico. Não usar em crianças, mulheres grávidas ou em aleitamento. Avaliar possíveis interações medicamentosas.

▸ **Creme de corticoide local e anti-histamínicos sistêmicos**. Devem ser utilizados para tratar nódulos pós-escabióticos.

PEDICULOSES

Conceito

Pediculose é infestação de ocorrência universal. Manifesta-se como pediculose do couro cabeludo (*Pediculus humanus capitis*), pediculose do corpo (*Pediculus humanus corporis*) e pediculose pubiana (*Pthirus pubis*), que são ectoparasitos, da ordem Anoplura, popularmente denominados piolhos.

Patogênese e epidemiologia

A pediculose do couro cabeludo é a mais comum e atinge todas as classes sociais, desde que expostas à fonte infectante. O contágio é direto, pessoa a pessoa ou por meio de pentes, escovas de cabelo de uso comum, bonés ou chapéus infestados. O piolho é de pequeno tamanho (3 a 4 mm), move-se rapidamente e é de difícil detecção visual. A fêmea deposita ovos (lêndeas) que aderem à haste do pelo, próximo à raiz. É mais prevalente em crianças e adolescentes, e costuma acometer a um só tempo os familiares, colegas da escola e companheiros de brincadeiras. Presídios, asilos, orfanatos e creches também reúnem condições para a instalação e a manutenção da infestação.

A pediculose do corpo é relativamente rara e acomete quase exclusivamente os indivíduos sem moradia (mendigos) nas grandes cidades. O agente é semelhante ao da pediculose do couro cabeludo, porém de menor tamanho. O contágio é pessoa a pessoa ou por compartilhamento de roupas, cobertores ou camas contaminadas. Em situações de guerra, em que as condições de higiene são precárias, a pediculose do corpo pode se tornar um flagelo e mesmo atuar como vetor da *Rickettsia prowazekii*, causa do tifo exantemático epidêmico.

A pediculose pubiana, atualmente rara, é considerada enfermidade de transmissão sexual facultativa, e seu diagnóstico implica escrutínio para possíveis outras infecções sexualmente transmissíveis (ITS). Sua frequência é quase que restrita às profissionais do sexo e aos seus clientes.

Quadro clínico

Na pediculose de couro cabeludo, a manifestação principal é o prurido, com infecção secundária relativamente frequente e aparecimento de linfonodo regional enfartado. Ao exame detectam-se lêndeas nos cabelos (Figura 34.4) e eritema e escoriações no couro cabeludo, visíveis na região da nuca.

Na pediculose do corpo se evidenciam lesões tipo urtica com ponto purpúrico central associadas a escoriações e áreas liquenificadas. As lesões são mais frequentes na região escapular, dobras axilares, hipogastro e região glútea.

Na pediculose pubiana, o prurido é intenso e observam-se urticas e escoriações na região pubiana. Eventualmente a pilosidade da coxa, do abdome, da axila e mesmo a dos cílios pode ser acometida. O *Pthirus pubis* é visualizado com a cabeça mergulhada no folículo piloso e as lêndeas estão presentes nas hastes dos pelos.

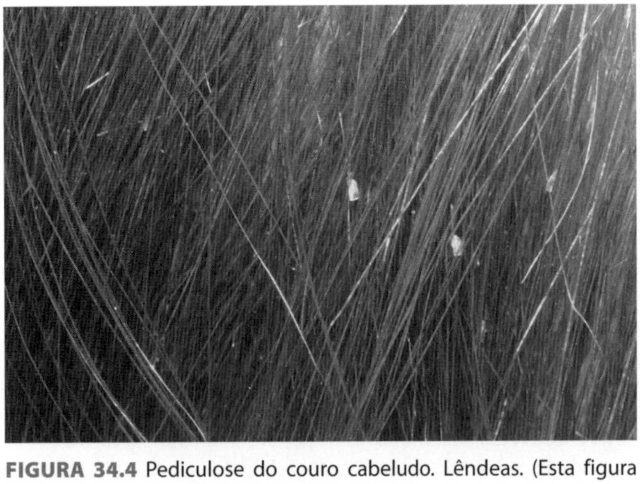

FIGURA 34.4 Pediculose do couro cabeludo. Lêndeas. (Esta figura encontra-se reproduzida em cores no Encarte.)

Diagnóstico

Na pediculose do couro cabeludo, as lêndeas devem ser diferenciadas das escamas da dermatite seborreica e, ainda que rara, da piedra branca. As lêndeas medem em torno de 1 mm e são mais aderidas ao pelo que as escamas da dermatite seborreica, mas menos que as aderências da piedra branca. O exame do pelo, direto ou utilizando dermatoscópio, permite a rápida distinção entre lêndea e piedra branca. Ainda que rara, pode haver associação de ambas as infestações. O *P. humanus capitis* tem formato alongado, 3 pares de patas e cabeça estreita. O *P. humanus corporis* é semelhante, porém de menor tamanho (2 a 3 mm) e encontrado nas dobras das roupas. O *P. pubis* tem formato típico com o tórax mais largo que o abdome e tamanho entre 1 e 1,5 mm.

Tratamento

Ao se diagnosticar um caso de pediculose do couro cabeludo, deve-se considerá-lo caso índice e proceder ao exame dos comunicantes. Se for paciente em idade escolar, creche ou instituição de agrupamento de pessoas, deve-se comunicar ao responsável, pois o tratamento, para ser efetivo, deve ser concomitante para todos os comunicantes, e as possíveis causas de contágio indiretas (fômites) devem ser identificadas e proscritas. O corte de cabelo o mais curto possível é auxiliar importante ao tratamento.

Pediculocidas tópicos e sistêmicos

Os principais pediculocidas tópicos e sistêmicos são:

- Permetrina 1% (xampu): lavar a cabeça e deixar a espuma por 10 min, em seguida enxaguar. Repetir após 7 dias. É eficiente contra o piolho, mas nem tanto contra as lêndeas. Para auxiliar na remoção destas, pode-se utilizar vinagre diluído em água. Aplicar o preparado no couro cabeludo e, depois de algum tempo, pentear os cabelos rigorosamente (pentes de metal com trama estreita são mais eficazes). Repetir esse procedimento por vários dias
- Deltametrina 2% (xampu): lavar a cabeça e deixar a espuma agir por 10 min, em seguida enxaguar. Também necessita de remoção ativa das lêndeas, conforme descrito anteriormente
- Ivermectina: (comprimido): dose única – 250 µg/kg (adultos). Disponível em comprimido de 6 mg. Repetir após 7 dias. Não usar em crianças, mulheres grávidas ou em aleitamento.

Na pediculose do couro cabeludo, também é necessária a remoção mecânica das lêndeas para o completo sucesso. Não esquecer de tratar os comunicantes e de reavaliar todos os envolvidos após o término do tratamento completo.

Na pediculose do corpo, há necessidade de remover todas as roupas e cobertores e lavá-los em água quente ou a seco. O creme tópico de permetrina pode ser útil. Melhorias nas condições de higiene pessoal são essenciais.

Na pediculose pubiana, o uso de permetrina xampu e a depilação da área são plenamente eficientes. Se houver lêndeas em cílios e outras áreas, além do uso da permetrina creme ou xampu é necessária a remoção manual das lêndeas, o que pode ser facilitado umedecendo previamente a área com vaselina.

MIÍASE

Conceito

A miíase é causada por infestação de larvas da ordem Diptera, e ocorre em humanos e animais vertebrados. As larvas completam seu ciclo de desenvolvimento, ou parte dele, em tecidos vivos ou mortos. Ocorre, com maior frequência, nos países tropicais e subtropicais. Em países de clima temperado, acomete viajantes que se contaminaram em áreas endêmicas.

Patogênese e epidemiologia

Miíase primária

Também denominada miíase furunculoide (popularmente chamada de "berne"). Mais comum nos meses quentes do ano, nas zonas rurais e em áreas de acúmulo de lixo ou dejetos, sendo, portanto, associada a condições sanitárias ruins ou negligenciadas. É causada por larvas biontófagas, que utilizam tecidos vivos da mosca *Dermatobia hominis* (encontrada desde o Golfo do México ao norte até a Argentina ao sul das Américas) como substrato alimentar. A *D. hominis* não deposita seus ovos diretamente na pele do ser humano ou animal. A fêmea deposita seus ovos em outras moscas e mosquitos hematófagos e, quando esses picam o ser humano ou o animal para se alimentar, a temperatura corporal destes estimula as larvas a saírem do ovo para a pele, penetrarem no local da picada do hematófago, se alojarem e ali se desenvolverem. Após completarem seu ciclo, de 30 a 70 dias na pele humana ou animal, a larva deixa a pele e completa seu desenvolvimento no solo. Na África, a miíase furunculoide é causada pela larva da *Cordylobia antropophaga.*

Miíase secundária

Também denominada miíase cavitária, miíase traumática, miíase das cavidades naturais e miíase intestinal. Quando ocorre nos animais, é popularmente denominada "bicheira" (Figura 34.5). Ocorre nas regiões tropicais e subtropicais, pela deposição de ovos em feridas traumáticas não protegidas, tumores cutâneos, úlceras crônicas e áreas de necrose cutânea. Nas Américas, as moscas responsáveis são a *Cochliomya macellara* (mosca-varejeira), que deposita ovos em feridas com tecidos mortos, e a *Cochliomyia hominivorax*, que se alimenta do tecido vivo em feridas traumáticas, no coto umbilical, e causa as denominadas "bicheiras" em bovinos e equinos, podendo causar graves prejuízos econômicos. Nos EUA, a *C. hominivorax* foi erradicada por meio de controle biológico utilizando-se machos estéreis. A *C. hominivorax* também é capaz de causar miíase em tecidos de cavidades naturais sadias, como o vestíbulo nasal e o conduto auditivo do ser humano e de animais. Outros gêneros, como *Sarcophaga* e *Lucillia*, também são possíveis causadores da miíase cavitária. A miíase intestinal, também denominada pseudomiíase, ocorre por ingestão acidental de alimentos contaminados por larvas de dípteros, que passam pelo tubo digestivo sem se desenvolverem, mas podem causar quadro gastrintestinal com certa gravidade em crianças. Deve-se considerar que larvas podem ser utilizadas como instrumento de limpeza de feridas crônicas não responsivas aos curativos usuais.

Quadro clínico

Na miíase furunculoide, habitualmente localizada em áreas expostas, há formação de lesão inicialmente semelhante a um furúnculo, constituído por pápula eritematosa que evolui para nódulo eritematoso com pequena abertura central que elimina secreção serosa e corresponde ao orifício pelo qual a larva respira. Nas fases iniciais, o diagnóstico é difícil, particularmente quando ocorre em área pilosa do ser humano ou animal, mas pode ser melhor definido com o auxílio do dermatoscópio, pois, com o aumento de 10 vezes proporcionado, pode-se visualizar o orifício e a pequena larva. A lesão furunculoide inicial cresce até se transformar em nódulo de 1 a 2 cm de diâmetro, com características inflamatórias. O quadro é acompanhado de dor, prurido e desconforto local, podendo ocorrer infecção bacteriana secundária e formação de abscesso. Ao atingirem a maturidade, as larvas saem do nódulo e caem no solo. Normalmente há apenas uma lesão, mas podem ocorrer várias lesões simultâneas.

Na miíase cavitária, o diagnóstico é imediato, pois as larvas são visíveis na superfície da lesão ulcerada. O número de larvas é variável e frequentemente subestimado, pois podem estar semiocultas e profundas no leito da lesão. Na miíase intestinal, o diagnóstico é suspeitado pelo encontro de larvas ou pupas nas fezes do paciente com queixa gastrintestinal.

Tratamento

Na miíase furunculoide, o mais comum é a extração manual ou cirúrgica da larva (Figura 34.6). Em ambas as opções, o uso de uma pinça aplicada gentilmente quando a larva se tornar visível e acessível é de grande auxílio. Alternativas que visam a ocluir o orifício de respiração (p. ex., uso de vaselina sólida) e obrigar a larva a tentar sair para respirar também são úteis. Após a extração da larva, a lesão regride espontaneamente em poucos dias. Deve-se atentar para a necessidade de vacinação antitetânica ou de tratar possível infecção secundária. Na miíase cavitária, deve-se remover cada larva com pinça, o que é facilitado se elas estiverem mortas, utilizando-se aspersão de éter ou por meio de prescrição de 200 μg/kg de peso em dose de ivermectina única. Muitas vezes, é necessário desbridamento cirúrgico para a remoção completa das larvas. Como prevenção, recomenda-se àqueles que corram risco de exposição o uso de repelentes, vestimentas que reduzam as áreas expostas e cobertura adequada de ferimentos e úlceras.

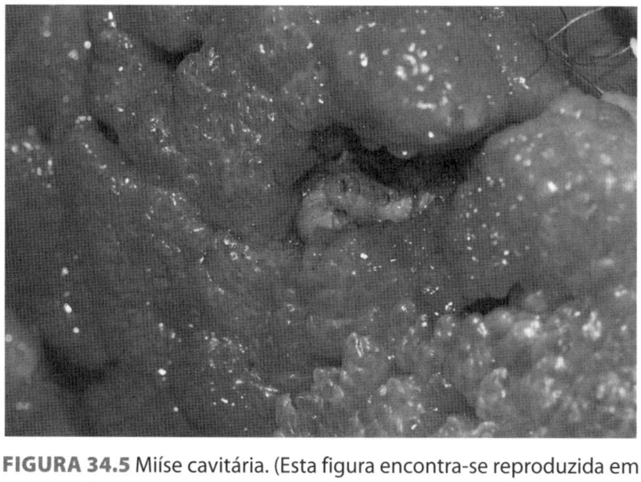

FIGURA 34.5 Miíse cavitária. (Esta figura encontra-se reproduzida em cores no Encarte.)

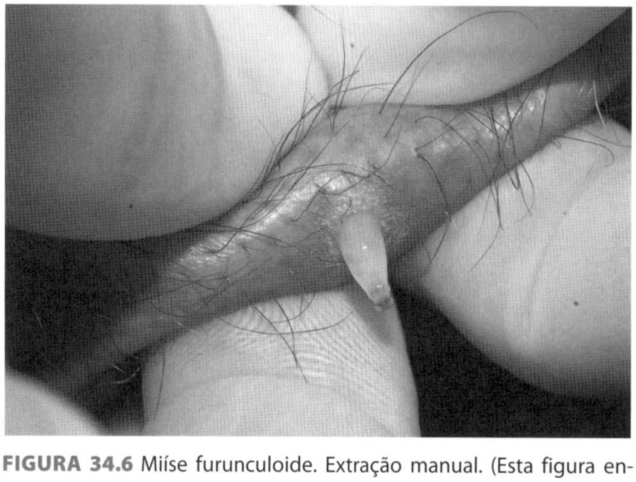

FIGURA 34.6 Miíse furunculoide. Extração manual. (Esta figura encontra-se reproduzida em cores no Encarte.)

PULÍASE

Conceito, patogênese e epidemiologia

Trata-se de dermatose causada por insetos sem asa da Ordem Siphonaptera, popularmente denominados "pulgas", representados na prática clínica pela *Pulex irritans*. As pulgas são insetos cosmopolitas e habitam residências, onde podem se alojar em tapetes, cortinas, roupas e assoalho. Têm como hospedeiro habitual ser humano, animais domésticos e aves, dos quais dependem para completar seu ciclo de vida. Após a oviposição, a eclosão das larvas é rápida, mas a fase de casulo (ou pupa) pode ser muito variável, conforme as condições ambientais (se favoráveis ou não). O tempo de vida do inseto é bastante longo (de 500 a 600 dias caso haja disponibilidade de alimento, o que explica a existência de pulgas em ambientes fechados e inabitados por longo tempo). A espécie *Xenopsylla cheopis* (pulga-do-rato) é o agente transmissor da *Yersinia pestis* e também pode ser agente transmissor do tifo exantemático.

Quadro clínico e tratamento

A lesão dermatológica é consequência da picada da pulga e se caracteriza por pápula urticada, seropápula e mesmo vesicobolha com halo eritematoso de intensidade variável, a depender da hipersensibilidade do paciente. As lesões habitualmente se dispõem em sequência linear, com cada lesão correspondendo a uma picada. Na criança, as picadas de pulgas podem desencadear prurigo agudo infantil, com grande número de lesões seropapulosas. A sintomatologia predominante se caracteriza por prurido intenso e a escoriação resultante, como porta de entrada para infecção bacteriana secundária. O tratamento consiste no uso de creme de corticoide em cada lesão individualmente e, se necessário, anti-histamínicos. Para a profilaxia, é necessário dedetizar o ambiente e implementar hábitos de higiene e aeração da moradia. O uso de repelente pode ser efetivo.

IXODÍASE | INFESTAÇÃO POR CARRAPATOS

Conceito, patogênese e epidemiologia

Carrapatos (Ixodidae) são ácaros capazes de causar ectoparasitose em homens e animais; provocam lesão e transmitem doenças ao se alimentar de sangue e linfa dos hospedeiros. O gênero *Amblyomma* é o mais importante no Brasil, sendo a espécie *Amblyomma cajennense* a mais representativa. É mais frequente em zonas rurais, parques e terrenos baldios, e o principal agente no Brasil, popularmente conhecido como carrapato-estrela. O ciclo de vida dos carrapatos se divide em quatro etapas: ovo, ninfa hexápode (conhecido por "micuim"), ninfa octópode e adultos. O hospedeiro é parasitado pela fêmea adulta e por ninfas hexápodes. Os carrapatos são potenciais vetores de várias doenças. No Brasil, a mais importante é a febre maculosa, causada pela *Rickettsia rickettsii*. Na Europa e nos EUA, carrapatos do gênero *Ixodes* transmitem a *Borrelia burgdorferi*, causadora da doença de Lyme. No Brasil, há relatos de casos comparáveis denominados doença de Lyme-símile. A transmissão dos agentes infecciosos pelos carrapatos implica um tempo de aderência na pele de no mínimo 6 horas, portanto, a detecção e a retirada precoce dos mesmos é importante.

Quadro clínico e tratamento

A lesão dermatológica se manifesta no local da picada e nem sempre é imediata. Muitas vezes, o carrapato na fase de ninfa hexápode já se desprendeu e não é mais visível; o carrapato adulto, porém, é imediatamente detectado, e sua picada é mais dolorosa, formando-se uma pápula urticada intensamente pruriginosa no local. Caso a ninfa permaneça no local, deve ser removida de maneira que o aparelho sugador (porção anterior ou falsa cabeça) não fique incrustado na pele, podendo provocar lesão crônica granulomatosa local. Para tanto, deve-se usar pinça, procedendo com a remoção suavemente, ou utilizar calor ou vaselina sólida sobre o mesmo. A pápula urticada resultante pode ser tratada com creme de corticoide e, se necessário, anti-histamínicos.

TUNGÍASE

Conceito, patogênese e epidemiologia

Corresponde à ectoparasitose cutânea do ser humano e dos animais vertebrados, causada pela fêmea grávida da pulga *Tunga penetrans*. Ocorre em regiões tropicais e subtropicais, frequentemente nas zonas rurais, em pocilgas e currais, associada ao trabalho descalço ou com sandálias. É popularmente conhecida como "bicho-do-pé", devido ao fato de ocorrer com maior frequência em região plantar e dedos do pé, mas pode ocorrer também nas mãos (manipulação de esterco). A fêmea penetra na pele com sua cabeça para sugar o sangue e fazer a oviposição. A lesão persiste por 4 a 6 semanas. A manipulação para retirada do parasito (tungíase) costuma servir de porta de entrada para infecção secundária, erisipela e tétano.

Quadro clínico e tratamento

Manifesta-se como pápula ou nódulo de coloração branco-amarelada, com ponto negro central, circundada por halo eritematoso, em geral discreto, podendo ser única ou múltipla. A sintomatologia principal é prurido e dor local. Muitos pacientes reconhecem o diagnóstico e tentam remover a lesão, mas com certa frequência comparecem para tratar as complicações daí decorrentes. O diagnóstico clínico da lesão íntegra é relativamente fácil, e o tratamento se baseia na antissepsia local e na retirada do ácaro na íntegra. Utiliza-se agulha de injeção estéril, bisturi de lâmina 15 ou cureta dermatológica com manipulação cuidadosa para retirar o ácaro na sua integridade. Após a retirada do ácaro, deve-se manter a desinfecção local até a cicatrização completa. Vacinação ou reforço da vacina antitetânica é essencial. Em infestação maciça, pode-se utilizar ivermectina na dose de 200 μg/kg, em dose única ou doses semanais, conforme a necessidade. A prevenção está relacionada ao uso de calçados que protejam os pés durante a lida na zonal rural e luvas ao manipular esterco para adubação de vasos e jardins. O diagnóstico diferencial deve ser realizado com a verruga de localização palmar ou plantar.

BIBLIOGRAFIA

Aubin F, Humpet P. Ivermectin for crusted (Norwergian) scabies. N Engl J Med. 1995;332(9):612.

Burgesse I. Sarcoptes scabiei and scabies. Adv Parasitol. 1994;33(2):235-92.

Danés I, Enrique R. Efficacy of pediculicidal drugs in pediculosis capitis. Med Clin (Barc). 2005;124(13):512-14.

Elston DM. Drugs used in the treatment of pediculosis. J Drug Dermatol. 2005;4(2):207-11.

Fonseca AH, Salles RS, Salles SAN, Madureira RC, Yoshinari NJ. Borreliose de Lyme símile: uma doença emergente e relevante para a dermatologia no Brasil. An Bras Dermatol. 2005;80(2):171-8.

Gatti FR, Oliveira CM, Servilha TR, Sanchez EPC. Tungíase disseminada tratada com ivermectina. An Bras Dermatol. 2008;83(4):339-42.

Gupta O. A review of the use of maggots in woud therapy. Ann Plast Surg. 2008;60(2):224 -7.

Ibarra J, Hall DM. Head lice in schoolchildren. Arch Dis Child. 1996;75(6):471-3.

Johnston G, Sladden M. Scabies: diagnosis and treatment. BMJ. 2005;331(7517): 619-22.

Monteiro SG, Faccio L, Otto MA, Soares JF, Silva A, Mazzanti A. Miíase acidental por Ornidia obesa em humanos. Rev Bras Parasitol Vet. 2008;17(Supl. 1):95-8.

Robbins K, Khachemoune A. Cutaneous myiasis: a review of the common types of myiasis. Int J Dermatol. 2010;49(10):1092-8.

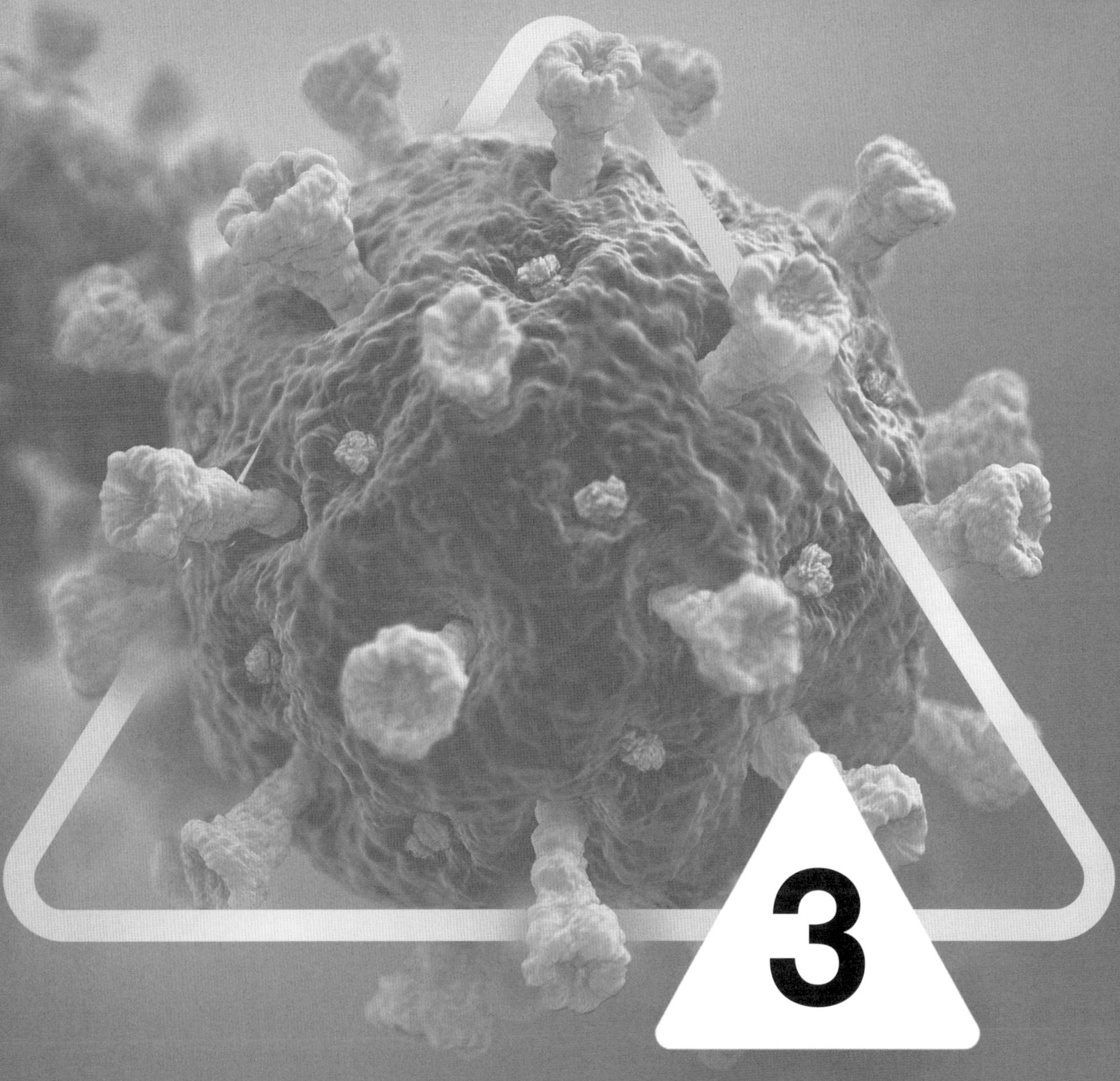

3

Infecções Classificadas por Sistemas

SEÇÃO 3.1

Sistema Nervoso Central

35 Meningites Agudas

Sandro Luiz de Andrade Matas

INTRODUÇÃO

Meningite é a inflamação das meninges, as membranas que envolvem o sistema nervoso central (SNC). Geralmente, esse processo se deve à infecção aguda da pia-máter e da aracnoide, as leptomeninges, e se estende pelo espaço subaracnóideo, sendo, portanto, também denominada leptomeningite. As meningites agudas comunitárias são frequentemente causadas por vírus, na seguinte ordem decrescente de frequência: enterovírus (principalmente dos grupos *Coxsackie B* e *Vírus ECHO*), herpes simples tipo 2, *Varicella zoster* e herpes-vírus simples tipo 1. As meningites agudas bacterianas, embora menos frequentes que as virais, apresentam maiores morbidade e mortalidade. As etiologias das meningites bacterianas comunitárias mais comuns, em ordem decrescente de frequência, são: *Streptococcus pneumoniae*, o pneumococo; *Neisseria meningitidis*, o meningococo; e *Listeria monocytogenes*, a listéria. No caso das meningites nosocomiais, ocorre aumento na incidência de infecções bacterianas estafilocócicas e por enterobactérias, dependendo da realização de procedimentos neurocirúrgicos e da flora hospitalar.

Todos os enterovírus são transmitidos por via fecal-oral e crescem no trato intestinal. Após breve período de incubação, ocorre viremia, com possibilidade de infecção das meninges e de outros órgãos, conforme o tropismo do vírus. Os mais frequentes fazem parte dos grupos dos *Coxsackie* A e B, *Vírus ECHO*, poliovírus e enterovírus cepa 71. Todos têm tropismo pelo SNC e podem causar meningites, encefalites, mielites e encefalomielites. São mais frequentes em crianças suscetíveis, decaindo a frequência com o avançar da idade, e ocorrem principalmente no verão. Os vírus da família *Herpesviridae* frequentemente invadem o SNC, causando meningites e, algumas vezes, encefalites e meningoencefalites. Nem sempre o achado do vírus dessa família em caso de meningite significa evolução para encefalite, apesar de ser necessária vigilância contínua. Na maioria das vezes, a meningite por esses agentes é autolimitada em pacientes imunocompetentes. Em casos de meningites recorrentes, o herpes-vírus tipo 2 é o mais prevalente e está associado a infecções genitais herpéticas. A meningite pelo vírus *Varicella zoster* é complicação comum em casos de catapora, mas pode haver reativação do vírus e consequente meningite sem que ocorram lesões cutâneas concomitantes. A caxumba é causada pelo *Paramyxovirus* e frequentemente evolui para meningite ou meningoencefalite. A evolução é autolimitada, benigna e ocorre em 15% dos pacientes com doença ativa. Apesar de as meningites virais serem geralmente autolimitadas e de evolução benigna, sua identificação é de fundamental importância para evitar o uso de antibióticos e a internação desnecessariamente longa do paciente, o que aumenta o risco de infecções hospitalares, reações medicamentosas e demais iatrogenias.

Todos os três principais patógenos causadores da meningite bacteriana comunitária fazem parte da flora nasofaríngea de grande parte da população, mas dependem de antígenos capsulares ou de superfície para sobreviver nos tecidos do hospedeiro infectado. A colonização das vias respiratórias superiores não é suficiente para explicar a infecção das meninges. Não são claros os fatores que predispõem um paciente colonizado a sofrer bacteriemia e a maneira usual de chegada das bactérias às meninges, mas incluem infecção viral prévia ou, no caso do pneumococo, pneumonia. Após bacteriemia, os três principais patógenos causadores de meningite têm predileção única pelas meninges. As razões desse tropismo, a porta de entrada para as meninges e se ocorre quebra de barreira hematoliquórica previamente ainda são desconhecidas. O efeito imediato de um vírus, bactéria, fungo ou outro parasito no espaço subaracnóideo é causar reação inflamatória nas leptomeninges, no líquido cefalorraquidiano (LCR) e nos ventrículos, com hipertensão intracraniana secundária. A intensidade dessas alterações é responsável pelo quadro clínico apresentado pelo paciente (Figura 35.1).

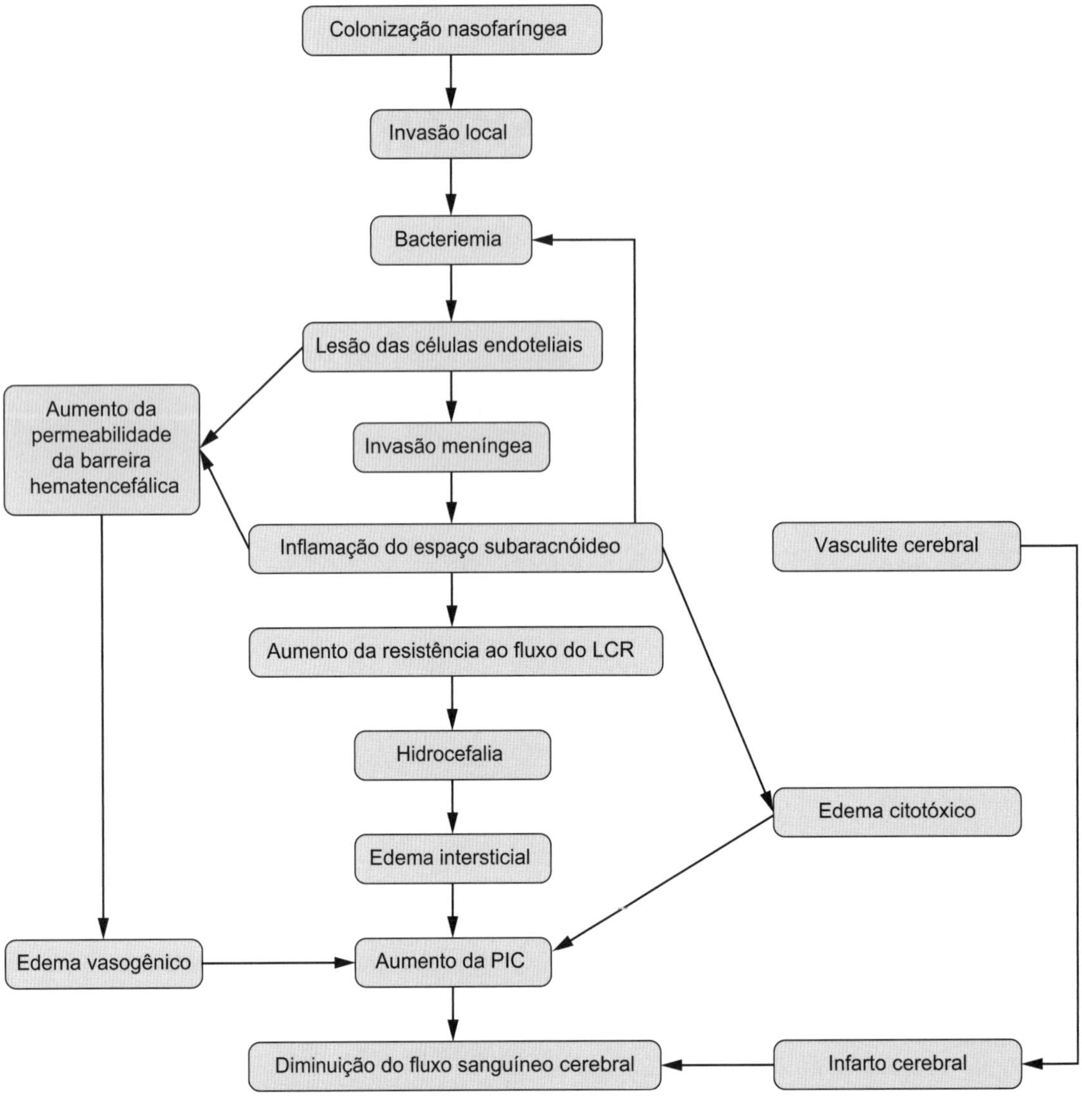

FIGURA 35.1 Fluxograma da patogênese da meningite bacteriana. LCR: líquido cefalorraquidiano; PIC: pressão intracraniana.

Alterações neurológicas relacionadas com a infecção por COVID-19

Embora as principais manifestações da infecção por COVID-19 sejam respiratórias, sintomas neurológicos também podem ocorrer. A maioria dos casos publicados descreve achados neurológicos associados à COVID-19 em pacientes hospitalizados. Em um dos primeiros relatos de Wuhan, China, 36% dos pacientes adultos apresentaram sintomas neurológicos, incluindo dor de cabeça, tontura, confusão e anosmia. Publicações europeias relatam entre 58% e 84% de envolvimento neurológico nesses pacientes. Pacientes que não necessitaram de internação, cefaleia, anosmia e ageusia foram os sintomas mais frequentes. Outros achados neurológicos incluem mialgia e rabdomiólise, comprometimento da consciência, coma, síndrome de Guillain-Barrè, encefalite necrosante, encefalomielite difusa aguda (ADEM), entre outros menos frequentes. Decorrentes das próprias alterações vasculares determinadas pela infecção, com fenômenos trombóticos em diversos sistemas, muitos casos de acidente vascular encefálico têm sido relatado com muita frequência, inicialmente em pessoas com mais de 60 anos e com comorbidades. No entanto, relatos recentes mostram pacientes mais novos e sem comorbidades apresentando essa grave complicação, muitos dos quais diagnosticados nas investigações de despertar patológico, após grande período de sedação para ventilação mecânica. O exame do LCR não mostra alterações específicas, mesmo em pacientes com graves comprometimentos neurológicos. Algumas das alterações no LCR estão relacionadas com as alterações imunomediadas, como ocorrem na SGB, ADEM, que incluem elevação da taxa de proteínas, pleocitose, padrão hipergama na eletroforese de proteínas, presença de bandas oligoclonais. Apesar de realizados, PCR para COVID-19 ainda não tem validação para análise em amostras de LCR.

QUADRO CLÍNICO

Os efeitos clínicos precoces do processo inflamatório causado pela meningite aguda são febre, cefaleia intensa, rigidez de nuca e distúrbio da consciência, às vezes acompanhados de convulsões generalizadas. O encontro de pelo menos dois desses sinais e sintomas associados a história clínica sugestiva deve levantar a hipótese de meningite aguda. A tríade cefaleia, rigidez de nuca e distúrbio da consciência foi encontrada em apenas 44% de 696 adultos com meningite bacteriana acompanhados em estudo prospectivo, sendo mais comumente encontrada na meningite pneumocócica. Algumas peculiaridades podem auxiliar no diagnóstico etiológico. A meningite aguda viral causa menor repercussão sistêmica (p. ex., alguns vírus do grupo *Vírus ECHO* e Coxsackie A causam exantemas e enantema oral acinzentado (herpangina); alguns vírus do grupo Coxsackie B causam pleurodinia, pericardite, orquite e neurite braquial). Deve-se suspeitar de meningite meningocócica se a evolução for muito rápida, se ocorrerem lesões petequiais, purpúricas, ou se ocorrer choque circulatório. A meningite pneumocócica é geralmente precedida por infecção nos pulmões, ouvidos, seios da face ou válvulas cardíacas, sendo suspeitada nos alcoólatras, nos esplenectomizados e nos idosos. A meningite por *Haemophilus influenzae* (hemófilo) é comumente precedida por infecção respiratória alta e otites, em pacientes não vacinados.

Meningite após procedimento neurocirúrgico deve levantar a possibilidade de infecção por enterobactérias, anaeróbios e *Staphylococcus aureus*. As derivações ventriculoperitoneais são propensas a infecções por estafilococos coagulase-negativos. A imunodepressão predispõe a infecções por enterobactérias e listéria.

DIAGNÓSTICO

O diagnóstico de meningite aguda deve ser clínico, sendo confirmado por meio de exames complementares com base na análise do LCR obtido por punção lombar. A Sociedade Americana de Doenças Infecciosas (Infectious Diseases Society of America – IDSA) sugere que a análise mínima inicial do LCR inclua a realização da citologia, com contagem leucocitária global e diferencial, glicorraquia, coloração pelo método de Gram e cultura para bactérias. A análise concomitante do hemograma e da glicemia é imprescindível para uma correta interpretação. Se o Gram for negativo, a IDSA recomenda a realização de testes de aglutinação no látex para os patógenos mais frequentes, além da reação em cadeia da polimerase (PCR) para bactérias e vírus, dependendo da disponibilidade. A dosagem sérica normal da proteína C reativa é forte preditor negativo de meningite bacteriana aguda e ajuda o médico na decisão de suspender o tratamento com antibioticoterapia, em caso de testes bacteriológicos constantemente negativos. Independentemente dos exames prévios, se o paciente foi submetido recentemente a neurocirurgia, a dosagem de lactato no LCR superior ou igual a 4 mmol/ℓ (36 mg/dℓ) fortalece a decisão de iniciar antibioticoterapia empírica por 3 dias, enquanto se aguarda a cultura do LCR. Nesses casos, a suspensão da antibioticoterapia após cultura negativa é procedimento seguro, porém demanda vigilância constante e nova análise do LCR, se ocorrer deterioração clínica.

Com a evolução tecnológica, dois novos recursos foram adicionados na rápida identificação dos patógenos envolvidos na infecção do sistema nervoso central: PCR por FilmArray e sequenciamento metagenômico de nova geração (mNGS). O painel FilmArray® utiliza análise genômica de 13 agentes etiológicos, entre vírus, bactérias e fungos, com resultados em poucas horas, possibilitando ao pronto-socorrista corretas e eficazes condutas (Tabela 35.1).

O sequenciamento metagenômico de nova geração (mNGS) é um ensaio de biologia molecular para identificar o patógeno em amostras biológicas e outros ambientes. Uma limitação para utilização desse método diagnóstico é o tempo necessário para a realização. Portanto, destina-se àqueles casos em que um patógeno específico não foi identificado e o paciente está recebendo tratamento empírico para agentes mais frequentes sem resposta terapêutica adequada. A metagenômica é o estudo da diversidade, taxonomia e do potencial funcional de uma comunidade microbiana coexistindo em um ambiente, por exemplo, em amostras de LCR ou mesmo tecido nervoso, não sendo realizadas de forma direcionada a um microrganismo específico, mas sim gerando bilhões de sequências de DNA e RNA para serem identificados utilizando bancos de dados por bioinformática. Essas sequências podem ser de bactérias, vírus, fungos ou parasitas, potencialmente infectantes.

TABELA 35.1 Painel FilmArray® de encefalites e meningites.

Bactérias	Vírus
Escherichia coli K1	*Cytomegalovirus* (CMV)
Haemophilus influenzae	Enterovirus
Listeria monocytogenes	*Herpes simples virus 1* (HSV-1)
Neisseria meningitidis	*Herpes simples virus 2* (HSV-2)
Streptococcus agalactiae	*Human herpes virus 6* (HHV-6)
Streptococcus pneumoniae	*Human parechovirus*
Fungo	*Varicella zoster virus* (VZV)
Cryptococcus neoformans	

Conduta inicial

É recomendada a realização de tomografia computadorizada (TC) de crânio antes da punção lombar nos pacientes com imunodepressão, doença prévia do SNC, convulsão recente, papiledema, nível de consciência alterado (escala de coma de Glasgow < 10), ou déficit neurológico focal (exceto paralisias de nervos cranianos). Independentemente da realização da punção lombar, se existir suspeita clínica de meningite bacteriana aguda, deve-se coletar duas hemoculturas urgentemente. Após a coleta das hemoculturas e da eventual punção lombar, deve-se iniciar dexametasona 0,15 mg/kg/dose, de preferência 15 a 20 minutos antes da administração da primeira dose da antibioticoterapia empírica, ou no máximo concomitantemente. A dose usual de dexametasona para adultos é de 8 a 10 mg por via intravenosa (IV), de 8/8 horas, e deve ser mantida por 4 dias. Se a análise do LCR for compatível com meningite bacteriana aguda e a coloração pelo Gram sugerir uma bactéria, a antibioticoterapia deverá ser direcionada para o patógeno compatível com o Gram. O pneumococo é diplococo gram-positivo, o meningococo é diplococo gram-negativo, a listéria é bacilo gram-positivo e o hemófilo é bacilo gram-negativo. Se a análise do LCR for compatível com meningite viral aguda, o tratamento geralmente se restringe ao suporte clínico. A conduta frente a um paciente com suspeita de meningite bacteriana aguda está representada resumidamente na Figura 35.2.

TRATAMENTO

O tratamento empírico inicial da meningite bacteriana aguda deve se basear na idade e na existência de fatores predisponentes a infecção por patógenos específicos. Para adultos sem fatores de risco, é recomendado o uso de cefalosporina de terceira geração, enquanto para pacientes idosos a associação com ampicilina é necessária para a cobertura da *Listeria monocytogenes*. Para pacientes com fratura de base de crânio, o uso de cefalosporina de terceira geração é suficiente. Para pacientes que sofreram traumas penetrantes, foram submetidos a neurocirurgia recentemente ou são portadores de derivação ventriculoperitoneal, é necessário cobrir patógenos gram-positivos e bacilos gram-negativos com vancomicina associada a cefalosporina com cobertura para *Pseudomonas aeruginosa* ou a carbapenêmico (preferencialmente meropeném, devido ao seu menor potencial epileptogênico e ao maior espectro *in vitro*). Quando os exames realizados permitem o diagnóstico etiológico, o esquema terapêutico deve ser ajustado, conforme mostrado na Tabela 35.2. O tempo de duração da terapia antimicrobiana deve se pautar na resposta clínica do paciente. Apesar da falta de dados científicos, a administração intravenosa da medicação deve ser mantida durante toda a duração do tratamento, para garantir que concentrações adequadas dos antimicrobianos sejam atingidas no LCR. Em pacientes com meningite bacteriana que responderam adequadamente à terapia antimicrobiana, não é recomendada a repetição rotineira da análise do LCR para documentar sua esterilização e a melhora dos seus parâmetros. Contudo, novas punções devem ser realizadas se o paciente não apresentar melhora após 48 horas de tratamento antimicrobiano adequado, principalmente pelo risco de cepas resistentes às penicilinas e aos betalactâmicos.

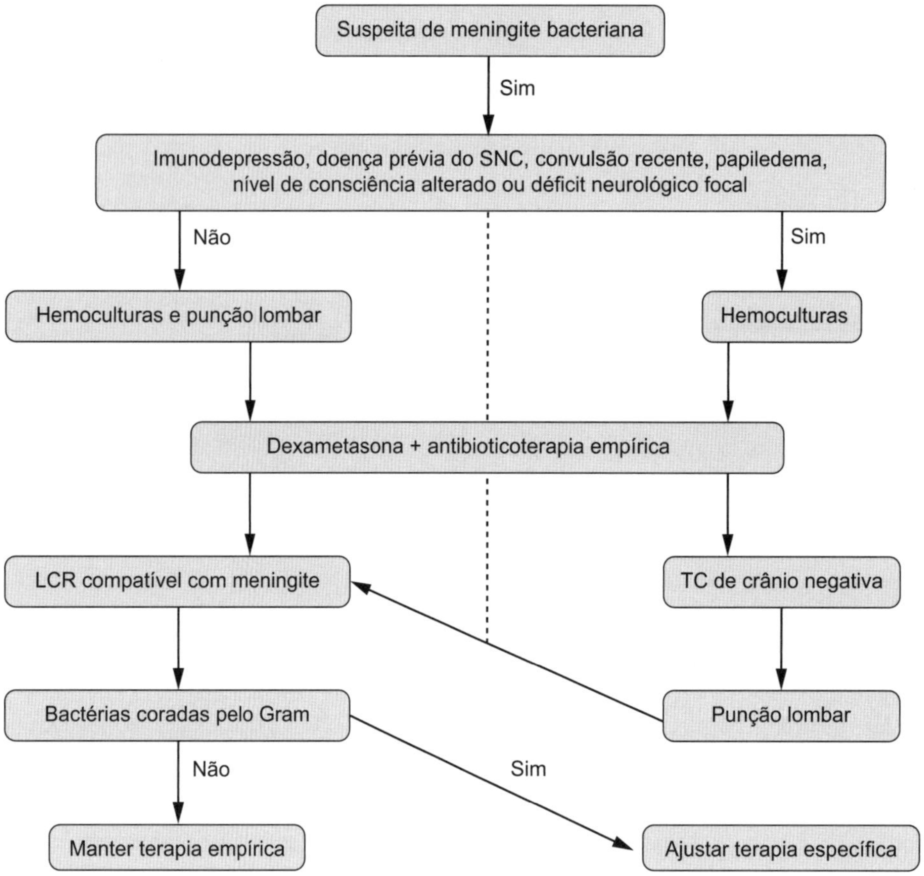

FIGURA 35.2 Conduta inicial na suspeita de meningite bacteriana aguda. LCR: líquido cefalorraquidiano; SNC: sistema nervoso central; TC: tomografia computadorizada.

TABELA 35.2 Esquemas antimicrobianos específicos e duração média do tratamento.

Patógeno	Esquemas principais	Esquemas alternativos	Duração (dias)
Pneumococo	Penicilina G 4.000.000 U, IV, 4/4 h (se CIM < 0,1) ou Ceftriaxona 2 g, IV, 12/12 h ou Cefotaxima 2 g, IV, 6/6 h ou Vancomicina 1 g, IV, 12/12 h (+ 2 ou 3 se CIM ≥ 0,5)	Meropeném 2 g, IV, 8/8 h ou Cloranfenicol 1 g, IV, 6/6 h ou Moxifloxacino 400 mg, IV, dia	10 a 14
Meningococo	Penicilina G 4.000.000 U, IV, 4/4 h	Ampicilina 2 g, IV, 4/4 h ou Ceftriaxona 2 g, IV, 12/12 h ou Cefotaxima 2 g, IV, 6/6 h ou Cloranfenicol 1 g, IV, 6/6 h	7 a 10
Hemófilo	Ceftriaxona 2 g, IV, 12/12 h ou Cefotaxima 2 g, IV, 6/6 h	Cloranfenicol 1 g, IV, 6/6 h	7 a 10
Listéria	Ampicilina 2 g, IV, 4/4 h com gentamicina 3 a 5 mg/kg/dia divididos em 3 doses	Cotrimoxazol 10 mg/kg, IV, 12/12 h	≥ 21
Enterobactéria	Ceftriaxona 2 g, IV, 12/12 h ou Cefotaxima 2 g, IV, 6/6 h, associados ou não a gentamicina 3 a 5 mg/kg/dia em 3 doses ou Ciprofloxacino 400 mg, IV, 8/8 h	Meropeném 2 g, IV, 8/8 h, com ou sem gentamicina 3 a 5 mg/kg/dia em 3 doses ou Ciprofloxacino 400 mg, IV, 8/8 h	21
Estafilococo	Oxacilina 2 g, IV, 4/4 h, se sensível ou Vancomicina 1 g, IV, 12/12 h associado ou não a rifampicina 600 mg, VO, dia, se oxacilinorresistente	Linezolida 600 mg, IV, ou, VO, 12/12 h	14 a 21
Pseudomonas e Acinetobacter	Cefepima 2 g, IV, 8/8 h ou Ceftazidima 2 g, IV, 8/8 h, associado ou não a gentamicina 3 a 5 mg/kg/dia divididos em 3 doses ou Ciprofloxacino 400 mg, IV, 8/8 h	Meropeném 2 g, IV, 8/8 h com ou sem gentamicina 3 a 5 mg/kg/dia em 3 doses ou Ciprofloxacino 400 mg, IV, 8/8 h	14 a 21

IV: via intravenosa; CIM: concentração inibitória mínima.

BIBLIOGRAFIA

Gu W, Miller S, Chiu CY. Clinical metagenomic next-generation sequencing for pathogen detection. Annu Rev Pathol. 2019;14:319-338.

Leib SL *et al.* Predictive value of cerebrospinal fluid (CSF) lactate level *versus* CSF/blood glucose ratio for the diagnosis of bacterial meningitis following neurosurgery. Clin Infect Dis. 1999;29:69-74.

Maljkovic Berry I, Melendrez MC, Bishop-Lilly KA *et al.* Next generation sequencing and bioinformatics methodologies for infectious disease research and public health: approaches, applications, and considerations for development of laboratory capacity. J Infect Dis. 2020;221(Suppl 3):S292-S307.

Mukerji SS, Martinez-Lage M, Thakur KT. Viral infections. In:_Louis ED, Mayer SA, Noble JM. Merritt's neurology – 4th ed. Philadelphia: Wolters Kluwer; 2022.

Roos KL. Acute bacterial meningites. In: Louis ED, Mayer SA Noble JM. Merritt's neurology – 4th ed. Philadelphia: Wolters Kluwer; 2022.

Ropper AH, Brown RH. Adams and Victor's principles of neurology. 8. ed. New York: McGraw Hill; 2005, p. 592-659.

Schut ES, de Gans J, van de Beek D. Community-acquired bacterial meningitis in adults. Practical Neurol. 2008;8:8-23.

Tunkel AR *et al.* Practice guidelines for the management of bacterial meningitis. Clin Infect Dis. 2004;39:1267-84.

Van de Beek D *et al.* Clinical features and prognostic factors in adults with bacterial meningitis. N Engl J Med. 2004;351:1849-59.

Vasudeva SS. Disponível em: https://emedicine.medscape.com/article/232915-overview.

Ziai WC, Lewin III JJ Advances in the management of central nervous system infections in the ICU. Crit Care Clin. 2007;22:661-94.

36 Meningites Crônicas

Sandro Luiz de Andrade Matas

INTRODUÇÃO

Meningite crônica é definida como síndrome caracterizada por sinais e sintomas de irritação meníngea com duração superior a 4 semanas. Frequentemente, os sintomas se desenvolvem de forma indolente, o que pode dificultar a caracterização inicial da síndrome quanto ao tempo de evolução. Lesões parenquimatosas também podem apresentar alterações liquóricas concomitantemente, como empiema subdural e extradural, abscesso cerebral, encefalites, o que foge da conceituação de meningite crônica, apesar da possibilidade de haver comprometimento inflamatório crônico das leptomeninges. O quadro clínico depende tanto do agente quanto do ambiente, isto é, estado imunológico, idade, exposição (ambiente de risco), grau de imunização, gravidade e ritmo de progressão da doença meníngea. Na maioria dos casos há concomitância de doença sistêmica que deve sempre ser investigada ou mesmo utilização de medicamentos que podem determinar processo inflamatório meníngeo.

Os principais sintomas são cefaleia, febre presença de sinais meníngeos. No entanto, principalmente nos casos de imunodeficiência grave, tanto febre como sinais meníngeos estão frequentemente ausentes. Nas formas avançadas, são comuns perda de peso, mal-estar vespertino e sudorese noturna. Sinais neurológicos focais são raros e geralmente relacionados a complicações da doença. No entanto, é frequente o comprometimento de alguns nervos cranianos, decorrente do processo inflamatório crônico na base do crânio (Figura 36.1).

O envelhecimento da população, o aumento da incidência/prevalência dos casos de HIV-AIDS e o avanço dos tratamentos de doenças autoimunes com novos fármacos imunodepressores, contribuíram para o aumento dos casos de meningites crônicas, principalmente de causas infecciosas.

O diagnóstico dessa condição apoia-se na obtenção de história clínica detalhada, com ênfase em dados epidemiológicos e antecedentes patológicos pregressos, exame físico geral, neurológico e exames complementares dirigidos (Tabela 36.1). A análise do líquido cefalorraquidiano (LCR) é essencial para o diagnóstico e deve ser realizada após exame de imagem, em casos selecionados. Deve-se pesquisar também outros sítios de infecção, principalmente em estruturas adjacentes à meninge (p. ex., sinusites e otites). O avanço tecnológico, com modernas técnicas de biologia molecular, aliadas à analise sequencial de nova geração, está auxiliando no grande desafio de identificar ou mesmo afastar possível agente infeccioso em amostras

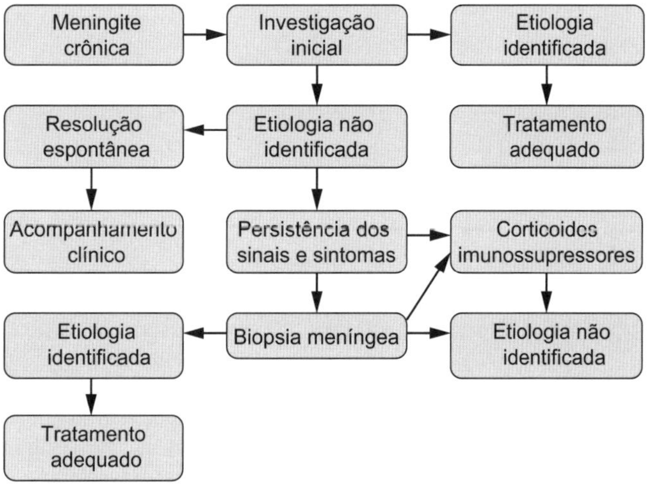

FIGURA 36.1 Fluxograma de investigação das meningites crônicas.

TABELA 36.1 Investigação de meningites crônicas.

Hemograma completo, exame bioquímico geral
Proteína C reativa
Velocidade de hemossedimentação
Culturas para fungos e bactérias (sangue e secreções orgânicas)
Sorologias: HIV, sífilis, borrélia, toxoplasmose, brucelose, cisticercose, esquistossomose, fungos (aspergilose, histoplasmose)
Autoanticorpos
Enzima conversora de angiotensina (ECA)
Líquido cefalorraquidiano: quimiocitológico, culturas para fungos e bactérias, reações imunológicas (herpes-vírus simples, citomegalovírus, EBV, varicela-zóster, VDRL, toxoplasmose), ECA, pesquisa de bandas oligoclonais, pesquisa de células neoplásicas, biologia molecular (PCR) para agentes mais frequentes
Radiografia de tórax, ressonância magnética ou tomografia de crânio e coluna espinal
Biopsia cérebro-meníngea
Sequenciamento genômico de Nova Geração – Metagenômica

EBV: vírus Epstein-Barr; PCR: reação em cadeia da polimerase.

de LCR ou tecido cerebral. Entretanto, mesmo com a investigação adequada, a etiologia da meningite crônica muitas vezes permanece desconhecida em quase um terço dos casos.

Meningites crônicas podem resultar de infecções, contato com agentes químicos, neoplasias malignas e doenças autoimunes. As Tabelas 36.2 e 36.3 apresentam a divisão didática das principais etiologias.

Neste capítulo, abordaremos apenas as principais causas de meningites crônicas em nosso meio.

TUBERCULOSE DE SISTEMA NERVOSO CENTRAL

Apesar de a infecção pelo complexo *Mycobacterium tuberculosis* afetar caracteristicamente os pulmões, ela pode afetar também outros órgãos e tecidos, sendo o acometimento do sistema nervoso central (SNC) a forma mais grave. Segundo estimativas do relatório emitido pela World Health Organization (WHO), em 2012, 8,6 milhões de pessoas desenvolveram tuberculose, sendo que 1,3 milhão de pessoas morreram. Em 2020, o Brasil registrou 66.819 casos novos de TB, com um coeficiente de incidência de 31,6 casos por 100 mil habitantes. Em 2019, foram notificados cerca de 4,5 mil óbitos pela doença, com um coeficiente de mortalidade de 2,2 óbitos por 100 mil habitantes. A tuberculose do SNC é responsável por 3% dos casos de TB em pacientes não infectados pelo HIV e por até 10% em PVHIV. A meningite basal exsudativa é a apresentação clínica mais comum e é mais frequente em crianças com menos de 6 anos. Na forma subaguda, cursa com cefaleia, irritabilidade, alterações de comportamento, sonolência, anorexia, vômitos e dor abdominal associados a febre, fotofobia e rigidez de nuca. Eventualmente, apresenta sinais focais relacionados com síndromes isquêmicas locais ou com o envolvimento de nervos cranianos, podendo haver sinais de hipertensão intracraniana. Doença pulmonar concomitante ocorre em até 59% dos casos. Outra forma de TB do SNC é a forma granulomatosa, cujo quadro clínico é o de um processo expansivo intracraniano de crescimento lento, com sinais e sintomas de hipertensão intracraniana. Alguns estudos mencionam que pelo menos 75% dos pacientes com tuberculose de SNC apresentaram tuberculose pulmonar 6 ou 12 meses antes do aparecimento dos sintomas neurológicos. Têm sido identificados diversos fatores de risco para a neurotuberculose, sendo as crianças e os pacientes coinfectados pelo HIV os dois principais grupos de risco. História pessoal de alcoolismo, portadores de doenças malignas e usuários de imunossupressores e imunobiológicos representam outros grupos de risco para o desenvolvimento da doença. São reconhecidas diferentes formas clinicopatológicas de tuberculose de SNC, sendo a mais comum a meningite tuberculosa, seguida pelo tuberculoma, abscesso tuberculoso, tuberculose miliar cerebral, mielite, encefalopatia tuberculosa, encefalite tuberculosa e vasculite.

TABELA 36.2 Investigação de meningites crônicas – etiologias infecciosas.

Bacterianas	*Mycobacterium tuberculosis*
	Treponema pallidum
	Brucella
	Franciscella tularensis
	Leptospira spp.
	Listeria monocytogenes
	Neisseria meningitidis
	Nocardia asteroides
	Staphylococcus epidermidis
Fúngicas	*Aspergillus* spp.
	Blastomyces dermatitidis
	Candida spp.
	Coccidioides immitis
	Cryptococcus neoformans
	Pseudallescheria boydii
	Sporothrix schenkii
	Paracoccidioides brasiliensis
	Zygomycetes spp.
Virais	Enterovírus
	Herpes simples
	HIV
	Varicela-zóster
	Citomegalovírus
	Epstein-Barr
	Vírus da coriomeningite linfocítica
Parasitárias	*Acanthamoeba* spp.
	Angiostrongylus cantonensis
	Coenurus cerebralis
	Entamoeba histolytica
	Gnathostoma spinigerum
	Schistosoma mansoni
	Taenia solium (*Cysticercus cellulosae*)
	Trichinella spiralis
	Toxoplasma gondii
	Trypanosoma spp.

TABELA 36.3 Investigação de meningites crônicas – etiologias não infecciosas.

Autoimunes/ inflamatórias	Sarcoidose
	Síndrome de Behçet
	Síndrome de Vogt-Koyanagi-Harada
	Síndrome de Sjögren
	Lúpus eritematose sistêmico
	Granulomatose de Wegener
	Meningite linfocítica benigna crônica
	Angiite isolada do SNC
	Doença de Fabry
	Paquimeningite hipertrófica
Não autoimunes	Meningite química
	Neoplasia
	Infecção parameníngea
	Meningite associada ao uso de substâncias
	Meningite de Mollaret

SNC: sistema nervoso central.

PATOGÊNESE

Acredita-se que a tuberculose no SNC, assim como outras formas de tuberculose, inicie-se com a infecção respiratória, seguida por disseminação hematogênica precoce para os sítios extrapulmonares. Durante o estágio de bacteriemia primária, formam-se no parênquima cerebral e meninges pequenas lesões chamadas focos de Rich. Mais tarde, o crescimento e o rompimento de uma dessas lesões, conforme a sua localização, seriam capazes de provocar os diferentes tipos de tuberculose no SNC.

Quadro clínico

A meningite tuberculosa evolui com sintomas insidiosos e inespecíficos, como cefaleia, febre, mal-estar, letargia, déficit neurológico focal, confusão mental e, algumas vezes, alteração do comportamento. Complicações do quadro incluem lesões isquêmicas ou hemorrágicas. Os tuberculomas são granulomas intraparenquimatosos, que podem produzir sintomas focais devido ao efeito de massa que exercem. Apesar de pouco comum, a tuberculose também pode ser causa de mielite transversa.

Diagnóstico

Pelo fato de a doença não apresentar nenhum exame suficientemente rápido e específico para seu diagnóstico, muitos pacientes recebem tratamento para a doença no SNC sem a confirmação laboratorial necessária. As sequelas neurológicas são comuns e estão diretamente relacionadas à demora no diagnóstico e no início do tratamento.

O padrão-ouro para o diagnóstico é a pesquisa direta do *Mycobacterium tuberculosis* no liquor, pela coloração de Ziehl-Neelsen, técnica altamente específica, mas que apresenta baixa sensibilidade. A cultura também pode ser realizada, com aumento proporcional da sensibilidade em relação ao volume de liquor analisado. Novos métodos para o diagnóstico têm sido desenvolvidos, como a reação em cadeia da polimerase (PCR) que, apesar de promissora, não tem sensibilidade suficiente para excluir o diagnóstico em caso de negatividade.

A análise liquórica geralmente demonstra aumento na pressão de abertura, pleocitose moderada (500 a 1.000 células) de predomínio linfocitário, podendo apresentar grande quantidade de neutrófilos no início da doença, hipoglicorraquia, hiperproteinorraquia moderada e grande aumento de lactato.

A tomografia computadorizada (TC) de crânio revela exsudatos hiperdensos em região basal na fase pré-contraste e realce meníngeo, infartos, hidrocefalia e tuberculomas na fase pós-contraste. A combinação desses achados é altamente sugestiva de meningite tuberculosa. Os resultados do exame de ressonância magnética (RM) são superiores aos da TC de crânio, demonstrando alterações precoces da meningite, como edema citotóxico e infartos. É grande a frequência da coexistência de granulomas parenquimatosos nas manifestações meningoencefálicas, com lesões de tamanhos variados com captação anelar do contraste.

Tratamento

O tratamento para comprometimento do SNC segue a recomendação do Ministério da Saúde e encontra-se na Tabela 36.4, para adultos e adolescentes, e na Tabela 36.5 para crianças, com doses correspondentes ao peso.

NEUROSSÍFILIS

A sífilis é doença infecciosa crônica causada pela bactéria espiroqueta *Treponema pallidum*. Durante a década de 1950, apresentou declínio em sua incidência, como consequência de programas públicos de saúde e da expansão do uso de antibióticos. Atualmente, a incidência da doença vem aumentando devido à pandemia de AIDS.

A invasão meníngea pelo *Treponema pallidum* é precoce e frequente durante a disseminação sistêmica, nas formas primária e secundária da doença, mas ocorre em caráter transitório. Após a invasão inicial, a doença pode se resolver espontaneamente, evoluir para forma assintomática ou formas sintomáticas da doença.

No SNC, a bactéria pode afetar meninges, cérebro, tronco cerebral, medula, raízes nervosas, vasos cerebrais e espinais. Como consequência dessa distribuição, a doença apresenta caráter polimórfico nas manifestações clínicas e pode se desenvolver meses ou décadas após a infecção inicial.

Quadro clínico

Assintomática

Paciente sem sinais ou sintomas neurológicos, porém com sorologia positiva para sífilis no sangue, associada ou não com exantemas. As principais alterações ocorrem no liquor e são caracterizadas por:

TABELA 36.4 Esquema básico para o tratamento da TB meningoencefálica e osteoarticular em adultos e adolescentes (≥ 10 anos de idade).

Esquema	Faixas de peso	Unidade/dose	Duração
RHZE 150/75/400/275 mg (comprimidos em doses fixas combinadas)	20 a 35 kg	2 comprimidos	2 meses (fase intensiva)
	36 a 50 kg	3 comprimidos	
	51 a 70 kg	4 comprimidos	
	> 70 kg	5 comprimidos	
RH 300/150 mg ou 150/75 mg (comprimidos em doses fixas combinadas)	20 a 35 kg	1 cp 300/150 mg ou 2 cps 150/75 mg	10 meses (fase de manutenção)
	36 a 50 kg	1 cp 300/150 mg+1 cps 150/75 mg ou 3 cps 150/75 mg	
	51 a 70 kg	2 cps 300/150 mg ou 4 cps de 150/7 5 mg	
	> 70 kg	2 cps 300/150 mg+1 cps 150/7 5 mg ou 5 cps 150/75 mg	

R: rifampicina; H: isoniazida; Z: pirazinamina; E: etambutol.

TABELA 36.5 Esquema básico para o tratamento da TB meningoencefálica e osteoarticular em crianças (< 10 anos).

Fases do tratamento	Fármacos	Peso do paciente						
		Até 20 kg mg/kg/dia	> 21 a 25 kg mg/kg/dia	> 26 a 30 kg mg/kg/dia	> 31 a 35 kg mg/kg/dia	> 36 a 39 kg mg/kg/dia	> 40 a 44 kg mg/kg/dia	> 45 kg mg/kg/dia
RHZ por 2 meses	R	15 (10 a 20)	300	450	500	600	600	600
	H	10 (7 a 15)	200	300	300	300	300	300
	Z	35 (30 a 40)	750	1.000	1.000	1.500	1.500	2.000
RH por 10 meses	R	15 (10 a 20)	300	450	500	600	600	600
	H	10 (7 a 15)	200	300	300	300	300	300

R: rifampicina; H: isoniazida; Z: pirazinamina

pleocitose linfomonocitária, hiperproteinorraquia, glicose normal, reação de VDRL positiva, aumento das imunoglobulinas, padrão hipergamaglobulínico na eletroforese de proteínas e bandas oligoclonais. Tais pacientes apresentam testes treponêmicos (TPHA e FTA-ABS) positivos no LCR e no soro, necessários para a confirmação de exames não treponêmicos (VDRL) positivos, os quais também podem ser negativos. Se essa condição não for reconhecida e tratada adequadamente a doença pode progredir para formas sintomáticas clássicas de neurossífilis que geralmente são graves e com danos neurológicos irreversíveis, descritas a seguir.

Neurite óptica

A neurite óptica é frequente em pacientes com sífilis tardia, principalmente nos pacientes inicialmente assintomáticos e sem percepção da época da primo-infecção. Tal sintoma é muito semelhante aos casos de doença desmielinizante, acometendo pessoas jovens. Portanto, é fundamental a investigação de doenças infecciosas em pacientes com essa apresentação clínica. A deficiência nessa investigação pode determinar evolução desfavorável, atrasando o tratamento eficaz com risco de perda definitiva da visão do olho acometido.

Otite sifilítica

Assim como na neurite óptica, a sífilis deve sempre ser investigada nos casos de surdez súbita ou rapidamente progressiva.

Meningovascular

É definida pela ocorrência de sinais neurológicos focais associados à inflamação meníngea. Geralmente, o território da artéria cerebral média é o mais atingido, e exames de imagem demonstram múltiplas áreas de oclusão arterial, secundárias à endarterite (arterite de Heubner), com quadro clínico semelhante à doença cerebrovascular.

Paralisia geral progressiva

Corresponde à meningoencefalite crônica e progressiva, que ocorre de 15 a 20 anos após a infecção inicial. O tratamento impede a progressão, mas raramente ocorre recuperação das funções neurológicas e cognitivas perdidas.

Tabes dorsalis

Lesão das colunas dorsais (tratos grácil e cuneiforme) e raízes posteriores da medula espinal. Ocorre de 20 a 25 anos após a infecção inicial e atualmente é rara em nosso meio.

Gomatosa

Lesões raras, localizadas nas cisternas da base, leptomeninges ou no parênquima. Originam sinais neurológicos focais e lesão de nervos cranianos.

Diagnóstico

A positividade das reações imunológicas se manifesta na sífilis primária (VDRL em cerca de 70% dos casos e FTA-ABS em 85%), atingindo a máxima positividade na sífilis secundária (VDRL, 99%; FTA-ABS e TPHA, 100%). Na sífilis tardia terciária, observa-se queda da positividade dos testes não treponêmicos (VDRL), enquanto os testes treponêmicos continuam positivos em 95 a 98% dos casos. Não há diferença na detecção do *Treponema pallidum* no LCR de pacientes infectados pelo HIV e dos não infectados. VDRL positivo no LCR confirma o diagnóstico de neurossífilis; teste negativo, porém, não o exclui. Paralelamente, teste treponêmico positivo no liquor (p. ex., imunofluorescência indireta) não é específico para neurossífilis. Como essa reação é muito sensível, pequena quantidade de anticorpos do soro, ao atravessar a barreira hematoliquórica, pode positivar inespecificamente a reação. Atualmente tem-se proposto análise do liquor para pacientes que apresentam sífilis associada a manifestações neurológicas, evidências de sífilis terciária ativa e pacientes com sífilis que não apresentem queda satisfatória nos títulos de anticorpos. O exame de liquor também deve ser solicitado em casos nos quais haja reação imunológica positiva no soro (VDRL), mas quando a data da infecção (cancro duro) e o tratamento adequado não puderem ser determinados. Exames de imagem não apresentam nenhuma alteração específica da doença, e o achado mais comum é atrofia frontal e temporoparietal.

Recomenda-se a administração de penicilina G cristalina (3 a 4 milhões U de 4/4 horas) durante 10 a 14 dias. Em caso de pacientes com alergia à penicilina, deve-se realizar o tratamento com ceftriaxona 2 a 4 g/dia, durante 14 dias. Como tratamento alternativo, pode-se administrar doxiciclina 200 mg VO, 12/12 horas, por 21 a 28 dias. No entanto, há poucos estudos que demonstrem a eficácia dessa alternativa.

OUTRAS MENINGITES CRÔNICAS BACTERIANAS

Brucelose

A brucelose, doença causada por várias espécies da bactéria *Brucella* spp., é endêmica em países mediterrâneos e no Oriente Médio. As manifestações no SNC são pleomórficas, fazendo diagnóstico diferencial com neurossífilis e neurotuberculose. Clinicamente, a meningite crônica se apresenta como cefaleia crônica e papiledema, refletindo hipertensão intracraniana. Menos da metade dos pacientes apresenta sinais de meningismo. A análise liquórica demonstra pleocitose linfocítica, com hipoglicorraquia, hiperproteinorraquia e bandas oligoclonais de IgG. Pode haver aumento da adenosina deaminase (ADA), o que dificulta o diagnóstico em virtude da semelhança clínica com a neurotuberculose. Pode-se pesquisar anticorpos contra a *Brucella* spp. no liquor, além da pesquisa de anticorpos por meio dos testes Rosa Bengala, de Wright e imunofluorescência. O tratamento é realizado com doxiciclina por 6 semanas, associada a estreptomicina por 3 semanas ou rifampicina por 6 semanas. O prognóstico da doença é bom, com baixos índices de mortalidade.

Neuroborreliose | Doença de Lyme

A doença de Lyme é zoonose frequente no hemisfério norte, causada por espiroquetas do complexo *Borrelia burgdorferi sensu lato*. No Brasil, não há presença do vetor normalmente associado a essa infecção nos EUA, *Ixodes ricinus*. Porém, casos semelhantes à doença de Lyme foram descritos, com reações sorológicas negativas quando amostras eram enviadas para análise em laboratórios americanos. No Brasil, os vetores que suspeitam veicular espiroquetas semelhantes ao gênero Borrelia são *Amblyomma cajennense* e *Ixodes loricatus*, e a doença brasileira foi denominada síndrome de Baggio-Yoshinari. A borreliose evolui em estágios, sendo que a fase aguda é caracterizada por eritema migratório com sintomas gripais. Semanas ou meses após a infecção inicial podem aparecer sintomas neurológicos, como meningite, neurite, encefalite, além de acometimentos cardíaco e osteoarticulares, caracterizando a segunda fase da doença. Com relação ao acometimento do SNC, na fase inicial da doença ocorrem alterações liquóricas. No segundo estágio a complicação mais comum é meningite linfocítica, que pode ser acompanhada pelo acometimento de nervos cranianos, em especial o VII nervo. A doença ainda apresenta um terceiro estágio, caracterizado por alterações cutâneas, neurológicas e articulares crônicas.

O tratamento da condição é realizado com ceftriaxona.

Nocardia

Nocardia asteroides é uma bactéria Gram-positiva encontrada no solo e em vegetais. A contaminação se faz por via inalatória, causando infecção pulmonar em pessoas imunocomprometidas. Há acometimento do SNC em até 1/3 dos pacientes com infecção disseminada, sendo a meningite crônica relativamente rara. A disseminação para o SNC se faz por via hematogênica de sítio primário, geralmente pulmões, mas também pode decorrer de complicação direta de otite média (mastoidite). O comprometimento do SNC ocorre mais frequentemente na forma de abscessos, mas alguns mais próximos do córtex podem romper para o espaço subaracnóideo e provocar sintomas meníngeos intensos. Em geral, a disseminação está associada a comprometimento da imunidade celular em 75%. O quadro clínico tem apresentação subaguda com cefaleia, náuseas, vômitos, alteração do estado de consciência, febre e rigidez de nuca. O LCR apresenta processo inflamatório neutrofílico, geralmente com mais de 500 células por mm^3, proteína e lactato elevados, glicose baixa. É fundamental coletar amostras de hemocultura associadas à cultura do LCR, mas o crescimento é lento e pode levar mais de 2 semanas para positivar. As reações imunológicas têm baixa especificidade.

O tratamento consiste em sulfas por longo período. Por ser doença rara, não existem muitas evidências na literatura em relação à melhor associação, mas habitualmente se administra sulfametoxazol associado a trimetoprima por 6 meses a 1 ano, com controle tomográfico da resposta ao tratamento. O prognóstico melhora se houver possibilidade de drenagem cirúrgica do abscesso (se este for único).

MENINGITES FÚNGICAS

Cryptococcus

A criptococose é a infecção fúngica mais comum do SNC. É doença com evolução subaguda ou crônica, grave, de ocorrência relativamente rara até o advento da AIDS e invariavelmente fatal se não tratada. Até 10% dos pacientes infectados pelo HIV poderão adquirir criptococose ao longo da doença, sendo que em 1,9% dos casos essa pode ser a primeira manifestação. Nesses pacientes, o risco para criptococose aumenta drasticamente quando a contagem de linfócitos T CD4+ cai abaixo de 100 células/mℓ. Entre as 19 espécies de criptococos existentes, duas são as causadoras de doença: *Cryptococcus neoformans* e *Cryptococcus gattii*, sorotipos A e D, e sorotipos B e C, respectivamente. *C. neoformans* está amplamente difundido na natureza, tendo sido identificado no solo e em excrementos de aves, principalmente de pombo. *C. neoformans* é responsável pela grande maioria das infecções, apesar de baixa virulência e patogenicidade. Já *Cryptococcus gattii* parece ser mais agressivo, invadindo precocemente o SNC, e sua distribuição é mais restrita que a de *C. neoformans*, tendo como principal fonte os eucaliptos (*Eucalyptus calmaldulensis*). A infecção pelo criptococo ocorre através da inalação, podendo-se observar infecção das vias respiratórias precedendo as manifestações do sistema nervoso. Clinicamente, o paciente apresenta cefaleia, muitas vezes acompanhada de sinais de hipertensão intracraniana e papiledema à fundoscopia. A doença pode manifestar-se como meningite ou lesão focal, determinando crise convulsiva, déficit focal e efeito de massa (quando existe criptococoma ou granulomas confluentes). Alguns pacientes podem evoluir com lesões císticas, ocupando os espaços de Virchow-Robin em tálamo e subtálamo, e hidrocefalia. O diagnóstico é feito pelo LCR, que revela aumento da pressão de abertura, pleocitose variável, aumento de proteínas, glicorraquia normal ou leve hipoglicorraquia. As células predominantes são linfomonocitárias. O criptococo é facilmente demonstrável ao exame direto pelo método da tinta da China, por cultura e pela pesquisa do antígeno capsular (látex para criptococo). As modificações citológicas e químicas do LCR são muito semelhantes àquelas observadas em pacientes com meningite tuberculosa, porém o achado do fungo faz o diagnóstico diferencial. Nos pacientes com AIDS, os quadros clínico e laboratorial podem diferir do quadro ora apresentado. Nesses pacientes quase não há reação inflamatória no LCR, ao lado do encontro frequente de grande quantidade de criptococos por milímetro cúbico. Cerca de 20% das vezes os parâmetros bioquímicos e citológicos são normais, o que demonstra a necessidade de pesquisa rotineira do fungo (tinta da China) em todas as amostras de LCR dos pacientes com imunodeficiência. Nas infecções crônicas do SNC, é necessário pensar sempre em criptococose.

A anfotericina B é usada na dose de 0,7 a 1 mg/kg de peso corporal, diluída em solução glicosada a 5% IV. Durante a administração do fármaco, os pacientes podem apresentar calafrios, tremores, cefaleia e dor local, apesar da associação com dipirona e corticosteroides. Entretanto, os efeitos tóxicos mais graves são os renais, devendo-se avaliar a função renal a cada 24 a 48 horas, por meio de creatinina e eletrólitos. Pode-se utilizar a via intratecal em pacientes que não toleram medicação IV, devendo neste caso ser preparada e infundida por pessoas com experiência. A 5-fluorocitosina (Ancotil®) demonstrou eficácia na infecção criptocócica experimental. Deve ser administrada por via oral (VO), na dose diária de 100 a 200 mg/kg/dia de peso corporal, associada a anfotericina B, para obtenção de melhores resultados. A principal desvantagem da 5-fluorocitosina é a toxicidade para a medula óssea, efeito colateral que ocorre já na segunda semana de tratamento em 30 a 50% dos pacientes. O fluconazol é usado como tratamento de manutenção em pacientes com AIDS que estejam assintomáticos após tratamento sistêmico com anfotericina B, independentemente de o LCR estar estéril. Tal conduta se baseia no fato de que, em pacientes com AIDS, a recidiva ocorre em taxas superiores a 50% após o primeiro ano do tratamento. A anfotericina lipossomal (Ambisome®) tem o mesmo potencial da fórmula convencional, mas com a vantagem de ser menos tóxica. O esquema atual de tratamento é montado da seguinte maneira: anfotericina B nas primeiras 2 semanas, seguida de fluconazol 400 mg/dia durante 10 semanas. Nos pacientes com AIDS, mantém-se o fluconazol como profilaxia secundária após esse período. Trabalhos recentes evidenciam benefício da associação de anfotericina B com fluconazol desde o início do tratamento.

Histoplasma capsulatum

Fungo encontrado no solo a partir de excretas de aves e de morcegos. A infecção do SNC ocorre por via hematogênica, através de inalação de esporos e infecção pulmonar. A alta incidência de sorologia positiva nos habitantes de área endêmica sugere que a infecção primária pulmonar pode ser assintomática. Pode ocorrer em imunocomprometidos e imunocompetentes. Frequentemente, a infecção se restringe ao pulmão, sendo que a disseminação ocorre em até 80% dos imunocomprometidos, dos quais cerca de 20% terão envolvimento do SNC. Cerca de 50% dos pacientes com doença disseminada fazem uso de fármaco imunossupressor, têm linfoma, leucemia, distúrbios esplênicos ou AIDS. A apresentação clínica de comprometimento do SNC varia, ocorrendo cefaleia, febre e rigidez de nuca em aproximadamente 50% dos pacientes, manifestando-se como meningite subaguda ou crônica. Cerebrite focal ou formação de granulomas são formas frequentes de apresentação. O estudo do liquor em pacientes com histoplasmose evidencia pleocitose moderada (20 a 500 células/mm^3), com predomínio linfomonocitário, proteína e lactato elevados, glicorraquia de normal a baixa. A cultura pode ser positiva, e o crescimento do fungo pode levar semanas; a hemocultura pode ser útil. Os exames de imagens do crânio podem mostrar realce meníngeo ou lesões focais com efeito de massa e realce periférico. Estudos retrospectivos indicam que aproximadamente 50% dos casos são curados com o tratamento. Anfotericina B, na dose total de 30 a 35 mg/kg, realizada por infusão IV de 0,7 a 1 mg/kg/dia, propicia a remissão da doença, porém em virtude da alta dose necessária, recomenda-se anfotericina lipossomal 3 a 5 mg/kg/dia durante 3 a 4 meses para a diminuição dos efeitos adversos. Após o tratamento, os pacientes devem ser acompanhados ambulatorialmente durante 5 anos, pois a recorrência é alta. Quando houver granulomas intraparenquimatosos, o tratamento fungicida deve sempre preceder o cirúrgico (reservado para os casos de falência medicamentosa ou grandes massas granulomatosas). Nos casos de recidiva e em pacientes com AIDS, o tratamento deve ser prolongado com 400 mg/dia de itraconazol.

Paracoccidioides brasiliensis

A blastomicose sul-americana (paracoccidioidomicose) é doença granulomatosa crônica, causada por fungo dimórfico, endêmica nas regiões subtropicais como as Américas Central e do Sul. Trabalhadores e moradores rurais são a população de risco, mas indivíduos que viajem para essas áreas também podem adquirir a infecção, que pode permanecer latente por muitos anos. A contaminação ocorre através da inalação; não há transmissão inter-humana. Após a infecção inicial, podem surgir sintomas respiratórios leves ou mínimas lesões nas mucosas, na maioria das vezes assintomáticas. Após período de latência indeterminado, com ou sem imunossupressão, o processo sofre reativação, levando a manifestações da doença. Pele, linfonodos, pulmões, suprarrenal e SNC são os órgãos mais acometidos. É muito mais comum em homens (relação H 15:M 1). A neuroparacoccidioidomicose é mais comum do que se imagina e deve sempre ser considerada nos diagnósticos diferenciais das infecções granulomatosas do SNC nos pacientes de risco, com ou sem outras manifestações da doença. A forma granulomatosa predomina (96% dos casos), e as manifestações clínicas são: crises convulsivas (33%), hemiparesia (21%), sinais cerebelares (25%), cefaleia (21%), e outros. Meningite e sinais meníngeos acompanham o quadro em 17% dos casos. O diagnóstico definitivo de neuroparacoccidioidomicose é difícil. O LCR mostra aumento de proteínas, principalmente devido à presença de gamaglobulina, glicose normal e citologia global normal a levemente aumentada. O isolamento do fungo em amostras de LCR é muito difícil, seja sob visualização direta, seja por cultura. A reação imunológica ELISA para o anticorpo antigp43, principal antígeno do *P. braziliensis*, apresenta 89% de sensibilidade e 100% de especificidade no LCR, e a detecção do antígeno gp43 também pode ser realizada. Os métodos de imagem TC e RM mostram lesões granulomatosas, com área hipodensa, circundadas com realce anelar, e áreas múltiplas (65%) ou isoladas (35%) de edema. Pode ser necessário realizar a biopsia para estabelecer diagnóstico diferencial entre outras lesões granulomatosas ou tumorais do SNC. A combinação sulfametoxazol-trimetoprima é o tratamento preferencial para neuroparacoccidioidomicose, na dose de 800 mg/160 mg, respectivamente, 3 vezes/dia (dose total diária: 2.400 mg/480 mg). O tratamento apresenta baixos custo e toxicidade, e sua duração depende da resposta clínica e do controle tomográfico seriado. O fluconazol, na dose de 400 mg/dia, é considerado opção, devido a sua excelente penetração no SNC. A anfotericina B só é usada em casos de resistência ou intolerância aos fármacos anteriores e atualmente o voriconazol também tem sido usado nesses casos. O tratamento cirúrgico deve ser considerado em casos de hidrocefalia, hipertensão intracraniana e granulomas que exerçam compressão de estruturas e não respondam ao tratamento clínico.

Candida sp.

A cândida faz parte da flora microbiana normal. Sua disseminação acontece nos casos de imunossupressão, uso prolongado de antibióticos, uso de corticosteroides e quimioterápicos, prematuridade, cirurgias abdominais, queimaduras e nutrição parenteral. Neutropenia é fator de risco para candidíase invasiva. Nos casos de disseminação, pode haver envolvimento do SNC em 18 a 90% dos casos. A disseminação é hematogênica, levando a meningite, microabscessos cerebrais, vasculite e trombose, com predomínio no território da artéria cerebral média. Pode haver formação de aneurismas micóticos e endoftalmite. A invasão do SNC também pode ser direta, através de manipulação cirúrgica, derivações ventriculares externas e traumatismo cranioencefálico. Nesses casos, é mais frequente a formação de abscessos cerebrais únicos. A manifestação clínica se baseia na forma de apresentação com preponderância de cefaleia, confusão mental, sonolência e coma. O exame de LCR revela processo inflamatório e presença de leveduras. A cultura em meio de Sabouraud (ágar glicose 2%), que facilmente recupera o agente, serve para identificar a espécie e avaliar a sensibilidade aos fungicidas. Algumas vezes o diagnóstico só é realizado na necropsia, pois a doença pode ter curso fulminante. O tratamento de escolha utiliza anfotericina B, IV, na dosagem de 0,7 a 1 mg/dia, por 4 semanas, associado com 5-fluorcitosina (Oncotil®) 100 mg/kg/dia, divididos em 4 doses diárias. A recorrência não é incomum. Nos casos de intolerância aos dois medicamentos, pode-se utilizar fluconazol. O voriconazol também tem sido utilizado como alternativa, devido à sua boa penetração no SNC.

Aspergilose

Aspergillus fumigatus, *Aspergillus terreus* e *Aspergillus flavus* são fungos capazes de causar doenças no ser humano. Inalação de esporos do *A. fumigatus* causa asma alérgica, aspergiloma, aspergilose broncopulmonar alérgica e alveolite extrínseca. O fungo é também patógeno oportunista, capaz de causar aspergilose invasiva em indivíduos imunossuprimidos, dos quais 10 a 20% terão comprometimento neurológico que resultará na morte de 80% deles. O acometimento do SNC pode ocorrer pela via hematogênica ou a partir de infecção dos seios da face e otite (forma rinocerebral). No SNC, podem ocorrer meningite, abscessos únicos ou múltiplos, aneurismas micóticos, mielite e a invasão das artérias carótidas ou vertebrais. Clinicamente, os pacientes apresentam febre persistente, alteração do estado mental, déficits neurológicos e, menos frequentemente, sinais meníngeos. A aspergilose invasiva vem se tornando mais frequente e, devido ao seu difícil diagnóstico *ante mortem*, está associada a taxas de mortalidade que variam entre 10 e 100%. Tal constatação reflete mudanças modestas no tratamento, técnicas pobres no diagnóstico *ante mortem* e doenças de base graves associadas a infecção. Entre os pacientes predispostos à doença invasiva incluem-se aqueles com leucopenia, linfoma, leucemia e receptores de transplante de órgãos. Mesmo com a introdução de melhores técnicas de cultura, as culturas sanguíneas são raramente positivas, e o *Aspergillus* é recuperado de outras áreas somente em 12 a 34% das vezes, apesar das tentativas rigorosas de culturas fúngicas. Além disso, se espécie de *Aspergillus* for isolada, pode ser difícil distinguir se a colonização resulta de infecção invasiva ou contaminação pela espécie. Anticorpos específicos para *A. fumigatus* têm sido detectados na corrente sanguínea de pacientes com infecção por *Aspergillus* não invasiva, por meio de métodos de imunofluorescência, hemaglutinação passiva, RIA, e mais recentemente por ELISA. Na investigação de rotina da aspergilose não invasiva, o teste contraimunoeletroforese permanece o teste de escolha. A maior parte dessas técnicas tem sido aplicada para o diagnóstico sorológico da aspergilose invasiva com sucesso variado e resultados conflitantes. Atualmente a pesquisa de galactomanana no soro e em amostra de LCR tem mostrado alta sensibilidade e especificidade no diagnóstico de aspergilose invasiva. A infecção, a doença de base e o estado de neutropenia devem ser tratados agressivamente. Anfotericina B na dose 1 mg/kg/dia, IV, deve ser iniciada precocemente. O voriconazol como primeiro tratamento, ou tratamento de resgate, pode levar a melhora ou estabilização clínica em até 42% dos casos. A dose preconizada é de 6 mg/kg/dia, IV, por 12 horas no primeiro dia, seguido de 4 mg/kg/dia durante 12 horas, IV, nos dias seguintes. O tempo total do tratamento ainda não foi definido e baseia-se na melhora clínica e laboratorial do paciente. Em casos de tratamento prolongado a conversão para terapêutica oral deve ser considerada usando dose de 200 mg de 12/12 horas. Os abscessos cerebrais ou epidurais precisam ser drenados cirurgicamente.

Zigomicose

A zigomicose ou mucormicose é causada pelos fungos dos gêneros *Mucor* spp., *Rhizopus* spp. e *Absidia* spp. Trata-se de infeção esporádica, de distribuição mundial, que acomete principalmente pacientes com diabetes e acidose. Outros pacientes de risco são: usuários de corticoide, transplantados renais, pacientes com neoplasias e usuários de quelantes de ferro para hemocromatose. A mucormicose leva a manifestações respiratórias e cutâneas. A invasão rino-orbitocerebral pode ocorrer após trauma orbital ou cefálico e através dos vasos sanguíneos, causando trombose e isquemia, o que culmina em reação inflamatória necrosante dos tecidos adjacentes. Clinicamente, o paciente apresenta rinorreia escura, cegueira, gangrena ocular e outros. O tratamento inclui a correção do fator predisponente, como a glicemia, e o uso de anfotericina B, na dose de 1 a 1,5 mg/kg/dia, durante 8 a 10 semanas, sendo que, após o controle inicial, pode-se reduzir a dosagem para 0,8 mg/kg/dia. Pode ser necessário o desbridamento cirúrgico da área comprometida.

MENINGITES PARASITÁRIAS

Neurocisticercose

Infecção do SNC causada pelo *Cysticercus cellulosae*, forma larvária da *Taenia solium*, verme que pertence ao filo Platyhelminthes, classe Cestoda, ordem Cyclophyllidea, família Taeniidae, gênero *Taenia* e espécie *solium*. O ser humano é seu único hospedeiro definitivo, sendo responsável pela manutenção do ciclo biológico, o que, aliado à inexistência de outro animal como reservatório natural, propicia a erradicação da doença no Brasil. Para tanto, são necessários programas políticos de saúde pública, saneamento básico e orientação da população nas áreas atingidas. Em boletim da Organização Mundial da Saúde (OMS), um grupo de pesquisadores das Américas propõe a obrigatoriedade da notificação compulsória da neurocisticercose, visando medidas profiláticas e mesmo à erradicação da enfermidade por meio de políticas governamentais específicas. Em Ribeirão Preto, tal notificação é obrigatória desde 1992. A incidência da teníase e da neurocisticercose está diretamente associada às condições socioeconômicas e políticas de saúde pública. Alguns países europeus obtiveram sucesso com programas voltados para a redução desse complexo. No Brasil, não existem dados fidedignos a respeito da incidência da teníase, restando apenas uma noção da prevalência em grandes centros neurológicos, que apontam para 0,2% a 7,5% dos pacientes atendidos. Pouco se sabe também a respeito da cisticercose suína, já que existem muitos abatedouros clandestinos no país, sem fiscalização adequada, dificultando análise da vigilância sanitária, necessária para o controle da cisticercose humana. A forma larvária pode sobreviver por meses ou anos dentro do parênquima encefálico e, após período variável, entra em degeneração, seguindo quatro fases evolutivas:

- Vesicular ou cística, com visualização do escólece ao exame de imagem do SNC
- Coloidal: cápsula envolvendo vesícula com conteúdo gelatinoso
- Nodular: cisto coloidal, com captação de contraste de formato anelar aos exames de imagem do crânio
- Nodular calcificada: nódulo calcificado reduzido mais bem evidenciado pela TC de crânio.

As manifestações clínicas da neurocisticercose são determinadas pelas localizações dos cistos, que podem se alojar no encéfalo, na medula, nos ventrículos, no espaço subaracnóideo e nas meninges. A apresentação pode ser cística, racemosa, mista, calcificada, única ou múltipla; com evolução aguda, subaguda ou crônica; assintomática ou sintomática. As formas sintomáticas são muitas e as mais descritas são: convulsiva, hipertensiva, psiquiátrica, meningoencefálica, cefalálgica, hemiplégica, edematosa, cerebelar, troncular, hidrocefálica, endócrina, medular, extrapiramidal, apoplética, meningítica recidivante e mista. A forma meningítica é a primeira manifestação clínica da neurocisticercose em 13 a 15% dos casos. Muitas vezes, as alterações clínicas das meningites virais ou bacterianas são indistinguíveis, com a tríade clássica composta por cefaleia, rigidez de nuca e vômitos. O exame do liquor pode mostrar aumento do número de células, associado à ocorrência de eosinófilos, hipoglicorraquia e hiperproteínorraquia, o que pode causar confusão com outras doenças infecciosas crônicas, como a tuberculose, a criptococose, a nocardiose, entre outras. As reações imunobiológicas no LCR geralmente confirmam o diagnóstico. A associação das reações de fixação de complemento, imunofluorescência e imunoenzimática pode apresentar sensibilidade e especificidade superior a 95%, dependendo da fase em que se encontra a doença.

O primeiro fármaco com ação eficaz sobre o cisticerco foi o praziquantel (PZQ), derivado isoquinoleico. A dose usual do PZQ é de 50 mg/kg/dia, durante 15 dias. Atualmente, um derivado imizadólico altamente eficaz contra o cisticerco vem sendo utilizado com vantagens sobre o PZQ: o albendazol, cuja dose recomendada é de 15 mg/kg/dia, durante 8 dias. As vantagens deste medicamento sobre o anterior incluem maior taxa de eliminação de cistos do parênquima cerebral, baixo custo de tratamento e maior tolerância do paciente quanto aos efeitos colaterais, tornando-o fármaco de escolha para o tratamento da neurocisticercose. A administração de corticoides tem como objetivo diminuir a reação inflamatória que ocorre quando há morte do parasito, momento em que grande quantidade de substâncias antigênicas é liberada. O fármaco mais utilizado é a dexametasona, na dose de 6 a 8 mg/dia, durante 3 a 4 semanas.

Neuroesquistossomose

O comprometimento neurológico do SNC constitui afecção ectópica da doença. Existem três espécies principais que acometem o SNC do ser humano: *shistosoma japonicum*, *shistosoma haematobium* e *shistosoma mansoni*. O acometimento do SNC pode se manifestar principalmente como quadro encefálico, meníngeo, mielítico, pseudotumoral granulomatoso e mielomeningorradiculítico. A espécie *S. mansoni* é a única encontrada em nosso meio, e a via de infestação do ser humano se faz pela penetração das cercárias através da pele, quando o indivíduo trava contato com águas infestadas delas.

O comprometimento do SNC depende da existência de ovos ou de vermes adultos no parênquima cerebral, medular ou no espaço subaracnóideo. *S. mansoni* atinge o cérebro quando há hipertensão portal, pois ocorre desvio do fluxo venoso intra-abdominal para o sistema da cava superior. Na circulação pulmonar, através de *shunts* arteriovenosos pulmonares, *S. mansoni* alcança a circulação sistêmica, sendo embolizado para diversos órgãos, entre eles o encéfalo. Também pode haver comprometimento intracraniano devido à ampla comunicação do sistema venoso intra-abdominal com o plexo venoso vertebral e subaracnóideo. Como esse sistema é avalvular, o sangue abdominal pode alcançar os seios venosos intracranianos. Já o comprometimento mielomeningorradicular se dá na fase intestinal e/ou hepatointestinal da doença, quando os ovos e/ou vermes adultos alcançam os plexos venosos vertebrais via plexo de Batson. No espaço subaracnóideo, o ovo provoca processo inflamatório do tipo imunoalérgico, ocasionando meningite à custa de células linfomonocitárias, com ocorrência variável de eosinófilos e aumento das proteínas com glicose normal no líquido cefalorraquidiano (LCR). Esse processo inflamatório pode se perpetuar por meses, causando sintomas meníngeos variáveis, com períodos assintomáticos.

O diagnóstico de esquistossomose clínica deve ser confirmado através de exame protoparasitológico, reações sorológicas e biopsia de valva retal, quando houver meningite com eosinófilos em pacientes provindos de área endêmica. No LCR, além das alterações imunoalérgicas, podemos realizar reações laboratoriais, como ELISA, hemaglutinação indireta, reação de imunofluorescência indireta, reação periovular etc. Todas as reações descritas visam à identificação de anticorpos anti-*Schistosoma mansoni* no LCR.

Praziquantel (Cisticid®) na dosagem de 40 a 60 mg/kg, em dose única associada a corticosteroide, proporciona melhora significativa, algumas vezes com recuperação completa do dano neurológico. O albendazol, derivado do grupo dos benzimidazólicos, é anti-helmíntico de amplo espectro de ação tríplice: vermicida, ovicida e larvicida. Tem boa absorção por via intestinal, alcançando níveis plasmáticos em 3 a 4 horas após a administração. É anti-helmíntico com poucos efeitos colaterais, e recomenda-se dosagem entre 10 e 15 mg/kg, dividida em três tomadas, associada a corticosteroide por 8 dias.

MENINGITES AUTOIMUNES

Sarcoidose

Doença inflamatória multissistêmica de etiologia desconhecida. Pode acometer a pele, os pulmões, o sistema linfático, os rins, os olhos e o SNC. A neurossarcoidose ocorre frequentemente no contexto de doença sistêmica aguda ou crônica. As estruturas mais acometidas são os nervos cranianos, o hipotálamo e a hipófise. No entanto, as meninges podem ser acometidas (em geral meningite crônica ou recorrente), casos em que a análise liquórica geralmente demonstra pleocitose mononuclear (10 a 100 células/mm^3), hipoglicorraquia e pressão de abertura elevada. Podem ser identificadas bandas oligoclonais e aumento nos títulos de IgG. O tratamento consiste em um curso de corticoide, frequentemente com boa resposta clínica, ou imunossupressão com metotrexato, ciclofosfamida ou infliximabe, nos casos refratários e graves.

Vogt-Koyanagi-Harada

Doença autoimune com produção de anticorpos contra células produtoras de melanina. Costuma manifestar-se entre a terceira e a quarta décadas, iniciando frequentemente com uveíte, acompanhada de dor ocular e rápida queda da acuidade visual, cefaleia intensa com processo inflamatório meníngeo, geralmente linfomonocitário com pouca elevação proteica e glicose normal, associado a *tinnitus*, poliose e vitiligo na face e no pescoço. Essa apresentação muitas vezes não é completa no início, algumas vezes iniciando apenas com meningite crônica. A uveíte, marco definitivo da doença, pode começar posteriormente e se caracteriza por acometimento anterior do tipo granulomatoso, podendo ocorrer edema do disco óptico. Clinicamente podem ocorrer sinais e sintomas como febre, cefaleia, rigidez de nuca, sonolência e surdez com *tinnitus*. Outras complicações incluem neurite óptica e mielite transversa. O tratamento visa preservar a acuidade visual e consiste em altas doses de corticoides nos primeiros 6 meses, período após o qual são utilizados outros imunossupressores com menos efeitos colaterais (azatioprina, metotrexato, ciclofosfamida).

Doenças do Colágeno

Muitas doenças reumatológicas podem comprometer o SNC, algumas vezes como manifestação inicial da doença. A forma de apresentação é bastante variável, mas algumas vezes pode se manifestar como meningite crônica ou recorrente. Entre as causas mais frequentes encontram-se lúpus, síndrome de Sjögren, artrite reumatoide, doença de Behçet. Os sintomas são semelhantes às meningites infecciosas, porém sem febre: cefaleia, náuseas, vômitos e sinais meníngeos. Os exames de imagens, tomografia ou ressonância de crânio, não mostram alterações significantes, e o exame do LCR evidencia processo inflamatório asséptico, linfomonocitário, com pouca alteração bioquímica.

BIBLIOGRAFIA

Abussuud ZA, Geneta VP. Rheumatoid Meningitis. World Neurosurg. 2020; 137(February):98-101.

Aye C, Henderson A, Yu H, Norton R. Cryptococcosis – the impact of delay to diagnosis. Clin Microbiol Infect. 2016;22(7):632-5.

Baldwin KJ, Avila JD. Diagnostic Approach to Chronic Meningitis. Neurol Clin. 2018;36(4):831-49.

Boletim Epidemiológico. 2021; Ministério da Saúde. Manual de Recomendações para o Controle da Tuberculose. Ministério da Saúde. 2019.

Bourgeois P, Rivest J, Bocti C. Rheumatoid meningitis presenting with stroke-like episodes. Neurology. 2014;82(17):1564-5.

Broucker T, Martinez-Almoyna L. Diagnostic des méningites chroniques. Rev Med Interne. 2011;32(3):159-72.

Carrol K, Hobden J. Syphilis screening for asymptomatic, nonpregnant adults. Microbiol Medica. 2016;323-7.

Cherian A, Ajitha KC, Iype T, Divya KP. Neurotuberculosis: an update. Acta Neurol Belg. 2021;121(1):11-21.

Colombo AL, Tobn A, Restrepo A, Queiroz-Telles F, Nucci M. Epidemiology of endemic systemic fungal infections in Latin America. Med Mycol. 2011;49(8):785-98.

Cross, Sarah J. Linker, Kay E. Leslie FM. 乳鼠心肌提取 HHS Public Access. Physiol Behav. 2016;176(1):100-106.

Curi ALL, Lazera M, Vasconcelos-Santos DV. Cryptococcosis. Intraocular Inflamm. 2016;30(1):1277-83.

Damico FM, Bezerra FT, Silva GC da, Gasparin F, Yamamoto JH. New insights into Vogt-Koyanagi-Harada disease. Arq Bras Oftalmol. 2009;72(3):413-20.

Diagnosis NS HIV infected Algorithm for diagnosis of neurosyphilis in a patient with HIV infection. 2011;15059-15059.

Garbin AJÍ, Martins RJ, Belila N de M, Exaltação SM, Garbin CAS. Reemerging diseases in Brazil: Sociodemographic and epidemiological characteristics of syphilis and its under-reporting. Rev Soc Bras Med Trop. 2019;52(July 2017):2017-20.

Garcia HH. Neurocysticercosis. Neurol Clin. 2018;36(4):851-64.

Ginsberg L, Kidd D. Chronic and recurrent meningitis. Pract Neurol. 2008;8(6):348-61.

Giovane RA, Lavender PD. Central Nervous System Infections. Prim Care – Clin Off Pract. 2018;45(3):505-18.

Góralska K, Blaszkowska J, Dzikowiec M. Neuroinfections caused by fungi. Infection. 2018;46(4):443-59.

Gripper LB, Welburn SC. Neurocysticercosis infection and disease–A review. Acta Trop. 2017;166:218-24.

Helbok R, Broessner G, Pfausler B, Schmutzhard E. Chronic meningitis. J Neurol. 2009;256(2):168-75.

Hildebrand J HM. Chronic meningitis syndrome and meningitis of noninfective or uncertain etiology. *In*: Scheld WM, Whitley RJ, Marra CM, editors. Scheld WM, Whitley RJ, Marra CM Infections of the central nervous system. Fourth Edi. Philadelphia: Lippincott Williams and Wilkins; 2014. p. 805-18.

Joshua S, Babu R, Warrier A, Panikar D. Nocardia araoensis causing brain abscess. Asian J Neurosurg. 2019;14(3):952.

Koedel U, Pfister HW. Lyme neuroborreliosis. Curr Opin Infect Dis. 2017;30(1):101-7.

Lemnouer A, Frikh M, Maleb A, Ahizoune A, Bourazza A, Elouennass M. Brucellosis: A cause of meningitis not to neglect. IDCases. 2017;10(August):97-9.

Matthaiou DK, Panos G, Adamidi ES, Falagas ME. Albendazole *versus* praziquantel in the treatment of neurocysticercosis: A meta-analysis of comparative trials. PLoS Negl Trop Dis. 2008;2(3).

Miziara CSMG, Serrano VAG, Yoshinari N. Passage of borrelia burgdorferi through diverse ixodid hard ticks causes distinct diseases: Lyme borreliosis and baggio-yoshinari syndrome. Clinics. 2018;73:1-4.

Nacher M, Adenis A, Mc Donald S, Do Socorro Mendonca Gomes M, Singh S, Lopes Lima I *et al.* Disseminated Histoplasmosis in HIV-Infected Patients in South America: A Neglected Killer Continues on Its Rampage. PLoS Negl Trop Dis. 2013;7(11):7-9.

Nikolopoulos D, Fanouriakis A, Boumpas DT. Update on the pathogenesis of central nervous system lupus. Curr Opin Rheumatol. 2019;31(6):669-77.

Orlowski HLP, McWilliams S, Mellnick VM, Bhalla S, Lubner MG, Pickhardt PJ *et al.* Imaging spectrum of invasive fungal and fungal-like infections. Radiographics. 2017;37(4):1119-34.

Ozgocmen S, Gur A. Treatment of Central Nervous System Involvement Associated with Primary Sjogrens Syndrome. Curr Pharm Des. 2012;14(13):1270-3.

Papalini C, Cagini C, Ricci G, Pasticci MB. Ocular and oto-syphilis: not a thing of the past. Vol. 45, Infection. 2017. p. 725-6.

Patel C, Rabindra R, Hashemi N, Ward M, Mannan JM. Chronic meningitis: A diagnostic challenge highlighted in a case of cryptococcal meningoencephalitis in an apparently immunocompetent older woman. BMJ Case Rep. 2011;8-11.

Ropper AH. Neurosyphilis. N Engl J Med. 2019;381(14):1358-1363.

Russell ALR, Dryden MS, Pinto AA, Lovett JK. Lyme disease: Diagnosis and management. Pract Neurol. 2018;18(6):455-64.

Saubolle MA, Sussland D. Nocardiosis: Review of clinical and laboratory experience. J Clin Microbiol. 2003;41(10):4497-501.

Sífilis 2017. 2017; Smibert OC, Abbinga S, Spelman DW, Jenney AWJ. Neurosyphilis: Concordance between cerebrospinal fluid analysis and subsequent antibiotic strategy for patients undergoing evaluation of a diagnosis of neurosyphilis. Int J Infect Dis. 2019;82:73-6.

Thakur KT. CNS infections in HIV. Curr Opin Infect Dis. 2020;33(3):267-72.

Versiani I, Cabral-Castro MJ, Puccioni-Sohler M. A comparison of nontreponemal tests in cerebrospinal fluid for neurosyphilis diagnosis: Equivalent detection of specific antibodies. Arq Neuropsiquiatr. 2019;77(2):91-5.

Vidal JE, Toniolo C, Paulino A, Colombo A, dos Anjos Martins M, da Silva Meira C *et al.* Asymptomatic cryptococcal antigen prevalence detected by lateral flow assay in hospitalised HIV-infected patients in São Paulo, Brazil. Trop Med Int Heal. 2016;21(12):1539-44.

Voortman M, Drent M, Baughman RP. Management of neurosarcoidosis: A clinical challenge. Curr Opin Neurol. 2019;32(3):475-83.

Wheat LJ, Azar MM, Bahr NC, Spec A, Relich RF, Hage C. Histoplasmosis. Infect Dis Clin North Am. 2016;30(1):207-27.

Wilson MR, O'Donovan BD, Gelfand JM, Sample HA, Chow FC, Betjemann JP *et al.* Chronic meningitis investigated via metagenomic next-generation sequencing. JAMA Neurol. 2018;75(8):947-55.

Yoshinari NH, Mantovani E, Bonoldi VLN, Marangoni RG, Gauditano G. Doença de lyme-símile brasileira ou síndrome baggioyoshinari: zoonose exótica e emergente transmitida por carrapatos. Rev Assoc Med Bras. 2010;56(3):363-9.

Zheng N, Wang W, Zhang JT, Cao Y, Shao L, Jiang JJ *et al.* Neurobrucellosis. Int J Neurosci. 2018;128(1):55-62.

Zunt JR, Baldwin KJ. Chronic and subacute meningitis. Contin Lifelong Learn Neurol. 2012;18(6):1290-318.

37 Abscessos e Empiemas do Sistema Nervoso Central

Sandro Luiz de Andrade Matas

INTRODUÇÃO

Abscessos e empiemas são coleções purulentas. Os abscessos ocorrem no parênquima encefálico ou medular, enquanto os empiemas ocupam os espaços subdural ou extradural. Essas infecções podem ocorrer por contiguidade ou continuidade nos casos de infecção dos seios paranasais, otites, mastoidites e abscessos cutâneos, por disseminação hematogênica por um foco primário a distância, como nas infecções odontológicas, de válvulas cardíacas, bronquiectasias e *shunts* arteriovenosos, como malformação arteriovenosa pulmonar, forame oval patente, persistência de conduto arterioso congênito; após traumatismos cranianos, raquimedulares, pós-procedimentos neurocirúrgicos e ortopédicos. Sempre é um desafio diagnóstico e terapêutico, pois frequentemente não há sintomas infecciosos sistêmicos evidentes e a etiologia é polimicrobiana na maioria dos casos, envolvendo bactérias (gram-negativas, gram-positivas, anaeróbicas) bactérias e fungos, com variados graus de resistência a antimicrobianos, nos casos de infecções hospitalares e pós-procedimentos cirúrgicos.

ABSCESSOS CEREBROMEDULARES

Epidemiologia

A estimativa da incidência mundial de abscessos cerebrais é de 0,3 a 0,9:100.000 pessoas por ano, correspondendo a aproximadamente 8% das massas intracranianas em pacientes nos países em desenvolvimento, e cerca de 1 a 2% nos países desenvolvidos. Abscessos secundários a otites médias são mais frequentes na população pediátrica, enquanto aqueles associados a sinusites são mais comumente encontrados em adultos jovens, sendo prevalentes no sexo masculino – 2:1-4:1. Há leve tendência para maior acometimento em homens, com incidência menor em países desenvolvidos e com marcada diminuição da mortalidade nas últimas décadas com avanço nas tecnologias diagnósticas e terapêuticas.

Etiologia

Entre as etiologias bacterianas, os agentes mais frequentemente envolvidos são *Streptococcus* sp, *Staphylococcus* sp, *Enterococcus* sp, *Enterobacteriaceae (Proteus* sp, *E.coli, Klebsiella* sp, *Enterobacter* sp etc.), *Bacteriodes* sp, entre outros menos frequentes. É comum a infecção por mais de um agente, sendo muito relatado ultimamente a presença de bactérias anaeróbias em associação a bactérias aeróbicas e microaerófilas. Os agentes infecciosos envolvidos estão diretamente relacionados com as condições preexistentes que propiciam a gênese do abscesso encefálico e estão elencados na Tabela 37.1.

Fisiopatologia

O abscesso cerebral inicia-se por infecção tecidual, constituindo-se em cerebrite, necrose tecidual, proliferação bacteriana e formação de conteúdo purulento. Pode ocorrer por disseminação hematogênica, por contiguidade (sinusites, otites, mastoidites, nasofaringite, infecções ou abscessos dentários), traumatismo cranioencefálico aberto, procedimento neurocirúrgico, penetração acidental de corpo estranho ou presença próteses intracranianas, como derivação ventriculoperitoneal, derivação ventricular externa. O foco primário mais frequente em abscessos cerebrais origina-se das infecções das cavidades cranianas preexistentes: seios paranasais, células mastóideas e orelha média. Otites e mastoidites, agudas ou crônicas, muitas vezes associadas a colesteatomas, são as principais causas de abscessos cerebrais com localização preferencial em lobos temporais e cerebelo. Sinusites crônicas frontais estão associados a abscessos frontais, enquanto abscessos decorrentes de otites/mastoidites ocorrem em adultos jovens e adolescentes; sinusite acomete mais homens entre a segunda e terceira décadas de vida. O processo inflamatório nessas cavidades, dependendo da patogenicidade do agente, invade a mucosa, atinge veias diploicas provocando tromboflebites e osteomielites, alcançando a cavidade craniana e contaminando o parênquima cerebral de forma retrógrada por veias e vênulas infectadas. A disseminação hematogênica, com focos primários a distância, como, infecções odontológicas, válvulas cardíacas infectadas, bronquiectasias e *shunts* arteriovenosos cardíacos e pulmonares, causam infecção parenquimatosa na transição corticomedular pela caraterística da irrigação cerebral que é do tipo terminal. Após a contaminação do parênquima, o abscesso cerebral se desenvolve classicamente em quatro fases histopatológicas: fase 1 – cerebrite precoce de 1 a 3 dias após inóculo tecidual; fase 2 – cerebrite tardia de 4 a 9 dias, caracterizada pela formação de centro necrótico e início da formação da cápsula com depósitos de fibroblastos e início de reação astrocítica; fase 3 – formação da cápsula,

TABELA 37.1 Etiologia bacteriana dos abscessos encefálicos, infecção primaria ou condição predisponente e localização do abscesso encefálico.

Condição predisponente	Flora microbiana provável	Localização provável do abscesso
Seios paranasais	*Streptococcus* sp, *Bacteriodes* sp, *Staphylococcus* sp, *Haemophilus* sp	Lobo frontal
Infecção otológica	*Streptococcus* sp, *Bacteriodes* sp, *Staphylococcus* sp, *Proteus* sp, *Pseudomonas* sp	Lobo temporal, tronco cerebral e cerebelo
Infecção odontológica	*Streptococcus* sp, *Bacteriodes* sp, *Staphylococcus* sp, *Actinomyces* sp, *Fusobacterium* sp, *Actinobacillus* sp	Lobo frontal
Endocardite	*Streptococcus* sp, *Staphylococcus* sp	Múltiplas localizações, preferencialmente em território das artérias cerebrais médias
Bronquiectasias, MAVs pulmonares, FOP	*Streptococcus* sp, *Bacteriodes* sp, *Staphylococcus* sp, *Fusobacterium* sp, Enterobactérias	Múltiplas localizações, preferencialmente em território das artérias cerebrais médias
TCE aberto, procedimentos neurocirurgicos	*Streptococcus* sp, *Bacteriodes* sp, *Staphylococcus aureus, S.epidermidis, Clostridium* sp, Enterobacterias	Depende do local da lesão cirúrgica ou trauma
AIDS, transplante de órgãos, TMO	*Aspergillus* sp, *Candida* sp, *Nocardia* sp, *Toxoplasma gondii, Cryptococcus* sp, *Listeria sp, Mycobacterium complex*	Múltiplas localizações

entre os dias 10 a 13 do inóculo, com parede bem visualizada nos exames de imagens e anatomopatológico, com depósito de fibrina e neoformação vascular ao redor da lesão. A quarta e última fase é continuação da terceira, com aumento da espessura da cápsula, enclausurando o tecido necrótico e purulento central com abundante deposição colágena. Nota-se que a espessura da capsula é maior no lado cortical em comparação do medular, sendo a provável explicação de evacuação espontânea ocorrer frequentemente para dentro dos ventrículos em comparação ao espaço subaracnóideo.

Quadro clínico

As manifestações clínicas de um abscesso cerebral são subagudas e estão associadas à hipertensão intracraniana e à localização da lesão. Cefaleia é o sintoma mais frequente seguido por febre, convulsões, alterações no nível de consciência, déficits neurológicos focais e estão resumidos em ordem de frequência na Tabela 37.2. O papiledema é mais comumente encontrado em casos de abscesso cerebral que em outras infecções do sistema nervoso central (SNC). As alterações neurológicas focais auxiliam na determinação do local da lesão, mas dependem do tamanho do abscesso. Porém, os sinais e sintomas dos abscessos cerebrais se apresentam do modo indolente, inespecífico, pouco importantes no início do processo, muitas vezes mimetizando outras doenças cerebrais ou mesmo sendo interpretadas como sinusites simples, atrasando o diagnóstico. Geralmente, o paciente procura auxílio médico quando as complicações neurológicas são mais evidentes, com convulsões, vômitos e rebaixamento do nível de consciência.

Diagnóstico

Devido ao fato de o quadro clínico ser inespecífico para abscessos do SNC, é imperativa a realização de exames de neuroimagem para a confirmação diagnóstica em pacientes que procuram serviço médico apresentando cefaleia associada à síndrome infecciosa com febre. A tomografia computadorizada (TC) contrastada é o exame inicial de escolha devido à sua maior disponibilidade e rapidez de realização (Figura 37.1), porém, a imagem por ressonância magnética (RM) com gadolínio é mais sensível para o diagnóstico. Apesar de o quadro clínico poder ser sugestivo no caso da tromboflebite séptica intracraniana, recomenda-se a confirmação do diagnóstico por meio de RM, venografia por RM, angiografia por TC ou angiografia cerebral. A realização de RM encefálica é fundamental na confirmação de abscesso cerebral. É exame mais sensível, com possibilidade de visualização de outros focos encefálicos que, por talvez estarem no estágio de cerebrite, podem não ser visualizados na tomografia contrastada de crânio.

Investigação complementar

Os achados laboratoriais encontrados em pacientes com abscessos do SNC também são inespecíficos, encontrando-se leucocitose leve, elevação da velocidade de hemossedimentação e da proteína C reativa em cerca de 50% dos pacientes. Em alguns casos associados a endocardite e osteomielite, a hemocultura pode revelar o organismo causador, mas a pesquisa do foco infeccioso inicial deve incluir exame de pele, dentes, seios paranasais e ouvidos. A punção

TABELA 37.2 Sinais e sintomas frequentemente encontrados em pacientes com abscesso cerebral.

Sinais e Sintomas	Frequência em porcentagem
Cefaleia	55 a 97%
Sonolência	28 a 91%
Febre	32 a 62%
Náuseas e vômitos	35 a 85%
Hemiparesia	23 a 44%
Papiledema	09 a 56%
Convulsões	13 a 35%
Rigidez nucal	05 a 41%

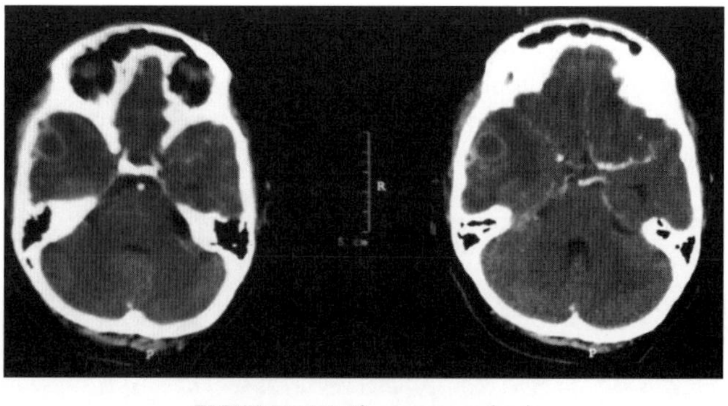

FIGURA 37.1 Abscesso cerebral.

lombar para análise do líquido cefalorraquidiano (LCR) mostra resultados inespecíficos com citologia normal ou pleiocitose linfomonocitária leve, aumento da proteinorraquia e glicorraquia normal. A análise microbiológica do liquor raramente consegue revelar o organismo causador sendo dispensável esse recurso diagnóstico na maioria das vezes. A TC é o exame inicial de escolha, podendo mostrar lesões parenquimatosas hipodensas, com realce periférico anelar ao contraste, nos casos de abscessos cerebrais; lesões extra-axiais hipodensas bicôncavas, com realce dural e que respeitam as fossas cranianas, nos abscessos epidurais intracranianos; lesões intra-axiais hipodensas em formato crescente, com realce marginal que emoldura o córtex subjacente sem respeitar as fossas cranianas, nos empiemas subdurais intracranianos. Como mencionado, a RM é o exame mais sensível para o diagnóstico de abscessos e empiemas do neuroeixo, principalmente nos estágios iniciais (Figura 37.2). Tipicamente, o abscesso cerebral é hipointenso em T1, com realce periférico anelar ao gadolínio, sendo hiperintenso com uma cápsula hipointensa cercada por edema com sinal hiperintenso em T2. Lesão cística com restrição à difusão e altas taxas de transferência de magnetização sugerem abscesso cerebral. A RM pode também identificar lesões no tronco cerebral e, com a utilização de reconstruções especificas, como DWI (imagem ponderada de difusão), espectroscopia e perfusão, permitem diferenciar as imagens infecciosas de lesões neoplásicas com necrose central que são muito semelhantes nas imagens em T1, T2 e Flair.

EMPIEMAS

O empiema epidural vertebral é a formação de coleção purulenta que circunda o saco dural limitado externamente pelo periósteo vertebral. É uma emergência médica, neurocirúrgica, requerendo acurada e imediata investigação diagnóstica e rápida intervenção terapêutica para evitar graves danos neurológicos e morte. Abscesso epidural e empiema subdural intracranianos são frequentemente causados por extensão retrógrada de infecções nos seios paranasais e na orelha média, pelas veias emissárias avalvuladas que se comunicam com a drenagem venosa dural. Assim, sinusites e otites predispõem a tromboflebite séptica, osteomielite, abscesso cerebral, epidural e empiema subdural intracranianos. São menos frequentes e habitualmente relacionados com procedimentos neurocirúrgicos, traumatismo craniano aberto e mais remotamente decorrente de complicações de sinusites crônicas. Os agentes etiológicos envolvidos são os mesmos dos abscessos cerebrais ocasionados por essa fonte de infecção. Estima-se que empiemas epidurais ocorram de 0,2 a 1,2 caso para 10.000 internações em grandes centros hospitalares. Essa taxa vem aumentando nas últimas décadas, provavelmente decorrente do envelhecimento da população, aumento dos procedimentos invasivos raquidianos e melhora tecnológica dos recursos diagnósticos. Os fatores de risco incluem diabetes, insuficiência renal crônica, alcoolismo, imunossupressão e abuso de drogas. O empiema epidural raquidiano é nove vezes mais frequente que craniano. *Staphylococcus aureus*, seguido de *Streptococcus pneumoniae*, *Staphylococcus epidermidis* e enterobactérias são os agentes etiológicos mais comuns. *Pseudomonas* sp. é causa de empiema epidural comumente encontrada em usuários de drogas injetáveis. Empiemas epidurais intracranianos são muito raros, de origem polimicrobiana, geralmente complicação de sinusite frontal ou etmoidal, ou, menos frequentemente, de otite média e de procedimentos neurocirúrgicos, sendo mais frequentes em pacientes jovens com idade inferior a 20 anos.

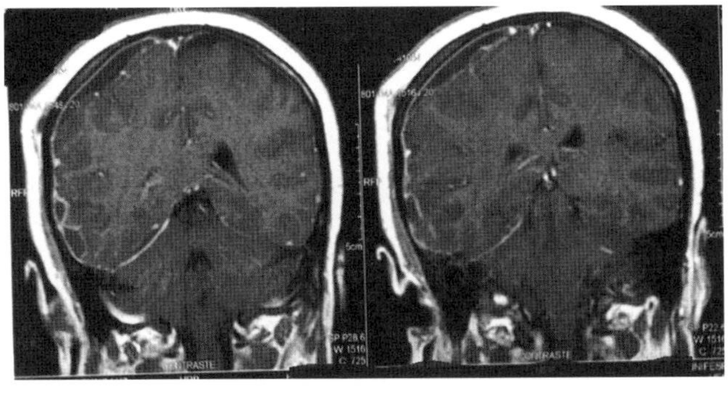

FIGURA 37.2 Empiema subdural.

O abscesso epidural raquidiano posterior pode ser causado por disseminação hematogênica, associada ou não a fatores que diminuam a resposta imune, como diabetes, neurocirurgia raquidiana, trauma raquidiano penetrante, infecções e abscessos musculocutâneos paravertebrais, infecções dermatológicas e malformações congênitas raquimedulares, como raquiesquise, meningocele e meningomielocele. O abscesso epidural raquidiano anterior surge frequentemente a partir de infecção do disco intervertebral e/ou do corpo vertebral. Empiema subdural raquidiano também pode ser consequência de disseminação hematogênica e, por contiguidade, em virtude de osteomielite, tendo como principais agentes *Staphylococcus aureus*, *Staphylococci* coagulase-negativos e bacilos gram-negativos. Os sinais e sintomas de empiema epidural ou subdural raquidiano são semelhantes e incluem a tríade clássica: febre, dor nas costas e déficits neurológicos progressivos. O quadro neurológico depende do nível medular afetado, mas geralmente começa com dor radicular e/ou meningismo, seguido de parestesias, paraparesia, paraplegia, tetraplegia e perda do controle esfincteriano tardiamente.

Investigação complementar

Os exames de imagens são fundamentais na investigação de empiemas epidurais e subdurais tanto cranianos como raquidianos. Embora o exame de tomografia contrastada seja adequado para visualização dos empiemas cranianos, a RM de coluna apresenta maior sensibilidade no comprometimento raquidiano. Tanto o empiema epidural quanto o subdural, intracranianos e raquidianos, apresentam sinal intermediário entre o parênquima nervoso e o LCR em T1, sendo mais hiperintensos que o LCR em T2. Nos casos associados a discite e/ou osteomielite vertebral, o disco e/ou o corpo vertebral podem apresentar hipersinal em T2. Porém, lesões vertebrais hipodensas, com destruição óssea e realce subaracnóideo adjacente, nos casos de osteomielite vertebral associada a abscesso epidural e/ou empiema subdural raquidianos, podem ser mais bem delimitados em mielografia por TC. Em casos suspeitos de empiema raquidiano a punção lombar para análise do LCR é contraindicada. A localização da coleção purulenta está localizada fora do espaço subaracnóideo (ESA), e a punção lombar veiculará material purulento para dentro desse espaço, provocando meningite bacteriana aguda. Exames laboratoriais ajudam no diagnóstico das condições predisponentes para esse grave comprometimento, sendo adequada a coleta de hemoculturas na tentativa de isolar o agente infeccioso.

Tratamento

Basicamente, o abscesso cerebral requer tanto tratamento medicamentoso quanto cirúrgico, mas existem indicações de tratamento antimicrobiano isolado (abscesso único menor que 2,5 cm, múltiplos abscessos, doença terminal ou localização inacessível). Preferencialmente, o tratamento antimicrobiano deve ser orientado por Gram e/ou cultura do material obtido por biopsia ou aspiração do abscesso cerebral, mas o tratamento empírico com cefalosporina de terceira geração, como a ceftriaxona (2 g por via intravenosa [IV] cada 12 horas), associada ao metronidazol (7,5 mg/kg, IV, a cada 6 horas), é aceitável na maioria das situações. Nos casos associados a trauma ou neurocirurgia, a vancomicina (15 mg/kg a cada 8 a 12 horas para manter um nível sérico de 15 a 20 μg por mililitro) é acrescentada, enquanto nos casos suspeitos de infecção por *Pseudomonas aeruginosa*, é preferível a ceftazidima (2 g, IV, a cada 8 horas). As doses dos antimicrobianos são as mesmas utilizadas na meningite bacteriana, mas o tempo mínimo de tratamento é de 4 a 6 semanas, com base na resposta clínica. Nos casos de abscesso epidural e empiema subdural intracranianos e raquidianos, a drenagem neurocirúrgica é essencial, sendo que as lesões raquidianas podem necessitar de laminectomia e descompressão. Alguns autores sugerem que o tratamento antimicrobiano empírico cubra cocos gram-positivos resistentes a meticilina (p. ex., vancomicina) e bacilos gram-negativos (p. ex., ceftriaxona) nas mesmas doses usadas na meningite bacteriana. Contudo, o tempo mínimo de tratamento é de 3 a 4 semanas, para casos não associados à infecção óssea, e de 6 a 8 semanas, para casos associados à osteomielite.

BIBLIOGRAFIA

Bodilsen J, Dalager-Pedersen M, van de Beek D, Brouwer MC, Nielsen H. Incidence and mortality of brain abscess in Denmark: a nationwide population-based study. Clin Microbiol Infect. 2020;26(1):95-100.

Cantiera M, Tattevin P, Sonneville R. Brain abscess in immunocompetent adult patients. Rev Neurol (Paris). 2019;175(7-8):469-74.

Chen M, Low DCY, Low SYY, Muzumdar D, Seow WT. Management of brain abscesses: where are we now? Child's Nerv Syst. 2018;34(10):1871-80.

Chow F. Brain and Spinal Epidural Abscess. Contin Lifelong Learn Neurol. 2018;24(5, Neuroinfectious Disease):1327-48.

Island T, Publishing S, Akhondi H, Baker MB. Epidural Abscess Pathophysiology Histopathology. 2019;1-5.

Klein M, Pfister H-W, Tunkey A R SWM. Brain Abscess. *In*: Sheld W.M., Whitley R.J. MMM, editor. Infections of the Central Nervous System 4th Edition. 4th ed. Philadelphia: Wolters Kluwer; 2014. p. 522-49.

Pfister H-W, Klein M, Tunkel A R SWM. Epidural Abscess. *In*: Sheld W.M. WRJM, editor. Infections of the Central Nervous System 4th Edition. 14th ed. Philadelphia: Wolters Kluwer; 2014. p. 550-65.

Tunkel AR. Brain Abscess. Mand Douglas, Bennett's Princ Pract Infect Dis. 2014;1:1164-74.

Wu S, Wei Y, Yu X, Peng Y, He P, Xu H *et al.* Retrospective analysis of brain abscess in 183 patients: A 10-year survey. Medicine (Baltimore). 2019;98(46):e17670.

38 Encefalites

Sandro Luiz de Andrade Matas

INTRODUÇÃO

Por definição, o termo encefalite corresponde a um processo inflamatório no parênquima encefálico associado à evidência clínica de disfunção encefálica. O processo inflamatório pode se estender até as meninges que revestem o encéfalo, causando meningite associada, momento no qual o quadro clínico passa a ser denominado meningoencefalite. É um desafio para os médicos que trabalham em pronto-socorro e unidades de terapia intensiva (UTI), pois trata-se de uma emergência médica. Na prática, a distinção entre meningite e encefalite nem sempre é fácil e os termos encefalite ou meningoencefalite são frequentemente aplicados em infecções do sistema nervoso central (SNC) que apresentem alterações do estado mental. Embora ambos os termos sejam usados em associação à etiologia viral, que é a mais frequente, muitas outras infecções e entidades não infecciosas podem causar encefalite ou sintomatologia semelhante.

EPIDEMIOLOGIA

Embora existam diversas etiologias para casos esporádicos e/ou endêmicos para encefalites e meningoencefalites, em todo mundo os agentes virais são as causas mais comuns de encefalite aguda. Os principais vírus causadores de encefalites em pacientes imunocompetentes pertencem ao grupo dos herpes-vírus, seguidos por arbovírus e enterovírus. Em recente publicação de estudo populacional realizado na Dinamarca observou-se causas virais de encefalite liderando as etiologias. A causa mais frequente foi HSV-1, seguido de VZV e HSV-2, com mortalidade geral de 5%. Outros herpes-vírus, como VZV, citomegalovírus (CMV), vírus Epstein-Barr (EBV) e herpes-vírus humano 6 (HHV-6) causam encefalites. O VZV é o mais comum e pode ocorrer em hospedeiros imunocompetentes, enquanto as encefalites por CMV, EBV e HHV-6 ocorrem predominantemente em pacientes com imunossupressão. Nos países onde as vacinas contra o sarampo, a caxumba, a rubéola e a varicela são amplamente utilizadas, a incidência de encefalite decorrente desses vírus diminuiu. O EBV 71 tem sido associado a surtos de doenças neurológicas graves em crianças. Os arbovírus são transmitidos aos humanos por artrópodes, predominantemente mosquitos e carrapatos com maior incidência dos casos nos picos sazonais dos respectivos artrópodes. No entanto, é crescente a lista de patógenos emergentes, entre eles: vírus Nipah; enterovírus 71; *Balamuthia mandrillaris*; vírus da encefalite europeia transmitida por carrapatos; Hendra vírus; *Baylisascaris procyonis*; Chandipura vírus; vírus do Nilo Ocidental; vírus Chikungunya; e vírus da dengue, que pode raramente causar encefalite.

DIAGNÓSTICO

O diagnóstico de encefalite aguda deve ser clínico e principalmente epidemiológico, sendo confirmado por meio de exames complementares com base na análise sorológica e do líquido cefalorraquidiano (LCR) obtido por punção lombar, associado a exame de neuroimagem.

Os exames gerais, como o hemograma, a velocidade de hemossedimentação (VHS), a proteína C reativa (PCR), a radiografia de tórax e as hemoculturas, devem fazer parte da investigação inicial para diferenciar uma infecção viral de uma infecção de outra natureza. Linfocitose com VHS e proteína C reativa normais são achados frequentes nas infecções virais.

Frente a um quadro agudo de encefalite é urgente a realização de exames que possam confirmar tanto a suspeita diagnóstica como identificar a etiologia. Portanto, habitualmente o paciente é primeiro atendido nos serviços de urgência e emergência nos quais são coletadas amostras sanguíneas para exames laboratoriais gerais, provas sorológicas direcionadas às evidências epidemiológicas do paciente, amostras de hemocultura, urocultura e, assim que clinicamente estabilizado, encaminhado para exame de imagem do SNC. O exame mais rápido e não invasivo é a tomografia de crânio que deverá ser realizada com contraste. Excluídas as lesões que ocupem espaço com risco de hipertensão intracraniana (HIC), deverá ser realizado exame de líquido cefalorraquidiano (LCR) por punção lombar e a amostra encaminhada para análise quimiocitológica, microbiológica completa (culturas para bactérias, fungos e micobactérias), realização de reação em cadeia da polimerase (PCR) para os agentes virais mais frequentemente envolvidos: família *Herpesviridae* e enterovírus. Amostra adicional de LCR deverá ser reservada, congelada para posterior investigação nos casos de PCR negativo para os principais agentes. Recentes recursos diagnósticos têm ajudado na elucidação etiológica de casos de encefalite com alta sensibilidade, especificidade e rapidez dos resultados. Entre eles, a realização do exame FilmArray®, recurso de biologia molecular, para identificação de 14 agentes infecciosos mais comuns, entre vírus, bactérias e fungos (*Escherichia coli K1, Haemophilus influenzae, Listeria monocytogenes, Neisseria meningitidis, Streptococcus agalactiae, Streptococcus pneumoniae, cytomegalovirus (CMV), enterovirus, herpes simplex virus (HSV) 1/2, human herpesvirus 6 (HHV-6), parechovirus, varicella-zoster virus (VZV) e Cryptococcus* spp.). Ainda, quando os exames são negativos, temos a possibilidade de encaminhar materiais biológicos do paciente, como LCR, sangue, urina e amostras teciduais obtidas por biopsia, para análise de sequenciamento de última geração – metagenômica. Após o paciente ser internado em unidade de terapia intensiva, com quadro clínico estabilizado, é importante a realização de exame de ressonância (RM) de encéfalo com contraste. O exame de RM tem diversos recursos para elucidação diagnóstica para diversas etiologias de encefalite.

QUADRO CLÍNICO

Deve-se suspeitar de encefalite viral em caso de doença febril acompanhada de dor de cabeça, alteração do nível de consciência e sinais e sintomas de disfunção cerebral.

As anormalidades da função encefálica podem ser divididas em quatro categorias:

- Disfunção cognitiva (83%): distúrbios agudos de memória
- Mudanças de comportamento (97%): desorientação, alucinações, psicose, mudanças de personalidade, agitação
- Alterações neurológicas focais (38%): anomia, afasia, ataxia, hemiparesia, hemianopsia, déficits de nervos cranianos etc.
- Crises epilépticas (31%): tônico-clônicas generalizadas, parciais, simples e complexas.

Após a suspeita diagnóstica, a abordagem diagnóstica deve incluir história meticulosa, exame clínico geral e neurológico cuidadosos. Alguns achados clínicos podem sugerir uma etiologia (p. ex., picadas de mosquito sugerem arbovírus; exantemas são comuns em infecções virais em geral; parotidite pode sugerir caxumba; sintomas gastrintestinais podem sugerir enterovírus; achados de vias respiratórias superiores podem acompanhar infecção pelos vírus influenza e HSV-1).

A RM de crânio é mais sensível do que a TC para a avaliação de encefalite viral. O envolvimento do giro do cíngulo e do lobo temporal contralateral é altamente sugestivo de encefalite herpética.

Os achados típicos da infecção pelo HSV-1 são edema ou hemorragia no lobo temporal, ou giro do cíngulo, que podem ser vistos precocemente na RM e tardiamente na TC.

No caso da encefalite por VZV, pode ocorrer encefalomielite, ventriculite e arterite de pequenos e grandes vasos, com infartos isquêmicos e hemorrágicos associados. As infecções oportunistas do SNC, associadas à síndrome da imunodeficiência humana (AIDS), apresentam características típicas na RM, mas não serão abordadas neste capítulo.

O EEG é indicador precoce e sensível do envolvimento cerebral, e geralmente mostra anormalidades antes que as evidências iniciais de alteração parenquimatosa apareçam nos exames de neuroimagem, o que pode ajudar a diferenciar uma simples meningite asséptica de uma encefalite. Cerca de 80% dos pacientes com encefalite por HSV-1 apresentam descargas epileptiformes periódicas lateralizadas (*periodic lateralized epileptiform discharges* – PLED) na área temporal, sobre ritmo de base alentecido entre o 2º e o 14º dia, a contar do início da doença. Na panencefalite esclerosante subaguda, o EEG mostra padrão periódico generalizado com intervalos entre 4 e 15 s, sincronizados com as mioclonias do paciente.

As pesquisas de antígenos e culturas virais com material obtido de orofaringe, fezes e LCR são úteis apenas em crianças, devendo o material ser coletado na primeira semana da doença. Fora dessas condições, o resultado é positivo em menos de 5% dos pacientes.

INFECÇÕES VIRAIS

Herpes-vírus simples

As infecções herpéticas estão entre as causas mais frequentes de encefalite, e existem pelo menos oito tipos de herpes-vírus que podem infectar os seres humanos. O herpes simples tipo 1 (HSV-1) é a causa mais comum de encefalite esporádica no mundo. A incidência de encefalite por herpes simples tipo 1 (HSE-1) é estimada em 4:1.000.000, sendo responsável por 10 a 20% dos casos de encefalite em adultos. É menos comum em crianças, nas quais muitas vezes é resultado de infecção primária (a maioria das infecções em adultos resulta de reativação viral). É importante notar que a presença do herpes labial não tem especificidade para diagnóstico de encefalite, mas serve como marcador de infecção pelo vírus. Ao contrário de HSE-1, o HSE-2 causa mais encefalite disseminada. Em geral, está envolvido em meningites linfocitárias recorrentes e, ocasionalmente, em mielites. O HSV-1 e HSV-2 podem também causar encefalite de tronco, com manifestações neuroftalmológicas caracterizadas por nistagmo, anisocoria, ptose, oscilopsia e movimentos oculares espasmódicos, podendo evoluir rapidamente para rebaixamento do nível de consciência, coma e morte.

A infecção aguda do HSV-1 causa quadro clínico de gengivoestomatite. Após essa fase inicial, o vírus se aloja no gânglio trigeminal, onde assume a forma latente. A reagudização da infecção causa lesões cutâneas papulovesiculares e pruriginosas em algum ramo do trigêmeo. A ocorrência concomitante da infecção cutânea e do SNC é relativamente rara. Após reativação, o HSV-1 pode atingir o SNC por duas vias: a primeira ocorre através das terminações nervosas do nervo olfatório, bulbo olfatório e trato olfatório, alcançando a região rinencefálica, causando intensa necrose hemorrágica da região inferomedial do lobo temporal e médio-orbital do lobo frontal (lesoes típicas); a segunda ocorre pelas terminações nervosas trigeminais que inervam as meninges, justificando lesões em topografias não habituais.

Na encefalite por HSV-1, a sensibilidade da PCR é de 96%, e a especificidade é de 99%, quando o LCR é estudado entre o 2º e o 10º dia, a contar do início dos sinais e sintomas, intervalo durante o qual são encontrados valores semelhantes para outros vírus. Na impossibilidade da realização de PCR, os anticorpos específicos, principalmente da classe IgM, devem ser avaliados qualitativa e quantitativamente no LCR e no sangue do paciente. Se a relação entre os títulos séricos e liquóricos for menor ou igual a 20, existe produção intratecal do anticorpo, altamente sugestivo de encefalite viral.

Vírus Epstein-Barr

Vírus Epstein-Barr (EBV), outro herpes-vírus, está frequentemente associado a mononucleose, mas também pode causar várias síndromes neurológicas distintas, incluindo meningite asséptica, síndrome de Guillain-Barré, paralisia de Bell, mielite transversa, cerebelite e encefalite. As complicações neurológicas ocorrem durante a infecção primária, geralmente na infância. Muitos pacientes com encefalite não têm sintomas clássicos de mononucleose. A manifestação clínica inclui pródromo inespecífico de febre (81%) e dor de cabeça (66%), evoluindo com sintomas sugestivos de encefalite.

Varicela-zóster

Infecções primárias ou reativação endógena do vírus varicela-zóster pode levar a encefalite. A manifestação mais característica em crianças é ataxia cerebelar aguda com nistagmo, disartria e ataxia, geralmente ocorrendo 1 semana após o início do exantema. A encefalite por varicela-zóster em adultos é muito frequente, e sua manifestação clínica inclui disfunção cerebral difusa, convulsões, paralisia de nervos cranianos e outros sinais neurológicos focais. Em 44% dos pacientes não há manifestação cutânea.

Herpes-vírus humanos 6 e 7

Herpes-vírus humano-6 (HHV-6), principal causa de roséola viral em crianças, tem sido identificado como agente causador de convulsão febril em 10 a 20% dos casos, sendo ocasionalmente associado a encefalite (1 a 11%). Suas manifestações clínicas incluem febre, gastrenterite, erupção cutânea, convulsões, mioclonias e ataxia.

Enterovírus

Os enterovírus (picornavírus) são pequenos, não envelopados e com RNA de fita simples. Similares às infecções do herpes-vírus, infecções por enterovírus são muito comuns, mas encefalite é uma complicação rara. Os enterovírus são uma das principais causas de encefalite em crianças (10 a 15% dos casos), sendo rara a evolução para coma e com internações hospitalares breves. Porém, infecções do SNC com enterovírus-71 (IV-71) representam importante exceção. Além de causar paralisia flácida aguda (síndrome pólio-*like*) IV-71 também tem sido associado a uma forma distinta de encefalite inicialmente descrita em Taiwan e Malásia. A maioria dos casos ocorreu com crianças pequenas (com menos de 5 anos), com síndrome mão-pé-boca, juntamente com ataxia, nistagmo, mioclonia e paralisias oculomotoras. As crianças frequentemente evoluem para óbito, consequente a quadro de rombencefalite.

Arbovírus

A infecção aguda por arbovírus ocorre de 5 a 15 dias após a picada do mosquito transmissor. A invasão do SNC pode acontecer durante a fase inicial de viremia, com infecção das células endoteliais dos capilares e subsequente infecção dos neurônios. A infecção viral se espalha de um neurônio para o outro, através dos dendritos e axônios, acometendo predominantemente a substância cinzenta do córtex cerebral e os gânglios da base.

Os arbovírus são causas conhecidas de encefalite e são transmitidos por um vetor artrópode. A maioria das doenças neurológicas observadas em humanos é causada por três famílias de arbovírus: *Togaviridae*, *Flaviviridae* e *Bunyaviridae*. O vírus do Nilo Ocidental, um flavivírus, foi detectado pela primeira vez em Nova York (1999), e se espalhou rapidamente por toda a América do Norte, México e Canadá. É a causa mais comum de encefalite por arbovírus nos EUA. A maioria dos indivíduos infectados apresenta infecção subclínica (70 a 80%) ou doença febril (20 a 30%). Menos de 1% dos indivíduos infectados desenvolve a forma neuroinvasiva, que inclui meningite, encefalite e paralisia flácida aguda. Essa forma neuroinvasiva é mais comum em idosos (incidência de 1,35/100.000 em pessoas com 70 anos ou mais), em comparação com crianças (0,05/100.000 em pessoas com menos de 10 anos). As formas de manifestação clínica incluem estado mental alterado, letargia e distúrbios do movimento (tremores, parkinsonismo, mioclonia). Paralisia flácida aguda pode ocorrer isoladamente ou junto com encefalite. São exemplos de outras arboviroses menos frequentes: vírus La Crosse, vírus da encefalite equina oriental, vírus Powassan e vírus da encefalite de St. Louis. O vírus da encefalite japonesa é a causa mais comum de encefalite transmitida por mosquitos em todo o mundo. Estima-se que 50 mil casos ocorram anualmente, principalmente em crianças menores de 10 anos na Ásia, no sul da Ásia (leste do Paquistão) e no Sudeste Asiático. A maioria das infecções é assintomática, e menos de 1% delas causa doença clínica. Quando os sintomas ocorrem, a apresentação mais comum é a encefalite, caracterizada por pródromo febril com dor de cabeça e vômitos, alterações do estado mental, convulsões, déficits neurológicos focais, distúrbios do movimento e paralisia flácida aguda.

Na Europa, a causa mais comum de encefalite por arbovírus é o vírus da encefalite transmitido por carrapatos, outro flavivírus. Esse vírus é caracterizado por três subtipos diferentes: europeu, da Sibéria e do Extremo Oriente. A doença pode apresentar quadro com febre, fadiga, mal-estar geral, dor de cabeça e dor no corpo. Em uma segunda fase, após dias ou semanas, podem ocorrer meningites leves ou meningoencefalites graves, às vezes associadas a mielite e paralisia flácida. O subtipo do Extremo Oriente é o mais grave, com 20 a 40% de letalidade.

Os vírus da dengue são os arbovírus mais prevalentes no mundo, estima-se que haja 390 milhões de infecções por ano. Ao contrário dos arbovírus anteriormente mencionados, as manifestações neurológicas da dengue têm sido consideradas resultado de manifestação sistêmica, e não encefalite propriamente dita. No entanto, a detecção do RNA viral em tecido cerebral, o isolamento do vírus no liquor e a identificação de anticorpo específico da dengue neste humor sugerem que possa haver uma forma neuroinvasiva com capacidade de causar encefalite.

Raiva

O vírus da raiva é considerado o mais mortal de todas as doenças infecciosas. O número de casos de encefalite rábica diminuiu drasticamente no mundo todo, devido a campanhas de vacinação canina, visto que os cães são a principal forma de transmissão da doença para o ser humano. Mesmo assim, ocorrem perto de 50 mil casos anualmente no mundo, principalmente transmitidos por cães. O período de incubação geralmente é de 20 e 60 dias, mas pode variar de alguns dias a vários anos. Aproximadamente 80% dos casos desenvolvem forma encefalítica grave, caracterizada por comportamento incomum, agitação, hidrofobia, delírio e convulsões. A doença geralmente é fatal.

Vírus da coriomeningite linfocitária

O vírus da coriomeningite linfocitária é um arenavírus que pode ser adquirido a partir de camundongos infectados, hamsters e porquinhos-da-índia. O contágio se faz por inalação ou ingestão de materiais orgânicos desses animais. A doença também pode ser bifásica, com fase inicial de febre, mal-estar, anorexia, cefaleia, dores musculares, náuseas e vômitos. Vários dias após essa fase podem ocorrer meningite ou encefalite.

Vírus do sarampo

Infecção pelo vírus do sarampo provoca encefalite aguda em cerca de 1/1.000 casos, muitas vezes resultando em lesões cerebrais permanentes. Além de encefalite aguda, o sarampo está associado a panencefalite esclerosante subaguda (PEESA), forma fatal de encefalite progressiva e indolente, causando morte de 7 a 12 anos após a infecção inicial. Características clínicas iniciais da PEESA incluem mudanças de personalidade e comportamento, letargia, queda no desempenho escolar e hiperatividade. As manifestações neurológicas mais comuns são afasia, dificuldade para caminhar e movimentos involuntários (p. ex., tremores, mioclonias e coreoatetose), evoluindo para coma e morte.

COVID-19 (Vírus SARS-CoV-2)

A incidência de encefalite em pacientes COVID-19 é baixa (< 1%), mas pode aumentar para até 6,7% em pacientes graves. Esses pacientes têm desfechos piores, incluindo internação em UTI, uso de ventiladores e alta taxa de mortalidade (13,4%). Pacientes COVID-19 gravemente enfermos também têm risco maior de desenvolver encefalite (6,7%). Os sintomas da encefalite incluem diminuição do nível de consciência, estado mental alterado, sinais neurológicos focais e convulsões. Achados comuns de ressonância magnética incluem hiperintensidades difusas da substância branca, lesões hemorrágicas, edema cerebral, trombose venosa, encefalomielite difusa aguda (ADEM). Em muitas ocasiões os exames de imagens do SNC são inespecíficos ou normais em pacientes com sintomas e sinais sugestivos de encefalite. Fato interessante é a semelhança dos achados relatados nos surtos de Sars-CoV-1 e da síndrome respiratória aguda do oriente médio (MERS). Os mecanismos fisiopatológicos do desenvolvimento das encefalites envolvem invasão direta do vírus no SNC por meio dos receptores para ACE-II expressos em algumas estruturas cerebrais, migração trans-BHE e BHL por leucócitos infectados e por mimetização molecular. A maioria dos casos de encefalite são de etiologia inflamatória, com raros casos relatados de PCR positivos para COVID-19 em amostras de LCR. O tratamento nesses casos foca a pulsoterapia (metilprednisolona 1 g/dia/5 dias) ou imunoglobulina hiperimune intravenosa (400 mg/kg/dia/5 dias), com boa resposta terapêutica.

ENCEFALITES BACTERIANAS

É importante notar que diversas doenças bacterianas do SNC podem iniciar com alterações neurológicas que, muitas vezes, mimetizam encefalites virais, como rebaixamento da consciência, alteração comportamental, crises convulsivas e coma. A distinção é fundamental, já que há tratamento específico para a maioria das infecções bacterianas do SNC, e o atraso na identificação pode acarretar graves sequelas ou mesmo a morte (evitável) do paciente.

Mycobacterium tuberculosis

Embora a meningite seja a forma mais comum de neurotuberculose, um estudo francês determinou que a *Mycobacterium tuberculosis* é a terceira principal causa de encefalite. Na Inglaterra, *M. tuberculosis* foi o agente etiológico em 12% dos casos com causa identificada de 2005 a 2006. Analogamente, estudo multicêntrico de encefalite em Taiwan identificou *M. tuberculosis* como a terceira causa mais comum de encefalite em pacientes pediátricos e adultos. Na Califórnia, EUA, o programa de vigilância de encefalites registrou, em 7 anos, *M. tuberculosis* em 20 pacientes com encefalite. Desses, 65% apresentavam alteração da consciência, 45%, distúrbios de personalidade e 16% tinham alucinações. Nesses casos, no entanto, é comum haver comprometimento de nervos cranianos, irritabilidade e hidrocefalia.

Listeria monocytogenes

Listeria monocytogenes tem tropismo para o parênquima cerebral e meninges. A manifestação mais comum da listeriose no SNC é meningite, mas 10% dos pacientes apresentam encefalite de tronco cerebral, encefalite, cerebrite difusa ou abscesso. Na França, em 2007, *L. monocytogenes* foi a quarta causa de encefalite. Os principais fatores de risco para invasão do SNC são: sexo masculino, imunossupressão, doenças crônicas e idade avançada. Porém, em caso de rombencefalite, observa-se que a população de jovens saudáveis é mais acometida, sem distinção de sexo. O curso da doença pode ser bifásico: pródromo inicial com febre, dor de cabeça, náuseas e vômitos, que se desenvolve em alguns dias, seguido por uma segunda fase, caracterizada por paralisia assimétrica e progressiva de nervos cranianos, sinais cerebelares, hemiparesia e alteração do nível de consciência.

Rickettsia

Riquetsioses também podem causar encefalite. Em pacientes com febre maculosa, pode ocorrer intensa cefaleia, juntamente com agitação psicomotora, irritabilidade, confusão mental, delírio, vertigens, convulsões, hemiparesia, ataxia e deficiência auditiva. Podem ocorrer anormalidades oftalmológicas, incluindo fotofobia, conjuntivite, petéquias da conjuntiva bulbar, exsudato da câmara anterior, papiledema e paralisias oculares.

INFECÇÕES POR PARASITOS E POR AMEBAS DE VIDA LIVRE

Muitos parasitos podem causar encefalite por invasão direta do cérebro pela corrente sanguínea. Helmintos, incluindo *Ascaris*, ancilostomídeos, *Gnathostoma spinigerum*, *Angiostrongylus cantonensis*, *Spirometra* sp., *Alaria* sp., entre outros. Gnatostomíase, causada pelo nematoide *G. spinigerum*, origina uma forma neurológica de mieloencefalite eosinofílica. O *G. spinigerum* é endêmico no Sudeste Asiático e está sendo cada vez mais reconhecido nas Américas do Sul e Central. A maioria dos casos está associada à ingestão de peixes crus ou malcozidos, sapos, cobras, galinhas ou patos. Os primeiros sintomas comuns podem incluir episódios esporádicos de *larva migrans* cutânea. O envolvimento do SNC pode acarretar aparecimento súbito de dor radicular ou dor de cabeça, paralisia das extremidades e perda do controle esfincteriano. Também são descritas anomalias dos nervos cranianos. Podem ocorrer sintomas intermitentes de 10 a 15 anos após a exposição.

Angiostrongylus cantonensis é a principal causa de meningite eosinofílica humana em todo o mundo, e embora muitos casos sejam autolimitados, podem ocorrer formas graves da doença. *Angiostrongylus* sp. foram encontrados em Louisiana (EUA), Havaí, Ásia, Austrália e no Caribe. No Brasil, é doença emergente, em consequência da infestação de todo o território nacional pela *Achatina fulica*, conhecida como caramujo-gigante-africano. O verme, cujo hospedeiro definitivo é o rato, utiliza o caramujo como hospedeiro intermediário, sendo fonte de contaminação para os humanos. Estes são infectados pela ingestão de larvas do caramujo ou verduras contaminadas. Após a ingestão, as larvas penetram na parede do intestino e atingem o SNC através da corrente sanguínea. A doença consiste em: dor de cabeça intensa; fotofobia; sinais meníngeos; hiperestesia e parestesia; coma; paralisia dos membros inferiores; crises convulsivas. Se o olho estiver infectado, podem ocorrer conjuntivite, inchaço periorbital, hemorragia retiniana, descolamento de retina e cegueira. O exame do liquor mostra meningite de predomínio eosinofílico, com aumento da proteína e lactato, com glicose pouco alterada. As reações imunológicas, tanto no liquor quanto no sangue, são específicas e sensíveis para o diagnóstico.

Amebas de vida livre são onipresentes na natureza, e algumas têm sido associadas a doenças humanas. As encefalites causadas por esses agentes são geralmente divididas em duas entidades clínicas: (a) meningoencefalite amebiana primária, devido a *Naegleria fowleri*; e (b) encefalite amebiana granulomatosa.

Meningoencefalite amebiana primária é doença fulminante que acomete crianças e adultos jovens. A doença foi relatada em Austrália, Europa, Ásia, África e América do Norte. Normalmente, os humanos são infectados com *N. fowleri* ao nadar ou se lavar em água contendo a ameba. O início da doença ocorre entre 2 e 3 dias após a exposição, e os sintomas incluem dor de cabeça intensa, febre, rigidez de nuca, náuseas, vômitos, diplopia, convulsões, mudanças de comportamento e coma. A doença é fatal na maioria dos casos.

Duas amebas estreitamente relacionadas podem causar encefalite granulomatosa: *Acanthamoeba* spp. e *B. mandrillaris*.

A encefalite granulomatosa causada pela *Acanthamoeba* spp. é doença oportunista, crônica, cujo período prodrômico pode durar de semanas a meses. Fatores predisponentes para a doença incluem tratamentos com esteroides, doenças autoimunes, transplantes de órgãos, quimioterapia, radioterapia, alcoolismo e gravidez. Pequeno número de casos de encefalite foi descrito em crianças imunocompetentes. As características clínicas são variáveis, mas normalmente evoluem de subaguda a crônica, com febre, dor de cabeça, convulsões, alterações de personalidade, letargia ou confusão. O exame físico pode revelar paralisias de nervos cranianos, sinais meníngeos ou hemiparesia. Crianças infectadas com *Acanthamoeba* spp. apresentam dor de cabeça, rigidez de nuca, vômitos, comportamento anormal, febre, ataxia e convulsões tônico-clônicas. Os sintomas da encefalite granulomatosa pelo *Balamuthia mandrillaris* incluem febre, dor de cabeça, vômitos, ataxia, hemiparesia, convulsões tônico-clônicas, paralisia de nervos cranianos (terceiro e sexto nervos) e diplopia. Podem ocorrer otite média e hidrocefalia hipertensiva.

CONDUTA INICIAL

É recomendável a realização de exame de neuroimagem, de preferência RM, antes da punção lombar para análise do LCR quando se tratar de pacientes com imunodepressão, doença prévia do SNC, convulsão recente, papiledema, nível de consciência alterado (escala de coma de Glasgow < 10) ou déficit neurológico focal.

Se existir suspeita clínica de encefalite viral aguda, a boa prática estabelece o início do tratamento com aciclovir 10 mg/kg, IV, de 8/8 horas, por pelo menos 14 dias ou até que seja possível diagnóstico etiológico, independentemente da realização da punção lombar. O racional para essa prática reside no fato de que o aciclovir é tratamento relativamente seguro, e quando administrado precocemente na encefalite herpética, antes de o paciente entrar em coma, reduz a mortalidade e a morbidade dos pacientes tratados. Assim, o aciclovir trata a encefalite viral mais comum e grave, e ainda cobre a infecção pelo VZV.

Todos os casos de encefalite viral aguda devem ser tratados em unidade de terapia intensiva (UTI) com ventilação mecânica disponível. Independentemente da etiologia, a terapia de suporte clínico é um dos pilares do tratamento da encefalite viral aguda. As crises epilépticas devem ser inicialmente controladas com fenitoína, IV. Deve-se dar extrema atenção à manutenção da respiração, do ritmo cardíaco, do balanço hídrico, à prevenção da trombose venosa profunda, à pneumonia aspirativa, ao controle clínico da hipertensão intracraniana (HIC) e às infecções bacterianas secundárias.

Na vigência de encefalite viral, são frequentes complicações neurológicas secundárias, incluindo infarto cerebral, trombose venosa cerebral, síndrome da secreção inapropriada de hormônio antidiurético, pneumonia aspirativa, hemorragia digestiva alta, infecção do trato urinário e coagulação intravascular disseminada. O isolamento só é indicado para pacientes com encefalite viral aguda se estes estiverem muito imunodeprimidos, portando exantemas, ou em casos de encefalite rábica e febre hemorrágica contagiosa.

A conduta inicial para casos suspeitos de encefalite viral aguda está resumida na Figura 38.1.

TRATAMENTO

Quando a história clínica detalhada e o exame físico geral e neurológico minuciosos levantarem a suspeita de encefalite viral aguda sem direcionar para determinada etiologia, a boa prática recomenda o início empírico de aciclovir pelos motivos previamente referidos.

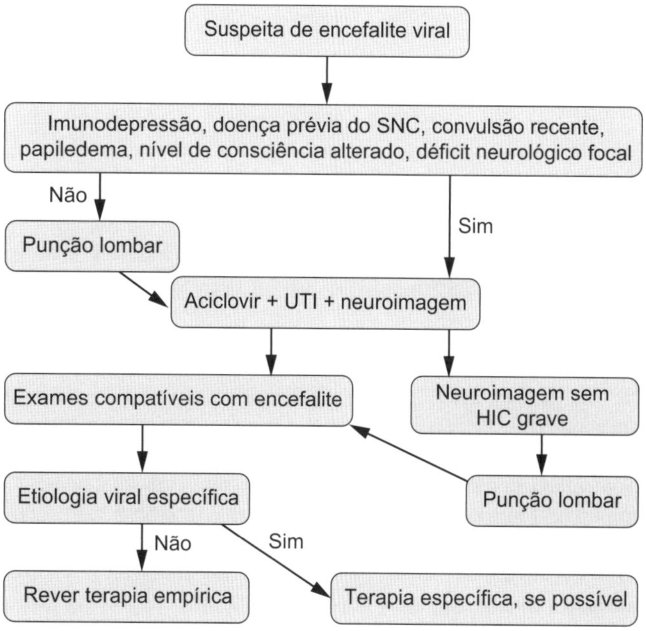

FIGURA 38.1 Conduta inicial na suspeita de encefalite viral aguda. HIC: hipertensão intracraniana; SNC: sistema nervoso central; UTI: unidade de tratamento intensivo.

Contudo, havendo dados clínicos e laboratoriais que direcionem o diagnóstico etiológico para um determinado vírus, devemos adequar o tratamento. No caso da encefalite herpética em paciente adulto, mantemos o aciclovir na dose e no tempo preconizados. A encefalite por VZV também pode ser tratada com esse mesmo esquema, sendo que, quando grave, geralmente associada à vasculite encefálica, devemos associar dexametasona em altas doses ou pulsoterapia com metilprednisolona por 3 a 5 dias.

No caso da encefalite por CMV, devemos fazer o tratamento de indução com ganciclovir, na dose de 5 mg/kg, IV, de 12/12 horas, associado a foscarnet na dose de 60 mg/kg, IV, de 8/8 horas, ou 90 mg/kg, IV, de 12/12 horas. Recomenda-se terapia de indução por 3 semanas para pacientes imunocompetentes, e 6 semanas para pacientes imunocomprometidos, seguida de terapia de manutenção para aqueles que responderem ao tratamento, utilizando-se metade da dose até a recuperação do sistema imunológico do paciente. Se este for portador de AIDS, o tratamento antirretroviral deve ser iniciado ou mantido conforme o caso. Se fizer uso de imunossupressores, deve-se considerar a suspensão dessas medicações.

Até o momento, as encefalites virais agudas causadas por outros vírus não têm tratamento específico recomendado por estudos, devendo o paciente receber suporte clínico intensivo até a resolução natural do processo. Existem relatos de casos suspeitos de encefalite por vírus influenza tratados com sucesso usando oseltamivir ou rimantadina, além de propostas de tratamento da encefalite por enterovírus com pleconarila, sem comprovação em estudos. Devido à alta taxa de mortalidade da encefalite por vírus B (herpes-vírus símio), é proposto tratamento com aciclovir ou ganciclovir nesses casos. O resumo dos tratamentos antivirais específicos disponíveis se encontra na Tabela 38.1.

Os casos de encefalites causadas por outros agentes bacterianos, fúngicos e por parasitos devem seguir as orientações de tratamento específicos para cada caso, sendo necessário suporte avançado de manutenção da vida em UTI. De forma geral, a base do tratamento é a mesma recomendada nos casos de meningites agudas ou crônicas nessa seção.

TABELA 38.1 Esquemas antivirais específicos e duração média do tratamento.

Vírus	Antivirais	Duração
HSV-1/VZV/HSV-2 (adultos)	Aciclovir 10 mg/kg, IV, 8/8 h	14 a 21 dias
CMV (indução)	Ganciclovir 5 mg/kg, IV, 12/12 h ou Foscarnet 60 mg/kg, IV, 8/8 h ou 90 mg/kg, IV, 12/12 h	3 a 6 semanas

CMV: citomegalovírus; HSV: herpes-vírus simples; IV: via intravenosa; VZV: vírus varicela-zóster.

CONCLUSÃO

Encefalite é uma emergência médica. Os médicos devem reconhecer rapidamente um caso suspeito de encefalite, solicitar os exames complementares necessários ao diagnóstico precoce e iniciar tratamento empírico prontamente, em unidade de terapia intensiva, para causa mais comum de encefalite esporádica grave – HSV-1, a fim de reduzir a morbidade e a mortalidade associadas a essa emergência médica. Iniciada a terapia empírica, deve buscar outras possíveis etiologias por meio de anamese completa, com pesquisa epidemiológica abrangente, exame clínico minucioso geral e neurológico, utilizar todos os recursos diagnósticos complementares possíveis, pois a rapidez e a exatidão do diagnóstico etiológico são diretamente proporcionais à correta conduta terapêutica, minimizando sequelas mórbidas graves e mesmo evolução fatal dos pacientes.

BIBLIOGRAFIA

A. GC & V. Encephalitis. In: Sheld WM, Whitley RJ. MMM, editor. Infections of the Central Nervous System 4th Edition. 4th ed. Philadelphia: Wolters Kluwer; 2014. p. 84-111.

Bodilsen J, Storgaard M, Larsen L, Wiese L, Helweg-Larsen J, Lebech AM *et al.* Infectious meningitis and encephalitis in adults in Denmark: a prospective nationwide observational cohort study (DASGIB). Clin Microbiol Infect. 2018;24(10):1102.e1-1102.e5.

Bystritsky RJ, Chow FC. Infectious meningitis and encephalitis. Neurol Clin. 2022;40(1):77-91.

Goodlet KJ, Tan E, Knutson L, Nailor MD. Impact of the FilmArray meningitis/encephalitis panel on antimicrobial duration among patients with suspected central nervous system infection. Diagn Microbiol Infect Dis. 2021;100(4):115394.

JM TK. N. Current Diagnosis & Treatment Neurology. In: John C.M. Brust, editor. 3 ed. New York: McGraw-Hill Education; 2019. p. 470-83.

Kramer AH. Viral Encephalitis in the ICU. Crit Care Clin. 2013;29(3):621-49.

Krupp MA, Chatton MJ. Current medical diagnosis & Treatment. 1983. Vol. 5, Journal of Clinical Gastroenterology. 1983. 479 p.

Melhuish A, McGill F. Viral meningitis and encephalitis. Med (United Kingdom). 2021;49(11):675-80.

Messacar K, Gaensbauer JT, Birkholz M, Palmer C, Todd JK, Tyler KL *et al.* Impact of FilmArray meningitis encephalitis panel on HSV testing and empiric acyclovir use in children beyond the neonatal period. Diagn Microbiol Infect Dis. 2020;97(4):115085.

Morassutti AL, Thiengo SC, Fernandez M, Sawanyawisuth K, Graeff-Teixeira C. Eosinophilic meningitis caused by Angiostrongylus cantonensis: An emergent disease in Brazil. Mem Inst Oswaldo Cruz. 2014;109(4):399-407.

Ramachandran PS, Wilson MR. Metagenomics for neurological infections – expanding our imagination. Nat Rev Neurol. 2020;16(10):547-56.

Shimohata T. Neuro-COVID-19. Clin Exp Neuroimmunol. 2021;(September):1-7.

Solomon T, Michael BD, Smith PE, Sanderson F, Davies NWS, Hart IJ *et al.* Management of suspected viral encephalitis in adults – Association of British Neurologists and British Infection Association National Guidelines. J Infect. 2012;64(4):347-73.

Wagner JN, Leibetseder A, Troescher A, Panholzer J, von Oertzen TJ. Characteristics and therapy of enteroviral encephalitis: case report and systematic literature review. Int J Infect Dis. 2021;113:93-102.

Wiley CA. Emergent viral infections of the CNS. J Neuropathol Exp Neurol. 2020;79(8):823-42.

SEÇÃO 3.2

Sistema Respiratório

39 Infecções das Vias Respiratórias Superiores

Antonio Carlos Campos Pignatari • Shirley Shizue Nagata Pignatari

INTRODUÇÃO

As infecções das vias respiratórias superiores são as mais comuns na prática médica e responsáveis pela maior utilização de antimicrobianos, apesar de a maioria delas ser de causa viral. Avaliação cuidadosa do paciente, contato com indivíduos sintomáticos, exposição a ambiente de contato próximo (p. ex., creches e escolas), momento epidemiológico e sazonalidade de algumas infecções são variáveis que auxiliam na adequada abordagem ao paciente com infecções das vias respiratórias superiores. A maioria dessas infecções é causada por vírus como rinovírus, influenza, parainfluenza e coronavírus. Deve-se destacar entre os coronavírus o SARS-Cov2, responsável pela pandemia, iniciada em 2020, com quadros clínicos iniciais de infecções de vias respiratórias superiores indistinguíveis de outras infecções virais, com exceção de elevada frequência de anosmia e perda de paladar, mas com porcentagem significante de evolução para síndrome respiratória aguda grave e elevada letalidade.

RINOSSINUSITE

De acordo com os consensos nacionais e internacionais dos últimos anos, tem-se preferido o termo rinossinusite para denominar os processos infecciosos que acometem os seios paranasais, uma vez que, quase sempre, a rinite e a sinusite são doenças contíguas. A rinite pode ocorrer isoladamente (alérgica ou infecciosa), entretanto, a sinusite raramente se desenvolve sem que haja rinite associada.

Os seios frontal, etmoidal, esfeoidal e maxilar são cavidades situadas ao redor das cavidades nasais, com as quais se comunicam através de canais e óstios de drenagem. Embora a infecção dos seios paranasais envolva vários fatores locais, regionais ou sistêmicos, o fator predisponente mais comum da rinossinusite aguda é a infecção viral das vias respiratórias superiores. A inflamação e o edema do complexo ostiomeatal podem levar à obstrução dos óstios de drenagem dos seios paranasais, acarretando diminuição da oxigenação do seio, do movimento dos cílios e, consequentemente, do *clearance* mucociliar, estase de secreção e infecção.

Alguns dos fatores locais causadores de obstrução do complexo ostiomeatal incluem: anormalidades anatômicas (desvio de septo, concha média bolhosa), pólipos nasais, rinite alérgica e corpos estranhos. Fatores regionais incluem as infecções dentárias. Os fatores sistêmicos mais importantes são: desnutrição, diabetes, imunodepressão, hipogamaglobulinemia e uso prolongado de quimioterápicos e corticosteroides.

A maior dificuldade na prática diária é diferenciar a rinossinusite viral das rinossinusites alérgica e bacteriana secundária, principalmente nas crianças, que naturalmente são acometidas por infecções de vias respiratórias superiores com mais frequência que os adultos. A diferenciação entre os quadros viral e bacteriano é importante, pois, no segundo caso, pode ser indicado o tratamento com antibióticos.

Durante o curso de uma infecção viral das vias respiratórias superiores, duas apresentações clínicas sugerem infecção bacteriana secundária aguda: a persistência e a gravidade dos sintomas. A apresentação mais comum é a persistência dos sinais e sintomas, que incluem obstrução/congestão nasal, dor facial, hiposmia, entre outros.

Em geral, uma infecção viral começa a apresentar melhora em torno do 5º dia de instalação, não ultrapassando 10 dias de sintomatologia. Embora o paciente possa não estar totalmente assintomático no 10º dia, já apresenta melhora significativa no quadro clínico. O termo "rinossinusite pós-viral" tem sido utilizado para o quadro inflamatório sinusal que persiste após uma infecção viral, podendo ou não ser seguido de uma infecção bacteriana. A rinossinusite aguda bacteriana deve ser suspeitada quando ocorre uma piora dos sintomas em torno do 5º dia do início do quadro ou se houver persistência do quadro após o 10º dia. Os sinais e sintomas mais sugestivos de uma infecção bacteriana incluem febre alta (38°C), unilateralidade, dor intensa, além do aumento do VHS e da proteína C reativa (PCR).

Pacientes com rinossinusite crônica apresentam história mais protraída, com sintomas respiratórios por mais de 30 dias. A obstrução nasal e a tosse (diurna e noturna) são os sintomas mais comuns. A maioria dos pacientes costuma relatar dor de garganta, em geral, decorrente da respiração bucal secundária à obstrução nasal. Esta e a rinorreia são menos comuns, e a febre é infrequente.

No exame otorrinolaringológico de um paciente com rinossinusite aguda bacterina, é comum se observar rinorreia mucopurulenta anterior ou posterior, edema e hiperemia da mucosa nasal. A orofaringe pode estar hiperemiada e com aumento dos folículos linfoides. Ocasionalmente, pode haver dor à palpação dos seios da face.

Os agentes etiológicos mais comuns das rinossinusites agudas bacterianas, tanto em adultos como em crianças, são: *Streptococcus pneumoniae* e *Haemophilus influenzae*. Em menor frequência *Moraxella catarrhalis*, *Staphylococcus aureus* e estreptococo beta-hemolítico.

Embora, tradicionalmente, a radiografia simples dos seios paranasais tenha sido utilizada para confirmar ou descartar doença rinossinusal, é importante ressaltar que o diagnóstico da rinossinusite aguda é essencialmente clínico. Radiografias simples são inadequadas para a avaliação das células etmoidais anteriores, dos 2/3 superiores da cavidade nasal e do complexo ostiomeatal, não sendo suficientes em casos de rinossinusites crônicas e recorrentes. Como a resolução radiológica da rinossinusite pode levar semanas, após a resolução clínica a imagem do espessamento da mucosa pode permanecer mesmo na ausência da infecção, não havendo, portanto, indicação de exames de imagem para o acompanhamento. É importante lembrar que hipoplasia do seio maxilar unilateral, que não é tão infrequente, pode simular velamento do seio e ser confundida com presença de secreção sinusal.

Embora a tomografia computadorizada (TC) permita avaliação mais detalhada dos seios paranasais, principalmente do etmoidal e do esfenoidal, do complexo ostiomeatal, da rinofaringe e da base do crânio, ela é praticamente dispensável na rinossinusite aguda. Suas principais indicações são na suspeita de complicações da sinusite (orbitárias ou intracranianas), na história sugestiva de doença crônica e para estudo pré-operatório de rinossinusites com indicação cirúrgica.

A ressonância magnética (RM) é utilizada na avaliação de condições específicas dos seios paranasais. Como apresenta melhor resolução para tecidos moles em relação à tomografia, suas principais indicações são na suspeita de sinusite por fungos, neoplasias de seios paranasais e complicação intracraniana de doença sinusal.

A nasofibroscopia auxilia no diagnóstico de rinossinusite, e permite observar se há presença de secreção purulenta nos meatos médio e superior, ou recesso esfenoetmoidal; nesses casos, esses achados podem ser considerados sinais patognomônicos de rinossinusite bacteriana.

Uma pequena parcela dos casos de rinossinusite aguda necessitará de tratamento antimicrobiano, a maioria dos casos apresenta evolução favorável com medidas locais, como irrigação com solução salina, e corticosteroides intranasais e sintomáticos. Nos casos mais graves, com sintomatologia mais intensa, ou quando não há melhora com o tratamento inicial ou em pacientes imunocomprometidos, tanto em adultos quanto em crianças, o uso de antimicrobianos está indicado. Recomenda-se o tratamento com amoxicilina (5 a 10 dias), principalmente se a rinossinusite não for complicada e o paciente não tiver utilizado antibióticos previamente. Antibióticos de maior espectro de ação devem ser indicados nos seguintes casos: quando não há resposta clínica aos tratamentos com amoxicilina ou prévio e na vigência sem melhora de áreas com alta prevalência de agentes produtores de betalactamases, com suspeita de rinossinusite complicada.

Nas sinusites crônicas, o antibiótico dever ser eficaz contra as bactérias aeróbias comuns às sinusites agudas, contra *S. aureus* e contra bactérias anaeróbias. Podem ser utilizados cefalosporinas de segunda geração, clindamicina, metronidazol asssociado à cefalosporina de primeira geração (cefalexina). Nesses casos, o tempo de tratamento deve se estender por no mínimo 3 semanas, lembrando-se da importância de uma investigação mais minuciosa dos fatores associados ou desencadeantes.

O tratamento medicamentoso também pode incluir corticosteroides intranasais, analgésicos e anti-inflamatórios não hormonais, fitoterápicos, vitamina C, zinco, além de anti-histamínicos em pacientes alérgicos. Para alívio dos sintomas obstrutivos nos primeiros dias de tratamento, pode-se utilizar descongestionantes tópicos e sistêmicos, mas por curto período de tempo.

O tratamento cirúrgico na rinossinusite aguda só é indicado em caso de complicações orbitárias e intracranianas. Nas rinossinusites crônicas, a cirurgia deve ser considerada em casos selecionados e quando não há resposta ao tratamento medicamentoso, ou seja, em caso de alterações anatômicas (pólipos, desvios septais, alterações ostiomeatais), sinusites fúngicas e concomitância de doença sistêmica associada (mucoviscidose, imunodeficiência, doença mucociliar).

OTITE MÉDIA

A otite média é a infecção da orelha média, da tuba auditiva e de celas da mastoide. Em geral, aparece subitamente, na maioria das vezes precedida por infecção viral das vias respiratórias superiores. É a infecção das vias respiratórias superiores mais diagnosticada nos EUA – até os 2 anos, cerca de 75% das crianças têm, no mínimo, um episódio de otite média aguda (OMA); 59%, dois episódios; e 25%, três episódios –, e prevalente no mundo inteiro.

Embora o diagnóstico de OMA tenha por base um conjunto de sintomas e sinais clínicos – otalgia, febre, irritabilidade, choro e inapetência –, as características da membrana timpânica observadas à otoscopia são os sinais diagnósticos mais importantes. Os principais achados a serem verificados na otoscopia são abaulamento, perda da transparência e alteração na cor. Desses, o abaulamento é o sinal mais importante. Em relação à alteração na cor da membrana timpânica, deve-se ter em mente que não é só a hiperemia que faz o diagnóstico de OMA, mas a mudança de cor, para esbranquiçada ou amarelada.

A OMA pode ser causada por vírus ou bactérias. Os vírus mais frequentemente associados à OMA são: vírus sincicial respiratório, adenovírus e influenza A e B. Os vírus alteram a mucosa da tuba auditiva e diminuem a função dos leucócitos polimorfonucleares, predispondo, dessa maneira, à infecção bacteriana. As principais bactérias responsáveis pela OMA são: *Streptococcus pneumoniae*, *Haemophilus influenzae* e *Moraxella catarrhalis*.

O tratamento da OMA de origem viral consiste em medidas sintomáticas de ordem geral. Os sinais e os sintomas locais e sistêmicos da OMA podem ser aliviados imediatamente, com o uso de analgésicos, antipiréticos e antieméticos comuns. Os antibióticos são geralmente indicados se houver suspeita de etiologia bacteriana. Apesar de estudos demonstrarem que cerca de 80% das crianças com OMA obtiveram cura espontânea em um período de 7 a 14 dias sem o uso de antimicrobianos (95% de cura quando tratadas com antibiótico), o tratamento antimicrobiano é indicado para a melhora mais rápida dos sintomas, a prevenção das recorrências e, principalmente, das complicações, como a mastoidite aguda. O uso de antimicrobianos na OMA deve ser considerado principalmente em crianças que apresentam otorreia ou sintomas intensos e em crianças abaixo de 2 anos, mesmo sem a presença de otorreia. Nas crianças maiores, sem a presença de otorreia, existe a opção de aguardar 48 a 72 horas (sempre acompanhando a evolução do quadro) antes de decidir pelo uso de antimicrobianos.

Em geral, a escolha do antibiótico na OMA é empírica e deve considerar a eficácia e a segurança do agente antimicrobiano, assim como a aderência do paciente ao tratamento e o seu custo.

Se ocorrer falha no tratamento em um período de 48 a 72 horas, ou havendo OMA em pacientes com antecedentes da doença recorrente, são recomendados antibióticos de maior espectro, como amoxicilina associada ao ácido clavulânico, cefalosporinas de segunda geração e cefalosporinas de terceira geração, como a ceftriaxona parenteral.

Pode-se associar miringotomia ao tratamento antimicrobiano nos seguintes casos:

- Quando a OMA for refratária ao tratamento clínico adequado, principalmente em crianças menores de 1 ano com otalgia grave e toxemias
- Na OMA com comprometimento da mastoide (mastoidite aguda)
- Na vigência de complicação do sistema nervoso central (abscesso, meningite, trombose do seio venoso)
- Quando ocorre comprometimento do nervo craniano VII com paralisia facial periférica
- Em pacientes imunodeprimidos que não respondem satisfatoriamente ao tratamento instituído como medida diagnóstica (realização de cultura e antibiograma da secreção) e de tratamento.

A otite média crônica (OMC) quase sempre é decorrente de processo agudo que se perpetua. Entre as várias causas de cronificação, inclui-se a perfuração aguda da membrana timpânica, seguida de infecções (supurativas) subsequentes. Há dois tipos clássicos de OMC: a simples e a supurativa colesteatomatosa ou não colesteatomatosa.

A simples ocorre geralmente em processos inativos e apresenta sequelas como as perfurações timpânicas e atelectasias.

O colesteatoma é um tumor de células epiteliais, habitualmente decorrente da migração de células escamosas para o interior da orelha média e frequentemente associado aos quadros supurativos de longa data, sendo uma das principais causas de complicações graves (meningites, abscessos cerebrais, morte), em razão de sua alta capacidade destrutiva.

O tratamento da OMC é essencialmente cirúrgico, com a realização de timpanoplastias ou timpanomastoidectomias. A utilização de antibióticos sistêmicos não tem contribuído para evitar a progressão da doença. Os antibióticos de uso tópico – particularmente os que apresentam ação antipseudomonas, como o ciprofloxacino – são utilizados para controlar os quadros supurativos, muitas vezes transformando uma OMC supurativa em simples, o que facilita o tratamento cirúrgico.

LARINGITES

A laringite aguda catarral é afecção de etiologia viral e acompanha os processos infecciosos das vias respiratórias superiores. O agente etiológico mais comum é o vírus parainfluenza 1. Entretanto, podem estar implicados outros vírus, como parainfluenza 3, influenza A, rinovírus, sincicial respiratório e, mais raramente, *Mycoplasma pneumoniae*. O diagnóstico se baseia na história clínica e no exame físico. O quadro clínico se caracteriza por tosse rouca, febre baixa, disfonia, dor, irritação na garganta e, menos comumente, dispneia e estridor inspiratório. Para a resolução do processo costumam ser suficientes medidas de apoio, como hidratação, umidificação das vias respiratórias com vapor d'água, repouso vocal e o afastamento de possíveis fatores irritantes (principalmente, tabagismo domiciliar e poluentes ambientais).

A epiglotite ou laringite supraglótica é infecção bacteriana da laringe supraglótica, causada pelo *Haemophilus influenzae* tipo b (Hib), que acomete crianças entre 2 e 6 anos. Doença potencialmente fatal, manifesta-se por febre alta, dor de garganta e sialorreia, que em poucas horas progride para dispneia e estridor inspiratório. A radiografia da região cervical pode revelar aumento do volume da epiglote, obliterando a valécula. O paciente deve ser encaminhado de imediato ao ambiente hospitalar, onde se possa realizar uma laringoscopia, sob supervisão de um anestesiologista, para confirmação do diagnóstico. O tratamento clássico é constituído por intubação orotraqueal durante 48 a 72 horas, corticoterapia sistêmica em doses anti-inflamatórias, hidratação intravenosa, nebulizações com oxigênio e soro fisiológico e antibioticoterapia com cefalosporina de terceira geração. A imunização contra Hib assume papel fundamental na profilaxia de epiglotite.

A laringite estridulosa, também conhecida como laringite sufocante da infância ou subglótica, caracteriza-se por episódio súbito de dispneia noturna, progressiva, acompanhada de tosse rouca, cornagem, estridor e retração intercostal. O paroxismo da tosse é seguido de vômitos que provocam a cessação do ataque. Geralmente, acomete crianças entre 1 e 4 anos, em episódios isolados, ou repetindo-se durante duas a três noites. Embora fatores associados, como hiperplasia de vegetações adenoideanas, infecções de vias respiratórias superiores e alergia respiratória, possam acompanhar o quadro, sabe-se que a maioria dessas crianças apresenta algum grau de refluxo gastresofágico. A simples umidificação das vias respiratórias por meio de nebulizações com soro fisiológico é suficiente para aliviar os sintomas da crise, e medidas e tratamento medicamentoso antirrefluxo gastresofágico costumam prevenir suas recidivas.

FARINGOAMIGDALITE

O anel linfático de Waldeyer é constituído por tonsilas palatinas, tonsilas faríngeas, tecido linfático peritubário, tonsilas linguais e grânulos linfoides laterais ou parafaríngeos.

A maioria das faringoamigdalites é de origem viral (em torno de 75%), sendo os adenovírus os principais causadores. Os vírus da influenza A e B, da parainfluenza 1, 2 e 3, Epstein-Barr, enterovírus e herpes simples também podem causar faringoamigdalites.

O quadro clínico das faringoamigdalites se caracteriza por odinofagia, febre alta, calafrios, comprometimento do estado geral, astenia, mialgia, cefaleia e artralgia, podendo haver otalgia reflexa e aumento de linfonodos cervicais. Apresentam-se sob variadas formas clínicas.

Nas amigdalites eritematosas, observam-se hiperemia difusa e aspecto congesto de toda a mucosa faríngea, principalmente das tonsilas palatinas. O exsudato pode estar esbranquiçado; se não estiver, é de provável etiologia viral (influenza, adenovírus, parainfluenza). A duração é de 3 a 7 dias e, na maioria dos casos, evolui sem complicações.

As amigdalites agudas eritematopultáceas apresentam exsudato esbranquiçado ou purulento localizado nas criptas e na superfície das tonsilas palatinas. Os agentes etiológicos mais frequentemente encontrados são: *S. pyogenes*, *H. influenzae*, *S. aureus* e *M. catarrhalis*. A mononucleose, causada pelo vírus Epstein-Barr, pode se manifestar como forma eritematosa ou eritematopultácea, e às vezes também como estomatite e enantema no palato, acompanhada de adenomegalia cervical bilateral e hepatoesplenomegalia; as tonsilas palatinas podem aumentar extremamente de tamanho.

Nas amigdalites agudas pseudomembranosas, há formação de placas mais ou menos aderentes às tonsilas que, frequentemente, invadem o palato mole e a úvula. Deve-se fazer o diagnóstico diferencial com difteria e infecção por *S. pyogenes*. A difteria (causada pelo *Corynebacterium diphtheriae*; é rara atualmente em razão da alta cobertura vacinal) tem início insidioso com mal-estar geral, inapetência, astenia e febre. Pseudomembranas brancas brilhantes recobrem inteiramente as tonsilas palatinas, atingindo também os pilares, o palato mole e a úvula; aderem à mucosa e são sangrantes quando se tenta removê-las. A difteria é acompanhada de linfadenite cervical (aparência de pescoço taurino), e a produção de exotoxinas pelo bacilo pode acarretar miocardite, insuficiência renal aguda, paralisia dos membros inferiores, do palato mole e/ou dos músculos respiratórios.

As amigdalites agudas ulcerosas subdividem-se de acordo com a profundidade da úlcera: superficiais, quando ocorre erupção vesicular, ou profundas, quando há necrose do tecido.

A angina herpética (causada pelo herpes-vírus do tipo I) e a herpangina (vírus coxsackie A) são semelhantes, podendo surgir do mesmo modo que na forma eritematosa (início abrupto e aspecto congesto de toda a mucosa faríngea), acometendo crianças de 1 a 5 anos. O tratamento é sintomático e tem duração de 7 a 10 dias.

Dentre as amigdalites ulcerosas profundas, destacam-se a angina de Plaut-Vincent e os quadros associados a hematopatias (neutropenia, leucemias agudas, síndromes imunoproliferativas e agranulocitose), além de tuberculose e sífilis. A angina de Plaut-Vincent é causada pela associação de bacilos saprófitas da cavidade oral, que se inicia após lesão da mucosa ou mau estado dentário, apresentando febre baixa, intensa odinofagia, halitose fétida (importante) e amigdalite ulceronecrótica com adenopatia ipsilateral à lesão.

A cultura de orofaringe é indicada somente nos casos de amigdalites que evoluam satisfatoriamente com o tratamento clínico, nas faringoamigdalites ulcerosas, em pacientes imunocomprometidos, nas secreções de abscessos faringoamigdalianos e quando há interesse na pesquisa de *Neisseria meningitidis* e *Haemophilus influenzae*, para vigilância epidemiológica de meningite.

Segundo alguns autores, há diversos testes de detecção rápida de *S. pyogenes* (estreptococo beta-hemolítico do grupo A – SbGA) disponíveis, com alta sensibilidade (78%) e alta especificidade (90%). Porém, deve-se considerar que, além do custo, podem ocorrer falso-negativos.

O tratamento clínico das faringoamigdalites virais agudas é realizado de acordo com a sintomatologia: utiliza-se associação de analgésicos, antipiréticos, hidratação, anestésicos tópicos (antes da alimentação) e gargarejos com antissépticos, de acordo com a intensidade do quadro. Caso evolua para infecção bacteriana, trata-se com antimicrobianos, de acordo com o agente envolvido. O tratamento empírico com antibiótico deve ser direcionado para o principal patógeno, o SbGA. Estudos mostram que vários antibióticos podem ser utilizados com índices de sucesso semelhantes. A penicilina V oral pode ser uma boa opção de tratamento, podendo também ser utilizada a penicilina benzatina intramuscular em dose única. A amoxicilina e a amoxicilina associada ao ácido clavulânico, tomadas durante 10 dias, demonstram ser tão eficazes quanto as cefalosporinas, utilizadas por 5 dias; porém, estas têm apresentado índice de erradicação do SbGA ligeiramente superior. Em pacientes alérgicos às penicilinas, outras opções são os macrolídeos.

Nas faringoamigdalites agudas com abscesso periamigdaliano, o ideal é realizar uma punção e, se houver saída de secreção purulenta, a drenagem cirúrgica do abscesso. Nas faringoamigdalites de repetição, pode ocorrer falha terapêutica com a utilização de penicilinas, em caso de estreptococo resistente, de copatogenicidade de bactérias produtoras de betalactamase, como os estreptococcos alfa-hemolíticos do grupo *viridans,* e de uso constante de antibióticos. Nesses casos, o tratamento tem o objetivo de atingir principalmente as bactérias produtoras de betalactamase; portanto, nas fases de agudização, preferem-se as cefalosporinas de segunda geração, a associação amoxicilina-ácido clavulânico por 10 dias ou, eventualmente, cefalosporinas de terceira geração.

BIBLIOGRAFIA

Altiner A *et al.* More action, less resistance: report of the 2014 summit of the Global Respiratory Infection Partnership. Int J Pharm Pract. 2015;23:370-7.

Anselmo-Lima WT *et al.* Rinossinusites: evidências e experiências. Braz J Othorhinolaryngol. 2015;81(Suppl.1):51-549.

Essack S, Pignatari AC. A framework for the non-antibiotic management of upper respiratory tract infections: towards a global change in antibiotic resistance. Int J Clin Pract. 2013;(Suppl 180):4-9.

Fokkens WJ, Lund VJ *et al.* European Position Paper on Rhinosinusitis and Nasal Polyps 2020. Rhinology. 2020 Feb 20;58(Suppl S29):1-464.

Lieberthal AS, Carroll AE *et al.* The diagnosis and management of acute otitis media. Pediatrics. 2013 Mar;131(3):e964-99. Epub 2013 Feb 25. Erratum in: Pediatrics. 2014 Feb;133(2):346. Dosage error in article text. PMID: 23439909.

Pichichero ME Otitis media. Pediatrics Clin Nort Am. 2013;60:391-407.

Santos O, Weckx LL, Pignatari AC, Pignatari SS. Detection of Group A beta-hemolytic Streptococcus employing three different detection methods: culture, rapid antigen detecting test, and molecular assay. Braz J Infect Dis. 2003;7:297-300.

Shulman ST *et al.* Clinical Practice Guideline for the Diagnosis and Management of Group A Streptococcal Pharyngitis: 2012 Update by the Infectious Diseases Society of America. Clin Infect Dis. 2012;55:1279-82.

Vaira LA *et al.* Anosmia and ageusia: common findings in COVID-19 patients. Laryngoscope, 2020;130(7):1787.

40 Pneumonias Adquiridas na Comunidade

Eduardo Alexandrino Servolo de Medeiros • Diogo Boldim Ferreira

INTRODUÇÃO

As infecções do trato respiratório adquiridas na comunidade estão associadas a altas morbidade e mortalidade, sendo um dos grandes problemas de saúde pública no mundo todo. A mortalidade relacionada com a pneumonia grave adquirida na comunidade ainda é uma grande preocupação, especialmente em idosos, apesar dos avanços nos testes de diagnósticos, novas opções de tratamento e vacinas. A mortalidade relacionada com a pneumonia comunitária em pessoas admitidas na UTI é de aproximadamente 30%. Estima-se que de 2 a 15/1.000 pessoas adquiram pneumonia a cada ano, e cerca de 20 a 40% necessitem ser hospitalizadas; no Brasil, 5 a 30% desses pacientes requerem tratamento em unidades de terapia intensiva (UTI).

As PACs são responsáveis por cerca de 40 mil mortes por ano no Brasil, e estão associadas a quase um milhão de internações por ano. Apesar dos grandes avanços na terapêutica ventilatória e antibióticos, a pneumonia está entre as principais causas de morte por infecção na comunidade.

Quase invariavelmente a decisão terapêutica é iniciada empiricamente, com base em estudos epidemiológicos prévios. O diagnóstico clínico é realizado em todo paciente com tosse e febre, sendo necessária a presença de infiltrado pulmonar no estudo radiológico para sua confirmação. O maior problema consiste em relacionar o diagnóstico sindrômico da pneumonia com os diferentes agentes etiológicos. São raros os estudos brasileiros que avaliam os agentes etiológicos das PACs.

A pandemia de COVID-19 trouxe muitas dificuldades no diagnóstico diferencial com pneumonias de causas bacterianas e virais, além do SARS-CoV-2, adquiridas na comunidade. O diagnóstico precoce da COVID-19 é importante para o tratamento e o isolamento dos pacientes para prevenir a transmissão do vírus. O RT-PCR é considerado o padrão de referência para o diagnóstico. Entretanto, tomografia de tórax pode ser usada como uma abordagem confiável e rápida para auxiliar o diagnóstico de COVID-19. Infelizmente, diferentemente da pneumonia bacteriana, o raios X de tórax auxilia pouco no diagnóstico das pneumonias de etiologia viral, incluindo a COVID-19. Os achados anormais da tomografia de tórax em COVID-19 foram relatados como opacificação em vidro fosco, consolidação, envolvimento bilateral, distribuição periférica e difusa, podendo diferenciar de uma pneumonia bacteriana comunitária grave. Porém, estima-se que entre 10 e 20% dos quadros de COVID-19 tenham infecção bacteriana secundária. O quadro clínico e a investigação diagnóstica da COVID-19 serão discutidas em um capítulo específico.

QUADRO CLÍNICO E ETIOLOGIA

O quadro clínico da pneumonia bacteriana pode ser altamente variável, dependendo da idade do paciente e do período da doença em que este procura assistência médica, do uso prévio de antibióticos, da existência de imunodeficiência e de fatores de risco para a disseminação da bactéria (p. ex., asplenia, neutropenia e hipogamaglobulinemia). A apresentação pode ser leve ou rapidamente fatal. O microrganismo mais frequente das pneumonias comunitárias é o pneumococo.

O início clássico da pneumonia bacteriana é súbito e caracterizado pelo aparecimento de tosse, calafrios, febre alta (até 40°C), mialgias, taquipneia, respiração superficial, taquicardia, fraqueza e, com frequência, calafrios. Inicialmente, a tosse pode ser pouco produtiva, com escarro escasso mucopurulento ou estrias de sangue; mais tarde (depois de 48 a 72 horas), o escarro pode se tornar espesso, purulento ou com coloração ferruginosa. Dor pleurítica é evidência clínica específica de que a pneumonia é provavelmente bacteriana e, na vigência da maioria dos achados anteriores, provavelmente pneumocócica ou estafilocócica. O paciente com pneumonia bacteriana pode estar desidratado e hipotenso. Em geral, queixa-se de anorexia, náuseas e vômito. No idoso, nem sempre há sinais de comprometimento pulmonar e febre, e alteração do estado mental pode ser sinal precoce da infecção. Se o paciente não for tratado, a doença, comprometendo um único lobo, pode progredir para o comprometimento multilobar. Com frequência, pode ser obtida história de doença das vias respiratórias superiores ou de virose recente, que surge antes do aparecimento da pneumonia clínica, sobretudo durante os meses de inverno, quando a influenza é comum.

No exame físico, o paciente agudamente enfermo apresenta taquipneia, podendo-se observar o uso dos músculos acessórios para a respiração (intercostal, abdominal e esternocleidomastóideo) e até mesmo o batimento das asas do nariz. Se a dor pleurítica for intensa, verifica-se a paralisação reflexa do tórax ipsilateral. Ocorrem febre e taquicardia, e embora o paciente possa apresentar hipotensão, não é comum ocorrer choque séptico, exceto nos estágios mais avançados da infecção. A ausculta do tórax revela estertores úmidos no pulmão afetado. Quando ocorre consolidação, os frêmitos vocal e tátil estão aumentados; todavia, se houver derrame pleural concomitante, os sons respiratórios e o frêmito podem estar diminuídos ou ausentes. Em certas ocasiões, pode-se ouvir atrito pleural áspero localizado.

Podem-se observar outros achados não relacionados diretamente com pneumonia, como: íleo paralítico com dor abdominal e icterícia leve (em virtude de hepatite reativa ou de hemorragia interalveolar).

O quadro clínico e muitos dos aspectos laboratoriais e radiográficos rotineiros são indistinguíveis com relação ao agente etiológico. Por conseguinte, é essencial obter dados microbiológicos adequados quando se pretende estabelecer o correto diagnóstico etiológico.

Os vírus têm ganhado destaque nos últimos anos como agentes etiológicos de pneumonias graves, e alguns estudos os incluem entre os mais frequentes agentes de PACs. Em 2002, um novo patógeno humano, coronavírus, foi associado à síndrome respiratória aguda grave (SARS) e se espalhou por todo o mundo, principalmente em países com inverno mais rigoroso e, a partir do final de 2019, com a pandemia de COVID-19, todos pacientes com comprometimento pulmonar agudo devem ser submetidos a pesquisa de SARS-CoV-2.

A gripe, causada pelo vírus influenza, continua a ser doença sazonal predominante no Brasil durante o inverno, causando considerável morbidade, afastamentos do trabalho e mortalidade. As epidemias de gripes são causadas por diferentes subtipos do mesmo vírus influenza. O subtipo A (H1N1) da influenza produziu a pandemia de 2009, espalhou-se rapidamente como pandemia nos anos 2010 e atingiu o pico em 2013, permanecendo com nível endêmico até os dias atuais. Outras cepas do vírus influenza foram documentadas por transmissão de aves para humanos com doença grave e têm causado preocupação internacional sobre possíveis pandemias. Outras causas virais de infecções do trato respiratório incluem os vírus parainfluenza, adenovírus, metapneumovírus humano, vírus varicela-zóster (VZV) e sarampo.

Estudo publicado por Jain *et al.* (2015) avaliou os agentes etiológicos de pneumonias em pacientes adultos com 18 anos ou mais internados em hospitais dos EUA. Pacientes com hospitalização recente ou grave imunossupressão foram excluídos. Sangue, urina e amostras respiratórias foram sistematicamente recolhidos para a cultura, e foram utilizados testes sorológicos, de detecção de antígeno e diagnóstico molecular. Entre 2.320 pacientes adultos (mediana de idade de 57 anos) com evidência radiográfica de pneumonia (93%), 498 indivíduos (21%) precisaram de internação em UTI e 52 (2%) morreram. Entre 2.259 pacientes que tiveram evidência radiográfica de pneumonia e espécies disponíveis tanto para bactérias quanto vírus, detectaram-se patógenos em 853 (38%) casos: um ou mais vírus em 530 (23%) indivíduos; bactérias em 247 (11%); bactérias e vírus em 59 (3%); e fungo ou micobactéria em 17 (1%). Os patógenos mais comuns foram rinovírus (9% dos casos), vírus influenza (6% dos casos) e *Streptococcus pneumoniae* (5% dos casos). A incidência anual de casos de pneumonia foi de 24,8/10.000 adultos, com as taxas mais elevadas entre indivíduos de 65 a 79 anos (63/10.000 adultos) e de 80 anos ou mais (164,3/10.000 adultos). Para cada patógeno, a incidência aumentou com a idade. Como já sabemos, esse estudo também mostrou que a incidência de PAC com necessidade de hospitalização foi maior entre os adultos mais velhos. Apesar dos testes diagnósticos atuais, na maioria dos pacientes nenhum patógeno foi detectado. O que chama a atenção nesse estudo é que vírus respiratórios foram detectados com mais frequência do que bactérias.

Muitos outros estudos demonstraram que *Streptococcus pneumoniae* continua sendo o agente mais frequente das pneumonias comunitárias, tanto aquelas tratadas em regime domiciliar, como em pacientes que precisam ser internados. Por sua vez, *Mycoplasma pneumoniae* e *Chlamydophila pneumoniae* são frequentes em adultos jovens.

O aumento do número de casas de repouso para idosos salienta a importância da observação dos agentes de pneumonia nesta população, pois, embora o pneumococo continue sendo agente de alta prevalência, infecções por *H. influenzae*, *S. aureus* e *K. pneumoniae* devem ser lembradas, em casos de pneumonias graves nessa população.

Diversos fatores podem determinar maior suscetibilidade à infecção por um microrganismo específico. A incidência de pneumonia pneumocócica aumenta acentuadamente em indivíduos com exacerbações agudas de bronquite crônica (inclusive relacionadas com o tabagismo), asma brônquica, cardiopatias, desnutrição, esplenectomia, infecção pelo vírus da imunodeficiência humana (HIV) e demais doenças que afetam o sistema imunológico. O etilismo tem sido associado a pneumonia por *Klebsiella pneumoniae* e abscesso pulmonar por anaeróbios. Em pacientes com exacerbações agudas de bronquite crônica, além do pneumococo, devem ser considerados *H. influenzae* e *Moraxella catarrhalis*.

Mycoplasma pneumoniae causa faringite, traqueobronquite e pneumonia, acometendo principalmente adultos jovens. A doença evolui insidiosamente, e é frequente observarem-se cefaleia, indisposição e febre. A manifestação fundamental é tosse intensa, paroxística, geralmente sem secreção ou com pouco escarro esbranquiçado. Até 20% dos pacientes apresentam otalgia intensa, resultante da miringite (inflamação da membrana do tímpano) bolhosa hemorrágica. A propedêutica do tórax revela estertores finos uni ou bilaterais, frequentemente pouco acentuados. A radiografia costuma revelar pneumonia intersticial segmentar unilateral dos lobos inferiores, sendo evidente envolvimento bilateral em cerca de 25% dos pacientes. Observa-se apagamento do ângulo costofrênico em 10 a 20% dos pacientes. Entretanto, derrames pleurais volumosos são raros. O diagnóstico sorológico pode ser realizado por meio da técnica de fixação de complemento. O anticorpo aumenta de 7 a 9 dias após a infecção, atingindo o nível máximo em 3 a 4 semanas. Se a primeira amostra de soro for obtida no início da doença, um aumento de quatro vezes no título, em uma segunda amostra coletada na 3ª ou 4ª semana de doença, será considerado diagnóstico. Os títulos de crioaglutinina tornam-se positivos em 7 dias, atingindo o nível máximo em 4 semanas. Títulos superiores a 1:64 são sugestivos dessa infecção.

Chlamydophila pneumoniae é bactéria intracelular obrigatória, pode ser isolada apenas na cultura de tecidos, embora a cultura não esteja amplamente disponível. A infecção pode ser diagnosticada usando testes de amplificação de ácido nucleico em ensaios disponível comercialmente. Apresenta diferenças no DNA, padrões de endonuclease de restrição e imunotipagem de anticorpos diferentes da *Chlamydia trachomatis* e da *Chlamydia psittaci*. *C. pneumoniae* tem sido responsabilizada por até 10% das PACs nos EUA e em diversos países da Europa. Semelhantemente ao micoplasma, atinge preferencialmente adultos jovens, produzindo doença respiratória sem manifestações clínicas típicas. Em geral, apresenta-se bifásica. Os pacientes com faringite recuperam-se e, 1 a 3 semanas depois, desenvolvem pneumonia.

Diversos estudos realizados nos EUA e na Europa têm apresentado *Legionella pneumophila* como causa frequente de PAC. Certamente, a incidência de pneumonia por *Legionella* no Brasil é inferior à dos países europeus em virtude das condições climáticas (a *Legionella* é transmitida por circuitos de água ou ar quente, equipamentos pouco utilizados no país). Porém, são descritos surtos de *Legionella* em unidades de transplante renal e de transplante de medula óssea, relacionados com a colonização de circuitos de água quente (torres de calefação) ou ar aquecido. O diagnóstico pode ser feito por meio de sorologia, cultura e pesquisa de antígenos na urina (técnica mais sensível para o diagnóstico de *Legionella*).

Uma das causas de pneumonia bacteriana aguda em crianças e adultos tabagistas é *H. influenzae*. Nesses pacientes, a coloração do escarro purulento pelo método de Gram revela inúmeros pequenos bastonetes gram-negativos, podendo-se observar algumas formas filamentosas. Essa infecção frequentemente ocorre em pacientes com bronquite crônica ou doença pulmonar obstrutiva crônica e, em geral, deve-se ao *H. influenzae* não capsulado (ao contrário das cepas de sorotipo B capsuladas, que costumam comprometer crianças com menos de 5 anos não vacinadas para este agente).

Staphylococcus aureus é outra bactéria que, eventualmente causa pneumonia aguda; entretanto, quando esse tipo de pneumonia é adquirido na comunidade, ocorre habitualmente durante ou logo após epidemia de influenza viral. No ambiente hospitalar, *S. aureus* pode ser encontrado durante todo o ano, embora tenha diminuído sua incidência em hospitais brasileiros como causa de pneumonia hospitalar. As infecções por cepas de *S. aureus* resistentes à meticilina (oxacilina) adquiridas na comunidade (CA-MRSA) têm maior prevalência nos EUA e têm sido descritas na América Latina, com surtos no Uruguai e casos isolados no Brasil. Nos EUA, vários estudos demonstram que cerca de 60% dos casos de pacientes que procuraram unidades de emergência com infecções graves de pele eram decorrentes do CA-MRSA. Trata-se de cenário preocupante, visto que essas cepas são produtoras de toxinas, as leucocidinas, que causam alterações como poros nos neutrófilos, gerando quadros de necrose pulmonar e pneumonias graves. Embora inicialmente na comunidade, as cepas de *S. aureus* também ocorrem no ambiente hospitalar, sendo consideradas atualmente as mais prevalentes nas infecções relacionadas com a assistência à saúde nos EUA e também descritas em alguns hospitais brasileiros. Quanto aos surtos de infecção por *S. aureus* em Uruguai, Europa e EUA, a diferença é o mecanismo relacionado com a resistência aos antibióticos. O gene *mecA*, por exemplo, caracteriza a cepa hospitalar como tipo II, porém, caracteriza a cepa comunitária como tipo IV, que também muitas vezes produz toxina, principalmente Panton-Valentine (PVL), uma leucocidina, sendo essa cepa resistente principalmente aos betalactâmicos, e, em geral, sensível ao sulfametoxazol-trimetoprima e à clindamicina.

Os estreptococos do grupo A (*S. pyogenes*) também provocam pneumonia aguda e, nessas circunstâncias, o paciente pode ter aspecto mais toxêmico que o sugerido pela extensão do comprometimento pulmonar. A radiografia de tórax pode sugerir infarto pulmonar. Pode existir infecção das vias respiratórias superiores, em especial faringite exsudativa ou eritematosa ou amigdalite (sobretudo em crianças), podendo-se observar erupção eritematosa produzida por toxina eritrogênica estreptocócica (escarlatina).

Moraxella catarrhalis pode eventualmente causar pneumonia aguda; todavia, esse quadro é habitualmente observado em indivíduos idosos e sobretudo naqueles que apresentam bronquite crônica ou doença pulmonar obstrutiva. É infecção relativamente benigna, se comparada às produzidas por outras bactérias, e raramente está associada à bacteriemia.

Os bacilos gram-negativos, principalmente *Klebsiella pneumoniae*, também devem ser considerados agentes etiológicos no diagnóstico diferencial, sobretudo em pacientes debilitados, em más condições de higiene oral e etilistas. Os bacilos aeróbios gram-negativos são quase sempre responsáveis por pneumonias hospitalares, mas raramente pelas PACs, pois é raro colonizarem a orofaringe de pessoas sadias na comunidade, sendo, porém, residentes comuns da orofaringe de pacientes debilitados, hospitalizados ou internados em asilos. Além disso, o paciente em questão pode exibir certos fatores de risco associados à invasão por bacilos gram-negativos, como o uso anterior de antibióticos, corticosteroides, terapia por inalação ou traqueostomia, neutropenia profunda, etilismo e desnutrição grave.

As bactérias anaeróbias também podem produzir pneumonia grave. Os microrganismos quase sempre envolvidos são espécies de *Bacteroides* (em geral, *B. melaninogenicus*), *Peptostreptococcus* e *Fusobacterium*. Infecções anaeróbias frequentemente são polimicrobianas e podem incluir outras bactérias além dos anaeróbios estritos. A ocorrência de infecção anaeróbia é habitualmente precedida de aspiração significativa e agravada quando o indivíduo tem infecções orais anaeróbias ou tumores sólidos das estruturas orofaríngeas ou da árvore traqueobrônquica. A apresentação clínica da doença pleuropneumônica anaeróbia pode ser mais indolente que abrupta, e ser acompanhada de pus com odor fétido. Com frequência, observa-se a ocorrência de focos de necrose do pulmão. Alguns patógenos que vêm sendo implicados como potenciais agentes de bioterrorismo são disseminados por via respiratória, entre os quais: *Bacillus anthracis, Francisella tularensis* e *Yersinia pestis.*

A decisão de local de tratamento de um paciente acometido por PAC exige do médico a análise de uma série de parâmetros que podem minimizar o risco de complicação, visto que a pronta investigação etiológica, o uso de antibioticoterapia adequada e medidas de suporte ventilatório, nos casos graves, podem permitir desfecho mais favorável. No Brasil, o índice de internação hospitalar para o tratamento de pneumonia ainda é muito elevado, refletindo o grave problema social que enfrentamos. Entretanto, a análise objetiva de parâmetros que incluem idade, sexo, comorbidades, alterações do exame físico, anormalidades laboratoriais e padrão do infiltrado radiológico permite ao médico a classificação do paciente em grupos de risco e, consequentemente, decidir com maior segurança a necessidade de internação hospitalar ou em UTI.

O escore mais utilizado pela praticidade é o CURB-65, escore de gravidade para PAC com base nas seguintes variáveis: C = confusão mental; U = dosagem de ureia acima de 50 mg/dℓ; R = frequência respiratória ≥ 30 incursões por minuto; B = pressão arterial sistólica < 90 mmHg, ou diastólica ≤ 60 mmHg; e 65 = idade maior que 65 anos. Para cada critério preenchido, atribui-se 1 ponto, tendo-se, portanto, escore que varia de 0 a 5 pontos. Pacientes com escore de 0 ou 1 ponto (quando apenas a idade pontua) podem ser tratados em domicílio; os demais devem ser internados.

Os critérios de Fine (1997), que estratificam os pacientes de I a V, conforme parâmetros clínicos e laboratoriais, são também muito utilizados para avaliar a gravidade das pneumonias. Em geral, os pacientes de classes I e II têm baixo índice de mortalidade e podem ser tratados em domicílio. Para pacientes da classe III, recomenda-se breve internação ou tratamento em casa, supervisionado pelo médico mediante contato diário. Pacientes das classes IV e V necessitam de internação.

As clássicas indicações para hospitalização do paciente com pneumonia são:

- Alterações graves nos dados vitais: pulso > 140/min, PA sistólica < 90 mmHg, frequência respiratória > 30/min
- Alteração no estado mental
- Hipoxemia arterial: Pa_{O_2} < 60 mmHg à temperatura ambiente (a oximetria de pulso é um método rápido e simples)
- Complicações infecciosas relacionadas com pneumonia: empiema e infecção a distância (endocardite, meningite)
- Alterações eletrolíticas, metabólicas ou hematológicas graves: hiponatremia (Na^+ < 130 mEq/dℓ), anemia (hematócrito < 30%), neutropenia (< 1.000 neutrófilos/mm^3), creatinina > 2,5 mg/dℓ
- Doenças associadas: doença pulmonar obstrutiva crônica, insuficiência cardíaca congestiva ou diabetes descompensado.

Nos pacientes sem critérios clínicos de gravidade e que, portanto, poderão ser conduzidos em regime ambulatorial, não há necessidade de exames complementares. Naqueles mais graves, alguns exames deverão ser solicitados para se estabelecerem melhor as condições do paciente. Entre os exames complementares usados para avaliar a gravidade da PAC destacam-se: hemograma, glicemia, ureia e creatinina, eletrólitos, proteínas totais, tempo de tromboplastina parcial ativado e gasometria arterial. Sempre que possível, deve-se realizar a oximetria de pulso nos pacientes atendidos com pneumonia. Esse exame estima com segurança a oxigenação, servindo como triagem para se indicar ou não a realização da gasometria arterial. Entre as provas inflamatórias, a proteína C reativa (PCR) e a procalcitonina são as que têm sido mais estudas em pacientes com PAC. Alguns estudos sugerem que, no pronto-atendimento, elas podem auxiliar na diferenciação entre PAC e infecções de vias respiratórias inferiores. Outros autores acreditam que a PCR e a procalcitonina tenham maior valor como marcadores prognósticos ao longo do tratamento: a manutenção de níveis elevados após 3 a 4 dias de tratamento, ou seja, reduções menores que 50% do valor inicial de tratamento poderiam sugerir pior prognóstico ou surgimento de complicações. A procalcitonina tem sido utilizada como um biomarcador para diminuir o tempo de tratamento com antibióticos.

DIAGNÓSTICO

O diagnóstico das pneumonias comunitárias se baseia em sintomas de doença aguda do trato respiratório inferior, tosse e um ou mais dos seguintes sintomas: expectoração, falta de ar e dor torácica; achados focais no exame físico do tórax e manifestações sistêmicas (confusão mental, cefaleia, sudorese, calafrios, mialgias e temperatura superior a 37,8°C), os quais são corroborados por opacidade pulmonar nova, detectada por radiografia do tórax. Os pacientes com diagnóstico de PAC devem ser avaliados quanto à gravidade da doença, o que orientará a decisão do local de tratamento, a intensidade da investigação etiológica e a escolha do antibiótico. Fatores sociais e econômicos devem ser considerados na decisão de internação ou tratamento ambulatorial.

Apesar da baixa positividade da hemocultura – aproximadamente 20% nos casos de pneumonia por pneumococo ou enterobactérias e ainda menor quando a etiologia é *H. influenzae*, *M. catarrhalis* ou anaeróbios –, recomenda-se a sua realização nos casos de internação. As amostras devem ser coletadas antes do início da antibioticoterapia, sem que esta seja retardada para esse fim.

O estudo do escarro para diagnóstico etiológico da PAC tem importantes limitações: a interpretação depende do observador; as bactérias atípicas não podem ser vistas; o uso prévio de antibiótico diminui a sensibilidade do exame; a sensibilidade do escarro para o pneumococo não é alta; a especificidade é prejudicada quando há bactérias que colonizam a orofaringe; parcela considerável de pacientes não consegue obter amostra aceitável de escarro; o laboratório deve ter experiência na análise; a amostra deve ser avaliada rapidamente. Embora recomendado em diferentes diretrizes para o tratamento da PAC com necessidade de internação, ainda não se demonstrou se o exame apresenta impacto clínico significativo (superioridade do tratamento dirigido pela análise do escarro em relação ao empírico), e a sua utilização não é muito difundida em nosso meio. Nos casos em que se opta por sua realização, deve-se assegurar que o escarro é representativo da via respiratória inferior: a amostra deve apresentar menos de 10 células epiteliais e mais de 25 células polimorfonucleares por campo de pequeno aumento.

A técnica de pesquisa de antígenos urinários para o diagnóstico etiológico da pneumonia já está disponível comercialmente para pneumococo e *Legionella*. São exames simples, rápidos, mas que não apresentam sensibilidades e especificidades ideais. O teste para *Legionella* tem maior positividade a partir do terceiro dia de sintomas, permanecendo positivo por semanas. A sua sensibilidade varia de 70 a 90%, com especificidade próxima de 100%. Como o exame detecta principalmente o antígeno de *Legionella pneumophila* do sorogrupo 1 (sorogrupo mais prevalente), infecções por outros sorogrupos podem não ser reconhecidas. O teste para o pneumococo apresenta sensibilidade que varia de 50 a 80% (maior que pesquisa do escarro e hemocultura) e especificidade de 90%. A utilização prévia de antibióticos não altera os resultados. A pesquisa do antígeno urinário do pneumococo não tem boa especificidade em crianças, sendo a frequente colonização da nasofaringe pelo agente uma provável razão para que isso ocorra.

O emprego de técnicas invasivas como a broncoscopia com lavado broncoalveolar quantitativo (superior a 10^4 unidades formadoras de colônias) deve ser considerado em caso de pneumonia grave que justifique a internação do paciente em UTI, em caso de falta de resposta ao tratamento empírico inicial e quando existir o risco de infecção por microrganismos não habituais ou com fatores de resistência aumentados.

Recentemente, as técnicas de biologia molecular têm sido utilizadas no diagnóstico etiológico das pneumonias com alta sensibilidade e especificidade. Os estudos genéticos moleculares utilizam uma variedade de técnicas para analisar os ácidos nucleicos (DNA e RNA). A reação em cadeia da polimerase (PCR) é uma das técnicas mais empregadas nas diversas áreas do diagnóstico molecular das pneumonias. Entre as principais técnicas resultantes de modificações da PCR, podemos citar: RT-PCR; *nested* PCR; *multiplex* PCR; PCR a partir de *primers* randômicos; e PCR em tempo real. A RT-PCR utiliza uma enzima chamada transcriptase reversa para converter uma amostra de RNA em cDNA antes da etapa de amplificação por PCR, permitindo estudo de vírus de RNA e análises de expressão gênica. A PCR e a RT-PCR são extremamente sensíveis e específicas para detectar vírus, agentes intracelulares (chamados de atípicos) e bactérias. Para a maioria dos vírus respiratórios é o exame de escolha e, se disponível, deveria ser empregado em conjunto com a sorologia. O desenvolvimento atual dessa técnica permitiu o conhecimento de novos agentes causadores de bronquiolite e de pneumonia, tanto na população pediátrica como em adultos, como no estudo previamente comentado de Jain *et al.* (2015). Esses métodos podem ser aplicados em amostras de *swab* nasofaríngeo ou de secreções brônquicas e têm a vantagem de poder ser realizados em outros fluidos corpóreos, como no sangue de pacientes imunossuprimidos com suspeita de infecção por citomegalovírus. Outra técnica molecular, chamada *multiplex reverse transcriptase polymerase chain reaction* (MRT-PCR), permite a detecção rápida de um conjunto de vírus respiratórios formados por influenza A e B, VSR A e B, metapneumovírus e adenovírus. O problema é que essas técnicas moleculares ainda têm custo elevado, limitando o seu emprego mais amplo.

TRATAMENTO

Antes de iniciar um tratamento antimicrobiano para infecção do trato respiratório, o médico deve avaliar se está realmente diante de infecção bacteriana. Infecções virais, principalmente do trato respiratório superior, são frequentemente tratadas com antibióticos, determinando custos desnecessários, efeitos adversos e seleção de resistência.

A maior parte dos tratamentos de infecções bacterianas do trato respiratório tanto superior como inferior são realizadas empiricamente. Assim, o tratamento antibiótico deve considerar os microrganismos mais frequentemente relacionados com os sítios de infecção e a sensibilidade aos antibióticos, as características farmacocinéticas, os efeitos adversos e principalmente os custos da terapêutica a ser escolhida (Tabela 40.1). Com o advento de novos antibióticos de uso oral com excelente ação para diversas infecções adquiridas na comunidade, muitos pacientes podem ser tratados de maneira eficaz no ambiente domiciliar. Entretanto, uma análise criteriosa deve considerar doenças associadas (imunodeprimidos desenvolvem frequentemente complicações mais graves, como bacteriemias e abscessos), a gravidade da infecção e a possibilidade de aderência ao tratamento.

Um regime terapêutico empírico deve considerar, para as pneumonias bacterianas comunitárias, o importante papel dos microrganismos *Streptococcus pneumoniae* (agente mais frequente tanto de pneumonias leves como graves, que requerem internação), *Haemophilus influenzae* e *Moraxella catarrhalis*. Embora poucos estudos nacionais tenham determinado a etiologia das pneumonias comunitárias, *Mycoplasma pneumoniae* e *Chlamydophila pneumoniae* são importantes microrganismos envolvidos em diversos países, principalmente em pneumonias no adulto jovem.

TABELA 40.1 Principais microrganismos associados a infecção do trato respiratório e proposta de tratamento antimicrobiano.

Pneumonia	Principais microrganismos	Primeira opção	Alternativas	Comentários
Pneumonia em adulto jovem sem doença prévia	Pneumococo (mais frequente) *M. pneumoniae* *C. pneumoniae* Vírus (influenza e SARS-CoV-2) *H. influenzae* (rara) *Legionella* spp. (raras)	Macrolídeo, Amoxicilina ou fluoroquinolona respiratória	Ceftriaxona + macrolídeo (casos de maior gravidade)	A escolha do antimicrobiano deve considerar características clínicas do paciente e estudo de prevalência sobre a etiologia das pneumonias comunitárias. Em locais com alta prevalência de pneumonias por micoplasma e clamídia, o fármaco de escolha não deve ser amoxicilina, pois esta não tem atividade contra microrganismos atípicos. Tempo de tratamento de 7 dias.
Pneumonia no idoso (> 60 anos)	Pneumococo *H. influenzae* *M. catarrhalis* Bacilos gram-negativos *S. aureus* *Legionella* spp. (raras)	Cefalosporina de segunda geração (p. ex., cefuroxima, VO) ou Levofloxacino ou Moxifloxacino	Ceftriaxona + macrolídeo	Avaliar as condições clínicas e a indicação de hospitalização. A atividade contra *H. influenzae* é fundamental, principalmente se o paciente tiver história de doença pulmonar prévia ou tabagismo. Tempo de tratamento de 7 dias.
Pneumonia em qualquer idade adquirida na comunidade de evolução grave que requer internação	Pneumococo *Legionella* spp. Bacilos gram-negativos *S. aureus* (raro) *M. pneumoniae*	Ceftriaxona + macrolídeo	Cefalosporina de 3ª ou 4ª geração + macrolídeo ou fluoroquinolona, associada ou não a vancomicina	Procurar identificar a etiologia: hemocultura (obrigatória), punção pleural (derrame) ou lavado broncoalveolar
Pneumonia aspirativa	Polimicrobiana: anaeróbios gram-positivos (peptoestreptococos), *Bacteroides* spp., *S. milleri* e enterobactérias	Clindamicina, associada ou não a ceftriaxona	Piperacilina/tazobactam	O metronidazol não é tão efetivo para abscesso pulmonar como a clindamicina. A penicilina cristalina não tem ação para bacteroides. Em alcoólatras, existe aumento de enterobactérias (principalmente *Klebsiella* spp.) e deve ser associada ceftriaxona

As orientações para o tratamento estão indicadas para pacientes de moderada gravidade. Nos casos de maior gravidade (sepse, insuficiência respiratória), os pacientes devem ser acompanhados no ambiente hospitalar, com medicação parenteral, até que o quadro clínico apresente melhora. O tempo de tratamento das pneumonias agudas é de 7 dias. Em quadros de menor gravidade, alguns estudos recomendam 5 a 7 dias. A amoxicilina deve ser usada na dose de 40 mg/kg, VO, dividida em três doses (1,5 a 3,0 g/dia). Os macrolídeos incluem: claritromicina (1,0 g/dia, VO, dividido 12/12 horas) e azitromicina (500 mg/dia, VO, por 5 a 7 dias). Opções de cefalosporinas de segunda e terceira geração: cefuroxima axetil (1,0 g/dia, VO, dividido 12/12 horas) e ceftriaxona (2,0 g/dia, IM ou IV). A clindamicina deve ser usada na dose de 300 a 600 mg, IV ou VO, 6/6 ou 8/8 h; a vancomicina 1 g, IV, 12/12 horas. Opção de cefalosporina de quarta geração: cefepima 2 g, IM ou IV, 8/8 ou 12/12 horas. O levofloxacino deve ser usado na dose de 750 mg/dia, IV ou VO, 1 vez/dia, o moxifloxacino 400 mg/dia.

Recentemente, tem-se relatado o aumento de cepas de pneumococos resistentes à penicilina nos EUA, em países asiáticos e latino-americanos (como México, Argentina, Chile e Uruguai). No Brasil, a resistência do pneumococo à penicilina e, principalmente aos macrolídeos têm aumentado, assim como resistência do *Haemophilus influenzae* e do *Staphylococcus aureus* a diversos antimicrobianos.

A decisão sobre a hospitalização para o tratamento de paciente com PAC exige do médico a análise de uma série de parâmetros que podem minimizar o risco de complicação, pois a pronta investigação etiológica, o uso de antibioticoterapia adequada e medidas de suporte ventilatório nos casos graves podem permitir desfecho mais favorável. Entretanto, a análise objetiva de parâmetros que incluem a idade, sexo, doenças associadas, alterações do exame físico, anormalidades laboratoriais e o envolvimento pulmonar, por meio da avaliação do padrão radiológico, permite ao médico a classificação do paciente em grupos de risco e a decisão mais segura acerca da necessidade de internação hospitalar em enfermaria geral ou em UTI.

A seguir, apresentamos uma proposta de tratamento da PAC com base nas normas da Sociedade Brasileira de Infectologia (SBI) e da Sociedade Brasileira de Pneumologia e Tisiologia (SBPT) (Tabela 40.2).

Em pacientes graves que requerem internação, recomendamos a associação de ceftriaxona (1,0 grama, IV, de 12 em 12 horas) + claritromicina (500 mg, IV ou VO, 12 em 12 horas) ou azitromicina 500 mg/dia. Se o paciente tem história de doença pulmonar crônica obstrutiva trocar ceftriaxona por cefepima (2 g, IV, de 8 em 8 horas). Na pneumonia aspirativa, trocar claritromicina por clindamicina (600 mg, IV, de 6 em 6 horas). O paciente deve ser avaliado para o risco de infecção por *S. aureus* resistente a oxacilina na comunidade (CA-MRSA). Nos casos que exista aumento do risco, introduzir vancomicina: dose de ataque de 30 mg/kg, não exceder 2 g, infundir em 2 horas e, a seguir, 15 mg/kg/dose de 12 em 12 horas ou linezolida. O tempo de tratamento é de 7 dias, e variável de acordo com a resposta clínica e dados microbiológicos.

Bacilos gram-negativos, sobretudo os pertencentes à família Enterobacteriaceae (p. ex., *E. coli*, *Klebsiella*, *Enterobacter*, *Serratia* e *Proteus*), também devem ser considerados agentes etiológicos do diagnóstico diferencial na PAC grave, sobretudo nos pacientes idosos, etilistas ou imunodeprimidos. Quando houver suspeita de *Pseudomonas aeruginosa*, sugere-se a utilização de cefalosporina de quarta geração ou meropeném/imipeném. Em virtude das altas taxas de desenvolvimento de resistência, pneumonias por *P. aeruginosa* podem ser tratadas com associação de antimicrobianos, utilizando dois fármacos para os quais a amostra seja sensível.

Infecções virais, sobretudo por influenza, devem ser avaliadas nas pneumonias graves e a instituição do tratamento com antivirais, como oseltamivir, deve ser precoce. A hipótese de infecção por

TABELA 40.2 Proposta de tratamento da PAC, com base nas diretrizes da Sociedade Brasileira de Infectologia (SBI) e da Sociedade Brasileira de Pneumologia e Tisiologia (SBPT).

Pacientes	Antibióticos recomendados (nenhuma ordem de preferência)	Alternativas	Observações
Que não precisam ser hospitalizados e não apresentam fator de risco de gravidade	Macrolídeo (azitromicina ou claritromicina); ou Amoxicilina; Fluoroquinolona com atividade antipneumocócica (levofloxacino ou moxifloxacino)	Cefuroxima ou amoxicilina/clavulanato	As tetraciclinas não foram incluídas como agentes de antimicrobianos preferidos em virtude das taxas de resistência do pneumococo no Brasil Trimetoprima/sulfametoxazol não é recomendado, em virtude da alta resistência entre *S. pneumoniae* e *H. influenzae* no Brasil Não são recomendadas cefalosporinas com baixa atividade para pneumococo: cefalexina, cefaclor, cefixima e cefadroxila
Que não precisam ser hospitalizados, mas apresentam fator de risco de gravidade	Fluoroquinolona com atividade antipneumocócica (levofloxacino, moxifloxacino ou gemifloxacino) ou Amoxicilina/clavulanato ou cefalosporina (segunda ou terceira geração): cefuroxima) + macrolídeo (azitromicina ou claritromicina)	–	–
Que precisam ser hospitalizados, porém em enfermaria clínica	Ceftriaxona IV, cefuroxima + claritromicina ou azitromicina, IV, quando há suspeita de "pneumonia atípica", ou Fluoroquinolona, IV (levofloxacino ou moxifloxacino)	Amoxicilina/clavulanato ou ampicilina/sulbactam mais claritromicina, IV	Quando há aspiração ou suspeita de infecção por bactérias anaeróbias como causa de pneumonia (em pacientes alcoólatras ou idosos com estado mental alterado) é necessário a adição de fármaco com atividade anaerobicida (clindamicina, ampicilina/sulbactam, amoxicilina/clavulanato ou metronidazol)
Que precisam ser hospitalizados em UTI	Cefalosporina de terceira (ceftriaxona) ou quarta geração (cefepima) mais claritromicina ou azitromicina, IV	Fluoroquinolona, IV (levofloxacino ou gatifloxacino)	Ceftazidima não é recomendada em virtude de sua baixa atividade contra bactérias gram-positivas, especialmente *S. pneumoniae* e *S. aureus*, quando comparada a outras cefalosporinas como ceftriaxona e cefepima A experiência clínica com o uso isolado de fluoroquinolonas com atividade contra pneumococo no tratamento de pneumonia grave em UTI ainda é limitada, além dos eventos adversos. Rifampicina pode ser associada quando existe suspeita de pneumonia por *Legionella* Oxacilina pode substituir qualquer regime quando *S. aureus* sensível a oxacilina é diagnosticado. Porém, ambos os esquemas apresentam boa atividade contra esse patógeno Vancomicina ou teicoplanina deve ser associada quando há suspeita de *S. aureus* resistente à oxacilina. Outra opção é linezolida Cefalosporina de quarta geração ou meropeném pode ser incluído quando há suspeita de pneumonia por *P. aeruginosa*

IV: via intravenosa.

influenza deve ser analisada, principalmente, em portadores de enfermidades crônicas pulmonares, cardiovasculares, renais, hepáticas, hematológicas e metabólicas, adultos imunodeprimidos e gestantes.

O diagnóstico diferencial com tuberculose ou pneumocistose deve ser realizado em todos os casos de PAC grave. Adequada história clínica e avaliação cuidadosa dos antecedentes pessoais auxiliam o diagnóstico na maioria dos casos.

Tem-se utilizado a vacina antipneumocócica em pacientes com alto risco de adquirir a doença. Estudos recentes têm demonstrado que a vacina de antipneumococos diminui a incidência da infecção e as formas mais graves, incluindo bacteriemia. Atualmente, a vacina é indicada para:

- Indivíduos com 65 anos de idade ou mais
- Indivíduos com idade entre 2 e 64 anos, portadores de enfermidades crônicas, particularmente vulneráveis às infecções invasivas e suas complicações, como doenças cardiovasculares crônicas, doença pulmonar obstrutiva crônica (DPOC – exceto asma)
- Portadores de diabetes melito
- Alcoolistas
- Portadores de hepatopatias crônicas

- Indivíduos com fístula liquórica
- Portadores de implantes cocleares
- Portadores de asplenia funcional ou anatômica
- Indivíduos imunocomprometidos: portadores de HIV/AIDS, doença oncológica ou onco-hematológica, insuficiência renal crônica, síndrome nefrótica, sob uso de corticoides e imunossupressores, e indivíduos transplantados
- Indivíduos residentes em asilos e casa de repouso.

A vacina para *H. influenzae* tipo B é pouco efetiva para a prevenção de infecção pulmonar em adultos, pois a maior parte dessas infecções é causada por cepas não capsuladas. A vacina anti-influenza pode ser ministrada para todos aqueles que desejarem reduzir os riscos de contrair gripe ou de transmitir os vírus para outros indivíduos, incluindo crianças e grávidas. Todavia, sua aplicação anual sistemática deve ser direcionada para determinados grupos de indivíduos com maior risco de contrair influenza e de ter suas complicações. Esses critérios são avaliados anualmente, dependendo da disponibilidade de vacina e da situação epidemiológica.

As vacinas para COVID-19 se tornarão regulares com aplicações de reforço a cada 6 meses ou anualmente, dependendo da idade do indivíduo e da plataforma utilizada para a produção da vacina. Várias tecnologias de produção estão sendo avaliadas, incluindo ácidos nucleicos (DNA e RNA), uso de vetores virais (replicantes e não replicantes), vacinas virais (atenuadas ou inativadas) e as vacinas proteicas (recombinantes ou de fragmentos do vírus). O objetivo das vacinas estudadas para a COVID-19 é induzir anticorpos neutralizantes contra as subunidades virais, a maior parte delas tendo como alvo a região RBD (domínio de ligação do receptor) da proteína mais conservada do vírus, a Spike (S), impedindo assim, a ligação do vírus pelo receptor ACE2 (enzima conversora da angiotensina 2) humano (para maiores informações, ver o capítulo de sobre a COVID-19).

BIBLIOGRAFIA

Correa RA, Costa AN, Lundgren F *et al.* Recomendações para o manejo da pneumonia adquirida na comunidade 2018. J Bras Pneumol. 2018;44(5):405-24.

Cunha CA, Sader HS, Nicodemo AC. Brazillian Society for Infectious Diseases Practice Guidelines Committee. Antimicrobial therapy for community-acquired pneumonia in adults. Braz J Infect Dis. 2002;6(2):82-7.

Fine MJ *et al.* A prediction rule to identify low-risk patients with community-acquired pneumonia. N Engl J Med. 1997;336:243-50.

Fine MJ *et al.* Prognosis and outcomes of patients with community acquired pneumonia. JAMA. 1996;275:134-41.

Garin N *et al.* betalactam monotherapy vs betalactam macrolide combination treatment in moderately severe community-acquired pneumonia: a randomized noninferiority trial. JAMA Intern Med. 2014;174:1894-901.

Jain S *et al.* Community-acquired pneumonia requiring hospitalization among U.S. Adults. N Engl J Med. 2015;373:415-27.

Mandell LA *et al.* Infectious Diseases Society of America/American Thoracic Society consensus guidelines on the management of community-acquired pneumonia in adults. Clin Infect Dis. 2007;44:Suppl 2:S27-S72.

Martin-Loeches I, Torres A. New guidelines for severe community-acquired pneumonia. Curr Opin Pulm Med. 2021;27(3):210-215.

Morris AM, Ovens H. Community acquired pneumonia. N Engl J Med. 2014; 370:1862.

Nair GB, Niederman MS. Updates on community acquired pneumonia management in the ICU. Pharmacol Ther. 2021;217:107663.

Peyrani P, Mandell L, Torres A, Tillotson GS. The burden of community acquired bacterial pneumonia in the era of antibiotic resistance. Expert Rev Respir Med. 2019;13:139-52.

Peyrani P, Arnold FW, Bordon J, Furmanek S, Luna CM, Cavallazzi R *et al.* Incidence and mortality of adults hospitalized with community-acquired pneumonia according to clinical course. Chest. 2020;157:34-41.

Postma DF *et al.* Antibiotic treatment strategies for community-acquired pneumonia in adults. N Engl J Med. 2015;372:1312-23.

Rocha RT, Vital AC, Silva CO, Pereira CA, Nakatami J. Pneumonia adquirida na comunidade em pacientes tratados ambulatorialmente: aspectos epidemiológicos, clínicos e radiológicos das pneumonias atípicas e não atípicas. J Pneumol. 2000;26(1):5-14.

Welte T, Torres A, Nathwani D. Clinical and economic burden of community-acquired pneumonia among adults in Europe. Thorax. 2012;67:71-9.

Yuan X *et al.* Treatment of community-acquired pneumonia with moxifloxacino: a meta-analysis of randomized controlled trials. J Chemother. 2012; 24(5):257-67.

41 Pneumonias Associadas à Assistência à Saúde

Eduardo Alexandrino Servolo de Medeiros

INTRODUÇÃO E EPIDEMIOLOGIA

As pneumonias associadas à assistência à saúde (PAAS) – pneumonias hospitalares – são consideradas a segunda infecção mais comum adquirida em hospitais nos EUA, sendo responsáveis por aproximadamente 15% de todas as infecções hospitalares e cerca de 30% das infecções hospitalares adquiridas em UTI. Dados norte-americanos citam 250 mil pacientes por ano, representando custo aproximado de U$ 1,2 bilhão por ano e mortalidade geral entre 30 e 71%. Em UTIs daquele país, a incidência de PAAS varia entre 10 e 65%, com os pacientes com suporte ventilatório invasivo apresentando risco 4 a 20 vezes maior que os pacientes-controle. Dados de 2014 do International Nosocomial Infection Control Consortium (INICC) mostram que as pneumonias relacionadas com a ventilação mecânica são muito frequentes em países em desenvolvimento, sendo três vezes superiores às taxas dos hospitais americanos.

As pneumonias adquiridas no ambiente hospitalar têm elevada prevalência nos hospitais brasileiros, semelhantes às taxas descritas em outros países em desenvolvimento. No Brasil, a pneumonia associada à ventilação mecânica (PAV) é a mais frequente infecção em UTI, sendo sua incidência em pacientes adultos entre sete e 46 casos a cada mil internações.

As PAVs são complexas, demandam ações que promovam reduções em seus índices, pois estão associadas à alta mortalidade, aumento no tempo de internação e custos extras para instituições. A necessidade de avaliação de fatores de risco para as pneumonias hospitalares de forma mais precisa é fundamental para delinear as medidas de prevenção. Medeiros *et al.* (1993), em estudo controlado realizado na UTI do Hospital São Paulo, da Escola Paulista de Medicina, analisaram 60 episódios consecutivos de pneumonia hospitalar. A taxa de letalidade dos casos foi de 53,3%, enquanto a dos controles foi de 28,3%. A letalidade atribuída foi de 25% (intervalo de confiança 95% [IC 95%]: de 7,3 a 42%) e o risco relativo de 1,88% (IC 95%: 1,07 a 4,08%). Outro fator analisado foi o tempo de permanência na UTI. O tempo mediano de permanência foi de 22 dias para os casos e 6 dias para os controles ($p < 0,001$). Por meio de um estudo de caso-controle, aplicando análise multivariada, Medeiros *et al.* encontraram os seguintes fatores independentes associados à letalidade: idade maior que 60 anos, envolvimento bilateral do pulmão e uso de fármacos depressores do sistema nervoso central (SNC).

A magnitude da PAAS não deve ser avaliada apenas pela morbidade e letalidade dos pacientes, mas também pelo aumento dos custos hospitalares. Pesquisadores estimaram que o excedente de gastos para um paciente com pneumonia hospitalar seria entre US$ 1.250/dia e US$ 2.860/dia.

Segundo revisão dos Centers for Disease Control and Prevention (CDC) (EUA) e dados do INICC de 2014, análises da morbidade da pneumonia associada à ventilação mecânica mostraram que a pneumonia associada à admissão a serviço de saúde pode prolongar a permanência em UTI por, em média, 4,3 a 6,1 dias, e no hospital por 4 a 9 dias.

FISIOPATOLOGIA

Estudos recentes mostram que as vias respiratórias inferiores têm colonização microbiana, embora muito baixa. A infecção pulmonar ocorre por microaspiração de microrganismos que colonizam a orofaringe ou por inalação de aerossóis contendo vírus, bactérias, fungos e, menos frequentemente, pela disseminação hematogênica a partir de foco infeccioso distante. A invasão microbiana gera resposta local, que pode interromper o processo infeccioso ou não. A defesa pulmonar é exercida pelos macrófagos alveolares, que ingerem as partículas inaladas e as eliminam por meio de movimento mucociliar ou do tecido linfoide regional. Os produtos dessa digestão microbiana amplificam a resposta inflamatória, liberação de citocinas pró-inflamatórias, e recrutam neutrófilos, monócitos e linfócitos para os espaços alveolares. Os macrófagos alveolares também estimulam processos de reparação e contribuem para a resolução ou amplificação da inflamação.

As bactérias e seus produtos, como os lipopolissacarídeos, são reconhecidos por receptores encontrados na superfície dos leucócitos e das células não mieloides que os ativam, promovendo liberação de citocinas. Numerosas citocinas, como a interleucina (IL)-1, fator de necrose tumoral (TNF) e IL-6, IL-8, têm papel no processo inflamatório contra os patógenos, sendo, por sua vez, moduladas por outras citocinas, como IL-10 e IL-4, que evitam excessiva agressão tecidual.

Pelo menos uma das seguintes condições deve se dar para que ocorra pneumonia hospitalar: ambiente propício; redução das defesas do hospedeiro; fonte com inóculo suficiente de microrganismos para chegar às vias respiratórias inferiores e superar as defesas do hospedeiro; ou infecção por organismo altamente virulento.

Fatores como o tamanho do inóculo, a virulência do agente e a reação do hospedeiro podem ocasionar diferentes respostas, que vão desde a erradicação do microrganismo com adequada resposta local até a dificuldade em controlar a infecção com exagerada agressão do tecido pulmonar e a redução da resposta imune sistêmica.

A principal via de infecção é a aspiração de bactérias que colonizam o trato respiratório superior e a orofaringe. Embora a aspiração de orofaringe seja comum em indivíduos saudáveis durante o sono (podendo chegar a 46% e, eventualmente, até 100%, em sono profundo), indivíduos com reduzido nível de consciência, submetidos a entubação endotraqueal ou alimentação por sonda nasogástrica, colocados em posição supina, podem apresentar maiores taxas de aspiração subclínica e, eventualmente, aspirações massivas.

Não ocorre colonização da orofaringe por bacilos gram-negativos em indivíduos hígidos, porém, em situações patológicas, pode ocorrer na maior parte dos pacientes com poucos dias de admissão hospitalar e uso de antibióticos que alteram a microbiota da orofaringe. Alterações nas células do epitélio respiratório que favorecem a aderência bacteriana, como a perda de fibronectina de superfície celular, alterações de carboidratos da superfície celular ou de receptores de células epiteliais bacterianas, são também influenciadas pelo estado nutricional do hospedeiro. A fibronectina é uma glicoproteína capaz de inibir a aderência de bacilos gram-negativos à orofaringe, e a sua redução pode favorecer a adesão dessas bactérias, substituindo a microbiota normal previamente existente. Também ocorrem fatores bacterianos, com cílios, cápsula ou produção de elastase ou muquinase que podem degradar a IgA e favorecer a colonização por bacilos gram-negativos. A alta incidência de pneumonia por gram-negativos parece resultar de fatores que promovem a colonização da faringe e a subsequente entrada desses microrganismos no trato respiratório inferior. Embora não seja frequente a recuperação dos bacilos gram-negativos em pequenos números em culturas de *swabs* faríngeos de indivíduos saudáveis, a colonização cresce consideravelmente em pacientes com acidose, alcoolismo, uremia, diabetes melito, hipotensão e neutropenia.

Outros potenciais reservatórios que contribuem para a colonização de orofaringe incluem estômago, seios da face, mucosa nasal e placa dentária. Alterações concomitantes desses ambientes com concorrente sinusite, aumento do pH gástrico e uso de antimicrobianos podem aumentar colonização microbiana e/ou alterar a microbiota original do local.

A transmissão cruzada de patógenos por intermédio dos profissionais de saúde representa um dos principais mecanismos exógenos de colonização e eventual infecção, podendo ocorrer precocemente em pacientes internados em UTIs, principalmente no caso de agentes resistentes a diversos antibióticos.

A penetração direta de bactérias no trato respiratório – decorrente de patógenos aerossolizados de equipamentos respiratórios, do ambiente ou da utilização de materiais contaminados –, pode configurar vias de colonização e infecção, ainda que pouco comuns, em virtude de práticas adequadas de desinfecção e esterilização. Disseminação hematogênica de sítios distantes, como endocardites, flebites e translocação bacteriana de trato gastrintestinal, muito raramente tem sido implicada.

Vários estudos têm sido conduzidos para identificar fatores de risco na patogênese das pneumonias hospitalares.

Situações clínicas favorecedoras de aspiração, refluxo gastresofágico ou redução do reflexo de tosse, alterações locais ou sistêmicas favorecedoras de crescimento, adesão e modificação da microbiota bacteriana em vias respiratórias superiores e TGI, ocasionadas por hábitos ou patologias agudas e crônicas, são fatores intrínsecos relacionados com o hospedeiro. Os fatores intrínsecos do hospedeiro que podem predispor à colonização são: gravidade da doença de base; coma; tabagismo; patologias com comprometimento muscular; traumas múltiplos e extensos; queimaduras graves; doença pulmonar obstrutiva crônica; insuficiência cardíaca congestiva; diabetes melito; alcoolismo; insuficiência renal; hepatopatias crônicas; imunodepressão (AIDS, doença neoplásica avançada, lúpus eritematoso sistêmico, transplante de órgãos, indivíduos com imunodeficiências congênitas); idade avançada; doença gastrintestinal alta (acloridria, alterações no esvaziamento gástrico).

Passo importante na patogênese da pneumonia, a colonização por bacilos gram-negativos ocorre fundamentalmente em pacientes com doenças graves, residentes em instituições assistenciais e hospitalizados. Essas bactérias, com maior potencial de virulência, aumentam o risco de desenvolvimento de PAAS.

Às características dos pacientes que podem ser favorecedoras de pneumonia, somam-se procedimentos invasivos ou tratamentos medicamentosos que também podem aumentar a colonização microbiana e/ou alterar a capacidade de resposta local ou sistêmica aos agentes infecciosos, como:

- Uso de antimicrobianos destrói a microbiota natural do hospedeiro, favorecendo a colonização das vias respiratórias superiores e do trato gastrintestinal com bacilos gram-negativos e outros microrganismos com potencial de maior resistência aos antimicrobianos. Não existe vazio ecológico na orofaringe ou no lúmen intestinal após um ciclo de antimicrobianos; rapidamente, essas estruturas vão sendo recolonizadas por patógenos resistentes
- Medicamentos imunodepressores e quimioterápicos antineoplásicos podem afetar a resposta do hospedeiro aos agentes infecciosos por meio de diversos mecanismos. Medicamentos que atuam na prevenção de úlceras de estresse (muito utilizados em UTI) com potencial de aumentar o pH gástrico podem favorecer a multiplicação bacteriana no estômago; esta, por diversos mecanismos, pode atingir o tecido pulmonar
- Dispositivos invasivos utilizados nos pacientes podem favorecer adesão, proliferação e migração de microrganismos para as vias respiratórias inferiores. A formação de biofilme, rico em bactérias resistentes a diversos antimicrobianos, protege as bactérias da ação da imunidade e dos antimicrobianos
- Sondas nasogástricas de alimentação levam ao refluxo gastresofágico e permitem a migração bacteriana pelo lúmen da sonda ou por capilaridade. Além disso, essas sondas podem levar à distensão do estômago, propiciando o retorno do conteúdo gástrico à orofaringe
- Os equipamentos respiratórios utilizados nos pacientes têm grande importância na gênese da PAV
- A entubação das vias respiratórias representa o principal fator de risco para PAV. O tubo endotraqueal elimina o sistema de filtração do nariz e das vias respiratórias de condução, e diminui a retirada dos patógenos pelo sistema mucociliar. A irritação mecânica e a lesão vascular causadas pelo tubo endotraqueal propiciam maior colonização microbiana e menor capacidade de defesa da mucosa local contra os agentes microbianos. Há relatos de bactérias que permanecem no biofilme formado na parte interna da cânula endotraqueal. Esse biofilme pode ser fragmentado pelo fluxo de gás e ser introduzido na parte mais íntima das vias respiratórias, podendo resultar em infecção pulmonar.

A interação dos fatores relacionados com o hospedeiro com intervenções associadas à assistência na patogênese da pneumonia está representada na Figura 41.1.

A proliferação microbiana sobre o balonete (*cuff*) do tubo orotraqueal também é importante na gênese da PAV em pacientes entubados. Os circuitos de ventilação mecânica frequentemente se tornam colonizados por bactérias oriundas da cavidade oral dos pacientes, que proliferam nos condensados formados nesses materiais.

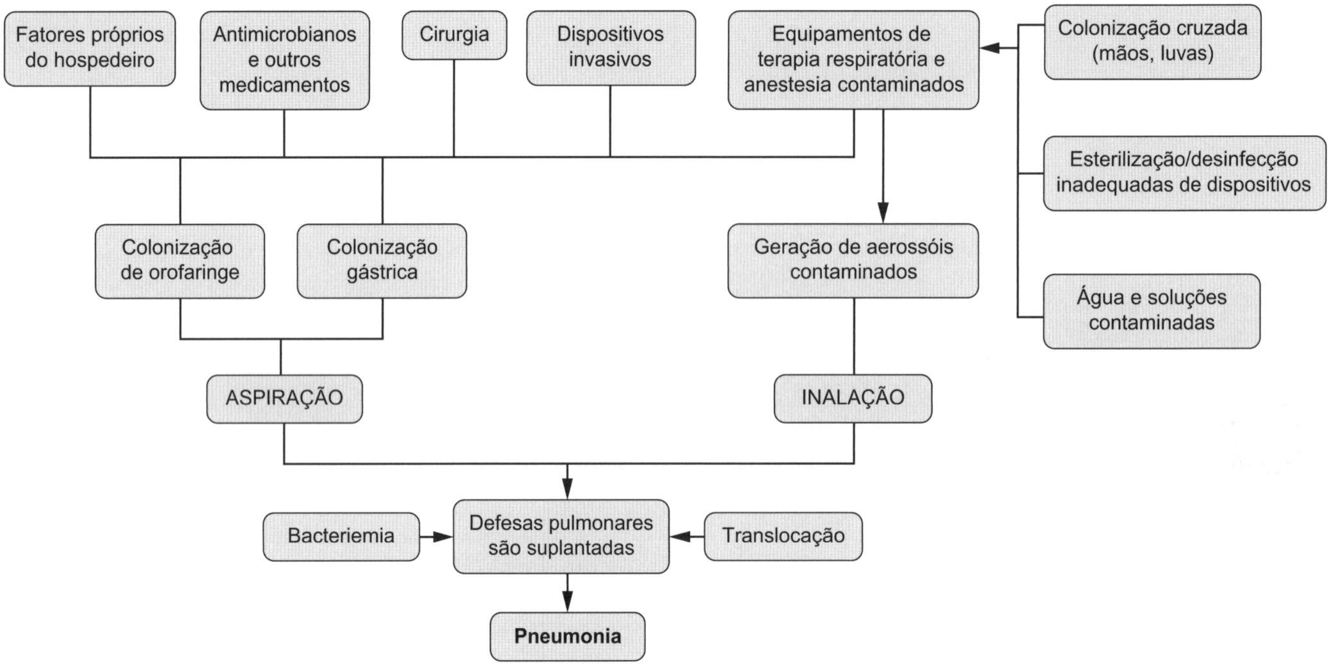

FIGURA 41.1 Patogênese da pneumonia bacteriana relacionada com a assistência à saúde. Os fatores relacionados com a pneumonia incluem fatores referentes ao hospedeiro, que se inter-relacionam com procedimentos terapêuticos e manuseio realizados pela equipe de assistência à saúde.

Equipamentos que aumentam a formação desses condensados podem impactar a proliferação microbiana nos circuitos e favorecer pneumonias. Procedimentos que levem a derramamento ou aspiração desse líquido para dentro da via respiratória do paciente podem promover a ocorrência da pneumonia.

Além dos mecanismos intrínsecos de risco favorecidos por esses procedimentos invasivos, procedimentos inadequados de desinfecção ou esterilização dos materiais de assistência ventilatória podem propiciar infecções, bem como a utilização de líquidos não estéreis para procedimentos de nebulização ou de aspiração de vias respiratórias pode ser fonte adicional de contaminação.

Uso de sedativos ou narcóticos também pode favorecer a ocorrência de pneumonias, já que a sedação altera a capacidade respiratória e aumenta a possibilidade de aspiração de conteúdos de vias respiratórias superiores e gástrico.

Alguns estudos apontam como fatores de risco para pneumonias as trocas frequentes de circuitos, a posição supina da cabeça e o transporte de pacientes em ventilação mecânica para fora da UTI.

Tem-se relacionado a aspiração de bactérias encontradas em placas dentais à pneumonia, uma vez que culturas de placas dentárias revelaram microrganismos patogênicos que são causa comum de pneumonia.

Além da via aspirativa, as bactérias podem atingir as vias respiratórias inferiores por via inalatória, oriunda de aerossóis produzidos por equipamentos de terapia respiratória ou outros mecanismos. Nebulizadores ultrassônicos, ou por efeito Venturi ou com disco espiculado, podem ocasionar surtos em razão de produzirem aerossóis < 4 mm, que podem ser introduzidos profundamente na via respiratória.

Cirurgias também podem ser fatores de risco para pneumonias, principalmente as torácicas e abdominais. Os mecanismos geradores de risco incluem a entubação e a sedação às quais os pacientes são submetidos, a disfunção diafragmática pela dor, a capacidade pulmonar residual reduzida e as atelectasias.

A virulência do microrganismo pode ser fator adicional de risco e prognóstico para pneumonia nosocomial. Existe bastante confusão entre maior resistência e virulência, que são propriedades essencialmente distintas e não correlacionadas. Independentemente dos aspectos relacionados com a virulência, pneumonias ocasionadas por patógenos mais resistentes, como *Acinetobacter baumannii*, *Pseudomonas aeruginosa* e *Klebsiella pneumoniae*, têm sido associadas a piores prognósticos em alguns estudos.

Finalmente, o manuseio inadequado dos pacientes pelos diferentes profissionais de saúde envolvidos nos cuidados (médicos, equipe de enfermagem, fisioterapeutas) pode também ser fonte adicional de risco para pneumonia, com destaque para a falta de adesão à adequada lavagem de mãos que, se não realizada, pode propiciar a colonização com microrganismos multirresistentes.

Cabe lembrar que na disseminação de patógenos multirresistentes entre os pacientes também tem importância o número de profissionais em atividade na UTI, muitas vezes inferior ao necessário para a adequada prestação de atendimento aos pacientes, o que, juntamente com as falhas técnicas, agrava as quebras de assepsia e favorece menor aderência à lavagem de mãos.

DIAGNÓSTICO

O diagnóstico das pneumonias adquiridas no ambiente hospitalar permanece um tema controverso e difícil. Sinais e sintomas clássicos de pneumonia (como febre, tosse, produção de escarro purulento, alteração na relação PaO_2/FIO_2), combinados com evidência radiológica de novo infiltrado pulmonar ou progressivo (Figura 41.2), elevação do número de leucócitos periféricos, coloração de Gram sugestiva e crescimento de bactérias em culturas de escarro, materiais traqueais ou sangue, podem não ser encontrados em todos os pacientes, principalmente nos pacientes idosos e imunodeprimidos. Por outro lado, alguns desses sinais podem ocorrer, mas não serem específicos, especialmente nos pacientes sob ventilação mecânica.

Os pacientes internados em UTIs frequentemente apresentam alterações radiológicas pulmonares, como acontece em atelectasias, edema e infarto pulmonares, hemorragia alveolar, entre outros. Isso torna esse método diagnóstico pouco específico. De modo

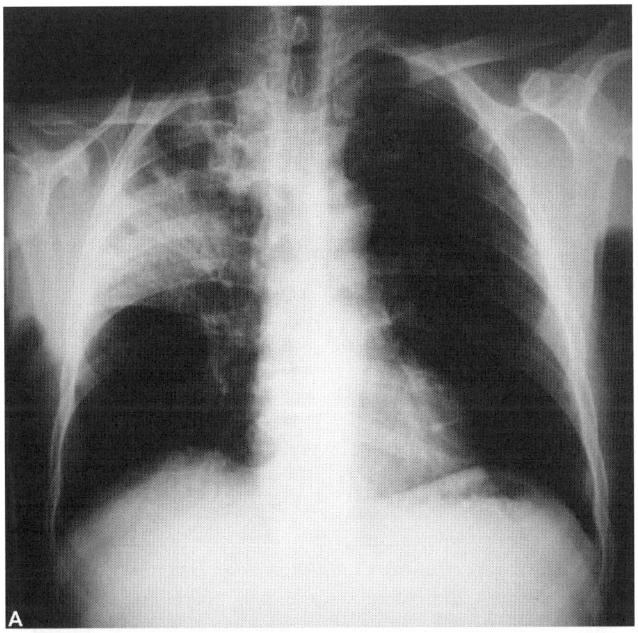

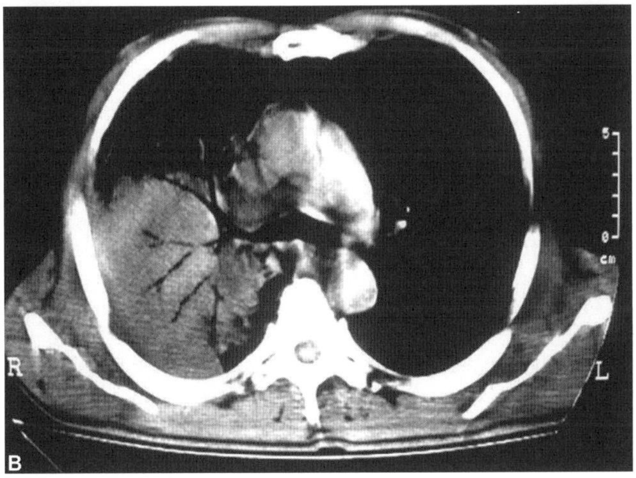

FIGURA 41.2 A. Padrão radiológico de pneumonia hospitalar de início precoce causada por *Haemophilus influenzae*, isolado de hemocultura. **B.** Tomografia de tórax mostrando opacificação com broncograma aéreo.

semelhante, febre e leucocitose são inespecíficos, sendo necessário investigar o processo infeccioso nos diversos outros sítios.

Os métodos de diagnóstico microbiológico, principalmente das PAV, podem ser divididos em invasivos e não invasivos. Entre os métodos não invasivos, destacamos o aspirado endotraqueal com cultura quantitativa (maior ou igual a 10^5 unidades formadoras de colônias [UFC]/mℓ), cujas vantagens são o custo do procedimento, o menor número de efeitos adversos para o paciente, a boa sensibilidade e a especificidade. Entre os invasivos, podemos destacar:

- Lavado broncoalveolar com cultura quantitativa (maior ou igual a 10^4 UFC/mℓ)
- Escovado protegido broncoalveolar (cultura maior ou igual a 10^3 UFC/mℓ) – raramente realizado em hospitais brasileiros devido ao alto custo do cateter
- Biopsia por meio de broncoscopia e biopsia por toracoscopia – indicada em situações especiais.

A identificação de um microrganismo por meio da hemocultura em paciente com PAV é pouco frequente, entre 10 e 20%. Celis *et al.* estudaram 120 episódios consecutivos de PAAS, entre os quais 15 (12,5%) desenvolveram bacteriemia. Embora infrequente, a identificação de um microrganismo por hemocultura, durante os sinais e sintomas da PAV, é dado altamente específico para o diagnóstico etiológico da infecção pulmonar.

Desde 2010, os CDC criaram um grupo de trabalho para redefinir indicadores de avaliação de qualidade no paciente submetido ao suporte ventilatório invasivo. O foco passou a ser os eventos associados ao suporte ventilatório invasivo, com o intuito de melhorar a acurácia do diagnóstico de PAV, enfatizar a importância de medidas de prevenção de todas as possíveis complicações, e não somente pneumonia, e facilitar a coleta de dados com definições mais objetivas que resultem em menor tempo gasto nessa etapa, bem como aprimorar o valor das taxas como controle de qualidade interno e externo. O grupo de trabalho concluiu que um bom indicador de eventos adversos associados à ventilação mecânica é o aumento dos parâmetros ventilatórios após período de queda ou com parâmetros estáveis – condições associadas a suporte ventilatório invasivo. A vigilância de alterações dos parâmetros ventilatórios permite a observação de várias complicações do suporte ventilatório invasivo, e não apenas da pneumonia, além de ser mais rápida, objetiva e fácil de ser coletada (inclusive por meio da interface entre sistemas informatizados), quando comparada aos antigos critérios de vigilância de PAV.

As pneumonias hospitalares podem ser classificadas em:

- Pneumonia adquirida no hospital (HAP/PH): após 48 horas de internação ou mais, sem que estivesse em incubação no período da admissão
- Pneumonia associada à ventilação mecânica (VAP/PAV): mais de 48 horas após entubação orotraqueal (IOT)
- Pneumonia relacionada com a assistência à saúde (HCAP/PAAS): institucionalizados ou internação prévia há 3 meses; curativos em ferida nos últimos 30 dias e aqueles em programas de hemodiálise.

Apresentamos a seguir uma versão modificada descrita em diversos documentos como nos Critérios Nacionais de Infecções relacionadas à Assistência à Saúde pela Agência Nacional de Vigilância Sanitária, Brasil, de 2021 (NOTA TÉCNICA GVIMS/GGTES/ANVISA nº 02/2021 – Critérios Diagnósticos das Infecções Relacionadas à Assistência à Saúde – 2021) e pelo Centro de Vigilância Epidemiológica do Estado de São Paulo (CVE São Paulo, 2021):

- Pneumonia hospitalar é definida como aquela diagnosticada após 48 horas de internação na unidade e que não se encontrava presente ou em incubação antes desta ocasião
- Pneumonia associada à ventilação mecânica é considerada como a ocorrida em período superior a 48 horas após início da ventilação mecânica.

Os critérios de definição para pneumonia hospitalar envolvem várias combinações de evidências clínicas, radiográficas e laboratoriais de infecção. Ao avaliar o paciente para pneumonia é importante distinguir, entre alterações no estado clínico, outras condições como infarto do miocárdio, embolia pulmonar, síndrome do desconforto respiratório, atelectasia, malignidade, doença pulmonar obstrutiva crônica, doença de membrana hialina, displasia broncopulmonar etc. (NOTA TÉCNICA GVIMS/GGTES/ANVISA nº 02/2021 – Critérios Diagnósticos das Infecções Relacionadas à Assistência à Saúde – 2021).

A alteração radiológica, segundo critérios de entidades brasileiras, é uma condição necessária. A pneumonia definida clinicamente é realizada pelo diagnóstico radiológico associado a sinais e sintomas clínicos. Assim, nas definições atuais seguidas por Anvisa e CVE São Paulo (2021), é necessário o exame radiológico com alterações compatíveis com pneumonia e, se houver doença de base, ter duas ou mais radiografias X seriadas que apresentem: infiltrado novo, progressivo e persistente; opacificação; cavitação. O critério radiológico deve estar associado a pelo menos um dos seguintes sinais e sintomas:

- Febre (> 38°C) sem outra causa conhecida
- Leucopenia (< 4.000 leucócitos/mm³) ou leucocitose (≥ 12.000 leucócitos/mm³) e mais dois dos seguintes:
    - Surgimento de secreção purulenta ou mudança das características da secreção ou aumento da secreção ou aumento da necessidade de aspiração
    - Piora da troca gasosa (piora da relação PaO_2/FIO_2 ou aumento da necessidade de oxigênio ou aumento dos parâmetros ventilatórios).

No caso de diagnóstico de pneumonia com definição microbiológica, o paciente deve apresentar, além dos sinais e sintomas clínicos, pelo menos um dos seguintes:

- Hemocultura positiva sem outro foco de infecção
- Cultura positiva de líquido pleural
- Lavado broncoalveolar ≥ 10^4 UFC/mℓ ou aspirado traqueal com contagem de colônias ≥ 10^5 UFC/mℓ
- Exame histopatológico com evidência de infecção pulmonar
- Antígeno urinário ou cultura para *Legionella* spp.
- Outros testes laboratoriais positivos para patógenos respiratórios (sorologia, pesquisa direta e cultura).

Ainda existe muita discussão sobre os critérios de PAV, em virtude da dificuldade de métodos com boa sensibilidade e especificidade. Atualmente, tem-se discutido o significado das complicações associadas à ventilação mecânica (CAV) e às traqueobronquites. A deterioração da função respiratória com aumento sustentado por 48 horas da fração inspirada de oxigênio ou pressão expiratória positiva, associados ao aparecimento de sinais de infecção respiratória, parecem ser os melhores parâmetros para auxiliar o diagnóstico de PAV, dando menor valor ao aspecto radiológico. Os critérios de PAV têm sido constantemente avaliados e atualizados.

Em pacientes com COVID-19, o diagnóstico de PAV torna-se mais difícil. Assim, seguem os critérios adotados para ANVISA a partir de 2021 (NOTA TÉCNICA GVIMS/GGTES/ANVISA nº 02/2021 – Critérios Diagnósticos das Infecções Relacionadas à Assistência à Saúde – 2021), produzido por Medeiros EA e Maia M, 2021.

Critérios diagnósticos de pneumonia associada à ventilação mecânica em pacientes adultos com COVID-19.

PAV em pacientes adultos com COVID-19: Paciente em uso de ventilador mecânico (VM) por um período maior que 2 dias consecutivos (ou seja, considerar a partir do D3, sendo que o D1 é o dia da instalação do VM) e que na data da infecção o paciente estava em uso de VM ou o mesmo havia sido removido no dia anterior e que atenda a uma das seguintes situações.

Paciente com diagnóstico de COVID-19 submetido à ventilação mecânica que após um período de estabilidade ou melhora das trocas gasosas e afebril por pelo menos 2 dias consecutivos, apresente pelo menos dois dos seguintes sinais e sintomas:

- Febre (temperatura: > 38°C) sem outra causa associada
- Surgimento de secreção purulenta ou mudança das características da secreção ou aumento da secreção respiratória ou aumento da necessidade de aspiração. Piora da troca gasosa (aumento ≥ 3 cm H_2O na PEEP ou um aumento ≥ 20% na fração mínima diária de oxigênio inspirado), dessaturação ou aumento da demanda de oxigênio ou aumento dos parâmetros ventilatórios, por pelo menos 2 dias.

E, pelo menos um dos critérios a seguir:

- Hemocultura positiva, sem outro foco de infecção
- Cultura positiva do líquido pleural
- Cultura quantitativa positiva de secreção pulmonar maior ou igual a 10^5 UFC/mℓ para bactérias obtidas por procedimento com menor potencial de contaminação (lavado broncoalveolar ou aspirado endotraqueal)
- Antígeno urinário positivo para *Legionella* spp. ou pesquisa de *Chlamydophila* ou *Mycoplasma* identificados a partir de testes microbiológicos ou sorológicos
- Identificação de *Aspergillus* spp. em secreção traqueal ou pesquisa positiva de galactomanana na secreção ou sangue.

ETIOLOGIA

Grande parte dos estudos sobre etiologia das PAAS é realizada em UTI, frequentemente em populações submetidas à ventilação mecânica. O principal grupo identificado nos estudos é composto por pacientes adultos em UTI predominantemente sem imunodeficiências mais graves, como AIDS, ou transplantados em uso de fármacos.

A American Thoracic Society (ATS) elaborou um algoritmo para avaliar potenciais agentes conforme a época de instalação da pneumonia, definindo como mais frequentes nos primeiros 4 dias de internação agentes comumente isolados em infecções comunitárias, como *Streptococcus pneumoniae*, *Haemophilus influenzae*, *Moraxella catarrhalis*, *Staphylococcus aureus* sensível à oxacilina, *Escherichia coli* e outras enterobactérias sensíveis a múltiplos antimicrobianos. Já em pneumonia de ocorrência tardia (após 4 dias de internação), nota-se a importante participação de bacilos gram-negativos, incluindo não fermentadores, como *Pseudomonas aeruginosa* e *Acinetobacter baumannii*, *Klebsiella pneumoniae* com potencial resistência a diversos antimicrobianos e *Staphylococcus aureus* resistente à oxacilina.

Os principais agentes isolados em PAAS em UTI são os bacilos gram-negativos, porém mais recentemente vem sendo notado discreto aumento de *Staphylococcus aureus*. Porém, em hospitais brasileiros, mais de 70% dos microrganismos isolados das pneumonias são bacilos gram-negativos. Dados do programa SENTRY, que avaliou 525 amostras bacterianas isoladas em trato respiratório inferior de pacientes com pneumonia em 11 hospitais brasileiros, mostraram os seguintes resultados: *Pseudomonas aeruginosa* (30,1%), *Staphylococcus aureus* (19,6%), *Acinetobacter* spp. (13%), *Klebsiella* spp. (9,5%) e *Enterobacter* spp. (8,4%). Esses cinco gêneros isolados representaram mais de 80% de toda a amostragem.

Atualmente, um dos mais graves problemas que atinge os hospitais brasileiros é a emergência de microrganismos multirresistentes, especialmente nas pneumonias associadas à ventilação mecânica. Em 2020, mais de 50% das cepas de *S. aureus* isoladas de pacientes em hospitais de grande porte na cidade de São Paulo (SP) eram resistentes à oxacilina. Além do *S. aureus*, também tem ocorrido aumento da incidência de infecções por *Acinetobacter baumannii* e *P. aeruginosa* resistentes a cefalosporinas, carbapenens, quinolonas e aminoglicosídeos, e por *Klebsiella pneumoniae* e outras enterobactérias resistentes aos carbapenens (KPC) e polimixinas, além de outras bactérias resistentes a praticamente todos os antimicrobianos disponíveis comercialmente. Um fato importante é a disseminação rápida dessas cepas entre hospitais.

A pandemia de COVID-19 pode determinar um ambiente adequado para infecções resistentes aos antimicrobianos nos hospitais. A maior parte dos pacientes com COVID-19 permanece em hospitais por longo tempo. Necessitam de antimicrobianos para tratar infecções secundárias, utilizam ventilação mecânica por tempo prolongado, necessitam de grande quantidade de bombas de infusão e cateteres. Os hospitais também enfrentaram falta de pessoal qualificado, um número maior de pacientes doentes para cuidar e dificuldades para implementar práticas de controle de infecção. Além disso, a própria doença e suas consequências imunológicas, uso de corticosteroides, imunomoduladores aumentam a possibilidade de infecções secundárias.

As bactérias gram-negativas multirresistentes são as mais frequentes isoladas das PAVs em hospitais brasileiros. O principal mecanismo de resistência dessas bactérias é pela produção de enzimas, embora outros mecanismos também possam estar presentes. O papel das betalactamases na resistência bacteriana é complexo e extenso. Verifica-se a presença de quantidades abundantes de enzimas; muitas delas inativam vários antimicrobianos betalactâmicos, e os genes que codificam essas betalactamases estão sujeitos a mutações que expandem a atividade enzimática e que são transferidos de modo relativamente fácil. Além disso, as betalactamases de bactérias gram-negativas são secretadas no espaço periplasmático, onde atuam em conjunto com a barreira de permeabilidade da parede celular externa, produzindo resistência clinicamente significativa a antimicrobianos. As betalactamases de espectro estendido (ESBL), mediadas por plasmídeos, inativam as cefalosporinas de terceira geração e os monobactâmicos como ocorre em cepas de *Klebsiella pneumoniae*. As betalactamases mediadas por cromossomos são produzidas em baixos níveis por *P. aeruginosa*, *Enterobacter cloacae*, *Serratia marcescens* e outros bacilos gram-negativos; quando esses microrganismos são expostos a antimicrobianos betalactâmicos, são induzidos altos níveis de betalactamases, produzindo resistência às cefalosporinas de terceira geração, cefamicinas e combinações de betalactâmicos/ácido clavulânico ou sulbactam.

Um importante conjunto de enzimas que degradam diversos antimicrobianos betalactâmicos são as carbapenemases, que determinam resistência aos carbapenens como meropeném, imipeném e ertapeném. A primeira enterobactéria produtora de carbapenemase foi descrita em 1993, na França, sendo de um isolado de *Enterobacter cloacae*. Desde então, diversas carbapenemases têm sido identificadas. Destacamos *Klebsiella pneumoniae* carbapenemase (KPC) e a New Delhi Metallo-betalactamase (NDM), responsáveis por surtos em diversas regiões do mundo, inclusive no Brasil. As enzimas carbapenemases, entre as quais a KPC e a NDM, inativam os carbapenêmicos além de outros betalactâmicos, inclusive ceftazidima-avibactam e ceftolozana-tazobactam, no caso das metalo-betalactamases tipo NDM. Em 01 de setembro de 2021, a Agência Nacional de Vigilância Sanitária emitiu uma Nota Técnica de identificação de *Pseudomonas aeruginosa* resistente a carbapenêmicos, produtora de KPC e NDM em serviços de saúde.

A emergência de *P. aeruginosa* resistente a carbapenêmicos, produtora de KPC e NDM simultaneamente, dificulta ainda mais o tratamento das infecções, estando associada a altas taxas de mortalidade dos pacientes nos serviços de saúde.

Os anaeróbios têm participação variável nos estudos, podendo ocorrer entre 0 e 35% dos casos, sendo muitas vezes não identificados em virtude de falhas em seu cultivo. Publicações mostram alta prevalência de etiologia polimicrobiana, com relatos de prevalência de 10 a 40%.

Outros agentes como *Pneumocystis jirovecii* e espécies de *Legionella* raramente ocorrem em pneumonia nosocomial em UTI. Os fungos, tendo a *Candida* spp. como principal representante, são eventualmente isolados de espécimes do trato respiratório inferior. Em muitas ocasiões, esse achado representa apenas colonização do trato respiratório, porém, excepcionalmente, esses agentes podem ser causa de pneumonias, inclusive em população não neutropênica. Maiores avaliações sobre o papel dos fungos nas pneumonias de UTI precisam ser realizadas. Infecções pulmonares de fato somente ocorrem na vigência de sepse por *Candida*. Tem-se identificado *Aspergillus* spp. em pacientes expostos a longos períodos de uso de corticoide e doença pulmonar obstrutiva crônica.

Surtos de influenza em hospitais têm sido relatados, porém as dificuldades no diagnóstico de patologias virais podem ser responsáveis pelo pouco diagnóstico dessas infecções hospitalares, e é pouco provável que tenham participação no contexto de PAV. Também há participação do vírus sincicial respiratório nos surtos de pneumonia, principalmente PAV, sendo o vírus identificado por meio de biopsia pulmonar em indivíduos sem patologias de base que levassem a grave imunodepressão, como AIDS, leucemias ou terapia imunossupressiva.

Surtos de COVID-19 em unidades de internação foram relatados no mundo inteiro com altas taxas de mortalidade.

TRATAMENTO

Os conceitos gerais de tratamento com antimicrobianos devem ser rigorosamente observados para o tratamento de pacientes com pneumonia hospitalar, em razão da alta mortalidade e por frequentemente apresentarem rápida evolução para sepse e insuficiência respiratória, demandando que o tratamento seja instituído imediatamente. Deve-se administrar antimicrobianos intravenosos (IV) de largo espectro o mais rápido possível, seja na UTI, no pronto-socorro ou em outra unidade assistencial, utilizando dose máxima do antimicrobiano por quilograma de peso e respeitando as suas características farmacocinéticas e farmacodinâmicas, principalmente com relação à diluição e ao tempo de administração. Durante todo o tratamento, principalmente nas primeiras 48 horas, reavaliar seu uso conforme o resultado da coloração de Gram, das culturas e da evolução clínica.

A terapêutica das pneumonias hospitalares ou das PAVs é frequentemente empírica, sobretudo nas pneumonias de início precoce (< 5 dias de internação), com base nos diagnósticos clínico e radiológico e dirigida para os microrganismos mais comuns, embora, como já discutido, os dados clínicos e radiológicos apresentem baixa especificidade. Um regime terapêutico empírico para as pneumonias de início precoce deve considerar o importante papel do *Streptococcus pneumoniae*, do *Haemophilus influenzae* e do *Staphylococcus aureus*.

As culturas devem ser obtidas antes do início do tratamento com antimicrobianos. Coletar duas amostras de hemoculturas de sítios diferentes por punção com volume maior ou igual a 10 mℓ, embora a sensibilidade seja de 10 a 20%, ainda que o valor preditivo positivo seja elevado. Sempre que possível, deve-se obter lavado broncoalveolar ou aspirado traqueal quantitativo em casos de PAV.

As principais opções no tratamento de pneumonias de início precoce estão apresentadas na Tabela 41.1.

O tratamento de pneumonias de início tardio e PAV (> 4 dias de internação ou de ventilação mecânica), deve incluir a ação contra os

TABELA 41.1 Principais microrganismos isolados nas pneumonias hospitalares de início precoce (< 5 dias de internação) e opções para o tratamento empírico em pacientes graves internados.

Microrganismos
Streptococcus pneumoniae *Haemophilus influenzae* *Staphylococcus aureus* sensível à oxacilina Bacilos gram-negativos entéricos (raros nas pneumonias de início precoce): • *Escherichia coli* • *Klebsiella pneumoniae* • *Enterobacter* spp. • *Proteus* spp. • *Serratia marcescens*
Tratamento empírico[1]
Ceftriaxona associada a macrolídeo (claritromicina ou azitromicina) ou Quinolonas:[2] levofloxacino ou moxifloxacino ou Amoxicilina/clavulanato[3] associados a macrolídeo (claritromicina ou azitromicina)

[1]Em pacientes com bronquiectasia, doença pulmonar obstrutiva crônica ou doença de base grave, avaliar a introdução de tratamento com atividade para *P. aeruginosa*, como cefepima.[2] Não utilizar ciprofloxacino, em virtude da baixa atividade contra pneumococos, além dos eventos adversos.[3] A associação de betalactâmico com macrolídeo tem melhor atividade que o betalactâmico isolado no tratamento de pneumonias graves por patógenos sensíveis a esses antimicrobianos.

microrganismos mais frequentes da unidade de internação. Como já discutido, os principais agentes incluem: *Pseudomonas aeruginosa*, *Klebsiella pneumoniae*, *Acinetobacter baumannii* e *S. aureus*, agente frequente de pneumonias hospitalares em UTIs dos EUA, tem sido pouco identificado em UTIs brasileiras como agente etiológico de PAV.

No tratamento empírico para pneumonia relacionada com a ventilação mecânica e as pneumonias de início tardio (mais de 4 dias) recomendamos a associação de meropeném (dose plena: 2 g, IV, de 8 em 8 horas) +/– polimixina B 500.000 UI, EV, 8 em 8 horas. Avaliar associação de amicacina (500 mg, IV, 12 em 12 horas). Não recomendamos associar inicialmente a vancomicina, pois a incidência de infecções causadas por *S. aureus* é baixa na maioria dos hospitais brasileiros, porém deve ser avaliado de acordo com dados epidemiológicos locais. Associar vancomicina nos casos de sepse e evidência de infecção por *S. aureus*. Vancomicina deve ser introduzida com dose de ataque de 30 mg/Kg, não exceder 2 g, infundir em 2 horas e, a seguir, 15 mg/Kg/dose de 12 em 12 horas. Linezolida 600 mg, IV, de 12 em 12 horas é alternativa, principalmente se comprometimento renal. Se isolado *K. pneumoniae* ou outra cepa multirresistente (*A. baumannii ou P. aeruginosa*) reavaliar a terapêutica (polimixina B 500.000 UI, EV, 8 em 8 horas), de acordo com o padrão de sensibilidade. Para *K. pneumoniae* produtora de carbapenemase avaliar o uso de ceftazidima-avibactam (2 g de ceftazidima/0,5 g de avibactam), IV, de 8 em 8 horas com ajustes para a função renal, infusão em 2 horas (não tem atividade para cepas produtoras de metalobetalactamases).

A tigeciclina pode ser uma alternativa no tratamento associado a *Acinetobacter* ou *K. pneumoniae*.

Muitos autores introduziram os termos "escalonamento" e "descalonamento" no tratamento de pneumonias hospitalares. Esses termos se referem tanto à associação de antimicrobianos de amplo espectro no início do tratamento quanto ao tempo de tratamento. O princípio é a utilização de amplos esquemas, com a posterior interrupção de antimicrobianos com base na melhora clínica e nos resultados das culturas. Consideramos que esses termos causam muita confusão e induzem o clínico a utilizar associações de antimicrobianos frequentemente desnecessárias.

O tratamento das pneumonias deve ser elaborado de acordo com os fatores de risco e a gravidade do paciente, o tempo de hospitalização, os fatores de ventilação mecânica e o uso prévio de antimicrobianos. O conhecimento da microbiota envolvida nas infecções hospitalares adquiridas na unidade é fundamental para avaliar a cobertura antimicrobiana empírica. Com base nesses dados, é possível introduzir um tratamento racional, com menos eventos adversos e menor indução de resistência. Para efeito de tratamento com antimicrobianos de amplo espectro, considerar: pacientes internados há mais de 72 horas, submetidos a procedimentos invasivos, procedentes de cuidados domiciliares, internações nos últimos 3 meses ou tratamento com antimicrobianos nos últimos 15 dias.

A Tabela 41.2 apresenta as principais opções de tratamento das pneumonias hospitalares de início tardio (> 4 dias de internação hospitalar).

Diversos estudos têm reduzido o tempo de tratamento das pneumonias hospitalares para não mais do que 7 dias. Nos pacientes com pneumonias causadas por gram-negativos como *P. aeruginosa* ou *Acinetobacter* spp., o tempo de tratamento deve ser maior, entre 10 e 14 dias, dependendo da resposta clínica.

A seguir, apresentamos algumas recomendações fundamentais para o sucesso do tratamento das infecções por microrganismos multirresistentes:

1. Antes de iniciar o antimicrobiano, colha duas hemoculturas e consulte o antimicrobiano mais adequado nos guias da CCIH da sua instituição.

TABELA 41.2 Principais microrganismos isolados nas pneumonias hospitalares de início tardio (> 4 dias de internação hospitalar), pneumonias associadas à ventilação mecânica e opções para o tratamento empírico.

Microrganismos
Klebsiella pneumoniae[1]
Acinetobacter baumannii
Pseudomonas aeruginosa
S. aureus resistente à oxacilina[3]
Tratamento empírico[4]
Cefalosporina com ação antipseudomonas (cefepima)[2] ou carbapenêmico (meropeném) *ou*
Quinolona com ação antipseudomonas (ciprofloxacino ou levofloxacino) e/ou aminoglicosídeo (amicacina, gentamicina ou tobramicina) e/ou polimixina B/colistina e/*ou*
Vancomicina ou teicoplanina ou linezolida
Opções em situações específicas
Ceftazidima-avibactam[5]
Ceftolozane/tazobactam (*Pseudomonas aeruginosa*)[6]
Tigeciclina[7]
Associação ertapeném e meropeném[8]

[1]Polimixina B ou polimixina E (colistina) representam alternativa no tratamento de infecções por microrganismos multirresistentes, principalmente quando causadas por *P. aeruginosa*, *A. baumannii* e *K. pneumoniae*, produtoras de carbapenemases. Muitas vezes, esses antibióticos são as únicas opções no tratamento de pneumonias hospitalares, em virtude da elevada resistência aos carbapenêmicos e às quinolonas. Porém, sugerimos sempre o tratamento combinado em infecções graves, principalmente por *K. pneumoniae* resistente a carbapenemases (carbapenêmico dose plena, associado a polimixina B ou E, com ou sem aminoglicosídeo ou tigeciclina). [2]Dar preferência ao uso da cefepima no tratamento empírico, exceto se o serviço apresentar altas taxas de resistência a esse antimicrobiano, além do cuidado em pacientes com insuficiência renal, devido ao potencial convulsivo da cefepima. Em muitas instituições brasileiras, carbapêmicos associados a polimixina B/colistina são a melhor opção de tratamento para as pneumonias associadas à ventilação mecânica, devido à alta resistência dos patógenos a outros antimicrobianos. Uma alternativa aos carbapenêmicos pode ser a piperacilina/tazobactam, porém estudos mostram menor atividade desta contra *K. pneumoniae* produtoras de carbapenemases e betalactamases de espectro entendido, principalmente em pneumonias. [3]A cobertura para *S. aureus* resistente à oxacilina deve ser feita quando constatados fatores de risco específicos (infecção relacionada com cateter, uso prévio de quinolonas, sepse) ou quando este agente tiver alta prevalência na unidade. [4]A cobertura para *Legionella* deve ser feita quando esse agente tiver prevalência significativa na unidade. Tratamentos opcionais: azitromicina, claritromicina ou quinolona (levofloxacino ou moxifloxacino). [5]Ceftazidima-avibactam é excelente alternativa para o tratamento de pneumonias associadas à assistência à saúde causadas por *Klebsiella pneumoniae* produtoras de KPC, porém não tem atividade contra bactérias que produzem metalobetalactamases. Não considerar para tratamento empírico. [6]Ceftolozane/tazobactam é alternativa para *P. aeruginosa* multirresistente. Não considerar para tratamento empírico. [7]Tigeciclina é uma opção no tratamento associado a outros antimicrobianos, principalmente no tratamento de *A. baumannii* multirresistente. Atinge boa concentração pulmonar, porém baixo nível sérico, o que restringe o seu uso. [8]A associação ertapeném e meropeném já foi utilizada em situações especiais para infecções por *K. pneumoniae* resistente ao meropeném. O ertapeném tem boa afinidade às carbapenemases e, dessa forma, auxiliará a atividade do meropeném.

2. Faça Plano Terapêutico sempre que prescrever antimicrobiano. Deixe claro na evolução o tempo planejado de uso do antimicrobiano. Sempre reveja o Plano Terapêutico em 48 a 72 horas com informação das culturas e evolução clínica.
3. A maior parte das pneumonias hospitalares deve ser tratada com 7 (sete) dias. Se manter o antimicrobiano além de 7 dias, deixe a justificativa no prontuário.
4. Nas infecções agudas, quanto menos tempo de antimicrobiano, melhor. Se os sintomas melhoraram e a febre não está presente nos últimos 3 dias: suspenda os antimicrobianos.
5. Não tenha receio de suspender um antimicrobiano mal indicado. O uso inadequado do antimicrobiano favorece a resistência microbiana, aumenta o tempo de internação e os eventos adversos como as diarreias.
6. Não trate a colonização ou contaminação! O isolamento de bactérias de culturas de úlceras, secreção de feridas e aspirado traqueal qualitativo geralmente é colonização e não deve ser tratada com antimicrobianos. Verifique se existe sinais de infecção antes de iniciar um tratamento sistêmico com antimicrobianos.

7. Use o antimicrobiano corrigido pelo peso do paciente e monitore os efeitos colaterais como a função renal.
8. Sempre que possível, faça a transição do antimicrobiano intravenoso para via oral.
9. Lave as mãos e use álcool-gel à vontade! Retire os procedimentos invasivos (sondas, cateteres, drenos) dos pacientes o mais rápido possível. Assim, você previne infecção e não precisará usar antimicrobianos.

Novos antimicrobianos estão sendo estudados no tratamento das PAVs. Ceftazidima-avibactam (disponível no Brasil), meropeném-vaborbactam e imipeném-relebactam se destacam como novas opções para infecções por bactérias produtoras de KPC (*Klebsiella pneumoniae* carbapenemase), enquanto ceftolozana-tazobactam (disponível no Brasil) adiciona flexibilidade terapêutica em infecções por *Pseudomonas aeruginosa* com múltiplos mecanismos de resistência. Ceftazidima-avibactam e ceftolozana-tazobactam têm diversos estudos publicados no tratamento de pneumonias associadas à ventilação. Aztreonam-avibactam é uma promessa para o tratamento de infecções por organismos produtores de metalo-betalactamase (MBL). O cefiderocol recentemente aprovado nos EUA, mas não disponível no Brasil, possui um espectro antibacteriano estendido, incluindo produtores de KPC e MBL. No entanto, os estudos publicados recentemente demonstram as poucas opções no tratamento de PAV causadas por *Acinetobacter baumannii* resistente a carbapenem. Um dos mais importantes microrganismos isolados nas PAVs em UTIs brasileiras. A eravaciclina, derivado da tetraciclina, pode fornecer esperança adicional no tratamento do *A. baumannii*.

FATORES DE RISCO

Os fatores de risco para PAAS podem ser agrupados em quatro categorias:

- Fatores que aumentam a colonização de orofaringe e/ou estômago por microrganismos (administração de agentes antimicrobianos, admissão em UTI ou existência de doença pulmonar crônica de base)
- Condições que favorecem aspiração do trato respiratório ou refluxo do trato gastrintestinal (entubação endotraqueal ou entubação subsequente; utilização de sonda nasogástrica; posição supina; coma; procedimentos cirúrgicos envolvendo cabeça, pescoço, tórax e abdome superior; imobilização decorrente de trauma ou outra doença)
- Condições que requerem uso prolongado de ventilação mecânica com exposição potencial a dispositivos respiratórios e/ou contato com mãos contaminadas ou colonizadas, principalmente de profissionais da área da saúde
- Fatores do hospedeiro, como extremos de idade, desnutrição, condições de base graves, incluindo imunossupressão.

MEDIDAS DE PREVENÇÃO

As principais medidas de prevenção das PAVs são:

- Higienizar as mãos antes e após cada manipulação do paciente ou equipamentos
- Manter os pacientes com a cabeceira elevada em inclinação entre 30 e 45º
- Avaliar diariamente a sedação e diminuí-la sempre que possível
- Aspirar a secreção acima do balonete (aspiração subglótica)
- Manter pressão do *cuff* entre 25 e 30 cmH_2O (utilizando medidor de *cuff*)
- Higiene oral com antissépticos (preferencialmente a clorexidina 0,12%, via oral)
- Profilaxia da úlcera de estresse, prevenção de hemorragia digestiva alta
- Profilaxia da trombose venosa profunda (TVP): evitando complicações e internação prolongada.

Essas medidas têm sido intensamente estudadas e compõem os chamados pacotes de prevenção das PAVs (*bundle*). O acompanhamento da fisioterapia é fundamental para garantir a implantação das medidas de prevenção.

Outras recomendações foram discutidas e publicadas por um grupo de especialistas da Sociedade Paulista de Infectologia (SPI). Essas diretrizes se basearam em normas dos CDC, no consenso de PAV publicado conjuntamente pela American Thoracic Society (ATS) e a Infectious Diseases Society of America (IDSA), em 2018 (ATS, 2018), e nas diretrizes da Agência Nacional de Vigilância Sanitária (Anvisa, 2017).

Para facilitar o entendimento, dividimos as recomendações em quatro categorias:

- Educação da equipe de saúde
- Vigilância de PAV e vigilância microbiológica
- Prevenção de fatores de risco associados ao tratamento
- Prevenção da transmissão de microrganismos.

Educação da equipe de saúde

Educar a equipe de saúde e envolvê-la na prevenção de infecção hospitalar de acordo com o nível de responsabilidade do profissional. Alguns estudos observaram importante impacto de programas educacionais na redução de PAV.

A higiene das mãos é um ponto fundamental que a equipe de saúde deve ser exaustivamente lembrada:

- Higienizar as mãos antes e após qualquer tipo de manipulação dos dispositivos
- Higienizar as mãos com água e sabonete líquido quando estiverem visivelmente sujas ou contaminadas com sangue e outros fluidos corporais
- Usar preparação alcoólica (70%) para as mãos quando as mesmas não estiverem visivelmente sujas
- O uso de luvas não substitui a necessidade de higiene das mãos.

Profissionais de saúde não devem utilizar adornos como anéis, pulseiras e relógios, pois estes podem dificultar a remoção dos microrganismos ou acumulá-los nas mãos.

Vigilância de PAV e vigilância microbiológica

São fortes recomendações dos CDC: realizar vigilância de PAV em UTI, calcular taxas de PAV relacionadas com a ventilação mecânica, retornar esses índices para a equipe de saúde, associá-los às medidas de prevenção pertinentes.

Não se deve realizar culturas de vigilância rotineiras de pacientes, equipamentos e artigos.

Fazer a vigilância com indicadores específicos em pacientes com risco de aspiração.

Prevenção de fatores de risco associados ao tratamento

Entubação e ventilação mecânica

O risco de desenvolvimento de PAV aumenta de seis a 21 vezes com o uso de entubação endotraqueal e ventilação mecânica, devendo ser evitado quando possível, dando-se preferência à ventilação não invasiva, com o objetivo de reduzir PAV.

Se a intubação endotraqueal for inevitável, evitar a reintubação em pacientes que tenham recebido ventilação mecânica.

Outra estratégia preventiva é a redução do tempo de exposição à ventilação mecânica, implantando protocolos de sedação que facilitem o desmame (despertar diário).

A entubação orotraqueal é preferível à nasotraqueal, em virtude do risco de desenvolvimento de sinusite nosocomial e à possibilidade de levar à PAV, embora essa causalidade não esteja tão bem estabelecida.

A manutenção da pressão do balonete do tubo traqueal maior ou igual a 20 cmH_2O deve ser considerada estratégia de prevenção para evitar que a secreção subglótica que se acumula acima deste desça para a árvore respiratória inferior.

Pode-se adotar tubo endotraqueal com lúmen dorsal acima do balonete para permitir a drenagem por sucção contínua ou intermitente das secreções traqueais acumuladas na região subglótica. Porém, consideramos necessários mais estudos para que a indicação dessa medida seja mais precisa, principalmente em virtude do alto custo do artigo.

Não são recomendadas trocas periódicas dos circuitos respiratórios durante o uso no mesmo paciente, pois não há evidência de que essa estratégia reduza o risco de PAV.

Trocadores de umidade e calor

Até o momento, não há evidência que comprove ou contraindique o uso de trocadores de umidade e calor com a intenção de prevenir PAV.

Os CDC recomendam que, uma vez instituído, não se proceda a troca do *heat and moisture exchanger* (HME) em período inferior a 48 horas.

A utilização de filtros bactericidas nos circuitos respiratórios não reduz a incidência de infecção pulmonar.

Aspiração de secreções respiratórias

O uso de sistema de aspiração fechado, como estratégia e prevenção de PAV, não está bem esclarecido.

O sistema de aspiração fechado apresenta vantagens práticas (menor dispersão de aerossóis; não abertura do sistema de ventilação invasiva em pacientes que necessitem de PEEP alto; menores alterações fisiológicas), embora não haja evidência definitiva que suporte tal conduta.

Recomendamos o sistema fechado em pacientes com COVID-19 e demais doenças de transmissão por gotículas ou aerossol como a tuberculose.

Com relação à periodicidade de troca do sistema fechado de aspiração, não há evidências que embasem a recomendação formal, porém, até o momento, recomendamos a troca a cada 72 horas.

Traqueostomia

Quando indicada, a traqueostomia deve ser realizada em condições estéreis, preferencialmente em centro cirúrgico. O procedimento de troca do tubo traqueal deve ser realizado com todo o cuidado, para evitar a contaminação.

A traqueostomia não deve ser indicada para redução da incidência de PAV.

Cabeceira elevada

Recomenda-se manter a cabeceira elevada (30 a 45°), com o objetivo de reduzir o risco de PAV em pacientes com maior probabilidade de aspiração (ventilação mecânica e nutrição enteral), pois a posição supina em pacientes recebendo nutrição enteral é fator de risco independente para pneumonia hospitalar.

Nutrição enteral

Na sua publicação, o CDC se refere ao posicionamento da sonda de alimentação enteral (gástrica ou pós-pilórica) como questão não resolvida em relação à prevenção de PAV. A publicação do ATS/IDSA refere que não há nenhum estudo individual que mostre benefício do posicionamento pós-pilórico, embora haja uma metanálise que demonstrou redução significativa na regurgitação gastresofágica e menor tendência à microaspiração (Heyland *et al.*, 2001). Dessa forma, recomendamos que a sonda seja instalada na região pós-pilórica e a alimentação enteral seja iniciada o mais breve possível.

De acordo com os CDC, nenhuma recomendação pode ser feita com relação ao calibre da sonda (pequeno ou grosso calibre) e o modo de infusão da alimentação enteral, se contínua ou intermitente, e à associação desses fatores com a prevenção de PAV.

Profilaxia de úlcera de estresse

A profilaxia de úlcera de estresse deve ser indicada apenas para pacientes com alto risco de sangramento: úlcera gastroduodenal ativa sangrante, sangramento digestivo prévio, traumatismo cranioencefálico, uso de ventilação mecânica, politrauma, coagulopatia, uso de corticosteroides.

Não há consenso na literatura sobre a indicação de bloqueadores de receptores H_2 ou sucralfato na redução da incidência de pneumonia. O sucralfato, por sua vez, tem sido associado a maior taxa de sangramento digestivo.

Novas estratégias

Terapia cinética

O uso de leitos aptos para realizar movimentos rotatórios e vibratórios em torno de seu eixo longitudinal era considerado questão não resolvida no guia dos CDC de 2003; no entanto, em 2007, Goldhill *et al.* anunciaram, em sua metanálise, uma redução de 60% de incidência de PAV (*odds ratio* [OR]: 0,4; IC 95%: 0,27 a 0,58) em pacientes submetidos a esta intervenção.

Descontaminação seletiva do trato digestivo

A Cochrane publicou em 2007 uma metanálise avaliando a eficácia da prevenção de PAV com o uso de descontaminação seletiva do trato digestivo (DSTD). Foram utilizadas várias estratégias em 36 estudos clínicos randomizados. Alguns avaliaram o uso exclusivo de DSTD, com a administração de antibióticos como polimixina e aminoglicosídeos por via enteral, outros avaliaram essa estratégia aliada ao uso IV de antibióticos profiláticos (como cefotaxima), encontrando redução estatisticamente significativa nas taxas de PAV.

Descontaminação oral com antissépticos

O entendimento de que a PAV é propiciada pela aspiração do conteúdo da orofaringe amparou a lógica de se tentar erradicar a colonização bacteriana dessa topografia com o objetivo de reduzir a ocorrência de PAV.

Uma metanálise publicada na *Critical Care Medicine* avaliou a eficácia do uso de clorexidina oral na redução de aquisição de PAV. Com sucesso, foi encontrada redução de 26% na ocorrência de PAV, com OR = 0,74 e IC 95%: 0,56 a 0,96.

Antibióticos instilados ou aerossolizados pela cânula orotraqueal

Metanálise publicada por Falagas *et al.* (2006) mostrou com marcada eficácia o benefício do uso de antibióticos instilados ou aerossolizados pela cânula orotraqueal na redução de aquisição de PAV em pacientes submetidos à entubação orotraqueal. Estratégias como a aerossolização ou instilação de ceftazidima, aminoglicosídeos e polimixina por tempos variáveis (7 a 14 dias) evidenciaram redução estatisticamente significativa na ocorrência de PAV, sem impacto na mortalidade e com dados pouco explorados na promoção de resistência bacteriana.

Drenagem contínua de secreção subglótica

Outra estratégia na redução de PAV amadurecida pelo tempo foi a drenagem contínua da secreção que se acumula logo acima do *cuff*, com cânulas confeccionadas com sonda adjacente conectada a sistema de aspiração, que permite a contínua drenagem da secreção que se acumula em torno do *cuff*. O benefício foi corroborado pela metanálise publicada por Dezfulian em 2005, que evidenciou redução de risco de 60% para as PAVs de início precoce (OR: 0,38; IC 95%: 0,16 a 0,88).

BIBLIOGRAFIA

Abramczyk ML, Carvalho WB, Carvalho ES, Medeiros EA. Nosocomial infection in a pediatric intensive care unit in a developing country. Braz Infect Dis J. 2003;7(6):375-80.

American Thoracic Society. Guidelines for the management of adults with hospital-acquired, ventilator-associated, and healthcare-associated pneumonia. Am J Respir Crit Care Med. 2005;171:388-416.

Brasil. Agência Nacional de Vigilância Sanitária. Critérios Diagnósticos de Infecções Relacionadas à Assistência à Saúde/Agência Nacional de Vigilância Sanitária. Brasília: Anvisa, 2017.

Brasil. Agência Nacional de Vigilância Sanitária. Medidas de Prevenção de Infecção Relacionada à Assistência à Saúde. Brasília: Anvisa, 2017.

Cavalcante NJF, Sandeville ML, Medeiros EA. Incidence of and risk factors for nosocomial pneumonia in patients with tetanus. Clin Infect Dis. 2001; 33:1842-46.

Celis R, Torres A, Josep M, Gatell JM *et al.* Nosocomial pneumonia: a multivariate analysis of risk and prognosis. Chest. 1988;93(2):318-324.

Centro de Vigilância Epidemiológica (CVE) "Prof. Alexandre Vranjac". Divisão de Infecção Hospitalar, Secretaria da Saúde do Estado de São Paulo. Manual de orientações e critérios diagnósticos: hospital geral, Sistema de Vigilância Epidemiológica das Infecções Hospitalares do Estado de São Paulo, 2016.

Cook DJ, de Jonte B, Brochard L, Brun-Buisson C. Influence of airway management on ventilator-associated pneumonia: evidence of randomized trials. JAMA. 1998b;279:781-87.

Craven DE, Steger KA. Nosocomial pneumonia in mechanically ventilated adult patients: epidemiology and prevention in 1996. Semin Respir Infect. 1996;11:2-53.

Critérios Diagnósticos de Infecções Relacionadas à Assistência à Saúde. Agência Nacional de Vigilância Sanitária (Anvisa).

Critérios Nacionais de Infecções relacionadas à Assistência à Saúde. Agência Nacional de Vigilância Sanitária (Anvisa). 2009.

Dela Cruz, CS, Evans SE, Restrepo MI *et al.* Understanding the Host in the Management of Pneumonia. An Official American Thoracic Society Workshop Report. Ann Am Thorac Soc. 2021;18(7):1087-1097.

Dezfulian C, Shojania K, Coolard HR, Kim HM, Matthay MA, Saint S. Subglottic secretion drainage for preventing ventilator-associated pneumonia: a meta-analysis. Am J Med. 2005 Jan;118(1):11-8.

Drakulovic MB, Torres A, Bauer TT, Nicolas JM, Nogue S, Ferrer M. Supine body position as a risk factor for nosocomial pneumonia in mechanically ventilated patients: a randomized trial. Lancet. 1999;354:1851-58.

Ewig S. Nosocomial pneumonia: de-escalation is what matters. Lancet Infect Dis. 2011;11(3):155-7.

Falagas ME, Siempos II, Bliziotis IA, Michalopoulos A. Administration of antibiotics via the respiratory tract for the prevention of ICU-acquired pneumonia: a meta-analysis of comparative trials. Critical Care. 2006;10:1-10.

Garcia Garrido HM, Mak AMR, Wit F, Wong GWM, Knol MJ, Vollaard A *et al.* Incidence and risk factors for invasive pneumococcal disease and community-acquired pneumonia in human immunodeficiency virus-infected individuals in a high-income setting. Clin Infect Dis 2020;71:41-50.

Goldhill DR, Imhoff M, McLean B, Waldmann C. Rotational bed Therapy to prevent and treat respiratory complications: a review meta-analysis. Am J Crit Care. 2007;16(1):50-61.

Heyland DK, Drover GW, MacDonald S, Novak F, Lam M. Effect of post-pyloric feeding on gastroesophageal regurgitation and pulmonary micro-aspiration: results of a randomized controlled trial. Crit Care Med. 2001; 29:1495-501.

Johnson KL, Kearney PA, Johnson SB, Niblett JB, Macillan NL, McClain RE. Closed *versus* open endootracheal suctioning: costs and physiologic consequences. Crit Care Med. 1994;22(4):658-66.

Karvouniaris M, Pontikis K, Nitsotolis T, Poulakou G. New perspectives in the antibiotic treatment of mechanically ventilated patients with infections from Gram-negatives. Expert Rev Anti Infect Ther. 2021 Jul;19(7):825-44.

Klompas M. Ventilator-associated pneumonia: is zero possible? Clin Infect & Dis. 2010;51:1123-6.

Klompas M *et al.* Objective surveillance definitions for ventilator-associated pneumonia. Crit Care Med. 2012;40(12):3154-61.

Kollef MH, Hamilton CW, Ernst FR. Economic impact of ventilator-associated pneumonia in a large matched cohort. Infect Control Hosp Epidemiol. 2012;33:250-6.

Kress JP, Pohlman AS, O'Connor MF, Hall JB. Daily interruptionof sedative infusions in critically ill patients undergoing mechanical ventilation. N Engl J Med. 2000;342:1471-77.

Maes M, Higginson E, Pereira-Dias J *et al.* Ventilator-associated pneumonia in critically ill patients with COVID-19. Crit Care. 2021 Jan 11;25(1):25.

Magill SS, Fridkin SK. Improving surveillance definitions for ventilator-associated pneumonia in an era of public reporting and performance measurement. Clin Infect Dis. 2012;54:378-80.

Martins ST, Medeiros EA, Wey SB *et al.* Application of control measures for infections caused by multirresistant gram-negative bacteria in intensive care unit patients. Mem Inst Oswaldo Cruz. 2004;99(3):331-4.

Medeiros EA *et al.* Impact of the International Nosocomial Infection Control Consortium (INICC) multidimensional hand hygiene approach in 3 cities in Brazil. Am J Infect Control. 2015;43(1):10-5.

Medeiros EAS. Fatores de risco, para aquisição e letalidade de pneumonia hospitalar em adultos internados em unidade de terapia intensiva. Tese de Doutorado, Universidade Federal de São Paulo, 154 p, 1993.

Medeiros EAS, Stempliuk VA, Santi LQ, Sallas J. Medidas de prevenção e controle da resistência microbiana e programa de uso racional de antimicrobianos em serviços de saúde. Organização Pan-Americana da Saúde, Agência Nacional de Vigilância Sanitária, Coordenação Geral de Laboratórios de Saúde Pública e Disciplina de Infectologia da Unifesp, 2007.

Medeiros EAS, Stempliuk VA, Santi LQ, Sallas J. Uso racional de antimicrobianos para prescritores – ATM racional. Organização Pan-Americana da Saúde, Agência Nacional de Vigilância Sanitária, Coordenação Geral de Laboratórios de Saúde Pública e Disciplina de Infectologia da Unifesp, 2008.

NOTA TÉCNICA GVIMS/GGTES/ANVISA nº 02/2021 – Critérios Diagnósticos das Infecções Relacionadas à Assistência à Saúde – 2021.

Pessoa-Silva CL *et al.* Healthcare associated infections among neonates in Brazil. Infect Control Hosp Eidemiol. 2004;25(9):772-7.

Rosenthal VD *et al.* International Nosocomial Infection Control Consortium (INICC) report, data summary of 43 countries for 2007-2012. Device-associated module. Am J Infect Control. 2014;42(9):942-56.

Salomão R *et al.* Device-associated infection rates in intensive care units of Brazilian hospitals: findings of the International Nosocomial Infection Control Consortium. Rev Panam Salud Public. 2008;24:195-202.

Wilke M, Grube R. Update on management options in the treatment of nosocomial and ventilator assisted pneumonia: review of actual guidelines and economic aspects of therapy. Infect Drug Resist. 2013;18:7:1-7.

SEÇÃO 3.3
Sistema Gastrintestinal

42 Diarreias Infecciosas

Sender Jankiel Miszputen

INTRODUÇÃO

No aspecto propedêutico, diarreia é um sintoma e, concomitantemente, um sinal, devendo ser sempre interpretada como manifestação, primária ou secundária, encontrada em diferentes doenças, digestivas ou não. Assim, merece abordagens distintas, tanto clínica, quanto da investigação complementar. Do ponto de vista da prática médica, a queixa de diarreia tende a refletir, a princípio, aumento no número de evacuações, o que efetivamente ocorre na maioria dos casos, acompanhado de algumas variações, conforme etiologia, extensão e tipo do comprometimento visceral e individualidade das respostas do hospedeiro contra seu agente causal. A diminuição da consistência das fezes, a urgência para atender ao estímulo evacuatório e a incontinência são alterações que, isoladamente, ou no seu conjunto, reforçam essa hipótese diagnóstica. De qualquer maneira, é desejável certa atenção à história clínica, pois, assim como é possível suspeitar de síndrome diarreica a partir de uma única evacuação diária, caso o conteúdo aquoso sugira volume maior que o fisiológico, múltiplas dejeções nem sempre se enquadram no conceito fisiopatológico dessa disfunção.

Conceitualmente, considera-se como diarreia aguda aquela com duração máxima de 2 semanas, geralmente resolvida em tempo mais curto, persistente quando se mantém entre 14 e 30 dias e crônica a que ultrapassa esse período. O dado exclusivamente temporal, porém, pode causar falsas interpretações nas hipóteses etiológicas no momento do atendimento médico precoce, sugerindo causa aguda para quadros, cuja evolução confirmará seu caráter de cronicidade. Sua apresentação é uma das causas mais comuns de visitas médicas, eventualmente hospitalização, tanto aquela de origem domiciliar quanto as adquiridas durante viagens, terminando por comprometer, mais ou menos intensamente, a qualidade de vida do paciente.

Diarreia aguda infecciosa é definida como resultante do "aumento na frequência de evacuações, com diminuição ou total perda da consistência das fezes em razão da eliminação de maiores quantidades de água e, por vezes, associação com muco, sangue ou restos alimentares indevidos junto ao bolo fecal, na maioria das vezes acompanhada de dores e distensão abdominais, febre, náuseas, vômitos e flatulência.

Diariamente, o canal alimentar entra em contato com cerca de 6 a 8 ℓ de água que iniciam o trânsito pelo intestino delgado proximal, ingeridos em estado natural ou como parte da composição dos alimentos e das secreções salivar, gástrica, biliar, pancreática e entérica. Ela é intensamente absorvida por jejuno, íleo e cólon, a ponto de restarem aproximadamente 150 a 200 mℓ para serem eliminados por fezes consistentes. Dietas ricas em fibras acrescentam mais água ao bolo fecal, mas suas proporções fisiológicas permanecem, representadas por algo em torno de 2/3 do peso total do material evacuado.

Consideramos importante o leitor conhecer a dinâmica da passagem da água pelo canal alimentar para melhor entender os diferentes modelos das diarreias.

MECANISMOS FISIOLÓGICOS DA ABSORÇÃO DA ÁGUA

O jejuno responde pela absorção de cerca de 50% do volume inicial de água, transferidos passivamente do lúmen intestinal para o meio interno, para equilibrar a diferença de osmolaridade entre os conteúdos intraluminal e intracelular, resultado da absorção de certos nutrientes, carboidratos e proteínas – substâncias com alto poder osmótico. O intestino delgado não se mostra "tolerante" a tonicidades distintas entre aqueles compartimentos, provocando a transferência de água para o meio interno, visando torná-los isosmóticos. Da quantidade que resta, 70% são absorvidos pelo íleo. Como não é função desse segmento absorver produtos que produzam diferenças osmóticas entre o quimo intestinal e as células vilositárias, a interiorização de água é feita por uma bomba de sódio comandada pela aldosterona. O processo de absorção praticamente termina no cólon direito, graças às trocas iônicas, pela entrada de sódio e cloro e secreção de potássio e bicarbonato, igualmente sob efeito hormonal. Uma última e pequena quantidade de água será removida no cólon esquerdo, durante a estase fisiológica das fezes no sigmoide.

Assim, um quadro diarreico refletirá algum distúrbio dos mecanismos envolvidos em sua absorção, ou resultará de sua secreção excessiva, motivada por agressões às estruturas dos segmentos gastroentéricos por diversos agentes químicos, físicos ou biológicos. Apesar de todos os recursos que o organismo utiliza para impedir a perda hídrica e salina pela via intestinal, certos eventos conseguem superar esse mecanismo, desencadeando uma síndrome diarreica, aguda ou crônica.

CLASSIFICAÇÃO FISIOPATOLÓGICA DAS DIARREIAS

Várias classificações reúnem os diferentes tipos de diarreia, utilizando como base seus mecanismos fisiopatológicos.

Osmótica

Ocorre quando há substâncias pouco ou não absorvíveis no lúmen intestinal com força osmótica suficiente para impedir a absorção de água e até transferi-la de volta do meio interno, com a finalidade de promover o equilíbrio osmótico entre os dois ambientes (necessidade fisiológica do intestino delgado). É o modelo de evacuação facilitada, quando se utilizam laxativos minerais (fosfatos e sulfatos de sódio, potássio e magnésio) e orgânicos (lactulose, polietilenoglicol, manitol ou sorbitol), todos eles caracterizados por sua hiperosmolaridade, favorecendo a retenção de água no lúmen do intestino. Nessas circunstâncias, caso seja ultrapassada a capacidade absortiva de todos os sítios enterocolônicos seguintes, ocorrerá sobra líquida para a indução de fezes mais hidratadas. Doenças que cursem com quadros de má absorção, particularmente aqueles causados pela incompleta digestão ou absorção de nutrientes (especialmente, carboidratos e proteínas), mantêm a hiperosmolaridade do conteúdo luminal, dificultando o direcionamento da água para o meio interno, criando condições para sua eliminação através de bolo fecal, diminuindo sua consistência. Se medido, o volume de água evacuado nas 24 horas costuma ser inferior a 1 ℓ. Em virtude do fato de a diarreia depender da ingestão de produtos que exerçam atividade osmótica (alimentos ou fármacos), um simples teste de jejum – durante 24 a 48 horas, com o paciente hospitalizado e recebendo hidratação por via intravenosa (IV) – deverá cessar a perda aquosa intestinal ou reduzi-la significativamente.

Secretória

Neste tipo de diarreia, o intestino secreta água e eletrólitos já incorporados de volta para o lúmen intestinal, enquanto os mecanismos de sua absorção permanecem intactos. A secreção consegue ser suficientemente volumosa a ponto de superar as etapas de sua absorção, exteriorizando-se, portanto, por evacuações liquefeitas. É o que se observa nas infecções intestinais. A compreensão desse modelo de diarreia ficou mais bem estabelecida quando se estudou o mecanismo da ação da toxina do vibrião colérico. Esta, por intermédio do estímulo ao sistema bradicinina–AMP cíclico–prostaglandinas, provoca intensa secreção de água e potássio. O mesmo fenômeno ocorre com toxinas de outros microrganismos, como algumas cepas de *E. coli*, *Shigella*, *Salmonella*, *Clostridium* e virais. Se a absorção de nutrientes continua normal, deve-se incentivar a hidratação por via oral (VO) quando possível, assim como a não restrição alimentar rigorosa, já que os alimentos não interferem na diarreia por secreção e esta só termina com a eliminação do agente agressor ou de seus produtos. Nesses casos, se aplicado o teste do jejum (recomendado para a hipótese de diarreia osmótica), não haverá qualquer melhora dos sintomas intestinais, uma vez que eles independem do conteúdo alimentar encontrado no lúmen entérico.

Também são causas deste tipo de diarreia a passagem aumentada de sais biliares para o cólon, nas doenças em que ocorre sua perda intestinal por má absorção, casos de doença ileal ou ressecções deste segmento (diarreia colerética) e também pela ação de alguns dos hormônios ou neurotransmissores, produzida por tumores neuroendócrinos ou, ainda, estimulada por medicamentos que atuem em seus receptores, que interferem com a atividade motora e/ou secretora do intestino. São exemplos os tumores carcinoides (serotonina), vipomas (peptídeo intestinal vasoativo), gastrinomas (gastrina-*like*), tumor medular da tireoide (calcitonina), entre outros. Tuberculose e algumas micoses são infecções que comprometem o segmento ileal, podendo responder por evacuação aumentada de sais biliares. Do ponto de vista do volume aquoso fecal, eliminado em um período de 24 horas, ele se mostra superior ao referido para o modelo osmótico, excedendo valores acima de 1 ℓ, particularmente quando tem origem nos tumores endócrinos.

Exsudativa

As diarreias exsudativas também são secretoras, mas em vez de água e eletrólitos, a secreção é constituída de material proteico, mucopolissacarídeo, restos celulares e sangue. A perda proteica cria situações muito espoliativas, dependendo de sua evolução, acompanhadas de edemas e derrames cavitários discrásicos. Algumas infecções parasitárias e bacterianas invasivas ocorrem com exsudação, como a infecção produzida pelo *Clostridium difficile*, porém, os maiores exemplos ficam por conta dos tumores do canal alimentar e das doenças inflamatórias intestinais crônicas (DII).

Motora

Distúrbio de motilidade do trato digestório pode causar diarreia, por hiper ou hipomotilidade. No trânsito rápido, a transferência da água para o interior do intestino é prejudicada pelo tempo reduzido para o contato do material a ser incorporado com a mucosa absorvedora, deslocando em direção ao cólon grandes volumes de nutrientes e de água. São exemplos desse modelo o hipertireoidismo e os tumores neuroendócrinos digestivos. Lentidão ou episódios de estase do conteúdo luminar favorecem o sobrecrescimento bacteriano em segmentos intestinais relativamente estéreis. Ainda que não se configure como situação infecciosa clássica, essa flora, quantitativamente anômala, por meio de suas enzimas, promove a desconjugação dos sais biliares, necessários para a digestão das gorduras, além do fato de competir com as enzimas digestivas dos enterócitos, dissacaridases e dipeptidases, responsáveis pela degradação final de dissacarídeos e peptídeos, etapa que antecede sua absorção jejunal. Como consequência, configura-se má absorção dos diferentes nutrientes, originando um componente osmótico para a diarreia, inicialmente de característica motora. Hipomotilidade ou estase intestinal podem acompanhar indivíduos com alça aferente longa nas gastrectomias à Billroth II, na diverticulose do intestino delgado, nas neuropatias entéricas, como a diabética, no hipotireoidismo e em quadros subo-clusivos crônicos.

DIARREIAS INFECCIOSAS AGUDAS

As diarreias de origem infecciosa de aparecimento agudo, continuam como grande preocupação das autoridades sanitárias em todo o mundo, em razão de sua alta prevalência, inclusive comprometendo populações dos países com boas condições sanitárias, e motivo de índices significativos de hospitalização, morbidade e mortalidade. Segundo dados norte-americanos, são registrados, naquele país, um número aproximado de 50 milhões de casos de infecções intestinais, anualmente.

Seu diagnóstico sindrômico é relativamente fácil, devido às características de sua apresentação clínica: início abrupto, antecedente epidemiológico sugestivo de intoxicação alimentar ou contato com pessoas com o mesmo quadro clínico, curso rápido, dificilmente ultrapassando 10 dias na sua duração, viagens recentes para áreas suspeitas e, na maioria das vezes, sem maiores danos ao estado geral do paciente, pelo menos entre adultos sadios. Esse comportamento evolutivo permite sua avaliação exclusivamente clínica, sem utilizar qualquer investigação complementar. Na maioria das vezes, os próprios pacientes buscam controlar os sintomas com medidas caseiras, não procurando atendimento médico, sendo regra a resolução espontânea. Essa é uma das razões que dificulta qualquer avaliação epidemiológica quanto à sua incidência, além das diferenças regionais de cuidados com higiene pessoal e de saúde pública, que podem intervir no seu aparecimento. Ocasionalmente, esses quadros aparentemente benignos, que não interferem com as atividades habituais do paciente, já se iniciam ou evoluem com gravidade, seja pela maior toxicidade do agente etiológico, seja por defesas insuficientes do hospedeiro, o que ocorre particularmente entre crianças, idosos e adultos imunodeprimidos ou pacientes com doenças debilitantes, requerendo maior atenção e intervenção médica imediata. Esses índices certamente se ampliam nos países onde condições precárias de saneamento favorecem a contaminação e complicações fatais, especialmente em crianças desnutridas, associação relativamente comum nessas áreas geográficas, persistindo ainda como uma das entidades clínicas de maior morbidade e mortalidade em todo o mundo, particularmente entre a população infantil.

Etiologia

As diarreias agudas de natureza infecciosa, tendo como etiologias principais vírus, bactérias ou parasitos, são, em sua maioria, do tipo secretor. As infecções virais respondem por quase metade dos casos de diarreia aguda infecciosa, por vezes em coinfecção com bactérias. Os grupos rotavírus, adenovírus, norovírus e astrovírus são os agentes infectantes mais frequentes. Entre as infecções de causa bacteriana, esse predomínio recai sobre aquelas causadas por *Shigella*. O subtipo *dysenteriae* se sobressai em áreas de más condições de higiene e saneamento. Já em países industrializados, a mais importante infecção bacteriana intestinal se deve às espécies do *Campylobacter*, seguida de cepas de *Salmonella* não tifoide. Microrganismos com poder invasivo promovem resposta inflamatória da parede intestinal, concorrendo para a associação de um componente exsudativo ao secretor na manifestação diarreica.

Infecções virais

Cerca de 30 a 40% das infecções intestinais agudas são causadas por vírus, sendo a principal causa das gastroenterocolites em qualquer região do mundo em que se analise sua ocorrência. Os agentes mais representativos desse grupo de microrganismos patogênicos são os rotavírus e os norovírus e, em razão do seu pequeno caráter invasivo, acrescentam inflamação de mínima intensidade ao estímulo toxigênico secretor, suficiente para o aparecimento de diarreia. Os grupos dos adenovírus e astrovírus também respondem por esses quadros.

O citomegalovírus é encontrado em estado latente em muitos indivíduos, estando a sua replicação e o desenvolvimento de um estado infeccioso condicionados a deficiências dos mecanismos imunológicos do hospedeiro, ainda que possam ocorrer em imunocompetentes, como observado para outros membros de sua família. O herpes simples é outro microrganismo encontrado em estado latente no organismo humano, e sua ativação provoca, principalmente, infecções agudas esofágicas e retais.

Atualmente, devemos acrescentar a diarreia ocasionada pelo novo coronavírus como uma das manifestações digestivas dessa complexa virose, aproveitando-se da riqueza da enzima conversora de angiotensina presente nas células do epitélio intestinal.

Infecções bacterianas

Enteropatógenos bacterianos são identificados como causa de diarreia aguda em 15 a 50% dos casos, sendo as maiores incidências encontradas nos países em desenvolvimento, em áreas tropicais e semitropicais.

Alguns microrganismos têm suas toxinas pré-formadas, quando contaminam alimentos malconservados que funcionam como meios de cultura e, portanto, não necessitam colonizar o intestino do hospedeiro para gerar seus efeitos. Nesses processos, a intoxicação é direta, sem que o agente infectante tenha que superar os mecanismos de defesa gástricos e intestinais. Por esse motivo, os sintomas surgem em poucas horas, acompanhados de manifestações sépticas graves, como ocorre com as toxinas de *Staphylococcus aureus*, *Bacillus cereus* e *Clostridium perfringens*, promotores de importante diarreia secretória.

Dentro do grupo das bactérias não invasivas que infectam o intestino delgado a partir da sua ingestão e estimulam igualmente a secreção de água e eletrólitos, podem ser consideradas as que produzem enterotoxinas – *Escherichia coli* enterotoxigênica (ETEC), *Klebsiella pneumoniae*, algumas espécies de *Aeromonas* – e as enteroaderentes – *Escherichia coli* enteroaderente (EAEC) e *Escherichia coli* enteropatogênica (EPEC).

Determinadas bactérias, definidas como citotóxicas – sem poder invasivo, mas cujas toxinas podem agredir as células –, tendem a desestruturar a arquitetura da mucosa intestinal, causando lesões teciduais por vezes extensas e grande processo inflamatório, aumentando a gravidade da infecção. São exemplos a *Escherichia coli* êntero-hemorrágica (EHEC) – proveniente de contaminação alimentar – e o *Clostridium difficile* – habitante natural da microbiota ileocólica, onde vive controlado pelos outros microrganismos, com a expectativa de recuperar sua atividade patogênica em caso de desequilíbrio ecológico da flora (induzido por tratamentos antimicrobianos ou antiblásticos) ou em surtos epidêmicos em residências coletivas (por transmissão interpessoal). São patógenos que afetam o cólon e provocam diarreia exsudativa. Há descrições de infecção entérica por *Clostridium* em indivíduos colectomizados.

No grupo das bactérias invasivas que evoluem com exsudação secundária ao processo inflamatório até grave, estão relacionadas espécies de *Salmonella*, *Shigella*, *Aeromonas*, *Campylobacter jejuni*, *Yersinia enterocolitica*, *Escherichia coli* êntero-hemorrágica (EHEC) e enteroinvasiva (EIEC) e *Clostridium difficile*.

Cerca de 50% das infecções por *Salmonella* têm origem em alimentos contaminados – aves, carnes vermelhas, ovos. Os maiores riscos de complicações fatais envolvem populações infantil, com menos de 1 ano, e de idosos. As espécies mais descritas são: *enteritidis* e *typhimurium*. A maioria delas acomete o intestino delgado e, com alguma frequência, o cólon.

As várias espécies de *Shigella* chegam a infectar cerca de 200 milhões de pessoas/ano, por intermédio de água e alimentos, podendo ocorrer transmissão direta entre humanos pelas vias orofecal e sexual (homossexuais do sexo masculino). Quatro delas compõem esse grupo de patógenos: *dysenteriae*, *flexneri*, *boydii* e *sonnei*, diferenciadas por seus vários sorotipos e responsáveis pela chamada disenteria bacilar. O sorotipo 1 da espécie *dysenteriae* produz doença grave com risco à vida para os pacientes. Sua invasão e replicação na mucosa cólica promovem a morte celular pela inflamação e difusão, contaminando e destruindo células epiteliais vizinhas, causando ulcerações e sangramentos. Calcula-se o índice de óbitos por essa infecção em torno de 1 milhão de pessoas por ano.

A infecção por *E. coli* êntero-hemorrágica é transmitida pela ingestão de carnes cruas ou malcozidas de bovinos contaminados.

Embora no Brasil nunca tenha ocorrido surto epidêmico verdadeiro por *Vibrio cholerae*, cuja infecção se limitou a alguns focos isolados, esta etiologia merece ser lembrada, pois seus reservatórios são representados, principalmente, por produtos do mar, peixes e moluscos contaminados, alimentos fartamente utilizados por nossa população. Esses dados devem ser considerados na história epidemiológica. Sua manifestação clínica decorre da grande secreção de água e potássio provocada pela toxina do microrganismo, colocando o paciente sob risco de falência clínica, pelas complicações hemodinâmicas e hidreletrolíticas, se as respectivas reposições não equilibrarem, em tempo e quantidade, as perdas volumosas e rápidas daqueles elementos.

A infecção pelo vibrião para-hemolítico, transmitido pela ingestão de frutos do mar crus ou indevidamente cozidos, ou pela via cutânea em pescadores, através de soluções de continuidade da pele, causa processo inflamatório mais grave, assim como sua evolução intestinal e sistêmica. No Brasil, essa etiologia é pouco observada, porém, o crescente consumo de produtos da culinária oriental pode aumentar sua incidência, particularmente nas regiões marinhas.

Infecções parasitárias

Reconhecidamente, várias das parasitoses podem se apresentar inicialmente sob a forma de diarreia aguda. Regra geral, transcorrem com sinais e sintomas insidiosos, o que leva os indivíduos infectados a procurarem atendimento médico na fase crônica das manifestações. Sua etiologia será discutida adiante.

Quadro clínico

Alguns autores subdividem a diarreia aguda, de acordo com sua apresentação clínica, em subtipos, que servem como referência para decisões da investigação complementar e planejamento terapêutico.

Diarreia infecciosa aguda com sangue e sintomas sistêmicos

Induzida pelos agentes invasivos *E. coli* enteroinvasiva (EIEC), *E. coli* êntero-hemorrágica (EHEC), *Shigella*, *Salmonella*, *Campylobacter jejuni*, *Clostridium difficile*, *E. histolytica*, *Giardia lamblia*, *Strongyloides stercoralis*, *Cryptosporidium* sp. e CMV. Busca-se analisar a ingestão de alimentos ou bebidas suspeitos, indivíduos relacionados com sintomas semelhantes e viagens recentes para áreas suspeitas. Entre os sintomas sistêmicos que se associam ao quadro diarreico mucossanguinolento, citam-se febre, dores abdominais, náuseas e vômitos, de aparecimento agudo ou de repetição.

Uma das situações mais comuns é conhecida como "diarreia do viajante", que compromete indivíduos durante seu deslocamento de países mais desenvolvidos na área sanitária, principalmente para áreas tropicais, onde os cuidados com higiene alimentar e de saúde pública sejam menores. A gravidade dessas infecções está relacionada com a prevalência dos tipos de microrganismos que se encontram endemicamente no local que recebe o visitante, variando, portanto, conforme sua localização geográfica. O patógeno predominante nessas infecções é representado por cepas de *E. coli*, enterotoxigênica e enteroagregante, porém sua origem pode ser devida a outros agentes, como *Salmonella* e *Shigella*. Excepcionalmente, o viajante retorna ao seu país contaminado por um parasito, e dentre eles não deve ser esquecida a infecção por *Giardia lamblia*. A evolução geralmente é benigna, mas alguns casos devem ser medicados, considerando-se a necessidade de hidratação e de antimicrobianos.

Diarreia infecciosa aguda sem sangue e com sintomas sistêmicos

Neste tipo, encontram-se incluídos todos os microrganismos não invasivos, vírus, bactérias e parasitas, responsáveis por infecções adquiridas na ingestão de alimentos ou bebidas contaminados. É necessário, por meio dos dados de história, tentar identificar possíveis focos de transmissão, como alimentos suspeitos (particularmente aqueles preparados em grandes quantidades e de armazenagem inadequada), existência de outros indivíduos com quadros semelhantes, viagens, utilização recente de antibióticos, antineoplásicos etc. Nos casos mais graves, as manifestações têm início rápido, em decorrência da ingestão de alimentos contendo toxinas pré-formadas, como referido nas infecções por *Staphylococcus aureus* e *Bacillus cereus*. As que surgem após 12 a 24 horas da alimentação suspeita são indicativas de provável infecção por bactérias dos grupos *Salmonella* ou *Shigella*. A etiologia mais frequente neste grupo, porém, decorre da infecção por vírus – rotavírus –, e o quadro clínico tende a ser menos expressivo e de curta duração.

Na maioria dos casos, a diarreia que acompanha a utilização de antibióticos e antineoplásicos ocorre no decurso do uso desses medicamentos ou imediatamente após seu término, a partir da proliferação do *Clostridium difficile*, anaeróbio que vive na microbiota intestinal normal, mas sob a forma reprimida. O desequilíbrio dos seus componentes, causado por esses fármacos, é um dos facilitadores do crescimento de microrganismos, fisiologicamente encontrados nesse hábitat, com atividade patogênica controlada por seus parceiros.

Tem evolução benigna, com as características referidas para as infecções mais simples desse grupo. Entretanto, o acompanhamento dos pacientes com essa infecção é obrigatório, pois eventualmente ela adquire comportamento invasivo, com repercussões cólicas e sistêmicas graves, inclusive com o surgimento de sangramento intestinal e evacuação de pseudomembranas, compostas de muco e restos celulares resultantes da inflamação e da necrose tecidual das paredes do cólon. É conhecida como colite pseudomembranosa que pode evoluir para o megacólon tóxico, forma grave de dilatação colônica e sepse.

Exame físico

O exame físico geral busca reconhecer a existência de sinais de desidratação, por meio do turgor da pele, do tecido subcutâneo e umidade das mucosas, de toxicidade, pela ocorrência de febre, estados hiperdinâmicos respiratório e cardiovascular e, na propedêutica abdominal, maior sensibilidade das vísceras e frequência dos ruídos hidroaéreos, com sons metálicos que identificam líquidos e gases anormais nas alças intestinais. Deve-se atentar para a possibilidade de o quadro agudo ser secundário a processo inflamatório localizado (apendicite, diverticulite) ou mesmo vascular (isquemia mesentérica), que, por vezes, mimetiza processos infecciosos intestinais agudos. O toque retal tem condições de confirmar a característica diarreica das fezes e verificar se há sangue, sendo, portanto, procedimento importante da avaliação clínica.

Grande parte dos pacientes adultos e previamente sadios tolera bem os sintomas que acompanham a maioria das infecções intestinais agudas, como febre, náuseas e/ou vômitos, diarreia e dor abdominal. Essas queixas e aquelas gerais, decorrentes de qualquer infecção, raramente atingem patamar de alterações clínicas cuja intensidade coloque o paciente sob risco e impeça sua observação em nível ambulatorial, aguardando-se sua evolução, quase sempre totalmente benigna.

Diagnóstico

Na maioria das vezes, as diarreias agudas têm evolução rápida, autolimitada, sem repercussões clínicas significativas, não se justificando qualquer investigação complementar. A cultura das fezes tem índice de positividade muito baixo, pois, muitos dos microrganismos não são identificados por esse método e, portanto, não deve ser solicitada como rotina. Em pacientes com diarreia grave acompanhada de desidratação, febre acima de 38°C, dor abdominal, muco e sangue nas fezes ou quadro arrastado, com duração maior que 7 dias, recomenda-se coprocultura, e, pesquisa das toxinas A e B do *Clostridium difficile*, especialmente, em indivíduos com história recente de antimicrobianos ou quimioterápicos e idosos residentes em ambientes nosocomiais. Nesse modelo de evolução grave, recomenda-se sua identificação mesmo sem esses antecedentes que justifiquem a infecção. Reconhecer algum enteropatógeno sempre orienta uma terapêutica mais bem dirigida e mais específica.

Nos últimos anos, tecnologias moleculares têm sido empregadas para análise do microbioma intestinal, como a baseada no sequenciamento genômico utilizando o método 16S RNA ribossômico, porém, não aplicável na investigação de rotina. De toda forma, cultura e métodos independentes da cultura, se disponíveis, ficam restritos aos casos com alto risco de contaminação para outras pessoas e na confirmação ou suspeita de surto epidêmico.

Retossigmoidoscopia ou colonoscopia são reservadas aos casos de diarreia aguda com sangramentos persistentes, sem definição etiológica. O aspecto endoscópico poderá sugerir possíveis agentes contaminantes, como no caso das lesões causadas por citomegalovírus e *Entamoeba histolytica*. Biopsias são recomendadas, pois permitem identificar, pela análise microscópica, o agente causal. Na suspeita de colite pseudomembranosa, a simples retoscopia reconhece o aspecto característico da afecção.

Tratamento

Diarreias agudas de leve intensidade devem ser apenas seguidas por observação. Ainda assim, cabe ao médico analisar a eventual necessidade de reposição de fluidos nos pacientes que possam estar sujeitos a complicações, mesmo com pequenas perdas de volume, em especial aqueles de idades extremas, crianças e idosos. Essa reposição, de preferência oral, pode ser feita com soluções hidratantes, comercializadas ou de preparo domiciliar. Em casos mais graves de desidratação e/ou toxemia, deve-se optar por reposição IV, e se sugere hospitalização com controle rigoroso dos parâmetros clínicos vitais e monitoramento laboratorial das funções renal, pulmonar e cardiocirculatória. Vômitos de difícil controle medicamentoso também representam motivo para hidratação parenteral, estando a utilização de antieméticos condicionada às necessidades, de acordo com a sua intensidade. Pausas ou restrições alimentares não devem ser medidas rigidamente seguidas em todas as situações.

O tratamento sintomático com antidiarreicos que reduzem a motilidade intestinal, ainda que contribuam para a redução do número de evacuações, é contestado por muitos, visto que não interferem na secreção e na perda hidreletrolítica promovida pela infecção, causando falsa impressão de melhora clínica. Esse quadro se acentua quando a suspeita etiológica recai sobre microrganismos invasivos, passível até de complicar com a dilatação aguda do cólon (megacólon tóxico). A utilização de fármacos que atuam na motilidade – loperamida, difenoxilato, elixir paregórico – é amplamente difundida, inclusive entre leigos, e pode favorecer alguma absorção do conteúdo aquoso intestinal nas diarreias leves, sem diminuir, entretanto, o fluxo secretório. O antidiarreico racecadotrila, que impede a degradação do peptídeo antissecretor endógeno encefalina pela encefalinase da parede do intestino, apresenta proposta farmacológica mais próxima do ideal, pois, sem modificar a motricidade intestinal, é um potente redutor da secreção de água e sódio pelas células da mucosa do intestinal, uma das correções que mais rapidamente se pretende alcançar com o tratamento da diarreia aguda.

Ainda como antissecretores, podem ser citados o subsalicilato de bismuto, nas formas leves e moderadas, e a ondansetrona, que bloqueia o receptor da serotonina 5-HT_3, responsável pela secreção de água, além do seu efeito antiemético. O sal de bismuto requer manipulação e tem contra si o escurecimento da língua e das fezes.

Outras substâncias, do grupo dos fármacos, com propriedades adsortivas – caulim, atapulgita, pectina, carvão – diminuem o teor de água da evacuação, também sem reduzir a sua secreção, não havendo sugestão para sua utilização.

Preparados à base de microrganismos (probióticos), largamente prescritos ou leigamente sugeridos, têm sua eficácia comprovada por alguns estudos, por meio de produtos que contêm grande número e diversidade de colônias, amplamente comercializados. Novos iogurtes ou misturas fermentadas, acessíveis no nosso mercado alimentício, pretendem ocupar esse espaço. Os resultados são de difícil interpretação em razão da variedade desses compostos que contêm gêneros e, em particular, espécies diferentes, ainda que se reconheça que atuem positivamente sobre os patógenos, por competirem com eles por nutrientes presentes no lúmen, aumentarem as defesas da barreira, dificultando sua adesão aos receptores da mucosa e estimularem o sistema imunológico intestinal. Resumidamente, as pesquisas concluem que sua utilização abrevia o tempo de duração da diarreia em 1 dia e da frequência das evacuações liquefeitas a partir do 2º dia do seu emprego. O benefício pode parecer pequeno; porém, nas diarreias agudas em crianças ele tende a ser significativo, por diminuir a necessidade de hidratação parenteral mais prolongada, além do tempo de hospitalização. Acredita-se que, com o aumento do conhecimento que vem sendo adquirido sobre o papel desses nutrientes em algumas doenças, haverá motivo para sua indicação na diarreia aguda do adulto. Guia recém-publicado pela American Gastroenterological Association (AGA) considera ainda haver lacunas nos resultados dos estudos envolvendo esse suprimento como proposta terapêutica para a diarreia infecciosa aguda.

O tratamento antimicrobiano empírico se aplica apenas aos casos acompanhados de maior toxicidade, com preferência pela associação sulfametoxazol-trimetoprima ou, mais amplamente, por quinolonas e macrolídeos. Tratamentos específicos dependerão de resultados da coprocultura. A utilização de antibióticos, por vezes imprescindível, sempre modifica a composição da flora intestinal normal, o que pode desencadear o crescimento dos anaeróbios que vivem nesse ambiente de modo controlado, originando infecções graves que devem ser imediata e cuidadosamente tratadas. O principal microrganismo dessa infecção antibiótico-induzida é o *Clostridium difficile*, sensível à vancomicina e a imidazólicos, com recomendação para uso em esquemas prolongados. Há recomendação para utilização concomitante de probióticos, como preventivos das diarreias antibiótico-induzidas e da infecção pelo *Clostridium* por eles provocada.

DIARREIAS INFECCIOSAS CRÔNICAS

Certos organismos que contaminam o trato digestório podem determinar evoluções clínicas diferentes do padrão observado na maioria dos casos de infecção intestinal aguda. Ainda que os sintomas básicos sejam semelhantes às diarreias anteriormente referidas, eventualmente de menor intensidade ou intermitentes, a característica clínica predominante acaba residindo no tempo de duração. A evolução crônica, independentemente de sua etiologia, não impede que possam comprometer o estado físico do indivíduo infectado em variados aspectos.

Etiologia

Infecções virais

Sua incidência é bem menor que a referida para seus aparentados, responsáveis por infecções agudas. Entre os enterovírus, citam-se os dos grupos *Echo* e *Coxsackie*, que, embora iniciem suas manifestações intestinais e sistêmicas (febre, alteração do ritmo evacuatório, algias viscerais e periféricas, entre outras), apresentam evolução arrastada por tempo superior ao das diarreias de curta duração. Não produzem sangramento pelas fezes e a diarreia ocorre por toxigenicidade desses vírus, sendo, portanto, do tipo secretória.

Infecções bacterianas

Entre as bactérias, notam-se infecções por *Campylobacter jejuni* e *Yersinia enterocolitica*, promotoras principalmente de diarreia secretória. Ambas produzem lesões que podem simular doenças ulcerativas de intestino delgado ou cólon e, não raramente, são indistinguíveis nos achados radiológicos ou endoscópicos encontrados na doença de Crohn.

A infecção por *Campylobacter* é a causa principal de diarreia aguda nos EUA, adquirida no preparo e ingestão de aves, embora possa ser transmitida entre pessoas e evoluir cronicamente. A espécie mais comum encontrada no ser humano, também no Brasil, é a *jejuni*. Alguns relatos sugerem que sua incidência tem se tornado maior, mesmo em países desenvolvidos.

A contaminação por *Yersinia enterocolitica* ocorre por intermédio de águas lacustres, animais e leite não pasteurizado. Esse microrganismo produz amplo espectro de lesões, que variam de uma simples gastrenterite até ulcerações ileais aftoides que mimetizam a doença de Crohn. O ceco e o colón ascendente também podem estar comprometidos e, em fase aguda, chegam a simular um quadro que lembra apendicite aguda.

Em determinadas circunstâncias, a infecção produzida por *Salmonella* não tifoide assume caráter de cronicidade, com manifestações atípicas decorrentes de sua associação com outras doenças, como referido quando da concomitância com a esquistossomose mansônica, parasitose ainda de prevalência alta em determinadas regiões do país. Nessa circunstância, a bactéria se reproduz no interior do parasito, que passa a ser fonte de infecção recorrente. As duas contaminações combinadas são de certo modo previsíveis, uma vez que seus focos de origem são semelhantes.

No Brasil, também é relevante considerar entre as infecções intestinais crônicas as ocasionadas pelos bacilos da tuberculose (*Mycobacterium tuberculosis* e *Mycobacterium bovis*), que produzem lesões inflamatórias exsudativas e incidem, preferencialmente, em populações de imunodeprimidos, de baixo poder econômico e idosos. Sua localização habitual é ileal ou ileocecal, áreas digestivas preferenciais para sua inoculação. É classificada como primária quando a lesão inicial é exclusivamente digestiva e se desenvolve a partir da ingestão do patógeno, por meio de alimento contaminado, principalmente carnes bovinas e leite de animais doentes, havendo tendência de a inflamação evoluir para a forma hipertrófica ou tumoral, chegando inclusive a comprometer o lúmen intestinal, criando subestenoses. É classificada como secundária quando deriva de lesões pulmonares, à custa da deglutição do escarro contaminado pelo bacilo de Koch, e sua apresentação morfológica mais frequentemente observada é a do tipo ulcerativo. Em países desenvolvidos, é baixa a porcentagem de pacientes nos quais ambos os sistemas estejam comprometidos por esses microrganismos. Entretanto, em nosso meio, a infecção respiratória tuberculosa se encontra em franca recrudescência, justificando que essa etiologia deva ser lembrada entre os diagnósticos diferenciais das diarreias prolongadas.

Mais rara, porém com característica de enterite infecciosa crônica, é a doença de Whipple, que além de alteração do ritmo intestinal, diarreia provocada por má absorção e perda proteica, apresenta-se com manifestações sistêmicas, febre, artralgias, linfo e esplenomegalia, perda de peso e sinais gerais de desnutrição. Tem como etiologia a bactéria *Tropheryma whipplei*, reconhecida pela sua inclusão nos macrófagos da submucosa, quando o material de biopsia duodenal ou jejunal é submetido à coloração pelo ácido periódico de Schiff (PAS).

É cada vez mais aceita a hipótese da participação dos componentes da microbiota intestinal nas respostas imunoinflamatórias crônicas que caracterizam as doenças inflamatórias intestinais inespecíficas, doença de Crohn e retocolite ulcerativa. Ainda que elas dependam de predisposição genética, o fator ambiental, principal agente desencadeante, é representado por microrganismos bacterianos ou virais – atualmente ainda não identificados – provenientes do exterior (macroambiente) ou mesmo do próprio conteúdo luminal (microambiente). Vários estudos demonstraram a intolerância que indivíduos acometidos por essas enfermidades passam a apresentar a elementos da sua microflora entérica, até então considerada como própria, mas que se torna estranha, motivando reação inflamatória contínua. Porém, essas entidades certamente não têm características que possam rotulá-las como doenças infecciosas intestinais.

Distúrbio de motilidade do tubo digestório pode causar diarreia. Como referido, na hipermotilidade, o trânsito rápido prejudica os mecanismos de absorção, devido ao tempo reduzido para o contato dos materiais ingeridos com a mucosa absorvedora, deslocando em direção ao cólon grandes volumes de nutrientes, água, eletrólitos e oligoelementos, que terminam sendo evacuados sob a forma de diarreia osmótica. Obviamente, nessa situação (ocasionada por lesões estruturais ou efeitos de hormônios ou neurotransmissores) não se estabelece qualquer correlação com agentes infectantes. Mas, inflamações, determinadas por algumas infecções, contribuem para aquela alteração motora, mantida à custa da ação de mediadores químicos, interleucinas e serotonina, encontrados em maior quantidade durante o evento agudo e que persistem mesmo após seu término, mediante sensibilização das células imunologicamente envolvidas durante o processo infeccioso. É denominada síndrome do intestino irritável pós-infecção, do tipo diarreico.

Ao contrário, a lentidão ou a retenção indevida do conteúdo luminal favorece o sobrecrescimento bacteriano em segmentos intestinais relativamente estéreis, característica do duodeno e do jejuno, que albergam um número de microrganismos quantitativamente desprezível. Ainda que não se configure como situação infecciosa *stricto sensu*, esse aumento da microflora normal, constituída principalmente de germes anaeróbios, promove, como já descrito anteriormente, por meio de suas enzimas, a desconjugação dos sais biliares, necessários para a digestão das gorduras, dificultando sua transposição para o meio interno, além de competirem com as enzimas digestivas dos enterócitos, dissacaridases e dipeptidases, responsáveis pela degradação final de dissacarídeos e peptídeos, etapa que antecede sua absorção. Tal fato traz como consequência a má absorção dos diferentes nutrientes e, mais uma vez, um componente osmótico para a diarreia, aparentemente paradoxal, devido à mobilidade reduzida dos segmentos entéricos. Hipomotilidade ou estase e sobrecrescimento bacteriano podem acompanhar indivíduos com alça aferente longa nos gastrectomizados pela técnica de Billroth II, nos pacientes com diverticulose do intestino delgado, nas neuropatias do sistema nervoso entérico (SNE) – como a diabética ou miopatias, consequentes a determinadas colagenoses, nas doenças neurológicas e musculares sistêmicas com repercussão intestinal, no hipotireoidismo e nos quadros suboclusivos crônicos de qualquer natureza.

Infecções parasitárias

Sua prevalência varia conforme a região geográfica analisada, com aspectos climáticos, características do solo, hábitos alimentares e de higiene e as condições sanitárias do local, calculando-se que esse índice esteja em torno de 20% da população mundial.

Ainda que recursos terapêuticos de maior eficácia sejam periodicamente colocados à disposição da classe médica, o que poderia justificar uma expectativa mais otimista quanto à possível diminuição do número de indivíduos infectados, o crescimento populacional, justamente nas áreas de menores recursos culturais, econômicos e de higiene, promove o surgimento de novos casos, principalmente entre crianças. Infelizmente, os adultos também são suscetíveis a essas contaminações, tendo na alimentação e na água os principais focos de sua transmissão, não poupando, inclusive, pessoas de nível socioeconômico mais elevado.

Alguns parasitos têm ciclos de vida muito complexos ou utilizam hospedeiros intermediários e, como reservatórios, algumas espécies de animais, incluindo os de criação doméstica. Por outro lado, procedimentos de esterilização, empregados para minimizar infecções bacterianas não se aplicam aos parasitos, que apresentam resistência ao meio ambiente, incompatível com medidas de erradicação simplistas. Taxas elevadas de parasitismo ainda são observadas em certas áreas do nosso país, particularmente entre os habitantes distantes dos grandes centros, com predomínio nas áreas rurais. Hospitais-dia, instituições para idosos e indivíduos com transtornos mentais, prática sexual envolvendo contato oroanal e descuidos das autoridades na questão do saneamento básico e no tratamento adequado dos reservatórios de água, têm favorecido também a transmissão interpessoal.

Protozoários

Vários protozoários têm seu hábitat no intestino delgado, embora alguns deles não sejam considerados, dentro dos conhecimentos atuais, patogênicos para o ser humano. Fazem parte desse grupo: *Entamoeba coli, Dientamoeba fragilis, Chilomastix mesnili, Endolimax nana, Iodamoeba butschlii* e *Trichomonas hominis*. Nos últimos anos, os conceitos que buscam definir a patogenicidade ou não de determinados protozoários para o ser humano têm mudado, graças ao aprendizado que forçadamente nos foi imposto com a identificação das infecções intestinais causadas por microrganismos denominados "oportunistas", até então pouco investigados, os quais comprometem indivíduos com deficiências do seu sistema imunológico e, ainda que em menor escala, imunocompetentes.

O protozoário flagelado *Giardia lamblia* utiliza o ser humano como único hospedeiro, o que permite concluir que sua transmissão se dá por meio de fezes humanas que contenham seus cistos, ingeridos com alimentos ou água contaminados. O contato interpessoal é outro modo de propagação, observado mais frequentemente entre crianças, embora adultos de áreas e hábitos higienodietéticos promíscuos corram risco igual de contraí-lo.

Acreditava-se que a infecção produzida pelo *Cryptosporidium parvum* dependeria exclusivamente do comprometimento imunológico do hospedeiro. Entretanto, ela também afeta indivíduos sadios e provoca episódios diarreicos, pois seus trofozoítos, além de aderirem à mucosa, chegam a destruir as microvilosidades dos enterócitos, em particular dos segmentos distais do delgado. Nos indivíduos imunodeprimidos, sua reprodução assexuada no interior das células epiteliais da mucosa intestinal promove a infecção de novas células, fato reconhecido principalmente nos pacientes com vírus HIV. Mamíferos e aves são reservatórios do parasito, ocorrendo a transmissão para o ser humano por intermédio de água e carnes contaminadas. A eliminação da forma oocística pelas fezes humanas, elementos que sobrevivem por longo tempo no meio ambiente, é considerada fonte de propagação interpessoal.

A infecção por *Isospora belli* não é observada no ser humano com defesas normais, mas é relativamente comum nos imunodeprimidos, encontrada, principalmente, nas áreas tropicais, transcorrendo com síndrome diarreica crônica grave, contínua ou recorrente, associada a desnutrição. No ambiente intracelular, formam-se os oocistos, que eliminados nas fezes, podem infectar alimentos e água, vias de sua transmissão.

Com o mesmo caráter invasivo podem ser citados os protozoários *Microsporidium* sp., *Cyclospora cayetanensis* e *Blastocystis hominis*, que, ao lado de *Cryptosporidium* sp. e *Isospora belli*, são considerados microrganismos oportunistas, merecendo investigação rotineira nos indivíduos com suspeita ou reconhecida imunossupressão, adquirida pelo HIV ou induzida por outras doenças ou medicamentos.

A *Entamoeba histolytica* infecta o ser humano por meio de água e alimentos contaminados por fezes contendo seus cistos, e por contato orofecal. O ser humano é o único hospedeiro no seu ciclo vital. Após a ruptura dos cistos ingeridos, os trofozoítos se alojam no cólon, provocando ulcerações. Podem ser veiculados pelo sistema portal até o fígado, onde originam abscessos.

Helmintos

As infecções causadas pelos vermes de maior porte são passíveis de identificação macroscópica, por meio da simples observação mais cuidadosa das fezes, bastando que sejam evacuados parcial ou integralmente. Algumas espécies produzem ovos e larvas no intestino do ser humano que, ao serem eliminados pelas fezes, requerem outro hospedeiro, como intermediário, para dar sequência ao seu ciclo vital, antes de retornarem ao organismo humano e, sob a forma ainda jovem, encontrarem o local adequado para o seu amadurecimento. Esses agentes não costumam se multiplicar no nosso intestino; assim, a carga parasitária de cada paciente depende do número de elementos infectantes ao qual foi exposto.

Entre os nematelmintos, vermes cilíndricos, o *Ascaris lumbricoides* é o mais prevalente em todo o mundo. Após a fecundação, as fêmeas produzem grandes quantidades de ovos, cuja deposição com as fezes é estimada em 200 mil/dia/verme. Sua maior incidência ocorre em regiões tropicais, por ser resistente ao calor, mas também é descrito em ambientes frios. Sobrevivem por longo tempo, podendo alcançar meses de acordo com as características do solo. Quando eliminados para o meio exterior, os ovos embrionados se transformam em larvas rabditoides, sua forma infestante. Caso sejam ingeridos pelo ser humano, rompem sua casca no duodeno, liberando a larva. Na altura do jejuno, alcançam a circulação sanguínea, ao penetrarem pelos capilares da circulação portal, atravessam o fígado, chegando ao ciclo pulmonar, onde novas mudas os protegem contra a acidez gástrica, quando voltam para o canal alimentar pela deglutição de escarro contaminado. Nessa etapa, as larvas atingem a fase adulta, iniciando sua reprodução e a produção dos ovos. Portanto, não se admite sua transmissão direta entre pessoas, pois os ovos necessitam de maturação larvária prévia, no meio exterior, onde adquirem seu estágio infectante.

Uma das grandes complicações dessa parasitose é observada em crianças com infestação maciça. Ainda que não cause diarreia ou outros sintomas, eventualmente provoca dores abdominais, náuseas e vômitos, e mesmo com sua eliminação pela via oral, as coloca sob risco de obstrução intestinal aguda, em consequência da formação de um emaranhado de vermes. A eventual migração dos mesmos para a via biliar ou pancreática promoverá alterações similares às observadas em qualquer processo oclusivo desse sistema, simulando processo tumoral. Podem ocorrer reações anafiláticas depois de repetidas infestações. Como a larva tem passagem hepática, dependendo de seu número podem ocorrer sinais de comprometimento do fígado, como icterícia e elevação das taxas das aminotransferases.

Nesse mesmo grupo, destacam-se também os helmintos da família dos ancilostomídeos, *Ancylostoma duodenale* e *Necator americanus*, parasitos do intestino delgado proximal diferenciados por seus aparelhos bucais e adaptações durante seu ciclo pulmonar. Seus ovos, eliminados com as fezes, sofrem transformação larvária no meio ambiente, inicialmente tipo rabditoide e, na sequência, filarioide, sua forma infestante. Então, penetram pela pele ou mucosas do ser humano, único hospedeiro conhecido e responsável pela propagação dessas helmintíases, em virtude de hábitos de higiene inadequados, ao contato direto dos pés descalços, ou mesmo das mãos, com terra contaminada, e à ingestão. As lesões dermatológicas são mínimas, e na etapa pulmonar, local que alcançam em 24 horas, as larvas rompem os alvéolos, chegando ao sistema respiratório superior através de tosse, provocada pela secreção brônquica. Deglutidas, terminam o ciclo no duodeno e no jejuno, fixando-se à mucosa desses segmentos pelas suas cápsulas bucais. Lesionam a mucosa, o que facilita que se nutram de sangue, plasma e restos celulares, por sua produção de enzimas proteolíticas e anticoagulantes, originando anemias ferroprivas por perda, mais intensa na infecção pelo *Ancylostoma*, além de hipoproteinemia, ambas proporcionais ao número de vermes existentes. Como em geral infectam populações com carências nutricionais prévias, as queixas clínicas tendem a ser mais numerosas com menor tempo de infestação.

Outro habitante do intestino delgado proximal, o *Strongyloides stercoralis* constitui infestação preocupante, devido à sua invasividade. Assim, além de prejudicar seriamente a absorção de nutrientes pelo jejuno e promover sintomas dolorosos que lembram doença péptica gastroduodenal, pode acometer vários sistemas, em apresentação disseminada de alta gravidade clínica, quando incidente em indivíduos imunologicamente comprometidos. No ambiente entérico, os ovos dos vermes adultos são transformados em larvas do tipo rabditiforme, mesmo tipo encontrado nas fezes. Essas larvas se desenvolvem no exterior quando encontram condições ambientais favoráveis, principalmente temperaturas quentes, o que justifica sua maior prevalência em países tropicais. Agora, como larvas do tipo filarioide, o parasito infecta novas pessoas devido à sua capacidade de penetração cutânea, chegando à circulação venosa de retorno, aos pulmões, onde sofre novas mudas e, depois, ruptura dos alvéolos, produzindo secreção brônquica que, deglutida, conclui o ciclo, denominado direto, com a instalação dos parasitos, agora transformados em organismos completos, no duodeno e no jejuno. Outra possibilidade, ainda no meio exterior, ocorre com as larvas rabditoides que, através de mudas, chegam ao verme adulto. Da fecundação entre machos e fêmeas, assim chamados vida livre, são liberados ovos que novamente darão origem às larvas rabditoides que, por sua vez, repetirão o ciclo, conhecido como indireto – evoluem para larvas filarioides preparadas para novas contaminações humanas. Os vermes adultos de vida livre não infestam o ser humano.

Porém, esse helminto pode fazer seu ciclo vital completo no próprio intestino, a partir das larvas filarioides aí originadas, transformando-se em organismos adultos sem necessidade do meio externo – forma reconhecida como autoinfecção – por método de reprodução partenogenética, com participação exclusiva de fêmeas. Considera-se que o verme macho não existe no intestino humano.

Os parasitos invadem a mucosa intestinal, alojando-se nas criptas, ocasionando lesões de repercussões variadas. Nas formas graves, chegam a ulcerá-la, provocando dor com ritmo a três tempos – como na doença ulcerosa péptica duodenal –, e por atrofiar suas vilosidades, diarreia do tipo má absorção. Sua penetração nos vasos linfáticos ou sanguíneos é fator determinante para sua disseminação. Processos inflamatórios mais intensos comprometem morfologicamente as paredes do intestino, tornando-as tão espessas e rígidas que sua inspeção e palpação levantam a suspeita de doença de Crohn ou linfoma.

Entre os vermes achatados (platelmintos), citam-se as infecções causadas pelo *Schistosoma mansoni* (esquistossomose), do subgrupo dos trematódeos, e as tênias *Taenia solium*, *Taenia saginata* e *Hymenolepis nana*, do subgrupo dos cestódeos. A esquistossomose não é verdadeiramente uma parasitose intestinal, embora o agente habite o sistema venoso mesentérico e seus ovos sejam eliminados pelas fezes humanas. Até o momento, não há demonstrações convincentes de que elementos do *S. mansoni* nas paredes do delgado e do cólon ocasionem maiores danos estruturais ou funcionais a essas vísceras. Isoladamente, não costuma ser acompanhado de diarreia, mas a sua associação com *Salmonella* pode ser responsável por essa queixa intestinal.

A *T. solium* utiliza os suínos como hospedeiros intermediários e a *T. saginata*, os bovinos. Ambas são formadas pela reunião de pequenos anéis planos, denominados "proglotes", centenas deles, que constituem o corpo do verme, cujo comprimento total atinge alguns metros. A fragmentação do corpo e a exteriorização das proglotes pela via anorretal, espontaneamente ou misturadas às fezes, permite o diagnóstico macroscópico dessas infecções. Sua definitiva erradicação só ocorre quando a cabeça do verme, o escólex, é eliminada. Do contrário, mesmo com a evacuação de extensa porção do helminto, seu tamanho será refeito, pois são vermes hermafroditas. A análise microscópica do escólex diferencia esses dois cestódeos.

As proglotes da extremidade distal desses platelmintos, contendo ovos embrionados (milhares), destacam-se do verme adulto para serem evacuadas, como anel único (*T. saginata*) ou em pequenos grupos de menos de 10 unidades (*T. solium*). Podem se romper, liberando os ovos ainda no intestino ou no exterior, onde resistem por tempo prolongado. Se ingeridas pelos hospedeiros intermediários ao se alimentarem de fezes humanas, não se desintegram pela ação do suco gástrico, liberando os embriões no seu intestino delgado. Estes, após ultrapassarem sua parede, são veiculados pela corrente sanguínea e estocados na musculatura desses animais, sob a forma larvária de cisticercos. O homem é contaminado ao se alimentar com carnes infectadas, cruas ou inadequadamente cozidas, ingerindo cisticercos vivos que, sob a ação dos sucos digestórios, liberam os escóleces, os quais, ao se fixarem à mucosa do seu intestino delgado, dão início ao crescimento anelar do corpo do verme, que estará pronto para iniciar sua fragmentação e expulsão das proglotes em cerca de 3 meses.

O ser humano também é considerado hospedeiro intermediário das tênias, pois a larva infectante é encontrada no seu intestino, assim como em outros sistemas, desenvolvendo uma das complicações importantes dessa parasitose, a cisticercose. Duas hipóteses são sugeridas para explicar os mecanismos que formam os cisticercos no organismo dos seres humanos, sem a intermediação animal. Por autoinfestação, produzida pelo deslocamento antiperistáltico de proglotes grávidas já destacadas do corpo do verme até o estômago e o duodeno, onde sua cápsula é rompida. Os ovos liberados sofrem desintegração, passam ao estágio de larvas e são disseminados ao chegarem aos vasos da submucosa intestinal. Um segundo mecanismo para o surgimento da cisticercose seria pela ingestão direta de ovos, a partir de água e alimentos contaminados. Superada a agressão da acidez gástrica, ocorre sua transformação em larvas, no duodeno. À custa da lise que provocam na parede intestinal, esses elementos têm condição de penetração pela microcirculação entérica, alojando-se em vários tecidos, onde sobrevivem por meses. Após sua morte, ocorre calcificação do resíduo larvário. A longo prazo, a repercussão clínica da parasitose poderá depender muito mais da cisticercose que da existência de vermes adultos no intestino, porém, alterações do apetite, do ritmo das evacuações, dores abdominais e adinamia não são infrequentes.

Quanto à infecção pelo *Hymenolepis nana*, o ser humano é considerado o único hospedeiro e transmissor. É mais prevalente em regiões tropicais, porém menos que a observada para os outros cestódeos, em razão da pequena resistência dos seus ovos ao meio ambiente. Tal característica permite concluir que a infestação deve usar, preferencialmente, a via interpessoal, o que justifica que essa parasitose afete mais as crianças. Os ovos ingeridos liberam seus embriões no intestino, que buscam penetrar as vilosidades do íleo distal, onde se desenvolvem, formando a larva cisticercósica. Terminada sua maturação, retornam à superfície mucosa, fixando-se aí pelo escólece, dando início à formação do verme adulto, constituído de proglotes. Reconhece-se que seu ciclo evolutivo possa iniciar-se e completar-se no próprio intestino, por condições internas de transformação dos ovos nos cisticercos, em processo de autoinfecção, explicando parasitismos maciços, para helmintíase proveniente de elementos com baixa sobrevivência no ambiente exterior. Sua patogenia ao ser humano é semelhante à descrita para os outros platelmintos, embora nesta infecção não se desenvolva cisticercose.

A Tabela 42.1 apresenta alguns dos principais patógenos e seus veículos de transmissão.

Quadro clínico

As diarreias de evolução prolongada, intermitentes ou contínuas, constituem desafio para o diagnóstico etiológico. Em muitos casos, a complexidade da interpretação dos dados clínicos leva a hipóteses diferenciais múltiplas e, por consequência, maior tempo na sua investigação complementar, desde que nos antecedentes mórbidos não se detectem causas que as justifiquem. Diante de queixas digestivas de evolução crônica, as primeiras hipóteses diagnósticas são infecções virais, bacterianas e, principalmente, parasitárias. As fases iniciais até podem ser pouco sintomáticas ou mesmo inaparentes, mas em determinado momento, a tendência a mudanças do funcionamento intestinal acaba envolvida no seu curso, quando então passam a ser investigadas. Entretanto, na maioria dos casos, sua evolução costuma ser insidiosa, com períodos sintomáticos, intercalados com fases de normalidade, ocasionando retardo do diagnóstico, muitas vezes por interpretação do próprio paciente que, pelo comportamento das queixas relativamente benigno, assume se tratar de mal-estar passageiro, incriminando esta ou aquela alimentação para justificar as alterações digestivas que o acompanham. Além dessa interpretação, não é incomum atender a soluções domésticas ou aconselhamentos leigos, e a utilização de medicamentos antiparasitários polivalentes que, embora de indiscutível eficácia, sabidamente não atuam sobre todos os microrganismos – parte deles exigindo tratamento específico.

TABELA 42.1 Veículos de transmissão dos principais patógenos causadores de diarreia.

Veículo	Principais patógenos
Água (inclui alimentos lavados nessa água)	*Vibrio cholerae*, Norwalk, *Giardia lamblia*, *Entamoeba histolytica*, *Trichuris trichiura* e *Cryptosporidium parvum*
Aves	*Salmonella*, *Campylobacter* e espécies de *Shigella*
Carne e leite de vaca	*E. coli* êntero-hemorrágica, *Taenia saginata*, *Salmonella* e *Mycobacterium tuberculosis*
Porco	*Taenia solium*, *Balantidium coli*
Peixes e frutos do mar	*Vibrio cholerae*, *Vibrio parahemolyticus* e espécies de *Salmonella*
Ovos	Espécies de *Salmonella*
Maionese e cremes	*Staphylococcus*, *Clostridium perfringens* e *Salmonella*
Tortas	*Salmonella*, *Campylobacter*, *Giardia lamblia* e *Cryptosporidium parvum*
Interpessoal (incluindo contato sexual)	Vírus, *Shigella*, *Campylobacter*, *Giardia lamblia*, *Cryptosporidium parvum*, *Clostridium difficile* e *Mycobacterium tuberculosis*
Piscina	*Giardia lamblia* e *Cryptosporidium parvum*
Viajantes	*E. coli* (vários tipos), *Salmonella*, *Shigella*, *Campylobacter*, *Giardia lamblia*, *Cryptosporidium parvum* e *Entamoeba histolytica*
Pós-antibióticos ou quimioterápicos	*Clostridium difficile*

Adaptada de World Gastroenterology Organization Practice Guideline, 2008.

Certos agentes infecciosos se manifestam após longo tempo de contaminação, já através de suas complicações – como observado na tuberculose entérica primária e na doença de Whipple, estenose ileocecal com quadro suboclusivo e diarreia por má absorção, respectivamente, requerendo pesquisa mais detalhada e demorada por exigirem diagnóstico diferencial com outras doenças que evoluem com sintomas e disfunções semelhantes.

Deve-se tentar localizar anatomicamente as diarreias crônicas por meio de detalhes da história, pois tendem a se comportar de maneira diferente dependendo de sua origem, intestino delgado ou cólon (Tabela 42.2). Nas entéricas, as evacuações são menos frequentes, não acompanhadas de puxo ou tenesmo; quando há dor abdominal, esta tende a não ser aliviada pela evacuação; o volume fecal é maior e as fezes menos aquosas; raramente há muco e sangue, e tende-se ao reconhecimento de restos alimentares indevidos. Procura-se também relação dos sintomas com determinados alimentos (lácteos, trigo, gorduras), evoluindo com maior tendência para desnutrição. Nas de origem cólica, o número de evacuações é grande, com pequenos volumes, muco e sangue mais frequentes, odor pútrido, puxo, tenesmo e alívio da dor, quando presente, com o esvaziamento colorretal, em geral, sem comprometimentos evidentes do estado geral. Obviamente, essas informações devem sempre ser aceitas como sugestivas e não definitivas do diagnóstico anatômico, sendo este complementado com os achados físicos, como grau de nutrição, aumento do volume das vísceras abdominais, massas palpáveis etc., o que facilita a orientação inicial da investigação da sua etiologia.

Diarreia infecciosa crônica com sangue

Dirige a hipótese para as doenças do cólon. No caso de eliminação de sangue vivo, líquido ou coagulado – enterorragia –, a provável origem refere-se aos segmentos distais do intestino grosso. Sangramentos do cólon direito se exteriorizam por material vinhoso (hematoquezia), diferente da melena e da enterorragia. As causas mais comuns de diarreia crônica com sangue correspondem às doenças inflamatórias, retocolite e Crohn. Etiologias menos frequentes: infecções por *Campylobacter jejuni*, *Yersinia enterocolitica*, *Clostridium difficile*, citomegalovírus (CMV), *E. histolytica*, isquemias vasculares mesentéricas de repetição e tumores diarreitizantes ulcerados.

TABELA 42.2 Provável localização anatômica de diarreias crônicas de acordo com a história clínica.

Características	Intestino delgado e/ou início do cólon	Cólon
Número	Em geral pequeno	Grande
Volume	Normal ou grande	Pequeno
Consistência	Normal ou pastosa	Diminuída, líquida
Cor	Normal ou brilhante	Normal
Odor	Normal ou rançoso	Normal ou pútrido
Puxo/tenesmo	Não	Sim
Urgência fecal	Raramente	Frequentemente
Restos alimentares	Mais frequente	Menos frequente
Muco	Não	Sim
Sangue	Incomum (hematoquezia)	Mais comum (enterorragia)
Dor	Difusa ou periumbilical	Difusa ou quadrante inferior esquerdo
Alívio da dor com evacuação	Não	Sim
Desnutrição	Mais frequente	Menos frequente

A colite amebiana tende a se apresentar sob a forma subaguda, variando de diarreia intermitente até quadros disentéricos de maior gravidade, exteriorizados por evacuações mucossanguinolentas, dor abdominal e febre. Cerca de 10% dos infectados podem desenvolver colites fulminantes, com alta probabilidade de complicações fatais, particularmente nos pacientes diabéticos e alcoolistas.

Diarreia infecciosa crônica com eliminação de nutrientes

Gordura em excesso nas fezes – esteatorreia – lhe confere algumas características que podem ser informadas durante a realização da história clínica. São de maior volume, frequência normal ou pouco aumentada, em geral, formadas, brilhantes, com odor de gordura queimada (rançoso) e tendem a boiar na água do vaso sanitário, em razão do seu conteúdo em gases formados pela fermentação das gorduras não absorvidas. Pode-se reconhecer restos alimentares incomuns acompanhando as fezes. Pancreatite crônica alcoólica é a etiologia mais comum. Doenças que comprometem a parede do intestino delgado, como a doença celíaca, Crohn, algumas parasitoses, como giardíase e estrongiloidíase, enterectomias extensas, colestases, deficiência de sais biliares e sobrecrescimento bacteriano no lúmen intestinal, são causas de esteatorreia.

A perda de proteínas pela evacuação – creatorreia – causa liquefação das fezes, mas não traz outras mudanças macroscópicas ao bolo fecal. Sua suspeita ocorre quando a alteração do ritmo intestinal é acompanhada de sinais clínicos de hipoproteinemia. Doenças linfáticas, inflamatórias e neoplásicas respondem como principais etiologias de perda fecal de proteínas. Porém, a infestação maciça por *Strongyloides*, com seu caráter de invasividade, chega a criar bloqueios do sistema linfático das vilosidades intestinais, comportando-se clinicamente como qualquer das doenças perdedoras de proteínas.

Diarreia infecciosa crônica aquosa

Neste grupo estão inclusas doenças funcionais e orgânicas que apresentam algumas semelhanças sintomáticas, porém, cursos inteiramente distintos. Dado o grande número de pacientes com distúrbios funcionais, pode ocorrer alguma dificuldade inicial para o diagnóstico diferencial. Na síndrome do intestino irritável, a mais frequente das disfunções do sistema digestório, as queixas de diarreia costumam ser de longa duração, ausência de sangue nas fezes, manutenção do peso, evacuações só durante o dia e relação próxima com o horário de alimentação e tensão emocional. Observa-se diarreia aquosa em: intolerantes a laticínios; na utilização de açúcares dietéticos em grande quantidade; alguns medicamentos, como hipotensores, antiarrítmicos, anti-inflamatórios não hormonais (AINH); infecções por *Cryptosporidium* e citomegalovírus; microrganismos oportunistas; em diabéticos com neuropatia intestinal, incluindo-se possível sobrecrescimento bacteriano; no aumento de sais biliares no cólon; hipertireoidismo; câncer medular da tireoide e tumores neuroendócrinos, produtores de serotonina (carcinoide), do peptídeo intestinal vasoativo (vipoma), de glucagon (glucagonoma) e gastrina (gastrinoma).

Em crianças, episódios de suboclusão intestinal, agudos ou crônicos, deverão incluir a suspeita da origem parasitária, ainda mais se a condição socioeconômica favorecer a hipótese ou se, nos antecedentes pessoais, houver informações que sugiram existência, atual ou pregressa, dessa afecção.

Exame físico

Os achados físicos dependem do agente causal e das reservas orgânicas do hospedeiro. É necessário reconhecer estados de carência, por meio de sinais de anemia e de desnutrição global ou seletiva. A investigação complementar pode ser orientada pela ocorrência de deficiência ponderal, palidez cutaneomucosa, despapilamento lingual, alterações de anexos – pelos e unhas –, edemas e/ou derrames cavitários, arritmias e sopros cardíacos, aumentos viscerais abdominais, sensibilidade à palpação das estruturas do abdome, massas anômalas e ruídos hidroaéreos aumentados. Recomenda-se o toque retal visando à identificação de anormalidades que possam ser observadas no resíduo fecal, além das condições anatômicas desse segmento. Porém, não é surpreendente o exame físico normal ou com alterações mínimas, mesmo se tratando de doença orgânica.

Diagnóstico

Obviamente, o direcionamento dos exames complementares irá se basear nas informações obtidas da história clínica e dos achados do exame físico. Os procedimentos gerais de laboratório permitem identificar situações de anemia (Hb, Ht), hipoalbuminemia (proteinograma) e, caso presente, pesquisa diferencial de sua perda urinária (urina I e proteinúria de 24 horas), distúrbios metabólicos (TSH, T_4 livre, glicemia, creatinina) e, nas fezes, pesquisa de parasitos (protoparasitológico), bactérias (coprocultura), sangue oculto, leucócitos e gorduras (Sudan III, esteatócrito ou dosagem quantitativa). Atualmente, prefere-se, em vez da pesquisa de leucócitos, a dosagem fecal da calprotectina, uma proteína ligada ao cálcio e presente nos neutrófilos, que se mostra aumentada nos processos inflamatórios e neoplásicos enterocólicos, servindo como parâmetro no diagnóstico diferencial das diarreias crônicas entre funcionais (resultados normais) e orgânicas. Na questão parasitose, recomenda-se a investigação em várias amostras, pelo menos três, coletadas em dias diferentes, devido à não evacuação dos seus elementos diariamente. O teor da gordura fecal pode aumentar em afecções parasitárias como giardíase, estrongiloidíase e necatoríase. Ausência de sangue e gordura nas fezes dirigem a hipótese para diarreias osmóticas ou secretórias.

Alguns microrganismos infectantes não serão identificados por qualquer dos métodos de estudo das fezes, principalmente os patógenos responsáveis pela infecção tuberculosa intestinal e a doença de Whipple. Nessas duas eventualidades, a análise histológica do tecido comprometido é o único procedimento complementar que permitirá o diagnóstico etiológico de certeza. As lesões ileocecais da tuberculose são acessíveis pela colonoscopia, com obtenção de material por biopsia, para possível reconhecimento do bacilo por coloração específica e dos granulomas com necrose caseosa e, quando do jejuno, como no caso da doença de Whipple, por meio do uso de cápsula de biopsia perioral ou mesmo endoscopia (convencional ou enteroscopia), mediante estudo da existência de macrófagos com inclusão bacteriana pela coloração com PAS (ácido periódico de Schiff).

Retossigmoidoscopia, ou mesmo colonoscopia, fazem parte do conjunto de exames complementares para o diagnóstico diferencial das doenças infecciosas/inflamatórias sugestivas de localização colônica.

Tratamento

As diarreias infecciosas crônicas têm tratamentos específicos diagnóstico-relacionados. A princípio, antimicrobianos e/ou antiparasitários serão os medicamentos propostos para o tratamento dos agentes infectantes. Nas Tabelas 42.3 e 42.4, encontram-se anotadas as condutas medicamentosas para os microrganismos mais comuns responsáveis pelas diarreias infecciosas, agudas e crônicas.

TABELA 42.3 Agentes virais e bacterianos e esquemas terapêuticos.

Agente	Tratamento	Alternativas
Vibrio cholerae	Tetraciclina 500 mg, 4 vezes/dia, durante 3 dias	TMP-SMX 160/800 mg, 2 vezes/dia, durante 3 dias
Shigella	Ciprofloxacino 500 mg, 2 vezes/dia, durante 3 dias Azitromicina 1.000 mg, dose única ou 500 mg/dia, durante 3 dias	TMP-SMX 160/800 mg, 2 vezes/dia, durante 5 dias Rifaximina 200 mg, 3 vezes/dia, durante 3 dias
Salmonella (formas graves)	Ciprofloxacino 500 mg, 2 vezes/dia, durante 10 dias Azitromicina 1.000 mg, dose única ou 500 mg/dia, durante 3 dias	Amoxicilina 1 g, 3 vezes/dia, durante 14 dias TMP-SMX 160/800 mg, 2 vezes/dia, durante 5 dias Rifaximina 200 mg, 3 vezes/dia, durante 3 dias
E. coli enteroinvasiva	Ciprofloxacino 500 mg, 2 vezes/dia, de 5 a 7 dias (empírico) Azitromicina 1.000 mg, dose única ou 500 mg/dia, durante 3 dias	TMP-SMX 160/800 mg, 2 vezes/dia, de 5 a 7 dias
E. coli êntero-hemorrágica	Ciprofloxacino 500 mg, 2 vezes/dia, de 5 a 7 dias (empírico) Azitromicina 1.000 mg, dose única ou 500 mg/dia, durante 3 dias	–
E. coli enterotoxigênica	Ciprofloxacino 500 mg, 2 vezes/dia, de 5 a 7 dias (empírico) Azitromicina 1.000 mg, dose única ou 500 mg/dia, durante 3 dias	Tetraciclina 500 mg, 4 vezes/dia, de 5 a 7 dias
E. coli enteropatogênica	TMP-SMX 160/800 mg, 2 vezes/dia, de 5 a 7 dias Azitromicina 1.000 mg, dose única ou 500 mg/dia, durante 3 dias	–
Clostridium difficile	Vancomicina 125/250 mg, 4 vezes/dia (VO), por 10 dias	Metronidazol 500 mg, 3 vezes/dia, durante 10 dias
Yersinia enterocolitica	Ciprofloxacino 500 mg, 2 vezes/dia, durante 3 dias	TMP-SMX 160/800 mg, 2 vezes/dia, durante 3 dias
Campylobacter jejuni	Eritromicina 250 mg, 4 vezes/dia, durante 5 dias	Ciprofloxacino 500 mg, 2 vezes/dia, durante 5 dias

TMP-SMX: trimetoprima/sulfametoxazol.

TABELA 42.4 Agentes parasitários e esquemas terapêuticos.

Agente	Tratamento	Alternativa
Giardia lamblia	Nitazoxanida 500 mg, 2 vezes/dia, durante 3 dias	Metronidazol 250 mg, 3 vezes/dia, de 7 a 10 dias Tinidazol/secnidazol 500 mg, 2 g, dose única
Cryptosporidium parvum	Espiramicina 1 g, 3 vezes/dia, – 2 semanas 1 g/dia, – manutenção	Paromomicina 1 g, 2 vezes/dia, durante 2 semanas Roxitromicina 300 mg, 2 vezes/dia, durante 4 semanas Nitazoxanida 500 mg, 2 vezes/dia, durante 3 dias
Isospora belli	TMP-SMX 160/800 mg, 4 vezes/dia, – 4 semanas	Pirimetamina 25 mg, 1 vez/dia, de 6 a 8 semanas Nitazoxanida 500 mg, 2 vezes/dia, durante 3 dias
Ascaris lumbricoides	Nitazoxanida 500 mg, 2 vezes/dia, durante 3 dias	Albendazol 400 mg, 400 mg, dose única Levamisol 150 mg, 1 vez, dose única
Ancylostoma duodenale *Necator americanus*	Nitazoxanida 500 mg, 2 vezes/dia, durante 3 dias	Mebendazol 100 mg, 2 vezes/dia, durante 3 dias Albendazol 400 mg, 1 vez, dose única
Strongyloides stercoralis	Nitazoxanida 500 mg, 2 vezes/dia, durante 3 dias	Tiabendazol 500 mg, 1 vez/dia, de 7 a 10 dias Cambendazol 180 mg, 2 comprimidos, dose única
Taenia solium *Taenia saginata*	Nitazoxanida 500 mg, 2 vezes/dia, durante 3 dias	Praziquantel 150 mg, 4 comprimidos, dose única
Hymenolepis nana	Nitazoxanida 500 mg, 2 vezes/dia, durante 3 dias	Praziquantel 150 mg, 4 comprimidos, dose única
Entamoeba histolytica (ação luminal)	Teclozana 500 mg, 2 vezes/dia (até total de 1,5 g)	Etofamida 500 mg, 2 vezes/dia, (até total de 3,0 g)
Entamoeba histolytica (ação tecidual)	Nitazoxanida 500 mg, 2 vezes/dia, durante 3 dias	Tinidazol/secnidazol em doses equivalentes Metronidazol 400 mg, 2 vezes/dia, durante 10 dias

BIBLIOGRAFIA

Arasaradnam RP, Brown S, Forbes A *et al.* Guidelines for the investigation of chronic diarrhoea in adults: British Society of Gastroenterology, 3rd edition. Gut 2018;67(8):1380-99.

Camilleri M, Sellin JH, Barrett KE. Pathophysiology, Evaluation, and management of chronic watery diarrhea. Gastroenterology. 2017;152(3): 515-32.e2.

Dekker JP, Frank KM. Salmonella, Shigella, and yersinia. Clin Lab Med. 2015;35(2):225-46.

DuPont HL. Acute infectious diarrhea in immunocompetent adults. New Engl J Med. 2014;370:532-40.

Fischbach W, Andresen V, Eberlin M *et al.* A comprehensive comparison of the efficacy and tolerability of racecadotril with other treatments of acute diarrhea in adults. Front Med (Lausanne) 2016 14;3: article 44. Review.

Grilo Bensusan I, Herrera Martín P. Diarrhea caused by multiparasitic infection. Rev Esp Enferm Dig. 2016;108(4):233-4.

Guarino A, Guandalini S, Lo Vecchio A. Probiotics for Prevention and Treatment of Diarrhea. Clin Gastroenterol. 2015;9(Suppl 1): S37-45.

Hagbom M, Novak D, Ekström M *et al.* Ondansetron treatment reduces rotavirus symptoms-A randomized double blinded placebo-controlled trial. PLoS One. 2017;12(10):e0186824.

Kim YJ, Park KH, Park DA *et al.* Guideline for the antibiotic use in acute gastroenteritis. Infect Chemother. 2019;51(2):217-243.

Malik OAA. Role of antimicrobials in the treatment of adult patients presenting to the emergency department with acute gastroenteritis – A mini review. Pak J Med Sci. 2017;33(2):488-492.

McAuliffe GN, Anderson TP, Stevens M *et al.* Systematic application of multiplex PCR enhances the detection of bacteria, parasites, and viruses in stool samples. J Infect. 2013;67:122-9.

Mullish BH, Williams HR. Clostridium difficile infection and antibiotic-associated diarrhea. Clin Med (Lond) 2018;18(3):237-41.

Pan L, Mu M, Yang P *et al.* Clinical characteristics of COVID-19 patients with digestive symptoms in Hubei, China: a descriptive, cross-sectional, multicenter study. Am J Gastroenterol. 2020;115(5):766-73.

Riddle MS, DuPont HL, Connor BA. ACG Clinical Guideline: Diagnosis, Treatment, and Prevention of Acute Diarrheal Infection in Adults. Am J Gastroenterol. 2016;11:602-22.

Smyk W, Janik MK, Portincasa P *et al.* COVID-19: Focus on the lungs but do not forget the gastrintestinal tract. J Clin Invest. 2020;50(9):e13276.

Su GL, Ko CW, Bercik P *et al.* AGA clinical practice guidelines on the role of probiotics in the management of gastrintestinal disorders. Gastroenterology. 2020;159:697-705.

Tribble DR. Antibiotic Therapy for Acute Watery Diarrhea and Dysentery. Mil Med. 2017;182(S2):17-25.

Vila J, Oliveira I, Zboromyrska Y *et al.* Traveller's diarrhoea. Enferm Infecc Microbiol Clin 2016;34(9):579-84.

Williams PCM, Berkley JA. Guidelines for the treatment of dysentery (shigellosis): a systematic review of the evidence. Paediatr Int Child Health. 2018;38(sup1):S50-S65.

43 Vírus da Hepatite A e E

Celso Francisco Hernandes Granato

VÍRUS DA HEPATITE A

A rigor, pode-se denominar hepatite qualquer processo inflamatório do fígado, seja ele causado por fármaco, vírus ou bactéria. Entretanto, convencionou-se chamar de hepatite, especificamente hepatite viral, o processo associado a grande variedade de vírus que podem acometer esse órgão, dentre os quais distinguem-se aqueles vírus que se replicam principalmente no fígado (embora possam fazê-lo também em outros órgãos), por isso, chamados vírus hepatotrópicos. Enquadram-se nessa categoria os vírus das hepatites A, B, C, D e E. Neste capítulo, vamos abordar os vírus A e E, uma vez que compartilham uma série de características epidemiológicas e clínicas.

Atualmente, o vírus da hepatite A (VHA) é considerado um enterovírus, devido às suas características físicas, químicas e epidemiológicas, enquadrado no gênero hepatovírus.

Segundo informações atualmente disponíveis, sua circulação se dá apenas entre seres humanos, e não há evidências relevantes da participação de hospedeiros animais que impactem significativamente a doença.

A infecção é adquirida pela boca, ao se ingerirem alimentos ou água contaminados com o vírus, que é eliminado pelas fezes. Costuma ser mais prevalente em locais e populações com menores níveis higiênico e socioeconômico, principalmente nas faixas etárias pediátricas. Essa era a característica da nossa população até recentemente, porém, esse quadro está se alterando ao longo dos últimos 20 anos, e, atualmente, pode-se notar importante variação regional no Brasil, sendo que nas regiões Norte e Nordeste a infecção é adquirida até cerca de 10 anos, enquanto nas regiões Sul, Sudeste e Centro-Oeste, a infecção é adquirida no transcurso da segunda década de vida.

Quadro clínico

Após a infecção, mais comumente no verão ou em temporadas chuvosas, o período de incubação varia de 2 a 4 semanas, após as quais poderá haver expressão clínica mais ou menos evidente.

Esse deslocamento da faixa etária de maior incidência fez com que a doença, anteriormente pouco sintomática, passasse a ser mais evidente do ponto de vista clínico. Ainda assim, os casos ictéricos são pouco comuns (20 a 30% dos casos), predominando febre, mal-estar geral, inapetência, náuseas e vômitos; podem ocorrer, ainda que mais raramente, icterícia, acolia fecal e colúria. Chama a atenção a intolerância a odores mais intensos, particularmente aqueles ligados a alimentos e cigarro. Essas características são mais comuns (cerca de 70% dos casos) em adolescentes e adultos. Nas crianças a situação se inverte, isto é, cerca de 70% são oligo ou assintomáticas, e apenas 30% das crianças terão esse quadro clínico mais florido.

Esse quadro tende a durar de 2 a 3 semanas e, em percentual relativamente pequeno dos pacientes (15 a 20%), pode diminuir de intensidade e voltar a acometer o paciente após alguns dias. Entretanto, a cura em percentual superior a 99% é a regra. Os casos de hepatite fulminante associados à infecção pelo VHA são considerados relativamente incomuns (1/1.000 a 1/10.000). Regra geral, quando a hepatite A incide em pacientes com infecção crônica pelo vírus da hepatite B (VHB) ou C (VHC), tende a ocorrer desequilíbrio clínico e piora dos parâmetros associados à função hepática. Em surto descrito na China, cerca de 0,015% dos pacientes tiveram evolução fatal.

Diagnóstico

O diagnóstico inespecífico inclui hemograma, ainda que não haja alterações típicas. Em função da lise de hepatócitos, as transaminases se encontram elevadas, em geral acima de 500 a 1.000 UI/mℓ, frequentemente ultrapassando 2 mil e até 3 mil unidades. Os níveis de bilirrubinas também costumam estar elevados, atingindo índices de 5, 10 mg/dℓ ou até mais.

Tratamento

Não há tratamento específico para hepatite causada pelo vírus A, embora se recomende repouso relativo durante o período em que as transaminases estão elevadas. Não há alimentos "proibidos", embora a ingestão de alimentos excessivamente gordurosos seja até mesmo rejeitada pelos pacientes na fase aguda da doença. O consumo de álcool, devido à sua ação diretamente hepatotóxica, é expressamente desaconselhado até que se normalizem os níveis de transaminases.

Na última década, foi introduzida a vacinação preventiva contra o VHA. Inicialmente, a vacinação foi realizada nos países mais desenvolvidos, onde a doença é mais incomum, incidindo particularmente em pessoas que viajam a países em desenvolvimento, seja por turismo, estada mais prolongada ou residência temporária. Há poucos anos, essa medida foi introduzida no Brasil e deve modificar o padrão epidemiológico atual.

A vacina atualmente em uso é constituída de vírus inativado, e o esquema proposto é de duas doses, sendo o ideal que a primeira dose seja dada com 1 ano e a segunda, 6 meses após, para garantir maior longevidade da proteção. Além dessa população, a vacinação é preconizada para outros grupos:

- Crianças maiores não vacinadas anteriormente
- Adultos que viajarão (turismo ou residência) para locais de alta ou intermediária incidência da doença
- Homens que fazem sexo com outros homens
- Pacientes com doenças crônicas do fígado.

VÍRUS DA HEPATITE E

No início da década de 1990, logo após a caracterização do vírus da hepatite não A, não B de transmissão parenteral, que passou então a ser chamado de vírus da hepatite C (VHC), foi caracterizado o vírus da hepatite não A, não B de transmissão entérica, denominado "vírus da hepatite E" (VHE).

Trata-se de vírus com material genético pequeno, constituído por RNA, para o qual já foram descritos quatro a cinco genótipos com distribuição entre animais (porcos e aves), além dos seres humanos. Faz parte da família *Hepeviridae*, gênero *Hepevirus*.

A infecção é adquirida pelo contato com material contaminado por fezes, água ou alimentos, semelhantemente ao que se dá na hepatite A. No caso do VHE, o consumo de carne suína parece ter papel relevante.

Essa infecção ocorre esporadicamente no Brasil, embora tenham sidos descritos vários surtos no exterior, a maioria em países em desenvolvimento. Afeta, principalmente, adultos jovens, e raramente, nos casos esporádicos, são descritos casos secundários.

Quadro clínico

A expressão clínica da doença é bastante semelhante à observada na hepatite A, sendo praticamente indistinguíveis as duas formas da doença. A ocorrência de infecção em gestantes é particularmente preocupante, pois, por motivos ainda não totalmente esclarecidos, ao incidir nesse grupo durante o terceiro trimestre da gravidez a doença assume caráter mais grave, resultando em cerca de 30% de letalidade.

Relatos de diversos grupos avaliados no Brasil indicam que a incidência oscila entre 2% em doadores de sangue em Salvador (BA) e 10% entre doadores de sangue em Blumenau (SC), embora esses valores não possam ser diretamente comparados.

Outra ocorrência relevante relacionada à infecção pelo VHE, descrita mais recentemente, refere-se à forma crônica da infecção, praticamente ausente entre pacientes imunocompetentes, mas que pode ocorrer em pacientes transplantados de órgãos sólidos com alta frequência (66%). Essa apresentação da doença já foi descrita, com elevações de transaminases da ordem de 100 a 200 UI/mℓ, em transplantados de fígado e de rins, inclusive entre brasileiros. Nessas circunstâncias, a doença pode adquirir caráter bastante grave, inclusive com êxito letal.

Diagnóstico

O diagnóstico laboratorial inclui, além dos exames gerais (hemograma, transaminases e bilirrubinas), a sorologia para VHE ou a pesquisa do RNA viral por reação em cadeia da polimerase (PCR) em tempo real. Essas pesquisas devem ser incluídas na investigação de elevação das transaminases em pacientes submetidos a transplantes de órgãos sólidos.

Em estudo objeto de tese realizada na UNIFESP, cerca de 4% dos pacientes atendidos em pronto-socorro do Hospital São Paulo e que tinham níveis de transaminase (ALT) superior a 200 UI/mℓ tiveram diagnóstico laboratorial de hepatite por vírus VHE, seja por sorologia (IgM reagente) ou teste molecular (RT-PCR).

Tratamento

Embora ainda não existam estudos bastante amplos e controlados na literatura especializada, alguns autores têm relatado o uso de ribavirina nos casos mais graves, com boa resposta (76% de resposta virológica sustentada). Outros autores advogam a redução das doses dos fármacos imunossupressores durante o período de doença ativa.

Ainda não existem vacinas preventivas disponíveis.

BIBLIOGRAFIA

Conte D, Granato CFH, Luna LKS *et al.* Hepatitis E vírus infection among patients with altered levels of alanine aminotransferase. Braz J. Infect Dis. 2021 Nov-Dec;25(6):101655. Epub 2021 Nov 27.

Kamar N *et al.* Hepatitis E virus and chronic hepatitis in organ-transplant recipients. N Engl J Med. 21 Feb 2008;358(8):811-7.

Kamar N, Izopet J, Tripon S, Bismuth M, Hillaire S, Dumortier J *et al.* Ribavirina for chronic hepatitis E virus infection in transplant recipients. N Engl J Med. 2014 Mar 20;370(12):1111-20.

Meng XJ. Recent advances in hepatitis E virus. J Viral Hepat. Mar 2010;17(3): 153-61.

Shin E-C, Jeong S-H. Natural history, clinical manifestatipns, and pathogenesis of hepatitis A. Cold Spring Harb Perspect Med. 2018 Sep 4;8(9):a031708.

Shouval D. The history of hepatitis A. Clin Liver Dis. 2020;16(S1):12-23.

Vitral CL, Gaspar AMC, Souto FJD. Epidemiological pattern and mortality rates for hepatitis A in Brazil, 1980-2002 – A review. Mem Inst Oswaldo Cruz. 2006;101(2):119-27.

44 Vírus da Hepatite B

Paulo Roberto Abrão Ferreira

INTRODUÇÃO

O vírus da hepatite B (VHB) tem genoma formado por DNA de dupla fita, parcialmente sobrepostas. Pertence à família *Hepadnaviridae*, que se replica através de RNA intermediário e, consequentemente, sua polimerase age como transcriptase reversa. Apresenta partícula viral completa com 42 nm de diâmetro e partículas esféricas ou filamentosas de 22 nm. Sua variabilidade genética pode ser representada em 10 genótipos (A a J) com marcante distribuição geográfica, dentre os quais se pode diferenciar mais de 40 subgenótipos. Quatro *open reading frames* compõem o genoma do VHB. A região *presurface-surface* codifica as proteínas de superfície (HBsAg), proteínas estruturais do envelope, fundamentais para a ligação do vírus ao hepatócito, que participam da montagem e liberação do vírion. O gene *precore-core* codifica a proteína estrutural do *core* (HBcAg), importante para a montagem do capsídio, regulação da replicação e da montagem do vírion. O antígeno *precore* não estrutural "e" (HBeAg) tem papel na imunomodulação e no escape do VHB do sistema imune. O gene da polimerase codifica a transcriptase reversa, envolvida na síntese de DNA e na encapsidação do RNA. Finalmente, a região "x" codifica a proteína "x", importante para a replicação e com papel oncogênico para o aparecimento do carcinoma hepatocelular (HCC). O hospedeiro primário do VHB é o ser humano, mas tem-se detectado a proteína do envelope, antígeno de superfície do VHB (HBsAg), em primatas não humanos. A célula primária para replicação do VHB é o hepatócito, mas ainda não se estabeleceu sistema de cultura robusto *in vitro*. A Figura 44.1 apresenta o ciclo de replicação do VHB.

O VHB não parece ser diretamente citopático para o hepatócito, e a lesão hepática parece ser mediada pela resposta imune celular e humoral a esse vírus. O VHB suscita resposta endógena citolítica de linfócitos T contra os hepatócitos infectados. Apesar de os antígenos do nucleocapsídio do VHB parecerem ser os alvos dos linfócitos T citolíticos, ainda são pouco entendidos os complexos fatores celulares e humorais do hospedeiro e as interações deles, que determinam gravidade, duração e evolução da hepatite B. Períodos de relativa inatividade, seguidos de períodos de lesão hepática acelerada, representam, respectivamente, as fases de imunotolerância e imunoatividade na história natural da hepatite B crônica (CHB). Nesse curso, também podem ocorrer: lesão hepática de baixo nível ou episódica (durante a fase de imunotolerância); períodos de quiescência (que podem ocorrer tardiamente) ou reativações (a qualquer momento); aumento e redução da atividade necroinflamatória (em particular nos pacientes com HBeAg não reagente com doença crônica). Atualmente, considera-se que as proteínas virais são apresentadas por células apresentadoras de antígenos aos linfócitos T CD4+ (TH1) e T CD8+ (TH2). Na infecção aguda autolimitada, a resposta T CD4+/TH1 domina, apoiando a destruição, por linfócitos T citolíticos, de hepatócitos que expressam antígenos virais. Na hepatite B crônica, a resposta TH2 predomina, e a resposta citolítica fraca contra os hepatócitos infectados é insuficiente para eliminar o vírus, mas suficiente para manter lesão hepática persistente.

EPIDEMIOLOGIA

A despeito da disponibilidade de vacina eficaz e segura contra a hepatite B, mais de 1/3 da população mundial foi exposta ao vírus, e aproximadamente 240 milhões de pessoas estão cronicamente infectadas. Pacientes com infecção crônica pelo VHB estão sob risco de desenvolver complicações, como cirrose, descompensação hepática e HCC. Mais de 600 mil pessoas morrem anualmente dessas situações clínicas, sendo a cirrose a décima segunda causa mundial de óbitos. No Brasil, estudos realizados nas capitais estaduais, na população de 13 a 69 anos, estimam a prevalência de hepatite B crônica entre 0,6 e 0,9% (120 a 198 mil).

A significância global da infecção pelo VHB pode ser avaliada pelos inquéritos de soroprevalência (prevalência de HBsAg), e a mortalidade por hepatite B aguda, cirrose ou HCC pelos registros de óbitos. Os dados disponíveis são completados por revisões sistemáticas e modelos estatísticos. Revisão sistemática cobrindo período de 27 anos (1980-2007) estimou a prevalência de HBsAg reagente, em nível global, entre 1990 e 2005. O número total de pacientes com HBsAg reagente (hepatite B crônica) em 2005 foi estimado em 240 milhões, com prevalência global de 3,7%, dividida em 127 milhões de homens (3,9%) e 113 milhões de mulheres (3,5%). A endemicidade dos HBsAg reagentes é categorizada como baixa (< 2%), baixa-intermediária (2 a 4,9%), alta-intermediária (5 a 7,9%) e alta (> 8%). A África Subsaariana ocidental é a área de maior endemicidade, enquanto suas regiões sul, central e oriental têm prevalência alta-intermediária. Comparando 1990 e 2005, a prevalência de HBsAg reagente aumentou nas áreas sul e oriental da África Subsaariana e se manteve estável na Ásia Oriental. Observou-se moderada a intensa redução nas demais regiões. A principal variável, nas taxas de soroprevalência,

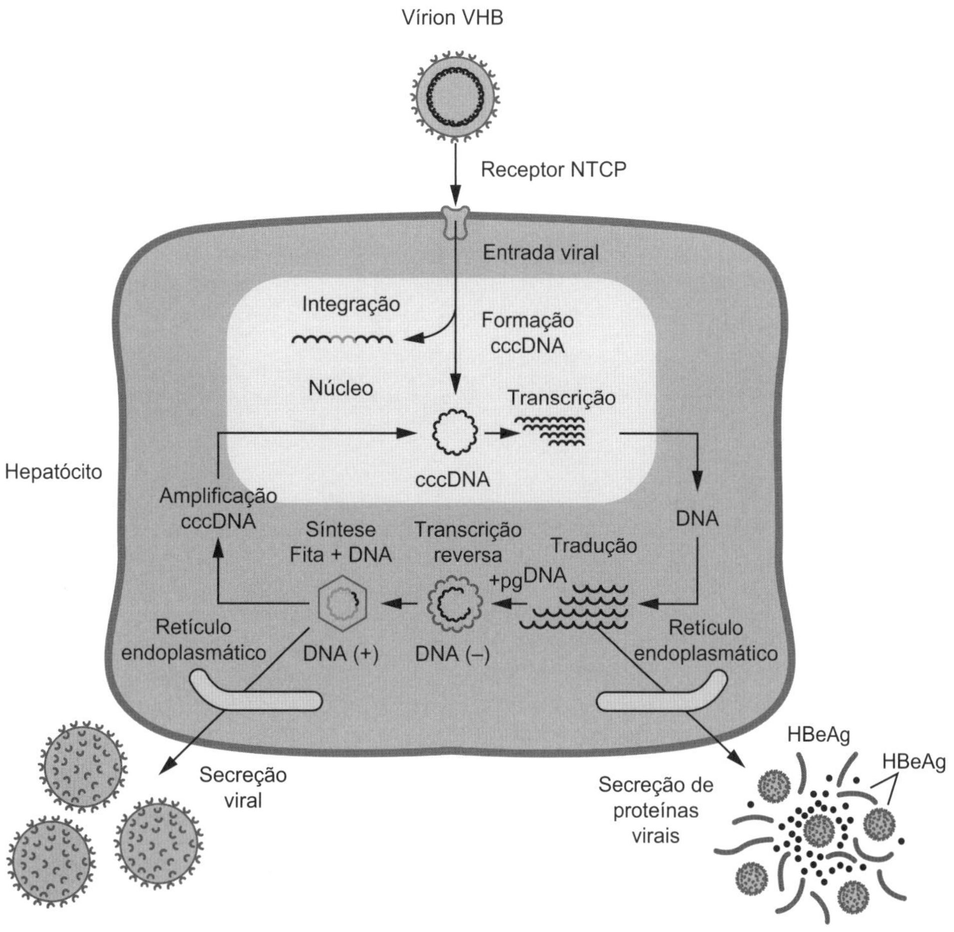

FIGURA 44.1 Ciclo de replicação do vírus da hepatite B (VHB). NTCP: polipeptídio cotransportador de taurocolato de sódio.

recentemente considerada, é a influência das migrações. Estudo europeu realizado em seis países de baixa prevalência revelou substancial influência da migração na prevalência da hepatite B, o que afetará a prevenção e os cuidados em saúde no futuro. Estudo de 2010 estimou o número anual de mortes por hepatite B em 786 mil, comparado com 499 mil devido à hepatite C (total de 1,29 milhão para hepatites virais), 1,47 milhão devido à infecção pelo HIV, 1,17 milhão por malária e 1,2 milhão por tuberculose. A hepatite B ocupa a décima quinta posição entre as causas de óbito, e a hepatite C, a vigésima quinta. As hepatites virais (A, B, C, D, E) resultaram em 1,44 milhão de óbitos e foram posicionadas como a oitava causa de mortes humanas, enquanto a infecção pelo HIV foi a sexta causa, tuberculose foi a décima e malária a décima primeira. Mortes por cirrose e HCC foram estimadas em 1,03 milhão e 750 mil, respectivamente. O VHB foi associado a 30% das mortes por cirrose e 45% das por HCC.

O VHB é transmitido pela exposição cutaneomucosa a sangue, fluidos corporais (sêmen, saliva, secreção cervical e lágrimas) e pode sobreviver em superfícies no ambiente por até 7 dias. Vias comuns de transmissão incluem a perinatal, a infecção pediátrica precoce inaparente, inserção de *piercings*, tatuagens e escarificações, contato sexual, transfusão de sangue e hemoderivados, drogas injetáveis e exposição ocupacional de profissionais de saúde. O modo de transmissão do VHB varia conforme a prevalência da infecção em determinada região: transmissão perinatal em áreas de alta prevalência (p. ex., África e Ásia); transmissão horizontal, particularmente na infância precoce, em áreas de prevalência intermediária; transmissão por relações sexuais desprotegidas e uso de drogas injetáveis em áreas de baixa prevalência (p. ex., Brasil).

PATOGÊNESE

A Figura 44.2 apresenta a dinâmica de antígenos e anticorpos encontrados na fase aguda autolimitada da hepatite B. O período de encubação da hepatite B é de 30 a 180 dias (média de 60 a 90 dias), e o primeiro marcador a surgir é o HBsAg (dentro de 1 a 12 semanas, em geral de 8 a 12 semanas). O HBsAg costuma ser detectado de 2 a 6 semanas antes da elevação de alanina aminotransferase (ALT) ou aspartato aminotransferase (AST), e das manifestações clínicas, permanecendo detectável durante todo o curso da infecção pelo VHB. Nos casos agudos típicos, o HBsAg se torna indetectável 1 a 2 meses após a icterícia (de forma infrequente, no adulto, persiste além de 6 meses). Após a eliminação do HBsAg, o anti-HBs se torna detectável e persiste indefinidamente. O anti-HBc pode ser encontrado semanas a meses antes da detecção do anti-HBs. O HBeAg, que aparece concomitante ou pouco tempo após o aparecimento do HBsAg, está associado a altos níveis de replicação do VHB.

Na hepatite B aguda, a forma ictérica aparece em apenas 5% dos casos, em crianças abaixo de 5 anos, e em 30 e 50% dos casos em crianças acima dos 5 anos. Podem ocorrer febre, dor abdominal, náuseas, vômitos, colúria e acolia fecal. Os casos restantes são oligo ou assintomáticos. O prognóstico é excelente, e geralmente não é necessário tratamento antiviral específico. No entanto, em raros casos de hepatite B aguda grave, deve-se recorrer a tratamento com análogos de nucleosídios (NUC) orais, nas mesmas posologias usadas para a infecção crônica. Na fase aguda, geralmente se recomenda tratamento com antivirais, para pacientes com manifestações de insuficiência hepática aguda ou imunossuprimidos. Até 1% dos casos de hepatite B

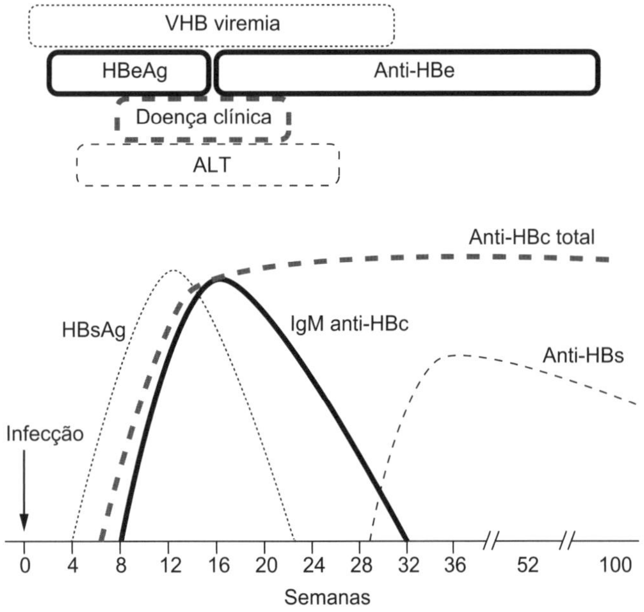

FIGURA 44.2 Evolução de antígenos e anticorpos na fase aguda da hepatite B. ALT: alanina aminotransferase; IgM: imunoglobulina da classe M; VHB: vírus da hepatite B.

aguda podem evoluir para a forma fulminante e necessitar de transplante hepático ou evoluir para óbito.

A definição de hepatite B crônica é a persistência do HBsAg reagente por mais de 6 meses após o momento da infecção. A história natural da hepatite B crônica é complexa e variável. Antes das fases mais avançadas da doença hepática as manifestações clínicas estão ausentes ou são inespecíficas. Eventualmente, podem ocorrer manifestações extra-hepáticas imunomediadas, como: poliarterite nodosa, glomerulonefrites, artrites, artralgia, exantema, acrodermatite papular, púrpura palpável, doença do soro (artrite-dermatite), crioglobulinemia, neuropatia periférica sensorial ou motora, mialgia, síndrome *sicca* etc. O VHB lesiona os hepatócitos e pode levar a cirrose ou HCC. A progressão para a cronicidade é fortemente influenciada pela idade no momento da infecção. A transmissão para neonatos de mães HBeAg reagentes pode resultar em cronicidade em mais de 90% dos casos, enquanto menos de 10% dos adultos progridem para a fase crônica. Nessa fase, pode haver soroconversão espontânea do HBsAg para anti-HBs em cerca de 1 a 2% dos casos registrados por ano, e do HBeAg para anti-HBe em 8 a 12% dos casos anuais. A fase crônica da hepatite B pode ser subdividida em seis fases, cada uma caracterizada por padrões de nível de ALT, VHB DNA, ocorrência ou não do HBeAg e histologia hepática. É importante notar que essas fases não são estáticas e nem sempre sequenciais, com a possibilidade de mudança de uma fase para a outra em qualquer direção (Tabela 44.1, Figuras 44.3 e 44.4).

- HBeAg reagente infecção (antigo imunotolerante – HBeAg reagente, VHB DNA elevado, ALT normal ou pouco elevada): alta infectividade e mínima atividade inflamatória histológica. A duração dessa fase é extremamente variável, sendo mais longa naqueles que adquirem o VHB no período perinatal. Nessa situação não ocorre ou é mínima a progressão de fibrose hepática
- HBeAg reagente hepatite (antigo imunoativo – HBeAg reagente, VHB DNA variável, ALT elevada ou flutuante): quando a imunotolerância é perdida, os pacientes passam à fase de necroinflamação hepática. Pode ocorrer soroconversão para anti-HBe e/ou anti-HBs. Nessa fase, ocorre progressão de fibrose hepática
- HBeAg não reagente infecção (antigo portador crônico inativo, com baixa replicação – HBeAg não reagente, anti-HBe reagente, VHB DNA baixo, ALT normal): a soroconversão do HBeAg

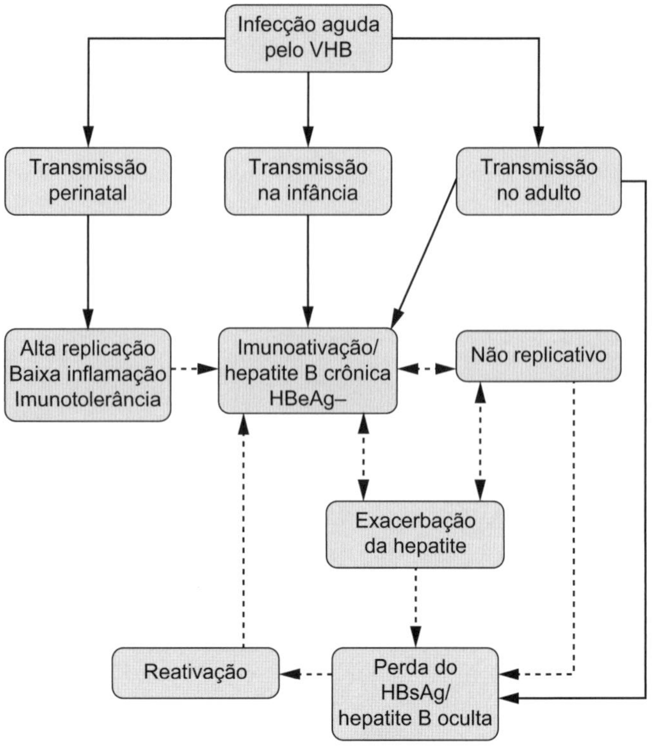

FIGURA 44.3 Dinâmica da história natural da hepatite B crônica. VHB: vírus da hepatite B.

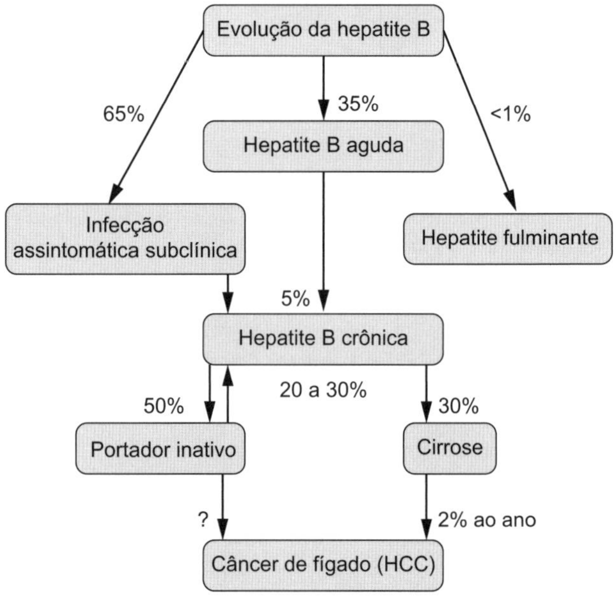

FIGURA 44.4 Evolução natural e progressão da doença.

para anti-HBe está associada à mínima replicação e, geralmente, à mínima atividade necroinflamatória hepática. A progressão de fibrose hepática é ausente ou mínima
- HBeAg não reagente hepatite (antiga hepatite crônica ativa com HBeAg não reagente – HBeAg não reagente, VHB DNA variável, ALT elevada ou flutuante): há mutantes do VHB que não expressam HBeAg (mutantes *core-precore*) e moderada ou intensa atividade necroinflamatória no fígado. Nessa fase, há progressão de fibrose hepática
- Reativação ou exacerbação (HBsAg reagente ou não reagente, VHB DNA variável, ALT elevada): recorrência da viremia do VHB, com sororreversão para HBeAg reagente, ou mais

TABELA 44.1 Fases da história natural da hepatite B crônica.

Marcador	HBeAg reagente infecção (imunotolerante)	HBeAg reagente hepatite (imunoativo)	HBeAg não reagente hepatite (mutante *precore*)	HBeAg não reagente infecção (portador crônico inativo)
HBsAg	+	+	+	+
HBeAg	+	+	–	–
Anti-HBe	–	–	+	+
ALT	Normal	Elevada	Elevada	Normal
VHB DNA (cópias/mℓ)	> 10^5	> 10^5	> 10^4	< 10^3
Histologia	Normal/discreta atividade necroinflamatória	Atividade necroinflamatória	Atividade necroinflamatória	Normal

frequentemente, com mutantes do VHB que não expressam o HBeAg (mutantes *core-precore*) e moderada ou intensa atividade necroinflamatória no fígado. Nesses casos, há progressão de fibrose hepática. Podem ocorrer casos graves, principalmente em imunossuprimidos, e potencial hepatite fulminante

- Oculta (HBsAg não reagente, VHB DNA muito baixo e ALT normal): nesses casos, ainda há persistência do cccDNA ativo em hepatócitos. Pode haver anti-HBc isoladamente, ou todos os marcadores sorológicos podem ser não reagentes.

Os principais marcadores de doença na hepatite B crônica são o grau de atividade necroinflamatória e o consequente estadiamento de fibrose hepáticos. Esses dados são importantes para a indicação do tratamento, a definição do prognóstico e a determinação de algumas condutas específicas. Quando há cirrose, é obrigatório o rastreamento de varizes gastresofágicas (endoscopia digestiva regular) e de HCC (ultrassonografia abdominal semestral). Pode-se obter essas informações por meio de biopsia hepática ou métodos não invasivos (escores de biomarcadores ou elastografia). A classificação Metavir é a mais utilizada para esse fim (Tabela 44.2).

A progressão para cirrose e HCC é muito lenta no paciente crônico inativo (< 1% ao ano), podendo ocorrer de 2 a 10% ao ano nas fases imunoativas (HBeAg reagente ou não). A progressão para HCC pode ocorrer de 2 a 4% ao ano. A incidência de cirrose parece ser duas vezes mais elevada em pacientes HBeAg não reagentes, se comparados a HBeAg reagentes. Em cirróticos, o risco acumulativo em 5 anos de HCC é de 17% no leste da Ásia, e 10% na Europa Ocidental e EUA. A mortalidade em 5 anos é de 14% no leste da Ásia e de 15% na Europa. Os principais fatores determinantes das taxas de progressão são: idade no momento da infecção, gênero, nível de replicação do VHB (VHB DNA), genótipo ou variantes do VHB, coinfecção com VHC, VHD ou HIV, álcool, exposição à aflatoxina B1, fatores genéticos do hospedeiro e, provavelmente, comorbidades, incluindo síndrome metabólica, diabetes, obesidade e tabagismo. Estudos na Ásia sugerem progressão mais rápida para cirrose e HCC se houver infecção pelo genótipo C, quando comparado ao genótipo B do VHB. Estudos nos EUA revelaram que o genótipo D apresenta maior chance de progressão para cirrose ou HCC, em relação ao genótipo A. Os principais fatores de risco relacionados à evolução para cirrose e HCC incluem ser HBeAg reagente e níveis elevados de VHB DNA. Estudos de coorte, em Taiwan, estabeleceram as seguintes associações: a incidência de HCC foi de 1.169/100.000 pacientes/ano para HBsAg e HBeAg reagentes; 324/100.000 pacientes/ano para HBsAg reagentes e HBeAg não reagentes; e 39/100.000 pacientes/ano para HBsAg não reagentes. O estudo *Risk Evaluation of Viral Load Elevation and Associated Liver Disease* (REVEAL-VHB) estabeleceu os níveis do VHB DNA como um dos principais determinantes de progressão para HCC. No entanto, mesmo pacientes com HBsAg reagente com baixos níveis de VHB DNA e ALT normal tiveram quase cinco vezes mais risco de HCC, se comparados aos controles HBsAg não reagentes.

TABELA 44.2 Classificação Metavir.

Descrição	Graduação	Descrição	Estadiamento
Sem atividade necroinflamatória portal-periporta	A0	Ausência de fibrose	F0
Discreta atividade necroinflamatória portal-periporta	A1	Fibrose exclusiva em espaços portais	F1
Moderada atividade necroinflamatória portal-periporta	A2	Septos de fibrose incompletos	F2
Intensa atividade necroinflamatória portal-periporta	A3	Esboço de nódulos	F3
		Cirrose	F4

DIAGNÓSTICO

O diagnóstico da hepatite B aguda e crônica baseia-se na clínica e nos marcadores sorológicos, que são úteis na avaliação do estado da infecção pelo VHB, como ilustra a Tabela 44.3. Todavia, é muito importante considerar a importância do rastreio para hepatite B crônica. O Ministério da Saúde orientou recentemente a expansão dos critérios de rastreamento, conforme descrito na Tabela 44.4.

PREVENÇÃO

Imunização

As estratégias para debelar as infecções pelo VHB são: tratar os pacientes crônicos, interromper as vias de transmissão para prevenir novas infecções e imunizar pessoas suscetíveis. Destas, a imunização

TABELA 44.3 Padrões de sorologia e estado da infecção pelo VHB.

Teste	HBsAg	Anti-HBs	Anti-HBc	IgM anti-HBc	VHB DNA
Infecção aguda	+	–	+	+	+
Infecção resolvida	–	+	+	–	–
Imunização	–	+	–	–	–
Infecção crônica	+	–	+	–	+/–
Anti-HBc isolado[1]	–	–	+	–	+/–

[1]Quatro possibilidades: (1) infecção resolvida (mais provável), (2) falso-positivo, (3) infecção crônica oculta, (4) infecção aguda em resolução.

TABELA 44.4 Populações vulneráveis nas quais está indicado o rastreamento de hepatite B.

Pessoas ou filhos de pessoas nascidas na região Amazônica ou imigrantes de regiões de alta endemicidade	Indígenas, ribeirinhas ou quilombolas
Usuários de drogas injetáveis (UDI), inalatórias, fumadas ou que fizeram/fazem uso abusivo de álcool	Profissionais de saúde e de segurança pública (policiais, bombeiros)
Homossexuais masculinos e outros HSH	Pessoas privadas de liberdade e outras situações de restrição
Pessoas trans	Gestantes e filhos de mães HBsAg reagente
Contatos domiciliares ou sexuais ou parentes de primeiro grau de indivíduo HBsAg reagente	PVHIV e populações imunossuprimidas (incluindo candidatos à quimioterapia/terapia imunossupressora)
Pessoas procurando atendimento para IST, uso de PEP ou PrEP	Hepatopatias (incluindo HCV) e nefropatias crônicas
Pessoas com múltiplas parcerias sexuais e/ou uso inconsistente de preservativo	Pessoas com diabetes melito
Trabalhadores do sexo	Pessoas em situação de área livre
Antecedente de exposição percutânea/parenteral a materiais biológicos que não obedeçam às normas de vigilância sanitária	Sinais de doença hepática: alteração de enzimas hepáticas, hepatomegalia, esplenomegalia, plaquetopenia ou icterícia

é a mais efetiva na prevenção da infecção pelo VHB, o que se demonstrou muito precocemente por meio do controle global da hepatite B, quando a vacina derivada de plasma foi usada 35 anos atrás. O componente vacinal, partículas subvirais expressando HBsAg, foi substituído mais tarde por antígenos recombinantes produzidos por leveduras. Ambas as formas de vacina são altamente efetivas e seguras. Dado que populações de risco-alvo não foram facilmente engajadas ou acessadas, a abordagem por vacinação universal de neonatos foi estratégia mais factível e custo-efetiva. Assim, a Organização Mundial da Saúde (OMS) recomendou e adaptou a vacina contra hepatite B para ser incorporada ao Programa Expandido em Imunização. Até 2012, 183 (94%) dos 193 países membros iniciaram o programa de vacinação contra hepatite B, com média de cobertura de 79% para a terceira dose em crianças, mundialmente.

Em Taiwan, devido ao fato de a infecção crônica pelo VHB ser muito comum e representar grave problema de saúde pública, foi lançado o Programa Nacional de Imunização Contra Hepatite B em 1984. Essa experiência representou uma valiosa referência para o resto do mundo. Observou-se redução da prevalência de pacientes com HBsAg, de hepatite B aguda e crônica e de HCC.

Vacinas contra hepatite B são agora parte da imunização infantil obrigatória em vários países, inclusive no Brasil. Além dessa indicação, atualmente, o Ministério da Saúde recomenda a vacinação universal, com o objetivo de elevar a cobertura de adultos suscetíveis, pois se trata do grupo no qual acontece a maioria dos casos incidentes. As vacinas podem ser individuais ou combinadas com outras, como contra hepatite A ou DPT e contra pólio (inativada).

Testagem para avaliar resposta vacinal (anti-HBs) deve ser realizada no tempo adequado – 1 a 2 meses (até 6 meses) da última dose do esquema vacinal. Devem ser priorizados para essa avaliação crianças nascidas de mães com HBsAg reagente ou com o resultado do HBsAg ainda não conhecido (nesses casos, a criança deve ser submetida aos testes sorológicos anti-HBs e HBsAg), trabalhadores da saúde e trabalhadores da segurança pública sob risco de exposição a sangue ou fluidos corpóreos, pacientes com doença renal crônica em diálise, pessoas vivendo com HIV/AIDS, pessoas imunossuprimidas (p. ex., receptores de transplante de células-tronco hematopoéticas ou pessoas recebendo quimioterapia), parcerias sexuais de pessoas com HBsAg reagente. Em caso de não resposta (< 10 mUI/mℓ), para indivíduos imunocompetentes recomenda-se, no máximo, dois esquemas completos. Em populações imunossuprimidas não existe um limite de doses estabelecido para garantir imunidade.

Para profilaxia pós-exposição ao VHB, a combinação de vacina (curso completo) e imunoglobulina hiperimune (HBIG) (0,06 mℓ/kg) tem objetivo de cobertura crônica e de alcançar a rápida presença de anticorpos em não vacinados, respectivamente. Esse procedimento é recomendado para inoculação percutânea ou transmucosa do VHB (até 14 dias, mas idealmente, até 48 horas após a exposição), contido em fluidos corpóreos e contatos sexuais com indivíduos com hepatite B (até 7 dias após a exposição, mas idealmente o quanto antes). Toda gestante deve ser testada para HBsAg precocemente, no pré-natal, e deve-se aplicar HBIG (0,5 mℓ) nos neonatos assim que possível, em até 12 horas após o parto. Em conjunto, deve ser aplicada a vacina contra hepatite B. Doses adicionais de vacina contra hepatite B estão indicadas para o neonato no primeiro e sexto meses de vida.

Transmissão perinatal

A transmissão do VHB da mãe para o filho pode ocorrer antes (no terceiro trimestre), durante ou após o parto. A maior parte das transmissões materno-infantis (70 a 90%) ocorre em mães com HBeAg reagente e VHB DNA elevado (> 200.000 UI/mℓ) ao nascimento. No entanto, 95% dos casos podem ser evitados com a vacinação contra o VHB e a aplicação de imunoglobulina hiperimune (HBIG) no neonato, até 12 horas após o nascimento. Os 5% de falha ocorrem por transmissão intrauterina, que pode ser evitada com o uso de tenofovir, iniciado antes do terceiro trimestre de gestação, conduta indicada para todas as gestantes que tenham HBeAg reagente e/ou VHB DNA > 200.000 UI/mℓ, devendo ser iniciada antes do terceiro trimestre. Não há indicação de uma via de parto específica, como medida de prevenção, e sua escolha fica a critério do obstetra. Caso a mãe não tenha indicação da continuidade do tratamento com tenofovir, a medicação deverá ser suspensa 4 semanas após o parto, e a puérpera deverá ser monitorada devido ao risco de exacerbação da hepatite B.

TRATAMENTO

Quatro fármacos estão aprovados para o tratamento da hepatite B em saúde pública no Brasil: uma interferona peguilada (PegIFNα) (alfapeguinterferona 2a) e três análogos de nucleosídios (NUC) (tenofovir disoproxil fumarato, entecavir e tenofovir alafenamida). Além de suprimirem a replicação do VHB (VHB DNA indetectável), esses fármacos podem promover soroconversão de HBsAg e/ou HBeAg, normalização das transaminases, redução da necroinflamação hepática, reversão da fibrose e da cirrose. A disponibilidade de NUC – administrados por via oral (VO) com mínimos eventos adversos – tem permitido o tratamento de pacientes com hepatite B aguda grave, exacerbações graves e cirrose descompensada, casos em que o uso de IFN é contraindicado. Os NUC previnem a descompensação hepática e o HCC, em cirróticos. Têm sido utilizados para estabilizar a função hepática em cirrose descompensada visando ao transplante, apesar de, em alguns casos, este não ser necessário após o tratamento. Para pacientes já transplantados, o uso de NUC com alta barreira genética previne a reinfecção do enxerto, permitindo a sua preservação.

O tratamento atual é capaz de suprimir a replicação do VHB, mas não de erradicá-lo. A maioria dos pacientes necessita de tratamento supressivo prolongado ou pelo resto da vida, acarretando possíveis efeitos adversos, adesão inadequada, resistência viral e custos acumulativos.

Critérios de inclusão

Conforme o protocolo clínico de diagnóstico e tratamento da hepatite B, publicado pelo Ministério da Saúde do Brasil, os critérios de inclusão para tratamento da hepatite B sem coinfecção com vírus Delta são quaisquer dos seguintes:

- Paciente com HBeAg reagente e ALT > 1,5x limite superior da normalidade (LSN) de 25 UI/mℓ para mulheres e 35 UI/mℓ para homens
- Adulto maior de 30 anos, com HBeAg reagente
- Paciente com HBeAg não reagente, VHB-DNA > 2.000 UI/mℓ e ALT > 1,5x LSN
- Grau de atividade necroinflamatória ≥ A2 e/ou estágio de fibrose hepática ≥ F2 e/ou elastografia hepática ≥ F2.

Outros critérios de inclusão para tratamento independentemente dos resultados de HBeAg, VHB-DNA e ALT para hepatite B sem coinfecção com vírus Delta são:

- História familiar de carcinoma hepatocelular
- Manifestações extra-hepáticas com acometimento motor incapacitante, artrite, vasculites, glomerulonefrite e poliarterite nodosa
- Coinfecção HIV/VHB ou VHC/VHB
- Hepatite aguda grave (coagulopatias ou icterícia por mais de 14 dias)
- Reativação de hepatite B crônica
- Cirrose/insuficiência hepática.

Prevenção de reativação viral em pacientes que irão receber terapia imunossupressora (IMSS) ou quimioterapia (QT) (Tabela 44.5). Se houver opção de tratamento com NUC, essa medicação deverá ser mantida por até 12 a 24 meses após a suspensão da imunossupressão, conforme cada situação.

Devido à natureza flutuante e dinâmica da patogênese da hepatite B crônica, todos os pacientes que, em um primeiro momento, não tenham indicação de início de tratamento, devem ser regularmente monitorados. Tão logo os níveis de replicação do VHB (VHB DNA) e a lesão hepática (ALT, atividade inflamatória e fibrose) indiquem, o tratamento deve ser iniciado.

Medicamentos

Na saúde pública brasileira estão disponíveis as seguintes apresentações de medicamentos:

- Alfapeguinterferona 2a 40 kDa (180 mcg): 180 mcg/semana por via subcutânea (SC)

TABELA 44.5 Estratificação de risco para reativação da hepatite B em imunossuprimidos e tratamento.

Risco	HBsAg reagente	Anti-HBc reagente (HBsAg não reagente)
Alto (≥ 10%) Iniciar tratamento com NUC	• **Agentes depletores de linfócitos B**: rituximabe, ofatumumabe, alemtuzumabe, ibritumomabe, obinutuzumabe • **TCTH ou neoplasia hematológica** • **Derivados de antraciclinas**: doxorrubicina, epirrubicina • **Prednisona ≥ 20 mg/dia** (ou equivalente) por ≥ 4 semanas • **Anti-TNF-α potentes**: infliximabe, adalimumabe, certolizumabe, golimumabe • **Quimioembolização transarterial** para CHC • **Antivirais contra hepatite C em infecção dupla HBV-HCV cirróticos** • **Inibidores de *checkpoints* imunes**: nivolumabe, pembrolizumabe, atezolizumabe, ipilimumabe • **Inibidores da tirosinoquinase (moderado para alto risco)**: imatinibe, nilotinibe, dasatinibe, erlotinibe, gefitinibe, osimertinibe, afatinibe	• **Agentes depletores de linfócitos B**: rituximabe, ofatumumabe, alemtuzumabe, ibritumomabe, obinutuzumabe • **TCTH ou neoplasia hematológica**
Moderado (1 a 10%) Iniciar tratamento com NUC ou monitorar o caso	• **Quimioterapias sistêmicas** não descritas anteriormente • **Anti-TNF-α menos potentes**: etanercepte • **Prednisona 10 a 20 mg/dia** (ou equivalente) por ≥ 4 semanas • **Inibidores de citocina ou integrina**: abatacepte, ustequinumabe, mogamulizumabe, natalizumabe, vedolizumabe • **Inibidores de tirosinoquinase**: imatinibe, nilotinibe • **Inibidores de proteassoma**: bortezomibe, ustekinumabe • **Inibidores de histona deacetilase**: romidepsina • **Inibidores da calcineurina**: ciclosporina, tacrolimus) • **Inibidores de ponto de controle imune**: nivolumabe, ipilimumabe	• **Derivados de antraciclinas**: doxorrubicina, epirrubicina • **Quimioterapia sistêmica** • **Anti-TNF-α**: infliximabe, adalimumabe, certolizumabe, golimumabe, etanercepte • **Quimioembolização transarterial** para CHC • **Inibidores de citocina ou integrina**: abatacepte, ustekinumabe, mogamulizumabe, natalizumabe, vedolizumabe • **Inibidores de tirosinoquinase**: imatinibe, nilotinibe • **Inibidores de proteassoma**: bertezomibe, ustequinumabe • **Inibidores de histona deacetilase**: romidepsina • **Inibidores da calcineurina**: ciclosporina, tacrolimus
Baixo (< 1%) Monitorar o caso	• **Antimetabólitos**: metotrexato, azatioprina, 6-mercaptopurina, fludarabina e outros • **Corticoide intra-articular** • **Corticoide sistêmico por ≤ 1 semana** • **Antivirais contra hepatite C em infecção dupla HBV-HCV não cirróticos**	• **Prednisona ≥ 20 mg/dia** (ou equivalente) por ≥ 4 semanas • **Antimetabólitos**: metotrexato, azatioprina, 6-mercaptopurina, fludarabina e outros • **Quimioterapia citotóxica (exceto antraciclina)** • **Inibidores de tirosinoquinase**: imatinibe, nilotinibe, dasatinibe • **Inibidor de tirosinoquinase de baixa potência**: etanercepte

Fonte: Lau, Yu, Wong *et al.*, 2021.

- Tenofovir disoproxil fumarato (TDF) 300 mg: 300 mg/dia, VO
- Entecavir (ETV) 0,5 mg: 0,5 a 1,0 mg/dia, VO
- Tenofovir alafenamida (TAF) 25 mg: 25 mg/dia, VO.

Segurança e eficácia dos fármacos aprovados

Alfapeguinterferona

Nas décadas de 1970 e 1980, estudos clínicos com IFN convencional usaram doses elevadas, administradas de 3 a 7 dias por semana, apresentação substituída por doses semanais de PegIFN. Estudos clínicos de fase III mostraram que pacientes com HBeAg reagente, após 1 ano de tratamento com PegIFN (associada ou não a lamivudina), apresentaram 29 a 32% de soroconversão do HBeAg e 3 a 7% de perda do HBsAg, 24 semanas após o término da medicação. Outro estudo, que acompanhou pacientes por 3,5 anos após o término da medicação, mostrou perda durável do HBeAg em 81% dos pacientes e do HBsAg em 30% dos pacientes. Para pacientes com HBeAg não reagente, estudos clínicos de fase III mostraram que 1 ano de tratamento com PegIFN com ou sem lamivudina resulta em resposta viral sustentada, definida como normalização dos níveis de ALT e supressão do VHB DNA para níveis < 10.000 UI/mℓ, em aproximadamente 25% dos pacientes, e perda do HBsAg em 9%, 3 anos após o término da medicação. Níveis elevados de ALT, baixos de VHB DNA, genótipos A e B do VHB, e elevada atividade inflamatória histológica foram preditores de resposta em pacientes com HBeAg reagente, no pré-tratamento. Para pacientes que preenchem esses critérios, pode-se indicar PegIFN como primeira opção de tratamento. Não se identificou qualquer fator preditivo pré-tratamento consistente em pacientes com HBeAg não reagente. Apesar de apresentar as mais altas taxas de soroconversão HBeAg e/ou HBsAg, e ausência de resistência viral, há importantes inconvenientes no uso de IFN ou PegIFN, como a administração subcutânea (SC) e frequentes e potencialmente graves eventos adversos. Além disso, muitos pacientes têm contraindicação para uso desses fármacos. Até o momento, não há evidências de aumento da eficácia devido à associação de PegIFN e NUC. Atualmente, os interferons têm sido indicados muito raramente.

Análogos de nucleosídios

Os NUC se tornaram a principal opção de tratamento da hepatite B, devido a facilidade de administração oral, potente atividade antiviral e número muito pequeno de eventos adversos. As principais desvantagens do uso de NUC são a necessidade de tratamento prolongado e o risco de emergência de resistência viral. Pacientes virgens em tratamento, após 5 anos de acompanhamento, têm apresentado baixas taxas de resistência aos NUC (p. ex., 0% para TDF, 1,2% para entecavir e 0% para TAF, os NUC preferenciais para tratamento, dada a sua potência e excelente barreira genética). O tratamento contínuo com TDF ou entecavir por até 5 anos resultou em VHB DNA indetectável em 94 a 98% dos pacientes. Houve soroconversão do HBeAg em 41% e perda do HBsAg em 3 a 10%. Supressão viral por longos períodos levou a reversão de fibrose e cirrose. Em estudo com pacientes tratados com TDF por pelo menos 5 anos, 74% dos que apresentavam cirrose na inclusão não apresentavam mais essa condição na biopsia de seguimento. O tratamento com NUC tem prevenido a progressão de doença em pacientes com altas cargas virais e fibrose/cirrose, inclusive com redução das chances de descompensação, melhora da função e redução do risco de HCC. Mesmo havendo redução do risco de HCC em pacientes tratados eficientemente com NUC, estudos mostram que ainda há riscos. Observou-se que o risco de HCC em pacientes com VHB DNA suprimido por NUC é maior que em portadores inativos, o que sugere que o controle da viremia por NUC pode não conferir o mesmo benefício do controle imune do VHB. Ainda que se trate de fármacos muito seguros, tenofovir pode causar tubulopatia renal proximal e osteoporose, e o monitoramento de pacientes em uso prolongado de entecavir é recomendado. Em casos de resistência ao entecavir e toxicidade por TDF, há indicação do TAF.

Metas terapêuticas

A principal meta do tratamento seria erradicar o VHB, interrompendo a progressão da lesão hepática e permitindo a regeneração do fígado, mas os medicamentos disponíveis não são suficientes para erradicar o vírus. A perda do HBsAg é a meta mais próxima da erradicação viral, mas o VHB DNA persiste no genoma do hepatócito enquanto estiver indetectável no soro, e pode ser reativado quando o paciente for submetido a imunossupressão. Muitos fatores dificultam a erradicação do VHB: (a) o VHB DNA se integra ao genoma do hospedeiro nos estágios iniciais da infecção, mas geralmente é incompleto e incapaz de produzir novos vírions; (b) o cccDNA, situado no núcleo do hepatócito e que serve de molde para a transcrição pré-genômica do RNA mensageiro (mRNA), não é inibido pelos tratamentos atuais; (c) pacientes com hepatite B crônica apresentam redução de resposta imune ao VHB. A meta mais realística para o tratamento do VHB é a "cura funcional" (perda do HBsAg) ou a supressão permanente da replicação viral a níveis que causem mínima lesão hepática, à semelhança dos portadores inativos (HBeAg não reagente, VHB DNA < 2.000 UI/mℓ e ALT normal). Acompanhamento a longo prazo mostra que pacientes com supressão terapêutica apresentam prognóstico favorável quando se mantêm nessa condição. O tratamento com NUC não deve ser suspenso em pacientes cirróticos; em não cirróticos, é possível interrompê-lo se houver perda do HBsAg, com aparecimento do anti-HBs em títulos seguros e VHB DNA indetectável, mantidos por, no mínimo, 12 meses. Mesmo assim, não se recomenda dar alta a esses pacientes.

Conduta terapêutica

Conforme comentado anteriormente, a terapêutica da hepatite B crônica está baseada no uso de NUCs e bastante simplificada com relação ao esquema anterior. As recomendações do Ministério da Saúde estão ilustradas na Figuras 44.5 e 44.6 e Tabela 44.6.

TABELA 44.6 Situações especiais para tratamento da hepatite B.

Situação	Tratamento
Falha a alfapeguinterferona	TDF ou entecavir ou TAF
Falha a lamivudina	TDF ou TAF
Falha a adefovir	TDF ou entecavir ou TAF
Falha a entecavir	Associar TDF ou TAF por 1 ano e, conforme os exames de seguimento, manter apenas TDF ou TAF após
Falha a TDF ou TAF	Associar entecavir
Transmissão vertical	Tenofovir, se VHB DNA ≥ 200.000 UI/mℓ, antes do último trimestre
Coinfecção VHB-HIV	TDF ou TAF associado à lamivudina
Coinfecção VHB-VHC	Em caso de tratamento da hepatite C, exclusivamente com DAA, usar NUC até 12 semanas após o término do tratamento do esquema

DAA: do inglês *direct-acting antiviral* (antiviral de ação direta).

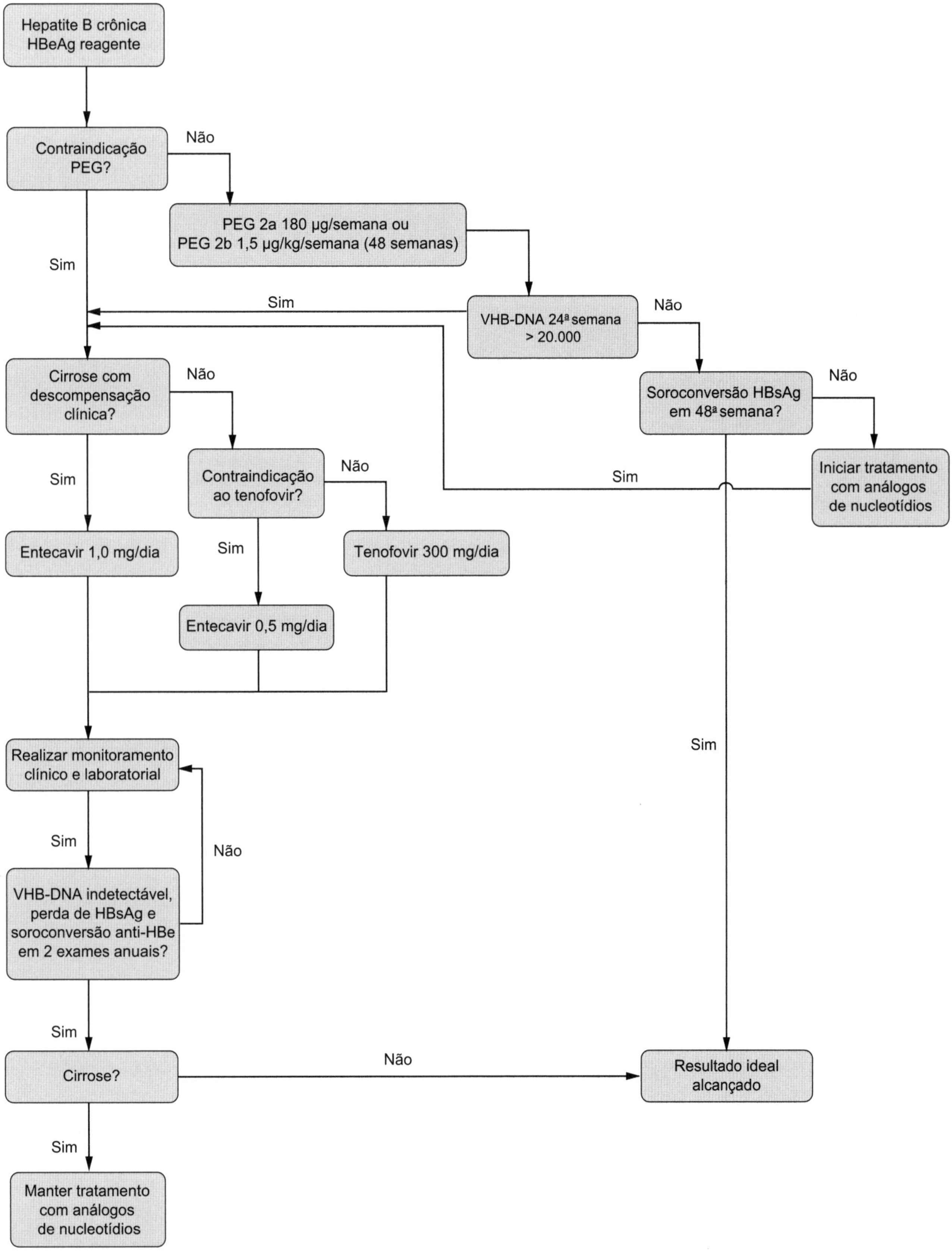

FIGURA 44.5 Fluxograma de tratamento de hepatite B crônica com HBeAg reagente. PEG: polietilenoglicol.

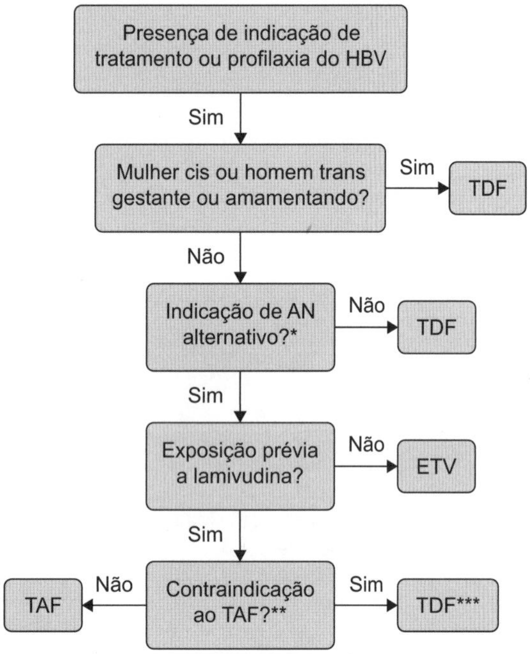

FIGURA 44.6 Fluxograma de tratamento de hepatite B crônica com HBeAg não reagente. *Cirrose, depuração de creatinina menor que 60 mℓ/min ou redução de 25% após o início de TDF, proteinúria, hipofosfatemia, tratamento nefrotóxico concomitante, fratura patológica, osteopenia, osteoporose, uso concomitante de medicação capaz de reduzir a massa mineral óssea (p. ex., corticoides). **Contraindicações ao TAF incluem: cirrose descompensada, clearance de creatinina < 15 mℓ/min em indivíduos que não dialisam; uso de carbamazepina, oxcarbamazepina, fenitoína, fenobarbital, primidona, rifampicina, rifapentina, rifabutina, erva-de-são-joão (*Hypericum perforatum*), tipranavir, itraconazol oral ou cetoconazol oral. ***A dose de TDF deve ser ajustada em pacientes com ClCr < 50 mℓ/min. ETV: Entecavir; TAF: Tenofovir alafenamida; TDF: Tenofovir disoproxil fumarato.

BIBLIOGRAFIA

Baig S, Alamgir M. The extrahepatic manifestations of hepatitis B virus. Journal of the College of Physicians and Surgeons Pakistan. 2008;18(7):451-7.

Brost S, Schnitzler P, Stremmel W, Eisenbach C *et al.* Entecavir as treatment for reactivation of hepatitis b in immunosuppressed patients. World J Gastroenterol. 2010 Nov 21;16(43):5447-51.

Departamento de IST, AIDS e Hepatites Virais. Protocolo Clínico e Diretrizes Terapêuticas para Hepatite B e Coinfecções.

European Association for the Study of the Liver. EASL clinical practice guidelines: Management of chronic hepatitis B virus infection. J Hepatol. 2012;57(1):167-85.

Gish RG, Given BD, Lai CL *et al.* Chronic hepatitis B: Virology, natural history, current management and a glimpse at future opportunities. Antiviral Res. 2015;121:47-58.

Han S. Extrahepatic manifestations of chronic hepatitis B. Clinics in Liver Diseases. 2004 May;8(2):403-18.

Huang Y, Chung R. Management of hepatitis B reactivation in patients receiving cancer chemotherapy. Therap Adv Gastroenterol. 2012 Sep; 5(5): 359-70.

Hwang JP, Lok AS. Management of patients with hepatitis B who require immunosuppressive therapy. Nat Rev Gastroenterol Hepatol. 2014 Apr;11(4):209-19.

Lau G, Yu ML, Wong G *et al.* APASL clinical practice guideline on hepatitis B reactivation related to the use of immunosuppressive therapy. Hepatol Int (2021).

Liaw Y. Reversal of cirrhosis: an achievable goal of hepatitis B antiviral treatment. J Hepatol. 2013 oct; 59(4):880-1.

Locarnini S, Hatzakis A, Chen DS, Lok A. Strategies to control hepatitis B: Public policy, epidemiology, vaccine and drugs. J Hepatol. 2015;62(1 Suppl):S76-86.

National Institute for Health and Care Excellence (NICE). Hepatitis B (chronic) overview.

Sagnelli E *et al.* VHB superinfection in hepatitis C virus chronic carriers, viral interaction, and clinical course. Hepatology. 2002 Nov;36(5):1285-91.

Sarin SK, Kumar M, Lau GK *et al.* Asian-Pacific clinical practice guidelines on the management of hepatitis B: a 2015 update. Hepatol Int. 2016 Jan;10(1):1-98.

Tillmann HL, Patel K. Therapy of acute and fulminant hepatitis B. Intervirology. 2014;57(3 a 4):181-8.

World Health Organization. Guidelines for the prevention, care and treatment of persons with chronic hepatitis B infection. Geneva: World Health Organization, 2015. p. 166.

Zeuzen S (ed.). inPractice Hepatology.

45 Vírus da Hepatite C

Maria Lucia Gomes Ferraz • Antonio Eduardo Benedito Silva

INTRODUÇÃO

O vírus da hepatite C (HCV), descrito em 1989, pertence à família *Flaviviridae*. A identificação do vírus foi agraciada com o prêmio Nobel de Fisiologia ou Medicina em 2020, oferecido aos pesquisadores Harvey J. Alter, Michael Houghton e Charles M. Rice.

O genoma viral (RNA) é uma fita única e tem cerca de 9.600 nucleotídios que compõem as regiões do envelope e do *core* viral. Uma das principais características do HCV é a sua alta taxa de mutação, responsável pelos diferentes genótipos, subtipos e quasispécies, e pela dificuldade de obtenção de vacina.

O HCV pode causar infecção aguda, que se resolve em pequena porcentagem dos casos. Entretanto, a principal característica do HCV é apresentar alta taxa de cronificação (em torno de 80%). A infecção crônica evolui por longo período de tempo, podendo levar à cirrose e ao carcinoma hepatocelular.

Atualmente, a hepatite crônica C é a principal causa de cirrose no Brasil e a indicação mais comum de transplante hepático.

EPIDEMIOLOGIA

Atualmente, estima-se que cerca de 170 milhões de indivíduos sejam portadores crônicos do HCV. No Brasil, de acordo com dados do Inquérito Nacional de Hepatites Virais (INHV), estima-se que 1,5% da população seja portadora do vírus. Dos seis genótipos do HCV descritos, os mais frequentemente encontrados no Brasil são o 1 (60 a 70%), o 2 (10%) e o 3 (20 a 30%).

A transmissão do HCV se dá principalmente pelo sangue e seus derivados. Devido à transmissão predominantemente parenteral, os grupos que apresentam maior prevalência da infecção são os que estiveram expostos a transfusões de sangue e/ou derivados, ou a transplantes de órgãos ou tecidos antes de 1992/1993, quando o teste para pesquisa do anti-HCV passou a ser rotina nos bancos de sangue. Infecções agudas são cada vez menos frequentes, graças à redução na incidência das hepatites pós-transfusionais. Entretanto, novos casos continuam a ocorrer, sobretudo em ambiente hospitalar, unidades de hemodiálise e entre usuários de drogas intravenosas.

Também apresentam maior risco os indivíduos com vida sexual promíscua e os expostos a outras potenciais fontes de contaminação parenteral, como tatuagens, acupuntura ou *piercings*. Diferentemente do vírus B, o HCV é transmitido com pouca frequência por via sexual ou de modo vertical, da mãe para o recém-nascido, embora esse tipo de transmissão possa ocorrer, sobretudo, quando há coinfecção com o HIV.

PATOGÊNESE

Os desfechos adversos da doença causada pelo HCV são consequência da evolução da fibrose hepática, que leva à cirrose, à falência hepática, ao carcinoma hepatocelular (CHC), ao transplante hepático e ao óbito. A frequência com que essas complicações ocorrem, entretanto, varia de indivíduo para indivíduo, flutua ao longo do tempo e está relacionada a variáveis ligadas ao vírus e ao hospedeiro. Em alguns indivíduos, a progressão é muito lenta e as complicações da infecção não são observadas; em outros, a evolução da fibrose leva, após anos de infecção, à cirrose e suas complicações.

O mecanismo pelo qual o vírus da hepatite C leva à fibrose não está completamente esclarecido, mas sabe-se que envolve complexa interação de imunidade, inflamação, apoptose e ativação de células estreladas. Em resumo, a infecção crônica pelo HCV provoca dano hepático e inflamação no fígado, com consequente estímulo à fibrogênese, com síntese de constituintes da matriz extracelular e deposição de colágeno nas áreas portais, o que acaba levando à distorção da arquitetura do órgão. A principal citocina envolvida nesse processo é o fator transformador do crescimento beta (TGF-β), cujos níveis séricos e expressão hepática se encontram aumentados em pacientes com hepatite C. Durante o processo de fibrogênese ocorre a capilarização dos sinusoides, com aparecimento de membrana basal separando os hepatócitos do sangue sinusoidal, perturbando a troca de nutrientes entre o sangue e os hepatócitos, produzindo manifestações clínicas da insuficiência hepática.

O processo de progressão da fibrose parece não ser linear ao longo do tempo, e pode corresponder a quatro fases distintas: (a) nos primeiros 10 anos de infecção, praticamente não há progressão, a não ser que a infecção ocorra após os 50 anos ou haja coinfecção com HIV; (b) na segunda fase, que dura cerca de 15 anos, existe progressão lenta e contínua; (c) nos 10 anos seguintes, a progressão se intensifica; (d) após 35 anos de infecção, a progressão é ainda mais rápida. De acordo com esse modelo, o tempo de progressão para cirrose é de cerca de 40 anos e pode ser modulado por diversos fatores, como idade, gênero, consumo de álcool, obesidade, diabetes ou coinfecções com HBV e HIV. A convergência desses fatores provoca respostas inflamatórias de graus com intensidade variável, que acabam por estimular a fibrogênese, levando à progressão da doença para cirrose e suas complicações.

O carcinoma hepatocelular, na infecção crônica pelo HCV, é quase sempre decorrência da cirrose e ocorre com uma taxa anual de 1 a 7%.

QUADRO CLÍNICO

O período de incubação da infecção pelo HCV é variável (2 semanas a 6 meses), durando em média de 6 a 7 semanas. A infecção aguda pelo HCV na maioria das vezes é assintomática, anictérica e com altas taxas de cronificação, que ocorre em cerca de 80% dos casos.

Nas formas crônicas da hepatite C os pacientes infectados podem evoluir durante anos sem sentir qualquer sintoma. Em alguns casos, pode-se observar fadiga crônica ou, eventualmente, o aparecimento de manifestações extra-hepáticas, como crioglobulinemias, glomerulonefrites e linfomas não Hodgkin de células B. Nessa fase, ocorre flutuação dos níveis de alanina aminotransferase (ALT) ou transaminase glutâmico-pirúvica (TGP), que raramente ultrapassam 5 vezes o limite superior da normalidade (LSN).

Nas fases mais avançadas da doença podem ocorrer as manifestações clínicas de descompensação hepática, com aparecimento de ascite, icterícia, hemorragia digestiva e encefalopatia. O carcinoma hepatocelular é complicação que se estabelece quase que exclusivamente em pacientes cirróticos, com taxa de 1 a 4% ao ano.

DIAGNÓSTICO

A maioria dos pacientes com infecção crônica pelo HCV é assintomática. Portanto, na maior parte das vezes o diagnóstico é feito ao acaso, em exames de rotina ou na investigação de alteração de enzimas hepáticas.

O diagnóstico laboratorial é feito pela positividade do anticorpo anti-HCV por ensaio imunoenzimático de terceira geração. A constatação do anticorpo indica contato com o vírus da hepatite C, mas não permite distinguir entre cura da infecção e o estado de portador crônico do vírus. Para tanto, é necessária a pesquisa do HCV-RNA, detectável no soro por técnica de reação em cadeia da polimerase (PCR). A presença do HCV-RNA indica viremia, e, em geral, se associa à doença hepática histológica, mesmo na vigência de níveis normais das aminotransferases. Atualmente, o método mais utilizado para a determinação do HCV-RNA é o PCR em tempo real (*real-time PCR*), que permite detecção e quantificação do genoma viral, com elevada sensibilidade (limite de detecção em torno de 10 UI/mℓ).

A determinação dos genótipos do HCV deve ser realizada previamente ao tratamento, já que pode estabelecer o tempo e o tipo de tratamento da infecção. O método de escolha é o sequenciamento, embora também se possa utilizar amplificação seguida de hibridização. Nos tratamentos com fármacos pangenotípicos, a genotipagem pode ser dispensada.

Na infecção crônica pelo HCV, sempre que houver HCV-RNA por PCR no soro, independentemente dos níveis das aminotransferases, recomenda-se a avaliação do grau de fibrose hepática. Até recentemente isso vinha sendo feito por meio de biopsia hepática, que pode revelar graus variáveis de lesão histológica, tanto em termos de inflamação como de fibrose. Existem muitas classificações das hepatites crônicas, porém a mais amplamente utilizada para avaliar o grau de lesão histológica na hepatite C é a classificação de Metavir, que gradua a inflamação e a fibrose em graus que variam de 0 a 4 (Tabela 45.1). A biopsia hepática, diferentemente dos métodos não invasivos, permite o diagnóstico de outras doenças associadas, como a doença gordurosa (alcoólica ou não alcoólica) e a sobrecarga de ferro.

TABELA 45.1 Escore Metavir para graduar gravidade das hepatites crônicas.

Grau/estágio	Estágio da fibrose
F0	Ausente
F1	Fibrose restrita ao espaço porta
F2	Fibrose com emissão de septos
F3	Septos fibrosos com esboço de nódulos
F4	Cirrose

F: fibrose.

Embora ainda seja o "padrão-ouro" para a caracterização do grau de fibrose hepática, a biopsia hepática é procedimento invasivo, com consideráveis variabilidades intra e interobservador, influenciadas pelo tamanho do fragmento (diâmetro e comprimento; número de espaços-porta) e pela experiência do patologista. Devido a essas limitações, tem-se proposto marcadores não invasivos, com o intuito de graduar a fibrose em pacientes com doenças crônicas.

Atualmente, três tipos de exames não invasivos vêm sendo cada vez mais utilizados para determinar o estágio da fibrose hepática: marcadores séricos diretos, que avaliam modificações na síntese e/ou degradação de componentes da matriz extracelular (ácido hialurônico, pró-colágeno tipo III, inibidores de metaloproteinases, entre outros); marcadores séricos indiretos (avaliam alterações funcionais e/ou estruturais do fígado por meio de marcadores bioquímicos habitualmente utilizados, como enzimas hepáticas e plaquetas); e métodos que combinam marcadores diretos e indiretos. A Tabela 45.2 mostra os diferentes testes utilizados na prática clínica com essa finalidade, a depender da disponibilidade de cada serviço, e a composição de cada um deles.

Além disso, já estão amplamente disponíveis os métodos mecânicos, como a elastografia transitória, a elastografia por ARFI (*acoustic radiation force impulse*) ou a elastografia por ressonância magnética (RM).

A elastografia hepática, pelos diversos métodos, tem sido amplamente utilizada, sendo capaz de avaliar a elasticidade tissular em pacientes com doenças hepáticas crônicas e estimar o grau de fibrose. É método não invasivo e indolor, que utiliza ondas elásticas e ultrassons de baixa frequência (na elastografia transitória) ou acústicas (na elastografia por ARFI). O resultado da elastografia deve ser avaliado por um especialista e interpretado em conjunto com aspectos clínicos e laboratoriais de cada paciente e não deve ser caracterizado como um substitutivo da biopsia hepática.

Métodos de imagem convencionais, como ultrassom, tomografia computadorizada (TC) e RM apresentam alta especificidade para o diagnóstico de cirrose hepática, mas baixa sensibilidade para identificar ou classificar os estágios mais iniciais de fibrose.

O conhecimento do grau de fibrose previamente ao tratamento da hepatite C é importante para orientar o acompanhamento após a cura, uma vez que pacientes com fibrose avançada (F3 ou F4) não estão livres de desenvolver o CHC, necessitando de acompanhamento periódico, com realização de ultrassonografia e dosagem de alfafetoproteína a cada 6 meses, a despeito da cura da infecção.

TRATAMENTO

Tanto as infecções agudas como as crônicas precisam ser adequadamente diagnosticadas e tratadas de imediato, com fármacos que têm se mostrado cada vez mais efetivos na promoção da cura da infecção.

Hepatite aguda C

A infecção aguda pelo HCV é, muitas vezes, assintomática ou associada a sintomas inespecíficos, sendo, portanto, de difícil diagnóstico. Uma vez identificada a forma aguda de infecção, seja pela soroconversão do anti-HCV em indivíduo sabidamente negativo, seja por caracterização clínica de quadro de hepatite aguda com epidemiologia positiva, deve-se considerar a possibilidade de tratamento, cujo objetivo é evitar a evolução para forma crônica de doença, o que, sem tratamento, ocorre em 70 a 80% dos casos.

Hepatite crônica C

Algumas recomendações gerais devem ser dadas aos pacientes com infecção crônica pelo HCV. Não há restrições alimentares ou de atividade física. Deve-se evitar o uso de fármacos potencialmente hepatotóxicos e o consumo de álcool, pois podem agravar o curso clínico da hepatite crônica. Os pacientes devem ser orientados quanto às possíveis vias de transmissão do vírus. Recomenda-se o não compartilhamento de escovas de dente, aparelhos de barbear e cortadores de unhas.

O tratamento é indicado para todos os pacientes com replicação viral no sangue, ou seja, naqueles em que a positividade do HCV-RNA indica presença de viremia. Não entendi se ficou algo desse parágrafo.

Graças ao conhecimento do ciclo de replicação do HCV e das diversas enzimas que atuam nesse processo foi possível elaborar tratamentos específicos para o HCV, denominados antivirais de ação direta" (DAA – *direct antiviral agents*). Os primeiros DAAs empregados no tratamento da hepatite C foram fármacos inibidores da protease viral NS3/4A (IP) – boceprevir e telaprevir – ainda em associação com IFN-peg e RBV. Entretanto, esses fármacos, embora tenham aumentado as taxas de resposta viral sustentada (RVS), acarretaram grande frequência de eventos adversos e acabaram por ser rapidamente abandonados e substituídos por DAA mais potentes e mais seguros, utilizados em esquemas sem IFN (terapias IFN-*free*).

Os esquemas livres de IFN utilizados atualmente incluem a combinação de dois ou mais DAAs, que atuam em diferentes regiões do HCV: inibidores de protease, inibidores da região NS5A e inibidores da polimerase NS5B, nucleosídios e não nucleosídios (Figura 45.1).

Vários desses fármacos já foram aprovados no Brasil e estão incorporados aos protocolos de tratamento do Sistema Público de Saúde (SUS). As Tabelas 45.3 e 45.4 mostram os esquemas aprovados no Brasil para os diferentes genótipos do HCV, em pacientes não anteriormente tratados com DAAs e já tratados, respectivamente. A disponibilidade de cada um desses esquemas no SUS depende dos acordos comerciais estabelecidos periodicamente, uma vez que a segurança e a efetividade de cada um dos esquemas é semelhante.

Os tratamentos da hepatite C, com estes e outros fármacos de uso oral, tornaram o tratamento muito mais fácil e tolerável, em geral com duração de apenas 12 semanas, com taxas de resposta acima de 95%. Com o acesso a essas medicações é possível vislumbrar a eliminação da hepatite C, apesar da indisponibilidade de uma vacina contra o vírus.

Ainda não existem dados seguros sobre os efeitos da terapia com DAAs em gestantes, portanto, o tratamento, sempre que possível,

TABELA 45.2 Marcadores não invasivos de fibrose hepática.

Marcadores indiretos apenas	
APRI	AST/plaquetas × 100
Fib-4	Idade × AST/plaquetas × ALT
FORNS Index	Idade, GGT, COL, plaquetas
Fibrotest®	α_2-Macroglobulina, haptoglobina, GGT, bilirrubina, apolipoproteína A1
Marcadores diretos e indiretos	
Fibrometer®	Ac. hialurônico, TAP, plaquetas, AST, α_2-macroglobulina, ureia, idade
Hepascore®	Bilirrubina, GGT, ac. hialurônico, α_2-macroglobulina, idade, sexo
Marcadores diretos apenas	
MP3	Metaloproteinase MMP-1 e PIIINP
ELF®	Ac. hialurônico, PIIINP e TIMP1

AST: aspartato aminotransferase; ALT: alanina aminotransferase; GGT: gamaglutamil transferase; TAP: tempo de protrombina; PIIINP: peptídeo pró-colágeno tipo III; TIMP1: inibidor de metalopeptidase.

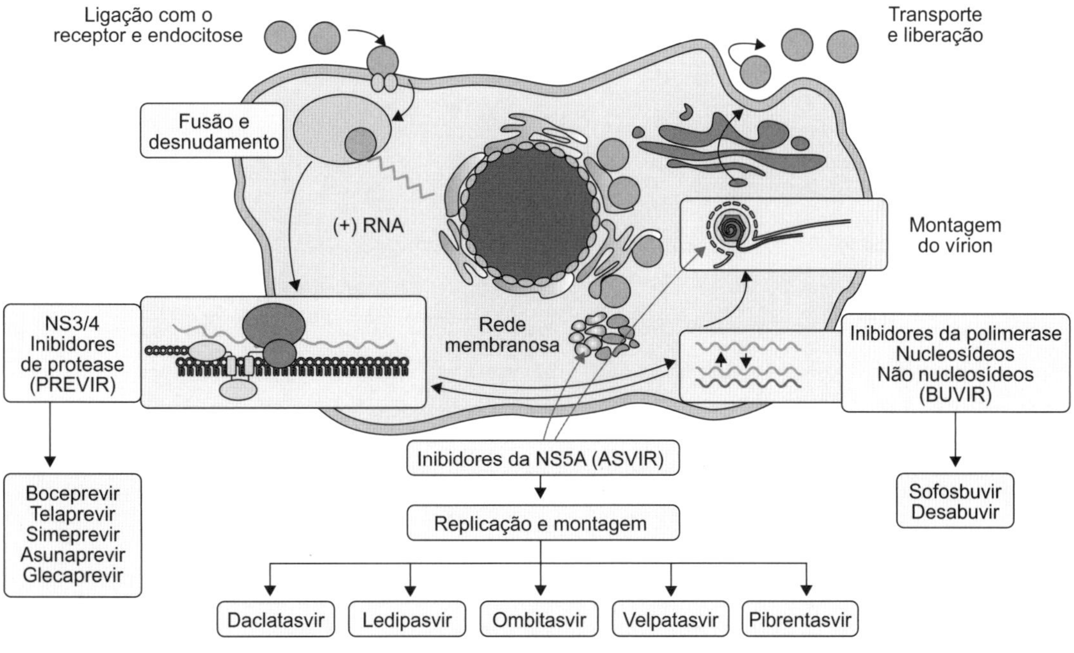

FIGURA 45.1 Mecanismo de ação dos fármacos antivirais de ação direta. (Esta figura encontra-se reproduzida em cores no Encarte.)

deve ser feito antes de a paciente engravidar ou após o parto. Nas pequenas séries publicadas sobre o assunto não houve ocorrência de efeitos deletérios sobre a gestação ou o feto. Desse modo, nas pacientes que engravidam durante o tratamento, a interrupção do mesmo deve ser individualizada, pesando-se prós e contras da decisão. A transmissão materno-fetal da hepatite C é pouco comum e não existe recomendação específica sobre a via de parto ou o aleitamento, a não ser que haja ferimentos no mamilo. Os recém-nascidos recebem passivamente anticorpos anti-HCV e devem ser testados após os 18 meses para a presença do HCV-RNA.

Necessário enfatizar, por fim, que pacientes tratados com fibrose avançada, a despeito da cura da hepatite C, permanecem com risco significativo de desenvolvimento do CHC, motivo pelo qual devem permanecer em acompanhamento, com rastreamento semestral.

TABELA 45.3 Esquemas de tratamento para hepatite C em pacientes não tratados anteriormente com antivirais de ação direta (DAAs).

INDICAÇÃO DO TEMPO DE TRATAMENTO POR MEDICAMENTO E CONDIÇÃO CLÍNICA						
		Pacientes com função renal preservada			Pacientes renais com depuração de creatinina inferior a 30 mℓ/min	
		Pacientes iniciais sem cirrose	Pacientes iniciais com cirrose Child-A	Pacientes iniciais com cirrose Child-B ou C	Pacientes renais sem cirrose	Pacientes renais com cirrose Child-A
Genótipo 1a	Sofosbuvir + daclatasvir ± ribavirina[1] OU	12 semanas	12 semanas	24 semanas[3]	x	x
	Elbasvir/grazoprevir	16 semanas	16 semanas	x	16 semanas	16 semanas
	Ledipasvir/sofosbuvir[2] ± ribavirina[1] OU	12 semanas[2]	12 semanas	24 semanas[3]	x	x
	Glecaprevir/pibrentasvir OU	8 semanas	12 semanas	x	8 semanas	12 semanas
	Sofosbuvir/velpatasvir ± ribavirina[3]	12 semanas	12 semanas	24 semanas[3]	x	x
Genótipo 1b	Sofosbuvir + daclatasvir ± ribavirina[1] OU	12 semanas	12 semanas	24 semanas[3]	x	x
	Elbasvir/grazoprevir OU	12 semanas	12 semanas	x	12 semanas	12 semanas
	Ledipasvir/sofosbuvir[2] ± ribavirina[1] OU	12 semanas	12 semanas	24 semanas[3]	x	x
	Glecaprevir/pibrentasvir OU	8 semanas	12 semanas	x	8 semanas[3]	12 semanas
	Sofosbuvir/velpatasvir ± ribavirina[3]	12 semanas	12 semanas	24 semanas[3]	x	x
Genótipo 2	Sofosbuvir + daclatasvir ± ribavirina[1] OU	12 semanas	12 semanas	24 smanas[3]	x	x
	Glecaprevir/pibrentasvir OU	8 semanas	12 semanas	x	8 semanas	12 semanas
	Velpatasvir/sofosbuvir ± ribavirina[3]	12 semanas	12 semanas	24 semanas[3]	x	x
Genótipo 3	Sofosbuvir + daclatasvir ± ribavirina[1] OU	12 semanas	24 semanas	24 semanas	x	x
	Glecaprevir/pibrentasvir OU	8 semanas	12 semanas	x	8 semanas	12 semanas
	Velpatasvir/sofosbuvir ± ribavirina[3]	12 semanas	12 semanas	24 semanas	x	x
Genótipo 4	Sofosbuvir + daclatasvir ± ribavirina[1] OU	12 semanas	12 semanas	24 semanas[3]	x	x
	Glecaprevir/pibrentasvir OU	8 semanas	12 semanas	x	8 semanas	12 semanas
	Velpatasvir/sofosbuvir ± ribavirina[3] OU	12 semanas	12 semanas	24 semanas[3]	x	x
	Elbasvir/grazoprevir	12 semanas	12 semanas	x	12 semanas	12 semanas
Genótipo 5	Sofosbuvir + daclatasvir ± ribavirina[1] OU	12 semanas	12 semanas	24 semanas[3]	x	x
	Glecaprevir/pibrentasvir OU	8 semanas	12 semanas	x	8 semanas	12 semanas
	Velpatasvir/sofosbuvir ± ribavirina[3]	12 semanas	12 semanas	24 semanas[3]	x	x
Genótipo 6	Sofosbuvir + daclatasvir ± ribavirina[1] OU	12 semanas	12 semanas	24 semanas[3]	x	x
	Glecaprevir/pibrentasvir OU	8 semanas	12 semanas	x	8 semanas	12 semanas
	Velpatasvir/sofosbuvir ± ribavirina[3]	12 semanas	12 semanas	24 semanas[3]	x	x

[1]Em pacientes com cirrose Child-Pugh B e C, a dose inicial de ribavirina deve ser de 500 mg/dia, podendo ser aumentada conforme a tolerância do paciente e avaliação médica. A dose máxima não deve ultrapassar 11 mg/kg/dia. A adição de ribavirina, quando possível, é sempre recomendada em pacientes cirróticos e em todos aqueles com menor chance de resposta virológica: não respondedores ao esquema com interferona, genótipo 3, sexo masculino, idade > 40 anos, ou a critério da equipe médica. Deve-se investigar intolerância prévia ou o risco de eventos adversos com ribavirina. [2]Para o ledipasvir/sofosbuvir, o tempo de tratamento poderá ser reduzido para 8 semanas apenas para pacientes virgens de tratamento ("naive", ou seja, pacientes nunca tratados anteriormente, com qualquer esquema terapêutico, com carga viral ≤ 6 milhões UI/mℓ, não afrodescendentes e/ou não coinfectados pelo HIV. [3]Pacientes com genótipos 1, 2, 4, 5 e 6 e com cirrose Child-B ou Child-C, sem contraindicações e tolerantes à ribavirina, poderão ter o tempo de tratamento diminuído para 12 semanas, desde que haja associação da ribavirina ao NS5A indicado. Fonte: DIAHV/SVS/MS.

TABELA 45.4 Esquemas de tratamento para hepatite C em pacientes com tratamento prévio com antivirais de ação direta (DAAs).

		COMPROMETIMENTO HEPÁTICO E TRATAMENTO PRÉVIO COM DAAs			
		Pacientes com cirrose ou com cirrose Child-A sem tratamento prévio com NS5A, mas tratados com esquemas com simeprevir (genótipo 1), SOF+RBV* (genótipo 2) ou PR+SOF** (genótipo 3)	Pacientes com cirrose Child-B ou C sem tratamento prévio com NS5A, mas tratados com esquemas com simeprevir (genótipo 1), SOF+RBV* (genótipo 2) ou PR+SOF** (genótipo 3)	Pacientes sem cirrose ou com cirrose Child-A não respondedores a tratamento prévio com NS5A ou ombitasvir/veruprevir/ritonavir + dasabuvir	Pacientes com cirrose Child-B ou C não respondedores a tratamento prévio com NS5A
Genótipo 1a	Sofosbuvir + daclatasvir OU	24 semanas	24 semanas	x	x
	Ledipasvir/sofosbuvir OU	24 semanas	24 semanas	x	x
	Glecaprevir/pibrentasvir OU	12 semanas ± sofosbuvir[1]	x	12 semanas + sofosbuvir[2]	x
	Sofosbuvir/velpatasvir	24 semanas	24 semanas	x	24 semanas
Genótipo 1b	Sofosbuvir + daclatasvir OU	24 semanas	24 semanas	x	x
	Ledipasvir/sofosbuvir OU	24 semanas	24 semanas	x	x
	Glecaprevir/pibrentasvir OU	12 semanas ± sofosbuvir[1]	x	12 semanas + sofosbuvir[2]	x
	Velpatasvir/sofosbuvir	24 semanas	24 semanas	x	24 semanas
Genótipo 2	Sofosbuvir + daclatasvir OU	24 semanas	24 semanas	x	x
	Glecaprevir/pibrentasvir OU	12 semanas	x	12 semanas + sofosbuvir	x
	Velpatasvir/sofosbuvir	24 semanas	24 semanas	x	24 semanas
Genótipo 3	Sofosbuvir + daclatasvir OU	24 semanas	24 semanas	x	x
	Glecaprevir/pibrentasvir OU	16 semanas	x	12 semanas + sofosbuvir + ribavirina[3]	x
	Velpatasvir/sofosbuvir	24 semanas	24 semanas	x	24 semanas
Genótipo 4	Sofosbuvir + daclatasvir OU	x	x	x	x
	Glecaprevir/pibrentasvir OU	x	x	12 semanas + sofosbuvir	x
	Velpatasvir/sofosbuvir	x	x	x	24 semanas
Genótipo 5	Sofosbuvir + daclatasvir OU	x	x	x	x
	Glecaprevir/pibrentasvir OU	x	x	12 semanas + sofosbuvir	x
	Velpatasvir/sofosbuvir	x	x	x	24 semanas
Genótipo 6	Sofosbuvir + daclatasvir OU	x	x	x	x
	Glecaprevir/pibrentasvir OU	x	x	12 semanas + sofosbuvir	x
	Velpatasvir/sofosbuvir	x	x	x	24 semanas

*SOF + RBV = sofosbuvir + ribavirina; **PR + SOF = alfapeginterferona + ribavirina + sofosbuvir. [1]Nos casos de pacientes não respondedores a uso prévio de simeprevir + sofosbuvir, deve-se associar o sofosbuvir ao glecaprevir/pibrentasvir para o retratamento. Para os demais casos, a saber: SOF + RBV* (genótipo 2) ou PR + SOF** (genótipo 3), deve-se usar glecaprevir/pibrentasvir por 12 semanas sem necessidade de associação com sofosbuvir. [2]Nos casos de pacientes com genótipo 1 sem cirrose ou com cirrose Child-A não respondedores a tratamento prévio com NS5A ou ombitavir/veruprevir/ritonavir + dasabuvir, o tratamento poderá ser feito por 16 semanas com glecaprevir/pibrentasvir, sem necessidade de associação com sofosbuvir. [3]Para pacientes com genótipo 3 sem cirrose ou com cirrose Child-A não respondedores a tratamento prévio com NS5A, o tratamento poderá ser feito por 16 semanas com glecaprevir/pibrentasvir + ribavirina, sem necessidade de associação com sofosbuvir. A utilização adicional do uso de ribavirina nos esquemas de retratamento de pacientes com cirrose poderá ocorrer a critério do médico assistente. Fonte: DIAHV/SVS/MS.

BIBLIOGRAFIA

Bedossa P, Poynard T. The METAVIR cooperative study group. An algorithm for the grading of activity in chronic hepatitis C. Hepatology. 1996;24:289-93.

Dusheiko G. Hepatitis C. In: Dooley JS, Lok ASF, Burroughs AK, Heathcote EJ, editors. Sherlock's diseases of the liver and biliary system. West Sussex: Wiley-Blackwell, 2011, p. 406-26.

Hézode C *et al.* Triple therapy in treatment-experienced patients with HCV-cirrhosis in a multicentre cohort of the French Early Access Programme (ANRS C020-CUPIC) – NCT01514890. J Hepatol. 2013;59(3):434-41.

Ilyas JA, Vierling JM. An overview of emerging therapies for the treatment of chronic hepatitis C. Med Clin North Am. 2014;98(1):17-38.

Kershenobich D *et al.* Trends and projections of hepatitis C virus in epidemiology in Latin America. Liver Int. 2011;31(Suppl2):18-29.

Marcellin P, Asselah T, Boyer N. Fibrosis and disease progression in hepatitis C. Hepatology. 2002;36(suppl 1):S47-S55.

McPhee. Developments in the treatment of HCV genotype 3 infection. Expert Rev Anti Infect Ther. 2019; 17(10):775-785.

Mengshol JA, Golden-Manson I, Rosen HR. Mechanisms of disease: HCV-induced liver injury. Nat Clin Pract Gastroenterol Hepatol. 2007; 4:622-34.

Ministério da Saúde. Protocolo Clínico e Diretrizes Terapêuticas para Hepatite C e Coinfecções.

Parlati L, Hollande C, Pol S. Treatment of hepatitis C virus. Clin Res Hepatol Gastroenterol. 2020;30:101578.

Sarkar M, Brady C, Fleckenstein J *et al.* Reprodutive health and liver disease: practice guidance by the American Association for Study of Liver Diseases. Hepatology. 2021;73(1):318-365.

Sarrazin C, Hézode C, Zeuzem S, Pawlotsky J-M. Antiviral strategies in hepatitis C virus infection. J Hepatol. 2012;56(supplement 1):S88-S100.

Sulkowski MS *et al.* Daclatasvir plus sofosbuvir for previously treated or untreated chronic HCV infection. N Engl J Med. 2014;370:211-21.

van der Meer AJ *et al.* Association between sustained virological response and all-cause mortality among patients with chronic hepatitis C and advanced hepatic fibrosis. JAMA. 2012;308(24):2584-93.

46 Vírus da Hepatite D

Thor Oliveira Dantas

INTRODUÇÃO

A hepatite delta é a menos comum e mais desconhecida, grave e rapidamente progressiva dentre as hepatites virais. Aliando elevada patogenicidade a escassas opções terapêuticas e ocorrência concentrada em áreas hiperendêmicas, a hepatite delta é possivelmente a mais negligenciada dentre as doenças hepáticas.

Causada por agente atípico na patologia humana, o vírus da hepatite D (VHD), único membro da família *Deltaviridae*, é o menor vírus de animais conhecido – na verdade, uma partícula subviral, esférica, de aproximadamente 36 nm de diâmetro, semelhante aos viroides RNA que infectam vegetais superiores, embora sem evidência de relação evolutiva entre eles. O VHD é coberto por envelope fosfolipídico composto pelo antígeno de superfície do vírus da hepatite B (HBsAg), sendo, por isso, uma quimera, partícula híbrida, vírus defectivo cujo ciclo biológico é dependente do vírus da hepatite B (VHB). Também por isso, o VHD divide com o VHB o mesmo mecanismo, isto é, o mesmo receptor de entrada na célula hospedeira.

Ocorrendo exclusivamente associado ao VHB, o VHD pode ser adquirido infectando: (a) indivíduos suscetíveis ao vírus B, caracterizando coinfecção, com aquisição simultânea de ambos; ou (b) portadores crônicos do vírus B, sequencialmente, caracterizando superinfecção. Ambas as maneiras apresentam importantes diferenças clínicas e prognósticas (ver *Patogênese* e *Quadro clínico*).

A variabilidade genética do VHD entre os diferentes isolados se aproxima de 40% e se traduz em oito diferentes genótipos reconhecidos, numerados de I a VIII, com diferenças quanto à distribuição geográfica e, possivelmente, às variáveis clínicas.

EPIDEMIOLOGIA

Estima-se em 15 a 20 milhões o número de pessoas infectadas no mundo pelo VHD, ou 5% dos portadores crônicos do HBsAg, ainda que esses valores sejam muito provavelmente imprecisos, devido à falta de dados em muitas áreas do mundo, em especial onde o VHD é particularmente prevalente. Dentre as áreas reconhecidamente endêmicas, destacam-se: Mediterrâneo (no passado, já foi descrita prevalência de até 23% dentre os portadores do HBsAg); África Central (até 42%); algumas ilhas do Pacífico (até 69%); áreas focais no Oriente Médio e na Ásia Central, com destaque para o Paquistão (até 17%); norte da América do Sul, em especial bacia amazônica, Venezuela e Colômbia (prevalência de até 67% entre os portadores do HBsAg). Fora das áreas endêmicas, na Europa ocidental e nos EUA a infecção praticamente se restringe aos usuários de drogas venosas portadores do HBsAg (até 50% podem estar infectados) (Figura 46.1).

O genótipo I do VHD é o mais disseminado mundialmente, sendo encontrado em grande proporção nos continentes europeu e asiático, e nas Américas. O tipo II é endêmico da Ásia/Extremo Oriente, sendo muito frequente em Taiwan, no Japão e na Rússia. O tipo III é encontrado apenas na América do Sul, com prevalência sobretudo na bacia amazônica, Venezuela e Colômbia. O tipo IV, previamente designado como 2b, é também genótipo asiático, prevalente no Japão e em Taiwan. Os tipos de V a VIII, de caracterização também mais recente, ocorrem no continente africano (ver Figura 46.1).

A via percutânea é o meio mais eficiente de transmissão do VHD, sendo o uso de drogas ilícitas injetáveis o fator de risco predominante em áreas não endêmicas; curiosamente, transmissão sexual – documentada, mas de disseminação evidentemente limitada (p. ex., entre homens que fazem sexo com homens) – e perinatal (raramente assinalada) são bem menos eficientes do que no VHB. A transmissão intradomiciliar horizontal não sexual, por meio do contato interpessoal prolongado com líquidos orgânicos (p. ex., saliva, sangue e secreções de feridas aparentes ou inaparentes em pele ou mucosa) tem grande importância epidemiológica, sobretudo em áreas hiperendêmicas. Com efeito, o principal fator de risco para aquisição do VHD, além da exposição parenteral, é a coabitação com indivíduos infectados em ambientes domiciliares numerosos.

Um dos aspectos curiosos da epidemiologia do VHD é sua distribuição irregular e focal, com amplas variações de prevalência mesmo dentro de áreas de elevada endemicidade. Tal fenômeno, há tempos reconhecido entre as ilhas do Pacífico, também já foi descrito na Amazônia Ocidental brasileira, onde se observam localidades rurais de elevada prevalência próximas a outras de ocorrência muito baixa, lado a lado, às margens de um mesmo rio.

Sabe-se que vírus hepatotrópicos tendem a estabelecer ciclos epidemiológicos fechados em populações isoladas, devido a fatores geográficos, sociais ou culturais diversos. No caso específico da hepatite delta, parece existir genuína diferença na capacidade do VHD de se disseminar entre diferentes populações de portadores do HBsAg, devido a determinantes socioculturais locais, diferenças na virulência dos isolados de VHD e/ou na suscetibilidade genética dos portadores do VHB.

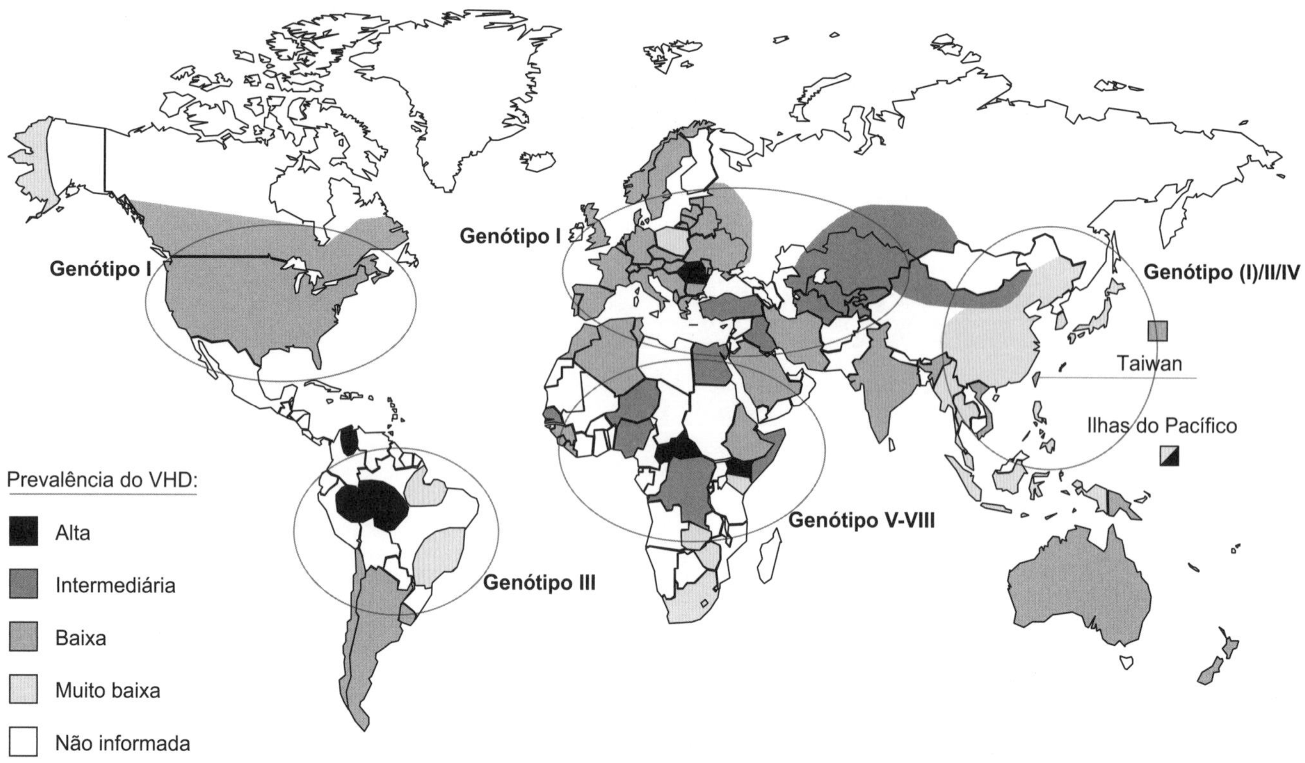

FIGURA 46.1 Níveis de endemicidade e distribuição genotípica nas diferentes regiões do mundo. (Esta figura encontra-se reproduzida em cores no Encarte.)

A região da bacia amazônica figura como uma das áreas de hiperendemicidade do mundo e concentra quase todos os casos brasileiros, identificando-se tanto o globalmente distribuído genótipo I (predominante entre indivíduos da área urbana) quanto, em especial, o localmente endêmico genótipo III, certamente o menos conhecido dos genótipos do VHD (prevalente entre indivíduos da área rural).

Na Amazônia, predominantemente em sua porção ocidental, identifica-se, desde a primeira metade do século 20, doença semelhante à febre amarela, porém considerada distinta, temida pelos residentes locais devido à sua elevada letalidade e tendência a ocorrer em surtos. A doença, clinicamente uma hepatoencefalopatia de evolução fulminante, com tendência a manifestações hemorrágicas e incidência sobretudo em crianças e adultos jovens, é denominada "febre negra de Lábrea", sendo hoje reconhecida como a superinfecção pelo genótipo III do VHD. O "genótipo amazônico" se associa, além de a formas agudas graves, também a formas crônicas particularmente agressivas, com rápida progressão para cirrose e carcinoma hepatocelular, frequentes na região.

A prevalência do VHD declinou progressivamente nos últimos 20 anos na Europa, assim como os surtos de hepatite fulminante na Amazônia, mudanças atribuídas a: vacinação universal contra o VHB; mudanças de comportamento desencadeadas pela pandemia de HIV/AIDS (com ampla utilização da via parenteral segura); e melhorias sociais e econômicas (com suas repercussões em saneamento, habitação, natalidade e no tamanho das famílias). Essas mudanças fizeram a hepatite delta ser considerada por alguns como doença em desaparecimento.

No entanto, embora os surtos de hepatite fulminante não façam mais parte do cenário epidemiológico da região amazônica, a região de Lábrea, por exemplo, continua a exibir elevada prevalência de infecção (cerca de 42% dos portadores do HBsAg). Por sua vez, a doença recrudesce na Europa, recebendo maior atenção – a prevalência do VHD entre portadores do HBsAg na Itália (23% no final da década de 1980) experimentou progressivo declínio ao longo dos anos, chegando a 8,3% em 1997, mas voltou a subir (14,3%) a partir da metade da década de 2000; na Alemanha, a prevalência, que sofreu queda ao longo da década de 1990 (de 18,6 para 6,8%), voltou a subir em meados dos anos 2000 (11,6%). Esse recrudescimento é atribuído à imigração de portadores vindos de países do Leste Europeu, da Rússia e da África (de fato, hoje morrem mais pacientes de hepatite delta do que de HIV na Europa Ocidental).

No Brasil, o risco de expansão da doença para além da Amazônia está associado à migração de trabalhadores para as frentes de trabalho na região sem vacinação sistemática contra o VHB, e destes ou de residentes da Amazônia para as demais regiões do País, levando consigo a infecção.

PATOGÊNESE

Apesar de ser o mais patogênico dentre os vírus hepatotrópicos, o mecanismo exato por meio do qual o VHD induz o dano hepático não é completamente conhecido. O VHD exibe elevada taxa de replicação nos hepatócitos e acredita-se que possa causar efeito citopático direto durante a infecção aguda, enquanto a lesão imunomediada parece claramente predominar na infecção crônica. Aparentemente, a patogênese da doença hepática associada ao VHD depende da interação de três fatores principais, associados: (a) ao VHD, como genótipo, e a mutações no HDAg; (b) ao hospedeiro, modulando sua resposta imune; e (c) ao VHB, como genótipo, e seu nível de replicação.

O principal preditor de complicação hepática é a persistência da replicação do VHD que se associa a taxas anuais de desenvolvimento de cirrose e hepatocarcinoma de 4 e 2,8%, respectivamente.

Virologia

O VHD tem cópia única de RNA genômico circular (VHD-RNA), covalentemente fechado, de cadeia simples e sentido negativo, com aproximadamente 1.700 bases, que assume estrutura de formato semelhante a haste, devido à grande quantidade de pareamento interno de base. O VHD-RNA é dividido em duas regiões: uma codificante, que contém um único *open reading frame* (ORF) que codifica sua única proteína, o antígeno delta (HDAg); e uma não codificante, que contém uma sequência responsável pela atividade de ribozima, encarregada da clivagem dos multímeros lineares de RNA genômicos e antigenômicos resultantes da transcrição do VHD-RNA.

Há duas formas de HDAg: uma menor (S-HDAg), com 194 a 195 aminoácidos, e outra maior (L-HDAg), com 213 a 214 aminoácidos, dependendo do genótipo. Ambas as partículas apresentam a mesma sequência e os mesmos domínios funcionais, na porção N-terminal. No entanto, o L-HDAg tem de 19 a 20 aminoácidos a mais em sua porção C-terminal, resultantes da ação de uma adenosina deaminase celular (ADAR-1) que age no RNA viral, substituindo um códon de terminação (UAG) por um triptofano (UGG), alongando o ORF.

Na ausência de maquinário enzimático com atividade de replicase, a replicação do VHD-RNA é totalmente dependente de RNA polimerases celulares e ocorre no núcleo celular, para onde o VHD-RNA é transportado após internalização na célula. O S-HDAg, provavelmente uma proteína "intrinsecamente desestruturada", com forte carga positiva, tem papel essencial nesse processo, participando da importação do VHD-RNA para o núcleo, apoiando e guiando a replicação por meio da interação com as RNA polimerases celulares. Assim, o S-HDAg promove o acúmulo de VHD-RNA no núcleo celular, estimulando a formação dos multímeros de RNA e, posteriormente, auxiliando a clivagem por meio da atividade de ribozima, através de efeito *chaperone*.

Enquanto a replicação do VHD-RNA é estimulada pelo S-HDAg, é inibida pelo L-HDAg, sintetizado tardiamente no ciclo replicativo, pois depende do mecanismo de edição no genoma/antigenoma necessário ao seu alongamento. A extensão adiciona ao L-HDAg um substrato para a isoprenilação no resíduo de cisteína 211. A farnesilação pós-tradução desse resíduo potencializa o efeito inibitório sobre a replicação, contribui para a exportação do VHD-RNA para o citoplasma e é necessária para a formação final da partícula viral. O L-HDAg interage com o S-HDAg, diminuindo a afinidade deste com o VHD-RNA, promovendo a transinibição de sua replicação. Uma vez isoprenilado, o L-HDAg interage fortemente com o HBsAg, induzindo a montagem de novos vírions no citoplasma.

A replicação do VHD tem forte efeito dominante sobre os demais vírus hepatotrópicos. Em infecções crônicas concomitantes, embora a dominância viral possa alternar-se ao longo do tempo, o VHD costuma inibir a expressão tanto do VHC quanto do VHB.

Coinfecção e superinfecção

A coinfecção VHB/VHD refere-se à aquisição simultânea de ambos os vírus em indivíduos suscetíveis ao VHB (anti-HBs e HBsAg não reagentes), enquanto a superinfecção refere-se à infecção pelo VHD em indivíduos previamente infectados pelo VHB (portadores crônicos do HBsAg). Ambas guardam importantes diferenças clínicas e prognósticas que se relacionam com as diferentes etapas necessárias ao estabelecimento do ciclo biológico do VHD e, consequentemente, de sua patogênese.

O VHD não é infectante até que a viremia do VHB se estabeleça (e o HBsAg esteja disponível). Portanto, na coinfecção primeiramente se estabelece o ciclo celular do VHB, com a expressão de seus marcadores associada à caracterização bioquímica de uma hepatite aguda. Só depois disso o VHD pode estabelecer seu ciclo celular completo. Essa infecção "em dois tempos" tem consequências na apresentação clínica, que tende a ser bifásica (ver *Quadro clínico*).

Por outro lado, na superinfecção o VHD encontra, no tecido hepático, ambiente onde a expressão do HBsAg já está estabelecida, e este, portanto, está disponível para que o VHD inicie sua replicação. O estado de portador prévio do HBsAg age como grande facilitador à infecção pelo VHD, com clara repercussão no tamanho dos inóculos necessários para se estabelecer a infecção.

As concentrações necessárias para o estabelecimento da infecção pelo VHD em superinfecções são da ordem de 10^5 vezes menores que aquelas necessárias para coinfecções. Na primeira, pequenas quantidades de VHD são prontamente resgatadas pelo HBsAg já disponível, enquanto na segunda, a transmissão é limitada pelo inóculo concomitante do VHB.

Além da necessidade de menores inóculos, o estado de facilitação ao VHD, típico da superinfecção, propicia intensa e imediata replicação do VHD, o que supostamente causa o grave dano hepático, frequentemente observado nesse padrão de aquisição, se comparado à coinfecção (ver *Quadro clínico*).

Estudos de reinfecção pós-transplante hepático, com importantes *insights* sobre a biologia da replicação do VHD e da patogenia da doença hepática associada a ele, revelaram condição peculiar de infecção pelo VHD, ocorrendo sem marcadores de infecção pelo VHB.

Dados de experimentos *in vitro* e em modelos animais já mostraram que o VHD pode replicar-se na ausência do VHB, mas os *vírions* não podem ser liberados da célula. No contexto do transplante, já foi documentada a detecção do VHD-RNA, geralmente intermitente, na ausência do HBsAg, acompanhada de expressão limitada do HDAg no tecido hepático (menos de 5% dos hepatócitos).

Nesse contexto, a reinfecção isolada pelo VHD não causa doença hepática e em geral não perdura indefinidamente, a não ser que sobrevenha reinfecção pelo VHB (caracterizando o que se poderia chamar de superinfecção do VHB em portadores do VHD). Essa "superinfecção pelo VHB" em alguns pacientes pode ser detectada até alguns meses após a reinfecção do VHD, e o reaparecimento do HBsAg é acompanhado de recorrência da agressão hepática e progressão para doença hepática crônica.

Em que pese ser possível que, nesse contexto, houvesse HBsAg, ainda que não detectado pelo uso da imunoglobulina contra o VHB (HBIG), ou que quantidades subdetectáveis pudessem servir de reservatórios não hepáticos do VHB, encontrados no momento da infecção, esses achados evidenciam tanto a natureza essencial do VHB como cofator para o desenvolvimento de doença pelo VHD, quanto a natureza não citopática direta do VHD isoladamente.

Genótipos e patogênese

A associação dos diferentes genótipos com diferentes desfechos clínicos é bem documentada para os genótipos I, II e III. O genótipo II, predominante no Extremo Oriente, é considerado o menos patogênico, associando-se a menor ocorrência de formas fulminantes nos quadros agudos e menor ou mais lenta progressão da doença hepática nas formas crônicas.

No polo oposto, o genótipo III, típico da América do Sul (e o mais divergente dos genótipos), é considerado o mais agressivo, causando doença fulminante por meio de processo citopático, primariamente não inflamatório, de microesteatose hepática. A associação entre o genótipo III do VHD com o genótipo F do VHB (também típico da Amazônia) é a mais comum entre os casos graves na região, onde também é descrita aparente tendência a elevada replicação do VHB, mesmo quando em coinfecção com o VHD.

O genótipo I exibe curso clínico variável, sendo considerado de patogenicidade intermediária entre os genótipos II e III. Pouco se sabe sobre os demais genótipos (de IV a VIII), de caracterização mais recente, incluindo sua possível relação com desfechos clínicos.

QUADRO CLÍNICO

Como nos demais vírus hepatotrópicos, o espectro clínico da infecção pelo VHD pode variar desde estados de portador inativo até insuficiência hepática fulminante, passando por hepatite crônica e cirrose hepática em todos os seus estágios.

No entanto, se comparado ao VHB e ao VHC, o VHD associa-se mais frequente e intensamente a formas agudas e crônicas graves. Determina a progressão para a cirrose em até 80% dos casos e é capaz de antecipá-la em até 15 anos. Apresenta ainda mortalidade da cirrose até 2 vezes maior e até 3 vezes mais risco de desenvolvimento de hepatocarcinoma, se comparado ao VHB.

Três entidades clínicas podem ser reconhecidas: (a) coinfecção aguda VHB/VHD; (b) superinfecção aguda do VHD em portadores crônicos do VHB; e (c) infecção crônica pelo VHD.

A coinfecção é clinicamente indistinguível de uma infecção aguda pelo VHB e comumente caracterizada por apresentação bifásica da doença (como uma hepatite aguda recidivante), com dois picos identificáveis de alanina aminotransferase (ALT), relacionados à expressão sequencial dos vírus B e delta. O intervalo entre os dois episódios é de, em média, 4 a 8 semanas, podendo chegar a 6 meses.

As coinfecções têm gravidade variável, mas são frequentemente transitórias e autolimitadas, havendo maior tendência a formas fulminantes apenas em algumas séries (especialmente em usuários de drogas injetáveis). O prognóstico após o episódio agudo é muito bom. A maioria dos infectados resolve as duas infecções, sendo a frequência de cronificação muito baixa (cerca de 5%), semelhante à monoinfecção pelo VHB.

As superinfecções se apresentam clinicamente ou simulando hepatite B aguda, em indivíduo que desconheça ser portador do HBsAg previamente, ou como exacerbação ou reagudização de hepatite B crônica preexistente. A superinfecção tem prognóstico bem pior do que a coinfecção, tanto no episódio agudo quanto na cronificação.

A associação com formas agudas graves (encontradas na superinfecção por quaisquer dos vírus hepatotrópicos) é particularidade forte na superinfecção por VHD (ver *Patogênese*), constituindo-se, em certas áreas tropicais endêmicas do mundo, em quadro nosológico típico de hepatoencefalopatia hemorrágica, que acomete crianças e adultos jovens, com forte tendência a surtos comunitários (ver *Epidemiologia*).

Após o episódio agudo, as superinfecções, ao acometerem indivíduos já incapazes de eliminar o VHB previamente, têm na cronificação a sua regra (cerca de 80%), e a hepatite crônica que se estabelece tem características particularmente agressivas, acelerando significativamente a evolução para a cirrose hepática e suas complicações. De fato, a infecção crônica pelo VHD tem curso tão marcadamente rápido que costuma ser diagnosticada já na fase de cirrose, não raro em indivíduos bastante jovens ou mesmo em crianças. A evolução parece ser semelhante entre pacientes HBeAg reagentes e não reagentes.

Um escore de predição clínica do risco de desenvolvimento de complicação hepática relacionado ao VHD (descompensação da cirrose, hepatocarcinoma ou necessidade de transplante hepático) foi derivado de uma coorte de pacientes da Europa, do Leste Europeu, da Ásia e da África, denominado BEA (*baseline-event-anticipation*). O escore inclui as variáveis sexo, idade, região de origem, razão normalizada internacional (RNI), contagem de plaquetas e bilirrubina, para classificar os pacientes em risco baixo (BEA-A), moderado (BEA-B) e alto (BEA-C) de desenvolvimento de complicação. O escore BEA foi validado em duas outras coortes europeias, mas carece de validação para pacientes do continente americano, que alberga o genótipo mais divergente, agressivo e menos estudado do VHD.

Embora careça de avaliação mais sistemática, há registros de maior ocorrência de esplenomegalia, plaquetopenia e elevação de globulinas nas formas crônicas de hepatite delta na região amazônica, que ocorreriam de maneira desproporcional ao grau de hipertensão portal, dado não relatado nas demais regiões do globo. Níveis mais elevados de gamaglutamil transferase (GGT) e de sobrecarga de ferro já foram descritos em pacientes europeus com VHD, quando comparados aos com VHB em monoinfecção.

Na coinfecção com o HIV, a hepatite delta parece ter seu curso clínico acelerado, com maior risco de cirrose e mortalidade, em comparação com indivíduos não portadores de HIV.

DIAGNÓSTICO

Marcadores

Os marcadores detectáveis da infecção pelo VHD são o VHD-RNA e o HDAg, de origem viral, e as imunoglobulinas anti-VHD total (IgG) e a fração anti-VHD IgM, originadas pela resposta imune do indivíduo infectado. Sendo infecção essencialmente ligada ao VHB, marcadores da infecção por este são também importantes para a correta identificação das apresentações clínicas associadas ao VHD (Tabela 46.1).

A detecção do anti-VHD total é habitualmente realizada por técnica de ensaio de imunoabsorção enzimática (ELISA), comercialmente disponível, e sua pesquisa em indivíduos portadores do HBsAg geralmente é a primeira etapa do diagnóstico da infecção pelo VHD, sendo sua investigação desnecessária em indivíduos HBsAg não reagentes. O anti-VHD aparece nas primeiras semanas de infecção e permanece detectável, em altos títulos, nos indivíduos que desenvolvem infecção crônica. Embora tenda a títulos decrescentes, até o desaparecimento, pode ser detectado na infecção resolvida, geralmente em baixos títulos, mesmo em indivíduos que clarearam o vírus, assim como nos que soroconverteram para anti-HBs.

TABELA 46.1 Marcadores diagnósticos na infecção pelo VHD.

Marcador diagnóstico	Importância
Anti-VHD total (IgG)	Positivo em todos os indivíduos expostos ao VHD; persiste a longo prazo; pode persistir mesmo após a eliminação viral; altos títulos se associam à cronicidade
Anti-VHD IgM	Positivo em infecção aguda e negativo na infecção passada resolvida; persiste em grande parte dos pacientes com infecção crônica; usado como marcador substituto para a replicação de VHD
VHD-RNA qualitativo	Marcador de replicação do VHD; positivo em indivíduos com infecção crônica; negativo no clareamento viral espontâneo ou induzido pelo tratamento
VHD-RNA quantitativo	Potencialmente útil para monitorar a resposta ao tratamento; regras de pontos de corte ainda não validadas; duvidosa associação com risco de complicação
HBsAg qualitativo	Marcador necessário para a infectividade do VHD
HBsAg quantitativo	Pode ser útil para prever ou monitorar a resposta ao tratamento, pois a queda dos títulos prenuncia perda de HBsAg e, portanto, clareamento do VHD
HBeAg	Negativo na imensa maioria dos pacientes; não parece alterar a história natural do VHD
VHB-DNA quantitativo	Frequentemente negativo ou em baixos títulos devido à supressão do VHD; pode estar elevado, principalmente, em pacientes com HBeAg reagente; altos títulos podem indicar a necessidade de tratamento concomitante para HBV; eventualmente, pode reativar-se após clareamento do VHD
ALT	Normalmente elevada, mas não se correlaciona bem com grau de lesão hepática histológica

ALT: alanina aminotransferase; HBeAg: antígeno precoce do vírus da hepatite B; HBsAg: antígeno de superfície da hepatite B; IgG: imunoglobulina G; IgM: imunoglobulina M; VHD: vírus da hepatite D.

Anti-VHD total reagente indica, portanto, o contato prévio com o vírus delta, mas não a infecção crônica, que pode ser investigada por meio da detecção de: (a) VHD-RNA no soro; (b) HDAg no tecido hepático; ou (c) anti-VHD IgM.

A fração IgM do anti-VHD é produzida precocemente e em altos títulos na infecção aguda, sendo detectável por ensaio imunoenzimático (ELISA) (embora não universalmente acessível na prática da assistência). Com a infecção resolvida, a fração IgM desaparece em poucas semanas, e sua persistência no soro de pacientes, após coinfecção ou superinfecção, prediz evolução para cronicidade. Anti-VHD IgM permanece em altos títulos na infecção crônica (nessa fase, tipicamente uma IgM monomérica em oposição à forma pentamérica da infecção aguda) e se relaciona com o grau da doença hepática, sendo, portanto, muito mais um marcador de atividade de doença do que de infecção aguda.

O VHD-RNA é habitualmente detectado e quantificado no soro por meio da reação em cadeia da polimerase por transcrição reversa (RT-PCR), sendo o método mais sensível (até 10 genomas/mℓ com *nested* PCR) e hoje o mais amplamente utilizado, superando a técnica de hibridização molecular, de sensibilidade muito mais baixa (10^4 a 10^6 genomas/mℓ).

Protocolos padronizados para detecção e quantificação do VHD-RNA foram propostos em 2012, com validação para diferentes genótipos e utilização de controles internos que permitiram a avaliação do desempenho do teste e, consequentemente, sua comparabilidade interlaboratórios. Hoje, testes comerciais de RT-PCR já estão disponíveis, e a adoção em larga escala de protocolos padronizados permitirá, com a coleta e análise sistemática de dados, superar outra grande limitação do uso rotineiro do VHD-RNA na prática médica, a interpretação de seu significado clínico (ver *Diagnóstico* e *Utilização clínica*).

Embora o VHD-RNA possa ser detectado no tecido hepático por hibridização *in situ*, os métodos envolvidos são demorados, complexos e, por não trazerem informação adicional relevante, sem utilização prática.

O marcador da infecção pelo VHD habitualmente detectado no tecido hepático é o HDAg, identificado por técnicas de imunofluorescência direta ou imuno-histoquímica.

Embora o HDAg possa ser detectado no soro na fase aguda da infecção, por meio de métodos enzimáticos ou radioimunoensaio, é de aparecimento precoce e curta duração (sendo mais duradouro nos estados de imunodeficiência), escapando da detecção se não for buscado ativa e repetidamente. Na infecção crônica, o HDAg habitualmente não pode ser detectado no soro por técnicas enzimáticas por circular complexado aos altos títulos de anti-VHD. Nesse contexto, o HDAg é mais bem pesquisado por técnicas de *immunoblot* (eletroforese em gel, sob condições de desnaturação, permite sua separação do anti-VHD). Apesar de muito sensíveis, as técnicas de *immunoblot* são também demoradas e trabalhosas, sem *kits* comerciais disponíveis, não sendo utilizadas de forma rotineira para detecção do HDAg.

Assim, a detecção do HDAg no soro não tem aplicabilidade clínica, e no tecido hepático, embora factível e já muito utilizada, tende a ser substituída pela detecção sérica do VHD-RNA na prática clínica.

Com base na análise dos polimorfismos dos comprimentos de fragmentos de restrição (RFLP), a genotipagem do VHD é restrita a laboratórios de pesquisa, não estando ainda incorporada à prática clínica.

Utilização clínica

Nos pacientes sabidamente portadores crônicos do HBsAg, a testagem para o anti-VHD total deve ser sempre considerada, a fim de afastar a suspeita de infecção crônica concomitante pelo VHD, devendo ser lembrada, em áreas de prevalência muito baixa, quando houver fatores de risco (p. ex., uso de drogas injetáveis ou demais exposições parenterais). Merecem especial suspeição os casos agudos e crônicos particularmente graves, bem como as formas agudas recidivantes. Por outro lado, em áreas hiperendêmicas e nos migrantes dessas áreas a triagem da infecção pelo VHD é mandatória para todos os portadores do HBsAg.

Nesse contexto, resultado anti-VHD total não reagente encerra a investigação, devendo ser reconsiderado novamente caso ocorram episódios de agudização/reativação ou rápida deterioração clínica, quando uma superinfecção pode ser diagnosticada.

Por outro lado, anti-VHD reagente indica a necessidade de continuar a investigação, sendo a detecção do VHD-RNA no soro por RT-PCR o exame preferencial a ser solicitado em seguida, devido às suas elevadas sensibilidade e especificidade. Realizado dentro de padrões adequados de coleta, processamento e análise, a detecção confirma e a não detecção afasta a hipótese de infecção crônica pelo VHD.

O papel clínico da quantificação dos níveis séricos de VHD-RNA ainda não está totalmente estabelecido, a exemplo dos vírus B e C, incluindo possíveis implicações prognósticas de resposta à terapia. Recentemente, estudos de coorte com mediana de seguimento de 9,5 anos demonstraram associação significativa dos níveis séricos, com o surgimento de cirrose e hepatocarcinoma.

Na indisponibilidade de exame para detecção do VHD-RNA, anti-VHD IgM pode ser usado como marcador substituto útil no monitoramento da doença, pois desaparece após infecção aguda resolvida e permanece detectável na infecção crônica. Seus títulos se correlacionam tanto com o grau de replicação viral quanto com a gravidade da doença hepática, sendo invariavelmente não detectável nos indivíduos sem doença hepática crônica pelo VHD. O anti-VHD IgM também tende a desaparecer gradualmente após terapia bem-sucedida com interferona (IFN) e no transplante hepático sem recidiva viral.

Embora a detecção do HDAg no tecido hepático já tenha sido considerada o padrão-ouro no diagnóstico de infecção ativa, tem sensibilidade limitada, pois tende à negatividade após longos períodos de infecção. Há relatos de até 50% de indetectabilidade em biopsias hepáticas de indivíduos com mais de 10 anos de infecção, sugerindo que os níveis de replicação do VHD possam diminuir com o tempo e/ou grau de fibrose.

Em pacientes cujo *status* prévio para o VHB é conhecido, a distinção entre coinfecção (entre os suscetíveis) e superinfecção (entre os portadores) é fácil. Em contextos onde esse *status* não é sabido, essa distinção, de importância prognóstica reconhecida, pode ser difícil, com ambos os casos exibindo, no momento da apresentação, tanto o HBsAg quanto o VHD-RNA reagentes. Nesse cenário, a distinção é feita principalmente pelo marcador anti-HBc IgM, reagente na coinfecção, mas não na superinfecção. Além disso, na coinfecção o anti-VHD total tende a aparecer tardiamente, refletindo a infecção bifásica sequencial, o que deve ser lembrado ao interpretar o anti-VHD não reagente como evidência conclusiva de ausência de infecção pelo VHD, pois não o é no contexto da coinfecção.

A evolução típica da coinfecção, com resolução de ambas as infecções, caracteriza-se pelo clareamento do VHD-RNA, negativação do anti-VHD IgM, queda progressiva dos títulos de anti-VHD total e soroconversão anti-HBs. A evolução VHD típica da superinfecção para a cronificação do VHD se caracteriza pelo não clareamento do VHD, pela manutenção do anti-VHD total em altos títulos, não negativação do anti-VHD IgM e permanência da condição de HBsAg reagente, com desenvolvimento de hepatite crônica ativa e expressão do HDAg no tecido hepático.

A Tabela 46.2 ilustra as características sorológicas e virológicas das infecções pelo VHD.

TABELA 46.2 Características sorológicas e virológicas das formas clínicas da infecção pelo vírus da hepatite D (VHD).

Características	Coinfecção – com resolução	Superinfecção – sem resolução
Infecção pelo VHB	Aguda, autolimitada	Crônica
HBsAg	Positivo, transitório	Positivo, persistente
Anti-HBc IgM	Positivo, transitório	Negativo
Anti-HBs	Se eleva após clareamento do HBsAg	Negativo
Infecção pelo VHD	Aguda, autolimitada	Aguda com tendência a gravidade. Cronificação frequente
HDAg no tecido hepático	Positivo, transitório	Positivo, persistente. Pode ser negativo em fases avançadas
VHD-RNA sérico	Positivo, transitório	Positivo, persistente
Anti-VHD total	Positiva na fase aguda tardia, permanece em baixos títulos	Rápida elevação, persistente em altos títulos
Anti-VHD IgM	Transitório	Rápida elevação, persistente em altos títulos

HBC: cerne da hepatite B; HBs: superfície da hepatite B; HBsAg: antígeno de superfície da hepatite B; HDAg: antígeno delta; IgM: imunoglobulina M; VHB: vírus da hepatite B.

TERAPÊUTICA

Considerada quase que invariavelmente patogênica, toda hepatite crônica pelo VHD é candidata potencial a tratamento. No entanto, o VHD é o vírus hepatotrópico mais desafiador do ponto de vista terapêutico. A ausência de alternativas está relacionada, por um lado, às características próprias do vírus, com seu ciclo replicativo atípico, a ausência de alvos enzimáticos definidos (como as proteases e polimerases do VHC e do VHB) e a complexa característica dual da infecção, com necessidade de estratégias que considerem dois agentes; por outro lado, as pesquisas têm sido historicamente pouco priorizadas, devido à percepção de que o VHD seria doença em declínio no mundo ocidental, preocupante apenas em regiões de baixo poder econômico.

Os inibidores do VHB têm pouco ou nenhum efeito sobre o VHD, em grande parte porque a produção do HBsAg é pouco afetada pelos fármacos atuais e porque o VHD depende deste e não dos níveis séricos do VHB-DNA. O HBsAg é produzido em quantidades quase 100 vezes superiores às necessárias para a formação da partícula do VHB e se dá a partir de transcrição e tradução de genes do cccDNA, podendo ser encontrado em altas concentrações, mesmo com a inibição da síntese do VHB-DNA alcançada com os antivirais atuais.

Inúmeros fármacos já foram testados sem sucesso (p. ex., lamivudina, adefovir, tenofovir, ribavirina, fanciclovir, suramina, timosina, levamisol, esteroides); até o momento, apenas o tratamento à base de IFN é considerado eficaz, sendo o único aprovado.

A meta do tratamento das formas crônicas é a eliminação ou a supressão sustentada dos vírus B e delta. Podem ser definidos dois objetivos: (a) a supressão da replicação do VHD, com consequente normalização das aminotransferases séricas e melhora da atividade necroinflamatória no tecido hepático; e (b) a soroconversão do HBsAg para anti-HBs, o que, resolvendo ambas as infecções, traria como ganho adicional a prevenção da reinfecção pelo VHD.

Infelizmente, os tratamentos à base de INF conseguem beneficiar apenas a minoria dos pacientes tratados. A eficácia está relacionada à dose e à duração (há registros de mais de 5 anos de tratamento), com repercussão óbvia na tolerabilidade. Os primeiros estudos com IFN convencional por 24 semanas conseguiram não mais que discreta melhora bioquímica durante o tratamento, sem praticamente nenhum efeito sobre o VHD-RNA. O uso de interferona peguilada (IFN-peg) por 48 semanas trouxe melhores resultados, porém ainda muito aquém do ideal. São típicas as respostas bioquímica e virológica ao fim de 48 semanas de tratamento, com recaída habitual durante o seguimento. Curiosamente, também são descritos pacientes com respostas lentas, que não respondem inicialmente, mas que negativam o VHD-RNA e normalizam a ALT no seguimento pós-tratamento.

Os ensaios clínicos disponíveis são escassos, com casuísticas pequenas, heterogêneas, e/ou não controladas, não conseguindo contemplar os diferentes genótipos e perfis clínicos e epidemiológicos existentes, exibindo, por isso, grande heterogeneidade nas taxas de resposta virológica sustentada (RVS) alcançadas. Com o uso de IFN-peg por 48 semanas foram descritas variações nas taxas de RVS de 17 a 47%. Metanálise de 2012 estimou coeficientes de RVS de cerca de 30% para a IFN-peg e 20% para a IFN convencional, com soroconversão do HBsAg de menos de 3%. Tratamentos à base de IFN-peg já foram testados também em associação com tenofovir e adefovir, sem acréscimos significativos nas taxas de RVS.

Dentre os estudos com IFN-peg, demonstrou-se que a ausência de queda de pelo menos 3 logs no VHD-RNA até o sexto mês de tratamento é boa preditora de falta de resposta ao fim de 48 semanas. No entanto, como complicador, proporção significativa de pacientes que apresentam RVS no sexto mês pós-tratamento mostra recidiva viral no seguimento em longo prazo, evidenciando que essa resposta pode não ser marcador confiável de resposta definitiva ao tratamento.

Como preditores de resposta já se descreveram tanto os baixos títulos de HBsAg e VHD-RNA pré-tratamento quanto a magnitude de seu declínio após o início da terapia. De fato, a cinética do HBsAg quantitativo durante o tratamento, associada ou não à do VHD-RNA, tem potencial para utilidade clínica, como preditor de resposta, devido ao seu papel essencial na replicação do VHD, e deve ser melhor investigada nos próximos anos, em especial com o advento de novas opções terapêuticas contra o VHD. Uma possível menor resposta do genótipo I também é relatada. A pesquisa do anti-VHD IgM pode fornecer informação adicional útil sobre a resposta ao tratamento, ao se correlacionar com a persistência ou não de atividade da doença.

As recomendações quanto ao manejo de pacientes com infecção pelo VHD, portanto, baseiam-se grandemente na opinião de especialistas, devido à escassez de evidências sólidas para a maioria das decisões, devendo ser pragmáticas e individualizadas. O tratamento com IFN-peg durante 48 semanas é indicado para pacientes com infecção ativa e doença hepática compensada. Em pacientes com doença hepática avançada, o benefício deve ser pesado contra os potenciais efeitos adversos de IFN-peg na cirrose e a baixa taxa de resposta. O uso combinado de antivirais contra o VHB é recomendado para pacientes com títulos elevados do VHB-DNA (p. ex., acima de 2.000 ui/mℓ). Embora o controle do VHB não pareça modificar a história natural da doença associada ao VHD, o uso prolongado de antivirais não foi avaliado e merece o benefício da dúvida, devendo ser considerado.

Deve-se considerar prolongar o tratamento por mais de 12 meses caso os pacientes apresentem respostas virológicas e bioquímicas parciais. No caso de pacientes que recidivam após suspensão do tratamento, a readmissão deve ser considerada precocemente, sob risco de rápida evolução, quando então pode-se considerar estender o tratamento por mais de 1 ano.

Nas formas agudas, impõem-se, além da terapia de suporte, a detecção precoce dos quadros fulminantes, para os quais a única opção terapêutica, até a disponibilização de antivirais com ação direta, é o transplante hepático. Considerando a dependência de IFN (não tolerado ou contraindicado em parcela significativa de pacientes) e a elevada patogenicidade, o transplante é a única opção terapêutica para muitos pacientes também das formas crônicas. O transplante hepático no VHD tem excelente prognóstico, com risco de reinfecção do enxerto marcadamente menor que na monoinfecção pelo VHB. A inibição do VHB pelo VHD e os consequentes baixos títulos de VHB-DNA circulante parecem dificultar a reinfecção pelo primeiro e, consequentemente, pelo segundo. As medidas profiláticas habituais contra o VHB (imunoglobulina e antivirais) impedem com boa efetividade as reinfecções por VHD no pós-transplante.

Após as grandes e rápidas transformações pelas quais passou o tratamento do VHC desde a sua descoberta, o vírus B, e com ele o vírus delta, ganharam renovada atenção. Além de novos inibidores de polimerase (análogos e não análogos), diferentes estratégias de ataque ao VHB também estão sendo testadas, com destaque para: inibidores de entrada; inibidores da montagem do capsídio; RNA-interferência (siRNA); inibidores da liberação de HBsAg; terapias cccDNA dirigidas; imunomodulação. Devido à íntima associação, algumas dessas estratégias demonstram ação em ambos os vírus, e fármacos com ação exclusiva no VHD também estão em investigação.

Os inibidores de entrada são lipopeptídeos que se acoplam aos mesmos receptores de membrana que os vírus, impedindo sua ligação e consequente entrada na célula tendo, assim, ação tanto no VHB quanto no VHD. O fármaco atualmente em investigação clínica mais avançada é a Bulevirtide (Myrcludex/Hepcludex), tendo mostrado resultados promissores em associação com Peg-INF, em fases II e III, motivo pelo qual recebeu recentemente autorização especial de uso pela Agência Europeia como o primeiro fármaco anti-HDV. Os inibidores da liberação do HBsAg são polímeros de ácido nucleico (NAP) que impedem não a formação, mas a liberação de HBsAg para fora do hepatócito. Com ação também em ambos os vírus, seu protótipo é a molécula REP 2139. Por último, estão também em estudo os inibidores da prenilação, de ação exclusiva no VHD, por meio da inibição da farnesilação do L-HDAg, essencial para a sua interação com o HBsAg e a montagem final dos novos vírions.

Combinações das diferentes estratégias podem ser necessárias para se alcançar melhores desfechos terapêuticos, e grandes mudanças na prática clínica são esperadas para os próximos anos.

Por fim, a vacinação contra o VHB confere proteção eficaz e duradoura contra a coinfecção com o VHD. Não existe vacina disponível para a prevenção da superinfecção em portadores crônicos do HBsAg, devendo-se informar os pacientes quanto ao risco e às formas de prevenção, com destaque para a via parenteral e o contato prolongado com portadores crônicos.

BIBLIOGRAFIA

Alavian SM, Tabatabaei SV, Behnava B *et al.* Standard and pegylated interferon therapy of HDV infection: A systematic review and meta-analysis. J Res Med Sci. 2012 Oct;17(10):967-74.

Alves C, Branco C, Cunha C. Hepatitis delta virus: a peculiar virus. Adv Virol. 2013 Oct;2013:560105.

Bensabath G, Hadler SC, Soares MC *et al.* Hepatitis delta virus infection and Labrea hepatitis. Prevalence and role in fulminant hepatitis in the Amazon Basin. JAMA. 1987 Jul;258(4):479-83.

Braga WS, Castilho M da C, Borges FG *et al.* Hepatitis D virus infection in the Western Brazilian Amazon – far from a vanishing disease. Rev Soc Bras Med Trop. 2012 Dec;45(6):691-5.

Braga WS, de Oliveira CM, de Araújo JR *et al.* Chronic HDV/HBV coinfection: predictors of disease stage – a case series of HDV-3 patients. J Hepatol. 2014 Dec;61(6):1205-11.

Calle Serrano B, Grobhennig A, Homs M *et al.* Development and evaluation of a baseline-event-anticipation score for hepatitis delta. J Viral Hepat. 2014 Nov;21(11):e154-63.

Cunha C, Tavanez JP, Gudima S. Hepatitis delta virus: A fascinating and neglected pathogen. World J Virol. 2015 Nov;4(4):313-22.

Fonseca JC, Souza RA, Brasil LM *et al.* Fulminant hepatic failure in children and adolescents in Northern Brazil. Rev Soc Bras Med Trop. 2004 Jan-Feb;37(1):67-9.

Glenn JS, Taylor JM, White JM. *In vitro*-synthesized hepatitis delta virus RNA initiates genome replication in cultured cells. J Virol. 1990;64:3104.

Gomes-Gouvêa MS, Soares MC, Bensabath G *et al.* Hepatitis B virus and hepatitis delta virus genotypes in outbreaks of fulminant hepatitis (Labrea black fever) in the Western Brazilian Amazon region. J Gen Virol. 2009 Nov;90 (Pt 11):2638-43.

Gunsar F. Treatment of delta hepatitis. Expert Rev Anti Infect Ther. 2013; 11:489-98.

Mason WS, Taylor JM. Liver transplantation: a model for the transmission of hepatitis delta virus. Gastroenterology. 1991;101:1741.

Mederacke I, Bremer B, Heidrich B *et al.* Establishment of a novel quantitative hepatitis D virus (HDV) RNA assay using the Cobas TaqMan platform to study HDV RNA kinetics. J Clin Microbiol. 2010;48(6):2022.

Netter HJ, Gerin JL, Tennant BC *et al.* Apparent helper-independent infection of woodchucks by hepatitis delta virus and subsequent rescue with woodchuck hepatitis virus. J Virol. 1994;68:5344.

Pascarella S, Negro F. Hepatitis D virus: an update. Liver Int. 2011 Jan;31(1): 7-21. Rizzetto M, Ciancio A. Epidemiology of hepatitis D. Semin Liver Dis. 2012 Aug;32(3):211-9.

Romeo R, Foglieni B, Casazza G *et al.* High serum levels of HDV RNA are predictors of cirrhosis and liver cancer in patients with chronic hepatitis delta. PLoS One. 2014;9(3):e92062.

Schaper M, Rodriguez-Frias F, Jardi R *et al.* Quantitative longitudinal evaluations of hepatitis delta virus RNA and hepatitis B virus DNA shows a dynamic, complex replicative profile in chronic hepatitis B and D. J Hepatol. 2010;52:658-64.

Sebastiani G, Tempesta D, Alberti A. Hepatic iron overload is common in chronic hepatitis B and is more severe in patients coinfected with hepatitis D virus. J Viral Hepat. 2012;19:e170-6.

Viana S, Paraná R, Moreira RC *et al.* High prevalence of hepatitis B virus and hepatitis D virus in the Western Brazilian Amazon. Am J Trop Med Hyg. 2005;73:808-14.

SEÇÃO 3.4

Sistema Musculoesquelético

47 Infecções Osteoarticulares

Adriana Macêdo Dell'Aquila • Mauro José Costa Salles

OSTEOMIELITE

Definição

Osteomielite é a inflamação do osso causada pela presença e multiplicação de agente infeccioso, que pode ser uma bactéria, um fungo ou micobactérias. Apesar de o osso ser especialmente resistente à colonização bacteriana, eventos como traumas, cirurgias, implantes ortopédicos e outros materiais podem facilitar a contaminação e o desenvolvimento da doença. Dependendo da causa da infecção, a osteomielite pode comprometer somente uma área anatômica do osso, como o periósteo, o cortical ou a medular óssea, acompanhada ou não das partes moles adjacentes.

A osteomielite é uma das infecções de mais difícil tratamento com antibióticos em virtude da característica anatômica e fisiológica do osso, que dificulta a penetração dos fármacos mais comumente utilizados. Apesar de poder ser causada por qualquer microrganismo piogênico, sabemos que as bactérias do gênero *Staphylococcus* são responsáveis por, no mínimo, 70% das infecções.

Fisiopatologia

Em razão da alta frequência de *Staphylococcus* spp. como agente causador de osteomielite, os estudos mais atualizados que abordam a patogenia da doença são realizados com esse patógeno. As principais características da fisiopatologia estão associadas a:

- Invasão intracelular dos osteócitos na cortical óssea, alterando a função e sobrevida celular e induzindo reabsorção óssea (osteoclastogênese). Os osteócitos são responsáveis pela manutenção da integridade geral e composição de osso saudável
- Invasão intracelular dos osteoblastos, que, quando estão maduros, transformam-se em osteócitos infectados. Osteoblastos infectados são induzidos a apoptose e, também, induzem a liberação de mediadores inflamatórios causando a migração de leucócitos e fagócitos para o osso infectado, resultando também em osteoclastogênese
- Formação de abscessos ósseos, caracterizados por lesões teciduais contendo bactérias envoltas por células de defesa viáveis e necróticas, o que protege esses patógenos de contato com antibióticos e o sistema imune
- Formação de biofilme na superfície óssea e nos implantes ortopédicos, fator importante de proteção dos patógenos contra a atividade do sistema imune e dos antibióticos. Biofilmes são comunidade microbianas multicelulares envoltas por uma matriz de substâncias exopolissacarídeas autoproduzidas, responsáveis pela elevada tolerância aos antibióticos
- Presença de microrganismos capazes de reduzir drasticamente a atividade metabólica no interior do biofilme e no ambiente intracelular. São chamadas de variantes de pequenas colônias e células persistentes, e são mais tolerantes a atividade dos antibióticos
- Colonização de patógenos na rede lacunocanalicular entre os osteócitos é considerada um mecanismo adicional de persistência microbiana nas osteomielites crônicas. Os osteócitos estão contidos nessa rede canalicular na matriz óssea, e estudos recentes demonstraram a persistência de *S. aureus* nessa região, sendo protegidos fisicamente das células indutoras de resposta imune.

A presença de um organismo infeccioso no tecido ósseo pode acontecer de inúmeras maneiras: inoculação bacteriana direta por meio de um foco adjacente, traumas ou durante o procedimento cirúrgico, ou hematogênica por um foco infeccioso a distância como infecção dentária, infecção urinária entre outros. No tecido ósseo, a formação de pus resultante do processo infeccioso em virtude da característica organizacional dos tecidos não permite a expansão do abscesso. Essa característica óssea aumenta o volume tecidual na área da lesão, eleva a pressão na região da medular óssea causando a necrose cortical. O tecido necrosado, além de impedir a concentração adequada do antimicrobiano, contribui como substrato bacteriano, favorecendo sua proliferação.

Na tentativa de responder à agressão infecciosa, o periósteo inflamado se prolifera formando um novo tecido ósseo, cobrindo o foco infeccioso chamado invólucro ósseo. O invólucro ósseo é um tecido pouco vascularizado e contribui para diminuir a penetração do antibiótico na lesão, sendo sempre necessária a remoção cirúrgica associada ao tratamento antimicrobiano. As principais características da osteomielite são intensa inflamação óssea, redução da vascularização e destruição e perda óssea localizada.

A separação em casos agudos e crônicos é arbitrária e depende essencialmente dos achados histopatológicos. Nos casos agudos existe a presença de inflamação tecidual e trombose de pequenos vasos, enquanto a fase crônica é marcada essencialmente pela necrose e pelo "sequestro ósseo". O sequestro ósseo é consequência da tentativa dos osteoclastos de remover o tecido necrótico e é identificado em exames de imagem como uma área de osso sadio envolto em necrose.

Sistema de classificação das osteomielites

As osteomielites deveriam ser consideradas um grupo de doenças distintas, uma síndrome clínica, em razão da grande heterogeneidade de sua apresentação clínica, fisiopatologia e tratamento. Para facilitar a condução dos casos, vários sistemas de classificações foram propostos, permitindo assim a padronização e uniformização das condutas.

A classificação de Waldvogel, descrita em 1970, é a mais importante e mais utilizada nos estudos clínicos. Waldvogel classificou as osteomielites de acordo com o mecanismo de aquisição das infecções e o seu tempo de evolução (Tabela 47.1).

De acordo com o mecanismo de aquisição, as osteomielites são classificadas em: hematogênica, em que a infecção ocorreu como consequência do transporte de bactérias pelo sangue; por contiguidade, em que a inoculação bacteriana ocorreu por um foco em adjacente; e a osteomielite secundária, a insuficiência vascular periférica em que a lesão da microvasculatura e neuronal, por exemplo em consequência da diabetes descompensada, causam alterações que favorecem a proliferação bacteriana.

Baseadas no tempo de evolução dos sintomas, na classificação de Waldvogel as osteomielites são classificadas em agudas e crônicas. O autor não definiu tempo de evolução que separe os pacientes em agudos e crônicos, porém utilizou as características anatomopatológicas dos tecidos. As osteomielites agudas se apresentam com edema, formação de pus, congestão vascular e trombose de pequenos vasos, ao passo que as osteomielites crônicas apresentam sequestro ósseo, áreas de isquemia e necrose.

Posteriormente a essa classificação, em 1984, Cierny e Mader propuseram outro sistema de padronização, com o objetivo de abordar os aspectos cirúrgicos que influenciam na evolução clínica e que não haviam sido contemplados em classificações anteriores. Essa classificação é empregada atualmente, principalmente para planejamento cirúrgico. São definidos quatro estágios anatômicos de acometimento da infecção: medular, superficial, localizada e difusa. Com relação ao hospedeiro, consideram-se 4 condições: hospedeiro normal, comprometimento local, comprometimento sistêmico e condições clínicas precárias (Tabela 47.2).

Principais agentes evolvidos

Os principais agentes isolados nas osteomielites são as bactérias gram-positivas. O primeiro agente mais identificado é *Staphylococcus aureus*, seguido então pelo grupo dos *Staphylococcus* coagulase negativo (SCN) e pelos *Streptococcus* spp. Esse perfil microbiológico é semelhante tanto para osteomielites espontâneas (hematogênica) quanto nas osteomielites após procedimento cirúrgico (osteossíntese e artroplastias). As bactérias gram-negativas são o terceiro grupo de microrganismos mais isolado nessas infecções e se correlacionam com osteomielites por contiguidade após traumas, fraturas expostas e úlceras de decúbito.

A osteomielite pode ser tanto monomicrobiana quanto polimicrobiana, e a presença de um ou mais agente bacteriano dependerá principalmente da via de inoculação bacteriana.

A via de disseminação hematogênica em sua maioria apresenta-se apenas com um agente infeccioso isolado, principalmente o *Staphylococcus aureus*. Porém, nas infecções por contiguidade, e especialmente entre esse grupo estão as fraturas expostas complexas, é comum a presença de infecção polimicrobiana. O uso da sonicação aumenta a taxas de identificação do patógenos relacionados com as osteomielites, principalmente naquelas em que houve o uso de

TABELA 47.1 Classificação de Waldvogel.

Mecanismo de infecção óssea	Características
Hematogênica	Secundária ao transporte bacteriano pelo sangue. Maioria das infecções nas crianças
Por contiguidade	Inoculação bacteriana por meio de um foco adjacente. Por exemplo: osteomielites pós-traumáticas, infecções de próteses
Associada a insuficiência vascular	Infecções em pacientes com pés diabéticos, hanseníase, insuficiência vascular periférica
Tempo de infecção	**Características**
Aguda	Episódios iniciais de osteomielite. Edema, formação de pus, congestão vascular e trombose de pequenos vasos
Crônica	Recidivas de casos agudos, grandes áreas de isquemia, necrose e sequestro ósseo

Fonte: Waldvogel, Medoff, Swartz, 1970.

TABELA 47.2 Classificação de Cierny e Mader.

Estágio anatômico	Características
1. Medular	Infecção restrita a medula óssea
2. Superficial	Infecção restrita a cortical óssea
3. Localizada	Infecção com margens bem definidas e estabilidade óssea preservada
4. Difusa	Infecção acometendo toda a circunferência óssea com instabilidade antes ou após desbridamento
Classificação do hospedeiro	**Características**
A. Hospedeiro normal	Paciente sem comorbidades
B. Comprometimento local	Tabagismo, linfedema crônico, estase venosa, arterite, grandes cicatrizes, fibrose por radioterapia
Bs. Comprometimento sistêmico	Diabetes melito, desnutrição, insuficiência renal ou hepática, hipoxemia crônica, neoplasias, extremos de idade
C. Condições clínicas precárias	Tratamento cirúrgico será mais mórbido que a própria osteomielite

Fonte: Cierny, Mader, Pernnick, 1985.

material de síntese e exposição prévia a antimicrobianos. Em estudo nacional publicado em 2014, a técnica de sonicação identificou a presença de infecção polimicrobiana em 15% dos casos. Interessante nesse estudo é que, quando realizado somente a cultura do tecido periprostético, a taxa de infecções polimicrobianas encontrada foi de apenas 5,5%, evidenciando que a sonicação é especialmente benéfica para o diagnóstico de osteomielites oriundas de fraturas complexas com material de síntese em que se espera maior contaminação da ferida e consequentemente maior a taxa de infecções polimicrobianas. Nesse estudo, os microrganismos identificados em ordem de prevalência do maior para o menor foram: *Staphylococcus aureus* em 28%, CoNs 22,7, *Pseudomonas aeruginosa* 10%, *Enterobacter* sp. 8%, *Klebsiella pneumoniae* 5,3%, *Serratia marcescens* 4.7%. Na Tabela 47.3 apresentamos a relação epidemiológica de cada microrganismo na infecção óssea com a situação clínica prevalente.

Epidemiologia

A osteomielite hematogênica aguda costuma ser encontrada na criança seguida à bacteriemia, em que o agente geralmente se instala na metáfise, desenvolvendo reação inflamatória com necrose isquêmica local e formação de abscesso. Esse processo repercute rapidamente no crescimento dos ossos longos, e se não for tratado com assistência médica e antibiótico adequado, poderá evoluir para a forma crônica e comprometer o desenvolvimento da criança.

No adulto, a forma hematogênica aguda prevalente é a osteomielite vertebral, que muitas vezes passa despercebida, uma vez que o quadro de dorsalgia nem sempre é acompanhado de febre.

Também pode ocorrer a forma aguda em pacientes com infecções ou lesões de partes moles, quando não adotados cuidados locais com a ferida, principalmente em pacientes diabéticos ou portadores de sequelas de lesões neurológicas que perderam a capacidade de locomoção, predispondo-se à formação de úlceras de pressão (p. ex., paraplégicos). O risco de infecção pós-operatória – principalmente a do trauma, na osteossíntese – é maior quando há exposição óssea ou alto grau de lesão de tecidos adjacentes ao osso, mesmo em fratura fechada.

TABELA 47.3 Relação dos microrganismos (causadores) da osteomielite com o perfil clínico dos pacientes.

Microrganismo	Associação clínica mais comum
S. aureus (sensível ou resistente a oxacilina)	Mais frequente em todos os tipos de osteomielite
S. coagulase-negativo ou *Cutibacterium* spp.	Associado a infecção com corpo estranho
Enterobacteriaceae ou *P. aeruginosa*	Comum em infecções nosocomiais
Streptococcus spp. ou anaeróbios	Associado a mordeduras, pé diabético e úlcera de decúbito
Salmonella ou *S. pneumoniae*	Anemia falciforme
Bartonella henselae	Infecção relacionada ao HIV
Pasteurella multocida ou *Eikenella corrodens*	Mordedura de animal ou humana
Aspergillus, *Candida albicans* ou *Mycobacterium avium*	Pacientes imunodeprimidos
M. tuberculosis	Alta prevalência de tuberculose
Brucella, *Coxiella brunetti* ou outro fungo em determinadas áreas geográficas	População cuja patologia é endêmica

Adaptada de Lew e Waldvogel, 1997.

Quadro clínico

As manifestações clínicas da osteomielite variam de acordo com a origem da infecção. De acordo com as formas clínicas, a osteomielite pode ser classificada em:

- Osteomielite na criança
- Osteomielite vertebral
- Osteomielite pós-osteossíntese a associada às artroplastias
- Osteomielite por feridas
- Pseudoartrose infectada.

A osteomielite da criança, considerada hematogênica aguda, tem origem em quadro de bacteriemia, principalmente por *S. aureus*, prevalente no gênero masculino e mais comum na metáfise distal dos ossos longos devido à maior vascularização. A maior parte das crianças apresentam febre, calafrios, vômitos, desidratação e mal-estar, mas em geral não aparentam toxemia. Costumam apresentar dor local e limitação do uso do membro acometido.

Deve-se considerar a hipótese de osteomielite vertebral, forma hematogênica aguda do adulto, toda vez que o paciente apresentar dorsalgia e febre, provas inflamatórias (velocidade de hemossedimentação [VHS] e proteína C reativa [PCR]) elevadas, infecção da corrente sanguínea (principalmente em episódio recente por *S. aureus*) ou endocardite infecciosa. Havendo ou não dorsalgia, o quadro pode se manifestar por meio de febre e algum novo sintoma neurológico.

A osteomielite pós-osteossíntese corresponde à infecção de sítio cirúrgico ortopédico e atualmente é a forma mais comumente observada. Os fatores de risco prevalentes na infecção da osteossíntese são: fratura exposta; infecção em partes moles; múltiplas cirurgias, principalmente com duração acima de 2 horas; uso de dreno; diabetes; insuficiência cardíaca. O quadro pode ter início durante o período peroperatório e se manifestar em menos de 3 meses após a cirurgia, período correspondente a uma infecção nosocomial. São comuns dor local, eritema, edema, secreção ou febre, com o envolvimento de microrganismos mais virulentos (*S. aureus*) e bacilos gram-negativos. No período de 3 meses a 2 anos após a cirurgia, o paciente poderá iniciar quadro de dor persistente ou progressiva, sem sinais evidentes de processo infeccioso. Nesses casos, o agente prevalente é de baixa virulência, como o *Staphylococcus* coagulase-negativo. Após 2 anos da cirurgia, o paciente poderá apresentar infecção na osteossíntese, decorrente, contudo, da disseminação hematogênica de outro foco infeccioso, como pele, partes moles, trato respiratório, cavidade oral ou trato geniturinário.

A osteomielite por feridas corresponde à contiguidade e é frequentemente encontrada em pacientes com pé diabético, acamados e paraplégicos com úlceras de pressão, lesões traumáticas ou qualquer lesão de partes moles que progrida para infeção para planos mais profundos. Quando o paciente apresenta neuropatia periférica, devido a trauma repetido e perda de proteção de barreira da pele, formam-se úlceras, principalmente nos pés; devido à úlcera ser indolor, a ferida tem maior predisposição a aprofundar e alcançar a estrutura óssea.

A pseudoartrose infectada representa retardo de consolidação de uma fratura, que mesmo após 6 a 8 meses apresenta persistência do traço de fratura e hiato, com esclerose nas extremidades, com ou sem calo hipertrófico. Essa ausência de evidência de consolidação nem sempre é de origem infecciosa, e fatores como dor ou eritema, aliados à drenagem de secreção ou fístula e à imagem radiológica com áreas necróticas e de sequestro ósseo, ajudam a evidenciar o quadro. Na fratura consolidada, que apresenta trajeto de fístula entre o material de síntese e a pele, nem sempre se pode atestar osteomielite, uma vez que pode ocorrer fibrose óssea com infecção do tecido subjacente ao implante (Figura 47.1).

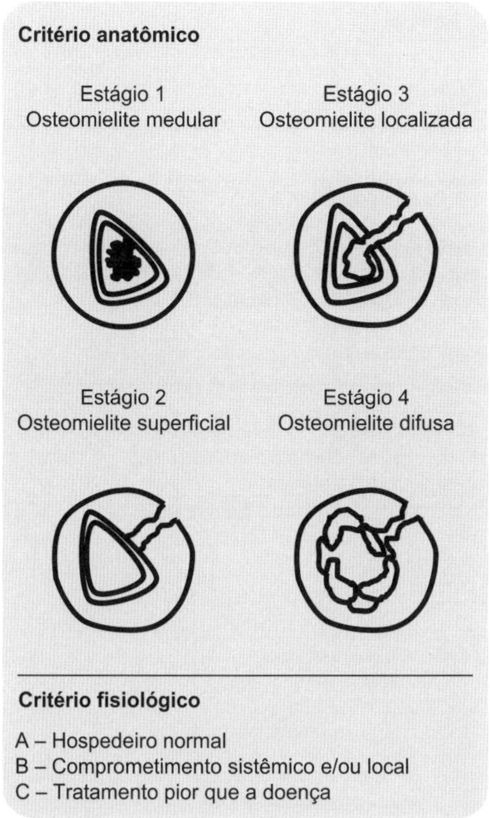

FIGURA 47.1 Classificação de Cierny-Mader.

Diagnóstico

O diagnóstico atual das osteomielites está baseado em uma composição de critérios clínicos, microbiológico, laboratorial, anatomopatológico e radiológico.

A história clínica de febre baixa, queixa de dor persistente no membro ou na coluna sem história pregressa de trauma deve chamar a atenção do médico para a possibilidade de osteomielite hematogênica aguda.

Na suspeita diagnóstica, a identificação do agente infeccioso da osteomielite pede a coleta de três a seis amostras de fragmento ósseo, a fim de aumentar a sensibilidade para o isolamento do agente. Na infecção relacionada ao implante, é importante coletar o tecido periimplantar e, quando houver retirada do material de síntese, encaminhar para sonicação.

Exames laboratoriais, como hemograma completo, hemocultura, VHS, PCR, procalcitonina e interleucina-6, podem apresentar alterações sugestivas de infecção óssea. Contudo, é importante lembrar que hemograma normal não exclui o diagnóstico de osteomielite, assim como as provas inflamatórias podem estar elevadas em virtude de trauma prévio ou pós-operatório. Na prática, utilizamos a PCR e a VHS como exames de controle, com o objetivo de observar a curva e a evolução do paciente.

O exame recomendado para o diagnóstico definitivo de osteomielite é a cultura do tecido ósseo e o anatomopatológico. Na osteomielite, observa-se a deposição de fibrina, se há polimorfonucleares, a formação de tecido ósseo com reabsorção óssea e se ocorre sequestro.

Na suspeita de osteomielite aguda, é necessário iniciar a triagem diagnóstica utilizando-se a radiografia simples do membro suspeito. A mudança radiográfica na fase precoce é caracterizada por edema de partes moles, que após 7 dias demonstra desmineralização óssea, após 15 dias reação periosteal e após 3 semanas osteólise trabecular e cortical. Apesar de ser exame rápido e fácil de se realizar na maioria dos serviços de saúde, devido ao seu baixo custo, é importante lembrar que na infecção aguda, apesar da osteomielite, a osteólise só será visualizada por meio de radiografia após 10 a 21 dias, quando ocorre perda de 30 a 50% da densidade óssea.

A ressonância magnética (RM) é o melhor exame para o estudo do osso e de tecidos moles. O sinal anormal da medula óssea é causado por edema, exsudato, células inflamatórias e isquemia, com formação de coleções e cicatrização óssea. Na fase aguda, pode-se observar o sinal da trabécula óssea com intensidade baixa (hipossinal) em imagem ponderada em T1 e aumentada (hipersinal) em T2.

A tomografia computadorizada (TC) é usada na falta ou impossibilidade de realizar a ressonância magnética e para urgências.

Em virtude de sua elevada sensibilidade, a cintilografia óssea (CO) pode ser utilizada para diagnosticar osteomielite; contudo, além do custo mais elevado, algumas vezes o exame não é específico, principalmente no pós-operatório, podendo haver captação por até 1 ano após a cirurgia.

Outros exames, como a tomografia com emissão de pósitrons 18-fluorodeoxiglicose, têm demostrado elevada acurácia, mas muitas vezes sem especificidade.

A Figura 47.2 apresenta um modo mais prático de conduzir e solicitar exames de imagem.

Os critérios diagnósticos utilizados para as osteomielites secundárias às osteossínteses e às artroplastias estão apresentados separadamente.

A definição e os critérios diagnósticos das infecções associadas a fraturas (IAF) foram recentemente publicadas e divididas em critérios confirmatórios e critérios sugestivos:

Critérios confirmatórios

1. Presença de fístula, ou ferida operatória (FO) com exposição/comunicação com osso ou implante.
2. Secreção purulenta da FO ou presença de pus durante cirurgia.
3. Patógenos identificados por cultura fenotípica em pelo menos duas amostras separadas de tecido retiradas durante intervenção cirúrgica e/ou do implante, incluindo o fluido de sonicação.
4. Múltiplas amostras de tecido (≥ 3) devem der retiradas, cada uma delas com instrumentos estéreis (não coletar *swabs* de fístula ou amostras superficiais). Para os casos com líquido sinovial de articulações comprometidas adjacentes ao osso fraturado, amostras obtidas por punção estéril podem ser incuídas para cultura.
5. Microrganismos em tecidos profundos retirados durante cirurgia confirmados por histopatologia, utilizando técnicas de coloração específicas para bactérias ou fungos.

Critérios sugestivos

1. Qualquer sinal e sintoma clínico (dor não associada ao trauma ou cirurgia), calor local hiperemia, secreção ou febre.
2. Qualquer sinal radiológico, como osteólise (sítio de fratura, ao redor do implante), soltura do implante, sequestro ósseo, falha na progressão de consolidação óssea (pseudoartrose), formação óssea periosteal (fora do sítio de fratura).
3. Patógeno identificado por cultura fenotípica em somente uma amostra de tecido retirados durante intervenção cirúrgica e/ou do implante, incluindo o fluido de sonicação.
4. Elevação secundária dos marcadores inflamatórios (leucócitos, PCR e VHS), seguida à redução inicial ou elevação persistente após período de tempo, e após exclusão de outros focos de infecção ou de outras causas inflamatórias associadas.
5. Persistência, aumento ou início de drenagem de secreção pela FO após os primeiros dias de pós-operatório sem outra causa claramente definida.

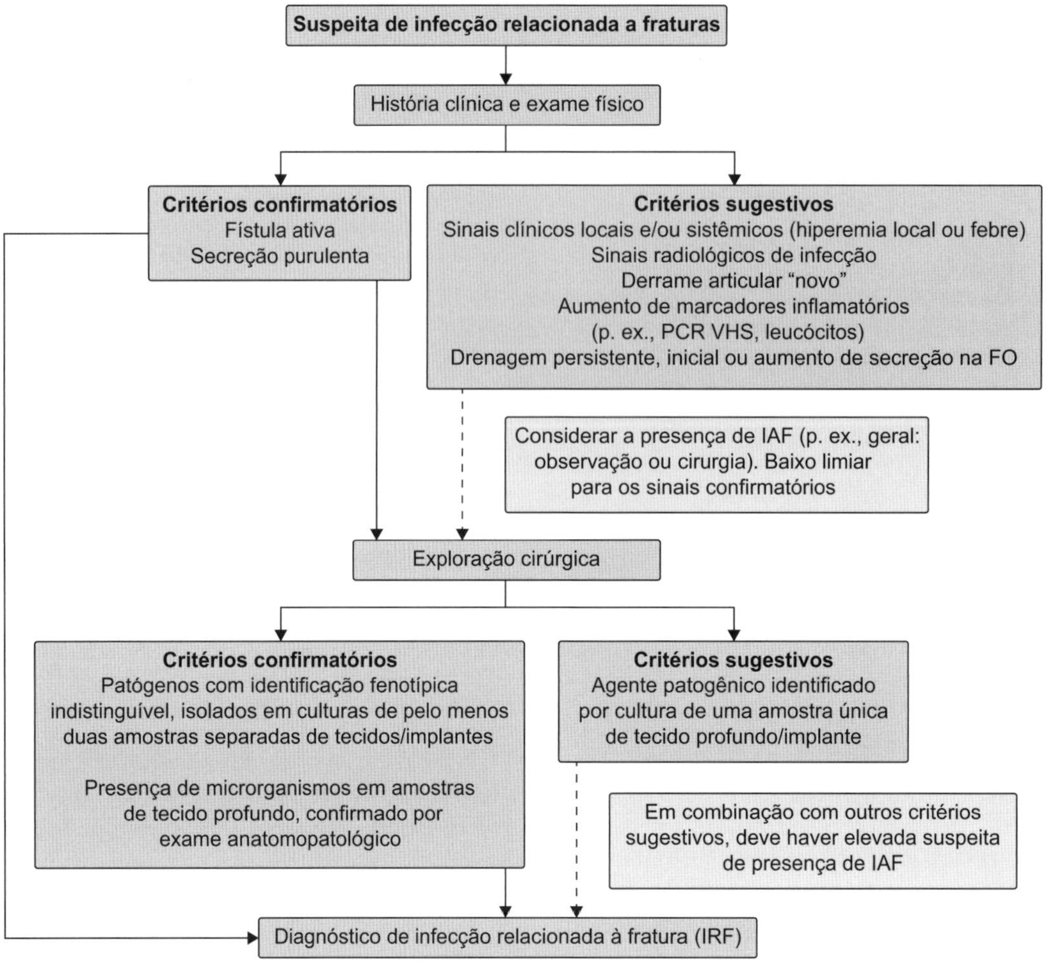

FIGURA 47.2 Algoritmo descritivo das infecções associadas a fraturas (AIF). PCR: proteína C reativa; VHS: velocidade de hemossedimentação; FO: ferida operatória; IAF: infecções associadas a fraturas. Fonte: Metsemakers *et al.*, 2018.

6. Derrame articular após a fratura que seja diagnosticado como artrite séptica, que pode ocorrer nas fraturas intra-articulares ou implante que penetra na cápsula articular (HIM).

Tratamento

O sucesso do tratamento da osteomielite consiste no tratamento cirúrgico efetivo e no isolamento do microrganismo responsável, a fim de melhor direcionar a escolha do antimicrobiano. O tratamento dos pacientes com osteomielite aguda sem implantes é realizado durante 4 a 6 semanas. Em média, o tempo de terapia intravenosa (IV) pode variar de 7 a 14 dias, dependendo da evolução do paciente. A Tabela 47.4 apresenta proposta terapêutica de acordo com a situação clínica ou agente isolado.

IMPLANTES ORTOPÉDICOS

Os implantes ortopédicos compreendem todos os produtos médicos implantáveis com finalidade ortopédica, e são utilizados diretamente para substituição articular, síntese óssea, ligamentoplastia e manutenção funcional da coluna vertebral de seres humanos. Estão inseridos dentro da categoria de produtos médicos, anteriormente denominados de correlatos, em conjunto com os demais materiais de uso em saúde, equipamentos médicos e os produtos de diagnóstico de uso *in vitro*.

Na ortopedia, frequentemente são realizados procedimentos que necessitam de implantes para restaurar a função das articulações afetadas, segmentos ósseos fraturados e membros com deficiência. Se enquadram nessa definição as próteses de joelho, quadril, ombro entre outras, placas, parafusos, hastes e outros dispositivos de fixação.

Infecção associada à prótese ortopédica

A infecção de uma artroplastia total ou parcial de joelho, tornozelo, quadril, ombro e cotovelo é definida por infecção em prótese. Utiliza-se esse tipo de implante para reconstruir uma articulação, com a proposta de permanência prolongada, às vezes, por mais de 10 anos. Para o ortopedista, uma infecção nesse tipo de osteossíntese é a mais preocupante, uma vez que a necessidade de retirada sem reinserção acarreta limitações e dificuldade de reabilitação motora para o paciente.

Epidemiologia

Semelhante às infecções de outras osteossínteses pós-fratura, o microrganismo está relacionado com o momento do início do quadro. Da cirurgia até 3 meses depois, prevalecem o *S. aureus* e bacilos gram-negativos. Entre 3 meses e 2 anos, o *Staphylococcus* coagulase-negativo é o mais frequente, e após 2 anos, trata-se de provável infecção hematogênica de foco a distância – nesse caso, definindo-se o agente pelo sítio de origem.

Quadro clínico

Na forma clínica mais evidente, o paciente apresenta sinais de infecção em ferida operatória, como deiscência, celulite perilesional, ulceração, equimose, edema, rubor e significativo calor local, dor

TABELA 47.4 Tratamento da osteomielite.

Situação	Fármaco	Dose	Duração total e tempo mínimo IV
Osteomielite aguda por MSSA	*Intravenosa* Oxacilina	Crianças: 150 mg/kg/dia, 6/6 h Adultos: 1 a 2 g, cada 4 a 6 h	4 a 6 semanas (mínimo de 4 a 6 dias, IV, para crianças e 1 semana, IV, para adultos)
	Amoxicilina/ácido clavulânico	Crianças: 45 a 90 mg/kg/dia, 12/12 h Adultos: 500/125 mg, 8/8 h ou 875/125 mg, 12/12 h	
	Oral Amoxicilina/ácido clavulânico *ou*	Crianças: 45 a 90 mg/kg/dia, 12/12 h Adultos: 500/125 mg, 8/8 h ou 875/125 mg, 12/12 h	
Alergia à penicilina	Clindamicina *ou*	Crianças: 25 a 30 mg/kg/dia, IV, 6/6 h ou 50 mg/kg/dia, VO, 6/6 h Adultos: 300 a 600 mg, IV/VO, 6/6 h	4 a 6 semanas (mínimo de 4 a 6 dias, IV, para crianças e 1 semana, IV, para crianças e adultos)
	Sulfametoxazol-trimetoprima	Crianças: 5 mg/kg/dia (TMP), IV/VO, 12/12 h Adultos: 800/160 mg, IV/VO, 12/12 h	
Osteomielite aguda por MRSA	*Intravenosa* Vancomicina *ou*	Crianças: 40 mg/kg/dia, 6/6 h ou 15 a 30 mg/kg, cada 8 a 12 h Adultos: 2 g/dia, 6/6 ou 12/12 h ou 15 a 30 mg/kg, cada 8 a 12 h	4 a 6 semanas (mínimo de 4 a 6 dias, IV, para crianças e 1 semana, IV, para crianças e adultos)
	Daptomicina	Adultos: 10 a 12 mg/dia	
	Parenteral (IV/IM) Teicoplanina	Crianças: 12 mg/kg/dia Adultos: 400 mg, 12/12 h ou 1 vez/dia	
	Intravenosa ou oral Linezolida	Crianças: 10 mg/kg, cada 8 h Adultos: 600 mg, IV/VO, 12/12 h	
Osteomielite aguda por BGN	*Parenteral (IV/IM)* Ceftriaxona	Crianças: 50 a 100 mg/kg/dia Adultos: 2 g/dia	4 a 6 semanas (mínimo de 4 a 6 dias, IV, para crianças e 1 semana, IV, para crianças e adultos)
	Oral Cefuroxima	Crianças: 30 mg/kg/dia, 12/12 h Adultos: 500 mg, 12/12 h	
Osteomielite aguda por BGN não ferrmentador e *Enterobacter*	*Intravenosa* Ceftazidima	Crianças: 50 mg/kg, 8/8 h Adultos: 2 g, 8/8 h	4 a 6 semanas (mínimo de 4 a 6 dias, IV, para crianças e 1 semana, IV, para crianças e adultos)
	Cefepima	Crianças: 150 mg/kg/dia, 8/8 h Adultos: 2 g, 8/8 h	
	Meropeném	Crianças: 60 a 120 mg/kg/dia, 8/8 h Adultos: 1 a 2 g, 8/8 h	
	Ciprofloxacino	Crianças: 20 a 30 mg/kg/dia, 12/12 h Adultos: 400 mg, 12/12 h	
	Oral Ciprofloxacino	Crianças: 20 a 30 mg/kg/dia, 12/12 h Adultos: 500 a 750 mg, 12/12 h	
Osteomielite aguda desconhecida	Ciprofloxacino ou Levofloxacino + Clindamicina Oxacilina + Ciprofloxacino Sulfametoxazol-trimetoprima + Levofloxacino Clindamicina + Ceftriaxona ou Cefuroxima (para tratamento sequencial VO)	*Ciprofloxacino:* Crianças: 20 a 30 mg/kg/dia, IV, 12/12 h Adultos: 400 mg, IV, 12/12 h ou 500 a 750 mg, VO, 12/12 h *Levofloxacino:* Adultos: 750 mg, VO, 1 vez/dia *Clindamicina:* Crianças: 25 a 30 mg/kg/dia, IV, 6/6 h ou 50 mg/kg/dia, VO, 6/6 h Adultos: 300 a 600 mg, IV/VO, 6/6 h *Sulfametoxazol-trimetoprima:* Crianças: 5 mg/kg/dia (TMP), IV/VO, 12/12 h Adultos: 800/160 mg, IV/VO, 12/12 h *Oxacilina:* Crianças: 150 mg/kg/dia, IV, 6/6 h Adultos: 1 a 2 g, IV, cada 4 a 6 h *Ceftriaxona:* Crianças: 50 a 100 mg/kg/dia, IV Adulto: 2 g/dia, IV *Cefuroxima:* Crianças: 30 mg/kg/dia, VO, 12/12 h Adulto: 500 mg, VO, 12/12 h	4 a 6 semanas (mínimo de 4 a 6 dias, IV, para crianças e 1 semana, IV, para crianças e adultos)

(*continua*)

TABELA 47.4 Tratamento da osteomielite. (*continuação*)

Situação	Fármaco	Dose	Duração total e tempo mínimo IV
Osteomielite aguda desconhecida com implantes	Ciprofloxacino + Rifampicina	*Ciprofloxacino:* Crianças: 20 a 30 mg/kg/dia, IV, 12/12 h Adultos: 400 mg, IV, 12/12 h ou 500 a 750 mg, VO, 12/12 h *Rifampicina:* Crianças: 10 a 20 mg/kg/dia, 8 a 12 h Adultos: 600 mg/dia ou 300 a 450 mg, VO, 2 vezes/dia	2 a 6 semanas, IV, seguido de tratamento, VO, por 3 meses
	Ciprofloxacino + Clindamicina	*Clindamicina:* Crianças: 25 a 30 mg/kg/dia, IV, 6/6 h; 50 mg/kg/dia, VO, 6/6 h Adultos: 300 a 600 mg, IV/VO, 6/6 h	
Crônica por MSSA	*Intravenosa* Oxacilina	Crianças: 150 mg/kg/dia, 6/6 h Adultos: 1 a 2 g, 4/4 h	6 a 8 semanas, após limpeza cirúrgica (mínimo de 1 semana, IV)
	Oral Amoxicilina/ácido clavulânico	Crianças: 45 a 90 mg/kg/dia, 12/12 h Adultos: 500/125 mg, 8/8 h ou 875/125 mg, 12/12 h	
Crônica por MRSA	*Intravenosa* Vancomicina	Crianças: 40 mg/kg/dia, 6/6 h ou 15 a 30 mg/kg cada 8 a 12 h Adultos: 2 g/dia, 6/6 ou 12/12 h ou 15 a 30 mg/kg, cada 8 a 12 h	6 a 8 semanas, após limpeza cirúrgica (mínimo de 1 semana, IV)
	Daptomicina	Adultos: 10 a 12 mg/dia	
	Parenteral (IV/IM) Teicoplanina	Crianças: 12 mg/kg/dia Adultos: 400 mg, 12/12 h ou 1 vez/dia	
	Intravenosa ou oral Linezolida	Crianças: 10 mg/kg, cada 8 h Adulto: 600 mg, IV/VO, 12/12 h	
Crônica por BGN	*Intravenosa e oral* Ciprofloxacino	Crianças: 20 a 30 mg/kg/dia, 12/12 h Adultos: 400 mg, IV, e 500 a 750 mg, VO, 12/12 h	6 a 8 semanas, após limpeza cirúrgica (mínimo de 1 semana, IV)
	Amicacina (máximo 2 semanas)	Crianças: 10 mg, cada 8 h ou 15 mg/kg/dia, IV, 1 vez/dia Adultos: 1 g, IV, 1 vez/dia ou 15 mg/kg/dia	
Crônica desconhecida	Não instituir tratamento empírico, exceto se a condição for aguda ou paciente em sepse. Identificar o agente e o perfil de sensibilidade por biopsia óssea		

BGN: bacilo gram-negativo; IM: via intramuscular; IV: via intravenosa; MRSA: *Staphylococcus aureus* resistente à meticilina (oxacilina); MSSA: *Staphylococcus aureus* sensível à meticilina (oxacilina); VO: via oral.

persistente ou febre. Muitas vezes passa despercebida, como soltura do material de síntese e fratura peri-implantar. Os sinais sugestivos de infecção em prótese são: fístula ou pus visível, elevação de PC-R/VHS, isolamento de microrganismo em cultura de fluido ou tecido peri-implantar, histologia compatível, febre, dor articular e líquido sinovial sugestivo.

Diagnóstico

Os critérios de diagnóstico das artroplastias infectadas são também baseados em uma composição de sinais clínicos, exames laboratoriais séricos e do líquido sinovial, análise microbiológica e anatomopatológica. Para o diagnóstico confirmatório de infecção em artroplastia, o sistema estabelece uma pontuação maior ou igual a 6 (Figura 47.3).

Tratamento

O sucesso do tratamento depende da capacidade da equipe médica em fazer o diagnóstico o mais brevemente possível, não ultrapassando 2 a 3 semanas do início do quadro. A Figura 47.4 ilustra as opções de tratamento, de acordo com a situação clínica do paciente.

São recomendados desbridamento e retenção da prótese para o implante sólido com os sintomas de curta duração, ausência de fístula e patógeno suscetível. Recomenda-se de 2 a 6 semanas de tratamento intravenoso, complementados com terapia oral (VO) durante 3 meses, em casos de próteses de quadril, tornozelo, ombro e cotovelo, e durante 6 meses para próteses no joelho, porém alguns estudos observacionais já sugerem também o tratamento de 3 meses.

A retirada e a recolocação da prótese podem ser feitas em um ou dois tempos cirúrgicos. Recomenda-se um tempo cirúrgico para próteses de quadril sem fístula e com patógeno isolado suscetível, sendo recomendado tratamento intravenoso durante 2 a 6 semanas, complementado por tratamento VO durante 3 meses.

Para as demais cirurgias, quando o risco de nova infecção é alto, sugerimos tratamento da infecção em dois tempos cirúrgicos, com a retirada do implante, a colocação ou não do espaçador (polimetilmetacrilato – cimento com ou sem antibiótico) e tratamento intravenoso durante 4 a 6 semanas. Após esse período, o paciente deverá passar ao menos 2 semanas sem tratamento antimicrobiano, com a programação de reinserção de nova prótese com suspensão do antibiótico, caso a cultura do intraoperatório (biopsia óssea e tecido peri-implantar) seja negativa.

Na ressecção permanente da prótese, recomenda-se tratamento total intravenoso durante 4 a 6 semanas. Os antibióticos mais utilizados são daptomicina, linezolida, teicoplanina, meropeném, ertapeném, cefepima, amicacina, ciprofloxacino, levofloxacino, sulfametoxazol-trimetoprima e clindamicina. Recomenda-se a associação com rifampicina, principalmente na infecção por *Staphylococcus* spp.

Critérios principais (pelo menos um dos seguintes)	Decisão
Duas culturas positivas do mesmo organismo	Infectado
Trato sinusal com evidência de comunicação com a articulação ou visualização da prótese	

Diagnóstico pré-operatório		Critérios menores	Escore	Decisão
	Sérico	PCR *ou* D-dímero elevados	2	≥ 6 infectado **2-5 possível infectado**[a] 0-1 não infectado
		VHS elevada	1	
	Sinovial	Contagem leucocitária *ou* dosagem de esterase leucocitária (EL) sinovial elevada	3	
		Alfa-defensina positiva	3	
		PMN (%) sinovial elevada	2	
		PCR sinovial elevada	1	

Diagnóstico intraoperatório	Pontuação pré-operatória inconclusiva *ou* aspiração seca[a]	Escore	Decisão
	Escore pré-operatório	–	≥ 6 infectado **4-5 inconclusivo**[b] ≤ 3 não infectado
	Histologia positiva	3	
	Purulência positiva	3	
	Cultura positiva única	2	

FIGURA 47.3 Sistema de pontuação para diagnóstico de infecção articular periprotética. [a]Para pacientes com critérios menores inconclusivos, os critérios intraoperatórios podem ser usados para preencher a definição de infecção. [b]Considere outros diagnósticos moleculares, como sequenciamento de próxima geração. PCR: proteína C reativa; VHS: velocidade de hemossedimentação; PMN: polimorfonuclear. Adaptada de Parvizi *et al*., 2018.

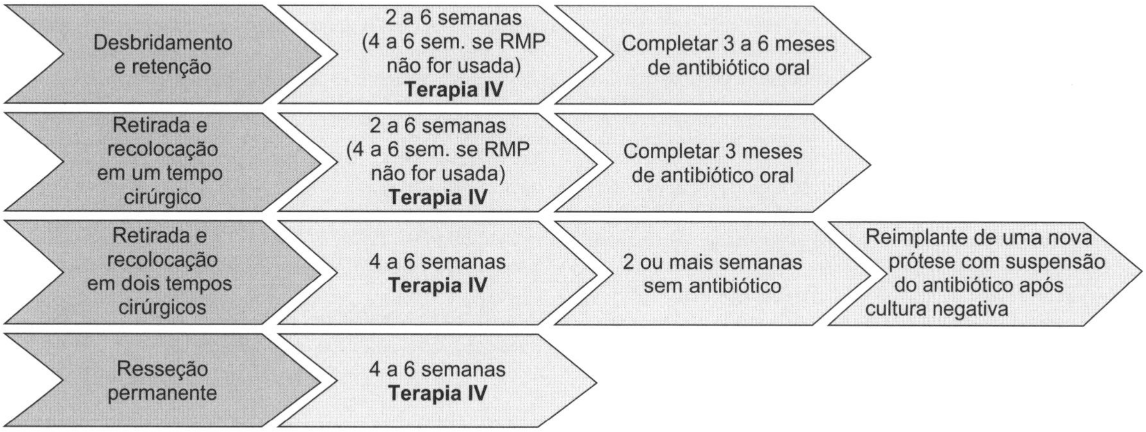

FIGURA 47.4 Opções de tratamento da prótese infectada. RMP: rifampicina.

ARTRITE INFECCIOSA

Na maioria dos casos, a pioartrite é infecção monoarticular, prevalente em pacientes acima de 10 anos de idade e idosos, do gênero masculino, acometendo mais comumente as articulações do joelho e quadril. Quando não tratada com cirurgia (artrotomia) e antibiótico, a evolução natural da doença ocorre após 4 semanas, com lesões osteolíticas e destruição total da articulação após 2 a 3 semanas. Por isso, deve ser considerada pelo ortopedista como urgência, e cuidadosamente investigada.

Epidemiologia

O agente mais frequente em todas as situações clínicas e idades é *Staphylococcus aureus*. Em crianças menores de 2 meses, também se pode encontrar *Streptococcus agalactiae*, e entre 2 meses e 5 anos de idade *S. pyogenes* e *Kingella kingae*. Em algumas situações clínicas, como pacientes imunocomprometidos e usuários de drogas, pode-se observar pioartrite por bacilos gram-negativos ou por microrganismo oportunista. No idoso e em pacientes com doença crônica, também se deve investigar o *Streptococcus* do grupo B.

Patogênese

A invasão microbiana pode originar-se de foco a distância, que alcança a membrana sinovial através da via hematogênica e penetra na articulação. A infecção pode iniciar-se em tecidos adjacentes, pode ser infecção óssea que se propaga para a articulação ou mesmo ser introduzida na articulação através da pele.

Quadro clínico

A história clínica mais frequente é de rubor, dor e edema, com restrição da articulação entre 1 e 2 semanas, acompanhada ou não de febre. As manifestações clínicas podem evoluir mais lentamente em infecções envolvendo fungos ou *Mycobacterium*.

Diagnóstico

O diagnóstico de pioartrite é confirmado com a detecção bacteriana no líquido sinovial. Contudo, apesar da forte suspeita o agente etiológico nem sempre é identificado. Para tentar identificá-lo, sempre se deve coletar hemoculturas. Na suspeita de infecção, o aspirado do líquido sinovial geralmente deverá apresentar contagem de leucócitos maior que $2 \times 10^8/\ell$, com mais de 75% de polimorfonucleares e desidrogenase lactato (DHL) maior que 250 U/ℓ. Os níveis de proteína e glicose no líquido sinovial têm valor diagnóstico limitado.

Outros exames laboratoriais para diagnóstico devem ser solicitados, como hemograma, VHS, PC-R e lactato, que devem estar alterados. Valores normais não excluem o diagnóstico de pioartrite.

Deve-se realizar exame de ultrassonografia apenas na dúvida de coleção articular, e radiografia na suspeita de osteomielite.

Tratamento

Deve ser instituído imediatamente após o diagnóstico por meio de tratamento cirúrgico com artrotomia e drenagem. Recomenda-se antibiótico por 2 a 3 semanas, de acordo com o agente identificado, sendo 2 semanas para estreptococo e cocos gram-negativos, e 3 semanas para estafilococo. Alguns clínicos fazem o tratamento por 4 semanas para o pneumococo e bacilos gram-negativos. Suspeitando-se de osteomielite, o tratamento deve ser prorrogado para 6 semanas. O antibiótico empírico mais usado costuma ser a oxacilina ou a cefalosporina.

BIBLIOGRAFIA

Alder KD, Lee I, Munger AM, Kwon HK, Morris MT, Cahill SV *et al.* Intracellular *Staphylococcus aureus* in bone and joint infections: A mechanism of disease recurrence, inflammation, and bone and cartilage destruction. Bone. 2020 Dec;141:115568.

Berbari EF, Kanj SS, Kowalski TJ *et al.* 2015 Infectious Diseases Society of America (IDSA) clinical practice guideline for the diagnosis and treatment of native vertebral osteomyelitis in adults. Clin Infect Dis. 2015;1-21.

Bernard L, Dinh A, Ghout I *et al.* Antibiotic treatment for 6 weeks *versus* 12 weeks in patients with pyogenic vertebral osteomyelitis: an open-label, non-inferiority, randomised, controlled trial. Lancet. 2015;385:875-82.

Cierny G, Mader JT, Pernnick JJ. A clinical sataging system for adult osteomyelitis. Contemp Orthop. 1985;10:17-37.

Dell'Aquila AM. Fator de risco para recidiva de infecção de sítio cirúrgico em pós-operatório de osteossíntese após trauma. Tese Doutorado. Escola Paulista de Medicina – Universidade Federal de São Paulo, 2011.

Garcia-Arias M, Balsa A, Mola EM. Septic arthritis. Best Pract Res Clin Rheumatol. 2011;25(3):407-21.

Gimza BD, Cassat JE. Mechanisms of antibiotic failure during *Staphylococcus aureus* Osteomyelitis. Front Immunol. 2021 Feb 12;12:638085.

Landersdorfer CB. Bulitta JB, Kinzig M *et al.* Penetration of antibacterials into bone. Clin Pharmacokinet. 2009;48(2):89-124.

Lew DP, Waldvogel FA. Osteomyelitis. Lancet. 2004;363(9431):369-79.

Lew DP, Waldvogel FA. Osteomyelitis. N Eng Jour of Med. 1997;336(14):999-1006.

Ma L, Cranney A, Holroyd-Leduc JM. Acute monoarthritis: what is the cause of my patient's painful swollen joint? Can Med Assoc J. 2009; 180(1):59-65.

Mathews CJ, Weston VC, Jones A, Field M, Coakley G. Bacterial septic arthritis in adults. Lancet. 2010;375:846-55.

Metsemakers WJ, Morgenstern M, McNally MA, Moriarty TF, McFadyen I, Scarborough M *et al.* Fracture-related infection: a consensus on definition from an international expert group. Injury. 2018 Mar;49(3):505-10.

Osmon DR, Berbari EF, Berendt AR *et al.* Diagnosis and management of prosthetic joint infection: clinical practice guidelines by the Infections Diseases Society of America. Clin Infect Dis. 2013;56(1):e1-25.

Parsons B, Strauss E. Surgical management of chronic osteomyelitis. American Journal of Surgery. 2004;188:57S-66S.

Parvizi J, Tan TL, Goswami K, Higuera C, Della Valle C, Chen AF *et al.* The 2018 Definition of Periprosthetic Hip and Knee Infection: An Evidence-Based and Validated Criteria. J Arthroplasty. 2018 May;33(5): 1309-1314.e2.

Roblot F, Besnier JM, Juhel L *et al.* Optimal duration of nntibiotic therapy in vertebral osteomyelitis. Semin Arthritis Rheum. 2007;36:269-77.

Sia IG. Osteomyelitis. Best Pract & Res Clin Rheumatol. 2006;20(6):1065-81.

Tande AJ, Patel R. Prosthetic joint infection. Clin Mic Rev. 2014;27(2): 302-45.

Trampuz A, Piper KE, Jacobson MJ. Sonication of removed hip and knee prostheses for diagnosis of infection. N Engl J Med. 2007;357:654-63.

Trampuz A, Widmer AF. Infections associated with orthopedic implants. Curr Op in Infect Dis. 2006;19:349-56.

Waldvogel FA, Medoff G, Swartz MN. Osteomyelitis: a Review of clinical features, therapeutic considerations and unusual aspects. N Engl J Med. 1970; 282(4)198-206.

Yano M. H, Klautau G. B. Cely Barreto da Silva C.B., Nigro S, Avanzi O. Mercadante M.T., Salles M.J.C. Improved diagnosis of infection associated with osteosynthesis by use of sonication of fracture fixation implants. J Clin Microbiol. 2014 Dec; 52(12):4176-82.

Zimmerli W, Trampuz A, Ochsner. Prosthetic Joint Infections. N Engl J Med. 2004;351:1645-54.

Zimmerli W. Prosthetic-joint-associated infections. Best Pract & Res Clin Rheumatol. 2006;20(6):1045-63.

48 Infecções de Partes Moles

Luci Corrêa • Carolina Devite Bittante • Antonio Carlos Campos Pignatari

INTRODUÇÃO

As infecções de pele e partes moles têm amplo espectro de apresentações clínicas, com variações no sítio acometido e na gravidade de suas manifestações, abrangendo desde um pequeno abscesso à infecção necrosante grave. A maioria dessas infecções tem apresentações não complicadas, superficiais ou bem delimitadas, em geral, de manejo simples (p. ex., drenagem, associada ou não ao tratamento antimicrobiano por via oral). As infecções complicadas apresentam maior gravidade, requerendo hospitalização, intervenções cirúrgicas, e podem ameaçar a viabilidade do membro acometido ou a vida do paciente.

A fim de direcionar a abordagem de tratamento, a Sociedade Americana de Infectologia (IDSA, do inglês *Infectious Diseases Society of America*) propôs uma classificação simplificada que compreende dois grupos de infecções: infecções purulentas (furúnculos, carbúnculos e abscessos) e não purulentas (infecções necrosantes, celulites e erisipelas).

Este capítulo aborda as principais recomendações para o diagnóstico e o manejo das infecções de pele e partes moles adquiridas na comunidade, principalmente as que podem levar o paciente a procurar assistência médica, incluindo as infecções do pé diabético.

EPIDEMIOLOGIA

As infecções de pele e partes moles, e, consequentemente, o impacto por elas causado, têm aumentado significativamente desde a década de 1990. Dados norte-americanos mostram que as consultas ambulatoriais em virtude de abscessos e celulites triplicaram de 1993 até 2005, e as internações de pacientes com esse tipo de infecção apresentaram aumento de 29% entre 2000 e 2004 – aumento atribuído, em parte, ao aparecimento do *Staphylococcus aureus* resistentes à meticilina (oxacilina) (MRSA). Com relação às consultas nos departamentos de emergência dos EUA, o aumento foi significativo, com uma estimativa de 1,2 milhão de visitas anuais em 1993 para 3,4 milhões em 2005.

As infecções de pele e partes moles têm um amplo espectro de apresentação clínica e é comum a recorrência dos episódios, justificando a dificuldade de uma avaliação precisa da incidência e da prevalência dessas infecções.

O impacto em pacientes hospitalizados e com diagnóstico secundário de infecção foi avaliado em estudo de caso-controle, no qual os pacientes com infecção de pele e partes moles foram comparados a pacientes sem essa infecção, tendo a sua hospitalização aumentada em cerca de 4 dias, e custos extras de 14.794 dólares.

Quebra na barreira cutânea, inflamações crônicas na pele, má circulação venosa ou linfática, imunossupressão e obesidade constituem os principais fatores de risco para o desenvolvimento dessas infecções.

Insuficiência cardíaca crônica, isquemia arterial crônica dos membros inferiores e diabetes são comorbidades que, frequentemente, estão associadas às infecções de pele e subcutâneo. Além disso, evidências encontradas em estudos recentes demonstram que a psoríase é um fator de risco importante, principalmente quando o tratamento inclui imunobiológicos.

PATOGÊNESE

A pele é o maior órgão do nosso organismo, e associada às estruturas que se situam abaixo dela (camadas de gordura, fáscia e músculos) constitui a maior quantidade de tecidos do corpo humano. Apresenta microbiota composta por várias espécies de estafilococos coagulase-negativos, *Corynebacterium* spp., *Propionibacterium* spp. e fungos (podem ser encontrados de poucas centenas a muitos milhões por cm^2). Essa microbiota normal atua como competidora e inibidora dos microrganismos patogênicos, que podem invadir e colonizar a pele em caso de quebras nessa barreira (como úlceras de membros inferiores, queimaduras, feridas traumáticas ou cirúrgicas, *tinea pedis*).

A infecção pode ser decorrente da invasão da epiderme após lesão na pele, podendo, a partir daí, comprometer diferentes camadas anatômicas.

A pele também pode ser acometida secundariamente, por via hematogênica – exantemas associados a riquetsiose, meningococcemia, ou por meio de toxinas – pele escaldada na estafilococcia.

Os agentes etiológicos predominantes das infecções de pele e partes moles são as bactérias gram-positivas, principalmente os estafilococos e estreptococos do grupo A (*Streptococcus pyogenes*). A apresentação clínica das lesões pode auxiliar na presunção do agente etiológico e na escolha do tratamento antimicrobiano adequado, como mostra a Tabela 48.1.

TABELA 48.1 Microrganismos responsáveis pelas infecções de pele e partes moles.

Tipo de lesão	Agentes etiológicos
Infecções purulentas	
Impetigo	*Staphylococcus aureus*, estreptococos do grupo A
Foliculite	*S. aureus, Candida* spp., *Pseudomonas aeruginosa, Malassezia* spp.
Furúnculo e carbúnculo	*S. aureus*
Paroníquia	*S. aureus*, estreptococos do grupo A, *Candida* spp. e *P. aeruginosa*
Ectima	Estreptococos do grupo A
Infecções não purulentas	
Erisipela	Estreptococos do grupo A
Celulite	*S. aureus*, estreptococos do grupo A ou outros estreptococos
Gangrena estreptocócica e fasciite necrosante	Estreptococos do grupo A, infecções polimicrobianas com enterobactérias e anaeróbios
Gangrena bacteriana sinérgica progressiva (gangrena de Fournier)	Anaeróbios associados a segundo agente (*S. aureus, Proteus* spp.)
Balanite gangrenosa, fleimão perineal	Estreptococos do grupo A, infecções polimicrobianas com enterobactérias (p. ex., *E. coli, Klebsiella* spp.) e anaeróbios
Gangrena gasosa, celulite crepitante	*Clostridium perfringens* e outras espécies de *Clostridium, Bacteroides*, peptostreptococos, *Klebsiella* spp., *E. coli*
Celulite gangrenosa em pacientes imunocomprometidos	*Pseudomonas* spp., *Aspergillus* spp., agentes etiológicos da mucormicose (p. ex., *Rhizopus* spp., *Absidia corymbifera, Mucor circinelloides*)
Infecções bacterianas complicando lesões cutâneas preexistentes	
Queimaduras	*P. aeruginosa, Enterobacter* spp., outros bacilos gram-negativos, estreptococos, *S. aureus, Candida* spp., *Aspergillus* spp.
Dermatite eczematosa e eritrodermia esfoliativa	*S. aureus*, estreptococos do grupo A
Ulceras crônicas (varicosa, decúbito)	*S. aureus*, estreptococos, *P. aeruginosa*, peptostreptococos, enterococos, *C. perfringens, Bacteroides* spp.
Dermatofitoses	*S. aureus*, estreptococos do grupo A
Lesões traumáticas (p. ex., abrasões, mordedura de animais, picada de insetos)	*S. aureus*, estreptococos do grupo A *Pasteurella multocida*, anaeróbios (especialmente em mordeduras)
Erupções vesiculares ou bolhosas (p. ex., varicela, pênfigo)	*S. aureus*, estreptococos do grupo A
Acne conglobata	*Propionibacterium acnes*
Hidradenite supurativa	*S. aureus, Proteus* spp. e outras enterobactérias, *Streptococcus* spp., *P. aeruginosa, Peptostreptococcus* spp., *Bacteroides* spp.
Intertrigo	*S. aureus*, enterobactérias, *Candida* spp.
Cisto pilonidal ou sebáceo	Peptostreptococos, *S. aureus*, enterobactérias, *Bacteroides* spp.
Pioderma gangrenoso	*S. aureus*, peptostreptococos, *Proteus* e outras enterobactérias, *P. aeruginosa*

Adaptada de Pasternak *et al.*, 2015.

Infecções de pele e partes moles podem decorrer de mordeduras, sendo que a frequência da mordedura por animais, principalmente por cães e gatos, é muito maior que a de humanos – esta, porém, apresenta maior risco para o desenvolvimento de infecção. A etiologia é polimicrobiana, e a maioria dos estudos indica que o microrganismo envolvido pertence à flora oral. As mordeduras de cães são mais comuns que as de gatos, mas estas infectam com maior frequência. Os dentes dos gatos são delgados e afilados, causando feridas que podem atingir ossos ou articulações. Os agentes relacionados à mordedura de cães são: *Pasteurella multocida, Staphylococcus aureus*, estreptococos e, ocasionalmente, *Capnocytophaga canimorsus, Eikenella corrodens*, outros bacilos gram-negativos e anaeróbios. Em relação à mordedura de gatos, o agente isolado em 50% dos casos é *Pasteurella multocida*, mas podemos recuperar os mesmos agentes da flora canina na mordedura dos felinos.

Na maioria das vezes, a mordedura humana envolve as articulações metacarpofalangeanas, podendo causar infecções mais profundas e graves (artrite séptica, osteomielite). Os possíveis agentes incluem *Staphylococcus aureus, Haemophilus* spp., estreptococos (principalmente *Streptococcus viridans*), *Eikenella corrodens* e algumas espécies de bactérias anaeróbias. É importante ressaltar que a mordedura humana também tem potencial de transmitir enfermidades virais, como herpes, hepatites B e C e HIV.

QUADRO CLÍNICO

Ao avaliar o paciente, é essencial buscar sinais e sintomas que auxiliem a diferenciar processo inflamatório, que deve responder apenas ao tratamento antimicrobiano, de quadros rapidamente progressivos e que necessitem de intervenção cirúrgica. As manifestações clínicas das infecções de pele e partes moles estão resumidas nas Tabelas 48.2 e 48.3.

A história clínica pode auxiliar no manejo das infecções e deve incluir informações acerca de alterações da imunidade, histórico de viagens recentes, condições de moradia, trauma, cirurgia, uso prévio

TABELA 48.2 Características clínicas das infecções purulentas.

Tipo de lesão	Características clínicas
Impetigo	Infecção superficial, caracterizada pela formação de vesículas e pústulas na epiderme, que podem se tornar coalescentes e se romperem, formando crostas amarelo-acastanhadas. São lesões pruriginosas, e coçá-las pode disseminá-las
Ectima	Piodermite que se apresenta como forma mais profunda de impetigo. Geralmente está associada a lesões preexistentes, seja por picadas de insetos, eczema ou escoriações. Inicialmente, há formação de pústula, que se aprofunda, seguida por ulceração recoberta com crosta espessa e bem aderida, localizada principalmente em membros inferiores. Podem ser únicas, mas geralmente são múltiplas. Em virtude da profundidade das lesões, deixam cicatrizes
Abscesso cutâneo	Coleção de pus envolvendo a epiderme e a derme. Pode ocorrer em qualquer região, mas frequentemente acometem a face, o pescoço, as extremidades e a região perineal São nódulos cutâneos flutuantes, dolorosos, eritematosos e quentes. Podem se disseminar para o sangue ou para as estruturas adjacentes, como osso e articulações
Foliculite, furúnculo e carbúnculo	O furúnculo é infecção no folículo piloso, consistindo em abscessos no tecido subcutâneo. Diferencia-se da foliculite, infecção mais superficial. O carbúnculo é infecção de tecido cutâneo e subcutâneo, formado a partir do agrupamento de furúnculos

TABELA 48.3 Características clínicas das infecções não purulentas.

Tipo de lesão	Características clínicas
Erisipela	Acomete a derme, a hipoderme e o sistema linfático. As toxinas estreptocócicas exercem papel importante na patogênese dessa doença, contribuindo para a intensa reação inflamatória local. Tem início abrupto, caracteriza-se por eritema de limites bem definidos. Devido ao intenso processo inflamatório local, a pele se torna edemaciada, quente, dolorosa, brilhante e indurada. Em 5% dos casos, podem surgir vesículas e bolhas com conteúdo seroso. Pode estar associada a manifestações sistêmicas (mal-estar, febre e calafrios). Pode haver linfangite e linfonodomegalia Fatores de risco: quebra de barreira cutânea (p. ex., úlceras de pressão, úlceras nos membros inferiores, feridas e micoses cutâneas), linfedema, edema crônico, algumas cirurgias (safenectomia e dissecção de nódulos linfáticos). Obesidade, paraparesia, diabetes melito, síndrome nefrótica e episódios prévios de erisipela
Celulite	Infecção mais profunda que a erisipela, acometendo o subcutâneo, frequentemente associada a manifestações sistêmicas Caracteriza-se por eritema de limites não definidos, edema, calor e dor. Febre, calafrios e mal-estar são comuns na maioria dos casos, assim como a linfangite com linfadenomegalias. Pode ocorrer bacteriemia, assim como a evolução para abscessos locais. O local da quebra da barreira cutânea é a porta de entrada dos microrganismos causadores da celulite, mas, em alguns casos, essa é desconhecida. As manifestações sistêmicas variam consideravelmente, desde a ausência de comprometimento sistêmico até sinais de toxemia grave. Em pacientes imunossuprimidos, devemos sempre considerar causas não bacterianas de celulite, como por *Cryptococcus neoformans*, micobactérias não tuberculosas, *Mycobacterium tuberculosis* e fungos filamentosos
Infecções necrosantes de partes moles	Infecções graves com intenso processo inflamatório que leva a destruição tecidual local e necrose e toxemia marcante Podem ser definidas como infecções de qualquer uma das camadas do compartimento de tecidos moles (derme, tecido subcutâneo, fáscia superficial, fáscia profunda e músculo), associadas a alterações necrosantes No início do quadro, essas infecções são indistinguíveis da celulite, levando, muitas vezes, ao atraso no diagnóstico Os sinais e sintomas que podem sugerir esse tipo de infecção de pele são: • Dor forte e constante, desproporcional ao exame físico • Bolhas, indicando oclusão dos vasos sanguíneos da fáscia e dos compartimentos musculares • Lesões necróticas na pele • Gás, detectado no exame físico ou no de imagem • Edema importante, além da região eritematosa • Anestesia cutânea na região eritematosa, secundária ao processo de infarto de nervos cutâneos da fáscia subcutânea necrótica e partes moles • Toxicidade acentuada manifestada por febre, leucocitose, taquicardia ou alterações do sensório • A elevação dos níveis de CPK (creatinofosfoquinase) sugere envolvimento muscular

de antimicrobianos, exposição a animais ou mordedura. O exame clínico detalhado pode ser insuficiente, sendo necessários exames subsidiários, como ultrassonografia, punção ou biopsia da lesão.

Pacientes com alterações da imunidade celular, decorrentes de fatores exógenos (p. ex., uso prolongado de corticosteroides) ou de doenças imunossupressoras (AIDS, neoplasias hematológicas, receptores de transplantes de órgãos sólidos), podem ser mais suscetíveis a infecções por agentes oportunistas, como *Cryptococcus neoformans*, micobactérias e fungos filamentosos, causando celulites que podem ser difíceis de serem diferenciadas da celulite causada por agentes comuns, como estafilococos e estreptococos.

Deve-se avaliar a taxa de progressão do processo inflamatório, se há ou não dor local, a exposição ambiental, se houve algum evento predisponente (mordedura de animais ou humana, picadas ou ferimentos) e se há enfermidade associada. As infecções necrosantes são mais frequentes em pacientes com idade avançada ou comorbidades (doença vascular periférica – DVP, diabetes melito, alcoolismo, neoplasias ou tratamento imunossupressor).

Durante o exame clínico, deve-se avaliar se há febre ou outros sinais sistêmicos de toxemia (hipotensão, confusão mental ou oligúria). Deve-se examinar minuciosamente a área acometida, avaliando se há eritema, induração, linfangite, crepitação, calor, edema, isquemia, bolhas e secreção.

A avaliação e a história clínicas possibilitam classificar o quadro clínico de acordo com a sua gravidade, como descrito na Tabela 48.4.

TABELA 48.4 Classificação das apresentações clínicas das infecções de pele e partes moles.

Classificação	Infecção purulenta	Infecção não purulenta
Leve	Paciente com apresentação típica da infecção, sendo que a incisão e a drenagem são abordagens indicadas e suficientes	Paciente com apresentação típica de erisipela ou celulite, sem focos purulentos ou de necrose
Moderada	Paciente apresenta sinais sistêmicos de infecção	Paciente com apresentação típica de erisipela ou celulite, sem focos purulentos ou de necrose; apresenta sinais sistêmicos de infecção
Grave	Paciente não apresentou melhora com a incisão e a drenagem, associadas ao tratamento antimicrobiano, VO Paciente com sinais sistêmicos de infecção, como temperatura > 38°C, taquicardia (frequência cardíaca > 90 bpm), taquipneia (frequência respiratória > 24 incursões/min) ou contagem anormal de leucócitos (> 12.000 ou < 400 células/$\mu\ell$) ou Paciente imunocomprometido	Paciente não apresentou melhora com o tratamento antimicrobiano, VO Paciente com sinais sistêmicos de infecção, como temperatura > 38°C, taquicardia (frequência cardíaca > 90 bpm), taquipneia (frequência respiratória > 24 incursões/min) ou contagem anormal de leucócitos (> 12.000 ou < 400 células/$\mu\ell$) ou Paciente imunocomprometido ou Paciente com sinais clínicos de infecção profunda, como bolhas, descamação da pele, hipotensão ou evidências de disfunção de órgãos

DIAGNÓSTICO

Na maioria das infecções de pele e partes moles, principalmente nas infecções purulentas, o diagnóstico e a instituição do tratamento empírico se baseiam nos achados clínicos, não sendo necessários exames subsidiários.

Clinicamente, há manifestações cardinais do processo inflamatório (eritema, edema, dor e calor) que podem estar associadas a sinais sistêmicos de infecção (febre ou hipotermia, taquicardia, hipotensão ou alterações do sensório).

O exame físico minucioso (avaliando se ocorre eritema, induração, linfangite, crepitação, calor, edema, isquemia, bolhas ou secreções) e a compreensão da relação anatômica entre a pele e as partes moles são essenciais para o diagnóstico correto.

Quando o exame físico revela sinais sistêmicos de infecção ou não há melhora clínica, a despeito do tratamento antimicrobiano ou da drenagem da lesão, exames laboratoriais e de imagem podem ser úteis para avaliar a gravidade do quadro, identificar o agente etiológico e definir o tratamento adequado (Tabela 48.5).

TRATAMENTO

As Figuras 48.1 e 48.2 apresentam resumidamente o manejo das infecções de pele e partes moles.

O impetigo pode ser solucionado sem tratamento específico, mas o tratamento antimicrobiano é indicado para resolução mais rápida das lesões, impedimento da disseminação e da formação de novas lesões, e prevenção tanto da celulite, como possivelmente da glomerulonefrite pós-estreptocócica.

TABELA 48.5 Avaliação das infecções de pele e partes moles por meio dos exames laboratoriais e de imagem.

Exames laboratoriais ou de imagem	Possíveis achados
Hemograma completo	Contagem anormal de leucócitos (> 12.000 ou < 400 células/μℓ) pode indicar maior gravidade Reação leucemoide (> 50.000) e hemoconcentração (> 60) sugerem infecção por *Clostridium sordellii* Baixo hematócrito, com aumento de DHL e hemólise intravascular sugere infecção por *Clostridium perfringens*
Dosagem de creatinina sérica	Elevação de creatinina pode estar associada a infecção por estreptococos do grupo A, mionecrose por *Clostridium* ou síndrome do choque tóxico
Dosagem de CPK	Elevação sugere rabdomiólise, mionecrose por estreptococos ou *Clostridium* spp., fasciite necrosante
Radiografia do local acometido	Detecção de gás, fratura, osteomielite ou corpo estranho
Tomografia computadorizada ou ressonância magnética	Usada para localizar o sítio da infecção, a extensão da mesma e diagnosticar precocemente infecções necrosantes
Hemoculturas	Devem sempre ser coletadas nos quadros associados a toxemia e manifestações sistêmicas mais graves. Pode fornecer o possível agente etiológico em poucas horas
Cultura de secreções, coleções aspiradas da lesão ou obtidas durante a drenagem cirúrgica	Auxilia na identificação do agente etiológico da infecção

CPK: creatinofosfoquinase; DHL: lactato desidrogenase.

Como os estreptococos do grupo A são os principais agentes etiológicos dessa doença, o fármaco de escolha para o tratamento é a penicilina benzatina (adultos = 1.200.000 U; crianças = 300.000 a 600.000 U; dose única intramuscular – IM) ou a amoxicilina. Em pacientes alérgicos à penicilina, a eritromicina é alternativa. Outras opções terapêuticas são as cefalosporinas de primeira geração, a clindamicina e a mupirocina tópica.

A maioria dos casos de abscessos cutâneos requer abordagem cirúrgica. É essencial o envio do material coletado na drenagem para cultura, a fim de estabelecer o agente etiológico e guiar o tratamento antimicrobiano. A drenagem efetiva dispensa o uso de antimicrobiano, mas há situações nas quais são necessários antibióticos (pacientes imunodeprimidos e casos em que ocorreu disseminação hematogênica ou para estruturas adjacentes).

As infecções de pele e partes moles causadas por *Staphylococcus aureus* resistentes à meticilina (oxacilina) (MRSA) eram adquiridas apenas em ambientes de assistência à saúde (hospitais, clínicas de quimioterapia ou diálise); nos últimos anos, porém, em vários países essas infecções têm acometido pacientes que não foram expostos a esse tipo de ambiente. Nos EUA, cepas de MRSA adquiridas na comunidade têm sido o principal agente de infecções de pele e partes moles. Essa mudança na suscetibilidade à meticilina (oxacilina) dos *S. aureus* na comunidade também foi observada em outros países, em muitos deles associada a surtos. A endemicidade do MRSA adquirido na comunidade em vários estados norte-americanos ocasionou mudanças no tratamento empírico empregado nas infecções de partes moles. Essas recomendações não incluem betalactâmicos ou clindamicina, em virtude da elevada incidência de resistência a esses antimicrobianos em *S. aureus* encontrados na comunidade. Porém, essa não é a situação epidemiológica do Brasil e de muitos países na América Latina, sendo necessário adaptar essas recomendações.

INFECÇÕES DO PÉ DIABÉTICO

As infecções no pé são frequentes e problema potencialmente grave em pacientes diabéticos. A infecção do pé diabético (IPD) tem início a partir de uma ferida, mais frequentemente uma ulceração neuropática. Essa úlcera pode não ser diagnosticada, e com isso haverá exposição dos tecidos moles ao redor que irão se colonizar por patógenos e poderão levar à infecção.

É uma complicação comum do diabetes de longa data e está associada a morbidade considerável, risco aumentado de amputação de membros inferiores e alta taxa de mortalidade. O desenvolvimento dessa infecção é resultado de uma interação complexa entre a neuropatia periférica, a doença arterial periférica e o sistema imunológico.

A avaliação do paciente com IPD deve incluir três etapas: (a) avaliação global do paciente por meio de história clínica detalhada; (b) exame clínico abrangendo avaliação minuciosa do membro afetado; (c) avaliação da ferida.

Essa avaliação sistematizada objetiva caracteriza a extensão da infecção (se localizada ou sistêmica), a patogênese da lesão e evidenciar algum fator colaborador para o desenvolvimento da ferida (alteração biomecânica, vascular ou neurológica). Essa avaliação é fundamental tanto com relação ao prognóstico do paciente como para o planejamento do tratamento mais adequado que, em alguns casos, pode necessitar de uma combinação de controle metabólico, uso de antimicrobiano e abordagem cirúrgica.

A gravidade da infecção e a indicação de internação nos casos de infecções no pé diabético dependerá da avaliação do local da infecção e das condições clínicas do paciente, como descrito nas Tabelas 48.6 e 48.7.

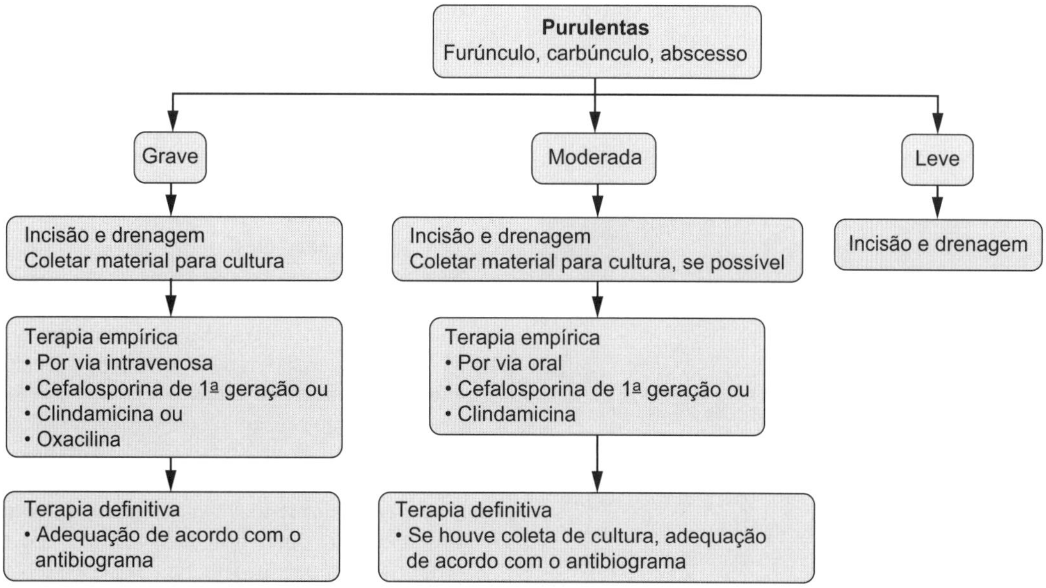

FIGURA 48.1 Manejo das infecções de pele e partes moles purulentas. Adaptada de Stevens *et al.*, 2014.

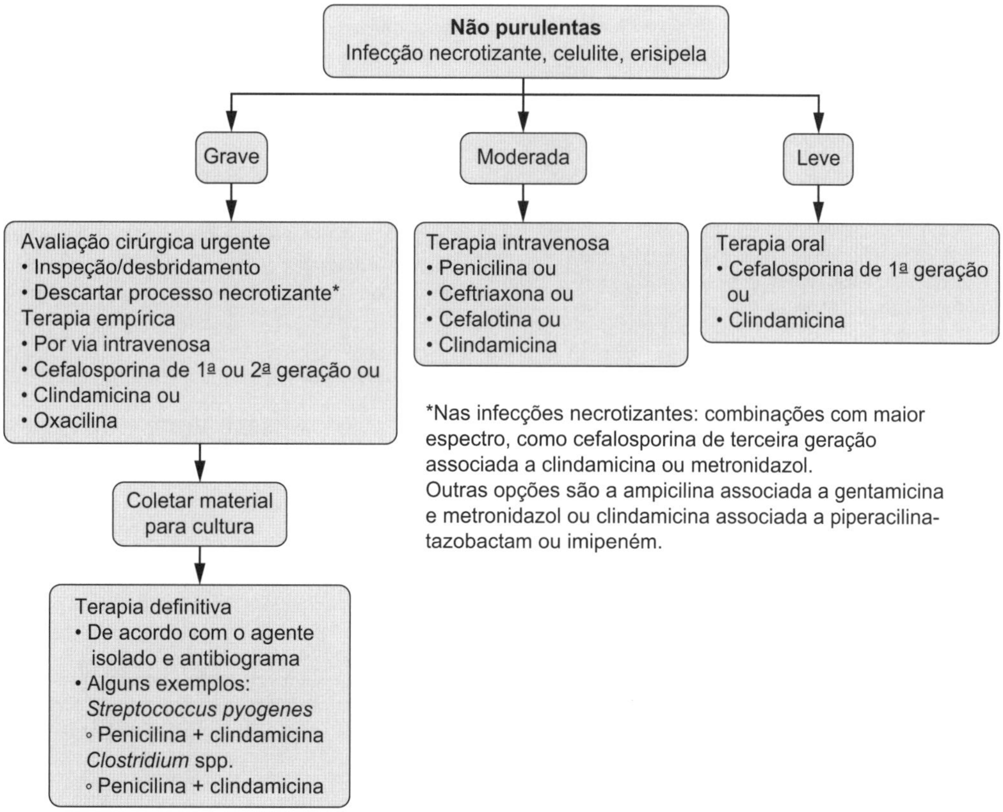

FIGURA 48.2 Manejo das infecções de pele e partes moles não purulentas. Adaptada de Stevens *et al.*, 2014.

As IPD podem evoluir rapidamente para deterioração clínica. Por isso, o médico que admite esse paciente no serviço de saúde deve avaliá-lo repetidamente.

Deve-se ter em mente que todas as feridas ou lesões nessa região são colonizadas por microrganismos, e para se definir se há ou não infecção é necessário evidenciar se há inflamação ou purulência. São necessárias duas ou mais evidências de inflamação (vermelhidão, calor local, edema, induração ou dor) ou a ocorrência de pus. Alguns pacientes podem não apresentar esses sinais e sintomas, principalmente aqueles com neuropatia periférica (que pode ocasionar ausência de dor) ou isquemia do membro (que acarreta redução do eritema, calor e induração). Nessa situação, pode-se considerar alguns sinais adicionais, como secreções não purulentas, tecido de granulação friável ou descolorido, descolamento das bordas da lesão e odor fétido.

O médico deve avaliar a ocorrência de alguns fatores que elevam o risco de desenvolvimento de IPD: ferida com teste positivo de sondagem do osso (*probe-to-bone test*); ulceração com mais de 30 dias;

história de úlceras recorrentes no pé; ferida traumática no pé; doença vascular periférica (DVP) no membro afetado; perda sensorial de proteção; insuficiência renal; história de andar descalço.

TABELA 48.6 Definições importantes e classificação da gravidade das infecções do pé diabético.

Definições e classificação de gravidade	Manifestações clínicas
Infecção do pé diabético	Ocorrem pelo menos dois dos seguintes sinais e sintomas: • Edema local ou induração • Eritema • Dor ou aumento da sensibilidade no local • Calor local Secreção purulenta (fluida, opaca, branca ou sanguinolenta)
Leve	Infecção local, como descrito acima, com envolvimento da pele e tecido celular subcutâneo Sem o comprometimento de tecidos mais profundos e sem sinais sistêmicos de infecção Se houver eritema, este deve ser > 0,5 cm e ≤ 2 cm Exclusão de outras causas de resposta inflamatória da pele, como, trauma, Charcot agudo, neuro-osteoartropatia, fratura, trombose, estase venosa
Moderada	Infecção local, como descrito acima, com eritema > 2 cm ou envolvimento de estruturas mais profundas que a pele e o tecido celular subcutâneo (p. ex., abscessos, osteomielite, artrite séptica, fasciite) Sem sinais sistêmicos de infecção
Grave	Infecção local, como descrito acima, acompanhada de sinais de síndrome da resposta inflamatória sistêmica (SIRS), com duas ou mais das manifestações abaixo: • Temperatura > 38°C ou < 36°C • Frequência cardíaca > 90 bpm • Frequência respiratória > 20 incursões/min ou $PaCO_2$ < 32 mmHg • Número de leucócitos > 12.000 ou < 4.000, ou ≤ 10% de formas imaturas

TABELA 48.7 Recomendações sobre a coleta de material para cultura nas infecções do pé diabético.

Quando	Não realizar culturas de úlceras não infectadas A cultura de feridas infectadas é imprescindível para direcionar a escolha do antimicrobiano, mas pode ser desnecessária nas infecções agudas e leves no paciente sem tratamento antimicrobiano prévio Hemoculturas devem ser coletadas em pacientes com infecção grave, principalmente com toxemia
Como	Limpar e desbridar a lesão antes de obter o material a ser enviado para cultura Nos casos em que há ferida aberta, se possível, obter material do tecido proveniente da base da lesão após o desbridamento, por meio de curetagem (obter fragmento com cureta estéril ou com lâmina de bisturi) ou biopsia Evite realizar *swab* de lesões não desbridadas ou de secreções provenientes da úlcera A aspiração por agulha pode ser útil para obter material contido em coleções A identificação adequada do material (tipo de espécime e local anatômico do qual foi obtido) é fundamental para o laboratório, assim como o transporte adequado

Há várias classificações de IPD. A Tabela 48.8 descreve classificação com base em três níveis de gravidade.

Essa classificação, associada à avaliação vascular, auxilia na indicação de internação ou não dos pacientes e quais necessitam de exames de imagem especiais ou intervenção cirúrgica.

A maioria dessas infecções é polimicrobiana, sendo os cocos gram-positivos os mais frequentemente envolvidos, incluindo os estreptococos, seguidos dos estafilococos e dos peptostreptococos (cocos gram-positivos aneróbios).

Os bacilos gram-negativos aeróbios surgem mais frequentemente como agentes etiológicos associados aos gram-positivos em infecções crônicas ou anteriormente tratadas com antimicrobianos. Os anaeróbios são encontrados nas feridas isquêmicas ou necróticas.

Lesões sem evidência de infecção na pele, partes moles ou osso não requerem tratamento com antibióticos. Antes do início do antimicrobiano deve ser feito o diagnóstico etiológico. Para as lesões infectadas, é muito importante a coleta de espécimes para cultura após ou durante o desbridamento, preferencialmente amostras de tecidos. A coleta de material para cultura é mais bem detalhada na Tabela 48.9.

Exames laboratoriais podem sugerir se a infecção é sistêmica, quando acusarem leucocitose no hemograma, formas imaturas, desvio à esquerda e elevação de marcadores inflamatórios (aumento da velocidade de hemossedimentação, proteína C reativa). Marcadores da resposta inflamatória podem ser úteis também no acompanhamento evolutivo desses pacientes.

Exames de imagem auxiliam na maioria das IPD. Todos os pacientes com nova IPD devem realizar radiografias do pé afetado, para investigar anormalidades ósseas (deformidades, destruição), de gás e corpos estranhos radiopacos.

A radiografia simples do pé pode ser suficiente, embora a ressonância magnética (RM) seja exame mais específico e sensível. A RM pode ser o exame de escolha para pacientes que necessitem de exames adicionais, quando houver suspeita de abscesso de partes moles ou de osteomielite (não evidenciada na radiografia).

TABELA 48.8 Abordagem de tratamento do paciente com IPD e osteomielite.

Quando indicar apenas o tratamento clínico
Sem persistência ou progressão da sepse após 48 a 72 h do início do tratamento O paciente pode receber e tolerar o tratamento antimicrobiano adequado A extensão da destruição óssea não compromete irreversivelmente a mecânica do pé (tendo em mente o potencial para reconstituição óssea) O paciente recusa a cirurgia Alto risco cirúrgico, em virtude das comorbidades do paciente Não há contraindicações para o tratamento antimicrobiano prolongado (p. ex., alto risco para diarreia por *Clostridium difficile*) A infecção adjacente de partes moles ou a necrose não requer cirurgia
Quando indicar a ressecção cirúrgica
Persistência ou progressão da sepse, sem outra causa Impossibilidade de fornecer o tratamento antimicrobiano adequado ou de o paciente tolerá-lo Deterioração do tecido ósseo, a despeito do tratamento antimicrobiano adequado A extensão da destruição óssea compromete irreversivelmente a mecânica do pé O paciente prefere acelerar a resolução do quadro ou não aceita o uso prolongado de antibióticos Tem pele e tecido celular subcutâneo suficientes para o manejo da ferida ou para conseguir fechá-la de maneira primária O tratamento antimicrobiano prolongado é contraindicado ou pode não ser efetivo

Adaptada de Lipsky *et al.*, 2012.

TABELA 48.9 Sugestões de via de administração da terapia antimicrobiana nas diferentes apresentações clínicas das infecções do pé diabético (IPD).

Extensão da infecção e gravidade	Via de administração	Hospitalização?	Duração do tratamento
Apenas pele e partes moles			
Leve	Oral	Não	1 a 2 semanas; pode se estender se a evolução for mais lenta
Moderada	Oral (ou intravenosa inicialmente)	Não, mas pode ser hospitalizado se o início do tratamento for intravenoso	1 a 3 semanas
Grave	Intravenosa (trocar para oral quando possível)	Sim	
Osso ou articulação			
Sem infecção no tecido residual (p. ex., após amputação)	Intravenosa ou oral	Sim, inicialmente, depois ambulatorial	2 a 5 dias
Infecção no tecido residual, mas não no osso, após intervenção cirúrgica	Intravenosa ou oral	Sim, inicialmente, depois ambulatorial	1 a 3 semanas
Infecção residual no osso (tecido viável)	Intravenosa; considerar troca para oral, se possível	Sim, inicialmente, depois ambulatorial, se possível	4 a 6 semanas
Sem cirurgia ou com tecido ósseo residual não viável após a cirurgia	Intravenosa; considerar troca para oral, se possível	Sim, inicialmente, depois ambulatorial	≥ 3 meses

Adaptada de Lipsky *et al.*, 2012.

Quando contraindicada, a combinação de cintilografia com radioisótopos e leucócitos marcados ou a tomografia por emissão de pósitrons podem ser alternativas para o diagnóstico.

Osteomielite ocorre em muitos pacientes diabéticos com feridas no pé e pode ser de difícil diagnóstico e tratamento. O ideal é que o diagnóstico seja confirmado pela cultura ou pelo exame histológico do osso. Em geral, o tratamento requer alguma intervenção cirúrgica, desde o desbridamento até a ressecção ou amputação da região acometida, porém algumas situações podem ser abordadas de maneira mais conservadora, como descrito na Tabela 48.10.

O tratamento empírico inicial na IPD deve ser dirigido exclusivamente para os cocos gram-positivos na maioria dos pacientes com infecções agudas. O tratamento empírico inicial de pacientes com risco de infecções por microrganismos resistentes (previamente submetidos a tratamento antimicrobiano, com infecções crônicas ou graves) deve ter espectro mais amplo.

TABELA 48.10 Sinais de infecção que podem ameaçar imediatamente a viabilidade do membro.

Evidência de resposta inflamatória sistêmica
Progressão rápida da infecção
Necrose ou gangrena extensa
Crepitação ao exame clínico ou evidência de gás em exames de imagem
Equimoses ou petéquias
Bolhas, principalmente hemorrágicas
Anestesia da ferida (não havia anteriormente)
Dor desproporcional aos achados clínicos
Perda recente de função neurológica
Isquemia crítica do membro
Perda extensa de pele e partes moles
Destruição óssea extensa do retropé e do mediopé
Ausência de resposta da infecção ao tratamento antimicrobiano adequado

Adaptada de Lipsky *et al.*, 2012.

Não há evidências na literatura que justifiquem o tratamento com antimicrobianos de úlceras sem sinais de infecção.

Quando há ressecção radical que alcança a remoção do foco infeccioso, a duração do tratamento antimicrobiano após o procedimento pode ser mais curta, entre 2 e 5 dias. Nos casos em que, após a ressecção, permanece tecido ósseo necrótico ou infectado, a duração do tratamento antimicrobiano deve se estender por 4 semanas ou mais.

A duração do tratamento mais adequada para cada tipo de IPD não é bem estabelecida na literatura, mas, para estabelecê-la, é importante considerar a existência e a quantidade residual de tecido desvitalizado ou infecção no osso (Tabela 48.11).

TABELA 48.11 Opções para tratamento empírico das IPD de acordo com a gravidade.

Gravidade	Possíveis agentes etiológicos	Opções terapêuticas
Leve	*Staphylococcus aureus* (MRSA) *Streptococcus* spp.	Cefalexina Clindamicina Amoxicilina/clavulanato Levofloxacino Sulfametoxazol/trimetoprima
Moderada	*Staphylococcus aureus* (principalmente MRSA; eventualmente MRSA) *Streptococcus* spp. Enterobactérias (p. ex., *Escherichia coli, Klebsiella pneumoniae, Enterobacter* spp.) Anaeróbios	Levofloxacino Ceftriaxona Ampicilina/sulbactam Moxifloxacino Ertapeném Tigeciclina Piperacilina/tazobactam Levofloxacino ou ciprofloxacino associado a clindamicina Linezolida Daptomicina Vancomicina Imipeném
Grave	*Staphylococcus aureus* (MRSA) Enterobactérias *Pseudomonas aeruginosa* Anaeróbios	Vancomicina associada a um dos seguintes antibióticos: ceftazidima, cefepima, piperacilina/tazobactam ou carbapenêmico

MRSA: *Staphylococcus aureus* resistentes à meticilina (oxacilina).

Tanto o guia do IDSA, publicado em 2012, como o consenso do grupo internacional de trabalho sobre pé diabético, publicado em 2019, que utilizam como base as evidências publicadas sobre o tratamento das IPD, não recomendam as terapias adjuvantes (como o uso de câmara hiperbárica de oxigênio), fatores de crescimento (incluindo fatores de estimulação de crescimento de granulócitos), larvas ou tratamento por pressão negativa (p. ex., coberturas com vácuo para feridas).

Outro aspecto importante no tratamento das IPD é a avaliação cirúrgica para pacientes classificados com IPD moderadas e graves. A intervenção cirúrgica imediata é recomendada para a maioria das IPD associadas à ocorrência de gás nos tecidos mais profundos, abscesso, fasciite necrosante e que representem ameaça iminente à viabilidade do membro acometido (Tabela 48.12). Pode ser programada (não urgente) nas feridas com muito tecido desvitalizado, comprometimento ósseo extenso ou da articulação.

A seleção do antibiótico deve se pautar na gravidade da infecção e nos possíveis agentes etiológicos envolvidos (Tabela 48.13)

Os objetivos do tratamento das infecções do pé diabético são a erradicação da infecção, evitar a perda de tecidos e a amputação. Em geral, há boa resposta clínica em 80 a 90% dos casos de infecção de leve a moderada, e em 60 a 80% das infecções graves ou osteomielites.

TABELA 48.12 Características que sugerem infecções no pé diabético com maior potencial de gravidade.

Aspectos locais	Infecção mais profunda penetrando em fáscia, músculos, tensão, articulação ou ossos Celulite extensa (> 2 cm), distante da ulceração e com progressão rápida Sinais locais: Inflamação grave ou endurecimento, crepitação, bolhas, descoloração, necrose ou gangrena, equimoses ou petéquias, nova anestesia e dor localizada
Falência do tratamento	Progressão da infecção com a antibioticoterapia aparentemente apropriada associada à adequada terapia de suporte
Aspectos clínicos e laboratoriais	Piora rápida e progressiva da apresentação clínica inicial Febre, calafrios, hipotensão e confusão mental Alterações laboratoriais como leucocitose, elevação da proteína C reativa altamente ou da taxa de sedimentação de eritrócitos, agravamento da hiperglicemia, acidose, distúrbios eletrolíticos Presença de um corpo estranho (acidentalmente ou implantado cirurgicamente), abscesso profundo, insuficiência arterial ou venosa, linfedema, doença imunossupressora, uso de imunossupressores, lesão renal aguda

Adaptada de Lipsky *et al.*, 2019.

TABELA 48.13 Fatores que podem indicar necessidade de internação.

Infeções locais extensas
Instabilidade hemodinâmica
Instabilidade metabólica
Necessidade de terapia intravenosa (fluidos e antimicrobianos)
Presença de isquemia grave
Necessidade de intervenção cirúrgica
Necessidade de curativos mais complexos
Necessidade de observação contínua

Adaptada de Lipsky *et al.*, 2019.

O pior prognóstico está associado a sinais sistêmicos de infecção, perfusão inadequada do membro, osteomielite, necrose ou gangrena e infecção em localização mais proximal no membro. Ocorrem recidivas em 20 a 30% dos pacientes, principalmente naqueles portadores de osteomielite.

Para a prevenção, é fundamental a educação do paciente em relação à importância do controle dos níveis glicêmicos, do uso de sapatos apropriados, de se evitarem traumas, de examinar diariamente os pés e consultar o médico ao observar alterações. Como essas observações levam apenas alguns minutos durante a consulta, é importante que o médico reforce esses cuidados junto ao paciente e examine regularmente os pés e os dedos, em busca de lesões.

BIBLIOGRAFIA

Amin AN, Cerceo EA, Deitelzweig SB *et al.* Hospitalist perspective on the treatment of skin and soft tissue infections. Mayo Clin Proc. 2014;89(10): 1436-51.

Barie PS, Wilson SE. Impact of evolving epidemiology on treatments for complicated skin and skin structure infections: the surgical perspective. J Am Coll Surg. 2015;220(1):105-15.

Dobry AS, Quesenberry CP, Ray GT *et al.* Serious infections among a large cohort of subjects with systemically treated psoriasis. J Am Acad Dermatol. 2017;77:838-44.

Edelsberg J, Taneja C, Zervos M *et al.* Trends in US hospital admissions for skin and soft tissue infections. Emerg Infect Dis. 2009;15:1516-8.

Ki V, Rotstein C. Bacterial skin and soft tissue infections in adults: a review of their epidemiology, pathogenesis, diagnosis, treatment and site of care. Can J Infect Dis Med Microbiol. 2008;19:173-84.

Lauri C, Leone A, Cavallini M, Signore A, Giurato L, Uccioli L. Diabetic foot infections: the diagnostic challenges. J Clin Med. 2020 Jun 8;9(6):1779.

Lipsky BA, Berendt AR, Cornia PB *et al.* 2012 Infectious Diseases Society of America clinical practice guideline for the diagnosis and treatment of diabetic foot infections. Clin Infect Dis. 2012;54(12):132-73.

Lipsky BA, Senneville E, Abbas ZG, Aragón-Sánchez J, Diggle M, Embil JM *et al.* Guidelines on the diagnosis and treatment of foot infection in persons with diabetes (IWGDF 2019 update). Diabetes Metab Res Ver. 2020 Mar;36 Suppl 1:e3280.

McNamara DR, Tleyjeh IM, Berbari EF *et al.* A predictive model of recurrent lower extremity cellulitis in a population-based cohort. Arch Intern Med. 2007;167:709-715.

Pallin DJ, Egan DJ, Pelletier AJ, Espinola JA, Hooper DC, Camargo CA. Increased US emergency department visits for skin and soft tissue infections, and changes in antibiotic choices, during the emergence of community-associated methicillinresistant Staphylococcus aureus. Ann Emerg Med. 2008;51:291-8.

Pasternak MS, Swartz MN. Cellulites, necrotizing fasciitis, and subcutaneous tissue infections. In: Bennett JE, Dolin R, Blaser MJ (ed.). Mandell, Douglas and Bennett's principles and practice of infectious diseases. 8. Ed. Elsevier Saunders, 2015;1(95):1195-216.

Poulakou G, Lagou S, Tsiodras S. What's new in the epidemiology of skin and soft tissue infections in 2018? Curr Opin Infect Dis. 2019 Apr;32(2):77-86.

Raspovic, K.M.; Wukich, D.K. Self-reported quality of life and diabetic foot infections. J. Foot. J. Med. 2017;376:2367-75.

Ray GT, Suaya JA, Baxter R. Incidence, microbiology, and patient characteristics of skin and soft-tissue infections in a U.S. population: a retrospective population-based study. BMC Infect Dis. 2013;13:252.

Stevens DL, Bisno AL, Chambers HF *et al.* Practice guidelines for the diagnosis and management of skin and soft tissue infections: 2014 update by the Infectious Diseases Society of America. Clin Infect Dis. 2014;59(2):e10-52.

Swartz MN. Cellulitis. N Engl J Med. 2004;350(9):904-12.

Vinh DC, Embil JM. Rapidly progressive soft tissue infections. Lancet Infect Dis. 2005;5:501-13.

Wakkee M, de Vries E, van den Haak P *et al.* Increased risk of infectious disease requiring hospitalization among patients with psoriasis: a population-based cohort. J Am Acad Dermatol 2011;65:1135-44.

SEÇÃO 3.5

Sistema Urinário

49 Infecções do Sistema Urinário

Fernando Gatti de Menezes • Luci Corrêa • Sergio Barsanti Wey

INTRODUÇÃO

A infecção do trato urinário (ITU) corresponde a um processo infeccioso de etiologia bacteriana, viral ou fúngica que acomete o trato geniturinário. Didaticamente é classificada em complicada e não complicada. A infecção do trato urinário complicada inclui os casos nos quais há alterações anatômicas e/ou funcionais do trato urinário associadas, como, por exemplo, refluxo vesicoureteral, bexiga neurogênica, obstruções, litíase renal, hiperplasia prostática benigna, tumores ou quando esta infecção ocorre em pacientes diabéticos, em uso de cateteres vesicais, imunossuprimidos ou gestantes. Pode ser também classificada de acordo com a sua localização. Considera-se infecção do trato urinário baixo quando há acometimento de uretra, próstata, testículo e bexiga, e infecção do trato urinário alto, quando o parênquima renal, cálices ou ureteres são acometidos pelo processo infeccioso.

A classificação mais comumente utilizada considera as manifestações clínicas e laboratoriais, incluindo bacteriúria assintomática, infecção do trato urinário baixo (uretrite, cistite, orquiepididimite, prostatite) e infecção do trato urinário alto (pielonefrite).

As uretrites não serão abordadas neste capítulo, pois são incluídas nas doenças sexualmente transmissíveis.

EPIDEMIOLOGIA

A infecção do trato urinário corresponde à infecção bacteriana que mais comumente acomete a espécie humana. Estima-se que aproximadamente 60% das mulheres e 12% dos homens no mundo apresentarão um episódio desta infecção durante sua vida. Essa doença recorre em 5% das mulheres, sendo 44% dentro do primeiro ano. Até os 24 anos, uma entre cada três mulheres necessitará de terapia antimicrobiana para o tratamento de infecção do trato urinário e cerca de 15% dos antimicrobianos prescritos nos EUA em regime ambulatorial foram para o tratamento dessa infecção.

De acordo com dados norte-americanos de 2006, a infecção do trato urinário causou mais de 11 milhões de visitas médicas, 1,7 milhão de visitas em serviços de emergência e 500 mil hospitalizações, com custo estimado em 3,5 bilhões de dólares. Em relação à morbidade de cistites não complicadas, estima-se média de 6,1 dias de sintomas, 2,4 dias de restrição das atividades laborais e 0,4 dia de permanência no leito.

Em relação às infecções do trato urinário relacionadas à assistência à saúde, estima-se que 1 milhão de casos ocorram anualmente nos EUA, dos quais 80% são atribuídos ao cateter vesical. Trata-se da principal infecção relacionada à assistência à saúde, responsável por 40% de todos os casos e, em unidades de terapia intensiva, pode chegar entre 20 e 25% do total de infecções em mortalidade atribuída em 13%. Além disso, 15% das bacteriemias intra-hospitalares e entre 45 e 55% das bacteriemias em instituições de longa permanência ocorrem de forma secundária a essa infecção. O custo adicional de um episódio de infecção urinária relacionada à assistência à saúde nos EUA, em 2000, foi em média de 676 dólares (equivalente a 842 dólares em 2010, corrigidos com a inflação), necessitando de 2 a 4 dias extras de hospitalização ou, em uma visão geral do problema, cerca de 2 milhões de dias extras no hospital por ano. O custo pode ainda aumentar se considerarmos que a infecção da corrente sanguínea secundária à infecção urinária em paciente com cateter vesical acomete 1% dos casos, com um custo de 2.832 dólares por episódio em 2000 (corrigido com a inflação para 2010 em 3.530 dólares).

PATOGÊNESE

Os microrganismos chegam ao trato urinário por duas vias: ascendente ou hematogênica. A via hematogênica relaciona-se com a infecção da corrente sanguínea: o microrganismo alcança os rins no momento da filtração do sangue, causando mais comumente a pielonefrite.

A via ascendente é a mais comum, sendo que os microrganismos existentes no trato gastrintestinal ou genital chegam à uretra e, por meio de fatores de virulência, migram até a bexiga. A Tabela 49.1 enumera os principais fatores de virulência envolvidos na patogênese da infecção do trato urinário.

Em contrapartida, há alguns mecanismos de defesa contra os fatores de virulência:

- Osmolaridade e pH da urina
- Fluxo urinário
- Resposta imunológica (neutrófilos, macrófagos e linfócitos)
- Inibidores de adesão: proteínas Tamm-Horsfall e mucopolissacarídeos secretados pelo uroepitélio.

É mais fácil compreender a via ascendente, utilizando como exemplo a aquisição da infecção do trato urinário em usuários de cateteres vesicais. A ascensão intraluminal de patógenos é mais rápida (32 a 48 horas) que a rota extraluminal (72 a 168 horas). Associado a esse fato, há a formação do biofilme, que corresponde a uma camada de compostos orgânicos extracelulares, como proteínas, açúcares (conhecidos como glicocálice) e há microrganismos aderidos ao cateter vesical. Os microrganismos existentes no biofilme são protegidos da ação mecânica do fluxo urinário, da ação dos antimicrobianos e de fagocitose. O biofilme também está associado à etiologia polimicrobiana em até 15% dos casos de ITU relacionados ao cateter vesical.

Os fatores de risco para desenvolvimento da infecção do trato urinário incluem sexo feminino, idade superior a 50 anos, desnutrição, anormalidades congênitas, obstrução urinária, história prévia de infecção, diabetes melito, incontinência urinária, intercurso sexual, uso de diafragma, cateter tipo *condom* ou espermicida, cirurgia urogenital, cateteres vesicais ou ureterais, uso prévio de antimicrobianos, deficiências de estrógeno e insuficiência renal.

TABELA 49.1 Fatores de virulência associados à patogênese da infecção do trato urinário.

Fatores de virulência	Ação
Adesinas	Ligação com glicoproteínas e glicolipídios da superfície das células uroepiteliais para adesão antes da invasão
Fímbrias (sete tipos distintos só na *Escherichia coli* uropatogênica: 1, P, F1C, Dr, Auf, S e M)	Adesão e invasão do uroepitélio. A ocorrência de fímbria P está associada a quadros graves de pielonefrites agudas
Flagelos	Responsáveis pela locomoção na via urinária
Hemolisinas	Contribuem para inflamação, lesão tissular, quimiotaxia e fagocitose
Sideróforos	Aerobactina e enterochelina: responsáveis pela extração de ferro do hospedeiro
Fatores necrosantes citotóxicos 1 e 2	Apoptose
Toxina citoletal	Dano em material genético do hospedeiro
Antígeno-K	Polissacarídeo capsular: proteção contra a fagocitose
Lipopolissacarídeos (LPS)	Ativação da via alternativa do complemento e processo inflamatório
Proteases/elastase/ fosfolipase	SPATE (do inglês *serine protease autotransporters of enterobacteriaceae*): promoção de vacuolização citoplasmática na célula

A *Escherichia coli* uropatogênica permanece como o principal agente bacteriano em 70 a 95% dos episódios de infecção do trato urinário não complicados e 50% dos episódios de infecção do trato urinário relacionados ao uso de cateter vesical. Outros bacilos gram-negativos, *Proteus mirabilis, Klebsiella pneumoniae, Enterobacter aerogenes, Pseudomonas aeruginosa* e cocos gram-positivos (*Staphylococcus saprophyticus* em até 10% dos casos e *Enterococcus* spp.) podem estar envolvidos. No caso das infecções do trato urinário relacionadas ao cateter vesical, o uso prolongado desse dispositivo (superior a 30 dias) promove episódios polimicrobianos entre 77 e 95% dos casos, além da ocorrência de leveduras, especialmente do gênero *Candida*. As espécies de *Candida* são responsáveis por 10 a 15% dos casos, prevalecendo a *Candida albicans,* em 51% desses casos.

De acordo com o Programa de Vigilância Antimicrobiana SENTRY do ano de 2003, com dados microbiológicos da América Latina, *Escherichia coli* correspondeu a 66% dos isolados do trato urinário, seguida por *Klebsiella* spp. (7%), *Proteus mirabilis* (6,4%), *Enterococcus* spp. (5,6%), *Pseudomonas aeruginosa* (4,6%), *Streptococcus* do grupo B (2,3%), *Staphylococcus saprophyticus* (1,3%), *Klebsiella oxytoca* (1,1%), *Enterobacter cloacae* (1%) e *Serratia marcescens* (0,8%). Entre as cepas de *Escherichia coli* nesse estudo de vigilância, houve valores preocupantes de resistência aos antimicrobianos: 53,8% para ampicilina, 40,4% para sulfametoxazol-trimetoprima e 22,6% para ciprofloxacino. Entre 2013 e 2015, em estudo de vigilância na Coreia do Sul, a resistência a ciprofloxacino para *Escherichia coli* atingiu 26,4% e, em outro estudo nos EUA no ano de 2017, entre 1.831 isolados de *Escherichia coli*, 25,8% eram resistentes à ciprofloxacino.

QUADRO CLÍNICO E DIAGNÓSTICO

De maneira geral, o diagnóstico das infecções do trato urinário é realizado com a somatória dos sinais e sintomas urinários ou sistêmicos (disúria, polaciúria, urgência miccional, incontinência urinária de início recente, hematúria, piúria, dor em hipogastro, lombalgia, febre, alteração do nível de consciência), a análise do sedimento urinário (urina tipo 1) demonstrando processo inflamatório (piúria: > 10 leucócitos por campo), além de existência ou não de nitrito e esterase leucocitária e, finalizando, a urocultura. Além disso, destaca-se a importância de exames radiológicos para a localização do sítio de infecção (alta ou baixa), como ultrassonografia (US), tomografia computadorizada (TC) e ressonância magnética (RM), assim como para visualização de complicações, como obstruções e abscessos.

Bacteriúria assintomática

A definição de bacteriúria assintomática para homens sem uso de cateter vesical corresponde ao isolamento bacteriano quantitativo de uma única amostra de urina, colhida de maneira adequada, com valores $\geq 10^5$ unidades formadoras de colônias (UFC)/mℓ, em um indivíduo assintomático. No caso de uso de cateter vesical, o isolamento de uma única amostra com valores $\geq 10^2$ UFC/mℓ define bacteriúria assintomática. Para mulheres, são necessárias duas amostras de urina com isolamento bacteriano $\geq 10^5$ UFC/mℓ.

A prevalência de bacteriúria assintomática em mulheres é estimada entre 20 e 25% e, entre homens, cerca de 10%. Entretanto, esta infecção aumenta para percentuais acima de 50% para mulheres e acima de 35% para homens na faixa etária acima de 80 anos. Na Tabela 49.2, demonstramos um resumo sobre a prevalência em diferentes populações.

Infecção do trato urinário

Queixas urinárias, como disúria, polaciúria, urgência miccional, incontinência urinária de início recente, dor ou desconforto na região hipogástrica ou lombar sem trauma prévio constituem o conjunto de

TABELA 49.2 Prevalência de bacteriúria assintomática em populações selecionadas.

População	Prevalência (%)
Mulheres pré-menopausadas	1,0 a 5,0
Gestantes	1,9 a 9,5
Mulheres pós-menopausadas (50 a 70 anos)	2,8 a 8,6
Diabéticos (sexo masculino)	0,7 a 11
Diabéticos (sexo feminino)	10,8 a 16
Idosos na comunidade (sexo masculino)	3,6 a 19
Idosos na comunidade (sexo feminino)	10,8 a 16
Idosos institucionalizados (sexo masculino)	15 a 50
Idosos institucionalizados (sexo feminino)	25 a 50
Pacientes com lesão na medula espinal (uso de cateter vesical intermitente)	23 a 69
Pacientes com lesão na medula espinal (esfincterectomia/uso de cateter tipo *condom* – Uripen®)	57
Pacientes com transplante renal com < 1 mês	23 a 24
Pacientes com transplante renal entre 1 mês e 1 ano	10 a 17
Pacientes com transplante renal > 1 ano	2 a 9
Pacientes com uso de cateter vesical de curta duração	3 a 5/dia de cateter
Pacientes com uso de cateter vesical de longa duração	100

sintomas para suspeita de ITU. No idoso, acrescenta-se a síndrome de *delirium* como provável manifestação de ITU. A febre é encontrada em menos de 5% da população com manifestação de cistite aguda não complicada (esta corresponde a 95% de todas as formas de infecção urinária), sendo encontrada mais frequentemente nas pielonefrites (50%).

Além do quadro febril na pielonefrite aguda, encontram-se alterações laboratoriais que demonstram prejuízo na função renal secundário ao quadro infeccioso, por meio de elevações nas dosagens de ureia e creatinina séricas. Frequentemente, há alterações no hemograma compatíveis com quadros graves e sistêmicos, leucocitose com desvio à esquerda e provas inflamatórias (velocidade de hemossedimentação e proteína C reativa) elevadas.

De modo geral, recomenda-se sempre a coleta de cultura de urina com teste de sensibilidade associada à análise do sedimento urinário (urina tipo 1). Estes exames são fundamentais para a decisão da terapia adequada, após o início da antibioticoterapia empírica, principalmente nas situações de suspeita de resistência bacteriana e gravidade clínica.

Situações nas quais sempre deve ser coletada a urocultura:

- Suspeita de infecções urinárias de etiologia hospitalar
- Infecções urinárias relacionadas ao uso de cateteres vesicais
- Infecções do trato urinário de repetição
- Uso prévio de antibióticos
- Pielonefrites agudas
- Pré-operatório de cirurgias urológicas
- Prostatites agudas e crônicas.

Diferente do conceito de bacteriúria assintomática, qualquer contagem de colônias para bactérias deve ser valorizada no paciente sintomático.

Prostatites agudas e crônicas

Dados epidemiológicos norte-americanos demonstram que a prevalência de prostatite varia entre 5 e 9% dos homens, que correspondem a aproximadamente 2 milhões de consultas por ano e custo de 84 milhões de dólares em 2000, sendo dividida em formas agudas e crônicas. A forma aguda é a mais comum e difere da crônica pelo tempo de perpetuação dos sintomas definido como 3 meses. Os fatores de risco para prostatite aguda bacteriana são: hiperplasia prostática benigna; infecções geniturinárias como epididimite, orquite, uretrite ou cistite; antecedência de doenças sexualmente transmissíveis; imunossuprimidos; fimose; cateterismo vesical; estudo urodinâmico; e intervenção prévia na próstata (biopsia, cistoscopia etc.). Cerca de 5 a 10% das prostatites crônicas são causadas por agentes infecciosos bacterianos e a recorrência pode ocorrer em até 13% dos casos.

Aproximadamente, 60 a 80% dos agentes etiológicos das prostatites agudas ou crônicas são representados por *E. coli* e outras enterobactérias (*Klebsiella* spp., *Enterobacter* spp. etc.).

O diagnóstico é clínico, radiológico e laboratorial. O quadro clínico com sintomas de prostatismo, associado a alterações no exame ultrassonográfico da próstata (aumento de tamanho da glândula, aspecto heterogêneo com ou sem abscesso) e elevação do nível sérico de antígeno prostático específico (PSA, do inglês *prostate-specific antigen*) sugerem o diagnóstico de prostatite. A coleta da urocultura após massagem prostática pelo toque retal facilita a identificação do agente etiológico, visto que a simples urocultura identificará apenas 35% dos casos.

Epididimite e orquite

A incidência anual de epididimite aguda é aproximadamente 1,2/1.000 crianças entre 2 e 13 anos e, 25% desses casos recorrem em até 5 anos. Em adultos, 43% dos casos de epididimite ocorrem na faixa etária entre 20 e 30 anos. A epididimite ocorre concomitantemente à orquite em 58% dos casos e acomete todo o testículo. Os fatores de risco para epididimite são infecção do trato urinário, doenças sexualmente transmissíveis, trauma, atividade de ciclismo e anormalidades anatômicas ou manipulação cirúrgica locorregionais.

A orquite isolada ocorre nos casos de etiologia viral, secundária à caxumba (entre 4 e 7 dias após a parotidite). Divide-se em formas aguda e crônica, quando a duração dos sintomas é superior a 3 meses. Em relação à população acometida, esta infecção ocorre com distribuição bimodal, em que os picos de manifestação estão entre 16 e 30 anos e 51 e 70 anos. Dentre os agentes etiológicos, *Neisseria gonorrhoeae* e *Chlamydia trachomatis* são os principais na faixa etária entre 14 e 35 anos, sendo que no restante dos casos, *Escherichia coli* e demais enterobactérias são os responsáveis por esse tipo de infecção. Em pacientes imunossuprimidos, também se encontram outros agentes etiológicos, como *Mycobacterium tuberculosis*, citomegalovírus e fungos.

O quadro clínico é gradual, com edema e dor em testículo, geralmente unilateral, irradiando para o baixo ventre, associado a outros sinais (febre e hematúria) e sintomas (disúria, urgência miccional, náuseas e vômitos). O diagnóstico diferencial mais importante é a torção testicular, que pode ser avaliada por meio do estudo Doppler colorido pelo ultrassom de testículos.

TRATAMENTO

De acordo com as recomendações da Sociedade Americana de Doenças Infecciosas (IDSA, 2019), o tratamento de bacteriúria assintomática deve ser guiado pelo teste de sensibilidade aos antimicrobianos (antibiograma) e realizado nas seguintes situações:

- Na ressecção transuretral de próstata, o tratamento deve ser iniciado antes do procedimento, guiado por antibiograma, com duração a depender do uso ou não de cateter vesical no local

- Qualquer procedimento urológico que envolva risco de sangramento de mucosa urogenital
- Gestantes (duração de tratamento: 4 a 7 dias). Cerca de 20% das gestantes com bacteriúria não tratada desenvolvem pielonefrite aguda, em comparação com 1 a 2% daquelas que recebem terapia adequada
- Em neutropênicos graves (contagem absoluta de neutrófilos < 100 células/mm^3 em um período igual ou superior a 7 dias após quimioterapia), a recomendação não se posiciona contra ou a favor sobre o *screening* ou tratamento de bacteriúria assintomática, pois não está claro na literatura sobre a frequência desse evento nessa população e sua relevância no prognóstico.

Não se recomenda o tratamento de bacteriúria assintomática nas situações a seguir, pois não se demonstrou redução do número de episódios sintomáticos, hospitalizações ou número de recidivas da bacteriúria:

- Não gestantes e pré-menopausadas
- Mulheres com diabetes melito
- População geriátrica na comunidade ou institucionalizada
- Pessoas com patologias em medula espinal
- Pacientes com cateter vesical que permanecem com o dispositivo *in situ*
- Pacientes submetidos a transplante de órgão sólido. Com relação ao transplante renal, dentro dos primeiros 30 dias após o procedimento, existem dados insuficientes para recomendar *screening* ou tratamento de bacteriúria assintomática.

Nas infecções do trato urinário complicadas, além do uso de terapia antimicrobiana, deve ser priorizada a correção da alteração estrutural ou funcional, com o intuito de se evitar a perpetuação do processo infeccioso. Por exemplo, no caso de litíase renal, a literatura nos mostra que existe infecção concomitante em cerca de 15% desses casos e se torna de fundamental importância a retirada dos cálculos para impedir recorrência ou persistência do evento infeccioso.

Nas cistites agudas não complicadas, recomenda-se as seguintes opções: nitrofurantoína 100 mg 6/6 horas, durante 5 dias ou fosfomicina trometamol 3 g, 1 vez/dia (dose única) ou quinolona de segunda geração como ciprofloxacino 250 mg, 12/12 horas, durante 3 a 5 dias ou norfloxacino 400 mg, 12/12 horas, durante 3 a 5 dias ou cefuroxima 500 mg, 12/12 horas, durante 5 dias. Com relação ao antimicrobiano sulfametoxazol-trimetoprima 800/160 mg, 12/12 horas durante 3 dias, somente deverá ser utilizado quando soubermos que o agente é sensível no resultado do antibiograma (portanto, não deve ser utilizado de forma empírica), pois não se recomenda em países cuja resistência é superior a 20%.

Nas pielonefrites agudas, consideradas de maior gravidade com relação às cistites, recomenda-se como terapia empírica o uso de ceftriaxona 1 a 2 g, intravenoso, seguido por quinolona, por exemplo, ciprofloxacino 500 mg, 12/12 horas, durante 7 a 10 dias. Se o paciente apresentar sinais de gravidade (febre alta, leucocitose elevada, vômitos, desidratação ou sinais de sepse grave) ou ocorrer falha na terapia administrada por via oral, recomenda-se hospitalização com administração de terapia intravenosa e correção dos déficits hidreletrolíticos. As opções da terapia intravenosa podem ser compostas por quinolona de segunda geração (ciprofloxacino 400 mg, 12/12 horas, por 7 dias) ou terceira geração (levofloxacino 500 mg, 1 vez/dia, durante 7 dias ou 750 mg, 1 vez/dia, durante 5 dias), aminoglicosídeo (amicacina 15 mg/kg/dia) associado a ampicilina (1 a 2 g a cada 6 horas), cefalosporina de amplo espectro durante 10 a 14 dias (terceira geração: ceftriaxona 2 g/dia ou quarta geração: cefepima 2 g a cada 12 horas) com ou sem aminoglicosídeo (amicacina 15 mg/kg/dia) ou carbapenêmicos (ertapeném 1 g, 1 vez/dia, meropeném 1 g a cada 8 horas, imipeném 500 mg a cada 6 horas). Se o agente etiológico for uma bactéria do tipo coco gram-positivo, opta-se pela associação ampicilina/sulbactam com ou sem aminoglicosídeo. Após 48 a 72 horas, reavaliar a mudança para terapia por via oral, de acordo com o antibiograma.

Para a eficácia terapêutica nas prostatites agudas ou crônicas, a concentração do fármaco no tecido é de extrema importância para o sucesso. As quinolonas são substâncias químicas anfóteras e, desse modo, sua difusão para o tecido prostático é bastante eficaz em comparação com sulfametoxazol-trimetoprima. Dentre as quinolonas, o *ranking* da menor para a maior concentração em líquido prostático é: norfloxacino < ciprofloxacino < ofloxacino < gatifloxacino. Em relação ao líquido seminal, o *ranking* da menor para a maior concentração é o seguinte: gatifloxacino < ofloxacino < ciprofloxacino.

O regime terapêutico obedece à classificação de dois institutos norte-americanos: National Institute of Diabetes and Digestive and Kidney Diseases (NIDDK) e National Institutes of Health (NIH). De acordo com esses institutos, não se recomenda o uso de terapia antibiótica nos casos de prostatite crônica assintomática (NIH categoria IV) e na síndrome da dor pélvica crônica não inflamatória (NIH categoria IIIB). Além disso, se houver abscessos (2,7% dos casos de prostatites), recomenda-se drenagem cirúrgica com envio de cultura para identificação do agente. A terapia empírica da prostatite aguda envolve o uso de antibióticos betalactâmicos (ceftriaxona 2 g/dia ou ceftazidima 2 g a cada 8 horas ou piperacilina-tazobactam 4,5 g a cada 6 horas ou ertapeném 1 g/dia ou meropeném 1 g, 8/8 horas ou imipeném 500 mg, 6/6 horas) associada ou não a aminoglicosídeo (amicacina 15 mg/kg/dia) se o paciente apresentar instabilidade hemodinâmica ou quinolonas de segunda geração (ciprofloxacino 500 mg, 12/12 horas) ou terceira geração (levofloxacino 500 a 750 mg, 1 vez/dia), durante 2 a 4 semanas, enquanto nas formas crônicas, prioriza-se o uso durante 4 a 8 semanas, sendo de extrema importância o antibiograma para a seleção de adequado esquema antibiótico.

O tratamento recomendado para epididimite e/ou orquite aguda dura cerca de 10 dias, e para adultos jovens com idade menor ou igual a 35 anos, sexualmente ativos, recomenda-se o uso de ceftriaxona 250 mg, dose única, IM, e seguimento com doxiciclina 100 mg, 2 vezes/dia, pela suspeita de infecção por *Neisseria gonorrhoeae* e *Chlamydia trachomatis*. Em pacientes adultos, com prática sexual anal, recomenda-se ceftriaxona 250 mg, dose única, IM, e levofloxacino 500 mg, 1 vez/dia, durante 10 dias e, em pacientes adultos com idade superior a 35 anos, sem história de prática sexual anal ou DST prévia, levofloxacino 500 mg/dia, durante 10 dias. Devido ao elevado nível de resistência da *Chlamydia* à ciprofloxacino, não se recomenda essa quinolona como parte do tratamento. Além do tratamento antimicrobiano, analgesia e elevação do escroto com suspensório e repouso são fundamentais para o tratamento.

BIBLIOGRAFIA

Andrade SS, Sader HS, Jones RN, Pereira AS, Pignatari ACC, Gales AC. Increased resistance to first-line agents among bacterial pathogens isolated from urinary tract infections in Latin America: time for local guidelines? Mem Inst Oswaldo Cruz. 2006;101(7):741-8.

Bukhary ZA. Candiduria: a review of clinical significance and management. Saudi J Kidney Dis Transpl 2008;19(3):350-60.

Chenoweth CE, Saint S. Urinary tract infections. Infect Dis Clin North Am. 2011;25(1):103-15.

Coker TJ, Dierfeldt DM. Acute bacterial prostatitis: diagnosis and management. Am Fam Physician. 2016;93(2):114-20.

Fihn SD. Acute uncomplicated urinary tract infection in women. N Engl J Med 2003; 349(3):259-66.

Foxman B. The epidemiology of urinary tract infection. Nat Rev Urol. 2010; 7(12):653-60.

Head KA. Natural approaches to prevention and treatment of infections of the lower urinary tract. Altern Med Rev. 2008;13(3):227-44.

Hooton TM, Bradley SF, Cardenas DD, Colgan R, Geerlings SE, Rice JC *et al.* Diagnosis, prevention, and treatment of catheter-associated urinary tract infection in adults: 2009 International Clinical Practice Guidelines from the Infectious Diseases Society of America. Clin Infect Dis. 2010;50(5):625-63.

Johri N, Cooper B, Robertson W, Choong S, Richards D, Unwin R. An update and practical guide to renal stone management. Nephron Clin Pract. 2010; 116(3):c159-71.

Kang CI, Kim J, Park DW, Kim BN, Ha US, Lee SJ *et al.* Clinical practice guidelines for the antibiotic treatment of community-acquired urinary tract infections. Infect Chemother. 2018;50(1):67-100.

McConaghy JR, Panchal B. Epididymmitis: an overview. Am Fam Physician. 2016;94(9):723-726.

Mehnert-Kay SA. Diagnosis and management of uncomplicated urinary tract infections. Am Fam Physician. 2005;72(3):451-6.

Mittal R, Aggarwal S, Sharma S, Chhibber S, Harjai K. Urinary tract infections caused by Pseudomonas aeruginosa: a minireview. J Infect Public Health. 2009;2(3):101-11.

Moura A, Nicolau A, Hooton T, Azeredo J. Antibiotherapy and pathogenesis of uncomplicated UTI: difficult relationships. J Appl Microbiol. 2009;106(6):1779-91.

Naber KG, Sörgel F. Antibiotic therapy – rationale and evidence for optimal drug concentrations in prostatic and seminal fluid and in prostatic tissue. Andrologia. 2003;35(5):331-5.

Nickel JC, Teichman JMH, Gregoire M, Clark J, Downey J. Prevalence, diagnosis, characterization, and treatment of prostatitis, interstitial cystitis, and epididymitis in outpatient urological practice: The Canadian Pie Study. Urology. 2005;66(5):935-40.

Nicolle LE. Asymptomatic bacteriuria: review and discussion of the IDSA guidelines. Int J Antimicrob Agents 2006;28 Suppl 1:S42-8.

Nicolle LE, Bradley S, Colgan R, Rice JC, Schaeffer A, Hooton TM. Infectious Diseases Society of America Guidelines for the diagnosis and treatment of asymptomatic bacteriuria in adults. Clin Infect Dis. 2005;40(5):643-54.

Nicolle LE, Gupta K, Bradley SF, Colgan R, DeMuri GP, Drekonja D *et al.* Clinical practice guideline for the management of asymptomatic bacteriuria: 2019 update by the Infectious Diseases Society of America. Clin Infect Dis. 2019;68(10):e83-e110.

Nielubowicz GR, Mobley HL. Host-pathogen interactions in urinary tract infection. Nat Rev Urol 2010;7(8):430-41.

Piccoli GB, Consiglio V, Colla L, Mesiano P, Magnano A, Burdese M *et al.* Antibiotic treatment for acute "uncomplicated" or "primary" pyelonephritis: a systematic, "semantic revision". Int J Antimicrob Agents. 2006;28 Suppl 1:S49-63.

Rebmann T, Greene LR. Preventing catheter-associated urinary tract infections: An executive summary of the Association for Professionals in Infection Control and Epidemiology, Inc, Elimination Guide. Am J Infect Control. 2010;38:644-6.

Schnarr J, Smaill F. Asymptomatic bacteriuria and symptomatic urinary tract infections in pregnancy. Eur J Clin Invest. 2008;38 Suppl 2:50-7.

Tambyah PA. Catheter-associated urinary tract infections: diagnosis and prophylaxis. Intern J Antimicrob Agents. 2004;24S:S44-8.

Trojian TH, Lishnak TS, Heiman D. Epididymitis and orchitis: an overview. Am Fam Physician. 2009;79(7):583-7.

Wagenlehner FME, Naber KG. Current challenges in the treatment of complicated urinary tract infections and prostatitis. Clin Microbiol Infect. 2006; 12(supl.3):67-80.

Warren JW, Abrutyn E, Hebel JR, Johnson JR, Schaeffer SA, Stamm WE. Guidelines for antimicrobial treatment of uncomplicated acute bacterial cystitis and acute pyelonephritis in women. Clin Infect Dis. 1999; 29(4):745-58.

Yamamoto S, Higuchi Y, Nojima M. Current therapy of acute uncomplicated cystitis. Int J Urol 2010;17(5):450-6.

Zaidi N, Thomas D, Chughtai B. Management of chronic prostatitis (CP). Curr Urol Rep. 2018;19(11):88.

SEÇÃO 3.6

Sistema Cardiovascular

50 Endocardite Infecciosa

Luis Fernando Aranha Camargo • Claudio Cirenza

INTRODUÇÃO

O termo endocardite infecciosa refere-se à infecção na superfície endocárdica no coração. Considera-se também, dentro das endocardites infecciosas, as infecções de *shunts* arteriovenosos, arterioarteriais, coarctação da aorta, infecções de cabos de marca-passo e de valvas prostéticas. A apresentação clínica varia de acordo com o agente causal, que está relacionado a fatores epidemiológicos específicos. Dados americanos e ingleses estimam sua ocorrência em torno de 1,7 caso/100.000 indivíduos por ano. É menos frequente na população pediátrica, na qual tende a predominar em situações específicas (cardiopatias congênitas, em próteses após cirurgia cardíaca). Mais de 50% dos casos ocorrem em pessoas com mais de 50 anos.

ETIOLOGIA

▶ **Estreptococos.** É o gênero mais frequentemente encontrado. A maioria é causada pelo grupo *viridans* (*S. mitis, S. salivarius, S. bovis, S. mutans*) e a minoria por *S. pneumoniae* e *S. pyogenes.* Têm evolução subaguda, acometendo geralmente uma valva com lesão preexistente. Nas endocardites por *S. bovis*, há associação com patologias diversas de cólon, sendo recomendada avaliação colonoscópica como parte da rotina diagnóstica.

▶ **Enterococos.** *E. faecalis* e *E. faecium* apresentam evolução subaguda e têm maior dificuldade de erradicação em relação aos estreptococos, pela necessidade de associação de mais de um antibiótico. Embora menos frequente em relação às endocardites por *S. bovis*, há correlação com doença gastrintestinal.

▶ **Estafilococos.** São os agentes que causam a maioria dos casos de endocardite em usuários de drogas ilícitas intravenosas (*S. aureus*) e em próteses valvares (*S. epidermidis* e outros estafilococos coagulase-negativos). Têm evolução aguda, com fenômenos embólicos frequentes e maior grau de lesão valvar, muitas vezes requerendo tratamento cirúrgico.

▶ **Bactérias gram-negativas.** Com exceção de endocardites causadas por *Salmonella*, que ocorrem geralmente em pacientes com lesão valvar preexistente, e *Neisseria gonorrhoeae*, a maioria das infecções por bactérias gram-negativas são endocardites hospitalares, comuns em valvas prostéticas. O prognóstico nessas endocardites é ruim e a necessidade de tratamento cirúrgico é a regra.

▶ **Outros agentes.** Fungos (principalmente do gênero *Candida*) ocorrem em usuários de drogas ilícitas intravenosas e em populações de pacientes internados com fatores de risco definidos. Em geral, são endocardites com vegetações de grande diâmetro e carreiam um prognóstico ruim. Agentes do grupo HACEK (*Haemophylus* sp., *Actinobacillus* sp., *Cardiobacterium hominis, Eikenella* sp. e *Kingella* sp.) são gram-negativos que crescem em meios de cultura seletivos e de maneira fastidiosa, sendo responsáveis por menos de 5% das endocardites. *Corynebacterium* não *diphtheriae* predominam em usuários de drogas ilícitas e em próteses valvares (Tabela 50.1).

FREQUÊNCIA DO ACOMETIMENTO DAS VÁLVULAS

Na maioria das situações, há uma lesão prévia nas valvas predispondo à colonização por microrganismos. A faixa etária, cardiopatias congênitas, lesões degenerativas (calcificações), prolapso de valva mitral, próteses e lesões provocadas por doença reumática devem ser incluídas como causas dessas lesões. A proporção de acometimento das válvulas é:

- Válvula mitral: 28 a 45% dos casos
- Válvula aórtica: é acometida isoladamente em 5 a 36%

TABELA 50.1 Agentes de endocardites.

Agentes	Espécies	Característica clínica	Situações e hospedeiros especiais
Estreptococos	*S. viridans (S. mitis, S. salivarius, S. bovis, S. mutans), S. pneumoniae, S. pyogenes* (raros)	Evolução subaguda	*S. viridans:* manipulação dentária *S. bovis:* doença intestinal
Enterococos	*E. faecalis, E. faecium*	Evolução subaguda	Doença intestinal (menos frequente)
Estafilococos	*S. aureus*, estafilococos coagulase-negativos *(S. epidermidis, S. hemolyticus, S. warneri)*	Evolução aguda com fenômenos tromboembólicos e destruição valvar	Próteses valvares (< 1 ano) Usuários de drogas ilícitas Uso de cateteres vasculares
Gram-negativos	*Salmonella* spp., *Neisseria* spp., Enterobacteriaceae, *Pseudomonas aeruginosa*	Evolução variável	Enterobacteriaceae e *Pseudomonas:* endocardite hospitalar (uso de cateter e próteses)
Fungos	*Candida* spp., *Aspergillus*	Evolução aguda, vegetação gigante, destruição valvar	Imunodeprimidos, endocardite hospitalar (uso de cateter e próteses)
HACEK	*Haemophylus* spp., *Actinobacillus* spp., *Cardiobacterium hominis, Eikenella* spp. e *Kingella* spp.	Evolução variável	-
Outros	*Corynebacterium* não *diphtheriae*	Evolução aguda	Imunodeprimidos, endocardite hospitalar (uso de cateter e próteses)

- Válvula aórtica e mitral concomitantes: 0 a 35%
- Valvas tricúspide e pulmonar: são acometidas em menos de 1% das vezes, embora em casuísticas de endocardite hospitalar relacionada à existência de cateter central o acometimento seja mais frequente.

FISIOPATOLOGIA

A alteração anatômica do endocárdio ou uma superfície naturalmente irregular, como próteses ou alterações anatômicas congênitas, são fatores determinantes iniciais da endocardite infecciosa. Quando o tecido conjuntivo subendotelial contendo fibras colágenas é denudado do endotélio, ocorre agregação plaquetária levando à formação de trombos microscópicos. Na maioria das vezes, ocorre lise espontânea desses trombos; no entanto, em algumas circunstâncias, eles se estabilizam pela deposição de fibrina e crescem, formando uma vegetação nodular estéril denominada endocardite trombótica não infecciosa. A ocorrência de bacteriemia por foco infeccioso a distância ou bacteriemias transitórias, que ocorrem após manipulações cirúrgicas e mesmo processos mais simples, como manipulação dentária, associada à capacidade intrínseca de alguns agentes, como estafilococos, enterococos e estreptococos, de aderir à lesão trombótica instalada, levam à colonização do trombo previamente estéril. Essas bactérias são um estímulo poderoso para a trombose localizada, acarretando aumento da massa vegetante pela agregação adicional de plaqueta e fibrina. A própria estrutura anatômica da vegetação protege as bactérias da fagocitose, tornando a vegetação um santuário onde mesmo bactérias pouco virulentas podem florescer.

Normalmente a endocardite se desenvolve em regiões de grande turbilhonamento de sangue e superfícies pequenas. É mais comum o acometimento da superfície atrial da valva mitral e da superfície ventricular da valva aórtica.

QUADRO CLÍNICO

O intervalo de tempo entre uma bacteriemia e o início das manifestações clínicas pode ser curto (15 dias), embora o tempo para o diagnóstico seja maior (cinco semanas).

De forma geral, as manifestações clínicas são tanto mais proeminentes e evidentes quanto maior for o tempo de evolução da doença.

Existem quatro fatores principais aos quais pode-se atribuir e dividir o espectro de manifestações clínicas da endocardite:

- Acometimento valvar: "sopros" cardíacos que não existiam antes ocorrendo em 85% dos pacientes (nas endocardites de valvas pulmonar e tricúspide, os sopros podem estar ausentes). Insuficiência cardíaca aguda em consequência de disfunção valvar é uma das principais indicações de tratamento cirúrgico, sendo mais comum quando há acometimento de valva aórtica (raro)
- Fenômenos embólicos: ocorrem em até um terço dos casos. No sistema nervoso central há sinais localizatórios. Nas artérias coronárias podem levar ao infarto agudo do miocárdio. No baço causam dor abdominal aguda. Nos rins justificam ocorrência de hematúria (nefrite embólica de Loehleim). Nos pulmões podem causar dor do tipo pleurítico e, às vezes, insuficiência respiratória aguda, sendo mais comum em pacientes usuários de drogas ilícitas intravenosas. De modo geral, as infecções estafilocócicas são as que mais frequentemente levam a fenômenos embólicos
- Bacteriemia intermitente: febre, frequentemente associada a episódios de calafrios e tremores. Ocorrem em até 95% dos casos, não sendo comuns níveis elevados de temperatura axilar. Perda de peso, anorexia e sudorese noturna ocorrem principalmente nas endocardites de evolução subaguda
- Imunocomplexos circulantes e outros fenômenos imunológicos: manifestações cutâneas, como a lesão de Janeway em regiões palmar e plantar, nódulos de Osler em dedos das mãos e pés, petéquias em pele e conjuntiva ocular ocorrem principalmente em endocardites de evolução subaguda. Manchas de Roth podem ser visualizadas na retina ao exame de fundo de olho. Esplenomegalia ocorre em casos de evolução subaguda, sendo o abrupto aparecimento de esplenomegalia dolorosa sugestivo de embolização séptica. Insuficiência renal aguda, na maioria das vezes, é resultado de uma glomerulonefrite por deposição de imunocomplexos. Como muitas das manifestações clínicas mencionadas são comuns a outras patologias, o diagnóstico diferencial é amplo e um dos motivos para o retardo no diagnóstico.

DIAGNÓSTICO

Deve-se utilizar os critérios de Duke, que combinam os chamados critérios maiores (hemocultura positiva e evidência de envolvimento miocárdíaco) com os critérios menores para o diagnóstico definitivo ou provável de endocardite infecciosa (Tabelas 50.2 e 50.3).

TABELA 50.2 Critérios de Duke para diagnóstico de endocardite infecciosa.

Endocardite infecciosa definitiva
Critérios patológicos: • Microrganismos identificados por cultura ou histologia em vegetação (em valva ou embolizada) ou em abscesso intracardíaco • Evidência de endocardite ativa por exame histopatológico de vegetação ou abscesso intracardíaco Critério clínico: • Dois critérios maiores ou um critério maior + três menores ou cinco critérios menores
Endocardite provável
Sinais sugestivos de endocardite, mas que não preenchem todos os critérios de endocardite definitiva e que não podem ser classificados como endocardite excluída
Endocardite excluída (rejeitada)
Outra causa confirmada para explicar a síndrome relacionada a endocardite Resolução da síndrome clínica com antibióticos com 4 dias ou menos Ausência de critérios patológicos (por cirurgia ou necropsia) com menos de 4 dias de antibióticos

TABELA 50.3 Critérios maiores e menores de Duke para diagnóstico de endocardite infecciosa.

Critérios maiores
Hemocultura positiva: • Agentes típicos de endocardite em duas amostras diferentes de hemocultura (*S. viridans*, *S. bovis*, HACEK ou *S. aureus* comunitário ou enterococos na ausência de um foco infeccioso a distância ou • Hemoculturas persistentemente positivas para qualquer agente (amostras colhidas com mais de 12 h de diferença) ou • Três hemoculturas ou a maioria de 4 ou mais hemoculturas positivas para qualquer agente, sendo que a primeira e a última amostra tenham sido colhidas com intervalo mínimo de 1 h Evidência de envolvimento miocárdico: • Achados ecocardiográficos positivos • Massa intracardíaca móvel em valva ou estrutura de suporte, ou no trajeto de jatos regurgitantes ou em dispositivos iatrogênicos, na ausência de uma explicação alternativa ou abscesso ou nova deiscência de valva prostética • Nova regurgitação valvar (alteração de murmúrio ou sopro não é considerada suficiente)
Critérios menores
Doença cardíaca predisponente ou uso de droga ilícita intravenosa Febre > 38°C Fenômenos vasculares: embolização arterial, infartos pulmonares sépticos, aneurisma micótico, hemorragia intracraniana, lesões de Janeway Fenômenos imunológicos: glomerulonefrite, nódulos de Osler, manchas de Roth, fator reumatoide Ecocardiograma consistente com endocardite, mas não sendo compatível com os achados maiores acima Hemocultura positiva, mas não preenchendo os critérios maiores acima ou evidência sorológica de infecção ativa por agente causador de endocardite bacteriana

Exames complementares

Hemograma

Na maioria das vezes está alterado, com anemia proporcional ao tempo de evolução da doença. Plaquetopenia e leucocitose podem também ser encontrados. Níveis elevados de proteína C reativa, mucoproteínas e aumento na velocidade de hemossedimentação são frequentemente observados, sendo os dois primeiros úteis como parâmetros para avaliação da evolução da doença.

Sedimento urinário

Está frequentemente alterado, sendo mais comum o achado de proteinúria e hematúria, decorrendo muitas vezes do depósito de imunocomplexos. Não é infrequente esses pacientes serem diagnosticados erroneamente com infecção do trato urinário.

Hemocultura

Normalmente é positiva em 70 a 75% dos casos. Os casos de cultura negativa ocorrem em situações de endocardite por agentes de difícil crescimento em cultura, como *Brucella* e membros do grupo HACEK. Entretanto, a maioria dos casos de endocardite com hemoculturas negativas decorre do uso de antibióticos nas 2 semanas que antecedem a coleta de exames. Na ausência de uso de antibióticos, no caso das endocardites bacterianas pelos agentes mais comuns (estreptococos, enterococos e estafilococos), a taxa de positividade chega a 95%. Quando as hemoculturas são positivas, 80 a 100% o são nas duas primeiras amostras coletadas, não sendo necessário um número maior de coletas. O uso prévio de antibióticos pode levar à positividade tardia. Dessa maneira, recomenda-se apenas a coleta de mais de três pares de hemoculturas para pacientes que tenham usado antibióticos nas 2 semanas que precederam a coleta de exames. Testes sorológicos e moleculares para prováveis patógenos devem ser empregados em casos de suspeita de endocardite com hemoculturas negativas.

Ecocardiograma transtorácico

O ecocardiograma transtorácico é capaz de evidenciar vegetações com mais de 2 mm de diâmetro e, de maneira geral, é positivo em 60 a 70% das endocardites. Resultados falso-positivos são extremamente raros, mas resultados negativos não devem excluir o diagnóstico. O ecocardiograma deve sempre ser solicitado quando se suspeita de endocardite, uma vez que é o meio mais adequado para detecção de complicações locais relacionadas à endocardite.

Ecocardiograma transesofágico

Aumentou em muito a sensibilidade do método para detecção de vegetações, principalmente por excluir a interferência dos pulmões e outras estruturas mediastinais. A taxa de positividade geral com o ecocardiograma transesofágico (ETE) aumentou para 90%. Apesar de ser um procedimento de baixo risco, deve ser reservado para situações em que o exame transtorácico seja negativo ou duvidoso. A melhor indicação para o exame transesofágico é quando há suspeita de endocardite de próteses valvares, podendo inclusive ser considerado método de escolha.

TRATAMENTO

Endocardites estreptocócicas

A penicilina cristalina (18 a 24 milhões de unidade/dia) ou secundariamente a ampicilina (200 mg/kg/dia) são os fármacos de escolha. A associação com um aminoglicosídeo pode reduzir o tempo total de tratamento para 2 semanas, sendo equivalente a 4 semanas com o uso isolado de penicilina. Para cepas com suscetibilidade reduzida à penicilina, o uso de altas doses dessa substância em associação a um aminoglicosídeo muitas vezes é curativo, mas, em algumas situações, há a necessidade de utilização de vancomicina ou cefalosporina de terceira geração.

Estafilococos

A substância de escolha é a oxacilina, associada a um período de tempo curto de uso de aminoglicosídeo (7 a 14 dias). A vancomicina deve ser reservada para aquelas cepas resistentes à oxacilina, o que é regra em endocardites de próteses, em que esta deve ser o fármaco inicial. Outras opções são cefalosporinas de primeira geração e quinolonas. Clindamicina tem taxa elevada de recidiva e não deve ser utilizada rotineiramente. O uso da rifampicina em associação com uma substância antiestafilocócica de primeira linha é controverso, no entanto há evidências de melhora do prognóstico em infecções de valvas prostéticas. Os tratamentos de endocardites estafilocócicas devem ser prolongados (não menos que 3 semanas no caso de endocardites por *S. aureus*) pelo risco de recidiva.

Enterococos

Combinação de um aminoglicosídeo e um betalactâmico (penicilina ou ampicilina, sendo este último composto mais ativo) por tempo não inferior a 3 semanas. Quando existe resistência a aminoglicosídeos e a penicilinas, o fármaco de escolha é a vancomicina, embora as taxas de erradicação sejam menores. Quando os enterococos são resistentes à vancomicina, o tratamento depende do antibiograma. Algumas cepas retêm sensibilidade à ampicilina. No caso de resistência, algumas novas substâncias antienterococos podem ser utilizadas (linezolida ou quinupristina/dalfopristina, esta última no caso de endocardite por *E. faecium*), assim como altas doses de vancomicina/teicoplanina ou ainda mais raramente imipeném.

Bactérias gram-negativas

Deve-se utilizar o perfil de resistência de cada instituição.

Endocardites fúngicas

A anfotericina B é o fármaco de escolha e não se sabe ainda se há vantagem na utilização de preparados lipossomais.

TRATAMENTO CIRÚRGICO

É a regra em pacientes com endocardite de valva prostética.

Em outras situações, não obedecem a critérios rígidos e devem ser discutidas caso a caso. Fatores que devem ser considerados como opção para uma abordagem cirúrgica são:

- Insuficiência cardíaca
- Insuficiência renal aguda
- Agentes resistentes aos antibióticos disponíveis (p. ex., enterococos resistentes a aminoglicosídeos, penicilina e vancomicina)
- Embolização séptica
- Agentes específicos, como *S. aureus*, fungos e gram-negativos
- Complicações intracardíacas (abscessos)
- Choque séptico.

A escolha do antimicrobiano e o tempo de terapêutica dependem do agente etiológico (Tabela 50.4). Dados clínicos, como ocorrência de embolização e prótese valvar, auxiliam na escolha do tratamento antimicrobiano e indicação de intervenção cirúrgica (Tabela 50.5).

TABELA 50.4 Tratamento de endocardites de acordo com o agente infeccioso.

Agente	Tratamento de escolha	Duração mínima do tratamento (em semanas)	Tratamento alternativo
Streptococcus do grupo *viridans*	Penicilina 18.000.000 a 24.000.000 UI/dia	4	Ampicilina 200 mg/kg/dia
	Penicilina + aminoglicosídeo (estreptomicina, gentamicina, amicacina)	2	Ampicilina + aminoglicosídeo
Enterococcus sp.	Penicilina 24.000.000 UI/dia + aminoglicosídeo	3	Ampicilina + aminoglicosídeo
Enterococcus spp. com alto grau de resistência à penicilina	Vancomicina 2 g/dia + aminoglicosídeo	3	Teicoplanina + aminoglicosídeo
Enterococcus spp. com alto grau de resistência a aminoglicosídeos	Penicilina, ampicilina *ou* vancomicina	4 a 8	–
Enterococcus resistente à vancomicina	De acordo com antibiograma	4 a 6	–
Staphylococcus spp. sensíveis à oxacilina	Oxacilina 200 mg/kg/dia + 7 dias de aminoglicosídeo (opcional)	4 a 8	Cefalosporinas de primeira geração, quinolonas (ciprofloxacino)
Staphylococcus spp. resistentes à oxacilina	Vancomicina + aminoglicosídeo por 7 dias (opcional)	4 a 8	Teicoplanina + aminoglicosídeo
Fungos	Anfotericina B + 5-fluorcitosina (5-FC) (opcional)	4 a 8	Anfotericina lipossomal
Gram-negativos	De acordo com antibiograma	4 a 8	–

TABELA 50.5 Tratamento da endocardite bacteriana de acordo com a situação clínica.

Situação clínica	Tratamento preferencial inicial	Tratamento cirúrgico
Endocardite de evolução subaguda	Penicilina + aminoglicosídeo	Somente se complicações clínicas importantes
Endocardite de evolução subaguda com embolização séptica	Penicilina + aminoglicosídeo + oxacilina	Considerar tratamento cirúrgico
Endocardite em usuário de droga ilícita intravenosa	Oxacilina + aminoglicosídeo	Dependendo das complicações clínicas
Endocardite em prótese valvar	Vancomicina + aminoglicosídeo	Tratamento cirúrgico é a regra

PROFILAXIA

Não é uma recomendação universal para qualquer tipo de afecção valvar ou para qualquer tipo de procedimento invasivo.

Em 1997, a American Heart Association definiu guias práticos de profilaxia, selecionando pacientes e procedimentos de maior risco, bem como os esquemas antimicrobianos mais adequados (Tabelas 50.6 a 50.9).

TABELA 50.6 Grupos de risco para os quais a profilaxia é recomendada segundo a American Heart Association.

Alto risco para endocardite
Próteses valvares
Endocardite bacteriana prévia
Cardiopatias congênitas cianóticas complexas (ventrículo único, transposição de grandes artérias, tetralogia de Fallot)
Shunts sistêmico-pulmonares construídos cirurgicamente
Risco moderado para endocardite
Maioria das outras cardiopatias congênitas
Doença valvar adquirida (p. ex., valvopatia reumática)
Cardiomiopatia hipertrófica
Prolapso mitral com regurgitação e/ou folhetos espessados

TABELA 50.7 Procedimentos de risco considerados para profilaxia de endocardite bacteriana segundo a American Heart Association.

Procedimentos dentários	Extração dentária Implante dentário Manipulação endodôntica Limpeza de dentes ou implantes com sangramento provável Manipulação subgengival
Procedimentos relacionados ao sistema respiratório	Tonsilectomia ou adenoidectomia Operações que envolvam a mucosa respiratória Broncoscopia com broncoscópio rígido
Procedimentos relacionados ao trato gastrintestinal	Escleroterapia de varizes de esôfago Dilatação esofágica Colangiopancreatografia retrógrada endoscópica Cirurgia do trato biliar Operações que envolvam a mucosa intestinal
Procedimentos relacionados ao trato geniturinário	Operação prostática Cistoscopia Dilatação uretral Parto vaginal ou cesárea

TABELA 50.8 Esquema profilático recomendado para manipulações dentárias, orais, do trato respiratório ou procedimentos esofágicos.

Situação	Antimicrobiano	Dosagem
Profilaxia em geral	Amoxicilina	Adultos: 2 g; crianças: 50 mg/kg, 1 h antes do procedimento
Via parenteral (impossibilidade de administrar VO)	Ampicilina	Adultos: 2 g; 50 mg/kg, IM, ou, IV, 30 min antes do procedimento
Alergia à penicilina	Clindamicina	Adultos: 600 mg; crianças: 20 mg/kg, VO, 1 h antes do procedimento
	Cefalexina	Adultos: 2 g; crianças: 50 mg/kg, VO, 1 h antes do procedimento
	Azitromicina	Adultos: 500 mg; crianças: 15 mg/kg, VO, 1 h antes do procedimento
Alergia à penicilina e impossibilidade de medicação VO	Clindamicina	Adultos: 600 mg; crianças: 20 mg/kg, IV, 30 min antes do procedimento
	Cefazolina	Adultos: 1 g; crianças: 25 mg/kg, IM, ou, IV, 30 min antes do procedimento

VO: via oral; IV: via intravenosa; IM: via intramuscular.

TABELA 50.9 Esquema profilático recomendado para manipulações dos tratos gastrintestinal e geniturinário.

Situação	Antimicrobiano	Dosagem
Pacientes de alto risco	Ampicilina + gentamicina	Adultos: ampicilina 2 g, IM, ou, IV, + gentamicina 1,5 mg/kg, 30 min antes do procedimento. Após o procedimento, ampicilina 2 g, IM, ou, IV, ou amoxicilina 2 g Crianças: ampicilina 50 mg/kg, IM, ou, IV, + gentamicina 1,5 mg/kg, 30 min antes do procedimento. Após 6 h, ampicilina 25 mg/kg, IM/IV, ou amoxicilina 25 mg/kg, VO
Pacientes de alto risco, alérgicos a ampicilina/amoxicilina	Vancomicina + gentamicina	Adultos: vancomicina 1 g, IV, + gentamicina 1,5 mg/kg, IV, ou, IM, 30 min antes do procedimento Crianças: vancomicina 20 mg/kg, IV, + gentamicina 1,5 mg/kg, IV, 30 min antes do procedimento
Pacientes com risco moderado	Amoxicilina ou ampicilina	Adultos: ampicilina 2 g, IM, ou, IV, ou amoxicilina 2 g, 1 h antes do procedimento Crianças: ampicilina 50 mg/kg, IM, ou, IV, ou amoxicilina 50 mg/kg, 1 h antes do procedimento
Pacientes com risco moderado e alérgicos a ampicilina/amoxicilina	Vancomicina	Adultos: vancomicina 1 g, IV, 30 min antes do procedimento Crianças: vancomicina 20 mg/kg, IV, 30 min antes do procedimento

VO: via oral; IV: via intravenosa; IM: via intramuscular.

BIBLIOGRAFIA

Chambers HF & Bayer AS. Native-Valve Infective Endocarditis. N Engl J Med. 2020; 383(6):567-576.

Dajanani AS, Taubert KA, Wlson W *et al.* American heart association recommendations for bacterial endocarditis prevention. JAMA 1997 Jun 11; 277(22):1794-801.

Erbel R, Rohman S, Drexler M *et al.* Improved diagnostic value of echocardiography in patients with infective endocarditis by transesophageal approach: a prospective study. Eur Heart J. 1998 Jan;9(1):43-53.

Li JS, Sexton DJ, Mick N, Nettles R, Fowler Jr VG, Ryan T, Bashore T, Corey GR. Proposed modifications to the Duke criteria for the diagnosis of infective endocarditis. Clin Infect Dis. 2000;30(4):633-8.

Moulsdale MT, Eykyn SJ, Philips I. Infective endocarditis, 1970-1979. A study of culture positive cases in St. Thomas Hospital. QJ Med. 1980; 49(195): 315-28.

Pazin GJ, Saul S, Thompson ME. Blood culture positivity. Suppression by outpatient antibiotic therapy in patients with bacterial endocarditis. Arch Int Med. 1982 Feb; 142(2):263-8.

Rick A, Nishimura MD, Catherine M, Otto MD *et al.* 2014 ACC/AHA Guidelines for the Management of Patients With Valvular Heart Disease. A Report of the American College of Cardiology/American Heart Association Task Force on Practice Guidelines. J Am Coll Cardiol. 2014;63(22):e57e185.

Starkebaum M, Durack D, Beeson P. The incubation period of subacute bacterial endocarditis. Yale J Biol Med. 1977 Jan-Feb;50(1):49-58.

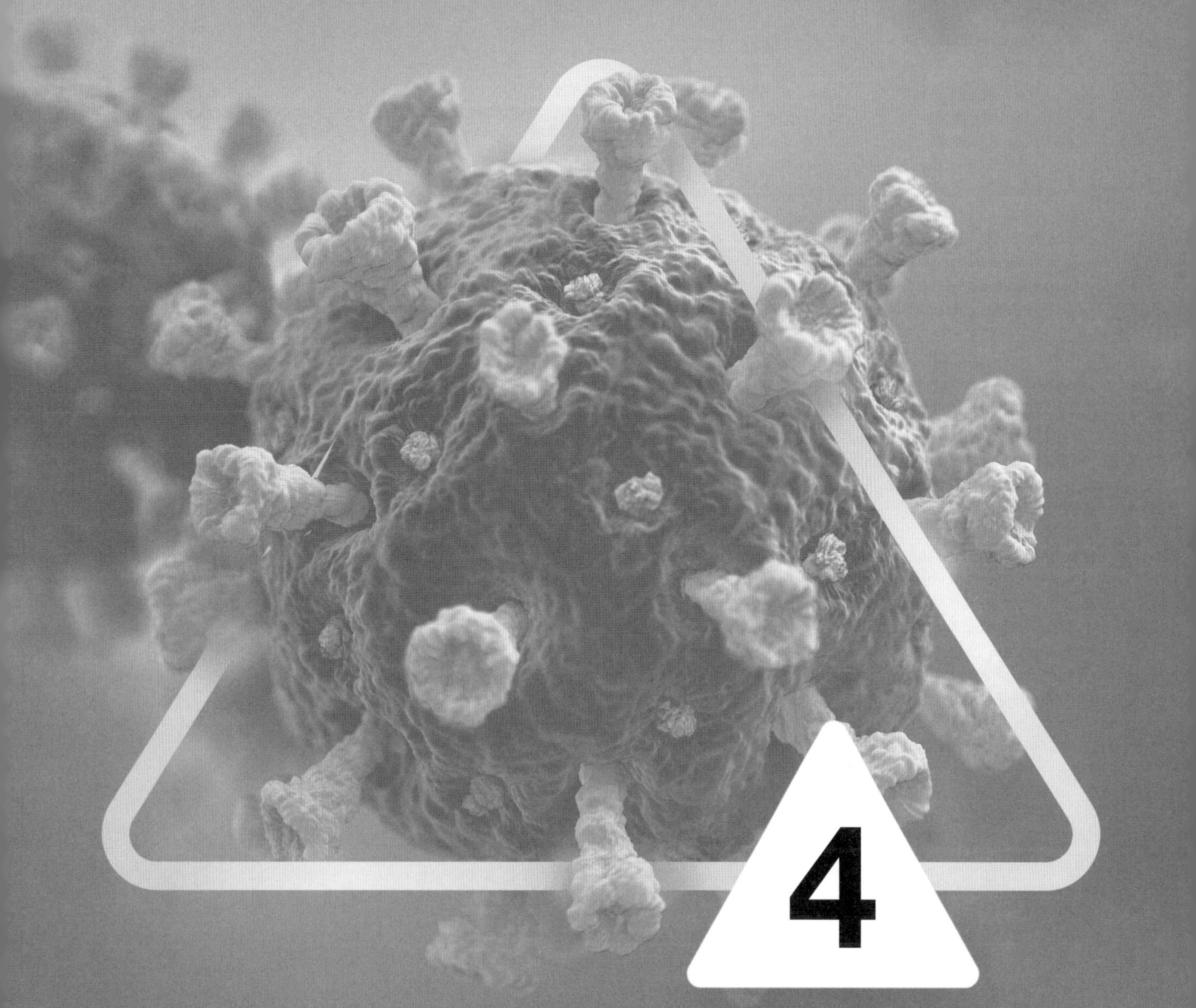

4

Síndromes Clínicas

51 Síndrome da Imunodeficiência Adquirida

Mecanismos de Doença

Ricardo Sobhie Diaz

Desde os primórdios da descrição da AIDS, era observada a sua consequência catastrófica decorrente de uma profunda diminuição da imunidade celular. Inicialmente, observava-se que as pessoas infectadas evoluíam a óbito pelas assim chamadas infecções oportunistas e por neoplasias raras que foram também denominadas subsequentemente de neoplasias oportunistas. No momento do diagnóstico dessas "doenças oportunistas" sistematicamente se detectava a diminuição da imunidade celular. Em um segundo momento, quando o diagnóstico mais precoce da infecção pelo HIV foi possibilitado pelo desenvolvimento de testes sorológicos, percebeu-se que a perda da imunidade celular, que era determinada pelas quantidades de linfócitos T CD4+, ocorria de forma paulatina e progressiva. Era, portanto um processo crônico, quase sempre lento e inexorável que minava a imunidade celular culminando com a morte. Entretanto, percebeu-se desde o início que a regra tinha excussões. Algumas pessoas infectadas pelo HIV tinham a progressão da imunodeficiência de forma muito lenta, enquanto em outras, isso acontecia de forma muito acelerada.

Na busca do entendimento sobre o que ditaria o ritmo de progressão da doença, ou seja, o ritmo de decaimento dos linfócitos T CD4+, ficou determinado que o fator que mais se correlacionava com a queda do CD4 eram os níveis de replicação do HIV, ou seja, a carga viral. A equação parecia finalizada: o vírus leva à progressão da doença de forma direta devido ao seu papel citopático direto e quanto mais intensa a replicação viral mais rapidamente esse processo ocorreria. As condutas para intervenção em momentos de risco, como instituição de profilaxias primárias para infecções oportunistas ou início de tratamento com antirretrovirais, era ditada exclusivamente pelos níveis de CD4 na periferia da corrente sanguínea.

Modelo animal demonstra que não é só o vírus que leva à progressão da doença

A infecção pelo HIV é considerada uma zoonose, ou seja, uma infecção originária de animais que se transmite ao ser humano em condições naturais. O hospedeiro natural do HIV é o macaco. De fato, o HIV evoluiu a partir de retrovírus similares que causam AIDS em macacos, os vírus da imunodeficiência símia ou SIV. O SIV está presente em macacos há muito mais tempo e uma das evidências disso está no fato de esse vírus estar mais adaptado aos símios do que o HIV aos seres humanos. Em outras palavras, o SIV não mata o seu hospedeiro natural, o macaco. Um achado interessante consistiu na observação de que o SIV_{SM}, que é o vírus originário do macaco conhecido como mangabeu fuligento (*sooty mangabey*), infecta incidentalmente outros símios, como o macaco *rhesus*, por exemplo, sendo que este último, que não é o hospedeiro natural do SIV_{SM}, evolui rapidamente para óbito. Como visto na Figura 51.1, a única diferença entre os dois no que se refere aos marcadores virológicos e imunológicos da doença foram os níveis de ativação celular (ativação dos linfócitos T CD4+ e T CD8+). O hospedeiro incidental é menos adaptado ao vírus e apresenta uma dificuldade grande de repor os linfócitos T CD4+ destruídos pelos vírus. Fica então definido que não é somente a quantidade de vírus que se correlaciona com a progressão à AIDS, mas também a forma com que o hospedeiro controlaria a inflamação deletéria proporcionada pelo vírus.

Ativação celular, marcador inflamatório que se correlaciona com o processo de doença na infecção pelo HIV

Não tardou para que se definisse que a ativação das células T CD4+ e T CD8+ estavam elevadas também na infecção pelo HIV em seres humanos. A ativação celular denota indiretamente um processo inflamatório que, entre outras coisas, correlaciona-se com a morte celular, especialmente a morte celular programada ou apoptose. A ativação celular não só está aumentada nas pessoas infectadas pelo HIV em comparação com as não infectadas, como também é proporcional aos níveis de carga viral na ausência de tratamento antirretroviral. Em outras palavras, como visto na Figura 51.2, quanto maior a carga viral, maiores os níveis de ativação celular.

Sooty mangabey

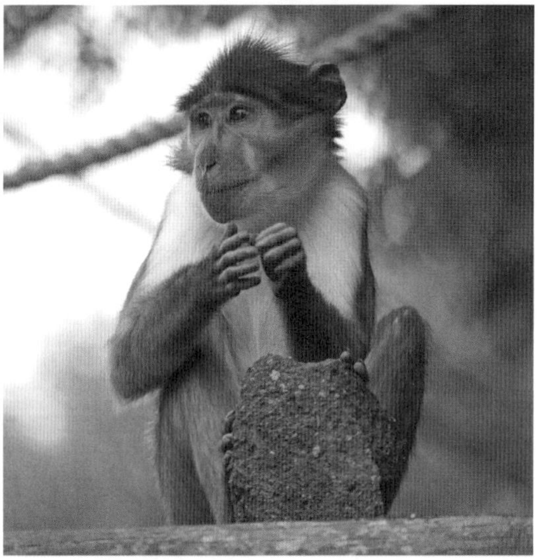

Hospedeiro natural do SIV
SIV infecta e destrói linfócito T CD4+ em altos níveis
Altos níveis de viremia
Sem aumento de ativação celular
Perda de CD4 mínima

Macaco _rhesus_

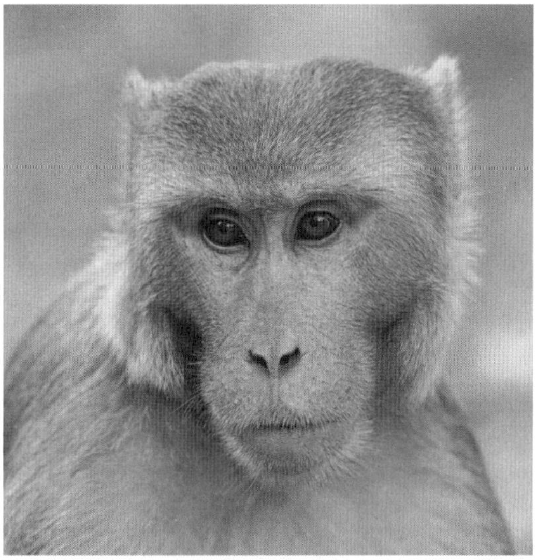

Não é o hospedeiro natural do SIV
SIV infecta e destrói linfócito T CD4+ em altos níveis
Altos níveis de viremia
Grande aumento na ativação dos linfócitos T
Enorme perda de CD4

FIGURA 51.1 Marcadores imunológicos e virológicos na interação entre vírus-hospedeiro, determinando a evolução da doença. (Esta figura encontra-se reproduzida em cores no Encarte.)

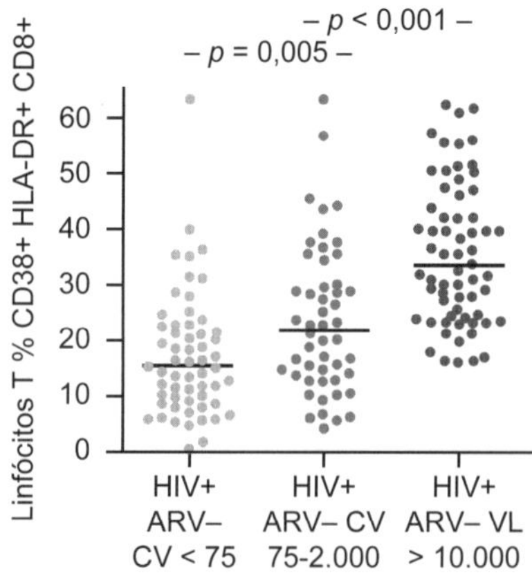

FIGURA 51.2 Ativação celular e viremia entre pacientes não tratados. ARV: antirretroviral; CV: carga viral.

Os mecanismos relacionados ao desenvolvimento desse processo inflamatório deletério que é a ativação celular relacionam-se intrinsecamente com a depleção de linfócitos T CD4+ presentes no trato gastrintestinal. Após a exposição ao HIV, o vírus será captado por uma célula dendrítica que, sem se infectar por ele, leva o HIV aderido a ela ou mesmo protegido por endocitose ao linfonodo regional para que seja montada a chamada resposta imune adaptativa. Isso ocorre a despeito da via de exposição ao HIV e, nesse caso, a célula dendrítica funciona como um "cavalo de Troia", levando o vírus para o quartel general do exército protetor de nosso organismo. Esse tráfego demora entre 5 e 14 dias e a infecção dos linfócitos ocorrerá então neste linfonodo regional e uma quantidade enorme de vírus será lançada à circulação sanguínea. Esses vírus livres presentes no plasma vão se replicar em órgãos linfoides e se concentrar especialmente no trato gastrintestinal, o maior órgão linfoide do corpo humano, que alberga mais de 50% dos linfócitos de nosso organismo. Esse contingente de linfócito encontra-se mais concentrado em jejuno, com a função de proteção do corpo humano contra os patógenos veiculados à alimentação e às bactérias presentes no trato gastrintestinal.

Nesses primeiros momentos da infecção, a depleção linfocitária no organismo é intensa, sendo que realmente não se consegue idealizar a magnitude da perda de linfócitos pela observação dos níveis de CD4 presentes na periferia sanguínea. Somente cerca de 3% dos linfócitos T CD4+ encontram-se na corrente sanguínea e na determinação dos níveis de CD4 não consegue se observar uma variação que reflita a perda do contingente dessas células que está ocorrendo em órgãos linfoides, especialmente no trato gastrintestinal. A repercussão mais imediata dessa depleção linfocitária em trato gastrintestinal é a ruptura da barreira mucosa associada à presença de translocação bacteriana, ou seja, invasão de bactérias nos espaços que deveriam conter os tecidos linfoides. Essa translocação bacteriana possibilita a transferência de lipopolissacarídeos bacterianos (LPS) à corrente sanguínea, o que leva a um processo inflamatório generalizado, e especificamente, ao aumento da ativação celular. De fato, existe uma correlação direta entre os níveis plasmáticos de LPS com o grau de ativação celular, sendo que quanto maiores os níveis de LPS, maiores os níveis de ativação celular.

De forma geral, os níveis mais elevados de ativação celular são detectados entre os indivíduos sem tratamento com vírus sensíveis aos medicamentos. Os controladores de elite, que são pessoas que apresentam naturalmente carga viral indetectável e estabilidade dos níveis de células T CD4+ apresentam menores índices de ativação celular que os indivíduos com viremia evidente. Porém, os níveis de ativação celular entre os indivíduos tratados e com carga viral indetectável são inferiores aos dos controladores de elite. De qualquer maneira, mesmo o tratamento antirretroviral com supressão da viremia a níveis indetectáveis não reduz a ativação celular em nível das pessoas não infectadas pelo HIV. Em resumo, a ativação celular é maior entre as pessoas vivendo com HIV (PVHIV) sem tratamento com vírus sensíveis aos antirretrovirais, seguidos dos indivíduos com viremia em tratamento antirretroviral (HIV resistente aos antirretrovirais), seguidos dos controladores de elite, seguidos das PVHIV com antirretrovirais e carga viral indetectável, seguidos dos HIV negativos.

Consequências da inflamação proporcionada pelo HIV nos seres humanos

O que estamos aqui chamando de inflamação crônica proporcionada pelo HIV leva de uma forma geral a deterioração acelerada de diversos órgãos e tecidos do organismo. Essa deterioração ocorre de forma acelerada em sistema nervoso central levando à atrofia encefálica com aparecimento de alterações cognitivas e depressão. Leva também a degeneração do sistema cardiovascular com fenômenos ateroscleróticos, insuficiência coronariana e disfunção ventricular esquerda. Leva também a osteopenia com presença de fraturas patológicas, deterioração da função hepática e renal, e insuficiência endócrina múltipla. Infelizmente, o tratamento antirretroviral mitiga, mas não elimina os riscos dessas ocorrências. Mesmo com níveis mantidos de carga viral indetectáveis, os fenômenos acima ocorrem em maior frequência entre as PVHIV em comparação à população soronegativa.

Corroborando a associação da inflamação e infecção pelo HIV, marcadores inflamatórios inespecíficos como o PCR ultrassensível, dosagem de IL-6 e dímero D estão elevados entre as PVHIV e correlacionam-se diretamente com gravidade de doença quando desfechos como mortalidade são usados em análises de estudos. Evidências científicas demonstram também que o tratamento antirretroviral levando à supressão viral a níveis indetectáveis reduzem os marcadores inflamatórios inespecíficos como PCR ultrassensível, IL-6 dímero e dímeros D, porém os níveis desses marcadores continuam elevados quando comparados aos dos indivíduos não infectados pelo HIV.

De forma mais específica, quanto maior a ativação celular entre pessoas em tratamento com carga viral indetectável, maior a dificuldade na recuperação dos níveis de células T CD4+ (Figura 51.3). Especula-se, portanto, que a ativação celular elevada dificulte uma recuperação imunológica plena em alguns pacientes.

A própria viremia proporcionada pelo HIV tem um potencial inflamatório. Pequenas proteínas, como TAT, NEF e VPU, podem propiciar essa inflamação. Percebe-se, assim, que, entre pessoas infectadas pelo HIV e sem tratamento antirretroviral, as com carga viral alta apresentam mais ativação celular do que as com viremia baixa que, por sua vez, apresentariam mais ativação celular que os controladores de elite (Figura 51.4).

Inflamação e ritmo de progressão da doença

Existe um grande interesse da comunidade científica em entender os correlatos da progressão da doença na infecção pelo HIV. Na maior parte das vezes, não se identifica o porquê do ritmo de progressão mais lenta. Fatores genéticos do hospedeiro têm sido estudados e entre os protetores estariam os perfis de HLA B*57 a 01 ou B*27,

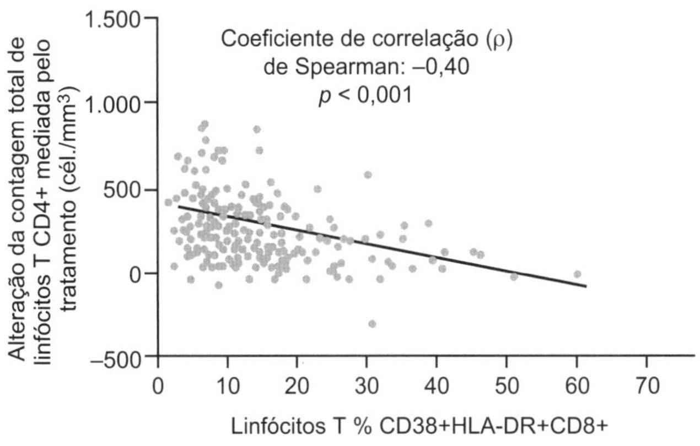

FIGURA 51.3 Ativação celular e incremento de CD4 durante tratamento antirretroviral.

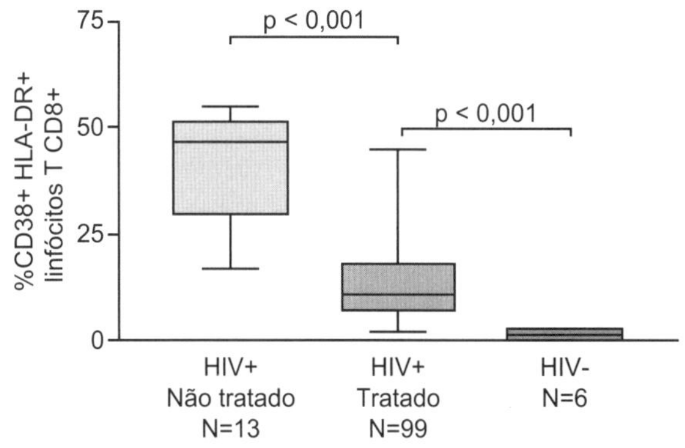

FIGURA 51.4 Ativação imune e tratamento antirretroviral.

o polimorfismo do gene que codifica a interleucina SDF-1 conhecido como SDF-1 3´A/3´A, o polimorfismo dos genes que codificam os receptores CCR5 e o polimorfismo do gene que codifica o correceptor CCR2 (CCR2 64I).

É especialmente interessante a relação do polimorfismo do alelo (gene) que codifica o CCR5 e a progressão da doença/inflamação. É sabido que uma pequena parcela da população de pessoas brancas apresenta um alelo com a deleção de 32 nucleotídeos, sendo conhecido como CCR5_delta32. A homozigose para o CCR5_delta32 que ocorre em cerca de 1% está associada à resistência da infecção pelo HIV pela ausência da expressão do receptor CCR5 na superfície da célula, receptor este fundamental para a entrada do vírus. Cerca de 15% das pessoas podem apresentar heterozigose, com a presença de um alelo normal e um CCR5_delta32. Essas pessoas não estão completamente protegidas da infecção pelo HIV, mas notoriamente apresentam um ritmo de progressão da doença mais lento comparado com as pessoas que apresentam os dois alelos normais, como visto na Figura 51.5. Para entendermos o mecanismo diferenciado de progressão da doença entre os indivíduos heterozigotos para o alelo CCR5_delta32, precisamos entender a função do CCR5 e a repercussão da ausência ou diminuição da expressão desses receptores na superfície das células.

O CCR5 é um receptor de quimiocinas e incidentalmente fundamental para a entrada do HIV na célula humana. Algumas atividades

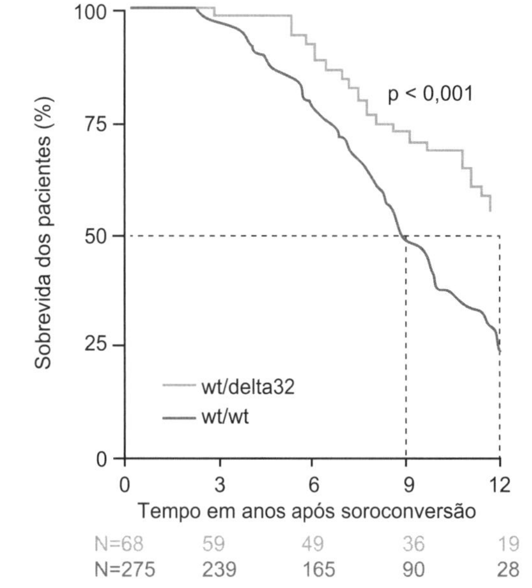

FIGURA 51.5 Progressão da doença e polimorfismo do CCR5 (wt=CCR5). Adaptada de Roda *et al.*, 1997.

pró-inflamatórias do organismo são inteiramente dependentes do receptor CCR5. Percebe-se, por exemplo, que a gravidade da infecção pelo vírus do Nilo Ocidental é substancialmente mais alta entre os pacientes com CCR5_delta32. Sabe-se que o CCR5 é um determinante-chave para o tráfego de leucócitos para o sistema nervoso central e o *knockout* do CCR5 em camundongos leva a uma diminuição na quantidade de leucócitos, células NK e células T no cérebro.

O potencial anti-inflamatório da ausência ou diminuição da expressão de CCR5 é notório. Percebeu-se inicialmente que a inibição do CCR5 em camundongos preveniu o aparecimento de artrite reumatoide grave nestes animais. De forma geral, a presença do alelo CCR5_delta32 em humanos associa-se à proteção do desenvolvimento de artrite reumatoide, e também associa-se à paucidade dos sintomas dessa doença quando ela se manifesta. Outras evidências do benefício relacionado à redução do dano mediado pelo sistema imune nos indivíduos com alelo CCR5_delta32 são redução dos índices de rejeição de transplantes renais, desenvolvimento mais tardio de esclerose múltipla, redução da incidência de linfoma relacionado à AIDS e redução da inflamação e dano hepático proporcionado pelo vírus da hepatite C.

Em resumo, a diminuição de receptores CCR5 causados pelo alelo truncado CCR5_delta32 leva a uma diminuição da capacidade inflamatória em seus portadores. É sabido também que essas pessoas, quando vivendo com HIV, progridem mais lentamente para a imunossupressão por apresentarem ritmo de decaimento mais lento de células T CD4+. É, portanto, concebível que a diminuição da capacidade inflamatória nas pessoas com menor quantidade de receptores CCR5 nas suas células seja o determinante fundamental na preservação das células T CD4+ nas PVHIV. A presença dos receptores CCR5 na superfície das células *vis-à-vis* o perfil genético do polimorfismo do CCR5 que pode ser visto na Figura 51.6.

Outro fator relacionado com a progressão mais lenta da infecção pelo HIV está na coinfecção com o vírus denominado GBV-C. Trata-se de um vírus hepatotrópico que não causa doença aparente ao hospedeiro. Descobriu-se, entretanto, que a coinfecção HIV/GBV-C leva a menor ritmo de progressão da doença. Curiosamente, estar infectado pelo GBV-C seria bom no contexto do HIV, mas o mecanismo envolvido nesse benefício não havia sido elucidado. Recentemente, foi determinado que o GBV-C causa uma regulação negativa na expressão dos receptores CCR5 diminuindo o número desses receptores na superfície celular. Dessa forma, essas pessoas se comportariam (artificialmente) como se apresentassem o alelo CCR5_delta32.

Efeito do tratamento antirretroviral na inflamação

Como mencionado anteriormente, a redução na viremia proporcionada pelo tratamento antirretroviral diminui a ativação celular. O mecanismo aqui envolvido é o da diminuição da translocação bacteriana com consequente diminuição nos níveis de LPS plasmáticos e, possivelmente, uma diminuição no efeito antigênico da viremia *per se*. Sabe-se que proteínas virais como TAT ou VPR podem causar intenso processo inflamatório em tecidos humanos. Levando-se em conta que a estabilidade da mucosa seja fundamental para o controle do processo inflamatório exagerado, um estudo recrutou 340 pessoas infectadas pelo HIV com contagem dos níveis de células T CD4+ elevada e sem programação de início de tratamento com antirretrovirais. Esses pacientes foram alocados em dois grupos nos quais um dos grupos recebeu uma barra de cereal para uso diário contendo uma suplementação alimentar com uma formulação de oligossacarídeos prebióticos, N-acetilcisteína, colostro bovino, ômega-3 e PUFAs de cadeia longa e micronutrientes como vitaminas, sais minerais e carotenoides. O resultado foi que após 52 semanas de acompanhamento, a queda das células T CD4+ foi superior no grupo que recebeu placebo (–68 células mm^3) que no grupo que recebeu o suplemento

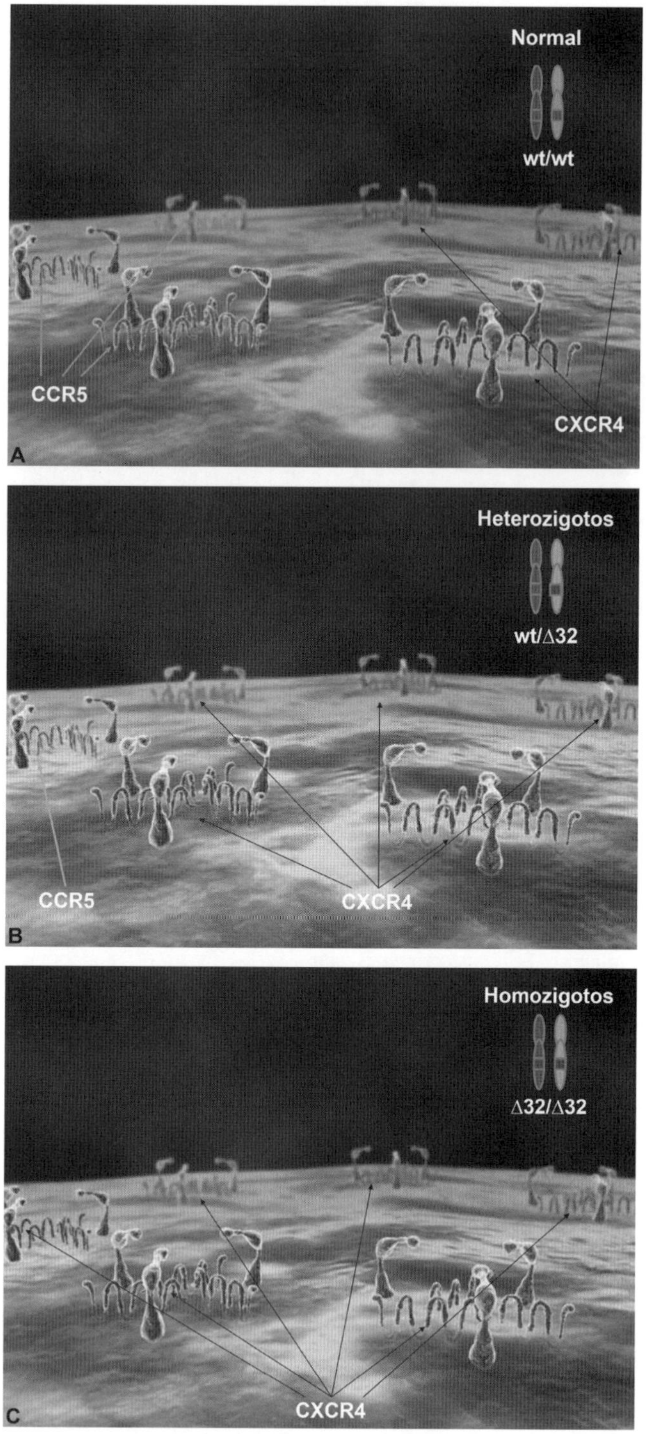

FIGURA 51.6 Desenho esquemático da proporção de receptores CCR5 e CXCR4 na superfície celular (linfócitos T CD4+) de acordo com o polimorfismo do alelo que codifica o CCR5. **A.** Presença dos dois alelos normais (WT) que codificam o CCR5. **B.** Um alelo normal e um alelo delta32 (Δ32). **C.** Dois alelos delta32 (Δ32). (Esta figura encontra-se reproduzida em cores no Encarte.)

(–28 células/mm^3), sendo essa diferença estatisticamente significante (p = 0,03). Além disso, em uma subpopulação desse estudo em que a ativação celular foi avaliada, demonstrou-se que a ativação celular foi inferior no grupo usando a suplementação alimentar (p < 0,05), em uma demonstração clara de que intervenções nutricionais podem de forma inequívoca contribuir para a diminuição do processo de microinflamação proporcionada pelo HIV e diminuir o ritmo de progressão da doença.

No entanto, torna-se interessante os dados emergentes demonstrando que a inibição do CCR5 de forma artificial usando medicamentos conhecidos como os antagonistas de CCDR, promove um valor aditivo na resposta imunológica proporcionada pelo tratamento.

Cabe ressaltar que o incremento de células T CD4+ em pessoas com heterozigose para CCR5_delta32 é superior ao das pessoas que apresentam os dois alelos normais. Da mesma forma, a resposta ao tratamento antirretroviral propiciou maior incremento de CD4 entre pessoas coinfectadas pelo GBV-C, sendo que também aqui, antagonistas de CCR5 não foram utilizados. Além disso, as pessoas coinfectadas com HIV e GBV-C apresentam menor ativação celular que as pessoas com monoinfecção pelo HIV.

Algumas PVHIV são denominadas não respondedores imunológicos. Seriam as pessoas que após 1 ano de tratamento antirretroviral efetivo falhariam em aumentar 30% dos níveis de células T CD4+ ou mesmo não alcançariam níveis superiores a 200 células, mantendo-se hipoteticamente em risco de desenvolvimento de manifestações oportunistas. É possível que essa situação tenha uma saída. Avanços científicos recentes demonstraram ser possível promover o *knockout* permanente do CCR5 em células hematopoéticas. Por meios da manipulação genética usando uma enzima conhecida como *zinc finger nucleases*, é possível a eliminação de fragmentos do gene que codifica o CCR5 causando a ruptura do receptor em animais de laboratório. Em um estudo piloto em humanos, foram incluídos 6 voluntários do gênero masculino infectados há mais de 20 anos. Esses indivíduos apresentavam níveis de CD4 entre 200 e 500 células e carga viral indetectável sob tratamento antirretroviral. Os mesmos foram submetidos a citoferese, em que as células sanguíneas dessas pessoas foram retiradas e modificadas. A modificação consistiu também na quebra da estrutura do receptor CCR5 por ação enzimática *in vitro* com uso das *zinc finger nucleases*. Foram, na verdade, subtraídos quatro nucleotídeos do alelo (gene) que codifica o receptor CCR5 e a repercussão foi a não expressão do CCR5 nas superfícies dessas células, à semelhança do que ocorre naturalmente entre indivíduos homozigotos para o alelo delta-32. A nova linhagem celular foi chamada de SB-728 e cada paciente teve as suas próprias células modificadas e reinjetadas na circulação sanguínea. Cinco dos seis indivíduos apresentaram substancial aumento de CD4, em média de 200 células, que está sendo persistente 1 ano após a infusão. Esses contundentes resultados confirmam de forma indireta o papel da redução da inflamação no benefício imunológico das PVHIV.

Tratamento Antirretroviral

Paulo Roberto Abrão Ferreira • Ricardo Sobhie Diaz • Simone Tenore

CLASSIFICAÇÃO DOS ANTIRRETROVIRAIS

Nesta seção, iremos rever os medicamentos disponíveis para o tratamento antirretroviral, que, em sua maioria, atuam em diferentes fases do ciclo celular da replicação viral (Figura 51.7). É importante salientar que, apesar de descritos separadamente, são sempre utilizados em associações que buscam aumentar a ação antirretroviral (ARV) de cada medicamento isoladamente e evitar a resistência viral, atuando em diferentes etapas do ciclo replicativo do HIV.

Medicamentos antirretrovirais disponíveis

Os medicamentos antirretrovirais estão separados em classes conforme o mecanismo de ação (Tabela 51.1), discutidas a seguir.

Inibidores de entrada

Enfuvirtida | Inibidor de fusão

Um dos medicamentos capazes de interferir na fusão do vírus à célula hospedeira é a enfuvirtida (ENF). São moléculas complexas e de difícil produção em larga escala. Trata-se de um peptídeo de 36 aminoácidos que atua ligando-se à região HR1 da gp41 do HIV-1, comprometendo os passos subsequentes de fusão da membrana viral com a membrana celular.

Vários estudos já foram apresentados demonstrando sua ação antirretroviral em combinação com outros ARV. Seu uso é subcutâneo (SC), 2 vezes/dia. Os efeitos colaterais mais comuns são os relacionados com reações no local de injeção. Em geral, bem tolerada, enfuvirtida foi associada a cefaleia, neuropatia periférica, tonturas, insônia, depressão, diminuição do apetite, astenia, mialgia, constipação intestinal e pancreatite, embora fossem de leve ou moderada intensidade na maioria dos pacientes. A dose preconizada são 90 mg (1 mℓ), SC, a cada 12 horas. Apresenta barreira genética baixa, com resistência emergindo em 100% dos casos após 3 semanas de falha virológica.

Maraviroque | Antagonista de correceptor CCR5

Maraviroque (MVC) é um antagonista do correceptor celular CCR5. Para que seu uso seja efetivo é necessária a prévia realização de teste de tropismo para a caracterização do HIV como cepa com tropismo para receptor CCR5 (cepa R5) ou receptor CXCR4 (cepa X4). Maraviroque somente é ativo para cepas R5. É apresentado em comprimidos de 150 mg e 300 mg. A posologia é de 300 mg, VO, de 12 em 12 horas, com ou sem alimentos. Dependendo das medicações coadministradas, recomenda-se o ajuste de doses (Tabela 51.2).

Em combinação, a dosagem sempre varia de acordo com o inibidor de protease (IP); quando ambos, um inibidor e um indutor da metabolização hepática são utilizados, o inibidor será dominante.

É medicamento bem tolerado, com cefaleias raras, fadiga, tontura e náuseas. Em altas doses, pode ocorrer hipotensão ortostática. Há relatos ocasionais de elevação de creatinofosfoquinase (CPK) e miosite. A administração concomitante de MVC e rifampicina não é recomendada. Isoniazida deve ser evitada pelo risco de hepatotoxicidade. A erva-de-são-joão pode reduzir o nível sérico do MVC e deve ser evitada.

Inibidores de transcriptase reversa análogos aos nucleosídios

A formação do DNA proviral ocorre dentro da célula infectada pelo HIV, graças à ação da enzima transcriptase reversa. Essa enzima recruta os nucleotídeos naturais da célula, a adenosina, a guanosina (compostas por bases purínicas, com um anel na estrutura espacial), a timidina e a citosina (compostas por bases pirimidínicas, com dois anéis na estrutura espacial). Antes de serem fosforilados, os nucleotídeos são denominados nucleosídios. Os inibidores de transcriptase reversa análogos aos nucleosídios funcionam inibindo a síntese de DNA proviral porque apresentam uma estrutura espacial que simula a estrutura dos nucleosídios naturais. Como os compostos naturais, os análogos aos nucleosídios são fosforilados pela célula, havendo incapacidade da transcriptase reversa em distinguir qual

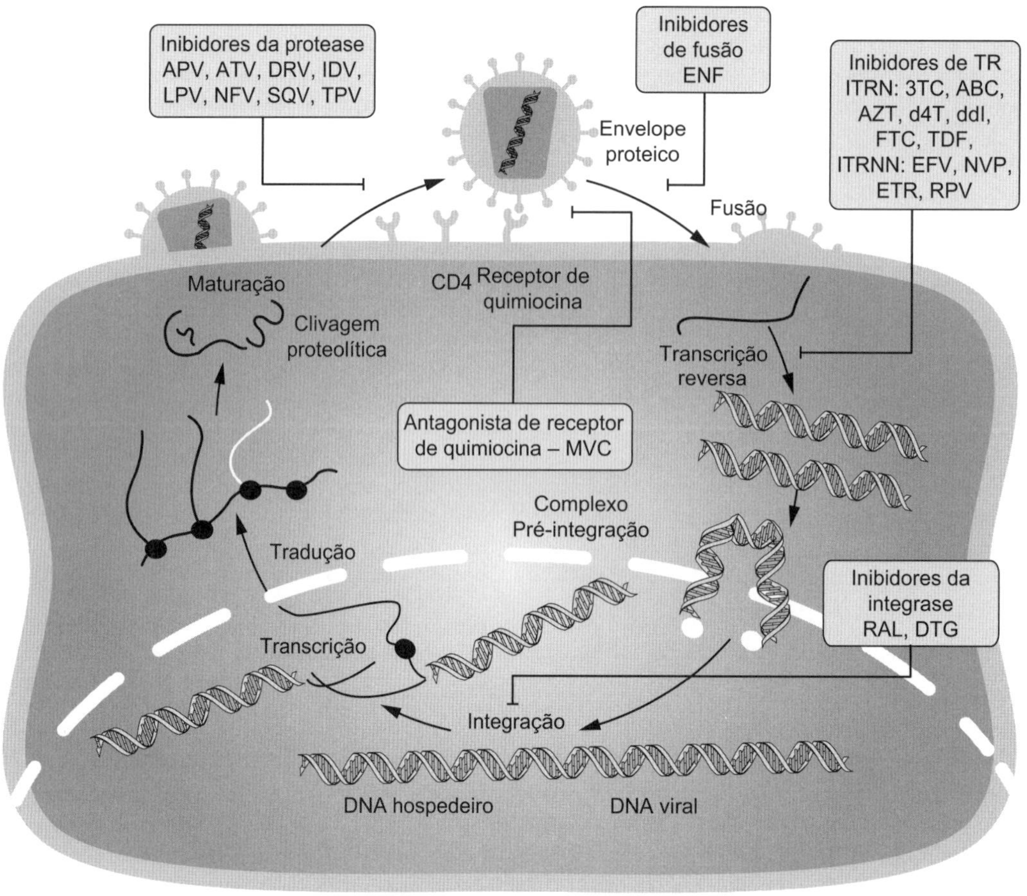

FIGURA 51.7 Ciclo replicativo do HIV e locais de ação dos antirretrovirais disponíveis. RPV: rilpivirina. As siglas dos demais medicamentos estão identificadas no texto.

TABELA 51.1 Classes e medicamentos antirretrovirais atualmente disponíveis.

	Inibidores da transcriptase reversa				
Inibidores de entrada	Análogos aos nucleosídeos	Análogos aos nucleotídeos	Não análogos aos nucleosídeos	Inibidores de integrase	Inibidores da protease
Enfuvirtida (inibidor de fusão)	Zidovudina[1]	Tenofovir	Nevirapina	Raltegravir	Lopinavir[2]
	Didanosina[4]	–	Efavirenz	Elvitegravir[3]	Atazanavir
Maraviroque (antagonista de correceptor CCR5)	Lamivudina[1]	–	Etravirina	Dolutegravir	Daruvanir
	Abacavir	–	Rilpivirina[3]	–	Tipranavir
	Estavudina[4]	–	–	–	Ritonavir
	Entricitabina[3]	–	–	–	Fosampenavir[4]
	–	–	–	–	Saquinavir[4]
	–	–	–	–	Indinavir[4]

[1]Também disponíveis em comprimidos associados, com zidovudina e lamivudina. [2]Formulado em combinação com ritonavir. [3]Não disponíveis no Brasil. [4] Medicamentos descontinuados para uso clínico no Brasil.

é o nucleosídio natural do artificial. Uma vez incorporado, o falso nucleosídio impede a continuidade da formação da cadeia de DNA, bloqueando a replicação viral (Figura 51.8). A seguir, serão discutidas as medicações disponíveis nessa classe de antirretrovirais.

Zidovudina

Zidovudina ou AZT é um análogo do nucleotídeo natural timidina. É inativa em sua forma natural e necessita ser triplamente fosforilada, utilizando enzimas dentro da célula. Assim, transforma-se no derivado trifosfato, detentor de ação antirretroviral. Uma vez fosforilado, este composto compete com o nucleosídio natural timidina, ocupando seu lugar na formação de novas cadeias de ácido nucleico induzido pela transcriptase reversa. A zidovudina é absorvida no intestino após administração oral, alcançando biodisponibilidade de 60%. Cerca de 35% da substância liga-se à proteína plasmática, proporcionando curta meia-vida, em torno de 1,1 hora. Todavia, apresenta longa meia-vida intracelular, de aproximadamente 3 horas. Apresenta boa difusão pela barreira hematencefálica, característica que a coloca como um dos antirretrovirais mais populares na escolha de esquema de tratamento para a doença neurológica causada pelo HIV. Também consegue atravessar de modo bastante adequado a placenta, vindo daí seu emprego na prevenção da transmissão vertical. É metabolizada no fígado e eliminada principalmente pelos rins.

TABELA 51.2 Ajuste de doses de maraviroque.

Medicamento em combinação	Ajuste de dose
Nevirapina, tenofovir e outros ITRN	Nenhum
Efavirenz sem IP ou outros inibidores CYP3A4 potentes	600 mg, 12/12 h
IP/r (exceto tipranavir/r e fosamprenavir/r em doses-padrão)	150 mg, 12/12 h
Efavirenz + IP (exceto fosamprenavir/r)	150 mg, 12/12 h
Rifabutina + administração concomitante de IP (exceto tipranavir/r ou fosamprenavir/r em doses-padrão)	150 mg, 12/12 h
Itraconazol, cetoconazol, claritromicina, telitromicina	150 mg, 12/12 h

ITRN: inibidor da transcriptase reversa análogo aos nucleosídios; IP: inibidores da protease.

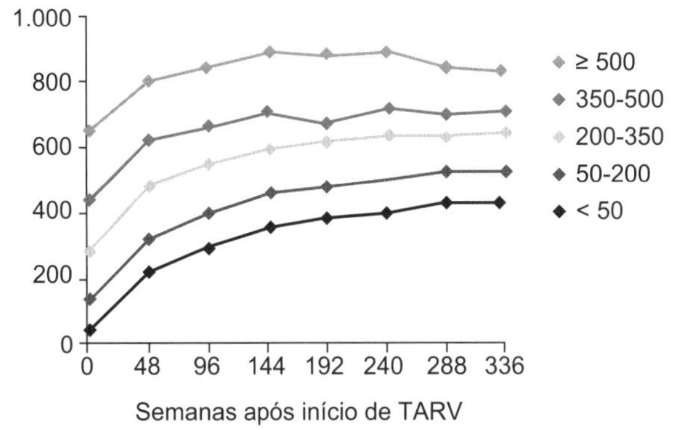

FIGURA 51.8 Probabilidade de obtenção de níveis normais de CD4+ dependendo dos níveis de CD4+ no início do tratamento. Resultados do ATHENA National Cohort. Adaptada de Gras *et al.*, 2007.

As doses inicialmente recomendadas, de 1.000 a 1.200 mg/dia, eram mal toleradas e bastante tóxicas. Com a comprovação de eficácia semelhante com doses menores, é empregada na dose de 600 mg/dia, o que diminuiu significativamente a ocorrência de efeitos colaterais. Entretanto, ainda são comuns queixas nas primeiras 2 semanas de seu uso como náuseas e cefaleia, que costumam desaparecer após. Podem ainda surgir vômitos, febre, exantema, parestesias e mialgias. A toxicidade medular, exteriorizada por anemia e neutropenia, ocorre principalmente em pacientes com formas avançadas da doença. Um efeito colateral raro, mas que pode apresentar significativa gravidade, é a acidose láctica. Hepatotoxicidade, hepatomegalia e esteatose hepática também ocorrem com baixa frequência. Suas apresentações comerciais são em comprimidos de 100 mg, 300 mg associados a 150 mg de lamivudina, xarope para uso pediátrico e frascos com 10 mg/mℓ para uso intravenoso no periparto. O esquema posológico para adultos prevê a administração oral de 300 mg duas vezes.

Lamivudina

Lamivudina ou 3TC é um nucleosídio sintético que, após fosforilação, torna-se um análogo a citosina, inibindo a ação da transcriptase reversa e interrompendo a cadeia de formação de ácidos nucleicos. É bem absorvida após ingestão oral, com biodisponibilidade de 80 a 86%. Sua meia-vida sérica é de 3 a 6 horas, ao passo que a intracelular é de 12 horas. Alcança concentração baixa no líquido cefalorraquidiano, cerca de 10% da concentração no soro. Sua eliminação é por via renal, havendo um pequeno grau de metabolismo hepático. A absorção não sofre interferência da ingestão simultânea de alimentos. Trata-se de um medicamento bem tolerado. Efeitos colaterais como neuropatia periférica, pancreatite, cefaleia, tonturas e insônia são raros. Praticamente não apresenta toxicidade hematológica, com raros relatos de anemia ou neutropenia seguramente relacionados ao seu uso. Exacerbações de hepatite podem ocorrer em pacientes com coinfecção pelo vírus da hepatite B (HBV)/HIV ou monoinfectados HBV que mudaram de esquemas que incluam 3TC para esquemas que não incluam 3TC. A dose habitualmente indicada para adultos é de 150 mg a cada 12 horas, ou 300 mg uma vez/dia, que requer ajuste em pacientes com insuficiência renal. É encontrada na formulação de comprimidos contendo 150 mg de lamivudina isolada e associada a 300 mg de zidovudina ou 300 mg de tenofovir.

Entricitabina

Entricitabina (FTC) é um inibidor nucleosídio da transcriptase reversa (NRTI) indicado para o tratamento da infecção pelo HIV em adultos ou combinado com tenofovir para a prevenção da infecção pelo HIV-1 em adolescentes e adultos de alto risco, como parte da profilaxia pré-exposição (PrEP). A entricitabina é um análogo da citosina que compete com a mesma levando à terminação da cadeia de DNA proviral durante a polimerização feita pela transcriptase reversa do HIV. A inibição da transcriptase reversa impede a transcrição do RNA viral em DNA proviral e na síntese da fita dupla de DNA viral. Isso reduz a carga viral. A biodisponibilidade da entricitabina comprimido é de 93%. A absorção não é afetada por alimentos. A entricitabina é 86% recuperada na urina e 14% recuperada nas fezes. Cerca de 13% da dose é recuperada na urina como metabólitos e sua meia-vida é de aproximadamente 10 horas. Entre os efeitos adversos mais comuns temos: cefaleia, insônia, diarreia, náuseas, erupção cutânea. Hiperpigmentação/descoloração da pele, que pode ser mais comum em crianças do que em adultos. Menos comum (mais grave) são: neutropenia, acidose láctica e hepatomegalia grave com esteatose, incluindo casos fatais. Exacerbações de hepatite podem ocorrer em pacientes com coinfecção pelo vírus da hepatite B (HBV)/HIV ou monoinfectados HBV que mudaram de esquemas que incluam FTC para esquemas que não incluam FTC. No Brasil, é utilizada para PrEP (entricitabina 200 mg/tenofovir disoproxil fumarato 300 mg, 1 comprimido ao dia).

Abacavir

Abacavir após metabolização, torna-se um análogo do nucleotídeo guanosina, inibindo competitivamente a ação da transcriptase reversa. É bem absorvido quando administrado por via oral, independente do estado de alimentação, proporcionando biodisponibilidade de 80 a 95%. Sua meia-vida sérica é de cerca de 0,9 a 1,7 hora e sua ligação a proteínas plasmáticas de aproximadamente 50%. Tem boa penetração no líquido cefalorraquidiano, similar à da zidovudina. É metabolizado no fígado e sua excreção é basicamente realizada pelos rins. Contudo, não é necessária a redução da dose em pacientes com insuficiência renal. É bem tolerado, podendo causar queixas gastrintestinais, fadiga, insônia e cefaleia, em geral de baixa intensidade. Esse fármaco está associado a aumento da incidência de infarto agudo do miocárdio, em seus primeiros 18 meses de uso e deve ser evitado em pacientes com moderado ou alto risco cardiovascular. Raramente pode causar leucopenia ou alterações das enzimas hepáticas. Entretanto, a principal preocupação ao usar o abacavir é o aparecimento em aproximadamente 3% dos pacientes de quadro de potencial gravidade caracterizado por reação de hipersensibilidade. Essa reação ocorre em pacientes que têm HLA-B*5701, nos quais a medicação está contraindicada. Em geral, surge precocemente, em média 11 dias após o início do uso, caracterizando-se por febre alta, náuseas, vômitos, exantema, linfadenopatia e comprometimento significativo do estado geral. Ocorre remissão dos sintomas com a suspensão permanente do uso do abacavir. No entanto, o prolongamento do uso ou o reinício da medicação após interrupção temporária podem levar a quadro ainda mais grave, com choque e morte. Por isso, é vital explicar estes sintomas a todos os pacientes em uso de abacavir e está contraindicada a reintrodução da substância após suspeita de quadro de hipersensibilidade anterior. A dose empregada em adultos é de 300 mg, por via oral (VO), a cada 12 horas, ou 600 mg (2 comprimidos) em dose única diária.

Inibidores de transcriptase reversa análogos aos nucleotídeos

Tenofovir disoproxil fumarato

Tenofovir (tenofovir disoproxil fumarato – TDF) é o primeiro representante dessa nova classe de antirretrovirais, diferindo dos análogos de nucleosídeos por ser previamente fosforilado, competindo com o nucleotídeo natural de adenosina. Administrado VO, apresenta biodisponibilidade de 25% e é mais bem absorvido quando ingerido junto com alimentos. Sua longa meia-vida plasmática permite que seja utilizado em dose única diária de 300 mg. Não é substrato para o complexo enzimático citocromo P-450, sendo predominantemente eliminado pelo rim, por meio de filtração glomerular e secreção tubular ativa. O uso do tenofovir eleva a concentração sérica de didanosina, o que pode potencializar o aparecimento dos efeitos colaterais dessa última, motivo para desencorajar tal associação. Em geral, é uma substância bem tolerada. Uma pequena proporção dos pacientes pode se queixar de sintomas gastrintestinais, como náuseas, vômitos e flatulência. A longo prazo, pode levar à tubulopatia renal proximal, com disfunção renal e perda da massa mineral óssea. Exacerbações de hepatite podem ocorrer em pacientes com coinfecção pelo vírus da hepatite B (HBV)/HIV ou monoinfectados HBV que mudaram de esquemas que incluam TDF para esquemas que não incluam TDF. É encontrado na forma de comprimidos contendo 300 mg, ou coformulado com lamivudina 300 mg ou com entricitabina 200 mg.

Tenofovir alafenamida

Tenofovir alafenamida (TAF) é um novo profármaco do tenofovir desenvolvido para melhorar a segurança renal e óssea quando comparado ao tenofovir disoproxil. Ambos os profármacos foram criados para cobrir o grupo polar do ácido fosfônico no tenofovir, usando um novo ligante oxicarboniloximetil para melhorar a biodisponibilidade oral e a difusão intestinal. O tenofovir alafenamida é uma forma de éster de alanina caracterizada por apresentar baixos níveis sistêmicos, mas alta concentração intracelular. A administração de tenofovir alafenamida concomitantemente com uma refeição rica em gordura resulta em um aumento de cerca de 65% em sua exposição ao fármaco. Não é necessário ajuste de dose do comprimido de TAF 25 mg em pacientes com depuração de creatinina estimada (CrCl) ≥ 15 mℓ/min ou em pacientes com CrCl estimado < 15 mℓ/min (ou seja, doença renal em estágio final) que estão recebendo hemodiálise crônica. Não está recomendado o uso de TAF para pacientes CrCl estimado < 15 mℓ/min, sem hemodiálise. Foi relatado que produz uma grande eficácia antiviral em doses dez vezes menores que o tenofovir disoproxil. A administração concomitante de rifampicina não é recomendada. Os efeitos adversos mais comuns são: náuseas, diarreia, dor de cabeça. Em estudos em adultos, foi relatado maior ganho de peso com o uso de TAF do que com TDF. Menos comum (mais grave): casos de acidose láctica e hepatomegalia grave com esteatose, incluindo casos fatais, foram relatados com o uso de inibidores nucleosídios da transcriptase reversa. Exacerbações de hepatite podem ocorrer em pacientes com coinfecção pelo vírus da hepatite B (HBV)/HIV ou monoinfectados HBV que mudaram de esquemas que incluam TAF para esquemas que não incluam TAF. O tenofovir alafenamida é indicado para tratar hepatite crônica B, tratam HIV-1 e previnem infecções pelo HIV-1, quando coformulado com entricitabina. Atualmente, no Brasil, está indicado apenas para tratamento da hepatite B. A dose preconizada é de 25 mg, 1 comprimido ao dia. Para pacientes em uso de ritonavir, a dose de TAF preconizada é de 10 mg/dia.

Inibidores de transcriptase reversa, não análogos aos nucleosídios

Trata-se de outra classe de agentes que também inibe a ação da transcriptase reversa. Porém, ao contrário de agir como um falso nucleosídio ou nucleotídeo, essas substâncias ligam-se diretamente à transcriptase reversa, fora do sítio ativo, conseguindo impedir sua ação na formação do DNA proviral (ver Figura 51.7). Em geral, a resistência viral a esses compostos ocorre rapidamente, se utilizados como monoterapia antirretroviral.

Nevirapina

Liga-se diretamente à transcriptase reversa, bloqueando a atividade de polimerase da enzima por incapacitar seu sítio catalítico. Bem absorvida, VO, não sofre interferência pela ingestão de alimentos ou antiácidos. Apresenta meia-vida plasmática superior a 24 horas, o que permite seu uso em dose única diária, embora a recomendação seja de administração 2 vezes/dia. Com ótima penetração no sistema nervoso central, é uma das melhores opções para tratamento da infecção pelo HIV em pacientes com diagnóstico de complexo demencial da AIDS. A substância é metabolizada no fígado pelo sistema enzimático citocromo P-450. Curiosamente, a nevirapina (NVP) induz seu próprio metabolismo, interferindo nas concentrações plasmáticas nas primeiras 2 a 4 semanas de tratamento. Esse efeito, associado à alta frequência de exantema cutâneo no início do seu uso, levou à recomendação do uso de 200 mg/dia nas primeiras 2 semanas, seguido pelo aumento da dose para 200 mg, 2 vezes/dia, a partir da terceira semana de tratamento. Tem boa ação antirretroviral, mas exige utilização em esquemas combinados para evitar o aparecimento de resistência e prolongar ao máximo o efeito antiviral. A reação adversa mais comum é o já referido exantema cutâneo, que aparece geralmente nas primeiras 8 semanas de tratamento. Ocorre em cerca de 22% dos pacientes, com aspecto maculopapular eritematoso, poupando plantas e solos. Apesar de habitualmente leve, pode assumir formas graves, incluindo a síndrome de Stevens-Johnson. Nesses casos, o medicamento deve ser interrompido e seu uso futuro contraindicado. Aumento das transaminases hepáticas também é frequente, recomendando cautela no uso em pacientes que também são cronicamente infectados pelos vírus das hepatites B e C. Está disponível em comprimidos de 200 mg.

Efavirenz

Efavirenz (EFV) bem absorvido, VO, sem sofrer interferência significativa dos alimentos. Sua longa meia-vida plasmática (> 24 h) permite seu uso uma vez/dia. Tem boa penetração em sistema nervoso central. Metabolizado pelo sistema enzimático citocromo P-450, sofre e exerce interferência no nível sérico de vários outros medicamentos, incluindo ritonavir, indinavir, saquinavir, claritromicina, cisaprida. Recomenda-se a verificação da possibilidade de interação significativa sempre que for utilizado medicamento que interage com o mesmo sistema enzimático hepático no seu metabolismo. A reação adversa mais comum envolve eventos neuropsiquiátricos, exteriorizada por queixas de sonolência (mais raramente insônia), tonturas, dificuldade de concentração, cefaleia e alteração dos sonhos. Esta última e curiosa queixa consiste em vivacidade incomum dos sonhos e frequente lembrança após o despertar. É importante alertar os pacientes sobre tais efeitos antes do início do uso do efavirenz e recomendar a ingestão imediatamente antes de dormir, o que ameniza o desconforto durante o dia. Esses sintomas tendem a regredir após as primeiras 3 semanas de uso. Podem também ocorrer exantema e sintomas gastrintestinais leves. Depressão, alteração de sono, irritabilidade e ideações suicidas podem também ocorrer. Encontra-se na apresentação de comprimidos com 600 mg utilizados em dose única diária. Pode ser usado também na coformulação lamivudina 300 mg/tenofovir 300 mg/efavirenz 600 mg.

Etravirina

Etravirina (ETR) é um inibidor da transcriptase reversa não análogo aos nucleosídios (ITRNN) de segunda geração, recomendado no Brasil para esquemas antirretrovirais de resgate. Apresenta atividade contra cepas portadoras da mutação K103N. Sua barreira genética é mais elevada que a dos ITRNN de primeira geração, mas sua atividade se reduz à medida que ocorre o acúmulo de mutações de resistência para esta classe. É apresentada em comprimidos de 200 mg, sendo a dose diária de 200 mg, de 12 em 12 horas, VO, após as refeições. Os comprimidos podem ser dissolvidos em água.

Dentre os eventos adversos, o exantema cutâneo discreto é frequente e náuseas ocorrem raramente. Se ocorrer exantema discreto, o qual aparece em geral na segunda semana, o tratamento, na maioria das vezes, pode ser mantido. Se a farmacodermia for mais grave, o tratamento deve ser interrompido imediatamente. Raramente pode ocorrer síndrome de Stevens-Johnson e, recentemente, foram descritos casos de necrólise epidérmica tóxica.

A etravirina é um substrato do citocromo P-450, assim como indutora do CYP3A4 e inibidora do CYP2C9. Consequentemente, várias interações podem ser previstas. A etravirina reduz as concentrações séricas de atazanavir, maraviroque e raltegravir. Por outro lado, os níveis de etravirina são consideravelmente reduzidos pelo tipranavir, efavirenz, nevirapina e, moderadamente, por darunavir e tenofovir. Logo, etravirina não deve ser associada com atazanavir, IP sem reforço de ritonavir, efavirenz e nevirapina. Evitar rifampicina, carbamazepina, fenobarbital, fenitoína e erva-de-são-joão.

Inibidores da integrase

Os inibidores da integrase do HIV ligam-se ao sítio ativo da integrase e bloqueiam a etapa de transferência do filamento na integração do ácido desoxirribonucleico (DNA) do retrovírus, essencial para o ciclo de replicação do HIV. Os dois fármacos dessa classe disponíveis no Brasil são raltegravir e dolutegravir.

Raltegravir

Raltegravir (RAL) é o primeiro inibidor da integrase do HIV liberado para uso clínico em pacientes que ainda não foram tratados ou previamente expostos. Este fármaco é apresentado em comprimidos de 400 mg e deve ser tomado na dose de 400 mg, VO, de 12 em 12 horas, com ou sem alimentos. Em pacientes com insuficiência renal ou insuficiência hepática moderada, não há necessidade de ajuste de doses. Raltegravir tem baixa barreira genética e a adesão no seu uso deve ser ideal. Existe risco de emergência de mutações de resistência capazes de reduzir a suscetibilidade ao dolutegravir.

Os efeitos adversos observados são pouco frequentes (1 a 10%), como tontura, epigastralgia, flatulência, obstipação, hiperidrose, artralgia, cansaço, fraqueza. Em função da tontura a capacidade de dirigir pode estar reduzida, raramente. Pode ocorrer exantema discreto, que raramente requer descontinuação.

O fármaco é eliminado em sua maior parte via glicuronidação mediada pela UGT1A1, logo, interação com os outros antirretrovirais não deve ser esperada. Indutores potentes da UGT1A1, como a rifampicina, reduzem os níveis plasmáticos de raltegravir. Se uma combinação for inevitável, a dose de raltegravir deve ser dobrada. Omeprazol ou outros antiácidos podem aumentar os níveis séricos de raltegravir.

Dolutegravir

Dolutegravir (DTG) é um inibidor da integrase de segunda geração por apresentar uma barreira genética ao desenvolvimento de resistência superior à do raltegravir. Aprovado para uso clínico em pacientes não previamente tratados e naqueles que já fizeram uso de antirretrovirais e apresentaram falha virológica. Apresenta-se na forma de comprimidos de 50 mg; sua posologia é de 50 mg, 1 vez/dia para pacientes sem resistência na integrase e 50 mg, 2 vezes/dia se houver suspeita ou documentação de resistência. A dose dobrada deve ser utilizada também se uso concomitante de rifampicina, carbamazepina, fenitoína ou fenobarbital. O fármaco é eliminado em sua maior parte via glicuronidação mediada pela UGT1A1 sem interação com os outros antirretrovirais. Dolutegravir é a principal medicação do esquema de primeira linha no Brasil, em associação com lamivudina/tenofovir.

Em pacientes com insuficiência hepática ou renal não há necessidade de ajuste de dose. Em estudos clínicos com dolutegravir, observou-se pequena elevação dos níveis de creatinina sérica na primeira semana de tratamento, compatível com o observado em estudos clínicos. Ambas as dosagens de dolutegravir não tiveram efeito relevante sobre a taxa de filtração glomerular e fluxo plasmático renal efetivo. Esses dados respaldam estudos *in vitro* sugestivos de que os pequenos aumentos da creatinina observados em estudos clínicos são causados por inibição não patológica do transportador de cátions orgânicos do tipo 2 (OCT2) nos túbulos renais proximais, que medeia a extrusão tubular de creatinina. Portanto, não se trata de nefrotoxicidade, e quando se realiza a depuração de cistatina, não se observa piora da função renal.

Os eventos adversos mais comuns foram cefaleia, náuseas e diarreia, mas foram pouco frequentes. Estudos mais recentes têm demonstrado maior frequência de insônia e transtornos do sono (6%) e sintomas neuropsiquiátricos, como ansiedade, depressão e psicose (4%), do que estudos clínicos iniciais. Em quase todos os casos, esses efeitos colaterais foram resolvidos após a interrupção da terapêutica com o esquema contendo dolutegravir. Atualmente, não há restrição para o uso de dolutegravir na gestação.

Inibidores de protease

Após ocorrer a produção do RNA mensageiro codificado pelo genoma viral integrado na célula infectada, uma poliproteína é produzida no citoplasma celular. Essa poliproteína necessita sofrer ação de enzimas de clivagem para os componentes virais montarem outra partícula viral. Uma dessas enzimas é uma aspartil-protease, responsável por clivar as porções *gag* e *pol* e *nef* da poliproteína viral. Foi desenvolvida uma série de compostos capazes de inibir a ação dessa protease, chamados, portanto, inibidores de protease (IP). Apresentam boa ação antirretroviral e revolucionaram os conceitos do tratamento de pacientes infectados pelo HIV a partir da segunda metade da década de 1990.

Uma das características comuns à classe de medicamentos é sua intensa interação com o complexo enzimático citocromo P-450, especificamente, a enzima CYP3A4. É fundamental avaliar potenciais interações com outros medicamentos que interfiram ou sejam metabolizados por essa enzima, por meio de literatura especializada, internet, aplicativos ou consulta a um especialista. Por exemplo, o uso concomitante de inibidores de protease com alguns anti-histamínicos pode levar ao aumento significativo desses últimos, causando o aparecimento de arritmias cardíacas graves.

Apesar de boa ação antirretroviral, o uso dos inibidores de protease está associado a vários efeitos colaterais, tanto a curto, quanto a médio e longo prazos.

Atazanavir

Está indicado para o tratamento de adultos infectados pelo HIV como parte de uma combinação de antirretrovirais. Desde 2008, tem sido usado tanto em pacientes tratados pela primeira vez como nos previamente tratados, e foi o primeiro IP descrito para dose única diária. O atazanavir (ATV) é apresentado em cápsulas de 300 mg. A posologia indicada é 300 mg, ao dia, VO, em combinação com ritonavir 100 mg. Se a associação de antirretrovirais incluir tenofovir (TDF), pode haver aumento do risco de nefrotoxicidade. As cápsulas devem ser deglutidas e não mastigadas e devem ser ingeridas após a refeição.

Frequentemente, observa-se a ocorrência de hiperbilirrubinemia indireta (até 50% dos casos), algumas vezes com icterícia (10% dos casos) e, raramente, com transaminases elevadas. Esta situação é geneticamente mediada e simula a síndrome de Gilbert. Não representa hepatotoxicidade por lesão hepatocelular ou colestase. Diarreia, náuseas, vômitos, cefaleia, insônia e dores abdominais também são relativamente raros. Em contraste aos outros inibidores de protease, há menos dislipidemia. O efeito na lipodistrofia pode ser menor que com outros IPs. Raramente ocorre nefrolitíase. Este fármaco não deve ser combinado com efavirenz. Deve haver cuidado em pacientes com disfunção hepática, sendo contraindicado em Child-Pugh B e C.

Antiácidos, especialmente os inibidores de bomba de prótons, podem reduzir a biodisponibilidade do atazanavir. A combinação com algumas medicações deve ser contraindicada, como cisaprida, midazolam, triazolam, sinvastatina, lovastatina, ergotaminas, antagonistas do cálcio. Interações medicamentosas que podem gerar risco à vida incluem amiodarona, lidocaína (uso sistêmico), antidepressivos tricíclicos e quinidina (aconselha-se a dosagem do nível sérico). Não associar atazanavir com claritromicina. Também não deve ser utilizada com rifampicina, a qual reduz os níveis séricos do atazanavir em 90%.

Darunavir

Darunavir (DRV) é um inibidor de protease do HIV não peptídico que pode ser indicado tanto para pacientes tratados pela primeira vez, como para pacientes com tratamentos prévios. A apresentação de darunavir comprimido de 800 mg deve ser usada 1 vez/dia, em associação com um comprimido de ritonavir 100 mg, para pacientes que não apresentaram falha virológica prévia com IPs sem ritonavir e que não apresentem mutações de resistência prévias para darunavir. Para a apresentação de comprimidos com 600 mg a dose recomendada para pacientes que não se enquadram na situação anterior é de 600 mg + 100 mg de ritonavir, de 12 em 12 horas. Deve ser tomado durante ou logo após as refeições.

Os efeitos adversos usuais são queixas gastrintestinais moderadas e dislipidemia. A dislipidemia pode não ser tão pronunciada como a que ocorria com outros IP mais antigos, assim como a elevação de enzimas hepáticas. Pode ocorrer lipodistrofia. Exantema cutâneo ocorre em cerca de 7% dos casos, até a segunda semana de tratamento. Deve haver cautela nos pacientes que têm alergia às sulfonamidas.

Dado que o darunavir é metabolizado pelo citocromo P-450 (CYP3A4), algumas interações têm que ser levadas em consideração. Esse IP não deve ser combinado com erva-de-são-joão, astemizol, terfenadina, pimozida, midazolam, triazolam, derivados da ergotamina, cisaprida, rifampicina, fenobarbital, fenitoína e carbamazepina. O uso de atorvastatina deve ser feito com baixas doses (até 20 mg). O ajuste de dose é necessário com efavirenz (redução dos níveis séricos do darunavir e aumento dos de efavirenz), rifabutina (cuja dose deve ser reduzida para 150 mg/dia), antagonistas do cálcio (níveis elevados), metadona (níveis reduzidos). Há ainda interações com contraceptivos. As doses máximas, quando em combinação com os inibidores de fosfodiesterase 5 (PDE5) são: 10 mg de tadalafila a cada 72 horas; 2,5 mg de vardenafila a cada 72 horas; 25 mg de sildenafila a cada 48 horas. Para maiores informações das interações com azólicos, ciclosporina, inibidores da recaptação da serotonina, entre outros, checar em https://www.hiv-druginteractions.org/.

Ritonavir

É bem absorvido, VO, apresenta meia-vida plasmática de 3,2 horas. É um potente inibidor e é metabolizado pela enzima CYP3A4 do complexo enzimático citocromo P-450. Isso faz com que seu uso resulte em alteração significativa dos níveis séricos de vários outros medicamentos metabolizados por essa enzima. Essa característica é de extrema importância quando são consideradas associações de outros medicamentos, tanto beneficiando-se dessa propriedade do ritonavir, como para evitar efeitos colaterais. Os efeitos colaterais são gastrintestinais, como náuseas, vômitos e diarreia. Devido à incidência de eventos adversos, que impossibilitavam o uso regular do ritonavir, a recomendação restringe-se à sua ação como adjuvante a outros antirretrovirais, atuando na manutenção das concentrações plasmáticas do inibidor de protease associado com o prolongamento da meia-vida desses. As vantagens da combinação de IP com ritonavir como adjuvante farmacológico estão em proporcionar níveis séricos elevados mais duradouros e estáveis do inibidor de protease associado, mitigando o risco de seleção de mutações que confiram resistência aos IP. Por outro lado, é mais frequente a ocorrência de eventos gastrintestinais (diarreia) e dislipidemias em esquemas com IP/r, quando comparados a associações que envolvem ITRNN, particularmente o efavirenz. Na falha virológica, os esquemas com IP/r demonstram menor número de mutações de resistência na transcriptase reversa que os esquemas com ITRNN, corroborando a hipótese da maior proteção contra resistência à dupla de ITRN conferida pelo IP/r. Disponível em comprimidos de 100 mg.

Novos antirretrovirais

Recentemente, novos antirretrovirais foram aprovados para uso clínico, nos EUA. Esses fármacos ainda não foram aprovados no Brasil, mas, certamente, serão em algum tempo, salvo alguma nova informação de farmacovigilância. Consistem em uma inovação da TARV, tanto por inaugurarem novas classes terapêuticas, como por serem as primeiras medicações antirretrovirais de longa ação, mudando todo o paradigma de tratamento da infecção pelo HIV.

Fostemsavir

Fostemsavir (FTR) é um inibidor de ligação da gp120 do HIV, com o linfócito T CD4+. Sua apresentação é na forma de comprimidos com 600 mg (liberação expandida) e a posologia é de 1 comprimido de 12/12 horas, por via oral. A meia-vida é de 11 horas e a metabolização/eliminação se faz por meio de hidrólise por esterases e pelo CYP3A4. Como efeitos adversos podem ocorrer náuseas, prolongamento do intervalo QTc, que foi observado em quatro vezes a dose recomendada. Usar com cautela em pacientes com doença cardíaca preexistente, prolongamento do intervalo QTc ou uso concomitante de medicamentos que possam prolongar o intervalo QTc. Pode ocorrer ainda elevação de transaminases; elevação transitória da bilirrubina, distúrbio do sono, tonturas. Esse medicamento deve ser reservado para pacientes com múltiplas falhas prévias aos ARV e deve ser prescrito sob orientação de profissionais experientes.

Ibalizumabe

Ibalizumabe (IBA) é um anticorpo monoclonal que impede a pós ligação do HIV ao receptor CD4 do linfócito T. Deve ser administrado em uma dose de ataque única de IBA 2.000 mg, por infusão, IV, de 30 minutos, seguida por uma dose de manutenção de IBA 800 mg, por infusão, IV, de 15 minutos a cada 2 semanas. A meia-vida desse fármaco é de aproximadamente 64 horas. Seu metabolismo/eliminação não está bem definido. Pode cursar com diarreia, tontura, náuseas, irritação na pele, hipersensibilidade, incluindo anafilaxia e reações relacionadas com a infusão, que foram relatadas.

Rilpivirina + Cabotegravir IM de longa ação

Trata-se do primeiro esquema intramuscular de longa ação, aprovado para tratar a infecção pelo HIV. As medicações são administradas separadamente, mas vêm em uma mesma embalagem.

A rilpivirina é um inibidor de transcriptase reversa não análogo de nucleosídios e substrato do CYP3A4. A rilpivirina IM deve ser utilizada em concomitância com o cabotegravir IM (ver a seguir). Esse medicamento pode ter como efeitos adversos, erupção cutânea, depressão, insônia, dor de cabeça, hepatotoxicidade, prolongamento do intervalo QT. Na formulação IM podem ocorrer reações no local da injeção (dor, endurecimento, inchaço, nódulos). Raramente, pode acontecer reação pós-injeção (dispneia, agitação, cólicas abdominais, rubor), ocorrendo poucos minutos após a injeção IM e, possivelmente, associada à administração por via intravenosa inadvertida. A apresentação oral de 25 mg está disponível para a fase inicial do esquema.

O cabotegravir (CAB) é um inibidor de integrase de segunda geração e está disponível como parte do esquema de ação prolongada intramuscular, juntamente com a rilpivirina. Apresentado em frasco de 400 mg/2 mℓ ou frasco de 600 mg/3 mℓ. Seu metabolismo/eliminação é mediado pela glucoronidação através de UGT1A1 e UGT1A9. A meia-vida da apresentação IM é de 6 a 12 semanas. Os principais efeitos adversos são: dor de cabeça, náuseas, sonhos anormais, ansiedade, insônia, transtornos depressivos e hepatotoxicidade. Na IM podem ocorrer reações no local da injeção (p. ex., dor, endurecimento, inchaço, nódulos). A apresentação oral de 30 mg está disponível para a fase inicial do esquema.

O esquema deve seguir a seguinte posologia. Inicialmente, uma fase oral com rilpivirina 25 mg, 1 comprimido ao dia e cabotegravir 30 mg, 1 comprimido ao dia, por 4 semanas. Caso não haja efeitos adversos, seguir para a fase IM. Fase IM de ataque: CAB 600 mg/3 mℓ, IM × 1 dose e RPV 900 mg/3 mℓ, IM × 1 dose. Fase IM de manutenção: CAB 400 mg/2 mℓ, IM, a cada 4 semanas e RPV 600 mg/2 mℓ, IM, a cada 4 semanas.

CONSIDERAÇÕES PARA O INÍCIO DO TRATAMENTO ANTIRRETROVIRAL

O princípio do tratamento antirretroviral é deter a replicação do HIV, atingir carga viral indetectável e possibilitar a recuperação imunológica, com elevação do número de linfócitos T CD4+, que são as células prioritariamente destruídas na patogênese dessa infecção. Isso garante que o paciente não desenvolverá as doenças definidoras de AIDS (Tabela 51.3). Além do benefício individual, também há benefício coletivo, já que a pessoa que tem carga viral do HIV < 200 cópias/mℓ ou indetectável não transmite esse vírus sexualmente (I=I ou indetectável igual a intransmissível), estabelecendo-se o conceito de tratamento como prevenção. Da mesma forma, gestantes que têm carga viral do HIV indetectável antes da 24ª semana de gestação até o puerpério têm muito baixo risco de transmitir essa infecção para seu concepto.

Quando iniciar?

Dois grandes ensaios clínicos randomizados (START e TEMPRANO) avaliaram a possibilidade de iniciar TARV independentemente do valor de linfócitos T CD4+ ou iniciar apenas após queda da contagem de linfócitos T CD4+. Ambos evidenciaram muito menor

TABELA 51.3 Manifestações de imunodeficiência avançada (doenças definidoras de AIDS) e moderada.

Manifestações de imunodeficiência avançada[1] (doenças definidoras de AIDS)
Síndrome consumptiva associada ao HIV (perda involuntária de mais de 10% do peso habitual) associada a diarreia crônica (dois ou mais episódios por dia com duração ≥ 1 mês) ou fadiga crônica e febre ≥ 1 mês
Pneumonia por *Pneumocystis jirovecii*
Pneumonia bacteriana recorrente (dois ou mais episódios em 1 ano)
Herpes simples com úlceras mucocutâneas (duração > 1 mês) ou visceral em qualquer localização
Candidíase esofágica ou de traqueia, brônquios ou pulmões
Tuberculose extrapulmonar
Sarcoma de Kaposi
Doença por citomegalovírus (retinite ou outros órgãos, exceto fígado, baço ou linfonodos)
Neurotoxoplasmose
Encefalopatia pelo HIV
Criptococose extrapulmonar
Infecção disseminada por micobactérias não *M. tuberculosis*
Leucoencefalopatia multifocal progressiva
Criptosporidiose intestinal crônica (duração > 1 mês)
Isosporíase intestinal crônica (duração > 1 mês)
Micoses disseminadas (Histoplasmose, coccidioidomicose)
Septicemia recorrente por *Salmonella* não *typhi*
Linfoma não Hodgkin de células B ou primário do sistema nervoso central
Carcinoma cervical invasivo
Reativação de doença de Chagas (meningoencefalite e/ou miocardite)
Leishmaniose atípica disseminada
Nefropatia ou cardiomiopatia sintomática associada ao HIV
Manifestações de imunodeficiência moderada[2]
Perda de peso inexplicada (> 10% do peso)
Diarreia crônica por mais de 1 mês
Febre persistente inexplicada por mais de 1 mês (> 37,6°C, intermitente ou constante)
Candidíase oral persistente
Candidíase vulvovaginal persistente, frequente ou não responsiva à terapia
Leucoplasia pilosa oral
Tuberculose pulmonar
Infecções bacterianas graves (p. ex., pneumonia, empiema, meningite, piomiosite, infecções osteoarticulares, bacteriemia, doença inflamatória pélvica grave)
Estomatite, gengivite ou periodontite aguda necrosante
Anemia inexplicada (< 8 g/dℓ), neutropenia (< 500 células/µℓ) e/ou trombocitopenia crônica (< 50.000 células/µℓ)
Angiomatose bacilar
Displasia cervical (moderada ou grave)/carcinoma cervical *in situ*
Herpes-zóster (≥ 2 episódios ou ≥ 2 dermátomos)
Listeriose
Neuropatia periférica
Púrpura trombocitopênica idiopática

[1]Incluem as manifestações classificadas como estágio clínico 4 pela OMS e as definidoras de AIDS pelos CDC. Adaptada de WHO, 2007; CDC, 1999. [2]Incluem as manifestações classificadas como estágio clínico 3 pela OMS e sintomas atribuídos ao HIV ou indicativos de imunodeficiência celular, mas não definidores de AIDS. Adaptada de WHO, 2006; CDC, 1993; Brasil, 2004.

morbimortalidade, particularmente por doenças cardiovasculares e outras crônico-degenerativas, ao se iniciar mesmo com linfócitos T CD4+ elevado. Após essas evidências, a recomendação é iniciar TARV de forma universal, assim que possível, conforme o quadro clínico do paciente (ver a seguir). Com o mesmo objetivo de aumentar a sobrevida e a qualidade de vida e reduzir custos, recomenda-se o rastreamento universal da infecção pelo HIV, com pelo menos um teste sorológico, para todas as pessoas acima de 13 anos. Isso possibilita o diagnóstico precoce, ainda com linfócitos T CD4+ mais elevado, reduzindo a chance de diagnóstico tardio, já com doenças definidoras de AIDS e aumentando a sobrevida.

Uma vez realizado o diagnóstico, o paciente deve ser acolhido e vinculado a um serviço de saúde. Os riscos de não adesão e não retenção no acompanhamento devem ser identificados precocemente e medidas preventivas instituídas. Essas situações são listadas a seguir. Educar e esclarecer o paciente sobre a sua doença e seguimento é fundamental para melhor adesão e retenção do caso.

Fatores associados à baixa adesão à TARV:

- Não brancos
- Dependente de cuidados ou alterações cognitivas
- Crianças, adolescentes, jovens e idosos
- Carência socioeconômicas e de abrigo
- Desestruturação familiar
- Doenças psiquiátricas (processo de negação, dependência química, dentre outras)
- Receio dos efeitos adversos das medicações
- Baixa adesão ao seguimento clínico
- Posologia desfavorável (elevado número de tomadas, elevado número de pílulas, restrições alimentares e/ou hídricas)
- Intolerância à TARV.

Apesar da indicação universal de TARV, o melhor momento de iniciar o esquema depende de uma avaliação minuciosa de cada caso. Para pacientes que estejam clinicamente bem, com linfócitos T CD4+ elevados, a TARV pode ser indicada no mesmo dia ou o quanto antes (início rápido em poucos dias), conforme a motivação do paciente, após todos os esclarecimentos dados pela equipe de saúde. O atendimento para início da TARV deve ser detalhado e o paciente deve ter seguimento intensificado nas próximas semanas, inclusive com busca ativa, se necessário, até que se tenha certeza da boa adesão e retenção no serviço. O início rápido de TARV pode acelerar a melhora do paciente e reduzir o tempo para I=I, evitando novas infecções.

Um estudo controlado randomizado realizado na África do Sul recrutou 377 indivíduos que haviam recebido recentemente o diagnóstico de HIV (a contagem média de CD4 foi de 210 células/mm^3). Os participantes foram randomizados para receber TARV no dia do diagnóstico ou para receber os cuidados habituais (três a cinco visitas adicionais ao longo de 2 a 4 semanas antes do início da TARV). Aqueles que receberam TARV imediato foram significativamente mais propensos a ter supressão viral em 10 meses (64 *vs.* 51% dos pacientes alcançaram supressão viral, respectivamente). Em outro estudo controlado randomizado realizado no Haiti, uma proporção maior de participantes que foram randomizados para receber início de TARV no mesmo dia foram retidos nos cuidados e tiveram supressão viral ao fim de 1 ano que aqueles que iniciaram TARV no horário-padrão (3 semanas após o teste de HIV); a sobrevida também foi maior no grupo de início de TARV no mesmo dia. Um novo estudo randomizado controlado no Lesoto comparou TARV no mesmo dia, em casa, com cuidados habituais e encaminhamento clínico padrão (que envolveu um mínimo de duas sessões de aconselhamento antes do início da TARV). Os participantes randomizados para receber o início da TARV no mesmo dia foram significativamente mais propensos a alcançar a ligação aos cuidados dentro de 90 dias após a inscrição (68,6 *vs.* 43,1%) e supressão virológica em aproximadamente 12 meses (50,4 *vs.* 34,3%).

Embora nenhum ensaio clínico randomizado tenha sido realizado nos EUA, vários estudos observacionais prospectivos demonstraram a viabilidade do início da TARV no mesmo dia. A implementação em toda a cidade do programa RAPID de São Francisco entre 225 pacientes recém-diagnosticados com HIV mostrou um tempo médio desde o diagnóstico de HIV até o início da TARV de 0 dia (com um intervalo de 0 a 56 dias) e um tempo médio desde o início da TARV até a supressão viral (definida como < 200 cópias/mℓ) de 41 dias. Ao longo de um acompanhamento médio de 1,09 ano (intervalo de 0 a 3,92 anos), 92,1% dos pacientes alcançaram supressão virológica. O estudo RAPID incluiu uma população diversificada e tradicionalmente marginalizada, com uma proporção substancial de participantes com transtorno por uso de substâncias (51,4%), transtorno de saúde mental grave (48,1%) ou moradia instável (30,6%).

Por outro lado, caso o paciente tenha alguma doença definidora de AIDS, o momento de início da TARV depende de cada caso. Para infecções oportunistas que não têm tratamento específico (p. ex., leucoencefalopatia multifocal progressiva, criptosporidiose, microsporidiose) a TARV deve ser iniciada imediatamente, com vistas a rápida recuperação imunológica. Nos casos de sarcoma de Kaposi, também iniciar rapidamente. Da mesma forma, isso deve ser feito para doenças malignas, como linfoma não Hodgkin, em que será iniciada quimioterapia. Atentar, nesses casos, para as interações medicamentosas. Para casos de infecções oportunistas, que tenham tratamento específico (p. ex., tuberculose fora do SNC, neurotoxoplasmose, pneumocistose etc.), a TARV deverá ser iniciada até 14 dias após o início do tratamento da enfermidade em questão. O início concomitante da TARV e do tratamento da condição definidora de AIDS pode dificultar a caracterização de efeitos adversos, mas recomenda-se aguardar poucos dias para sua introdução. Além disso, o maior receio é a incidência de síndrome inflamatória de reconstituição imune, que ocorre depois do início da TARV. Alguns dias de tratamento da condição definidora de AIDS pode reduzir a carga antigênica e diminuir a chance de ocorrência dessa síndrome.

A situação mais delicada e preocupante é quando iniciar a TARV nos casos de neurotuberculose ou neurocriptococose. Nessas condições, a síndrome inflamatória de reconstituição imune pode ser grave ou fatal. Assim, recomenda-se aguardar de 6 a 8 semanas para início da TARV. Mesmo com esse prazo é necessário monitorar o paciente para possíveis complicações.

Uma questão frequente é se controladores de elite devem receber TARV. Evidências mostrando que esses pacientes têm baixa replicação do HIV e que a TARV reduz a atividade inflamatória nestes, torna a indicação do tratamento obrigatória. Além disso, os controladores de elite tendem a perder o controle da replicação ao longo do tempo.

Para escolher a TARV adequada para cada caso é necessário levar em consideração algumas características, conforme descrito a seguir:

- Magnitude da carga viral do HIV > 100.000 cópias/mℓ e número de linfócitos T CD4+ < 200/mm^3 (maior chance de falha com esquemas de baixa barreira genética; p. ex., com abacavir)
- Genotipagem do HIV pré-tratamento (p. ex., resistência primária a ITRNN) HLAB*5701 (marcador de hipersensibilidade ao abacavir)
- Número de tomadas, número de pílulas e não coformulações (dificuldade de adesão)
- Potenciais efeitos adversos (tolerância)
- Comorbidades: risco cardiovascular (abacavir), hiperlipidemia (IP/r), doença renal aguda ou crônica (TDF e ATV/r), osteopenia/ osteoporose (TDF), doença psiquiátrica (EFV), doença neurológica, dependência química, doença hepática avançada

- Coinfecções: hepatite B (necessidade de TDF ou TAF), hepatite C, tuberculose (uso de rifampicina pode reduzir exposição de outros fármacos)
- Gestação ou potencial de gestação
- Interações medicamentosas restritivas
- Restrições alimentares ou líquidas
- Custo.

Qual esquema escolher?

O esquema de primeira linha, recomendado pelo Ministério da Saúde do Brasil é lamivudina/tenofovir + dolutegravir. Em casos de contraindicação ou intolerância, a opção ao TDF é o abacavir ou a zidovudina. Se não for possível usar DTG, as opções sequenciais são darunavir/ritonavir, atazanavir/ritonavir, raltegravir ou efavirenz (efavirenz só se genotipagem pré-tratamento disponível, pelo alto risco de resistência primária). Salienta-se que raramente há dificuldade para o uso de lamivudina.

Em casos de tratamento concomitante de tuberculose a indicação do esquema de primeira linha é o mesmo, mas com o dobro da dose de DTG (50 mg de 12/12 h), em função do uso concomitante de rifampicina. Se não for possível usar DTG, sequencialmente, pode-se tentar raltegravir, efavirenz (efavirenz só se genotipagem pré-tratamento disponível, pelo alto risco de resistência primária). Em casos de contraindicação ou intolerância a opção ao TDF é o abacavir ou a zidovudina. Caso seja necessário usar darunavir/ritonavir ou atazanavir/ritonavir, o esquema da TB não pode conter rifampicina e deverá ser proposto um esquema alternativo.

Como desintensificar a TARV?

Depois de 6 a 12 meses de uso da TARV, com adesão e mantendo carga viral do HIV indetectável, pode ser proposta a redução do número de medicamentos do esquema antirretroviral pela retirada de um dos dois análogos aos nucleosídios, nucleotídeos. Esse procedimento se justifica quando quisermos: reduzir o número de tomadas diárias, diminuir o número de pílulas, reduzir efeitos adversos, melhorar a tolerância, prevenir interações farmacológicas, eliminar restrições alimentares e líquidas, melhorar a barreira genética do esquema, evitar efeitos adversos na gestação, evitar a "fadiga de pílulas" e risco de abandono, evitar estigmas com pílulas e frascos (propor medicamentos injetáveis de longa ação), reduzir custos. O princípio fundamental da desintensificação da TARV é manter a carga viral do HIV indetectável, sem arriscar resistência a futuros esquemas, em caso de falha virológica.

Alguns procedimentos são fundamentais para proceder a desintensificação da TARV. Inicialmente, certificar-se de que o paciente tem boa adesão e carga viral do HIV indetectável há 6 a 12 meses, pelo menos. Revisar, detalhadamente, todos os esquemas prévios usados e se houve intolerância/efeitos adversos ou falha virológica. Rever todos os testes de resistência aos antirretrovirais, realizados pelo paciente e considerar todos os resultados de forma cumulativa, dado o potencial arquivamento de mutações do HIV no genoma humano. Caso tenha havido falha virológica ou abandono de esquemas contendo medicações com baixa barreira genética (p. ex., ITRNN, lamivudina, entricitabina, raltegravir), considerar que há mutações de resistência para esses fármacos, mesmo que não apareçam nos testes, pois podem estar arquivadas. Sempre escolher, na desintensificação, esquemas de alta barreira genética (nunca com barreira genética menor que o esquema atual), como, por exemplo, contendo DTG ou IP/r. Checar se o paciente tem hepatite B, pois não será possível suspender o TDF, sem outro tratamento efetivo para essa enfermidade, pois há risco de grave reativação da doença, se não houver supressão da replicação do HBV. Sempre checar potenciais interações medicamentosas restritivas e se há gestação ou potencial de gestação.

Uma vez realizada a desintensificação, o paciente deverá ser monitorado intensivamente nos primeiros meses, para avaliação de efeitos adversos, falha virológica e adesão ao novo esquema. O primeiro retorno deverá ser feito de 7 a 14 dias da troca e a primeira carga viral em 4 a 8 semanas. Nunca instituir esquema em monoterapia. A retirada de um análogo ao nucleosídio do esquema, como o TDF, abacavir ou AZT mantendo uma terapia dupla (lamivudina + dolutegravir ou lamivudina + DRV/r) poderá ser uma opção, desde que o paciente tenha boa adesão, carga viral do HIV indetectável de 6 a 12 meses, não tenha falha virológica prévia, não tenha hepatite B, não utilize medicações que reduzam o nível sérico do esquema duplo. Em caso de dúvidas, sempre discutir o caso com os MRGs (médicos de referência em genotipagem), particularmente para casos com falha virológica ou detecção de resistência prévias.

Resistência aos Antirretrovirais

Ricardo Sobhie Diaz • Simone Tenore

INTRODUÇÃO

Como decorrência da evolução do tratamento antirretroviral, temos a possibilidade de iniciar a terapia com esquemas mais potentes, medicamentos mais toleráveis e menor possibilidade de emergência de variantes resistentes do HIV. Para quem inicia o tratamento hoje, a resistência não deverá ser um problema sério. O que se espera em termos virológicos do tratamento antirretroviral iniciado hoje é que ele seja eficaz para sempre. Desde 2017, no Brasil, a escolha recai na associação de dois inibidores da transcriptase reversa análogos aos nucleosídios/nucleotídeos (ITRN) e um inibidor da integrase (II), o dolutegravir. Este esquema, baseado em inibidor de integrase, apresenta tolerabilidade muito boa e baixa incidência de falha virológica. O resgate a essa classe em geral será feito com esquema contendo inibidores da protease incrementados pelo ritonavir (IP/r). Aqui, como explorado a seguir, espera-se que mesmo na falha virológica, a classe dos IP esteja preservada. Esses benefícios levaram à diminuição dramática no número de pacientes necessitando de um terceiro resgate ao longo do tempo na América do Norte. Entretanto, não devemos negligenciar a existência de muitos pacientes que foram submetidos à terapia sequencial e desenvolveram resistência aos antirretrovirais, por vezes resistência muito extensa. Este fato *per se* obriga o médico infectologista atual que trata da infecção pelo HIV a entender bem sobre a resistência aos antirretrovirais e saber como manuseá-la. Esta revisão tem a intenção de esclarecer detalhes sobre os desfechos da seleção da resistência aos antirretrovirais e orientar no raciocínio para a construção da terapia de resgate.

IMPACTO DOS TESTES DE RESISTÊNCIA NO RESGATE

É inegável o benefício dos testes de resistência no desempenho virológico do resgate ou mesmo em relação à sobrevida das pessoas. Alguns estudos apontam que a diferença no desempenho da resposta virológica entre o resgate empírico e o resgate direcionado por genotipagem é maior quanto mais precoce for o resgate. Ou seja, apesar do resgate de uma primeira falha ser mais efetivo quando feito empiricamente do que um resgate de uma segunda falha, e assim sucessivamente, a diferença no desempenho entre o uso de testes de genotipagem e o resgate empírico é maior na primeira falha quando comparada à segunda falha ou da segunda quando comparada a três ou mais falhas (Tabelas 51.4 e 51.5). Esses dados sugerem, portanto, que um resgate mais precoce possa prescindir de um teste de resistência, mas seria exatamente este o momento em que o teste nos ofereceria mais auxílio. Existe, entretanto uma observação que se deve fazer com relação a este conceito. Na época em que esses estudos foram conduzidos, a prática do uso de inibidores da protease incrementados com pequenas doses de ritonavir não era tão comum. Levando-se em consideração que atualmente o tratamento inicial preferencial tem sido feito com inibidores da integrase, o resgate na falha desses indivíduos deverá, na maioria dos casos, conter um inibidor da protease com ritonavir (IP/r). Percebe-se que pacientes nunca expostos a inibidores da protease apresentam um efeito máximo da inibição da protease quando tratados com IP/r. Uma evidência disso consiste no fato de que, na falha de esquemas contendo IP/r entre indivíduos não expostos previamente a IP, não existe resistência na protease ou esta resistência é extremamente rara. A chance de supressão viral para níveis indetectáveis utilizando-se IP/r em monoterapia varia entre 85 e 95%. Desse modo, considera-se que a chance de supressão viral no primeiro resgate entre indivíduos que ainda não foram tratados com IP seja bastante elevada, considerando-se a ação exclusiva do IP/r. Importante ressaltar que a monoterapia com IP/r não é recomendada. É concebível, portanto, que atualmente a diferença entre a chance de sucesso no primeiro resgate entre indivíduos abordados com e sem testes de resistência possa ser semelhante. Independentemente do que foi dito anteriormente, os testes de resistência são fundamentais tanto no momento da falha aos antirretrovirais quanto no tratamento inicial em locais de alta prevalência de resistência transmitida aos antirretrovirais. Os testes de resistência atualmente fornecem mais segurança a médicos e pacientes quando o tratamento é iniciado ou substituído. De fato, testes de resistência como genotipagem e fenotipagem virtual têm um grande impacto na conduta médica. Em estudo desenhado para avaliar a influência de testes de resistência aos antirretrovirais na conduta do infectologista, foi demonstrado que em resgate avançado, 79% dos esquemas propostos empiricamente por médicos experientes na área seriam modificados por esses mesmos médicos por ocasião da análise de um teste de genotipagem. Ao avaliar uma fenotipagem virtual, 75% dos esquemas propostos por esses médicos com base em genotipagens comuns seriam também alterados pelos mesmos médicos. Importante também, o número de medicamentos ativos propostos no resgate aumenta de 1,8 para 2,2 quando se compara o resgate empírico com o resgate fundamentado em genotipagem para esses mesmos pacientes (p = 0,0004) e de 2,2 para 2,8 quando se compara o resgate utilizando genotipagem comum e fenotipagem virtual (p = 0,0001). Aparentemente, a existência de parâmetros como *fold change* e *cut-off* biológicos presentes na fenotipagem virtual forneceriam maior segurança ao médico e hipoteticamente maior eficácia no resgate de acordo com o maior número de medicamentos ativos, a serem utilizados. Esse mesmo estudo demonstrou que em 51% e 145 dos casos os médicos consideram a genotipagem muito útil e extremamente útil, respectivamente, enquanto em 25 e 34% dos casos os médicos consideram a fenotipagem virtual muito útil e extremamente útil, respectivamente.

TABELA 51.4 Tratamento antirretroviral após a primeira falha ao esquema inicial.

Preferencial	
TDF[1]/3TC/DRV/r	1. Caso haja intolerância ou contraindicação ao TDF, o abacavir poderá substituí-lo [2] 2. DRV 800 mg, 1 comp 1 vez/dia, associado ao ritonavir 100 mg/dia está recomendado para aqueles pacientes que nunca utilizaram inibidores da protease, ou caso tenham utilizado, que não apresentem mutações para darunavir 3. Na presença de mutações para darunavir, a dose recomendada é 1 comp de 600 mg, a cada 12 h, associado ao ritonavir 100 mg, também a cada 12 h
Alternativo	
TDF[1]/3TC/ATV/r	Caso haja intolerância ou contraindicação ao TDF, o ABC pode substituí-lo, independentemente do valor da carga viral

[1]O AZT permanece como alternativa em casos de intolerância ao TDF. Os esquemas após falha ao tratamento inicial devem ser obrigatoriamente guiados por exame de genotipagem. [2] Recomenda-se o uso do teste de HLA-B*5701 para avaliação de hipersensibilidade ao ABC.

TABELA 51.5 Tratamento antirretroviral após a segunda falha.

Os esquemas após falha ao tratamento inicial devem ser obrigatoriamente guiados por exame de genotipagem e estruturados de acordo com as recomendações do Protocolo Clínico e Diretrizes Terapêuticas
As PVHA em uso de esquemas de segunda falha com raltegravir (RAL) deverão substituí-lo por dolutegravir (DTG) a partir de janeiro de 2017
DRV/r, TPV/r, DTG, ETR, MVQ, T2O

PVHA: pessoas que vivem com HIV/AIDS.

RESISTÊNCIA TRANSMITIDA AOS ANTIRRETROVIRAIS

A Organização Mundial da Saúde (OMS) define como baixa a prevalência de resistência transmitida quando esta é inferior a 5%, intermediária quando está entre 5 e 15% e elevada quando é superior a 15%. Em um estudo brasileiro, foram realizadas análises genotípicas de todas as 2001 amostras obtidas originadas de indivíduos com teste positivo para o HIV em 13 Centros de Testagem e Aconselhamento distribuídos no Brasil. Foi detectada, inicialmente, em casuística de 535 amostras de plasma a prevalência global no Brasil de 6,5% de resistência transmitida, curiosamente com o predomínio de resistência aos análogos aos nucleosídios e sem prevalência de resistência a múltiplas classes de antirretrovirais. Uma análise subsequente utilizando a mesma estratégia em amostras coletadas em 2007/2008 mostrou que a incidência global de resistência transmitida no Brasil aumentou para 8,1%, sendo que dessa vez, ao modelo que se observa entre países desenvolvidos, a prevalência de resistência foi superior aos ITRNN. De fato, a prevalência de resistência transmitida tem sido considerada como intermediária no Brasil, mas com variações regionalizadas. Prevalência muito elevada de resistência transmitida entre pessoas com infecção recente foi detectada na cidade de Santos, São Paulo (36%), sendo também considerada alta na cidade de Salvador, Bahia (18,9%). Na época em que esses estudos foram realizados, ainda não se utilizava o II na terapia inicial.

Existe um debate a respeito do real impacto da resistência transmitida com relação ao tratamento antirretroviral. Alguns estudos demonstram que o impacto pode não ser tão relevante, levando somente a um retardamento no tempo decorrido entre o início de tratamento e a indetecção da carga viral. Para contribuirmos com o entendimento desta questão, desenhamos um estudo de caso-controle entre pacientes recebendo o seu primeiro tratamento antirretroviral na cidade de Santos, em São Paulo, que, como mencionado anteriormente, apresenta altíssima prevalência de resistência transmitida. Nesse estudo, foram analisados dois grupos de pacientes que apresentavam sucesso ou falha virológica após 1 ano do primeiro tratamento antirretroviral e a amostra pré-tratamento foi avaliada de maneira retrospectiva. A única variável dentre todas as demográficas e virológicas/imunológicas que se associou a falha virológica foram mutações de resistência transmitida. Adicionalmente, o estudo demonstrou que as mutações de resistência são detectadas nesses pacientes que necessitaram de tratamento e, portanto, em um momento temporalmente distante da infecção primária, posto que de acordo com as diretrizes nacionais, pacientes se intitulam ao tratamento quando a doença progride e o CD4+ está reduzido. Estudos explorando a persistência das mutações de resistência transmitida ao longo do tempo têm sido realizados em coorte de pacientes com infecção recente pelo HIV, portadores de vírus com resistência transmitida. Confirmou-se que, em contraste com o que ocorre na resistência secundária à pressão seletiva dos antirretrovirais, as mutações de resistência transmitida tendem a persistir ao longo do tempo. De forma diferencial, a mutação do códon 184 da transcriptase reversa tende a voltar ao perfil selvagem. Um estudo para detecção de resistência transmitida entre pacientes cujo tratamento antirretroviral é indicado foi recentemente conduzido no Brasil em cidades representativas das quatro macrorregiões brasileiras: Manaus, Brasília, Salvador, Rio de Janeiro, Santos, Porto Alegre, Itajaí. Foram analisadas 251 amostras nos pacientes imediatamente antes do início de tratamento antirretroviral. A média de CD4+ foi de 206,6 células/mm^3, e a média de carga viral foi de 5,1 $\log_{10}$. Prevalência geral de resistência transmitida foi de 12,3%, 7,6% aos ITRN, 4,4% aos ITRNN e 4% aos IP. Deve-se ressaltar que 3,6% das pessoas apresentavam vírus com resistência a duas classes de antirretrovirais. As prevalências de resistência transmitida encontrada neste estudo foram de 8,5% na região Norte, 10,6% na região Centro-Oeste, 19,1% na região Nordeste, 12,8% na região Sudeste e 9% na região Sul. Pode-se concluir desse estudo que a resistência transmitida aos antirretrovirais varia entre as regiões em níveis intermediários a elevados.

Com o uso atual de inibidores da integrasse na primeira linha de tratamento, podemos prescindir do teste de genotipagem pré-tratamento na maioria das situações, visto que a presença de resistência transmitida a esta classe é muito baixa (inferior a 1%). As situações em que devemos pedir esse exame antes de início de terapêutica são gestantes e crianças.

RESISTÊNCIA AOS ANTIRRETROVIRAIS E AJUSTE DE TRATAMENTO

Viremia confirmada deve motivar o ajuste do tratamento. Nesses casos, um resgate imediato pode limitar o acúmulo de mutações de resistência e permitir um resgate mais eficaz. Além disso, sabe-se atualmente que a ativação celular proporcionada pelo HIV e que leva a deterioração de tecidos e órgãos e envelhecimento prematuro aumenta na viremia detectável e é proporcional aos níveis de replicação viral.

Com relação à replicação viral e à seleção de novas mutações de resistência, deve-se ter em mente que o risco do aparecimento de novas mutações de resistência é quantificável, sendo de 1,6 mutação nova ao ano. Além disso, o número de mutações selecionadas durante a viremia é proporcional não só ao tempo de falha, mas ao nível dessa viremia. Ou seja, quanto menor a viremia, menor a possibilidade de seleção de novas mutações de resistência. De qualquer modo, tem sido relatado que, mesmo nos casos em que a viremia é baixa, pode existir uma considerável emergência de vírus com mutações de resistência, sendo extremamente recomendável que se ajuste prontamente o tratamento antirretroviral assim que possível, especialmente se a viremia for elevada.

PERFIL DE RESISTÊNCIA ESPERADO NA PRIMEIRA FALHA AOS ITRN

Apesar da baixa barreira genética dos ITRN, tem sido demonstrado que o seu uso no resgate pode ser é fundamental na resposta ao tratamento, mesmo quando tem atividade bastante reduzida. Essa classe de medicamentos costuma manter algum grau de atividade residual, mesmo na presença de resistência.

A definição dos próximos análogos após a falha inicial faz parte da decisão mais difícil a ser tomada. O resgate empírico nesses casos deverá se basear no perfil provável de mutações selecionadas pela combinação de ITRN, na duração da falha e no mecanismo de resistência específico para os antirretrovirais em questão. A barreira genética das associações também será considerada nas discussões. De modo geral, a barreira genética refere-se à facilidade ou à rapidez com que a resistência emerge a um medicamento ou a todo um esquema antirretroviral

Os ITRN são falsos nucleotídeos. Os nucleotídeos são a matéria-prima do ácido nucleico e a enzima transcriptase reversa faz a polimerização do genoma do HIV incorporando os nucleotídeos adenosina, guanosina, citosina e timidina de acordo com o molde da fita de ácido nucleico complementar do vírus. Os ITRN não têm a hidroxila no carbono onde se ligaria o próximo nucleotídeo e, com a sua incorporação, a polimerização do ácido nucleico do vírus é interrompida. Zidovudina (AZT) e estavudina (d4T) são análogos à timidina, ddI e tenofovir à adenosina, lamivudina e entricitrabina à citosina e abacavir à guanosina. Com relação à resistência aos ITRN, observa-se que existem dois mecanismos. Um deles é o da diminuição da incorporação dos ITRN. Nesse mecanismo, as mutações de resistência fazem com que a transcriptase reversa discrimine entre os análogos aos nucleosídios e os nucleotídeos verdadeiros a favor dos nucleotídeos verdadeiros em detrimento dos ITRN. O outro mecanismo é o da excisão. Nesse caso, as mutações de resistência não diminuem a incorporação dos ITRN em vez dos nucleotídeos verdadeiros, mas entra em atividade uma fosfodiesterase que subtrai o último fósforo do análogo incorporado e, assim, o medicamento sai da cadeia dando lugar para a ligação do nucleotídeo verdadeiro, permitindo a continuação da polimerização mediada pela transcriptase reversa. As mutações dos análogos nucleosídios análogos da timidina (TAM) são responsáveis pela resistência relacionada à excisão, enquanto as outras mutações dos análogos nucleosídios não análogos da timidina têm como mecanismo de resistência a diminuição da incorporação (NAM). Ocorre um fato interessante aqui, pois algumas mutações cuja resistência relaciona-se à diminuição da incorporação podem reverter a resistência provocada pelas mutações que aumentam a excisão da substância. É o caso das mutações M184V ou L74V. Em tempo, com relação às TAM, existem duas vias mutacionais descritas: a via TAM1, que inclui as mutações nos códons 41, 210 e 215, e a via TAM2, que conta com as mutações nos códons 67, 70 e 219. Aparentemente, a possibilidade de seleção das vias TAM1 ou TAM2 é a mesma, sendo que as mutações nos códons 41 e 210 da via TAM1 levam à resistência cruzada ao tenofovir. Sabe-se também que pacientes em falha aos análogos da timidina por período muito prolongado podem ter até seis TAM, em que obviamente as duas vias TAM1 e TAM2 estarão envolvidas.

Com relação à resistência aos ITRN, deve-se levar também em consideração que alguns perfis mutacionais levam à resistência cruzada ampla, culminando no que chamamos resistência a múltiplas substâncias ou MDR. Gostaríamos de chamar a atenção para a MDR proporcionada pelo acúmulo de TAM levando ao comprometimento de todos os ITRN, e da mutação K65R levando também a MDR, mas poupando a zidovudina (AZT). Outra característica que deve ser levada em consideração relaciona-se à atividade residual dos ITRN. Em outras palavras, mesmo quando há mutações de resistência a determinado ITRN, a perda de atividade não seria total, sendo possível sempre algum grau de inibição proporcionado pelo medicamento em questão. A lista dos ITRN e as mutações que causam resistência a estes medicamentos estão na Tabela 51.6. Deve-se chamar a atenção para o fato de que as mutações que levam a MDR para os ITRN de maneira mais intensa são a inserção no códon 69 ou o complexo

TABELA 51.6 Localização dos códons principais e acessórios na transcriptase reversa relacionados à resistência aos ITRN e nucleotídeo.

Medicamento	Códons principais	Códons acessórios
3TC	M**184**V/I, P**157**S	E**44**A/D, V**118**I
d4T	I**50**T, V**75** M/S/A/T	M**41** ℓ, D**67**N/E/G, K**70**R/G/E/N, M**184**V/I, L**210**W, K**219**Q/E/N/R
ddI	K**65**R, T**69**A/D/S/N/G, L**74**V/I	M**41** ℓ, D**67**N/E/G, K**70**R/G/E/N, M**184**V/I, L**210**W, K**219**Q/E/N/R
ddC	K**65**R, T**69**A/D/S/N/G, L**74**V/I, M**184**V/I	M**41** ℓ, D**67**N/E/G, K**70**R/G/E/N, L**210**W, K**219**Q/E/N/R
ABC	Y**115**F	K**65**R, L**74**I/V, M**184**I/V, T**215**F/Y
TDF	K**65**R	M**41** ℓ, D**67**N/E/G, K**70**R/G/E/N, L**210**W, K**219**Q/E/N/R
MDR	**Ins 69**, Q**151** ℓ/M,[1] **del 67**	[1]A**62**V, **75** M/S/A/T, F**77** ℓ, F**116**Y
Nevirapina	A**98** G, L**100**I, K**101**E/P, K**103**N/A/S/T/Q, V**106**A/M, V**108**I, V**179**D/E, Y**181**C/I/V, Y**188** ℓ/H/C, G**190**A/E/Q, F**227** ℓ/C, M**230** ℓ	
Delavirdina	L**100**I, K**101**E/P, K**103**N/A/S/T/Q, V**106**A/M, V**108**I, Y**181**C/I/V, Y**188** ℓ/H/C, M**230** ℓ, P**236** ℓ	
Efavirenz	L**100**I, K**101**E/P, K**103**N/A/S/T/Q, V**106**A/M, Y**181**C/I/V, Y**188** ℓ/H/C, G**190**A/E/Q, P**225** H, M**230** ℓ	
Etravirina	**A98 G K101 P/E/H E138A V179D/T/F Y181C G190A/S M230** ℓ	

[1]Códons acessórios relacionados ao códon Q151 ℓ/M. Ins: inserção; del: deleção. Em negrito, a posição na qual ocorrem as mutações.

Q151 M. Embora raras, a resistência proporcionada por essas mutações é muito elevada e, justamente por serem raras, é difícil de prever quando elas podem emergir em um paciente em falha. Para essas mutações especificamente, os testes de resistência são fundamentais. Um resumo das principais mutações selecionadas pelas duplas de ITRN mais comuns pode ser visualizado na Tabela 51.7.

FALHA DE ESQUEMAS INICIAIS CONTENDO INIBIDORES DA TRANSCRIPTASE REVERSA NÃO ANÁLOGOS AOS NUCLEOSÍDIOS

Sabe-se que as mutações aos ITRNN emergem rapidamente na falha virológica por se tratar de uma classe com medicamentos de baixa barreira genética, como pode ser visto na Tabela 51.8. Vale a pena notar que, quando ocorre a interrupção dos antirretrovirais contendo ITRNN de maneira não programada em pacientes com carga viral indetectável, existe uma chance próxima a 40% de seleção de mutações de resistência aos ITRNN. Quando metodologias para detecção de mutações de resistência mais modernas são utilizadas, como o sequenciamento paralelo maciço (*ultra deep sequencing*), percebe-se que praticamente todos os pacientes em que houve a interrupção de esquemas contendo ITRNN vão apresentar vírus com mutações de resistência mesmo que seja em populações virais minoritárias. De fato, o sequenciamento paralelo maciço é metodologia cuja vocação é detectar populações minoritárias, sendo que, enquanto uma genotipagem normal detecta populações virais que estejam presentes em proporções superiores a 25 ou 30%, o sequenciamento paralelo maciço detecta populações virais em proporções de até 1%.

Nos casos de interrupção de tratamento contendo os ITRNN de primeira geração (nevirapina e efavirenz), na maioria das vezes vai haver resistência somente aos ITRNN e não aos outros antirretrovirais que compunham o esquema que foi interrompido. Assim, é prudente que se considere a possibilidade de resistência aos ITRNN quando ocorrer qualquer tipo de interrupção prolongada e abrupta dos antirretrovirais. É especialmente interessante a observação de que a falha ao efavirenz leva à resistência primariamente associada à mutação K103N, que normalmente é acompanhada das mutações L100I e P225 H, enquanto a resistência relacionada à nevirapina vem normalmente associada à mutação Y181C que estará acompanhada das mutações K101E e G190A. Interessante notar que as mutações que estão descritas anteriormente como relacionadas à nevirapina levariam a maior possibilidade de resistência cruzada ao ITRNN de segunda geração, a etravirina (ETR). A etravirina é um novo ITRNN que quebra vários paradigmas construídos com base nos ITRNN de primeira geração, pois apresenta barreira genética maior, atividade residual e menor resistência cruzada dentro da classe. De fato, a etravirina foi concebida com a vocação principal de resgate à falha com resistência dos ITRNN de primeira geração. A hipotética resistência cruzada à etravirina, portanto, ocorreria com menor frequência quando a substância usada fosse o efavirenz.

Por se tratar de molécula mais flexível, a etravirina pode ligar-se em posições distintas próximas do sítio ativo da transcriptase reversa. Dessa forma, este medicamento quebra o paradigma próprio da classe dos ITRNN que é a ausência de atividade residual e resistência cruzada ampla. Emergência de novas mutações de resistência ocorrerá em aproximadamente metade dos pacientes com falha de esquemas contendo este medicamento no resgate, sendo que as mutações mais frequentemente selecionadas com repercussão fenotípica serão as V179F, V179I e Y181C, embora as mutações nos códons K101 e E138 também apareçam com uma certa frequência. A falha dos esquemas contendo ITRNN (muito utilizado com esquema preferencial até 2017 no Brasil) deveria então conter um inibidor de integrasse ou um IP com o incremento do ritonavir. Em pacientes nunca tratados com inibidores da protease ou que nunca tenham falhado ao inibidor da protease *sem* ritonavir, a chance de que se obtenha uma ótima eficácia com esquema contendo IP com o incremento do ritonavir é muito grande. O que corrobora isto é o fato de que (a) pacientes

TABELA 51.7 Perfil mutacional provável após a primeira falha com duplas diferentes de ITRN.

Dupla de ITRN	AZT/3TC	ABC/3TC	TDF/3TC	ddI/3TC
Mutações prováveis	M184V TAM (?)	M184V	M184V K65R (?)	M184V + K65R, ou L74V/I, ou T69A/D/N
Resgate possível	TDF/3TC	AZT (d4T)/3TC ou TDF/3TC	AZT/3TCT	AZT (d4T)/3TC
Medicamentos que não devem ser usados	ddI, ABC	ddI	ddI, ABC, d4T	ddI, ABC

TABELA 51.8 Barreira genética individual dos ITRN e ITRNN.

Baixa	Média	Alta
Lamivudina (3TC)	Zidovudina (ZDV ou AZT)	Didanosina (ddI)
Entricitabina (FTC), não disponível no Brasil	Abacavir	Estavudina (d4T)
Nevirapina (NVP)	–	Tenofovir (TDF)
Efavirenz (EFV)	–	–

que falham a IP com ritonavir (IP/r) como seu primeiro IP não desenvolvem resistência na protease, sendo que isso já foi comprovado na falha ao lopinavir/r, atazanavir/r, fosamprenavir/r e saquinavir/r, mesmo nos casos em que a monoterapia com IP-r foi utilizada, como visto em estudos de monoterapia com lopinavir/r e atazanavir/r. Outro fator corroborador é o fato de que (b) estudos de monoterapia com IP/r mostram que aproximadamente 90% ou mais dos pacientes mantêm a carga viral indetectável por períodos de 48 semanas.

O resgate da falha aos esquemas contendo ITRNN + ITRN feito com ITRN e dolutegravir também demonstrou alta eficácia em três grandes estudos.

FALHA DE ESQUEMAS INICIAIS CONTENDO INIBIDORES DA PROTEASE

Como discutido anteriormente, se a escolha para tratamento inicial for esquema contendo inibidores da protease com o incremento do ritonavir, na falha não são esperadas mutações de resistência na protease. Normalmente, a falha desses esquemas está associada à má adesão ao tratamento e existe uma boa chance de que se consiga a supressão viral com a melhora da adesão. Desse modo, não haveria a necessidade de substituição do inibidor da protease, ou este poderia ser substituído com segurança por outro IP/r. No entanto, na falha de esquemas iniciais contendo IP sem ritonavir, existe uma clara chance de progressão genética na protease e acúmulo de mutações de resistência. Nesses casos, discutiremos a falha dos IP sem ritonavir no contexto das mutações mais frequentes, que podem ser vistas na Tabela 51.9. Portanto, todas as considerações a seguir estão relacionadas à falha virológica dos pacientes que por algum motivo foram tratados com IP *sem* o ritonavir. Nota-se que a falha será com a seleção de uma mutação principal e várias mutações acessórias, mas, nesse caso, sempre devemos discutir a repercussão da mutação principal. Nota-se que, na perspectiva do uso do darunavir/r em um futuro resgate, de modo geral, devemos considerar se houve uso de amprenavir ou fosamprenavir sem o uso do ritonavir (esses dois medicamentos já não fazem mais parte do arsenal terapêutico atual), visto que as mutações selecionadas por esta substância têm perfil semelhante às mutações do darunavir com potencial risco de resistência cruzada. Apesar disso, pode se notar que a resistência cruzada para o darunavir entre os pacientes que apresentam vírus com mutações aos IP é muito baixa, sendo que somente 2,1% dos pacientes apresentam mais de três mutações específicas a este medicamento. O texto a seguir refere-se aos perfis de resistência aos IP mais utilizados atualmente.

Falha de esquemas contendo atazanavir

Nesta situação, a resistência ocorre exclusivamente no contexto da mutação I50 ℓ praticamente em todos os casos. É muito interessante notar que essa mutação leva a hipersensibilidade a todos os outros IP. Não se sabe na verdade qual é a repercussão dessa hipersensibilidade na prática clínica, mas pelo menos existe a indicação de que o resgate com um IP/r não será dificultado nesta situação.

Falha de esquemas contendo amprenavir ou fosamprenavir

Nesta situação, a mutação principal é a I50V, que é uma mutação na mesma posição na protease que a mutação selecionada pelo atazanavir, entretanto, com a emergência de um aminoácido diferente. Essa mutação leva a uma hipersensibilidade ao atazanavir, e é peculiar o fato de que a mutação I50 ℓ do atazanavir leve a hipersensibilidade ao amprenavir enquanto a I50V do amprenavir leva a hipersensibilidade ao atazanavir. Novamente, não se sabe ao certo a repercussão clínica da hipersensibilidade na protease.

TABELA 51.9 Localização dos códons principais e acessórios na protease relacionados à resistência aos inibidores da protease.

Medicamento	Códons principais	Códons acessórios
Indinavir	M**46**I/ℓ, V**82**A/F/I/S/T, I**84**V/A/C	L**10**I/R/F/V, K**20** M/R/T/I, L**24**I, V**32**I, E**35**D, M**36**I/ℓ/V, G**48**V, **I54** ℓ/T/V, Q**58**E, L**63**A/I/P/Q/V/Y/T, A**71**T/V, G**73**S/T/C/A, **V77**I, **L89** M/V, **L90** M, **I93** ℓ
Ritonavir	V**82**A/F/I/S/T, I**84**V/A/C	L**10**I/R/F/V, G**16**E, K**20** M/R/T/I, L**24**I, V**32**I, L**33**I/F/V, E**34** K, M**36**I/ℓ/V, G**48**V, F**53** ℓ, **I54** ℓ/T/V, Q**58**E, D**60**N, **I62**V, L**63**A/I/P/Q/V/Y/T, A**71**T/V, L**90** M
Saquinavir	G**48**V, L**90** M	L**10**I/R/F/V, T**12**I, K**20** M/R/T/I, D**30**N, V**32**I, M**36**I/ℓ/V, M**46**I/ℓ, **I54** ℓ/T/V, R**57** K, Q**58**E, D**60**N, **I62**V, L**63**A/I/P/Q/V/Y/T, A**71**T/V, G**73**S/T/C/A, T74S, L**76** M, V**82**A/F/I/S/T, I**84**V/A/C, N**88**D/S
Nelfinavir	D**30**N, L**90** M	L**10**I/R/F/V, I**13**V, K**20** M/R/T/I, M**36**I/ℓ/V, M**46**I/ℓ, G**48**V, **I54** ℓ/T/V, Q**58**E, D**60**N, **I62**V, L**63**A/I/P/Q/V/Y/T, V**77**I, V**82**A/F/I/S/T, I**84**V/A/C, N**88**D/S, **I93** ℓ
(Fos)amprenavir	**I50**V, I**84**V/A/C	L**10**I/R/F/V, V**32**I, L**33**I/F/V, R**41** K, M**46**I/ℓ, I47A/V, **I54** ℓ/T/V, G**73**S/T/C/A, V**82**A/F/I/S/T, L**90** M
Lopinavir	L**10**I/R/F/V, G**16**E, K**20** M/R/T/I, L**24**I, V**32**I, L**33**I/F/V, M**36**I/ℓ/V, M**46**I/ℓ, I47A/V, I**50**V, F**53** ℓ, **I54** ℓ/T/V, Q**58**E, L**63**A/I/P/Q/V/Y/T, A**71**T/V, G**73**S/T/C/A, T**74**S, V**82**A/F/I/S/T, I**84**V/A/C, L**89** M/V, L**90** M, T**91**S	–
Atazanavir	**I50** ℓ, N**88**S, I**84**V/A/C	L**10**I/R/F/V, K**20** M/R/T/I, L**24**I, V**32**I, L**33**I/F/V, M**36**I/ℓ/V, M**46**I/ℓ, G**48**V, I**54** ℓ/T/V, L**63**A/I/P/Q/V/Y/T, A**71**T/V, G**73**S/T/C/A, V**82**A/F/I/S/T, L**89** M/V, L**90** M
Tipranavir	L**33**I/F/V, V**82**T, I**84**V/A/C, L**90** M	L**10**I/R/F/V, I**15**V, K**20** M/R/T/I, E**35**D, M**36**I/ℓ/V, N**37**D, R**41** K, I**47**A/V, I**54** ℓ/T/V, D**60**N, A**71**T/V, T**91**S
Darunavir	L**33**F, I**47**F I**54** ℓ/M, L**89**V	L**11** ℓ, I**15**V, V**32**I, I**50**V, G**73**S, L**76**V, I**84**V

A numeração em negrito representa as mutações primárias.

Falha de esquemas contendo tipranavir

O tipranavir foi o primeiro inibidor da protease não peptídico desenvolvido, tendo sido usado de forma mais extensa há alguns anos na Europa Ocidental e América do Norte e não tendo sido incluído nas diretrizes nacionais para uso em adultos. Desse modo, espera-se que a quantidade de pacientes falhando a este antirretroviral seja mínima no Brasil. Uma análise baseada em resultados de dados de fenopatigem (Monogram) demonstrou que, de 935 isolados revelando perda de suscetibilidade ao tipranavir, 658 (70%) ainda manteriam sensibilidade ao darunavir, sendo este o resgate mais óbvio para esta situação. Em uma análise brasileira de 2.474 pacientes falhando aos antirretrovirais, 54% dos mesmos apresentavam mutações principais na protease. Destes, 19,3% apresentavam resistência genotípica ao tipranavir, sendo que, dentre os últimos, 90% apresentavam sensibilidade ao darunavir. Da mesma maneira, analisamos 266 fenotipagens virtuais de pacientes brasileiros altamente experimentados e com algum nível de resistência na protease e constatamos que 61% apresentavam resistência ao tipranavir, sendo que 55,7% destes ainda apresentavam suscetibilidade plena ao darunavir (dados não publicados).

Falha de esquemas contendo darunavir

As mutações que mais frequentemente emergem por ocasião da falha virológica ao darunavir são V32I, L33F, I47V, I54 ℓ e L89V. Como o tipranavir, é concebível que o inibidor da protease com sensibilidade aos pacientes com resistência ao darunavir após falha deste medicamento seja o tipranavir. Foi demonstrado que as mutações novas mais frequentes após a falha com esquemas contendo darunavir entre 25 pacientes muito experimentados foram L89I/M/V (32%), V32I (28%), V11I (20%), I47V/A (20%), I54 ℓ/M (20%), L33F/I (16%) e I50V (16%), sendo que, após a falha, prevalência de sensibilidade ao tipranavir caiu da análise pré-tratamento de 76% para 60%, sugerindo que mesmo após a falha ao darunavir, o resgate com tipranavir seria possível. A exemplo do que foi citado anteriormente, de 586 isolados com diminuição de suscetibilidade fenotípica ao darunavir, 53% continuavam sensíveis ao tipranavir. Dentre 1.336 pacientes brasileiros falhando aos antirretrovirais e com resistência na protease, 2,2% somente apresentavam resistência genotípica ao darunavir, sendo que 82,8% desses pacientes com resistência ao darunavir ainda apresentavam suscetibilidade ao tipranavir. Dentre 266 fenotipagens virtuais de pacientes brasileiros com resistência na protease, 32% apresentavam resistência ao darunavir, sendo que 15,6% desses ainda apresentavam suscetibilidade plena ao tipranavir (dados não publicados).

Falha de esquemas contendo inibidores da integrase

O raltegravir (RAL) foi o primeiro representante da classe dos inibidores da integrase. Trata-se de medicamento bastante potente e com diminuição bastante rápida da viremia. A barreira genética do RAL pode ser considerada intermediária entre os ITRNN (baixa) e os IP/r (alta). Teve importância fundamental no tratamento de resgate por se tratar de medicamento de nova classe em que a transmissão de vírus resistentes ainda é muito rara. Atualmente, pouco utilizado, após a chegada do dolutegravir, que apresenta uma barreira genética maior, sendo inclusive hoje recomendado na terapia inicial, como exposto anteriormente. A falha virológica ao raltegravir nem sempre está acompanhada de resistência, que ocorre em cerca de 50% dos casos, o que indica que os testes de resistência sejam fundamentais nesses casos. Apresenta notoriamente três vias mutacionais para seleção de variantes do HIV com resistência, as vias envolvendo o códon 155 da integrase, 143 e 148. Durante a falha precoce, a maioria dos pacientes com vírus resistentes irá apresentar vírus com mutações no códon 155 (45%), enquanto a prevalência de mutações nos códons 143 e 148 é semelhante, sendo de aproximadamente 25% cada. A resistência cruzada ao elvitegravir (outro representante da classe, não disponível no Brasil), é grande, posto que qualquer uma dessas três vias mutacionais podem ter impacto no medicamento. Já o dolutegravir, também inibidor da integrase, apresenta potencial para resgatar a falha ao raltegravir quando as vias mutacionais relacionam-se aos códons 155 e 143 (Tabela 51.10). Importante salientar que os vírus com a mutação no códon 155 podem evoluir para vírus com a mutação no códon 148 se a pressão seletiva do raltegravir for mantida por períodos estendidos, o que potencialmente dificultaria o futuro resgate com o dolutegravir. Desse modo, é interessante recomendar que a resistência ao raltegravir seja detectada rapidamente e, na medida do possível, o tratamento com raltegravir seja substituído no intuito de se preservarem futuras opções terapêuticas.

Falha de esquemas contendo maraviroque

Os antagonistas de CCR5 necessitam de um teste de suscetibilidade antes de serem utilizados, ensaios estes conhecidos como testes para determinação do tropismo do HIV ou, simplesmente, testes de tropismo. Estes testes visam determinar que a maioria das variantes virais na população de vírus infectando determinado hospedeiro são variantes que utilizam o receptor a ser antagonizado: o CCR5. Sabe-se que, alternativamente, o HIV pode passar a utilizar o receptor CXCR4 por ocasião do fenômeno conhecido como mudança de tropismo. Desse modo, novo teste de tropismo deve ser realizado no momento da falha virológica em esquemas contendo maraviroque. O maraviroque tem sido mais extensivamente usado em resgate precoce em países desenvolvidos e, na diretriz norte-americana conhecida como IAS-EUA, está também recomendado como opção para tratamento inicial. Especula-se que o maraviroque tenha uma barreira genética elevada posto que somente a minoria, cerca de 1/3 dos pacientes em falha virológica, apresenta vírus com a mudança do tropismo para o uso do receptor CXCR4. Nesses casos, especula-se que o medicamento ainda tenha atividade e que o maraviroque não seja o responsável pela falha virológica em questão. Em alguns casos mais raros, um vírus com uma pequena diminuição de suscetibilidade ao maraviroque pode emergir sem a respectiva mudança de tropismo. Essas variantes virais podem apresentar mutações na alça V3 da GP120, como A316T ou I323V. Um teste de genotropismo pode também identificar esses casos em que houve a perda de ação deste medicamento.

TABELA 51.10 Inibidores da integrase.

Medicamento	Códons principais	Códons acessórios
Raltegravir	N155 H/S, Q148 H/K/R Y143R/H/C	N17S, H51Y, V54I, T66ALK, L74 M, E82Q, E92Q, Q95 K, T97A, H114Y, F121Y, T124A, T125 K, A128T, G136R, E138A/K, G140ASC, P145S, Q146 P, S147 G, V151I, S153AY, E157Q, G163 K/R, I203 M, I204T, D232N, R263 K
Elvitegravir	E92Q, Q148 KHR, N155 H	T66IAK, L68IV, V72A, E92VQ, F121Y, T124A, A128T, E138AK, G140AS, P145S, Q146 ℓ, S147 GG, S153Y, R263 K
Dolutegravir	L74 M/I/F, E92 Q/G/V, T97A, G118R, T124A, E138 K/AT, G 140S/A/C, Q148 HKR, S153YLF, R 263 K	-

Falha de esquemas contendo enfuvirtida

A enfuvirtida é um medicamento que inibe a fusão da membrana celular com o envoltório viral pela ligação com a região HR1 da gp41 do HIV. A barreira genética para desenvolvimento de resistência a este medicamento é extremamente baixa, sendo que 2 semanas de viremia são suficientes para proporcionar resistência a este medicamento em praticamente todos os casos. Assim, os tratamentos contendo enfuvirtida não devem perdoar a replicação viral, sendo a indetectabilidade da carga viral condição fundamental. As mutações de resistência aparecem justamente na região HR1 da gp41, sendo frequentemente acompanhadas de mutações na região HR2 que se contrapõe à região HR1. Entende-se que as mutações da região HR2 sejam selecionadas para recuperar a *performance* perdida pelas mutações selecionadas na região HR1.

A importância dos testes de resistência para pacientes usando a enfuvirtida relaciona-se a dois fatores fundamentais: (a) tratamentos revelando mutações de resistência a enfuvirtida deveriam normalmente ser interrompidos, posto que não existe atividade residual deste medicamento. A não detecção de mutações de resistência durante falha virológica significa má adesão ao medicamento; (b) a mutação V38A no HR1 acompanhada de N140T ou T18A pode estar associada a benefício imunológico a despeito da falha virológica. Nesse contexto, a discussão sobre a manutenção da enfuvirtida, mesmo na falha ao tratamento, poderia ser reaberta para aqueles pacientes sem outras opções terapêuticas disponíveis.

Interessante notar que alguns pacientes não tratados podem apresentar as mutações da região HR2. Isso poderia ser considerado um polimorfismo natural, posto que é mais frequente em variantes não b ou B de regiões fora do hemisfério norte. Essas mutações da região HR2 não repercutem na suscetibilidade natural à enfuvirtida, mas pode-se especular que, nesses casos, a barreira genética para resistência esteja diminuída.

CONCLUSÃO

Fica relativamente claro atualmente que a resistência aos antirretrovirais continua sendo um problema e a escolha dos melhores medicamentos é uma arte que exige experiência e conhecimento. Como desafio, temos não só a falha virológica, mas a própria resistência transmitida que pode ser uma causa não anunciada de falha. O desenvolvimento contínuo de novos medicamentos com melhor perfil para o resgate é bastante promissor. No entanto, em alguns casos, a resistência cruzada pode ser um obstáculo a ser detectado e vencido.

Vacinação em Pessoas Vivendo com HIV/AIDS

Flávia Juvenal Martins • Paulo Roberto Abrão Ferreira • Rosana Richtmann

INTRODUÇÃO

O uso da terapia antirretroviral combinada (TARVc) controla a replicação viral e leva à reconstituição imunológica, possibilitando melhoria importante na qualidade e na expectativa de vida das pessoas que vivem com HIV/AIDS (PVHA). Com isso, houve um aumento da qualidade de vida e sobrevida dessa população e a proteção individual por meio da imunização apresenta-se como uma importante ferramenta de prevenção.

A imunização das PVHA é um fator importante na prevenção de infecções e na manutenção da saúde. Como exemplos, esses pacientes apresentam um maior risco para a doença pneumocócica invasiva (DPI), ainda que esteja sob TARVc, têm maior chance da infecção causada pelo vírus da hepatite B (VHB) evoluir para cirrose e hepatocarcinoma, quando comparada com a população não infectada pelo HIV e, muitas vezes, as PVHA estão mais expostas a agentes infecciosos, como os vírus da hepatite B (VHB), hepatite C (VHC) e da papilomatose humana (HPV), cujas vias de transmissão são semelhantes às do HIV.

Nesta seção, abordaremos aspectos relevantes sobre as vacinas indicadas nos pacientes HIV/AIDS, as contraindicações e precauções com as vacinas nessa população, a importância da vacinação nas pessoas que convivem com PVHA (contactantes), e o calendário de imunização recomendado pelas entidades nacionais e internacionais, para esse grupo, incluindo crianças expostas ao HIV e adultos com HIV/AIDS.

Como a resposta imunológica das PVHA difere de acordo com a situação imunológica, desde pacientes imunocompetentes assintomáticos, até pacientes gravemente debilitados, com doença em progressão, o desafio de imunizá-las passa necessariamente pela escolha do antígeno mais adequado, do esquema mais apropriado a cada indivíduo e do melhor momento para a aplicação do imunobiológico, de forma a se obter a proteção desejada. Assim, independentemente da idade, no paciente com infecção inicial, quanto mais precoce for a imunização dos pacientes infectados pelo HIV, melhores serão, em teoria, a resposta imune e a eficácia da vacinação.

A recomendação é, sempre que possível, adiar a administração de vacinas com agentes biológicos vivos ou atenuados (p. ex., BCG, vacina tríplice viral – sarampo/caxumba/rubéola, varicela, herpes-zóster, febre amarela, rotavírus, dengue) em pacientes sintomáticos ou com indicadores laboratoriais de imunodeficiência grave (baixas contagens de linfócitos T CD4+), até que um grau satisfatório de reconstituição imune seja obtido com o uso de terapia antirretroviral, com objetivo de melhorar a resposta imune e reduzir o risco de complicações pós-vacinação. Sempre avaliar o uso de vacinas inativadas, imunizações passivas ou outras medidas profiláticas.

Recomendações

Os imunobiológicos recomendados estão disponíveis nas salas de vacinação na rotina dos serviços de saúde e nos Centros de Referência de Imunobiológicos Especiais (CRIE), conforme indicação, e nas clínicas privadas especializadas em imunização. Vale ressaltar que a situação clínica e imunológica de cada paciente deve ser levada em consideração ao ser indicada a vacinação (Tabela 51.11).

As crianças expostas ao HIV (nascidas de mães que vivem com o vírus), mas sem alterações imunológicas e/ou sinais e sintomas clínicos indicativos de imunodeficiência, devem receber as vacinas rotineiras do calendário da criança, conforme Programa Nacional de Imunização (PNI), até os 18 meses ou até a definição do diagnóstico de infecção pelo HIV. A única exceção é com relação à vacina poliomielite oral que é obrigatório o uso da vacina inativada durante todo o esquema de doses básico e nas doses de reforço.

Se a infecção pelo HIV for confirmada os esquemas de vacinação serão adaptados de acordo com idade, contagem de células T CD4+, risco de infecção e situação imunológica no momento da vacinação.

Segundo a recomendação da Sociedade Brasileira de Imunizações (SBIm) de 2021-2022 pelo Calendário de vacinação de pacientes

TABELA 51.11 Categorias imunológicas conforme percentual de CD4 e idade.

Alteração imunológica	Contagem de LT CD4+ em células por mm³		
	Idade < 12 meses	Idade 1 a 5 anos	Idade 6 a 12 anos
Ausente	> 1.500 (> 25%)	> 1.000 (> 25%)	≥ 500 (≥ 25%)
Moderada	750 a 1.499 (15 a 24%)	500 a 999 (15 a 24%)	200 a 499 (15 a 24%)
Grave	< 750 (15%)	< 500 (15%)	< 200 (15%)
Alteração imunológica	Contagem de LT CD4+ em células por mm³		
	A partir de 13 anos		
Pequena ou ausente	≥ 350		
Moderada	Entre 200 e 350		
Grave	< 200		

Fonte: SVS/MS/Manual dos centros de referência para imunobiológicos especiais (CRIE), 5ª edição, 2019.

especiais e do Manual dos centros de referência para imunobiológicos especiais (CRIE), 5ª edição – 2019, as principais vacinas recomendadas são:

- Influenza (gripe): vacina fragmentada com vírus inativado. Vacina influenza quadrivalente (4V) é preferível à vacina influenza trivalente (3V), por proteger contra mais tipos do vírus da gripe. Na impossibilidade de uso da vacina 4V, utilizar a vacina 3V. Para crianças que iniciam a vacinação entre 6 meses e 8 anos são realizadas duas doses com intervalo de 30 dias e uma dose anual nos anos seguintes. A partir de 9 anos, uma dose anual. A 3V encontra-se em UBS, CRIE e serviços privados de vacinação e a 4V, somente em serviços privados de vacinação. É uma vacina fortemente recomendada na gestação
- Pneumocócicas (otite média, sinusites, bronquites, traqueobronquites, pneumonias e meningite): são vacinas inativadas. São elas, vacina pneumocócica conjugada 10-valente e 13-valente (VCP10 e VCP13) e vacina pneumocócica polissacarídica 23-valente (VPP23). Para a proteção adequada de crianças, adolescentes e adultos vivendo com HIV/AIDS, recomenda-se o esquema com dois tipos de vacinas pneumocócicas, complementares e não excludentes, iniciando com uma vacina conjugada, seguida da vacina polissacarídica. Pneumocócica conjugada (VPC10 ou VPC13): vacina com polissacarídeo da bactéria conjugada à proteína. Para menores de 6 anos, usar VPC13 sempre que possível, pois ela previne um número maior de sorotipos de pneumococos. Para maiores de 6 anos e adolescentes, a única vacina pneumocócica conjugada licenciada e recomendada é a VPC13. Na rede pública, nesses casos, são oferecidas três doses de VPC10, aos 2, 4 e 6 meses, e um reforço entre 12 e 15 meses. Crianças iniciando entre 7 e 11 meses são realizadas duas doses com 2 meses de intervalo e um reforço após 1 ano. Início após os 12 meses são realizadas duas doses, com 2 meses de intervalo e se crianças entre 12 meses e 71 meses que não receberam a VPC13, mesmo que adequadamente vacinadas com a VPC10, é recomendado duas doses de VPC13, com intervalo de 2 meses. Crianças a partir de 6 anos e adolescentes não vacinados com VPC13, realizar uma dose de VPC13. Em adultos recomenda-se uma dose de VPC13 preferencialmente antes de VPP23. Para pessoas que já receberam a VPP23, mas ainda não foram vacinadas com a VPC13, recomenda-se um intervalo de 12 meses para a aplicação da VPC13. A VPC10 encontra-se no CRIE, para menores de 5 anos e a VPC13, para maiores de 5 anos não vacinados anteriormente com a VPC10 ou nos serviços privados de vacinação, para todas as idades, mesmo se vacinados com a VPC10. Pneumocócica polissacarídea 23V (VPP23): vacina polissacarídea, indicada a partir de 2 anos, com intervalo de 5 anos. Preferencialmente, complementar à vacina conjugada (iniciar esquema com VPC10 ou VPC13, seguida pela VPP23 2 meses depois). Não se deve aplicar mais de duas doses da VPP23. Se a segunda dose de VPP23 foi aplicada antes de 60 anos, uma terceira dose está recomendada após essa idade, com intervalo mínimo de 5 anos da última dose. Está disponível no CRIE (2 doses) e nos serviços privados de vacinação, inclusive dose de reforço para quem foi vacinado antes dos 60 anos
- *Haemophilus influenzae* b – Hib (meningite, pneumonia e epiglotite): vacina inativada. Vacina com o polissacarídeo da bactéria conjugado com proteína, indicada a partir dos 2 meses, juntamente com a tríplice bacteriana e hepatite B (vacina penta brasileira) na rede pública e penta ou hexa na rede privada, combinada com DTPa/hepB/pólio inativada. Essa vacina está indicada em crianças menores de 1 ano aos 2, 4 e 6 meses, com um reforço aos 15 meses. Se o início for entre 2 e 6 meses, recomenda-se três doses com 2 meses de intervalo e se início entre 7 e 11 meses, duas doses com 2 meses de intervalo, ambas com um reforço entre 15 e 18 meses.

Em crianças maiores de 1 ano, adolescentes e adultos vivendo com HIV, que nunca receberam a vacina contra HiB, deverão receber duas doses dessa vacina com intervalo de 2 meses entre elas. A vacina está indicada e disponível no CRIE para os menores de 19 anos e não vacinados e nos serviços privados de vacinação

- Hepatite A: vacina inativada, indicada em duas doses a partir de 1 ano, com intervalo de 6 meses, esse esquema inclui adolescentes, adultos e idosos vivendo com HIV não vacinados anteriormente. A vacinação está disponível no CRIE e serviços privados
- Hepatite B: vacina recombinante inativada, com material genético do vírus, produzida por engenharia genética, indicada a partir do nascimento (preferencialmente nas primeiras 12 horas de vida), em quatro doses (0, 1, 2 e 6 meses). O volume da dose deve ser o dobro do recomendado para a faixa etária. É necessário realizar controle sorológico 1 a 2 meses após a última dose, para avaliar se a resposta foi satisfatória e a pessoa está de fato protegida (títulos anti-HBs > 10 mUI/mℓ são considerados como imunes) e se < 10 mUI/mℓ, deverá ser repetido esquema com mais quatro doses, usando dose dobrada (0, 1, 2 e 6 meses), sendo essa a última tentativa. Recomenda-se dosagem anual do anti-HBs, sendo que se o título for < 10 mUI/mℓ, fazer dose de reforço. Se mãe HBsAg positiva, aplicar simultaneamente com a vacina, a imunoglobulina humana hiperimune contra hepatite B, em local diferente, o mais precocemente possível, máximo até 7º dia de vida. A vacinação está disponível no CRIE e em serviços privados
- Meningocócicas conjugadas (MenC ou ACWY) (meningite e meningococcemia): vacina com polissacarídeo da bactéria conjugada a proteína, inativada. Para crianças, a vacinação de rotina deve iniciar

aos 3 meses com duas doses no primeiro ano de vida (3 e 5 meses) e reforços entre 12 e 15 meses, entre 5 e 6 anos e aos 11 anos. Para maiores de 1 ano, adolescente e adultos não vacinados anteriormente, duas doses com intervalo de 8 a 12 semanas devem ser realizadas. Após o fim do esquema de doses básico para cada faixa etária, uma dose de reforço deve ser aplicada a cada 5 anos. Sempre que possível, usar a vacina meningocócica conjugada ACWY, que previne mais tipos de meningococos. Encontra-se MenC no CRIE e serviços privados de vacinação e ACWY somente nos serviços privados de vacinação. Vale ressaltar que há também a vacina meningocócica B disponível apenas nos serviços privados de vacinação, se 3 a 11 meses, realizar duas doses com intervalo de 2 meses e um reforço entre 12 e 15 meses. Se 12 a 23 meses, realizar duas doses com intervalo de 2 meses com uma dose de reforço no intervalo de 12 a 23 meses da última dose. A partir de 24 meses, adolescentes não vacinados antes e adultos com até 50 anos, a SBIm recomenda duas doses com intervalo de 1 mês. Grupos de alto risco, como pessoas vivendo com HIV/AIDS, 3 anos após completar o esquema, tomar uma dose de reforço

- HPV (principalmente câncer de colo do útero e anal): vacina inativada indicada a partir dos 9 anos, em 3 doses (0, 2 e 6 meses), para ambos os sexos, sendo extremamente segura e imunogênica para essa população. Crianças, adolescentes e adultos com HIV/AIDS deverão sempre receber esquema com 3 doses. HPV quadrivalente (4V-sorotipos 6, 11, 16 e 18) pode ser realizada no CRIE, mulheres entre 9 e 45 anos e homens de 9 a 26 anos e nos serviços privados de vacinação
- Poliomielite inativada (VIP): vírus inativado, com esquema clássico de 2, 4 e 6 meses, 1º reforço aos 15 meses e 2º reforço entre 4 e 6 anos. A vacina VIP deve ser usada em todas as doses do calendário de vacinação da criança e em campanhas, uma vez que a vacina poliomielite oral (VOP) é contraindicada para PVHA e para seus contatos domiciliares. Essa vacina é encontrada nas UBS (três primeiras doses), CRIE e serviços privados de vacinação, como parte de vacinas combinadas dTpa-VIP, penta e hexa acelulares
- Tríplice bacteriana (DTPw ou DTPa): difteria, tétano e pertússis (coqueluche): vacina de células inteiras (w) e vacina acelular (a). Ambas estão recomendadas para as crianças expostas ao HIV a partir dos 2 meses, sendo três doses no primeiro ano de vida (2, 4, 6 meses), primeiro reforço aos 15 meses e segundo reforço aos 4 anos. A vacina DTPw está disponível na rede pública e tem a desvantagem de ser mais reatogênica que a vacina DTPa, que só está disponível nas clínicas privadas especializadas
- Dupla bacteriana tipo adulto (dT): difteria e tétano: vacina com toxoide tetânico e diftérico purificado, indicada para crianças acima de 7 anos, vacinadas previamente com DTP ou esquema incompleto. Doses de reforço a cada 10 anos. Sempre que possível, preferir o uso de vacina tríplice bacteriana tipo adulto, para garantir a proteção contra a coqueluche. Em adultos são realizadas dT em 3 doses (0, 2, 4 meses) e reforço a cada 10 anos. No caso das gestantes, a dT é realizada com 1 ou 2 doses em qualquer momento de gestação com vacinação incompleta para tétano e difteria ou 1 dose de dTpa a cada gestação a partir da 20ª semana se esquema completo com dT. Disponível nas redes públicas
- BCG, rotavírus, tríplice viral (sarampo, caxumba e rubéola – SCR), varicela, febre amarela, herpes-zóster e dengue são vacinas de vírus vivo atenuado e, por isso, estão recomendadas, porém com precauções e contraindicações
- BCG (previne formas graves, como meningite tuberculosa e tuberculose miliar): vacina com bactéria viva atenuada (*Mycobacterium bovis*) deve ser administrada ao nascimento ou o mais precocemente possível, em todas as crianças com peso de nascimento igual ou maior que 2 kg, até no máximo 5 anos. Para crianças que chegam aos serviços de saúde ainda não vacinadas, a vacina só deve ser indicada às assintomáticas e sem imunodepressão. A revacinação não é recomendada, mesmo para contatos domiciliares de pessoas com hanseníase. Crianças sintomáticas ou assintomáticas com contagem de linfócitos < 15% não devem ser vacinadas. Adultos sintomáticos ou assintomáticos com contagem de linfócitos T CD4+ < 200 células/mm^3 não devem ser vacinadas. Disponível em serviços públicos e privados de vacinação
- Vacina rotavírus humano (VORH): duas doses da vacina aos dois e 4 meses. A primeira dose deve ser aplicada a partir de 1 mês e 15 dias até 3 meses e 15 dias; a segunda a partir de 3 meses e 15 dias até 7 meses e 29 dias. As crianças expostas verticalmente ao HIV e as que vivem com esse vírus podem receber a vacina, bem como as crianças que convivem com imunodeprimidos
- Tríplice viral SCR (sarampo/caxumba/rubéola): indicada a partir de 12 meses, em duas doses, com intervalo mínimo de 3 meses entre as doses. Na rede pública, essa vacina está combinada com a vacina da varicela (tetraviral), como segunda dose da tríplice e primeira da varicela, aos 15 meses. Em crianças expostas ao HIV ou que vivem com esse vírus assintomáticas, a vacina deverá ser aplicada aos 12 meses, indicando-se dose adicional aos 15 meses, respeitando-se o intervalo mínimo de 4 semanas entre as doses. Para crianças mais velhas, adolescentes e adultos não vacinados ou sem comprovação de doses aplicadas, a SBIm recomenda duas doses, com intervalo de 1 a 2 meses. A vacina é contraindicada para crianças e adultos com imunodepressão grave (crianças: LT CD4+ < 15% e adultos: LT CD4+ < 200 células/mm^3, por pelo menos 6 meses) ou sintomatologia grave. Em pacientes moderadamente imunocomprometidos (crianças: LTCD4+ entre 15 e 24% e adultos: LTCD4+ entre 200 e 350 células/mm^3) avaliar parâmetros clínicos e risco epidemiológico (surtos, contato com doente, viagem) para tomada de decisão. Durante surtos e epidemias, a vacina pode ser aplicada a partir dos 6 meses. Nesses casos, serão necessárias duas doses da vacina, após 1 ano. É aconselhável evitar a gravidez por 30 dias após a vacinação, mas caso a vacinação aconteça inadvertidamente durante a gestação, ou a mulher engravide logo depois de ser vacinada, não é indicada a interrupção da gravidez, pois o risco de problemas para o feto é teórico, por se tratar de vacina atenuada. A vacina SCR-V (sarampo, caxumba, rubéola e varicela) não é recomendada, mesmo para crianças vivendo com HIV imunocompetentes, pois não há dados suficientes sobre eficácia no grupo. A vacinação está disponível nas UBS, CRIE e clínicas privadas de vacinação
- Varicela: indicada a partir de 12 meses (pode ser aplicada a partir de 9 meses em situações especiais, como surto), sendo indicada para crianças, adolescentes e adultos suscetíveis (que não tiveram catapora) ou vivendo com HIV, com LTCD4+ > 15% nas crianças e LTCD4+ > 200 células/mm^3 nos adultos. Aplicar uma segunda dose, com intervalo mínimo de 3 meses, até 12 anos. Para crianças a partir de 13 anos, duas doses com intervalo mínimo de 4 semanas. Crianças vivendo com HIV não devem receber tetraviral. A vacina está disponível nas UBS para menores de 7 anos e no CRIE. Não recomendada na gestação
- Febre amarela (FA): indicada para crianças que vivem ou se desloquem para área de risco a partir dos 9 meses, com restrições. A eficácia e a segurança da vacina contra a FA para pessoas vivendo com HIV não estão estabelecidas. Portanto, para ser recomendada é necessário levar em consideração a condição imunológica do paciente e a situação epidemiológica local. Crianças e adultos sintomáticos ou com imunossupressão grave não deverão receber a vacina. Não recomendada na gestação
- Herpes-zóster: vacinar maiores de 50 anos com infecção assintomática, em uso de terapia antirretroviral, com carga viral muito baixa ou indetectável e uma contagem LCD4+ ≥ 350/μℓ
- Dengue: está contraindicada, mesmo para imunocompetentes.

Nas vacinas tríplice viral, varicela e febre amarela a recomendação ou contraindicação deve ser orientada pelo(a) médico(a), de acordo com o grau de imunossupressão (Tabelas 51.12 e 51.13), sendo que não imunocomprometidos podem ser vacinados, os moderadamente imunocomprometidos, avaliar parâmetros clínicos e risco epidemiológico (surtos, contato com doente, viagem) para tomada de decisão, e para os gravemente imunocomprometidos a vacinação está contraindicada.

Vacinação de contatos domiciliares de PVHA

Os CRIE disponibilizam vacinas para indivíduos que convivem com PVHA, profissional de saúde e outros profissionais que cuidam de PVHA:

- Vacina influenza inativada anualmente
- Vacina varicela para pessoas a partir de 12 meses que não tiveram a doença e não foram vacinadas, em esquema de duas doses
- Vacina poliomielite inativada em substituição à vacina poliomielite oral, quando recomendada nos calendários
- Vacinas tríplice viral (sarampo, caxumba e rubéola) ou tetraviral (sarampo, caxumba, rubéola e varicela) nos suscetíveis acima de 12 meses, duas doses, independentemente da idade.

Resposta imune após a vacinação PVHA

O nível de anticorpos produzidos pelas vacinas pode cair mais precocemente nos pacientes vivendo com o HIV/AIDS que nos pacientes saudáveis. À medida que aumenta a imunodepressão, também aumenta a possibilidade de resposta imunológica insuficiente ou inadequada,

TABELA 51.12 Esquema vacinal para crianças e adolescentes de 0 a 19 anos expostos/infectados com HIV.

Idade (meses/anos)	Vacina				
0 (RN)	BCG	HB	–	–	–
2 m	VIP	Penta	Pneumo 10	VORH	–
3 m	MeningoC	–	–	–	–
4 m	VIP	Penta	Pneumo 10	VORH	–
5 m	Meningo C	–	–	–	–
6 m	VIP	Penta	Pneumo 10	INF	–
7 m	INF	–	–	–	–
9 m	FA	–	–	–	–
12 m	Tríplice viral	Pneumo 10	Varicela	HA	–
15 m	Penta	VIP	Meningo C	Tríplice viral	Varicela
18 m	HA	–	–	–	–
24 m	Pneumo 23	–	–	–	–
4 anos	DTP	VIP	–	–	–
5 anos	Pneumo 13	–	–	–	–
7 anos	Meningo C	Pneumo 23	–	–	–
11 a 19 anos	Meningo C	–	–	–	–
14 a 19 anos	dT	–	–	–	–
9 a 19 anos	HPV	–	–	–	–

Fonte: SVS/MS/Manual dos centros de referência para imunobiológicos especiais (CRIE), 5ª edição, 2019.

TABELA 51.13 Esquema vacinal para adultos vivendo com HIV/AIDS.

Vacina	Esquema
Pneumo 13	1 dose Vacinação anterior com Pnc23: observar 1 ano de intervalo entre as duas
Pneumo 23	2 doses com intervalo de 5 anos, independentemente da idade. Observar 1 ano de intervalo entre a Pnc23 e a PCV13
HB	4 doses, aos 0, 1, 2, 6 a 12 meses, com o dobro da dose
Tríplice viral	Aplicar 2 doses, conforme a Tabela 51.12
VZ	Se suscetível, aplicar conforme a Tabela 51.12
FA	Avaliar risco/benefício individual conforme situação imunológica e epidemiológica da região e, se necessário, aplicar conforme a Tabela 51.12
INF	Aplicar anualmente, de acordo com as indicações do Ministério da Saúde
HA	Se suscetível, aplicar 2 doses com intervalo de 6 a 12 meses
dT	3 doses (0, 2, 4 meses) e reforço a cada 10 anos Gestantes: 1 ou 2 doses em qualquer momento de gestação com vacinação incompleta para tétano e difteria
dTpa	Gestantes com esquema completo de dT: aplicar 1 dose de dTpa em cada gestação a partir da 20ª semana
HPV	3 doses (0, 2 e 6 meses) de 9 a 26 anos
Meningo C	2 doses com intervalo de 8 a 12 semanas; revacinar após 5 anos

Fonte: SVS/MS/Manual dos centros de referência para imunobiológicos especiais (CRIE), 5ª edição, 2019.

bem como o risco da aplicação de vacinas de agentes vivos atenuados. Se possível, deve-se adiar a administração de vacinas em pacientes sintomáticos ou com indicadores laboratoriais de imunodeficiência grave, até que um grau satisfatório de reconstrução imune seja obtido com o uso de terapia antirretroviral, no intuito de melhorar a resposta vacinal e reduzir o risco de complicações pós vacinal.

Portanto, fica evidente que frente à infecção pelo HIV, há uma heterogeneidade de situações, desde imunocompetência no início da infecção até imunodeficiência grave, com a progressão da doença, portanto, crianças, adolescentes e adultos vivendo com HIV/AIDS, sem alterações imunológicas e sem sinais ou sintomas clínicos indicativos de imunodeficiência, devem receber vacinas o mais precocemente possível.

Vacinação COVID-19

A doença causada por coronavírus (SARS-CoV-2) (COVID-19) pode levar a infecção respiratória, desde resfriado comum, até síndrome respiratória com complicações multissistêmicas, com elevada transmissibilidade e com potencial de evolução para gravidade. Atualmente, sem tratamento específico, a vacinação torna-se medida fundamental para controle de novos casos e redução em número de óbitos, principalmente nos grupos com maior risco de gravidade da doença (ver capítulo sobre COVID-19: Imunoprofilaxia e Vacinação).

A inclusão de todas as PVHIV/AIDS no grupo de comorbidades para a priorização da vacinação contra a COVID-19 leva em consideração o cuidado integral ofertado pelo Sistema Único de Saúde e considera equidade na distribuição das vacinas COVID-19 entre as principais formas de prevenção e controle da atual pandemia.

Podem ser encontradas em Unidades Básicas de Saúde (UBS), equipes volantes em hospitais e instituições de longa permanência, *drive-thru*, entre outros e de acordo com cronograma local.

A contraindicação da vacinação segue o mesmo critério da população em geral. Ou seja, a vacinação não é recomendada a indivíduos com hipersensibilidade ao princípio ativo ou a qualquer dos excipientes da vacina ou até mesmo para aquelas pessoas que apresentaram uma reação anafilática confirmada a uma dose anterior a da mesma vacina COVID-19.

Infecções Oportunistas em Pessoas Vivendo com HIV

Gisele Cristina Gosuen • David Salomão Lewi • Gilberto Turcato Júnior • Paulo Roberto Abrão Ferreira

INTRODUÇÃO

Numerosos estudos têm documentado significativo declínio na ocorrência de infecções oportunistas (IO) em pacientes vivendo com HIV ou com AIDS, que têm acesso regular ao tratamento antirretroviral, já que, atualmente, sua indicação é universal.

Há uma relação direta entre o nível da imunossupressão e a ocorrência de IO. Nas infecções pelo HIV não tratadas, há um contínuo declínio no número de linfócitos T CD4+ (LTCD4+); níveis abai xo de 200 células/mm^3 representam risco elevado de IO.

Entretanto, mesmo após a ampla disponibilidade dos tratamentos antirretrovirais efetivos (TARV), as IO continuam a figurar como importante causa de morbidade e mortalidade. Ocorrem em indivíduos que desconhecem sua condição de infecção pelo HIV (apresentação tardia), mas também naqueles que abandonam ou tem pouca adesão ao tratamento antirretroviral (falha virológica).

Alguns pacientes que iniciam tratamento antirretroviral com número de linfócitos T com receptores CD4 (LTCD4+) reduzida e sem IO clinicamente aparentes podem manifestar sinais e sintomas associados a essas infecções, após melhora da resposta imunológica, decorrente do sucesso do tratamento antirretroviral. Tal condição, conhecida como síndrome inflamatória da reconstituição imunológica (SIRI) por desmascaramento. Essa condição de doença é consequência da reação contra agentes infecciosos ou contra alguns antígenos, resultando em reação inflamatória no tecido acometido e acarretando dificuldades na condução do tratamento, que eleva a morbidade e a mortalidade associada. Nem sempre o agente que desencadeou a resposta inflamatória está ativo ou viável (ver capítulo de TARV). Outra possibilidade de SIRI ocorre quando o paciente tem uma IO diagnosticada e já em melhora após tratamento específico, mas ocorre nova piora do quadro clínico, após o início da TARV (SIRI paradoxal). A melhora da imunidade reduz, mas não elimina o risco de sua ocorrência, mesmo que o número de LTCD4+ acima de 200 células/mm^3.

DOENÇA AVANÇADA PELO HIV

A doença avançada pelo HIV é definida pela OMS como número de LTCD4+ < 200 células/mm^3 ou estadiamentos clínicos predefinidos 3 ou 4, com presença de doenças definidoras de AIDS, que ocorrem em pessoas em abandono de tratamento, falha de tratamento ou apresentação tardia. Também são relacionados a gravidade do caso a presença de um dos sinais: frequência respiratória ≥ 30 incursões por minuto, frequência cardíaca ≥ 120 bpm, incapacidade de deambular sem ajuda. Temperatura corporal ≥ 39°C pode ser considerada, dependendo do caso. Essas condições estão relacionadas com alto risco de morte, aumento de morbidade, infecções oportunistas, síndrome de reconstituição imune, maiores reservatórios virais, maior estado inflamatório, aumento do risco de comorbidades relacionadas ou não com a infecção pelo HIV, além do aumento dos custos nos cuidados em saúde.

São considerados abandono de tratamento casos de usuários que não retiraram medicamentos antirretrovirais após 3 meses da data prevista da dispensação e não retornaram às consultas após 6 meses da última avaliação. No ano de 2020, das 728.149 pessoas vivendo com HIV/AIDS (PVHA) que já haviam iniciado TARV no Brasil, 63.181 (9%) perderam seguimento clínico, não havendo registro de dispensação de TARV por pelo menos 1 ano.

A falha do tratamento medicamentoso está intrinsecamente relacionada com a falha virológica, a qual se caracteriza por carga viral do HIV (CV) detectável após 6 meses do início ou modificação da TARV, bem como CV detectável em indivíduos em uso regular de TARV que mantinham CV indetectável. Em 2020, das 665.080 pessoas em uso de TARV (pelo menos uma dispensa nos últimos 100 dias), 570.757 (78%) apresentavam adesão suficiente à terapia medicamentosa, definida como a tomada de medicamentos com uma frequência de, pelo menos, 80% da prescrita. Desses pacientes, apenas 268.581 apresentaram CV < 50 células/mm^3 sustentada por pelo menos 2 anos.

No ano de 2020, das 38.832 pessoas que realizaram seu primeiro exame de LTCD4+ no Brasil, 10.484 (27%) apresentaram valor < 200 células/mm^3, caracterizando um diagnóstico tardio da infecção pelo HIV.

As principais causas de alta mortalidade entre adultos com doença avançada pelo HIV, globalmente, incluem tuberculose, pneumocistose, criptococose, histoplasmose, neurotoxoplasmose, citomegalovirose, síndrome consumptiva/desnutrição e as infecções bacterianas graves (p. ex., infecções invasivas por pneumococo). A totalidade de doenças relacionadas com a AIDS foi responsável por 690 mil óbitos no mundo apenas em 2020.

A doença avançada pelo HIV apresenta uma grande relevância de morbimortalidade, social e econômica, exigindo esforços constantes para a minimização de sua ameaça à vida e qualidade de vida das PVHA. O rastreio e a intervenção precoces para as principais doenças oportunistas necessitam de aprimoramento, sobretudo com relação aos métodos diagnósticos, com benefícios diretos demonstrados através da expressividade dos resultados em estudos como REMSTART e REALITY no continente africano, pela redução da mortalidade em até 28%.

Instituindo o pacote de cuidados para a doença avançada

O indicador mais importante de doença avançada é o número de LTCD4+. Atualmente, é possível, por meio de equipamentos que realizam esse exame na modalidade *point-of-care*, saber o valor de LTCD4+ na própria consulta. Mesmo que não se disponha dessa tecnologia, é possível acelerar o resultado desse exame, além de avaliar criteriosamente o quadro clínico do paciente.

As medidas do pacote devem ser adequadas às doenças mais prevalentes em cada localidade, mas a OMS faz uma sugestão geral (Tabela 51.14).

TUBERCULOSE

A infecção ocorre após a inalação do *Mycobacterium tuberculosis* por pessoa suscetível. A resposta imune, geralmente, limita a multiplicação do bacilo entre 2 e 12 semanas da infecção. Entretanto, bacilos viáveis podem persistir por anos, o que chamamos tuberculose latente, quando o paciente não tem sintoma. TB é a infecção oportunista que mais leva a óbito PVHA, globalmente.

A doença ativa, frequentemente, com cultura positiva, pode se apresentar logo após a exposição (doença primária) ou ser reativação da infecção latente, que tem risco aumentado (3 a 16%/ano) em indivíduos com diagnóstico recente de HIV, com imunodeficiência grave e sem TARV, mas pode se manifestar com qualquer valor de LTCD4+. O risco anual estimado de tuberculose ativa em pessoas que vivem com HIV/AIDS (PVHA) é de três a 12 vezes maior que o da população em geral. Sua ocorrência também pode promover aumento da carga viral e, consequentemente, progressão da doença e óbito.

O tratamento da TB latente deve ser realizado em todas as PVHA com LTCD4+ ≤ 350, após ser descartada a tuberculose ativa. Para PVHA com LTCD4+ > 350, realizar tratamento se prova tuberculínica reatora forte (> 5 mm) ou IGRA (*Interferon Gamma Release Assay*) reagente, sempre descartando TB ativa antes. O tratamento da tuberculose latente em PVHA diminui o risco de desenvolver doença em 62% e de óbito em 26%. Portanto, a prevenção da doença deve ser pautada na investigação adequada e no tratamento da tuberculose latente.

Quadro clínico

Os sintomas clínicos clássicos incluem tosse produtiva, febre, sudorese noturna, perda de peso e fadiga, apesar de poder cursar de maneira subclínica ou oligossintomática, com cultura de materiais biológicos positiva. A TB extrapulmonar tem múltiplas possibilidades de manifestação clínica, conforme o sítio acometido. Com o início de TARV, a reconstituição imunológica pode desmascarar a tuberculose ativa, resultando em reações inflamatórias pronunciadas

TABELA 51.14 Pacote de medidas para cuidado de PVHA com doença avançada, conforme a OMS.

	Intervenção	LTCD4 (mm³)	Adultos	Adolescentes	Crianças < 10 anos
Rastreamento e diagnóstico	Rastreamento de TB 4 sintomas* Rx de Tx PCReativa TRM-TB	Qualquer	Sim	Sim	Sim (apenas rastreamento de sintomas)
	LF-TB LAM Se sinais ou sintomas de TB	≤ 200 (internados) ≤ 100 (ambulatoriais)	Sim	Sim	Sim
	Antígeno de criptococo	≤ 100 (considerar, se ≤ 200)	Sim	Sim	Não
Profilaxia e tratamento preemptivo	Profilaxia com SMX-TMP	< 350 ou estágios 3 e 4 da OMS Com qualquer valor de LTCD4+ se região com alta endemicidade de malária ou de infecções bacterianas graves	Sim	Sim	Sim
	Tratamento de TB latente	Qualquer	Sim	Sim	Sim
	Fluconazol para tratamento preemptivo, se antígeno de criptococo +, para pessoas sem meningite	≤ 100	Sim	Sim	Não aplicável
Início de TARV	Início rápido de TARV (até 7 dias)	Qualquer	Sim	Sim	Sim
	Postergar até 4 a 6 semanas se meningite por TB ou criptococo	Qualquer	Sim	Sim	Sim
Suporte personalizado para aumentar adesão	Personalizar o aconselhamento para assegurar adesão ao pacote de medidas para doença avançada, incluindo busca ativa e visitas domiciliares	≤ 200	Sim	Sim	Sim

*Febre, sudorese noturna, emagrecimento e tosse. TB: tuberculose; RxTx: radiografia de tórax; PCReativa: proteína C reativa; TRM-TB: teste rápido molecular para tuberculose; SMX-TMP: sulfametoxazol-trimetoprima; OMS: Organização Mundial da Saúde; TARV: tratamento antirretroviral.

ou piorar um caso que já havia melhorado antes (SIRI paradoxal). Como já dito anteriormente, em PVHA a apresentação da tuberculose ativa é influenciada pelo grau de imunodeficiência. Em pacientes com contagem de linfócitos T CD4+ > 350 células/mm^3, a apresentação clínica é semelhante à observada em pacientes não infectados pelo HIV.

As manifestações extrapulmonares são mais comuns em PVHA e devem ser investigadas em qualquer sítio, especialmente no SNC, onde o tratamento precoce é essencial para melhorar a evolução.

Quanto maior for o grau de imunodeficiência, maior a probabilidade de tuberculose extrapulmonar, como: linfadenite, pleurite, pericardite e meningite, com ou sem comprometimento pulmonar. Nesses indivíduos, a tuberculose pode ser uma doença sistêmica grave, com febre alta, rápida progressão e sepse.

Diagnóstico por exames complementares

A maioria dos pacientes tem doença limitada aos pulmões e é comum achado radiológico compatível com infiltrado fibronodular nos lobos superiores com ou sem cavitação. Em pacientes com AIDS e doença avançada, os achados radiológicos podem ser diferentes, com acometimento do lobo inferior, lobo médio, com infiltrado intersticial ou miliar, sendo a cavitação menos comum. Linfadenopatia intratorácica é comum, com envolvimento mediastinal visto mais frequentemente do que adenopatia hilar. Mesmo com radiografias de tórax normais, os pacientes coinfectados (HIV/TB) podem ter em fluidos corporais e tecidos bacilo álcool-ácido-resistente (BAAR) positivo no escarro, teste rápido molecular (TRM-TB) detectado e cultura também positiva, especialmente se com envolvimento de linfonodos cervicais ou outros tecidos. Pacientes com imunidade preservada apresentam, histologicamente, inflamação granulomatosa típica.

Testes para tuberculose latente no momento do diagnóstico do HIV devem fazer parte da rotina, independentemente do risco epidemiológico de exposição à tuberculose. Teste anual é recomendado apenas para PVHA que tenham prova tuberculínica não reatora, caso não tenham sido tratados para TB ativa antes. O teste tuberculínico é considerado positivo quando apresentar enduração ≥ 5 mm, após 48 a 72 horas, em indivíduos sem evidência clínica ou radiológica de tuberculose ativa.

A descoberta das proteínas imunogênicas das micobactérias (ESAT-6, CFP-10 e TB 7.7), todas expressadas especificamente por cepas patogênicas do complexo *M. tuberculosis*, abriu caminho para o desenvolvimento de testes diagnósticos mais específicos para a tuberculose latente. Os testes IGRA – ensaios de detecção de IFN-g em amostras de sangue – foram desenvolvidos e têm demonstrado ser excelentes ferramentas para o diagnóstico. O princípio do teste é a medida dos níveis *in vitro* de IFN-δ produzida por linfócitos T que tenham sido estimulados por antígenos de tuberculose purificados ou sintetizados. Evidências atuais sugerem que o IGRA tem maior especificidade (92 a 97%) do que o teste tuberculínico (56 a 95%). Outros testes diagnósticos serão feitos a depender do sítio acometido (pulmão, linfonodos, liquor).

Tratamento

O tratamento da tuberculose latente deve ser iniciado, assim que descartada doença ativa, assim como para contatos de tuberculose ativa ou que tenham imagem radiológica sugestiva da doença, sem tratamento prévio. Atualmente, esse tratamento pode ser feito com isoniazida e rifapentina (3 HP), com dose supervisionada semanal e por 12 semanas. As opções são isoniazidas diariamente, por 9 meses, ou rifampicina, diariamente, por 4 meses.

A isoniazida pode aumentar o risco de neuropatia periférica. Os pacientes que recebem tratamento devem ser vistos pelo médico mensalmente para que sejam avaliadas a adesão e a possível toxicidade. Todas as interações medicamentosas com a TARV devem ser avaliadas.

Os pacientes devem ser lembrados, a cada visita, sobre os eventos adversos potenciais (anorexia inexplicável, náuseas, vômitos, urina escura, icterícia, prurido, parestesias persistentes das mãos e dos pés, fadiga persistente, fraqueza ou febre com duração de 3 dias ou mais, sensibilidade abdominal, contusões fáceis ou sangramento e artralgia) e orientados a suspender a medicação até o retorno caso apareçam tais sinais e/ou sintomas.

Nos casos em que o diagnóstico de tuberculose for feito no mesmo momento do diagnóstico da infecção pelo HIV a TARV deve ser iniciada até 14 dias após o início do esquema básico contra a micobactéria, idealmente o quanto antes. Apenas para os casos de neurotuberculose, o início da TARV deve ocorrer de 4 a 8 semanas após início do esquema básico, em função dos riscos de SIRI e grave lesão no sistema nervoso central. Nos casos de ocorrência de SIRI, poderão ser usados corticoides como imunomoduladores, conforme a avaliação do caso. Em caso de neurotuberculose, o uso de corticoides é obrigatório nas primeiras 4 a 6 semanas de tratamento.

O tratamento da tuberculose ativa requer planejamento adequado na escolha das medicações, que deve levar em conta se o paciente já faz uso ou não de terapia antirretroviral, nível de linfócitos T CD4+ e disfunções orgânicas induzidas pela doença ou toxicidade das medicações. Nos casos em que a rifampicina não puder ser utilizada (p. ex., uso concomitante de inibidores de protease), ela deve ser substituída pelo levofloxacino. Quando a rifampicina for usada, em conjunto com dolutegravir, a dose desse último deverá ser dobrada (50 mg a cada 12 horas). A Tabela 51.15 ilustra o esquema básico para o tratamento da tuberculose em adultos e adolescentes. Nos casos de meningoencefalite e doença osteoarticular por tuberculose recomenda-se o tratamento por 12 meses (2 RHZE + 10 RH).

TABELA 51.15 Esquema básico com rifampicina para tratamento de adultos e adolescentes (> 10 anos).

Regime	Fármaco	Faixa de peso	Unidade/dose	Meses
2 RHZE Fase intensiva	RHZE 150/75/400/275 comprimidos em dose fixa combinada	20 a 35 kg	2 comprimidos	2
		36 a 50 kg	3 comprimidos	
		50 a 70 kg	4 comprimidos	
		> 70 kg	5 comprimidos	
4 RH Fase de manutenção	RH 150/75 comprimidos em dose fixa combinada	20 a 35 kg	2 comprimidos	4
		36 a 50 kg	3 comprimidos	
		50 a 70 kg	4 comprimidos	
		> 70 kg	5 comprimidos	

E: etambutol; H: isoniazida; R: rifampicina; Z: pirazinamida.

PNEUMONIA POR *PNEUMOCYSTIS JIROVECII*

Pneumocystis jirovecii (antes conhecido como *P. carinii*) é a principal causa de infecção pulmonar e de insuficiência respiratória aguda no paciente com AIDS. O acrônimo PCP – derivado de "pneumonia por *P. carinii*", em inglês – ainda é largamente aceito e bastante utilizado, apesar da alteração da nomenclatura.

Pneumocystis era considerado protozoário; atualmente, com base na sequência de genes e do RNA ribossômico, é considerado fungo. Atípico, já que não cresce em meios de culturas para fungos, responde a algumas substâncias antiparasitárias e apresenta preponderantemente colesterol em vez de ergosterol como constituinte da parede celular.

A transmissão se faz por via respiratória, de pessoa para pessoa ou a partir de reservatórios do meio ambiente.

O principal fator de risco é a imunossupressão. A suspeita clínica de PCP na PVHA com manifestação pulmonar torna-se mais consistente quando a contagem de linfócitos T CD4+ é inferior a 200 células/mm^3. A ausência da profilaxia recomendada com SMX-TMP também aumenta o risco de ocorrência da infecção em pacientes com AIDS.

Comparando-se a incidência de PCP em indivíduos com AIDS em dois períodos distintos nos EUA, pré e pós-utilização de TARV, é possível observar uma redução de 29,9 para 3,9 casos por 1.000 pessoas-ano entre o período de 1994-1997 comparado com 2003-2007, respectivamente.

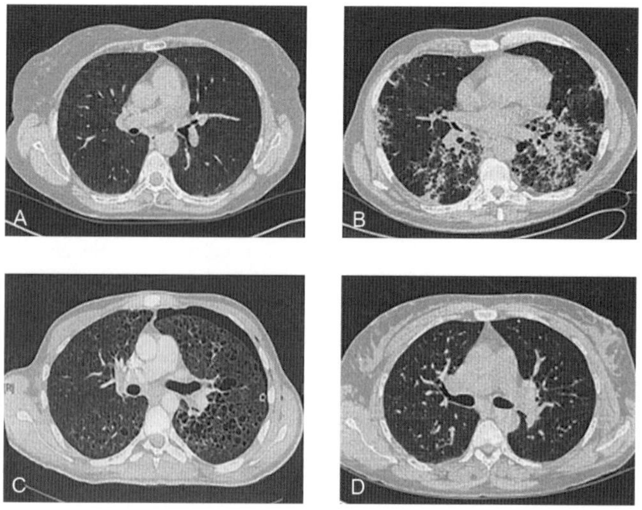

FIGURA 51.9 Manifestações de pneumocistose na tomografia computadorizada de tórax. **A.** Distribuição difusa de áreas em "vidro fosco" bilateralmente. **B.** Infiltrado intersticial, com espessamento septal bilateral, entremeadas com áreas com "vidro fosco". **C.** Área extensa em "vidro fosco" bilateralmente, com destruição cística do parênquima pulmonar e pneumotórax à esquerda. **D.** Micronódulos com distribuição difusa e bilateral.

Quadro clínico

Embora possa estar em outros órgãos, o *P. jirovecii* causa doença quase que exclusivamente nos pulmões. No início do quadro, a queixa pode ser apenas de uma limitação para executar maiores esforços e o exame radiológico simples do tórax normalmente não identifica alterações. Caso não seja identificada e tratada, a infecção pode levar à insuficiência respiratória grave com necessidade de ventilação mecânica e mortalidade próxima de 60%. As manifestações clínicas iniciais mais específicas, geralmente insidiosas, são caracterizadas por taquidispneia com evolução lenta e gradual e tosse seca, acompanhadas ou não de febre. Estes sintomas podem perdurar por semanas. A hipocapnia decorrente da taquipneia é a alteração laboratorial inicialmente presente.

Com o progredir da infecção, as alterações radiológicas tornam-se mais evidentes, comumente na forma de comprometimento intersticial, geralmente simétrico e disseminado. Apresentações radiológicas menos prováveis são: derrame pleural, cavitação pulmonar ou infiltrados localizados; a existência dessas alterações sugere a concomitância com outras infecções. A tomografia computadorizada de alta resolução tem elevada sensibilidade e permite a visualização do comprometimento pulmonar em fase muito mais precoce que o exame radiológico simples. O exame tomográfico é importante nos casos de dúvida com outras possíveis causas de infecção pulmonar e tem valor preditivo negativo muito elevado para o diagnóstico, sendo muito improvável o diagnóstico de PCP clinicamente manifesto com o exame tomográfico sem alterações (Figura 51.9).

Com a evolução da infecção, aparecem imagens características de preenchimento alveolar. O esforço ventilatório torna-se evidente, ocorrendo redução da saturação arterial de oxigênio, e progressão para insuficiência respiratória. Comumente, é observada elevação sérica da desidrogenase láctica (DHL), denotando o comprometimento inflamatório do interstício pulmonar. Tal alteração não deve ser interpretada como específica da PCP, mas tem um bom valor preditivo negativo quando a DHL está normal.

Outro exame laboratorial que contribui para o diagnóstico presuntivo da PCP é o achado de níveis plasmáticos elevados de 1,3-beta-d-glucano, componente da parede celular do *P. jirovecii* e de outros fungos. Para esse exame, o melhor é o valor preditivo negativo, pois um valor normal, praticamente, afasta o diagnóstico.

Diagnóstico

Desde as manifestações iniciais da doença, o diagnóstico definitivo da PCP é feito por meio do achado do *P. jirovecii* no escarro, no lavado broncoalveolar ou no tecido obtido por meio de biopsia. Para visualização do *Pneumocystis* pode ser utilizada coloração inespecífica (Giemsa ou coloração baseada na prata) ou específica por imunofluorescência no escarro, no lavado brônquico ou em tecidos. O escarro induzido através de inalação de solução salina hipertônica aumenta a sensibilidade da pesquisa; por outro lado, a tosse induzida tem o potencial de aumentar o risco de transmissão do *Pneumocystis* ou de outros agentes causadores de infecções, como micobactérias ou vírus a outros indivíduos que compartilham do mesmo ambiente hospitalar. A sensibilidade desses métodos de pesquisa depende da significância ou qualidade da amostra obtida (garantindo a origem a partir das vias respiratórias baixas), do método de coloração utilizado (se específico ou não), do tratamento pregresso e da experiência técnica do laboratório no diagnóstico.

A opção pela utilização do lavado bronquioloalveolar é vantajosa quando a lesão pulmonar tem distribuição focal ou quando o paciente não colabora (ou não tem condições de colaborar) com a coleta da amostra de escarro. A biopsia pulmonar, obtida tanto por broncoscopia quanto por videotoracoscopia ou toracotomia, pode ser utilizada quando os métodos de obtenção da amostra anteriormente discutidos falharam em definir o diagnóstico. Nesses pacientes, deve ser considerado o elevado risco de pneumotórax decorrente da biopsia obtida por broncoscopia (biopsia transbrônquica), especialmente na vigência de ventilação mecânica por pressão positiva. A reação em cadeia da polimerase para detectar o DNA do *P. jirovecii* ainda necessita de melhor padronização e de validação dos níveis quantitativos que discriminem doença de colonização. No entanto, pode ter uma sensibilidade boa.

São importantes diagnósticos diferenciais a COVID-19, citomegalovírus pulmonar, influenza, pneumonias atípicas (clamodófila, legionela e micoplasma), dentre outros.

Tratamento

O medicamento de escolha para o tratamento da PCP é a associação de sulfametoxazol e trimetoprima (SMX-TMP), VO ou IV. Nos casos mais graves, a via intravenosa é a preferencial, e deve ser mantida até a estabilização do quadro respiratório. A dose preconizada é de 20 mg/kg/dia do componente TMP, dividida em 4 vezes/dia, que deve ser mantida por cerca de 3 semanas, seguida pelo tratamento de manutenção com dose reduzida.

A hipersensibilidade ao SMX-TMP que normalmente se inicia entre a primeira e a segunda semana do início do medicamento, caracteriza-se por manifestações cutaneomucosas, variando desde um exantema pruriginoso até o eritema polimorfo com grave repercussão clínica, e constitui uma das maiores dificuldades para o uso deste tratamento. O uso de anti-histamínicos na tentativa de manter o tratamento com o SMX-TMP naqueles casos de hipersensibilidade menos expressiva é válido, já que aquela é a opção terapêutica mais potente e com a maior experiência clínica acumulada. Outros efeitos adversos importantes do SMX-TMP são: granulocitopenia por mielotoxicidade, elevação de transaminases e tubulopatia renal associada à hiperpotassemia.

Nos pacientes com desconforto ventilatório ou com oximetria de pulso reduzida em ar ambiente é importante coletar uma gasometria arterial para determinar a necessidade de suporte ventilatório. Os achados de pressão parcial de oxigênio abaixo de 70 mmHg em ar ambiente; ou diferença de oxigênio alvéolo-arterial superior a 35 mmHg indicam utilização concomitante de corticosteroide. A utilização de corticosteroides, simultaneamente ao tratamento específico, desacelera a progressão da insuficiência respiratória reduzindo a mortalidade associada. Atua reduzindo o componente inflamatório causado pelo grande número de *Pneumocystis* mortos que se acumulam no espaço alveolar.

A dose preconizada é de 40 mg de prednisona-equivalente 2 vezes/dia nos primeiros 5 dias, com redução programada para 40 mg de prednisona-equivalente ao dia nos 5 dias seguintes, e redução gradativa após este período.

Para aqueles pacientes que não toleram o SMX-TMP, pode-se lançar mão de outros esquemas de tratamento, cada um deles com alguma limitação dadas as suas próprias características ou efeitos adversos potenciais, principalmente nos casos mais graves.

A associação de trimetoprima a outras sulfas, como a dapsona, provou ser ativa no tratamento, mas há o risco de hipersensibilidade cruzada entre os derivados de sulfa, um dos principais motivos para a substituição do SMX-TMP. A dapsona, como substância única, não tem ação terapêutica satisfatória e a trimetoprima, como fármaco isolado, não está disponível para prescrição no nosso meio.

Para quadros de pouca gravidade, a associação de clindamicina e primaquina é uma das opções possíveis. A clindamicina, VO ou IV, na dose de 600 mg, 3 a 4 vezes/dia; associada à primaquina, obrigatoriamente, VO, na dose de 30 mg/dia.

A pentamidina, cada vez menos utilizada em decorrência da gravidade e frequência de efeitos adversos, pode encontrar indicação como uma opção para casos graves de PCP. Há alguns anos, deixou de ser disponível para utilização no Brasil. Deve ser administrada por via intravenosa, na dose de 4 mg/kg/dia e os potenciais efeitos colaterais são numerosos e nem sempre reversíveis com a interrupção do medicamento: alterações da homeostase da glicose com oscilações de hipo ou hiperglicemia difíceis de serem corrigidas, pancreatite, hipotensão, alterações eletrolíticas e insuficiência renal.

Outra substância que não está disponível para utilização no nosso meio e que é considerada menos potente que o SMX-TMP é a atovaquona, utilizada na dose de 750 mg, 2 vezes/dia, VO.

As dificuldades enfrentadas nos tratamentos alternativos ao SMX-TMP fazem alguns autores recomendarem a técnica de dessensibilização para pacientes com história de alergia à sulfa, quando caracterizada por quadros cutâneos isolados, sem sinais indicativos de anafilaxia ou comprometimento sistêmico.

Há propostas de protocolos de dessensibilização, geralmente utilizando doses iniciais pequenas de soluções orais de SMX-TMP para uso infantil e aumentando-as progressivamente até a dose terapêutica recomendada.

Profilaxia

Completadas as três primeiras semanas de tratamento e controle clínico da infecção é iniciada a profilaxia secundária com o objetivo de prevenir a recorrência da PCP. A profilaxia secundária se faz com a mesma substância utilizada na fase de ataque do tratamento em dose reduzida, até que haja recuperação da contagem de linfócitos T CD4+ acima de 200 células/mm^3 e carga viral indetectável. Utiliza-se a VO com dose SMX-TMP de 800 mg/160 mg, 3 vezes/semana ou em dias alternados.

Como alternativas, podem ser utilizadas dapsona, VO, ou pentamidina por via inalatória. A dapsona, VO, na dose de 100 mg/dia é efetiva. E a pentamidina por via inalatória, especificamente com o inalador Respigard II®, capaz de gerar partículas menores da substância inalada (aerossóis) com o objetivo de alcançar os alvéolos. Ressalta-se que nem a pentamidina tampouco o inalador Respigard II® (imprescindível) estão disponíveis no Brasil.

A maneira mais efetiva de prevenir a ocorrência da PCP é impedir que a imunossupressão se instale, por meio da utilização adequada do tratamento antirretroviral. Além disso, nos pacientes sem tratamento antirretroviral, ou naqueles que já iniciaram o TARV e que aguardam a recuperação imunológica, deve-se utilizar a profilaxia primária, ou seja, a prevenção da PCP com os mesmos fármacos e condições já citadas para a profilaxia secundária. A profilaxia primária deve ser sempre iniciada nos pacientes com contagem inferior a 200 linfócitos T CD4+ por mm^3; e somente deve ser interrompida 3 meses após a contagem de linfócitos T CD4+ exceder a mesma contagem de maneira estável, com carga viral indetectável.

CRIPTOCOCOSE

A via respiratória representa a porta de entrada para *Cryptococcus neoformans*, e a meningoencefalite é a manifestação clínica de maior gravidade. É interessante ressaltar que, embora o diagnóstico se baseie no achado do fungo no líquido cefalorraquidiano (LCR), o quadro clínico não é exclusivamente de meningite, mas de meningoencefalite, já que as estruturas fúngicas também são encontradas em grande número no tecido encefálico. Portanto, além de cefaleia, febre, sinais de irritação meníngea e diplopia, coexistem manifestações, como: sonolência, confusão mental, letargia e alterações de comportamento.

A meningoencefalite é a principal manifestação clínica da infecção por *Cryptococcus neoformans* nos indivíduos com AIDS e imunidade baixa. A partir da entrada de *C. neoformans* pela via respiratória, o fungo pode estabelecer doença pulmonar ou pleural, e até mesmo cutânea, associadas ou não ao quadro neurológico. O risco da meningoencefalite é diretamente proporcional ao grau de imunodepressão do indivíduo, sendo mais frequente em pacientes com contagem de linfócitos T CD4+ inferior a 100 células por mm^3.

Como na maioria das infecções de caráter oportunista, o sucesso do tratamento é proporcional à precocidade do diagnóstico e do início do tratamento. No caso da neurocriptococose, essa assertiva se mostra ainda mais importante.

Quadro clínico

As manifestações clínicas iniciais, nos primeiros dias a semanas, podem ser discretas e inespecíficas, como: febre, mal-estar e cefaleia. Sinais francos de envolvimento do sistema nervoso central podem aparecer posteriormente, às vezes de maneira isolada: cefaleia mais intensa, vômito, fotofobia ou outras alterações visuais ou auditivas e rigidez de nuca. No início do quadro, o comprometimento encefálico é geralmente difuso; portanto, não predominam sinais localizatórios característicos de lesões focais ao exame neurológico. Quando há envolvimento pulmonar, podem ser notados tosse, dor torácica ou dispneia. As lesões cutâneas, quando presentes, podem ter aspecto de vesículas umbilicadas que se assemelham às do molusco contagioso.

A progressão da infecção, em indivíduos não tratados, resulta em hipertensão intracraniana, letargia, alterações de comportamento, confusão mental até o coma, associados a elevada letalidade.

O exame tomográfico do encéfalo pode mostrar hidrocefalia e outros sinais característicos de hipertensão intracraniana e é imprescindível naqueles pacientes com rebaixamento do estado de consciência para que se possa proceder à coleta do LCR, que define o diagnóstico.

As alterações liquóricas podem ser pouco relevantes, principalmente no início do quadro, com discreta elevação da celularidade predominando linfócitos e monócitos, e proteinorraquia pouco elevada. Tais alterações refletem a relativa baixa capacidade de *C.neoformans* causar inflamação local, motivada pelo espesso envoltório polissacarídico que caracteriza este fungo. A glicorraquia tende a estar baixa. A elevação da pressão intracraniana ocorre em 75% dos pacientes e está diretamente associada ao pior prognóstico. Outros fatores que indicam mau prognóstico são a existência de alteração do estado de consciência, título de antígeno de criptococo maior que 1:32 e contagem de células no LCR inferior a 20 células/mm^3, ambos no LCR, além da concomitância de hiponatremia titulação do antígeno do criptococo superior a 1:1.024.

Diagnóstico

O diagnóstico é definido com o encontro do criptococo no exame direto do LCR através da tinta da China, identificado de maneira característica como uma forma arredondada em imagem negativa em meio ao contraste (tinta), cuja sensibilidade está ao redor de 60%. Em outras palavras, o resultado negativo do teste direto através da tinta da China não exclui o diagnóstico, que deve ser complementado pela cultura para fungos e pela pesquisa do antígeno do criptococo (por meio da aglutinação ao látex ou por técnica imunoenzimática – ELISA ou fluxo lateral). Essas técnicas têm sensibilidade superior a 95%. O resultado da pesquisa de antígeno tem a vantagem de oferecer diagnóstico quase imediato, enquanto a cultura necessita de alguns dias para a definição diagnóstica.

A pesquisa do antígeno no soro é necessária em todos os pacientes com LTCD4 < 200 células/mm^3, para contribuir para o diagnóstico da criptococose e possibilita a identificação precoce da doença em pacientes com maior risco. A opção pela realização da pesquisa de antígeno sérico não deve atrasar a coleta do LCR, quando este exame estiver indicado. Por outro lado, todos os pacientes com antígeno positivo do soro devem ser submetidos ao exame do LCR.

Tratamento

A estratégia de tratamento da meningoencefalite criptocócica compreende uma fase inicial de ataque (ou de indução) com duração mínima de 2 semanas, seguida de fase de consolidação completando pelo menos 10 semanas de tratamento. Após essas duas fases, há o período de tratamento de manutenção que deve ser mantido até que o paciente esteja totalmente assintomático e com contagem de linfócitos T CD4+ superior a 200 células/mm^3 por pelo menos 6 meses e carga viral indetectável.

Na fase de ataque são utilizadas substâncias potentes com efeito fungicida, com o objetivo de alcançar o mais rápido possível a esterilização no LCR, com o objetivo de reduzir a mortalidade da doença e diminuir o risco de recorrência. A anfotericina B formulação lipídica é o principal fármaco da fase de ataque. Da associação de flucitosina e anfotericina B resultam redução mais rápida no número de elementos fúngicos e menor taxa de mortalidade ao final das 10 semanas de tratamento, quando comparada à utilização isolada da anfotericina B na mesma dosagem. A segunda opção é a associação de anfotericina B formulação lipídica com fluconazol.

As doses recomendadas são:

- Anfotericina B complexo lipídico ou lipossomal: 3 a 4 mg/kg/dia, IV, 1 vez/dia
- Flucitosina: 100 mg/kg, dividido em 4 vezes/dia, VO
- Fluconazol: 800 a 1.200 mg, dividido em 2 vezes/dia, IV ou VO.

A anfotericina B lipossomal está associada a menor agressão renal, quando comparada à suspensão de anfotericina B deoxicolato. As doses de flucitosina e fluconazol devem ser corrigidas pela função renal.

Ao fim de 2 semanas de tratamento, uma nova cultura do LCR deve ser coletada. Se houver a persistência de fungos viáveis (cultura positiva), o tratamento de ataque deverá ser estendido. A mesma conduta é válida para casos que tenham má evolução clínica, apesar da possível esterilização do LCR.

Ao término do período de tratamento de ataque, (anfotericina B associada à flucitosina ou ao fluconazol) inicia-se a fase de consolidação, com a utilização de fluconazol na dose de 800 a 1.200 mg/dia, com administração dividida em duas vezes por via oral, por cerca de 8 semanas.

Seguindo-se às duas fases de tratamento (de ataque e de consolidação), a manutenção do fluconazol em dose mais baixa deve ser utilizada para evitar recorrências. Este tratamento supressivo deve ser mantido por tempo prolongado, ou seja, por pelo menos 1 ano; ou até que a contagem de linfócitos T CD4+ supere 200 células/mm^3, com carga viral indetectável.

Todas as PVHA que apresentem LTCD4 < 200 células/mm^3 devem ser submetidas à testagem do antígeno de criptococose no sangue. Se reagente, deverá ser realizada a pesquisa do antígeno de criptococo no LCR. Se reagente, no LCR, tratar como meningoencefalite. Se antígeno positivo no sangue e negativo no LCR, realizar o tratamento preemptivo, com fluconazol 400 a 800 mg/dia, por 10 semanas e TARV. A seguir, fluconazol 200 mg/dia, por 6 meses e TARV.

Profilaxia

Considerando as características dos antifúngicos, a profilaxia primária para a criptococose não é recomendada, salvo em localidades onde a ocorrência da doença é muito elevada. Pacientes com contagem de linfócitos T CD4+ reduzida devem ser orientados para evitar situações de risco, como exposição a fezes de pássaros, principalmente aquelas já ressecadas e sob suspensão aérea (como ocorre em limpeza de ambientes com essa característica, pouco frequentados por seres humanos).

Devido às complicações decorrentes principalmente do agravamento da hipertensão intracraniana, é importante considerar postergar o início do tratamento antirretroviral (TARV) por 4 a 6 semanas após o início do tratamento antifúngico. Esse efeito se deve à chamada síndrome inflamatória da reconstituição imune induzida pelo TARV. O benefício desse atraso no início do TARV é mais evidente naqueles pacientes que apresentam caracteristicamente maior morbidade ou mortalidade associada à neurocriptococose, isto é, naqueles mais graves. Nesse caso, a prioridade deve ser inteiramente do tratamento da criptococose. Mesmo assim, punções lombares regulares podem ser necessárias para controle da hipertensão intracraniana.

HISTOPLASMOSE

Causada pelo *Histoplasma capsulatum*, fungo presente no solo e especialmente em ambientes fechados que contenham fezes de pássaros e morcegos.

Quadro clínico

A infecção ocorre através da inalação de esporos em suspensão e pode gerar quadro pulmonar localizado ou disseminado caracterizado por infiltrado intersticial difuso ou reticulonodular, semelhante à tuberculose disseminada. No indivíduo imunodeprimido pode ocorrer a infecção primária ou a reativação endógena de infecção pregressa.

Pode não haver alteração radiológica pulmonar na fase inicial, ou até mesmo comprometimento pulmonar, que está presente em pouco mais de 50% dos casos.

Nos indivíduos mais imunodeprimidos existe a tendência de disseminação com comprometimento de vários órgãos e tecidos predominando o quadro consumptivo associado a febre, quando há linfadenomegalia e aumento volumétrico do fígado e baço. O comprometimento da medula óssea é frequente, manifestado por pancitopenia. No nosso meio, o comprometimento cutaneomucoso é bastante frequente, e é frequentemente utilizado na abordagem diagnóstica por meio de exame anatomopatológico. Pápulas são as lesões cutâneas iniciais, que podem passar a ser nodulares. Com a evolução da infecção, as lesões cutâneas podem ulcerar e apresentar aspecto crostoso. Outros órgãos frequentemente acometidos são o sistema nervoso central e o aparelho osteoarticular. A doença disseminada com ou sem comprometimento neurológico tem alta mortalidade, superior a 50%, apesar do tratamento adequado.

Diagnóstico

O diagnóstico se baseia em culturas e exames anatomopatológicos dos tecidos acometidos. A sorologia tem boa especificidade, mas a sensibilidade é baixa em imunossuprimidos. Também é possível a pesquisa do antígeno do histoplasma em soro, urina e outros fluidos corporais. A pesquisa do DNA do fungo por reação em cadeia da polimerase (PCR) pode ser realizada em vários materiais biológicos, mas essa técnica ainda não está completamente validada.

Tratamento

O tratamento é realizado destacando-se três fases: (a) tratamento inicial ou de ataque, que visa ao controle da infecção; (b) tratamento de consolidação, que deve ser prolongado por pelo menos 12 meses; e (c) tratamento de manutenção, com a função de evitar recidivas (profilaxia secundária).

De acordo com a gravidade do caso, pode-se prever duas formas de tratamento. O itraconazol deve ser utilizado para os casos de infecção não disseminada, sem envolvimento do SNC e na ausência de pancitopenia. A dose inicial do itraconazol é de 200 mg, 3 vezes/dia, VO, por 3 dias e, a seguir, 200 mg de 12/12 horas na fase de consolidação, VO, por pelo menos 12 meses, reduzindo após para 200 mg/dia durante pelo menos 1 ano e se a contagem de linfócitos T CD4+ for superior a 150 células/mm^3 e carga viral indetectável.

A anfotericina B, deoxicolato ou formulação lipídica, é a indicada para os casos mais graves, com envolvimento sistêmico ou do SNC, seguida do itraconazol na fase de consolidação e de manutenção. A dose de anfotericina B recomendada é de 0,7 mg/kg/dia (ou de 3,0 mg/kg/dia da lipossomal) por pelo menos 2 semanas (pelo menos 6 semanas se houver envolvimento do SNC). Segue-se a fase de consolidação com itraconazol, por pelo menos 12 meses, na dose de 200 mg, 2 vezes/dia, seguida da manutenção de pelo menos outros 12 meses, desde que a contagem de linfócitos T CD4+ permaneça superior a 150 células/mm^3 e carga viral indetectável.

Profilaxia

Pacientes imunodeprimidos devem ser orientados para não se expor a situações de risco de aquisição da infecção. Por exemplo, frequência a cavernas ou a ambientes fechados contaminados por fezes de morcegos e pássaros. Não há recomendação para profilaxia primária medicamentosa.

TOXOPLASMOSE CEREBRAL

A encefalite por *Toxoplasma* é causada pelo protozoário *Toxoplasma gondii*. A doença parece ocorrer quase exclusivamente por causa da reativação de cistos latentes. A infecção primária está associada à doença cerebral ou disseminada aguda.

A soroprevalência varia entre os diferentes locais geográficos, com uma prevalência de cerca de 11% nos EUA e 50 a 80% em alguns países da Europa e América Latina. Na era pré-HAART, a incidência era de, aproximadamente, 33% em 1 ano naqueles pacientes com imunossupressão avançada, sorologia positiva para *T. gondii* e que não recebessem profilaxia contra a doença. A incidência de toxoplasmose cerebral tem diminuído para menos de 25% do que era encontrado no início da epidemia de AIDS. Ainda assim, permanece como a mais importante encefalite oportunista em PVHA.

Patogênese

A toxoplasmose cerebral quase sempre resulta em reativação de infecção latente, porém manifestações extracerebrais são raras. A doença clínica é rara entre os pacientes com contagens de linfócitos T CD4+ maior que 200 células/mm^3. Os pacientes com contagens de CD4$^+$ inferior a 50 células/mm^3 têm maior risco. A infecção primária pode ocorrer após ingestão de carne malcozida contendo cistos ou oocistos que foram eliminados nas fezes de gato e esporulados no ambiente, processo que demora, aproximadamente, 24 horas. Até 50% dos indivíduos com infecção primária documentada não têm um fator de risco identificável. Não há transmissão de pessoa a pessoa.

Quadro clínico

Em PVHA, a apresentação clínica mais comum da infecção é encefalite focal, resultando em hemiparesias além de cefaleia, confusão, fraqueza, febre, convulsões e coma. Já retinocoroidite, pneumonia e comprometimento multifocal são mais raros, assim como alterações psiquiátricas.

Diagnóstico

Tomografia computadorizada ou ressonância nuclear magnética cerebral, geralmente, mostram lesões multifocais no córtex e gânglios da base, frequentemente associadas a edema, mas também podem demonstrar lesão única ou encefalite difusa, sem déficit focal. As imagens podem mostrar realce de contraste anelar. Esta apresentação tardia tende a ser rapidamente progressiva e fatal.

Geralmente, os pacientes têm sorologia positiva para *Toxoplasma gondii*, mas o fato de serem negativos não torna a infecção impossível. O diagnóstico de certeza associa a sintomatologia clínica com métodos de imagem. A detecção de DNA pela reação em cadeia da polimerase (PCR) pode ser utilizada, mas tem sensibilidade limitada e não está largamente validada.

Tratamento

A terapia-padrão é a combinação de sulfadiazina e pirimetamina, sendo efetiva em 75 a 89% dos casos. Tratamento alternativo pode ser feito com a utilização de clindamicina e pirimetamina. A utilização de sulfametoxazol e trimetoprima (SMX-TMP) para tratamento também é possível, nas mesmas doses utilizadas para pneumocistose, e provou ser tão efetiva quanto sulfadiazina e pirimetamina em casos de toxoplasmose ocular e cerebral. Devido à mielotoxicidade da pirimetamina é importante adicionar o ácido folínico ao esquema de tratamento. Outras alternativas são atovaquona/pirimetamina ou azitromicina/pirimetamina. Entretanto, dados com essas medicações são limitados.

O tratamento da infecção aguda deve ser feito por pelo menos 4 a 6 semanas, ou por período mais longo se utilizada terapia alternativa. Em muitos casos o tratamento empírico é iniciado, mas em caso de não haver melhora, o paciente deve ser reavaliado por exame de imagem, após 14 dias do início do tratamento. Como diagnósticos diferenciais temos linfoma, tuberculose, metástases, dentre outros. Diante dessas suspeitas, a biopsia cerebral deve ser considerada.

A terapia de manutenção é feita com redução da dose das medicações. Diante da melhora clínica e radiológica, o tratamento antirretroviral (TARV) deverá ser iniciado assim que possível.

Nos casos em que haja aumento da pressão intracraniana ou edema difuso, corticosteroides podem ser coadministrados, apesar de poderem mascarar outros diagnósticos. Antiepilépticos também estão indicados, se ocorrerem convulsões.

Profilaxia

A profilaxia para toxoplasmose cerebral pode ser feita nas seguintes situações:

- Profilaxia à exposição: pacientes sem contato prévio com *Toxoplasma gondii*, ou seja, sem anticorpos detectados (imunoglobulinas G e M negativas) devem ser aconselhados a não comer carne malcozida ou crua, evitar contato com gatos e manter hábitos de higiene adequados
- Profilaxia primária: deve ser prescrita a pacientes com linfócitos T CD4+ menores que 100 células/mm³. A medicação de escolha é o SMX-TMP. E para os que são alérgicos é recomendada dessensibilização. Essa profilaxia pode ser descontinuada se a contagem de linfócitos T CD4+ for maior que 200 células/mm³, por pelo menos, 3 meses, após início de TARV e carga viral indetectável
- Profilaxia secundária: consiste na metade da dose utilizada na fase aguda da infecção. A clindamicina é considerada menos adequada para profilaxia secundária por não atravessar a barreira hematencefálica. SMX-TMP também pode ser indicado e a profilaxia pode ser suspensa se houver resolução radiológica e se a contagem de linfócitos T CD4+ for maior que 200 células/mm³, por pelo menos 3 a 6 meses, com carga viral indetectável.

LEUCOENCEFALOPATIA MULTIFOCAL PROGRESSIVA

A leucoencefalopatia multifocal progressiva (LEMP) é doença desmielinizante no encéfalo causada pela reativação do poliomavírus JC (JCV). A infecção pelo JCV ocorre nos primeiros anos de vida e anticorpos específicos são encontrados em mais de 85% dos adultos.

A LEMP manifesta-se quase exclusivamente em pacientes com imunossupressão avançada (LTCD4 < 50 células/mm³). Na era do tratamento antirretroviral efetivo, a ocorrência de LEMP tem diminuído significativamente.

Quadro clínico

Manifesta-se como alteração do estado de consciência, déficit motor, ataxia, alterações visuais e convulsões. Os exames de imagem mostram áreas de desmielinização de substância branca sem efeito de massa ou lesões expansivas, com apresentação multifocal (Figura 51.10).

Diagnóstico

A suspeita do diagnóstico ocorre a partir do quadro clínico e dos exames de imagem do encéfalo. O DNA do JCV pode ser identificado através de PCR no liquor. A biopsia cerebral identifica áreas de desmielinização e oligodendrócitos infectados pelo JCV com efeito citopático e gliose.

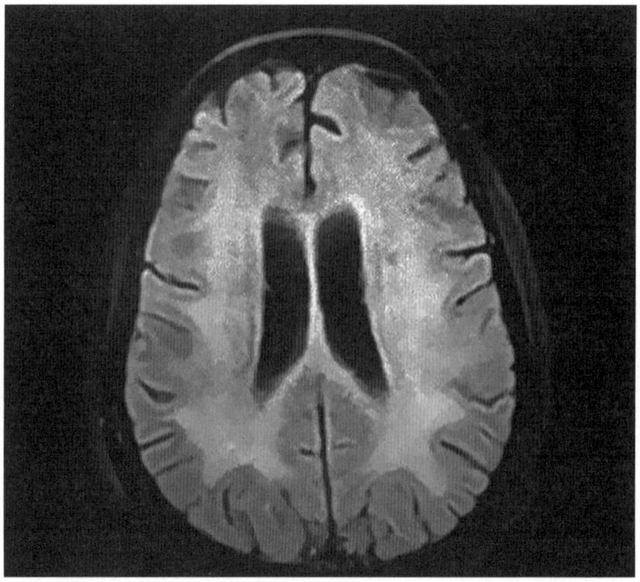

FIGURA 51.10 Imagem da leucoencefalopatia multifocal progressiva (LEMP) em ressonância magnética. Áreas coalescentes de alteração de sinal comprometendo a substância branca periventricular e subcortical de ambos os hemisférios cerebrais, sem caráter expansivo ou difusão restrita.

Tratamento e profilaxia

Não há tratamento específico para o JCV. A principal ação de controle sobre a LEMP é a melhora da imunossupressão por tempo prolongado com o uso efetivo do TARV.

CITOMEGALOVIROSE

Doença disseminada ou localizada em PVHA com imunossupressão avançada, com contagem de linfócitos T CD4+ menor que 50 células/mm³, ou que não estejam recebendo ou não tenham respondido ao TARV. Outros fatores de risco incluem infecções oportunísticas anteriores, elevada viremia por citomegalovírus (CMV) e HIV (carga viral maior que 100 mil cópias/mℓ).

Acomete mais comumente indivíduos previamente infectados e, portanto, representa reativação de uma infecção latente ou reinfecção.

Antes do TARV, cerca de 30% dos pacientes com AIDS apresentavam retinite por CMV em algum momento entre o diagnóstico de AIDS e o óbito. A incidência de novos casos da doença diminuiu em mais de 95%, com o advento de TARV.

Para aqueles com estabelecida retinite por CMV, a recorrência de lesões ativas acontece de maneira substancialmente menor que a observada na era pré-TARV. No entanto, mesmo para aqueles com recuperação imunológica suficiente, recidiva da retinite ocorre a uma taxa de 0,03/pessoa-ano. Daí a importância de consultas regulares com oftalmologista. Para PVHA, com LTCD4+ < 100 células/mm³, recomenda-se rastrear as lesões retinianas a cada 3 meses, mesmo sem sintomas, visando ao diagnóstico precoce de lesões ainda fora da mácula.

Quadro clínico

Retinite é a manifestação clínica mais comum da doença em PVHA, sendo unilateral em 2/3 dos pacientes. Pode apresentar-se como retinite periférica assintomática ou com queixa de escotomas e alteração no campo visual periférico. Lesão ou lesões centrais da retina que incidem sobre a mácula ou nervo óptico estão associadas com diminuição da acuidade visual ou defeitos do campo central, podendo levar a amaurose.

A retinite por CMV é uma retinite necrosante e, à fundoscopia, observam-se lesões da retina amarelo-esbranquiçadas, com ou sem hemorragia intravítreo e pouca inflamação. Ocasionalmente, retinite por CMV pode ter uma aparência mais granular.

Na ausência de TARV ou terapia específica contra o CMV, a doença é rapidamente progressiva, podendo resultar em sequelas graves em menos de 3 semanas.

Todo o trato gastrintestinal pode ser comprometido pelo CMV (Figura 51.11).

Colite ocorre em 5 a 10% dos pacientes e cursa com perda de peso, anorexia, dor abdominal, diarreia debilitante, muitas vezes com enterorragia e mal-estar. No cólon, e especialmente no ceco, CMV pode produzir perfuração com abdome agudo e a tomografia computadorizada pode mostrar espessamento do cólon.

Esofagite ocorre em poucos casos, cursando com odinofagia, náuseas e desconforto retroesternal.

Pneumonite é ainda mais rara, podendo levar a insuficiência respiratória e isolamento do CMV no lavado broncoalveolar.

Doença neurológica inclui demência, ventriculoencefalite e polirradiculomielopatia. A encefalite geralmente promove letargia, confusão, febre e demência. Os pacientes com ventriculoencefalite apresentam um quadro mais agudo, com sinais neurológicos focais, incluindo, muitas vezes, paralisia de nervo craniano ou nistagmo, com rápida progressão para a morte.

A infecção por CMV é uma das causas da síndrome de *Guillain-Barré* ou polirradiculoneurite, que se caracteriza por retenção urinária e paralisia progressiva ascendente, podendo evoluir para insuficiência respiratória, por paralisia da musculatura.

Diagnóstico

O diagnóstico de retinite é clínico e baseia-se no aspecto da lesão retiniana, bem como em dados clínicos e laboratoriais de imunodepressão avançada. Recomenda-se fundoscopia sob dilatação pupilar para a detecção de lesões periféricas. Pacientes com retinite por CMV têm DNA detectado no vítreo em cerca de 80% dos casos.

A esofagite por CMV é sugerida pelo aspecto endoscópico de ulceração clássica da mucosa e biopsia com identificação de células com inclusão intranuclear ("olhos de coruja"), bem como dados clínicos e laboratoriais de imunodepressão avançada.

Testes para detectar viremia (PCR ou antigenemia) não são bons preditores de doença ativa ou recorrência em PVHA. Não se recomenda tratar viremia na ausência de evidência de manifestações clínicas compatíveis. Em apenas 70% dos casos, o DNA é detectado no sangue, com os demais casos diagnosticados por critérios clínicos e resposta à prova terapêutica. A existência de anticorpos séricos para o CMV não é útil para o diagnóstico.

O LCR tipicamente demonstra pleocitose linfocítica (apesar da mistura de neutrófilos e linfócitos), níveis de glicose baixos ou mesmo normais e níveis elevados ou até normais de proteína.

Na tomografia computadorizada ou em imagens de ressonância nuclear magnética pode ser encontrado realce periventricular.

Tratamento

Todos os pacientes com manifestação de infecção por CMV deveriam iniciar TARV imediatamente. A resposta imune específica ao CMV é restaurada, levando à redução da viremia e retardando a progressão de uma retinite já existente ou sua recorrência. Em associação, terapia específica deveria ser iniciada no momento do diagnóstico, seja localizada ou sistêmica. A terapia localizada não previne disseminação, mas deve ser levada em consideração quando diante de toxicidade medicamentosa. Para terapia sistêmica, podemos utilizar ganciclovir (5 mg/kg, 2 vezes/dia, para função renal normal, por 21 dias), foscarnet e valganciclovir, tendo atenção aos respectivos efeitos colaterais.

O valganciclovir só tem apresentação oral e é completamente hidrolisado em ganciclovir, após reabsorção gastrintestinal. A dose recomendada é de 900 mg, VO, de 24/24 horas, por 21 dias. O tratamento supressivo para retinite por CMV deve ser de 900 mg/dia e deve ser mantido até atingir LTCD4+ > 100 células/mm^3, por 3 a 6 meses, com carga viral indetectável e liberação da oftalmologia, conforme a fundoscopia. Em caso de lesão grave na retina deve ser

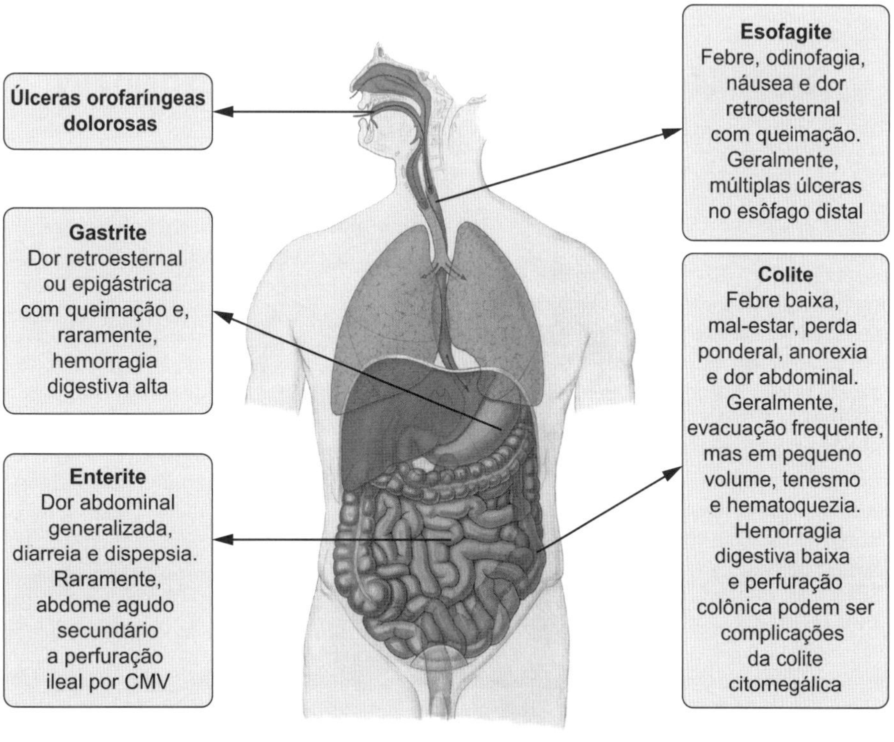

FIGURA 51.11 Comprometimento do trato gastrintestinal pelo CMV.

associado o implante de ganciclovir intraocular com valganciclovir. Ganciclovir e foscarnet são as substâncias de primeira escolha para tratamento de retinite por CMV. Os efeitos colaterais são diferentes, apesar da equivalência em termos de taxa de resposta.

O foscarnet deve ser administrado por cateter venoso central; a posologia recomendada é de 90 mg/kg (infundir IV em 1,5 a 2 horas, de 12/12 horas, 21 dias. Para tratamento supressivo, em caso de retinite por CMV, utilizar a dose de 90 mg/kg (infundir IV em 2 horas, de 24 horas, deve ser mantida até atingir LTCD4+ > 100 células/mm^3, por 3 a 6 meses, com carga viral indetectável e liberação da oftalmologia, conforme a fundoscopia). Tanto o tratamento com foscarnet quanto com ganciclovir deve ser iniciado com dose de ataque, por 3 semanas, até resolução das lesões, seguido por terapia de manutenção.

Recorrência ou progressão da doença durante o tratamento com ganciclovir deve ter a terapia trocada para foscarnet ou mesmo utilizá-lo em combinação. Boa resposta é obtida em muitos casos, assim como o uso de ganciclovir intraocular. Terapia supressiva, apenas para a coriorretinite, com metade da dose de ataque (ganciclovir – 5 mg/kg/dia, para função renal normal), 5 vezes/semana, deve ser mantida até atingir LTCD4+ > 100 células/mm^3, por 3 a 6 meses, com carga viral indetectável e liberação da oftalmologia, conforme a fundoscopia.

Manifestações extraoculares

As manifestações extraoculares podem ser tratadas da mesma maneira, apesar de poucos estudos suportarem essa prática. Diante de encefalite ou ventriculite por CMV, talvez o ideal fosse a combinação de ganciclovir e foscarnet, mas somente nos casos com diagnóstico confirmado, diante da toxicidade promovida por essa associação.

CANDIDÍASE

De aproximadamente 200 espécies de *Candida*, apenas cerca de 15 espécies diferentes são encontradas na prática clínica diária. A mais frequente é a *Candida albicans* e seu tratamento, assim como o da *Candida parapsilosis*, responde bem ao fluconazol, diferentemente do que acontece com *C. glabrata* ou *C. krusei*.

Tratamento

Para o tratamento da candidíase esofágica não é necessária realização de endoscopia digestiva alta diante de lesões orais sugestivas e sintomatologia típica. O tratamento pode ser feito com medicações tópicas, apesar de menos eficazes se lesões em grande extensão.

Terapia oral com derivados azólicos sistêmicos (fluconazol, itraconazol, posaconazol, voriconazol) mostra resposta mais rápida, confere maior proteção contra recorrências e é mais bem tolerada.

Fluconazol pode ser considerado o melhor fármaco para tratamento de candidíase oral e esofágica, na dose de 100 mg/dia/5 a 14 dias e 200 a 400 mg/dia/10 a 14 dias, respectivamente. Pacientes com grave disfagia devem receber terapia intravenosa, que deverá ser trocada para VO, assim que os sintomas melhorarem. Itraconazol, voriconazol e posaconazol têm se mostrado clinicamente eficazes nos casos com tratamento refratário, mas caso seja detectada resistência ao fluconazol, o tratamento deve ser trocado para uma equinocandina (micafungina ou anidulafungina), que se mostra tão efetiva e bem tolerada quanto o fluconazol.

Todos os azólicos necessitam de dose dobrada no primeiro dia de tratamento. Recorrências são frequentes nos pacientes com imunossupressão grave (CD4+ < 100 células/mm^3).

TARV deve ser iniciado assim que possível e evitará recorrência se a reconstituição imune for suficiente.

Profilaxia

Troca regular da escova de dentes e limpeza completa de próteses são medidas profiláticas básicas para candidíase oral. Bochechos com clorexidina 0,12%, 2 vezes/dia/90 dias podem prevenir recorrências. Não é recomendada a profilaxia primária, e profilaxia secundária deve ser avaliada caso a caso.

Comorbidades Relacionadas com a Infecção pelo HIV

Erika Ferrari Rafael da Silva • Gisele Cristina Gosuen

INTRODUÇÃO

Após a introdução da terapia antirretroviral altamente potente (HAART) em 1996, a mortalidade em virtude da AIDS diminuiu substancialmente como resultado de um tratamento efetivo em promover a supressão viral e a preservação do sistema imunológico. Apesar do avanço no manejo da infecção pelo HIV e do aumento na expectativa de vida das pessoas que vivem com HIV/AIDS (PVHA), a presença de comorbidades não relacionadas com o HIV ocorre em idade mais precoce quando comparada a pessoas não infectadas. As principais comorbidades são: lipodistrofia, resistência à insulina (RI), eventos cardiovasculares, renais, ósseos e neurocognitivos que serão abordadas nesta seção.

Lipodistrofia

A lipodistrofia ou lipoatrofia relacionada com o HIV foi reconhecida após a introdução da terapia antirretroviral (TARV), e descrita inicialmente em 1998 por Carr *et al.* Essa síndrome é caracterizada pelo acúmulo de gordura na região dorsocervical (também conhecido como "giba"), aumento da circunferência abdominal e do tamanho da mama, lipoatrofia da gordura do tecido subcutâneo da face, glúteos e membros levando a proeminência das veias dos braços e pernas nos pacientes que fazem uso de TARV. A lipodistrofia pode se manifestar das seguintes formas:

- Lipoatrofia: redução da gordura em regiões periféricas como braços, pernas, face e nádegas, podendo apresentar proeminências muscular e venosa relativas
- Lipo-hipertrofia: acúmulo de gordura na região abdominal, existência de gibosidade dorsal, ginecomastia nos homens e aumento de mamas em mulheres e acúmulo de gorduras em diversos locais do corpo, como região submentoniana, região pubiana, entre outras
- Forma mista: associação de lipoatrofia e lipo-hipertrofia.

O padrão desses desarranjos metabólicos relacionados aos pacientes que estão recebendo antirretrovirais (ARV) assemelha-se ao observado na síndrome metabólica, o qual pode levar a um aumento do risco de doença cardiovascular (DCV).

Resistência à insulina (RI) e diabetes melito (DM)

Uma revisão sistemática e metanálise que incluiu 44 estudos com um total de 396.496 pessoas-ano mostrou uma taxa agrupada de incidência e incidência cumulativa de DM entre PVHA iniciando TARV de 13,7 por 1.000 pessoas-ano de acompanhamento (IC 95% = 11,4, 16,3) e 4,9% (IC 95% = 4,0%, 5,9%), respectivamente. A taxa de incidência e a incidência cumulativa de pré-diabetes foi de 125 por 1.000 pessoa-ano de acompanhamento (95% CI = 0, 423) e 15,4% (95% CI = 9,3, 22,7), respectivamente.

PVHA virgens de tratamento já apresentam alterações no metabolismo da glicose, e isto pode ser atribuído em parte aos efeitos pró-inflamatórios deste vírus, mas os mecanismos exatos desta fisiopatologia ainda precisam ser elucidados. Adiponectina e ácidos graxos livres também têm sido associados com a RI na infecção pelo HIV. O aumento da disponibilidade dos ácidos graxos é observado nos pacientes com redistribuição de gordura, e também são correlacionados com a RI. Em relação aos inibidores de protease (IP), as alterações no metabolismo da glicose se devem a: redução no acúmulo de lipídios e aumento da apoptose nos adipócitos, levando a uma diminuição no número de células, indução da RI por inibição da captação de glicose estimulada pela insulina via inibição do transportador de glicose GLUT-4, indução da IL-6 e TNF-α, redução na expressão do gene e secreção de adiponectina e aumento da lipólise.

Entre os fatores de risco para DM nos pacientes infectados pelo HIV destacam-se: índice de massa corpórea (IMC) elevado (sobrepeso/obesidade), idade avançada, sedentarismo, acúmulo de lipídios hepáticos (esteatose hepática), dislipidemia, genética, sexo feminino, história familiar, coinfecção HIV-Hepatite C (VHC), origem afro-americana ou hispânica, mediadores inflamatórios locais e sistêmicos relacionados com a presença do HIV, lipodistrofia, lipoatrofia (aumento da relação cintura/quadril (RC/Q); uso de determinados ARV (ritonavir, atazanavir, lamivudina, zidovudina, efavirenz e nevirapina), glicemia de jejum elevada, síndrome metabólica; altos níveis de proteína C reativa, TNF-α e IL-6; linfócitos T CD4+ inicial baixo, disfunção mitocondrial; e maior concentração de ácidos graxos livres. Além disso, o risco de DM com o ganho de peso é maior comparado a indivíduos HIV-negativos; para cada 2,26 kg de peso ganho, o risco de diabetes aumenta 14% em PVHA em comparação com apenas 8% em indivíduos HIV negativos.

Dislipidemia

Com relação ao perfil lipídico, mesmo antes da exposição à TARV, já era observado aumento nos níveis de triglicerídeos (TG) e diminuição do colesterol total (CT), na lipoproteína de baixa densidade (LDL-c) e na lipoproteína de alta densidade (HDL-c). Uma característica importante nesta situação é a composição das lipoproteínas, que tende a ser mais aterogênica, com altas proporções de partículas de LDL-c pequenas e densas, que atingem mais facilmente a parede do vaso. Os níveis de HDL-c são aproximadamente 21 a 26% mais baixos quando comparados a controles não infectados pelo HIV. O tratamento efetivo da infecção pelo HIV geralmente resulta em alguma melhora nos níveis de HDL-c independentemente de qual regime ou medicamento utilizado, entretanto, os níveis de HDL-c permanecem abaixo daqueles recomendados.

O início da TARV também pode estar associado com mudanças nas concentrações de lipídios, principalmente dos TG, e em menor extensão nos níveis de HDL-c e LDL-c. Evidências recentes sugerem que o aumento da gordura visceral e a redução da massa magra (lipodistrofia) estão independentemente associados com a dislipidemia nos indivíduos infectados pelo HIV. Nos pacientes que estão recebendo um regime com IP, a prevalência de hiperlipidemia varia de 28 a 80%, e inclui hipertrigliceridemia na maioria dos casos (40 a 80%), seguida por hipercolesterolemia (10 a 50%). A Tabela 51.16 descreve o impacto nos níveis de glicose e nos lipídios das diferentes classes de ARV.

TABELA 51.16 Impacto na glicose e nos lipídios dos diferentes antirretrovirais.

Fármaco	Efeito da glicose	Efeito nos lipídios	TG	LDL-c	HDL-c
IP					
Atazanavir/ritonavir	RI	pouco efeito	Pouco efeito	Pouco efeito	Pouco efeito
Darunavir/ritonavir	RI	+ dislipidemia	Aumento	Aumento	O mesmo ou diminui
Lopinavir/ritonavir	RI	+++ Dislipidemia	Aumento	Aumento	O mesmo ou diminui
Tipranavir/ritonavir	RI	+++ Dislipidemia	Aumento	Aumento	O mesmo ou diminui
ITRN					
Abacavir	Sem efeito	+ Dislipidemia	Aumento	Aumento	Aumento
Tenofovir	Sem efeito	+ Dislipidemia	Aumento	Aumento	Aumento
Entricitabina	Sem efeito	+ Dislipidemia	Aumento	Aumento	Aumento
Lamivudina	Sem efeito	+ Dislipidemia	–	–	–
Zidovudina	RI	++ Dislipidemia	Aumento	Aumento	Aumento
TAF	–	–	Aumento	Aumento	Aumento
ITRNN					
Efavirenz	Sem efeito	+ Dislipidemia	Aumento	Aumento	Aumento
Etravirina	Sem efeito	Neutra	–	–	–
Nevirapina	–	+ Dislipidemia	Aumento	Aumento	Aumento
Inibidores de entrada e fusão					
Enfuvirtude	Sem efeito	Neutro	–	–	–
Maraviroque	Sem efeito	Neutro	–	–	–
Inibidores da integrase					
Dolutegravir	Sem efeito	Neutro	Aumento	Aumento	Aumento
Raltegravir	Sem efeito	Neutro	Aumento	Aumento	Aumento

IP: inibidores da protease; ITRN: inibidores da transcriptase reversa análogo de nucleosídios; ITRNN: inibidores da transcriptase reversa não análogo de nucleosídios.

Alterações ósseas

Baixa densidade mineral óssea (DMO) tem sido frequentemente observada entre PVHA levando a osteopenia e osteoporose, com alta prevalência de fraturas em comparação com a população geral, não infectada pelo HIV. A perda óssea em PVHA é maior, principalmente pela infecção e suas consequências diretas, como tempo da doença, nível da carga viral e ativação persistente de citocinas pró-inflamatórias, principalmente TNF-α e interleucina-1. A contribuição de cada um desses fatores ainda é controversa. A evidência de redução da massa óssea em PVHIV sem tratamento indica que o vírus sozinho afeta diretamente a homeostase óssea. Além disso, o osso como parte do sistema esquelético interage com células imunes na medula óssea e o HIV parece interferir nesse processo.

Alguns ARV também contribuem para a diminuição da DMO, como IP e tenofovir (TDF), principalmente durante os primeiros anos de tratamento. Paralelamente estão os fatores de risco considerados tradicionais, como: sexo feminino, idade avançada, história de fratura prévia e quedas, baixo IMC, uso abusivo de álcool, tabagismo, uso crônico de corticoides, alterações no metabolismo da vitamina D (deficiência da 1,25 di-hidrovitamina D), toxicidade mitocondrial, imobilização na pós-menopausa, RI, DM e transtornos endócrinos (hipogonadismo, hipertireoidismo e hiperparatireoidismo). A Tabela 51.17 mostra uma descrição dos principais fatores de risco relacionados com a diminuição da DMO e o aumento do risco de fraturas em PVHIV.

Alterações renais

A infecção pelo HIV está associada a três formas de acometimento renal: (I) nefropatia pelo HIV (HIVAN); (II) nefrotoxicidade por medicamentos e procedimentos e (III) lesão renal crônica (DRC) ocasionada ou agravada por comorbidades. Alguns ARV podem causar alterações agudas ou crônicas da função renal. Em adição a nefrotoxicidade direta causada pela TARV, as alterações metabólicas relacionadas com o uso desses medicamentos também podem apresentar impacto potencial sobre a função renal.

A nefropatia associada ao HIV (HIVAN) é a forma clássica de acometimento glomerular pelo HIV, ocorrendo frequentemente em pacientes negros. Ocorre comumente em fases avançadas da infecção, manifestando-se com proteinúria nefrótica e perda de função renal. Essa nefropatia, no entanto, também pode ser parte da manifestação inicial da doença, sendo descrita inclusive durante a infecção primária pelo HIV, e raramente ocorre em pacientes com viremia controlada.

TABELA 51.17 Fatores relacionados com a diminuição da DMO e/ou aumento do risco de fraturas em PVHIV.

Fatores gerais	Fatores intrínsecos ao HIV
Envelhecimento	Doença definidora de AIDS
Fraturas prévias	Baixo nadir linfócitos T CD4+
Uso de glicocorticoides	Coinfecção VHB
Tabagismo	Coinfecção VHC
Abuso do álcool	Antirretroviral
Baixo IMC	Síndrome de reconstituição imune
Pós-menopausa	Inflamação crônica
Hipogonadismo	Uso de drogas
Deficiência de vitamina D	
Raça branca	
Comorbidades	
Sarcopenia	
Fragilidade	
Quedas	
Inibidores da recaptação seletiva de serotonina	
Anticonvulsivantes	

Outras glomerulopatias podem ocorrer em PVHIV, como a doença renal mediada por imunocomplexos relacionada ao HIV, nefropatia por IgA, glomerulonefrite similar ao lúpus, glomerulonefrite pós-infecciosa e glomerulonefrite membranoproliferativa associada ao VHC. Além disso, também podem ocorrer microangiopatia trombótica e formas tradicionais de acometimento glomerular, como as relacionadas com o DM e a hipertensão arterial (HAS).

Na infecção pelo HIV, o risco de desenvolvimento de insuficiência renal crônica (IRC) aumenta proporcionalmente a gravidade dos episódios de lesão renal aguda (IRA) ocorridos previamente. As causas mais frequentes de IRA são: toxicidade por fármacos e estados de desidratação que cursam com IRA pré-renal e necrose tubular aguda.

O papel da TARV no desenvolvimento da DRC é pouco claro. Um aumento da incidência foi observado em associação ao aumento da exposição cumulativa ao tenofovir, atazanavir e lopinavir/ritonavir, fato menos evidente para a exposição ao efavirenz, abacavir ou zidovudina. É importante ressaltar que PVHIV estão frequentemente expostas a outros medicamentos nefrotóxicos, como antimicrobianos, antifúngicos, anti-inflamatórios não esteroides, drogas ilícitas e contraste iodado intravenoso. A disfunção renal é reconhecida como fator que piora o prognóstico da infecção pelo HIV.

Alterações neurológicas

A introdução da TARV diminuiu a incidência de doenças neurológicas oportunistas em PVHIV. As alterações neurocognitivas associadas ao HIV (HAND, do inglês *HIV-associated neurocognitive disorders*) são as mais prevalentes atualmente. A classificação das HAND depende de duas variáveis: avaliação neuropsicológica e do impacto da doença nas atividades da vida diária. As principais alterações neurológicas em PVHIV estão descritas na Tabela 51.18.

O perfil das manifestações neurocognitivas mudou drasticamente, caracterizando-se por uma incidência reduzida de HAD e aumento de MND e ANI. Atualmente, estimam-se prevalências de 15 a 30% para ANI, 20 a 50% para MND e 2 a 8% para HAD. O cenário imunológico também se tornou mais complexo, já que todas as categorias da HAND podem ser observadas com níveis moderados ou inclusive mais discretos de imunodepressão. Os principais fatores de risco associados às HAND são:

- Contagem de linfócitos T CD4+ nadir ou atual < 350 células/mm^3
- Idade > 50 anos
- Coinfecção com VHC
- DM ou RI
- Doença cardiovascular (DCV)
- Baixo nível de escolaridade.

As manifestações são caracterizadas por uma evolução progressiva de alterações cognitiva, comportamental e motora, comuns nas

TABELA 51.18 Principais alterações neurológicas em PVHIV.

Alteração neurocognitiva assintomática (ANI, *asymptomatic neurocognitive impairment*)	Alteração ≥ 2 domínios cognitivos na avaliação neuropsicológica, sem comprometimento funcional nas atividades da vida diária
Desordem neurocognitiva leve/moderada (MND, *mild neurocognitive disorder*)	Alteração ≥ 2 domínios cognitivos na avaliação neuropsicológica, com comprometimento funcional leve a moderado, nas atividades da vida diária
Demência associada ao HIV (HAD, *HIV-associated dementia*)	Alterações graves ≥ 2 domínios cognitivos, com comprometimento grave das atividades da vida diária

demências subcorticais. Nas fases iniciais, os sintomas são leves, incluindo déficit de memória, lentidão no processamento mental, perda da capacidade de concentração, apatia e perda de interesse no trabalho e nas atividades de lazer. Nos quadros leves e moderados, os sintomas são mais discretos, e podem permanecer estáveis ou lentamente progressivos durante anos. Com a evolução da doença, os déficits tornam-se mais graves e existe maior comprometimento da realização das tarefas da vida diária. Distúrbios da marcha, tremor e perda da habilidade motora fina são comuns, geralmente acompanhando os sintomas psiquiátricos. Em estágio avançado da doença, o paciente é incapaz de realizar atividades simples de forma independente e apresenta intensa dificuldade motora, frequentemente acompanhada de mielopatia e neuropatia periférica.

DIAGNÓSTICO

Diagnóstico das alterações metabólicas

A dislipidemia, RI e a obesidade visceral compõem a síndrome metabólica (SM), que identifica pacientes sob risco aumentado de DCV. A medida da circunferência abdominal permite identificar portadores de obesidade androgênica ou visceral e representa um marcador de risco para alterações metabólicas, independente do IMC. Esta síndrome também é um fator de risco para o desenvolvimento do DM tipo 2 e seus portadores apresentam risco relativo de aterosclerose de duas a três vezes o da população normal. A International Diabetes Federation descreveu uma das definições mais utilizadas para a SM, e seus componentes estão descritos na Tabela 51.19.

O diagnóstico da DM não se diferencia da população em geral. Normoglicemia é considerada com glicose em jejum < 100 mg/dℓ, glicose 2 horas após sobrecarga com 75 g de glicose < 140 mg/dℓ e Hb glicada < 5,7%. Pré-diabetes ou risco aumentado para DM é considerado com glicose em jejum ≥ 100 e < 126 mg/dℓ, glicose 2 horas após sobrecarga com 75 g de glicose ≥ 140 e < 200 mg/dℓ e Hb glicada ≥ 5,7 e < 6,5%. DM estabelecido: glicose em jejum ≥ 126 mg/dℓ, glicose 2 horas após sobrecarga com 75 g de glicose ≥ 200 mg/dℓ, glicose ao acaso ≥ 200 mg/dℓ com sintomas e Hb glicada > 6,5 %.

Diagnóstico das alterações ósseas

O diagnóstico diferencial entre osteopenia e osteoporose é feito por meio da densitometria óssea (DO), medida pelo T-escore em indivíduos com 40 anos ou mais. Para indivíduos com idade inferior a 40 anos deve-se utilizar o Z-escore. Osteoporose é definida por perda óssea superior a duas vezes o desvio-padrão relativo à média da população geral para determinada faixa etária. Osteoporose grave é definida quando além desse critério o paciente apresenta fratura patológica. Osteopenia ocorre com perda óssea entre uma e duas vezes o desvio-padrão relativo à média da população geral para determinada faixa etária. Essas duas alterações são fatores predisponentes para fratura.

TABELA 51.19 Critérios da síndrome metabólica.

Critério obrigatório
Obesidade visceral (circunferência abdominal): medidas de circunferência abdominal conforme a etnia (cm) para H e M[a]
Mais dois critérios
TG ≥ 150 mg/dℓ ou tratamento para hipertrigliceridemia HDL < 40 mg/dℓ (H), < 50 mg/dℓ (M) PAS ≥ 130 mmHg ou PAD ≥ 85 mmHg ou tratamento Glicemia de jejum ≥ 100 mg/dℓ ou diagnóstico prévio de diabetes. Se glicemia > 99 mg/dℓ o teste de tolerância oral a glicose é recomendado, mas não necessário para diagnóstico de síndrome metabólica.

[a]Medidas de circunferência abdominal conforme etnia (cm) para homens (H) e mulheres (M): europídeos (caucasoides): ≥ 94 cm (H), ≥ 80 cm (M); sul-africanos, Mediterrâneo Ocidental e Oriente Médio: idem a europídeos; sul-asiáticos e chineses: ≥ 90 cm (H), ≥ 80 cm (M); japoneses: ≥ 90 cm (H), ≥ 85 cm (M); sul-americanos e América Central usar referências dos sul-asiáticos. Fonte: International Diabetes Federation.

Atualmente, a infecção pelo HIV é considerada fator de risco para distúrbios da mineralização óssea e a investigação dessas alterações é recomendada para todas as PVHIV, independentemente do gênero a partir dos 40 anos. Mulheres pós-menopausa também devem realizar anualmente a DO, mesmo com menopausa em idades inferiores.

A osteoporose é frequentemente subdiagnosticada em homens e o HIV é um fator de risco importante. A avaliação da saúde óssea deve incluir: hemograma completo (anemia, macrocitose e microcitose); cálcio e fósforo séricos; função renal e hepática; proteína total e frações; colesterol total e frações; fosfatase alcalina; vitamina D sérica (25-hidroxivitamina D); testes adicionais, dependendo do paciente: paratormônio, eletroforese de proteínas, TSH, velocidade de hemossedimentação, calciúria de 24 horas, testosterona e prolactina.

A relação entre os resultados das ferramentas eletrônicas (FRAX-Brasil/NOGG) e o da DO pode estimar o risco de fratura em 10 anos, assim como a real necessidade de tratamento. No entanto, essas ferramentas ainda não são validadas para utilização em PVHIV.

Diagnóstico das alterações renais

A função renal deve ser avaliada no momento do diagnóstico, antes do início da TARV, e a cada 3 meses no primeiro ano de seguimento, dependendo dos níveis basais do paciente. Nessa avaliação, a dosagem de creatinina, a estimativa da taxa de filtração glomerular (TFG) e do exame do sedimento urinário são o alerta para possíveis complicações renais. A ultrassonografia do aparelho urinário pode demonstrar rins aumentados e hiperecogênicos. O diagnóstico definitivo de HIVAN é feito apenas por meio de biopsia renal, que demonstra a variante colapsante da glomeruloesclerose segmentar e focal.

Em virtude do risco elevado de IRC em PVHIV, recomenda-se que todos os indivíduos sejam submetidos à avaliação de função renal mediante estimativa do *clearance* de creatinina e de exame do sedimento urinário na abordagem inicial da infecção pelo HIV. Pacientes com risco elevado de doença renal com proteinúria devem ser reavaliados pelo menos anualmente. Pacientes em uso de TARV devem ser reavaliados em intervalos menores (3 a 6 meses). Aqueles com proteinúria superior a 1+ na análise do sedimento por fita e/ou redução do *clearance* de creatinina (< 60 mℓ/min) devem ser encaminhados ao nefrologista para complementação da avaliação com quantificação da proteinúria, ultrassonografia do aparelho urinário e biopsia renal, se indicada. A Figura 51.12 descreve a estratificação de risco para DRC no início da TARV.

A Figura 51.13 descreve as recomendações para *screening* e monitoramento da função renal em PVHIV.

Diagnóstico das alterações neurológicas

Déficits neuropsicológicos são diagnosticados por testes padronizados, avaliando vários domínios que incluem: habilidade em resolver problemas, função motora, linguagem, agilidade, atenção e memória (Figura 51.14).

A única maneira de confirmar o diagnóstico e classificar as HAND é por meio de uma avaliação neuropsicológica formal, que deve ser realizada por profissionais treinados, com duração aproximadamente de 2 horas. Entretanto, estudos iniciais sugerem o uso potencial de baterias simplificadas, de cerca de 15 a 20 minutos, a fim de ampliar o acesso dessa ferramenta na prática clínica. Deve-se atentar para a exclusão dos potenciais fatores de confusão. PVHIV apresentam uma alta prevalência de condições ou comorbidades

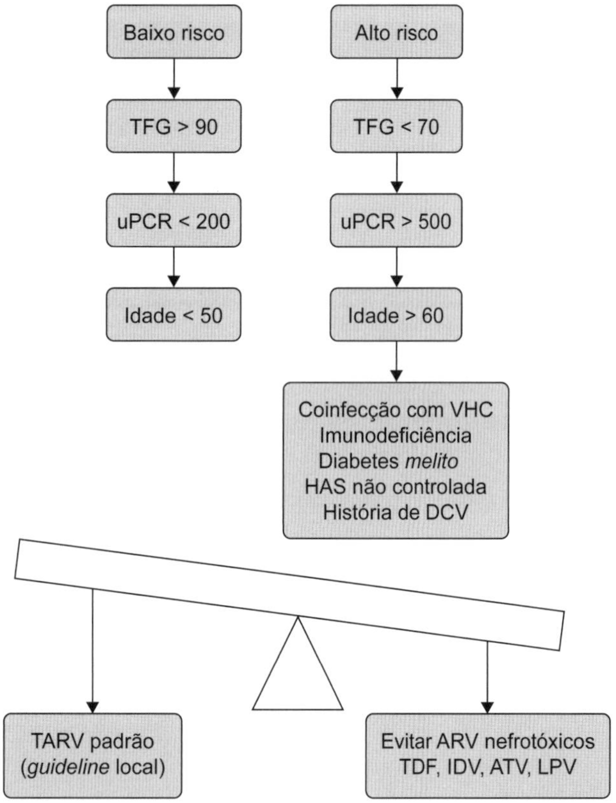

FIGURA 51.12 Estratificação de risco para doença renal crônica no início da TARV. ARV: antirretrovirais; TFG: taxa de filtração glomerular (CKD-EPI) expressa em mℓ/min/1,73 m²; uPCR: razão proteína/creatinina urinária; HAS: hipertensão arterial; DCV: doença cardiovascular; VHC: vírus da hepatite C; ATV: atazanavir; TDF: tenofovir disoproxil fumarato; LPV: lopinavir; IDV: indinavir.

independentemente associadas às alterações neurocognitivas, as quais podem contribuir ou explicar completamente o déficit cognitivo e confundir o diagnóstico de HAND. É fundamental avaliar a presença de doenças psiquiátricas graves, abuso de medicamentos psicotrópicos, consumo de álcool, sequelas de doenças neurológicas oportunistas ou outras doenças neurológicas (p. ex., doença cerebrovascular, traumatismo cranioencefálico), doenças infecciosas oportunistas ou outras doenças neurológicas atuais (p. ex., encefalopatias metabólicas). A avaliação laboratorial do paciente com suspeita de HAND deve incluir: dosagem de vitamina B_{12}, ácido fólico, TSH, T4 livre, VDRL, função renal, hepática e glicemia e hemograma, além de exames de imagens e liquor. Nenhum achado radiológico ou liquórico confirma o diagnóstico de HAND. O achado radiológico mais frequente é a redução do volume encefálico cortical e subcortical e/ou hipodensidades na substância branca subcortical e hipodensidades na tomografia computadorizada ou hipersinal em T2 e FLAIR na ressonância magnética. Contudo, as imagens podem ser completamente normais, principalmente nas formas assintomáticas ou leves e moderadas. As imagens e o liquor podem ser úteis para excluir outras doenças neurológicas como infecções oportunistas. Adicionalmente, quando indicado e disponível, o liquor permite avaliar marcadores virológicos (p. ex., carga viral do HIV e genotipagem), mais importantes nas decisões terapêuticas do que no diagnóstico das HAND.

TRATAMENTO

Tratamento RI/DM

Modificações do estilo de vida, adoção de dieta hipocalórica, restrição de carboidratos simples e bebidas açucaradas, aumento da ingesta de fibras e de gorduras poli-insaturadas, redução do consumo de gorduras saturadas, com intuito de promover modesta perda de peso (de 5 a 10% em pacientes com sobrepeso ou obesidade), além de atividade física aeróbica moderada a intensa (no mínimo, 150 minutos por semana), têm impacto significativo sobre o controle glicêmico e o curso do DM e são recomendações importantes.

Metformina é o medicamento de primeira escolha. Ela melhora a RI pela diminuição da gordura visceral, do perfil lipídico e perda de peso. Essa perda de peso pode piorar o aspecto de lipoatrofia em algumas áreas, bem como piorar a perda de medidas. Deve ser usada com cautela em pacientes em uso de ITRN pelo potencial de acidose láctica. Atenção especial quando da coadministração de MTF com dolutegravir, tendo em vista que essa medicação pode aumentar a concentração sérica de MTF (recomenda-se a dose de 1 g ao dia de MTF). Outro ponto importante é quanto ao uso de MTF em pacientes com alto risco de nefropatia que estejam em uso de tenofovir e/ou atazanavir, fármacos com maior potencial nefrotóxico. Monitoramento regular da função renal é recomendado nesses casos. Em pacientes com síndrome consumptiva pelo HIV ou com lipoatrofia para não acentuar o aspecto de magreza e/ou perda de peso, considerar o uso de outros sensibilizadores de ação da insulina, como as glitazonas, no lugar da MTF.

Como terapia de segunda linha, podem ser utilizadas todas as demais classes de antidiabéticos orais e/ou insulina com algumas considerações específicas. A pioglitazona é uma opção farmacológica para pacientes com HIV e DM, em associação ou em substituição a MTF, uma vez que aumenta a sensibilidade à insulina e níveis de adiponectina, podendo trazer discreto aumento de adiposidade subcutânea periférica em pacientes com lipodistrofia. As sulfonilureias podem ser utilizadas, tendo como vantagens o baixo custo, a elevada potência e a ausência de interação com a TARV. O uso de insulina deve seguir os princípios adotados para a população geral.

Tratamento da dislipidemia

De acordo com Protocolo Clínico e Diretrizes Terapêuticas para o manejo da infecção pelo HIV em adultos, deve ser realizada a dosagem dos lipídios pré-início da TARV e, depois, anualmente. O exame deve ser repetido em 6 meses caso a última análise tenha resultado alterado.

Recomenda-se que o risco cardiovascular seja avaliado em todas as PVHIV na consulta inicial e a cada mudança de TARV por meio da escala de risco de *Framingham* (ERF). É importante ressaltar que as ferramentas utilizadas para estimar o risco cardiovascular (RCV) em PVHIV foram desenhadas para a população geral e podem subestimar o risco real de DCV. Como o próprio HIV é um fator de risco para DCV, essas ferramentas podem subestimar o risco real de DCV nessa população. Ainda não há estudos conclusivos sobre qual ferramenta confere a melhor estimativa de risco nessa população. A Tabela 51.20 resume indicação e periodicidade dos principais parâmetros a serem avaliados para o RCV.

O intervalo da reavaliação do RCV varia de acordo com o risco inicial e a TARV em uso, conforme descrito a seguir:

- Risco baixo (≤ 10%) e sem uso de IP: reavaliar a cada 2 anos
- Risco moderado (> 10% e < 20%) e alto, independentemente do uso de IP: reavaliar a cada 6 a 12 meses
- Risco elevado (≥ 20%), independentemente do uso de IP: reavaliar após 1 mês e, posteriormente, a cada 3 meses.

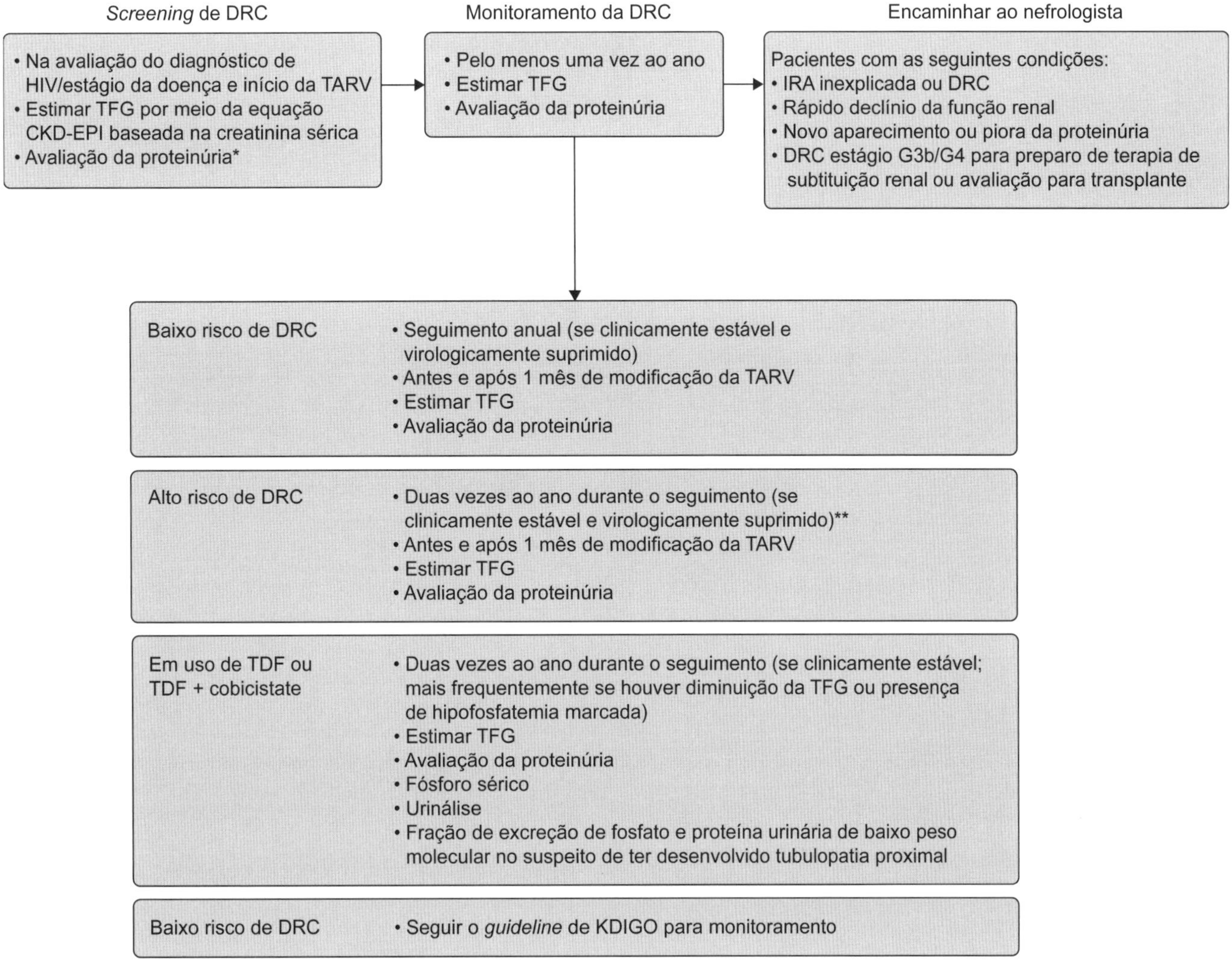

FIGURA 51.13 Recomendações para *screening* e monitoramento da função renal em PVHIV. *Urinálise deve ser realizada em todos os indivíduos HIV positivos para detectar piora ou novo surgimento de proteinúria ou hematúria. Quando possível, a quantificação da proteinúria também deve ser realizada. **Maior frequência de monitoramento é recomendada em pessoas que estão clinicamente instáveis, severamente imunocomprometida ou virêmico. IRA: infecção renal aguda; TARV: terapia antirretroviral; TFG: taxa de filtração glomerular (CKD-EPI); DRC: doença renal crônica; KDIGO, *Kidney Disease: Improving Global Outcomes*; TDF: tenofovir disoproxil fumarato. Adaptada de Kidney Int., 2018.

O tratamento da dislipidemia objetiva a redução de eventos cardiovasculares (incluindo mortalidade), bem como a prevenção de pancreatite aguda (associada à hipertrigliceridemia grave). O tratamento compreende duas condutas principais: não medicamentosa e medicamentosa.

TRATAMENTO NÃO FARMACOLÓGICO

Mudanças no estilo de vida são fundamentais para o controle dos lipídios. Consumir menos calorias, praticar atividade física, redução do peso corporal e parar de fumar melhoram o HDL-c. Comer peixe, reduzir calorias à base de farináceos e açúcar refinado, gordura saturada e ingestão de álcool reduz os níveis de triglicerídeos. O consumo menor de gordura saturada na alimentação melhora os níveis de LDL-c; se essas medidas não forem suficientes, considerar a mudança de TARV ou tratamento farmacológico para redução de lipídios.

TRATAMENTO FARMACOLÓGICO

Alguns aspectos devem ser considerados quando da utilização da intervenção farmacológica, principalmente com relação às interações medicamentosas e toxicidades. Os medicamentos utilizados no tratamento da dislipidemia em PVHIV são os mesmos usados na população geral: fibratos e estatinas.

O uso de fibratos deve ser instituído, quando os valores de TG forem superiores a 500 mg/dℓ. Entretanto, quando alterações menos acentuadas forem acompanhadas de DCV preexistente, histórico familiar precoce de DCV e HDL abaixo de 40 mg/dℓ, seu uso deve ser considerado. Os principais medicamentos utilizados para o manejo farmacológico hipertrigliceridemia estão descritos no Tabela 51.21. A meta de LDL-c sugerida é a mesma para os pacientes de alto risco cardiovascular sem infecção pelo HIV e deve ser tratada com estatinas. Todos os inibidores da protease (IP) não devem ser usados com lovastatina ou sinvastatina. Usar inibidores da transcriptase reversa não análogos de nucleosídios (efavirenz, etravirina e nevirapina) com cautela quando associado a sinvastatina, pravastatina ou lovastatina. Ezetimibe pode ser combinado com estatina ou utilizado em monoterapia. Os inibidores da integrase dolutegravir, raltegravir e bictegravir não têm interações medicamentosas com hipolipemiantes.

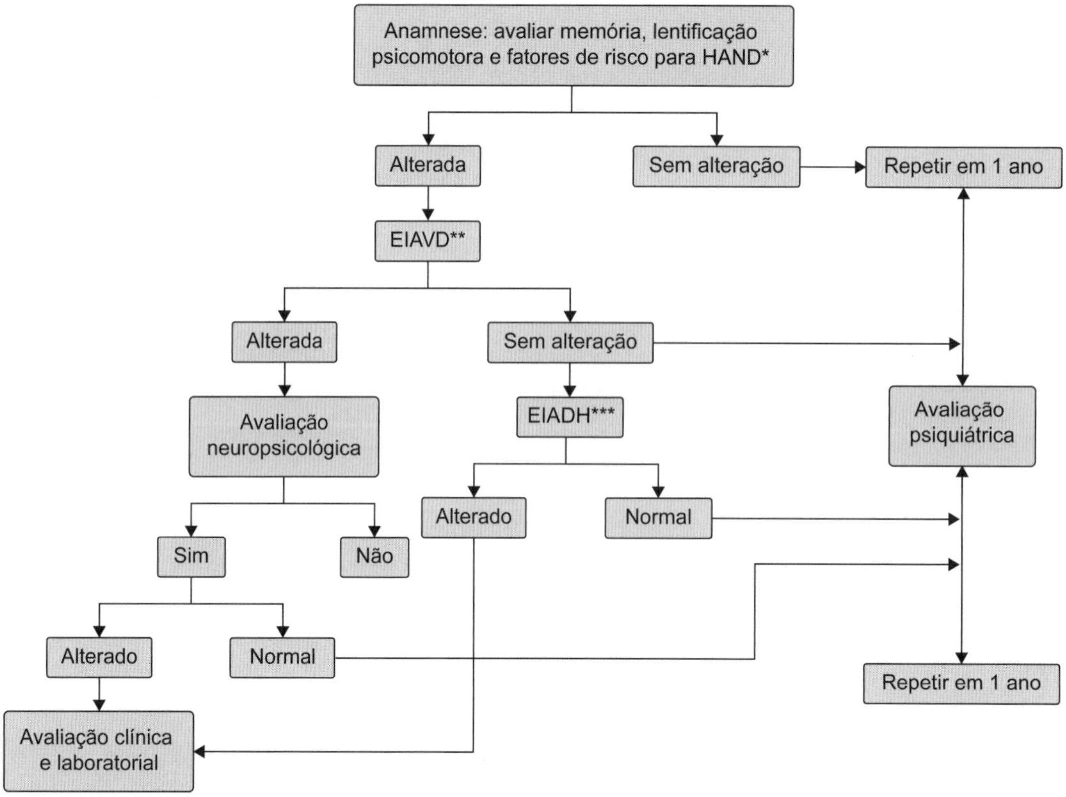

FIGURA 51.14 Algoritmo para diagnóstico das alterações neurocognitivas. *HAND: déficit neurocognitivo associado ao HIV. **EIAVD: escala instrumental para atividades da vida diária. ***EIADH: Escala internacional para avaliação da demência em HIV. Adaptada de Guidelines from the European Aids Clinical Society (EACS), 2022.

TABELA 51.20 Avaliação do risco cardiovascular.

Realizado tanto na abordagem inicial quanto nas ocasiões de mudança de TARV
• Escala de risco de Framingham • Níveis de lipídios • Presença de diabetes melito/resistência insulínica • Tabagismo • Hábitos alimentares • Prática de atividade física • Níveis de pressão arterial • Circunferência abdominal • Índice de massa corporal

TABELA 51.21 Tratamento da hipertrigliceridemia relacionada com TARV.

Alvo	Medicamento	Atenção
Triglicerídeos > 500 mg/dℓ	Fibratos e óleo de peixe: • Gemfibrozil: 900 a 1.200 mg/dia • Fenofibrato: 200 mg/dia • Bezafibrato: 400 mg/dia • Ômega-3: 3 a 5 g	Cuidado quando utilizado com estatinas na dislipidemia mista Cuidado quando utilizado com estatinas na dislipidemia mista Tratamento de primeira linha para hipertrigliceridemia Evidências sugerem que o óleo de peixe possa diminuir os triglicerídeos e aumentar os níveis de HDL-c, entretanto, também pode aumentar os níveis de LDL-c

TRATAMENTO DAS ALTERAÇÕES ÓSSEAS

A osteopenia e a osteoporose podem ser tratadas e prevenidas com o estímulo à prática de atividade física, alimentação balanceada e cessação do tabagismo e etilismo.

A suplementação com cálcio e vitamina D também pode ser utilizada

- Reposição de cálcio: 1 g/dia
- Colecalciferol (vitamina D_3):
  - Manutenção: 7.000 UI/semana
  - < 20 ng/mℓ: 50.000 UI/semana/3 meses
  - 20-30 ng/mℓ: 25.000 UI/semana/3 meses.

Os bisfosfonatos são o grupo de fármacos indicado para tratamento da osteoporose. O alendronato de sódio (70 mg/semana) é a escolha inicial nessa condição, visto que estudos mostram efeito benéfico e seguro em PVHA, em associação à reposição de cálcio e vitamina D.

TRATAMENTO DAS ALTERAÇÕES RENAIS

O principal tratamento da HIVAN é o controle da infecção pelo HIV, mediante o uso efetivo da TARV. Os corticoides são considerados terapia de segunda linha, indicados nos pacientes com piora da função renal, a despeito do uso da TARV. O ajuste da dose dos ARV deve sempre ser realizado em situações de alteração da função renal baseada no cálculo da depuração (*clearance*) de creatinina. A estimativa do *clearance* de creatinina deve ser realizada pelas equações de CKD/EPI (CKD – *epidemiology collaboration*), Cockcroft-Gault ou MDRD.

TRATAMENTO DAS ALTERAÇÕES NEUROLÓGICAS

A TARV mudou o curso da história natural das HAND, estabilizando ou melhorando a maioria dos casos mais graves. O início da TARV constitui a melhor estratégia preventiva, evitando-se o baixo nadir de linfócitos T CD4+, considerado o principal fator de risco associado às HAND. Na introdução da TARV deve-se considerar preferencialmente medicamentos com maior penetração no SNC, conforme descrito na Tabela 51.22.

Intervenções não farmacológicas também fazem parte do manejo das alterações neurológicas: manejo das comorbidades associadas (HAS, DM, dislipidemia, hepatite C, ansiedade e depressão) e sobre os fatores associados ao estilo de vida (dieta, atividade física, tabagismo, consumo de álcool e uso de drogas ilícitas). Essas intervenções também podem minimizar ou evitar a aparição de HAND. Para os casos sintomáticos, se disponível, a reabilitação cognitiva.

CONCLUSÃO

Alterações metabólicas em PVHA em uso de TARV têm um papel importante na morbimortalidade dessa população. Pesquisas ainda são necessárias para elucidar completamente a fisiopatologia da doença metabólica, com especial atenção ao papel da TARV, da inflamação e da ativação imune.

Pontos importantes no manejo das alterações metabólicas e ósseas são as mudanças no estilo de vida, incluindo alimentação saudável, prática de atividade física regular e cessação do tabagismo e etilismo. O diagnóstico precoce da infecção pelo HIV, bem como o início da TARV contribuem para controle da inflamação e diminuição das alterações renais e neurológicas.

TABELA 51.22 Escore de penetração dos antirretrovirais no sistema nervoso central.

	4 (melhor penetração)	3	2	1 (pior penetração)
ITRN	Zidovudina	Abacavir Entricitabina	Lamivudina	Tenofovir
ITRNN	Nevirapina	Efavirenz	Etravirina	–
Inibidores da protease	–	Darunavir/ritonavir Lopinavir/ritonavir	Atazanavir/ritonavir Tipravanir/ritonavir	Tipranavir
Inibidores da integrase	Dolutegravir	Raltegravir	–	–
Inibidores da fusão/entrada	–	Maraviroque	–	Enfuvirtida

AIDS e Neoplasias

Lauro F. S. Pinto Neto • Maria da Conceição Milanez

INTRODUÇÃO

O câncer é a segunda causa global de morte por doenças não comunicantes, segundo a Organização Mundial da Saúde. Projeções apontam para uma tendência progressiva da doença como causa de óbitos. Este fato se deve, em primeiro lugar, ao aumento da longevidade, que, a par da queda dos mecanismos naturais de reparo celular e defesa contra o crescimento de células malignas, expõe as populações a efeitos prolongados e aditivos de vários agentes carcinogênicos. A introdução de novos esquemas terapêuticos antirretrovirais de alta potência (HAART) permite agora que também pacientes infectados pelo vírus HIV alcancem a longevidade. Por outro lado, a revitalização medicamentosa da vida sexual de idosos aumenta o eventual risco de aquisição da AIDS na maturidade, fase da vida em que também o câncer aumenta de incidência. O comprometimento da resposta imune, coinfecções ou mesmo o próprio tratamento criam um universo particular das neoplasias nas pessoas que vivem com o HIV (PVHIV).

ASPECTOS EPIDEMIOLÓGICOS

A associação entre AIDS e neoplasias foi estabelecida já nos primórdios da doença. Em 1982, os Centers for Disease Control and Prevention (CDC) dos EUA incluíram o sarcoma de Kaposi (SK) e o linfoma primário de sistema nervoso central como critérios definidores de AIDS. Logo depois, câncer cervical, bem como formas de grau intermediário e de alto grau de linfoma não Hodgkin (LNH) foram incluídos na categoria de neoplasias definidoras de AIDS (NDA). Levantamento abrangendo o período de 1987 a 1993 mostrou que o sarcoma de Kaposi, raro antes do surgimento do HIV, aumentou 66 vezes nos EUA, passando de 0,5 para 33 pacientes por 100 mil pessoas-ano, em pacientes vivendo com HIV/AIDS. Nesse mesmo período, a incidência de LNH aumentou três vezes nessa população. Os mais comuns eram de origem de células B, com apresentação em estágio avançado, e seguindo um curso clínico mais agressivo. Antes da moderna terapia antirretroviral, os mais importantes eram linfoma difuso de grandes células B e linfoma primário de sistema nervoso central.

A evolução histórica da AIDS mostrou, além do aumento da longevidade, mudanças no perfil do doente, passando progressivamente a incluir mais mulheres, bem como indivíduos das mais variadas etnias, classes sociais, profissões e hábitos de vida, e isso contribuiu para modificar o perfil do câncer associado. A grande mudança nesse cenário, porém, decorreu da descoberta dos inibidores de protease, que propiciaram, enfim, controle da replicação viral. Uma das primeiras percepções foi a queda significativa na incidência de SK e de LNH, em torno de 87 e 77%, respectivamente, apesar de permanecerem ainda em níveis significativamente elevados, em comparação com a população geral. Essa observação sugere que a recuperação, ainda que parcial, da imunidade reduziu a incidência desses tumores. Nos EUA, no período 2001-2005, o número estimado de NDA ficou em torno de 1/3 daqueles do período 1991-1995. Apesar da queda, a mortalidade por SK e LNH ainda são significativamente mais elevadas nas PVHIV do que na população geral.

O divisor de águas na evolução da doença trazido pela HAART propiciou progressiva mudança no perfil dos cânceres mais incidentes, e as demais neoplasias associadas ao HIV passaram a ser identificadas como Neoplasias Não Definidoras de AIDS (NNDA). Levantamento norte-americano em 2009 já mostrava que pessoas infectadas pelo HIV tinham risco duplicado de desenvolver NNDA, sendo que os cânceres de pulmão, ânus, fígado e linfoma de Hodgkin constituíam cerca de 50% deles. Esses tumores foram posteriormente configurados como fator de risco independente para mortalidade. Àquela época, o número de casos de NDA e de NNDA já havia praticamente se igualado na população soropositiva e, à medida que essa população envelhecia, essa última categoria de tumores passava a predominar. Entretanto, nos EUA, em 2010, os cânceres mais encontrados em incidência acima do previsto ainda eram o linfoma não Hodgkin e o sarcoma de Kaposi. Assim, metade dos casos de câncer acima do esperado são representados pelas NDA. Mas se fossem considerados os valores absolutos do total de cânceres na população norte-americana com o vírus, e não apenas o quantitativo que excedia o previsto, as NNDA estavam na proporção em torno de 2:1 em relação às NDA. A elevação na incidência das NNDA progressivamente se confirmou em todas as regiões geográficas, naturalmente com variações em diferentes locais, condicionadas às peculiaridades epidemiológicas de cada um deles. Um estudo de coorte francesa mostrou que, entre 1997 e 2009, o risco de NNDA em pessoas com HIV com relação à população geral foi 79 vezes maior para câncer anal, 26 vezes para linfoma de Hodgkin, 11 para câncer de fígado e três vezes maior para câncer de pulmão. Levantamento similar nos EUA constatou, abrangendo o período 1996-2012, incidência oito vezes maior de linfoma de Hodgkin, três vezes maior de hepatocarcinoma e duas vezes mais elevada para câncer de pulmão. Recentemente foi identificada incidência cinco vezes maior de carcinoma de células escamosas da pele.

A classificação dicotômica em NDA e NNDA remonta à definição de caso de AIDS feita pelo CDC e continua em uso, embora imperfeita. O câncer anal, por exemplo, não definidor, foi o que mostrou o maior incremento de casos de NNDA no período 2001-2005, nos EUA, em relação ao período 1991-1995, ocorrendo, principalmente, em homens que fazem sexo com homens (HSH). A incidência do câncer anal é maior nos indivíduos mais expostos a intercurso anal receptivo sem proteção. Dados mais recentes colocam a incidência desse câncer 20 vezes mais elevada nas PVHIV. Muito rara na população geral, essa neoplasia se desenvolve após um prolongado período de exposição ao HPV e com a imunossupressão associada ao HIV. Maior ocorrência de casos de câncer de próstata e colorretal, típicos tumores de incidência progressiva com o avançar da idade, também foi percebida na era da moderna terapia antirretroviral (TARV), e não parece associar-se ao vírus HIV, estando, entretanto, ainda 30 e 8%, respectivamente, abaixo da incidência da população geral, em estudo norte-americano. Há diversos relatos de menor incidência do câncer de próstata em pacientes soropositivos. É possível, porém, que essa diferença ocorra apenas quando se comparam fases precoces da doença, em que o diagnóstico fica muito condicionado ao rastreamento feito pela dosagem do PSA, e essa seria menos realizada em pacientes com HIV. Aspectos particulares se percebem, também, quanto ao câncer de mama nas mulheres com o vírus. Estudos iniciais mostraram incidência mais baixa tanto no Ocidente como na África Subsaariana. Nos EUA, de 1980 a 2002, o risco para câncer de mama era 31% mais baixo em mulheres com AIDS, embora os casos tenham aumentado em valores absolutos com o crescimento da população feminina com o HIV. Estudo do National Institute of Health (NIH/EUA), publicado em 2015, ainda encontrava incidência significativamente menor de câncer de mama em mulheres vivendo com o vírus. Até a presente data, permanecem conflitos na literatura quanto a esse tumor. Revisão recente, incluindo pacientes da América do Norte e da África Subsaariana fortalece a explicação de menor rastreamento também para o câncer de mama, pois mulheres vivendo com HIV eram mais prováveis de serem diagnosticadas em estádios mais avançados da doença (III e IV) em comparação com pacientes sem o vírus. São consideradas ainda neoplasias de incidência significativamente menor em pacientes com HIV as de estômago, rim, útero, cérebro e tireoide. O menor rastreamento, admitido para os cânceres de próstata e mama, não deve ser a única explicação, e nem as alterações hormonais induzidas pelo HIV. Sobrepeso e obesidade são menos prevalentes em pessoas vivendo com HIV, e são conhecidos fatores de risco para tumores do trato gastrintestinal, mama, endométrio e rim. São necessários mais estudos que considerem o índice de massa corporal. A incidência mais baixa também poderia estar associada a algumas interações entre o vírus e o hospedeiro. Foi levantada a possibilidade de que a sinalização via receptores CXCR4, que são detectados em células hiperplásicas e neoplásicas dos ductos mamários, induziria apoptose nestas células, em pacientes infectadas por vírus HIV com tropismo para esse correceptor, criando-se, assim, um mecanismo protetor. Tanto a gp120 como a Nef viral também inibiriam o crescimento celular e induziriam apoptose em células de neuroblastoma, colorreto e próstata. Suspeita-se, outrossim, que alguns fármacos da TARV possam apresentar atividade antineoplásica. Incidência estimada de câncer de mama igual à de populações soronegativas foi posteriormente demonstrada, o que poderia ser explicado pela progressiva redução da mortalidade por outras causas, como infecções oportunistas.

Mesmo considerando as flutuações em sentidos contrários na incidência de diferentes tumores, os dados atuais mostram que o risco global de desenvolver câncer ainda permanece 1,6 a 1,7 vez mais elevado em PVHIV. Quando somam câncer e vírus, esses pacientes exibem curso clínico pior e taxa de sobrevivência mais baixa que na população não infectada, e 10 a 20% da mortalidade no grupo HIV+ pode ser atribuída ao câncer. A combinação de HIV e câncer produz, assim, um efeito sinérgico sobre a taxa de mortalidade, que se torna significativamente mais elevada que as taxas de mortalidade para cada uma das doenças separadamente. O olhar atual volta-se, cada vez mais, para a identificação dos fatores associados às NNDA, pois estes apresentam incidência mais de duas vezes maior que na população geral e estima-se que os números continuarão a crescer. Representam, atualmente, cerca de 2/3 de todos os cânceres nos pacientes HIV positivos. Estudos projetam que, permanecendo as atuais tendências, as NDA cairão para algo em torno de 11% do total em 2030, mas ainda serão significativas, e que câncer de próstata, pulmão, LNH, SK, câncer anal e hepático serão os mais comuns em 2030, refletindo o envelhecimento desse grupo populacional, nos EUA. A projeção não há de ser a mesma em países com relevante coinfecção viral e/ou com piores acessos a tratamento. Pessoas mais idosas que vivem com HIV já apresentam risco maior para câncer do que a população geral correspondente, particularmente para NNDA.

Particularidades em países com índices de desenvolvimento humano baixo e médio e no Brasil

Em países de índices de desenvolvimento baixo e médio, como no Caribe, América Central e do Sul e na África, as NDA ainda permaneciam predominantes anos após início da era ART e transição para o perfil de maior incidência de NNDA dos países desenvolvidos acontece de forma mais lenta. Existe proporção maior de SK na África, onde esse tumor já apresentava uma forma endêmica, menos agressiva, antes da AIDS, e onde a infecção pelo HHV-8 sempre foi mais representativa. Provavelmente, também, devido à demora do uso em larga escala de TARV, na África Subsaariana não se verificou a mesma queda do SK percebida em outros países. O câncer de colo uterino, classicamente mais incidente em países de baixa renda, aparece com resultados conflitantes na África Subsaariana, não mostrando aumento de incidência em paralelo com o crescimento da epidemia de AIDS em diferentes registros, talvez devido à maior mortalidade precoce ligada a outras causas. Entretanto, diferentes estudos mostram risco aumentado de desenvolvimento de lesões uterinas intraepiteliais cervicais, em mulheres da região subsaariana HIV positivas, e levantamentos conduzidos na África do Sul mostraram maior incidência de carcinoma do colo uterino em mulheres infectadas pelo HIV. A situação geográfica, associada aos hábitos profissionais, também parece influenciar a incidência do carcinoma de células escamosas da conjuntiva, que é associado à exposição à radiação ultravioleta e à infecção pelo HPV. Esse tumor, muito raro em outras circunstâncias, é frequente na população HIV positiva, particularmente na África Subsaariana. O câncer de pele não melanoma também mostra associação maior à infecção pelo HIV, inclusive manifestando-se em localizações não usuais nessa população.

O Brasil tem a peculiaridade de, apesar de não ser país de elevado índice de desenvolvimento, ter disponibilizado acesso à TARV desde 1996. Mas ainda são escassos estudos epidemiológicos de alcance nacional na avaliação de neoplasias em nossa população que vive com o HIV. Um estudo retrospectivo de 261 necropsias consecutivas, em indivíduos soropositivos, realizadas de 1989 a 2008 na Universidade Federal do Triângulo Mineiro, identificou tumores em 22,2% dos casos, sendo 8% malignos. Neoplasias responderam por 6,9% das causas de óbito, incluindo cinco pacientes que não chegaram a apresentar sinais de AIDS. Na era pós-HAART, foi encontrado um número maior de neoplasias, mas sem diferença significante com relação ao período anterior. Levantamento feito na Bahia de causas de óbito por câncer em PVHIV no período 2000-2010 mostrou risco significativamente mais elevado para SK, LNH e câncer de nervos cranianos, em comparação com a população geral, mas não houve diferença quanto a mortes por cânceres de pulmão, mama, colo de útero e cólon. Um estudo de população baseado em registros de óbitos em nível nacional (1999-2011) evidenciou elevação no número NNDA em pessoas que vivem com o HIV. No que diz respeito a pacientes ambulatoriais, em estudo de 730 pacientes soropositivos acompanhados de 2010 a 2011, no Espírito Santo, 4,1 % deles tiveram diagnóstico de neoplasias malignas, identificadas em proporções semelhantes entre definidoras e não definidoras de AIDS. Houve associação direta e significativa com idade acima de 50 anos, tabagismo e risco maior de mortalidade quando no estudo em separado do grupo com NNDA. Outro estudo retrospectivo com pacientes ambulatoriais comparou os dados de serviço no Rio de Janeiro com outro no Tennessee. No período abrangido de 2008 a 2010, os resultados foram semelhantes no encontro de maiores taxas de neoplasias do que o esperado na população geral e na tendência de mudança progressiva para predomínio de NNDA, principalmente à custa de queda de SK, seguida do LNH, embora estes ainda sejam elevados, com relação à população geral. Na coorte brasileira, ao contrário da americana, houve mais NDA do que NNDA, principalmente SK.

Neoplasias surgiriam mais precocemente em pessoas vivendo com o vírus?

Enquanto é claro que o SK surge em idade mais precoce nos pacientes com HIV, e que a progressão da idade representa um fator de risco para as NNDA, não há, entretanto, consenso quanto à crença em antecipação da média de idade para todos os tumores que surgem em pacientes com vírus em comparação com a população em geral, dentro da discutida proposta da síndrome do envelhecimento precoce do paciente com AIDS. Um estudo de coorte francesa, publicado em 2014, evidencia, após ajustes de idade e sexo, PVHIV apresentavam câncer em idade mais jovem que a população em geral, principalmente em relação aos de fígado (10 anos), pulmão (3 anos) e linfoma de Hodgkin (1 ano). Idade mais precoce também foi encontrada em estudo de mortalidade por câncer na população HIV+ na Bahia.

Importância da coinfecção viral

O prolongamento da vida das PVHIV aumenta a incidência de cânceres associados à progressão da idade, como o colorretal, mas o maior incremento é daqueles relacionados com coinfecções, somadas ao comprometimento da imunidade, mesmo que esta se mostre parcialmente recuperada com a terapia atual. Mais recentemente, as neoplasias associadas à AIDS têm sido classificadas como relacionadas ou não relacionadas a infecções virais. Tumores associados a vírus são cerca de cinco vezes mais frequentes em pessoas infectadas pelo HIV. Os cânceres de colo uterino, de vulva e anal, bem como de pênis, são vinculados a diferentes genótipos de HPV; o carcinoma hepatocelular, relacionado aos vírus de hepatite B (VHB) e C (VHC), e o linfoma de Hodgkin é frequentemente associado ao vírus Epstein-Barr (EBV). Todos mostram aumento de incidência na população com AIDS, principalmente nos indivíduos que ultrapassam os 50 anos. Os clássicos tumores definidores de AIDS também exibem o papel da coinfecção viral: HHV-8 no SK; EBV em alguns linfomas não Hodgkin e HPV no câncer de colo uterino. Considera-se que o HPV está associado ao câncer cervical em quase 100% dos casos e em torno de 80% aos do canal anal, com predominância dos genótipos HPV16 e HPV18. A relação da coinfecção HIV-HPV é complexa. Embora haja queda progressiva de incidência de carcinoma de colo uterino na população em geral, o número de casos em pacientes com AIDS ainda não mostra o declínio almejado. Lesões de colo uterino também diferem quanto à coinfecção do HPV com o subtipo HIV-1 ou HIV-2, este último menos universal e tradicionalmente mais encontrado na África Ocidental, onde representa menos de 5% do total de infecções pelo HIV e apresenta associação mais significativa com lesões de alto grau do colo uterino e do próprio carcinoma. Estudo no Rio de Janeiro não mostrou taxa aumentada de carcinoma cervical em PVHIV.

A coinfecção viral interfere na epidemiologia de certos tumores a ponto de fazê-los parecerem doenças distintas. É o que acontece com o linfoma primário do SNC, um dos linfomas não Hodgkin definidores de AIDS, que, quando passou a surgir com mais frequência e em indivíduos mais jovens HIV positivos, também passou a mostrar, de maneira quase universal, a existência do vírus Epstein-Barr. A importância da coinfecção também se vê em investigações que mostram soroprevalência de HHV-8 em 53 e 56,8% de duas populações de ameríndios brasileiros, que não apresentam SK, levantando a possibilidade de que isso seja determinado pela forma de transmissão oral em vez de sexual, e ausência de coinfecção pelo HIV. Também interessante é o que ocorre com o carcinoma hepatocelular, no qual a infecção isoladamente pelo HIV aumenta apenas levemente o risco do tumor. Nos EUA, o carcinoma hepatocelular incide cerca de oito vezes mais na população com AIDS, e dados semelhantes foram identificados pelo *Swiss HIV Cohort Study*. Nos países ocidentais, essa incidência parece de fato associada ao maior risco de infecção por VHB e VHC, com destaque em HIV positivos usuários de drogas injetáveis. O *GERMIVIC Joint Study Group Network* constatou que o carcinoma hepatocelular, que respondeu por 4,7% das causas de morte entre pacientes com AIDS, em 1995, causou 25% do total de óbitos em HIV positivos em 2001. No Brasil, foram encontrados dados de coinfecções mais próximos dos de outros países tropicais e em desenvolvimento, como, por exemplo, a elevada identificação do vírus EBV nos linfomas, e a alta prevalência (78%) de genótipos múltiplos de HPV em mulheres infectadas. Uma comparação entre a incidência de câncer em PVHIV e a incidência em indivíduos receptores de transplante de órgão apontou que a maioria dos cânceres com frequência elevada em ambas as populações (tão diferentes, exceto pela característica comum de imunossupressão) tinha uma provável causa infecciosa.

Vírus podem alterar mecanismos de apoptose, regulação do ciclo celular, ativar oncogenes e inibir genes de supressão tumoral. Podem, ainda, expressar microRNAs (miRNAs), que são pequenos RNA não codificadores, que agem como reguladores negativos da síntese proteica por meio da ligação covalente com mRNA de fita simples. Podem assim interferir em diferentes vias de controle numérico de população celular. O próprio HIV também poderia induzir à expressão de tais miRNAs.

Imunodeficiência | Níveis de CD4+ e carga viral do HIV

Há indícios de permanência de graus variados de imunodepressão mesmo em pacientes com supressão da viremia. A imunodeficiência, com queda dos níveis e de linfócitos CD4+ e comprometimento funcional de linfócitos B e de células *Natural Killer* (NK), é um fator fortemente associado às NDA. O risco para NDA é proporcional à carga viral e inversamente proporcional à contagem de células CD4+. Diferentes graus de imunodeficiência parecem condicionar qual o subtipo incidente entre os linfomas não Hodgkin. Ou seja, o linfoma difuso de células B ocorre nos estados mais acentuados de imunossupressão, enquanto o linfoma de Burkitt acompanha estados menos pronunciados de deficiência imunológica. Fato é que está aumentando a proporção de linfoma de Burkitt entre os LNH definidores de AIDS.

Em contraste com as NDA, a associação entre carga viral e contagem de linfócitos CD4+ com NNDA ainda é discutida. Alguns autores consideram que não há correlação, enquanto outros defendem que a imunodeficiência seja fator de risco para essas neoplasias. Entretanto, diferentes estudos de coorte evidenciam que a mortalidade por NNDA aumenta com o declínio de linfócitos T CD4+. No estudo prospectivo multicêntrico *EuroSIDA*, a taxa de NNDA foi de 6,4/1.000 pessoas/ano, no grupo com níveis de linfócitos T CD4+ abaixo de 200 células/mm^3, em comparação com 3,4/1.000 pessoas/ano entre pacientes com níveis acima de 500 células/mm^3. A associação foi mais expressiva com neoplasias relacionadas a vírus. O câncer anal, após ajustes, mostrou significante queda de incidência à medida que se elevava a contagem de linfócitos CD4+. Relação mais complexa com a contagem de linfócitos T CD4+ mostra o linfoma de Hodgkin, tumor que aumentou significativamente de incidência desde a introdução da moderna TARV, pois é de risco maior nos pacientes moderadamente imunossuprimidos e menor tanto nos que apresentam contagem normal de linfócitos T CD4+ quanto nos muito imunossuprimidos. As associações encontradas foram com a contagem corrente de linfócitos T CD4+, sendo que o nadir de CD4+ não mostrou significância, fato já anteriormente observado com relação ao carcinoma hepatocelular. Em estudo conduzido no Espírito Santo, também não se encontrou correlação entre NNDA e nadir de CD4+, que só é percebida, ainda que fraca, quando se somam NDA e NNDA. A consideração apenas da contagem recente de linfócitos CD4+ também tornou mais forte a relação inversa que já havia entre diferentes NNDA e nadir de CD4+ abaixo de 350 células/mm^3, em estudo prospectivo. O encontro de HPV de alto risco em amostras de citologia anal também mostra correlação com baixo CD4+.

Considerando em conjunto tumores definidores e não definidores de AIDS, um estudo de coorte prospectivo estabeleceu a contagem de linfócitos T CD4+ como o principal fator de risco preditivo para SK, linfoma não Hodgkin, linfoma de Hodgkin, câncer de pulmão, de fígado e de colo uterino.

Mais recentemente vem sendo estudado o papel das células NK na relação câncer e HIV. De conhecida importância na lise de células neoplásicas e na prevenção de crescimento e metástase tumoral, atuam também de forma precoce no controle da infecção pelo HIV, modulando aquisição do vírus e progressão da doença. Da mesma forma que outros linfócitos, também podem entrar em exaustão em condições crônicas, como na infecção pelo HIV, com comprometimento de sua função citotóxica e da produção de citocinas. Essa anergia facilitaria o desenvolvimento de neoplasias e de infecções na presença do HIV. Desenvolvimento de imunoterapia tendo células NK como alvo poderá ser caminho terapêutico comum às duas doenças.

Com relação à carga viral, a análise em veteranos nos EUA mostrou que a porcentagem de tempo com carga viral do HIV indetectável associou-se com redução do risco de câncer anal. Também, o risco de linfoma de Hodgkin foi significativamente menor em pacientes com carga viral do HIV indetectável em > 80% do tempo, do que naqueles com carga viral do HIV indetectável em < 40% do tempo. Por outro lado, o controle da replicação do HIV não teve impacto no risco de câncer hepatocelular em veteranos com coinfecção HIV-VHC. Estudo no Brasil encontrou correlação entre carga viral detectável e positividade para HPV em coletas de colo uterino e cavidade oral.

Em se tratando de carcinogênese, com ou sem coinfecção e/ou imunossupressão, o simples fato da existência de um estado inflamatório persistente da infecção pelo HIV já é, por si, fator de risco para promoção e progressão tumoral. Maior atividade inflamatória e de coagulação, medidas por níveis elevados de interleucina 6 (IL-6), proteína C reativa (PCR) e D-dímero foram associadas a maior risco de câncer. Essa associação foi mais intensa para IL-6 e significativa para neoplasias relacionadas ou não a infecções, mesmo após ajustes para fatores de risco tradicionais e contagem de linfócitos T CD4+. Há evidências de que a IL-6 influencia, por vias diversas, vários estádios do desenvolvimento do câncer, incluindo iniciação, promoção, progressão e disseminação.

Ação direta do vírus HIV também não pode ser excluída da patogênese das neoplasias. Recursos de biologia molecular mostram que o genoma do vírus HIV com frequência se integra em genes celulares associados ao câncer e à regulação negativa do ciclo celular, bem como a genes que comandam mecanismos de sobrevivência, adesão celular e reparo de DNA.

Hábitos de vida

Muitas pessoas infectadas pelo HIV se mostram mais suscetíveis a comportamentos de risco para câncer, como intercurso anal sem preservativo, uso de medicamento intravenoso, consumo elevado de álcool e tabagismo. Comportamento sexual de risco é apontado como a principal causa do aumento exponencial de casos de AIDS na última década no Brasil. A incidência de câncer de pulmão na população HIV-positiva é duas a sete vezes maior que na população geral. O risco aumentado para NNDA permanece elevado em tabagistas, mesmo quando se excluem os casos de câncer de pulmão das análises. Estudo de coorte de pacientes infectados pelo HIV na Dinamarca em pacientes soropositivos fumantes mostrou que os mesmos perdiam mais anos de vida relacionados com o tabagismo que ao próprio HIV. Entre as NNDA contabilizadas de 2004 a 2007, nos EUA, 29% ocorreram em pacientes que estavam apenas infectados pelo HIV, sendo o câncer de pulmão o de maior incidência. Há suspeita do HIV como fator de risco independente para câncer de pulmão. Neoplasias de laringe e de cavidade oral também são mais frequentes em pacientes com HIV, e um dos fatores de risco é o tabagismo.

Interações nos tratamentos de câncer e AIDS

A maior parte dos agentes anti-HIV age sobre enzimas hepáticas que afetam a biotransformação de medicamentos anticâncer. Por exemplo, o ritonavir inibe a enzima hepática CYP3A4, enquanto o antirretroviral efavirenz aumenta a sua atividade. Como a mesma enzima é responsável por metabolizar o fármaco anticâncer sunitinibe, o uso deste poderia acompanhar-se tanto da potencialização de seus efeitos tóxicos quanto da limitação de sua eficácia, dependendo do esquema adotado para o tratamento da AIDS. Acredita-se que eventuais efeitos hepatotóxicos da TARV podem amplificar o efeito carcinogênico dos vírus das hepatites B e C. Em estudos epidemiológicos, tratamentos baseados em IPs mostraram associação independente com maior risco para câncer anal, talvez, em parte ao menos, pela elevação nos níveis de IL-6.

Curiosamente, estudos pré-clínicos mostraram potente ação antitumoral de fármacos da TARV, que não se traduziram na clínica, talvez porque as doses suficientes para supressão viral sejam baixas para os possíveis efeitos antineoplásicos observados *in vitro*.

A introdução do uso de inibidores de integrasse não permite avaliar a interferência em incidência de câncer. Entretanto, os rearranjos no DNA causados por inibidores da integrase potencialmente poderiam aumentar o risco para câncer, embora sem nenhuma evidência clínica até o momento.

No geral, a imunossupressão e as interações medicamentosas do tratamento das duas doenças, câncer e AIDS, podem tornar o desfecho desfavorável. Outro complicador é que ainda há poucos ensaios clínicos de tratamento de câncer que incluam populações que têm o HIV. O ideal seria que todo paciente HIV+ com câncer tivesse acesso a serviços com equipe multiprofissional de especialistas em AIDS e em oncologia, dadas as singularidades dos processos quando associados.

PREVENÇÃO E RASTREAMENTO

O rastreamento deve considerar o fato de que o câncer nas PVHIV costuma se apresentar em idade abaixo da usual e ser diagnosticado em grau mais avançado ou em tipos mais precocemente agressivos. Infelizmente, dados mostram que o rastreamento rotineiro para câncer é menos frequente nessas pessoas do que na população em geral. Rastreamento anual do câncer de pulmão por tomografia computadorizada de baixa resolução pode reduzir em até 20% a mortalidade, em graus não atingidos pela radiografia de tórax com ou sem citologia de escarro e essa constatação poderia se aplicar ao tabagista portador do vírus HIV, apesar da discutida relação custo × benefício. O estímulo à interrupção do tabagismo, incluindo encaminhamento a serviços especializados ou mesmo intervenção farmacológica, deve ser uma rotina incessante nas consultas médicas e constitui, de longe, a mais importante iniciativa de prevenção de câncer na população infectada pelo HIV, como na população em geral. O crescimento da incidência de câncer anal, que, da mesma forma que o carcinoma cervical, é precedido por neoplasia intraepitelial de alto grau, levou à sugestão de rastreamento com exame retal digital, anoscopia e citologia anal. No entanto, ainda há poucos ensaios clínicos com evidência que suportem o uso de rotina de qualquer desses métodos. A *European AIDS Clinical Society* recomenda que homens que fazem sexo com homens devem ser submetidos a um exame retal digital e teste de citologia com intervalo de 1 a 3 anos. A diretriz do DHHS (EUA) pondera que apenas um exame anal digital pode ser útil. Estudo conduzido no Espírito Santo, com anoscopia de alta resolução, seguida de exame citológico e pesquisa de HPV, em homens e mulheres com HIV, detectou HPV em 68,6% deles, sendo 74% destes de alto risco. Houve elevada concordância entre anoscopia e biopsias positivas, o que fortalece o indicativo de se criarem mais rotinas de rastreamento para o câncer anal nessa população, principalmente em HSH e nas pessoas com história de múltiplos parceiros. Redução da incidência de câncer anal por meio dessa abordagem já foi vista em estudos de coorte. A Associação Americana para estudos de Doença do Fígado (AASLD) recomenda ultrassonografia abdominal a cada 6 meses para pacientes em alto risco para câncer de fígado. Para o câncer de mama, que na população geral continua em aumento de incidência, inclusive ultrapassando agora a mortalidade por câncer de pulmão na mulher, na maioria dos países, há que se atentar para o rastreamento com mamografia e ultrassonografia, mesmo que o vírus não pareça aumentar o risco nessa população específica. A recomendação de pesquisa de sangue oculto nas fezes e colonoscopia a partir dos 50 anos segue as diretrizes usuais para a população geral. Rastreamento de cânceres de próstata e cervical também acompanham o da população geral. Há evidências de risco para carcinoma cervical nas mulheres com vírus HIV idêntico ao da população geral em locais onde serviços de rastreamento funcionam adequadamente. A orientação vacinal não pode ser esquecida, particularmente para hepatite B e HPV. O Ministério da Saúde disponibilizou a vacina HPV quadrivalente para meninas e meninos soropositivos entre 9 e 26 anos. Igualmente importante é tratar a hepatite C. O bom diálogo com o paciente é crucial, pois muitos dos fatores de risco citados são modificáveis.

As pessoas que vivem hoje com o HIV têm aumento da expectativa e da qualidade de vida. Novos desafios surgiram, mas de forma alguma diminuem o triunfo que paulatinamente se adquire sobre a doença.

HIV e Gestação

Adauto Castelo Filho • Henrique Pott Junior • Jorge Figueiredo Senise

INTRODUÇÃO

De acordo com o relatório de 2020 do Programa Conjunto das Nações Unidas sobre HIV/AIDS (UNAIDS) há no mundo 37,7 milhões de pessoas vivendo com HIV. As mulheres representam mais da metade (19,2 milhões) desse total, que também conta com 1,8 milhão de crianças, com menos de 15 anos.

No Brasil, de 1980 a junho de 2016, foram notificados 842.710 casos de HIV/AIDS. Segundo o boletim publicado pelo Ministério da Saúde do Brasil, de 2007 até junho de 2016, foram notificados 136.945 casos de infecção pelo HIV no Brasil. Desses, 52,11% ocorreram no Sudeste (52,1%), seguido pelas regiões Sul (21,1%), Nordeste (13,8%), Centro-Oeste (6,7%) e Norte (6,3%). Nos últimos 5 anos, o Brasil registrou uma média de 41,1 mil casos novos ao ano, sendo o contato sexual a principal via de transmissão. Destaca-se que na região Sudeste predominou a categoria de exposição de homens que fazem sexo com homens, ao passo que nas demais regiões, o predomínio foi heterossexual.

Outro aspecto relevante foi o aumento da razão entre homens e mulheres notificados com HIV/AIDS, que era de 1,5 em 2006, mas voltou a aumentar em 2015 para 2,1. A taxa de detecção de HIV/AIDS entre mulheres passou de 15,8 casos/100.000 habitantes em 2006, para 12,7/100.000 habitantes em 2015, representando uma redução de 19,6%. Entre homens, aumentou de 24,1/100.000 habitantes em 2006, para 27,9/100.000 habitantes em 2015.

No período entre janeiro de 2000 até junho de 2020, foram notificadas 134.328 gestantes infectadas com HIV no Brasil, das quais 8.312 ocorreram no ano de 2019. Dessas, 37,7% residiam na região Sudeste, seguida pelas regiões Sul (29,7%), Nordeste (18,1%), Norte (8,6%) e Centro-Oeste (5,8%). Além disso, a faixa etária entre 20 e 24 anos foi a que apresentou o maior número de casos de gestantes infectadas pelo HIV (27,6%). Não obstante, a taxa de detecção de gestantes com HIV no Brasil vem aumentando nos últimos 10 anos: em 2009, a taxa era de 2,3 casos/1.000 nascidos vivos, passando para 2,8/1.000 nascidos vivos em 2019. Essa tendência de crescimento foi observada em todas as regiões do Brasil, exceto na região Sudeste, onde permaneceu estável.

TRANSMISSÃO MATERNO-FETAL DO HIV

Sem tratamento, as gestantes infectadas pelo HIV transmitirão a infecção para seus filhos em 25 a 50% dos casos. Com relação ao momento da transmissão, 75% ocorrem no período periparto e

25% intraútero. A amamentação aumenta o risco de transmissão em 14 a 29%.

A primeira tentativa de interferir na transmissão materno-fetal do HIV pelo tratamento antirretroviral foi feita pelo Pediatric AIDS Clinical Trial Group, protocolo 076 (PACTG 076). Esse estudo duplo-cego randomizado comparou, em 363 mulheres grávidas infectadas pelo HIV, zidovudina e placebo, a partir da 14ª semana de gestação, com redução de 67,5% no grupo que usou zidovudina.

Estudos subsequentes identificaram os fatores de risco para a transmissão vertical do HIV, como parto prolongado, ruptura das membranas amnióticas por mais de 4 horas, carga viral periparto, corioamnionite histológica e prematuridade. Contudo, a análise multivariada com esses fatores evidenciou que o mais importante preditor de transmissão vertical é a carga viral no momento do parto. Garcia *et al.* estudando mulheres grávidas infectadas pelo HIV em uso de zidovudina monoterapia ou sem tratamento antirretroviral, categorizaram as cargas virais no parto e observaram que, abaixo de 1.000 cópias/mℓ, não havia transmissão. Acima desse valor, quanto maior a carga viral no momento do parto, maior o risco de transmissão materno-fetal do HIV.

O estudo do grupo Women Infants Transmission Study (WITS) que analisou mais de 3 mil pares mãe-filho, demonstrou que a taxa de transmissão vertical era de 20% entre gestantes sem tratamento antirretroviral, 8% naquelas que usaram somente zidovudina, 3% com uso de esquema duplo e 1,6% com tratamento antirretroviral altamente efetivo (HAART). Quanto mais potente o esquema antirretroviral, menor a taxa de transmissão materno-fetal do HIV. No entanto, gestantes com cargas virais periparto semelhantes tiveram menor taxa de transmissão vertical quando usaram HAART em relação àquelas que usaram esquemas menos potentes. Esse resultado sugere que, mesmo quando o esquema antirretroviral falha, o risco de transmissão do HIV é menor com HAART do que com esquema duplo ou monoterapia com zidovudina.

Portanto, o risco de transmissão vertical do HIV está diretamente relacionado com a magnitude da carga viral periparto. Um estudo retrospectivo, conduzido na Inglaterra e na Irlanda entre 2000 e 2006, analisou mulheres grávidas e observou que a taxa de transmissão materno-fetal do HIV variou de 0,1% entre aquelas com carga viral periparto < 50 cópias/mℓ a 1,2% nas mulheres com cargas virais entre 51 e 999 cópias/mℓ. Na França, 5.271 gestantes infectadas pelo HIV em uso de HAART e que não amamentaram seus filhos apresentaram taxa de transmissão materno-fetal de 0,7% quando a carga viral periparto estava entre 401 e 999 cópias/mℓ, 0,6% com cargas virais menores que 400 cópias/mℓ e 0,4% com cargas virais abaixo de 50 cópias/mℓ.

A amamentação aumenta o risco de transmissão materno-fetal do HIV e deve, portanto, ser contraindicada na puérpera infectada. Entretanto, em países muito pobres da África, a mortalidade no primeiro ano de vida foi maior em crianças com aleitamento artificial, devido à diarreia ou septicemia, que nas crianças amamentadas. Porém, esse risco de transmissão pela amamentação caiu para aproximadamente 1% quando mãe, recém-nascido ou ambos receberam tratamento antirretroviral. Por esse motivo, as recomendações brasileira, americana, europeia, britânica e francesa contraindicam a amamentação do recém-nascido.

TRATAMENTO ANTIRRETROVIRAL DA GESTANTE INFECTADA PELO HIV

A Recomendação Brasileira de 2020 indica que toda gestante infectada pelo HIV deve colher exame de genotipagem (teste de resistência do HIV aos antirretrovirais) na primeira consulta de pré-natal e receber HAART, independentemente da sua situação imunológica ou virológica. Porém, esse exame deve ser interpretado com cautela. Em gestantes sem tratamento prévio, a genotipagem visa identificar pessoas que se infectaram primariamente com vírus resistente. De outra forma, o resultado da genotipagem em gestantes com tratamento antirretroviral prévio descontinuado antes da gestação, precisa ser interpretado de modo diferente. Nesse caso, a genotipagem pode não fornecer informações confiáveis para escolha do esquema antirretroviral, uma vez que resultado com vírus sensível na ausência de pressão seletiva não significa ausência de resistência. Nesse caso, a escolha do tratamento nessa gestante deve levar em conta a idade gestacional e os esquemas antirretrovirais anteriores.

Atualmente, recomenda-se iniciar o tratamento em todos os pacientes infectados pelo HIV, independentemente da contagem de linfócitos T CD4+. Apesar dessa recomendação se aplicar também às gestantes, quando o diagnóstico de HIV é feito no pré-natal, a decisão de iniciar HAART precocemente deve levar em conta as condições gestacionais (náuseas e vômitos), além do número de linfócitos T CD4+ e o nível de carga viral de HIV.

A concomitância de infecção por sífilis, toxoplasmose aguda, citomegalovirose aguda ou uso de drogas ilícitas aumenta o risco de transmissão intrauterina, que ocorre predominantemente no 3º trimestre.

A dupla de análogos de nucleosídios recomendada atualmente é tenofovir com lamivudina ou tenofovir com entricitabina. Em caso de toxicidade ou contraindicação ao tenofovir, pode-se utilizar zidovudina ou abacavir, este último, de acordo com resultado do HLA B5701.

Tenofovir é classificado como categoria B pela Food and Drug Administration (FDA) dos EUA. No registro norte-americano de uso de antirretrovirais na gestação (Antiretroviral Pregnancy Registry) há número suficiente de exposições ao tenofovir no 1º trimestre de gestação em humanos para detectar aumento de até duas vezes no risco global de defeitos congênitos. A prevalência de defeitos congênitos relacionados à exposição ao tenofovir no 1º trimestre foi de 2,3% (IC 95%: 1,3% a 3,9%) em comparação com 2,7% na população geral norte-americana, de acordo com o CDC. A relação entre a concentração de tenofovir no sangue do cordão umbilical e no sangue materno foi de 0,60 a 0,99%, evidenciando boa passagem placentária.

Não obstante, um estudo multicêntrico, randomizado, controlado, realizado em nove países, comparou gestantes com tenofovir disoproxil fumarato 300 mg (TDF)/entricitabina 200 mg/dolutegravir 50 mg com tenofovir alafenamide fumarato 25 mg (TAF)/entricitabina 200 mg/dolutegravir 50 mg e tenofovir disoproxil fumarato 300 mg/entricitabina 200 mg/efavirenz 600 mg. A proporção de desfechos adversos da gestação (prematuridade, pequeno para idade gestacional ou aborto espontâneo) foi menor com dolutegravir/TAF (24%) que com dolutegravir/TDF (33%), com diferença estimada de 8,8% (p = 0,043). Essa proporção se manteve maior também no grupo EFV/TDF (33%) com relação a dolutegravir/TAF (p = 0,047). Entretanto, a ocorrência de eventos adversos de grau 3 ou maior não diferiu entre os três grupos. A mortalidade neonatal foi significativamente maior no grupo efavirenz/TDF (5%) em comparação ao dolutegravir/TAF (1%; p = 0,019) ou dolutegravir/TDF (2%; p = 0,050).

Uso de Efavirenz (EFV) na gestação

Apesar de ainda constar na Recomendação Brasileira atual (2020) como fármaco alternativo para mulheres que querem engravidar ou durante a gestação, evidências sugerem a ocorrência de alterações cognitivas em crianças expostas ao fármaco. Estudos em ratos fêmeas sugerem toxicidade direta do EFV e seu metabólito (8-hidroxi-EFV) em células do SNC. Vários outros mecanismos foram aventados para justificar essas alterações, incluindo lesão mitocondrial, citotoxicidade endoplasmática e oxidativa. Outro estudo sugere retardo de desenvolvimento neurológico e alterações persistentes no córtex motor de ratos expostos intraútero ao EFV.

Não obstante, um estudo comparando 126 crianças expostas intraútero ao EFV com 367 crianças não expostas sugeriu que crianças expostas podem ter maior risco de déficit neurológico e emocional que crianças não expostas. Ainda, um estudo realizado com 3.055 crianças expostas ao HIV, mas não infectadas, nos EUA e Porto Rico, com mediana de seguimento de 5,1 anos, mostrou que a exposição intraútero ao EFV está associada a um risco 2,56 (IC 95% 1,22 a 5,37) maior de desenvolvimento de microcefalia.

O impacto do uso de EFV na gestação também foi avaliado em relação às gestantes. O estudo realizado por Jones *et al.* na África do Sul sugeriu que o uso de EFV na gestação foi fator preditor de ideação suicida em mulheres no período de 12 meses pós-parto.

Com base nas evidências citadas anteriormente e das alternativas terapêuticas com maior segurança e eficácia em gestantes, não se justifica mais o uso de EFV em mulheres que querem engravidar ou durante a gestação.

Inibidores de integrase

Os inibidores de integrase, raltegravir ou dolutegravir, são atualmente os fármacos de escolha para gestantes com HIV na maioria dos países.

Raltegravir

No Brasil, raltegravir foi o primeiro inibidor de integrase a ser liberado para pacientes com resistência a outros antirretrovirais. Em gestantes, seu uso foi indicado em esquemas de resgate ou naquelas com carga viral detectável no 3º trimestre da gestação.

Raltegravir passa pela barreira placentária de forma eficiente. Um estudo avaliou mulheres que usaram raltegravir no fim da gestação para medir a passagem placentária e a concentração no recém-nascido até 3 horas após o parto. Segundo os resultados desse estudo, foi observado excelente passagem placentária, com concentrações de 7 a 9,5 vezes maior nos neonatos que nas amostras parcadas das mães. O autor discute a possibilidade de elevadas concentrações nos recém-nascidos estarem relacionadas com a imaturidade fetal da via metabólica do raltegravir por meio do sistema enzimático UGT1A1.

Estudos em animais não mostraram evidência de teratogenicidade. Em ratos expostos a doses 3 vezes maiores que a utilizada em humanos observou-se aumento na incidência de costela supranumerária nos fetos, não ocorrendo em doses menores.

Avaliação farmacocinética de raltegravir 400 mg, 2 vezes/dia, em gestantes, observou redução da concentração sérica, porém mantendo níveis terapêuticos adequados. Portanto, raltegravir não deve ser usado em dose única.

Um ensaio clínico randomizado, envolvendo 19 centros na Argentina, Brasil, África do Sul, Tanzânia, Tailândia e EUA, comparou raltegravir (400 mg, 2 vezes/dia) com EFV (600 mg à noite) em associação com lamivudina e zidovudina para o tratamento antirretroviral de gestantes sem histórico de tratamento prévio. Raltegravir reduziu mais rapidamente a carga viral no período periparto. O tratamento iniciado com 20 semanas de gestação resultou em taxas semelhantes de carga viral periparto indetectável. Porém, quando o tratamento era iniciado a partir de 28 semanas, a taxa de indetecção foi significativamente maior com raltegravir (93% *vs* 71%, $p = 0,0001$), reduzindo o risco de transmissão materno-fetal do HIV.

Um estudo realizado no Reino Unido e na Irlanda não encontrou aumento de malformações congênitas ou alterações do tubo neural após a exposição ao raltegravir e elvitegravir em 908 mulheres, na concepção, no 1º trimestre da gestação e no segundo e terceiro. Resultados similares foram observados nos estudos The Merck Adverse Event Review and Reporting System (MARRS) (n = 325), UK/Ireland NSHPC (n = 222) e French cohorts (EPF) (n = 218).

Na Recomendação Brasileira atual (2020), o uso de raltegravir (RAL) só pode ser considerado em gestantes que iniciam TARV no pré-natal ou tardiamente (fim do 2º trimestre), quando houver contraindicação ao DTG.

Dolutegravir

Dolutegravir apresenta passagem pela barreira placentária de forma significativa. Apesar de pequena redução na concentração em gestantes, os níveis séricos obtidos são adequados com a dose habitual de 50 mg/dia. O fármaco é classificado pela FDA como categoria B em gestantes, isto é, sem teratogenicidade em animais.

Um estudo realizado em Botsuana, que comparou dolutegravir com EFV iniciados durante a gestação, não mostrou diferença com relação a eventos adversos materno-fetais. Posteriormente, quando foram incluídas mulheres que engravidaram em uso de dolutegravir, notou-se o aparecimento de malformações decorrentes de alterações do fechamento do tubo neural nos recém-nascidos expostos. O tubo neural se fecha em torno de 42 dias de gestação ou após 28 dias de evolução fetal, sendo, portanto, o risco maior para as mulheres que engravidam em uso dessa medicação, pois é incomum a procura de pré-natal nas primeiras 6 semanas.

Inicialmente, essa alteração foi observada em 0,94%, o que significava mais de nove vezes o risco daquelas sem nenhuma exposição. Posteriormente, com o aumento do número de mulheres expostas na concepção ao dolutegravir, essa taxa caiu para 0,30%, e o último dado publicado em 2020 mostrou tendência de estabilização em 0,19% com dolutegravir, comparado a 0,07% com EFV e 0,07% em mulheres não infectadas pelo HIV.

Em 19 países europeus, entre 1991 e 2011, a prevalência de defeitos de tubo neural em todos os nascidos vivos foi de 0,091%, estável durante todo o período avaliado. Prevalência semelhante, de 0,092% (95.213/104 milhões de nascimentos), foi observada em 28 países europeus, no período de 1998 a 2017. Nos EUA, a prevalência de defeitos do tubo neural é de 0,07%, após a política de fortificação com ácido fólico. Na África do Sul, a prevalência é de 0,098%.

Um estudo realizado na França não encontrou aumento de malformações congênitas ou alterações do tubo neural após a exposição aos inibidores de integrase (dolutegravir, raltegravir e elvitegravir) em mulheres, na concepção, no 1º, no 2º e no 3º trimestres da gestação. A taxa de malformações em recém-nascidos de mulheres expostas na concepção não diferiu significantemente com relação aos outros grupos de exposição. Não houve defeito de tubo neural entre as crianças expostas aos inibidores de integrase na concepção.

Segundo relato do The Antiretroviral Pregnancy Registry dos EUA (1 de janeiro de 1989 a 31 janeiro de 2021), das 475 mulheres expostas ao dolutegravir na concepção, 367 ao raltegravir, 343 ao elvitegravir e 91 ao bictegravir, houve apenas um caso de defeito no tubo neural com exposição ao dolutegravir, o que confere uma taxa de 0,21% (1/475).

Estudo realizado no Brasil para avaliar ocorrência de defeitos do tubo neural em mulheres expostas ao dolutegravir, EFV ou raltegravir, no período entre a concepção e até 8 semanas de gestação em 382 mulheres expostas ao dolutegravir e 1.086 ao EFV ou raltegravir, não observou nenhum caso de defeito de tubo neural em seus recém-nascidos.

No Brasil, dolutegravir não é recomendado para início de TARV no 1º trimestre de gestação, sendo, no entanto, preferencial a partir do 2º trimestre, conforme a última Recomendação do Ministério da Saúde (2020).

Inibidores da protease

Atazanavir/r é o inibidor de protease mais utilizado em gestantes infectadas pelo HIV. Atualmente, é considerado alternativa aos inibidores de integrase, raltegravir e dolutegravir. Sua passagem pela barreira placentária é de aproximadamente 10% e o risco fetal mais estudado é o aumento da bilirrubina indireta causada pela inibição da enzima UGT1A1, que pode acarretar hiperbilirrubinemia no recém-nascido e, consequentemente, *kernicterus*. Entretanto, nenhum estudo demonstrou aumento significativo de bilirrubina nos recém-nascidos expostos ao atazanavir/r.

Até 31 de janeiro de 2021, haviam sido registrados 33 malformações em 1.447 nascidos vivos (2,28%) de gestantes expostas ao atazanavir/r no 1º trimestre, notificadas ao APR. Essa taxa foi semelhante àquela observada em crianças nascidas de mães não infectadas pelo HIV (2,72%).

De acordo com a última Recomendação Brasileira para tratamento antirretroviral na gestação (2020), atazanavir/r é opção em mulheres que iniciam tratamento no 1º trimestre ou naquelas que desejem engravidar.

O darunavir é classificado como categoria C pela FDA, ou seja, deve ser usado em gestantes se os benefícios forem maiores que os riscos. Não há estudos bem controlados conduzidos em gestantes. Estudos em animais não mostraram embriotoxicidade ou teratogenicidade em camundongos, ratos e coelhos. A concentração sérica de darunavir/r apresenta-se reduzida na gravidez, principalmente nos 2º e 3º trimestres, quando se observa redução de 26% da área sob a curva. Darunavir/r apresenta passagem pela barreira placentária mínima, devendo sempre ser usado na dose de 600/100 mg, 2 vezes/dia, durante a gestação.

No Brasil, Darunavir/r é sugerido como tratamento alternativo para gestantes que não podem usar inibidor de integrase nem atazanavir/r.

Zidovudina no parto

O uso da zidovudina (AZT) por via intravenosa (IV) por até 4 horas antes do parto tem como finalidade intensificar a profilaxia pré e pós-exposição do feto no período de maior risco de contato do sangue materno com o fetal. Essa conduta foi proposta pelo PACTG 076, publicado em 1994, que usava apenas AZT para tratamento das gestantes infectadas pelo HIV. Entretanto, desde 2008, a recomendação britânica e, atualmente, a norte-americana e a brasileira sugerem que gestantes em uso de tratamento antirretroviral potente (HAART) e carga viral de HIV abaixo de 50 cópias/mℓ na 36ª semana de gestação não necessitam de profilaxia periparto com AZT. Estudo francês, que analisou aproximadamente 12 mil gestantes infectadas pelo HIV que usaram ou não AZT, IV, periparto, observou que aquelas que tinham carga viral de HIV acima de 1.000 cópias/mℓ tiveram redução significativa da transmissão mãe para filho (TMF) com o uso da AZT. Entretanto, em gestantes com carga viral de HIV abaixo de 400 cópias/mℓ, a AZT, IV, não se associou com redução de TMF.

Na Recomendação Brasileira atual (2020), não é necessário uso de AZT, IV, nas gestantes que apresentem carga viral de HIV indetectável após 34 semanas de gestação e que estejam em TARV com boa adesão.

VIA DE PARTO

O parto cesárea foi importante ferramenta na redução da transmissão vertical do HIV. Cesariana eletiva, por si só, reduz em 50% a TMF do HIV em gestantes em uso de AZT monoterapia. Atualmente, existem divergências na magnitude de carga viral indicativa de parto cesárea eletiva ou via obstétrica. As Recomendações Brasileira e Norte-Americana indicam cesariana eletiva em mulheres com carga viral acima de 1.000 cópias/mℓ, enquanto a Britânica o corte é 400 cópias/mℓ.

Entretanto, a recomendação atual da Sociedade Europeia de AIDS indica cesárea eletiva em gestantes com carga viral, entre 34 e 36 semanas, acima de 50 cópias/mℓ. Na Escola Paulista de Medicina da UNIFESP também se utiliza esse ponto de corte para decisão da via de parto.

AIDS em Crianças e Adolescentes

Daisy Maria Machado • Regina Célia de Menezes Succi

INTRODUÇÃO

Nas décadas que se seguiram às primeiras descrições da síndrome da imunodeficiência adquirida (AIDS), presenciamos um progresso sem precedentes no entendimento do seu agente etiológico, o vírus da imunodeficiência humana (HIV), seus mecanismos patogênicos, métodos diagnósticos, assim como no desenvolvimento de fármacos antirretrovirais. Tais progressos fizeram com que a AIDS passasse de uma doença grave e invariavelmente fatal para uma infecção crônica e passível de controle.

Da mesma maneira, o sucesso na prevenção da transmissão vertical, principal via de aquisição do HIV em pediatria, proporcionou significativa redução dos casos novos em crianças, especialmente em países desenvolvidos.

A epidemia pediátrica de AIDS está entrando em uma nova fase, com adolescentes infectados por via vertical chegando à idade adulta. Com isso, novos desafios estão surgindo tanto para esses jovens quanto para a equipe de saúde que os acompanhou desde o nascimento.

EPIDEMIOLOGIA

No Brasil, de 1980 até junho de 2021, foram registrados 688.348 (65,8%) casos de AIDS em homens e 356.885 (34,2%) em mulheres, em todas as faixas etárias, sendo 17.935 casos em menores de 5 anos. Considerando todos os casos notificados de 1980 a 2021 em menores de 13 anos, 15.572 casos foram resultado de transmissão vertical (88%).

O Programa Nacional, hoje Departamento de DST/AIDS e hepatites virais do Ministério da Saúde, adotou, a partir de outubro de 1996, a indicação da profilaxia da transmissão vertical para gestantes soropositivas e recém-nascidos expostos ao HIV.

No período de 2000 até junho de 2021 foram notificadas no país 141.025 gestantes infectadas com HIV, das quais 7.814 no ano de 2020, com uma taxa de detecção de 2,7/mil nascidos vivos.

Observou-se queda na taxa da transmissão vertical no Brasil nos últimos 10 anos, a qual passou de 4,0 casos/100 mil habitantes em 2010 para 1,2 caso/100 mil habitantes em 2020, o que corresponde a uma redução de 69,7%.

É evidente a necessidade de se priorizar o atendimento à gestante no Brasil. Sem tratamento, as gestantes infectadas pelo HIV transmitem a infecção para seus filhos em 25 a 30% dos casos.

Observa-se uma diminuição dos casos de AIDS em quase todo o país, principalmente nos últimos anos, mas é importante frisar que parte dessa redução pode estar relacionada com a subnotificação de casos, resultado da mobilização local dos profissionais de saúde durante a pandemia de COVID-19.

Transmissão vertical do HIV

A transmissão do HIV na criança ocorre em 75% no período periparto, podendo ocorrer também durante a gestação em 25% (predominantemente no 3º trimestre) e tem seu risco acrescido de 14 a 29% pela amamentação. Outros tipos menos frequentes de exposição em crianças (contato sexual e exposição a sangue contaminado ou seus derivados) também podem ocorrer. As relações sexuais desprotegidas representam a categoria de transmissão mais frequente entre adolescentes.

Para que a prevenção da transmissão vertical do HIV seja bem-sucedida, são necessárias medidas dirigidas à gestante e ao recém-nascido.

Diagnóstico precoce e tratamento antirretroviral da gestante

Os principais fatores que dificultam a diminuição das taxas nacionais de transmissão vertical do HIV são o diagnóstico tardio da infecção pelo HIV na gestação e a qualidade da assistência, principalmente nas regiões com menor cobertura de serviços e menor acesso à rede de saúde. Assim, a melhor opção para tratamento profilático de gestantes infectadas pelo HIV é o diagnóstico precoce e o uso combinado de antirretrovirais, visando à redução da carga viral materna do HIV para níveis indetectáveis, em especial no momento do parto.

Outras medidas, como o parto cesáreo e a suspensão do aleitamento materno, quando tomadas em conjunto, reduzem as taxas de transmissão vertical a menos de 1%. Importante ressaltar que a realização de parto cesáreo de forma eletiva, em gestantes com mais de 1.000 cópias/mℓ no momento do parto, reduz de forma significativa o risco de transmissão vertical do HIV, porém com cargas virais menores que 1.000 cópias/mℓ ou indetectáveis, este benefício não foi demonstrado.

O AZT profilático intravenoso (IV) é indicado para a prevenção da transmissão vertical e deve ser administrado durante o início do trabalho de parto, ou até 3 horas antes da cesariana eletiva, até o clampeamento do cordão umbilical. Mas NÃO é necessário seu uso naquelas gestantes que apresentem carga viral-HIV (CV-HIV) indetectável após 34 semanas de gestação, e que estejam em TARV com boa adesão. Entretanto, independentemente da CV-HIV, o médico pode eleger ou não o uso do AZT intraparto, IV, a depender do seu julgamento clínico se houver risco de má adesão.

Quimioprofilaxia antirretroviral para o recém-nascido (RN)

O tipo de quimioprofilaxia utilizada para o RN baseia-se no risco de exposição ao HIV:

- Baixo risco: aqueles recém-nascidos de mães em uso de TARV no pré-natal (desde a primeira metade da gestação) **E** mães com carga viral (CV) do HIV indetectável a partir da 28ª semana (3º trimestre) **E** mães SEM falha na adesão à TARV
- Alto risco: recém-nascidos de mães SEM pré-natal **OU** mães SEM uso de TARV na gestação **OU** mães SEM CV-HIV conhecida **OU** mães com CV-HIV detectável no 3º trimestre, recebendo ou não TARV **OU** mães com teste rápido (TR) positivo para o HIV no momento do parto (sem diagnóstico e/ou seguimento prévio) **OU** mães com indicação para profilaxia no momento do parto e que NÃO a receberam **OU** mães com início de TARV após 2ª metade da gestação **OU** mães com infecção aguda pelo HIV durante a gestação ou aleitamento.

Recém-nascidos (RN) de mulheres infectadas pelo HIV, caso sejam considerados de BAIXO RISCO de exposição, devem receber profilaxia com zidovudina (AZT), iniciando-se o mais rápido possível, preferencialmente nas primeiras 4 horas de vida. Para aqueles considerados de ALTO RISCO, está indicada a associação de 3 antirretrovirais, atualmente AZT + lamivudina (3TC) + raltegravir (RAL) para RN de termo, com início nesse mesmo período (Tabela 51.23). Esses esquemas profiláticos deverão ser administrados por 28 dias. O RAL não pode ser administrado em crianças prematuras, para as quais o esquema será com AZT e 3TC por 28 dias concomitante com nevirapina (NVP) por 14 dias. Prematuros com idade gestacional abaixo de 34 semanas deverão realizar a profilaxia apenas com AZT durante 28 dias, independentemente do risco de exposição ao HIV. Após 48 horas do nascimento, não há estudos que comprovem benefício do início da quimioprofilaxia, e sua indicação deve ser discutida caso a caso, preferencialmente com o especialista.

DIAGNÓSTICO DA INFECÇÃO VERTICAL PELO HIV

A detecção de anticorpos anti-HIV não é suficiente para o diagnóstico em crianças menores de 18 meses, uma vez que ocorre passagem transplacentária de anticorpos maternos do tipo IgG anti-HIV, principalmente no 3º trimestre de gestação, os quais podem persistir até esta idade. Assim, para o diagnóstico de crianças menores de 18 meses, se faz necessária a realização de testes moleculares que são disponibilizados pelo Ministério da Saúde (MS): teste molecular para quantificação do HIV-RNA/carga viral do HIV (CV-HIV) e para a detecção do DNA pró-viral do HIV. A carga viral é um teste quantitativo, permitindo a quantificação de partículas virais dos subtipos do HIV circulantes no país.

O protocolo atual do Ministério da Saúde recomenta realização de quatro coletas de CV-HIV para o diagnóstico da infecção vertical. O primeiro exame deve ser coletado ao nascimento. O segundo exame, caso a primeira CV-HIV seja indetectável, será coletado aos 14 dias de vida, seguido por coletas 2 semanas após término da profilaxia (6 semanas) e 8 semanas após término da profilaxia (12 semanas). Todo exame que resultar CV-HIV detectável, seja qual for o valor de viremia, exigirá nova coleta imediata de CV-HIV. Os casos com testes discordantes ou com valores abaixo de 5 mil cópias deverão continuar em investigação com coleta do DNA pró-viral do HIV.

TABELA 51.23 Indicações de profilaxia para o recém-nascido de acordo com o risco de exposição ao HIV.

Situação materna quanto ao uso prévio de tratamento antirretroviral combinado (TARVc) e CV do HIV	ARV indicado ao RN	Posologia	Duração
Uso de TARVc no pré-natal e periparto, com carga viral < 1.000 cópias/mℓ no 3º trimestre	AZT (VO)	4 mg/kg/dose, de 12 em 12 h (neonatos com 35 semanas de gestação ou mais)	4 semanas
Não utilização de TARVc durante a gestação, independente do uso de AZT periparto Uso de TARVc na gestação, mas carga viral desconhecida ou maior ou igual a 1.000 cópias/mℓ no 3º trimestre	AZT (VO) + NVP (VO)	4 mg/kg/dose, de 12 em 12 h Peso de nascimento 1,5 a 2 kg: 8 mg/dose (0,8 mℓ) Peso de nascimento > 2 kg: 12 mg/dose (1,2 mℓ)	4 semanas 1ª dose: primeiras 48 h de vida 2ª dose: 48 h após 1ª dose 3ª dose: 96 h após 2ª dose

Pode ser utilizado o AZT injetável quando a criança não tiver condições de receber o medicamento VO ou por sonda enteral. Nesse caso, não se associa à nevirapina, pois só está disponível em apresentação oral. AZT: zidovudina; CV: carga viral; NVP: nevirapina; RN: recém-nascido; VO: via oral. Adaptada de Brasil. Ministério da Saúde. Secretaria de Vigilância em Saúde. Departamento DST, AIDS e Hepatites. Protocolo clínico e diretrizes terapêuticas para manejo da infecção pelo HIV em crianças e adolescentes. Brasília DF, 2014.

O uso de antirretrovirais profiláticos, principalmente quando o esquema contém mais de um medicamento, pode diminuir a sensibilidade e retardar a detecção dos métodos laboratoriais. Por esse motivo, recomenda-se coletar o exame de CV-HIV antes de iniciar a profilaxia, assim como em 2 e 8 semanas após a suspensão da profilaxia

- A criança será considerada presumivelmente não infectada caso não esteja sendo amamentada, esteja assintomática e com imunidade normal, e com pelo menos duas CV-HIV negativas, sendo uma coletada com pelo menos 2 semanas e outra com pelo menos 8 semanas após o término da profilaxia antirretroviral. Para a exclusão definitiva da infecção, soma-se às condições anteriores ter desenvolvimento neuropsicomotor normal e uma sorologia para HIV não reagente após 12 meses
- A criança será considerada infectada pelo HIV caso haja dois resultados de CV-HIV detectáveis, acima de 5.000 cópias/mℓ, ou um exame de DNA pró-viral positivo.

Se a CV-HIV for detectável nas primeiras 48 horas de vida, indica que houve infecção intraútero. A transmissão no momento do parto é caracterizada quando, após um resultado de CV abaixo do limite de detecção na primeira semana de vida, segue-se o encontro do vírus em exame realizado entre 7 e 90 dias de vida, em recém-nascidos não amamentados. Assim, a distinção entre infecção intraútero e periparto só pode ser feita quando a primeira coleta de CV ocorrer ao nascimento (dentro das primeiras 48 horas de vida).

Os resultados são interpretados conforme algoritmo do Ministério da Saúde (Figura 51.15). Em recém-nascidos sintomáticos, a carga viral pode ser colhida a qualquer momento.

A infecção pelo HIV pode ser excluída presumivelmente quando a criança não está sendo amamentada, está assintomática e com imunidade normal, e com pelo menos dois exames moleculares negativos (ou seja, duas CV-HIV indetectáveis ou uma CV indetectável e uma pesquisa de DNA proviral negativa) após o término da profilaxia antirretroviral. Assim, nesse caso, pode ser feita a suspensão do sulfametoxazol + trimetoprima, profilaxia primária para *Pneumocystis jirovecii* , e mantida a investigação para exclusão definitiva do diagnóstico da infecção pelo HIV.

A exclusão definitiva do diagnóstico na criança é baseada na presença de todos os critérios a seguir:

- Pelo menos duas CV-HIV indetectáveis obtidas após a suspensão da profilaxia antirretroviral
- Boas condições clínicas, bom desenvolvimento neuropsicomotor e sem evidência de déficit imunológico
- Uma sorologia anti-HIV não reagente realizada depois de 12 meses. Se não ocorrer negativação da sorologia nessa idade, deve se aguardar até os 18 meses para nova coleta de anticorpos anti-HIV.

Em crianças acima de 18 meses, espera-se que os anticorpos maternos anti-HIV não estejam mais presentes na circulação. Assim, segue-se o mesmo fluxo laboratorial para a população geral, com a utilização de sorologia anti-HIV (pesquisa de anticorpos anti-HIV). O diagnóstico é semelhante ao realizado em adultos, conforme recomendações do Manual Técnico para Diagnóstico da Infecção pelo HIV.

PATOGÊNESE

Quando, na presença ou ausência das medidas profiláticas, ocorre a infecção da criança, segue-se uma série de eventos caracterizados inicialmente por uma depleção rápida e maciça de linfócitos T CD4+ CCR5+ no tecido linfoide associado ao intestino (GALT). Com a ruptura física da barreira mucosa, o intestino torna-se permeável, permitindo a passagem de bactérias intestinais e produtos bacterianos para a circulação sistêmica (translocação bacteriana). Estes eventos são acompanhados por um estado de ativação imune generalizado caracterizado por ativação de linfócitos T e B, níveis elevados de citocinas pró-inflamatórias e de quimiocinas. A diminuição nos linfócitos T CD4+ ocorre através do efeito citopático das proteínas virais, do aumento da apoptose das células infectadas e da ação de linfócitos T CD8+ citotóxicos levando à destruição das células infectadas pelo HIV. O reflexo clínico dessas alterações pode ser visto após diferentes períodos de tempo, e com intensidades variadas.

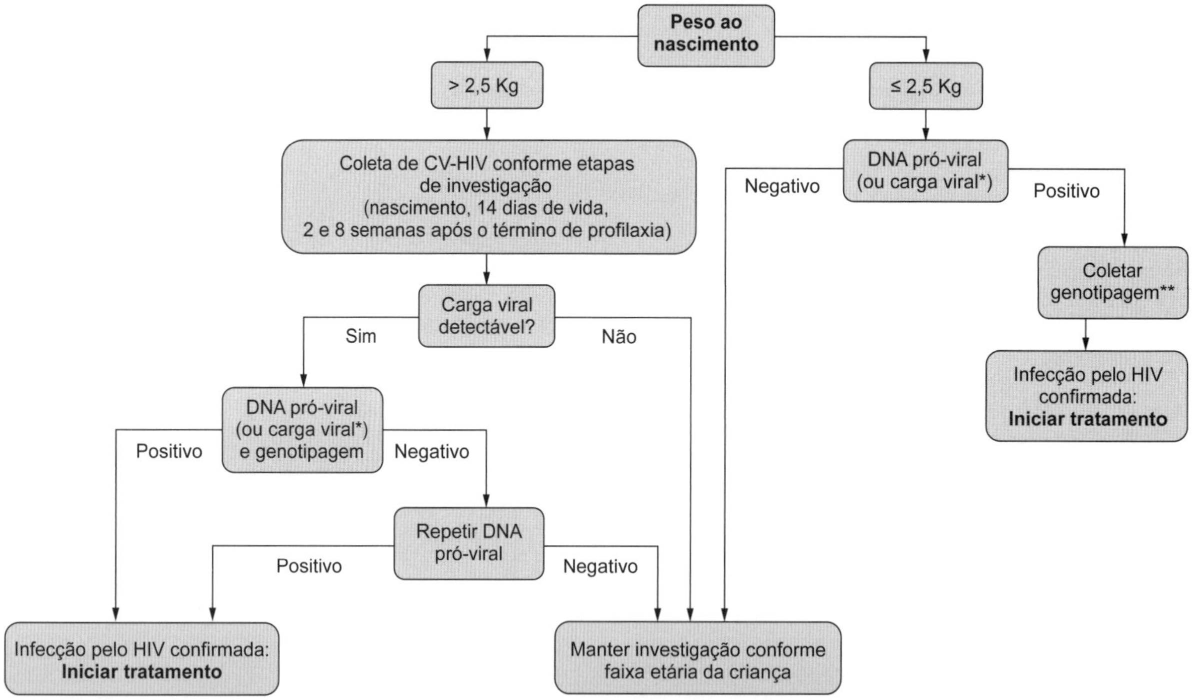

FIGURA 51.15 Algoritmo de diagnóstico em criança exposta menor de 18 meses. *No caso da indisponibilidade do DNA pró-viral ou carga viral do HIV (CV-HIV) inicial superior a 5.000 cp/mℓ. **Não postergar o início ou a manutenção da terapia antirretroviral até o resultado da genotipagem. Fonte: Brasil. Ministério da Saúde. Secretaria de Vigilância em Saúde. Departamento de Doenças de Condições Crônicas e Infecções Sexualmente Transmissíveis. 2023.

QUADRO CLÍNICO

As formas de apresentação clínica da infecção pelo HIV na criança variam desde as totalmente assintomáticas, até a manifestação completa da síndrome. Devido à relativa imaturidade imunológica da criança, esta apresenta evolução para AIDS frequentemente mais rápida do que o adulto. A infecção é, em geral, assintomática no período neonatal e a história natural da doença segue três padrões distintos de evolução em crianças, descritos antes da disponibilidade do tratamento antirretroviral combinado. O primeiro é denominado *progressão rápida*, ocorre em cerca de 20 a 30% das crianças não tratadas, que evoluem com quadros graves no primeiro ano de vida e podem morrer antes dos 4 anos. No início do quadro, os sinais e sintomas são inespecíficos e incluem, de maneira isolada ou associada, dificuldade em ganhar peso, febre, adenomegalia, hepatoesplenomegalia, diarreia prolongada, anormalidades neurológicas, anemia, plaquetopenia, candidíase oral de difícil controle e infecções bacterianas de repetição. Entre as crianças com imunodeficiência grave, ocorrem as infecções oportunistas, como pneumonia por *Pneumocystis jirovecii,* micobacteriose atípica, candidíase oral ou sistêmica, infecções crônicas ou recorrentes por CMV, *Toxoplasma*, vírus varicela-zóster e herpes simples.

O padrão mais frequente de progressão da AIDS, chamado *progressão normal*, é mais lento e abrange 70 a 80% dos casos. Nesses pacientes, o desenvolvimento dos sintomas pode iniciar-se na idade escolar, com tempo médio de sobrevida de 9 a 10 anos, segundo dados prévios à disponibilidade de terapia específica. O terceiro padrão da doença ocorre em uma porcentagem pequena (< 5%) das crianças infectadas no período perinatal e é chamado "progressão lenta": são crianças ou adolescentes que apresentam progressão mínima ou nula da doença, com contagem normal de linfócitos T CD4+.

Atualmente, com disponibilidade de tratamento precoce, as apresentações clínicas que seguiam a evolução natural da doença estão sendo substituídas por quadros mais tardios e associados ao uso crônico de TARV ou à presença de inflamação crônica, como alterações cardiovasculares, metabólicas, renais e ósseas.

De acordo com a gravidade dos sinais e sintomas clínicos e do grau de comprometimento imunológico, a infecção pelo HIV em crianças segue uma classificação proposta pelos CDC, em 1994, conforme Tabelas 51.24 e 51.25.

TRATAMENTO ANTIRRETROVIRAL

O tratamento antirretroviral é conhecido internacionalmente como HAART (*highly active antiretroviral therapy*) há vários anos e, mais recentemente, como cART (*combined active antiretroviral therapy*), ou tratamento antirretroviral combinado (TARVc). Baseia-se na utilização de combinações de ao menos três substâncias antirretrovirais (ARV), que quando tomadas adequadamente, são capazes de controlar a multiplicação do HIV no sangue, assim como em outros compartimentos e fluidos corporais.

TABELA 51.24 Classificação da infecção pelo HIV em crianças e adolescentes menores de 13 anos.

Alteração imunológica	N	A	B	C
Ausente (1)	N1	A1	B1	C1
Moderada (2)	N2	A2	B2	C2
Grave (3)	N3	A3	B3	C3

A: sinais e/ou sintomas clínicos leves; B: sinais e/ou sintomas clínicos moderados; C: sinais e/ou sintomas clínicos graves; N: ausência de sinais e/ou sintomas clínicos. As manifestações clínicas podem ser acompanhadas de diferentes graus de alterações imunológicas (1, 2 e 3). Adaptada de Brasil. Ministério da Saúde. Secretaria de Vigilância em Saúde. Departamento DST, AIDS e Hepatites. Protocolo clínico e diretrizes terapêuticas para manejo da infecção pelo HIV em crianças e adolescentes. Brasília DF, 2014.

TABELA 51.25 Categorias imunológicas da classificação da infecção pelo HIV em crianças e adolescentes menores de 13 anos.

Categoria imunológica	Contagem de linfócitos T CD4+		
	Idade		
	< 12 meses	1 a 5 anos	6 a 12 anos
Ausente (1)	> 1.500 (> 25%)	> 1.000 (> 25%)	> 500 (> 25%)
Moderada (2)	750 a 1.499 (15 a 24%)	500 a 999 (15 a 24%)	200 a 499 (15 a 24%)
Grave (3)	< 750 (< 15%)	< 500 (< 15%)	< 200 (< 15%)

As manifestações clínicas podem ser acompanhadas de diferentes graus de alterações imunológicas (1, 2 e 3). Adaptada de Brasil. Ministério da Saúde. Secretaria de Vigilância em Saúde. Departamento DST, AIDS e Hepatites. Protocolo clínico e diretrizes terapêuticas para manejo da infecção pelo HIV em crianças e adolescentes. Brasília DF, 2014.

O objetivo central do tratamento do HIV é a supressão da multiplicação viral, documentada com a quantificação do RNA viral no sangue, e expressa nos exames de carga viral como abaixo do nível de detecção (indetectável).

A indicação do início de tratamento em crianças sofreu grandes variações com o decorrer da epidemia. Diante do elevado risco de progressão rápida para doença e da evidência da eficácia do tratamento precoce para a redução da morbimortalidade, especialmente em menores de 12 meses, recomenda-se iniciar TARV em todas as crianças diagnosticadas em qualquer faixa etária, independentemente de sintomatologia clínica, classificação imunológica ou carga viral.

Atualmente, recomenda-se que, antes do início de TARV em crianças, seja solicitado o teste de genotipagem do HIV, para detecção de resistência transmitida e possíveis ajustes do esquema antirretroviral. Isto se dá porque a maioria das crianças com aquisição vertical da infecção pelo HIV tem histórico de exposição aos antirretrovirais na vida intrauterina, perinatal e/ou pós-natal.

Os esquemas preferenciais para o início de TARV são os regimes compostos por dois inibidores da transcriptase reversa análogos aos nucleosídios (ITRN), associados a um inibidor da integrase, ou a um inibidor da protease (IP). Como possibilidade adicional, quando não se pode utilizar um dos esquemas anteriores, pode-se ainda usar como terceiro medicamento um inibidor da transcriptase reversa não análogo (ITRNN) (Tabela 51.26).

A utilização de inibidores da integrase em crianças tem como base estudos que demonstram superioridade com melhor eficácia, tolerabilidade e interação com outras medicações. Nos esquemas com ITRN, a maior vantagem é o menor risco de dislipidemia e lipodistrofia, mas essa classe possui baixa barreira genética. Esquemas com IP/r têm maior barreira genética, o que implica menor risco de desenvolvimento de resistência.

Não há recomendação de terapia dupla para crianças e adolescentes vivendo com HIV.

Acompanhamento da resposta terapêutica

É de extrema importância o monitoramento constante da resposta terapêutica aos antirretrovirais, com atenção especial à adesão ao tratamento e à identificação de potenciais problemas antes do início do tratamento antirretroviral.

O sucesso terapêutico caracteriza-se por máxima supressão viral sustentada, isto é, carga viral indetectável mantida ao longo do tempo, associada a restauração e preservação da função imunológica e ausência ou resolução de sinais ou sintomas relacionados à infecção pelo HIV.

Após o início de TARV e da supressão máxima da replicação viral, a recuperação imune ocorre geralmente de maneira rápida e a maioria das crianças experimenta uma excelente resposta terapêutica com ganho de peso e recuperação do crescimento e desenvolvimento.

TABELA 51.26 TARV para crianças e adolescentes.

	Preferencial		Alternativo	
Faixa etária	**ITRN**	**3º ARV**	**ITRN**	**3º ARV[F]**
1º mês[A]	AZT + 3TC	RAL	AZT + 3TC	LPV/r[G]
2º mês a 2 anos	ABC[B] + 3TC	DTG[C]	AZT + 3TC	LPV/r
2 a 6 anos	ABC[B] + 3TC	DTG[C]	AZT + 3TC TDF[D] + 3TC	LPV/r
6 a 12 anos	ABC[B] + 3TC	DTG[C]	AZT + 3TC TDF[D] + 3TC	DRV + RTV
Acima de 12 anos[E]	TDF[C] + 3TC	DTG[C]	ABC[B] + 3TC AZT + 3TC	DRV + RTV

AZT: zidovudina; ABC: abacavir; 3TC: lamivudina; TDF: tenofovir; RAL: raltegravir; DTG: dolutegravir; LPV/r: lopinavir/ritonavir; DRV + RTV: darunavir com reforço de ritonavir. A. Esquema preconizado para faixa etária e utilizado para tratamento preemptivo em RN até a elucidação diagnóstica. Crianças com dificuldade diagnóstica devem ter a TARV iniciada até elucidação diagnóstica. B. O abacavir (ABC) deve ser iniciado após o resultado de HLA*B5701. A indisponibilidade do exame não deve postergar o início de TARV, devendo ser realizado com esquemas alternativos. C. Em crianças coinfectadas com tuberculose (TB), a terapia preferencial é com o inibidor de integrase raltegravir (RAL). O uso de dolutegravir (DTG) na coinfecção HIV/tuberculose em crianças é recomendado pela OMS baseado em estudos de farmacocinética de adultos; ensaios clínicos com o uso de DTG na coinfecção HIV/TB ainda estão em andamento. D. A partir de 35 kg. E. Para mais informações, consultar o PCDT para Manejo da Infecção pelo HIV em Adultos. F. Os ITRNN, efavirenz (EFZ) e nevirapina (NVP) são opções alternativas para crianças vivendo com HIV. Estes, devem ser utilizados apenas quando há genotipagem que confirme sensibilidade a estes medicamentos. G. O lopinavir/ritonavir pode ser administrado a partir do 14º dia de vida. Adaptada de Brasil. Ministério da Saúde. Protocolo Clínico e Diretrizes Terapêuticas para o Manejo da Infecção pelo HIV em Crianças e Adolescentes, 2022.

Considera-se falha terapêutica quando ocorre uma resposta subótima ou falta de resposta sustentada à terapia antirretroviral de acordo com critérios virológicos, imunológicos e/ou clínicos. A falha virológica é a não obtenção da supressão viral (CV> limite mínimo de detecção), podendo ocorrer como resposta virológica incompleta ou como rebote virológico:

- Resposta virológica incompleta: quando há diminuição < 1 $\log_{10}$ do número de cópias/mℓ de RNA do HIV após 8 a 12 semanas de tratamento antirretroviral; ou carga viral > 200 cópias/mℓ de RNA do HIV após 6 meses de tratamento
- Rebote virológico: quando, após a resposta ao tratamento com carga viral indetectável, ocorre detecção repetida de RNA do HIV no plasma. Não se deve confundir rebote virológico com os chamados "blips", ou seja, episódios isolados de detecção de cargas virais baixas (< 1.000 cópias/mℓ), seguidos de indetecção. Estes são relativamente comuns e não refletem necessariamente falha virológica.

A falha imunológica pode ocorrer como uma resposta imunológica incompleta à terapia antirretroviral ou uma deterioração imunológica durante a terapia:

- Resposta imunológica incompleta: quando não se consegue um aumento maior ou igual a 5% do percentual de linfócitos T CD4+ basal em pacientes menores de 5 anos com imunossupressão grave (linfócitos T CD4+ < 15%) após 12 meses de tratamento ou um aumento de 50 células/mm^3 em maiores de 5 anos com imunossupressão grave (linfócitos T CD4+ < 200 células/mm^3)
- Deterioração imune: definida como a queda de cinco pontos percentuais nos valores de CD4+ em qualquer idade ou queda de valor absoluto abaixo dos níveis basais em maiores de 5 anos.

A falha clínica é definida como deterioração neurológica progressiva, falha no crescimento e ocorrência de infecções graves ou recorrentes ou doenças associadas à AIDS após pelo menos 6 meses de terapia antirretroviral. É importante estar atento para a ocorrência da síndrome inflamatória da reconstituição imune (SIR), que surge em pacientes com infecção pelo HIV que iniciaram TARV. Esta resulta do processo de recuperação da imunidade tanto para agentes infecciosos específicos, como para antígenos não infecciosos, mas sua etiopatogenia ainda não foi totalmente esclarecida. Esse quadro não deve ser considerado falha terapêutica clínica, uma vez que faz parte do processo de reconstituição imunológica imediata, com duração média de 4 a 12 semanas.

A não adesão ao tratamento é a principal causa de falha terapêutica, o que pode resultar na seleção de variantes virais resistentes aos antirretrovirais, reduzindo as opções terapêuticas.

Alguns fatores são comumente associados à adesão insuficiente entre crianças e adolescentes: os efeitos adversos dos medicamentos, a não compreensão da necessidade do tratamento, receio de sofrer preconceito na escola ou por amigos, atitudes de oposição e revolta, inclusive por não aceitar o fato de ser portador de HIV, ou mesmo por uma revelação de diagnóstico feita de forma inadequada. Baixa frequência à escola, mudança de residência, ter perdido pai ou mãe e longa duração do tratamento são outros fatores também identificados como preditores de não adesão. A equipe de saúde deve estar atenta aos aspectos envolvidos na não adesão, para que medidas visando superar ou diminuir as dificuldades possam ser tomadas.

Manejo da falha terapêutica

A probabilidade de alcançar e manter uma CV indetectável depende do grau de resistência aos antirretrovirais, do número e das classes de antirretrovirais ativos no esquema e fundamentalmente da adesão ao tratamento.

A solicitação do teste de genotipagem (teste de resistência genotípica do HIV aos medicamentos) é importante já na primeira falha, pois orienta escolhas de esquemas de resgate mais efetivos, evita trocas desnecessárias, assim como a toxicidade de substâncias inativas.

Assim, as trocas de esquemas devem ser orientadas por teste de genotipagem. As opções de antirretrovirais para troca após a primeira falha variam conforme as faixas etárias. A enfuvirtida, inibidor de fusão, pode ser utilizada em crianças com mais de 6 anos, sem outras opções de resgate, mas esse medicamento tem sido menos utilizado nos últimos anos, uma vez que é de alto custo, tem baixa barreira genética e via de administração subcutânea.

No caso de alguma criança ou adolescente apresentar falha terapêutica em uso de raltegravir ou dolutegravir (inibidores da integrase) ou enfuvirtida (inibidor de fusão), atualmente está disponível pela Rede Nacional de Genotipagem (RENAGENO) a realização de genotipagem de novos alvos (GP41 e integrase) para avaliação da resistência genotípica a essas substâncias.

Os estudos sobre a infecção pelo HIV apresentam rápida evolução, portanto, novos conhecimentos trazem mudanças aos conceitos atuais. No momento, algumas orientações são válidas para a escolha de esquema ARV de resgate, são elas:

- Buscar sempre carga viral indetectável
- O novo esquema deve conter duas substâncias plenamente ativas e de classes diferentes
- Basear as escolhas nos dados de resistência (analisar também as mutações dos testes anteriores), na história terapêutica do paciente (esquemas prévios e atuais) e nos dados de estudos clínicos.

VACINAÇÃO

A vacinação de crianças e adolescentes infectados pelo HIV está contemplada no contexto geral de vacinação em Pessoas Vivendo com HIV/AIDS.

Prevenção contra a Infecção pelo HIV

Paulo Roberto Abrão Ferreira • Erika Ferrari Rafael da Silva

A UNAIDS relata 1,5 milhão de novas infecções com, aproximadamente, 680 mil mortes relacionadas à AIDS no mesmo ano, apesar do uso da terapia antirretroviral (TARV). No Brasil, são cerca de 40 mil novos casos notificados a cada ano. A incidência global da infecção pelo HIV indica que o número de pessoas vivendo com HIV (PVHIV) continuará a aumentar, a menos que estratégias comportamentais e biomédicas preventivas mais eficazes sejam empregadas para reduzir a transmissão. As autoridades de saúde propõem a "Prevenção Combinada".

O termo "Prevenção Combinada" remete à conjugação de diferentes ações de prevenção às infecções sexualmente transmitidas (IST), ao HIV e às hepatites virais e seus fatores associados. Pressupõe o uso "combinado" de métodos preventivos, de acordo com as possibilidades e escolhas de cada indivíduo, sem excluir ou sobrepor um método ao outro. Dentro do conjunto de ferramentas da prevenção combinada, inserem-se também:

1. Testagem regular para o HIV
2. Profilaxia pré-exposição ao HIV (PrEP)
3. Profilaxia pós-exposição sexual ou ocupacional ao HIV (PEP)
4. Uso consistente e correto de preservativos
5. Diagnóstico oportuno e tratamento adequado de infecções sexualmente transmissíveis (IST)
6. Redução de danos (p. ex., oferecer seringas e agulhas descartáveis para usuários de drogas)
7. Gerenciamento de risco e vulnerabilidades
8. Supressão da replicação viral pelo tratamento antirretroviral ou tratamento como prevenção (Indetectável = Intransmissível)
9. Imunizações (exemplo, contra hepatite A, hepatite B e HPV)
10. Prevenir a transmissão vertical do HIV e da hepatite B.

A Figura 51.16 representa a combinação e a ideia de movimento de algumas das diferentes estratégias de prevenção, tendo sido inicialmente proposta para a infecção pelo HIV.

Nesta seção, faremos uma revisão sobre a PrEP e sobre os estudos em andamento para obtermos uma vacina que evite a infecção pelo HIV. A primeira estratégia muito bem estabelecida e a segunda, que permanece como um grande objetivo da ciência.

PROFILAXIA PRÉ-EXPOSIÇÃO CONTRA O HIV

A PrEP é uma das formas de prevenir a infecção pelo HIV, com antirretrovirais, no contexto das estratégias de Prevenção Combinada, disponíveis no SUS brasileiro. Em várias grandes cidades da Europa e dos EUA, onde houve expansão da TARV, PrEP e outras medidas de Prevenção Combinada, foi documentada a diminuição no número de novos casos de infecção pelo HIV, respaldando essa política de saúde.

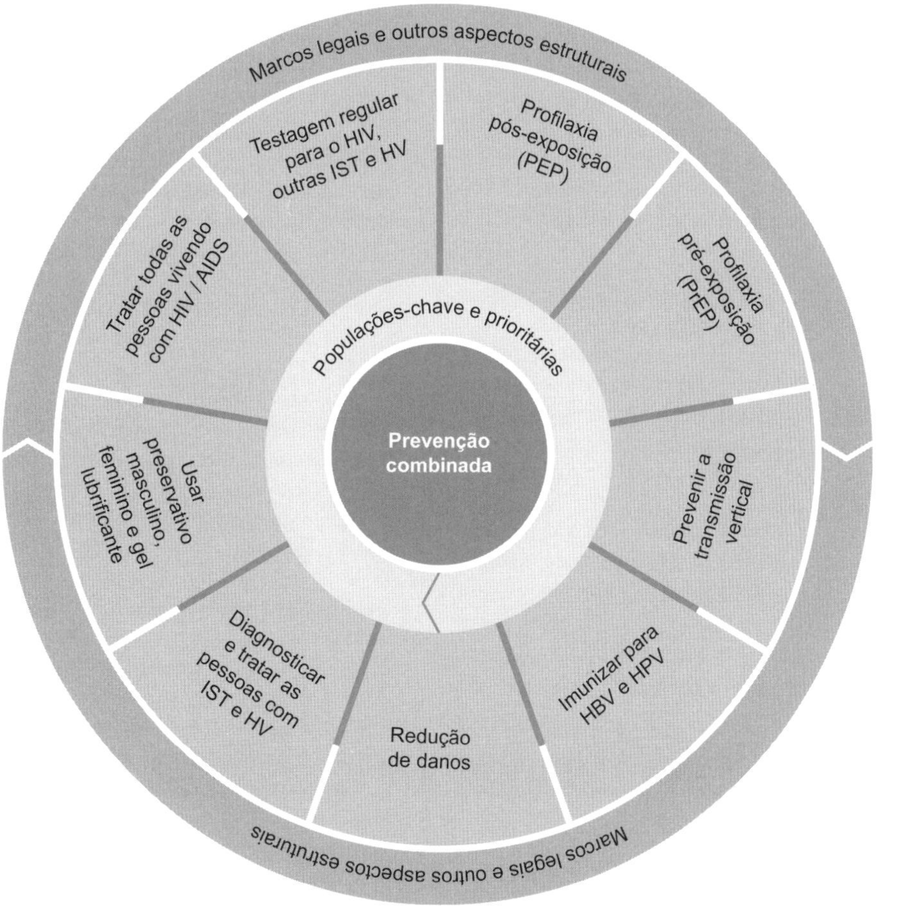

FIGURA 51.16 Mandala da prevenção combinada. IST: infecção sexualmente transmissível; HV: hepatite viral; HBV: vírus da hepatite B; HPV: vírus do papiloma humano. Fonte: Brasil. Ministério da Saúde. Secretaria de Vigilância em Saúde. Boletim Epidemiológico 51(01), janeiro de 2020.

AVALIAÇÃO GERAL PARA ANALISAR A INDICAÇÃO DE PREP

Para pacientes sem infecção pelo HIV, que estão em alto risco de contrair essa infecção e estão comprometidos com a adesão à medicação, a PrEP é altamente eficaz. Nesses casos, a PrEP pode reduzir o risco de transmissão do HIV em mais de 90%, embora infecções raras ainda possam ocorrer.

A principal opção para PrEP em todos os pacientes é tenofovir disoproxil fumarato-entricitabina (TDF-FTC); para homens que fazem sexo com homens (HSH) e mulheres transexuais em risco de exposição sexual ao HIV, o tenofovir-alafenamida-entricitabina (TAF-FTC) é outra opção. Essa última combinação não foi estudada para uso em mulheres ou homens transexuais. Para determinar quem deve receber PrEP e qual tratamento deve ser usado, os médicos devem avaliar os potenciais benefícios e riscos da terapia.

Os profissionais de saúde devem obter um histórico detalhado de sexo e uso de drogas ilícitas (p. ex., *chemssex*) para determinar se o paciente está em alto risco de aquisição do HIV e, portanto, provavelmente se beneficiará da PrEP. Os profissionais de saúde também devem determinar se o paciente tem barreiras potenciais que o impeçam de aderir a um regime de medicação diária.

AVALIAÇÃO DO RISCO DE AQUISIÇÃO DO HIV

Para determinar se um paciente está em risco de adquirir HIV por transmissão sexual, é recomendado que os profissionais de saúde avaliem os comportamentos sexuais de risco nos últimos 6 meses. Isso inclui:

- Se o usuário tiver feito sexo peniano-anal ou peniano-vaginal sem preservativo com parcerias que não sejam a parceria principal
- Se o usuário estiver em um relacionamento monogâmico, o *status* sorológico para HIV e o *status* de supressão viral da parceria
- Se o usuário fizer sexo enquanto estiver usando drogas ilícitas (*chemssex*)
- Se o usuário teve alguma IST
- O número de parcerias sexuais e frequência do uso de preservativos.

Os usuários que estão sendo considerados para PrEP devem ser rastreados para IST, o que inclui testes sorológicos para sífilis e testes de amplificação de ácido nucleico para gonorreia e clamídia em locais relevantes da mucosa oral, uretral e retal. Os usuários devem ser testados para hepatites A, B e C. Rastreamento ano-genital de HPV deve ser realizado. Durante o uso de PrEP, os usuários devem ser incentivados a usar preservativos, com o objetivo de evitar todas as outras IST, que não a infecção pelo HIV.

Para avaliar o risco de um usuário contrair HIV por meio do uso parenteral e de outras drogas ilícitas, os médicos devem perguntar sobre seu histórico de uso de drogas ilícitas nos últimos 6 meses.

AVALIAÇÃO DO RISCO DE TRATAMENTO

Para avaliar os riscos potenciais do tratamento com TDF-FTC, os profissionais de saúde devem avaliar infecção pelo HIV não detectada anteriormente ou aguda, função renal reduzida, infecção crônica pelo vírus da hepatite B, osteoporose e gravidez.

Todos os usuários devem fazer o teste de HIV no plasma antes de receber a PrEP para ter certeza de que não têm infecção pelo HIV não diagnosticada. Os pacientes infectados pelo HIV devem ser tratados com um esquema antirretroviral combinado que normalmente consiste em três agentes antirretrovirais, e o uso de TDF-FTC ou TAF-FTC para PrEP os colocaria em risco de desenvolver resistência a medicamentos pelo HIV, por ser um esquema de baixa potência e baixa barreira genética.

O teste de triagem de HIV preferido é um ensaio de antígeno/anticorpo de quarta geração. Um ensaio de terceira geração é aceitável se um teste antígeno-anticorpo não estiver disponível e a história clínica sugerir que a infecção aguda pelo HIV é improvável. No entanto, testes rápidos que usam fluido oral não devem ser usados, pois sua positivação pode ocorrer muitas semanas após o momento da infecção, aumentando a chance de falso-negativos.

Testes adicionais para RNA do HIV devem ser realizados antes de iniciar a PrEP nos seguintes grupos de pacientes, independentemente do teste de triagem de anticorpos do HIV usado:

- Aqueles que descrevem sinais ou sintomas sugestivos de infecção aguda pelo HIV nas últimas 4 semanas. Os usuários com infecção aguda pelo HIV podem apresentar uma síndrome retroviral aguda (p. ex., linfadenopatia, febre, mal-estar e/ou erupção maculopapular) e ter um RNA do HIV detectável na ausência de um anticorpo e antígeno do HIV nos casos iniciais
- Pacientes com teste de antígeno/anticorpo indeterminado
- Pacientes que relatam uma exposição de alto risco (p. ex., exposição sexual recente a um parceiro com infecção pelo HIV não tratada documentada) dentro de 4 semanas após o início da PrEP, independentemente dos sintomas. Em locais onde o acesso imediato ao teste de RNA do HIV não é viável, um teste de antígeno-anticorpo do HIV de quarta geração pode ser usado (os imunoensaios de geração anterior são menos sensíveis).

A creatinina sérica deve ser medida antes de iniciar a PrEP. Isso informa a melhor escolha de um agente para a PrEP. Indivíduos com taxa de filtração glomerular estimada (TFGe) < 30 mℓ/min/1,73 m^2 não são candidatos à PrEP com TDF-FTC ou TAF-FTC. Indivíduos com TFGe < 60 mℓ/min/1,73 m^2 não são candidatos à PrEP com TDF-FTC.

Para pacientes com TFGe > 60 mℓ/min/1,73 m^2, mas com fatores de risco para doença renal (p. ex., proteinúria e glicosúria). Recomenda-se a avaliação inicial e regular dos exames de urina (urina I e relação proteína/creatinina na amostra urinária isolada).

Vários ensaios clínicos de PrEP avaliaram o risco de lesão renal com TDF-FTC. Em geral, o risco de lesão renal é baixo em pacientes sem HIV tomando TDF-FTC. Certos fatores de risco têm sido associados a declínios na função renal, como TFGe basal < 90 mℓ/min/1,73 m^2 e idade superior a 40 anos. Além disso, concentrações mais altas de tenofovir foram associadas à redução da função renal; no entanto, não há evidências suficientes para incorporar o monitoramento do nível terapêutico de fármacos nos cuidados de rotina. Os efeitos renais parecem ser ainda menos frequentes com TAF-FTC do que com TDF-FTC. Mais recentemente, foi aprovado nos EUA o cabotegravir injetável (IM), que é um inibidor de integrase de longa ação, que pode ser aplicado a cada 2 meses e não apresenta os efeitos adversos citados anteriormente com os outros fármacos.

Os usuários devem ser avaliados quanto à presença de infecção por HBV antes de iniciar a PrEP. Isso inclui testes para antígeno de superfície da hepatite B (HBsAg), anticorpo core da hepatite B (anti-HBc) e anticorpo de superfície da hepatite B (anti-HBs). Pacientes sem evidência de infecção prévia (ou seja, anti-HBs-, anti-HBc-, HBsAg-negativo) devem ser vacinados contra o HBV, pois os indivíduos que se envolvem em vulnerabilidade sexual e de uso de drogas de alto risco têm risco aumentado de adquirir hepatite B. Pacientes com HBV resolvido (anti-HBs e anti-HBc-positivos) não precisam de vacinação, e nenhum monitoramento adicional é necessário se a PrEP for iniciada.

Pacientes com evidência de infecção crônica por HBV (ou seja, HBsAg-positivo) ainda podem receber PrEP; no entanto, considerações especiais incluem:

- Para pacientes que necessitam de terapia antiviral para HBV, TDF e TAF são considerados tratamentos de primeira linha. Assim, TDF ou TAF podem ser usados como parte de um esquema de PrEP e também podem ser usados para tratar o HBV crônico
- Em pacientes com HBV crônico que não necessitam de tratamento, a decisão de usar a PrEP com TDF-FTC ou TAF-FTC deve ser baseada principalmente nos riscos, benefícios e preferências do paciente em usar a PrEP como estratégia de prevenção do HIV. Se esses pacientes optarem por descontinuar o TDF-FTC ou TAF-FTC (p. ex., secundário ao custo ou efeitos colaterais, ou se a PrEP não for mais necessária), existe um risco teórico de que a descontinuação da terapia possa resultar em uma exacerbação do HBV. Em caso de descontinuação, o paciente deverá ser monitorado intensivamente para possível reativação da hepatite B (cada mês, nos primeiros 3 meses, com transaminases e HBV DNA. Depois, a cada 3 meses, por 1 ano. Após, a cada 6 meses).

Pessoas que usam drogas ilícitas injetáveis e HSH que se envolvem em comportamentos sexuais de alto risco correm o risco de infecção por HCV. Assim, esses pacientes devem ser testados para HCV como parte da avaliação laboratorial inicial. Pacientes com teste positivo devem ser encaminhados para tratamento. Além do rastreamento com sorologia anti-HCV, devem ser monitoradas as transaminases, em todas as consultas. Em caso de suspeita de hepatite C aguda ou recente, solicitar o HCV RNA. Para paciente previamente curados, realizar o HCV RNA, pelo menos, anualmente, para rastrear reinfecções.

Após vários surtos de hepatite A terem sido descritos em HSH, inclusive no Brasil, foi observada a transmissão do HAV via ano-oral. Assim, recomenda-se a realização de sorologia anti-HAV total, para se determinar a necessidade de imunização contra hepatite A.

Deve-se obter informações sobre histórico de (ou fatores de risco para) osteoporose, uma vez que o TDF tem sido associado a reduções na densidade óssea. A perda óssea parece ser maior durante os primeiros 6 meses e depois se estabiliza. A perda óssea observada com TDF pode representar riscos adicionais em adolescentes HSH que não foram observados em adultos. É importante ressaltar que em adolescentes, a perda óssea parece ocorrer antes que o pico de massa óssea seja atingido.

Não há estratégias comprovadas para atenuar a perda óssea em pacientes em uso de PrEP. A suplementação de vitamina D_3 mais cálcio foi proposta para mitigar a perda óssea em pacientes com HIV que tomam um esquema de terapia antirretroviral à base de TDF. Embora não existam dados sobre o uso de vitamina D para atenuar a perda óssea relacionada à PrEP, medidas para manter níveis adequados de vitamina D podem teoricamente ser úteis e estão sendo avaliadas.

Mulheres com potencial para engravidar devem fazer um teste de gravidez antes de iniciar a PrEP. Para aquelas que estão grávidas, o risco de contrair o HIV deve ser pesado contra o risco de usar medicamentos antivirais durante a gravidez e os dados limitados sobre a eficácia da PrEP durante a gravidez. No entanto, PrEP na gestação e lactação é autorizada pela OMS. Em geral, o TDF e a entricitabina (ambos medicamentos da categoria B da gravidez) são considerados seguros para uso na gravidez.

CANDIDATOS À PREP

Recomenda-se a PrEP para os seguintes grupos de pacientes adultos, com alto risco de adquirir HIV, com base em dados de ensaios clínicos que demonstram a eficácia da PrEP na redução do risco de aquisição do HIV e o baixo risco de eventos adversos graves relacionados ao TDF- FTC e TAF-FTC:

- Homens e mulheres sem infecção pelo HIV que tenham parceria sexual com pessoas vivendo com HIV, com carga viral detectável
- Homens que fazem sexo com homens (HSH) e mulheres trans que fazem sexo com homens
- Homens heterossexuais ativos que fazem sexo sem preservativo com parceiras de regiões com epidemia generalizada de HIV. De acordo com a OMS, isso se refere a regiões geográficas ou populações onde a prevalência de HIV é ≥ 3%. No entanto, outros painéis de diretrizes sugeriram um limiar de prevalência mais baixo de ≥ 2%
- Homens heterossexuais que, nos últimos 6 meses, foram diagnosticados com uma infecção sexualmente transmissível (IST) ou se envolveram em sexo sem preservativo com parceiras femininas de áreas de baixa prevalência geral de HIV, mas que apresentam alto risco de infecção pelo HIV (p. ex., profissionais do sexo, usuários de drogas ilícitas injetáveis)
- Mulheres heterossexuais cisgêneros e homens transgêneros que, nos últimos 6 meses, foram diagnosticados com uma IST ou se envolveram em sexo sem preservativo com parceiros do sexo masculino com alto risco de infecção pelo HIV (p. ex., usuários de drogas ilícitas injetáveis, parceiros masculinos bissexuais, parceiros de áreas onde há uma alta prevalência de HIV)
- Usuários de drogas ilícitas injetáveis que, nos últimos 6 meses, relatam compartilhar agulhas/equipamentos, mesmo que tenham iniciado tratamento por uso de substâncias. Os dados de ensaios clínicos apoiam o uso da PrEP nesses grupos; no entanto, os resultados têm sido conflitantes ou os dados são mais limitados.

Nos EUA, o TDF-FTC foi aprovado pela FDA para uso como PrEP em usuários adolescentes que pesam pelo menos 35 kg. O TAF-FTC também é aprovado para uso como PrEP em usuários adolescentes que pesam pelo menos 35 kg e não praticam sexo vaginal receptivo. Os jovens HSH correm um risco particularmente elevado de contrair o HIV. Entre os HSH de 13 a 24 anos, a taxa de novas infecções aumentou 43% de 2003 a 2014. Para HSH mais jovens, o contato médico-paciente mais frequente pode ser importante. Estudos adicionais estão em andamento para avaliar se o apoio à adesão pode ser efetivamente fornecido por meio de aplicativos ou outras mídias sociais.

Para pacientes não infectados pelo HIV que não tomam PrEP, um esquema antirretroviral de três medicamentos pode ser administrado após potencial exposição ao HIV. Esse regime é administrado por 28 dias e é referido como profilaxia pós-exposição não ocupacional (nPEP). Essa prevenção pode ocorrer em violência sexual ou sexo consentido.

Os pacientes que recebem ciclos repetidos de nPEP devem receber PrEP. Para aqueles que decidem fazer a transição de nPEP para PrEP, uma repetição do teste de HIV deve ser realizada no fim do curso de 28 dias de antirretrovirais.

O paciente pode fazer a transição de seu esquema nPEP para TDF-FTC ou TAF-FTC para PrEP se o teste de HIV for negativo, não houver preocupação com HIV agudo e não houver outras contraindicações para TDF-FTC ou TAF-FTC.

Por outro lado, a nPEP deve ser continuada até avaliação adicional se houver alguma suspeita de infecção pelo HIV (p. ex., teste de HIV indeterminado, sintomas de infecção aguda).

ADMINISTRAÇÃO DA PREP

Para pacientes que iniciam a PrEP, tenofovir disoproxil fumarato (300 mg/entricitabina 200 mg (TDF-FTC) ou tenofovir alafenamida 25 mg/entricitabina 200 mg devem ser tomados diariamente.

Recomenda-se o uso de preservativos, em homens, por 7 dias após o início da PrEP, para que haja adequada concentração tecidual dos fármacos. Da mesma forma, por 21 dias, em mulheres.

Os usuários que recebem PrEP devem receber aconselhamento sobre outros métodos de redução de risco e devem ser monitorados a cada 3 ou 4 meses para garantir que não haja toxicidade relacionada com o medicamento e que não haja evidência de aquisição do HIV. Os pacientes devem continuar com a PrEP enquanto o risco de infecção persistir.

Os usuários devem ser monitorados ao fim do 1º mês do uso de PrEP, para possível detecção de infecção aguda pelo HIV, adesão e efeitos adversos. Em caso de confirmação da infecção aguda, deve ser coletada genotipagem do HIV e iniciada a TARV. A possibilidade de emergência de resistência secundária do HIV é baixa, mas possível, desde que a PrEP tenha sido usada por curto período (entricitabina – mutação M184V e tenofovir – mutação K65R). A possibilidade de infecção aguda, na vigência de PrEP efetiva, por resistência primária, existe, mas é muito rara. O usuário deve saber que é possível a descontinuação da PrEP e seu reinício, conforme seu 466grau de vulnerabilidade. Em caso de descontinuação, o usuário deverá manter a PrEP por 30 dias após a última exposição sexual desprotegida. Em caso de reinício da PrEP, todo o protocolo de avaliação e seguimento deve ser reiniciado. Essas decisões devem sempre ser discutidas e esclarecidas com o médico.

VACINAS ANTI-HIV

Desafios no desenvolvimento das vacinas contra o HIV

Embora vários ensaios clínicos em humanos, testando a eficácia dos ARVs na PrEP e a estratégia de tratamento como prevenção tenham sido bem-sucedidos, o número de infecções pelo HIV ainda é crescente. Discute-se na comunidade científica que a abordagem mais eficaz para controlar e, eventualmente, acabar com a epidemia do HIV seja o desenvolvimento de uma vacina preventiva contra a AIDS que seja segura, eficaz, barata e facilmente acessível em todo o mundo. Apesar de várias décadas de pesquisas sobre o HIV e numerosos ensaios de vacinas, ainda não existe uma vacina contra esse vírus licenciada para uso clínico. Duas possíveis estratégias de imunização devem ser consideradas: vacinas terapêuticas e profiláticas. O objetivo das vacinas profiláticas é prevenir a infecção ou doença, enquanto das terapêuticas é o tratamento do indivíduo já infectado pelo HIV.

Ao longo dos anos, o maior desafio no desenvolvimento de uma vacina eficaz contra o HIV tem sido a alta taxa de mutação e recombinação durante a replicação viral. A enorme diversidade genética do HIV é impulsionada principalmente pela alta taxa de variabilidade da glicoproteína do envelope viral (Env), que é o principal alvo dos anticorpos de neutralização. O genoma do HIV contém nove genes que codificam 16 proteínas, incluindo as principais proteínas estruturais Gag, Pol e Env; proteínas acessórias Nef, Vif, Vpu e Vpr; e proteínas reguladoras Tat e Rev. Os desafios biológicos no desenvolvimento da vacina contra o HIV incluem uma alta taxa de mutação e recombinação durante a replicação viral, quatro grupos principais de HIV com nove subtipos/clades em todo o mundo, ausência de modelos animais apropriados e informações limitadas sobre os correlatos da proteção imunológica.

Além das dificuldades descritas, o HIV tem múltiplas vias de transmissão, incluindo intravenosa e transmissão sexual via vaginal ou retal, todas resultando em disseminação viral sistêmica generalizada dentro de 1 a 2 semanas após a exposição, semeando populações celulares de vida longa em reservatórios com privilégios imunológicos, conhecidos como santuários.

Uma característica que pode fornecer informações sobre correlatos imunológicos é a presença de anticorpos neutralizantes em aproximadamente 10 a 30% das PVHIV. Esses anticorpos são produzidos anos depois de uma infecção natural crônica. Embora não forneçam nenhuma proteção, podem oferecer informações sobre o que é necessário para o sistema imunológico prevenir a infecção pelo HIV. Além dos obstáculos técnicos, os testes de eficácia da vacina contra o HIV são desafiados por problemas logísticos e avanços em modalidades de prevenção não vacinais, como a PrEP, que deveriam ser consideradas no desenho e realização de ensaios de eficácia.

Ensaios de vacinas contra o HIV – passado e presente

As primeiras vacinas projetadas e testadas contra o HIV tiveram como alvo as proteínas do envelope (Env) do HIV-1, a gp120 e a gp160. O princípio foi baseado na observação que anticorpos neutralizantes são produzidos em resposta às glicoproteínas do envelope. No fim da década de 1980, foi feita uma abordagem para desencadear a produção de anticorpos direcionados contra a proteína do envelope do HIV. A subunidade gp160 recombinante do envelope foi testada em 1988 e embora essa vacina tenha sido considerada segura e gerado alguns anticorpos neutralizantes, os anticorpos vacinais não conferiram proteção e o estudo foi descontinuado. Essa vacina recombinante contra gp160 usada em PVHIV em estágio inicial não mostrou benefício terapêutico, impacto nas contagens de linfócitos T CD4+ e nenhuma diferença nas cargas virais entre o grupo vacina *versus* placebo.

Posteriormente, na década de 1990, vacinas contra a gp120 recombinante (rgp120) foram testadas. Em 1998, os ensaios VAX004 (AIDS VAXB/B) e, em 1999, o VAX003 (AIDS VAXB/E) começaram a usar rgp120 bivalente com alúmen. Em 2004, ambos os ensaios de fase III falharam em conferir proteção, apesar da geração de anticorpos anti-gp120. Essas duas falhas nos testes de vacinas usando a rgp120 destacaram que a gp120 monomérica pode ser inadequada como estimulante de imunógeno de vacina para criar respostas de anticorpos protetores. Após essas falhas, começaram a ser testadas vacinas baseadas em linfócitos T, usando vetores virais recombinantes, como o da varíola e de adenovírus com deficiência de replicação.

Em 2004, o estudo multicêntrico HVTN502 (STEP *trial*) testou a vacina com vetor de adenovírus. O vetor MRK-adenovírus 5 (Ad5), contendo genes gag/pol/nef em um estudo de Fase IIb foi testado em 3 mil mulheres de alto risco e HSH nas Américas e Austrália. Esses estudos foram interrompidos prematuramente em 2007 em razão do maior número de infecções entre os vacinados e à presença elevada de anticorpos preexistentes contra Ad5. O estudo HVTN 503 (Phambili) na África do Sul, que também testou o MRK-Ad5 clade B gag/pol/nef, sofreu o mesmo destino apenas 8 meses após o início em 2007, em que também se observou maior número de infecções em vacinados do sexo masculino sem impacto na carga viral e na progressão da doença.

RV144

O estudo RV144 foi realizado pelas Forças Armadas Americanas e pelo Ministério da Saúde Pública Tailandês com apoio do Instituto Nacional de Saúde (NIH), entre os anos 2003 e 2009, nas províncias de Rayong e Chon Buri. Foram incluídos 16 mil participantes com risco heterossexual relativamente baixo para infecção pelo HIV. Esse foi o primeiro ensaio de eficácia empregando uma estratégia de reforço com uma proteína da varíola: ALVAC-HIV (vCP1521), um vetor recombinante de vírus da varíola de canários reforçado com uma proteína bivalente AIDSVAX B/E adsorvida ao hidróxido de alumínio para aumentar a resposta imune celular e humoral. O regime mostrou 60% de eficácia aos 12 meses após a imunização, contudo houve diminuição da resposta para 31% em 3,5 anos. Esse resultado levou à descoberta de vários correlatos para redução do risco de infecção pelo HIV. Esses correlatos incluíram o aumento da circulação anticorpos IgG de ligação a Env V1V2 em vacinados que também demonstraram posteriormente funções efetoras de anticorpos não neutralizantes, como anticorpos dependentes da citotoxicidade celular (ADCC), fagocitose e a ativação do complemento. Em contraste, o aumento de IgA circulante do Env V1V2 no estudo RV144 se correlacionou com proteção reduzida e o mecanismo postulado foi que o isótipo IgA do Env V1V2 possa ter bloqueado ou inibido a ligação do IgG Env V1V2 ao vírus.

Novos vetores virais

Dada a eficácia insuficiente observada com as vacinas Ad5 e ALVAC, outros vetores virais estão sendo analisados para melhorar os esquemas vacinais contra o HIV. Estratégias que empregam vetores Ad26 ou Ad35 desencadearam fortes respostas imunes humorais e celulares e o mais importante, anticorpos antivetores preexistentes não afetaram a segurança ou imunogenicidade da vacina. O adenovírus do tipo 4 (Ad4) é um vetor de vacina de vírus vivo sob avaliação clínica.

O uso do citomegalovírus humano (CMV) é outra abordagem vetorial para vacinas contra o HIV. Não primatas humanos (NPH) vacinados com vetores CMV/SIV induziram respostas de linfócitos T de memória específicas persistentes para SIV em potenciais locais de replicação do SIV. Essas respostas foram associadas ao controle avirêmico durável da infecção pelo SIV em 50% dos NPH, e essa proteção foi correlacionada com respostas de linfócitos T CD8+. O primeiro ensaio clínico para examinar a segurança e imunogenicidade de uma vacina baseada em vetor de CMV, o VIR-1111, está em fase de recrutamento.

HIVCORE 005/6 é um ensaio clínico de Fase I que está avaliando três vacinas experimentais com outros vetores virais: imunógenos mosaicos com um *prime boost* contendo um vetor de adenovírus de chimpanzé (ChAdOx1.tHIVconsv1) e um reforço duplo de um vetor MVA (*vaccinia* Ankara modificada) não replicante (MVA.tHIVconsv3 e MVA.tHIVconsv4). O vetor ChAdOx1 é um componente da vacina AstraZeneca COVID-19.

Novas abordagens para uma vacina contra o HIV

Ensaios de mosaicos Ad26

Dada a vasta diversidade genética do HIV-1 e além de várias cepas, alguns pesquisadores reconstruíram sequências de HIV-1 para gerar imunógenos mosaicos. Esses imunógenos, se administrados como vacina, induzem respostas imunes celulares e humorais mais amplas em comparação com os antígenos selvagens do HIV-1. O programa de vacinas mosaico Ad26 desenvolvido pela Janssen Pharmaceuticals combinou vetores virais (adenovírus sorotipo 26 ou da *vaccinia* Ankara modificada – MVA), reforço de proteínas e sequências de imunógenos otimizadas para abordar a diversidade global do HIV na criação de antígenos "mosaicos" polivalentes. Essa abordagem foi utilizada para projetar antígenos que se concentram em induzir respostas de linfócitos T, bem como de anticorpos neutralizantes incluindo o Env.

O estudo HVTN705/IMBOKODO avaliou a eficácia de um regime de vacina de heteróloga de Ad26.Mos4.HIV e gp140 de clade C com fosfato de alumínio em mulheres sexualmente ativas em vários centros na África Subsaariana. O estudo HVTN706 ou MOSAICO, está testando um regime heterólogo semelhante de Ad26.Mos4.HIV com adjuvante de fosfato de alumínio gp140 de clade C e gp140 mosaico em pessoas transgênero saudáveis e HSH na América do Norte e Europa. A diferença entre o IMBOKODO e o MOSAICO é que este último usa imunógenos gp140 de diferentes cepas de HIV para explicar a diversidade e induzir respostas imunes diversas, enquanto IMBOKODO inclui um imunógeno gp140 do clade C. Se a eficácia for observada nos estudos IMBOKODO e/ou MOSAICO, os resultados se somarão ao modesto sucesso do RV144 para demonstrar a capacidade de anticorpos não neutralizantes e mecanismos celulares para oferecer proteção e expandir o conhecimento de correlatos de proteção para facilitar estudos em diversas populações e outras regiões geográficas. O estudo IMBOKODO, no entanto, foi interrompido no fim de 2021 por falta de eficácia. Aguardam-se os dados finais do ensaio MOSAICO.

PrEPVacc *trial*

O PrEPVacc é um ensaio de eficácia da vacina apoiado pela Parceria de Ensaios Clínicos da Europa e dos Países em Desenvolvimento (EDCTP), incorporando uma comparação da PrEP em um desenho de estudo com duas vacinas. O primeiro esquema vacinal, previamente avaliado no HVTN 105, é um *prime* de DNA do HIV de plasmídeo PT123 mais um reforço de AIDSVAX B/E. O segundo esquema de vacina é um DNA-HIV-PT123 com *prime* CN54 gp140 seguido por um MVA-CMDR (recombinante duplo Chiang Mai) e reforço de CN54 gp140. Os dois regimes de vacinas serão comparados com placebo e os participantes recebem PrEP com TDF/FTC ou TAF/FTC durante o período das três primeiras imunizações. PrEPVacc utiliza um desenho de teste adaptativo de vários braços e diversos estágios que permitem a avaliação eficiente de regimes de vacinas múltiplas e emprega uma metodologia de taxa de infecções evitadas para determinar a eficácia. As vacinações começaram e o estudo está previsto para ser concluído em 2023.

Vacinas mRNA

Estão sendo desenvolvidas vacinas baseadas em RNA mensageiro (mRNA) contra o HIV. Essas vacinas foram desenvolvidas para zika, influenza e contra o vírus da COVID-19, a BNT162b2 (Pfizer-BioNTech, Nova York, NY, EUA) e a mRNA-1273 (Moderna, Cambridge, MA, EUA). A vantagem dessa tecnologia se deve em parte à falta de risco infeccioso, facilidade de fabricação e flexibilidade de imunógenos associados a esse tipo de vacina. As vacinas de mRNA usam células hospedeiras para fabricar imunógenos de proteínas que podem estimular a produção de potentes respostas celulares. No início de 2022, primeiras doses de uma vacina contra a AIDS usando tecnologia de mRNA foram administradas em 56 adultos nos EUA em um estudo de fase I pela empresa de biotecnologia americana Moderna e a International AIDS Vaccine Initiative.

Anticorpos amplamente neutralizantes (AMP) e os ensaios subsequentes de prevenção mediada por AMP

Os anticorpos altamente neutralizantes (BNAbs) inibem a entrada do vírus nas células hospedeiras, impedindo a integração do HIV no genoma humano. Seu papel é particularmente importante porque os BNAbs são capazes de proteger contra a *quasispecie* que o paciente foi infectado e também contra cepas diferentes. Embora os BNAbs sejam específicos para Env e sejam produzidos em pacientes com infecções crônicas pelo HIV-1, o anticorpo deve sofrer extensa mutação somática com possíveis inserções ou deleções nas cadeias pesada e leve da imunoglobulina no centro germinativo. BNAbs normalmente têm uma terceira alça na região determinante de complementaridade de cadeia pesada (HCDR3), e esse recurso permite que o anticorpo combata o escudo do Env.

Dezenas de novos anticorpos, incluindo PG6, PG16 e VRC01, foram isolados e caracterizados com base em qual alvo das quatro regiões altamente conservadas do Env do HIV-1 eles se ligam. Existe uma classificação para esses anticorpos potentes que imitam a ligação de CD4 como "anticorpos CD4bs agonistas altamente ativos".

Este conjunto inclui 3BNC117 e VRC01. Para investigar se esses BNAbs podem induzir uma resposta imune protetora em seres humanos com infecções pelo HIV-1, foram realizados dois ensaios clínicos. Caskey *et al.* estudaram como uma infusão passiva de 3BNC117 afetou a carga viral nos participantes com infecção pelo HIV-1 e sem TARV. Lynch *et al.* realizaram um ensaio semelhante com uma infusão de VRC01 em indivíduos tratados ou não tratados com TARV com infecção pelo HIV-1. Ambos os ensaios testando 3BNC117 e VRC01 indicaram que a infusão de BNAb diminuiu a carga viral em participantes com infecção pelo HIV-1 sem TARV. Uma vez que esses ensaios utilizaram imunização passiva, mais pesquisas são necessárias para adaptar o BNAb a uma estratégia de imunização ativa. Em uma avaliação do VRC01 descobriu-se que ele protegia contra clades do HIV-1 B e C *in vitro*. O VRC01 foi testado nos estudos HVTN 703 e 704, a partir de 2016. Esses testes foram realizados para avaliar se este BNAb poderia prevenir a aquisição do HIV-1. Os resultados dos ensaios de proteção mediada por anticorpos (AMP) publicados em 2021, indicam que o VRC01 foi incapaz de prevenir a aquisição do HIV-1 em comparação com o placebo. No entanto, os isolados de HIV sensíveis ao VRC01 provaram que os BNAb têm o potencial de prevenir a aquisição do HIV-1. Corey *et al.* sugeriram que vários anticorpos potentes podem ser combinados para resultar em um tratamento preventivo do HIV.

Novos adjuvantes

A diminuição da eficácia de 60% aos 12 meses após a imunização para 31% em 3,5 anos em RV144 e o rápido declínio nas respostas imunes humorais a antígenos da gp120, enfatizam a necessidade de aumentar a durabilidade, bem como a magnitude de proteção. Novos adjuvantes têm o potencial para aumentar as respostas imunes da vacina proteica para atingir esse objetivo. Quatro tipos de adjuvantes estão atualmente licenciados em formulações de vacinas: sais de alumínio, lipossomas ou virossomos, emulsões óleo em água e sal de alumínio contendo MPLA adsorvido.

Desafios para o desenvolvimento de vacinas da mucosa

As vacinas da mucosa oferecem várias vantagens sobre a imunização parenteral, incluindo aplicação não invasiva, estimulação de respostas imunes sistêmicas e de mucosa robustas e facilidade de aplicação. Apesar dessas vantagens, as vacinas de mucosas têm certas limitações. Elas devem superar várias barreiras físicas e químicas para gerar respostas imunes robustas. Taxas de absorção relativamente baixas de antígenos exógenos em superfícies mucosas após degradação por proteases e nucleases podem afetar a eficácia da vacina. Assim, diferentemente da administração parenteral tradicional, as vacinas da mucosa podem ser necessárias em doses maiores e repetidas para a indução de respostas. Doses maiores podem aumentar o risco de tolerância e serem incapazes de desencadear respostas imunes. Compreender como essas características únicas da mucosa, como a função das superfícies, são as chaves para projetar uma vacina de mucosa bem-sucedida. Além disso, o meio imunológico dentro do trato genital feminino é afetado pela fase do ciclo menstrual, o que pode ser um desafio para a vacinação via vaginal. A imunização VR foi mais eficaz do que a imunização oral e vaginal para a indução de IgA e IgG no reto, mas incapaz de gerar anticorpos nas secreções do trato genital feminino. A imunização vaginal gerou anticorpos nas secreções vaginais, mas não conseguiu gerar anticorpos no reto. Em essência, a probabilidade de uma vacina única que possa igualmente conferir proteção apenas para essas duas superfícies é improvável.

As superfícies mucosas também estão colonizadas por microrganismos comensais. Essas superfícies são os sítios primários de interações de células imunes locais com microrganismos e seus antígenos que podem regular tanto a imunidade inata quanto a adaptativa. Portanto, outro grande desafio que precisa ser considerado no desenvolvimento de uma vacina de mucosa é entender a interação complexa entre o microbioma e a resposta do hospedeiro às vacinas. Vários estudos realizados em humanos e primatas não humanos mostraram o efeito direto do microbioma sobre as respostas imunes humorais à vacinação. A abundância relativa de espécies microbianas, como *Lactobacillus* e *Clostridium*, IV, no compartimento retal de macacos *rhesus* imunizados com vacina intradérmica de DNA do HIV-1 estiveram diretamente correlacionadas com níveis retais de IgA e IgG específicos do HIV. Além disso, uma forte associação foi observada entre o microbioma intestinal e a imunogenicidade da vacina parenteral entre os participantes do ensaio clínico HIV Vaccine Trials Network 096. Os dados desse estudo podem fornecer mais informações sobre o impacto que a microbiota pode ter nas respostas imunes em humanos.

Outro estudo mostrou que a vacina contra o Env do HIV-1 induziu respostas de linfócitos T CD4+ e B que podem se originar a partir de um *pool* da microbiota intestinal (MI) com reação cruzada com células imunológicas. Esses achados sugerem que o microbioma pode moldar o repertório de células e influenciar a resposta aos imunógenos da vacina. O microbioma, além de afetar o meio local, também pode afetar outros sítios pela translocação de produtos bacterianos como lipopolissacarídeos (LPS) e metabólitos. Produtos microbianos circulantes estão fortemente associados ao aumento da ativação imunológica e, portanto, podem afetar o desenvolvimento de respostas imunes após a vacinação da mucosa. A compreensão da relação entre o microbioma e o sistema imunológico da mucosa é fundamental no desenvolvimento de uma candidata a vacina de mucosa bem-sucedida.

Direções futuras

Embora tenha havido um progresso considerável na compreensão da biologia estrutural e molecular do HIV, nenhuma vacina candidata contra esse vírus progrediu para o licenciamento, apesar de décadas de pesquisa e investimentos. Pela história das vacinas anti-HIV até o momento, não é exagero pensar que o sucesso para uma vacina ainda pode exigir várias pesquisas, além de plataformas vacinais diversas e estímulos para diferentes locais do sistema imunológico. Finalmente, o enorme custo de pesquisa básica, fabricação e processos regulatórios necessários para levar uma vacina candidata do laboratório até a aplicação em estudos controlados envolve além da pesquisa básica muito investimento nesse setor. Mesmo com conquistas significativas na prevenção de infecções pelo HIV em populações de risco, isso não substitui a necessidade de uma vacina profilática eficaz. Essa necessidade se tornou mais evidente em virtude da pandemia da COVID-19. Essa pandemia ilustrou as lacunas significativas nos cuidados de saúde. Pessoas em risco de desenvolver infecções pelo HIV-1 e PVHIV foram impactadas negativamente em termos de testes de HIV, acesso ao tratamento, disponibilidade de PreP e ao tratamento de infecções. O sucesso do desenvolvimento de uma vacina protetora contra a COVID-19 em um período relativamente curto envolveu colaborações e renovou o interesse no desenvolvimento de uma vacina profilática contra o HIV-1. Mais pesquisas, financiamento e ensaios clínicos são necessários para erradicar a epidemia de HIV-1.

A Inflamação e a Cura da Infecção Crônica pelo HIV

Ricardo Sobhie Diaz

A luta contra o HIV é um desafio diário. Um desafio que constantemente sai da agenda. Toda vez que um evento importante emerge, HIV sai um pouco da agenda mundial. Aquecimento global, hepatite C, COVID-19 etc. Claro que não devemos negligenciar as ameaças que constantemente emergem, mas não devemos esquecer desse desafio com o qual convivemos há quase meio século: a infecção pelo HIV e a AIDS.

No geral as notícias são boas. Quando inicialmente detectamos a AIDS no mundo no início dos anos 1980, éramos meros expectadores da catástrofe. A expectativa de vida que era tão limitada no início começou a aumentar conforme a ciência avançava, e hoje, com satisfação, observamos que a expectativa de vida das pessoas vivendo com HIV (PVHIV) se assemelha à expectativa de vida de quem não é portador do vírus. Isso graças ao tratamento com antirretrovirais, que cada vez é mais eficaz e mais amistoso. Mesmo assim, após 40 anos da descrição da AIDS, não conseguimos uma vacina preventiva e nem curar as pessoas em uma escala grande.

Conseguimos, nesse momento, detectar os desafios mais modernos para as pessoas vivendo com HIV. Um deles é a inflamação constante que acontece no corpo da pessoa, inflamação essa que é mitigada com o tratamento com os medicamentos do coquetel, mas não é completamente abolida (ver seção Mecanismos de doença). Essa inflamação conhecida como microinflamação, leva a desgaste acelerado dos órgãos e tecidos de nosso corpo, propiciando um envelhecimento acelerado. A microinflamação, apanágio de doenças crônicas como diabetes, hipertensão arterial, insuficiência renal crônica, doenças reumatológicas e HIV é denominada na língua inglesa como *inflamageing* ou inflamação que propicia o envelhecimento. O outro desafio moderno formidável é a cura da infecção pelo HIV. Tratamos as pessoas vivendo com HIV com os medicamentos do coquetel, e quando interrompemos o tratamento, quase que invariavelmente o vírus volta com toda a sua força. Interessantemente, a causa da inflamação e o fator limitador para a cura da infecção pelo HIV são exatamente a mesma coisa: a persistência do HIV no corpo humano em um contingente de células infectadas que apresentam o vírus dormente, ou também as células que alberguem vírus defeituosos (defectivos). Os vírus defeituosos são vírus que têm o DNA do HIV de tamanho reduzido e seriam incapazes de sair da célula porque faltariam pedaços desse vírus. Mesmo assim, esses vírus pervertem a maquinaria celular e produzem proteínas do HIV que inflamam nosso corpo. Os vírus defeituosos seriam vírus zumbis!

Quando descobrimos que nenhuma célula definitiva de nosso corpo é infectada pelo HIV, vislumbramos a perspectiva real da cura. De fato, alguns poucos pacientes foram curados com transplante de medula óssea, recebendo uma medula resistente ao HIV. Esses pacientes precisaram de transplante de medula porque além de serem PVHIV, tiveram cânceres hematológicos como leucemia ou linfoma. Essas pessoas receberam medula óssea de doadores que não se infectam pelo HIV porque não têm nas suas células a porta de entrada para o vírus. De fato, 1% das pessoas têm esse defeito genético que as torna resistentes à infecção pelo HIV (não se infectariam) e a medula delas foi usada para o transplante. O paciente de Berlim foi o primeiro curado, seguido do paciente de Londres e aguardamos os resultados de um terceiro paciente, o paciente de Dusseldorf. Além disso, uma paciente feminina (IMPAACT P1107) que recebeu a mesma abordagem, em fevereiro de 2002, apresentava remissão sustentada do HIV sem antirretrovirais há 14 meses, sendo possivelmente mais um caso de cura. Todos esses casos foram considerados cura esterilizante do HIV, em que o vírus foi completamente eliminado do corpo humano. Mais recentemente decidimos chamar esses casos de remissão sustentada do HIV sem antirretrovirais, como já mencionado. Não podemos fazer transplante de medula óssea com objetivo exclusivo de curar as pessoas do HIV, posto que é procedimento de risco que pode levar à morte. Mas o conceito está provado! É possível a cura do HIV. Precisamos agora pensar em novas estratégias que possam ser aplicadas para um grande número de pessoas.

Já detectamos as barreiras que existem para a cura da infecção pelo HIV. Uma delas é a potência do coquetel de medicamentos anti-HIV. Usamos normalmente uma associação de três medicamentos e isso é suficiente para que a carga viral fique indetectável quando usamos os testes de carga viral disponíveis para o monitoramento do tratamento das pessoas. Esses testes detectam mais do que 50 cópias do RNA do HIV por mℓ de plasma sanguíneo. Quando usamos os testes de carga viral ultrassensíveis, que têm a capacidade de detectar uma única cópia de RNA do HIV por mℓ de plasma, percebemos que 80% das pessoas em tratamento com o coquetel ainda têm vírus detectável na corrente sanguínea, significando que o coquetel não tem a potência suficiente para eliminar todos os vírus que se multiplicam no corpo da pessoa. Outro desafio formidável que limita as possibilidades de cura das pessoas é a latência viral. Isso significa que uma parte dos vírus que entram nas células humanas ficam dormentes (latentes) e não são atingidos pelos medicamentos do coquetel. De fato, os medicamentos só agem quando o HIV se multiplica. Quanto mais tempo a pessoa fica sem tratamento com medicamentos do coquetel, maior o contingente de células latentes, diminuindo assim cada vez mais a possibilidade de cura dessa pessoa. O tratamento paralisa o crescimento desse contingente de células latentes e esse contingente tende a diminuir com o tempo de tratamento.

O contingente de células latentes infectadas pelo HIV do corpo de uma pessoa seria como um balão que cresce com o tempo de infecção. Quando se trata a pessoa, esse balão começa a diminuir porque conforme os vírus saem da latência e se replicam, eles se tornam suscetíveis à ação dos medicamentos do coquetel. Como mencionado anteriormente, quando interrompemos o tratamento, um desses vírus "acorda" e a multiplicação do HIV volta com toda força. Concluímos assim que para manter esse balão em tamanho reduzido, devemos detectar a infecção pelo HIV precocemente e tratar as pessoas o mais rapidamente possível. Assim, as pessoas teriam menos inflamação e estariam mais próximas da cura, quando a cura chegar em larga escala. Modelos matemáticos também sugerem que se tratarmos as pessoas de forma contínua, esse balão diminuiria até se extinguir, e as pessoas se curariam, mas esse processo demoraria muito. Poderia durar até 80 anos. Assim, uma das estratégias para a cura do HIV seria o de acelerar esse processo "acordando" o vírus. Podemos, de fato, acordar o vírus com medicamentos que revertem a latência do HIV na tentativa de transformar 80 anos em 2 anos, talvez. Exploramos também medicamentos que tenham a capacidade de matar essas células que tenham o HIV latente, como se faz em oncologia, por exemplo. Outra estratégia seria a de estimular a nossa imunidade para que pudéssemos detectar e eliminar essas células latentes. Explora-se também a possibilidade de usar a engenharia genética para retirar o HIV dessas células. Atualmente, algumas tecnologias de engenharia genética são capazes de retirar pedaços de DNA de nossas células. Explora-se, portanto, a possibilidade de retirar o HIV dessas células com engenharia genética.

Existe outra estratégia para a cura da infecção pelo HIV, que seria a de usar uma estratégia oposta à da interrupção da latência do HIV, ou seja, promover de fato uma latência irreversível. Isso faria com que o vírus ficasse dormente de forma permanente, ficando incapaz de sair da célula, e as pessoas não precisariam mais usar os medicamentos do coquetel. Essa latência viral profunda já aconteceu em alguns poucos pacientes vivendo com HIV que foram considerados curados, naquilo que é considerada cura funcional da infecção pelo HIV. Na cura funcional, o HIV continua no corpo, mas não se manifesta. De fato, 1 a 3% das pessoas vivendo com HIV seriam controladoras de elite. As controladoras de elite apresentam carga viral naturalmente indetectável e a imunidade estaria mantida. Recentemente, duas controladoras de elite evoluíram com aparente desaparecimento dos vírus competentes das células de seus corpos, com perda de sinais de que o HIV estivesse lá. Foram consideradas controladoras "profundas", sendo esse um exemplo de cura funcional em que até se duvida que o HIV possa ainda estar em seus corpos. Essas supercontroladoras eliminaram os vírus que teriam a capacidade de se multiplicar, sobrando somente HIV naqueles lugares da nossa cromatina (nosso DNA celular), de onde o HIV não consegue sair. O vírus ficaria em uma verdadeira catacumba da nossa cromatina celular.

Ainda não sabemos direito o porquê de as pessoas não se curarem ou o que as faria controladoras de elite. Sabemos, entretanto, que se tratarmos as pessoas durante a infecção aguda pelo HIV, mesmo antes da soroconversão, aumentaríamos muito a chance do controle natural da infecção. Estes seriam os controladores pós-tratamento. Esse tratamento muito precoce levaria a chance superior a 20% de adquirirem o perfil dos controladores de elite. Essa história nos leva a concluir que o início da infecção pelo HIV, notoriamente os primeiros 6 meses, fariam com que nosso sistema imune ficasse "fraturado" pela quantidade e complexidade do HIV que entra em nosso corpo, em um mecanismo de tolerância ao vírus. Tolerância é um termo técnico. É o oposto da imunização. Se injetamos uma quantidade pequena de proteína em nosso corpo, nosso sistema imune a elimina e aprende a se defender dela. Esse é o mecanismo da vacinação. Se injetarmos em nosso corpo a mesma proteína em quantidade muito elevada, o sistema imune decide simplesmente esquecer esse componente antigênico, por não ser capaz de lidar com ele. Esse é um dos mecanismos propostos para explicar nossa incapacidade de eliminar definitivamente o HIV após sermos infectados por esse vírus. No caso dos controladores pós-tratamento, a diminuição do componente antigênico inicial se associa à formação de imunidade muito mais robusta.

O mundo inteiro pesquisa estratégias para curarmos definitivamente as PVHIV. Já temos estratégias eficientes para eliminar a transmissão de mãe para filhos com o coquetel. A profilaxia pré-exposição impede a infecção das pessoas em risco de aquisição do HIV. Além disso, o tratamento deixa a carga viral indetectável e as pessoas param de transmitir o vírus. Conseguirmos a cura para uma quantidade significativa de pessoas seria mais um componente para avanço da ciência e para conseguirmos um mundo futuro sem HIV. Observo que todas as pessoas vivendo com HIV desejariam ser um(a) controlador(a) de elite, porém todo controlador de elite desejaria se livrar do HIV. Dessa forma, mais do que uma contribuição à ciência, curar as pessoas é o correto a se fazer.

BIBLIOGRAFIA

Accetturi CA, Pardini R, Pinto GHN, Turcato G, Lewi DS, Diaz RS. (2000). Effects of CCR5 genetic polymorphism and HIV-1 subtype in antiretroviral response in Brazilian HIV-1 infected patients. Journal of Acquired Immune Deficiency Syndromes and Human Retrovirology, 24, 04:399-400.

Almeida Baptista MV, da Silva LT, Samer S, Oshiro TM, Shytaj IL, Giron LB *et al.* Immunogenicity of personalized dendritic-cell therapy in HIV-1 infected individuals under suppressive antiretrovisanddrral treatment: interim analysis from a phase II clinical trial. AIDS Res Ther. 2022 Jan 12;19(1):2.

Arnsten JH, Freeman R, Howard AA, Floris-Moore M, Lo Y, Klein RS. Decreased bone mineral density and increased fracture risk in aging men with or at risk for HIV infection. AIDS. 2007 Mar 12;21(5):617-23.

Arnsten JH, Freeman R, Howard AA, Floris-Moore M, Santoro N, Schoenbaum EE. HIV infection and bone mineral density in middle-aged women. Clin Infect Diseases. 2006;42:1014-20.

Asmuth DM, Goodrich J, Cooper DA, Haubrich R, Rajicic N, Hirschel B, Mayer H, Valdez H. CD4+ T-cell restoration after 48 weeks in the maraviroc treatment-experienced trials MOTIVATE 1 and 2. J Acquir Immune Defic Syndr. 2010 Aug 1;54(4):394-7.

Barcellos LF, Schito AM, Rimmler JB, Vittinghoff E, Shih A, Lincoln R *et al.* CC-chemokine receptor 5 polymorphism and age of onset in familial multiple sclerosis. Multiple Sclerosis Genetics Group. Immunogenetics. 2000 Apr;51(4-5):281-8.

Boivin M *et al.* Neurodevelopmental effects of antepartum and post-partum antiretroviral exposure in HIV-exposed and uninfected children *versus* HIV-unexposed and uninfected children in Uganda and Malawi: a prospective cohort study. Lancet. 2019;2017;74(1):44-51.

Boldrini NAT, Volpini LPB, Freitas LB, Musso C, Vargas PRM, Spano LC *et al.* Anal HPV infection and correlates in HIV-infected patients attending a Sexually Transmitted Infection clinic in Brazil. PLoS One. 2018;13(7):e0199058.

Boletim Epidemiológico. Secretaria de Vigilância em Saúde. Ministério da Saúde. Número Especial | Dez. 2021.

Borges AH. Combination antiretroviral therapy and cancer risk. Curr Opin HIV AIDS. 2017;12(1):12-19.

Brandão M, Bruzzone M, Franzoi MA, De Angelis C, Eiger D, Caparica R *et al.* Impact of HIV infection on baseline characteristics and survival of women with breast cancer. AIDS. 2021;35(4):605-618.

Brasil (2023). Ministério da Saúde. Secretaria de Vigilância em Saúde. Departamento de Vigilância, Prevenção e Controle das Infecções Sexualmente Transmissíveis, do HIV/AIDS e das Hepatites Virais. Prevenção Combinada do HIV: bases conceituais para profissionais, trabalhadores (as) e gestores (as) de saúde. Brasília, DF.

Brenchley JM, Price DA, Schacker TW, Asher TE, Silvestri G, Rao S *et al.* Microbial translocation is a cause of systemic immune activation in chronic HIV infection. Nat Med. 2006 Dec;12(12):1365-71. Epub 2006 Nov 19.

Brenchley JM, Schacker TW, Ruff LE, Price DA, Taylor JH, Beilman GJ *et al.* CD4+ T cell depletion during all stages of HIV disease occurs predominantly in the gastrintestinal tract. J Exp Med. 2004 Sep 20;200(6):749-59. Epub 2004 Sep 13.

Briand N, Warszawski J, Mandelbrot L, Dollfus C, Pannier E, Cravello L *et al.* Is intrapartum intravenous zidovudine for prevention of mother-to-child hiv-1 transmission still useful in the combination antiretroviral therapy era? Clin Infect Dis. 2013;57(6):903-14.

Bruera D, Luna N, David DO, Bergoglio LM, Zamudio J. Decreased bone mineral density in HIV-infected patients is independent of antiretroviral therapy. AIDS. 2003;17:1917-23.

Cahn P, Ruxrungtham K, Gazzard B, Diaz RS, Gori A, Kotler D *et al.* A nutritional intervention (NR100157) reduced CD4+ T-cell decline and immune activation: a one year multicentrerandomised controlled double-blind trial in HIV-infected subjects not receiving antiretroviral therapy (the BITE study). Clin Infect Dis. 2013 Jul;57(1):139-46.

Calmy A, Chevalley T, Delhumeau C, Toutous-Trellu L, Spycher-Elbes R, Ratib O *et al.* Long-term HIV infection and antiretroviral therapy are associated with bone microstructure alterations in premenopausal women. Osteoporos Int. 2013;24:1843-52.

Cannon P, Holt N, Hofer U, Exline C, Wang J, Gregory P, Holmes M. CCR5 Knock-out in Hematopoietic Stem Cells CROI 2011, abstract 164.

Carr A, Samaras K, Burton S *et al.* A syndrome of peripheral lipodystrophy, hyperlipidaemia and insulina resistance in patients receiving HIV protease inhibitors. AIDS 1998;12:F51-F58.

Caskey M, Klein F, Lorenzi JCC, Seaman MS *et al.* Viraemia suppressed in HIV-1-infected humans by broadly neutralizing antibody 3BNC117. Nature. 2015,522:487-491.

Cassidy AR, Williams PL, Leidner J, Mayondi G, Ajibola G, Makhema J *et al.* In Utero Efavirenz Exposure and Neurodevelopmental Outcomes in

HIV-exposed Uninfected Children in Botswana. Pediatr Infect Dis J. 2019 Aug 1;38(8):828-34.

Castilho JL, Luz PM, Shepherd BE, Turner M, Ribeiro SR, Bebawy SS *et al.* HIV and câncer: a comparative retrospective study of Brazilian and U.S. clinical cohorts. Infect Agents Cancer. 2015;10:4-13.

Castronuovo D1, Cacopardo B, Pinzone MR, Di Rosa M, Martellotta F, Schioppa O *et al.* Bone disease in the setting of HIV infection: update and review of the literature. Eur Rev Med Pharmacol Sci. 2013;17(18):2413-9.

Cervero M, Torres R, Agud JL, Alcazar V, Jusdado JJ, GarciaLacalle C *et al.* Prevalence of and risk factors for low bone mineral density in Spanish treated HIV-infected patients. PLoS ONE. 2018;13:e0196201.

Chinula L, Brummel SS ZL *et al.* Safety and efficacy of DTG vs EFV and TDF vs TAF in pregnancy: IMPAACT 2010 trial. In: Conference on Retroviruses and Opportunistic Infections March 2020 Boston, MA, USA Abstract 130. 2020.

Clifford DB1, Ances BM. HIV-associated neurocognitive disorder. Lancet Infect Dis. 2013;13(11):976-86.

Coffey S, Bacchetti P, Sachdev D *et al.* RAPID antiretroviral therapy: high virologic suppression rates with immediate antiretroviral therapy initiation in a vulnerable urban clinic population. AIDS. 2019;33(5):825-832.

Colasanti J, Sumitani J, Mehta CC *et al.* Implementation of a rapid entry program decreases time to viral suppression among vulnerable persons living with HIV in the Southern United States. Open Forum Infect Dis. 2018;5(6):ofy104.

Consolidated guidelines on HIV prevention, testing, treatment, service delivery and monitoring: recommendations for a public health approach. Geneva: World Health Organization; 2021.

Corey L, Gilbert PB, Juraska M, Montefiori DC, Morris L, Karuna ST *et al.* Two Randomized Trials of Neutralizing Antibodies to Prevent HIV-1 Acquisition. N. Engl. J. Med. 2021;384:1003-1014.

Cotter AG, Mallon PW. The effects of untreated and treated HIV infection on bone disease. Curr Opinion HIV AIDS. 2014;9:17-26.

Dalla Grana E, Rigo F, Lanzafame M, Lattuada E, Suardi S, Mottes M *et al.* Relationship between vertebral fractures, bone mineral density, and osteometabolic profile in HIV and hepatitis B and C-infected patients treated with ART. Front Endocrinol. 2019;10:302.

Dean M *et al.*, Genetic restriction of HIV-1 infection and progression to AIDS by a deletion allele of the CKR5 structural gene. Hemophilia Growth and Development Study, Multicenter AIDS Cohort Study, Multicenter Hemophilia Cohort Study, San Francisco City Cohort, ALIVE Study. Science, 1996. 273(5283): p. 1856-62.

Dean M, Jacobson LP, McFarlane G, Margolick JB, Jenkins FJ, Howard OM *et al.* Reduced risk of AIDS lymphoma in individuals heterozygous for the CCR5-delta32 mutation. Cancer Res. 1999 Aug 1;59(15):3561.

Deeks SG, Archin N, Cannon P, Collins S, Jones RB, de Jong MAWP *et al.* International AIDS Society (IAS) Global Scientific Strategy working group. Research priorities for an HIV cure: International AIDS Society Global Scientific Strategy 2021. Nat Med. 2021 Dec;27(12):2085-2098.

Deshmane SL, Mukerjee R, Fan S, Del Valle L, Michiels C, Sweet T, Rom I, Khalili K, Rappaport J, Amini S, Sawaya BE. Activation of the oxidative stress pathway by HIV-1 Vpr leads to induction of hypoxia-inducible factor 1ªlpha expression. J Biol Chem. 2009 Apr 24;284(17):11364-73.

Desquilbet L, Jacobson LP, Fried LP, Phair JP, Jamieson BD, Holloway M, Margolick JB; Multicenter AIDS Cohort Study. HIV-1 infection is associated with an earlier occurrence of a phenotype related to frailty. J Gerontol A Biol Sci Med Sci. 2007 Nov;62(11):1279-86.

Diaz RS, Giron LB, Hunter J, Galinskas J, Dias DA, Samer S *et al.* Randomized trial of impact of multiple interventions on HIV reservoir: SPARC-7 trial. CROI 2019.

Diaz RS, Shytaj IL, Giron LB, Obermaier B, Libera ED Jr, Galinskas J1 *et al.* SPARC working group. Potential impact of the antirheumatic agent auranofina on proviral HIV-1 DNA in individuals under intensified antiretroviral therapy: results from a randomized clinical trial. Int J Antimicrob Agents. 2019 Aug 5. pii: S0924-8579(19)30212-2.

Diretrizes Brasileiras de Obesidade. ABESO. 4ª edição. 2016.

Diretrizes da Sociedade Brasileira de Diabetes. 2019-2020.

Donadio MDS, Riechelmann RP. Anal canal cancer in Brazil: why should we pay more attention to the epidemiology of this rare disease?. Ecancermedicalscience. 2020;14:1037-1043.

EACS guidelines 2021.

Edward CM, Rhoda SS, Richard G, Pavel K, Gwendolyn S, Mary Jo S *et al.* Reduction of Maternal-Infant Transmission of Human Immunodeficiency Virus Type 1 with Zidovudine Treatment. 1994.

Eugen-Olsen J, Iversen AK, Garred P, Koppelhus U, Pedersen C, Benfield TL *et al.* Heterozygosity for a deletion in the CKR-5 gene leads to prolonged AIDS-free survival and slower CD4 T-cell decline in a cohort of HIV-seropositive individuals. AIDS. 1997 Mar;11(3):305-1.

Fischereder M, Luckow B, Hocher B, Wüthrich RP, Rothenpieler U, Schneeberger H, Panzer U, Stahl RA, Hauser IA, Budde K, Neumayer H, Krämer BK, Land W, Schlöndorff D. CC chemokine receptor 5 and renal-transplant survival. Lancet. 2001 Jun 2;357(9270):1758-61.

Gibellini D, Borderi M, De Crignis E, Cicola R, Vescini F, Caudarella R *et al.* RANKL/OPG/TRAIL plasma levels and bone mass loss evaluation in antiretroviral naive HIV-1-positive men. J Med Virol. 2007;79:1446-54.

Glass WG, Lim JK, Cholera R, Pletnev AG, Gao JL, Murphy PM. Chemokine receptor CCR5 promotes leukocyte trafficking to the brain and survival in West Nile virus infection. J Exp Med. 2005 Oct 17;202(8):1087-98.

Global HIV & AIDS Statistics – 2021 Fact Sheet. Joint United Nations Programme on HIV/AIDS 2021.

Grinspoon SK, Grunfeld C, Kotler DP, Currier JS, Lundgren JD, Dubé MP *et al.* Initiative to decrease cardiovascular risk and increase quality of care for patients living with HIV/AIDS: executive summary. Circulation. 2008 Jul 8;118(2):198-210. Epub 2008 Jun 19. No abstract available. Erratum in: Circulation. 2008 Aug 5;118(6):e109.

Guidelines for the Prevention and Treatment of Opportunistic Infections in Adults and Adolescents with HIV.

Guidelines from the European Aids Clinical Society (EACS) versão 11.1, out./2022.

Hargrave A, Mustafa AS, Hanif A, Tunio JH, Hanif SNM. Current Status of HIV-1 Vaccines. Vaccines 2021, 9, 1026.

Hendel H *et al.* New class I and II HLA alleles strongly associated with opposite patterns of progression to AIDS. J Immunol, 1999. 162(11): p. 6942-6.

Herrin M, Tate JP, Akgun KM, Butt AA, Crothers K, Freiberg MS *et al.* Weight gain and incident diabetes among hiv-infected veterans initiating antiretroviral therapy compared with uninfected individuals. J Acquir Immune Defic Syndr. 2016;73(2):228-36.

Holm GH, Gabuzda D. Distinct mechanisms of CD4+ and CD8+ T-cell activation and bystander apoptosis induced by human immunodeficiency virus type 1 virions. J Virol. 2005 May;79(10):6299-311.

Hsue PY, Giri K, Erickson S, MacGregor JS, Younes N, Shergill A, Waters DD. Clinical features of acute coronary syndromes in patients with human immunodeficiency virus infection. Circulation. 2004 Jan 27;109(3):316-9. Epub 2004 Jan 12.

Huang Y, Paxton WA, Wolinsky SM, Neumann AU, Zhang L, He T *et al.* The role of a mutant CCR5 allele in HIV-1 transmission and disease progression. Nat Med. 1996 Nov;2(11):1240-3.

Hunt PW, Brenchley J, Sinclair E, McCune JM, Roland M, Page-Shafer K, Hsue P, Emu B, Krone M, Lampiris H, Douek D, Martin JN, Deeks SG. Relationship between T cell activation and CD4+ T cell count in HIV-seropositive individuals with undetectable plasma HIV RNA levels in the absence of therapy. J Infect Dis. 2008 Jan 1;197(1):126-33.

Hunt PW, Deeks SG, Bangsberg DR, Moss A, Sinclair E, Liegler T *et al.* The independent effect of drug resistance on T cell activation in HIV infection. AIDS. 2006 Mar 21;20(5):691-9.

Hunt PW, Martin JN, Sinclair E, Bredt B, Hagos E, Lampiris H *et al.* T cell activation is associated with lower CD4+ T cell gains in human immunodeficiency virus-infected patients with sustained viral suppression during antiretroviral therapy. J Infect Dis. 2003 May 15;187(10):1534-43. Epub 2003 Apr 23.

Imamichi H, Dewar RL, Adelsberger JW, Rehm CA, O'Doherty U, Paxinos EE *et al.* Defective HIV-1 proviruses produce novel protein-coding RNA species in HIV-infected patients on combination antiretroviral therapy. Proc Natl Acad Sci U S A. 2016 Aug 2;113(31):8783-8.

Ioannidis JP *et al.* Effects of CCR5-Delta32, CCR2-64I, and SDF-1 3'A alleles on HIV-1 disease progression: An international meta-analysis of individual-patient data. Ann Intern Med, 2001. 135(9): p. 782-95.

João EC, Morrison RL, Shapiro DE, Chakhtoura N, Gouvèa MIS, de Lourdes B Teixeira M *et al.* Raltegravir *versus* efavirenz in antiretroviral-naive pregnant women living with HIV (NICHD P1081): an open-label, randomised, controlled, phase 4 trial. Lancet HIV. 2020 May 1;7(5):e322-31.

Kidney Int. 2018;93(3): 545–559.

Kim J, Vasan S, Kim JH, Ake JA *et al.* Journal of the International AIDS Society 2021, 24(S7):e25793.

Klein D, Hurley LB, Quesenberry CP Jr, Sidney S. Do protease inhibitors increase the risk for coronary heart disease in patients with HIV-1 infection? J Acquir Immune Defic Syndr. 2002 Aug 15;30(5):471-7.

Koenig SP, Dorvil N, Devieux JG *et al.* Same-day HIV testing with initiation of antiretroviral therapy *versus* standard care for persons living with HIV: A randomized unblinded trial. *PLoS Med.* 2017;14(7):e1002357.

Labhardt ND, Ringera I, Lejone TI *et al.* Effect of offering same-day ART vs usual health facility referral during home-based HIV testing on linkage to care and viral suppression among adults with HIV in Lesotho: The CASCADE Randomized Clinical Trial. *JAMA*. 2018;319(11):1103-1112.

Lalezari J, Mitsuyasu R, Deeks S, Wang S, Lee G, Holmes M, Gregory P, Giedlin M, Tang W, Ando D. Successful and Persistent Engraftment of ZFN-M-R5-D Autologous CD4 T Cells (SB-728-T) in Aviremic HIV-infected Subjects on HAART. CROI 2011, Paper # 46.

Lichterfeld M, Mou D, Cung TD, Williams KL, Waring MT, Huang J, Pereyra F, Trocha A, Freeman GJ, Rosenberg ES, Walker BD, Yu XG. Telomerase activity of HIV-1-specific CD8+ T cells: constitutive up-regulation in controllers and selective increase by blockade of PD ligand 1 in progressors. Blood. 2008 Nov 1;112(9):3679-87.

Lim JK, Louie CY, Glaser C, Jean C, Johnson B, Johnson H *et al.* Genetic deficiency of chemokine receptor CCR5 is a strong risk factor for symptomatic West Nile virus infection: a meta-analysis of 4 cohorts in the US epidemic. J Infect Dis. 2008 Jan 15;197(2):262-5.

Liu R, Paxton WA, Choe S, Ceradini D, Martin SR, Horuk R *et al.* Homozygous defect in HIV-1 coreceptor accounts for resistance of some multiply-exposed individuals to HIV-1 infection. Cell. 1996 Aug 9;86(3):367-77.

Lucar O, Reeves RK, Jost S. A Natural Impact: NK Cells at the Intersection of Cancer and HIV Disease. Front Immuno. 2019; 10:1850-1864.

Lurain K, Yarchoan R, Ramaswami R. The changing face of HIV-associated malignancies: Advances, Opportunities, and Future Directions.

Lynch RM, Boritz E, Coates EE, DeZure A, Madden P, Costner P *et al.* Virologic effects of broadly neutralizing antibody VRC01 administration during chronic HIV-1 infection. Sci. Transl. Med. 2015, 7, 319ra206.

Maffezzoni F, Porcelli T, Karamouzis I, Quiros-Roldan E, Castelli F, Mazziotti G *et al.* Osteoporosis in human immunodeficiency virus patients – an emerging clinical concern. Eur Endocrinol. 2014;10:79-83.

Maidana-Giret MT, Silva TM, Sauer MM, Tomiyama H, Levi JE, Bassichetto K, Nishiya A, Diaz RS, Sabino EC, Palacios R, Kallas EG. GB virus type C infection modulates T-cell activation independently of HIV-1 viral load. AIDS. 2009 Nov 13;23(17):2277-87.

Manual dos Centros de Referência para Imunobiológicos Especiais. Ministério da Saúde, Secretaria de Vigilância em Saúde, Departamento de Imunização e Doenças Transmissíveis, Coordenação-Geral do Programa Nacional de Imunizações. – 5. ed. – Brasília: Ministério da Saúde, 2019.

Mary-Krause M, Cotte L, Simon A, Partisani M, Costagliola D. Clinical Epidemiology Group from the French Hospital Database. Increased risk of myocardial infarction with duration of protease inhibitor therapy in HIV-infected men. AIDS. 2003 Nov 21;17(17):2479-86.

McCutchan JA, Wu JW, Robertson K, Koletar SL, Ellis RJ *et al.* HIV suppression by HAART preserves cognitive function in advanced, immune-reconstituted AIDS patients. AIDS. 2007 May 31;21(9):1109-17.

McMahon CN, Petoumenos K, Hesse K, Carr A, Cooper DA, Samaras K. High rates of incident diabetes and prediabetes are evident in men with treated HIV followed for 11 years. AIDS. 2018;32(4):451-9.

Mellors JW, Margolick JB, Phair JP, Rinaldo CR, Detels R, Jacobson LP *et al.* Prognostic value of HIV-1 RNA, CD4 cell count, and CD4 Cell count slope for progression to AIDS and death in untreated HIV-1 infection. JAMA. 2007 Jun 6;297(21):2349-50.

Michael NL, Louie LG, Rohrbaugh AL, Schultz KA, Dayhoff DE, Wang CE, Sheppard HW. The role of CCR5 and CCR2 polymorphisms in HIV-1 transmission and disease progression. Nat Med. 1997 Oct;3(10):1160-2.

Ministério da Saúde, 27 de março de 2020. Atualização de TARV na Gestação. Vol. 11. Brasília; 2020.

Ministério da Saúde. Secretaria de Vigilância em Saúde. Departamento de Doenças de Condições Crônicas e Infecções Sexualmente Transmissíveis. NOTA INFORMATIVA Nº 01/2022/CRT-PE-DST/AIDS/SES-SP.

Ministério da Saúde. Secretaria de Vigilância em Saúde. Departamento de Doenças de Condições Crônicas e Infecções Sexualmente Transmissíveis. NOTA INFORMATIVA Nº 6/2021-DCCI/SVS/MS.

Mirochnick M, Best BM, Stek AM, Capparelli E V, Hu C, Burchett SK *et al.* Atazanavir pharmacokinetics with and without tenofovir during pregnancy. J Acquir Immune Defic Syndr [Internet]. 2011 Apr 15;56(5):412-9.

Moore JP, Kitchen SG, Pugach P, Zack JA. The CCR5 and CXCR4 coreceptors-central to understanding the transmission and pathogenesis of human immunodeficiency virus type 1 infection. AIDS Res Hum Retroviruses. 2004 Jan;20(1):111-26. Review.

Morris JK, Addor MC, Ballardini E, Barisic I, Barrachina-Bonet L, Braz P *et al.* Prevention of Neural Tube Defects in Europe: A Public Health Failure. Front Pediatr. 2021;9(June):1-9.

Munerato P, Azevedo ML, Sucupira MCA, Acceturi C, Pardini R, Pinto GN *et al.* Prevalence of Polymorphisms of genes coding for the HIV-1 co-receptors CCR5 and CCR2 in a Brazilian population. Brazilian Journal of Infectious Diseases, 2003 Aug;7(4):236-40.

Namazi G, Fajnzylber JM, Aga E, Bosch RJ, Acosta EP, Sharaf R *et al.* The Control of HIV After Antiretroviral Medication Pause (CHAMP) Study: Posttreatment Controllers Identified From 14 Clinical Studies. J Infect Dis. 2018 Nov 5;218(12):1954-63.

Nansseu JR, Bigna JJ, Kaze AD, Noubiap JJ. Incidence and risk factors for prediabetes and diabetes mellitus among HIV-infected adults on antiretroviral therapy: a systematic review and metanalysis. Epidemiology. 2018;29(3):431-41.

Neuhaus J, Jacobs D, and the INSIGHT SMART, MESA and CARDIA Study Groups. Markers of Inflammation, Coagulation, and Renal Function in HIV-infected Adults in the Strategies for Management of ART Study and in 2 Large Population-based Studies, Coronary Artery Risk Development in Young Adults and Multi-Ethnic Study of Atherosclerosis CROI 2009. Abstract O-140.

Ng'uni T, Chasara C, Ndhlovu ZM. Major Scientific Hurdles in HIV Vaccine Development: Historical Perspective and Future Directions. Front. Immunol. 2020;11:590780.

Odden MC, Scherzer R, Bacchetti P, Szczech LA, Sidney S, Grunfeld C, Shlipak MG. Cystatin C level as a marker of kidney function in human immunodeficiency virus infection: the FRAM study. Arch Intern Med. 2007 Nov 12;167(20):2213-9.

Owen RE, Heitman JW, Hirschkorn DF, Lanteri MC, Biswas HH, Martin JN, Krone MR, Deeks SG, Norris PJ; NIAID Center for HIV/AIDS Vaccine Immunology. HIV+ elite controllers have low HIV-specific T-cell activation yet maintain strong, polyfunctional T-cell responses. AIDS. 2010 May 15;24(8):1095-105.

Palella FJ, Delaney KM, Moorman AC, Loveless MO, Fuhrer J *et al.* Declining Morbidity and Mortality among Patients with Advanced Human Immunodeficiency Virus Infection. N Engl J Med. 1998;338:853-60.

Pantanowitz L, Deeken J. HIV. HIV infection and malignancy: management considerations. UpToDate,14 jan 2020.

Paton N. The INSIGHT SMART Study Group Association between activation of inflammatory and coagulation pathways and mortality during long-term follow up in SMART MRC Clinical Trials Unit, London, United Kingdom IAS 2009. Abstract MOPEA034.

Paula AA, Schechter M, Tuboi SH, Faulhaber JC, Luz PM, Veloso VG *et al.* Continuous increase of cardiovascular diseases, diabetes, and non-HIV related cancers as causes of death in HIV-infected individuals in Brazil: an analysis of Nationwide Data. PLoS ONE. 2014;9:1-5.

Pedro MN, Rocha GZ, Guadagnini D, Santos A, Magro DO, Assalin HB *et al.* Insulina Resistance in HIV-Patients: Causes and Consequences. Front Endocrinol. 2018;(9):514:1-10.

Perkins M, J Liebner, D Himelfarb, H Edward, J Brenchley, J Stapleton, S Rowland-Jones, X Xu, A McMichael, and D Douek Down-regulation of CCR5 by Its Ligands Decreases Number of Target Cells for HIV-1 in GBV-C-infected Individuals. CROI 2011, Paper # 26.

Pilcher CD, Ospina-Norvell C, Dasgupta A *et al.* The effect of same-day observed initiation of antiretroviral therapy on HIV viral load and treatment outcomes in a U.S. public health setting. *J Acquir Immune Defic Syndr*. Rosen S, Maskew M, Fox MP *et al.* Initiating antiretroviral therapy for HIV at a patient's first clinic visit: The RapIT randomized controlled trial. PLoS Med. 2016;13(5):e1002015.

Pinto DSM, Silva MJLV. Cardiovascular Disease in the Setting of Human Immunodeficiency Virus Infection. Current Cardiology Reviews, 2018;14:25-41.

Powderly WG. Osteoporosis and bone health in HIV. Current HIV/AIDS Reports. 2012;9:218-22.

Prahalad S. Negative association between the chemokine receptor CCR5-32 polymorphism and rheumatoid arthritis: a meta-analysis. Genes and Immunity (2006) 7, 264-268.

Protocolo Clínico e Diretrizes Terapêuticas para o manejo da infecção pelo HIV em adultos. Ministério da Saúde. Brasília. 2018.

Roda Husman AM, Koot M, Cornelissen M, Keet IP, Brouwer M, Broersen SM, Bakker M, Roos MT, Prins M, de Wolf F, Coutinho RA, Miedema F, Goudsmit J, Schuitemaker H. Association between CCR5 genotype and the clinical course of HIV-1 infection. Ann Intern Med. 1997 Nov 15;127(10):882-90.

Samer S, Arif MS, Giron LB, Zukurov JPL, Hunter J, Santillo BT *et al.* Nicotinamide Activates Latent HIV-1 Ex Vivo in ART Suppressed Individuals, revealing Higher Potency than the Association of two Methyltransferase Inhibitors, Chaetocin and BIX01294. Braz J Infect Dis. 2020 Feb 24. pii: S1413-8670(20)30019-2.

Samer S, Namiyama G, Oshiro T, Arif MS, da Silva WC, Sucupira MCA, J *et al.* Evidence of Noncompetent HIV after Ex Vivo Purging Among ART- Suppressed Individuals. AIDS Res Hum Retroviruses. 2017 Jun 20.

Samson M, Libert F, Doranz BJ, Rucker J, Liesnard C, Farber CM *et al.* Resistance to HIV-1 infection in caucasian individuals bearing mutant alleles of the CCR-5 chemokine receptor gene. Nature. 1996 Aug 22;382(6593):722-5.

SBIm – Sociedade Brasileira de Imunizações. Calendários de vacinação SBIm pacientes especiais – 2021-2022.

Scarpino M1, Pinzone MR, Di Rosa M, Madeddu G, Focà E, Martellotta F *et al.* Kidney disease in HIV-infected patients. Eur Rev Med Pharmacol Sci. 2013;17(19):2660-7.

Shmakova A, Germini D, Vassetzky Y. HIV, HAART and cancer: A complex relationship. Int J Cancer. 2020;146:2666-2679.

Silva Neto MM, Brites C, Borges AH. Cancer during HIV infection. APMIS. 2020;128:121-128.

Sobia P, Archary D. Preventive HIV Vaccines-Leveraging on Lessons from the Past to Pave the Way Forward. Vaccines 2021, 9, 1001.

Sodora DL, Silvestri G. Immune activation and AIDS pathogenesis. AIDS. 2008 Feb 19;22(4):439-46.

Souza IE, Zhang W, Diaz RS, Chaloner K, Klinzman D, Stapleton JT. Effect of GB Virus C on response to antiretroviral therapy in HIV infected Brazilians. HIV Med, 2006,7:2531.

Stromájer-Rácz T, Gazdag Z, Belágyi J, Vágvölgyi C, Zhao RY, Pesti M. Oxidative stress induced by HIV-1 F34IVpr in Schizosaccharomyces pombe is one of its multiple functions. Exp Mol Pathol. 2010 Feb;88(1):38-44. Epub 2009 Oct 23.

Suehiro TT, Damke GMZ, Damke E, Ramos PLRA, Silva MAP, Pelloso SM *et al.* Cervical and oral human papilomavírus infection in women living with human immunodeficiency virus (HIV) and matched HIV-negative controls in Brazil. Infect Agent Cancer. 2020;3.

Sung H, Ferlay J, Siegel RL, Laversanne M, A Soerjomataran I, Jemal A *et al.* Global Cancer Statistics 2020: GLOBOCAN Estimates of incidence and Mortality Worldwide for 36 Cancers in 185 Countries. CA Cancer J Clin. 2021;71(3):209-249.

Takhar SS, Hendey GW. Orthopedic Illnesses in Patients with HIV. Emerg Med Clin N Am 2010;28:335-42.

Teichmann J, Stephan E, Lange U, Discher T, Friese G, Lohmeyer J *et al.* Osteopenia in HIV-infected women prior to highly active antiretroviral therapy. J Infect. 2003;46:221-7.

The IDF consensus worldwide definition of the metabolic syndrome, Belgium, 2006.

Titanji K, Vunnava A, Sheth AN, Delille C, Lennox JL, Sanford SE *et al.* Dysregulated B cell expression of RANKL and OPG correlates with loss of bone mineral density in HIV infection. PLoS Pathog. 2014;10:e1004497.

Toledo G, Côté HCF, Adler C, Thorne C, Goetghebuer T. Neurological development of children who are HIV-exposed and uninfected. Dev Med Child Neurol. 2021;63(10):1161-70.

Triant VA, Brown TT, Lee H, Grinspoon SK. Fracture prevalence among human immunodeficiency virus (HIV)-infected *versus* non-HIV-infected patients in a large U.S. healthcare system. J Clin Endocrinol Metab. 2008 Sep;93(9):3499-504. Epub 2008 Jul 1.

Triant VA, Lee H, Hadigan C, Grinspoon SK. Increased acute myocardial infarction rates and cardiovascular risk factors among patients with human immunodeficiency virus disease. J Clin Endocrinol Metab. 2007 Jul;92(7):2506-12. Epub 2007 Apr 24.

Tsukasaki M, Takayanagi H. Osteoimmunology: evolving concepts in boneimmune interactions in health and disease. Nat Rev Immunol. 2019;19:626-42.

UNAIDS. Global HIV & AIDS statistics – 2020 fact sheet [Internet]. 2020.

Wald O, Pappo O, Ari ZB, Azzaria E, Wiess ID, Gafnovitch I, Wald H, Spengler U, Galun E, Peled A. The CCR5Delta32 allele is associated with reduced liver inflammation in hepatitis C virus infection. Eur J Immunogenet. 2004 Dec;31(6):249-52.

Wattanachanya L, Jantrapakde J, Avihingsanon A, Ramautarsing R, Kerr S, Trachunthong D *et al.* Antiretroviral-naive HIV-infected patients had lower bone formation markers than HIV-uninfected adults. AIDS Care. 2020; 32:984-93.

Westling K, Pettersson K, Kaldma A, Navér L. Rapid decline in HIV viral load when introducing raltegravir-containing antiretroviral treatment late in pregnancy. AIDS Patient Care STDS [Internet]. 2012 Dec;26(12):714-7.

Wilkin TJ, Lalama C, Tenorio A, Landay A, Ribaudo H, McKinnon J, Gandhi R, Mellors J, Currier J, and Gulick R. Maraviroc Intensification for Suboptimal CD4+ Cell Response Despite Sustained Virologic Suppression: ACTG 5256. CROI 2010, abstract 285.

Williams PL, Yildirim C, Chadwick EG, Van Dyke RB, Smith R, Correia KF *et al.* Association of maternal antiretroviral use with microcephaly in children who are HIV-exposed but uninfected (SMARTT): a prospective cohort study. Lancet HIV [Internet]. 2020;7(1):e49-58.

Willig AL, Overton ET. Metabolic Complications and Glucose Metabolism in HIV Infection: A Review of the Evidence. Curr HIV/AIDS Rep. 2016;13(5):289-96.

Winkler, C. *et al.*, Genetic restriction of AIDS pathogenesis by an SDF-1 chemokine gene variant. ALIVE Study, Hemophilia Growth and Development Study (HGDS), Multicenter AIDS Cohort Study (MACS), Multicenter Hemophilia Cohort Study (MHCS), San Francisco City Cohort (SFCC). Science, 1998. 279(5349): p. 389-93.

Xiang, J. *et al.*, Effect of coinfection with GB virus C on survival among patients with HIV infection. N Engl J Med, 2001. 345(10): p. 707-14.

Yang YF, Mukai T, Gao P, Yamaguchi N, Ono S, Iwaki H, Obika S, Imanishi T, Tsujimura T, Hamaoka T, Fujiwara H. A non-peptide CCR5 antagonist inhibits collagen-induced arthritis by modulating T cell migration without affecting anticollagen T cell responses. Eur J Immunol. 2002 Aug;32(8):2124-32.

Zash R, Holmes L, Diseko M *et al.* Update on neural tube defects with antiretroviral exposure in the Tsepamo study, Botswana. In 2020.

Zash R, Jacobson DL, Diseko M, Mayondi G, Mmalane M, Essex M *et al.* Comparative safety of dolutegravir-based or efavirenz-based antiretroviral treatment started during pregnancy in Botswana: an observational study. Lancet Glob Heal [Internet]. 2018 Jul;6(7):e804-10.

Zhao T, Chen W, Zhang X, Yi H, Zhao F. HIV-induced cancer- all paths leading to Rome. Microb Pathog. 2020;139:103804.

52 COVID-19

Epidemiologia do SARS-CoV-2

Marcelo Nascimento Burattini

INTRODUÇÃO

Em dezembro de 2019, casos de uma forma grave de pneumonia atípica foram diagnosticados em Wuhan, a capital e a maior cidade da província de Hubei na China Central. A China notificou a Organização Mundial da Saúde (OMS) sobre essa nova condição de etiologia ainda desconhecida, já no fim de dezembro de 2019. Ainda em janeiro de 2020, foi identificado um novo betacoronavírus em secreções respiratórias de indivíduos que apresentavam a nova síndrome. Em fevereiro de 2020, esse novo agente, geneticamente relacionado ao SARS-CoV – agente etiológico da SARS (síndrome respiratória aguda grave) descrita em 2002, foi denominado SARS-CoV-2 e a doença causada por ele nomeada COVID-19 (doença por coronavírus 2019). Em virtude de sua rápida propagação para demais países da Ásia, da Europa e das Américas, ainda em janeiro de 2020, a OMS emitiu um alerta de Emergência de Saúde Pública de Importância Internacional (ESPIIN), declarando a pandemia por COVID-19 em março/2020, em resposta à crescente pressão internacional.

Wuhan é a cidade mais populosa da China Central, com uma população de mais de 10 milhões de habitantes, sendo a sétima cidade mais populosa do país e considerada o centro político, econômico, financeiro, comercial, cultural e educacional da China Central. É um importante centro logístico, com dezenas de ferrovias, estradas e vias expressas conectando-a a outras grandes cidades chinesas. Devido ao seu papel central na interligação doméstica, Wuhan é apelidada por estrangeiros de "Chicago da China". O Aeroporto Internacional de Wuhan-Tianhe é um dos quatro principais aeroportos internacionais da China, sendo o mais movimentado da China Central. Também hospeda importantes institutos de pesquisa, como o Instituto de Virologia de Wuhan (o primeiro a contar com laboratório de biossegurança B4 na China continental, desde 2015) e ensino superior, incluindo a Universidade de Ciência e Tecnologia de Huazhong e a Universidade de Wuhan, classificada em terceiro lugar em todo o país em 2017 e recebendo, desde meados dos anos 1950, milhares de estudantes internacionais de mais de 109 países.

Essa breve descrição de Wuhan, mostrando sua importância e conectividade nacional e internacional, explica muito do que ocorreu a partir de dezembro de 2019, afetando rapidamente o mundo inteiro.

COVID-19 NO MUNDO

Após seu aparecimento em Wuhan a doença logo se espalhou, atingindo outras áreas da província de Hubei e da China, países do Sudeste Asiático como Japão, Coreia do Sul, Singapura, Vietnã e Tailândia; países europeus como a Itália, Espanha, França, Inglaterra, Alemanha; e também para o continente americano, afetando EUA, Canadá e Brasil. Os primeiros países afetados fora da China continental foram Japão, Coreia do Sul, Taiwan, Tailândia e EUA, conforme registros nos bancos de dados de COVID-19 das Universidades Johns Hopkins e Oxford.

Após 2 anos da declaração da pandemia, estão notificados no mundo aproximadamente 450 milhões de casos, com pouco mais de 6 milhões de óbitos. As Figuras 52.1 a 52.4 ilustram a distribuição de casos por continentes e por faixa de renda dos países afetados.

A Figura 52.1 mostra que a Eurásia foi a área mais afetada, seguindo-se as Américas do Norte e do Sul. África e Oceania apresentam os menores números de casos notificados, nessa ordem. Depreende-se também que a progressão da pandemia obedeceu a dinâmicas diferentes nos vários continentes, fato que será discutido mais adiante nesta seção. O total mundial está na escala secundária para melhor visualização dos dados.

Na Figura 52.2 ilustramos a progressão da pandemia por países classificados por faixa de renda. Os dados dos países de baixa renda estão na escala secundária em virtude da grande desproporção na notificação de casos desses países com relação ao demais.

Pode-se também verificar que, apesar da baixa notificação, os países de baixa renda apresentam um padrão de transmissão mais acentuado e com mais baixo controle da pandemia com relação aos demais. Nas Figuras 52.1 e 52.2 pode-se perceber o impacto da

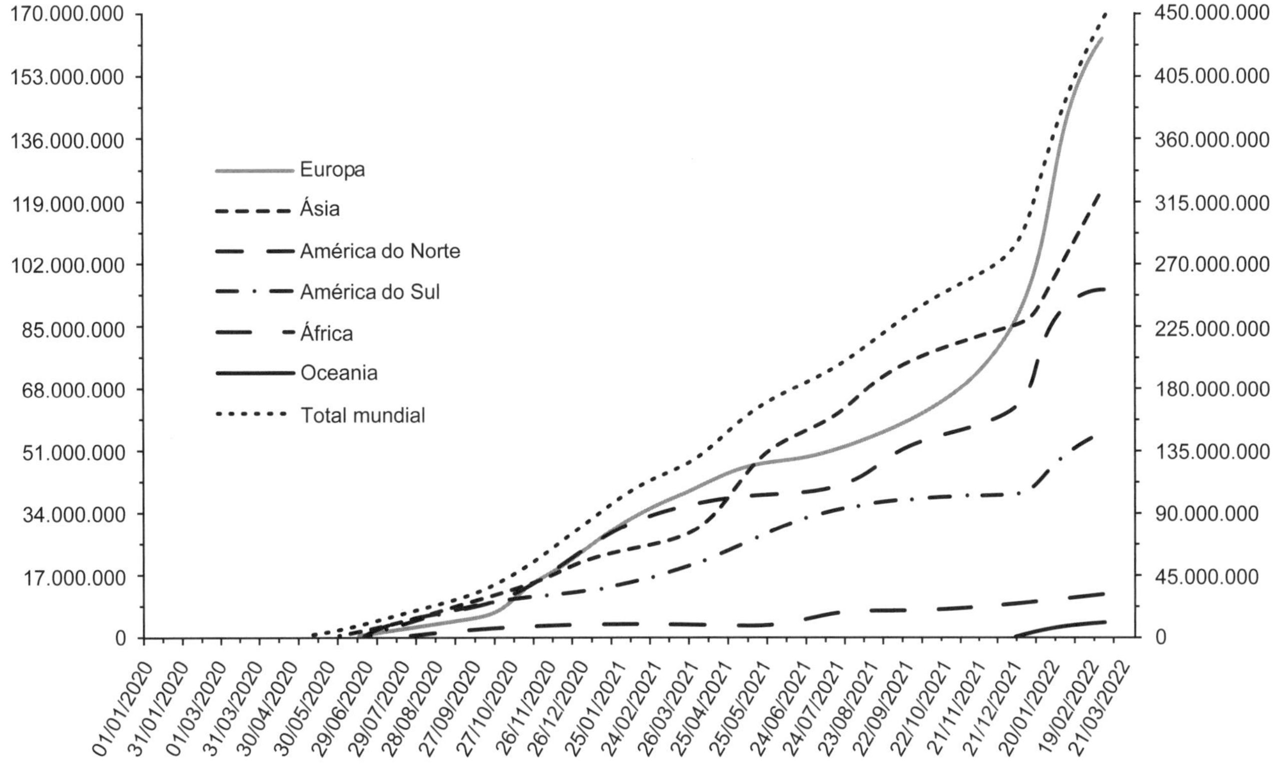

FIGURA 52.1 Casos acumulados de COVID-19, por continente e com o total mundial (na escala secundária, à direita do gráfico). Fonte: OWID, 11/03/2022.

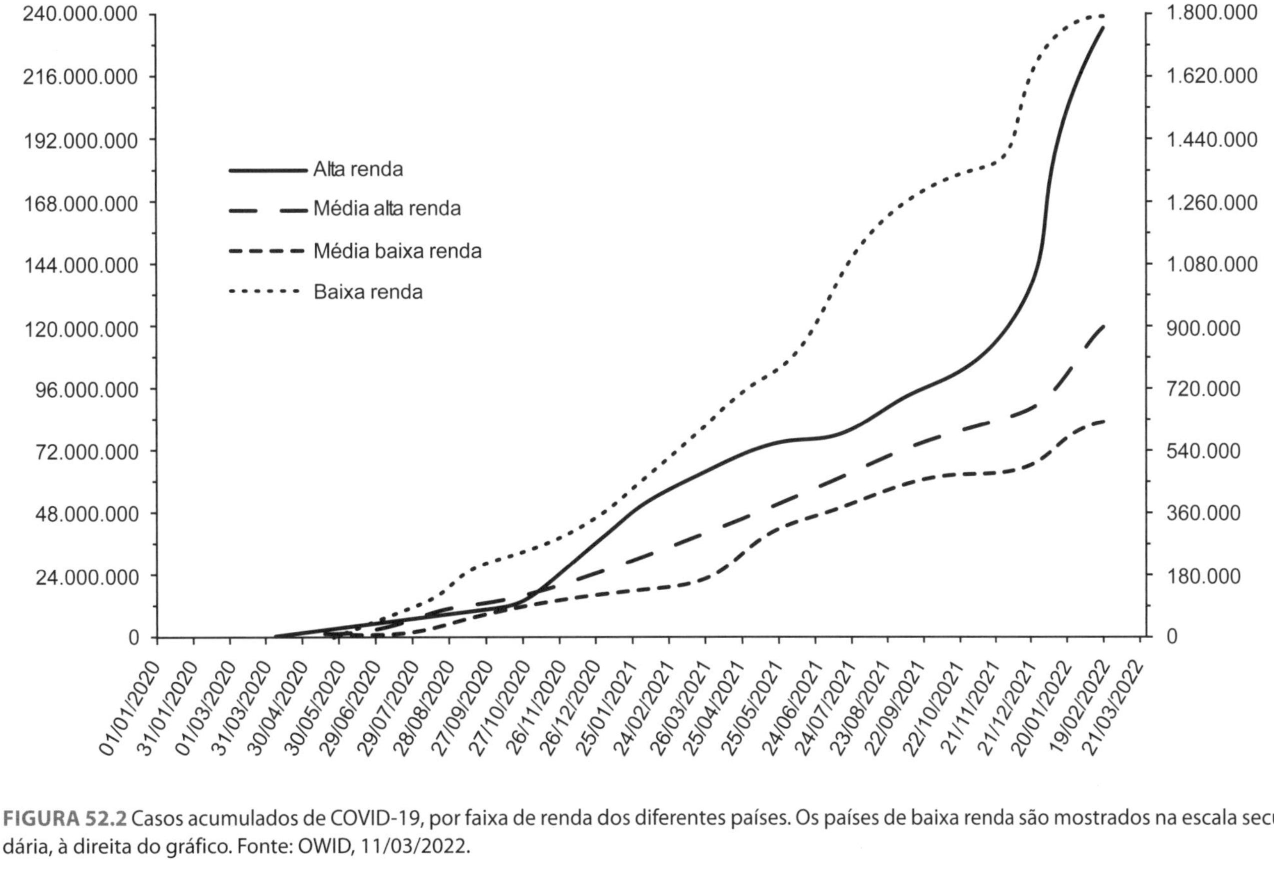

FIGURA 52.2 Casos acumulados de COVID-19, por faixa de renda dos diferentes países. Os países de baixa renda são mostrados na escala secundária, à direita do gráfico. Fonte: OWID, 11/03/2022.

introdução da variante Ômicron em todos os cenários a partir de 21 de dezembro de 2021.

O impacto da pandemia também pode ser mensurado pelo número de hospitalizações e óbitos decorrentes da doença. Como poucos países notificaram os números de internações de forma consistente, mostraremos apenas os dados de óbitos.

As Figuras 52.3 e 52.4 ilustram o crescimento no número de mortes por continentes e faixa de renda. A Oceania e os países de baixa renda foram representados na escala secundária (à direita) para melhor visualização, em virtude da grande desproporção no número de óbitos notificados nesses países em relação ao demais.

A Tabela 52.1 mostra o total de casos e óbitos em números absolutos e por milhão de habitantes, além do número de habitantes com vacinação completa por milhão, dos cinco países que mais notificaram casos nos seis continentes acumulados até 06/03/2022.

Ao analisarmos a ocorrência de casos, óbitos e pessoas com vacinação completa por milhão de habitantes na Tabela 52.1, evidenciamos claramente as desigualdades entre os continentes e os países representados, dependentes não somente das diferenças no nível socioeconômico, mas também de posicionamentos político-ideológicos na orientação do controle da pandemia entre os diferentes países.

A Europa é o continente com mais casos por milhão de habitantes, porém ocupa a terceira posição no número de mortes por milhão, atrás apenas das Américas do Norte e do Sul. Os baixos números de Ásia e África sugerem problemas de notificação, com a ressalva da situação particular da China, incluída na tabela apesar do pequeno número de casos notificados (ver comentário mais adiante), que, por seu tamanho e população enorme, influencia fortemente os números do continente inteiro. Já em relação à Oceania, os baixos números refletem o fato de serem nações pequenas, insulares, isoladas e de terem adotado medidas de contenção da pandemia efetivas na maior parte do período.

A desigualdade discutida anteriormente se verifica também muito claramente na vacinação, representada pelo número de pessoas com imunização básica completa (uma ou duas doses) por milhão de habitantes. Temos no mundo uma média de aproximadamente 56% dos habitantes com vacinação completa, figurando a América do Sul como o continente com a maior cobertura vacinal (70,7%) seguida, respectivamente, pela Ásia (65,2%), Europa (64,7%), América do Norte (61,8%), Oceania (60,6%) e África com apenas 12,8%. Como esperado, a África é muito desigual e, à parte problemas evidentes de notificação, temos as questões socioeconômicas, de desenvolvimento e de dificuldade de acesso a insumos e serviços básicos de saúde (como as vacinas, por exemplo) influenciando claramente seus números.

Devemos destacar os casos da China, influenciando positivamente os números da Ásia e, em contraste, a situação dos EUA, influenciando negativamente os números da América do Norte. Esse contraste não reflete diferenças socioeconômicas ou de desenvolvimento entre esses dois países, mas deve ser atribuído sobretudo às questões político-ideológicas interferindo no manejo da pandemia.

COVID-19 NO BRASIL

No Brasil, o primeiro caso suspeito ocorreu em meados de janeiro de 2020, em Minas Gerais, porém o primeiro caso confirmado foi notificado em 26 de fevereiro de 2020 em um paciente proveniente do norte da Itália e atendido em hospital privado de São Paulo. Após os primeiros 2 meses, 61.888 casos e 4.205 óbitos já haviam sido notificados no país. Nesse período, 1.094.828 casos haviam sido notificados à OPAS, sendo 11% (120.713) na América do Sul e 5,7% no Brasil. A Figura 52.5 ilustra as ocorrências e ações do governo brasileiro no início da nova pandemia.

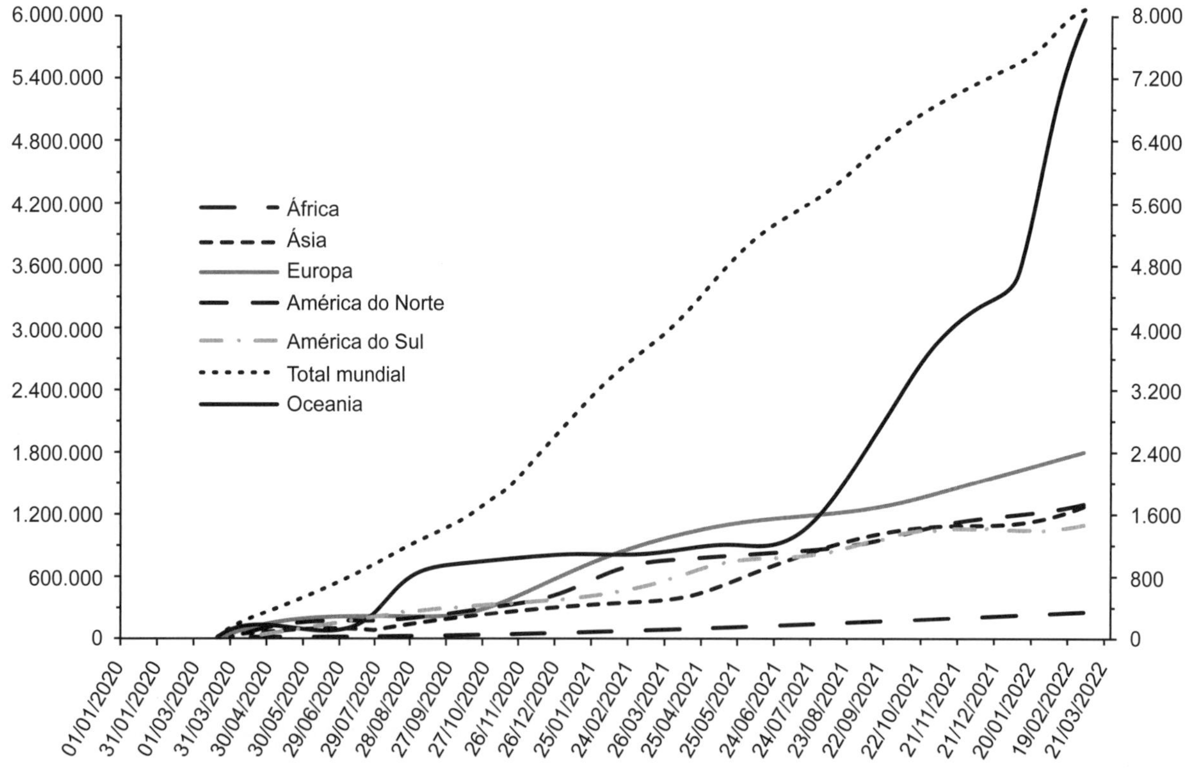

FIGURA 52.3 Óbitos acumulados por COVID-19, por continente e com o total mundial. A Oceania está representada na escala secundária, à direita do gráfico. Fonte: OWID, 11/03/2022.

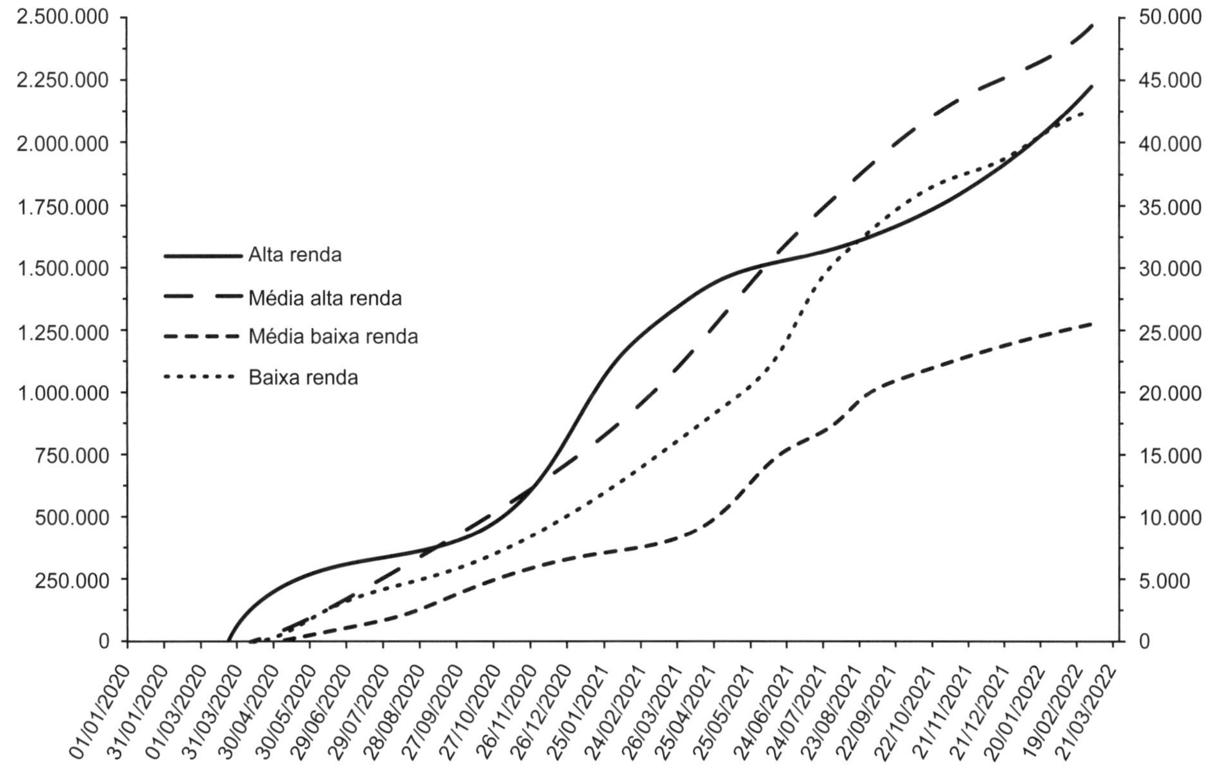

FIGURA 52.4 Óbitos acumulados de COVID-19, por faixa de renda dos diferentes países. Os países de baixa renda são mostrados na escala secundária, à direita do gráfico. Fonte: OWID, 11/03/2022.

TABELA 52.1 Número de casos e mortes acumulados de COVID-19 e casos, mortes e pessoas com vacinação completa por milhão de habitantes, por continentes e países, até 11/03/2022.

Continentes e países	Número de casos	Número de mortes	Casos por 1.000.000	Mortes por 1.000.000	Vacinados por 1.000.000
Mundo	**446.274.843**	**5.999.193**	**56.670,1**	**761,8**	**560.537,9**
Europa	**161.646.877**	**1.726.379**	**215.827,6**	**2.305,0**	**647.021,4**
França	23.110.094	139.344	35.285,1	212,8	776.272,0
Reino Unido	19.172.095	162.152	28.138,7	238,0	719.302,8
Rússia	16.698.139	349.196	114.399,5	2.392,4	494.284,4
Alemanha	15.897.578	124.131	189.926,3	1.483,0	749.042,1
Itália	13.026.112	155.887	39.173,4	468,8	788.502,6
Ásia	**121.402.484**	**1.365.290**	**25.949,3**	**137,7**	**652.301,9**
Índia	42.967.315	515.102	30.836,1	369,7	574.950,4
Turquia	14.353.888	95.549	168.784,4	1.123,5	621.553,4
Irã	7.089.892	137.948	83.382,3	1.622,4	655.702,2
Indonésia	5.748.725	150.172	20.801,4	543,4	535.017,2
Japão	5.395.143	24.948	42.801,3	197,9	795.975,1
China	***111.195***	***4.636***	***77***	***3,2***	***854.816,7***
América do Norte	**93.417.619**	**1.387.495**	**156.588,3**	**2.325,7**	**618.105,6**
EUA	79.271.466	958.621	238.393,0	2.882,9	646.837,9
México	5.564.985	319.859	42.803,5	2.460,2	607.318,8
Canadá	3.336.290	37.027	87.874,7	975,3	813.024,7
Cuba	1.072.956	8.500	94.564,0	749,1	873.703,3
Costa Rica	814.583	8.082	158.852,8	1.576,1	744.758,2
América do Sul	**54.663.829**	**1.262.715**	**125.878,1**	**2.907,7**	**706.935,2**
Brasil	29.056.525	652.438	136.212,5	3.058,5	727.781,4
Argentina	8.936.602	126.768	195.082,1	2.767,3	793.901,0

(continua)

TABELA 52.1 Número de casos e mortes acumulados de COVID-19 e casos, mortes e pessoas com vacinação completa por milhão de habitantes, por continentes e países, até 11/03/2022. (*continuação*)

Continentes e países	Número de casos	Número de mortes	Casos por 1.000.000	Mortes por 1.000.000	Vacinados por 1.000.000
Colômbia	6.071.704	139.091	118.937,2	2.724,6	650.950,9
Chile	3.188.448	43.077	187.884,4	2.538,3	898.259,3
Peru	3.522.484	210.907	106.181,1	6.357,5	445.661,5
África	**11.271.810**	**249.252**	**8.206,7**	**183,5**	**128.098,0**
África do Sul	3.684.319	99.543	61.845,8	1.671,0	289.766,9
Marrocos	1.161.646	16.017	31.232,4	430,6	624.151,6
Tunísia	1.005.167	27.922	84.546,5	2.348,6	530.892,5
Líbia	497.958	6.299	72.935,7	922,6	158.142,1
Egito	490.969	24.197	4.740,1	233,6	289.418,7
Oceania	**3.871.503**	**8.047**	**89.576,8**	**186,2**	**605.706,1**
Austrália	3.384.217	5.425	131.231,1	210,4	795.886,5
Nova Zelândia	240.319	65	46.879,6	12,7	774.335,7
Polinésia Francesa	68.425	642	24.218,3	227,2	637.172,9
Fiji	64.019	834	70.903,8	923,7	686.663,7
Nova Caledônia	56.833	302	197.188,2	1.047,8	621.889,1

Fonte: OWID, 11/03/2022.

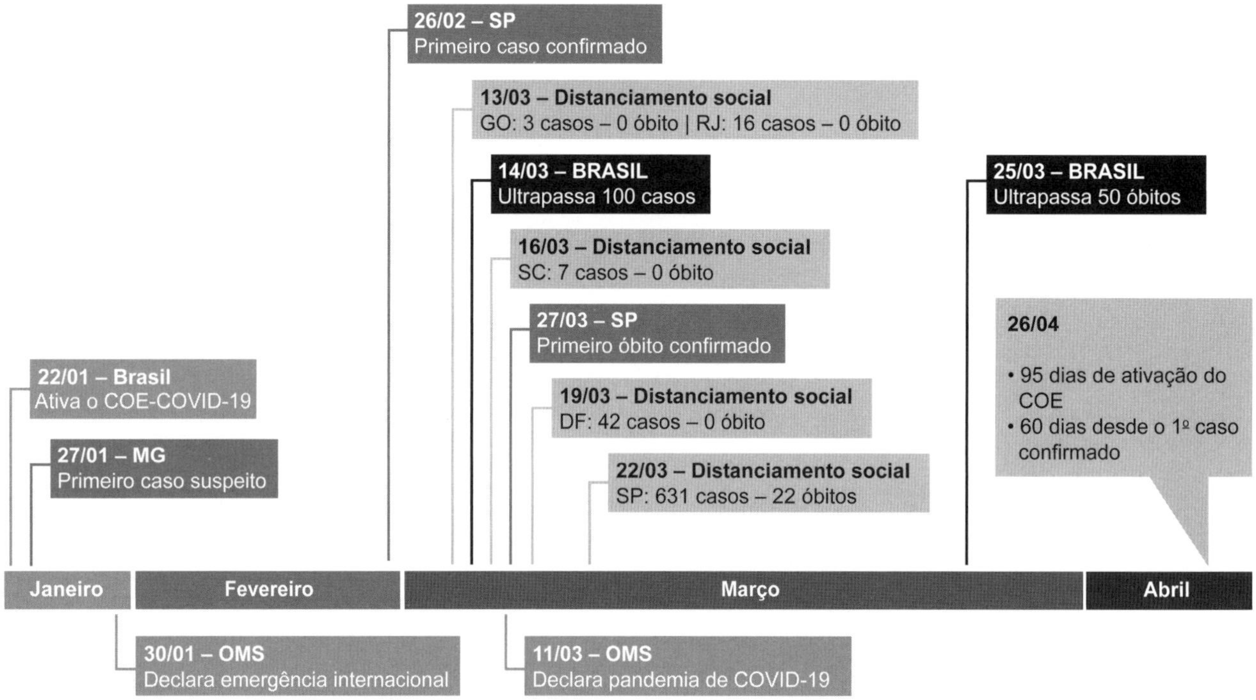

FIGURA 52.5 Linha do tempo do início da pandemia e das ações adotadas pelo governo federal do Brasil em relação à mesma. COE: Centro de Operações de Emergência. Fonte: Boletim Epidemiológico Especial COE-COVID, 26/04/2020.

A partir de então os casos cresceram rapidamente e o Brasil não foi capaz de conter eficazmente a propagação da doença até dezembro de 2021. Porém, logo após, no início de janeiro de 2022, com a introdução da variante Ômicron, o número de casos disparou, atingindo os maiores valores diários e da média semanal de casos de todo o período pandêmico e caindo de forma igualmente rápida (como costuma acontecer nas epidemias – ver discussão da dinâmica da transmissão a seguir). No que tange à notificação das variantes do SARS-CoV-2, a OMS classifica as variantes como em monitoramento, de preocupação e de interesse em saúde pública (do inglês: VBM – *variants being monitored*; VOC – *variants of concern*; e VOI – *variants of interest*).

Na Figura 52.6 mostramos a frequência das variantes do SARS-CoV-2 registradas no país até o fim de fevereiro de 2022. Nota-se que ao longo do período epidêmico no Brasil foram registradas várias mudanças na frequência das variantes dominantes, segundo dados da Rede Genômica Fiocruz.

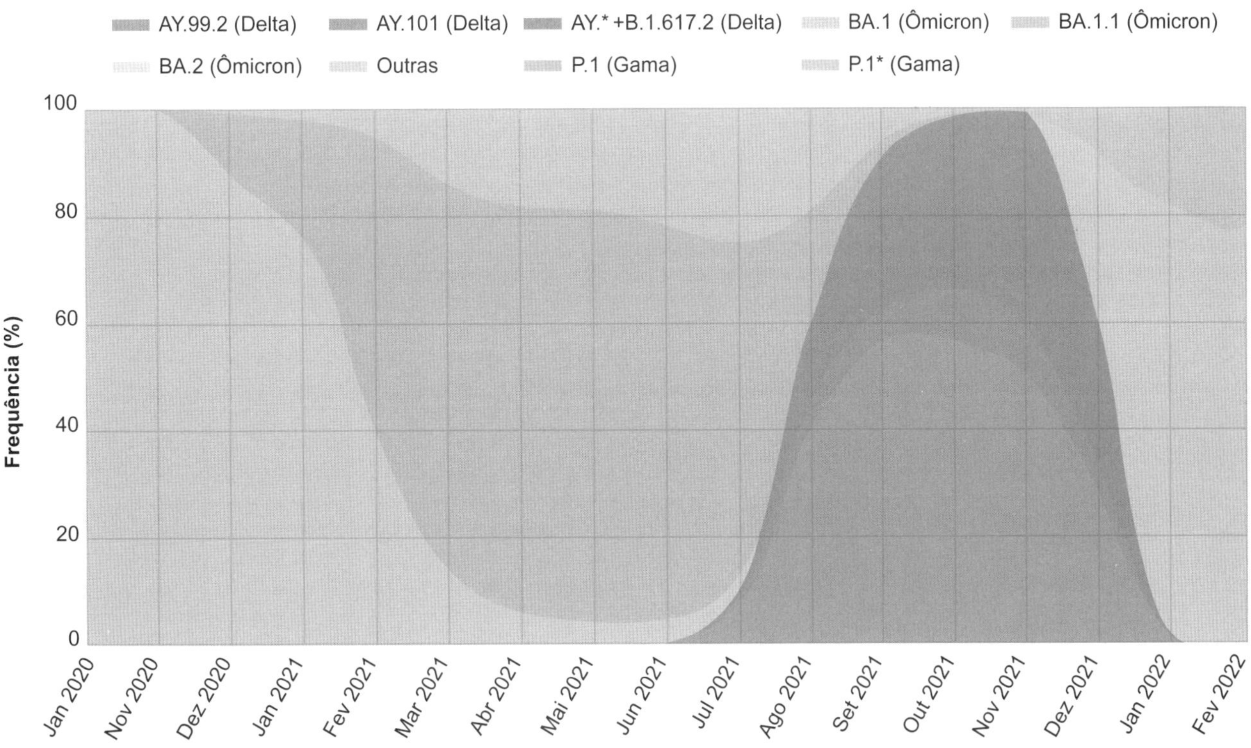

FIGURA 52.6 Linha do tempo das variantes do SARS-CoV-2 dominantes no Brasil, entre janeiro de 2020 e fevereiro de 2022. Fonte: Rede Genômica Fiocruz, 06/03/2022. (Esta figura encontra-se reproduzida em cores no Encarte.)

Inicialmente, a epidemia foi impulsionada principalmente pelas variantes B.1.1.28 e B.1.1.33 (Não VOC/VOI – "Outras" na Figura 52.6), derivadas da linhagem original do SARS-CoV-2, que foram as mais prevalentes até fevereiro de 2021. Porém, já em novembro de 2020, teve início a circulação de duas variantes de origem nacional, P.1 e P.1* (Gama), classificadas como VBM e originadas da linhagem B.1.1.28. As duas variantes juntas corresponderam a até cerca de 90% dos sequenciamentos no território nacional e persistiram como as variantes dominantes no Brasil até o fim de julho de 2021. A variante Delta (VOC) foi notificada no Brasil em junho de 2021 e logo tornou-se dominante até o fim de dezembro de 2021. Em dezembro de 2021 verificou-se a introdução da variante Ômicron, que deslocou as demais e se tornou dominante muito rapidamente, correspondendo, ao fim de janeiro de 2022, a praticamente 100% das variantes identificadas no Brasil.

Contudo, devemos fazer uma ressalva na interpretação dos dados mostrados na Figura 52.6, pelo pequeno número de sequenciamentos realizados ao longo de 2020, como mostra a Figura 52.7, a seguir. Assim que o número de sequenciamentos atingiu um valor razoável a partir de fevereiro de 2021 (pouco mais de 2 mil exames), as variantes Gama foram detectadas com a P.1 já se mostrando dominantes. Portanto, a introdução e a disseminação das variantes Gama (P.1 e P.1*) podem ter ocorrido um pouco antes do detectado, conforme sugerido na Figura 52.6.

A partir de março de 2021, com mais de 4 mil sequenciamentos depositados por mês, as estimativas das proporções das diversas variantes no território nacional ganha confiabilidade, porém ainda faltam dados confiáveis da distribuição regional dessas variantes para a correta interpretação da dinâmica do SARS-CoV-2 no território nacional.

As Figuras 52.8 e 52.9 mostram a evolução do número de casos e mortes diárias, da média semanal de casos e mortes, além do número acumulado de casos e mortes e da evolução da letalidade da COVID-19 nos 2 anos da pandemia no Brasil. Ilustram bem a progressão da pandemia e o impacto da introdução das novas variantes e das medidas de controle adotadas no Brasil.

A Figura 52.8 ilustra a progressão no número de casos diários notificados, da média semanal de novos casos e do número de casos acumulados entre 01/01/2020 e 06/03/2022. Ilustra também, embora de maneira um pouco menos perceptível, o impacto das medidas de controle adotadas. Isso se verifica melhor ao analisarmos a curva de casos acumulados e vermos as duas deflexões que mostram o efeito parcial das medidas de controle adotadas, porém logo sobrepujadas pela introdução de novas variantes (Gama, Delta e Ômicron, nessa ordem). A primeira, entre o fim de setembro e o início de janeiro, bem menos acentuada que a segunda, já fortemente influenciada pela disseminação da vacinação no país.

A Figura 52.9 ilustra perfeitamente maior mortalidade ocasionada pela variante Delta, seguida pela Gama, e também a menor mortalidade da variante Ômicron, mesmo com o aumento na curva diária e semanal de óbitos, devido principalmente à explosão no número de casos provocados por essa variante (ver Figura 52.8).

Ao analisarmos conjuntamente as Figuras 52.8 e 52.9, percebemos grande variação temporal na incidência do SARS-CoV-2 e dos óbitos atribuídos à COVID-19. A primeira fase da pandemia em nosso meio, estendendo-se de janeiro ao início de dezembro de 2020, provavelmente deveu-se às variantes originais NÃO VOC/VOI, com um aumento rápido, porém limitado, no número de doentes e óbitos decorrentes da doença.

Esse rápido aumento foi parcialmente contido pelas medidas de controle adotadas, sendo muito mais evidente no número de mortes, provavelmente em virtude do rápido aprendizado no manejo clínico das formas graves da doença. Apesar disso, esse início da pandemia corresponde ao período de maior letalidade, conforme demonstra a Figura 52.10. A partir de dezembro de 2020, com a introdução da variante Gama P.1, vemos um novo acréscimo no número de casos

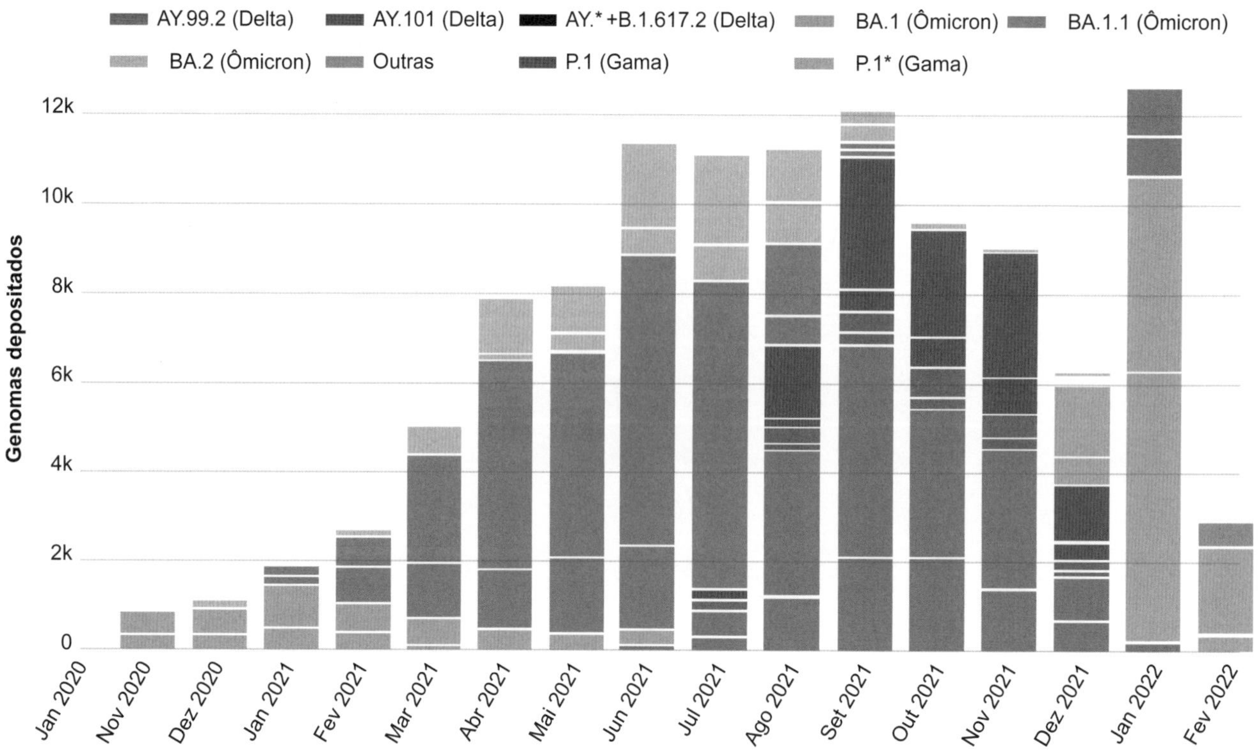

FIGURA 52.7 Número de sequenciamentos e variantes detectadas do SARS-CoV-2 no Brasil, entre janeiro de 2020 e fevereiro de 2022. Fonte: Rede Genômica Fiocruz, 06/03/2022. (Esta figura encontra-se reproduzida em cores no Encarte.)

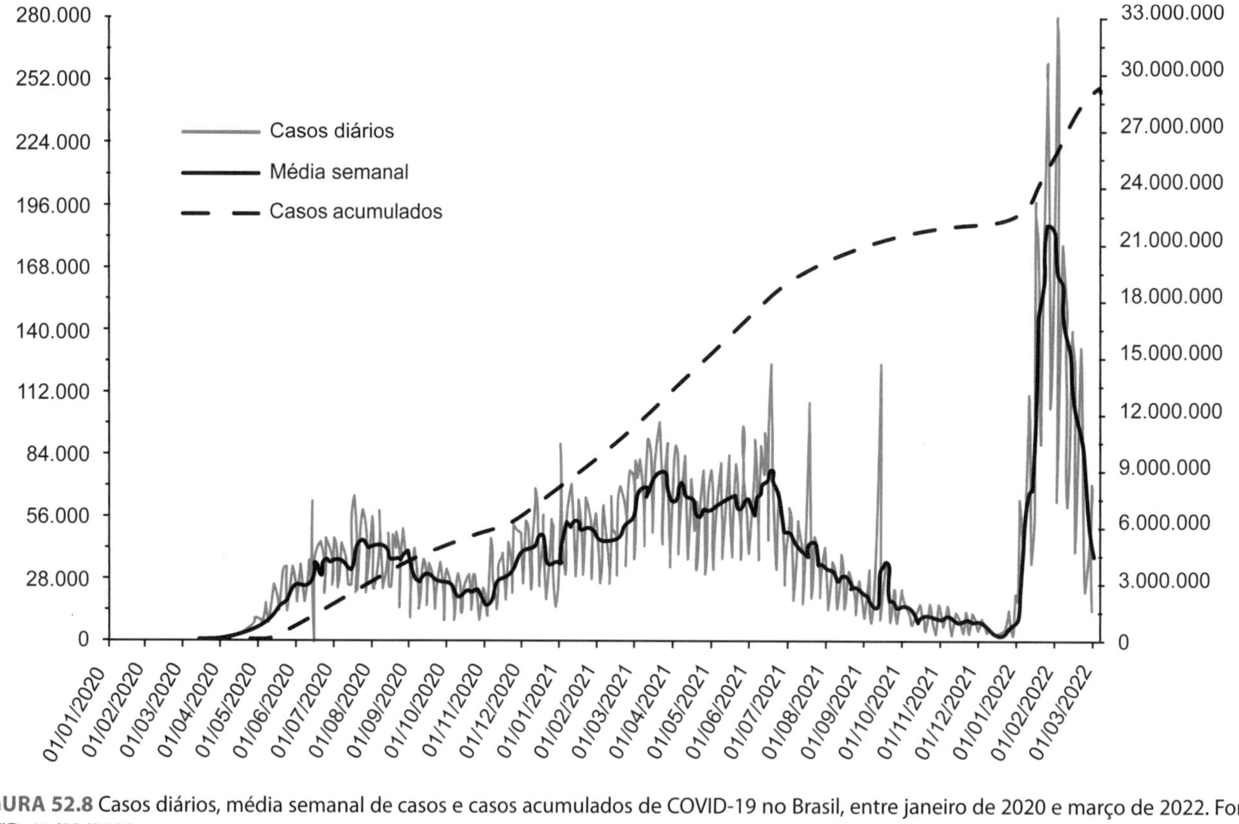

FIGURA 52.8 Casos diários, média semanal de casos e casos acumulados de COVID-19 no Brasil, entre janeiro de 2020 e março de 2022. Fonte: OWID, 11/03/2022.

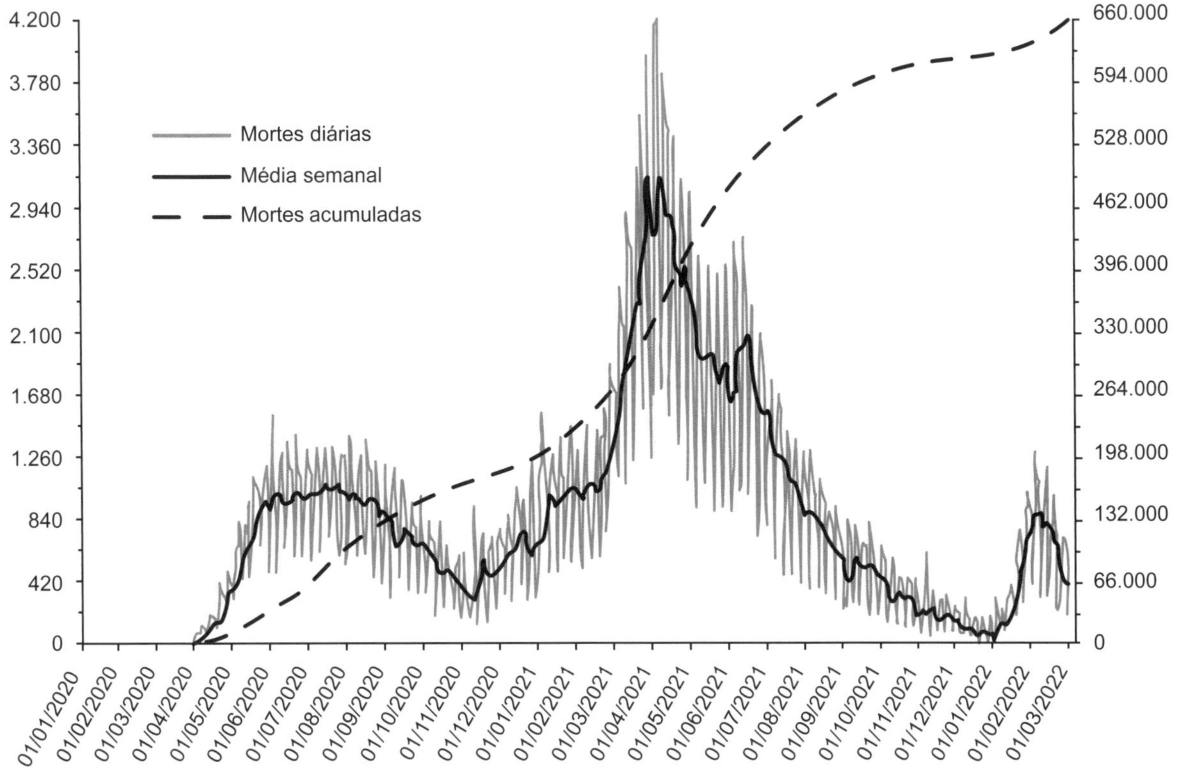

FIGURA 52.9 Mortes diárias, média semanal de mortes e mortes acumuladas por COVID-19 no Brasil, entre janeiro de 2020 e março de 2022. Fonte: OWID, 11/03/2022.

e óbitos, agravado a partir do fim de março, com o aparecimento da variante P.1* e da variante Delta, o que manteve o número de casos elevados até outubro de 2021, culminando com a maior incidência de óbitos entre abril e junho de 2021.

Com o aumento lento e progressivo da vacinação no território nacional verificamos uma queda importante no número de casos (mais acentuada no caso dos óbitos) a partir do fim de julho de 2021, chegando aos valores mais baixos em dezembro. Porém, já no início de janeiro de 2022, com a introdução da variante Ômicron, verificou-se um novo aumento, explosivo no número de casos, porém sem um aumento de óbitos de magnitude correspondente, apesar de também ter havido um acréscimo significativo no número de óbitos (aumento de **cerca de** 42 vezes no número de óbitos comparado a **cerca de** 180 vezes no número de casos entre o vale de dezembro de 2021 e o pico de fevereiro de 2022). O surto da variante Ômicron esgotou-se tão rapidamente quanto começou, conforme será discutido na próxima seção, e já no início de março de 2022, o número de casos e óbitos caíram a níveis equivalentes aos menores já registrados no Brasil.

A Figura 52.10 ilustra a evolução da letalidade por COVID-19 no Brasil ao longo do período pandêmico. Possíveis fatores influenciando a letalidade, além das diferentes variantes do SARS-CoV-2, são o maior reconhecimento e notificação das formas leves com o decorrer do tempo, o aprendizado no manejo das formas graves da doença e a maior cobertura vacinal alcançada, principalmente a partir do fim de outubro de 2021.

Analisando-se a variação da letalidade ao longo do tempo, junto com os dados da evolução temporal das variantes e da cobertura vacinal no Brasil (mostrada na Figura 52.13), é possível afirmar que os três primeiros fatores apontados anteriormente sejam os mais importantes determinantes da evolução da letalidade no Brasil. Também é possível verificar que as variantes Gama e Delta provocaram um aumento significativo, de aproximadamente 20% no caso da Delta, na letalidade da COVID-19 entre setembro de 2020 e o fim de dezembro de 2021. O período entre abril e dezembro de 2021 ilustra bem o impacto da variante Delta, particularmente.

ASPECTOS DA EPIDEMIOLOGIA E DINÂMICA DA INFECÇÃO POR SARS-COV-2

O período de incubação da COVID-19 varia entre 2 e 12 dias, sendo, porém, mais frequente o intervalo de 3 a 7 dias após a infecção. Globalmente, o gênero mais afetado pelo vírus foi o masculino, porém variações regionais podem ocorrer. A apresentação clínica é bastante polimorfa, com vários sintomas inespecíficos. Porém, em inquérito soroepidemiológico nacional domiciliar, apenas cerca de 50% dos infectados apresentaram pelo menos um dos sintomas mais característicos, apesar de 82% deles referirem um ou mais sintomas, dificultando o diagnóstico clínico e favorecendo a subnotificação de casos. Pacientes obesos, com comorbidades, imunossuprimidos, gestantes e idosos, principalmente os com idade acima de 60 anos, possuem risco aumentado de hospitalização e óbito ao contraírem a COVID-19, conforme será mais bem discutido em outras seções deste capítulo.

A forma de transmissão do novo coronavírus deve-se principalmente ao contato direto humano-humano. O contágio indireto, isto é, através de superfícies infectadas pelo vírus, pode ocorrer raramente, mas essa forma de transmissão é irrelevante do ponto de vista epidemiológico. O uso de máscaras, a higienização frequente das mãos e o distanciamento social são medidas que reduzem significativamente a possibilidade de infecção.

Apesar das políticas públicas implementadas pela China logo no início da epidemia, para tentar conter o avanço da disseminação viral, como quarentena, *lockdown* e isolamento social, a interconectividade e o grande fluxo de viajantes internacionais contribuíram para a rápida propagação da infecção pelo mundo.

Com a pandemia em curso, os países adotaram diversas estratégias para atenuar a propagação do vírus, motivados principalmente pelo alarme decorrente do grande número de óbitos e da expressiva sobrecarga nos sistemas de saúde, principalmente nos países da Europa e da América do Norte. Assim, abordagens como restrição de viagens e deslocamentos, medidas de distanciamento social, uso obrigatório de máscaras, manutenção apenas de serviços essenciais e testagem em massa da população, foram utilizados para tentar identificar e conter precocemente o rápido aumento da pandemia, evitando assim a excessiva sobrecarga dos sistemas de saúde e o excesso de óbitos. O setor de viagens aéreas internacionais foi o mais afetado, como ilustra a Figura 52.11.

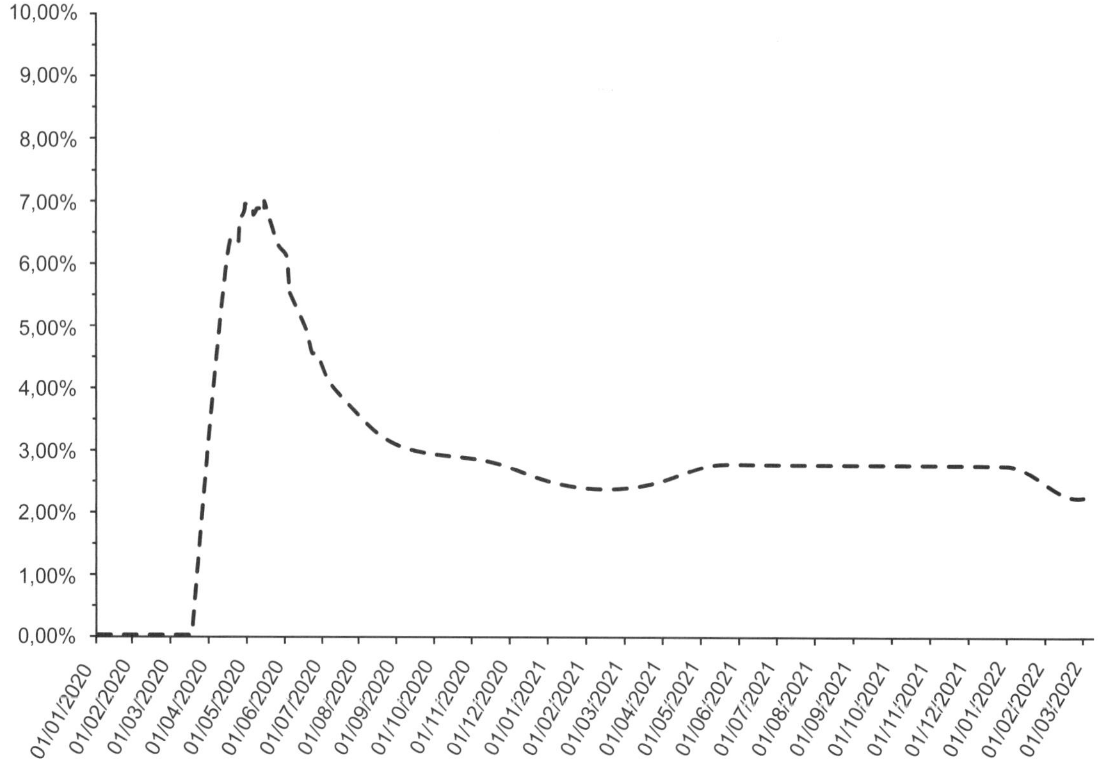

FIGURA 52.10 Evolução da letalidade por COVID-19 no Brasil nos 2 anos da pandemia, entre março de 2020 e março de 2022. Fonte: OWID, 11/03/2022.

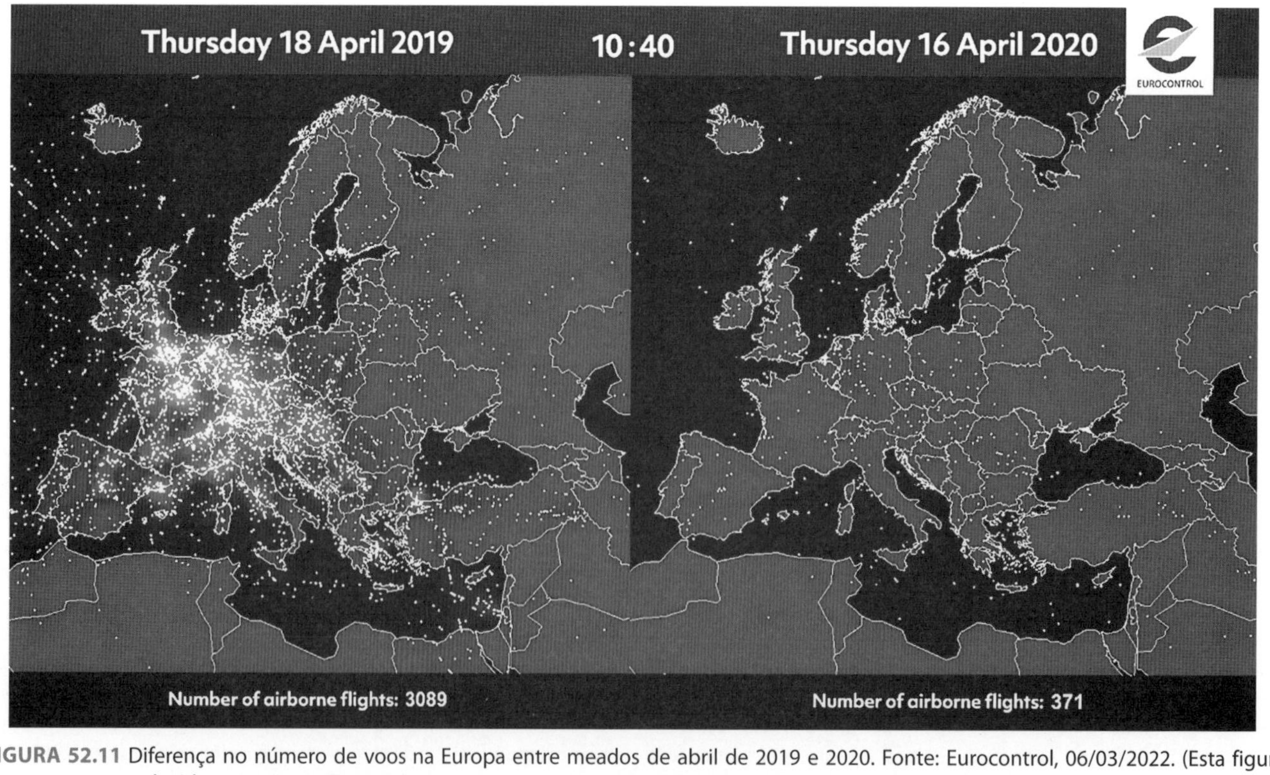

FIGURA 52.11 Diferença no número de voos na Europa entre meados de abril de 2019 e 2020. Fonte: Eurocontrol, 06/03/2022. (Esta figura encontra-se reproduzida em cores no Encarte.)

A Figura 52.11 mostra o número de voos na Europa em meados de abril de 2019 e 2020, com redução de 88%. Essa queda verificou-se no mundo inteiro, afetando, também de maneira desigual, todas as regiões e países.

Infelizmente, o conjunto de medidas adotadas mostrou-se não muito eficaz, sendo capaz de conter apenas parcialmente a pandemia na maioria dos países, salvo poucas exceções.

Compreender a dinâmica de um processo epidêmico é crucial para se planejar e executar medidas de controle minimamente eficazes. Todo evento epidêmico apresenta uma fase inicial de aumento exponencial no número de casos (se não contido por medidas de controle), seguindo-se uma estabilização e uma fase de diminuição no número de casos por esgotamento de suscetíveis ou pelo aprimoramento das medidas de controle. Essa curva epidêmica genérica pode resultar na extinção da doença ou no estabelecimento de um nível endêmico, a depender do patógeno e das condições de transmissão locais. O período endêmico pode ser regular (com número de casos homogeneamente distribuídos ao longo do tempo) ou cíclico, com períodos de maior e menor ocorrência da doença, como ocorre nas doenças com transmissão sazonal. Essa dinâmica obedece a fatores diferentes, dependendo da doença considerada e da sua forma de transmissão principal.

As doenças com transmissão por gotículas, que por serem partículas maiores permanecem pouco tempo em suspensão e dispersam-se por pequenas distâncias, exigem, portanto, contato mais próximo entre os indivíduos para serem eficazmente transmitidas.

Este é o caso da infecção por SARS-CoV-2 que, em decorrência, apresenta dinâmicas bastante diferentes geograficamente, a depender de características dos padrões de comportamento e da adoção das medidas de controle de transmissão por gotículas adotadas nas diversas populações afetadas. Essas dinâmicas diferentes podem ser vistas tanto local quanto nacional ou internacionalmente, a depender da agregação que se faça no registro do número de casos e óbitos. A agregação de casos localmente é o que se verifica ao relatarmos os casos por municípios ou bairros que, dependendo de seu tamanho e configuração, podem também apresentar diversos surtos epidêmicos em locais diferentes. Esse nível é geralmente usado apenas para o estudo de detalhes dos mecanismos de transmissão e não para orientação de práticas de saúde pública.

A agregação de casos nacional ou internacionalmente tem a vantagem de permitir comparações relativamente fáceis entre os padrões gerais da pandemia nos diferentes países e regiões do globo. Porém, no caso de doenças com transmissão muito regionalizada como a COVID-19, essa agregação cobra um alto preço ao falsear o cálculo de parâmetros essenciais para a compreensão da dinâmica e a proposição ou avaliação de estratégias de controle, como será discutido adiante.

No caso da pandemia de COVID-19 no território brasileiro vemos três ciclos de aumento seguidos de decréscimo no número de casos, com intensidades e velocidades de ascensão e queda diferentes (ver Figuras 52.8 e 52.9). Apesar de esses ciclos se assemelharem a ondas (e serem assim em geral denominados), do ponto de vista da dinâmica de uma doença na população, conceitualmente dizemos que uma nova onda ocorre após o encerramento da transmissão da onda anterior. Somente nesse caso falamos em ondas sucessivas, e podemos ver isso melhor na curva de casos acumulados, com os platôs descritos a seguir (não verificados no caso brasileiro) quando analisaremos as diferentes dinâmicas entre países e continentes. Nesse sentido, por não ter sido capaz de controlar adequadamente a transmissão do SARS-CoV-2, o Brasil, na realidade, não saiu da primeira onda da doença até dezembro de 2021, quando logrou pela primeira vez alguma estabilização no número acumulado de casos, indicativo praticamente do encerramento da transmissão, logo interrompida, porém, quando se iniciou um novo surto epidêmico mais intenso que os anteriores, em virtude da variante Ômicron (ver Figuras 52.8 e 52.9, que mostram a evolução de casos e óbitos no Brasil).

A Figura 52.12 mostra o desenrolar da pandemia nos cinco países mais afetados de cada continente, expresso pelo número acumulado de casos e óbitos por milhão de habitantes. Ilustra muito bem, como comentado anteriormente, as diferentes dinâmicas entre os países e continentes. A incidência de casos reflete o padrão de comportamento das populações afetadas e as práticas de contenção da pandemia adotadas em cada país. Já o número de óbitos reflete adicionalmente o perfil etário e de comorbidade das populações e a capacidade de atendimento, resolutividade e organização dos seus respectivos sistemas de saúde.

Na Figura 52.12 verificamos basicamente dois padrões na evolução temporal do número acumulado de casos e óbitos que aparecem em determinados países de todos os continentes. Um primeiro padrão com crescimento constante, embora não homogêneo, no número de casos ou óbitos como o verificado no Brasil, nos EUA e no Irã, por exemplo. Esse padrão denota um controle ineficaz, sem interrupção, da transmissão da doença ao longo do tempo e se contrapõe ao segundo padrão. Nesse, o aumento no número de casos é interrompido por períodos variáveis de tempo, gerando platôs nos quais a curva acumulada do número de casos fica mais ou menos paralela à abscissa, como nos exemplos da França, Itália, Japão, Marrocos e nos países da Oceania.

Vemos também comportamentos distintos entre a evolução do número de casos e óbitos entre os diferentes países. Na Europa, por exemplo, França, Reino Unido e Itália apresentam padrões semelhantes entre si na evolução tanto do número de casos quanto no de óbitos, porém com aumento bastante acentuado nesses últimos se compararmos com a Alemanha, por exemplo, que apresenta menor número de casos e óbitos. Já em relação à Rússia verificamos o oposto, com o número de óbitos desproporcionalmente grande em relação ao número de casos notificados. Exemplos semelhantes podem ser vistos nos demais continentes. Chama muito a atenção também a comparação entre os EUA e o México, países que tem níveis de desenvolvimento e recursos muito diferentes. Apresentaram comportamento muito diferente no desenrolar da pandemia, com o México apresentando uma incidência de casos muito menor que a americana, mas com proporção de óbitos equivalentes. O primeiro achado sugere o mau manejo da epidemia nos EUA, motivado em grande parte por questões político-ideológicas. Já em relação ao número de óbitos, no caso do México fica evidente o impacto que sistemas de saúde com menor estrutura e capacidade de atendimento para doentes graves, como foi necessário no decorrer da pandemia, podem acarretar.

O caso da China, incluída no gráfico dos países da Ásia apesar de não figurar entre os cinco com a maior quantidade de casos (ver Tabela 52.1), merece destaque particular. Como podemos verificar na Figura 52.12, a China (representada na escala secundária, à direita do gráfico) apresentou um início bastante explosivo na epidemia, com o número de casos por milhão aumentando pouco mais de 55 vezes (de 0,97 em 25/01/2020 para 55,79 em 06/03/2020) em 40 dias ou menos de 6 semanas. A partir de então, a transmissão foi eficazmente contida com o número de casos por milhão de habitantes aumentando pouco menos de 40% (1,38 vez) nos próximos 2 anos (de 55,79 em 06/03/2020 para 76,99 em 06/03/2022). Esse resultado espetacular, alcançado por pouquíssimos países no mundo, nenhum com população sequer comparável à chinesa, provavelmente só foi possível pela adoção precoce (logo no início de março de 2020) de medidas draconianas de isolamento, possíveis somente em países com regimes autoritários como o chinês, mas também com populações obedientes e colaborativas, aptas a suportar grandes sacrifícios.

Claro que nessa situação sempre se deve considerar a subnotificação ou bloqueio na comunicação do registro de casos nos sistemas oficiais. Essa hipótese parece mais robusta quando analisamos

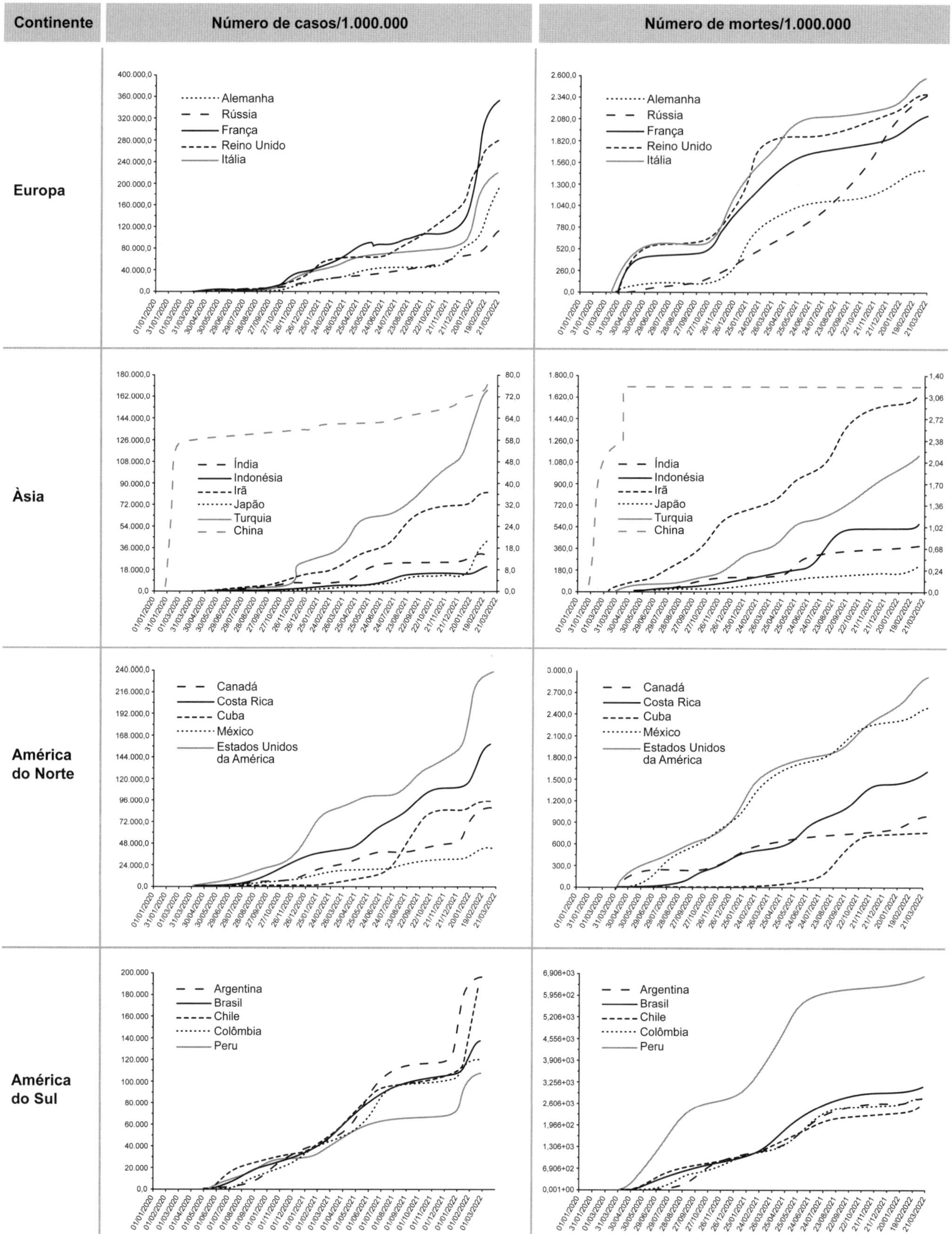

FIGURA 52.12 Evolução dos números acumulados de casos e mortes por milhão de habitantes nos cinco países com o maior número de casos por continente, entre janeiro de 2020 e março de 2022. Fonte: OWID, 11/03/2022. *(continua)*

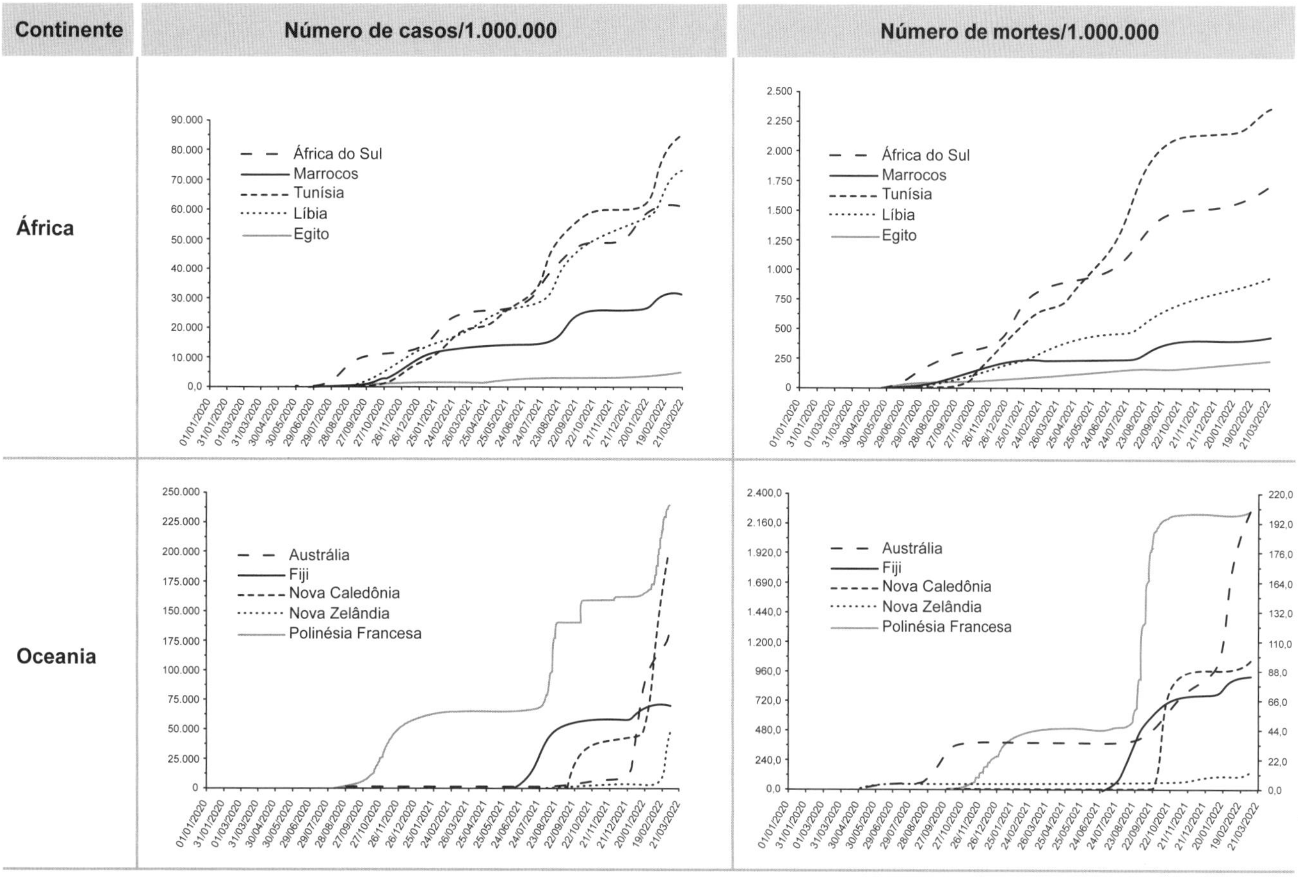

FIGURA 52.12 *(continuação)* Evolução dos números acumulados de casos e mortes por milhão de habitantes nos cinco países com o maior número de casos por continente, entre janeiro de 2020 e março de 2022. Ásia: China na escala à direita dos gráficos. Oceania: Polinésia Francesa na escala à direita no gráfico. Fonte: OWID, 11/03/2022.

a evolução do número de óbitos, com aumento mais orgânico no período bastante inicial, entre janeiro e abril de 2020, seguindo-se redução acentuada no mesmo, seguida por aumento abrupto de 40% em apenas 2 dias (entre os dias 16 e 18 de abril), com estagnação posterior durante 2 anos. Essa variação no número de óbitos notificados por milhão de habitantes, fortemente suspeita de manipulação, não se verifica em nenhum outro país.

Outro fator importante a modular a dinâmica da transmissão da doença foi o desenvolvimento e o emprego de vacinas mais ou menos eficazes contra o coronavírus a partir do fim de 2020 em alguns países. O Brasil demorou muito para estruturar um plano nacional de imunização como estratégia de controle da COVID-19, por conta de posições político-ideológicas equivocadas do presidente da República influenciando as condutas do governo federal, pagando um alto preço por isto. Contudo, por causa do amplo apoio de nossa população à vacinação, conseguimos reverter esse atraso, chegando ao início de marco de 2022 ao terceiro posto no número de pessoas com vacinação completa por milhão de habitantes entre os países com mais de 100 milhões de habitantes (atrás apenas de Japão e China; ver Tabela 52.1).

Em 09/09/2020 foi criado no Ministério da Saúde um "Grupo de Trabalho para coordenar os esforços da União na aquisição e na distribuição de vacinas COVID-19, no âmbito do Comitê de Crise para Supervisão e Monitoramento dos Impactos da COVID-19". Os trabalhos desse grupo estão publicados em uma série de relatórios denominados "Plano Nacional de Operacionalização da Vacinação contra a COVID-19 no Brasil" (PNO).

O Brasil iniciou oficialmente a vacinação em 18/01/2021. Porém, a vacinação ganhou força apenas a partir de 26/03/2021 e, principalmente, a partir de junho de 2021 com o aumento progressivo dos indivíduos com vacinação completa (pelo menos duas doses ou uma dose da vacina da Janssen®).

A Figura 52.13 ilustra o desenvolvimento da vacinação no Brasil, mostrando o número total de doses aplicadas (Vacinas Totais), de pessoas com ao menos uma dose (# Vacinados) e também daqueles com esquema completo de pelo menos duas doses (# Vacinação Completa).

Na primeira edição do PNO está escrito que "considerando a transmissibilidade da COVID-19 (R_0 entre 2,5 e 3), cerca de 60 a 70% da população precisaria estar imune (assumindo uma população com interação homogênea) para interromper a circulação do vírus. Dessa forma, seria necessária a vacinação de 70% ou mais da população (a depender da efetividade da vacina em prevenir a transmissibilidade) para eliminação da doença".

Existem vários problemas nessa afirmação que discutiremos um pouco mais profundamente a seguir. O principal parâmetro para estimar a "transmissibilidade" de uma doença transmissível é o número (ou taxa) de reprodutibilidade basal (R_0), que pode ser definido como o número médio de casos secundários que ocorre em uma população inteiramente suscetível a dada doença infectados pelo caso índice. Existem várias formas de se estimar o valor desse parâmetro, sendo o tempo de duplicação do número de casos e o cálculo da derivada da curva exponencial do aumento no número de casos que se verifica no início de uma epidemia duas das mais comumente utilizadas. Não discutirei aqui os procedimentos matemáticos para esses cálculos por não fazer parte do escopo deste livro, ficando, portanto, restrito a uma pequena discussão conceitual sobre os efeitos que a maneira como computamos os dados do aumento no número de casos podem ter sobre as estimativas do R_0.

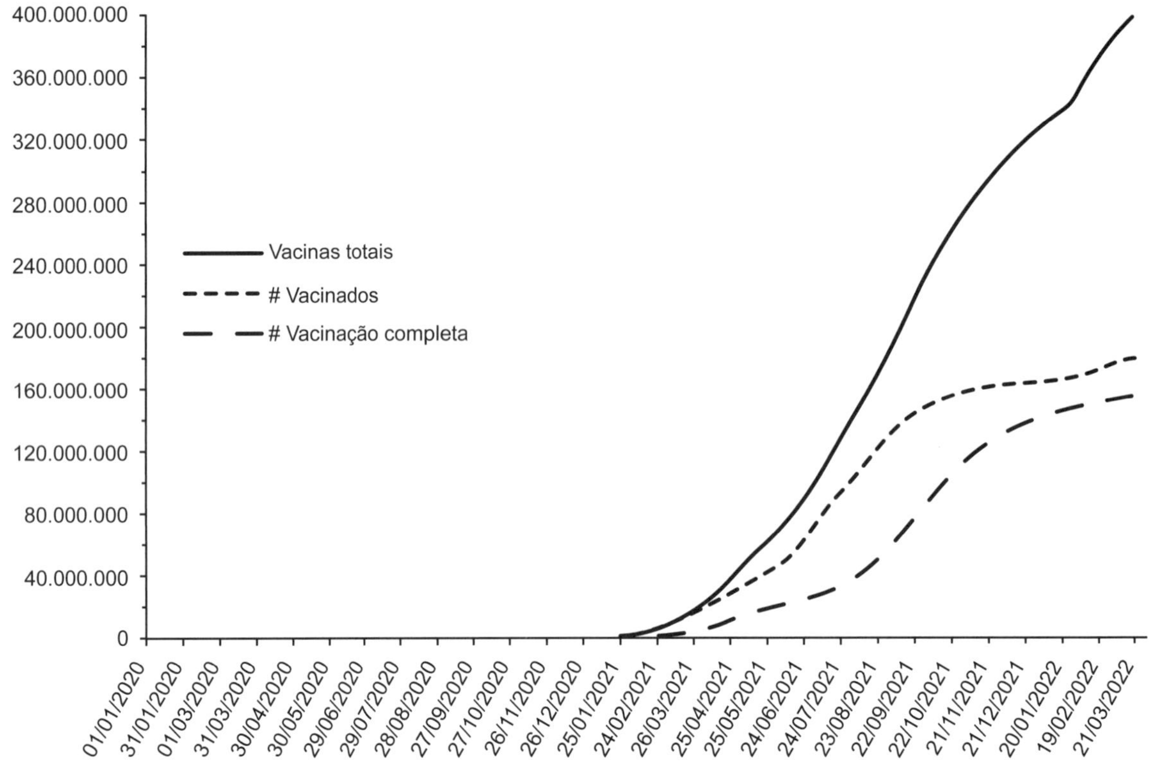

FIGURA 52.13 Evolução da vacinação para COVID-19 no Brasil até março de 2022, mostrando o número de doses aplicadas (Vacinas totais), de pessoas com ao menos 1 dose (# Vacinados) e daqueles com vacinação básica completa (duas doses ou uma da Janssen® – # Vacinação completa). Fonte: OWID, 11/03/2022.

O primeiro ponto que gostaria de discutir é que quando falamos de uma epidemia de doença com transmissão por contato próximo entre as pessoas, como é o caso da COVID-19, temos sempre grande variação espacial na ocorrência da doença e, portanto, várias epidemias ocorrendo simultaneamente, porém em núcleos epidêmicos espacialmente distintos e com comportamentos diferentes. A agregação dos dados é importante para permitir a análise dos mesmos e a sua comparabilidade entre diferentes cenários. A forma mais usual de agregação é a soma de todos os casos em uma série única (como fazemos quando agregamos os dados do estado de São Paulo, do Brasil ou de qualquer outro país). Porém, apesar de vantagens como a grande facilidade do procedimento e de permitir dados confiáveis para comparações da evolução do número de casos e do quanto populações de diferentes países foram afetadas, essa forma de agregação maximiza o valor numérico do R_0 estimado, influindo muito no planejamento otimizado de medidas de controle.

A Figura 52.14 mostra o desenrolar da epidemia nos 39 municípios da região metropolitana de São Paulo, nos primeiros 120 dias da pandemia. Percebe-se claramente 39 epidemias distintas, com o município de São Paulo, por ser o maior e com a maior interconectividade nacional e internacional, apresentando o maior crescimento no número de casos (maior e mais rápido). A seguir veremos quatro municípios de porte médio, porém com grande proximidade e interação com São Paulo, seguidos dos demais. Na legenda da figura deixei apenas o município de São Paulo (na escala secundária à direita do gráfico), os quatro com padrão intermediário e apenas três com os maiores números de casos entre os demais, para maior clareza da figura.

Essas diferentes dinâmicas devem ser consideradas, sobretudo ao se calcular parâmetros muito importantes para se compreender a dinâmica da epidemia e propor e avaliar medidas de controle como é o caso do R_0. Idealmente, deveríamos calcular o R_0 para cada município e propor medidas de controle adaptadas à realidade local. Porém, esse detalhamento é muito difícil de ser feito e, portanto, de pouca utilidade prática, à parte a dificuldade de explicar para a população de municípios vizinhos a adoção de medidas de controle diferentes.

Nesse sentido, a agregação de dados em bases populacionais maiores, como para estados ou países, é mais viável e pode produzir propostas de controle mais efetivas e fáceis de explicar para a população. Assim, qual seria a melhor forma de se agregar esses dados para se obter uma estimativa mais próxima do valor real do R_0? Na Figura 52.15 mostramos, apenas para ilustrar o problema, a evolução da epidemia na região metropolitana de São Paulo representada por três curvas de crescimento no número de casos: a da cidade de São Paulo, dominante na região; a da soma dos casos da região metropolitana; e a da média aritmética simples dos casos notificados nos diferentes municípios. Nenhuma delas é a ideal, pois a melhor seria a média do número de casos ponderado pelas respectivas populações. Porém, essa última é mais difícil de se obter, mas poderíamos trabalhar com dados de incidência como casos por 100 mil ou por 1 milhão de habitantes e, daí calcular a média desses números para melhor estimativa do valor numérico do R_0.

De qualquer forma, para fins de ilustração apenas, verifica-se claramente que quando agregamos dados de diferentes regiões geográficas (Grande São Paulo, estado, país, continente etc.) somando os casos individuais, provocamos um efeito que maximiza a estimativa do R_0, pois ao acentuarmos a inclinação da curva de crescimento do número de casos (o que ocorre ao somarmos os casos de diferentes epidemias, como no exemplo da Grande São Paulo) aumentamos o valor obtido na estimativa do R_0. A estimativa pela média apropriada do aumento do número de casos proporcionaria a melhor estimativa para o R_0 de uma dada região, como a Grande São Paulo, por exemplo.

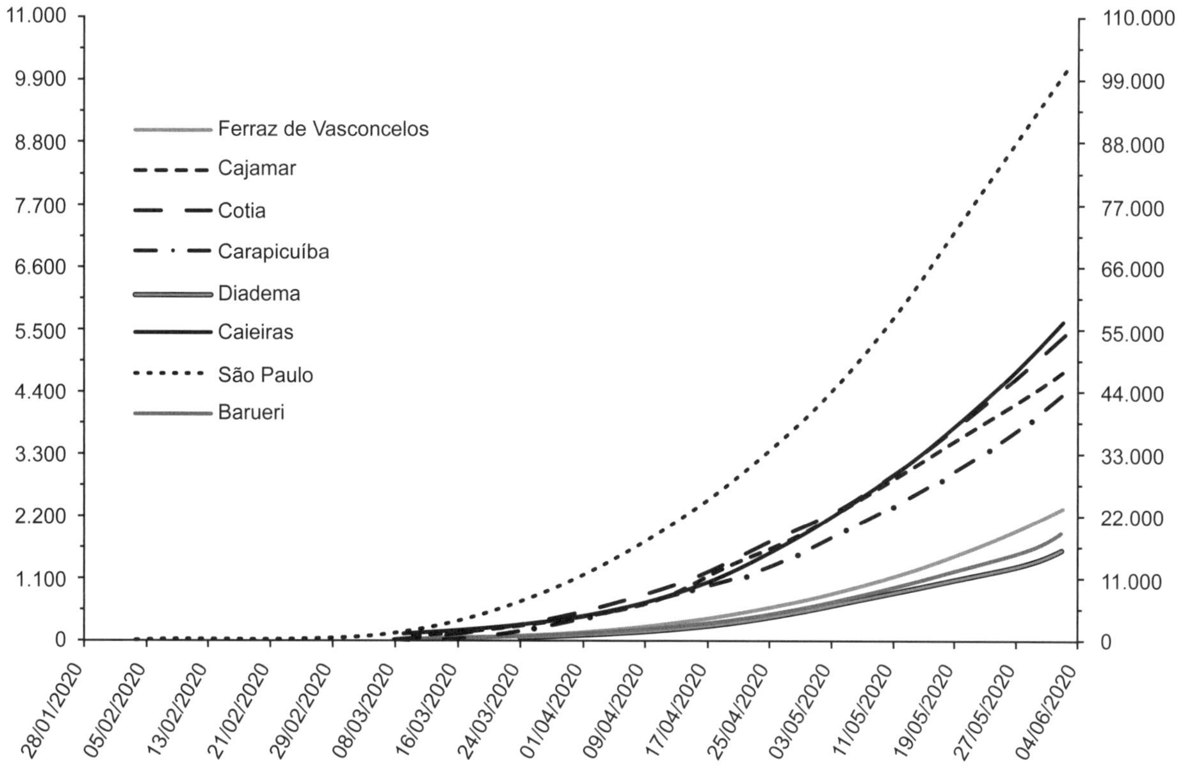

FIGURA 52.14 Evolução da epidemia de COVID-19, em número absoluto de casos, nos 39 municípios da região metropolitana de São Paulo. A evolução da cidade de São Paulo é mostrada à direita do gráfico para melhorar a visualização dos demais dados. Fonte: OWID, 11/03/2022.

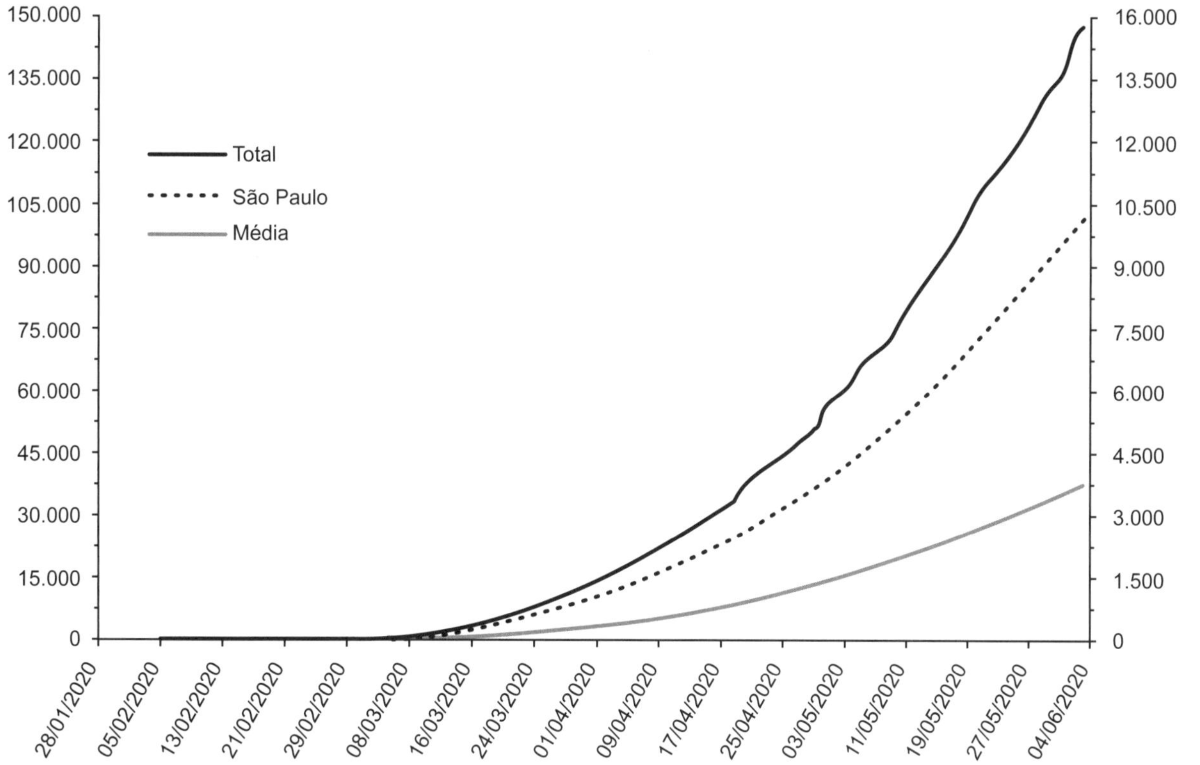

FIGURA 52.15 Evolução da epidemia de COVID-19, em número absoluto de casos, nos 39 municípios da região metropolitana de São Paulo. Mostramos os dados do município de São Paulo comparados a duas formas de agregação dos dados da região: a soma dos dados (Total) e a média simples (Média). Média simples na escala secundária, à direita do gráfico. Fonte: OWID, 11/03/2022.

As estimativas do R_0 do SARS-CoV-2, descritas na literatura, variam entre 2,8 a 8,5, valores que refletem as diferentes formas de cálculo empregadas. Estimamos o valor do R_0 para a população brasileira como algo entre 1,5 a 2,0. Esse índice é de suma importância, pois com ele é possível estabelecer um planejamento para medidas de intervenção destinadas a interromper a transmissão do patógeno. Assim, a proporção mínima da população a ser protegida por uma estratégia de controle se relaciona com o R_0 pela seguinte fórmula:

$$P_c = 1 - \frac{1}{R_n},$$

em que P_c é a proporção crítica (mínima) a ser protegida para interromper a transmissão.

Por proporção crítica entende-se a fração da população efetivamente protegida (ou seja, imune à infecção) pela vacinação. Assim, de acordo com as estimativas de R_0, entre 40 e 50% da população brasileira deveria ser protegida pela vacinação para controlar a epidemia de COVID-19. Considerando que a vacina mais utilizada no Brasil protege efetivamente (impede a infecção) apenas 50% dos imunizados, deveríamos ter uma cobertura vacinal de cerca de 100% da população para controlarmos a epidemia. Claro que essa é uma simplificação por dois motivos principais. Primeiro, porque utilizamos diferentes vacinas com diferentes eficácias. Assim deveríamos corrigir a estimativa acima pela média ponderada dos efetivamente protegidos, considerando as diferentes eficácias das vacinas utilizadas. O segundo fator depende também da própria evolução da epidemia e será discutido mais adiante.

Outro conceito importante é o de número (ou taxa) de reprodutibilidade efetiva (R), que é o equivalente ao R_0, calculado em uma população em que o patógeno já circula. Nesse caso, a proporção de suscetíveis não é mais a população inteira, como no caso da introdução de uma nova doença (R_0), mas a fração dos que ainda não são imunes à mesma, ou seja, dos que ainda não tiveram exposição prévia ao patógeno ou que ficaram imunes em decorrência de resposta efetiva à vacinação. Portanto, R é sempre menor que R_0. Quando $R < 1$ (ou seja, cada novo caso da doença gera menos de um caso secundário) haverá uma retração progressiva da epidemia até a sua eventual extinção.

No caso da COVID-19, em um grande inquérito de soroprevalência domiciliar nacional conduzido em fevereiro de 2021, coroando vários outros inquéritos soroepidemiológicos conduzidos em 2020, aproximadamente 15% da população já tinha sido exposta ao SARS-CoV-2 (lembremos, porém, que nem todos estão efetivamente imunes). Essa fração certamente aumentou no último ano e, considerando também aqueles efetivamente protegidos pela vacinação (cerca de 65% da população total vacinada, ou seja, cerca de 42% da população brasileira), deveria haver uma proteção efetiva adicional de aproximadamente 60% da fração ainda suscetível da população brasileira para que o valor de R fique abaixo de 1 e possamos controlar a epidemia em nosso meio.

Finalmente, há um último ponto que merece discussão para o planejamento adequado de estratégias efetivas para controlar a COVID-19 em nosso meio. No inquérito de soroprevalência mencionado anteriormente, foram amostrados 120.153 indivíduos em 31.240 domicílios, e foram obtidas amostras de sangue adequadas para os exames sorológicos em 116.715 indivíduos. Em 19.799 domicílios (63,4% do total), com 59.313 (50,8% da amostra) moradores, não havia nenhum soropositivo. Por outro lado, em 7.830 domicílios (25,1%), com 32.547 moradores (27,9%), havia apenas um morador soropositivo por domicílio. Por fim, em 3.611 domicílios (11,6%), com 24.625 moradores (21,1%), havia dois ou mais soropositivos por domicílio. Esses dados indicam a alta concentração espacial da transmissão em nosso meio, apesar da ocorrência da doença em todo o território nacional, o que é esperado em doenças de transmissão direta por contato próximo, como é o caso da COVID-19.

Adicionalmente, calculamos o risco relativo (*RR*) de ser soropositivo nos domicílios com mais de um morador soropositivo com relação àqueles com apenas um, que é de 1,57, ou seja, um risco 57% maior. Esse risco varia de 1,25 na Região Sul para 1,79 na Região Centro-Oeste. Na sequência temos as Regiões Nordeste (1,49), Sudeste (1,63) e Norte (1,75). Com relação ao risco atribuível (*RA*), para o Brasil temos um incremento de 13,7% no risco *per capita* de infecção para os moradores de domicílios com mais de um morador soropositivo. Esse incremento varia de 7,1% na Região Sul para 17,9% na Região Norte. Entre as demais, calculamos valores intermediários para as Regiões Nordeste (11,4%), Sudeste (14,8%) e Centro-Oeste (17,5%).

Esses achados indicam claramente que medidas de isolamento domiciliar, quando pouco respeitadas pela população, como mostrado em nossos estudos de 2020-2021, além de não serem efetivas podem, paradoxalmente, aumentar a transmissão do SARS-CoV-2. Portanto, outras medidas de controles, além da vacinação, devem ser mais bem estudadas, planejadas e comunicadas à população para o efetivo controle da pandemia.

Coronavírus e SARS-CoV-2

Luiz Mário Ramos Janini • Gabriela Vasconde dos Santos

INTRODUÇÃO AOS CORONAVÍRUS

Os coronavírus humanos (HCoVs) são vírus de RNA de fita simples de polaridade positiva (ssRNA+). Seus genomas variam de 26 a 32 kb de tamanho, sendo considerados entre os maiores genomas para os vírus de RNA conhecidos atualmente. Além disso, a arquitetura de seus genomas segue um padrão de organização, já que apresentam alocadas na extremidade 5' fases de leitura abertas (ORFs) que dão origem a 16 proteínas não estruturais (Nsps), e proximamente à extremidade 3', fases de leitura que codificam para proteínas estruturais como *Spike* (S), nucleocapsídio (N), envelope (E) e proteína de membrana (M), além das ORFs que codificam para as proteínas acessórias presentes na porção 3' do genoma viral.

O termo "coronavírus" provém do latim – *corona* – pois, na microscopia eletrônica há a presença de projeções da membrana viral na forma de uma estrutura que se assemelha a uma coroa.

Atualmente, sabe-se que existem sete CoVs que infectam humanos, e, entre esses, quatro comumente estão relacionados com doenças respiratórias, com sintomatologia que se assemelha à do resfriado comum; entretanto, os outros três, estão associados a doenças respiratórias graves, e esses são o coronavírus da síndrome respiratória aguda grave (SARS-CoV), coronavírus da síndrome respiratória do Oriente Médio (MERS-CoV) e, mais recentemente, o coronavírus 2 da síndrome respiratória aguda grave (SARS-CoV-2). Além disso, é necessário ressaltar que todos os coronavírus que detêm a habilidade de infectar humanos têm origem zoonótica, isto é, em determinado momento ocorreu uma transmissão interespécie, resultando em um evento de *spillover* viral.

Na década de 1960, o primeiro coronavírus identificado e descrito no grupo dos coronavírus humanos (HCoVs), foi o B814, uma cepa de HCoV-229E. Este foi isolado da secreção nasal de indivíduos que apresentavam quadro gripal. Após o isolamento de B814 (HCoV-229E), outros HCoVs também foram identificados, como o HCoV-OC43 (OC43), SARS-CoV, HCoV-NL63 (NL63), HCoV-HKU1 (HKU1), MERS-CoV e SARS-CoV-2.

As manifestações clínicas experienciadas pelos pacientes infectados pelos coronavírus 229E, OC43, HKU1 e NL63 normalmente estão relacionadas com sintomas de difícil diferenciação do resfriado comum, como fadiga, cefaleia e coriza. Além disso, o quadro clínico dos indivíduos acometidos por esses coronavírus podem incluir também sintomas gastrintestinais, como náuseas e diarreia.

Entretanto, os outros coronavírus citados, SARS-CoV, MERS-CoV e SARS-CoV-2, apresentam um grau de patogenicidade maior quando comparados aos demais membros da família *Coronaviridae*. Os sintomas relacionados com infecção por esses vírus incluem principalmente febre, tosse, fadiga, mialgia e desconforto respiratório. Em casos mais graves, os indivíduos podem apresentar dispneia e, inclusive, apresentar uma evolução do quadro para a síndrome do desconforto respiratório agudo (SDRA).

Todavia, SARS-CoV foi o primeiro coronavírus relacionado com a eclosão de uma pandemia na família *Coronaviridae*.

Por outro lado, o MERS-CoV foi identificado pela primeira vez na Arábia Saudita em meados de 2012 e logo ganhou atenção como um patógeno de importância global. A origem desse novo HCoV está relacionada com o contato ocupacional entre humanos e camelos dromedários, que tornou possível a rota de transmissão entre humano-humano. A pandemia de MERS-CoV se difundiu para cerca de 27 países, afetando 2.574 pacientes e ocasionando pelo menos 886 mortes. A taxa de letalidade para este vírus é de 35% para os indivíduos acometidos.

BIOLOGIA DO SARS-COV-2

A classificação taxonômica do SARS-CoV-2 foi realizada pelo ICTV. Esta compreende sua inclusão no domínio *Riboviria,* no reino *Orthornavirae,* na ordem *Nidovirales,* subordem *Cornidovirineae* e família *Coronaviridae.* Além disso, o SARS-CoV-2 também pertence a subfamília *Orthocoronavirinae*, a qual ainda é subdividida em quatro gêneros: alfacoronavírus, betacoronavírus, gamacoronavírus e deltacoronavírus. Alfacoronavírus e betacoronavírus têm mamíferos como seus hospedeiros exclusivos, já os gamacoronavírus e deltacoronavírus estão associados a infecções em um número maior de espécies.

O SARS-CoV-2 pertence ao gênero dos betacoronavírus; outros representantes desse gênero compreendem o SARS-CoV, que compartilha aproximadamente 80% de homologia com SARS-CoV-2, e o coronavírus da síndrome respiratória do Oriente Médio (MERS-CoV), que compartilha 50% de compatibilidade genética com o novo coronavírus. Além disso, SARS-CoV-2 está incluso no subgênero sarbecovírus. Finalmente, sua espécie pertence aos coronavírus relacionados com a síndrome respiratória aguda grave. Essa classificação efetivada pelo ICTV levou em consideração características moleculares e filogenéticas do SARS-CoV-2 (Tabela 52.2).

Com relação à ancestralidade, deve-se destacar o coronavírus do morcego *Rhinolophus affinis*, nomeado 'RaTG13', o qual apresenta uma identidade genética de 96,2% com o SARS-CoV-2. Essa evidência fortalece a hipótese de que o SARS-CoV-2 sofreu um evento de *spillover* para a espécie humana, mas que sua origem evolutiva provém dos morcegos, os quais merecem ênfase, pois são classificados como hospedeiros naturais dos coronavírus.

Além do 'RaTG13', deve-se ressaltar, ainda, dois coronavírus geneticamente relacionados com o SARS-CoV-2: o 'RmYN02', encontrado no morcego *Rhinolophus malayanus*, e que compartilha 93,3% de identidade genética com o SARS-CoV-2 de genoma completo; e as cepas de Guangdong, identificadas em pangolins, que dispõem de 92,4% de correspondência genética com SARS-CoV-2.

A partícula de SARS-CoV-2 apresenta estrutura esférica e conta com envelope lipídico, no qual as proteínas estruturais S, M e E se localizam de forma transmembranar, ao passo que o genoma de RNA de polaridade positiva é complexado pela proteína N com a finalidade de formar um capsídio helicoidal no interior do vírus.

Estruturalmente falando, a proteína S se organiza formando trímeros na superfície da membrana viral, o que, por sua vez, é responsável por dar a morfologia característica de coroa observada na microscopia eletrônica. A proteína M, se dispõe transmembranarmente e atravessa três vezes a membrana lipídica viral. Ademais, a proteína E se situa na mesma localização, e possui a característica de ser uma proteína hidrofóbica (Figura 52.16).

Sobre a arquitetura viral de SARS-CoV-2, cabe salientar que se trata de um vírus envelopado, com um genoma de aproximadamente 29,9 k. Microscopias eletrônicas demonstraram que suas partículas virais medem cerca de 70 a 90 nm. Ademais, o genoma do vírus contém 14 fases de leitura aberta (ORFs). Cada ORF presente no genoma de SARS-CoV-2 é precedida por uma região regulatória transcripcional (TRSs), a qual desempenhará um importante papel no ciclo de replicação do vírus (Figura 52.17).

TABELA 52.2 Comparação da classificação taxonômica entre coronavírus e humanos.

Nível (taxonomia)	Coronavírus	Humanos
Reino	*Riboviria*	
Ordem	*Nidovirales*	*Primates*
Subordem	*Cornidovirineae*	
Família	*Coronaviridae*	*Hominidae*
Subfamília	*Orthocoronavirinae*	*Homininae*
Gênero	*Betacoronavirus*	*Homo*
Subgênero	*Sarbecovirus*	
Espécie	*Coronavírus relacionado com a síndrome respiratória aguda grave*	

Adaptada de Gorbalenya, Baker *et al.*, 2020.

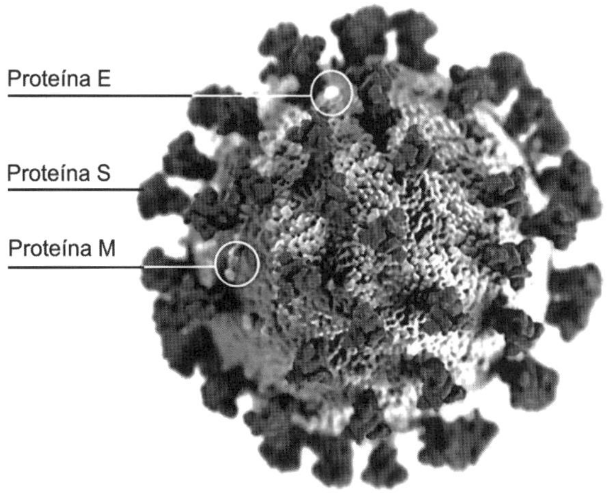

FIGURA 52.16 Representação tridimensional do SARS-CoV-2, com enfoque para as proteínas *Spike* (S) de matriz (M) e envelope (E). Adaptada do Centro de Controle e Prevenção de Doenças (CDC)/Alissa Eckert, MS; Dan Higgins, MAMS. (Esta figura encontra-se reproduzida em cores no Encarte.)

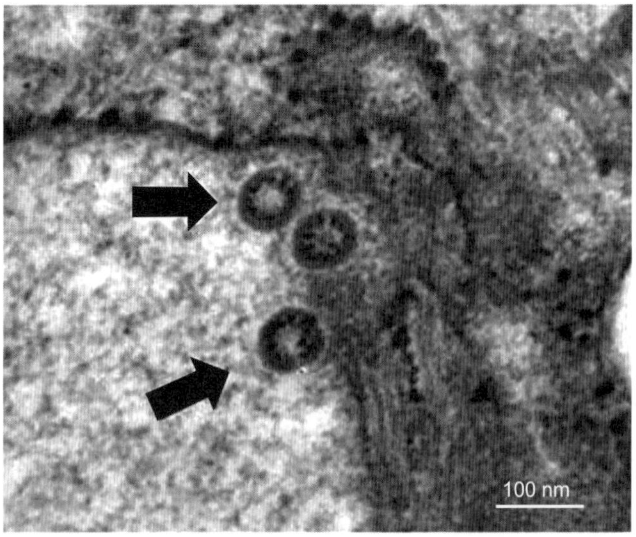

FIGURA 52.17 Microscopia eletrônica de transmissão representativa de cultura de células Vero infectadas com SARS-CoV-2, nas quais é possível notar partículas virais no formato de coroa já mencionado. Adaptada de Park, Kwon *et al.*, 2020.

A primeira ORF merece um destaque especial, pois compreende 67% do genoma de SARS-CoV-2. Já as ORFs remanescentes estão relacionadas com proteínas estruturais e acessórias do vírus.

Compreende-se, entre as proteínas não estruturais virais, protease semelhante à papaína (Nsp3), protease principal (Nsp5), RNA polimerase dependente de RNA (Nsp12) e helicase (Nsp13). Por outro lado, as proteínas estruturais correspondem às S, N, M e E, como mencionado anteriormente.

As ORF1a e ORF1b que correspondem às porções da ORF1 e que estão localizadas mais proximamente à extremidade 5' do genoma, são responsáveis pela codificação da poliproteína 1a e poliproteína 1ab, respectivamente. Essas duas poliproteínas em conjunto, dão origem às 16 proteínas não estruturais, as quais serão clivadas em suas respectivas formas finais. Além disso, as proteínas resultantes da clivagem das poliproteínas estão relacionadas com a formação da maquinaria do complexo de replicação (Figura 52.18).

Os genes que codificam para as proteínas estruturais se localizam proximamente à extremidade 3' do genoma de SARS-CoV-2 e incluem S, N, M e E. Já os genes que codificam para as proteínas acessórias estão localizados entre os genes estruturais e incluem 3a, 3b, p6, 7a, 7b, 8b, 9b e orf14.

Deve-se enfatizar algumas das funções atribuídas a algumas proteínas da maquinaria de replicação viral, entre elas, pode-se citar a Nsp12, uma RNA polimerase dependente de RNA, que é a enzima responsável por sintetizar o ácido nucleico viral. Além disso, Nsp12 e Nsp8 estão relacionadas com a montagem do complexo de replicação da RNA polimerase. Acredita-se também que Nsp7 e Nsp8 sejam necessárias para a maquinaria de replicação, pois, na sua ausência, há uma redução na eficiência do processo. Cabe ainda ressaltar a importância da interatividade entre Nsp12 e Nsp13, uma helicase, e supõe-se que haja uma regulação positiva entre essas duas proteínas virais. Imagina-se também que Nsp12 interaja com Nsp14, Nsp5 e Nsp9.

CICLO DE REPLICAÇÃO VIRAL

A replicação viral é um fenômeno de suma importância para a compreensão da biologia dos vírus, pois com as etapas bem estabelecidas, torna-se viável a apresentação de estratégias terapêuticas que visem à redução da replicação viral.

A replicação viral do SARS-CoV-2, por sua vez, é um processo complexo e envolve os estágios de síntese de RNA, revisão da replicação do ácido nucleico recém-sintetizado e capeamento. Na replicação do RNA viral há a participação de enzimas do hospedeiro e enzimas virais para formar a maquinaria de replicação.

Assim como SARS-CoV, SARS-CoV-2 entra na célula hospedeira através da interação com o receptor da enzima conversora de angiotensina (ACE2). A estrutura viral responsável por essa interação é uma glicoproteína de membrana homotrimérica de classe I, já mencionada anteriormente, *Spike* (S). Além de ACE2, o vírus também pode utilizar o receptor CD147 como rota de entrada intracelular.

A expressão e disposição majoritária dos receptores de entrada intracelular viral determina o tropismo viral por células presentes no trato respiratório humano. Entre essas, cabe ressaltar as células epiteliais, ciliadas e secretoras de muco presentes nos brônquios, pneumócitos do tipo I pulmonares e mucosa conjuntival.

A proteína S se divide estruturalmente e funcionalmente em duas porções: S1, que fica localizada na superfície e contém o domínio de ligação ao receptor (RDB), o qual interagirá com o receptor celular do hospedeiro, o ACE2; a outra porção de *Spike* é S2, que se dispõe de forma transmembranar e contém o peptídeo de fusão, que, por sua

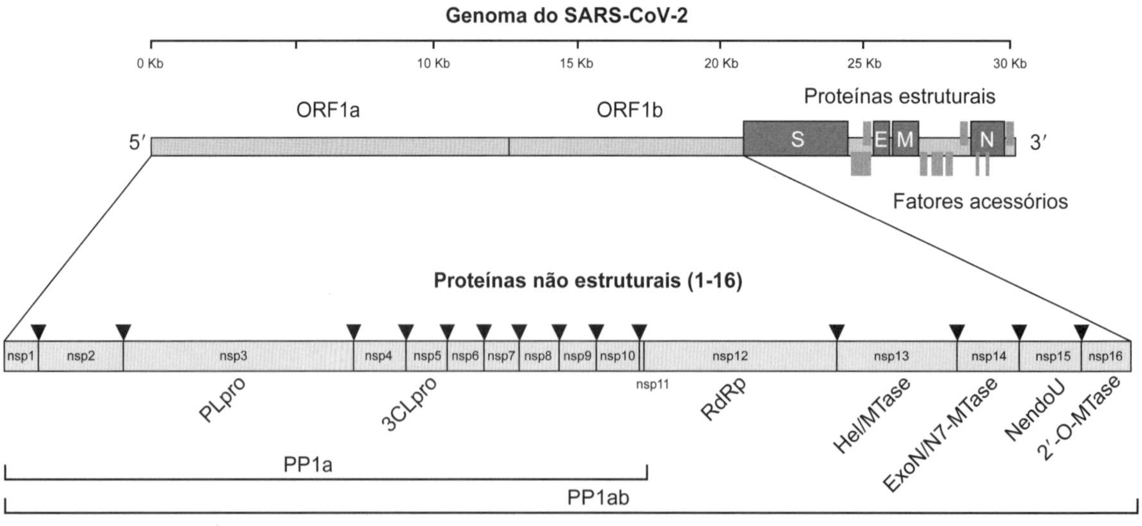

FIGURA 52.18 Representação gráfica da organização do genoma proveniente de SARS-CoV-2. ORF: do inglês *open reading frame*; PLpro e CLpro: proteases; NSP: do inglês *non-structural proteins*. Adaptada de Romano, Ruggiero, Squeglia *et al.*, 2020.

vez, tem a função de mediar a fusão entre as membranas do hospedeiro e viral, e, assim, promover a entrada do vírus na célula. Entretanto, também na estrutura de *Spike*, há um local de clivagem polibásica (PRRAR) entre as suas subunidades da proteína em questão, o qual pode ser pré-processado por uma furina e permitir, assim, a clivagem eficiente da proteína S. Esse evento pode estar relacionado com o aumento da eficácia da infecção por SARS-CoV-2 (Figura 52.19).

Após a interação entre a proteína viral S e o receptor de ACE2 do hospedeiro, *Spike* é convertida a sua forma ativada por meio de clivagem pela serinoprotease transmembranar humana 2 (TMPRSS2). Esse fenômeno permite que o vírus seja capaz de entrar na célula hospedeira através de endocitose ou por fusão direta do envelope viral com a membrana plasmática da célula do hospedeiro.

Com o vírus já internalizado, há o início do complexo ciclo de replicação. Inicialmente, o RNA viral é direcionado para a maquinaria de tradução da célula do hospedeiro, o que, por sua vez, promove a síntese das proteínas não estruturais a partir de duas ORFs, ORF1a e ORF1b (Figura 52.20).

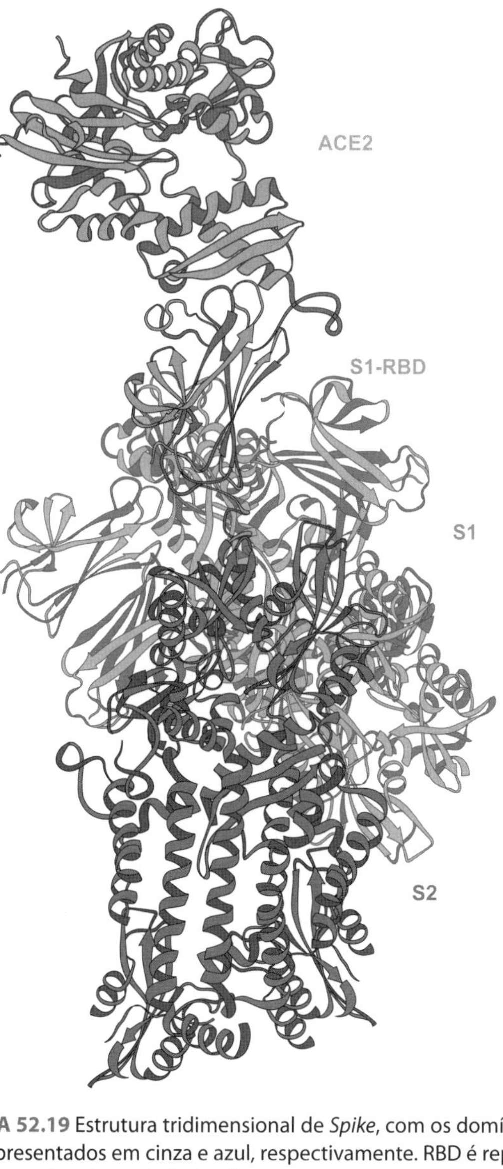

FIGURA 52.19 Estrutura tridimensional de *Spike*, com os domínios S1 e S2 representados em cinza e azul, respectivamente. RBD é representado em verde e é possível visualizar a associação entre essa estrutura na proteína S e ACE2. Adaptada de Renn, Fu, Hu *et al.*, 2020. (Esta figura encontra-se reproduzida em cores no Encarte.)

As poliproteínas virais Pp1a e Pp1ab resultantes são, então, processadas em proteínas não estruturais, em que Pp1a é clivada em 11 Nsps. Ainda, na tradução da Pp1a, no códon de parada de ORF1a, há uma mudança de fase de leitura ribossômico, que permite a tradução contínua de ORF 1b e, por consequência, a síntese de Pp1ab, na qual esta é clivada em 16 Nsps. A clivagem dessas poliproteínas conta com o auxílio das proteases Nsp3 (protease semelhante à papaína) e Nsp5 (protease semelhante à quimiotripsina). Além disso, com a clivagem proteolítica estabelecida, Nsp2-Nsp16 formam o complexo de replicação e transcrição viral (RTC), o qual será responsável pela continuidade do ciclo viral e interagirá com os fatores e proteínas do hospedeiro com a finalidade de gerar progênies virais.

O denominado complexo de replicação e transcrição do vírus localiza-se em estruturas celulares formadas por membranas convolutas (CVs) e vesículas de dupla membrana (DMVs), as quais são derivadas de membranas do retículo endoplasmático da célula do hospedeiro. Inclusive, a organização espacial em que a replicação viral ocorre fraciona os componentes pertencentes do RTC, isto é, as proteínas ligadas à maquinaria de replicação viral estão localizadas nas CVs, enquanto o dsRNA intermediário está presente nas DMVs. Isso ocorre, possivelmente, como uma estratégia de evasão do sistema imune, visto que as redes vesiculares formadas com o propósito de replicação viral fornecem uma proteção maior contra os alvos virais, que é o caso do dsRNA e das proteínas virais (Figura 52.21).

A maquinaria de replicação conta com a participação das proteínas virais provenientes do genoma de SARS-CoV-2, e entre elas, cabe ressaltar a RNA polimerase dependente de RNA (RdRp, Nsp12), helicase (HEL, Nsp13), proteínas associadas ao capeamento do mRNA (Nsp14, Nsp16), de revisão do RNA recém-sintetizado (Nsp14) e endoribonuclease com atividade específica de uridilato (NendoU, Nsp15); esta, inclusive, demonstrou ter um papel importante na redução da capacidade do dsRNA em induzir um estado antiviral na célula. Essas proteínas contam ainda com a presença de Nsps (Nsp7 a Nsp10) que são responsáveis pela regulação da atividade enzimática do complexo replicativo e atuam durante a transcrição-replicação viral. Todas essas proteínas se associam formando o complexo de replicação-transcrição e ficam ancoradas nas redes vesiculares presentes na célula do hospedeiro.

O ciclo de replicação do SARS-CoV-2 tem a Nsp12 como enzima-chave do processo, a qual, como mencionado anteriormente, é uma RNA polimerase dependente de RNA. Estruturalmente falando, essa enzima apresenta 932 resíduos de aminoácidos e dois domínios conservados, NiRAN e a polimerase. A associação Nsp12-Nsp8-Nsp7 forma o complexo, que atuará no processo transcrição-replicação viral.

Outra etapa essencial na replicação viral de SARS-CoV-2 é a fase de revisão do RNA recém-sintetizado. A enzima responsável por esse fenômeno é a Nsp14. Sua bioquímica estrutural compreende dois domínios: o N-terminal, com atividade de exoribonuclease, a qual, por sua vez, confere capacidade de revisão à enzima; e o domínio C-terminal, que contém atividade de N7-guanina metiltransferase, que está relacionada com o capeamento do mRNA, outro ponto relevante da replicação viral, já que, assim, o mRNA viral recém-sintetizado apresenta menos probabilidade de ser degradado pela célula do hospedeiro, seja por sua maior estabilidade ou pela menor capacidade de ativar sensores celulares antivirais conferido a ele.

Por outro lado, a helicase de SARS-CoV-2, a Nsp13, desempenha papéis importantes para o ciclo de transcrição-replicação viral. A Nsp13 pertence à superfamília SF1 e apresenta múltiplas atividades enzimáticas, como hidrólise de dNTPs para o capeamento do mRNA, atividade de RNA 5'-trifosfatase e separação das duplas fitas de RNA.

Com isso, para que ocorra a replicação do material genético de SARS-CoV-2 na forma de ssRNA(+), é necessária a síntese de uma fita de ssRNA(−) durante a transcrição, que é complementar à fita de RNA original.

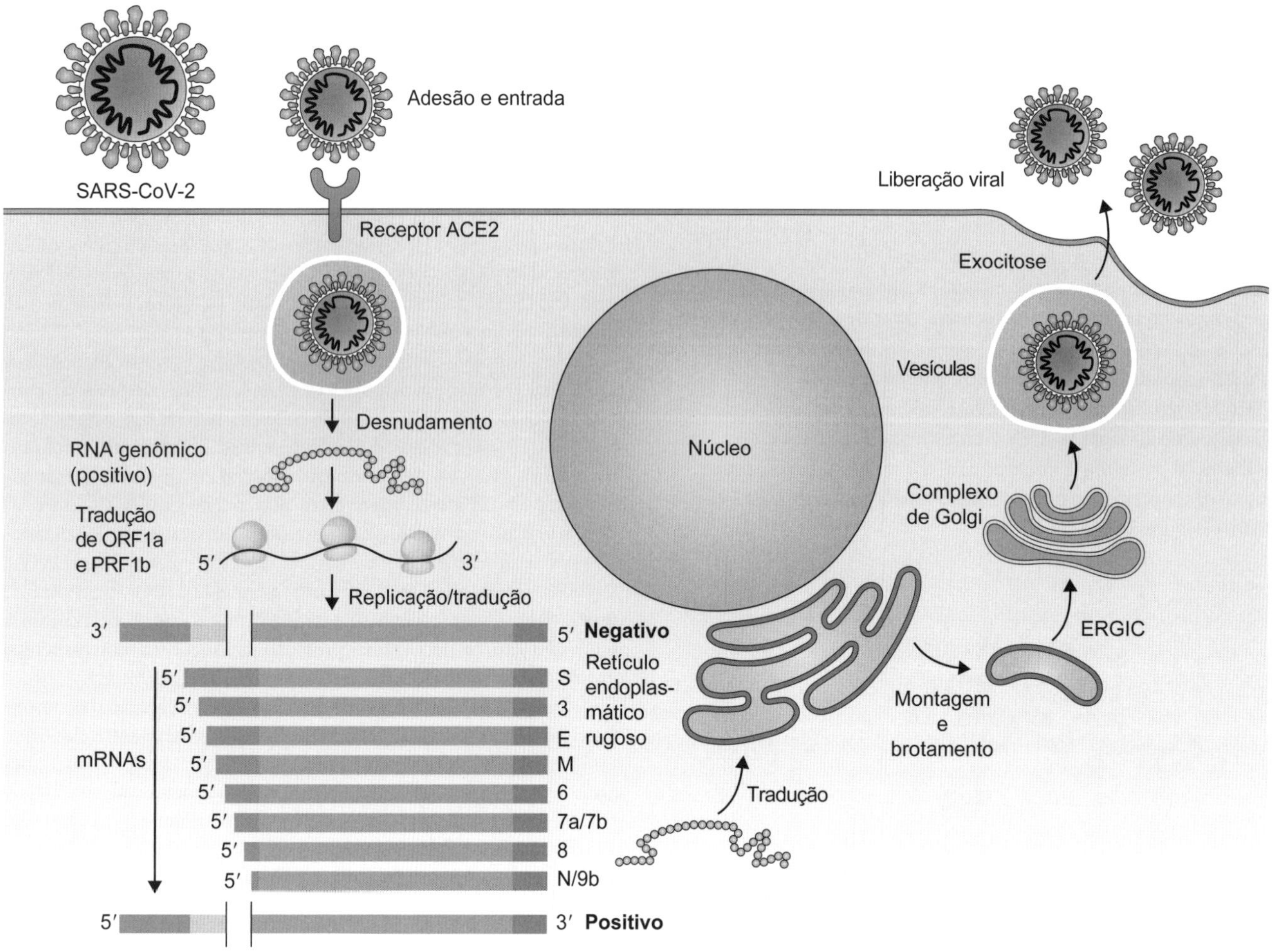

FIGURA 52.20 Ciclo de replicação viral de SARS-CoV-2. A internalização viral ocorre mediante interação entre a proteína S viral e o receptor ACE2 presente nas células do hospedeiro. Com isso, o vírus é encaminhado para a maquinaria de transcrição e tradução celular, na qual o mesmo replica seu genoma. Após esse processo, novas cópias do genoma viral são encaminhadas para o retículo endoplasmático e para o complexo de Golgi, onde a montagem da partícula viral será realizada e, por fim, ocorre o brotamento de novas progênies virais por exocitose. ERGIC: compartimento intermediário de Golgi do retículo endoplasmático. Adaptada de Kumar, Nyodu, Maurya *et al.*, 2020. (Esta figura encontra-se reproduzida em cores no Encarte.)

Os coronavírus utilizam duas estratégias no ciclo de replicação-transcrição de seu genoma. O primeiro, a replicação, pela síntese contínua, no qual, por meio do ssRNA(-) que atua como molde antigenoma, há a replicação de todo o genoma viral em uma nova ssRNA(+). Associadamente, a segunda etapa do processo se dá pela síntese descontínua de vários RNAs subgenômicos (sgmRNAs), fenômeno característico dos membros pertencentes à ordem dos *Nidovirales*. Ainda, cabe ressaltar que os sgmRNAs obtidos por meio desse processo têm as extremidades 5' iguais ao extremo 5' do genoma do vírus e extremidades 3' iguais ao terminal 3' do genoma viral. Outra particularidade importante dos sgmRNAs é que eles apresentam uma sequência líder alocada na extremidade 5' do RNA. Acredita-se que após a síntese dos sgmRNAs ocorra a fusão entre este e a sequência líder, indicando que a síntese de sgmRNAs ocorre por meio da fusão de sequências não contíguas.

Existem vantagens associadas à presença da sequência líder: pressupõe-se que esta desempenhe um papel de proteção contra a clivagem endonucleolítica dos mRNAs recém-sintetizados e, também, atue como iniciador da síntese sgmRNAs de senso positivo, uma vez que os sgmRNAs sintetizados apresentam senso negativo.

Além da sequência líder, os coronavírus também apresentam sequências reguladoras da transcrição (TRSs). Essas sequências estão alocadas em duas porções do genoma viral: antecedendo cada um dos presentes no extremo 3' do genoma (TRS-B) e na extremidade 3' da sequência líder (TRS-L).

Estruturalmente, TRSs apresentam uma porção central conservada (CS) flanqueada por regiões variáveis nas extremidades 5' e 3'. Além disso, cabe ressaltar que a porção conservada é idêntica tanto para TRS-B (CS-B) quanto para TRS-L (CS-L). Isso significa, na prática, que o RNA genômico de polaridade positiva pode sofrer a hibridização de todos ssRNA(–) subgenômicos intermediários em uma ligação CS-L–CS-B, isto é, uma associação líder-corpo.

A transcrição descontínua dos coronavírus está relacionada com a possibilidade de terminação prematura de síntese de ssRNAs(–). Nesse processo, a maquinaria de transcrição viral sintetiza o RNA de polaridade negativa até encontrar a sequência TRS-B, localizada na extremidade 5' de cada ORF. O ssRNA(–) é então translocado para o extremo 5' do genoma e a síntese do ssRNA(–) é reiniciada após a hibridização com a sequência líder (TRS-L) na extremidade 5' do molde do RNA genômico, de polaridade positiva (Figura 52.22).

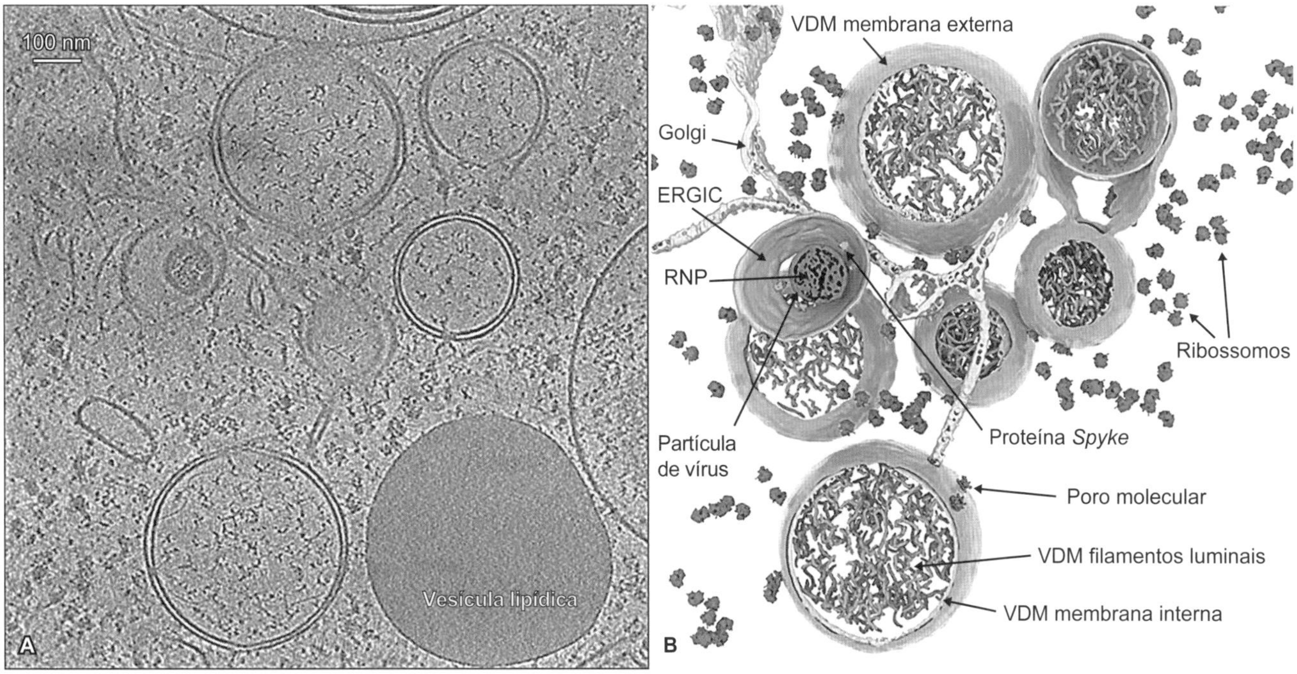

FIGURA 52.21 Microscopia crioeletrônica representativa de vesículas de dupla membrana (VDM) em células infectadas por coronavírus. ERGIC: compartimento intermediário de Golgi do retículo endoplasmático. RNP: ribonucleoproteína. Adaptada de Wolff, Limpens, Zevenhoven-Dobbe *et al.*, 2020.

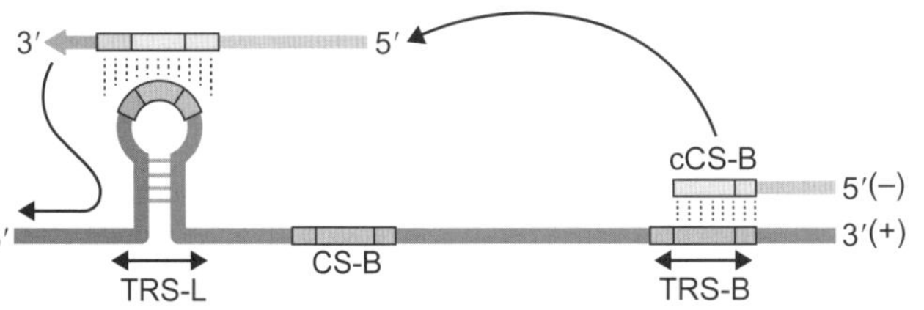

FIGURA 52.22 Etapa da transcrição descontínua dos coronavírus. Fenômeno da troca de molde do corpo para o líder após a síntese da sequência TRS-B do RNA nascente. Adaptada de Sola, Almazán, Zúñiga *et al.*, 2015. (Esta figura encontra-se reproduzida em cores no Encarte.)

Em resumo, a translocação do RNA nascente de polaridade negativa do corpo para o líder, gerando uma troca de molde, envolve interações RNA-RNA de longa distância nas moléculas de ácido nucleico envolvidas, e inclui também o auxílio de complexos de RNA-proteína para facilitar esse processo, atuando, principalmente, na aproximação entre TRS-L da extremidade 5" e o TRS-B alocados proximamente aos genes virais.

Desse modo, há a formação dos *single guide RNAs* (sgRNAs) de polaridade negativa, os quais funcionarão de molde para a síntese de mRNA de polaridade positiva que, após sua tradução, darão origem a proteínas estruturais e acessórias do vírus.

Com a síntese de proteínas estruturais e de novas cópias do genoma viral ocorre a montagem das novas partículas virais. As proteínas estruturais da superfície viral são incorporadas às membranas derivadas do compartimento intermediário ER-Golgi (ERGIC). A interação do RNA genômico com a proteína N resulta no brotamento do nucleocapsídio para o lúmen de compartimentos vesiculares de secreção e, então, as partículas virais são liberadas da célula por exocitose.

Patogênese da COVID-19

Ronaldo Martins • Eurico Arruda

A patogênese de infecções pelo SARS-CoV-2 é somente parcialmente compreendida, e resulta da soma de um amplo elenco de fatores genéticos e epigenéticos do hospedeiro, além dos fatores do próprio agente, cujas variantes podem causar grandes variações nos fenótipos da doença. Pouco tempo após o início da pandemia de COVID-19, vários aspectos cruciais para a compreensão da patogênese se tornaram evidentes, com destaque para a rápida seleção de variantes potencialmente mais transmissíveis; a existência de mais de um receptor celular; a acentuada replicação na porta de entrada com excreção de alta carga viral em secreções, mesmo no período de incubação; a intensa inflamação pulmonar; e a disseminação sistêmica do vírus. O curso clínico da COVID-19 aguda tem sido dividido em uma fase inicial de replicação viral com sintomas respiratórios, seguida de fase inflamatória com sintomas sistêmicos e infecção de múltiplos órgãos, e fase de recuperação. Dependendo do estudo, até 70% dos pacientes desenvolvem persistência de pelo menos um sintoma de COVID-19, mais frequentemente fadiga, dispneia e desordens do sono. Os detalhes patogênicos desse quadro arrastado, chamado COVID prolongada ou síndrome pós-COVID, ainda não são conhecidos.

A patogênese da infecção por SARS-CoV-2 pode ser abordada em duas vertentes principais: infecção do trato respiratório e infecção sistêmica.

INFECÇÃO DO TRATO RESPIRATÓRIO

O principal receptor de SARS-CoV-2 é a enzima conversora de angiotensina 2 (ECA-2), à qual o vírus se liga pela sua principal glicoproteína de envelope, a proteína S (*Spike*). A afinidade da proteína S de SARS-CoV-2 por ECA-2 é alta, chegando a ser cerca de 20 vezes maior que a da proteína S de SARS-CoV, e isso tem forte impacto na alta transmissibilidade do agente. Merece destaque que tal afinidade é fortemente dependente de certas substituições de aminoácidos na proteína S, especialmente em algumas posições específicas, como D614 G, o que indica que novos fenótipos clínico-epidemiológicos podem continuar a surgir como resultado da contínua circulação do vírus. A clivagem da proteína S por serino-proteases transmembrana (TMPRSS2) ou outras proteases celulares, como catepsina-L e furina, aumenta a eficiência da entrada do vírus na célula e, consequentemente, da carga viral. Como as expressões de ECA-2, TMPRSS2 e outras proteases são fortemente reguladas por mecanismos epigenéticos, há grande variação individual na suscetibilidade ao SARS-CoV-2 e desenvolvimento de doença grave.

Além de ACE-2, outros receptores também são implicados na entrada do vírus, como CD147 (ou basigina) no cérebro; neuropilina-1 (NRP1) no epitélio nasal e olfatório; e CD26 (dipeptidil-peptidase-4) em células imunes, rins, pulmões, músculo liso e endotélio capilar.

O epitélio da nasofaringe propicia vasta área de entrada para SARS-CoV-2, que infecta principalmente células ciliadas, mas também células de ductos glandulares. A progênie viral produzida pelas células inicialmente infectadas ganha acesso a células circunvizinhas, mas mesmo antes da saída de progênie das primeiras células pode haver também transmissão direta mediante fusões entre células com a formação de sincícios. A infecção resulta na morte celular, cujos mecanismos não estão completamente esclarecidos, mas sabe-se que necrose, apoptose e piroptose estão envolvidas, com formação de inflamassomas, dano mitocondrial e estresse de retículo endoplasmático.

O SARS-CoV-2 atinge o trato respiratório inferior, onde se replica em pneumócitos, macrófagos alveolares e células endoteliais vasculares (Figura 52.23). No parênquima pulmonar, o SARS-CoV-2 desencadeia forte inflamação, com as ações de monócitos, macrófagos e células dendríticas resultando em tempestade de citocinas. A infecção de células presentes no infiltrado inflamatório resulta na formação de inflamassomas de NLRP-3, com aumento da secreção de citocinas inflamatórias, com destaque para IL-6, IL-1β, IL-8, IL-18, GM-CSF, CXCL-10/IP-10, CCL-2, CCL-3, IFN-I, IFN-III, TNF-α. Marcadores da ativação de NLRP3, como Casp1 p20 e IL-18, são detectados inclusive no sangue de pacientes com COVID-19, e se correlacionam com a intensidade de produção de citocinas em formas graves da doença. Neutrófilos que migram para o parênquima pulmonar por ação de IL-8 são ativados pelo SARS-CoV-2 a liberar armadilhas extracelulares (NETs), que agravam a necrose pulmonar e têm ação pró-trombótica. O dano alveolar difuso, hemorragias alveolares e a intensa inflamação mediada por citocinas e quimiocinas resultam em hipoxemia e acidose. A pneumonia causada por SARS-CoV-2 pode evoluir para SARS em até 14% dos casos, com insuficiência respiratória hipoxêmica e choque, que pode culminar em falência de múltiplos órgãos e óbito. A frequência de doença grave tem variado bastante com as sucessivas ondas pandêmicas.

Achados *post mortem* mostraram que o mecanismo de lesão e reparo pulmonar não é uniformemente distribuído nos pulmões, e consiste em combinações de intenso infiltrado inflamatório associado a elevada produção de citocinas, hemorragias e trombos vasculares, perda da integridade da parede alveolar, proliferação de fibroblastos com fibrose extensa. Além de pneumonite, ocorre bronquiolite linfocitária, com perda de células que se destacam das vias respiratórias, tampões fibroblásticos, desarranjo estrutural e dano à barreira alveolocapilar. Outro componente frequente da patogênese pulmonar em COVID grave é a formação de lesões cavitarias em até metade dos pacientes que vão a óbito. Essas cavitações podem ser detectadas inclusive antes da ventilação pulmonar assistida, predominantemente em idosos e obesos, e se devem principalmente à necrose liquefaciente de infartos pulmonares trombóticos.

Até 1/3 dos convalescentes de pneumonia por SARS-CoV-2 podem desenvolver fibrose pulmonar como sequela, com sinais tomográficos de opacidades em vidro fosco, aprisionamento de ar, bronquiectasias de tração e espessamento de septos interlobares e interlobulares.

INFECÇÃO SISTÊMICA

Na pandemia de COVID-19, a maioria dos serviços de patologia suspenderam necropsias de rotina mundialmente, por questões de biossegurança, e adotaram procedimentos minimamente invasivos com uso de agulha e viscerótomos, para acessar apenas os principais órgãos-alvo, quase sempre apenas os pulmões. Disso resultaram limitações importantes no conhecimento do tropismo extrapulmonar de SARS-CoV-2 em seres humanos. Mas, ao longo das sucessivas ondas da pandemia, o caráter sistêmico da infecção por SARS-CoV-2 tornou-se aparente, destacando-se a infecção de células linfo-hematopoéticas; do sistema nervoso central (SNC); do trato gastrintestinal, incluindo fígado e pâncreas; sistema cardiovascular; e rins.

Sistema linfo-hematopoético

O SARS-CoV-2 infecta e induz a morte de células linfomononucleares do sangue periférico, assim contribuindo para a linfopenia que ocorre em COVID grave, e é considerada fator de mau prognóstico. Monócitos e linfócitos B e T CD4+ são suscetíveis à infecção por SARS-CoV-2, e as porcentagens de monócitos infectados no sangue periférico foi diretamente proporcional ao tempo de evolução (Figura 52.23 B). Antígeno de SARS-CoV-2 foi encontrado *post mortem* também em baço e linfonodos com sinais patológicos de dano tecidual (Figura 52.23 C). Além da detecção em células do sangue periférico e tecidos linfoides, os mesmos fenótipos celulares são detectados infectados por SARS-CoV-2 no parênquima pulmonar e em lavados broncoalveolares. Monócitos $CD14^{+}CCR2^{+}$ e $CD14^{+}CD16^{+}CCR2^{+}$ são infectados por SARS-CoV-2, e podem transportar o vírus para sítios-alvo de infecção e órgãos linfoides secundários. Além de estar relacionada com graus variáveis de comprometimento imunológico na fase aguda, a infecção de linfócitos pode ter implicações na patogênese da doença, inclusive pelo possível papel como "cavalos de Troia" na disseminação viral a diferentes órgãos.

Sistema nervoso central

Os dados existentes sobre a infecção do SNC por SARS-CoV-2 são restritos e alguns são contraditórios, especialmente em virtude da falta de grandes estudos *post mortem*. Algumas lesões neurológicas são muitas vezes observadas com frequências variáveis em pacientes com COVID-19, indicando que há tropismo de SARS-CoV-2 para células do SNC. São frequentes as manifestações neurológicas em quadros agudos de COVID-19 e, especialmente preocupantes, as disfunções neuropsíquicas como sequelas de COVID, mesmo subsequentes a quadros agudos leves. Sabe-se que SARS-CoV-2 infecta astrócitos via receptor NRP1, e nessas células o vírus causa alterações no metabolismo e padrão secretório, que podem resultar em lesão neuronal secundária.

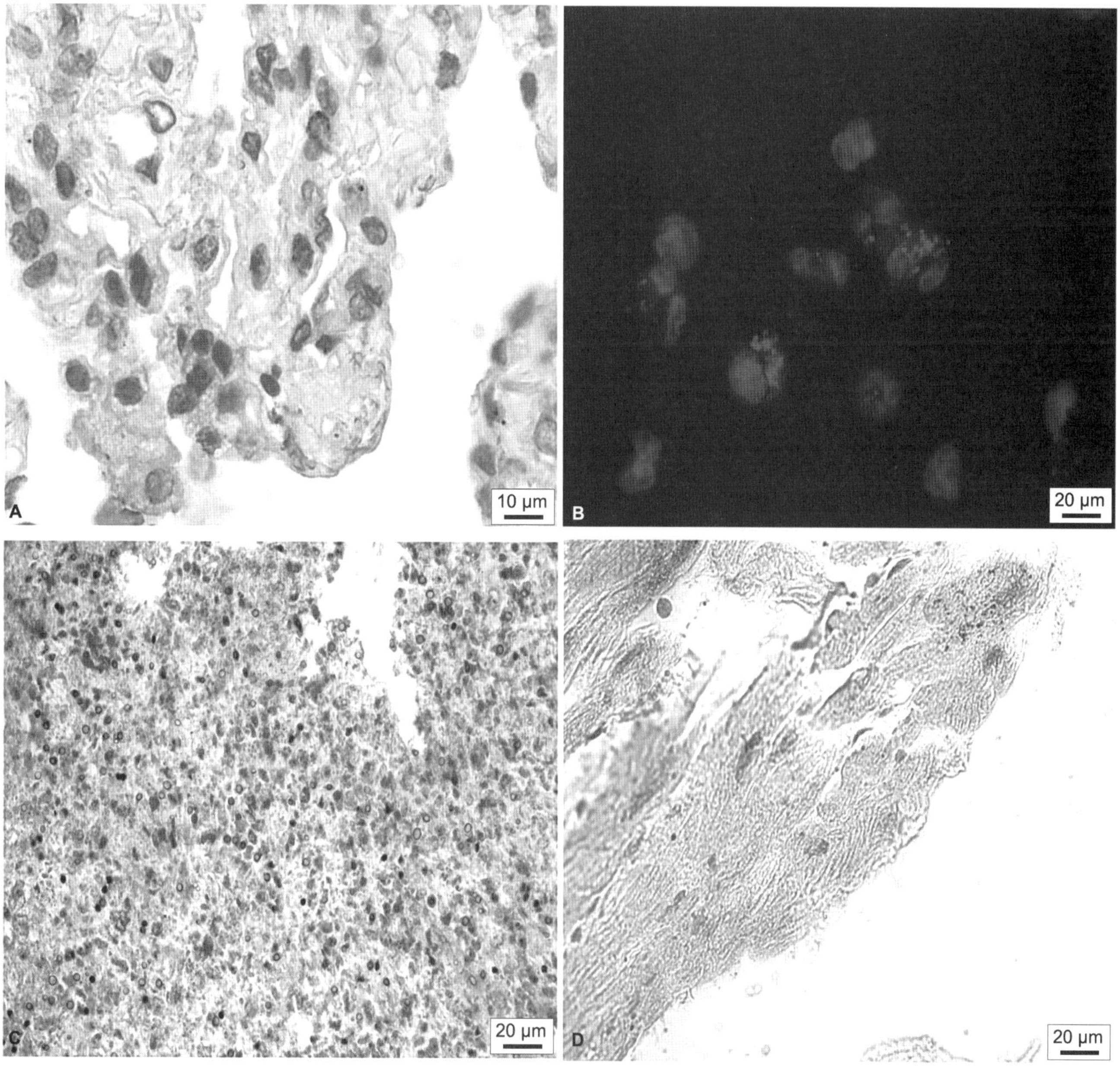

FIGURA 52.23 Micrografias representativas de tecidos e células infectadas pelo vírus SARS-CoV-2. A. Células positivas para SARS-CoV-2 por imuno-histoquímica com desenvolvimento em cor vermelho-amarronzada no pulmão. B. Células linfomononucleares do sangue periférico de paciente com COVID-19 com marcação positiva por imunofluorescência para antinucleoproteína de SARS-CoV-2. C. Marcações positivas por imuno-histoquímica para SARS-CoV-2 em células no baço. D. Marcação positiva por imuno-histoquímica para SARS-CoV-2 em tecido cardíaco. (Fotos do arquivo pessoal dos autores.) (Esta figura encontra-se reproduzida em cores no Encarte.)

Não são completamente conhecidas as vias de acesso de SARS-CoV-2 ao SNC, mas há relatos da detecção de SARS-CoV-2 em células endoteliais do SNC, o que levanta a possibilidade de acesso ao SNC pela via endotelial. Hiposmia e anosmia ocorrem com alta frequência na fase aguda de COVID-19, mesmo em casos leves. Embora não tenha sido ainda documentada a infecção direta de receptores e neurônios olfatórios, o SARS-CoV-2 infecta células de sustentação da mucosa olfatória, e antígenos virais são detectados na leptomeninge do bulbo olfatório. Esse achado é muito importante, pois deixa entrever a possibilidade de acesso direto do SARS-CoV-2 ao SNC pelo sistema olfatório. Outra possível via de acesso ao SNC é a utilização de leucócitos infectados como cavalos de Troia.

Sistema gastrintestinal

SARS-CoV-2 também pode afetar o trato gastrintestinal, o que se traduz em sintomas digestivos, especialmente diarreia, em cerca de 18% dos pacientes. A mucosa digestiva expressa ACE-2 e TMPRSS2 em enterócitos, células nas quais o vírus se replica, e o RNA viral é detectado em até 48% das amostras de fezes. Antígenos de SARS-CoV-2 são também detectados em células epiteliais glandulares do estômago, duodeno e reto, onde podem ser vistos infiltrados linfocitários, mas sem lesões de mucosa gastrintestinal observadas à endoscopia.

O SARS-CoV-2 infecta o fígado, e antígenos virais são detectáveis em ductos hepáticos, com presença de esteatose microvascular, aumento de transaminases e de bilirrubina total.

Acometimento pancreático acontece na infecção por SARS-CoV-2, inclusive com sintomas de pancreatite aguda, concomitantes com os sintomas gerais ou respiratórios, com níveis séricos de amilase e lipase elevados. Os dados disponíveis sugerem que a patogênese da pancreatite depende de efeitos citotóxicos diretos de SARS-CoV-2 no parênquima do pâncreas, combinados com imunopatologia, mas a franca necrose pancreática é rara.

Sistema cardiovascular

O SARS-CoV-2 pode infectar diretamente o tecido cardíaco, no qual é possível detectar o RNA viral *in situ*, com a presença de alterações histopatológicas de miocardite viral, que se manifesta por arritmias, insuficiência cardíaca e infarto agudo do miocárdio com alterações trombóticas do sistema coronário (Figura 52.23 D). Quanto aos vasos sanguíneos, há inflamação endotelial, além de alterações fisiopatológicas de redução na resposta contrátil de paredes arteriais, que se manifesta como labilidade de pressão arterial e choque.

Rins

Lesões renais também são observadas em pacientes com COVID-19, com a detecção *in situ* de proteínas virais em cortes histológicos, e indicativos histopatológicos de necrose tubular aguda. Em alguns casos há insuficiência renal franca, com elevação significante de ureia e creatinina.

Manifestações Clínicas da COVID-19

Jaquelina Sonoe Ota-Arakaki • Paulo Roberto Abrão Ferreira

O conhecimento sobre as manifestações clínicas da COVID-19 foi adquirido à beira do leito, porém, a emergência e a gravidade da pandemia exigiram múltiplas habilidades: observação, raciocínio clínico, registro e análise crítica dos dados. Rapidamente surgiram as primeiras publicações de coortes chinesas, europeias e americanas, com a disseminação do conhecimento inicial, simultaneamente às nossas vivências e constatações na prática clínica. Vale ressaltar que as informações compartilhadas neste capítulo foram baseadas em referências bibliográficas geradas na primeira onda da COVID-19, período pré-imunização e com a circulação de diferentes cepas, incluindo a cepa selvagem de Wuhan, as variantes Alfa (origem na Inglaterra), Beta (origem na África do Sul)), Gama (origem no Brasil) e Delta (origem na Índia), quando a pandemia acometeu milhões de pessoas no mundo, sobrecarregou os sistemas hospitalares e ceifou a vida de milhões de pacientes. Mais recentemente, a variante Ômicron, descrita na África do Sul e que rapidamente prevaleceu no mundo todo, tem sido associada a quadros mais brandos na população geral, ainda que com gravidade em muitos casos.

A COVID-19 é uma doença multissistêmica com período de incubação de 3 a 9 dias. Os principais sinais e sintomas são febre (83 a 98%), tosse (62 a 82%) e falta de ar (31 a 55%). Entre outros sintomas destacam-se cefaleia, anosmia, ageusia, dor de garganta, coriza, fadiga, mialgia, náuseas, vômitos e diarreia. Pode acometer outros órgãos e sistemas, como o cardiovascular, renal, hematológico e coagulação, gastrintestinal, nervoso central, endócrino, tegumentar e oftalmológico. A doença pode progredir com deterioração clínica, geralmente em um período de 4 a 8 dias após o início dos sintomas, mas eventualmente até 10 dias, fase na qual a vigilância deve ser maior.

MANIFESTAÇÕES PULMONARES

As manifestações do comprometimento pulmonar podem variar de tosse seca, dispneia e, nos casos mais graves, com insuficiência respiratória aguda hipoxêmica e síndrome do desconforto respiratório agudo. A COVID 19 é classificada em leve, moderada, grave e crítica, baseada principalmente pela repercussão clínica da pneumonia viral (Tabela 52.3).

MANIFESTAÇÕES EXTRAPULMONARES

O comprometimento de órgãos extrapulmonares pode estar presente, associado ou não a sintomas respiratórios.

Entre as manifestações neurológicas destacam-se cefaleia, anosmia, ageusia, confusão mental e acidente vascular cerebral isquêmico. A disfunção do sistema nervoso autônomo também tem sido descrita. Alterações do humor, da memória e fadiga são queixas comumente observadas.

As manifestações cardiovasculares também são observadas, com taxas variadas de insuficiência cardíaca aguda (3 a 33%), isquemia miocárdica ou infarto (0,9 a 11%), arritmias (9 a 17%), além da tromboembolia venosa e trombose arterial. A elevação da troponina T está presente em 20 a 30% dos pacientes hospitalizados e é associada a um pior prognóstico. As complicações cardiovasculares observadas muitas vezes se confundem com a presença de doença cardiovascular prévia.

Alterações da coagulação foram observadas na COVID 19, com notório aumento do risco de fenômenos de trombose arterial e sobretudo venosa. A incidência de trombose venosa (TEV) é heterogênea entre os estudos. Em uma metanálise, os autores demonstraram diferença na incidência de TEV entre doentes internados em unidades de terapia intensiva (28%) ou enfermarias (10%), ou quando foi analisada a utilização de estratégia de rastreamento com ultrassonografia compressiva de membros inferiores ou não (32 *versus* 6%, respectivamente). A incidência de tromboembolia pulmonar aguda (TEP) também é variável entre os diferentes estudos, dependendo da gravidade e, provavelmente também pela diferença na estratégia utilizada para confirmação diagnóstica, se esta foi guiada pela suspeição clínica e/ou pelo nível do D-dímero ou por rastreamento universal. Em uma metanálise, que analisou 27 estudos com 3.342 pacientes, a incidência de TEP foi de 16,5% (IC95%: 11,6 a 22,9), sendo maior em pacientes internados em UTI, de 24,7% (IC95%: 18,6 a 32,1). Na Figura 52.24 apresentamos imagens de angiotomografia de tórax de um paciente com piora súbita da dispneia no 14º dia do início dos sintomas causada por episódio de TEP. A TEP na apresentação inicial da doença é incomum.

Lesão renal aguda, quando presente, geralmente é subclínica entre os pacientes com quadros leves a moderados, porém elevada entre os graves e críticos internados em unidades de terapia intensiva, com taxas entre 20 e 40%. Interessantemente, em um estudo retrospectivo brasileiro, demonstram incidência de 71,2% entre pacientes graves e críticos, sendo associada de forma independente à presença de hipertensão arterial sistêmica e necessidade de fármacos vasoativos. A necessidade de terapia renal substitutiva em larga escala também é um grande desafio no manejo da COVID-19.

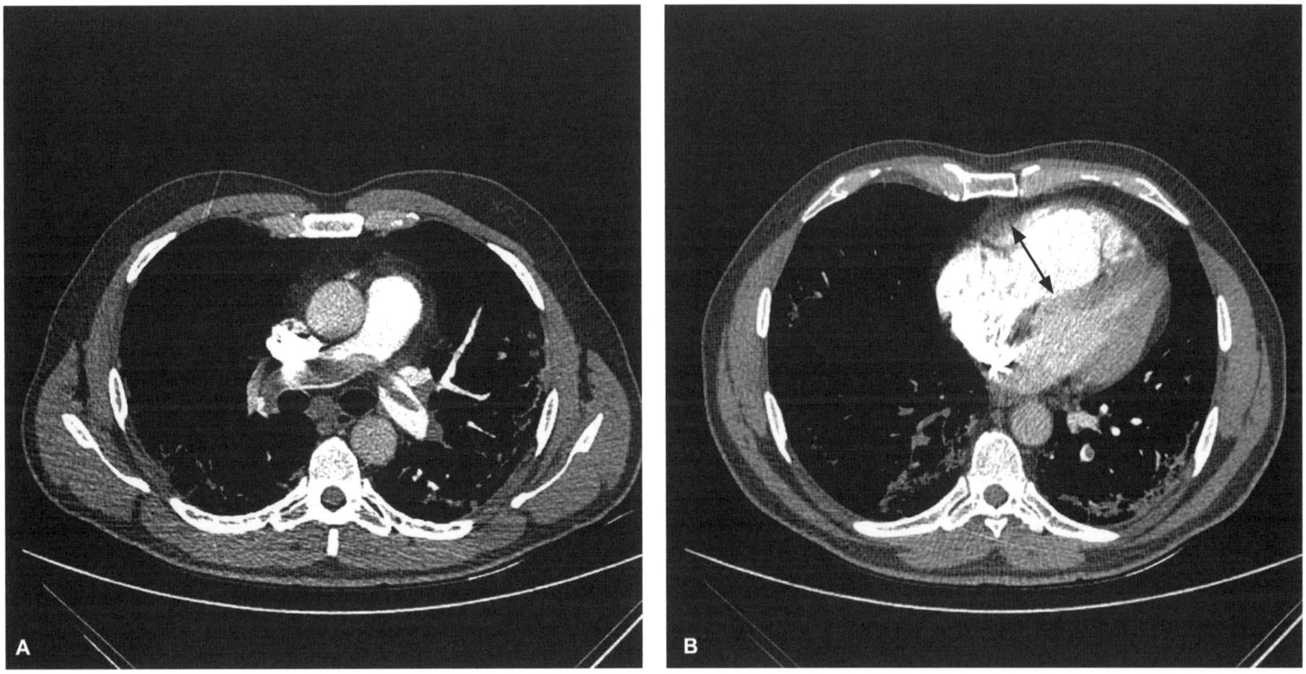

FIGURA 52.24 Cortes de angiotomografia de tórax de paciente com COVID-19, no 14º dia de início dos sintomas. **A.** Falhas de enchimento na bifurcação da artéria pulmonar, trombo "a cavaleiro". **B.** Aumento da cavidade interna do ventrículo direito. (Fotos do acervo pessoal dos autores.)

A hiperglicemia e o diagnóstico de diabetes melito à internação, além da preexistência de diabetes melito, foram associados a gravidade e mortalidade em diferentes coortes.

CLASSIFICAÇÃO DA GRAVIDADE

Além do comprometimento variável de órgãos e sistemas, a manifestação inicial apresenta um largo espectro, de assintomáticos a doentes criticamente acometidos. A classificação da gravidade é guiada principalmente pelo grau de comprometimento pulmonar (funcional e imagem), em assintomático, leve, moderado, grave e crítico. Associada à heterogeneidade da manifestação da COVID-19 *per se*, a evolução e a gravidade podem ser distintas na dependência da presença de comorbidades (Tabela 52.3).

A taxa de assintomáticos, ou mesmo, a porcentagem dos que irão evoluir com sintomas são desconhecidas. Em uma grande coorte chinesa, 81% dos pacientes apresentaram a forma leve, 14% grave e 5% crítica. Segundo dados da Organização Mundial da Saúde (OMS), a taxa de letalidade no mundo, em dezembro de 2021, encontrava-se em 1,93% e no Brasil era de 2,78%. A letalidade no Brasil apresentou variação dependendo da semana epidemiológica, da região, da raça, da idade e da presença de comorbidades. A maior taxa de mortalidade acumulada no Brasil até a semana 48, foi no Rio de Janeiro, que apresentou 398,1 óbitos/100 mil habitantes.

AVALIAÇÃO INICIAL

Durante a pandemia, sobretudo nos períodos de maior incidência da doença com consequente sobrecarga do sistema de saúde, notamos um grande avanço mundial da telemedicina. Mesmo no Brasil, quando ainda não regularizada, foi autorizada desde abril de 2020 (Lei 13.989/2020), em caráter emergencial durante a pandemia. Quando realizada ou acessível, na avaliação remota inicial, deve-se reconhecer o paciente com indicação de consulta presencial. Além das condições clínicas, recursos para vigilância dos sinais vitais, incluindo idealmente a oximetria de pulso e a disponibilidade de acesso rápido a um hospital, devem ser considerados para tomada de decisão. Como destacado anteriormente, a progressão da doença pode ocorrer no período de 4 a 8 dias após o início dos sintomas. Nesse período, a vigilância deve ser maior. Em relação ao quadro clínico, pacientes com dispneia, Sp_{O2} < 94%, confusão mental e presença de comorbidades ou fatores de risco de progressão da doença, devem ser avaliados presencialmente.

TABELA 52.3 Classificação da gravidade da COVID-19 e fatores de risco de progressão.

Classificação da gravidade	Assintomático ou pré-sintomático	Assintomáticos com teste virológico positivo (molecular ou antígeno)
	Leve	Sintomas gerais, porém sem dispneia ou alteração em imagem torácica
	Moderado	Comprometimento pulmonar (clínico e/ou imagem) com $SpO_2 \geq 94\%$ em aa
	Grave	$SpO_2 < 94\%$ em aa $PaO_2/FiO_2 < 300$ mmHg, $f > 30$ irpm, comprometimento pulmonar > 50%
	Crítico	Insuficiência respiratória, choque séptico e/ou falência de múltiplos órgãos
Fatores de risco de progressão da doença	Idade ≥ 65 anos Doença cardiovascular Doença pulmonar crônica Anemia falciforme Diabetes Neoplasia Obesidade Doença renal crônica Gestação Transplantado Uso de imunossupressores Raça amarela, preta e indígenas	

SpO_2: saturação de oxigênio; *f*: frequência respiratória; aa: ar ambiente; PaO_2/FiO_2: relação entre a pressão arterial de oxigênio e a fração inspirada de oxigênio.

IMAGEM TORÁCICA

O exame de imagem torácica deve ser utilizado para avaliação: i) da gravidade; ii) da progressão da doença; iii) da eventual presença de complicações; iv) e de possíveis diagnósticos diferenciais ou na presença de outras doenças pulmonares associadas. Entre os exames de imagem torácica, a tomografia (TC) de tórax é considerada o padrão-ouro, mas na dependência do cenário clínico e local, a radiografia e a ultrassonografia de tórax podem ser boas alternativas. A TC de tórax não deve ser indicada em assintomáticos, casos leves, ou com objetivo de rastreamento ou diagnóstico da COVID-19 em substituição ao RT-PCR, exceto em cenários de escassez do teste e alta probabilidade clínica da doença.

Os principais achados tomográficos são as opacidades em vidro fosco (Figura 52.25) e pavimentação em mosaico, observados na fase inicial da pneumonia. Com a progressão da doença podemos observar as consolidações (Figura 52.26) e opacidades reticulares irregulares. Linfonodomegalia mediastinal e derrame pleural podem estar presentes, mas são incomuns. A distribuição costuma ser bilateral, periférica, com predomínio basal, porém a apresentação pode ser variável, dependendo da gravidade e da fase da doença.

EXAMES LABORATORIAIS

Vários estudos demonstraram a associação de alguns biomarcadores laboratoriais com o prognóstico de pacientes hospitalizados com COVID-19. Em uma metanálise demonstrou-se que a redução da contagem de linfócitos, de plaquetas e a elevação da proteína C reativa, CK, procalcitonina, D-dímero, DHL, AST, ALT e creatinina foram associados a pior prognóstico (Tabela 52.4).

SÍNDROME PÓS-COVID-19

A morbidade da COVID-19 pode se estender além da fase aguda, como observado entre os sobreviventes das epidemias SARS em 2003 e MERS em 2013 e aparentemente não está relacionada apenas com a gravidade da doença na sua apresentação inicial ou à síndrome pós-terapia intensiva.

Estudos de vigilância após alta hospitalar em diferentes países têm demonstrado taxas significativas de óbito e reinternação hospitalar em 60 dias. As sequelas podem acometer vários órgãos e sistemas, com aparente resolução ao longo dos meses. Vários estudos encontram-se em andamento.

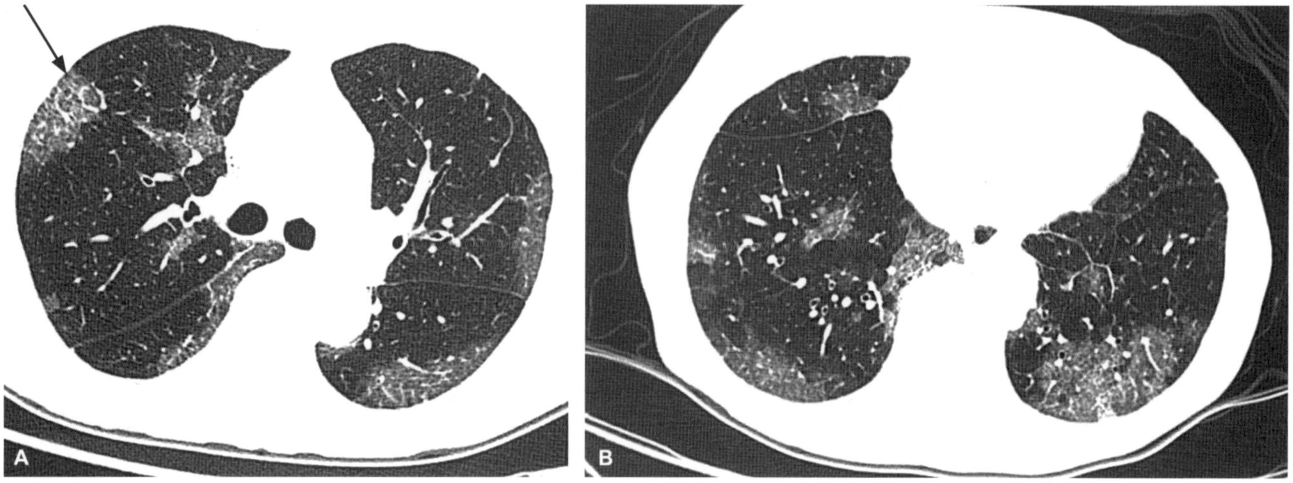

FIGURA 52.25 Cortes tomográficos (**A** e **B**) de paciente com COVID-19, no terceiro dia de sintomas. Opacidades em vidro fosco bilaterais, de predomínio periférico. Pavimentação em mosaico (*seta*). (Fotos do acervo pessoal dos autores.)

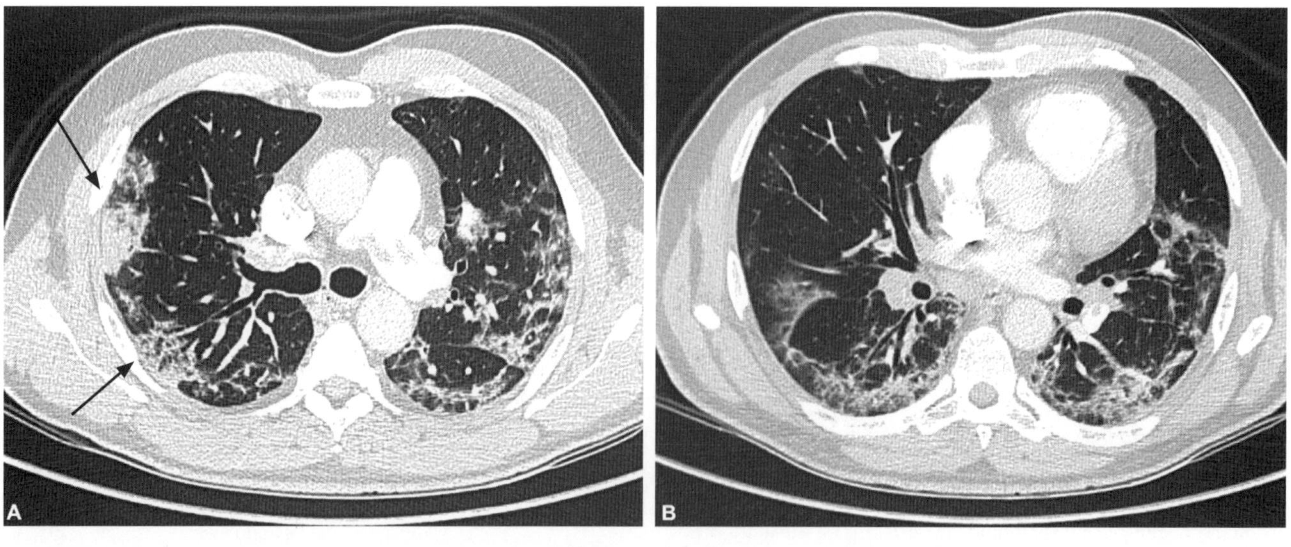

FIGURA 52.26 Cortes tomográficos (**A** e **B**) de paciente com COVID-19, no 14º dia de sintomas. Consolidações (*setas*) e opacidades reticulares de distribuição periféricas. (Fotos do acervo pessoal dos autores.)

TABELA 52.4 Biomarcadores associados a pior prognóstico em pacientes com COVID-19. Dados de uma metanálise.

Biomarcador	Ponto de corte	OR	IC 95%
Linfócitos	< 1.500 céls/μℓ	3,47	2,77 a 4,36
Plaquetas	< 150.000 céls/μℓ	2,42	1,87 a 3,13
PCR	> 10 mg/ℓ	4,37	3,37 a 5,68
Procalcitonina	> 0,5 ng/mℓ	6,99	4,76 a 10,27
CK	Elevado	2,87	1,80 a 4,57
AST	> 40 UI/ℓ	2,75	2,30 a 3,29
ALT	> 40 UI/ℓ	1,49	1,21 a 1,82
Creatinina	> 1,18 a 1,5 mg/dℓ	2,64	1,76 a 3,94
D-dímero	≥ 0, 5 mg/ℓ	3,17	2,57 a 3,91
DHL	Elevado	5,84	4,25 a 8,04

PCR: proteína C reativa; CK: creatinoquinase; AST: aspartato aminotransferase; ALT: alanina aminotransferase; DHL: desidrogenase láctica. Fonte: Malik P *et al.*, 2021.

A síndrome pós-COVID-19 ou "*long* COVID" foi assim caracterizada pela OMS: "ocorre em indivíduos com histórico de infecção provável ou confirmada por SARS-CoV-2, geralmente no intervalo de 3 meses do início da COVID-19, com sintomas que duram pelo menos 2 meses e não podem ser explicados por um diagnóstico alternativo. Os sintomas comuns incluem fadiga, falta de ar, disfunção cognitiva, mas também outros, e geralmente têm impacto no desempenho funcional diário. Os sintomas podem ser um novo início após a recuperação inicial de um episódio agudo de COVID-19 ou persistir desde a doença inicial. Os sintomas também podem flutuar ou recair ao longo do tempo".

O seguimento do paciente após COVID-19 é outro grande desafio de saúde pública. Deve ser feita idealmente por equipe multiprofissional para avaliação, seguimento e manejo das sequelas. Suporte de reabilitação física, nutricional e de saúde mental podem ser necessários aos pacientes gravemente acometidos.

Diagnóstico de COVID-19

Nancy Bellei

A pandemia de COVID-19 trouxe um desafio importante para o sucesso das intervenções não farmacológicas de isolamento social. Nesse sentido, foi fundamental o avanço obtido com o rápido desenvolvimento de novos testes diagnósticos para a detecção de SARS-CoV-2. Esta seção oferece uma orientação geral, mas à medida que a pandemia evolui novos recursos podem estar disponíveis.

Os testes laboratoriais para a detecção de SARS-CoV-2 em indivíduos sintomáticos ou assintomáticos envolvem a compreensão de vários fatores para a melhor abordagem diagnóstica. Assim, o cenário pandêmico, a prevalência de infecção na comunidade, a população a ser testada, se ambulatorial ou hospitalar, além dos objetivos da testagem como o diagnóstico rápido para isolamento ou quarentena, intervenções clínicas, inclusão de indivíduos em ensaios clínicos ou acompanhar a evolução viral, por exemplo, a detecção de variantes do SARS-CoV-2, determinam o melhor fluxograma diagnóstico a ser conduzido. Os fatores extrínsecos que afetam o desempenho do ensaio incluem além dos citados anteriormente a gravidade da doença, o tempo de coleta da amostra em relação à exposição ou início dos sintomas, o tipo de amostra e a qualidade da amostra, por exemplo, a manutenção da cadeia de frio durante o transporte da amostra coletada até o laboratório onde será realizado esse teste. A preservação da amostra é muito importante, pois o RNA viral é extremamente lábil; os tubos de coleta que contêm o *swab* devem ser armazenados entre 2 e 8°C por até 72 horas depois da coleta. Caso o exame não seja realizado nesse curto período de tempo, a amostra deve ser armazenada pelo menos a –70°C.

Nesta seção, discutiremos os testes utilizados costumeiramente pelos clínicos para documentação da infecção pelo coronavírus (detecção de antígeno ou material genético – RNA viral) e também abordaremos os testes de detecção da resposta imunológica (teste de anticorpos). Estes últimos foram utilizados inicialmente para entendimento de infecção prévia, mas atualmente, com grande parte da população vacinada, têm seu uso reservado para avaliação da resposta vacinal ou, excepcionalmente, em indivíduos não vacinados, para entendimento de infecção anteriormente adquirida.

A Figura 52.27 ilustra as fases da replicação viral, a probabilidade de detecção pelos testes disponíveis e a resposta imune humoral desencadeada pela infecção.

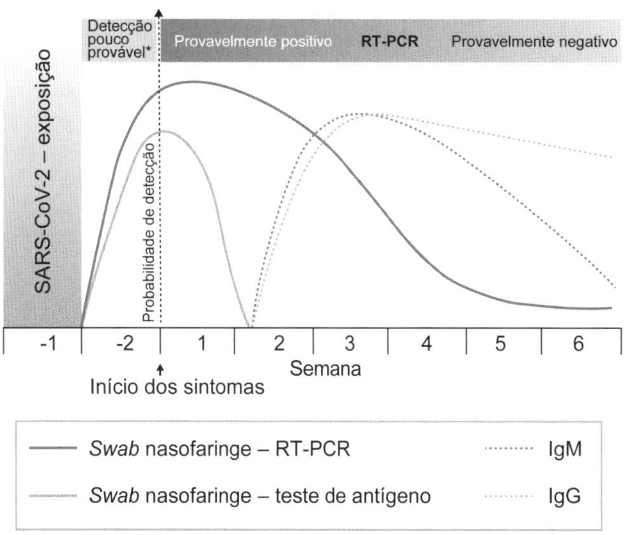

FIGURA 52.27 *Detecção na fase pré-sintomática relacionada com a sensibilidade dos testes utilizados. Ig: imunoglobulina; IgM: imunoglobulina da classe M; IgG: imunoglobulina da classe G; PCR: reação em cadeia da polimerase; RT-PCR: reação em cadeia da polimerase em tempo real. Adaptada de Fay, Alvarez-Moreno, Bonvehi *et al.*, 2021.

TESTES PARA DEFINIÇÃO DE INFECÇÃO ATUAL POR SARS-COV-2 EM INDIVÍDUOS SINTOMÁTICOS OU ASSINTOMÁTICOS

Testes moleculares ou testes de amplificação do material genético viral (ácido ribonucleico – RNA)

Os métodos para detecção do ácido nucleico viral incluem a transcrição reversa seguida da reação em cadeia da polimerase em tempo real (RT-PCR) e ensaios de amplificação isotérmica (Lamp – loop-mediated isothermal amplification).

Os testes podem detectar o SARS-CoV-2 isoladamente ou o SARS-CoV-2 em painel viral que incluem outros patógenos respiratórios virais, inclusive os coronavírus endêmicos (OC-43, NL63, HKU, 229E) além de alguns agentes bacterianos. A maioria dos ensaios é realizada em laboratório; no entanto, alguns podem ser realizados nos locais de atendimento de pacientes, como a ampliação isotérmica.

Os testes moleculares podem ser realizados em amostras coletadas por meio de *swab* ou esfregaço de espécimes respiratórios superiores, como nasofaringe, nasal (idealmente meato nasal médio) ou saliva. Esta etapa é fundamental para a obtenção de resultados confiáveis, sendo a coleta de material da mucosa nasofaríngea a melhor espécime de trato respiratório superior para detecção viral. Em situações especiais, diante de dificuldade de coleta em crianças, em pacientes hospitalizados, poderá ser obtida a coleta de orofaringe, escarro, aspirados de nasofaringe ou traqueais, e a depender da validação dos protocolos laboratoriais, em lavado brônquico e outros materiais como as fezes, amplificando a possibilidade diagnóstica.

Reação em cadeia da polimerase em tempo real (RT-PCR)

Este teste é considerado o teste padrão-ouro para a detecção de infecção viral. São testes de elevada sensibilidade (90 a 99%) e alta especificidade, tanto maior se os diferentes protocolos laboratoriais detectam um ou mais genes do ácido ribonucleico (RNA) viral. Como veremos a seguir, no atual cenário, o teste permite o diagnóstico em pacientes sintomáticos e assintomáticos, imunizados ou não, e naqueles que apresentam reinfecção.

Vários genes podem ser utilizados como alvo na detecção por diversos *kits* comerciais ou protocolos *in-house* desenvolvidos e disponibilizados desde o início da pandemia de COVID-19. As sequências-alvo mais comuns são os genes N, E, RdRp e ORF1ab. Os protocolos que incluem maior número de alvos gênicos mostraram-se mais eficazes na detecção das diferentes variantes que surgiram desde o início da pandemia. Dessa forma, o resultado expresso após análise laboratorial dos diferentes serviços diagnósticos poderá incluir a detecção de diferentes alvos genéticos virais e, a depender da fase da infecção, podemos observar discordâncias em resultados, normalmente liberados como detectável ou não detectável, de acordo com o limite de detecção padronizado em diferentes protocolos e plataformas utilizadas nos vários laboratórios de rotina.

O tempo para obtenção dos resultados dependerá da logística de envio dos *swabs* coletados até a entrada no laboratório, as plataformas utilizadas para a extração e amplificação de RNA e a disponibilidade de equipamentos automatizados, além da quantidade de amostras diárias. Em geral, o tempo de execução varia de 60 minutos a 4 horas.

As amostras com resultados detectáveis dependem da amplificação de um ou mais alvos genéticos do SARS-CoV-2 após a etapa inicial de extração de RNA e transcrição reversa (RNA-DNA). Por meio da técnica de PCR em tempo real, a amplificação de DNA ocorre por alternância de temperatura e é medida pela fluorescência emitida pelo fluoróforo durante a polimerização mediada pela polimerase. Este processo é geralmente repetido cerca de 40 a 45 vezes (ciclos) e a placa teste com várias amostras pode ser concluída em cerca 1,3 hora nos termocicladores disponíveis atualmente. A fluorescência mínima (*threshold*) obtida na fase exponencial de amplificação dos genes-alvo do coronavírus analisados no ensaio é usada para cálculo do limite de ciclos de cada amostra. O Ct (*cycle threshold*) representa o número de ciclos da reação que são necessários para início da amplificação. Assim, quanto maior a quantidade de material genético na amostra menor será o valor de Ct.

Embora os resultados expressos pelos laboratórios sejam qualitativos, o valor de Ct das amostras de secreções respiratórias tem sido utilizado como uma inferência quantitativa da carga viral, em diferentes estudos publicados na literatura. No entanto, o Ct não pode ser utilizado como medida de carga viral, pois existem ensaios específicos que quantificam o número de cópias virais. Por outro lado, o valor de Ct obtido para uma determinada amostra será diferente em diferentes laboratórios, dependendo da plataforma de teste e de outros fatores.

Para o diagnóstico da infecção por COVID-19 e manejo de pacientes, seja para isolamento ou tratamento, o ideal é a realização dos testes o mais precoce possível, após o início dos sintomas. Não está claro qual o melhor momento para a coleta da amostra em pacientes sintomáticos, particularmente com o advento de múltiplas variantes com características virológicas diversas e no cenário de populações mais ou menos imunizadas. Recomenda-se que os testes diagnósticos sejam realizados preferencialmente na primeira semana de sintomas.

Em geral, após um **diagnóstico molecular inicial detectável**, não há indicação de repetição do teste no fim do período de isolamento do paciente, exceto em situações especiais. É importante ressaltar que nem sempre um resultado de teste molecular considerado positivo (detectável) é evidência direta da presença de vírus capaz de se replicar ou ser transmitido a outros indivíduos; aprofundaremos essa questão mais adiante. Um paciente com RNA residual detectável mais de 10 a 14 dias após o início da infecção, provavelmente não apresenta uma infecção com potencial transmissão; porém, o clínico deverá avaliar a presença de imunossupressão, a gravidade dos sintomas apresentados pelo paciente e os aspectos virológicos no contexto de novas variantes, situações em que a excreção viral prolongada pode estar relacionada com infectividade persistente.

Em algumas situações, há necessidade de testagem de indivíduos na ausência de sintomatologia como nos casos de avaliação pré-operatória, em viajantes, em contatantes assintomáticos de pacientes confirmados. Os testes de RT-PCR são os testes de escolha para testagem de pacientes assintomáticos. Esses indivíduos podem ser persistentemente assintomáticos e infectados ou pacientes pré-sintomáticos, a história de contato prévio e o tempo decorrido até o teste são dados importantes. Essas situações costumam gerar dúvidas quando o resultado do teste molecular é positivo. Embora o resultado do Ct não seja rotineiramente disponível nos laudos de exames, caso seja possível esta informação, em termos gerais, um alto valor de Ct/baixa carga viral, em paciente assintomático, provavelmente representa a detecção de RNA residual, sem impacto em saúde pública e importância em termos de controle de infecção, principalmente em situação epidemiológica de baixa incidência na população. Entretanto, esse resultado, pode representar uma detecção precoce de RNA em paciente pré-sintomático, principalmente em cenário epidemiológico em que a incidência de infecção é elevada e crescente. Se os valores de Ct/cargas virais não estiverem disponíveis (p. ex., algumas plataformas não exibem valores Ct) é recomendável assumir que o resultado positivo representa infecção viral potencialmente contagiosa. Nesses casos, é apropriado testar uma nova coleta em 24 a 48 horas, preferencialmente em plataforma em que se possa recuperar o valor de Ct além de observar a evolução do caso e o surgimento de sintomas após a coleta da amostra testada.

Os resultados de testes de RT-PCR negativos em pessoas assintomáticas no 5º dia após a exposição recente a contato confirmado permitem excluir com razoável acurácia a presença de infecção.

Detecção do RNA viral por amplificação isotérmica – RT-Lamp

Este método molecular baseia-se na amplificação do DNA em uma única temperatura, portanto diferente do ensaio de real time PCR (temperaturas diferentes). A transcrição reversa (RNA-DNA) e amplificação do DNA são realizadas em tubo único, o que confere vantagem do método com redução do tempo de reação em relação à técnica RT-PCR. O ensaio pode ser realizado em equipamentos menos robustos, do tipo *"point of care"*, de fácil execução, com resultados em 5 a 20 minutos com custo relativamente menor que o teste de RT-PCR. Existem plataformas diferentes para testagem em amostras de *swab* nasofaringe ou saliva.

A sensibilidade dos testes isotérmicos rápidos comercialmente disponíveis foi menor que o RT-PCR, 73 a 84% em alguns estudos, embora mantenha especificidade elevada. Por esse motivo, diante de um resultado de teste isotérmico rápido negativo em um indivíduo com alta suspeita clínica de infecção por SARS-CoV-2, este deve ser confirmado com o teste padrão-ouro.

Teste de detecção de antígeno de SARS-CoV-2

Esses testes, atualmente amplamente disponíveis, diferem de testes moleculares, como RT-PCR, porque são desenvolvidos para detectar a presença de proteínas virais usando o método de imunocromatografia de fluxo lateral.

Os testes rápidos de antígeno têm como alvo a proteína do nucleocapsídio do SARS-CoV-2, a proteína mais abundante expressa pelo vírus, relativamente conservada nas variantes virais conhecidas até o momento. Essa proteína é produzida durante a replicação viral; portanto, guarda relação com essa fase da infecção, quanto maior a carga viral maior a chance de detecção, pois mais proteínas virais estarão presentes na secreção respiratória. Assim, os testes rápidos de antígeno avaliam apenas infecção aguda, não infecção prévia.

O teste pode ser realizado em amostras de *swab* nasal ou nasofaringe. É um teste de fácil realização, não exige equipamentos sofisticados, tem bom custo-benefício e pode ser utilizado amplamente em diferentes cenários. As mesmas considerações com relação à qualidade da amostra, descritas anteriormente para os testes moleculares, são relevantes para um ótimo resultado dos testes de antígeno. A implantação independente dos laboratórios centrais, o custo relativamente barato em relação ao RT-PCR e a facilidade em interpretar os resultados visuais em até 15 minutos, permitem que muitos testes possam ser realizados por indivíduos da população em geral, inclusive no autoteste e em situações de triagem em ambientes públicos. Uma grande vantagem desses ensaios é a menor probabilidade de detectar ácido nucleico viral residual, remanescente de uma infecção remota, em indivíduos recuperados. Isto reduz a chance de precauções de isolamento e quarentena desnecessárias e repetições subsequentes de testes. A escolha ou não dos testes de antígeno deve ser respaldada nos objetivos da testagem, se diagnóstico clínico ou triagem para diferentes situações como pré-operatório, viagens, ambientes de trabalho, escolas ou eventos coletivos. Em cada contexto as limitações do teste devem ser consideradas.

Os testes de antígeno têm maior sensibilidade nos primeiros dias de sintomas e muitos estudos associam a ocorrência de teste de antígeno positivo a potencial transmissibilidade do paciente. No entanto, em pacientes assintomáticos, sintomáticos com baixa carga viral, principalmente após a primeira semana de sintomas, poderá haver resultado falso-negativo quando utilizado no diagnóstico laboratorial dos pacientes ou de seus contatos. Diante de caso suspeito de infecção por SARS-CoV-2 e teste de antígeno negativo, deve-se testar nova amostra do paciente para confirmação laboratorial pela técnica de RT-PCR.

Em casos de maior probabilidade pré-teste, como alta incidência de infecção na comunidade, ou na avaliação de indivíduo com história de contato domiciliar ou contínuo com um caso com COVID-19, o julgamento clínico deve determinar se um resultado de antígeno positivo para um indivíduo assintomático deve ser seguido por um teste molecular confirmatório. Embora haja uma grande variabilidade na sensibilidade dos diferentes testes de antígeno disponíveis, normalmente de 30 a 40% menor que a sensibilidade do RT-PCR, dependendo se os indivíduos testados são sintomáticos ou assintomáticos, no entanto, em relação à especificidade, os testes de antígeno geralmente são bem aceitáveis quando comparados ao RT-PCR.

A Figura 52.28 é um algoritmo sugerido pela OMS para utilização dos testes de antígeno em diferentes cenários.

Testes de sequenciamento genômico

As plataformas de sequenciamento genômico têm sido utilizadas desde o início da pandemia para identificação de mutações que podem acarretar novas variantes do vírus. Em uma busca por entender evolutivamente o SARS-CoV-2, *Next Generation sequencing* (NGS), seja apenas de regiões específicas como a *Spike* ou o de genoma completo, *Whole Genome Sequencing* (WGS), são ferramentas que permitem estabelecer a taxa de evolução viral, a epidemiologia das novas variantes em diversas regiões do mundo, além da patogênese e escape imune quando relacionada com dados de reprodutibilidade da infecção, hospitalização e mortalidade. No entanto, essas técnicas não estão rotineiramente disponíveis na maioria dos laboratórios de rotina, e sim em instituições de pesquisa. Ainda, são procedimentos laboratoriais que demandam elevada *expertise* e de custo elevado.

Testes para detecção de anticorpos dirigidos contra o vírus SARS-CoV-2

Antes do início da pandemia de COVID-19, os testes sorológicos para diagnóstico de infecção prévia ou resposta vacinal a antígenos virais de vírus respiratórios estavam restritos a laboratórios de pesquisa ou de referência de vigilância de influenza, principalmente na avaliação da recomendação de novas formulações ou estudos clínicos de vacinas de influenza.

Com o advento da pandemia e a escassez inicial da possibilidade de realização de RT-PCR, a técnica padrão-ouro para o diagnóstico de infecção aguda, rapidamente, os testes imunocromatográficos de fluxo lateral de resultado rápido (5 a 15 min) foram amplamente disponibilizados no mercado. Esses testes possibilitaram a detecção de IgG e IgM ou imunoglobulinas totais nas placas de leitura visual. Assim, por alguns meses, antes da maior disponibilidade de testes moleculares e da subsequente disponibilidade de testes de detecção de antígeno, os testes de ponta de dedo de detecção de anticorpos em sangue capilar foram utilizados para diagnóstico de infecção recente ou prévia, principalmente no período anterior à disponibilidade de vacinas. Posteriormente, os testes diagnósticos de infecção (RT-PCR e antígeno) e os testes sorológicos de detecção de anticorpos (punção venosa) se mostraram muito superiores em sensibilidade e especificidade. Dessa forma, esses testes rápidos de detecção de IgM e IgG, por punção de sangue capilar em ponta de dedo, não são mais recomendados para fins diagnósticos de COVID-19 ou de inquéritos populacionais de resposta imune.

A resposta imune à infecção pelo SARS-CoV-2 inclui anticorpos dirigidos contra proteínas S (*spike*) constituinte da superfície externa do vírus e N (nucleoproteína), já comentada anteriormente

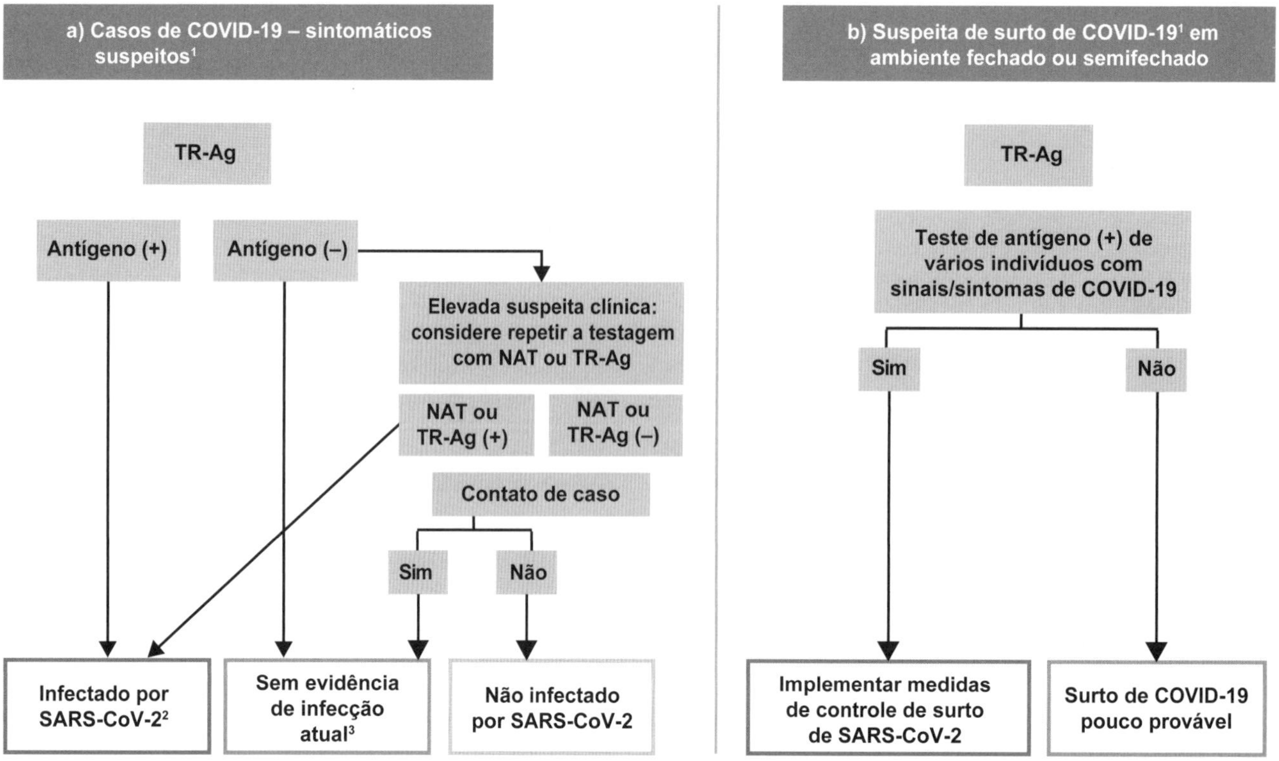

Os resultados do TR-Ag serão mais confiáveis em áreas onde há transmissão comunitária contínua (≥ 5% de taxa de positividade do teste).

FIGURA 52.28 Algoritmo sugerido pela OMS para utilização dos testes de antígeno em diferentes cenários. [1]Em cenário de elevada prevalência testes de antígenos podem ser utilizados durante surtos em instituições fechadas considerando testes de sensibilidade > 80%. [2]Testes de antígeno de elevada especificidade permitem a confirmação diagnóstica. [3]Casos suspeitos, sintomáticos, teste de antígeno com elevada sensibilidade, cenário de prevalência elevada, não há necessidade de confirmação por RT-PCR. NAT: teste de amplificação de ácido nucleico; TR-Ag: teste rápido de detecção de antígeno. Adaptada de World Health Organization (WHO), 2021.

quando da descrição dos testes de detecção de antígeno. A proteína S contém duas subunidades, S1 e S2, e na subunidade S1 está o RBD (*receptor binding domain*), principal ponto de ligação do vírus aos nossos receptores celulares (AC2). Assim, RBD é o principal alvo para anticorpos neutralizantes. Após 1 semana ou até 21 dias do início da infecção, os anticorpos das classes IgM, IgG e IgA podem ser detectados no soro. A dinâmica de elevação e declínio na detecção de IgM e IgG apresentou-se de forma muito diversificada nas diferentes fases da pandemia. Assim, anticorpos IgM e IgG foram detectados quase simultaneamente, principalmente em pacientes mais graves, no início da pandemia. Na reinfecção, e posteriormente em infecções detectadas em pacientes vacinados frequentemente, a IgM pode não ser detectada e a IgG pode aparecer precocemente; na maioria dos pacientes infectados, a IgM tende à queda progressiva, mas há casos descritos de persistência prolongada. A detecção IgG decai mais lentamente, tanto em indivíduos infectados, reinfectados ou vacinados, exibindo ampla variedade de títulos dependendo do histórico individual de infecção previa e/ou vacinação, idade e condições de imunossupressão. A IgA secretora desempenha um papel importante na proteção de superfícies mucosas contra patógenos, neutralizando vírus respiratórios, incluindo o SARS-CoV-2. Neste atual momento da pandemia não temos mais utilizado a detecção de IgA para diagnóstico laboratorial, embora seja objeto de avaliação em alguns ensaios clínicos de vacinas.

Embora anticorpos neutralizantes possam não ser detectados em pacientes com doença leve ou assintomática ou previamente vacinados, a resposta imune permanece intacta, mesmo com perda de anticorpos específicos ao longo do tempo, devido à persistência de células B de memória. A resposta imune adaptativa mediada por células T que ocorre após a infecção ou a vacinação, provavelmente, contribui para a proteção contra exposição subsequente ao SARS-CoV-2. Há alguns testes que permitem a avaliação da resposta imune celular ao SARS-Cov-2; esses ensaios, utilizados em laboratórios de pesquisa, envolvem, em geral, elevada complexidade laboratorial, difícil perspectiva de disponibilidade em larga escala e custo elevado.

Os testes sorológicos atualmente disponíveis são os testes do tipo imunoenzimático (ELISA), de quimioluminescência e a pesquisa de anticorpos neutralizantes. Os anticorpos detectados nos dois primeiros testes são ensaios padronizados para detecção da resposta humoral contra antígenos de SARS-CoV-2 do tipo N e/ou S (porções S1 e S2), S1 que inclui a porção RDB ou RDB exclusivamente. Assim, podem obter resultados diversos como segue:

- Infecção prévia – possível detecção de anticorpos anti-S e/ou anti-N
- Infecção prévia e imunização com qualquer plataforma vacinal – possível detecção de anticorpos anti-S e/ou anti-N
- Ausência de infecção prévia e imunização com vacinas celulares (vírus inativados) – possível detecção de anticorpos anti-N e/ou anti-S
- Ausência de infecção prévia e imunização com vacinas de RNA mensageiro ou vetor viral (proteína *spike*) – possível detecção de anticorpos anti-S.

Recentemente foram disponibilizados testes comerciais quantitativos, mas esses testes não foram ainda devidamente estudados para se compreender os diferentes níveis de proteção contra a

COVID-19 fornecidos por uma resposta imune à vacinação. Portanto, exceto em situações excepcionais, os testes de anticorpos não são recomendados para avaliar a imunidade pós-vacinal a COVID-19.

Os testes que incluem a detecção de anticorpos neutralizantes determinam a capacidade funcional dos anticorpos para prevenir a infecção por SARS-CoV-2 *in vitro*. Esses testes avaliam a inibição do crescimento viral em cultura de células quando incubadas com soro ou plasma. O teste de neutralização por redução de placas de lise (PRNT) é considerado o teste mais sensível e mais específico para detecção e quantificação dos anticorpos neutralizantes, sendo o método de referência para a avaliação da resposta imune protetora após a vacinação. No entanto, é teste que demanda elevada complexidade e *expertise*, além de ser realizado somente em laboratórios de elevada segurança (BSL-3) por incluir vírus viável para realização das placas teste.

Testes de neutralização competitiva (cVNT) também foram desenvolvidos e são comercialmente disponíveis. Esses são testes de anticorpos de ligação padronizados para detectar qualitativamente anticorpos potencialmente neutralizantes, geralmente aqueles que impedem a interação do RBD com o receptor ACE-2. Alguns autores se referem a esses testes como ensaio imunoenzimático funcional. Embora haja uma correlação razoável desse tipo de teste ao PRNT, não há estudos que avaliem de forma consistente esses resultados e o grau de resposta a imunização bem como a proteção a infecção, hospitalização ou óbito.

Os anticorpos neutralizantes produzidos após a infecção ou a vacinação podem não ser detectados após meses, o que não significa que o indivíduo não tenha nenhum grau de proteção contra a COVID-19. Embora esses ensaios de neutralização atualmente sejam usados como possíveis marcadores de proteção em estudos epidemiológicos e clínicos, na prática clínica não são recomendados para avaliar a imunidade pós-vacinal, a necessidade de vacinação em uma pessoa não vacinada ou para determinar a necessidade de isolamento, após um contato próximo com caso confirmado para infecção por SARS-CoV-2. Assim, todos devem receber as doses de vacinas recomendadas, manter suas vacinas em dia e manter as orientações de proteção, mesmo que reportem histórico de infecção prévia e/ou imunização e apresentem anticorpos detectáveis.

Tratamento da COVID-19

Paulo Roberto Abrão Ferreira

INTRODUÇÃO

Esta seção tem como objetivo discutir as terapêuticas específicas na COVID-19. Incluímos apenas as terapêuticas recomendadas internacionalmente, até a data atual. Medicamentos não detalhados nessa revisão não apresentaram nível de evidência para sua indicação, baseado na melhor ciência praticada, por meio de ensaios clínicos randomizados e metanálises, em detrimento dos estudos observacionais. Levamos em conta as evidências de eficácia, segurança, custos e disponibilidade, conforme as principais diretrizes internacionais. Procuramos abranger as condutas para pacientes ambulatoriais, internados em enfermarias e internados em unidades de terapia intensiva.

No entanto, é muito importante salientar que a alta velocidade na mudança dessas evidências, com muitos estudos em andamento, podem trazer novas informações, capazes de suplantar as atuais. Recomenda-se sempre consultar as diretrizes interinas, como as da Organização Mundial de Saúde (OMS), dos Centers for Disease Control and Prevention (CDC, EUA), Painel de Diretrizes Terapêuticas para COVID-19, National Institutes of Health (NIH, EUA), além dos documentos governamentais e das sociedades médicas brasileiras e internacionais.

CONDUTAS GERAIS

O tratamento analgésico e antipirético poderá ser feito com dipirona ou paracetamol. Em caso de dores mais intensas, poderão ser utilizados opioides. No entanto, não se recomenda o uso de anti-inflamatórios não esteroides, pelos seus potenciais efeitos adversos, como hemorragia digestiva, toxicidade renal, toxicidade hepática, dentre outros.

Perante um caso de COVID-19, faz-se necessário considerar uma série de condutas gerais. O diagnóstico diferencial e coinfecções com outras causas de SRAG, como, por exemplo, a influenza sazonal, quando deve ser introduzido tratamento antiviral (p. ex., oseltamivir), conforme as diretrizes vigentes. Considerar tratamento empírico para pneumonia bacteriana em pacientes selecionados, com novo episódio de febre após defervescência, com nova consolidação na imagem do tórax ou sinais laboratoriais que apontem para infecção bacteriana (leucocitose, neutrofilia, aumento da proteína C reativa, aumento da procalcitonina, entre outras). Resultado de procalcitonina normal pode ser útil para sugerir contra uma pneumonia bacteriana; no entanto, procalcitonina elevada foi descrita em COVID-19, particularmente no fim do curso da doença, e não indica necessariamente infecção bacteriana.

Como se trata de uma doença com importante ativação endotelial, há uma tendência para fenômenos tromboembólicos, com frequência e potencialmente graves na COVID-19. A tromboprofilaxia deverá ser instituída em todos os pacientes internados, salvo em contraindicações absolutas. O rastreamento de fenômenos tromboembólicos também é recomendado, quando há quadros sugestivos, especialmente em pacientes mais graves. Recomenda-se consultar as mais recentes diretrizes internacionais.

Tratamentos imunomoduladores, indicados para diversas doenças, antes do início da COVID-19 devem ser mantidos, substituídos ou suspensos, conforme a avaliação de cada paciente.

Quanto aos medicamentos de uso contínuo, como inibidores da enzima conversora de angiotensina (IECA), antagonistas dos receptores de bradicinina (BRA), evidências não apoiam uma associação entre o uso de inibidores do sistema renina-angiotensina e doença mais grave. O SARS-CoV-2 utiliza receptores de enzima conversora da angiotensina do tipo 2 (ECA-2), para entrar na célula humana. Houve a hipótese de que os IECA poderiam influenciar na gravidade da doença, mas isso não foi comprovado.

Estatinas e ácido acetilsalicílico devem ser mantidos. Estudos retrospectivos sugeriram que o uso de estatinas está associado a uma taxa mais baixa de admissão à unidade de terapia intensiva ou morte em pacientes com COVID-19. As estatinas são inibidores conhecidos da via do fator de diferenciação mieloide 88 (MYD88), que resulta em inflamação acentuada, e foi relatado que estabilizam os níveis de MYD88 no cenário de estresse externo *in vitro* e em estudos com animais. A desregulação de MYD88 foi observada e associada a resultados ruins em infecções por SARS-CoV e MERS-CoV, mas isso não foi descrito com SARS-CoV-2. Da mesma forma, dados observacionais sugerem que o uso basal de ácido acetilsalicílico está associado a menor mortalidade entre pacientes com COVID-19.

As medidas de prevenção não farmacológicas (uso de máscaras, higiene das mãos, precauções de contato e respiratórias, entre outras) e vacinação são fundamentais para conter o espalhamento da doença e o acometimento de outros suscetíveis, em particular aquele com fatores que levam a alto risco de evolução para formas graves da doença. Essas medidas devem ser estritamente seguidas na comunidade e nos serviços de saúde.

TRATAMENTO ESPECÍFICO

A seguir, expomos os fármacos que apresentam evidências para uso clínico, conforme a literatura médica atual. Alguns desses medicamentos ou algumas de suas indicações podem não estar aprovadas no Brasil ou estarem em análise pela Anvisa. Além disso, mesmo as medicações aprovadas pela Anvisa podem não estar incorporadas no SUS. Por boas práticas médicas, toda terapêutica deve ser submetida a uma avaliação de custo efetividade, conforme o cenário no qual será implementada. Em particular, a maioria das medicações contra a COVID-19 apresentam alto custo. Essa variável sempre deve ser analisada, em especial no âmbito da saúde pública brasileira.

O tratamento indicado para a COVID-19 depende da fase na história natural da doença e de fatores de risco que os pacientes tenham para evoluir com formas graves e potencialmente fatais. Assim, cada caso deve ser classificado, conforme os seguintes critérios, associados aos testes diagnósticos comprobatórios da COVID-19.

Pacientes que, geralmente, não estão hospitalizados:

- Assintomáticos ou pré-sintomáticos
  - **Doença leve** – sintomas leves como febre, tosse, alterações do olfato e paladar, mas sem dispneia.

Pacientes hospitalizados:

- **Doença moderada** – acometimento do trato respiratório inferior, mas ainda com oximetria maior que 94%
- **Doença grave** – oximetria abaixo de 94%, frequência respiratória maior que 30 por minuto e infiltrado pulmonar na tomografia de tórax maior que 50%
- **Doença crítica** – insuficiência respiratória, choque, falência ou disfunção de múltiplos órgãos.

Com base na patogênese da COVID-19, as abordagens que têm como alvo o próprio vírus (p. ex., antivirais, imunidade passiva, anticorpos monoclonais, interferons) são mais propensas a funcionar no início do curso da infecção, enquanto as abordagens que modulam a resposta imune podem ter mais impacto mais tarde no curso da doença (Figura 52.29).

Pacientes não hospitalizados ou hospitalizados por outras enfermidades

Entre os tratamentos avaliados em pacientes ambulatoriais com COVID-19 leve, a terapia com anticorpos monoclonais mostrou um benefício para pacientes com alguns fatores de risco para doença grave. No entanto, alguns desses agentes requerem administração parenteral e devem ser administrados no início do curso da doença; esses fatores tornam a administração operacionalmente complicada em muitos ambientes ambulatoriais.

A Food and Drug Administration (FDA) nos EUA caracteriza os pacientes para receberem os tratamentos (autorização para uso emergencial – AUE) na fase pré-hospitalar, conforme as apresentações leve e moderada da COVID-19 (p. ex., sem necessidade de oxigênio suplementar ou, se em uso de oxigênio suplementar crônico, sem necessidade de oxigênio aumentado), que apresentam certos fatores de risco para doença grave. Esses fatores de risco para adultos (≥ 18 anos) incluem qualquer um dos seguintes:

- Idade mais avançada (≥ 65 anos)
- Índice de massa corporal (IMC) ≥ 25 kg/m^2
- Gravidez
- Doença renal crônica
- Diabetes melito
- Imunossupressão (doença imunossupressora ou tratamento)
- Doença cardiovascular (incluindo doença cardíaca congênita) ou hipertensão
- Doença pulmonar crônica (p. ex., doença pulmonar obstrutiva crônica [DPOC], asma [moderada a grave], doença pulmonar intersticial, fibrose cística, hipertensão pulmonar)
- Doença falciforme
- Distúrbios do neurodesenvolvimento (p. ex., paralisia cerebral) ou outras condições clinicamente complexas (p. ex., síndromes genéticas ou metabólicas e anomalias congênitas graves)

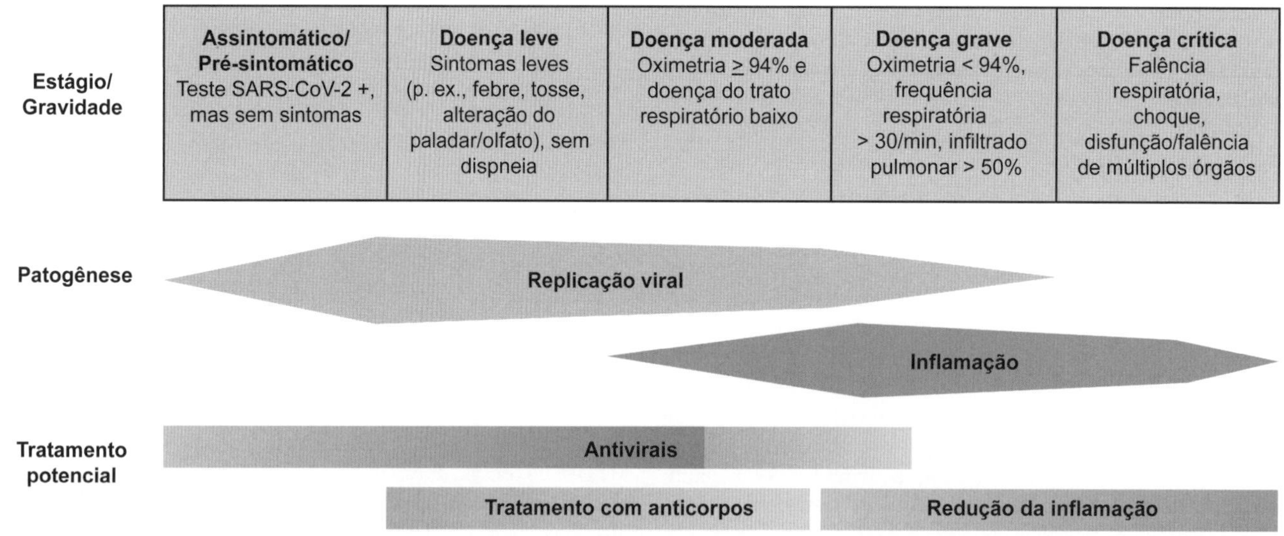

FIGURA 52.29 Evolução dos estágios/gravidade de doença, patogênese e potenciais tratamentos para cada fase. Adaptada de Ghandi, 2020.

- Dependência de uma tecnologia relacionada à medicina (p. ex., traqueostomia, gastrostomia ou ventilação com pressão positiva [não relacionada com a COVID-19]).

Além disso, outras condições podem colocar um indivíduo em alto risco de progressão para COVID-19 grave, e o uso de terapia com anticorpos monoclonais não está estritamente limitado àqueles com os fatores de risco listados anteriormente. Deve haver uma análise individual de cada caso.

Antivirais

Nirmatrelvir potencializado por Ritonavir

Nirmatrelvir (PF-07321332) é um inibidor de protease oralmente biodisponível, que é ativo contra MPRO, uma protease viral, que desempenha um papel essencial na replicação viral ao clivar as duas poliproteínas virais. Demonstrou atividade antiviral contra todos os coronavírus conhecidos por infectar humanos. Nirmatrelvir é potencializado com ritonavir, um forte inibidor do citocromo P450 (CYP) 3A4 e agente de reforço farmacocinético. O ritonavir é necessário para aumentar as concentrações de nirmatrelvir para os intervalos terapêuticos-alvo.

No estudo EPIC-HR, o nirmatrelvir potencializado com ritonavir reduziu o risco de hospitalização ou morte em 88%, em comparação com placebo em adultos não hospitalizados com infecção por SARS-CoV-2 confirmada em laboratório. Essa eficácia é comparável às eficácias relatadas para sotrovimabe (ou seja, redução relativa de 85%) e rendesivir (ou seja, redução relativa de 87%) e maior que a eficácia relatada para o molnupiravir (ou seja, redução relativa de 30%).

Espera-se que o nirmatrelvir potencializado com ritonavir seja ativo contra a variante Ômicron, embora os dados *in vitro* e *in vivo* sejam atualmente limitados. Devido ao potencial de interações medicamentosas significativas com medicamentos concomitantes, esse regime pode não ser a escolha segura para todos os pacientes.

Nirmatrelvir 300 mg com ritonavir 100 mg, VO, 2 vezes/dia durante 5 dias, iniciado o mais rápido possível e dentro de 5 dias do início dos sintomas em pessoas com idade $\geq$ 12 anos e peso $\geq$ 40 kg (AIIa).

Nirmatrelvir potenciado com ritonavir tem interações medicamentosas significativas e complexas, principalmente em virtude do componente ritonavir da combinação.

Antes de prescrever nirmatrelvir potencializado com ritonavir, os médicos devem revisar cuidadosamente os medicamentos concomitantes do paciente, incluindo medicamentos de venda livre e suplementos de ervas, para avaliar possíveis interações medicamentosas.

Molnupiravir

Molnupiravir é o profármaco oral da beta-D-N4-hidroxicitidina (NHC), um ribonucleosídeo que apresenta ampla atividade antiviral contra vírus de RNA. A captação de NHC por RNA-polimerases dependentes de RNA viral resulta em mutações virais e mutagênese letal.

O molnupiravir tem uma atividade antiviral potente contra o SARS-CoV-2. Como agente antiviral ribonucleosídeo mutagênico, existe um risco teórico de que o molnupiravir seja metabolizado pela célula hospedeira humana e incorporado ao DNA do hospedeiro, levando a mutações. O molnupiravir foi avaliado em dois ensaios de mutagenicidade *in vivo*, em roedores. Um estudo produziu resultados ambíguos; no outro estudo, não houve evidência de mutagenicidade. A FDA concluiu que, com base nos dados de genotoxicidade disponíveis e na duração de 5 dias do tratamento, o molnupiravir tem um baixo risco de genotoxicidade. Além disso, houve preocupações sobre os efeitos potenciais do molnupiravir nas taxas de mutação do SARS-CoV-2; a FDA está exigindo que o fabricante estabeleça um processo para monitorar bancos de dados genômicos para o surgimento de variantes do SARS-CoV-2.

No estudo MOVe-OUT, o molnupiravir reduziu a taxa de hospitalização ou morte em 30% em comparação com o placebo. Embora as diferentes opções de tratamento não tenham sido comparadas diretamente nos ensaios clínicos, recomenda-se o uso de molnupiravir apenas quando o nirmatrelvir potencializado com ritonavir, sotrovimabe e rendesivir não estão disponíveis ou não podem ser administrados, porque o molnupiravir tem eficácia menor do que as outras opções. Espera-se que o molnupiravir seja ativo contra o Ômicron VOC, embora os dados *in vitro* e *in vivo* sejam atualmente limitados.

Molnupiravir 800 mg, VO, 2 vezes/dia durante 5 dias, iniciado o mais rápido possível e dentro de 5 dias do início dos sintomas em pessoas com idade $\geq$ 18 anos SOMENTE quando nenhuma outra opção estiver disponível.

A FDA dos EUA afirma que o molnupiravir não é recomendado para uso em pacientes grávidas em virtude das preocupações sobre os casos de toxicidade fetal observados durante estudos em animais. No entanto, quando outras terapias não estão disponíveis, as gestantes com COVID-19 com alto risco de progredir para doença grave podem escolher a terapia com molnupiravir após serem totalmente informadas sobre os riscos, principalmente aquelas que estão além do tempo de embriogênese (ou seja, > 10 semanas de gestação). O médico prescritor deve documentar que ocorreu uma discussão sobre os riscos e benefícios e que o paciente escolheu essa terapia.

Não há dados sobre o uso de molnupiravir em pacientes que receberam vacinas contra COVID-19, e a relação risco-benefício provavelmente será menos favorável devido à menor eficácia desse medicamento.

Rendesivir

Rendesivir foi estudado em pacientes não hospitalizados com COVID-19 leve a moderada que apresentam alto risco de progredir para doença grave. O estudo PINETREE mostrou que 3 dias consecutivos de rendesivir, IV, resultaram em uma redução relativa de 87% no risco de hospitalização ou morte em comparação ao placebo.

Espera-se que o rendesivir seja ativo contra a variante Ômicron, embora os dados *in vitro* e *in vivo* sejam atualmente limitados. Como o rendesivir requer infusão intravenosa por 3 dias consecutivos, pode haver restrições logísticas para administrar o rendesivir em muitos ambientes, mas é uma opção se nirmatrelvir potenciado com ritonavir e sotrovimabe não estiverem disponíveis. O rendesivir está atualmente aprovado pela FDA para uso em indivíduos hospitalizados; portanto, o tratamento ambulatorial seria uma indicação *off-label*.

Rendesivir 200 mg, IV, no dia 1, seguido de rendesivir 100 mg/dia, IV, nos dias 2 e 3, iniciado o mais rápido possível e dentro de 7 dias do início dos sintomas naqueles com idade $\geq$ 12 anos e peso $\geq$ 40 kg. O rendesivir deve ser administrado em um ambiente no qual reações de hipersensibilidade graves, como anafilaxia, possam ser controladas. Os pacientes devem ser monitorados durante a infusão e observados durante pelo menos 1 hora depois.

Terapia de anticorpos monoclonais anti-SARS-COV-2 – Sotrovimabe

Os anticorpos monoclonais são capazes de ajudar na redução da carga viral, interferindo na entrada do vírus na célula, ligando-se à proteína *Spike* viral e, assim, inibindo a ligação do vírus aos receptores da superfície celular ou alvejando receptores ou correceptores da célula hospedeira, tornando os locais de ligação do hospedeiro células indisponíveis para SARS-CoV-2. Alternativamente, eles podem atuar como agentes imunossupressores, limitando os danos imunomediados e desempenhar um papel na redução da morbidade e mortalidade.

Os anticorpos monoclonais contra a síndrome respiratória aguda grave coronavírus 2 (SARS-CoV-2) continuam a ser avaliados em pacientes ambulatoriais com doença leve a moderada. Os resultados do ensaio sugerem um benefício desses agentes. Recentemente, a emergência da variante Ômicron, que porta várias mutações na proteína *Spike*, restringiu a eficácia de alguns anticorpos como casirivimabe-imdevimabe e bamlanivimabe-etesevimabe, que deixaram de ser indicados.

Em resultados não publicados de um ensaio clínico randomizado, incluindo 583 adultos não hospitalizados com COVID-19 precoce, leve a moderada e um ou mais fatores de risco para doença grave ou idade ≥ 55 anos, sotrovimabe (500 mg) administrado em 5 dias do início da doença foi comparado com o placebo. Aos 29 dias, houve uma redução nas taxas combinadas de hospitalização e morte em comparação com o placebo (1 *versus* 7,2%; redução do RR de 85%, IC 97%, 44 a 96). A única morte do estudo ocorreu no grupo do placebo. Esse composto se mostrou eficiente contra a variante Ômicron.

Sotrovimabe 500 mg em infusão intravenosa única, administrado o mais rápido possível e dentro de 10 dias do início dos sintomas em pessoas com idade ≥ 12 anos e peso ≥ 40 kg. O sotrovimabe deve ser administrado em um ambiente no qual reações de hipersensibilidade graves, como anafilaxia, possam ser controladas. Os pacientes devem ser monitorados durante a infusão e observados durante pelo menos 1 hora após a mesma.

Manejo de pacientes não hospitalizados

Vários agentes terapêuticos estão agora disponíveis para pacientes não hospitalizados com COVID-19 leve a moderada que apresentam alto risco de progressão da doença, conforme mostra a Tabela 52.5. A prioridade de uso seria para nirmatrelvir potencializado com ritonavir, na maioria dos pacientes não hospitalizados de alto risco com COVID-19 leve a moderada. Se o nirmatrelvir potencializado com ritonavir não estiver disponível ou não puder ser usado devido a interações medicamentosas, recomenda-se o uso de sotrovimabe. Se o sotrovimabe não estiver disponível, recomenda-se o uso do rendesivir. O molnupiravir só deve ser administrado quando as outras três opções não estiverem disponíveis ou não puderem ser usadas.

Atualmente, não há dados de ensaios clínicos que comparem a eficácia clínica dessas terapias e não há dados sobre o uso de combinações de agentes antivirais e/ou mAbs anti-SARS-CoV-2 para o tratamento de COVID-19. Salienta-se que, no Brasil, o rendesivir está aprovado apenas para uso hospitalar. Portanto, essa indicação seria fora de bula. O sotrovimabe está liberado para uso no Brasil.

Outros fármacos sem evidência suficiente para indicação

Várias outras formas de tratamento foram estudadas para essa fase de doença, porém não atingiram o nível de evidência para serem oficialmente recomendadas, pelo menos, até o momento. Entre esses fármacos podemos citar os corticoides sistêmicos e inalatórios, anticoagulantes, fluvoxamina, lopinavir/ritonavir, interferona lambda peguilado, colchicina, ivermectina, hidroxicloroquina, azitromicina, vitamina C, vitamina D, zinco, dentre outros.

Pacientes hospitalizados por COVID-19

Rendesivir

Rendesivir é um novo análogo de nucleotídio que tem atividade *in vitro* contra o SARS-CoV-2. A forma ativa de rendesivir atua como um análogo de nucleosídio de adenosina e inibe a RNA polimerase dependente de RNA (RdRp) de coronavírus. Rendesivir é incorporado pela RdRp na produção da nova molécula de RNA em crescimento e permite a adição de mais três nucleotídeos antes que a sua síntese pare. Esse mecanismo impede a formação de novas moléculas de RNA, para a formação de novos vírions.

A eficácia do rendesivir tem sido estudada em pacientes hospitalizados com as formas graves e não graves. Para pacientes graves, no geral, os dados de estudos randomizados não demonstram um benefício clínico claro e importante com o rendesivir entre pacientes hospitalizados. Em uma metanálise de quatro estudos que incluíram mais de 7 mil pacientes com COVID-19, rendesivir não reduziu a mortalidade (OR 0,9, IC 95% 0,7 a 1,12) ou necessidade de ventilação mecânica (OR 0,90, IC 95% 0,76 a 1,03), em comparação com o tratamento padrão ou placebo. Metanálises, no entanto, agruparam pacientes que requerem vários níveis de suporte de oxigênio e alguns dados sugerem que pode haver um benefício (recuperação mais rápida e possível redução da mortalidade) para um subgrupo selecionado de pacientes, especificamente aqueles com doença grave que requerem apenas baixo fluxo de oxigênio suplementar.

Em um relatório provisório do estudo multinacional SOLIDARITY, patrocinado pela OMS, em pacientes hospitalizados com COVID-19, não houve diferença na mortalidade geral de 28 dias entre os 2.750 pacientes designados aleatoriamente para rendesivir, de forma aberta, e os 2.708 pacientes designados para o cuidado padrão (RR 0,95, IC 95% 0,81 a 1,11). Em uma metanálise, que incluiu dados de SOLIDARITY e os ensaios discutidos a seguir, pareceu haver uma tendência de menor mortalidade com rendesivir entre aqueles que não estavam sob ventilação mecânica no início do estudo, mas isso não atingiu significância estatística (RR 0,8, IC de 95% 0,63 a 1,01). Não houve benefício na mortalidade entre aqueles em ventilação no início do estudo (RR 1,16, IC 95% 0,85 a 1,60).

Um estudo multinacional (ACTT-1), randomizado, controlado por placebo com rendesivir (administrado por até 10 dias ou até a morte ou alta) incluiu 1.062 pacientes com COVID-19 confirmado e evidência de envolvimento pulmonar; 85% tinham doença grave e 27% estavam recebendo ventilação mecânica invasiva ou oxigenação por membrana extracorpórea (ECMO) no início do estudo. O rendesivir resultou em um tempo mais rápido de recuperação, definido como alta do hospital ou hospitalização contínua sem necessidade de oxigênio suplementar ou cuidados médicos contínuos (mediana de 10 *versus* 15 dias com placebo; razão de taxa de recuperação 1,29, IC 95% 1,12 a 1,49). No entanto, na análise de subgrupo, o tempo reduzido para recuperação só foi estatisticamente significativo entre os pacientes que estavam em baixo fluxo de oxigênio, no início do estudo. Entre o subconjunto de pacientes em ventilação mecânica ou ECMO no início do estudo, o tempo de recuperação foi semelhante com rendesivir e placebo (razão da taxa de recuperação 0,98, IC 95% 0,70 a 1,36), embora seja possível que o acompanhamento tenha sido muito curto para detectar uma diferença. No geral, houve uma tendência para uma mortalidade mais baixa em 29 dias que não foi estatisticamente significativa (11,4 *versus* 15,2% com placebo, razão de risco [HR] 0,73, IC 95% 0,52 a 1,03).

Embora esses estudos tenham avaliado 10 dias de rendesivir, 5 dias de terapia podem levar a resultados semelhantes em pacientes que não precisam de ventilação mecânica ou ECMO.

Entre os pacientes hospitalizados com doença não grave, o rendesivir pode ter um benefício modesto, mas o significado clínico do benefício é incerto. No ACTT-1, o grande ensaio descrito anteriormente, rendesivir (administrado por até 10 dias) não pareceu reduzir o tempo de recuperação entre os 119 pacientes com doença leve a moderada (ou seja, sem hipoxemia ou taquipneia; cinco contra 6 dias, razão da taxa de recuperação 1,29, IC 95% 0,91 a 1,83), embora o número de pacientes naquele subgrupo fosse insuficiente para mostrar um efeito significativo.

Os efeitos colaterais relatados incluem náuseas, vômitos e elevações das transaminases. Em um estudo, os eventos adversos mais comuns foram anemia, lesão renal aguda, febre, hiperglicemia e elevações das transaminases. As taxas desses eventos foram globalmente semelhantes entre rendesivir e placebo. No entanto, em outro ensaio, o rendesivir foi interrompido precocemente por causa de eventos adversos (incluindo sintomas gastrintestinais, elevações de aminotransferase ou bilirrubina e piora do estado cardiopulmonar) mais frequentes do que com placebo (12 *versus* 5%). Casos de bradicardia atribuíveis ao rendesivir também foram relatados.

Se disponível, as diretrizes sugerem rendesivir para pacientes hospitalizados com COVID-19 grave porque alguns dados indicam que pode reduzir o tempo de recuperação, o que consideramos um benefício clínico. Entre os pacientes com doença grave, priorizamos o rendesivir para aqueles que necessitam de oxigênio suplementar de baixo fluxo, pois também pode reduzir a mortalidade nessa população. No entanto, o papel ideal do rendesivir permanece incerto, e alguns painéis de diretrizes (incluindo a OMS) sugerem não o usar em pacientes hospitalizados porque não há evidências claras de que melhora os resultados (p. ex., mortalidade, necessidade para ventilação mecânica). Outros painéis de diretrizes, incluindo a Infectious Diseases Society of America e o National Institutes of Health, sugerem o uso de rendesivir em pacientes hospitalizados que necessitam de oxigênio suplementar.

Nos EUA, a FDA aprovou o rendesivir para uso emergencial em crianças hospitalizadas com ≥ 12 anos e adultos com COVID-19, independentemente da gravidade da doença. A dose sugerida para adultos é de 200 mg, IV, no dia 1, seguida de 100 mg/dia durante 5 dias no total (com extensão para 10 dias se não houver melhora clínica e em pacientes em ventilação mecânica ou ECMO). Se o paciente estiver de outra forma pronto para alta, antes da conclusão do curso, o rendesivir pode ser descontinuado. A farmacocinética do rendesivir no quadro de insuficiência renal é incerta. Além disso, é preparado em um veículo de ciclodextrina que se acumula na insuficiência renal e pode ser tóxico. Portanto, rendesivir não é recomendado em pacientes com taxa de filtração glomerular estimada (eTFG) < 30 mℓ/min por 1,73 m^2, a menos que o benefício potencial supere o risco potencial. Dada a curta duração da terapia e a baixa concentração do veículo de ciclodextrina, os riscos em pacientes com insuficiência renal podem ser relativamente baixos. Séries de casos relataram o uso seguro de rendesivir em pacientes com lesão renal aguda e doença renal crônica. As enzimas hepáticas devem ser verificadas antes e durante a administração de rendesivir. Elevações da alanina aminotransferase, acima de 10 vezes o limite superior do normal deve levar à consideração da interrupção do rendesivir. Rendesivir não deve ser usado com hidroxicloroquina ou cloroquina, devido a potenciais interações medicamentosas.

Terapias baseadas em anticorpos (anticorpos monoclonais anti-SARS-CoV-2 e plasma convalescente)

Anticorpos monoclonais

Nos EUA, certos anticorpos monoclonais anti-SARS-CoV-2 para o tratamento de COVID-19 estão disponíveis para pacientes ambulatoriais de alto risco por meio de uma AUE (autorização para uso emergencial). Em geral, os pacientes hospitalizados só podem recebê-los como parte de um ensaio clínico ou se forem hospitalizados por um motivo diferente da COVID-19 e, de outra forma, atenderem aos critérios da AUE. Os anticorpos monoclonais também podem estar disponíveis por meio de programas de acesso expandido (ou seja, por meio de uma aplicação de novo medicamento em investigação) para pacientes imunocomprometidos hospitalizados por COVID-19 que estão em baixo fluxo de oxigênio (mas não com alto fluxo de oxigênio ou suporte ventilatório). Os resultados dos estudos disponíveis até agora não demonstram um benefício dos anticorpos monoclonais na maioria dos pacientes hospitalizados. No entanto, dados preliminares sugerem que um subconjunto pode se beneficiar. Em um relatório não publicado de um ensaio clínico aberto, randomizado, de quase 10 mil pacientes hospitalizados por COVID-19, quase todos recebendo glicocorticoides, não houve diferença geral na mortalidade em 28 dias após uma dose única de casirivimabe e imdevimabe, uma terapia combinada com anticorpos monoclonais, em comparação com o tratamento usual (20 *versus* 21%; risco relativo 0,94, IC 95% 0,86 a 1,03). Todos os participantes foram submetidos a testes sorológicos para anticorpos anti-SARS-CoV-2 no início do estudo e entre os 3.153 que eram soronegativos, a mortalidade em 28 dias foi menor com casirivimabe e imdevimabe (24 *versus* 30%; risco relativo 0,80, IC 95% 0,70 a 0,91). Embora seja uma intervenção promissora e potencialmente útil para pacientes imunocomprometidos, que podem ter maior probabilidade de ser soronegativos, aguardamos um relatório final desses achados e da expansão da AUE para casirivimabe e imdevimabe antes de recomendá-las rotineiramente para pacientes soronegativos hospitalizados com COVID-19. Além disso, a implementação pode ser desafiadora em virtude da disponibilidade limitada de ensaios sorológicos de alto rendimento e alta sensibilidade com resposta rápida, e a dose usada no ensaio, que foi substancialmente mais alta que a dose disponível pela AUE.

Plasma convalescente

O plasma convalescente de indivíduos que se recuperaram de COVID-19 foi hipotetizado como tendo benefício clínico para COVID-19 e, nos EUA, a autorização de uso de emergência foi concedida para plasma convalescente de alto título entre pacientes hospitalizados com COVID-19, que estão no início do curso da doença ou com imunidade humoral prejudicada. No entanto, a evidência disponível não apoia um papel claro para o plasma convalescente em pacientes com doença grave e, por causa da falta de benefício evidente, há a sugestão de não usar plasma convalescente para pacientes ventilados mecanicamente e não o usar fora do contexto de ensaios clínicos para outros pacientes hospitalizados. Os dados observacionais sugerem que o plasma convalescente pode ter um papel para indivíduos com condições imunossupressão ou déficits na produção de anticorpos (p. ex., aqueles que recebem terapias anti-CD20, aqueles com doenças hematológicas malignas), embora faltem dados de ensaios randomizados nessas populações e os dados emergentes são mais robustos para anticorpos monoclonais, como discutido anteriormente. O plasma convalescente também está sendo avaliado em populações ambulatoriais com COVID-19 não grave e como profilaxia pós-exposição (conforme anteriormente).

Os ensaios randomizados em pacientes hospitalizados não demonstraram um benefício clínico claro do plasma convalescente, incluindo grandes ensaios que interromperam a inscrição de voluntários por falta de benefício na mortalidade. Como exemplo, uma metanálise de quatro estudos randomizados publicados não detectou diferença na mortalidade com plasma convalescente em comparação com placebo ou tratamento padrão (risco relativo 0,93, IC 95% 0,63 a 1,38). Também não houve diferenças no tempo de internação e uso de ventilação mecânica. O uso de plasma convalescente para COVID-19 grave também foi relatado em estudos observacionais, vários dos quais sugerem que a administração de plasma convalescente com títulos mais elevados de anticorpos e na apresentação precoce está associada a maior efeito clínico. Por exemplo, em um relatório de 3.082 pacientes que tinham ou estavam em risco de COVID-19 grave e receberam plasma convalescente, o recebimento de plasma com títulos de anticorpos mais altos foi associado a taxas de mortalidade em 30 dias mais baixas (30, 27 e 22% com plasma de título baixo, médio e alto, respectivamente). Entretanto, não houve associação entre o título de anticorpos e mortalidade entre os pacientes que estavam em ventilação mecânica no momento da transfusão de plasma. No entanto, as implicações clínicas desses estudos observacionais são incertas, dados os resultados amplamente negativos dos ensaios randomizados. O plasma convalescente tem geralmente sido bem tolerado.

Dexametasona e outros glicocorticoides

O mecanismo de ação da dexametasona depende da dose utilizada: os mecanismos genômicos (envolve efeitos sobre o DNA da célula-alvo) e não genômicos (associados ao receptor de membrana plasmática e aos canais iônicos). A maioria dos efeitos da dexametasona ocorre por meio do mecanismo genômico, que requer um período mais longo, enquanto os efeitos da dexametasona pelo mecanismo não genômico ocorrem mais rapidamente, com risco de mais efeitos colaterais. Os glicocorticoides também podem ter um papel no manejo do choque refratário em pacientes gravemente enfermos com COVID-19.

Por ser uma molécula pequena e lipofílica, a dexametasona pode facilmente atravessar a membrana celular por difusão e entrar no citoplasma das células-alvo e prosseguir ligando-se aos receptores de glicocorticoides no citoplasma, de onde migra para o núcleo. Nesse local, ela se liga reversivelmente a vários locais específicos do DNA, resultando na estimulação (transativação) e supressão (transrepressão) de uma grande variedade de transcrições gênicas. Assim, pode inibir a produção de citocinas pró-inflamatórias, como interleucina IL-1, IL-2, IL-6, IL-8, TNF, IFN-gama, VEGF e prostaglandinas. É importante ressaltar que cinco delas estão ligadas à gravidade do SARS-CoV-2. Ao mesmo tempo, também pode induzir a síntese do elemento de resposta aos glicocorticoides, resultando na ativação da síntese de citocinas anti-inflamatórias, notadamente IL-10 e lipocortina-1.

Em altas doses da medicação, a dexametasona se liga ao GR associado à membrana nas células, como os linfócitos T, resultando no comprometimento da sinalização do receptor e uma resposta imune mediada por linfócitos T. O receptor de glicocorticoide se combina às integrinas, levando à ativação de FAK (quinase de adesão focal). Além disso, uma alta dose de dexametasona também interage com o movimento de cálcio e sódio, através da membrana celular, resultando em uma rápida diminuição da inflamação. Dados de ensaios clínicos randomizados, em geral, apoiam o papel dos glicocorticoides para COVID-19 grave. Em uma metanálise de sete estudos, que incluíram 1.703 pacientes gravemente enfermos com COVID-19, os glicocorticoides reduziram a mortalidade em 28 dias, em comparação com o tratamento padrão ou placebo (32 *versus* 40%, *odds ratio* [OR] 0,66, IC 95% 0,53 a 0,82) e não foram associados a risco aumentado de eventos adversos graves. Em outra revisão sistemática e metanálise em rede de ensaios clínicos randomizados, que avaliaram intervenções para COVID-19 e estavam disponíveis até meados de agosto de 2020, os glicocorticoides foram a única intervenção para a qual havia pelo menos uma certeza moderada na redução da mortalidade (OR 0,87, 95 % CI 0,77 a 0,98) ou risco de ventilação mecânica (OR 0,74, 95% CI 0,58 a 0,92), em comparação com o tratamento padrão.

A maioria dos dados de eficácia sobre os glicocorticoides nessas metanálises vem de um grande ensaio clínico randomizado no Reino Unido (estudo RECOVERY), no qual a dexametasona oral ou intravenosa reduziu a mortalidade em 28 dias, entre pacientes hospitalizados, em comparação com o tratamento usual exclusivo. Grande número de pacientes (2.104 e 4.321) foram aleatoriamente designados para receber dexametasona ou tratamento usual, respectivamente, e as proporções de comorbidades basais e necessidade de oxigênio ou suporte ventilatório foram comparáveis entre os dois grupos. As reduções na mortalidade em 28 dias com dexametasona na população geral do ensaio e em subgrupos pré-especificados foram as seguintes:

- Geral: redução relativa de 17% (22,9 *versus* 25,7%, razão de taxa [RR] 0,83, IC de 95% 0,75 a 0,93)
- Pacientes em ventilação mecânica invasiva ou oxigenação por membrana extracorpórea (ECMO) no início do estudo: redução relativa de 36% (29,3 *versus* 41,4%, RR 0,64, IC 95% 0,51 a 0,81). A análise ajustada por idade sugeriu uma redução da mortalidade absoluta de 12,3%
- Pacientes em oxigenoterapia não invasiva (incluindo ventilação não invasiva) no início do estudo: redução relativa de 18% (23,3 *versus* 26,2%, RR 0,82, IC 95% 0,72 a 0,94). A análise ajustada por idade sugeriu uma redução de mortalidade absoluta de 4,1%.

Em contraste, não foi observado benefício entre os pacientes que não necessitaram de oxigênio ou suporte ventilatório. Nesse grupo houve uma tendência não estatisticamente significativa de maior mortalidade (17,8 *versus* 14%, RR 1,19, IC 95% 0,91 a 1,55). Os resultados foram semelhantes quando a análise foi restrita aos pacientes com COVID-19 confirmado em laboratório (89% da população total).

Esse foi um relato preliminar e algumas incertezas permanecem. A taxa de mortalidade de linha de base, nesse relato, foi mais alta que a de alguns outros estudos, e o benefício absoluto de mortalidade em outros ambientes pode não ser tão alto quanto nesse estudo. Os efeitos adversos (incluindo infecções secundárias) não foram relatados.

Os dados sobre a eficácia de outros glicocorticoides são limitados a estudos menores, vários dos quais foram interrompidos precocemente em virtude dos achados do estudo anteriormente citado. Os ensaios individuais de hidrocortisona, em pacientes gravemente enfermos, não conseguiram demonstrar benefício claro. Em uma metanálise, que incluiu três estudos que avaliaram hidrocortisona, houve uma tendência não estatisticamente significativa de redução da mortalidade em 28 dias, em comparação com o tratamento usual ou placebo (OR 0,69, IC 95% 0,43 a 1,12). Os ensaios que avaliaram a metilprednisolona não demonstraram um benefício claro. Em um estudo randomizado no Brasil, que incluiu 393 pacientes com suspeita ou confirmação de COVID-19 grave (77% dos quais estavam em uso de oxigênio ou suporte ventilatório), não houve diferença nas taxas de mortalidade em 28 dias com metilprednisolona, em comparação com placebo (37 *versus* 38%). É incerto se a diferença aparente nos resultados em comparação com o estudo maior de dexametasona está relacionada com a formulação e dose de glicocorticoide, outras diferenças entre as populações do estudo ou questões relacionadas com o poder estatístico.

Pacientes que receberam glicocorticoides devem ser monitorados quanto a efeitos adversos. Em pacientes gravemente enfermos, isso inclui hiperglicemia e um risco aumentado de infecções (incluindo infecções bacterianas, fúngicas e estrongiloidíase); as taxas dessas infecções em pacientes com COVID-19 são incertas. No entanto, o tratamento preventivo contra estrongiloides antes da administração de glicocorticoides é razoável para pacientes de áreas endêmicas (p. ex., regiões tropicais e subtropicais).

As diretrizes recomendam o uso de dexametasona para pacientes gravemente enfermos com COVID-19, que estão em uso de oxigênio suplementar ou suporte ventilatório. Dexametasona deve ser administrada na dose de 6 mg/dia, por 10 dias ou até a alta, o que for mais curto. Se a dexametasona não estiver disponível, é razoável usar outros glicocorticoides em doses equivalentes (p. ex., doses diárias totais de hidrocortisona 150 mg, metilprednisolona 32 mg ou prednisona 40 mg), embora os dados que apoiem o uso dessas alternativas sejam mais limitados do que aqueles para dexametasona. Em contraste, recomendamos que a dexametasona (ou outros glicocorticoides) não seja usada para prevenção ou tratamento de COVID-19 leve a moderada e pacientes sem oxigênio (ver acima).

Tratamento com heparina

Três ensaios clínicos randomizados controlados abertos compararam o uso de doses terapêuticas de heparina com doses profiláticas ou intermediárias em pacientes hospitalizados que não necessitaram de cuidados em nível de unidade de terapia intensiva (UTI). Os critérios de entrada nesses estudos variaram, mas normalmente incluíam aqueles que necessitavam de oxigênio suplementar, tinham níveis elevados de D-dímero e não corriam risco maior de eventos com sangramento.

O maior estudo multiplataforma (ATTACC/ACTIV-4ª/REMAP-CAP) mostrou um aumento no número de dias sem suporte de órgãos no braço de heparina terapêutica, mas nenhuma diferença na mortalidade ou duração da hospitalização. O estudo RAPID recrutou pacientes com níveis elevados de D-dímero e hipoxemia. Os pacientes foram randomizados para receber doses terapêuticas ou profiláticas de heparina. Não houve diferença estatisticamente significativa entre os braços na ocorrência do desfecho primário (um composto de admissão na UTI, recebimento de ventilação não invasiva ou ventilação mecânica ou óbito até o dia 28), mas o uso de heparina terapêutica reduziu a mortalidade em 28 dias. O estudo HEP-COVID recrutou pacientes que necessitaram de oxigênio suplementar e que tinham níveis de D-dímero > quatro vezes o limite superior da normalidade ou induzido por sepse escore de coagulopatia ≥ 4. O desfecho primário (um composto de tromboembolismo venoso [TEV], tromboembolismo arterial e morte no dia 30) ocorreu com uma frequência significativamente menor em pacientes que receberam heparina de baixo peso molecular terapêutica do que naqueles que receberam dose profilática, mas não houve diferença na mortalidade no dia 30 entre os braços. Os resultados de estudos randomizados menores, estudos de centro único e estudos observacionais também foram publicados.

Com base nos dados disponíveis até o momento, o uso de heparina em dose terapêutica na COVID-19 sem confirmação de TEV ou alta suspeição, ainda é controverso. A decisão não deve ser baseada isoladamente pela presença de níveis elevados de D-dímero.

Inibidores da via IL-6

A interleucina (IL-6) é uma citocina pleiotrópica, pró-inflamatória, produzida por uma variedade de tipos de células, incluindo linfócitos, monócitos e fibroblastos. A infecção por SARS-CoV induz uma produção de IL-6 a partir de células epiteliais brônquicas. A inflamação sistêmica associada a COVID-19 e a insuficiência respiratória hipoxêmica podem estar associadas à liberação aumentada de citocinas, conforme indicado por níveis elevados de IL-6 no sangue, proteína C reativa (PCR), D-dímero e ferritina. Assim, formulou-se a hipótese de que a modulação dos níveis de IL-6 ou dos efeitos da IL-6 pode reduzir a duração e/ou gravidade da COVID-19.

Existem duas classes de inibidores da IL-6 aprovadas pela FDA: anticorpos monoclonais do receptor anti-IL-6 (p. ex., sarilumabe, tocilizumabe) e anticorpos monoclonais anti-IL-6 (p. ex., siltuximabe). Essas medicações foram avaliadas em pacientes com COVID-19 que apresentaram inflamação sistêmica.

Marcadores inflamatórios, marcadamente elevados (p. ex., D-dímero, ferritina) e citocinas pró-inflamatórias elevadas (incluindo IL -6) estão associados a COVID-19 crítica e fatal. O bloqueio da via inflamatória pode prevenir a progressão da doença. Vários agentes, que têm como alvo a via da IL-6, foram avaliados em estudos randomizados para o tratamento de COVID-19.

Em geral, as evidências sugerem um benefício na mortalidade com tocilizumabe. Em uma metanálise de 27 ensaios clínicos randomizados de mais de 10 mil pacientes hospitalizados com COVID-19, a mortalidade por todas as causas foi menor entre aqueles que receberam tocilizumabe em comparação com placebo ou tratamento padrão (*odds ratio* 0,83, IC 95% 0,74 a 0,92). Os dois maiores ensaios dessa análise foram realizados em pacientes com COVID-19 grave e crítico e apoiam o uso de tocilizumabe, conforme detalhado a seguir. Os dados sobre os resultados com sarilumabe são limitados.

Em um ensaio clínico aberto, no Reino Unido, que incluiu 4.116 pacientes com suspeita ou confirmação de COVID-19, hipoxemia (saturação de oxigênio < 92% em ar ambiente ou suplementação de oxigenação de qualquer tipo) e nível de PCR ≥ 75 mg/ℓ, a adição de uma a duas doses de tocilizumabe, com base no peso ao tratamento usual reduziu a taxa de mortalidade de 28 dias em comparação com o tratamento usual exclusivo (31 *versus* 35%, risco relativo de 0,85, IC de 95% 0,76 a 0,94). A maioria dos participantes do ensaio (82%) também estava usando glicocorticoides, principalmente dexametasona, e a análise de subgrupo sugeriu que eles tinham maior probabilidade de se beneficiar com tocilizumabe do que os indivíduos que não receberam glicocorticoides.

Os resultados preliminares de outro ensaio clínico randomizado internacional, aberto, que incluiu 803 pacientes com COVID-19 grave, que foram admitidos na unidade de terapia intensiva e necessitaram de suporte respiratório ou cardiovascular sugeriram um benefício de mortalidade dos inibidores da via da IL-6. Tocilizumabe (n = 353) e sarilumabe (n = 48) reduziram a mortalidade intra-hospitalar em comparação com o atendimento padrão (28 e 22 *versus* 36%; *odds ratio* ajustada para sobrevivência hospitalar 1,64, intervalo de credibilidade de IC 95% 1,14 a 2,35 para tocilizumabe e 2,01, IC 95% 1,18 a 4,71 para sarilumabe). Todos os pacientes foram inscritos dentro de 24 horas da admissão na unidade de terapia intensiva, > 80% receberam glicocorticoides concomitantes e 33% receberam rendesivir.

Vários outros estudos falharam em identificar um benefício de mortalidade ou outro benefício clínico claro com esses agentes. Por exemplo, um ensaio clínico randomizado aberto, no Brasil, não conseguiu detectar um benefício clínico ou de mortalidade entre 129 pacientes com COVID-19 grave ou crítico (incluindo aqueles que foram recentemente colocados em ventilação mecânica); adicionar tocilizumabe ao tratamento padrão não reduziu o risco de ventilação mecânica ou morte em 15 dias (28 *versus* 20%, OR 1,54, IC 95% 0,7 a 3,7) e houve uma tendência de maior mortalidade em 28 dias com tocilizumabe (21 *versus* 9%, OR 2,7, IC 95% 0,97 a 8,35).

Os eventos adversos graves nos ensaios não foram maiores com os inibidores da via da IL-6 do que com os comparadores. Embora o uso de inibidores da via da IL-6 possa estar associado a um risco aumentado de infecções secundárias, esse risco não foi observado em vários estudos randomizados. No entanto, os pacientes com infecções ativas, diferentes de COVID-19, foram normalmente excluídos da participação nesses estudos.

As diretrizes sugerem tocilizumabe (8 mg/kg em dose única intravenosa) como uma opção para indivíduos que requerem alto fluxo de oxigênio ou suporte respiratório mais intensivo. Se o suprimento de medicamentos permitir, também se sugere tocilizumabe caso a caso como uma opção para pacientes selecionados em suplementação de oxigênio de baixo fluxo se eles estiverem clinicamente progredindo para oxigênio de alto fluxo, apesar do início da dexametasona e tiverem marcadores inflamatórios significativamente elevados (p. ex., nível de proteína C reativa [PCR] ≥ 75 mg/ℓ). Mais especificamente, indicar-se-ia tocilizumabe a esses pacientes se eles tivessem necessidades de oxigênio progressivamente maiores, por motivos relacionados com COVID-19, mas não se sua necessidade de oxigênio fosse estável ou piorasse devido a outras causas de descompensação respiratória (p. ex., exacerbação da asma, insuficiência cardíaca). Geralmente, reserva-se tocilizumabe para aqueles que estão dentro de 96 horas de hospitalização ou dentro de 24 a 48 horas do início do tratamento em nível de UTI, semelhante à população do estudo nos grandes ensaios.

Recomenda-se tocilizumabe em pacientes que também estão recebendo dexametasona (ou outro glicocorticoide) e, geralmente, limita-se a uma dose única. Não usamos tocilizumabe em pacientes que estão recebendo baricitinibe (ver a seguir), pois esses agentes não foram estudados juntos e a segurança da administração concomitante é incerta. Tocilizumabe deve ser evitado em indivíduos com hipersensibilidade ao fármaco, infecções graves não controladas, que não sejam COVID-19, contagem absoluta de neutrófilos < 1.000 células/microL, contagem de plaquetas < 50.000, alanina aminotransferase (ALT) > 10 vezes o limite superior do normal e risco elevado de perfuração gastrintestinal. Tocilizumabe deve ser usado com cautela em indivíduos imunocomprometidos, pois muito poucos foram incluídos em estudos randomizados. Dados relacionados com sarilumabe são menos robustos que aqueles para tocilizumabe.

As recomendações de grupos de especialistas e diretrizes governamentais variam ligeiramente. O Painel de Diretrizes de Tratamento do National Institutes of Health (NIH) COVID-19 recomenda a adição de tocilizumabe à dexametasona em pacientes recém-hospitalizados que estão recebendo oxigênio de alto fluxo ou maior suporte e foram admitidos na UTI nas 24 horas anteriores ou aumentaram significativamente marcadores inflamatórios de inflamação; alguns membros do painel também sugeriram adicionar tocilizumabe a pacientes em suplementação de oxigênio convencional, se eles tivessem necessidades de oxigênio crescentes rapidamente e um nível de PCR ≥ 75 mg/ℓ. A Infectious Diseases Society of America (IDSA) sugere a adição de tocilizumabe ao tratamento padrão (ou seja, glicocorticoides) para adultos hospitalizados que têm COVID-19 grave ou crítica progressiva e têm marcadores elevados de inflamação sistêmica. O Serviço Nacional de Saúde do Reino Unido recomenda a consideração do tocilizumabe como adjuvante da dexametasona em pacientes com COVID-19 grave. Estes incluem pacientes que têm hipoxemia (saturação de oxigênio repetidamente < 92% em ar ambiente) ou estão em uso de oxigênio suplementar e têm PCR ≥ 75 mg/ℓ, bem como aqueles que iniciaram suporte respiratório (oxigênio de alto fluxo, ventilação não invasiva ou ventilação mecânica invasiva) nas 24 horas anteriores. Para o último grupo, o sarilumabe é recomendado como alternativa se os suprimentos de tocilizumabe forem limitados.

Inibidores de JAK

As proteínas estruturais do SARS-CoV-2, como as proteínas *Spike*, nucleocapsídio, membrana e envelope, juntamente com as proteínas não estruturais 1 a 16, incluindo proteases como $3CL^{pro}$ e PL^{pro}, promovem sua entrada, replicação e sobrevivência nos hospedeiros. A infecção por SARS-CoV-2 desencadeia inflamação através da via JAK/STAT, levando ao recrutamento de macrófagos, monócitos, linfócitos, células *natural killer*, células dendríticas e progredindo em direção à tempestade de citocinas. Isso produz vários marcadores inflamatórios no hospedeiro, que determinam a gravidade da doença. A sinalização JAK/STAT também medeia as respostas imunes por meio da diferenciação de células B e T. Com uma tentativa de reduzir a inflamação excessiva, inibidores de JAK/STAT como baricitinibe, ruxolitinibe, tofacitinibe têm sido empregados para mediar suas ações por meio de supressores de sinalização de citocinas, de citocinas induzíveis por proteína contendo SH2, proteína inibidora STAT ativado e proteína tirosina fosfatases.

O baricitinibe é um inibidor da Janus quinase (JAK) usado no tratamento da artrite reumatoide. Além dos efeitos imunomoduladores, acredita-se que tenha efeitos antivirais potenciais por meio da interferência na entrada do vírus.

Dados emergentes sugerem que o baricitinibe pode fornecer um benefício de redução na mortalidade para pacientes selecionados com doença grave, mesmo se eles já estiverem recebendo dexametasona. Um estudo randomizado multinacional, controlado por placebo, avaliou 1.525 adultos hospitalizados com COVID-19, que não estavam em ventilação mecânica invasiva, mas tinham pelo menos um marcador inflamatório elevado (a mediana de PCR foi de 65 mg/ℓ). Baricitinibe foi adicionado ao tratamento padrão, reduzido mortalidade em 28 dias (8,1 *versus* 13,1% com placebo; [HR] 0,57, IC 95% 0,41 a 0,78). A maioria dos participantes (79%) também estava recebendo glicocorticoides, principalmente dexametasona, e 20% receberam rendesivir. Entre o subgrupo de pacientes que estavam recebendo oxigênio de alto fluxo ou ventilação não invasiva, no início do estudo, a mortalidade com baricitinibe foi de 17,5 *versus* 29,4% com placebo (HR 0,52, IC de 95% 0,33 a 0,80).

O tofacitinibe também pode ter benefícios clínicos, embora os dados sejam mais limitados. Em um ensaio randomizado de 289 pacientes hospitalizados com COVID-19, a maioria dos quais estava recebendo glicocorticoides, o tofacitinibe (10 mg, 2 vezes/dia durante até 14 dias) reduziu o desfecho combinado de morte e insuficiência respiratória em 28 dias em comparação com o placebo (18 *versus* 29%, risco relativo 0,63, IC 95% 0,41 a 0,97). Também houve uma tendência de redução da mortalidade por todas as causas (2,8 *versus* 5,5%, HR 0,49, IC 95% 0,15 a 1,63), mas isso não foi estatisticamente significativo.

Nesses estudos, não houve aumento aparente na taxa de efeitos adversos, incluindo taxas de infecção e tromboembolismo venoso, com baricitinibe ou tofacitinibe.

As diretrizes sugerem o uso de baricitinibe como uma opção para pacientes que requerem oxigênio de alto fluxo ou ventilação não invasiva e para pacientes selecionados que estão em baixo fluxo de oxigênio, mas estão progredindo para a necessidade de níveis mais elevados de suporte respiratório, apesar do início da dexametasona. Geralmente, reserva-se baricitinibe para aqueles que estão dentro de 96 horas de hospitalização ou dentro de 24 a 48 horas do início do tratamento em nível de UTI, semelhante à população do estudo nos grandes ensaios. Não se recomenda baricitinibe em pacientes que também receberam um inibidor da via da IL-6, pois esses agentes não foram estudados juntos e a segurança da administração concomitante é incerta. Como acontece com o tocilizumabe, apenas usamos o baricitinibe com precaução em doentes imunocomprometidos. Essa abordagem é amplamente consistente com as recomendações do NIH COVID-19 Treatment Guidelines Panel. Nos EUA, uma autorização de uso de emergência (AUE) foi emitida para baricitinibe, em combinação com rendesivir, em pacientes com COVID-19 que requerem oxigênio ou suporte ventilatório. No entanto, os dados também suportam o uso de baricitinibe, independentemente do uso de rendesivir. Tofacitinibe, outro inibidor de JAK, pode ser uma alternativa se o baricitinibe não estiver disponível.

O baricitinibe é administrado em 4 mg, VO, 1 vez/dia, por até 14 dias. A dose é reduzida em pacientes com insuficiência renal e seu uso não é recomendado se a taxa de filtração glomerular estimada (eTFG) for < 15 mℓ/min por 1,73 m^2.

Outros fármacos sem evidência suficiente para indicação

Apesar de inúmeros estudos terem sido realizados, há vários fármacos que não atingiram evidência suficiente para receber a aprovação de sua indicação. Nota-se que falharam em comprovar sua eficácia e alguns trazem o risco de efeitos adversos graves. Podem ser citados: ivermectina, hidroxicloroquina/cloroquina, favipiravir, interferons, inibidores de IL-1 (p. ex., anakinra, canakinumab), azitromicina (com ou sem hidroxicloroquina), lopinavir-ritonavir, vitamina D, sofosbuvir com daclatasvir, fluvoxamina, famotidina, colchicina e zinco.

Abordagem em pacientes hospitalizados

Independentemente da gravidade do paciente internado, salvo contraindicações, é obrigatório instituir tromboprofilaxia para todos os pacientes. Para pacientes com risco elevado de fenômenos tromboembólicos e baixo risco de sangramento, a tromboprofilaxia deve ser avaliada também no pós-alta, por cerca de 6 semanas. Isso se justifica pela patogênese da doença, que apresenta uma importante ativação endotelial e um desbalanço a favor de mecanismos tromboembólicos venosos e artérias, podendo acometer a microcirculação ou a macrocirculação. Até a presente data, há evidência para a indicação de anticoagulação plena (terapêutica), com o objetivo de tratar a COVID-19, apenas. Esse tratamento deve ser iniciado para pacientes não grávidas, que têm níveis de D-dímero acima do limite superior do normal (ULN), necessitam de oxigênio de baixo fluxo e não apresentam risco aumentado de sangramento. A heparina de baixo peso molecular (HBPM) é preferível à heparina não fracionada. Além disso, devem ser tratados os pacientes com fenômenos tromboembólicos diagnosticados com certeza ou com alto nível de suspeição. Pacientes internados, com elevado risco de tromboembolismo, devem ser submetidos a uma vigilância intensiva, procurando o diagnóstico precoce e adequado tratamento.

Pacientes sem necessidade de oxigênio

Para a maioria dos pacientes hospitalizados, que não precisam de suplementação de oxigênio, a abordagem de tratamento depende se eles têm fatores de risco clínicos (conforme anteriormente) ou laboratoriais (elevação de DHL, ferritina, troponina, proteína C reativa e linfopenia) associados à progressão para doença mais grave e do motivo da hospitalização (Tabela 52.5).

Para aqueles com fatores de risco para doença grave, que foram hospitalizados por COVID-19, sugerimos rendesivir. Os dados dos ensaios sugerem que o rendesivir pode melhorar o tempo de recuperação nesses pacientes, embora a magnitude do efeito seja incerta. Se os suprimentos forem limitados, deve-se priorizar o rendesivir para pacientes em suplementação de oxigênio com baixo fluxo no início da avaliação, conforme discutido posteriormente. Sugere-se não usar dexametasona, que pode estar associada a piores desfechos em tais pacientes.

Para aqueles com fatores de risco para doença grave que foram hospitalizados por motivos não relacionados com COVID-19 e têm infecção incidental de SARS-CoV-2, não deve ser usado rendesivir. Embora a terapia com anticorpos monoclonais não seja usada rotineiramente em pacientes hospitalizados, nessas situações pode ser avaliado se eles seriam elegíveis para recebê-la, como acontece com alguns pacientes ambulatoriais de alto risco.

Para pacientes sem necessidade de oxigênio e sem fatores de risco de progressão para doença grave, sugerimos apenas cuidados de suporte.

Esses pacientes precisam de monitoramento para piora clínica. Se eles desenvolverem necessidade de oxigênio relacionada com COVID-19, deverão ser tratados conforme descrito a seguir.

Nos EUA, uma AUE foi concedida para plasma convalescente, preferencialmente, com altos títulos de anticorpos neutralizantes. No entanto, não se recomenda plasma convalescente fora dos ensaios clínicos para pacientes com doença não grave em virtude da falta de benefício nos ensaios publicados até o momento.

Pacientes com necessidade de oxigênio/doença grave

Priorizamos a terapia específica da COVID-19 para pacientes hospitalizados que apresentam doença grave e requerem suplementação de oxigênio em razão dessa enfermidade. A abordagem depende da necessidade de oxigênio ou ventilação.

Pacientes que recebem oxigênio suplementar de baixo fluxo

Para pacientes em uso de oxigênio suplementar de baixo fluxo, recomenda-se dexametasona e rendesivir em baixas doses. Os dados do ensaio sugerem que a dexametasona melhora a mortalidade em pacientes que estão recebendo suplementação de oxigênio não invasiva; é incerto se há pacientes específicos nesse grupo relativamente heterogêneo que se beneficiariam mais do que outros. A análise de subgrupo dos dados do ensaio sugere que o rendesivir pode melhorar a mortalidade em pacientes que estão recebendo oxigênio suplementar de baixo fluxo.

Para pacientes que estão recebendo oxigênio suplementar de baixo fluxo, mas têm marcadores inflamatórios significativamente elevados (p. ex., nível de PCR ≥ 75 mg/ℓ), têm necessidades crescentes de oxigênio, apesar do início da dexametasona e estão dentro de 96 horas de hospitalização, sugerimos adicionar baricitinibe ou tocilizumabe, analisando caso a caso. Definimos as necessidades crescentes de oxigênio como um aumento rápido de 6 ℓ/min ou mais em 24 horas, uma necessidade de 10 ℓ/min ou mais, ou uma escalada além da cânula nasal. Os dados do ensaio sugerem que a adição de baricitinibe ou tocilizumabe à dexametasona em tais indivíduos pode reduzir ainda mais a mortalidade; entretanto, para pacientes estáveis com baixa mortalidade esperada, o benefício absoluto da mortalidade pode ser muito baixo e não superar os riscos potenciais.

Pacientes que recebem oxigênio suplementar de alto fluxo ou ventilação mecânica não invasiva

Para pacientes em oxigênio de alto fluxo ou ventilação mecânica não invasiva, recomenda-se dexametasona em baixas doses. Para aqueles que estão dentro de 24 a 48 horas após a admissão em uma UTI ou que recebem cuidados em nível de UTI e dentro de 96 horas de hospitalização, também se sugere baricitinibe ou tocilizumabe adjuvante. Os dados do ensaio sugerem que a dexametasona melhora a mortalidade em pacientes que estão em suplementação de oxigênio não invasiva e que a adição de baricitinibe ou tocilizumabe reduz ainda mais a mortalidade.

Também se sugere rendesivir nesses pacientes, mas o priorizamos para pacientes em uso de oxigênio suplementar de baixo fluxo. O benefício clínico do rendesivir não é claro em pacientes que precisam de níveis mais elevados de suporte não invasivo.

Pacientes que requerem ventilação mecânica ou ECMO

Para esses pacientes recomenda-se dexametasona em baixas doses; para aqueles que estão dentro de 24 a 48 horas de admissão em uma UTI e dentro de 96 horas de hospitalização, também sugerimos tocilizumabe adjuvante. Os dados do ensaio sugerem que a dexametasona e a adição de tocilizumabe melhoram a mortalidade nessa população quando usados no início da hospitalização. Sugere-se não usar rendesivir rotineiramente nessa população. Embora seja razoável adicionar rendesivir em indivíduos que foram entubados por pouco tempo (p. ex., 24 a 48 horas), o benefício clínico disso é incerto. Não usamos baricitinibe rotineiramente, pois mais dados são necessários nessa população.

Para todos esses pacientes, se a dexametasona não estiver disponível, outros glicocorticoides em doses equivalentes são alternativas razoáveis.

Quando o baricitinibe ou tocilizumabe é justificado, deve-se usar esses agentes apenas em pacientes que receberam glicocorticoides e não deve se usar baricitinibe em pacientes que receberam tocilizumabe e vice-versa. Não há dados comparando diretamente o baricitinibe com o tocilizumabe e a escolha entre eles depende da disponibilidade. Se o baricitinibe não estiver disponível, o tofacitinibe pode ser uma alternativa razoável.

Rendesivir está aprovado ou disponível para uso de emergência em alguns países, mas não está disponível universalmente. Além disso, alguns painéis de diretrizes sugerem não usar rendesivir devido à falta de redução clara da mortalidade.

TABELA 52.5 Conduta terapêutica específica para COVID-19.

Condição do paciente	Recomendação	Observações
Sem necessidade de O_2 ou internação hospitalar	Bamlanivimabe + etesevimabe ou Casirivimabe + imdevimabe ou Sotrovimabe	Considerar a presença de fatores de risco ou alterações laboratoriais para doença grave Considerar as variantes circulantes no local Não usar corticoides Considerar custos do tratamento
Hospitalizado, sem necessidade de O_2	Sem recomendação	
Hospitalizado, com necessidade de O_2	Rendesivir, se mínima necessidade de O_2 Dexametasona + rendesivir ou Dexametasona, se necessidade crescente de O_2	Na indisponibilidade de rendesivir, usar apenas dexametasona
Hospitalizado, com necessidade de O_2 por cateter de alto fluxo ou ventilação mecânica não invasiva	Dexametasona ou Dexametasona + rendesivir Se internação recente, crescente necessidade de O_2 e inflamação sistêmica, acrescentar: Baracitinibe ou Tocilizumabe	Tofacitinibe pode ser usado na indisponibilidade de baracitinibe ou Sarilumabe na indisponibilidade de tocilizumabe
Hospitalizado, com necessidade de ventilação mecânica invasiva ou oxigenação por membrana extracorpórea (ECMO)	Dexametasona ou Para pacientes com até 24 h de admissão na UTI: Dexametasona + tocilizumabe	Pode ser usado sarilumabe na indisponibilidade de tocilizumabe

Além dessas terapias, frequentemente encaminhamos os pacientes para ensaios clínicos de outras terapias, se elas permitirem o uso concomitante.

Não se recomenda uso rotineiro de plasma convalescente fora dos ensaios clínicos porque não foi demonstrado um benefício clínico claro. O papel potencial dos anticorpos monoclonais para pacientes hospitalizados é restrito a um pequeno subconjunto de indivíduos, conforme discutido anteriormente.

Situações especiais

Mulheres grávidas, lactantes e crianças

Esses grupos deverão ser tratados conforme as diretrizes vigentes e a autorização das agências para regulamentação de medicações, para as respectivas situações clínicas.

Pessoas vivendo com HIV

O impacto da infecção pelo HIV na história natural da COVID-19 é incerto. No entanto, muitas das comorbidades associadas a COVID-19 grave (p. ex., doença cardiovascular) ocorrem com frequência entre pacientes com HIV e, além da contagem de células CD4, devem ser consideradas na estratificação de risco.

No geral, o manejo de COVID-19 em pacientes com HIV é o mesmo que em pacientes sem HIV. O HIV não deve ser uma razão para excluir um paciente de ensaios clínicos ou outras intervenções. No entanto, é importante avaliar as interações medicamentosas com os agentes antirretrovirais antes de iniciar qualquer nova terapia.

Embora alguns agentes antirretrovirais tenham sido hipotetizados como tendo eficácia contra SARS-CoV-2, os regimes antirretrovirais não devem ser ajustados com base na preocupação com COVID-19. O lopinavir-ritonavir está sendo avaliado em ensaios para pacientes com COVID-19, embora os dados de ensaios randomizados não sugiram um benefício. Se um paciente com HIV não está em um regime contendo inibidor de protease, o regime não deve ser alterado para incluir um inibidor de protease, fora do contexto de um ensaio clínico e sem consulta a um especialista no manejo do HIV. Um estudo observacional de pacientes com HIV na Espanha sugeriu que o uso inicial de tenofovir disoproxil fumarato mais entricitabina (TDF-FTC) foi associado a menor taxa de diagnóstico de COVID-19 e menor taxa de mortalidade associada à COVID-19 em comparação com outro nucleosídeo inibidor da transcriptase reversa (incluindo tenofovir alafenamida mais entricitabina). No entanto, potenciais fatores de confusão (incluindo comorbidades subjacentes e diferenças institucionais na prescrição) não foram considerados na análise.

COVID-19: Imunoprofilaxia e Vacinação

Renato de Ávila Kfouri • Lily Yin Weckx

INTRODUÇÃO

Estamos vivenciando um momento sem precedentes no tocante ao avanço nas pesquisas e no desenvolvimento de vacinas para a COVID-19. Vale a pena relembrar que em dezembro de 2019 foram detectados os primeiros casos de infecção respiratória de causa até então desconhecida em Wuhan, China, e em janeiro de 2020 um novo coronavírus foi identificado como agente causal.

Desde a descrição do sequenciamento genômico do SARS-CoV-2, em 11 de janeiro de 2020, foi demonstrada sua elevada similaridade genética com o vírus causador da SARS de 2002-2003. A partir daí a busca por uma vacina para a COVID-19 tem sido perseguida por diversas universidades, laboratórios públicos e privados e companhias farmacêuticas de todo o mundo.

Menos de 2 meses depois do sequenciamento viral, a Organização Mundial da Saúde (OMS) declarou a pandemia e, na mesma semana, em 16 de março de 2020, a primeira vacina candidata inicia avaliação clínica por meio de estudos de fase 1 em humanos. Valendo-se do desenvolvimento prévio de plataformas e estudos pré-clínicos para as vacinas de SARS e MERS-CoV, de décadas anteriores, a pesquisa e o desenvolvimento para uma vacina da COVID-19 tornou-se prioridade estratégica global e ganhou celeridade sem precedentes.

Esse avanço só tem sido possível graças a estratégias colaborativas globais multissetoriais e um enorme investimento em pesquisa, além do desenvolvimento de novas plataformas tecnológicas para o aprimoramento de vacinas já existentes que pudessem ser adaptadas.

Considerando que até o momento não se dispõe de tratamento antiviral específico para a COVID-19, as estratégias de prevenção da transmissão da infecção, baseadas em medidas não farmacológicas e imunização em larga escala, tornam-se cruciais para o controle da pandemia.

Ainda assim, vale lembrar que as medidas não farmacológicas deverão ser mantidas, mesmo quando houver uma vacina disponível aprovada em ensaios clínicos, registrada e licenciada para uso em escala populacional, uma vez que a disponibilidade de uma futura vacina será limitada, ante o grande quantitativo de doses necessárias para a imunização de boa parte da população mundial.

A imunização ocorre em etapas, em geral privilegiando os grupos populacionais mais acometidos das formas graves da doença e preservando a força de trabalho dos sistemas de saúde em todo o mundo. Alguns países, como o Brasil, já avançam na vacinação de adolescentes, oferecem doses de reforço aos mais vulneráveis (idosos e imunocomprometidos), enquanto muitos países pobres nem sequer atingiram a vacinação de idosos e de profissionais da saúde, revelando grande iniquidade no acesso às vacinas.

Muitas questões ainda estão em aberto, como a duração da proteção conferida pelas diferentes vacinas, o eventual escape da resposta imune frente às novas variantes, a possibilidade de reinfecção, a segurança das vacinas em diferentes populações e a capacidade das vacinas em prevenir, além da doença, a infecção e transmissão do vírus.

ASPECTOS IMUNOLÓGICOS

Os coronavírus codificam quatro proteínas estruturais principais, incluindo a da espícula – *Spike* (S), membrana (M), envelope (E) e nucleocapsídio (N), 16 proteínas não estruturais (Nsp1-16) e entre cinco e oito proteínas acessórias. A proteína de superfície, denominada proteína S, é a responsável pela penetração do vírus em células humanas, através da ligação ao receptor da enzima conversora de angiotensina-2 da membrana da célula hospedeira (ECA-2) e, subsequente, patogênese.

Após a entrada na célula humana, o vírus se funde com a célula, libera seu material genético (RNA) e usa a célula hospedeira para se replicar, produzindo diversas cópias virais. Essas cópias são liberadas da célula que morre, e as novas partículas virais irão infectar outras células.

Na proteína S destaca-se uma região conhecida como domínio do receptor de ligação (RDB, do inglês *receptor-binding domain*), que é a principal estrutura antigênica do SARS-CoV-2 e contra a qual são primordialmente dirigidos os anticorpos neutralizantes após uma infecção natural. A proteína S tem sido, também, o principal alvo antigênico para o desenvolvimento das vacinas para COVID-19.

As vacinas induzem, além da resposta humoral, resposta celular, por meio da proliferação de linfócitos T.

VACINAS PARA COVID-19 EM USO E EM DESENVOLVIMENTO

Até o fim de agosto de 2021, já haviam sido registradas no site da OMS cerca de 300 vacinas candidatas para COVID-19 em desenvolvimento. Grande parte delas estão em fases pré-clínicas, enquanto mais de uma centena já estão sendo testadas em ensaios clínicos em humanos, com mais de uma dezena delas já licenciadas em diversos países.

De forma inusitada, para uma mesma doença, temos diferentes plataformas de desenvolvimento de vacinas já em uso: vetores virais (não replicantes), virais (inativadas), proteicas (subunitárias) e genéticas (RNA mensageiro) (Figura 52.30).

Cada plataforma tecnológica tem vantagens e limitações, além de particularidades que podem ser variáveis quanto a sua capacidade de produção em escala, custo, velocidade e flexibilidade no processo de manufatura, resposta imune humoral e celular, segurança e reatogenicidade, duração da imunidade, estabilidade da vacina e exigências da rede de frio para seu armazenamento e distribuição.

Todas essas variáveis são de especial interesse na definição das estratégias de vacinação de cada país.

Vacinas virais (inativadas e atenuadas)

Trata-se de uma tecnologia tradicional, já utilizada em várias vacinas, conhecida há décadas. Pode ser baseada em vírus inteiros inativados ou atenuados (ver Figura 52.30).

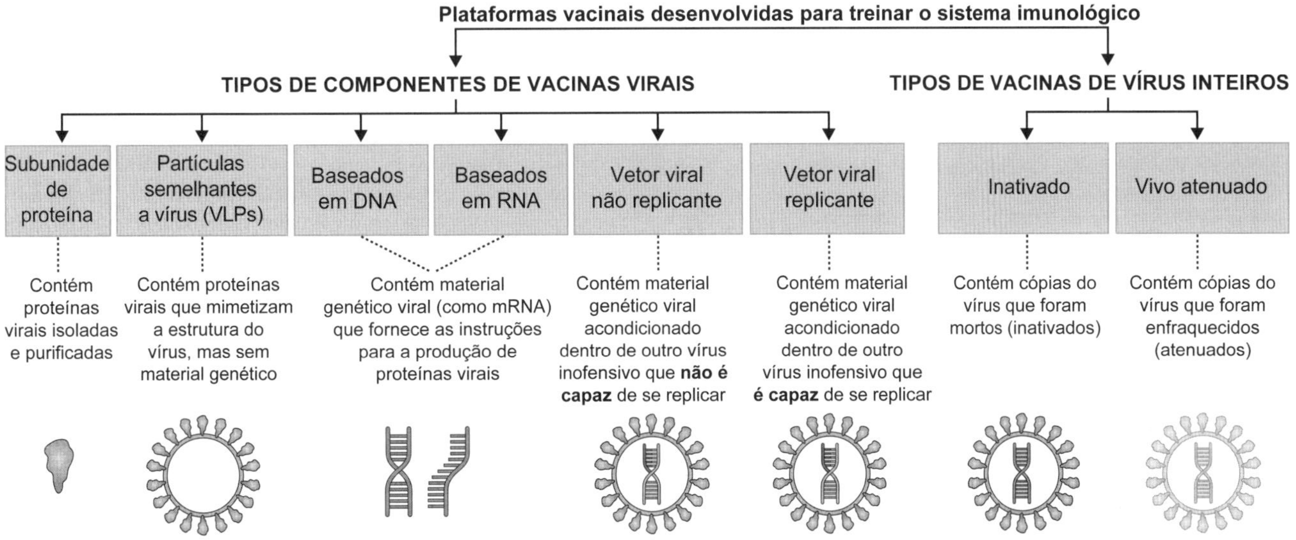

FIGURA 52.30 Diferentes plataformas de vacinas COVID-19 em desenvolvimento e já licenciadas. Adaptada de covid19.trackvaccines.org.

Nas vacinas de agentes vivos, o vírus é atenuado através de passagens por culturas de células animais ou humanas, até que adquiram alterações que o tornam menos apto a causar doença.

Algumas das vacinas com essa tecnologia encontram-se em desenvolvimento pré-clínico, embora nenhuma delas esteja ainda em estudos clínicos em humanos. Em geral, essas vacinas induzem robusta resposta celular e humoral e, também, imunidade de longa duração, requerendo menos doses.

As vacinas de vírus inativados também são amplamente utilizadas como tecnologia de produção de vacinas (hepatite A, raiva, pólio inativada, entre outras). Nessa tecnologia, após o cultivo do vírus em células, há um processo de inativação viral, geralmente por mecanismos físicos ou químicos, que torna o vírus incapaz de causar doença.

A desvantagem dessa plataforma é que a produção requer o cultivo do vírus em larga escala, exigindo laboratórios especializados de alto nível de biossegurança, nem sempre disponíveis em muitos países. Esse processo pode também elevar o custo de produção.

Dentre as vacinas licenciadas com essa plataforma destacam-se: a vacina do laboratório chinês Sinovac em parceria com o Instituto Butantan (CoronaVac), as vacinas inativadas da também empresa chinesa Sinopharm, sendo uma em parceria com a Wuhan Institute of Biological Products/Sinopharm, e outra em parceria com Beijing Institute of Biological Products/Sinopharm e a vacina Covaxin do laboratório indiano Bharat Biotech.

A vacina CoronaVac foi licenciada com base em estudo de eficácia de fase 3, realizado no Brasil, que demonstrou eficácia global de 50,3% e de 78% na prevenção de formas moderadas e graves da doença.

Vacinas de vetores virais

Utilizam, em geral, vírus (replicantes ou não replicantes), geneticamente modificados, que agem como vetores. Genes selecionados do SARS-CoV-2 (*DNA blueprint*) são inseridos nesses adenovírus que irão infectar células humanas, levar segmentos genômicos selecionados para dentro delas, que passarão a produzir proteínas específicas do coronavírus induzindo a produção de anticorpos protetores contra o SARS-CoV-2.

Há dois tipos de vetores virais: os replicantes (como os vírus atenuados de sarampo, febre amarela, influenza, entre outros), que infectam e se multiplicam nas células humanas; e os não replicantes (em geral os adenovírus).

Podem ainda ser utilizados como vetores vírus não humanos, como é o caso do adenovírus de chimpanzé, não replicante, empregado na vacina desenvolvida pela Oxford em parceria com a farmacêutica AstraZeneca (ChAdOx1nCov-19), que tem acordo de transferência de tecnologia com Biomanguinhos/Fiocruz para a produção da vacina no Brasil.

Uma vacina contra o Ebola, recentemente licenciada, utiliza a tecnologia de vetor viral replicante. A tecnologia de vetores virais não replicantes, embora ainda não utilizada em nenhuma vacina licenciada até o momento, tem sido empregada para terapia genética. Em geral, estimulam a resposta imune celular por meio de linfócitos T citotóxicos. A indução de anticorpos antivetor é uma preocupação dessas vacinas.

Além da vacina AstraZeneca-Oxford, a vacina da Janssen, que utiliza como vetor o adenovírus humano 26, a vacina do laboratório chinês CanSino, utilizando o adenovírus humano 5 e a vacina Sputinik V do Instituto russo Gamaleya, que utiliza na primeira dose o adenovírus 26 e na segunda dose o adenovírus 5 como vetores, são imunizantes já licenciados e utilizados em vários países.

Estudos pivotais da vacina AstraZeneca que permitiram seu licenciamento demonstraram eficácia na prevenção de COVID-19 clínica ao redor de 70%, sem occorrência de casos graves e óbitos no grupo vacinado durante o período de acompanhamento.

Vacinas proteicas

A tecnologia de subunidades proteicas é uma plataforma já licenciada, que pressupõe a inoculação de proteínas do SARS-CoV-2 como antígeno, o qual irá estimular uma resposta imune. Em geral, requerem o uso de adjuvantes para melhorar a resposta imune e também mais de uma dose para gerar imunidade robusta. Entretanto, a capacidade de ampliação da escala de produção é alta. As vacinas que utilizam a tecnologia VLP (*virus-like particle*) são variantes das vacinas baseadas em proteínas e utilizam uma partícula não infecciosa para mimetizar a estrutura do vírus e estimular respostas imunes intensas; outras tecnologias, como a baseada em produção em plantas, também estão sendo consideradas.

Até o fim de agosto de 2021 somente a vacina do laboratório Novavax havia sido licenciada com essa plataforma.

Vacinas genéticas

A tecnologia mais inovadora para as vacinas COVID-19 é a que utiliza ácidos nucleicos. O material genético (DNA ou RNA) que codifica a produção de proteínas do vírus SARS-CoV-2 é inoculado nos indivíduos, e nas células humanas passa a produzir endogenamente a proteína-alvo que estimula a produção de anticorpos específicos.

A maioria das vacinas que utiliza essa tecnologia codifica a produção da proteína S (*Spike*) do vírus ou seu principal segmento (RBD). O material genético utilizado pode ser RNA ou DNA.

As vacinas de DNA necessitam de tecnologia mais sofisticada e processos físicos que criem poros na parede celular, permitindo a penetração do DNA no núcleo da célula. Essa plataforma tecnológica ainda não foi licenciada e, portanto, não é utilizada nenhuma vacina atualmente em humanos.

Por outro lado, as vacinas de RNA mensageiro (mRNA), têm o material genético encapsulado em uma capa lipídica, que permite a penetração nas células humanas, estimulando a produção endógena da proteína S, necessária para o desencadeamento da resposta imune.

As vacinas dos laboratórios Pfizer BioNTech e Moderna são as vacinas de mRNA mais utilizadas até o momento, de alta eficácia e adequado perfil de segurança. Estudos de fase 3 demonstraram eficácia superior a 94% em todas as faixas etárias.

LACUNAS DO CONHECIMENTO NO DESENVOLVIMENTO DAS VACINAS PARA COVID-19

A despeito dos avanços, o desenvolvimento de novas vacinas para a COVID-19 enfrenta ainda vários desafios, especialmente aqueles relacionados com o conhecimento sobre a resposta imune do indivíduo frente à infecção natural. A infecção pelo vírus selvagem induz resposta imune celular e humoral; porém, ainda não é claro o papel da participação dos linfócitos B e T, bem como o desenvolvimento de memória imunológica e a consequente duração da proteção conferida pela infecção natural e a possibilidade de reinfecções, especialmente em um cenário de circulação de novas variantes.

Outro aspecto que impacta diretamente o desenvolvimento das vacinas é o desconhecimento de um preciso correlato de proteção, isto é, que níveis de anticorpos ou de outros biomarcadores se relacionam com prevenção de infecção e doença clínica, para os diferentes desfechos. A manutenção de títulos de anticorpos neutralizantes pode desempenhar papel protetor de longa duração, e talvez doses de reforços periódicas, de algumas vacinas, podem ser necessárias.

Vacinas como BCG, pólio oral e tríplice viral podem também, por meio de modulação da resposta imune inata, desempenhar algum papel protetor na prevenção e nas formas mais graves da COVID-19, fenômeno descrito como efeitos não específicos das vacinas; existem alguns estudos procurando avaliar essa hipótese.

Os grupos mais vulneráveis, considerados de risco para desenvolver formas graves da COVID-19, como idosos, obesos, imunocomprometidos e indivíduos com doenças crônicas, têm sido, justamente, os grupos que demonstram pior resposta às vacinas. Estratégias como o uso de altas concentrações de antígenos, doses de reforço, maior número de doses, vacinas multivalentes e uso de adjuvantes podem ser necessárias para conferir adequada proteção nesse grupo de indivíduos.

EVENTOS ADVERSOS/SEGURANÇA DE VACINAS COVID-19

A segurança das vacinas é considerada, mais do que nunca, uma preocupação mundial. A vacinação segura é fator determinante para o sucesso ou o fracasso de programas de imunizações. O licenciamento de novas vacinas só deve ser feito após o cumprimento rigoroso dos ensaios clínicos de fase 1, 2 e 3, em que a segurança da vacina foi extensamente avaliada em grande número de participantes.

Eventos adversos imediatos comuns às vacinas, como reações locais (dor, vermelhidão e inchaço), podem ocorrer, bem como sintomas gerais (febre, mal-estar, cefaleia e mialgia) geralmente nas primeiras 48 horas, de leve a moderada intensidade. Alguns vacinados podem ainda apresentar linfadenopatia axilar, do mesmo lado da vacina. A depender do tipo de vacina utilizada e dos componentes de sua formulação, pode-se prever, entre as candidatas, os eventos adversos mais comuns. Na vacina AstraZeneca/Fiocruz as reações ocorrem principalmente na primeira dose, sendo menos frequentes na segunda dose. As reações são também mais intensas em jovens, diminuindo com a idade. Já com as vacinas Pfizer e Moderna, as reações são mais intensas na segunda dose. A vacina Sinovac/Butantan (Coronavac) é bem tolerada, apresentando poucas reações após vacinação.

A utilidade da aplicação da epidemiologia ao uso das vacinas deve ser considerada não só na fase de pré-licenciamento, mas, também, no período pós-licenciamento. No período posterior à introdução da vacina em segmentos populacionais, a farmacovigilância tem a função primordial de monitorar a segurança do uso da vacina em larga escala, detectando eventos mais raros.

Fenômenos tromboembólicos

A síndrome de trombose com trombocitopenia (TTS) foi relatada inicialmente associada à vacina AstraZeneca ChAdOx1 nCoV-19/AZD1222 e, posteriormente também, com a vacina Janssen, ambas de plataforma vetor viral não replicante. Trata-se de uma síndrome com eventos tromboembólicos acometendo sítios não usuais como trombose do seio venoso cerebral, trombose de veia porta e, algumas vezes, arterial, com baixa contagem de plaquetas. A formação de coágulos sanguíneos e trombocitopenia seria desencadeada por uma resposta imune contra o fator plaquetário 4 levando à ativação e consumo de plaquetas. O quadro é semelhante à trombocitopenia e trombose induzida por heparina e os pacientes geralmente apresentam anticorpos antifator plaquetário 4 positivos.

É um evento extremamente raro, ao redor de 10 a 15 casos por milhão de vacinados. Ocorre mais frequentemente após a primeira dose, em ambos os sexos, nos primeiros 30 dias, a maioria entre 5 e 16 dias após a vacinação. O evento é grave, podendo levar a óbito em alguns casos.

Diagnóstico de TTS: confirmação de trombose com método de imagem adequado; plaquetopenia com plaquetas abaixo de 150.000/mm^3; níveis baixos de fibrinogênio e níveis de D-dímero muito elevados; anticorpos contra fator plaquetário 4 (anti-PF4) positivo.

Manejo da TTS: não utilizar heparina, inclusive em *flushes*; não realizar transfusão de plaquetas; considerar uso de plasmaférese; imunoglobulina humana intravenosa; fibrinogênio; anticoagulantes não baseados em heparina.

Conduta em relação à vacinação: está contraindicada a segunda dose de vacina COVID-19 com plataforma de vetor viral.

A avaliação das agências reguladoras (EMA, FDA, Anvisa) é que os benefícios da vacinação superam o risco do evento adverso.

Miocardites/pericardites

Quadros de miocardite/pericardite foram detectados pela farmacovigilância após autorização para uso emergencial, sobretudo em adolescentes e adultos jovens. Foram relatados após o uso das vacinas de plataforma mRNA, Pfizer e Moderna. Os sintomas incluem dor no peito, dispneia ou palpitações. Corroboram para diagnóstico níveis elevados de troponina, alterações no eletrocardiograma, ecocardiograma ou ressonância magnética cardíaca.

A miocardite se instala precocemente nos primeiros 7 dias após a vacinação, acometendo predominantemente jovens menores de 30 anos, homens, e a maioria, após a segunda dose da vacina mRNA. Para homens entre 12 e 17 anos, a taxa é de 40,6 casos por milhão de segundas doses, e, de 2,4 casos por milhão para homens acima de 30 anos. Os eventos são em geral moderados, evoluem bem e até o momento não houve óbitos.

Os benefícios superam os riscos do evento adverso e o CDC, a agência europeia de medicamentos e a Anvisa continuam a recomendar a vacinação para todos os indivíduos com 12 anos ou mais.

Síndrome de Guillain-Barré

Alguns raros casos da síndrome têm sido descritos após a vacinação contra a COVID-19, mais frequentemente associados às vacinas de vetor viral, mas podendo ocorrer após qualquer uma das vacinas licenciadas.

A síndrome de Guillain-Barré (SGB) é um distúrbio neurológico autoimune raro, no qual o sistema imunológico danifica as células nervosas. Os episódios pós-vacinação (eventos adversos) também são raros, mas já conhecidos e relacionados a outras vacinas, como a da influenza (gripe).

A maioria das pessoas se recupera totalmente do quadro. O principal risco provocado pela síndrome é quando ocorre o acometimento dos músculos respiratórios. Nesse último caso, a SGB pode levar à morte, caso não sejam adotadas as medidas adequadas.

É importante destacar que a Anvisa mantém a recomendação pela continuidade da vacinação com todas as vacinas contra COVID-19 aprovadas pela Agência, dentro das indicações descritas em bula, uma vez que, até o momento, os benefícios das vacinas superam os riscos.

Diante dos relatos de eventos adversos raros pós-vacinação, a Agência solicitou que as empresas responsáveis pela regularização das vacinas AstraZeneca, Janssen e CoronaVac incluam nas bulas dos respectivos produtos informações sobre o possível risco da SGB.

CARACTERÍSTICAS DAS VACINAS PARA COVID-19 EM USO

Segundo a OMS, no desenvolvimento de vacinas COVID-19 almeja-se um produto que possa ser administrado para todas as idades e também populações de risco; não tenha contraindicações e possa ser coadministrado com outras vacinas dos esquemas nacionais de imunização; seja seguro e não apresente eventos adversos graves; idealmente administrado em dose única; termoestável; e que apresente ao menos 50% de eficácia na prevenção de doença ou transmissão da infecção, conferindo proteção por pelo menos 1 ano.

Os principais desfechos dos estudos de fase 3 em andamento são sobre o efeito direto das vacinas, incluindo eficácia clínica contra doença (formas leve e moderada), as hospitalizações ou doença grave e morte, além dos dados de segurança e imunogenicidade. A resposta imune deve ser avaliada considerando a evidência de indução da produção de anticorpos neutralizantes após a vacinação, assim como a resposta à imunidade celular.

Vacinas capazes de reduzir ou interromper a transmissão viral poderão diminuir a exposição da população como um todo ao vírus, protegendo não apenas o vacinado, mas também os indivíduos que apresentam menor resposta imune às vacinas, além daqueles que não terão acesso à vacina, grupos que se recusarem a ser vacinados ou mesmo aqueles cuja resposta imunológica diminui com o passar do tempo (proteção indireta).

PROGRAMA NACIONAL DE IMUNIZAÇÕES (PNI) DO BRASIL

Trata-se de um programa com referência internacional de política pública de saúde e a população brasileira tem acesso gratuito a todas as vacinas recomendadas.

Em um cenário de implantação de vacinas contra a COVID-19, o PNI, mais do que nunca, deve assumir o protagonismo dessa discussão, traçando os possíveis cenários de disponibilização das diferentes vacinas, em busca das melhores evidências para a tomada das decisões. É importante ressaltar que a estratégia de vacinação, incluindo o esquema vacinal, bem como a definição de grupos prioritários para vacinação são definidos por critérios epidemiológicos.

De modo geral, o Plano Nacional de Operacionalização de Vacinação para COVID-19 recomenda, em 2023, a vacinação de toda população acima de 6 meses. Entre 6 meses e 4 anos, o esquema primário é de três doses (vacina Pfizer), e acima dessa idade, esquema de duas doses. Atualmente, uma dose de reforço é recomendada a partir de 5 anos, e uma segunda dose de reforço para pessoas maiores de 40 anos (4ª dose). Para grupos de risco que respondem mal à vacina (hemodiálise, quimioterapia, pacientes em uso de imunossupressores, vivendo com HIV/AIDS e transplantados), o esquema primário passou a ser de três doses, seguido de dois reforços (5ª dose). Deve-se levar em conta que essas recomendações são atualizadas periodicamente. Para saber mais, consultar https://www.gov.br/saude/pt-br/coronavirus/vacinas/plano-nacional-de-operacionalizacao-da-vacina-contra-a-covid-19.

IMPACTO DA INTRODUÇÃO DE VACINAS

As vacinas COVID-19 atualmente autorizadas têm se mostrado altamente eficazes na prevenção de doença sintomática confirmada (presença de um ou mais sintomas mais confirmação laboratorial da infecção por SARS-CoV-2). Em geral, são igualmente eficazes em adultos com e sem comorbidades, bem como em jovens e idosos.

Um estudo realizado por pesquisadores brasileiros mostra a influência da idade sobre a efetividade dos dois principais imunizantes usados no país contra a COVID-19, as vacinas Oxford/AstraZeneca e CoronaVac. O estudo envolveu análise de dados de mais de 75 milhões de pessoas imunizadas, servindo de base para orientação de decisões de saúde pública, incluindo a necessidade de doses adicionais ou de reforço.

Os resultados mostram que ambas as vacinas são efetivas na proteção contra infecção, hospitalização e óbito: AstraZeneca/Fiocruz, com 90% de proteção, e CoronaVac com 75%. A pesquisa também demonstrou que as duas vacinas oferecem proteção contra casos moderados e graves de COVID-19 frente às variantes de preocupação em circulação no Brasil no período da análise. No entanto, ao separar os grupos de vacinados por faixa etária, os dados demonstram que há uma redução na proteção com o aumento da idade e que as duas vacinas oferecem graus de proteção diferentes com o esquema vacinal completo. Dos 80 aos 89 anos, a vacina AstraZeneca/Fiocruz teve um índice de proteção contra morte de 89,9%, enquanto a CoronaVac apresentou 67,2%. Acima dos 90 anos, esses índices ficaram em 65,4% nos vacinados com AstraZeneca/Fiocruz e 33,6% com CoronaVac.

Os dados de efetividade com o esquema completo da vacina Pfizer no Brasil ainda não foram disponibilizados.

Evidências emergentes do mundo real de estudos no Reino Unido, Israel, EUA e Canadá sugerem eficácia moderada a alta da vacina contra desfechos graves de COVID-19 após a primeira ou segunda dose de vacinas mRNA em adultos, incluindo em populações mais velhas e frágeis.

PROTEÇÃO VACINAL E VARIANTES

Segundo classificação da OMS, variantes de preocupações são aquelas nas quais as alterações na proteína S se traduzem por formas mais transmissíveis do vírus, que ganham protagonismo na circulação em diferentes regiões. Atualmente, somente quatro são consideradas variantes de preocupação: Alfa, Beta, Gama e Delta.

Com base no que sabemos até agora, as vacinas estão se mostrando eficazes contra as variantes existentes, especialmente na prevenção de doenças graves, hospitalização e morte. No entanto, algumas variantes estão tendo um leve impacto na capacidade das vacinas de proteger contra doenças leves e infecções.

É provável que as vacinas permaneçam eficazes contra as variantes em virtude da ampla resposta imune que elas causam, o que significa que as alterações ou mutações do vírus dificilmente tornam as vacinas completamente ineficazes. A OMS continua a revisar constantemente as evidências e atualiza suas orientações à medida que a vigilância genômica identifica novas variantes.

HESITAÇÃO EM VACINAR

Apesar dos benefícios globais da imunização, a hesitação em vacinar é uma tendência crescente, que tem sido associada ao ressurgimento de algumas doenças imunopreveníveis. A OMS incluiu entre as dez maiores ameaças à saúde pública, o que se convencionou chamar de hesitação em vacinar, a relutância ou a recusa em se vacinar contra uma doença infecciosa imunoprevenível. Ao mesmo tempo que o desejo de boa parte da população é dispor de uma vacina preventiva contra a COVID-19, espera-se também enfrentar algumas dificuldades em se obter adequadas coberturas vacinais na população elegível. Isso deve ocorrer em função de a vacina somente estar disponível em momentos de maior controle da pandemia. Problemas com grupos antivacinas também podem surgir, bem como o preconceito relacionado com o uso de vacinas de determinados países.

Provavelmente, teremos que conviver com a circulação do SARS-CoV-2 por algum tempo, e as vacinas podem não ser a solução mágica para controle e eliminação da doença.

Dessa maneira, o uso de medidas não farmacológicas (distanciamento, higiene das mãos e uso de máscaras) deve ser continuamente estimulado como ferramentas cruciais para a prevenção da COVID-19.

ACESSO ÀS VACINAS PARA COVID-19

Há também grande preocupação sobre o acesso à vacina para COVID-19. Historicamente, tanto vacinas de rotina incorporadas nos programas de vacinação quanto vacinas para responder às pandemias, como no caso da pandemia de Influenza H1N1, populações de países mais pobres tiveram acesso às vacinas muito tempo depois das populações de países mais ricos. A maneira mais rápida e eficiente de controlar a pandemia de COVID-19 e reabrir economias é começar protegendo as populações de maior risco em todos os lugares, em vez de proteger populações de apenas alguns países. Afinal, vivemos em uma economia globalizada e os países dependem uns dos outros para bens e serviços, transporte e abastecimento. Se não formos capazes de, globalmente, controlar a circulação do vírus, será mais difícil controlar a pandemia e reconstruir as economias.

Um consórcio criado em abril de 2020, o ACT-Accelerator, é uma colaboração global para acelerar o desenvolvimento, a produção e o acesso equitativo aos diagnósticos, terapêuticas e vacinas da COVID-19 pelos países. Ele reúne líderes de governos, organizações globais de saúde, grupos da sociedade civil, empresas e instituições filantrópicas para formar um plano para uma resposta à pandemia.

O "braço" vacina deste consórcio é o COVAX que busca democratizar o acesso às vacinas COVID-19 para todos os países de baixa e média renda, por meio de cotas de participação.

Esse mecanismo de financiamento já foi utilizado nas últimas décadas para garantir o acesso de países mais pobres às novas vacinas de maior custo, como vacina pneumocócica, rotavírus, HPV, entre outras. Juntos, esses países têm 70% da população mundial. O Brasil participa dessa iniciativa.

BIBLIOGRAFIA

Adrielle Dos Santos L, Filho PGG, Silva AMF *et al.* Recurrent COVID-19 including evidence of reinfection and enhanced severity in thirty Brazilian healthcare workers. The Journal of Infection. 2021 Mar;82(3):399-406.

Almeida DC De, Franco MDCP, Santos DRP Dos, Santos MC, Maltoni IS, Mascotte F *et al.* Acute kidney injury: Incidence, risk factors, and outcomes in severe COVID-19 patients. PLoS One. 2021;16(5 May).

Amaku M, Burattini MN, Chaib E *et al.* Estimating the prevalence of infectious diseases from nder-reported age-dependent compulsorily notification databases. Theoretical Biology and Medical Modelling. 2017;14(23):1-18.

Amanat F, Krammer F. SARS-CoV-2 Vaccines: Status Report. Immunity. 2020;52(4):583-9.

Anderson RM, Heesterbeek H, Klinkenberg D, Hollingsworth TD. How will country-based mitigation measures influence the course of the COVID-19 epidemic? The Lancet. 2020;395(10228):931-934.

Antigen-detection in the diagnosis of SARS-CoV-2 infection: Interim guidance.

Arabi YM, Balkhy HH, Hayden FG *et al.* Middle East Respiratory Syndrome. N Engl J Med. 2017;376(6):584-594.

Barker-Davies RM, O'Sullivan O, Senaratne KPP, Baker P, Cranley M, Dharm-Datta S *et al.* The Stanford Hall consensus statement for post-COVID-19 rehabilitation. British Journal of Sports Medicine. 2020;54(16):949-59.

Barros AJD, Victora CG, Menezes AMB *et al.* Social distancing patterns in nine municipalities of Rio Grande do Sul, Brazil: the EPICOVID-19/RS study. Revista de Saúde Pública. 2020;54(75):1-14.

Batah SS, Benatti MN, Siyuan L *et al.* COVID-19 bimodal clinical and pathological phenotypes. Clin Transl Med. 2022;12:e648.

Belizário JE. Trained innate immunity, COVID-19 therapeutic dilemma, and fake science. Clinics. 2020:75;e2124. Epub 2020 July 10.

Boonyawat K, Chantrathammachart P, Numthavej P, Nanthatanti N, Phusanti S, Phuphuakrat A *et al.* Incidence of thromboembolism in patients with COVID-19: a systematic review and meta-analysis. Thromb J. 2020;18(1).

Bradley BT, Maioli H, Johnston R *et al.* Histopathology and ultrastructural findings of fatal COVID-19 infections in Washington State: a case series Lancet. 2020;396(10247):320-32.

Caramelo F, Ferreira N, Oliveiros B. Estimation of Risk Factors for COVID-19 Mortality – Preliminary Results. Epidemiology; 2020.

Carroll A, McNamara E. Comparison and correlation of commercial SARS-CoV-2 real-time-PCR assays, Ireland, June 2020. Euro Surveill. 2021;26(6):pii=2002079.

CDC antibody tests guidelines.

Center for Diseases Control and Prevention. SARS-CoV-2 Variant Classifications and Definitions.

Center for System Science and Engineering (CSSEGISandData). Johns Hopkins Whiting School of Engineering.

Cerqueiro-Silva T, Oliviera VAO, Pescarini J *et al.* Influence of age on the effectiveness and duration of protection in Vaxzevria and CoronaVac vaccines. medRxiv 2021.08.21.21261501.

Cevik M, Bamford CGG, Ho A. COVID-19 pandemic-a focused review for clinicians. Clin Microbiol Infect Off Publ Eur Soc Clin Microbiol Infect Dis. 2020;26(7):842-847.

Chao JY *et al.* Clinical characteristics and outcomes of hospitalized and critically ill children and adolescents with coronavírus disease 2019 (COVID-19) at a tertiary care medical center in New York City. J. Pediatr. 2020;223, 14 a 9.

Chen N. *et al.* Epidemiological and clinical characteristics of 99 cases of 2019 novel coronavirus pneumonia in Wuhan, China: a descriptive study. Lancet. 2020;395, 507 a 13.

Chen N, Zhou M, Dong X, Qu J, Gong F, Han Y *et al.* Epidemiological and clinical characteristics of 99 cases of 2019 novel coronavirus pneumonia in Wuhan, China: a descriptive study. The Lancet. 2020;395(10223).

Chen Z, John Wherry E. T cell responses in patients with COVID-19. Nat Rev Immunol. 2020;20:529-36.

Chowdhury MA *et al.* Immune response in COVID-19: A review. J Infect Public Health. 2020.

Chowell G, Castillo-Chavez C, Fenimore PW, Kribs-Zaleta CM, Arriola L, Hyman JM. Model Parameters and Outbreak Control for SARS. Emerg Infect Dis. 2004;10(7):1258-1263.

Chung MK, Zidar DA, Bristow MR, Cameron SJ, Chan T, Harding C v. *et al.* COVID-19 and Cardiovascular Disease. Vol. 128, Circulation Research. 2021.

Collins FS, Stoels P. Accelerating COVID-19 Therapeutic Interventions and Vaccines (ACTIV): An unprecedented partnership for unprecedented times. JAMA. 2020;323(24):2455-7.

Consensus document on the epidemiology of severe acute respiratory syndrome (SARS) WHO/CDS/CSR/GAR/2003.11. Geneva: World Health Organization, 2003.

Conte C, Sogni F, A anni P, Veronesi L, Argentiero A, Esposito S. Vaccines against Coronaviruses: The State of the Art. Vaccines (Basel). 2020 Jun 17;8(2):309.

Conte DD, Danielle Dias; Carvalho JMA, Joseane Mayara Almeida; de Souza Luna, Luciano Kleber L; Faíco-Filho KS, Klinger Soares; Perosa AH, Ana Helena; Bellei N, Nancy. Comparative analysis of three point-of-care lateral flow immunoassays for detection of anti-SARS-CoV-2 antibodies: data from 100 healthcare workers in Brazil. Braz J Microbiol. 2021; 52(3):1161-1165., 202.

Corbett KS, Flynn B, Foulds KE *et al.* Evaluation of the mRNA-1273 Vaccine against SARS-CoV-2 in Nonhuman Primates. N Engl J Med. 2020. [PMID: 32722908].

Corey LC, Mascola JR, Fauci AS, Collins FS. A strategic approach to COVID-19 vaccine R&D. Science. 2020;368(6494):948-50.

Coronaviridae Study Group of the International Committee on Taxonomy of Viruses. The species Severe acute respiratory syndrome-related coronavirus: classifying 2019-nCoV and naming it SARS-CoV-2. Nat Microbiol. 2020;5(4):536-544.

Coronavirus-Guidelines/2355056/all/Coronavirus_COVID_19_Vaccines#32702298. (Atualização 2020 ago 25).

CountryMeters.Info. Estatísticas da população mundial em tempo real.

Crunfli F, Carregari VC, Veras FP *et al.* Morphological, cellular and molecular basis of brain infection in COVID-19 patients. PNAS. 2022 (In Press).

Deng S-Q, Peng H-J. Characteristics of and Public Health Responses to the Coronavirus Disease 2019 Outbreak in China. J Clin Med. 2020;9(2):575.

Detmer WM. Coronavirus COVID-19 Vaccines.

Diamond MS, Pierson TC. The challenges of vaccine development against a new virus during a pandemic. cell host & microbe. 2020 May 13;27(5):699-703.

Diaz GA, Parsons GT, Gering SK, Meier AR, Hutchinson IV, Robicsek A. Myocarditis and pericarditis after vaccination for COVID-19. JAMA. 2021;326(12):1210-1212.

Dietz K. The estimation of the basic reproduction number for infectious diseases. Statistical Methods in Medical Research. 1993;2: 23 a 41.

Dinnes J, Deeks JJ, Berhane S, Taylor M *et al.* Rapid, point-of-care antigen and molecular-based tests for diagnosis of SARS-CoV-2 infection. Cochrane Database of Systematic Reviews. 2021, Issue 3. Art. No.: CD013705. CD013705. pub2. Accessed 24 February 2022.

Drosten C, Günther S, Preiser W *et al.* Identification of a Novel Coronavirus in Patients with Severe Acute Respiratory Syndrome. N Engl J Med. 2003;348(20):1967-1976.

Du R-H, Liang L-R, Yang C-Q, Wang W, Cao T-Z, Li M *et al.* Predictors of Mortality for Patients with COVID-19 Pneumonia Caused by SARS-CoV-2: A Prospective Cohort. Eur Respir J. 2020 May 7;55(5):2000524.

Eurocontrol – Supporting European Aviation. COVID-19 Impact on the European air traffic network.

European Center for Disease Control and Prevention. Situation Updates on COVID-19. SARS-COV-2 Variants of Concern as of 11/03 a 2022.

Fadini GP, Morieri ML, Boscari F, Fioretto P, Maran A, Busetto L *et al.* Newly-diagnosed diabetes and admission hyperglycemia predict COVID-19 severity by aggravating respiratory deterioration. Diabetes Research and Clinical Practice. 2020;168.

Fay FF, Alvarez-Moreno CA, Bonvehi PE, Espinoza CC, Hidalgo MLH, Marcano-Lozada M *et al.* A simplified alternative diagnostic algorithm for SARS-CoV-2 suspected symptomatic patients and confirmed close contacts (asymptomatic): A consensus of Latin American experts. Int J Infect Dis. 2021 May 19;117:130-6.

Folegatti PM, Ewer KJ, Aley PK *et al.* Safety and immunogenicity of the ChAdOx1 nCoV-19 vaccine against SARS-CoV-2: a preliminary report of a phase 1/2, single-blind, randomised controlled trial. Lancet. 2020. [PMID:32702298].

Food and Drug Administration (FDA). Center for Biologicals Evaluations and Research: Development and Licensure of Vaccines to Prevent COVID-19 Guidance for Industry.

Gao Q, Bao L, Mao H *et al.* Rapid development of an inactivated vaccine candidate for SARS-CoV-2. Science. 2020. [PMID:32376603]. GAVI. COVAX Pilar.

Ghandi RT. The Multidimensional Challenge of Treating Coronavirus Disease 2019 (COVID-19): Rendesivir Is a Foot in the Door. Clinical Infectious Diseases, 2020.

Gorbalenya AE, Baker SC *et al.* Coronaviridae Study Group of the International Committee on Taxonomy of Viruses. The species Severe acute respiratory syndrome-related coronavirus: classifying 2019-nCoV and naming it SARS-CoV-2. Nat Microbiol. 2020;5, 536 a 44.

George PM, Barratt SL, Condliffe R, Desai SR, Devaraj A, Forrest I *et al.* Respiratory follow-up of patients with COVID-19 pneumonia. Thorax. 2020;thoraxjnl-2020-215314.

Grasselli G, Zangrillo A, Zanella A, Antonelli M, Cabrini L, Castelli A *et al.* Baseline Characteristics and Outcomes of 1591 Patients Infected With SARS-CoV-2 Admitted to ICUs of the Lombardy Region, Italy. Jama [Internet]. 2020;1-8.

Grifoni A *et al.* Targets of T cell responses to SARS-CoV-2 coronavirus in humans with COVID-19 disease and unexposed individuals. Cell. 2020.

Guan W, Ni Z, Hu Y, Liang W, Ou C, He J *et al.* Clinical Characteristics of Coronavirus Disease 2019 in China. New England Journal of Medicine. 2020;382(18).

Guan Y. Isolation and characterization of viruses related to the SARS Coronavirus from animals in Southern China. Science. 2003;302(5643):276-278.

Guo T, Fan Y, Chen M *et al.* Cardiovascular Implications of Fatal Outcomes of Patients With Coronavirus Disease 2019 (COVID-19). JAMA Cardiol. 2020;5(7):811-18.

Hallal PC, Hartwig FP, Horta BL *et al.* SARS-COV-2 antibody prevalence in Brazil: results from two successive nationwide serological household surveys. Lancet Global Health. 2020;8:1390-98.

Hallal PC, Victora CG, Silveira MF *et al.* The challenge of conducting epidemiological research in times of pandemic and denialism: 1-anniversary of the EPICOVID-19 project in Brazil. International Journal of Epidemiology. 2021;50(4):1049-1052.

Harder T, Koch J, Vygen-Bonnet S *et al.* Efficacy and effectiveness of COVID-19 vaccines against SARS-CoV-2 infection: interim results of a living systematic review, 1 January to 14 May 2021. Euro Surveill. 2021 Jul;26(28):2100563. PMID: 34269175; PMCID: PMC8284046.

Hippisley-Cox J, Patone M, Mei X W *et al.* Risk of thrombocytopenia and thromboembolism after covid-19 vaccination and SARS-CoV-2 positive testing: self-controlled case series study BMJ 2021; 374:n1931.

Ho CY, Salimian M, Hegert J *et al.* Postmortem assessment of olfactory tissue degeneration and microvasculopathy in patients with covid-19. JAMA Neurol. 2022.

Hu B, Guo H, Zhou P, Shi Z-L. Characteristics of SARS-CoV-2 and COVID-19. Nat Rev Microbiol. 2021;19(3):141-154.

Hui KPY, Cheung M-C, Perera RAPM *et al.* Tropism, replication competence, and innate immune responses of the coronavirus SARS-CoV-2 in human respiratory tract and conjunctiva: an analysis in ex-vivo and in-vitro cultures. Lancet Respir Med.

Iba T, Levy JH, Levi M, Connors JM, Thachil J. Coagulopathy of Coronavirus Disease 2019. Critical Care Medicine. 2020;Publish Ah:1-7.

Introna A, Caputo F, Santoro C *et al.* Guillain-Barré syndrome after AstraZeneca COVID-19-vaccination: A causal or casual association? Clin Neurol Neurosurg. 2021 Sep;208:106887. Epub 2021 Aug 13. PMID: 34418708; PMCID: PMC8360997.

Jackson LA, Anderson EJ, Rouphael NG *et al.* An mRNA Vaccine against SARS-CoV-2 – Preliminary Report. N Engl J Med. 2020. [PMID:32663912].

Johns Hopkins University & Medicine. Coronavírus Resource Center.

Kaneko S, Takasawa K, Asada K, Shinkai N, Bolatkan A, Yamada M *et al.* Epigenetic Mechanisms Underlying COVID-19 Pathogenesis. Biomedicines. 2021; 9: 1142.

Karim SSA, Karim QA. Omicron SARS-CoV-2 variant: a new chapter in the COVID-19 pandemic. The Lancet. 2021;398.

Khan *et al.* Visualizing in deceased COVID-19 patients how SARS-CoV-2 attacks the respiratory and olfactory mucosae but spares the olfactory bulb. Cell. 2021;184:5932-49.

Killingley B, Mann A, Kalinova M, Boyers A *et al.* Safety, Tolerability and Viral Kinetics During SARS-CoV-2 Human Challenge. 2022.

Kim J-M, Chung Y-S, Jo HJ *et al.* Identification of Coronavirus Isolated from a Patient in Korea with COVID-19. Osong Public Health Res Perspect. 2020;11(1):3-7.

Klok FA, Kruip MJHA, van der Meer NJM, Arbous MS, Gommers DAMPJ, Kant KM *et al.* Incidence of thrombotic complications in critically ill ICU patients with COVID-19. Thrombosis Research [Internet]. 2020;191(April):145-7.

Kruse JM, Zickler D, Lüdemann WM *et al.* Evidence for a thromboembolic pathogenesis of lung cavitations in severely ill COVID 19 patients. Scientifc Reports. 2021;11:16039.

Kumar S, Nyodu R, Maurya VK, Saxena SK. Morphology, Genome Organization, Replication, and Pathogenesis of Severe Acute Respiratory Syndrome Coronavirus 2 (SARS-CoV-2). In: Saxena SK, ed. Coronavirus Disease 2019 (COVID-19). Medical virology: from pathogenesis to disease control. Singapore: Springer; 2020:23-31.

Ladner JT, Larsen BB, Bowers JR *et al.* An early pandemic analysis of SARS-COV-2 populaion and structure in Arizona. Clinical Science and Epidemiology. 2020;11(5):e02107-20.

Lai MM, Cavanagh D. The molecular biology of coronaviruses. Adv Virus Res. 1997;48:1-100.

Li C, He Q, Qian2, Jun L. Overview of the pathogenesis of COVID 19. Experimental and therapeutic medicine. 2021;22:1011.

Li J, Wang J, Kang AS *et al.* Mapping the T cell response to COVID-19. Sig Transduct Target Ther. 2020;5:112.

Liu Y, Yan LM, Wan L, Xiang TX, Le A, Liu JM *et al.* Viral dynamics in mild and severe cases of COVID-19. Lancet Infect Dis. 2020 Jun;20(6):656-657.

Long Q, Tang X, Shi Q *et al.* Clinical and immunological assessment of asymptomatic SARS-CoV-2 infections. Nat Med. 2020;26:1200-4.

López-León S, Wegman-Ostrosky T, Perelman C, Sepulveda R, Rebolledo PA, Cuapio A *et al.* More than 50 Long-Term Effects of COVID-19: A Systematic Review and Meta-Analysis. SSRN Electronic Journal. 2021;1-22.

Lu R, Zhao X, Li J *et al.* Genomic characterisation and epidemiology of 2019 novel coronavirus: implications for virus origins and receptor binding. The Lancet. 2020;395(10224):565-574.

Luan J, Lu Y, Jin X, Zhang L. Spike protein recognition of mammalian ACE2 predicts the host range and an optimized ACE2 for SARS-CoV-2 infection. Biochem Biophys Res Commun. 2020;526(1):165-169.

Lurie N, Saville M, Hatchett R, Halton J. Developing COVID-19 vaccines at pandemic speed. N Engl J Med. 2020;382(21):1969-73.

Malik P, Patel U, Mehta D, Patel N, Kelkar R, Akrmah M, Gabrilove JL, Sacks H. Biomarkers and outcomes of COVID-19 hospitalizations: systematic review and meta-analysis. BMJ Evid Based Med. 2021 Jun;26(3):107-108.

Manigandan S, Wu M-T, Ponnusamy VK, Raghavendra VB, Pugazhendhi A, Brindhadevi K. A systematic review on recent trends in transmission, diagnosis, prevention and imaging features of COVID-19. Process Biochem. 2020;98:233-240.

Masre SF, Jufri NF, Ibrahim FW, Raub SHA. Classical and alternative receptors for SARS-CoV-2 therapeutic strategy. Rev Med Virol. 2020:e2207.

Massad E, Coutinho FAB, Burattini MN, Amaku M. Estimation of R0 from the initial phase of an oubrak of a vector-borne infection. Tropical Medicine and International Health. 2010;15(1):120-26.

Matuchansky C. Mucosal immunity to SARS-CoV-2: a clinically relevant key to deciphering natural and vaccine-induced defences. Clin Microbiol Infect. 2021 Aug; 12.

Mehta P *et al*. COVID-19: consider cytokine storm syndromes and immunosuppression. Lancet. 2020;395,1033-34.

Menezes AMB, Victora CG, Hartwig FP *et al*. High prevalence of symptoms among Brazilian subjects with antibodies against SARS-CoV-2. Scientific Reports. 2021;11(1). 13279:1-8.

Mercado NB, Zahn R, Wegmann F *et al*. Single-shot Ad26 vaccine protects against SARS-CoV-2 in *rhesus* macaques. Nature. 2020. [PMID:32731257].

Mina MJ, Parker R, Larremore DB. Rethinking Covid-19 Test Sensitivity – A Strategy for Containment. N Engl J Med. 2020 Nov 26;383(22):e120.

Ministério da Saúde. DECIT-SCTIE. Informe Semanal no 37 de Evidências sobre Variantes de Atenção de SARS-COV-2. Brasília, DF. 29/10/2021.

Ministério da Saúde. Departamento de Imunização e Doenças Transmissíveis. Coordenação Geral do Programa Nacional de Imunizações – PNI. Plano Nacional de Operacionalização da Vacinação Contra a COVID-19. 2 Edição. Brasília, DF. Setembro de 2022.

Ministério da Saúde. Fundação Oswaldo Cruz (FIOCRUZ). Dashboard Rede Genômica FIOCRUZ.

Ministério da Saúde. Secretaria de Vigilância em Saúde. Centro de Operações de Emergência em Saúde Pública – Doença pelo coronavírus 2019 – COE-COVID-19. Boletim Epidemiológico Especial 14. Brasília, DF. 26/04/2020.

Ministério da Saúde. Secretaria de Vigilância em Saúde. Doença pelo novo coronavírus 2019 – COVID-19. Boletim Epidemiológico Especial 94. Brasília, DF. 06/01/2022.

Ministério da Saúde. Secretaria de Vigilância em Saúde. Doença pelo novo coronavírus 2019 – COVID-19. Boletim Epidemiológico Especial 103. Brasília, DF. 11/03/2022.

Ministério da Saúde. Secretaria Extraordinária de Enfrentamento à COVID-19 – SECOVID. Plano Nacional de Operacionalização da Vacinação Contra a COVID-19. 12ª Edição. Brasília, DF. 01/02/2022.

Moreira LVL, de Souza Luna LK, Barbosa GR *et al*. Test on stool samples improves the diagnosis of hospitalized patients: Detection of SARS-CoV-2 genomic and subgenomic RNA. J Infect. 2021;82(5):186-230.

Mulligan MJ, Lyke KE, Kitchin N *et al*. Phase 1/2 study of COVID-19 RNA vaccine BNT162b1 in adults. Nature. 2020. [PMID:32785213].

Nalbandian A, Sehgal K, Gupta A, Madhavan M V., McGroder C, Stevens JS *et al*. Post-acute COVID-19 syndrome. Vol. 27, Nature Medicine. 2021.

Nasserie MPH, Hittle M, Goodman SN. Assessment of the Frequency and Variety of Persistent Symptoms Among Patients With COVID-19 A Systematic Review. JAMA Network Open. 2021;4(5):e2111417.

Negro F. Is antibody-dependent enhancement playing a role in COVID-19 pathogenesis? Swiss Med Wkly. 2020 June 04;150:w20249.

Ogega CO, Skinner NE, Blair PW, Park HS, Littlefield K, Ganesan A *et al*. Durable SARS-CoV-2 B cell immunity after mild or severe disease. J Clin Invest. 2021 Apr 1;131(7).

Overview of testing for SARS-CoV-2, the virus that causes Covid-19.

Park WB, Kwon NJ, Choi SJ *et al*. Virus Isolation from the First Patient with SARS-CoV-2 in Korea. J Korean Med Sci. 2020;35(7):e84.

Peiris JSM, Yuen KY, Osterhaus ADME, Stöhr K. The Severe Acute Respiratory Syndrome. N Engl J Med. 2003;349(25):2431-2441.

Pekar J, Worobey M, Moshiri N, Scheffler K, Wertheim JO. Timing the SARS-COV-2 index case in Hubei province. Science. 2021;372: 412 a 17.

Pezzini A, Padovani A. Lifting the mask on neurological manifestations of COVID-19. Nat Rev Neurol. 2020 Nov;16(11):636-644. Epub 2020 Aug 24.

Plotkin SA, Caplan A. Extraordinary diseases require extraordinary solutions. Vaccine. 2020;38(24):3987-8.

Polack FP, Thomas SJ, Kitchin N *et al*. Safety and Efficacy of the BNT162b2 mRNA Covid-19 Vaccine. N Engl J Med. 2020 Dec 31;383(27):2603-2615. Epub 2020 Dec 10. PMID: 33301246; PMCID: PMC7745181.

Pontelli MC, Castro IA, Martins RB, Arruda E. SARS-CoV-2 productively infects primary human immune system cells *in vitro* and in COVID-19 patients. J Mol Cell Biol. 2022 Apr 22;mjac021.

Qu J, Wu C, Li X, Zhang G, Jiang Z, Li X *et al*. Profile of immunoglobulin G and IgM antibodies against severe acute respiratory syndrome coronavirus 2 (SARS-CoV-2). Clin Infect Dis. 2020 Nov 19;71(16):2255-8.

Ranzani OT, Bastos LSL, Gelli JGM, Marchesi JF, Baião F, Hamacher S *et al*. Characterisation of the first 250 000 hospital admissions for COVID-19 in Brazil : a retrospective analysis of nationwide data. 2021;2600(20):1-12.

Renn A, Fu Y, Hu X, Hall MD, Simeonov A. Fruitful Neutralizing Antibody Pipeline Brings Hope To Defeat SARS-Cov-2. Trends Pharmacol Sci. 2020;41(11):815-829.

Rodrigues TS, Sá KSG, Ishimoto AY, Zamboni DS *et al*. Inflammasomes are activated in response to SARS-CoV-2 infection and are associated with COVID-19 severity in patients. J Exp Med. 2021 Mar 1;218(3):e20201707.

Romano M, Ruggiero A, Squeglia F, Maga G, Berisio R. A Structural View of SARS-CoV-2 RNA Replication Machinery: RNA Synthesis, Proofreading and Final Capping. Cells. 2020;9(5).

Rubin GD, Ryerson CJ, Haramati LB, Sverzellati N, Kanne JP, Raoof S *et al*. The Role of Chest Imaging in Patient Management During the COVID-19 Pandemic: A Multinational Consensus Statement From the Fleischner Society. Chest. 2020;158(1).

Sahin U *et al*. Concurrent human antibody and TH1 type T-cell responses elicited by a COVID-19 RNA vaccine. medRxiv 2020 July 17;20140533.

Santos VA, Rafael MM, Sabino EC, Duarte AJS. Sensitivity of the Wondfo One Step COVID-19 test using serum samples. Clinics (Sao Paulo). 2020;75:e2013.

Schaefer GO, Tam CC, Savulescu J, Voo TC. 2020. COVID-19 vaccine development: time to consider SARS-CoV-2 challenge studies? Vaccine. 2020;38:5085-8.

Shang J *et al*. Cell entry mechanisms of SARS- CoV-2. Proc. Natl Acad. Sci. 2020;117:11727-34.

Sociedade Brasileira de Imunologia. Nota Técnica da Sociedade Brasileira de Imunologia (SBI) sobre o desenvolvimento e eficácia de vacinas para a COVID-19. 2020 ago 14.

Sola I, Almazán F, Zúñiga S, Enjuanes L. Continuous and Discontinuous RNA Synthesis in Coronaviruses. Annu Rev Virol. 2015;2(1):265-288.

Special Report. The vaccine quest. Scientic American. 2020 June. Tetro JA. Is COVID-19 receiving ADE from other coronaviruses? Microbes Infect. 2020;22(2):72-3.

Stephens DS, McElrath MJ. COVID-19 and the Path to Immunity. JAMA. 2020 Oct 6;324(13):1279-81.

Stokes EK, Zambrano LD, Anderson KN, Marder EP, Raz KM, el Burai Felix S *et al*. Coronavirus Disease 2019 Case Surveillance – United States, January 22–May 30, 2020. MMWR Morbidity and Mortality Weekly Report. 2020;69(24).

Su S, Wong G, Shi W *et al*. Epidemiology, Genetic Recombination, and Pathogenesis of Coronaviruses. Trends Microbiol. 2016;24(6):490-502.

Taquet M, Dercon Q, Luciano S *et al*. Incidence, cooccurrence, and evolution of long-COVID features: A 6-month retrospective cohort study of 273,618 survivors of COVID-19. PLoS Med 18(9):e1003773.

The Canadian Trade Commissioner Service. "Focus on Wuhan, China". Cópia arquivada em 12 de dezembro de 2013. Acessado em 10/02/2022.

The New York Times. Coronavirus vacine tracker.

The race for coronavirus vaccines. Nature. 2020;580:576-7.

Toscano MT, Kfouri RA. Vacinas para COVID-19. In Tratado de Infectologia Veronesi-Foccaccia. 6ª Edição, 2020. Rio de Janeiro: Atheneu. 861 a 74.

Tu YP, Iqbal J, O'Leary T. Sensitivity of ID NOW and RT-PCR for detection of SARS-CoV-2 in an ambulatory population. Elife. 2021;10:e65726. Published 2021 Apr 20.

UNICEF Supply Division. Impact of COVID-19 on vaccine supplies.

University of Oxford & Global Change Data Lab. Our World in Data (OWID). COVID-19. Disponível em: https://github.com/owid/covid-19-data/tree/master/public/data. Acessado em 11/03/2022.

V'kovski P, Kratzel A, Steiner S, Stalder H, Thiel V. Coronavirus biology and replication: implications for SARS-CoV-2. Nat Rev Microbiol. 2021;19(3):155-170.

Vaccine Centre. London School of Hygiene and Tropical Medicine. COVID-19 Vaccine development pipeline.

Valdebenito S, Bessis S, Annane D *et al*. COVID-19 Lung Pathogenesis in SARS-CoV-2 Autopsy Cases. Front Immunol. 2021;12:735922.

van Doremalen N, Lambe T, Spencer A *et al*. ChAdOx1 nCoV-19 vaccine prevents SARS-CoV-2 pneumonia in *rhesus* macaques. Nature. 2020. [PMID:32731258].

Varga AJZ, Flammer AJ, Steiger P, Haberecker M, Andermatt R, Zinkernagel AS *et al.* Endothelial cell infection and endotheliitis in COVID-19, Lancet. 2020;395 1417-18.

Veras FP, Pontelli MC, Silva CM, Cunha FQ *et al.* SARS-CoV-2-triggered neutrophil extracellular traps mediate COVID-19 pathology. J Exp Med. 2020 Dec 7;217(12):e20201129.

Wang D, Hu B, Hu C *et al.* Clinical Characteristics of 138 Hospitalized Patients With 2019 Novel Coronavirus-Infected Pneumonia in Wuhan, China. JAMA. 2020.

Washington NL, Gangavarapu K, Zeller M *et al.* Emergence and rapid transmission of SARS-COV-2 B.1.1.7 in the United States. Cell. 2021;184: 2587-94.

Weiss SR, Navas-Martin S. Coronavirus pathogenesis and the emerging pathogen severe acute respiratory syndrome coronavirus. Microbiol Mol Biol Rev MMBR. 2005;69(4):635-664.

Williamson EJ, Walker AJ, Bhaskaran K. *et al.* Factors associated with COVID-19-related death using Open SAFELY. Nature. 2020;584:430-6.

Wolff G, Limpens RWAL, Zevenhoven-Dobbe JC *et al.* A molecular pore spans the double membrane of the coronavirus replication organelle. Science. 2020;369(6509):1395-1398.

World Health Organization (WHO). Improving vaccination demand and addressing hesitancy. Disponível em: WHO/2019-nCoV/Post_COVID-19_condition/Clinical_case_definition/2021.1.

World Health Organization (WHO). Antigen-detection in the diagnosis of SARSCoV-2 infection: Interim guidance. Disponível em: https://apps.who.int/iris/handle/10665/345948.

World Health Organization (WHO). Draft landscape of COVID-19 candidate vaccines.

World Health Organization (WHO). WHO Target Product Proles for COVID-19 Vaccines. 2020 April 29; version 3.

Worobey M, Pekar J, Larsen BB *et al.* The emergence of SARS-COV-2 in Europe and North America. Science. 2020;370: 564 a 570.

Wu A, Peng Y, Huang B *et al.* Genome Composition and Divergence of the Novel Coronavirus (2019-nCoV) Originating in China. Cell Host Microbe. 2020;27(3):325-328.

Wu Z, McGoogan JM. Characteristics of and Important Lessons From the Coronavirus Disease 2019 (COVID-19) Outbreak in China: Summary of a Report of 72 314 Cases From the Chinese Center for Disease Control and Prevention. JAMA. 2020;323(13):1239.

Xia S, Duan K, Zhang Y *et al.* E ect of an Inactivated Vaccine Against SARS-CoV-2 on Safety and Immunogenicity Outcomes: Interim Analysis of 2 Randomized Clinical Trials. JAMA. 2020. [PMID:32789505].

Xing K, Tu XY, Liu M *et al.* Efficacy and safety of COVID-19 vaccines: a systematic review. Zhongguo Dang Dai Er Ke Za Zhi. 2021 Mar;23(3):221-228. PMID: 33691913; PMCID: PMC7969187.

Xu Z, Shi L, Wang Y, Zhang J, Huang K, Zhang C *et al.* Pathological findings of COVID-19 associated with acute respiratory distress syndrome, Lancet Respir Med. 2020;8: 420 a 22.

Yan-Jun Zhang, Gang Zeng, Hong-Xing Pan *et al.* Immunogenicity and Safety of a SARS-CoV-2 Inactivated Vaccine in Healthy Adults Aged 18 a 59 years: Report of the Randomized, Double-blind, and Placebo-controlled Phase 2 Clinical Trial. medRxiv. 2020 July 31;20161216.

Ye Z-W, Yuan S, Yuen K-S, Fung S-Y, Chan C-P, Jin D-Y. Zoonotic origins of human coronaviruses. Int J Biol Sci. 2020;16(10):1686-1697.

Zhang N, Li C, Hu Y *et al.* Current development of COVID-19 diagnostics, vaccines and therapeutics. Microbes and Infection. 2020 July-August;22(6 a 7):231-5.

Zhao Manfeng. China National Central Cities.

Zhou P, Yang X-L, Wang X-G *et al.* A pneumonia outbreak associated with a new coronavirus of probable bat origin. Nature. 2020;579(7798):270-273.

Zhu FC, Guan XH, Li YH *et al.* Immunogenicity and safety of a recombinant adenovirus type-5-vectored COVID-19 vaccine in healthy adults aged 18 years or older: a randomised, double-blind, placebo-controlled, phase 2 trial. Lancet. 2020. [PMID:32702299].

Zhu FC, Li YH, Guan XH *et al.* Safety, tolerability, and immunogenicity of a recombinant adenovirus type-5 vectored COVID-19 vaccine: a dose-escalation, open-label, non-randomised, rst-in-human trial. Lancet. 2020;395(10240):1845-54. [PMID:32450106].

53 Síndrome Exantemática

Maria Isabel de Moraes Pinto

INTRODUÇÃO

Exantema é uma erupção cutânea que ocorre em consequência de doenças agudas provocadas por vírus, protozoários ou bactérias.

Diversas doenças infecciosas apresentam manifestação cutânea cujas características podem, muitas vezes, sugerir sua etiologia.

As manifestações exantemáticas de doenças infecciosas têm sido descritas desde a Antiguidade. Entretanto, foi só a partir do século 17 que as diversas doenças começaram a ser distinguidas entre si.

No início do século 20, os exantemas maculopapulares eram frequentemente citados por números. Assim, sarampo e escarlatina eram as duas primeiras doenças e a rubéola, a terceira doença. Há dúvidas sobre o que se chamou de "quarta doença" – algo com características de escarlatina e de rubéola. O eritema infeccioso foi comumente referido como a quinta doença e o exantema súbito – ou roséola – como a sexta.

EPIDEMIOLOGIA

Nas últimas décadas, mudanças na epidemiologia das doenças exantemáticas têm ocorrido devido à imunização contra diversas doenças, como o sarampo, rubéola e varicela, levando tanto a uma redução dos casos dessas doenças nos países com boa cobertura vacinal quanto a quadros clínicos modificados em alguns indivíduos previamente imunizados.

Concomitantemente, os avanços nas técnicas de diagnóstico laboratorial permitiram que diferentes agentes etiológicos pudessem ser associados a quadros clínicos com exantemas.

Desse modo, atualmente o médico precisa estar preparado para fazer uma suspeita clínica diagnóstica tanto em casos típicos de uma doença hoje menos comum, como o sarampo, quanto de quadros modificados pela vacinação. Se isso se coloca como um desafio adicional, por outro lado, os recursos laboratoriais disponíveis em nossos dias podem auxiliá-lo de maneira que não se poderia supor há alguns anos.

Doenças exantemáticas podem ser causadas por diversos agentes etiológicos, de modo que não se pode descrever a epidemiologia destas doenças de maneira unificada. Entretanto, o conhecimento desse padrão epidemiológico permite distinguir os diferentes agentes etiológicos que podem causar manifestações clínicas muito parecidas.

Na avaliação de um paciente com doença exantemática, os seguintes aspectos são importantes para o diagnóstico: exposição conhecida ao agente etiológico, época do ano e período de incubação.

PATOGÊNESE

Múltiplos mecanismos patogênicos parecem estar envolvidos nas diferentes doenças exantemáticas. A vasculite de pequenos vasos (vasculite leucocitoclástica) é o evento patológico mais comumente observado.

Três mecanismos fisiopatológicos podem estar envolvidos:

- Quando a disseminação do agente infeccioso ocorre pelo sangue (bacteriemia, viremia etc.), há infecção secundária na pele. Os achados clínicos podem resultar diretamente do agente infeccioso na derme, epiderme ou endotélio capilar ou podem ser decorrentes da resposta imune celular ou humoral em nível de pele. Varicela, diversas infecções por enterovírus e meningococcemia são exemplos de doenças em que o agente etiológico é diretamente responsável pelas lesões de pele. Já no caso do sarampo e da rubéola, tanto a resposta imune quanto o próprio agente etiológico estão envolvidos
- Em alguns casos, a patogênese do exantema está associada à disseminação de determinadas toxinas produzidas pelo agente infeccioso em um sítio distante da pele. É o caso da escarlatina, da síndrome da pele escaldada estafilocócica e da síndrome do choque tóxico
- Em outros casos, a fisiopatogenia da doença, embora não completamente conhecida, sugere uma base imunológica. Exemplos dessa situação são o eritema multiforme, a síndrome de Stevens-Johnson e o eritema nodoso.

QUADRO CLÍNICO

Diferentes formas de apresentação da síndrome exantemática podem ocorrer. Elas constituem um dos aspectos que orientam o clínico no seu diagnóstico.

Exantema macular

Trata-se de apresentação pouco comum se for considerada a totalidade das doenças exantemáticas. Infecções por herpesvírus humano dos tipos 6 e 7 apresentam-se frequentemente na forma de um exantema macular difuso – a roséola *infantum* –, assim como a mononucleose infecciosa causada pelo vírus Epstein-Barr.

Infecções por diferentes enterovírus e pelo vírus da dengue podem também se apresentar, ao menos inicialmente, na forma de exantema macular. A propósito, o mesmo pode acontecer nas fases iniciais de casos de sepse bacteriana, febre tifoide e leptospirose.

Exantema maculopapular

É a forma de apresentação cutânea mais comum de uma infecção sistêmica. Deve ser lembrado que tanto infecções sistêmicas quanto condições alérgicas manifestam-se com um exantema maculopapular.

É importante a diferenciação do tipo de exantema segundo a confluência (exantema morbiliforme) ou espaçamento (exantema rubeoliforme) das lesões.

Diversos agentes etiológicos podem se manifestar dessa maneira: parvovírus (eritema infeccioso), rubéola, enterovírus, influenza A e B, rinovírus, vírus respiratório sincicial e vírus parainfluenza.

Merece destaque que o exantema tanto da dengue quanto da meningococcemia pode ser inicialmente macular, progredindo, a seguir, para maculopapular antes de se apresentar na sua forma mais conhecida, o exantema hemorrágico. Assim, a observação atenta da evolução de uma síndrome exantemática é fundamental para um diagnóstico de quadros graves que inicialmente se apresentam de maneira pouco característica.

Exantema vesicular

Ao se deparar com um exantema vesicular, o médico deve atentar para as lesões de modo a decidir se elas são: (a) isoladas ou localizadas; (b) generalizadas, com maior concentração em tronco e cabeça; (c) generalizadas, com maior concentração em extremidades.

São exantemas localizados a forma primária e a recorrente de infecção pelo herpesvírus simples, assim como a reinfecção endógena pelo vírus da varicela (herpes-zóster).

A doença exantemática vesicular mais frequente atualmente em crianças é a varicela. Após um período de incubação de 16 dias, observa-se um exantema que acomete preferencialmente o tronco (centrípeto) cujas lesões se apresentam em diferentes estágios de maturação em uma mesma região do corpo – máculas, pápulas, vesículas com líquido claro, vesículas com líquido amarelado e crostas – caracterizando o polimorfismo regional. Em indivíduos previamente sadios, a varicela costuma evoluir para a cura em um prazo de 7 dias.

Outro exantema vesicular muito comum em crianças é o causado por enterovírus. Este tem lesões de distribuição periférica, que cicatrizam sem formar crostas. O período de incubação é de 5 dias, com uma evolução média de menos de 7 dias. A síndrome mão-pé-boca é um exemplo deste tipo de exantema, sendo causada mais comumente pelo vírus Coxsackie A16, mas também por outros (vírus Coxsackie A5, A9, A10, B1, B3 e enterovírus 71).

Exantema petequial ou purpúrico

Doenças com esse tipo de manifestação podem ter tanto manifestação benigna quanto fulminante, razão pela qual devem ser prontamente reconhecidas e abordadas do ponto de vista diagnóstico e terapêutico.

A meningococcemia é o exemplo mais conhecido e importante deste grupo de manifestações. Deve ser suspeitada em um paciente com febre e exantema purpúrico de início abrupto. O diagnóstico diferencial deve ser feito com enterovírus. Na era pré-vacina, infecções por *Haemophilus influenzae* tipo b podiam também causar quadro clinicamente indiferenciável de uma meningococcemia. Atualmente, o isolamento de *H. influenzae* tipo b de um paciente previamente imunizado com esse quadro clínico deve levantar a suspeita de imunodeficiência de base.

Exantema urticariforme

Trata-se de manifestação cutânea que, se acompanhada de febre, deve ser avaliada em termos de etiologia infecciosa. Vírus Coxsackie A e outros enterovírus podem ser isolados. Entretanto, a possibilidade de meningococcemia em fase inicial não deve ser esquecida.

Quadros clínicos ou apresentações clínicas diversas

Eritema multiforme

Erupção cutânea autolimitada que é eritematosa e caracterizada por lesões em forma de alvo e/ou de íris. Pode acometer mucosa e genitais, com quadro clínico grave, caracterizando a síndrome de Stevens-Johnson. Nesse caso, há febre e mal-estar geral.

A causa infecciosa mais importante de eritema multiforme e de síndrome de Stevens-Johnson é o *Mycoplasma pneumoniae*. Quando esta é a etiologia, o quadro de pele é frequentemente acompanhado de pneumonia.

Eritema nodoso

Caracterizado por lesões elevadas, eritematosas e dolorosas à palpação, de aproximadamente 2 a 4 cm, com duração de 2 a 6 semanas. Acomete geralmente a face anterior das pernas, mas pode ter outras localizações. Comumente está associado a infecções estreptocócicas, por micobactérias, mas também por *Histoplasma capsulatum*, *Cryptococcus neoformans* e *Coccidioides immitis*.

DIAGNÓSTICO

Muitas vezes, o diagnóstico de uma síndrome exantemática representa um desafio para o clínico. Conhecer as diversas apresentações e quais etiologias são mais comuns a cada uma delas é fundamental para uma conduta pronta e tratamento, tanto em casos de meningococcemia quanto na investigação de comunicantes de rubéola.

Alguns aspectos importantes a serem investigados no diagnóstico de uma síndrome exantemática estão descritos na Tabela 53.1.

Na Tabela 53.2 estão descritas as características clínicas de doenças infecciosas exantemáticas frequentes em nosso meio.

TABELA 53.1 Aspectos a serem investigados no diagnóstico de síndrome exantemática.

Exposição
Estação do ano
Período de incubação
Idade
História de exantemas no passado
Histórico vacinal
Medicações de uso recente
Comorbidades
Relação temporal entre exantema e febre
Adenopatia
Tipo de exantema
Distribuição do exantema
Progressão do exantema
Outros sintomas associados
Exames laboratoriais

TABELA 53.2 Características clínicas de doenças infecciosas exantemáticas frequentes em nosso meio.

Agente etiológico	Doença	Período de incubação	Características clínicas	Lesões cutâneas	Distribuição
Parvovírus humano	Eritema infeccioso	7 a 17 dias	Doença bifásica com pródromos leves por 2 a 3 dias, seguidos por 7 dias sem sintomas e exantema típico após	Exantema inicialmente em face, que evolui para exantema maculopapular em tronco e membros, tornando-se, depois, exantema reticular	Início em face. Depois, mais intenso em face extensora de membros
Papilomavírus humano	Verruga	–	Doença cutânea localizada	Lesões isoladas papulares ou nodulares	Geralmente em extremidades
Herpes simples tipo 1 e 2	Herpes labial, herpes genital, herpes neonatal, entre outras	2 a 12 dias	Infecção primária com febre e sintomas sistêmicos; infecção recorrente por reativação ou reinfecção	Lesões vesiculares únicas ou agrupadas de 2 a 10 mm sobre eritema leve	–
Herpesvírus humano tipo 6	*Roseola infantum*	9 a 10 dias	Febre de 3 a 5 dias, seguida de defervescência e aparecimento de exantema	Exantema macular ou maculopapular	Predomina em tronco e região cervical
Herpesvírus humano tipo 7	*Roseola infantum*	Desconhecido	Febre de 3 a 5 dias, seguida de defervescência e aparecimento de exantema	Exantema macular ou maculopapular	Predomina em tronco e região cervical
Herpesvírus humano tipo 8	Sarcoma de Kaposi	Meses a anos	Infecção assintomática que se manifesta em pacientes infectados pelo HIV ou com outras imunodeficiências	Lesões nodulares elevadas de cor arroxeada a azul	Qualquer superfície cutânea ou mucosa
Vírus varicela zóster	Varicela	12 a 20 dias	Mal-estar e febre de 5 a 6 dias de duração	Lesões pruriginosas que evoluem de mácula a pápula, vesícula e crosta, com polimorfismo regional	Distribuição das lesões preferencialmente centrípeta
	Herpes-zóster	Variável	Reativação endógena	Lesões pruriginosas ou dolorosas que evoluem de mácula a pápula, vesícula e crosta, com polimorfismo regional	Lesões restritas à área inervada por um ou dois gânglios sensoriais; pode haver disseminação em indivíduos imunocomprometidos
Vírus Epstein-Barr	Mononucleose infecciosa	28 a 49 dias	Febre, faringite e adenomegalia; exantema ocorre em até 10% dos casos; se ampicilina for administrada, o exantema ocorre em 50% dos casos	Exantema macular ou maculopapular	Tronco e porção proximal de membros
Vírus Coxsackie	Coxsackiose; síndrome mão-pé-boca	4 a 7 dias	Febre e faringite moderada; exantema ocorre em 5 a 50% das infecções; síndrome mão-pé-boca	Geralmente eritematoso ou maculopapular; pode apresentar petéquias, vesículas e lesões urticariformes	Inicia-se na face e se espalha por tronco e extremidades; pode ter distribuição periférica (síndrome mão-pé-boca)
Influenza A e B	Influenza	2 a 5 dias	Febre, tosse, cefaleia, mialgia	Exantema macular ou maculopapular rubeoliforme	Inicia-se em face e tronco e se dissemina para as extremidades
Sarampo	Sarampo	8 a 12 dias	Inicia-se com febre, tosse, coriza e conjuntivite; enantema após 2 dias (sinal de Koplik), com exantema 2 dias mais tarde	Exantema maculopapular confluente que evolui para cor amarronzada e descamação fina	Manifestação craniocaudal, iniciando em região retroauricular
Rubéola	Rubéola	15 a 21 dias	Sintomas leves de 1 a 5 dias antes do exantema; febre < 38,5°C, com linfadenomegalia suboccipital e retroauricular; exantema que se instala durante ou após a febre	Exantema eritematoso ou maculopapular morbiliforme	Início em face, progredindo para tronco e membros
Dengue	Dengue	7 dias	Febre alta seguida de cefaleia importante, mialgia, artralgia e dor abdominal	Macular ou maculopapular, podendo ser escarlatiniforme e tornar-se petequial e purpúrico	Exantema macular é de distribuição preferencialmente centrípeta; já o exantema maculopapular pode iniciar-se em palmas e progredir para tronco

(continua)

TABELA 53.2 Características clínicas de doenças infecciosas exantemáticas frequentes em nosso meio. (*continuação*)

Agente etiológico	Doença	Período de incubação	Características clínicas	Lesões cutâneas	Distribuição
Chikungunya	Chikungunya	3 a 7 dias	Febre alta de início súbito, com cefaleia, mialgia, dor articular intensa	Exantema maculopapular 2 a 5 dias após o início da febre ocorre em 50% dos pacientes	Tronco, membros e região palmoplantar. Lesões purpúricas, vesiculares e bolhosas podem ocorrer, as duas formas mais comumente em crianças
Zika	Zika	Até 7 dias	Quadro de exantema (90% dos casos) com conjuntivite (55%), artralgia (65%) e cefaleia (45%) acompanhado de febre de baixa intensidade, se presente	Exantema macular ou papular, intensamente pruriginoso	Generalizado, preferencialmente em tronco
HIV	Fase aguda da infecção pelo vírus da imunodeficiência humana	14 a 60 dias	Febre, faringite, mialgia, artralgia, adenopatia e exantema; não se manifesta em crianças infectadas por transmissão perinatal	Macular	Tronco
Rickettsia typhi	Tifo endêmico	7 a 14 dias	Febre e cefaleia com exantema do 4º ao 7º dia	Início com máculas, progredindo para exantema maculopapular, podendo também ser purpúrico	Início em parte superior do tronco, progredindo para todo o corpo, mas preservando palmas e plantas
Mycoplasma pneumoniae	Micoplasma	21 dias	Início gradual de febre, mal-estar, cefaleia e tosse	Exantema pode ser maculopapular (5 a 15% dos casos), mas também vesicular, petequial, urticariforme ou eritema multiforme	Exantema mais intenso em tronco
S. aureus (produtor de toxina esfoliativa)	Impetigo bolhoso	Variado	Comum em neonatos; pode ocorrer em surtos	Rápida progressão de vesículas para lesões bolhosas	Comum em áreas de fraldas
	Síndrome da pele escaldada	Variado	Crianças de 1 mês a 5 anos	Erupção escarlatiniforme com esfoliação	Mais comum em tronco
	Necrólise epidérmica tóxica	Variado	Secreção mucopurulenta em olhos e narinas	Aparência crostosa ao redor de olhos e narinas	Generalizado
	Erupção escarlatiniforme estafilocócica	Variado	Febre e infecção estafilocócica em garganta	Exantema escarlatiniforme com descamação e acentuação em dobras	Generalizado
S. aureus (não produtor de toxina esfoliativa)	Doença septicêmica	Variado	Septicemia grave com osteomielite, artrite, endocardite ou pneumonia	Exantema difuso, eritematoso e confluente	Tronco e região proximal de extremidades
S. pyogenes	Escarlatina	2 a 5 dias	Febre, faringite e linfadenite cervical	Exantema difuso maculopapular e áspero ao toque	Exantema generalizado com palidez perioral
	Erisipela	2 a 5 dias	Febre, cefaleia e vômitos	Área circunscrita elevada e eritematosa	Qualquer região
	Impetigo	2 a 5 dias	Pioderma de localização superficial	Discreta coalescência de lesões de aspecto vesicular	Face e membros
	Septicemia	2 a 5 dias	Febre e sinais de infecção sistêmica	Lesões petequiais	Difuso
Neisseria meningitidis	Meningococcemia	Horas	Febre e exantema de início súbito	Exantema petequial ou purpúrico	Generalizado
H. influenzae tipo b	Septicemia por *H. influenzae*	Desconhecido	Febre	Petéquias; celulite roxo-avermelhada	Generalizado
M. leprae	Eritema nodoso	Anos	Sintomas gerais de hanseníase virchowiana	Lesões nodulares e eritematosas	Disseminado, mais intenso em face e extremidades

Infecções mais comuns que cursam com exantema

Sarampo

Doença de notificação compulsória, o sarampo é causado por um vírus RNA com um único sorotipo, classificado no gênero *Morbillivirus* da famíla Paramyxoviridae.

A infecção clássica tem período de incubação de 8 a 12 dias e é transmitida pelo contato direto com aerossóis infectados. É doença altamente contagiosa, desde 4 dias antes até 4 dias após o aparecimento do exantema.

Desde 2000 não eram registrados mais casos de sarampo autóctone em nosso país, havendo somente casos importados que acabavam por infectar os suscetíveis: crianças com menos de 1 ano porque ainda não receberam a primeira dose da vacina administrada aos 12 meses ou pessoas que, por algum motivo, não receberam a vacina. Em 2018, o sarampo voltou a circular em nosso país, sendo confirmados 10.346 casos da doença. No ano de 2019, após 1 ano de franca circulação do vírus, o país perdeu a certificação de "país livre do vírus do sarampo", dando início a novos surtos, com a confirmação de 20.901 casos da doença. Campanhas de vacinação realizadas em 2019 reduziram o número de casos, mas em 2021 o sarampo ainda circula no Brasil, atingindo justamente crianças ainda não vacinadas e adultos jovens sem duas doses da vacina.

O sarampo tem pico de incidência no final do inverno e primavera, ocorrendo principalmente em pré-escolares e escolares. Os sintomas iniciais caracterizam-se por febre alta, rinorreia, conjuntivite, fotofobia e tosse, e têm duração de 4 dias. Nessa época, podem-se observar pontos esbranquiçados sobre base eritematosa na face interna da região geniana (bochechas), em geral próximo aos dentes molares inferiores. Esse sinal patognomônico denomina-se sinal de Koplik e se evidencia 1 a 3 dias antes do início e desaparece 2 dias após a instalação do exantema.

O exantema maculopapular é do tipo morbiliforme, instala-se a partir de região retroauricular e tem progressão craniocaudal. Nessa época, a febre se eleva, podendo chegar a mais de 40°C. A partir do quarto dia, o exantema tende a esmaecer, aparecendo descamação fina e de coloração acastanhada. A tosse é o último sintoma a desaparecer.

Aqueles que receberam a imunoglobulina após a exposição ao vírus selvagem podem apresentar quadro mais leve da doença, após tempo de incubação mais arrastado, ou seja, 14 a 20 dias.

Pessoas com comprometimento do sistema imune, como crianças infectadas pelo vírus da imunodeficiência humana (HIV), com leucemia e desnutrição grave, têm maior risco de evolução fatal. Nelas, o exantema característico pode não se manifestar.

As complicações incluem otite média, broncopneumonia, laringotraqueobronquite e diarreia. Casos de encefalite aguda, geralmente com sequela neurológica permanente, ocorrem em 1 para cada 1.000 casos.

A pan-encefalite esclerosante subaguda é uma rara doença degenerativa do sistema nervoso central, caracterizada por deterioração intelectual e comportamental e convulsões. Ocorre de 7 a 10 anos após a infecção pelo vírus selvagem do sarampo.

Não existe tratamento específico da infecção. Tendo em vista quadros mais graves de sarampo em pessoas com baixos níveis séricos de vitamina A, a Organização Mundial da Saúde recomenda atualmente a administração desta vitamina aos pacientes, por 2 dias consecutivos na dose diária de 200.000 UI (para crianças com mais de 12 meses), 100.000 UI (para aquelas entre 6 e 11 meses) ou 50.000 UI (para lactentes menores de 6 meses).

A vacina pode ser utilizada para controle de surtos se administrada a indivíduos imunocompetentes suscetíveis (não vacinados) até 72 horas da exposição. Indivíduos com algum grau de imunocomprometimento, se expostos ao sarampo, devem receber imunoglobulina *standard* por via intramuscular ou imunoglobulina intravenosa até 6 dias da exposição.

Rubéola

A rubéola é causada por um vírus RNA classificado entre os Rubivírus, na família Togaviridae.

Existem duas formas clínicas: a rubéola pós-natal e a síndrome da rubéola congênita. Ambas são de notificação compulsória.

Grande parte (25 a 50%) dos casos de rubéola pós-natal são de apresentação subclínica. Quando sintomática, a doença é geralmente leve, caracterizando-se por um exantema maculopapular chamado de rubeoliforme, pelo espaçamento das lesões quando comparado ao causado pelo sarampo. Há também linfadenopatia e febre baixa. O exantema se inicia na face, tem progressão craniocaudal e generaliza-se em 24 horas, com duração total de 3 dias. A linfadenopatia geralmente precede o exantema e costuma acometer cadeia retroauricular ou suboccipital, persistindo por 5 a 8 dias.

Poliartralgia e poliartrite de pequenas articulações são comuns em adolescentes e adultos, especialmente em mulheres. Encefalite e trombocitopenia são complicações raras, com 1 para cada 6.000 e 1 para 3.000 casos, respectivamente.

A síndrome da rubéola congênita resulta da infecção materna durante a gestação. Podem ocorrer desde abortamento, morte fetal até diferentes anormalidades congênitas: manifestações oftalmológicas (catarata, retinopatia pigmentar, microftalmia e glaucoma congênito), cardíacas (ducto arterioso patente, estenose de artéria pulmonar), auditivas (surdez neurossensorial) e neurológicas (distúrbios de comportamento, meningoencefalite, microcefalia e retardo mental). Podem ocorrer também manifestações, como baixo peso ao nascimento, pneumonite intersticial, hepatoesplenomegalia, trombocitopenia e radiolucência óssea.

Os defeitos congênitos ocorrem em até 85% dos casos de infecção materna instalada até 12 semanas de gestação; 50%, quando ocorre entre a 13ª e a 16ª semana e 25%, se no final do segundo trimestre de gestação.

A rubéola pós-natal é transmitida por meio de partículas aerossolizadas infectadas. Em dezembro de 2015, o Brasil recebeu o certificado de eliminação da rubéola da Organização Mundial de Saúde. Antes disso, o pico de incidência acontecia no final do inverno e início da primavera. O indivíduo doente é contagioso desde alguns dias antes até 7 dias após o início do exantema.

Por outro lado, a criança com síndrome da rubéola congênita mantém a excreção viral em secreção nasofaríngea e urina por até mais de 1 ano, podendo, deste modo, transmitir a infecção a contatos suscetíveis durante todo esse tempo.

Não existe tratamento específico da infecção. A imunoglobulina não previne a infecção pelo vírus da rubéola após a exposição, não sendo, portanto, recomendada nessa situação.

A vacinação após a exposição também não se mostrou eficaz em prevenir a doença. Entretanto, a imunização pode ser indicada tendo em vista que, se esta exposição não resultar em infecção, a vacina a protegerá de uma exposição futura. Nesse caso, gestantes devem ser excluídas dessa estratégia.

Por outro lado, a vacinação inadvertida de uma gestante suscetível, embora possa causar infecção subclínica, nunca resultou em sinais de síndrome da rubéola congênita.

Escarlatina

A escarlatina é uma infecção causada pelo estreptococo beta-hemolítico do grupo A (*Streptococcus pyogenes*) produtor de exotoxinas eritrogênicas.

O quadro de pele é acompanhado de febre alta, vômitos, cefaleia e faringite. Há caracteristicamente um exantema confluente eritematoso com aspecto de lixa após um período de incubação de 2 a 5 dias. Ele se inicia no tronco, expandindo-se rapidamente e acometendo pescoço e membros, mas poupando palmas e plantas. A região perioral pálida consiste no "sinal de Filatov". As alterações de língua também são típicas, apresentando, nos primeiros 2 dias, uma camada branca em que as papilas, avermelhadas e edemaciadas, sobressaem. Após 3 a 4 dias, a camada branca descama; a língua, agora bem vermelha, é chamada de "língua em framboesa".

A acentuação do exantema em dobras leva à hiperpigmentação das mesmas, formando-se linhas transversais nas dobras de flexão, o "sinal de Pastia".

Após 1 semana, o exantema, a faringotonsilite e a febre desaparecem, dando lugar a uma descamação fina que começa em face e pescoço, estendendo-se ao tronco e a seguir, às extremidades, em um total de 2 a 3 semanas de duração. A descamação acontece por último em mãos e pés, mas ocorre nessas regiões com maior intensidade.

A escarlatina geralmente ocorre em associação com a faringotonsilite, podendo raramente ocorrer em casos de pioderma ou de um ferimento infectado por *Streptococcus pyogenes*.

A transmissão se dá pelo contato com secreções respiratórias, podendo ocorrer por semanas no indivíduo não tratado. O paciente é considerado não contagioso após 24 horas da instituição da antibioticoterapia.

A infecção ocorre em todas as idades, sendo mais comum entre crianças e adolescentes.

Devido às baixas sensibilidade e especificidade da avaliação clínica no diagnóstico etiológico de infecção pelo estreptococo beta-hemolítico do grupo A (EBHA), diversas entidades médicas recomendam atualmente que o diagnóstico de faringotonsilite em pacientes com suspeita clínicoepidemiológica de infecção pelo EBHA seja confirmado por meio de técnicas microbiológicas. A Sociedade Americana de Doenças Infecciosas lançou uma atualização da sua orientação de conduta para diagnóstico e tratamento de faringite estreptocócica do grupo A, em que se reforça o uso do teste rápido e/ou da cultura de secreção de orofaringe para o correto diagnóstico etiológico da faringotonsilite estreptocócica.

O tratamento é semelhante ao da faringotonsilite estreptocócica.

Exantema súbito

O exantema súbito (ou roséola *infantum*) é causado pelo herpesvírus humano tipo 6 (HHV-6).

Caracteristicamente, acomete lactentes, em geral entre 6 e 12 meses. O quadro se inicia com febre alta, geralmente acima de 39,5°C, que persiste por 3 a 7 dias. Após esse período, a febre cede e aparece um exantema maculopapular predominantemente em tronco com duração de horas a dias.

Em geral, a criança permanece em bom estado geral durante o período da febre. Entretanto, 10 a 15% das crianças podem apresentar convulsão febril. Raramente, pode haver encefalite.

Após a infecção primária, o vírus persiste em estado latente, podendo se reativar, em especial, em pacientes imunodeprimidos. Entretanto, episódios de replicação viral assintomática ocorrem em pessoas sadias, sendo o contato intradomiciliar com suas secreções a maneira como as crianças se infectam. Até os 4 anos de idade, praticamente todas elas se tornam soropositivas.

O período de incubação do HHV-6 parece ser de 9 a 10 dias.

A infecção pelo HHV-7, geralmente assintomática ou oligossintomática, pode acontecer em crianças maiores, eventualmente como uma "segunda roséola".

O diagnóstico do exantema súbito costuma ser clínico, já que o diagnóstico etiológico não influencia o manejo do paciente. Os testes sorológicos e moleculares, entretanto, podem ser úteis no manejo do paciente imunodeprimido, embora poucos ensaios estejam disponíveis comercialmente.

O tratamento da criança imunocompetente é sintomático. No indivíduo imunodeprimido, alguns relatos sugerem o uso de ganciclovir e foscarnet.

Eritema infeccioso

A infecção pelo parvovírus B19 pode causar diferentes quadros clínicos, entre eles, o eritema infeccioso. Trata-se de um vírus DNA da família Parvoviridae, gênero *Erythrovirus*.

Este é caracterizado por exantema que pode ser precedido de sintomas sistêmicos leves, como febre baixa, mal-estar, mialgia e cefaleia em 15 a 30% dos pacientes 7 a 10 dias antes.

O exantema em face tem o aspecto de "criança esbofeteada", acompanhado de palidez perioral. Ele evolui para tronco e membros, nos quais tem aparência rendilhada. Sua intensidade varia segundo alterações do ambiente, podendo haver recidiva perante a exposição ao calor ou ao sol semanas ou meses após a resolução do quadro.

Artralgia e artrite de articulações (joelhos e mãos) ocorrem em menos de 10% das crianças, sendo mais comum em adultos.

Além das manifestações clínicas descritas, que acometem indivíduos imunocompetentes, três outras condições são causadas pelo parvovírus B19 e pressupõem uma condição patológica de base: em imunodeprimidos, pode se instalar anemia crônica ou até aplasia de série vermelha; indivíduos com anemia hemolítica podem apresentar crise aplásica transitória de duração de 7 a 10 dias; além disso, fetos cuja gestante se infecta nas primeiras 20 semanas podem apresentar hidropisia fetal e/ou anemia congênita.

Trata-se de infecção que pode acometer todas as faixas etárias. Em geral, 50% dos adultos jovens e mais de 90% dos idosos apresentam evidência sorológica de soroconversão.

A infecção pode ser transmitida por meio de secreções respiratórias, exposição percutânea a sangue e hemoderivados, além de ocorrer também transmissão vertical durante a gestação.

O período de incubação é de 4 a 14 dias, podendo chegar a 3 semanas. As manifestações exantemáticas e articulares ocorrem 2 a 3 semanas após a infecção.

No hospedeiro imunocompetente, o diagnóstico é preferencialmente realizado por pesquisa de IgM para parvovírus B19, que se mantém detectável por 2 a 4 meses após a infecção. Já no paciente imunocomprometido, a infecção crônica pelo parvovírus B19 deve ser comprovada por meio de ensaio de reação em cadeia da polimerase. Entretanto, o isolamento do vírus não indica necessariamente evidência de infecção aguda, visto que este pode permanecer detectável por até 9 meses após a viremia aguda.

O tratamento para a maioria dos pacientes é geralmente de suporte. Indivíduos com anemia aplásica podem necessitar de transfusão. Já a infecção crônica que ocorre nos imunodeficientes pode necessitar da administração de imunoglobulina intravenosa.

Meningococcemia

A infecção pela *Neisseria meningitidis* leva a quadros de meningite, meningococcemia ou ambos. Trata-se de diplococo gram-negativo com 12 sorogrupos identificados pela cápsula.

O quadro clínico de meningite será abordado em detalhes no capítulo correspondente. Entretanto, essa infecção merece ser mencionada entre as causas de síndrome exantemática pelo fato de o exantema maculopapular e petequial ser indistinguível de outras causas de infecção viral. Essa característica, aliada à rápida instalação do quadro – que pode ser de horas do seu início até o desenvolvimento de choque e coma –, determina que se levante a hipótese diagnóstica de infecção meningocócica em situações de exantema de instalação abrupta e com piora rápida do estado geral.

A transmissão da bactéria ocorre por meio de secreções respiratórias, sendo o período de incubação de 1 a 10 dias. Podem ocorrer surtos em comunidades e instituições, havendo uma proporção importante de indivíduos que permanecem assintomáticos, apesar de apresentarem o diplococo em nasofaringe.

O diagnóstico é feito pelo isolamento da bactéria em sangue e líquor, bem como de lesões de pele, fluido sinovial ou de outros sítios habitualmente estéreis.

O tratamento deve ser instituído prontamente, devendo-se utilizar uma cefalosporina de espectro ampliado, tal como ceftriaxona ou cefotaxima. Uma vez realizado o diagnóstico microbiológico, a medicação pode ter seu espectro de ação reduzido pela troca para penicilina G, devendo ser completados 5 a 7 dias de tratamento. Nos casos que cursam com choque, o tratamento precoce com infusão rápida de líquidos, uso de substâncias inotrópicas e suporte ventilatório pode reduzir a mortalidade.

O isolamento do paciente deve ser realizado com precauções com gotículas, sendo recomendado até 24 horas após o início de terapia antimicrobiana efetiva.

Dengue

Trata-se de outra infecção com um amplo espectro de manifestações clínicas, que vão desde um quadro inespecífico viral leve até os quadros de dengue hemorrágica e a síndrome do choque da dengue.

Assim, a dengue deve ser suspeitada em indivíduos procedentes de área com transmissão do vírus que se apresentam com quadro prodrômico viral e que passam a exibir exantema macular, maculopapular e/ou purpúrico.

A dengue pode ser causada por quatro vírus RNA do gênero *Flavivirus* (DENV-1, -2, -3 e -4). A imunidade produzida pela infecção por um vírus é duradoura para esse tipo, mas somente transitória (menos de 2 meses) para os outros três sorotipos.

A infecção é transmitida pela picada de um mosquito infectado pelo vírus, que pode ser *Aedes aegypti* ou *A. albopictus.*

A doença acomete adultos e crianças, com um período de incubação de 3 a 14 dias.

A confirmação laboratorial depende de uma amostra de sangue coletada durante o curso da doença, podendo-se pesquisar a existência de IgM por meio de ensaio imunoenzimático (após 4 a 5 dias do início dos sintomas), RNA por meio de reação em cadeia da polimerase por transcrição reversa (fase febril) ou detecção de antígeno viral por ensaio imunoenzimático (a proteína não estrutural NS-1 é detectada nos primeiros 10 dias de doença).

Não há tratamento antiviral para a infecção. A abordagem terapêutica visa evitar a desidratação e tratar precocemente o choque, quando há. O ácido acetilsalicílico e outras fármacos anti-inflamatórios não hormonais também são contraindicadas pelo risco de sangramento.

Varicela

A varicela é causada pelo herpesvírus humano 3 ou vírus varicela-zóster. A infecção primária resulta no quadro de varicela, que se caracteriza por um exantema papulovesicular que apresenta de 250 a 500 lesões em diversos estágios que variam da mácula à crosta.

Trata-se de infecção altamente contagiosa, transmissível por meio de aerossóis. Após um período de incubação de 14 a 16 dias (variando de 10 a 21 dias), instala-se o exantema, que é intensamente pruriginoso e que dura geralmente 1 semana. A febre é normalmente baixa e com duração de até 6 dias.

As complicações mais frequentes são infecção bacteriana secundária das lesões de pele e pneumonia (tanto pelo próprio vírus quanto pela bactéria secundária). Além disso, complicações em nível de sistema nervoso central, como ataxia cerebelar e encefalite, podem ocorrer, bem como trombocitopenia.

Indivíduos previamente vacinados, especialmente aqueles que receberam só uma dose da vacina contra varicela, podem apresentar exantema com poucas lesões, em geral em número menor que 50, tendo habitualmente evolução benigna.

A varicela no paciente imunodeprimido pode se manifestar como um quadro progressivo, com febre e lesões de pele que persistem por mais de 2 semanas, além do fato de complicações, como encefalite, hepatite e pneumonia, serem mais comuns. A varicela hemorrágica é também mais frequente nos imunodeprimidos. Em crianças infectadas pelo HIV, embora as manifestações não sejam tão graves quanto aquelas que se manifestam na criança com câncer, quadros de varicela recorrente ou zóster disseminado podem ocorrer. Complicações com risco de evolução fatal devem ser consideradas em casos de crianças em uso de corticosteroides em doses imunossupressoras.

A varicela neonatal é também quadro grave que pode acometer neonatos cujas mães iniciam quadro de varicela no período compreendido entre 5 dias antes e 48 horas do parto.

A infecção fetal pelo vírus varicelazóster pode também ocorrer se a mãe se infectar durante o primeiro ou no início do segundo trimestre de gestação. Em 1 a 2% dessas situações pode ocorrer morte fetal ou então o quadro de embriopatia pela varicela, com hipoplasia de membros, lesões cutâneas cicatriciais, além de alterações oculares e de sistema nervoso central.

A síndrome de Reye pode acometer pacientes após quadro de varicela e nos que utilizam salicilatos. Trata-se de quadro grave de encefalopatia hepática, muitas vezes com evolução fatal, mas atualmente raro devido à contraindicação do uso de salicilatos durante os episódios de varicela.

Característica da família Herpesviridae, o vírus varicelazóster se estabelece na forma latente nas raízes do corno anterior da medula após a infecção primária. A sua reativação resulta no quadro de herpes-zóster, com lesões vesiculares que se distribuem ao longo de um ou dois dermátomos, de forma unilateral, algumas vezes acompanhadas de dor ou prurido no local das lesões. Em imunocomprometidos, as lesões podem se disseminar, acometendo mais dermátomos ou mesmo sofrendo visceralização.

Uma pessoa com varicela pode contagiar outras desde 1 a 2 dias do início do exantema até que todas as lesões de pele tenham evoluído para a crosta. A transmissão ocorre por meio de aerossóis ou pelo contato com as lesões de pele.

Já o paciente com zóster dissemina a doença somente se houver contato com as lesões de pele. Entretanto, exceção deve ser feita no caso dos pacientes imunocomprometidos, que podem transmitir a infecção por via respiratória, impondo-se, nesses casos, também as precauções com aerossóis.

Na maioria dos casos, o diagnóstico da varicela pode ser feito clinicamente. Entretanto, nos casos atípicos, pode ser necessária a investigação laboratorial. O ensaio de reação em cadeia da polimerase (PCR) feito a partir de fluido de vesícula ou material de crosta pode inclusive diferenciar um quadro causado pelo vírus vacinal daquele devido ao vírus selvagem. Esta pode ser uma avaliação a ser considerada, por exemplo, no caso de uma criança vacinada que desenvolve um quadro de zóster.

Outros métodos de isolamento viral são a cultura viral e a pesquisa direta do vírus por meio de anticorpo fluorescente também em fluido de vesícula ou material de crosta.

A pesquisa de anticorpos com ensaios imunoenzimáticos disponíveis comercialmente faz o diagnóstico de infecção prévia pelo vírus selvagem, embora muitas vezes não seja sensível o suficiente para demonstrar soroconversão pós-vacinação.

O tratamento da varicela com terapia antiviral deve ser realizado nos pacientes com risco de desenvolverem varicela grave. Assim, a terapia com aciclovir geralmente não é recomendada para crianças imunocompetentes com varicela. Por outro lado, pacientes não vacinados acima de 12 anos, aqueles com doença de base cutânea ou pulmonar, aqueles em uso de corticosteroides ou de terapia com salicilato de longa duração devem ser tratados com aciclovir por vai oral.

O tratamento intravenoso com aciclovir está recomendado para imunocomprometidos. Pacientes infectados pelo HIV devem ser avaliados individualmente quanto à via a ser escolhida para administração de aciclovir, ou seja, a via oral pode ser considerada naqueles em bom estado geral e com valores de linfócitos T CD4+ em níveis normais ou muito próximos dos normais para a idade.

O uso de salicilatos está contraindicado em pacientes com varicela.

A partir do final de 2013, a vacina para varicela está disponível na rede pública para todas as crianças, devendo ser administrada conjuntamente com os componentes para sarampo, caxumba e rubéola na forma da vacina tetraviral aos 15 meses de idade, com uma segunda dose com a vacina varicela monovalente aos 4 anos.

A profilaxia pós-exposição a um caso de varicela está indicada e disponível gratuitamente no estado de São Paulo para todas as crianças até 5 anos que frequentam creches, bastando que haja um caso diagnosticado no local.

Outra situação em que se indica a profilaxia pós-exposição é nos casos de pessoas com maior risco de desenvolverem varicela grave. São considerados candidatos a receber a imunoglobulina humana específica para varicela (VZIG): imunodeficientes, gestantes, recém-nascidos hospitalizados com menos de 28 semanas de idade gestacional e prematuros hospitalizados com idade gestacional acima de 28 semanas, mas cujas mães não sejam imunes à varicela.

Caso haja indicação, a vacina para varicela deve ser realizada preferencialmente dentro de 72 horas, mas pode ser feita até 120 horas após o contato. A idade mínima para receber a vacina para varicela é de 9 ou 12 meses, na dependência do produto disponível.

Do mesmo modo, caso haja indicação, a VZIG deve ser aplicada o mais precocemente possível, até 96 horas após o contato. No caso de não se dispor de VZIG, uma alternativa é o uso de imunoglobulina humana intravenosa (IGIV), que deve ser administrada na dose de 400 mg/kg. Se mais de 96 horas tiverem decorrido da exposição, uma outra alternativa à VZIG é a quimioprofilaxia com aciclovir na dose de 20 mg/kg/dose, 4 vezes/dia, com dose máxima diária de 3.000 mg, começando 7 a 10 dias após a exposição e continuando por 7 dias.

A Tabela 53.3 descreve as definições de casos suspeitos das principais infecções que cursam com exantema e que são de notificação compulsória.

TABELA 53.3 Definições de casos suspeitos das principais infecções que cursam com exantema e que são de notificação compulsória.

Doença	Definição
Sarampo	Todo paciente que, independentemente da idade e da situação vacinal, apresentar febre e exantema maculopapular, acompanhados de um ou mais dos seguintes sinais e sintomas: tosse e/ou coriza e/ou conjuntivite; ou todo indivíduo suspeito com história de viagem ao exterior nos últimos 30 dias ou de contato, no mesmo período, com alguém que viajou ao exterior
Rubéola	Todo paciente que apresente febre e exantema maculopapular, acompanhado de linfadenopatia retroauricular, occipital e cervical, independentemente de idade e situação vacinal; ou todo indivíduo suspeito com história de viagem ao exterior nos últimos 30 dias ou de contato, no mesmo período, com alguém que viajou ao exterior
Síndrome de rubéola congênita	Todo recém-nascido cuja mãe foi caso suspeito ou confirmado de rubéola ou contato de caso confirmado de rubéola, durante a gestação; ou toda criança, até 12 meses de idade, que apresente sinais clínicos compatíveis com infecção congênita pelo vírus da rubéola, independentemente da história materna
Febre maculosa	Indivíduo que apresente febre de início súbito, cefaleia, mialgia e história de picada de carrapatos e/ou ter frequentado área sabidamente de transmissão de febre maculosa, nos últimos 15 dias; ou indivíduo que apresente febre de início súbito, cefaleia e mialgia, seguidas de aparecimento de exantema maculopapular, entre o 2º e 5º dias de evolução e/ ou manifestações hemorrágicas
Dengue	Paciente com febre de duração máxima de 7 dias, acompanhada de pelo menos dois dos seguintes sinais/sintomas: cefaleia, dor retro-orbitária, mialgia, artralgia, prostração e exantema, e que tenha estado em áreas de transmissão de dengue ou com *Aedes aegypti* nos últimos 15 dias
Chikungunya	Paciente com febre de início agudo acima de 38,5°C e grave artralgia/artrite não explicada por outras condições médicas, com exposição à área epidêmica com transmissão notificada nos últimos 15 dias
Zika	Paciente com exantema maculopapular pruriginoso acompanhado de dois ou mais dos seguintes sinais e sintomas: febre, hiperemia conjuntival sem secreção e prurido, poliartralgia, edema periarticular
Doença meningocócica	Uma doença com início súbito de febre (> 38,5°C retal ou > 38°C axilar) e um ou mais dos seguintes: rigidez de nuca, consciência alterada, outros sinais meníngeos ou petéquias ou exantema purpúreo. Em pacientes < 1 ano de idade, suspeita-se de meningite quando a febre for acompanhada por abaulamento da fontanela

Adaptada de Brasil, 2016.

BIBLIOGRAFIA

American Academy of Pediatrics. Group A streptococcal infections. *In*: Kimberlin DW, Barnett ED, Lynfield R, Sawyer MH, eds. Red Book: 2021 Report of the Committee on Infectious Diseases. Itasca, IL: American Academy of Pediatrics: 2021; 694-707.

American Academy of Pediatrics. Human herpesvirus 6 (including roseola) and 7. *In*: Kimberlin DW, Barnett ED, Lynfield R, Sawyer MH, eds. Red Book: 2021 Report of the Committee on Infectious Diseases. Itasca, IL: American Academy of Pediatrics: 2021; 422-5.

American Academy of Pediatrics. Measles. *In*: Kimberlin DW, Barnett ED, Lynfield R, Sawyer MH, eds. Red Book: 2021 Report of the Committee on Infectious Diseases. Itasca, IL: American Academy of Pediatrics: 2021; 503-19.

American Academy of Pediatrics. Rubella. *In*: Kimberlin DW, Barnett ED, Lynfield R, Sawyer MH, eds. Red Book: 2021 Report of the Committee on Infectious Diseases. Itasca, IL: American Academy of Pediatrics: 2021; 648-55.

American Academy of Pediatrics. Staphylococcal infections. *In*: Kimberlin DW, Barnett ED, Lynfield R, Sawyer MH, eds. Red Book: 2021 Report of the Committee on Infectious Diseases. Itasca, IL: American Academy of Pediatrics: 2021; 678-92.

American Academy of Pediatrics. Varicella-zoster infections. *In*: Kimberlin DW, Barnett ED, Lynfield R, Sawyer MH, eds. Red Book: 2021 Report of the Committee on Infectious Diseases. Itasca, IL: American Academy of Pediatrics: 2021; 831-43.

Brasil. Ministério da Saúde. Secretaria de Vigilância em Saúde. Coordenação-Geral de Desenvolvimento da Epidemiologia em Serviços. Guia de Vigilância em Saúde: Ministério da Saúde. Secretaria de Vigilância em Saúde. Coordenação-Geral de Desenvolvimento da Epidemiologia em Serviços. Brasília: Ministério da Saúde, 2016.

Brasil. Ministério da Saúde. Secretaria de Vigilância em Saúde. Coordenação-Geral de Desenvolvimento da Epidemiologia em Serviços. Vigilância epidemiológica do sarampo no Brasil – Semanas epidemiológicas 1 a 9 de 2021. Boletim Epidemiológico 12, vol. 52, Março 2021.

Ciccone FH. Vigilância de síndrome febril exantemática: estudo descritivo de casos com anticorpos da classe IgM contra o sarampo, Estado de São Paulo, 2000 a 2004 [dissertação]. São Paulo: Universidade de São Paulo, Faculdade de Saúde Pública 2007.

Moraes-Pinto MI. Interaction between pediatric HIV infection and measles. Future Virol. 2011;6:1471-9.

Murray NEA, Quam MB, Wilder-Smith A. Epidemiology of dengue: past, present and future prospects. Clin Epidemiol. 2013;5:299-309.

Pan American Health Organization – PAHO. Plan of action for maintaining measles, rubella and congenital rubella syndrome elimination in the Region of the Americas. Washington, DC: Pan American Health Organization, 2012.

Petersen LR, Jamieson DJ, Honein MA. Zika virus. N Engl J Med. 2016; 375:294-5.

54 Síndrome da Mononucleose Infecciosa | Aspectos Clínicos e Diagnóstico Laboratorial

Celso Francisco Hernandes Granato • Ana Maria Passos-Castilho

INTRODUÇÃO

Pediatras ou clínicos gerais frequentemente se deparam com pacientes que apresentam uma síndrome clínica denominada síndrome da mononucleose infecciosa. As causas mais comumente associadas, entre nós, são a infecção pelo vírus Epstein-Barr (EBV), pelo citomegalovírus (CMV), por *Toxoplasma gondii*, pelo herpes-vírus humano tipo 6 (HHV6), além de reações a substâncias e outras infecções mais raras ou que mais dificilmente se expressam dessa forma (como a hepatite A, por exemplo).

Aspectos clínicos

Esta síndrome se apresenta como um quadro de início agudo, com febre elevada (acima de 38°C), dor de garganta, adenomegalia cervical e, eventualmente, mais ampla, com edema palpebral, hepato e/ou esplenomegalia, sendo bem mais raros exantema ou icterícia. Nem todos esses componentes estarão em todos os pacientes, sendo que os três primeiros são descritos com frequência superior a 50% e os demais, entre 5 e 25% dos pacientes. Em função de características epidemiológicas, variáveis de local para local, a ocorrência dos diferentes agentes etiológicos associados a essa síndrome pode variar e, assim, pequenas alterações nesses sinais/sintomas também ocorrerão.

Quando a síndrome é associada à infecção pelo EBV, uma série de publicações mostra que a faringite está presente em 100% dos casos, quase sempre com dor de garganta (95%). A adenomegalia cervical é descrita em 95% dos casos; a febre, em mais de 50%. Os pacientes referem também extrema fadiga (90%) e cefaleia (75%). A hepatomegalia e a esplenomegalia são referidas em 25% e 33% dos casos, respectivamente, e o edema palpebral em 10% dos casos.

Se a infecção pelo EBV incide na primeira infância, até aproximadamente de 10 anos de idade, a doença costuma ser oligossintomática, e os sintomas podem ser todos bem mais brandos. A partir dessa idade, em adolescentes e adultos jovens, os sintomas costumam ser muito intensos e comprometem mais o dia a dia dos pacientes; além disso, a doença é mais protraída nesses casos, estendendo-se por 3 a 6 semanas com algum sintoma (em geral, a fadiga).

Quando a síndrome é causada por outros patógenos, particularmente o CMV e o *T. gondii*, esses sinais/sintomas pode variar, sendo menos frequentes a dor de garganta, a faringite, a febre, o edema palpebral e a icterícia. É bem mais comum também que a infecção seja assintomática e revelada apenas quando testes de triagem sorológica forem realizados.

É incomum se determinar um evento transmissor claro, seja do EBV, seja dos outros agentes, mesmo porque o período de incubação é bastante protraído no caso do EBV (30 a 50 dias), seja porque a fonte da infecção pode ser totalmente assintomática.

A doença causada pelo EBV evolui por aproximadamente 2 a 3 semanas, com uma recuperação lenta, bem mais protraída que as demais causas da síndrome, e a recorrência é considerada bastante incomum.

A infecção pelo EBV pode evoluir com complicações, algumas potencialmente graves, como a obstrução das vias respiratórias superiores (pelo aumento expressivo das amígdalas); podem ocorrer ruptura esplênica (cerca de 1% dos casos), conjuntivite, síndrome hemofagocítica, miocardite, pancreatite, parotidite, pericardite, pneumonite, todos com frequência inferior a 1%.

Em função da possibilidade de múltiplos agentes associados a essa mesma apresentação clínica, da incidência variável de complicações e da possibilidade de tratamento específico em alguns deles, é importante lançar mão de auxílio laboratorial.

Diagnóstico laboratorial

O diagnóstico de mononucleose infecciosa é realizado, como em todas as demais situações, por meio da análise conjunta da história, do quadro clínico e dos exames laboratoriais. Uma vez que a sintomatologia não é específica, pode ser facilmente confundida com outras doenças.

Os exames laboratoriais utilizados nesses casos podem ser divididos em dois grupos: testes laboratoriais inespecíficos e testes laboratoriais específicos.

Os testes laboratoriais inespecíficos incluem a análise de sangue periférico (hemograma), análise de anticorpos heterófilos, e testes de função hepática. Os testes laboratoriais específicos abrangem os testes de anticorpos específicos anti-EBV e os testes de detecção e quantificação viral por técnicas moleculares.

No hemograma, um achado típico de mononucleose é o aumento de leucócitos (leucocitose), à custa da maior produção de linfócitos (linfocitose). Os índices costumam ser superiores a 12.000 leucócitos, acompanhados de atipias linfocitárias (maior ou igual a 10% e com muita frequência acima de 50%). Esses linfócitos atípicos são linfócitos T CD8 ativados em resposta a células infectadas pelo EBV, e embora estejam invariavelmente presentes na infecção primária pelo EBV, também podem ser encontrados em outras infecções com quadro clínico semelhante ao da mononucleose infecciosa, mas causadas por outros vírus, especialmente o citomegalovírus. Entretanto, nessas situações, os índices de atipia costumam ser inferiores a 50%.

Hematologistas experientes descrevem essas células como distintas daquelas observadas em neoplasias hematológicas. O quadro hematológico também pode apresentar discretas anemia e plaquetopenia em função da ativação desses linfócitos e uma reação de autoimunidade.

A existência de anticorpos heterófilos é considerada um indicativo diagnóstico de boa sensibilidade para mononucleose infecciosa aguda. Os anticorpos heterófilos reagem com antígenos de superfície de eritrócitos de carneiro e cavalo, mas não com antígenos de células renais de cobaia (teste de Paul-Bunnell-Davidsohn). Esses anticorpos são encontrados em cerca de 90% dos pacientes com mononucleose infecciosa durante algum momento da evolução da doença. Os títulos de anticorpos heterófilos diminuem após a fase aguda da mononucleose infecciosa, podendo ser detectados até 9 meses após o início da doença. Anticorpos heterófilos em crianças com até 4 anos podem gerar resultados falso-negativos em até 40% dos casos (em adultos, até 10%). Além disso, anticorpos heterófilos não são específicos e podem estar presentes em outras infecções, algumas neoplasias e doenças autoimunes. Por fim, os títulos desses anticorpos podem persistir por 1 ano ou mais e, portanto, nem sempre são indicativos de infecção aguda pelo EBV.

Outra maneira de se avaliar a existência desses anticorpos heterofilos é a técnica de Hoff-Bauer, que emprega hemácias de cavalos, com os mesmos limites já citados da reação de Paul-Bunnell-Davidsohn.

A detecção de anticorpos específicos anti-EBV é comumente realizada por testes de imunofluorescência indireta e enzimaimunoensaios. Na imunofluorescência indireta, o perfil de anticorpos encontrados distingue a infecção aguda, primária, convalescente e passada. A infecção aguda apresenta anticorpos da classe IgM contra o antígeno do capsídio viral (VCA), na ausência de anticorpos da classe IgG contra o antígeno nuclear (EBNA1). A partir da terceira semana do início do quadro, até o terceiro mês (infecção convalescente) ocorrem queda nos títulos de anticorpos IgM anti-VCA e aumento nos anticorpos IgG anti-VCA, que persistem indefinidamente. Entre o terceiro e o sexto mês, os anticorpos IgM anti-VCA tornam-se indetectáveis, enquanto os anticorpos IgG anti-EBNA1 aparecem e persistem indefinidamente. Todos os três tipos de anticorpos podem estar presentes na infecção primária tardia ou em casos de reativação subclínica da doença, sendo possível distingui-las por meio de testes de avidez de anticorpos IgG.

É interessante notar, na infecção pelo EBV, que o aparecimento dos anticorpos não se dá de modo precoce. É comum detectar os anticorpos da classe IgM após 7 a 10 dias do início da infecção, e os anticorpos da classe IgG logo a seguir. Esses testes empregam o antígeno do capsídio viral (VCA).

A identificação do EBV em tecidos pode ser realizada por meio de abordagens imuno-histoquímicas, como hibridização *in situ*, padrão-ouro na detecção de EBV em tecidos. Quando se trata de detecção e quantificação de EBV em fluidos corporais, a reação em cadeia da polimerase (PCR) é a técnica de escolha, podendo também ser empregada para a quantificação viral em amostras de tecido. Há uma enorme variedade em termos de plataformas, volumes, sondas e alvos para as reações de PCR. Entretanto, quando as amostras são testadas em um único centro e plataforma, reconhece-se que a reação de PCR em tempo real consiste em uma técnica precisa para a determinação da carga viral.

A elevação das enzimas hepáticas, especialmente a alanina aminotransferase (ALT), reforça a suspeita clínica de mononucleose infecciosa. Em geral, 80% dos pacientes com mononucleose infecciosa apresentam testes de função hepática anormais durante os estágios iniciais da infecção. A aspartato aminotransferase (AST), embora também possa estar alterada na infecção pelo EBV, apresenta níveis inferiores aos da ALT, como nas demais hepatites causadas por vírus.

O diagnóstico laboratorial das infecções que podem se expressar como síndrome da mononucleose infecciosa, mas são causadas por outros agentes (CMV e toxoplasmose), será abordado nos capítulos correspondentes.

BIBLIOGRAFIA

CDC. Centro para o Controle e Prevenção de Doenças. Vírus Epstein-Barr e Mononucleose Infecciosa.

Odumade OA, Hogquist KA, Balfour HH Jr. Progress and problems in understanding and managing primary Epstein-Barr virus infections. Clin Microbiol Rev. 2011 Jan; 24(1):193-209.

Singer-Leshinsky S. Pathogenesis, diagnostic testing, and management of mononucleosis. JAAPA. 2012 May; 25(5):58-62.

Vouloumanou EK, Rafailidis PI, Falagas ME. Current diagnosis and management of infectious mononucleosis. Curr Opin Hematol. 2012 Jan; 19(1): 14-20.

55 Citomegalovírus

Celso Francisco Hernandes Granato • Ana Maria Passos-Castilho

INTRODUÇÃO

O citomegalovírus (CMV) é um agente viral conhecido desde a década de 1950 que está amplamente distribuído nas diferentes populações ao redor do globo. Nos países de nível socioeconômico mais baixo, a infecção é adquirida na primeira infância e, guardadas as exceções, não representa grande problema clínico ou de saúde pública, uma vez que, nessa idade, a infecção tende a ser oligossintomática e a ocorrência de primoinfecção na gestação, bastante incomum. Quando a população apresenta melhores níveis socioeconômico e de higiene, a infecção costuma ocorrer mais frequentemente no final da infância e adolescência; nessas circunstâncias, a doença tende a ser mais sintomática e a ocorrência de primoinfecção durante a gestação é relativamente comum.

O CMV encontra-se distribuído também em algumas espécies animais, porém as variedades de CMV são aparentemente espécie-específicas e a transmissão da infecção se faz de maneira inter-humana, pelo contato com saliva ou na amamentação, mais frequentemente, sem a intervenção de animais.

Por outro lado, por ser um herpes-vírus, o CMV apresenta algumas peculiaridades que o tornam um agente muito interessante e complexo na nosologia humana. Trata-se de um vírus cujo material genético é do tipo DNA e que, após a infecção inicial, entra em um estado de latência. Isso significa que, após a primoinfecção, o CMV permanece no organismo, em diferentes tipos celulares (mais comumente leucócitos), sob uma forma quiescente. Em algum momento, em função de fatores não bem compreendidos, o CMV pode sair desse estado de latência e voltar a se multiplicar e, eventualmente, provocar repercussões clínicas. Esse fenômeno é denominado reativação viral ou endógena e serve para distinguir essa situação da observada quando um CMV geneticamente diferente daquele que já contaminou um determinado paciente o infecta e a imunidade gerada pela primeira infecção não é capaz de impedir completamente a segunda, ainda que possa modular a apresentação clínica. Essa situação é denominada reinfecção exógena ou externa.

QUADRO CLÍNICO

Como frisado anteriormente, a expressão clínica da infecção depende fundamentalmente da idade e do estado imune do paciente. Entre pessoas na primeira infância e imunocompetentes, a infecção costuma ser adquirida por via oral, pelo contato com secreções (saliva ou secreções respiratórias) ou, eventualmente, pela exposição ao leite materno. Após um período de incubação de 1 a 2 semanas, pode ocorrer alguma manifestação clínica ou não. Basta que sejam avaliados os níveis de soropositividade de IgG contra o CMV na população e cotejar esse dado com a frequência de pessoas que referem ter apresentado infecção por esse agente. Mais frequentemente, quando há manifestações clínicas nessa faixa etária, elas tendem a ser leves, com febre (38 a 38,5°C), por vezes com linfadenopatia e hepatoesplenomegalia. Comumente, a doença se manifesta por faringite, tonsilite, artralgia, hepatite, síndrome de Guillain-Barré, retinite, conjuntivite, miocardite, pericardite e pneumonite. Com exceção das três primeiras situações, as demais costumam ser infrequentes, porém devem ser lembradas nas ocasiões em que outras etiologias já tenham sido descartadas, partindo-se, então, para situações menos comuns. A doença costuma ter duração de 2 a 3 semanas e a cura acontece espontaneamente, sem deixar sequelas.

Vale lembrar que, regra geral, quanto mais idoso o paciente, maior será a chance de a doença se manifestar mais intensamente do ponto de vista clínico. Assim, entre adolescentes e adultos, de forma geral, além da febre mais prolongada (3 a 6 semanas), o mal-estar pode ser mais intenso e prolongado e a síndrome da mononucleose infecciosa (SMI) se manifestar. Embora a proporção dos diferentes agentes associados à SMI varie em função de características epidemiológicas, estima-se que cerca de 8 a 10% das SMI sejam causadas pelo CMV. A análise clínica mais detalhada poderá revelar pequenas diferenças entre os quadros de SMI associados a cada um dos agentes (p. ex., odinofagia maior no caso do EBV em relação ao CMV, menor intensidade da linfadenopatia no caso do CMV). Geralmente, no entanto, a confirmação se faz pela análise do hemograma e das reações sorológicas específicas.

Outra situação em que o CMV se manifesta clinicamente e, dessa vez, de maneira bem mais preocupante, é quando a infecção incide em pacientes imunocomprometidos, seja ela decorrente do uso de medicamentos imunodepressores ou da existência de uma doença de base. Embora mesmo nessas circunstâncias a doença também possa ser oligossintomática, cursando apenas com febre e/ou leucopenia, mais frequentemente costuma ocorrer doença em algum órgão-alvo; dependendo de cada situação em particular, o órgão acometido será mais comumente um ou outro.

Assim, entre transplantados de medula ou genericamente de células-tronco hematopoéticas, o pulmão é acometido mais frequentemente, embora outros sítios também possam apresentar alterações, como o sistema digestório (esofagite, colite) ou o sistema nervoso central (encefalite, mielite), entre outros.

No caso de pacientes transplantados renais, predominam a glomerulonefrite e a colite. Entre transplantados de coração predomina o acometimento do trato digestório alto (esofagite) ou baixo (dor abdominal, diarreia, sangramento digestivo, perfurações em várias localizações). No caso de transplante de pulmão ou coração-pulmão, predomina a pneumonite. De modo geral, a incidência de infecções pelo CMV entre transplantados de órgãos sólidos depende do grau de compatibilidade entre doador e receptor, acarretando diferenças no regime de imunossupressão, além do estado de infecção pregressa do doador e do receptor. Sempre que o doador for soropositivo para CMV e o receptor soronegativo, a chance de ocorrência será maior em relação à situação doador negativo/receptor positivo, obviamente na ausência de medidas profiláticas medicamentosas.

No caso de pacientes soropositivos para HIV, a situação de infecção pelo CMV encontra-se hoje muito mais bem controlada do que já foi no passado. Atualmente, graças ao uso bem mais amplo de substâncias antirretrovirais potentes em associação, é muito mais incomum encontrarmos pacientes com níveis de linfócitos T CD4+ abaixo de 50 a 100 células/mℓ, situação em que, anteriormente, costumava-se descrever infecção, especialmente a ocular (retinite), associada ao CMV. Esse quadro poderia rapidamente evoluir para amaurose. Novamente, essas situações são consideradas atualmente raras, mas é sempre importante lembrar que pacientes extremamente imunodeprimidos em função da infecção pelo HIV-1 podem apresentar esse tipo de evolução clínica.

Outra situação preocupante é aquela em que a gestante apresenta infecção, principalmente a da forma primária, no transcurso da gestação. Nessas circunstâncias, independentemente da época em que ocorrer a infecção, a chance de acometimento fetal, sempre na forma primária de infecção materna, é da ordem de 30 a 40%. Quando isso ocorre, pode-se observar desde uma infecção assintomática (10%) até formas bastante graves. São descritos prematuridade, retardo do crescimento intrauterino, icterícia, hepatoesplenomegalia, microcefalia, convulsões, hipotonia, letargia, coriorretinite, calcificações no sistema nervoso central, atresia esofágica, atresia biliar, estenose de cólon ou ileal; outras crianças podem, ainda, ter acometimentos visuais e/ou auditivos (10 a 25%), que podem ou não ser perceptíveis ao nascimento.

Quando a infecção na gestante não for primária (seja por reativação de uma infecção pregressa latente, seja por nova infecção, por outro genótipo viral), a chance de acometimento fetal será bem inferior (1 a 3%) e, embora possam ocorrer formas graves, essas são muito mais raras, predominando, então, apresentações mais leves da infecção (90%).

DIAGNÓSTICO LABORATORIAL

Entre pacientes imunocompetentes, o diagnóstico laboratorial específico da infecção pelo CMV se baseia na sorologia. É feita a pesquisa de anticorpos da classe IgM e IgG dirigidos contra o vírus e há diferentes técnicas comercializadas para esse fim, dentre as quais as mais comuns são o ensaio imunoenzimático (ELISA ou EIE), a quimioluminescência e a imunofluorimetria.

Habitualmente, os anticorpos da classe IgM se tornam detectáveis ao final dos primeiros 7 dias após o início das manifestações clínicas e perduram por várias semanas – eventualmente por anos, em níveis baixos. De modo irregular, nas situações de reativação da infecção latente ou na infecção por um genótipo viral diferente daqueles que causaram infecções anteriores, esses anticorpos da classe IgM podem voltar a ser detectáveis. Dessa maneira, pode ser difícil, frente a uma situação de positividade desses anticorpos, assegurar que se trata de uma primoinfecção.

Os anticorpos da classe IgG surgem logo após a IgM e perduram por toda a vida do indivíduo, em geral, em níveis elevados em função de reencontros do sistema imune, seja com o vírus latente, que volta a replicar-se, seja com novas variantes do vírus que podem sobrepujar a resposta imune parcial e voltar a infectar o indivíduo.

Esses anticorpos da classe IgG tendem a ser de baixa avidez até a 12ª ou 16ª semana pós-infecção primária, e de alta avidez a seguir. Isso pode ser usado como um recurso para se discriminar uma primoinfecção (baixa avidez) de uma recidiva da infecção, situação na qual os níveis de avidez serão elevados na presença de anticorpos da classe IgM.

Entre pacientes imunocomprometidos, dá-se preferência aos recursos laboratoriais diretos, isto é, aqueles que detectam o próprio vírus ou seus componentes constitutivos (proteínas ou material genético).

Embora seja exequível, atualmente não se utiliza mais o isolamento viral em culturas de células. O CMV é um vírus exigente e, no ambiente da cultura em fibroblastos, a ocorrência do vírus pode requerer 3 semanas ou mais para que seja detectado, o que torna esse recurso pouco prático clinicamente.

O recurso direto mais empregado é a detecção do antígeno pp65, o principal da matriz viral no núcleo de neutrófilos. Esse processo implica a separação de células polimorfonucleares e o uso de anticorpos monoclonais dirigidos contra esse antígeno viral. Esse anticorpo pode ser marcado com fluoresceína e teremos uma reação de imunofluorescência. Pode também ser marcado com enzimas e teremos um ensaio imunoenzimático. Costuma-se relatar o resultado de maneira semiquantitativa, expressando o número de polimorfonucleares que contêm antígeno por 100.000 ou 200.000 células contadas. Assim pode ser feito não apenas o diagnóstico, mas o acompanhamento do paciente e a resposta à terapêutica instituída.

Em pacientes neutropênicos esse recurso tem, obviamente, maiores limitações.

Pode-se, ainda, empregar as técnicas moleculares para detecção e/ou quantificação do DNA viral. Mais comumente o recurso empregado entre nós é a reação em cadeia da polimerase (PCR) quantitativa, geralmente em tempo real. Esse recurso, mais caro que a antigenemia, é empregado no soro ou plasma e permite, assim como a antigenemia, além do diagnóstico em si, que se faça o acompanhamento da resposta à terapêutica, mesmo em situações de neutropenia. Os valores de corte desse teste ainda são matéria de discussão entre especialistas e é recomendado bastante critério para essa avaliação.

Não se aconselha o emprego de testes diretos para diagnóstico de infecção pelo CMV para pacientes imunocompetentes, uma vez que a experiência disponível é ainda muito pequena para seu emprego nessas circunstâncias e os valores obtidos provavelmente não serão comparáveis àqueles encontrados em pacientes imunodeprimidos.

TRATAMENTO

O fármaco de escolha para tratamento de infecções por CMV é o ganciclovir, um análogo do nucleosídio guanina de uso parenteral. A natureza autolimitada da infecção pelo CMV e a toxicidade do ganciclovir restringem seu uso para infecções mais graves, como aquelas observadas em pacientes imunodeprimidos, por exemplo, transplantados ou infectados pelo HIV. O valganciclovir, de uso oral, é normalmente utilizado para tratamento de retinite causada pelo CMV em pacientes com AIDS. Ver capítulos Terapia antiviral e Síndrome da Imunodeficiência Adquirida para mais detalhes.

BIBLIOGRAFIA

Drago F, Aragone MG, Lugan C, Debora A. Cytomegalovirus infection in normal and in immunocompromised humans. A Dermatol. 2000;189-195.

Jones CA. Congenital Cytomegalovirus Infection. Curr Probl Pediat Adoles Care. Mar 2003;70-92.

Kano Y, Shiohara TJ. Current understanding of cytomegalovirus infection in immunocompetent individuals. Dermatol. 2000;22:196-204.

Shet A. Congenital and perinatal infections: throwing new light with an old TORCH. Indian J Pediat. 2011;78:88-95.

Zaia JA, Forman SJ. CMV infection in the bone marrow transplant patient. Infect Dis Clin North America. 1995;9(4):879-900.

56 Febre de Origem Indeterminada

Thiago Zinsly Sampaio Camargo • Sergio Barsanti Wey

INTRODUÇÃO

Febres prolongadas são um diagnóstico problemático desde a Antiguidade. Entre os antigos, febre tifoide e malária foram causas comuns de infecções com febre prolongada.

Na maioria dos pacientes que têm processo febril com duração de 1 a 2 semanas, o diagnóstico da causa da febre é logo estabelecido ou o processo desaparece espontaneamente.

Em contrapartida, febres com duração acima do período citado são de diagnóstico mais difícil, apesar do emprego de exames complementares habituais. A definição clássica de febre de origem indeterminada (FOI) é de Petersdorf e Beeson, em 1961, que a descrevem como todo processo febril com duração por mais de 3 semanas, com temperaturas acima de 38,3 °C, por várias vezes, cujo diagnóstico não é estabelecido após 1 semana de hospitalização. Existem várias outras definições, muitas delas gerais, considerando FOI todo e qualquer processo febril que dure mais de 2 semanas, cujo diagnóstico não seja estabelecido com o auxílio de exames, como hemograma, urina tipo I e radiografia de tórax. Atualmente, a definição mais adotada de FOI requer 3 dias de investigação hospitalar ou três consultas ambulatoriais sem que o diagnóstico tenha sido estabelecido.

Várias outras definições são adotadas, principalmente com pacientes imunocomprometidos. Alguns autores definem quatro subclasses: FOI clássica (escopo deste capítulo), FOI nosocomial, FOI relacionada à imunodeficiência e FOI associada ao vírus da imunodeficiência humana.

Não há uma abordagem padrão de diagnóstico para febre de origem indeterminada. Sua condução requer uma história clínica bastante focada, exame físico, e a utilização não específica, porém seletiva, dos exames laboratoriais – em vez de seu uso excessivo.

EPIDEMIOLOGIA

Para facilitar o diagnóstico dessa patologia, podemos dividir as FOI em grandes grupos de doenças: neoplásicas, infecciosas, reumatológicas/inflamatórias e miscelânea.

Em uma série de casos de um hospital holandês, entre os anos de 2003 e 2005, excluindo pacientes imunossuprimidos, houve a seguinte distribuição das causas: 22% doenças reumatológicas/inflamatórias, 16% infecções, 7% neoplasias, 4% miscelânea e 51% não tiveram diagnóstico. Devemos levar em conta que o avanço no diagnóstico microbiológico pelos métodos de biologia molecular e o maior entendimento da patogênese das doenças reumatológicas vão continuar mudando essa distribuição. Além disso, a região onde é conduzido o estudo interfere, e muito, nessa distribuição.

Avanços da prática clínica, podem não ser sempre úteis nesse diagnóstico, já que o uso frequente de antibióticos empíricos pode, por exemplo, atrasar o diagnóstico de alguns abscessos ocultos e aumentar o número de febre relacionadas com o uso de medicamentos. Regimes de imunossupressão agressivos, aumento à exposição aos medicamentos com grande potencial alergênico, internações prolongadas em terapia intensiva e microrganismos multirresistentes devem alterar os tipos de FOI de cada localidade.

No Brasil, a tuberculose nunca pode ser esquecida. E, em pacientes com febre retornando de viagem, uma abordagem específica deve ser realizada com relação às doenças comuns no local visitado e potenciais exposições de risco.

Algumas subpopulações têm ainda grandes variações com relação à causa de FOI, entre elas, as crianças, nas quais existe maior prevalência de síndromes virais indefinidas e autolimitadas, nos pacientes vivendo com HIV/AIDS, em que as causas refletem o grau de imunossupressão (mensurada pela contagem de linfócitos T CD4+ e pelo controle virológico, por meio da carga viral) e nos pacientes com neutropenia, em que, na ausência de etiologia conhecida para a febre, geralmente estas estão ligadas às bacteriemias.

Doenças neoplásicas

Nesses casos, perda de peso acompanhada de anorexia precoce é característica das febres malignas/neoplásicas de origem desconhecida. Prurido pós-banho em temperaturas mais elevadas também pode ser um indicador desses processos. A febre neoplásica maligna de origem desconhecida deve ser considerada em pacientes com história de malignidade ou adenopatia.

Doenças infecciosas

A história deve incluir procedimentos invasivos anteriores ou cirurgias (abscessos), dentição (abscessos apicais, endocardite bacteriana subaguda) e antecedentes, como infecções concomitantes, tuberculose ou contato com pessoas doentes. Contato com animais pode sugerir febre Q, brucelose, toxoplasmose, doença da arranhadura do gato e triquinose. Exposição a mosquitos ou carrapatos sugere ehrlichiose/anaplasmose, babesiose ou malária. Já a exposição aos roedores pode sugerir febre da mordedura do rato, febre recorrente ou leptospirose.

Transfusões sanguíneas podem ser uma pista importante para ehrlichiose/anaplasmose, babesiose, citomegalovírus ou até mesmo o vírus da imunodeficiência humana (HIV). Em indivíduos imunocompetentes, muitas vezes a única pista para o citomegalovírus é a exposição a secreções.

A utilização de imunossupressores pode predispor a alguns patógenos em especial, por exemplo, citomegalovírus e tuberculose.

Doenças reumáticas e inflamatórias

Se houver artralgias e mialgias, uma febre desconhecida de origem reumática/inflamatória é possível. Quando acompanhadas de calafrios, podem argumentar contra esse tipo de patologia. Tosse seca também pode ser um indício sutil de arterite de células gigantes/arterite temporal. Úlceras orais sugerem síndrome de Behçet ou lúpus eritematoso sistêmico (LES).

O padrão de envolvimento de órgãos em uma febre de origem desconhecida com uma história de sintomas articulares e linfadenopatia podem indicar doença de Still do adulto, ou até mesmo LES. Colecistite acalculosa acompanhando uma febre de origem desconhecida pode ser uma pista para LES ou poliarterite nodosa.

Miscelânea

Se a história não sugere uma das categorias especificadas anteriormente, causas diversas de febre de origem desconhecida devem ser consideradas.

A periodicidade da febre muitas vezes pode ser a única pista para um diagnóstico de neutropenia cíclica. Linfadenopatia pode sugerir Rosai-Dorfman ou doença de Kikuchi. Dor no pescoço ou mandíbula, facilmente descartada como dor dental, pode ser uma pista para tireoidite subaguda. Febre factícia deve ser considerada particularmente em profissionais de saúde. Devem ser ainda pesquisados doença inflamatória intestinal (enterite regional), alcoolismo (cirrose) e medicamentos (pseudolinfoma, febre secundária a fármacos).

Algumas febres de origem desconhecida são familiares. Por exemplo, febre do Mediterrâneo ou síndrome de hiper-IgD.

QUADRO CLÍNICO

A base para obtenção do diagnóstico são a anamnese detalhada e o exame físico completo e cuidadoso. O padrão da febre é diverso. Os tipos intermitente e remitente são os mais comuns. Os pacientes, geralmente, apresentam sintomas incaracterísticos, como mialgia, adinamia, sudorese, artralgia, cefaleia, anorexia e perda de peso. Antecedentes sobre viagens e exposições a animais podem auxiliar muito a investigação (p. ex., malária, brucelose etc.). O uso de medicamentos também deve ser investigado, pois alguns podem levar à febre (p. ex., sulfas, antibióticos, barbitúricos, hidantoinatos, quinidina, metildopa, procainamida, tiouracil etc.).

O exame físico detalhado e frequente é o ponto básico da investigação em FOI. Os pacientes podem desenvolver importantes sinais clínicos durante a evolução do processo, que auxiliam muito na formulação de hipóteses diagnósticas. Os achados mais comuns em pacientes com FOI são adenomegalia, erupção cutânea, sopro cardíaco, visceromegalias ou massas abdominais palpáveis e artrite. Os olhos também devem ser examinados rotineiramente, pois secura, vasculites, queratose, petéquias, conjuntivite e uveíte, entre outros, auxiliam no diagnóstico.

DIAGNÓSTICO

Não existe uma fórmula ou roteiro preciso para a realização de diagnóstico em FOI. A anamnese detalhada, com avaliação epidemiológica (antecedente de viagens, contato com animais, imunossupressão) e medicamentosa, associada a exame físico minucioso e dirigido são fundamentais para a formulação de hipóteses e solicitação de exames complementares. Na Tabela 56.1 podemos visualizar as causas clássicas de FOI.

Cada categoria de febre de origem desconhecida costuma ter algumas características clínicas. Por exemplo, as malignas/neoplásicas são normalmente associadas com anorexia precoce e perda de peso significativa. Nas febres infecciosas de origem desconhecida os calafrios são comuns, já a perda de peso é menos pronunciada e a anorexia, mais tardia.

É recomendado sempre tentar determinar o órgão de possível maior envolvimento. Cada distúrbio tem um padrão característico de envolvimento de órgãos que sugere ou limita as possibilidades de diagnóstico; por exemplo, o envolvimento de órgãos é comum no LES, enquanto a esplenomegalia é um sinal cardeal na endocardite bacteriana subaguda. Os diagnósticos mais difíceis de FOI são aqueles que não localizam o envolvimento de órgãos específicos.

Na febre de origem desconhecida deve ser dada ainda especial atenção aos olhos, pele, gânglios, fígado e baço.

Os testes diagnósticos devem ser seletivos e baseados em probabilidades de diagnóstico, e não possibilidades. A literatura é repleta de algoritmos para investigar a FOI. Embora úteis, tendem a tornar a avaliação cara, a menos que se utilize julgamento clínico meticuloso. Está claro que os exames específicos para cada uma das hipóteses formuladas com base na história, exame clínico e antecedentes epidemiológicos são os mais importantes e devem ser os iniciais na investigação da causa da doença. Nesses pacientes, a possibilidade de uma primeira investigação laboratorial negativa é grande, infelizmente. A seguir, são relacionados os exames complementares mais solicitados.

Exames inespecíficos, como hemograma, urina tipo I, velocidade de hemossedimentação, proteína C reativa (PCR) e radiografia do tórax praticamente compõem a primeira linha de investigação, embora, na maioria das vezes, não sejam conclusivos. É fácil perceber que, se os exames iniciais estabelecem o diagnóstico do processo febril, o paciente provavelmente não preencheria os critérios necessários para ser classificado como portador de FOI.

Dosagem de creatinofosfoquinase (CPK), pesquisa de fator reumatoide, fator antinúcleo (FAN) e eletroforese de proteínas podem ser utilizados no rastreio inicial desses casos.

Os exames microbiológicos são os primeiros a serem solicitados. A tentativa de isolamento de agente etiológico por meio de hemocultura, cultura de urina, coprocultura e outros fluidos ou secreções é fundamental. O laboratório de microbiologia deve ser apto para identificar micobactéria, fungos e bactérias fastidiosas. Para justificar tais exames, deve-se levar em conta que a endocardite bacteriana e as infecções do trato urinário são frequentes causas de FOI. Os exames sorológicos também fazem parte da investigação inicial, quando apropriados. Doenças como toxoplasmose, citomegalovirose, mononucleose infecciosa, brucelose, eritrovírus B19 (anteriormente denominado parvovírus B19), enterovírus e outras têm sido descritas como causas da febre e devem ser consideradas. Sorologias paras as hepatites virais A, B e C devem ser solicitadas se houver alteração de transaminases.

Atualmente, a AIDS tem de ser levada em conta. Não raramente, a primeira manifestação da AIDS é febre prolongada, apesar de o paciente negar história de vício em drogas ilícitas ou hábitos sexuais de maior risco. A investigação para doença autoimune também é frequente.

TABELA 56.1 Causas clássicas de febre de origem indeterminada.

Tipo de doença	Comum	Incomum	Raro
Doença neoplásica	Linfoma Hipernefroma	Pré-leucemia Doenças mieloproliferativas	Mixoma atrial Mieloma múltiplo Câncer de cólon Câncer de pâncreas Hepatoma Metástase de SNC Metástase hepática Mastocitose sistêmica
Doença infecciosa	TB miliar Brucelose Febre Q	Abscesso pélvico/intra-abdominal Febre tifoide Toxoplasmose Arranhadura do gato EBV CMV HIV TB extrapulmonar	Endocardite subaguda Abscesso dental Mastoidite/sinusite crônica Fístula aortoentérica Infecção de enxerto vascular Borreliose Doença da mordedura do rato Leptospirose Histoplasmose Coccidiodomicose Leishmaniose Linfogranuloma venéreo (LGV) Doença de Whipple Doença de Castleman Malária Babesiose Ehrlichiose Prostatite crônica Colangite recorrente
Doença reumatológica/ inflamatória	Doença de Still do adulto Arterite de células gigantes/ arterite temporal	Periarterite nodosa/poliangiite microscópica Artrite reumatoide de início tardio Lúpus eritematoso sistêmico	Arterite de Takayasu Doença de Kikuchi Sarcoidose Síndrome de Felty Doença de Gaucher Pseudogota Síndrome antifosfoslipídio Doença de Behçet Síndrome de Marshall
Miscelânea	Febre secundária a medicamentos Cirrose	Tireoidite subaguda Enterite regional (doença de Crohn)	Embolia pulmonar Pseudolinfoma Doença de Rosai-Dorfman Doença de Erdheim-Chester Neutropenia cíclica Síndromes de febre familiar periódicas Disfunção hipotalâmica Hipertrigliceridemia (tipo V) Febre factícia

CMV: citomegalovírus; EBV: vírus Epstein-Barr; HIV: vírus da imunodeficiência humana; SNC: sistema nervoso central; TB: tuberculose.

Teste tuberculínico (PPD) ou o ensaio para dosagem de liberação de interferona gama (também conhecido como teste IGRA) devem compor o arsenal diagnóstico.

Na Tabela 56.2 temos as causas emergentes de FOI nas últimas décadas – dados da América do Norte.

Exames não invasivos

Praticamente todos os exames de diagnóstico por imagem podem ser aplicados na investigação da causa de processo febril prolongado. Os mais comuns são radiografia simples de tórax e de abdome, ultrassonografia de abdome, tomografia computadorizada de crânio e de abdome e, mais recentemente, ressonância magnética. Infelizmente, a taxa de diagnóstico para cada método de imagem descrito é de pouco mais de 10%. Resultados falso-positivos podem acontecer, o que ressalta o cuidado na interpretação dos achados.

Mapeamentos com marcadores radioativos podem ser utilizados para detectar infecções ou tumores, principalmente em osso.

Mapeamento com gálio pode ser usado para localização de abscessos. O ecocardiograma (mormente o transesofágico) tem papel fundamental na pesquisa de endocardite infecciosa e de tumores atriais.

Atualmente a PET-TC com ^{18}FDG (fluorodeoxiglicose marcada com flúor 18) no acesso do corpo todo foi incorporada ao arsenal diagnóstico, podendo ser utilizada nesses casos. Entre as vantagens da PET-TC com ^{18}FDG em relação às cintilografias com gálio ou leucócitos marcados com índio ou tecnécio estão: melhor resolução de imagem pelo uso da tomografia, alta acurácia em esqueleto, alta sensibilidade em infecção crônica, valores preditivos positivos entre 70 e 92% e valores preditivos negativos entre 75 e 100% nos diferentes estudos comparativos, porém, o custo é elevado e não é indicado nos casos com provas inflamatórias normais. Na Figura 56.1 temos um protocolo sugerido para a indicação de PET-TC com ^{18}FDG nos casos de FOI.

Um estudo recente e retrospectivo, realizado em um centro único por 4 anos em Israel com 112 pacientes, mostrou que PET-CT com ^{18}FDG foi considerada útil para o diagnóstico clínico em 66% dos

TABELA 56.2 Causas emergentes de febre de origem indeterminada nas últimas décadas na América do Norte.

Babesiose, ehrlichiose, bartonelose e doença de Lyme	Linfadenite necrosante de Kikuchi	Hematoma oculto
Infecção persistente por *Yersinia*	Pseudotumor inflamatório dos linfonodos	Dissecção aórtica
Parvovírus B19	Doença de Castleman	Dermatose por IgA linear
HHV-8	Síndrome da ativação macrofágica	Síndrome da fadiga crônica
Pneumocystis jirovecii	Síndrome de Schnitzler	Síndrome de hipersensibilidade aos anticonvulsivantes
Malacoplaquia renal	Deficiência de vitamina B12	Síndrome de hipersensibilidade à minociclina

HHV-8: herpes-vírus humano tipo 8.

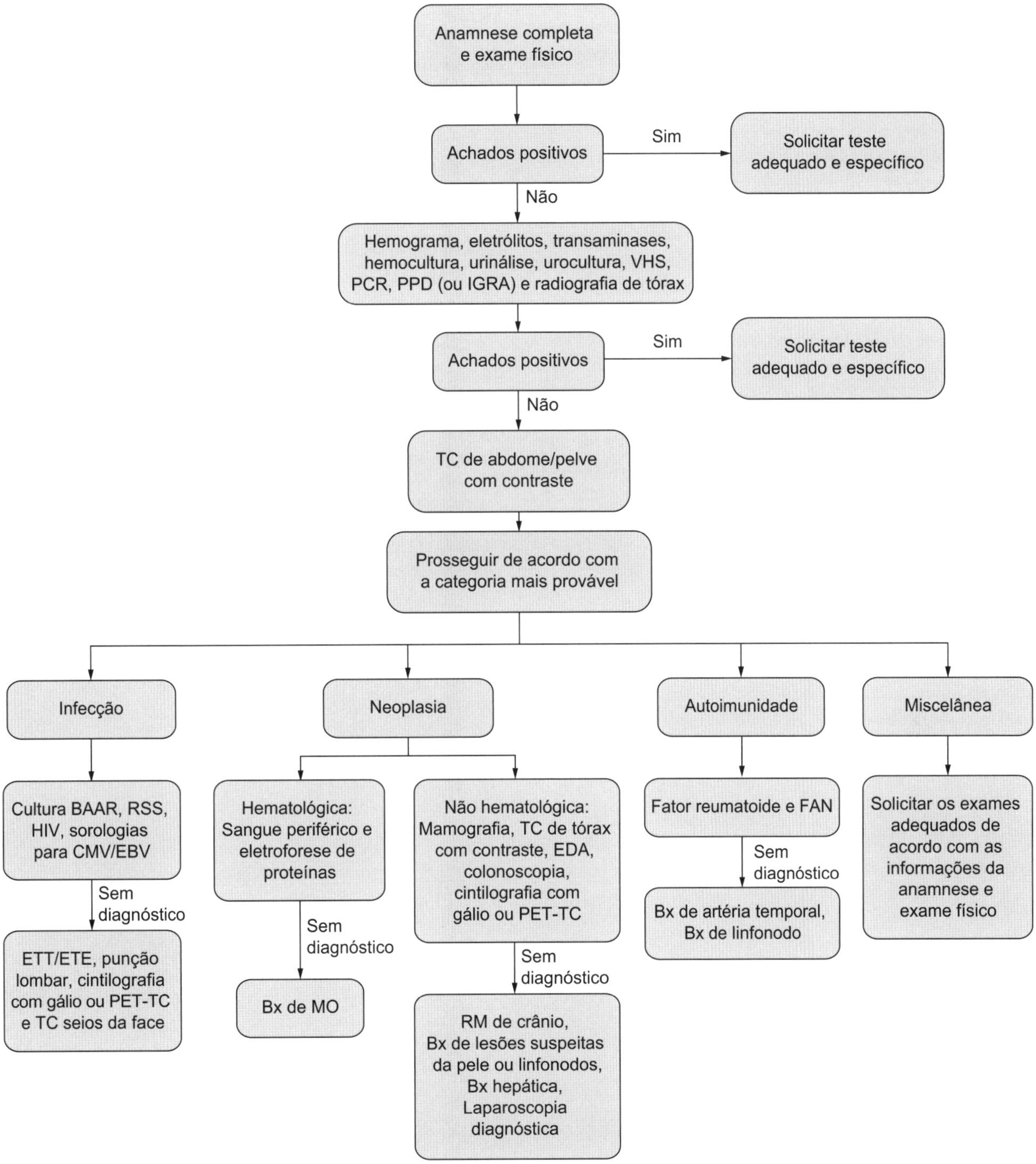

FIGURA 56.1 Sugestão de protocolo estruturado para febre de origem indeterminada – incluindo a utilização de PET-TC (^{18}FDG). BAAR: bacilo álcool-ácidorresistente; Bx: biopsia; CMV: citomegalovírus; EDA: endoscopia digestiva alta; EBV: vírus Epstein-Barr; ETT/ETE: ecocardiograma transtorácico/transesofágico; HIV: vírus da imunodeficiência humana; MO: medula óssea; PET-TC: tomografia computadorizada por emissão de pósitrons; PPD: teste tuberculínico; RM: ressonância magnética; RSS: reação sorológica para sífilis; TC: tomografia computadorizada; VHS: velocidade de hemossedimentação; PCR: proteína C reativa; IGRA: ensaio para dosagem de liberação de interferona gama.

exames (em 46% contribuiu para o estabelecimento da causa da febre e, em 20,5% foi útil para excluir uma hipótese diagnóstica). Apresentou uma sensibilidade final de 72,7% e especificidade 57,6% nessa série de casos.

Exames invasivos

Caso a investigação seja infrutífera utilizando-se as etapas anteriores, os métodos invasivos devem ser considerados. A endoscopia digestiva (alta e baixa) e a broncoscopia são consideradas invasivas, mas, por sua inocuidade e importância na investigação, são solicitadas precocemente. O mielograma também se enquadra na mesma consideração. Biopsia hepática e a de medula óssea são também indicadas. Outros sítios frequentes de biopsias são pele, pleura, linfonodos, rins, músculos, artéria temporal ou qualquer outro com anomalia detectada pelo exame clínico ou pelos exames não invasivos. A laparoscopia é muitas vezes utilizada para dar maior segurança e precisão às biopsias hepáticas. A necessidade de mais de uma biopsia não é incomum durante a investigação diagnóstica.

Particularmente relevante é o cuidado com o material obtido pelas biopsias. Além dos estudos anatomopatológicos, a pesquisa de bactérias, micobactérias, fungos e vírus deve ser solicitada.

A laparotomia (ou laparoscopia) exploradora é exame diagnóstico final e deve seguir este protocolo: biopsia hepática (em cunha e por punção de ambos os lobos), biopsia de epíploo, de gânglios mesentéricos, de gordura retroperitoneal e de osso (ilíaco), cultura de líquidos livres, marcação de zonas suspeitas para posterior radioterapia e ooforopexia para proteção antirradiação. A esplenectomia não vem sendo realizada como rotina. Atualmente, a laparotomia exploradora protocolada para investigação de FOI não tem sido muito utilizada, uma vez que existem hoje os métodos de imagem descritos.

TRATAMENTO

Apesar de a febre de origem indeterminada ser geralmente um desafio diagnóstico, sua terapêutica nem sempre é grande problema.

Até que seu diagnóstico definitivo seja alcançado, antipiréticos e/ou terapia antimicrobiana podem mascarar, atrasar ou modificar algumas manifestações clínicas, devendo ser evitados sempre que possível.

A terapia empírica pode ser prudente em algumas situações de febre de origem indeterminada que podem ser de condições ameaçadoras à vida, como tuberculose miliar ou do sistema nervoso central e a arterite de grandes células/arterite temporal.

PROGNÓSTICO

O prognóstico dependerá do agente etiológico e do estadiamento da doença. O atraso no diagnóstico de certas doenças pode alterar o prognóstico, como é o caso das neoplasias; infecções disseminadas de etiologia bacteriana, fúngica, parasitária e tromboembolismo pulmonar.

Geralmente, pacientes com FOI sem diagnóstico etiológico, após extensiva investigação, apresentam resultado favorável, caracterizado pela resolução do sintoma de febre após 4 semanas ou mais. Nessa situação, a mortalidade em 5 anos chega a 3%.

Em algumas séries de casos, a taxa de pacientes sem diagnostico etiológico variou de 9 a 51%; entretanto, a grande maioria desses pacientes teve uma evolução favorável.

BIBLIOGRAFIA

Bleeker-Rovers C, Van der Meer JWM, Oyen WJG. Fever of unknown origin. Semin Nucl Med. 2009;39:81-7.

Bleeker-Rovers C, Vos FJ, de Kleijn EM *et al.* A prospective multicenter study of fever of unknown origin: the yield of a structured diagnostic protocol. Medicine (Baltimore). 2007;86:26-38.

Bouza E, Loeches B, Muñoz P. Fever of unknown origin in solid organ transplant recipients. Infect Dis Clin N Am. 2007;21:1033-54.

Cunha BA. Fever of unknown origin: clinical overview of classic and current concepts. Infect Dis Clin N Am. 2007;21:867-915.

Cunha BA. Fever of unknown origin: focused diagnostic approach based on clinical clues from the history, physical examination, and laboratory test. Infect Dis Clin N Am. 2007;21:1137-87.

Cunha BA, Lortholary O, Cunha CB. Fever of unknown origin: a clinical approach. The American Journal of Medicine. 2015;128:1138.e1-e15.

Gafter-Gvili A, Ribman S, Grossman A *et al.* (18F)FDG-PET/CT for the diagnosis of patients with fever of unknown origin. Q Med J. 2015;108:289-298.

Hot A, Schmulewitz L, Viard J *et al.* Fever of unknown origin in HIV/AIDS Patients. Infect Dis Clin N Am. 2007;21:1013-32.

Menezes, FG. Febre de origem indeterminada. *In*: Clínica médica – diagnóstico e tratamento. São Paulo: Atheneu, 2013. v. 6.

Wey SB, Camargo TZS. Febre de origem indeterminada. *In*: Atualização terapêutica. 25. ed. Porto Alegre: Artes Médicas, 2014.

57 Sepse

Luís Felipe Bachur • Flávio Geraldo Rezende de Freitas • Reinaldo Salomão

INTRODUÇÃO

O termo sepse origina-se do grego *sêpsis*, eōs, do verbo *sēpō*, que significa putrefazer. Citado nos poemas de Homero (700 a.C.), foi descrito por Hipócrates como perigoso, odorífero decaimento biológico que poderia ocorrer no organismo. No início da era romana acreditava-se que a sepse resultava dos miasmas, emanação a que se atribuía, antes das descobertas da microbiologia, a contaminação das doenças infecciosas e epidêmicas. Com o avanço da microbiologia no século 19, a etiologia infecciosa da sepse ficou estabelecida e medidas pioneiras de controle de contaminação foram introduzidas na prática médica. O termo septicemia é então usado amplamente para definir um estado infeccioso generalizado devido à existência de microrganismos patogênicos e suas toxinas na corrente sanguínea. A observação posterior de que o quadro da sepse também ocorria sem evidência de disseminação ou persistência de microrganismos na corrente sanguínea, do comprometimento de órgãos a distância do foco infeccioso e da caracterização dos mediadores inflamatórios evidenciam o papel do hospedeiro na sepse. Destacam-se, nesse contexto, as observações de W. Osler (1849-1919) de que os pacientes pareciam morrer mais da resposta do organismo do que da própria infecção.

A sepse, como manifestação de diferentes endemias e epidemias, causou profundo impacto na história da humanidade. Um dos exemplos mais ilustrativos é a epidemia da peste, que na sua forma septicêmica, dizimou um terço da população europeia no século 14. Menos alarmante que outrora, traz hoje, todavia, um enorme ônus para a população; estimam-se aproximadamente 49 milhões de casos anualmente, com mortalidade que, nas formas graves, particularmente em regiões menos favorecidas, com diagnóstico tardio e carência de leitos de terapia intensiva, ultrapassa 50%.

CONCEITO EM EVOLUÇÃO

Sepse pode ser definida como a repercussão sistêmica de uma infecção. De acordo com reunião de consenso, publicada em 1992 e referendada em 2003, sepse seria a síndrome da resposta inflamatória sistêmica (SRIS) desencadeada por infecção. Para caracterizar a SRIS são necessários pelo menos dois dos critérios a seguir: temperatura > 38°C ou < 36°C; frequência cardíaca > 90/min; frequência respiratória > 20/min ou Pa_{CO_2} < 32 mmHg; contagem de leucócitos > 12.000/mm^3 ou < 4.000/mm^3 ou > 10% de células imaturas. Manifestando-se como diferentes estágios clínicos de um mesmo processo fisiopatológico é, para o médico, um de seus maiores desafios, uma emergência associada a elevadas taxas de morbidade e mortalidade.

Deve-se chamar a atenção que o diagnóstico e a intervenção nos estágios iniciais do processo infeccioso/séptico melhoram dramaticamente a sobrevida dos pacientes. Todavia, é notório que a presença de SRIS é muito sensível e inespecífica, na prática superpondo os conceitos de infecção (p. ex., pneumonia ou pielonefrite) com o de sepse. A revisão do conceito de sepse de 2001, publicada em 2003, enfatiza os diversos sinais de resposta sistêmica em um paciente com infecção suspeita ou confirmada que devem chamar nossa atenção para sepse, que muitas vezes já são manifestações de disfunções orgânicas (ver tópico *Quadro clínico e diagnóstico*). Nesta revisão, os autores propõem ainda o conceito PIRO, em analogia com classificações utilizadas em oncologia, para entender que a sepse depende de fatores predisponentes do hospedeiro, da resposta do hospedeiro à infecção e dos fatores patogênicos do agente infeccioso, que resultam na disfunção de órgãos.

Os avanços na compreensão dos mecanismos patogênicos da sepse, a compreensão de que as respostas inflamatória e anti-inflamatória são desencadeadas no início da infecção, o envolvimento de outros mecanismos nas disfunções celulares e orgânicas, a falência das estratégias de intervenção baseadas no controle da resposta inflamatória e a percepção de que o conceito era muito sensível e pouco específico levaram à terceira revisão do conceito de sepse, em fevereiro de 2016 (The Third International Consensus Definitions for Sepsis and Septic Shock (Sepse-3).

Assim, sepse passa a ser definida como disfunção orgânica grave, potencialmente fatal, causada por uma resposta inadequada ou desregulada do hospedeiro à infecção. Desse modo, a expressão "sepse grave" torna-se redundante e deixa de existir. Os critérios de SRIS continuam úteis no reconhecimento do processo infeccioso, mas não mais definem sepse. Os autores propõem, como critério operacional de disfunção orgânica para definir sepse, a mudança maior ou igual a dois pontos no escore SOFA. Choque séptico passa a ser considerado um subgrupo de pacientes com sepse, nos quais as anormalidades circulatórias e celulares/metabólicas são importantes o suficiente para elevar substancialmente a mortalidade. Em termos operacionais, choque séptico seria o quadro de sepse com necessidade do uso de fármacos vasopressores para manter a pressão arterial média (PAM) maior ou igual a 65 mmHg e níveis de lactato acima de 2 mmol/ℓ(18 mg/dℓ) apesar de adequada reposição volêmica. Assim, os diferentes estágios clínicos passam a ser Infecção, Sepse e Choque Séptico.

Como critério para identificação do paciente com suspeita de sepse, mormente fora do ambiente de terapia intensiva, é proposto o Quick SOFA (qSOFA), composto de elevação de frequência respiratória (> 22 incursões por minuto), alteração do estado mental e queda da pressão arterial sistólica (< 100 mmHg). A presença de dois dos critérios preenche o critério, cujo desempenho no reconhecimento da sepse vem sendo questionado, como veremos a seguir.

A Figura 57.1 ilustra os critérios clínicos propostos para identificação de pacientes com sepse e choque séptico, conforme os conceitos do Sepse-3.

Os novos critérios estão sendo debatidos pela comunidade científica, assim como as implicações nos processos de treinamento de equipe multiprofissional e estratégias de intervenção. A classificação em infecção, sepse e choque séptico foi bem-aceita, persiste o debate para os critérios de gravidade que delineiam a sepse e o choque séptico.

Epidemiologia, impacto social e custos

Nos últimos anos, vários estudos epidemiológicos de sepse, de diferentes partes do mundo, foram publicados. Tais estudos permitem maior compreensão da apresentação e evolução da doença e reforçam a preocupação crescente com a mortalidade e os custos relacionados.

Dois estudos conduzidos nos EUA deram nova dimensão da epidemiologia da sepse, ao fazer projeção de incidência de casos com base populacional. No estudo de Martin *et al.* foram avaliados os casos de sepse entre os anos 1979 e 2000, mostrando aumento de 164 mil casos (82,7/100.000 hab.) em 1979 para 660 mil casos (240,4/100.000 hab.) em 2000. Este estudo ainda correlacionou o número de disfunções orgânicas associadas à mortalidade, estimando que pacientes com menos de três disfunções orgânicas tiveram melhor sobrevida. No estudo de Angus *et al.*, os autores estimaram em 750 mil novos casos, com base nas internações de 1995, com taxa de mortalidade entre 35 e 50%. Este estudo foi baseado em análise retrospectiva de 6.621.559 admissões hospitalares em sete estados americanos (aproximadamente 25% da população).

Posteriormente, um relato dos CDC norte-americanos aponta que a incidência aumentou entre 2001 e 2008 nos EUA, com grande impacto na população mais idosa, com incidência cerca de 13 vezes maior na população acima de 65 anos que na população abaixo de 65 anos. Importante frisar que a mortalidade nas hospitalizações por sepse ou em pacientes que a desenvolveram foi de 17%, em contraste com a mortalidade de apenas 2% em pacientes sem esse diagnóstico.

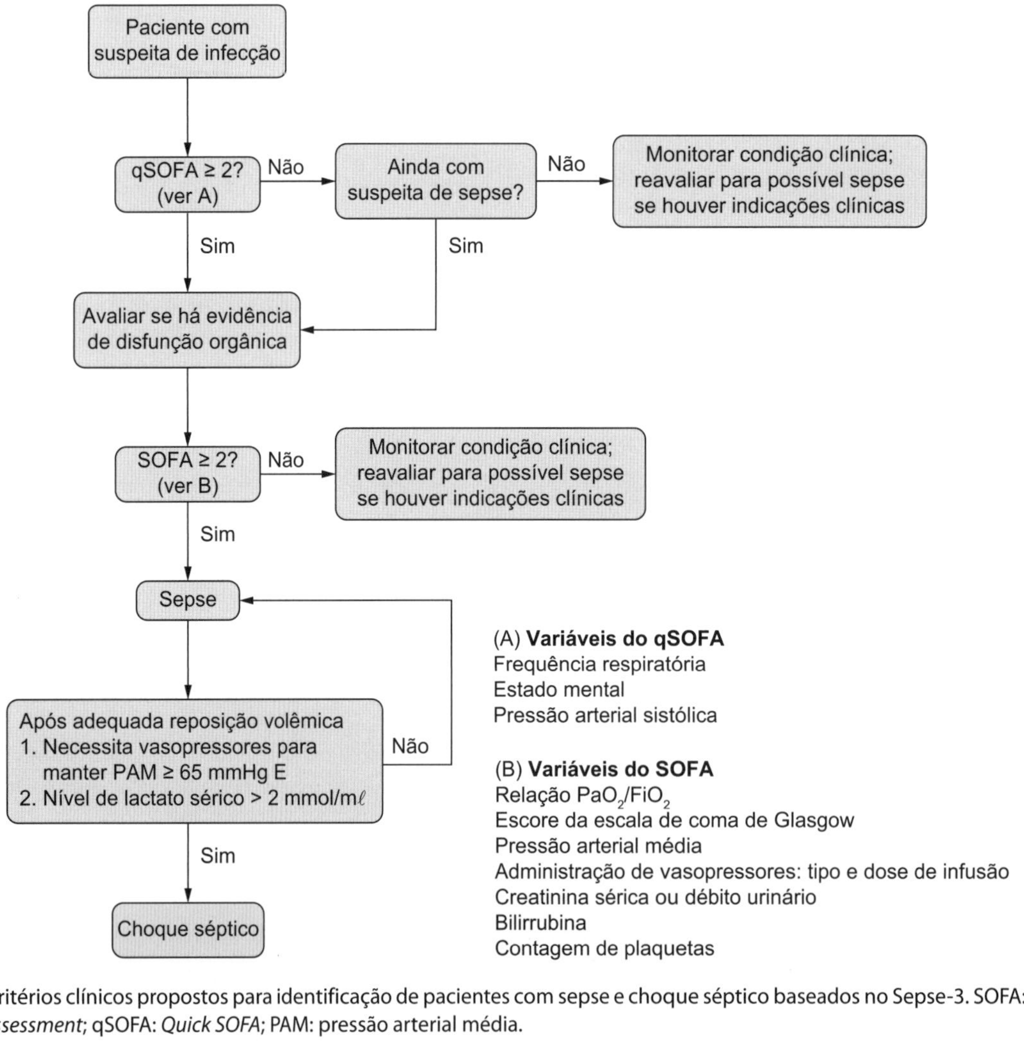

FIGURA 57.1 Critérios clínicos propostos para identificação de pacientes com sepse e choque séptico baseados no Sepse-3. SOFA: *Sepsis-Related Organ Failure Assessment*; qSOFA: *Quick SOFA*; PAM: pressão arterial média.

Uma recente revisão sistemática (2016), com base em estudos advindos de países desenvolvidos, estimou o número de casos no mundo em 19 milhões por ano com cerca de 5,3 milhões de óbitos. Números ainda mais dramáticos foram obtidos com os dados do Global Burden of Diseases, disponíveis em 2017, com estimativa de 48,9 milhões de casos de sepse registrados no mundo e 11 milhões de mortes relacionadas com a sepse, representando 19,7% de todas as mortes globais.

O estudo BASES foi o primeiro estudo epidemiológico conduzido no Brasil e avaliou consecutivamente 1.383 pacientes admitidos em cinco grandes UTIs em duas diferentes regiões do país, entre 2001 e 2002. A mediana de idade foi 65 anos e a taxa de mortalidade global foi de 21,8%, com aumento progressivo à medida que o diagnóstico migrava de SRIS para sepse, sepse grave e choque séptico (24,3%, 34,7%, 47,3% e 52,2%, respectivamente), conforme os conceitos da Sepse-2. Dados do estudo Sepse Brasil, conduzido pela Associação de Medicina Intensiva Brasileira, corroboram os dados do estudo BASES. Esse estudo foi bem mais abrangente, envolvendo 75 UTIs em todo o Brasil e mostrou que 17% dos leitos de terapia intensiva são ocupados por pacientes com sepse grave.

A incidência de internações por sepse pelo SUS aumentou 50,5% no Brasil no período de 2006 a 2015. A taxa de letalidade geral de sepse foi de 46,3%, e para hospitalizações com admissão na UTI foi de 64,5%. Em 2017 foi publicado o primeiro estudo brasileiro com amostragem representativa das unidades de terapia do país, o Sepsis PREvalence Assessment Database [SPREAD], conduzido pelo Instituto Latino-Americano de Sepse (ILAS), em parceria com a Associação de Medicina Intensiva Brasileira (AMIBnet). O estudo de prevalência em um dia, com acompanhamento de pacientes em UTI com sepse, revelou que 30,2% dos leitos das UTIs brasileiras estavam ocupados por pacientes sépticos, dos quais 55,7% evoluíram para óbito.

A evolução clínica dos pacientes sépticos está diretamente relacionada ao número e à gravidade das disfunções orgânicas, bem como à rapidez com que essas disfunções são revertidas a partir da instituição do tratamento.

Mais recentemente, tem se destacado o impacto da sepse na qualidade de vida e mortalidade dos pacientes que sobrevivem à sepse. De fato, já em 1997, Quartin *et al.* acompanharam 1.505 pacientes sépticos até 8 anos após a internação, ou até o óbito. Desses, 675 (45%) apresentaram quadro compatível com sepse grave e 224 (15%) apresentaram critérios de choque séptico. Somente 44% dos pacientes com choque séptico sobreviveram após 1 ano de acompanhamento. Quando toda a população de pacientes sépticos foi avaliada ao fim de 2 anos, apenas 30% dos pacientes sobreviveram. É digno de nota que todos os pacientes com choque séptico já haviam falecido antes de 5 anos de acompanhamento. Outro estudo, em pacientes idosos, mostrou que a sepse foi independentemente associada a novo comprometimento cognitivo substancial e persistente e deficiência funcional entre sobreviventes. Finalmente, pacientes que sobrevivem à sepse têm alto risco de reinternações; em uma revisão sistemática as taxas de reinternações aumentaram de 9,3% em 7 dias para 39,0% em 365 dias.

Além de elevada morbidade e mortalidade, a sepse acarreta elevado custo para os sistemas de saúde. Nos EUA, estima-se em gastos de mais de U$ 24 bilhões anuais. Os custos por leito variam conforme os países ou regiões, de cerca de U$ 24 mil para U$ 38 mil por paciente nos EUA e de € 23 mil a € 29 mil na Europa, mas são sempre elevados. Um estudo brasileiro mostrou que a mediana de custos de UTI por paciente séptico foi de U$ 9.632.

PATOGÊNESE

A patogênese da sepse é complexa e envolve múltiplos aspectos da interação dos microrganismos infectantes com o hospedeiro. Deve-se considerar que o ser humano convive com microrganismos desde o nascimento e, excepcionalmente, ocorrem infecções e estas causam as sepses. Isso porque há equilíbrio entre os fatores de virulência dos microrganismos e os mecanismos de defesa do hospedeiro.

Diversos fatores podem provocar o desequilíbrio dessas forças e incluem existência ou aquisição de mecanismos de virulência pelos microrganismos, quebra de barreiras ou deficiências imunes do hospedeiro, que ocorrem isolada ou conjuntamente, como é frequente no ambiente hospitalar.

Na maioria das vezes, os microrganismos interagem com o ser humano de modo comensal ou mutualístico, estimulando inclusive os sistemas imunes inato e adaptativo do hospedeiro. Outras vezes, os microrganismos apresentam ou adquirem propriedades que lhes conferem patogenicidade. Todavia, o microrganismo pode ser caracterizado como menos patogênico ou oportunista, como no caso da *Pseudomonas aeruginosa*, e causar infecções graves, ou ter as características de patogenicidade, como no caso de *Streptococcus pneumoniae, Neisseria meningitidis* e *Haemophilus influenzae*, e colonizar o hospedeiro sem causar infecção.

Para causar infecção os patógenos devem ter capacidade de mobilidade, adesão, invasão e replicação no hospedeiro, associada à evasão dos mecanismos de defesa. A existência de fímbrias e cápsula e a secreção de toxinas e enzimas pelas bactérias são características que lhes conferem patogenicidade. São caracterizadas três classes funcionais de toxinas. Os superantígenos produzidos por *S. aureus* ou *Streptococcus viridans* que induzem a síndrome do choque tóxico ilustram as do tipo I, que exercem seus efeitos tóxicos sem entrarem nas células; toxinas do tipo II incluem hemolisinas e fosfolipases, causam lesão da membrana celular, facilitando a invasão bacteriana, e são utilizadas por diversas bactérias; as do tipo III são de natureza binária, com um componente de ligação à membrana celular e outro componente enzimaticamente ativo. Embora os exemplos mais conhecidos sejam das toxinas da cólera, Shiga-*like* e do antraz, são muito utilizadas também por patógenos como *S. aureus* e *P. aeruginosa* durante a invasão microbiana.

Dois aspectos relacionados à patogenicidade, de crescente interesse, devem ser destacados. O primeiro é que os genes que codificam fatores de virulência, como toxinas e adesinas, são codificados por transpósons ou bacteriófagos e muitos são localizados em blocos de genes que são caracterizados como ilhas de patogenicidade. Assim, essas informações são obtidas como um conjunto e podem ser transferidas de uma bactéria a outra. A regulação da expressão dos fatores de virulência é fundamental para o patógeno e se dá de maneira coordenada por sistemas regulatórios, denominados *regulon*, que constituem um grupo de genes controlados por um regulador que responde a um estímulo comum. O segundo é que a patogenicidade decorre não apenas das características individuais das bactérias, mas de sua ação como comunidade. *Quorum sensing* é um mecanismo pelo qual as bactérias monitoram sua densidade e regulam seu comportamento. Está envolvido na formação de biofilmes, regulando a densidade e o crescimento da população bacteriana, bem como a formação de abscessos de partes moles por *S. aureus*, que só ativa a produção de toxinas com atividade antifagocítica quando a densidade celular ativa os neutrófilos.

O reconhecimento de patógenos e a decorrente ativação celular são fundamentais para o controle da infecção. Paradoxalmente, a resposta inflamatória do hospedeiro constitui também o substrato das alterações fisiopatológicas da sepse.

O estudo das propriedades imunobiológicas da endotoxina, presente na membrana externa das bactérias gram-negativas, foi uma ferramenta fundamental na compreensão de diversos processos que ocorrem na sepse. A endotoxina, quimicamente um lipopolissacarídeo (LPS), induz no hospedeiro suscetível um amplo espectro de alterações, incluindo febre, hipotensão, coagulação intravascular e choque. A disponibilidade de camundongos congênitos sensíveis e resistentes ao LPS foi fundamental para o estudo dos mecanismos de toxicidade do LPS. Estudos pioneiros demonstraram que a toxicidade do LPS era mediada por células do hospedeiro, e que a transferência de macrófagos dos animais sensíveis para os resistentes tornava os últimos suscetíveis aos efeitos letais do LPS. Descobriu-se posteriormente que os animais resistentes sofreram mutação do gene *Toll-like receptor* 4 (TLR-4) e o TLR-4 foi identificado como receptor responsável pelo reconhecimento e sinalização celular induzido pelo LPS.

LPS e TLR-4 são representantes de um conceito criado por Charles Janeway de que o reconhecimento de patógenos é mediado por um conjunto de receptores chamado receptores de reconhecimento de padrão (RRP) que detectam produtos comuns das vias de biossíntese dos microrganismos (PAMP, do inglês *pathogen-associated molecular patterns*). Na sepse, TLRs e PAMPs estão envolvidos na resposta a infecções virais, fúngicas e bacterianas, incluindo TLRs na superfície celular (TLR-1, TLR-2, TLR-4, TLR-5 e TLR-6), onde reconhecem produtos bacterianos, como ácido lipoteicoico, lipoproteínas e flagelina, e em compartimentos intracelulares (TLR-3, TLR-7 e TLR-9), especializados na detecção de material genético de vírus e bactérias. Outros receptores que reconhecem produtos microbianos incluem os receptores ligantes de nucleotídios e domínio de oligomerização (NLR, do inglês *NOD-like receptors*), receptores do gene induzido por ácido retinoico I (RLR, do inglês *RIG-I-like receptors*) e receptores de lectina do tipo C. Durante a infecção ocorre ativação desses diversos receptores, que pode ser importante para o reconhecimento de uma variada gama de microrganismos e também resultar em efeitos complementares, sinérgicos ou antagonistas, modulando assim a imunidade inata e adaptativa. Importante notar que os RRP podem também reconhecer produtos do hospedeiro, denominados sinais de alarme ou de perigo, como as proteínas de choque térmico (*heat shock proteins*) e a proteína de alta mobilidade do grupo 1 (HMGB1, do inglês *high-mobility group Box 1 protein*), que desempenham importante papel na regulação da resposta inflamatória.

O reconhecimento de patógenos e a decorrente resposta inflamatória tem efeito dual na resposta à infecção: é fundamental para o controle da infecção e, paradoxalmente, induz alterações que constituem o substrato dos eventos fisiopatológicos da sepse.

O conceito de sepse como síndrome da resposta inflamatória sistêmica (SRIS) emerge da observação dos efeitos deletérios dessa resposta, mediados principalmente por citocinas inflamatórias, como fator de necrose tumoral alfa (TNF-α) e interleucina 1 (IL-1). A administração de LPS a animais suscetíveis induz a produção de TNF-α, entre outros mediadores, e a neutralização dessa citocina protege os animais do choque endotóxico. A observação inicial de elevados níveis dessa citocina em pacientes com meningococcemia reforçava o papel central das citocinas inflamatórias na patogênese da sepse.

As alterações das células endoteliais induzidas pelos mediadores inflamatórios são responsáveis por muitas das alterações fisiopatológicas encontradas na sepse, a saber: (a) exposição de moléculas de adesão nos neutrófilos e nas células endoteliais, provocando acúmulo e extravasamento para o tecido; (b) liberação de mediadores provocando vasodilatação e queda da pressão arterial; (c) quebra de barreira e aumento da permeabilidade capilar, com edema intersticial; (d) alterações da microcirculação que acarretam fluxo sanguíneo lento nos leitos capilares; (e) indução de um estado pró-coagulante, com produção de fator tecidual da coagulação e de inibidor de ativador do plasminogênio, associados com diminuição da produção de anticoagulantes, como inibidor do fator tecidual, antitrombina e proteína C, contribuindo para hipoperfusão tecidual e instalação da coagulação intravascular disseminada (CIVD) observada na sepse. A hipoperfusão tecidual é agravada pelo efeito citopático dos mediadores, caracterizado pela disfunção mitocondrial. Excesso de produção de óxido nítrico, monóxido de carbono, superóxido e outras espécies reativas de oxigênio causa dano mitocondrial e compromete o aproveitamento de oxigênio e a geração de energia (Figura 57.2).

Essas alterações endoteliais e subcelulares são o substrato da maioria dos fenômenos observados na sepse, como a síndrome do desconforto respiratório agudo (SDRA), a CIVD, a insuficiência renal aguda (IRA) e o estado hiperdinâmico seguido de falência miocárdica, como ilustra a Figura 57.3.

Evidentemente, a resposta inflamatória desencadeada pela infecção deve ser finamente regulada e logo se reconheceu que mecanismos de controle eram desencadeados durante a sepse. Denominou-se resposta anti-inflamatória compensatória (CARS, do inglês *compensatory anti-inflammatory response syndrome*) a esses mecanismos, inferindo-se que uma resposta balanceada poderia resultar no controle da infecção e recuperação das disfunções orgânicas, o predomínio da resposta inflamatória levando às alterações mencionadas e morte com disfunção orgânica, enquanto o predomínio da resposta anti-inflamatória, caracterizando o estado de imunossupressão da sepse, poderia levar à persistência de focos de infecção, infecção secundária e óbito tardio.

Os mecanismos de regulação da resposta inflamatória são complexos e cada vez mais bem compreendidos. Assim, a sinalização celular desencadeada pelo reconhecimento de PAMP pelos RRP tem diversos mecanismos de regulação negativa, entre eles a quinase M associada ao receptor de interleucina 1 (IRAK-M) e a formação de homodímeros de fator nuclear kappa B (NF-KB). De crescente interesse é a regulação da inflamação no contexto da regulação neuroimune-endócrina. Observou-se que animais de experimentação submetidos à vagotomia apresentaram resposta inflamatória exacerbada e maior mortalidade após injeção de LPS ou indução de peritonite, enquanto a estimulação do vago foi protetora. Nessa via colinérgica anti-inflamatória as terminações nervosas parassimpáticas liberam acetilcolina, que suprime a produção de citocinas pelos macrófagos por meio dos receptores α 7 colinérgicos.

A inibição da resposta imune e inflamatória na sepse é caracterizada pela baixa produção de citocinas inflamatórias pelas células mononucleares do sangue periférico de pacientes com sepse, diminuição da expressão de HLA-DR pelos monócitos, falência de migração de neutrófilos para o foco infeccioso e aumento de apoptose e redução do número de linfócitos circulantes e nos tecidos. Essas alterações podem resultar em imunossupressão e tornar o paciente suscetível a infecções por microrganismos menos patogênicos, como *Pseudomonas aeruginosa* ou *Acinetobacter* spp., ou mesmo levar à recrudescência de infecções virais, como citomegalovírus e herpesvírus simples. A descrição de focos de infecção em pacientes que morrem com sepse seria mais uma comprovação desse processo.

Há evidência de que os mecanismos de resposta inflamatória e anti-inflamatória compensatória são desencadeados simultaneamente na sepse. De modo geral, admite-se que a resposta inflamatória inata, com seus componentes inflamatórios e anti-inflamatórios, estaria exacerbada no início do quadro, acompanhada por comprometimento da resposta imune adaptativa. Nessa fase aguda, os pacientes poderiam morrer como consequência da resposta inflamatória exagerada, como aconteceria em casos de meningococcemia. A essa fase seguir-se-ia uma outra em que ambas as respostas, inata e adaptativa, estariam deprimidas e o paciente suscetível a infecções oportunistas. A falência dos diversos ensaios clínicos com base em produtos com atividade anti-inflamatória e o melhor conhecimento da regulação da resposta imune na sepse apontam para a importância da imunossupressão no desfecho da sepse, no presente, um potencial alvo de novas intervenções terapêuticas.

É ainda possível que a modulação da resposta inflamatória se dê de maneira mais complexa e que, após a resposta inflamatória inicial, haja um redirecionamento funcional de monócitos, com menores produção de citocinas inflamatórias e ativação de linfócitos T, de

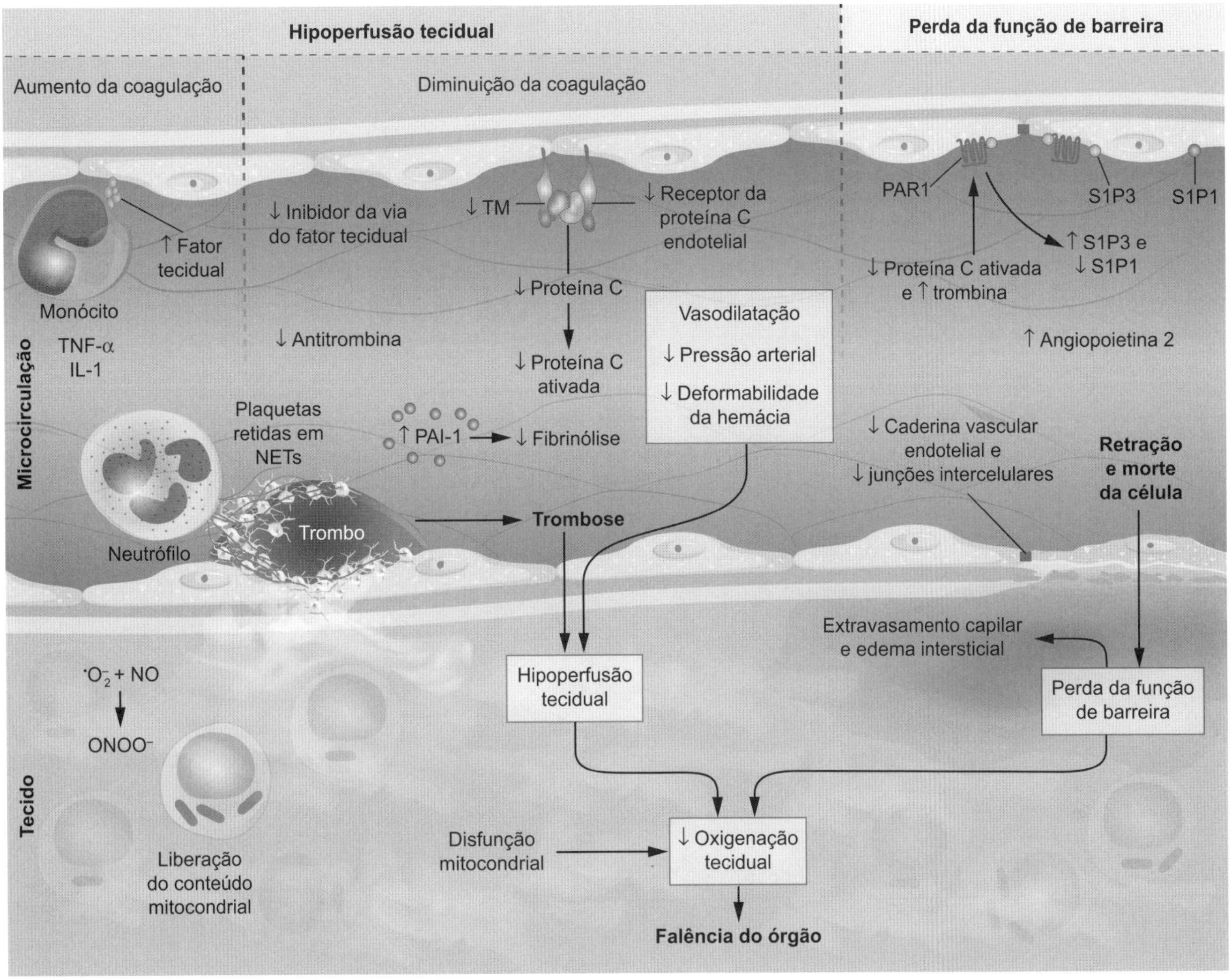

FIGURA 57.2 Alterações endoteliais, celulares e subcelulares na sepse. A resposta inflamatória desencadeia alterações endoteliais, com liberação de quimiocinas e outros mediadores, como óxido nítrico, que, somados aos sistêmicos, acarretam alterações de permeabilidade, estado pró-coagulante (expressão de fatores pró-coagulantes e inibição de anticoagulantes) e microtrombos. O comprometimento da oxigenação celular é agravado pelo efeito tóxico mitocondrial. NET: *neutrophils extracellular traps*; PAI-1: *plasminogen activator inhibitor type 1*; PAR-1: *protease-activated receptor 1*; S1P: *sphingosine-1-phosphate receptor*; TM: trombomodulina. Adaptada de Angus & van der Poll, 2013. (Esta figura encontra-se reproduzida em cores no Encarte.)

modo a controlar a resposta inflamatória sistêmica, mas preservando a capacidade de fagocitose e a produção de espécies reativas de oxigênio e óxido nítrico, portanto, preservando o controle do foco infeccioso. Enquanto essa resposta seria efetiva na sepse, que se resolve com a recuperação das disfunções orgânicas e menor dependência de suportes invasivos, no paciente mais grave e que persiste sob cuidados intensivos, a incapacidade de montar uma resposta imune robusta poderia permitir o surgimento de uma nova infecção ou persistência da infecção original (Figura 57.4).

Na fase inicial há o reconhecimento de patógenos pelas células da imunidade inata com o desencadeamento da resposta inflamatória. A liberação de citocinas e o contato célula-célula amplificam a resposta inflamatória e ativam a imunidade adaptativa. Os efeitos sistêmicos e celulares dos mediadores inflamatórios podem levar a alterações endoteliais, distúrbios de coagulação e alterações de perfusão (conforme as Figuras 57.2 e 57.3). A diminuição da apresentação de antígenos e da secreção de citocinas inflamatórias com a preservação de fagocitose e produção de espécies reativas de oxigênio representaria o controle da infecção e retorno à homeostasia.

Diversos estudos têm apontado para o papel essencial do metabolismo energético na regulação das células do sistema imune, que não só fornece a energia necessária para função celular e metabólitos para biossíntese como atua de forma integrada com as diversas vias de sinalização de forma a orientar a função e o destino da célula. Com base nesses novos dados, tem emergido novo campo de investigação denominado imunometabolismo. Nesse contexto, a mitocôndria emerge como *hub* central do metabolismo celular, que modula suas funções de gerar energia (ATP) e sustentar biossíntese para se adequar às demandas e funções celulares, assumindo papel de organela metabólica e de regulação de sinalização celular. Em estudo seminal, Cheng *et al.* demonstraram que o *shift* da oxidação fosforilativa para a glicólise aeróbia era crucial na resposta inicial à infecção, visto que o bloqueio da via mTOR aumentou a mortalidade de camundongos infectados com *Candida albicans*, e que defeitos no metabolismo oxidativo e glicólise aeróbia estavam presentes em pacientes com sepse.

Novas metodologias de investigação, como transcriptômica e proteômica, deram-nos nova dimensão da complexidade e abrangência da resposta do hospedeiro na sepse. A observação de que aproximadamente 80% dos genes sofrem regulação positiva ou negativa de leucócitos de pacientes após trauma e sepse é ilustrativa do que os autores denominaram "tempestade genômica". Genes com expressão aumentada incluíram aqueles relacionados com

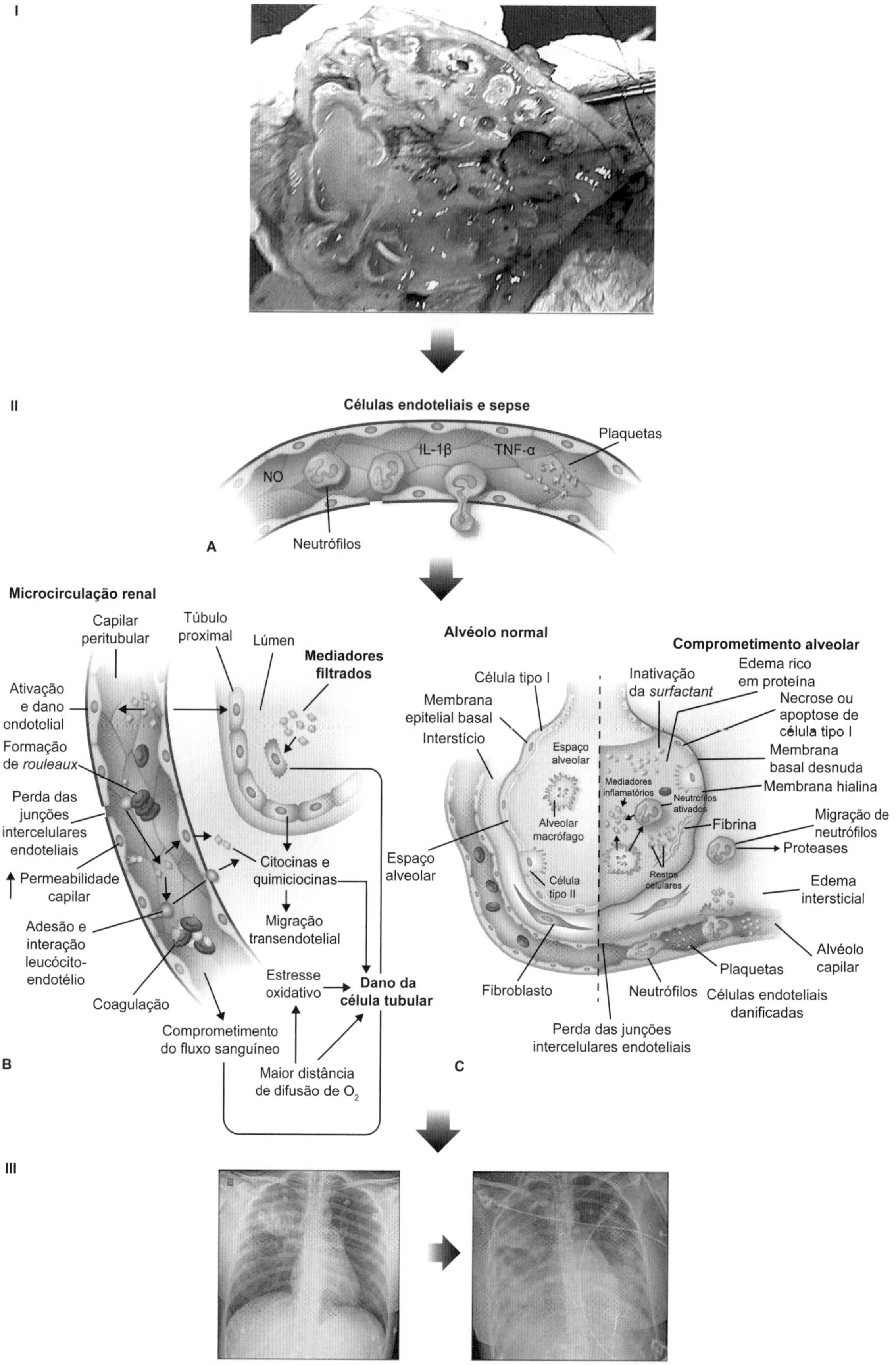

FIGURA 57.3 Etapas sequenciais da patogênese da sepse e disfunção orgânica. I: Infecção: pielonefrite em paciente com choque séptico. II: Alterações endoteliais induzidas por sepse levando à disfunção orgânica. II-A: Alterações endoteliais esquemáticas. II-B. Microcirculação renal: lesão induzida por sepse no endotélio, microcirculação e células tubulares. II-C: Alterações alveolocapilares durante a fase aguda de lesão pulmonar aguda e síndrome do desconforto respiratório agudo. III: Disfunção de órgão: achados radiográficos em um paciente séptico com lesão pulmonar progressiva e síndrome do desconforto respiratório agudo. Adaptadas de Salomão *et al.*, 2019. (Esta figura encontra-se em cores no Encarte.)

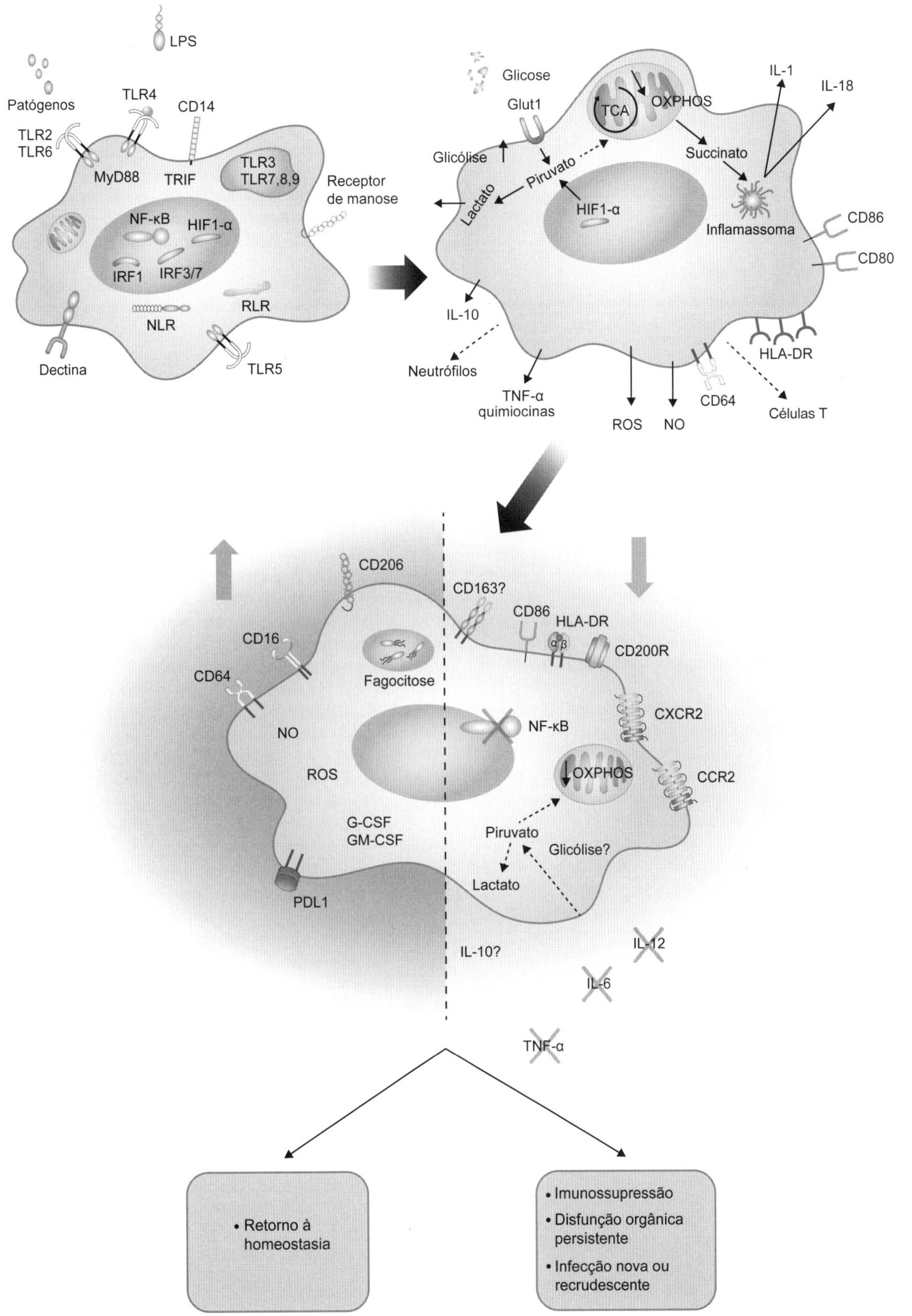

FIGURA 57.4 Resposta inflamatória na sepse. LPS: lipolissacarídeo; TLR: *toll-like receptor*; MyD-88: *myeloid differentiation primary response 88*; TRIF: *TIR domain-containing adapter-inducing interferon*; NF-κB: *nuclear factor-κB*; TNF: *tumor necrosis factor*; IRF: *interferon regulatory factors*; IL: interleucina; NLR: *Nod-like receptor*; RLR: *retinoic acid-inducible gene-I-like receptors*; HIF-1α: *hypoxia inducible factor 1 subunit alpha*; ROS: *reactive oxygen species*; NO: *nitric oxide*; CD: *cluster of differentiation*; G-CSF: *Granulocyte colony-stimulating factor*; GM-CSF: *granulocyte macrophage colony stimulating factor*; PDL-1: *Programmed death-ligand 1*. Adaptadas de Salomão *et al.*, 2019. (Esta figura encontra-se reproduzida em cores no Encarte.)

a imunidade inata, reconhecimento de patógenos ou inflamação, e genes com expressão diminuída incluíram aqueles relacionados com a apresentação de antígenos e ativação de células T. Mais recentemente, essas ferramentas permitiram aos pesquisadores desvendar a heterogeneidade das respostas do paciente e caracterizar padrões de resposta do hospedeiro ("endotipos") ou assinaturas relacionadas com os desfechos da sepse, o que é considerado um caminho promissor para a chamada medicina de precisão. Conforme o padrão de resposta, o paciente pode se beneficiar mais de uma ou outra intervenção terapêutica.

QUADRO CLÍNICO E DIAGNÓSTICO

O diagnóstico de sepse e de choque séptico é clínico. As manifestações de SRIS – febre ou hipotermia, taquicardia, taquipneia, leucocitose ou leucopenia, bem como a existência de células imaturas no sangue periférico – embora não definam sepse, são importantes manifestações relacionadas com os processos infecciosos e sinais de alerta para a investigação de sepse. A febre é um sinal comum na sepse, mas pode não existir. A hipotermia ocorre em 10 a 15% dos pacientes, sendo este um sinal de mau prognóstico. Taquicardia, taquipneia e leucocitose com desvio à esquerda também são sinais inespecíficos que podem estar presentes em choques hipovolêmicos e cardiogênicos.

Hipovolemia em graus variados desenvolve-se na sepse em decorrência da perda excessiva de fluidos por sudorese, vômitos, diarreia, da baixa ingestão hídrica e pelo aumento da permeabilidade vascular. A vasodilatação arterial reduz a resistência vascular periférica e a venosa aumenta a capacitância, o que intensifica a hipovolemia relativa instalada. Ambas favorecem a hipotensão arterial sistêmica. A disfunção miocárdica da sepse também pode contribuir e intensificar a hipotensão arterial.

Muitos dos sinais clínicos e laboratoriais a serem pesquisados definem a existência de disfunções orgânicas (Tabela 57.1). Deve-se entender disfunção orgânica como um fenômeno dinâmico que depende tanto da gravidade e da evolução da doença quanto das intervenções terapêuticas. Deve-se, assim, avaliar constantemente a evolução dessas disfunções para poder ter a percepção se o tratamento está sendo eficaz ou não. Persistência e/ou agravamento delas indica falência do tratamento, o qual deve ser revisto, incluindo controle adequado do foco infeccioso.

É importante destacar que o novo conceito de sepse (Sepse-3), além de caracterizá-la como infecção acompanhada de disfunção orgânica, antes considerada sepse grave (Sepse-2), alterou os critérios para reconhecimento do paciente séptico. Proposto para o paciente fora da UTI e de fácil aplicação por se basear apenas em critérios clínicos, a presença de dois dos critérios de qSOFA – alteração do

TABELA 57.1 Critérios para diagnóstico de disfunção orgânica na sepse, segundo Dellinger *et al.*, 2013.

Cardiovascular	Necessidade de vasopressor, PAS ≤ 90 mmHg ou PAM ≤ 65 mmHg após reanimação volêmica adequada
Respiratória	Lesão pulmonar aguda levando à hipoxemia ($PaO_2/FiO_2 < 300$)
Renal	Diurese < 0,5 mℓ/kg/h por pelo menos 2 h, mesmo após reanimação volêmica, ou creatinina > 2,0 mg/dℓ
Hepática	Bilirrubina total > 2,0 mg/dℓ
Hematológica	Plaquetas < 100.000/mm³ ou queda de 50% ou mais nas últimas 72 h. Alterações da coagulação (INR > 1,5 ou TTPa > 60 s)
Metabólica	pH < 7,30 ou excesso de base ≤ 5 mEq/ℓ com lactato plasmático > 1,5 vez o normal

PAM: pressão arterial média; PAS: pressão arterial sistólica; TTpa: tempo de tromboplastina parcial ativada; INR: razão normalizada internacional.

estado mental, elevação de frequência respiratória e queda da pressão arterial sistólica – é válida para reconhecer a gravidade do processo infeccioso. O critério de dois pontos no escore SOFA, usado mais frequentemente nas UTIs, também é válido como escore de gravidade. Como veremos na próxima seção, qSOFA e SOFA têm limitações para o reconhecimento precoce da sepse.

Da mesma maneira, e conforme comentado anteriormente, choque séptico seria a combinação de hipotensão refratária à reposição volêmica com necessidade do uso de substâncias vasopressoras e elevação de lactato. Na prática, seguimos considerando a presença de hipotensão refratária ou elevação de lactato para o diagnóstico de choque séptico.

Sabe-se que há enorme heterogeneidade entre os pacientes sépticos. Recentemente, há um esforço em identificar perfis, os chamados fenótipos, que se correlacionam com os padrões de resposta do hospedeiro e os desfechos clínicos. Esses fenótipos podem caracterizar pacientes com diferentes manifestações clínicas e com potencial de resposta diversa às intervenções terapêuticas.

IMPORTÂNCIA DO RECONHECIMENTO PRECOCE

Em pacientes sépticos com sinais de hipoperfusão, um importante estudo publicado em 2001 mostrou que a rápida otimização hemodinâmica se associava à significativa redução de letalidade. A estratégia de tratamento usada, conhecida como terapia precoce guiada por metas, foi um grande passo na história do combate à sepse. Mesmo que as metas hemodinâmicas adotadas na época sejam questionáveis, atualmente, o grande mérito do estudo foi alertar para a necessidade da terapia precoce nas primeiras horas de diagnóstico.

Baseado em intervenções diagnósticas e terapêuticas implementadas precocemente, por meio de protocolos gerenciados, uma série de estudos retrospectivos vem sugerindo redução da mortalidade em pacientes com sepse. A justificativa é que o sucesso das intervenções é limitado após o surgimento da disfunção de múltiplos órgãos. Nesse contexto, o reconhecimento precoce dos sinais de disfunção orgânica tem papel fundamental.

As estratégias para reconhecimento precoce da sepse estão intimamente relacionadas com os programas de melhoria de qualidade institucionais. Em termos práticos, talvez resida aqui a grande oportunidade de melhoria e de maior impacto no desfecho dos pacientes. Trata-se da implementação de um protocolo gerenciado de sepse. Para implementação, deve haver a participação de todos os setores envolvidos no cuidado de pacientes sépticos, inclusive os administrativos. Quando efetivamente se organiza um "time de sepse" institucional para cuidar dos pacientes, por meio de procedimentos operacionais bem definidos, há uma queda progressiva da mortalidade à medida que a curva de aprendizado avança e os processos se estabelecem. Isso envolve a criação de ferramentas de triagem, coleta de dados relacionada com os indicadores assistenciais, divulgação desses dados e implementação de medidas que visam melhorar a aderência aos indicadores.

Vale lembrar que as diretrizes mais recentes da Campanha Sobrevivendo à Sepse (SSC) recomendam a adoção de programas de melhoria de qualidade, incluindo a triagem rotineira de pacientes infectados e gravemente enfermos procurando por sepse, no sentido de aumentar a identificação precoce e o início rápido do tratamento.

Na Figura 57.5, o grupo de especialistas do ILAS propõe estratégias de reconhecimento e intervenções precoces na sepse baseadas nas recomendações recentes da Surviving Sepsis Campaign e na experiência de implementação e monitoramento dos hospitais participantes de seu programa.

Com a necessidade do reconhecimento precoce, as definições atuais de sepse (Sepse-3) trazem uma preocupação, que é a redução de

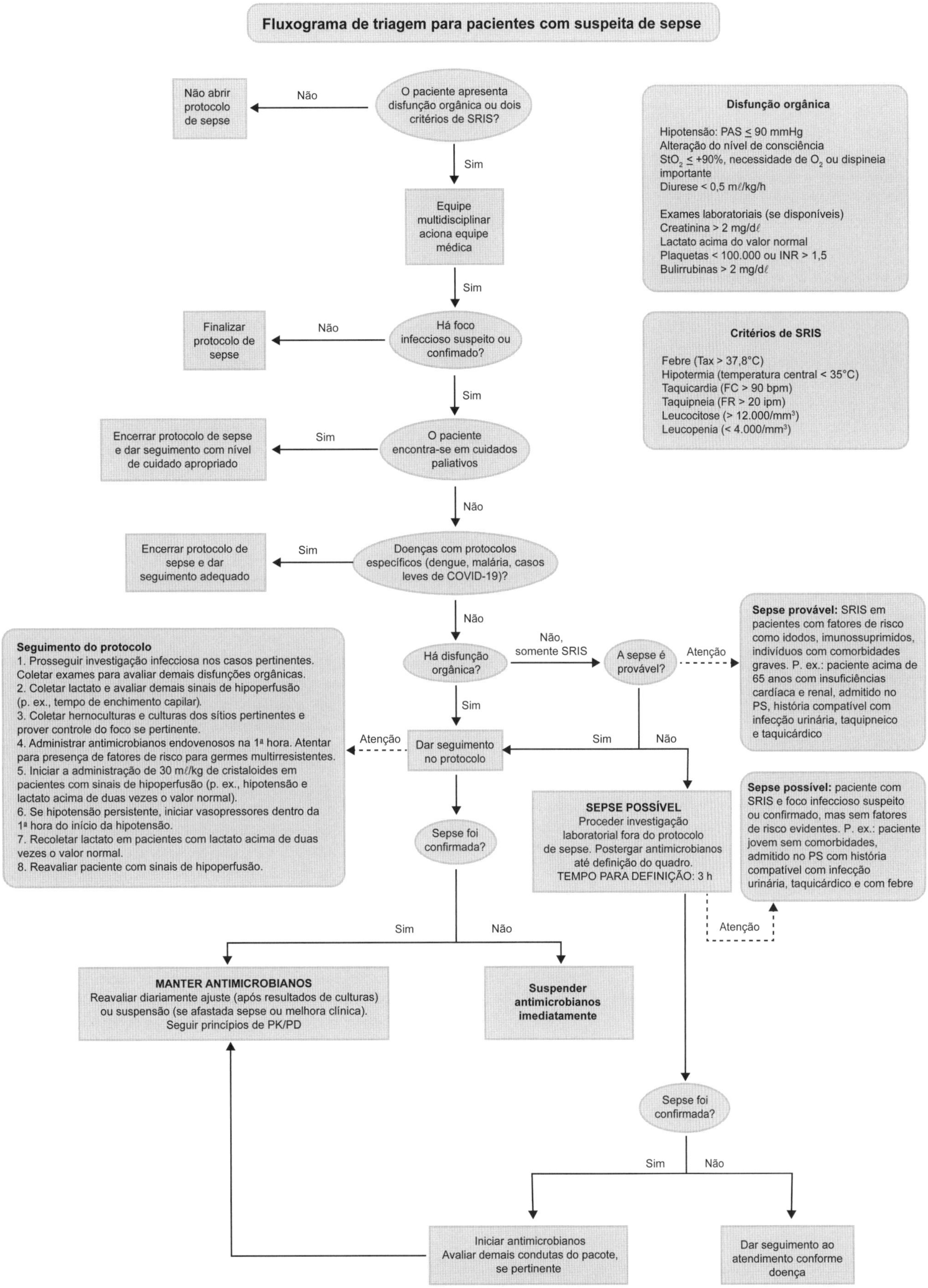

Fluxograma de triagem para pacientes com suspeita de sepse
O paciente apresenta disfunção orgânica ou dois critérios de SRIS?
Não
Não abrir protocolo de sepse
Sim
Equipe multidisciplinar aciona equipe médica
Sim
Há foco infeccioso suspeito ou confirmado?
Não
Finalizar protocolo de sepse
Sim
O paciente encontra-se em cuidados paliativos
Sim
Encerrar protocolo de sepse e dar seguimento com nível de cuidado apropriado
Não
Doenças com protocolos específicos (dengue, malária, casos leves de COVID-19)?
Sim
Encerrar protocolo de sepse e dar seguimento adequado
Não
Há disfunção orgânica?
Não, somente SRIS
A sepse é provável?
Atenção
Sim
Dar seguimento no protocolo
Atenção
Sim
Não
Sepse foi confirmada?
Sim
Não
MANTER ANTIMICROBIANOS
Reavaliar diariamente ajuste (após resultados de culturas) ou suspensão (se afastada sepse ou melhora clínica).
Seguir princípios de PK/PD
Suspender antimicrobianos imediatamente
SEPSE POSSÍVEL
Proceder investigação laboratorial fora do protocolo de sepse. Postergar antimicrobianos até definição do quadro.
TEMPO PARA DEFINIÇÃO: 3 h
Atenção
Sepse foi confirmada?
Sim
Não
Iniciar antimicrobianos
Avaliar demais condutas do pacote, se pertinente
Dar seguimento ao atendimento conforme doença
Disfunção orgânica
Hipotensão: PAS ≤ 90 mmHg
Alteração do nível de consciência
StO_2 ≤ +90%, necessidade de O_2 ou dispineia importante
Diurese < 0,5 mℓ/kg/h
Exames laboratoriais (se disponíveis)
Creatinina > 2 mg/dℓ
Lactato acima do valor normal
Plaquetas < 100.000 ou INR > 1,5
Bulirrubinas > 2 mg/dℓ
Critérios de SRIS
Febre (Tax > 37,8°C)
Hipotermia (temperatura central < 35°C)
Taquicardia (FC > 90 bpm)
Taquipneia (FR > 20 ipm)
Leucocitose (> 12.000/mm³)
Leucopenia (< 4.000/mm³)
Sepse provável: SRIS em pacientes com fatores de risco como idodos, imunossuprimidos, indivíduos com comorbidades graves. P. ex.: paciente acima de 65 anos com insuficiências cardíaca e renal, admitido no PS, história compatível com infecção urinária, taquipneico e taquicárdico
Sepse possível: paciente com SRIS e foco infeccioso suspeito ou confirmado, mas sem fatores de risco evidentes. P. ex.: paciente jovem sem comorbidades, admitido no PS com história compatível com infecção urinária, taquicárdico e com febre
Seguimento do protocolo
1. Prosseguir investigação infecciosa nos casos pertinentes. Coletar exames para avaliar demais disfunções orgânicas.
2. Coletar lactato e avaliar demais sinais de hipoperfusão (p. ex., tempo de enchimento capilar).
3. Coletar hemoculturas e culturas dos sítios pertinentes e prover controle do foco se pertinente.
4. Administrar antimicrobianos endovenosos na 1ª hora. Atentar para presença de fatores de risco para germes multirresistentes.
5. Iniciar a administração de 30 mℓ/kg de cristaloides em pacientes com sinais de hipoperfusão (p. ex., hipotensão e lactato acima de duas vezes o valor normal).
6. Se hipotensão persistente, iniciar vasopressores dentro da 1ª hora do início da hipotensão.
7. Recoletar lactato em pacientes com lactato acima de duas vezes o valor normal.
8. Reavaliar paciente com sinais de hipoperfusão.

FIGURA 57.5 Algoritmo para reconhecimento e intervenções precoces na sepse. SRIS: síndrome da resposta inflamatória sistêmica; PS: pronto-socorro; PK/PD: farmacocinética/farmacodinâmica. Fonte: Instituto Latino Americano de Sepse (ILAS).

sensibilidade para detectar casos que podem ter evolução desfavorável, principalmente em países de recursos limitados. Os novos conceitos limitam os critérios para definir disfunção orgânica e tendem a selecionar uma população mais grave.

Nos programas de melhoria da qualidade parece prudente utilizar a nova definição ampla de sepse do Sepse-3, ou seja, presença de disfunção orgânica ameaçadora à vida causada por uma resposta desregulada à infecção. Com essa definição em mente, hipotensão, baixa saturação de oxigênio pela oximetria de pulso, aumento da necessidade de oxigênio ou de suporte respiratório, alteração do nível de consciência e hiperlactatemia são disfunções que se consideram oferecer risco à vida, e esses pacientes necessitam ser precocemente reconhecidos e tratados. A triagem de sepse em pacientes com suspeita de infecção, tanto no pronto-socorro quanto nas enfermarias, deve se basear em ferramentas sensíveis. Ferramentas com base nos critérios de SRIS ou em qualquer disfunção orgânica clínica (hipotensão, redução do nível de consciência, dispneia, oligúria) ou laboratorial já demonstraram seu valor em diversos estudos. O melhor equilíbrio entre a sensibilidade (SRIS) e a especificidade (disfunção orgânica) varia entre as instituições, dependendo da disponibilidade de recursos apropriados. O uso de outros escores de alerta precoce, como o NEWS (*National Early Warning Score*), MEWS (*Modified Early Warning Score*) e mesmo métodos automatizados eletrônicos baseados em dados de prontuário também podem ser usados. Vale lembrar que a triagem de sepse com utilização de critérios para SRIS não é recomendada na UTI. Assim, os programas de melhoria da qualidade não devem modificar suas estratégias atuais. Isto se alinha à declaração da SSC de que continuará a utilizar em seu programa de melhoria de qualidade os mesmos critérios de disfunção orgânica, inclusive os níveis de lactato, descritos na Tabela 57.1 e na Figura 57.5.

Outro aspecto que merece atenção quanto ao reconhecimento precoce é o papel do novo escore qSOFA. Este deve ser entendido como um escore de gravidade, para identificar pacientes em alto risco de óbito ou tempo maior de permanência na UTI. É importante esclarecer que o qSOFA não deve ser utilizado para diagnóstico de sepse ou ferramenta de triagem. Mesmo que inicialmente sugerido para este fim na publicação original, o modelo estatístico utilizado para selecionar o ponto de corte visava predizer morbidade e mortalidade, e não ser uma ferramenta de triagem para diagnóstico precoce de sepse. Vários estudos já foram publicados investigando o potencial do qSOFA como ferramenta de triagem e os resultados têm sido controversos. Em programas de melhoria de qualidade, o objetivo não é identificar pacientes em risco muito elevado de óbito, mas identificar pacientes em elevado risco de deterioração. É importante esclarecer que não é necessário esperar pela presença de dois critérios qSOFA para dar início ao tratamento, pois se trata apenas de um alerta a respeito da gravidade da doença que o paciente já apresenta. Aguardar até que o paciente desenvolva critérios qSOFA para só então dar início ao tratamento pode ser deletério. As diretrizes atuais da SSC reconhecem essas limitações e não recomendam o uso do qSOFA como ferramenta de triagem única para sepse ou choque séptico.

Campanha Sobrevivendo à Sepse e pacotes da sepse

A SSC tem sido peça importante no cenário da sepse nos últimos anos. Embora controversa, seu papel mudou a prática e, provavelmente, o prognóstico de paciente com sepse.

A campanha teve suas raízes em iniciativas do Fórum Internacional de Sepse em 1997. No início da década de 2000 havia um certo otimismo com a pesquisa em sepse, após uma década de estudos mostrando resultados desapontadores com terapias adjuvantes. Além do uso de corticoides em baixas doses e da proteína C ativada, outros ensaios clínicos avaliando terapias para pacientes graves, como controle glicêmico e estratégias ventilatória protetoras, mostravam resultados animadores. A SSC foi lançada em 2002, com a Declaração de Barcelona, como um apelo à ação para reduzir mortalidade por sepse. Na época, a meta era reduzir a mortalidade da sepse em 25% em 5 anos. Foi capitaneada por três sociedades médicas: o próprio Fórum Internacional de Sepse a Sociedade Americana de Terapia Intensiva e a Sociedade Europeia de Terapia Intensiva. Inicialmente, a SSC tinha financiamento da indústria (Eli Lilly and Company e Edwards Lifesciences), uma das críticas a essa iniciativa, mas o apoio foi revisto e cancelado em 2006.

Um dos principais componentes da SSC é o desenvolvimento de diretrizes para o tratamento da sepse. Em 2004, um grupo internacional, composto de mais de 100 especialistas, representando 11 organizações, publicou as primeiras diretrizes aceitas internacionalmente, as quais auxiliariam a equipe multiprofissional no tratamento dos pacientes. Desde então as diretrizes vêm sendo atualizadas a cada 4 anos. A última versão foi publicada recentemente, em outubro de 2021.

Uma vez que inúmeros motivos podem atrasar a adoção das recomendações das diretrizes na prática clínica, a SSC recorreu ao Institute for Healthcare Improvement (IHI) para elaborar um programa educacional no sentido de acelerar esse processo. Foram então criados os pacotes (*bundles*) da sepse. Os pacotes foram lançados pela primeira vez em 2005 e foram desenvolvidos em conjunto com um grupo separado convocado pelo IHI. Conceitualmente, o pacote se refere a um conjunto de intervenções baseadas em evidências científicas sólidas oriundas de estudos publicados na literatura sobre o tema e que, quando praticadas em conjunto, apresentam maior eficácia do que quando aplicadas individualmente. Inicialmente foram criados os pacotes de 6 e 24 horas.

Os elementos foram projetados para serem atualizados conforme indicado por novas evidências. As revisões do pacote continuam por meio de um processo separado das diretrizes. Os primeiros pacotes eram de 6 e 24 horas, também conhecidos como reanimação e manutenção. A versão mais atual consiste apenas em um pacote de 1 hora e estão descritos a seguir.

Dentro de um programa educacional é possível mensurar a aderência a esses pacotes, gerando indicadores de qualidade reprodutíveis e confiáveis. São os indicadores normalmente adotados nos protocolos de sepse institucionais. Por meio da auditoria de dados de aderência a cada intervenção individual e a aderência ao pacote como um todo, além das taxas de letalidade, é possível medir o progresso de implantação e direcionar as políticas de melhoria assistencial.

Entretanto, é importante destacar que os pacotes não têm aceitação irrestrita. Os críticos destacam a baixa qualidade das evidências que apoiam o pacote, os riscos de submeter os pacientes com baixa probabilidade de sepse a testes diagnósticos e tratamentos desnecessários e o desvio da atenção para atender a outras tarefas mais prioritárias no ambiente de atendimento.

1. Coletar o lactato. Nova coleta se o inicial for ≥ 2 mmol/ℓ
   - O lactato é um dos marcadores de hipoperfusão tecidual e caso o exame inicial estiver elevado (> 2 mmol/ℓ), um novo deverá ser coletado no intervalo de 2 a 4 horas, tendo como meta a sua normalização.
2. Coletar culturas antes do início do antibiótico
   - A sensibilidade das culturas pode ser reduzida após poucos minutos da primeira dose do antimicrobiano, dessa forma, idealmente, elas devem ser coletadas antes do início destes. Apesar dessa evidência, sabe-se que administração de antibioticoterapia adequada não deve ser retardada para a obtenção das hemoculturas. Deve-se coletar pelo menos dois pares de hemoculturas (aeróbio e anaeróbio).

3. Administrar antibióticos de largo espectro
   - Terapia empírica de amplo espectro com um ou mais antimicrobianos intravenosos objetivando cobrir todos os patógenos prováveis deve ser iniciada imediatamente. Os antibióticos devem ser descalonados conforme o resultado de culturas e suspensos caso a possibilidade de infecção seja descartada.
4. Iniciar rapidamente a administração de 30 mℓ/kg de cristaloides se hipoperfusão ou lactato ≥ 4 mmol/ℓ
   - A reanimação com pelo menos 30 mℓ/kg de cristaloides intravenosos deve ser iniciada de forma precoce e é crucial para o manejo da hipoperfusão tecidual induzida pela sepse e do choque séptico. A expansão volêmica deve começar imediatamente após o reconhecimento da sepse e/ou hipotensão e hiperlactatemia, e concluída em até 3 horas do reconhecimento. As diretrizes atuais da Campanha Sobrevivendo a Sepse atual sugerem o uso de cristaloides balanceados sobre cristaloides não balanceados. Entretanto, é necessário destacar que o estudo BaSICS, publicado recentemente, não demostrou superioridade sobre a solução salina com relação à mortalidade em 90 dias. Além disso, não há recomendação para infundir rotineiramente a albumina na reanimação inicial. Expansões volêmicas adicionais deverão ser realizadas de forma criteriosa e apenas em pacientes fluidorresponsivos.
5. Iniciar vasopressores caso o paciente se mantenha hipotenso durante ou após a expansão volêmica. Meta de pressão arterial média (PAM) ≥ 65 mmHg
   - Restaurar a pressão de perfusão de órgãos vitais de forma adequada é parte fundamental da reanimação e não deve ser adiada. Caso a pressão arterial não for restaurada após a reanimação volêmica inicial, os vasopressores deverão ser iniciados ainda na primeira hora com meta de PAM ≥ 65 mmHg.

O "tempo zero" é definido como: hora da suspeita de sepse na triagem na sala de emergência, ou hora do primeiro registro gráfico de prontuário de disfunção orgânica no caso de pacientes encaminhados de outros locais de atendimento.

Intervenções terapêuticas

A qualidade no atendimento hospitalar é fundamental para garantir bons desfechos clínicos. Se houver alguma disfunção orgânica ameaçadora à vida e disponibilidade de leitos de terapia intensiva na instituição, é recomendado a transferência para UTI o mais breve possível. Parece que o tratamento na UTI está associado a maior aderência aos pacotes da sepse e melhores desfechos clínicos, incluindo mortalidade. Essa recomendação está nas diretrizes da SSC.

Há várias intervenções diagnósticas e terapêuticas recomendadas para lidar com as complicações apresentadas pelos pacientes sépticos. Aqui abordaremos resumidamente aspectos do pacote de 1 hora.

Coletar o lactato

A medida do lactato sérico é recomendada nos casos suspeitos de sepse. A dosagem deve fazer parte dos exames coletados em pacientes com infecção, mesmo sem clara disfunção orgânica, visto que níveis acima do normal por si podem ser interpretados como disfunção e definem a presença de sepse. As diretrizes atuais da SSC sugerem inclusive que o lactato pode ser usado para rastrear a presença de sepse entre pacientes adultos com suspeita clínica, mas não confirmada, de sepse. Além disso, é parte da definição de choque séptico.

Versões anteriores das diretrizes da SSC recomendavam o uso de níveis de lactato como meta de tratamento nas fases iniciais da sepse e choque séptico. A orientação era baseada em estudos sobre a terapia guiada por metas hemodinâmicas e metanálises de estudos visando reduções no lactato sérico em comparação com "cuidado padrão" ou saturação venosa central de oxigênio. A orientação era para normalizar os níveis com medidas para aumentar a oferta de oxigênio aos tecidos, como a infusão de fluidos. Isso devido à crença de que a hiperlactatemia era decorrente principalmente do metabolismo anaeróbio. Embora a hipoxia tecidual possa ter seu papel, há vários outros mecanismos, que aumentando a produção ou reduzindo o metabolismo, podem explicar a hiperlactatemia. O principal deles talvez seja o processo de glicólise acelerada.

No entendimento atual, a hiperlactatemia representa uma resposta adaptativa durante doenças críticas. O grau de elevação do lactato sérico é mais um reflexo da gravidade da doença e do grau de ativação da resposta ao estresse do que hipoxia tecidual. É necessário destacar que o uso do lactato como meta de tratamento vem sendo questionado nos últimos anos, basicamente por duas razões: a primeira é que há vários outros mecanismos que podem ser responsáveis pela hiperlactatemia na sepse; a segunda é que a "cinética de normalização" do lactato é lenta após o tratamento.

As variáveis de perfusão exibem taxas de normalização muito diferentes, a maioria exibindo uma resposta bifásica, com uma melhora rápida inicial, seguida por uma queda mais lenta. Variáveis como a saturação venosa central de oxigênio, gradiente veno-arterial de CO_2 e tempo de enchimento capilar normalizam mais rápido. Em sobreviventes de choque séptico, o lactato reduz significativamente em 6 horas em comparação com o basal, mas com apenas metade dos pacientes atingindo a normalidade em 24 horas. Dessa forma, guiar o tratamento apenas pelo lactato, poderia levar a tratamento excessivo. Recentemente, o estudo Andromeda comparou a reanimação guiada por perfusão periférica com lactato. Os pacientes com choque séptico foram randomizados para um protocolo de reanimação com o objetivo de normalizar o tempo de enchimento capilar (n = 212) ou normalizar ou diminuir os níveis de lactato a taxas superiores a 20% por 2 horas (n = 212), durante um período de intervenção de 8 horas. A mortalidade em 28 dias foi de 34,9% no grupo de perfusão periférica e 43,4% no grupo de lactato (razão de risco, 0,75 [IC de 95%, 0,55 a 1,02]; p = 0,06; diferença de risco –, 8,5% [IC de 95% –, 18,2% a 1,2%]). A reanimação baseada na perfusão periférica foi associada a menos disfunção orgânica em 72 horas. Não houve diferenças significativas nos outros desfechos secundários avaliados. A partir do estudo pode-se inferir que o tempo de enchimento capilar é uma alternativa possível ao lactato como um alvo de reanimação na sepse, especialmente em locais com poucos recursos, onde a medida do lactato não está rotineiramente disponível.

Independentemente do mecanismo responsável pela hiperlactatemia, ela reflete a gravidade dos pacientes e tem valor prognóstico bem estabelecido, principalmente se os níveis persistirem elevados. Níveis iguais ou superiores a 4 mM/ℓ (36 mg/dℓ) na fase inicial da sepse indicam a necessidade das medidas terapêuticas, que podem incluir medidas de reanimação. Na prática, usar a combinação de redução dos níveis de lactato e perfusão cutânea talvez seja uma estratégia melhor para guiar a reanimação.

A recomendação atual da SSC reconhece que níveis normais de lactato sérico não são alcançáveis em todos os pacientes com sepse e choque séptico, mas apoia estratégias de reanimação que reduzem o lactato ao normal. O nível de lactato sérico deve ser interpretado considerando o contexto clínico e outras causas de hiperlactatemia. Além disso, a SSC sugere que podem ser utilizadas medidas alternativas de perfusão dos órgãos para avaliar a eficácia e a segurança da administração do volume, quando o monitoramento hemodinâmico avançado não está disponível. Temperatura das extremidades, *mottling* escore e tempo de enchimento capilar foram validados e mostraram ser sinais reprodutíveis de perfusão tecidual.

Coletar culturas antes do início do antibiótico e administrar antibióticos de largo espectro

Estes itens serão discutidos a seguir (Terapia antimicrobiana na sepse e choque séptico).

Iniciar rapidamente a administração de 30 mℓ/kg de cristaloides se hipoperfusão ou lactato ≥ 4 mmol/ℓ

Nos casos de sepse com hipotensão arterial ou hiperlactatemia, a reposição volêmica agressiva é preconizada visando restabelecer o fluxo sanguíneo adequado e a oferta tecidual de oxigênio. A hipovolemia absoluta ou relativa na sepse é multifatorial, sendo decorrente da venodilatação, aumento da permeabilidade capilar, redução da ingestão hídrica oral e aumento das perdas insensíveis por febre e taquipneia, por exemplo. A SSC recomenda que os pacientes devam receber 30 mℓ/kg de cristaloides nas primeiras 3 horas de reanimação.

A maior parte das evidências que suportam essa recomendação vem de estudos observacionais. Não há ensaios clínicos prospectivos comparando diferentes volumes para reanimação inicial na sepse ou choque séptico. Os estudos observacionais, que abordaram a questão, compararam fases diferentes de implementação de programas para melhorar assistência aos pacientes sépticos baseados em pacotes. Geralmente, a aderência aos pacotes, inclusive administração de fluidos, está associada a menor mortalidade. Há também evidências indiretas de que uma quantidade razoável de fluidos seja o padrão de cuidados na fase inicial da sepse, como foi demostrada nos estudos recentes que reavaliaram a terapia precoce guiada por metas hemodinâmicas, em que a quantidade média de fluidos recebida no período pré-randomização foi de aproximadamente 30 mℓ/kg nos ensaios PROCESS e ARISE e 2 ℓ no ensaio PROMISE. Outro argumento válido é que a administraçao dessa quantidade de fluidos parece segura, inclusive em pacientes com insuficiência cardíaca e renal crônica. Entretanto, essa indicação não é isenta de críticas, e os argumentos contra essa intervenção compreendem a falta de individualização no tratamento, o racional para administrar essa quantidade de fluidos e o risco de sobrecarga hídrica. Nos próximos anos devem ser publicados estudos que comparam diferentes estratégias de reanimação, com diferentes volumes de fluidos e até mesmo uso mais precoce de vasopressor.

A recomendação para administrar uma quantidade fixa de fluidos não significa que o médico deva abandonar a necessidade de avaliar a responsividade a fluidos e titular a infusão conforme parâmetros clínicos. É provável que essa indicação de um mínimo inicial fixo de 30 mℓ/kg possa ser reavaliada de acordo com a resposta obtida e com as ferramentas de monitoramento hemodinâmica disponíveis.

É válido lembrar que a maioria dos pacientes requer mais fluidos após a reanimação inicial. Essa administração precisa levar em conta o risco de sobrecarga volêmica, em particular, ventilação prolongada, progressão da lesão renal aguda e aumento da mortalidade. Para evitar reanimação excessiva ou insuficiente, a administração de fluidos além da reanimação inicial deve ser guiada por uma avaliação criteriosa da perfusão orgânica, bem como por variáveis de fluidorresponsividade. Parece que guiar a expansão volêmica por variáveis dinâmicas de fluidorresponsividade está associada a melhores desfechos clínicos.

Iniciar vasopressores caso o paciente se mantenha hipotenso durante ou após a expansão volêmica. Meta de pressão arterial média (PAM) ≥ 65 mmHg

A restauração da pressão arterial geralmente leva à melhora da perfusão tecidual. Embora alguns tecidos, como o cérebro e os rins, tenham a capacidade de autorregular o fluxo sanguíneo, níveis de pressão arterial abaixo de determinado limite, geralmente em torno de 60 mmHg, estão associados à redução da perfusão local.

As diretrizes anteriores da SSC recomendavam níveis de pressão arterial média de pelo menos 65 mmHg para a reanimação inicial. A orientação foi baseada principalmente em um ensaio clínico randomizado de pacientes com choque séptico comparando os que receberam vasopressores para atingir uma PAM de 65 a 70 mmHg *versus* uma meta de 80 a 85 mmHg. O estudo não encontrou nenhuma diferença na mortalidade em 28 dias, embora uma análise de subgrupo tenha demonstrado uma redução absoluta de 10,5% na terapia de substituição renal com metas de PAM mais altas entre pacientes com hipertensão crônica. Além disso, a meta de PAM mais alta foi associada a um risco maior de fibrilação atrial.

Outro ensaio clínico randomizado mais recente comparou "hipotensão permissiva" (PAM 60 a 65 mmHg) com "cuidados habituais" em pacientes maiores de 65 anos com choque séptico. Entre os 2.463 pacientes analisados, houve significativamente menos exposição a vasopressores no grupo de intervenção. A mortalidade em 90 dias nos grupos de hipotensão permissiva e tratamento usual foi semelhante (41% *vs*, 43,8%).

Dada a falta de vantagem associada a alvos de PAM mais altos e a ausência de danos entre pacientes idosos com alvos de PAM de 60 a 65 mmHg, a SSC recomenda uma PAM de 65 mmHg na reanimação inicial de pacientes com choque séptico que requerem vasopressores. Aqui também cabe individualização do tratamento e níveis diferentes de pressão arterial podem ser testados e mantidos de acordo com a resposta, principalmente em termos de perfusão tecidual.

Terapia antimicrobiana na sepse e no choque séptico

A terapia antimicrobiana é um dos pilares de manejo da sepse e do choque séptico. A sepse e o choque séptico são resultados finais comuns decorrentes de interações mal-adaptadas entre os mais variados tipos de hospedeiros e incontáveis microrganismos, mais notadamente bactérias. Acometem indivíduos de todas as idades, desde pessoas hígidas até pacientes imunossuprimidos e com outras comorbidades, e ocorrem como consequência tanto de infecções comunitárias quanto de infecções nosocomiais. Dessa forma, as diretrizes internacionais de manejo da sepse/choque séptico, como a Surviving Sepsis Campaign, apresentam princípios gerais da terapia antimicrobiana, sempre com a ressalva sobre a necessidade de adaptação dessas diretrizes aos contextos epidemiológicos locais e às características próprias dos pacientes atendidos.

A primeira grande recomendação a ser destacada refere-se à introdução, o mais precoce possível, de terapia antimicrobiana efetiva, tão logo se estabeleça o diagnóstico de sepse/choque séptico, preferencialmente após a coleta de amostras apropriadas para culturas. O impacto negativo no desfecho de pacientes sépticos quando se retarda a introdução precoce de antibioticoterapia já foi demonstrado. Idealmente, deve-se ofertar antibióticos intravenosos dentro da primeira hora após reconhecimento da sepse e, principalmente, do choque séptico. Para pacientes com suspeita de sepse, porém sem choque, a decisão sobre a necessidade da antibioticoterapia e sua efetiva introdução pode ocorrer em até três do atendimento inicial, após realização ágil de avaliação clínica e laboratorial. A decisão sobre necessidade de introdução de terapia antimicrobiana deve-se basear em avaliação clínica minuciosa. Dosagens de biomarcadores, como a procalcitonina, não devem pautar a decisão inicial sobre terapia antimicrobiana. Os serviços de saúde devem oferecer condições logísticas e estruturais para viabilizar esta recomendação, sendo essas condições sabidamente reconhecidas como importantes indicadores institucionais de qualidade.

Com relação à escolha do esquema antibiótico inicial, esta decisão deve-se fundamentar em identificação inicial do sítio de infecção e, consequentemente, avaliação dos agentes etiológicos possivelmente envolvidos. Dados epidemiológicos locais, quando disponíveis, são de grande valor para subsidiar as decisões terapêuticas iniciais. Tomemos como exemplo as enterobactérias, agentes de grande importância em quadros sépticos comunitários e nosocomiais. No Brasil, cepas produtoras de betalactamases de espectro estendido (ESBLs) são comumente descritas no ambiente hospitalar e bem menos frequentes na comunidade. Resistência a carbapenêmicos, notadamente pela produção de enzimas do tipo blaKPC, é um fenômeno emergente e a resistência às polimixinas também apresenta importante tendência de elevação. Esses conhecimentos podem contribuir significativamente na escolha antibiótica inicial de pacientes acometidos por sepse por enterobactérias. De forma semelhante, a resistência à meticilina (ou oxacilina) em *Staphylococcus aureus* em cepas comunitárias, razão de preocupação em diversos locais do mundo, não parece ser um fenômeno epidemiologicamente relevante em nosso meio, embora não se possa excluir totalmente a possibilidade de subdiagnóstico.

Assim como os aspectos epidemiológicos locais, dados referentes ao próprio paciente são fundamentais na escolha do esquema antibiótico inicial, incluindo:

- Origem da infecção (hospitalar ou comunitária)
- Histórico recente de internações
- Uso prévio de antibióticos nos últimos 3 meses
- Colonização prévia por agentes multirresistentes, como *Acinetobacter baumannii*, enterobactérias resistentes a carbapenêmicos (ERC), *Staphylococcus aureus* resistentes à meticilina (MRSA, do inglês *methicillin-resistant Staphylococcus aureus*
- Fatores de risco para infecção por *Candida* spp.
- Presença de dispositivos invasivos
- Imunossupressão.

Em sua versão mais recente, as diretrizes da *Surviving Sepsis Campaign* foram alteradas visando enfatizar aspectos epidemiológicos na particularização da antibioticoterapia inicial dos quadros sépticos, em vez da proposição de recomendações gerais aplicáveis a todos os pacientes. Foge ao escopo deste capítulo precisar esquemas antibióticos iniciais aplicáveis a todas as apresentações possíveis de sepse e choque séptico. Como princípios gerais, podemos sugerir:

- Para a maioria dos casos, um antibiótico betalactâmico deverá fazer parte do esquema inicial. Para infecções comunitárias, combinações de penicilina com inibidores de betalactamases (p. ex., amoxacilina + clavulanato) ou cefalosporinas de terceira geração (p. ex., ceftriaxone) podem ser alternativas. Agentes com ação contra *Pseudomonas aeruginosa* (cefepime, piperacilina + tazobactam, ceftazidima, ceftalozane + tazobactam) devem ser utilizados em neutropênicos e em pacientes com fatores de risco, como pneumopatas crônicos
- Um carbapenêmico pode ser a escolha inicial em pacientes com uso prévio de antibióticos ou colonizados por cepas produtoras de cefalosporinases (ESBL ou cAMP)
- As diretrizes da *Surviving Sepsis Campaign* recomendam o uso rotineiro inicial de terapia combinada empírica para casos de choque séptico para pacientes nos quais exista possibilidade de infecção por gram-negativos multirresistentes. Essa recomendação nos parece particularmente adequada quando se trata da possibilidade de infecção por ERC (situação na qual a terapia combinada pode ser adequada, especialmente na indisponibilidade de drogas específicas como as novas combinações de betalactâmicos com inibidores de carbapenemases) ou coinfecção por mais de um gram-negativo. Infecções por ERC, *Pseudomonas aeruginosa* ou *Acinetobacter baumannii* podem requerer uso de fármacos como aminoglicosídeos, polimixinas, tigeciclina ou ceftazidima-avibactam, conforme disponibilidade. Em uma fase inicial de cobertura empírica, esquemas combinados maximizam as chances de cobertura adequada. Para os casos com definição etiológica do agente de infecção a adequação e otimização da terapia antimicrobiana é mandatória
- Pacientes com fatores de risco ou sabidamente colonizados por MRSA deverão receber glicopeptídeos ou outros fármacos com ação anti-MRSA no esquema inicial. O mesmo se aplica a pacientes colonizados por *Enterococcus* R e vancomicina
- Antifúngicos podem fazer parte do esquema inicial em situações específicas (neutropênicos, imunossuprimidos, pacientes sépticos com foco abdominal etc.).

Proposta prática de antibioticoterapia para o manejo inicial da sepse e do choque séptico

A seguir, apresentamos propostas para a abordagem inicial da sepse e do choque séptico em termos de terapia antimicrobiana. É fundamental salientar que qualquer sugestão de terapia antimicrobiana deve ser interpretada e, eventualmente adaptada, para os diferentes cenários epidemiológicos. Nenhuma sugestão de terapia antimicrobiana deve ser entendida como uma recomendação absoluta. No que tange à abordagem de infecções comunitárias, o conhecimento sobre os agentes infecciosos mais prevalentes e o panorama geral da resistência antimicrobiana encontradas nesses agentes são fundamentais para que a escolha do antibiótico inicial seja efetiva e, ao mesmo tempo, condizente com o cenário epidemiológico vigente. Para a abordagem de infecções nosocomiais, os conhecimentos locais sobre epidemiologia hospitalar de cada serviço de assistência à saúde é que irão nortear as escolhas iniciais de antibioticoterapia.

Uma vez iniciada a terapia antimicrobiana, sua reavaliação periódica e constante é mandatória. Resposta clínica, resultados de culturas e evolução das disfunções orgânicas são alguns dos aspectos que embasarão as abordagens sequenciais da terapia antimicrobiana na sepse e no choque séptico.

A Figura 57.6 oferece uma proposta de abordagem inicial da sepse e do choque séptico para as infecções comunitárias.

A Tabela 57.2 oferece uma proposta de abordagem inicial da sepse e do choque séptico para as infecções nosocomiais.

Otimização posológica da terapia antimicrobiana no paciente séptico

Para que um antimicrobiano seja considerado eficaz no tratamento de determinada infecção é necessário que atinja concentrações suficientemente altas no tecido infectado para que sobrepujem a concentração inibitória mínima (CIM) ao microrganismo em questão. Concentração sanguínea máxima (pico sérico), tempo de concentração sanguínea acima da CIM e área sob a curva (AUC) são características cruciais na ação bactericida dos antimicrobianos.

Concentração sanguínea máxima

A concentração sanguínea máxima (Cmáx) é considerada a maior concentração sanguínea de um fármaco após sua administração. Como estamos falando praticamente de antimicrobianos intravenosos, a Cmáx depende diretamente da dose administrada e do tempo de infusão. Maior relação entre a Cmáx e a CIM (Cmáx/CIM) pode aumentar a eficácia antimicrobiana de algumas substâncias, principalmente dos aminoglicosídeos. O uso de dose única diária dessa classe de antimicrobianos, que consiste na administração da dose diária total em uma única aplicação intravenosa, ocasiona maior Cmáx e, consequentemente, maior relação Cmáx/CIM, resultando em melhor ação antimicrobiana.

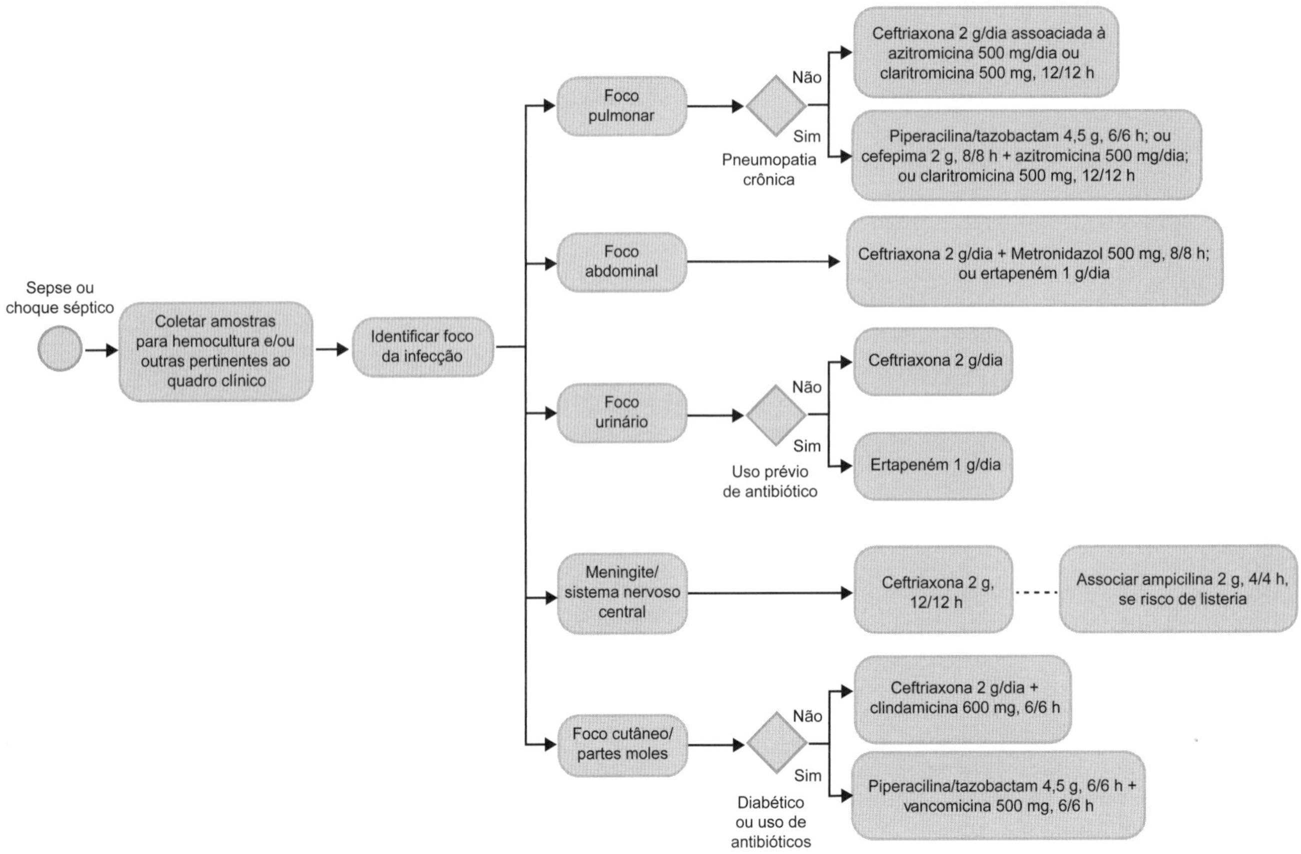

FIGURA 57.6 Aborgadem antimicrobiana na sepse.

Área sob a curva

A administração intravenosa de uma substância, avaliada sob a relação entre concentração sanguínea e tempo, resulta em uma curva em que o ponto mais alto é a Cmáx e declina progressivamente, sendo que o tempo de declínio dependerá de algumas características da pK/pD da substância, como ligação proteica, metabolização e depuração, bem como do volume de distribuição (VD).

A área formada abaixo dessa curva (AUC) é uma expressão da biodisponibilidade do fármaco, ou seja, do quanto está disponível no organismo para exercer a atividade desejada. A relação entre a AUC de um antimicrobiano e a CIM do microrganismo em questão, em relação a esta substância (AUC/CIM), é usada como a medida da eficácia de alguns antibióticos. Nesse grupo, encontram-se os glicopeptídeos, as fluoroquinolonas, os macrolídeos, os lipopeptídeos (daptomicina) e o metronidazol. O aumento da dose diária pode determinar maior AUC, recurso que pode ser necessário principalmente em infecções causadas por microrganismos mais resistentes (de maior CIM).

Tempo acima da CIM

A duração do tempo em que a concentração de um antimicrobiano permanece acima da CIM também é usada como medida da eficácia de antibióticos como, principalmente, os betalactâmicos (penicilinas, cefalosporinas, carbapenêmicos e monobactâmicos). Em decorrência desse conceito, estudos que investigam o benefício da infusão prolongada ou contínua desses antibióticos têm sido realizados, cujos resultados veremos adiante.

Alterações fisiológicas do paciente séptico

Os pacientes com sepse ou choque séptico apresentam diversas alterações fisiológicas que influenciam direta ou indiretamente a pK/pD de diversas substâncias, inclusive dos antimicrobianos. A investigação dessas alterações tem possibilitado o aprimoramento do uso dos antibióticos no tratamento das infecções graves.

O aumento da permeabilidade capilar característico da síndrome de resposta inflamatória sistêmica traz um aumento do volume de fluido extravascular. Essa alteração é potencializada por estratégias de reanimação volêmica de pacientes sépticos, resultando em concentrações séricas reduzidas de diversos antibióticos.

Considerar diminuição do intervalo entre as doses, infusão prolongada ou contínua, especialmente no manejo das infecções por multirresistentes.

Embora seja uma estratégia interessante na individualização da terapia do paciente séptico, o monitoramento de níveis terapêuticos dos diferentes antibióticos ainda é pouco disponível. O monitoramento de aminoglicosídeos e vancomicina, por sua vez, são rotinas já utilizadas em um número maior de serviços.

A Tabela 57.3 apresenta recomendações úteis que podem nortear os esquemas posológicos utilizados em pacientes sépticos.

Descalonamento da antibioticoterapia

O descalonamento da antibioticoterapia pode ser definido como a redução do espectro antimicrobiano da terapia inicial adotada, normalmente realizado após estabilização clínica inicial e disponibilização

TABELA 57.2 Aspectos práticos na abordagem da antibioticoterapia de pacientes sépticos em casos de infecção de origem nosocomial.

Aspectos clínicos do quadro infeccioso	Aspectos epidemiológicos e microbiológicos	Fármaco base	Sugestão de terapia inicial empírica	Observações
Infecções respiratórias	**Agentes etiológicos prováveis:**		Meropeném (1 a 2 g 8/8 h) + vancomicina (15 mg/kg de 12/12 h – considerar dose de ataque de 25 mg/kg)+ polimixina* (polimixina B – 2,5 mg/kg dose de ataque e 1,5 a 2,5 mg/kg/ dia em duas doses diárias; colistina 300 mg de colistina base como dose de ataque e 2,5 a 5 mg/kg/dia em duas doses diárias) *Considerar uso inicial de polimixicina em serviços com alta incidência de infecções por *A.baumannii*	• Hemoculturas e culturas do trato respiratório (aspirado traqueal ou lavado broncoalveolar) devem ser obtidas antes da introdução empírica de antibioticoterapia • A reavaliação do esquema antibiótico incial é fundamental após resultados de culturas e resposta clínica
	Staphylococcus aureus[1]	Vancomicina[2,3]		
	Enterobactérias[4]	Meropeném[5]		
	BGNs não fermentadores de glicose:			
	- *Pseudomonas aeruginosa*	Meropeném[6]		
	- *Acinetobacter baumannii*[7]	Polimixinas		
Infecções de trato urinário	**Agentes etiológicos prováveis:**		Meropeném (1 a 2 g 8/8 h) **Considerar amicacina (15 mg/kg dia em dose única) se colonização prévia por enterobactérias R a carbapenêmicos	• Enterobactérias são a etiologia mais provável em casos de sepse urinária • Cobertura para *Enterococcus* sp. e *Candida* sp. pode ser recomendada em situações específicas • Biofilme relacionado à presença de cateter vesical de demora é causa frequente de uso inadequado de terapia antimicrobiana • Atenção para não realizar tratamento rotineiro de candidúria e/ou bacteriúria assintomática
	Enterobactérias[4]	Meropeném[5]		
	Enterococcus sp.[9]	Vancomicina[2,3]		
	Candida sp.[10]	Equinocandidas[11]		
Infecções de corrente sanguínea relacionadas aos cateteres vasculares centrais	**Agentes etiológicos prováveis:**		Vancomicina (15 mg/kg de 12/12 h – considerar dose de ataque de 25 mg/kg) Cobertura inicial para gram-negativos (meropeném 1 a 2 g 8/8 h; e/ou polimixina; polimixina B – 2,5 mg/kg dose de ataque e 1,5 a 2,5 mg/kg/dia em duas doses diárias. Colistina 300 mg de colistina base como dose de ataque e 2,5 a 5 mg/kg/dia em duas doses diárias) e *Candida* sp. (micafungina 100 mg ao dia; anidulafungina dose de ataque 200 mg e 100 mg ao dia; caspofungina dose de ataque 70 mg e 50 mg ao dia ou fluconazol 6 mg/kg dia em dose diária) podem fazer parte da cobertura empírica inicial em quadros específicos	• Os *Staphylococcus aureus* e coagulase negativos são os agentes mais prevalentes em infecções de corrente sanguínea relacionadas aos cateteres vasculares centrais • O isolamento do agente etiológico em hemocultura fornece boa possibilidade de ajuste e otimização da cobertura empírica inicial • Atentar para necessidade de controle do foco infeccioso • Os conceitos apresentados nesta tabela para manejo de infecções relacionadas aos cateteres vasculares centrais podem ser extrapolados para o manejo de outros quadros sépticos relacionados a implantes e materiais protéticos
	Staphylococcus aureus[1]	Vancomicina[2,3]		
	Staphylococcus coagulase-negativos[8]	Vancomicina[2,3]		
	Enterococcus sp.[9]	Vancomicina[2,3]		
	Enterobactérias[4]	Meropeném[5]		
	- *Pseudomonas aeruginosa*	Meropeném[6]		
	- *Acinetobacter baumannii*[7]	Polimixinas		
	Candida sp.[10]	Equinocandidas[11]		

(*continua*)

TABELA 57.2 Aspectos práticos na abordagem da antibioticoterapia de pacientes sépticos em casos de infecção de origem nosocomial. (*continuação*)

Aspectos clínicos do quadro infeccioso	Aspectos epidemiológicos e microbiológicos	Fármaco base	Sugestão de terapia inicial empírica	Observações
Infecções abdominais	**Agentes etiológicos prováveis:**		Meropeném (1 a 2 g 8/8 h) Considerar amicacina (15 mg/kg ao dia em dose única) se colonização prévia por enterobactéria R a carbapenêmicos Considerar cobertura para *Candida* sp. se houver presença de fatores de risco para candidíase invasiva (micafungina 100 mg ao dia; anidulafungina dose de ataque 200 mg e 100 mg ao dia; caspofungina dose de ataque 70 mg e 50 mg ao dia) ou fluconazol 6 mg/kg ao dia em dose diária	• A abordagem empírica inicial deve priorizar a cobertura para enterobactérias • Colonização prévia por *Candida* sp., cirurgia abdominal prévia, uso de nutrição parenteral e presença de fístulas intestinais são fatores de risco para candidíase invasiva • Avaliar intervenções cirúrgicas ou percutâneas para controle do foco de infecção
	Enterobactérias	Meropeném[5]		
	Enterococcus sp.[9]	Vancomicina[2,3]		
	Candida sp.[10]	Equinocandinas[11]		
Neutropenia febril	**Agentes etiológicos prováveis:**	Meropeném[5]	Meropeném (1 a 2 g 8/8 h) Considerar amicacina (15 mg/kg ao dia em dose única) se colonização prévia por enterobactéria R a carbapenêmicos Considerar vancomicina (15 mg/kg de 12/12 h – considerar dose de ataque de 25 mg/kg) Considerar cobertura antifúngica	• Hemoculturas devem ser obtidas antes da introdução empírica de antibioticoterapia • A abordagem empírica inicial deve priorizar a cobertura para enterobactérias e Pseudomonas • Mucosite extensa, colonização prévia por MRSA, suspeita de infecção relacionada a cateter vascular central são condições que indicam cobertura inicial com vancomicina na abordagem do neutropênico febril • A terapia antifúngica inicial no neutropênico pode ser desde exclusivamente profilática até cobertura para fungos filamentosos, a depender da apresentação clínica
	Enterobactérias			
	Pseudomonas aeruginosa	Meropeném[5]		
	Enterococcus sp.[9]	Vancomicina[2,3]		
	Staphylococcus coagulase-negativos[8]	Vancomicina[2,3]		
	Staphylococcus aureus[1]	Vancomicina[2,3]		
	Candida sp.[10]	Equinocandinas[11]		
	Aspergillus sp. e outros fungos filamentosos	Voriconazol Anfotericina B		

[1]Para infecções nosocomiais por *Staphylococcus aureus*, considerar inicialmente a presença de resistência à oxacilina. Sempre que possível, monitorar nível sérico e realizar ajustes posológicos para otimização de fármacocinética da vancomicina (AUC/MIC > 400). [2]Linezolida (600 mg 12/12 h), daptomicina (4 a 6 mg/kg em dose diária), ceftarolina e teicoplanina (6 mg/kg 12/12 h nas primeiras 3 doses e 6 mg/kg/dia sequencialmente) são alternativas terapêuticas à vancomicina. Linezolida não deve ser considerada terapia de primeira linha para infecções bacterêmicas por *Staphylococcus aureus*. Daptomicina é contraindicada para tratamento de pneumonia. Linezolida e Daptomicina são alternativas para infecções causadas por *enterococcus* resistentes à vancomicina, inclusive bacteriemias. [3]Atentar para possibilidade de cepas produtoras de cefalosporinases de amplo espectro e/ou carbapenemases. Carbapenêmicos são os fármacos de escolha para cepas produtoras de cefalosporinases de amplo espectro. Aminoglicosídeos, polimixinas, ceftazidima + avibactam em monoterapia ou em esquemas combinados são as opções para tratamento de cepas produtoras de carbapenemases. Cefepima ou piperacilina tazobactam podem ser opções terapêuticas em cenários epidemiológicos mais favoráveis de resistência bacteriana. [4]Carbapenêmicos são opções potencialmente ativas no tratamento de infecções por *P. aeruginosa*. Ceftolozane + tazobactam pode ser uma alternativa de resgate para cepas com multirresistência, assim como polimixinas. [5]A resistência a carbapenêmicos é comum. Polimixinas são os fármacos de escolha. [6]*Staphylococcus coagulase* negativos devem ser tratados, inicialmente como resistentes à oxacilina. [7]*Enterococcus faecalis* normalmente são sensíveis à penicilinas e glicopeptídeos. *Enterococcus faecium* normalmente são sensíveis aos glicopeptídeos. *Enterococcus* resistentes aos glicopeptídeos são encontrados em diferentes incidências nos serviços de assistência à saúde. [8]*Candida* sp. são agentes de infecção relacionados aos cateteres vasculares centrais e outros implantes. São agentes de infecção em pacientes com sepse de foco abdominal, especialmente em pacientes sabidamente colonizados, nos portadores de fístulas intestinais, usuários de nutrição parenteral e nos pacientes neutropênicos. [9]Em pacientes sépticos, equinocandinas devem ser priorizadas em relação ao uso de fluconazol no manejo de candidíase invasiva.

TABELA 57.3 Características de PK/PD e recomendações para a terapia antimicrobiana na sepse.

Classe de fármaco	Objetivo	Recomendação
Aminoglicosídeos	↑ Conc.Pico/MIC	-
Fluoroquinolonas	↑ Conc.Pico/MIC	Otimização de dose dentro de faixa não tóxica – p. ex., levofloxacino 750 mg/dia
Vancomicina	↑ AUC/MIC	Dose de ataque 25 a 30 mg/kg de peso real Monitorização do nível sérico de vale (15 a 20 mg/ℓ)
Betalactâmicos	↑ T > MIC	Realizar dose de ataque Considerar diminuição do intervalo entre as doses, infusão prolongada ou contínua, especialmente no manejo das infecções por multirresistentes

de resultados microbiológicos. O mesmo pode ser obtido por meio das seguintes mudanças:

- Alteração de todo o esquema antibiótico de amplo espectro para um esquema de espectro mais restrito ou de menor impacto ecológico
- Interrupção de um dos fármacos de um esquema com dupla cobertura para determinado patógeno
- Interrupção de fármacos com cobertura para patógenos que não foram isolados em resultados de culturas.

Ainda existe considerável controvérsia a respeito do descalonamento da antibioticoterapia no paciente séptico, o que explica a baixa adesão, de uma forma geral, dos serviços de terapia intensiva a essa recomendação. Em ambientes com alta prevalência de bactérias multirresistentes, o descalonamento pode ser uma estratégia particularmente difícil de se adotar. O descalonamento da antibioticoterapia após resultado de culturas, embora seguro para diferentes infecções e diferentes hospedeiros, inclusive neutropênicos, pode resultar em tempos totais de uso de antibiótico mais prolongados.

O descalonamento é uma medida assistencial desejável, com potencial impacto favorável tanto no desfecho dos pacientes quanto na emergência de resistência antimicrobiana. No entanto, sua realização pode ser difícil em ambientes com alta resistência bacteriana. Resultados definitivos de culturas, estabilização clínica inicial e opções seguras e potentes com menor espectro de ação parecem ser pré-requisitos mínimos para o sucesso do descalonamento.

Controle da fonte de infecção

O controle da fonte de infecção é desejável para a adequada abordagem terapêutica e envolve tanto a punção ou drenagem de coleções infectadas como a remoção de dispositivos invasivos infectados ou com suspeita de infecção.

O controle da fonte favorece o desempenho da terapia antimicrobiana e previne a emergência de resistência bacteriana. Trabalho observacional de Martinez *et al.* evidenciou o melhor prognóstico em pacientes submetidos a procedimentos cirúrgicos para controle da fonte de infecção, a despeito de os mesmos serem mais graves e receberem atendimento com menor adesão aos pacotes (*bundles*) de reanimação hemodinâmica. Estabilização clínica inicial pode ser um fator crucial para viabilização de procedimentos cirúrgicos com objetivo de controle dos processos infecciosos.

Tempo de antibioticoterapia

Novamente, não se pode estabelecer uma diretriz única que contemple todas as variáveis envolvidas nas decisões sobre tempo total de antibioticoterapia. Como recomendações gerais, podemos listar:

- Períodos entre 7 e 10 dias serão suficientes para a maioria dos casos
- Quadros ocasionados por bactérias multirresistentes ou que envolvam coleções profundas ou com controle parcial das fontes de infecção, ou ainda infecções com formação de biofilme podem requerer tempos maiores de uso de antibióticos.

Cursos mais curtos de antibióticos já se mostraram não inferiores a tempo de uso mais prolongado desde que em terapia otimizada, com controle das fontes de infecção. Uma vez mais, avaliação multidisciplinar envolvendo infectologistas, intensivistas e farmacêuticos-clínicos contribuirá para definição do melhor tempo de uso da antibioticoterapia. Dentro de um algoritmo de decisão que priorize dados clínicos, a procalcitonina pode ser utilizada como ferramenta adjuvante para subsidiar a suspensão da terapia antimicrobiana.

Em conclusão, sepse e choque séptico estão associados a elevada morbimortalidade, e reconhecimento e tratamento precoces são as principais ferramentas para uma intervenção de sucesso. Conceitos e intervenções estão em constante evolução, a boa observação clínica deve permanecer como fio condutor no cuidado do paciente séptico.

BIBLIOGRAFIA

Angus DC, Linde-Zwirble WT, Lidicker J *et al.* Epidemiology of severe sepsis in the United States: analysis of incidence, outcome, and associated costs of care. Crit Care Med. 2001 Jul;29(7):1303-10.

Angus DC, van der Poll T. Severe sepsis and septic shock. N Engl J Med. 2013; 369(9):840-51.

Annane D, Sébille V, Charpentier C *et al.* Effect of treatment with low doses of hydrocortisone and fludrocortisone on mortality in patients with septic shock. JAMA. 2002 Aug 21;288(7):862-71.

Asfar P, Meziani F, Hamel J-F, Grelon F, Megarbane B, Anguel N *et al.* High *versus* Low Blood-Pressure Target in Patients with Septic Shock. New England Journal of Medicine. 2014 Abr;370(17):1583-93.

Bachar Hamade B, David T, Huang DT. Procalcitonin: Where Are We Now? Crit Care Clin. 2020 Jan;36(1):23-40.

Bone RC, Balk RA, Cerra FB *et al.* Definitions for sepsis and organ failure and guidelines for the use of innovative therapies in sepsis. The ACCP/SCCM Consensus Conference Committee. American College of Chest Physicians/ Society of Critical Care Medicine. Chest. 1992;101:1644-55.

Bossa AS, Campioni CC, Souza DC *et al.* Guia prático de terapia antimicrobiana na sepse 2020.

De Bus L, Depuydt P, Steen J *et al.* Antimicrobial de-escalation in the critically ill patient and assessment of clinical cure: the DIANA study Intensive Care Med. 2020;46(7):1404-1417.

Evans L, Rhodes A, Alhazzani W, Antonelli M, Coopersmith CM, French C *et al.* Surviving sepsis campaign: international guidelines for management of sepsis and septic shock 2021. Intensive Care Med. 2021 Out.

Ferrer R, Martin-Loeches I, Phillips G *et al.* Empiric antibiotic treatment reduces mortality in severe sepsis and septic shock from the first hour: results from a guideline-based performance improvement program. Crit Care Med. 2014;42(8):1749-1755.

Freitas FGR, Salomão R, Tereran N, Mazza BF, Assunção M, Jackiu M *et al.* The impact of duration of organ dysfunction on the outcome of patients with severe sepsis and septic shock. Clinics (Sao Paulo). agosto de 2008;63(4):483-8.

Funk DJ, Parrillo JE, Kumar A. Sepsis and septic shock: a history. Crit Care Clin. 2009;25(1):83-101.

Garcia-Alvarez M, Marik P, Bellomo R. Sepsis-associated hyperlactatemia. Crit Care. 9 de setembro de 2014;18(5):503.

Hernández G, Luengo C, Bruhn A, Kattan E, Friedman G, Ospina-Tascon GA *et al.* When to stop septic shock resuscitation: clues from a dynamic perfusion monitoring. Ann Intensive Care. 2014;4:30.

Hernández G, Ospina-Tascón GA, Damiani LP *et al.* Effect of a Resuscitation Strategy Targeting Peripheral Perfusion Status vs Serum Lactate Levels on 28-Day Mortality Among Patients With Septic Shock: The ANDROMEDA-SHOCK Randomized Clinical Trial. JAMA. 2019;321(7):654-664.

Hotchkiss RS, Monneret G, Payen D. Immunosuppression in sepsis: a novel understanding of the disorder and a new therapeutic approach. Lancet Infect Dis. 2013;13(3):260-8.

Kristina E Rudd, Sarah Charlotte Johnson, Kareha M Agesa *et al.* Global, regional, and national sepsis incidence and mortality, 1990-2017: analysis for the Global Burden of Disease Study. The Lancet Vol. 395 Nº 10219 p. 200-211.

Kumar A, Roberts D, Wood KE *et al.* Duration of hypotension before initiation of effective antimicrobial therapy is the critical determinant of survival in human septic shock. Crit Care Med. 2006;34(6):1589-1596.

Lamontagne F, Richards-Belle A, Thomas K, Harrison DA, Sadique MZ, Grieve RD *et al.* Effect of Reduced Exposure to Vasopressors on 90-Day Mortality in Older Critically Ill Patients With Vasodilatory Hypotension: A Randomized Clinical Trial. JAMA. 2020 Mar;323(10):938-49.

Levy MM, Fink MP, Marshall JC *et al.* 2001 SCCM/ESICM/ACCP/ATS/SIS International Sepsis Definitions Conference; International Sepsis Definitions Conference. Intensive Care Med. 2003;29:530-8.

Levy MM, Rhodes A, Phillips GS, Townsend SR, Schorr CA, Beale R *et al.* Surviving Sepsis Campaign: association between performance metrics and outcomes in a 7.5-year study. Crit Care Med. 2015 Jan;43(1):3-12.

Machado FR, Assunção MSC de, Cavalcanti AB, Japiassú AM, Azevedo LCP de, Oliveira MC. Getting a consensus: advantages and disadvantages of Sepsis 3 in the context of middle-income settings. Rev Bras Ter Intensiva. 2016 Dez;28(4):361-5.

Machado FR, Ferreira EM, Schippers P, de Paula IC, Saes LSV, de Oliveira FI *et al.* Implementation of sepsis bundles in public hospitals in Brazil: a prospective study with heterogeneous results. Crit Care [Internet]. 31 de outubro de 2017 [citado 17 de outubro de 2019];21.

Marik PE, Farkas JD, Spiegel R, Weingart S, collaborating authors. POINT: Should the Surviving Sepsis Campaign Guidelines Be Retired? Yes. Chest. janeiro de 2019;155(1):12-4.

Martin GS, Mannino DM, Eaton S, Moss M. The epidemiology of sepsis in the United States from 1979 through 2000. N Engl J Med. 2003 Apr 17;348(1):1546-54.

Martínez ML, Ferrer R, Torrents E *et al.* Impact of Source Control in Patients With Severe Sepsis and Septic Shock*. Crit Care Med 2017;45:11-9.

Noritomi DT, Ranzani OT, Monteiro MB *et al.* Implementation of a multifaceted sepsis education program in an emerging country setting: clinical outcomes and cost-effectiveness in a long-term follow-up study. Intensive Care Med. 2014;40(2):182-91.

PRISM Investigators, Rowan KM, Angus DC, Bailey M, Barnato AE, Bellomo R *et al.* Early, Goal-Directed Therapy for Septic Shock – A Patient-Level Meta-Analysis. N Engl J Med. 2017 JUn;376(23):2223-34.

Quartin AA, Schein RM, Kett DH, Peduzzi PN. Magnitude and duration of the effect of sepsis on survival. Department of Veterans Affairs Systemic Sepsis Cooperative Studies Group. JAMA. 1997 Apr 2;277(13):1058-63.

Relman DA, Falkow S. A molecular perspective of microbial pathogenecity. In: Mandell GL, Bennett JE, Dolin R., eds. Principles and practices of infectious diseases. Philadelphia: Churchil Livingstone Elsevier, 2010:3-13.

Rhodes A, Evans LE, Alhazzani W *et al.* Surviving Sepsis Campaign: International Guidelines for Management of Sepsis and Septic Shock: 2016. Intensive Care Med. 2017 Mar;43(3):304-377.

Rivers E, Nguyen B, Havstad S, Ressler J, Muzzin A, Knoblich B *et al.* Early Goal-Directed Therapy Collaborative Group. Early goal-directed therapy in the treatment of severe sepsis and septic shock. N Engl J Med. 2001 Nov 8;345(19):1368-77.

Roberts JA, Abdul-Aziz MH, Davis JS *et al.* Continuous *versus* intermittent betalactam infusion in severe sepsis. a meta-analysis of individual patient data from randomized trials. Am J Respir Crit Care Med. 2016;194(6): 681-691.

Roberts JA, Abdul-Azis MH, Lipman J *et al.* Individualised antibiotic dosing for patients who are critically ill: challenges and potential solutions. Lancet Infect Dis. 2014;14:498-509.

Routsi C, Gkoufa A, Arvaniti K *et al.* De-escalation of antimicrobial therapy in ICU settings with high prevalence of multidrug-resistant bacteria: a multicentre prospective observational cohort study in patients with sepsis or septic shock. J Antimicrob Chemother 2020;75:3665-3674.

Rybak MJ, Le J, Lodise TP *et al.* Therapeutic monitoring of vancomycin for serious methicillin-resistant Staphylococcus aureus infections: A revised consensus guideline and review by the American Society of Health-System Pharmacists, the Infectious Diseases Society of America, the Pediatric Infectious Diseases Society, and the Society of Infectious Diseases Pharmacists. Clinical Infectious Diseases 2020;71(6):1361-4.

Salomão R, Brunialti MK, Rapozo MM *et al.* Bacterial sensing, cell signaling, and modulation of the immune response during sepsis. Shock. 2012;38(3):227-42.

Sampaio JL, Gales AC. Antimicrobial resistance in Enterobacteriaceae in Brazil: focus on betalactams and polymyxins. Braz J Microbiol. 2016 Dec;47 Suppl 1(Suppl 1):31-37.

Sawyer RG, Claridge JA, Nathens AB *et al.* Trial of short-course antimicrobial therapy for intraabdominal infection.N Engl J Med. 2015 May 21;372(21):1996-2005.

Sepse: um problema de saúde pública. Brasília: Conselho Federal de Medicina; 2015. 89 p.

Seymour CW, Gesten F, Prescott HC *et al.* Time to Treatment and Mortality during Mandated Emergency Care for Sepsis. N Engl J Med. 2017;376:2235-44.

Silva PMA, Sogayar AC, Mohovic T *et al.* Brazilian Sepsis Epidemiological Study. Brazilian Sepsis Epidemiological Study (BASES study). Crit Care. 2004;8(4):R251-60.

Singer M, Deutschman CS, Seymour CW *et al.* The Third International Consensus Definitions for Sepsis and Septic Shock (Sepse-3). JAMA 2016 Feb 23;315(8):801-10.

Tabah A, Bassetti M, Kollef MH *et al.* Antimicrobial de-escalation in critically ill patients: a position statement from a task force of the European Society of Intensive Care Medicine (ESICM) and European Society of Clinical Microbiology and Infectious Diseases (ESCMID) Critically Ill Patients Study Group (ESGCIP). Intensive Care Med (2020) 46:245-265.

The ARISE Investigators and the ANZICS Clinical Trials Group. Goal-directed resuscitation for patients with early septic shock. N Engl J Med. 2014;371:1496-506.

von Dach E, Albrich WC, Brunel AS *et al.* Effect of C-Reactive Protein–Guided Antibiotic Treatment Duration, 7-Day Treatment, or 14-Day Treatment on 30-Day Clinical Failure Rate in Patients With Uncomplicated Gram-Negative Bacteremia. JAMA. 2020;323(21):2160-2169.

Zampieri FG, Machado FR, Biondi RS *et al.* Effect of Intravenous Fluid Treatment With a Balanced Solution vs 0.9% Saline Solution on Mortality in Critically Ill Patients: The BaSICS Randomized Clinical Trial. JAMA. 2021;326(9):818-829.

58 Leptospirose

Guilherme de Sousa Ribeiro • Daniel Abensur Athanazio

INTRODUÇÃO

A leptospirose é uma zoonose de distribuição mundial causada por bactérias patogênicas do gênero *Leptospira*. A infecção é transmitida aos seres humanos pela urina contaminada de animais (sobretudo mamíferos) que carreiam as bactérias nos rins. A transmissão ocorre pelo contato direto entre o ser humano e um animal infectado ou, mais frequentemente, pelo contato com água ou solo contaminado pela urina desses animais reservatórios. Durante o contato, as leptospiras patogênicas podem penetrar membranas mucosas, pele com abrasões e, possivelmente, a pele intacta. A infecção humana frequentemente evolui de maneira assintomática, mas pode ser detectada pela produção de anticorpos contra leptospiras, ou cursa com um quadro autolimitado de febre e outras manifestações brandas e inespecíficas que comumente é confundido com outras doenças infecciosas. Estima-se que 10 a 15% das infecções humanas evoluam para formas clínicas graves que, em geral, manifestam-se como duas síndromes características (que podem ou não ocorrer de forma superposta): a síndrome ou tríade de Weil, caracterizada por icterícia, insuficiência renal aguda e diátese hemorrágica, que apresenta letalidade entre 5 e 20% na maioria das séries clínicas; e a forma grave de envolvimento pulmonar ou síndrome da hemorragia pulmonar grave (SPHS, do inglês *severe pulmonary hemorrhagic syndrome*), cuja letalidade é superior a 50%. A doença está associada a diferentes contextos epidemiológicos, sendo historicamente relacionada com a exposição ocupacional: trabalhadores envolvidos no manejo de animais, mineiros, militares, agricultores de culturas de campos alagados. No século 20, o crescimento acelerado de zonas urbanas, com precário saneamento, associado à infestação por roedores e risco de enchentes sazonais transformou a leptospirose em uma causa comum de epidemias em grandes metrópoles de países em desenvolvimento. No século 21, esses dois padrões epidemiológicos continuam coexistindo e a leptospirose persiste tanto como uma endemia rural, particularmente associada a plantações em áreas alagadas, quanto como a causa de grandes epidemias em aglomerações urbanas de países em desenvolvimento, especialmente durante as estações chuvosas. É também considerada uma doença reemergente em países desenvolvidos pelo risco de exposição durante atividades recreativas e esportivas (associada a ecoturismo e esportes aquáticos). No campo da veterinária, a infecção por leptospiras tem principal interesse por causar infecções agudas potencialmente letais em animais de estimação (especialmente cães), perdas reprodutivas em animais de produção, ou aumento do risco de exposição às leptospiras por seres humanos. Atualmente, o maior impacto social da doença é observado na América Latina, Índia e Sudeste Asiático.

HISTÓRICO

Em 1886, o médico alemão Adolf Weil, na cidade de Heidelberg, apresentou em um periódico alemão a descrição "sobre uma enfermidade infecciosa característica, acompanhada por esplenomegalia, icterícia e nefrite". Cabe ressaltar que a esplenomegalia incluída na descrição original de Weil não demonstrou ser um aspecto clínico típico da leptospirose. Por outro lado, uma forma infecciosa de icterícia com características epidemiológicas similares às da leptospirose já era conhecida desde a Antiguidade. No início dos tempos bíblicos, na Mesopotâmia, havia a crença de que a água dos rios, ao inundar a terra, levava ao surgimento da doença ictérica. Segundo o médico grego Hipócrates (460 a 370 a.C.; Aforismos IV, 62), "quando a icterícia sobrepõe-se à febre antes do sétimo dia, este é um mau sinal", em uma aparente menção à evolução para a forma ictérica e mais grave da leptospirose. A leptospirose tem denominações antigas nos idiomas chinês e japonês que incluem termos como icterícia das lavouras de arroz, febre do outono ou febre dos 7 dias. Muito tempo depois, na Europa, tornou-se conhecida a doença ictérica ocupacional relacionada tipicamente a atividades de mineiros, cortadores de cana-de-açúcar e tratadores de porcos.

A partir do século 18, tornou-se clara a noção de que síndromes ictéricas podiam surgir como grandes epidemias. No entanto, doenças ictéricas diferentes, como hepatite infecciosa, febre amarela e malária, ainda não eram distinguidas. A partir do século 19, tornaram-se cada vez mais frequentes epidemias de uma doença ictérica associada a atividades militares, exposição a água, esgotos ou territórios com alta infestação de ratos. Provavelmente por questões técnicas relacionadas ao isolamento e crescimento *in vitro*, as espiroquetas (treponemas e leptospiras) foram um dos últimos grupos de bactérias a serem reconhecidos como patogênicos. Em 1907, Arthur Stimson descreveu a existência de microrganismos espiralados no rim de um caso necropsiado, cujo óbito seria, supostamente, relacionado à febre amarela. Stimson denominou o organismo de *Spirochaeta interrogans* devido à forma em gancho que as extremidades das bactérias espiraladas frequentemente apresentam. Durante o período da Primeira

Guerra Mundial (1914-1918), dois grupos de pesquisadores, um alemão e outro japonês, demonstraram que espiroquetas podiam ser isoladas de pacientes com a doença descrita por Weil, e que essa doença podia ser reproduzida em cobaias pela injeção dessas bactérias. Pouco depois, Ido e Inada, do grupo japonês de investigadores, identificaram o papel de ratos na transmissão da doença em 1916.

MICROBIOLOGIA DAS LEPTOSPIRAS

Leptospiras são espiroquetas, bactérias espiraladas (Figura 58.1), pertencentes a um filo de bactérias didermas primitivas (com dupla membrana) cuja divergência dos outros grupos de bactérias se deu precocemente. Estima-se que leptospiras patogênicas e saprofíticas divergiram entre 590 e 295 milhões de anos. Espiroquetas compartilham um corpo celular cilíndrico (cilíndrico protoplasmático), com dois filamentos axiais (flagelos modificados) inseridos no espaço periplásmico (entre a parede celular e a membrana externa). A organização das duas membranas difere daquela das bactérias gram-negativas pela íntima associação da parede celular bacteriana com a membrana interna. São aeróbias e móveis. Podem ser visualizadas em preparações aquosas em microscopia de contraste de fase ou campo escuro. O genoma das leptospiras consiste em dois cromossomos circulares (cada cromossomo tem genes fundamentais para o metabolismo e sobrevivência da bactéria). São catalase e oxidase-positivas. Crescem em meios de cultura artificiais, mas de modo lento. O meio mais usado é o Ellinghausen-McCullough-Johnson-Harris (EMJH). Uma cultura de leptospira deve ser checada a cada 3 a 4 dias para detecção de possíveis bactérias contaminantes e novos repiques devem ser feitos a cada 7 a 21 dias. Uma subcultura, em geral, cresce em 10 a 14 dias, mas o crescimento de um novo isolado requer comumente entre 3 e 4 semanas, e a cultura não deve ser descartada antes de 13 semanas.

ESPÉCIES E SOROVARES

A classificação das leptospiras é complexa e merece um breve histórico para compreensão. Em meados da década de 1960, convencionou-se agrupar as leptospiras em duas espécies: *Leptospira interrogans*, que agregava todas as leptospiras patogênicas, e *Leptospira biflexa*, agrupando todas as formas de vida livre (saprófitas). A terminologia baseava-se no formato em gancho das extremidades: em interrogação (uma extremidade em gancho) e biflexa (duas extremidades em gancho). A morfologia das leptospiras, no entanto, não permite inferir sua patogenicidade. Existem mais de 200 sorovares patogênicos e 60 sorovares saprófitos. A classificação sorológica em sorovares depende de teste específico em laboratório de referência e baseia-se na reatividade das leptospiras a uma bateria de anticorpos monoclonais. A classificação sorológica é determinada por componentes antigênicos da superfície externa das leptospiras; acredita-se que o principal determinante antigênico seja o lipopolissacarídeo da membrana externa. Muitos sorovares apresentam similaridade antigênica e reações cruzadas, especialmente quando são usadas baterias de antissoros (anticorpos policlonais) para caracterização de isolados. Desse modo, vários sorovares são classificados em sorogrupos com base na similaridade fenotípica demonstrada por sororreatividade cruzada. O teste de microaglutinação com antissoros é sorogrupo-específico e não permite identificação até o nível do sorovar. A classificação sorológica não tem valor taxonômico e, inclusive, cepas de leptospiras de um mesmo sorovar podem pertencer a espécies genômicas diferentes. Isto é possivelmente explicado pela transferência horizontal do *locus rfb*, em que estão os genes que codificam as enzimas envolvidas na biossíntese do lipopolissacarídeo da membrana externa.

Ainda assim, a caracterização dos sorovares que circulam em determinado espaço geográfico é importante do ponto de vista epidemiológico, visto que os sorovares frequentemente apresentam seletividade por determinados hospedeiros mamíferos, permitindo melhor compreensão dos reservatórios envolvidos na manutenção da transmissão em determinado território. Como regra, a principal causa de leptospirose grave nas grandes cidades brasileiras é o sorovar Copenhageni do sorogrupo *Icterohaemorrhagiae*, que apresenta seletividade por ratos (*Rattus* spp.), seguido pelo sorovar Canicola (sorogrupo Canicola), que apresenta seletividade por cães. Para pacientes provenientes de áreas rurais, ou que adquiriram a infecção por contato com a vida selvagem, o isolamento da leptospira causadora da doença poderá revelar qualquer sorovar de um amplo espectro de sorovares possíveis. Outros exemplos de sorovares adaptados a determinados reservatórios mamíferos são: Grippothyphosa (maruspiais), Lai (camundongos do campo, *Apodemus agrarius*, endêmico na China), Ballum (camundongos peridomicilares, *Mus musculus*), Hardjo (gado e ovinos), Pomona (porcos), Bratislava (equinos) e Cynopteri (morcegos). Há uma concepção antiga de que diferentes sorovares causam distintas formas clínicas, inclusive a nomenclatura de alguns sorovares (p. ex., *Icterohaemorrhagiae*) carregam esta ideia. No entanto, o conjunto de informações atualmente disponíveis

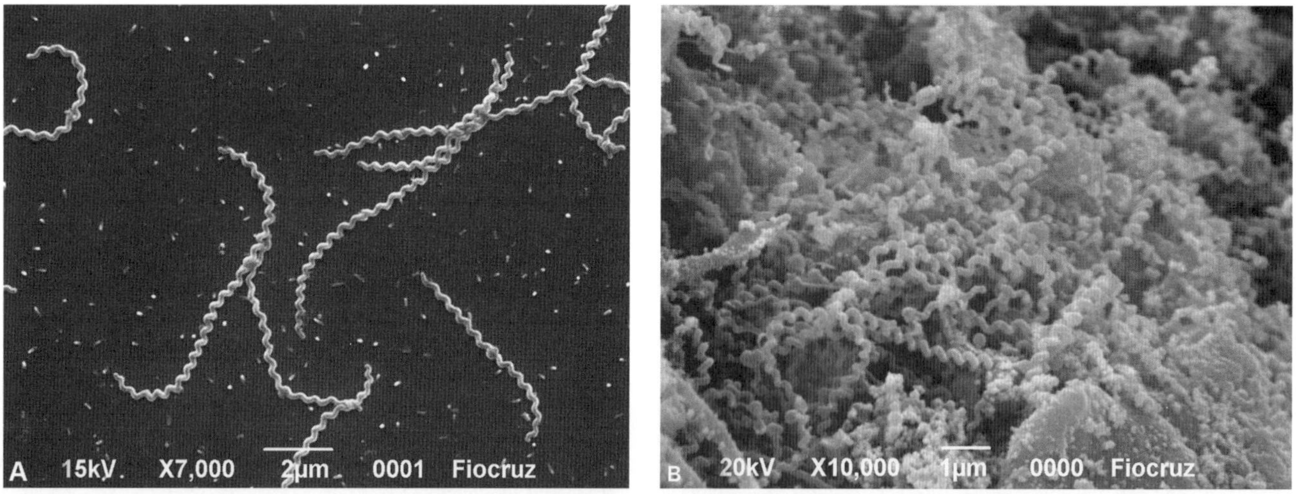

FIGURA 58.1 (**A**) Morfologia espiralada de leptospiras observada à microscopia eletrônica de varredura em cultura, aumento de 7.000×; (**B**) e em densa colonização na superfície luminal de túbulos renais de um rato, aumento de 10.000×. (Cortesia de Cláudio Pereira Figueira, Fundação Oswaldo Cruz – Bahia.)

aponta que qualquer sorovar patogênico é capaz de induzir formas graves. Mesmo o quadro de hemorragia pulmonar, que emerge em diferentes regiões, é progressivamente associado a um amplo número de diferentes sorovares.

O número conhecido de espécies de Leptospiras cresceu rapidamente nos últimos anos em função tanto de melhorias na capacidade de isolar leptospiras do solo com uso de uma combinação de antibióticos que previne a contaminação da cultura, quanto da crescente disponibilidade de métodos de sequenciamento de última geração que têm substituído os estudos de hibridização do DNA por comparações genômicas como padrão-ouro para a análise filogenética e taxonômica. Apenas como exemplo, um único trabalho, publicado em 2019, identificou 30 novas espécies, elevando o número de espécies conhecidas do gênero *Leptospira* de 35 para 64. Nesse cenário, pode-se dar como certo que novas espécies seguirão sendo identificadas.

Assim, com a nova classificação genômica, a nomenclatura atual frequentemente explicita quando um isolado realmente pertence à espécie *Leptospira interrogans*, indicando-a como *Leptospira interrogans stricto sensu* (atualmente apenas uma das várias espécies conhecidamente patogênicas). Isso para se contrapor ao uso, ainda comum em revisões, do termo *Leptospira interrogans lato sensu* que se refere à antiga classificação de espécie que englobava todas as leptospiras patogênicas. Nas grandes cidades brasileiras, o sorovar Copenhageni, pertencente à *Leptospira interrogans stricto sensu*, é a principal causa de leptospirose grave.

A Sociedade Internacional de Leptospirose recomenda a padronização da nomenclatura de leptospiras com o uso do nome da espécie em itálico e do sorovar (ou sorogrupo) com fonte regular e com inicial maiúscula (p. ex., *Leptospira interrogans* sorovar Copenhageni). Em publicações antigas, o leitor frequentemente encontrará a confusão entre a espécie e o sorovar com nomenclaturas (não mais adotadas ou recomendadas) como *Leptospira pomona* ou *Leptospira hardjo*.

EPIDEMIOLOGIA

Em 2015, um estudo de revisão sistemática sobre morbidade e mortalidade associadas à leptospirose, publicado por um grupo de especialistas convocados pela Organização Mundial da Saúde (OMS), estimou a ocorrência de 1,03 milhão de casos e 58,9 mil óbitos por leptospirose a cada ano no mundo. O mesmo estudo aponta que a incidência anual da leptospirose seja de 0,65 caso por 100 mil indivíduos em regiões de clima temperado e de 12,91 casos por 100 mil em regiões tropicais. Entretanto, essas taxas são provavelmente subestimadas, principalmente porque a maior parte dos estudos baseia-se na detecção apenas dos casos graves que foram hospitalizados e porque a detecção dos casos foi realizada predominantemente por meio de sistemas de vigilância passiva, que reconhecidamente têm menor capacidade de detecção de casos. Além disso, a falta de suspeita clínica ainda é um problema comum em determinadas regiões, bem como a indisponibilidade de testes para a confirmação diagnóstica.

A maior incidência em regiões tropicais do mundo é parcialmente explicada pela maior capacidade de sobrevida das leptospiras em solo úmido de clima quente. Em condições ambientais favoráveis, leptospiras podem sobreviver por meses ou anos no solo, em especial na faixa de temperatura entre 28 e 32°C. No entanto, a maior parte dos países tropicais são também países em desenvolvimento, e a maior incidência da leptospirose nesses locais pode ser alternativamente explicada pelas maiores possibilidades de exposição às leptospiras como resultado de precárias condições de drenagem e saneamento, que resultam em enchentes e no contato com água de alagamentos e de esgotos, bem como contatos mais frequentes com animais, a exemplo de roedores peridomicilares, ou animais domésticos, de produção e selvagens.

No Brasil, a leptospirose é doença de notificação compulsória desde 1985. Segundo uma revisão sistemática realizada para os países da América entre 1996 e 2005, o Ministério da Saúde do Brasil registrou uma mediana anual de 3.165 casos de leptospirose laboratorialmente confirmados no período. De forma semelhante, outro estudo que também analisou os dados das notificações dos casos de leptospirose no Brasil entre 2000 e 2015, encontrou uma média anual de 3.810 notificações por ano. Embora o número de casos seja muito superior nas áreas urbanas do país, a incidência média anual (1,9 caso por 100 mil habitantes) foi igual para as áreas urbanas e rurais.

A taxa de letalidade no Brasil foi de 12% no estudo realizado entre 1996 e 2005 e de 10% no estudo realizado entre 2000 e 2015. Uma taxa similar à de outros países latino-americanos, como Venezuela (9%), Barbados (10%) e Chile (13%). No entanto, a letalidade foi consideravelmente maior que em outros países vizinhos, como Argentina (4%) e Uruguai (6%). Ressalte-se que a comparação entre a realidade de diferentes países é complicada porque o sistema de notificação, a confirmação de casos e a investigação de óbitos são diferentes. Em todos eles, acredita-se que o número de casos de óbitos relacionados com a doença sejam consideravelmente subestimados.

Não está claro por que alguns indivíduos infectados desenvolvem pouca ou nenhuma sintomatologia, enquanto outros sucumbirão às formas graves. Estima-se que 85 a 90% dos pacientes com manifestações clínicas de uma infecção não evoluirão para formas graves da leptospirose. No entanto, a taxa de evolução para formas graves parece ser variável. Durante uma epidemia de leptospirose na zona rural da Nicarágua em 1995, quando muitos casos de hemorragia pulmonar foram documentados, 60 a 70% de todos os indivíduos que tiveram uma infecção comprovada sorologicamente não adoeceram. Por outro lado, durante um surto entre triatletas expostos durante a prova de natação no lago Springfield (EUA), em 1998, 77% dos 98 casos suspeitos de leptospirose procuraram atendimento médico e 40% dos 52 pacientes laboratorialmente confirmados foram internados.

A soroconversão assintomática também foi bem documentada em crianças, variando em diferentes estudos: 1,6% em Trinidad; 1,5% no Vietnã; e entre 2 e 13% (em crianças de 5 a 9 e 15 a 19 anos, respectivamente) em Barbados. Durante uma epidemia nas ilhas Andaman, na Índia, 33% das crianças examinadas apresentaram soroconversão e 90% delas cursaram com manifestações brandas ou nenhum sintoma.

No ano de 2003, a soroprevalência para anticorpos aglutinantes anti-*Leptospira* em residentes de uma comunidade em Salvador, na Bahia, foi de 8% em crianças (5 a 14 anos), de 16% em adolescentes (15 a 24 anos), de 18% para adultos com idades entre 25 e 44 anos e de 21% para adultos com idade igual ou superior a 45 anos. Nessa mesma comunidade urbana pobre, um estudo de coorte que seguiu mais de 2 mil moradores por meio de soroinquéritos anuais estimou a incidência de infecções assintomáticas ou subclínicas pela *Leptospira* em 38 infecções por 1.000 pessoas-ano. Durante o mesmo período de estudo, vigilância ativa para pacientes hospitalizados por leptospirose identificou que a incidência anual da forma grave da doença nessa comunidade foi de 20 casos por 100 mil pessoas. Com base nessas duas incidências, é possível estimar que, para cada caso de leptospirose grave nessa comunidade, ocorram cerca de 190 infecções assintomáticas ou subclínicas.

A doença é mais comum no sexo masculino e na faixa etária de adultos jovens (entre 18 e 40 anos). Estudos em cidades brasileiras identificam fatores de risco fortemente associados ao desenvolvimento da doença, como: baixo nível socioeconômico, proximidade da residência e esgotos abertos, em locais em que há acúmulo de lixo, moradia em vales propensos a alagamentos e infestação de ratos no peridomicílio. A incidência da doença também se correlaciona com os índices pluviométricos e é possível prever o aumento no diagnóstico de casos graves de leptospirose entre 1 e 2 semanas após fortes chuvas e grandes alagamentos.

Entretanto, um estudo realizado entre 2013 e 2015 em Salvador identificou que embora a pluviometria acumulada no mês apresentasse uma correlação positiva com o número mensal de casos hospitalizados por leptospirose, essa mesma pluviometria apresentava uma associação inversa com o risco de infecções subclínicas identificadas por teste sorológico durante o seguimento de uma coorte. Ao indicar que fortes chuvas aumentam o risco de formas graves da doença, mas que infecções ocorrem durante todo o ano, sem uma relação com a pluviometria, esses achados sugerem que o inóculo infectante, possivelmente maior durante os períodos de chuvas intensas, tem um papel sobre o risco de desenvolvimento de formas graves da doença. Embora de difícil avaliação, um efeito do inóculo de leptospiras sobre o risco de adoecimento também foi sugerido em um estudo observacional tailandês com limpadores de canais no qual o uso de vestimentas protetoras foi associado a menor risco de desenvolver a doença, enquanto a presença de feridas na pele se associou a maior risco.

FISIOPATOLOGIA DAS FORMAS GRAVES

As leptospiras são altamente móveis e acredita-se que esta seja uma propriedade importante para evasão imune no sítio primário de infecção. Após a infecção, as leptospiras rapidamente ganham a corrente sanguínea e se disseminam amplamente. A concentração de leptospiras no pulmão é tão alta quanto nos rins ou fígado na fase aguda da doença. Leptospiras não apresentam tropismo seletivo por determinado tecido ou órgão; no entanto, entre 14 e 28 dias após infecção, aderem à superfície luminal de túbulos proximais renais e passam a colonizar o lúmen. Há, portanto, depuração mediada pelo sistema imune das leptospiras nos tecidos, e sobrevivência seletiva nos túbulos renais. Hospedeiros, como o ser humano, excretam leptospiras nos rins por um período limitado de tempo, enquanto reservatórios adaptados (p. ex., *Rattus norvegicus* infectados pelo sorovar Copenhageni) podem manter a colonização renal e a excreção urinária de leptospiras por toda a vida.

A leptospirose é frequentemente descrita como uma vasculite sistêmica. No entanto, a agressão inflamatória da parede dos vasos (diretamente pelas bactérias ou imunologicamente mediada) não é um achado comum. O conjunto de dados obtidos em modelos experimentais e em pacientes sustenta que a leptospirose cursa com um quadro de resposta inflamatória sistêmica com ativação endotelial difusa, secreção de citocinas e estresse oxidativo. Esses mecanismos da doença posicionam a fisiopatologia da leptospirose próxima à da sepse por bactérias gram-negativas. Altos níveis séricos de marcadores pró-inflamatórios estão associados com a gravidade da doença e óbito. Em uma série de casos, pentraxina longa (PTX3) e interleucinas 6 e 8 estavam associadas com desfecho letal.

Pacientes com leptospirose apresentam um defeito na reabsorção de sódio e potássio pelos túbulos renais como provável efeito da inibição por toxinas bacterianas do cotransportador de sódio, potássio e cloro (NKCC2) do ramo espesso da alça de Henle. O quadro de perda de potássio e sódio na urina induz hipopotassemia e perda de volume (insuficiência renal não oligúrica e desidratação). Como 65% da reabsorção de magnésio se dá por transporte paracelular no ramo espesso da alça de Henle e depende do gradiente gerado pela absorção de sódio e potássio, é esperado algum grau de depleção de magnésio em qualquer nefropatia perdedora desses íons. A depleção de sódio e água pode levar à má perfusão renal associada ao quadro de hipovolemia e desidratação, com necrose tubular aguda. É um achado notável da leptospirose que a alta taxa de excreção renal de sódio e a incapacidade de concentrar urina mantenham um estado de depleção de sódio e água mesmo em pacientes com sinais claros de desidratação e hipovolemia. Com a evolução da doença, sobrepõem-se a oligúria e a hiperpotassemia, que são marcadores clínicos da forma mais grave de insuficiência renal aguda na leptospirose. Esta fisiopatologia justifica a vigorosa reposição de volume em pacientes com leptospirose para prevenção de evolução para quadros mais graves.

O reconhecimento de que um quadro de hemorragia pulmonar maciça pode complicar o curso da leptospirose não é novo. Epidemias de leptospirose com acometimento pulmonar foram reconhecidas na China e na Coreia anteriormente à década de 1990. Entretanto, foi a partir de uma epidemia rural na Nicarágua, em 1995, que houve um aumento no interesse pela SHPS associada à leptospirose. As variações geográficas na frequência da SHPS e o surgimento da SHPS em áreas que antes não a apresentavam sugerem diferentes hipóteses explicativas para a emergência desta grave forma clínica, como a introdução de novas cepas com diferente virulência, ou associação com outros desencadeantes ambientais, como novos vírus circulantes. Um trabalho indiano sugere que diferenças genômicas entre cepas podem prever o desenvolvimento de formas brandas ou SHPS. Essa observação não foi ainda comprovada em outras regiões. A incidência de hemorragia pulmonar é provavelmente subestimada e seria mais bem avaliada por estudos com base em necropsias. No Peru e na Nicarágua, formas graves pulmonares geralmente ocorrem em casos anictéricos. No Peru, em 2005, sete casos de óbitos por hemorragia pulmonar provaram ser de leptospirose após confirmação por detecção de DNA *post mortem*. Esses dados sugerem que, pelo menos em algumas partes do mundo, a emergência da hemorragia pulmonar resulte apenas do maior reconhecimento e identificação de sua relação com a leptospirose. Por outro lado, a emergência da SHPS como complicação nova em uma região também é bem documentada. Na experiência da cidade de Salvador, os 143 casos letais ocorridos entre 1993 e 1997 tiveram como principal causa de óbito a insuficiência renal aguda (76%) e hemorragias gastrintestinais (10%). Ocorrência de hemorragia pulmonar foi primeiramente detectada em 2003 e, já em 2005, era responsável por 55% de todos os óbitos por leptospirose na cidade. Ressalte-se que desde 1996 um sistema de vigilância ativo para detecção de casos da doença estava em curso em Salvador, e que nenhuma mudança substancial na vigilância ocorreu para justificar a maior detecção de hemorragia pulmonar a partir de 2003.

Em modelo de cobaias e em alguns estudos de necropsias de pacientes, a hemorragia pulmonar é acompanhada por depósitos lineares de imunoglobulina e complemento, o que sugere um mecanismo de agressão por autoanticorpos contra antígenos *in situ* (do septo alveolar) análogo ao observado por anticorpos antimembrana basal glomerular (colágeno IV) na síndrome de Goodpasture. Nesta síndrome, anticorpos anticolágeno IV causam lesão da membrana basal glomerular e septo alveolar, cursando com glomerulonefrite rapidamente progressiva e hemorragia pulmonar maciça. Até o momento, estudos em pacientes não mostraram diferença na frequência de anticorpos antimembrana basal glomerular entre pacientes e controles ou em pacientes com e sem SHPS.

Até o presente, o conjunto de dados disponíveis aponta para uma etiologia multifatorial da SHPS. Na experiência de pesquisadores de São Paulo, o surgimento de hemorragia pulmonar está fortemente associado com trombocitopenia e uremia. Na Tailândia, o quadro de síndrome da angústia respiratória do adulto mostrou-se fortemente associado com trombocitopenia. O tabagismo foi identificado como fator de risco para forma grave de envolvimento pulmonar em um estudo entre pacientes espanhóis.

A trombocitopenia é um achado comum na leptospirose e sua explicação não é clara. Em alguns estudos, a uremia, mas não a depleção de plaquetas, é capaz de prever o surgimento de hemorragias. É possível que a uremia tenha papel na depleção de plaquetas, embora seja mais esperada a disfunção plaquetária nesses casos. A maior parte dos estudos clínicos e experimentais não sustenta um mecanismo de ativação da cascata de coagulação do sangue (mecanismo de coagulação intravascular disseminada) como base da coagulopatia na leptospirose. Alguns estudos experimentais recentes sustentam que a leptospirose aguda é acompanhada por marcadores de ativação endotelial e ativação plaquetária. Um mecanismo de depleção plaquetária secundária à hiperativação aproximaria a leptospirose da fisiopatologia de microangiopatias trombóticas. Casos de anemia hemolítica microangiopática não são comuns na leptospirose, apesar de alguns relatos esporádicos desta associação.

O genoma de leptospiras apresenta genes ortólogos a genes de mamíferos que codificam proteínas envolvidas na hemostasia, como o domínio A do fator de von Willebrand e uma enzima (acetil-hidrolase) que cliva o fator de ativação plaquetária. Postula-se que essas proteínas poderiam ter efeito direto sobre a hemostasia ou induzir distúrbios associados a reação cruzada e autoimunidade. Além disso, leptospiras secretam uma enolase que interage com a plasmina do hospedeiro. Essas interações têm o potencial de explicar um mecanismo de ativação e depleção plaquetária único das leptospiras.

PATOGÊNESE

A patologia renal da leptospirose é, em geral, descrita como uma combinação de lesão tubular aguda e nefrite intersticial. Em um estudo clássico publicado em 1962, Arean descreveu 33 necropsias de pacientes com leptospirose em Porto Rico e demonstrou que as lesões renais variavam de natureza e intensidade em função do tempo de evolução da doença. Pacientes que morreram na primeira semana de doença exibiam o quadro típico de lesão tubular aguda com tumefação do epitélio tubular. Os que morreram com 2 a 3 semanas, apresentavam edema intersticial e franca necrose tubular. Aqueles que morreram após 3 semanas apresentavam intensa nefrite intersticial. Estes achados sugerem que uma lesão primária tubular (provavelmente de etiologia tóxica) é seguida por alterações inflamatórias secundárias. Este mesmo padrão de evolução da lesão renal tubular aguda (Figura 58.2 A) para a nefrite intersticial é facilmente reproduzido no modelo animal, quando examinados na fase aguda letal ou na fase convalescente. Estudos posteriores com base em necropsias mostram alta frequência de necrose tubular aguda e este achado é provavelmente associado à sobreposição do quadro de depleção de sódio e potássio, desidratação, hipovolemia e isquemia renal. A nefrite intersticial tipicamente é concentrada no córtex e na transição corticomedular, com infiltrado inflamatório rico em linfócitos e macrófagos, concentrados em zonas periarteriais e periglomerulares.

Os estudos fundamentados em necropsia com foco na SHPS identificam lesão endotelial difusa como um achado consistente.

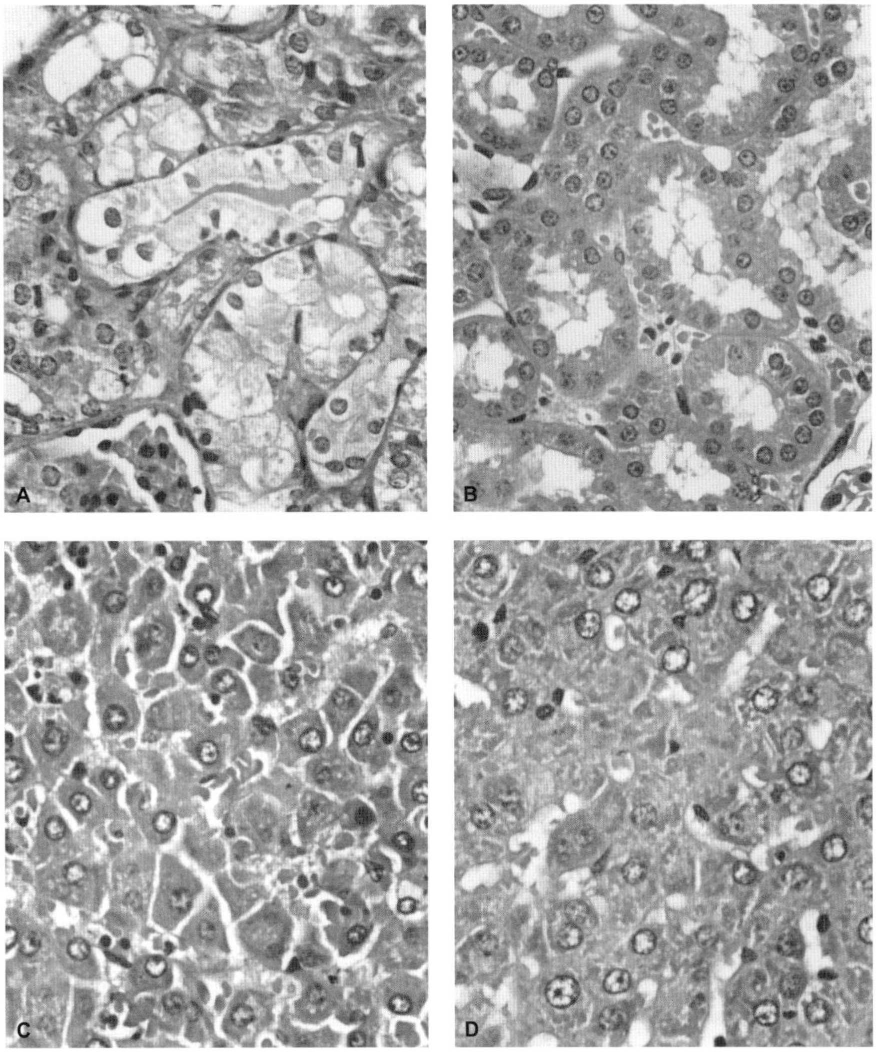

FIGURA 58.2 Histopatologia típica da leptospirose. Imagens da doença aguda letal em hamsters que simulam a doença humana. Lesão aguda tubular caracterizada por proeminente tumefação de células do epitélio tubular (**A**); em comparação com túbulos proximais normais em um animal não infectado (**B**). Difusa perda de coesão entre hepatócitos com detrabeculação (**C**); em comparação com traves hepáticas normais em animais não infectados (**D**). Todas as fotos de lâminas coradas com hematoxilina-eosina (aumento de 400×). (Esta figura encontra-se reproduzida em cores no Encarte.)

O achado de membranas hialinas é detectado em 10 a 15% das necropsias de pacientes com leptospirose – um achado típico da lesão alveolar difusa, o substrato morfológico da síndrome da angústia respiratória do adulto. Em comparação com outras causas de hemorragia pulmonar, a leptospirose cursa com mais macrófagos alveolares, necrose de pneumócitos e regeneração de pneumócitos. Em modelo experimental, a produção local de citocinas pró-inflamatórias está associada ao desenvolvimento de hemorragia pulmonar.

O fígado apresenta colestase e, na fase aguda da doença, um quadro peculiar de perda de coesão de células hepáticas caracterizada por total desorganização das traves hepáticas (Figura 58.2 B). Os hepatócitos apresentam alterações reacionais, como binucleação. A necrose hepática não é um achado comum em necropsias, entretanto, é frequentemente demonstrada em modelos experimentais.

QUADRO CLÍNICO

As manifestações clínicas da leptospirose apresentam amplo espectro e podem ser confundidas com diversas outras doenças infecciosas que compartilham manifestações inespecíficas (dengue, HIV agudo, mononucleose infecciosa e outras viroses), formas graves (hepatites, febre tifoide, malária, riquetsiose, sepse bacteriana, colangite e pielonefrite), hemorragia pulmonar (pneumonia, tuberculose) e a combinação de insuficiência renal e síndrome hemorrágica pulmonar (hantavirose). O período de incubação médio é de 7 a 14 dias.

A descrição clássica das manifestações clínicas da leptospirose costuma enfatizar uma evolução bifásica no qual um quadro febril com sintomatologia branda (fase septicêmica) aparentemente regride após 5 a 7 dias, em associação com a detecção de anticorpos específicos anti-*Leptospira*, e posteriormente recrudesce (após 3 a 4 dias de "defervescência") com o retorno da febre, surgimento de icterícia e desenvolvimento de complicações graves (fase imune). Entretanto, cabe ressaltar que este padrão de evolução não parece ser a regra e uma evolução diferente desta descrição não deve reduzir o índice de suspeição para a doença. Com frequência cada vez maior, são relatadas apresentações clínicas fulminantes, com icterícia, insuficiência renal aguda e manifestações graves pulmonares desde os primeiros dias de sintomas. Mesmo nos pacientes cuja evolução da doença se dá de modo um pouco mais lento (5 a 7 dias para o estabelecimento de sintomas de maior gravidade, como icterícia ou sangramentos), a progressão costuma ser constante, sem um curso bifásico.

As formas graves mais comuns e características são: síndrome ou tríade de Weil (icterícia, insuficiência renal aguda e diátese hemorrágica), com taxa de letalidade de 5 a 20% na maioria das séries clínicas; e a forma grave de envolvimento pulmonar (SHPS), com taxa de letalidade superior a 50%. Tanto as formas autolimitadas quanto as graves tendem a se apresentar com início súbito dos sintomas.

Um caso típico de leptospirose apresentará sintomas inespecíficos, como febre, calafrios, cefaleia, mialgia intensa, sufusão conjuntival, anorexia, náuseas, vômitos e prostração. A sufusão conjuntival associada à tonalidade amarelada pela icterícia e a intensa mialgia, particularmente na região da panturrilha, são consideradas as manifestações mais características (Figura 58.3).

A cefaleia pode ser intensa e lembrar a da dengue, com dor retro-orbitária, fotofobia e pleocitose no líquido cefalorraquidiano (10 a 1.000 leucócitos/mℓ). Em um estudo realizado em Salvador nos meses de setembro a março dos anos 1997 a 2000 (meses não epidêmicos para leptospirose), 112 pacientes com meningite asséptica e idade menor que 15 anos foram investigados pelo teste de aglutinação microscópica (MAT) em amostras de sangue pareadas e oito (7%) apresentaram evidência de infecção por Leptospira. Na experiência da cidade de São Paulo, entre 1999 e 2003, o DNA de leptospiras foi amplificado em 59% de 39 amostras de liquor de pacientes com diagnóstico de meningite asséptica. Em outro estudo realizado em Salvador durante meses epidêmicos para leptospirose (abril a outubro de 2012), 22 pacientes com meningite asséptica, idade maior que 5 anos e pelo menos uma exposição ambiental de risco para leptospirose foram investigados e cinco (23%) tiveram a confirmação do diagnóstico por MAT em amostras de soro. Nenhum desses cinco pacientes apresentaram icterícia ou tiveram suspeita clínica de leptospirose à admissão. Esses achados sugerem que a infecção por leptospirose é uma causa pouco reconhecida de meningite asséptica e que os sintomas neurológicos podem dominar o quadro clínico em alguns pacientes, sendo difícil o reconhecimento pelo médico assistente. Embora não seja um achado específico, recentemente foi demonstrado que o liquor de pacientes com meningite asséptica por leptospirose apresenta menor quantidade de células e de proteínas

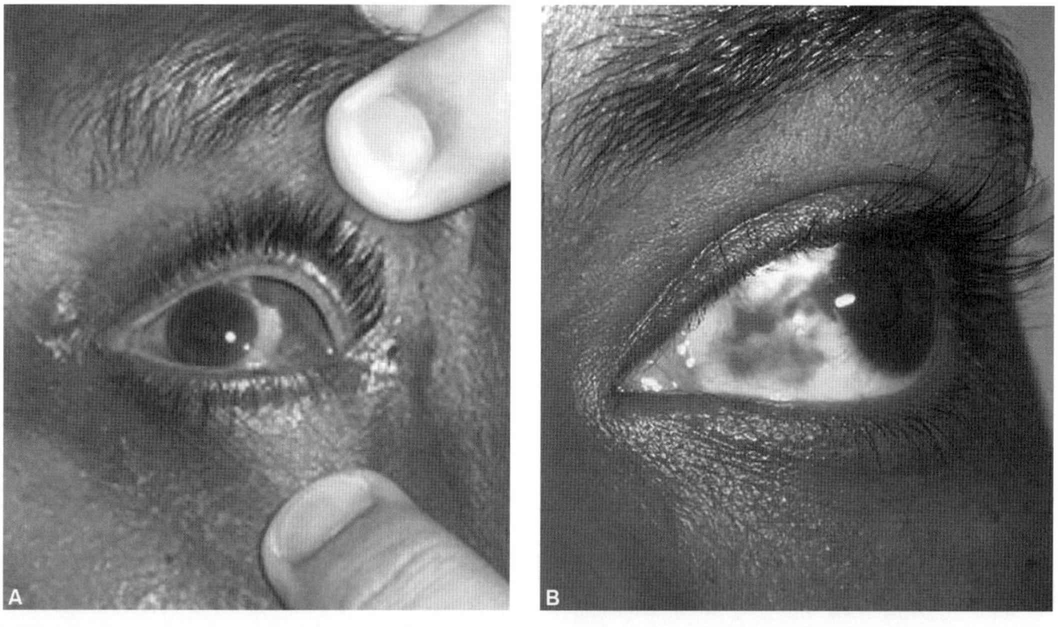

FIGURA 58.3 (**A**) Sufusão conjuntival em pacientes com leptospirose associada à icterícia; (**B**) e isolada. (Esta figura encontra-se reproduzida em cores no Encarte.)

que o liquor de paciente com meningite asséptica causada por outras etiologias, e este achado pode ajudar no diagnóstico presuntivo de meningite asséptica por leptospira.

A insuficiência renal aguda (IRA) da leptospirose ocorre em 15 a 40% dos pacientes sintomáticos e, na fase inicial da doença, apresenta-se como um estado não oligúrico e hipopotassêmico. Níveis séricos de potássio abaixo dos valores de referência são observados em até 45% dos pacientes com IRA associada à leptospirose. Hipopotassemia moderada a grave é um achado característico da leptospirose que ajuda a distingui-la de outras causas de insuficiência renal aguda de etiologia infecciosa. Em geral, ocorre completa recuperação da função renal em 2 semanas após o início da melhora clínica, mas uma perda da capacidade de concentrar a urina pode durar por até 6 meses. O distúrbio do transporte tubular que gera depleção de potássio e sódio geralmente cursa também com perda de magnésio. Estudos clínicos recentes demonstram que até metade dos pacientes com IRA associada à leptospirose apresenta hipomagnesemia, e alguns casos podem ser suficientemente graves para exigir internação em unidade de terapia intensiva. O estado de depleção de volume pode ser complicado por necrose tubular aguda, e o desenvolvimento de oligúria e hiperpotassemia são fatores preditores de mau prognóstico na maioria das grandes séries clínicas.

A SHPS pode apresentar-se como uma síndrome de hemorragia pulmonar franca, com hemoptise maciça, ou ser dominada por um quadro de lesão alveolar difusa, manifestada clinicamente como insuficiência respiratória de rápida progressão, característica da síndrome da angústia respiratória do adulto (SARA). É bem documentado que a SHPS não representa simplesmente uma das complicações hemorrágicas da coagulopatia que acompanha a leptospirose. A associação com a forma ictérica da doença também é variável: a epidemia na Nicarágua e a forma endêmica no Peru apresentam SHPS frequente em pacientes anictéricos. Na experiência da cidade de São Paulo, entre 2004 e 2006, 72% dos casos necropsiados por leptospirose apresentavam a coexistência entre hemorragia pulmonar e icterícia. No período, formas graves pulmonares foram observadas em 74% dos pacientes que evoluíram para o óbito e apenas em 26% dos sobreviventes (*odds ratio* [OR]: 9,1), sendo o principal preditor de letalidade.

A trombocitopenia é um achado consistente na leptospirose. Algumas grandes séries clínicas inclusive listam a trombocitopenia como um fator de risco independente para o desfecho letal. Mesmo na ausência de doença hemorrágica pulmonar, os pacientes estão sob risco de apresentar hemorragias espontâneas graves (p. ex., do trato digestivo). A fisiopatologia da coagulopatia que acompanha a leptospirose é pouco compreendida e foi previamente discutida.

Outras complicações raras, porém bem documentadas da leptospirose, são miocardite e arritmias cardíacas e pancreatite. A uveíte recorrente crônica é um achado bem documentado em equinos e a infecção por leptospira é reconhecida como uma das principais causas de cegueira em cavalos. Há vasta literatura que sustenta uma base autoimune para esta complicação. Pacientes também podem desenvolver um quadro similar de uveíte crônica, mesmo meses ou anos após o quadro agudo original.

DIAGNÓSTICO LABORATORIAL

O diagnóstico precoce tem impacto decisivo no tratamento e no prognóstico da doença. O reconhecimento clínico é desafiado pela ampla gama de manifestações clínicas, com considerável sobreposição com outras doenças infecciosas comuns, e é possivelmente complicado pela possibilidade de coinfecções em regiões tropicais. O diagnóstico baseia-se em um alto índice de suspeição e na confirmação laboratorial. A microscopia de campo escuro de amostras de sangue ou urina é um método de baixa sensibilidade e pouco aplicado na prática clínica. Os métodos considerados padrão-ouro são os métodos direto e indireto, respectivamente, de isolamento em meio de cultura e microaglutinação (*microscopic agglutination test*, MAT). Ambos têm utilidade limitada e, em geral, permitem apenas o diagnóstico retrospectivo.

O isolamento em meio de cultura apresenta sensibilidade baixa e exige semanas de incubação. Como leptospiras crescem lentamente *in vitro*, a contaminação por outras bactérias é um problema constante na microbiologia de leptospiras. Mesmo que tenha pouco valor para um paciente individualmente em função da demora para obtenção do resultado da cultura, a tentativa de isolamento em serviços que recebem com frequência pacientes com suspeita de leptospirose deve ser encorajada, pois só assim são obtidas cepas que permitem identificar as espécies e sorovares que circulam em determinado espaço geográfico. Leptospiras podem ser isoladas do sangue ou liquor na primeira semana da doença, e da urina nas segunda e terceira semanas após o início dos sintomas.

O MAT é um método que depende de análise subjetiva, exige pessoal bem treinado e requer o uso de antígenos vivos (um painel com grande número de cepas de referência de diferentes sorovares/sorogrupos). A deterioração/contaminação dessas culturas deve ser prevenida com a periódica substituição do painel a partir de novas amostras de laboratórios de referência. O painel deve ter cepas representativas de todos os sorogrupos e todos os sorovares que circulam na área em que o exame é realizado. O MAT é considerado sorogrupo-específico, e o sorogrupo infectante predito pelo MAT é o da cepa que apresenta reatividade na titulação mais alta. Em um estudo realizado em Barbados (1980-1998), o MAT foi capaz de prever o correto sorogrupo infectante em, no máximo, 65 a 75% dos casos. Dessa maneira, a prática comum de estimar os sorogrupos circulantes apenas com base em dados sorológicos (sem a comprovação por isolados) deve ser revista. A eventual reatividade com titulação mais alta contra uma cepa saprofítica é geralmente interpretada como reação cruzada contra algum sorovar patogênico não incluído no painel.

Em geral, a coleta de somente uma amostra de soro na fase aguda da doença resultará em resultados similares de positividade pelo método do MAT ou pelo método de detecção de IgM específico anti-*Leptospira* por ELISA. Essa frequência de positividade é variável, mas em torno de 40 e 50% na maioria das avaliações. A coleta de uma segunda amostra de soro na fase convalescente, tipicamente 14 a 21 dias após a primeira coleta, aumenta para quase 100% a probabilidade de confirmação pelo MAT e pelos ensaios de ELISA disponíveis comercialmente. Isso explica por que o diagnóstico sorológico é frequentemente retrospectivo na leptospirose. Quando amostras pareadas (fases aguda e convalescente) estão disponíveis, são usados os seguintes critérios para confirmação de caso: soroconversão (de uma amostra negativa para uma com título de 1:200 ou maior) ou aumento de título igual ou maior que quatro vezes entre as duas amostras. Em uma amostra única, combinada com sintomatologia compatível, um título de 1:800 é considerado confirmatório no Brasil (este título pode ser mais baixo, 1:400, em regiões do mundo com menor frequência de casos).

Uma das dificuldades da confirmação diagnóstica pelo MAT é a necessidade da amostra de soro convalescente, que, muitas vezes, requer retorno do paciente que já recebeu alta hospitalar e que é impossível quando há óbito ainda na fase aguda da doença. Na experiência de Salvador, a sensibilidade do MAT e IgM-ELISA com uma amostra do soro da fase aguda foi de 44 e 75%, respectivamente. A coleta de uma segunda amostra de soro ainda na fase aguda (após 4 dias da primeira coleta) aumentou a sensibilidade do MAT e do IgM-ELISA para 97 e 96%, respectivamente. Esses dados sugerem que é recomendável a coleta de uma segunda amostra de soro ainda na fase aguda da doença (amostra aguda tardia) prevenindo a impossibilidade de uma coleta posterior, na fase de convalescença.

A detecção direta de leptospiras por biologia molecular, incluindo ensaios de reação em cadeia da polimerase (PCR) em tempo real, vem sendo usada em algumas situações específicas, como nas epidemias em Bangladesh e na endemia no Peru. O uso na prática médica da PCR em tempo real (qPCR) aumenta a taxa de detecção de casos positivos, alguns deles com sorologias negativas. A grande questão para adoção em larga escala desses testes é a necessidade de assegurar sua realização com regras rígidas de boas práticas laboratoriais para evitar a possibilidade de falso-positivos por contaminação de DNA. Alguns dos Laboratórios Centrais de Saúde Pública das capitais brasileiras, a exemplo do de Curitiba, implementaram o diagnóstico da leptospirose pelo RT-PCR.

TRATAMENTO

O tratamento da leptospirose deve seguir as seguintes etapas: (a) diagnóstico precoce e encaminhamento para serviço de referência; (b) início precoce de antibióticos; (c) identificação de fatores de risco para óbito e (d) medidas de suporte com base nos fatores de risco identificados.

O diagnóstico clínico da leptospirose na fase inicial dos sintomas requer alto grau de suspeição. A história detalhada, focando em como os sintomas surgiram e como a doença evoluiu, é fundamental para a suspeita clínica. Dados epidemiológicos, como características ambientais e de infraestrutura sanitária do local de residência e de trabalho (ocorrência de vegetação, lama, esgoto aberto e roedores); atividade ocupacional; contato nos últimos 30 dias com esgoto, alagamentos, lama e lixo; e ocorrência recente de fortes chuvas são indícios importantes de uma possível exposição à leptospira. Embora pareça ser uma ocorrência rara, casos graves de leptospirose adquiridos possivelmente por meio de mordida de roedores já foram relatados e, portanto, esse tipo de exposição também deve ser considerado.

Quadros clínicos mal definidos podem ser inicialmente acompanhados por observação domiciliar. O paciente deve ser orientado a fazer hidratação oral e acompanhar a evolução dos sintomas. Se houver piora dos sintomas ou surgimento de novas queixas, o paciente deve retornar à unidade de saúde para nova avaliação. Se os achados clínicos, epidemiológicos e laboratoriais sugerirem a suspeita de leptospirose, o paciente deve ser sempre tratado com antibióticos e, se necessário, internado e encaminhado à unidade de referência. O retardo no diagnóstico e início do tratamento pode complicar o curso da doença. Um exemplo desta situação ocorreu em Salvador, no ano de 1996, quando epidemias de dengue e de leptospirose se sobrepuseram na cidade. Mais de 20 mil casos de dengue foram notificados nesse ano em Salvador, sendo que a dengue foi a suspeita médica inicial para 36% dos casos confirmados de leptospirose. Um diagnóstico de dengue na primeira avaliação médica retardou em 5 dias o encaminhamento ao serviço de referência, sendo um fator preditor de internação em unidade de terapia intensiva e óbito.

Não existem estudos que comprovem o efeito de antibióticos na redução da letalidade da leptospirose. Este fato, associado a raros relatos de exacerbação da doença após o início do tratamento antimicrobiano (reação de Jarisch-Herxheimer), ainda suscita discussão por alguns sobre a função do uso de antibióticos na leptospirose. Nos anos 1980, alguns ensaios clínicos, randomizados, duplos-cegos, limitados a formas brandas da doença e sem casos com evolução fatal, demonstraram que o uso de antibióticos reduz a duração da febre, o tempo necessário para normalização da função renal, a duração da leptospirúria e a duração da hospitalização, quando comparados ao placebo. A OMS reconhece que os efeitos do tratamento antimicrobiano são limitados se adotados após 4 dias do início dos sintomas. Por outro lado, a própria instituição atesta que a maioria dos especialistas iniciará o tratamento com antibióticos em qualquer etapa da evolução da infecção. Alguns estudos sugerem que, após um determinado limiar de leptospiremia (10^4 leptospiras/mℓ), os pacientes evoluem para o óbito, a despeito do tratamento específico ou de suporte. A partir dos anos 2000, os ensaios clínicos realizados para avaliar a eficácia do uso de antibióticos na leptospirose comparam o efeito de um antibiótico contra o efeito de outro antibiótico diferente. Este fato indica aumento na compreensão de que não seria ético manter um grupo placebo, sem tratamento antibiótico, em ensaios clínicos com pacientes com leptospirose. Embora ainda não haja consenso, a maior parte dos especialistas em leptospirose recomenda o uso de agentes antibióticos no tratamento da doença e salientam que sua introdução seja o mais precoce possível.

Pacientes com formas brandas da doença podem ser tratados com antibióticos orais, como doxiciclina (100 mg, VO, 12/12 horas) ou amoxicilina (500 mg, VO, 8/8 horas). Pacientes internados devem receber antibióticos venosos, como penicilina (1,5 milhão de unidades, IV, 6/6 horas) ou ceftriaxona (1 g, IV, 1 vez/dia). A primeira dose deve ser administrada ainda no pronto atendimento, antes do encaminhamento à unidade de referência, para evitar que o atraso no tratamento reduza o benefício da terapia antimicrobiana. A doxiciclina não é indicada para pacientes com insuficiência renal. Azitromicina é alternativa comumente usada para pacientes alérgicos a betalactâmicos. A reação de Jarisch-Herxheimer está bem documentada na leptospirose, mas sua frequência real não é conhecida. Recomenda-se rigoroso monitoramento de possíveis efeitos adversos logo após a primeira dose do tratamento com antibióticos.

São fatores de risco preditores de óbito em pacientes com leptospirose grave: idade acima de 35 anos, alteração do estado mental, insuficiência renal aguda, em especial com hiperpotassemia e oligúria, altos níveis séricos de ureia e creatinina, arritmias, trombocitopenia, elevação sérica progressiva de enzimas hepáticas, hipotensão e choque e, em especial, insuficiência respiratória ou hemorragia pulmonar que elevam o risco de óbito para mais de 50%.

As medidas de suporte devem ser empregadas de acordo com a indicação clínica e incluem hidratação vigorosa, monitoramento em unidade de terapia intensiva, uso de substâncias vasoativas, ventilação mecânica e diálise. As medidas de suporte devem ser iniciadas de acordo com a existência de fatores prognósticos. Pacientes com alterações no padrão respiratório (escarro hemoptoico, elevação na frequência respiratória, creptos pulmonares, ou saturação de O_2 < 92% em ar ambiente) tem alto risco para hemorragia pulmonar maciça, síndrome da angústia respiratória do adulto (SARA) e óbito e devem realizar gasometria arterial e radiografia de tórax. Em pacientes com acometimento pulmonar, o suporte ventilatório com estratégias protetoras (volume corrente de 6 mℓ/kg de peso, pressão de platô < 30 cmH_2O e uso de pressão positiva expiratória final [PEEP]) deve ser iniciado precocemente. A hidratação venosa deve ser reduzida em pacientes com acometimento pulmonar, sobretudo naqueles que apresentarem oligúria, pois o edema pulmonar tende a piorar com o aumento da pressão hidrostática intravascular. Evidências sugerem que pacientes com disfunção renal associada à síndrome da angústia respiratória aguda tem melhor evolução quando as sessões de hemodiálise são iniciadas precocemente e realizadas diariamente. Hipotensão e choque devem ser tratados com uso de norepinefrina, uma vez que a infusão de grandes volumes de salina não é recomendada nos pacientes com acometimento pulmonar. Embora relatos e séries de casos sugiram um possível benefício do uso de altas doses de corticosteroides e de procedimentos como a plasmaférese e a oxigenação por membrana extracorpórea, até o presente não há evidências científicas robustas para recomendar o uso rotineiro dessas estratégias terapêuticas na hemorragia pulmonar por leptospirose. Até que estudos controlados sejam realizados, essas modalidades de tratamento somente devem ser empregadas com base em uma avaliação individualizada das condições clínicas do paciente, considerando eventuais riscos e benefícios associados.

Pacientes sem doença respiratória têm melhor prognóstico e a prioridade no manejo é avaliação e tratamento da disfunção renal. Um teste terapêutico com *bolus* venoso de soro fisiológico a 0,9% (500 mℓ, IV) serve para definir se o paciente apresenta insuficiência renal oligúrica ou não oligúrica e ajuda a identificar precocemente o melhor tratamento para a insuficiência renal. Se não houver piora do padrão respiratório após o primeiro *bolus* de salina, novos *bolus* podem ser repetidos de acordo com o grau de desidratação do paciente. Havendo qualquer manifestação respiratória durante a infusão de volume, a hidratação deve ser suspensa e o quadro pulmonar, reavaliado. Pacientes que não apresentarem diurese após expansão volêmica devem ser tratados com hemodiálise. Na impossibilidade de realizar hemodiálise, deve-se submeter o paciente à diálise peritoneal. Diuréticos têm limitada utilidade nesta situação e não devem ser empregados rotineiramente. Pacientes que apresentarem diurese após expansão volêmica devem ser tratados com hidratação vigorosa (50 mℓ/kg/dia de SF 0,9%). Se necessário, deve-se usar sonda vesical no paciente para ajudar a definir o tipo de insuficiência renal. É importante que a avaliação e a decisão sobre o tipo de tratamento para disfunção renal (diálise *vs.* hidratação) sejam realizadas precocemente, se possível ainda na unidade de pronto atendimento, pois a precocidade do início das medidas de suporte influi no prognóstico do paciente. Na unidade de terapia intensiva do Hospital Emílio Ribas, em São Paulo, a adoção de medidas como antibioticoterapia, admissão precoce em UTI, uso de ventilação mecânica com estratégia protetora, fisioterapia respiratória e hemodiálise precoce e diária reduziu a letalidade de pacientes com síndrome da angústia respiratória e insuficiência renal associada à leptospirose de 67% para 17%.

PREVENÇÃO

A prevenção da leptospirose requer intervenções sanitárias em cidades com graves problemas sociais e econômicos, educação da população sobre formas de exposição e controle de roedores.

O emprego de quimioprofilaxia antes de uma exposição de alto risco (doxiciclina, 200 mg, VO, 1 vez/semana) é efetiva na redução da incidência da doença (azitromicina, 500 mg, VO, 1 vez/semana parece ser uma alternativa). A quimioprofilaxia pré-exposição pode ser recomendada para indivíduos que irão se expor a ambientes potencialmente contaminados, como militares, bombeiros e outros profissionais, atuando durante desastres naturais, ou para trabalhadores que vão entrar em contato com água de esgoto. Nesses casos, deve-se também fazer uso de equipamentos de proteção individual, como botas e luvas.

Algumas evidências sugerem benefício do emprego de quimioprofilaxia após uma exposição de risco (como durante uma enchente) e, por isso, a profilaxia pós-exposição pode ser considerada durante desastres naturais, em particular para pessoas com lesões na pele. Nesse caso, a quimioprofilaxia pós-exposição pode ser feita com doxiciclina, 100 mg, VO, 12/12 horas, por 3 a 5 dias ou 200 mg em dose única. Esta mesma profilaxia pode ser usada em outras circunstâncias de alto risco e com base em uma avaliação individualizada, como no caso de imersão acidental em água de esgoto ou após exposição acidental em laboratório.

Imunização com antígeno bruto (leptospiras mortas) polivalente (incluindo diferentes sorovares) é amplamente usada na medicina veterinária há décadas. Alguns países, como Cuba e China, usam o mesmo princípio para vacinação da população humana. No entanto, a imunoproteção conferida é provavelmente baseada na imunidade humoral contra o lipopolissacarídeo da membrana externa: esta proteção é de curta duração, específica para os sorovares incluídos na formulação vacinal e observa-se alta frequência de reações adversas. Diversos grupos de pesquisa atualmente investem no desenvolvimento de vacinas contra alvos proteicos conservados entre vários sorovares patogênicos.

BIBLIOGRAFIA

Alikhani A, Salehifar E, Zameni F, Rafiei A, Yazdani-Charati J, Delavaryan L *et al.* Comparison of azithromycin vs doxycycline prophylaxis in leptospirosis, A randomized double blind placebo-controlled trial. J Infect Dev Ctries. 2018 Nov 30;12(11):991-995.

Andrade L, Cleto S, Seguro AC. Door-to-dialysis time and daily hemodialysis in patients with leptospirosis: impact on mortality. Clin J Am Soc Nephrol. 2007 Jul;2(4):739-44.

Arean VM. Studies on the pathogenesis of leptospirosis. II. A clinicopathologic evaluation of hepatic and renal function in experimental leptospiral infections. Lab Invest. 1962;11:273-88.

Arean VM. The pathologic anatomy and pathogenesis of fatal human leptospirosis (Weil's disease). Am J Pathol. 1962;40:393-423.

Bharti AR, Nally JE, Ricaldi JN *et al.* Leptospirosis: a zoonotic disease of global importance. Lancet Infect Dis. 2003 Dec;3(12):757-71.

Cerqueira TB, Athanazio DA, Spichler AS, Seguro AC. Renal involvement in leptospirosis – New insights into pathophysiology and treatment. Braz J Infect Dis. 2008 Jun;12(3):248-52.

Chusri S, McNeil EB, Hortiwakul T, Charernmak B, Sritrairatchai S, Santimaleeworagun W *et al.* Single dosage of doxycycline for prophylaxis against leptospiral infection and leptospirosis during urban flooding in southern Thailand: a non-randomized controlled trial. J Infect Chemother. 2014 Nov;20(11):709-15. Epub 2014 Sep 22. PMID: 25172777.

Costa E, Costa YA, Lopes AA *et al.* [Severe forms of leptospirosis: clinical, demographic and environmental aspects]. Rev Soc Bras Med Trop. 2001 May-Jun;34(3):261-7.

Costa F, Hagan JE, Calcagno J, Kane M, Torgerson P, Martinez-Silveira MS *et al.* Global Morbidity and Mortality of Leptospirosis: A Systematic Review. PLoS Negl Trop Dis. 2015 Sep 17;9(9):e0003898. PMID: 26379143; PMCID: PMC4574773.

Costa F, Martinez-Silveira MS, Hagan JE *et al.* Surveillance for leptospirosis in the Americas, 1996-2005: a review of data from ministries of health. Rev Panam Salud Publica. 2012 Sep;32(3):169-77.

Croda J, Neto AN, Brasil RA *et al.* Leptospirosis pulmonary haemorrhage syndrome is associated with linear deposition of immunoglobulin and complement on the alveolar surface. Clin Microbiol Infect. 2010 Jun;16(6):593-9.

De Brito T, Bohm GM, Yasuda PH. Vascular damage in acute experimental leptospirosis of the guinea-pig. J Pathol. 1979;128(4):177-82.

De Brito T, Morais CF, Yasuda PH *et al.* Cardiovascular involvement in human and experimental leptospirosis: pathologic findings and immunohistochemical detection of leptospiral antigen. Ann Trop Med Parasitol. 1987;81(3):207-14.

Faggion Vinholo T, Ribeiro GS, Silva NF, Cruz J, Reis MG, Ko AI *et al.* Severe leptospirosis after rat bite: A case report. PLoS Negl Trop Dis. 2020 Jul 9;14(7):e0008257. PMID: 32645040; PMCID: PMC7347098.

Faine SB, Adler B, Bolin C, Perolat P. Leptospira and leptospirosis. 2nd ed. Melbourne, Australia: MediSci; 1999.

Felzemburgh RDM, Ribeiro GS, Costa F *et al.* Prospective study of leptospirosis transmission in an urban slum community: Role of poor environment in repeated exposures to the Leptospira agent. PLoS Negl Trop Dis. 2014; 8(5):e2927.

Galan DI, Roess AA, Pereira SVC, Schneider MC. Epidemiology of human leptospirosis in urban and rural areas of Brazil, 2000-2015. PLoS One. 2021 Mar 4;16(3):e0247763. PMID: 33661947; PMCID: PMC7932126.

Gouveia EL, Metcalfe J, de Carvalho ALF *et al.* Leptospirosis-associated severe pulmonary hemorrhage syndrome, Salvador, Brazil. Emerg Infect Dis. 2008;14(3):505-8.

Haake DA, Dundoo M, Cader R *et al.* Leptospirosis, water sports, and chemoprophylaxis. Clin Infect Dis. 2002 May 1;34(9):e40-3.

Hacker KP, Sacramento GA, Cruz JS, de Oliveira D, Nery N Jr, Lindow JC *et al.* Influence of Rainfall on Leptospira Infection and Disease in a Tropical Urban Setting, Brazil. Emerg Infect Dis. 2020 Feb;26(2):311-314. PMID: 31961288; PMCID: PMC6986844.

Ko AI, Goarant C, Picardeau M. Leptospira: the dawn of the molecular genetics era for an emerging zoonotic pathogen. Nat Rev Microbiol. 2009 Oct; 7(10):736-47.

Ko AI, Reis MG, Dourado CMR *et al.* Urban epidemic of severe leptospirosis in Brazil. Salvador Leptospirosis Study Group. Lancet. 1999;354(9181):820-5.

Levett PN. Leptospirosis. Clin Microbiol Rev. 2001 Apr;14(2):296-326.
Lin CL, Wu MS, Yang CW, Huang CC. Leptospirosis associated with hypokalaemia and thick ascending limb dysfunction. Nephrol Dial Transplant. 1999;14(1):193-5.
McBride AJ, Athanazio DA, Reis MG, Ko AI. Leptospirosis. Curr Opin Infect Dis. 2005 Oct;18(5):376-86.
Medeiros FR, Spichler A, Athanazio DA. Leptospirosis-associated disturbances of blood vessels, lungs and hemostasis. Acta Trop. 2010 Jul-Aug;115(1 a 2):155-62.
Nabity SA, Araújo GC, Hagan JE, Damião AO, Reis MG, Ko AI *et al.* Anicteric Leptospirosis-Associated Meningitis in a Tropical Urban Environment, Brazil. Emerg Infect Dis. 2020 Sep;26(9):2190-2192. PMID: 32818405; PMCID: PMC7454101.
Nascimento AL, Ko AI, Martins EA *et al.* Comparative genomics of two Leptospira interrogans serovars reveals novel insights into physiology and pathogenesis. J Bacteriol. 2004 Apr;186(7):2164-72.
Phraisuwan P, Whitney EA, Tharmaphornpilas P *et al.* Leptospirosis: skin wounds and control strategies, Thailand, 1999. Emerg Infect Dis. 2002 Dec; 8(12):1455-9.
Rathinam SR. Ocular manifestations of leptospirosis. J Postgrad Med. 2005 Jul-Sep;51(3):189-94.
Reis RB, Ribeiro GS, Felzemburgh RD *et al.* Impact of environment and social gradient on Leptospira infection in urban slums. PLoS Negl Trop Dis. 2008;2(4):e228.
Ribeiro GS. Leptospirose. In: Moreira AT, Mascarenhas AV, Nunes CLX, eds. Manual de procedimentos em doenças infecciosas e parasitárias do Hospital Couto Maia. Salvador: Eduneb; 2009;247-56.
Romero EC, Blanco RM, Yasuda PH. Aseptic meningitis caused by Leptospira spp diagnosed by polymerase chain reaction. Mem Inst Oswaldo Cruz. 2010 Dec;105(8):988-92. PMID: 21225195.
Schneider MC, Velasco-Hernandez J, Min KD, Leonel DG, Baca-Carrasco D, Gompper ME *et al.* The Use of Chemoprophylaxis after Floods to Reduce the Occurrence and Impact of Leptospirosis Outbreaks. Int J Environ Res Public Health. 2017 Jun 3;14(6):594. PMID: 28587195; PMCID: PMC5486280.
Silva HR, Tanajura GM, Tavares-Neto J, Gomes MML, Linhares Ad Ada C *et al.* Síndrome da meningite asséptica por enterovírus e Leptospira sp. em crianças de Salvador, Bahia [Aseptic meningitis syndrome due to enterovirus and Leptospira sp in children of Salvador, Bahia]. Rev Soc Bras Med Trop. 2002 Mar-Apr;35(2):159-65. Portuguese. PMID: 12011925.
Spichler A, Athanazio D, Buzzar M *et al.* Using death certificate reports to find severe leptospirosis cases, Brazil. Emerg Infect Dis. 2007;13(10):1559-61.
Spichler A, Athanazio DA, Vilaca P *et al.* Comparative analysis of severe pediatric and adult leptospirosis in Sao Paulo, Brazil. Am J Trop Med Hyg. 2012 Feb;86(2):306-8.
Spichler AS, Vilaca PJ, Athanazio DA *et al.* Predictors of lethality in severe leptospirosis in urban Brazil. Am J Trop Med Hyg. 2008 Dec;79(6):911-4.
Takafuji ET, Kirkpatrick JW, Miller RN, Karwacki JJ, Kelley PW, Gray MR *et al.* An efficacy trial of doxycycline chemoprophylaxis against leptospirosis. N Engl J Med. 1984 Feb 23;310(8):497-500. PMID: 6363930.
Trevejo RT, Rigau-Perez JG, Ashford DA *et al.* Epidemic leptospirosis associated with pulmonary hemorrhage-Nicaragua, 1995. Journal of Infectious Diseases. 1998;178(5):1457-63.
Truccolo J, Serais O, Merien F, Perolat P. Following the course of human leptospirosis: Evidence of a critical threshold for the vital prognosis using a quantitative PCR assay. FEMS Microbiology Letters. 2001;204(2):317-21.
Vincent AT, Schiettekatte O, Goarant C, Neela VK, Bernet E, Thibeaux R *et al.* Revisiting the taxonomy and evolution of pathogenicity of the genus Leptospira through the prism of genomics. PLoS Negl Trop Dis. 2019 May 23;13(5):e0007270. PMID: 31120895; PMCID: PMC6532842.
Vinetz JM. Leptospirosis. Current Opinion in Infectious Diseases. 2001; 14(5):527-38.
Wagenaar JF, Goris MG, Gasem MH *et al.* Long pentraxin PTX3 is associated with mortality and disease severity in severe Leptospirosis. J Infect. 2009 Apr 18;58(6):425-32.
Wu MS, Yang CW, Pan MJ *et al.* Reduced renal Na^+-K^+-Cl^- cotransporter activity and inhibited NKCC2 mRNA expression by Leptospira shermani: from bed-side to bench. Nephrol Dial Transplant. 2004 Oct;19(10): 2472-9.

59 Tuberculose

Henrique Pott Junior • Jorge Figueiredo Senise •
Adauto Castelo Filho

INTRODUÇÃO

A tuberculose (TB) continua a ser a principal causa de morte por doença infecciosa entre adultos em todo o mundo, com mais de 10 milhões de casos novos anualmente. De acordo com o relatório *Global Tuberculosis Report 2020* da Organização Mundial da Saúde (OMS), houve 1,2 milhão (variação, 1,1 a 1,3 milhão) de mortes por tuberculose entre pessoas HIV-negativas e 208 mil mortes adicionais (variação, 177.000 a 242.000) entre pessoas HIV-positivas. A redução na incidência de TB entre 2015 e 2019 foi de 9% (de 142 para 130 casos novos e recidivas por 100 mil habitantes), menos da metade do caminho para o marco de 20% proposto pela OMS para o ano 2020. Segundo a organização, acesso ao diagnóstico e cobertura universal de saúde, além de ações de saúde pública voltadas aos fatores associados à incidência da TB (desnutrição, pobreza, tabagismo e diabetes) são etapas fundamentais para promover reduções mais rápidas na incidência de TB e mortes.

Não obstante, a resistência aos medicamentos atualmente disponíveis constitui grave ameaça aos esforços de controle da TB. Globalmente, a carga de TB resistente a múltiplas drogas ou à rifampicina como parcela do número de casos de TB permanece estável. Em 2019, estima-se que 3,3% dos novos casos de TB e 18% dos casos tratados anteriormente apresentavam resistência a múltiplas drogas ou à rifampicina.

O Brasil continua entre os países com prevalência elevada de TB e coinfecção de TB-HIV. De acordo com o Boletim Epidemiológico Tuberculose 2021 – Mistério da Saúde, o Brasil registrou 66.819 casos novos de TB, com um coeficiente de incidência de 31,6 casos por 100 mil habitantes em 2020. Nesse contexto, vale destacar que, apesar da constante tendência de queda entre os anos 2011 e 2016, o coeficiente de incidência de TB no país aumentou entre os anos 2017 e 2019. Já a taxa de mortalidade, antes da pandemia de COVID-19, registrou 4.532 óbitos em decorrência da doença, o que equivale a um coeficiente de mortalidade de 2,2 óbitos/100 mil habitantes, o mesmo coeficiente dos 2 anos anteriores.

HISTÓRIA NATURAL

Apesar de *Mycobacterium tuberculosis* e humanos coexistirem por milhares de anos, a compreensão sobre a fisiopatologia da tuberculose está em constante evolução. Atualmente, admite-se que, além do modelo clássico de formas latentes e ativas da tuberculose, a complexa dinâmica entre bactéria e hospedeiro resulta em diferentes espectros clínico-evolutivos da doença.

Não obstante, a história natural da tuberculose inicia-se com a transmissão, quando um indivíduo suscetível inala gotículas contendo o bacilo. Embora as gotículas de maior volume se depositem nas vias respiratórias superiores e sejam removidas pelos mecanismos de depuração mucociliar, gotículas menores (aproximadamente 1 a 5 μm) podem alcançar os alvéolos pulmonares dando início à infecção. Nesse ambiente, a primeira linha de defesa contra o bacilo consiste na imunidade inata, em especial os macrófagos alveolares. Os bacilos capazes de sobreviver a essa primeira linha de defesa multiplicam-se dentro dos macrófagos até rompê-los, sendo então, fagocitados por novos macrófagos alveolares. A partir desse momento ocorre disseminação linfo-hematogênica para outros locais, incluindo campos pulmonares superiores e linfonodos mediastinais. A incapacidade do sistema imune em conter a infecção inicial permite a replicação dos bacilos, evoluindo para tuberculose primária. Contudo, na maior parte das vezes, o desenvolvimento da imunidade adaptativa leva à destruição local do bacilo ou à persistência desses organismos em fase latente dentro de macrófagos. Havendo falha na vigilância imune contra o bacilo, a multiplicação bacilar recomeça e se manifesta como tuberculose pós-primária. Nesse aspecto, a marca patológica da tuberculose é a formação de granulomas em vários tecidos, sendo a tuberculose pulmonar a manifestação mais comum de tuberculose clínica em adultos.

ASPECTOS CLÍNICO-EVOLUTIVOS DA DOENÇA

A tuberculose primária ocorre quando o organismo é incapaz de produzir uma resposta imune eficaz contra o *Mycobacterium tuberculosis*. Trata-se da manifestação clínica mais frequentemente observada em crianças que foram recentemente expostas ao bacilo, em adultos com imunossupressão de qualquer natureza e em idosos. As manifestações iniciais mais comuns incluem febre e, raramente, eritema nodoso. Em seguida, há disseminação linfática com envolvimento de linfonodos mediastinais, os quais podem sofrer erosão e drenar seu conteúdo para um brônquio, causando pneumonia tuberculosa. Derrames pleurais também podem ocorrer e estão relacionados com um foco primário próximo à pleura, com acúmulo de líquido inflamatório no espaço pleural. A disseminação hematogênica resulta em tuberculose miliar e meningite tuberculosa, ou até mesmo em formas mais tardias como doença óssea, renal ou cutânea.

O pulmão é o local preferido para a multiplicação bacilar em função da alta concentração tecidual de oxigênio, justificando a predominância da doença nos lobos superiores ou nos segmentos apicais dos lobos inferiores. Na tuberculose pós-primária pulmonar, as manifestações iniciais mais específicas incluem tosse crônica, hemoptise, suores noturnos e perda de peso inexplicada. Outros sintomas também podem ocorrer, como febre, perda de apetite e mal-estar geral; contudo, esses sintomas não são específicos. O *Mycobacterium tuberculosis* pode infectar e causar doenças em virtualmente qualquer local do corpo. Nesse aspecto, quando a doença ocorre fora do parênquima pulmonar, é referida como tuberculose extrapulmonar e resulta da disseminação dos bacilos por todo o corpo durante a infecção inicial. Apesar de universal, estima-se que apenas um quarto de todos os pacientes com tuberculose desenvolve doença extrapulmonar como o único local da doença. Vale destacar, ainda, que a disseminação bacilar hematogênica (com hemocultura positiva) ou envolvimento de dois ou mais locais não contíguos é denominada tuberculose disseminada.

BASES PARA O DIAGNÓSTICO

A tuberculose permanece um desafio diagnóstico, sendo necessário alto grau de suspeição para evitar atrasos no seu tratamento. Nesse aspecto, a história clínica e o exame físico fornecem importante ponto de partida na avaliação diagnóstica da tuberculose ativa. Para tanto, de acordo com as recomendações do International Standards for Tuberculosis Care (ISTC), tosse com duração de 2 a 3 semanas deve ser usada como triagem para identificar indivíduos potencialmente infectados, justificando continuação da investigação diagnóstica. Contudo, na presença de fatores de risco para tuberculose extrapulmonar, o exame físico deve avaliar sistemas específicos que são mais comumente afetados pela tuberculose extrapulmonar, como renal, neurológico, linfático e esquelético.

A radiografia de tórax está entre os exames mais usados para a avaliação inicial e o acompanhamento da tuberculose pulmonar. Contudo, as manifestações radiográficas da tuberculose pulmonar dependem dos estágios da infecção e da doença. Portanto, o exame radiológico em pacientes com diagnóstico bacteriológico tem como principais objetivos excluir outra doença pulmonar associada, além de avaliar a extensão do acometimento e sua evolução radiológica durante o tratamento. Durante a tuberculose primária, a contenção da infecção em um granuloma pode levar à alteração focal no parênquima pulmonar, denominado lesão de Ghon, e, ocasionalmente, linfonodos calcificados nos hilos e/ou mediastino que, se vistos juntos, são denominados complexo de Ranke. Entre as manifestações radiográficas mais comuns e características da tuberculose pulmonar estão as cavitações, geralmente encontradas nos campos pulmonares superiores. Outro achado radiográfico distinto é o padrão micronodular aleatório e difuso, que é altamente específico para tuberculose miliar. Na tuberculose pós-primária as alterações radiológicas geralmente são semelhantes às apresentadas na forma primária, com predileção dos lobos superiores e segmentos superiores dos lobos inferiores.

No entanto, a radiografia de tórax não é diagnóstica, haja vista que os achados radiográficos dependem dos estágios da infecção e da doença. Nesse contexto, o exame de amostras de escarro do trato respiratório inferior é uma etapa inicial essencial na avaliação de um paciente com suspeita de tuberculose pulmonar. Para tanto, a OMS recomenda que a coleta de escarro para baciloscopia siga três etapas: (1) respirar profundamente três vezes antes da coleta; (2) tossir com força; e (3) produzir expectoração em vez de saliva. Em seguida, é recomendado que a amostra seja avaliada usando microscopia do esfregaço (pesquisa do bacilo álcool-ácido-resistente – BAAR, pelo método de Ziehl-Neelsen), teste de ácido nucleico (NAAT, do inglês *nucleic acid amplification test*) ou cultura de micobactérias, na tentativa de buscar o diagnóstico bacteriológico. Na impossibilidade de se comprovar a tuberculose por meio de exames laboratoriais, o diagnóstico clínico pode ser considerado. Não obstante, a avaliação histológica de fragmento de tecido obtido por biopsia é o método de escolha na investigação da tuberculose extrapulmonar. Nele, busca-se a identificação histológica de granuloma com necrose de caseificação, o qual é compatível com o diagnóstico de tuberculose. Aqui, vale destacar que a identificação de um granuloma sem necrose de caseificação deve ser interpretado com cautela, visto que outras doenças granulomatosas compartilham da mesma apresentação histológica.

Nos casos em que não há destruição local do bacilo pela imunidade adaptativa, a persistência desses organismos em uma fase latente dentro de macrófagos caracteriza a fase chamada infecção latente pelo *Mycobacterium tuberculosis*. Nesses casos, não há sintomas e nem transmissão da doença. Contudo, havendo falha na vigilância imune contra o bacilo, a multiplicação bacilar recomeça e se manifesta como tuberculose pós-primária. Portanto, algumas populações podem potencialmente se beneficiar da investigação desta condição, como pessoas com:

- Contato (nos últimos 2 anos) com adultos e crianças com TB pulmonar e laríngea
- HIV com número de linfócitos T CD4+ ≥ 350 cél/mm^3.

Uso de inibidores de TNF-alfa ou corticosteroides (equivalente a > 15 mg/dia de prednisona por mais de 1 mês)

- Alterações radiológicas fibróticas sugestivas de sequela de tuberculose
- Programação de terapia imunossupressora
- Silicose
- Neoplasia de cabeça e pescoço, linfomas e outras neoplasias hematológicas
- Insuficiência renal em diálise
- Diabetes melito
- Baixo peso (< 85% do peso ideal)
- Tabagistas (≥ 1 maço por dia)
- Calcificação isolada (sem fibrose) na radiografia de tórax
- Trabalho na área de saúde, no sistema prisional ou em instituições de longa permanência.

Os testes de imunodiagnóstico atuais para infecção latente pelo *Mycobacterium tuberculosis* abrangem o amplamente disponível teste cutâneo de tuberculina (PPD) e os ensaios de liberação *in vitro* de interferona-gama (IGRA, do inglês *interferona-gamma release assays*). No entanto, a etapa mais importante ao diagnosticar a infecção latente pelo *Mycobacterium tuberculosis* é primeiro garantir que o paciente não tenha tuberculose ativa.

Teste cutâneo de tuberculina

O teste cutâneo de tuberculina é utilizado para diagnóstico de infecção latente pelo *Mycobacterium tuberculosis* e pode também auxiliar o diagnóstico de tuberculose ativa em crianças. E essa é uma peculiaridade importante e que leva a erros na prática médica diária: não há evidências para utilização do teste cutâneo de tuberculina como método auxiliar no diagnóstico de TB pulmonar ou extrapulmonar no adulto. Um teste cutâneo de tuberculina positivo não confirma o diagnóstico de TB ativa, assim como um teste cutâneo de tuberculina negativo não exclui o diagnóstico.

O teste cutâneo de tuberculina é realizado após a inoculação por via intradérmica de um derivado proteico purificado do *Mycobacterium tuberculosis* (PPD, do inglês *purified protein derivative*).

No Brasil, a tuberculina utilizada é o PPD-RT 23, devendo ser aplicada no terço médio da face anterior do antebraço esquerdo, na dose de 0,1 mℓ (equivalente a duas unidades de tuberculina – UT). A solução da tuberculina deve ser conservada em temperatura entre 2 e 8°C e não deve ser exposta à luz solar direta.

A técnica de aplicação (Mantoux) e o material utilizado apresentam especificações semelhantes às usadas para a vacinação com a BCG. A injeção do líquido faz aparecer uma pequena área de limites precisos, pálida e de aspecto pontilhado, como uma casca de laranja. Todo o processo de aplicação, leitura e material utilizado são padronizados pela OMS, sendo reservado sua realização por profissionais habilitados. Vale destacar que durante o procedimento, as medidas de controle de infecção recomendadas envolvem o uso de equipamento de proteção individual (EPI): luvas, óculos de proteção e destinação adequada dos materiais perfurocortantes.

As orientações aos usuários, no momento da aplicação, devem constar das seguintes informações: em que consiste o teste cutâneo de tuberculina; quais são suas indicações; as possíveis reações locais; os cuidados até o momento da leitura e a importância do retorno para a leitura.

A leitura do teste cutâneo de tuberculina deve ser realizada entre 48 e 72 horas após a aplicação, podendo ser estendida para 96 horas, caso o paciente falte à leitura na data agendada. Deve-se medir o maior diâmetro transverso da área do endurado palpável, com régua milimetrada transparente. O resultado do teste cutâneo de tuberculina deve ser registrado em milímetros, inclusive quando não houver enduração. Nesse caso, o profissional deverá anotar: ZERO mm. Indivíduos com teste cutâneo de tuberculina documentado e resultado ≥ 5 mm não devem ser retestados, mesmo diante de uma nova exposição ao *Mycobacterium tuberculosis*.

Interpretação do teste cutâneo de tuberculina

Trata-se de um exame complementar com elevada especificidade (97%), principalmente se o indivíduo tiver recebido a vacina BCG no 1º ano de vida, como ocorre no Brasil, de acordo com o calendário vacinal. Reações falso-positivas (paciente com teste cutâneo de tuberculina positivo, porém sem infecção latente pelo *Mycobacterium tuberculosis*) ocorrem em indivíduos infectados por outras micobactérias ou vacinados com a BCG após o 1º ano de vida (neste caso, a reação à vacina é maior e mais duradoura).

Porém, após 10 anos desde a vacinação, apenas 1% dos resultados falso-positivos pode ser atribuído à BCG. Isso significa que, em adolescentes e adultos não revacinados, o teste cutâneo de tuberculina com resultado positivo pode ser considerado como infecção latente pelo *Mycobacterium tuberculosis*.

Por outro lado, a sensibilidade do teste é de 77%, o que deixa margem para ocorrência para 23% de reações falso-negativas (paciente com infecção latente pelo *Mycobacterium tuberculosis* e com teste cutâneo de tuberculina com resultado negativo), sendo as principais condições associadas a esse erro sistemático: má conservação do PPD, leitor inexperiente ou com vício de leitura, TB grave ou disseminada, doenças infecciosas agudas virais, bacterianas ou fúngicas, imunodepressão avançada (AIDS, uso de corticosteroides, outros imunossupressores e quimioterápicos), vacinação com vírus vivos em período menor que 15 dias, neoplasias (principalmente cabeça e pescoço) e doenças linfoproliferativas, desnutrição, diabetes melito, insuficiência renal e outras condições metabólicas, gravidez, crianças com menos de 3 meses, idosos (> 65 anos) e febre durante o período da realização do teste cutâneo de tuberculina e nas horas que o sucedem.

Ensaio de liberação *in-vitro* de interferona-gama

Os ensaios de liberação *in-vitro* de interferona-gama (IGRA) são uma opção à prova tuberculínica como exame complementar na detecção de infecção latente pelo *Mycobacterium tuberculosis*. A premissa desses ensaios é a de que, após o contato com o *Mycobacterium tuberculosis*, o indivíduo terá suas células sensibilizadas levando à produção de altos níveis de interferona-gama. Esses ensaios são capazes de determinar especificamente a infecção pelo *Mycobacterium tuberculosis*, excluindo as cepas que compõe a BCG e outras micobactérias ambientais.

Os dois principais testes de IGRA são o QuantiFERON®-TB Gold in tube e o T-SPOT® TB. O QuantiFERON quantifica, por meio de um ensaio imunoenzimático (ELISA), os níveis de interferona-gama liberado pelas células T de memória após estimulação de sangue total com os antígenos específicos do *Mycobacterium tuberculosis*. O T-SPOT é um método imunoenzimático simplificado (ELISPOT) que quantifica células T efetoras específicas ativadas após exposição aos antígenos do *Mycobacterium tuberculosis*.

A grande vantagem do IGRA em relação ao teste cutâneo da tuberculina é não sofrer influência da vacinação prévia com BCG ou infecção prévia por micobactérias não tuberculosas, elevando a especificidade diagnóstica. As desvantagens são: frequência aumentada de resultados indeterminados, elevado custo, necessidade de coleta de sangue em laboratório bem equipado para manutenção da viabilidade dos linfócitos. Até o momento esta tecnologia não está incorporada ao Sistema Único de Saúde (SUS).

Teste Xpert MTB/RIF

Os métodos convencionais para o diagnóstico bacteriológico, como a microscopia do esfregaço pelo método de Ziehl-Neelsen e cultura para micobactérias, apresentam baixo desempenho diagnóstico geral. A baciloscopia de escarro para BAAR é limitada por sua baixa sensibilidade (cerca de 40%), enquanto as culturas para micobactérias apresentam resultados superiores (em torno de 86%), embora demorem 6 a 8 semanas para o diagnóstico. Nesse contexto, o teste Xpert MTB/RIF (GeneXpert; Cepheid, Sunnyvale, CA, EUA) tem emergido como uma importante ferramenta para melhorar a precisão do diagnóstico, permitindo a instituição precoce do tratamento adequado.

O teste Xpert MTB/RIF é um teste de ácido nucleico automatizado em cartucho, que usa PCR quantitativo semianinhado em tempo real para detectar o *Mycobacterium tuberculosis* e resistência à rifampicina. Trata-se de um teste molecular rápido (com tempo para resultado inferior a duas horas) que combina alto desempenho diagnóstico com segurança, de baixo custo e complexidade. Atualmente, uma variedade de amostras clínicas pode ser analisada com o teste, incluindo escarro, líquido pleural, urina, líquido cefalorraquidiano, aspirado traqueal e lavado broncoalveolar.

A implantação desse teste no Brasil foi iniciada pelo Ministério da Saúde em 2014, e faz parte do conjunto de ações desenvolvidas na primeira fase de execução do Plano Nacional pelo Fim da Tuberculose (2017-2020).

Princípios do tratamento

Por sua facilidade posológica, o tratamento quase sempre pode ser administrado em regime ambulatorial. Recomenda-se o tratamento observado diretamente (TOD), a fim de assegurar a regularidade no uso dos medicamentos. As normas brasileiras sugerem que o paciente tenha, no mínimo, 24 tomadas observadas na fase de ataque e 48 na fase de manutenção. O paciente pode ir ao serviço para receber a medicação ou o profissional de saúde pode ir ao domicílio para observação da ingesta dos medicamentos.

A partir de 2009, o Programa Nacional de Controle da Tuberculose (PNCT) estabeleceu o sistema de tratamento para TB composto por quatro fármacos: rifampicina (R), isoniazida (H), pirazinamida (Z) e etambutol (E). O acréscimo do E na fase intensiva de tratamento (dois primeiros meses) ocorreu após evidência de aumento da resistência primária à isoniazida (de 4,4% para 6,0%) em Inquérito Nacional de Resistência aos Medicamentos Antituberculose. As drogas do esquema RHZE (dois meses iniciais) e RH (quatro meses subsequentes) são contidas em um único comprimido, cuja dose deve ser ajustada de acordo com o peso do paciente em cada fase, como mostrado na Tabelas 59.1 e 59.2, a seguir. Em todos os esquemas, a administração é diária e recomenda-se ainda o uso concomitante de piridoxina (50 mg/dia) durante o tratamento, para profilaxia da toxicidade neurológica da isoniazida. Crianças menores de 5 anos com dificuldade para deglutir comprimidos podem usar os fármacos em xarope ou suspensão.

Este é o esquema padronizado no Brasil para casos novos de tuberculose pulmonar e extrapulmonar ativa em adultos e adolescentes, infectados ou não pelo HIV, retratamento por recidiva ou após abandono, exceto a forma meningoencefálica. Nessa condição, associa-se prednisona oral (1 a 2 mg/kg/dia) por 4 semanas ou dexametasona intravenoso nos casos graves (0,3 a 0,4 mg/kg/dia), por 4 a 8 semanas, com redução gradual da dose nas 4 semanas subsequentes. A fase de manutenção é aumentada para 7 meses, mantendo-se a mesma posologia.

Na impossibilidade de administrar algum dos fármacos que compõem o esquema de tratamento para tuberculose em decorrência de evento adverso grave ou intolerância, o fármaco em questão deve ser descontinuado e o novo esquema composto, como ilustrado na Tabela 59.3.

As doses a serem utilizadas nos esquemas estão listadas na Tabela 59.4.

Situações especiais

Gravidez e lactação

O esquema com RHZE pode ser administrado nas doses habituais para gestantes e recomenda-se o uso de piridoxina (50 mg/dia) durante a gestação, pelo risco de toxicidade neurológica (por causa da isoniazida) no recém-nascido. A estreptomicina é contraindicada nesse período por seu potencial de ototoxicidade no feto.

A maioria dos fármacos antituberculose-tuberculose é encontrada no leite materno em pequenas concentrações, incapazes de produzir toxicidade em lactentes. Portanto, não há contraindicação à amamentação, desde que a mãe não seja portadora de mastite tuberculosa. É recomendável, entretanto, que ela faça uso de máscara cirúrgica ao amamentar e cuidar da criança.

Os níveis dessas substâncias no leite materno, porém, não são adequados para prevenir a transmissão de TB para a criança. Assim, preconiza-se o uso de isoniazida profilática pelo recém-nascido durante pelo menos 3 meses após a mãe ser considerada não bacilífera. Deve-se adiar a vacinação do recém-nascido com o Bacillus Calmette-Guérin (BCG) até o fim da profilaxia com isoniazida.

Doença Renal Crônica (DRC)

Rifampicina e isoniazida, com excreção predominantemente hepática, não necessitam ajuste de dose em pacientes com DRC. Etambutol e pirazinamida tem concentração sérica aumentada conforme redução do *clearance* de creatinina, podendo necessitar dose menor e/ou intervalo maior entre as doses (Tabela 59.5). Nessa situação, é recomendável que apresentações separadas de rifampicina, isoniazida, pirazinamida e etambutol sejam administradas. Em pacientes dialíticos, os fármacos devem ser administrados logo após a diálise.

Hepatopatia

Nos dois primeiros meses após início do tratamento pode haver elevação assintomática e transitória dos níveis séricos de alanina aminotransferase (ALT) e aspartato transaminase (AST), seguida de normalização espontânea, sem qualquer manifestação clínica ou necessidade de interrupção e alteração do esquema terapêutico. Todavia, se os valores das enzimas atingirem três vezes o valor normal na presença de sintomas, ou cinco vezes independente de sintomas, deve-se interromper o tratamento e reintroduzir de forma escalonada o esquema básico: rifampicina + etambutol, seguidos pela isoniazida e, por último, a pirazinamida, com intervalo de 3 a 7 dias entre elas. A reintrodução de cada fármaco deve ser precedida de análise da função hepática. A mesma conduta deve ser implementada na ocorrência de icterícia. Uma vez definido o fármaco responsável pela hepatotoxicidade deve-se promover sua substituição de acordo com o esquema proposto na Tabela 59.3. O tempo de tratamento será considerado a partir da data em que for possível retomar o esquema completo.

Hepatopatia subjacente à TB pode aumentar o risco de hepatotoxicidade dos tuberculostáticos, magnificada pela interação entre esses fármacos. Nos casos de doença hepática prévia deve-se antes definir a existência ou não de cirrose. Na presença de cirrose hepática indica-se um tratamento intensivo com estreptomicina, etambutol e quinolona (ofloxacino ou levofloxacino) por 3 meses, seguido de manutenção com etambutol e quinolona durante 9 meses. Na presença de hepatopatia crônica sem cirrose com lesão hepatocítica, operacionalmente definida por valores de ALT e AST três vezes maior que o normal, está indicado uso de esquemas alternativos. Se ALT e AST forem menores que três vezes, utilizar o esquema básico. (Tabela 59.6).

Pacientes infectados pelo HIV

Estima-se que 33 a 50% dos indivíduos infectados com HIV em todo o mundo são coinfectados com o *Mycobacterium tuberculosis*. A infecção pelo HIV é forte fator de risco para o desenvolvimento da TB ativa em pessoas com infecção latente pelo bacilo. Em alguns países do continente africano, a TB é a infecção oportunista mais comumente associada ao HIV. Segundo o *Global Tuberculosis Report 2020 – OMS*,

TABELA 59.1 Esquema básico para adultos e adolescentes (> 10 anos).

RHZE 150/75/400/275 mg (comprimidos em doses fixas combinadas)	20 a 35 kg	2 comprimidos	2 meses (fase intensiva)
	36 a 50 kg	3 comprimidos	
	51 a 70 kg	4 comprimidos	
	Acima de 70 kg	5 comprimidos	
RH 300/150 mg ou 150/75 mg (comprimidos em doses fixas combinadas)	20 a 35 kg	1 comp 300/150 mg ou 2 comp 150/75 mg	4 meses (fase de manutenção)
	36 a 50 kg	1 comp 300/150 mg + 1 comp de 150/75 mg ou 3 comp 150/75 mg	
	51 a 70 kg	2 comp 300/150 mg ou 4 comp 150/75 mg	
	Acima de 70 kg	2 comp 300/150 mg + 1 comp de 150/75 mg ou 5 comp 150/75 mg	

Fonte: Ministério da Saúde do Brasil, 2019.

em 2019, cerca de 10,0 milhões (variação, 8,9 a 11,0 milhões) de pessoas adoeceram com TB, e 8,2% eram pessoas vivendo com HIV. A incidência global de TB expressa por 100 pessoas-ano com HIV foi de 2,1% (variação, 1,9 a 2,4%), e o risco de desenvolver TB entre pessoas vivendo com HIV foi estimado em 18 (variação, 15 a 21) vezes maior que no resto da população global.

A maioria dos casos de coinfecção representa reativação de TB latente, ocorrendo com número de linfócitos T CD4+ mais elevado que em outras infecções oportunistas, devido à virulência do bacilo. Fração significativamente maior de indivíduos infectados pelo HIV desenvolve TB primária progressiva, especialmente na fase de imunodeficiência avançada.

O mecanismo de suscetibilidade aumentada à infecção pelo *Mycobacterium tuberculosis* em pessoas infectadas pelo HIV não é completamente compreendido. O número de linfócitos T CD4+ não é indicador confiável de risco aumentado dessa infecção. No entanto,

TABELA 59.2 Esquema básico para crianças (< 10 anos).

		Peso do paciente			
Fase	Fármacos	Até 20 kg (mg/kg/dia)	21 a 35 kg (mg/dia)	36 a 45 kg (mg/dia)	> 45 kg (mg/dia)
Intensiva[1] (2 meses)	R	10	300	450	600
	H	10	200	300	400
	Z	35	1.000	1.500	2.000
Manutenção[1] (4 meses)	R	10	300	450	600
	H	10	200	300	400

[1]Recomenda-se o uso de piridoxina (50 mg/dia) durante o tratamento em função da toxicidade neurológica causada pela isoniazida. Observação: o esquema para a forma meningoencefálica da TB em crianças é o mesmo do esquema básico, prologando-se a fase de manutenção: 2RHZE/6RH.

TABELA 59.3 Esquemas especiais para substituição dos fármacos.

Intolerância medicamentosa	Esquema especial
Rifampicina	2 HZES/10 HE
Isoniazida	2RZES/4RE
Pirazinamida	2RHE/7RH
Etambutol	2RHZ/4RH

S: estreptomicina.

TABELA 59.4 Dosagem dos fármacos em esquemas especiais.

	Doses por peso		
Fármaco	20 a 35 kg	36 a 50 kg	> 50 kg
Rifampicina 300 mg	1 cápsula	1 a 2 cápsulas	2 cápsulas
Isoniazida 100 mg	2 comprimidos	2 a 3 comprimidos	3 comprimidos
Rifampicina + Isoniazida 300/200 mg e 150/75 mg	1 comprimido 300/200 mg	1 comprimido 300/200 mg + 1 comprimido 150/75 mg	2 comprimidos 300/200 mg
Pirazinamida 500 mg	2 comprimidos	2 a 3 comprimidos	3 comprimidos
Etambutol 400 mg	1 a 2 comprimidos	2 a 3 comprimidos	3 comprimidos
Estreptomicina 1.000 mg	Meia ampola	1 ampola	1 ampola

TABELA 59.5 Ajuste das doses dos fármacos em insuficiência renal crônica.

		Clearance de creatinina		
Medicamento	Correção	> 50	50 a 10	< 10
Rifampicina	Nenhuma	100%	100%	100%
Isoniazida	Dose	100%	75 a 100%	50%
Pirazinamida	Intervalo	24 h	24 h	48 a 72 h
Etambutol	Dose	100%	50 a 100%	25 a 50%
Estreptomicina	Intervalo	24 h	24 a 72 h	72 a 96 h

TABELA 59.6 Esquemas especiais nas hepatopatias crônicas.

Com cirrose	–	3SEO/9EO[1]
Sem cirrose	ALT/AST > 3 vezes LSN	2SRE/7RE 2SHE/10 HE 3SEO/9EO
	ALT/AST < 3 vezes LSN	Esquema básico

[1]Ofloxacino (O) é a quinolona indicada; todavia, pode ser substituído pelo levofloxacino. Para pacientes acima de 50 kg: ofloxacino 800 mg/dia; levofloxacino 750 mg/dia. ALT: alanina aminotransferase; AST: aspartato transaminase; LSN: limite superior do intervalo normal.

sabe-se que quando esses linfócitos são superiores a 350 cél/mm^3, a apresentação clínica é semelhante à de pessoas não infectadas: doença pulmonar isolada, com focos apicais de consolidação e, ocasionalmente, cavitação. Com o avanço da imunossupressão, há aumento da incidência de manifestações atípicas, como doença pulmonar difusa sem cavitação, adenopatia hilar ou difusa, TB miliar e infecção extrapulmonar (até 70% dos casos).

O tratamento da TB associada ao HIV é complicado pelas interações medicamentosas dos fármacos tuberculostáticos com o tratamento antirretroviral, que podem alterar significativamente tanto as concentrações dos antirretrovirais quanto dos tuberculostáticos.

As rifamicinas interagem consideravelmente com os inibidores de protease. Dentre eles, a rifampicina é o fármaco que tem maior quantidade de interações, seguido de rifapentina (intermediária) e rifabutina (mínima). A rifampicina é contraindicada para uso associada a inibidores de protease (saquinavir, indinavir, nelfinavir, fosamprenavir, atazanavir, darunavir, tipranavir). A rifampicina reduz modestamente os níveis plasmáticos de efavirenz e não parece alterar sua eficácia antiviral, podendo ambos serem administrados concomitantemente. A dose de efavirenz pode permanecer de 600 mg/dia com bons desfechos. Maraviroque pode ser usado com rifampicina, desde que a dose seja aumentada para 600 mg, 2 vezes/dia. Raltegravir pode ser utilizado sem alteração de dose, enquanto dolutegravir, por ter mais interação com rifampicina, necessita ser usado em dose dobrada, 50 mg, cada 12 horas.

A partir do estudo de Dooley *et al.* (2019) observou-se que dolutegravir 50 mg, 2 vezes/dia, é bem tolerado, com eficácia virológica e aumento do número de linfócitos T CD4+ equivalentes ao efavirenz em adultos coinfectados HIV-TB com uso concomitante de rifampicina. A utilização desse esquema passou a ser o esquema recomendado pela OMS (OMS, 2018) e protocolos em norte-americanos e europeu (EUA, 2019; EACS, 2018), além de ser mais custo-efetivo para o Ministério da Saúde.

O tratamento antirretroviral deve ser iniciado em até 2 semanas do início do tratamento para tuberculose para reduzir a mortalidade dessa coinfecção e o risco da síndrome de reconstituição imune. Sempre que possível, utilizar o mesmo esquema antituberculose recomendado para não infectados pelo HIV.

Resistência aos fármacos antituberculose

A resistência bacilar é, *a priori*, um fenômeno provocado principalmente pelo uso inadequado de antimicrobianos. Segundo dados do Ministério da Saúde, entre 2015 e 2020, foram diagnosticados 7.749 casos de TB drogarresistente, com concentração dos casos nas capitais (53%). Nesse período, vale destacar a estabilidade no padrão de resistência dos casos novos de tuberculose drogarresistente, com 5.384 (69,5%) casos apresentando resistência a múltiplas drogas ou à rifampicina, 1.731 (22,4%) com monorresistência, 542 (7,0%) com polirresistência e 92 (1,2%) com resistência extensiva. Contudo, o Plano Nacional pelo Fim da Tuberculose como Problema de Saúde Pública – Estratégias para 2021-2025 destaca que, em 2020, a cultura de escarro foi realizada em menos da metade (31,7%) dos casos de retratamento e em cerca de 45,0% dos contatos identificados de casos novos de tuberculose pulmonar com confirmação laboratorial.

A OMS aponta em seu relatório de 2021 que o controle da resistência bacilar requer: (1) aumento da proporção de pessoas com TB detectadas e, destas, da proporção nas quais a TB é bacteriologicamente confirmada; (2) maior percentual de pessoas com tuberculose bacteriologicamente confirmada testadas para resistência aos medicamentos; e (3) maior identificação de pessoas com resistência a múltiplas drogas ou à rifampicina. Para tanto, o teste Xpert MTB/RIF (Cepheid, Sunnyvale, CA, EUA), que pode detectar material genético de *Mycobacterium tuberculosis* juntamente com mutações que causam resistência à rifampicina, é o teste de diagnóstico genotípico de escolha.

O teste de sensibilidade permite identificar quatro padrões de resistência bacilar:

- Monorresistência (resistência a um fármaco)
- Polirresistência (resistência a dois ou mais fármacos, exceto à associação RH)
- Multidrogarresistente – MDR (resistência a pelo menos R e H)
- Resistência extensiva – XDR (resistência a R e H, acrescida de resistência à quinolona e a um fármaco injetável de segunda linha, como amicacina, canamicina ou capreomicina).

Tuberculose resistente

Identificando-se monorresistência à rifampicina ou à isoniazida durante a fase intensiva do esquema básico, deve-se recomeçar o tratamento com um novo esquema (Tabela 59.7).

Se for identificada durante a fase de manutenção, deve-se prorrogar o uso de RH na segunda fase para 7 meses. Em caso de adesão duvidosa ao tratamento, persistência de sinais e sintomas, demora na negativação bacteriológica ou sua persistência e imagem radiológica de enfermidade em atividade, reiniciar com novo esquema.

Para os casos portadores de bacilos polirresistentes, deve-se reiniciar novo esquema conforme as indicações descritas na Tabela 59.7.

O tratamento da multirresistência deve ser individualizado e composto por pelo menos quatro fármacos, com atividade efetiva evidenciada no antibiograma, que, preferencialmente, não tenham sido utilizados anteriormente. A Tabela 59.8 apresenta o esquema recomendado pelo Ministério da Saúde para tratamento de TB-MDR.

As dificuldades para o tratamento de TB-XDR decorrem da limitação de fármacos e da probabilidade de resistência cruzada entre eles. O Ministério da Saúde recomenda usar qualquer fármaco do

TABELA 59.7 Esquema indicado no caso de monorresistência ou polirresistência.

Resistência	Esquema
Isoniazida	4RZES/4RE
Rifampicina	2 HZES/10 HE
Isoniazida e pirazinamida	2RESQ/7REQ
Isoniazida e etambutol	2RZSQ/7RQ
Rifampicina e pirazinamida	3 HESQ/9 HEQ
Rifampicina e etambutol	3 HZSQ/12 HQ
Isoniazida, pirazinamida e etambutol	3RSQT/12RQT

R: rifampicina; Z: pirazinamida; E: etambutol; S: estreptomicina; H: isoniazida, Q: quinolona; T: terizidona.

TABELA 59.8 Esquema para tratamento TB-MDR.

Fase	Fármaco	Doses por faixa de peso		
		20 a 35 kg	36 a 50 kg	> 50 kg
Intensiva[1] S_5ELZT (2 meses)	Estreptomicina (S)	500 mg/dia	750 a 1.000 mg/dia	1.000 mg/dia
	Etambutol (E)	400 a 800 mg/dia	800 a 1.200 mg/dia	1.200 mg/dia
	Levofloxacino (ℓ)	250 a 500 mg/dia	500 a 750 mg/dia	750 mg/dia
	Pirazinamida (Z)	1.000 mg/dia	1.500 mg/dia	1.500 mg/dia
	Terizidona (T)	500 mg/dia	750 mg/dia	750 a 1.000 mg/dia
Intensiva[2] S_3ELZT (4 meses)	Estreptomicina	500 mg/dia	750 a 1.000 mg/dia	1.000 mg/dia
	Etambutol	400 a 800 mg/dia	800 a 1.200 mg/dia	1.200 mg/dia
	Levofloxacino	250 a 500 mg/dia	500 a 750 mg/dia	750 mg/dia
	Pirazinamida	1.000 mg/dia	1.500 mg/dia	1.500 mg/dia
	Terizidona	500 mg/dia	750 mg/dia	750 a 1.000 mg/dia
Manutenção ELT (12 meses)	Etambutol	400 a 800 mg/dia	800 a 1.200 mg/dia	1.200 mg/dia
	Levofloxacino	250 a 500 mg/dia	500 a 750 mg/dia	750 mg/dia
	Terizidona	500 mg/dia	750 mg/dia	750 a 1.000 mg/dia

A estreptomicina não deve ser utilizada em pacientes com história de uso prévio para tratamento de TB, independentemente do resultado do teste de sensibilidade. Nessa situação, recomenda-se o uso da amicacina nas mesmas doses e frequência. Em maiores de 60 anos, a estreptomicina deve ser administrada na dose máxima de 500 mg/dia. A adesão ao tratamento deve ser verificada em todas as suspeitas de falência, concomitantemente à solicitação de cultura e TS. Todos os casos que serão acompanhados em Unidades de Referência em razão do uso de esquemas especiais ou de esquemas para resistências deverão, preferencialmente, receber a supervisão do tratamento nas Unidade de Atenção Básica (supervisão compartilhada).

grupo (RHZE) com eficácia comprovada, associado a fármacos injetáveis, de segunda linha, fluoroquinolonas respiratórias e fármacos de eficácia menor.

Tuberculose latente

A infecção latente por *Mycobacterium tuberculosis* é caracterizada pela ausência de sintomas clínicos, alterações radiológicas ou evidências microbiológicas. A evidência de infecção latente com risco de evolução para doença ativa se baseia no teste cutâneo de tuberculina ou no IGRA. Ambos os testes são moderadamente sensíveis e, em países com baixa prevalência da infecção, são altamente específicos.

O ponto de corte do teste tuberculínico, acima do qual é indicada quimioprofilaxia, varia de acordo com o grupo de pacientes:

- 5 mm: infectado pelo HIV, contato próximo com pacientes bacilíferos, fibrose pulmonar, imunossupressão (prednisona > 15 mg/dia durante > 1 ano)
- 10 mm: imigrante recente de área endêmica, usuário de drogas ilícitas, trabalho/moradia em prisão, morador de casa de repouso, hospitalizado, diabético, paciente com doença renal crônica (DRC), com perda ponderal significativa, crianças < 4 anos
- 15 mm: todos os demais casos.

O esquema de quimioprofilaxia para adultos e crianças encontra-se na Tabela 59.9.

As características farmacológicas dos medicamentos, seus efeitos adversos e posologia são aspectos importantes do tratamento da tuberculose e do reconhecimento e manuseio de toxicidade, conforme ilustra a Tabela 59.10.

Novas opções de tratamento

A quimioterapia antituberculosa continua sendo a pedra angular no controle da TB. Todavia, o tratamento da TB é complexo, requer ao menos 6 meses, sendo associado a toxicidade e interações medicamentosas. Não obstante, medicamentos antituberculose são incapazes de erradicar totalmente o bacilo, em função de sua relativa inatividade contra bacilos quiescentes, particularmente aqueles restritos em granulomas pulmonares. O tratamento da TB-MDR é ainda mais complexo e requer o uso de fármacos com toxicidade crescente, custo elevado, menor eficácia e maior duração.

O pipeline atual da quimioterapia antituberculosa é composto por sete fármacos em estudos de fase 2 a 3. Três novos fármacos (bedaquilina, delamanida e pretomanida) estão em estudos de fase 3, tendo recebido aprovações aceleradas para tuberculose MDR com base nos dados de estudos fase 2

- Bedaquilina (TMC207): é uma diarilquinolina (uma classe de fármaco não relacionada com fluoroquinolonas) com mecanismo de ação que envolve a inibição da ATP sintase micobacteriana. Embora seja um substrato da enzima metabolizadora CYP3A, não se antecipam interações medicamentosas com agentes antirretrovirais porque a bedaquilina é metabolizada apenas pelo CYP3A e não induz ou inibe a enzima. No entanto, o fármaco apresenta meia-vida muito longa, permanecendo dúvidas sobre sua segurança a longo prazo e tolerabilidade
- Delamanida (OPC-67683) e pretomanida (PA-824): são a nova geração de nitroimidazóis com potente atividade contra tuberculose suscetível ou resistente a fármacos *in vitro*. Em pacientes com TB pulmonar, a adição de pirazinamida à pretomanida ou bedaquilina aumentou significativamente a atividade bactericida precoce de ambos os fármacos. Contudo, tanto a delamanida como a bedaquilina podem provocar prolongamento do intervalo QT no eletrocardiograma, e, portanto, há preocupação com sua coadministração. Delamanida parece estar desprovida de interações clinicamente relevantes com a terapia antirretroviral, o que pode torná-la um agente atraente para uso em indivíduos coinfectados com HIV/TB
- Sutezolida (PNU-100480) e AZD5847: assim como a linezolida, pertencem à classe de oxazolidinonas de antibióticos. O seu mecanismo de ação impede o início da síntese de proteínas por ligação ao RNA 23S na subunidade ribossômico 50S de bactérias. A adição de sutezolida a um esquema padrão produziu queda de 2 log de carga bacilar em modelo animal, apresentando sinergismo com rifampicina. Porém, esses resultados não foram reproduzidos em um estudo em seres humanos com duração de 2 semanas. Dados iniciais da atividade antimicobacteriana de AZD5847 em pacientes com tuberculose pulmonar indicam modesta atividade bactericida precoce no escarro de pacientes com tuberculose pulmonar
- SQ109: uma 1,2-etilenodiamina, é um análogo de etambutol. O fármaco é ativo contra bacilos fármaco-suscetíveis ou resistentes, tendo como alvo o transportador micobacteriano de ácido micólico (MmpL3) e inibindo especificamente a síntese de proteínas. *In vitro*, tem alguns efeitos sinérgicos com bedaquilina e interações favoráveis com sutezolida. Atualmente, encontra-se em estudos fase 2
- Benzotiazinonas: nova classe de fármacos antituberculose, em desenvolvimento pré-clínico, cujo mecanismo de ação ocorre por meio de inibição da síntese de precursores dos arabinanos da parede celular micobacteriana.

Recentemente, foi apresentado no 11th International AIDS Society Conference on HIV Science (IAS 2021) os resultados dos estudos TB-PRACTECAL e ZeNix. O estudo TB-PRACTECAL, que avaliou diferentes esquemas de tratamento para MDR-TB, teve o recrutamento encerrado precocemente, pois as análises preliminares do desfecho primário (falha do tratamento, morte, descontinuação do tratamento, recorrência de TB ou perda de acompanhamento) favoreceu fortemente o PRACTECAL-1 (bedaquilina, pretomanida, linezolida, moxifloxacino por 24 semanas), impulsionado por altas taxas de descontinuações de tratamento no grupo controle. Aproximadamente, 25% dos participantes eram coinfectados com HIV. O estudo ZeNix avaliou esquemas de tratamento para XDR/MDR-TB compreendendo 6 meses de bedaquilina e pretomanida associado a doses e durações variadas de linezolida diária (1.200 mg por 6 meses, 1.200 mg por 2 meses, 600 mg por 6 meses, 600 mg por 2 meses). Altas taxas de sucesso do desfecho primário de cura livre de recidiva foram observadas para todos os esquemas em uma coorte com 19,9% de coinfectados pelo HIV.

TABELA 59.9 Esquema de quimioprofilaxia para TB proposto pelo PNCT do Brasil.

Adultos HIV-soronegativos	Adultos HIV-soropositivos	Crianças < 18 anos
Isoniazida 5 mg/kg (máx. 300 mg), 1 vez/dia, 9 meses Vitamina B_6, 50 mg, 1 vez/dia Alternativa: rifampicina 10 a 20 mg/kg (máx. 600 mg), 1 vez/dia, 4 meses	Isoniazida 5 mg/kg (máx. 300 mg), 1 vez/dia, 9 meses	Isoniazida 10 a 20 mg/kg (máx. 300 mg), 1 vez/dia, 9 meses

TABELA 59.10 Características farmacológicas dos fármacos utilizados no tratamento da tuberculose.

Fármacos	Farmacocinética	Precauções	Gravidez e lactação	Efeitos adversos	Doses
Etambutol	Boa distribuição, com baixa concentração no LCR (penetração de 10 a 50% quando as meninges estão inflamadas). Eliminação em sua forma ativa por via renal. Até 15% são metabolizados no fígado. Meia-vida de 3 a 4 h, aumentada nos casos de insuficiência renal	Contraindicado em casos de neurite óptica e insuficiência renal avançada	Dose máxima de 15 mg/kg/dia; sem anormalidades congênitas documentadas. Sem efeitos adversos conhecidos em lactentes	Toxicidade ocular dose-dependente é incomum (< 1%) com a dose de 15 mg/kg/dia, 5% com 25 mg/kg/dia. Redução da excreção de ácido úrico, que pode causar hiperuricemia e crises de gota em pacientes suscetíveis. Outros eventos incluem: alterações gastrintestinais, neuropatia periférica, erupção cutânea, tontura, confusão mental e trombocitopenia	Adultos: 15 a 20 mg/kg/dia, em dose única, VO. Idosos: não ultrapassar 15 mg/kg/dia Crianças: 15 a 25 mg/kg/dia, em dose única, VO; não exceder 1.000 mg/dia Se houver insuficiência renal com ClCr < 10 mℓ/min, 15 mg/kg a cada 48 h
Isoniazida	Absorção reduzida por alimentos e antiácidos. Biodisponibilidade reduzida pelo metabolismo de primeira passagem. Distribuição ampla, com boa penetração no LCR. Metabolismo hepático e excreção urinária sob a forma de metabólitos inativos e princípio ativo não metabolizado. Meia-vida variável de 1 a 6 h	Estados de hipersensibilidade prévia à isoniazida; doença hepática preexistente; epilepsia e porfiria	Não há efeitos adversos documentados em fetos. Alta concentração no leite materno, mas com baixo risco de complicações. É recomendável monitorar o lactente, em especial se houver deficiência de piridoxina concomitantemente	Elevação transitória de enzimas hepáticas de 10 a 20% dos pacientes. Risco de hepatotoxicidade maior em idosos, mulheres, doença hepática preexistente e uso concomitante de outros fármacos hepatotóxicos ou álcool. Neurotoxicidade dose-dependente: neuropatia periférica em exposição crônica; convulsões; psicose; ataxia e neurite óptica em exposição aguda. Utilizam-se doses elevadas de pirodoxina para reverter a neurotoxicidade, e recomenda-se a suplementação profilática de piridoxina, 10 a 50 mg/dia. Eventos hematológicos incluem anemia sideroblástica responsiva à suplementação de piridoxina, anemia hemolítica, trombocitopenia, neutropenia e, raramente, anemia aplásica. Até 20% dos pacientes podem produzir anticorpos antinucleares, e em pequena porcentagem destes pode ocorrer lúpus fármaco-induzido. Envolvimento renal é raro, nefrite intersticial resolve com a suspensão do fármaco. Ocorre erupção cutânea em 2% dos pacientes; pode ocorrer dermatite semelhante à pelagra em desnutridos, e respondendo à suplementação de niacina; erupções cutâneas acneiformes são comuns. Podem ocorrer sintomas gastrintestinais leves a moderados	Adultos: 5 mg/kg/dia, em dose única (máx. 300 mg/dia) ou 10 a 15 mg/kg 3 vezes/semana (máx. 900 mg) Crianças: 5 a 10 mg/kg/dia e até 15 mg/kg/dia em casos de TB meníngea ou miliar (máx. 300 mg), ou 10 a 15 mg/kg 3 vezes/semana
Levofloxacino	Absorção completa na ausência de cátions divalentes concomitantes, com ampla distribuição tecidual. Concentrações no LCR de 30 a 50% quando as meninges estão inflamadas. Excreção urinária não metabolizada	Contraindicado em casos de hipersensibilidade às fluoroquinolonas. Uso parcimonioso em pacientes com epilepsia, distúrbios do SNC, hepático e renal e porfiria. Evitar uso em pacientes com QTc longo	Uso não recomendado durante gravidez e amamentação, pelo risco de artropatia	Sintomas gastrintestinais são frequentes. Colite pseudomembranosa já foi descrita, mas raramente ocorre. Cefaleia, tontura, insônia, tremor, agitação, confusão mental e alucinações podem ocorrer mais comumente em idosos	Adultos: 750 mg/dia Crianças: 7,5 a 10 mg/kg/dia (máx. 750 mg) Se insuficiência renal ClCr < 30 mℓ/min, 750 a 1.000 mg 3 vezes/semana
Ofloxacino	Absorção completa na ausência de cátions divalentes concomitantes, com ampla distribuição tecidual. Concentrações no LCR de 65 a 80% quando as meninges estão inflamadas. Excreção urinária não metabolizada via filtração glomerular e secreção tubular ativa	Contraindicado em casos de hipersensibilidade às fluoroquinolonas. Uso parcimonioso em pacientes com epilepsia, distúrbios do SNC, hepático e renal e porfiria. Evitar uso em pacientes com QTc longo	Uso não recomendado durante gravidez e amamentação, pelo risco de artropatia	Sintomas gastrintestinais são frequentes. Colite pseudomembranosa já foi descrita, mas raramente ocorre. Cefaleia, tontura, insônia, tremor, agitação, confusão mental e alucinações podem ocorrer mais comumente em idosos	Adultos: 800 mg/dia ou 400 mg 12/12 h Crianças: 15 a 20 mg/kg dose única ou a cada 12 h (máx. 800 mg/dia) Se insuficiência renal ClCr < 30 mℓ/min, 800 mg 3 vezes/semana

Pirazinamida	Rápida absorção e ampla distribuição. Concentração LCR similar à plasmática. Metabolismo hepático com eliminação de 4 a 14% inalterada na urina. Meia-vida de 9 a 10 h	Contraindicada em casos de lesão hepática grave ou porfiria. Atenção especial nos casos de gota, diabetes, insuficiência renal, hipersensibilidade. Recomenda-se monitoramento de função hepática e ácido úrico sérico	Não há eventos adversos documentados	Hepatotoxicidade < 1% em doses ≤ 25 mg/kg/dia, com aumento de toxicidade com doses maiores. Hiperuricemia e artralgia são comuns. Sintomas gastrintestinais são comuns e aliviados com o uso concomitante a alimentos. Podem ocorrer erupção cutânea, prurido e fotossensibilidade (raramente)	Adultos e crianças: 20 a 30 mg/kg/dia (máx. 2 g/dia) Se insuficiência renal, usar doses no limite inferior recomendado, e se ClCr < 10 mℓ/min, dose reduzida a 25 mg/kg/dia 3 vezes/semana após diálise
Rifampicina	Absorção oral reduzida com alimentos. Biodisponibilidade reduzida pelo metabolismo de primeira passagem. Concentrações LCR 10 a 20%. Boa distribuição nos demais tecidos. Ligação proteica de 80 a 90%. Metabolismo hepático rápido com eliminação potencializada após repetidas doses por *feedback* de vias metabólicas. Meia-vida de 2 a 5 h, sendo prolongada se hepatopatia prévia. Excreção biliar 60 a 65%, restante urinária	Evitar em pacientes com história de hipersensibilidade. Parcimônia em casos de hepatopatia, alcoolismo ou porfiria	Vitamina K deve ser administrada ao recém-nascido pelo risco de hemorragia pós-natal. Teratogenia foi descrita em estudos experimentais com animais, mas não em humanos. Pequena concentração no leite materno, com baixo risco de eventos adversos ao lactente	Elevação de transaminases é comum, com imprevisível progressão para lesão hepática. O uso concomitante de álcool ou outras substâncias potencialmente hepatotóxicas aumenta o risco de lesão hepática. Sintomas gastrintestinais são comuns, e é aliviado com alimentação, apesar de alterar sua absorção. Reações de hipersenbilidade são comuns nos casos de uso intermitente ou irregular do fármaco. A indução do metabolismo de glicocorticoides pode precipitar insuficiência suprarrenal subaguda. Assim como a rifabutina, a rifampicina promove coloração vermelho-alaranjada de urina, lágrima e fluidos serosos corporais	Adultos: 10 mg/kg (máx. 600 mg) dose única ou 3 vezes/semana Crianças: 10 mg/kg (até 20 mg/kg nos casos de TB meníngea ou miliar, máx. 600 mg) dose única ou 3 vezes/semana IV: 10 mg/kg/dia em infusão durante 3 h (máx. 600 mg/dia) Se hepatopatia, reduzir dose para 8 mg/kg/dose
Rifabutina	Fármaco lipofílico; absorção reduzida por alimentos gordurosos; ampla distribuição intracelular. Metabolismo hepático; meia-vida de 45 h. Excreção de 5% inalterada na urina	Contraindicada em hipersensibilidade às rifamicinas ou lesão hepática/renal. Usar com cuidado na porfiria	Estudos experimentais em ratos demonstraram anormalidades fetais. Faltam estudos em humanos	Erupção cutânea, náuseas, vômitos, anorexia, dor abdominal, diarreia, cefaleia, neutropenia, trombocitopenia e anemia são comuns. Recomenda-se monitorar hemograma completo regularmente. Uveíte e opacificação corneana são preocupações em doses altas ou uso concomitante de fármacos que inibam seu metabolismo hepático. Recomenda-se orientar o paciente sobre sinais de alarme: dor ocular, hiperemia conjuntival ou redução da acuidade visual. Pode haver elevação de transaminases com baixo risco de hepatite (1%). Reações de hipersensibilidade imediata ou tardia são raros. A rifabutina promove coloração vermelho-alaranjada de urina, lágrima e fluidos serosos corporais	Adultos: 300 a 450 mg/dia Crianças: doses ainda não estabelecidas
Estreptomicina	Rápida distribuição no fluido extracelular após injeção IM Alta concentração urinária e em tecidos bem perfundidos. Penetração no LCR baixa. Eliminação por excreção renal em sua forma inalterada. Meia-vida de 2 a 3 h, prolongada em casos de disfunção renal	Contraindicada em pacientes com hipersensibilidade ao fármaco e miastenia *gravis*. Uso cauteloso em casos de insuficiência renal, déficit auditivo ou lesão vestibular	Atravessa a barreira placentária e pode causar ototoxicidade fetal. Evitar uso durante a gestação. Absorção oral baixa, logo o aleitamento materno é seguro	Ototoxicidade dose-dependente afeta função vestibular mais que a coclear, mas pode se tornar permanente. Risco aumentado em casos de lesão hepática, idosos e predisposição genética. Toxicidade renal deve-se ao acúmulo do fármaco nas células tubulares proximais. Podem ocorrer hipersensibilidade e erupção cutânea	Adultos: 15 a 20 mg/kg/dia, IM (máx. 1 g/dia); reduzida para 10 mg/kg/dia em idosos (máx. 750 mg/dia). Após a fase intensiva do tratamento, o intervalo deve ser reduzido para 2 a 3 vezes/semana Crianças: 20 a 40 mg/kg, dose única intramuscular (máx. 1 g/dia) Se insuficiência renal ClCr, 10 a 50 mℓ/min, intervalo de 24 a 72 h; ClCr < 10 mℓ/min, intervalo de 72 a 96 h

BIBLIOGRAFIA

Brasil. Ministério da Saúde. Secretaria de Vigilância em Saúde. Departamento de Vigilância das Doenças Transmissíveis. Boletim Epidemiológico. Brasília: Ministério da Saúde, Mar. 2021.

Brasil. Ministério da Saúde. Secretaria de Vigilância em Saúde. Departamento de Vigilância das Doenças Transmissíveis. Manual de Recomendações para o Controle da Tuberculose no Brasil. 2ª edição atualizada. Brasília: Ministério da Saúde, 2019.

Brasil. Ministério da Saúde. Secretaria de Vigilância em Saúde. Departamento de Vigilância das Doenças Transmissíveis. Plano Nacional pelo Fim da Tuberculose como Problema de Saúde Pública – Estratégias para 2021-2025 (Versão Preliminar). Brasília: Ministério da Saúde, 2021.

Ford N, Matteelli A, Shubber Z, Hermans S, Meintjes G, Grinsztejn B *et al.* TB as a cause of hospitalization and in-hospital mortality among people living with HIV worldwide: a systematic review and meta-analysis. J Int AIDS Soc. 2016 Jan 12;19(1).

Furin J, Cox H, Pai M. Tuberculosis. Lancet. 2019 Apr 20;393(10181):1642-1656.

Furin JJ, Du Bois J, van Brakel E, Chheng P, Venter A, Peloquin CA *et al.* Early bactericidal activity of AZD5847 in patients with pulmonary tuberculosis. Antimicrob Agents Chemother. 2016 Nov;60(11):6591-9.

Global tuberculosis report 2020. Geneva: World Health Organization; 2020. Licence: CC BY-NC-SA 3.0 IGO.

Horsburgh CR, Barry CE, Lange C. Treatment of Tuberculosis. Longo DL, editor. N Engl J Med. 2015 Nov 26;373(22):2149-60.

Lewinsohn DM, Leonard MK, LoBue PA, Cohn DL, Daley CL, Desmond E *et al.* Official American Thoracic Society/Infectious Diseases Society of America/Centers for Disease Control and Prevention Clinical Practice Guidelines: Diagnosis of tuberculosis in adults and children. Clin Infect Dis. 2017 Jan 15;64(2):111-5.

Lloyd N. Friedman, Martin Dedicoat, Peter D. O. Davies. Clinical Tuberculosis. 6th edition. ISBN: 9781351249980, 1351249983. CRC Press. 2021.

Montgomery CM. Adaptive trials for tuberculosis: early reflections on theory and practice. Int J Tuberc Lung Dis. 2016 Aug 1; 20(8):1091–8.

Nahid P, Dorman SE, Alipanah N, Barry PM, Brozek JL, Cattamanchi A *et al.* Official American Thoracic Society/Centers for Disease Control and Prevention/Infectious Diseases Society of America Clinical Practice Guidelines: Treatment of drug-susceptible tuberculosis. Clin Infect Dis. 2016 Oct 1;63(7):e147–95.

Oral abstracts of the 11th IAS Conference on HIV Science, 18-21 July 2021. J Int AIDS Soc, 24: e25755.

Podany AT, Swindells S. Current strategies to treat tuberculosis. F1000Research. 2016 Oct 26;5:2579.

Tiberi S, Scardigli A, Centis R, D'Ambrosio L, Muñoz-Torrico M, Salazar-Lezama MA *et al.* Classifying new anti-TB drugs: rationale and future perspectives. Int J Infect Dis. 2016 Nov.

60 Gripes e Resfriados

Nancy Bellei

INTRODUÇÃO

As doenças respiratórias conhecidas como gripes e resfriados são infecções virais caracterizadas por padrões de ocorrência que variam de acordo com aspectos sazonais, demográficos e fatores de risco do hospedeiro (p. ex., estado imune e presença de comorbidades). A pandemia de COVID-19 culminou nas ocorrências biológicas das últimas décadas, muitos agentes foram descritos, e mutações ou disseminação em espécies diferentes contribuíram para aumentar o número de agentes etiológicos a serem pesquisados em pacientes com sintomatologia respiratória aguda de provável etiologia viral, como a síndrome respiratória aguda grave (SRAG ou SARS 2003, do inglês *severe acute respiratory syndrome*), a pandemia por H1N1 (em 2009) a persistência de coronavírus associado à síndrome respiratória do Oriente Médio desde 2012 (MERS-CoV, de *Middle East Respiratory Syndrome*). Todas essas viroses podem acometer indivíduos de qualquer idade, algumas dessas apresentam evolução mais patogênica, principalmente em pacientes imunocomprometidos ou nos extremos de idade, bem como naqueles com determinadas comorbidades.

Atualmente, há mais tratamentos disponíveis, houve grande desenvolvimento diagnóstico, técnicas moleculares foram comercializadas, testes rápidos moleculares ou de detecção de antígenos estão mais acessiveis e os serviços de vigilância virológica foram aprimorados.

Neste capítulo, discutiremos os principais vírus respiratórios de impacto relevante para a saúde humana; o vírus SARS-CoV-2 será comentado em capítulo à parte.

EPIDEMIOLOGIA DA INFLUENZA

Apesar da clássica associação do termo gripe ao vírus influenza, vários outros agentes virais podem causar a síndrome gripal. Desde a eclosão da pandemia de COVID-19, o virus SARS-CoV-2 tem sido o principal agente documentado em pacientes com síndrome gripal ou quadros sugestivos de resfriados comuns. As intervenções não farmacológicas, a redução de viagens e a suspensão de atividades escolares contribuíram para que o novo coronavírus predominasse na população e, praticamente, a maioria dos países, pouco documentara a circulação de influenza até o dezembro de 2021. No entanto, com a ampla vacinação e o progressivo retorno à normalidade das atividades sociais, antecipávamos os desafios de conviver com o impacto de todos os demais vírus respiratórios além do SARS-CoV-2. Assim, em dezembro de 2021, concomitante com o surgimento e disseminação de uma nova variante do SARS-CoV-2, a Ômicron, eclode um surto de Influenza A (H3N2), denominado de Darwin, local de origem na Austrália.

A influenza, doença respiratória causada pelos ortomixovírus influenza A e influenza B, acomete as populações sob a forma de epidemias de gripe, com maior morbidade em idosos e outros grupos de risco. Esses vírus sofrem intensa variação genética, particularmente em duas de suas glicoproteínas de superfície (H e N). As pequenas mutações (*drift* antigênico) nessas cepas são responsáveis por epidemias anuais, que ocorrem durante os períodos interpandêmicos, tornando necessária a reformulação anual da vacina. O vírus tipo A é patogênico para o ser humano e outros animais (cavalos, suínos, animais marinhos). As aves aquáticas selvagens são consideradas seu reservatório natural, e nelas a infecção gastrintestinal é assintomática. No caso de influenza A, é a caracterização dos tipos de hemaglutinina (H1-H17) e neuraminidase (N1-N10) que estabelece quais subtipos estão circulando. Os vírus do tipo H1, H3 e H2 são adaptados aos receptores humanos e responsáveis pelas epidemias anuais, embora vírus H2 não circulem desde 1968. De tempos em tempos, um novo vírus do tipo A surge na natureza, e a população é acometida de nova pandemia, como aconteceu em 1918, 1957, 1968 e 2009. Em geral, isso ocorre por combinação de genes de diferentes espécies de hospedeiros (aves, suínos ou humanos) em um hospedeiro intermediário (frequentemente suínos), sendo esse fenômeno chamado de *shift* antigênico. Quando encontra contingente populacional não imune, esse "vírus emergente" se espalha com rapidez, aumentando drasticamente a mortalidade por influenza, independentemente da faixa etária, constituindo nova pandemia. No século passado, ocorreram a gripe espanhola (1918 – H1N1 influenza aviário), com pelo menos 20 milhões de mortos, a gripe asiática (1957 – H2N2, origem em aves e suínos) e a gripe de Hong Kong (1968 – H3N2, origem em aves e suínos).

Os vírus influenza A dos tipos H5 e H7 podem sofrer mutações nas aves, e as cepas de baixa patogenicidade mudam para formas altamente patogênicas. O H5N1, altamente patogênico, é letal para aves domésticas, sendo denominado gripe aviária. A espécie humana é raramente acometida por meio de contato com aves doentes ou suas secreções, e não há transmissão inter-humana eficiente, pois o vírus não é adaptado à espécie humana. O vírus A H7N9 (aviário, mas de baixa patogenicidade) foi identificado na China, em pacientes com doença respiratória grave e antecedente de visita a mercados de aves. Embora não haja transmissão inter-humana significativa, a Organização Mundial da Saúde (OMS) está monitorando de perto esse novo agente de potencial pandêmico, devido a algumas características genéticas de fácil adaptação a mamíferos.

Recentemente, o vírus influenza de origem suína tem sido ocasionalmente detectado em crianças e adultos após histórico de contato com suínos ou aves, por exemplo AH3N2v (variante de origem suína) ou A H1N2v, inclusive no Brasil. Essas ocorrências devem ser monitoradas, pois há risco potencial de transmissão inter-humana persistente, o que representaria risco pandêmico.

Pandemia H1N1 2009

Em fevereiro de 2009, no México, foram detectados os primeiros casos do novo vírus influenza A, A(H1N1)pdm09, de origem suína (gripe suína), resultado de combinações genéticas entre cepas humana, aviária e suína, em hospedeiros suínos, transmitidas para humanos após novos rearranjos genéticos em hospedeiros desconhecidos. A OMS declarou a pandemia de influenza, ocorrendo a "primeira onda", com aumento progressivo de casos e óbitos durante o inverno no hemisfério sul. A síndrome gripal é semelhante entre os vírus pandêmicos e sazonais. Desde então, o vírus A(H1N1)pdm09 vem circulando epidemicamente, alternando-se com o A H3N2 e o influenza B, em maior ou menor proporção, podendo-se observar em alguns momentos recrudescência importante de hospitalizações pelo vírus A(H1N1)pdm09, principalmente entre adultos com ou sem comorbidade.

Características epidemiológicas

No hemisfério sul, as epidemias ocorrem de modo sazonal, de abril a setembro. O Brasil apresenta grande diversidade regional, podendo ocorrer surtos de influenza nas regiões Norte e Nordeste em meses anteriores. O início é abrupto, acometendo primeiramente crianças. Cerca de 10 a 20% da população apresentam expressão clínica, e a incidência é de 40 a 50% em idosos e outros grupos de risco, principalmente quando institucionalizados.

A transmissão pessoa-pessoa ocorre por meio de gotículas (tosse e espirros) que atingem a nasofaringe e a árvore traqueobrônquica (sítio primário), e por contato manual de superfícies contaminadas e mucosas. Nos casos não complicados, o vírus só pode ser recuperado das secreções do terceiro ao oitavo dias. Os períodos de maior transmissibilidade são o febril e até 24 horas após a de fervescência; recomenda-se, porém, isolamento por 7 dias. A excreção viral pode se prolongar em crianças e imunodeprimidos. O vírus H1N1 pandêmico é transmitido como o vírus sazonal, no entanto, a suscetibilidade é geral, pois a população não imunizada, que nunca teve contato com o vírus, tem maior chance de desenvolver a doença. A influenza sazonal e o vírus H1N1 pandêmico apresentam os mesmos grupos de risco para complicações, contudo, devido à maior capacidade de replicação do vírus pandêmico no trato respiratório inferior, casos mais graves ocorrem também em indivíduos mais jovens sem comorbidades. Adolescentes e adultos jovens representam o grupo mais afetado, com taxas de hospitalização mais elevadas entre a terceira e a quarta décadas de vida. De 1 a 10% dos pacientes com síndrome gripal clínica necessitarão de hospitalização, dos quais 10 a 25% requererão internação em unidade de terapia intensiva (UTI) e 2 a 9% evoluirão para óbito. Gestantes têm risco 10 vezes maior de necessitar de tratamento intensivo (em geral, 7 a 10% dos hospitalizados são gestantes no segundo ou terceiro trimestre). Também é relevante a morbidade em indivíduos obesos.

PATOGÊNESE

Após a inalação ou inoculação do vírus influenza, a doença se estabelece pela replicação do vírus no epitélio respiratório. Ocorrem lise celular, descamação epitelial e produção de citocinas pró-inflamatórias circulantes, que determina os sintomas gerais apresentados pelo paciente. A doença costuma ser autolimitada, restrita ao trato respiratório superior; eventualmente, o vírus é detectado na circulação ou em outros órgãos. Fatores do hospedeiro, cepas mais patogênicas ou com maior facilidade de replicação em tecido pulmonar determinam pneumonia viral, caracterizada por pneumonite intersticial com infiltrado mononuclear. O espaço intra-alveolar é preenchido com exsudato e hemorragia dos capilares, determinando alteração na troca gasosa e hipoxia. É comum ocorrer pneumonia viral nas pandemias, e muitas vezes a resposta inflamatória contribui para exacerbação dos mecanismos patogênicos.

QUADRO CLÍNICO

Após curto período de incubação (1 a 4 dias), pode-se observar início súbito, febre elevada (> 38°C), tosse seca e sintomas gerais, incluindo mialgia, calafrios, dor de garganta e cefaleia, que persistem por 3 a 4 dias. A tosse e a fadiga podem persistir até 2 semanas após o término da febre. No entanto, nos períodos de outono e inverno os quadros podem se confundir com a rinite e a faringite dos resfriados comuns, ou serem assintomáticos. Crianças podem apresentar dor abdominal, vômitos, diarreia e complicações, como crupe, bronquiolite e otite média aguda. Em idosos, é comum evolução mais insidiosa, com febre baixa ou ausente, confusão mental e fraqueza.

Pneumonia viral e pneumonia bacteriana secundária

Alguns pacientes constituem grupos de maior risco para pneumonia, e, consequentemente, apresentam maior mortalidade (Tabela 60.1).

As complicações mais observadas são respiratórias: bronquite aguda, exacerbação de asma e de doença pulmonar obstrutiva crônica (DPOC).

A pneumonia viral primária tem início do terceiro ao quinto dia, com persistência da febre e da tosse, surgindo dispneia, acompanhada de cianose e hipoxemia. É importante que os clínicos estejam atentos à tríade (adulto jovem, síndrome gripal e queixa de dispneia), com ou sem alteração na oximetria de repouso. Na radiologia do tórax, o infiltrado é do tipo intersticial bilateral (às vezes, localizado), e o leucograma apresenta leucocitose com desvio à esquerda ou leucopenia, sendo, portanto, incaracterístico. Nesses casos, a mortalidade é extremamente elevada e associada a fibrose pulmonar extensa ou a fenômenos hemorrágicos. A pneumonia bacteriana secundária (tardia) é causada por *Streptococcus pneumoniae*, *Haemophilus influenzae* e *Staphylococcus aureus* (o vírus influenza facilita a aderência dessas bactérias ao epitélio respiratório). É mais frequente em idosos, indivíduos com doença crônica e gestantes. Após período de melhora relativa (5 a 10 dias), reaparecem febre, tosse com expectoração e imagem radiológica de consolidação.

TABELA 60.1 Grupos de maior risco para pneumonia.

Pacientes imunodeprimidos	A aquisição é frequentemente hospitalar, e a excreção viral é prolongada
Pacientes HIV-soropositivos	A infecção parece ser mais grave, prolongada e com maiores taxas de complicações e mortalidade
Pacientes com tuberculose	Aparentemente são mais suscetíveis à pneumonia viral pelo A(H1N1)pdm09 e apresentam maior morbimortalidade

Entre as complicações neurológicas, destacam-se encefalite pós-infecciosa (encefalite letárgica), convulsões, encefalite aguda e síndrome de Guillain-Barré. Convulsões são mais comuns na fase aguda, em crianças pequenas; casos de encefalite são mais relatados também em crianças, frequentemente relacionados ao vírus influenza B. A síndrome de Reye, descrita sobretudo em crianças de 2 a 16 anos, também pode acometer adultos e se associar a outros vírus e ao vírus influenza B. Caracteriza-se por encefalopatia e insuficiência hepática em crianças com história de uso de ácido acetilsalicílico.

Embora menos frequentes, há relatos de outras condições clínicas também associadas: miocardite (influenza B); pericardite; síndrome do choque tóxico; alterações hematológicas (sangramentos); miosite; rabdomiólise; mioglobinúria; insuficiência renal; parotidite.

A maior parte dos casos de influenza causada por A(H1N1) pdm09 são leves, e, apesar dos sintomas gerais intensos, não apresentam dificuldade respiratória. Muitos pacientes evoluem sem febre após 2 a 3 dias e melhoram com ou sem tratamento antiviral.

O quadro clínico de um vírus pandêmico pode eventualmente vir a ser sistêmico, com disfunção inicial grave e coinfecção bacteriana precoce. Alguns casos incluem alterações gastrintestinais, elevação de enzimas hepáticas, linfopenia e insuficiência renal, alterações que sugerem mau prognóstico. Pacientes sem melhora após 2 a 3 dias e/ou com sinais e sintomas sugestivos de complicações respiratórias, hemodinâmicas ou descompensação da doença de base devem ser tratados com antiviral, mesmo após 48 horas do início dos sintomas. Deve-se proceder com internação, exames laboratoriais e de imagem (radiografia ou tomografia de tórax) e oximetria imediata. Devem-se considerar graves pacientes com: insuficiência respiratória, oximetria ou gasometria alteradas e sinais de choque ou insuficiência de múltiplos órgãos, incluindo insuficiência renal. Nesses casos, são fundamentais a oxigenoterapia, a hidratação e a internação em UTI, com ventilação mecânica precoce. Deve-se administrar antibioticoterapia concomitantemente ao uso do antiviral nos pacientes internados com suspeita de infecção do trato respiratório inferior. Em geral, a radiografia de tórax e os exames laboratoriais não permitem distinguir pacientes com pneumonia exclusivamente viral ou pneumonia viral e bacteriana.

Os principais sinais de agravamento para suspeita de SRAG relacionada com a influenza são:

- Aparecimento de dispneia ou taquipneia ou hipoxemia – $Sp_{O_2} < 95\%$
- Persistência ou aumento da febre por mais de 3 dias (pode indicar pneumonite primária pelo vírus influenza ou secundária a infecção bacteriana)
- Exacerbação de doença preexistente (DPOC, cardiopatia ou outras doenças com repercussão sistêmica)
- Disfunções orgânicas graves (p. ex., insuficiência renal aguda)
- Miosite comprovada por creatinoquinase – CPK (≥ 2 a 3 vezes)
- Alteração do sensório
- Exacerbação dos sintomas gastrintestinais em crianças
- Desidratação.

Deve-se dar especial atenção e orientação sobre os sinais de agravamento para indivíduos de grupo de risco, mesmo sob terapia antiviral, para que retornem imediatamente ao serviço de saúde.

Os grupos de risco para complicação por influenza são:

- Grávidas em qualquer idade gestacional e puérperas até 2 semanas após o parto (incluindo as que sofreram aborto ou perda fetal)
- Adultos ≥ 60 anos
- Crianças < 2 anos, principalmente aquelas menores de 6 meses

Indivíduos que apresentem:

- Pneumopatias (incluindo asma) – atenção especial aos pacientes com tuberculose, devido ao maior risco de agravamento ou reativação
- Cardiovasculopatias (excluindo hipertensão arterial sistêmica isolada)
- Nefropatias
- Hepatopatias
- Doenças hematológicas (incluindo anemia falciforme)
- Distúrbios metabólicos (incluindo diabetes melito)
- Transtornos neurológicos e do desenvolvimento que possam comprometer a função respiratória ou aumentar o risco de aspiração (disfunção cognitiva, lesão medular, epilepsia, paralisia cerebral, síndrome de Down, acidente vascular cerebral – AVC ou doenças neuromusculares)
- Imunossupressão associada a medicamentos, neoplasias, HIV/AIDS, ou outros
- Obesidade (índice de massa corporal – IMC ≥ 40, em adultos)
- Indivíduos menores de 19 anos de idade em uso prolongado de ácido acetilsalicílico (risco de síndrome de Reye)
- População indígena aldeada.

DIAGNÓSTICO LABORATORIAL

Como já citado anteriormente, os casos de síndrome gripal podem ser causados por outras etiologias virais, além do vírus influenza, principalmente o SARS-CoV-2, o rinovírus, o vírus parainfluenza, o vírus sincicial respiratório (VSR) e, em menor proporção, o adenovírus. Nesses casos, o uso de antivirais específicos não apresentará eficácia, ainda que introduzido precocemente.

Atualmente, é fundamental o diagnóstico laboratorial principalmente em pacientes de risco para complicações por SARS-CoV-2, influenza ou VSR, nos casos graves hospitalizados, nos contactantes de pacientes vulneráveis, em profissionais de saúde ou para indivíduos vivendo em unidades de longa permanência, por exemplo. Embora haja testes moleculares comercialmente disponíveis que permitem a detecção de múltiplos agentes, estes nem sempre estão disponíveis ou são de custo elevado. A reação em cadeia da polimerase (PCR) em tempo real, técnica realizada em laboratórios privados ou de referência nacional permite identificar os vírus influenza A e B. Após a pandemia do COVID-19, vários testes comerciais moleculares ou antigênicos estão disponíveis, a menor custo, alguns que permitem a detecção de influenza e coronavírus.

Importante entender o custo-benefício do teste solicitado, a sensibilidade e especificidade dos testes e estabelecer em cada serviço, para determinados pacientes, qual o fluxograma mais adequado para detecção etiológica daquela virose respiratória. Assim, por exemplo, durante a sazonalidade do VSR em atendimentos da população infantil, pode ser útil usar testes imunocromatograficos (testes rápidos) de detecção antigênica para VSR e se negativos prosseguir a investigação para COVID-19, seja por testes moleculares mais rápidos (LAMP – amplificação isotérmica, resultado em 15 minutos) ou testes moleculares clássicos (realizados em laboratórios centrais).

Da mesma forma, para pacientes adultos de grupo de risco, dependendo da sazonalidade do vírus influenza e da possibilidade de COVID-19, é efetivo realizar testes rápidos antigênicos para influenza e/ou coronavírus e prosseguir a investigação, conforme suspeita, com testes moleculares mais sensíveis, caso necessário. Inúmeros novos testes combinados estão chegando ao mercado, inclusive testes de antígeno, que contemplam o diagnóstico de influenza e coronavírus no mesmo ensaio.

Diante de caso suspeito, devem-se coletar *swabs* da nasofaringe ou da garganta, enviando esse material para o laboratório – até 2 horas, em solução salina, ou no dia seguinte, mantendo-o em geladeira. Também se pode coletar lavado ou aspirado traqueal/brônquico de pacientes sob ventilação mecânica. O momento ideal de coleta é até o quinto dia da sintomatologia, mas, havendo suspeita de caso grave, deve-se obter a amostra mesmo após esse período. Os exames devem ser encaminhados ao laboratório de referência regional.

TRATAMENTO

Todos os estudos de eficácia com o oseltamivir foram realizados antes do surgimento do vírus A(H1N1)pdm09, sendo pouca a experiência clínica disponível em casos de pneumonia viral. A maioria dos estudos com os inibidores de neuraminidase foi realizada em voluntários sem comorbidades, portadores de síndrome gripal – muitos, portanto, sem comprovação laboratorial da etiologia de influenza. Vale ressaltar que estudos recentes, metanálise de inúmeros estudos retrospectivos ou observacionais, apontam eficácia do uso de antiviral mesmo após as 48 horas de início do quadro, dada a persistência de replicação viral prolongada nesses pacientes, que se mantém por 1 semana a 10 dias com cargas virais elevadas. A introdução do tratamento até o quinto dia mostrou relação com maior sobrevida, quando comparada a pacientes não tratados. No entanto, persiste a consideração de que, quanto mais precoce o tratamento (antes de se completarem as primeiras 48 horas do início dos sintomas), maior sobrevida e menores taxas de hospitalização e internação em UTI. Embora haja estudos mostrando eficácia *in vitro* contra cepas do tipo pandêmico, a gravidade e a mortalidade precoce (< 72 horas) provavelmente dependem mais de fenômenos imunomediados que da ação viral direta do vírus. Também há relatos esporádicos de resistência e ausência de eficácia clínica em alguns pacientes, embora atualmente se considerem taxas de resistência inferiores a 1%. O mecanismo de resistência aos antivirais utilizados para o tratamento de influenza difere dos da antibioticoterapia, o que não justifica a não utilização do fármaco em casos suspeitos sem confirmação laboratorial.

O tratamento objetiva aliviar os sintomas, abreviar a recuperação, evitar complicações e diminuir a circulação e a disseminação de vírus, principalmente em grupos de risco. Frequentemente, o tratamento será iniciado após diagnóstico presuntivo. Quanto mais prevalente a infecção na comunidade – particularmente quando houver febre, tosse e referência de início súbito –, maior a acurácia do diagnóstico clínico.

Suspeitando-se de influenza H1N1 ou dos vírus sazonais, é fundamental tratar grupos de risco (principalmente grávidas), indivíduos que retornem ao serviço de saúde sem melhora após 72 horas e pacientes com suspeita da SRAG (febre, tosse e dispneia). Nos casos ambulatoriais com doença em progressão ou pacientes de risco, o tratamento após as 48 horas dependerá de avaliação clínica e decisão médica do benefício do antiviral.

Além disso, é importante introduzir imediatamente antibiótico associado ao antiviral, para pacientes hospitalizados, oxigenoterapia agressiva e evitar o uso de corticosteroides, a menos que estejam formalmente indicados por outras questões clínicas.

Durante a sazonalidade de influenza, indivíduos que apresentarem insuficiência respiratória associada a quadro febril de início recente sem etiologia definida também devem receber tratamento antiviral específico.

Substâncias antivirais

O oseltamivir e o zanamivir, licenciados em 1999 para tratamento, são efetivos contra influenzas A e B, quando iniciados até 30 a 36 horas (máximo 48 horas) do início do quadro de síndrome gripal. A posologia varia conforme a faixa etária e o peso das crianças e em geral tem doses fixas nos adultos (Tabela 60.2). Dados obtidos em estudos experimentais de síndrome gripal com voluntários indicaram redução da sintomatologia, aparentemente com menor indução de resistência, e da taxa de complicações respiratórias. Há indícios de que, quanto mais precoce o uso de oseltamivir (< 12 horas), maior a redução dos sintomas (2 a 3 dias). A dose de oseltamivir é de 75 mg/cápsula, 2 vezes/dia, por 5 dias, mas de apenas 75 mg/dia para pacientes com depuração de creatinina < 30 mℓ/min, evitando-se utilizá-lo em pacientes com depuração < 10 mℓ/min.

TABELA 60.2 Fármacos antivirais para tratamento da influenza A e B.

Fármaco	Faixa etária		Posologia
Fosfato de oseltamivir (Tamiflu®)	Adulto	–	mg, VO
	Criança maior de 1 ano de idade	≤ 15 kg	30 mg, VO, 12/12 h, 5 dias
		> 15 a 23 kg	45 mg, VO, 12/12 h, 5 dias
		> 23 a 40 kg	60 mg, VO, 12/12 h, 5 dias
		> 40 kg	75 mg, VO, 12/12 h, 5 dias
	Criança menor de 1 ano de idade	< 3 meses	12 mg, VO, 12/12 h, 5 dias
		3 a 5 meses	20 mg, VO, 12/12 h, 5 dias
		6 a 11 meses	25 mg, VO, 12/12 h, 5 dias
Zanamivir (Relenza®)	Adulto	–	10 mg: 2 inalações de 5 mg, 12/12 h, 5 dias
	Criança	≥ 7 anos	10 mg: 2 inalações de 5 mg, 12/12 h, 5 dias

Observação: em crianças menores de 1 ano, a dose é recomendada por quilo de peso: 3 mg/kg/peso.

O zanamivir, distribuído como pó inalatório, é reservado para casos de resistência ao oseltamivir. Sua dose é de duas inalações ao dia (10 mg de 12/12 horas), por 5 dias, e deve ser suspenso se acarretar dificuldade respiratória significativa em pacientes com asma ou DPOC.

Considerar tratamento prolongado (7 a 10 dias), aumentando a dose para 150 mg/dia, para pacientes de alto risco (p. ex., IMC > 35), hospitalizados graves com pneumonia e pacientes em uso de sonda nasogástrica (indicação discutida na literatura após resultados controversos). Estudos observacionais de doses mais elevadas por tempo prolongado indicaram benefícios para pacientes imunodeprimidos graves (p. ex., transplantados), devendo estes receber acompanhamento semanal por meio de testes laboratoriais durante o tratamento.

Embora outros fármacos estejam disponíveis para o tratamento de influenza em outros países, como baloxavir (tratamento dose única), peramivir e favipiravir, comercialmente ainda não dispomos desses fármacos no Brasil.

IMUNIZAÇÃO

A vacinação é a única medida eficaz no controle da infecção por influenza. A vacina utilizada no Brasil é de vírus inativado, trivalente, composta de cepas do tipo A(H3N2), A(H1N1)09 (gripe suína), e uma de influenza B (Yamagata ou Victoria). Atualmente, está disponível em clínicas a vacina quadrivalente inativada que contém duas cepas de cada linhagem de influenza B, além dos vírus A(H1N1) pdm09 e A(H3N2).

O principal objetivo é reduzir os números de casos de gripe complicada e mortalidade associada à influenza, mais comuns em idosos e indivíduos de risco.

A OMS recomenda imunização com a vacina inativada a partir dos 50 anos, sendo a idade limite variável conforme a epidemiologia da gripe em cada país. Demais recomendações permanecem inalteradas: adultos e crianças (6 meses a 5 anos de idade); indivíduos com doenças crônicas (cardiovascular, pulmonar, metabólica, renal) ou fazendo uso crônico de ácido acetilsalicílico; imunocomprometidos (AIDS, inclusive); profissionais de saúde e/ou contactantes domiciliares envolvidos com pacientes de risco; gestantes a partir do segundo trimestre durante o período epidêmico; qualquer indivíduo que deseje reduzir o risco de infecção.

A vacina é administrada por via intramuscular (IM), em dose única, a partir dos 2 anos de idade; para crianças mais novas, duas doses (primeira vacina), com intervalo de 30 dias, considerando que a proteção deverá ocorrer em 2 semanas. Os pacientes devem ser revacinados anualmente, pois o período de proteção conferido pela vacina não excede 1 ano. Podem ocorrer efeitos colaterais locais em até 48 horas após a injeção, em 10 a 64% dos indivíduos, incluindo dor e eritema. Reações sistêmicas são bem menos frequentes, começam em 6 a 12 horas e duram no máximo 2 dias, e são mais observadas em crianças. A síndrome de Guillain-Barré é de incidência extremamente rara (1 a 2/milhão), com início da paralisia progressiva até 6 semanas após a vacina. A vacina é contraindicada em alérgicos à proteína do ovo. A OMS recomenda a imunização dos pacientes soropositivos para o HIV, ainda que poucos relatos tenham descrito elevação transitória da carga viral.

RESFRIADOS

Vários agentes virais podem causar o resfriado. Durante o ano todo, o rinovírus é o principal agente etiológico do resfriado comum. A infecção por rinovírus é o principal fator desencadeador de asma em crianças maiores de 2 anos, e até 20% das infectadas desenvolvem otite média em 2 a 5 dias após o início do resfriado. Outros enterovírus, como o *Vírus ECHO* e o vírus Coxsackie, além de agentes de outras famílias de vírus, como adenovírus, vírus respiratório sincicial vírus, parainfluenza e coronavírus, também são isolados de pacientes com secreção nasofaríngea.

Mesmo durante a circulação do coronavírus pandêmico, o rinovírus foi detectado como o segundo agente mais frequente, algo que já ocorria mesmo durante o período epidêmico para influenza, sendo que, em cerca de metade dos casos, a apresentação clínica era de síndrome influenza-símile (febre, sintomas gerais e respiratórios); observou ainda ocorrência de rinovírus durante todo o ano.

O vírus costuma ser transmitido por contato manual direto ou indireto de indivíduos infectados, atingindo, assim, o sítio de entrada (nariz, olhos). A infecção inicia na nasofaringe posterior (adenoides), e a eliminação de vírus persiste por até 3 semanas. Os sintomas de obstrução nasal, rinorreia e dor de garganta ocorrem de 8 a 10 horas após a infecção, com intensidade máxima em 1 a 3 dias. Tomografias computadorizadas (TC) dos seios da face demonstram que a maioria das infecções por rinovírus causa aumento de secreção nos seios da face de pacientes infectados, provavelmente por aumento da pressão ao assoar o nariz, o que leva a secreção da cavidade nasal para os seios paranasais. A sintomatologia inicial está relacionada à produção de mediadores de resposta inflamatória: prostaglandinas, cininas, histamina e interleucinas. Os anti-histamínicos têm maior efeito em diminuir espirros e rinorreia, e os inibidores de prostaglandinas atuam sobre os sintomas gerais de cefaleia, dor de garganta, febre e mialgia.

O crescente desenvolvimento de arsenal de tratamento demanda a educação continuada dos clínicos para diagnosticar a gripe ou o resfriado comum (Tabela 60.3). Apesar de disponíveis, testes laboratoriais de detecção dos vírus causadores de resfriados não são utilizados na prática clínica.

Tratamento

O tratamento ainda se restringe ao alívio dos sintomas. Os locais (nasais) podem ser atenuados com anti-histamínicos de primeira geração (clorfeniramina) e a administração tópica ou oral de agonistas alfa-adrenérgicos. Os principais efeitos colaterais são sonolência, ressecamento de mucosas e rinite medicamentosa (efeito rebote).

Ibuprofeno e naproxifeno, anti-inflamatórios não hormonais (AINH), são indicados para o combate dos sintomas gerais. Estudos clínicos indicaram redução significativa da tosse por meio da administração precoce de ibuprofeno (doses de 800 mg/dia); por sua vez, "coquetéis" amplamente comercializados de substâncias conhecidas

TABELA 60.3 Sintomas que diferenciam a gripe do resfriado comum.

Sintomas	Gripe	Resfriado
Início súbito	Sim	–
Febre elevada persistente	3 a 5 dias	Baixa ou ausente
Tosse produtiva	Tardio	Ocorre precocemente
Tosse seca	Ocorre inicialmente	–
Cefaleia	Intensa	Ausente ou pouco intensa
Mialgia	Sim	Ausente
Fadiga, mal-estar	Sim, pode persistir > 1 semana	Ausente
Obstrução nasal	Pode ocorrer ou não	Sempre
Espirros	Podem ocorrer ou não	Sempre
Dor de garganta	Variável	Comum, às vezes é o primeiro sinal
Dor torácica	Sim, pesquisar complicações	Ausente

como antigripais – contendo codeína, outros antitussígenos e expectorantes – não apresentaram eficácia comprovada se comparados ao uso isolado dos sintomáticos anteriormente citados.

O uso de corticosteroide sistêmico é controverso, exceto no tratamento da laringotraqueíte, em geral causada pelo vírus parainfluenza, não sendo recomendado em casos de bronquiolite por vírus sincicial respiratório. O uso de corticosteroide tópico (fluticasona intranasal) não mostrou qualquer benefício em pacientes resfriados, e, em alguns casos, a evolução foi pior, e a excreção viral, prolongada. Revisão incluindo 30 estudos clínicos não demonstrou consistência na prevenção ou tratamento com ácido ascórbico (vitamina C) em doses elevadas (1 g/dia), durante diversos meses de inverno, apenas discretas reduções de sintomas e do tempo de duração do quadro clínico. No momento, como não há substâncias específicas disponíveis no mercado para o tratamento do resfriado, deve-se enfatizar os meios de controle de infecção, basicamente a recomendação de lavagem das mãos. O tratamento sintomático deve ser precoce (AINH + anti-histamínico), visando reduzir a possibilidade de complicações. A persistência de sintomas após 1 semana deve ser considerada sinal de complicação, sendo a principal a sinusite bacteriana.

BIBLIOGRAFIA

Bellei N, Carraro E, Perosa A *et al.* Acute respiratory infection and influenza-like illness viral etiologies in Brazilian adults. J Med Virol. 2008;80(10):1824-7.

Centers for Disease Control and Prevention. Influenza antiviral medications: summary for clinicians. Atlanta, GA, EUA: CDC. Disponível em: http://www.cdc.gov/flu/professionals/antivirals/summary-clinicians.htm.

Perosa AH, Watanabe ASA, Guatura SB *et al.* Comparison of the direct fluorescence assay and real-time polymerase chain reaction for the detection of influenza virus A and B in immunocompromised patients. São Paulo: Clinics. 2013;68(9):1206-9.

Ministério da Saúde (BR), Secretaria de Vigilância em Saúde, Departamento de Vigilância das Doenças Transmissíveis. Protocolo de tratamento de influenza 2013. Brasília: Ministério da Saúde, 2014. Disponível em: http://bvsms.saude.gov.br/bvs/publicacoes/protocolo_tratamento_influenza_2013.pdf.

Winther B, Mygind N. The therapeutic effectiveness of ibuprofen on the symptoms of naturally acquired common colds. Am J Rhinol 2001;15(4): 239-42.

61 Principais Doenças Causadas por Arbovírus

Dengue

Benedito Antonio Lopes da Fonseca • Silvia Nunes Szente Fonseca

INTRODUÇÃO

A dengue é uma doença infecciosa causada por qualquer um dos vírus dengue transmitidos a indivíduos suscetíveis por meio da picada de fêmeas de mosquitos do gênero *Aedes* infectadas com um dos sorotipos dos vírus dengue. O ciclo de transmissão da doença inicia-se com a ingestão do vírus encontrado no sangue de um paciente durante a fase aguda da doença pela fêmea do mosquito, pela replicação do vírus no organismo do mosquito e migração para as glândulas salivares, para então ser inoculado em indivíduo suscetível e nele induzir a doença.

CARACTERÍSTICAS GERAIS

Os vírus dengue (DENV) são transmitidos por mosquitos do gênero *Aedes* (principalmente o *Aedes aegypti* e o *Aedes albopictus*) e são classificados, com base em ensaios sorológicos de neutralização, em quatro sorotipos: DENV-1, DENV-2, DENV-3 e DENV-4. Os sorotipos são antigenicamente distintos, mas apresentam a mesma epidemiologia e causam doenças similares, não havendo imunidade protetora cruzada permanente entre eles, ainda que evidências indiquem que, imediatamente após a infecção por um dos sorotipos, o indivíduo estará imune à infecção pelos outros sorotipos por período variável de 3 a 6 meses. Assim, indivíduos que vivem em áreas consideradas endêmicas, onde ocorre a circulação dos quatro sorotipos, podem, teoricamente, adquirir a infecção pelos quatro sorotipos virais ao longo de sua vida.

Os DENV pertencem à família Flaviviridae e ao gênero *Flavivirus*, sendo a maioria dos vírus desse gênero transmitidos por mosquitos ou carrapatos, embora ainda não se saiba o mecanismo de transmissão de alguns deles. Assim, a maioria dos membros desse gênero é arbovírus (***arthropod-borne virus***), vírus que necessitam de artrópodes hematófagos para completar o seu ciclo biológico de transmissão. Os vírus pertencentes a esse gênero causam ampla variedade de doenças, incluindo febres indiferenciadas, encefalites e febres hemorrágicas.

Os vírus pertencentes à família Flaviviridae são compostos por uma bicamada lipídica derivada da membrana do retículo endoplasmático da célula hospedeira. A superfície da partícula viral infectante contém duas proteínas: a **glicoproteína E** (glicosilada, representa o principal determinante antigênico do vírus e é responsável pela ligação e fusão à membrana plasmática/endossomal da célula durante a infecção viral) e a **proteína M** (não glicosilada, originada da proteólise de uma proteína precursora (***prM***) durante a maturação das progênies virais). Internamente, é constituído pelo nucleocapsídio de simetria icosaédrica, composto pelas **proteínas do *core* (C)** que envolvem o genoma viral.

O genoma dos flavivírus consiste em uma fita simples de RNA, de polaridade positiva, com aproximadamente 11 kb de extensão, traduzida em uma única poliproteína viral que é clivada, durante e após a tradução, por proteases de origem viral e da célula hospedeira. As extremidades desse genoma têm sequências curtas não codificadoras nas posições N-terminal e C-terminal, denominadas 5'-NC e 3'-NC, respectivamente, que flanqueiam genes que codificam as três proteínas estruturais do vírus (C, *pr*M e E) e as sete proteínas não estruturais (**proteínas NS1 a NS5**), arranjadas na seguinte ordem: 5'-C-prM-E-NS1-NS2A-NS2B-NS3-NS4A-NS4B-NS5-3' (Figura 61.1).

Dentre as proteínas estruturais, a glicoproteína **E** do envelope desempenha papel central no estímulo à produção de anticorpos neutralizantes e indução da resposta imune do hospedeiro. A proteína E também é responsável por mediar a fase inicial da infecção, caracterizada pela ligação ao receptor ou moléculas de superfície da célula hospedeira, assim como a fusão com a membrana da partícula endossomal que envolve o vírus durante as fases iniciais da infecção. A proteína **C**, devido ao seu caráter altamente básico, interage com o RNA viral para formar o nucleocapsídio. A glicoproteína ***prM*** é encontrada nas partículas virais imaturas, mas após sofrer clivagem proteolítica em sua porção N-terminal, dá origem à proteína **M**, encontrada somente nos vírus maduros (infecciosos). Além disso, evidências sugerem que a proteína *pr*M também estimule a produção de anticorpos neutralizantes.

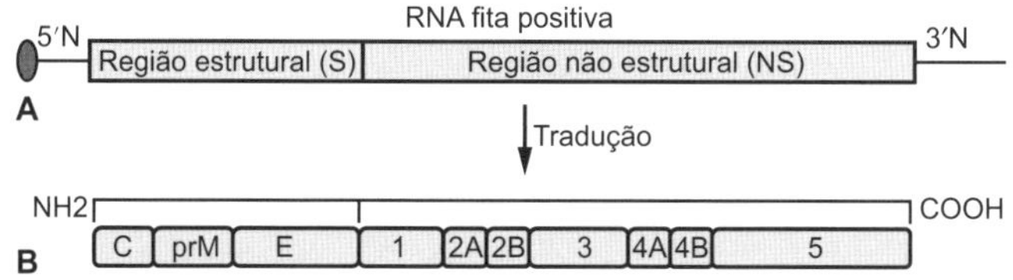

FIGURA 61.1 Representação esquemática da estrutura genômica e expressão proteica dos flavivírus. **A.** Estrutura do genoma e elementos do RNA viral. **B.** Processamento da poliproteína e produtos de clivagem. O genoma de RNA senso positivo codifica para uma poliproteína que, quando clivada, produz dez proteínas: sendo três estruturais (C, M e E) e sete não estruturais (NS1, NS2A, NS2B, NS3, NS4A, NS4B e NS5).

Dentre as sete proteínas não estruturais (**NS1 a NS5**), alguns papéis já se encontram bem definidos. A NS1 tem sido a mais extensamente estudada, sabendo-se até o momento que participa do processo de maturação viral e pode ser encontrada residindo no retículo endoplasmático (RE); colocalizando com o complexo de replicação viral; ancorada na superfície da célula hospedeira e no meio extracelular (**sNS1**), após sua secreção. As infecções por DENV induzem anticorpos anti-NS1 fixadores do complemento contra epítopos tipo-específicos e grupo-específicos, alguns dos quais têm atividade protetora. A proteção parece ocorrer pela lise das células infectadas, que expressam NS1 na superfície e são lisadas pela via do complemento dependente de anticorpo. Assim, acredita-se que a proteína NS1, assim como a proteína E, seja um alvo importante do sistema imune durante a indução da imunidade humoral. Entretanto, a proteína NS1 parece desempenhar papel significativo na patogênese da doença, pois níveis elevados dessa proteína, detectados no início da doença, têm sido associados ao desenvolvimento das formas graves da doença, como, por exemplo, as manifestações hemorrágicas da dengue, no passado conhecida como febre hemorrágica da dengue (FHD). Pela sua atuação na replicação viral e abundante secreção no meio extracelular, essa proteína tem sido extensivamente usada, recentemente, no diagnóstico da dengue durante a fase aguda da doença.

A proteína NS2 é dividida nas porções NS2a e NS2b, esta última portadora da atividade proteolítica. As proteínas NS3 e NS5 têm sido associadas aos processos de replicação e transcrição do RNA viral. Atividades de protease e trifosfatase/helicase foram atribuídas à proteína NS3, e a atividade de RNA polimerase dependente de RNA à NS5, descrita como uma das proteínas mais conservadas dos flavivírus.

A proteína NS4 é clivada nas proteínas NS4a e NS4b, e ambas, juntamente com a NS2a e a NS2b, associam-se à membrana da célula infectada durante o processo de maturação viral. Sabe-se também que, juntas, as proteínas NS4a, NS4b e NS2a executam diferentes ações: bloqueio da via da interferona (IFN); auxílio no correto ancoramento de proteínas virais e, principalmente, da replicase viral nas membranas celulares, resultando no auxílio à montagem do vírion.

O conhecimento das proteínas que constituem a estrutura viral e seus genes codificadores é importante para a compreensão da fisiopatologia das formas graves da dengue e das estratégias de diagnóstico, seja pela detecção da proteína NS1 ou pela detecção do material genético viral.

EPIDEMIOLOGIA

Doença viral sistêmica, ocorre em áreas tropicais e subtropicais em mais de 125 países (é a doença viral transmitida por mosquitos mais amplamente disseminada no mundo, de acordo com a Organização Mundial da Saúde – OMS). A incidência das infecções causadas pelo vírus dengue tem alcançado proporções globais nos últimos 50 anos, em contínua expansão geográfica para novos países. A emergência global da dengue como problema de saúde pública tem sido associada a diversos fatores relacionados à rápida urbanização, aos novos padrões de deslocamentos humanos (aumento das viagens aéreas nacionais e internacionais, migração etc.), à falta de uma vacina segura e de comprovada eficácia e à carência de programas eficientes de combate ao vetor transmissor da doença.

Os principais vetores responsáveis pela transmissão viral são mosquitos do gênero *Aedes*, encontrados em ambientes urbanos e peridomiciliares. Até o momento, o *Aedes aegypti* é o principal transmissor do vírus dengue nas Américas, pois embora introduzido nas Américas, o *Aedes albopictus*, por motivos desconhecidos, mantém sua importância epidemiológica como transmissor da dengue restrita ao continente asiático. Hipóteses para isso defendem, por exemplo, que esse achado epidemiológico está na maior antropofilia e melhor adaptação ao ambiente doméstico/peridoméstico do *Aedes aegypti*. Vale salientar que esses vetores adultos, ao longo de suas vidas, são incapazes de voar grandes distâncias. Portanto, a dispersão geográfica da doença e o aumento da cocirculação dos quatro sorotipos do dengue têm sido relacionados ao aumento da frequência dos deslocamentos humanos.

A incidência da dengue no mundo tem aumentado dramaticamente nos últimos anos e mesmo sendo a maioria dos casos assintomático ou pouco sintomático, têm crescido as notificações dessa infecção nas últimas décadas. A OMS, em 2021, estimou a ocorrência de 100 a 400 milhões de casos de dengue por ano em todo o mundo, com aproximadamente metade da população mundial em risco iminente de ser infectada. Os casos relatados para a OMS subiram em oito vezes nos últimos vinte anos; de 505.430 casos em 2000 para 5,2 milhões de casos em 2019. Embora cerca de 129 países estejam em risco para epidemias de dengue, estima-se que a maioria dos casos (70%) ocorra no Sudeste Asiático e no oeste do Pacífico.

Na região do Sudeste Asiático, desde o ano 2000, as epidemias de dengue têm se mostrado mais intensas, além de terem se expandido para novas áreas da região. Em países como Indonésia, Birmânia, Sri Lanka, Tailândia e Timor Leste, as epidemias representam grande problema de saúde pública, com altas taxas de morte e hospitalização infantil. As taxas de mortalidade na região estão em torno de 1%, com variações locais que atingem de 3 a 5% da população (p. ex., Indonésia e Birmânia). Além disso, a dengue grave é uma das principais causas de doenças graves e morte entre crianças em alguns países da Ásia e da América Latina.

A doença também tem se disseminado e expandido nas Américas, com epidemias ocorrendo praticamente em todos os anos. Em Cuba, no ano de 1981, a epidemia de febre hemorrágica da dengue e síndrome de choque da dengue tornou-se o acontecimento epidemiológico mais importante da história daquele país, com 344.203 notificações da doença, dentre as quais 10.312 casos foram considerados graves, resultando em 158 óbitos (101 crianças). O DENV-2 foi associado a essa epidemia de grande repercussão na saúde pública que foi precedida por uma epidemia causada pelo DENV-1 no ano de 1977. Atualmente, de acordo com a Organização Pan-Americana da Saúde (OPAS), cerca de 500 milhões de pessoas nas Américas correm o risco de contrair dengue. O número de casos de dengue na região aumentou nas últimas 4 décadas, passando de 1,5 milhão de casos acumulados na década de 1980 para 16,2 milhões na década de 2010-2019. Em 2013, ano epidêmico para a região, foram registrados pela primeira vez mais de 2 milhões de casos e uma incidência de 430,8 por cada 100 mil habitantes. Também foram notificados 37.692 casos de dengue grave e 1.280 mortes no continente. Em 2019, foram registrados pouco mais de 3,1 milhões de casos, 28 mil graves e 1.534 óbitos. Os quatro sorotipos dos vírus dengue (DENV-1, DENV-2, DENV-3 e DEN-V 4) circulam pelas Américas e, em alguns países, simultaneamente.

No Brasil, o ressurgimento da dengue, com confirmação laboratorial, ocorreu nos anos 1981 e 1982, quando foi registrada epidemia em Boa Vista (Roraima), com cerca de 11 mil casos, causada por DENV-1 e DENV-4. Desde então, as epidemias vêm ocorrendo continuadamente dentro de um padrão sazonal, dependendo das peculiaridades de cada região do país, sendo caracterizadas pela introdução de novos sorotipos em áreas até então indenes à doença ou com alteração do sorotipo predominante.

Historicamente, a primeira epidemia de grandes proporções no país foi causada pelo sorotipo DENV-1, na cidade do Rio de Janeiro, nos anos 1986 e 1987, alastrando-se para as regiões Nordeste e Centro-Oeste. Após 3 anos, houve a entrada do sorotipo DENV-2 no país, novamente na cidade do Rio de Janeiro, com a notificação de óbitos e evolução para casos graves da doença. O DENV-3 foi introduzido no país no ano 2000, tendo sido isolado inicialmente no município de Nova Iguaçu (Rio de Janeiro). Finalmente, o sorotipo DENV-4 foi introduzido no país em 2010, após 25 anos sem a sua detecção no Brasil, em Roraima, expandindo-se em 2012 por todo o território nacional. Portanto, o país atualmente apresenta panorama da doença que agrega fatores importantes para a transmissão endêmica e epidêmica da doença, como a cocirculação dos quatro sorotipos virais e a existência maciça do vetor transmissor da doença, resultando na alternância ou substituição do sorotipo predominante em áreas endêmicas ou regiões não endêmicas.

Um trabalho realizado por Siqueira *et al.* (2011) descreveu a epidemiologia da dengue no período de 2002 e 2010 a partir dos dados do sistema de vigilância da doença. Nesse período, foram registrados aproximadamente 4 milhões de casos de dengue no Brasil. As epidemias de 2002, 2008 e 2010 tiveram destaque pela quantidade de casos notificados, com aproximadamente um milhão de casos e mudanças observadas da epidemiologia da doença. Em 2002, a epidemia foi marcada por incremento das formas graves da doença, juntamente com a entrada do sorotipo DENV-3 no país, acometendo estados da região Nordeste, municípios dos estados do Rio de Janeiro, Mato Grosso e Mato Grosso do Sul. A epidemia de 2008, caracterizada pela recirculação e predomínio de DENV-2, promoveu mudança na epidemiologia da doença, com aumento de casos notificados e hospitalizações de menores de 15 anos. As áreas de maior incidência estavam localizadas na região Nordeste e no estado do Rio de Janeiro. Por sua vez, a epidemia de 2010 foi marcada pela substituição de DENV-2 pelo DENV-1 como sorotipo predominante (foram registrados mais de um milhão de casos prováveis da doença em decorrência da recirculação do DENV-1) e caracterizada pela ocorrência de óbitos em pacientes com comorbidades. Diferentemente das epidemias anteriores, a maior incidência de casos foi observada nos estados de Minas Gerais e São Paulo, com o estado do Rio de Janeiro apresentando apenas 3% dos casos. Um dos maiores surtos na história do Brasil ocorreu em 2013, com aproximadamente dois milhões de casos notificados, com a circulação predominante de DENV-4 e DENV-1. Já em 2015 e 2016, foram notificados 1.677.013 e 1.496.282 casos prováveis de dengue no país, respectivamente, totalizando uma incidência de 731 casos a cada 100 mil habitantes. Desde fevereiro de 2020, o Brasil enfrenta uma pandemia da COVID-19 e, desde a confirmação dos primeiros casos desta nova doença, observou-se uma diminuição dos registros de casos prováveis e óbitos de dengue. Essa diminuição pode ser consequência do receio da população em procurar atendimento em uma unidade de saúde, bem como uma possível subnotificação ou atraso nas notificações das arboviroses, associadas a mobilização das equipes de vigilância e assistência para o enfrentamento da pandemia de COVID-19. Até a semana epidemiológica 21 foram notificados 348.508 casos prováveis (taxa de incidência de 164,6 casos por 100 mil habitantes) de dengue no Brasil. Em comparação com o ano 2020, houve uma redução de 57,4% de casos registrados para o mesmo período analisado. De acordo com o Ministério da Saúde são considerados prioritários os estados que apresentam óbito confirmado e taxa de incidência acima do limite superior do diagrama de controle e/ou elevação no número de casos prováveis com relação ao ano anterior. No momento (2021) são eles: Acre, Amazonas, Rio Grande do Sul e Santa Catarina.

O padrão epidemiológico da doença no Brasil está relacionado à interação de fatores relacionados à dinâmica da população viral (distribuição, dispersão, densidade vetorial), da suscetibilidade individual ou coletiva dos hospedeiros (gênero, imunidade prévia, fatores como etnia, estado nutricional, doenças preexistentes) e das cepas virais circulantes (sorotipo, virulência, diferenças genéticas). No entanto, os padrões das epidemias podem se repetir com a introdução de novo sorotipo viral em populações suscetíveis e com altas densidades do vetor *Aedes aegypti*.

No Brasil, concomitante ao aumento do número de casos, observou-se o aumento das formas graves da doença, principalmente em crianças, durante o período de 2007 e 2009. Além disso, manifestações não usuais da dengue, classificadas agora como formas graves da dengue (p. ex., complicações cardíacas, neurológicas, hepáticas e pulmonares), são cada vez mais diagnosticadas. Os números crescentes desses casos culminaram em aumento no número de óbitos nos últimos anos.

No Brasil, as arboviroses urbanas fazem parte de um cenário epidemiológico complexo, com a circulação simultânea dos quatro sorotipos dos vírus da dengue (DENV-1, DENV-2, DENV-3 e DENV-4), além da circulação, a partir de 2014, do vírus Chikungunya (CHIKV) e, em 2015, do vírus Zika (ZIKV). No período de 2008 a 2019, foram notificados no Brasil aproximadamente 11,6 milhões de casos de dengue, chikungunya e zika. Nesse mesmo período foram confirmados 7.043 óbitos por essas doenças. A dengue isoladamente concentrou 91% dos casos (10,6 milhões de casos) e 91,2% dos óbitos (6.429 óbitos), demonstrando a enorme importância dessa arbovirose frente às demais.

PATOGÊNESE

As causas responsáveis pelo desenvolvimento das formas graves da doença têm sido tema de diversos trabalhos nos últimos 60 anos. Os fatores determinantes envolvidos na fisiopatologia da doença ainda não estão totalmente esclarecidos e, portanto, a patogênese das infecções graves pelos vírus dengue e o aparente envolvimento da resposta imune, tanto na proteção como no desenvolvimento da doença, ainda não estão bem definidos. A principal dificuldade em se estudar a patogênese da doença se deve ao fato de não existirem modelos animais que possam reproduzir a doença observada em humanos; portanto, as pesquisas, muitas delas com origem em estudos epidemiológicos, ficam limitadas a estudos envolvendo pacientes. Um recente estudo de metanálise, publicado em 2021, com mais de 120 artigos referentes aos fatores de risco para progressão para dengue grave concluiu que a presença de comorbidades como diabetes, hipertensão, doença renal e doença cardiológica prévios aumentaram a possibilidade de evolução para formas graves de dengue. Outro achado importante foi a confirmação de que os assim chamados "sinais de alarme" estão frequentemente presentes nas formas mais graves da dengue.

Diversas hipóteses já foram propostas para explicar a patogênese da infecção por dengue, mas até hoje nenhuma foi capaz de, isoladamente, esclarecer todos os mecanismos envolvidos.

Teoria do aumento da infecção dependente de anticorpos

A hipótese de maior aceitação se refere ao fenômeno denominado aumento da infecção mediado por anticorpos (ADE, do inglês *antibody-dependent enhancement of infection*) e preconiza que a associação entre a primeira infecção por determinado sorotipo e infecções secundárias sequenciais por um sorotipo diferente resultam no aparecimento da dengue grave. O fato de as infecções secundárias levarem ao aumento da viremia e a maior risco de doença grave, em comparação com as infecções primárias, sugere que a imunidade preexistente ao DENV é fator de risco para dengue grave. Evidências dessa teoria vieram primeiramente de estudos epidemiológicos realizados na Tailândia, entre os anos 1960 e 1970, que demonstraram que a maioria das crianças com FHD/DSS havia tido infecção secundária por sorotipo diferente daquele responsável pela primeira infecção. Adicionalmente, observou-se que bebês que haviam adquirido anticorpos passivamente das mães apresentaram infecção mais grave de dengue por volta dos 6 meses de vida, quando a concentração de anticorpos adquiridos da mãe se tornava subneutralizante.

Segundo essa hipótese, anticorpos resultantes de infecção prévia por determinado sorotipo do vírus não seriam neutralizantes ou teriam títulos muito baixos para neutralizar um sorotipo diferente, responsável pela segunda infecção. Assim, esses anticorpos se ligariam ao sorotipo responsável pela segunda infecção, mas não o neutralizariam, formando complexos vírus-anticorpo que, ao serem reconhecidos e internalizados por fagócitos mononucleares, através dos receptores dirigidos à porção Fc das imunoglobulinas, facilitariam a penetração do vírus em células monocitárias, o que resultaria em maior carga viral e maior intensidade da resposta imune, com maior liberação de citocinas (tempestade de citocinas) e mediadores inflamatórios, o que poderia levar a doença mais grave.

Teoria da virulência viral

Apesar da grande aceitação da associação de uma infecção secundária por diferentes sorotipos com a forma mais grave da dengue, ela não explica adequadamente todas as observações clínicas e epidemiológicas que ocorrem durante a dengue grave e complicações. Parece existir uma relação complexa entre as variantes genéticas do DENV e a resposta imune do hospedeiro, que determinaria o destino das infecções primárias e secundárias.

As extensas variações genéticas observadas dentro do mesmo sorotipo de DENV possibilitaram a classificação em grupos, denominados genótipos. A evidência de diferentes virulências entre os genótipos foi observada no Peru, com a introdução do DENV-2 em 1995, depois de vários anos de circulação de DENV-1. Com a detecção da epidemia por DENV-2, estimou-se a ocorrência de altos níveis de FHD/DSS, uma vez que, em Cuba, a mesma sequência de infecção havia resultado em explosão de casos de FHD/DSS. Porém, não foram observados casos de FHD/DSS na população peruana. Durante a avaliação dos motivos da ausência de FHD/DSS, foram encontradas diferenças estruturais entre as cepas que circularam no Peru e em Cuba. O genótipo americano de DENV-2 que circulou no Peru apresentava habilidade reduzida de replicação em mosquitos e células humanas, se comparado ao outro genótipo, o asiático, e era parcialmente neutralizado por anticorpos contra o DENV-1. Contudo, nem todos os dados são consistentes com a hipótese da virulência do vírus, pois outros estudos não conseguiram correlacionar a patogenicidade aos genótipos circulantes de DENV-2 ou dos outros sorotipos.

Resposta imune e "tempestade de citocinas"

Independentemente do mecanismo fisiopatológico responsável pelas formas mais graves da dengue, existem evidências de que há profundo desarranjo na homeostase das citocinas que governam a resposta imune induzida pela infecção pelos vírus dengue. Alguns estudos mostram que nas formas brandas da doença há resposta predominantemente do tipo Th1, e nos casos graves, do padrão Th2, com níveis aumentados de interleucina (IL)-4, IL-6 e IL-10, e níveis reduzidos de IFN-γ e IL-12 nos pacientes graves. A supressão da resposta Th1 estaria relacionada à imunoamplificação (semelhante à amplificação da infecção mediada por anticorpos) a partir da infecção heterotípica e à supressão da produção de IFN-γ.

No entanto, ainda são necessários mais estudos para se compreender melhor o papel da resposta imune durante a infecção pelos DENV e entender por que ocorre esta "tempestade de citocinas" nos pacientes graves.

QUADRO CLÍNICO

Após um período de incubação variável de 4 a 8 dias, a infecção por qualquer um dos sorotipos dos vírus dengue resulta em amplo espectro da doença, com parcela considerável de infecções assintomáticas. A maioria dos pacientes se recupera depois de uma doença autolimitada, enquanto alguns evoluem para doença grave, cuja característica fisiopatológica predominante é o extravasamento de líquido para o interstício.

À parte das infecções assintomáticas, as manifestações clínicas da dengue são muito variáveis, podendo se manifestar principalmente como quadros de febre indiferenciada (síndrome viral) ou das manifestações clássicas da dengue. A partir de 2014, seguindo as recomendações da nova classificação da dengue pela OMS (2009), o Brasil passou a utilizar a nova classificação de dengue. Essa nova classificação enfatiza que a dengue é uma doença única, dinâmica e sistêmica. Isso significa que a doença pode evoluir para remissão dos sintomas, ou pode agravar-se exigindo constante reavaliação e observação, para que as intervenções sejam oportunas e que os óbitos não ocorram. Quadros mais graves e manifestações clínicas menos usuais, como o acometimento hepático, cardíaco e do sistema nervoso central (SNC) são menos frequentes, mas associados a maior mortalidade. De acordo com a OMS, classifica-se a dengue, atualmente, como dengue sem sinais de alarme, dengue com sinais de alarme e dengue grave. Com a nova classificação, a forma hemorrágica da dengue ainda mantém sua importância, mas manifestações clínicas associadas ao envolvimento cardíaco, neurológico e de outros sistemas devem ser lembradas no diagnóstico diferencial, pois também estão associadas a consideráveis morbidade e mortalidade. Importante lembrar que a fase mais grave da doença ocorre em torno do quarto dia, quando o aumento na permeabilidade capilar, mensurada pelo aumento do hematócrito, pode resultar em choque hipovolêmico e consequente falência de múltiplos órgãos, acidose metabólica, coagulação intravascular disseminada e hemorragias de grande porte. O mesmo raciocínio deve ser feito para o diagnóstico das outras formas graves da dengue, que também aparecem na defervescência, devendo ser tratadas urgentemente em todas as situações, pois se tratadas de maneira inadequada, a mortalidade pode alcançar 20% dos casos nas formas graves. A doença causada pelos vírus dengue, portanto, na maioria dos casos, costuma ser benigna, com manifestações variadas quanto ao tipo e à intensidade dos sintomas, segundo características do vírus e da população acometida. Três fases clínicas podem ocorrer: febril, crítica e de recuperação.

Dengue: fase febril

A dengue tem início abrupto, apresentando temperaturas de 39 a 40°C, cefaleia intensa, dor retro-ocular, mialgias, artralgias e manifestações gastrintestinais, como vômitos, diarreia e anorexia. Alguns pacientes podem ter hiperemia de orofaringe e um eritema facial nas primeiras 24 a 48 horas do início dos sintomas. Pode surgir exantema intenso no terceiro ou quarto dia de doença, no qual se salientam pequenas áreas de pele sã (para alguns autores, "ilhas brancas em um mar vermelho"). O aparecimento do exantema é geralmente acompanhado de prurido, muitas vezes de difícil controle, e alguns casos podem apresentar fenômenos hemorrágicos discretos (epistaxe, petéquias, gengivorragias), que não caracterizam caso de dengue grave. A febre costuma ceder coincidente com o aparecimento do *rash* e normalmente desaparece em até 6 dias, iniciando-se a convalescença, que pode durar semanas, com astenia e depressão. A anormalidade mais precoce no hemograma é o decréscimo progressivo do número de leucócitos, que pode alertar ao médico sobre a possibilidade de dengue, já que as manifestações iniciais da fase febril são comuns a outras viroses. O número de plaquetas é normal ou, em alguns casos, diminuído. Há elevação discreta nos teores séricos de aminotransferases geralmente em torno de duas a cinco vezes o limite superior da normalidade. Nas crianças, a dengue pode ser assintomática ou se manifestar como febre indiferenciada, comumente acompanhada de exantema maculopapular; pode haver adinamia, sonolência, recusa da alimentação e de líquidos, vômitos, diarreia ou fezes amolecidas. Nesses casos, os critérios epidemiológicos ajudam o diagnóstico clínico. Nos menores de 2 anos, os sinais e os sintomas de dor podem manifestar-se por choro persistente, adinamia e irritabilidade, podendo ser confundidos com outros quadros infecciosos febris, próprios da faixa etária. O início da doença pode passar despercebido e o quadro grave ser identificado como a primeira manifestação clínica. O agravamento, em geral, é mais súbito do que ocorre no adulto, em que os sinais de alarme são mais facilmente detectados.

Dengue: fase crítica

Esta fase pode estar presente em alguns pacientes, podendo evoluir para as formas graves e, por esta razão, medidas diferenciadas de manejo clínico e observação devem ser adotadas imediatamente. Tem início com a defervescência da febre, entre o 3º e o 7º dia do início da doença, acompanhada do surgimento dos sinais de alarme.

Dengue com sinais de alarme

A maioria dos sinais de alarme é resultante do aumento da permeabilidade vascular, a qual marca o início do deterioramento clínico do paciente e sua possível evolução para o choque por extravasamento de plasma. Os sinais de alarme são: dor abdominal intensa (referida ou à palpação) e contínua; vômitos persistentes; acúmulo de líquidos (ascite, derrame pleural, derrame pericárdico); hipotensão postural e/ou lipotimia; hepatomegalia maior que 2 cm abaixo do rebordo costal; sangramento de mucosas; letargia e/ou irritabilidade; aumento progressivo do hematócrito, geralmente associado à trombocitopenia.

Dengue grave

As formas graves da doença podem se manifestar com extravasamento de plasma, levando ao choque ou acúmulo de líquidos com desconforto respiratório, sangramento grave ou sinais de disfunção orgânica como o coração, os pulmões, os rins, o fígado e o SNC. O quadro clínico é semelhante ao observado no comprometimento desses órgãos por outras causas. Derrame pleural e ascite podem ser clinicamente detectáveis, em função da intensidade do extravasamento e da quantidade excessiva de fluidos infundidos. Um achado precoce do aumento da permeabilidade vascular é o edema da parede da vesícula biliar e edema subjacente. Infelizmente, este é um achado detectado apenas com o auxílio de métodos laboratoriais, assim como o extravasamento plasmático também pode ser percebido pelo aumento do hematócrito, quanto maior sua elevação maior será a gravidade, pela redução dos níveis de albumina e por exames de imagem (ascite, derrame pleural etc.). Fenômenos hemorrágicos podem surgir próximo ao período de defervescência da doença, por volta do quarto ou quinto dia, com petéquias na face, véu palatino, axilas e extremidades. Se inadequadamente tratado, o quadro pode evoluir para o aparecimento de púrpuras e grandes equimoses na pele, epistaxe, gengivorragias, metrorragias e hemorragias digestivas moderadas. Ao exame físico, observa-se fígado palpável e doloroso, 2 a 4 cm abaixo do rebordo costal, e, em alguns casos, esplenomegalia. Hepatomegalia, hematêmese e dor abdominal indicam mau prognóstico, com provável evolução para choque. A dengue grave costuma surgir entre o quinto e o sétimo dia de doença, quando a plaquetopenia também tende a ser mais acentuada, mantendo-se esse estado crítico por 12 a 24 horas. Nesse momento, acentuam-se também as manifestações decorrentes do choque circulatório. Os pacientes se mostram agitados e em alguns casos referem dor abdominal. Posteriormente, tornam-se letárgicos, afebris e com sinais de insuficiência circulatória: pele fria e pegajosa, cianose perioral, pulso rápido e sudorese fria. A pressão arterial se mostra convergente, baixa ou imensurável. O choque ocorre quando um volume crítico de plasma é perdido através do extravasamento, o que geralmente ocorre entre os dias 4 ou 5 (com intervalo entre 3 e 7 dias) de doença, geralmente precedido por sinais de alarme. O período de extravasamento plasmático e choque leva de 24 a 48 horas, devendo a equipe médica que assiste ao paciente estar atenta à rápida mudança das alterações hemodinâmicas. O choque na dengue é de rápida instalação e tem curta duração, podendo levar o paciente ao óbito em um intervalo de 12 a 24 horas ou a sua recuperação rápida, após introdução de terapêutica visando corrigir a instalação do choque. Em alguns casos pode ocorrer hemorragia massiva sem choque prolongado, e esse sangramento massivo é critério de dengue grave. Esse tipo de hemorragia, quando é do aparelho digestivo, é mais frequente em pacientes com histórico de úlcera péptica ou gastrites, assim como também pode ocorrer devido a ingestão de ácido acetilssalicílico (AAS), anti-inflamatórios não esteroidais (AINES) e anticoagulantes. Esses casos não estão obrigatoriamente associados à trombocitopenia e hemoconcentração.

A hemoconcentração encontrada nos casos de dengue grave está geralmente em níveis acima de 45%. Outras alterações laboratoriais incluem hipoproteinemia, elevação dos níveis séricos de transaminases e ureia, hiponatremia e redução da fração C_3 do complemento. Nos casos com CIVD, reduzem-se os fatores V, VII, IX e X, prolongam-se os tempos de protrombina e tromboplastina parcial, e elevam-se os produtos de degradação da fibrina. Outros achados de importância na avaliação laboratorial desses pacientes são edema da parede da vesícula biliar ao exame ultrassonográfico, derrame pleural e ascite.

As outras manifestações graves, não convencionais, da dengue vêm sendo cada vez mais diagnosticadas devido à perfeita conexão dos achados clínicos com a sua epidemiologia e a disponibilidade de investigação laboratorial. As manifestações cardíacas são heterogêneas, variando desde apenas aumento dos marcadores de lesão miocárdica até quadros graves, como derrame pericárdico, miocardite e choque cardiogênico. O acometimento do SNC pode se manifestar como meningites, encefalites e encefalopatias de difícil diagnóstico, que se apresentam clinicamente com acometimento do SNC, mas com liquor e exames de imagens normais. Tardiamente, frequentemente após a remissão dos sintomas de fase aguda, a síndrome de Guillain-Barré pode estar associada à dengue. O acometimento hepático é bastante comum, mesmo em quadros menos graves, com aminotransferases aumentadas, geralmente entre duas e cinco vezes o limite superior da normalidade, e a aspartato aminotransferase (AST) em níveis mais elevados do que a alanina aminotransferase (ALT). Os casos mais graves são raros, mas podem se apresentar com insuficiência hepática e diátese hemorrágica. Um achado interessante é que, exceto nos casos graves, o acometimento hepático da dengue muito raramente é acompanhado de icterícia ou elevações de bilirrubinas.

DIAGNÓSTICO LABORATORIAL

O diagnóstico laboratorial da dengue pode ser realizado por meio de métodos virológicos e sorológicos. O diagnóstico laboratorial é importante para o adequado manejo dos quadros de dengue e, se possível, por motivos epidemiológicos, deve-se realizar a identificação sorotípica dos vírus isolados.

Diagnóstico virológico

Os métodos virológicos compreendem: 1) o isolamento viral por inoculação em culturas celulares, animais e mosquitos; 2) a detecção de antígenos virais por meio de testes imunoenzimáticos e/ou imunocromatografia; 3) a detecção do genoma viral por transcrição reversa do seu RNA em DNA complementar, seguida de amplificação em cadeia pela polimerase (RT-PCR); ou 4) a hibridização com sondas moleculares marcadas. O diagnóstico virológico pode ser efetuado a partir do sangue ou de outros fluidos orgânicos, fragmentos de órgãos e, também, macerados de mosquitos. A técnica virológica mais comumente utilizada no Brasil é a tentativa de isolamento viral por inoculação em culturas celulares, particularmente a linhagem C6/36, oriunda do mosquito *Aedes albopictus*. Durante observação das células infectadas, a alteração morfológica (efeito citopático) faz suspeitar da presença viral, mas este achado não é constante. A confirmação do isolamento viral na cultura celular costuma ser feita de 6 a 10 dias após a inoculação, utilizando-se anticorpos monoclonais tipo-específicos em teste de imunofluorescência indireto. Para se obter um diagnóstico mais rápido, pode-se utilizar a RT-PCR em culturas de células inoculadas com material suspeito.

A detecção de antígenos dos vírus dengue por imuno-histoquímica tem sido efetuada em material de necropsia obtido de casos fatais de dengue grave, notadamente dos casos de FHD/SCD.

Outra técnica frequentemente usada é a transcrição reversa do RNA viral, seguida da amplificação específica dos genomas dos vírus dengue (RT-PCR), mas é dependente de infraestrutura para a realização dessa técnica. Entretanto, para a realização dessa metodologia existem dificuldades técnicas e comerciais, e o método ainda não é viável para uso rotineiro, tendo sido usado mais comumente em pesquisa e na vigilância virológica.

Uma alternativa para o diagnóstico da dengue em sua fase aguda, disponível já há alguns anos, é a detecção de antígenos da proteína NS1 dos vírus dengue por teste imunoenzimático (ELISA) e/ou por imunocromatografia, já que a detecção dessa proteína estrutural dos vírus dengue, encontrada somente durante a replicação viral, é indicativa de infecção ativa. O teste imunoenzimático tem sensibilidade e especificidade altas, comparáveis, em alguns estudos até superiores, àquelas observadas à RT-PCR. Ainda como vantagem, essa técnica é rápida e adequada ao uso em situações epidêmicas. O teste rápido usado no diagnóstico da dengue, com base em imunocromatografia, consiste em uma fita na qual deve ser colocado o soro do paciente e incubado à temperatura ambiente por apenas 15 minutos. A sensibilidade e a especificidade são comparáveis às técnicas de detecção da proteína NS1 por ELISA. Deve-se salientar que esse teste apresenta sensibilidade diferenciada aos diversos sorotipos, tendo recentemente apresentado sensibilidade diminuída aos DENV-2 e DENV-4.

Deve-se realizar o **diagnóstico virológico da dengue na fase aguda das infecções**, enquanto ocorre viremia, embora a RT-PCR possa ser usada até o início da fase de convalescença. O período virêmico costuma durar até o sexto dia após o aparecimento dos sintomas, com os maiores títulos virais sendo encontrados no início da doença e decaindo à medida que se aproxima a defervescência. A partir desse período, os testes sorológicos devem ter preferência aos virológicos na rotina diagnóstica. As amostras de sangue devem ser coletadas em frasco estéril, sem anticoagulante, e mantidas a 4°C por período de, no máximo 24 horas, quando devem ser processadas para o diagnóstico ou centrifugadas e armazenadas à temperatura de –70°C ou menos.

Diagnóstico sorológico

Os métodos sorológicos indiretos se baseiam na pesquisa de anticorpos específicos contra o vírus dengue infectante. Embora existam técnicas de neutralização por redução de placas em culturas celulares, fixação do complemento e inibição da hemaglutinação (HAI) para a detecção de anticorpos contra os vírus dengue, esses testes não são usados na rotina diagnóstica, pois essas técnicas não permitem discriminar anticorpos oriundos de infecções prévias (IgG) daqueles de infecção aguda (IgM). Os testes mais utilizados são os imunoenzimáticos, principalmente o de captura de IgM (MAC-ELISA). Existem ainda testes de imunocromatografia para a detecção de anticorpos IgM e IgG contra os vírus dengue, tendo como vantagem o diagnóstico rápido da dengue e desvantagens em terem uma *performance* abaixo dos testes imunoenzimáticos e não diferenciarem a dengue de outras arboviroses, como a Zika. Entretanto, esta é uma dificuldade dos testes sorológicos no diagnóstico diferencial entre a dengue e a Zika devido à intensa reatividade cruzada entre os anticorpos dirigidos a estes dois vírus e o critério epidemiológico deve ser levado em consideração nessas ocasiões. Deve-se considerar o fato de que essa técnica permite o diagnóstico da dengue apenas na fase de convalescença, pois esses testes devem ser realizados após o sexto dia de doença, para assegurar a certeza do resultado. Portanto, na maioria das vezes, quando o resultado do teste é liberado, o paciente já se recuperou da doença.

Diagnóstico diferencial

Várias infecções fazem parte do diagnóstico diferencial da dengue. Dentre as síndromes febris, destacam-se as enteroviroses, outras arboviroses (Chikungunya, Zika, Oropouche e Mayaro), leptospirose, malária e febre tifoide. Com relação a outras infecções que cursam com exantemas, é importante lembrar, entre tantas, das enteroviroses, rubéola, mononucleose infecciosa, zika, chikungunya e escarlatina. Outras infecções que podem cursar com febre e sangramento como febre amarela, malária grave e riquetsioses devem ser cogitadas. E, na vigência do choque, podemos pensar em meningococcemia, septicemia bacteriana, síndrome do choque tóxico e choque cardiogênico. Um importante aspecto a ter sempre em mente é de que dengue não apresenta sintomas respiratórios como coriza, tosse, podendo levar a desconforto respiratório quando houver grandes derrames pleurais ou ascite, mas sem dano em parênquima pulmonar. Essa ausência de sintomas gripais como tosse e coriza e com radiografias que não mostram acometimento pulmonar pode ajudar a distinguir dengue da influenza e COVID-19, ressaltando-se que os casos mais graves de COVID-19 costumam acontecer depois da 1ª semana de infecção, ao passo que as manifestações da dengue grave geralmente acontecem ainda na primeira semana de doença. Um aspecto importante no diferencial de todas essas doenças é o critério epidemiológico, pois ele frequentemente nos auxilia em determinarmos o diagnóstico correto.

TRATAMENTO

O tratamento da dengue consiste na hidratação precoce, da maneira mais agressiva possível, sempre levando em consideração a existência de cardiopatias e da capacidade dos pacientes em suportar a administração de grandes volumes de líquido. Como o aumento da permeabilidade capilar, com consequente extravasamento de plasma para o interstício e as cavidades, é o principal evento fisiopatológico da dengue, a hidratação é o único tratamento disponível, pois até o momento não há fármacos antivirais que tenham ação específica e efetiva contra os vírus dengue. Nos casos benignos de febre indiferenciada e da dengue sem sinais de alarme, além da hidratação, o tratamento sintomático de febre, cefaleia, mialgias e artralgias é suficiente. Entretanto, o uso de salicilatos deve ser evitado, pois esses fármacos podem causar hemorragias digestivas altas e acidose, além de atuarem sobre a agregação plaquetária, podendo agravar ainda mais os quadros graves da dengue com manifestações hemorrágicas. Prefere-se utilizar o paracetamol ou a dipirona, tomando-se o cuidado com doses elevadas de paracetamol (acima de 4 g/dia, no adulto), já que o mesmo é hepatotóxico acima dessas doses e devido à dor apresentada pelos pacientes com dengue, pode haver excesso na dose ingerida, podendo a concentração sérica alcançar níveis tóxicos. A OMS também recomenda evitar o uso dos AINES, especialmente do ibuprofeno.

O tratamento das formas graves da dengue deve seguir as condutas usadas em pacientes que precisam de cuidados intensivos, muitas vezes sendo necessário recorrer a aminas vasoativas e medidas avançadas de suporte à vida. A existência de comorbidades deve ser sempre investigada e considerada de extrema importância no tratamento das formas graves da dengue. A administração de líquidos deve ser considerada caso a caso, mas existem alguns protocolos, como o apresentado no manual do Ministério da Saúde (*Dengue: diagnóstico e manejo clínico do adulto e criança*). O uso de corticosteroides não está indicado, visto que não há evidências de que eles tenham qualquer efeito benéfico no tratamento da dengue.

A reposição de sangue e concentrado de plaquetas não é preconizada, exceto em casos de hemorragias de grandes proporções.

A hidratação deverá ser reavaliada continuamente ao se iniciar a fase de convalescença e consequente reabsorção do plasma extravasado, sendo necessário cuidado com o possível estado hipervolêmico do paciente. A partir desse momento, as condições hemodinâmicas se normalizam, retorna o apetite do paciente e o hematócrito cai a níveis abaixo de 40%. É importante avaliar cuidadosamente pacientes em alguns grupos de risco para doença grave (p. ex., gestantes, idosos e crianças), já que é nessa fase de defervescência que ocorrem as complicações, em particular o choque hipovolêmico. Sabendo que as hemorragias acompanham o aparecimento do choque, evitar o choque circulatório muito provavelmente evitará o aparecimento do quadro hemorrágico.

CONTROLE E PREVENÇÃO

Atualmente, as melhores ferramentas de prevenção e controle contra a infecção pelos DENV são as políticas públicas, que viabilizam o combate ao principal vetor das áreas urbanas, o *Aedes aegypti*. Em 2002, foi criado o Programa Nacional de Controle da Dengue, que envolve não apenas medidas efetivas de controle vetorial, mas também a reformulação de planos anteriormente criados e a participação da sociedade, através de campanhas de conscientização ambiental.

O desenvolvimento de uma vacina segura e eficaz contra a dengue certamente seria a melhor medida preventiva contra a doença. O principal objetivo de uma vacina contra a dengue é a capacidade de oferecer proteção contra os quatro sorotipos virais em uma mesma vacina (ser tetravalente) e promover imunidade duradoura. No entanto, até o momento vários candidatos vacinais se encontram em diferentes estágios de desenvolvimento e há apenas uma única vacina autorizada para uso em humanos, porém com várias limitações em seu uso. Todos os três principais candidatos vacinais sendo produzidos são vacinas de vírus atenuados e quiméricas, cuja principal diferença é o genoma que serve de "sustentação" aos genes das proteínas estruturais dos vírus dengue. Duas vacinas de vírus atenuados e quiméricas estão sendo testadas em ensaios clínicos de fase 3 e ainda não foram licenciadas para uso em seres humanos: uma delas desenvolvida pela companhia farmacêutica Takeda (TAK-003) e a outra pelo Instituto Nacional de Alergia e Doenças Infecciosas (TV003/TV005); esta última sendo aprimorada e testada pelo Instituto Butantan, em São Paulo. A vacina TAK-003 usa o genoma de DENV-2 como "backbone" para a inserção dos genes codificadores das proteínas E e *pr*M dos outros sorotipos dos vírus dengue enquanto a TV003/TV005 inclui uma série de deleções na porção não codificadora (3'NC) do genoma dos sorotipos virais e a produção de uma vacina quimérica para o DENV-2 usando o genoma do DENV-4 como "backbone" para a inserção das proteínas estruturais do DENV-2. Outras estratégias sendo testadas são as vacinas de vírus inativado, vacinas de DNA e de subunidades. Entretanto, como a vacina necessita ser tetravalente, ainda não existe um produto ideal para uso em humanos usando essas tecnologias de desenvolvimento de vacinas.

Entre os vários candidatos vacinais testados em ensaios clínicos, um deles já foi licenciado para uso em seres humanos. A vacina CYD-TDV, produzida pela empresa Sanofi Pasteur, é uma vacina quimérica que usa o genoma da vacina de febre amarela como arcabouço de suporte (*backbone*) para inserir os genes das proteínas estruturais *pr*M e E dos vírus dengue. O esquema vacinal consiste em três inoculações SC, administradas em intervalos de 6 meses e foi licenciada em alguns países para a faixa etária entre 9 e 45 anos. A avaliação dessa vacina mostra que ela é segura e induz proteção a longo prazo em indivíduos que já eram soropositivos para a dengue, mas infelizmente, também mostrou, quando comparados com indivíduos não vacinados, um risco aumentado de hospitalizações por dengue grave em indivíduos que nunca haviam sido infectados pelos vírus dengue e experimentaram a sua primeira infecção "natural" após a vacinação. A OMS, em seu "*position paper*" de setembro de 2018, recomenda que os países que considerarem a vacinação como parte de seu programa de controle da dengue deverão instituir o *screening* pré-vacinal. Se essa pré-testagem não for factível, a OMS considera que a vacinação poderia ser licenciada em regiões onde a soroprevalência para a dengue seja de pelo menos 80% até os 9 anos. Baseado nos dados clínicos pós-vacinais e na recomendação da OMS, fica claro que apenas indivíduos com evidências de infecção pregressa, demonstrada por um teste sorológico (mostrando a presença de anticorpos) ou outra documentação de infecção prévia, poderão ser vacinados. Entretanto, como a pré-testagem para detecção de anticorpos contra a dengue não está disponível em âmbito nacional, no Brasil essa vacina tem uma aplicação limitada a casos individuais, mas sempre obedecendo à prerrogativa da documentação de uma infecção prévia pelos vírus dengue, independente dos sorotipos.

Finalmente, enquanto não tivermos uma vacina altamente segura e eficaz, o controle vetorial, seja aquele de caráter individual ou por programas de controle instituídos por Secretarias de Saúde municipais e estaduais, sob coordenação do Ministério da Saúde, ainda é o único meio disponível de controlarmos a expansão da dengue no Brasil.

Febre Amarela e Outras Febres Hemorrágicas da América do Sul

Marcelo Nascimento Burattini

FEBRE AMARELA

Doença infecciosa aguda, causada pelo vírus amarílico e considerada a doença prototípica das febres hemorrágicas virais, com as quais compartilha vários aspectos em comum, porém apresentando caracteristicamente um comprometimento hepático mais importante. É uma antropozoonose que afeta primordialmente a África Subsaariana (aproximadamente 90% dos casos mundiais) e a região do Golfo do México, o Caribe e a região Amazônica nas Américas (cerca de 10% restante dos casos, dos quais o Peru responde pela maioria dos casos fora de períodos epidêmicos no Brasil).

Histórico

Em artigos mexicanos anteriores a 1960 há menção a textos Quichés, Maia-Quichés e Maias antigos fazendo referência à descrição de uma condição clínica denominada *Xekik*, com icterícia e vômitos negros na América pré-colombiana. Há também menção a uma epidemia com as mesmas características clínicas acometendo a ilha de Hispaniola em 1495, portanto, logo após o descobrimento, que teria afetado principalmente a população branca, poupando indígenas e mestiços, o que foi interpretado como evidência da existência da febre amarela nas Américas desde tempos ancestrais. Porém, essa teoria foi abandonada em decorrência das evidências filogenéticas da evolução do vírus amarílico e pela falta de uma via plausível de invasão do continente americano anterior ao descobrimento e colonização, visto que a febre amarela nunca se estabeleceu na Ásia.

As primeiras epidemias reconhecidas de doença semelhante à febre amarela foram observadas no início do século 17 em Cuba, nas Antilhas francesas, em São Domingos e Barbados, e na África Ocidental, porém pobremente descritas. Apenas em meados do século 17 ocorreu a primeira descrição de ocorrência epidêmica de febre amarela, descrita enquanto entidade nosológica específica, durante surto epidêmico afetando a província de Yucatán e as Antilhas francesas em 1648.

Estima-se, por estudos de análise filogenética que o vírus amarílico surgiu na África equatorial, evoluindo de outros arbovírus primitivos há aproximadamente 4.000 a 6.000 anos. Bem mais tardiamente, com a descoberta do continente americano e o início do fluxo naval comercial entre o Velho e o Novo Mundo, atingiu o continente americano, provavelmente entre os séculos 16 e 17, principalmente em decorrência da navegação mercante ligada ao tráfego negreiro entre a África e a América. Também por essa via, seu principal vetor, o *Aedes aegypti* atingiu o continente americano. Encontrando nesse continente nichos ecológicos favoráveis, dispersou-se rapidamente, principalmente nas costas leste e oeste ao longo das cidades que se tornavam importantes nessa época.

Consequentemente, diversas epidemias recorrentes foram relatadas, afetando as Américas. Na costa leste dos EUA (da Flórida até Hallifax no Canadá), com grandes epidemias registradas em Nova York (1668 e 1702), Boston (1691), Charleston (1699), Nova Orleans (1783) e Philadelphia (1793). Nas Américas Central e do Sul, na costa oeste espalhando-se do Panamá ao Chile e na costa oriental afetando as Guianas, Venezuela, Caribe e Brasil.

Na África, as primeiras descrições da doença datam de 1768, com a primeira descrição clínica da ocorrência da doença em 1782, com o registro de epidemias recorrentes afetando as populações europeias da África Oriental, particularmente no golfo da Guiné, com Serra Leoa sendo considerada então como o epicentro da doença.

A febre amarela também afetou a Europa, particularmente a Espanha, com epidemias recorrentes em Cádiz desde 1701 e Barcelona, com grandes epidemias em 1798, 1803 e 1821; e, em menor monta a Portugal, com importante epidemia em Lisboa em 1857. Ao longo do século 19, a doença também foi registrada na França e na Inglaterra, com casos importados ocorrendo nas vilas portuárias de Brest, Saint-Nazaire, Londres e Southampton.

No Brasil, a primeira descrição de ocorrência epidêmica de febre amarela data de 1685, com o relato de uma grande epidemia em Recife. Presume-se que a origem da ocorrência tenha sido um navio comercial procedente de São Tomé na África, com escala em São Domingos, onde grassava grande epidemia à época. Epidemias recorrentes passaram então a afetar a capitania de Pernambuco por pelo menos 10 anos, recrudescendo no inverno. Em 1686, ocorre a primeira grande epidemia em Salvador, lá persistindo pelo menos até 1692, provocando o adoecimento de aproximadamente 25 mil pessoas com 900 óbitos registrados.

Em 1691, inicia-se a primeira campanha sistemática de controle da febre amarela registrada no continente americano, na capitania de Pernambuco, então governada por Antonio Félix Machado da Silva e Castro, o segundo Marquês de Montebelo, que instituiu a *"ditadura sanitária"*–*"baseada em ações direcionadas para a segregação dos doentes, purificação do ar, das casas, cemitérios, portos, limpeza das ruas e outras"*.

As ações, fundamentadas na teoria dos miasmas – a teoria vigente à época, originada na Renascença italiana, apontava o ar putrefato dos pântanos e das periferias dos centros urbanos como causadores de várias doenças, entre elas a febre amarela e a malária, assim denominada em razão da crença vigente (malária = *aires malos* ou maus ares), deram resultado e as epidemias arrefeceram apesar de a teoria ser falsa como se verificou séculos depois.

Ao longo do século 19, vários médicos e pesquisadores questionaram a teoria vigente, dos miasmas, como causa da febre amarela e do paludismo. De fato, já em 1802 um relato de autor anônimo em Filadélfia propõe que a doença fosse transmitida por "pequenos insetos" que se alojavam nos poros da pele. Outros relatos, por diferentes autores, questionavam a teoria dos miasmas e propunham o papel de insetos levados pelos ventos (1848), e mesmo apontando um mosquito venezuelano, o "Zancudo bobo", como agente causal da febre amarela, como relatado na Academia de Ciências de Paris em 1854 pelo médico franco-venezuelano Louis Daniel Beauperthuy, contudo sem obter nenhum crédito de seus pares.

Em 1881, Carlos Finlay, cientista cubano, propôs a transmissão vetorial da febre amarela, pelo "*Culex mosquito*" (posteriormente denominado *Stegomyia fasciata* e atualmente conhecido como *Aedes aegypti*), mas falhou na sua demonstração, pois os voluntários expostos às picadas dos mosquitos infectados não adoeceram.

Sua teoria foi confirmada apenas em 1900, quando a Comissão Walter Reed, então responsável pelos trabalhos da reabertura do canal do Panamá, foi enviada à Cuba – protetorado americano à época – para estudar a doença, que grassava entre os trabalhadores do canal causando milhares de mortes.

Inspirados nos estudos de Ronald Ross elucidando o ciclo biológico da malária na Índia, demonstraram a transmissão vetorial e o papel do *Aedes aegypti* como seu principal vetor, através da exposição de "voluntários" humanos – soldados americanos da Comissão Walter Reed por insetos infectados em cativeiro. Ironicamente, os insetos foram cedidos por Finlay que 20 anos antes tentara a mesma técnica, porém sem sucesso. A diferença é que dessa vez foi respeitado um intervalo de 10 dias entre a infecção do mosquito e o teste com picadas em voluntários humanos, no próprio James Carrol – médico americano integrante da Comissão Walter Reed – e em outro "voluntário", um soldado americano integrante da comitiva, levando ao adoecimento de ambos e firmando a teoria da transmissão vetorial e o reconhecimento de um ciclo biológico envolvendo um período de incubação extrínseco, à semelhança do descrito para a malária por Ronald Ross poucos anos antes.

A história da domesticação e dispersão global do *Aedes aegypti* guarda muitas semelhanças com a da febre amarela. Não existem dados científicos ou registros confiáveis dessa dispersão a partir do século 16, porém um considerável acúmulo de evidências genéticas, associadas ao conhecimento da biologia evolutiva e das mudanças geoclimáticas e da dispersão humana após a última glaciação há 10 mil anos, permitiu a formulação de teorias bastante sólidas sobre esse processo.

Com o crescimento da população humana e sua dispersão pelos vários *hábitats* do planeta, a invasão e modificação de ambientes silvestres levou as espécies nativas ou à extinção ou à "domesticação", entendida como uma forma de comensalismo que permite a essas espécies tirar vantagem, abrigo e alimento, dos ambientes modificados pelos humanos, assim crescendo em número, dispersando-se com eles e tornando-se cosmopolita em muitos casos. Exemplos conhecidos do sucesso desse comensalismo são o cão doméstico, o rato doméstico, as baratas e vários mosquitos do gênero *Culex*, dentre eles o *Aedes aegypti*.

A espécie doméstica e altamente antropofílica que denominamos hoje *Ae. aegypti* originou-se de espécies ancestrais silváticas que viviam nos ambientes florestais subsaarianos, procriavam em coleções da água em buracos de árvores e plantas epífitas e conseguiam os repastos sanguíneos necessários à sua procriação de animais silvestres não humanos. De fato, na África Subsaariana sobrevive ainda hoje a subespécie ancestral e predominantemente silvática, não antropofílica do *Ae. aegypti*, denominada *Aedes aegypti formosus* (Aaf) do complexo *Ae. simpsoni*, junto com várias outras subespécies de *Aedes* spp. que participam dos ciclos biológicos da febre amarela naquele continente.

Aceita-se hoje que o processo de subespeciação e domesticação do *Ae. aegypti aegypti* (Aaa) coincidiu com a formação do deserto do Saara, entre 6.000 e 8.000 anos atrás. Com o processo de desertificação e a progressiva extensão das áreas extremamente secas e quentes, as fontes de água livre na África ocidental, setentrional e mediterrânea escassearam, tornando aquelas próximas às habitações humanas as mais abundantes e confiáveis. Consequência natural desse processo de domiciliação foi a crescente antropofilia, pois os humanos passaram a ser também a fonte mais abundante e fácil de obtenção dos repastos sanguíneos necessários à maturação dos ovos da espécie.

Dessa forma, a subespécie Aaa, já perfeitamente adaptada ao ambiente peridoméstico e ao repasto sanguíneo em humanos, conseguiu sobreviver às longas viagens marítimas necessárias à travessia do Atlântico e rapidamente se adaptou e dispersou no ambiente americano, sempre ligado à ocupação humana do novo território e trazendo junto o vírus amarílico.

Evidências genéticas corroboram essa hipótese e demonstram que a dispersão do Aaa se deu da África Setentrional ou Ocidental (mais provavelmente da região do golfo da Guiné) para as Américas e do continente americano para o Sudeste Asiático. Mais tardiamente, deu-se também a dispersão da nova subespécie Aaa para a África Equatorial e Oriental, também a partir das populações do golfo da Guiné e também secundária a padrões de mobilidade das populações humanas.

Tanto a redução do número de subespécies quanto a redução da variabilidade genética, sinalizadoras de dois grandes eventos de restrição genética de populações (*founding events*), devido às longas migrações em navios mercantes com pequeno número de insetos, corroboram essa teoria. Assim, o número de subespécies e a variabilidade genética das populações de Aaa são maiores na África que nas Américas e nessas são maiores que no Sudeste Asiático e na Oceania. Adicionalmente, as populações de Aaa das Américas não existem mais no continente africano e são muito mais próximas, geneticamente falando, das populações do Sudeste Asiático e Oceania.

Após o sucesso inicial da "ditadura sanitária", imposta pelo Marquês de Montebelo nas capitanias de Pernambuco e Salvador em 1691 – que lançou as bases das técnicas até hoje empregadas para o controle do *Aedes aegypti* – levando ao desaparecimento da febre amarela urbana epidêmica no Brasil por mais de um século, os esforços sanitários foram relaxados, o que propiciou a rápida reinfestação do litoral brasileiro pelo *Aedes aegypti*, embora então ainda não conhecido como vetor da febre amarela.

Apenas em 1849 foi documentada nova epidemia importante de febre amarela urbana no país. Também em Salvador e, novamente, em decorrência da atracação de um navio americano que não havia cumprido as exigências sanitárias impostas na "Carta da Saúde", ainda vigente e proposta aproximadamente 160 anos antes pelo Marquês de Montebelo.

A doença rapidamente expandiu-se pelas principais cidades do litoral, chegando à cidade do Rio de Janeiro, a capital do Império, em 1850, provocando uma grande epidemia com o óbito de mais de 4 mil pessoas, e várias epidemias recorrentes de maior ou menor monta nos anos subsequentes.

Foi então instituído pela Secretaria de Estado de Negócios do Império o "Regulamento Sanitário" estabelecendo as normas para a segunda campanha sistemática de controle da febre amarela no país. Essa campanha, muito semelhante à de 160 anos antes, instituiu as novas práticas para enfrentar a epidemia, que constavam de desinfecção dos navios, quarentena dos enfermos em hospitais de isolamento, cuidados especiais com os enterros e velórios, além de medidas sanitárias coletivas que incluíam o aterramento de valas e limpeza de esgotos, dentre outras. A diferença principal foi que dessa vez se deu mais importância às medidas sanitárias que ao confinamento dos doentes.

Essas ações prosseguiram e intensificaram-se no início do século 20 com as campanhas de Emilio Ribas e Oswaldo Cruz. Oswaldo Cruz criou em 1903 o "Serviço de Profilaxia da Febre Amarela" e organizou e intensificou os esforços das campanhas sanitárias, inspirando-se em campanhas militares, e instituindo a notificação compulsória de casos suspeitos – "casos de indivíduos febris amarelentos e com vômitos negros", segundo descrição da época – com intensificação das medidas de combate ao vetor no domicílio do caso afetado e também nas áreas próximas. O objetivo declarado do programa foi extinguir a febre amarela do município do Rio de Janeiro, então capital do país, em quatro anos.

Com seu sucesso, novamente escassearam os recursos para a manutenção dos programas de controle, permitindo a reinfestação do vetor e a eclosão de novos surtos epidêmicos de febre amarela nos grandes centros urbanos, sendo no Rio de Janeiro entre 1928-1029 a última grande epidemia de febre amarela urbana registrada no país. Na ocasião, Clementino Fraga, então Diretor Geral de Saúde Pública, repetiu com igual sucesso as campanhas que Oswaldo Cruz conduziu aproximadamente 25 anos antes. O último caso de febre amarela urbana no Brasil foi notificado em 1942, no Acre.

Também na transição do século 19 para o século 20, foi reconhecido, pelos microbiologistas da Comissão Walter Reed, um "agente filtrável" como provável agente etiológico da doença que, contudo, só foi identificado em 1927, simultaneamente por pesquisadores da Fundação Rockfeller (A. Stoke e H. Smith) e do Instituto Pasteur de Senegal (C. Mathis e J.Laigret). Nessa época iniciou-se também uma grande colaboração científica da Fundação Rockefeller com o Brasil que permitiu vários avanços no combate à febre amarela.

Em 1929, Adolfo Lutz suspeitou pela primeira vez da ocorrência de "febre amarela sem *aedes*". Porém, apenas em 1932, descreveu-se no estado do Espírito Santo, pela primeira vez no Brasil e no mundo, o ciclo silvestre da febre amarela, sendo imputado ao mesmo maior importância epidemiológica para a manutenção da doença que ao ciclo urbano. Em 1936, pesquisadores da Fundação Rockfeller e do Instituto Pasteur desenvolveram simultânea e independentemente vacinas contra o vírus amarílico.

A vacina do Instituto Rockefeller e a tecnologia para a sua produção foram cedidos ao Brasil e já em 1937 logrou-se a produção comercial da primeira vacina contra a febre amarela, de vírus vivo atenuado em embriões de galinha, baseada na cepa 17D, até hoje utilizada. Em março do mesmo ano, passou a ser produzida no Instituto Oswaldo Cruz, hoje Bio-Manguinhos, a partir de cepa oriunda da Fundação Rockfeller e trazida ao Rio de Janeiro por Hugh Smith, um dos descobridores do vírus amarílico, e usada em larga escala no município de Varginha, Minas Gerais, e cercanias. Em 6 meses foram vacinadas mais de 38 mil pessoas, em campanha considerada um marco de saúde pública em termos de logística, controle, registro e emprego de vacinação em larga escala.

Assim, iniciou-se uma nova prática no controle da febre amarela, baseada na vacinação das populações suscetíveis e, secundariamente, no controle dos vetores urbanos, prática essa que se mantém até os dias atuais. O foco de ação concentrava-se no interior do país, em áreas suspeitas de circulação do vírus amarílico. À época praticavam-se a viscerotomia em casos de óbitos suspeitos e a vigilância através de primatas sentinelas para a detecção de atividade amarílica. A ocorrência de enzootias e epizootias permanece até hoje como um dos pilares da vigilância amarílica, junto com o monitoramento da infestação vetora e a notificação compulsória de casos humanos suspeitos.

Agente etiológico

O vírus amarílico é um vírus RNA de fita única, sentido positivo, pertencente à família *Flaviviridae*, gênero *Flavivirus*, sendo considerado o vírus prototípico do gênero. Seu genoma contém 10.233 nucleotídios que codificam uma poliproteína que se cliva em três proteínas estruturais: C (core), PrM/M (membrana) e Env (envelope); e sete proteínas não estruturais: NS1, NS2A, NS2B, NS3, NS4A, NS4B e NS5. É um vírus envelopado, de simetria icosaédrica e aproximadamente 40 nanômetros de diâmetro. Existem sete genótipos principais do vírus amarílico, sendo cinco deles encontrados na África e dois nas Américas.

A Figura 61.2 ilustra a estrutura do genoma do vírus amarílico e os genes que codificam as principais proteínas virais.

O núcleocapsídio, composto por subunidades da proteína C (que induz a formação de anticorpos neutralizantes), envolve o genoma viral. O vírion imaturo (intracelular) é composto de envelope de camada lipídica dupla, derivada do hospedeiro e de dímeros das proteínas prM/M e Env. A proteína prM/M é clivada na proteína M no momento da liberação dos vírions, provocando o dobramento da proteína E que forma dímeros com a proteína M, formando assim a partícula viral madura (extracelular). A proteína M auxilia a penetração do vírion nas células, sendo a proteína E, a maior proteína do envelope e responsável pela ligação e fusão com a superfície celular, o maior antígeno viral (aglutinina) e indutor de anticorpos inibidores da hemaglutinação.

As proteínas não estruturais codificam as várias enzimas necessárias à replicação do vírus amarílico e têm interesse na prospecção de fármacos terapêuticos. A proteína NS1 é associada à membrana, auxilia na maturação viral e é o antígeno fixador de complemento, participando da indução da formação de anticorpos protetores. As proteínas NS1a e NS2b são hidrofóbicas, pouco conservadas e provavelmente participam da formação de componentes do capsídio durante a maturação viral, sendo associada à maturação da proteína NS1. Também participa, provavelmente, como um componente da protease/replicase viral. Já a NS3 é uma proteína altamente conservada, multifuncional, participando da clivagem da poliproteína original e sendo, provavelmente, uma helicase participando também da replicação do RNA viral. As proteínas NS4a e NS4b também são hidrofóbicas, pouco conservadas, associadas à membrana, sendo provavelmente componentes da replicase viral. A última das proteínas não estruturais é a NS5, uma polimerase altamente conservada, associada ao RNA viral e participando da replicação do mesmo.

Epidemiologia

A febre amarela é uma enzootia que acomete humanos acidentalmente. Periodicamente podem ocorrer surtos epidêmicos de transmissão inter-humana em cidades, mediada pelo *Aedes aegypti*, denominada ciclo urbano. Essa forma de transmissão foi a responsável pelas grandes epidemias de febre amarela do passado, que levaram ao reconhecimento da doença como entidade nosológica de grande repercussão em saúde pública. Para a manutenção do ciclo enzoótico natural são necessários a presença de uma população de hospedeiros suscetíveis e fontes de infecção (principalmente primatas não humanos) e uma população vetora grande o suficiente para manter a cadeia de transmissão. A transmissão vertical (ou transovariana) do vírus nos vetores também é importante fator na manutenção da infecção no ambiente natural.

O comportamento da enzootia amarílica é bastante diverso entre a África, local de origem da doença, e as Américas do Sul e Central, local onde a doença se instalou bem mais recentemente, com o tráfego negreiro e comercial implantado a partir do século 16, conforme discutido anteriormente.

África

Na África reconhecem-se três padrões de ciclos de transmissão da febre amarela: o ciclo silvestre (ou florestal), o ciclo intermediário e o ciclo urbano. Por ser o continente de origem da febre amarela,

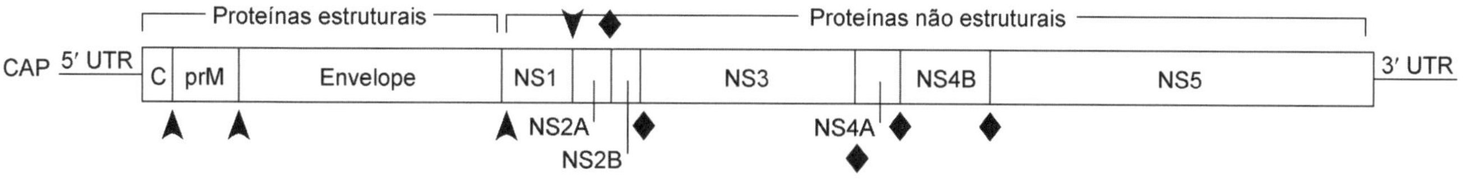

FIGURA 61.2 Representação gráfica do genoma do vírus amarílico. As proteínas C, PrM/M e Env (envelope) situam-se na extremidade 5' da região de codificação viral (translação). As proteínas não estruturais situam-se na porção final 3' do genoma viral. Ambas as terminações 5' e 3' são finalizadas por regiões não codificantes (UTR, do inglês *untranslated region*), mas importantes para a replicação viral. A terminação 5' contém a estrutura CAP (capuz), que protege o RNA viral e auxilia no seu transporte do núcleo para o citoplasma. As pontas de setas representam pontos de clivagem das proteases do hospedeiro e os losangos, pontos de clivagem das proteases virais.

com suas populações vetora e de hospedeiros vertebrados expostos ao vírus há milênios, desenvolveu-se grande complexidade nos ciclos enzoóticos, envolvendo grande número de vetores e de primatas não humanos. Apesar disso, deve-se destacar que o reconhecimento e descrição do ciclo enzoótico da febre amarela aconteceu pela primeira vez no Brasil, em 1932. Seu reconhecimento na África deu-se apenas 2 anos após.

O ciclo silvestre (florestal) da febre amarela na África envolve a participação de várias espécies de vetores do gênero *Aedes* spp., sendo as principais o *Aedes africanus* e o *Aedes opok*. Esse ciclo ocorre principalmente nas regiões de florestas tropicais da África Central, local presumido de origem do vírus amarílico. Os vetores habitam as copas altas das florestas densas, têm hábitos predominantemente noturnos e são muito pouco antropofílicos, o que torna a exposição humana pouco provável. De fato, em consequência, há poucos casos de infecção humana dependente do ciclo silvestre/florestal na África.

No ciclo intermediário (savana), que ocorre nas áreas mais secas de savana e cobertura florestal rasa e baixa, principalmente na África Ocidental, mas também em certas localidades da África Oriental, múltiplas espécies do gênero *Aedes* spp. participam da transmissão, sendo as mais importantes o *Aedes simpsoni*, o *Aedes furcifer* e o *Aedes luteocephalus*. Essas espécies têm hábitos diurnos e noturnos, habitam matas baixas e vegetação seca próximo ao chão e são igualmente zoofílicos e antropofílicos, o que os torna vetores quase ideais da febre amarela humana, pela facilidade com que fazem a ponte entre os ciclos enzoóticos e humano. Outra distinção importante é que os primatas não humanos da África apresentam resistência inata ao vírus amarílico, devido à longa convivência evolucionária com o mesmo e, portanto, quase não desenvolvem doença e podem ser portadores assintomáticos do vírus. Assim, lá não se reconhecem epizootias como as que ocorrem nas Américas, caracterizadas pelo aumento na mortandade de populações de primatas não humanos e úteis como instrumento de vigilância da atividade enzoótica do vírus. Assim, esse ciclo responde hoje pela quase totalidade de casos de febre amarela na África, que ocorrem endemicamente ou na forma de surtos epidêmicos afetando principalmente as crianças e os mais jovens, nas diversas aldeias e comunidades humanas de pequeno e médio portes, inseridas no ambiente de savana natural da África Ocidental e Oriental.

Finalmente, esporadicamente também ocorrem na África grandes epidemias urbanas mediadas pelo *Aedes aegypti*, como a recentemente verificada em Angola em 2016, com 4.436 casos suspeitos, ainda em investigação, e 884 casos e 381 óbitos confirmados e notificados. A ocorrência não foi maior, devido principalmente ao grande esforço de vacinação realizado precocemente, com a aplicação de mais de 18 milhões de doses da vacina em campanhas de alcance nacional, abrangendo aproximadamente 70% da população total do país.

Américas do Sul e Central

Nas Américas do Sul e Central reconhece-se apenas dois ciclos da febre amarela.

O silvestre ou florestal ocorre principalmente na região amazônica, porém pode ocorrer em qualquer região de matas ciliares e mesmo bosques isolados de todas as regiões do Brasil. Seus vetores principais são os mosquitos do gênero *Haemagogus* spp., com as espécies *H. janthinomys*, *H. leucocelaenus* e *H. albomaculatus*, e do gênero *Sabethes* spp. com a espécie *S. chloropterus*. Afeta o homem quando este penetra o ambiente natural sem estar devidamente protegido pela vacinação. Os casos concentram-se em homens adultos jovens e se relacionam a atividades profissionais que os expõem aos ambientes de mata ou ao turismo ecológico, que vem crescendo em importância epidemiológica nos casos de febre amarela no país.

O ciclo urbano, à semelhança da África, implica a transmissão inter-humanos, sem o concurso de primatas não humanos, mediada pelo *Aedes aegypti* nas cidades e provocou grande morbidade e letalidade nas Américas até meados do século 20, como já referido. Porém, as intensas campanhas de combate à febre amarela do fim do século 19 e início do século 20, associadas à ampla vacinação das populações vulneráveis a partir do fim da década de 1930, levou ao controle da forma urbana de transmissão da doença nas Américas.

O último caso de febre amarela urbana reconhecido no Brasil ocorreu em 1942, em Sena Madureira no Acre. Nas Américas, a febre amarela urbana foi considerada erradicada em 1954, com os últimos casos notificados em Trinidad e Tobago. Porém, entre 1997 e 1998, um pequeno surto com seis casos comprovados e 16 casos com IGM positivo dentre 281 suspeitos foi relatado na província de Santa Cruz de La Sierra, na Bolívia. Foi aventada a hipótese, não confirmada, de ser um surto de febre amarela urbana, sendo considerado o último descrito nas Américas.

A Figura 61.3 ilustra os diversos padrões do ciclo epidemiológico da febre amarela, conforme ocorram na África ou nas Américas do Sul e Central.

Brasil

No Brasil, as formas silvestres persistem ocorrendo principalmente nos estados do Pará, Tocantins, Maranhão, Mato Grosso, Goiás, Minas Gerais e São Paulo, em número limitado a poucas dezenas de casos ao ano, por conta da cobertura vacinal oferecida às populações das regiões com recomendação de vacinação. Contudo, a partir de 2000 e, principalmente, a partir de 2008-2009 verificou-se aumento da ocorrência de epizootias e sua migração para as regiões do Brasil Central e regiões Sudeste e Sul, afetando os estados de Goiás, Minas Gerais, São Paulo, Paraná, Santa Catarina e Rio Grande do Sul. Culminando com a grande ocorrência epidêmica verificada entre os anos 2016 e 2019.

A migração da atividade amarílica em direção ao Sul-Sudeste aumentou significativamente o número de casos anuais da doença e também aumentou o risco de urbanização da febre amarela pela maior proximidade com os grandes centros urbanos do sudeste brasileiro, onde a presença do *Aedes aegypti* é amplamente difundida.

Em decorrência, no ano 2000 houve a notificação dos dois primeiros casos autóctones de febre amarela no estado de São Paulo desde os anos 1950. Os dois casos ocorreram no noroeste do estado, em municípios fronteiriços com Minas Gerais e Goiás, altamente infestados com *Aedes aegypti*. Entre 2008-2010, vários surtos de febre amarela afetaram as regiões sul de Goiás e os estados de Minas Gerais, São Paulo, Paraná e Rio Grande do Sul, motivando a declaração, por parte das autoridades sanitárias brasileiras, de dois eventos de saúde pública de interesse nacional e internacional (ESPIN e ESPIIN), conforme preconizado pela Organização Mundial da Saúde (OMS). São Paulo vivenciou grande surto de febre amarela silvestre no verão de 2009-2010, com 45 casos e 27 óbitos confirmados, o maior em muitas décadas. Em resposta a esses eventos foi intensificada a campanha de vacinação e aproximadamente 3.750 municípios das regiões Sul e Sudeste foram incluídos nas Áreas com Recomendação de Vacinação.

Contudo, a partir de dezembro de 2016, iniciou-se um surto de febre amarela silvestre na região leste de Minas Gerais, expandindo-se rapidamente para os demais estados da região Sudeste, com ocorrências confirmadas em mais de 155 municípios dos estados de Minas Gerais, Espírito Santo, Rio de Janeiro e São Paulo, além do estado do Paraná. No período de transmissão sazonal de 2016-2017, foram confirmados 778 casos com 262 mortes, afetando principalmente os estados de Minas Gerais, Espírito Santo e São Paulo. Já no período de 2017-2018 houve expansão da área afetada envolvendo os estados do Rio de Janeiro, São Paulo e Paraná, além da manutenção

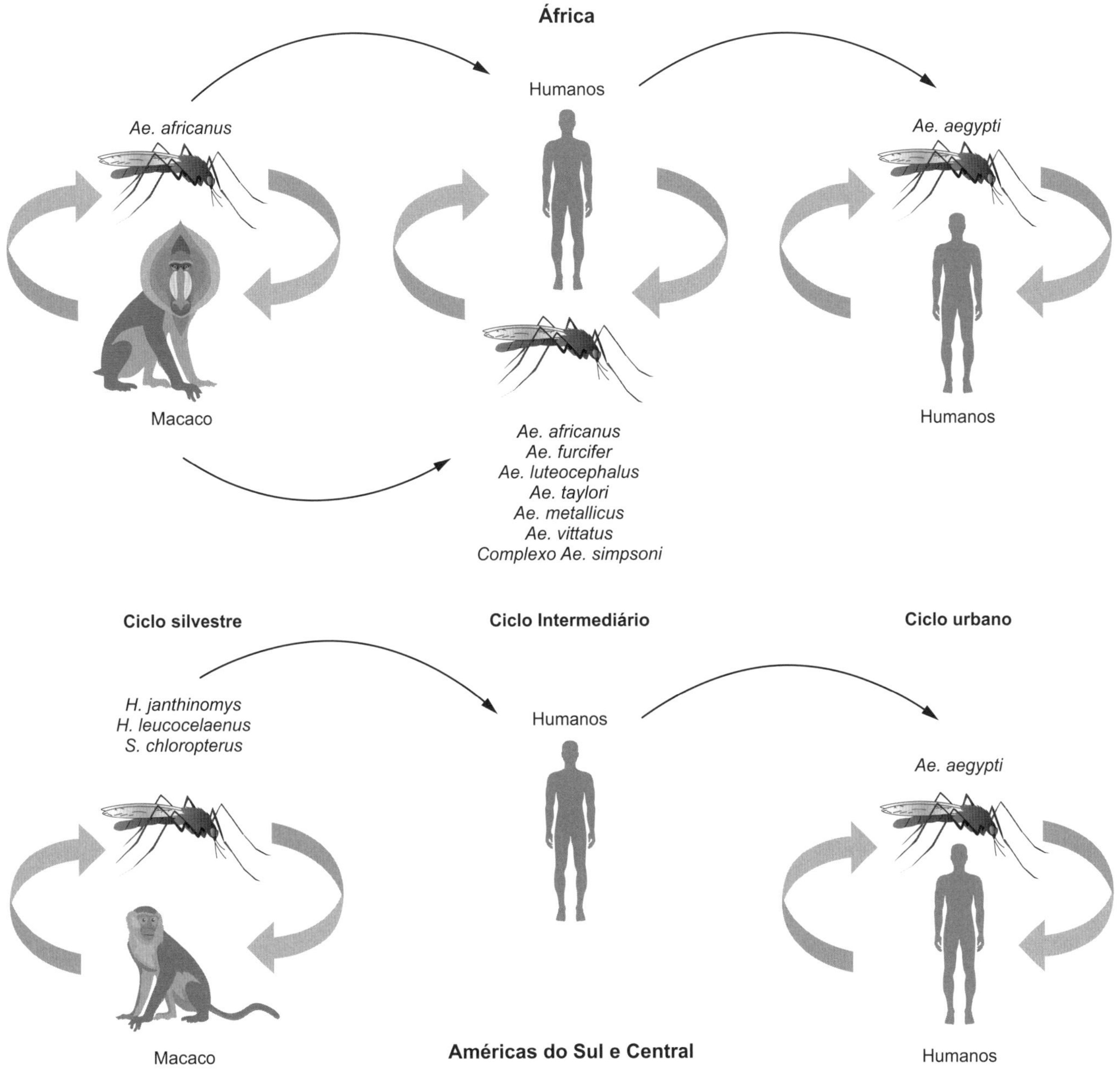

FIGURA 61.3 Diferentes ciclos epidemiológicos da febre amarela na África e nas Américas do Sul e Central.

das ocorrências em Minas Gerais, culminando com o maior número de casos registrados no Brasil. Nesse período foram confirmados 1.376 casos com 483 mortes. Em 2019-2020 foram confirmados nove casos em Santa Catarina e em 2020-2021 apenas um caso no Pará.

A ocorrência epidêmica entre os anos 2016-2018 pode ser caracterizada como o maior surto de febre amarela registrado no país desde o fim dos anos 1930, com os surtos urbanos no Rio de Janeiro. Em consequência, ampliou-se a área com recomendação de vacinação para todo território Nacional a partir de 2020, como pode ser visto na Figura 61.4 e discutido na seção de vacinação e prevenção.

A Figura 61.5 ilustra a evolução no número de casos anuais de febre amarela nas Américas nos últimos 60 anos (entre 1960-2021), com destaques para Brasil e Peru, que respondem por aproximadamente dois terços do total de casos confirmados no continente.

A Figura 61.5 ilustra a distribuição semanal dos casos registrados no Brasil nas epidemias ocorridas nos períodos de transmissão de 2016/2017, 2017/2018 e 2018/2019. Nos dois grandes surtos, verifica-se a concentração de casos entre as SE 50 e 16 dos anos correspondentes, porém com número de casos significativamente maior no período de 2017/2018, conforme já descrito anteriormente.

Patogenia e fisiopatologia

O vírus amarílico selvagem é viscerotrópico e muito pouco ou quase nada neurotrópico, sendo a encefalite ausente mesmo no curso de infecções graves. Após a inoculação pelo vetor, as partículas virais são fagocitadas pelas células dendríticas da pele e transportadas pelo sistema linfático até o linfonodo adjacente onde se multiplica inicialmente e ganha acesso à corrente sanguínea. A viremia aumenta rapidamente até 96 horas, declinando também rapidamente a seguir, sendo praticamente indetectável após 120 horas da infecção.

O fígado é o órgão primariamente afetado na febre amarela. O vírus chega às células de Kupffer em menos de 24 horas após a infecção original, lá se multiplicando e voltando à corrente sanguínea onde infecta e afeta também o baço, o coração e os rins, principalmente.

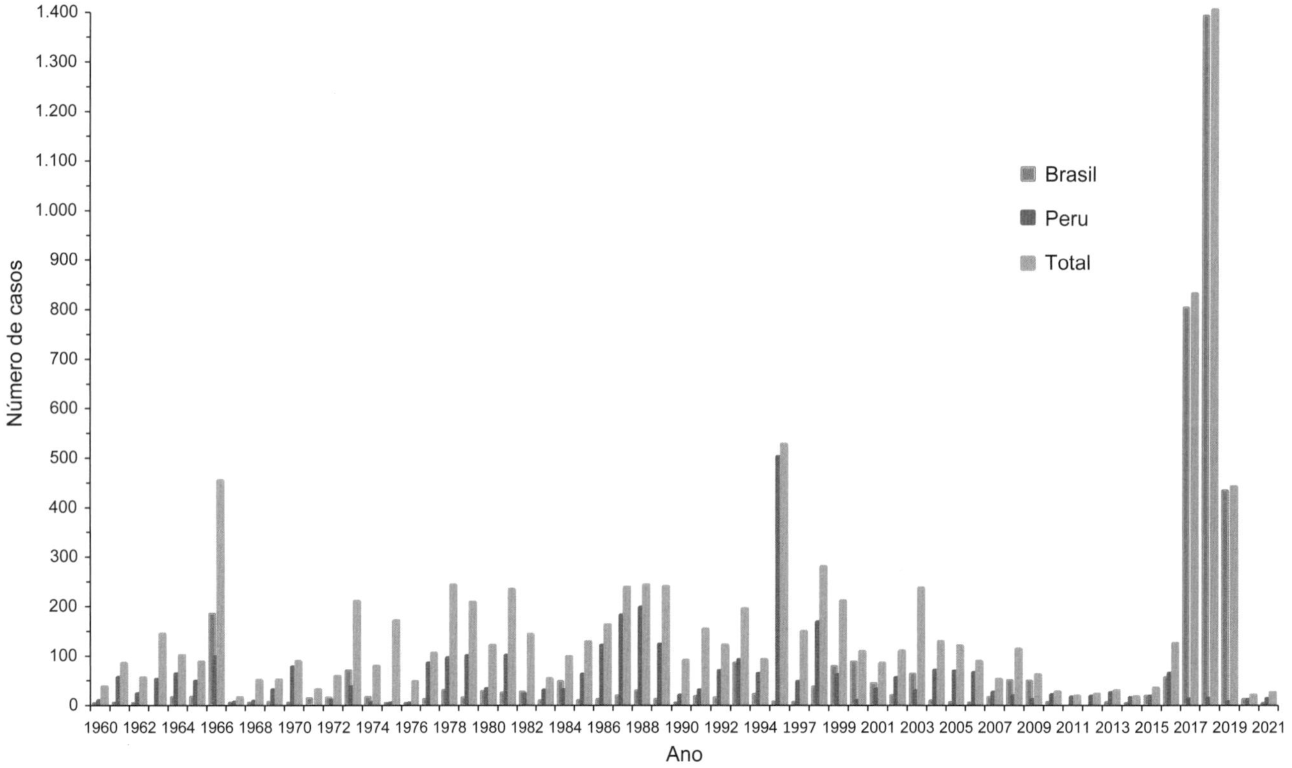

FIGURA 61.4 Ocorrência de casos de febre amarela nas Américas a partir de 1960. Fonte: PAHO/WHO. Epidemiological Update: Yellow Fever. 28 December 2021. (Esta figura encontra-se reproduzida em cores no Encarte.)

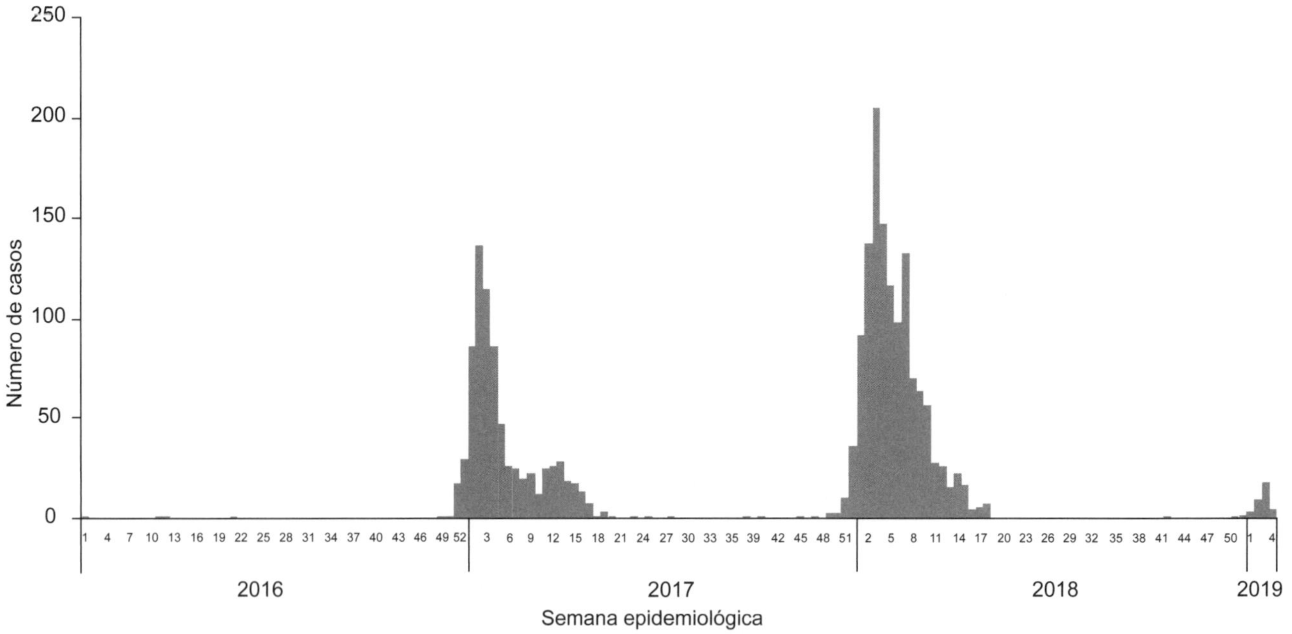

FIGURA 61.5 Distribuição semanal dos casos registrados no Brasil nas epidemias ocorridas nos períodos de transmissão de 2016 a 2019. Fonte: PAHO/WHO. Epidemiological Update: Yellow Fever. 6 March 2019.

O vírus amarílico, à semelhança do vírus da dengue, provoca também uma intensa vasculite infecciosa, caracterizada por dano na microcirculação, que resulta em lesão tecidual por hipoxia de baixo-fluxo, agravada pelas alterações hemodinâmicas e extravazamento de plasma observados.

A lesão hepatocítica propriamente dita ocorre apenas mais tardiamente e se caracteriza por necrose eosinofílica, mediozonal, poupando relativamente as regiões centrolobular e periporta, com degeneração gordurosa importante caracterizando micro e macroesteatose e apoptose. Os corpúsculos de Councilman, característicos da febre amarela, correspondem à apoptose de hepatócitos. A lesão por apoptose é mais importante que a necrose de liquefação dos hepatócitos também presente na febre amarela. Ocorre moderado infiltrado inflamatório constituído por linfócitos T CD4$^+$ e CD8$^+$, células NK, com raros plasmócitos e neutrófilos. O infiltrado é mais intenso na região periporta, porém desproporcional à intensidade da lesão centroacinar. O predomínio de apoptose sobre a necrose de liquefação parece explicar a relativa ausência de infiltrado inflamatório e a preservação do arcabouço de reticulina, permitindo, assim, a recuperação praticamente sem o desenvolvimento de fibrose. Dessa forma, a natureza da lesão hepatocítica é bastante distinta entre a febre amarela e outras hepatites virais.

A patologia renal também se caracteriza por necrose eosinofílica, apoptose, degeneração gordurosa das células do epitélio tubular renal e relativa ausência de infiltrado inflamatório. A imuno-histoquímica demonstra a presença de antígenos virais nas células epiteliais afetadas. Oligúria secundária à necrose tubular aguda pré-renal é um achado terminal. Ocorre albuminúria importante, provavelmente secundária a uma alteração da função glomerular.

Hipotensão e choque são eventos tardios e, provavelmente, relacionados à desregulação da resposta inflamatória humoral também vista na sepse, leptospirose, malária grave e outras condições. Na febre amarela, as citocinas pró-inflamatórias como IL-2, IL-6, Interferons -α e -γ, TNF-α, TNF-β, TGF-β contribuem com as lesões celulares, a formação de radicais livres de oxigênio, as alterações hemodinâmicas, com o dano endotelial e microtromboses, levando ou agravando a hipoxia tecidual e promovendo coagulação intravascular disseminada, oligúria e choque. É digno de nota que essas lesões aparecem predominantemente no momento em que o sistema imune consegue o clareamento da viremia. Finalmente, lesão direta da célula miocárdica, dependente do vírus, e caracterizada por apoptose com imuno-histoquímica positiva para antígenos virais também parece contribuir para o choque e falência dos múltiplos órgãos e sistemas.

A resposta imune humoral parece ser a mais importante para a proteção. Anticorpos neutralizantes específicos desenvolvem-se rapidamente, com anticorpos da classe IGM presentes já na primeira semana após a infecção. A resposta imune protetora é permanente e a infecção prévia por alguns flavivírus como dengue, zika e Wesselsbron parecem conferir proteção parcial para a febre amarela.

A Figura 61.6 sintetiza o ciclo biológico do vírus amarílico no hospedeiro humano, apontando os principais eventos patogênicos associados à doença.

Quadro clínico

A febre amarela apresenta-se com amplo espectro de manifestações clínicas, desde as formas oligossintomáticas ou assintomáticas até as graves, ictéricas, com manifestações de coagulação intravascular disseminada, choque e oligúria que podem levar a óbito. Admite-se que a proporção de casos graves para óligo/assintomáticos varia entre 1:7 a 1:12.

Após período de incubação de 3 a 6 dias, que pode eventualmente se estender até a 10 dias, surge a primeira fase da doença, denominada fase de infecção ou virêmica. É caracterizada por febre alta, de início súbito, com cefaleia, mal-estar geral, tonturas, prostração e mialgia, principalmente lombossacral. Após algumas horas, podem aparecer náuseas, vômitos e hiperemia conjuntival com taquipneia, porém com frequência cardíaca baixa, caracterizando o sinal de Faget, ou seja a dissociação pulso-temperatura. Após 2 a 3 dias, os sintomas regridem espontaneamente e, aproximadamente, 70 a 80% dos casos evoluem para recuperação e cura, caracterizando as formas leves ou benignas da doença. As alterações laboratoriais também são inespecíficas com leucopenia, neutropenia, aumento de transaminases, proteinúria e viremia positiva (técnicas moleculares ou de isolamento virais positivas).

Nas formas graves, após período de 2 a 48 horas de remissão ou melhora parcial do quadro inicial, ocorre recrudescimento dos sintomas, rapidamente progressivo, com retomo da febre ainda mais elevada, toxemia, cefaleia e prostração intensas, acompanhadas por icterícia e vômitos, em geral, incoercíveis. Trata-se da fase denominada intoxicação, toxemia ou de localização, em que não se detecta o vírus amarílico no sangue periférico, embora o mesmo ainda possa ser detectado no fígado, baço, coração, rins e linfonodos, principalmente.

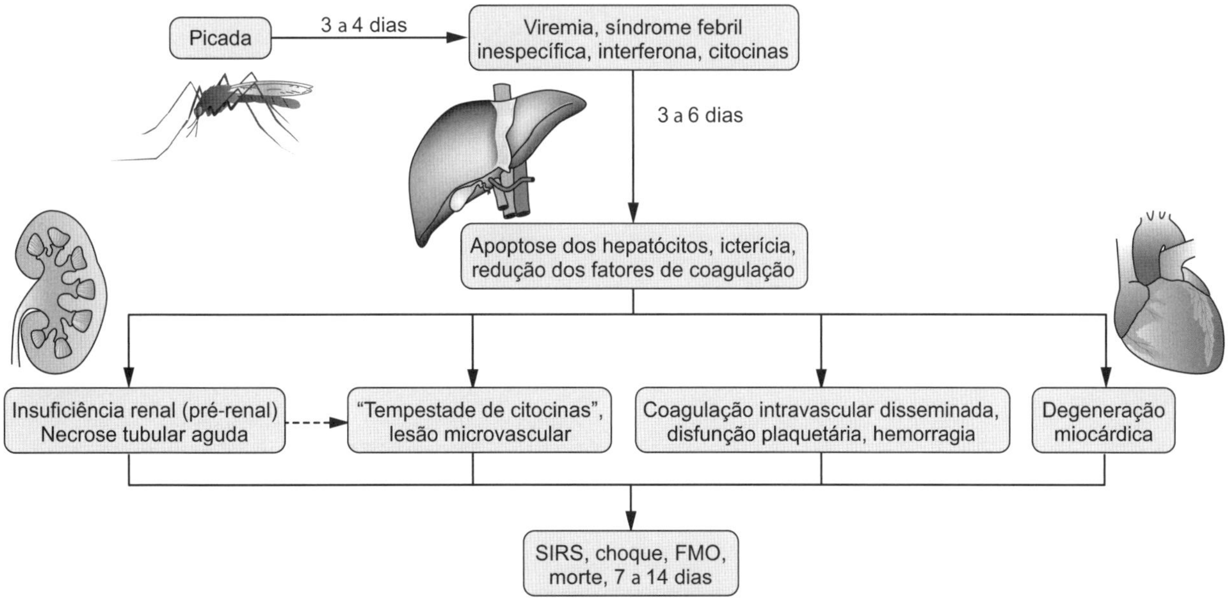

FIGURA 61.6 Principais eventos relacionados com a patogenia da febre amarela em humanos e em modelos animais. Os sítios prováveis de replicação do vírus amarílico são as células dendríticas da pele no local da inoculação, os linfonodos regionais, linfonodos mesentéricos, baço e macrófagos do fígado e outros órgãos. À semelhança da sepse, a síndrome da resposta inflamatória sistêmica (SIRS) que leva a vasculite generalizada e falência de múltiplos órgãos (FMO) na febre amarela é causada pela ativação de diversas células inflamatórias (células de Kupffer, células dendríticas, células NK, macrófagos, linfócitos T CD4+, CD8+ e CD45RO+) e mediadas por uma série de citocinas e fatores pró-inflamatórios como: TNF-α, TNF-β, TGF-β, IFN-α e -γ, IL-1, IL-2, IL-6, IL-8, IL-12, IL-18, NO, O_{2^-}, fator ativador plaquetário (PAF), complemento, elastases, proteases e leucotrienos, peroxinitratos e lipídios bioativos.

Aparecem, a seguir, oligúria-anúria com insuficiência pré-renal e manifestações hemorrágicas, principalmente do trato gastrintestinal, como hematêmese e melena, que denotam o aparecimento de coagulação intravascular disseminada. Choque, rebaixamento do nível de consciência, com evolução para coma profundo advém a seguir em até 50 a 70% dos casos que evoluem para essas formas graves da doença.

O óbito ocorre entre o 7º e o 8º dia, por hemorragias incontroláveis seguidas de colapso circulatório e choque. Nos casos não letais, a convalescença é demorada, sendo frequentes as infecções bacterianas secundárias.

Diagnóstico clínico

O diagnóstico clínico deve ser sempre suspeitado na presença dos quadros descritos anteriormente se o paciente esteve em área endêmica ou com sinais de circulação ativa do vírus amarílico, detectada principalmente pela presença de epizootias em primatas não humanos ou por casos clínicos com diagnóstico confirmado laboratorialmente anteriormente.

Para fins de vigilância epidemiológica, o Ministério da Saúde adota as seguintes definições de casos de febre amarela:

- Caso humano suspeito: "indivíduo com quadro febril agudo (até 7 dias), de início súbito, acompanhado de icterícia e/ou manifestações hemorrágicas, residente ou procedente de área de risco para febre amarela ou de locais com ocorrência de epizootias em primatas não humanos ou isolamento de vírus em vetores nos últimos 15 dias, não vacinado ou com estado vacinal ignorado para febre amarela"
- Caso humano provável: "indivíduo com critério de caso suspeito e com exame laboratorial preliminar reagente, aguardando conclusão da investigação e contraprova laboratorial".

Diagnóstico laboratorial

Inespecífico

O hemograma apresenta leucopenia com neutropenia, eosinopenia e linfocitose. Nas formas graves, no período de intoxicação observam-se leucocitose, trombocitopenia, aumento de transaminases, da ureia e creatinina plasmáticas, hiperbilirrubinemia, hipoglicemia e acidose. A trombocitopenia ocorre principalmente após alguns dias, com aumento do tempo de protrombina e diminuição do fibrinogênio sérico que sugerem a presença de coagulação intravascular disseminada. Alteração dos fatores séricos de coagulação podem estar presentes, sendo os mais alterados os fatores II, V, VII, VIII, IX e X. As alterações nos fatores séricos da coagulação podem explicar casos de sangramento intenso sem trombocitopenia importante. O exame de urina do tipo I mostra proteinúria importante, que pode chegar a 40 g/ℓ em amostra isolada, hematúria e cilindrúria.

Específico

A comprovação laboratorial fundamenta-se na identificação do vírus amarílico ou de seus componentes por técnicas diretas ou indiretas. Os principais exames para a confirmação da febre amarela são:

- *Isolamento do vírus*: em amostras de sangue ou soro nos primeiros 3 a 5 dias de doença e nos tecidos, principalmente o hepático em período mais dilatado (geralmente obtidas *post mortem*). As biopsias hepáticas não são realizadas *in vivo* pela alta taxa de complicações devido ao quadro de grave comprometimento hepatorrenal presente na maioria dos casos de formas graves. O sangue para o isolamento viral deve ser obtido idealmente nos primeiros 4 dias de doença, quando a viremia ainda é alta, e transportado a –4°C ao laboratório de referência. O isolamento é feito pela inoculação do material em cérebros de camundongos recém-nascidos ou em cultura de células (Vero, LLC-MK2, *Aedes pseudocutellaris*)
- *Testes moleculares*: a técnica de reação de polimerase em cadeia por transcrição reversa (RT-PCR) em amostras de sangue, soro ou tecido é a mais utilizada. A coleta do sangue deve ser feita preferencialmente entre os dias 3 a 5 após o início dos sintomas, mas a rede de laboratórios de referência brasileiros aceita materiais colhidos até 7 dias após o início dos sintomas. As amostras de tecido, principalmente biopsia hepática, são geralmente realizadas *post mortem* devido à alta probabilidade de complicações do procedimento realizado em vida na fase aguda de doença
- *Testes sorológicos*: o teste padrão para a demonstração da infecção atual é o MAC-ELISA, ou reação imunoenzimática por método de captura, para anticorpos da classe IgM. Deve-se sempre considerar a possibilidade de reações falso-positivas por reações cruzadas e inespecíficas e se fazer a correlação clinicolaboratorial para a definição diagnóstica. Outros testes sorológicos podem ser empregados como reações de ELISA para classe IgG e de inibição da hemaglutinação. A reação de neutralização normalmente é utilizada para efeitos de confirmação laboratorial em casos duvidosos e para fins de pesquisa e a reação de fixação do complemento está em desuso. Amostras pareadas com 2 semanas de intervalo são necessárias para se observar a ascensão nos títulos dos anticorpos da classe IgG específicos. Os anticorpos da classe IgG em geral aparecem na 2ª semana de infecção e atingem seu valor máximo em 1 a 2 meses
- Histopatologia: a biopsia *post mortem* das vísceras ou necropsia são importantes recursos diagnósticos. Pode ser feito exame anatomopatológico com as colorações habituais ou também recorrer ao uso de técnicas imuno-histoquímicas, desde que disponíveis nos laboratórios de referência para o diagnóstico. As principais técnicas para detecção de antígenos virais no tecido hepático são: imunofluorescência direta em tecido, com o material previamente tratado com tripsina, e imunoperoxidase indireta para a detecção de antígenos virais nas células hepáticas.

A Tabela 61.1 resume os materiais e procedimentos de coleta e transporte do material para as diversas técnicas disponíveis para diagnóstico específico, padronizados pelo Ministério da Saúde do Brasil.

Diagnóstico diferencial

O diagnóstico diferencial das formas leves ou benignas da febre amarela inclui qualquer processo infeccioso agudo inespecífico, como infecções respiratórias agudas, infecções intestinais de etiologia viral, hepatites virais, além de outras viroses como dengue, zika, enteroviroses ou outras arboviroses.

Os diagnósticos diferenciais das formas graves incluem processos infecciosos agudos graves, com coagulação intravascular disseminada, icterícia, insuficiência renal e choque. Os principais são leptospirose, febre recorrente, septicemias por bactérias gram-negativas e as hepatites virais –, especialmente as hepatites E ou B e D, nas formas fulminantes. Outros diagnósticos diferenciais incluem malária grave por *Plasmodium falciparum* com insuficiência renal, dengue hemorrágica e outras febres hemorrágicas virais.

Tratamento

Não existe tratamento antiviral específico para febre amarela ou outros flavivírus à exceção do vírus da hepatite C. Assim, o tratamento é sintomático e de suporte geral, dependendo da gravidade do quadro clínico e disfunções ou insuficiências orgânicas presentes.

TABELA 61.1 Técnicas diagnósticas, procedimentos de coleta e transporte de material.

Tipo de diagnóstico humano	Tipo de material	Procedimento de coleta	Armazenamento e conservação	Acondicionamento e transporte	Observação
Sorologia	Soro	Coletar o sangue sem anticoagulante até 7 dias após o início dos sintomas. Separar no mínimo 1 mℓ do soro para sorologia	Tubo plástico estéril com tampa de rosca devidamente identificado e conservado em *freezer* a –20°C	Colocar a amostra em saco plástico individualizado dentro de outro saco plástico. Transportar em caixa de transporte de amostra biológica com gelo comum ou reciclável	Acompanha ficha com dados do paciente
Isolamento viral	Sangue/soro	Coletar o sangue sem anticoagulante entre 1 e 7 dias (ideal 3 a 5) após o início dos sintomas. Reservar 1 mℓ de sangue ou separar 1 mℓ de soro para isolamento viral	Tubo resistente a temperatura ultra baixa (criotubo). Capacidade de 2 mℓ com tampa de rosca e anel de vedação, devidamente identificado Conservar em *freezer* a –70°C	Colocar em saco plástico individualizado dentro de uma canaleta identificada no botijão de nitrogênio líquido	Acompanha ficha com dados do paciente. No caso de óbito, puncionar o sangue direto do coração
	Vísceras	Coletar fragmentos pequenos (1 cm^3) do fígado, baço, pulmão e cérebro até 24 horas após o óbito	Frasco plástico estéril com tampa de rosca resistente a temperatura ultra baixa. Capacidade 15 mℓ Conservar em *freezer* a –70°C	Colocar em saco plástico individualizado dentro de uma canaleta identificada no botijão de nitrogênio líquido	Colocar o fragmento de cérebro em frascos separados dos demais fragmentos
PCR	Soro	Coletar o sangue sem anticoagulante entre 1 e 7 dias (ideal 3 a 5) após o início dos sintomas. Separar no mínimo 1 mℓ de soro para PCR	Tubo resistente a temperatura ultra baixa (criotubo). Capacidade de 2 mℓ com tampa de rosca e anel de vedação, devidamente identificado Conservar em *freezer* a –70°C	Colocar em saco plástico individualizado dentro de uma canaleta identificada no botijão de nitrogênio líquido	Acompanha ficha com dados do paciente
Histopatológico Imuno-histoquímica	Vísceras	Coletar fragmentos pequenos (2 a 3 cm^3) do fígado, baço, pulmão e cérebro até 24 horas após o óbito	Colocar os fragmentos de víscera sem frasco estéril com tampa de rosca contendo formalina tamponada	Colocar os frascos em caixa de transporte de amostra biológica **SEM GELO** Conservar em temperatura ambiente	Usar formalina tamponada a 10%, com volume dez vezes maior que o volume dos fragmentos

Fonte: Orientação para profissionais de saúde para Febre Amarela Silvestre – Nota Informativa nº 02/2017 – DEVIT/SVS/MS.

Os anti-inflamatórios não hormonais podem ser usados para controle da febre, mialgia e mal-estar geral visto nas formas leves e moderadas. Porém, os salicilatos devem ser evitados, por aumentarem o risco de hemorragias potencialmente fatais. Para o controle de hipertermia e cefaleia, pode-se usar dipirona. A metoclopramida pode ser usada por via oral nos casos mais leves, por via parenteral ou por supositórios nos casos de vômitos incoercíveis.

Nos casos graves, deve-se manter oferta adequada de oxigênio e controle estrito das condições hemodinâmicas com reanimação volêmica na medida do necessário. Também devem-se monitorar cuidadosamente as condições de hidratação, diurese, equilíbrio hidreletrolítico e os gases arteriais. Para a reanimação volêmica, a reidratação parenteral deve ser feita com soluções cristaloides ou soro glicofisiológico de preferência, de forma intensiva e criteriosa. O uso de soluções coloidais e de sangue fresco deve ser considerado, de modo a manter concentrações de hemoglobina aceitáveis e monitorando a recuperação hemodinâmica. A proteção de mucosa gástrica deve ser feita com antiácidos sistêmicos, como os bloqueadores de bomba de prótons mais recentes.

O uso de vitamina K permanece controverso. Poderia ser indicada sua reposição nos casos de elevação pronunciada do tempo de protrombina, mas não há comprovação de redução da mortalidade ou do tempo de permanência em unidade de terapia intensiva ou mesmo de internação hospitalar. O uso de heparina para a coagulação intravascular disseminada também é controverso, pois ainda não se demonstrou efeito significante na sobrevida. Os métodos dialíticos devem ser indicados nos casos de insuficiência renal aguda.

Como discutido anteriormente, comprometimento neurológico é muito raro na febre amarela, mas podem ocorrer quadros de agitação com delírios ou não e convulsões, afetando principalmente as crianças menores de 1 ano. Para o controle dessas manifestações podem ser utilizados benzodiazepínicos, como diazepam na dose de 0,1 mg/kg/dia. Estas são manifestações clínicas presentes principalmente na infância, de ocorrência incomum nos adultos.

A Figura 61.7 descreve os algoritmos para a classificação de risco e manejo clínico frente a um caso suspeito de febre amarela no Brasil, conforme o grau de gravidade e/ou presença de sinais de alarme.

Tratamento específico

Embora não exista tratamento antiviral específico aprovado para a febre amarela, o desenvolvimento de tratamentos específicos para

CLASSIFICAÇÃO DE RISCO E MANEJO CLÍNICO DA FEBRE AMARELA

DEFINIÇÃO DE CASO PARA MANEJO CLÍNICO DA FEBRE AMARELA

Em área sem evidência de circulação viral

Indivíduo com quadro infeccioso febril agudo (geralmente até 7 dias) de início súbito, acompanhado de icterícia e/ou manifestações hemorrágicas, com exposição nos últimos 15 dias em área de risco e/ou em Área com Recomendação de Vacinação (ACRV) e/ou em locais com recente ocorrência epizootia PNH, independentemente do estado vacinal*.

Em área de surto

Indivíduo com até 7 dias de quadro febril agudo (febre relatada ou aferida), acompanhado de dois ou mais dos seguintes sinais e sintomas: cefaleia; mialgia; lombalgia; mal-estar; calafrios; náusea; tonturas; dor abdominal; icterícia; manifestações hemorrágicas; elevação de transaminases, com exposição em área recentemente afetada (em surto) ou em ambientes rurais dessas áreas, independentemente do estado vacinal*.

*A informação do estado vacinal deve ser considerada para fins de vigilância, mas não deve ser critério de exclusão para o manejo clínico do paciente.

↓

Fazer avaliação clínica e realizar TGO, TGP, RNI, creatinina e hemograma completo

↓

APRESENTA ALGUM SINAL DE GRAVIDADE?

SINAIS DE GRAVIDADE

Oligúria, sonolência, confusão mental, torpor, coma, convulsão, sangramento, dificuldade respiratória, hipotensão, sinais de má perfusão

e/ou

TGP ou TGO > 2.000; CR > 2; RNI > 1,5; plaquetas < 50.000

Não ↓

APRESENTA ALGUM SINAL DE ALARME?

SINAIS DE ALARME

Vômito, diarreia, dor abdominal

e/ou

2.000 > TGO ≥ 500 – 2 > Creatinina ≥ 1,3

Não ↓

FORMA LEVE (GRUPO A) SEM SINAIS DE ALARME

Conduta:
Observação em unidade 24 horas ou internação clínica hospitalar.

Recomenda-se a administração de analgésicos e antitérmicos indicados** e manutenção da euvolemia.

Realizar reavaliação clínica/reclassificação a cada 12 horas e revisão laboratorial (no mínimo transaminases, creatinina, RNI e hemograma completo) com intervalo máximo de 24 horas.

Critérios de alta:
Paciente permanece internado até 48 horas após remissão da febre, sem manifestação de alterações clínicas e laboratoriais. Programar seguimento pós-alta.

Sim ↓

FORMA MODERADA (GRUPO B) COM SINAIS DE ALARME

Conduta: internação hospitalar
Recomenda-se a administração de analgésicos e antitérmicos indicados** e manutenção da euvolemia. Avaliar sinais de desidratação (diurese, turgor, perfusão capilar): se necessário, hidratação venosa com cristaloide 20 mℓ/kg em 1 hora para manter diurese em 0,5 mℓ/kg/h, repetindo até duas vezes. Caso se mantenha oligúrico ou hipotenso, encaminhar para a UTI.

Realizar reavaliação clínica/reclassificação a cada 4 horas e revisão laboratorial com intervalo máximo de 12 horas.

Critérios de alta:
Pelo menos 7 dias do início dos sintomas, afebril e com melhora clínica e laboratorial há pelo menos 72 horas. Programar seguimento pós-alta.

Sim ↓

FORMA GRAVE (GRUPO C) COM SINAIS DE GRAVIDADE

Conduta:
Internação hospitalar em UTI
Seguir orientações do manual de manejo clínico.

IMPORTANTE

Os casos de pacientes que apresentem sinais/sintomas compatíveis com os descritos no caso suspeito, até 30 dias após terem recebido a vacina contra a febre amarela, deverão ser notificados e investigados imediatamente como suspeitos de Evento Adverso Pós-Vacinação (EAPV).

**Evitar o uso de paracetamol, AAS (ácido acetilssalicílico) e AINES (antiinflamatórios não esteroidais).

FIGURA 61.7 Classificação de risco e manejo clínico da febre amarela. PNH: primatas não humanos; TGO: transaminase glutâmico oxalacética; TGP: transaminase pirúvica; RNI: razão normalizada internacional. Fonte: Brasil. Ministério da Saúde. Secretaria de Vigilância em Saúde. Boletim Epidemiológico 51(01), jan. 2020.

flavivírus, de preferência eficazes contra uma série deles (denominados tratamentos panflavivírus) é uma das atuais prioridades mundiais da pesquisa em novos fármacos.

A concomitância de fatores diversos como a importância crescente das doenças causadas por flavivírus em termos de morbiletalidade (encefalites, dengue, febre amarela e zika, para mencionar algumas); o conhecimento do ciclo biológico desses vírus com o reconhecimento do papel da proteína C e das proteínas não estruturantes como potenciais alvos terapêuticos, assim como a grande homologia desse ciclo entre os diferentes vírus da família, e, finalmente, o desenvolvimento recente de antivirais efetivos para o vírus da hepatite C, são os principais deles.

Discutiremos a seguir algumas perspectivas futuras no desenvolvimento de fármacos considerados promissores. Em modelos animais, o emprego de gamaglobulina hiperimune ou interferona-α parecem proteger da doença grave se administrados em até 24 horas após a infecção. Poderiam ser, portanto, boas alternativas para a profilaxia pós-exposição de trabalhadores da saúde ou de laboratórios de pesquisa acidentalmente expostos, desde que administrados nas primeiras 24 horas pós-infecção. Contudo, não há demonstração convincente da eficácia de seu emprego em humanos.

A ribavirina, um análogo nucleosídio utilizado como terapia antiviral em outras doenças hemorrágicas virais, demonstra atividade *in vitro* contra o vírus amarílico. Porém o uso experimental em primatas não humanos e em *hamsters* apresenta resultados discrepantes, havendo certo efeito protetor em doses elevadas, de 40 a 80 mg/kg/dia. Não há, contudo, experiência do uso dessa medicação na febre amarela em humanos.

Vários sistemas de rastreamento de alto rendimento (HST, do inglês *high throughput screening*) *in vitro* e *in vivo* foram desenvolvidos recentemente para pesquisa de tratamentos para outros flavivírus que não o HCV. Uma das estratégias promissoras é testar os compostos aprovados para o tratamento da hepatite C em outras doenças por diferentes flavivírus. Esses modelos têm permitido a avaliação de uma ampla gama de compostos promissores, porém ainda não há nenhum aprovado para uso clínico.

Outras estratégias terapêuticas com eficácia clínica contra a febre amarela estão em desenvolvimento, porém nenhuma tem evidência científica apta a respaldar seu uso em humanos em condições não experimentais e, portanto, nenhuma das alternativas a seguir está em uso clínico no momento atual.

Um anticorpo monoclonal (MAb 2A10 G6) dirigido contra a alça de fusão da proteína do envelope mostrou potente atividade neutralizante contra vários flavivírus como o vírus amarílico (YFV), da dengue (DENV), e das encefalites do Nilo Ocidental (WNV), japonesa (JEV) e da encefalite transmitida por carrapato (TBEV). Compostos que se ligam à proteína do envelope também podem demonstrar atividade neutralizante. Vários compostos derivados de tiazólicos têm sido testados e se mostrado bastante promissores em ensaios *in vitro*. O Composto 16 ([5-metil4-(dibromometill)-2-(4-clorofenil)-tiazol-5-carbotioato]) é um dos mais promissores por ser relativamente não tóxico e apresentar alta relação CC50/EC50 (dose tóxica/dose terapêutica).

A ivermectina, um anti-helmíntico largamente utilizado em Medicina Humana e Veterinária, apresenta atividade de inibição de replicação por interferir na helicase (NS3) dos flavivírus. Outros agentes promissores incluem o Favipiravir, um potente inibidor da RNA-polimerase dos vírus influenza. Anticorpos monoclonais dirigidos contra a NS1 também apresentam resultados promissores na inibição da replicação viral.

Compostos que inibem a proteína C, por interferirem nos processos de encapsulação e liberação das partículas virais durante seu ciclo biológico, também têm se mostrado muito promissores. O inibidor da ligação da proteína C com seu domínio de ligação (LD-protein), o ácido nor-di-hidro-guaiarético (NDGA), apresentou resultados promissores em modelos *in vitro* contra dengue e outros flavivírus. O composto ST-148, uma pequena molécula inibidora da proteína C (capsídio viral) foi selecionado entre 200 mil candidatos por meio de um sistema de triagem de alto rendimento para pesquisa de compostos dirigidos contra o vírus da dengue como o mais promissor.

Alguns compostos que inibem a replicase viral NS4b também têm demonstrado resultados promissores na inibição viral nos vírus WNV, DENV2 e YFV, como os compostos CCG-4088 e CCG-3394 e a licorina, um alcaloide natural derivado de plantas do gênero *Lycoris* spp. e *Narcissus* spp. – como a *Clivia miniata* e *Amaryllis belladonna* – já conhecido por ser altamente tóxico e apresentar atividades anti-inflamatórias e antitumorais. Há evidências também de atividade contra o *Plasmodium* spp. e alguns vírus como o da poliomielite e o SARS.

Finalmente, um derivado benzodiazepínico, o ácido acético benzodiazepínico, o 2-(*S*)-3-[(*S*)-*sec*-butil]-7-cloro-2-oxo-5-fenil-2,3-di-hidro-1 H-benzo[*e*](1,4)diazepam-1-ácido ilacético (BDAA), inibe de forma dose-dependente a replicação do dengue vírus do tipo 2 (DENV2) e do vírus da febre amarela, inibindo a expressão da proteína do envelope, a replicação do RNA e a produção de pró-vírus em modelos *in vitro* para testes da eficácia de compostos antivirais.

Vacinação e controle

As medidas profiláticas para a febre amarela baseiam-se no combate ao vetor e na proteção da população humana exposta pela vacinação. As medidas de combate ao vetor nas áreas urbanas estão descritas no capítulo da dengue e, resumidamente, consistem na eliminação de criadouros (coleções de águas paradas – latas velhas, pneus, vasos de plantas etc.) e no uso de inseticidas organofosforados, como o Temefós, ou biológicos, como o *Bacillus thuringiensis israelensis*, aplicados aos criadouros de alto rendimento, como cisternas, caixas d´água comunitárias e outros grandes reservatórios. Excepcionalmente, em situações epidêmicas de dengue – ou na eventualidade ainda remota de uma epidemia urbana por febre amarela – técnicas de aspersão ambiental de baixo volume com inseticidas organofosforados de baixa toxicidade, como o uso do Malathiom em aspersão por ultrabaixo volume (UBV), podem ser adotadas.

A vacinação é a principal medida de proteção individual e também para a proteção de populações expostas à febre amarela. Atualmente, as vacinas de febre amarela são vacinas de vírus vivo atenuado em embriões de galinha. A cepa 17D é a cepa atualmente utilizada pelos dois maiores produtores mundiais da vacina amarílica. A empresa SANOFI-PASTEUR utiliza a cepa 17D204 e fornece vacina para a Europa, Ásia e partes da África. O Instituto de Tecnologia em Imunobiológicos Bio-Manguinhos da Fundação Oswaldo Cruz, utiliza a cepa 17DD e fornece vacinas para as Américas e parte da África. As duas cepas têm homologia de 99,9% e divergem da cepa Asibi original em 20 aminoácidos. A vacina é altamente eficaz, sendo atualmente reconhecidos apenas 18 casos de falha vacinal em mais de 540 milhões de doses aplicadas.

No Brasil, seu uso está indicado entre 9 meses e até 60 anos, para os residentes das áreas com recomendação de vacinação, desde que não portadores de doenças ou condições que acarretem imunossupressão. Também está indicada para os viajantes que se dirijam a essas regiões ou para países que exigem a certificação internacional de vacina de febre amarela, quando deve ser realizada com 10 dias de antecedência nos casos de primovacinação. Seu uso também deve ser evitado na gestação e lactação. Na eventualidade de surtos epidêmicos com necessidade de vacinação de bloqueio, as contraindicações mencionadas anteriormente devem ser relativizadas, ficando a critério médico, em bases individuais, a definição da aplicação da vacina mediante cuidadosa análise de risco-benefício para cada caso em questão.

Classicamente, recomendava-se revacinação a cada 10 anos. Porém, em julho de 2013, a OMS publicou as recomendações de um grupo de trabalho constituído para rever as normas de vacinação para febre amarela, denominado WHO Position Paper - June 2013, no qual estabeleceu a recomendação de que uma única dose da vacina confere imunidade protetora por toda a vida. O Regulamento Sanitário Internacional foi modificado em maio de 2014 para se adequar a essa nova orientação.

Contudo, ainda há divergência na literatura especializada sobre a duração da resposta protetora após a aplicação de uma única dose da vacina amarílica e alguns países relutam em acatar as novas orientações. Uma revisão recente (2016) acerca do assunto concluiu que há evidência de perda da imunidade para o vírus amarílico entre 1:3 a 1:5 indivíduos vacinados uma única vez após 5 a 10 anos da vacinação. Também concluiu que essa perda é mais importante em crianças. A conclusão dessa revisão é que a recomendação do grupo de especialistas da OMS sobre a não necessidade de vacinação de reforço seja reanalisada.

O Programa Nacional de Imunizações da Secretaria de Vigilância em Saúde do Ministério da Saúde do Brasil recomenda a aplicação de duas doses da vacina, sendo ao menos uma em maiores de 5 anos, com até 10 anos de intervalo, como necessárias para se garantir imunidade protetora por toda a vida. ao Tabela 61.2 ilustra as recomendações para vacinação de febre amarela vigentes no Brasil.

Desde o início do século nosso grupo e outros pesquisadores vinham alertando o Ministério da Saúde sobre a importância de se considerar a expansão da área com recomendação de vacina para todo o território nacional. Entre 2001 e 2016, várias discussões no comitê técnico assessor do Programa Nacional de Imunizações discutiram o tema, sem chegar, porém, a uma definição sobre a expansão da área com recomendação de vacina. Contudo, como já explicado anteriormente, a partir dos anos 2000, verificou-se expansão progressiva das regiões com atividade amarílica no país, além da migração dos focos de enzootias e ocorrência de casos humanos da região Norte para as regiões Centro-Oeste, Sudeste e Sul, principalmente. Por fim, esse movimento da ocorrência da doença no território nacional levou a seguidas expansões das áreas com recomendação de vacinação, que atualmente correspondem a todo o território nacional (a partir de 2020).

Os mapas da Figura 61.8 ilustram as ocorrências de epizootias e a expansão da área com recomendação de vacinação a partir dos surtos de febre amarela verificados principalmente entre os anos 2016-2019. A partir de 2020, e atualmente com a incorporação das regiões dos estados do Nordeste não contempladas até então, todo o território nacional é considerado área com recomendação de vacinação.

Finalmente, deve-se lembrar que a vacina da febre amarela é uma vacina de vírus vivo atenuado, bastante segura e eficaz. Porém, existem efeitos adversos que variam de leve/moderados a graves, podendo inclusive levar ao óbito. Os efeitos leves e moderados ocorrem de 2 a 11 dias após a vacinação e incluem dor no local da injeção, febre com temperatura axilar em geral inferior a 38°C, cefaleia, lombalgia, mal-estar geral e outros sintomas inespecíficos.

Os efeitos adversos graves (EAG) principais incluem manifestações alérgicas/anafiláticas, manifestações neurológicas e doença viscerotrópica - que mimetiza um quadro de febre amarela grave. A incidência global estimada de efeitos adversos graves em uma revisão coordenada pelo Centers for Disease Control (CDC) foi de 3,76 EAG para cada milhão de doses aplicadas. Os estudos apontam diferenças nas incidências de EAG entre populações de países não endêmicos com aquelas de países endêmicos para FA, diferenças estas que podem chegar a 10:1 em alguns estudos. A explicação para esse achado tende a se concentrar na limitação da capacidade de vigilância epidemiológica nos países endêmicos. Mas essa explicação parece ser um pouco simplista, uma vez que a imensa maioria dos

TABELA 61.2 Recomendações para vacinação de febre amarela no Brasil.

Indicação	Esquema
Crianças de 6 a 9 meses incompletos	A vacina está indicada somente em situações de emergência epidemiológica: vigência de surtos, epidemias ou viagem inadiável para área com alto risco de contrair a doença
Crianças de 9 meses até 4 anos, 11 meses e 29 dias	Administrar 1 dose aos 9 meses e 1 dose de reforço aos 4 anos, com intervalo mínimo de 30 dias entre as doses se a primeira dose ocorreu após 9 meses
Pessoas a partir de 5 anos, que receberam uma dose da vacina antes de completar 5 anos	Administrar uma única dose de reforço, com intervalo mínimo de 30 dias entre as doses
Pessoas a partir de 5 anos, que nunca foram vacinadas ou sem comprovante de vacinação	Administrar a primeira dose da vacina e, 10 anos depois, 1 dose de reforço
Pessoas a partir dos 5 anos que receberam 2 doses da vacina	Considerar vacinado. Não administrar nenhuma dose
Pessoas com 60 anos ou mais, que nunca foram vacinadas ou sem comprovante de vacinação	O médico deverá avaliar o benefício e o risco da vacinação, levando em conta o risco da doença e o risco de eventos adversos nessa faixa etária ou decorrentes de comorbidades
Gestantes, independentemente do estado vacinal	A vacinação está contraindicada. Na impossibilidade de adiar a vacinação, como em situações de emergência epidemiológica, vigência de surtos, epidemias ou viagem para área de risco de contrair a doença, o médico deverá avaliar o benefício e o risco da vacinação
Mulheres que estejam amamentando crianças com até 6 meses, independentemente do estado vacinal	A vacinação não está indicada, devendo ser adiada até a criança completar 6 meses. Na impossibilidade de adiar a vacinação, como em situações de emergência epidemiológica, vigência de surtos, epidemias ou viagem para área de risco de contrair a doença, o médico deverá avaliar o benefício e o risco da vacinação Em caso de mulheres que estejam amamentando e receberam a vacina, o aleitamento materno deve ser suspenso preferencialmente por 28 dias após a vacinação (com um mínimo de 15 dias)
Viajantes	Viagens internacionais: seguir as recomendações do Regulamento Sanitário Internacional (RSI) Viagens para áreas com recomendação de vacina no Brasil: vacinar, pelo menos 10 dias antes da viagem, no caso de primeira vacinação. O prazo de 10 dias não se aplica no caso de revacinação

Conforme Nota Informativa nº 143/CGPNI/DEVIT/SVS/MS.

EAG notificados (≈ 80%) refere-se a reações alérgicas, com exantema frustro que pode ser mais facilmente percebido nas populações brancas da Europa, Austrália e EUA.

Os EAG neurológicos foram primeiramente descritos na década de 1950 com a vacina DAKAR, vacina de vírus 17D vivo atenuada em cérebros de camundongos recém-nascidos, conhecida como vacina neuropática francesa que teve seu uso descontinuado em 1982. A incidência estimada de encefalites em crianças menores de 1 ano

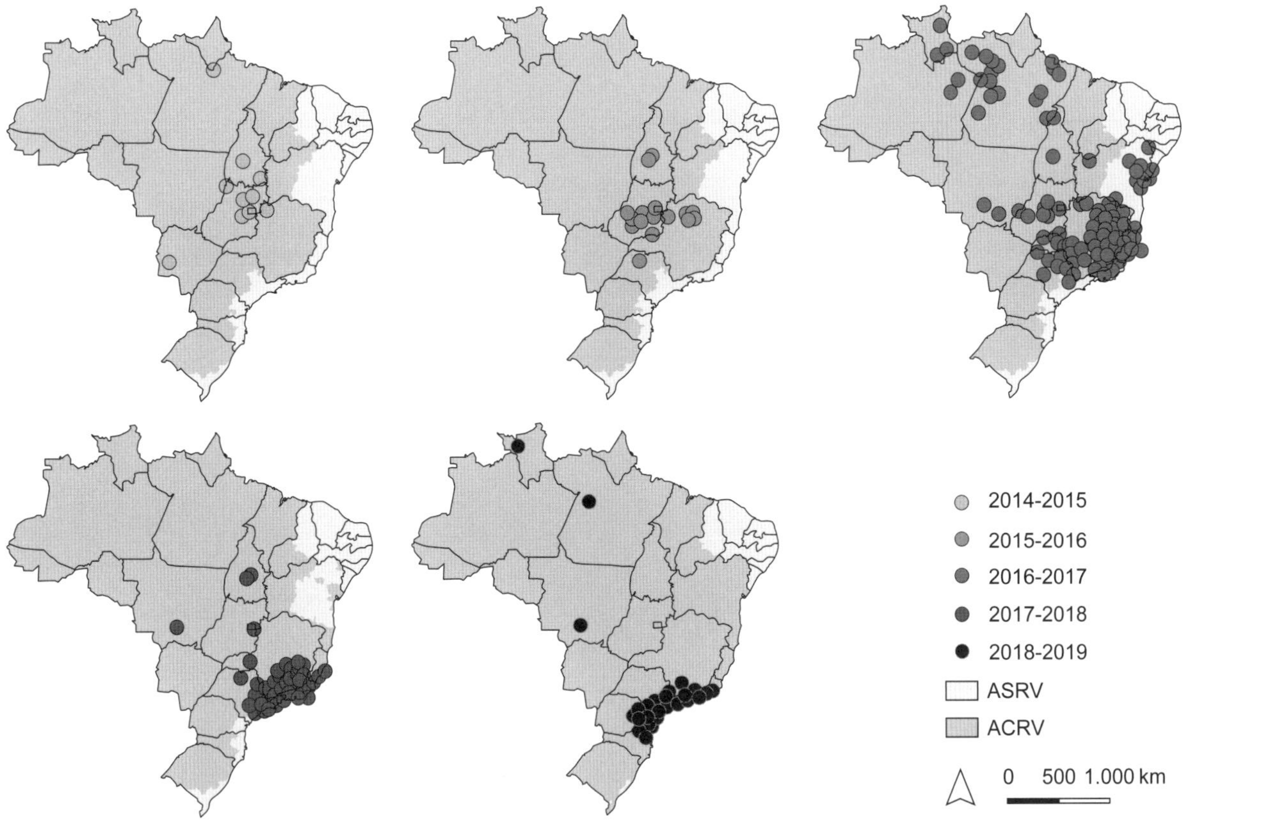

FIGURA 61.8 Febre Amarela – Epizootias por ano (círculos) e expansão da área com recomendação de vacinação (parte escura do mapa) após os surtos de 2016-2019. Fonte: Brasil. Ministério da Saúde. Secretaria de Vigilância em Saúde. Boletim Epidemiológico 51(46), nov. 2020.

chegou a ser da ordem de 2.800 casos por milhão de doses aplicadas. Atualmente, incluem ampla gama de condições variando de meningoencefalites em crianças pequenas a quadros de síndrome de Guillain-Barré, encefalomielite aguda disseminada e paralisia bulbar. A incidência global estimada é da ordem de 0,5 caso por milhão de doses aplicadas, sendo igualmente maior nos países não endêmicos do que nos endêmicos. Mas, nesse caso a diferença nas incidências notificadas entre os dois conjuntos de países é da ordem de apenas três a cinco vezes. Porém, em coortes específicos e quando se incluem casos de meningite asséptica como EAG pós-vacinal, as taxas variam de 1,3 a 38,7 casos por 1 milhão de doses aplicadas.

No ano de 2000, ocorreram quatro episódios de doença febril hemorrágica, com icterícia e falência renal, com dois óbitos, associados ao vírus vacinal, após intensa campanha de vacinação no estado de São Paulo. Este efeito não havia sido previamente descrito na literatura. Trata-se de ocorrência bastante rara, com incidência global estimada em 0,16 caso por milhão de doses aplicadas, porém com letalidade que pode chegar a 65%. Porém, novamente ao se comparar as incidências em países não endêmicos encontra-se incidência média estimada em 1,3/1.000.000, variando entre 0,7 – e 4 casos por milhão de doses aplicadas, com 0,1 a 2,6 mortes por milhão de doses. Novamente, verifica-se grande discrepância entre as incidências notificadas em países não endêmicos e endêmicos e, novamente, essa discrepância tem sido atribuída prioritariamente a sistemas de vigilância e notificação deficientes. Contudo, também nesse caso, a explicação parece ser um tanto quanto superficial, pois negligencia o fato de em países endêmicos a população ser mais exposta a infecções por flavivírus, dentre outros agentes, fator que já se demonstrou estar relacionado a aumento de proteção para as formas graves da doença natural.

No Brasil, a taxa global de EAG notificados entre 2005 e 2020, incluindo reações alérgicas e anafiláticas, é de 2,7/1.000.000 de doses aplicadas. Portanto, a vacina é segura e seu uso deve ser considerado sempre que epidemiologicamente indicado. A Figura 61.9 resume as medidas atualmente preconizadas pelo Ministério da Saúde do Brasil para a vigilância e notificação de efeitos adversos graves da vacinação amarílica.

FEBRES HEMORRÁGICAS DA AMÉRICA DO SUL

As febres hemorrágicas virais causadas por arenavírus estão entre as mais devastadoras doenças emergentes humanas, representando sérias ameaças para a saúde pública. Contudo, apenas dois vírus têm se associado a epidemias recorrentes em humanos, o vírus Lassa, na África Ocidental e o vírus Junin na Argentina. A família *Arenaviridae* é caracterizada por vírus pequenos, arredondados, com envelope lipídico e hélice única de RNA de sentido negativo. A microscopia eletrônica mostra pequenos grânulos que são ribossomos adquiridos das células hospedeiras, o que constitui padrão morfológico único. Daí o nome da família, que faz menção ao termo latim *arena* ou areia.

O vírus da coriomeningite linfocitária, de ocorrência mundial e descrito em 1933, é considerado o prototípico da família *Arenaviridae*, apesar de não estar relacionado com as febres hemorrágicas, e sim com as meningoencefalites. O restante da família divide-se entre arenavírus do Velho Mundo, dos quais o Lassa vírus (descrito em 1969) e o Lujo vírus, recentemente descrito em surto hospitalar de febre hemorrágica na África do Sul (2008) estão relacionados com a ocorrência de febres hemorrágicas virais.

Várias febres hemorrágicas virais ocorrem na América do Sul, tendo como agentes etiológicos, principalmente, os arenavírus do grupo B, pertencentes ao complexo Tacaribe. No Novo Mundo, os vírus do complexo Tacaribe (1956), genética e antigenicamente relacionados, provocam casos de febre hemorrágicas virais. Fazem parte desse complexo o vírus Guanarito (1989), prototípico do Complexo Tacaribe ocorrendo na Venezuela, os vírus Machupo (1963) e Chaparo

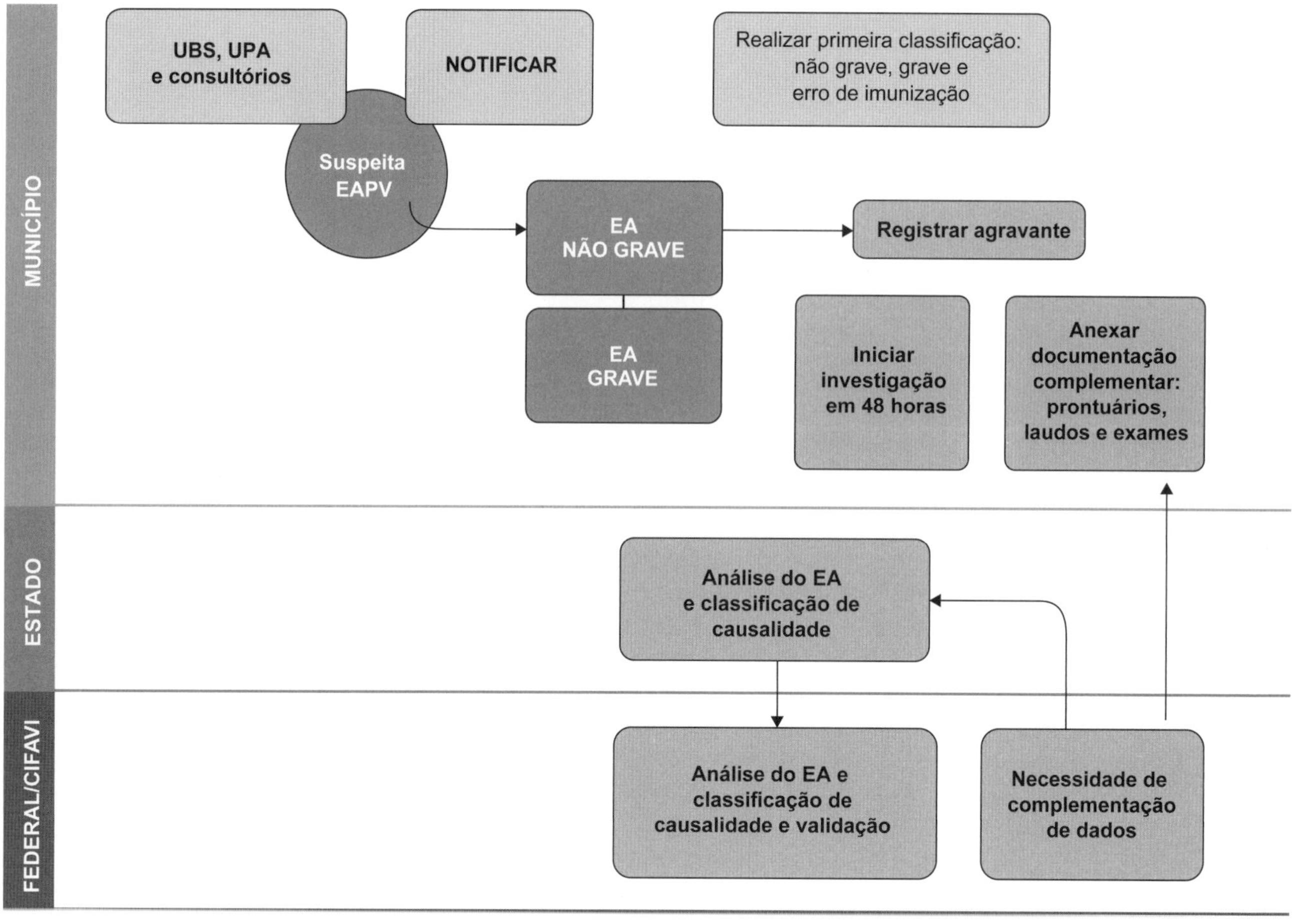

FIGURA 61.9 Vigilância e notificação de efeitos adversos graves da vacinação amarílica, segundo o Ministério da Saúde. UBS: Unidade Básica de Saúde; UPA: Unidade de Pronto Atendimento; EAPV: evento adverso pós-vacinação; EA: evento adverso; CIFAVI: Comitê Interinstitucional de Farmacovigilância de Vacinas e outros Imunobiológicos. Fonte: Brasil. Ministério da Saúde. Secretaria de Vigilância em Saúde. Boletim Epidemiológico 51(01), jan. 2020.

(2004) da Bolívia, o vírus Junin (1958) na Argentina e o vírus Sabiá (1993), no Brasil.

Os reservatórios naturais dos arenavírus são roedores silvestres. O homem adquire a infecção provavelmente por via inalatória, ao inalar poeira contaminada com partículas virais excretadas na urina dos roedores, seus hospedeiros naturais. A ocorrência da doença geralmente se dá na forma de surtos epidêmicos relacionados a condições ambientais que propiciem a expansão da população desses roedores. Os mais afetados são trabalhadores agrícolas e/ou trabalhadores de depósitos agrícolas de grãos.

O homem adquire a infecção por via inalatória. Os aerossóis contendo as partículas infectantes se depositam nos bronquíolos terminais onde são fagocitados por macrófagos ou células dendríticas pulmonares, após o que o vírus ganha o sistema linfoide e se espalha sistemicamente. Os arenavírus do grupo B, usam o receptor de transferrina 1 (TFR1) como ligante celular. O vírus se multiplica essencialmente no tecido linfoide, com os maiores títulos virais encontrados no baço, nos linfonodos, nos pulmões, no fígado e nos macrófagos teciduais ou monócitos do sangue periférico. Achado importante na patogenia das febres hemorrágicas por arenavírus é a imunossupressão marcante que ocorre logo após a infecção, principalmente mediada pela proteína Z e afetando as células dendríticas, os macrófagos e os linfócitos T. A patogenia não está totalmente esclarecida, mas achados marcantes incluem vasculite generalizada, com edema tecidual e hemorragias na mucosa gastrintestinal e em múltiplos órgãos como fígado, rins, pulmões e tecido celular subcutâneo. Nos rins ocorrem necrose tubular e papilar e no fígado a necrose afeta poucos hepatócitos. Não há alteração patológica significante no sistema nervoso apesar da frequência e intensidade dos sintomas neurológicos.

Achado marcante é a desproporção entre as alterações patológicas e a expressão sistêmica das citocinas pró-inflamatórias, da interferona-α e do TNF–α, muito elevadas. A elevação das citocinas pró-inflamatórias acontece mais tardiamente, após 10 a 15 dias de doença e coincide com a deflagração das manifestações hemorrágicas, com o agravamento do quadro clínico e com o óbito. As manifestações hemorrágicas coincidem com alterações nos fatores de coagulação, trombocitopenia e lesão nas células endoteliais mediada pelas citocinas inflamatórias. Esta característica marcante é atribuída à ativação macrofágica intensa, com a consequente liberação de citocinas pró-inflamatórias e difere da febre hemorrágica por filovírus por não apresentar coagulação vascular disseminada.

Após período de incubação que varia entre 7 e 12 dias, com extremos aceitos entre 5 e 20 dias, a doença inicia com sintomas gerais e inespecíficos. As manifestações clínicas iniciais são insidiosas com febre, astenia, mal-estar geral e mialgias, principalmente da musculatura extensora. Dor epigástrica e retro-orbitária, tontura, fotofobia e obstipação, *rash* cutâneo frustro, com duração de 24 a 36 horas, hiperemia conjuntival e hipotensão postural são sintomas comuns. Podem ocorrer também enantema petequial e linfadenopatia generalizada.

A febre é elevada e contínua e o estado geral se deteriora progressivamente à medida que a doença progride. Após 10 a 15 dias a apresentação clínica se define entre síndromes características de doença vascular hemorrágica ou neurológica. São manifestações da primeira o aumento progressivo da permeabilidade capilar, com edema intersticial e manifestações hemorrágicas diversas e localizadas como gengivorragias, epistaxes e sangramento digestivo. Ocorre estreitamento da pressão arterial com vasoconstrição sistêmica e periférica e choque. A síndrome do desconforto respiratório do adulto é complicação frequente.

As manifestações neurológicas mais marcantes são hiporreflexia, sinais de ataxia cerebelar como marcha atáxica, alteração das provas índex-índex e índex-nariz, tremores de extremidades e desequilíbrio. Quando ocorrem convulsões generalizadas e coma, o óbito é frequente, mesmo na ausência de manifestações hemorrágicas. A patogenia das alterações neurológicas vista nas febres hemorrágicas americanas ainda é praticamente desconhecida.

A recuperação ocorre sem sequelas, mas a convalescença é demorada, levando de 6 a 8 semanas. A perda de peso corporal é uma manifestação característica dos sobreviventes das febres hemorrágicas da América do Sul, podendo chegar a 30% do peso corpóreo no espaço de 4 a 6 semanas de doença e convalescença. Atribui-se essa sarcopenia e perda ponderal maciças à elevada atividade do TNF-α.

O diagnóstico diferencial inclui quadros sépticos, febre recorrente, malária grave, dengue hemorrágica, febre amarela, leptospirose e hepatites fulminantes. A confirmação diagnóstica é feita por isolamento do agente viral em cultura de células ou por técnicas moleculares, como RT-PCR. O isolamento viral deve ser tentado na primeira semana de doença, quando a viremia é máxima, porém pode ser positivo até 20 dias após o início dos sintomas. Imuno-histoquímica, hibridização ou isolamento viral podem ser tentados nos órgãos (principalmente rins, fígado e pulmões) dos pacientes que evoluem a óbito, uma vez que as biopsias são contraindicadas pela possibilidade de agravamento do quadro. Também pode haver confirmação diagnóstica por sorologia, com a técnica de ELISA de captura com antígenos específicos, detectando anticorpos das classes IgG e IgM.

O tratamento é inespecífico, de suporte geral em terapia intensiva e dirigido ao controle das condições decorrentes da falência de múltiplos órgãos, à semelhança do que ocorre na febre amarela e na síndrome do choque da dengue.

Não existe tratamento antiviral específico, contudo, existe evidência razoável para o uso de gamaglobulina humana hiperimune, derivada do plasma de pacientes convalescentes, desde que administrada na primeira semana de doença e se houver altos títulos de anticorpos neutralizantes no plasma utilizado. Demonstrou-se em séries de casos de infecção pelo vírus Junin que a terapia com plasma hiperimune pode reduzir a mortalidade de 25 a 30% para menos de 1% em casos selecionados, contudo cerca de 10% dos pacientes assim tratados desenvolvem a síndrome neurológica, geralmente com boa evolução, com fisiopatogenia ainda totalmente desconhecida.

Também existe evidência, embora ainda não conclusiva, que suporta o uso terapêutico da ribavirina em casos de Lassa vírus. A ribavirina pode ser utilizada por via intravenosa, na dose de ataque de 30 a 50 mg/kg, seguindo-se de doses de 15 mg/kg, a cada 6 horas por 4 dias e de 7,5 mg/kg, 3 vezes/dia durante mais 6 dias. A eficácia do tratamento é máxima quando instituído na primeira semana de doença, porém existe efeito demonstrável na sobrevida mesmo em tratamentos tardios. O efeito colateral mais importante é anemia, que geralmente não requer hemotransfusão.

Não há vacinas licenciadas para as febres hemorrágicas por arenavírus, à exceção da febre hemorrágica argentina, vírus Junin para o qual uma vacina está licenciada em Buenos Aires desde 1996. Existe evidência da eficácia dessa vacina, pois após o início da vacinação houve redução significativa da prevalência, da ocorrência de epidemias, além de redução importante nas taxas de ataque dessas epidemias após o início da vacinação.

Febre Chikungunya

Celso Francisco Hernandes Granato

INTRODUÇÃO

Tem sido detectada expansão geográfica do vírus Chikungunya (CHKV) e da infecção por ele causada, a febre Chikungunya. Até o fim do século passado, a maior parte dos especialistas considerava essa doença peculiaridade regional e não se atinha demais a ela. Entretanto, isso mudou a partir do ano 2005, em decorrência da grande disseminação geográfica, que inclui o Brasil.

PATOGÊNESE

A doença foi descrita pela primeira vez em 1952, na Tanzânia, leste da África, recebendo seu nome devido à sua característica clínica marcante: provocar dor articular tão intensa que força o paciente a dobrar o seu corpo (em língua maconde, Chikungunya significa "aquele que se dobra com a dor").

Após a descrição clínica inicial nos anos 1950, o agente etiológico foi isolado e caracterizado como vírus da família *Togaviridae*, gênero *alfavírus*. Do ponto de vista epidemiológico, são considerados arbovírus, uma vez que o ser humano se infecta após picada de mosquitos do gênero *Aedes (A. aegypti* e *A. albopictus*, principalmente). São vírus constituídos por RNA de hélice simples, positivamente orientada e que codificam para nove proteínas, sendo quatro não estruturais e uma poliproteína que se cinde em cinco outras estruturais. Sua célula-alvo mais relevante parece ser o fibroblasto, embora outros tipos celulares possam ser infectados, tanto *in vivo* (células epiteliais, endotélio), como *in vitro* (Vero, HeLa).

Nas décadas de 1950 e 1960, a doença era descrita apenas no leste da África, e a partir dos anos 1970 passou a ter distribuição um pouco mais ampla, atingindo países do sul-africano e ao redor do oceano Índico. Em 2005, causou grande epidemia na Índia, acometendo mais de 1.200.000 pessoas. Esporadicamente, tem havido casos de pacientes europeus que, em sua maioria, adquiriram a infecção em viagens turísticas à Ásia, embora haja relatos de casos adquiridos na própria Europa (autóctones).

No continente americano, os primeiros casos autóctones foram descritos no fim de 2013, na Ilha de São Martinho (Saint Martin ou Sint Maarten), disseminando-se por várias outras ilhas caribenhas e atingindo a América do Sul (Guiana). No Brasil, os primeiros casos autóctones foram descritos no inverno de 2014, principalmente no Amapá, em Feira de Santana (Bahia), Minas Gerais, Pernambuco e Mato Grosso do Sul. Embora não se saibam exatamente as razões para essa disseminação, foi detectada nos últimos anos uma mutação no gene que codifica para a glicoproteína de envelope (E1) do tipo A226V. Essa mutação permitiu ao CHKV maior facilidade para transmissão pelo *A. albopictus*, embora, nas Américas, o principal vetor seja mesmo o *A. aegypti*.

Após a picada do mosquito infectado, existe um período de incubação que se estende por 2 a 12 dias (comumente entre 4 e 7 dias). Considera-se que as infecções assintomáticas sejam relativamente incomuns em relação às demais arboviroses, ocorrendo em 3,8 e 27,7% do total de casos. O início da doença costuma ser abrupto, com temperatura elevada (38,5°C), dor lombar, cefaleia, fadiga, mialgia e poliartralgia (87 a 98% dos pacientes, sendo mais frequentemente bilateral, simétrica, acometendo pulsos, tornozelos e falanges; mais raramente, acomete ombros, cotovelos e joelhos). Também é comum ocorrer edema articular (27 a 42% dos pacientes).

Pode ocorrer ainda acometimento cutâneo, com *rash* macular ou maculopapular em cerca de metade dos casos (membros superiores e inferiores, tronco e face), prurido e descamação. Além disso, podem ocorrer diarreia e vômitos (menos frequentes), desânimo intenso e impossibilidade de realizar as tarefas comuns do dia a dia. Durante o período de surtos, febre e poliartralgia tiveram sensibilidade de 80% para o diagnóstico, valor preditivo positivo de 74% e negativo de 83%.

A morte é evento raro (inferior a 1%) e as causas mais comuns são insuficiência cardíaca, hepática, renal e sepse.

A fase inicial ou aguda dura aproximadamente 1 semana. A partir desse momento, a doença pode evoluir para fase de convalescença ou mesmo crônica, que pode se estender por anos. Nessa fase, predominam a artralgia e dores musculoesqueléticas, que podem durar meses ou até anos. Esse quadro pode preencher os critérios estabelecidos para o diagnóstico de artrite reumatoide e espondiloartrite. Podem ainda ocorrer surtos de febre, fadiga, cefaleia, dor neuropática, distúrbios cerebrais e sensorineurais, disestesias e parestesias. Mais raramente, são descritos distúrbios digestivos, alterações cutâneas, *rash*, alopecia, prurido, fenômeno de Raynaud, rigidez matinal, bursite e tenossinovite, com ou sem derrame. Cerca de 30% dos pacientes relataram sintomas por 1 a 3 meses, e 50% por mais de 4 meses, resultando em perdas econômicas pessoais e comunitárias relevantes.

Em crianças, as manifestações clínicas podem ser um pouco distintas, com menor incidência de manifestações reumatológicas e maior ocorrência de manifestações cutâneas (hiperpigmentação, eritema, *rash*, lesões vesicobolhosas), e há maior incidência de manifestações neurológicas (encefalite, convulsões e síndromes meníngeas).

Em gestantes, embora não sejam descritos efeitos teratogênicos, a transmissão materno-fetal foi descrita em mães ao fim da gestação, com graves consequências para o recém-nascido.

FISIOPATOLOGIA

Apesar do elevado número de pacientes ainda há poucas informações disponíveis a respeito da fisiopatologia da doença, sendo a maior parte derivada de estudos em modelos animais. No entanto, há trabalhos em seres humanos demonstrando, por imuno-histoquímica, a existência do vírus em fibroblastos e macrófagos sinoviais perivasculares, tanto na fase aguda, como na fase crônica da infecção, sugerindo ação direta do vírus na patogenia da doença. Por outro lado, refere-se na literatura que a existência de vírus no líquido cefalorraquidiano não indica forçosamente doença no SNC.

A Figura 61.10 apresenta a curva da carga viral ao longo da história natural da infecção, bem como a produção de IFN e anticorpos desencadeados pela existência do CHKV e que tentam debelar a infecção.

DIAGNÓSTICO

O diagnóstico é laboratorial. Inicialmente, é feita avaliação com exames gerais, mais inespecíficos, mas que já fornecem indícios da infecção pelo CHKV e procuram estabelecer diferenças entre essa infecção e a dengue, uma vez que ambas as viroses costumam ter circulação simultânea em várias localidades.

Assim, o hemograma da febre Chikungunya costuma cursar com linfopenia e contagem normal de plaquetas. Por outro lado, a dengue mais comumente cursa com neutropenia e plaquetopenia. As provas

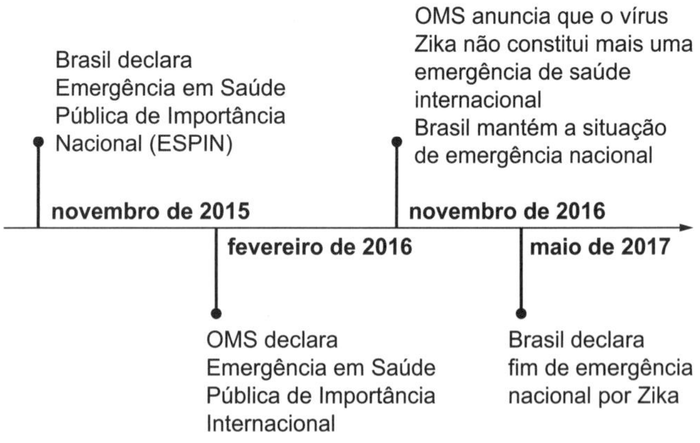

FIGURA 61.10 Carga viral, produção de IFN e anticorpos na febre Chikungunya. Adaptada de Schwartz e Albert, 2010.

de fase aguda (PCR, alfa-1-glicoproteína ácida, ferritina, velocidade de hemossedimentação [VHS]) costumam apresentar alterações semelhantes em ambas as doenças. A dosagem das enzimas hepáticas também não permite diferenciação apurada entre as duas viroses.

Assim, o diagnóstico específico pode ser feito pela detecção do RNA viral, em plasma ou soro, onde se encontra em níveis bastante elevados na primeira semana da doença, caindo ao longo do tempo, quando passa a ser possível detectar anticorpos, inicialmente da classe IgM e, a seguir, da classe IgG. Esses últimos perduram por muitos anos após a infecção. Assim, o comportamento sorológico, na dinâmica do tempo, não difere daquilo que costumamos observar na dengue.

Do ponto de vista clínico, o diagnóstico diferencial deve ser estabelecido frente a leptospirose, malária, riquetsiose, infecção pelo estreptococo do grupo A, rubéola, sarampo, parvovírus (eritrovírus), enterovírus, adenovírus, infecções por outros alfavírus (Mayaro, Ross River, Barmah Forest, O'nyong-nyong ou Síndbis), artrite pós-infecciosa, bem como outras doenças reumatológicas e, naturalmente, a dengue.

A Tabela 61.3. auxilia na diferenciação clínica entre dengue e febre Chikungunya.

TRATAMENTO

Com relação à terapêutica, ainda não existem tratamentos específicos, apesar das várias tentativas já realizadas.

TABELA 61.3 Características clínicas e laboratoriais da dengue e da febre Chikungunya.

Características	Chikungunya	Dengue
Febre (> 39°C)	+++	++
Artralgia	+++	+/–
Artrite	+	–
Cefaleia	++	++
Erupção cutânea	++	+
Mialgia	+	++
Hemorragia	+/–	++
Choque	–	+
Linfopenia	+++	++
Neutropenia	+	+++
Trombocitopenia	+	+++
Hemoconcentração	–	++

Verifique a seguir, na Tabela 61.4, as substâncias específicas testadas e os resultados mais relevantes. São usados vários medicamentos na tentativa de reduzir o processo inflamatório e a dor intensa resultante.

Em resumo, não há fármacos minimamente bem avaliados em seres humanos. Usar ribavirina eventualmente, embora as doses e o tempo de tratamento ainda não estejam definidos.

PREVENÇÃO

Com relação à profilaxia com vacinas, as tentativas que foram realizadas até agora resultaram na produção de baixos níveis de anticorpos, exceto em alguns animais de experimentação e, eventualmente, em pequenos grupos de seres humanos vacinados com a cepa mais recentemente identificada na Ilhas Réunion. Alguns outros experimentos têm sido feitos com vacinas de sarampo modificadas e que expressam proteínas do vírus Chikungunya e mesmo vacinas de DNA. Possivelmente, a falta de interesse comercial tem dificultado a realização de experimentos com casuísticas mais robustas e que poderiam resultar em vacinas mais efetivas. Assim, não há ainda vacinas comercialmente disponíveis. Até o momento, as vacinas experimentais obtiveram os seguintes resultados:

- Vírus vivos atenuados em fibroblastos: experimento interrompido
- Vírus vivos atenuados em outras linhagens: sem conclusões definitivas
- Antígenos recombinantes ou vírus adaptados a células Vero: testadas em camundongos BALBc, geraram altos títulos de Ac – permanece em avaliação
- Vacinas VLP: envelope CHKV + baculovírus ou lentivírus e cultivados em células de epitélio renal – geraram baixos níveis de anticorpos.

CONSIDERAÇÕES FINAIS

Recomenda-se a não exposição à picada de mosquitos, evitando sair nos horários do início da manhã e fim da tarde, quando os mosquitos estão mais ativos, e reduzir as áreas expostas de pele, utilizando camisas e calças compridas. O uso de repelentes químicos, nas situações em que não houver risco (para crianças com menos de 2 anos) também é indicado.

TABELA 61.4 Tratamento sintomático e específico para febre Chikungunya.

Tratamento sintomático
Paracetamol e fármacos AINH
Evitar ácido acetilsalicílico e corticoides sistêmicos
Metotrexato, cloroquina, sulfassalazina e Ac anti-TNF já foram usados na fase crônica, mas com sucesso apenas relativo
Tratamento específico
Anticorpos monoclonais: teoricamente benéficos, porém sem dados disponíveis em humanos
Interferona tipo I (IFN-1): só tem algum efeito *in vitro* se aplicada antes da inoculação viral
Ribavirina: tem ação *in vitro* contra vários alfavírus (inclusive CHKV); apenas um estudo em humanos, não randomizado e com pequeno número de pacientes, não conseguiu conclusões estatisticamente significativas; descrito efeito sinérgico IFN + ribavirina
Cloroquina (ou hidroxi-): não apresentou efeito superior ao placebo e pode até piorar a evolução
Arbidol: tem ação contra alguns vírus RNA (RSV, flu); apenas resultados *in vitro*
Inibidores de furina: idem a Arbidol
Inibidores de protease: idem a Arbidol
RNA de interferência: idem a Arbidol

AINH: anti-inflamatórios não hormonais; CHKV: vírus Chikungunya; TNF: fator de necrose tumoral.

Infecção por Zika Vírus e Manifestações Clínicas Correlatas

Marcelo Nascimento Burattini

ZIKA VÍRUS

O Zika vírus (ZIKV) é um arbovírus (***ar**thropod **bo**rne **virus***) do gênero *Flavivirus*, família *Flaviviridae*, filogeneticamente relacionado aos vírus de Spondweni, febre amarela, dengue e encefalites japonesa e do Nilo Ocidental. Foi descoberto em 1947 na floresta de Zika, próxima a Entebe, em Uganda.

A floresta de Zika é uma reserva florestal de aproximadamente 25 hectares, localizada às margens do Lago Vitória e comprada pela Fundação Rockfeller, que, em 1936, lá estabeleceu o Instituto de Pesquisa em Febre Amarela, posteriormente renomeado como Uganda Virus Research Institute (UVRI – Instituto de Pesquisa Virológica de Uganda), quando a Fundação Rockefeller doou a reserva florestal ao governo de Uganda no início dos anos 1970. Por ser área de fácil acesso, compreender sete ecossistemas distintos e grande variedade de artrópodes, foi considerada uma localidade ideal para a pesquisa de arbovírus, seus vetores e outros agentes desconhecidos de doenças tropicais.

É, assim, uma reserva florestal dedicada à pesquisa de artrópodes e arbovírus desde 1937, como parte dos programas de estudos para identificação dos vetores silvestres da febre amarela desenvolvidos pela Fundação Rockfeller entre 1937-1947, pesquisas posteriormente continuadas através do UVRI a partir de meados da década de 1970. Nesse período, dez novos vírus foram descobertos na região, incluindo quatro novos flavivírus: vírus do Nilo Ocidental em 1937, Ntaya vírus em 1943 e os vírus Uganda S e Zika em 1947, isolado de um macaco *rhesus* sentinela durante pesquisa para identificar os vetores silvestres da febre amarela.

O ZIKV é um vírus RNA de fita única, sentido positivo, pertencente à família *Flaviviridae*, gênero *Flavivirus*. Seu genoma contém 10.794 nucleotídios com duas regiões não codificantes (5'NCR e 3'NCR) que flanqueiam uma única sequência codificante, organizada como em outros flavivírus: 5'-C-prM-E-NS1-NS2A-NS2B-NS3-NS4A-NS4B-NS5-3'. Codifica uma única poliproteína que se cliva em três proteínas estruturais: C (core), PrM/M (membrana) e E (envelope); e sete proteínas não estruturais: NS1, NS2A, NS2B, NS3, NS4A, NS4B e NS5. É um vírus envelopado, de simetria icosaédrica e aproximadamente 40 nanômetros de diâmetro. Existem 2 genótipos principais do ZIKV, o africano e o asiático.

A proteína E compõe a maioria da superfície do vírion e está envolvida em várias etapas da replicação viral, como ligação na célula hospedeira e fusão das membranas do vírus e da célula. As proteínas NS1, NS3 e nS5 são proteínas grandes e altamente conservadas, enquanto as demais proteínas não estruturantes são pequenas e hidrofóbicas. A porção 3'NCR contém 428 nucleotídios que podem estar envolvidos em partes do ciclo biológico do ZIKV, participando da translação, empacotamento do RNA, na ciclização e na estabilização e reconhecimento do genoma viral. A porção 3'NCR forma uma alça e a porção 5'NCR também participa da translação através de um capuz nucleotídio metilado ou de uma proteína ligada ao genoma.

A evolução do ZIKV, à semelhança do observado na dengue e na febre amarela, foi facilitada pela disseminação mundial do *Aedes aegypti*, pelo aumento da população humana em cidades infestadas e pelo aumento da mobilidade humana e da expansão do comércio e turismo internacionais. A cepa prototípica do ZIKV foi isolada em 1947, mas análises filogenéticas sugerem que o antecessor das cepas atuais emergiu próximo a 1900, em Uganda. De lá disseminou-se rapidamente por toda a África Subsaariana, atingindo também o continente asiático.

Atualmente, acredita-se que existem duas linhagens principais do ZIKV: a africana e a asiática/americana. As cepas africanas distribuem-se em dois agrupamentos principais, o de Uganda (ou africana oriental) que contempla a cepa MR766 originalmente isolada em 1947 e cepas isoladas entre o Senegal e a República Centro Africana entre 1947-2001. O segundo agrupamento é o da Nigéria (ou africana ocidental), que inclui cepas isoladas na Nigéria e Senegal entre 1968-1997. Análises filogenéticas sugerem a coexistência de duas linhagens distintas no Senegal, indicando provável introdução múltipla do vírus ao longo do tempo.

Já o protótipo da linhagem asiática é a cepa P6-740, isolada na Malásia em 1966 e, posteriormente, em cepas isoladas no Camboja, na Micronésia e na Polinésia Francesa entre 2005-2014. Dentro dessa linhagem encontram-se as cepas americanas, com isolados no Brasil, Porto Rico, Haiti, Guatemala, Suriname e Colômbia, entre outros, com homologia superior a 99% em relação à cepa prototípica. Uma característica da variante americana é a sua rápida dispersão consistente com um padrão de intensa diversificação das mesmas. Recentemente, trabalhos de campo sugeriram o encontro de cepas recombinantes. Contudo, mesmo após intensos esforços experimentais não se logrou obter recombinantes viáveis, sugerindo assim cautela na interpretação dos achados de campo.

EPIDEMIOLOGIA

Após a descoberta do ZIKV em um macaco *rhesus* sentinela em 1947, o mesmo foi isolado em *Aedes africanus* em 1948. Evidências sorológicas decorrentes de um inquérito soroepidemiológico em diferentes regiões de Uganda e Tanzânia em 1952 demonstraram circulação do vírus nas populações humanas, com soroprevalência de até 6,1% naquelas regiões. Contudo, os primeiros casos de doença humana por ZIKV foram descritos apenas em 1953, na Nigéria, com a confirmação de infecção por ZIKV em três adultos com doença febril aguda sem complicações.

A despeito de numerosos inquéritos soroepidemiológicos demonstrarem ampla circulação do ZIKV em populações humanas da África e da Ásia, afetando Egito, Nigéria e África Ocidental, África Oriental, Índia, Tailândia, Vietnã, Filipinas e Malásia, até 2004 menos de 20 casos de doença humana confirmada foram relatados na literatura, principalmente em localidades da África tropical e Sudeste Asiático. Assim, a infecção por Zika era considerada uma doença tropical exótica e rara, sem maiores consequências até 2007.

Com a eclosão, naquele ano, da epidemia na ilha de Yap, na Micronésia, com aproximadamente 5 mil casos descritos em uma população de 11.250 habitantes e taxa de ataque estimada em 73%, pela primeira vez caracterizou-se o potencial epidêmico do ZIKV. Deve-se destacar que, apesar da magnitude da epidemia em Yap, não foram descritos casos graves ou com comprometimento neurológico ou fetal, como viriam a ser posteriormente descritos.

Em 2008, outro fato epidemiologicamente significativo trouxe mais informação a respeito das peculiaridades desse novo agente infeccioso. Um entomologista americano adoeceu após retornar aos EUA de uma temporada de pesquisa de campo no Senegal. Foi então diagnosticado com infecção aguda por ZIKV e infectou sua esposa, que adoeceu aproximadamente 11 dias após o início de seus sintomas. Como moravam no Colorado, a esposa não havia viajado e não havia populações expressivas de *Aedes* spp. na região, o caso foi considerado a primeira evidência sugerindo transmissão sexual de um arbovírus da família *Flaviviridae*. Esta suspeita foi posteriormente confirmada com numerosos trabalhos mostrando a presença de ZIKV em fluido seminal e urina, mesmo após o término da viremia. Transmissão sexual também foi posteriormente confirmada de homens assintomáticos tanto em relações hetero quanto homossexuais e, provavelmente também, por sexo oral. Atualmente, a recomendação dos Centers for Disease Control (CDC) e da Organização Mundial de Saúde é de evitar contato sexual desprotegido até pelo menos 28 dias após a infecção pelo vírus, apesar de ter sido descrito isolamento em sêmen até 188 dias após o quadro agudo da doença.

Em 2013-2014 nova epidemia foi relatada nas ilhas do Pacífico, afetando agora a Polinésia Francesa, sendo estimada a ocorrência de aproximadamente 32 mil casos, na maioria semelhantes aos descritos anteriormente em Yap e aos casos esporádicos relatados na literatura. Foi neste surto, porém, descrita pela primeira vez a ocorrência de doença neurológica (síndrome de Guillain-Barré) associada à infecção pelo ZIKV. Subsequentemente, epidemias sucederam-se em outras ilhas do Pacífico, afetando Nova Caledônia (2014), Ilha de Páscoa (2014), Ilhas Cook (2014) e Samoa (2015).

Em marcante contraste com essas epidemias, apenas poucos casos de doença relacionada ao ZIKV foram descritos na Tailândia, Índia, Camboja, e Indonésia nos 6 anos entre 2008-2014. Várias hipóteses estão ainda em investigação para explicar a disparidade de apresentação clínica da doença por ZIKV verificada nos continentes africano e asiático – doença com comportamento endêmico, com exposição populacional antiga e intensa ao Zika, poucos casos graves, sem doença neurológica e sem comprometimento fetal reconhecido – e a forma epidêmica verificada nas ilhas do Pacífico e nas Américas, agora com casos graves, doença neurológica e comprometimento fetal importante. Dentre elas, variação genética das cepas virais, imunidade populacional modulando a apresentação clínica da infecção por Zika – decorrente de ampla exposição durante décadas ao ZIKV, coinfecção com outros arbovírus e falhas nos sistemas de identificação e notificação de casos foram aventadas, mas nenhuma ainda confirmada.

Apenas no início de 2015 foram descritos os primeiros casos da doença no hemisfério ocidental, com a epidemia de doença exantemática que afetou o nordeste brasileiro, principalmente o estado da Bahia. Essa ocorrência caracterizou a maior e mais explosiva epidemia de ZIKV descrita até então. Expandiu-se rapidamente e em menos de 15 meses afetou mais de 30 países das Américas, com número estimado de mais de 1,5 milhão de casos. Além disso, essa ocorrência epidêmica demonstrou duas outras consequências da infecção por Zika: a ocorrência de casos graves e óbitos em adultos e a ocorrência de graves malformações fetais, com comprometimento neurológico importante e microcefalia. Esses aspectos levaram a OMS a decretar, em fevereiro de 2016, a epidemia de Zika como uma "Emergência de Saúde Pública de Interesse Internacional", estado que persistiu até novembro de 2016 (ver linha do tempo a seguir).

Brasil

No Brasil, os primeiros casos de uma nova doença exantemática foram descritos no fim de 2014, no Rio Grande do Norte, no Maranhão, na Paraíba e na Bahia, porém o primeiro caso de infecção por ZIKV foi confirmado em Camaçari, Bahia em abril de 2015. Logo se deflagrou grande epidemia afetando outros estados do Nordeste, principalmente Pernambuco e Paraíba, e alastrando-se por outras regiões do país. Em outubro de 2015, 14 estados brasileiros relataram casos autóctones de infecção pelo ZIKV. No total foram relatados aproximadamente 27 mil em todo o Brasil no ano de 2015 (não considerados oficialmente pelo Ministério da Saúde, por não ter havido uma definição de caso adequada e por não ser então doença de notificação compulsória no território nacional), e aproximadamente 215 mil casos em 2016. A doença pelo vírus Zika somente se tornou doença de notificação compulsória no Brasil em meados de fevereiro de 2016.

Até o fim de abril de 2016, pouco mais de 120 mil casos já haviam sido notificados ao MS, com aproximadamente 40 mil casos confirmados laboratorialmente. Distribuídos em 1.605 municípios das regiões Norte, Nordeste, Centro-Oeste e Sudeste, com a maior incidência registrada na região Centro-Oeste, com 130 casos/100.000 habitantes. Entre os estados brasileiros, destacavam-se os estados de Mato Grosso (533 casos/100.000), Bahia (227 casos/100.000), Rio de Janeiro (195 casos/100.000) e Tocantins com 95 casos por 100 mil habitantes cada.

Até o fim de março de 2017 haviam sido notificados à Secretaria de Vigilância Epidemiológica do Ministério da Saúde do Brasil pouco mais de 220 mil casos suspeitos, sendo cerca de 215 mil em 2016 e cerca de 5 mil em 2017. Em 2016, as regiões de maior incidência foram: Centro-Oeste com 167 casos/100.000 habitantes, Nordeste com 85, Sudeste com 71, Norte com 38 e Sul com apenas 2 casos por 100 mil habitantes, respectivamente. Entre os estados, destacaram-se Mato Grosso com 608, Rio de Janeiro com 277, Bahia com 255 e Tocantins com 238 casos por 100 mil habitantes cada.

Já em 2017, as regiões de maior incidência foram: Norte com 7,6 casos/100.000 habitantes e Centro-Oeste com 6,5 casos/100.000, seguindo-se as regiões Nordeste, Sudeste e Sul com 2,2, 1,4 e 0,3 casos/100.000 habitantes respectivamente. Os estados com a maior incidência notificada em 2017 são Tocantins com 30, Roraima com 15, Goiás com 12 e Acre com 9 casos por 100 mil habitantes, respectivamente. É nítida a redução no número de casos notificados a partir de 2017 quando comparado a igual período de 2016. A Figura 61.11 ilustra a diferença na ocorrência de casos notificados e confirmados de infecção pelo vírus Zika, informados pelo Ministério da Saúde à Organização Pan-Americana de Saúde (PAHO) nos anos 2015 a 2021, respectivamente.

Como as demais doenças transmitidas por *Aedes aegypti* no nosso meio, a ocorrência de Zika é sazonal no Brasil, com ocorrência predominante no verão e outono, com pico de transmissão variando entre as SE 8 a 20 dependendo da intensidade da transmissão verificada no ano específico. A Figura 61.12 ilustra a distribuição por SE nos anos 2019 e 2020, com pico entre as SE 19 a 21.

Microcefalia

Em meados de 2015, começa a chamar a atenção um aumento no número de crianças nascidas com microcefalia nos estados da Bahia e Pernambuco. Apesar de ter notificado apenas 33 casos de infecção por Zika ao Ministério da Saúde, em outubro de 2015, Pernambuco relatou a ocorrência anormal de microcefalia em recém-nascidos, com aproximadamente 1.000 casos suspeitos, levantando a hipótese de associação com a infecção congênita pelo vírus Zika.

Foi então desencadeada investigação conjunta por profissionais de Pernambuco e do MS que levou à declaração de Emergência de Saúde Pública de Importância Nacional (ESPIN) à OMS, pelo Ministério da Saúde do Brasil no fim de novembro de 2015 (ver linha do tempo a seguir) conforme o protocolo internacional de vigilância sanitária vigente.

No período desde o início da ESPIN, entre a SE45/2015 (8/11/2015) e a SE16/2017 (22/04/2017) (data do último Boletim Epidemiológico divulgado), um total de 13.603 casos suspeitos de "alterações no crescimento e desenvolvimento possivelmente relacionados ao vírus Zika e outras etiologias infecciosas" (conforme

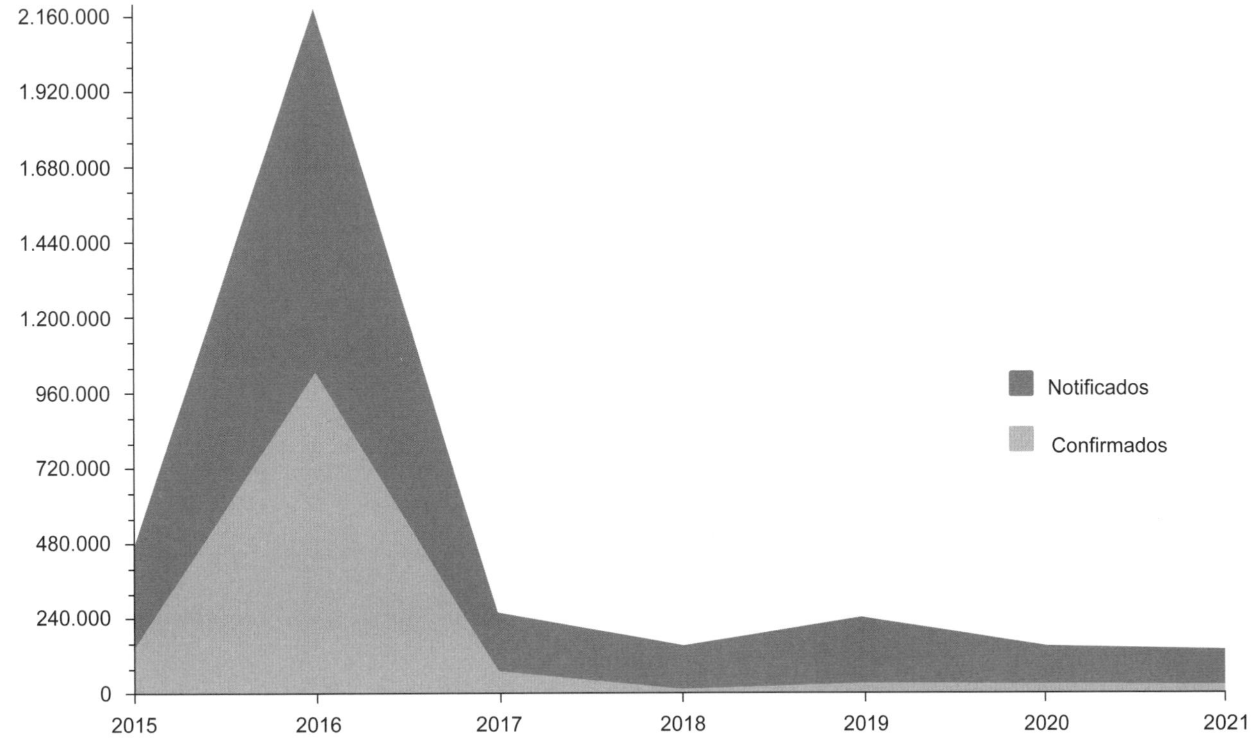

FIGURA 61.11 Casos notificados e confirmados de infecção pelo vírus Zika e informados à PAHO nos anos 2015 a 2021. Fonte: PAHO – Plataforma de Información en Salud para las Americas (PLISA), 2005.

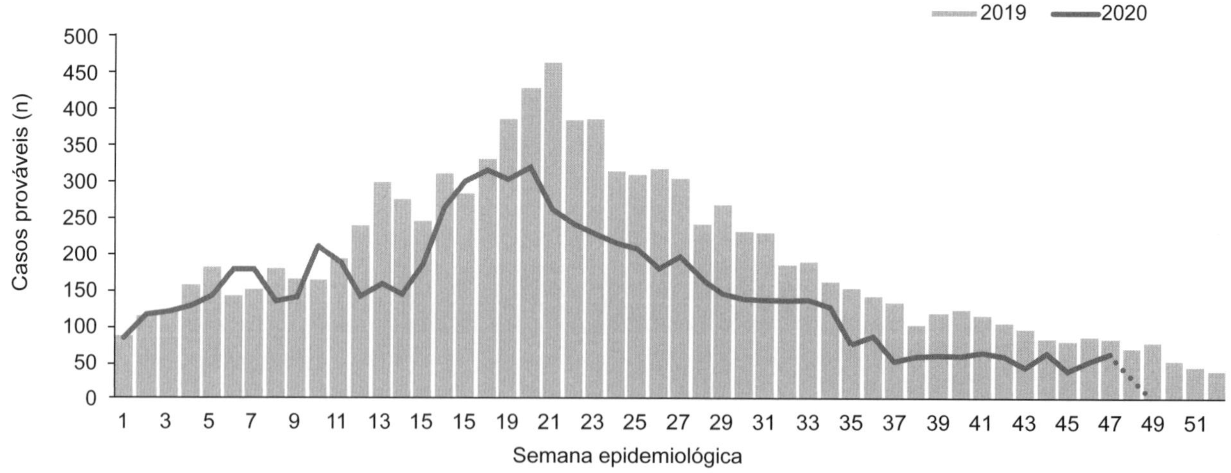

FIGURA 61.12 Distribuição sazonal dos casos de Zika, conforme a semana epidemiológica, em 2019 e 2020. Fonte: Brasil. Ministério da Saúde. Secretaria de Vigilância em Saúde. Boletim Epidemiológico 51(51), jan. 2020.

denominação oficial então adotada, no presente a denominação oficial é **síndrome congênita associada à infecção pelo vírus Zika** ou **SCZ**) foram notificados ao Ministério da Saúde do Brasil. Desses, 5.748 (42%) foram descartados e 1.806 (13%) excluídos, após criteriosa investigação. Dos remanescentes, 3.234 (24% do total) permaneciam em investigação, 2.698 (20%) foram considerados confirmados e 117 (1%) considerados prováveis. O número de casos notificados diminuiu expressivamente a partir do primeiro semestre de 2017, continuando a reduzir-se até o presente. A Figura 61.13 ilustra o número de casos confirmados de SCZ no período entre o último trimestre de 2015 e o fim de 2019.

A distribuição espacial no território nacional dos casos da síndrome congênita associada à infecção pelo vírus Zika e a distribuição temporal dos casos entre 2015-2020 estão ilustradas nas Figuras 61.14 e 61.15.

Das figuras anteriores, verifica-se facilmente que a ocorrência de microcefalia se concentrou basicamente na região Nordeste, particularmente nos estados da Paraíba e Pernambuco, porém com aumento extremamente expressivo e epidêmico no número de casos e na taxa de casos por 100 mil nascidos vivos entre os anos 2015-2016, arrefecendo já a partir de 2017 com quedas continuadas e expressivas no número de casos notificados desde então. Entre as SE 45/2015 e 45/2020, 19.492 casos suspeitos de SCZ foram notificados ao Ministério da Saúde, sendo 3.563 confirmados. Dos confirmados, 2.207 ocorreram na região Nordeste e 745 na região Sudeste. Por estados, temos Bahia (584), Pernambuco (468) e Rio de Janeiro (305) com o maior número de casos confirmados.

A Tabela 61.5, adaptada do "Protocolo de Vigilância e Resposta à Ocorrência de Microcefalia Relacionada à Infecção pelo Vírus Zika" do Ministério da Saúde do Brasil, resume os critérios de casos suspeito, confirmado e descartado para fins de vigilância epidemiológica, adotados oficialmente no Brasil para as diversas subpopulações afetadas pelo ZIKV.

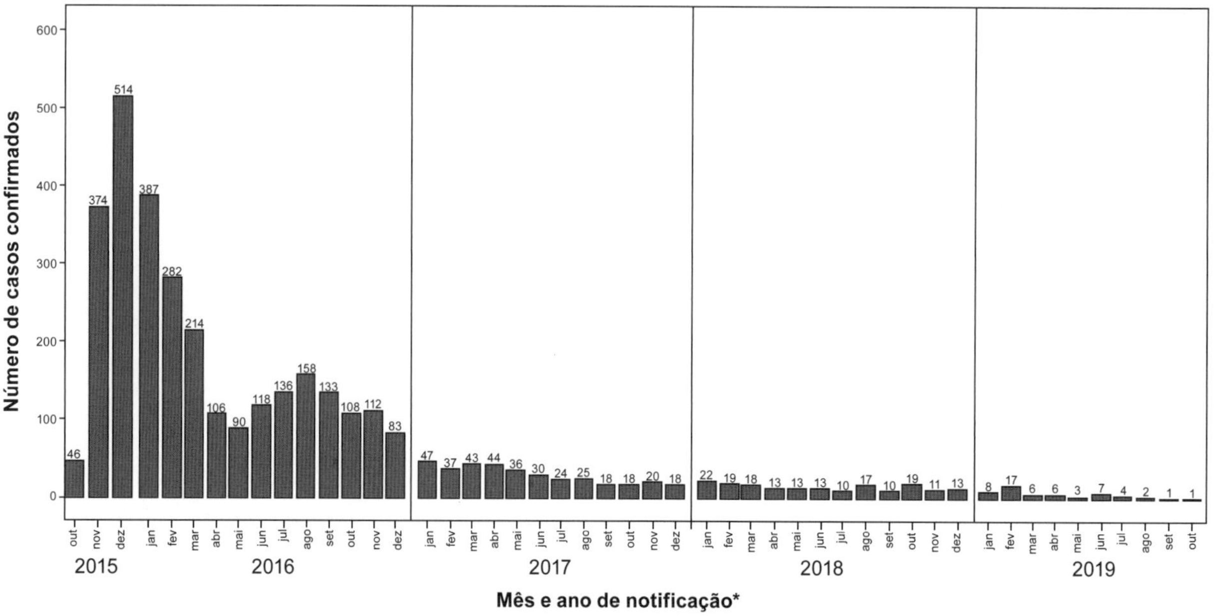

(*) 20 casos confirmados tiveram data de notificação anterior a outubro de 2015.

FIGURA 61.13 Casos confirmados de síndrome congênita associada à infecção pelo vírus Zika (SCZ) no período entre o último trimestre de 2015 e o fim de 2019. Fonte: Registro de Eventos em Saúde Pública (RESP-Microcefalia). Dados extraídos em 05/10/2019. Brasil. Ministério da Saúde. Secretaria de Vigilância em Saúde. Boletim Epidemiológico Especial, nov. 2019.

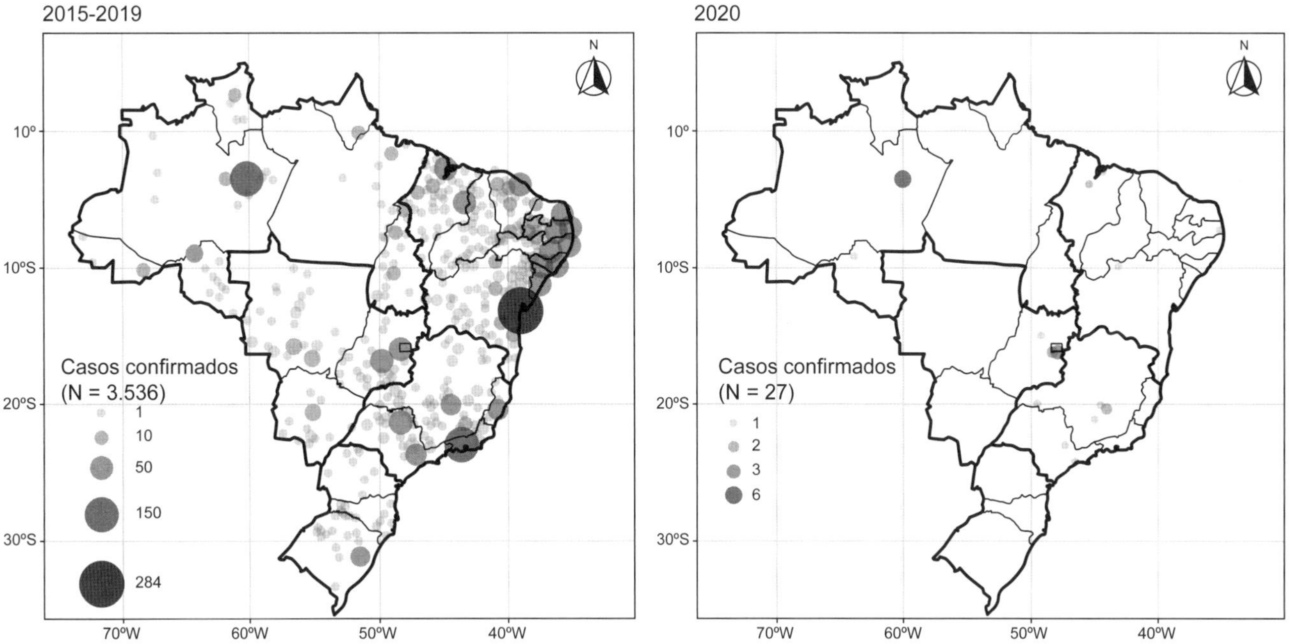

FIGURA 61.14 Distribuição espacial dos casos de síndrome congênita associada à infecção pelo vírus Zika no território nacional. Dados atualizados até 09/11/2020. Fonte: Brasil. Ministério da Saúde. Secretaria de Vigilância em Saúde. Boletim Epidemiológico 51(47), nov. 2020. (Esta figura encontra-se reproduzida em cores no Encarte.)

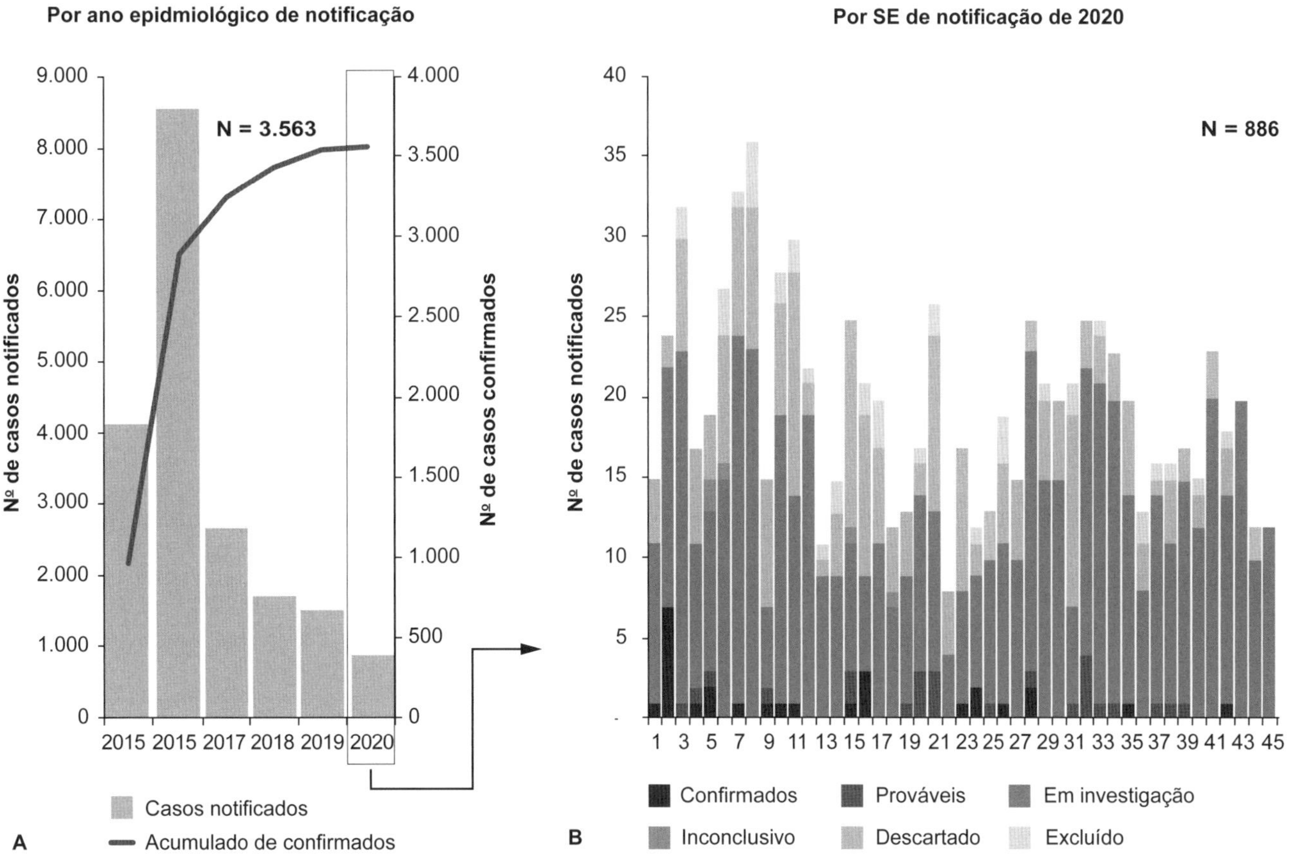

FIGURA 61.15 Distribuição temporal dos casos de síndrome congênita associada à infecção pelo vírus Zika no território nacional. SE: semana epidemiológica. Dados atualizados até 09/11/2020. Fonte: Brasil. Ministério da Saúde. Secretaria de Vigilância em Saúde. Boletim Epidemiológico 51(47), nov. 2020. (Esta figura encontra-se reproduzida em cores no Encarte.)

TABELA 61.5 Critérios de casos suspeito, confirmado e descartado para fins de vigilância epidemiológica, adotados oficialmente no Brasil para as diversas subpopulações afetadas pelo ZIKV.

População-alvo	Caso suspeito	Caso confirmado	Caso de diagnóstico descartado para vigilância
Gestante com possível infecção pelo vírus Zika durante a gestação	Toda grávida, em qualquer idade gestacional, com doença exantemática aguda, excluídas outras hipóteses de doenças infecciosas e causas não infecciosas conhecidas	Toda grávida, em qualquer idade gestacional, com doença exantemática aguda, excluídas outras hipóteses de doenças infecciosas e causas não infecciosas conhecidas, com diagnóstico laboratorial conclusivo para vírus Zika	Caso registrado de grávida, em qualquer idade gestacional, suspeita de infecção pelo vírus Zika, com identificação da origem do exantema que não seja a infecção por vírus Zika
Feto com alterações do sistema nervoso central (SNC), possivelmente relacionada a infecção pelo vírus Zika durante a gestação	Achado ultrassonográfico de feto com circunferência craniana (CC) aferida menor que dois desvios-padrão (< 2 dp) abaixo da média para a idade gestacional acompanhada ou não de outras alterações do SNC	Achado ultrassonográfico de feto com circunferência craniana (CC) aferida menor que dois desvios-padrão (< 2 dp) abaixo da média para a idade gestacional acompanhada ou não de outras alterações do SNC, excluídas outras possíveis causas infecciosas e não infecciosas ou com diagnóstico laboratorial conclusivo para vírus Zika	Caso registrado de feto com suspeita de alterações do SNC que na investigação não apresente informações de alterações no SNC; OU Caso registrado de feto com suspeita de alterações do SNC que apresente padrões normais ao nascimento, caso não tenha sido possível descartar durante a gestação; OU Caso registrado de feto com suspeita de alterações do SNC que tenha confirmação de outra causa de microcefalia, que não seja a infecção por vírus Zika
Aborto espontâneo decorrente de possível associação com infecção pelo vírus Zika, durante a gestação	Aborto espontâneo de gestante com relato de exantema durante a gestação, sem outras causas identificadas	Aborto espontâneo de gestante com relato de exantema durante a gestação, sem outras causas constatadas, com identificação do vírus Zika em tecido fetal ou na mãe	Caso registrado de aborto espontâneo de gestante com relato de exantema durante a gestação, com outras causas identificadas, sendo excluída a infecção por vírus Zika na mãe e no tecido fetal
Natimorto decorrente de possível infecção pelo vírus Zika durante a gestaçao	Natimorto de qualquer idade gestacional, de gestantes com relato de doença exantemática durante a gestação	Natimorto de qualquer idade gestacional, apresentando microcefalia ou outras alterações do SNC, de gestantes com relato de doença exantemática durante a gestação, com identificação do vírus Zika na mãe ou no tecido fetal	Caso registrado de natimorto de qualquer idade gestacional, de gestante com relato de doença exantemática durante a gestação, com identificação de outras possíveis causas infecciosas e não infecciosas na mãe e no tecido fetal, sendo excluída a infecção por vírus Zika na mãe e no tecido fetal
Recém-nascido vivo (RNV) com microcefalia possivelmente associada à infecção pelo vírus Zika, durante a gestação	RNV com menos de 37 semanas de idade gestacional, apresentando medida do perímetro encefálico abaixo do percentil 3, segundo a curva de Fenton, para o sexo RNV com 37 semanas ou mais de idade gestacional, apresentando medida do perímetro cefálico menor ou igual a 32 cm, segundo as referências da Organização Mundial da Saúde (OMS), para sexo	RNV de qualquer idade gestacional, classificado como caso suspeito de microcefalia possivelmente associada com infecção pelo vírus Zika, em que tenha sido identificado o vírus Zika em amostras do RNV ou da mãe (durante a gestação)	Caso registrado de RNV de qualquer idade gestacional, classificado como caso suspeito de microcefalia possivelmente associada com infecção pelo vírus Zika, com confirmação de causa específica, infecciosa ou não, que não seja a infecção pelo vírus Zika no recém-nascido e na mãe

Adaptada de Protocolo de Vigilância e Resposta à Ocorrência de Microcefalia Relacionada à Infecção pelo vírus Zika.

Devido à grande redução no número de casos de infecção pelo ZIKV e também nos casos com alterações no crescimento e desenvolvimento possivelmente associados a essas infecções, no início de 2017, em maio, o Ministério da Saúde decretou o fim da ESPIN, acompanhando a decisão da OMS de novembro de 2016. A Figura 61.16 ilustra a sequência de eventos relacionada com as decretações das emergências de Saúde Pública de Importância Nacional e Internacional relacionadas ao vírus Zika.

PATOGENIA

Seu ciclo reprodutivo é semelhante aos de outros flavivírus. Resumidamente, primeiro o vírion se liga à célula hospedeira através da proteína E, o que induz a endocitose da partícula viral. A seguir, a membrana viral se funde com a membrana do endossoma e o ssRNA do genoma viral é liberado no citoplasma da célula hospedeira. Inicia-se então a translação da poliproteína viral que é subsequentemente quebrada nas proteínas estruturais e não estruturais. A replicação inicia-se então no retículo endoplásmatico, em compartimentos intracelulares conhecidos como "fábricas virais citoplasmáticas", resultando em um genoma dsRNA. O genoma dsRNA é então transcrito em novas cópias do genoma ssRNA. A montagem final (organização e montagem do vírion com o genoma ssRNA e suas proteínas estruturais) ocorre no retículo endoplasmático e os novos vírions são então transportados para o complexo de Golgi de onde são excretados para o meio intracelular onde podem infectar novas células.

A viremia está presente entre os dias 1 a 4 e o RT-PCR pode ser positivo até o 11º dia, porém mais frequentemente apenas entre os

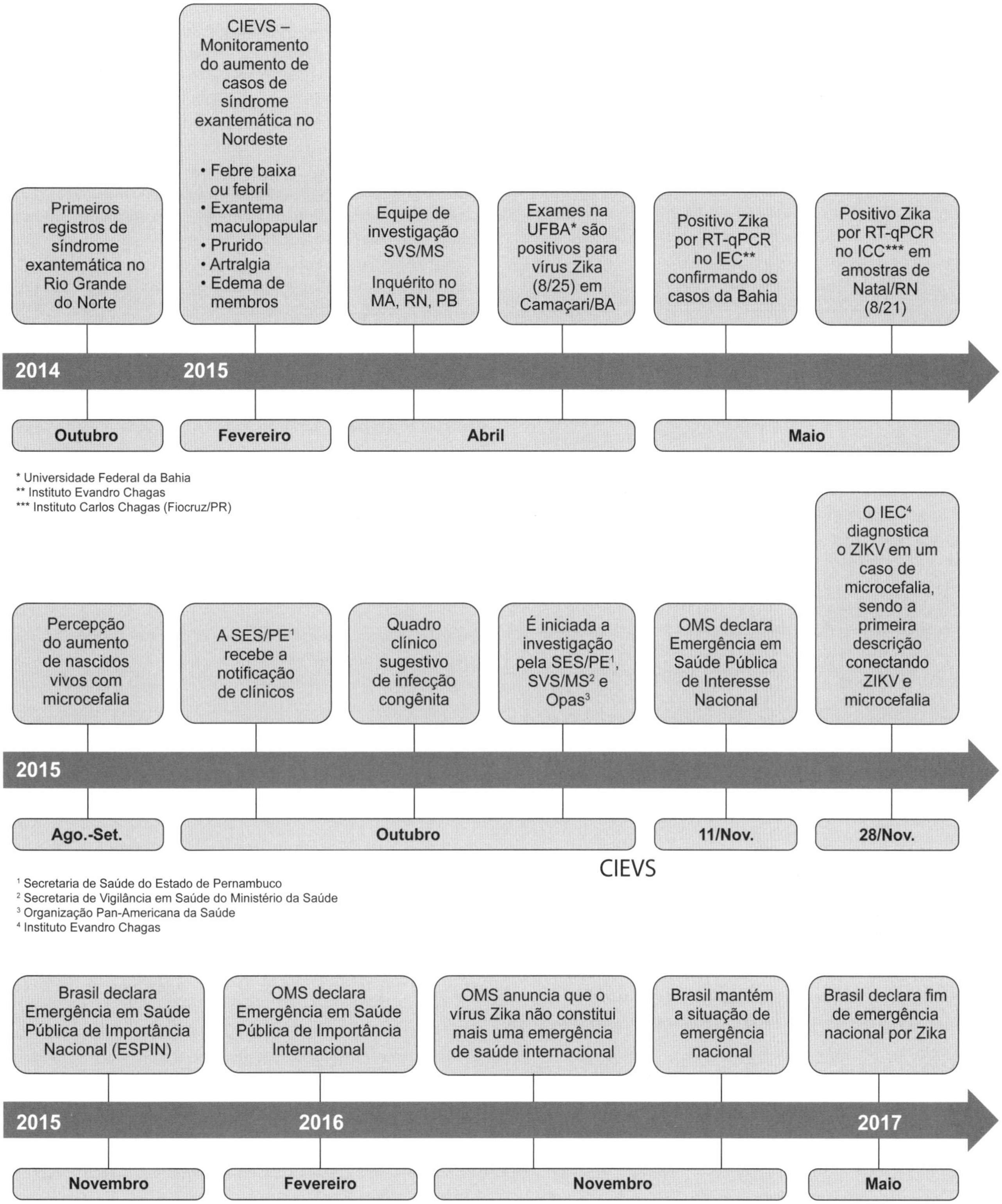

FIGURA 61.16 Sequência de eventos relacionados com a epidemia de Zika e emergências de saúde pública de importância nacional e internacional. CIEVS: Centro de Informações Estratégicas em Vigilância em Saúde.

dias 3 a 7. O vírus persiste mais na urina e no líquido seminal podendo ser detectado na primeira por até 3 semanas e no último por até 6 meses.

Dados sobre a patogenia da doença por ZIKV ainda são incompletos, mas fibroblastos, queratinócitos, células de Langerhans e células dendríticas imaturas da pele são permissivos ao vírus, podendo ser as células inicialmente infectadas. Os fibroblastos e queratinócitos contêm Tyro3, AXL e TM-1, que podem servir como receptores ao ZIKV, assim como DC-SIGN nas células de Langerhans. A infecção primária dos fibroblastos da pele está ligada à superexpressão de TLR3 mRNA, com transcrição aumentada de RIG-I e MDA-5, que são fatores bem conhecidos da resposta imune inata a vírus RNA. A esta fase segue-se uma maior expressão de interferona-a e b e da subsequente cadeia de ativação imune. Tanto a interferona do tipo

I quanto o do tipo II podem restringir a replicação viral nas células infectadas. O vírus também induz apoptose e ativa células T na fase aguda da doença (Th1, Th2, Th9 e Th17, principalmente).

Como o ZIKV aumenta sua replicação pela indução de autofagia nas células hospedeiras, a carga viral das células infectadas pode também ser reduzida pela presença de inibidores da autofagia celular.

As células infectadas da pele humana apresentam núcleos picnóticos, vacuolização citoplasmática e ocorre edema da camada granulosa da derme. Após replicação nas células cutâneas e nos linfonodos regionais, o ZIKV se dissemina por via linfática e sanguínea para outros tecidos e órgãos incluindo o sistema nervoso central, miocárdio, músculos esqueléticos. Material genético (RNA) do ZIKV já foi detectado no plasma, no sêmen, na urina, saliva, no líquido cefalorraquidiano, em secreções vaginais e cervicais e em outros fluidos corpóreos, sugerindo infecção sistêmica e disseminada, podendo atingir o feto através da placenta.

A quebra da barreira placentária se dá por placentite crônica, com partículas virais detectadas nas células de Hofbauer e em histiócitos dos espaços entre as vilosidades coriônicas. Uma vez ultrapassada a barreira placentária, e devido ao seu neurotropismo, o ZIKV atinge rapidamente o tecido encefálico do feto em formação. Os dados fisiopatogênicos em humanos são escassos, porém, em modelos animais de neuropatologia embrionária, foi verificado que o ZIKV pode provocar interrupção do ciclo de desenvolvimento celular, apoptose e inibição das células gliais da região dorsoventricular, precursores neurais de diferenciação celular levando ao desenvolvimento cortical, provocando atrofia cortical e microcefalia. Super-regulação dos receptores de entrada do ZIKV e dos genes associados à resposta imune primária, descritos anteriormente, também foram evidenciados nos cérebros infectados.

Este modelo resulta em cérebros com alterações bastante semelhantes aos achados da doença em fetos humanos, incluindo cérebros de menor tamanho, ventrículos laterais alargados, fina camada cortical e ventricular/subventricular. Outros autores propõem outros mecanismos para a redução da formação cerebral, incluindo autofagia, e alterações na estabilidade cromossômica e na separação dos centríolos. Dessa forma, a inibição do aparelho adequado à divisão mitótica poderia explicar os efeitos teratogênicos da infecção por ZIKV.

A resposta imune e manifestações autoimunes também podem estar implicadas nas alterações cerebrais, tanto intraútero quanto na idade adulta. Alguns autores acreditam que durante sua replicação o ZIKV possa induzir resposta autoimune contra os gangliosídeos, abundantes na substância cinzenta e cuja expressão influencia a neurogênese, sinaptogênese, transmissão sináptica e na proliferação celular. Também há evidência em modelos experimentais que a ativação do TLR3 pode aumentar a apoptose e afetar a neurogênese causando microcefalia.

QUADRO CLÍNICO

A infecção por ZIKV tem um período de incubação de 3 a 12 dias, após o qual iniciam-se as manifestações clínicas. Acredita-se que aproximadamente 80% das infecções sejam assintomáticas. Os achados clínicos principais são febre baixa e de curta duração, *rash* cutâneo maculopapular e pruriginoso, conjuntivite não purulenta, artralgia e edema de pequenas articulações de pés e mãos, cefaleia, mialgia, astenia. Sintomas menos frequentes incluem anorexia, náuseas e vômitos, dores abdominais, diarreia, vertigem e sensação de queimação nas regiões palmoplantares. Raramente podem ocorrer dor retro-orbital, surdez transitória e zumbidos além de sangramento subcutâneo. Também raramente pode ocorrer hematospermia, que quando presente está positivamente associada à transmissão sexual do ZIKV. Nos primeiros casos descritos na Nigéria, foram evidenciadas icterícia, dor abdominal, hematúria e obstipação, porém estes sinais e sintomas foram infrequentemente descritos nas epidemias da Polinésia e das Américas.

O sintoma principal é o *rash* cutâneo intensamente pruriginoso, de distribuição centrífuga, originando-se em geral na face e atingindo todo o corpo em poucos dias. Sinal característico é a presença de áreas epiteliais preservadas, sem exantema, que aparecem como zonas esbranquiçadas ao exame. Os sintomas são autolimitados e em geral não perduram por mais de 4 a 7 dias. Poucos quadros graves foram descritos, inclusive com formas hemorrágicas, semelhantes à síndrome do choque da dengue, que podem evoluir para óbito. No Brasil, foram descritos até o momento 8 casos de infecção em adultos que evoluíram para o óbito. A Figura 61.17 ilustra alguns aspectos do exantema na infecção por ZIKV.

As manifestações clínicas são muito comuns nos quadros de Dengue, Chikungunya e Zika. A Tabela 61.6 resume as principais diferenças clínicas entre essas infecções agudas.

Manifestações neurológicas no adulto incluem um caso descrito de meningoencefalite aguda em adulto idoso e casos da síndrome de Guillain-Barré. A última é uma condição aguda, caracterizada por polirradiculoneuropatia imunomediada, que ocorre tipicamente após infecções virais ou bacterianas brandas. A função motora é afetada, iniciando-se nas extremidades e progredindo proximalmente em até 4 semanas. Os pacientes apresentam fraqueza generalizada, arreflexia e alterações neurossensoriais e envolvimento de pares cranianos em graus variados. Existem dois subtipos principais, o envolvimento agudo do neurônio motor periférico (AMAN) e a polineuropatia inflamatória desmielinizante aguda (AIDP).

Na infecção por ZIKV, é de aparecimento rápido, frequentemente em até 7 dias do início dos sintomas. A progressão também é rápida, sendo de 6 dias a mediana entre o início dos sintomas neurológicos e o quadro plenamente instalado. Também a duração da fase de estado é curta, com mediana de 4 dias até o início da recuperação. Na infecção por ZIKV a apresentação clínica foi diferente entre os quadros descritos inicialmente na Polinésia Francesa e aqueles que ocorreram posteriormente na Colômbia, as duas situações epidêmicas em que mais se descreveram quadros de Guillain-Barré pós-infecção pelo ZIKV.

Na Polinésia Francesa a doença manifestou-se predominantemente na forma AMAN, com progressão rápida e fraqueza muscular generalizada (74%), incapacidade de deambular (44%) e paralisia facial (64%). Quase todos os pacientes (93%) apresentavam proteína aumentada no liquor na punção lombar. Trinta e oito por cento deles foram internados em unidades de terapia intensiva e 30% necessitaram assistência ventilatória mecânica. Todos foram tratados com imunoglobulina e um necessitou plasmaférese. A mediana do tempo de hospitalização foi de 11 dias, nenhum paciente faleceu e, após 3 meses da alta hospitalar 60% foram capazes de deambular sem auxílio mecânico externo. Nos estudos eletrofisiológicos na primeira semana de sintomas demonstrou-se alteração da condução nos nervos motores com tempo de latência distal prolongado e acentuada redução do CMAP (*compound muscle action potential*), ou potencial de ação muscular composto, indicativos de alteração grave das porções distais dos nervos periféricos. Em contraste a estes achados, não se demonstrou alteração substancial nos segmentos motores intermediários e nos potenciais sensitivos dos nervos periféricos.

Na Colômbia, a apresentação e progressão clínica foram igualmente rápidas, porém as alterações eletrofisiológicas indicavam o subtipo AIDP em 78% dos casos e o subtipo AMAN em apenas 2%. Na apresentação clínica apresentavam fraqueza nas pernas (97%), parestesias (76%), e paralisia facial (32%). Aproximadamente, 80% dos pacientes referiram fraqueza ascendente, neuropatia em nervos cranianos (50%), e disfunção autonômica (31%). Sessenta por cento deles foram admitidos em unidades de terapia intensiva e 31% necessitaram assistência ventilatória mecânica. Imunoglobulina intravenosa foi utilizada em apenas 62% dos casos. Ocorreram três mortes por insuficiência respiratória, pneumonia e septicemia.

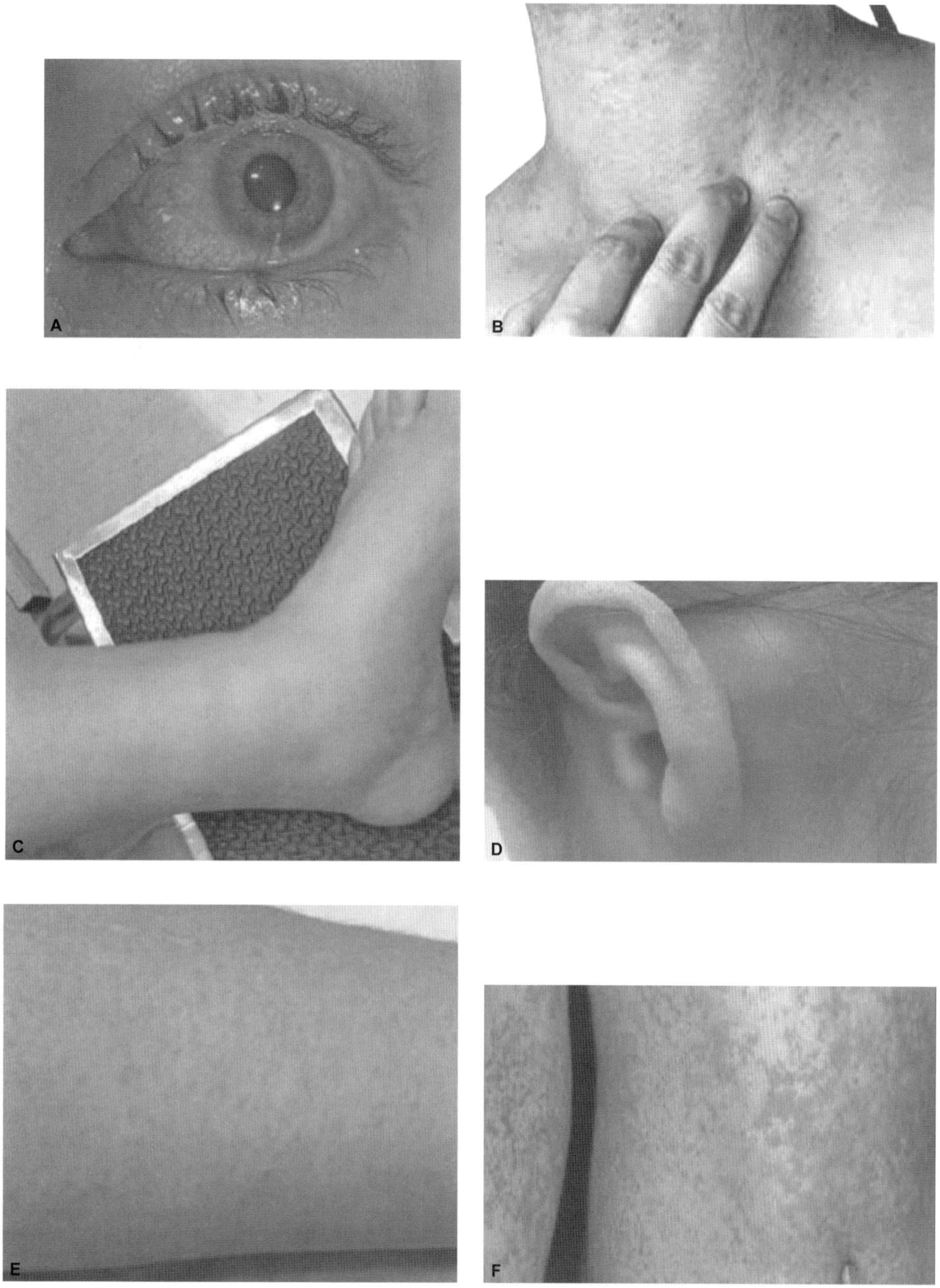

FIGURA 61.17 Aspectos clínicos das manifestações exantemáticas na Zika. A. Conjuntivite aguda. B. Prurido intenso em exantema por ZIKV. C. Edema de pé e tornozelo, referido como doloroso. D. Linfadenopatia retroauricular. E e F. Aspectos variáveis do exantema em ZIKV. *(continua)*

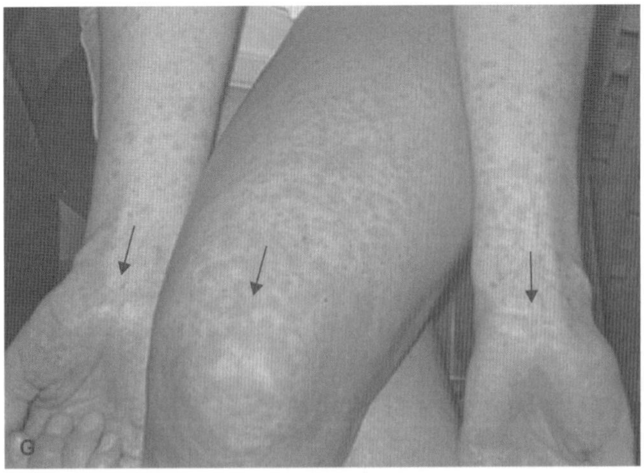

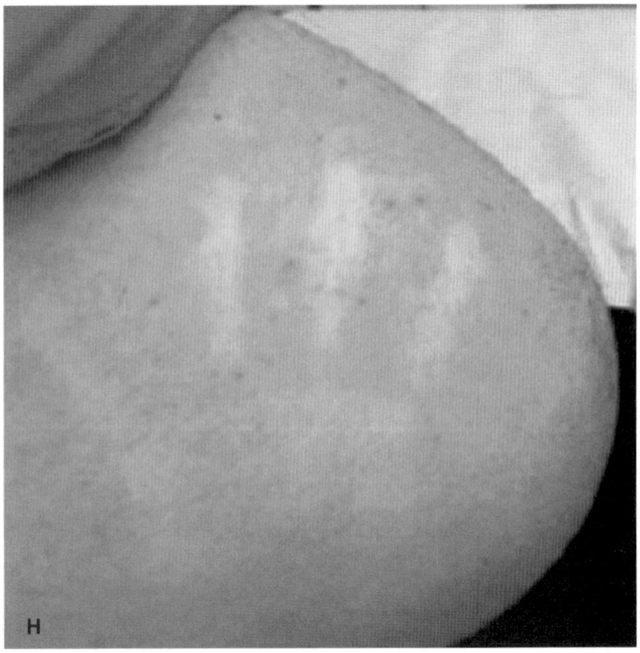

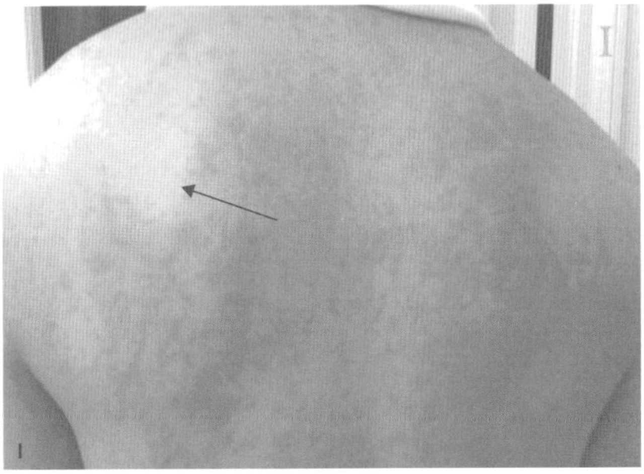

FIGURA 61.17 (*cotinuação*) Aspectos clínicos das manifestações exantemáticas na Zika. **G** a **I**. Mais aspectos do exantema em Zika com leucoplasias características (*setas*) e sinal positivo à digitopressão, evidenciando a capilarite difusa. Adaptadas de Brasil, Pereira, Gabaglia *et al*., 2016. (Esta figura encontra-se reproduzida em cores no Encarte.)

TABELA 61.6 Diferenças clínicas observadas entre as infecções agudas causadas por Dengue, Chikungunya e Zika.

Sintomas	Dengue	Chikungunya	Zika
Febre	++++	+++	+/++
Mialgia/artralgia	+++	++++	++
Edema de extremidades	0	+/++	++
Rash maculopapular	++	++	++++
Dor retro-orbital	++	+	++
Conjuntivite	+	+/++	+++
Linfadenopatias	++	++	+
Hepatomegalia	+	+++	0
Leucopenia/ trombocitopenia	+++	+++	+
Hemorragia	+	0	0

SÍNDROME CONGÊNITA ASSOCIADA AO ZIKA VÍRUS (SCZ)

Em relação ao comprometimento fetal, o risco de desenvolver microcefalia é maior no primeiro trimestre gestacional, apesar de presente por toda a gestação. As alterações congênitas associadas ao vírus Zika (SCZ) são de apresentação e gravidade clínica bastante variável, incluindo desde abortos e natimortos a fetos e nascituros com graves alterações orgânicas até indivíduos com alterações discretas e praticamente assintomáticos ao nascer, que são diagnosticados em fases mais tardias ou até a idade pré-escolar. A Figura 61.18 ilustra a distribuição de casos de SCZ conforme o momento do diagnóstico e apresentação clínica.

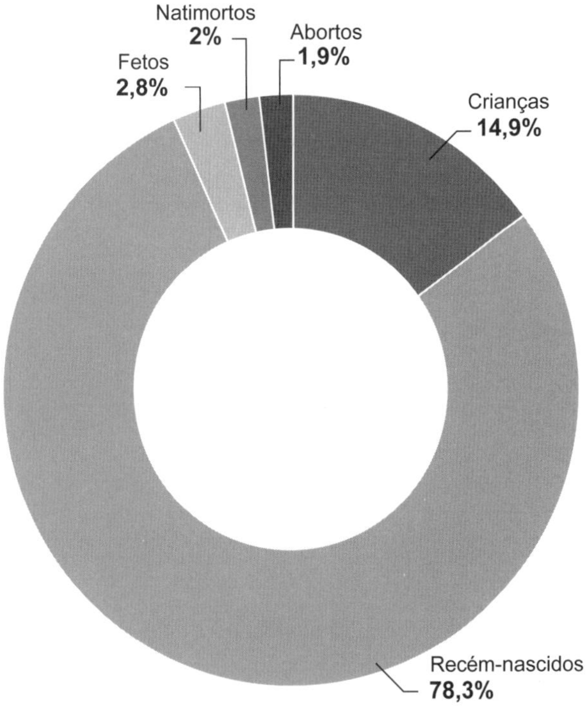

FIGURA 61.18 Distribuição dos casos confirmados de alterações em fetos, natimortos e nascituros possivelmente associados à infecção pelo vírus Zika ou outras doenças infecciosas entre as semanas epidemiológicas (SE) 45/2015 e 40/2019. Fonte: Brasil. Ministério da Saúde. Secretaria de Vigilância em Saúde. Boletim Epidemiológico Especial, nov. 2019.

Os achados característicos da infecção congênita por ZIKV incluem dobras cutâneas no crânio, baixo peso ao nascer, poli-hidrâmnio, anasarca e artrogripose. Clinicamente, todos os recém-nascidos apresentam sequelas neurológicas, de maior ou menor grau, com retardo mental, sequelas motoras ou alterações auditivas ou visuais. As Figuras 61.19 e 61.20 ilustram as principais alterações verificadas na SCZ e os aspectos mais dramáticos dessa síndrome.

Os achados de imagem intrauterinos indicam microcefalia com redução do volume cerebral, agiria, dilatação ventricular sem hidrocefalia, hipoplasia do verme cerebelar e do cerebelo, lissencefalia e artrogripose. Hipoplasia ou agenesia do corpo caloso e do tálamo também podem estar presentes. Calcificações corticais e periventriculares grosseiras e confluentes são comuns. Também são frequentes os achados de retardo de crescimento fetal com poli ou Hipo-hidrâmnio.

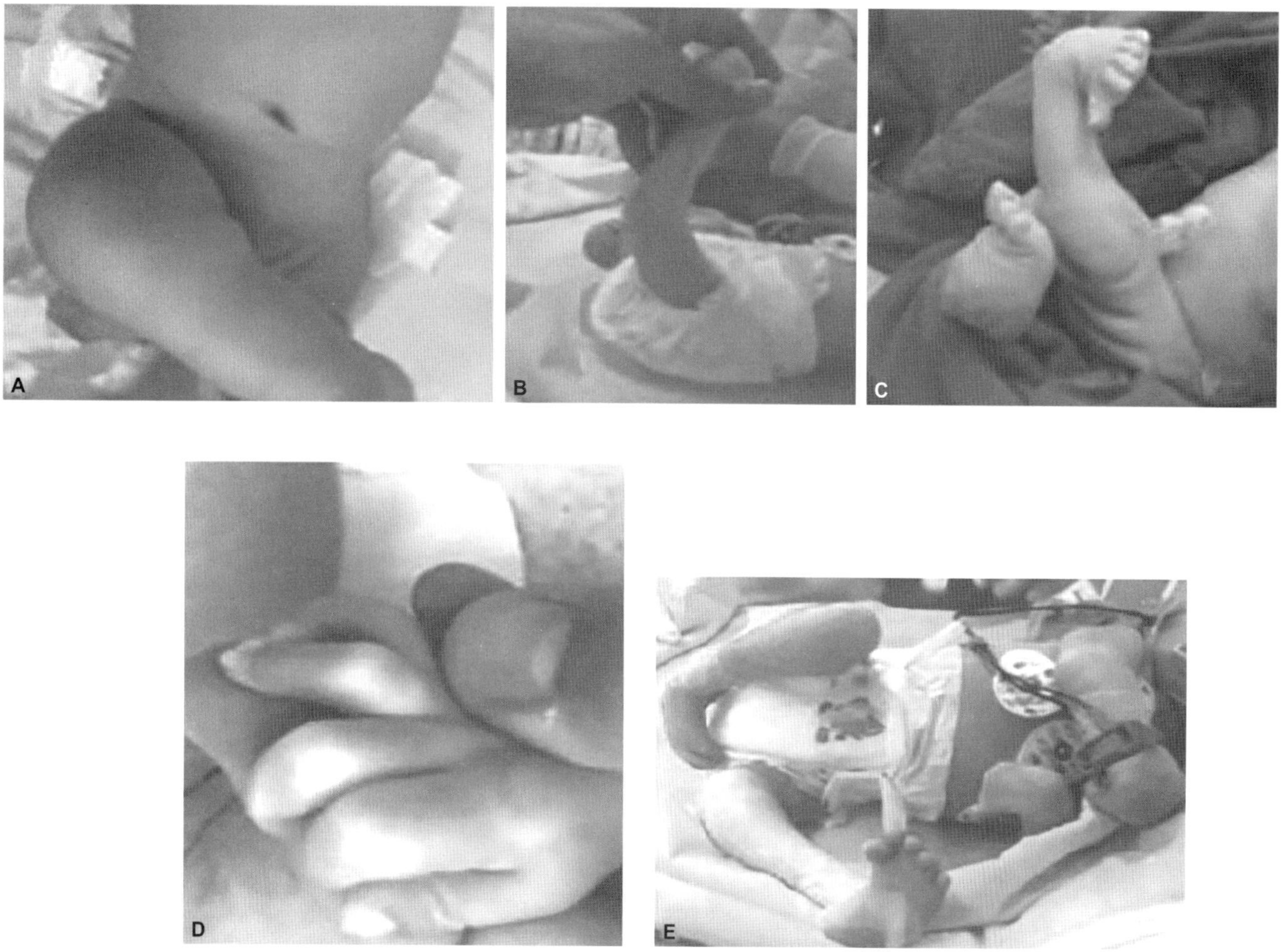

FIGURA 61.19 Manifestações clínicas da SCZ. **A.** Contratura em flexão de joelho. **B.** Hiperextensão de joelho. **C.** Pé torto congênito. **D.** Deformidades em dedos das mãos. **E.** Contraturas articulares nas pernas e braços, sem comprometimento do tronco. SCZ: síndrome congênita associada à infecção pelo vírus Zika. Fonte: Brasil. Ministério da Saúde. Secretaria de Vigilância em Saúde. Boletim Epidemiológico Especial, nov. 2019. (Esta figura encontra-se reproduzida em cores no Encarte.)

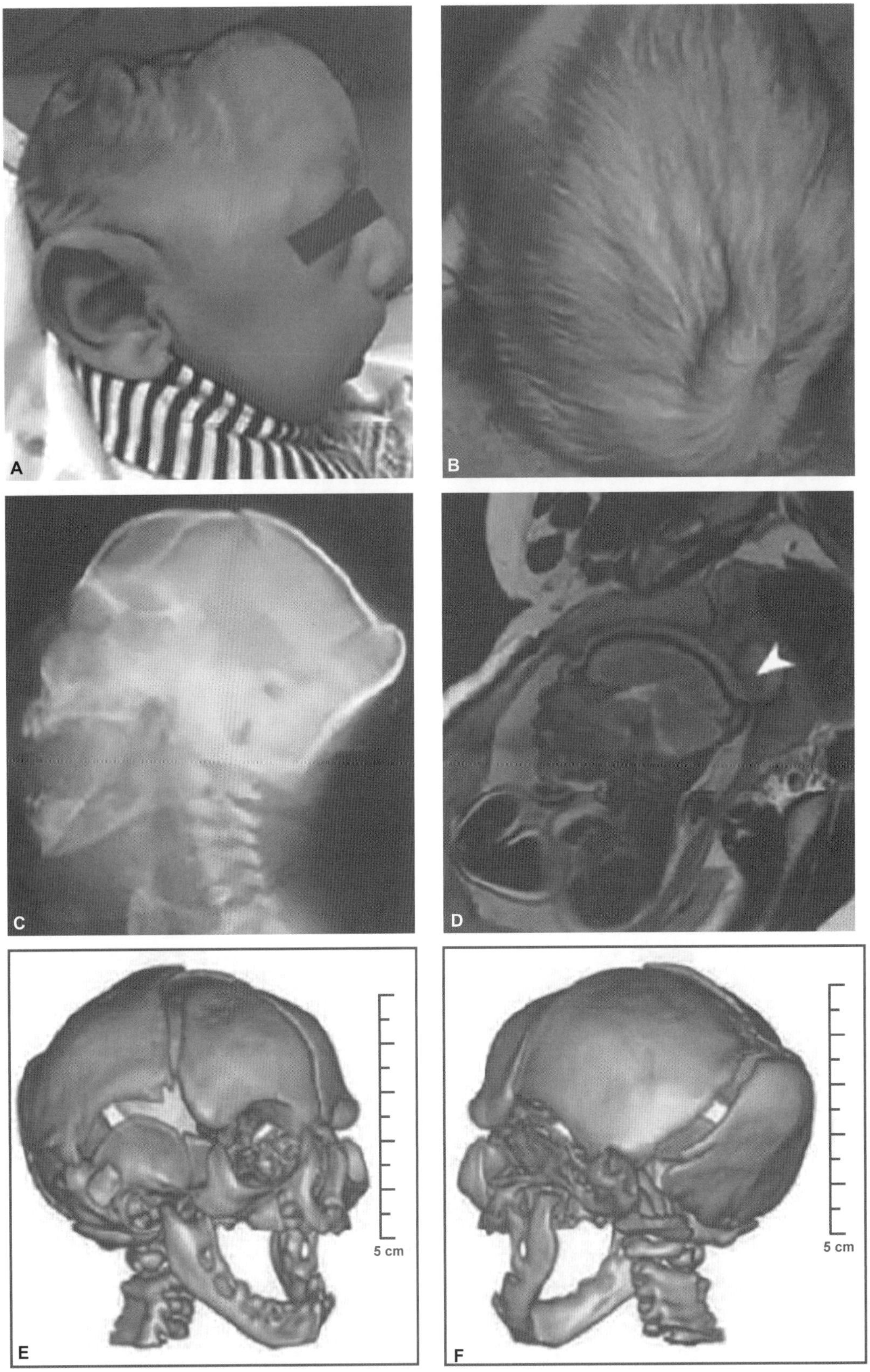

FIGURA 61.20 Manifestações cranioencefálicas da SCZ. **A.** Vista lateral de RN com SCZ e grave diminuição da abóbada craniana, irregularidade no formato do crânio e pregas cutâneas no couro cabeludo. **B.** Excesso de pele formando pregas cutâneas em criança com 3 meses e provável SCZ. **C.** Radiografia lateral do crânio de recém-nascido mostrando colapso parcial dos ossos cranianos com occipital proeminente. **D.** Imagem de RNM fetal em feto de 29 semanas, mostrando alteração correspondente a C. **E** e **F.** Reconstrução tridimensional do crânio de criança de 3 meses mostrando deslocamento descendente dos ossos frontal e parietais, enquanto o occipital permanece estável. SCZ: síndrome congênita associada à infecção pelo vírus Zika. Fonte: Brasil. Ministério da Saúde. Secretaria de Vigilância em Saúde. Boletim Epidemiológico Especial, nov. 2019. (Esta figura encontra-se reproduzida em cores no Encarte.)

A Figura 61.21 ilustra os principais aspectos dos achados de imagem intrauterinos na SCZ.

Alterações oculares foram encontradas em 40% dos recém-nascidos com ou sem microcefalia. As mais frequentes foram pigmento moteado focal, atrofia coriorretiniana, hipoplasia do nervo óptico, perda do reflexo foveal, atrofia neurorretinal da mácula subluxação do cristalino e íris coloboma. A Figura 61.22 ilustra as principais alterações oculares na SCZ.

DIAGNÓSTICO CLÍNICO

O diagnóstico clínico deve ser sempre suspeitado na presença dos quadros descritos anteriormente se o paciente esteve em área endêmica ou com evidência de circulação ativa do vírus. Para fins de vigilância epidemiológica, o Ministério da Saúde adota as seguintes definições de casos:

- Caso humano suspeito:
  - Pacientes que apresentem exantema maculopapular pruriginoso acompanhado de dois ou mais dos seguintes sinais e sintomas:
  - Febre OU
  - Hiperemia conjuntival sem secreção e prurido OU
  - Poliartralgia OU
  - Edema periarticular.
- Caso humano confirmado:
  - Caso suspeito com um dos seguintes testes positivos/reagentes específicos para diagnóstico de Zika:
  - Isolamento viral
  - Detecção de RNA viral por reação da transcriptase reversa (RT-PCR)
  - Sorologia IGM.

Após a confirmação de circulação autóctone, os demais casos agudos de Zika devem ser confirmados por critério clinicoepidemiológico, exceto gestantes, manifestações neurológicas e óbitos."

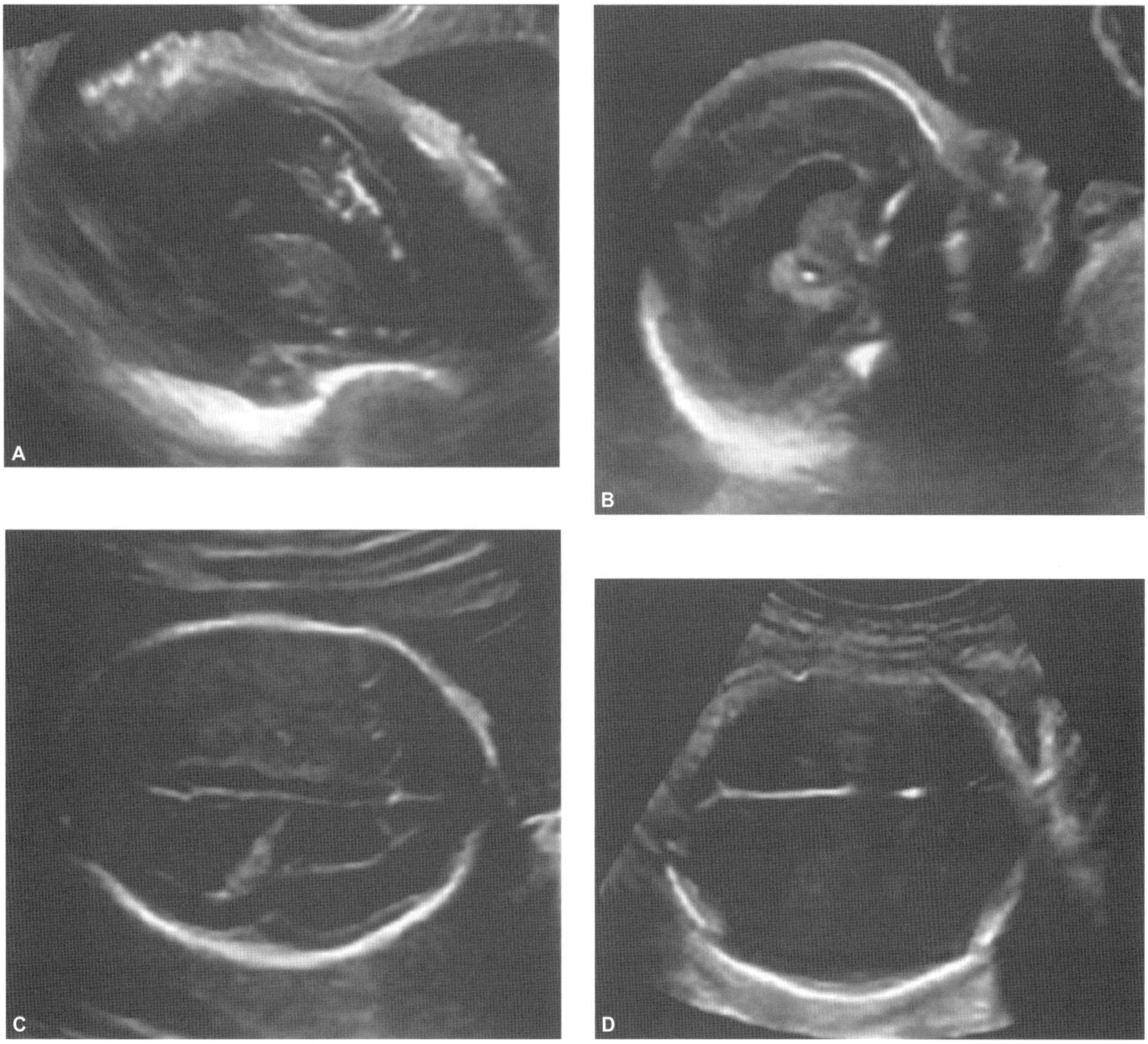

FIGURA 61.21 Achados neurossonográficos em SCZ. **A.** Subcalcificações corticais. **B.** Calcificações do núcleo basal. **C** e **D.** Ventriculomegalias. *(continua)*

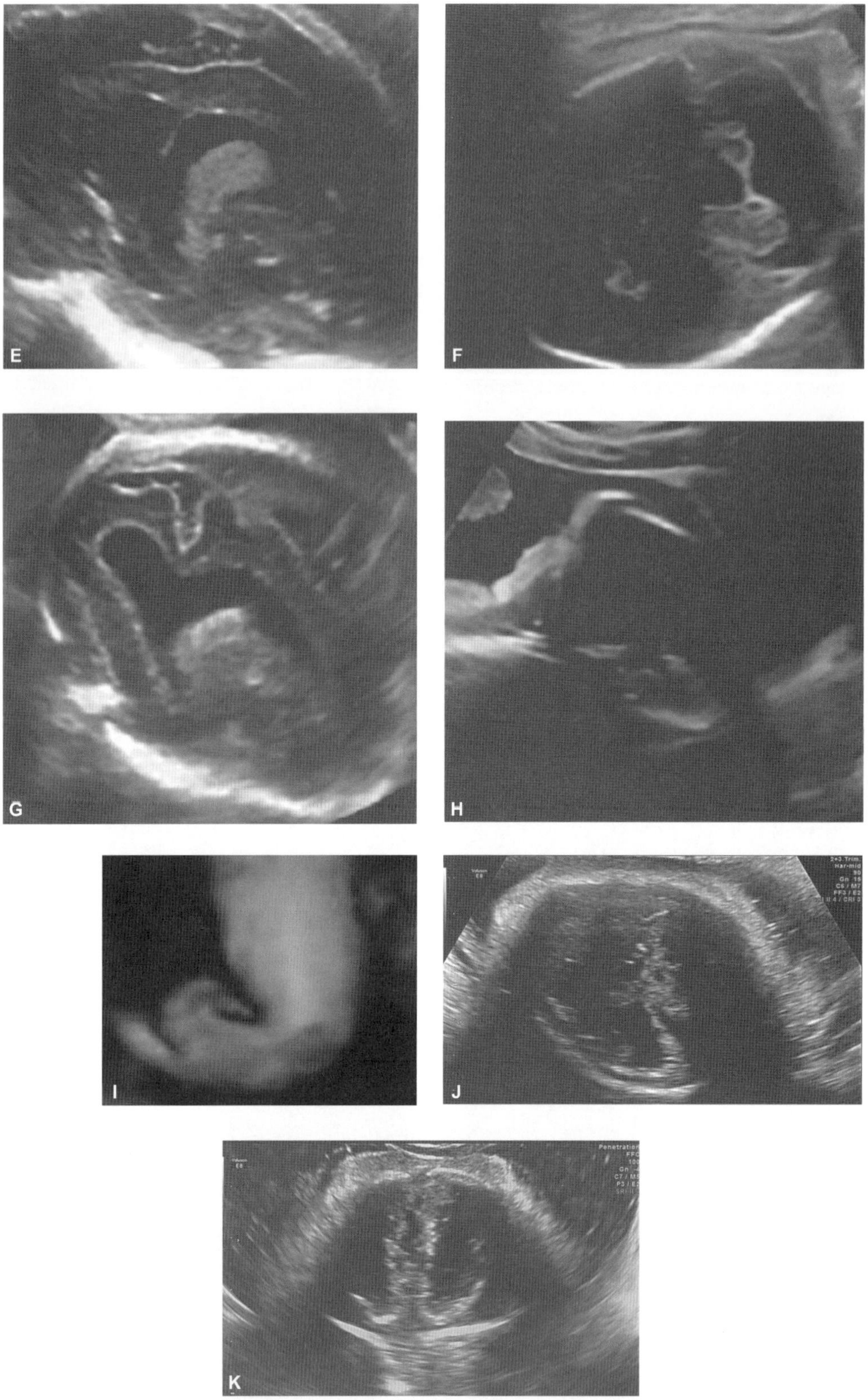

FIGURA 61.21 (*continuação*) Achados neurossonográficos em SCZ. **E.** Ventriculomegalia com adesão intraventricular. **F.** Hipoplasia do cerebelo e verme cerebelar cm dilatação da fossa posterior. **G** e **H.** Hipodesenvolvimento do córtex cerebral com ventriculomegalia e colapso dos ossos cranianos. **I.** Artrogripose de membro superior em SCZ. **J** e **K.** Imagens mostrando microcefalia, ventriculomegalia, hiperecogenicidade cerebral, diminuição do parênquima cerebral, hipoplasia cerebelar com calcificações periventriculares e intraparenquimatosas com aumento do espaço subaracnoideo. SCZ: síndrome congênita associada à infecção pelo vírus Zika. (A a H, adaptadas de Melo, Tavares, Costa *et al.*, 2020; J e K, cortesia do Prof. Antonio F. Moron.)

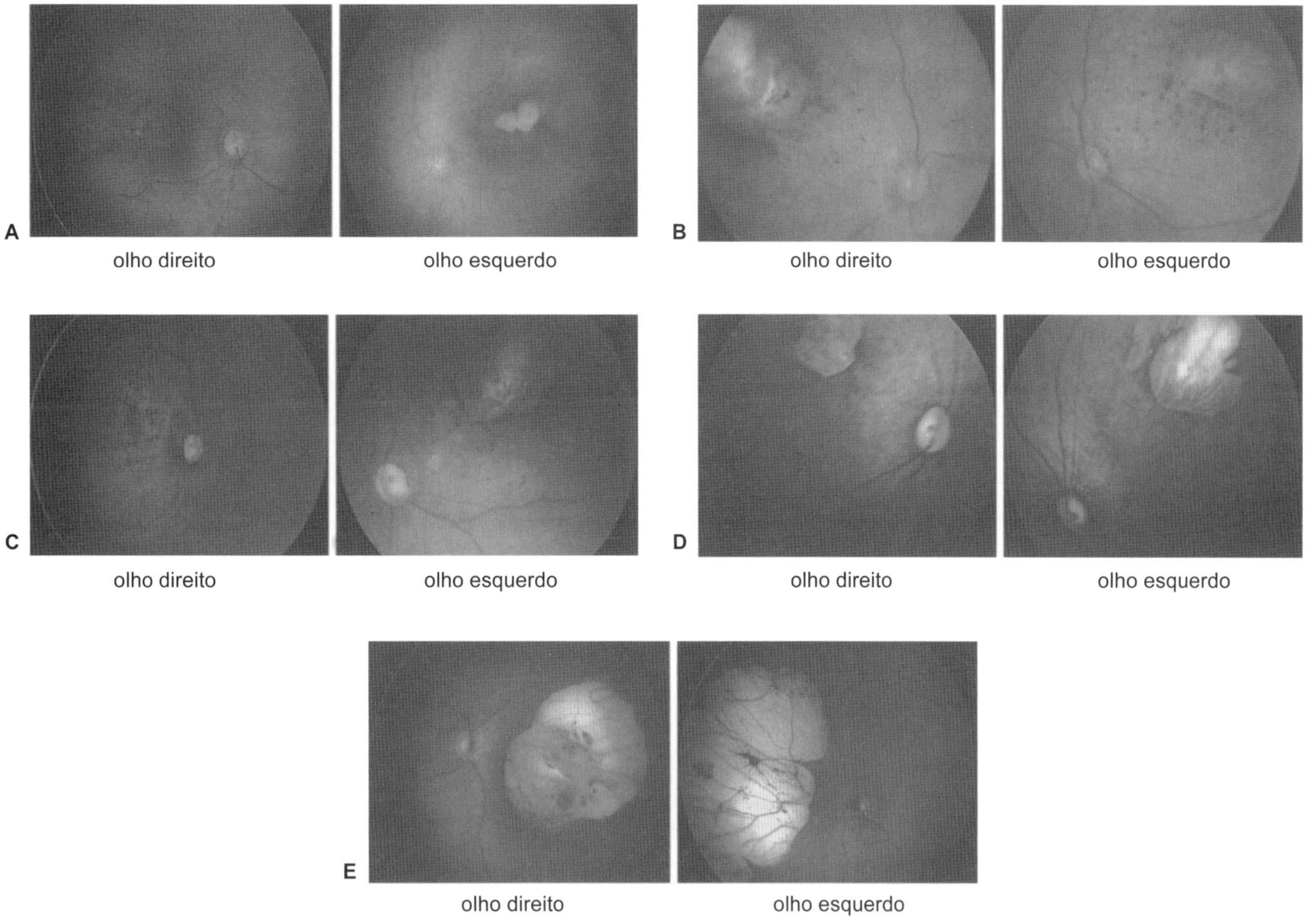

FIGURA 61.22 Alterações oculares na SCZ. A. Menina com 2 meses com razão escavação-disco óptico aumentada e pigmentação macular moteada nos dois olhos. Lesão macular coriorretiniana atrófica arredondada. B. Menino de 1 mês com cicatriz perimacular supratemporal e pigmentação moteada perilesional em ambos os olhos. C. Menino de 1 mês com lesões semelhantes às da menina de 2 meses das imagens superiores esquerda. D. Menino de 1 mês com imagens de cicatrizes perimaculares supratemporais e pigmentação moteada perilesional em ambos os olhos. E. Menino com 20 dias com hipoplasia do disco óptico e atrofia nasal peripapilar e lesão escavada arredondada com halo hiperpigmentado e aspecto colobomatoso em ambos os olhos. SCZ: síndrome congênita associada à infecção pelo vírus Zika. (Cortesia do Prof. Rubens Belfort.)

DIAGNÓSTICO LABORATORIAL

Inespecífico

Os parâmetros bioquímicos e hematológicos são em geral normais, porém alguns pacientes podem apresentar leucopenia com neutropenia, linfocitose com atipias e monocitose transientes. A velocidade de hemossedimentação pode estar aumentada e pode também ocorrer elevação dos níveis de gamaglutamil transferase, desidrogenase láctica, aspartato aminotransferase, ferritina, fibrinogênio e proteína C reativa durante a fase de viremia.

Específico

A comprovação laboratorial fundamenta-se na identificação do ZIKV ou de seus componentes por técnicas diretas ou indiretas. Os principais exames para a confirmação da infecção por ZIKV são:

- *Isolamento do vírus*: em amostras de sangue ou soro nos primeiros 3 a 5 dias de doença. O sangue para o isolamento viral deve ser obtido idealmente nos primeiros 4 dias de doença, quando a viremia ainda é alta, e transportado a −4°C ao laboratório de referência
- *Testes moleculares*: a técnica de reação de polimerase em cadeia por transcrição reversa em tempo real (RT-PCR) em amostras de sangue, soro, urina, líquido seminal ou outros fluidos corpóreos é a mais utilizada. A coleta do sangue deve ser feita preferencialmente entre os dias 3 a 5 após o início dos sintomas, mas a rede de laboratórios de referência brasileiros aceita materiais colhidos até 7 dias após o início dos sintomas
- *Testes sorológicos*: o teste padrão para a demonstração da infecção atual é o MAC-ELISA, ou reação imunoenzimática por método de captura, para anticorpos da classe IgM. Deve-se sempre considerar a possibilidade de reações falso-positivas por reações cruzadas e inespecíficas e se fazer a correlação clinicolaboratorial para a definição diagnóstica. A reação de neutralização em placa (PRNT) normalmente é utilizada para efeitos de confirmação laboratorial em casos duvidosos e para fins de pesquisa. Amostras pareadas com 2 semanas de intervalo são necessárias para se observar a ascensão nos títulos dos anticorpos da classe IgG específicos. Os anticorpos da classe IgG em geral aparecem na 2ª semana de infecção e atingem seu valor máximo em 1 a 2 meses.

O grande desafio do diagnóstico sorológico da infecção por ZIKV é a reatividade cruzada decorrente do "pecado antigênico original" dos flavivírus. Em pacientes previamente expostos a infecções por outros flavivírus a resposta anticórpica à infecção pregressa (seja infecção natural ou vacinação) é em geral mais vigorosa que a resposta à infecção atual. Esta situação pode trazer dificuldades de interpretação mesmo quando se emprega a PRNT. Este efeito pode ser particularmente importante em áreas endêmicas para dengue e onde os vírus da dengue e o Zika circulem simultaneamente, como é o caso brasileiro.

DIAGNÓSTICO DIFERENCIAL

O diagnóstico diferencial das formas sintomáticas inclui qualquer processo infeccioso agudo inespecífico, como infecções respiratórias agudas, infecções intestinais de etiologia viral, hepatites virais, além de outras viroses como dengue, enteroviroses, outras arboviroses ou outras doenças exantemáticas preveníveis por vacinação.

TRATAMENTO

Não existe tratamento antiviral específico para ZIKV ou outros flavivírus à exceção do vírus da hepatite C. Assim, o tratamento é sintomático e de suporte geral, dependendo da gravidade do quadro clínico e disfunções ou insuficiências orgânicas presentes (felizmente bastante raras no caso de infecções por ZIKV). Favor verificar os capítulos de dengue e febre amarela para discussão mais pormenorizada do tratamento sintomático.

PROFILAXIA, CONTROLE E VACINAÇÃO

As medidas profiláticas baseiam-se no combate ao vetor e na proteção da transmissão sexual para as mulheres (particularmente gestantes) pela prática de sexo protegido por, pelo menos, 28 dias com parceiro que teve a infecção ou esteve em área com circulação ativa do vírus, uma vez que 80% das infecções em adultos podem ser assintomáticas. As medidas de combate ao vetor nas áreas urbanas estão descritas no capítulo da dengue e, resumidamente, consistem na eliminação de criadouros (coleções de águas paradas – latas velhas, pneus, vasos de plantas etc.) e no uso de inseticidas organofosforados, como o Temefós, ou biológicos, como o *Bacillus thuringiensis israelensis*, aplicados aos criadouros de alto rendimento, como cisternas, caixas d´água comunitárias e outros grandes reservatórios. Excepcionalmente, em situações epidêmicas de dengue – ou na eventualidade ainda remota de uma epidemia urbana por febre amarela – técnicas de aspersão ambiental de baixo volume com inseticidas organofosforados de baixa toxicidade, como o uso do Malathiom em aspersão por ultrabaixo volume (UBV), podem ser adotadas.

BIBLIOGRAFIA

Agampodi SB, Wickramage K. Is there a risk of Yellow Fever transmission in South Asian countries with hyperendemic dengue? BioMed Res. Inter. Article ID 905043. 9 p. 2013.

Amanna IJ, Slifka MK. Questions regarding the safety and duration of immunity after living yellow fever vaccination. Expert Ver. Vaccines. 2016; 15(12): 1519-33.

Andrade GO. Origem da febre amarela urbana na América do Sul. Ci. & Trop. 1976;4(2):189-202.

Aragão MB, Amaral RS, Lima MM. Aplicação especial de inseticidas em Saúde Pública. Cad. Saúde Pub. 1988;2(4):147-66.

Atif M, Azeem M, Sarwar MR, Bashir A. Zika virus disease: a current review of the literature. Infection. 2016;44:695-705.

Baldacchino F, Bertagnoli S. Histoire de l'epidemiologie de lafievrejaune. Revue Med. Vet. 2002;153(12):779-84.

Barret ADT, Higgs S. Yellow Fever: a disease that has yet to be conquered. Annual Rev. Entomol. 2007;52:209-29.

Barrett ADT, Teuwen DE. Yellow Fever vaccine – how does it work and why do rare cases of serious adverse events take place? Curr. Opin. Immunol. 2009;21:308-13.

Bennett KL, Shija F, Linton Y-M *et al.* Historical environmental change in Africa drives divergence and admixture os Aedes aegypti mosquitoes: a precursor to successful worldwide colonization? Mol. Ecol. 2016;25:4337-54.

Bettadapura J, Herrero LJ, Taylor A *et al.* Approaches to the treatment of disease induced by chikungunya virus. Indian J Med Res. 2013 Nov;138(5): 762-5.

Bhatt S, Gething PW, Brady OJ *et al.* The global distribution and burden of dengue. Nature. 2013;496(7446):504-7.

Bollati M, Alvarez K, Assenberg R *et al.* Structure and functionality in flaviviruses NS-proteins: Perspectives for drug design. Antiviral Research. 2010;87:125-148.

Brasil. MINISTÉRIO DA SAÚDE. Secretaria de Atenção à Saúde. Protocolo de atenção à saúde e resposta à ocorrência de microcefalia relacionada à infecção pelo vírus Zika. Plano nacional de enfrentamento à microcefalia. Brasília – DF 2016. 45 p.

Brasil. Ministério da Saúde. Em 2020, Ministério da Saúde amplia público para vacinas contra febre amarela e gripe | Biblioteca Virtual em Saúde MS.

Brasil P, Pereira Jr. JP, Gabaglia CR, CR *et al.* Zika Virus Infection in Pregnant Women in Rio de Janeiro – Preliminary Report. *NEJM*. 2016.

Brasil. Ministério da Saúde. Secretaria de Vigilância em saúde. Boletim Epidemiológico 51(01): 1-9. 2020.

Brasil. Ministério da Saúde. Secretaria de Vigilância em saúde. Boletim Epidemiológico 51(46): 8-19. 2020.

Brasil. Ministério da Saúde. Secretaria de Vigilância em saúde. Boletim Epidemiológico 52(04): 6-24. 2021.

Brasil. Ministério da Saúde. Secretaria de Vigilância em saúde. Boletim Epidemiológico 52(31): 20-31. 2021.

Brasil. Ministério da Saúde. Secretaria de Vigilância em Saúde. Boletim Epidemiológico. 2020 nov;51(47):18.

Brasil. Ministério da Saúde. Secretaria de Vigilância em Saúde. Boletim Epidemiológico 51(48): 33 p. Dezembro 2020.

Brasil. Ministério da Saúde. Secretaria de Vigilância em Saúde. Boletim Epidemiológico 51(51): 33 p. Dezembro 2020.

Brasil. Ministério da Saúde. Secretaria de Vigilância em Saúde. Boletim Epidemiológico. 2021 dez;52(45):13.

Brasil. Ministério da Saúde. Secretaria de Vigilância em Saúde. Dengue: diagnóstico e manejo clínico: Adulto e criança. 5ª Ed. Brasília. Ministério da Saúde. 2016.

Brasil. Ministério da Saúde. Secretaria de Vigilância em Saúde. Departamento de Vigilância das Doenças Transmissíveis. Plano de Contingência para Resposta às Emergências em Saúde Pública: Febre Amarela. Ministério da Saúde. 1ª Ed. Brasília: DF. 50 p. 2016.

Brasil. Ministério da Saúde. Secretaria de Vigilância em Saúde. Departamento de Imunização e Doenças Transmissíveis. Manual de Manejo Clínico da Febre Amarela. Ministério da Saúde. 1ª Ed. Brasília: DF. 55 p. 2020.

Brasil. Ministério da Saúde. Secretaria de Vigilância em Saúde. Departamento de Imunização e Doenças Transmissíveis. Manual de Vigilância de Eventos Adversos Pós-Vacinação. Ministério da Saúde. 4ª Ed. Brasília: DF. 340 p. 2020.

Brasil. Ministério da Saúde. Secretaria de Vigilância em Saúde. Departamento de Vigilância das Doenças Transmissíveis. Monitoramento integrado de alterações no crescimento e desenvolvimento relacionados à infecção pelo vírus Zika e outras etiologias infecciosas, até a Semana Epidemiológica 16/2017. Boletim epidemiológico 48(15). 2017.

Brasil. Ministério da Saúde. Secretaria de Vigilância em Saúde. Guia de Vigilância em Saúde. Ministério da Saúde. 5ª Ed. Brasília: DF. 1128 p. 2021.

Brasil. Ministério da Saúde. Secretaria de Vigilância em Saúde. Síndrome congênita associada à infecção pelo vírus Zika: situação epidemiológica, ações desenvolvidas e desafios de 2015 a 2019. Boletim Epidemiológico (Número Especial). 2019 nov;29.

Brasil. Ministério da Saúde. Secretaria de Vigilância em Saúde. Secretaria de Atenção à Saúde. Orientações integradas de vigilância e atenção à saúde no âmbito da Emergência de Saúde Pública de Importância Nacional: procedimentos para o monitoramento das alterações no crescimento e desenvolvimento a partir da gestação até a primeira infância, relacionadas à infecção pelo vírus Zika e outras etiologias infecciosas dentro da capacidade operacional do SUS.

Brasil. Ministério da Saúde. Secretaria de Vigilância em Saúde. Vírus Zika no Brasil: a resposta do SUS. Ministério da Saúde, Secretaria de Vigilância em Saúde. 1ª Ed Brasília: Ministério da Saúde, 2017. 136 p.

Brasília: Ministério da Saúde, 2017. 158 p. ISBN 978-85-334-2489-0.

Broutet N, Krauer F, Riesen M *et al.* Zika virus as a cause of neurologic disorders. NEJM. 2016;374(16):1506-9.

Burattini MN, Coutinho FAB, Lopez LF *et al.* Potential exposure to Zika virus for foreign tourists during the 2016 Carnival and Olympic Games in Rio de Janeiro, Brazil. Epidemiol. Infect. 2016;144:1904-6.

Burt FJ, Rolph MS, Rulli NE *et al.* Chikungunya: a re-emerging virus. Lancet. 2012 Feb 18;379(9816):662-71.

Bustamante ME. La Fiebre Amarilla em Mexico y origen en America. Gaceta Medica de Mexico. 1957;87(5):357-76.

Campi-Azevedo AC, Costa-Pereira C, Antonelli LR *et al.* Booster dose after 10 years is recommended following 17DD-YFprimary vaccination. Human Vaccines & Immunotherapeutics. 2016;12(2):491-502.

Cao-Lormeau VM, Blake A, Mons S *et al.* Guillain-Barré Syndrome outbreak associated with Zika virus infection in French Polynesia: a case-control study. The Lancet. 2016;387(10027):1531-39.

Carod-Artal FJ, Wichmann O, Farrar J *et al.* Neurological complications of dengue virus infection. Lancet Neurol. 2013 Sep;12(9):906-19.

Carteaux G, Maquart M, Bedet A *et al.* Zika Virus Associated with Meningoencephalitis. NEJM. 2016;374(16):1595-96.

Cauchemez S, Besnard M, Bompard P *et al.* Association between Zika virus and microcephaly in French Polynesia, 2013-15: a retrospective study. The Lancet. 387:2125-32. 2016.

Centro de Operações de Emergências em Saúde Pública sobre Febre Amarela (COES – Febre Amarela). Monitoramento dos Casos e Óbitos de Febre Amarela no Brasil. Informe Nº 26/2017. 6 páginas. 2017.

Collaborative Group for Studies on Yellow Fever Vaccines. Duration of post-vaccination immunity against Yellow Fever in adults. Vaccine. 2014;32:4977-84.

Costa ZGA, Elkhoury ANM, Romano APM, Flannery B. Evolução histórica da vigilância epidemiológica e do controle da febre amarela no Brasil. Rev. Pan-Amaz. Saúde. 2011;2(1):11-26.

Chikungunya: Epidemiology, Pathogenesis, Clinical features, Management, and Prevention. Vairo F, Haider N, Kock R *et al.* ii. Infect Dis Clin North America. 2019;33(4):1003-1025.

Chikungunya vírus. Vu DM, Jungkind D, Angelle Desiree LaBoud. Clin. Lab. Med 2017;37(2):371-382.

De Paula SO, Fonseca BAL. Dengue: a review of the laboratory tests a clinician must know to achieve a correct diagnosis. The Brazilian Journal of Infectious Diseases 2004;8(6):394-402.

Der Stuyft PV, Gianella A, Pirard M *et al.* Urbanisation of Yellow Fever in Santa Cruz, Bolivia. The Lancet. 1999;353:1558-62.

Dogan AC, Wayne S, Bauer S *et al.* The Zika virus and pregnancy: evidence, management, and prevention. J Matern Fetal Neonatal Med. 2017;30(4):386-96.

Duarte G; Miranda AE, Bermudé XPD *et al.* Protocolo brasileiro para Infecções Sexualmente Transmissíveis: infecção pelo virus Zika. Epidemiol. Serv. Saude. 2021;30(Esp. 1):e2020609.

Duffy MR, Chen T-H, Hancock WT *et al.* i. Zika Virus Outbreak on Yap Island, Federated States of Micronesia. New England J Med. 2009;360:2536-43.

Faria NR, Azevedo RSS, Kraemer MUG *et al.* Zika virus in the Americas: early epidemiological and genetic findings. Science. 2016;352(6283):345-9.

Faria NR, Quick J, Claro IM *et al.* Establishment and cryptic transmission of Zika virus in Brazil and the Americas. Nature. 2017;546(15):406-10.

Faye O, Freire CCM, Iamarino A *et al.* Molecular evolution of Zika virus during its emergence in the 20th century. PLOS Neglected Tropical Diseases. 2014;8(1):e2636.

Fleming-Dutra KE, Nelson JM, Fischer M *et al.* Update: Interim Guidelines for Health Care Providers Caring for Infants and Children with Possible Zika Virus Infection – United States. MMWR. 2016;65(7):182-87.

Freitas BP, Dias JRO, Prazeres J *et al.* Ocular Findings in Infants with Microcephaly Associated With Presumed Zika Virus Congenital Infection in Salvador, Brazil. JAMA Ophthalmol. 2016;34(5):529-535.

Furuta YF, Gowen BB, Takahashi K *et al.* Favipiravir (T-705), a novel antiviral RNA polymerase inhibitor. Antiviral Research. 2013;100:446-54.

Guo F, Wu S, Julander JG *et al.* A novel benzodiazepine compound inhibits Yellow Fever virus infection by specifically targeting NS4B protein. J. Virol. 2016;90:10744-788.

Halstead S. Recent advances in understanding dengue. F1000Res. 2019 Jul 31;8:F1000 Faculty Rev-1279.

Halstead S, Wilder-Smith A. Severe dengue in travellers: pathogenesis, risk and clinical management. J Travel Med. 2019 Oct 14;26(7):taz062.

Hanley KA, Monath TP, Weaver SC *et al.* Fever *versus* fever: The role of the host and vector susceptibility and interspecific competition in shaping the current and future distributions of the sylvatic cycles of dengue virus and yellow fever virus. Infec. Gen. Evol. 2013;19:292-311.

Hayes EB. Is it time for a new yellow fever vaccine? Vaccine. 2010;28: 8073-76.

Honein MA, Jamieson DJ. Monitoring and Preventing Congenital Zika Syndrome. NEJM. 2016;375(24):2393-4.

Julander JG. Experimental therapies for yellow fever. Antiviral Research. 2013; 97:169-179.

Kraemer MUG, Sinka ME, Duda KS *et al.* The global compendium of Aedes aegypti and Ae.albo*pictus* occurrence. Scientific Data 2: 2015;150035. 8 p.

Libraty DH, Young PR, Pickering D, Endy TP *et al.* High circulating levels of the dengue virus nonstructural protein NS1 early in dengue illness correlate with the development of dengue hemorrhagic fever. Journal of Infectious Diseases. Oct 15 2002b;186(8):1165-8.

Li GH, Ning ZJ, Liu YM, Li XH. Neurological Manifestations of Dengue Infection. Front Cell Infect Microbiol. 2017 Oct 25;7:449.

Lindenbach BD, Murray CL, Thiel HJ *et al.* Flaviviruses. In: Fields virology. 6. ed., vol. 1. p. 712-46;2013.

Macciocchi D, Lanini S, Vairo F *et al.* Short-term economic impact of the Zika virus outbreak. NEW MICROBIOLOGICA. 2016;39(4):287-289.

Massad E, Amaku M, Coutinho FAB, Struchiner CJ, Lopez LF, Coelho G *et al.* The risk of urban Yellow Fever resurgence in Aedes-infested American cities. Epidemiology & Infection. 2018; 146(10):1219-1225.

Massad E, Burattini MN, Khan K *et al.* On the origin and timing of Zika virus introduction in Brazil. Epidemiol. Infect. 2017;145:2303-12.

Massad E, Coutinho FAB, Burattini MN, Lopez LF, Struchiner CJ. Yellow Fever vaccination: how much is enough. Vaccine. 2005;23(30):3908-3914.

Massad, E, Coutinho FAB, Burattini MN & Lopez LF. The risk of Yellow Fever in a Dengue-infested area. Trans. Roy. Soc. Trop. Med. & Hygiene. 2001; 95(4):370-374.

McBride WJ. Evaluation of dengue NS1 test kits for the diagnosis of dengue fever. Diagn Microbiol Infect Dis. 2009 May;64(1):31-6.

Melo ASO, Aguiar RS, Amorim MMR *et al.* Congenital Zika virus infection: beyond neonatal microcephaly. JAMA Neurol. 2016;73(12):1407-16.

Melo ASO, Tavares JS, Costa MS *et al.* Obstetric and perinatal outcomes in cases of Congenital Zika Syndrome. Prenatal Diagnosis. 2020;40:1732-40.

Ministério da Saúde – Boletim Epidemiológico – Óbito por arboviroses no Brasil, 2008-2019. Agosto 2020.

Ministério da Saúde – Boletim epidemiológico – Monitoramento dos casos de arboviroses urbanas causadas por vírus transmitidos pelo mosquito Aedes (dengue, chikungunya e zika), semanas epidemiológicas de 1 a 21, 2021. Junho 2021.

Miranda CH, Borges MC, Matsuno AK *et al.* Evaluation of cardiac involvement during dengue viral infection. Clin Infect Dis. 2013 Sep;57(6):812-9.

Mlakar J, Korva M, Tul N *et al.* Zika Virus Associated with Microcephaly. NEJM. 2016;374:951-8.

Monath TP, Woodall JP, Gubler DJ *et al.* Yellow Fever vaccine supply: a possible solution. The Lancet. 2016; 387:1599-600.

Monath TP. Treatment of Yellow Fever. Antiviral Research. 2008;78:116-24.

Monath TP. Yellow Fever: an update. Lancet. 2001;ID. 1:11-20.

Monath TP & Vasconcelos PFC. Yellow Fever. J. Clin.Virol. 2015;64:160-73.

Moraz ML, Kunz S. Pathogenesis of arenavirus hemorrhagic fevers. Expert Rev. Anti Infect. Ther. 2011;9(1):49-59.

Moreira J, Peixoto TM, Siqueira AM, Lamas CC. Sexually acquired Zika virus: a systematic review. Clin. Microbiol. Infec. 2017;23:296-305.

Muller DA, Depelsenaire AC, Young PR. Clinical and Laboratory Diagnosis of Dengue Virus Infection. J Infect Dis. 2017 Mar 1;215(suppl_2):S89-S95.

Musso D, Gubler DJ. Zika vírus. Clin. Microbiol. Rev. 2016;29(3):487-524.

Ngono AE, Shresta S. Immune Response to Dengue and Zika. Annu Rev Immunol. 2018 Apr 26;36:279-308.

Oliveira ERA, Mohana-Borges R, Alencastro RB, Horta BAC. The flavivírus capsid protein:structure, function and perspectives towards drug design. Virus Research. 2017;227:115-123.

OPAS – Organização Panamericana de Saúde, 2021. Dengue.

PAHO. Casos de la Enfermedad del Virus del Zika. PLISA – Plataforma de Información em Salud para las Americas.

Pan American Health Organization (PAHO). Yellow Fever. Number of confirmed cases and deaths by country in the Americas, 1960-2020.

Pan American Health Organization Dengue: guidelines for patient care in the Region of the Americas. Washington, D.C.: PAHO, 2016. Second edition.

Pan American Health Organization/World Health Organization (PAHO/WHO). Epidemiological Update: Yellow Fever. 06 March 2019, Washington, D.C.

Pan American Health Organization/World Health Organization (PAHO/WHO). Epidemiological Update: Yellow Fever. 28 December 2021, Washington, D.C.

Parra B, Lizarazo J, JimenezArango JA *et al.* Guillain–Barré Syndrome Associated with Zika Virus Infection in Colombia. NEJM. 2016;375(16): 1513-23.

Paweska JT, Sewlall NH, Ksiazek TZ *et al.* Nosocomial outbreak of novel Arenavirus infection, Southern Africa. Emerg. Infec. Dis. 2009;15(10): 1598-1602.

Pereira HVFSS, Santos SP, Amâncio APRL *et al.* Neurological outcomes of congenital Zika syndrome in toddlers and preschoolers: a case series. Lancet Child Adolesc Health. 2020;4:378-87.

Petersen LR, Jamieson DJ, Powers AM, Honein MA. Zika Virus. NEJM. 374(16):1552-63. 2016.

Powell JR, Tabachnick WJ. History of domestication and spread of Aedes aegypti – a review. Mem. Inst. Oswaldo Cruz (RJ). 2013;108(Suppl. 1):11-17.

Quaresma JAS, Pagliari C, Medeiros DBA, Duarte MIS, Vasconcelos PFC. Immunity and immune response, pathology and pathologic changes: progress and challenges in the immunopathology of Yellow Fever. Rev. Med. Virol. 2013;23:305-18.

Raafat N, Blacksell SD, Maude RJ. A review of dengue diagnostics and implications for surveillance and control. Trans R Soc Trop Med Hyg. 2019 Nov 1;113(11):653-660.

Redoni M, Yacoub S, Rivino L, Giacobbe DR, Luzzati R, Di Bella S. Dengue: Status of current and under-development vaccines. Rev Med Virol. 2020 Jul;30(4):e2101. Epub 2020 Feb 26. PMID: 32101634.

Ribeiro AF, Tengan C, Sato HK *et al.* A public health risk assessment for yellow fever vaccination: a model exemplified by an outbreak in the State of São Paulo, Brazil. Mem. Inst. Oswaldo Cruz (RJ). 2015;110(2):230-34.

Rogers DJ, Wilson AJ, Hay SI, Graham AJ. The global distribution of Yellow Fever and Dengue. Adv. Parasitol. 2006;62:181-220.

Salles TS, da Encarnação Sá-Guimarães T, de Alvarenga ESL, Guimarães-Ribeiro V, de Meneses MDF, de Castro-Salles PF *et al.* History, epidemiology and diagnostics of dengue in the American and Brazilian contexts: a review. Parasit Vectors. 2018 Apr 24;11(1):264. PMID: 29690895; PMCID: PMC5937836.

Sanchez Vargas LA, Mathew A, Rothman AL. T lymphocyte responses to flaviviruses – diverse cell populations affect tendency toward protection and disease. Curr Opin Virol. 2020 Aug;43:28-34. Epub 2020 Aug 15. PMID: 32810785; PMCID: PMC7655706.

Sangkaew S, Ming D, Boonyasiri A, Honeyford K, Kalayanarooj S, Yacoub S, Dorigatti I, Holmes A. Risk predictors of progression to severe disease during the febrile phase of dengue: a systematic review and meta-analysis Lancet Infect Dis 2021;21:1014-26.

Schieffelin J. Treatment of Arenavirus Infections. Curr. Treat. Options Infec. Dis. 2015;7:261-70.

Schwartz O, Albert ML. Biology and pathogenesis of chikungunya vírus. Nat Rev Microbiol. 2010 Jul;8(7):491-500.

Siqueira JB *et al.* Dengue no Brasil: tendências e mudanças na epidemiologia, com ênfase nas epidemias de 2008 e 2010. In: Brasil. Saúde Brasil 2010: uma análise da situação de saúde e de evidências selecionadas de impacto de ações de vigilância em saúde. Brasília, 2011.

Srikiatkhachorn A, Mathew A, Rothman AL. Immune-mediated cytokine storm and its role in severe dengue. Semin Immunopathol. 2017 Jul;39(5):563-574. Epub 2017 Apr 11. PMID: 28401256; PMCID: PMC5496927.

Thiberville SD, Moyen N, Dupuis-Maguiraga L *et al.* Chikungunya fever: epidemiology, clinical syndrome, pathogenesis and therapy. Antiviral Res. 2013 Sep;99(3):345-70.

Uno N, Ross TM. Dengue virus and the host innate immune response. Emerg Microbes Infect. 2018 Oct 10;7(1):167. PMID: 30301880; PMCID: PMC6177401.

Valadão ALC, Aguiar RS, Arruda LB. Interplay between inflammation and cellular stress triggered by Flaviviridae virus. Frontiers in Microbiol. 2016;7: article 1233. 19 p.

van der Linden V, Rolim Filho EL, Lins OG *et al.* Congenital Zika syndrome with arthrogryposis: retrospective case series study. BMJ. 2016;354:i3899.

van Hemert J, Berkhout, B. Nucleotide composition of the Zika virus RNA genome and its codon usage. Virology Journal. 2016;13: article 95.

Weaver SC, Costa F, Garcia-Blanco MA *et al.* Zika virus: History, emergence, biology, and prospects for control. Antiviral Research. 2016;130: 69 a 80.

WHO: Dengue and severe dengue. 2021.

WHO. Dengue: guidelines for diagnosis, treatment, prevention and control. 2009. 148 páginas.

WHO position paper – September 2018. Wkly Epidemiol Rec, 93 (2018), p. 457-476.

Wilder-Smith A. Dengue vaccine development by the year 2020: challenges and prospects. Curr Opin Virol. 2020 Aug;43:71-78. Epub 2020 Oct 18. PMID: 33086187; PMCID: PMC7568693.

Wilder-Smith A, Ooi EE, Horstick O, Wills B. Dengue. Lancet. 2019 Jan 26;393(10169):350-363. PMID: 30696575.

World Health Organization (WHO). Countries with risk of Yellow Fever transmission and countries requiring Yellow Fever vaccination. International Travel and Health, Annex 1 a 6 May 2021.

World Health Organization (WHO). Global Yellow Fever Update. Weekly Epidemiological Record, 34(95):2020;393-408.

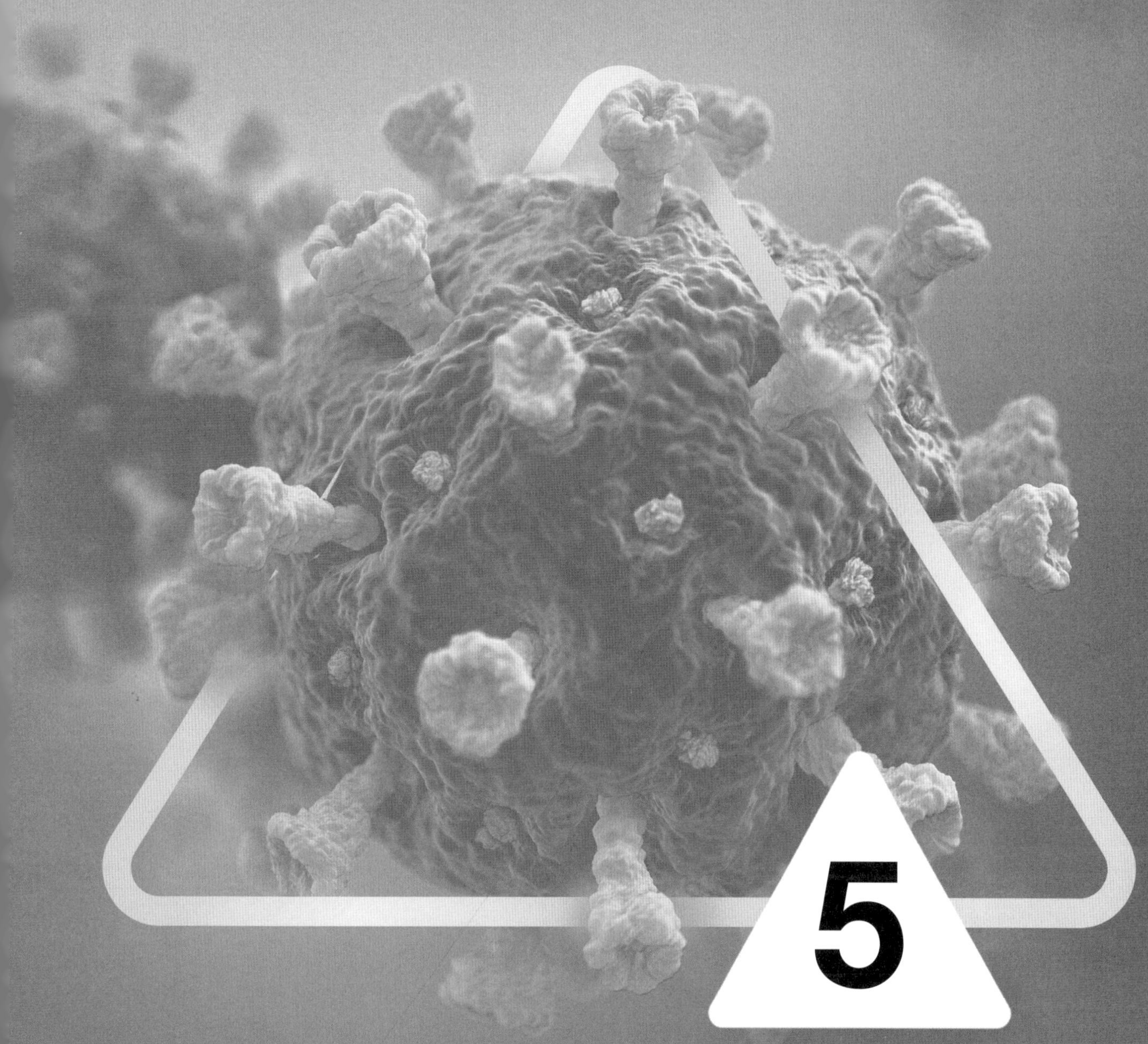

5

Infecção no Paciente Imunocomprometido

62 Transplante de Órgãos Sólidos

Luis Fernando Aranha Camargo • Vinicius Ponzio

INTRODUÇÃO

Atualmente, os transplantes de órgãos sólidos (TOS) são uma opção terapêutica eficaz para muitas doenças crônicas, aumentando a incidência de indivíduos imunodeprimidos no mundo. Desde o primeiro transplante renal realizado em humanos em 1954, a taxa anual de transplantes vem aumentando exponencialmente. Dados do Brasil fornecidos pela Associação Brasileira de Transplante de Órgãos (ABTO) descrevem um aumento importante dos registros nacionais de TOS, no qual ocorreram 7.372 TOS em 2020, número que vinha aumentando a cada ano, mas com a pandemia da doença pelo novo coronavírus 2019 (COVID-19), ocorreu uma queda anual de 25% do número absoluto de TOS. Esses dados demonstram que o transplante renal é o transplante de órgãos mais frequente, responsável por 68% dos TOS. A COVID-19 causada pelo SARS-CoV-2 que se disseminou pelo mundo em 2020 e 2021, também impactou os serviços de transplante mundialmente, acarretando a redução do número de órgãos disponível (25 a 90% de redução), limitação de leitos de terapia intensiva e materiais médicos, risco de transmissão perioperatório, limitação de recursos humanos, limitações de mobilidade, desestruturação dos serviços de transplante e infecções graves em pacientes imunossuprimidos.

A qualidade de vida e a taxa de sobrevida no transplante vêm melhorando principalmente pelo aperfeiçoamento das técnicas cirúrgicas, seleção de doadores, estratificação de risco pré-transplante, terapia imunossupressora, profilaxia antimicrobiana e melhor manejo clínico desses pacientes. Segundo dados da ABTO no Brasil, no ano de 2020, 97% dos pacientes submetidos a transplante renal com doador vivo estavam vivos em 1 ano e, também, sobreviveram 94% dos pacientes envolvendo transplante com doador falecido. O grande desafio ao longo dos anos tem sido o emprego de fármacos imunodepressores seletivos e potentes para prevenção de rejeição ao enxerto. Fármacos mais potentes vêm sendo progressivamente empregados, resultando em taxas cada vez mais baixas de rejeição e proporcionando maior sobrevida. A consequência, entretanto, é um hospedeiro mais imunodeprimido e, portanto, mais sujeito a infecções. Consequentemente, as complicações infecciosas são a segunda causa de morte durante o período pós-transplante (ou a primeira causa nos primeiros meses após o transplante) e importante causa de perda do enxerto. Já se tem conhecimento de que a exposição a microrganismos e a lesão tecidual da cirurgia resultam em liberação de moléculas inflamatórias que vão gerar linfócitos T alorreativos responsáveis pela rejeição. Outro aspecto importante é o impacto econômico que as infecções apresentam no custo total de um transplante, ocasionado pelo custo dos antimicrobianos, duração de internação, ferramentas diagnósticas e monitoramento e implicação em limitação de leitos pelo risco de transmissão cruzada.

As infecções no período pós-transplante estão relacionadas com fatores de risco específicos, obedecem a cronologia mais ou menos previsível e dependem do tipo de órgão transplantado. Nos últimos anos, vários fatores interferiram no padrão de infecção pós-transplante, como a sobrevida do paciente, a mudança dos esquemas de imunossupressão, a globalização, que trouxe infecção como zika vírus e chikungunya, *Candida auris* e, finalmente, a pandemia do SARS-CoV-2. A profilaxia ou terapia preemptiva (baseada em monitoramento viral ou imunológica) frequentemente utilizada, cada vez mais tem um impacto na prevalência e em postergar o aparecimento dessas infecções, assim como um impacto na resistência bacteriana, que é tão evidente nos pacientes imunossuprimidos. Outro fator atual que também é importante na medicina do transplante, é o estudo do microbioma, sua modificação após o transplante e o impacto na rejeição do enxerto, inflamação e risco de infecção.

Pode-se observar a importância desse tema, já que cerca de 70% dos pacientes submetidos a transplante renal terão algum evento infeccioso relevante dentro do primeiro ano pós-transplante, chegando a 80 a 100% em transplantes torácicos, intestinais e pancreáticos. A experiência no Brasil mostra que até 91% dos pacientes apresentam algum evento infeccioso nos primeiros meses do pós-operatório.

FATORES DE RISCO

O risco de evento infeccioso em paciente transplantado depende de algumas variáveis, sendo heterogêneo entre as diversas modalidades de transplante e, também, dentro de um mesmo grupo de transplantados. O risco de infecção está relacionado a três grandes variáveis: exposição epidemiológica, estado de imunodepressão e técnica cirúrgica (Tabela 62.1).

Exposição epidemiológica

A exposição epidemiológica do paciente e do doador do órgão inclui a exposição recente, a nosocomial e a remota, e podem ser divididas em condições observadas antes e depois do transplante.

TABELA 62.1 Fatores de risco relacionados com infecção após transplante de órgão sólido.

Exposição epidemiológica	Alterações anatômicas/Técnica cirúrgica	Grau de imunodepressão
• Moradia e hábitos • Viagens a áreas endêmicas • Risco de reativação • Colonização • Meio ambiente • Contato com animais • Contactantes • Ambiente hospitalar • Inóculo • Época do ano • Estado sorológico doador/receptor • Vacinação • Uso antimicrobiano • Profilaxia antimicrobiana	• Tipo de transplante • Técnica cirúrgica e anastomoses • Malformação do trato geniturinário • Reoperação • Dispositivos invasivos • Tecidos desvitalizados • Complicações cirúrgicas (hematoma, fístula, linfocele etc.) • Nº de hemoderivados • Diálise peritoneal • Asplenia	• Doença de base • Fármacos imunodepressores • Indução • Rejeição e uso de imunodepressores extras • Plasmaférese • Disfunção do enxerto • Fatores metabólicos: uremia, hiperglicemia, hipoalbumina, desnutrição e cirrose • Idade e raça • Leucopenia e/ou linfopenia • Hipogamaglobulinemia • Infecção por vírus imunomoduladores: CMV, EBV, HIV, HCV, HBV, vírus respiratório (p. ex., SARS-CoV-2) • Polimorfismo genético • Doenças autoimunes prévias

CMV: citomegalovírus; EBV: vírus Epstein-Barr; HBV: vírus da hepatite B; HCV: vírus da hepatite C; HIV: vírus da imunodeficiência humana; SARS-CoV-2: coronavírus 2 da síndrome respiratória aguda grave.

Antes do transplante

Condições ambientais e história pregressa de infecções que fazem parte da história epidemiológica, tanto do receptor como do doador. Incluem-se variáveis como *status* sorológico para algumas doenças (citomegalovírus [CMV], vírus Epstein-Barr [EBV], vírus varicela-zóster [VVZ], herpes-vírus simples [HSV], HIV, sífilis, toxoplasmose e hepatites virais), localização geográfica do centro transplantador e do domicílio do receptor, contactantes, época do ano da realização do transplante, viagens prévias, entre outras. Alguns exemplos são: infecções mais frequentes e graves por CMV em pacientes previamente soronegativos pré-transplante e pacientes que moram ou moravam em zonas rurais ou zonas de alta prevalência de certas endemias apresentam frequentemente doenças como estrongiloidíase, leishmaniose, histoplasmose, criptococose e outras com distribuição geográfica definida. O risco de reativação dessas infecções é de 50 vezes, se comparado à população geral. Situações como essas indicam a necessidade de cuidadosa e completa anamnese (incluindo epidemiologia e história vacinal) e triagem sorológica e infecciosa antes do transplante, tanto com relação ao doador como ao receptor. Exames que são comumente incluídos nessa avalição, além das sorologias, são radiografia de tórax, urocultura, hemocultura, cultura de vigilância, PCR para SARS-CoV-2 e teste tuberculínico. Vale ressaltar que, dependendo da epidemiologia do doador ou receptor, pode-se incluir outros exames, como antígeno criptocócico, sorologia ou antígeno para *Histoplasma capsulatum*, *Trypanosoma cruzi*, *Coccidioides* spp. ou *Leishmania* spp., além de pesquisa de ovos de *Strongyloides stercoralis*. Os dados dessa avaliação devem estar disponíveis e ser conhecidos quando existe suspeita ou se está investigando qualquer evento infeccioso.

Após o transplante

Embora as variáveis anteriores permaneçam após o transplante, a exposição ao ambiente hospitalar nos primeiros meses pós-transplante também determina padrões de infecção de natureza e intensidade peculiares. Transplantados pulmonares, hepáticos e cardíacos são os que apresentam maior exposição ao ambiente hospitalar, devido à internação prolongada, à necessidade de unidade de terapia intensiva (UTI) e ao uso de dispositivos invasivos e antimicrobianos, apresentando maior ocorrência de pneumonia hospitalar, infecção da corrente sanguínea e candidíase invasiva. Por outro lado, a necessidade de uso às vezes mais prolongado de cateterismo vesical, a manipulação de vias urinárias e a ocorrência de fístulas e linfoceles colocam o transplantado renal sob risco infeccioso maior para infecções do trato urinário (ITU), em relação aos demais transplantados. Deve-se estudar continuamente os dados epidemiológicos relacionados ao risco de exposição a patógenos, mesmo após o transplante, já que muitos pacientes o mantêm ou são inadvertidamente expostos a atividade de risco para algumas infecções.

Estado de imunodepressão

O esquema básico de imunossupressão consiste em três imunossupressores: corticosteroide, inibidor de calcineurina e um fármaco antiproliferativo ou antimetabólico. Entretanto, pacientes com alto risco de rejeição podem receber indução antes do transplante com fármacos adicionais, como depletores de linfócitos ou inibidores de receptores de interleucina-2 (IL-2). Um estado de imunodepressão intenso predispõe à infecção com um baixo inóculo, por patógenos menos virulentos ou com maior gravidade. Em transplantados, é difícil estimar o estado de imunodepressão, uma vez que o mesmo é complexo e não pode ser mensurado com os meios de que se dispõe hoje. Os principais fatores envolvidos na determinação do estado de imunodepressão pós-transplante são o esquema de fármacos imunossupressores, os danos em mecanismos inespecíficos de defesa, efeitos metabólicos e vírus imunomoduladores. Porém, outros fatores podem ocasionar impacto, como a necessidade de plasmaférese, doença de base, idade, raça e polimorfismo genético.

Esquema de fármacos imunossupressores

É o grande determinante do estado de imunodepressão em transplante, reduzindo primeiramente a eficácia da imunidade celular, embora a deficiência na produção de anticorpos ocorra simultaneamente em maior ou menor grau. É consenso que, quanto maior a intensidade de imunossupressão (dose, frequência, tipo e duração), linearmente maiores serão as taxas de infecção. Portanto, faz parte da avaliação de um paciente transplantado saber quais imunossupressores são e foram utilizados, qual o nível sérico, se foi realizado indução e qual medicamento, modificação da imunossupressão e tratamento da rejeição. São exemplos de fármacos imunossupressores:

- Corticosteroides: têm papel central na imunodepressão, apresentam mecanismos de imunossupressão múltiplos e doses mais elevadas têm clara relação com maior risco de infecção. Embora tenham ação imunodepressora variada em relação à inibição de produção/liberação de citocinas, redução de polimorfonucleares em sítios de infecção e intensa atividade inflamatória, exercem efeito imunodepressor, principalmente reduzindo a ativação e a proliferação de linfócitos T. O uso prolongado desses medicamentos aumenta o risco de pneumocistose, infecções bacterianas e fúngicas, infecção do sítio cirúrgico (retarda a cicatrização), hepatite B, além de aumentar o risco da reativação do CMV e BK vírus

- Antiproliferativos/Antimetabólicos (ácido micofenólico: micofenolato mofetila [MMF] e micofenolato sódico [MPS]): parecem estar associados a risco maior de infecções virais, incluindo CMV, VVZ e HSV, principalmente em pacientes em uso de doses elevadas (3 g/dia), infecções bacterianas e infecção do sítio cirúrgico por redução da cicatrização. Também está bem associado a diarreia crônica em virtude de norovírus. Descreve-se menor risco de pneumocistose em pacientes que utilizam este fármaco, mas isso é uma questão discutível
- Antimetabólicos (azatioprina): fator de risco para nocardiose e papiloma vírus humano (HPV); aumentam o risco de infecção bacteriana quando causam neutropenia como evento adverso
- Inibidores de calcineurina (ciclosporina A e tacrolimo): grande estudo multicêntrico americano demonstra em transplante renal o tacrolimo como fator de risco independente para infecções fúngicas graves, se comparado à ciclosporina, e também apresenta impacto com infecções virais com BK vírus. São descritos como fatores protetores de neurocriptococose (tacrolimo) e estrongiloidíase
- Rapamicinas ou inibidores do receptor mTOR (sirolimo e everolimo): há relatos de maior incidência de pneumonias por *Pneumocystis jirovecii*, pneumonias bacterianas, doença linfoproliferativa pós-transplante (PTLD) relacionado com o EBV e infecção do sítio cirúrgico por redução da cicatrização. Já está bem demonstrado a redução das infecções por CMV, sendo muitas vezes realizada a conversão de MPS para sirolimo em CMV recorrente, refratário ou resistente
- Anticorpos depletores de linfócito T policlonais ou monoclonais (anti-CD3:OKT3;antitimócitos:timoglobulina;anti-CD52:alemtuzumabe; ou anti-CD20: rituximabe): a intensa liberação de interleucinas (capazes de ativar CMV em sítios de latência), combinada à depleção por complexa internalização do receptor de linfócito T, deixa o hospedeiro suscetível a qualquer evento infeccioso, em particular agentes que dependam de resposta imune celular, como CMV, EBV, BKV e outros vírus, bactérias encapsuladas, doença fúngica, infecção de pele e infecção da corrente sanguínea
- Anticorpos não depletores monoclonais (inibidores de IL-2: daclizumabe e basiliximabe; anti-CTLA-4: belatacepte e abatacepte): esses imunomoduladores não parecem estar associados a grande aumento de infecções, em comparação aos anticorpos antilinfócitos/timócitos, uma vez que não há liberação de interleucinas pró-inflamatórias. Somente os anti-CTLA-4, bloqueadores seletivos de coestimulação, têm um risco aumentado de PTLD relacionado com EBV, ITU, CMV e tuberculose.

Danos em mecanismos inespecíficos de defesa

Neutropenia, linfopenia, hipogamaglobulinemia e lesão de barreiras (pele e mucosas) são variáveis importantes na determinação do estado de imunodepressão, embora sejam mais evidentes em transplantados de células-tronco hematopoéticas (TCTH) e pacientes oncológicos sob quimioterapia.

Efeitos metabólicos

São variáveis pouco estudadas, com impacto não estabelecido, mas certamente têm algum papel na ocorrência de infecções, a exemplo de uremia, hiperglicemia, hipoalbuminemia, desnutrição proteicocalórica, cirrose e de fatores como etnia e idade avançada (p. ex., hipoalbuminemia está diretamente associada ao aumento de infecções pós-transplante de fígado, e transplantados renais diabéticos com creatinina sérica maior que 2,5 mg/m^2 têm maior risco de infecção oportunista tardia, após o sexto mês de transplante).

Vírus imunomoduladores

Infecção crônica ou aguda por vírus imunomoduladores – CMV, vírus Epstein-Barr (EBV), vírus das hepatites B e C, HIV, herpes-vírus 6 e 7 e vírus respiratórios – tem papel destacado na determinação do estado de imunodepressão. É conhecido o aumento do risco de óbito por eventos infecciosos em pacientes transplantados com infecção crônica por vírus B e C, e o aumento de infecções bacterianas, fúngicas e parasitárias graves após doença por CMV, embora esta associação seja hoje menos evidente, em virtude da terapia preemptiva e profilaxia. Os efeitos indiretos desses vírus incluem: imunossupressão local ou sistêmica acarretando infecção oportunista, estimulação da imunidade inata acarretando alorreatividade (rejeição aguda e crônica do enxerto) e proliferação celular acarretando malignidades ou lesão do enxerto (aterosclerose no transplante cardíaco ou síndrome bronquiolite obliterante do transplante pulmonar).

Cirurgia

O sucesso do ato cirúrgico é fundamental para a boa evolução do enxerto e para evitar infecções nos primeiros meses após a cirurgia, sendo a técnica cirúrgica e o tipo de transplante fatores importantes. Além disso, fístulas anastomóticas, tromboses, hematomas, estenoses, sangramentos e linfoceles podem impactar negativamente a evolução do enxerto, aumentando o risco de infecção e, consequentemente, diminuindo a sobrevida do paciente transplantado. Outros fatores relacionados com o aumento do risco são malformação do trato geniturinário, dispositivos invasivos e necessidade de reoperação.

INFECÇÕES NO PERÍODO PÓS-TRANSPLANTE

O estado de imunodepressão acarreta infecções pós-transplante, obedecendo a padrão temporal mais ou menos homogêneo após o TOS. Ao longo do período pós-transplante, há variações na exposição a determinantes de risco de infecção, particularmente no que diz respeito a procedimentos médicos invasivos, exposição ambiental a patógenos, utilização de diferentes doses de imunossupressores e rejeição do enxerto, variações que interferem significativamente no perfil de infecções documentadas ao longo do período de transplante. Todavia, mudanças no esquema de imunossupressão, estratégias profiláticas e melhora na sobrevida do enxerto são fatores que têm promovido mudanças nesse padrão de infecção. Classicamente, as infecções podem ser divididas em três períodos pós-transplante, como o objetivo de estabelecer o diagnóstico diferencial, auxiliando na assistência de pacientes com episódios infecciosos, identificar risco ambiental ou de imunossupressão aumentado e na definição da estratégica profilática ou preemptiva na abordagem de pacientes transplantados (Tabela 62.2):

- Precoce (1º mês pós-transplante): 31% das infecções ocorrem nesse período e 90% são infecções hospitalares comuns relacionadas com o ato cirúrgico, colonização prévia ou a procedimentos invasivos. Também incidem algumas infecções preexistentes ao transplante, que se manifestam como resultado da imunodepressão (p. ex., infecções por HSV, micoses e estrongiloidíase). Considere-se ainda infecções hospitalares ou oportunistas provenientes do doador, que ocorre em menos de 1% dos casos (p. ex., doença de Chagas, infecções por herpes-vírus, tuberculose; infecção por bactérias multirresistentes, raiva, micoses invasivas, toxoplasmose, BKV, JCV, zika, chikungunya, dengue, HIV, ebola, *Ureaplasma* spp., infecção pelo vírus da coriomeningite linfocitária,

TABELA 62.2 Infecções mais frequentes após o transplante de órgãos (período pós-transplante e tipo de infecção).

Tempo pós-transplante	Tipo de infecção	Infecções mais frequentes
1º mês (precoce)	• Infecções nosocomiais • Relacionadas ao ato cirúrgico • Infecções do doador • Infecções latentes do receptor	• **Bactérias multirresistentes** • **Pneumonia hospitalar** • **Infecção do trato urinário** • **Infecção na corrente sanguínea relacionada ao cateter** • **Infecção do sítio cirúrgico** • **Candidíase invasiva** • **Colite por *Clostridioides difficile*** • Legionelose • Abscessos pulmonares e intra-abdominais • Herpes-vírus • Micoses invasivas • Doença de Chagas • Raiva
1º ao 6 a 12º mês (intermediário)	• Infecções oportunistas (reativação de infecção latente) • Vírus imunomoduladores	• **BK vírus** • **Herpes-vírus: HSV, CMV (com preemptivo), VVZ, EBV, HHV 6 e HHV 7** • **Reativação das hepatites C e B** • **Vírus respiratório** • **Aspergilose** • **Toxoplasmose** • **Pneumocistose (sem profilaxia)** • **Doença de Chagas** • **Estrongiloidíase** • **Nocardiose** • **Listeriose** • **Diarreias crônicas:** norovírus, *Cystoisospora belli*, *Cryptosporidium parvum* e *Microsporidium* spp. • Leishmaniose • Micoses endêmicas • Tuberculose • Criptococose • Mucormicose e outros fungos filamentosos • Eritrovirose • Hepatite E
> 6 a 12 meses (tardio)	• Infecções comunitárias • Raras infecções oportunistas (imunossupressão secundária) • Complicações secundárias aos vírus imunomoduladores	• **CMV tardio (com profilaxia)** • **Pneumonia comunitária** • **Infecção do trato urinário** • **Diarreias infecciosas alimentares** • **Colicistite e diverticulite** • **Reativação das hepatites C e B** • **Câncer de pele e anorretal** • **Doença linfoproliferativa pós-transplante (PTLD)** • **Disfunção do enxerto secundária a infecções virais crônicas** • **Pneumocistose (após profilaxia)** • **Condiloma acuminado** • **Criptococose** • **Tuberculose e outras micobacterioses** • BK vírus • Infecção por *Rhodococcus* spp. • Aspergilose e outros fungos filamentosos • Micoses endêmicas • Mucormicose • Nocardiose • Rodococose • Toxoplasmose • Listeriose • Encefalite por HSV • Leucoencefalopatia pelo vírus JC (LEMP) • Leishmaniose

Em **negrito** as mais frequentes. CMV: citomegalovírus; EBV: vírus Epstein-Barr; LEMP: leucoencefalopatia multifocal progressiva; HHV: herpes-vírus humano; HSV: herpes-vírus simples; VVZ: vírus varicela-zóster.

SARS-CoV-2 e vírus do Oeste do Nilo). Nesse período, registram-se taxas de infecção maiores e mais graves em grupos de transplante de técnica cirúrgica mais complexa, com períodos pós-operatórios mais críticos que necessitam de internação em UTI, como transplantados de pulmão, coração e fígado

- Intermediário (entre o 2º mês e o 6º ou 12º mês pós-transplante): nesse período, predominam as infecções oportunistas, mais frequentemente aquelas dependentes de imunidade celular, que correspondem à reativação de infecção latente. A predominância dessas infecções oportunistas, nesse período, deve-se ao pico de concentração sérica dos fármacos imunodepressores e ao tempo necessário para reativação das principais infecções latentes. O uso de profilaxias vai ter um impacto no desenvolvimento tardio dessas infecções

- Tardio (após o 6º ou 12º mês pós-transplante): nesse período, há redução da imunossupressão em cerca de 80% dos pacientes (com boa evolução do enxerto), observando-se infecções comunitárias, principalmente bacterianas. Porém, essas infecções podem ser mais prolongadas, extensas e evoluírem com maior complicação quando comparadas em pacientes imunocompetentes. Podem ocorrer algumas infecções oportunistas (p. ex., tuberculose, criptococose, listeriose e nocardiose), em caso de exposição ambiental intensa, rejeição aguda ou crônica com imunossupressores. Em 10 a 15% dos pacientes, são descritas complicações secundárias à imunomodulação viral, com aumento do risco de neoplasias e disfunção do enxerto.

É importante ressaltar que pacientes que tenham recebido tratamento para rejeição, modificações ou intensificação da imunossupressão, independentemente do momento após o transplante, podem tornar a apresentar aumento do risco de infecções consideradas oportunistas (p. ex., infecções oportunistas tardias, como o CMV). Além de mudanças em esquemas de imunodepressão, pacientes que atingem o sexto mês apresentando condições imunodebilitantes (insuficiência renal, uremia, hiperglicemia e desnutrição) ou uma exposição a um alto inóculo de patógeno também têm risco de infecções oportunistas, que normalmente ocorrem entre o segundo e o sexto mês.

INFECÇÕES MAIS FREQUENTES

A distribuição das infecções depende ainda do tipo de órgão recebido (Tabela 62.3). As infecções bacterianas são as infecções mais comuns no TOS e a incidência de bactérias multirresistentes nesse tipo de paciente vem aumentando substancialmente nos últimos tempos, sendo, muitas vezes, os primeiros hospedeiros a desenvolver bactérias com novos mecanismos de resistência pelo contato frequente ao serviço de saúde, procedimentos invasivos e uso amplo de antimicrobianos. Além disso, as infecções por bactérias multirresistentes aumentam três vezes a mortalidade dos pacientes TOS.

As infecções respiratórias são as mais frequentes complicações infecciosas que levam o paciente à reinternação após o transplante, sendo mais precoces os transplantes torácicos e mais tardias no transplante renal. Nessas infecções, sempre se deve considerar o diagnóstico diferencial amplo com pneumonias bacterianas, tuberculose, legionelose, doenças fúngicas, estrongiloidíase, CMV, infecções por vírus respiratórios e nocardiose. As apresentações clínica e radiológica, muitas vezes, podem ser semelhantes, necessitando de diagnóstico etiológico mais invasivo.

As outras infecções bacterianas mais frequentes dependem do tipo de transplante. Em pacientes submetidos a transplante renal, a infecção do trato urinário (ITU) é responsável por 72% dos episódios infecciosos, enquanto no paciente transplantado de fígado prevalece infecções intra-abdominais, geralmente relacionadas com complicações cirúrgicas. Em contrapartida, as infecções do sítio cirúrgico ocorrem comumente em todos os tipos de TOS, e esses pacientes têm 18 vezes mais o risco de desenvolverem uma infecção relacionada com a assistência à saúde do que pacientes não transplantados. As ITU são responsáveis por 45 a 72% de todas as infecções e 30% de todas as hospitalizações por sepses nos pacientes transplantados de rim. São infecções que apresentam impacto na sobrevida do enxerto, 15% podem ser assintomáticas e a recorrência pode chegar a 32% dos casos. As infecções da corrente sanguínea são associadas a um desfecho desfavorável desses pacientes, sendo a principal causa de mortalidade e morbidade em TOS. A mortalidade dessa infecção pode chegar a 24%, mas pode ser de 50% nos casos que desenvolvem choque séptico, sendo importante o tratamento rápido desses pacientes. Síndromes diarreicas, que são observadas em 22 a 52% dos pacientes transplantados, apresentam enorme lista de diagnóstico diferencial, na qual constam ITU, causas medicamentosas (ácido micofenólico e antibiótico), rejeição do enxerto, vírus, bactéria como *Clostridioides difficile*, protozoários e neoplasias, nas quais 72% delas são causadas por agentes infecciosos.

A infecção viral de maior relevância após TOS é o CMV, ocorrendo em 15 a 55% casos nos primeiros 2 a 4 meses pós-transplante. O principal fator de risco é a discordância sorológica (doador IgG+ e receptor IgG–) e uso de timoglobulina, sendo utilizados como fatores para decisão entre profilaxia com valganciclovir oral ou terapia preemptiva (monitorar carga viral ou antigenemia e iniciar tratamento baseado em um ponto de corte centro-específico). Essas duas estratégias preventivas têm suas vantagens e desvantagens, sendo uma decisão centro-específico, baseada no risco, tipo de transplante, logística e custo. A terapia preemptiva e profilaxia reduziram substancialmente o aparecimento de doença invasiva, como pneumonite, colite e encefalite, porém os efeitos indiretos após a infecção do CMV, como rejeição, infecções oportunistas, diabetes melito pós-transplante, vasculopatias e impacto em mortalidade ainda estão presentes, assim como a recidiva, que ocorre em 23 a 35% dos casos e doença tardia após o término da profilaxia ou terapia. Outras infecções virais de importância são reativações de HSV e VVZ, essa última encontrada em 8 a 11% dos transplantados, podendo apresentar disseminação ou doença extensa com acometimento de mais de um dermátomo no caso de VVZ. Vale ressaltar a nefropatia relacionada com a reativação de polimonavírus (BK vírus na maioria e JC vírus), uma doença silenciosa, que pode ocorrer em até 15% dos casos e é responsável por 5% de todas as causas de perda de enxerto em pacientes submetidos a transplante renal. Em razão disso, a maioria das recomendações é direcionada a realizar monitoramento desse vírus nos primeiros anos após transplante renal e modular a imunossupressão se viremia alta persistente.

A pandemia da COVID-19 trouxe muita preocupação com relação aos imunossuprimidos. A apresentação clínica da COVID-19 em TOS é bem semelhante à população geral, exceto por altas taxas de quadro abdominal inicial (25 a 57%). Outras diferenças são a maior necessidade de hospitalização, que pode ser relacionada com altas frequências de comorbidades que esses pacientes apresentam, maior incidência de disfunção renal e superinfecção ou infecção oportunista (bactérias multirresistentes, estrongiloidíase, mucormicose, aspergilose, candidemia, pneumocistose, criptococose, CMV etc.). A mortalidade varia de 9 a 46%, sendo maior no período inicial do transplante. Em TOS, a extensão da imunossupressão se correlaciona com a gravidade das doenças infecciosas e, por isso, existem muitos relatos de maior mortalidade por COVID-19 em pacientes transplantados de órgão quando comparados com a população geral. Em contrapartida, esse impacto de mortalidade ainda é controverso e pode ser igual quando se ajusta para outros fatores de mal prognósticos também vistos na população geral, em razão de a morte estar relacionada com a tempestade de citocinas em uma fase tardia e que em pacientes transplantados pode não ser tão relevante pelo uso de imunossupressores.

A tuberculose ocorre de 20 a 74 vezes mais frequente na população transplantada quando comparada à população geral, sendo a melhor estratégia para redução do risco à triagem do teste tuberculínico ou teste de liberação de interferona-gama e subsequente tratamento da tuberculose latente, geralmente com isoniazida por 9 meses. Essa doença se apresenta tardiamente após o transplante, geralmente acima de 1 ano, sendo o tratamento um desafio pela interação com os imunossupressores e o alto risco de hepatotoxicidade, principalmente no transplantado de fígado.

Entre as doenças fúngicas invasivas, a candidíase invasiva é a infecção mais frequente, principalmente no transplante de fígado, intestino e pâncreas e a aspergilose é mais comum em transplantes

TABELA 62.3 Infecções mais frequentes após transplante de órgãos categorizadas pelo tipo de transplante.

Tipo de transplante	Fatores associados	Infecções mais frequentes (ordem de frequência)
Renal	Cateterismo vesical Uso de duplo J Diabetes melito Obesidade Rejeição aguda Complicações urinárias (fístula, estenose ou linfocele) Refluxo vesico-urinário Doador falecido Uso timoglobulina Reabordagem Citomegalovirose	Infecção do trato urinário CMV e outros herpes-vírus Diarreia infecciosa Infecção do sítio cirúrgico Pneumonia BK vírus Criptococose Tuberculose Nocardiose Pneumocistose Aspergilose
Hepático	Anastomose coledocojejunal Tempo cirúrgico prolongado Hipoalbuminemia Fístulas Dispositivos invasivos CMV Retransplante Reoperação Disfunção de órgãos Uso de antimicrobiano prévio Rejeição aguda MELD alto Uso timoglobulina	Infecção do sítio cirúrgico Infecção da corrente sanguínea CMV e outros herpes-vírus Pneumonia Colangite Peritonite Candidíase invasiva Aspergilose
Pancreático	Fístulas Disfunção de órgãos Diabetes melito Rejeição aguda Drenagem entérica Reoperação	Infecção do sítio cirúrgico CMV e outros herpes-vírus Candidíase invasiva Infecção do trato urinário Infecções intra-abdominais
Cardíaco	Disfunção de órgãos Rejeição aguda Diabetes melito Exposição ambiental Uso de membrana de oxigenação extracorpórea Dispositivos de assistência ventricular esquerda	Pneumonia Infecção da corrente sanguínea CMV e outros herpes-vírus Mediastinite Endocardite Aspergilose e outros fungos filamentosos Criptococose Doença de Chagas Toxoplasmose Nocardiose Micobacterioses atípicas
Pulmonar	Colonização prévia Uso de antimicrobiano prévio Disfunção de órgãos Rejeição aguda Exposição ambiental Transplante unilateral Lesão do órgão perienxerto Fístula CMV Alta dose de corticoides Retranplante	Pneumonia Traqueíte Infecção da corrente sanguínea Mediastinite CMV e outros herpes-vírus Vírus respiratórios Aspergilose e outros fungos filamentosos Tuberculose Pneumocistose Micobacterioses atípicas
Intestino	Mucosite Cirurgia prolongada Reoperação Retransplante Complicações cirúrgicas Dispositivos invasivos Colonização prévia CMV Rejeição aguda Altas doses de corticoides	Infecção do sítio cirúrgico Diarreia Infecção da corrente sanguínea Infecções intra-abdominais Candidíase invasiva CMV e outros herpes-vírus Aspergilose e outros fungos filamentosos

CMV: citomegalovírus; MELD: *Model for End-Stage Liver Disease*.

torácicos. A apresentação e tratamento da candidíase não têm peculiaridades relevantes no paciente transplantado, porém o uso rotineiro de profilaxia com fluconazol nos pacientes de alto risco ocasiona um aumento das espécies de *Candida* não *albicans* nesse grupo de pacientes. Por outro lado, a candidemia transmitida pelo doador pode ter uma evolução grave no paciente transplantado renal, ocasionando infecção do sítio cirúrgico com ruptura de anastomose e aneurismas micóticos. Já a aspergilose, é responsável por 19% das doenças fúngicas invasivas em TOS, sendo a traqueobronquite e infecções de anastomose em transplante pulmonar as apresentações peculiares nesses pacientes. Também é importante dizer que o sinal do halo e a positividade da galactomanana sérica não são frequentes como no paciente onco-hematológico. Em contrapartida, a galactomanana no lavado broncoalveolar é válida para o diagnóstico desse grupo de pacientes. Outras doenças fúngicas invasivas que valem ser destacadas no paciente transplantado são: criptococose, com uma prevalência maior de acometimento pulmonar e pele que em pacientes com AIDS; a pneumocistose, que era uma doença rara, mas nos últimos anos foi responsável por grandes surtos em TOS; a histoplasmose e a coccidioidomicose.

DIAGNÓSTICO E TRATAMENTO

O diagnóstico e o tratamento das infecções nesse grupo de pacientes são desafiadores, já que geralmente os sinais e sintomas são frustros. Além disso, o paciente, em até 40% das vezes, pode não apresentar febre no quadro inicial, ou esta pode estar ligada a outras causas (p. ex., rejeição do enxerto, trombose ou isquemia do enxerto, embolia pulmonar, neoplasias e fármacos como os imunomoduladores) em até 22% das vezes. Um exemplo claro disso é observado em pacientes transplantados sépticos, que apresentam menos leucocitose e febre, porém mais trombocitopenia e disfunção orgânica que pacientes não transplantados. Por causa do amplo diagnóstico diferencial, a possibilidade de coinfecções e de rápida deterioração clínica, o diagnóstico precoce é essencial, sendo, muitas vezes, necessário diagnóstico microbiológico invasivo e instituir terapia empírica para os principais agentes em cada uma das diferentes situações, evitando assim toxicidades desnecessárias e interações medicamentosas. Para isso, utiliza-se muito uma abordagem sindrômica das infecções, assim definindo as ferramentas diagnósticas necessárias e terapia empírica no caso de infecções com risco de vida (Tabela 62.4). Cada vez mais, métodos diagnósticos moleculares, detecção de antígenos e imunológicos estão sendo incluídos na prática clínica na abordagem ao paciente transplantado infectado. Consequentemente, novas estratégias terapêuticas estão sendo utilizadas, como terapia preemptiva, que pode ser baseada em biomarcadores ou fatores de risco para desencadear o início de um antimicrobiano. Um dos principais exemplos é o monitoramento com antigenemia ou PCR (reação em cadeia da polimerase) para citomegalovírus em pacientes de risco.

Embora o tratamento empírico dirigido para os principais agentes causadores de uma síndrome clínica seja geralmente instituído em pacientes com infecções graves, é fundamental estabelecer a etiologia e ajustar a terapia após resultados dos exames. As variáveis que indicam o tratamento empírico e o método diagnóstico são: padrão radiológico, apresentação clínica, gravidade da apresentação clínica, grau de imunodepressão, período pós-transplante, infecções e tratamentos prévios, colonização prévia, epidemiologia local, hospitalização prévia, risco de toxicidade e custo.

O tratamento deve ser cuidadosamente avaliado, devido ao risco de toxicidade superposta e à interação com imunossupressores. Além da toxicidade e do custo associados ao tratamento com múltiplos fármacos, a identificação do agente etiológico permite reduzir o espectro do tratamento amplo. O médico deve estar alerta para ajustar a dose de imunossupressores antes e após o uso de antimicrobianos, realizando monitoramento de nível sérico de imunossupressores e antimicrobianos quando disponível.

Além do tratamento antimicrobiano precoce e controle de foco de infecção (drenagem, cirurgias e retirada de dispositivos), a redução da intensidade da imunossupressão é útil até o controle do processo infeccioso, apesar de ser controversa. Ela depende do tipo de infecção, tipo de transplante, risco de rejeição e da gravidade da doença, já que pode desencadear a rejeição do enxerto ou síndrome inflamatória da resposta imune. Por isso, a redução da imunossupressão sempre deve ser feita de forma individualizada, gradual e em conjunto do médico transplantador (Figura 62.1).

PREVENÇÃO

As principais estratégias preventivas implementadas no TOS são avaliação pré-transplante, vacinação, antibioticoprofilaxia cirúrgica, profilaxia antimicrobiana, medidas de prevenção de infecção relacionada com assistência à saúde, terapia preemptiva e medidas educativas antes e após o transplante. Uma boa avaliação pré-transplante do receptor e do potencial doador, como descrito anteriormente, é uma medida essencial para a prevenção de infecção nos primeiros meses após o transplante.

Deve-se investigar a história vacinal nas consultas pré-transplante, já que a proteção e a extensão da imunização são menos eficientes durante a imunossupressão. A vacinação pós-transplante deve ser ministrada após 3 a 6 meses do transplante, e vacinas com vírus vivo são contraindicadas, por isso, é importante atualizar o esquema vacinal antes do transplante. Geralmente, recomenda-se a vacina contra a influenza anualmente e a antipneumocócica a cada 3 a 5 anos.

Mudanças de hábito também ajudam a diminuir o risco de exposição: cuidados com a higiene, evitar contato com pessoas com doenças respiratórias ou tuberculose, evitar áreas de construção, cuidados com alimentos e líquidos, sexo seguro, cuidados com atividades de lazer, evitar contato com pássaros e gatos e consultar um infectologista antes de viajar.

As estratégias profiláticas mais comumente utilizadas no TOS estão descritas na Tabela 62.5. Muitas delas são universais ou baseadas em pacientes com fatores de risco. Uma das mais conhecidas é a estratégia preventiva da infecção por CMV, realizada na maioria dos centros com valganciclovir durante 3 a 6 meses. Outros antivirais, como ganciclovir intravenoso, podem ser utilizados por alguns centros no tratamento preemptivo com dosagem sistemática de antigenemia ou PCR para CMV, para detectar a infecção antes dos sintomas, em pacientes de risco intermediário para a doença. Outras medidas profiláticas essenciais são: antibioticoprofilaxia cirúrgica apropriada para cada tipo de transplante, profilaxia com sulfametoxazol/trimetoprima durante 3 a 6 meses (prevenção de pneumonia por *Pneumocystis jirovecii*, toxoplasmose, nocardiose, cistoisosporíase, ciclosporíase, listeriose e patógenos comuns de ITU, infecção respiratória e gastrintestinal) e profilaxia com ivermectina pré-transplante, em pacientes de risco para estrongiloidíase. Estratégias profiláticas ou preemptivas com base em fatores de alto risco para infecções fúngicas são amplamente utilizadas, principalmente em transplantes hepático, pulmonar, cardíaco e pancreático. A duração da profilaxia vai depender da infecção, tipo de transplante e resolução dos fatores de risco, correspondendo em média de 3 a 12 meses para as infecções oportunistas. Após esse período, em paralelo à redução da imunossupressão, a profilaxia para esses agentes pode ser gradualmente descontinuada, mas deve ser reiniciada caso ocorra o aumento da imunossupressão, como o tratamento de episódios de rejeição.

Finalmente, não se pode esquecer de incluir ou até planejar um programa de gerenciamento de antimicrobianos específico para esse tipo de paciente, pelas particularidades que eles têm e visando redução do custo, resistência bacteriana, diagnóstico precoce e manejo adequado.

TABELA 62.4 Abordagem sindrômica das infecções em transplante de órgãos sólidos.

Infecção	Sinais e sintomas	Agentes mais frequentes	Ferramentas diagnósticas
Pulmonar	Dor, dispneia, tosse, hemoptise, hipoxemia e infiltrados	BGN, *S. aureus*, pneumococo, vírus respiratório, tuberculose, pneumocistose, criptococose, CMV, HSV, VVZ, micobactérias atípicas, nocardiose, aspergilose, outros fungos filamentosos, estrongiloidíase, fungos endêmicos, legionelose, rodococose, feo-hifomicoses e toxoplasmose	LBA; escarro; secreção; pesquisa direta; pesquisa ou PCR pneumocistose; cultura; hemocultura; histopatológico; imagem; sorologia fungos; antígeno criptocócico, histoplasmose, pneumococos e Legionella; galactomanana; BD-Glucana e PCR vírus respiratório; tuberculose, CMV ou multiplex
Do SNC	Cefaleia, meningismo, sinal focal, convulsão e alteração do *status* mental, nistagmo	Bactérias, listeriose, criptococose, toxoplasmose, JC vírus, HSV, HHV6, VVZ, EBV, CMV, tuberculose aspergilose, nocardiose, doença de Chagas, feo-hifomicoses, fungos endêmicos, vírus Oeste do Nilo raiva e BK vírus	Liquor, pesquisa direta, cultura, imagem (RM), sorologia Chagas e fungos, antígeno criptocócico e histoplasmose, galactomana, PCR herpes-vírus, poliomavírus, tuberculose, toxoplasmose ou multiplex e histopatológico
Cutânea	Pápula, nódulo, pústula, vesícula, púrpura, úlcera, celulite, placa, abscesso, granuloma e necrose	HSV, VVZ, HPV, CMV, CGP, BGN, criptococose, nocardiose, doença de Chagas, feo-hifomicoses, esporotricose, histoplasmose, paracoccidioidomicose, fusariose, micobactérias atípicas, HHV7, batonelose, leishmaniose, trichosporonose, candidíase e outros fungos filamentosos	Histopatológico; pesquisa direta; cultura; hemocultura; imagem; sorologia Chagas, leishmaniose, sorologia Chagas, leishmaniose, *bartonella* e fungos; antígeno criptocócico, histoplasmose e leishmaniose e PCR
Abdominal	Diarreia, meteorismo, dor abdominal	*C. difficile*, BGN, enterococo, anaeróbio, CMV, norovírus, rotavírus, adenovírus, estrongiloidíase, parasitas, tuberculose, histoplasmose, mucormicose, paracoccidioidomicose	PCR ou toxina *C. difficile*; pesquisa rotavírus, adenovírus e parasitas; PCR CMV, adenovírus e norovírus; colonoscopia; histopatológico; cultura; imagem; sorologia ou antígeno histoplasmose; sorologia paracoccidioidomicose e PPF
Febre de origem indeterminada	Febre	ITU, ISC, ICS, CMV, EBV, candidemia, adenovírus, eritrovírus, criptococose, toxoplasmose, histoplasmose, HHV6, listeriose, leishmaniose	Hemocultura; urocultura; imagem, BD-Glucana, PCR, CMV, EBV, adenovírus, eritrovírus, HHV6, toxoplasmose e leishmaniose; antígeno criptocócico, histoplasmose e leishmaniose, sorologia, histoplasmose e leishmaniose
Sinusite	Dor, epistaxe, congestão, úlcera, celulite, crosta necrótica e lacrimejamento	Pneumococo, *H. influenza*, *M. catarrhalis*, *S. aureus*, *P. aeruginosa*, aspergilose, fusariose, mucormicose e feo-hifomicoses	Imagem (RM), nasofibroscopia, pesquisa, cultura, histopatológico e galactomanana
Urinária	Disúria, urgência, hematúria, estenose e disfunção enxerto renal	BGN, enterococo, BK vírus, adenovírus, candidúria, criptococose, aspergilose, trichosporonose e JC vírus	Urina 1, urocultura; hemocultura, imagem, PCR poliomavírus e adenovírus, antígeno criptocócico e histopatológico

BGN: bacilo gram-negativo; CGP: coco gram-positivo; CMV: citomegalovírus; EBV: vírus Epstein-Barr; HHV: herpes-vírus humano; HPV: papilomavírus humano; HSV: herpes-vírus simples; ICS: infecção da corrente sanguínea; ISC: infecção do sítio cirúrgico; ITU: infecção do trato urinário; LBA: lavado broncoalveolar; PCR: reação em cadeia da polimerase; PPF: protoparasitário de fezes; RM: ressonância magnética; SNC: sistema nervoso central; VVZ: vírus varicela-zóster.

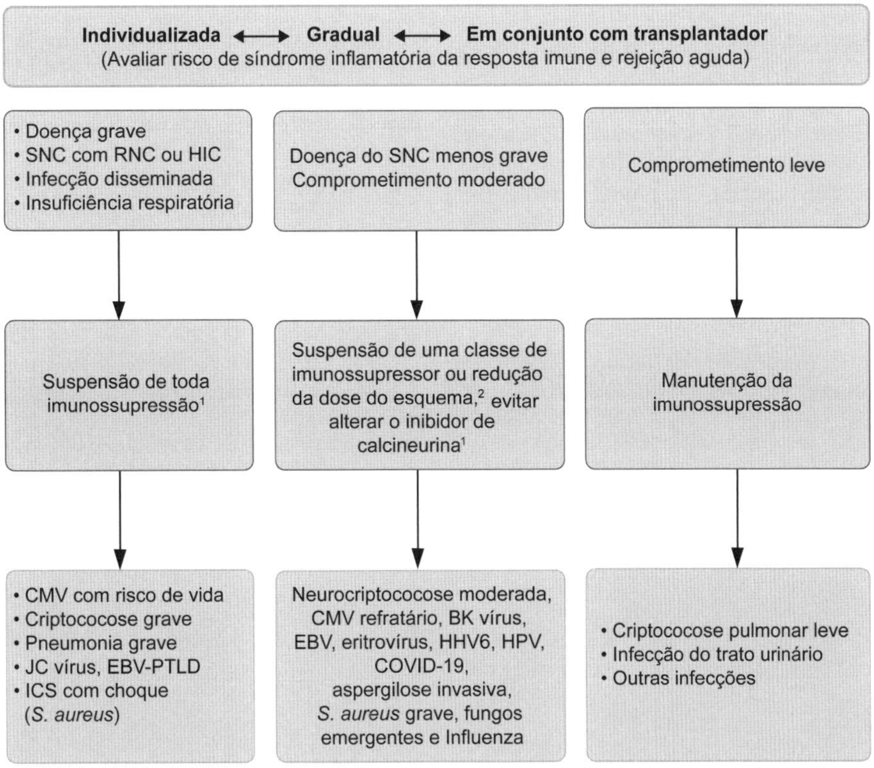

FIGURA 62.1 Manejo da imunossupressão na infecção em pacientes submetidos a transplante de órgão. [1]Lembrar-se de retornar o imunossupressor logo após melhora do quadro, principalmente do inibidor de calcineurina pelo risco de síndrome inflamatória da resposta imune e rejeição aguda. [2]Preferir suspensão ou redução do corticoide e/ou antimetabólicos em infecção fúngica e bacteriana, inibidor de calcineurina em infecção viral; azatioprina se neutropenia; inibidor da mTOR em infecção do sítio cirúrgico ou pneumonia e redução dos antimetabólicos e/ou inibidores de calcineurina ou inibidor da mTOR e aumento da dose do corticoide na COVID-19. CMV: citomegalovírus; COVID-19: doença causada pelo novo coronavírus 2019; EBV: vírus Epstein-Barr; HHV: herpes-vírus humano; HIC: hipertensão intracraniana; HPV: papilomavírus humano; ICS: infecção da corrente sanguínea; PTLD: doença linfoproliferativa pós-transplante; RNC: rebaixamento do nível de consciência; SNC: sistema nervoso central; VVZ: vírus varicela-zóster.

TABELA 62.5 Profilaxia medicamentosa em transplante de órgão sólido.

Infecção[1]	Pacientes elegíveis	Medicamento profilático	Duração
Infecção do sítio cirúrgico	Todos	A depender do tipo de transplante e colonização do doador e receptor	1 a 10 dias
ITU, pneumocistose toxoplasmose, paracoccidiodomicose, nodardiose, diarreias, infecções respiratórias e listeriose	Todos	SMX/TMT	3 a 12 meses
CMV, HSV, VVZ, HHV6, HHV7	**Individualizar: D(+) R(-); uso ATG**, D(+) R(+); transplante de renal, pulmão, coração, pâncreas e intestino Transplante hepático (controverso)	Valganciclovir	3 a 6 meses
HSV	Receptor não reagente	Aciclovir	3 a 4 meses
Candidíase	Transplante de fígado de alto risco, pâncreas e intestino	Fluconazol	1 a 4 semanas ou até resolução fatores de risco
Aspergilose	Transplante de fígado de alto risco, pulmão, coração e intestino de alto risco	AMB inalatória, itraconazol, voriconazol ou equinocandinas	3 a 6 semanas (t. hepático) 3 a 12 meses (t. pulmonar e cardíaco)
Tuberculose	PPD> 5 mm, IGRA+, Raios X alterado, tratamento inadequado, contato de risco e doador (+)	Isoniazida	9 meses
Sífilis	Doador VDRL reagente	Penicilina, benzatina ceftriaxona	3 doses 1 semana
Hepatite B	HBsAg reagente ou PCR detectável	Tenofovir ou entecavir	6 a 12 meses
Toxoplasmose	Transplante cardíaco receptor reagente Transplante cardíaco D(+) R(–) ou alto risco	SMX/TMP Associar pirimetamina	6 meses 3 meses
Estrongiloidíase	Área endêmica	Ivermectina	1 a 2 dias

[1]Em **negrito** a indicação formal, sem negrito outras infecções que podem ser prevenidas. ATG: globulina antitimócito; CMV: citomegalovírus; D: doador; EBV: vírus Epstein-Barr; HHV: herpes-vírus humano; HSV: herpes-vírus simples; IGRA: teste de liberação de interferona gama; ITU: infecção do trato urinário; PCR: reação em cadeia da polimerase; PPD: prova cutâ nea tuberculínica; R: receptor; SMX/TMP: sulfametoxazol/trimetoprima; ; TG: antitimoglobulina; VVZ: vírus varicela-zóster.

Perspectivas futuras apontam para a análise da dinâmica dos fatores de risco pós-transplante, utilizando-se ferramentas que meçam a função imunológica não específica ou específica para um patógeno, possibilitando redesenhar novas estratégias profiláticas ou preemptivas nos pacientes submetidos a TOS. Outros avanços futuros são biomarcadores mais precisos e com pontos de cortes bem definidos, terapias gênicas, manipulação do microbioma, novas terapias e vacinas por exemplo, para CMV, inativada para VVZ, COVID-19 e Influenza.

BIBLIOGRAFIA

Danziger-Isakov L, Blumberg EA, Manuel O, Sester M. Impact of COVID-19 in solid organ transplant recipients. Am J Transplant. 2021;21(3):925-937.

Fishman JA. AST Infectious Diseases Community of Practice. Introduction: Infection in solid organ transplant. Am J Transpl. 2009;9(Suppl 4):S3-S6.

Fishman JA. Infection in Organ Transplantation. Am J Transpl. 2017;17:856-879.

Fishman JA. Infection in solid-organ transplant recipients. N Engl J Med. 2007;357:2601-14.

Gavaldà J, Aguado JM, Manuel O, Grossi P, Hirsch HH; ESCMID Study Group of Infection in Compromised Hosts. A special issue on infections in solid organ transplant recipients. Clin Microbiol Infect. 2014;20 Suppl 7:1-3.

Guenette A, Husain S. Infectious Complications Following Solid Organ Transplantation. Crit Care Clin. 2019;35(1):151-168.

Kalil AC, Sandkovsky U, Florescu DF. Severe infections in critically ill solid organ transplant recipients. Clin Microbiol Infect. 2018;24(12):1257-1263.

Kumar R, Ison MG. Opportunistic Infections in Transplant Patients. Infect Dis Clin North Am. 2019;33(4):1143-1157.

Patel R, Paya CV. Infections in solid-organ transplant recipients. Clin Microb Rev. 1997;10(1):86-124.

Rubin RH, Schaffner A, Speich R. Introduction to the Immunocompromised Host Society consensus conference on epidemiology, prevention, diagnosis and management of infections in solid-organ transplant patients. Clin Infect Dis. 2001;33(Suppl 1):S1-4.

Timsit JF, Sonneville R, Kalil AC, Bassetti M, Ferrer R, Jaber S, Lanternier F, Luyt CE, Machado F, Mikulska M, Papazian L, Pène F, Poulakou G, Viscoli C, Wolff M, Zafrani L, Van Delden C. Diagnostic and therapeutic approach to infectious diseases in solid organ transplant recipients. Intensive Care Med. 2019;45(5):573-591.

63 Transplante de Células-tronco Hematopoéticas

Paola Cappellano • Maria Daniela Bergamasco • José Salvador Rodrigues de Oliveira

INTRODUÇÃO E PATOGÊNESE

O transplante de células-tronco hematopoéticas (TCTH) pode ser utilizado para o tratamento de pacientes com neoplasias e algumas doenças não malignas. Envolve depressão das diferentes respostas imunes do hospedeiro e, portanto, os receptores de TCTH são indivíduos de risco particular para a aquisição de diferentes infecções. As infecções que ocorrem após o TCTH podem decorrer de reativação de infecção prévia latente ou secundárias a nova exposição a agentes infecciosos durante a fase de imunodepressão.

O risco infeccioso relacionado ao TCTH depende da interação de quatro fatores:

- Modalidade de TCTH realizada pelo paciente
- Período de tempo após o transplante
- Exposição epidemiológica
- Uso de antimicrobianos profiláticos.

O transplante pode ser feito a partir de células progenitoras do próprio paciente (transplante autólogo) ou doadas por outro indivíduo (transplante alogênico), aparentado ou não, ou em situações de compatibilidade parcial do antígeno leucocitário humano (*human leukocyte antigen* – HLA). As três fontes possíveis de células progenitoras hematopoéticas são: células-tronco periféricas, de medula óssea e de cordão (umbilical).

▸**TCTH autólogo**. Neste caso, o paciente tem suas células progenitoras coletadas e criopreservadas. Em seguida, recebe quimioterapia intensiva, e as células progenitoras são descongeladas e infundidas. Segue-se período de neutropenia profunda e, após 7 a 15 dias, ocorre a recuperação medular. Após a recuperação medular, ocorre a reconstituição imunológica, que depende da doença de base e do sucesso do transplante, e leva, em média, 6 meses.

▸**TCTH alogênico**. Neste caso, além da quimioterapia intensiva, a infusão de células progenitoras de um doador requer a administração de imunossupressão, para diminuir o risco de rejeição e principalmente de doença do enxerto contra o hospedeiro (DECH). Ocorre um período inicial de neutropenia profunda, em geral mais prolongado (10 a 21 dias) se comparado ao TCTH autólogo. Após a recuperação medular, o tempo para reconstituição imunológica também é mais longo (em média 1 ano), podendo ser ainda mais lento, de acordo com o controle ou não da doença de base e a ocorrência de DECH.

Nos pacientes submetidos a TCTH autólogo, o risco de complicações infecciosas é menor e limitado predominantemente à fase de neutropenia. Já no TCTH alogênico, no qual o tempo para reconstituição imunológica é mais longo e ocorre imunodepressão prolongada, o risco de complicações infecciosas pode perdurar por meses.

Didaticamente, pode-se dividir o risco infeccioso dos pacientes submetidos ao TCTH em três períodos distintos:

- Pré-enxertia (fase de neutropenia e mucosite): os padrões de infecção são semelhantes aos de outros pacientes neutropênicos de alto risco
- Pós-enxertia precoce (de 3 semanas a 3 meses após TCTH): a ocorrência de DECH aguda é a principal determinante do risco infeccioso, devido à imunodepressão associada à própria DECH e decorrente de seu tratamento, em geral com doses elevadas de corticoides
- Pós-enxertia tardio (após 3 meses): a ocorrência de DECH crônica e a imunossupressão associada são as principais determinantes do risco de complicações infecciosas.

A Figura 63.1 resume os principais agentes etiológicos envolvidos nas infecções pós-transplante e os fatores de risco associados em cada um desses três períodos. Além dessas infecções mais frequentes, muitas outras podem ocorrer, e a suspeita clínica dependerá das manifestações apresentadas pelo paciente, de exposições e antecedentes de risco.

EPIDEMIOLOGIA, QUADRO CLÍNICO E DIAGNÓSTICO

No período pré-enxertia, a manifestação clínica mais frequentemente associada à infecção é a neutropenia febril, os sinais localizatórios são raros e prevalecem as infecções da corrente sanguínea (ICS) por bactérias gram-positivas e gram-negativas. Portanto, a chave para o diagnóstico é a coleta de hemoculturas (periférica e a partir do cateter venoso central), além de culturas de qualquer outro sítio suspeito de estar infectado.

A prevalência das diferentes bactérias causadoras de ICS após o transplante varia de acordo com o centro médico avaliado, porém, destacam-se as bactérias encontradas no trato gastrintestinal (TGI), que podem sofrer translocação secundariamente aos danos causados à barreira mucosa pela quimioterapia (mucosite) e agentes relacionados à colonização da pele e de cateteres vasculares. São eles:

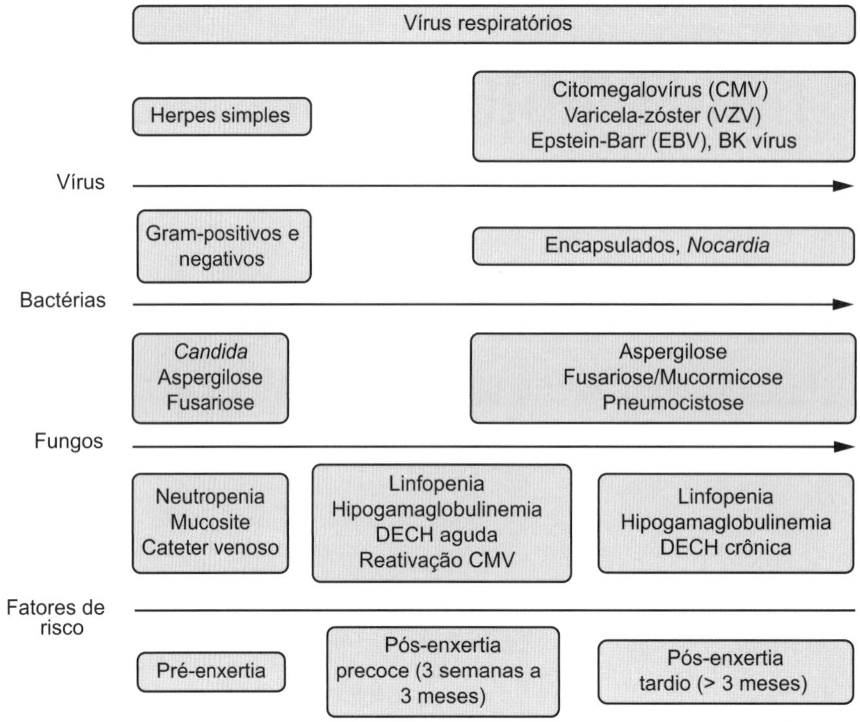

FIGURA 63.1 Infecções mais frequentes após TCTH e fatores de risco relacionados. DECH: doença do enxerto contra o hospedeiro.

Staphylococcus coagulase-negativos, *Enterococcus* spp., *Streptococcus viridans*, *Staphylococcus aureus*, enterobactérias (*Escherichia coli*, *Klebsiella* spp.) e gram-negativos não fermentadores (*Pseudomonas aeruginosa*, *Stenotrophomonas maltophilia*, *Acinetobacter* spp.).

Nos pacientes com DECH crônica, a imunidade mediada por anticorpos e complemento fica comprometida por meses, e podem ocorrer infecções respiratórias por bactérias encapsuladas no período pós-enxertia.

Infecções fúngicas por Candida se tornaram pouco frequentes nos pacientes sob profilaxia antifúngica (Tabela 63.1), com taxas de incidência menores do que 5%. Quando ocorrem, são mais frequentes no período pré-enxertia (fase de neutropenia), e a forma clínica mais comum é a candidíase hematogênica ou candidemia. As manifestações clínicas são inespecíficas, sendo a principal delas febre. A presença de mucosite aumenta o risco de translocação de Candida para a corrente sanguínea a partir do TGI colonizado. O diagnóstico de candidemia também se baseia na coleta de hemoculturas.

Atualmente, a aspergilose invasiva (AI) é a doença fúngica invasiva mais frequente nos pacientes submetidos a TCTH, com taxas de incidência de até 15%/ano, a depender do centro médico, das características do transplante e da compatibilidade do HLA. As formas de apresentação clínica mais frequentes são a doença pulmonar, seguida de sinusite por *Aspergillus* spp. Ocorrem mais frequentemente na fase pós-enxertia precoce, sendo a neutropenia e o déficit imune celular decorrente de DECH e do uso de corticoides os principais fatores associados.

Aspergillus spp. e outros fungos filamentosos têm tropismo vascular e podem causar áreas de infarto hemorrágico nos sítios comprometidos. Assim, a tomografia computadorizada (TC) de tórax de alta resolução é ferramenta fundamental para a investigação diagnóstica inicial. Os achados, principalmente na fase de neutropenia, são infiltrados pulmonares focais, e a lesão típica é o sinal do halo, que consiste em lesão nodular com 1 cm de diâmetro ou mais, circundada por halo de vidro fosco (correspondente à área de infarto pulmonar

TABELA 63.1 Profilaxias recomendadas no transplante de células-tronco hematopoéticas (TCTH).

TCTH	Antiviral	Antibacteriana	Antifúngica
Autólogo	Anti-HSV e VZV: durante a neutropenia e até no mínimo D+30 Aciclovir 400 a 800 mg, 2 vezes/dia ou 250 mg/m^2, IV, 2 vezes/dia Alternativas: valaciclovir 500 mg, 2 a 3 vezes/dia ou fanciclovir	A depender das taxas de resistência de cada centro, considerar fluoroquinolona durante a neutropenia Ciprofloxacino 500 mg, VO, 2 vezes/dia, ou 400 mg, IV, 2 vezes/dia, ou levofloxacino 500 mg, VO/IV, 1 vez/dia	Considerar durante a fase de neutropenia, principalmente se houver mucosite Fluconazol 400 mg, VO/IV, 1 vez/dia Alternativa: micafungina
Alogênico	Anti-HSV e VZV: durante a neutropenia e até no mínimo D+30 Aciclovir 400 a 800 mg, 2 vezes/dia, ou 250 mg/m^2, IV, 2 vezes/dia, ou 800 mg, 4 vezes/dia, se anti-CMV Alternativas: valaciclovir 500 mg, 2 a 3 vezes/dia, ou fanciclovir Monitoramento CMV para tratamento preemptivo	A depender das taxas de resistência de cada centro, considerar fluoroquinolona durante a neutropenia Citrofloxacino 500 mg, VO, 2 vezes/dia, ou 400 mg, IV, 2 vezes/dia, ou levofloxacino 500 mg, VO/IV, 1 vez/dia	Durante a neutropenia e no mínimo D+75 após TCTH, ou mais em caso de DECH Fluconazol 400 mg, VO/IV, 1 vez/dia Alternativas: micafungina, posaconazol, voriconazol

Profilaxia anti-*Pneumocystis jirovecii* e anti-*Toxoplasma gondii*: sulfametoxazol-trimetoprima 400/80 mg, 1 a 2 comp./dia para autólogo (3 a 6 meses) e alogênico (6 meses). Iniciar após a recuperação medular. DECH: doença do enxerto contra o hospedeiro; CMV: citomegalovírus; HSV: herpes-vírus simples; IV: intravenoso; VO: via oral; VZV: vírus varicela-zóster.

com halo hemorrágico ao redor). No período pós-enxertia, deve-se ter muita cautela na suspeita de AI, já que o sinal do halo é menos evidente, e a apresentação clínica pode mimetizar infecção pulmonar bacteriana comum.

Além da TC, deve-se obter material do sítio comprometido para pesquisa direta e cultura para fungos. Assim, escarro, lavado broncoalveolar (LBA) e amostras de aspirado de seios da face são amostras clínicas que podem ser submetidas à análise, em busca de estruturas fúngicas. A realização de biopsia para a confirmação do diagnóstico é extremamente desejável e deve ser realizada, se possível, porém muitos pacientes apresentam plaquetopenia no momento da suspeita clínica de aspergilose, podendo não tolerar os procedimentos invasivos para obtenção de amostras de tecido para análise histopatológica.

Nesse contexto, a galactomanana, polissacarídeo constituinte da parede celular de Aspergillus que pode ser dosado no sangue e no LBA de pacientes com suspeita de AI, tem papel importante no diagnóstico precoce e não invasivo nessa população.

Outros fungos, menos prevalentes, mas que podem causar infecção no TCTH, são o *Fusarium* spp. e agentes de mucormicose.

Entre os vírus, a infecção pelo citomegalovírus (CMV) é a mais prevalente e mais ameaçadora após o TCTH. Pode ocorrer tanto pela reativação do vírus latente (mais frequente), quanto pela transmissão através do enxerto (células progenitoras) ou de hemoderivados. Além disso, a reativação da infecção por CMV se associa à ocorrência de outras infecções, particularmente fúngicas, após o TCTH.

No TCTH alogênico, a reativação do CMV acomete cerca de 20 a 80% dos pacientes, de acordo com o *status* sorológico prévio do receptor e do doador. Ocorre tipicamente após a recuperação medular (após a enxertia) e até o D+100 pós-transplante, ou até mais tardiamente nos pacientes que desenvolvem DECH crônica.

A excreção do CMV é muitas vezes assintomática ou acompanhada de febre, podendo evoluir para a doença invasiva em órgãos-alvo: o pulmão, com pneumonia intersticial, é o sítio de maior letalidade nesta população; o fígado, causando hepatite; o trato gastrintestinal, com manifestações como diarreia, dor abdominal e úlceras em cólon/esôfago.

O monitoramento sanguíneo da infecção pelo CMV, para detecção precoce e tratamento preemptivo (antes da instalação de doença em órgãos-alvo) é indicado para todos os pacientes submetidos a TCTH alogênico. A técnica de antigenemia para CMV (com base na detecção do antígeno pp65 em neutrófilos) é de fácil execução e apresenta valores preditivos (positivo e negativo) elevados, no entanto essa técnica apresenta uma limitação técnica durante a neutropenia, podendo cursar com resultados falsamente negativos principalmente no período pré-enxertia. Técnicas moleculares, particularmente a reação em cadeia da polimerase (PCR) quantitativa, atualmente são muito empregadas em virtude da maior sensibilidade para a detecção viral nos pacientes neutropênicos. Em geral, o monitoramento é mantido até o D+100 ou além, em caso de imunossupressão tardia ou reativação documentada do CMV. A frequência de monitoramento deve ser de pelo menos 1 vez/semana durante o período de risco.

As infecções por herpes simples (HSV-1 e 2) e vírus varicela-zóster (VZV) são raras nos pacientes em profilaxia com aciclovir. Em doses elevadas, como recomendado no TCTH, o aciclovir profilático pode apresentar algum efeito protetor contra a reativação do CMV, apesar de esse fármaco não apresentar efeito antiviral terapêutico contra o CMV.

As viroses respiratórias (VR) e entéricas podem ocorrer ao longo de todo o período pré e pós-enxertia, dependendo da exposição epidemiológica. Dessa maneira, os vírus respiratórios que circulam na comunidade podem acometer os pacientes pós-transplante, seja por aquisição intra-hospitalar, como na ocasião de surtos de VR, ou após a alta, como descrito durante a pandemia da Covid-19 causada pelo vírus Sars-Cov-2. Dessa maneira, a conscientização de medidas de prevenção da transmissão dos vírus respiratórios é fundamental, especialmente para os profissionais de saúde e familiares que acompanham esses pacientes. Além da Covid-19, as principais VR que podem evoluir com um quadro clínico grave, com maior taxa de progressão para infecção de vias respiratórias inferiores e maior letalidade no paciente transplantado, se comparado à população geral, são as infecções por influenza e vírus sincicial respiratório (VSR).

Havendo suspeita clínica de VR, deve-se solicitar pesquisa de vírus respiratórios em amostras clínicas. A técnica laboratorial mais empregada na atualidade para a detecção de vírus respiratórios é a detecção molecular do vírus. Outros métodos, como a imunofluorescência ou a pesquisa do antígeno por imunocromatografia também podem ser utilizados. Vale ressaltar que as técnicas moleculares, em especial a PCR, apresentam maior sensibilidade para a detecção viral.

Outras doenças virais menos prevalentes, mas que podem ocorrer após o TCTH, particularmente no alogênico não aparentado ou no alogênico com compatibilidade parcial do HLA, são: infecção pelo EBV (Epstein-Barr); infecção pelo HHV-6; e cistite hemorrágica associada ao BK vírus ou ao adenovírus. Em todos esses casos, tem-se utilizado técnicas moleculares para a detecção viral, mas são necessários mais estudos prospectivos que validem adequadamente as melhores estratégias diagnósticas e terapêuticas nesses cenários.

TRATAMENTO

O tratamento antimicrobiano deve ser indicado de acordo com o agente etiológico identificado. Na fase pré-enxertia, a antibioticoterapia empírica deve seguir os mesmos princípios do tratamento empírico da neutropenia febril em pacientes de alto risco, devendo ser posteriormente ajustada de acordo com os resultados de culturas.

No caso de aspergilose invasiva, o tratamento de escolha é o voriconazol: 6 mg/kg, 12/12 horas no D1 e 4 mg/kg, 12/12 horas nos dias subsequentes, intravenoso (IV); após estabilização do paciente, pode ser trocado para formulação oral. O isavuconazol, outro azólico, recentemente introduzido no arsenal terapêutico, também demonstrou bons resultados para tratamento da AI.

Já nos casos de candidemia, as equinocandinas (anidulafungina, caspofungina ou micafungina) são os fármacos de escolha. As doses podem ser verificadas no Capítulo 58.

Para o tratamento de fusariose, pode-se utilizar o voriconazol e/ou a anfotericina B lipossomal, inclusive concomitantemente, conforme a gravidade clínica do paciente. Nos casos de mucormicose, o fármaco de escolha é a anfotericina B lipossomal.

Nos pacientes que apresentam infecção ou doença pelo CMV, o tratamento de escolha é o ganciclovir (5 mg/kg/dia, 12/12 h). A antigenemia ou a PCR devem ser repetidas 2 vezes/semana para acompanhar a resposta ao tratamento, e o tempo mínimo recomendado é de 14 dias no tratamento preemptivo e na doença do TGI. Os pontos de corte utilizados para a indicação do tratamento específico devem ser definidos por cada centro, levando em consideração o ensaio utilizado pelo laboratório para diagnóstico e as características do paciente, principalmente a modalidade e a fase do transplante.

Em caso de pneumonia pelo CMV, indica-se tratamento mais longo (21 dias), associado à imunoglobulina intravenosa (*intravenous immunoglobulin* – IVIG).

Como determinadas infecções podem ser muito frequentes após o TCTH, e suas consequências são potencialmente catastróficas, certas profilaxias antimicrobianas (resumidas na Tabela 63.1) são recomendadas por diretrizes nacionais e internacionais para os receptores de TCTH durante o período de maior risco.

BIBLIOGRAFIA

Boeckh M, Ljungman P. How we treat cytomegalovirus in hematopoietic cell transplant recipients. Blood. 2009;113(23):5711-9.

Boeckh M, Murphy WJ, Peggs KS. Reprint of: recent advances in cytomegalovirus: an update on pharmacologic and cellular therapies. Biol Blood Marrow Transplant. 2015;21(2 Suppl):S19-24.

National Comprehensive Cancer Network Guidelines (NCCN). Prevention and treatment of cancer-related infections. Version I.2014.

Nucci M, Anaissie E. How we treat invasive fungal diseases in patients with acute leukemia: the importance of an individualized approach. Blood. 2014;124(26):3859-69.

Wingard JR, Hsu J, Hiemenz JW. Hematopoietic stem cell transplantations: an overview of infection risks and epidemiology. Infect Dis Clin North Am. 2010;24(2):257-72.

Young JH, Weisdorf DJ. Infections in recipients of hematopoietic stem-cell transplantation. *In*: Mandell, Douglas and Bennett's principles and practice of infectious diseases. 8. ed. Philadelphia: Elsevier, 2015.

64 Neutropenia Febril

Diogo Boldim Ferreira • Paola Cappellano • Carlos Alberto Pires Pereira

INTRODUÇÃO

Neutropenia é a queda da contagem do número de neutrófilos no sangue periférico; se acompanhada de febre, é denominada neutropenia febril (NF). Trata-se da contagem de neutrófilos abaixo de 500 células/mm^3, ou entre 500 e 1.000 células/mm^3, com tendência de queda em 48 horas. Caracteriza-se a febre por temperatura axilar superior a 37,5°C, verificada três vezes em 24 horas, com intervalo superior a 4 horas entre cada verificação, ou uma verificação isolada superior a 38°C. Deve-se excluir outras causas de febre (p. ex., transfusão de hemoderivados ou uso de anfotericina B). A NF deve ser considerada emergência médica e tratada rápida e precocemente.

Neutropenia é frequente em pacientes recebendo quimioterapia citotóxica para o tratamento de neoplasias hematológicas ou tumores sólidos. Contudo, o risco infeccioso nesses pacientes e o esquema quimioterápico empregado diferem consideravelmente de acordo com o tipo de neoplasia de base.

É considerado o principal fator de risco para infecção, risco que aumenta quando a contagem de neutrófilos está abaixo de 100 células/mm^3 por período maior que 7 a 10 dias. Estima-se que cerca de 10 a 20% desses pacientes apresentarão infecção de corrente sanguínea. Assim, o risco de complicações infecciosas está diretamente relacionado ao grau e à duração da neutropenia. Nesse contexto, apresentam maior risco de infecções graves pacientes com diagnósticos de leucemias agudas, em tratamento de indução de remissão ou receptores de transplante de células-tronco hematopoéticas (TCTH), principalmente o alogênico, variando o risco de acordo com a modalidade empregada e sua relação direta com o tempo até a enxertia da medula.

EPIDEMIOLOGIA

A febre é complicação frequentemente observada em pacientes com neutropenia secundária à quimioterapia, ocorrendo em mais de 80% daqueles com neoplasias hematológicas, dos quais na grande maioria não será possível documentar um foco infeccioso.

A etiologia dos episódios de NF costumava ser atribuída a bacilos gram-negativos, sobretudo *Escherichia coli* e *Pseudomonas aeruginosa*. Entretanto, após a década de 1980, ocorreu predomínio dos cocos gram-positivos, entre eles *Staphylococci* coagulase-negativos, *S. aureus*, *Enterococcus* sp. e *Streptococcus* sp. Essa mudança foi atribuída ao maior uso de cateteres centrais de longa permanência, a mucosites mais graves (decorrentes de esquemas quimioterápicos mais agressivos) e ao uso de quinolonas para profilaxia do episódio de NF. Nas últimas décadas, tem-se observado novo aumento no número de infecções por bacilos gram-negativos, relacionado, sobretudo, à emergência da multirresistência, com aumento da frequência de *Enterobacteriaceae* produtoras de betalactamases com espectro estendido (ESBL) e de carbapenemases, além dos gram-negativos não fermentadores (p. ex., *P. aeruginosa* e *A. baumannii*) com resistência aos carbapenêmicos.

As infecções fúngicas também são complicações frequentes nesses pacientes, sobretudo naqueles que recebem antibióticos de amplo espectro sem apresentarem melhora clínica, e principalmente nos casos de febre persistente por mais de 5 a 7 dias com neutropenia grave (granulócitos ≤ 100 células/mm^3). O uso de profilaxia antifúngica com fluconazol, principalmente nas leucoses agudas e na fase de pré-enxertia do TCTH alogênico, reduziram de forma significativa a incidência de colonização e infecções por *Candida* spp., além de diminuir a mortalidade associada a esses eventos. Entretanto, foi observado o aumento de infecções por agentes como *Aspergillus* spp., *Fusarium* spp. e outros fungos filamentosos ao longo do tempo. Além dos fungos filamentosos, são considerados agentes emergentes nesse cenário outras leveduras, como *Trichosporon* spp., e outras espécies de *Candida* não *albicans*. Em 2007, estudo multicêntrico e randomizado que avaliou o uso do posaconazol, um novo antifúngico da classe dos triazólicos, como profilaxia para infecção fúngica em pacientes neutropênicos com LMA e síndrome mielodisplásica em quimioterapia de indução ou reindução, demonstrou redução do número de episódios de doenças fúngicas invasivas e redução da taxa de mortalidade, quando comparado com o grupo de pacientes que recebeu fluconazol. Desde então, o posaconazol tem sido adotado como profilaxia antifúngica em pacientes com risco aumentado para aspergilose invasiva, porém com descrições de infecções por fungos filamentosos não *Aspergillus*, principalmente mucormicose.

Pacientes neutropênicos também apresentam risco elevado de infecções virais, principalmente pela reativação de herpes-vírus simples e vírus varicela-zóster. Contudo, a profilaxia efetiva com aciclovir levou à redução sustentada da incidência dessas infecções. Vírus respiratórios, como influenza, vírus sincicial respiratório e adenovírus, também podem afetar esses pacientes e levar a quadros de infecções de vias respiratórias baixas com maior frequência e gravidade.

PATOGÊNESE

As infecções no curso inicial da neutropenia, em geral, são bacterianas e de origem da própria microbiota do trato gastrintestinal dos pacientes, como bacilos gram-negativos, *Streptococcus* do grupo *viridans* e espécies de *Candida*. Além da neutropenia grave, a lesão provada em mucosa de trato gastrintestinal secundária às quimioterapias citotóxicas e radiação favorecem a translocação desses microrganismos para a corrente sanguínea. Outro evento que pode estar relacionado com infecções invasivas por esses microrganismos é a presença de mucosite, também secundária à quimioterapia.

Pacientes com neoplasias hematológicas apresentam risco elevado de aquisição e desenvolvimento de infecções relacionadas à assistência à saúde (IRAS), devido à gravidade da doença de base, à necessidade de terapias agressivas e ao uso frequente de dispositivos invasivos. O uso de cateteres venosos centrais é fator importante na patogênese das infecções de corrente sanguínea nesses pacientes, principalmente de etiologia bacteriana.

Aspergillus fumigatus é a espécie fúngica mais comum que causa a doença invasiva, implicada em aproximadamente 90% dos casos. Trata-se de um fungo saprofítico onipresente que forma esporos transportados pelo ar (conídios). Os humanos inalam, em média, centenas desses propágulos infecciosos diariamente. Embora a forma infecciosa sejam os conídios, o crescimento das hifas resulta em doença no tecido.

QUADRO CLÍNICO

Devido à própria condição de base e ao tratamento realizado, esses pacientes são incapazes de elaborar respostas imune e inflamatória adequadas; portanto, a febre pode ser o único sinal de infecção ativa. Outros possíveis sinais e sintomas observados são: diarreia, dor abdominal, dispneia, coriza, dor e hiperemia no sítio de inserção do cateter venoso central (CVC). Quando encontrados, além de sugerirem possível foco infeccioso, podem atuar como preditores de gravidade. Por outro lado, é importante ressaltar que indivíduos neutropênicos, e principalmente aqueles que fizeram uso de corticosteroides durante a quimioterapia, podem apresentar alterações clínicas como hipotensão ou hipotermia relacionadas a processos infecciosos, apesar da ausência do quadro febril.

As manifestações clínicas associadas a doenças fúngicas invasivas variam de acordo com o sítio de acometimento, virulência do patógeno e grau de imunodepressão do paciente. Febre persistente e inexplicada é o principal sintoma, seguida por pneumonia, sinusite, pele e partes moles e infecções disseminada, com lesões metastáticas de pele.

DIAGNÓSTICO

Diante de paciente com diagnóstico de febre e neutropenia, deve-se realizar anamnese e exame clínico cuidadoso. A anamnese deve incluir a doença de base, a quimioterapia recebida, antecedentes epidemiológicos (principalmente exposição ambiental), familiares e de infecção, incluindo o número de episódios anteriores de NF, os tratamentos antimicrobianos realizados, os agentes isolados nesses episódios, sobretudo os multirresistentes, e as profilaxias antimicrobianas recebidas. A partir do conhecimento da doença de base do paciente e da quimioterapia recebida, é fundamental estimar o tempo de neutropenia que o paciente pode apresentar, a fim de avaliar o risco de complicações infecciosas (risco infeccioso) e otimizar o tratamento.

O exame físico do paciente deve ser cuidadoso, a fim de identificar algum foco de infecção. Não esquecer de examinar os sítios de inserção dos cateteres, a pele (incluindo as regiões interdigital, axilar e perineal) e a orofaringe.

Uma vez que a imunodepressão impede que o paciente localize o foco infeccioso, os exames laboratoriais, microbiológicos e de imagem têm importante papel no auxílio diagnóstico.

Todos os pacientes que se apresentem em consulta ambulatorial ou no pronto-socorro com quadro suspeito de neutropenia febril deverão ser avaliados laboratorialmente:

- **Exames laboratoriais gerais:** hemograma, ureia, creatinina, Na, K, TGO, TGP, Fosfatase alcalina, Gama-GT, bilirrubina total e frações, albumina, proteína C reativa

Culturas:
- **Hemocultura:** duas amostras de sangue periférico, coletadas de sítios diferentes. Se paciente com cateter de longa permanência, coletar uma das amostras de uma das vias do cateter
- **Culturas de outros sítios:** de acordo com suspeita clínica.

Exames de imagem:
- **Radiografia de tórax:** deve ser realizada em todos os pacientes, apesar de achados radiográficos poderem estar ausentes em pacientes neutropênicos febris e com infecções pulmonares
- **Tomografia computadorizada (TC):** geralmente é mais útil no diagnóstico de infecções respiratórias ou infecção intra-abdominal.

Outros exames podem ser realizados de forma complementar, de acordo com o foco infeccioso suspeito/manifestações clínicas (Tabela 64.1).

As características individuais de cada paciente, os antecedentes relacionados com processos infecciosos anteriormente apresentados e a possível localização de algum sítio infeccioso podem influir nessas decisões. Em pacientes com tumores sólidos, o próprio *efeito de massa*, levando a obstrução ou quebras das barreiras de defesa do organismo, pode facilitar a infecção em determinado sítio.

TRATAMENTO

Avaliação de risco infeccioso e conduta terapêutica inicial

Após a avaliação clínica inicial, deve-se estratificar o risco infeccioso do paciente neutropênico com base em fatores que alterem o prognóstico e orientem a antibioticoterapia inicial.

Com a finalidade de tornar essa avaliação menos subjetiva, desenvolveu-se o escore MASCC (*Multinational Association for Supportive Care in Cancer*), que resume os principais fatores relacionados ao risco infeccioso: idade do paciente, doença de base, paciente em cuidados ambulatoriais ou internado, sinais clínicos presentes à admissão e comorbidades. Pacientes com pontuação ≥ 21 pontos podem ser considerados com baixo risco infeccioso.

CISNE (*Clinical Index of Stable Febrile Neutropenia*) é um sistema de pontuação desenvolvido para prever complicações em pacientes ambulatoriais com tumores sólidos em quimioterapia de intensidade leve ou moderada e com neutropenia febril, mas estáveis clinicamente. Os critérios avaliados são *status performance* (ECOG 2), hiperglicemia induzida por estresse, DPOC, doença cardiovascular crônica, mucosite grau 2 e contagem de monócitos < 200 células/μl. De acordo com a pontuação, os pacientes são classificados como: classe I (baixo risco) – 0 pontos; classe II (risco intermediário) – 1 a 2 pontos; e classe III (alto risco) – ≥ 3 pontos.

Outros fatores que devem ser considerados na avaliação do paciente com neutropenia febril com relação ao risco de complicações, estão descritos no Tabela 64.2.

Recomenda-se que o intervalo máximo entre a admissão do paciente neutropênico febril ao hospital e o início do tratamento antimicrobiano deva ser de 60 minutos. Em estudo nacional que avaliou o impacto do tempo de início da terapia antimicrobiana em pacientes

TABELA 64.1 Métodos diagnósticos conforme manifestação clínica e sítio suspeito.

Sítio suspeito	Métodos diagnósticos
Seios da face	• TC de seios da face sem contraste Dependendo do risco: • Considerar coleta de *swab* nasal com pesquisa e cultura de fungos • Considerar galactomanana sérica • Avaliação do infectologista e otorrinolaringologista (nasofibroscopia para coleta de pesquisa e cultura de fungos e bactéria e biopsia para anartomopatológico)
Síndrome gripal	• Considerar coleta de *swab* nasofaríngeo e orofaríngeo para PCR para influenza (encaminhamento de amostra para Instituto Adolfo Lutz) e SARS-CoV-2
Dor abdominal	• TC de abdome e pelve com contraste
Dor periretal	• Inspeção perirretal • TC de abdome e pelve com contraste
Diarreia	• Pesquisa de *Clostridioides difficile* • Coprocultura, PPF, pesquisa de *Isospora* spp. e *Microsporidium* spp. • PCR citomegalovírus
Sintomas de trato urinário	• Urina tipo 1 • Urocultura • US ou TC de rins e vias urinárias
Sintomas respiratórios	• TC de tórax sem contraste • Cultura de escarro para bactérias (se tosse produtiva) • Antígeno urinário para *Legionella pneumophila* Dependendo do risco: • Considerar pesquisa e cultura de fungos em escarro • Considerar pesquisa e cultura de BAAR em escarro • Considerar galactomanana sérica • Considerar coleta de *swab* nasofaríngeo e orofaríngeo para PCR para influenza (encaminhamento de amostra para Instituto Adolfo Lutz) e outros vírus respiratórios, incluído RT-PCR SARS-CoV-2 • Considerar lavado broncoalveolar com Gram, cultura de bactérias, pesquisa e cultura de fungos, pesquisa e cultura para BAAR, galactomanana, PCR para *Mycobacterium tuberculosis* • Considerar pesquisa de *Pneumocystis jiroveci* (envia para a patologia) • Considerar PCR citomegalovírus
Celulite/infecção de pele e partes moles	• Considerar biopsia e cultura
Sistema nervoso central	• TC de crânio com contraste • Coleta de LCR (citologia com diferencial, perfil metabólico, Gram, cultura de bactérias, pesquisa de BAAR, cultura para micobactérias, pesquisa de fungos, cultura de fungos, Tinta da China e antígeno para *Cryptococcus* – avaliar outros exames baseado nos resultados) • Avaliação da Neurologia e Infectologia

neutropênicos febris, foi observado maior risco de mortalidade nos pacientes que receberam antimicrobiano com mais de 1 hora do episódio febril.

O tratamento empírico inicial deve incluir monoterapia com cefepima ou piperacilina-tazobactam. Contudo, a emergência de patógenos multirresistentes, principalmente entre as bactérias gram-negativas em grandes centros, tem tornado a escolha adequada da terapia empírica um desafio. Pacientes com antimicrobiano inadequado após 72 horas apresentam quase cinco vezes maior risco de mortalidade nos casos de infecção de corrente sanguínea por BGN.

Os fatores de risco a seguir para infecção por bacilos gram-negativos multirresistentes devem ser considerados na escolha da antibioticoterapia:

- Colonização ou infecção prévia documentada por agente de difícil tratamento (p. ex., *Pseudomonas aeruginosa* ou *Acinetobacter baumannii* multirresistente, *Candida albicans* ou não *albicans*, *S. aureus* resistente à meticilina (oxacilina), enterobactérias produtoras de betalactamase, ESBL ou *Klebsiella pneumoniae* produtora de carbepenemase [KPC])
- Uso prévio de cefalosporinas de terceira ou quarta geração nos últimos 30 dias
- Tempo prolongado de internação e/ou hospitalizações frequentes
- Infecção relacionada com a assistência à saúde
- Internação prévia em unidade de terapia intensiva (UTI)
- Procedimentos invasivos, como cateter vesical de demora.

Nesses casos, recomenda-se o uso de carbapenêmicos e/ou associações com polimixina B e/ou aminoglicosídeos, para obter tratamento adequado o mais precocemente possível.

Em 2013, o European Conference on Infections in Leukemia (ECIL) recomendou duas diferentes estratégias possíveis no tratamento de pacientes com risco elevado de complicações. Essas estratégias foram baseadas na apresentação clínica do paciente, colonização ou infecção prévia por bactéria multirresistente e epidemiologia de cada centro médico e definidas como estratégia de **escalonamento** e **descalonamento**. Os critérios e escolha de terapia antimicrobiana estão descritos na Tabela 64.3.

Modificações na terapia antimicrobiana empírica

Pacientes com baixo risco de complicações

Após o início do tratamento e da observação hospitalar, pacientes com baixo risco de complicações podem receber alta precoce, tendo seu esquema antimicrobiano modificado para tratamento VO ou em esquema de hospital-dia, com opções IV com uma dose diária, em instituições com infraestrutura adequada para isso. Além dos aspectos discutidos anteriormente, deve-se avaliar de forma cuidadosa as condições sociais e de acesso a serviço de saúde apropriado. O paciente deve morar ≤ 1 hora ou ≤ 48 km do serviço de saúde, ser apto a comparecer

TABELA 64.2 Classificação do risco de complicações em pacientes com neutropenia febril.

Risco elevado	Risco baixo	Risco intermediário
• Idade > 60 anos • MASCC < 21 • Pontuação CISNE de ≥ 3 (em pacientes com tumores sólidos) • Leucemias agudas (mieloide ou linfoide) em atividade ou remissão • Neoplasia em progressão • Comorbidade clínica significativa ou instabilidade clínica • TCTH alogênico • Uso de alemtuzumabe • Invasão medular • Neutropenia grave prolongada: neutrófilos < 100/mm3 por ≥ 7 dias • Insuficiência hepática (transaminases cinco vezes acima do limite do normal) • Insuficiência renal (*Clearance* de creatinina < 30 mℓ/min) • Presença de vômitos ou diarreia importante (> 7 evacuações) • Mucosite grau 3 ou 4 (p. ex., falar ou comer com muita dificuldade ou limitação, mais de sete evacuações com fezes amolecidas por dia) • Presença de hipotensão, sepse ou choque séptico • Infecção relacionada com cateter vascular ou bacteriemia após manipulação do cateter vascular, suspeita de meningite, pneumonia, abscesso anal, enterocolite neutropênica ou tiflite	Nenhum fator de alto risco e maioria dos fatores a seguir: • MASCC ≥ 21 • Pontuação CISNE de 0 • Nenhuma comorbidade clínica aguda associada • Expectativa de duração de neutropenia grave (< 100/mm^3) por < 7 dias • Bom *status performance* (ECOG 0 a 1) • Ausência de insuficiência hepática • Ausência de insuficiência renal	• TCTH autólogo • Linfoma • Leucemia linfoide crônica • Mieloma múltiplo • Terapia com análogo de purinas • Expectativa de neutropenia grave (< 100/mm^3) entre 7 e 10 dias

TABELA 64.3 Recomendações para início da terapia antimicrobiana empírica em pacientes com risco elevado de complicação – estratégias de escalonamento e descalonamento.

Estratégia	Definição	Critérios	Limitações
Escalonamento	• **Monoterapia empírica inicial**, com cefepima ou piperacilina-tazobactam • Em pacientes com piora clínica ou identificação de patógenos resistente, a terapia é **escalonada**	• Apresentação clínica não complicada • Colonização por bactéria multirresistente desconhecida • Ausência de infecção prévia por bactéria multirresistente • Centros com infecção por MR em neutropenia febril pouco frequente	Falha na terapia empírica
Descalonamento	• **Terapia empírica inicial com antimicrobiano de amplo espectro ou combinação** que garanta cobertura de patógenos resistentes • Terapia **descalonada** se não for idenficado patógeno resistente em culturas	• Apresentações clínicas complicadas • Colonização por bactéria multirresistente conhecida • Infecção prévia por bactéria multirresistente • Centros com infecção frequente por MR durante episódios de neutropenia febril	Espectro amplo e desnecessário Não descalonamento Seleção de MDR

ao serviço de saúde para reavaliações frequentes, acompanhado de familiar ou cuidador por 24 horas/dia, acesso ao telefone e transporte por 24 horas/dia e sem antecedente de má-aderência ao tratamento.

Os esquemas de terapia VO possíveis são:

- Fluorquinolona (ciprofloxacino ou levofloxacino) + amoxacinalina-clavulanato

ou

- Fluorquinolona (ciprofloxacino ou levofloxacino) + clindamicina

Pacientes com risco elevado de complicações

Em pacientes que evoluem com febre persistente, mas estáveis clinicamente, apesar de mais de 3 a 4 dias de tratamento com antibióticos de amplo espectro sem uma fonte identificada, não há necessidade de ampliar a antibioticoterapia. A febre isolada em um paciente estável não é uma indicação para adicionar ou alterar os antimicrobianos. No entanto, exames adicionais podem ser indicados. Além disso, os pacientes de alto risco com neoplasias hematológicas com previsão de neutropenia por mais de 7 dias devem ser avaliados de perto para doença fúngica invasiva.

Em pacientes com infecções microbiologicamente documentadas, pode ser considerada terapia direcionada, uma vez que estejam clinicamente estáveis. Apesar de o *guideline* da Sociedade Americana de Doenças Infecciosas (IDSA), publicado em 2010, recomendar que seja mantida cobertura empírica para *Pseudomonas aeruginosa*, mesmo quando não identificada em culturas, consensos mais recentes orientam terapia antimicrobiana mais restrita, de acordo com perfil de sensibilidade do agente identificado. Contudo, cada centro tem condutas específicas nessa decisão.

No tratamento do episódio de NF, existe a possibilidade de se modificar ou adicionar outros fármacos, de acordo com as características clínicas mencionadas a seguir.

Glicopeptídeo | Vancomicina ou teicoplanina

Deve ser usado nas seguintes situações:

- Isolamento em hemocultura ou outro sítio de coco gram-positivo
- Piora clínica significativa (hipotensão, choque, insuficiência respiratória)
- Suspeita ou diagnóstico de pneumonia
- Colite por *Clostridium dificille* sem resposta ao tratamento com metronidazol (nesses casos, administrar vancomicina VO).

Caso haja persistência da febre no início ou durante o episódio de NF leve à utilização empírica do glicopeptídeo, sem que haja confirmação posterior da sua real necessidade, deve-se suspender o fármaco, a fim de minimizar efeitos colaterais e evitar o surgimento de bactérias resistentes. Normalmente, não se usa vancomicina em pacientes de baixo risco infeccioso.

Aminoglicosídeo

Usar em caso de piora clínica evidente ou evidência de sepse e isolamento em hemocultura de bacilo gram-negativo, e para tratamento de bactérias gram-negativas multirresistentes, conforme o antibiograma.

Carbapenêmicos

Devem ser usados nas seguintes situações:

- Infecções documentadas por agente somente sensível a esses antimicrobianos
- Ausência de resposta ao tratamento inicial do episódio de NF após 4 dias
- Piora clínica significativa, dor abdominal e evidência de sepse (incluindo choque, hipotensão e insuficiência respiratória).

Polimixinas

Usar em caso de piora clínica ou de sepse e isolamento em hemocultura de bacilo gram-negativo, em pacientes com fatores de risco para BGN multirresistente.

Em serviços com elevada endemicidade de gram-negativos resistentes aos carbapenêmicos, a utilização das polimixinas pode ser precoce em pacientes com risco de infecção por esses agentes, sendo utilizadas em associação com carbapenêmicos e/ou aminoglicosídeos.

Metronidazol

Usar se houver suspeita ou confirmação de colite pseudomembranosa e abscesso perineal, ou infecções intra-abdominais (p. ex., enterocolite neutropênica, apendicite).

Antifúngicos

A incidência de doença fúngica invasiva (DFI), tanto por *Candida* sp. quanto por fungos filamentosos como *Aspergillus* sp., aumenta à medida que o paciente persiste com neutropenia por mais de 5 a 7 dias, principalmente nos pacientes com leucemias agudas e TCTH.

Atualmente, o tratamento antifúngico no episódio de NF pode ser empírico ou preemptivo. O tratamento empírico foi utilizado amplamente nas últimas décadas, porém, com o advento de novas ferramentas diagnósticas, há possibilidade de introduzir o antifúngico apenas para pacientes com evidência clínica, radiológica ou laboratorial de DFI.

Para o tratamento preemptivo, é necessário ter à disposição do paciente biomarcadores de DFI, como galactomanana para aspergilose, (1 a 3) β-D-glucana para *Candida* spp. ou *Fusarium* spp., e exames de imagem de alta resolução. Assim, pacientes de alto risco devem: realizar curva de galactomanana sérica 2 a 3 vezes e tomografia computadorizada (TC) seriada de seios da face e tórax, além de coletar espécimes dos possíveis sítios comprometidos para pesquisa e cultura de fungos. Deve-se iniciar tratamento antifúngico se qualquer um desses exames evidenciar infecção fúngica.

Pode-se realizar tratamento antifúngico empírico em pacientes neutropênicos de alto risco quando houver piora clínica evidente e suspeita de DFI. Apesar do início empírico do fármaco antifúngico, é necessário continuar a investigação diagnóstica, para confirmar ou descartar a DFI, realizando culturas, biomarcadores, tomografias e, dependendo de cada caso, complementar a investigação com nasofibroscopia e broncoscopia, com coleta de material para pesquisa e cultura de fungos. A galactomanana deve ser realizada no lavado broncoalveolar (LBA), que apresenta alto rendimento para o diagnóstico de aspergilose invasiva.

A escolha do antifúngico depende do fungo a ser tratado: *Aspergillus* sp., *Fusarium* sp, zigomicoses e outros (ver Capítulo sobre Terapia antifúngica). Os antifúngicos mais utilizados no tratamento empírico de pacientes neutropênicos com evidências de infecções fúngicas são a anfotericina lipossomal, o voriconazol e as equinocandinas.

Antiviral | Aciclovir ou outro

Indica-se o uso de fármacos antivirais somente quando houver evidência clínica ou laboratorial dessas infecções. No caso de lesão de pele ou mucosa decorrente de herpes simples ou varicela-zóster, deve-se adicionar aciclovir ao esquema de tratamento. Infecções sistêmicas por citomegalovírus são pouco frequentes nos pacientes neutropênicos, exceto naqueles submetidos previamente a TCTH, e seu tratamento deve ser feito com ganciclovir ou foscarnet (em casos de mielotoxicidade do ganciclovir).

Outros antibióticos

Pode-se empregar linezolida, daptomicina e tigeciclina em pacientes com documentação ou suspeita de infecção por bactérias multirresistentes.

Posologia

A Tabela 64.4 apresenta a posologia recomendada dos principais antimicrobianos utilizados no tratamento dos episódios de NF. Essas são doses preconizadas e aplicáveis à maior parte dos pacientes. Há situações, porém, nas quais pode ser necessário corrigir a dose de acordo com o peso e principalmente frente a alterações de função renal dos pacientes.

Tempo de terapia antimicrobiana

A classificação do episódio de neutropenia febril, baseada nos dados microbiológicos, clínicos e radiológicos, é um passo importante para a definição do tempo de terapia antimicrobiana nesses pacientes. As definições utilizadas são apresentadas na Tabela 64.5.

Casos de infecção microbiológica e clinicamente documentada devem ser tratados pelo tempo correspondente ao agente e ao sítio do processo infeccioso. Com relação aos episódios de FOI, algumas sociedades recomendam que a terapia de amplo espectro pode ser suspensa após 5 dias de uso se o paciente estiver afebril > 48 horas

TABELA 64.4 Posologia recomendada dos principais antimicrobianos utilizados no tratamento dos episódios de neutropenia febril.

Classe	Fármaco	Posologia
Betalactâmicos	Cefepima	2 g, IV, 8/8 h
	Piperacilina-tazobactam	4,5 g, IV, 6/6 h
	Imipeném	1 g, IV, 6/6 h
	Meropeném	2 g, IV, 8/8 h
Glicopeptídeos	Teicoplanina	400 mg, IV, 12/12 h (não reduzir após 48 h)
	Vancomicina	30 mg/kg, IV (dose de ataque), seguida por 15 a 20 mg/kg, IV, 12/12 h (em casos selecionados: monitorar níveis séricos de vancomicina conforme protocolo institucional vigente)
Aminoglicosídeos	Amicacina	15 mg/kg/dia, IV (dose única diária; dose máxima de 1 g/dia)
	Gentamicina	5 mg/kg/dia, IV (dose única diária)
Polimixinas	Polimixina B	25.000 a 30.000 UI/kg/dia, IV, divididos 12/12 h (não corrigir para função renal)
Antifúngicos	Anfotericina B lipossomal	3 a 5 mg/kg/dia, IV (dose única diária)
	Anfotericina B	0,7 a 1 mg/kg/dia, IV (dose única diária)
	Micafungina	100 mg/dia, IV (dose única diária)
	Caspofungina	Dose inicial de 70 mg, IV, seguida de 50 mg/dia, IV
	Anidulafungina	Dose inicial de 200 mg, seguida de 100 mg/dia
	Fluconazol (tratamento)	10 a 12 mg/kg/dia, IV ou VO
	Voriconazol	400 a 600 mg/dia, IV ou VO (divididos em 2 a 3 doses diárias)
Antivirais	Aciclovir (tratamento de infecção herpética)	10 mg/kg, IV 8/8 h
	Ganciclovir	5 mg/kg, IV, 12/12 h
Outros antimicrobianos	Metronidazol	500 mg, IV ou VO, 8/8 h
	Vancomicina (oral)	125 mg, 6/6 h
	Sulfametoxazol-trimetoprima	15 a 20 mg/kg/dia de trimetoprima, IV (divididos em 3 a 4 doses diárias)
	Linezolida	600 mg, IV ou VO, 12/12 h
	Tigeciclina	Dose de ataque de 200 mg, seguida de 100 mg, IV, 12/12 h
	Daptomicina	6 a 8 mg/kg/dia, IV (dose única diária)

IV: via intravenosa; VO: via oral.

TABELA 64.5 Classificação do episódio de neutropenia febril.

Classificação	Definição
Infecção microbiologicamente documentada	Neutropenia febril com foco clínico de infecção e um patógeno associado identificado em culturas clínicas.
Infecção clinicamente documentada	Neutropenia febril com foco clínico (p. ex., celulite, pneumonia), mas sem o isolamento de um patógeno identificado em culturas clínicas.
Febre de origem indeterminada (FOI)	Neutropenia febril sem um foco clínico de infecção nem patógeno identificado em culturas clínicas.

e apresentar contagem absoluta de neutrófilos > 500 células/mm^3. Contudo, com a emergência de patógenos multirresistentes, potencialmente associada ao uso prolongado de antimicrobianos, essa conduta passou a ser reavaliada em alguns centros.

Em estudo multicêntrico, publicado em 2017, pacientes com neoplasias hematológicas, em episódio de neutropenia febril e com culturas negativas, foram randomizados em grupo controle que manteria antibióticos empíricos até recuperação da neutropenia (neutrófilos ≥ 500 células/ℓ) ou em grupo experimental que teria a interrupção dos antibióticos após 72 horas de apirexia e estabilidade clínica. Foi observado maior número de dias livres de antibióticos no grupo experimental e menor incidência de eventos adversos graves. A taxa de mortalidade foi semelhante nos dois grupos, assim como o tempo de duração de febre.

Apesar de outros estudos mostrarem segurança na suspensão da terapia antimicrobiana empírica antes da recuperação neutrofílica, as práticas variam de acordo com cada centro.

BIBLIOGRAFIA

Aguilar-Guisado M, Espigado I, Martín-Peña A, Gudiol C, Royo-Cebrecos C, Falantes J *et al.* Optimisation of empirical antimicrobial therapy in patients with haematological malignancies and febrile neutropenia (How Long study): an open-label, randomised, controlled phase 4 trial. Lancet Haematol. 2017 Dec;4(12):e573-e583.

Cometta A, Kern WV, De Bock R *et al.*: Vancomycin *versus* placebo for treating persistent fever in patients with neutropenic cancer receiving piperacillin-tazobactam monotherapy. Clin Infect Dis. 2003;37:382-389.

De Naurois J, Novitzky-Basso I, Gill MJ *et al.* Management of febrile neutropenia: ESMO Clinical Practice Guidelines. Ann Oncol. 2010;21(suppl 5):v252-6.

Freifeld AG, Bow EJ, Sepkowitz KA *et al.* Clinical practice guideline for the use of antimicrobial agents in neutropenic patients with cancer: 2010 Update by the Infectious Diseases Society of America. Clin Infect Dis. 2011;52:e56-93.

Heinz WJ, Buchheidt D, Christopeit M *et al.* Diagnosis and empirical treatment of fever of unknown origin (FUO) in adult neutropenic patients: guidelines of the Infectious Diseases Working Party (AGIHO) of the German Society of Hematology and Medical Oncology (DGHO). Ann Hematol. 2017;96(11):1775-1792.

Klastersky J, de Naurois J, Rolston K, Rapoport B, Maschmeyer G, Aapro M, Herrstedt J; ESMO Guidelines Committee. Management of febrile neutropaenia: ESMO Clinical Practice Guidelines. Ann Oncol. 2016 Sep;27(suppl 5):v111-v118.

Klastersky J, Paesmans M, Rubenstein EB *et al.* The Multinational Association for Supportive Care in Cancer risk index: A multinational scoring system for identifying low-risk febrile neutropenic cancer patients. J Clin Oncol. 2000;8(16):3038-51.

Metzger KE, Rucker Y, Callaghan M *et al.*: The burden of mucosal barrier injury laboratory-confirmed bloodstream infection among hematology, oncology, and stem cell transplant patients. Infect Control Hosp Epidemiol 36:119-124, 2015.

Niessen FA, van Mourik MSM, Bruns AHW, Raijmakers RAP, de Groot MCH, van der Bruggen T. Early discontinuation of empirical antibiotic treatment in neutropenic patients with acute myeloid leukaemia and high-risk myelodysplastic syndrome. Antimicrob Resist Infect Control. 2020 May 27;9(1):74.

Nucci M, Anaissie E. How we treat invasive fungal diseases in patients with acute leukemia: the importance of an individualized approach. Blood. 2014;124(26):3859-69.

Ramphal R. Changes in the etiology of bacteriemia in febrile neutropenic patients and the susceptibilities of the currently isolated pathogens. Clin Infect Dis. 2004;39(Suppl 1):S25-31.

Rosa RG, Goldani LZ. Cohort study of the impact of time to antibiotic administration on mortality in patients with febrile neutropenia. Antimicrob Agents Chemother. 2014 Jul;58(7):3799-803.

See I, Iwamoto M, Allen-Bridson K *et al.* Mucosal barrier injury laboratory-confirmed bloodstream infection: Results from a field test of a new National Healthcare Safety Network definition. Infect Control Hosp Epidemiol. 2013;34:769-776.

Tang Y, Wu X, Cheng Q, Li X. Inappropriate initial antimicrobial therapy for hematological malignancies patients with Gram-negative bloodstream infections. Infection. 2020 Feb;48(1):109-116.

Taplitz RA, Kennedy EB, Bow EJ, Crews J, Gleason C, Hawley DK, Langston AA, Nastoupil LJ, Rajotte M, Rolston K, Strasfeld L, Flowers CR. Outpatient Management of Fever and Neutropenia in Adults Treated for Malignancy: American Society of Clinical Oncology and Infectious Diseases Society of America Clinical Practice Guideline Update. J Clin Oncol. 2018 May 10;36(14):1443-1453.

Van de Wyngaert Z, Berthon C, Debarri H, Bories C, Bonnet S, Nudel M, Carpentier B, Legrand C, Barbieux S, Chauvet P, Simonnet A, Willaume A, Bossard JB, Renaud L, Wattebled KJ, Escure G, Branche N, Arib I, Titecat M, Quesnel B, Alfandari S. Discontinuation of antimicrobial therapy in adult neutropenic haematology patients: A prospective cohort. Int J Antimicrob Agents. 2019 Jun;53(6):781-788.

65 Erros Inatos da Imunidade Anteriormente Denominados Imunodeficiências Primárias – IDP

Beatriz Tavares Costa Carvalho (*in memoriam*) • Carolina Sanchez Aranda

INTRODUÇÃO

Os erros inatos da imunidade – EII (conhecidos como Imunodeficiências Primárias – IDP) correspondem a um grupo heterogêneo de doenças cuja característica mais marcante é a suscetibilidade aumentada a infecções decorrentes de sistema imunológico incapaz de montar resposta efetiva a um ou vários microrganismos. Ademais, problemas na competência imunológica comprometem outros sistemas, principalmente aqueles ligados à regulação, com consequente possibilidade de autoimunidade, inflamação e neoplasias nos pacientes acometidos.

O avanço da biologia molecular e o maior reconhecimento dessas doenças ampliaram exponencialmente as possibilidades diagnósticas e de tratamento – hoje, já se conhecem mais de 400 genes relacionados aos EII com mais de 400 doenças descritas. Embora individualmente sejam consideradas raras, a frequência estimada dos EII como grupo varia de 1:2.000 a 1:10.000.

Didaticamente, a *International Union of Immunological Societies Primary Immunodeficiency Diseases* (IUIS) classifica os EII em 10 grupos de acordo com o setor do sistema imunológico mais afetado por elas ou a síndrome genética a ele associada: (a) imunodeficiências combinadas de linfócitos B e T; (b) imunodeficiências combinadas associadas a síndromes genéticas; (c) deficiências predominantemente de anticorpos; (d) doenças com desregulação imunológica; (e) defeitos do número e/ou função dos fagócitos; (f) defeitos da imunidade inata; (g) doenças autoinflamatórias; (h) deficiências do sistema complemento; (i) falência medular; e (j) fenocópias de IDP.

O defeito do sistema imunológico está relacionado à etiologia da infecção, assim infecções respiratórias de repetição por bactérias piogênicas são forte indício de deficiência de anticorpo e infecção por microrganismo oportunista sugere defeito da imunidade celular. Por outro lado, tem-se descrito cada vez mais EII com suscetibilidade a grupo restrito de patógenos (p. ex., defeitos micobactericidas dos leucócitos, em que há alta suscetibilidade a micobactérias do meio ambiente).

A apresentação clínica é muito ampla, variando desde pacientes quase assintomáticos àqueles com defeitos graves que, se não diagnosticados e tratados imediatamente, podem evoluir para óbito. Essa variedade do quadro clínico é responsável pelo diferente padrão de suscetibilidade a microrganismos. Como a maioria das IDP é congênita, os pacientes desse grupo de enfermidades são predominantemente crianças, ainda que um número cada vez maior de adultos venha sendo diagnosticado.

De acordo com a classificação dos EII, as deficiências de anticorpo são as mais frequentes (50 a 60%) em praticamente todos os registros do mundo, incluindo a América Latina, seguidas pelas deficiências combinadas/celulares (15 a 20%), de fagócitos (5 a 10%) e outras (1 a 3%).

De acordo com a Jeffrey Modell Foundation e a American Red Cross, são fortes indícios de IDP os seguintes sinais e sintomas:

Na criança:

- Duas ou mais pneumonias no último ano
- Quatro ou mais novas otites no último ano
- Estomatites de repetição ou monilíase por mais de 2 meses
- Abscessos de repetição ou ectima
- Episódio de infecção sistêmica grave (meningite, osteoartrite, septicemia)
- Infecções intestinais de repetição/diarreia crônica
- Asma grave, doença do colágeno ou doença autoimune (DAI)
- Efeito adverso ao BCG e/ou infecção por micobactéria
- Fenótipo clínico sugestivo de síndrome associada à imunodeficiência
- História familiar de imunodeficiência.

No adulto:

- Duas ou mais novas otites no período de 1 ano
- Duas ou mais novas sinusites no período de 1 ano na ausência de alergia
- Uma pneumonia por ano por mais que 1 ano
- Diarreia crônica com perda de peso
- Infecções virais de repetição (resfriados, herpes, verrugas, condiloma)
- Uso de antibiótico intravenoso de repetição para tratar infecção
- Abscessos profundos de repetição na pele ou qualquer lugar
- Monilíase persistente ou infecção fúngica na pele ou qualquer lugar
- Infecção por *Mycobacterium tuberculosis* ou atípica
- História familiar de imunodeficiência.

Sinais de alerta para o diagnóstico de imunodeficiência primária com possíveis diagnósticos e testes laboratoriais a serem realizados estão descritos na Tabela 65.2.

DEFICIÊNCIAS DE ANTICORPOS

Deficiências associadas a infecção por bactérias extracelulares (*Streptococcus pneumoniae, Haemophilus influenzae, Staphylococcus aureus, Pseudomonas aeruginosa*), vírus (enterovírus, *Vírus ECHO*), e protozoários (*Giardia lamblia*).

Deficiências predominantes de anticorpos apresentam comprometimento da produção de imunoglobulinas, predispondo o paciente a infecção por bactérias extracelulares. Pode haver deficiência da produção de apenas um isótipo (p. ex., deficiência de imunoglobulina A – IgA, cuja manifestação clínica é mais branda), até deficiências em que há comprometimento grave da produção de todas as classes de imunoglobulinas, levando a infecções graves (p. ex., pacientes com agamaglobulinemia congênita ligada ao X – XLA).

A XLA é causada por mutações no gene da tirosina quinase de Bruton (BTK), levando a bloqueio na maturação dos linfócitos B. Essas células estão em número muito reduzido em sangue periférico, resultando em concentrações muito baixas de todas as imunoglobulinas. Na falta de anticorpos, os pacientes apresentam maior suscetibilidade a bactérias encapsuladas (*S. pneumoniae, H. influenzae* e *P. aeruginosa*), para as quais o anticorpo desempenha papel especialmente importante na defesa do hospedeiro.

Em geral, as manifestações clínicas têm início nos primeiros anos de vida, e predominam infecções respiratórias (otite, pneumonia e sinusite), que acometem cerca de 50% dos pacientes diagnosticados e costumam ser graves, necessitando de uso de antibiótico por tempo prolongado e, não raro, internação hospitalar. A diarreia acomete cerca de 30% dos pacientes, e *Giardia lamblia* é o agente etiológico que mais frequentemente causa sintomas gastrintestinais. Há relatos de pacientes com poliomielite pelo vírus vacinal; felizmente, houve a mudança da vacina de pólio oral pela Salk, o que reduz o risco de infecção nesses pacientes.

Atualmente no Brasil, a vacina para *H. influenzae* do tipo B (HiB) é recomendada para todos os lactentes; assim, infecção invasiva por essa bactéria é forte indício de deficiência grave de anticorpos. Deve-se atentar ainda para a infecção por sorotipos do pneumococo encontrados na vacina.

Embora o defeito na XLA seja restrito aos linfócitos B, com comprometimento da produção de anticorpos, esses pacientes apresentam suscetibilidade a infecção por enterovírus, *Vírus ECHO*, poliovírus selvagem ou poliovírus derivado da vacina que evolui para encefalite com prognóstico muito sombrio.

A imunodeficiência comum variável (IDCV) engloba um grupo heterogêneo de doenças, apresentando-se em qualquer idade, sendo a IDP mais diagnosticada na idade adulta, geralmente entre a segunda e a quarta décadas de vida. Os pacientes apresentam alteração na função imunológica envolvendo linfócitos T e B. Tem como características principais níveis séricos reduzidos de imunoglobulinas (Ig) e resposta anormal de anticorpos, resultando em infecções bacterianas de repetição, com predominância de infecções respiratórias. Número expressivo de pacientes apresentam bronquiectasias já no momento do diagnóstico, devido a pneumonias de repetição, aliadas ao diagnóstico tardio. A doença pulmonar crônica acomete cerca de 20 a 35% dos casos, sendo responsável por sintomas crônicos, redução na qualidade de vida, uso frequente de antibióticos, internações e alterações pulmonares anatômicas, configurando-se uma das principais causas de morte nesses pacientes. Cerca de 10% dos pacientes apresentam fibrose pulmonar com granuloma e doença granulomatosa linfocítica intersticial pulmonar (GLILD), sendo que em uma pequena proporção de pacientes o herpes-vírus 8 foi encontrado. Na maioria dos casos, nenhum agente etiológico é identificado e o uso de imunossupressor está indicado. A análise de 30 pacientes (22 do sexo masculino com mais de 6 anos) com diagnóstico de XLA e ICV, que apresentaram infecção respiratória, demonstrou média de cinco episódios de pneumonia por paciente. Tomografia computadorizada de tórax (TCT) em todos os 30 pacientes revelou que 53% (16) apresentaram pelo menos uma anormalidade (sete pacientes foram diagnosticados com mais de uma anormalidade): bronquiectasias (12/16); espessamento peribrônquico (3/16); aprisionamento aéreo (5/16); redução de volume pulmonar (4/16); atelectasia (2/16); bronquiolite folicular e alterações em vidro fosco (2/16) e nódulos no parênquima (1/16). Bronquiectasias no lobo médio direito (66,7%) foram as alterações mais frequentes.

Apesar de não produzirem anticorpos a microrganismos infecciosos, cerca de 20 a 40% desses pacientes desenvolvem DAI (anemia hemolítica, trombocitopenia, neutropenia) e proporção semelhante pode ter o trato gastrintestinal (TGI) afetado com manifestações de má absorção e diarreia crônica, muitas vezes causadas por superinfecção do intestino delgado por agentes das espécies *Giardia lamblia*, *Campylobacter* e *Yersinia*. Esses pacientes também podem apresentar gastrite atrófica, hiperplasia nodular linfoide, doença intestinal, infiltrado linfoide difuso e perda das vilosidades intestinais. Além disso, há risco aumentado de malignidade, particularmente linfoma.

Para confirmar o diagnóstico de IDCV, é obrigatório excluir outras síndromes de deficiência de anticorpos primários e causas secundárias de hipogamaglobulinemia (Tabela 65.1).

Diferentemente da XLA e da ICV, a deficiência de IgA cursa com sintomas bem mais brandos e sua prevalência varia de 1:200 a 1:3.000. No Brasil, a frequência é de aproximadamente 1:1.000 entre doadores de sangue e 1:50 entre pacientes asmáticos graves. A deficiência de IgA tem como critério diagnóstico nível sérico inferior a 7 mg/dℓ em crianças com mais de 4 anos com IgG e IgM em níveis normais. Apesar de a maioria dos indivíduos ser assintomática, a deficiência de IgA tem sido associada a doenças específicas. Quando associada à deficiência de IgG2 e à falta de resposta a antígenos polissacarídeos, como pneumococos, as manifestações clínicas mais prováveis e frequentes são infecções sinopulmonares. Nesses pacientes, a autoimunidade pode representar a associação mais comum, em especial a artrite idiopática juvenil, o vitiligo, a anemia hemolítica, a púrpura trombocitopênica idiopática, entre outras. A deficiência de IgA também tem sido associada a quadros alérgicos mais graves.

SÍNDROME DE HIPER-IGM

Atualmente, mais conhecidas como "defeitos de mudança de isótipo", esse grupo de doenças se caracteriza por infecções bacterianas de repetição e níveis muito reduzidos de IgG e IgA, com níveis normais ou elevados de IgM. Destacam-se: (a) síndrome de hiper-IgM ligada ao

TABELA 65.1 Diagnóstico diferencial das hipogamaglobulinemias.

Induzida por fármacos	Antimaláricos, captopril, carbamazepina, glicocorticoides, fenclofenaco, sais de ouro, penicilamina, fenitoína, sulfassalazina
Distúrbios genéticos	Ataxia-telangiectasia, formas autossômicas de IDCG, síndrome de hiper-IgM, deficiência de transcobalamina II e hipogamaglobulinemia, agamaglobulinemia ligada ao X, síndrome linfoproliferativa ligada ao X (associada ao vírus Epstein-Barr), IDCG ligada ao X, alterações metabólicas específicas
Anomalias cromossômicas	Síndrome do cromossomo 18q, monossomia do cromossomo 22, trissomia do cromossomo 8, trissomia do cromossomo 21
Doenças infecciosas	Vírus da imunodeficiência humana (HIV), rubéola congênita, infecção congênita por citomegalovírus (CMV), infecção congênita por *Toxoplasma gondii*, vírus Epstein-Barr
Doenças neoplásicas	Leucemia linfocítica crônica (LLC), imunodeficiência com timoma, linfoma não Hodgkin, linfoma de linfócitos B
Doenças sistêmicas	Doenças que cursam com hipercatabolismo ou perda excessiva de imunoglobulinas (nefrose, queimadura grave, linfangiectasia, diarreia grave)

IDCG: imunodeficiência combinada grave; IgM: imunoglobulina M.

X (XHIM) ou deficiência do ligante do CD40 (CD40 ℓ); (b) deficiência do CD40; (c) deficiência de AID (*activation-induced cytidine deaminase gene*); (d) deficiência de UDG (*uracil-DNA glycosylase*); (e) hiper-IgM associada à displasia ectodérmica. As manifestações clínicas mais frequentes são as respiratórias e gastrintestinais, muito semelhantes às dos pacientes com ICV. No caso da hiper-IgM ligada ao X ou deficiência do ligante do CD40 (CD40 ℓ), ocorrem infecções por microrganismos oportunistas, não sendo rara pneumonia por *P. jirovecii*. Cerca de 50% desses pacientes apresentam neutropenia crônica ou intermitente e infecção por *Cryptosporidium* pode causar doença do ducto biliar e câncer hepático.

DEFICIÊNCIAS DE LINFÓCITOS T

Quando há comprometimento dos linfócitos T, caracterizando as imunodeficiências celulares, ocorre suscetibilidade a qualquer microrganismo, incluindo os oportunistas: *Candida albicans*, *Pneumocystis jirovecii*, *Mycobacterium tuberculosis* (MTB) e micobactéria não tuberculosa (MNT), *Staphylococcus aureus*, varicela-zóster, citomegalovírus (CMV), vírus sincicial respiratório (VSR) e parainfluenza. Dentro desse grupo, temos as imunodeficiências combinadas graves (IDCG, do inglês *severe combined immunodeficiency* [SCID]), que são as doenças mais graves do sistema imunológico, com ausência total ou parcial dos linfócitos T e/ou B. Lactentes com IDCG apresentam número de linfócitos em sangue periférico muito reduzido ou sem função. As manifestações clínicas iniciam-se nos primeiros meses de vida, com diarreia crônica, pneumonia intersticial, otite, septicemia, infecções cutâneas e retardo no desenvolvimento ponderoestatural. Não é rara infecção disseminada pelo BCG, acometendo cerca de 50% dos pacientes com IDCG em nosso meio. A evolução das SCID é muito grave, e o paciente evolui para óbito se não for realizada a reconstituição do sistema imunológico a curto prazo.

O diagnóstico precoce dessas deficiências pode ser feito determinando-se o número de linfócitos T (CD3) e subpopulações (CD4 e CD8), o número de linfócitos B (CD19) e células *natural killer* (CD16/56). O valor normal da contagem absoluta de linfócitos periféricos está em torno de 4.000/mm^3 nos primeiros meses de vida. Mesmo quando há linfócitos B, não há produção normal de anticorpos, uma vez que os linfócitos T são necessários nesse processo. É típico de pacientes com SCID apresentar timo muito pequeno e, ao exame de radiografia de tórax, ausência da sombra tímica. No entanto, o epitélio do timo é normal, e os resultados dos transplantes com células-tronco hematopoéticas mostram que esses timos pequenos são capazes de suportar o desenvolvimento normal de linfócitos T.

DEFICIÊNCIAS DA IMUNIDADE INATA

Suscetibilidade a infecções piogênicas (como nos defeitos de IRAK4), predisposição a fungos e parasitas (como na candidíase mucocutânea e na WHIM [*warts, hypogammaglobulinemia, infections, myelokathexis* – verrugas, hipogamaglobulinemia, infecções e retenção do neutrófilo na medula óssea]); complicações a infecções virais (como no contexto da pandemia COVID-19, com a descoberta de genes e mecanismos que revelam que ao menos 3,5% dos pacientes com pneumonia COVID-19 com risco de vida apresentam defeitos relacionados com a transcrição e receptores dos interferons, como deficiências de IRF7 e IFNAR1). Novas variantes foram descobertas também relacionadas com os interferons do tipo 1 e aos receptores semelhantes ao toll (*toll-like receptors*), em especial o TLR3, além das deficiências de TICAM1, TBK1 e IRF3. Defeitos no eixo INF-gama e IL-12 também propiciam infecções por micobactérias e devem ser pesquisados em pacientes com tuberculose de repetição, extrapulmonar e, também, em pacientes com dois sítios acometidos simultaneamente.

DEFEITO MICOBACTERICIDA DO LEUCÓCITO

A suscetibilidade mendeliana a infecções por micobactérias (MSMD) é uma síndrome congênita na qual há maior suscetibilidade a infecções por BCG, micobactérias não tuberculosas e *Salmonella*, microrganismos de baixa virulência comumente encontrados no meio ambiente. Enfermidades por esses agentes são forte indício de defeito da imunidade do hospedeiro. Geralmente, esses pacientes não apresentam suscetibilidade a infecções por bactérias extracelulares.

Esses defeitos envolvem mecanismos efetores dos macrófagos, dos linfócitos T e NK, enquanto mantêm intacta a produção de anticorpos. Afetam as vias das citocinas do eixa interferona-gama/interleucina 12 (IFN-gama/IL-12), já tendo sido descritos defeitos genéticos dos receptores de IFN-gama, do transdutor de sinal e do ativador de transcrição 1 (STAT1), subunidades do receptor da IL-12 e do modulador essencial do fator nuclear-kappa B (NF-κB NEMO). Os defeitos podem ser de herança autossômica recessiva, dominante ou ligada ao X, com dependência parcial ou total do gene afetado.

A IL-12 é o maior estímulo para produção de IFN-gama pelos linfócitos T (Th1) e NK. Uma vez produzido, o IFN-gama inicia ativação dos mecanismos citotóxicos celulares. Quando o eixo IFN-gama/IL-12 não funciona adequadamente, o indivíduo fica muito suscetível a infecções por organismos intracelulares, principalmente micobactérias e *Salmonella*. Observaram-se níveis elevados de autoanticorpo a IFN-gama. Embora os pacientes fossem capazes de produzir IFN-gama, essa citocina não exercia função plena, sendo neutralizada pelos anticorpos existentes.

INFECÇÃO POR FUNGOS

A candidíase mucocutânea crônica é caracterizada por infecção crônica ou de repetição por fungo (geralmente *Candida albicans*), afetando narinas, pele e mucosa genital. Pacientes com IDP que apresentem comprometimento dos linfócitos T são suscetíveis a esse fungo e geralmente apresentam infecção também por outros microrganismos.

A síndrome de hiper-IgE ou deficiência do STAT3 também cursa como suscetibilidade a *Candida albicans*, associada à alta suscetibilidade a infecção grave pelo estafilococo, sendo abscesso pulmonar a infecção mais característica. Por outro lado, pacientes com a síndrome da poliendocrinopatia autoimune do tipo 1 (APS-1) ou APECED (*autoimmune polyendocrinopathy candidiasis ectodermal dystrophy*) ou síndrome de Whitaker devido à mutação do gene AIRE (*autoimmune regulator* – regulador autoimune) são sensíveis a *Candida albicans*, mas não apresentam outras infecções, predominando as manifestações autoimunes. Recentemente, níveis elevados de autoanticorpos a IL-17A, IL-17F e IL-22 foram encontrados no soro de pacientes com APS-1, justificando a ocorrência crônica do fungo.

Outras IDP têm sido relacionadas à suscetibilidade a *Candida albicans*, como deficiência do CARD9 (*caspase-associated recruitment domain-9*), deficiência de TYK2, NEMO (modulador do NFKB), deficiência de DOCK8 e deficiência da produção de IL-17. Em comum, esses pacientes secretam pequena quantidade de IL-17 e IL-22, citocinas essenciais para a defesa contra o fungo.

Além de infecção fúngica por *Candida albicans* e *Aspergillus*, agentes clássicos de pacientes com IDP, *Cryptococcus*, *Histoplasma*, *Pneumocystis jirovecii*, *Paecilomyces*, *Scedosporium*, *Trichosporon*, *Penicillium* e *Paracoccidioides brasiliensis* podem causar infecções em pacientes com: imunodeficiência combinada; DGC; síndrome de hiper-IgE; defeitos do eixo IFN-gama/IL-12; deficiência de mieloperoxidase; deficiência de CD40 ℓ; síndrome de DiGeorge (SDG); síndrome de Wiskott-Aldrich (WAS); deficiência de adesão dos leucócitos (LAD); deficiência de DOCK8 – todas com características distintas e outras manifestações clínicas além da infecção fúngica

TABELA 65.2 Sinais de alerta para o diagnóstico de imunodeficiência primária com possíveis diagnósticos e testes laboratoriais a serem realizados (excluir sempre infecção pelo HIV).

Infecções	Imunodeficiências	Laboratório
Bactérias extracelulares	Defeitos de anticorpos	Dosagem de IgG, IgA, IgM
	Defeitos do complemento	CH50
	Neutropenias	Hemograma
Staphylococcus aureus	Doença granulomatosa crônica (DGC)	Teste da DHR
	Síndrome de hiper-IgE Características: pneumonia por *S. aureus*, eczema, infecção fúngica, hipermobilidade articular, fácies grosseira	Dosagem de IgE
	Defeitos de anticorpos	Dosagem de IgG, IgA, IgM
Fungos	Defeitos de linfócitos T	CD3, CD4, CD8
	Deficiência do CD40 ℓ (hiper-IgM ligada ao X)	Dosagem do CD40 ℓ
	Síndrome de hiper-IgE	Dosagem de IgE
	DGC	Teste da DHR
	Candidíase mucocutânea crônica (CMC)	Linfoproliferação para *Candida*
Micobactérias atípicas, *Salmonella* e/ou complicações por BCG	Deficiências de linfócitos T	CD3, CD4, CD8
	Imunodeficiência combinada grave (IDCG)	CD3, CD4, CD8, CD19, CD16/56
	Suscetibilidade mendeliana a infecções por micobactérias	Avaliação do eixo IL-12/23–IFN-γ, NEMO
Vírus	Defeitos de linfócitos T e NK	CD3, CD4, CD8, CD19, CD16/56
	Defeitos de anticorpos	Dosagem de IgG, IgA, IgM

e doenças que apresentam ganho de função nas variantes genéticas (GOF - *gain of function*), como STAT1-GOF e defeitos na tolerância central como na APECED (poliendocrinopatia autoimune tipo 1), que se manifesta na infância ou no início da adolescência com uma combinação de candidíase mucocutânea crónica, hipoparatiroidismo e insuficiência suprarrenal autoimune.

INFECÇÃO POR VÍRUS

Os vírus (CMV, adenovírus, enterovírus, parainfluenza, VSR, herpes simples, vírus Epstein-Barr - EBV) são particularmente virulentos em todas as formas de SCID devido à ausência de imunidade adaptativa, e nas IDP em que há redução do número de linfócitos T CD4+ e células NK.

A síndrome linfo-histiocitose hemofagocítica (HLH) em crianças é caracterizada por febre persistente, esplenomegalia com citopenia, hipertrigliceridemia, hiperferritinemia e hipofibrinogenemia. A infiltração de histiócitos com atividade hemofagocítica inclui a medula óssea e o sistema nervoso central. É classificada em primária e secundária. A HLH primária inclui a linfo-histiocitose hemofagocítica familiar (FHL) e muitas IDP com herança genética já identificadas: defeitos na perforina, Munc13-4 (UNC13D), sintaxina 11 e Munc18-2 (STXBP2). A HLH primária apresenta-se como uma das formas de desregulação imunológica. A secundária está associada a infecções, principalmente pelo EBV, doenças autoimunes ou neoplasias.

Alguns desses pacientes necessitam de transplante de células-tronco hematopoéticas para recuperação do sistema imunológico.

DEFEITOS DE FAGÓCITOS

Os defeitos de fagócitos podem ser quantitativos (neutropenias) ou qualitativos. Identificação de patógenos gram-negativos (*Escherichia coli*, *Serratia*) ou infecções por *Staphylococcus* ou *Pseudomonas* sugerem disfunção de fagócitos. As IDP de fagócitos mais frequentes são as neutropenias, definidas quando os valores da redução da contagem absoluta de neutrófilos (CAN) são menores que 1.500 células/mm^3. Na neutropenia leve, a CAN varia de 1.000 a 1.500 células/mm^3; na neutropenia moderada, de 500 a 1.000 células/mm^3; e na neutropenia grave, a CAN é menor que 500 células/mm^3. Manifestações clínicas frequentes ocorrem quando a CAN é menor que 1.000 células/mm^3, e há risco de infecções graves quando a CAN é menor que 500 células/mm^3. Pacientes neutropênicos são geralmente infectados por microrganismos da flora endógena, bactérias residentes na boca, orofaringe, TGI e pele, sendo o *S. aureus* e organismos gram-negativos os patógenos mais frequentemente isolados.

A doença granulomatosa crônica (DGC) decorre de um defeito qualitativo do neutrófilo em que há alteração no sistema NADPH oxidase fagocítico humano, responsável pela explosão respiratória e pela produção de reativos intermediários do oxigênio. Alteração nesse mecanismo acarreta defeito microbicida e, consequentemente, a permanência dos microrganismos nos fagolisossomas que não são erradicados, formando o granuloma. Assim, o paciente apresenta infecções graves e recidivantes na pele, nas vias respiratórias, no TGI e nos respectivos linfonodos que drenam essas áreas. Os principais microrganismos responsáveis pelas infecções são os catalase-positivos (*Staphylococcus aureus*, *Pseudomonas*, *Serratia*, *Nocardia*, *Burkholderia cepacia*, *Aspergillus*).

A maioria dos pacientes com DGC apresenta infecções graves desde o primeiro ano de vida, com diferenças em relação ao padrão genético da doença, uma vez que pacientes com a forma autossômica recessiva tendem a apresentar quadro clínico menos grave, com início dos sintomas um pouco mais tardiamente.

O diagnóstico da DGC se baseia nos aspectos clínicos da doença, na comprovação laboratorial da falha na produção de reativos intermediários do oxigênio e, quando possível, na identificação do defeito genético. Ensaios por citometria de fluxo para avaliação da atividade NADPH oxidase utilizam a 123 di-hidrorrodamina (DHR) aderida às membranas dos granulócitos, avaliando a capacidade de emissão de fluorescência pela DHR em contato com os reativos intermediários do oxigênio. Esse teste propicia não só medidas simultâneas da liberação de superóxido, mas dados sobre sua distribuição no interior das células.

Apesar de a bactéria *Staphylococcus aureus* ser frequentemente encontrada nos defeitos de fagócitos, o abscesso pulmonar é fator característico de síndrome de hiper-IgE ou deficiência do fator de transcrição 3 – STAT3. Por se tratar de síndrome, a suspeita de diagnóstico deve se pautar também em características como eczema, hipermobilidade articular, fácies grosseira, retardo da queda da dentição primária, fraturas aos pequenos traumas, entre outros.

DEFICIÊNCIAS DE COMPLEMENTO

Deficiências dos componentes iniciais desse sistema estão associadas a doenças autoimunes, embora a deficiência de C3 possa causar infecções graves como septicemia, principalmente por gram-negativos, devido à falta de opsonização adequada. Defeitos dos últimos componentes do sistema complemento, C5 a C9, que formam o complexo de ataque à membrana (MAC) costumam ser associados a infecções causadas pela *Neisseria*, como meningite (*Neisseria meningitidis*) ou artrite séptica (*Neisseria gonorrhoeae*). Já foram descritos defeitos em componentes da via alternativa, como properdina e fator H. Avaliações das vias clássica e alternativa são necessárias na investigação das deficiências de complemento.

TRATAMENTO

Diagnóstico preciso e precoce dos EII é primordial para o sucesso do tratamento. Esses pacientes necessitam de cuidados especiais para prevenir e tratar infecções, doenças associadas, estado nutricional e problemas emocionais relacionados à enfermidade. Na investigação diagnóstica é fundamental considerar os valores de referência de normalidade de imunoglobulinas (Tabela 65.3 e aplicativo CALIPER) e de população de linfócitos (Tabela 65.4) na população brasileira.

Recomendam-se algumas medidas gerais a todo paciente com IDP: evitar creches e contato com pessoas doentes; evitar viajar para locais em que esteja havendo epidemias de doenças infecciosas; usar apenas água potável; evitar verduras cruas fora da residência e comidas de procedência não adequada. Deve-se estimular a prática de exercícios físicos, respeitando as limitações individuais.

O uso de antibióticos deve ser iniciado precocemente, ao menor sinal de infecção, e não raro se estenderá por mais tempo que o habitual. Em caso de infecção aguda, tentar isolar o agente infeccioso. Deve-se utilizar corticosteroide ou outro imunossupressor para controle de doenças autoimunes.

TABELA 65.3 Níveis séricos de imunoglobulinas e subclasses de IgG (mg/dℓ) em população brasileira.

Idade	Percentil	IgG	IgA	IgM	IgG1	IgG2	IgG3	IgG4
3 a 6 meses	Percentil 3	338	4	25	119	9	1	2
	P10	338	4	29	147	10	3	2
	P25	406	7	32	192	16	17	3
	P50	491	16	38	249	32	22	6
	P75	589	22	42	369	43	42	9
	P97	698	27	52	426	58	55	12
6 a 9 meses	Percentil 3	338	4	30	192	4	1	2
	P10	365	7	35	239	9	3	2
	P25	428	14	47	274	26	23	3
	P50	540	30	61	319	43	33	5
	P75	693	42	73	406	65	47	7
	P97	764	73	86	436	82	59	11
9 a 12 meses	Percentil 3	364	7	37	169	22	2	3
	P10	425	7	44	231	30	2	3
	P25	532	21	51	343	44	8	5
	P50	711	38	59	412	55	25	6
	P75	792	66	78	466	85	41	9
	P97	918	83	87	543	112	65	13
12 a 18 meses	Percentil 3	520	7	47	323	22	4	3
	P10	586	7	54	349	22	7	3
	P25	667	21	78	369	34	23	6
	P50	746	48	99	483	83	25	7
	P75	829	84	113	559	97	40	13
	P97	875	130	138	643	128	52	16
18 a 24 meses	Percentil 3	526	7	40	399	14	14	3
	P10	586	7	67	439	28	15	5
	P25	693	30	76	479	45	25	6
	P50	820	55	103	499	62	33	11
	P75	875	77	126	533	139	35	14
	P97	951	149	154	543	208	49	16

(continua)

TABELA 65.3 Níveis séricos de imunoglobulinas e subclasses de IgG (mg/dℓ) em população brasileira. (*continuação*)

Idade	Percentil	IgG	IgA	IgM	IgG1	IgG2	IgG3	IgG4
2 a 2,9 anos	Percentil 3	540	11	43	350	37	10	7
	P10	589	12	44	377	61	11	7
	P25	737	22	73	415	79	23	8
	P50	838	50	97	544	107	33	9
	P75	932	98	114	592	137	48	11
	P97	1.116	192	194	786	187	76	31
3 a 3,9 anos	Percentil 3	513	29	43	169	18	1	5
	P10	651	35	44	439	18	1	7
	P25	773	51	73	504	27	12	10
	P50	838	68	97	574	142	44	17
	P75	951	118	120	689	198	63	22
	P97	1.046	142	158	818	272	87	34
4 a 4,9 anos	Percentil 3	564	28	58	288	58	15	3
	P10	616	40	64	423	72	33	4
	P25	799	56	87	496	112	40	7
	P50	892	85	103	599	167	50	12
	P75	1.051	123	138	732	187	82	23
	P97	1.318	215	176	857	247	118	67
5 a 5,9 anos	Percentil 3	564	50	59	306	27	19	10
	P10	616	64	74	410	37	22	11
	P25	799	88	86	530	90	29	13
	P50	892	124	114	628	151	53	20
	P75	1.116	155	133	760	227	90	25
	P97	1.318	191	166	834	242	140	30
6 a 7,9 anos	Percentil 3	665	47	49	204	89	19	19
	P10	680	66	54	347	102	26	22
	P25	799	85	75	496	112	50	28
	P50	892	127	86	597	173	62	38
	P75	1.100	174	120	791	217	86	49
	P97	1.465	267	218	1.065	261	110	63
8 a 9,9 anos	Percentil 3	672	70	67	439	95	28	0
	P10	680	98	69	482	112	28	10
	P25	799	112	80	531	180	41	21
	P50	892	153	91	619	189	65	43
	P75	1.166	203	114	799	242	81	59
	P97	1.537	311	139	917	331	105	75
10 a 11,9 anos	Percentil 3	739	113	65	256	86	19	16
	P10	793	150	76	467	112	24	22
	P25	860	166	82	545	125	36	24
	P50	923	192	103	661	218	65	45
	P75	1.182	213	125	757	277	80	51
	P97	1.475	248	134	844	368	104	66
12 a 13,9 anos	Percentil 3	680	113	46	252	106	21	8
	P10	799	118	51	446	114	30	13
	P25	923	134	77	554	135	40	22
	P50	1.149	161	106	661	237	50	34
	P75	1.301	199	126	751	309	66	61
	P97	1.611	254	152	1.011	368	82	84
Adultos	Percentil 3	739	84	81	256	180	12	13
	P10	793	99	92	256	192	29	23
	P25	860	132	103	401	214	43	30
	P50	986	179	124	579	266	55	45
	P75	1.116	255	144	756	304	72	71
	P97	1.390	354	167	877	372	92	78

Adaptada de Fujimura, 1991.

TABELA 65.4 Valores de referência de linfócitos/mm³ em população brasileira saudável.

Linfócitos		Cordão	0 a 3 meses	3 a 6 meses	6 a 12 meses	1 a 2 anos	2 a 6 anos	6 a 12 anos	12 a 18 anos	19 a 44 anos
CD3	p10	798	2.438	1.919	2.156	1.969	1.515	1.280	1.161	844
	p50	1.532	3.352	3.404	3.413	3.209	2.180	1.845	1.505	1.331
	p90	2.994	5.247	5.368	5.004	4.392	3.701	2.413	2.077	1.943
CD4	p10	485	1.686	1.358	1.360	957	780	618	630	476
	p50	1.115	2.282	2.248	2.064	1.620	1.178	907	837	813
	p90	2.263	3.417	3.375	3.066	2.727	2.086	1.348	1.182	1.136
CD8	p10	264	486	523	560	563	453	390	332	248
	p50	421	877	881	1.108	1.030	730	612	449	418
	p90	982	1.615	1.798	1.803	1.753	1.700	1.024	776	724
CD19	p10	278	395	955	811	711	631	471	460	138
	p50	548	1.053	1.795	1.278	1.184	962	728	690	234
	p90	1.228	1.697	2.596	1.792	1.553	1.283	1.031	1.143	544
NK	p10	279	239	199	164	153	135	127	114	134
	p50	674	499	379	416	318	269	236	228	235
	p90	2.151	1.020	731	801	703	601	515	446	545

Adaptada de Moraes-Pinto *et al.*, 2014.

Deve-se evitar vacinas de vírus vivos na maioria dos pacientes com IDP, incluindo a poliovírus oral (Sabin), que também deve ser evitada em pessoas com contato muito próximo dos pacientes (p. ex., irmãos). A BCG, aplicada muito precocemente em nosso meio, pode causar reações adversas graves no lactente com SCID e sérias consequências em pacientes com defeitos no eixo IL-12–IFN-gama devido à suscetibilidade aumentada a infecções por micobactérias, e com DGC. Vacinas para microrganismos encapsulados (*S. pneumoniae*, meningococo, *Haemophilus influenzae* B – HiB) são recomendadas para pacientes com IDP com capacidade de produzir anticorpo.

TRATAMENTO ESPECÍFICO

Imunodeficiências humorais

A terapia de reposição com imunoglobulina humana é indicada para enfermidades em que haja defeito significativo na produção de anticorpos da classe IgG. A dose recomendada é de 400 a 600 mg/kg de Ig, IV, a cada 3 a 4 semanas, de modo que o nível sérico de IgG se mantenha acima de 500 mg/dℓ. Importante lembrar que se deve aferir a IgG no dia anterior ou no mesmo dia da infusão do medicamento. A dose recomendada pode chegar a 700 a 800 mg/kg conforme o quadro clínico do paciente.

O tratamento com infusão regular de imunoglobulina aumentou significativamente a sobrevida e a qualidade de vida desses pacientes, sendo raros os casos de infecções graves como septicemia e meningite diante do uso adequado dessa medicação.

Imunodeficiências celulares

A imunodeficiência combinada grave (IDCG/SCID) é uma emergência pediátrica, e a terapia de reposição de imunoglobulina não impede o curso de má evolução clínica dessas crianças, a menos que se faça o transplante de células-tronco de doadores HLA idênticos ou haploidênticos. Sem a reconstituição do sistema imunológico por transplante, é comum ocorrer óbito antes do primeiro ano de vida e quase que invariavelmente até o segundo ano. O tratamento de suporte baseia-se na reposição periódica de imunoglobulina, também no combate às infecções oportunistas, como *Pneumocystis jirovecii*, para a qual se recomenda profilaxia com sulfametoxazol-trimetoprima, e tratamento de infecções específicas.

Deficiências de fagócitos

Neutropenias

Na neutropenia congênita, os microrganismos que mais frequentemente acometem os pacientes são: *S. aureus*, *Pseudomonas*, *Candida*, *Aspergillus*, *Serratia marcescens*, *Nocardia* e *Burkholderia cepacia*, de modo que a escolha do antimicrobiano dependerá do agente etiológico envolvido na infecção. O uso de fator estimulador de colônias de granulócitos humano recombinante (rHuG-CSF) apresenta bons resultados. Tem-se administrado dose de 5 a 10 μg/kg, embora alguns autores recomendem dose de até 100 μg/kg, conforme a resposta do paciente. O uso dessa medicação resultou em melhora drástica dos quadros infecciosos e sobrevida desses pacientes.

Doença granulomatosa crônica

O uso profilático de sulfametoxazol-trimetoprima (SMX-TMP) (5 mg/kg/dia, VO, uma ou duas doses, até o máximo de 160 mg de TMP) para reduzir a frequência de infecções reduziu significativamente a morbidade e a mortalidade desses pacientes. Indica-se também a associação com itraconazol, para prevenir infecção fúngica (100 mg/dia para crianças com até 13 anos ou 50 kg e 200 mg/dia para aquelas com mais de 13 anos ou mais de 50 kg). Para o tratamento de infecções agudas ou subagudas, considerar a maior suscetibilidade desses pacientes a *Staphylococcus*, *Serratia*, *Pseudomonas* e *Aspergillus*, valendo-se de antimicrobianos específicos para esses microrganismos.

O transplante de células-tronco hematopoéticas é uma alternativa de cura para a DGC.

Deficiências de complemento

Para o controle de infecções nesses pacientes, indica-se o uso de antibióticos ao primeiro sinal de infecção bacteriana; para a prevenção de infecções, recomenda-se esquema vacinal que abranja também a imunização com vacinas conjugadas para *Haemophilus influenzae*, *Streptococcus pneumoniae* e meningococo, mesmo com o número de cepas limitado de cada vacina. Quando em pacientes com deficiência de complemento, abordar as doenças reumatológicas do mesmo modo que para pacientes sem a imunodeficiência: fármacos anti-inflamatórios ou imunossupressores e monitoramento do risco potencial de infecções e modificação da terapêutica.

NOVOS TRATAMENTOS

Os pacientes que apresentam manifestações causadas pela desregulação imunológica como infecções associadas a poliendocrinopatias, citopenias, granulomas inflamatórios em diferentes sistemas podem se beneficiar com medicamentos-alvo: destacam-se os biológicos com os anticorpos monoclonais anti-CD20 no intuito de destruição dos linfócitos B para diminuir a formação de autoanticorpos; o abatacepte, com a função similar ao do CTLA-4, molécula regulatória das células T; e ainda, as pequenas moléculas, como os inibidores de JAK, com ação nas vias JAK-STAT.

TRANSPLANTE DE CÉLULAS-TRONCO HEMATOPOÉTICAS EM PACIENTES COM EII

Para vários pacientes com imunodeficiências graves, o transplante de células-tronco hematopoéticas (TCTH), altamente complexo e associado a complicações precoces e tardias, é o único procedimento curativo, cujo sucesso depende do diagnóstico da doença, da situação do paciente no momento do transplante e das sequelas das complicações prévias. O número de EII com indicação para transplante vem aumentando nos últimos anos graças aos melhores resultados dessa terapêutica.

TERAPIA GÊNICA EM PACIENTES COM EII

A terapia gênica pode ser entendida como a capacidade genética que é implementada por meio da correção de genes alterados ou modificações sítio-específicas, que visam ao tratamento terapêutico. Didaticamente, três técnicas estão disponíveis para a cura dos EII, que são: adição/inserção de genes, edição de genes e silenciamento de genes (mais utilizado em EII com ganho de função). A primeira é mais frequentemente usada e consiste na inserção do gene de interesse ou gene saudável por um vetor, que pode ser plasmódico, nanoestruturado ou viral.

Há também a importante questão sobre o tipo de célula-alvo da terapia gênica, que atualmente é dividida em dois grandes grupos: terapia gênica germinativa (espermatozoide e óvulo) e terapia gênica de células somáticas (terapêutica em que genes são transferidos para células somáticas de um paciente).

A terapia gênica agora está sendo testada como uma opção terapêutica para um número crescente de doenças, com base principalmente no sucesso do tratamento de pacientes com EII nas últimas duas décadas, incluindo imunodeficiência combinada grave (SCIDs, do inglês *severe combined immunodeficiencies*) e síndrome de Wiskott-Aldrich. O campo se desenvolveu a partir do uso de vetores retrovirais gama para mais plataformas lentivirais sofisticadas que oferecem melhor perfil de biossegurança, além de maior eficiência na transferência de genes de células-tronco hematopoéticas.

CONSIDERAÇÕES FINAIS

Pacientes com infecções de repetição, com infecções graves e com sintomas indicativos de autoimunidade e inflamação devem ser avaliados pelo imunologista, principalmente no contexto da Infectologia e na exclusão de causas secundárias de imunossupressão, como na infecção pelo vírus do HIV e uso de medicamentos diversos. A atenção aos sinais de alerta para EII deve ser incorporada na rotina e o dilema do vencedor no cenário hospedeiro *versus* microrganismo não deve ser mais pautado. A suspeição de um EII se faz necessária e a condução desses pacientes só é possível e realizada adequadamente com a parceria da infectologia.

BIBLIOGRAFIA

Antachopoulos C, Walsh TJ, Roilides E. Fungal infections in primary immunodeficiencies. Eur J Pediatr. 2007;166(11):1099-117.

Bonilla FA, Bernstein L, Khan DA *et al.* Practice parameter for the diagnosis and management of primary immunodeficiency. Annals Allergy. 2005;94:S1-S63.

Bousfiha A, Jeddane L, Picard C, Al-Herz W, Ailal F, Chatila T *et al.* Human inborn errors of immunity: 2019 update of the IUIS Phenotypical Classification. J Clin Immunol. 2020;40(1):66-81.

Bousfiha A, Picard C, Boisson-Dupuis S *et al.* Primary immunodeficiencies of protective immunity to primary infections. Clin Immunol. 2010;135(2):204-9.

Boxer L, Dale DC. Neutropenia: causes and consequences. Semin Hematol. 2002;39(2):75-81.

Browne SK, Burbelo PD, Chetchotisakd P *et al.* Adult-onset immunodeficiency in Thailand and Taiwan. N Engl J Med. 2012;367(8):725-34.

Carneiro-Sampaio MMS, Coutinho A. Immunity to microbes: lessons from primary immunodeficiencies. Infect Immun. 2007;75(4):1545-55.

Casanova JL, Abel L. Genetic dissection of immunity to mycobacteria: the human model. Annu Rev Immunol. 2002;20:581-620.

Conley ME, Notarangelo LD, Casanova JL. Definition of primary immunodeficiency in 2011: a "trialogue" among friends. Ann N Y Acad Sci. 2011;1238:1-6.

Cunningham-Rundles C, Bodian C. Common variable immunodeficiency: clinical and immunological features of 248 patients. Clin Immunol. 1999; 92(1):34-48.

De Vries E. Patient-centred screening for primary immunodeficiency: a multisstage diagnostic protocol designed for non-immunologists. Clin Exp Immunol. 2006;145(2):204-14.

Fischer A, Notarangelo LD, Neven B, Cavazzana M, Puck JM. Severe combined immunodeficiencies and related disorders. Nat Rev Dis Primers. 2015;1:15061.

Fujimura MD. Níveis séricos das subclasses de IgG em crianças normais e nefróticas. São Paulo. Tese [Doutorado em Pediatria] – Faculdade de Medicina da Universidade de São Paulo; 1991.

Goudouris ES, Silva AMR, Ouricuri AL, Grumach AS, ondino-Neto A, Costa-Carvalho BC *et al.* II Brazilian Consensus on the use of human immunoglobulin in patients with primary immunodeficiencies. Einstein (São Paulo). 2017;15(1):1-16.

Holland SM. Chronic granulomatous disease. Hematol Oncol Clin North Am. 2013;27(1):89-99.

Holland SM. Immune deficiency presenting as mycobacterial infection. Clin Rev Allergy Immunol. 2001;20(1):121-37.

Moraes-Pinto MI, Ono E, Santos-Valente EC, Almeida LC, Andrade PR, Dinelli MI, Santos AM, Salomão R. Lymphocyte subsets in human immunodeficiency virus-unexposed Brazilian individuals from birth to adulthood. Mem Inst Oswaldo Cruz. 2014;109(8):989-98.

Notarangelo LD, Lanzi G, Peron S, Durandy A. Defects of class-switch recombination. J Allergy Clin Immunol. 2006;117(4):855-64.

Notarangelo LD. Primary immunodeficiencies. J Allergy Clin Immunol. 2010;125(2 Suppl 2):S182-94.

Oliveira-Junior EB, Zurro NB, Prando C, Cabral-Marques O, Pereira PVS, Friederick Schimke L *et al.* Clinical and Genotypic Spectrum of Chronic Granulomatous Disease in 71 Latin American Patients: First Report from the LASID Registry. Pediatr Blood Cancer. 2015;62(12):2101-7.

Patuzzo G, Barbieri A, Tinazzi E, Veneri D, Argentino G, Moretta F *et al.* Autoimmunity and infection in common variable immunodeficiency (CVID). Autoimmun Rev. 2016;15(9):877-82.

Plebani A, Soresina A, Rondelli R *et al.* Clinical, immunological, and molecular analysis in a large cohort of patients with X-linked agammaglobulinemia: an Italian multicenter study. Clin Immunol. 2002;104(3):221-30.

Puel A, Cypowyj S, Maródi L *et al.* Inborn errors of human IL-17 immunity underlie chronic mucocutaneous candidiasis. Curr Opin Allergy Clin Immunol. 2012;12(6):616-22.

Seitz AE, Prevots DR, Holland SM. Hospitalizations associated with disseminated coccidioidomycosis, Arizona and California, USA. Emerg Infect Dis 2012;18(9):1476-9.

Webster ADB. Common variable immunodeficiency. Immunol Allergy Clin N A. 2001;21(1):1-22.

Winkelstein JA, Marino MC, Johnston RB Jr *et al.* Chronic granulomatous disease. Report on a national registry of 368 patients. Medicine (Baltimore). 2000;79:155-69.

Winkelstein JA, Marino MC, Lederman HM *et al.* X-linked agammaglobulinemia: report on a United States registry of 201 patients. Medicine (Baltimore). 2006;85(4):193-202.

Yarmohammadi H, Estrella L, Doucette J, Cunningham-Rundles C. Recognizing primary immune deficiency in clinical practice. Clin Vaccine Immunol. 2006;13(3):329-32.

Zhang Q, Bastard P, Liu Z, Le Pen J, Moncada-Velez M, Chen J *et al.* Inborn errors of type I IFN immunity in patients with life-threatening COVID-19. Science. 2020;370(6515):eabd4570.

Sites de interesse

BRAGID – Brazilian Group for Immunodeficiency: www.bragid.org.br
European Society for Immunodeficiencies: www.esid.org
Estudo CALIPER: https://caliperproject.ca/
Immune Deficiency Foundation: www.primaryimmune.org
Jeffrey Modell Foundation: www.info4 pi.org
Sociedad Latinoamerica de Inmunodeficiencias: www.lasid.org

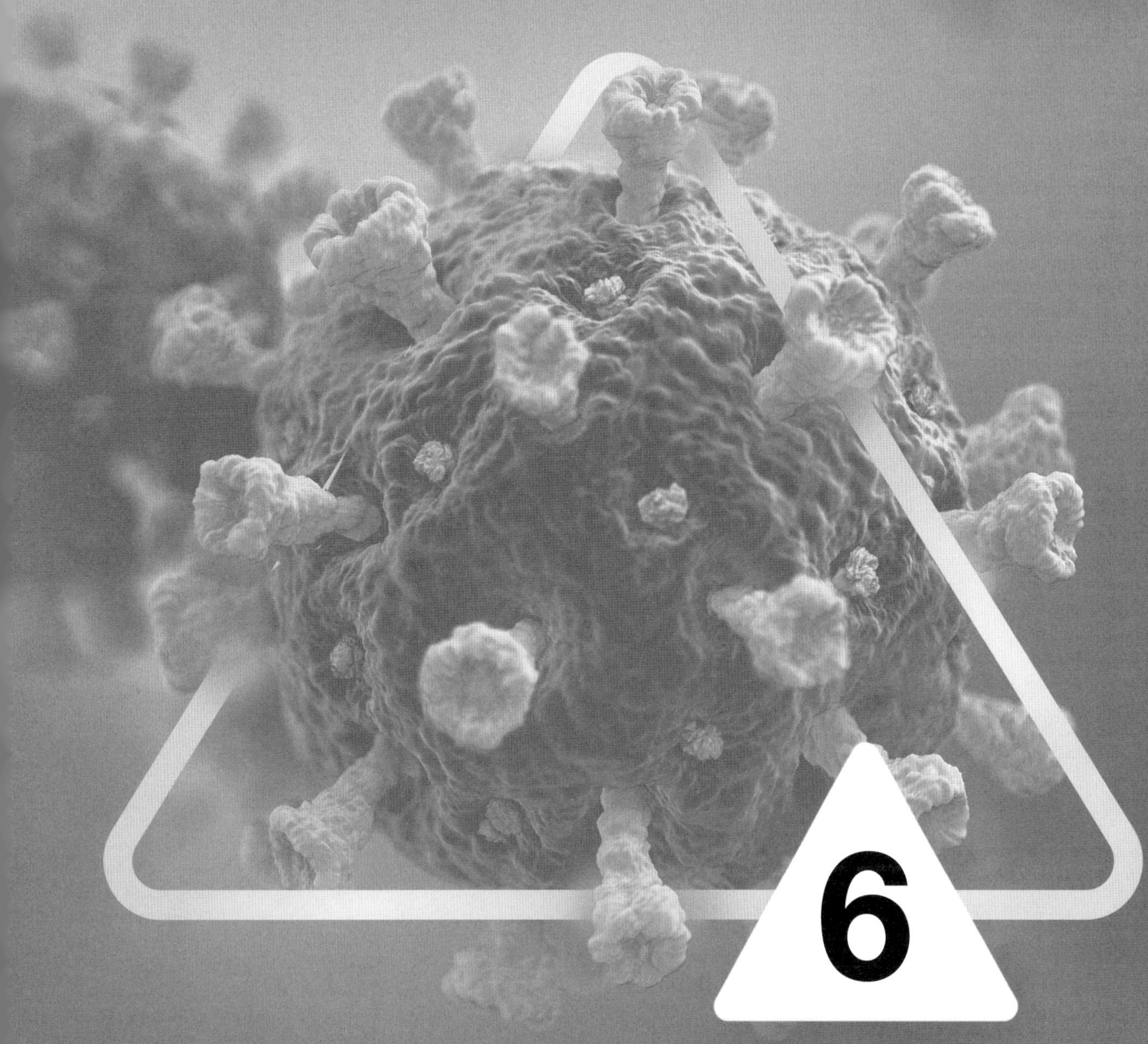

6

Infecções Sexualmente Transmissíveis

66 Infecções Sexualmente Transmissíveis

Mauricio Mendonça do Nascimento • Danielle Ioshimoto Shitara do Nascimento

INTRODUÇÃO

Infecções sexualmente transmissíveis (IST) são causadas por patógenos que podem ser adquiridos ou transmitidos por via sexual. Representam problema de saúde pública em países em desenvolvimento e já desenvolvidos. Além disso, a inflamação decorrente de IST facilita a infecção pelo vírus da imunodeficiência humana (HIV). Portanto, o tratamento precoce dos pacientes, por vezes em fase subclínica da doença, minimiza os danos, elimina a cadeia de transmissão e dificulta a transmissão do HIV.

O Ministério da Saúde tem se esforçado em implantar a abordagem sindrômica das IST, dividindo-as em úlceras genitais, corrimentos vaginais, corrimentos uretrais e infecção pelo papilomavírus humano (HPV). Tratando-se todos os agentes possíveis em cada síndrome, atinge-se o tratamento correto mais rapidamente e se quebra a cadeia de transmissão. Essa abordagem é útil em áreas sem recursos diagnósticos e auxilia no raciocínio diagnóstico a partir das síndromes clínicas. Neste capítulo, abordaremos a diagnose e o tratamento etiológico das IST clássicas: sífilis, cancro mole, donovanose, linfogranuloma venéreo, herpes genital, condiloma acuminado, corrimentos vaginais e uretrites. A infecção pelo HIV será abordada em seção específica.

Importante ressaltar que, segundo o PCDT – *Protocolo Clínico e Diretrizes Terapêuticas* para Atenção Integral às Pessoas com Infecções Sexualmente Transmissíveis (IST), do Ministério da Saúde (disponível gratuitamente na internet), todo paciente portador ou suspeito de IST deve:

- Ter o(a) parceiro(a) também examinado(a)
- Ser avaliado e aconselhado quanto à adoção de práticas mais seguras para a redução do risco de contrair IST
- Ter oferecida a realização de teste para infecção pelo HIV (com aconselhamento pré e pós-teste) e, se possível, para hepatites B e C
- Ter oferecidas as imunizações pertinentes para hepatites e HPV, de acordo com as diretrizes vigentes
- Ter oferecidas as terapias de pré-exposição e pós-exposição ao HIV, de acordo com as diretrizes vigentes.

ÚLCERAS GENITAIS

Frente ao paciente que se apresenta com quadro de úlcera genital, anal ou perianal, deve-se implementar tratamento empírico, antes mesmo de testes confirmatórios, de acordo com quadro clínico e história. Os principais agentes causais estão resumidos na Tabela 66.1, e o fluxograma de tratamento sugerido pelo Ministério da Saúde, na Figura 66.1. Sífilis, cancro mole e herpes genital estão associados a maior risco de transmissão do HIV.

Sífilis

A sífilis, doença sistêmica de evolução crônica, sujeita a surtos de agudização e períodos de latência quando não tratada, é causada pelo *Treponema pallidum*, espiroqueta de transmissão sexual e vertical. O risco de infecção em intercurso sexual é de 60% nas lesões de cancro duro e condiloma plano. Indicava-se notificação compulsória nos casos de sífilis congênita e sífilis em gestante, e, em 2010, a sífilis adquirida foi incluída nos agravos de notificação compulsória (portaria nº 2.472, 31 de agosto de 2010), em razão da piora no cenário epidemiológico da sífilis.

Segundo a Organização Mundial da Saúde (OMS), a estimativa da incidência estimada da sífilis no mundo é de mais 6 milhões de casos anualmente. No sexo masculino, as taxas de incidência variaram de 0,3 a 94,4/100 mil casos; no sexo feminino, de 0,1 a 70,7/100 mil casos.

Pode-se classificar a sífilis de acordo com a sua manifestação clínica e o tempo de evolução:

- Recente (menos de 1 ano de evolução): primária, secundária e latente recente
- Tardia (com mais de 1 ano de evolução): latente tardia e terciária.

Primária

Caracteriza-se por cancro duro, exulceração ou ulceração não dolorosa, geralmente única, com borda regular, elevada e bem delimitada, de fundo limpo, que ocorre de 10 a 90 dias (média de 21 dias) após o contato infectante. O quadro é acompanhado por adenomegalia regional não supurativa. Se não tratada, a sífilis involui espontaneamente em 3 a 6 semanas. É altamente infectante e rica em treponemas, que podem ser visualizados por meio de pesquisa direta em campo escuro. Vinte e cinco por cento dos casos não apresentam cancro (sífilis decapitada).

TABELA 66.1 Agentes causadores de úlceras genitais.

IST	Agente	Tipo	Curável	Tratamento de parceiros
Sífilis	*Treponema pallidum*	Bactéria	Sim	Sim (últimos 90 dias)
Cancro mole	*Haemophilus ducreyi*	Bactéria	Sim	Sim (últimos 10 dias)
Herpes	Herpes-vírus simples (HSV-2)	Vírus	Não	Não
Donovanose	*Klebsiella granulomatis*	Bactéria	Sim	Não
Linfogranuloma	*Chlamydia trachomatis*	Bactéria	Sim	Sim (últimos 60 dias)

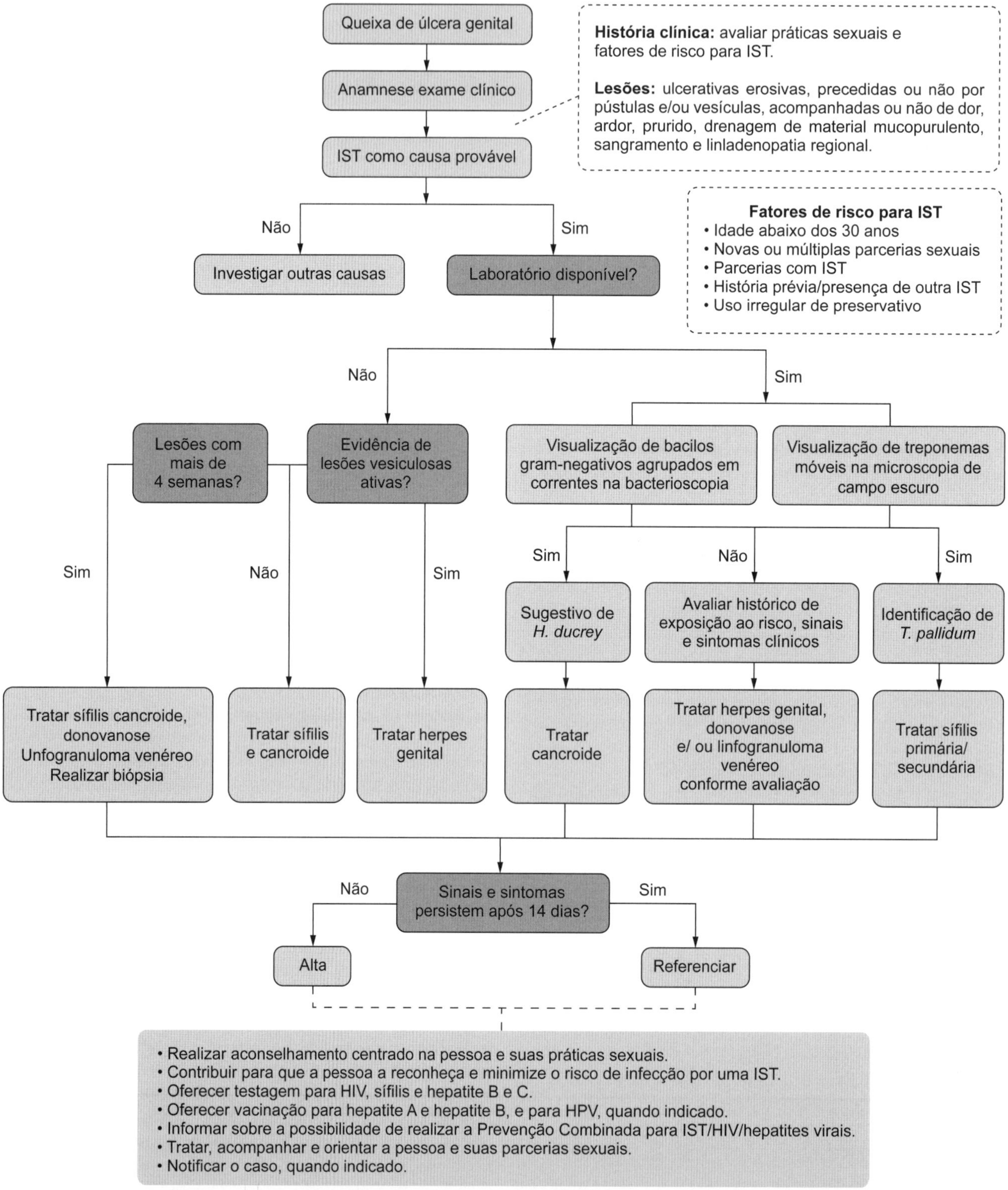

FIGURA 66.1 Fluxograma para manejo de infecções que causam úlcera genital, segundo recomendação do Ministério da Saúde, 2020. IST: infecções sexualmente transmissíveis; HIV: vírus da imunodeficiência humana; HPV: papilomavírus humano.

Secundária

Em geral, ocorre de 6 a 8 semanas após o surgimento da lesão primária. Seus achados clínicos são:

- Micropoliadenopatia generalizada: atenção especial aos linfonodos epitrocleares, fortes indicadores dessa infecção
- Roséola sifilítica: lesões eritemato-róseas, disseminadas pelo tegumento, em geral não pruriginosas e levemente descamativas; é comum o acometimento palmoplantar de lesões de roséola na sífilis
- Lesões mucosas brancas: placas brancas de superfície lisa nas mucosas
- Alopecia em clareira: com perda linear de fios, conferindo aspecto rarefeito aos cabelos e sobrancelhas
- Condiloma plano: placas de 1 ou 2 cm, brancas e úmidas (maceradas), nas áreas de dobras, principalmente perianais e vulvares, mas também axilas.

Latente

Sífilis adquirida que não apresenta sinais e sintomas clínicos. A sífilis latente pode ser classificada, de acordo com o tempo de infecção, em sífilis latente recente (até 1 ano de infecção) e sífilis latente tardia (mais de 1 ano de infecção). Para o tratamento em casos de dúvida quanto ao tempo de evolução (sífilis latente de tempo indeterminado), considerá-la tardia.

Terciária

Ocorre de 3 a 12 anos após a fase de latência, podendo apresentar sintomas neurológicos (*tabes dorsalis* e demência), cardiovasculares (aneurisma de aorta) e cutâneos (gomas).

Diagnóstico

Pesquisa em campo escuro

Visualização direta dos espiroquetas no material coletado da secreção da lesão do cancro duro ou nas placas e lesões cutâneas da fase secundária, ao microscópio com luz polarizada (campo escuro). Resultado negativo não exclui sífilis. Essa técnica não é recomendada para materiais de cavidade oral, em virtude da colonização por outros espiroquetas que podem interferir no diagnóstico de sífilis.

Exames não treponêmicos

Provas sorológicas mais fáceis e disponíveis são métodos quantitativos inespecíficos (reação do soro do paciente com sífilis a antígenos cardiolipina-colesterol-lecitina) usados para triagem e seguimento sorológicos de pessoas tratadas. Podem ser falso-positivos em situações como: gestação, doenças autoimunes, usuários de substâncias intravenosas, doenças de ativação policlonal, HIV, entre outros, devendo, portanto, ser confirmados por um teste treponêmico. Podem também ser falso-negativos em situações como: exame precoce (20 a 30% dos pacientes com cancro duro podem ter sorologia negativa); fenômeno prozona (o excesso de anticorpos dificulta a aglutinação do complexo Ag-Ac, embora o paciente tenha anticorpos antitreponema) e em casos de imunossupressão avançada (HIV). Um dos testes mais utilizados é o VDRL (*venereal disease research laboratories*) ou o RPR (*rapid plasma reagin*) – uma modificação do VDRL que visa aumentar a estabilidade da suspensão antigênica e permitir a leitura do resultado a olho nu. Positiva-se a partir da segunda semana após o cancro e, em geral, está mais elevado na segunda fase da doença. Seus resultados são expressos em titulações. Após o tratamento, seu título diminui duas diluições a cada 3 meses, podendo permanecer baixo indefinidamente (cicatriz sorológica). Subidas repentinas e para títulos altos, como 1/256 ou 1/512, podem indicar reinfecção. Títulos baixos sem tratamento ou com história incerta podem indicar doença antiga não tratada ou tratamento inadequado, sugerindo-se o retratamento. Para o seguimento sorológico, deve-se, sempre que possível, comparar títulos de um mesmo exame e de um mesmo laboratório, visto que entre testes diferentes pode haver variação de até dois títulos.

Exames treponêmicos

São as provas sorológicas mais específicas (anticorpos contra antígenos treponêmicos), capazes de dizer se o paciente teve contato algum dia com o treponema. Tornam-se positivos 15 dias após a infecção. Não se prestam ao seguimento de tratamento, e na maioria dos casos permanecem positivos por toda a vida. Os principais testes são FTA-ABS (*fluorescent treponemal antigen – absorption*), ELISA (*enzyme-linked immunosorbent assay* – ensaio de imunoabsorção enzimática) e testes de hemaglutinação TPHA, do inglês *T. Pallidum Haemagglutination Test*). Seu resultado é expresso em positivo ou negativo.

Liquor

Indica-se punção liquórica em caso de falha do tratamento sem reexposição sexual, sintomas neurológicos ou oftalmológicos, qualquer outra manifestação de sífilis terciária e em pacientes HIV-positivos após falha terapêutica, independentemente da história sexual. Não existe uma única prova sensível e específica para o diagnóstico de neurossífilis. Em virtude da baixa sensibilidade, o RPR não é recomendado pelo Ministério da saúde para o diagnóstico da neurossífilis, sendo o método de escolha o VDRL. O VDRL no liquor é pouco sensível, mas muito específico; já o teste treponêmico é menos específico, mas muito sensível. Em locais de alta prevalência, o valor preditivo negativo do teste treponêmico é baixo, ou seja, um resultado não reagente não exclui a doença, não sendo recomendado a solicitação desse teste de rotina, principalmente no atual cenário epidemiológico brasileiro. Outros achados que devem ser avaliados são manifestações clínicas, celularidade (aumento no número de linfócitos) e proteína no liquor. Pode ocorrer neurossífilis em qualquer estágio da doença.

O perfil sorológico e as manifestações clínicas da sífilis estão representados na Figura 66.2.

Tratamento

A penicilina é o medicamento de escolha no tratamento da sífilis, sendo o único fármaco de eficácia documentada durante a gestação. Não há evidências de resistência de *T. pallidum* à penicilina no Brasil e no mundo. As doses e vias de administração foram baseadas no PCDT-MS (abril 2022) e dependem do estadiamento e do comprometimento do sistema nervoso central. Outras opções para não gestantes, como a doxiciclina e a ceftriaxona, devem ser usadas somente em conjunto com um acompanhamento clínico e laboratorial rigoroso, para garantir resposta clínica e cura sorológica. A presença de silicone (prótese ou silicone líquido industrial) nos locais recomendados podem impossibilitar a aplicação intramuscular (IM) da medicação. Nesses casos, optar pela medicação alternativa.

- Sífilis primária (cancro duro), Sífilis secundária e latente recente (menos de 1 ano): penicilina benzatina 2.400.000 UI, em dose única (1.200.000 UI em cada nádega). Total de 2.400.000 UI. Como alternativa, doxiciclina 100 mg, VO, 12/12 horas por 15 dias
- Sífilis terciária, latente de tempo indeterminado e latente tardia (mais de 1 ano): penicilina benzatina 2.400.000 UI/semana, por 3 semanas (total de 7.200.000 UI). A regra é que o intervalo entre as doses seja de 7 dias para completar o tratamento. No entanto, caso esse intervalo ultrapasse 14 dias, o esquema deve ser reiniciado. Como alternativa, doxiciclina 100 mg, VO, 12/12 horas por 30 dias (exceto para gestantes, em que penicilina é a única escolha)
- Neurossífilis: benzilpenicilina potássica/cristalina 18 a 24 milhões UI, 1 vez/dia, IV, administrada em doses de 3 a 4 milhões UI, a

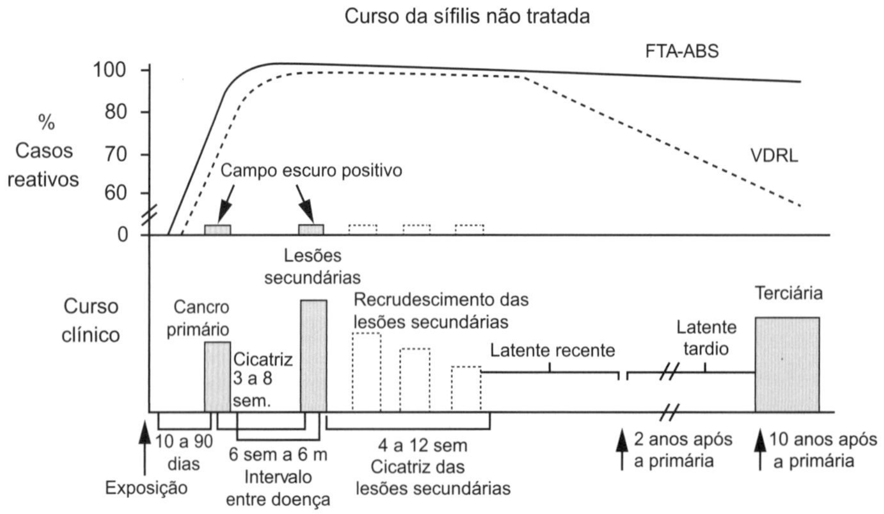

FIGURA 66.2 Perfil sorológico e manifestações clínicas e laboratoriais da sífilis. FTA-ABS: do inglês *fluorescent treponemal antigen – absorption*; VDRL: do inglês *venereal disease research laboratories*. Adaptada de Ministério da Saúde, 2005.

cada 4 horas ou por infusão contínua, por 14 dias. Como alternativa (exceto para gestantes), ceftriaxona 2 g, IV, 1 vez/dia, por 10 a 14 dias. Importante ressaltar que a penicilina benzatina não ultrapassa a barreira hematencefálica. O seguimento é feito com punção liquórica semestral, até que a celularidade esteja normal

- Gestantes: usar penicilina benzatina nos mesmos esquemas mencionados anteriormente, com seguimento sorológico (VDRL) mensal. A benzilpenicilina benzatina é a única opção segura e eficaz para o tratamento adequado das gestantes. Qualquer outro tratamento realizado durante a gestação, para fins de definição de caso e abordagem terapêutica de sífilis congênita, é considerado tratamento não adequado da mãe; portanto, o RN deverá ser notificado como portador de sífilis congênita e submetido a avaliação clínica e laboratorial. Retratar caso o título não caia duas diluições.

Considerações especiais

- Alergia à penicilina: evento raro (1:100.000 pessoas). O Ministério da Saúde e o CDC orientam que, em caso de reação, deve-se tentar a Dessensibilização à penicilina e o tratamento com penicilina G. Gestantes alérgicas à penicilina devem ser dessensibilizadas, já que não há alternativas comprovadamente eficazes para sífilis congênita ou sífilis durante a gravidez. Caso um tratamento alternativo seja utilizado, o CDC recomenda consulta com *expert* e um seguimento clínico, sorológico e liquórico cuidadoso
- Reação febril de Jarisch-Herxheimer: após o tratamento, principalmente nos casos de doença mais recente, pode ocorrer uma piora das lesões cutâneas, geralmente acompanhado de sintomas sistêmicos como febre e cefaleia. O quadro involui espontaneamente em 12 a 48 horas e não representa reação de hipersensibilidade, não devendo ser indicação de interrupção do tratamento. Os pacientes devem ser orientados e o uso de sintomáticos pode ser feito para alívio dos sintomas
- Parceiros: devem ser convocados e tratados independentemente do resultado da sorologia.

Seguimento

Segundo o Ministério da Saúde, deve ser feito por meio de métodos quantitativos (VDRL/RPR), deve ser mensal nas gestantes e no restante da população, incluindo pacientes HIV positivos, a cada 3 meses no primeiro ano (3, 6, 9 e 12 meses).

Para o CDC, o seguimento sorológico deve ser feito 6 a 12 meses após o tratamento de sífilis primária e secundária e 6, 12 e 24 meses após o tratamento para sífilis latente. Nos casos de pacientes HIV-positivos é sugerido seguimento aos 3, 6, 9, 12 e 24 meses.

Considera-se uma resposta imunológica adequada o teste não treponêmico não reagente ou uma queda na titulação em duas diluições em até 6 meses para sífilis recente e queda na titulação em duas diluições em até 12 meses para sífilis tardia. Alguns casos podem permanecer com títulos baixos e estáveis por toda a vida, ao que se denomina cicatriz sorológica.

Estabilidade, sem queda dos títulos após tratamento adequado, ou aumento de dois títulos ou persistência ou recorrência de sinais e sintomas clínicos, podem indicar falha no tratamento ou reinfecção, sendo indicado retratamento. Presença de reservatório no sistema nervoso central (SNC) deve ser pesquisada.

Cancro mole

Também conhecido como cancroide, é causado pelo *Haemophilus ducreyi*, bacilo gram-negativo intracelular. Sua prevalência no mundo vem diminuindo, mas ainda é frequente em algumas regiões da África e do Caribe.

Quadro clínico

Após período de incubação de 3 a 5 dias, ocorre uma ou mais úlceras dolorosas, de fundo sujo (purulento), com bordas irregulares edematosas e eritematosas, que variam de 0,5 a 2 cm, e com odor fétido. A infecção não se resolve sozinha, ocorrendo linfadenomegalia regional associada em 2/3 dos casos, podendo se formar bubão com drenagem por orifício único. A chance de contágio por relação sexual é de 80%.

Diagnóstico

Coloração de Gram de esfregaço do fundo da úlcera, realizada após limpeza leve com soro, revela bacilos gram-negativos intracelulares aos pares ou em cadeias. Pode-se realizar o método também no aspirado do bubão. O resultado negativo não exclui a possibilidade de presença do patógeno, pois nem sempre é possível visualizar as morfologias típicas.

Tratamento

A primeira opção recomendada pelo Ministério da Saúde é azitromicina 1 g, por via oral (VO), em dose única. Outras opções: ciprofloxacino 500 mg, a cada 12 horas, VO, por 3 dias (contraindicado para gestantes) ou ceftriaxona 250 mg, intramuscular (IM), em dose única.

Deve-se avaliar e tratar os parceiros dos últimos 10 dias antes do início dos sintomas, independentemente de apresentarem ou não lesões ativas.

Cancro misto de Rollet

Ocorrência conjunta dos cancros mole e duro. Lesões típicas de cancro mole podem ser mistas em cerca de 5% dos casos, devendo-se solicitar VDRL no momento do diagnóstico e repeti-lo após 1 mês.

Nos casos de cancro mole e duro, deve-se repetir o teste sorológico para HIV após 3 meses, devido à possível janela sorológica.

Donovanose

Infecção crônica da região genital que progressivamente adquire caráter granulomatoso e destrutivo, causada por *Klebsiella granulomatis*, parasito intracitoplasmático obrigatório, gram-negativo, de contagiosidade baixa. Atualmente rara no Brasil, mas ainda endêmica em alguns países tropicais e subtropicais, como Índia, Nova Guiné, Austrália Central, Caribe e Sudeste da África. O período de incubação é de 30 dias a 6 meses.

Quadro clínico

Apresenta-se como ulceração bem delimitada, de fundo granuloso, vermelho-vivo, com sangramento fácil, que evolui lenta e progressivamente para lesão vegetante ou ulcerovegetante, ou mesmo elefantíase dos genitais. Lesões em espelho são frequentes, geralmente indolores e sem linfadenopatia associada.

Diagnóstico

Pode-se identificar corpúsculos de Donovan em esfregaço ou material de biopsia por meio das colorações de Wright, Giemsa ou Leishman. O organismo somente pode ser cultivado, com dificuldade, em centros especializados, utilizando cultura de célula de monócito/Hep2.

Deve-se realizar a biopsia de úlceras genitais com mais de 4 semanas de duração, tendo como diferenciais: sífilis, cancro mole, tuberculose cutânea, amebíase cutânea, neoplasias ulceradas, leishmaniose tegumentar americana e outras doenças cutâneas ulcerativas e granulomatosas.

Tratamento

A primeira opção recomendada pelo Ministério da Saúde é azitromicina 1 g, 1 vez/semana, por, no mínimo, 3 semanas ou até a cura clínica. Alternativas: doxiciclina (não pode ser usada em gestantes) 100 mg, 1 comprimido, VO, 2 vezes/dia, por, pelo menos, 21 dias, ou até o desaparecimento completo das lesões; ou ciprofloxacino 500 mg, 1 e 1/2 comprimidos, VO, 2 vezes/dia, por, pelo menos, 21 dias ou até a cicatrização das lesões (dose total: 750 mg); ou sulfametoxazol-trimetoprima (400/80 mg), 2 comprimidos, VO, 2 vezes/dia por, no mínimo, 3 semanas ou até a cicatrização das lesões. Em pacientes HIV-positivos, sugerem-se os mesmos esquemas terapêuticos, sendo o uso de terapia parenteral com a gentamicina considerado nos casos mais graves.

Deve-se proceder com a checagem do resultado da biopsia e seguimento semanal e, caso o paciente não apresente melhora nos primeiros dias de tratamento com ciprofloxacino, pode-se associar um aminoglicosídeo, como a gentamicina, 1 mg/kg/dia, IV, 3 vezes/dia, por, pelo menos, 3 semanas ou até a cicatrização das lesões.

O critério de cura é o desaparecimento da lesão, não tendo sido relatada infecção congênita. Em virtude da baixa infectividade, não é necessário tratar as parcerias sexuais

Linfogranuloma venéreo

Doença infecciosa de transmissão exclusivamente sexual, caracterizada por bubão inguinal, com período de incubação entre 3 e 30 dias. O agente causal é a *Chlamydia trachomatis* – sorotipos L1, L2 e L3. É mais frequente no Norte e Nordeste do país.

Quadro clínico

A evolução da doença ocorre em três fases:

- Lesão de inoculação: inicia-se por pápula, pústula ou exulceração indolor, que desaparece sem deixar sequela em menos de 7 dias. É comum o paciente não notá-la, e raramente é observada pelo médico
- Disseminação linfática regional: desenvolve-se entre 1 e 6 semanas após a lesão inicial, com intumescimento, dor, supuração e fistulização por orifícios múltiplos dos linfonodos regionais ao local da lesão de inoculação. No homem, geralmente é unilateral (em 70% dos casos); na mulher, a localização da adenopatia varia de acordo com o local da lesão de inoculação. A lesão da região anal pode levar à proctite. Pode haver sintomas gerais
- Sequelas: mais frequentes em mulheres e homossexuais masculinos, devido ao acometimento do reto, podendo levar a fístulas retais, vaginais, vesicais, estenose retal e obstrução linfática crônica, causando elefantíase genital (na mulher, denominada estiomene).

Diagnóstico

É clínico e pode ser considerado em todos os casos de adenite inguinal, elefantíase genital, estenose uretral ou retal.

Testes de amplificação de ácidos nucleicos (NAAT, do inglês *nucleic acid amplification test*) são altamente sensíveis e recomendados. Podem ser colhidos em urina do primeiro jato nos homens ou secreção vaginal.

Sorologia identifica anticorpos contra todas as infecções por clamídia (uretrite, cervicite, conjuntivite, tracoma), não sendo, portanto, específica. O exame se torna positivo após 4 semanas.

Para a cultura, que requer organismos vivos, a amostra deve ser coletada a partir de lugares com células epiteliais colunares ou cuboides, as quais têm maior probabilidade de estar ativamente infectadas (nas mulheres, devem-se coletar as amostras do orifício endocervical e, nos homens, do epitélio uretral).

Tratamento

A primeira opção recomendada pelo Ministério da Saúde é doxiciclina (exceto em gestantes) 100 mg, VO, 12/12 horas, por 21 dias. Como opção terapêutica recomenda-se azitromicina (preferencial em gestantes) 1 g, 1 vez/semana, por 3 semanas.

Não se deve drenar o bubão diretamente, sob o risco de retardar a cicatrização, mas realizar punção lateral por agulha a partir de pele sã.

Avaliar parcerias dos últimos 60 dias antes do início dos sintomas. Caso sejam sintomáticos, o tratamento deve ser realizado com os mesmos medicamentos do caso índice. Se forem assintomáticos, recomenda-se o uso de azitromicina 1 g, VO, em dose única ou doxiciclina 100 mg, 12/12 horas, por 7 dias.

Herpes genital

Infecção crônica e por toda a vida, causada mais frequentemente pelo herpes-vírus simples (HSV) tipo 2, ou pelo HSV tipo 1. Nos EUA, estima-se que mais de 50 milhões de pessoas são infectadas pelo HSV-2; no entanto, a proporção de casos relacionados ao HSV-1 vem aumentando.

Os vírus da família *Herpesviridae* têm em comum o neurotropismo e a tendência a se alojarem permanentemente em gânglios do sistema nervoso periférico (SNP), tendo episódios de latência e reativação ao longo da vida. A doença, transmitida sexualmente, pode ocorrer não só na vigência de lesões, mas também através do contato com indivíduos assintomáticos previamente infectados. As recorrências e a transmissão nas fases latentes parecem menos frequentes nas infecções relacionadas ao tipo 1.

Quadro clínico

A primoinfecção ocorre de 4 a 7 dias após a exposição, em indivíduos não expostos previamente ao herpes-vírus. Surge grande número de vesículas, por vezes acometendo toda a área dos genitais, com febre, mialgia, prostração e linfonodos palpáveis e dolorosos. Quando não tratado, o quadro todo pode durar 20 ou 30 dias até a resolução completa. Nem todos os expostos desenvolverão manifestação clínica exuberante, podendo haver infecção subclínica com evolução para a fase de portador.

A recorrência se dá com a migração do vírus, em indivíduo portador, pelo nervo sensitivo, com sensação de formigamento ou ardência (pródromo), seguida de surgimento de vesículas, em geral agrupadas, sobre base eritematosa. Em 2 dias as vesículas se rompem, originando erosões de fundo limpo, dolorosas, que evoluem com a formação de crostas que cicatrizam em 7 a 10 dias. Alguns fatores podem predispor à recorrência: febre, radiação ultravioleta (UV), traumatismos, menstruação, estresse físico ou emocional, antibioticoterapia e imunodeficiência.

Diagnóstico

O diagnóstico pode ser feito por meio de:

- Avaliação clínica
- Citologia de Tzanck: encontradas células gigantes multinucleadas. Não diferencia infecção pelos variados tipos de herpes (simples 1, 2 ou zóster), tem sensibilidade e especificidade baixas
- Sorologia: tem papel na identificação da soroprevalência ou confirmação de soroconversão, mas não se aplica na rotina. Hoje, há testes sorológicos tipo-específicos para HSV-1 ou HSV-2
- Testes virológicos: cultura e testes de amplificação de ácidos nucleicos
- A cultura é pouco sensível, e esta sensibilidade diminui rapidamente, à medida que as lesões vão se reepitelizando. A pesquisa do DNA viral por PCR é mais sensível, mas ainda pouco utilizada no Brasil. Os CDC já colocam esses métodos como os de preferência no caso de lesões ulceradas genitais.

Tratamento

Utilizam-se três antivirais orais: aciclovir, valaciclovir (melhor absorção pós administração oral) e fanciclovir (também com melhor biodisponibilidade). O uso de antiviral tópico é pouco eficaz e não é preconizado. O tratamento não erradica o vírus, mas pode diminuir a intensidade e a duração das lesões.

Na primoinfecção, recomenda-se:

- Aciclovir 200 mg, VO, 2 cps 3 vezes/dia, durante 7 a 10 dias ou
- Aciclovir 200 mg, VO, 4/4 horas, 5 vezes/dia (dose da madrugada é excluída), por 7 a 10 dias ou
- Valaciclovir 1 g, VO, 12/12 horas, por 7 a 10 dias ou
- Fanciclovir 250 mg, VO, 8/8 horas, por 7 a 10 dias.

O CDC recomenda que o tratamento pode ser estendido caso não haja cura completa após os 10 dias.

Nos casos de recorrência, a eficácia do tratamento está diretamente relacionada ao uso de medicação no dia do surgimento da lesão ou durante o pródromo. Orientar o paciente a iniciar a medicação tão logo surjam os sintomas. As doses utilizadas são:

- Aciclovir 400 mg, VO, 8/8 horas, por 5 dias (ou 200 mg, VO, 4 cps 2 vezes/dia durante 5 dias) ou
- Valaciclovir 500 mg, VO, 12/12 horas, por 5 dias (ou 1 g, VO, dose única diária, por 5 dias) ou
- Fanciclovir 125 mg, VO, 12/12 horas, por 5 dias.

Os CDC ainda colocam como opções o uso de aciclovir 800 mg, VO, 12/12 horas, por 5 dias ou 800 mg, VO, 8/8 horas, por 2 dias, de valaciclovir 500 mg, 12/12 horas, por 3 dias ou 1 g, 1 vez/dia por 5 dias e de fanciclovir 1 g, VO, 12/12 horas, por 1 dia ou 500 mg, 1 vez, seguido de 250 mg, 12/12 horas, por 2 dias ou 125 mg, VO, 12/12 horas, por 5 dias.

Casos recorrentes (seis ou mais episódios por ano) pedem terapia supressiva, também preconizada pelos CDC para indivíduos infectados cujos parceiros apresentam sorologia negativa para o HSV-2 e indivíduos infectados que têm múltiplos parceiros, para diminuir o risco de transmissão. O fanciclovir, no entanto, parece menos eficaz em diminuir a disseminação viral. As doses utilizadas são:

- Aciclovir 400 mg, VO, 12/12 horas, por até 6 meses, podendo ser prolongado até 2 anos
- Valaciclovir 500 mg, ou 1 g, VO, dose diária, por até 1 ano (1 g parece mais eficaz em pacientes com recidivas muito frequentes)
- Fanciclovir 250 mg, VO, 12/12 horas, por até 1 ano.

Casos extensos e graves ou casos de complicações que necessitem de internação (p. ex., hepatite, pneumonite, meningite) ou herpes genital em imunossuprimidos podem ser tratados com aciclovir 5 a 10 mg/kg/dose, IV, 8/8 horas, por 5 a 7 dias ou até a cura clínica. O CDC recomenda após terapia IV, a manutenção com terapia VO até completar pelo menos 10 dias.

URETRITES

Inflamações uretrais, que podem ou não ser infecciosas. Os sintomas, quando ocorrem, podem ser disúria, corrimento uretral purulento ou mucopurulento e prurido. As uretrites infecciosas se dividem em gonocócicas (UG) – causadas por *Neisseria gonorrhoeae* – e não gonocócicas (UNG) – causadas por *Chlamydia trachomatis* (30 a 50%), *Ureaplasma urealyticum* (20 a 50%) e outros agentes menos comuns (*Mycoplasma hominis*, *Trichomonas vaginalis*, *Candida albicans*, herpes simples), representando 5% das uretrites. Uretrite (UG e UNG) pode facilitar a transmissão do HIV.

Uretrite gonocócica

Causadas pela *Neisseria gonorrhoeae*, a uretrite gonocócica inicia-se com quadro de ardor e descarga uretral purulenta e dolorosa, 3 dias após a infecção, cuja intensidade geralmente leva o paciente a procurar ajuda. Ocorre inflamação do meato uretral, podendo haver urgência miccional e polaciúria. Nas mulheres e mais raramente nos homens, a infecção pode ser assintomática, e em 0,5% dos casos pode haver disseminação hematogênica, com artrite, peri-hepatite (síndrome de Fitz-Hugh-Curtis) e lesões pustulosas.

Uretrite não gonocócica

As uretrites não gonocócicas podem ser causadas pela *Chlamydia trachomatis* (30 a 50%), *Ureaplasma urealyticum* (20 a 50%) e outros agentes menos comuns, como *Mycoplasma hominis*, *Trichomonas vaginalis*,

Candida albicans, herpes simples (representando 5% das uretrites). Iniciam-se com um quadro de descarga uretral discreta e pouco ou nada dolorosa, 7 a 14 dias após a infecção, podendo passar despercebido pelo paciente. Muitos sequer procuram ajuda para tratamento.

Diagnóstico

É feito com o material coletado diretamente da uretra, por meio de *swab* apropriado, procedendo-se com a análise do sedimento dos jatos inicial e final.

Biologia molecular

Método para detecção de clamídia e gonococo com elevada sensibilidade e especificidade, sendo método de escolha para o rastreio de infecções assintomáticas.

Exame citobacterioscópico corado pelo método de Gram

A coloração de Gram é um método rápido e possui bom desempenho para o diagnóstico de gonorreia em homens sintomáticos com corrimento uretral. Nos casos de UG, observam-se diplococos gram-negativos, intracelulares em leucócitos polimorfonucleares e extracelulares. No entanto, a sensibilidade em mulheres é baixa (40 a 60%); nas UNG, a ausência desses achados exclui infecção por *N. gonorrhoeae*. Pode-se utilizar teste de amplificação de ácidos nucleicos para detectar a infecção por clamídia.

Sedimentos urinários inicial e final

Utilizados para caracterizar o processo da uretrite, pois a contagem de neutrófilos diminui no sedimento final, devido à lavagem da uretra pela urina não contaminada. Serve para excluir processos infecciosos das vias urinárias altas (cistites e nefrites), pois, nesses casos, a contagem de neutrófilos não diminuiria no jato final de urina. Nas uretrites são encontrados mais de 15 neutrófilos por campo no jato inicial (400 vezes de aumento).

Cultura de amostras de corrimento uretral em meio seletivo de Thayer-Martin ou similar

Pode ser útil na identificação de *Neisseria gonorrhoeae*, quando causador da infecção. As colônias Gram-negativas devem ser submetidas a provas bioquímicas para confirmação da espécie *Neisseria gonorrhoeae*, pois o meio seletivo permite o crescimento de demais espécies do gênero Neisseria.

Esterase leucocitária na urina de primeiro jato

O teste positivo ou exame microscópico de sedimento urinário de primeiro jato, apresentando > 10 PMN por campo, sugere presença de infecção, mas não define o agente infeccioso. Portanto, poderá ser utilizado na ausência dos outros métodos.

Tratamento

Diante da queixa de corrimento uretral, o Ministério da Saúde sugere a abordagem proposta na Figura 66.3.

- Uretrite sem identificação do agente etiológico: ceftriaxona 500 mg, IM, dose única MAIS azitromicina 500 mg, 2 comprimidos, VO, dose única. Como alternativa: ceftriaxona 500 mg, IM, dose única MAIS doxiciclina 100 mg, 1 comprimido, VO, 2 vezes/dia, por 7 dias
- Uretrite gonocócica e demais infecções gonocócicas não complicadas: ceftriaxona 500 mg, IM, dose única MAIS azitromicina 500 mg, 2 comprimidos, VO, dose única
- Infecção gonocócica disseminada (exceto meningite e endocardite): ceftriaxona 1 g, IM ou IV ao dia, completando ao menos 7 dias de tratamento MAIS azitromicina 500 mg, 2 comprimidos, VO, dose única
- Conjuntivite gonocócica no adulto: ceftriaxona 1 g, IM, dose única
- Retratamento de infecções gonocócicas: ceftriaxona 500 mg, IM, dose única MAIS azitromicina 500 mg, 4 comprimidos, VO, dose única. Como alternativa: gentamicina 240 mg, IM, MAIS azitromicina 500 mg, 4 comprimidos, VO, dose única
- Uretrite não gonocócica ou uretrite por clamídia: azitromicina 500 mg, 2 comprimidos, VO, dose única. Como alternativa: doxiciclina 100 mg, 1 comprimido, VO, 2 vezes/dia, por 7 dias
- Uretrite por *Mycoplasma genitalium*: azitromicina 500 mg, 2 comprimidos, VO, dose única
- Uretrite por *Trichomonas vaginalis*: metronidazol 250 mg, 2 comprimidos, VO, 2 vezes/dia, por 7 dias. Como alternativa: clindamicina 300 mg, VO, 2 vezes/dia, por 7 dias.

CORRIMENTOS VAGINAIS | CERVICITES E VULVOVAGINITES

Caracterizados por corrimento vaginal e/ou sintomas de diferentes características. Incluem-se neste grupo: candidíase, vaginose bacteriana, tricomoníase e cervicites por clamídia e gonococo. Vaginose bacteriana e candidíase são infecções endógenas, não sendo consideradas IST, dispensando o tratamento do parceiro.

Candidíase vulvovaginal

Causada por fungo comensal que habita a mucosa vaginal, com aumento do crescimento em algumas condições favoráveis (gravidez, diabetes descompensado, obesidade, uso de contraceptivos orais, uso de antibióticos, corticoides ou imunossupressores, hábitos de higiene e vestuário inadequados, entre outras). Pode se manifestar por prurido vulvovaginal (principal queixa), ardor ou dor à micção, corrimento branco, grumoso, inodoro e com aspecto caseoso ("leite coalhado"), hiperemia, edema vulvar, fissuras e maceração da vulva.

O tratamento pode ser tópico, sendo a primeira opção recomendada pelo Ministério da saúde: miconazol creme a 2% ou derivados imidazólicos (via vaginal, uma aplicação à noite, ao se deitar, por 7 dias) ou nistatina 100.000 UI, uma aplicação, via vaginal, à noite ao deitar-se, por 14 dias. Como alternativa: fluconazol 150 mg, VO, dose única, ou pelo itraconazol 200 mg, 12/12 horas, por 1 dia. Em casos complicados recomenda-se indução com fluconazol 150 mg, VO, 1 vez/dia, dias 1, 4 e 7 ou itraconazol 100 mg, 2 comprimidos, VO, 2 vezes/dia, por 1 dia ou miconazol creme vaginal tópico diário por 10 a 14 dias e manutenção com fluconazol 150 mg, VO, 1 vez/semana, por 6 meses ou miconazol creme vaginal tópico, 2 vezes/semana ou óvulo vaginal, 1 vez/semana, durante 6 meses.

As parcerias não precisam ser tratadas, exceto se sintomáticas.

Vaginose bacteriana

Caracterizada por desequilíbrio da flora vaginal normal, com aumento exagerado de bactérias, em especial as anaeróbias (principalmente *Gardnerella vaginalis*), não sendo considerada IST, dispensando o tratamento do parceiro. Caracteriza-se por corrimento cinza-esbranquiçado, fétido, com odor peculiar de peixe cru devido à liberação de aminas voláteis.

O tratamento é feito com metronidazol 500 mg, VO, 12/12 horas, por 7 dias ou metronidazol gel vaginal 100 mg/g, um aplicador cheio via vaginal, à noite ao deitar-se, por 5 dias. Como alternativa: clindamicina 300 mg, VO, 12/12 horas, por 7 dias.

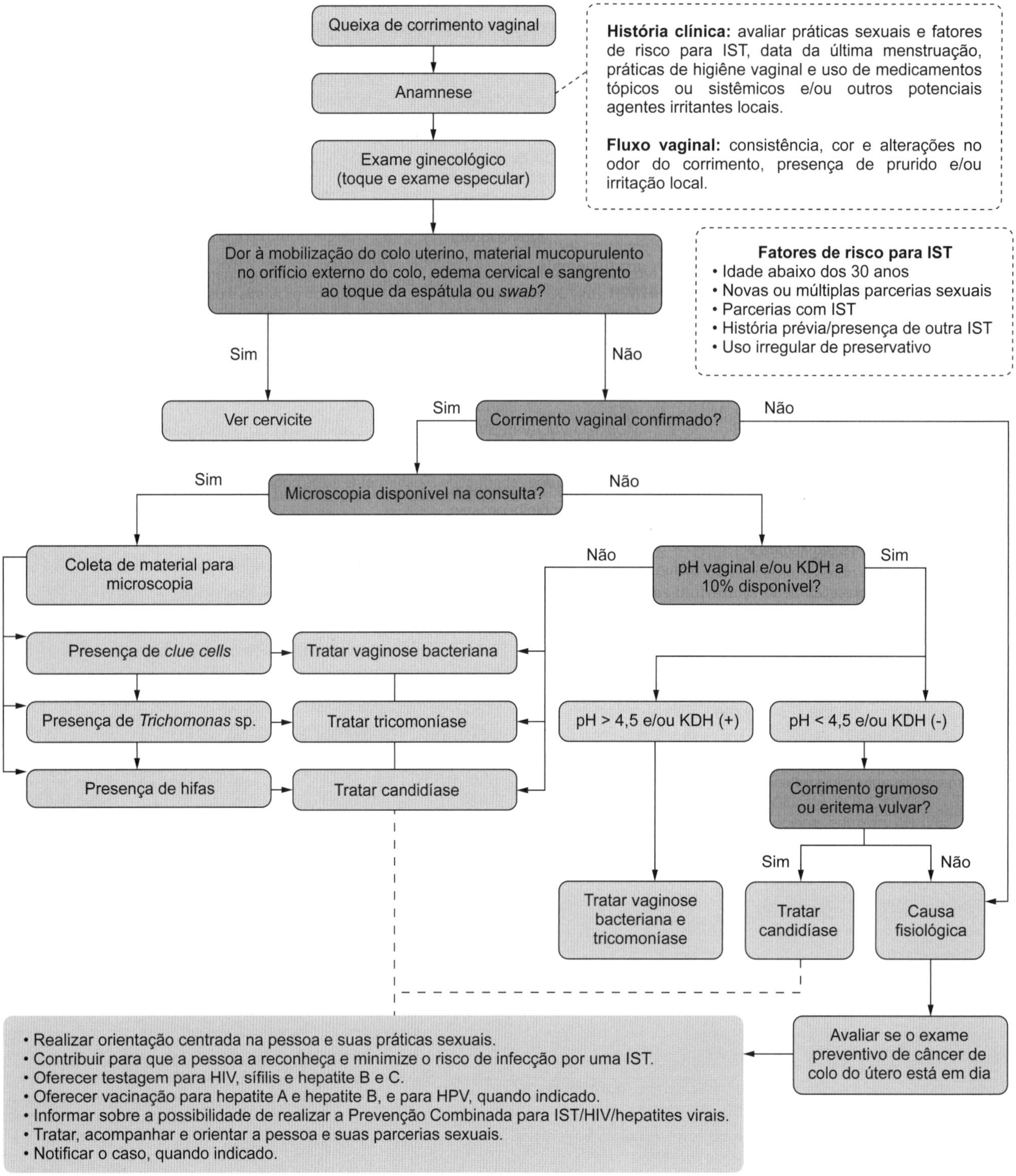

FIGURA 66.3 Fluxograma para manejo de corrimento vaginal e cervicite, segundo recomendação do Ministério da Saúde. 2020. IST: Infecções sexualmente transmissíveis; HIV: vírus da imunodeficiência humana; HPV: papilomavírus humano.

Em casos recorrentes: metronidazol 250 mg, 2 comprimidos, VO, 2 vezes/dia, por 10 a 14 dias ou metronidazol gel vaginal 100 mg/g, um aplicador cheio, via vaginal, 1 vez/dia, por 10 dias, seguido de tratamento supressivo com óvulo de ácido bórico intravaginal de 600 mg/dia durante 21 dias e metronidazol gel vaginal 100 mg/g, 2 vezes/semana, por 4 a 6 meses. Tratamento das parcerias sexuais não está recomendado.

Tricomoníase

Causada pelo protozoário flagelado *Trichomonas vaginalis*, apresenta risco de transmissão por ato sexual de 60 a 80%. Geralmente assintomática no homem, causa, excepcionalmente, corrimento uretral masculino. Caracteriza-se por corrimento abundante, amarelado ou amarelo-esverdeado, bolhoso, podendo apresentar prurido ou irritação vulvar.

O tratamento é feito com metronidazol 2 g, VO, dose única, ou metronidazol 500 mg, VO, 12/12 horas, por 7 dias. Sempre tratar o parceiro.

Cervicites

Sua etiologia está relacionada com *Neisseria gonorrhoeae* e *Chlamydia trachomatis*. Se houver mucopus endocervical (teste do cotonete positivo), colo friável, dor à mobilização do colo ou algum critério de risco (p. ex., parceiro com sintomas), recomenda-se o tratamento da cervicite (por gonorreia e clamídia), semelhante ao descrito no tópico de "Uretrites".

CONDILOMA ACUMINADO

O papilomavírus humano (HPV) é um DNA-vírus com mais de 100 genótipos, sendo que cerca de 40 tipos podem infectar o trato anogenital (vulva, colo uterino, vagina, pênis, escroto, uretra e ânus), podendo ainda ser classificado em subtipos de alto e baixo risco, de acordo com o seu potencial de oncogenicidade, sendo os principais subtipos de baixo risco os HPV 6, 11, 42, 43 e 44 (6 e 11 são responsáveis por 90% das verrugas genitais), e os de alto risco, os HPV 16, 18, 31, 33, 35, 39, 45, 46, 51, 52, 56, 58, 59 e 68 (16 e 18 relacionados a 70% dos casos de câncer de colo uterino).

Quadro clínico

A infecção pode ser subclínica, detectável somente a partir de uso de magnificação de imagem (colpo ou peniscopia) ou aplicação de reagentes (iodo, ácido acético), ou se manifestar na forma de verrugas genitais (condiloma acuminado). A maioria dos casos se apresenta como infecção latente, na qual o DNA viral está incorporado aos queratinócitos sem manifestação clínica, detectáveis apenas por meio de técnicas moleculares.

O condiloma acuminado é caracterizado por pápulas verrucosas de poucos milímetros a muitos centímetros (placas), de superfície áspera e cores variando do vermelho-vivo ao castanho e marrom.

Diagnóstico

O diagnóstico de condiloma acuminado é feito por meio de:

Avaliação clínica

- Visualização sob ácido acético: útil nas áreas de mucosa e semimucosa. Branqueamento das lesões aparentes, e mesmo das inaparentes, é visível a olho nu, mas o método é pouco específico
- Exame anatomopatológico: indicado em casos de dúvida diagnóstica, na ausência de resposta ao tratamento ou para afastar malignidades associadas (papulose bowenoide, eritroplasia de Queyrat, doença de Bowen e carcinoma invasivo)
- Colposcopia e peniscopia: exames realizados sob aumento de 20 ou 40 vezes e aplicação de reagentes, útil no seguimento de pacientes com tipos virais oncogênicos, detecção de lesões subclínicas ou para seguimento pós-tratamento
- Hibridização *in situ* e PCR: técnicas realizadas em blocos parafinados de biopsias prévias e em tecido fresco, respectivamente. Identificam o DNA viral e podem classificar o HPV do paciente como de alto ou baixo risco de oncogenicidade, de acordo com o genótipo encontrado. Seu valor na prática clínica e o seu uso para guiar decisões com relação à conduta ainda não estão bem estabelecidos. Podem ser úteis para qualificar o risco envolvido, mas sua pesquisa ainda não é recomendada na rotina.

Tratamento

Tem como principal objetivo a remoção das verrugas sintomáticas, ainda que não haja evidência de que isso afete o curso clínico natural da infecção ou a erradique, tampouco altere o risco de malignização. Se não tratadas, as lesões condilomatosas podem involuir espontaneamente, permanecer estáveis ou aumentar em número e tamanho. Em raríssimos casos, podem evoluir pra lesões pré-malignas ou malignas.

As opções de tratamento são:

- Podofilina de 10 a 25%: tem propriedades antimitóticas. Aplicar sobre as lesões e deixar 4 horas, lavando a lesão após esse período. Pode ser aplicada semanalmente. Utilizada apenas para os genitais externos e contraindicada para gestantes. Pode causar irritação local e ser tóxica se aplicada e absorvida em grandes quantidades, levando a efeitos sistêmicos (restringir a aplicação a menos que 0,5 mℓ de podofilina ou área tratada < 10 cm²)
- Podofilotoxina 0,15%: creme comercial com purificado ativo da podofilina. Tem a vantagem de ser aplicado pelo paciente, minimizando visitas ao médico. Deve-se aplicar apenas nas verrugas visíveis, 2 vezes/dia, por 3 dias consecutivos, descansando nos 4 dias seguintes da semana. O ciclo semanal pode ser repetido até quatro vezes. A ausência de resolução em 4 semanas obriga nova visita ao médico. Não pode ser usado na vagina, no colo e em gestantes
- Crioterapia com nitrogênio líquido: visa à destruição física das verrugas pelos ciclos de congelamento e descongelamento. São feitas aplicações semanais em jato aberto de 20 a 30 segundos. O pós-operatório pode ter edema, ulceração e alguma dor
- Ácido tricloroacético (ATA): utilizado em solução aquosa a 80 a 90%, visando à cauterização química. Também de aplicação semanal, deve-se evitar que a solução escorra, a fim de não lesar a pele sã. Também cursa com ulceração no pós-operatório
- Eletrocoagulação e *laser* ablativo: destruição física pela cauterização das células infectadas, sob anestesia infiltrativa. Realizada quinzenalmente, seu pós-operatório é doloroso e cursa com ulceração e dor
- Imiquimode 5% creme: mecanismo de ação por liberação de citocinas e ativação da imunidade contra o vírus. Aplicar 3 vezes/semana, em dias alternados, por até 12 semanas.

Orientações e seguimento

Não é possível determinar o momento da infecção quando da detecção das lesões, visto que o período de latência pode durar anos. Portanto, o diagnóstico de HPV não significa necessariamente infidelidade de um dos parceiros. A recorrência das lesões é bastante frequente, principalmente nos três primeiros meses pós-tratamento. Os pacientes devem ser orientados a retornar, caso haja novas lesões. Testes de detecção viral não são indicados em nenhuma situação, por não trazerem qualquer benefício às pessoas acometidas. É importante que as parcerias sexuais sejam orientadas e examinadas.

Prevenção

O uso de preservativos diminui o risco, mas não impede a transmissão do vírus, visto que pode haver lesões em áreas não cobertas.

Vacinação

No Brasil, foram aprovadas três vacinas profiláticas contra o HPV, sendo elas a Cervarix® bivalente, que previne infecção pelos subtipos 16 e 18 (relacionados a 70% dos casos de câncer de colo uterino), a

Gardasil® tetravalente que, além desses dois subtipos de alto risco, previne também contra os subtipos 6 e 11 (responsáveis por 90% das verrugas genitais) e Gardasil® 9, que contém mais 5 outros tipos de HPV (31, 33, 45, 52 e 58). Todas apresentam *virus-like particles* (VLP; *oncogenic protein subunit component*) de HPV 16 e 18.

Em 2014, o Sistema Único de Saúde (SUS) lançou campanha nacional para imunizar meninas de 9 a 14 anos e meninos de 11 a 14 anos contra o HPV. A vacina é aplicada em esquema de 2 doses (0 e 6 meses). Em pacientes HIV-positivos, transplantados ou pacientes oncológicos (homens de 9 a 26 anos e desde março de 2021, mulheres de 9 a 45 anos) a indicação é de 3 doses (0,2 e 6 meses)

A Austrália foi um dos primeiros países a implementar a vacinação anti-HPV gratuita para a população feminina, e os resultados foram muito promissores. A vacina quadrivalente passou a ser utilizada a partir de 2007, para mulheres de 12 a 26 anos; a partir de 2010, a vacina passou a ser usada somente para meninas de 12 a 13 anos. Após o início do programa, notou-se rápida e significativa redução na prevalência de verruga genital, não só nas mulheres vacinadas, mas também nos homens que se relacionavam com essas mulheres (proteção de rebanho), devido à diminuição da transmissão heterossexual.

BIBLIOGRAFIA

Brasil. Ministério da Saúde. Manual de controle das doenças sexualmente transmissíveis. 4. ed. Brasília: Ministério da Saúde; 2005. 142 p.

Brasil. Ministério da Saúde. Secretaria de Vigilância em Saúde. Departamento de Doenças de Condições Crônicas e Infecções Sexualmente Transmissíveis. Protocolo Clínico e Diretrizes Terapêuticas para Atenção Integral às Pessoas com Infecções Sexualmente Transmissíveis (IST)/Ministério da Saúde, Secretaria de Vigilância em Saúde, Departamento de Doenças de Condições Crônicas e Infecções Sexualmente Transmissíveis. – Brasília: Ministério da Saúde, 2020. 248 p.

Brasil. Ministério da Saúde. Secretaria de Vigilância em Saúde, Programa Nacional de DST e AIDS. Estudo de prevalência das DST no Brasil. Mimeo. 2004a.

Centers for Disease Control and Prevention. FDA licensure of bivalent human papillomavirus vaccine (HPV2, Cervarix) for use in females and updated HPV vaccination recommendations from the Advisory Committee on Immunization Practices (ACIP). MMWR. 2010;59(20):626-9.

Centers for Disease Control and Prevention. Guidelines for the laboratory diagnosis of gonorrhea, chlamydia and syphilis. MMWR.

Centers for Disease Control and Prevention. Sexually transmitted disease surveillance, 2008. Atlanta, GA: US Department of Health and Human Services, CDC; 2009, 180 p.

Centers for Disease Control and Prevention. Sexually transmitted diseases treatment guidelines, 2015. [Internet] MMWR 2015;64(RR3):1-137.

Corey L, Ashley R. Valaciclovir HSV Transmission Study Group. Prevention of herpes simplex virus type 2 transmission with antiviral therapy. Herpes. 2004; Suppl 3:170A-4.

Garland SM. The Australian experience with the human papillomavirus vaccine. Clin Ther. 2014;36(1):17-23.

Leone P. Asymptomatic shedding in the transmission, prevention, and treatment of genital herpes. Medscape Infectious Diseases. 2004;6(1).

Public Health Agency of Canada. Canadian guidelines on sexually transmitted infections. 2006 ed. Centre for Communicable Diseases and Infection Control; 2010.

Secretaria de Estado da Saúde de São Paulo. Coordenadoria de Controle de Doenças, Centro de Vigilância Epidemiológica "Alexandre Vranjac", Centro de Referência e Treinamento em DST/AIDS – CRT-DST/AIDS-SP. Boletim epidemiológico de DST/AIDS. [Internet] São Paulo: Coordenação do Programa Estadual de DST/AIDS; 2013, 116 p.

World Health Organization, Department of Reproductive Health and Research. Global incidence and prevalence of selected curable sexually transmitted infections – 2008. [Internet] Geneva, World Health Organization; 2012, 28 p.

World Health Organization, Department of Reproductive Health and Research. Global strategy for STI prevention and control meeting. Geneva, nov 2004.

World Health Organization, Department of Reproductive Health and Research. Sexually transmitted and other reproductive tract infections. A guide to essential practice. [Internet] Geneva, WHO; 2005, 193 p.

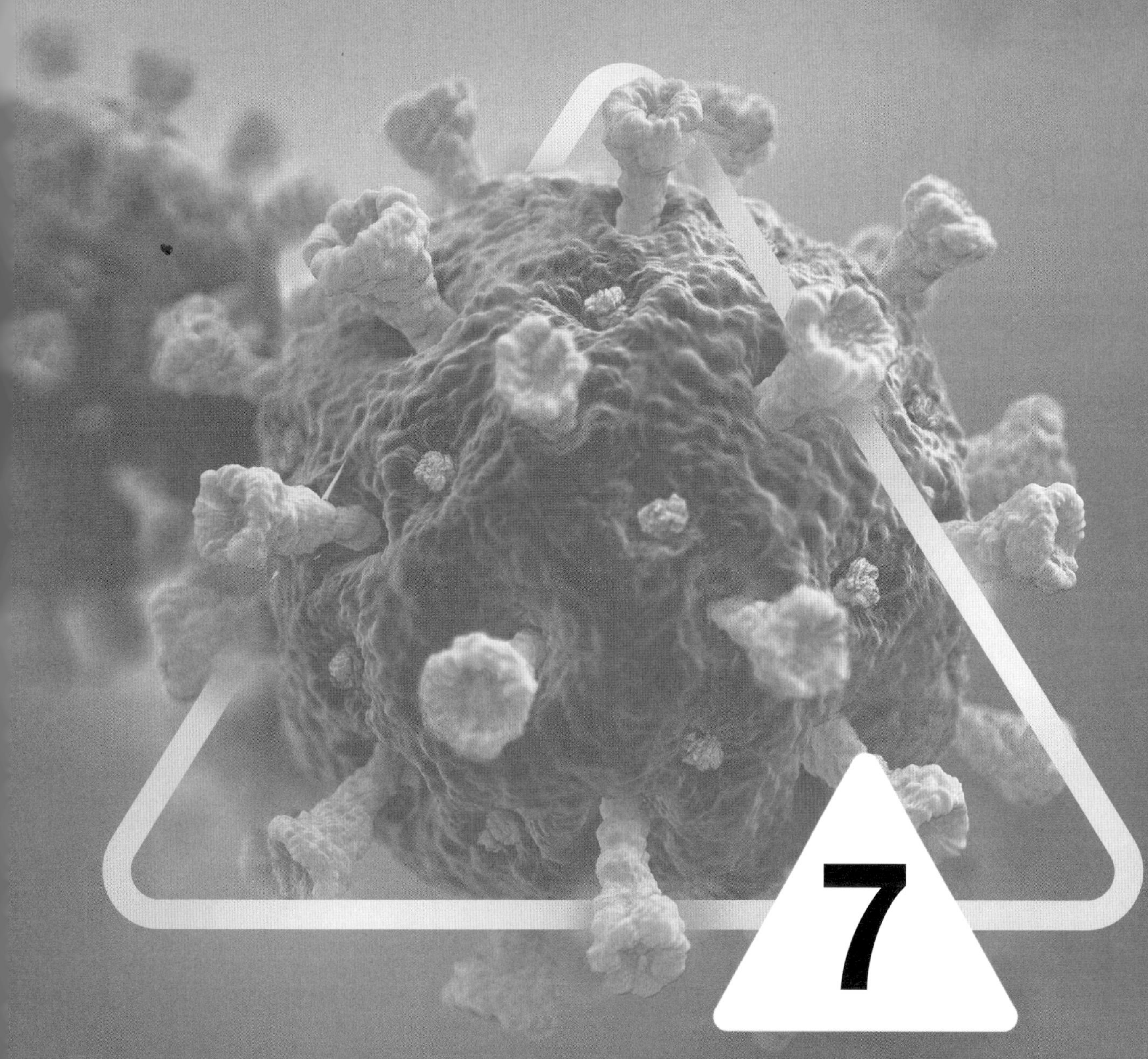

7

Medicina do Viajante

67 Infecções do Viajante

Gustavo Henrique Johanson

INTRODUÇÃO

Viajar sempre foi importante atividade humana, seja por lazer, seja por motivos econômicos. Com o recente processo de globalização, as viagens ganharam maior projeção e se tornaram hábito cada vez mais comum entre as pessoas no mundo inteiro. Em 1995, aproximadamente 500 milhões de chegadas turísticas internacionais foram registradas, ao passo que, até 2019, os números já ultrapassavam 1,4 bilhão (Figura 67.1), sendo o transporte aéreo o mais utilizado para esse deslocamento (Figura 67.2).

Entretanto, com o surgimento da pandemia por SARS-CoV-2 que assolou o mundo de forma avassaladora, em 2020, em função das restrições impostas para a contenção da disseminação da doença, o número de viajantes internacionais caiu drasticamente. Estima-se que a redução do número de viagens em 2020 tenha sido na ordem de 72%, em comparação com o mesmo período em 2019.

Apesar de regiões tradicionais, consideradas economicamente desenvolvidas e com baixo risco para o surgimento de doenças em viajantes, ainda receberem a maior parte dos viajantes (p. ex., Europa), regiões inóspitas, consideradas "exóticas", ou com problemas socioeconômicos mais pronunciados (p. ex., África Subsaariana) vêm recebendo cada vez mais turistas ao longo dos anos (Figura 67.3).

Com esse processo em expansão, as doenças, principalmente as infectocontagiosas, também apresentam crescimento gradativo e preocupante padrão de disseminação, sobretudo, no que se refere à saúde pública. Por isso, hoje é indispensável ao médico conhecer a epidemiologia das doenças infecciosas das mais variadas partes do mundo e reconhecer doenças que acometem viajantes.

O destino do viajante e o propósito da viagem têm forte influência sobre o risco de aquisição de doenças. A grande proporção de viagens de lazer, em relação às viagens de negócios (Figura 67.4), indica exposição dos viajantes a grande número de afecções (p. ex., viajar para Nova York, para reuniões de trabalho, faz-nos considerar, intuitivamente, menor risco para a saúde do viajante do que em uma viagem de aventura para o continente africano).

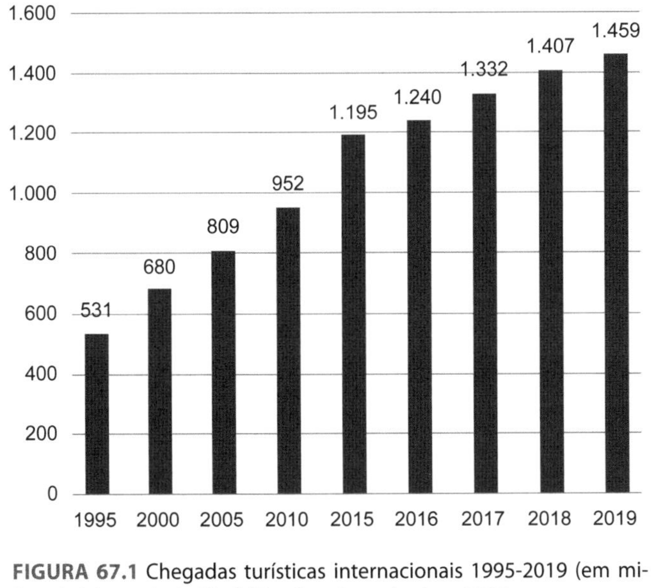

FIGURA 67.1 Chegadas turísticas internacionais 1995-2019 (em milhões). Adaptada de World Tourism Organization, 2020.

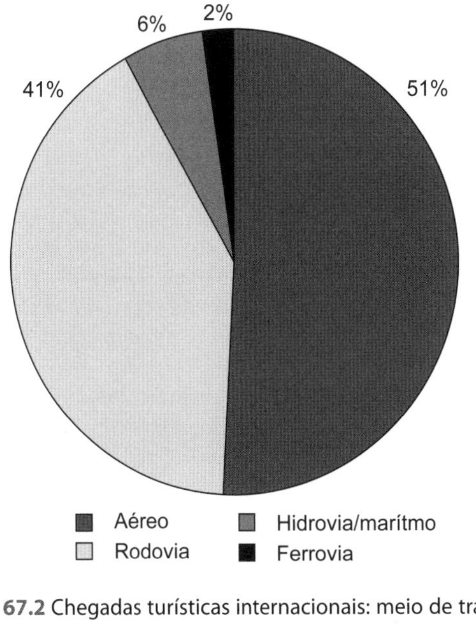

FIGURA 67.2 Chegadas turísticas internacionais: meio de transporte. Adaptada de World Tourism Organization, 2012.

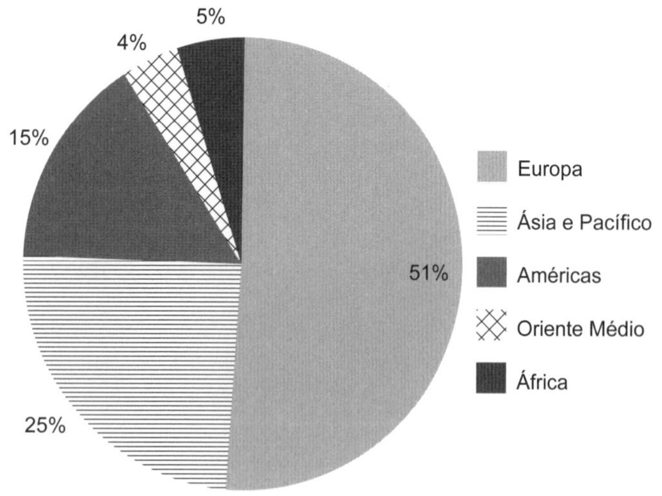

FIGURA 67.3 Chegadas turísticas internacionais por regiões. Adaptada de World Tourism Organization, 2020.

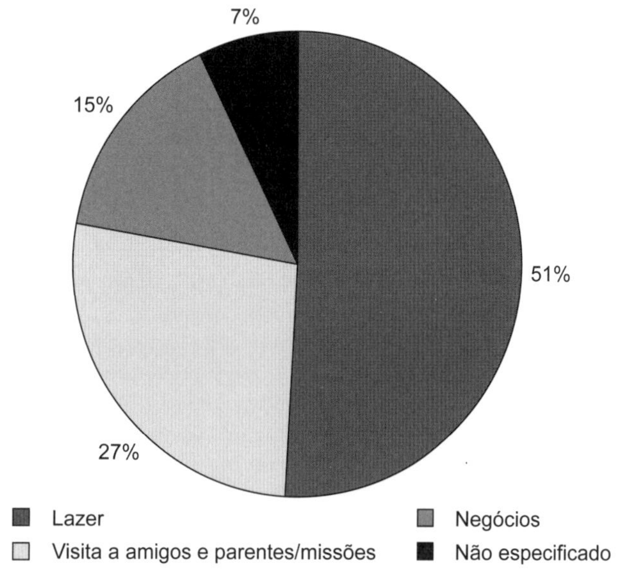

FIGURA 67.4 Chegadas turísticas internacionais: propósito da viagem. Adaptada de World Tourism Organization, 2012.

O indivíduo que apresenta sinais e sintomas relacionados às doenças infecciosas é avaliado por médicos generalistas ou especialistas em doenças infecciosas e tropicais. Os viajantes podem apresentar queixas comuns e típicas, de fácil diagnóstico, como afecções respiratórias, infecção urinária e diarreia aguda. No entanto, doenças exóticas, pouco prevalentes e raramente vistas no país de origem do viajante podem representar grande desafio diagnóstico. Assim, conhecer o risco de cada região visitada é fundamental para o raciocínio diagnóstico, para orientar a solicitação de exames confirmatórios e dinamizar o processo de tratamento. Igualmente importantes, as intervenções no âmbito da saúde pública são favorecidas pela detecção precoce de doenças contagiosas; nesse sentido, em diversas ocasiões os viajantes servem de sentinelas, ao retornarem para seus países de origem.

Viajar, se comparado à permanência em domicílio, aumenta a morbidade e a mortalidade do indivíduo (Figura 67.5). Cerca de 22 a 64% dos viajantes relatam algum problema de saúde durante a viagem, tomam medicamentos, ou se sentem subjetivamente doentes, sendo que aproximadamente 8% deles (entre os mais de 50 milhões de viajantes anuais) procuram atendimento médico no próprio destino ou após retornarem ao local onde residem.

Os riscos de adoecer variam de acordo com múltiplos fatores, sendo ampliados por: viagens de expatriados que retornam aos seus países de origem para visitar amigos e parentes; viagens de missionários e "mochileiros" para países em desenvolvimento e regiões tropicais (na época da estação chuvosa), com estadia mais longa; viagens de aventura (p. ex., escaladas, montanhismo, mergulho, caçadas), que colocam o viajante sob risco de lesões e adoecimento. No entanto, a mortalidade em viajantes é baixa (cerca de 0,001% dos viajantes morre no decorrer, ou por causa da viagem) (ver Figura 67.5).

Parte das afecções às quais os viajantes se expõem é representada por doenças infecciosas (abaixo dos acidentes com veículos automotores e afogamentos como principais causas de morte em viajantes). Doenças cardiovasculares, geralmente preexistentes, são as principais causas de mortalidade em viajantes (assim como na população geral ocidental), particularmente quando analisadas em viagens para países desenvolvidos (Tabela 67.1); entre as doenças infecciosas, a malária por *Plasmodium falciparum* cursa como a maior causa de mortalidade em viajantes, principalmente naqueles em visita à África Subsaariana.

No período pré-viagem, recomenda-se ao viajante prevenir doenças infecciosas e avaliar outras condições orgânicas (p. ex., doenças cardiovasculares preexistentes). Esforços devem ser realizados para a compensação clínica antes do embarque, na tentativa de se minimizarem os riscos ao paciente-viajante.

A literatura médica reúne diversos estudos sobre doenças infecciosas em viajantes desde a década de 1980. Os primeiros trabalhos descrevem enfermidades prevalentes apenas em determinados grupos de viajantes, ou naqueles provenientes de instituição ou região específica, o que compromete a generalização dos resultados para a totalidade dos viajantes internacionais. Contudo, estudos atuais apresentam ampla visão da prevalência de doenças infecciosas em viajantes. A constante atualização de estudos desse tipo é fundamental, pois o padrão das viagens, os destinos e a epidemiologia das doenças infecciosas são processos dinâmicos, com ampla variabilidade, e o surgimento de novas vacinas contribui para as diferenças de prevalência de doenças infecciosas nos viajantes no passado e atualmente.

Os grandes estudos atuais sobre doenças infecciosas nos viajantes utilizam dados da GeoSentinel, rede mundial composta por mais de 30 locais ("sentinelas"), distribuídos pelos cinco continentes, em geral clínicas de atendimento a doenças infecciosas cujos especialistas têm conhecimento em medicina do viajante e estão capacitados a atender indivíduos com doenças infecciosas, tropicais e qualquer afecção decorrente de atividades relacionadas à viagem. Os viajantes doentes incluídos na base de dados devem ter atravessado pelo menos uma fronteira internacional nos últimos 10 anos e apresentar quadro clínico presumivelmente relacionado à viagem. A área geográfica de aquisição da(s) enfermidade(s) é definida com base no período de incubação das infecções, epidemiologia do(s) local(ais) (caso não seja apenas uma região) ou país(ses) visitado(s) pelo viajante. Apesar de essa rede de clínicas resumir dados de todas as afecções relacionadas à viagem, apenas as causas infecciosas serão consideradas neste capítulo.

CARACTERÍSTICAS DOS VIAJANTES QUE RETORNAM COM DOENÇAS INFECCIOSAS

Estudos realizados com viajantes doentes (particularmente os que apresentam febre como um dos sintomas principais) que procuram um dos centros da GeoSentinel apontam discreta prevalência de indivíduos do sexo masculino, sendo a faixa etária mais acometida entre

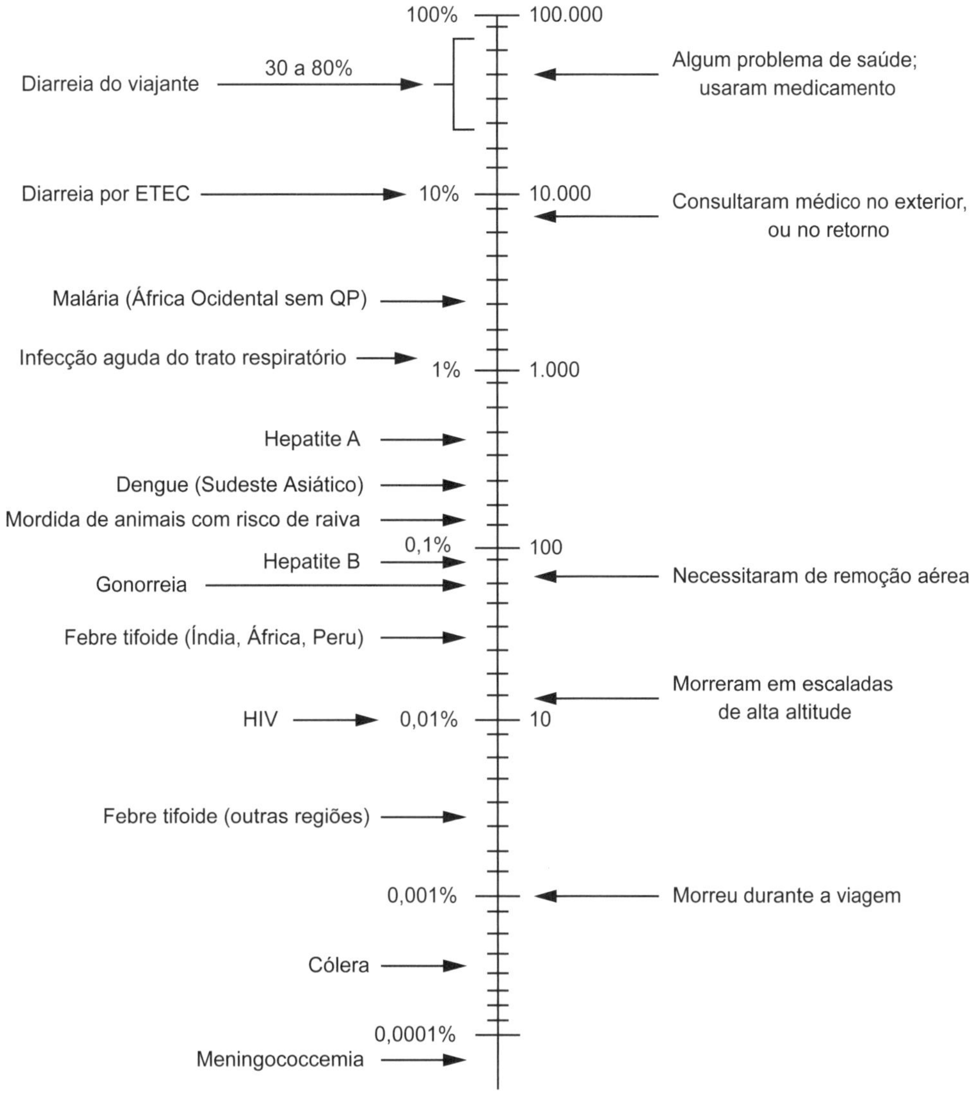

FIGURA 67.5 Taxas mensais de incidência de problemas de saúde durante estadia em países em desenvolvimento. ETEC: *Escherichia coli* enterotoxigênica; QP: quimioprofilaxia; HIV: vírus da imunodeficiência humana. Adaptada de Liese *et al.*, 1997.

os 20 e 60 anos. Esses números representam apenas a parcela de indivíduos que mais realizam viagens internacionais e não podem ser interpretados como variáveis que colocam o viajante sob maior risco de aquisição de doenças infecciosas. Em geral, o propósito principal da viagem é visitar amigos e parentes – muito comum entre os viajantes expatriados e com grande significado em relação à aquisição de doenças infecciosas –, seguido das viagens turísticas, a negócios e de cunho humanitário (p. ex., missões religiosas e de assistência à saúde da população local).

O tempo entre a viagem e o início dos sintomas é bastante variável, mas a maioria dos viajantes doentes se apresenta às clínicas sentinelas em até 6 semanas após a partida. Quanto maior o tempo entre o retorno e o início dos sintomas, menores as chances de o viajante apresentar febre como um dos sintomas; viagens com duração menor que 30 dias são as mais comuns. Em geral, apenas 27% dos viajantes com doenças infecciosas realizaram consulta de orientação sobre os riscos com especialista antes da viagem. Entre os que mais apresentam doenças infecciosas e febre como um dos sintomas principais, destacam-se os expatriados que viajam para seus países natais para visitarem amigos e parentes – fato particularmente relevante para os que viajam para a América Latina, África Subsaariana e o Sudeste Asiático, áreas tropicais onde se concentra boa parte dos países em desenvolvimento.

DOENÇAS INFECCIOSAS DOS VIAJANTES

Estudos apontam distribuição bastante ampla de doenças infecciosas nos viajantes. Entre os viajantes doentes, cerca de 35% apresentam doença febril com comprometimento sistêmico, 15% com síndromes diarreicas, 14% com afecções respiratórias, 4% com infecções geniturinárias, 4% com afecções dermatológicas, 4% com doenças gastrintestinais não diarreicas e 3% com doenças infecciosas em que há vacina para a prevenção (Tabela 67.2). Vale lembrar que em até 22% das vezes nenhum diagnóstico etiológico é obtido entre as doenças febris.

Entre as afecções sistêmicas, a malária é a doença infecciosa mais comum, com taxas de mais de 20% entre todas as infecções, e responsável por mais de 50% das internações em viajantes. Prevalece a malária causada pelo *Plasmodium falciparum*, com maiores potenciais de morbidade e mortalidade, diagnosticada em até 66% de todas as causas de malárias. Em até 90% dos casos o tempo entre o regresso e a apresentação dos sintomas da malária por *P. falciparum* recai dentro dos primeiros 30 dias; já nos casos por *P. vivax*, em aproximadamente 50% das vezes os sintomas podem levar mais de 1 mês para se apresentar, principalmente se o viajante estava em uso de quimioprofilaxia, uma vez que os medicamentos comumente prescritos para esse fim, por não possuírem ação contra os hipnozoítas hepáticos, não impedem posterior recaída. As áreas de maior risco são a

TABELA 67.1 Causas de morte em diferentes populações de viajantes.

Origem do viajante	EUA (voluntários ajuda humanitária)	EUA	Suíça	Estrangeiros
Destino do viajante	Países em desenvolvimento	Qualquer destino	Europa	EUA
Ano da viagem	1962-1983	1975-1984	1987	1991
Total de mortes	185	2.463	247	17.988
Cardiovascular (%)	8	49	14	45
Infecção (%)	5	1	–	–
Outras doenças (%)	8	?	2	–
Acidentes (%):				
Automobilístico	36	7	13	37
Aéreo	5	2	4	7
Afogamento	14	4	4	15
Outros	23	12	2	23
Desconhecido (%)	–	25	58	–

Adaptada de Hagarten *et al.*, 1991.

TABELA 67.2 Síndromes infecciosas e proporção de enfermidades encontradas entre viajantes com febre que retornam de destinos nos cinco continentes.

Síndrome infecciosa	Diagnóstico	Viajantes doentes (%)	Viajantes hospitalizados (%)
Doença febril com comprometimento sistêmico	Todas	35	46
	Malária	21	52
	Malária por *Plasmodium falciparum*	14	56
	Malária por *Plasmodium vivax*	6	51
	Malária por outras espécies	2	27
	Dengue	6	29
	Salmonella enterica sorotipo Typhi ou Paratyphi	2	57
	Rickettsia	2	20
Diarreia aguda	Todas	15	15
	Diarreia do viajante	4	5
	Diarreia bacteriana presumida	3	12
	Campylobacter spp.	2	12
	Gastrenterite	2	36
	Salmonella spp. não tifoide	1	32
	Shigella spp.	–	17
Doenças respiratórias	Todas	14	24
	Infecção respiratória aguda não especificada	5	8
	Bronquite	1	11
	Pneumonia bacteriana	1	60
	Tonsilite	1	10
	Síndrome gripal	–	47
	Sinusite aguda	1	5
Infecções geniturinárias	Todas	4	29
	Infecção do trato urinário	2	24
Infecções dermatológicas		4	21
Síndromes gastrintestinais não diarreicas	Todas	4	45
	Hepatite aguda	1	59
Doença febril inespecífica		22	10
Doenças com prevenção por vacina		3	60
Outros diagnósticos		10	20
Total		100	26

Adaptada de Wilson *et al.*, 2007.

África Subsaariana e as Ilhas do Pacífico, na Oceania. A malária por *P. falciparum* contribui, em média, com 30 a 35% do total de óbitos por infecção nos viajantes, sendo a maior causa de mortalidade em viajantes por doença infecciosa. A Tabela 67.3 resume as principais infecções em viajantes e os locais de maior ocorrência.

Outras afecções sistêmicas como dengue, riquetsioses e febre tifoide também acometem viajantes. A dengue segue como uma das principais infecções em destinos do Sudeste Asiático e da América Latina. Os índices totais em torno de 6% são subestimados, já que o número de casos assintomáticos e oligossintomáticos entre todos os acometidos é grande. Além disso, devido ao curto período de incubação, a maioria dos viajantes apresenta os sintomas da dengue ainda na área visitada, portanto, os números reais em viajantes podem ser maiores do que realmente computado nas estatísticas internacionais. A febre tifoide, doença cuja vacina confere proteção parcial (aproximadamente 70 a 80%), é pouco frequente (até 2% de acometimento) entre viajantes, com maior incidência entre aqueles em visita a regiões da Ásia (p. ex., Índia, país com maior risco para essa infecção), e acarreta grande número de internações (ver Tabela 67.2). Em geral, o agente mais isolado nos viajantes é a *Salmonella* Paratyphi. Riquetsioses são infecções com maior incidência em destinos da África, particularmente países situados abaixo do deserto do Saara e mais ao sul do continente (p. ex., África do Sul). O vetor desse tipo de infecção é o carrapato, amplamente distribuído pelas áreas rurais do continente, particularmente nos parques nacionais para safári, muito visitados por turistas do mundo inteiro.

A doença diarreica aguda (DDA), como a diarreia do viajante, tem incidência geral de 4%. Entretanto, por se tratar de enfermidade com curto período de incubação e caráter benigno e autolimitado, a real incidência em viajantes pode ser enormemente subestimada. As áreas de maior ocorrência são o Sudeste Asiático, o continente africano (principalmente a África Subsaariana) e a América Latina.

As doenças com acometimento da pele são frequentes, sendo os locais de maior aquisição a América do Sul e o Caribe, regiões visitadas principalmente pelo clima tropical e o litoral bastante extenso e atrativo.

A malária por *P. falciparum* é uma condição muito comum em grande parte das regiões tropicais do planeta, particularmente na África Subsaariana. Na avaliação do viajante febril proveniente de área malarígena, mesmo que se tenha utilizado quimioprofilaxia, é prioridade descartar tal infecção, ainda que repetidas vezes no mesmo paciente.

Outro estudo recente realizou uma análise descritiva com base nos dados inseridos no banco de dados GeoSentinel de junho de 1996 a agosto de 2011 e considerou apenas viajantes doentes procedentes da América do Norte, Europa, Israel, Japão, Austrália e Nova Zelândia e que foram vistos durante ou após uma viagem para América Central e do Sul, África, Oceania e partes tropicais e subtropicais da Ásia, com diagnóstico confirmado ou provável de doença tropical aguda e potencialmente fatal, definida como uma doença infecciosa confinada a áreas tropicais e subtropicais do mundo, com um período de incubação de menos de 4 semanas e um risco estimado de mais de 5% de morte dentro de 4 semanas após o início dos sintomas, se não tratada. Na lista, 21 doenças preenchem esses critérios, incluindo seis infecções virais ou síndromes, 12 infecções bacterianas e três infecções por protozoários. Os casos de riquetsiose do grupo da febre maculosa foram incluídos apenas se adquiridos fora da África Subsaariana, onde a febre benigna da picada do carrapato africano é a doença predominante.

Dos 82.825 viajantes ocidentais doentes listados no período do estudo, 3.655 (4,4%) viajantes com 3.666 diagnósticos (alguns com mais de um diagnóstico) tiveram um quadro agudo e doença potencialmente fatal, e as quatro condições mais comuns foram a malária *falciparum* (76,9%), febre tifoide (11,7%), febre paratifoide (6,4%) e leptospirose (2,4%), adquiridas predominantemente na África Subsaariana (malária) e Centro-sul e Sudeste Asiático (febre tifoide e paratifoide), além das demais doenças diagnosticadas no período da análise (Figura 67.6).

Preveníveis por vacinas

Doenças infecciosas que podem ser prevenidas por vacina também contribuem para a morbidade dos viajantes, e o seu surgimento no paciente viajante pode refletir a falta de busca ao aconselhamento especializado antes da viagem. Apesar de representarem apenas 3% do total das infecções em viajantes, as doenças em que há prevenção por vacina têm alto índice de necessidade de hospitalização (em torno de 60% dos acometidos; média de 4 a 5 dias) (ver Tabela 67.2).

O acometimento do viajante por doenças em que há vacina para a prevenção varia de acordo com múltiplos fatores: idade do viajante, destino, propósito da viagem, se houve aconselhamento pré-viagem com especialista, *status* vacinal prévio e, no caso de viajante vacinado, a eficácia da vacina (Tabela 67.4), que pode ser diferente entre as diversas possibilidades existentes.

Estudo recente utilizando dados das clínicas do GeoSentinel avaliou 37.542 viajantes doentes por mais de 10 anos, sendo que

TABELA 67.3 Doenças infecciosas febris e distribuição por área provável de aquisição entre viajantes que retornam doentes.

	Proporção (%) de viajantes doentes, por doença febril						
Área visitada	Doença febril sistêmica (DFS)	Malária	Dengue	Doença respiratória	Diarreia	Doenças com prevenção por vacina	Doença febril não identificada
Ilhas do Pacífico	69	59	6	10	4	1,9	12
África Subsaariana	49	42	1	10	10	1,0	19
Sudeste Asiático	34	7	18	17	17	2,1	22
Ásia Centro-Sul	32	7	9	14	22	9,9	20
Norte da Ásia	8	1	0	39	11	7,5	26
Europa Oriental	14	1	0	29	25	10,8	14
Norte da África	12	5	1	13	38	4,4	13
América Latina	25	8	9	13	15	2,2	26
Ásia Ocidental	12	1	0	16	16	2,3	31
EUA, Canadá, Europa Ocidental, Austrália e Nova Zelândia	14	0	0	25	9	5,7	29
Exposições em múltiplas áreas	12	4	1	17	15	3,9	28
Total	35	21	6	14	15	3,4	22

Adaptada de Wilson *et al.*, 2007.

TABELA 67.4 Exemplos de doenças com prevenção por vacinas e percentual de eficácia.

Doenças com prevenção por vacinas	Eficácia da vacina
Cólera	85 a 86%
Difteria	99%
Encefalite japonesa	91% (2 doses) 99% (3 doses)
Encefalite centro-europeia	> 95%
Hepatite A aguda	85 a 99%
Hepatite B aguda	95%
Influenza	70 a 90% (crianças e adultos saudáveis) Idoso: 56% efetiva para prevenção de sintomas 50% efetiva para prevenção de hospitalização 68% efetiva para prevenção de mortalidade
Sarampo	95 a 100%
Meningite por *Haemophilus influenzae*, meningococo ou pneumococo	Meningocócica: conjugada, 87 a 98%; polissacáride, 85 a 100% Pneumocócica: conjugada, 89 a 97%; polissacáride, 50 a 80%
Meningococcemia	Meningocócica: conjugada, 87 a 98%; polissacáride, 85 a 100%
Caxumba	80 a 95%
Coqueluche	85 a 92%
Raiva	100% (3 doses)
Rubéola	97%
Febre tifoide (*Salmonella enterica*, sorotipo Typhi ou Paratyphi)	Ty21a: 53 a 67% para *Salmonella* Typhi; 49% para *Salmonella* Paratyphi B; Vi: 55% para *Salmonella* Typhi
Tétano	100%
Varicela	80 a 98%
Febre amarela	> 90%

TABELA 67.5 Preditores demográficos e risco para aquisição de doenças que podem ser prevenidas por vacina.

Doenças com prevenção por vacina	Preditor independente	OR [95% IC]
Febre tifoide por *Salmonella* Typhi	Visita a parentes e amigos	3,3 [2,3; 4.6]
	Viagem para Ásia Centro-sul	6,5 [4,8; 8,9]
	Nascimento na Índia	9,8 [5,9; 16,1]
Hepatite A aguda	Sexo masculino	1,9 [1,3; 3,0]
	Viagens mais longas (> 30 dias)	5,6 [3,5; 8,9]
Hepatite B aguda	Sexo masculino	3,9 [2; 7,8]
	Idade acima de 30 anos	2,3 [1,2; 4,4]
Influenza	Sexo masculino	1,5 [1; 2,3]
	Viagens de negócios	3,1 [1,8; 5,3]
	Viagem para o norte da Ásia	9,9 [5,6, 17,3]
	Viagem para o Sudeste Asiático	3.7 [2.3; 5.9]
Varicela	Idade abaixo de 25 anos	2 [1; 4]

OR: *odds ratio*; IC: intervalo de confiança. Adaptada de Boggild *et al.*, 2010.

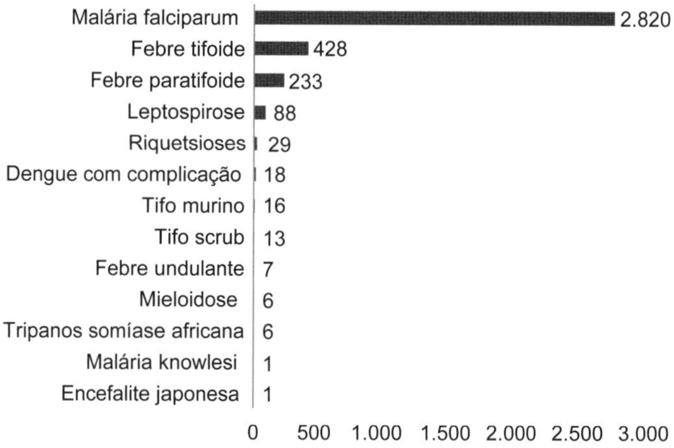

FIGURA 67.6 Total de casos de doenças agudas e potencialmente fatais (N = 3.666), entre 82.825 viajantes ocidentais doentes, adquiridas nos trópicos. Dados da rede de vigilância GeoSentinel, 1996-2011. Adaptada de Jensenius *et al.*, 2013.

580 deles (1,5%) tiveram doenças em que há prevenção por vacina provável (77) ou confirmada (503). As maiores taxas de confirmação diagnóstica ocorreram com hepatite viral (99%), influenza (96%), varicela (87%), coqueluche (80%) e meningite bacteriana (80%). As doenças mais comumente encontradas nos viajantes foram febre tifoide, hepatite viral aguda, influenza, varicela, sarampo, coqueluche e meningite bacteriana (Figura 67.7).

Os viajantes mais acometidos são adultos jovens, do sexo masculino, expatriados, que retornam para visitar parentes e amigos. Apenas 30% dos viajantes realizaram aconselhamento pré-viagem, e infecções como hepatite A, sarampo e varicela foram prevalentes mesmo naqueles que realizaram consulta pré-viagem, o que reflete oportunidade perdida para atualização do calendário vacinal, visto a alta eficácia dessas vacinas. A Tabela 67.5 demonstra os preditores demográficos de algumas doenças que podem ser prevenidas por vacinas.

A infecção mais comum foi febre tifoide, seja por *Salmonella* Typhi (68%) ou Paratyphi (32%), e a região mais frequentemente associada à viagem foi a Ásia Centro-Sul. Tal fato pode ser explicado não só pelo alto risco que a região impõe aos viajantes ou pela falta de imunização para essa doença, mas também pelo tipo de vacina (quando usada), se inativada, ou oral, uma vez que aquela não confere proteção para *Salmonella* sorotipo Paratyphi e esta oferece proteção apenas parcial (ver Tabela 67.4).

A teoria de que viagens de negócios trazem riscos reduzidos ao viajante é genericamente válida, mas não quando a infecção é causada pelo vírus influenza, que mostrou prevalência em pacientes que realizaram viagens de negócios, população que perde apenas para os expatriados no que diz respeito à não realização de consulta pré-viagem. Por se tratar de viagens com duração média mais curta do que as de lazer, as doenças com período de incubação mais curto são mais representadas nesses viajantes.

Hepatite B aguda ainda representa boa parcela das doenças adquiridas em viagens, atingindo principalmente homens acima dos 30 anos. Deve-se considerar a possibilidade de aquisição de outras doenças sexualmente transmitidas, conjuntamente à aquisição de hepatite B. Apenas 10% dos viajantes infectados realizaram aconselhamento pré-viagem, e estudos recentes apontam que europeus, americanos e australianos frequentemente são expostos a atividades que os colocam sob risco de aquisição dessa infecção, além da falta de imunização com a vacina (altamente eficaz).

Não houve casos de febre amarela, encefalite japonesa ou poliomielite nos viajantes desse estudo, o que reflete baixíssima probabilidade de aquisição dessas infecções na população de viajantes, seja

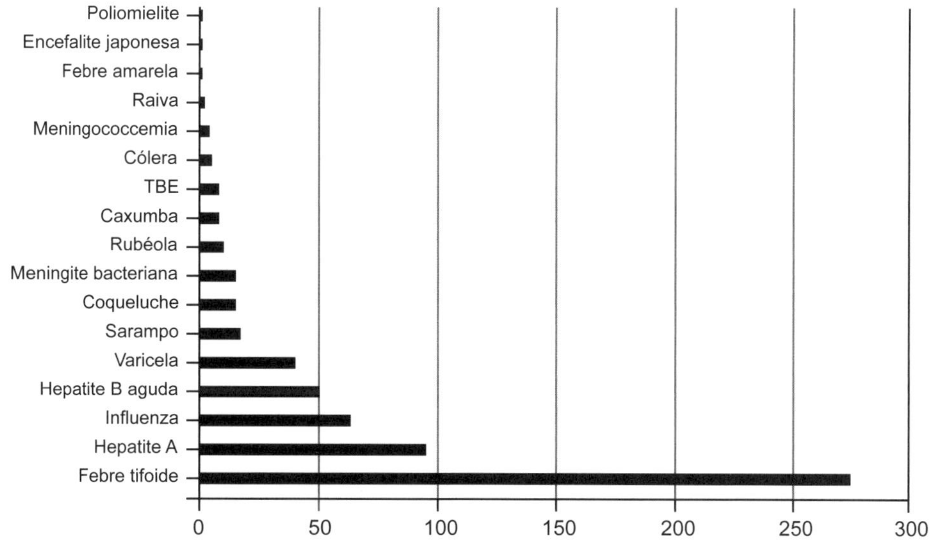

FIGURA 67.7 Magnitude das doenças com prevenção por vacina em coorte de 37.542 viajantes que retornaram doentes. TBE: *tick-borne encephalitis* (encefalite centro-europeia). Adaptada de Boggild *et al.*, 2010.

pela imunização prévia, seja por causa de itinerários que os colocam sob baixíssimo risco de adoecimento.

Entre as doenças infecciosas encontradas nos trópicos, as infecções comuns, bastante frequentes em países desenvolvidos, como as que atingem o trato respiratório (pneumonia, rinossinusite e traqueobronquite) e o urinário (cistite, pielonefrite) também acometem viajantes. Por isso, ao avaliar um viajante que retorna doente, o especialista não deve excluir tais infecções do diagnóstico diferencial simplesmente pelo fato de a viagem ter ocorrido em país ou área endêmica para doenças tropicais.

Se comparados a outros grupos de viajantes (turistas comuns, missionários, executivos), expatriados que voltam aos seus países de origem para visitar amigos e parentes apresentam maiores taxas de adoecimento por infecção (principalmente aqueles que se dirigem para a América Latina, o Sudeste Asiático e a África Subsaariana), o dobro da chance de adquirir doenças em que há prevenção por vacina (particularmente febre tifoide) e risco aumentado de aquisição de malária. Isso pode ser explicado pelo fato de esses viajantes julgarem menos necessário o aconselhamento de especialistas antes da viagem, pela falta de atualização da carteira vacinal e pela sensação de já estarem protegidos contra doenças locais, visto que estão voltando para área conhecida. Porém, não se justifica, principalmente em relação a enfermidades transmitidas por água ou alimentos (p. ex., febre tifoide) e insetos (p. ex., malária).

Estudos sobre doenças infecciosas no regresso do viajante não são totalmente abrangentes, pois grande parte delas tem período de incubação curto e se desenvolvem ainda no local de destino, o que faz com que o indivíduo acometido procure assistência local em clínicas não comprometidas com o armazenamento de informações para pesquisa. Outras infecções têm caráter benigno e evolução autolimitada, podendo não levar o viajante à consulta médica especializada. Entretanto, a análise correta das informações e o conhecimento epidemiológico e das características das regiões e das viagens fornecem ferramentas indispensáveis para o correto diagnóstico e o bom manejo das doenças dos viajantes.

BIBLIOGRAFIA

Boggild AK, Castelli F, Gautret P *et al.* Vaccine preventable diseases in returned international travelers: results from the GeoSentinel Surveillance Network. Vaccine. 2010;28(46):7389-95.

Connor BA, Schwartz E. Typhoid and paratyphoid fevers in travellers. Lancet. Infect Dis 2005;5(10):623-8.

Freedman DO, Kozarsky PE, Weld LH *et al.* GeoSentinel: the global emerging infections sentinel network of the International Society of Travel Medicine. J Travel Med. 1999;6(2):94-8.

Freedman DO, Weld LH, Kozarsky PE *et al.* Spectrum of disease and relation to place of exposure among ill returned travelers. N Engl J Med. 2006;354(2):119-30.

Hagarten SW, Baker TD, Guptill K. Overseas fatalities of United States citizen travelers: an analysis of deaths related to international travel. Ann Emerg. Med 1991;20(6):622-6.

Jensenius M, Han PV, Schlagenhauf P. GeoSentinel Surveillance Network. Acute and potentially life-threatening tropical diseases in western travelers-a GeoSentinel multicenter study, 1996-2011. Am J Trop Med Hyg. 2013;88(2):397-404.

Leder K, Tong S, Weld L *et al.* Illness in travelers visiting friends and relatives: a review of the GeoSentinel Surveillance Network. Clin Infect Dis. 2006;43(9):1185-93.

Liese B, Mundt KA, Dell LD *et al.* Medical insurance claims associated with international business travel. Occup Environ Med. 1997;54(7):499-503.

Schwartz E, Shlim DR, Eaton M *et al.* The effect of oral and parenteral typhoid vaccination on the rate of infection with Salmonella typhi and Salmonella paratyphi among foreigners in Nepal. Arch Intern Med. 1990; 150(2):349-51.

Wilson ME, Freedman DO. Etiology of travel-related fever. Curr Opin Infect Dis. 2007;20(5):449-53.

Wilson ME, Weld LH, Boggild A *et al.* Fever in returned travelers: results from the GeoSentinel Surveillance Network. Clin Infect Dis. 2007;44(12):1560-8.

World Tourism Organization. World Tourism Barometer. v. 12. 2012.

World Tourism Organization. World Tourism Barometer. v. 18. 2020.

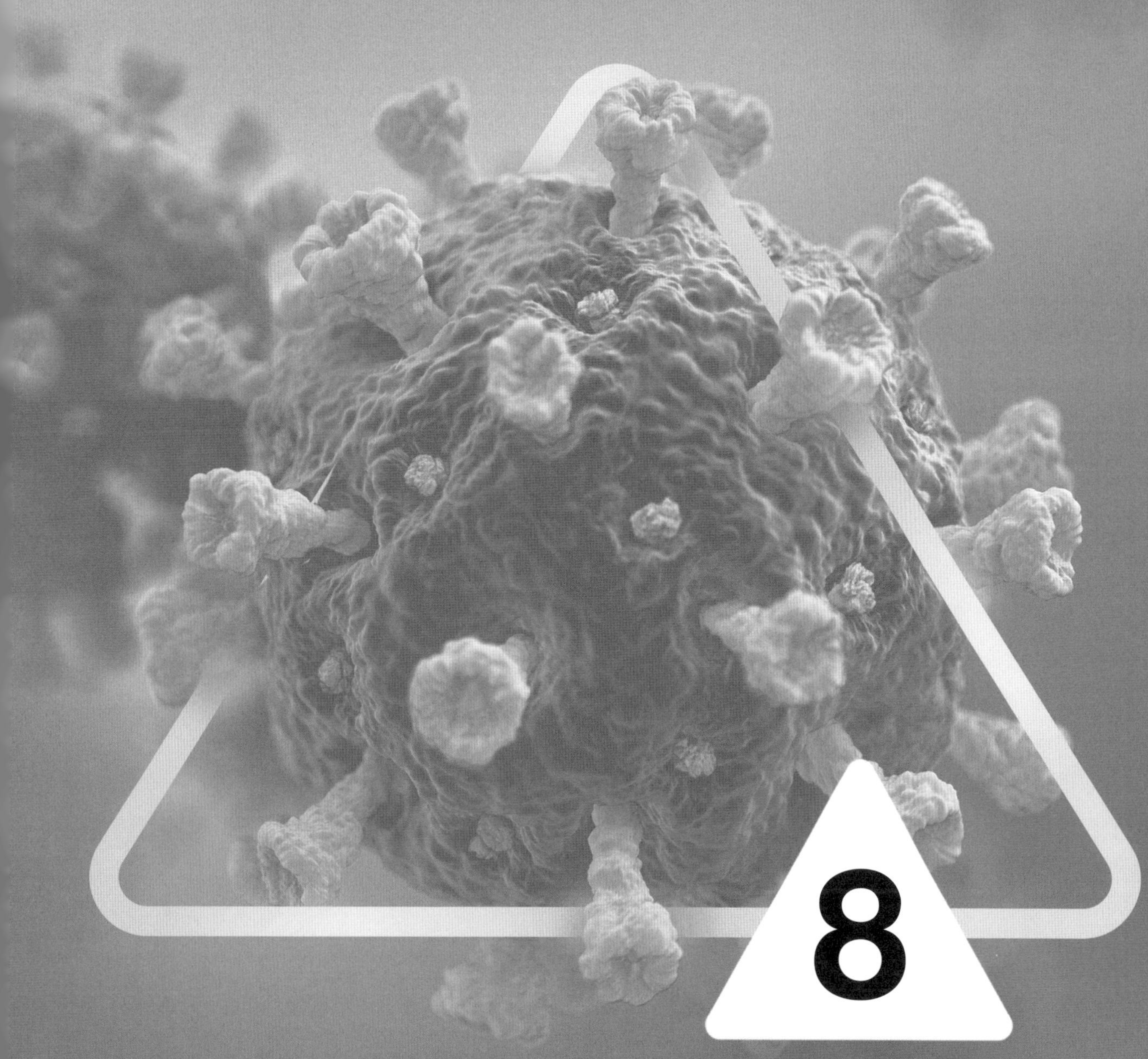

8

Terapia Antimicrobiana

68 Terapia Antifúngica

Francelise Bridi Cavassin • Flavio de Queiroz Telles Filho • Arnaldo Lopes Colombo

INTRODUÇÃO

Nas últimas décadas, houve substancial aumento na incidência e número de espécies de fungos associados a infecções invasivas. Esse novo cenário epidemiológico marca uma fase de transição no contexto da micologia médica, na qual micoses causadas por agentes oportunistas adquirem grande relevância, impondo ao tratamento desafios muito diversos daqueles associados à abordagem clínica de pacientes com dermatomicoses ou micoses endêmicas.

O aumento da população suscetível a infecções por fungos oportunistas envolve a combinação de múltiplos fatores, como: o envelhecimento da população mundial, o aumento de ocorrência e sobrevida de pacientes com doenças neoplásicas e degenerativas, a ampla utilização de imunodepressores e antibióticos de amplo espectro, o grande número de procedimentos médicos invasivos realizados (em especial relacionados à medicina de transplantes e de cuidados intensivos).

Na década atual, apesar da redução de casos de micoses relacionadas à AIDS nos países com políticas de saúde pública bem estruturadas, novo cenário epidemiológico desponta, com a documentação de grande número de doenças fúngicas entre pacientes com câncer, submetidos a transplantes de órgãos, a corticoterapia e outras intervenções com imunomoduladores, como os inibidores de fatores de necrose tumoral (TNF). Mais recentemente, as formas graves de viroses respiratórias, como as causadas pelo vírus da influenza e SARS CoV-2, têm se constituído um novo cenário epidemiológico para fungos oportunistas causadores de fungemia e micoses pulmonares, a exemplo de *Candida* spp. e *Aspergillus* spp., respectivamente.

Esses dados ilustram como as doenças fúngicas têm sofrido constantes mudanças epidemiológicas, que imprimem novos desafios ao tratamento dessas moléstias, ilustrando a importância da atualização médica em micologia clínica, a fim de que profissionais de diferentes especialidades possam oferecer atendimento adequado a seus pacientes.

ANTIFÚNGICOS DE USO SISTÊMICO

Tendo em vista que células fúngicas apresentam muita semelhança estrutural e funcional com células de mamíferos, convivemos por longo tempo com poucas alternativas de tratamento. A mais antiga delas é a anfotericina B convencional (D-Anfo B), poliênico de amplo espectro e rápida ação fungicida, mas pouca seletividade em seu mecanismo de ação, que atua indistintamente em membranas celulares do fungo e de células do hospedeiro, causando muitos eventos adversos, às vezes graves, como sua nefrotoxicidade. Felizmente, nos últimos 15 anos o número de fármacos antifúngicos liberados para uso clínico aumentou substancialmente. Atualmente, são cinco as classes de agentes antifúngicos disponíveis para o tratamento de micoses sistêmicas: polienos (anfotericina B), azóis (fluconazol, itraconazol, posaconazol, voriconazol e isavuconazol), equinocandinas (caspofungina, micafungina e anidulafungina), alilaminas (terbinafina), e antimetabólitos ou análogos da pirimidina (flucitosina). Entretanto, novas classes de antifúngicos encontram-se em fases avançadas de estudos clínicos, podendo estar disponíveis em breve.

Os principais alvos celulares dos fármacos antifúngicos na célula fúngica são a membrana celular, que contém ergosterol, um éster análogo ao colesterol de mamíferos, e a parede celular, onde causa auto oxidação (Figura 68.1). Antifúngicos poliênicos, que incluem as formulações em desoxicolato e lipídicas de anfotericina B, ligam-se ao ergosterol e formam poros na membrana citoplasmática dos fungos alterando sua permeabilidade e causando perda de elementos essenciais para a homeostasia celular, o que subsequentemente leva à morte da célula fúngica. Derivados azólicos atuam mais seletivamente, inibindo a síntese do ergosterol pela inibição da enzima lanosterol 14 alfa-desmetilase. As alilaminas atuam na enzima esqualeno epoxidase, também interferindo na síntese do ergosterol. Outro potencial alvo antifúngico é representado pela B 1,3-glucana, um componente estrutural da parede celular de fungos patogênicos. As equinocandinas inibem sua síntese alterando a estabilidade da parede, sua morfologia e levando a intensa disfunção e morte celular. Por fim, a 5-flucitosina (5-FC), análogo da pirimidina, que atualmente não está disponível no Brasil, atua como antimetabólito inibindo a síntese de ácidos nucleicos.

Poliênicos e anfotericina B

A anfotericina B é o polieno clinicamente mais utilizado nas infecções fúngicas invasivas e mantém um amplo espectro de atividade fungicida contra leveduras, fungos filamentosos e fungos dimórficos. Descoberta em 1954, é um antifúngico natural obtido da fermentação do actinomiceto *Streptomyces nodosus*, que se liga à membrana fúngica de maneira reversível e aumenta a permeabilidade da membrana celular, causando perda de elementos importantes para a homeostasia do fungo com consequente morte celular. O mecanismo de ação na célula fúngica e potencial toxicidade na célula humana são ilustrados na Figura 68.2. Por ser insolúvel em água suas formulações intravenosas para uso

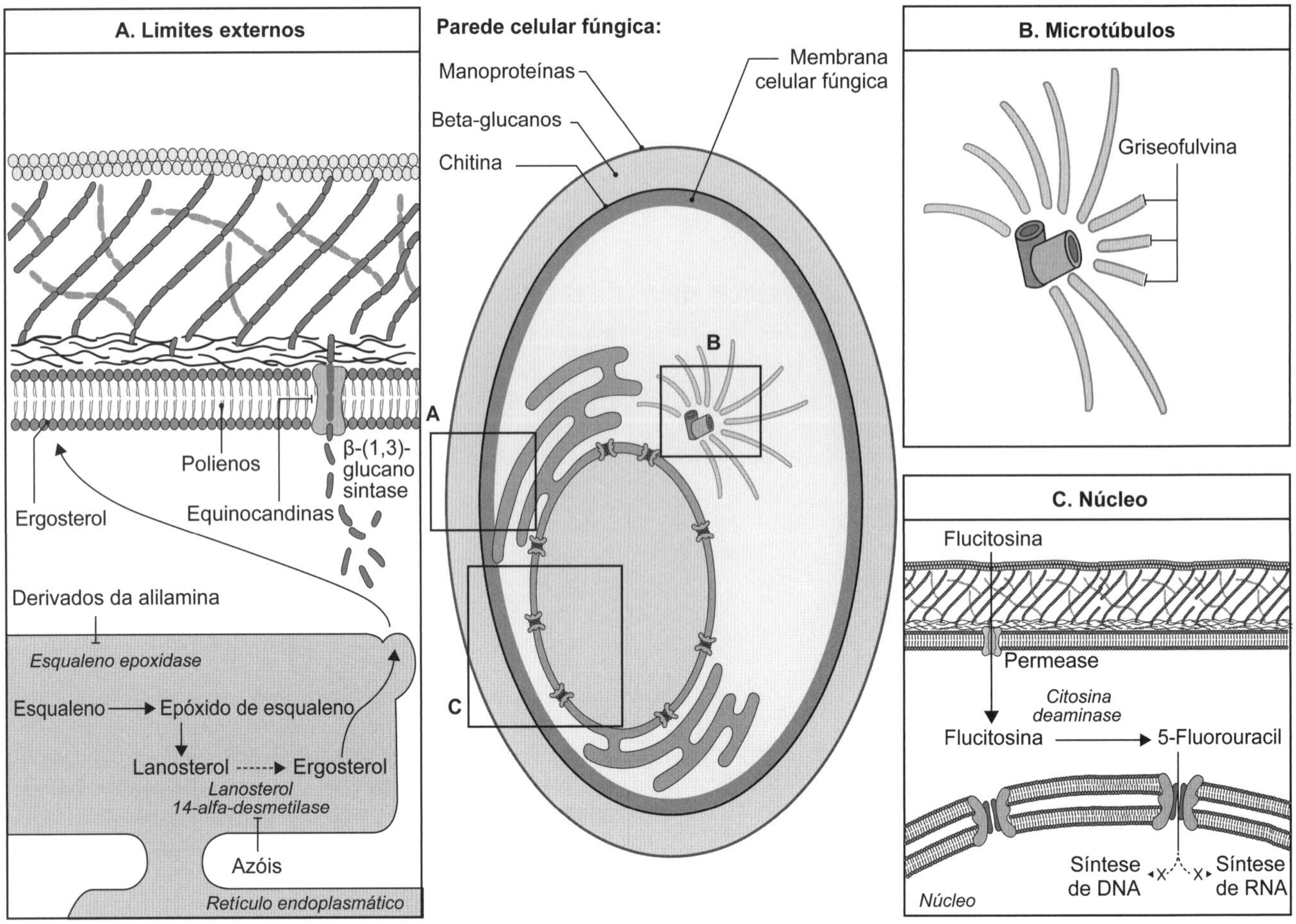

FIGURA 68.1 Principais alvos dos antifúngicos na célula fúngica. Adaptada de https://www.amboss.com/us/knowledge/Antifungals.

sistêmico são agregadas a moléculas lipotróficas como o desoxicolato, lipossomas ou complexos lipídicos. Apesar das limitações impostas por sua administração unicamente intravenosa (IV), por apresentar reações à infusão e toxicidade limitante de dose, como a nefrotoxicidade, a formulação convencional (D-Anfo B) ainda é muito utilizada para o tratamento de micoses graves, por ser um medicamento considerado barato. Entretanto, em países desenvolvidos essa formulação de anfotericina B vem sendo removida dos formulários terapêuticos devido à sua toxicidade e, sobretudo, ao comprometimento da função renal, que, em pacientes de terapia intensiva, em receptores de transplantes de órgãos e em usuários de outros fármacos nefrotóxicos, aumenta a mortalidade e os custos na hospitalização, em decorrência da lesão renal e de outros efeitos adversos. O desenvolvimento de formulações à base de lipídios e a coadministração com solução salina melhoraram sua tolerabilidade, mas sem eliminar completamente as toxicidades.

Farmacocinética

A anfotericina B não é absorvida por via oral (VO), sendo utilizada exclusivamente IV. Devemos levar em consideração que a farmacocinética da anfotericina B varia substancialmente entre D-Anfo B e suas formulações lipídicas. No geral, uma vez em circulação, liga-se a proteínas plasmáticas (91 a 95%) e se distribui amplamente pelo organismo. Apresenta altas concentrações nos pulmões, no fígado e no baço, mas, à exceção de nos neonatos, tem pouca penetração no sistema nervoso central (SNC), onde atinge concentrações no líquido cefalorraquidiano de apenas 2 a 4% daquelas observadas em nível sérico.

Não é metabolizada no fígado, e a eliminação renal é insignificante. Consequentemente, os níveis séricos são pouco modificados em pacientes com insuficiência renal ou hepática. A D-Anfo B não é dialisável. Sua meia-vida inicial é de 24 a 48 horas, com meia-vida terminal de 15 dias, refletindo a liberação do fármaco de compartimentos periféricos para a circulação. Quanto à sua excreção, 3% são encontrados na urina após 24 horas, com eliminação de 40% em cerca de 1 semana. A eliminação dos outros 60% é desconhecida.

Formulações

Além da D-Anfo B, temos atualmente três duas formulações lipídicas disponíveis para uso sistêmico: anfotericina B em complexo lipídico (ABLC), e anfotericina B lipossomal (L-Anfo B). Apesar de diferirem nas características farmacológicas (Tabela 68.1), estão associadas a menor toxicidade e permitem a administração de doses mais altas, quando comparadas à formulação convencional.

A formulação lipídica de anfotericina B que apresenta significativo número de estudos com evidências de menores índices de toxicidade (particularmente nefrotoxicidade) e maiores níveis séricos do fármaco é a anfotericina B lipossomal. Lamentavelmente, por serem consideradas de alto custo, o uso dessas formulações é limitado na rotina de grande número de hospitais, em especial instituições públicas.

Administração

Na sua formulação convencional, o fármaco está disponível comercialmente em frascos contendo mistura de 50 mg de D-Anfo B liofilizada, desoxicolato (veículo) e tampão fosfato. O conteúdo deve ser diluído em 10 mg de água, agitado e, posteriormente, adicionado em solução glicosada. Não pode ser utilizada em solução salina, pois acarreta precipitação do sal.

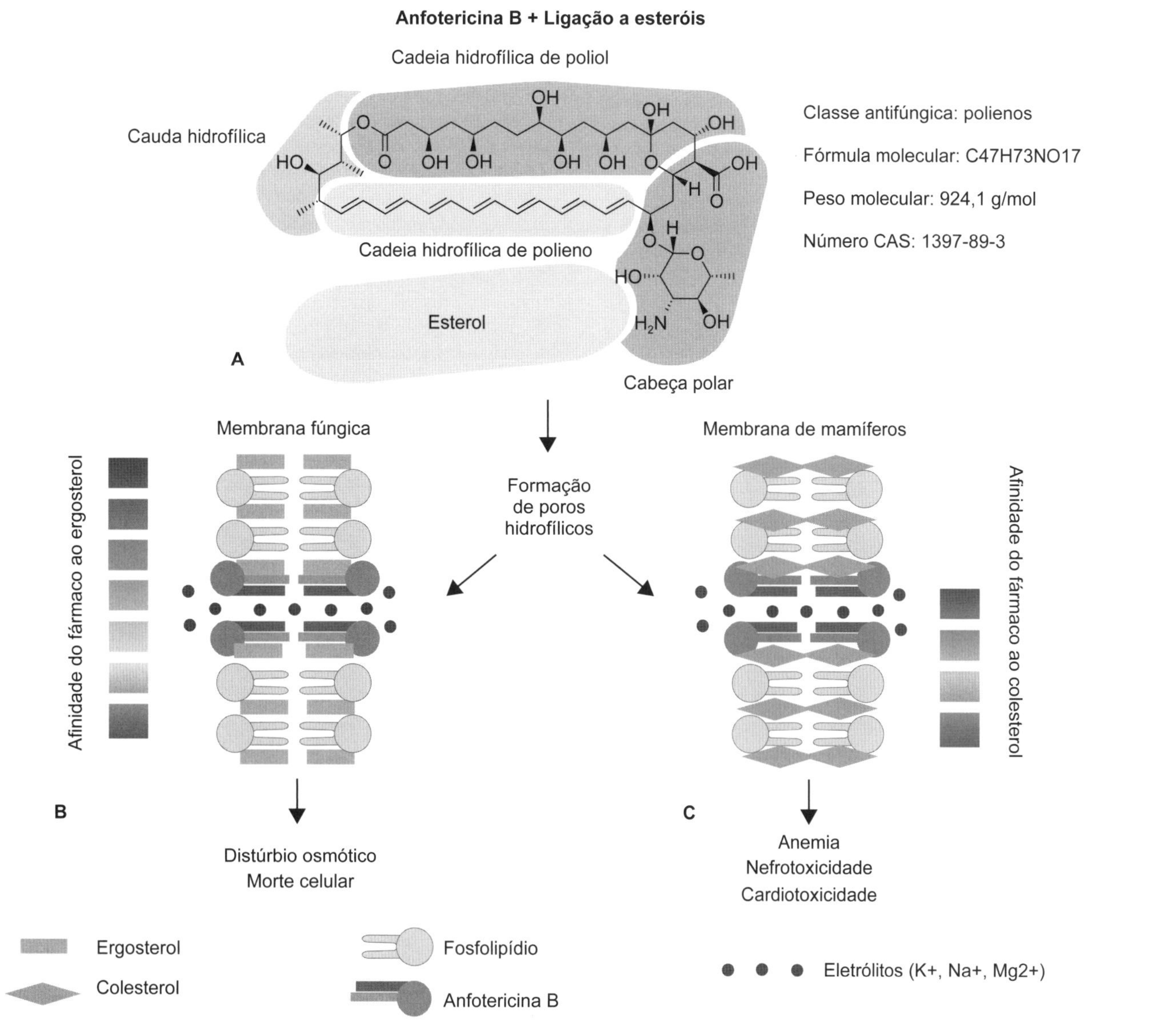

FIGURA 68.2 Mecanismo de ação e de toxicidade celular da anfotericina B. **A.** Principais informações, estrutura química 2D da AMB e sua ligação ao componente esterol da célula. **B.** Mecanismo de ação da AMB em uma célula fúngica. **C.** Mecanismo de toxicidade da AMB em uma célula de mamífero. Adaptada de Cavassin *et al.*, 2021. (Esta figura encontra-se reproduzida em cores no Encarte.)

TABELA 68.1 Características farmacológicas das diferentes formulações de anfotericina B.

	Convencional	Lipídica	
Formulação	**D-Anfo B**	**ABLC**	**L-Anfo B**
Estrutura	Micelar	Complexos multilamelares do tipo fita "*ribbon-shapped*".	Lipossomos unilamelares esféricos pequenos
Formato	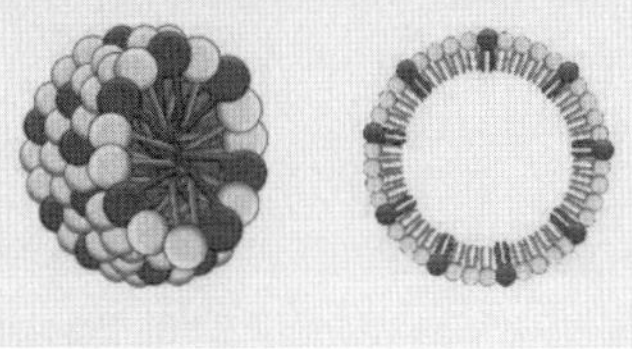	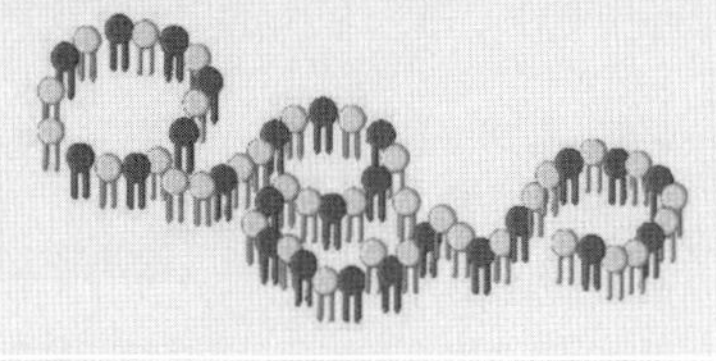	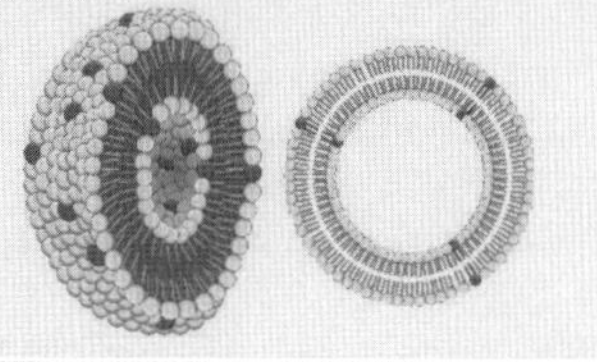
Tamanho (nm)	< 25	1.600 a 11.000	< 1 00
Conteúdo	Pó liofilizado de 50 mg	100 mg em 20 mℓ de suspensão isotônica	Pó liofilizado de 50 mg
Dosagem padrão (mg/kg)	0,25 a 1,0	5,0 (maioria dos estudos clínicos)	3,0 a 5,0
DL 50 (mg/kg)	2	40	175
Distribuição	Fígado > baço > pulmão > rim	Baço >> fígado = pulmão > rim	Baço >> fígado > pulmão = rim
Atravessa a BHE	Sim	Parcial	Sim

Adaptada de Cavassin *et al.*, 2021.

O fármaco é normalmente infundido em períodos de 2 a 4 horas. Número substancial (> 50%) de pacientes adultos que fazem uso desse poliênico em dosagem adequada por mais de 10 dias desenvolve perda de função renal, além do desconforto ao longo da infusão, comumente acompanhado de febre, calafrios, náuseas e eventual broncospasmo. Infusão de 500 a 1.000 mℓ de solução salina diariamente antes do uso da anfotericina B pode reduzir sua nefrotoxicidade, sobretudo a diminuição de filtração glomerular, mas não interfere na lesão tubular induzida pelo fármaco. Deve-se monitorar a creatinina e os eletrólitos no mínimo 2 vezes/semana (sendo esta frequência maior nos casos de pacientes com hiper ou hipopotassemia grave, bem como naqueles com histórico de insuficiência coronariana ou arritmias), controlar semanalmente os níveis de hemoglobina de pacientes que utilizem o fármaco por mais de 2 semanas e realizar eletrocardiograma (ECG) em indivíduos com cardiopatia prévia ou distúrbios eletrolíticos graves.

As formulações lipídicas Anfo B constituem alternativa menos tóxica, mas ainda assim podem levar à lesão renal residual. No caso da L-Anfo B, a medicação pode ser infundida em 1 hora, sendo indicada a dose de 3 mg/kg/dia, regime estabelecido com base em estudos multicêntricos e randomizados comparativos de diferentes doses. Já o ABLC deve ser infundido em ao menos 2 horas, não havendo estudos randomizados comparativos disponíveis avaliando a eficácia e a segurança de diferentes doses. A maioria dos estudos abertos com ABLC utilizou doses de 5 mg/kg/dia, posologia recomendada para o tratamento de micoses invasivas.

Indicações clínicas

A anfotericina B é o protótipo do antifúngico de amplo espectro, sendo ativa contra a maioria dos espécimes relevantes, incluindo fungos filamentosos, leveduriformes e dimórficos. Age contra alguns protozoários, sendo indicada em leishmanioses e no tratamento de infecções graves causadas por amebas de vida livre.

Apesar de seu uso clínico ainda ser amplo, a D-Anfo B vem sendo gradualmente menos utilizada por suas graves e frequentes reações adversas, ao contrário das formulações lipídicas, que embora sejam menos tóxicas, têm custo mais elevado. Em nosso meio, sua utilização mais segura ocorre em pacientes adultos jovens, sem lesão renal prévia ou uso concomitante de fármacos nefrotóxicos, ou ainda nos que desenvolvam formas graves de micoses sistêmicas endêmicas, como paracoccidioidomicose, histoplasmose e coccidioidomicose, além de mucormicose e fusariose. Vale ressaltar que anfotericina B é o fármaco de escolha para o tratamento de indução de neurocriptococose, incluindo doenças por *Cryptococcus neoformans* e *Cryptococcus gattii*, preferencialmente associada a 5-fluorocitosina ou fluconazol em dose alta, para a negativação mais rápida e o controle de hipertensão intracraniana.

Ao optar-se pelo tratamento com anfotericina B, o ideal seria utilizar as formulações lipídicas, sobretudo para pacientes expostos a outros fatores de risco para lesão renal. Entre as micoses invasivas cujo tratamento inicial deve incluir L-Anfo B estão a mucormicose, a criptococose em pacientes submetidos a transplantes de órgãos e as formas graves de histoplasmose disseminada. Esses fármacos são alternativa ao voriconazol no tratamento de fusariose invasiva e aspergilose, e, em pacientes com candidemia, devem ser utilizados apenas em casos de endocardite, infecções com envolvimento de SNC ou casos de sepse por *Candida* refratária ao tratamento com equinocandinas.

Efeitos adversos e toxicidade

Devido à alta frequência e à gravidade de efeitos adversos relacionados com a infusão de D-Anfo B um número substancial de pacientes não tolera o uso diário e prolongado de doses adequadas desse fármaco. Nos primeiros dias de infusão, a maioria dos pacientes evolui com febre, calafrios e mal-estar, possivelmente pela indução de síntese de fator de necrose tumoral (TNF) e interleucinas (IL) pró-inflamatórias. Alguns pacientes apresentam ainda vômitos, broncospasmo e, mais raramente, hipo ou hipertensão. A intensidade e a frequência da febre e dos calafrios costumam diminuir após 5 a 7 dias de administração do fármaco. A administração da medicação por veia superficial pode causar tromboflebite no sítio de infusão. Nefrotoxicidade e hipopotassemia são os mais importantes efeitos adversos crônicos, ocorrendo em mais de 50% dos pacientes adultos que fazem uso desse poliênico em doses maiores que 0,5 mg/kg/dia durante mais de 10 dias. A disfunção renal se manifesta por perda urinária de potássio, perda da capacidade de concentração urinária, acidose tubular e azotemia, e o uso concomitante de outros fármacos nefrotóxicos e hipovolemia potencializa essa toxicidade.

Os mecanismos relacionados à perda da função renal não são totalmente conhecidos. A despeito da atividade tóxica direta da D-Anfo B sobre as células tubulares renais, há fenômenos fisiológicos relacionados a diminuição do fluxo sanguíneo renal como consequência de vasoconstrição de arteríolas renais, bem como a perda de potássio e magnésio induzida pelo fármaco, que leva à redução da taxa de filtração glomerular (TFG) como mecanismo de resposta.

O declínio do nível de hemoglobina é comum em pacientes que usam anfotericina B por períodos superiores a 10 a 14 dias. Há relatos de cardiotoxicidade, incluindo alterações no sistema de condução e diminuição na contratilidade miocárdica (mais raramente). Alterações menos frequentes incluem cefaleia, mialgia, alterações auditivas e convulsões.

Por fim, ressaltamos o fato de que a anfotericina B é o antifúngico de uso sistêmico que pode ser utilizado com segurança em todos os períodos da gestação.

Conforme mencionado anteriormente, formulações lipídicas de anfotericina B são mais bem toleradas pelos pacientes, mas ainda é possível encontrar algum nível de toxicidade renal que deve ser monitorado.

Interações medicamentosas

Diferentemente dos triazólicos, as formulações de anfotericina B apresentam baixo perfil de interação medicamentosa, visto que não são indutores ou inibidores das enzimas hepáticas, em especial do citocromo P-450. Por outro lado, deve-se evitar o uso concomitante de formulações de anfotericina B com fármacos nefrotóxicos, visto que a coadministração com ciclosporina, aminoglicosídeos, foscarnet e pentamidina aumenta o risco de toxicidade.

Resistência

Casos de resistência secundária ao uso de anfotericina B são anedóticos e raramente descritos na literatura, Por outro lado, tem-se documentado resistência primária em infecções por patógenos emergentes (p. ex., *Candida lusitaniae, Candida auris,Trichosporon asahii, Aspergillus terreus*).

Derivados azólicos

Os derivados azólicos atuam sobre a inibição seletiva do ergosterol, esteroide exclusivo da membrana celular da célula fúngica. Primeiramente, os azólicos inibem a enzima 14-alfa-lanosterol desmetilase, inibindo a síntese de ergosterol e comprometendo a síntese de membrana celular. Em seguida, há acúmulo de esteroides precursores de ergosterol, que podem acarretar danos adicionais ao funcionamento celular. A classe terapêutica é considerada fungistática em relação às leveduras, sendo que, no caso de *Aspergillus*, alguns triazólicos de segunda geração, como voriconazol, posaconazol e isavuconazol apresentam ação fungicida.

Entre os antifúngicos sistêmicos, a classe dos derivados azólicos foi a que mais se desenvolveu nos últimos 25 anos. Após a introdução do cetoconazol, nos anos 1980, essa família de moléculas assistiu à chegada dos triazólicos de primeira geração: fluconazol e itraconazol. Na década atual, foram ou estão sendo desenvolvidos triazólicos de segunda geração: voriconazol, posaconazol e isavuconazol. Isavuconazol, triazólico de amplo espectro hidrossolúvel, apresenta boa atividade antifúngica demonstrada em ensaios clínicos em pacientes portadores de aspergilose e mucormicose. A Tabela 68.2 ilustra dados farmacológicos comparativos dos triazólicos disponíveis no Brasil: itraconazol, fluconazol, voriconazol, posaconazol e isavuconazol.

O uso sistêmico de cetoconazol está associado a inúmeros relatos de hepatite fulminante em indivíduos previamente saudáveis e bloqueio de síntese de hormônios suprarrenais, devendo ser utilizado apenas em formulações tópicas (não será abordado neste capítulo).

Itraconazol

Farmacocinética

Trata-se de fármaco extremamente lipofílico, sendo pouco solúvel em água, disponível no Brasil apenas na formulação em cápsulas. Sua absorção pelo trato gastrintestinal é facilitada pela acidificação do pH gástrico (principalmente quando administrado durante ou após as refeições) e diminuída quando há acloridria. Quando administrado em jejum, sua biodisponibilidade é de 40 a 50%, sendo superior quando ingerida no meio ou imediatamente após uma refeição, particularmente se realizada conjuntamente com sucos de frutas cítricas ou refrigerantes do tipo cola. Inúmeros fatores interferem na biodisponibilidade da formulação em cápsula. Uma vez absorvido, 99% do sal se liga a proteínas séricas. Concentrações pequenas do fármaco são encontradas na saliva, na urina e no líquido cefalorraquidiano. A metabolização é hepática, produzindo hidróxi-itraconazol (metabólito ativo) durante o processo. O fármaco é eliminado na bile, com pouca eliminação renal. A meia-vida inicial é de 17 a 25 horas. Entretanto, pode ser detectado por longos períodos nos tecidos (4 dias no epitélio vaginal; 4 semanas na pele e nas unhas). A meia-vida incrementa conforme a dose e a duração do tratamento, e a eliminação urinária ativa é menor que 5%. Casos de insuficiência renal não pedem ajuste de dose, e não há remoção por diálise peritoneal ou hemodiálise. O ajuste da dose em pacientes com insuficiência hepática grave não está definido.

Indicações clínicas

O itraconazol possui amplo espectro de atividade antifúngica avaliada em modelos experimentais e *in vitro*, processo no qual demonstrou excelente atividade contra a maioria das espécies de *Candida* sp., *Cryptococcus neoformans*, *Cryptococcus gattii*, *Aspergillus* spp. O itraconazol é o principal antifúngico utilizado no tratamento de formas leves a moderadas das micoses endêmicas sistêmicas e de implantação (subcutâneas).

Todos os fungos dimórficos como *Sporothrix* spp., *Histoplasma capsulatum* e *Paracoccidioides* spp. são sensíveis a esse triazólico, que também é ativo contra fungos melanizados ou demáceos, agentes de cromoblastomicose e de feo-hifomicose. Apresenta, também atividade contra dermatófitos, e em infecções por *Scedosporium apiosmermum* (*Pseudallescheria boydii*). O itraconazol é, geralmente, utilizado nas doses de 200 a 400 mg/diários, sempre em uma a duas tomadas, de preferência com alimentos ácidos ou sucos cítricos, para aumentar sua absorção no trato gastrintestinal. Doses mais elevadas estão associadas a maior toxicidade e, aparentemente, poucos benefícios clínicos.

O itraconazol é bastante ativo contra diferentes espécies de Paracoccidioides e de acordo com o Consenso Brasileiro em paracoccidioidomicose, de 2017, é o tratamento de escolha nas formas leves e moderadas da doença, na dose de 200 mg/dia, por 8 a 12 meses. A duração do tratamento é significativamente menor, se comparado à do cotrimoxazol. Tem efeitos adversos mínimos, é bem tolerado, não causa interferência com o metabolismo endócrino e é baixa a incidência de recaídas. Pacientes com histoplasmose necessitam de doses maiores, sendo formas moderadas tratadas com 400 mg/dia. O itraconazol, na dose de 200 mg/dia, é fármaco de escolha para tratamento da esporotricose de transmissão felina, causada por *Sporothrix brasiliensis*, não apresentando até o momento resistência *in vivo* comprovada. Atualmente, o itraconazol é parte do RENAME e é distribuído pelo Ministério da Saúde na maioria dos estados brasileiros.

Além das micoses endêmicas, esse medicamento tem sido utilizado no tratamento de pitiríase versicolor, onicomicoses, dermatomicoses e candidíase vaginal.

Países do hemisfério norte disponibilizam o itraconazol em formulações para uso parenteral e na forma de solução oral (ambas as formulações com vantagens na sua biodisponibilidade em relação à apresentação em cápsulas, única disponível no Brasil). Em virtude dos problemas de biodisponibilidade, pacientes que fazem uso de itraconazol em cápsula deveriam fazer dosagem de nível plasmático, para se certificarem de que atingiram níveis de tratamento. Como a dosagem de itraconazol é prática disponível em poucos centros médicos no Brasil e na América Latina, o seu uso clínico se restringe a pacientes com micoses cutâneas ou formas leve a moderada de micoses sistêmicas.

Efeitos adversos

De modo geral, o itraconazol é bem tolerado, com efeitos adversos registrados em menos de 7% dos pacientes tratados por período de 4 semanas. O mais frequente é a intolerância gastrintestinal (náuseas

TABELA 68.2 Características farmacológicas de antifúngicos triazólicos de uso sistêmico.

Agente antifúngico		Fluconazol	Itraconazol	Voriconazol	Posaconazol	Isavuconazol
Biodisponibilidade oral (%)		95	50 a 60	90	50	98
Efeito dos alimentos na absorção da droga		Indiferente	Sim	Indiferente	Sim	Indiferente
Distribuição	$C_{máx}$ total (mg/mℓ)	0,7	11	4,6	7 a 25	7,5 a 20
	Ligação às proteínas (%)	10	99	58	99	> 99%
	Penetração liquórica (%)	> 60	< 10	60	NR	Baixa
	Penetração no vítreo (%)	28 a 75	10	38	26	NR
	Penetração na urina (%)	90	1 a 10	< 2	< 2	Baixa
Metabolismo hepático		Mínimo	Sim	Sim	Sim	Sim
Eliminação		Urinária	Hepática	Renal	Fecal	Fecal
Meia-vida plasmática		31	24	6	25	130

NR: não relatado. Adaptada de Ashley *et al.*, 2006; Lass-Florl, 2011.

e vômito), raramente levando à suspensão do fármaco. Menos de 5% dos usuários apresentam discreto aumento de enzimas hepáticas. Não há relatos de hepatite associados ao itraconazol e os efeitos sobre a esteroidogênese suprarrenal e testicular são mínimos. Doses altas (300 a 400 mg) utilizadas durante meses podem causar neutropenia reversível (raramente) ou edema maleolar. Esse antifúngico não deve ser administrado a gestantes, em virtude do risco de causar lesões teratogênicas no concepto.

Interações medicamentosas

A exemplo de outros triazólicos, apresenta número muito grande de interações medicamentosas. Tendo em vista sua ampla metabolização hepática, o uso concomitante de rifampicina, fenitoína e isoniazida diminui os níveis de itraconazol. Por outro lado, o itraconazol pode incrementar os níveis séricos da ciclosporina, terfenadina, varfarina, cisaprida, digoxina, sulfonilureias e carbamazepina.

A absorção do itraconazol também é diminuída com o uso concomitante de antagonistas H2, antiácidos e omeprazol.

Resistência

Há relatos de amostras de *Candida* spp. resistentes inicialmente ao itraconazol, em particular isolados de *C. glabrata, C auris* e *C. krusei.* Por outro lado, seu uso contínuo pode causar resistência secundária em cepas de *C. glabrata* e *C. albicans* inicialmente sensíveis. Em países que utilizam formulações IV e solução oral de itraconazol no tratamento de casos de aspergilose invasiva, há casos descritos de resistência secundária de *Aspergillus fumigatus* ao fármaco, em pacientes tratados por períodos prolongados.

Os mecanismos de resistência a triazólicos envolvem mutações no gene *ERG-11*, responsável pela síntese de 14-alfa-lanosterol desmetilase e pela expressão de bombas de efluxo, que transportam o medicamento para o meio extracelular, impedindo que ele atinja concentrações necessárias para sua atividade antifúngica.

Fluconazol

Farmacocinética

Trata-se de molécula hidrossolúvel, disponível para administração por via oral e IV. A absorção do fármaco pelo trato gastrintestinal é maior que 80%, não sofrendo influência da acidez gástrica ou da alimentação. Liga-se pouco a proteínas plasmáticas (11%) e tem ampla distribuição nos fluidos e tecidos orgânicos, incluindo SNC, humor aquoso e próstata. A concentração em secreções é similar à do plasma.

A meia-vida é de 22 a 30 horas, sendo que o nível sérico se estabiliza por volta do sexto dia de administração. Sofre pouca metabolização hepática, sendo eliminado na forma ativa pela urina. Necessita da redução da dose em caso de insuficiência renal com depuração de creatinina menor do que 50 mℓ/min. É removido por hemodiálise e diálise peritoneal.

Indicações clínicas

O fluconazol apresenta espectro de ação mais limitado que o itraconazol, incluindo atividade contra isolados de *Candida* spp. e *C. neoformans*. A atividade contra fungos filamentosos se restringe basicamente a dermatófitos. Entre as infecções por fungos dimórficos, tem-se descrito bons resultados no tratamento de coccidioidomicose. Pacientes com paracoccidioidomicose e histoplasmose apresentam melhores resultados com itraconazol. Na prática clínica, o fluconazol é excelente opção para o tratamento de consolidação da criptococose, quadros de candidíase superficial, infecções urinárias por *Candida* e de candidemia, em cenários de menor gravidade.

No tratamento de infecções por *Candida* sp. e *Cryptococcus* sp. são utilizados regimes de doses que variam de 100 a 800 mg/dia, conforme o agente envolvido, o sítio de envolvimento e o estado clínico do paciente.

Em casos de criptococose, utilizam-se doses de 800 mg/dia no tratamento inicial de pacientes com infecção do SNC, reduzindo-se a dose após o controle clínico e microbiológico da doença.

O fármaco apresenta excelente desempenho no tratamento inicial de pacientes com candidíase oral, vaginal ou esofágica, com doses iniciais de 100 mg/dia. Pode ser utilizado no tratamento inicial ou sequencial de pacientes com candidíase hematogênica, sendo que, nas formas mais graves da doença, o uso desse triazólico é indicado apenas após a estabilização clínica, após terapia inicial com equinocandina ou alguma formulação de anfotericina B. O fluconazol não deve ser utilizado em mulheres grávidas.

Tem sido utilizado em esquemas de profilaxia de candidemia, em pacientes submetidos a transplante alogênico de medula óssea, demonstrando benefícios claros (p. ex., menor ocorrência de número de infecções por *Candida* e menor mortalidade, quando utilizadas doses de 200 a 400 mg/dia, durante 75 a 100 dias após o transplante). Na pediatria, o fluconazol tem sido preconizado na profilaxia de candidemia em crianças prematuras que pesam menos de 1 kg ao nascer.

Efeitos adversos

A intolerância gastrintestinal é rara. A elevação de enzimas hepáticas ocorre em 7% dos casos e hepatite sintomática é pouco frequente. Trombocitopenia e leucopenia podem ocorrer, mas são raras. Exantema foi observado em pacientes com AIDS recebendo tratamento para criptococose, em geral acompanhados de eosinofilia. Não há relatos de supressão de síntese hormonal suprarrenal ou testicular.

Interações medicamentosas

Tal como ocorre com outros triazólicos, o uso concomitante da rifampicina pode diminuir os níveis séricos do fluconazol por indução do metabolismo hepático. Os níveis séricos de ciclosporina, carbamazepina e fenitoína também podem sofrer alguma interferência, porém menor, se comparada ao cetoconazol e ao itraconazol.

Resistência

Há casos de resistência primária de fluconazol a isolados de *C. glabrata* e *C. kruzei.* Nos anos 1980 a 1990, com o surgimento da pandemia de AIDS e na ausência de terapia antirretroviral (ARV) combinada, houve aumento substancial do número de casos de resistência secundária de *C. albicans* a fluconazol entre pacientes com episódios recorrentes de candidíase oroesofágica. Com o advento da terapia ARV combinada e sua distribuição gratuita pelo Sistema Único de Saúde (SUS), houve redução substancial das ocorrências em pacientes com AIDS.

Há relatos de casos de infecção por *C. glabrata* e *C. krusei* resistentes a esse fármaco em pacientes hospitalizados e sob profilaxia contínua com fluconazol, sobretudo em pacientes com doenças hematológicas malignas ou admitidos em terapia intensiva, sendo menos comum o surgimento de resistência em cepas de *C. albicans.* Na verdade, estudos multicêntricos realizados em hospitais brasileiros publicados nos últimos 10 anos têm, quase todos, mostrado uma ocorrência superior a 10% de episódios de candidemia causados por *C glabrata* e *C krusei* na população de adultos. Por outro lado, em países da Europa e nos EUA vem ocorrendo número crescente de resistência secundária a fluconazol em cepas de *C. parapsilosis* e *C. tropicalis* nos centros médicos que fazem uso em grande escala de esquemas de profilaxia ou tratamento empírico em pacientes de risco. Apesar de menos frequente no Brasil, nos últimos

2 anos, vários surtos de *C parapsilosis* resistentes a fluconazol foram descritos, incluindo em centros médicos de São Paulo. Por final, *C auris* foi descrita também no Brasil, em centros médicos de Salvador e Recife, sendo conhecido o potencial de rápida evolução desse agente para resistência a fluconazol e, eventualmente, anfotericina B.

Voriconazol

Farmacocinética

Derivado triazólico de segunda geração desenvolvido a partir de modificações estruturais da molécula de fluconazol. Esse aperfeiçoamento resultou em antifúngico de espectro expandido, com elevada potência de ação contra leveduras e fungos filamentosos, em especial *Aspergillus* sp. Como outros azólicos, voriconazol atua por inibição da 14-alfa-esterol desmetilase, mas tem maior avidez e forte capacidade de ligação e inativação dessa enzima, apresentando valores de concentrações inibitórias mínimas (CIM) significativamente inferiores aos dos azólicos pioneiros. Em relação às cepas de *Aspergillus fumigatus*, a inibição enzimática é suficientemente intensa, proporcionando característica fungicida. Por outro lado, testes em ratos demonstraram capacidade de modular a biossíntese de hormônios suprarrenais e de colesterol extremamente baixa, indicando maior segurança para mamíferos nesse quesito.

Após dose de 200 mg, VO, o tempo médio para atingir a concentração máxima é inferior a 2 horas, com biodisponibilidade de 95% (superior à biodisponibilidade média de itraconazol, que é de 60%). A absorção não é afetada pelo pH gástrico, o que é particularmente vantajoso em situações em que há necessidade de redução do pH gástrico (p. ex., prevenção de úlcera de estresse em pacientes internados em unidades de terapia intensiva – UTI). Com doses usuais, as concentrações de "pico e vale" variam de 2,1 a 4,8 e 1,4 a 1,8 mg/ℓ, respectivamente – concentrações bastante acima das inibitórias mínimas necessárias para erradicação da maioria das cepas de *Candida* e fungos filamentosos, como *Aspergillus*.

A ligação a proteínas plasmáticas é de 50 a 65%, com meia-vida de eliminação de 6 horas. A via de eliminação é predominantemente hepática, com extensa metabolização do fármaco original, produzindo pelo menos oito metabólitos, com pouca ou nenhuma ação antifúngica. É necessário ajustar a dose para pacientes com função hepática alterada, preconizando-se a mesma dose de ataque e utilizando-se metade da dose de manutenção para pacientes com significativa disfunção hepática (cirróticos).

Devido a potenciais efeitos relacionados ao veículo do voriconazol (ciclodextrina), a formulação venosa (e não a formulação oral) deve ser utilizada com cautela em pacientes com *clearance* de creatinina inferior a 50 mℓ/min, não havendo dados de segurança do uso prolongado desse fármaco em pacientes com redução de filtração glomerular.

Voriconazol apresenta significativa interação com as isoenzimas CYP2C19 (substrato), CYP2C9 e CYP3A4 (inibidor) do complexo P450. Há conhecido polimorfismo genético relacionado às quantidades de CYPC19, resultando em importantes variações individuais no nível sérico de voriconazol. De modo geral, observam-se níveis séricos mais elevados em populações asiáticas, em relação a caucasianos.

Voriconazol está disponível para uso VO e por via venosa. Para adultos com funções renal e hepática normais, com mais de 40 kg, a dose VO é de 200 mg, 2 vezes/dia, sendo recomendável uma dose inicial de ataque de 400 mg, 2 vezes/dia. Para crianças e adultos com menos de 40 kg, a dose de ataque é de 200 mg, a cada 12 horas, com manutenção de 100 mg, a cada 12 horas. A formulação para uso venoso usa como veículo a ciclodextrina. Recomenda-se dose de ataque de 6 mg/kg, a cada 12 horas, seguida por dose de manutenção de 3 a 4 mg/kg, a cada 12 horas. Crianças costumam apresentar maior capacidade de eliminação, sendo recomendadas doses mais elevadas, em particular da formulação venosa.

Indicações clínicas

Apesar de seu amplo espectro de ação, tendo por base os resultados de ensaios clínicos, suas principais indicações na prática clínica incluem:

- Terapia de aspergilose invasiva; segundo as diretrizes terapêuticas de sociedades médicas de diferentes continentes, é o antifúngico de eleição
- Alternativa no tratamento inicial de casos de infecções invasivas por patógenos emergentes, como *Fusarium*, *Scedosporium* e *Trichosporon*
- Alternativa no tratamento de micoses por fungos escuros, em especial em casos de envolvimento de SNC, devido à sua alta concentração nesse sítio.

Apesar de sua atuação contra muitas espécies de *Candida*, tem uso clínico restrito a infecções que envolvam o sistema osteoarticular ou o SNC, sítios onde apresenta boa penetração.

Demais casos de candidíase invasiva acabam sendo tratados com equinocandinas ou fluconazol.

Ainda em relação a seu espectro de atuação, vale ressaltar que o voriconazol não apresenta qualquer atividade antifúngica contra fungos da ordem Mucorales, não sendo indicado no tratamento de mucormicose e entomoftoromicose.

Devido à sua boa penetração no SNC, o voriconazol é alternativa ao tratamento de pacientes com meningite por *C. neoformans* e *C. gattii* refratária ao tratamento convencional, assim como em casos de feo-hifomicose cerebral.

Efeitos adversos

Entre os mais frequentes, ainda que felizmente transitórios, estão distúrbios visuais (p. ex., alterações de cor, visão embaçada, fotofobia etc.), que ocorrem durante os primeiros dias de administração do voriconazol e raramente interrompem o tratamento. Contudo, deve-se alertar os pacientes, sobretudo quando de uso ambulatorial, preconizando cautela ao descer ou subir escadas e mesmo ao dirigir. Outras reações de toxicidade incluem hepatotoxicidade, geralmente assintomática, e reações de hipersensibilidade cutânea. Em países do hemisfério norte há relatos de câncer de pele associado ao uso crônico de voriconazol (> 6 meses) em pacientes de pele clara com maior sensibilidade à exposição ao sol.

Interações medicamentosas

Vários medicamentos, quando administrados concomitantemente ao voriconazol, precisam de atenção especial, seja pela necessidade de correção da dose, seja pelo aumento de toxicidade. São contraindicados: terfenadina, astemizol, cisaprida, pimozida, quinidina, sirolimo, rifampicina, carbamazepina, fenobarbital e alcaloides derivados de ergotamina.

Deve-se evitar o uso concomitante de voriconazol com fenitoína, rifabutina, tacrolimo e omeprazol, a menos que os benefícios da associação superem os riscos. Recomenda-se monitorar e ajustar as doses quando o voriconazol for coadministrado com benzodiazepínicos, estatinas, alcaloides derivados de vinca, sulfonilureias, varfarina, anticoagulantes derivados de cumarina e inibidores de protease empregados em casos de AIDS (exceto indinavir). O uso de inibidores da secreção ácida gástrica como cimetidina e ranitidina não leva a alterações clinicamente relevantes nos níveis de exposição ao voriconazol.

Posaconazol

Derivado triazólico resultante do aperfeiçoamento molecular do itraconazol. Antifúngico de amplo espectro, atua em quase todos os patógenos fúngicos, inclusive alguns representantes da ordem Mucorales. Como os demais triazólicos, não atua em *S. prolificans*. Recentemente o posaconazol foi aprovado para uso clínico no Brasil, com a sua formulação disponibilizada apenas em solução oral.

Com base em ensaios clínicos realizados com esse fármaco e experiências acumuladas em outros países, sua principal indicação clínica é o uso em esquemas de profilaxia para *Aspergillus* e outras micoses em pacientes hematológicos, sobretudo leucemias agudas e transplantes alogênicos de medula óssea, cenários onde apresenta resultados superiores ao fluconazol, no que diz respeito à prevenção de micoses invasivas por fungos filamentosos. Tem sido utilizado também no tratamento de resgate ou sequencial de pacientes com mucormicose inicialmente tratados com anfotericina B. Importante mencionar que a absorção do posaconazol em solução oral é bastante reduzida em pacientes em jejum, portadores de diarreia, assim como naqueles que desenvolvem mucosite após quimioterapia para câncer. Em países do hemisfério norte, a solução oral tem sido substituída pelo uso de posaconazol em cápsulas ou intravenosa.

Isavuconazol

Isavuconazol é o mais recente derivado triazólico aprovado pela Food and Drug Administration (FDA), nos EUA, em 2015, e lançado no Brasil em 2019. Trata-se de um profármaco, o sulfato de isavuconazônio, que ao ser administrado por via venosa ou oral, sofre uma clivagem por estearases séricas, transformando-se em uma molécula menor, o isavuconazol, que é o fármaco ativo. O isavuconazol tem amplo espectro de ação antifúngica, atuando contra espécies de *Candida*, *Cryptococcus*, *Aspergillus* e agentes da ordem Mucorales, que causam a mucormicose. Atua contra todos os fungos dimórficos, leveduras sensíveis a azólicos e tem como indicações de bula, a aspergilose invasiva e a mucormicose.

Seu mecanismo de ação é similar aos dos demais triazólicos, inibindo 14-alfa-desmetilase dependente de CYP450, fundamental na transformação do lanosterol em ergosterol e que é codificada pelo gene *ERG11*. Sob a ação de isavuconazol, os agentes sensíveis apresentam alterações da membrana citoplasmática incompatíveis com o seu desenvolvimento. O isavuconazol difere dos demais triazólicos por apresentar farmacologia linear, excelente biodisponibilidade e longa vida média, atributos que fazem com que não seja necessário a dosagem plasmática do fármaco para certificarmos que o mesmo atingiu níveis terapêuticos adequados em pacientes adultos. Apresenta menor interação com enzimas do sistema citocromo 450 quando comparado a voriconazol e posaconazol, o que implica menor número de interações medicamentosas que contraindiquem seu uso concomitante. Outro diferencial desse fármaco é que não é solubilizado em ciclodextrina, podendo ser utilizado em pacientes com insuficiência renal sem as restrições que são listadas na bula do voriconazol. Por final, um estudo comparativo duplo-cego randomizado, publicado em 2016, avaliou a eficácia e a segurança de isavuconazol comparativamente à de voriconazol em pacientes com aspergilose invasiva. Os resultados revelaram que isavuconazol foi tão eficaz quanto voriconazol em aspergilose invasiva, porém com maior tolerabilidade, sobretudo menor toxicidade hepática, cutânea e ocular.

Indicacões clínicas e doses

Isavuconazol é administrado por via oral e intravenosa, sendo a formulação oral administrada juntamente com alimentos ou em jejum, sem prejuízo da absorção do fármaco. A dosagem recomendada é de duas cápsulas a cada 8 horas nos primeiros 3 dias, seguidos de 200 mg, 1 vez/dia. A solução venosa contém 200 mg de isavuconazol e pode ser administrada 1 vez/dia.

Isavuconazol está indicado na terapêutica de aspergilose invasiva e mucormicose. Em um estudo aberto, não randomizado, envolvendo um pequeno número de pacientes, isavuconazol mostrou atividade terapêutica em pacientes com paracoccidioidomicose, histoplasmose, coccidioidomicose, blastomicose e criptococose por *C. neoformans* e *C. gattii*. Entretanto, seu real papel na abordagem terapêutica desses pacientes requer maiores investigações.

Equinocandinas

São grandes moléculas de lipopeptídeos inibidoras da síntese de 1 a 3 glucana, polissacarídeo vital para a estrutura da célula fúngica. *In vitro* e *in vivo*, as equinocandinas são rapidamente fungicidas para a maioria das espécies de *Candida* e fungistáticas para espécies de *Aspergillus*. Por atuar em alvo exclusivo da célula dos fungos (parede celular), estão entre os fármacos mais seguros e bem tolerados da atualidade. Entretanto, só estão disponíveis em apresentação venosa, e não há comprovação de eficácia clínica em outras infecções, além de candidíase e aspergilose.

Há três equinocandinas disponíveis para uso clínico no Brasil: caspofungina, micafungina e anidulafungina.

Farmacocinética

Embora estruturalmente semelhantes, as três equinocandinas apresentam alguns parâmetros farmacocinéticos distintos entre si (Tabela 68.3), De modo geral, todas têm alta taxa de ligação às proteínas plasmáticas, longa meia-vida, limitada concentração no SNC, pequena eliminação renal e concentração na urina, baixo metabolismo hepático e longa meia-vida plasmática. Nenhuma delas apresenta formulação oral, sendo obrigatório seu uso IV.

Mecanismo de ação

Todas as equinocandinas atuam na inibição da síntese da parede celular dos fungos, inibindo as unidades catalíticas FKS1 e FKS2 e, consequentemente, interrompendo a polimerização de moléculas de glicose necessárias para a formação de moléculas de β1 a 3 glucana, elementos fundamentais na síntese da parede celular.

Indicação clínica

De modo geral, a principal indicação dos representantes dessa classe de antifúngicos é na terapêutica de casos de candidíase invasiva, cenário clínico em que são considerados fármacos de primeira escolha, conforme ilustrado nos documentos de diretrizes de sociedades médicas de diferentes continentes.

Além dessa indicação clínica, são alternativas no tratamento de candidíase esofágica resistente a fluconazol e nos casos de aspergilose invasiva refratária ou intolerante a voriconazol e anfotericina B. Porém, são fármacos sem qualquer atividade antifúngica contra *Cryptococcus* spp., *Trichosporon* e outros fungos filamentosos que não *Aspergillus* spp.

Efeitos adversos

São fármacos de excelente perfil de segurança, sendo raros efeitos adversos que levem à sua suspensão. Entre os mais relatados, vale mencionar alterações enzimáticas hepáticas transitórias e reações alérgicas à sua infusão. A Comunidade Europeia divulgou alerta sobre a possibilidade de indução de carcinoma em pacientes expostos por tempo prolongado a altas doses de micafungina, com base em resultados de estudo experimental com roedores. Após mais de 10 anos de uso desses fármacos, porém, nenhum caso foi registrado em humanos.

TABELA 68.3 Características farmacológicas das equinocandinas.

Características	Caspofugina	Anidulafungina	Micafungina
Dose para candidíase invasiva em adultos	70 mg/dia, no primeiro dia, seguidos de 50 mg/dia	200 mg no primeiro dia, seguidos de 100 mg/dia	100 mg/dia
Ligação proteica	97%	99%	> 99%
Volume de distribuição (ℓ/kg)	0,14	0,22 a 0,24	0,5
$C_{máx}$ (mg/ℓ), para dose única de 50 mg	7,64	2,07 a 3,5	4,65
Meia-vida (h)	9 a 11	40 a 50	13 a 18
Metabolismo	Hepático	Hidrólise espontânea não enzimática	Hepático
Interações: há aumento da exposição de equinocandina ou do outro fármaco em uso concomitante	Ciclosporina A eleva os níveis da caspofungina (ASC > 35%) Caspofungina aumenta níveis de tacrolimo (ASC em 20%)	Não há	Micafungina eleva níveis séricos de itraconazol (22%), sirolimo (21%), nifedipino (18%) e ciclosporina
Interações: há diminuição da exposição de equinocandina ou do outro fármaco em uso concomitante	Nevirapina, tacrolimo, dexametasona, carbamazepina, fenitoína, rifampicina e efavirenz reduzem níveis da caspofungina Dose de manutenção deve ser 70 mg/dia	Não há	Diminuição do nível de ciclosporina em 16 a 25% Monitorar níveis de ciclosporina
Uso em insuficiência hepática	Insuficiência hepática moderada requer redução da dose de manutenção para 35 mg/dia Não há dados em insuficiência hepática grave	Sem alteração de dose em pacientes com qualquer grau de insuficiência hepática	Sem alteração de dose em pacientes com qualquer grau de insuficiência hepática
Uso em insuficiência renal	Sem necessidade de ajuste Não removível em diálise	Sem necessidade de ajuste Não removível em diálise	Sem necessidade de ajuste Não removível em diálise

ASC: área sob a curva. Adaptada de Chen *et al.*, 2011; Muilwijk *et al.*, 2015.

Interações medicamentosas

Apresentam baixa interação medicamentosa, em especial anidulafungina e micafungina.

Resistência

Em geral, os valores de concentração inibitória mínima (CIM) das equinocandinas para diferentes espécies de *Candida* são extremamente baixos, com exceção de amostras de *C. parapsilosis* e *C. guilliermondii*. Apesar de apresentarem valores de CIM mais elevados para cepas de *C. parapsilosis*, quando comparados a *C. albicans*, resultados terapêuticos das equinocandinas são iqualmente satisfatórios nessas infecções. Contudo, episódios de candidemia persistente por *C parapsilosis* têm sido descritos em pacientes tratados com equinocandinas, tendo em vista a ausência de atividade fungicida e ou tolerância desse agente às equinocandinas.

Resistência secundária a equinocandinas ainda é considerada fenômeno incomum no Brasil. Contudo, nos EUA, com o uso disseminado de equinocandinas em esquemas de tratamento empírico e profilaxia, há centros médicos que estão observando o desenvolvimento de resistência a esses fármacos. Esse fenômeno tem se dado mais frequentemente entre cepas de *C. glabrata* isoladas de pacientes expostos a mais de 20 dias a equinocandinas.

Acetato de caspofungina

O acetato de caspofungina foi a primeira equinocandina disponibilizada para uso clínico no Brasil, com formulação disponível em frascos de 50 e 70 mg. Para o tratamento de candidíase invasiva, é necessária dose de ataque de 70 mg, seguida de 50 mg/dia. O fármaco é eliminado por hidrólise espontânea e acetilação em tecido hepático, não sofrendo metabolização oxidativa dependente do complexo citocromo P450, o que explica sua baixa interferência com outros fármacos de metabolização hepática. Esse antifúngico praticamente não tem eliminação renal, não sendo indicada a correção de dose em pacientes com falência renal. No caso de insuficiência hepática moderada, recomenda-se dose reduzida (35 mg/dia, se adulto). Tem-se descrito interação medicamentosa com o uso de ciclosporina, tacrolimo, rifampicina, fenitoína e carbamazepina.

Esse fármaco não deve ser utilizado em gestantes, e há dados disponíveis sobre sua eficácia e segurança em crianças.

Anidulafungina

Equinocandina disponível em frascos de 100 mg, sendo necessária dose de ataque de 200 mg/kg no primeiro dia de tratamento. Não apresenta qualquer metabolização hepática, sendo possível utilizá-la mesmo em casos de falência hepática grave, sem qualquer modificação de dose. Não há interação medicamentosa com qualquer fármaco. Não deve ser prescrito em gestantes, e há dados sobre sua eficácia e segurança em crianças.

Micafungina

Fármaco comercializado em frascos de 100 mg há vários anos no Japão e recentemente nos EUA e no Brasil. A micafungina sódica, ao contrário das demais equinocandinas, não necessita de dose dobrada para início do tratamento. Apresenta dados de segurança e eficácia em crianças e tem pouca interação medicamentosa, incluindo nifedipino e sirolimo. Não deve ser prescrito em gestantes.

5-Fluorocitosina

A 5-fluorocitosina (5-FC) foi o primeiro antifúngico disponível para tratamentos oral e parenteral. Trata-se de pirimidina transportada ativamente para dentro da célula fúngica e transformada em

5-fluorouracil, derivado que inibe a síntese de DNA do fungo. É utilizado basicamente em combinação com outros antifúngicos, visto que seu emprego isolado está associado ao rápido desenvolvimento de resistência. Esse fármaco infelizmente está indisponível no Brasil, mas pode ser adquirido por importação direta e quando combinada à anfo B, é considerada a melhor opção terapêutica para o tratamento da neurocriptococose.

Farmacocinética

Esse antifúngico apresenta boa absorção quando administrado por via oral (VO), tendo biodisponibilidade superior a 80%. Em circulação, apresenta ligação a proteínas inferior a 10%. A meia-vida inicial é de 3 a 6 horas, em indivíduos com função renal adequada. Tem boa penetração na maioria dos órgãos e fluidos orgânicos, inclusive no SNC, onde atinge de 63 a 88% do nível sérico. Cerca de 90% são excretados na forma original, por via renal.

Alterações na função hepática não exigem correções de dose. Na insuficiência renal, indica-se a correção a partir de depuração menor que 50 mℓ/min. Deve-se administrá-lo após a hemodiálise, pois esse procedimento a remove do organismo.

Indicações clínicas

Apresenta atividade antifúngica de amplo espectro, incluindo isolados de *Candida* spp., *Cryptococcus neoformans*, *Aspergillus* spp. e agentes da feo-hifomicose. Entretanto, em razão da resistência secundária causada pelo uso clínico isolado, seu emprego está restrito ao tratamento combinado com outros antifúngicos.

Demontrou-se sinergismo entre D-Anfo B e 5-FC *in vitro* e em modelos experimentais na candidíase, criptococose e aspergilose. Entretanto, do ponto de vista clínico, o sinergismo só foi comprovado em casos de pacientes com meningite por *Cryptococcus*, em que claramente oferece benefícios aos enfermos. De forma geral, trata-se de fármaco cuja principal indicação á na terapêutica combinada e inicial de pacientes com meningite por *Cryptococcus*.

Dados obtidos em diferentes ensaios clínicos, envolvendo em sua maioria pacientes com AIDS, indicam o uso combinado de D-Anfo B com 5-FC como a melhor opção para o tratamento inicial da criptococose, com o uso simultâneo de 0,7 a 1,0 mg/kg/dia de anfotericina B e 100 mg/kg/dia de 5-FC, divididos em quatro doses diárias. Havendo redução da função renal (*clearance* < 50 mℓ/min), há aumento da exposição do organismo a 5-FC, com possibilidade de incremento de sua toxicidade.

Efeitos adversos

A maioria dos efeitos adversos ocorre quando o nível sérico excede 100 mg/mℓ. Intolerância gástrica, *rash* cutâneo e mielodepressão são os efeitos adversos mais comuns, havendo reversão total com a retirada do fármaco. Náuseas, vômitos e diarreia ocorrem em até 10% dos casos e estão relacionados com a dose. Ocorre aumento das enzimas hepáticas em 1 a 10% dos pacientes. Deve-se ter cuidado especial com o uso concomitante de anfotericina B e 5-FC, visto que a anfotericina B leva à diminuição da função renal na maioria dos pacientes; deve-se corrigir a dose da 5-FC para evitar a toxicidade. Não se deve utilizar a 5-FC em mulheres grávidas.

Resistência

Ocorre resistência primária em cerca de 5% das amostras de *C. albicans* e *C. neoformans*. Os níveis de resistência secundária são muito elevados quando o fármaco é utilizado isoladamente, não devendo este, portanto, ser utilizado como fármaco único no tratamento de micoses invasivas.

BIBLIOGRAFIA

Ashley ESD, Lewis R *et al.* Pharmacology of systemic antifungal agents. Clin Infect Dis. 2006;43(Suppl. 1):S28-39.

Boucher HW, Groll AH, Chiou CC, Walsh TJ. Newer systemic antifungal agents: pharmacokinetics, safety and efficacy. Drugs. 2004;64(18):1997-2020.

Cavassin FB, Baú-Carneiro JL, Vilas-Boas RR, Queiroz-Telles F. Sixty years of Amphotericin B: An Overview of the Main Antifungal Agent Used to Treat Invasive Fungal Infections. Infect Dis Ther. 2021 Mar;10(1):115-147.

Chen CA, Slavin M and Sorrel TC. Echinocandin antifungal drugs in fungal infections. A comparison. Drugs. 2011;(1):11-41.

Gintjee TJ, Donnelley MA, Thompson GR 3rd. Aspiring Antifungals: Review of Current Antifungal Pipeline Developments. J Fungi (Basel). 2020 Feb 25;6(1):28.

Global guideline for the diagnosis and management of rare mould infections: an initiative of the European Confederation of Medical Mycology in cooperation with the International Society for Human and Animal Mycology and the American Society for Microbiology Published online February 16, 2021.

Hoenigl M, Salmanton-Garcí J, Walsh TJ, Marcio Nucci, M *et al.* Lancet Infec Dis. 2021.

Lass-Florl C. Triazole antifungal agents in invasive fungal infections. A comparative review. Drugs. 2011;71(18):2405-19.

Lewis RE. Current concepts in antifungal pharmacology. Mayo Clin Proc. 2011;86(8):805-17.

Maertens JA, Raad II, Marr KA *et al.* Isavuconazole *versus* voriconazol for primary treatment of invasive mould disease caused by Aspergillus and other lamentous fungi (SECURE): a phase 3, randomised-controlled, non-inferiority trial. Lancet. 2016;387(10020):760-9.

McCarthy MW, Kontoyiannis DP, Cornely OA, Perfect JR, Walsh TJ. Novel agents and drug targets to meet the challenges of resistant fungi. J. Infect. Dis. 2017,216,S474-S483.

Muilwijk EW, Lempers VJC, Burger DM *et al.* Impact of special patient populations ok the pharmacokinetics of echinocandins. Expert Rev Anti Infec Ther. 2015;13(6):799-815.

Ostrosky-Zeichner L, Casadevall A, Galgiani JN *et al.* An insight into the antifungal pipeline: selected new molecules and beyond. Nat Rev Drug Discov. 2010;9(9):719-27.

Perfect JR. The antifungal pipeline: A reality check. Nat. Rev. Drug Discov. 2017,16,603-616.

Queiroz-Telle F *et al.* An open-label comparative study of oral voriconazole and itraconazole for long-term treatment of paracoccidioidomycosis. Clin Infect Dis. 2007(11);45:1462-69.

Shikanai-Yasuda MA, Mendes RP, Colombo AL *et al.* Brazilian guidelines for the clinical management of paracoccidioidomycosis. Rev Soc Bras Med Trop. 2017;50(5):715-740.

Skiada A, Lanternier F, Groll A *et al.* Diagnosis and treatment of mucormycosis in patients with haematological malignancies: guidelines from the 3rd European Conference on Infections in Leukaemia (ECIL 3). Haeamtologica. 2013;98(4):492-504.

Thompson GR 3rd, Rendon A, Ribeiro Dos Santos R *et al.* Isavucon- azole treatment of cryptococcosis and dimorphic mycoses. Clin Infect Dis. 2016;63(3):356-62.

Van Daele R, Spriet I, Wauters J, Maertens J, Mercier T, van Hecke S, Brüggemann R. Antifungal drugs: What brings the future? Med. Mycol. 2019,57, S328-S343.

69 Antimicrobianos

Ana Cristina Gales • Antonio Carlos Campos Pignatari •
Guilherme Henrique Campos Furtado • Eduardo Alexandrino Servolo Medeiros

INTRODUÇÃO

A descoberta dos antimicrobianos foi uma das mais importantes contribuições da Medicina. Infelizmente, o aparecimento de microrganismos cada vez mais resistentes tem ameaçado essa conquista. Principalmente no ambiente hospitalar, a resistência microbiana tem grande impacto na morbidade e mortalidade, além de custos elevados de tratamento.

O primeiro antibiótico a ser amplamente produzido, a penicilina, foi descoberto em 1928 por Alexander Fleming, mas só começou a ser utilizado no início de 1940, durante a Segunda Guerra Mundial. O tempo entre a descoberta e o uso clínico foi necessário para os estudos para purificação do fármaco, de farmacocinética e de farmacodinâmica, além das dificuldades para fabricá-la em escala industrial. Alexander Fleming e dois outros pesquisadores, Ernst Boris Chain e Howard Walter Florey, receberam o prêmio Nobel de Fisiologia e Medicina em 1945 pela descoberta da penicilina e pelos estudos que possibilitaram o seu uso clínico. No discurso de entrega do prêmio, Fleming já alertava para a possibilidade de as bactérias resistirem à penicilina.

Depois da penicilina, novos antibióticos e antimicrobianos foram sendo descobertos e introduzidos na prática clínica: cloranfenicol (1947), polimixina (1947), vancomicina (1958), meticilina (1960), ampicilina (1961), cefalosporinas (1964), clindamicina (1970), amoxicilina (1971), amicacina (1976), meropeném (1996), linezolida (2000) e daptomicina (2003). Com o passar dos anos, muitas classes foram sendo aprimoradas em gerações, ampliando o espectro de atividade e diminuindo os efeitos colaterais. Em contrapartida, as bactérias foram se tornando cada vez mais adaptadas, e diversos mecanismos de resistência foram identificados para todos os tipos de antimicrobianos. Os últimos 80 anos têm sido marcados por uma competição entre a busca de novos antimicrobianos e o surgimento de resistência a cada um deles. A indústria farmacêutica, salvo exceções, não priorizou a investigação de novos antimicrobianos, preferindo investir em medicamentos de uso contínuo (p. ex., anti-hipertensivos, medicamentos para diabetes, disfunção erétil, entre outros) no início dos anos 2000. Assim, com menos opções para o tratamento das infecções, principalmente por bactérias gram-negativas, muitos estudos relataram aumento de mortalidade por infecções por cepas multirresistentes no ambiente hospitalar. Com isso, o uso de fármacos mais tóxicos e de farmacocinética irregular (p. ex., polimixinas e aminoglicosídeos) foi retomado para o tratamento de infecções graves por gram-negativos, sobretudo nas unidades de terapia intensiva (UTI). Essa redução no arsenal terapêutico levou à campanha liderada pela Infectious Diseases Society of America (IDSA) conhecida como iniciativa 10 × 20, em que se pretendia estimular o desenvolvimento de 10 novos antimicrobianos eficazes e seguros até o ano de 2020. Essa iniciativa obteve enorme sucesso, sendo desenvolvidos e aprovados 14 novos antimicrobianos entre os anos 2010 e 2019. São eles: ceftarolina fosamil (2010), dalbavancina (2014), tedizolida (2014), oritavancina (2014), ceftolozana-tazobactam (2014), ceftazidima-avibactam (2015), delafloxacino (2017), meropeném-vaborbactam (2017), plazomicina (2018), eravaciclina (2018), omadaciclina (2018), imipeném-relebactam (2019), lefamulina (2019) e cefiderocol (2019).

Antimicrobianos correspondem a uma classe de fármacos consumida frequentemente em hospitais e na comunidade, não apenas no tratamento de infecções, mas como promotores de crescimento para animais, frutas e vegetais. São os únicos agentes farmacológicos que não afetam somente os pacientes que os utilizam, mas também interferem significativamente no ambiente hospitalar e na comunidade, por alterarem a ecologia microbiana.

Conhecer os princípios gerais que norteiam o uso de antimicrobianos, as propriedades e características básicas dos antimicrobianos disponíveis, a farmacocinética, a farmacodinâmica e os padrões de resistência é essencial para a seleção da terapia antimicrobiana mais adequada

Na comunidade, a resistência a tratamentos considerados padrão tem sido detectada em cepas de *Salmonella* spp. e *Shigella* spp. (resistentes às quinolonas), *Neisseria* spp. (resistente à penicilina), *Neisseria gonorrhoeae* resistente às fluoroquinolonas, *Haemophilus influenzae* e *Streptococcus pneumoniae* (resistentes à penicilina e aos macrolídeos). A resistência do *Staphylococcus aureus* à meticilina (oxacilina) em infecções comunitárias, chamada cepa CA-MRSA (*community acquired methicillin-resistant Staphylococcus aureus*) é crescente em vários países da Europa, nos EUA e em países da América Latina, incluindo a disseminação para o ambiente hospitalar, com relatos de casos mais frequentes tanto na comunidade quanto no ambiente hospitalar.

A vancomicina é o antibiótico com maior uso em infecções por estafilococos resistentes à meticilina (oxacilina) e maior experiência clínica. Desde 1992, vêm sendo descritas cepas de *Staphylococcus* coagulase-negativas (SCN) que apresentam resistência à vancomicina e à teicoplanina, principalmente cepas de *S. epidermidis* e *S. haemolyticus*. O primeiro caso clínico de *S. aureus* com resistência intermediária à vancomicina foi descrito no Japão em 1997; posteriormente, foram documentados casos nos EUA, Europa e no Brasil. Essas cepas se caracterizam por espessamento da parede, dificultando a entrada do glicopeptídeo na célula bacteriana. Em julho de 2002, foi publicada pelos Centers for Disease Control and Prevention (CDC, Atlanta, EUA) a primeira descrição de *S. aureus* resistente à vancomicina (concentração inibitória mínima - CIM = 32 mg/ℓ), relacionada à aquisição por essa cepa de gene de resistência classicamente descrito em *Enterococcus* spp.: gene *Van A*.

Além do *S. aureus*, resistente a quinolonas, aminoglicosídeos e meticilina (oxacilina), os enterococos ganharam importância, e cepas resistentes a penicilina, aminoglicosídeos e vancomicina têm sido descritas com frequência em muitos hospitais brasileiros.

As previsões para as próximas décadas sugerem que microrganismos resistentes assumirão importância ainda maior nos hospitais.

Nos hospitais brasileiros, a resistência microbiana representa grave problema de saúde pública, principalmente em hospitais de maior complexidade, com UTI. De acordo com o último relatório da Agência Nacional de Vigilância Sanitária (Anvisa), em 2020, 60,8% dos isolados de *S. aureus* isolados de infecção de corrente sanguínea associada a cateter venoso central confirmada laboratorialmente em pacientes adultos hospitalizados em unidades de terapia intensiva eram resistentes à oxacilina. Além do *S. aureus* resistente à oxacilina, também se pode observar aumento da resistência aos carbapenêmicos em *Acinetobacter* spp. e enterobactérias, principalmente *Klebsiella pneumoniae,* devido à produção de carbapenemases. Cerca de 63,2, 84,3 e 38,8% dos isolados *K. pneumoniae*, *Acinetobacter* spp. e *P. aeruginosa* relatados à Anvisa como agentes etiológicos de infecção de corrente sanguínea associada a cateter venoso central confirmada laboratorialmente em pacientes adultos hospitalizados em unidades de terapia intensiva eram resistentes aos carbapenêmicos. Surtos causados por bactérias produtoras de carbapenemases, como *Klebsiella pneumoniae* produtora de KPC, com alta mortalidade, têm sido descritos em diversos hospitais brasileiros. Infecções por enterobactérias produtoras de carbapenemases têm se tornado mais frequentes principalmente em UTI, demonstrando resistência não apenas a cefalosporinas, carbapenêmicos e aminoglicosídeos, mas também a polimixinas e tigeciclina. Isso reduz as opções de tratamento, tornando necessário tratar essas infecções com diversas associações de antimicrobianos, o que, por sua vez, favorece o aumento da resistência microbiana e da toxicidade e eleva os custos hospitalares.

A resistência resulta de diversos fatores: uso frequente (por vezes, inadequado) de antimicrobianos no ambiente hospitalar, principalmente cefalosporinas, carbapenêmicos e polimixinas; uso crescente de dispositivos e procedimentos invasivos; aumento da sobrevida de pacientes imunodeprimidos (transplantados e onco-hematológicos); principalmente, falhas em estabelecer medidas de prevenção e controle das infecções relacionadas à assistência à saúde, facilitando a transmissão de cepas resistentes. O uso crescente de antimicrobianos na prática clínica, tanto no ambiente hospitalar, como na comunidade, e a enorme quantidade de antimicrobianos utilizados na agricultura e na criação de animais oferecem condições favoráveis para a seleção de microrganismos resistentes. A pressão seletiva resultante da administração de antimicrobianos pode levar ao aparecimento de cepas previamente sensíveis, que adquirirão resistência, ou à proliferação de cepas intrinsecamente resistentes. O maior problema é que a resistência pode ser transferida entre bactérias independentemente da divisão celular, através de elementos genéticos móveis, como plasmídeos, transpósons e outros mecanismos. Atualmente, quase todas as bactérias implicadas em doenças infecciosas humanas adquiriram genes de resistência.

A educação dos profissionais de saúde, principalmente médicos, farmacêuticos, microbiologistas e enfermeiras, é componente-chave nos programas de prevenção de infecções relacionadas à assistência à saúde e gerenciamento do uso de antimicrobianos. Os programas educacionais para o uso de antimicrobianos devem começar no início da formação dos profissionais de saúde, principalmente nas escolas médicas, e incluir mecanismos de resistência aos antibióticos, princípios fundamentais de diagnóstico e tratamento de infecções, além da prescrição adequada.

MECANISMOS DE AÇÃO

Os mecanismos de ação dos antimicrobianos variam de acordo com a classe à qual pertencem. Antimicrobianos que atuam em sítios bacterianos específicos e não têm um alvo comum com a célula humana, como os betalactâmicos, são preferencialmente utilizados, pois apresentam menos reações adversas. Por outro lado, há classes de antimicrobianos (p. ex., quinolonas) que inibem a síntese de DNA bacteriano por meio da inibição de enzimas denominadas topoisomerases, encontradas também nas células humanas, e podem apresentar mais reações adversas no organismo humano. Os antimicrobianos clinicamente disponíveis hoje têm como sítio de ação a inibição da síntese da parede celular, da síntese de DNA e da síntese de proteínas ou de metabólitos bacterianos, como pode ser observado na Figura 69.1. A Tabela 69.1 apresenta os mecanismos de ação fundamentais das principais classes de antimicrobianos.

Antimicrobianos que atuam na parede celular bacteriana

Betalactâmicos | Penicilinas, cefalosporinas, carbapenêmicos e monobactans

A classe dos antimicrobianos betalactâmicos é constituída por vários grupos de antimicrobianos que têm em comum anel betalactâmico em sua estrutura química e compartilham o mesmo modo de ação, mas possuem espectro de ação e propriedades farmacocinéticas bem distintas (Figura 69.2). Essa classe de antimicrobianos atua inibindo a síntese de peptideoglicanos, principal componente da parede celular bacteriana (dá formato à célula bacteriana e a protege da ação de forças osmóticas).

As subunidades de peptideoglicanos são formadas pela repetição intercalada de unidades dos dissacarídeos ácido N-acetilmurâmico (NAM) e N-acetilglucosamina (GlcNAc), produzidos no interior da célula bacteriana. Cadeias curtas de pentapeptídeos terminadas em uma sequência D-Asp-D-Ala-D-Ala se encontram ligadas ao NAM. Essas subunidades imaturas atravessam a membrana citoplasmática e se justapõem a ela. Para que haja a formação do peptídeo maduro, ocorre ligação peptídica entre o penúltimo resíduo D-alanina de uma cadeia de NAM à extremidade livre de um ácido pimélico (bactérias gram-negativas) ou um resíduo D-lisina (bactérias gram-positivas) de outra cadeia NAM. Essa reação é catalisada por grupo de enzimas chamadas transpeptidases. Os antimicrobianos betalactâmicos inibem eficientemente a ação dessas transpeptidases, porque essas enzimas os reconhecem como análogos estruturais dos terminais D-alanil-D-alanina. Por isso, essas transpeptidases são denominadas proteínas ligadoras de penicilinas (PBP). Como a formação da parede celular bacteriana é processo dinâmico, com formação e autólise simultâneas, quando as PBP são inibidas pelo betalactâmico, a autólise da parede continua enfraquecendo a ligação entre os peptideoglicanos e tornando a célula mais suscetível à lise e à morte celular por pressão osmótica.

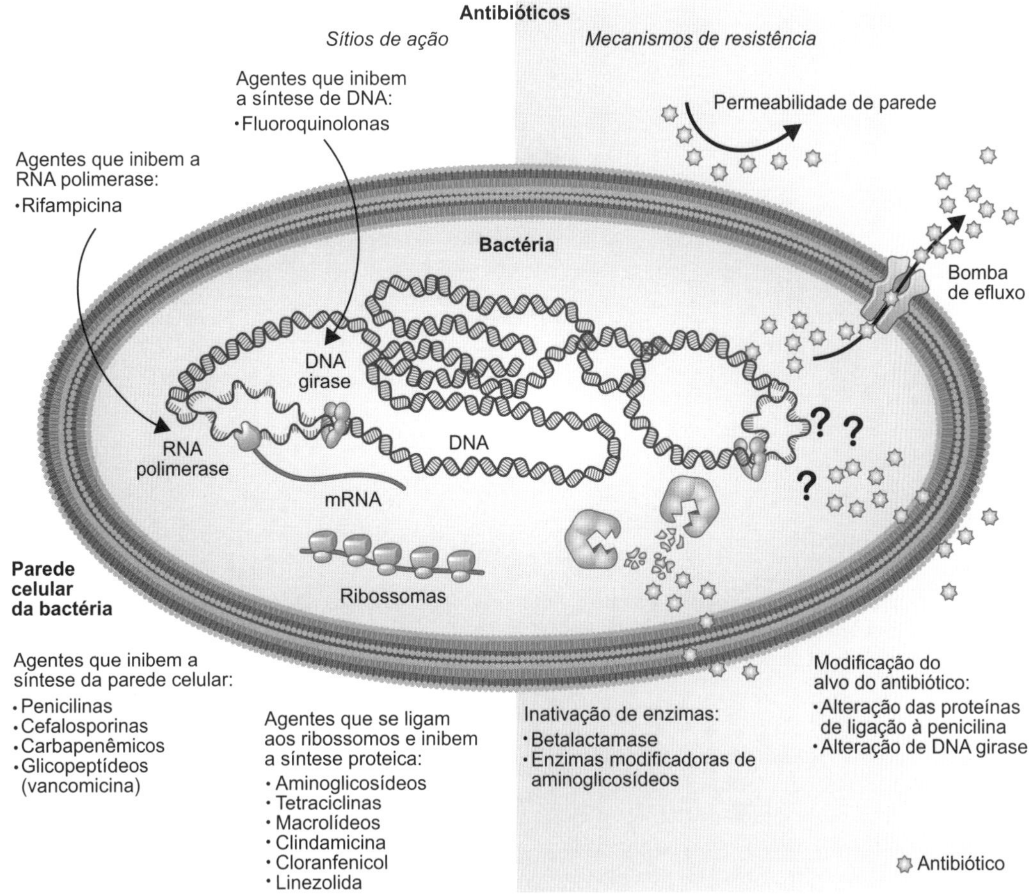

FIGURA 69.1 Mecanismo de ação dos antibióticos.

TABELA 69.1 Mecanismos de ação das principais classes de antimicrobianos.

Classe de antimicrobiano	Sítio de ação	Mecanismo de ação
Betalactâmicos (penicilinas, cefalosporinas, carbapenêmicos e monobactans)	Parede celular: proteínas ligadoras de penicilinas (PBP)	Inibição da síntese de peptideoglicanos ao inibirem a reação de transpeptidação (ligação entre as cadeias de peptideoglicanos)
Fosfomicina	Parede celular: enzima MurA	Inibição da síntese de peptideoglicanos ao se ligar à MurA
Glicopeptídeos (vancomicina e teicoplanina)	Parede celular: terminal D-alanil-D-alanina dos pentapeptídeos precursores dos peptideoglicanos	Inibição da síntese de peptideoglicanos ao impedirem a reação de transglicosilação (polimerização dos dissacarídeos precursores do peptideoglicano)
Daptomicina	Membrana celular	Rápida despolarização do potencial de membrana
Aminoglicosídeos (amicacina, gentamicina, tobramicina, estreptomicina, neomicina)	Síntese proteica: subunidade 30S	Inibição da elongação peptídica, erro na leitura do código genético durante a síntese proteica
Tetraciclinas (tetraciclina, doxicilina e minociclina) e glicilciclinas (tigeciclina)	Síntese proteica: subunidade 30S	Inibe a síntese proteica ao impedir a ligação com o tRNA
Oxazolidinonas (linezolida)	Síntese proteica: subunidade 50S	Inibe a síntese proteica ao impedir a formação do complexo de iniciação 70S
Macrolídeos (eritromicina, azitromicina, claritromicina)	Síntese proteica: subunidade 50S	Bloqueia a transferência dos aminoácidos para as cadeias peptídicas durante a síntese proteica
Clindamicina	Síntese proteica: subunidade 50S	Bloqueia a transferência dos aminoácidos para as cadeias peptídicas durante a síntese proteica
Quinolonas (ácido nalidíxico, norfloxacino, pefloxacino, ofloxacino, ciprofloxacino, levofloxacino, moxifloxacino, gemifloxacino)	Síntese de DNA: DNA girase e topoisomerase IV	Inibição da síntese de DNA ao impedir o enovelamento e o desenovelamento do DNA, e a separação do DNA para as células-filhas
Sulfonamidas (sulfametoxazol, sulfadiazina, dapsona)	Síntese de ácido fólico: di-hidropteroato sintase	Inibição competitiva da síntese de desidrofolato a partir do ácido para-aminobenzoico
Dipirimidinas (trimetoprima)	Síntese de ácido fólico: desidrofolato redutase	Inibição da redução do desidrofolato a ácido tetra-hidrofólico

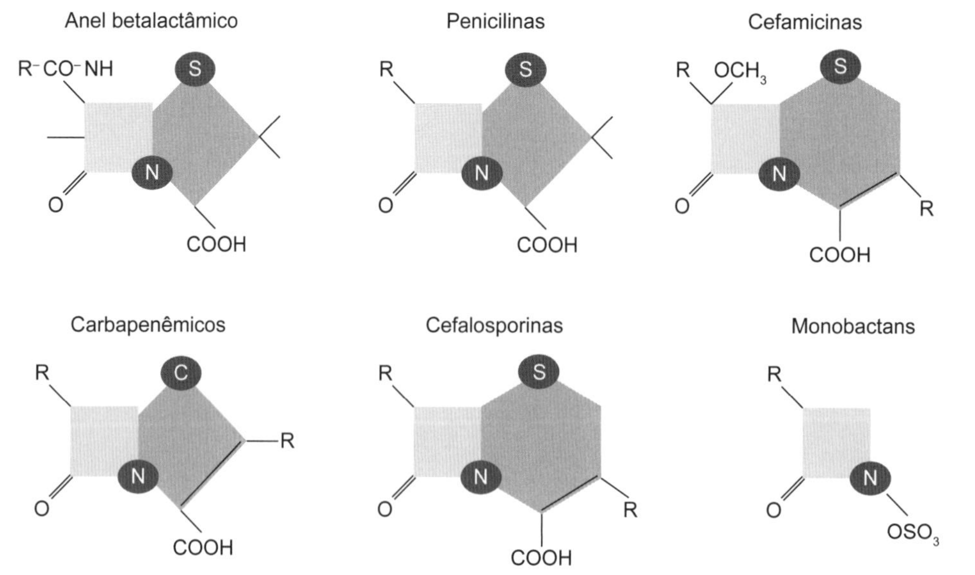

FIGURA 69.2 Estrutura química dos antimicrobianos betalactâmicos. Notar que todos os grupos de antimicrobianos betalactâmicos possuem o anel betalactâmico (estrutura química demonstrada em cinza).

Glicopeptídeos

Os glicopeptídeos inibem as fases tardias da síntese de peptideoglicano, ligando-se aos terminais D-Ala-D-Ala dos terminais pentapeptídicos dos precursores dos peptideoglicanos localizados na superfície exterior da membrana citoplasmática. Essa ligação tem alta afinidade e impede a atividade das transglicosilases (responsáveis pela ligação de nova subunidade dissacarídeo-pentapeptídeo à molécula de peptideoglicano que está se formando) e das transpeptidases, e, consequentemente, a formação de nova cadeia de peptideoglicano.

Daptomicina

Apesar de o mecanismo de ação da daptomicina ainda não ter sido completamente elucidado, acredita-se que seja mecanismo único, dependente da concentração livre de cálcio, já que esse cátion é necessário para que a daptomicina se ligue à membrana celular bacteriana. O cálcio promove mudança conformacional na molécula de daptomicina, levando à formação de micélios com os componentes carregados negativamente de membranas das células bacterianas (p. ex., fosfolipídios). Por meio dessa interação, a daptomicina penetra na camada bilipídica da membrana celular bacteriana, promovendo a sua despolarização e a consequente morte celular.

Fosfomicina

A fosfomicina, antimicrobiano que inibe a etapa inicial da síntese de peptideoglicano, tem estrutura química análoga ao fosfoenolpiruvato que se liga à MurA, enzima essencial para a síntese de peptideoglicano. Assim, não ocorre a formação do UDP-GlcNac-3-O-enolpiruvato a partir do UDP-GlcNAc e do fosfoenolpiruvato durante a primeira etapa de biossíntese do peptideoglicano, o que acarreta lise celular e morte bacteriana.

Antimicrobianos que atuam no DNA bacteriano

Quinolonas

As fluoroquinolonas penetram nas células bacterianas pelas porinas e têm como alvo de ação duas enzimas, a DNA girase (ou topoisomerase II) e a topoisomerase IV. A DNA girase auxilia no desenovelamento e na superespiralização negativa do DNA. Remove as superespirais positivas ("nós") produzidas à frente das fitas de DNA durante o processo de replicação, quando estas estão se separando. A topoisomerase IV está envolvida na separação dos cromossomos das células-mães para duas células-filhas distintas. A DNA girase é constituída por duas subunidades codificadas, respectivamente, pelos genes *gyrA* e *gyrB*. A topoisomerase IV é composta de duas subunidades codificadas pelos genes *parC* e *parE*. Quando as fluoroquinolonas se ligam às topoisomerases, bloqueiam a atividade delas, afetando a replicação, a transcrição, o reparo e a recombinação do DNA. A formação de complexo irreversível entre quinolona, enzima e DNA leva à morte celular, porque não permite que as áreas de quebra de DNA sejam restauradas pela topoisomerase, que se encontra inativada. Tem-se observado que as fluoroquinolonas podem se ligar preferencialmente à DNA girase ou à topoisomerase IV, dependendo da espécie bacteriana. Em bactérias gram-negativas, como *Escherichia coli*, as fluoroquinolonas podem ter a DNA girase como alvo primário e a topoisomerase IV como alvo secundário. Em contraste, em organismos gram-positivos, como *Staphylococcus aureus*, as fluoroquinolonas se ligam preferencialmente à topoisomerase IV. Mas isso não é regra; o alvo preferencial pode variar de acordo com o composto de fluoroquinolona e a espécie bacteriana.

Antimicrobianos que atuam na síntese de proteínas bacterianas

Os ribossomos bacterianos possuem duas subunidades, 30S e 50S. A subunidade 30S se liga ao mRNA e inicia a síntese proteica. Enquanto a subunidade 50S aminoacil se liga ao tRNA, catalisa a formação da ligação peptídica e controla o processo de elongação. Os principais sítios identificados na subunidade 50S são o sítio doador peptidil (sítio P), local em que a cadeia peptídica em formação se ancora, e o sítio receptor de aminoacil (sítio A), onde a ligação peptídica é formada.

Oxazolidinonas

As oxazolidinonas atuam em fase anterior à daqueles antimicrobianos que atuam no ribossomo bacteriano. Apesar de os primeiros relatos alegarem que linezolida era fármaco com um único sítio de ação, demonstrou-se posteriormente que o seu mecanismo de ação é semelhante ao de outros antibióticos que se ligam ao centro da peptidiltransferase (PTC). O PTC é região filogenética altamente conservada e basicamente composta por nucleotídios e RNA. Localiza-se no meio da subunidade ribossômica 50S, onde as extremidades 3-aminoacil-tRNA e peptidil-tRNA estão posicionadas para transferência do peptídeo, resultando no bloqueio da formação do complexo de iniciacão fMET-tRNA + ribossomo + mRNA. As oxazolidinonas também interagem com os ribossomos mitocondriais, o que provavelmente é a base para os efeitos mielossupressores indesejáveis de linezolida.

Aminoglicosídeos

Apesar da sua natureza altamente polar, que poderia impedir a sua difusão pelas membranas, os aminoglicosídeos atravessam a membrana externa de bactérias gram-negativas pela ruptura das pontes de Mg^{2+} entre as moléculas de lipopolissacarídeos. Essa passagem não depende de energia, mas o transporte da molécula de aminoglicosídeo através da membrana citoplasmática para o interior da célula bacteriana depende do transporte de elétrons. Esse transporte é prejudicado em condições anaeróbias, em pH baixo ou em meios de cultura com alta osmolaridade, o que justifica a redução da atividade bacteriana dos aminoglicosídeos nessas ocasiões. No interior da célula bacteriana, grande parte dos aminoglicosídeos se liga ao sítio aminoacil da subunidade ribossômica 30S, e uma parte menor se liga a locais específicos da subunidade 50S, dificultando a elongação da cadeia de peptideoglicano. Esses processos também dependem de energia. O mecanismo de ação dos aminoglicosídeos é complexo, envolve a inibição da transferência do peptídeo do tRNA do sítio A para o sítio P e o comprometimento do processo de revisão que controla a acurácia da translação.

Macrolídeos e cetolídeos

Os macrolídeos se ligam especificamente à subunidade 50S do ribossomo bacteriano, em especial à porção 23S do rRNA, que não existe em células eucarióticas. Os macrolídeos se ligam de modo reversível ao PTC, localizado na superfície da subunidade 50S, alterando várias funções dessa subunidade. Enquanto os macrolídeos apenas se ligam ao domínio V do rRNA 23S, os cetolídeos também se ligam ao domínio II da porção 23S rRNA. Os macrolídeos bloqueiam a formação da ligação peptídica ou a translocação do peptídeo do tRNA do sítio A para o sítio P. No entanto, tem-se proposto que os macrolídeos também favoreçam a dissociação prematura do peptídeo do tRNA do ribossomo durante o processo de elongação, levando à síntese de peptídeos incompletos.

Lincomicinas

A lincomicina e o seu composto derivado, clindamicina, ligam-se à subunidade 50S do ribossomo bacteriano e têm mecanismo de ação similar ao dos macrolídeos.

Tetraciclinas

As tetraciclinas atravessam a membrana externa de organismos gram-negativos por meio de porinas. Interferem na etapa de iniciação da síntese de proteínas, inibindo a ligação de aminoacil-tRNA ao sítio A do ribossomo. As proteínas do RNA 7S e 16S têm maior afinidade pelas tetraciclinas, sendo, portanto, os principais alvos. Essa ligação inibe a fixação de um novo aminoacil-tRNA no ribossomo. Além disso, as tetraciclinas se ligam, ou pelo menos formam uma saliência no sítio P, pela alteração na conformação do ribossomo no estado pós-translocacional, podendo modificar a conformação do ribossomo.

Antimicrobianos que inibem a produção de metabólitos bacterianos

Sulfonamidas e diaminopirimidinas

As sulfonamidas são derivados da p-aminobenzenossulfonamida, análogo estrutural do ácido p-aminobenzoico, fator necessário para a síntese de ácido fólico bacteriano. As diaminopirimidinas (p. ex., trimetoprima e pirimetamina) são pirimidinas que apresentam grupos aromáticos substituintes na posição 5 (e na posição 6, no caso da pirimetamina).

Como são análogos de ácido p-aminobenzoico, as sulfonamidas se ligam à di-hidropteroato sintetase e inibem a síntese de ácido tetra-hidrofólico. Já as diaminopirimidinas são inibidores competitivos específicos da desidrofolato redutase.

Antimicrobianos que atuam na membrana celular externa

Polimixinas

Por serem compostos catiônicos, as polimixinas têm alta afinidade por superfícies carregadas negativamente, como o lipopolissacarídeo (LPS) da membrana externa de bactérias gram-negativas. A porção policatiônica das polimixinas desloca as pontes de cálcio e magnésio que normalmente estabilizam as moléculas de LPS, aumentando a permeabilidade celular bacteriana também à própria polimixina. O aumento da concentração de polimixina causa rápidas mudanças na permeabilidade da membrana citoplasmática, ao aumentar a suscetibilidade ao complemento, promovendo a liberação dos componentes celulares, e, consequentemente, a morte celular bacteriana. As polimixinas também inibem a atividade de enzimas respiratórias vitais (inibição das NADH-quinona oxidorredutases [NDH-2] tipo II) na membrana interna bacteriana.

MECANISMOS DE RESISTÊNCIA BACTERIANA

Independentemente do grande número de compostos antimicrobianos disponíveis clinicamente (Tabela 69.2), quatro mecanismos básicos levam à resistência bacteriana: (a) alterações no sítio de ação do antimicrobiano, causadas por mutações ou modificações devido à produção de enzimas bacterianas; (b) modificação da molécula de antimicrobiano por enzimas bacterianas; (c) alteração dos canais de entrada (porinas) do antimicrobiano na célula bacteriana; e (d) expulsão dos agentes antimicrobianos após a sua entrada na célula bacteriana por meio da hiperexpressão dos sistemas de efluxo bacteriano. Esses mecanismos podem ser codificados por genes inseridos no cromossomo bacteriano – sendo transmitidos das bactérias-mães para as células-filhas (transmissão vertical) – ou adquiridos por genes inseridos em elementos genéticos móveis (p. ex., plasmídeos e transpósons) que podem ser transmitidos inclusive para bactérias de gêneros e/ou espécies distintos (transmissão horizontal). Vale ressaltar que é impossível prevenir o surgimento de bactérias resistentes, pois estas ocorrem naturalmente durante o processo de multiplicação bacteriana. No entanto, por meio do uso adequado de antimicrobianos e da implementação de medidas de controle, pode-se prevenir o favorecimento do crescimento e a disseminação de bactérias resistentes.

A Tabela 69.3 apresenta os mecanismos de resistência de cada classe de antimicrobianos, os exemplos clínicos mais frequentemente encontrados e os métodos rotineiramente empregados pelos laboratórios clínicos para a sua detecção.

TABELA 69.2 Resumo dos principais antimicrobianos lançados no mercado nacional nos últimos 20 anos, atividade principal, vantagens e desvantagens.

Antimicrobiano	Atividade principal	Vantagens	Desvantagens
Novas quinolonas Gemifloxacino (Factive®), levofloxacino (Tavanic®), moxifloxacino (Avalox®), delafloxacino (Delabaxi®)	Quando comparados ao ciprofloxacino, ampliam a atividade das quinolonas para pneumococos, melhoram a ação contra estafilococos e têm atividade superior contra clamídia, micoplasma e legionella Gemifloxacino apresenta atividade antipneumocócica superior à do levofloxacino e excelente atividade contra agentes atípicos Delafloxacino apresenta potência *in vitro* superior às outras quinolonas contra estafilococos, resistentes à meticilina (oxacilina). Também apresenta atividade contra enterobactérias e *P. aeruginosa*	Podem ser utilizadas em dose única diária e apresentam excelente biodisponibilidade Moxifloxacino e levofloxacino têm apresentação IV. Utilização principal nas PAC e nas exacerbações de bronquite crônica Menor fototoxicidade e prolongamento do intervalo QT. Atividade em pH ácido	Ação para pseudomonas inferior à do ciprofloxacino. Sintomas gastrintestinais em 4% dos pacientes e, raramente, prolongamento do intervalo QT. Ainda não estão aprovados para uso em crianças e são contraindicados durante a gravidez Estudos clínicos que avaliem a eficácia clínica em infecções que necessitem de tratamento prolongado, como osteomielite
Estreptograminas Quinupristina dalfopristina (Synercid®)	Atividade contra cocos gram-positivos, principalmente estafilococos, mesmo quando resistentes a meticilina (oxacilina) e *E. faecium*	Opção à vancomicina nas infecções graves por *S. aureus* ou *Staphylococcus* coagulase-negativos. Não requer ajustes pelo peso ou função renal. Bactericida para estafilococos e bacteriostático para enterococos	Deve ser utilizado por veia central. Efeitos colaterais incluem artralgias e mialgias. Não têm atividade contra *E. faecalis*. Não têm apresentação oral
Oxazolidinonas Linezolida (Zyvox®)	Atividade contra cocos gram-positivos, principalmente enterococos, mesmo quando resistentes à ampicilina. Excelente atividade contra estafilococos	A apresentação oral facilita a continuidade do tratamento domiciliar	Atividade bacteriostática. São necessários estudos que avaliem a eficácia no tratamento de infecções da corrente sanguínea. Indicação principal em pneumonias por MRSA e infecções de partes moles por esse agente. Reações adversas, principalmente em tratamentos prolongados, como leucopenia, plaquetopenia e neurotoxicidade
Tedizolida (Sivextro®)	Espectro semelhante ao da linezolida, com maior potência *in vitro*	Dose única diária	Estudos clínicos que avaliem a eficácia clínica em infecções que necessitem de tratamento prolongado como osteomielite
Glicilciclinas Tigeciclina (Tigacil®)	Possui atividade *in vitro* contra cocos gram-positivos (incluindo estafilococos resistentes à meticilina (oxacilina), enterococos resistentes à vancomicina e estreptococos resistentes às penicilinas), bacilos gram-negativos (exceto *P. aeruginosa* e *Proteus mirabilis*) e a maioria dos anaeróbios de importância clínica. Atividade contra enterobactérias e alguns bacilos gram-negativos não fermentadores, como *Acinetobacter* sp. e *Stenotrophomonas maltophilia*	Excelente opção terapêutica de amplo espectro para infecções polimicrobianas	Efeitos colaterais como náuseas e vômitos ocorrem com alta frequência. Outros efeitos colaterais mais raros incluem diarreia, dor abdominal e cefaleia Atividade limitada contra *P. aeruginosa* e *P. mirabilis* Baixa concentração sérica, o que limita o tratamento de infecções graves. Não está indicado em PAV
Ertapeném (Invanz®)	Atividade comparável ao imipeném e ao meropeném contra enterobactérias e anaeróbios	A apresentação IM facilita a continuidade do tratamento domiciliar Dose única diária	Não tem atividade contra *Pseudomonas* sp. e *Acinetobacter* sp.
Imipeném/cilastatina (Tienam®), doripeném, meropeném (Meronem®)	Atividade contra Enterobacteriacea multirresistentes (inclusive produtoras de betalactamase de espectro estendido – ESBL – e induzíveis associadas à AmpC), algumas cepas de *Pseudomonas* sp. e *Acinetobacter* sp. multirresistentes, inclusive a carbapenêmicos. Ação contra anaeróbios	Em relação aos demais carbapenêmicos (meropeném e imipeném/cilastatina), o doripeném tem melhor atividade contra *P. aeruginosa* multirresistentes *in vitro*	

(continua)

TABELA 69.2 Resumo dos principais antimicrobianos lançados no mercado nacional nos últimos 20 anos, atividade principal, vantagens e desvantagens. (*continuação*)

Antimicrobiano	Atividade principal	Vantagens	Desvantagens
Associações de antibióticos com inibidores de betalactamases (amoxicilina-ácido clavulânico – Clavulin®, ampicilina-sulbactam – Unasyn®, piperacilina-tazobactam – Tazocin®, ticarcilina-ácido clavulânico – Timentin®, Ceftolozana-tazobactam – Zerbaxa®, Ceftazidima-avibactam – Torgena®	Amoxicilina + ácido clavulânico amplia o espectro da amoxicilina para *H. influenzae*, *Neisseria*, *S. aureus* e anaeróbios resistentes à penicilina Ampicilina + sulbactam, além da atividade da ampicilina, apresenta excelente ação contra *Acinetobacter baumannii* Piperacilina + tazobactam tem excelente atividade contra bacilos gram-negativos, incluindo *Pseudomonas aeruginosa* e anaeróbios Ceftolozana + tazobactam tem boa atividade contra bacilos gram-negativos, principalmente, *Pseudomonas aeruginosa* e enterobactérias produtoras de ESBL Ceftazidima + avibactam boa atividade contra bacilos gram-negativos, exceto *Acinetobacter* spp.	Amoxicilina + ácido clavulânico tem apresentação oral e sua indicação principal é nas infecções do trato respiratório Ampicilina + sulbactam pode ser alternativa às cefalosporinas de terceira geração A piperacilina + tazobactam é excelente opção na substituição das cefalosporinas de terceira geração com ação para *Pseudomonas* A ceftolozana + tazobactam é o antimicrobiano betalactâmico com maior potência *in vitro* contra *P. aeruginosa*, pois é menos afetado pelos mecanismos de resistência mediados por genes cromossômicos nessa espécie bacteriana (Bombas de efluxo, PDC) Tem atividade contra carbapenemases de classe A e OXA-48 (classe D)	Amoxicilina + ácido clavulânico apresenta importantes efeitos colaterais, principalmente digestivos (diarreia, náuseas e vômitos) levando a elevados índices de abandono de tratamento A ceftolozana é hidrolisada pelas carbapenemases Não tem atividade contra cocos gram-positivos, nem bacilos gram-negativos produtores de carbapenemases de classe B e D (exceto OXA-48)
Daptomicina (Cubicin®)	Antimicrobiano lipopeptídico cíclico com atividade contra bactérias gram-positivas aeróbias	Atividade contra bactérias resistentes a vancomicina e linezolida	Apesar de apresentar excelente atividade *in vitro* contra pneumococo, a daptomicina é inativada pelo surfactante pulmonar, não podendo ser utilizada no tratamento de pneumonia
Ceftarolina (comercializado no Brasil – Zinforo®)	Cefalosporina com atividade contra bactérias gram-positivas, incluindo estafilococos resistentes à meticilina (oxacilina). Mantém atividade contra bactérias gram-negativas	Opção para tratamento empírico de infecções graves causadas por mais de um microrganismo, como os estafilococos e gram-negativos sensíveis. Cefalosporina com atividade contra estafilococos resistentes à meticilina (oxacilina)	Ação limitada contra cepas de gram-negativos produtoras de betalactamases de espectro estendido. Ceftobiprole foi menos ativa do que cefepima contra *K. pneumoniae* não produtoras de ESBL, *Enterobacter* spp. e *Proteus* spp. indol-positivos. A atividade *in vitro* de ceftobiprole contra bactérias e bacilos aeróbios gram-negativos, como *P. aeruginosa*, foi em geral semelhante à de outros agentes. Ceftobiprole não é ativo contra *Stenotrophomonas maltophilia* e *Acinetobacter* spp.

PAV: pneumonias relacionadas à ventilação mecânica; PAC: pneumonias adquiridas na comunidade; ESBL: betalactamases de espectro estendido; MRSA: *S. aureus* resistentes à meticilina (oxacilina).

AGENTES ANTIMICROBIANOS ESPECÍFICOS

Penicilinas

Descobertas em 1928, por Fleming, permanecem até hoje como excelente classe de antimicrobianos.

Dividem-se em:

- Penicilinas naturais ou benzilpenicilinas
- Aminopenicilinas
- Penicilinas resistentes às penicilinases
- Penicilinas de amplo espectro, desenvolvidas na tentativa de evitar a aquisição de resistência das bactérias.

Benzilpenicilinas ou penicilinas naturais

Entre as benzilpenicilinas, a associação da penicilina com determinadas substâncias determina suas características farmacocinéticas e farmacodinâmicas.

Penicilina cristalina ou aquosa. Restrita ao uso intravenoso (IV). Apresenta meia-vida curta (30 a 40 min) e é eliminada do organismo rapidamente (cerca de 4 h). Distribui-se amplamente pelo corpo, alcançando concentrações terapêuticas em praticamente todos os tecidos. A penicilina cristalina ultrapassa a barreira hematencefálica em concentrações terapêuticas, sendo tratamento opcional para meningites causadas por cepas sensíveis.

▶ **Penicilina G procaína**. Apenas para uso intramuscular (IM). A associação com procaína retarda o pico máximo e aumenta os níveis séricos e teciduais por um período de 12 horas.

▶ **Penicilina G benzatina**. Penicilina de depósito, pouco hidrossolúvel, de uso exclusivamente IM. Os níveis séricos permanecem por 15 a 30 dias, conforme a dose utilizada. Fármaco de escolha para o tratamento da sífilis e profilaxia de febre reumática.

▶ **Penicilina V**. Apenas para uso oral. Chega a níveis séricos de 2 a 5 vezes maiores que os obtidos com as penicilinas G administradas via IM, com distribuição tecidual similar a esta. Pode ser utilizada como tratamento sequencial oral, substituindo penicilinas parenterais (exceto contra *Neisseria* spp. e *Haemophilus* spp., produtores de penicilinases).

TABELA 69.3 Mecanismos de resistência bacteriana às principais classes de antimicrobianos e métodos rotineiramente empregados pelos laboratórios clínicos para a sua detecção.

Classe de antimicrobiano	Mecanismos de resistência	Exemplos	Métodos empregados para sua detecção
Betalactâmicos (penicilinas, cefalosporinas, carbapenêmicos e monobactans	Mutações nas PBPs	SPRP, *Staphylococcus* spp. resistentes à meticilina (oxacilina) e demais betalactâmicos, exceto ceftarolina; *Enterococcus faecium* resistente à penicilina	Utiliza-se teste do disco de oxacilina 1 μg para detecção de SPRP. A determinação da CIM de penicilina é o método confirmatório. O teste do disco de cefoxitina é o método de triagem para detecção das amostras de *Staphylococcus* resistente à meticilina (oxacilina). A confirmação desse fenótipo de resistência requer que se confirme se há gene *mecA* ou seus homólogos que levam à codificação da PBP2 alteradas
	Produção de betalactamases[1]	*Staphylococcus* spp. resistente à penicilina, enterobactérias resistentes a betalactâmicos, *Acinetobacter* spp. resistente aos carbapenêmicos, *P. aeruginosa* resistentes aos betalactâmicos	O teste fenotípico depende do tipo de betalactamase a ser pesquisada e varia desde a detecção de betalactamases pelo disco de Nitrocefin® em amostras de *S. aureus* até a detecção de carbapenemases por testes cromogênicos, como o BlueCarba®, CarbaNP® ou Maldi-Tof®. Testes com base no perfil de inibição da betalactamase com inibidores (ácido clavulânico, derivados do ácido borônico ou EDTA) e imunocromatográficos também são frequentemente empregados para detecção de amostras produtoras de betalactamases de espectro ampliado ou carbapenemases do tipo KPC ou metalobetalactamases
	Perda de porinas	*P. aeruginosa* resistente ao imipeném, mas sensível ao meropeném; enterobactérias ou *Acinetobacter* spp. resistentes aos carbapenêmicos[2]	NR
	Hiperexpressão dos sistemas de efluxo	*P. aeruginosa* resistente ao meropeném, mas sensível ao imipeném, ou *P. aeruginosa* resistente à cefepima, mas sensível à ceftazidima	NR
Glicopeptídeos (vancomicina e teicoplanina)	Alteração do sítio de ação (modificação do terminal D-alanil-D-alanina dos pentapeptídeos precursores dos peptideoglicanos)	*Enterococcus* spp. resistente aos glicopeptídeos, *S. aureus* com alto grau de resistência à vancomicina (VISA)	Determinação da CIM. Para confirmação do tipo de gene *van* envolvido são necessários a detecção por PCR e o sequenciamento do gene
Daptomicina	Alteração da membrana celular	*S. aureus*, *Staphylococcus* coagulase-negativos (mecanismos infrequentes)	Determinação da CIM
Aminoglicosídeos (amicacina, gentamicina, tobramicina, estreptomicina, neomicina)	Produção de enzimas modificadoras de aminoglicosídeos (AME; acetilação, adenilação ou fosforilação)[4]	Mecanismo mais frequente em *Staphylococcus* spp., *Enterococcus* spp., enterobactérias e *P. aeruginosa*	Determinação por disco-difusão ou CIM. Para confirmação do tipo de AME envolvida, são necessários detecção por PCR e sequenciamento do gene codificador da AME
	Modificação do sítio de ligação ribossômica por mutação ou aquisição de genes codificadores de metilases[5]	Mutação: resistência à estreptomicina em *Mycobacterium tuberculosis* Aquisição do gene codificador de metilases: *rmtD* e *rmtG* em *P. aeruginosa* e *Klebsiella pneumoniae*; *armA* em *Acinetobacter* spp. e RmtB em *K. pneumoniae*	Fenotipicamente, essas amostras são altamente resistentes a todos os aminoglicosídeos por disco-difusão ou determinação da CIM
	Redução da permeabilidade da membrana celular externa	*Staphylococcus* spp., *Enterococcus* spp., enterobactérias e *P. aeruginosa* resistentes a aminoglicosídeos	NR[3]
	Hiperexpressão dos sistemas de efluxo	*P. aeruginosa* resistente à amicacina	NR[3]

(continua)

TABELA 69.3 Mecanismos de resistência bacteriana às principais classes de antimicrobianos e métodos rotineiramente empregados pelos laboratórios clínicos para a sua detecção. (*continuação*)

Classe de antimicrobiano	Mecanismos de resistência	Exemplos	Métodos empregados para sua detecção
Tetraciclinas (tetraciclina, doxicilina e minociclina)	Alteração do sítio de ação ribossômica	*N. gonorrhoeae* ou *Streptococcus* resistentes à tetraciclinas	Determinação por disco-difusão ou CIM
	Hiperexpressão dos sistemas de efluxo	*E. coli*, *S. pneumoniae* resistentes à tetraciclina	
	Redução da permeabilidade da membrana celular externa	Enterobactérias resistentes à tetraciclina	
	Inativação do fármaco	*Bacteroides fragilis* resistente à tetraciclina	
Glicilciclinas (tigeciclina)	Hiperexpressão dos sistemas de efluxo	Enterobactérias e *Acinetobacter* spp. resistentes à tigeciclina	Determinacão da CIM
Oxazolidinonas	Alteração no sítio de ação por mutação na porção 23S, proteínas ribossômicas L3, L4, L22 ou pela aquisição do gene *cfr*[6]	*Enterococcus* spp. ou *Staphylococcus* spp. resistentes à linezolida	Determinacão da CIM
Macrolídeos (eritromicina, azitromicina, claritromicina) e clindamicina	Mutação no sítio de ação (metilação ribossômica)	*Staphylococcus* spp., *Streptococcus* spp., *Bacteroides fragilis* resistentes aos macrolídeos, à clindamicina e às estreptograminas do grupo A	Teste D (teste de disco-difusão com o disco de clindamicina próximo ao disco de eritromicina). Teste D positivo indica fenótipo MLS_B, enquanto o teste D negativo sugere resistência ao macrolídeo mediada por efluxo[7]
	Hiperexpressão dos sistemas de efluxo	*Staphylococcus* spp. ou *Streptococcus* spp. resistentes aos macrolídeos, mas sensíveis à clindamicina	
	Redução da permeabilidade	Enterobactérias resistentes aos macrolídeos	NR
	Enzimas inativadoras	*S. aureus*, *E. coli*, *K. pneumoniae*	NR
Quinolonas (ácido nalidíxico, norfloxacino, pefloxacino, ofloxacino, ciprofloxacino, delafloxacino, levofloxacino, moxifloxacino, gemifloxacino)	Mutação no sítio de ação, genes *gyrA* e *parC*[8]	Enterobactérias, *Acinetobacter* spp., *P. aeruginosa*, *Staphylococcus* spp., *S. pneumoniae* resistentes às fluoroquinolonas	Determinação por disco-difusão ou CIM. A confirmação das mutações ou dos determinantes específicos de resistência requer PCR e sequenciamento específicos para cada um deles
	Redução da permeabilidade	Enterobactérias e *P. aeruginosa* resistentes às fluoroquinolonas	
	Hiperexpressão dos sistemas de efluxo[9]	*E. coli* e *P. aeruginosa* resistentes às fluoroquinolonas	
	Produção da Qnr[10]	Enterobactérias	
	Modificação enzimática da molécula de ciprofloxacino[11]	*S. aureus* e enterobactérias resistentes a amicacina, tobramicina e ciprofloxacino, mas sensíveis ao levofloxacino (produção de AAC(6')-Ib-cr) Enzima modificadora da molécula de ciprofloxacino (produção de *CrpP em P. aeruginosa*	
Sulfonamidas (sulfametoxazol, sulfadiazina, dapsona) e Dipirimidinas (trimetoprima)	Mutação no sítio de ação (desidropteroato sintetase ou di-hidrofolato redutase)	Enterobactérias ou *Moraxella catarrhalis* resistentes às sulfonamidas	Determinação por disco-difusão ou CIM
	Aumento na produção do ácido para-aminobenzoico	*S. aureus* ou *N. gonorrhoeae* resistentes às sulfonamidas	
	Redução da permeabilidade	*P. aeruginosa* ou enterobactérias resistentes às sulfonamidas	

[1]Há vários tipos de betalactamases, cujos substratos preferenciais podem variar até mesmo dentro de uma mesma família. Ver a classificação das betalactamases listada no Capítulo 65. [2]Geralmente, quando a perda de porina é associada à produção de betalactamases. [3]NR, não há nenhum teste rotineiramente recomendado para essa finalidade. [4]A resistência fenotípica dependerá de qual grupo da molécula de aminoglicosídeo é afetado. [5]As metilases modificam o sítio ribossômico de ação dos aminoglicosídeos, levando à resistência cruzada entre todos os aminoglicosídeos disponíveis comercialmente no Brasil. A produção dessas enzimas também irá interferir na atividade do neoglicosídeo plazomicina. [6]São pouco frequentes as cepas de *S. aureus* resistentes à linezolida. A mutação no sítio de ação é mais frequente que aquela ocasionada pelo gene *cfr*. A produção da metiltransferase CFR, codificada respectivamente pelo gene *cfr*, leva à metilação da posição A2503 da porção 23S do rRNA e interfere na atividade de todos os antimicrobianos que atuam no centro da peptidiltransferase. Por essa razão, cepas produtoras de CFR têm fenótipo PhLOPSA, ou seja, resistência aos fenicóis, lincomicinas, oxazolidinonas, pleuromutilinas e estreptograminas do grupo A. [7]A resistência à clindamicina pode ser constitutiva ou induzível. Amostras de *Staphylococcus* spp. ou *Streptococcus* sensíveis à clindamicina, mas resistentes aos macrolídeos, devem ser encaminhadas para a realização do teste D, para que seja afastada a possibilidade de falsa sensibilidade à clindamicina. Amostras com teste D positivo devem ser consideradas resistentes à clindamicina, independentemente do resultado do teste de disco-difusão – fenótipo MLS_B. [8]A resistência às fluoroquinolonas ocorre gradual e cumulativamente, ou seja, quanto maior o número de mutações nos alvos primários e/ou secundários, maior a resistência às fluoroquinolonas (maior o valor da CIM). A resistência ao ácido nalidíxico pode indicar mutações simples em amostras de *E. coli* sensíveis ao ciprofloxacino. [9]As quinolonas constituem substrato para todos os sistemas de efluxo relatados em *P. aeruginosa* até o momento. [10]A proteína QNR é codificada pelo gene de mesmo nome, *qnr* (*quinolone resistance*), que confere proteção à DNA girase, ou seja, dificulta a ligação da fluoroquinolona ao seu sítio de ação. Geralmente, esses genes residem em plasmídeos e conferem baixo grau de resistência às fluoroquinolonas. Existem vários tipos de genes *qnr*, sendo o *qnr*B o mais frequentemente relatado entre as amostras de enterobactérias brasileiras. [11]No ano 2000, ocorreu o primeiro relato de enzima mediada por plasmídeos capaz de acetilar a molécula de dois antimicrobianos de duas classes distintas de antimicrobianos, aminoglicosídeos e fluoroquinolonas. Essa enzima recebeu a denominação de aac(6')-I-cr porque era variante da aac(6')-I-c. A produção dessa variante enzimática é capaz de conferir resistência à amicacina, à tobramicina e ao ciprofloxacino, mas não à gentamicina ou ao levofloxacino. AME: enzimas modificadoras de aminoglicosídeos; PBP: proteínas ligadoras de penicilinas; SPRP: *S. pneumoniae* resistente à penicilina; CIM: concentração inibitória mínima; PCR: reação em cadeia da polimerase.

Aminopenicilinas

São penicilinas semissintéticas, disponíveis desde 1960, após a adição de grupo amino na cadeia lateral. De espectro de ação mais amplo que o das benzilpenicilinas, apresentam boa absorção, tanto oral como parenteral.

As aminopenicilinas disponíveis para uso clínico no Brasil são a ampicilina e a amoxicilina.

▶ **Ampicilina**. Apresenta meia-vida de 3 horas, não devendo ser utilizada com intervalos maiores que 6 horas. Tem boa distribuição em todos os compartimentos orgânicos. Havendo inflamação e após a administração parenteral, atinge concentrações terapêuticas no líquido cefalorraquidiano (LCR) – formulação IV –, líquido pleural, articulações e fluidos peritoneais.

▶ **Amoxicilina**. Difere da ampicilina por ter um grupo hidroxila na cadeia benzênica. Alcança níveis no LCR inferiores à ampicilina, não sendo vantajosa para o tratamento de pacientes com meningoencefalites bacterianas. Devido à sua melhor absorção por via oral e às melhores características farmacocinéticas, a amoxicilina é preferida à ampicilina para utilização oral, com intervalos de 8 horas.

Penicilinas resistentes às penicilinases

Após o advento da penicilina G, a resistência a ela foi rapidamente disseminada, devido à produção de betalactamases pelos estafilococos. Assim, foram desenvolvidas penicilinas resistentes às penicilinases.

Atualmente, o único representante disponível no Brasil é a oxacilina – nos EUA, o fármaco equivalente é a meticilina.

▶ **Oxacilina**. Disponível apenas para uso IV. Apresenta metabolização hepática e excreção renal. Fármaco de escolha para cepas de *Staphylococcus aureus* sensíveis. Atinge concentrações liquóricas satisfatórias em meio a processos inflamatórios. Posteriormente, para ampliar a cobertura contra os bacilos gram-negativos, foram desenvolvidas penicilinas chamadas amplo espectro. Dividem-se em dois grupos: (a) carboxipenicilinas (carbenicilina e ticarcilina) e (b) ureídopenicilinas (mezlocilina, piperacilina e azlocilina). A piperacilina é comercializada no Brasil associada ao tazobactam, inibidor de betalactamases.

Penicilinas de amplo espectro

Obtidas por associação com inibidores de betalactamases (p. ex., ácido clavulânico, sulbactam, tazobactam). Apesar do desenvolvimento de toda essa variedade de penicilinas, a produção das betalactamases continua sendo o meio mais eficiente e comum de as bactérias se tornarem resistentes aos antimicrobianos betalactâmicos.

Novas estratégias foram desenvolvidas para recuperar o espectro desses antimicrobianos.

Os inibidores de betalactamases, quando associados a antimicrobianos betalactâmicos, ligam-se às betalactamases, evitando a hidrólise do anel betalactâmico e potencializando sua atividade.

▶ **Amoxicilina + ácido clavulânico**. Tanto a amoxicilina quanto o ácido clavulânico são absorvidos rapidamente pelo trato digestório. Têm meia-vida de aproximadamente 1 hora. Ligação proteica baixa (18 e 25%), com rápida penetração na maioria dos tecidos e líquidos extravasculares, incluindo líquidos pleural, peritoneal e secreções pulmonares. Apresenta excelente atividade contra *S. aureus* e anaeróbios produtores de betalactamases. Ativo contra *H. influenzae* e *Moraxella catarrhalis* produtoras de betalactamases.

▶ **Ticarcilina + ácido clavulânico**. Têm meia-vida de 1 hora. Atingem bom nível sérico em ossos, líquidos biliares e articulares. Associação indicada em infecções graves causadas por *E. coli*, *Klebsiella* spp., *Proteus* spp., *Enterobacter* spp., *Pseudomonas aeruginosa*, *Serratia* spp., *Providencia* spp., *S. aureus* sensível a meticilina (oxacilina) e *Bacteroides fragilis*.

▶ **Ampicilina + sulbactam**. A relação é de 2:1, e a dose total diária de sulbactam não deve ultrapassar 4 gramas. Têm meia-vida de 1 hora, e mais de 75% da associação é eliminada por via renal. Ambos penetram bem tanto nos tecidos como nos líquidos extravasculares. No líquido peritoneal, atinge 90% da concentração sérica. Com meninges inflamadas, atinge bom nível liquórico, mas a correlação clínica precisa ser melhor avaliada. A ampicilina associada ao sulbactam é ativa contra cepas produtoras de betalactamases, incluindo *S. aureus*, *H. influenzae*, *M. catarrhalis*, *E. coli*, *Proteus* spp., *Providencia* spp., *Klebsiella* spp. e anaeróbios. Não têm atividade contra *P. aeruginosa* ou cepas de Enterobacteriaceae indutoras de betalactamases. Há relatos de cepas de *E. coli* e outras enterobactérias resistentes a essa associação. Ampicilina + sulbactam têm boa atividade contra cepas de *Acinetobacter* spp., sendo excelente opção para o tratamento de infecções por esse microrganismo.

▶ **Piperacilina + tazobactam**. A proporção da associação é de 8:1. Após 30 minutos da infusão a meia-vida é de 0,7 a 1,2 hora. Apresentam boa distribuição tecidual e em líquidos orgânicos, incluindo pulmões, pele, mucosa intestinal, vesícula e líquidos biliares. Atinge baixos níveis no LCR quando não há inflamação. Ativa contra todas as cepas de *S. aureus* sensível a meticilina (oxacilina), estreptococos, enterococos e anaeróbios. O tazobactam aumenta a atividade da piperacilina contra Enterobacteriaceae produtoras de betalactamases, *H. influenzae*, *N. gonorrhoeae* e *M. catarrhalis*. A maioria das *P. aeruginosa* é resistente a essa associação. *In vitro* e *in vivo*, todos os anaeróbios gram-positivos e gram-negativos são suscetíveis à combinação de piperacilina e tazobactam.

Com o intuito de ampliar a atividade antimicrobiana contra isolados bacterianos produtores de carbapenemases, novos inibidores competitivos e reversíveis de betalactamases foram desenvolvidos, como avibactam, relebactam e vaborbactam. Enquanto o avibactam e o relebactam pertencem à classe dos diazabiciclooctanos (DBOs), o vaborbactam é derivado do ácido borônico. Eles são inibidores não betalactâmicos da betalactamase que age mediante formação de uma ligação covalente com a enzima que é estável para a hidrólise. Esses novos inibidores apresentam atividade contra bactérias produtoras de betalactamases de classe A e C, incluindo as carbapenemases. Porém, não apresentam atividade contra as metalobetalactamases (classe B), nem contra as oxa-carbapenemases produzidas por *Acinetobacter* spp. também denominadas *Carbapenem-hydrolyzing class D* betalactamases (CHDLs). O avibactam inibe a carbapenemase de classe D OXA-48, que não hidrolisa de modo significativo a ceftazidima. Esses novos inibidores estão disponíveis em combinação com outros agentes betalactâmicos: Ceftazidima/avibactam, imipeném-cilastatina/relebactam e meropeném-vaborbactam. Somente ceftazidima-avibactam (Torgena®) encontra-se disponível comercialmente no Brasil.

Principais indicações e toxicidade das penicilinas

As penicilinas são utilizadas em diversas profilaxias e tratamentos de infecções. Na profilaxia da febre reumática, é consagrado o uso de penicilina benzatina mensalmente, embora se possa utilizar penicilina V. A prevenção de endocardite em pacientes com próteses cardíacas, ortopédicas ou neurológicas, quando submetidos a procedimentos que ocasionam bacteriemia (tratamento odontológico, endoscopias etc.) pode ser feita com amoxicilina por via oral. O uso profilático de ampicilina, amoxicilina ou penicilina benzatina em pacientes esplenectomizados ou crianças com agamaglobulinemia parece prevenir infecções causadas por *H. influenzae* e *S. pneumoniae*.

As penicilinas são frequentemente fármaco de escolha para microrganismos sensíveis em pneumonias comunitárias por pneumococo, otites e sinusites, faringites e epiglotites, infecções cutâneas por estreptococos (p. ex., erisipelas), meningites bacterianas, infecções do aparelho reprodutor e endocardites bacterianas.

Geralmente, apresentam pouca toxicidade, mas suas reações de hipersensibilidade são frequentes (até 8% dos pacientes). Podem variar desde simples reação urticariforme até choque anafilático. São mais comuns reações de sensibilidade às benzilpenicilinas, mas essas reações podem ocorrer com qualquer penicilina. O teste cutâneo não impede choque anafilático, visto que este não é dose-dependente. Deve-se administrar a penicilina em instituições de saúde, devido à possibilidade de reação grave, não se devendo administrá-la em farmácias.

Além das reações de sensibilidade agudas, podem ocorrer manifestações cutâneas bastante variáveis durante o tratamento (eritema difuso, *rash* cutâneo, placas urticariformes e, raramente, síndrome de Stevens-Johnson). Essas reações costumam ser tardias e ocorrem em 1 a 10% dos pacientes, podendo ser acompanhadas por eosinofilia e febre. As aminopenicilinas são as mais associadas a essas reações dermatológicas.

Pode ocorrer nefrite intersticial alérgica (mais frequente com a oxacilina), acompanhada de febre, *rash*, eosinofilia e hematúria. A reversão do quadro renal ocorre com a rápida suspensão do medicamento, mas a manutenção do seu uso pode causar insuficiência renal irreversível.

Não é comum ocorrer toxicidade hematológica, mas deve-se considerar anemia hemolítica e trombocitopenia. A leucopenia é dose e tempo-dependente. Podem ocorrer desordens hemorrágicas por efeito similar às aspirinas, devido à alteração da agregação plaquetária.

A toxicidade neurológica pode determinar convulsões e podem ocorrer abalos musculares com altas doses de penicilinas em quadros de insuficiência renal. As convulsões podem ser refratárias aos anticonvulsivantes e cessam apenas com a retirada do antimicrobiano.

Cefalosporinas

Antimicrobianos betalactâmicos de amplo espectro classificados em gerações, de acordo com a atividade antimicrobiana e as características farmacocinéticas e farmacodinâmicas, e não necessariamente com a cronologia de comercialização.

Cefalosporinas de primeira geração | Cefalexina, cefadroxila, cefaclor, cefalotina e cefazolina

São muito ativas contra cocos gram-positivos e têm atividade moderada contra *Escherichia coli*, *Proteus mirabilis* e *Klebsiella pneumoniae* adquiridas na comunidade. Cefalexina, cefadroxila e cefaclor são comercializadas para via oral; cefalotina e cefazolina para via parenteral. A cefazolina apresenta meia-vida mais longa (110 minutos) que a da cefalotina (40 minutos), o que permite concentrações eficazes por mais tempo (até 4 horas, contra 2 horas da cefalotina), sendo preferível em profilaxia cirúrgica.

As cefalosporinas de primeira geração são apropriadas para o tratamento de infecções causadas por *S. aureus* sensíveis à meticilina (oxacilina) e estreptococos, mais comuns em infecções de pele e partes moles. Também são utilizadas no tratamento de infecções do trato urinário (ITU) não complicadas, principalmente durante a gravidez. Devido à sua baixa toxicidade, ao seu espectro de ação, ao baixo custo e à meia-vida prolongada, a cefazolina é o antimicrobiano recomendado na profilaxia de várias cirurgias. Seu uso não é adequado em infecções causadas por *Haemophilus influenzae* ou *Moraxella catarrhalis* (sinusite, otite média e algumas infecções do trato respiratório baixo). Como não atravessam a barreira hematencefálica, não devem ser utilizadas em infecções do sistema nervoso central (SNC). Sua atividade contra bacilos gram-negativos é limitada.

Cefalosporinas de segunda geração e cefamicinas | Cefuroxima e cefoxitina

A cefoxitina, uma cefamicina, tem boa atividade contra enterobactérias e anaeróbios como *Bacteroides fragilis*. Devido ao seu espectro de atividade, foi muito utilizada em infecções abdominais, geniturinárias e profilaxia de cirurgias intestinais e de vias biliares, mas teve seu uso reduzido por ser potente indutor da produção de betalactamases.

A cefuroxima é comercializada no Brasil nas formas parenteral e oral (axetilcefuroxima). Devido à sua atividade contra *S. pneumoniae*, *H. influenzae* e *M. catarrhalis*, incluindo as cepas produtoras de betalactamases, tem sido utilizada no tratamento de infecções respiratórias adquiridas na comunidade.

Também é efetiva no tratamento de meningite por *H. influenzae*, *N. meningitidis* e *S. pneumoniae* (na forma parenteral); contudo, em geral se dá preferência às cefalosporinas de terceira geração, devido ao aumento de sua potência contra esses organismos e à sua melhor penetração no líquido cerebrospinal.

Pode-se utilizar axetilcefuroxima por via oral para várias infecções (pneumonias, infecções urinárias, infecções de pele, sinusite e otites médias), podendo ser utilizadas durante a gravidez.

Cefalosporinas de terceira geração | Ceftriaxona, cefotaxima e ceftazidima

Se comparadas às cefalosporinas de segunda geração, ceftriaxona e cefotaxima são mais potentes contra bacilos gram-negativos e têm atividade antimicrobiana superior contra *S. pneumoniae* (incluindo aqueles com sensibilidade intermediária às penicilinas), *S. pyogenes* e outros estreptococos.

Com exceção da ceftazidima, apresentam atividade contra *S. aureus* sensível à meticilina (oxacilina). Em contrapartida, somente a ceftazidima tem atividade contra *P. aeruginosa*. No Brasil, cefalosporinas de terceira geração só estão disponíveis na apresentação parenteral (ceftriaxona, cefotaxima e ceftazidima). As cefalosporinas de terceira geração podem ser utilizadas no tratamento de várias infecções por bacilos gram-negativos suscetíveis (p. ex., infecções de feridas cirúrgicas, pneumonias e ITU complicadas). Cefotaxima e ceftriaxona podem ser usadas no tratamento de meningites por *H. influenzae*, *S. pneumoniae* e *N. meningitidis*, e também são fármacos de escolha no tratamento de meningites por bacilos gram-negativos sensíveis.

Devido à sua boa penetração no SNC e à sua atividade contra *P. aeruginosa*, a ceftazidima é excelente opção para o tratamento de meningites por esse agente.

Cefalosporinas de quarta geração | Cefepima e cefoperazona

Conservam a ação sobre bactérias gram-negativas, incluindo atividade antipseudomonas, além de apresentarem atividade contra cocos gram-positivos, principalmente estafilococos sensíveis à meticilina (oxacilina). Atravessam as meninges, quando inflamadas. No Brasil, temos como representante a cefepima; não dispomos da cefoperazona.

Devido à sua atividade antipseudomonas, tem sido utilizada em pneumonias hospitalares, ITU graves e meningites por bacilos gram-negativos. Tem atividade contra estafilococos sensíveis à meticilina (oxacilina) e faz parte do esquema empírico usado nos pacientes granulocitopênicos febris.

Em 2002, a Food and Drug Administration (FDA – EUA) revisou dados apresentados pelo fabricante de cefepima e aprovou a inclusão de aviso na bula sobre o aumento do risco de neurotoxicidade (incluindo episódios de encefalopatia, mioclonias e convulsões), principalmente em pacientes com insuficiência renal. Assim, não se recomenda o uso de cefepima em pacientes submetidos a diálise e se recomenda muito cuidado quando se tratar de pacientes com insuficiência renal.

Dados recentes de revisões sistemáticas e metanálises têm questionado a eficácia e a segurança de cefepima, em relação aos outros betalactâmicos de amplo espectro em infecções graves. Os resultados mostram que os pacientes que receberam cefepima tiveram maior mortalidade em 30 dias, se comparados a pacientes que receberam betalactâmicos com ação antipseudomonas. Porém, esses estudos não são conclusivos, pois não foram observados aspectos como falha microbiológica, mortalidade relacionada a infecção ou modificação do esquema antimicrobiano, além de outros estudos não terem encontrado essa diferença. Assim, até novos estudos conclusivos, a cefepima permanece como opção no tratamento de infecções por microrganismos sensíveis.

Cefalosporinas com atividade para *S. aureus* resistente à meticilina (oxacilina) | Ceftobiprol e ceftarolina

O ceftobiprol, nova cefalosporina de amplo espectro, mantém alto grau de afinidade para proteínas ligadoras de penicilina (PBP-2a), atividade contra cepas de *S. aureus* resistentes à penicilina e contra gram-negativos, como *E. coli* e *P. aeruginosa*. O grau de ligação às proteínas plasmáticas é de 16 a 38%, a excreção é renal e a maior parte do fármaco é recuperada na urina (83% fármaco inalterado). Como as demais cefalosporinas, a atividade do ceftobiprol está relacionada ao tempo acima da CIM, e a meia-vida média no plasma é de aproximadamente 3 a 4 horas.

O espectro de atividade antimicrobiana do ceftobiprole é o mais abrangente entre todas as cefalosporinas atualmente disponíveis. Sua atividade contra isolados *S. aureus* foi igual às da oxacilina e da daptomicina, e oito vezes maior que as do cefepima e da ceftriaxona. Sua atividade foi pelo menos oito vezes maior que qualquer outro betalactâmico contra *S. aureus* resistente à meticilina (oxacilina) e igual à da linezolida, mas de duas a quatro vezes menor que a da vancomicina ou da daptomicina. Ceftobiprol mostrou boa atividade contra cepas sensíveis à ampicilina, ampicilinorresistentes e resistentes a vancomicina de *Enterococcus faecalis*, beta-hemolítico *Streptococcus* spp., *Streptococcus viridans, Bacillus* spp., *Listeria* spp. e *Streptococcus pneumoniae*.

Em relação às Enterobacteriaceae, mostrou boa atividade contra cepas de *E. coli* e *K. pneumoniae* não produtoras de ESBL, *Proteus mirabilis, Citrobacter* spp., *Serratia* spp. e isolados de *Salmonella* spp. Ceftobiprol foi menos ativo que cefepima contra *K. pneumoniae* não produtoras de ESBL, *Enterobacter* spp., *Proteus* spp. indol-positivos. Semelhantemente a outras cefalosporinas de espectro ampliado, mostrou atividade reduzida contra cepas produtoras de ESBL de *Escherichia coli* e *Klebsiella pneumoniae*. A atividade *in vitro* de ceftobiprol contra bactérias e bacilos aeróbios gram-negativos (p. ex., *P. aeruginosa*) em geral se assemelhou à de outros agentes. Ceftobiprol não é ativo contra *Stenotrophomonas maltophilia* e *Acinetobacter* spp., tem alguma atividade contra anaeróbios gram-positivos, mas é inativo contra *Bacteroides* spp., *Clostridium difficile, Prevotella* spp. e *Peptostreptococcus anaerobius*.

Ceftarolina fosamila (Zinforo® – comercializado recentemente no Brasil) é outro betalactâmico da classe cefalosporina que mantém atividade contra *S. aureus* resistente à meticilina (oxacilina). Apresenta meia-vida de 2,6 horas, ligação às proteínas plasmáticas inferior a 20% e é liberado principalmente por meio de excreção renal (cerca de 75% do fármaco é recuperado na urina). O atual regime de dosagem utilizado em pacientes com função renal normal em ensaios clínicos nas fases 2 e 3 é de 600 mg, IV, infundido durante 1 hora a cada 12 horas. Análise *in vitro* da ceftarolina mostra excelente atividade contra estafilococos sensíveis e resistentes à meticilina (oxacilina). Ceftarolina mostrou baixa atividade contra *Enterococcus faecalis* e ineficácia contra *Enterococcus faecium*. Tem boa atividade contra Enterobacterales, mas baixa contra cepas produtoras de ESBL, não devendo ser utilizada no tratamento dessas infecções. Também, apresenta baixa atividade contra *P. aeruginosa* e *A. baumannii*. Está aprovada no Brasil para o tratamento de infecções de partes moles e pneumonia adquirida na comunidade (PAC), causada por microrganismos sensíveis.

Novas combinações de cefalosporinas e inibidores de betalactamases | Ceftolozana-tazobactam e ceftazidima-avibactam

A ceftolozana é uma nova cefalosporina, com estrutura química semelhante à da ceftazidima, com potente atividade antimicrobiana contra bacilos gram-negativos e, principalmente contra *P. aeruginosa*, pois tem alta afinidade pelas proteínas de ligação à penicilina (PBPs) de *P. aeruginosa* (PBPs 1b, 1c e 3) essenciais para a síntese da parede celular bacteriana, é estável principalmente à hidrólise das betalactamases AmpC de *P. aeruginosa* (PDC, do inglês *pseudomonas derived cephalosporinase*). Também demonstrou atividade *in vitro* contra isolados de *P. aeruginosa* que hiperexpressavam AmpC cromossômica, tinham perda de porina da membrana externa (OprD) ou hiperexpressavam de bombas de efluxo (MexXY, MexAB). O tazobactam é um inibidor de betalactamase amplamente utilizado que protege a ceftolozana da hidrólise das betalactamases de espectro estendido. Porém, não a protege da ação das carbapenemases. A ligação proteica de ceftolozana e tazobactam é de aproximadamente 16 a 21% e 30%, respectivamente. A combinação de ceftolozana/tazobactam (Zerbaxa®) é aprovada para o tratamento de infecções do trato urinário, intra-abdominal (associada ao metronidazol) complicadas e pneumonia hospitalar, incluindo a pneumonia associada à ventilação mecânica. A dose recomendada para o tratamento de pneumonia é o dobro daquela recomendada para o tratamento de infecção do trato urinário ou intra-abdominal complicada, ou seja, 3 g a cada 8 horas por infusão intravenosa durante 1 hora em pacientes com *clearance* de creatinina (CLcr) superiores a 50 mℓ/min.

Ceftazidima-avibactam (Torgena®) é a combinação de uma cefalosporina de terceira-geração com atividade antipseudomonas, ceftazidima, e o avibactam, um novo inibidor de betalactamase pertencente à classe dos diazabiciclooctanos. O avibactam é capaz de inibir a atividades das betalactamases de classe A (incluindo ESBL e carbapenemases, como a KPC), classe C e OXA-48 (uma carbapenemase de classe D). Porém, não é capaz de inibir as carbapenemases de classe B também denominadas metalobetalactamases, como a NDM-1 ou as carbapenemases de classe D produzidas por *Acinetobacter* spp. A ligação proteica de ceftazidima e avibactam é baixa, aproximadamente 10 e 8%, respectivamente. Ceftazidima e avibactam penetram no fluido da camada de revestimento pulmonar (ELF) na mesma proporção, com concentrações ao redor de 30% da plasmática. A dose recomendada de ceftazidima-avibactam é 2,5 g a cada 8 horas por infusão intravenosa durante 2 horas em pacientes com CLcr superiores a 50 mℓ/min. O ajuste de dose é recomendado em pacientes com CLcr inferiores a 50 mℓ/min. Essa combinação foi aprovada pela Anvisa para o tratamento de infecções do trato urinário, intra-abdominal (associada ao metronidazol) complicadas e pneumonia hospitalar, incluindo a pneumonia associada à ventilação mecânica.

Cefalosporina sideróforo| Cefiderocol

Cefiderocol (Fetroja®) é uma cefalosporina sideróforo com potente atividade *in vitro* contra Enterobacterales e bacilos gram-negativos não fermentadores resistentes aos carbapenêmicos. Além de atravessar por difusão passiva pelas porinas, cefiderocol se liga ao ferro férrico e é transportada ativamente para as células bacterianas por meio dos transportadores bacterianos de ferro, sideróforos, que incorporam esse cátion essencial. Assim, o processo de aquisição do ferro pela bactéria é utilizado para auxiliar a entrada do cefiderocol na célula bacteriana, onde atinge altas concentrações e inibe a síntese da parede celular bacteriana. Seu mecanismo de ação exclusivo permite atingir maior estabilidade frente às betalactamases, incluindo tanto as carbapenemases de classe A (KPC e SME) e D (OXA) quanto as metalo-betalactamases da classe B de Ambler (VIM, IMP, NDM).

Assim como ceftazidima-avibactam e ceftolozana-tazobactam, cefiderocol não tem atividade *in vitro* contra a maioria das bactérias gram-positivas e anaeróbias clinicamente significativas. Cefiderocol foi aprovado pela FDA dos EUA para o tratamento de ITUc, incluindo pielonefrite e, mais recentemente, para o tratamento da pneumonia hospitalar, incluindo pneumonia associada à ventilação mecânica. A dose recomendada de cefiderocol são 2 g a cada 8 horas por infusão intravenosa durante 3 horas em pacientes com CLcr superiores a 60 mℓ/min. A dose deve ser ajustada naqueles pacientes com CLcr menor que 60 mℓ/min ou maior que 120 mℓ/min. Reações adversas do SNC, como convulsões, foram relatadas com cefiderocol, e o seu uso deve ser descontinuado se houver a ocorrência de tremores focais, mioclonias ou convulsões. No estudo CREDIBLE-CR, que avaliou pacientes criticamente enfermos com infecções bacterianas gram-negativas multirresistentes, foi observada maior taxa de mortalidade geral em pacientes tratados com cefiderocol para pneumonia bacteriana hospitalar, pneumonia bacteriana associada à ventilação mecânica e infecção da corrente sanguínea/sepse em comparação àqueles tratados com a melhor terapia disponível. Por essa razão, houve a emissão de um alerta em bula chamando a atenção para esse fato.

Em geral, as cefalosporinas, independentemente da geração, são antimicrobianos com boa tolerância. Dentre as reações adversas descritas, as mais frequentes são: tromboflebite (1 a 5%), hipersensibilidade (5 a 16% nos pacientes com antecedente de alergia às penicilinas e 1 a 2,5% nos pacientes sem esse antecedente) e, raramente, anafilaxia, eosinofilia e neutropenia. São pouco nefrotóxicas, e a hepatotoxicidade também é rara. Deve-se evitar usar cefalosporinas em pacientes com história de reação de hipersensibilidade grave às penicilinas.

Carbapenêmicos | Meropeném, imipeném, doripeném e ertapeném

Imipeném, meropeném e ertapeném são os carbapenêmicos atualmente disponíveis no Brasil para a prática clínica; doripeném permanece indisponível. Os carbapenêmicos apresentam amplo espectro de ação para uso em infecções sistêmicas e são estáveis à maioria das betalactamases. Com relação à atividade antimicrobiana, o meropeném é um pouco mais ativo contra bactérias gram-negativas, ao passo que o imipeném apresenta atividade um pouco superior contra gram-positivos e o ertapeném não tem atividade contra *P. aeruginosa* e *A. baumannii*.

Discretas diferenças relacionadas ao mecanismo de resistência possibilitam encontrar amostras sensíveis a um carbapenêmico e resistentes ao outro, fenômeno relativamente raro que envolve as porinas, descrito principalmente em cepas de *Pseudomonas aeruginosa*.

Quando associada ao imipeném, a cilastatina bloqueia a enzima DHI-1 que degrada o fármaco em sua passagem pelos rins, aumentando o nível sérico desse antimicrobiano e diminuindo a sua toxicidade renal. Meropeném e ertapeném não necessitam dessa enzima para atingir níveis séricos apropriados, e a não degradação do meropeném pelas peptidases renais lhe confere baixa nefrotoxicidade.

Os carbapenêmicos apresentam baixa ligação a proteínas plasmáticas e excreção predominantemente renal. Têm penetração excelente em tecidos abdominais, respiratórios, bile, trato urinário, liquor (meropeném) e órgãos genitais.

Por serem fármacos de amplo espectro e com penetração na maioria dos sítios de infecção, podem ser utilizados no tratamento de infecções em que exista forte suspeita de microbiota aeróbia e anaeróbia e infecções causadas por organismos multirresistentes. São eficazes no tratamento de pacientes graves com: infecção abdominal; infecções do SNC (meropeném); pneumonia associada à ventilação mecânica (PAV); infecção de pele e partes moles; ITU e infecções ginecológicas.

São alternativa no tratamento de pacientes granulocitopênicos febris.

Comparado a outros carbapenêmicos, ertapeném não tem atividade confiável contra *P. aeruginosa* e *Acinetobacter* spp., não devendo ser utilizado como tratamento empírico de pacientes com infecção relacionada à assistência à saúde, em instituições que apresentem alta prevalência por esses agentes. No entanto, é alternativa para o tratamento de infecções por *Klebsiella pneumoniae* produtoras de ESBL e para continuidade de tratamento em domicílio (apresentação IM, dose única diária), apesar do seu alto custo.

Doripeném, mais novo membro da família dos carbapenêmicos, tem atividade e uso clínico equivalentes aos do meropeném. Ambos têm espectros de perfis de segurança semelhantes e atividade antimicrobiana. Muitos estudos com doripeném envolvem pacientes com PAV, e alguns mostram melhor atividade contra *Pseudomonas* e outros gram-negativos, quando comparado ao meropeném. O real impacto clínico dessa atividade, porém, permanece não esclarecido.

Carbapenêmicos geralmente são bem tolerados. Imipeném + cilastatina podem reduzir o limiar de convulsão (causando-as), principalmente em pacientes idosos, com alteração da função renal ou cuja doença de base predisponha a episódios convulsivos – efeitos menos observados durante o uso de meropeném. Dentre as alterações laboratoriais, relatou-se aumento de transaminases em 5% dos pacientes. Alterações hematológicas são raras, sendo as mais comuns trombocitose e eosinofilia. Podem ocorrer reações gastrintestinais em 3,8% dos casos, principalmente náuseas e vômitos, e reação cruzada em pacientes alérgicos à penicilina (1,2% dos casos).

Monobactans

Descobertos em 1981, caracterizam-se por um anel monocíclico em sua estrutura. Têm ação bactericida e atuam como as penicilinas e cefalosporinas, interferindo na síntese da parede bacteriana. No Brasil, temos disponível o aztreonam, que pode ser administrado por via intramuscular ou intravenosa, apresenta ligação proteica de 50 a 60%, tem boa distribuição tecidual e penetra na maior parte dos tecidos e líquidos orgânicos, incluindo ossos, próstata, pulmão, secreção traqueal, SNC e trato gastrintestinal.

Enterobacteriaceae costumam ser sensíveis ao aztreonam, que é usado com sucesso no tratamento de: ITU; bacteriemias; infecções pélvicas; infecções intra-abdominais; infecções respiratórias.

É alternativa útil aos aminoglicosídeos (não é nefro ou ototóxico), às penicilinas e às cefalosporinas (nos pacientes alérgicos). Não deve ser usado isoladamente na terapia empírica de pacientes com suspeita de infecções por cocos gram-positivos e/ou anaeróbios, pois não tem atividade para esses microrganismos, mas se mantém ativo em meios ácidos, sendo opção no tratamento de abscessos.

Ocorrem reações adversas em 7% dos pacientes, mas em apenas 2% dos casos há necessidade de suspender o tratamento. As reações mais comuns são locais, relacionadas à administração do fármaco (p. ex., dor no local da aplicação IM ou flebite), e há relatos de reações sistêmicas (exantema, náuseas e vômitos). Não se observou nefrotoxicidade, ototoxicidade ou alterações hematológicas relacionadas ao uso do aztreonam, mas pode ocorrer elevação das transaminases hepáticas, que geralmente retornam ao normal com a suspensão do fármaco.

Quinolonas

As primeiras quinolonas foram utilizadas no início dos anos 1960, com a introdução do ácido nalidíxico na prática clínica. No início dos anos 1980, com o acréscimo de um átomo de flúor na posição 6 do anel quinolônico, surgiram as fluoroquinolonas (principal representante: ciprofloxacino), com aumento do espectro para os bacilos gram-negativos e boa atividade contra alguns cocos gram-positivos, mas pouca ou nenhuma ação sobre *Streptococcus* spp., *Enterococus* spp. e anaeróbios.

Esse foi um dos principais motivos para o desenvolvimento das novas quinolonas: levofloxacino, gatifloxacino, moxifloxacino e gemifloxacino. No início de 2000, foram descritas alterações nos níveis de glicemia, devido ao uso dessas quinolonas – principalmente gatifloxacino, sobretudo em pacientes idosos e diabéticos, o que acarretou a retirada dessa quinolona do mercado.

As novas quinolonas têm espectro de ação contra a maioria dos bacilos gram-negativos e superponível ao das fluoroquinolonas. Entretanto, nenhuma é mais potente contra *P. aeruginosa* que o ciprofloxacino.

A resistência às quinolonas ocorre principalmente por alteração na enzima DNA girase, que passa a não sofrer ação do antimicrobiano, mas pode ocorrer por mutação cromossômica nos genes responsáveis pelas enzimas-alvo (DNA girase e topoisomerase IV) ou por alteração da permeabilidade da membrana celular bacteriana (porinas) ao fármaco. É possível que algum mecanismo aumente a retirada do fármaco do interior da célula (bomba de efluxo).

As quinolonas são bem absorvidas pelo trato gastrintestinal, apresentam biodisponibilidade superior a 50% e atingem o pico sérico de 1 a 3 horas após a administração (alimentos não reduzem substancialmente a absorção, mas retardam o pico da concentração sérica). Normalmente, a ligação proteica está entre 15 e 30%.

O volume de distribuição geralmente é alto. As concentrações na próstata, nas fezes, na bile, no pulmão, nos neutrófilos e macrófagos excedem as concentrações séricas, e as concentrações na saliva, nos ossos, e no líquido cerebrospinal são menores que as plasmáticas.

As fluoroquinolonas, como levofloxacino, atingem altas concentrações séricas (concentração máxima de 4 mg/ℓ, após 500 mg, VO). A área sob a curva é elevada e têm meia-vida de 7 a 8 horas, podendo ser administradas tanto IV como VO, em dose única diária. A ligação proteica é de 20 a 30%, sendo a eliminação predominantemente renal, 80 a 90%. O delafloxacino (Delabaxi®) é a fluoroquinolona mais recentemente aprovada pela FDA (2017), EMA (2019) e Anvisa (2021) para o tratamento de infecção de peles e partes moles e pneumonia adquirida na comunidade (aprovação em 2019 pela FDA). Delafloxacino apresenta excelente atividade *in vitro* contra *S. aureus*, incluindo isolados àqueles resistentes à meticilina (MRSA), enterobactérias, *P. aeruginosa* e anaeróbios, como *Bacteroides fragilis*. Delafloxacino demonstrou ser 64 vezes mais potente *in vitro* que levofloxacino contra MRSA e apresentou potência semelhante àquela demonstrada por ciprofloxacino contra *P. aeruginosa*. Ele se distingue das outras fluoroquinolonas por apresentar maior potência *in vitro* contra isolados MRSA, incluindo aqueles resistentes ao ciprofloxacino; pela estrutura aniônica que confere estabilidade em pH ácido, como aquela encontrada em abscessos. Reações adversas comuns às fluoroquinolonas, como fototoxicidade e aumento do intervalo QT não foram observadas nos estudos clínicos com delafloxacino. A dose por via oral (450 mg, a cada 12 horas) é superior àquela recomendada pela via intravenosa (300 mg, a cada 12 horas) devido a sua biodisponibilidade (58,8%). Não é necessário corrigir a dosagem na presença de insuficiência hepática, mas pacientes com CLcr entre 15 e 29 mℓ/minutos devem receber 200 mg, IV, a cada 12 horas ou, se possível, fazer a susbituição pela apresentação oral (450 mg, 12/12 horas) porque não há necessidade de correção da dose. No Brasil, até o momento, dispomos apenas da apresentação intravenosa.

As principais indicações clínicas das quinolonas são: infecções do trato geniturinário; trato gastrintestinal; trato respiratório (levofloxacino, moxifloxacino e gemifloxacino); osteomielites; partes moles e micobactérias.

O ácido nalidíxico é indicado exclusivamente para o tratamento de ITU baixas. Quinolonas são altamente efetivas no tratamento de infecções urinárias não complicadas (p. ex., cistites em mulheres jovens), causadas por germes altamente sensíveis. As fluoroquinolonas podem ser utilizadas em pielonefrites complicadas e, devido à alta concentração que atingem na próstata e à sua atividade contra os microrganismos mais frequentemente causadores de prostatites, são excelente indicação para essas infecções. As quinolonas são ativas contra bactérias do trato genital (p. ex., *Chlamydophila trachomatis* e *Mycoplasma hominis*), que podem causar uretrite inespecífica; por outro lado, não apresentam boa atividade contra o *Treponema pallidum*. No tratamento de doença inflamatória pélvica (DIP), em que geralmente há associação de gonococos, clamídias, germes entéricos e anaeróbios, recomenda-se associar uma quinolona a um agente com ação anaerobicida.

No tratamento de infecções do trato gastrintestinal, todos os patógenos conhecidos como causadores de gastrenterites são suscetíveis às quinolonas (inclusive as salmoneloses), devido à alta concentração desses agentes nas fezes (diarreia do viajante, shigelose, infecções causadas por *C. jejuni*).

Nas infecções do trato respiratório (p. ex., infecções de vias respiratórias superiores, como sinusites), em que o ciprofloxacino não é indicado, as novas quinolonas (levofloxacino, moxifloxacino e gemifloxacino) são alternativa terapêutica: nas sinusites de repetição, devido à sua ação contra cocos gram-positivos (principalmente pneumococos); no tratamento da exacerbação aguda das bronquites crônicas, em que predominam bacilos gram-negativos; nos casos de PAC, nos quais se mostram mais efetivas devido ao seu espectro de ação contra pneumococos. As novas quinolonas são muito úteis no tratamento de pneumonias atípicas, como as causadas por *Legionella* spp., *Mycoplasma* spp. e *C. pneumoniae*, cuja resposta clínica é semelhante à dos macrolídeos. O uso de fluoroquinolonas tem apresentado bons resultados no tratamento de infecções pulmonares associadas à assistência à saúde, conforme o perfil de resistência da microbiota bacteriana. Podem ser utilizadas também no tratamento da exacerbação de infecção respiratória leve ou moderada de pacientes com fibrose cística, na qual *P. aeruginosa* é agente prevalente.

Nas osteomielites (sobretudo nas crônicas, que demandam tratamento prolongado), as quinolonas são ótima opção, não só pela possibilidade do uso oral, mas pelo espectro de ação.

Quinolonas também são indicadas para o tratamento de infecções de pele e de tecido celular subcutâneo complicadas, como úlceras crônicas infectadas e infecções em pacientes diabéticos (pé diabético). Nesses casos, porém, deve-se sempre considerar a associação de agente com ação sobre anaeróbios. Para as infecções de pele e de tecido celular subcutâneo não complicadas, as novas quinolonas podem ser alternativa. Porém, não se deve empregar fluoroquinolonas rotineiramente, devido ao espectro de ação restrito para os gram-positivos.

Quinolonas também apresentam boa atividade contra micobactérias, principalmente ciprofoxacino, ofloxacino e levofloxacino, e são ativas contra *M. tuberculosis*, *M. fortuitum* e *M. kansasii*, mas apresentam pouca atividade contra *Mycobacterium avium-intracellulare*. Vale ressaltar que as quinolonas são menos efetivas que os agentes antituberculostáticos de primeira linha.

Quinolonas são fármacos relativamente seguros, e os efeitos colaterais mais comuns envolvem o trato gastrintestinal (3 a 17% dos casos), sendo mais constantes anorexia, náuseas, vômitos e desconforto abdominal. Diarreia é pouco frequente, e são raros os relatos de colite associada a antimicrobiano. Deve-se atentar para alterações do SNC (9 a 11% dos casos), pois, principalmente em idosos, podem provocar alucinações, alteração do sono e convulsões (raramente) – estas, associadas ao uso concomitante de quinolonas e teofilinas ou anti-inflamatórios não hormonais. Podem ocorrer alergias e reações cutâneas em 0,4 a 2,2% dos casos (sendo o exantema cutâneo a mais comum), e fototoxicidade, devido à exposição à luz ultravioleta, principalmente com o gemifloxacino. Febre relacionada ao fármaco, urticária, angioedema, reações anafiláticas, vasculite e nefrite intersticial associada à cristalúria e à presença de eosinófilos na urina são efeitos colaterais raros. Artropatias e erosões de cartilagem em animais jovens, sobretudo com o uso prolongado e em altas doses, limitam o uso de quinolonas em crianças, ainda que, em situações especiais (p. ex., fibrose cística), o uso em pacientes pediátricos tenha aumentado (2% desses casos apresentaram apenas artralgia reversível). Ocorrem leucopenia e eosinofilia em menos de 1% dos casos, e elevação dos níveis de transaminases em 1 a 3% dos pacientes que recebem quinolonas, mas o tratamento raramente é interrompido devido a essas alterações.

A segurança das quinolonas durante a gravidez ainda não foi estabelecida. Não há relatos de aumento de teratogenicidade nos casos observados, mas, como as quinolonas são eliminadas pelo leite materno, seu uso deve ser contraindicado na gestação e em pacientes que estejam amamentando.

Devido ao aumento do número de relatos de pacientes que apresentaram reações adversas graves, alertas nas bulas desses medicamentos foram emitidos pela FDA nos últimos anos, como: risco de ruptura de tendões (2008), de neuropatia irreversível (2013), de deficiência associada ao uso de quinolonas (2016) e, mais recentemente, do risco de hipoglicemia e reações neurológicas (outubro de 2018), e da formação ou ruptura de aneurisma dissecante da aorta (dezembro de 2018). A síndrome debilitante associada ao uso de quinolonas (FQAD) é descrita como uma condição incapacitante e potencialmente irreversível, que se desenvolve em pessoas previamente saudáveis que foram tratadas com fluoroquinolonas mesmo por curto período de tempo para infecções leves. O reconhecimento dessa condição fez com que, já em 2016, a FDA recomendasse a restrição do uso terapêutico das fluoroquinolonas para o tratamento de infecções em que houvesse outras alternativas terapêuticas. Em 2017, a EMA iniciou o processo de revisão das reações adversas relacionadas com o uso das fluoroquinolonas e, concluiu que a autorização de comercialização de medicamentos contendo cinoxacino, flumequina, ácido nalidíxico e ácido pipemídico deveria ser suspensa a partir de novembro de 2018. Também recomendou que as fluoroquinolonas não deveriam ser prescritas para: i) infecções autolimitadas, sem gravidade, que poderiam ter resolução espontânea, como amigdalite; ii) infecções não bacterianas, como prostatite crônica não bacteriana; iii) tratamento de infecções leves ou moderadas, quando outras opções antimicrobianas estivessem disponíveis; e, iv) prevenção da infecção do trato urinário baixo recorrente ou da diarreia do viajante. Também foi recomendado que a prescrição de fluoroquinolonas fosse evitada em pacientes que já apresentaram reações adversas graves a essa classe de antimicrobianos e que fosse prescrita com cautela em pacientes idosos, com doença renal, ou transplantados de órgãos sólidos em virtude do maior risco de lesão tendínea. A associação de fluoroquinolona e corticosteroide deve ser evitada em razão da potencialização do risco de lesão tendínea. O tratamento com fluoroquinolonas deve ser descontinuado ao primeiro sinal de dor ou inflamação em qualquer tendão, ou sintoma ou sinal sugestivo de neuropatia, como dor, ardor, parestesia, dormência ou fraqueza, de modo a evitar o desenvolvimento de neuropatias potencialmente irreversíveis.

Aminoglicosídeos | Estreptomicina, amicacina e gentamicina

A estreptomicina foi o primeiro aminoglicosídeo obtido a partir do fungo *Streptomyces griseus*, em 1944. Além dela, os principais fármacos utilizados atualmente no Brasil são: gentamicina, tobramicina, amicacina, netilmicina, paramomicina e espectinomicina.

Existem três mecanismos reconhecidos de resistência bacteriana aos aminoglicosídeos: (a) alteração dos sítios de ligação no ribossomo; (b) alteração na permeabilidade; (c) modificação enzimática do fármaco. Os genes que conferem resistência podem estar associados a plasmídeos conjugativos e não conjugativos e em transpósons, parecem ser constitutivos, não sendo induzidos pela exposição ao antimicrobiano. O desenvolvimento da resistência durante o tratamento é raro.

Os aminoglicosídeos são pouco absorvíveis por via oral, sendo utilizados por essa via somente para a descontaminação da microbiota intestinal (neomicina) ou a descontaminação seletiva do aparelho digestório (tobramicina). Os níveis séricos máximos são obtidos após 60 a 90 minutos, quando IM, e em 30 minutos, quando em infusões IV. Sua atividade bactericida está relacionada ao seu pico sérico: quanto maior a concentração do fármaco, mais rápido e maior o seu efeito bactericida, mostrando ainda importante atividade bacteriostática residual, principalmente quando utilizados concomitantemente com antimicrobianos betalactâmicos.

Distribuem-se bem no líquido extracelular, mas sua concentração intracelular é pequena, pois necessitam de transporte ativo para sua absorção. Exceção são as células tubulares renais proximais, onde fazem com que a urina atinja concentrações de 25 a 100 vezes a sérica.

A penetração nas secreções pulmonares chega a 20% da concentração sérica, e a penetração em liquor também é baixa, exceto em recém-nascidos. São eliminados quase que inalterados por filtração glomerular.

Os principais usos dos aminoglicosídeos são: sepse, ITU, endocardites, infecções respiratórias, infecções intra-abdominais, meningites em recém-nascidos, infecções oculares, osteomielites e infecções de articulações. Têm grande atividade contra bacilos e cocos gram-negativos aeróbios (p. ex., *Klebsiella* spp., *Serratia* spp., *Enterobacter* spp., *Citrobacter* spp., *Haemophilus* spp., *Acinetobacter* spp. e cepas de *Pseudomonas aeruginosa*), bactérias gram-positivas (p. ex., *Staphylococcus aureus*, *S. epidermidis*, *Listeria monocytogenes*, *Enterococcus faecalis* e *Nocardia asteroides*) e micobactérias.

▶ **Estreptomicina**. Boa atividade contra *Mycobacterium tuberculosis* e *Mycobacterium bovis*, sendo, no entanto, usada em esquemas alternativos contra tuberculose, quando há resistência a isoniazida e/ou rifampicina, ou quando é necessário tratamento parenteral.

▶ **Gentamicina**. Utilizada no tratamento de infecções por bacilos gram-negativos, com ação contra *P. aeruginosa* ou *Serratia marcescens*, e em esquemas combinados com betalactâmicos, para infecções mais graves por enterococos.

▶ **Amicacina**. Tem o maior espectro de ação do grupo. Usada em infecções por bacilos gram-negativos resistentes a gentamicina, na terapia empírica de infecções relacionadas à assistência à saúde, no tratamento de micobacterioses (em casos específicos de infecções por *M. tuberculosis*) e de infecções por *M. fortuitum* e *M. avium*.

▶ **Plazomicina**. É um aminoglicosídeo de última geração derivado sinteticamente da sisomicina, que se liga à subunidade ribossômica 30S bacteriana e inibe a síntese de proteínas. Os aminoglicosídeos normalmente se ligam ao sítio do aminoacil-tRNA (sítio A) do ribossomo e induzem uma mudança conformacional para facilitar ainda mais a ligação entre o rRNA e o aminoglicosídeo. Isso leva à leitura incorreta do códon e à tradução incorreta do mRNA durante a síntese proteica bacteriana. A plazomicina tem atividade antimicrobiana contra bacilos gram-negativos, incluindo Enterobacterales produtoras de betalactamases de espectro estendido (ESBL) ou resistentes a carbapenêmicos ou outros aminoglicosídeos, pois foi desenvolvida para que a sua atividade antimicrobiana não fosse afetada pela produção de enzimas modificadoras de aminoglicosídeos, que são o principal mecanismo de resistência aos aminoglicosídeos. No entanto, modificação ribossômica, hiperexpressão de bombas de efluxo e/ou produção de 16S rRNA metiltransferases afetam a atividade *in vitro* da plazomicina. Em 2018, o sulfato de plazomicina (Zemdri®) foi aprovado pela FDA para uso em pacientes adultos para o tratamento de infecções complicadas do trato urinário (ITUc), incluindo pielonefrite, que têm opções de tratamento limitadas ou inexistentes. A dose recomendada de plazomicina é de 15 mg/Kg/dia durante infusão intravenosa em 30 minutos, 1 vez/dia para pacientes com CLcr superiores a 90 mℓ/min. A ligação proteica é em torno de 20% e a dose deve ser ajustada naqueles pacientes com CLcr entre 15 e 90 mℓ/min. Nessa situação, é recomendado o monitoramento dos níveis séricos terapêuticos, cujas concentrações no vale devem se situar abaixo de 3 μg/mℓ.

Todos os aminoglicosídeos são potencialmente nefrotóxicos. Esta nefrotoxicidade se manifesta clinicamente após 7 a 10 dias de tratamento como insuficiência renal aguda do tipo não oligúrico, por necrose tubular aguda. Pode-se reverter a função renal interrompendo o tratamento, mas há casos irreversíveis. A insuficiência renal é agravada por fatores como: uso concomitante de outros fármacos nefrotóxicos; idade avançada; doença hepática subjacente; uso prévio de aminoglicosídeos; estados hipovolêmicos. A ototoxicidade é relativamente incomum, mas importante devido à sua irreversibilidade, podendo ocorrer mesmo após a interrupção do fármaco. A paralisia neuromuscular é complicação rara, ocorrendo em situações especiais, como na absorção de altas doses intraperitoneais. Estão mais suscetíveis a essa complicação pacientes que usaram curarizantes ou com miastenia *gravis*, hipocalcemia, hiperfosfatemia, botulismo. Esses pacientes não devem fazer uso de aminoglicosídeos, devendo ser tratados com a administração de gliconato de cálcio.

Lincosaminas | Lincomicina e clindamicina

A lincomicina foi isolada em 1962, a partir de *Streptomyces lincolnensis*. Posteriormente, modificações químicas produziram a clindamicina, com potência bacteriana aumentada e melhor absorção oral.

Os antimicrobianos desse grupo desenvolvem resistência devido a alterações no sítio receptor do ribossomo (conforme acontece com os macrolídeos) e mudanças mediadas por plasmídeos no RNA 23S da subunidade 50S do ribossomo.

A clindamicina pode ser administrada por via oral, intravenosa ou tópica. A absorção intestinal é de 90% (menor em idosos) e não sofre interferência da alimentação. Quando administrada por via intravenosa, atinge o pico ao fim da infusão, alcançando altas concentrações na maioria dos tecidos; entretanto, não atravessa a barreira hematencefálica. A concentração óssea é 1/3 da plasmática. Atravessa a placenta e atinge o feto, mas não há relatos de teratogenicidade.

A maior parte do fármaco é metabolizada no fígado e eliminada com seus metabólitos por via biliar, atingindo alta concentração. A meia-vida aumenta em caso de doença hepática, e a dose deve ser ajustada conforme a gravidade. Pequena parte é eliminada pelos rins, geralmente não requerendo ajuste de dose. Entretanto, se houver lesões hepática e renal concomitantes, deve-se reduzir a dose. Não é eliminada na diálise peritoneal ou hemodiálise.

A clindamicina é indicada em casos como infecções intra-abdominais, pélvicas (incluindo abortamento séptico) e pulmonares (abscesso pulmonar, pneumonia aspirativa, empiema), causadas por anaeróbios gram-positivos e gram-negativos, infecções odontogênicas, sinusites, otite crônica, osteomielites e infecções de pele por estreptococos ou estafilococos. É fármaco de escolha no tratamento de erisipela e infecções de partes moles em pacientes alérgicos à penicilina, e alternativa para tratamento de coriorretinite, encefalite por *Toxoplasma gondii* (em doses elevadas) e malária por *P. vivax e P. falciparum*.

Por ter eliminação biliar, a clindamicina atinge alta concentração nas fezes, suprimindo a flora anaeróbia e causando diarreia em cerca de 8% dos pacientes. Desses, 10% desenvolvem colite associada ao uso de antimicrobianos (colite pseudomembranosa), causada pelo *Clostridium difficile*, que costuma ser resistente à clindamicina. Ocorre exantema em 10% dos pacientes e são raros os casos de febre, eosinofilia e reações anafilactoides.

Glicopeptídeos

Vancomicina

Isolada a partir de *Amycolatopsis orientalis* encontrado em amostra de solo em Bornéu, na década de 1950, tornou-se o primeiro antibiótico glicopeptídeo desenvolvido para uso clínico. Disponível clinicamente há mais de meio século, passou a ser usada com maior frequência na década de 1980, devido ao aumento da frequência das infecções causadas por *S. aureus* resistentes à meticilina (oxacilina) (MRSA).

Complexo tricíclico de glicopeptídeos, a vancomicina consiste em uma cadeia peptídica de sete membros que formam a estrutura tricíclica ligada a um composto dissacarídeo formado por vancosamina e glicose. Tem peso molecular de 1.485,73 Da, muito superior ao de outros antimicrobianos (exceto teicoplanina, daptomicina e telavancina).

Apresenta atividade antimicrobiana contra estafilococos (incluindo *S. aureus*, *S. epidermidis*, *S. saprophyticus*, *S. haemolyticus*, *S. hominis*, *S. warneri* e outros estafilococos coagulase-negativos – CoNS), cocos gram-positivos (p. ex., *Enterococcus* spp., *Streptococcus* spp., *Granulicatella* spp., *Abiotrophia defectiva*) – classificados anteriormente como variantes nutricionais de estreptococos – e bacilos gram-positivos (p. ex., *Listeria monocytogenes*, *Bacillus* spp., *Corynebacterium* spp., *Rhodococcus equi*). Entre os anaeróbios gram-positivos, *Peptostreptococcus* spp., *Actinomyces* spp. e *Propionibacterium* spp. são geralmente sensíveis à vancomicina, e a maioria dos *Clostridium* spp. (incluindo *C. difficile*. *Leuconostoc* spp., *Pediococcus* spp. e *Erysipelothrix rhusiopathiae*) é resistente a glicopeptídeos.

A vancomicina não é absorvida significativamente por via oral, sendo utilizada por essa via somente para o tratamento de infecções graves por *C. difficile*. Apresenta boa distribuição tecidual, excetuando-se as baixas concentrações liquóricas e no humor aquoso. É excretada primeiramente pelos rins, o que obriga monitoramento rigoroso e redução da dose na vigência de insuficiência renal. É fármaco de escolha para o tratamento de infecções por cocos gram-positivos (como MRSA, outros estafilococos resistentes à meticilina [oxacilina] e *Enterococcus* spp. resistente à ampicilina), pacientes alérgicos a betalactâmicos e pacientes com diarreia grave por *C. difficile*.

Para administração intravenosa, costuma-se diluir a vancomicina em 100 a 250 mℓ de solução de dextrose a 5% ou soro fisiológico a 0,9%, com concentração < 5 mg/mℓ, e infundi-la à taxa de até 15 mg/min, para minimizar a toxicidade (síndrome do pescoço vermelho). A dose intravenosa habitual recomendada em adultos com função renal normal, é de 30 mg/kg/dia, divididos em duas ou quatro doses (geralmente de 500 mg a cada 6 horas ou de 1 g a cada 12 horas). O tratamento com vancomicina tem falhado quando empregadas doses habituais para o tratamento de infeções por MRSA com CIM ≥ 2 μg/mℓ, porque nessa situação dificilmente se atinge a relação AUC:CIM > 400, considerada o melhor parâmetro preditor de eficácia clínica. Por essa razão, alguns autores recomendam dose de ataque de 25 a 30 mg/kg (máximo 2 gramas), particularmente no tratamento de infecções graves (endocardite, meningite, pneumonia ou sepse por MRSA), seguida de dose de 15 a 20 mg/kg intravenosa a cada 8 ou 12 horas. A vancocinemia deve ser coletada após a administração da terceira dose, na fase de vale – o nível sérico desejado é de 15 a 20 mg/mℓ. Estudos recentes sugerem o emprego da razão entre a área sob a curva da concentração plasmática pela concentração inibitória mínima da bactéria (ASC/CIM) para o monitoramento dos pacientes, principalmente em pediatria em virtude da alta variabilidade de parâmetros farmacocinéticos nessa população. A implementação de uma estratégia de monitoramento de vancomicina baseada na ASC/CIM requer uma abordagem multidisciplinar, especialmente do apoio da farmácia clínica empregando *softwares* com modelos de correção bayesianos.

Pacientes com obesidade mórbida devem receber vancomicina com base no peso corporal total real em vez de no peso ideal e, para evitar valores muito elevados de pico, deve-se considerar esquema de administração mais frequente, com dosagem da vancocinemia.

Os efeitos colaterais mais frequentes são febre, calafrios e flebite, e o mais temido é a ototoxicidade. Porém, nas doses indicadas e sem insuficiência renal, tanto a oto quanto a nefrotoxicidade (habitualmente transitória e reversível) são raras. Quando se desenvolve ototoxicidade, esta é geralmente reversível após a descontinuação do fármaco. São raros os relatos de vertigem e zumbido durante o tratamento com vancomicina, podendo preceder a perda auditiva. A nefrotoxicidade da vancomicina é potencializada pelo uso concomitante de outros fármacos nefrotóxicos, como aminoglicosídeos. Frequentemente, a rápida infusão intravenosa do fármaco ocasiona formigamento e ruborização da face, do pescoço e tórax (síndrome do pescoço vermelho). Pode ocorrer exantema maculopapular ou eritema difuso em 4 a 5% dos pacientes, sendo que nos indivíduos com perda da função renal tal achado pode persistir dias ou semanas após a interrupção do fármaco. Neutropenia também é raramente observada, sendo mais frequente com o tratamento prolongado, geralmente desaparecendo após a descontinuação do fármaco. Assim, recomenda-se o monitoramento da contagem de leucócitos em pacientes que receberão vancomicina por mais de 2 semanas.

Teicoplanina

A teicoplanina foi obtida do actinomiceto *Actinoplanes teichomyceticus*, isolado do solo na Índia, em 1978. Está disponível comercialmente em muitos países da Europa, Ásia e América do Sul, mas não nos EUA. A teicoplanina é composta por mistura de análogos de glicopeptídeos relacionados com estrutura básica caracterizada por um heptapeptídeo linear, distintos carboidratos, D-manose e D-glicosamina e resíduo de acil que transporta vários ácidos graxos. A molécula de teicoplanina tem peso molecular estimado de 1.900 Da.

Tem excelente atividade bactericida contra organismos gram-positivos, como *S. pneumoniae*, *S. pyogenes*, outros estreptococos, *Enterococcus* spp., *S. aureus*, *S. epidermidis*, *Clostridium* spp., *Corynebacterium* spp., *Propionibacterium acnes* e *Listeria monocytogenes*. Não é ativa contra bactérias gram-negativas, pois não consegue atravessar a membrana celular externa desses microrganismos. Apesar de a teicoplanina ter espectro antimicrobiano e mecanismo de ação semelhantes à vancomicina, a atividade desses compostos pode variar. Vancomicina pode exibir atividade contra CoNS (p. ex., *S. haemolyticus*) que apresentam resistência intermediária à teicoplanina; por outro lado, a teicoplanina pode exibir atividade contra *Enterococcus faecium* carreadores do gene VanB ou VanD, que apresentam resistência à vancomicina.

A teicoplanina não é absorvida por via oral, mas pode ser administrada por via parenteral (IM ou IV) em dose única diária, pois tem alta ligação proteica (90%) e meia-vida prolongada (47 horas). Em estudo com voluntários saudáveis, as concentrações séricas de teicoplanina chegaram a 53,5 μg/mℓ e 111,8 μg/mℓ após injeções intravenosas do fármaco, nas doses de 3 mg/kg e 6 mg/kg, respectivamente. A concentração sérica máxima de teicoplanina é alcançada 2 horas após a injeção intramuscular e apresenta biodisponibilidade de 90% após a sua administração intramuscular. Esse composto é mais lipofílico que a vancomicina e tem excelente penetração nos tecidos e fluidos de tecido, com grande volume de distribuição após a administração intravenosa. Concentrações elevadas de teicoplanina são alcançadas no líquido peritoneal, bile, fígado, pâncreas, mucosa, pulmão e osso, mas a penetração no LCR é pobre, mesmo quando as meninges estão inflamadas. A teicoplanina não passa por metabolismo extenso, e sua molécula é excretada pelos rins quase inalterada. Tem meia-vida prolongada na insuficiência renal, mas nem a hemodiálise ou a diálise peritoneal afetam significativamente a sua depuração. Em pacientes com insuficiência renal, deve-se ajustar a dose para o *clearance* de creatinina.

O uso clínico da teicoplanina é similar ao da vancomicina, sendo utilizada no tratamento de infecções por organismos gram-positivos aeróbios e anaeróbios. Geralmente, é administrada em doses diárias de 6 a 8 mg/kg, após dose de ataque de 10 mg/kg (800 mg). O tratamento de endocardite provocada por *S. aureus* tem sido difícil com teicoplanina, principalmente quando esta é utilizada como monoterapia. Nesses casos, recomenda-se a associação com aminoglicosídeo e que se mantenham os níveis de teicoplanina no vale entre 20 e 60 μg/μℓ. A teicoplanina por via oral tem se mostrado tão efetiva quanto a vancomicina no tratamento da diarreia associada ao *Clostridium difficile*.

As reações adversas mais comuns à administração de teicoplanina são: dor no local da injeção, flebite, erupção cutânea, broncospasmo e eosinofilia; nefrotoxicidade e ototoxicidade são raras. Como a vancomicina, a teicoplanina se liga à colestiramina, sendo por ela inativada.

Telavancina

A telavancina (Vibativ®) é um lipoglicopeptídeo derivado da vancomicina que previne a polimerização do ácido N-acetilmurâmico (NAM) e N-acetilglucosamina (NAG) e a reação de transpeptidação do peptidoglicano ao se ligar ao terminal D-Ala-D-Ala. Como resultado, ocorre a inibição da síntese da parede celular bacteriana. Além disso, a telavancina interrompe o potencial de membrana e a permeabilidade celular como resultado da porção da cadeia lateral lipofílica. Esse mecanismo adicional é o que diferencia a telavancina da vancomicina. A telavancina tem atividade contra *Streptococcus* spp., *Staphylococcus aureus* e outros cocos gram-positivos, não é absorvida por via oral e só está disponível na apresentação intravenosa. A telavancina tem meia-vida de 7 a 9 horas, com alta ligação proteica (> 90%) e um efeito pós-antibiótico de cerca de 4 horas, não é metabolizada pelas enzimas do sistema do citocromo P450 e pode aumentar falsamente os valores nos testes de coagulação (tempo de protrombina e tempo de tromboplastina parcial). Embora tenha sido aprovada nos EUA para o tratamento de infecção bacteriana de pele e partes moles, em 2009, e tenha recebido autorização para uso clínico em pacientes com pneumonia hospitalar, incluindo pneumonia associada à ventilação mecânica por *S. aureus*, em 2013, e bacteriemia por *S. aureus*, em 2016. O fabricante decidiu por retirar o pedido de registro do antimicrobiano da EMA, em 2008. Na época, o Committee for Medicinal Products for Human Use (CHMP) dessa agência solicitou mais documentos à companhia, pois havia a preocupação sobre a falta de benefício adicional da telavancina com relação à vancomicina e que essa causasse maior nefrotoxicidade, além do prolongamento do intervalo QTc que a vancomicina. O CHMP também manifestou preocupação com a produção do medicamento, a sua estabilidade e a possível presença de impurezas. Nessa altura, o CHMP considerou que os benefícios da telavancina no tratamento de infecções complicadas da pele e partes moles em adultos não superavam os seus riscos. Assim, o CHMP recomendou que fosse recusada a autorização de introdução no mercado.

Dalbavancina

A dalbavancina (Dalbavance®) é um antibiótico lipoglicopeptídeo derivado da teicoplanina aprovado pela FDA dos EUA e pela European Medicines Agency (EMA) para o tratamento de infecções bacterianas agudas de pele e partes moles. Apresenta um espectro de atividade semelhante à vancomicina, sendo ativo contra patógenos gram-positivos, incluindo *Staphylococcus aureus,* estreptococos e enterococos. A dalbavancina é mais potente *in vitro* que a vancomicina, e dados limitados sugerem que ela apresenta atividade contra MRSA com sensibilidade reduzida à vancomicina, como hVISA e VISA. Entretanto, não apresenta atividade contra *Enterococcus* spp. resistentes à vancomicina. A dalbavancina apresenta uma meia-vida longa (> 7 dias), permitindo uma dose inicial de 1.000 mg, podendo ser seguida ou não de uma dose adicional de 500 mg, uma semana após a primeira dose para completar o tratamento. A dalbavancina apresenta alta ligação proteica (aproximadamente 95%) e amplamente distribuição tecidual, atingindo concentrações semelhantes aos níveis plasmáticos em vários tecidos. Não é necessária a correção da dose na presença de insuficiência renal, nem há interações medicamentosas significativas conhecidas até o momento. As reações adversas mais comuns (> 1%) observadas nos estudos clínicos foram náuseas, diarreia e cefaleia. Dados limitados de estudos de fase 2 sugerem que a dalbavancina tem eficácia em infecções da corrente sanguínea relacionadas a cateteres. Outros usos terapêuticos potenciais incluem infecções que requerem tratamento prolongado, como osteomielite e endocardite infecciosa, embora atualmente faltem dados que respaldem o seu uso para essas indicações clínicas.

Oritavancina

A oritavancina (Orbactiv®) é um antibiótico lipoglicopeptídeo semissintético de segunda geração derivado da cloroeremomicina, um análogo da vancomicina. A sua cadeia lateral lipofílica exclusiva confere à oritavancina uma meia-vida prolongada em comparação à vancomicina e amplia a sua cobertura contra enterococos sensíveis à vancomicina, enterococos resistentes à vancomicina (VRE) e MRSA intermediários ou resistentes à vancomicina. Também apresenta atividade contra bactérias anaeróbias, como *Clostridium difficile*, *C. perfringens*, *Peptostreptococcus* spp. e *Propionibacterium acnes*. Semelhante à vancomicina e outros glicopeptídeos, a oritavancina inibe a biossíntese da parede celular ligando-se de forma não covalente aos terminais D-alanil-D-alanina da cadeia peptidoglicana e ponte pentaglicina, inibindo assim a transglicosilação e transpeptidação. Especificamente, a ligação da oritavancina à D-alanil-D-alanina permite sua atividade contra isolados de *Enterocococcus* resistentes à vancomicina decorrente da aquisição do gene *vanA*. Estruturalmente, sua cadeia lateral hidrofóbica (4'-clorobifenilmetil) não só aumenta a afinidade de ligação, mas também permite a ruptura do potencial de membrana bacteriana, levando ao aumento da permeabilidade celular. A oritavancina também inibe a síntese de RNA bacteriano. É aprovada pela FDA para o tratamento de infecções bacterianas agudas da pele e partes moles em esquema de dose única (três frascos de 400 mg (total 1.200 mg), administrados por via intravenosa. A oritavancina deve ser administrada em solução glicosada para evitar precipitação, possui uma meia-vida longa (393 horas), com alta ligação proteica (aproximadamente 85%) e ampla distribuição tecidual, atingindo concentrações semelhantes aos níveis plasmáticos em vários tecidos. Não é necessário a correção da dose em pacientes com perda da função renal ou hepática de leve a moderadas. Não há avaliação do uso de oritavancina em pacientes com insuficiência renal ou hepática graves. Como a oritavancina é um inibidor fraco (CYP2C9 and CYP2C19) ou indutor (CYP3A4 and CYP2D6) de várias enzimas do citocromo P450 (CYP450), pode haver diminuição ou aumento da meia-vida de compostos como midazolam e omeprazol, respectivamente. Sempre que possível devemos evitar a administração concomitantemente com medicamentos que são predominantemente metabolizados por uma das enzimas CYP450 envolvidas na metabolização da oritavancina. O uso de heparina sódica não fracionada intravenosa é contraindicado por 120 horas (5 dias) após a administração de oritavancina. As reações adversas mais comuns (≥ 3%) em pacientes tratados com oritavancina foram cefaleia, náuseas, vômitos e diarreia. A oritavancina não interfere na coagulação *in vivo*, mas pode prolongar artificialmente certos testes laboratoriais de coagulação (TP, RNI, TTPA, TC) ao se ligar e prevenir a ação dos reagentes fosfolipídicos que ativam a coagulação nos testes laboratoriais de coagulação comumente empregados na rotina laboratorial. Nessas situações, outros testes como o tempo de trombina e o ensaio cromogênico de fator Xa devem ser utilizados.

Daptomicina

Daptomicina é o primeiro composto de uma nova classe de antimicrobianos chamados lipopeptídeos cíclicos, obtido a partir da fermentação do *Streptomyces roseosporus*. Sua estrutura química compreende um peptídeo cíclico de 13 aminoácidos ligados a uma cauda lipofílica com alto peso molecular (1.620,67 Da).

A daptomicina foi descoberta em 1980, mas os estudos clínicos com esse antimicrobiano foram suspensos em 1991, após demonstrarem toxicidade muscular (elevação de creatinofosfoquinase [CPK]) na fase 2. Posteriormente, outros estudos clínicos foram realizados, utilizando dose única diária, ressaltando importante redução na toxicidade muscular, que parece estar mais relacionada ao número de doses do que à quantidade administrada do fármaco. A daptomicina foi aprovada para uso nos EUA em 2003, e está disponível no Brasil desde 2008.

A daptomicina tem ação bactericida, sendo antibiótico concentração-dependente com mecanismo de ação exclusivo. Seu espectro de ação é muito semelhante ao dos glicopeptídeos e inclui somente as bactérias gram-positivas; porém, a daptomicina mantém atividade contra gram-positivos clinicamente significantes com sensibilidade reduzida aos glicopeptídeos (enterococos resistentes à vancomicina e *S. aureus* intermediários à vancomicina) e à linezolida. Alguns autores relatam que amostras de *S. aureus* intermediários à vancomicina podem se apresentar como não sensíveis à daptomicina, e sugerem que o espessamento da parede celular apresentado por esses isolados bacterianos poderia também afetar a atividade da daptomicina.

A daptomicina atinge pico sérico máximo em cerca de 30 minutos. Apresenta meia-vida de 8 horas, em média, e ligação proteica de 92%, baixo volume de distribuição e eliminação predominantemente renal (78%). Não sofre a ação do sistema enzimático citocromo P450 e não tem interações significativas com outras medicações.

A daptomicina é administrada por via intravenosa, diluída em solução fisiológica a 0,9%, em dose única diária em infusão de 30 minutos, não podendo ser administrada com soluções contendo dextrose. A dose de daptomicina necessita ser corrigida em pacientes que apresentam *clearance* de creatinina < 30 ml/mim. Por outro lado, não é necessário o ajuste da dose em pacientes com disfunção hepática moderada (classe B de Child-Pugh) ou obesos. Estudos em animais não detectaram anormalidades ou danos no feto, mas não há dados clínicos suficientes para garantir o uso seguro da daptomicina em grávidas. A principal indicação clínica desse antimicrobiano é o tratamento das infecções causadas por estafilococos resistentes à meticilina (oxacilina) e enterococos. Apesar de apresentar excelente atividade *in vitro* contra pneumococo, a daptomicina é inativada pelo surfactante pulmonar, o que impede seu uso no tratamento de pneumonia.

A daptomicina é aprovada para o tratamento de pacientes adultos com infecções de pele/partes moles causadas por *S. aureus*, *E. faecalis*, *S. agalactiae*, *S. pyogenes* e em bacteriemia – com ou sem endocardite de câmara direita causada por *S. aureus* sensível ou resistente à meticilina (oxacilina). A dose recomendada é de 4 mg/kg para infecções de pele/partes moles e de 6 mg/kg para bacteriemia, em dose única diária. Devido ao risco de desenvolvimento de resistência, com base na sua atividade concentração-dependente, tem-se recomendado doses mais alta de daptomicina (8 a 12 mg/kg/dia) para o tratamento de infecções causadas por *S. aureus* (bacteriemia, endocardite ou osteomielite), principalmente se o paciente já tiver falhado com o uso de vancomicina, e *Enterococcus* spp. O uso de doses mais altas de daptomicina (até 12 mg/kg/dia) foi bem tolerado em voluntários saudáveis durante 14 dias.

A daptomicina é geralmente bem tolerada. Seus efeitos adversos mais comuns são os gastrintestinais (náuseas, diarreia, vômitos e constipação intestinal), cefaleia, insônia e dor no local da injeção, mas há relatos de mialgia, artralgia e fraqueza muscular distal. Portanto, recomenda-se o monitoramento semanal do nível sérico da creatinofosfoquinase, principalmente em pacientes que estejam recebendo outros fármacos que apresentem toxicidade para o músculo esquelético, como os inibidores da HMG-CoA redutase. Pacientes que receberam dosagem de 6 mg/kg/dia apresentaram parestesias, disestesias e neuropatias periféricas de intensidade leve a moderada, transitórias e reversíveis. Interessantemente, a daptomicina parece exercer efeito protetor contra a nefrotoxicidade causada pelos aminoglicosídeos, ao inibir a atividade da fosfolipase induzida pelos aminoglicosídeos, principalmente pela gentamicina.

Fosfomicina

A fosfomicina, isolada pela primeira vez na Espanha, em 1969, deriva de um produto natural da fermentação de cultura de *Streptomyces* spp. (*S. fradiae*, *S. viridochromogenes* e *S. wedomorensis*).

Está disponível em três formulações, duas delas por via oral ($C_7H_{18}NO_7P$ – fosfomicina trometamina; $C_3H_5O_4PCa$ – sal de cálcio) e outra para uso IV ($C_3H_5O_4PNa_2$ – fosfomicina dissódica), que tem sido utilizada na Europa, combinada com outros agentes antimicrobianos, para o tratamento de infecções por enterobactérias resistentes aos carbapenêmicos. No Brasil, somente a formulação de fosfomicina trometamol (FOS-TROM) está disponível comercialmente (Monuril®). Cada sachê de 5,61 g de FOS-TROM contém 3 g de fosfomicina.

A molécula de FOS-TROM é hidrofílica e tem baixa biodisponibilidade (34 a 41%). É absorvida no intestino delgado, e a alimentação interfere na sua absorção. Por isso, recomenda-se que seja administrada 2 ou 3 horas antes ou após as refeições. A administração de metoclopramida também pode interferir na absorção de FOS-TROM. A fosfomicina tem baixo peso molecular, e 2 a 2,5 horas após a administração de 3 g de fosfomicina atinge a concentração sérica máxima de 22 a 32 μg/mℓ. Tem meia-vida de 2,4 a 7,3 horas, volume de distribuição de 40 a 136 ℓ – difundindo-se muito bem em tecidos e líquidos orgânicos –, ligação proteica mínima e é eliminada na urina, por filtração glomerular, e nas fezes. Em casos de insuficiência renal, é necessário ajustar a dose e administrar nova dose após a hemodiálise. Não é necessário corrigir a dose em pacientes com hemofiltração veno-venosa contínua (CVVH). Pode ser administrada com segurança em grávidas (categoria B).

A fosfomicina tem amplo espectro de atividade contra bactérias aeróbias gram-positivas e gram-negativas, e atividade antimicrobiana *in vitro* contra isolados de *E. coli*, *Citrobacter diversus*, *C. freundii*, *Klebsiella oxytoca*, *K. pneumoniae*, *Enterobacter cloacae*, *Serratia marcescens*, *Proteus mirabilis*, *P. vulgaris*, *Providencia rettgeri*, *Pseudomonas aeruginosa*, *Enterococcus faecalis*, *E. faecium* – incluindo enterococos resistentes à vancomicina (VRE) – e *Staphylococcus aureus* – incluindo *S. aureus* resistentes à meticilina (oxacilina) (MRSA). Não tem atividade contra isolados de *Acinetobacte*r spp., *Listeria monocytogenes* e *B. fragilis*.

Devido às suas baixas concentrações séricas, a apresentação de FOS-TROM tem sido indicada para o tratamento de infecções urinárias baixas não complicadas e bacteriúria assintomática em grávidas. De modo geral, sua administração é segura, e alterações gastrintestinais (náuseas, pirose e diarreia), cefaleia e tontura são as reações adversas mais comuns, regredindo após a descontinuação do uso. Estudos de vigilância pós-comercialização relataram reações adversas como anemia aplásica, necrose hepática, megacólon tóxico e neurite óptica, que, no entanto, são raras.

Polimixinas

As polimixinas B e E (colistina) foram isoladas a partir do *Bacillus polymyxa* (1947) e do *B. colistinus* (1950), respectivamente. Na década de 1960, eram fármacos de escolha para o tratamento de infecções causadas por *P. aeruginosa*, mas, devido à sua toxicidade, tiveram seu uso parenteral gradativamente abandonado até o início da década de 1990, quando ressurgiram como opção para o tratamento de infecções causadas por *P. aeruginosa* e *Acinetobacter* spp. multirresistentes. Com o surgimento e a disseminação de cepas produtoras de carbapenemases, principalmente as dos tipos KPC e NDM, passaram a ser utilizadas com frequência ainda maior.

Esses antimicrobianos estão disponíveis para uso parenteral como sulfato de polimixina B e colistimetato sódico (profármaco, devendo ser hidrolisado para se tornar ativo). A estrutura básica desses compostos compreende um anel peptídico policatiônico contendo de 8 a 10 aminoácidos, com alta porcentagem de ácido 2,4-diaminobutírico, e uma cadeia lateral de ácido graxo ligada ao anel peptídico por ligação amida. Devido à sua estrutura química, esses antibióticos são considerados moléculas anfipáticas, concentrando-se bem em soluções aquosas (sangue) e não aquosas (membranas lipídicas). Além de sua atividade antimicrobiana, apresentam potente atividade antiendotoxina. Ambas as polimixinas são ativas contra *E. coli*, *Klebsiella* spp., *P. aeruginosa* e *Acinetobacter* spp, e apresentam atividade variável contra amostras de *S. maltophilia*. *Proteus* spp., *Serratia* spp., *Providencia* spp., *Burkholderia cepacia*, *Neisseria* spp., bactérias anaeróbias e gram-positivas aeróbias são intrinsecamente resistentes às polimixinas. Comparado à polimixina B, colistimetato sódico é menos ativo *in vitro*, mas apresenta menor nefrotoxicidade. Recentemente, com o aumento do uso das polimixinas para o tratamento das infecções produtoras de carbapenemases, são cada vez mais frequentes bactérias resistentes às polimixinas, principalmente entre *K. pneumoniae*. Polimixinas apresentam resistência cruzada completa entre si, mas poucos estudos têm avaliado a sua farmacocinética e a sua farmacodinâmica. *In vitro*, as polimixinas são rapidamente bactericidas e têm atividade concentração-dependente.

Recomendam-se as polimixinas somente para o tratamento de infecções causadas por bacilos gram-negativos, resistentes a todos os betalactâmicos, aminoglicosídeos e fluoroquinolonas. Esses agentes também têm sido utilizados na forma aerossolizada na profilaxia de pneumonias por *P. aeruginosa*, em pacientes com fibrose cística.

Cada frasco contém 500.000 U ou 50 mg de polimixina B (1 mg de sulfato de polimixina B contém 10.000 U). A dose recomendada de polimixina B é de 15.000 a 25.000 U/kg/dia, administrada em intervalos de 12 horas. Para pacientes com função renal normal, diluir metade da dose em 300 a 500 mℓ de soro glicosado a 5% e infundi-la durante 2 a 4 horas. A dose recomendada de colistimetato sódico (Colomycin® ou Promixin®) para pacientes com menos de 60 kg é de 50.000 a 75.000 U/kg/dia, dividida em três doses (4 a 6 mg/kg/dia de colistimetato). Para pacientes com mais de 60 kg, a dose recomendada é de 1 a 2 milhões de unidades, 3 vezes/dia. Nos EUA, a formulação mais comum é de Coly-Mycin® M, e a dose recomendada é de 2,5 a 5 mg/kg/dia da base, dividida em duas a quatro doses (6,7 a 13,3 mg/kg/dia) de colistimetato sódico (máximo de 800 mg/dia).

O uso intramuscular não é recomendado, devido à forte dor no local da aplicação. Durante o tratamento com polimixinas, deve-se monitorar a função renal dos pacientes, evitar o uso de relaxantes musculares curariformes e de outros fármacos nefrotóxicos e/ou neurotóxicos. A substância é contraindicada em gestantes e nutrizes.

Os principais efeitos colaterais das polimixinas são: albuminúria, hematúria, cilindrúria, azotemia, rubor facial, náuseas, tontura, ataxia, parestesia periférica, apneia (principalmente quando há administração concomitante de relaxantes musculares curariformes) e sinais de irritação meníngea após administração intratecal (IT). Há relatos de febre, reação urticariforme e tromboflebite após injeções intravenosas.

Oxazolidinonas

As oxazolidinonas são uma classe de antimicrobianos completamente desenvolvidos por síntese orgânica. A linezolida foi a primeira oxazolidinona disponível clinicamente. Recentemente, nova oxazolidinona (tedizolida) foi aprovada para uso clínico nos EUA, para o tratamento das infecções de pele e partes moles. As oxazolidinonas têm excelente atividade contra cocos gram-positivos, mas não apresentam atividade contra bactérias gram-negativas, devido ao mecanismo de efluxo bacteriano. A linezolida tem atividade contra *S. aureus* (sensíveis ou resistentes à meticilina [oxacilina]) SCN, *Enterococcus faecium* e *E. faecalis* (sensíveis ou resistentes à vancomicina), e estreptococos (inclusive *S. pneumoniae* resistente à penicilina – SPPR). Também apresenta atividade *in vitro* contra *Clostridium*, *Prevotella*, *Peptostreptococcus* e *Mycobacterium tuberculosis*, complexo *Mycobacterium avium*, *Mycobacterium marinum* e micobactérias de crescimento rápido.

Apresenta formulações para aplicação intravenosa e uso oral. Tem rápida absorção, com pico sérico entre 1 e 2 horas após a ingestão. A biodisponibilidade da linezolida se aproxima de 100% e atinge concentração sérica máxima de aproximadamente 21,2 μg/μℓ, com dose de 600 mg a cada 12 horas. Sua meia-vida é de aproximadamente 5,5 horas, com ligação proteica de 31%. É metabolizada por oxidação e não parece interagir com as enzimas do citocromo P-450. Cerca de 85% da linezolida é eliminada por excreção urinária (de 30 a 40% do fármaco excretado inalterado) e o restante por via fecal, por meio de excreção de dois metabólitos principais. Não é necessário o ajuste posológico para pacientes com insuficiência renal ou hepática. Níveis de linezolida adequados para tratamento dos patógenos mais relevantes foram documentados no fluido e nas células alveolares pulmonares, secreções pancreáticas e ossos.

A linezolida é relativamente bem tolerada, e estudos clínicos apontam como sintomas mais frequentes os gastrintestinais (diarreia, náuseas e vômitos) – revisão dos estudos das fases 2 e 3 observou insônia, constipação intestinal, erupção cutânea e tonturas em menos de 2% dos pacientes. O uso de linezolida por mais de 2 semanas tem sido relacionado ao surgimento de anemia, neutropenia e/ou trombocitopenia. A anemia é causada pela supressão da eritropoese normal, enquanto a trombocitopenia parece ser causada por mecanismo imunológico. A mielossupressão causada pela linzeolida é geralmente reversível, mas a recuperação tardia da contagem de neutrófilos e a piora da trombocitopenia têm sido documentadas em pacientes com comprometimento prévio da medula óssea.

A linezolida é inibidor não seletivo e reversível de monoaminoxidase, e o seu uso tem sido associado ao desenvolvimento da síndrome serotoninérgica (febre, agitação, alterações do *status* mental, problemas com a coordenação, sudorese excessiva, diarreia e/ou tremores), principalmente em pacientes que recebem concomitantemente agentes serotoninérgicos, como antidepressivos (fluoxetina, citalopram, sertalina etc.). A linezolida também pode interagir com agentes adrenérgicos, como o cloridrato de pseudoefedrina ou o cloridrato de fenilpropanolamina, acarretando aumento da pressão arterial sistêmica, quando administrada conjuntamente com essas medicações em indivíduos normotensos saudáveis. Pequenos aumentos na pressão arterial sistólica também foram documentados em pacientes que receberam concomitantemente tiramina e linezolida.

É cada vez mais frequente a descrição de neuropatias induzidas por linezolida, cuja manifestação mais comum é a disestesia das mãos. As neuropatias são geralmente reversíveis e surgem após o uso prolongado desse antimicrobiano. A neuropatia óptica tem início gradual, com relatos de borramento visual, e pode levar à perda permanente da acuidade visual caso não se interrompa o uso de linezolida – também ligado à acidose láctica, incluindo casos fatais.

Tedizolida é uma nova oxazolidinona indicada para o tratamento de infecções de pele e estruturas adjacentes causadas por microrganismos gram-positivos sensíveis. A sua atividade antimicrobiana é mediada pela ligação à subunidade 50S do ribossomo bacteriano, resultando na inibição da síntese proteica. As oxazolidinonas também podem se ligar aos ribossomos mitocondriais humanos. A inibição da síntese de proteínas mitocondriais está associada a efeitos adversos, como toxicidade neurológica, hematológica e gastrintestinal, embora a tedizolida seja mais bem tolerada que a linezolida. A tedizolida é administrada como fosfato de tedizolida (Sivextro®), um profármaco, que será convertido à tedizolida pelas fosfatases. A ligação proteica da tedizolida é de aproximadamente 70 a 90%. A dose recomendada é de 200 mg, 1 vez/dia, intravenoso (infundido em uma hora) ou oral (com ou sem alimentação). Não é recomendada a sua reconstituição em lactato de Ringer porque há interação entre o fosfato de tedizolida e cátions divalentes, como magnésio e cálcio. Não é necessário a correção da dose na presença de insuficiência renal ou hepática. As reações adversas mais comuns (> 2%) são náuseas, cefaleias, diarreia, vômitos e tonturas. Esse antimicrobiano é um inibidor reversível da monoamina oxidase (MAO) *in vitro*. A interação com inibidores da MAO não pôde ser avaliada nos estudos de Fase 2 e 3, pois os indivíduos que tomavam esses medicamentos foram excluídos dos estudos.

Macrolídeos

Grupo de antibióticos quimicamente constituídos por heterosídeos, que apresentam em seu núcleo um anel macrocíclico de lactona, ao qual se liga um ou mais açúcares. São classificados de acordo com o número de componentes do anel lactona (14 a 16 componentes). Os macrolídeos de 14 componentes são: claritromicina, diritromicina, roxitromicina, cetolídeos (telitromicina); os de 16 componentes são: josamicina e miocamicina. A azitromicina é o único macrolídeo cujo anel de lactona apresenta 15 componentes e um átomo de nitrogênio (sendo por isso classificada como antimicrobiano azalídeo). Esses fármacos têm atividades antimicrobianas muito semelhantes, mas propriedades farmacocinéticas e posológicas distintas.

A eritromicina foi o primeiro representante desse grupo disponível clinicamente nas formulações de estolato, estearato e etilsuccinato de eritromicina. Essas formulações têm boa absorção por via oral, mas necessitam ser administradas a cada 6 horas, têm menor tolerabilidade e causam reações adversas mais frequentemente que os novos macrolídeos. Por essa razão, o uso clínico das formulações de eritromicina foi gradativamente substituído pelo dos novos macrolídeos, como a azitromicina e a claritromicina, que possuem maior estabilidade à degradação ácida no estômago, tolerabilidade e comodidade posológica.

O espectro de ação dos macrolídeos é amplo e abrange a maioria das bactérias gram-positivas, como *Streptococcus* spp. (incluindo *S. pneumoniae* e estreptococos do grupo A), *Corynebacterium diphtheriae*, *Staphylococcus aureus* e difteroides. A azitromicina e a claritromicina têm espectros de atividade semelhantes aos da eritromicina, porém maior potência *in vitro*. A azitromicina é mais potente contra *H. influenzae*, *H. parainfluenzae*, *Moxarella catarrhalis* e *L. pneumophila*, enquanto a claritromicina tem maior atividade contra *M. avium*. Sua atividade contra *C. trachomatis*, *N. gonorrhoeae* e *U. urealyticum* as coloca como opção no tratamento de doenças sexualmente transmissíveis (DST).

A azitromicina é bem absorvida pelo trato gastrintestinal, atingindo o pico sérico em 2 horas, mas deve ser ingerida longe das refeições, para que os alimentos não interfiram na sua absorção. Metabolizada pelo fígado, tem longa meia-vida, permitindo dose única diária e uso por curto período de tempo. Atinge concentrações nos tecidos, com meia-vida intracelular de 2 a 4 dias. A azitromicina é eliminada primeiramente por via hepática e é encontrada em pequena quantidade na urina (75% são eliminados na forma inalterada). Não são conhecidos metabólitos ativos da azitromicina, e não é necessário ajustar a dose para pacientes com insuficiência renal.

A claritromicina, também bem absorvida pelo trato gastrintestinal, atinge pico sérico em 2 horas e não sofre interferência com a ingestão de alimentos. A claritromicina é metabolizada no fígado, e aproximadamente metade da dose administrada é excretada por via renal, na forma inalterada ou no seu metabólito. Após a metabolização, o metabólito 14-hidroxiclaritromicina apresenta semelhança ao da claritromicina. A claritromicina tem meia-vida longa, o que permite seu emprego em duas doses diárias, sendo necessário ajustar a dose em pacientes com *clearance* de creatinina abaixo de 30 μℓ/min. É removida eficientemente por diálise peritoneal ou hemodiálise.

Os macrolídeos atingem excelente concentração intracelular, principalmente em macrófagos. São indicados no tratamento de infecções respiratórias do trato superior (como otite média aguda e rinossinusite bacteriana), pneumonias (incluindo aquelas causadas por *Mycoplasma pneumoniae*, *Chlamydophila pneumoniae* e *Legionella pneumophila*), coqueluche (*Bordetella pertussis*), infecções por *Campylobacter*, *Corynebacterium diphtheriae* (erradicação do estado de portador) e DST. Seu uso em infecções estafilocócicas, no entanto, deve se limitar às infecções de leves a moderadas de pele e partes moles, pois podem surgir organismos resistentes durante o tratamento. A azitromicina também pode ser utilizada na profilaxia das infecções causadas por *Mycobacterium avium* e *Toxoplasma gondii*, enquanto a claritromicina é o macrolídeo de escolha para o tratamento das infecções causadas por *Mycobacterium avium*. Macrolídeos são a principal opção terapêutica para pacientes alérgicos aos betalactâmicos. O uso de azitromicina no tratamento de pacientes com fibrose cística ou doença pulmonar obstrutiva crônica (DPOC) tem sido associado à redução do risco de exacerbações bacterianas, provavelmente devido às propriedades anti-inflamatórias dos macrolídeos.

As reações adversas mais comuns ao uso de claritromicina e azitromicina são as gastrintestinais (diarreia, náuseas e dor abdominal), que raramente levam à interrupção do tratamento. Há relatos ocasionais de anormalidades na função hepática e hepatite colestática em pacientes que usaram azitromicina, e relatos de risco de taquicardia ventricular polimórfica (*torsade de pointes*) devido ao uso de claritromicina. Pacientes idosos do sexo feminino que usavam cisaprida apresentaram maior risco para o desenvolvimento de arritmia, e relatos recentes indicaram pequeno aumento absoluto no risco de morte cardiovascular associada ao tratamento com azitromicina, principalmente em pessoas com alto risco de doença cardiovascular. Altas doses de claritromicina têm sido associadas a efeitos teratogênicos, não sendo recomendado o seu uso durante a gravidez.

Claritromicina aumenta os níveis séricos de medicamentos metabolizados pelo sistema CYP3A, enquanto a azitromicina não parece induzir ou se ligar às enzimas CYP. Essas interações com o metabolismo hepático de outros fármacos não têm sido documentadas com azitromicina, que não parece induzir ou se ligar às enzimas CYP, provavelmente devido à sua estrutura química distinta. Claritromicina e eritromicina podem ocasionalmente levar à toxicidade com digoxina, possivelmente por retardarem o metabolismo bacteriano intestinal da digoxina.

Cetolídeos

Classe de antimicrobianos semissintéticos derivados da eritromicina com um único representante: a telitromicina. São mais estáveis ao pH ácido do estômago, têm maior potência antimicrobiana que os macrolídeos e não induzem resistência a macrolídeos, lincosaminas e estreptograminas B (fenótipo MLS_B) pela produção de metilase.

Os cetolídeos são ativos contra os *Streptococcus* ssp., *Staphylococcus aureus* (exceto aqueles com resistência constitutiva à eritromicina), *H. influenzae*, *M. catarrhalis*, *L. pneumophila*, *C. pneumoniae* e *M. pneumoniae*. Têm atividade fraca contra *M. tuberculosis* e são menos potentes que claritromicina contra *M. avium*.

A telitromicina é bem absorvida por via oral, independentemente da alimentação. Sua biodisponibilidade está em torno de 60%, sua ligação proteica é de 60 a 70% e a meia-vida é de 2,9 horas. Aproximadamente 70% da telitromicina sofre metabolização hepática, principalmente pelas enzimas do sistema CYP3A4, e a eliminação é predominantemente fecal (76%), sendo o restante eliminado por via urinária. Alcança excelentes concentrações extra e intracelulares, como em macrófagos alveolares e neutrófilos. Não é necessário o ajuste da dose para pacientes com comprometimento renal de leve a moderado.

Foi aprovada para uso na América Latina em 2001, e nos EUA em 2004. Era bastante utilizada no tratamento de exacerbação aguda bacteriana da bronquite crônica e da rinossinusite bacteriana aguda, até relatos de exacerbação de miastenia *gravis* (2003) e hepatotoxicidade grave (2006). Desde então, o seu uso é aprovado pela FDA somente para o tratamento de PAC (800 mg – 2 comprimidos de 400 mg, 1 vez/dia, durante 7 a 10 dias) e contraindicada para pacientes com miastenia *gravis*.

Os efeitos colaterais mais frequentes são: diarreia, náuseas, tonturas, vômitos, cefaleia, dispepsia, alterações de paladar e dor abdominal, em geral sem a necessidade de interromper a medicação. Há relatos de borramento.

Não deve ser administrada em conjunto com fármacos metabolizados por enzimas do sistema CYP3A4. A telitromicina reduz o metabolismo da sinvastatina, podendo aumentar os níveis séricos de sinvastatina e a toxicidade muscular. O uso de cisaprida com telitromicina pode aumentar o intervalo QT, com derivados do *ergot*, por produzir vasoconstrição, e terfenadina, por proporcionar o aparecimento de arritmias e aumentar o intervalo QT. Deve-se ter maior precaução quando usada em conjunto com a digoxina, devido ao aumento da concentração plasmática desse fármaco. Outros efeitos colaterais relatados são distúrbios visuais e perda da consciência.

Pleuromutilinas

A lefamulina é o primeiro antibiótico pertecente à classe das pleuromutilinas desenvolvida para uso sistêmico (oral e intravenoso) em humanos. Esse antimicrobiano se liga seletivamente aos sítios A e P do centro da peptidil-transferase (PTC) da subunidade ribossômica 50S das bactérias inibindo a translocação e a subsequente síntese proteica. O espectro antibacteriano da lefamulina é amplo. Tem potente atividade bactericida contra muitos organismos aeróbios gram-positivos incluindo estafilococos resistentes à oxacilina, *S. pneumoniae*, estreptococos beta-hemolíticos e estreptococos do grupo *viridans*, e *Enterococcus faecium* incluindo VRE, mas não contra *E. faecalis*. A lefamulina tem atividade contra *Chlamydophila pneumoniae, Mycoplasma pneumoniae e Legionella pneumophila*. Tem atividade contra vários anaeróbios, incluindo *Clostridium perfringens, Cutibacterium acnes, Fusobacterium* spp., *Peptostreptococcus e Prevotella* spp., mas não contra *Clostridiodes difficile,* ou *Bacteroides fragilis*. A atividade da lefamulina contra aeróbios gram-negativos é limitada sendo ativa contra *Haemophilus influenzae e Moraxella catarrhalis,* mas não tem atividade contra *P. aeruginosa, A. baumannii e Enterobacterales*. A lefamulina também apresenta boa atividade contra patógenos responsáveis por infecções sexualmente transmissíveis (IST), como *Neisseria gonorrhoeae, Chlamydophila trachomatis* e *Mycoplasma genitalium*. A lefamulina (Xelenta®) foi aprovada pela FDA para o tratamento de pneumonia adquirida na comunidade em 2019 e a seguir pela EMA, em 2020. Ela é bem absorvida por via oral, principalmente se administrada longe das refeições (1 hora antes ou 2 horas depois), tem ligação proteica de 87%, meia-vida em torno de 8 horas, boa distribuição tecidual e, principalmente, no fluido epitelial pulmonar.

A dosagem recomendada para lefamulina é de 150 mg, IV, por 60 minutos a cada 12 horas ou 600 mg, por via oral, por 5 a 7 dias. A lefamulina é metabolizada pelas enzimas CYP450, especificamente como substrato e inibidor da CYP3A. Portanto, a administração concomitante de lefamulina com indutores da CYP3A (p. ex., fenobarbital, fenitoína, rifampicina, erva-de-são-joão e glicocorticoides) ou inibidores (p. ex., claritromicina, eritromicina, diltiazem, itraconazol, cetoconazol, ritonavir e verapamil) pode afetar as concentrações séricas de lefamulina. A formulação oral de lefamulina, mas não a intravenosa, aumenta as concentrações séricas de midazolam. Não é necessária a correção da dose na insuficiência renal porque ela é excretada principalmente nas fezes. A lefamulina recebeu um alerta em bula porque foi observado o prolongamento do intervalo QT cardíaco em pacientes com insuficiência renal ou cirrose hepática nos estudos clínicos. A administração de lefamulina também deve ser evitada em pacientes que estejam recebendo agentes antiarrítmicos e outros fármacos que prolongam o intervalo QT. Como acontece com outros antibióticos, o risco de diarreia associada ao *Clostridium difficile* aumenta com o uso de lefamulina.

Sulfas

As sulfonamidas clinicamente disponíveis são derivadas da sulfanilamida de estrutura química semelhante àquela do ácido para-aminobenzoico (PABA), necessário para a síntese de ácido fólico bacteriano. A ligação de um grupo amino livre na posição de carbono 4 é associada ao aumento da atividade antibacteriana (causada pelo aumento da inibição de PABA), que, por sua vez, está associado a substituições no radical sulfonil (SO_2), ligado ao carbono 1 (como se pode ver na sulfadiazina e no sulfametoxazol, mais ativos do que o composto original, sulfanilamida). A natureza dessas substituições determina outras propriedades farmacológicas, como a absorção, a solubilidade e a tolerabilidade gastrintestinal. De acordo com a sua meia-vida e a sua frequência de administração, as sulfonamidas podem ser classificadas como de curta, média ou longa duração. No Brasil, estão disponíveis clinicamente os seguintes compostos:

- Sulfadiazina (curta duração), utilizada principalmente no tratamento da toxoplasmose e da nocardiose
- Sulfadoxina (longa duração), excepcionalmente utilizada na profilaxia da malária e da pneumonia por *P. jirovecii* em pacientes com AIDS, e raramente no tratamento de manutenção da paracoccidioidomicose sul-americana
- Dapsona (longa duração), utilizada no tratamento da hanseníase e na profilaxia contra *P. jirovecii* em pacientes alérgicos ao sulfametoxazol
- Sulfametoxazol, sulfonamida de média duração associada à trimetoprima na proporção de 5:1. Essa associação também é denominada "cotrimoxazol"
- Cotrimoxazol é o fármaco de escolha no tratamento de infecção pulmonar por *P. jirovecii* e bastante eficaz no tratamento das diversas formas de paracoccidioidomicose.

As sulfonamidas são prontamente absorvidas pelo trato gastrintestinal. Sua absorção pode ser retardada pela alimentação, mas sem alterações significativas nos níveis séricos. Esses agentes se distribuem amplamente pelos fluidos corpóreos (incluindo liquor, pleura, líquido sinovial, bile, olho e placenta), sendo passados por intermédio do leite materno. São metabolizados em graus variáveis pelo fígado e excretados principalmente por filtração glomerular. As sulfonamidas podem ser usadas em pacientes com insuficiência renal, mas as doses devem ser reduzidas e/ou os intervalos, prolongados.

Sulfonamidas podem causar náuseas, vômitos, diarreia, erupção cutânea, febre, dor de cabeça, depressão, icterícia, necrose hepática, lúpus induzido por fármacos e síndrome semelhante à doença do soro. Quando utilizadas em altas doses, podem ocasionar cristalúria tubular, com deposição de cristais de sulfonamida, complicações que podem ser evitadas com hidratação e alcalinização da urina. Necrose tubular e nefrite intersticial podem estar associadas com sensibilidade à sulfonamida, ainda que raramente. Sulfonamida também pode ocasionar pancreatite aguda, reações adversas mais graves – como anemia hemolítica, que pode estar relacionada a deficiência de glicose-6-fosfato desidrogenase (G6 PD), anemia aplásica, agranulocitose, trombocitopenia e leucopenia – e reações de hipersensibilidade – como eritema nodoso, eritema multiforme (incluindo síndrome de Stevens-Johnson), vasculite e anafilaxia.

As sulfonamidas não devem ser administradas durante o último mês de gravidez, porque competem com a bilirrubina pela ligação com a albumina plasmática e podem elevar os níveis sanguíneos fetais de bilirrubina não conjugada, aumentando o risco de *kernicterus*. Além disso, devido ao sistema de acetiltransferase fetal imaturo, os níveis sanguíneos de sulfonamidas livres podem se elevar, aumentando o risco de toxicidade.

As sulfonamidas se ligam à albumina, diminuindo a ligação de fármacos como a varfarina e o metotrexato, que, então, têm as suas concentrações séricas livres aumentadas. Assim, deve-se reduzir a dosagem de varfarina durante o tratamento. As sulfonamidas podem competir por sítios de ligação com alguns agentes anestésicos, como o tiopental, e podem potencializar a ação de alguns diuréticos tiazídicos, da fenitoína e dos agentes uricosúricos. Já o uso de indometacina, fenilbutazona, salicilatos ou probenecida pode elevar as concentrações séricas das sulfonamidas e, consequentemente, a sua atividade. Por outro lado, a atividade das sulfonamidas pode ser diminuída pela procaína e por outros anestésicos locais derivados do PABA.

Tetraciclinas e glicilciclinas

As tetraciclinas constituem classe de antimicrobianos com amplo espectro de ação, incluindo bactérias gram-positivas, gram-negativas, intracelulares (como riquétsias, *Mycoplasma* e *Chlamydophila*) e até protozoários (*Plasmodium* spp. e *Entamoeba histolytica*). Devido ao seu amplo espectro de ação, baixo custo e poucas reações adversas, as tetraciclinas foram amplamente utilizadas até a década de 1970, quando sua utilização clínica foi comprometida pelo surgimento e a disseminação de bactérias a elas resistentes.

A clortetraciclina foi o primeiro composto dessa classe isolado a partir de *Streptomyces aureofaciens*. A desalogenação catalítica da molécula de clortetracilina deu origem à tetraciclina (1953). Essas tetracilinas, em conjunto com a oxitetracilina, compõem o grupo das tetraciclinas de curta duração. No fim da década de 1960, surgiram a tetraciclinas de longa duração (doxiciclina e minociclina), e na década de 1990, com o intuito de ampliar a atividade das tetraciclinas contra bactérias a elas resistentes, surgiu nova geração, denominadas glicilciclinas, cujo único representante clinicamente disponível é a tigecilina, derivada da molécula de minociclina. A tigeciclina apresenta mecanismo de ação semelhante ao da tetraciclina. Porém, como se liga mais fortemente ao ribossomo bacteriano, é ativa contra bactérias resistentes a tetraciclina e/ou minociclina.

As tetraciclinas são absorvidas principalmente no intestino delgado proximal e alcançam a concentração sérica máxima de 1 a 3 horas após a sua ingestão. Sua absorção é afetada pelos alimentos, antiácidos e pelo ferro, enquanto as absorções da doxiciclina e da minociclina não são afetadas por alimentos – na verdade, recomenda-se que sejam ingeridas com alimentos para minimizar possíveis distúrbios gastrintestinais. As tetraciclinas são encontradas em pequenas quantidades em muitos tecidos, incluindo pulmão, fígado, rins, cérebro e fluidos. Por ser mais lipossolúvel, a minociclina é encontrada na saliva e nas lágrimas em maiores concentrações que a tetraciclina. Tetraciclinas atravessam a placenta e se acumulam nos ossos e dentes do feto; portanto, não devem ser administradas durante a gravidez. A tetraciclina é eliminada na urina por filtração glomerular, a minociclina é metabolizada pelo fígado em metabólitos inativos e excretada em pequena quantidade pelos rins (10 a 13%) e pelas fezes, e a doxiciclina é eliminada principalmente nas fezes (70 a 80%) e o restante pela urina, por filtração glomerular. A tigeciclina tem somente a apresentação para administração intravenosa, devendo ser aplicada dose de ataque (100 mg) durante 1 hora (tempo de infusão), seguida por 50 mg, 2 vezes/dia. Apresenta excelente distribuição tecidual – concentrações mais altas foram encontradas na medula óssea, glândula salivar, tireoide, no baço e nos rins –, mas baixas concentrações séricas. É eliminada predominantemente pelo fígado e pelas vias biliares, em sua forma ativa, e pelos rins (menos de 30%).

O espectro de ação de todas as tetraciclinas é muito similar. Muitos cocos gram-positivos aeróbios são sensíveis, mas há cepas de estafilococos e estreptococos resistentes, não sendo, portanto, fármacos de escolha para o tratamento dessas infecções. *Pseudomonas* spp. e muitas Enterobacteriaceae são resistentes, mas as tetraciclinas são ativas contra algumas cepas de *E. coli*. Nos últimos anos, a incidência de *Bacteroides fragilis* resistentes às tetraciclinas tem aumentado. As tetraciclinas são indicadas como alternativa no tratamento de brucelose, nas infecções por *Chlamydia* (uretrites e doença inflamatória pélvica [DIP]), riquetsioses, cólera e febre recorrente, e utilizadas no tratamento das infecções por *Mycoplasma pneumoniae*, linfogranuloma venéreo e cancroide. Fazem parte ainda do esquema alternativo para tratamento de malária por *Plasmodium falciparum*, em associação com a quinina.

As glicilciclinas representam nova classe de antibióticos derivados das tetraciclinas e demonstram maior espectro contra cocos gram-positivos e bacilos gram-negativos que suas antecessoras. A tigeciclina apresenta potente atividade *in vitro* contra cocos gram-positivos e bacilos gram-negativos (exceto *Pseudomonas aeruginosa* e *Proteus mirabilis*). Sua atividade contra cocos gram-positivos não é afetada pela resistência aos betalactâmicos ou aos glicopeptídeos, sendo ativa contra estafilococos resistentes à meticilina (oxacilina) VRE e estreptococos resistentes às penicilinas ou às cefalosporinas. Com relação aos bacilos gram-negativos, apresenta excelente atividade contra a maioria das enterobactérias (exceto *P. mirabilis*), e sua atividade não é afetada pela produção de ESBL e/ou carbapenemases. A tigeciclina apresenta também excelente atividade *in vitro* contra alguns bacilos gram-negativos não fermentadores (como *Acinetobacter* spp. e *Stenotrophomonas maltophilia*) e bactérias anaeróbias (incluindo o grupo *Bacteroides fragilis* e o *Clostridium difficile*). A tigeciclina é aprovada para o tratamento de infecções de pele e tecidos moles, intra-abdominais complicadas e pneumonias comunitárias. Também tem sido prescrita em terapia combinada para o tratamento de infecções causadas por *K. pneumoniae* produtoras da carbapenemase do tipo KPC.

Os principais efeitos colaterais das tetraciclinas são: dor abdominal, náuseas, vômitos, diarreia e cefaleia. As tetraciclinas se ligam ao cálcio depositado em ossos e dentes em crescimento, causando descoloração, displasia do esmalte, deformidade ou inibição do crescimento. Portanto, não se deve administrá-las em gestantes, nutrizes ou crianças abaixo dos 8 anos. Também podem alterar a função hepática ou mesmo causar necrose de fígado, particularmente quando há hepatopatia preexistente. Há relatos de reações vestibulares (tontura, vertigem, náuseas e vômitos) após o uso de minociclina. Em 2010, a FDA emitiu alerta sobre o aumento da mortalidade associada ao tratamento com tigeciclina, devido a relatos que associavam o uso da tigeciclina ao aumento do risco de mortalidade e falha clínica. Autores sugerem que a eficácia da tigeciclina em infecções graves pode ser comprometida por esta se tratar de fármaco bacteriostático e alcançar baixos níveis séricos. Portanto, não se recomenda a monoterapia com tigeciclina para o tratamento de infecções graves.

▶ **Eravaciclina**. É a primeira fluorociclina totalmente sintética da classe das tetraciclinas que inibe a síntese de proteínas bacterianas ao se ligar à subunidade ribossômica 30S, impedindo a incorporação de resíduos de aminoácidos no elongamento das cadeias peptídicas. Apresenta atividade contra bactérias gram-negativas, gram-positivas e facultativas, incluindo a maioria das bactérias resistentes às cefalosporinas, fluoroquinolonas, inibidores de betalactâmicos/betalactamases, cepas multirresistentes e Enterobacterales resistentes aos carbapenêmicos. Foi aprovada pela FDA, em 2018, para o tratamento das infecções intra-abdominais complicadas. Apresenta alta ligação proteica (79 a 90%), meia-vida de aproximadamente 20 horas e amplo volume de distribuição (321 ℓ). A dose recomendada é de 1 mg/kg, de 12/12 horas diluídos em soro fisiológico a 0,9% e infundidos em 1 hora. Não é necessária a correção da dose na presença de insuficiência renal e somente pacientes com disfunção hepática grave (Child Pugh C) devem receber dose corrigida, assim como aqueles que devem receber concomitantemente medicações indutoras do sistema CYP450. As reações adversas mais comuns são reações no local da infusão, náuseas e vômitos. Como as outras tetraciclinas também podem causar inibição do crescimento ósseo, descoloração e hipoplasia dentária.

▶ **Omadaciclina**. É um novo antimicrobiano de amplo espectro e aprovado pela FDA em outubro de 2018 para o tratamento de pneumonia bacteriana adquirida na comunidade e infecções bacterianas agudas de pele e partes moles. Modificações estruturais na molécula da minociclina permitiram à síntese da omadacilina, que pertence à subclasse das aminometilciclinas. A cadeia lateral da aminometilciclina faz com que mecanismos de resistência que inativam à tetraciclina, como proteção ribossômica (Tet (B) e Tet (K) e efluxo (TetO), não inativem a omadaciclina, a qual permanece ativa contra patógenos resistentes à tetraciclina. A omadaciclina age inibindo a síntese proteica bacteriana ao se ligar à subunidade ribossômico 30S, impedindo a ligação do aminoacil-tRNA. Apresenta atividade contra cocos gram-positivos, bacilos gram-negativos (*Acinetobacter* spp., *Stenotrophomonas* maltophilia e *K. pneumoniae*), aneróbios (*B. fragilis*), *Chlamydophila pneumoniae, Legionella pneumophila* e *Mycoplasma pneumoniae*. Não tem atividade contra *P. aeruginosa*. Apresenta formulações intravenosa e oral, o que pode facilitar o tratamento sequencial. A formulação oral deve ser tomada após 4 horas de jejum e nenhum alimento ou bebida, exceto água, deve ser consumido por 2 horas após a sua administração. Não é necessária a correção da dose na insuficiência renal ou hepática, mas pode causar interações medicamentosas com anticoagulantes, porque as tetraciclinas deprimem a atividade da trombina plasmática. Os efeitos adversos mais comuns incluem: náuseas, vômitos, reações à infusão, aumento de transaminase e gama-GT, hipertensão, cefaleia, constipação intestinal, diarreia e insônia. Pode causar descoloração dos dentes e hipoplasia do esmalte dentário ou inibir o crescimento ósseo durante o desenvolvimento (até 8 anos). Foi observado um número maior de mortes no grupo de pacientes que receberam omadaciclina do que àqueles que receberam moxifloxacino [oito mortes (2%) *versus* quatro mortes (1%)] para o tratamento de pneumonia comunitária, o que levou à recomendação de um alerta em bula, apesar de a causa da diferença na mortalidade não ter sido estabelecida. Todas as mortes, em ambos os grupos de tratamento, ocorreram em pacientes > 65 anos com múltiplas comorbidades.

PRINCÍPIOS DE FARMACOCINÉTICA E FARMACODINÂMICA DOS ANTIMICROBIANOS

O tratamento antimicrobiano bem-sucedido requer concentrações suficientes do fármaco no local da infecção, para inibir o crescimento bacteriano. Para a antibioticoterapia ideal, é importante considerar os parâmetros ou índices PK/PD, que representam a relação entre a exposição aos antibióticos e o alcance dos efeitos terapêuticos, ou seja, a relação dose-concentração-resposta dos fármacos.

O termo PK/PD é oriundo das palavras farmacocinética (do inglês *pharmacokinetics*) e farmacodinâmica (do inglês *pharmacodynamics*) e foi introduzido na literatura científica na década de 1950.

Parâmetros farmacocinéticos

Os parâmetros farmacocinéticos de maior relevância são: (a) pico plasmático, que representa a concentração máxima ($C_{máx}$); (b) meia-vida ($t_{1/2}$), que é o tempo que um fármaco leva para reduzir sua concentração plasmática à metade, independentemente da dose administrada; (c) área abaixo da curva (do inglês *area under the curve* – AUC), que representa a medida fiel da quantidade de fármaco que penetra no sangue.

Ademais, também são importantes a ligação proteica, o volume de distribuição e o *clearance* dos antimicrobianos, pois as condições fisiopatológicas dos pacientes podem alterar esses parâmetros farmacocinéticos e comprometer o desfecho clínico.

Volume de distribuição

As propriedades físico-químicas dos fármacos, incluindo peso molecular, grau de ionização, ligação às proteínas, lipo e hidrossolubilidade, são fatores determinantes na distribuição dos antibióticos. O volume de distribuição (Vd) do fármaco pode ser aumentado por sua lipossolubilidade, o que, quando ocorre, indica alta concentração tecidual e baixa concentração plasmática.

Os antimicrobianos lipofílicos (fluoroquinolonas, tigeciclina e macrolídeos) têm grande Vd, com boa penetração intracelular e nos tecidos. Já os hidrofílicos com menor Vd (betalactâmicos, aminoglicosídeos, glicopeptídeos e oxazolidinonas) são distribuídos principalmente no espaço extracelular. O Vd do fármaco fornece as informações sobre o seu poder de penetração no organismo, ou seja, se o fármaco será capaz de chegar ao sítio da infecção com concentração adequada para combater o microrganismo.

Clearance

Muitos antibióticos comumente prescritos são eliminados/depurados do organismo através da eliminação renal, incluindo betalactâmicos, aminoglicosídeos e vancomicina (hidrofílicos), enquanto os lipofílicos têm *clearance* (Cl) predominantemente hepático. Logo, pode haver aumento da concentração plasmática em pacientes com insuficiência renal ou hepática, em consequência de menor depuração dos fármacos excretados por essas vias.

Parâmetros farmacodinâmicos

A farmacodinâmica, que estuda a dose-resposta, apresenta a relação entre o perfil farmacocinético do antimicrobiano e a suscetibilidade *in vitro* do patógeno, sendo que a curva concentração-tempo é determinada em função da concentração inibitória mínima (CIM), que é a concentração do antimicrobiano capaz de inibir ou eliminar a bactéria. Os parâmetros farmacodinâmicos são expressos em função da CIM: $C_{máx}$/CIM, AUC/CIM e T > CIM (tempo sobre a CIM) (Figura 69.3).

Tais parâmetros também são descritos como $f\,C_{máx}$/CIM, *f* AUC/CIM e *f* T > CIM, com o uso de *f* indicando que os valores para os índices PK/PD foram calculados considerando a fração do fármaco não ligada às proteínas (fração livre), responsável por sua ação terapêutica.

Para que um antimicrobiano exerça sua ação terapêutica, é necessário que, ao atingir o sítio de ligação, esteja em concentração acima da CIM, suficiente para eliminar o microrganismo. Para tanto, os índices de PK/PD devem ser utilizados com o objetivo de otimizar a atuação do antimicrobiano, reduzir rapidamente a carga bacteriana e, consequentemente, a exposição ao antimicrobiano e o risco da ocorrência de resistência.

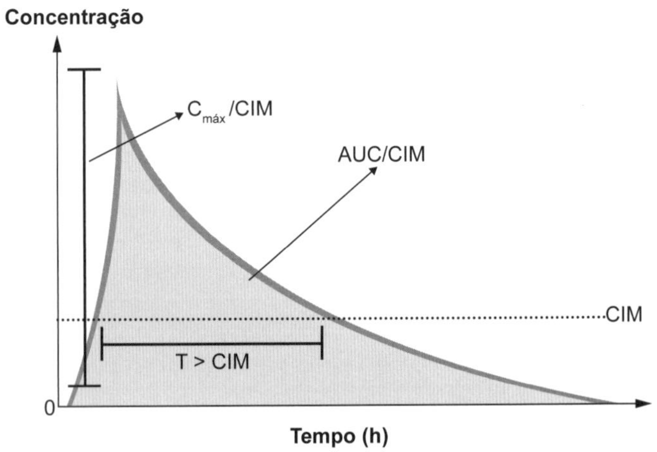

FIGURA 69.3 Parâmetros farmacodinâmicos dos antimicrobianos (tempo-dependente ou concentração-dependente). $C_{máx}$: concentração máxima; AUC: área abaixo da curva; T: tempo; CIM: concentração inibitória mínima.

Cada grupo farmacológico de antimicrobiano tem um mecanismo de ação peculiar, e os parâmetros ótimos de PD desses fármacos devem ser apreciados com a finalidade de se obter a terapêutica mais eficaz.

Aminoglicosídeos (amicacina, gentamicina), lipopeptídeos (daptomicina), nitroimidazólico (metronidazol), entre outros, têm ação bactericida concentração-dependente, com capacidade de inibir as bactérias de modo mais eficaz quando utilizadas concentrações mais elevadas, principalmente em infecções com alta carga bacteriana. O pico e, posteriormente, a AUC alcançados estão relacionados ao sucesso clínico, mesmo depois da queda das concentrações a níveis menores que a CIM, quando não há crescimento bacteriano significativo, devido ao seu efeito pós-antibiótico.

Apesar da falta de consenso, a administração de aminoglicosídeos em dose única diária parece mais eficaz que em doses fracionadas, visto que possibilita aumentar a relação $C_{máx}$/CIM.

O parâmetro farmacodinâmico ótimo para os betalactâmicos é T > CIM, ou seja, sua eficácia máxima se dá quando o microrganismo fica exposto por mais tempo à concentração em torno de quatro vezes acima da CIM no sítio da infecção. Por isso, recomenda-se a infusão prolongada, que atingiria mais facilmente esse nível de concentração.

A porcentagem do tempo de intervalo entre as doses que o nível sérico do fármaco livre deve exceder a CIM (*f* T > CIM), a fim de obter máxima eficácia bactericida, é de, no mínimo, 60 a 70% para as cefalosporinas, 50% para as penicilinas e 40% para os carbapenêmicos.

Os antimicrobianos com parâmetro farmacodinâmico ótimo relacionado a AUC/CIM apresentam ação terapêutica concentração-dependente com tempo-dependência, ou seja, concentração elevada dependente do tempo. Essa situação é observada com as fluoroquinolonas, com AUC/CIM ideal ≥ 125 para bactérias gram-negativas, e com a vancomicina, com AUC/CIM ideal ≥ 400.

Simulação de Monte Carlo

Podem-se empregar alguns modelos matemáticos para analisar as probabilidades de diferentes abordagens terapêuticas e auxiliar na tomada de decisão, utilizando os índices PK/PD.

A simulação de Monte Carlo é um desses modelos, e se caracteriza, essencialmente, pelo uso de *software* que, por meio de plataformas de simulação, expande o tamanho da amostra de um estudo e fornece previsões dos resultados prováveis para o desfecho do tratamento ou, mais precisamente, o alvo terapêutico, considerando situações diversas, como alterações de dose ou frequência do fármaco.

Quanto à administração de antibióticos, os principais requisitos para executar a simulação de Monte Carlo são: modelo farmacocinético bem avaliado e consistente, com distribuição definida e covariância dos parâmetros farmacocinéticos; modelo de covariável que forneça informações sobre o modo como os parâmetros farmacocinéticos mudam em relação aos sinais, sintomas e dados demográficos do paciente; modelo farmacodinâmico com inter-relação definida entre farmacocinética e farmacodinâmica.

Visto que as particularidades dos pacientes podem alterar a farmacocinética, interferindo na relação PK/PD, recomenda-se que as informações sobre os medicamentos sejam utilizadas, no cotidiano da prática médica, à beira do leito, possibilitando terapia antimicrobiana individualizada e melhores desfechos clínicos.

CONSIDERAÇÕES PARA O TRATAMENTO DAS MAIS FREQUENTES INFECÇÕES HOSPITALARES E COMUNITÁRIAS

Os tratamentos das infecções em tecidos e órgãos específicos são abordados na seção 3 – *Infecções classificadas por sistemas*. Neste capítulo, abordaremos as bases da terapêutica antimicrobiana e o tratamento mais atual das infecções por bactérias multirresistentes.

A escolha correta dos antimicrobianos é o ponto mais importante no tratamento de uma infecção, tanto comunitária, como adquirida no ambiente hospitalar. Como frequentemente a terapêutica inicial é empírica, e as primeiras 48 horas são críticas na evolução do processo infeccioso grave, como a sepse, a sobrevida do paciente certamente depende da escolha certa do tratamento antimicrobiano, até que se obtenham os resultados das culturas, e o aumento da resistência microbiana é grande obstáculo para a escolha correta do tratamento empírico.

Para o tratamento adequado do quadro infeccioso, é necessário que o diagnóstico microbiológico seja rápido (em tempo hábil para que o paciente se beneficie com o resultado do exame) e preciso (identificando corretamente o microrganismo e o perfil de sensibilidade aos antimicrobianos, tarefa que requer um microbiologista experiente e atualizado). Equipamentos mais modernos são capazes de identificar um microrganismo no prazo de horas – como a espectrometria de massa (MALDI-TOF-MS) –, e os possíveis genes relacionados à resistência – por meio de técnicas de biologia molecular (reação em cadeia da polimerase em tempo real [RT-PCR]) que, no entanto, não estão na prática clínica da maioria dos hospitais brasileiros.

Antes de iniciar um tratamento antimicrobiano para determinada infecção, o médico deve avaliar se está realmente diante de infecção bacteriana, principalmente nas infecções adquiridas na comunidade (em especial em unidades pediátricas). É comum tratar infecções virais, principalmente do trato respiratório superior, com antimicrobianos, acarretando custos desnecessários, efeitos adversos e seleção de resistência.

Como a maior parte dos tratamentos de infecções adquiridas na comunidade é realizada empiricamente, o tratamento antimicrobiano deve considerar dados microbiológicos de estudos clínicos: (a) os microrganismos mais frequentemente relacionados aos sítios de infecção e a sensibilidade aos antimicrobianos; e (b) as características farmacocinéticas e farmacodinâmicas do antimicrobiano escolhido, efeitos adversos e, principalmente, os custos da terapêutica.

Vale lembrar que nenhum antimicrobiano substitui ou permite tratamento seguro sem a drenagem de um foco infeccioso ou a troca de uma prótese ou material de síntese que originou o processo infeccioso. Assim, a retirada de um corpo estranho, o desbridamento e a drenagem do foco de infecção são fundamentais para o sucesso do tratamento.

Com o advento de novos antimicrobianos de uso oral com excelente ação para diversas infecções adquiridas na comunidade, muitos pacientes podem ser tratados de maneira eficaz no ambiente domiciliar. Entretanto, a análise criteriosa deve considerar: doenças associadas (imunodeprimidos desenvolvem frequentemente complicações mais graves, como bacteriemias); gravidade da infecção (determinando quadro de sepse); possibilidade de aderência ao tratamento (principalmente na comunidade, onde o custo do tratamento é fator limitante).

Novos antimicrobianos costumam chegar ao mercado com custos maiores, o que dificulta o tratamento em tempo adequado. A Figura 69.1 apresenta os principais antimicrobianos introduzidos no mercado nacional nos últimos 10 anos.

Infecções por enterobactérias produtoras de betalactamases de espectro estendido

Os carbapenêmicos (ertapeném, imipeném + cilastatina, meropeném e doripeném) são fármacos de escolha para o tratamento de infecções causadas por enterobactérias produtoras de ESBL. Estudos observacionais associam o tratamento com imipeném + cilastatina à redução de mortalidade, quando comparados a outros antimicrobianos. Algumas cepas podem apresentar sensibilidade *in vitro* a outros antimicrobianos betalactâmicos, como a cefamicina (cefoxitina), mas o tratamento com esses fármacos não é recomendado, devido aos limitados estudos clínicos. Do mesmo modo, não é recomendado utilizar cefepima nas infecções de maior gravidade (p. ex., infecções da corrente sanguínea e pneumonias), nem piperacilina + tazobactam para o tratamento de infecções por cepas produtoras de ESBL, mesmo apresentando sensibilidade *in vitro*. A resistência às quinolonas e aos aminoglicosídeos em cepas produtoras de ESBL também é frequente. A fosfomicina oral (em dose única ou por 3 dias consecutivos) é alternativa para o tratamento de ITU baixo (p. ex., cistites e uretrites), mas não é indicada para o tratamento de ITU alto (p. ex., pielonefrites), pois não atinge concentração sérica segura.

A tigeciclina apresenta potente atividade *in vitro* contra cocos gram-positivos e bacilos gram-negativos (exceto *P. aeruginosa* e *Proteus mirabilis*). Com relação aos bacilos gram-negativos, apresenta excelente atividade contra a maioria das enterobactérias (exceto *P. mirabilis*), não sendo afetada pela produção de ESBL e/ou carbapenemases. Porém, a tigeciclina não tem adequada concentração no trato urinário e atinge baixa concentração sérica nas doses recomendadas. Estudos de metanálise de não inferioridade demonstraram aumento de mortalidade e maiores taxas de falha no tratamento de infecções com tigeciclina do que seus comparadores, principalmente em PAV. Assim, até o momento não é recomendada para a monoterapia com tigeciclina nas infecções graves por enterobactérias produtoras de ESBL, nem para o tratamento de ITU, devido à sua baixa concentração.

Infecções por enterobactérias produtoras de carbapenemases | *Klebsiella pneumoniae* produtora de carbapenemases classe A

As infecções causadas por cepas produtoras de carbapenemases têm aumentado, principalmente em UTI, mas as opções terapêuticas são muito limitadas. Essas cepas são resistentes a todas as cefalosporinas e têm CIM elevadas dos carbapenêmicos. A escolha do antimicrobiano deve ter por base o perfil de sensibilidade. As combinações com os novos inibidores de betalactamases, como ceftazidima-avibactam, imipeném-relebactam e meropeném-vaborbactam podem ser empregadas em monoterapia para o tratamento das infecções causadas por Enterobacterales produtores de carbapenemases de classe A sensíveis a essas combinações. Caso não seja possível, a administração dessas combinações, a terapia combinada com dois outros agentes, que apresentem sensibilidade *in vitro*, tem sido recomendada como terapia alternativa, pois a monoterapia com esses agentes foi associada a maiores taxas de mortalidade. A combinação de meropeném (MIC, $\leq$ 8 μg/mℓ) com um outro antimicrobiano demonstrou eficácia superior às combinações que não continham carbapenêmicos.

Apesar de essas cepas apresentarem resistência aos carbapenêmicos, diversos estudos têm combinado um carbapenêmico a polimixina B ou E, com ou sem um aminoglicosídeo nas infecções graves. Esses antimicrobianos devem ser prescritos na dose máxima. A resistência dessas cepas à polimixina tem aumentado, como também aos aminoglicosídeos. Em unidades que as polimixinas são utilizadas frequentemente, a taxa de resistência tem aumentado significativamente. O contrário também é verdadeiro, restringindo a utilização de polimixina B/E, há uma redução da resistência a esse antimicrobiano. Se sensíveis, os aminoglicosídeos são boa opção para o tratamento das ITU, devido à alta concentração que atingem, tanto no parênquima renal, como na urina. Porém, a nefrotoxicidade tem relação direta ao tempo de uso. Os aminoglicosídeos devem ser evitados em períodos superiores a 7 dias.

Estudos recentes de série de casos têm associado dois carbapenêmicos (meropeném e ertapeném ou doripeném e ertapeném) a uma polimixina no tratamento dessas infecções. Uma explicação para boa resposta clínica é que o ertapeném tem ligação mais estável às carbapenemases, o que inativaria as enzimas, possibilitando a ação do meropeném. Outra hipótese seria o aumento da concentração de betalactâmicos com relação à concentração de carbapenemase produzida pelo patógeno.

A tigeciclina apresenta potente atividade *in vitro* contra a maioria das enterobactérias, incluindo cepas produtoras de carbapenemases. Porém, como já referido, a tigeciclina não tem adequada concentração no trato urinário e atinge baixa concentração sérica nas doses recomendadas, além de serem poucos os dados clínicos de tratamento dessas cepas com tigeciclina. Assim, até o momento a monoterapia com tigeciclina em infecções graves não é recomendado. Preferimos a tigeciclina associada a outros antimicrobianos, principalmente no tratamento de pneumonias por *K. pneumoniae* produtora de carbapenemases.

A fosfomicina é alternativa terapêutica (sempre associada a outros antimicrobianos) que tem sido utilizada em infecções por *Klebsiella pneumoniae* produtora de carbapenemases (KPC). A fosfomicina tem amplo espectro de atividade contra bactérias aeróbias gram-negativas. Tem atividade antimicrobiana *in vitro* contra isolados de *E. coli* e KPC. Na Europa, a fosfomicina é comercializada na formulação intravenosa (fosfomicina dissódica), mas no Brasil, apenas a formulação para uso oral (fosfomicina trometamol) está disponível comercialmente, na forma de sachê. A formulação oral tem baixa biodisponibilidade e deve ser indicada apenas em ITU baixo.

Infecções por bacilos não fermentadores | *Pseudomonas aeruginosa* e *Acinetobacter baumannii*

O uso combinado de antimicrobianos também tem sido empregado no tratamento de infecções graves causadas por *Pseudomonas aeruginosa* resistentes aos carbapenêmicos e espécies de *Acinetobacter*. As polimixinas são eficazes contra a maioria desses organismos *in vitro* e constituem um dos pilares do tratamento, principalmente quando esses isolados são produtores de carbapanemases. A adição de tratamento inalatório com polimixina ou tobramicina em PAV tem sido defendida para o tratamento de cepas multirresistentes. A tigeciclina é ativa contra a maioria das *Acinetobacter*, mas inativa contra *Pseudomonas aeruginosa*. Outras associações com rifampicina e aminoglicosídeo por via intravenosa têm sido consideradas no tratamento de cepas multirresistentes e devem ser escolhidas de acordo com o teste de sensibilidade.

Infecções por gram-positivos | *S. aureus*, *Staphylococcus* coagulase-negativo e enterococos

Isoxazolilpenicilinas, como a oxacilina (Brasil) e a meticilina (EUA e Europa), e cefalosporinas de primeira geração são antimicrobianos de escolha no tratamento de infecções por *S. aureus* a eles sensíveis, principalmente em infecções adquiridas na comunidade.

No fim da década de 1960, detectou-se resistência às isoxazolilpenicilinas, relacionada à alteração no sítio de ligação da oxacilina (proteínas ligadoras de penicilina) causada pelo gene *mecA*, determinando o início do uso da vancomicina no tratamento de infecções por cepas resistentes à oxacilina.

Nessa época, a vancomicina era fármaco pouco purificado que ocasionava quadros significativos de alergia e toxicidade renal, reações adversas que diminuíram com o uso de vancomicina mais purificada. A primeira infecção clínica por *S. aureus* com suscetibilidade intermediária à vancomicina foi descrita no Japão em 1996. A partir de então, essa resistência foi sendo descrita em diversos países. Relatos mostravam que os pacientes com infecções por *S. aureus* com resistência intermediária à vancomicina geralmente eram expostos a esse antibiótico (p. ex., um paciente que realizava diálise peritoneal e tinha peritonite por MRSA tratada com vancomicina). Seis agentes foram isolados, e apenas um deles demonstrou resistência intermediária, com CIM de 8 mg/mℓ. Vale ressaltar que isso ocorreu praticamente 40 anos após sua descoberta, mostrando a importância da vancomicina no retardo do surgimento de resistência.

Estudos demonstraram que a resistência intermediária do *S. aureus* à vancomicina não se relacionava à produção de enzimas de betalactamases ou a alguma alteração de sítio de ligação (o que ocorre na oxacilina), mas ao fato de a vancomicina ser molécula grande, o que dificultava sua penetração nos estafilococos. Em 2002, surgiram as primeiras descrições de cepas de *S. aureus* totalmente resistentes à vancomicina, estando essa aquisição de resistência relacionada ao gene *VanA*.

A partir do ano 2001, foi descrita cepa com características diferentes do MRSA, porém sensível a outros antimicrobianos pouco usuais na rotina em infecções graves por esse microrganimo (sulmetaxazol + trimetoprima, clindamicina e quinolonas). Esse mecanismo de resistência começou a ser estudado e, embora ainda não esteja bem elucidado, parece ter relação a um cassete cromossômico, relacionado ao próprio gene *SCCmec*, que provoca resistência exclusivamente à oxacilina, deixando as cepas sensíveis aos antimicrobianos citados. Essas infecções podem evoluir com sepse, geralmente iniciando como infecção cutânea, mais prevalente em crianças e com alta taxa de mortalidade.

Infecções por cepas de *S. aureus* resistentes à meticilina (oxacilina) adquiridas na comunidade (CA-MRSA) têm maior prevalência nos EUA e têm sido descritas na América Latina, com surtos no Uruguai e casos isolados no Brasil. Nos EUA, vários estudos demonstram que cerca de 60% dos pacientes que procuraram unidades de emergência com infecções graves de pele se devem ao CA-MRSA, cenário preocupante, visto que essas cepas são produtoras de toxinas (leucocidinas) que causam alterações como poros nos neutrófilos, acarretando quadros de necrose pulmonar e pneumonias bastante graves. Embora inicialmente na comunidade, as cepas de *S. aureus* também ocorrem no ambiente hospitalar, sendo consideradas atualmente as mais prevalentes nas infecções relacionadas à assistência à saúde nos EUA.

O que diferencia os surtos de infecção por *S. aureus* no Uruguai, na Europa e nos EUA é o mecanismo relacionado à resistência aos antibióticos. O gene *mecA*, por exemplo, caracteriza a cepa hospitalar como tipo II, mas caracteriza a cepa comunitária como tipo IV. A produção de toxina também é muito frequente, principalmente Panton-Valentine (PVL) uma leucocidina, sendo a resistência da cepa hospitalar a diversos antimicrobianos, e da cepa comunitária específica para betalactâmicos.

Outro ponto importante seria avaliar se o uso mais amplo da vancomicina em UTI teria mudado a característica das cepas de MRSA dentro dos hospitais. Estudos demonstram que, no Brasil, esse fenômeno se relaciona muito mais à disseminação clonal de cepas de MRSA, com alta resistência à vancomicina em determinadas unidades, do que com o chamado *MIC creep*, aumento progressivo da CIM que pode estar relacionado ao uso extensivo da vancomicina.

A discussão sobre o aumento da resistência e sobre as próprias características da vancomicina em termos de toxicidade renal, pobre penetração no tecido pulmonar, baixa atividade bactericida e outros levou vários pesquisadores a escreverem sobre a necessidade de novos fármacos no tratamento dessas infecções, embora a vancomicina ainda seja considerada fármaco de referência, principalmente devido à experiência acumulada em mais de 60 anos de uso clínico.

O maior problema está nas cepas com elevada CIM. Caso as cepas de MRSA isoladas em ambiente hospitalar apontem CIM em torno de 2 mg/mℓ, os pacientes com infecções graves não devem ser tratados com glicopeptídeos (vancomicina e teicoplanina). Estudos apontam que seriam necessárias doses muito altas de vancomicina (até 4 g/dia), o que acarreta toxicidade e inviabiliza o tratamento. O nível sérico da vancomicina é importante ser monitorado conforme já discutido anteriormente.

A daptomicina é comercializada no Brasil, indicada para o tratamento de infecção de pele e partes moles por gram-positivos sensíveis e infecções da corrente sanguínea (ICS) por *Staphylococcus aureus*, incluindo as associadas à endocardite infecciosa (EI) direita, causadas por isolados sensíveis e resistentes à meticilina. Contudo, não é recomendada para o tratamento de pneumonia, pois tem relação direta com o surfactante pulmonar, perdendo sua atividade no pulmão. Trata-se de fármaco com rápida atividade bactericida de amplo espectro contra bactérias gram-positivas. Seu mecanismo de ação consiste na ligação da membrana celular, através de inserção cálcio-dependente, formando estrutura condutora de íons que despolariza rapidamente a membrana celular, via efluxo de potássio e, possivelmente, outros íons, impedindo a síntese proteica e resultando na morte celular. Sua atividade é contra gram-positivos (*Staphylococcus aureus* e SCN) e contra *Enterococcus* spp. e demais gram-positivos (*in vitro*).

Para o tratamento de infecções por enterococos, utilizamos a associação de ampicilina e gentamicina, quando sensíveis; quando resistentes à ampicilina, a vancomicina é opção terapêutica. Nos casos de resistência à vancomicina, optamos por linezolida ou daptomicina (*E. faecalis*). Cepas de *E. faecium* são mais frequentemente resistentes, tanto à vancomicina como à daptomicina.

Oxazolidinonas são classe sintética de antimicrobianos descobertos em 1987. Atualmente, linezolida (Zyvox®) e a Tedizolida (Sivextro®) são comercialmente disponíveis. O espectro antimicrobiano das oxazolidinonas é semelhante ao da vancomicina, com atividade contra a maioria dos organismos gram-positivos, incluindo MRSA VRE e pneumococo resistente à penicilina. A linezolida é bacteriostática para enterococos e estafilococos, mas bactericida para *Streptococcus pyogenes* e *Bacteroides fragilis*, e atinge os níveis máximos de pico no plasma dentro de 1 a 2 horas após a administração. Tem 100% de biodisponibilidade e excelente penetração em secreções respiratórias. A dose recomendada é de 600 mg a cada 12 horas. A linezolida é alternativa aos glicopeptídeos no tratamento de pneumonia, infecções da pele e da estrutura da pele, causadas por MRSA e bactérias gram-positivas. A elevada penetração da linezolida em secreções respiratórias contribui para a sua grande eficácia no tratamento de pneumonia causada por *Staphylococcus aureus* e *Streptococcus pneumoniae*.

Alguns estudos clínicos mostram superioridade da linezolida em relação à vancomicina, em pneumonias causadas por MRSA, sem mudança na mortalidade, mas a confirmação desses resultados carece de estudos prospectivos adicionais. A resistência à linezolida ainda é considerada evento raro, mas já foi descrita, principalmente em SCN. Em estudos pré-clínicos em animais, ocorreu mielossupressão (particularmente trombocitopenia, em 2,2% dos pacientes, em geral ao fim de 2 semanas de tratamento) reversível com o tempo e dependente da dose. No entanto, o uso a longo prazo é associado à incidência de até 10%.

A linezolida não está aprovada para o tratamento de infecções da corrente sanguínea (ICS) relacionadas com o cateter e endocardites. A utilização da linezolida em ICS e endocardites devem ser analisadas com muito critério e em situações que não há outra opção terapêutica.

Sugestão de tratamento empírico

O tratamento empírico de infecções graves e sepse adquiridas na comunidade, pacientes que necessitam de internação e infecções relacionadas à assistência à saúde para pacientes adultos com peso de 60 kg deve ser ajustado de acordo com os resultados de culturas, a função renal e o peso do paciente (Tabela 69.4).

TABELA 69.4 Opções antimicrobianas frequentemente utilizadas no tratamento das principais infecções bacterianas adquiridas na comunidade e nas relacionadas à assistência à saúde.

Infecções comunitárias	
Pneumonia	Ceftriaxona (1 g, IV, de 12/12 h) + claritromicina (500 mg, IV, 12/12 h). História de DPOC: trocar ceftriaxona por cefepima 1 g, 8/8 h ou meropeném 1 g, IV, 8/8 h Pneumonia aspirativa: trocar claritromicina por clindamicina (600 mg, IV, 6/6 h) O paciente deve ser avaliado para o risco de infecção por *S. aureus* resistente à meticilina (oxacilina) na comunidade (CA-MRSA). Nos casos que existir aumento do risco, introduzir vancomicina: dose de ataque de 30 mg/kg (não exceder 2 g), infundir em 2 h e, a seguir, 15 mg/kg/dose, 12/12 h
Infecção do trato urinário	Amicacina 1 g, dose única diária ou ceftriaxona 1 g, IV, 12/12 h História de uso prévio de antibiótico nos últimos 15 dias ou calculose renal, introduzir carbapenêmico: meropeném (1 g, IV, 8/8 h) ou imipeném-cilastatina (500 mg, IV, 6/6 h)
Abdome agudo	Ceftriaxona (1 g, IV, 12/12 h) + metronidazol (500 mg IV, 8/8 h) ou piperacilina/tazobactam (4,5 g, IV, 6/6 h)
Pele e partes moles	Erisipela ou celulite sem sinais de necrose de tecido: cefalotina (2 g, 6/6 h) ou oxacilina (2 g, IV, 4/4 h) com ou sem clindamicina 600 mg, 6/6 h, se for extenso ou se houver sinais de necrose
Sepse sem foco determinado	Ceftriaxona (1 g, 12/12 h) ou meropeném (1 g, IV, 8/8 h) + vancomicina (dose de ataque de 30 mg/kg, não exceder 2 g, infundir em 2 h e, a seguir, 15 mg/kg/dose, 12/12 h)

(continua)

TABELA 69.4 Opções antimicrobianas frequentemente utilizadas no tratamento das principais infecções bacterianas adquiridas na comunidade e nas relacionadas à assistência à saúde. (*continuação*)

Infecções relacionadas à assistência à saúde	
Pneumonia associada à ventilação mecânica	Meropeném (1 g, IV, 8/8 h) ou imipeném (500 mg, IV, 6/6 h) com ou sem polimixina B (500.000 UI, IV, 8/8 h) + vancomicina (dose de ataque de 30 mg/kg, não exceder 2 g, infundir em 2 h e, a seguir, 15 mg/kg/dose, 12/12 h). A associação da vancomicina ou polimixina dependerá do perfil epidemiológico da instituição
Infecção da corrente sanguínea relacionada a cateter ou sepse sem foco determinado	Vancomicina (dose de ataque de 30 mg/kg, não exceder 2 g, infundir em 2 h e, a seguir, 15 mg/kg/dose, 12/12 h) + meropeném (2 g, IV, 8/8 h) ou imipeném (1 g, IV, 6/6 h) com ou sem polimixina B (500.000 UI, IV, 8/8 h), dependendo do perfil epidemiológico da instituição
Infecção do trato urinário	Amicacina 1 g, dose única diária, meropeném (2 g, IV, 8/8 h) ou imipeném (1 g, IV, 6/6 h)
Infecção intra-abdominal secundária	Piperacilina + tazobactam 4,5 g, 8/8 h, meropeném (2 g, IV, 8/8 h) ou imipeném (1 g, IV, 6/6 h) + gentamicina (5 mg/kg, dose única diária), com ou sem vancomicina (dose de ataque de 30 mg/kg, não exceder 2 g, infundir em 2 h e, a seguir, 15 mg/kg/dose, 12/12 h)
Infecções de pele e partes moles	Piperacilina + tazobactam 4,5 g, 8/8 h, meropeném (2 g, IV, 8/8 h) ou imipeném (1 g, IV, 6/6 h) + vancomicina (dose de ataque de 30 mg/kg, não exceder 2 g, infundir em 2 h e, a seguir, 15 mg/kg/dose, 12/12 h)

BIBLIOGRAFIA

Amato Neto V, Nicodemo AC, Lopes HV. Antibióticos na prática médica. 6. ed. São Paulo: Sarvier, 2008. 333 p.

Anvisa. Boletim Segurança do Paciente e Qualidade em Serviços de Saúde nº 23: Avaliação dos indicadores nacionais das infecções relacionadas à assistência à saúde (IRAS) e resistência microbiana (RM), Ano e 2020.

Beltrán BC. Farmacocinética y farmacodinamia de antimicrobianos: Utilidad práctica. Rev Chil Infect. 2004;21(Suppl 1):S39-44.

Bennett JE, Dolin R, Blaser MJ. Mandell, Douglas, and Bennett's principles and practices of infectious diseases. 7. ed. Philadelphia: Churchill Livingstone; 2010.

Butler MS, Hansford KA, Blaskovich MA, Halai R, Cooper MA. Glycopeptide antibiotics: back to the future. J Antibiot (Tokyo). 2014;67(9):631-44.

Diekema DI, Jones RN. Oxazolidinones: a review. Drugs. 2000;59(1):7-16.

Drusano GL. Antimicrobial pharmacodynamics: critical interactions of "bug and drug". Nat Rev Microbiol. 2004;2(4):289-300.

Gould IM, Miró JM, Rybak MJ. Daptomycin: the role of high-dose and combination therapy for Gram-positive infections. Int J Antimicrob Agents. 2013;42(3):202-10.

Hair PI, Keam SJ. Daptomycin: a review of its use in the management of complicated skin and soft-tissue infections and Staphylococcus aureus bacteraemia. Drugs. 2007;67(10):1483-512.

Han J, Sauberan J, Tran MT, Adler-Shohet FC, Michalik DE, Tien TH *et al.* Implementation of Vancomycin Therapeutic Monitoring Guidelines: Focus on Bayesian Estimation Tools in Neonatal and Pediatric Patients. Ther Drug Monit. 2022 Apr 1;44(2):241-252.

Heaney M, Mahoney MV, Gallagher JC. Eravacycline: The Tetracyclines Strike Back. Ann Pharmacother. 2019 Nov;53(11):1124-1135.

Johan W, Mouton JW, Dudley MN, Cars O, Derendorf H, Drusano GL. Standardization of pharmacokinetic/pharmacodynamic (PK/PD) terminology for anti-infective drugs: an update. J Antimicrob Chemother. 2005;55(5):601-7.

Klinker KP, Borgert SJ. Beyond Vancomycin: The Tail of the Lipoglycopeptides. Clin Ther. 2015 Dec 1;37(12):2619-36.

Matlock A, Garcia JA, Moussavi K, Long B, Liang SY. Advances in novel antibiotics to treat multidrug-resistant gram-negative bacterial infections. Intern Emerg Med. 2021 Nov;16(8):2231-2241.

Matsumoto K, Oda K, Shoji K, Hanai Y, Takahashi Y, Fujii S *et al.* Clinical Practice Guidelines for Therapeutic Drug Monitoring of Vancomycin in the Framework of Model-Informed Precision Dosing: A Consensus Review by the Japanese Society of Chemotherapy and the Japanese Society of Therapeutic Drug Monitoring. Pharmaceutics. 2022 Feb 23;14(3):489.

Medidas de prevenção e controle da resistência microbiana e programa de uso racional de antimicrobianos em serviços de saúde. Disciplina de Infectologia da UNIFESP. Medeiros EAS, Stempliuk VA, Santi LQ, Sallas J (coord.) São Paulo: UNIFESP, 2007. 180.

Mendes RE, Deshpande LM, Jones RN. Linezolid update: stable *in vitro* activity following more than a decade of clinical use and summary of associated resistance mechanisms. Drug Resist Updat. 2014;17(1-2):1-12.

Organização Pan-Americana da Saúde (OPAS/OMS), Agência Nacional de Vigilância Sanitária, Coordenação de Laboratórios de Saúde Pública.

Organização Pan-Americana da Saúde (Brasil), Agência Nacional de Vigilância Sanitária, Coordenação de Laboratórios de Saúde Pública. Uso racional de antimicrobianos para prescritores. Disciplina de Infectologia da UNIFESP, Medeiros EAS, Stempliuk VA, Santi LQ, Sallas J. coordenadores. São Paulo: Unifesp, 2008. 262 p.

Popovic M, Steinort D, Pillai S, Joukhadar C. Fosfomycin: an old, new friend? Eur J Clin Microbiol Infect Dis. 2010;29(2):127-42.

Roberts JA, Kirkpatrick CMJ, Lipman J. Monte Carlo simulations: maximizing antibiotic pharmacokinetic data to optimize clinical practice for critically ill patients. J Antimicrob Chemother. 2011;66(2):227-31.

Roberts JA, Lipman J. Pharmacokinetic issues for antibiotics in the critically ill patient. Crit Care Med. 2009;37(3):840-51.

Stein GE, Babinchak T. Tigecycline: an update. Diagn Microbiol Infect Dis. 2013;75(4):331-6.

Syed YY. Cefiderocol: A Review in Serious Gram-Negative Bacterial Infections. Drugs. 2021 Sep;81(13):1559-1571.

Tamma PDA, Samuel L *et al.* Infectious diseases society of america antimicrobial resistant treatment guidance: Gram-negative bacterial infections. A focus on extended-spectrum β-lactamase producing enterobacterales (esbl-e), carbapenemresistant enterobacterales (cre), and pseudomonas aeruginosa with difficult-to-treat resistance (dtrp. Aeruginosa). Infectious Disease Society of America Practice Guidelines. Clin Infect Dis. 2020;72:169.

Turner RB, Kojiro K, Shephard EA, Won R, Chang E, Chan D *et al.* Review and Validation of Bayesian Dose-Optimizing Software and Equations for Calculation of the Vancomycin Area Under the Curve in Critically Ill Patients. Pharmacotherapy. 2018;38(12):1174-83.

Udy AA, Roberts JA, Lipman J. Clinical implications of antibiotic pharmacokinetic principles in critically ill. Int Care Med. 2013;39(12):2070-82.

van Duin D, Bonomo RA. Ceftazidime/Avibactam and Ceftolozane/Tazobactam: Second-generation β-Lactam/β-Lactamase Inhibitor Combinations. Clin Infect Dis. 2016 Jul 15;63(2):234-41.

Wang M, Earley M, Chen L, Hanson BM, Yu Y, Liu Z *et al.* Multi-Drug Resistant Organism Network Investigators. Clinical outcomes and bacterial characteristics of carbapenem-resistant Klebsiella pneumoniae complex among patients from different global regions (CRACKLE-2): a prospective, multicentre, cohort study. Lancet Infect Dis. 2022 Mar;22(3):401-412.

Zavascki AP. Polymyxins for the treatment of extensively-drug-resistant Gram-negative bacteria: from pharmacokinetics to bedside. Expert Rev Anti Infect Ther. 2014;12(5):531-3.

Zhanel GG, Esquivel J, Zelenitsky S, Lawrence CK, Adam HJ, Golden A *et al.* Omadacycline: A Novel Oral and Intravenous Aminomethylcycline Antibiotic Agent. Drugs. 2020 Feb;80(3):285-313.

Zhanel GG, Golden AR, Zelenitsky S, Wiebe K, Lawrence CK, Adam HJ *et al.* Cefiderocol: A Siderophore Cephalosporin with Activity Against Carbapenem-Resistant and Multidrug-Resistant Gram-Negative Bacilli. Drugs. 2019 Feb;79(3):271-289.

Zhanel GG, Karlowsky JA, Rubinstein E, Hoban DJ. Tigecycline: a novel glycylcycline antibiotic. Expert Rev Anti Infect Ther. 2006;4(1):9-25.

Zhanel GG, Lawson CD, Zelenitsky S, Findlay B, Schweizer F, Adam H *et al.* Comparison of the next-generation aminoglycoside plazomicin to gentamicina, tobramycin and amikacin. Expert Rev Anti Infect Ther. 2012 Apr;10(4):459-73.

70 Terapia Antiviral

Nancy Bellei • Klinger Soares Faíco-Filho

INTRODUÇÃO

A maioria das substâncias descritas neste capítulo é destinada ao tratamento das infecções por herpes-vírus humano. O tratamento antiviral da AIDS, antirretrovirais, bem como dos vírus causadores de hepatites crônicas (hepatites B e C) está descrito nos respectivos capítulos. Finalizando, comentaremos as substâncias antivirais atualmente disponíveis e recomendadas para o tratamento da infecção por influenza e o primeiro antiviral disponível para tratamento de COVID-19.

HERPES-VÍRUS 1 E 2

Com relação aos vírus da família dos herpes-vírus humanos, oito tipos são conhecidos e que diferem em suas propriedades biológicas, sítio de latência e quadro clínico: herpes-vírus simples tipo 1 (HSV-1); herpes-vírus simples tipo 2 (HSV-2); vírus varicela-zóster (VZV), tipo 3; vírus Epstein-Barr (EBV), tipo 4; citomegalovírus (CMV), tipo 5; herpes-vírus humano 6 (HHV-6); herpes-vírus humano 7 (HHV-7); herpes-vírus humano 8 (HHV-8). Descreveremos a seguir o tratamento específico mais utilizado na prática clínica para herpes-vírus 1 e 2, VZV e CMV.

Tratamento

O uso de antivirais é a base do tratamento da infecção pelos herpes-vírus, entretanto, não erradica o vírus latente e não tem impacto na recorrência após a descontinuação do tratamento (Tabela 70.1). Em geral, as substâncias disponíveis inibem a replicação viral por meio da competição como substrato para a DNA polimerase viral.

Aciclovir

Análogo sintético da guanosina usado no tratamento de HSV e VZV. A atividade antiviral é dependente da atividade do aciclovir-trifosfato; este processo é inicialmente catalisado pela timidinoquinase viral (TK) e depois por enzimas do hospedeiro. Aciclovir-trifosfato serve como um substrato competitivo para a DNA polimerase viral, e sua incorporação na cadeia de DNA resulta em término de replicação viral.

A sensibilidade é variável, com o HSV-1 sendo o mais suscetível, seguido de HSV-2 e VZV, sendo que as concentrações elevadas de aciclovir podem também inibir o CMV *in vitro*, mas o aciclovir não é recomendado clinicamente para o tratamento de doenças por CMV. A formulação intravenosa fornece excelente penetração nos tecidos, incluindo o cerebrospinal (LCS), porém o aciclovir oral proporciona biodisponibilidade baixa, de 15 a 30%. A substância é excretada por filtração glomerular e secreção tubular. Assim, o aciclovir (IV) pode causar nefrotoxicidade reversível em 5 a 10% dos pacientes devido à precipitação de cristais intratubulares. A nefropatia é mais comum quando o aciclovir é administrado como uma infusão rápida (chegando a concentrações > 25 mg/μℓ) ou em caso de desidratação e alteração renal preexistentes. Sintomas neurológicos reversíveis, como delírio e convulsões, podem ocorrer raramente em pessoas idosas e pessoas com insuficiência renal. Outros efeitos adversos são sintomas gastrintestinais, mielossupressão e exantema.

A resistência de HSV ao aciclovir pode ocorrer especialmente em pacientes imunocomprometidos, por seleção de mutantes virais que são deficientes em TK (que resulta em incapacidade para ativar o aciclovir) ou que tenham alterado a polimerase com afinidade reduzida para o aciclovir-trifosfato.

Valaciclovir

É a formulação éster de L-valina do aciclovir (profármaco), responsável por maior biodisponibilidade (55%) que o aciclovir oral. Depois da absorção, o valaciclovir é hidrolisado a aciclovir pela passagem intestinal e metabolismo hepático com concentração máxima no soro, em 1 a 3 horas, apresentando nível sérico muito mais elevado do que com o aciclovir oral. O mecanismo de ação e de espectro de atividade de valaciclovir é idêntico ao do aciclovir. Os efeitos adversos de valaciclovir são semelhantes aos de aciclovir. O mecanismo de resistência do valaciclovir é idêntico ao do aciclovir (mutação TK); no entanto, por alcançar níveis mais elevados no soro, reduz o risco de resistência em comparação com aciclovir oral. Valaciclovir e aciclovir são ambos seguros para utilização em pacientes gestantes.

Fanciclovir

Fanciclovir é um diacetil 6-desoxi análogo ao penciclovir, com biodisponibilidade de 77%, alcançando concentrações no plasma de pico em 1 hora, também excretado por via renal. Fanciclovir é ativo contra HSV-1, HSV-2, VZV. Seu mecanismo de ação é por inibição da síntese do DNA do herpes, como um substrato para a polimerase. Os efeitos adversos mais comuns são cefaleia e, eventualmente, náuseas.

TABELA 70.1 Tratamento das infecções causadas por herpes simples.

Herpes labial/ gengivoestomatite	Primeiro episódio	Aciclovir oral 200 mg, 5 vezes/dia, durante 7 dias ou fanciclovir 500 mg, 2 vezes/dia, durante 7 dias ou valaciclovir 1.000 mg, 2 vezes/dia, durante 7 dias
	Episódios recorrentes	Aciclovir oral 400 mg, 5 vezes/dia, durante 5 dias ou fanciclovir 750 mg, 2 vezes/dia, durante 1 dia ou 1.500 mg, dose única, ou valaciclovir 2.000 mg, 2 vezes/dia, durante 1 dia
	Terapia supressiva	Aciclovir oral 400 mg, 2 vezes/dia ou valaciclovir 500 mg, 1 vez/dia ou valaciclovir 1.000 mg 1 vez/dia ou fanciclovir 500 mg, 2 vezes/dia
Herpes genital	Primeiro episódio	Aciclovir oral 400 mg, 3 vezes/dia, durante 7 a 10 dias ou aciclovir oral 200 mg, 5 vezes/dia, durante 7 a 10 dias ou fanciclovir 250 mg, 3 vezes/dia, durante 7 a 10 dias ou valaciclovir 1.000 mg, 2 vezes/dia, durante 7 a 10 dias
	Episódios recorrentes	Aciclovir oral 400 mg, 3 vezes/dia, durante 5 dias ou aciclovir oral 800 mg, 2 vezes/dia, durante 5 dias ou aciclovir 800 mg, 3 vezes/dia, durante 2 dias ou fanciclovir 125 mg, 2 vezes/dia, durante 5 dias ou fanciclovir 1.000 mg, 2 vezes/dia, durante 1 dia ou fanciclovir 500 mg, dose única, seguido de 250 mg, 2 vezes/dia, durante 2 dias ou valaciclovir 500 mg, 2 vezes/dia, durante 3 dias ou valaciclovir 1.000 mg, 1 vez/dia, durante 5 dias
	Terapia supressiva	Aciclovir oral 400 mg, 2 vezes/dia ou fanciclovir 250 mg, 2 vezes/dia ou valaciclovir 500 mg, 1 vez/dia ou valaciclovir 1.000 mg, 1 vez/dia
Herpes disseminado, com acometimento visceral e meningoencefalite	Aciclovir 10 a 15 mg/kg a cada 8 h, IV, por 14 a 21 dias	
Herpes neonatal	Aciclovir 20 mg/kg a cada 8 h, IV, por 21 dias. Alguns autores recomendam continuar supressão com solução oral por 3 a 4 meses	
Infecção ocular pelo HSV	Antivirais de uso tópico: trifluridina ou aciclovir ou idoxuridina ou vidarabina	
Infecção por HSV resistente ao aciclovir	Foscarnet 40 mg/kg a cada 8 h, IV	

IV: via intravenosa.

Penciclovir

Penciclovir é um análogo de guanina acíclica, que é quimicamente semelhante ao aciclovir. Como é fracamente absorvido a partir do trato gastrintestinal, está disponível apenas como uma terapia tópica para herpes mucocutâneo. Para o uso sistêmico, penciclovir foi reformulado para o fanciclovir profármaco oral.

Nos casos de herpes labial/gengivoestomatite recorrentes, o tratamento com antiviral oral é efetivo quando iniciado em até 48 horas do aparecimento da lesão. O uso tópico de aciclovir 5% e penciclovir 1% não é tão efetivo quanto o uso de medicamentos sistêmicos e, embora alguns estudos demonstrem redução no tempo de cicatrização e na gravidade das lesões, outros estudos não conseguiram mostrar eficácia do tratamento tópico.

A terapia supressiva pode ser considerada em pacientes que apresentam recorrências frequentes de herpes labial e/ou genital. Estudos demonstram redução da frequência de recorrências em 70 a 80%.

VARICELA E HERPES-ZÓSTER

O vírus varicela-zóster (VZV) causa duas doenças distintas: (a) varicela (catapora), que é resultante da infecção primária pelo VZV, ocorrendo geralmente em crianças; e (b) herpes-zóster (HZ), decorrente principalmente da reativação do vírus latente nos neurônios e com menor frequência por reinfecção por outro subtipo.

Tratamento

Varicela em crianças é uma doença benigna que, em geral, não necessita de tratamento específico. O uso de aciclovir por via oral reduz a gravidade e o tempo de formação das lesões, entretanto deve ser considerado em casos específicos que apresentam risco de desenvolver doença grave: indivíduos saudáveis maiores que 12 anos (exceto gestantes), crianças maiores de 1 ano com doença crônica de pele ou displasia pulmonar. O benefício máximo é alcançado quando o aciclovir é iniciado em até 24 horas do início do exantema. Em crianças de 2 a 16 anos, a dose é de 20 mg/kg/dose, 4 vezes/dia, durante 5 dias (máximo de 800 mg/dia) e nos adultos 800 mg, 5 vezes/dia, durante 7 dias. Em pacientes imunossuprimidos, gestantes no terceiro trimestre e em pacientes com complicações da varicela, o tratamento deve ser intravenoso, 10 mg/kg a cada 8 horas de aciclovir, por 7 a 14 dias.

O tratamento do herpes-zóster com antiviral diminui significativamente o aparecimento de novas lesões, acelera a cicatrização das lesões existentes e a resolução da dor aguda, entretanto não é completamente efetivo para prevenção da neuralgia pós-herpética. O aciclovir (800 mg, VO, 5 vezes/dia, por 7 a 10 dias), o valaciclovir (1.000 mg, 3 vezes/dia, por 7 dias) e o fanciclovir (500 mg, 3 vezes/dia, por 7 dias) são substâncias licenciadas mundialmente para o tratamento, inclusive, de pacientes imunossuprimidos.

CITOMEGALOVÍRUS

Tratamento

Em indivíduos saudáveis com infecção aguda pelo CMV, tratamento específico não é recomendado, apenas sintomático quando necessário. Existem relatos de casos de sucesso terapêutico com o uso de ganciclovir em casos de complicações graves. Os antivirais são frequentemente utilizados para o tratamento das infecções em imunodeprimidos.

As substâncias licenciadas para o tratamento das infecções por CMV são cidofovir, foscarnet, ganciclovir e valganciclovir.

Outros fármacos já estão sendo utilizados, mas ainda não disponíveis no Brasil. O letermovir, com menos efeitos adversos, é utilizado para profilaxia em pacientes transplantados de medula óssea. Outros fármacos estão em estudos clínicos, como é o caso do maribavir, brincidofovir e filociclovir.

Cidofovir

Cidofovir é um análogo de nucleosídio utilizado para o tratamento de CMV, outros vírus de herpes e outros DNA-vírus. O cidofovir é fosforilado pelas quinases celulares em cidofovir-difosfato, um substrato competitivo para a DNA polimerase viral. Ele está disponível como uma formulação intravenosa, sua meia-vida intracelular é superior a 65 horas. O cidofovir é eliminado por filtração glomerular e secreção tubular; probenecida diminui a sua excreção, bloqueando a secreção tubular.

A principal indicação clínica para cidofovir é o tratamento da retinite por CMV em pacientes infectados pelo HIV. Cidofovir também é usado como terapia de resgate para pacientes imunocomprometidos com doença por CMV resistente ou insensível ao ganciclovir. Também tem sido usado em casos de resistência ao HSV, cistite hemorrágica associada ao BK vírus e leucoencefalopatia multifocal progressiva (vírus JC). A nefrotoxicidade é o efeito adverso grave mais comum e pode ser reduzida por hidratação e uso de probenecida.

Foscarnet

Foscarnet é um análogo não nucleosídio pirofosfato, administrado por via intravenosa para o tratamento de herpes-vírus. O perfil farmacocinético é complexo por elevada incidência de nefrotoxicidade e por sua deposição e liberação gradual do tecido ósseo. Sua meia-vida depende da duração da terapia; em pacientes com função renal normal, a meia-vida no plasma é de cerca de 2 a 4 horas, mas a eliminação pode durar até 8 dias se acumulada no tecido ósseo. A substância também é excretada através da filtração glomerular.

Este agente inibe seletivamente a ligação de polimerases do DNA viral pirofosfato, suprimindo, assim, HSV-1, HSV-2 e replicação do CMV. Também é ativo contra VZV, HHV-6 e EBV. Ao contrário do ganciclovir, o foscarnet não requer conversão intracelular de trifosfato ativo, mantendo, assim, a atividade contra os herpes-vírus com mutações na TK ou UL97. Tem sido usado para o tratamento de doenças por CMV em pacientes imunodeprimidos, especialmente aqueles que não podem tolerar o ganciclovir e os infectados com vírus resistentes ao ganciclovir, além do tratamento de HSV e VZV em casos de resistência ao aciclovir.

Nefrotoxicidade é o efeito adverso grave mais comum de foscarnet, afetando 30% dos pacientes. É causada por deposição de cristais de foscarnet no lúmen do capilar glomerular. A substância pode causar mielossupressão e anemia, hipocalcemia, hipomagnesemia e hipofosfatemia, determinando arritmias e parestesias.

Ganciclovir

Ganciclovir é um análogo acíclico da 2'-desoxiguanosina e sofre trifosforilação catalisado pela quinase UL97. O ganciclovir trifosfato inibe a síntese de DNA viral por meio da incorporação competitiva durante a síntese do DNA viral, levando à terminação da cadeia de DNA. A substância intravenosa está disponível para o tratamento da doença por CMV. *In vitro*, é dez vezes mais potente que o aciclovir contra CMV e EBV, e é tão eficaz quanto o aciclovir contra HSV-1, HSV-2 e VZV. O ganciclovir é excretado por via renal. Entre os eventos adversos mais comuns está a supressão da medula óssea (reversível). A penetração do ganciclovir no SNC é variável, inferior à observada para o aciclovir.

Outros efeitos adversos são exantema, prurido, diarreia, náuseas, vômitos e aumento dos níveis de creatinina sérica e enzimas hepáticas.

A resistência ao ganciclovir ocorre mais frequentemente em pacientes gravemente imunocomprometidos, com exposição prolongada ao fármaco. O mecanismo mais comum de resistência ao ganciclovir é a mutação no gene UL97; esta mutação conduz a deficiência da quinase viral que é necessária para a fosforilação inicial de ganciclovir na sua forma ativa.

Ganciclovir é considerado de categoria C na gravidez e, portanto, deve ser evitado.

Os estudos em animais revelaram evidência de toxicidade embrionária, fetotoxicidade, teratogenicidade e mutagenicidade. As anomalias congênitas foram relatadas durante a experiência pós-comercialização. Ganciclovir só deve ser administrado durante a gravidez quando o benefício superar o risco.

O principal uso do ganciclovir é no tratamento das infecções em imunocomprometidos. Assim, as terapias profilática e preemptiva (tratamento em situações nas quais existem evidências laboratoriais de infecção ativa, por meio da antigenemia ou da reação em cadeia da polimerase (PCR) quantitativa, embora sem manifestações clínicas) têm sido utilizadas em pacientes submetidos a transplante de órgãos sólidos e de células hematopoéticas.

Nos pacientes com AIDS, as síndromes clínicas mais comuns são retinite, colite e esofagite; menos comumente pneumonia, encefalite, pancreatite e hepatite. No entanto, nos pacientes imunodeprimidos, também pode ser considerado tratamento na vigência de síndrome febril e/ou sinais de infiltração medular com anemia, leucopenia e plaquetopenia. Nesses casos, a dose a ser utilizada de ganciclovir é de 5 mg/kg, a cada 12 horas, por 21 dias, ou até a resolução do quadro. Em geral, a manutenção pós-tratamento de ataque em pacientes soropositivos para o HIV se faz por tempo indeterminado com a dose de 5 mg/kg, 1 vez/dia. O foscarnet pode ser utilizado nos casos de resistência documentada. Os medicamentos cidofovir e valganciclovir são pouco utilizados pela menor disponibilidade em nosso meio.

Valganciclovir

Valganciclovir é o profármaco éster de L-valina do ganciclovir. Valganciclovir oral é bem absorvido e convertido em ganciclovir na primeira passagem intestinal ou por metabolismo hepático. A biodisponibilidade após administração de valganciclovir é de cerca de 60%, e as concentrações de pico no plasma são alcançadas em 1 a 3 horas. O valganciclovir é usado para prevenir a doença por CMV em todos os receptores de transplantes de órgãos sólidos.

INFLUENZA

Os vírus da influenza sofrem intensa variação genética, particularmente em duas de suas glicoproteínas de superfície (H e N), resultando em surtos ou epidemias com manifestações clínicas de diferentes gravidades (ver Capítulo 54 – *Gripes e Resfriados*).

Tratamento

Inibidores da neuraminidase

Oseltamivir

Fosfato de oseltamivir é o profármaco do carboxilato de oseltamivir, o qual é um inibidor da neuraminidase, que é essencial para a replicação dos vírus influenza A e B. A substância inibe a liberação do vírus da célula infectada.

O oseltamivir tem boa absorção oral (75%) e chega a concentrações séricas máximas em 1 hora, sendo que 99% do carboxilato de oseltamivir são excretados por via renal. O tratamento de influenza A ou B deve ser indicado dentro de 48 horas do início da doença e continuar por 5 dias. Oseltamivir é tão eficaz quanto o outro inibidor da neuraminidase, zanamivir, na redução do período febril durante a infecção com os vírus influenza A (H1N1), influenza A (H3N2) e da gripe B.

Oseltamivir também é utilizado para a profilaxia pós-exposição contra influenza A e B, incluindo as estirpes pandêmicas. Para esta indicação, o oseltamivir deve ser iniciado dentro de 48 horas de exposição e diariamente por, pelo menos, dez dias ou por até 6 semanas, durante um surto.

Os efeitos adversos mais comuns de oseltamivir são náuseas, vômitos, diarreia, dor abdominal, insônia e vertigem. Efeitos adversos neuropsiquiátricos, incluindo delírio, comportamento anormal e alucinações foram relatados raramente. A vigilância realizada durante a pandemia de gripe H1N1 2009 detectou incidência esporádica e pouco frequente de cepas oseltamivir resistentes. Todos os vírus resistentes tinham mutações na neuraminidase (mutação mais comum H275Y), que confere resistência ao oseltamivir, mas não para zanamivir. A resistência ao oseltamivir entre vírus da influenza B ocorre menos frequentemente.

Zanamivir

Zanamivir é um inibidor da neuraminidase inalatório que é utilizado para tratamento e profilaxia da gripe A e B. Cerca de 4 a 20% de zanamivir inalado são absorvidos sistemicamente, com produção de concentrações séricas máximas de 1 a 2 horas. A substância absorvida não é metabolizada e é excretada inalterada na urina.

O mecanismo de ação de zanamivir é semelhante ao do oseltamivir. Para o tratamento, o zanamivir é administrado por inalação, 2 vezes/dia, durante 5 dias, com a terapia iniciada dentro de 48 horas após o início dos sintomas. O fármaco pode ser administrado 1 vez/dia durante 10 dias, como profilaxia pós-exposição de influenza A e B no domicílio ou em contatos próximos.

Entre os efeitos adversos, o principal é o broncospasmo agudo com o declínio da função respiratória. Outros efeitos adversos incluem dor de cabeça e sintomas gastrintestinais. Reações de hipersensibilidade e efeitos adversos neuropsiquiátricos ocorrem raramente. No Brasil, a substância está reservada para uso nos casos de intolerância grave ou resistência ao oseltamivir.

Peramivir

Peramivir é um inibidor da neuraminidase intravenoso que é utilizado para tratamento de influenza A e B idealmente nas primeiras 48 horas do início do quadro sintomático. O peramivir impede o processamento natural das partículas virais de forma que elas não sejam liberadas das células infectadas de forma semelhante aos demais inibidores de neuraminidase. É recomendada apenas uma dose intravenosa de 12 mg/kg, até 600 mg no máximo. Não é recomendado fazer quimioprofilaxia com o peramivir. Nos estudos randomizados não houve diferença significante em desfechos clínicos quando comparado aos demais inibidores de neuraminidase de uso oral ou inalatório. O principal efeito adverso é diarreia. O fármaco ainda não está disponível no Brasil.

Inibidores da endonuclease

Baloxavir

É um inibidor da endonuclease que interfere na transcrição do RNA viral e bloqueia a replicação dos vírus A e B. O baloxavir é o único representante dessa nova classe de antivirais. É uma medicação para administração oral para o tratamento precoce de influenza A e B não complicada, pacientes ambulatoriais, em maiores de 12 anos, e também para profilaxia pós-exposição. O tratamento é feito com apenas uma dose e não apresenta efeitos adversos importantes. O fármaco ainda não está disponível no Brasil.

Inibidores da proteína M2 viral

Amantadina e rimantadina

Estes fármacos inibem a proteína M2 viral, porém não estão sendo usados atualmente no tratamento das infecções causadas por vírus influenza.

Observações importantes

Considerar tratamento prolongado (7 a 10 dias), aumentando a dose para 150 mg/dia, para pacientes de alto risco (p. ex., IMC > 35), hospitalizados com pneumonia, gestantes e pacientes em uso de sonda nasogástrica. O oseltamivir já está liberado para uso no tratamento de crianças menores de 1 ano. Ele foi aprovado pela FDA para profilaxia ou pós-exposição para pacientes com idade superior a 1 ano, sendo sua dose para adultos de 75 mg/dia (dose única diária) por tempo dependente ao tipo de exposição (de 5 dias até 6 semanas).

É importante comentar que estudos recentes, metanálises de inúmeros estudos retrospectivos ou observacionais apontam para a eficácia após 48 horas de início do quadro, dada a persistência de replicação viral prolongada nesses pacientes, que se mantém de 1 semana a 10 dias com cargas virais elevadas. Aparentemente, a introdução até o 5º dia do tratamento correlacionou-se a maior sobrevida, quando comparado a pacientes não tratados. No entanto, persiste a consideração de que, quanto mais precoce for o tratamento, antes das primeiras 48 horas do início dos sintomas, haverá maior sobrevida, menor taxa de hospitalização e menor taxa de internação em UTI.

Outras substâncias estão sendo liberadas em outros países para o uso em pacientes graves: zanamivir intravenoso, peramivir intravenoso e laninavir. No momento, como dito anteriormente, dispomos apenas do oseltamivir e do zanamivir inalatório, este reservado para os casos de resistência, extremamente baixa mundialmente (< 1%). É importante comentar que o mecanismo de resistência aos antivirais utilizados para o tratamento de influenza difere dos mecanismos de resistência clássicos que conhecemos para a antibioticoterapia. Assim, a não utilização da substância em casos suspeitos sem confirmação laboratorial não se justifica.

COVID-19

Remdesivir

É um análogo de nucleosídio e atua como um inibidor de RNA polimerase dependente de RNA (RdRp). A medicação é aprovada pela Anvisa para o tratamento de COVID-19 em pacientes adultos e pediátricos hospitalizados. Remdesivir pode causar sintomas gastrintestinais como náuseas e vômitos, aumento de transaminases e aumento no tempo de protrombina. Antes de iniciar a medicação devem ser solicitados testes de função hepática e coagulograma. A medicação pode ser suspensa se os níveis de alanina transaminase estiverem aumentado mais de 10 vezes o limite superior da normalidade e sinais ou sintomas de inflamação hepáticas forem observados.

BIBLIOGRAFIA

Brasil. Ministério da Saúde. Orientações sobre o tratamento farmacológico do paciente adulto Hospitalazado com COVID-19. 2021.

Brasil. Ministério da Saúde. Protocolo de tratamento de Influenza 2013.

Centers for Disease Control and Prevention. Influenza antiviral medications: summary for clinicians.

Centers for Disease Control and Prevention. Sexually transmitted diseases treatment guidelines, 2010. MMWR. 2010;59(1-110).

Cernik C, Gallina K, Brodell RT. The treatment of herpes simplex infections: an evidence-based review. Arch Intern Med. 2008 Jun 9;168(11):1137-44.

Cohen JI. Herpes zoster. N Engl J Med. 2013;369:255-263.

Cytomegalovirus Meeting Summary • JID 2020:221 (Suppl 1) • S135.

Gandhi MK, Khanna R. Human cytomegalovirus: clinical aspects, immune regulation, and emerging treatments. Lancet Infect Dis. 2004 Dec;4(12):725-38.

Lebrun-Vignes B, Bouzamondo A, Dupuy A *et al.* A meta-analysis to assess the efficacy of oral antiviral treatment to prevent genital herpes outbreaks. J Am Acad Dermatol. 2007;57(2):238-46.

Lin L, Chen XS, Cui PG *et al.* Topical application of penciclovir cream for the treatment of herpes simplex facialis/labialis: a randomized, double-blind, multicenter, acyclovir-controlled trial. J Dermatolog Treat. 2002;13(2):67-72.

Razonable RR. Antiviral drugs for viruses other than human immunodeficiency virus. Mayo Clin Proc. 2011 Oct;86(10):1009-26.

Vancíková Z, Dvorák P. Cytomegalovirus infection in immunocompetent and immunocompromised individuals-a review. Curr Drug Targets Immune Endocr Metabol Disord. 2001;1(2):179-87. Review.

71 Mecanismos de Resistência e suas Implicações na Terapia Antimicrobiana

Ana Cristina Gales • Maura Salaroli de Oliveira •
Matias Chiarastelli Salomão • Anna Sara Levin

INTRODUÇÃO

A resistência bacteriana a antimicrobianos é um fenômeno mundial, considerado atualmente pela Organização Mundial da Saúde (OMS) área de prioridade para atuação no século 21. A resistência bacteriana constitui uma ameaça à saúde pública e é impulsionada pelo uso adequado e inadequado de antimicrobianos para a saúde humana e animal, pelo crescente aumento da população de pacientes imunocomprometidos, unido ao fraco desenvolvimento de novos agentes antimicrobianos pela indústria farmacêutica e pela falta de medidas adequadas de controle que evitem a sua disseminação.

Infecções causadas por bactérias multirresistentes são associadas a maiores taxas de morbimortalidade, tempo de hospitalização e custos. Além disso, a disponibilidade de antimicrobianos efetivos põe em risco a possibilidade de utilização de outras terapias médicas, como cirurgias para inserção de próteses, quimioterapia de pacientes com câncer e realização de transplantes.

Há quatro principais mecanismos de uma bactéria apresentar resistência a um antimicrobiano:

- Produção de enzimas inativadoras de antimicrobianos: ocorre em bactérias gram-negativas e gram-positivas
- Mecanismo ativo de efluxo de antimicrobianos: ocorre em bactérias gram-negativas e gram-positivas
- Alteração de permeabilidade da bactéria: ocorre em bactérias gram-negativas, com alterações de proteínas de membrana externa (porinas)
- Alteração do sítio de ligação do antimicrobianos: ocorre pela diminuição da afinidade do antimicrobiano pelo sítio de ação, ou perda do sítio de ligação. Ocorre em bactérias gram-negativas e gram-positivas.

PRODUÇÃO DE ENZIMAS INATIVADORAS DE ANTIMICROBIANOS

Os principais representantes desse tipo de mecanismo seriam a inativação dos antimicrobianos betalactâmicos e dos aminoglicosídeos pelas betalactamases e pelas enzimas modificadoras de aminoglicosídeos, respectivamente.

Produção de betalactamases

As betalactamases são um grupo de enzimas inativadoras de antimicrobianos betalactâmicos, pois hidrolisam o anel betalactâmico. Desde a descrição de penicilinase, a primeira betalactamase descrita, mais de 7.300 tipos conhecidos desta classe de enzimas foram relatados. Duas classificações de betalactamases, a de Ambler (1980) e a de Bush e Jacoby (2010) são as mais utilizadas. De acordo com a classificação proposta por Ambler, as betalactamases são divididas em quatro classes, A, B, C e D, de acordo com a sequência de aminoácidos que as compõem. Enquanto a classificação de Bush, em 1989, foi a primeira a correlacionar o substrato preferencial e propriedades inibitórias com a estrutura molecular da enzima. Em 1995, uma atualização da classificação idealizada por Bush, Jacoby e Medeiros foi proposta, a qual combinava as características estruturais e funcionais das betalactamases. Esta mesma classificação foi atualizada em 2010, de modo a incluir novas betalactamases descritas a partir de 1995. A Tabela 71.1 apresenta a correlação entre as três classificações, levando em consideração as características funcionais das betalactamases. A classificação mais recentemente proposta por Bush e Jacoby, em 2010, leva em consideração o(s) substrato(s) betalactâmico(s) preferencialmente hidrolisado(s) por cada grupo de enzimas, a inibição destas pelos inibidores de betalactamases e as enzimas mais frequentemente encontradas em cada grupo.

Existe uma grande variedade de betalactamases, e aqui são apresentadas apenas aquelas de maior relevância clínica. A quantidade de enzima produzida, a habilidade dessa enzima em hidrolisar o antimicrobiano betalactâmico e a velocidade com que o antimicrobiano penetra na célula são fatores que irão influenciar o grau de resistência.

A betalactamase de *Staphylococcus aureus* denominada penicilinase também é produzida por estafilococos coagulase-negativos e confere resistência à penicilina. Em isolados de *Enterococcus* spp., a resistência à ampicilina e à amoxicilina raramente é decorrente da produção de betalactamase, a qual tem a sua atividade inibida pelos inibidores de betalactamases quando encontrada em estafilococos. Portanto, as combinações de penicilinas com inibidores de betalactamases podem constituir opções terapêuticas para o tratamento de infecções causadas por estafilococos sensíveis à oxacilina.

Determinadas espécies de bactérias gram-negativas apresentam em seu cromossomo bacteriano o gene *ampC*, responsável

TABELA 71.1 Correlação entre as principais classificações de betalactamases descritas.

Classificação de Bush e Jacoby, 2010	Classificação de Bush, Jacoby e Medeiros, 1995	Classificação de Ambler, 1989	Características funcionais	Enzimas
1	1	C	Hidrolisa cefalosporinas e cefamicinas, geralmente com valores maiores de k_{cat} quando comparadas às penicilinas Não inibida por ácido clavulânico e tazobactam É inibida por avibactam, relebactam e vaborbactam Alta afinidade por aztreonam	AmpC de *Pseudomonas aeruginosa* e *Escherichia coli*, CMY-2, FOX-1, MIR-1, P99
1e	NI	C	Hidrolisa penicilinas, cefamicinas, cefalosporinas de espectro ampliado e monobactans Não inibida por ácido clavulânico e tazobactam	GC1, CMY-37
2a	2a	A	Hidrolisa eficientemente as penicilinas Inibida por ácido clavulânico e tazobactam	PC1 e outras penicilinases de *Staphylococcus* spp.
2b	2b	A	Hidrolisa eficientemente as penicilinas, cefaloridina, cefazolina e cefalotina Inibida por ácido clavulânico e tazobactam	SHV-1, TEM-1, TEM-2, TEM-90
2be	2be	A	Hidrolisa penicilinas, cefalosporinas de espectro ampliado e monobactans Inibida por ácido clavulânico e tazobactam	ESBL: CTX-M-15, PER-1, SFO-1, SHV-5, TEM-10, TEM-26, VEB-1
2br	2br	A	Hidrolisa eficientemente as penicilinas, cefaloridina, cefazolina e cefalotina Não inibida muito bem por ácido clavulânico	IRT: TEM-30, TEM-76, TEM-103, SHV-10, SHV-26
2ber	NI	A	Hidrolisa penicilinas, cefalosporinas de espectro ampliado e monobactans Menos eficientemente inibida por ácido clavulânico e tazobactam	CMT: TEM-50, TEM-68, TEM-89
2c	2c	A	Hidrolisa eficientemente a carbenicilina Inibida por ácido clavulânico	PSE-1, CARB-3
2ce	NI	D	Hidrolisa eficientemente carbenicilina, cefepima e cefpiroma Inibida por ácido clavulânico e tazobactam	RTG-4
2d	2d	D	Hidrolisa eficientemente a cloxacilina ou meticilina (oxacilina) Inibição variável pelo ácido clavulânico	OXA-1, OXA-10
2de	NI	D	Hidrolisa penicilinas e cefalosporinas de espectro ampliado Inibição variável pelo ácido clavulânico	ESBLs: OXA-11, OXA-15
2df	NI	D	Hidrolisa carbapenêmicos e cloxacilina ou oxacilina Inibição variável pelo ácido clavulânico	OXA-23, OXA-48
2e	2e	A	Hidrolisa eficientemente cefalosporinas Inibida por ácido clavulânico e tazobactam	CepA
2f	2f	A	Hidrolisa carbapenêmicos, cefalosporinas, penicilinas e cefamicinas Fracamente inibida por ácido clavulânico e tazobactam	IMI-1, KPC-2, KPC-3, SME-1, GES-2
3a	3	B	Hidrolisa todos os antimicrobianos betalactâmicos Inibida por EDTA e quelantes de íons divalentes, não inibida por ácido clavulânico e tazobactam	IMP-1, L1, NDM-1, VIM-1
3b	3	B	Hidrolisa preferencialmente carbapenêmicos Inibida por EDTA e quelantes de íons divalentes, não inibida por ácido clavulânico e tazobactam	CphA, Sfh-1
NI	4	ND	Enzimas não sequenciadas que não são agrupadas em outros grupos	–

EDTA: ácido etilenodiamino tetra-acético; NI: não incluso; ND: não determinado. Adaptada de Bush e Jacoby, 2010.

por codificar as betalactamases do tipo AmpC. Estas ocorrem em *Enterobacter* spp., *Citrobacter freundii, Serratia* spp., *Morganella morganii, Providencia stuartii, Providencia rettgeri* e *Pseudomonas aeruginosa*. As betalactamases AmpC hidrolisam penicilinas e cefalosporinas de primeira e segunda gerações, e podem hidrolisar as cefalosporinas de terceira e quarta gerações quando produzidas em grande quantidade. A atividade dessas enzimas não é inibida pelos inibidores de betalactamases (IBL), como ácido clavulânico, sulbactam e tazobactam, mas é inibida pelos novos IBL, como avibactam, relebactam e vaborbactam. A produção das betalactamases AmpC pode ser induzida durante a exposição aos betalactâmicos. Nessa situação, a bactéria que era sensível a uma cefalosporina de terceira geração, por exemplo, passa a produzir maior quantidade de enzima que pode levar ao surgimento de resistência a esta cefalosporina durante o tratamento. A produção de enzimas pode retornar a níveis basais caso a exposição ao betalactâmico seja suspensa, ou manter altos níveis de produção dessas enzimas se houver ocorrido mutações nos genes reguladores de *ampC*. Nesta última situação, a bactéria passará a produzir quantidades aumentadas da enzima AmpC, mesmo sem ter sido previamente exposta aos betalactâmicos. Os betalactâmicos apresentam diferentes potenciais de indução de expressão dessas betalactamases, sendo que a cefoxitina e o imipeném estão entre os mais fortes indutores, enquanto o aztreonam e a ceftazidima estão entre os indutores mais fracos. Isolados de *Escherichia coli* e *Acinetobacter* spp. também apresentam o gene *ampC* em seus genomas. Contudo, nessas espécies, a hiperprodução de AmpC não pode ser induzida se houver betalactâmicos, pois os promotores que regulam a expressão do gene *ampC* são considerados fracos em ambas as espécies. A mutação nesses promotores pode levar ao aumento da expressão de *ampC* em *E. coli*, já em *Acinetobacter* spp., o gene *ampC* passa a ser hiperexpresso quando uma sequência de inserção se (IS*Aba1*) insere a montante desse gene.

A partir da década de 1990, enzimas do tipo AmpC passaram a ser identificadas em plasmídeos, originando um novo grupo de enzimas denominado AmpC plasmidiais. Vários tipos de AmpC plasmidiais, como BIL-1, CMY, FOX, MOX, LAT, ACT, ACC, MIR-1 e DHA foram descritos em todo o mundo até o momento. Essas enzimas são encontradas principalmente em *K. pneumoniae*, *K. oxytoca*, *Salmonella* spp., *Proteus mirabilis* e *E. coli*. As AmpC plasmidiais apresentam o mesmo espectro de ação das AmpC cromossômicas.

Existem outras betalactamases plasmidiais que atuam sobre ampicilina em *Haemophilus* spp. e *Neisseria* spp., assim como em enterobactérias pertencentes ao grupo da TEM-1. Por outro lado, a resistência à ampicilina entre isolados de *Moraxella catarrhalis* é decorrente da produção das enzimas de espectro limitado pertencentes ao grupo BRO. Tanto as enzimas do tipo TEM, quanto aquelas pertencentes ao grupo das BRO são inibidas pelos inibidores de betalactamases. Existem outras betalactamases de espectro limitado do tipo TEM-2 e SHV-1, que se encontram amplamente disseminadas em enterobactérias, como *Escherichia coli* e *Klebsiella pneumoniae*, entre outras. Essas enzimas são codificadas geralmente por genes com localização plasmidial e hidrolisam também amoxicilina, ticarcilina, carbenicilina e cefalosporinas de espectro restrito. Essas enzimas também são inibidas pelos inibidores de betalactamase. Na verdade, o gene $bla_{\text{SHV-1}}$ foi integrado ao cromossomo de *K. pneumoniae*.

Pequenas mutações de TEM-1, TEM-2 e SHV-1 originam betalactamases de espectro estendido (ESBL) com atividade sobre cefalosporinas de terceira e quarta gerações, monobactans e penicilinas. Cefamicinas e carbapenêmicos são estáveis a essas enzimas. *Klebsiella pneumoniae* e *E. coli* são frequentemente portadores dos genes que codificam essas enzimas, que geralmente são inibidas por inibidores de betalactamase. Porém, há enzimas do grupo TEM resistentes a esses inibidores. ESBL são um grupo grande de enzimas, pertencentes a várias famílias de genes, como, por exemplo, CTX-M (principal grupo disseminado mundialmente), GES, OXA, VEB, PER etc. Como geralmente os genes que codificam as ESBL residem em plasmídeos, outras espécies de bactérias gram-negativas podem adquirir estes genes. Outra importante característica desse grupo de enzimas é a variação no substrato betalactâmico preferencial, ou seja, dentro de uma mesma família, é possível haver variantes que hidrolisam cefotaxima melhor que ceftazidima e vice-versa, como é o caso, por exemplo, das cefotaximases dos tipos 2 (CTX-M-2) e 15 (CTX-M-15).

Tanto as betalactamases de espectro estendido quanto as do grupo AmpC não reconhecem os carbapenêmicos como substratos preferenciais. As enzimas com essa capacidade são denominadas carbapenemases. Geralmente, essas enzimas também reconhecem as penicilinas e cefalosporinas como substratos. As primeiras carbapenemases descritas pertenciam à classe molecular B de Ambler e receberam a denominação de metalobetalactamases (MbL) porque moléculas de zinco atuam como um cofator para aumentar a sua atividade hidrolítica. Estas MbL estavam no cromossomo de determinadas espécies bacterianas, como *Stenotrophomonas maltophilia, Bacillus cereus, Aeromonas* spp., *Legionella gormanii*, entre outras. Em 1991, foi descrita pela primeira vez a produção de MbL, cujo gene se localizava em um plasmídeo, em *P. aeruginosa* isolada no Japão. Esta enzima recebeu a demoninação de imipenemase (IMP). Em 1993, foi descrita em uma amostra de *A. baumannii* isolada na Escócia a enzima ARI, cujo gene se localizava em um plasmídeo, e que, posteriormente, passou a ser denominada OXA-23. Desse período em diante, novas carbapenemases pertencentes às classes moleculares A, B e D foram descritas como ilustrado na Figura 71.1.

Como pode ser observado na Tabela 71.1, as MbL hidrolisam todas as penicilinas, cefalosporinas e carbapenêmicos, mas não hidrolisam o aztreonam. Esse grupo de enzimas não tem sua atividade inibida pelos inibidores de betalactamases disponíveis clinicamente até o momento, mas são inibidas pelo EDTA ou compostos derivados do tiol. A produção de MbL é descrita tanto em enterobactérias quanto em bacilos gram-negativos não fermentadores, como *Acinetobacter* spp. e *P. aeruginosa*. Já as carbapenemases incluídas na classe A podem reconhecer as cefalosporinas como substrato, como, por exemplo, as enzimas do tipo KPC, ou não, como as do tipo SME; mas, geralmente, são inibidas pelos novos inibidores de betalactamases (avibactam, relebactam e vaborbactam). Esse grupo de enzimas é mais frequentemente descrito em enterobactérias. As carbapenemases pertencentes à classe D hidrolisam fracamente os carbapenêmicos, geralmente não hidrolisam as cefalosporinas de amplo espectro e são inibidas fracamente pelos inibidores de betalactamases. Porém, têm sua atividade inibida pelo NaCl. As carbapenemases de classe D são mais frequentemente encontradas em amostras do gênero *Acinetobacter*, com exceção daquelas derivadas do grupo da OXA-48, que são mais frequentemente detectadas em enterobactérias.

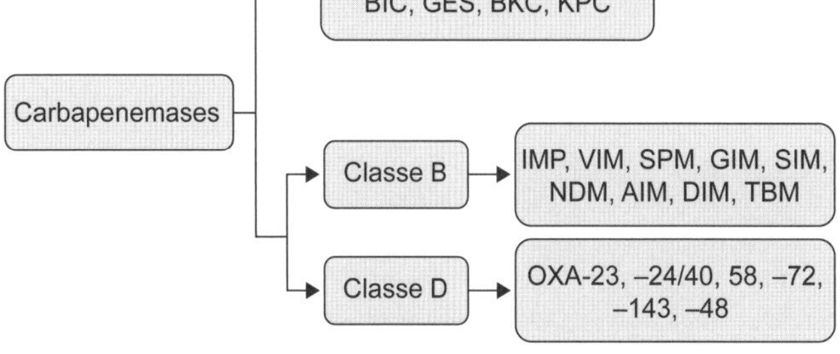

FIGURA 71.1 Principais grupos de carbapenemases envolvidas na resistência aos carbapenêmicos em bactérias gram-negativas.

As carbapenemases derivadas de OXA-48 geralmente são inibidas pelo avibactam, mas não pelo relebactam ou vaborbactam. Infelizmente, esses inibidores não apresentam atividades contra carbapenemases de classe D produzidas por *Acinetobacter* spp. Os genes que codificam as carbapenemases podem residir tanto em plasmídeos quanto em cromossomos. Aquelas carbapenemases, cujos genes codificadores se localizavam em elementos genéticos móveis, tiveram maior sucesso ecológico, disseminando-se para várias regiões geográficas.

Atualmente, as principais carbapenemases descritas em isolados no território brasileiro são: KPC, NDM e OXA-23, respectivamente, em enterobactérias, principalmente, *K. pneumoniae* e *Acinetobacter* spp. (Tabela 71.2). Mais recentemente, há descrição de amostras de enterobactérias produtoras de NDM, inclusive em associação com KPC-2 e OXA-370, uma enzima derivada da OXA-48, principalmente no estado do Rio Grande do Sul. Porém, amostras de enterobactérias e de *A. baumannii* e *A. pittii* produtoras de NDM-1 já foram relatadas em outros estados brasileiros.

Embora amostras de *K. pneumoniae* produtoras de IMP-1 já tivessem sido observadas em hospitais da cidade de São Paulo, em 2006, a produção da carbapenemase tipo KPC é o mecanismo de resistência aos carbapenêmicos mais frequentemente encontrado em amostras de enterobactérias isoladas no Brasil.

A carbapenemase do tipo KPC (*Klebsiella pneumoniae carbapenemase*) foi relatada pela primeira vez, em 2001, em uma amostra de *K. pneumoniae* isolada da urina de um paciente hospitalizado na Carolina do Norte, EUA, em 1996. Até o momento, mais de 90 variantes de enzimas do tipo KPC foram descritas. KPC-2 tornou-se a nomenclatura mais empregada porque houve um erro do depósito da sequência de KPC-1, que é idêntica à da KPC-2. Enzimas do tipo KPC hidrolisam eficientemente todas as cefalosporinas, monobactans e carbapenêmicos. As carbapenemases do tipo KPC são predominantemente encontradas em amostras de *K. pneumoniae*, mas como o gene produtor da enzima KPC, bla_{KPC}, é carreado por um transpóson que frequentemente se encontra inserido em plasmídeos pertencentes a distintos grupos de incompatibilidades, o gene bla_{KPC} pode ser transmitido para outras espécies bacterianas. Na verdade, o gene bla_{KPC} faz parte do transpóson Tn*4401*. Expansão de clones e plasmídeos que adquiriram Tn*4401* contribui para a disseminação e pandemia global dos genes bla_{KPC}. Dessa maneira, a produção de KPC tem sido relatada em outras espécies de enterobactérias, incluindo *Escherichia coli, Citrobacter freundii, Salmonella enterica, Enterobacter* spp. e *Proteus mirabilis,* e por bacilos gram-negativos não fermentadores, como *Pseudomonas aeruginosa, P. putida* e *Acinetobacter* spp.

Os primeiros relatos de KPC no Brasil envolveram pequenos surtos que ocorreram nas cidades de Recife e Rio de Janeiro, em 2006, mas que foram somente relatados em 2009. Posteriormente a estes relatos, narrou-se que duas cepas de *K. pneumoniae* isoladas das hemoculturas de dois pacientes hospitalizados em distintos hospitais da cidade de São Paulo, em maio de 2005 e novembro de 2007, carreavam o gene $bla_{KPC\text{-}2}$. Estas cepas não eram epidemiologicamente relacionadas, pois exibiam distintos padrões de PFGE e sugeriam que o gene $bla_{KPC\text{-}2}$ já circulava em hospitais de São Paulo no ano de 2005. Estes resultados foram corroborados por aqueles descritos por Zavascki *et al.* (2000) que relataram o isolamento de uma amostra de *K. pneumoniae* produtora de KPC-2 em uma amostra de urina de um paciente hospitalizado em unidade de terapia intensiva de Florianópolis, em outubro de 2005, reforçando a ideia de que o gene $bla_{KPC\text{-}2}$ já circulava no território brasileiro desde 2005. Surtos causados por cepas de *K. pneumoniae* produtoras de KPC-2 foram detectados em várias cidades brasileiras, mas devido à notificação dos casos às respectivas vigilâncias epidemiológicas, os surtos ocorridos em Londrina e em Brasília ganharam maior notoriedade nacional. Recentemente, foi relatada a coprodução de KPC-2 e NDM-1 em isolados de *K. pneumoniae* e *E. hormaechei* subps. *oharae*. A associação de carbapenemases de diferentes classes de Ambler é muito preocupante porque restringe ainda mais as opções terapêuticas disponíveis para tratamento. Durante a pandemia de COVID-19, foi observado um aumento da notificação de isolados de *Enterobacterales* e *P. aeruginosa* coprodutoras de carbapenemases no Brasil (mais comumente a associação de KPC-2 e NDM-1) e em outros países latino-americanos, o que levou à emissão de comunicados de risco pela Anvisa e pela Organização Pan-Americana de Saúde.

Com base em sua homologia, as OXA-carbapenemases descritas em *Acinetobacter* spp. podem ser divididas nos seguintes

TABELA 71.2 Carbapenemases descritas até o momento no território brasileiro de acordo com a classe, tipo de variante e espécie encontrada.

Classe	Variante	Espécies
Classe A	KPC-2	*A. baumannii, Citrobacter freundii, E. cloacae, E. hormaechei, E. coli, K. aerogenes, K. pneumoniae, K. oxytoca, M. morganii, P. agglomerans, P. mirabilis, P. stuartii, P. aeruginosa, P. putida, Serratia marcescens*
	KPC-3	*A. baumannii, K. pneumoniae*
	KPC-30	*K. pneumoniae*
	BKC-1	*K. pneumoniae, Citrobacter freundii*
	BKC-2	*Enterobacter hormaechei* subsp. *xiangfangensis*
	GES-5	*A. caviae, Enterobacter* spp., *K. intermedia, K. pneumoniae, M. morganii, P. aeruginosa, S. marcescens*
	GES-16	*A. veronii, Enterobacter* spp., *E. kobei, Klebsiella* spp., *K. pneumoniae, S. marcescens, P. aeruginosa*
	SME-4	*Serratia marcescens*
Classe B	IMP-1	*A. baumannii, K. pneumoniae, P. aeruginosa, Providencia rettgeri*
	IMP-10	*A. baumannii, S. marcescens*
	IMP-16	*P. aeruginosa*
	IMP-18	*P. aeruginosa*
	IMP-56	*P. aeruginosa*
	SPM-1	*P. aeruginosa*
	NDM-1	*A. baumannii, A. pittii, E. hormaechei* subps. *oharae, K. pneumoniae, Morganella morganii, Providencia rettger, P. aeruginosa*
	VIM-1	*K. pneumoniae*
	VIM-2	*P. aeruginosa*
	VIM-36	*P. aeruginosa*
Classe D	OXA-23	*A. baumannii*
	OXA-58	*A. baumannii*
	OXA-72	*A. baumannii*
	OXA-143	*A. baumannii*
	OXA-182	*A. baumannii*
	OXA-231	*A. baumannii*
	OXA-253	*A. baumannii*
	OXA-370	*C. freundii, E. aerogenes, E coli, E. cloacae, Enterobacter hormaechei, K. pneumoniae, K. oxytoca*

grupos: OXA-23-*like*, OXA-24/40-*like*, OXA-51-*like*, produzida intrinsecamente em isolados de *A. baumannii*, OXA-58-*like* e OXA-143-*like*. OXA-23 foi a primeira *oxa*-carbapenemase a ser relatada e originalmente recebeu a denominação ARI-1 (*Acinetobacter Resistant to Imipeném*) como descrito anteriormente. Desde então, isolados produtores de OXA-23 têm sido relatados em várias regiões do mundo. No Brasil, o primeiro relato de *A. baumannii* produtor de OXA-23 ocorreu em 2003, em Curitiba. Desde então, vários relatos de isolados de *A. baumannii* produtores de OXA-23 foram descritos no território brasileiro. No Brasil, outras OXA-carbapenemases como OXA-58, OXA-72 (grupo OXA-24/40), OXA-143, OXA-231 e OXA-253 (as duas últimas variantes do grupo da OXA-143) foram relatadas em isolados brasileiros em uma frequência menor que a observada para OXA-23.

Em 2002, uma nova carbapenemase denominada SPM-1, São Paulo metalobetalactamase, foi descrita por Toleman *et al.*, em uma cepa de *P. aeruginosa* isolada primeiramente na urina e depois na hemocultura de uma criança de 4 anos, internada no Instituto de Oncologia Pediátrica (IOP) da Universidade Federal de São Paulo (UNIFESP). Inicialmente, foi sugerido que a produção de SPM-1 fosse mediada por um gene plasmidial, o que mais tarde não foi comprovado. O gene bla_{SPM-1} situa-se no cromossomo de um clone de *P. aeruginosa* pertencente ao ST277, que se encontra disseminado por vários hospitais brasileiros. Infelizmente, é frequente a coprodução de SPM-1 com a metilase, RmtD, a qual é capaz de metilar o sítio ribossômico de ação dos aminoglicosídeos e conferir alto grau de resistência a todos os aminoglicosídeos disponíveis clinicamente. Nos últimos anos, tem sido observado o declínio do isolamento do clone de *P. aeruginosa* ST277 produtor de SPM-1 entre amostras hospitalares de *P. aeruginosa* resistentes aos carbapenêmicos.

Produção de enzimas inativadoras de aminoglicosídeos

O principal mecanismo de resistência aos aminoglicosídeos em bactérias gram-negativas e gram-positivas é a produção de enzimas que alteram a estrutura química das moléculas de aminoglicosídeos, dentre as quais estão as enzimas modificadoras de aminoglicosídeos (AME). Tais enzimas são fosfotransferases, adeniltransferases e acetiltransferases classificadas de acordo com o modo pelo qual inativam a molécula dos aminoglicosídeos. Os genes que codificam AME podem estar localizados no cromossomo bacteriano, mas também são amplamente encontrados em integrons, transpósons e plasmídeos. Por esta razão, estes genes podem ser transferidos horizontalmente para qualquer espécie bacteriana. As AME recebem uma denominação comum, em que o tipo de enzima é descrito com letras maiúsculas, a posição do anel de carbono que é atacado pela enzima está entre parênteses, seguido por um algarismo romano que especifica o perfil de resistência. Por exemplo, "AAC (3)-I" é uma N-acetil-transferase que inativa o grupo amino ligado ao carbono 3. Um esquema de nomenclatura semelhante é utilizado para nomear o gene que expressa a AME, com o tipo de enzima em letras minúsculas seguidas por uma letra minúscula para diferenciar os múltiplos genes que codificam proteínas com padrões de resistência idênticos. Por exemplo, *aac (3) -Ia* e *aac (3) -Ib* dois genes capazes de expressar a enzima AAC (3). Vários tipos de AME são relatados em patógenos humanos. Em 2006, uma nova variante do gene *aac-6'-Ib* que codifica a acetiltransferase AAC (6')-Ib-cr foi relatada por ser capaz também de acetilar a molécula de ciprofloxacino, além da molécula da amicacina. Atualmente, esta enzima encontra-se amplamente disseminada em bactérias gram-negativas isoladas de distintas regiões geográficas. Embora nenhuma das AME descritas até o momento seja capaz de modificar todos os antimicrobianos pertencentes à classe dos aminoglicosídeos, todos os aminoglicosídeos são modificados por uma ou mais AME. As AME mais frequentemente descritas até o momento em isolados clínicos estão na Tabela 71.3.

TABELA 71.3 Principais enzimas modificadoras de aminoglicosídeos relatadas em isolados clínicos.

Enzima	Substrato	Espécie
Acetiltransferases		
AAC (2')-Ia-c	Gentamicina, tobramicina e plazomicina	*Providencia stuartii*
AAC (3,3")-x	Amicacina	–
AAC (3')-Ia-e IIa,e IIIa,b,c IVa	Gentamicina e tobramicina	*Pseudomonas* spp. e *Salmonella* spp.
AAC (4,4")-Ia	Amicacina e tobramicina	–
AAC (6')-Ia-f Ie,f IIa,b	Amicacina e tobramicina	–
AAC (6')-Ib-cr	Amicacina, tobramicina e ciprofloxacino	Enterobactérias
Adeniltransferases		
ANT(4,4")-Ia IIa	Amicacina e tobramicina	–
ANT(2")-Ia-c	Canamicina, gentamicina e tobramicina	Disseminada em bactérias gram-negativas
ANT(3")-Ia	Estreptomicina	–
ANT(6)-Ia	Estreptomicina	Encontrada somente em bactérias gram-positivas
Fosfotransferases		
APH (3')-Ia-c IIa,b IIa VIa VIIa	Amicacina	Encontrada em *S. aureus*, *E. faecalis*, *Acinetobacter* spp.
APH (2")-Ia,c,d Ib	Gentamicina e tobramicina	–

A resistência aos aminoglicosídeos em enterococos apresenta características peculiares. O enterococo normalmente apresenta baixo grau de resistência (resistência intrínseca do gênero *Enterococcus*). Esse baixo grau de resistência se deve à pobre penetração dos aminoglicosídeos pela parede celular. Quando associados a um antimicrobiano que interfere na síntese da parede, os aminoglicosídeos penetram com maior facilidade e conseguem atuar, levando à morte da bactéria. Porém, se a bactéria apresentar resistência ao antimicrobiano que atua na parede ou alto grau de resistência ao aminoglicosídeo, não haverá efeito bactericida e a chance de falha terapêutica é altíssima quando se trata de infecções sistêmicas. Além de a gentamicina ser o aminoglicosídeo mais potente contra enterococos (na verdade contra cocos gram-positivos), as enzimas produzidas por bactérias gram-positivas que degradam a gentamicina também degradam todos os outros aminoglicosídeos, podendo ser exceção apenas a estreptomicina, que por esse motivo também deve ser testada.

MECANISMO ATIVO DE EFLUXO DE ANTIMICROBIANOS

Todas as células bacterianas contêm bombas de efluxo em suas membranas responsáveis pelo transporte de diferentes substâncias, incluindo os antimicrobianos, para fora das células bacterianas. O primeiro sistema de efluxo descrito em bactérias foi o sistema Tet de

E. coli responsável pela diminuição da sensibilidade à tetraciclina. Posteriormente, o sistema de efluxo QacA foi identificado em *S. aureus* como responsável por causar resistência a compostos de quaternário de amônio. Desde então, vários sistemas de efluxo têm sido identificados em bactérias dos mais variados gêneros e espécies.

Os sistemas de efluxo são classificados levando em consideração três critérios básicos: (a) a fonte de energia utilizada pelo sistema, (b) a relação filogenética com outros sistemas de efluxo e (c) a especificidade de substratos, isto é, capacidade de transportar diferentes compostos pela membrana. São, dessa forma, agrupados em seis famílias: ABC (*ATP binding cassette*), MFS (*major facilitator superfamily*), SMR (*small multidrug resistance*), MATE (*multidrug and toxic compound extrusion*), DMT (*drug-metabolite transporter*) e RND (*resistance-nodulation division*), distribuídos tanto em bactérias gram-negativas, como também em gram-positivas. A família DMT ainda é pouco estudada, e parece estar mais associada à expulsão de metabólitos do interior da célula bacteriana. Dentre essas famílias, a RND é a mais importante porque apresenta especificidade a um maior número de antimicrobianos de relevância clínica como substratos. Este sistema desempenha um importante papel na resistência intrínseca e adquirida em diversas bactérias gram-negativas. Geralmente, os genes que codificam os sistemas de efluxo pertencentes a esta família estão localizados no cromossomo bacteriano. Contudo, genes codificadores de sistemas de efluxo em plasmídeos já foram relatados. Diferentemente das outras famílias de efluxo, que são constituídas por um componente simples, o funcionamento dos sistemas da família RND se baseia na abertura de um canal que atravessa as membranas interna e externa da bactéria, permitindo que o substrato seja eliminado para o meio extracelular. Esse canal é composto por três proteínas: (a) uma, que é a bomba propriamente dita, dependente de energia, localizada na membrana celular interna e funciona como elemento transportador; (b) uma proteína que facilita a passagem do substrato pela membrana externa, denominada porina e (c) uma terceira, localizada no espaço periplasmático e que une os outros dois componentes. Portanto, no sistema de efluxo AcrAB-TolC, a bomba propriamente dita é codificada pelo gene *acrB*, enquanto a lipoproteína de fusão e o canal de saída na membrana celular externa são codificados pelos genes *acrA* e *tolC*, respectivamente.

Em enterobactérias, o sistema de efluxo mais estudado, principalmente em *E. coli* e *Salmonella* spp., é o sistema AcrAB-TolC. A hiperexpressão deste sistema reduz a concentração intracelular de vários antimicrobianos, incluindo betalactâmicos, tetraciclinas, cloranfenicol, aminoglicosídeos e quinolonas. A hiperexpressão deste sistema também foi relacionada à resistência às quinolonas em *E. aerogenes*, *E. cloacae* e *K. pneumoniae*.

O sequenciamento do genoma de *P. aeruginosa* permitiu a identificação de pelo menos 12 sistemas de efluxo da família RND denominados Mex (*multidrug efflux pump*). Dez desses sistemas foram caracterizados até o momento: MexAB-OprM, MexCD-OprJ, MexEF-OprN, MexXY-OprM, MexJK-OprM, MexGHI-OpmD, MexVW-OprM, MexPQ-OpmE, MexMN-OprM e TriABC-OpmH. De todos os sistemas de efluxo da família RND caracterizados em *P. aeruginosa*, somente MexAB-OprM, MexCD-Opr, MexEF-OprN e MexXY-OprM têm sido relacionados até o momento com a resistência intrínseca e adquirida a uma ampla variedade de substâncias antimicrobianas de importância clínica, como exemplificado na Tabela 71.4.

O sistema MexAB-OprM é expresso constitutivamente e desempenha um importante papel na resistência intrínseca e adquirida a múltiplos antimicrobianos em cepas selvagens de *P. aeruginosa*. Os substratos preferenciais deste sistema são variados e incluem agentes betalactâmicos, como o meropeném, mas não o imipeném, devido à diferença na estrutura química das moléculas dos carbapenêmicos. O óperon MexAB-OprM está exemplificado na Figura 71.2.

O sistema MexCD-OprJ normalmente não é expresso em cepas selvagens de *P. aeruginosa* e pode ser observado entre isolados clínicos de *P. aeruginosa* com mutações no gene *nfxB*. Este sistema reconhece vários antimicrobianos (p. ex., penicilinas, quinolonas, cloranfenicol, macrolídeos, meropeném, trimetoprima, triclosam) como substratos e, embora os betalactâmicos não sejam seus substratos preferenciais, ele é capaz de expulsar cefalosporinas, especialmente as cefalosporinas de quarta geração, da célula bacteriana.

O sistema MexEF-OprN é expresso constitutivamente em cepas selvagens de *P. aeruginosa*, mas a sua expressão habitualmente está reprimida. Este sistema está hiperexpresso em cepas mutantes denominadas *nfxC* que podem ser selecionadas após a exposição *in vitro* às fluoroquinolonas. Os mutantes *nfxC*, que hiperexpressam o sistema EFN, apresentam aumento da sensibilidade aos betalactâmicos e aos aminoglicosídeos como resultado da diminuição da expressão dos sistemas MexABM e MexXY, os quais apresentam sua expressão corregulada por esse sistema.

Diferentemente dos outros óperons que codificam sistemas de efluxo em *P. aeruginosa*, o óperon *mexXY* não tem o gene que codifica a proteína de membrana externa. Para essa função, o sistema MexXY utiliza a proteína OprM. A hiperexpressão do sistema MexXY relaciona-se com a resistência à tetraciclina, à eritromicina, aos aminoglicosídeos, às fluoroquinolonas e aos betalactâmicos, como a cefepima e a cefpiroma, mas não à ceftazidima.

Em isolados clínicos de *P. aeruginosa* em um hospital universitário e terciário da cidade de São Paulo, foi relatado que os sistemas de efluxo MexAB-OprM e MexXY-OprM eram mais frequentemente transcritos que os sistemas de efluxo MexEF-OprN e MexCD-OprJ.

Em isolados de *Acinetobacter* spp., três sistemas de efluxo, AdeABC, AdeFGH e AdeIJK, têm sido relacionados à ejeção de antimicrobianos para fora da célula bacteriana. O sistema de efluxo AdeABC é o mais importante em *A. baumannii*. É composto pelo sistema de três proteínas (AdeA, proteína de fusão, AdeB, bomba de efluxo e o AdeC, a proteína de membrana externa). A hiperexpressão desse sistema confere resistência, principalmente, aos aminoglicosídeos, aos betalactâmicos, às fluoroquinolonas, às tetraciclinas, à tigeciclina, aos macrolídeos, ao cloranfenicol e à trimetoprima. O sistema AdeABC é regulado por dois genes, *adeR* (resposta regulatória) e *adeS* (sensor quinase). Mutações nos genes *adeRS* são responsáveis pela hiperexpressão deste sistema.

O sistema AdeFGH é regulado pelo gene *adeG* e confere resistência às fluoroquinolonas, ao cloranfenicol, à trimetoprima, à

TABELA 71.4 Substratos antimicrobianos dos sistemas de efluxo clinicamente significativos descritos em *P. aeruginosa*.

Sistemas de efluxo	Betalactâmicos	Macrolídeos	Tetraciclina	Aminoglicosídeos	Fluoroquinolonas	Cloranfenicol
MexAB-OprM	X	X	–	X	X	X
MexCD-OprJ	–	X	X	–	X	X
MexEF-OprN	X	–	–	–	X	X
MexXY-OprM	X	X	X	X	X	X
MexJK-OprM	–	X	X	–	X	–

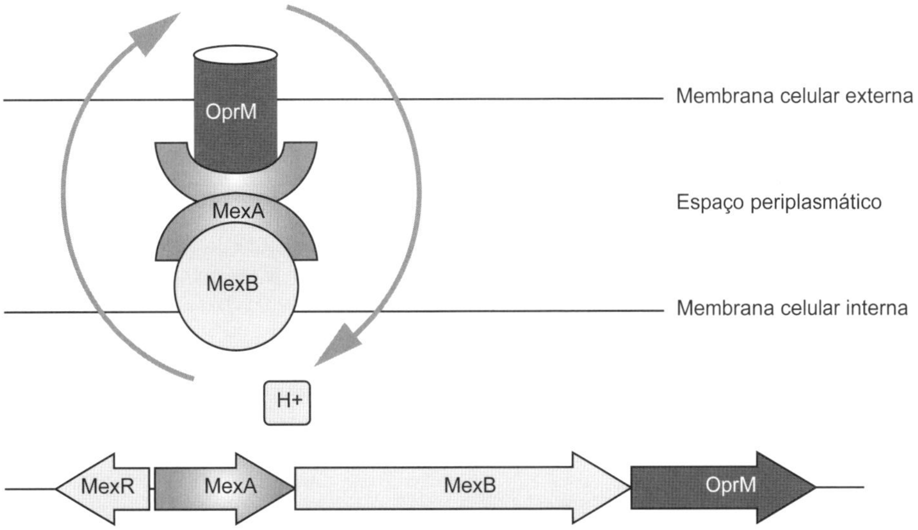

FIGURA 71.2 Representação esquemática do óperon responsável por codificar o sistema de efluxo MexAB-OprM em isolados de *P. aeruginosa*.

clindamicina e confere diminuição da sensibilidade às tetraciclinas, à tigeciclina e ao sulfametoxazol. Por outro lado, o sistema AdeIJK é regulado pelo gene *adeN* e tem sido relacionado à resistência intrínseca às cefalosporinas, ao aztreonam, às fluoroquinolonas, às tetraciclinas, às lincosamidas, à rifampicina, ao cloranfenicol, à trimetoprima, à novobiocina e ao ácido fusídico.

ALTERAÇÃO DE PERMEABILIDADE | PORINAS

Porinas são estruturas proteicas tridimensionais localizadas na membrana externa de bactérias gram-negativas e até mesmo em bactérias gram-positivas, como o complexo *Corynebacterium-Nocardia-Mycobacterium*, que produz uma parede celular formada por uma bicamada rica em lipídios. Essas porinas formam canais de difusão inespecífica preenchidos com água na membrana externa que permitem a entrada por difusão de moléculas hidrofílicas e de baixo peso molecular, como pode ser observado na Figura 71.3.

As porinas, juntamente com a membrana externa, constituem a primeira linha de defesa da bactéria contra a entrada de antimicrobianos, uma vez que alterações na membrana afetarão a ação das polimixinas, e alterações nas porinas afetarão a entrada dos antimicrobianos hidrofílicos, pois essas permitem a passagem passiva de compostos solúveis em água para dentro do espaço periplasmático. Consequentemente, a perda da porina, a modificação no tamanho ou na condutância do canal e/ou a menor expressão do gene codificador da porina podem interferir com a entrada do antimicrobiano na célula bacteriana e na resistência bacteriana. Na Tabela 71.5 estão as principais porinas descritas relacionadas à resistência antimicrobiana, de acordo com a espécie bacteriana envolvida.

Em *E. coli*, a maioria dos betalactâmicos penetram na célula bacteriana através das porinas OmpF e OmpC. A ausência de OmpF e OmpC é relacionada à resistência aos betalactâmicos. Portanto, é esperado que a perda de porinas homólogas também leve à resistência antimicrobiana de maneira semelhante nos demais gram-negativos. Cepas de *K. pneumoniae* e *Enterobacter* spp. resistentes aos carbapenêmicos frequentemente apresentam alterações nas porinas OmpK36 e Omp36, homólogas à OmpC de *E. coli*, respectivamente. O gene *oprD*, codificador da porina OprD, é crucial no transporte

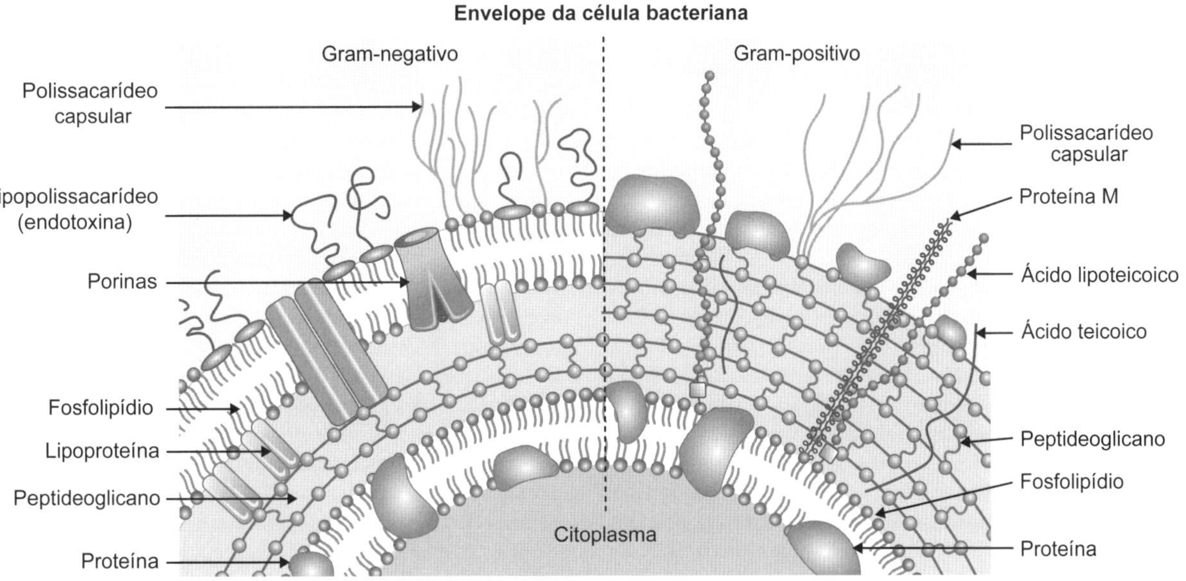

FIGURA 71.3 Representação esquemática da localização das porinas na membrana celular externa de bactérias gram-negativas.

TABELA 71.5 Principais porinas relacionadas com a resistência aos antimicrobianos em diferentes espécies de bactérias gram-negativas.

Espécie bacteriana	Porina	Antimicrobiano
P. aeruginosa	OprD	Carbapenêmicos
E. coli	OmpC	Carbapenêmicos
E. coli	OmpF	Cefalosporinas
S. marcescens	OmpF OmpC	Betalactâmicos
K. pneumoniae	OmpK35	Cefalosporinas, fluoroquinolonas e cloranfenicol
K. pneumoniae	OmpK36	Carbapenêmicos
Enterobacter spp.	Omp35 (OmpF)	Carbapenêmicos
Enterobacter spp.	Omp36 (OmpC)	Carbapenêmicos
N. gonorrhoeae	PIB	Betalactâmicos, tetraciclina e fluoroquinolonas
A. baumannii	CarO	Carbapenêmicos
A. baumannii	OprD-*like*	Carbapenêmicos
A. baumannii	Omp33-36	Carbapenêmicos

dos carbapenêmicos em *P. aeruginosa*. Cepas de *P. aeruginosa* resistente ao imipeném comumente apresentam inativação de *oprD*. Em *A. baumannii*, alterações nos genes codificadores das porinas CarO, Omp33-36, OprD-*like* têm sido relatadas em cepas resistentes aos carbapenêmicos.

Em comparação às betalactamases, tem sido pouco estudado o papel que as porinas exercem na resistência aos antimicrobianos. Muitas vezes, quando há perda de uma porina, a perda deste canal é compensada por outro, como ocorre com a porina OmpK26, a qual é hiperexpressa em isolados de *K. pneumoniae* que perderam OmpK35 e OmpK36, mas que não está diretamente relacionada à diminuição da permeabilidade aos carbapenêmicos. Além disso, as porinas têm sido relacionadas à virulência, já que a perda de determinada porina poderia levar à diminuição da virulência da bactéria. Recentemente, foi demonstrado que a perda de OmpK36 em *K. pneumoniae* havia resultado no aumento da resistência aos antibióticos, no aumento da suscetibilidade à fagocitose de neutrófilos, mas na redução da sua virulência.

ALTERAÇÃO DO SÍTIO DE LIGAÇÃO DOS ANTIMICROBIANOS

A resistência pode se desenvolver através de modificação do sítio de ligação da substância ou do seu alvo enzimático. Essa modificação pode ocorrer de duas maneiras: por meio da aquisição de genes por plasmídeos ou transpósons, ou ainda por eventos mutacionais ou de recombinação.

No caso dos betalactâmicos, estes antimicrobianos são análogos estereoquímicos das subunidades imaturas da cadeia do pepetideoglicano, que representam o principal componente da parede celular e subtratos naturais para as proteínas ligadoras de penicilina (PBP). As PBP são enzimas envolvidas na fase final da síntese de parede celular. Quando as PBP se ligam aos antimicrobianos, a síntese de parede celular é interrompida e ocorre a lise celular pela ação das autolisinas. Assim, modificações nas PBP que levem à redução da afinidade pelos betalactâmicos, mas que mantenham sua afinidade pelo seu substrato natural, constituem um dos principais mecanismos de resistência aos betalactâmicos entre bactérias gram-positivas. Isolados de *S. aureus* resistentes à meticilina (oxacilina) codificam uma PBP2 alterada, denominada de PBP2a ou PBP2', que apresenta redução da afinidade de ligação não somente à meticilina (oxacilina), mas para todos os outros betalactâmicos, com exceção das cefalosporinas com atividade contra cepas MRSA (*methicillin-resistant Staphylococcus aureus*), ceftarolina e ceftobiprol. Esta PBP modificada é codificada pelo gene cromossômico *mec*A. O gene *mec*A faz parte de um elemento genômico designado cassete cromossômico estafilocócico *mec* (SCC*mec*), integrado ao cromossomo *de S. aureus*. Este elemento genômico é composto do complexo do gene *mec*, que codifica resistência à meticilina (oxacilina), e do complexo do gene *ccr*, que codifica recombinases responsáveis pela sua mobilidade. O gene *mec*C, o qual é homológo ao *mec*A, foi descrito em cepas de *S. aureus* resistentes à meticilina (oxacilina). Em 2018, foi relatado a aquisição de um plasmídeo por um isolado de *S. aureus* resistente à oxacilina que carreava o gene *mecB* oriundo de *Macrococcus caseolyticus*. O gene é flanqueado por genes regulatórios semelhantes ao *mecR, mecI* e *blaZ* e faz parte de um plasmídeo de 84,6 kb que abriga genes que codificam resistências aos aminoglicosídeos (*aacA-aphD, aphA e aadK*), bem como aos macrolídeos (*ermB*) e às tetraciclinas (*tetS*).

O principal mecanismo de resistência à penicilina entre *Streptococcus pneumoniae* também é consequente a alterações nos genes que codificam as PBP. Parte da sequência dos genes codificadores dessas PBP é homóloga às sequências encontradas em *S. pneumoniae* sensíveis à penicilina, enquanto outras partes são distintas, pois ocorreram mutações ou aquisição de material genético de outras espécies, como *S. mitis*, por recombinação homóloga. Por esta razão, estes genes são chamados genes mosaicos. Podemos observar cepas de *S. pneumoniae* sensíveis à penicilina, mas resistentes às cefalosporinas e vice-versa, dependendo das alterações que ocorreram nos genes codificadores de PBP. Porém, isolados de *S. pneumoniae* resistentes às penicilinas geralmente também são resistentes às cefalosporinas de amplo espectro, pois frequentemente estas cepas apresentam alterações em vários genes codificadores de PBP. Alterações nos genes codificadores de PBP também constituem o principal mecanismo de resistência à penicilina entre isolados de *Neisseria meningitidis*.

O mecanismo mais importante de resistência de *Enterococcus faecalis* e *E. faecium* a glicopeptídeos ocorre pela aquisição do gene *van*. Nove tipos de operons carreando os genes *van* foram descritos até o momento (*vanA, vanB, vanC, vanD, vanE, vanG, vanL, vanM* e *vanN*). Clinicamente, *vanA* e *vanB* são os dois genes clinicamente mais frequentes e estão inseridos em um transpóson, o qual geralmente é carreado por um plasmídeo. Os genes do tipo *van* levam à modificação do terminal D-alanil-D-alanina, sítio de ligação dos glicopeptídeos. Esse terminal passa a ser substituído pelo terminal D-alanil-D-lactato (*vanA, vanB, vanD,* e *vanM*) ou D-alanil-D-serina (*vanC, vanE, vanG, vanL,* e *vanN*), que apresenta menor afinidade pelo glicopeptídeos. Os operons que codificam proteínas que resultam em precursores com terminais D-Ser conferem níveis relativamente mais baixos de resistência à vancomicina e permanecem sensíveis à teicoplanina. Já os que produzem terminais D-Lac conferem resistência à vancomicina e à teicoplanina. Dessa maneira, os isolados abrigando *vanA, vanB* e *vanM* apresentam altos graus de resistência à vancomicina (concentração inibitória mínima [CIM] > 128 mg/ℓ). Além disso, cepas que contêm *vanA* ou *vanM* apresentam também altos graus de resistência à teicoplanina. Por outro lado, isolados com o gene *vanB* são sensíveis à teicoplanina (CIM < 1 mg/ℓ). Embora cepas com *vanB* sejam sensíveis *in vitro* à teicoplanina, a falha clínica é frequentemente observada quando a teicoplanina é utilizada para o tratamento dessas infecções em razão do surgimento de cepas com aumento da expressão constitutiva desse operon. Isolados produtores de *vanD* são moderadamente resistentes à vancomicina (CIM 16 a 128 mg/ℓ) e sensíveis à teicoplanina, enquanto isolados produtores de *vanC, vanE, vanL* ou *vanG* apresentam baixo grau de resistência à vancomicina, mas não à teicoplanina.

A aquisição do gene *vanA* também tem sido relatada como o principal mecanismo de resistência em cepas de *S. aureus* que exibem alto grau de resistência à vancomicina (CIM ≥ 128 mg/ℓ). Estas cepas são pouco frequentes clinicamente e foram descritas pela primeira vez nos EUA, em 2002. Até o momento, somente uma cepa apresentando este fenótipo foi descrita no Brasil. Esta cepa foi isolada de um paciente hospitalizado em um hospital terciário da cidade de São Paulo, em 2012.

Isolados de *S. aureus* resistentes à meticilina (oxacilina) e que apresentam redução da sensibilidade à vancomicina (CIM 4 a 32 mg/ℓ) são denominadas VISA (*vancomycin intermediate S. aureus*) ou GISA (*glycopeptide intermediate S. aureus*). O mecanismo de resistência aos glicopeptídeos nestas cepas não é totalmente esclarecido, mas envolve o espessamento da parede celular, a superprodução de precursores de parede celular, que também são liberados para o meio extracelular, de modo que fique mais difícil para o glicopeptídeo alcançar o seu sítio de ação. Além disso, as cepas GISA voltam a expressar a PBP2 além da PBP2a.

Embora a resistência à quinolona possa ser causada por genes, como *qnr* (*quinolone resistance*) e *aac(6')-Ib-cr*, o principal mecanismo de resistência às quinolonas é cromossômico e envolve mutações nos sítios de ação das fluoroquinolonas, toposisomerases II e IV. A produção de proteínas Qnr também protege as DNA girases da ação das quinolonas, enquanto a produção de uma variante de aminoglicosídeo acetiltransferase, AAC(6')-Ib-cr, é capaz de modificar a molécula do ciprofloxacino e da amicacina como mencionado anteriormente. Esses mecanismos são geralmente mediados por genes plasmidiais e *frequentes em determinadas regiões geográficas. Mais recentemente, foi relatado a ocorrência de um gene plasmidial, crpP, em P. aeruginosa* capaz de codificar uma enzima modificadora da molécula de ciprofloxacino no México e, posteriormente, no Qatar.

As fluoroquinolonas agem por meio da inibição de enzimas denominadas toposiomerases. As toposiomerases são enzimas tetraméricas, formadas por quatro subunidades, duas subunidades A e duas B, que são codificadas pelos genes *gyr*A e *gyr*B, respectivamente, no caso da topoisomerase II, e por duas subunidades ParC e duas subunidades ParE, que são codificadas pelos genes *parC* e *parE*, respectivamente. Essas enzimas atuam em replicação, transcrição e segregação do DNA cromossômico, além de outros processos celulares essenciais. A resistência às quinolonas ocorre frequentemente pela seleção de subpopulações de bactérias resistentes, que apresentam mutações nos genes cromossômicos que codificam as topoisomerases II e IV, como dito anteriormente. Vários pontos de mutação têm sido descritos, sendo a maioria deles no gene *gyr*A e *par*C. O desenvolvimento de resistência às quinolonas ocorre de maneira gradual e cumulativa, ou seja, quanto maior número de mutações acumuladas ao longo do tempo, maior o grau de resistência a estes compostos.

Os aminoglicosídeos se ligam ao sítio "A" da porção 16S localizada na subunidade 30S do ribossomo bacteriano, interferindo, assim, com a síntese de proteínas e, consequentemente, levando à morte bacteriana. Embora a produção de AME constitua o principal mecanismo de resistência bacteriana aos aminoglicosídeos, a modificação no sítio de ação ribossômico dos aminoglicosídeos também pode levar à resistência a estes compostos. Esses mecanismos não são mutuamente excludentes e podem coexistir nas mesmas cepas bacterianas. A modificação ribossômica confere resistência aos aminoglicosídeos, pois diminui a afinidade de ligação do aminoglicosídeo ao seu sítio de ligação ribossômico. O exemplo mais comum desse tipo de resistência é aquela encontrada em cepas de *Mycobacterium tuberculosis* que sofreram mutação na subunidade 30S do ribossomo bacteriano e, assim, tornaram-se resistentes à estreptomicina. Enzimas denominadas metiltransferases também alteram o sítio de ação ribossômico dos aminoglicosídeos. Essas enzimas recebem esta denominação porque geralmente metilam os nucleotídios G1405 ou A1408, que fazem parte do sítio A ribossômico. Os genes que codificam as metiltransferases foram descritos inicialmente em transpósons e plasmídeos de bactérias que produziam aminoglicosídeos e que foram transferidos horizontalmente ao longo do tempo a patógenos clinicamente relevantes. A produção de metiltransferases pela bactéria causa grande preocupação porque estas enzimas são capazes de conferir resistência cruzada a vários aminoglicosídeos disponíveis clinicamente, inclusive à amicacina, à gentamicina e à tobramicina. Além disso, a plazomicina, um novo antimicrobiano derivado dos aminoglicosídeos, apresenta fraca atividade contra cepas bacterianas produtoras de metiltransferases. Até o momento, já foram descritos nove genes de metiltransferases, sendo eles: *armA*, *rmtA*, *rmtB*, *rmtC*, *rmtD*, *rmtE*, *rmtF*, *rmtG* e *npmA* que foram identificados em várias espécies de bactérias patogênicas humanas. As metiltransferases mais comumente descritas em todo o mundo são a *armA* e a *rmtB*, tendo sido identificadas em Enterobacteriaceae, mas principalmente em isolados de *P. aeruginosa* e *A. baumannii.* Até o momento, RmtD, a RmtG, a ArmA e a RmtB foram detectadas no Brasil. Inicialmente, algumas cepas de *P. aeruginosa* produtoras de SPM-1 também albergam o gene da metiltransferase RmtD. A produção de uma nova variante de Rmt, RmtG, foi descrita em cepas de *K. pneumoniae* produtoras de KPC-2 isoladas em Londrina, São Paulo e Chile. A produção de RmtD também foi observada em isolados de *K. pneumoniae* e *K. aerogenes*.

IMPORTÂNCIA CLÍNICA DOS MECANISMOS DE RESISTÊNCIA BACTERIANA | DISCUSSÃO DE CASOS CLÍNICOS

Caso clínico 1

Paciente masculino de 21 anos teve um acidente de motocicleta, há 10 dias, com trauma cranioencefálico e fraturas de membros inferiores. Foi operado para a drenagem de um hematoma subdural e ficou internado na UTI de trauma com nível de consciência rebaixado, entubação orotraqueal, sonda vesical e cateter venoso central. Há 2 dias, começou a apresentar febre; foram colhidas hemoculturas que resultaram *Klebsiella pneumoniae* com o seguinte perfil de sensibilidade:

- Cefoxitina: sensível
- Ceftriaxona: resistente
- Ceftazidima: resistente
- Cefepima: sensível
- Piperacilina/tazobactam: sensível
- Imipeném: sensível
- Meropeném: sensível
- Ertapeném: sensível.

▸**Pergunta 1.** Qual é o mecanismo de resistência que este microrganismo apresenta?

▸**Resposta.** O mecanismo de resistência da *Klebsiella pneumoniae,* neste caso, parece ser a produção de betalactamase de espectro estendido, conhecida como "ESBL" (do inglês ***e**xtended-**s**pectrum **b**eta-**l**actamase*). É um grupo de betalactamases da classe A de Ambler e do grupo 2be da classificação de Bush-Jacoby. Costumam hidrolisar cefalosporinas de primeira, terceira e quarta gerações; no entanto, cada enzima deste grupo pode ter um substrato preferencial diferente e, assim, hidrolisar melhor ou pior cada uma das substâncias. Classicamente há sensibilidade à cefoxitina, como vemos neste caso, e sensibilidade a todos os carbapenêmicos. Essas enzimas são inibidas por inibidores de betalactamases (ácido clavulânico, sulbactam e tazobactam) e para identificar fenotipicamente o mecanismo de resistência é possível utilizar um teste de disco-difusão com aproximação de um disco contendo inibidor de betalactamases, ou a adição desses inibidores em discos de cefalosporinas, ou Etest (Figura 71.4).

O inibidor de betalactamases inibe a atividade da ESBL e aumenta o halo de inibição ao redor do disco de cefalosporina, ou do próprio disco contendo a combinação de cefalosporina com betalactamases. Quando são utilizadas fitas de Etest, a redução da CIM da associação cefalosporina/inibidor de betalactamases em pelo menos três diluições quando comparada à CIM da respectiva cefalosporina é indicativa da produção de ESBL. Esse grupo de betalactamases foi inicialmente descrito em *Klebsiella pneumoniae*, *S. marcescens* e *Escherichia coli*. No entanto, como a sua produção é mediada por genes plasmidiais, outros gêneros bacterianos, como *Enterobacter*, *Serratia* ou *Pseudomonas*, podem produzir essas betalactamases.

▶ **Pergunta 2.** Espera-se uma resposta clínica ao tratamento com cefepima?

▶ **Resposta.** No caso apresentado, há resistência à cefalosporina de 3ª geração (ceftriaxona), de 3ª geração antipseudomonas (ceftazidima); no entanto, há sensibilidade *in vitro* à cefepima, que é uma cefalosporina de 4ª geração. É difícil definir se haverá uma resposta *in vivo* se for utilizada cefepima. Com base em estudos de farmacocinética e farmacodinâmica e simulações e modelagens matemáticas, é possível que, se a bactéria apresentar CIM baixas para cefepima, esta possa ser utilizada clinicamente em doses altas e resultar em um tratamento efetivo. Infelizmente, não há bons estudos clínicos neste sentido.

▶ **Pergunta 3.** Podemos tratar este paciente com piperacilina-tazobactam?

▶ **Resposta.** No caso apresentado, o paciente apresenta bacteriemia por uma *K pneumoniae* produtora de ESBL, porém sensível à piperacilina/tazobactam. Este fenótipo é possível, pois algumas ESBL podem ser inibidas *in vitro* pelos inibidores de betalactamases, porém esse fato não pode ser sempre traduzido para seu uso clínico. Em um ensaio clínico randomizado de não inferioridade multicêntrico e internacional, que incluiu 391 pacientes com infecção da corrente sanguínea (primária ou secundária) por *E. coli* ou *K. pneumoniae* resistentes à ceftriaxona, mas sensíveis à piperacilina/tazobactam e ao meropeném, a taxa de mortalidade em 30 dias para pacientes tratados com piperacilina-tazobactam em comparação com meropeném foi de 12,3% *versus* 3,7%, respectivamente. Nesse estudo, a diferença encontrada não atendeu aos critérios de não inferioridade de 5%. Dessa forma, não deve ser recomendado o uso de piperacilina/tazobactam para tratamento de bacteriemias por *E. coli* ou *K. pneumoniae* resistentes à ceftriaxona.

▶ **Pergunta 4.** Qual é tratamento mais recomendado?

▶ **Resposta.** Em infecções graves por bactérias produtoras de ESBL, recomenda-se utilizar tratamento com carbapenêmicos (ertapeném, imipeném ou meropeném).

Caso clínico 2

Paciente feminina de 62 anos teve uma dor abdominal e foi submetida a uma laparotomia exploradora. Foi retirada parte do colo ascendente por diverticulite perfurada. Recebeu ceftriaxona e metronidazol. No 4º PO teve sangramento retroperitoneal e foi reoperada. No 10º PO apresentou febre, dor abdominal e ascite. Foi realizada a punção da ascite. O resultado da cultura de líquido ascítico foi *Klebsiella pneumoniae* com o seguinte perfil de sensibilidade:

- Amicacina: sensível
- Ampicilina: resistente
- Aztreonam: resistente
- Cefepima: resistente
- Ceftriaxona: resistente
- Cefoxitina: resistente
- Ceftazidima: resistente
- Ceftazidima/avibactam: sensível

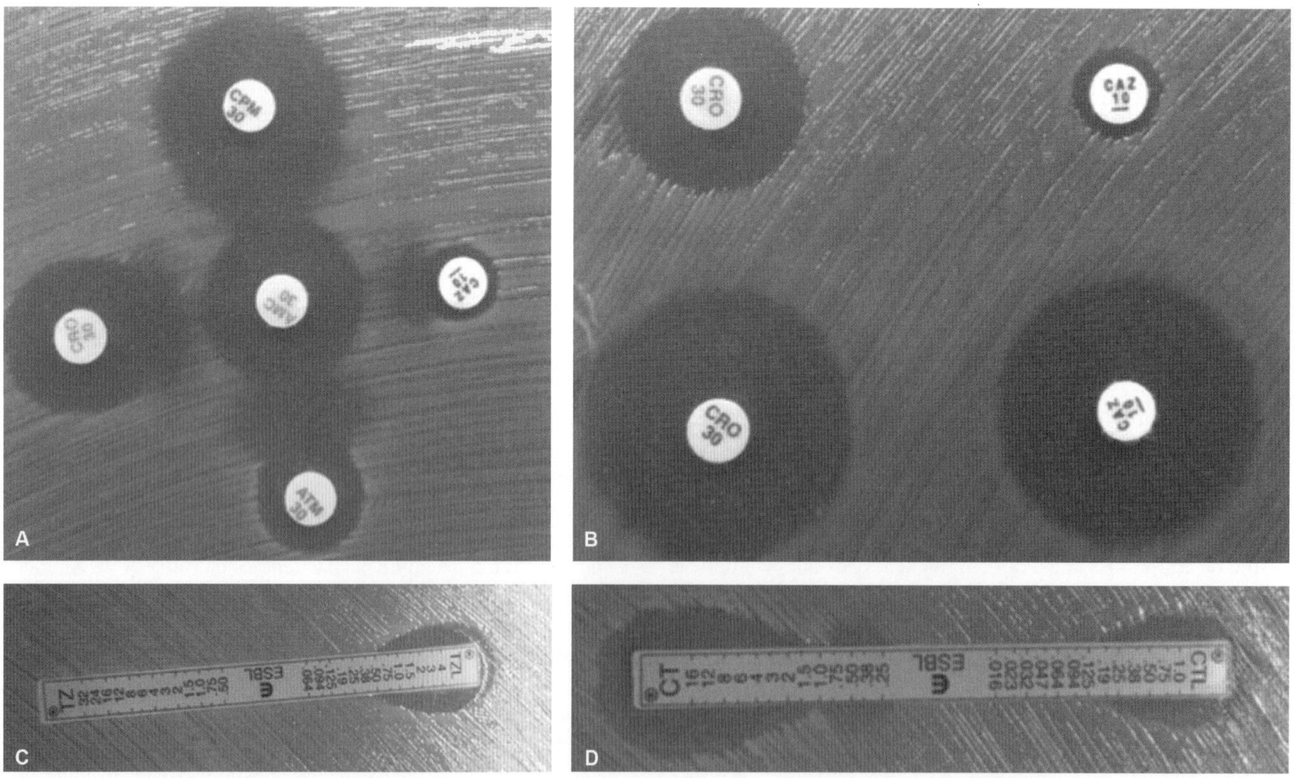

FIGURA 71.4 Testes fenotípicos rotineiramente empregados para detecção da produção de ESBL. **A.** Técnica de aproximação em disco. **B.** Técnica de adição de inibidores de betalactamases aos discos de betalactâmicos. **C** e **D.** Técnica de Etest (fita com ceftazidima *vs.* ceftazidima com ácido clavulânico) testadas contra amostras de *K. pneumoniae* produtoras de ESBL. ESBL: betalactamases de espectro estendido. (Fotos gentilmente cedidas pelo Laboratório Especial de Microbiologia Clínica/Alerta – Unifesp/EPM.)

- Ertapeném: resistente
- Imipeném: resistente
- Meropeném: resistente
- Piperacilina/tazobactam: resistente
- Polimixina: sensível
- Tigeciclina: sensível.

▸**Pergunta 1.** Qual é o provável mecanismo de resistência?

▸**Resposta.** É provável que esta *K. pneumoniae* seja produtora de carbapenemase, pois há resistência aos três carbapenêmicos (ertapeném, imipeném e meropeném). Os relatos iniciais de resistência aos carbapenêmicos em enterobactérias se deviam à produção aumentada de ESBL ou AmpC somada à alteração de porinas. Mas o mecanismo de resistência aos carbapenêmicos mais comum atualmente é a produção de carpabenemases, das quais se destacam a carbapenemase da classe A, KPC, e a metalobetalactamase NDM. Para que se confirme este mecanismo de resistência é necessário que se realizem testes imunocromatográficos ou moleculares (Figura 71.5). Os testes fenotípicos (não específicos) para identificação de carbapenemases que podem ser utilizados são: o teste de inibição com ácido borônico ou EDTA com imipeném e meropeném, o teste de Hodge modificado, CarbaNP ou BlueCarba. Estes testes sugerem se a cepa bacteriana é produtora de carbapenemase e, dependendo do teste, podem sugerir a classe à qual a carbapenemase pertence, mas não identificam o tipo de carbapenemase produzida. Já os testes imunocromatográficos podem identificar a classe das carbapenemases mais comuns, como KPC, IMP, VIM, NDM e OXA-48. Porém, para se identificar a variante da carbapenemase, testes moleculares de amplificação e sequenciamento dos respectivos amplicons são necessários.

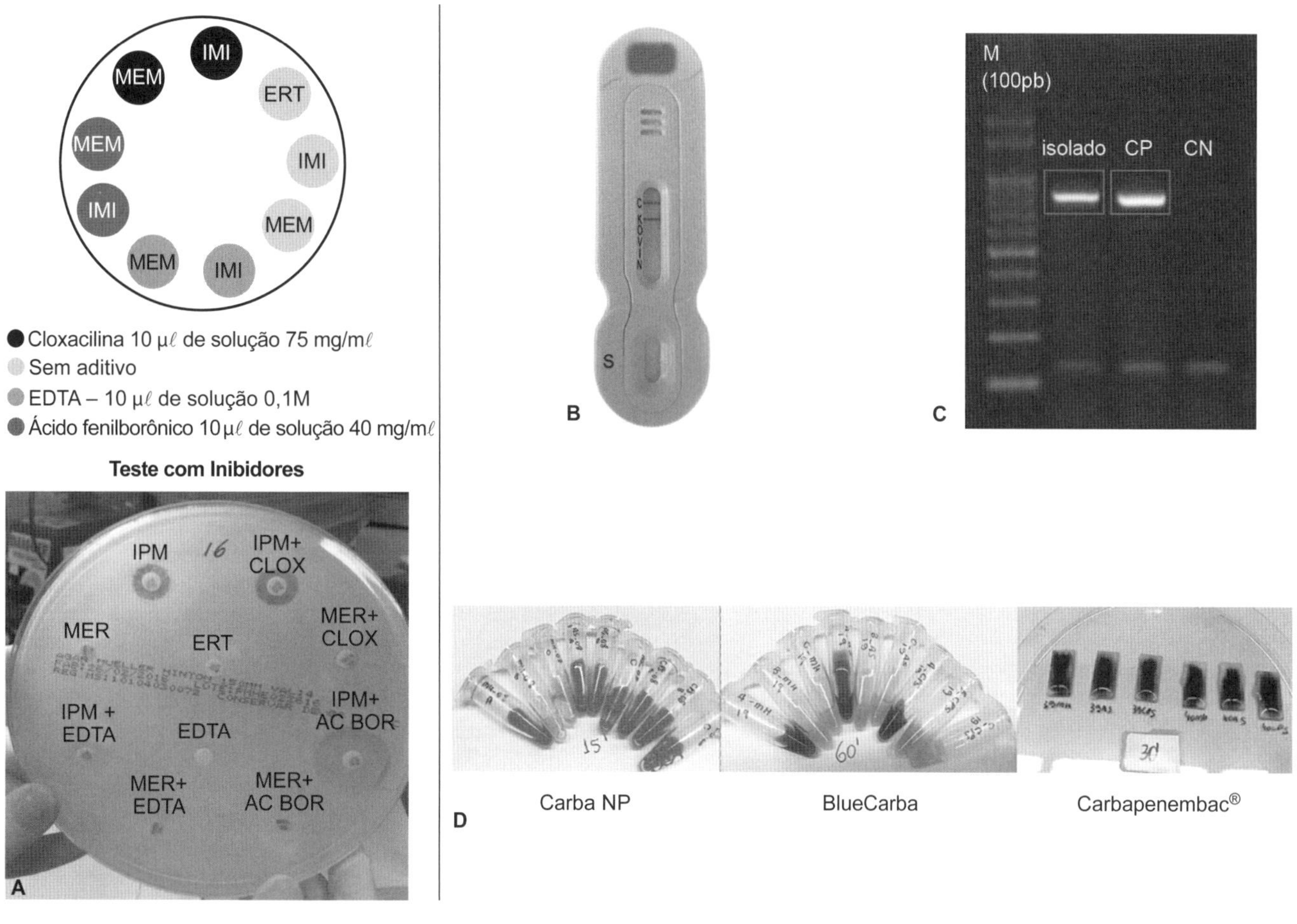

FIGURA 71.5 Testes fenotípicos rotineiramente empregados para detecção da produção de carbapenemases nos laboratórios de rotina. Aqui é exemplificada uma amostra de *K. pneumoniae* produtora de KPC-2. **A.** Teste com Inibidores de betalactamases. Notar o aumento do halo de inibição maior que 5 mm ao redor do disco de imipeném e de meropeném associados a ácido fenilborônico (ÁC BOR) em comparação ao halo de inibição dos discos de imipeném e meropeném. **B.** Teste imunocromatográfico mostrando uma banda na área do controle positivo (C) e da proteína KPC (K). **C.** Teste de PCR para detecção do gene bla_{KPC}. M, marcador de peso molecular; CP e CN, controles positivos e negativos da PCR. **D.** Testes colorimétricos para detecção de carbapenemases: CarbaNP, BlueCarba e Carbapenembac®. A quebra do anel betalactâmico da molécula do carbapenêmico pela carbapenemase leva à redução do pH e à mudança da coloração da amostra de acordo com o indicador de pH. No CarbaNP, o indicador de pH é o vermelho-fenol e a produção de carbapenemase é sugerida quando há mudança do vermelho para o amarelo. Já no BlueCarba, o indicador de pH é o azul de bromotimol e há mudança da cor do verde/azulado-escuro para o amarelo quando a amostra é produtora de carbapenemase. O teste Carbapenembac® se baseia na redução do iodo impregnado na fita. A ruptura do anel betalactâmico pela carbapenemase, reduz o pH e o iodo da mistura iodo-amido, desaparecendo o roxo intenso, quase negro, desse complexo da fita. Na ausência de carbapenemase, não há a descoloração da fita impregnada com o complexo amido-iodo. Para diferenciar entre as enzimas de classe A e metalo-betalactamase (classe B), também pode se utilizar as fitas Carbapenembac Metalo®, na qual a suspensão bacteriana é feita em uma solução seletiva contendo EDTA. Essa substância bloqueia os íons Zinco das carbapenemases, fazendo com que a prova com as fitas não seja mais positiva (nesse caso, se a fita permanecer roxa a prova é positiva para este tipo de enzima). (Fotos gentilmente cedidas pelo Laboratório Especial de Microbiologia Clínica/Alerta – Unifesp/EPM.) (Esta figura encontra-se reproduzida em cores no Encarte.)

▶ **Pergunta 2.** Quais tratamentos seriam possíveis neste caso?

▶ **Resposta.** O tratamento de infecções causadas por enterobactérias resistentes aos carbapenêmicos ainda é controverso. Os estudos mais antigos apontavam benefício com terapia combinada, em geral com carbapenêmicos (a despeito da resistência *in vitro*, mas preferencialmente para aquelas amostras com MIC de meropeném $\leq$ 8 mg/ℓ) combinado às polimixinas ou aos aminoglicosídeos ou à tigeciclina. Estudos mais recentes apontam vantagem para monoterapia com ceftazidima-avibactam para as infecções causadas por isolados de Enterobacterales produtores de carbapenemases de classe A (KPC) ou OXA-48 e seus derivados (Classe D).

▶ **Pergunta 3.** A terapia combinada com duas ou mais substâncias é uma boa alternativa para este caso?

▶ **Resposta.** Atualmente, considera-se prudente o uso de combinações de duas ou três substâncias para o tratamento de infecções graves por agentes produtores de KPC, combinando-se a colistina, um aminoglicosídeo e a tigeciclina. A fosfomicina também tem sido utilizada em combinação com colistina ou carbapenêmicos.

Caso clínico 3

Paciente masculino de 81 anos apresentou um sangramento digestivo alto por úlcera gástrica e foi internado. Inserido cateter venoso central. No sétimo dia de internação, apresentou febre e foi retirado o cateter. A cultura da ponta do cateter resultou *Pseudomonas aeruginosa* com o seguinte perfil de sensibilidade:

- Ceftazidima: resistente
- Cefepima: resistente
- Aztreonam: resistente
- Imipeném: resistente
- Meropeném: sensível, com aumento da exposição
- Ciprofloxacino: sensível, com aumento da exposição.

▶ **Pergunta 1.** Quais são os prováveis mecanismos de resistência presentes neste caso?

▶ **Resposta.** Como neste caso a cepa é sensível ao meropeném com aumento da exposição (ou seja, preciso prescrever uma dose mais alta e/ou aumentar o tempo de infusão do antimicrobiano para aumentar a chance de sucesso clínico) e resistente ao imipeném, devemos pensar em um mecanismo que afete mais o imipeném que o meropeném. A resistência ao imipeném pode ocorrer por meio da perda ou da redução da expressão da porina OprD, que serve de canal de entrada para o imipeném na célula bacteriana. Assim, provavelmente nesta cepa de *P. aeruginosa* há aumento da produção da enzima cromossômica AmpC (a cepa é resistente às cefalosporinas de amplo espectro) associada à redução de expressão da porina OprD, o que confere resistência ao imipeném, mas não ao meropeném.

▶ **Pergunta 2.** Quais são os tratamentos antimicrobianos indicados para este paciente?

▶ **Resposta.** No caso apresentado, a cepa parece não ser produtora de carbapenemase, já que é sensível com aumento da exposição ao meropeném de acordo com as recomendações do BrCAST/EUCAST. Ciprofloxacino e meropeném poderiam constituir opções terapêuticas já que a categoria sensível com aumento de exposição é um alerta para o clínico indicando que se deve aumentar a exposição a esses antimicrobianos, ou aumentando a dose e/ou o tempo de infusão; portanto, não significa que haverá maior chance de falha terapêutica caso esses antimicrobianos sejam prescritos. Devemos estar atentos com relação à toxicidade das fluoroquinolonas e à maior chance de seleção de mutantes de *P. aeruginosa* resistentes à ciprofloxacino com a possibilidade de resistência durante o tratamento com eventual falha terapêutica. O ceftolozana-tazobactam também seria uma alternativa terapêutica que pode ser testada e utilizada caso apresente sensibilidade *in vitro*. Essa combinação de fármacos é composta por uma cefalosporina antipseudomonas (ceftolozana) e um inibidor de betalactamase betalactâmico (tazobactam). A ceftolozana tem como característica ser mais estável à hidrólise causada pela AmpC, ser resistente à ação das bombas de fluxo e ter a sua entrada menos afetada pela alteração ou perda de porinas (principalmente oprD). Dessa maneira, a ceftolozana é o antimicrobiano betalactâmico antipseudomonas com maior potência *in vitro*, podendo ser utilizado até mesmo quando há resistência aos carbapenêmicos, desde que o mecanismo envolvido não seja enzimático (produção de carbapenemases). Para cepas produtoras de carbapenemases, as polimixinas são consideradas os antimicrobianos de escolha para o início do tratamento empírico em nosso meio, já que mantêm atividade contra as cepas de *P. aeruginosa* produtoras de carbapenemases de classe B (metalobetalactamases). Caso seja comprovada a produção de carbapenemases de classe A, como KPC, a ceftazidima-avibactam poderia ser prescrita caso houvesse a confirmação da sensibilidade *in vitro*. Devemos lembrar que as amostras de *P. aeruginosa* são intrinsecamente resistentes à tigeciclina e que a monoterapia com aminoglicosídeos só é recomendada para tratamento das infecções do trato urinário, já que atingem altas concentrações nesse sítio corpóreo.

▶ **Pergunta 3.** Se o antibiograma do agente fosse ceftazidima (resistente), cefepima (resistente), aztreonam (sensível), imipeném (sensível com aumento da exposição), meropeném (resistente) e ciprofloxacino (resistente), quais seriam os mecanismos de resistência presentes?

▶ **Resposta.** Para *P. aeruginosa* adquirir resistência ao meropeném, deve haver a produção de AmpC associada à existência de bomba de efluxo, provavelmente a bomba denominada MexAB-OprM. Essa bomba de efluxo atua também sobre ciprofloxacino, explicando a resistência observada neste caso. Como há sensibilidade com aumento da exposição ao imipeném, supomos que não tenham ocorrido alterações da porina OprD. Outra possibilidade para explicar a resistência deste isolado é a produção de carbapenemase, geralmente do grupo metalobetalactamase (MBL), das quais as mais frequentes são SPM, VIM, IMP, GIM. A mais frequente no nosso meio é a SPM (a sigla se refere à **m**etalobetalactamase de **S**ão **P**aulo). As MBL degradam todos os betalactâmicos, exceto aztreonam, que é um monobactâmico. Fenotipicamente, as MBL podem ser detectadas por inibição com EDTA, ácido dipicolínico ou compostos derivados do tiol, além dos testes imunocromatográficos.

Caso clínico 4

Um homem de 79 anos teve acidente vascular cerebral isquêmico há 25 dias. Está em coma, entubado com cateter venoso central desde a internação. Fez uso de inúmeros antimicrobianos. Há 4 dias teve uma instabilidade hemodinâmica e colheu hemoculturas que resultaram *Serratia marcescens* com o seguinte perfil de sensibilidade:

- Cefepima: sensível
- Ceftriaxona: resistente
- Cefoxitina: resistente
- Ceftazidima: resistente
- Ertapeném: sensível
- Meropeném: sensível
- Piperacilina/tazobactam: resistente
- Tigeciclina: resistente.

▶ **Pergunta 1.** Quais mecanismos de resistência explicam este antibiograma?

▶ **Resposta.** Trata-se, provavelmente, da produção de betalactamase AmpC. Os gêneros *Citrobacter, Enterobacter, Morganella, Serratia* e

Proteus vulgaris são produtores intrínsecos de betalactamases AmpC (classificadas como grupo 1 de Bush, Jacoby e Medeiros). Essas enzimas hidrolisam penicilinas, cefoxitina, cefalosporinas de primeira, segunda e terceira gerações e as combinações de betalactâmico/inibidores de betalactamases. As cefalosporinas de quarta geração e os carbapenêmicos são mais estáveis à hidrólise pela AmpC. A principal diferença entre AmpC e ESBL é que enzimas do tipo AmpC hidrolisam cefamicinas (p. ex., cefoxitina).

▸**Pergunta 2.** Quais são as alternativas terapêuticas para este caso?

▸**Resposta.** Os carbapenêmicos são os antimicrobianos mais adequados para este caso.

Caso clínico 5

Paciente feminina de 48 anos, com diagnóstico de pênfigo há 5 anos, em tratamento regular, com consultas e administração de medicamentos em hospital-dia. Apresentou uma "picada" na coxa que, no dia seguinte, evoluiu com sinais flogísticos e coleção purulenta que foi drenada. A cultura do material resultou *Staphylococcus aureus* com o seguinte perfil de sensibilidade:

- Penicilina: resistente
- Oxacilina: resistente
- Sulfametoxazol/trimetoprima: sensível
- Clindamicina: sensível
- Ciprofloxacino: sensível.

▸**Pergunta 1.** Qual é o mecanismo que explica a resistência à meticilina (oxacilina) em uma infecção comunitária?

▸**Resposta.** A resistência à meticilina (oxacilina) em *S. aureus* (MRSA) é codificada pelo gene *mecA*, responsável pela produção de uma proteína ligadora de penicilina modificada, PBP2a ou PBP2', que apresenta baixa afinidade aos betalactâmicos. Dessa maneira, os isolados resistentes à meticilina (oxacilina) são resistentes a toda classe de betalactâmicos (exceto ceftarolina). O gene *mecA* situa-se por um elemento genético móvel designado como cassete cromossômico estafilocócico (*staphylococcal cassette chromosome mec* – SCCmec) e está integrado ao cromossomo das cepas MRSA. Neste elemento também há sequências de inserção relacionadas com genes que conferem resistência a outras classes de antimicrobianos. Já foram descritos inúmeros tipos de SCCmec, sendo que os tipos I, II e III foram relatados em cepas MRSA de origem hospitalar. Já os do tipo SCCmec IV foram descritos principalmente em cepas de infecções comunitárias e ficaram conhecidos como CA-MRSA (do inglês *community-acquired* MRSA), que tende a ser menos multirresistente que MRSA de origem hospitalar, geralmente mantendo a sensibilidade a clindamicina, sulfametoxazol-trimetoprima, macrolídeos e quinolonas, porém a resistência a esse antibiótico pode ser do tipo induzido. Já foram relatados isolados de *S. aureus* com tipo SCCmec IV de aquisição hospitalar.

▸**Pergunta 2.** Quais são as alternativas de tratamento para este caso?

▸**Resposta.** A opção mais estudada no tratamento de *S. aureus* resistente à meticilina (oxacilina) é a vancomicina, mas no contexto de resistência a todas as classes de antimicrobianos. Para as cepas SCCmec tipo IV, há outras opções de tratamento. Neste caso de infecção de pele e partes moles, as opções de tratamento sugeridas são ceftarolina, clindamicina, sulfametoxazol-trimetoprima, doxiciclina, macrolídeos, daptomicina ou linezolida.

Caso clínico 6

Paciente de 58 anos tem insuficiência renal crônica e faz hemodiálise 3 vezes/semana por um cateter de diálise. Há 3 dias, apresenta febre e calafrios, evoluindo com choque séptico, necessitando internação. Foi coletada hemocultura que resultou *Staphylococcus aureus* com o seguinte perfil de sensibilidade:

- Penicilina: resistente
- Oxacilina: resistente
- Sulfametoxazol/trimetoprima: resistente
- Clindamicina: resistente
- Ciprofloxacino: resistente
- Vancomicina: sensível
- Daptomicina: sensível
- Ceftarolina: sensível
- Linezolida: sensível.

▸**Pergunta 1.** Com base neste resultado, qual antimicrobiano deve ser utilizado?

▸**Resposta.** A vancomicina é um dos antimicrobianos mais utilizados para o tratamento de infecções causadas por MRSA e, frequentemente, é o antimicrobiano de escolha nesta situação. A teicoplanina, outro glicopeptídeo, é outra alternativa neste caso, com a vantagem de apresentar meia-vida mais longa e menor nefrotoxicidade. Daptomicina, um lipopeptídeo cíclico, também é uma opção, com a desvantagem de ter maior custo.

A ceftarolina, cefalosporina de 5ª geração, também poderia ser utilizada. Esse antimicrobiano foi lançado mais recentemente e a experiência clínica para tratamento de infecções de corrente sanguínea ainda é limitada.

Linezolida é um antimicrobiano que, embora tenha ação *in vitro* documentada no antibiograma, não tem aprovação clínica em bula para o tratamento de infecções de corrente sanguínea.

▸**Pergunta 2.** Optou-se por prescrição de vancomicina, qual a recomendação para monitorar nível sérico?

▸**Resposta.** As recomendações para o tratamento de infecções graves causadas por *Staphylococcus aureus* resistente à meticilina (oxacilina) (MRSA) têm definido que, quando utilizada vancomicina, após a obtenção do *steady-state*, seja realizada a sua dosagem sérica pouco antes da próxima dose (chamada concentração no vale) e que as doses administradas sejam adequadas para que esta concentração no vale se mantenha entre 15 e 20 mg/mℓ. No entanto, as bases para esta recomendação derivam de estudos em animais e em simulações farmacocinético-farmacodinâmicas. Ainda não há bons estudos clínicos comparando os desfechos de pacientes com diferentes concentrações no vale de vancomicina.

Esta abordagem (monitoramento da concentração no vale) baseia-se no princípio de que o valor de vale poderia ser um marcador substituto do índice PK/PD área sob a curva sob (AUC/MIC). Entretanto, mais recentemente, foram publicadas novas diretrizes recomendado o cálculo da razão AUC/MIC, e o alvo de 400 a 600 mg* hora/ℓ com intuito de atingir a eficácia clínica e garantir a segurança para pacientes em tratamento para infecções graves por *Staphylococcus aureus* resistentes à meticilina.

Caso clínico 7

Paciente feminina de 36 anos, sem doenças de base, se apresenta com quadro de disúria e polaciúria há 3 dias, fez uso de ciprofloxacino por 3 dias sem melhora. Foi coletada urocultura com resultado de *Escherichia coli* com o seguinte perfil de resistência:

- Ampicilina: sensível
- Cefepima: sensível
- Ceftriaxona: sensível
- Cefoxitina: sensível
- Ceftazidima: sensível
- Ertapeném: sensível
- Imipeném: sensível

- Meropeném: sensível
- Piperacilina/tazobactam: sensível
- Ciprofloxacino: resistente
- Sulfametoxazol/trimetoprima: resistente.

▶ **Pergunta 1.** Qual o principal mecanismo de resistência para quinolonas em *Enterobacterales*?

▶ **Resposta.** O principal mecanismo de resistência a quinolonas em *Enterobacterales* é a mudança de sítio de ligação, na DNA girase (topoisomerase II) ou na topoisomerase IV. Esse mecanismo envolve principalmente mutações nos genes cromossômicos *gyrA e parC*. As mutações de resistência podem interferir na sensibilidade da bactéria a diferentes quinolonas dependendo do quanto o fármaco é capaz de interagir especificamente com cada uma das enzimas-alvo. Por exemplo, caso o fármaco tenha como alvo a DNA-girase, como o ácido nalidíxico, mas tenha pouca atividade contra a topoisomerase tipo IV, mutações únicas na DNA-girase induziriam níveis mais altos de resistência. Já quinolonas que apresentem ação sobre as duas enzimas-alvo (p. ex., fluoroquinolonas) só apresentarão resistência completa na ocorrência de mutações que envolvam os dois sítios de ação possíveis da classe.

▶ **Pergunta 2.** Essa resistência é comum?

▶ **Resposta.** A resistência a quinolonas é crescente, principalmente em virtude do uso excessivo e indiscriminado de quinolonas. Atualmente, a resistência a ciprofloxacino para infecções urinárias é de aproximadamente 30% dos isolados.

▶ **Pergunta 3.** Devemos continuar a usar quinolonas para tratamento empírico de infecção urinária?

▶ **Resposta.** As infecções do trato urinário baixa (cistites) em mulheres jovens, sem comorbidades, são infecções geralmente autolimitadas. Estima-se que 1 mulher em cada 25 com cistite evolua para pielonefrite. Em decorrência das altas taxas de resistência e das possíveis reações adversas causadas pelas fluoroquinolonas, esses antimicrobianos não são recomendados para terapia empírica das ITU em nosso meio, quando outras opções terapêuticas estão disponíveis. Nesse caso, as opções terapêuticas que apresentam maior sensibilidade *in vitro* são a nitrofurantoína e a fosfomicina.

Caso clínico 8

Paciente masculino, de 28 anos, sem doenças de base, procura pronto-socorro com queixa de febre e cefaleia importante há 4 dias. Ao exame físico apresentava sinais meníngeos, LCR compatível com meningite bacteriana aguda. Cultura de LCR com *Streptococcus pneumoniae.*

- Penicilina: resistente
- Ceftriaxona: resistente
- Vancomicina: sensível.

▶ **Pergunta 1.** Qual o principal mecanismo de resistência para pneumococos à ceftriaxona?

▶ **Resposta.** O principal mecanismo de resistência a betalactâmicos em isolados de pneumococo é a alteração nas proteínas ligadoras de penicilinas (PBPs). *Streptococcus pneumoniae* tem cinco proteínas PBPs de alto peso molecular, três das quais (PBP 1A, PBP 2B e PBP 2X) estão envolvidas na resistência aos betalactâmicos. A resistência à penicilina ocorre por meio de um processo complexo envolvendo alterações dos PBPs 1A, 2B e/ou 2X. A resistência às cefalosporinas de espectro estendido também requer mutações sequenciais e múltiplas nos genes codificadores das PBPs, 1A, 2B e/ou 2X. Os pontos de corte para definição da sensibilidade aos betalactâmicos variam de acordo com o sítio infeccioso (meningite *versus* não meningite) e com os comitês de padronização, CLSI e BrCAST/EUCAST, que recomendam diferentes meios de cultura para o teste de sensibilidade pela técnica de disco-difusão. O CLSI adverte que os resultados dos testes de disco-difusão utilizando o meio ágar Müeller-Hinton suplementado com sangue de carneiro a 5% são equivalentes àqueles obtidos com o meio ágar MH-F quando as concentrações nos discos testadas são as mesmas recomendadas. Para isolados de *S. pneumoniae* obtidos a partir da cultura de liquor, é recomendado que o perfil de sensibilidade aos betalactâmicos seja determinado por uma técnica dilucional que indique a CIM. Na Tabela 71.6 podemos observar que os pontos de corte de sensibilidade para os betalactâmicos não variam entre os comitês para os isolados meníngeos.

▶ **Pergunta 2.** Essa resistência é comum?

▶ **Resposta.** O último relatório elaborado pelo Laboratório de Referência Nacional para Meningites Bacterianas e para as Doenças Pneumocócicas Invasivas reportou os dados do perfil de sensibilidade a antimicrobianos de 355 isolados de *Streptococcus pneumoniae* coletados em 2020, sendo 102 deles de pacientes com meningite. Entre os isolados provenientes de pacientes com meningite, a porcentagem de sensibilidade à penicilina e à ceftriaxona variou de acordo com a faixa etária dos pacientes. As porcentagens de sensibilidade à penicilina variaram entre 53,8% (pacientes com idade entre 50 e 59 anos) e 87,5% (pacientes com idade entre 5 e 14 anos). Já a sensibilidade à ceftriaxona foi menor nas crianças com idade ≤ 59 meses (66,7%) e mais alta entre pacientes com idade entre 50 e 59 anos (92,3%). Em crianças menores que 5 anos, os sorotipos associados à resistência à ceftriaxona foram 19A, 6C, e 35B. Embora a resistência à ceftriaxona seja ainda pouco frequente em nosso meio, a redução da sensibilidade à cefriaxona tem aumentado nos últimos anos, principalmente, nos extremos das faixas etárias (33,3% e 11,8% em pacientes com idade ≤ 59 meses e ≥ 60 anos).

▶ **Pergunta 3.** Qual deve ser o antimicrobiano para este caso?

▶ **Resposta.** Durante muitos anos, como era rara a detecção de amostras de pneumococos com redução da sensibilidade à ceftriaxona, pacientes adultos com meningite comunitária recebiam empiricamente ceftriaxona. Entretanto, com o relato recente do crescente aumento da porcentagem da resistência e/ou redução da sensibilidade à ceftriaxona, tem sido discutido o uso empírico de vancomicina em associação à ceftriaxona para o tratamento da meningite, até que os

TABELA 71.6 Pontos de corte de sensibilidade para os betalactâmicos e vancomicina estabelecidos pelos comitês americano (CLSI) e europeu (EUCAST) para isolados meníngeos de *S. pneumoniae*.

S. pneumoniae (Meningite)	CLSI 2021 (mg/ℓ)		BrCAST/EUCAST 2021 (mg/ℓ)	
Categoria	Sensível	Resistente	Sensível	Resistente
Penicilina	≤ 0,06	≥ 0,12	≤ 0,06	≥ 0,12
Ceftriaxona	≤ 0,5	≥ 2	≤ 0,5	≥ 1
Meropeném	≤ 0,25	≥ 1	≤ 0,25	≥ 0,25
Vancomicina	≤ 1	–	2	≥ 4

Notar que o comitê brasileiro, BrCAST, é afiliado ao EUCAST. CLSI: Clinical Laboratory Standards Institute; BrCAST: Brazilian Committee on Antimicrobial Susceptibility Testing; EUCAST: European Committee on Antimicrobial Susceptibility Testing.

resultados do teste de sensibilidade estejam disponíveis. Esse paciente, com isolado resistente, deveria ter recebido vancomicina como esquema definitivo. Devemos lembrar que o meropeném também apresenta boa atividade contra *S. pneumoniae* resistente à ceftriaxona e poderia ser utilizado como uma opção terapêutica no caso descrito anteriormente.

BIBLIOGRAFIA

Ambler RP, Coulson AF, Frère JM *et al.* A standard numbering scheme for the class A betalactamases. Biochem J. 1991 May 15;276 (Pt 1):269-70.

Anvisa. COMUNICADO DE RISCO GVIMS/GGTES/ANVISA Nº 01/2021 Identificação de Pseudomonas aeruginosa resistente a carbapenêmicos, produtora de KPC e NDM em serviços de saúde, 01/09/2021.

Beirão EM, Rodrigues SDS, Andrade TK, Serra FB, Paula MDN, Polis TJB *et al.* Activity of ceftolozane-tazobactam and comparators against gram-negative bacilli: Results from the study for monitoring antimicrobial resistance trends (SMART – Brazil; 2016-2017). Braz J Infect Dis. 2020 Jul-Aug;24(4):310-321. doi: 10.1016/j.bjid.2020.05.010. Epub 2020 Jul 12. PMID: 32663440.

Bush K, Jacoby GA. Updated functional classification of betalactamases. Antimicrob Agents Chemother. 2010 Mar;54(3):969-76.

Cattoir V, Giard JC. Antibiotic resistance in Enterococcus faecium clinical isolates. Expert Rev Anti Infect Ther. 2014 Feb;12(2):239-48.

Chávez-Jacobo VM, Hernández-Ramírez KC, Romo-Rodríguez P, Pérez-Gallardo RV, Campos-García J, Gutiérrez-Corona JF *et al.* CrpP Is a novel ciprofloxacino-modifying enzyme encoded by the *Pseudomonas aeruginosa* pUM505 Plasmid. Antimicrob Agents Chemother. 2018 May 25;62(6):e02629-17.

de Rossi P, Cimerman S, Truzzi JC, Cunha CAD, Mattar R, Martino MDV *et al.* Joint report of SBI (Brazilian Society of Infectious Diseases), FEBRASGO (Brazilian Federation of Gynecology and Obstetrics Associations), SBU (Brazilian Society of Urology) and SBPC/ML (Brazilian Society of Clinical Pathology/Laboratory Medicine): recommendations for the clinical management of lower urinary tract infections in pregnant and non-pregnant women. Braz J Infect Dis. 2020 Mar-Apr;24(2):110-119.

Dortet L, Poirel L, Nordmann P. Worldwide dissemination of the NDM-type carbapenemases in Gram-negative bacteria. Biomed Res Int. 2014;2014:249-856.

Gales AC, Menezes LC, Silbert S, Sader HS. Dissemination in distinct Brazilian regions of an epidemic carbapenem-resistant Pseudomonas aeruginosa producing SPM metallo-betalactamase. J Antimicrob Chemother. 2003Oct;52(4):699-702.

Gardete S, Tomasz A. Mechanisms of vancomycin resistance in Staphylococcus aureus. J Clin Invest. 2014 Jul;124(7):2836-40.

Harris PNA, Tambyah PA, Lye DC *et al.* Effect of Piperacillin-Tazobactam vs Meropenem on 30-Day Mortality for Patients With *E coli* or *Klebsiella pneumoniae* Bloodstream Infection and Ceftriaxone Resistance: A Randomized Clinical Trial. *JAMA.* 2018;320(10):984-994. doi:10.1001/jama.2018.12163.

Hooper, David C,George A Jacoby. «Mechanisms of drug resistance: quinolone resistance." Annals of the New York Academy of Sciences vol. 1354,1 (2015): 12-31. doi:10.1111/nyas.12830.

Instituto Adolfo Lutz. Informação da Vigilância das Pneumonias e Meningites Bacterianas do Núcleo de Meningites, Pneumonias e Infecções Pneumocócica, Centro de Bacteriologia do Instituto Adolfo Lutz (IAL), Laboratório de Referência Nacional para Meningites Bacterianas e para as Doenças Pneumocócicas Invasivas pelo Ministério da Saúde.

Jacoby GA. AmpC betalactamases. Clin Microbiol Rev. 2009 Jan;22(1):161-82.

Kim ES, Hooper DC. Clinical importance and epidemiology of quinolone resistance. Infect Chemother. 2014 Dec;46(4):226-38.

Lister PD, Wolter DJ, Hanson ND. Antibacterial-resistant Pseudomonas aeruginosa: clinical impact and complex regulation of chromosomally encoded resistance mechanisms. Clin Microbiol Rev. 2009 Oct;22(4):582-610.

Munoz-Price LS, Poirel L, Bonomo RA *et al.* Clinical epidemiology of the global expansion of Klebsiella pneumoniae carbapenemases. Lancet Infect Dis. 2013 Sep;13(9):785-96.

Nordmann P. Carbapenemase-producing Enterobacteriaceae: overview of a major public health challenge. Med Mal Infect. 2014 Feb;44(2):51-6.

OPAS. Alerta Epidemiológico: Surgimento e aumento de novas combinações de carbapenemases em *Enterobacterales* na América Latina e no Caribe (22 de outubro de 2021).

Oteo J, Pérez-Vázquez M, Campos J. Extended-spectrum betalactamase producing *Escherichia coli*: changing epidemiology and clinical impact. Curr Opin Infect Dis. 2010 Aug;23(4):320-6.

Penteado AP, Castanheira M, Pignatari AC *et al.* Dissemination of bla_{IMP-1}-carrying integron In86 among Klebsiella pneumoniae isolates harboring a new trimethoprim resistance gene dfr23. Diagn Microbiol Infect Dis. 2009 Jan;63(1):87-91.

Poole K. Efflux pumps as antimicrobial resistance mechanisms. Ann Med. 2007;39(3):162-76.

Reinert RR. The antimicrobial resistance profile of Streptococcus pneumoniae. Clin Microbiol Infect. 2009 Apr;15 Suppl 3:7-11.

Rodrigues, Wellington Francisco *et al.* "Antibiotic Resistance of Bacteria Involved in Urinary Infections in Brazil: A Cross-Sectional and Retrospective Study." International journal of environmental research and public health vol. 13,9 918. 15 Sep. 2016, doi:10.3390/ijerph13090918.

Rossi F, Diaz L, Wollam A *et al.* Transferable vancomycin resistance in a community-associated MRSA lineage. N Engl J Med. 2014 Apr 17;370(16):1524-31.

Sader HS, Reis AO, Silbert S, Gales AC. IMPs, VIMs and SPMs: the diversity of metallo-betalactamases produced by carbapenem-resistant Pseudomonas aeruginosa in a Brazilian hospital. Clin Microbiol Infect. 2005 Jan; 11(1):73-6.

Strich JR, Heil EL, Masur H. Considerations for Empiric Antimicrobial Therapy in Sepsis and Septic Shock in an Era of Antimicrobial Resistance. J Infect Dis. 2020 Jul 21;222(Suppl 2):S119-S131. doi: 10.1093/infdis/jiaa221. PMID: 32691833; PMCID: PMC7372215.

Temkin E, Adler A, Lerner A, Carmeli Y. Carbapenem-resistant Enterobacteriaceae: biology, epidemiology, and management. Ann N Y Acad Sci. 2014 Sep;1323:22-42.

Toleman MA, Simm AM, Murphy TA *et al.* Molecular characterization of SPM-1, a novel metallo betalactamase isolated in Latin America: report from the SENTRY antimicrobial surveillance programme. J Antimicrob Chemother. 2002 Nov;50(5):673-9.

Walsh TR. Emerging carbapenemases: a global perspective. Int J Antimicrob Agents. 2010 Nov; 36 Suppl 3:S8-14.

Zavascki AP, Carvalhaes CG, Picão RC, Gales AC. Multidrug-resistant Pseudomonas aeruginosa and Acinetobacter baumannii: resistance mechanisms and implications for therapy. Expert Rev Anti Infect Ther. 2010 Jan; 8(1):71-93.

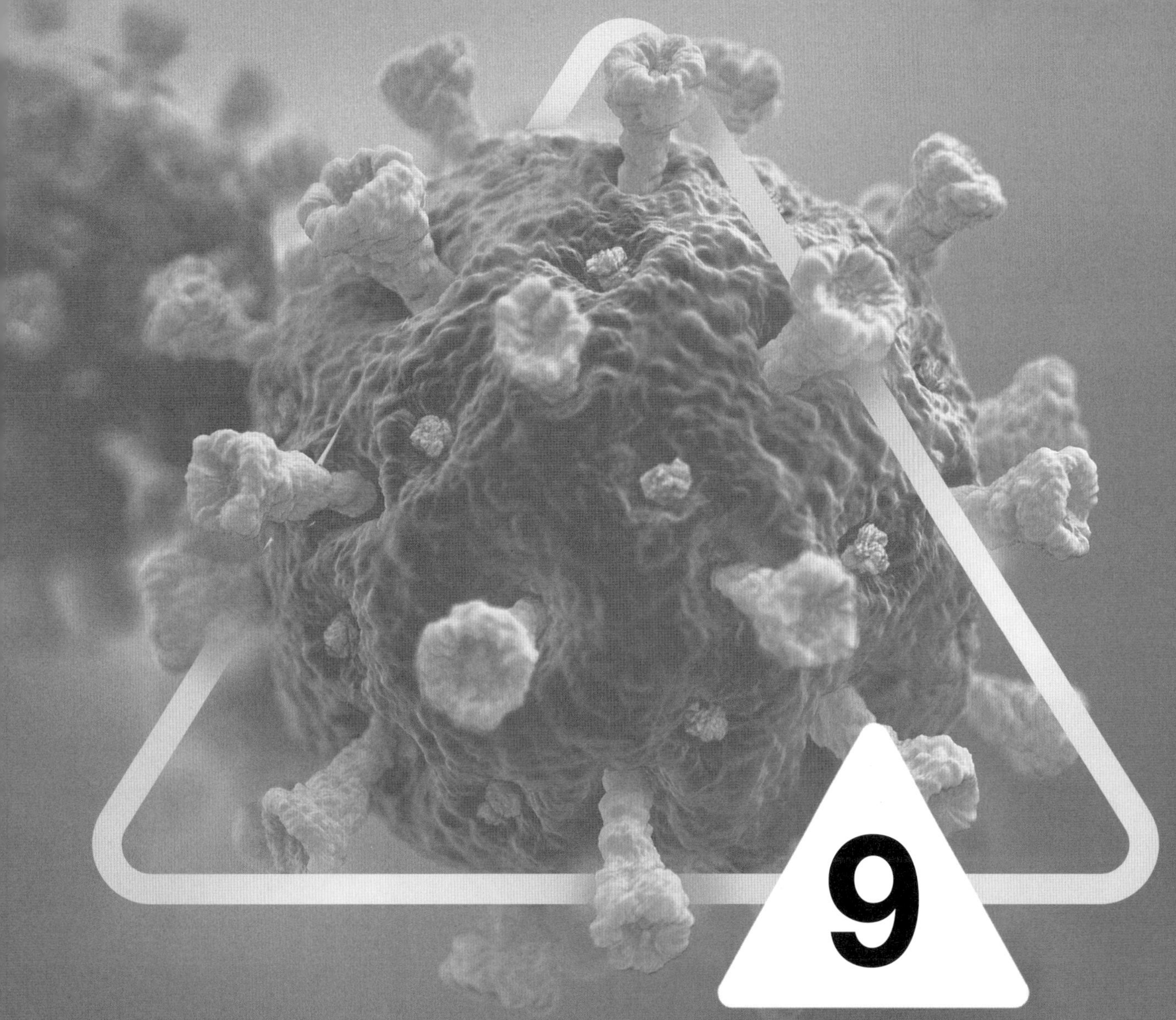

9

Infecção Hospitalar e Imunização

72 Infecção Relacionada à Assistência à Saúde

Eduardo Alexandrino Servolo Medeiros • Sergio Barsanti Wey • Guilherme Henrique Campos Furtado • Juliana Oliveira da Silva • Carlos Roberto Veiga Kiffer

INTRODUÇÃO

A infecção que não foi identificada ou estava em seu período de incubação por ocasião da admissão do paciente é chamada infecção hospitalar. Recentemente, essas infecções passaram a ser designadas infecções relacionadas à assistência à saúde (IRAS), termo mais amplo, que abrange infecções em pacientes submetidos a procedimentos terapêuticos em locais fora do ambiente hospitalar, incluindo assistência domiciliar e em clínicas. Geralmente, aparecem 48 horas após a admissão ou o procedimento realizado no serviço de saúde, mas algumas infecções podem se manifestar após a alta do paciente e, se estiverem relacionadas a procedimentos médicos, podem ser classificadas como infecções hospitalares.

As IRAS representam grave problema de saúde pública, principalmente em países em desenvolvimento. Constam entre as principais causas de morbidade e mortalidade, aumentam o tempo de hospitalização e, consequentemente, o custo adicional para o tratamento do paciente. Destacam-se as infecções que ocorrem em clínicas não hospitalares (p. ex., clínicas de estética e cirurgias ambulatoriais), com surtos recentes de infecções por micobactérias relacionadas a cirurgias laparoscópicas, próteses mamárias e à aplicação subcutânea de produtos para emagrecimento ou infiltração articular ou neurológicas de produtos contaminados para dor.

A pandemia de COVID-19 trouxe a transmissão para trabalhadores da área da saúde. Esses trabalhadores correm alto risco de infecção enquanto são expostos durante o atendimento de pacientes com COVID-19. A transmissão entre pacientes de SARS-CoV-2 também é relatada desde o começo da pandemia com diversos surtos em hospitais.

A ocorrência de IRAS não indica necessariamente que o hospital ou sua equipe tenha cometido um erro ou sido imprudente na assistência prestada ao paciente. As medidas preventivas atuais não conseguem evitar muitas IRAS. A responsabilidade médico-legal com relação à infecção no ambiente hospitalar ocorre quando se pode demonstrar que os médicos, a equipe hospitalar ou os responsáveis pela instituição foram negligentes no cumprimento dos padrões apropriados de tratamento, e que a infecção resultou de desempenho incompatível com os padrões vigentes de qualidade assistencial.

Segundo dados do sistema de vigilância dos EUA (National Nosocomial Infections Surveillance – NNIS), que envolve cerca de 500 hospitais, entre 2,2 e 4,1% dos pacientes adquirem pelo menos uma infecção durante a hospitalização. A importância das infecções hospitalares é realçada pela análise de estudos dos Centers for Disease Control and Prevention (CDC). As infecções hospitalares prolongaram o tempo de hospitalização, em média, em 4 dias por infecção, e aproximadamente 1% de todas as infecções foram causa de morte, enquanto 3% contribuíram para esta.

Atualmente, o programa de controle de IRAS nos EUA criou o National Healthcare Safety Network (NHSN), que engloba antigas divisões – NNIS, National Surveillance System for Healthcare Workers (NaSH) e Dialysis Surveillance Network (DSN). O NHSN, disponível desde 2006, permite que todas as instituições de saúde americanas coletem e utilizem dados a respeito das IRAS, da aderência a práticas clínicas de prevenção, da incidência e prevalência de agentes multirresistentes dentro das instituições e de outros possíveis eventos adversos. Alguns estados se utilizam dessa metodologia com força de lei. Atualmente, mais de 9 mil instituições participam do consórcio de coleta de dados.

No Brasil, apenas nas quatro últimas décadas esse importante tema tem sido abordado de maneira efetivamente científica, e passos importantes foram dados nesse sentido. O Ministério da Saúde (MS), em 24 de junho de 1983, instituiu a Portaria 196, que determina que "todos os hospitais do país deverão manter Comissão de Controle de Infecção Hospitalar (CCIH) independente da entidade mantenedora". Embora com uma série de conceitos polêmicos e imprecisos, a Portaria 196 foi importante passo na constituição de CCIH por todo país.

No fim da década de 1980, ampliaram-se as discussões sobre o controle das infecções hospitalares. Associações estaduais foram criadas e surgiram diversos encontros, congressos e cursos de treinamento, em parte patrocinados pelo MS, reunindo profissionais preocupados com esse problema. No início dos anos 1990, já com profissionais de excelente nível, principalmente em instituições de ensino brasileiras, os programas de controle de infecção se tornaram mais aperfeiçoados e técnicos. Diversas instituições iniciaram a aplicação de sistemas de vigilância mais precisos (p. ex., vigilância por componentes), recomendados pelo antigo programa do sistema NNIS (vinculado aos CDC – Atlanta/EUA).

O documento que trata sobre a organização das Comissões de Controle de Infecção Hospitalar e Serviços de Controle de Infecção Hospitalar dos Hospitais é a Portaria nº 2.616, de 12 de maio de 1998

– Anvisa – Ministério da Saúde. A Portaria Nº 2.616 define o Programa de Controle de Infecções Hospitalares (PCIH) como um conjunto de ações desenvolvidas deliberada e sistematicamente, com vistas à redução máxima possível da incidência e da gravidade das infecções hospitalares, pois para a adequada execução do PCIH os hospitais deverão constituir Comissão de Controle de Infecção Hospitalar (CCIH), órgão de assessoria à autoridade máxima da instituição e de execução das ações de controle de infecção hospitalar, bem como o Serviço de Controle de Infecção Hospitalar, braço operacional para execução do PCIH.

As ações e o programa brasileiro de controle de infecções hospitalares são coordenados pela Agência Nacional de Vigilância Sanitária (Anvisa), que nos últimos anos produziu normas, orientações e manuais de prevenção e controle de IRAS, e orientações para os Serviços de Controle de Infecção Hospitalar (SCIH). Estes devem ser formados por profissionais e técnicos lotados no hospital, compreendendo, pelo menos, um médico e um profissional de nível superior (preferencialmente com formação epidemiológica) para cada 200 leitos ou fração desse número. A existência de uma comissão de controle composta por representantes da administração, chefias de serviço, farmácia e laboratório é fundamental, mas não supre as necessidades de prevenção e controle das infecções hospitalares. Assim, o núcleo ou serviço age como órgão executivo, enquanto a comissão, composta por profissionais representantes de diversos setores do hospital, atua como órgão consultivo e deliberativo, ampliando a participação dos seguimentos da instituição importantes no controle das IRAS e fortalecendo as medidas orientadas pelo núcleo executivo. Embora o serviço de prevenção de infecção seja elemento fundamental no controle, toda a equipe profissional deve ser conscientizada de que o médico e o enfermeiro não são capazes de, isoladamente, realizarem trabalho efetivo de prevenção de infecção hospitalar. Todos os profissionais que prestam cuidados diretos e indiretos devem assumir responsabilidades. O envolvimento das diretorias clínica e administrativa na implantação de medidas de prevenção e controle das infecções hospitalares é fundamental. Entretanto, para se obter esse apoio é necessário trabalho conjunto com a administração, levantando os problemas e mostrando soluções para a melhor qualidade assistencial na instituição. Reuniões sem objetivos definidos e com base em reclamações são desgastantes e ineficientes.

Neste cenário, também ganha importância o papel do farmacêutico clínico como membro do SCIH, com carga horária específica, atuando no monitoramento do consumo de antimicrobianos, em especial aqueles mais tóxicos e de custo elevado; elaboração de relatórios sobre o consumo, cálculos das doses diárias definidas dos antimicrobianos, custos e frequência de uso de antimicrobianos; elaboração de rotinas para uso de antimicrobianos, em comum acordo com a CCIH e o corpo clínico, especialmente antibioticoprofilaxia em cirurgia, bem como orientações de germicidas de uso hospitalar.

Apesar de muitos esforços, ainda vivemos realidade adversa daquela que julgamos satisfatória. As instituições de saúde brasileiras (principalmente as públicas, com a falta de recursos humanos e materiais) enfrentam múltiplas carências e desigualdades regionais que dificultam extremamente a implantação de medidas eficientes no controle das infecções hospitalares. Além disso, parte importante das instituições nacionais não possuem CCIH atuantes. Para cumprir a lei e as portarias, são escolhidas pessoas de confiança da administração para exercerem a função, na maioria das vezes sem qualquer conhecimento da atividade. O desconhecimento e a falta de atuação dos poderes vigentes condenam muitas instituições brasileiras a elevadas taxas de infecção hospitalar, surtos em berçários e unidades de terapia intensiva (UTI), determinando alta mortalidade, emergência de bactérias resistentes a diversos antibióticos e falta de condições mínimas contra risco biológico para profissionais e pacientes.

Essa realidade precisa de mudanças. Por um lado, torna-se necessário maior compromisso dos poderes municipais, estaduais e federal, tanto com a administração dos hospitais, visando à maior qualidade do atendimento ao paciente, quanto com a aplicação da legislação para a implantação de CCIH com profissionais capacitados. Por outro lado, torna-se necessário ampliar os programas de orientação para a prevenção e o controle das IRAS, pois se trabalha com profissionais de saúde carentes de conceitos básicos. Para tanto, são fundamentais programas de educação continuada, tanto em nível institucional, como patrocinados por entidades governamentais. Outro caminho importante é a incorporação de informações sobre epidemiologia hospitalar nos currículos dos cursos de formação de profissionais de saúde. A Epidemiologia Hospitalar, disciplina que estuda frequência, distribuição, fatores de risco e agentes etiológicos das infecções hospitalares, além do desenvolvimento da qualidade em instituições de saúde, deve ser integrada aos cursos de Medicina, Enfermagem, Fisioterapia, Administração Hospitalar, entre outros.

A epidemiologia das infecções hospitalares é disciplina dinâmica, em constante evolução. Os progressos da microbiologia, principalmente envolvendo a biologia molecular, oferecem perspectivas para o melhor conhecimento da resistência aos antimicrobianos e das epidemias por bactérias e fungos. Além do controle das infecções hospitalares, essa disciplina tem condições de aplicar princípios epidemiológicos para avaliar a qualidade dos cuidados ao paciente, proporcionando assistência eficaz por melhor custo, sendo elemento fundamental na assessoria do administrador hospitalar.

HISTÓRICO

Os hospitais são instituições onde os avanços científicos são utilizados para fornecer aos pacientes os serviços diagnósticos e terapêuticos mais atualizados. Entretanto, a aplicação de tecnologia não é isenta de risco, e as IRAS estão entre os riscos mais antigos. Quando os hospitais foram criados (Europa, durante a Idade Média), eram basicamente locais para onde as pessoas em estado grave eram levadas para morrer. Devido aos recursos precários, infecções que determinavam a internação de alguns pacientes eram rapidamente propagadas para os outros – eram comuns casos de febre tifoide, surtos de diarreia e infecção puerperal.

Essas circunstâncias permaneceram basicamente inalteradas até meados do século 19, quando o médico húngaro Ignaz P. Semmelweis, indicado para dirigir o serviço de obstetrícia de um famoso hospital geral em Viena, encontrou um sério problema nas enfermarias obstétricas do lugar. Existiam duas enfermarias muito semelhantes que internavam pacientes em dias alternados. Entretanto, as taxas de mortalidade das duas enfermarias eram muito diferentes. Semmelweis realizou um exercício que parece elementar, mas que foi fundamental para construir as bases da prevenção da infecção hospitalar; medindo as taxas mensais de mortalidade das duas enfermarias, constatou que na enfermaria I a taxa de mortalidade era de 8 a 10%, ou até maior, enquanto na enfermaria II a taxa raramente ultrapassava 2%. A causa da alta taxa de mortalidade era a infecção puerperal, na qual as pacientes apresentavam sepse fatal, que hoje conhecemos, causada por estreptococos do grupo B.

Semmelweis examinou sistematicamente uma série de hipóteses, tentando explicar as taxas de mortalidade desiguais, mas nenhuma se confirmou (entre as hipóteses mais incríveis estava a de que a doença era psicossomática, decorrente da intensa ansiedade provocada quando os frades faziam a ronda e tocavam os sinos). Um patologista que trabalhava com Semmelweis cortou o dedo enquanto realizava a necropsia de uma mulher que tinha morrido de sepse puerperal, desenvolvendo quadro infeccioso com curso clínico semelhante ao dessa doença. Semmelweis questionou como o patologista poderia ter sido inoculado com concentrações de alguma substância durante a necropsia. Elaborou, então, analogia criteriosa: as pacientes obstétricas também poderiam estar sendo inoculadas com a mesma substância. Foi então que certa diferença que parecia natural entre as duas enfermarias se tornou importante: os partos realizados na enfermaria com taxa de mortalidade baixa eram feitos por parteiras, enquanto na enfermaria de alto risco, os partos eram realizados por estudantes de medicina e médicos. Além disso, a sala de necropsia era ao lado da enfermaria II. Semmelweis concluiu que as mãos contaminadas dos estudantes e médicos que faziam as necropsias e depois se dirigiam para a sala de parto (sem lavar as mãos) eram o veículo de transmissão de infecção.

Apesar dos protestos da equipe médica, Semmelweis determinou que os médicos lavassem as mãos depois das necropsias e antes do exame de cada paciente. A taxa de mortalidade da enfermaria I imediatamente caiu a níveis inferiores aos da enfermaria II (Figura 72.1).

Semmelweis é considerado pioneiro nos esforços do controle de infecção hospitalar. Considera-se que, no dia 15 de maio de 1847, Semmelweis tenha defendido e incorporado a prática da lavagem de mãos como atitude obrigatória de médicos e enfermeiros que entrassem nas enfermarias. Nessa data, em 1999, o Ministro da Saúde decretou o dia nacional de controle de infecção hospitalar.

O processo de coletar sistematicamente dados, analisar e instituir medidas de controle ainda é o meio mais eficaz de controle de infecção hospitalar, e permanece válida a importância atribuída por Semmelweis às mãos dos profissionais de saúde como meio de transmitir patógenos de um paciente para outro. Infelizmente, como no século passado, os médicos e demais profissionais de saúde ainda necessitam ser constantemente lembrados para lavar suas mãos durante o contato com os pacientes.

Trabalhos recentes, realizados em países desenvolvidos e em desenvolvimento, demonstram que a aderência à lavagem das mãos pelos profissionais de saúde antes de examinarem os pacientes não é superior a 60%. Assim, as mãos continuam sendo o principal veículo de transmissão de microrganismos no ambiente hospitalar. A Tabela 72.1 apresenta orientações para a higiene das mãos.

Na virada do século, e após a aceitação da teoria dos microrganismos como responsáveis por diversas doenças, rápidos avanços em microbiologia, desinfecção e técnicas de assepsia aumentaram substancialmente a segurança dos pacientes e profissionais de saúde nos hospitais. Desde a década de 1930, a introdução de agentes

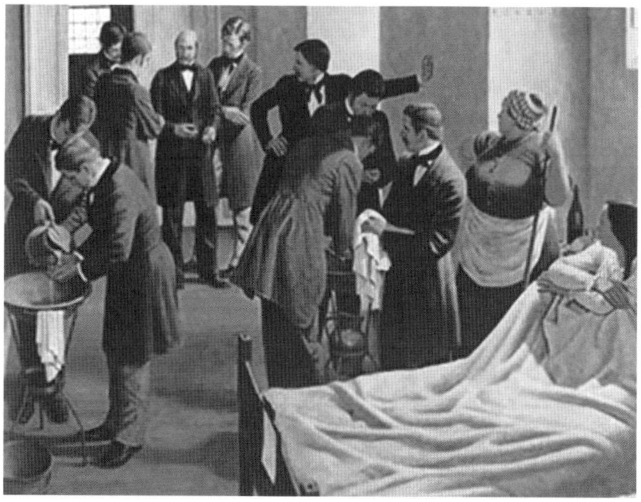

FIGURA 72.1 Ignaz Semmelweis (1818-1865): médico húngaro que demonstrou que a lavagem das mãos reduzia a mortalidade por sepse puerperal. Lutou até a morte para convencer seus colegas da necessidade de regras mínimas de antissepsia nos cuidados com os pacientes.

TABELA 72.1 Orientação para higiene das mãos e precauções padrão.

As mãos devem ser lavadas imediatamente antes de cada contato direto com o paciente e após qualquer atividade ou contato que potencialmente resulte em nova contaminação
As mãos devem ser lavadas com sabão líquido e água. A utilização de sabão com antimicrobianos (clorexidina, produtos à base de iodo, entre outros) para a lavagem rotineira das mãos reduz transitoriamente a microbiota da pele. Recomendado em unidades de terapia intensiva (UTI), unidades de imunodeprimidos, locais com elevada taxa de microrganismos resistentes aos antimicrobianos e durante surtos
O uso do álcool gel (muito eficaz na higiene das mãos) está indicado em locais e procedimentos em que ocorra dificuldade para a lavagem frequente das mãos, e principalmente em UTI, onde o dispositivo deve estar em local próximo ao leito do paciente
As mãos devem ser lavadas com técnica adequada, que envolve a aplicação de água antes do sabão. O sabão líquido deve ser aplicado com as mãos úmidas e ocupar toda a superfície das mãos e punho. As mãos devem ser friccionadas vigorosamente, por no mínimo de 10 a 15 s, com particular atenção para a região entre os dedos e as unhas
Luvas estéreis e não estéreis (procedimentos) devem ser disponibilizadas em todas as áreas assistenciais. As luvas não estéreis devem ser utilizadas como proteção do profissional durante a coleta de sangue ou para potenciais contatos com sangue e secreções, e quando indicadas para procedimentos não estéreis em pacientes em isolamento de contato (bactérias multirresistentes). Máscara, óculos de proteção e avental devem ser usados em procedimentos com risco de contato com sangue ou secreção no rosto e nos olhos (p. ex., cirurgias, entubação, drenagem)

antimicrobianos possibilitou o desenvolvimento de cirurgias cada vez mais elaboradas. Todavia, as previsões não se concretizaram, e os tipos de infecções hospitalares mudaram, em consequência do avanço da medicina.

A penicilina foi introduzida comercialmente em 1941, época na qual 80% das cepas de *Staphylococcus aureus* eram sensíveis a ela. A década de 1950, porém, foi marcada pela resistência de *S. aureus* à penicilina, mediada pela produção de enzimas capazes de hidrolisar o anel betalactâmico. Essas cepas resistentes, principalmente a variante do fagotipo 80/81, causaram pandemia em hospitais de todo o mundo, o que estimulou pesquisas em todos os aspectos acerca das infecções hospitalares e convenceu as autoridades dos EUA de que todos os hospitais deveriam ter um programa formal de controle de infecção. Com a introdução de novos antimicrobianos na década de 1960, as infecções por *S. aureus* declinaram (embora também se atribua esse fato à perda de um fator de resistência dessa cepa epidêmica).

Com o surgimento de novos antimicrobianos, ocorreu uma ascensão dos bacilos gram-negativos. Assim, na década de 1970, as enterobactérias e *Pseudomonas aeruginosa* dominaram o cenário das infecções hospitalares. Além do crescimento das infecções por bacilos gram-negativos, *S. aureus* (cocos gram-positivos) – agora resistentes a meticilina ou oxacilina – também foram identificados como importantes agentes relacionados a infecções de ferida cirúrgica e de cateteres venosos. Praticamente todos os hospitais nos EUA, estimulados pelo trabalho dos CDC e pelas exigências da Joint Commission on Accreditation of Healthcare Organizations (JCAHO), estabeleceram programas de controle de infecções, importantes para o conhecimento das taxas, fatores de risco e agentes etiológicos envolvidos nas infecções hospitalares.

No fim dos anos 1970, a epidemiologia hospitalar se estabeleceu como nova disciplina. De fato, havia a sensação crescente de que as infecções hospitalares haviam sido controladas, o que foi reforçado pelos resultados de grande estudo de vigilância de infecções hospitalares (Study on the Efficacy of Nosocomial Infection Control – SENIC) coordenado pelos CDC, que demonstrou que os hospitais que haviam adotado algumas práticas de controle de infecções tinham passado a apresentar cerca de 30% menos infecções hospitalares do que hospitais semelhantes que não tinham adotado tais medidas.

A década de 1980 e o início da década de 1990 mostram grave tendência: a ascensão de microrganismos multirresistentes. Além dos *S. aureus* resistentes a quinolonas, aminoglicosídeos e meticilina/oxacilina, os enterococos aumentaram em importância, e cepas resistentes à penicilina, aos aminoglicosídeos e à vancomicina têm sido descritas com frequência em muitos hospitais do mundo, inclusive no Brasil. Mais recentemente, principalmente em hospitais com grandes UTIs, vivemos o crescimento de bactérias gram-negativas multirresistentes nas infecções hospitalares, principalmente as produtoras de carbapenemases, como a *K. pneumoniae* (KPC). Porém, espécies de *Acinetobacter e Pseudomonas* resistentes a diversos antimicrobianos continuam sendo os microrganismos mais frequentemente isolados no ambiente hospitalar. Espécies de *Candida* e outras infecções por leveduras têm causado fração maior de sepse e infecções urinárias hospitalares em pacientes imunodeprimidos e internados em UTI. As previsões para as próximas décadas sugerem que microrganismos resistentes de todos os tipos assumirão importância ainda maior nos hospitais (Tabela 72.2).

No Brasil, são grandes as diferenças regionais entre as práticas de prevenção e controle das infecções hospitalares, a infraestrutura das instituições de saúde e os profissionais capacitados. Essas diferenças também são econômicas, sociais e culturais, e atuam diretamente na qualidade dos serviços de saúde, principalmente nos programas de controle de infecção. Embora no início da década de 1990 as infecções hospitalares tenham sido analisadas em diversos encontros estaduais e nacionais, a implantação de medidas de prevenção e controle permanece complexa, devido às dificuldades por que passam as instituições públicas de saúde, que atendem grande parte da população.

A pandemia de COVID-19 agravou essa situação. Houve um aumento de infecções por microrganismos multirresistentes em diversas instituições e, no Brasil, foram relatados surtos de *A. baumannii*, *Klebsiella pneumoniae* e *P. aeruginosa*. Além das bactérias, foi isolado em uma UTI destinada a internações de pacientes com COVID-19, a primeira cepa de *Candida auris* no Brasil, em Salvador, Bahia.

O aumento da prevalência de resistência de diversos microrganismos ao longo dos anos, em diferentes regiões do mundo, principalmente em países em desenvolvimento e subdesenvolvidos, se deve ao uso excessivo de antimicrobianos tanto na comunidade como no ambiente hospitalar, exercendo pressão seletiva sobre os microrganismos, práticas inadequadas de controle de infecção para evitar a transmissão de cepas resistentes. Outro grave problema é o uso de antimicrobianos na agricultura e criação de animais como a pecuária e avicultura.

TABELA 72.2 Problemas emergentes de resistência a antimicrobianos em patógenos adquiridos no ambiente hospitalar.

Situações de resistência	Microrganismos mais comuns
Estafilococos resistentes a quinolonas, aminoglicosídeos, meticilina (oxacilina) e glicopeptídeos	*Staphylococcus* coagulase-negativo *S. aureus*
Enterococos resistentes a betalactâmicos, aminoglicosídeos e glicopeptídeos	*E. faecalis* e *E. faecium*
Gram-negativos resistentes a aminoglicosídeos, carbapenêmicos e outros betalactâmicos e quinolonas	*Acinetobacter baumannii* *Pseudomonas aeruginosa* *Klebsiella pneumoniae* *Enterobacter* spp.
Fungos resistentes a polienos e azólicos	*Aspergillus* spp. *Candida krusei* *Candida lusitaniae* *Candida auris* *Torulopsis glabrata*

Apesar do sucesso no emprego de medidas efetivas de controle de infecções hospitalares causadas por agentes multirresistentes em países desenvolvidos e em alguns hospitais brasileiros, a maioria das instituições no país carecem de recursos básicos na prevenção de infecções hospitalares. É comum em diversos hospitais a falta de apoio administrativo para garantir a aplicação e a eficácia das medidas de prevenção. Medidas simples (manter pias em condições de uso, com sabão e papel de boa qualidade, aventais descartáveis de qualidade, luvas) são negligenciadas pelos administradores hospitalares.

VIGILÂNCIA DAS INFECÇÕES HOSPITALARES

Um ponto crítico de todo programa de controle de infecções hospitalares é o sistema de vigilância epidemiológica. Esta pode ser definida como a observação contínua, ativa e sistemática das infecções, com o objetivo de definir os níveis endêmicos, sua distribuição dentro do hospital e as condições que aumentam ou diminuem o seu risco de infecções. Através dos dados obtidos a partir de metodologia de coleta sistemática e ativa é possível ter uma ideia correta dos principais problemas que existem no hospital e, dessa forma, instituir medidas de controle mais lógicas e eficazes. De nada adianta uma estratégia de controle de infecção hospitalar com base em dados pouco precisos ou incorretos.

Os principais objetivos da vigilância epidemiológica são estabelecer e manter série histórica que represente a ocorrência das infecções hospitalares e as evidências das ações implantadas para a diminuição das taxas de infecção. Especificamente:

- Definir as taxas endêmicas de infecção hospitalar
- Identificar aumentos acima dos limites endêmicos
- Identificar fatores de risco das infecções hospitalares
- Informar aos profissionais envolvidos na assistência os riscos dos procedimentos aplicados aos pacientes
- Produzir série histórica com evidências das ações implantadas para a diminuição das taxas de infecção.

O programa de vigilância epidemiológica deve respeitar a realidade de cada país, região ou hospital, uma vez que há diferenças interinstitucionais. Um programa nacional pode identificar as tendências, mas o comportamento específico dos microrganismos e dos tipos de infecções varia de acordo com as características de cada instituição.

São muitas as fontes de dados que podem ser utilizadas para notificação das infecções hospitalares, geralmente combinadas, para aumentar a sensibilidade da coleta. Algumas dessas fontes são:

- Relatório do laboratório de microbiologia
- Visitas à enfermaria, com especial atenção aos pacientes com febre, sob terapia antimicrobiana, sob isolamento, sob alto risco ou com doença de base grave
- Setor de internação
- Farmácia (distribuição e consumo de antimicrobianos, preferencialmente com dose diária definida)
- Serviço de saúde dos funcionários
- Setor do ambulatório para os pacientes que retornam pós-alta (p. ex., pacientes cirúrgicos e recém-nascidos)
- Comunicações de médicos, enfermeiros e outros profissionais que assistem aos pacientes.

Essas fontes podem ser pontos de partida da coleta de dados da vigilância epidemiológica, sendo métodos frequentemente utilizados a notificação controlada por meio de informações das unidades hospitalares passivamente e a busca ativa.

A vigilância passiva subestima a incidência de IRAS, enquanto o método de busca ativa fornece maior precisão, identificando até uma vez e meia mais pacientes com infecção hospitalar e cerca de duas vezes mais episódios do que a notificação controlada. Por sua vez, as definições empregadas de infecção hospitalar podem variar, sendo mais abrangentes ou mais restritivas, resultando em taxas mais elevadas ou mais baixas, respectivamente. Vale lembrar que se deve validar todo dado coletado periodicamente, com o intuito de avaliar a qualidade das informações obtidas.

As fichas de notificação das infecções hospitalares são específicas para cada hospital. Geralmente, as informações básicas a serem coletadas podem ser divididas em alguns grupos:

- Identificação: nome, número de registro do hospital, sexo, idade, unidade de internação, leito, data da admissão, diagnósticos, entre outros
- Infecção: topografia, data de aquisição e unidade do hospital onde adquiriu
- Microbiologia: microrganismo isolado, material cultivado e antibiograma
- Cirurgia: tipo, data, potencial de contaminação, cirurgião envolvido
- Fatores de risco: variável conforme a necessidade da CCIH. Pode se referir à infecção em cateteres venosos centrais (tipo de cateter, data de inserção etc.), do trato respiratório (entubação orotraqueal, traqueostomia, uso de ventiladores artificiais) ou do trato urinário (utilização de sonda vesical).

Com alguns dos dados anteriormente referidos, é possível elaborar vários indicadores epidemiológicos, como:

- Taxa de infecção hospitalar geral para o hospital ou para cada unidade de internação
- Taxa de infecção hospitalar por topografia e relacionada a procedimentos invasivos
- Distribuição das infecções hospitalares por unidade de internação
- Distribuição das infecções hospitalares por topografia
- Distribuição dos agentes etiológicos envolvidos por topografia
- Densidade de incidência de infecções por microrganismos multirresistentes
- Taxa de infecção hospitalar por fator de risco específico
- Taxa de infecção hospitalar por cirurgia.

As definições adotadas para as diversas infecções são de grande importância, pois garantem a uniformidade das informações obtidas. Somente assim se pode comparar dados coletados em diversos períodos.

Muitos hospitais americanos e brasileiros empregam a metodologia do sistema NNIS, adaptado pela Anvisa no Brasil (dividido por componentes: terapia intensiva, neonatal e geral), que possibilita identificar infecções relacionadas a procedimentos, como o componente UTI – no qual é possível identificar infecções da corrente sanguínea relacionadas a cateter venoso central (ICSRC), pneumonia associada à ventilação mecânica (PAV) e infecção do trato urinário (ITU) relacionada a cateter vesical.

Agora, serão apresentadas as principais síndromes infecciosas adquiridas no ambiente hospitalar e medidas de prevenção. A maior parte dessas recomendações é fruto de grande trabalho realizado pelo Comitê Científico da Sociedade Brasileira de Infectologia (SBI), para o Projeto Diretrizes, da Associação Médica Brasileira (AMB) e do Conselho Federal de Medicina (CFM), e de grupos de trabalho que elaboraram diversos documentos para a Anvisa.

INFECÇÕES ASSOCIADAS A CATETERES VENOSOS CENTRAIS DE CURTA PERMANÊNCIA

A utilização de cateteres intravasculares para a administração de medicamentos, fluidos e derivados sanguíneos, o suporte nutricional e o monitoramento hemodinâmico representam importantes avanços conquistados pela Medicina. Mas, a despeito de todos os benefícios, há risco inerente ao seu uso, principalmente eventos infecciosos, que além de elevarem os custos da assistência (quando mais graves, como as bacteriemias primárias), têm alta taxa de mortalidade, acima de 20% (Figura 72.2). Há significativa diferença entre as taxas de ICSRC de países em desenvolvimento e países desenvolvidos. Rosenthal *et al.* (2006), analisando infecções nosocomiais em 55 UTIs de oito países em desenvolvimento, encontraram taxas de ICSRC de 12,5 casos por 1.000 cateteres centrais/dia, enquanto as mesmas taxas nos EUA têm média inferior a quatro casos por 1.000 cateteres centrais/dia.

A seguir, são apresentadas as principais medidas de prevenção das infecções da corrente sanguínea (ICS).

Escolha do local

Ordem de preferência na escolha do local de passagem:

- Punção venosa periférica (dar preferência aos membros superiores, evitando os locais de dobras cutâneas)
- Acesso venoso central de inserção periférica percutânea (PICC), mais utilizado em unidades de neonatologia e pediatria, porém muito útil em adultos, especialmente para continuação da terapia em ambiente domiciliar
- Acesso subclávio (preferência)
- Acesso jugular (evitar quando houver traqueostomia)
- Acesso femoral (evitar – maior risco de infecção)
- Em recém-nascidos (evitar – veia umbilical ou supraumbilical – maior risco de infecção)
- Dissecção venosa em membros superiores (evitar, devido ao alto risco de infecção).

Instalação dos cateteres venosos centrais

As mãos devem ser lavadas com antisséptico (PVP-I degermante ou clorexidina degermante a 2%), e a paramentação utilizada deve ser completa (gorro, máscara, avental longo, luvas estéreis). Realizar a antissepsia com solução de povidona-iodo ou clorexidina alcoólica, mantendo o mesmo princípio ativo, em campo ampliado (remover o excesso, se necessário, com gaze estéril). Usar campos estéreis (padrão para passagem de cateter – não usar apenas o campo fenestrado). Após a instalação do cateter, manter curativo oclusivo com gaze seca ou curativo transparente semipermeável. A barreira máxima na instalação do cateter é a medida de maior impacto na prevenção da ICS.

Manutenção

Realizar a troca do curativo sempre que este se apresentar úmido (sangue, secreções, suor), sujo ou solto. Curativos de gaze e esparadrapo devem ser trocados a cada 24 horas. Realizar antissepsia, preferencialmente com clorexidina alcoólica, a cada troca de curativo, após inspeção do local de inserção. Recentemente, curativos impregnados com clorexidina têm sido utilizados na prevenção de ICS, principalmente em unidades neonatais.

Cuidados e troca das linhas de infusão | Equipo, bureta, extensor e torneirinha

Trocar a cada 72 horas. Utilizar equipo próprio e único para nutrição parenteral, hemoderivados ou lipídios (utilizá-lo somente para esse fim e trocá-lo a cada 24 horas). As principais vias de infecção de cateteres venosos estão ilustradas na Figura 72.3.

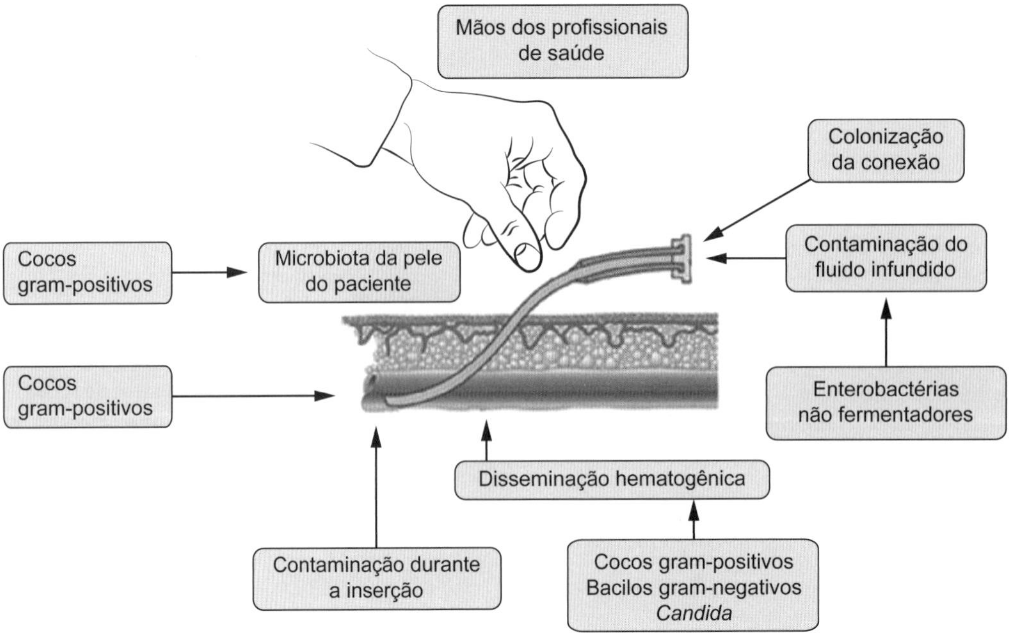

FIGURA 72.2 Fontes de transmissão de infecção da corrente sanguínea relacionada a cateter venoso central (ICSRC). As mãos do profissional de saúde e a colonização ou contaminação das conexões são importantes fontes para a transmissão de infecções da corrente sanguínea (ICS), principalmente por bactérias gram-negativas. A colonização no local de inserção do cateter é a principal fonte de infecção por bactérias gram-positivas. Adaptada de Medeiros *et al.*, 2007b.

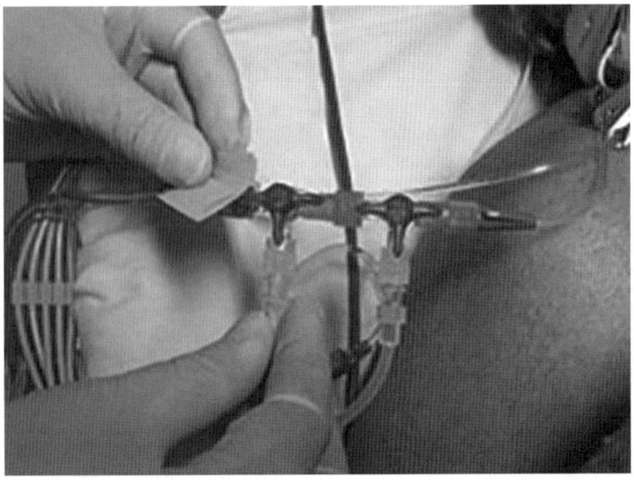

FIGURA 72.3 Entre as principais vias de entrada de microrganismos na corrente sanguínea estão as conexões das linhas de infusão. A limpeza das conexões com álcool a 70% antes de utilizá-las é fundamental. Nunca deixar uma conexão aberta. Manter conexões não utilizadas fechadas com a tampa de proteção.

Troca dos cateteres

Não há indicação de troca rotineira de cateteres venosos centrais (CVC). O CVC deve ser trocado sempre que houver suspeita de infecção no local de inserção, infecção sistêmica relacionada ao cateter ou mau funcionamento do mesmo. Sempre que houver suspeita de infecção relacionada a cateter de natureza sistêmica (não restrita ao local), coletar (imediatamente após a retirada do cateter) dois frascos de hemocultura de veia periférica, de locais diferentes, e encaminhar a ponta do cateter para cultura. Não há indicação de coleta da ponta do cateter se este tiver sido retirado de paciente sem suspeita de infecção.

A utilização em adultos de cateteres impregnados com antibióticos ou antissépticos pode ser útil na prevenção de infecção, nos casos em que a expectativa de permanência do cateter seja superior a 5 dias. Cateteres impregnados devem ser utilizados quando, após a implantação de programa educacional de prevenção de infecção, as taxas de infecção se mantiverem acima do valor definido como ideal. O programa educacional deve incluir três componentes essenciais: educação da equipe que insere e cuida do cateter, uso de máxima barreira estéril para inserção do cateter e uso de clorexidina a 2% na preparação da pele durante a inserção.

Em qualquer paciente com suspeita de ICS, deve-se obter as culturas antes do início do tratamento com antimicrobianos, coletando duas amostras de hemoculturas de sítios diferentes por punção, com volume maior ou igual a 10 μℓ, preferencialmente no horário de vale do antimicrobiano, isto é, antes da próxima dose.

INFECÇÃO DE SÍTIO CIRÚRGICO

Antes de se discutirem as recomendações propriamente ditas, deve-se considerar os seguintes itens:

- A maioria das infecções de sítio cirúrgico é de origem endógena
- O ambiente tem importância menos relevante
- Na maioria das vezes, a contaminação da ferida ocorre no período intraoperatório
- Em casos individuais, é difícil determinar a exata fonte da infecção; assim, a vigilância epidemiológica, com cálculo de taxas, é necessária para se determinar a qualidade assistencial.

As taxas de infecção de sítio cirúrgico (ISC) podem variar de acordo com o tipo de paciente e os procedimentos realizados na instituição, e a maior parte dos casos se manifesta após a alta hospitalar.

A seguir, são apresentadas as principais recomendações para a prevenção de ISC.

Pré-operatório

Preparo do paciente

O tempo durante o qual o paciente aguarda a operação internado deve ser o menor possível, dando entrada na internação preferencialmente no dia anterior. Exames pré-operatórios devem ser realizados em regime ambulatorial, e o agendamento das cirurgias deve ser criterioso e organizado.

Infecções comunitárias

Identificar e tratar infecções comunitárias antes do procedimento cirúrgico, e, se possível, postergar o procedimento até a cura do processo infeccioso.

Tricotomia

Limitar a tricotomia à área a ser operada, quando se antevir que os cabelos ou pelos possam interferir no procedimento, realizando-a o mais próximo possível da data da cirurgia, com aparelho elétrico (lâminas causam microferimentos, aumentando o risco de infecção). Tricotomia realizada na noite anterior à operação pode elevar significativamente o risco de infecção, devendo ser realizada preferencialmente por profissional treinado.

Glicemia

Controlar a glicemia em todos os pacientes diabéticos, evitando, particularmente, hiperglicemia pré-operatória.

Tabagismo

Encorajar a suspensão do tabagismo. No mínimo, instruir os pacientes a suspenderem o fumo de cigarros, charutos, cachimbo ou qualquer consumo de tabaco por no mínimo 30 dias antes da cirurgia eletiva.

Banho pré-operatório

O banho deve ser feito com água e detergente (sabão). O uso de antissépticos pode ser útil, e deve ser reservado para cirurgias de grande porte como cirurgias cardíacas, implante de próteses ou situações específicas, como surtos ou alta prevalência de microrganismos multirresistentes.

Preparação antisséptica da pele

Orientar a limpeza da região da incisão cirúrgica (soluções degermantes são suficientes) antes da preparação antisséptica da pele, com o intuito de remover a contaminação grosseira. Usar agente antisséptico apropriado para a antissepsia da pele, que pode ser realizada com soluções alcoólicas de PVP-I ou clorexidina. Não é recomendado o uso de álcool, éter ou outra solução após a antissepsia.

Realizar a antissepsia do campo operatório (soluções degermantes são suficientes) em sentido centrífugo, circular e grande o suficiente para abranger possíveis extensões da incisão, novas incisões e/ou instalação de drenos antes da preparação antisséptica da pele, com o intuito de remover a contaminação grosseira.

Campo operatório

Pode-se proteger o campo operatório com campos de tecido estéreis, íntegros, sem furos; realizar controle de qualidade do material. Filmes porosos de poliuretano não reduzem risco de infecção nem dispensam a antissepsia da pele.

Portadores nasais de *S. aureus*

Em algumas situações específicas, portadores nasais de *S. aureus* foram identificados como fontes de ISC. No entanto, não há recomendação ao uso pré-operatório de mupirocina tópica na mucosa nasal para preveni-la, uma vez que o desenvolvimento de resistência é rápido – esse uso pode ser benéfico em situações de surtos ou outras situações controladas.

Higienização das mãos e antebraços da equipe cirúrgica

Manter as unhas curtas, não usar unhas artificiais ou qualquer tipo de adorno (anéis, pulseiras etc.).

Limpar abaixo das unhas e, em seguida, escovar as mãos e os antebraços durante pelo menos 3 a 5 minutos, utilizando antisséptico (usar soluções degermantes de PVP-I ou clorexidina). Não se recomenda o uso de "luva química" ou qualquer outra solução após a antissepsia, e é vetado o uso de solventes (álcool ou éter, tanto por fricção, como por imersão em bacia), pois estes prejudicam a eficácia do antisséptico.

Após a escovação, manter os braços flexionados com as mãos para cima, para que a água escorra dos dedos e das mãos para os cotovelos. Enxugar com compressas estéreis, vestir capotes e luvas estéreis.

Orientação dos profissionais de saúde com infecção

Educar e encorajar o pessoal da equipe cirúrgica que apresente sinais ou sintomas de doenças infecciosas transmissíveis a relatar o fato ao supervisor imediato e ao pessoal de saúde ocupacional.

Desenvolver políticas de atendimento ao paciente, quando o pessoal dos atendimentos apresenta doenças infecciosas transmissíveis, abrangendo e estabelecendo: (a) responsabilidades em usar serviços de saúde e comunicar doenças; (b) restrições de trabalho; (c) afastamento, quando acometido por doença que acarrete restrições de trabalho.

Afastar do trabalho e coletar culturas apropriadas do pessoal que participe da cirurgia e apresente lesões cutâneas, até que o quadro infeccioso esteja adequadamente tratado.

Não excluir do trabalho o pessoal da equipe cirúrgica que esteja colonizado por organismos como *S. aureus* (nariz, mãos, outras parte do corpo) ou *Streptococcus* do grupo A, a não ser que essas pessoas estejam relacionadas à disseminação desses organismos nas áreas de cuidados médicos.

Intraoperatório

Ambiente da sala cirúrgica

A sala operatória deverá estar limpa, com as portas fechadas, e a circulação de pessoal deve ser a mínima possível. O controle da ventilação é muito importante para manter o ambiente agradável. Contudo, não deve ser utilizado aparelhos de ar-condicionado de parede ou ventiladores, sendo recomendável sistema de ar condicionado central, respeitando as seguintes normas:

- Manter ventilação com pressão positiva na sala operatória, com respeito ao corredor e às áreas adjacentes
- Manter mínimo de 12 trocas de ar/hora
- Filtrar todo o ar, o circulante e o fresco, por meio de filtros apropriados, com manutenção programada
- Introduzir o ar pelo teto e retirá-lo perto do chão (fluxo dirigido)
- Manter as portas da sala operatória fechadas, exceto para a passagem de equipamentos, pessoal ou paciente
- Considerar a realização de cirurgias para próteses ortopédicas em salas com ar ultralimpo e fluxo laminar (questão ainda polêmica, que merece mais estudos).

Durante a pandemia de COVID-19, recomenda-se que seja reservada sala exclusiva para pacientes com suspeita de COVID-19 e que seja coletado material naso/orofaringe para diagnóstico rápido da infecção pelo SARS-CoV-2.

Limpeza e desinfecção de superfícies

Caso haja contaminação visível por sangue ou fluidos corpóreos em superfícies ou equipamentos, realizar a limpeza antes da próxima cirurgia, utilizando desinfetante aprovado pelo hospital e atendendo normas técnicas da Anvisa e do MS para áreas limpas afetadas.

Não é necessário limpeza especial ou fechamento de salas cirúrgicas após cirurgias contaminadas ou infectadas, nem estabelecer salas exclusivas ou horários limitados para realizá-las, pois a realização de uma cirurgia contaminada antes de uma limpa não leva a riscos, uma vez que as infecções têm origem principalmente endógena.

Não utilizar tapetes porosos (pegajosos) na entrada de salas cirúrgicas para controle de infecção.

Coleta microbiológica

Não realizar culturas de rotina do ambiente cirúrgico (incluindo superfícies e ar), avaliando sua real necessidade apenas quando integrarem investigação epidemiológica.

Não realizar culturas intra ou pós-operatórias de pacientes visando avaliar se houve contaminação da ferida ou para definir se há ou não infecção. O critério diagnóstico de infecção não deve se basear exclusivamente em culturas.

Esterilização do instrumental cirúrgico

Esterilizar todo o material cirúrgico de acordo com as normas vigentes na instituição. Em caso de suspeita ou evidência de o material não estar estéril, cabe ao cirurgião e aos demais profissionais envolvidos rejeitá-lo, notificar ao setor responsável e enviá-lo para análise.

A manutenção das autoclaves deve ser programada, devendo ser mantida rotina de avaliação da qualidade desses equipamentos e dos testes de esterilidade.

A esterilização rápida é válida apenas para itens que serão utilizados imediatamente (p. ex., reesterilizar um instrumento inadvertidamente contaminado), jamais devendo ser realizada por conveniência, como alternativa para a falta de materiais de reserva ou para economizar tempo.

Roupas e vestimentas cirúrgicas

Para entrar na sala cirúrgica (estando a cirurgia por começar ou em andamento, ou se houver material cirúrgico exposto), o profissional deve usar gorro (que cubra por completo os cabelos da cabeça e da face) e máscara (que cubra totalmente a boca e o nariz), permanecendo assim paramentado até o fim da cirurgia. Durante a pandemia de COVID-19 está recomendado o uso de máscara PFF2/N95.

O uso de propés não previne ISC, sendo recomendado para proteger os calçados da equipe médica, prevenindo contaminação com sangue e secreções. Muitos centros cirúrgicos estão trocando o propé por tamancos de uso individual ou higienizados, mais confortáveis e seguros.

Após a escovação das mãos e dos antebraços, o profissional deve vestir capote (avental) estéril. As vestimentas cirúrgicas devem servir de barreira efetiva, caso sejam molhadas ou contaminadas (p. ex., material que resista à penetração de líquidos), e ser trocadas sempre que estiverem visivelmente sujas, contaminadas por sangue ou material potencialmente contaminante. Por fim, o profissional deve proceder com a colocação de luvas estéreis.

Não há recomendações sobre como ou onde lavar roupas cirúrgicas, o uso de vestimentas cirúrgicas restrito ao centro cirúrgico ou a necessidade de cobri-las fora dele. Na maioria das instituições, a restrição de uso de roupas visa limitar a circulação de pessoas e a estabelecer disciplinas de trabalho. Caso seja esta a opção da instituição, cabe a todos os profissionais de saúde o rigoroso cumprimento da norma estabelecida.

Assepsia e técnica cirúrgica

Deve-se utilizar técnicas assépticas durante a colocação de cateteres intravasculares (p. ex., veia central), espinais ou epidurais, ou ao administrar fármacos por via intravenosa (IV), e equipamentos ou soluções estéreis devem ser abertos imediatamente antes do uso.

É preciso manusear tecidos delicadamente e realizar hemostasia eficiente, visando minimizar a desvitalização dos tecidos e corpos estranhos, e erradicar espaços mortos no sítio cirúrgico.

Caso o cirurgião considere o sítio cirúrgico grosseiramente contaminado, deve-se utilizar fechamento primário retardado ou deixar a incisão aberta. Se necessário drenar, utilizar drenos fechados a vácuo, colocando-os por incisão separada e distante da incisão cirúrgica, e retirando-os o quanto antes.

Pós-operatório

Proteger a ferida de incisões fechadas primariamente com curativo estéril por 24 a 48 horas de pós-operatório e lavar as mãos antes e depois de qualquer contato com o sítio cirúrgico ou quando for necessário trocar o curativo, a fim de preservar sua assepsia.

Educar e orientar o paciente e seus familiares quanto aos cuidados com a incisão cirúrgica, a observação dos sintomas de ISC e a necessidade de comunicar esses sintomas ao médico.

Não há recomendação específica quanto a manter o curativo de fechamento primário oclusivo por mais de 48 horas, ou em relação ao tempo necessário até se banhar ou molhar a ferida sem a cobertura do curativo, nem consenso quanto ao tipo de curativo a ser empregado, podendo-se utilizar curativo simples com gaze seca.

Profilaxia antimicrobiana para prevenção de infecção de sítio cirúrgico

A profilaxia antimicrobiana em cirurgia é importante instrumento na prevenção da infecção da ferida operatória, mas sua ação é limitada, razão pela qual não substitui as demais medidas preventivas. Além disso, está diretamente ligada ao desenvolvimento de microbiota resistente, razão pela qual seu uso deve ser racional e justificado tecnicamente.

A eficácia da profilaxia depende diretamente de como será administrada: o momento de início, a repetição intraoperatória e a sua duração (Tabela 72.3).

Início da profilaxia

Um dos mais importantes princípios da prescrição de profilaxia antimicrobiana é o momento em que a primeira dose é iniciada, pois o início incorreto da administração do antimicrobiano pode comprometer a sua eficácia, independentemente da dose ou duração do esquema. Ocorre contaminação da ferida operatória quando há exposição de órgãos e tecidos internos, portanto, é importante que o antimicrobiano já esteja atuando nos tecidos manipulados no momento em que estes forem expostos aos microrganismos. Recomenda-se o início da profilaxia dentro de 60 minutos antes da incisão cirúrgica, o que garante o pico da concentração do antimicrobiano no momento em que há exposição dos tecidos. Se iniciada três ou mais horas após o início da intervenção, a profilaxia é ineficaz, independentemente da duração do uso.

Em obstetrícia, recomendações anteriores preconizavam o uso de antimicrobianos no momento do clampeamento do cordão, a fim de evitar a transferência do antimicrobiano para a criança. No entanto, há dados para se afirmar que o risco de transferência é mínimo, e que o antimicrobiano pode ser administrado da maneira convencional.

A dose do antimicrobiano a ser utilizada é a habitual. Não há evidência em literatura de que a primeira dose do antimicrobiano deva ser superior às doses convencionais, exceto em pacientes com peso superior a 80 kg, nos quais a dose do antimicrobiano geralmente é o dobro.

TABELA 72.3 Parâmetros para profilaxia cirúrgica.

Aspectos gerais	Não previne outras infecções, como infecções do trato urinário ou relacionada a drenos. Eficácia limitada ao procedimento cirúrgico, portanto, não substitui outras medidas, nem diminui risco em caso de quebra de técnica
Início da profilaxia	Deve ser realizado 60 min antes do início da cirurgia. A profilaxia iniciada mais do que 2 h antes ou 3 h após a incisão não tem eficácia demonstrada. Em procedimentos obstétricos, a dose do antimicrobiano pode ser administrada após o clampeamento do cordão. Profilaxia em trauma tem normas diferentes
Escolha do antimicrobiano	Deve ser pouco tóxico e não deve ser aquele frequentemente utilizado para tratamento de infecções hospitalares graves. As cefalosporinas de primeira ou segunda geração são, na maioria das situações, os que melhor se encaixam nesse contexto
Dose inicial do antimicrobiano	Deve ser a dose tradicional do antimicrobiano. Para pacientes com peso > 80 kg, a primeira dose deverá ser o dobro da convencional
Doses adicionais no intraoperatório	Devem ser realizadas em caso de perda maciça de sangue ou quando a duração do procedimento se prolonga. Recomenda-se a repetição intraoperatória mais frequente do que em outras situações de uso do mesmo antimicrobiano
Duração da profilaxia	Na maioria das situações não deve exceder o período intraoperatório, exceto no caso de colocação de prótese (o antimicrobiano deve ser prolongado por até 48 h). Mesmo em situações de risco ou em contaminações acidentais, o prolongamento da profilaxia não está associado a melhor resultado clínico. Exceção em procedimentos selecionados (não há consenso na literatura), como implante de prótese e cirurgia cardíaca. Considera-se inapropriada duração superior a 48 h
Duração da profilaxia em caso de manutenção de sondas, cateteres, cânulas e drenos	Não recomendada. Profilaxia ineficaz nessas situações

Repetição intraoperatória

Parâmetro importante é a concentração tecidual do antimicrobiano, que vai decaindo mais rapidamente que no soro devido a diversos fatores, como as alterações hemodinâmicas locais no sítio operatório. Recomendações com base em estudos com animais e estudos clínicos sugerem a administração de nova dose do antimicrobiano em períodos fixos ou em caso de perda maciça de sangue.

Duração da profilaxia

A contaminação do sítio operatório após o encerramento da operação é rara, embora não impossível. Portanto, doses adicionais de antimicrobianos não seriam indicadas (em teoria). Há literatura que respalda a prática da dose única de antimicrobianos, e, sistematicamente, estudos vêm mostrando a ausência de justificativa para o uso prolongado de antimicrobianos profiláticos após a cirurgia (mesmo que haja eficácia, o potencial benefício da administração prolongada será certamente obscurecido pelo desenvolvimento de efeitos adversos e a colonização por microbiota resistente).

Os resultados desses estudos são suficientes para concluirmos que, para a maior parte dos procedimentos em que a profilaxia é indicada, doses de antimicrobianos no pós-operatório são desnecessárias e indesejadas. Algumas exceções, porém, são dignas de nota. Em primeiro lugar, operações nas quais baixos inóculos bacterianos são suficientes para o desenvolvimento de ISC merecem administração de antimicrobianos por período total de 48 horas (p. ex., implante de próteses de grande porte). Outro caso em que prolongamento de profilaxia por 24 horas pode estar indicado é o de operações nas quais estudos clínicos ainda não respaldam a administração por tempo curto (p. ex., cirurgia cardíaca e de cólon). Além disso, as publicações ainda não mostram segurança quanto à profilaxia restrita ao intraoperatório em cirurgias arteriais de membros inferiores. Não se recomenda a duração prolongada quando o paciente persiste com drenos, sonda vesical, cateter venoso ou cânula orotraqueal, uma vez que a profilaxia não é eficaz nessas situações.

Uso tópico de antimicrobianos

O uso tópico de antimicrobianos parece atrativo devido à sua mínima toxicidade sistêmica e a suas potenciais concentrações elevadas em sítios de ação. No entanto, a eficácia desse procedimento é controversa, e as concentrações locais frequentemente irregulares, podendo aumentar as chances de desenvolvimento de resistência. Mesmo o uso combinado de antibiótico sistêmico e tópico não parece superior ao uso de antimicrobianos sistêmicos isoladamente. Por essas razões, não há dados disponíveis em literatura hoje que respaldem o uso rotineiro de profilaxia tópica, com exceção da cirurgia oftalmológica, situação na qual a concentração ocular de antibióticos administrados por via sistêmica é baixa. Alguns estudos têm recomendado a utilização de vancomicina tópica em neurocirurgias. O tema ainda é controverso e não indicamos essa conduta.

Escolha do antimicrobiano

Alguns critérios devem ser seguidos para a utilização dos antimicrobianos: o antibiótico deve ter apresentação parenteral, mínima toxicidade e custos mínimos, ser fraco indutor de resistência, ter farmacocinética adequada e atividade contra a maior parte dos patógenos causadores de ISC na instituição.

Não se pode esquecer um critério fundamental: a partir do momento em que expomos grande quantidade de pacientes a um antimicrobiano específico, é possível o desenvolvimento de resistência a ele na instituição; portanto, o antimicrobiano escolhido não deve ser o mesmo indicado para o tratamento de infecções graves. Os antimicrobianos com o perfil mais próximo do descrito são as cefalosporinas, entre as quais a cefazolina e a cefuroxima são as mais estudadas. Há controvérsia quanto à diferença entre a potência antiestafilocócica desses dois fármacos. A cefuroxima apresentará vantagem quando forem necessárias concentrações em sistema nervoso central (SNC), ou quando a incidência de infecções pós-operatórias causadas por enterobactérias na situação abordada for maior que a encontrada na maioria das cirurgias limpas; para as demais situações, recomenda-se a análise de custo-benefício. Embora muito utilizada no Brasil, no exterior a cefalotina quase não é usada em profilaxia, principalmente devido às suas características farmacológicas, que exigem repetição a cada 2 horas no intraoperatório (ver Tabela 72.3).

A cefoxitina tem excelente ação sobre bacilos aeróbios e anaeróbios gram-negativos, e ação pouco confiável sobre estafilococos, devendo ser indicada apenas em situações nas quais prevaleça a contaminação por gram-negativos e anaeróbios (p. ex., operações de cólon, nas quais é uma das boas escolhas possíveis).

Sulfametoxazol + trimetoprima (SMX-TMP), clindamicina (isoladamente) e aminoglicosídeos associados à clindamicina ou ao metronidazol são alternativas para o uso de cefalosporinas. Deve-se restringir a vancomicina a situações excepcionais, como pacientes internados por tempo prolongado antes da cirurgia em instituições com alta prevalência de cepas resistentes à meticilina (oxacilina). Apesar da eficácia, as quinolonas, cefalosporinas de terceira e quarta gerações e os carbapenêmicos não são superiores aos esquemas propostos, e devido ao potencial desenvolvimento de resistência e aos custos, não devem ser utilizados para essa finalidade.

Critérios de indicação da profilaxia

No momento da indicação da profilaxia, pode-se utilizar normas gerais. É importante lembrar que, apesar dos princípios teóricos, somente estudos clínicos metodologicamente bem conduzidos têm capacidade de respaldar uma conduta segura. No momento da confecção de rotinas para um serviço ou instituição, deve-se realizar cuidadosa revisão bibliográfica. Anteriormente, a indicação da profilaxia dependeria da classificação da operação; no entanto, hoje essa indicação foi refinada, levando-se em consideração também as condições do paciente. Genericamente, consideramos que a profilaxia pode ser indicada nas seguintes condições:

- Alto risco de desenvolvimento de ISC (p. ex., cirurgias de cólon)
- O risco de desenvolvimento de ISC é baixo, mas se ocorre infecção, suas consequências são potencialmente desastrosas (p. ex., implante de próteses e cirurgia cardíaca)
- Embora o risco de ISC seja baixo, o paciente tem grande propensão à infecção. Os critérios para se determinar a propensão não estão bem definidos, embora se possa citar o diabetes descompensado, a desnutrição ou a obesidade mórbida.

PROFILAXIA CIRÚRGICA EM HOSPITAIS

É papel das CCIH, em conjunto com as equipes cirúrgicas envolvidas, elaborar estratégia de racionalização da profilaxia cirúrgica, contemplando os seguintes tópicos:

- Desenvolver guias de profilaxia abrangentes e consensuais (diretrizes), abordando as situações mais frequentemente encontradas e respeitando os parâmetros técnicos recomendados
- Divulgação ampla e monitoramento da aplicação do guia
- Elaborar estratégias de restrição de antimicrobianos com base nas diretrizes, a fim de evitar o uso prolongado de antimicrobianos
- Monitorar o tipo de antimicrobiano utilizado e o tempo de administração antes do início da cirurgia.

PREVENÇÃO DE PNEUMONIAS HOSPITALARES

As infecções respiratórias, tanto as pneumonias aspirativas como as pneumonias associadas à ventilação mecânica, representam grande parte das infecções adquiridas dentro de hospitais e estão associadas a altas taxas de morbidade e mortalidade. As variáveis envolvidas no maior risco de infecção são: extremos de idade, doenças graves, imunodepressão, imobilização por trauma, depressão do sensório, doença cardiopulmonar, pacientes submetidos a cirurgias torácicas ou abdominais, terapia respiratória (desde nebulizações e oxigenoterapia, até o uso de tubo endotraqueal e ventilação mecânica) e procedimentos que envolvam manipulação respiratória. Estudos têm demonstrado diminuição da incidência e da mortalidade relacionada à pneumonia em pacientes submetidos à ventilação mecânica, implantando pacotes (*bundles*) de medidas preventivas, como:

- Manter a cabeceira elevada entre 30 e 45°
- Avaliação diária do nível de consciência para extubação; suspender a sedação o mais rápido possível (despertar diário)
- Higiene oral (diversos protocolos recomendam o uso de clorexidina na concentração 0,12%, apresentação para uso tópico oral)
- Profilaxia de trombose venosa profunda (TVP)
- Profilaxia de úlcera péptica
- Aspiração contínua da secreção concentrada acima do balonete da cânula endotraqueal (cânula específica)
- A fisioterapia respiratória é fundamental para a prevenção das infecções, especialmente envolvendo os exercícios respiratórios, manutenção da pressão do balonete e controle dos parâmetros ventilatórios.

As principais recomendações para prevenção de pneumonias hospitalares são:

- Iniciar o mais rápido possível a dieta enteral
- Usar fluidos estéreis nos reservatórios de umidificadores e nebulizadores (colocados imediatamente antes do uso)
- Evitar que a água coletada nos circuitos dos respiradores retorne ao umidificador ou alcance o paciente
- Não trocar os circuitos dos ventiladores em intervalos regulares. Trabalhos recentes demonstram que a troca dos circuitos 1 vez/semana (ou mesmo a não troca) não aumenta a incidência de pneumonia
- Realizar por meio de técnica asséptica a aspiração da traqueostomia ou da cânula orotraqueal para evitar contaminação cruzada
- Lavar as mãos antes da aspiração dos pacientes
- Utilizar uma sonda de aspiração para cada vez que o paciente tiver que ser aspirado
- Não desinfetar ou esterilizar rotineiramente o maquinário interno dos ventiladores
- Esterilizar ou desinfetar os ambus (reanimadores pulmonares manuais) após a utilização
- Usar cânulas orotraqueais estéreis para entubação
- Não contaminar as cânulas orotraqueais (p. ex., colocando-as sobre a cama ou o paciente) durante o procedimento de entubação; os guias também devem ser desinfetados ou esterilizados antes da utilização
- Ainda há controvérsias acerca da vantagem da utilização de sucralfato, em vez de bloqueadores H_2, e da descontaminação seletiva do aparelho digestório, com o intuito de diminuir as infecções do trato respiratório
- Interromper a nutrição enteral e remover dispositivos o quanto antes possível; verificar a posição da sonda enteral rotineiramente
- Se não houver contraindicação, elevar para 30-45º a cabeceira da cama do paciente submetido a ventilação mecânica, para evitar aspiração
- Antes de esvaziar o balonete (*cuff*) da cânula endotraqueal para removê-la, certificar-se de limpar as secreções acima da região glótica
- Não administrar antibióticos rotineiramente, com objetivo de prevenir pneumonia
- Não realizar coleta rotineira de secreção traqueal; a cultura qualitativa da secreção traqueal tem baixa especificidade para o diagnóstico etiológico de pneumonia hospitalar
- A aspiração de secreção traqueal através de sistema fechado permite maior comodidade da equipe assistencial e pode diminuir a transmissão cruzada de microrganismos, mas faltam estudos que demonstrem a diminuição da incidência de pneumonia hospitalar
- A utilização de filtros bactericidas nos circuitos respiratórios não reduz a incidência de infecção pulmonar
- Vacinar pacientes com alto risco para infecção pneumocócica (maiores de 60 anos, adultos com doença crônica cardiovascular e pulmonar, diabetes, alcoolismo, cirrose e imunodeprimidos) e para COVID-19.

PREVENÇÃO DE INFECÇÕES DO TRATO URINÁRIO

As ITU relacionadas ao cateter vesical geralmente ocorrem de forma endêmica em ambiente hospitalar e em geral são assintomáticas; na maioria das vezes, a remoção do cateter é curativa. Nos sistemas de sondagens vesicais abertos, a maioria dos pacientes apresenta colonização da sonda vesical a partir do quinto dia. O ponto mais importante é evitar o uso de cateteres urinários, considerando métodos alternativos para coleta de urina como cateteres de preservativos (Uripen), cateterismo intermitente e, principalmente, o uso de fraldas, que podem ser pesadas para cálculo da diurese. As principais indicações para cateterismo urinário incluem: retenção urinária (obstrução mecânica ou neuropática); necessidade de monitorar de perto a produção de urina em pacientes instáveis; auxiliar no cuidado da ferida perineal.

Medidas de prevenção:

- Fazer a higiene das mãos com antisséptico antes da sondagem
- Usar técnica asséptica para inserção e manutenção adequada após a inserção
- Avaliação diária da presença e necessidade de cateteres urinários de demora
- Evitar tração ou mobilização exagerada da sonda vesical
- Utilizar sonda de menor calibre possível
- Utilizar coletores de urina de circuito fechado com válvula antirrefluxo e local apropriado para punção, caso seja necessária a coleta de amostra de urina para exame
- Manter drenagem contínua, sem bloqueio do fluxo por dobras do cateter ou do coletor, e saco coletor abaixo do nível da bexiga para evitar refluxo
- Não desconectar o circuito. A coleta de urina deve ser feita por punção do coletor em lugar próprio
- Trocar o sistema caso o circuito fechado tenha sido violado
- Evitar o contato do coletor fechado com o chão ou frasco de coleta
- Realizar limpeza do meato uretral com água e sabão diariamente e não utilizar soluções antissépticas ou antimicrobianos tópicos
- Remover a sonda vesical o mais rápido possível. Não há indicação da troca preestabelecida (rotineira) do sistema fechado ou da sonda vesical. Não está indicada a coleta rotineira de urocultura no paciente com sonda vesical, e o sistema deve ser trocado quando existir obstrução do fluxo, infecção ou colonização por bactérias multirresistentes do trato urinário relacionados à sonda vesical.

A cateterização suprapúbica é descrita como um método seguro e que parece reduzir as infecções relacionadas à cateterização vesical.

PREVENÇÃO DE INFECÇÕES POR MICRORGANISMOS MULTIRRESISTENTES

Muitos fatores contribuem para o desenvolvimento da resistência microbiana aos antimicrobianos no ambiente hospitalar, como o uso excessivo e inadequado de antimicrobianos, o uso crescente de dispositivos e procedimentos invasivos, grande número de hospedeiros suscetíveis e falhas nas medidas de controle de IRAS, ocasionando aumento da transmissão de microrganismos resistentes.

As infecções por microrganismos multirresistentes prolongam o tempo de internação e exigem a utilização de fármacos mais potentes, que geralmente são mais onerosos e podem apresentar mais efeitos colaterais. Assim, além de elevarem o custo do tratamento, aumentam a morbidade e a mortalidade.

Há evidências que sugerem a associação do uso de antimicrobianos à elevação das taxas de resistência, e considera-se que o desenvolvimento de uma política para uso racional de antimicrobianos possa contribuir para o controle da resistência microbiana (Tabela 72.4). Pode-se definir o uso racional dos antimicrobianos como a prática de prescrição que resulta em ótima indicação, dosagem, via de administração e duração de um esquema terapêutico ou profilático, propiciando o sucesso clínico com mínima toxicidade para o paciente e reduzido impacto sobre a resistência microbiana.

A existência de uma política voltada para o uso racional de antimicrobianos causa maior impacto no ambiente hospitalar, provavelmente por este se tratar de comunidade fechada, onde é possível selecionar os fármacos disponíveis, estabelecer normatização apropriada pela diretoria da instituição, a discussão dos casos com especialistas e ter, como ponto de reforço, redução considerável nos custos. O termo *Antimicrobial Stewardship* foi usado pela primeira vez por dois epidemiologistas americanos, John McGowan e Dale Gerding, em 1996, para destacar a importância do uso adequado de antimicrobianos para microrganismos cada vez mais resistentes. No Brasil, existem grandes diferenças regionais nas práticas de prevenção e controle das infecções hospitalares, infraestrutura das instituições de saúde e profissionais capacitados. Essas diferenças também são econômicas, sociais e culturais e refletem diretamente na qualidade dos serviços de saúde, especialmente nos programas de gestão e uso adequado de antimicrobianos.

Programas de otimização de uso de antimicrobianos (ou *Antimicrobial Stewardship*)

Os programas ou *Antimicrobial Stewardship* têm estado em evidência há alguns anos. Tais programas podem ser entendidos como um plano que descreva um conjunto de ações coerentes para garantir o ótimo uso dos antimicrobianos a fim de melhorar a evolução dos pacientes e de limitar os riscos de efeitos adversos ou colaterais (inclusive, mas não limitado à resistência aos antimicrobianos). Algumas metanálises estabeleceram o valor dessas estratégias e programas por meio de melhora de desfechos clínicos, maior aderência a terapêuticas adequadas, redução da duração de uso de antimicrobianos ou de uso desnecessário, redução de tempo de internação e redução de taxas de resistência em diferentes patógenos, sem aumentar o risco de morte dos pacientes.

Brevemente, os programas de otimização podem ser basear em abordagens ou táticas restritivas relativas à prescrição de antimicrobianos, quando as medidas aplicadas ao controle de antimicrobianos coíbem de alguma forma prescrições inadequadas, ou persuasivas, quando as medidas visam o processo de aprendizado do

TABELA 72.4 Passos e estratégias para a prevenção da resistência aos antimicrobianos segundo as diretrizes do Healthcare Infection Control Practices Advisory Committee (HICPAC).

Prevenir infecção	Vacinar os pacientes e profissionais de saúde Retirar os cateteres precocemente
Diagnóstico e tratamento efetivo das infecções	Identificar o microrganismo Consultar o infectologista
Uso adequado de antimicrobianos	Praticar controle de antimicrobianos Usar dados locais sobre perfil de resistência dos microrganismos Tratar a infecção, não a contaminação Tratar a infecção, não a colonização Saber quando dizer "não" à vancomicina Suspender os antimicrobianos quando a infecção for descartada ou tratada
Prevenir transmissão	Isolar pacientes com microrganismos resistentes Quebrar a cadeia de transmissão

prescritores. As metanálises demonstraram que medidas restritivas e persuasivas aumentam a aderência com políticas de uso de antimicrobianos igualmente, não havendo diferença nos desfechos de médio prazo avaliados na comparação entre ambas as táticas. Porém, pode-se considerar a aplicação de medidas restritivas quando são necessárias respostas rápidas dos prescritores na adequação terapêutica, ao passo que medidas persuasivas são mais adequadas para se obter adesão dos envolvidos a longo prazo. Vale ressaltar que as evidências mostram que medidas persuasivas aumentam consistentemente os efeitos das intervenções dos programas de *stewardship*, especialmente quando essas medidas são associadas ao treinamento dos prescritores.

Os itens a seguir apresentam em linhas gerais as bases de um programa de *stewardship* e os aspectos relevantes que devem ser buscados em cada item

- Laboratório de microbiologia clínica
  - Métodos diagnósticos infecciosos adequados à realidade da instituição
  - Dados microbiológicos relevantes que permitam compreensão epidemiológica dos fenômenos de resistência da instituição
- Vínculo e apoio da gestão hospitalar e do corpo clínico
  - Objetivos claros e bem definidos
  - Comunicação eficaz (atenção para clara comunicação sobre medidas relativas à prescrição de antimicrobianos, se restritivas ou persuasivas, se emergenciais ou a longo prazo)
  - Métricas de processo e de resultado
  - Identificar focos de atenção dos prescritores
  - Envolver farmácia clínica nas medidas de controle
- Regras claras de prescrição e protocolos padronizados
  - Definir situações claras para indicação de uso ou de suspensão de antimicrobianos
  - Definir alternativas de antimicrobianos seguros e eficazes
  - Estabelecer medidas de otimização de antimicrobianos alinhados à princípios farmacodinâmicos.

Brevemente, as medidas de otimização de doses, intervalos e tempos de infusão de antimicrobianos devem respeitar as características farmacodinâmicas do antimicrobiano, se é concentração-dependente ou concentração-independente (p. ex., tempo-dependente). Para os concentração-dependentes, deve-se priorizar doses mais elevadas e intervalos mais prolongados. Para os concentração-independentes, deve-se priorizar doses mais elevadas e infusões mais prolongadas.

A seguir, apresentamos as principais recomendações para o uso racional de antimicrobianos:

- Terapia ampliada inicial, adequando o espectro após resultado de culturas: diminuir o espectro da terapia empírica com base nos resultados das culturas e eliminar associações redundantes reduz a exposição dos microrganismos aos antimicrobianos (o que pode acelerar o surgimento de mecanismos de resistência) e os gastos da farmácia hospitalar
- Associação de antimicrobianos: indica-se terapia combinada em algumas situações clínicas (incluindo o tratamento de pacientes graves com risco de infecção por germes multirresistentes), com o intuito de aumentar a cobertura e a probabilidade de terapia empírica inicial adequada. Recentemente, diversos estudos têm defendido a utilização de terapia combinada no tratamento de infecções por *Klebsiella pneumoniae* resistente aos carbapenens (KPC), entre outras infecções por bactérias multirresistentes. Contudo, este ainda é um tema polêmico
- Rotação de antimicrobianos: os dados existentes são insuficientes para recomendar rotineiramente o uso cíclico dos antimicrobianos como estratégia de redução ou prevenção de resistência durante períodos prolongados
- Otimização das dosagens, formas de aplicação e dos princípios farmacodinâmicos: otimização das doses e formas de aplicação (intervalo e infusão) dos antibióticos em função das características individuais do paciente, do microrganismo, do sítio da infecção e de variáveis farmacodinâmicas dos fármacos é parte importante de programas de uso racional dos antimicrobianos. É importante levar em consideração se o antibiótico selecionado é concentração-dependente ou independente (p. ex., tempo-dependente). Para os dependentes, deve-se priorizar doses mais elevadas e intervalos mais prolongados. Para os independentes, deve-se priorizar doses mais elevadas e infusões mais prolongadas
- Terapia sequencial parenteral-oral: um plano sistemático para a conversão parenteral-oral dos antimicrobianos com boa biodisponibilidade, quando permitido pelas condições clínicas dos pacientes, poderá reduzir custos assistenciais e o tempo de internação hospitalar
- Padronização de antibióticos e práticas restritivas: a padronização de antimicrobianos por meio de protocolos e a necessidade de liberação após a análise de um especialista em infectologia, para manutenção da terapia, poderão acarretar imediatas e significativas reduções na utilização e no custo dos antimicrobianos. As vantagens da necessidade de autorização prévia como meio de controlar a resistência microbiana são menos consistentes, pois os estudos longitudinais a longo prazo são escassos. Instituições que utilizam a prática de autorização prévia precisam monitorar continuamente as tendências globais de uso dos antimicrobianos (p. ex., por dose diária definida), para analisar resultados e detectar mudanças de sensibilidade dos microrganismos após a substituição de determinadas medicações
- Formulário de requisição dos antimicrobianos: podem ser componentes efetivos de um programa de controle e uso racional de antimicrobianos, e facilitar a implementação de diretrizes
- Educação sobre o uso racional de antimicrobianos: educação é essencial como parte de qualquer programa de uso racional de antimicrobianos e poderá prover conhecimentos úteis para a obtenção de melhores resultados e aceitação pelo corpo clínico
- Constituição da equipe de profissionais de um programa para uso racional de antimicrobianos: a equipe de controle do uso dos antimicrobianos deve preferencialmente ser composta por infectologista, farmacêutico clínico, microbiologista clínico, especialista em informática, profissional especialista em controle de infecções e um epidemiologista hospitalar
- Gerenciamento de processos: medidas de processo (a intervenção resultou em mudança desejada no uso dos antimicrobianos?) e de resultados (o processo implementado reduziu ou preveniu resistência ou outras consequências indesejáveis do uso dos antibióticos?) são úteis em determinar o impacto de um programa de controle sobre o uso dos antimicrobianos e os padrões de resistência
- Laboratório de microbiologia: tem papel fundamental em programas de controle do uso de antimicrobianos ao prover dados de cultura e antibiograma que permitam a otimização da terapia antimicrobiana, auxílio à CCIH na vigilância de microrganismos multirresistentes e, por meio de medidas de biologia molecular, na investigação epidemiológica de surtos.

Além do uso racional de antimicrobianos, três outras medidas são fundamentais para o controle de bactérias multirresistentes:

- Vigilância de pacientes colonizados e/ou infectados por microrganismos multirresistentes
- Higienização das mãos
- Instituição de precauções de contato para pacientes colonizados e/ou com infecção por microrganismos multirresistentes.

A vigilância das infecções por microrganismos multirresistentes é fundamental para a instituição de medidas de controle. A seguir, apresentamos pontos importantes de um programa de vigilância de bactérias multirresistentes:

- Calcular e analisar a incidência de microrganismos multirresistentes (densidade de incidência)
- Monitorar suscetibilidade antimicrobiana
- Instituir protocolos para análise molecular de cepas multirresistentes no laboratório ou em instituições de referência, para investigação epidemiológica
- Desenvolver protocolos para vigilância ativa de culturas em populações de alto risco, como pacientes internados em UTI
- Desenvolver programas de vigilância de culturas para avaliação da eficácia das medidas de prevenção e controle, avaliando aumento ou redução da transmissão de multirresistência
- Definir a frequência de multirresistência para desencadear intervenções adicionais no controle, avaliando as condições de risco para aquisição (colonização ou infecção)
- Manter sistema de patógenos multirresistentes atualizado e divulgá-lo para as coordenações das unidades de internação.

Programas de incentivo para a higiene das mãos são básicos para qualquer instituição. A utilização de água e sabão pode reduzir a quantidade de microrganismos nas mãos e, por vezes, interromper a transmissão de microrganismos multirresistentes veiculados por contato. Em unidades com pacientes com microrganismos multirresistentes, ou antes de procedimentos invasivos, recomenda-se a utilização de clorexidina degermante.

A aplicação de produtos antissépticos, em especial soluções com base alcoólica, também pode reduzir ainda mais os riscos de transmissão, devido à intensificação da redução microbiana ou, no caso do álcool gel, por favorecer a higienização mais frequente das mãos.

Os maiores índices de IRAS são observados particularmente em UTI, contribuindo para a mortalidade, a morbidade, a duração da hospitalização e o aumento dos custos hospitalares e da carga de trabalho da enfermagem que, por sua vez, pode ser causa e consequência das IRAS, principalmente por microrganismos multirresistentes.

Estudo de Pittet (2000) observou que a maioria dos estudos sobre lavagem das mãos informa taxas de aderência entre 16 e 81% e que, quanto maior a necessidade de higienizar as mãos, menos elas são efetivamente lavadas: médicos lavam menos as mãos do que enfermeiras; auxiliares de enfermagem menos do que enfermeiras. Além disso, identificou como fatores da não aderência ao hábito de lavar as mãos: ser do gênero masculino, trabalhar em unidade de terapia intensiva (UTI), trabalhar no fim de semana, usar aventais e luvas, e estar envolvido com atividades com alto risco de contaminação cruzada. Quanto mais oportunidades para higienizar as mãos por hora de cuidado de pacientes, menor será a sua aderência.

Outra medida de controle de bactérias multirresistentes é o isolamento de pacientes com infecção ou colonização. O objetivo básico de um sistema de precauções e isolamento é a prevenção da transmissão de microrganismos:

- De um paciente para outro paciente
- De um paciente para um profissional da saúde
- De um portador são ou doente para outro.

As precauções de contato são indicadas para infecção ou contaminação por microrganismos multirresistentes ou epidemiologicamente importantes passíveis de transmissão por contato direto. São medidas essenciais:

- Internação do paciente: quando possível em quarto privativo ou com paciente que apresente infecção pelo mesmo microrganismo (coorte)
- Higienização das mãos: enfatizar a importância dessa ação e utilizar antisséptico, como álcool gel ou soluções degermantes (clorexidina 2% ou PVP-I)
- Luvas: usar luvas não estéreis limpas ao entrar no quarto e durante o tempo de atendimento, trocando-as após contato com material biológico (retirá-las antes de deixar o quarto e higienizar as mãos)
- Avental: entrar no quarto usando avental descartável limpo e retirá-lo antes de deixar o quarto
- Equipamentos de cuidado ao paciente: estetoscópio, esfigmomanômetro e termômetros devem ser de uso individual; caso não seja possível, devem ser limpos e desinfetados com álcool 70%, entre pacientes
- Ambiente: submeter itens com os quais o paciente teve contato e superfícies ambientais à desinfecção com álcool 70%
- Visitas: restritas e instruídas pelo enfermeiro
- Transporte do paciente: deve ser limitado. O profissional que transportar o paciente deve utilizar as precauções padrão e desinfetar as superfícies após o uso do paciente.

RISCO OCUPACIONAL

Profissionais de saúde correm riscos de contrair diversas infecções no ambiente hospitalar, principalmente em unidades de emergência, devido à grande quantidade de procedimentos invasivos realizados e à necessidade de maior rapidez na execução deles, aumentando o risco de exposição. A magnitude do risco ocupacional depende de diversas variáveis, como a prevalência das doenças transmissíveis na população atendida, informações adequadas sobre os mecanismos de transmissão e prevenção e as condições de segurança no trabalho. A redução do risco de exposição a diversos agentes infecciosos é um dos objetivos de qualquer programa de saúde dos profissionais de saúde, que frequentemente têm sido auxiliados pelas CCIH. Entre os diversos microrganismos transmitidos nos cuidados aos pacientes destacam-se: novo coronavírus (SARS-CoV-2 – COVID-19); vírus da imunodeficiência humana (HIV); vírus das hepatites tipo B (VHB) e tipo C (VHC); *Mycobacterium tuberculosis*. Dependendo do local e da função do profissional, outros agentes podem ser importantes (p. ex., *Trypanosoma cruzi*, em laboratórios de pesquisa).

Infecção hospitalar por SARS-CoV-2 entre profissionais de saúde e pacientes são relatadas desde o início da pandemia com dados alarmantes. Diversos surtos foram notificados tanto em trabalhadores da área da saúde como em pacientes. SARS-CoV-2 é altamente transmissível por gotículas e por contato, principalmente em locais fechados e ambientes hospitalares. Um indivíduo com infecção pelo novo coronavírus transmite para outras duas ou três pessoas, dependendo das condições ambientais. Locais fechados com pouca ventilação e baixa luminosidade facilitam a transmissão do vírus. Essa taxa de transmissão é chamada número reprodutivo, que na COVID-19 varia entre 2,0 e 3,5. O novo coronavírus é inativado com facilidade com germicidas utilizados no ambiente hospitalar, incluindo o álcool 70% e o hipoclorito de sódio. Higiene das mãos, limpeza ambiental, distanciamento, manter as áreas bem arejadas ou ar-condicionado central com filtros e uso adequado de equipamentos de proteção individual são fundamentais, especialmente no ambiente hospitalar.

Embora o risco de contrair infecção pelo HIV pela exposição ocupacional seja muito pequeno, essa doença é a que tem recebido maior atenção dos programas de controle de infecção hospitalar nos últimos anos. A síndrome da imunodeficiência adquirida (AIDS) deu origem a inúmeros problemas científicos, éticos, sociais e legais com impacto significativo na capacidade de elaborar soluções da equipe de controle de infecções. Nem todos os problemas foram devidamente resolvidos, sobretudo porque ainda faltam alguns dados essenciais. A crescente prevalência do HIV no Brasil aumenta o risco de os trabalhadores da área da saúde serem expostos a sangue do paciente com infecção, especialmente quando as precauções com sangue e outros líquidos não são seguidas para todos os pacientes.

O primeiro caso relatado na literatura de contaminação de um profissional de saúde pelo HIV ocorreu na África, em 1983, com uma enfermeira que sofreu picada de agulha de uma seringa contendo sangue de um paciente com a infecção. Teoricamente, um profissional de saúde pode vir a sofrer infecção de um paciente por causa de vários mecanismos: ferimentos perfurantes por agulhas, ferimentos por objetos cortantes, exposição de lesões prévias de pele ao sangue do paciente, transmissão através de mucosas ou queimaduras por cautério.

As luvas cirúrgicas fabricadas em látex, desde que intactas, constituem barreira eficiente para a penetração de microrganismos. Entretanto, mesmo a utilização de dois pares de luvas não impede o ferimento por agulhas. Após uma cirurgia ortopédica, cerca de 50 a 60% das vezes ocorre perfuração da luva externa, e 6 a 10% das duas luvas. O mais preocupante é que em cerca de 50% das vezes essas perfurações não são percebidas pelos cirurgiões.

A maioria dos acidentes perfurantes envolvendo a equipe de enfermagem acontece no momento de manipulação ou encape da agulha; a equipe de limpeza se acidenta com agulhas usadas e descartadas indevidamente. Lesões desse tipo normalmente provocam grande ansiedade, e a cooperação do serviço de saúde ocupacional e da equipe de controle de infecção hospitalar no apoio psicológico e atendimento imediato ao funcionário é de extrema importância.

Com o objetivo de minimizar os riscos ocupacionais, todas as instituições de saúde devem estruturar um programa de biossegurança e garantir a sua implantação em todas as áreas de atuação dos profissionais da área de saúde. Esse programa deve conter estratégia efetiva de prevenção de acidentes e redução dos riscos ocupacionais, nos casos de exposições, que funcione em todos os horários do dia, incluindo fins de semana. É importante saber que os riscos envolvendo sangue ou outros líquidos orgânicos potencialmente contaminados correspondem às exposições mais comumente relatadas.

O acidente deve ser notificado para o serviço responsável pela orientação e indicação de profilaxias o mais rapidamente possível. No caso de acidentes com material contaminado com o HIV, deve-se introduzir quimioprofilaxia com antirretrovirais, preferencialmente nas primeiras 2 horas após o acidente.

O risco de adquirir uma infecção pós-exposição ocupacional é variável e depende do tipo de acidente e de fatores como a gravidade, o tamanho da lesão, se há sangue e qual o volume envolvido no acidente, as condições clínicas do paciente-fonte e o seguimento adequado pós-exposição. Diversos estudos relatam que a função do profissional, o tempo de trabalho e a aderência às precauções padrão são fatores que interferem diretamente na ocorrência de acidentes, dos mais simples aos mais graves.

Doenças transmitidas por acidentes ocupacionais

Hepatite tipo B

A hepatite tipo B (VHB) é classificada como doença sexualmente transmissível, mas pode ser transmitida através do uso de seringas contaminadas e materiais contendo sangue. Segundo a Organização Mundial da Saúde (OMS), dois bilhões de pessoas foram infectadas em algum momento da vida, sendo que 300 milhões evoluíram para doença crônica. No Brasil, a região da Amazônia Legal, o Espírito Santo e a região oeste de Santa Catarina são considerados de alta endemicidade, sendo que o coeficiente de mortalidade é de 0,6/100.000 habitantes. As regiões Centro-Oeste, Nordeste e Sudeste são intermediárias, e a região Sul apresenta baixo nível endêmico.

O risco de aquisição após acidente envolvendo sangue contaminado pelo VHB é bem conhecido e pode variar conforme o estado sorológico do paciente-fonte (reflete a replicação viral) e a situação vacinal do funcionário. Em exposições percutâneas, envolvendo sangue sabidamente contaminado pelo VHB com HBeAg (marcador de replicação viral), o risco de infecção pode ser superior a 30%, contra risco de aproximadamente 6% se o paciente-fonte do acidente apresentar HBsAg positivo e anti-HBe positivo (sem replicação viral).

Hepatite tipo C

Estima-se em cerca de 200 milhões o número de indivíduos com hepatite tipo C (VHC) no mundo, sendo 3,2 milhões deles no Brasil. O VHC é constituído por ácido ribonucleico (RNA), provavelmente pertencendo à família *Flaviridae*. O VHC tem como principal característica a transmissão potencialmente por transfusão de sangue e hemoderivados de doadores contaminados em bancos de sangue sem aplicação adequada de testes de triagem. Atualmente, com o controle nos bancos de sangue a transmissão ocorre principalmente pelo uso de drogas ilícitas injetáveis com compartilhamento de seringas contaminadas ou instrumentos, e mais raramente por via sexual.

O risco médio de aquisição da hepatite tipo C, após ferimento perfurocortante, é de 1,8%, variando de 0 a 7% de acordo com o tipo de exposição e a carga viral do paciente-fonte. Importante ressaltar que hoje dispomos de tratamento eficiente com altas taxas de cura da hepatite pelo vírus C.

Vírus da imunodeficiência humana

A epidemia de AIDS teve início na África há mais de 40 anos, contudo, a partir do fim da década de 1970 e início dos anos 1980, transformou-se em pandemia. A epidemia foi identificada oficialmente em 1981, pelos pesquisadores dos CDC, que reconheceram a existência de uma nova doença que levava a grave deficiência de imunidade celular e humoral.

A doença é causada por um retrovírus denominado vírus da imunodeficiência humana (HIV), com dois tipos conhecidos: HIV-1 e HIV-2, com genoma RNA, família *Lentiviridae*.

O HIV pode ser transmitido das seguintes maneiras:

- Relação sexual
- Transfusão de sangue ou de produtos sanguíneos contaminados
- Leite materno
- Uso de seringas e agulhas contaminadas
- Acidente ocupacional.

O período de incubação compreende entre a infecção pelo HIV e a fase aguda da infecção ou o surgimento de anticorpos circulantes, podendo variar de algumas semanas até 3 meses (o que pode ocorrer entre 50 e 90% dos casos). O período de replicação lenta (latência) ocorre entre a infecção pelo HIV e os sinais e sintomas que caracterizam a doença, tendo tempo médio de 3 a 10 anos. O período de transmissibilidade pode ocorrer em todas as fases da infecção.

O risco médio de aquisição profissional de HIV após acidente perfurocortante é de 0,3%, e de 0,09% quando há exposição de mucosa.

Medidas de prevenção

Evitar a exposição ocupacional é o principal caminho para prevenir a transmissão de VHB, VHC e HIV. Entretanto, a imunização contra hepatite tipo B e o atendimento adequado pós-exposição são componentes fundamentais para um programa de prevenção de infecção após acidente ocupacional completo e importantes elementos para a segurança do trabalho.

Medidas institucionais

Visam garantir um ambiente de trabalho seguro, minimizando os riscos ocupacionais:

- Realizar treinamentos e orientações quanto aos riscos ocupacionais e às medidas de prevenção
- Disponibilizar equipamentos de proteção individual (EPI) e coletiva (EPC)
- Dispor recipientes apropriados para o descarte de perfurocortantes
- Supervisionar o estado vacinal dos programas anuais de saúde (PAS) e promover campanhas de vacinação periódicas
- Fornecer instruções escritas e afixar cartazes sobre os procedimentos a serem adotados em casos de acidentes.

Medidas individuais

Caso haja exposição ocupacional, as medidas de prevenção individuais são:

- Realizar o esquema completo da vacinação contra a hepatite tipo B (três doses) e manter a carteira de vacinação atualizada, de acordo com as recomendações do PAS
- Utilizar luvas, óculos e avental sempre que manipular sangue e secreções, independentemente do diagnóstico do paciente
- Manter a atenção durante a realização dos procedimentos
- Manipular agulhas e instrumentos cortantes com cuidado
- Não utilizar os dedos como anteparo durante a realização de procedimentos que utilizem materiais perfurocortantes
- Não reencapar as agulhas nem entortá-las, quebrá-las ou retirá-las da seringa com as mãos
- Seguir as recomendações para a montagem e o preenchimento das caixas de perfurocortantes
- Desprezar todo o material perfurocortante, mesmo que estéril, em recipientes adequados.

Estruturação do serviço de atendimento ao funcionário exposto

As instituições devem ter um serviço de atendimento ao funcionário exposto que funcione 24 horas. Caso a instituição não disponha desse serviço, o funcionário deve ser encaminhado para uma unidade de referência, para receber o atendimento adequado.

O funcionário atendido deve ter sua identidade preservada, a fim de manter a privacidade e evitar constrangimentos. Uma opção simples é a codificação do acidente e das amostras de sangue para a realização de exames laboratoriais. Sempre que possível, informar a ocorrência do acidente ao paciente-fonte e solicitar a sua permissão para a coleta de sangue e a realização de sorologias para HIV, hepatites tipos B e C. É necessário assegurar ao paciente que o sigilo será mantido e que os resultados somente serão revelados se ele assim o desejar.

Para efeitos legais, o funcionário deve registrar o Comunicado de Acidente de Trabalho (CAT) no Departamento Pessoal ou em outro setor responsável da instituição.

Condutas pós-acidente ocupacional

Condutas gerais

As situações de exposição ao HIV constituem atendimento de urgência, em função da necessidade de início precoce da profilaxia para maior eficácia da intervenção. Não há benefício da profilaxia com ARV após 72 horas da exposição. Nos casos em que o atendimento ocorrer após 72 horas da exposição, não está mais indicada a profilaxia ARV. Entretanto, se o material e o tipo de exposição forem de risco, recomenda-se acompanhamento sorológico, além das orientações de Prevenção Combinada.

O tratamento imediato do local da exposição é a lavagem com água e sabão. Pode-se usar antisséptico, embora não exista evidência de eficácia. A aplicação de agentes cáusticos (p. ex., hipoclorito de sódio) sobre o local e a injeção de antissépticos ou desinfetantes no mesmo são totalmente contraindicadas. Deve-se evitar extrair os líquidos espremendo o local afetado, o que pode aumentar a lesão e acentuar a exposição. Em caso de exposição da mucosa, lavá-la apenas com água ou soro fisiológico 0,9%.

É importante notificar o acidente à chefia imediata e ao setor responsável pelo atendimento.

Deve-se coletar e realizar sorologias para HIV e hepatites tipos B e C do profissional acidentado e do paciente-fonte, sempre solicitando a autorização do paciente para a coleta das sorologias. A realização do teste rápido para HIV na fonte, quando conhecida, é muito útil para indicar a quimioprofilaxia, mas não substitui os exames confirmatórios por outros métodos, que devem ser realizados.

Outras sorologias podem ser solicitadas, de acordo com a situação epidemiológica (p. ex., sorologia para doença de Chagas, HTLV-1).

Nas situações em que não for possível identificar o paciente-fonte do acidente, deve-se considerar a fonte desconhecida e avaliar os riscos individualmente.

Quimioprofilaxia e acompanhamento

▶ **Exposição ocupacional a paciente-fonte com sorologias negativas.** No caso de o paciente-fonte apresentar sorologias negativas, o acidente não oferece riscos ao funcionário, não havendo necessidade de acompanhamento sorológico ou clínico do profissional.

▶ **Exposição ocupacional a paciente-fonte desconhecido.** No caso de paciente-fonte desconhecido (material encontrado no lixo, expurgo etc.), o acidente será avaliado criteriosamente, conforme a gravidade da exposição e a probabilidade de infecção. Geralmente, não se recomenda quimioprofilaxia nesses casos, mas se deve avaliar os riscos individualmente. O profissional deverá ser submetido a acompanhamento laboratorial com coleta das sorologias para HIV e hepatites tipos B e C no momento do acidente, entre 6 e 8 semanas depois, e 3 e 6 meses após o acidente.

▶ **Exposição ocupacional a paciente-fonte positivo para hepatite tipo B (HBsAg+).** Profissionais não vacinados ou não respondedores ao esquema vacinal (anti-HBs < 10 U/mℓ) deverão ser encaminhados para vacinação (no músculo deltoide) e uso de imunoglobulina específica para hepatite tipo B – HBIg (na região glútea do lado oposto) –, que deve ser administrada o mais rápido possível, preferencialmente nas primeiras 12 horas após o acidente. O profissional deverá ser submetido a acompanhamento laboratorial com coleta das sorologias para HIV e hepatites tipos B e C no momento do acidente, e sorologia para hepatite tipo B entre 6 e 8 semanas depois, no terceiro e no sexto mês após o acidente, nos casos de indivíduos não imunes.

▶ **Exposição ocupacional a paciente-fonte positivo para hepatite tipo C.** Não há nenhuma medida específica recomendada para redução do risco de transmissão após exposição ocupacional ao vírus da hepatite tipo C. O funcionário deverá ser submetido a acompanhamento laboratorial com coleta das sorologias para HIV e hepatites tipos B e C no momento do acidente, e sorologia para hepatite tipo C entre 6 e 8 semanas depois, no terceiro e no sexto mês após o acidente. O exame de reação em cadeia da polimerase (PCR) está indicado para o acompanhamento do profissional com exposição à fonte com infecção pelo VHC.

▶ **Exposição ocupacional a paciente-fonte positivo para HIV.** Após avaliação criteriosa do acidente, quando houver indicação de quimioprofilaxia, iniciá-la preferencialmente em até 2 horas após o acidente, podendo oferecê-la em até 72 horas. A escolha da medicação antirretroviral deve se basear no uso prévio do paciente-fonte, evitando utilizar medicação com alto nível de resistência. Quando não for possível obter a informação do paciente-fonte ou ele não fizer uso de terapêutica antirretroviral, deve-se iniciar a associação de três fármacos: 1 comprimido coformulado de tenofovir/lamivudina (TDF/3TC) 300 mg/300 mg + 1 comprimido de dolutegravir (DTG) 50 mg/dia. Avaliar se o trabalhador da área da saúde não esteja grávida, pois há restrição do uso do dolutegravir que, embora muito raro, foi associado à espinha bífida em recém-nascido. Na impossibilidade de utilizar dolutegravir, deve ser utilizado: TDF/3TC + atazanavir e ritonavir. Esquemas contendo DTG são superiores a qualquer um dos outros esquemas disponíveis. O esquema preferencial (TDF/3TC + DTG) apresenta menor número de efeitos adversos e baixa interação medicamentosa, o que propicia melhor adesão e manejo clínico. Além disso, apresenta alta barreira genética, aumentando a segurança para evitar a resistência transmitida, principalmente quando a pessoa-fonte é multiexperimentada.

A indicação e a escolha do melhor esquema devem ser orientadas por profissional com experiência no uso dessas medicações, preferencialmente um infectologista, e o tratamento deve ser mantido por 28 dias. O profissional que sofreu o acidente deve ser adequadamente orientado a não suspender o tratamento sem antes consultar o médico e a ter relações sexuais com preservativo durante todo o acompanhamento e anticoncepcional. Quando o profissional utilizar quimioprofilaxia, coletar hemograma completo, exames bioquímicos e urina tipo I antes do início dos antirretrovirais, 15 dias após o início e ao término dos 28 dias de medicação, para avaliação das funções hepática e renal do acidentado, devido aos efeitos adversos dos antirretrovirais.

Doenças transmitidas por gotículas

Além do risco ocupacional relacionado a acidentes com material contaminado com sangue e secreções, o profissional de saúde pode adquirir diversas doenças decorrentes da atividade profissional por via respiratória, geralmente divididas de acordo com a via de transmissão em dois grupos: por aerossóis (tuberculose, varicela e sarampo) e por gotículas (rubéola, influenza, doença meningocócica, coqueluche, entre outras).

O profissional de saúde pode adquirir doenças transmitidas por gotículas quando em contato próximo (inferior a 2 metros) com o paciente com a infecção. As gotículas podem ser produzidas por tosse, espirro ou conversação. Pacientes com essas infecções devem ser mantidos com as seguintes recomendações:

- Internação de paciente: quarto privativo ou, se não for possível, de paciente com infecção pelo mesmo microrganismo (coorte), respeitando distância mínima de 2 metros entre os pacientes
- Máscara tipo cirúrgico: deve ser utilizada quando a distância com o paciente for menor que 2 metros
- Transporte de paciente: o paciente deve utilizar máscara tipo cirúrgico durante o transporte
- Visitas: restritas e reduzidas.

Infecção por SARS-CoV-2 (COVID-19)

As principais vias de transmissão do SARS-CoV-2 são por gotículas, inalação de partículas aerossolizadas (principalmente em UTIs), contato direto com pessoas infectadas e em alguns casos com fômites infectadas. Também, é possível a detecção de RNA viral em fezes, porém com menor relevância na transmissão. Vale ressaltar que a detecção de RNA viral não deve ser relacionada diretamente à transmissibilidade, pois existe uma grande diferença entre vírus ativos, capazes de transmitir a doença, e apenas presença de material genético não infeccioso. A detecção de RNA viral na infecção por SARS-CoV-2 pode ser vista após o início dos sintomas, como já relatado, embora o RNA viral pode permanecer detectável em secreções respiratórias por períodos prolongados. Entretanto, imunodeprimidos podem excretar o vírus ativo por mais tempo. Calcula-se que uma pessoa com infecção transmita para 2 a 4 pessoas.

O período de incubação é em média 5 dias, podendo variar de 2 a 14 dias. A maioria dos adultos ou crianças com infecção pelo SARS-CoV-2 apresenta síndrome gripal (90%) com sintomas leves. Porém, alguns indivíduos, especialmente idosos e aqueles com comorbidades, como obesidade, idosos, doença vascular ou pulmonar crônica, diabetes e hipertensos, podem evoluir com quadros graves: insuficiência respiratória, falência de múltiplos órgãos e morte. A taxa de letalidade é de 2 a 5%. As crianças, embora adquiram a infecção, de forma geral evoluem bem e raramente apresentam complicações.

Para definir os casos de transmissão hospitalar da SARS-CoV-2, o paciente deve ter confirmação laboratorial por técnica de testagem molecular RT-PCR ou antígeno ou outro teste diagnóstico de infecção aguda por SARS-CoV-2, que atendam aos critérios estabelecidos para infecção relacionada à assistência à saúde por SARS-CoV-2. Devem ser utilizados os critérios estabelecidos pela Agência Nacional de Vigilância Sanitária (2021), que define como transmissão hospitalar o paciente cuja internação seja superior a 14 dias, não relacionada à COVID-19, ou que tenha internação por mais de 7 dias e foi exposto a outro paciente no mesmo quarto por período superior a 24 horas ou profissional de saúde com infecção confirmada. Outro critério importante que deve ser avaliado é a readmissão de pacientes em período inferior a 7 dias da alta, reinternados com diagnóstico de COVID-19. É importante determinar a densidade de incidência calculada pela incidência de infecções nosocomiais por SARS-CoV-2, (número de infecções dividido pelo total de pacientes-dia por mês multiplicado por 1.000 pacientes-dia) tanto em setores de internação geral quanto em setores destinados a tratamento de pacientes com infecção por SARS-CoV-2, no caso de reinternação.

As seguintes orientações devem ser seguidas para evitar a transmissão do novo coronavírus:

- Utilizar máscara durante todo o período de contato com pessoas, ambientes coletivos
- Profissionais de saúde devem utilizar máscara do tipo cirúrgica de três camadas no atendimento em ambulatórios e pacientes sem suspeita. Utilizar avental descartável de gramatura mínima de 30 g, gorro e óculos de proteção ou *face shield* (protetor facial) e máscara PFF2/N95 em enfermarias de pacientes com COVID-19 ou suspeitos em UTIs
- Manter os ambientes bem ventilados e arejados. Preferir janelas e portas abertas. Não utilizar ventiladores e ar-condicionado de parede que não permitem trocas de ar com o exterior
- Utilizar álcool gel para higiene das mãos ou lavá-las com frequência com água e sabão
- Manter boa limpeza ambiente de trabalho, especialmente teclados, mesas e equipamentos que podem ser higienizados com álcool a 70% ou desinfetante recomendado para a higiene ambiental
- Manter distanciamento social de, no mínimo, 1 metro. Manter distância de 1,5 a 2 metros onde for possível.

Organizar o fluxo de atendimento durante a pandemia aos pacientes suspeitos, conforme a seguir:

- Estabelecer sinalização à entrada da unidade, apontando para o fluxo de atendimento de pacientes com sinais ou sintomas de COVID-19
- Estabelecer triagem, reconhecimento precoce e medidas de prevenção para casos suspeitos de COVID-19
- Definir área de espera e local exclusivo para atendimento de pacientes sintomáticos ou suspeitos ou positivos com distância mínima de 1 metro entre eles

- Fornecer máscara cirúrgica ao paciente e acompanhante sintomático ou identificados como suspeitos. Os pacientes devem utilizar máscara cirúrgica desde o momento em que forem identificados até sua chegada ao local definido para atendimento
- Disponibilizar preparação alcoólica para higiene de mãos em local de fácil acesso para pacientes, acompanhantes e trabalhadores da saúde
- Pacientes suspeitos ou confirmados de COVID-19 devem ser avaliados em uma sala privativa bem ventilada
- Afixar cartazes ou outras formas de comunicação com orientações aos pacientes sobre etiqueta respiratória e higiene das mãos
- Sinalizar de maneira clara, como demarcações no piso, o distanciamento entre pacientes e entre colaboradores e pacientes quando couber
- Adotar medidas de barreiras nas áreas de entrada e triagem de pacientes, como recepção e estacionamento. As medidas de barreira devem estar referencialmente associadas ao uso de máscara cirúrgica por esses profissionais. A máscara deve ser usada durante 4 horas e trocada quando estiver úmida ou suja. O uso de máscara cirúrgica não substitui a paramentação completa (luva, avental, óculos/*face shield*) recomendada no atendimento de casos suspeitos ou confirmados.

O período de maior transmissibilidade do SARS-CoV-2 dos pacientes sintomáticos entre o 3º e o 7º dia do início dos sintomas. Porém, é possível a excreção viral entre 2 dias antes do início dos sintomas até 10 dias nos casos leves e moderados. A maior parte dos casos deixa de transmitir o vírus a partir do décimo dia do início dos sintomas. Pacientes imunodeprimidos e que apresentaram formas graves da doença, como aqueles internados em terapia intensiva, podem transmitir até 20 dias a contar do início dos sintomas. Assim, até o momento, recomendamos o isolamento por 10 dias nos pacientes com formas leves a moderadas e 20 dias para pacientes com formas graves, desde que tenham evoluído com melhora do quadro clínico e pelo menos 24 horas afebril. Em pacientes imunodeprimidos, por segurança, deve ser colhido um exame de RT-PCR ou pesquisa de antígeno, antes de retirar do isolamento.

Uma importante lição aprendida na pandemia de COVID-19 é adequar os hospitais, especialmente os universitários e de alta complexidade, a ter leitos de isolamento suficientes, com trocas de ar adequadas (mínimo de 12 trocas por minuto), filtros de alta eficácia, pressão negativa no ambiente em que o paciente está internado, bem como ter fluxos bem definidos para doenças de transmissão respiratória.

Fora do ambiente hospitalar, esses pacientes devem ser mantidos em isolamento domiciliar com as seguintes orientações:

- Evitar contato com os outros moradores da casa; procurar ficar isolado em um cômodo da casa. Evitar contato, especialmente se forem idosos ou pessoas com doenças crônicas
- Adotar uso de máscara e não compartilhar objetos
- Lavar frequentemente as mãos ou higienizá-las com álcool gel
- Manter a casa bem ventilada e arejada, com janelas abertas
- Aumentar a frequência da limpeza.

Diversas vacinas estão aprovadas pelas agências reguladoras em diversos países como o Brasil e em desenvolvimento até esta data. No Brasil, quatro vacinas estão em uso pelo Programa Nacional de Imunização: a) vacina desenvolvida na Universidade de Oxford, AstraZeneca, produzida com um vetor viral, ChAdOx1 nCoV-19; b) a vacina com vírus inativado, CoronaVac, vacina desenvolvida na China pelo laboratório Sinovac, atualmente produzida pelo Instituto Butantan; c) a vacina mRNA, produzida pela BioNTech/Pfizer; e d) laboratório farmacêutico Janssen. A vacina da Janssen está aprovada com apenas uma dose. Todas as quatro estão sendo aplicadas tanto na população brasileira como em profissionais de saúde e se mostraram eficazes e seguras. Atualmente, está sendo recomendada uma terceira dose em profissionais da saúde que tomaram o esquema há mais de 6 meses, para idosos acima de 70 anos e uma dose adicional para imunodeprimidos (28 dias após a segunda dose).

Doença meningocócica

A doença meningocócica geralmente é adquirida na comunidade, podendo ser causada por uma variedade de sorogrupos de *Neisseria meningitidis*. É sazonal, sendo mais frequente no inverno, mas pode aparecer durante o ano todo. *N. meningitidis* é transmitida pela via respiratória, por gotículas. O período de incubação é de 2 a 10 dias (em média 3 a 4 dias), e o período de transmissibilidade dura enquanto houver agente na nasofaringe. Em geral, o meningococo desaparece da nasofaringe após 24 horas de antibioticoterapia eficaz. No Brasil, recomenda-se, para adultos: rifampicina, 600 mg, por via oral (VO), a cada 12 horas, por 2 dias, apenas para contactantes muito próximos (dormem e/ou se alimentam juntos, crianças institucionalizadas). Em situações especiais, nas quais o meningococo é resistente à rifampicina ou há contraindicação à mesma, indica-se como alternativa ceftriaxona (250 mg, intramuscular – IM) ou ciprofloxacino (500 mg, VO), em regimes de dose única.

A transmissão hospitalar de *N. meningitidis* é incomum, pois 24 horas após o início da antibioticoterapia o paciente deixa de ser contagiante. A transmissão de paciente para profissionais foi descrita em raros casos, nos quais as precauções apropriadas não foram tomadas durante o contato com as secreções respiratórias de pacientes com meningococcemia ou meningite meningocócica, ou durante o manuseio de material clínico para exames laboratoriais.

O risco de o profissional de saúde adquirir doença meningocócica pelo contato casual (p. ex., limpar quartos ou entregar bandejas de alimentos) parece irrelevante.

São consideradas situações de risco para os profissionais de saúde:

- Contatos intensos e desprotegidos (sem uso de máscara) com pacientes com infecção durante exame de orofaringe
- Entubação endotraqueal
- Aspiração de vias respiratórias
- Manobras de respiração boca a boca durante reanimação.

Gripe causada pelo vírus influenza H1N1, vírus respiratórios causadores de infecções graves e Ebola

A síndrome respiratória aguda grave é doença viral respiratória causada por um coronavírus e vírus influenza, relacionada a alta morbimortalidade.

O aparecimento de epidemias pelo vírus Ebola, SRAG, gripe aviária, gripe suína e a COVID-19 demonstra o potencial que novas doenças têm de se difundirem em escala global, com considerável impacto socioeconômico mundial. Em 2003, segundo dados da OMS, durante a epidemia de SRAG foram registrados 8.422 casos prováveis, com 916 óbitos. Parte significativa dos doentes eram profissionais de saúde. Em 2008-2009, vivenciamos uma pandemia de vírus influenza H1N1, e, mais recente, uma epidemia de infecções pelo vírus Ebola no oeste da África.

É importante saber que, devido ao risco de aparecimento de novos casos, sua rápida disseminação e sua gravidade, epidemias dessas doenças novas requerem ação global ágil e integrada. Para tanto, é necessário manter vigilância ativa para esses agravos em todos os níveis.

As seguintes medidas rapidamente efetivadas são de significativa importância na prevenção e no controle global desse agravo:

- Identificação precoce e notificação imediata dos casos
- Isolamento dos casos confirmados e suspeitos

- Monitoramento de contatos
- Controle de infecção
- Diagnóstico laboratorial rápido.

A transmissão dessas infecções ocorre por contato direto (pessoa a pessoa) ou através de gotículas. Há evidências de que coronavírus, H5N1 e Ebola também possam ser transmitidos por aerossóis. Estudos documentam a estabilidade do vírus da SRAG, que permanece no meio ambiente durante dias, possibilitando a transmissão por fômites.

As seguintes medidas de prevenção e controle devem ser adotadas:

- Identificação precoce dos casos suspeitos, para início imediato do tratamento e das precauções de contato e respiratórias para aerossóis
- Manter os pacientes suspeitos/confirmados sob precauções de contato e respiratórias para aerossóis durante o período indicado.

Doenças transmitidas por aerossóis

Tuberculose

A importância clínica e epidemiológica da tuberculose (TB) em nosso meio é amplamente conhecida. O risco de transmissão intra-hospitalar, há muito definido na literatura, incorporou recentemente técnicas microbiológicas sofisticadas, capazes de rastrear surtos hospitalares. Devido ao aprimoramento da análise microbiológica e à morbidade e à mortalidade da tuberculose, vários surtos em unidades de saúde foram publicados nos últimos anos, muitos dos quais com cepas resistentes aos diversos quimioterápicos (TBMR). Tanto pacientes como profissionais de saúde têm sido acometidos. A epidemia de AIDS tem contribuído para o surgimento de tais surtos, devido à rápida progressão que a TB pode apresentar quando associada à infecção pelo HIV, aumentando a população de bacilos, dificultando o tratamento e tornando frequentes as internações.

A transmissão da TB ocorre por via respiratória (aerossóis). O indivíduo portador de TB bacilífera (pulmonar ou laríngea) elimina gotículas contaminadas de diversos tamanhos através da tosse, do espirro, da fala e até da respiração. As gotículas mais pesadas são depositadas no chão, e as mais leves (partículas menores, de 1 a 5 metros) podem ficar suspensas no ar por longos períodos e ser facilmente carregadas pelas correntes de ar, disseminando-se por todo o ambiente (p. ex., quarto do paciente) ou até para outros locais do hospital. Essas partículas contaminadas são inaladas e ganham a via respiratória do indivíduo exposto, atingindo os alvéolos.

O risco de transmissão hospitalar de *Mycobacterium tuberculosis* varia em função das características da instituição, da prevalência local de TB e da efetividade dos programas de controle da infecção. No Brasil, a alta prevalência de TB torna ainda mais crítica a adoção de programas intra-hospitalares abrangentes para o controle de sua transmissão. Pacientes com TB pulmonar ou laríngea têm maior probabilidade de transmissão da infecção. Certos procedimentos, como broncoscopia, entubação traqueal, irrigação de abscessos abertos, indução de escarro e tratamento com aerossóis aumentam o potencial da transmissão. A identificação rápida, objetivando isolamento adequado de pacientes com risco de TB pulmonar bacilífera, é extremamente importante para limitar a possível exposição de outros pacientes e de profissionais de saúde, principalmente quando se dispõe de recursos físicos e técnicos limitados. Falhas no reconhecimento, no isolamento e no manejo de pacientes com TB são determinantes importantes de surtos nosocomiais. Pacientes com tuberculose multirresistente (TBMR) podem permanecer infectantes por prolongados períodos, aumentando o risco da transmissão nosocomial e ocupacional da TB.

Medidas de controle | Biossegurança e isolamento respiratório

As medidas de controle da transmissão nosocomial da TB se dividem em três categorias: (a) administrativas; (b) controle ambiental (ou de engenharia); e (c) proteção respiratória.

Medidas administrativas

São fundamentais para o controle de transmissão.

▶ **Treinamento de profissionais de saúde**. Todos os profissionais que trabalham em instituições de saúde devem receber periodicamente orientação sobre o controle da infecção tuberculosa, apropriada às suas necessidades e responsabilidades. Tal treinamento deve incluir aspectos epidemiológicos da transmissão tuberculosa na instituição, risco ocupacional e práticas profissionais que reduzam a probabilidade de infecção, além das normas de isolamento e do uso dos dispositivos individuais de proteção respiratória para controle da transmissão. Deve incluir ainda o propósito dos testes tuberculínicos, a diferença entre TB infecção/doença e a eficácia e a segurança da vacinação pelo BCG (assim como o significado do PPD entre vacinados). O treinamento da equipe de enfermagem pode ser rotineiro, como parte do programa admissional desses profissionais.

▶ **Identificação de pacientes e prática de isolamento**. A identificação precoce dos pacientes com TB é essencial. O número de leitos de isolamento deve se basear no número diário máximo de pacientes necessitando de isolamento (caso suspeito ou confirmado de TB), podendo ser parcialmente avaliado considerando o risco de a unidade de saúde internar pacientes com TB. Preferencialmente, o quarto de isolamento para pacientes com TB bacilífera deve ser individual, devido à possibilidade de superinfecção. Os quartos devem ser mantidos com as portas fechadas, e na falta de quartos suficientes, pode-se colocar mais de um paciente por quarto, desde que apresentem TB confirmada e não apresentem suspeita de resistência medicamentosa (p. ex., não internar no mesmo quarto de pacientes com retratamento, comunicante de paciente com TBMR, imunodeprimido etc.). Caso o paciente precise permanecer internado, só deverá ser liberado do isolamento após a realização de três baciloscopias negativas ou pesquisa por técnicas moleculares como Gene Expert consecutivas (com 24 horas de intervalo), realizadas 2 semanas após o início do tratamento. Ressalta-se que o critério de alta hospitalar não guarda relação com a positividade da baciloscopia.

▶ **Controle de saúde dos profissionais**. Todos os profissionais de saúde devem ser submetidos a exames de saúde pré-admissionais e periódicos, que incluam o teste tuberculínico. Grupos não reatores sob risco de infecção ocupacional devem ser incluídos nos programas de testagem periódica com derivado proteico purificado (*purified protein derivative* – PPD) ou vacinação por *Bacillus Calmette-Guérin* (BCG). A vacina BCG tem sido indicada para profissionais de saúde não reatores ao teste tuberculínico. Entretanto, estudos são controversos sobre o papel da vacinação pela BCG na prevenção da doença TB em profissionais da saúde. Diversos estudos, realizados principalmente em crianças, demonstram proteção contra a doença TB em torno de 50%. Não há indicação de retestagens de PPD nos locais em que a vacinação é utilizada. Os casos de conversão recente devem ser avaliados no serviço médico dos funcionários da instituição, visando diagnosticar TB em atividade. Não se confirmando a doença, deve ser indicada a quimioprofilaxia. Todo profissional de saúde com sinais ou sintomas compatíveis com TB deve ser prontamente avaliado pelo serviço dos funcionários, submetido a exame de baciloscopia e outros exames complementares, e não deverá retornar às suas atividades até que esse diagnóstico seja excluído ou que esteja sob terapia antituberculosa e não seja mais considerado infectante. Devido ao risco aumentado de rápida progressão do estado de latência da doença TB nos indivíduos com infecção pelo HIV ou com outras imunodeficiências graves, os profissionais de saúde devem saber se são portadores de alguma doença ou estão sob o uso de fármacos que possam levá-los à diminuição importante de sua imunidade. Deve-se oferecer aconselhamento e teste para HIV voluntariamente a todos os profissionais de saúde, principalmente para os que possam estar sob risco da infecção pelo HIV. Os profissionais de saúde com imunodepressão ou infecção pelo HIV devem ser orientados a desenvolverem atividades em locais com o menor risco possível de exposição ocupacional a *M. tuberculosis*.

Controle ambiental

Envolve prioritariamente o setor de engenharia hospitalar. A ventilação com pressão negativa tem como objetivo evitar a mistura do ar do quarto do paciente com outros ambientes, a diminuição da concentração e a remoção das partículas infectantes do recinto. O número mínimo recomendado de trocas do volume de ar por hora (ACH) é de 12 trocas em quartos de isolamento.

São consideradas sob risco todas as áreas nas quais pacientes com TB (confirmada ou suspeita) recebam cuidados e locais de manipulação de material biológico potencialmente contaminado. As seguintes unidades devem dispor de ambiente adequado para pacientes com suspeita ou diagnóstico de TB: quartos de isolamento e de UTI; sala de indução de escarro; sala de broncoscopia; salas de pronto-socorro; salas de necropsia; sala de nebulização; pronto atendimento da pneumologia; laboratórios que processam amostras de micobactérias.

O ar proveniente desses locais deve ser dirigido para o exterior da unidade, para locais afastados de outros pacientes, dos profissionais de saúde e de sistemas de captação de ar. Caso esse direcionamento não seja viável, o ar pode ser recirculado, desde que devidamente tratado por filtros de alta eficácia (filtro HEPA).

Os locais de risco devem ficar sob pressão negativa em relação aos corredores e áreas adjacentes. Se isso não for factível pelo sistema de ventilação existente, a criação de pressão positiva nos corredores adjacentes às salas de risco por intermédio do uso criterioso das aberturas de portas e janelas auxilia no controle.

Proteção respiratória individual

Profissionais de saúde devem utilizar dispositivos de proteção respiratória (máscaras) nas seguintes situações:

- Em quartos onde possam estar pacientes com TB confirmada ou suspeita
- Em locais de procedimentos médicos com grande potencial de produzir aerossóis pela tosse
- Em locais onde medidas administrativas e de engenharia não sejam suficientes para impedir a inalação de partículas infectantes.

As máscaras devem ter a capacidade de filtrar partículas de 0,1 a 10 micra (diâmetro aerodinâmico médio) ou maiores (p. ex., bacilo da tuberculose) com eficiência de 95% (proteção facial filtro2 – PFF2, ou tipo N95 – nomenclatura americana), além de se adaptar a diferentes tipos e formatos de rosto (preferencialmente dois ou três tamanhos diferentes em cada unidade de saúde). Além de protegerem contra o bacilo da tuberculose, também são recomendadas para redução da exposição ocupacional a aerossóis contendo outros agentes biológicos potencialmente patogênicos e/ou infecciosos, como os agentes etiológicos da síndrome respiratória aguda grave (SRAG), influenza aviária altamente patogênica (A/H5N1), varicela, sarampo, entre outros microrganismos cuja via de transmissão seja predominantemente aérea (aerossóis), em procedimentos considerados de baixo risco para o profissional da saúde. As máscaras podem ser reutilizadas pelo mesmo profissional por períodos longos, desde que se mantenham íntegras, secas e limpas.

Máscaras cirúrgicas comuns não oferecem proteção adequada quando utilizadas pelos profissionais, ficando seu uso restrito na contenção das partículas quando são produzidas, sendo então indicadas para os pacientes baculíferos fora dos locais de isolamento (p. ex., no transporte do paciente dentro do hospital).

Varicela

A varicela é doença altamente contagiosa, causada pelo vírus varicela-zóster (VVZ). Sua evolução geralmente é benigna, mas em alguns casos pode levar a sérias complicações, resultando em internações em UTI, geralmente por complicações respiratórias.

Pode ocorrer durante todo o ano, mas se observa aumento do número de casos no período que se estende do fim do inverno até a primavera (agosto a novembro), sendo relatados, neste período, surtos em creches, escolas e hospitais.

A transmissão hospitalar do VVZ é bastante reconhecida, devendo ser adotadas as medidas necessárias relacionadas ao controle, principalmente pelo risco de contágio em pacientes imunodeprimidos.

A transmissão ocorre por disseminação aérea de partículas virais (aerossóis) e por contato direto ou indireto com as lesões.

O período de maior transmissibilidade inicia-se 2 dias antes do aparecimento das vesículas, e até 48 horas após a interrupção do surgimento de novas vesículas.

Na ocorrência de varicela em uma enfermaria, devido ao risco de disseminação da doença, indica-se a adoção de precauções por aerossóis aos pacientes suscetíveis comunicantes do caso, por período entre o sétimo e o vigésimo primeiro dia após a exposição para os comunicantes imunocompetentes, e 28 dias para os comunicantes imunodeprimidos. Os comunicantes podem compartilhar o mesmo quarto, devendo receber alta hospitalar o mais rapidamente possível, permanecendo apenas aqueles cuja internação seja imprescindível. Caso qualquer comunicante apresente a doença, reiniciar a contagem do novo período de 21 dias para isolamento e/ou vacinação de novos pacientes.

A vacinação pós-exposição consiste na vacinação de bloqueio e deve ser realizada até 72 horas após o contato com o caso índice nos seguintes casos: (a) pessoas imunocompetentes suscetíveis à doença e internadas em enfermaria onde haja caso de varicela; (b) profissionais de saúde suscetíveis do local onde haja caso de varicela.

Os profissionais de saúde suscetíveis, comunicantes e não vacinados, que necessitarem manter as atividades em local com pacientes suscetíveis à varicela, devem usar máscara cirúrgica do sétimo ao vigésimo primeiro dia, para evitar a possibilidade de transmissão respiratória, caso venham a desenvolver a doença.

Deve-se administrar imunoglobulina específica (VZIG) aos comunicantes suscetíveis com alto risco de desenvolver formas graves da doença (imunodeprimidos, grávidas e recém-nascidos prematuros). Nesses casos, é imprescindível avaliação cuidadosa do contato, para a indicação mais precisa do uso da medida indicada – VZIG.

A VZIG é preparada com o soro de pacientes que apresentaram VVZ e contém elevados títulos de anticorpos, devendo ser administrada em até 96 horas do contato com o caso índice. A dose deve ser administrada por via intramuscular, de 125 UI/10 kg de peso (dose mínima; dose máxima de 625 UI).

A duração exata da proteção conferida pela VZIG não é bem estabelecida. Assim, se ocorrer segunda exposição após 3 semanas da administração e o estado imune não tiver sido restabelecido, outra dose deve ser aplicada.

É importante lembrar que, mesmo utilizando a vacina e/ou a imunoglobulina hiperimune, existe a possibilidade de que um pequeno percentual de pessoas desenvolva a doença. Portanto, as precauções devem ser instituídas da mesma maneira.

IMUNIZAÇÃO DO PROFISSIONAL DA ÁREA DA SAÚDE

Os profissionais da área da saúde (PAS) estão expostos a risco maior de adquirir determinadas infecções que a população em geral. Por isso, é importante salientar que algumas delas são imunologicamente preveníveis. A imunização é medida de prevenção recomendada com excelentes repercussões.

Os benefícios incluem:

- Proteção individual
- Interrupção da disseminação de doenças infecciosas e de alguns surtos intra-hospitalares
- Proteção indireta de pessoas não vacinadas da comunidade, para algumas doenças.

Além disso, quando faz parte de um programa de saúde para profissionais, reduz perdas com dias de afastamento das atividades e várias outras despesas relacionadas ao diagnóstico, tratamento e controle da infecção.

A imunização pode ser:

- Ativa, por meio de vacinas, que oferecem proteção duradoura
- Passiva, pelo uso de imunoglobulinas, que oferecem curto período de proteção.

Lembre-se de que o Centro de Imunização/Imunobiológicos e a CCIH podem, em conjunto com outros serviços, como o Serviço de Saúde do Trabalhador e de Vigilância Epidemiológica, contribuir e participar da elaboração de normas e preceitos para imunização dos profissionais de saúde e de pacientes hospitalizados, levando sempre em consideração peculiaridades da instituição, localidade e tipo de atividade dos profissionais.

O PAS recém-contratado deve ter em sua ficha médica admissional dados precisos quanto ao seu estado imunológico. Na ausência desses dados, ou constatada inadequada proteção, deve contar, imediatamente, com plano de imunização a ser executado. O momento ideal para recomendar a imunização ativa é antes do início do contato com os pacientes.

As principais vacinas recomendadas aos profissionais da área da saúde são:

- COVID-19 (duas doses e dois reforços com 6 meses)
- Hepatite tipo B e hepatite tipo A
- Difteria e tétano
- Rubéola, sarampo e caxumba
- Gripe (influenza)
- BCG, quando indicado
- Varicela.

Em condições especiais, pode-se indicar outros imunobiológicos aos profissionais de saúde, e a imunização para tais doenças devem ser considerada em situações com risco aumentado de exposição, tanto relativa às características epidemiológicas da região, como ao tipo de atividade que o profissional exerce.

A imunização passiva pode estar indicada aos profissionais suscetíveis diante de algumas exposições de risco. Exemplo frequente dessa indicação é o uso de imunoglobulina como profilaxia ao VHB.

BIBLIOGRAFIA

Aliabadi S, Anyanwu P, Beech E, Jauneikaite E, Wilson P, Hope R *et al.* Effect of antibiotic stewardship interventions in primary care on antimicrobial resistance of Escherichia coli bacteraemia in England (2013-18): a quasi-experimental, ecological, data linkage study. Lancet Infect Dis. 2021 Aug 4:S1473-3099(21)00069-4.

Anderson DJ, Podgorny K, Berríos-Torres SI *et al.* Strategies to prevent surgical site infections in acute care hospitals: 2014 update. Infect Control Hosp Epidemiol. 2014;35(6):605-27.

Associação Paulista de Estudos e Controle de Infecção Hospitalar. Precauções e Isolamento. São Paulo: APECIH, 1999, p. 52.

Boyce JM, Pittet D, Healthcare Infection Control Practices Advisory Committee *et al.* Guideline for hand hygiene in health-care settings. Recommendations of the healthcare infection control practices advisory committee and the HICPAC/SHEA/APIC/IDSA hand hygiene task force. MMWR. 2002;51(RR-16):1-45.

Brasil. Agência Nacional de Vigilância Sanitária. Prevenção de infecções por microrganismos multirresistentes em serviços de saúde – Série Segurança do Paciente e Qualidade em Serviços de Saúde/Agência Nacional de Vigilância Sanitária – Brasília: Anvisa, 2021.

Brasil. Ministério da Saúde. Secretaria de Vigilância em Saúde. Departamento de DST, AIDS e Hepatites Virais. Protocolo Clínico e Diretrizes Terapêuticas para Profilaxia Pós-Exposição (PEP) de Risco à Infecção pelo HIV, IST e Hepatites Virais. – Brasília: Ministério da Saúde, 2021. 102 p.

Cardo DM, Culver DH, Ciesielski CA *et al.* A case-control study of HIV seroconversion in health care workers after percutaneous exposure. N Engl J Med. 1997;337(21):1485-90.

Chen Q, Li D, Beiersmann C, Neuhann F, Moazen B, Lu G, Müller O. Risk factors for antibiotic resistance development in healthcare settings in China: a systematic review. Epidemiol Infect. 2021 Jun 3;149:e141.

Dellit TH, Owens RC, McGowan JE *et al.* Infectious Disease Society of America and the Society for Healthcare Epidemiology of America guidelines for developing an institutional program to enhance antimicrobial stewardship. Clin Infect Dis. 2007;44:159-77.

Falagas ME, Fragoulis K, Bliziotis IA *et al.* Rifampicina-impregnated central venous catheters: a meta-analysis of randomized controlled trials. J Antimicrob Chemother. 2007;59(3):359-69.

Gerência de Vigilância e Monitoramento em Serviços de Saúde. Gerência Geral de Tecnologia em Serviços de Saúde. Agência Nacional de Vigilância Sanitária Brasília, 05 de março de 2021.

Goodman KE, Cosgrove SE, Pineles L, Magder LS, Anderson DJ, Dodds Ashley E *et al.* Significant Regional Differences in Antibiotic Use Across 576 US Hospitals and 11 701 326 Adult Admissions, 2016-2017. Clin Infect Dis. 2021 Jul 15;73(2):213-222.

Ibiebele J, Silkaitis C, Dolgin G, Bolon M, JaneCullen, Zembower T. Occupational COVID-19 Exposures and Secondary Cases among Healthcare Personnel. Am J Infect Control. 2021 Aug 7:S0196-6553(21)00516-2.

Magill SS, Fridkin SK. Improving surveillance definitions for ventilator-associated pneumonia in an era of public reporting and performance measurement. Clin Infect Dis. 2012;54(3):378-80.

Marschall J, Mermel LA, Fakih M *et al.* Strategies to prevent c line–associated bloodstream infections in acute care hospitals: 2014 4 pdate. Infect Control Hosp Epidemiol. 2014;35(7):753-71.

Martins, ST, Moreira M, Furtado GH *et al.* Application of control measures for infections caused by multi-resistant gram-negative bacteria in intensive care unit patients. Mem Inst Oswaldo Cruz. 2004;99(3):331-4.

Medeiros EAS. Challenges in the fight against the covid-19 pandemic in university hospitals. Rev Paul Pediatr. 2020 Apr 22;38:e2020086.

Medeiros EAS, Machado A, Ferraz AAB *et al.* Prevenção de infecção hospitalar. Projeto Diretrizes – Associação Médica Brasileira e Conselho Federal de Medicina, 2001, p. 315-39.

Medeiros EAS, Stempliuk VA, Santi LQ *et al.* RMcontrole: medidas de prevenção e controle da resistência microbiana e programa de uso racional de antimicrobianos em serviços de saúde. Organização Pan-Americana da Saúde, Agência Nacional de Vigilância Sanitária, Coordenação Geral de Laboratórios de Saúde Pública e Disciplina de Infectologia da UNIFESP, 2007a.

Medeiros EAS, Wey SB. Diretrizes para a prevenção e o controle de infecções relacionadas à assistência à saúde. 2 ed. Comissão de Epidemiologia Hospitalar, Hospital São Paulo, Universidade Federal de São Paulo, 2007b.

Module Sevin T, Daniau C, Alfandari S, Piednoir E, Dumartin C, Blanchard H *et al.* Patterns of antibiotic use in hospital-acquired infections. J Hosp Infect. 2021 Aug;114:104-110.

NOTA TÉCNICA GVIMS/GGTES/ANVISA nº 02/2021 – Critérios Diagnósticos das Infecções Relacionadas à Assistência à Saúde – 2021 Publicada em 30 de março de 2021. Revisão: 05 de maio de 2021.

Pittet D. Improving compliance with hand hygiene in hospitals. Infect Control Hosp Epidemiol. 2000;21(6):381-6.

Plano Integrado para a Gestão Sanitária da Segurança do Paciente em Serviços de Saúde. 2021-2025.

Pratt RJ, Pellowe CM, Wilson JA *et al.* Epic2: national evidence-based guidelines for preventing healthcare-associated infections in NHS Hospital in England. J Hosp Infect. 2007;655(Suppl.):S1-64.

Programa Nacional de Prevenção e Controle de Infecções Relacionadas à Assistência à Saúde (PNPCIRAS) 2021 a 2025 – Gerência de Vigilância e Monitoramento em Serviços de Saúde – GVIMS – Gerência Geral de Tecnologia em Serviços de Saúde – GGTES, Agência Nacional de Vigilância Sanitária – Anvisa: Brasília, 05 de março de 2021.

Rosenthal VD, Duszynska W, Ider BE *et al.* International Nosocomial Infection Control Consortium (INICC) report, data summary of 45 countries for 2013-2018, Adult and Pediatric Units, Device-associated. Am J Infect Control. 2021 Oct;49(10):1267-1274.

Tantipong H, Morkchareonpong C, Jaiyindee S *et al.* Randomized controlled trial and meta-analysis of oral decontamination with 2% chlorhexidine solution for prevention of ventilator-associated pneumonia; Infect Control Hosp Epidemiol. 2008;29(2):131-6.

Tauffer J, Konstantyner TCRO, de Almeida MCS, Ferreira DB, Antonelli TS, Fram DS *et al.* Impact of In-Hospital Infection with SARS-CoV-2 among Inpatients at a University Hospital. Am J Infect Control. 2021 Sep 19:S0196-6553(21)00615-5.

73 Vacinas e Imunizações

Renato de Ávila Kfouri • Lily Yin Weckx

INTRODUÇÃO

A vacinação é considerada uma das maiores conquistas em saúde pública, sendo uma das medidas de prevenção mais seguras e de melhor relação custo-efetividade para os sistemas de saúde, responsável, nos últimos dois séculos, por um aumento de 30 anos na expectativa de vida da população.

Por meio de extensos programas de vacinação já se alcançaram enormes avanços aqui no Brasil, como a erradicação da febre amarela urbana, da varíola e da poliomielite, a eliminação da rubéola e da síndrome da rubéola congênita, o controle do sarampo, da difteria e do tétano, de formas graves de tuberculose e da coqueluche.

Na última década, com a introdução das vacinas conjugadas meningocócica C e pneumocócica, hepatite A e varicela, tem-se observado redução de hospitalizações e mortes relacionadas também com esses agentes infecciosos.

Consequentemente, as imunizações têm contribuído muito para a redução significativa das taxas de morbimortalidade infantil, demonstrando uma trajetória excepcional do programa nacional de imunizações no âmbito das políticas de saúde pública no Brasil.

A resposta imune pode ocorrer naturalmente, após a exposição natural, ou artificialmente, por meio de vacinas (imunização ativa) ou imunoglobulinas (imunização passiva). Conceitualmente, vacinação é o ato de vacinar e imunização é a aquisição da proteção imunológica.

As imunizações têm como finalidade a prevenção de doenças, redução de sua gravidade, evitar mortes e sequelas.

PROTEÇÃO INDIVIDUAL E COLETIVA

Há tempo se conhece o efeito da proteção indireta relacionadas com o uso das vacinas. A redução da circulação de um agente qualquer por meio da imunização, em determinada comunidade, promove, além da proteção do indivíduo vacinado, uma extensão da prevenção para aqueles não vacinados, secundária à menor exposição. Da mesma forma, aqueles que não respondem à vacinação ou não são atingidos por ela, também deixam de adoecer pela mesma razão.

Algumas vacinas bacterianas são capazes de, além de proteger o indivíduo vacinado, eliminar também o estado de portador em nasofaringe daquele agente, promovendo um efeito indireto de proteção entre os não vacinados, pela redução da colonização e consequente transmissão para outros indivíduos. São exemplos desse fenômeno as vacinas conjugadas contra pneumococo e meningococo.

Outra forma ainda de extensão da proteção é a eliminação do vírus vacinal pelo indivíduo vacinado, capaz de imunizar, pela circulação no meio ambiente, outra parcela da população, sendo a vacina poliomielite oral seu exemplo clássico.

Como se vê, a utilização de vacinas vai muito além da proteção individual, e a extensão da proteção para grupos não vacinados é parte importante das estratégias de controle de uma enfermidade. Portanto, vacinar é também um ato de cidadania.

IMUNIZAÇÃO PASSIVA

A imunização passiva pode ser adquirida de forma natural ou artificial.

Exemplo da imunização passiva natural é a proteção conferida pela passagem transplacentária de anticorpos da classe IgG da mãe para o recém-nascido, assim como anticorpos da classe IgA provenientes do leite materno.

Na imunização passiva artificial, os anticorpos contra um agente infeccioso específico são administrados diretamente a uma pessoa, e a proteção é imediata, embora de curta duração. Esses anticorpos são obtidos de várias fontes: soro de animais (geralmente cavalos) que foram expostos a um organismo ou toxina em particular e desenvolveram imunidade (heterólogo) ou concentrado de anticorpos obtido por meio de soro de convalescentes, chamado imunoglobulina humana (homólogo). A imunização passiva pode ainda ser obtida através de anticorpos monoclonais.

A imunização passiva está recomendada para indivíduos cujo sistema imunológico não responde adequadamente a uma infecção (imunocomprometidos) ou em indivíduos de risco suscetíveis a um agente infeccioso (pós-exposição).

A imunização passiva proporciona uma proteção eficaz por curto período, após o término da meia-vida desses anticorpos administrados.

IMUNIZAÇÃO ATIVA

Na imunização ativa, utilizam-se vacinas para estimular os mecanismos naturais de defesa do organismo, o sistema imune. As preparações vacinais contêm agentes vivos atenuados ou não vivos, inativados ou fragmentos não infecciosos de bactérias ou vírus.

O sistema imunológico do vacinado responde a uma vacina produzindo anticorpos (imunidade humoral) e células de defesa (imunidade celular). Geralmente, na imunização ativa, há um intervalo de tempo entre a administração da vacina e o início da proteção imune.

A memória imunológica é definida como uma construção de resposta anamnéstica, ou seja, células de defesa que reconhecem e neutralizam antígenos previamente apresentados pela vacinação.

Vacinas vivas

São constituídas de microrganismos vivos atenuados, obtidas por meio da seleção de cepas naturais (selvagens) cultivadas em preparos de meios de cultura especiais, e posteriormente atenuadas por meio processos físicos ou químicos.

São exemplos de vacinas vivas, a vacina oral contra a poliomielite, BCG, sarampo, caxumba, rubéola, varicela e febre amarela. O agente permanece vivo e multiplica-se no hospedeiro, provocando infecção similar à doença, gerando grande capacidade protetora e imunidade a longo prazo com apenas uma dose, possivelmente por toda a vida. A repetição das doses visa cobrir eventuais falhas da vacinação anterior.

É importante conhecer o tipo da vacina, se viva ou inativada. As vacinas vivas atenuadas devem ser contraindicadas ou utilizadas com precaução em gestantes e indivíduos com comprometimento imunológico.

Vacinas inativadas

Podem ser obtidas a partir de diferentes técnicas, apresentando ao nosso sistema imune parte do agente infeccioso responsável pela indução da resposta protetora. Como exemplos de vacinas inativadas temos: hepatite B, difteria, pólio inativada, vacina pneumocócica conjugada, influenza, HPV, entre outras.

São plataformas conhecidas e utilizadas em vacinas inativadas:

- Vacinas de microrganismos inteiros inativados (hepatite A, raiva)
- Vacinas de toxoides (difteria e tétano)
- Vacinas proteicas de subunidades (influenza, HPV e coqueluche acelular)
- Vacinas de engenharia genética (hepatite B)
- Vacinas polissacarídeas conjugadas (*Haemophilus influenza* tipo b, pneumococo e meningococo)
- Vacinas de vetores virais (Ebola e COVID-19)
- Vacinas genéticas de RNA mensageiro (COVID-19).

As vacinas inativadas podem ser usadas com segurança em imunocomprometidos.

SEGURANÇA DAS VACINAS – EVENTOS ADVERSOS

Um evento adverso pós-vacinação (EAPV) é definido como qualquer ocorrência indesejada após a vacinação, isto é, sintoma, doença ou achado laboratorial anormal, não apresentando necessariamente uma relação causal com o uso de uma vacina ou outro imunobiológico.

Eles podem ser ou não esperados, tendo em vista a natureza e as características do imunobiológico, bem como o conhecimento já disponível pela experiência acumulada. Entre os eventos esperados, incluem-se aqueles relativamente comuns, como febre, dor e edema locais, ou mesmo eventos mais graves, como convulsões febris, episódio hipotônico hiporresponsivo, anafilaxia etc.

Eventos não esperados são aqueles não identificados anteriormente, às vezes com vacinas de uso recente ou com vacinas de uso mais antigo, como visceralização e falência múltipla de órgãos, observada muito raramente após a vacina de febre amarela.

Para o manejo apropriado dos EAPV de uma nova vacina, é essencial contar com um sistema de vigilância sensível para avaliar a segurança do produto e dar resposta rápida a todas as preocupações da população relacionados às vacinas. Essas atividades requerem notificação e investigação rápida do evento ocorrido.

O ciclo de vigilância EAPV é composto por: detecção de casos suspeito de EAPV, notificação, registro em sistema de informação, investigação (exames clínicos, exames laboratoriais etc.), busca ativa de novos eventos, avaliação das informações, classificação de causalidade, e retroalimentação oportuna.

CONTRAINDICAÇÕES E PRECAUÇÕES DE USO DE VACINAS

São raras as contraindicações absolutas ao uso de vacinas, restringindo, a poucas situações:

- Alergias a algum componente da vacina ou reações alérgicas graves em doses anteriores
- Em geral, vacinas com componentes vivos devem ser evitadas durante a gestação e em pacientes imunocomprometidos.

Algumas situações podem requerer o adiamento da vacinação: episódios febris agudos, uso de fármacos imunossupressores, intervalos entre diferentes vacinas vivas.

DESENVOLVIMENTO DE NOVAS VACINAS

O processo de desenvolvimento e produção de imunobiológicos é extremamente complexo, e requer rígido controle de qualidade.

Uma nova vacina deve ser testada a partir da realização de ensaios clínicos, buscando avaliar, em seres humanos, os efeitos clínicos, farmacológicos e farmacodinâmicos, além de identificar qualquer evento adverso relacionado com o seu uso (segurança).

Envolvem, em uma primeira etapa – fase 1, a avaliação da tolerância e segurança da vacina, em um número restrito de voluntários sadios; a partir dessa primeira etapa, passa-se a uma segunda – fase 2, em que são realizados testes em voluntários, ainda em número restrito, para avaliar, além da segurança, a capacidade de resposta imune (imunogenicidade); o sucesso nesta fase permite que se passe à fase 3, em que são realizados estudos ampliados, para determinação da eficácia vacinal bem como reiterar seu perfil de segurança.

Na fase 4 acompanha-se o produto já no mercado (vigilância pós-comercialização). Esses estudos são realizados para confirmar os resultados obtidos nas fases anteriores.

Os ensaios clínicos representam os "melhores cenários" à proteção que uma vacina possa oferecer sob condições controladas e são requeridos antes do licenciamento de nova vacina. Portanto, uma nova vacina só é liberada para uso após os dados dos ensaios clínicos serem devidamente analisados pelas agências reguladoras, no caso do Brasil, a Agência Nacional de Vigilância Sanitária (Anvisa), e, caso os resultados sejam promissores, o seu registro é, então, liberado.

Entretanto, em face de uma emergência de saúde pública, como a pandemia de COVID-19, a agência reguladora pode conceder Autorização Temporária de Uso Emergencial (AUE) para vacinas que demonstrarem segurança e eficácia em estudos de fase 3, concluídos ou com resultados provisórios, antes do seu registro definitivo.

É de extrema importância, na prática diária, que se notifiquem os eventos adversos relacionados com a aplicação de vacinas. Esse registro possibilita atuar rapidamente diante de problemas com algum lote específico, reações alérgicas ou, ainda, eventos adversos além daqueles conhecidos e esperados.

CALENDÁRIOS VACINAIS

Os calendários vacinais propostos visam organizar a vacinação da população levando em conta a incidência da doença e sua gravidade por faixa etária e grau de imunocomprometimento de alguns grupos, além da situação epidemiológica da doença.

O Programa Nacional de Imunizações (PNI) publica e atualiza regularmente os calendários vacinais da criança, do adolescente, do adulto, do idoso e da gestante.

Disponibiliza, ainda, um calendário vacinal para os povos indígenas e oferece, por intermédio dos Centros de Referência para Imunobiológicos Especiais (CRIE), vacinas especiais para grupos específicos de maior risco. Todas as vacinas recomendadas pelo PNI são disponibilizadas gratuitamente para a população.

As sociedades científicas como a Sociedade Brasileira de Pediatria (SBP) e a Sociedade Brasileira de Imunizações (SBIm) possuem calendários específicos. A SBIm faz ainda recomendações de vacinação para prematuros, trabalhadores e viajantes.

A seguir, podem-se consultar os principais calendários de vacinação recomendados pela Sociedade Brasileira de Imunizações (SBIm).

Calendário vacinal da criança

O calendário vacinal da criança deve ser iniciado logo ao nascer, com a aplicação das vacinas BCG e hepatite B, ainda na maternidade. Os intervalos entre as doses devem ser respeitados, a fim de se obter a melhor proteção nas idades de maior risco de desenvolvimento de doenças. As doses de reforço aplicadas após o primeiro ano de vida são fundamentais para completar a imunização e manter a proteção a longo prazo. Disponível em: https://sbim.org.br/images/calendarios/calend-sbim-crianca.pdf.

Calendário vacinal do adolescente

A vacinação do adolescente tem como objetivos: recuperar eventuais atrasos vacinais do calendário da infância, oferecer doses de reforço de algumas vacinas, iniciar programas de vacinação específicos para a faixa etária, como a vacina HPV e a vacina meningocócica ACWY. Disponível em: https://sbim.org.br/images/calendarios/calend-sbim-adolescente.pdf.

Calendário vacinal do adulto

Adultos devem ter sua situação vacinal prévia avaliada, e, na falta de informação sobre seu histórico vacinal, deve ser considerado não vacinado. As vacinas tríplice viral, hepatite B, difteria, tétano e coqueluche, febre amarela, COVID-19 e HPV são recomendadas pelas sociedade médicas. Disponível em: https://sbim.org.br/images/calendarios/calend-sbim-adulto.pdf.

Calendário vacinal do idoso

Com o avançar da idade, a imunossenescência (envelhecimento do sistema imunológico) aumenta o risco de desenvolvimento de formas graves de algumas doenças que podem ser prevenidas por vacinação. Doença pneumocócica, influenza, herpes-zóster e COVID-19 são exemplos. A vacinação rotineira contra febre amarela, hepatite B, difteria, tétano e coqueluche devem também serem checadas. Disponível em: https://sbim.org.br/images/calendarios/calend-sbim-idoso.pdf.

Calendário vacinal da gestante

Algumas vacinas, como influenza, coqueluche, COVID-19 e hepatite B devem ser administradas para todas as gestantes (para aquelas não completamente imunizadas previamente). Dependendo da situação epidemiológica ou de risco para a grávida, algumas vacinas podem ser aplicadas em grávidas em situações especiais: hepatite A, febre amarela, vacinas meningocócicas e pneumocócicas. Vacinas com componentes vivos, em geral, são contraindicadas para gestantes. Disponível em: https://sbim.org.br/images/calendarios/calend-sbim-prematuro.pdf.

PRINCÍPIOS GERAIS DA VACINAÇÃO

O conhecimento e a capacitação do médico sobre as doenças imunopreveníveis, as vacinas existentes, suas recomendações e esquemas, assim como os diferentes calendários vacinais são fundamentais para o sucesso dessa que é considerada uma das principais estratégias de prevenção e promoção da saúde.

O médico deve estar familiarizado com os aspectos relacionados aos eventos adversos, manejo de esquemas vacinais em atraso, possibilidade de intercambialidade entre diferentes vacinas, aplicações simultâneas e intervalos entre doses, bem como outros vários aspectos.

Além disso, deve ter conhecimento sobre notificação de eventos adversos graves, profilaxia pós-exposição e as raras contraindicações de uso de vacinas.

Uma linguagem simples e adequada, evitando termos técnicos, deve ser sempre utilizada com os pacientes.

O documento vacinal deve ser sempre exigido em todas as consultas, e a avaliação da situação vacinal, realizada periodicamente.

Idades e intervalos mínimos entre doses

Tanto idades mínimas para uso de determinada vacina como intervalos mínimos entre doses devem ser respeitados para obtermos a resposta imune esperada de cada vacina.

Segundo o Centro de Controle de Doenças dos EUA (CDC), são consideradas válidas vacinas administradas ≤ 4 dias antes da idade mínima ou do intervalo mínimo. Esse período é denominado de *grace period*.

Por outro lado, não existe intervalo máximo entre as doses. Em caso de atraso, o esquema é retomado, considerando-se válidas as doses anteriormente administradas.

Intervalos entre diferentes vacinas

Os intervalos entre diferentes vacinas dependem dos tipos de vacinas que serão administradas: inativada e/ou atenuada. (Tabela 73.1)

TABELA 73.1 Recomendações de intervalo entre diferentes vacinas.

Tipo de vacina	Intervalo mínimo necessário
Vacina inativada + vacina inativada	Nenhum; podem ser administradas no mesmo dia* ou com qualquer intervalo
Vacina inativada + vacina atenuada parenteral ou oral	Nenhum; podem ser administradas no mesmo dia* ou com qualquer intervalo
Vacina atenuada + vacina atenuada, ambas com administração parenteral	Se não forem administradas no mesmo dia*, intervalo de 4 semanas entre elas**
Vacina atenuada parenteral + vacina atenuada oral	Nenhum; podem ser administradas no mesmo dia* ou com qualquer intervalo

*Mesmo dia: é considerado o intervalo de até 24 horas entre elas. **Exceção: em crianças < 2 anos, na primovacinação das vacinas tríplice viral e febre amarela, por interferência na resposta imune das duas vacinas se aplicadas no mesmo dia, obedecer ao intervalo de 4 semanas entre elas.

Contraindicações, precauções e eventos adversos

Apesar de adversos graves ocorrerem raramente, os serviços que administram vacinas devem estar capacitados e preparados para atendê-los. Reação anafilática prévia a determinado imunobiológico contraindica doses posteriores daquele produto. Importante avaliar histórico de alergia da criança, assim como de eventos adversos que ocorreram em doses prévias de vacinas. Dependendo da situação, podem estar contraindicadas algumas vacinas, utilizando-se um produto alternativo, ou ainda, por precaução, ser recomendada a administração da vacina em um ambiente seguro. Eventos adversos pós-vacinação devem ser notificados à Secretaria de Saúde local.

Vacinação dos contactantes

Tanto familiares como os profissionais de saúde devem ter as vacinas recomendadas para sua idade e/ou ocupação em dia. Em situações especiais de saúde, como imunodepressão, transplante de órgãos sólidos e de células tronco-hematopoéticas, muitas vezes, essas pessoas não podem receber algumas vacinas e seus familiares podem ser fonte de infecção. Existem outras vacinas recomendadas e disponíveis para os contactantes nos Centros de Referência para Imunobiológicos Especiais (CRIE). As seguintes vacinas devem ser administradas para os contactantes: influenza, anualmente, substituição da pólio oral pela pólio inativada, varicela e tríplice viral (sarampo, caxumba e rubéola), se suscetíveis.

Vacinas e imunoglobulinas na pós-exposição a doenças

Após uma exposição a um caso confirmado, vacinas e/ou imunoglobulinas podem evitar ou atenuar as manifestações clínicas de algumas doenças, especialmente em crianças e adolescentes imunocomprometidos. São exemplos: hepatite A e B, tétano, sarampo, rubéola, varicela e raiva.

Intervalo entre vacinas e imunoglobulinas e/ou sangue e seus derivados

O uso de hemoderivados pode interferir na resposta imune de vacinas vivas atenuadas de uso parenteral como sarampo, caxumba, rubéola e varicela, e intervalos mínimos devem ser respeitados de acordo com o produto e dosagem utilizados (3 a 11 meses). Para as vacinas inativadas, nenhum intervalo é necessário.

Imunossupressores e uso de vacinas

Vacinas inativadas podem ter sua eficácia diminuída na vigência de tratamento com fármacos imunossupressores, porém não se constituem contraindicação para seu uso. Já em relação às vacinas atenuadas, é necessário um maior cuidado, pois, dependendo do tipo de medicação e/ou dose administrada, há risco de eventos adversos, e as vacinas podem estar contraindicadas definitiva ou temporariamente.

BOAS PRÁTICAS EM VACINAÇÃO

As boas práticas em vacinação existem para garantir a qualidade e segurança de todo o processo de vacinação, proporcionando imunização efetiva, evitando erros e obtendo os resultados esperados.

Podem ser divididas nas seguintes etapas:

- Acolhimento do vacinado propiciando um ambiente calmo e tranquilo
- Triagem com avaliação das condições de saúde e histórico vacinal prévio
- Cuidado com a conservação das vacinas com rígido controle da cadeia de frio
  - Preparo correto do imunobiológico
  - Administração pela via adequada segundo as boas práticas de aplicação
- Descarte correto dos materiais
- Registro das doses aplicadas em formulários apropriados e entrega do documento vacinal ao indivíduo ou responsável
- Orientação ao paciente quanto aos possíveis eventos adversos.

Respeitando todas essas etapas, o profissional de saúde que atua na sala de vacinação realizará a imunização de forma segura e eficaz.

BIBLIOGRAFIA

Alam MJ, Rahman MF. Herd immunity: a brief review. Mymensingh Med J. 2016 Apr;25(2):392-5.

Anderson RM. The impact of vaccination on the epidemiology of infectious diseases. *In*: Bloom BR, Lambert PH. (Eds.). The vaccine book. Elsevier; 2016. p. 3-31.

Brasil. Ministério da Saúde. Secretaria de Vigilância em Saúde. Departamento de Imunização e Doenças Transmissíveis. Coordenação-Geral do Programa Nacional de Imunizações. Manual dos Centros de Referência para Imunobiológicos Especiais. 5. ed. Brasília: Ministério da Saúde, 2019. 174 p.

BRASIL. Ministério da Saúde. Secretaria de Vigilância em Saúde. Departamento de Vigilância Epidemiológica. Programa Nacional de Imunizações (PNI): 40 anos/Ministério da Saúde, Secretaria de Vigilância em Saúde, Departamento de Vigilância Epidemiológica. Brasília: Ministério da Saúde, 2013. 236 p.

Calendário de Vacinação da Sociedade Brasileira de Pediatria 2020. Disponível em: https://www.sbp.com.br/fileadmin/user_upload/22268 g-DocCient-Calendario_Vacinacao_2020.pdf. Acesso em: 09 abr. 2021.

Calendário de Vacinação da Sociedade Brasileira de Imunizações 2021. Disponível em: https://sbim.org.br/calendarios-de-vacinacao. Acesso em: 09 abr. 2021.

Moura MM, Silva LJ, Kfouri RA. Bases imunológicas das imunizações. *In*: Amato Neto V. Atualizações, orientações e sugestões sobre imunizações. São Paulo: Segmento Farm. 2011. p. 57-62.

Plotkin SL, Plotkin SA. A short history of vaccination. *In*: Plotkin SA *et al*. (Eds.). Plotkin's vaccines. 7. ed. Philadelphia: Elselvier; 2018. p. 19-33.

Silveira MF, Tonial CT, Maranhão AGK et al. Missed childhood immunizations during the COVID-19 pandemic in Brazil: Analyses of routine statistics and of a national household survey. Vaccine. 2021 Jun 8;39(25):3404-09.

The Insight Partners. Vaccines Market to 2027- Global Analysis and Forecasts by Technology (Recombinant Vaccines, Conjugate Vaccines, Live Attenuated Vaccines, Inactivated And Subunit Vaccines, And Toxoid Vaccines); Disease Indication (DTP (Diphtheria Tetanus Toxoids And Pertussis), Influenza, Hepatitis, Respiratory Syncytial Virus (RSV), And Other Diseases); Route Of Administration (Oral, Injectable, And Other Routes Of Administration); Patient Type (Pediatric Patients, And Adult Patients) And Geography. The Insight Partners, 2019.

Vaccine-Preventable Diseases. Pan American Health Organization. Disponível em: http://www.paho.org/hq/index.php?option=com_content&view=article&id=1865&Itemid=1899&lang=en Acesso em: 09 abr. 2021.

Zorzetto R. As razões da queda na vacinação. Pesquisa FAPESP. 2018:19-24.

Índice Alfabético

D

X

Z

2023
1 2 3 4 5 6 7 8 9 10